廖二元 超楚生 主编 内分泌学

发展内分泌学
服务健康事业

二〇〇〇年七月十九日 吴阶平

《内分泌代谢病学》各版次出版情况

版次	书名	作者	出版时间	获奖情况
1	内分泌学	廖二元 超楚生	2002.01	2003年获国家新闻出版总署第十一届全国优秀科技图书奖三等奖
2	内分泌学	廖二元 莫朝晖	2007.12	
3	内分泌代谢病学	廖二元	2012.05	
4	内分泌代谢病学	廖二元 袁凌青	2019.08	入选"十三五"国家重点图书出版规划项目

《内分泌代谢病学》(第4版)分为6篇共37章、46个扩展资源(扩展资源内容以二维码的形式列于各篇末,读者可以下载"人卫图书增值"APP后扫描二维码来阅读相关内容,详见"扩展资源导读")。本书详尽介绍了内分泌代谢病学技术、内分泌腺疾病、非内分泌腺内分泌疾病、产能物质代谢性疾病、非产能物质代谢性疾病和代谢性骨病。

本书论述了450多种常见和少见的内分泌代谢病的病因、发病机制、诊断、鉴别诊断、治疗和预防,并配以经典病例。系统总结国内外内分泌代谢病的临床经验和研究进展;内容详尽、系统全面、资料丰富,可作为内分泌代谢病专业医生、临床内科医生、进修医生、研究生、教师和科研工作者的参考用书。

扩展资源导读

1. 本书共 46 个扩展资源：

    扩展资源 1~45（各篇末有相应二维码）是各篇内容的扩展阅读；

    扩展资源 46（附录三有相应二维码）是针对本书知识点的测验题。

2. 本书参考文献集中放于各篇末，通过扫描相应的二维码获得。

3. 以下为获取二维码内容的步骤说明。

注意：应扫描下册封底二维码获得增值服务。

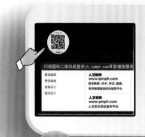

第一步

扫描封底二维码或打开增值
服务激活平台(jh.ipmph.com)
按界面提示
注册新用户并登录

第二步

轻轻刮开涂层并输入激活码
激活图书增值服务

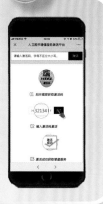

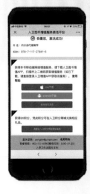

第三步

下载"人卫图书增值"客户端
或打开网站

客服热线：400-111-8166
（服务时间 8:00-21:30）

第四步

登录客户端
使用"扫一扫"
扫描书内二维码
即可直接浏览相应资源

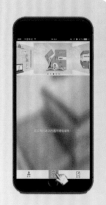

"十三五"国家重点图书出版规划项目

内分泌代谢病学

第4版

上 册

主　编　廖二元　袁凌青

副主编　谢忠建　莫朝晖　雷闽湘　张　红
　　　　罗湘杭　刘耀辉　刘石平　戴如春
　　　　盛志峰　周智广　汤怀世　刘幼硕

人民卫生出版社

图书在版编目（CIP）数据

内分泌代谢病学. 全 2 册/廖二元，袁凌青主编.
—4 版. —北京：人民卫生出版社，2019
ISBN 978-7-117-27841-6

Ⅰ.①内…　Ⅱ.①廖…②袁…　Ⅲ.①内分泌病-诊
疗②代谢病-诊疗　Ⅳ.①R58

中国版本图书馆 CIP 数据核字（2019）第 030438 号

| 人卫智网 | www. ipmph. com | 医学教育、学术、考试、健康，购书智慧智能综合服务平台 |
| 人卫官网 | www. pmph. com | 人卫官方资讯发布平台 |

内分泌代谢病学
第 4 版
（上、下册）

主　　编：廖二元　袁凌青
出版发行：人民卫生出版社（中继线 010-59780011）
地　　址：北京市朝阳区潘家园南里 19 号
邮　　编：100021
E - mail：pmph @ pmph. com
购书热线：010-59787592　010-59787584　010-65264830
印　　刷：北京华联印刷有限公司
经　　销：新华书店
开　　本：889×1194　1/16　总印张：161　总插页：16
总 字 数：6569 千字
版　　次：2002 年 1 月第 1 版　2019 年 8 月第 4 版
　　　　　2022 年 8 月第 4 版第 3 次印刷（总第 11 次印刷）
标准书号：ISBN 978-7-117-27841-6
定价（上、下册）：458.00 元
打击盗版举报电话：010-59787491　E-mail：WQ @ pmph. com
（凡属印装质量问题请与本社市场营销中心联系退换）

王 敏	中南大学湘雅医院内分泌科	肖 袁	中南大学湘雅医院内分泌科
王 翼	中南大学湘雅二医院老年医学科	肖立伟	中南大学湘雅二医院口腔科
王运林	佛山市第二人民医院内分泌科	肖新华	南华大学附属第一医院内分泌科
王闻博	北京大学首钢医院内分泌科	余 卫	北京协和医院放射科
王笃权	湖南康雅医院口腔科	邹益友	中南大学湘雅医院消化科、湖南康雅医院消化科
王湘兵	美国新泽西州立医科和牙科大学	张 弛	湖南省人民医院内分泌科
文格波	南华大学附属第一医院内分泌科	张 红	中南大学湘雅二医院代谢内分泌研究所
方 妮	湖南康雅医院内分泌科	张 金	湖南康雅医院重症医学科
方团育	海南省人民医院内分泌科	张 南	湖南康雅医院医学影像中心
邓小戈	中南大学湘雅二医院代谢内分泌研究所	张 翼	福建省泉州市第一医院内分泌科
皮银珍	长沙市第一人民医院内分泌科	张云湘	湖南康雅医院妇产科
朱 婷	中南大学湘雅二医院代谢内分泌研究所	张友其	湖南康雅医院急诊科
朱冰坡	湖南康雅医院 VIP 中心	张冬梅	中南大学湘雅医院内分泌科
伍西羽	中南大学湘雅二医院代谢内分泌研究所	张国才	湖南康雅医院肿瘤科
伍贤平	中南大学湘雅二医院代谢内分泌研究所	张慧玉	湖南康雅医院妇产科
向光大	中国人民解放军中部战区总医院内分泌科	陈 科	中南大学湘雅三医院内分泌科
刘 玮	中南大学湘雅二医院代谢内分泌研究所	陈立平	湖南康雅医院超声科
刘 媛	山东大学齐鲁医院内分泌科	陈建国	湖南康雅医院医学检验中心、湖南康雅医院临床研
刘石平	中南大学湘雅二医院代谢内分泌研究所		究中心
刘乐霞	湖南康雅医院内分泌科	陈建常	湖南康雅医院骨科
刘幼硕	中南大学湘雅二医院老年医学科	陈慧玲	中南大学湘雅医院内分泌科
刘宇波	湖南康雅医院骨科	林 健	中南大学湘雅二医院代谢内分泌研究所
刘江华	南华大学附属第一医院内分泌科	林 潇	中南大学湘雅二医院代谢内分泌研究所
刘泽灏	中南大学湘雅医院内分泌科	林乐韦华	海南省人民医院内分泌科
刘振启	美国弗吉尼亚大学健康中心内分泌及代谢病科	昌国辉	湖南康雅医院儿科
刘雪娇	湖南康雅医院内分泌科	罗 欢	湖南康雅医院超声科
刘耀辉	湖南康雅医院内分泌科	罗 旻	中南大学湘雅医院内分泌科
关 欣	湖南康雅医院肿瘤科	罗说明	中南大学湘雅二医院代谢内分泌研究所
汤怀世	湖南康雅医院医教部	罗湘杭	中南大学湘雅医院内分泌科
汤恢焕	中南大学湘雅医院外科、湖南康雅医院心血管内科	金 萍	中南大学湘雅三医院内分泌科
许 丰	中南大学湘雅二医院代谢内分泌研究所	周 敏	中南大学湘雅医院内分泌科
许樟荣	战略支援部队特色医学中心糖尿病中心	周小毛	湖南康雅医院检验科
苏 欣	中南大学湘雅二医院代谢内分泌研究所	周后德	中南大学湘雅二医院代谢内分泌研究所
杜 伟	湖南康雅医院肾病内科	周启昌	中南大学湘雅二医院超声诊断科
杜胜华	湖南康雅医院肾病内科	周顺科	中南大学湘雅二医院放射科
李 纯	中南大学湘雅医院内分泌科	周智广	中南大学湘雅二医院代谢内分泌研究所
李 霞	中南大学湘雅二医院代谢内分泌研究所	郑继霞	湖南康雅医院心血管内科
李小英	上海交通大学医学院附属瑞金医院内分泌研究所	单素康	中南大学湘雅二医院代谢内分泌研究所
李世忠	湖南康雅医院麻醉科	单鹏飞	浙江大学医学院附属第二医院内分泌科
李付杏子	中南大学湘雅二医院代谢内分泌研究所	赵立玲	中南大学湘雅三医院内分泌科
李秋生	湖南康雅医院心血管内科	胡平安	中南大学湘雅三医院内分泌科
吴 凤	中南大学湘雅二医院病理科	胡湘涛	湖南康雅医院皮肤科
吴 静	中南大学湘雅医院内分泌科	钟佳燏	中南大学湘雅二医院代谢内分泌研究所
杨 琳	中南大学湘雅二医院代谢内分泌研究所	钟惠菊	中南大学湘雅医院内分泌科
杨 雅	南昌大学第二附属医院内分泌科	姜 冰	中南大学湘雅医院神经外科、湖南康雅医院神经外科
杨金瑞	湖南康雅医院泌尿外科	洪克付	湖南康雅医院呼吸内科

贺　勇　湖南康雅医院骨科

贺佩祥　益阳市中心医院内分泌科

秦爱平　湖南省人民医院马王堆分院老年医学科

袁凌青　中南大学湘雅二医院代谢内分泌研究所

聂正夫　湖南康雅医院神经内科

莫　琼　湖南康雅医院妇产科

莫朝晖　中南大学湘雅三医院内分泌科

夏　令　湖南康雅医院眼科

夏维波　北京协和医院内分泌科

夏筑英　中南大学湘雅医院内分泌科

郭　敏　中南大学湘雅医院内分泌科

郭丽娟　中南大学湘雅医院内分泌科

唐炜立　中南大学湘雅二医院代谢内分泌研究所

唐海洋　湖南康雅医院神经内科

黄　干　中南大学湘雅二医院代谢内分泌研究所

曹　旭　美国霍普金斯大学骨外科

曹国文　湖南康雅医院医学影像中心

龚学军　湖南康雅医院普通外科

盛志峰　中南大学湘雅二医院代谢内分泌研究所

崔蓉蓉　中南大学湘雅二医院代谢内分泌研究所

章振林　上海交通大学附属第六人民医院骨质疏松科

梁秋华　济宁医学院附属医院内分泌科

隋国良　烟台市烟台山医院内分泌科

彭　健　中南大学湘雅二医院代谢内分泌研究所

彭依群　中南大学湘雅二医院代谢内分泌研究所

蒋铁建　中南大学湘雅医院内分泌科

韩庆山　湖南康雅医院急诊科

韩俊洲　湖南康雅医院医学影像中心

喻文强　湖南康雅医院消化内科

游　利　上海交通大学附属第一人民医院

谢　辉　中南大学湘雅医院运动系统损伤修复研究中心

谢忠建　中南大学湘雅二医院代谢内分泌研究所

谢艳红　中南大学湘雅三医院内分泌科

雷闽湘　中南大学湘雅医院内分泌科、湖南康雅医院内分泌科

詹俊鲲　中南大学湘雅二医院老年医学科

廖　岚　中南大学湘雅医院内分泌科

廖二元　中南大学湘雅二医院代谢内分泌研究所、湖南康雅
　　　　医院内分泌代谢科

廖乐乐　中南大学湘雅二医院骨科

廖勇锋　湖南康雅医院消化内科

熊　晏　湖南康雅医院儿科

颜　湘　中南大学湘雅二医院代谢内分泌研究所

霍胜军　湖南康雅医院普通外科

戴如春　中南大学湘雅二医院代谢内分泌研究所

魏启幼　中南大学湘雅二医院病理科、湖南康雅医院病理科

	章次	题目		主审人	
第1篇	第1章	遗传变异		周后德	谢 辉
	第2章	激素检测		陈建国	伍贤平
	扩展资源1	基因与内分泌代谢病		周后德	谢 辉
	扩展资源2	激素检测相关技术		伍贤平	陈建国
	扩展资源3	内分泌代谢疾病模型		盛志峰	谢 辉
	扩展资源4	内分泌代谢疾病影像检查		曹国文	周顺科
	扩展资源5	内分泌代谢疾病超声检查		陈立平	周启昌
	扩展资源6	内分泌代谢疾病核素显像		廖二元	曹国文
	扩展资源7	内分泌代谢疾病病理检查		魏启幼	袁凌青
第2篇	第1章	内分泌疾病总论		袁凌青	王湘兵
	第2章	神经内分泌疾病		雷闽湘	盛志峰
	第3章	腺垂体疾病		刘振启	盛志峰
	第4章	甲状腺疾病		张 红	罗湘杭
	第5章	甲状旁腺疾病		袁凌青	邓小戈
	第6章	肾上腺疾病		袁凌青	苏 欣
	第7章	男性性腺疾病		杨金瑞	袁凌青
	第8章	女性性腺疾病		莫朝晖	袁凌青
	第9章	老年内分泌疾病		刘幼硕	朱冰坡
	第10章	多发性内分泌腺肿瘤综合征		戴如春	崔蓉蓉
	第11章	自身免疫性多内分泌腺病综合征		戴如春	刘 玮
	扩展资源8	激素与受体		袁凌青	
	扩展资源9	下丘脑激素及其他神经内分泌疾病		雷闽湘	盛志峰
	扩展资源10	腺垂体激素及其他腺垂体疾病		刘振启	盛志峰
	扩展资源11	甲状腺激素及其他甲状腺疾病		张 红	罗湘杭
	扩展资源12	甲状旁腺素及其他甲状旁腺疾病		袁凌青	邓小戈
	扩展资源13	肾上腺素及其他肾上腺疾病		袁凌青	苏 欣
	扩展资源14	睾丸激素及其他男性性腺疾病		杨金瑞	袁凌青
	扩展资源15	卵巢激素及其他女性性腺疾病		莫朝晖	袁凌青
	扩展资源16	妊娠内分泌疾病		莫 琼	廖二元
	扩展资源17	儿童内分泌疾病		汤怀世	廖二元
	扩展资源18	老年常见内分泌疾病		刘幼硕	朱冰坡
	扩展资源19	其他累及多内分泌腺疾病		戴如春	崔蓉蓉
	扩展资源20	其他自身免疫性多内分泌腺病		戴如春	刘 玮
第3篇	第1章	环境与内分泌疾病		汤怀世	
	第2章	器官内分泌疾病		汤怀世	
	第3章	肾脏内分泌疾病		盛志峰	杨金瑞
	第4章	胃肠胰内分泌疾病		邹益友	
	第5章	异源性激素分泌综合征		廖二元	彭依群
	扩展资源21	环境与内分泌		汤怀世	
	扩展资源22	其他脏器内分泌疾病		汤怀世	
	扩展资源23	肾石症及肾性糖尿症		盛志峰	杨金瑞
	扩展资源24	其他胃肠胰内分泌疾病		邹益友	
	扩展资源25	其他异源性激素内分泌综合征		廖二元	彭依群

第 4 版　前言

《内分泌代谢病学》第 1、2、3 版分别于 2001、2007 和 2012 年出版,十几年来得到了广大读者的认可与鼓励。近年来,内分泌代谢病学的进展很快,新知识和新技术不断涌现,编著第 4 版已很有必要。

为了满足临床内分泌代谢专科的日常诊疗所需,同时也满足查阅少见病、疑难病和跨学科内分泌代谢疾病的临床诊疗所需,中南大学湘雅医学院所属的三所医院和湖南康雅医院组织省内外的杰出专家和学术精英,联合编著了《内分泌代谢病学》第 4 版。这部巨著含 6 篇共 37 章及 46 个扩展资源,收集的病种超过 450 种,内容详尽,论述深透,特色突出。扩展阅读内容以二维码的形式列在每篇末的扩展资源中,读者可以通过扫描二维码来阅读相关内容;另外,由于本书的参考文献较多,读者也可以扫描各篇末的参考文献二维码来查阅。本书以测验题的形式将各知识点整理于书末(扫描下册书末附录三的二维码获得),以加强读者的理解与记忆。

近几十年来,随着人口老龄化,糖尿病、骨质疏松症等疾病的发病率急剧上升,内分泌代谢病学已经成为最主要的临床学科之一,其发展十分迅速,诊疗水平不断提高。展望未来,我们看到了内分泌代谢病学发展更加光明的前景。除了经典的下丘脑-垂体-靶腺调节系统外,内分泌代谢病学还包括各种不同的信号系统引起的疾病。在接下来的几十年中,内分泌代谢病的研究者和临床工作者将重点解决新激素功能,神经内分泌调节环路(neuroendocrine circuits),基因组学和蛋白质组学的临床应用,激素与器官的点、线、面及网络相互调控等重大问题。

随着科技的进步,许多被视为经典的观念不断被改写,内分泌所涉及的领域从传统的内分泌腺体不断拓展,机体每一个器官都受到内分泌激素或因子的调控,并且这些器官亦可以反馈调节内分泌器官。内分泌细胞不只是合成和释放一种激素,激素受体也有多种类型,而且一种受体可与多种激素(配体)结合。因此,激素的经典分类——即肽类/蛋白质激素和类固醇激素的分类方法看来需要重新认识,因为许多类固醇激素的快作用方式是通过非基因组途径实现的。与循环血液中激素结合的激素结合蛋白不只是激素的贮存和转运形式,而且具有明显的动力性调节作用。例如,性激素结合球蛋白是睾酮透过细胞膜和发挥生物学作用的关键因素;又如,IGF“贮存”在结合蛋白中,局部组织特异性酶调节 IGF 释放,因而产生不同的生物学作用。激素调节系统与代谢感受器(metabolic sensors)的联系对细胞内和细胞外环境变化产生反应,使内分泌-旁分泌-神经分泌-自分泌的信号系统相互重叠。一些以前认为属于代谢底物或代谢产物的分子(如脂肪酸、氨基酸、一氧化氮、胆酸等),现在被证明均是细胞-细胞间的信号分子,使内分泌轴越来越复杂,其定义也发生了本质变化。例如,甲状腺刺激素(thyrostimulin)能通过 GPCR 发挥非基因组作用,调节下丘脑-垂体-甲状腺轴的适应功能。因此内分泌是影响机体动态平衡的重要因素,透彻研究内分泌对机体的作用、熟悉和掌握内分泌领域的新进展和新思维对探寻人体健康的客观规律具有重要意义。

人类含有 20 000~25 000 个基因,其数目与鼠类相似,而动物进化不在于基因数目而主要在于蛋白质翻译后的修饰差异。同样,内分泌系统的进化差异也在于一个基因能编码多种结构与功能不同的信号肽(蛋白质)。例如,POMC 基因编码的 POMC 蛋白质具有组织特异性,腺垂体表达的是 ACTH,弓状核表达的是 α-MSH,而葛瑞林(ghrelin)基因编码的肥胖抑素(obestatin)却能抑制葛瑞林信号。内分泌器官的结构与功能复杂,除了经典的内分泌腺体外,心脏、肝脏、肺脏等器官也具有内分泌调节功能,而且代谢欠活跃的器官(如脂肪、血管和皮肤等)也是内分泌组织。例如,脂肪分泌 50 种以上的脂因子;胃肠神经内分泌激素不但是维持消化功能的必需激素,而且能调节脑功能和摄食行为与体重;脑组织通过下丘脑激素调节垂体激素分泌,脑组织因子也调节葡萄糖代谢和胰岛素分泌,这是维持血糖稳定的重要方式,脑组织对能量代谢调节因子(瘦素和神经肽YY)十分敏感。

基因效应的定量研究将为疾病病因的探讨带来革命性变化,其中转录物组学(transcriptomics,包括 RNA 和基因表达)和蛋白质组学(proteomics,研究蛋白质、代谢产物和代谢网络表达)、糖组学(glycomics,包括糖浓度稳定和调节)、脂质组学(lipidomics,泛指非水溶性代谢产物)、药物基因组学(pharmacogenomics,重点研究基因对个体药物代谢的反应与影响)和生理组学(physiomics,研究生物整体的独立性与功能模式)的发展就是典型例子。因此,未来几十年的内分泌代谢病学将在神经内分泌疾病诊断、预后和治疗方面有突破性进展。

现代临床医学发展的一个显著特点是针对疾病和医学处置的"后果"或结局进行研究与防治,人们称之为结果定向性医学行为(result-oriented praxis)。我们的诊疗工作需要充分体现"预防为主"的诊疗理念和学科群统筹处置思维模式,其重点应该放在不良结局的预防、致残致死风险的预测、医学干预的获益和药物治疗的不良反应上。临床诊疗是一种将科学技术应用于治病救人的实践过程。由于医学科学技术的不断发展,也因为临床病例的个体差异,加上疾病的不断发生发展和干预治疗后果的不可预测性与复杂性,因此必须将医学技术转化为防治疾病的艺术,这是一种权衡利弊、扩增收益、降低风险的高超技能。而要做到这一点,其关键点就是应用精准医学(precision medicine)的战略思想来引领内分泌代谢病学的发展,最终形成针对每个患者基因组学和蛋白质组学特征的有效个体化预防和疾病诊疗方案。

趁此机会,我们再次向欣然为本书题词的第八届与第九届全国人民代表大会常务委员会副委员长、中国科学院与中国工程院两院资深院士、国际著名医学教育家和泌尿外科专家——吴阶平教授致谢! 向为本书作序的中国工程院院士、中华医学会内分泌学分会原主任委员、国际著名内科学与内分泌代谢病学专家——史轶蘩教授致谢! 向为本书付出辛勤劳动的编审专家和编者致谢! 向被引用资料文献的所有专家、向热情为我们提供临床病例和大量学术资料的海内外朋友们和同行们致谢! 向参与本书前三版编著工作的所有专家们致谢!

我们发现,即使做了极大努力,仍然跟不上知识更新和技术发展的速度,因此第 4 版《内分泌代谢病学》献给读者的新知识肯定有限,更多的可能是基本知识、基本技能和诊治疾病与解决临床疑难问题的思路。读者会发现本书有不少独到之处,虽然特殊的不见得就是好的,但总会让人耳目一新。值得特别指出的是,书中的一些诊疗方案和药物用法与剂量来自作者的个人经验或参考资料,读者应根据具体情况来参考;如与诊疗规范或国内外诊疗指南不一,应以后者为准,或者需要在患者知情同意后才可试用。

书中的谬误和缺失实属难免,恳请广大读者批评指正。

廖二元　袁凌青
中南大学湘雅二医院
湖南康雅医院
2019 年 1 月

第 3 版　前言

《内分泌学》初版和第 2 版分别于 2001 年和 2007 年出版,期间得到了广大读者的认可与鼓励,同时也发现了一些不足和遗憾。近年来,内分泌代谢病学的进展很快,深感编著第 3 版已很必要。考虑到《内分泌学》的书名难以体现本学科的代谢性疾病,故更名为《内分泌代谢病学》。与前两版比较,第 3 版在以下五个方面做了重大调整与修改。

一是编著布局的变更。首先,第 3 版介绍了内分泌代谢病学的理论与研究技术(激素、遗传规律、研究技术、动物模型等,第 1 篇第 1~4 章)以及内分泌代谢疾病的诊断试验与辅助检查(激素测定、影像检查、超声检查、核素扫描检查、病理检查等,第 2 篇第 5~9 章);然后,将内分泌疾病分为内分泌腺疾病(下丘脑、垂体、甲状腺、甲状旁腺、肾上腺、性腺、多发性内分泌腺肿瘤综合征、自身免疫性多内分泌腺病综合征等,第 3 篇第 10~19 章)和非内分泌腺的内分泌疾病(器官内分泌疾病、胃肠胰内分泌疾病、异源性激素分泌综合征、环境与内分泌、生长发育、衰老、妊娠内分泌等,第 4 篇第 20~25 章)。同时,将代谢性疾病分为产能物质(碳水化合物、脂肪、蛋白质)的代谢性疾病(第 5 篇第 26~34 章)与非产能物质(核酸、维生素、矿物质、水、电解质、酸碱)的代谢性疾病(第 6 篇第 35~40 章)。全书的章节按统一顺序编排,即从第 1 篇第 1 章第 1 节直到第 6 篇第 40 章第 339 节。

二是编著内容的增减。首先,第 3 版增加了内分泌代谢疾病临床诊疗的循证资料,新增了脂肪组织与内分泌、G 蛋白病、离子通道病、基因组印记性疾病、脑中线-视神经发育不良症、RAS 病(RASopathy)、低促性腺激素性性腺功能减退症、迟发性睾丸功能减退症、老年内分泌疾病、酮症倾向性糖尿病、非酒精性脂肪肝、应激性高血糖症、糖尿病骨-关节病、家族性脂蛋白异常、原发性高密度脂蛋白代谢异常、遗传性低脂蛋白血症、溶酶体脂质贮积病、过氧化物体病、遗传性单一蛋白酶缺陷症、同型胱氨酸尿症、Hartnup 病(中性氨基酸代谢病)、酪氨酸血症、Lesch-Nyhan 综合征、炎症相关性低骨量/骨质疏松症等内容。其次,删减了许多疾病的发病机制假说、内分泌动态试验和疗效欠确切的治疗措施。第三,在具体疾病的论述方面,除了收集国内外的最新研究进展外,一方面更注重介绍早期诊断、早期治疗和疗效评价的程序与方法,另一方面也突出了儿童、老年、妊娠等患者群的诊疗特殊性。从共性和个性两个角度予以阐述和比较,让读者遵照循证医学和个体化原则,规范而灵活地处置临床病例。

三是编著风格的改革。临床医学专著的编写多是按照"病因-分类-病理-病理生理-发病机制-临床表现-实验室检查-特殊检查-诊断-鉴别诊断-预防-治疗"的模式进行,其优点是符合人们的阅读习惯,系统性也很强。《内分泌代谢病学》保留了这一编写模式的基本框架和优势,但在论述的次序和方式上做了改革和调整,使其与临床医师的实际思维和诊疗程序尽量一致。在临床上,如果临床诊断是建立在一大堆实验室和特殊检查之后的,那就必然导致滥做检查,多开化验单。如果将鉴别诊断放在诊断之后考虑,势必助长先入为主和"不见森林,只见树木"的片面思维,导致误诊或漏诊。合理的诊疗思维应该首先通过详细的病史询问,了解主要症状的起病、经过和特点,结合过去史和个人史,建立一个或数个假设诊断。其次,根据假设诊断的需要,进行体格检查,并考虑所发现的体征和临床特征是否支持假设诊断。此后,将问诊和查体所获得的第一手资料进行整理和归纳,根据"一元论、优先考虑常见病与器质性疾病"的思维原则,提出初步诊断,并用排除法否定需要鉴别的类似情况。在临床工作中,由于病变的复杂性和多变性,个体的差异性与敏感性,要确证某一诊断又同时排除其他疾病,的确需要实验室和特殊检查的支持。但在选择辅助检查时,应该目标明确,有的放矢。出于这样的目的,如果筛选检查能够解释初步诊断,并能排除其他可能,就不必再做进一步的检查。内分泌代谢病专业的发展要求医师在不断提高诊疗水平的同时，降低成本，减少耗资；在新设备、新技术和新药物迅速发展的现在与未来，这一点显得尤为重要。

编著风格改革的另一个特点是将疾病的各个方面(如病因、发病机制、临床表现、诊断、治疗等)分解成若干个结论进行介绍；也就是说，本书的 400 多种内分泌代谢疾病的介绍是通过对11 000 多个结论的论述组成的。虽然用这样的方式编著临床医学专著具有相当大的难度，亦无借鉴模式或现成经验，但我们仍然大胆地做了这样的探索，因为这样做有许多优点：第一，论述的观点明确，让人一看就能抓住基本观点和要领，这对于任务繁重的临床医师来说，可能相当重要；第二，内容更加紧密，层次更为清晰，重点更显突出；第三，便于记忆。

四是编著重点的调整。第 3 版更加注重疾病的早期诊断、鉴别要点、疗效评价、临床转归、并发症及循证治疗等方面的新进展，内容取舍以临床需要为宗旨，突出疾病诊治工作中的重点与难点。内分泌代谢病科的医师应该把临床工作的重点放在诊断和治疗上；正确处置临床病例的先决条件在诊断，而诊断的前提又在鉴别；有时，非典型病例的早期诊断相当困难，但又是体现临床水平与质量的关键点，鉴别诊断成了内分泌代谢病科医师的中心任务。中南大学湘雅医学院有个很好的临床质量控制传统，那就是层层把关、分级负责，尽量做到流程规范、鉴别快捷、诊断明确、治疗得法。100 多年来，医师们积累了丰富的诊疗经验，我们在去伪存真和精耕细作的基础上，总结和介绍了经验，同时也收录和吸取了国内外许多重要的研究成果和最新诊疗指南。疾病的鉴别步骤、诊断程序和治疗方案尽量以表格和流程图的形式表述；对人们已经熟知的专业术语直接以英语表示，而翻译过来的术语均附有英语原文，这样做一方面避免理解失真，另一方面也便于读者核对与查找。

经过不懈努力，自感本书的内容丰富、资料齐全，简明实用，能为专业医师的临床医疗和教学提供帮助，对科研工作也有一定的参考价值。

五是编著专家的扩充。内分泌代谢疾病的研究日新月异，知识更新迅速，包括的领域广阔，涉及的专业众多。为了体现多学科合作与知识交叉的优势，我们特别邀请了国内外 20 多个著名大学从事基础医学、临床检验、影像学、核医学、老年病学、内分泌代谢病学、儿科学、妇产科学的杰出专家，编著和审阅本书的重要章节，以提高学术质量，吸收和体现国内外的先进经验与最新进展。

值得指出的是，本书中的许多诊疗方案和药物用法与剂量来自作者的个人经验或参考资料，读者应用时应根据具体情况而定；如与国内外诊疗指南不一，应以指南为准，或者需在患者知情同意后试用。

趁此机会，我们再次向欣然为本书题词的第八届与第九届全国人民代表大会常务委员会副委员长、中国科学院与中国工程院两院资深院士、国际著名医学教育家和泌尿外科专家——吴阶平教授致谢！向为本书作序的中国工程院院士、中华医学会内分泌学分会原主任委员、国际著名内科学与内分泌代谢病学专家——史轶蘩教授致谢！向为本书付出辛勤劳动的 138 位编审专家和编者致谢！向被引用资料文献的所有专家、向热情为我们提供大量学术资料的海内外朋友们和同行们致谢！

我们发现，即使做了极大努力，仍然跟不上知识更新和技术发展的速度，这大概是大型参考书的通病。因此我们希望，献给读者的不只是最新进展，更多的可能是认识和诊治疾病的思路与疑难问题的解决方法。显然，读者会发现本书有不少独到之处，虽然特殊的不见得就是好的，但总比千篇一律要强。

书中谬误和缺失实属难免，恳请广大读者批评指正。

编者

2011 年 7 月　长沙　湘雅医学院

第 2 版　序

2001 年出版的《内分泌学》受到了读者们的好评,我祝贺本书的成功出版和发行。

5 年来,内分泌代谢病的研究进展很多,许多疾病的防治理念和措施也发生了很大变化。医学专业参考书要及时反映和适应这种发展;读过《内分泌学》(第 2 版)后,我认为该书体现了与时俱进的内分泌代谢学发展特点,增加了许多新的研究技术和新的内分泌代谢疾病,进一步丰富了本书的内容,使之更为全面而实用。在编写方式上,针对读者的临床工作需要,突出了疾病的临床转归、早期诊断线索、诊断标准、鉴别要点和循证治疗等方面的内容,因为这是提高内分泌代谢疾病诊疗质量的关键所在。

我祝贺《内分泌学》(第 2 版)与大家见面,相信它一定会成为读者们工作和学习的良师益友。

史轶蘩

2007 年 1 月
于北京协和医院

第 2 版　前言

《内分泌学》于 2001 年出版,5 年来已经重印 5 次。期间得到了广大读者的认可和鼓励,同时也发现了一些不足和遗憾;加之几年来本学科又有许多新的进展,深感编著《内分泌学》(第 2 版)已十分必要。

与第 1 版比较,第 2 版增加了示踪标记技术与内分泌代谢疾病动物模型和许多新的内分泌代谢疾病,如激素不敏感综合征、激素过敏感综合征、表观盐皮质激素过多综合征、非 ACTH 受体介导性 Cushing 综合征、Carney 复合症、代谢综合征、钙受体病、离子通道病等。在编写安排上,更加注重了疾病的早期诊断、鉴别要点、疗效评价、临床转归与并发症及循证治疗等方面的新进展;内容取舍以临床需要为宗旨,突出临床重点,讲究循证依据,力求简明实用。

本书的第一篇详细论述了内分泌学新理论、新技术和激素作用机制,介绍了内分泌影像学、内分泌病理学和内分泌分子生物学等方面的基本理论与基本技术;第二、三篇系统地论述了常见的和大部分少见的内分泌代谢疾病的病因、发病机制、早期诊断线索、鉴别要点与循证治疗,收录了湘雅医学院 100 年来及国内外许多重要研究成果和临床经验;第四篇介绍了环境、药物、应激、麻醉、手术、禁食、运动、静脉营养支持、老龄等对内分泌功能的影响以及重要脏器的内分泌功能与疾病。

本书的内容丰富、资料齐全,可满足各类各级医师的临床医疗和教学所需,对内分泌科研工作也很有帮助。此外,本书还比较评价了各种诊断、鉴别、治疗方法的优缺点和选择原则。内分泌专业的发展要求医师在不断提高诊疗水平的同时,降低成本,减少耗资;在新设备、新技术和新药物迅速发展的现在与未来,这一点显得尤为重要。各种疾病和综合征的鉴别步骤、诊断程序和治疗方法尽量以表格和流程图形式表示,简明实用。

同时编著的《内分泌代谢疾病手册》是《内分泌学》(第 2 版)的浓缩本,特别突出了疾病的临床诊断、鉴别诊断和治疗。其文字简练,方便携带。

趁此机会,我们再次向欣然为本书题词的第八届与第九届全国人民代表大会常务委员会副委员长、中国科学院院士和中国工程院院士、国际著名医学教育家和泌尿外科专家吴阶平教授致谢!向为本书作序的中国工程院院士、中华医学会内分泌学分会原主任委员、国际著名内科学和内分泌代谢病学专家史轶蘩教授致谢! 向被引用资料和文献的所有专家、向热情为我们提供大量学术资料的海内外朋友们和同行们致谢!

书中谬误和缺失实属难免,恳请广大读者批评指正。

编　者
2007 年 1 月　长沙

第1版　序

当今时代,科学的发展日新月异,医学科学也不例外。信息技术的发展为人们提供了获取新信息的快捷手段。

内分泌学作为内科学中的一个专业,较内科学中的其他专业虽然发展较晚,但进展极为迅速。由于其与基础医学和临床医学有着广泛而密切的联系,因此内分泌学也是边缘学科,是"生命科学"中的一个重要组成部分。百余年来,内分泌学的研究已从开始的腺体内分泌学发展到今天的分子内分泌学。一些旧的观点和理论被新的观点和理论所取代,新的诊疗技术不断涌现,新的病种在不断地被发现。其发展之快,使人们常常感到知识贫乏,跟不上时代的发展。

本书是在总结历年临床诊疗实践,积累内分泌进修医师和研究生教材,参考国内、外的内分泌学专著和有关书籍,广泛收集文献的基础上编著的,新旧内容兼容,着重于新,使读者对内分泌代谢病学的新旧知识有较全面的了解,掌握发展趋势。其中也介绍了作者单位和国内外的许多重要研究成果。

本书的特点有:①介绍较多新理论、新知识,特别是近几年来国内外的新进展和新成果;②介绍并评论各种诊疗方法,使读者有较系统全面的了解;③在论述每个内分泌腺体或系统性疾病之前,先论述该腺体和系统的基础知识与基本理论,有利于对该腺体和系统疾病的深入理解;④引用文献多,除附于每节之后外,并在正文中用角码标出,以便读者查找;⑤书末附有中、英文索引;⑥本书除内分泌疾病和代谢性疾病外,还在第一篇中较系统介绍了内分泌代谢的基本理论及实验与诊断技术,对激素的作用机制、内分泌肿瘤和分子内分泌学等进行了详细论述,这对临床医师全面掌握和理解疾病的病因、发病机制、病理生理与临床表现都十分有益。

阅读本书后,觉得其内容丰富、新颖、全面,是一本质量较高的内分泌代谢病学专业书籍,与国内出版的其他内分泌代谢病学参考书比较有其特点。我推荐这本书给大家,相信读者们会喜欢。

史轶蘩

2000 年 10 月　北京

全书概览

目　录

上　册

第3篇 非内分泌腺内分泌疾病

绪　　论

激素(hormone)是调节组织器官和细胞功能的微量化学物质,其本质可以是蛋白质、小分子肽(small peptides)、脂类(lipides)、胺类(amines)、类固醇类(steroids)或其他化合物。激素调节(hormone regulation)是人体生命活动的基本形式,包括了机体的整体、系统、器官、组织和细胞的多个层面调节。新陈代谢主要包括物质代谢(substance metabolism)和能量代谢(energy metabolism)两个方面,物质代谢包括物质的合成代谢(anabolism)和分解代谢(catabolism)两个过程;一般来说,合成代谢需要消耗能量而分解代谢产生能量。通过新陈代谢,机体同环境不断地进行物质交换,同时体内物质又不断分解、利用与更新,为机体的生存、活动、应激、生长、发育、生殖和维持内环境恒定,提供代谢底物与能量,同时排出废物。因此,内分泌学(endocrinology)与代谢病学(metabolism)是研究体液因子(如激素)调节机体代谢与功能的一门学科,它与基础医学及临床医学的许多专业联系密切。

生物个体的各种生命现象和活动均在神经、体液、免疫和心理的调节下进行,多种调节机制的相互配合与密切联系是完成所有细胞、组织、系统和器官功能的必备条件。因此,内分泌学的研究内容包括了激素基因表达、激素合成、分泌、转运、激素受体、受体后信号途径、靶部位(器官、组织、细胞)反应性,以及激素结构、功能或代谢异常等范围,而临床内分泌学主要研究与激素相关的疾病。

【内分泌学发展史】

(一) 内分泌疾病的早期认识经历了漫长岁月　　最早的内分泌学启蒙源于中华民族。在我国的医学文献和其他著作中,有关内分泌疾病的研究与临床资料十分丰富。约在公元前16世纪,在商殷王朝的甲骨文中已有关于动物阉割去势(castration)的记载。早在2500年前,《黄帝内经》就已记载了阉人(eunuch)丧失第二性征的临床表现(见《灵枢·五音五味篇》)。同样,在《黄帝内经》中,就已有两种类型糖尿病的症状之分,如"多饮而渴不止为上消,多食而饥不止为中消,多溲而膏浊不止为下消";而"肥美之所发也,此人必数食甘美,而多肥也"。公元6世纪,祖先们已经认识到"诸山水里土中,出泉流者,不可久居,常食令人作瘿病"的地方性甲状腺肿流行病学特点。当然,在古希腊、古埃及和古印度的有关史料中,也有关于阉禽、甜尿(honey urine)的描述。限于当时的科技水平,内分泌疾病只能是描述性的(描述内分泌学,descriptive endocrinology),也未能将内分泌疾病的症状、体征与相关的内分泌腺体联系起来。但是,应用现代科学技术发掘中医药学宝库,可大力促进内分泌学的发展。

(二) 现代内分泌代谢病学与基础医学和临床各学科联系紧密　　现代内分泌代谢病学(modern endocrinology and metabolism)在研究激素的作用机制和疾病发病原理时,一方面与分子生物学、免疫学和细胞化学等融为一体,另一方面又产生了分子内分泌学(molecular endocrinology)、代谢病学(metabolism)、免疫代谢学(immunometabolism)和免疫内分泌学(immunoendocrinology)等新型学科。随着各临床学科的发展,从经典的内分泌学中派生出各学科的内分泌学分支,如神经内分泌学(neuroendocrinology)、妇产内分泌学(endocrinology in gynecology and obstetrics)、儿童内分泌学(pediatrical endocrinology)、老年内分泌学(geriatric endocrinology)和男性学(andrology)等。内分泌代谢病学还因为研究的内容广泛、涉及的问题复杂,出现了甲状腺病学(thyroidology)、肾上腺病学(adrenalology)、糖尿病学(diabetology)、代谢病学(metabolism)、代谢性骨病学(metabolic osteology)及营养学(nutrition)等亚学科。

传统内分泌学(classical endocrinology)是根据内分泌疾病的表型特征(phenotypic characterisation)来研究疾病的病理与病理生理机制;基因组学(genomics)和蛋白质组学(proteomics)的研究程序则刚好相反。因此,以基因组学和蛋白质组学技术为指导所进行的内分泌学研究又称为反向内分泌学(reverse endocrinology),它为内分泌疾病的诊疗提供了崭新的分子途径和药物分子靶位,如过氧化物酶体增殖活化受体(peroxisome proliferators-activated receptor,PPAR)和核因子 κB 受体活化因子配体(receptor activator for nuclear factor-κB ligand,RANKL)。人们应用反向内分泌学原理,发现了一些具有重要生理或药理作用的视黄醇、类固醇、脂肪酸类核信号途径。传统内分泌学和反向内分泌学的有机结合、基因组学和蛋白质组学的深入发展使现代内分泌学成了生物学和生命科学研究的前沿学科。

(三) 通过激素认识体液调节机制和内分泌功能　　内分泌学的历史基本上就是激素的历史。Addison 可能是第一个认识到皮肤色素沉着与肾上腺有关的临床学家。他于1849年报道了肾上腺皮质功能减退症的临床表现和病理变化。此后,人们又先后发现了甲状腺、睾丸等腺体的内分泌功能。20世纪,内分泌学的重大发现主要有:结晶肾上腺素制备(1901年),雌激素(雌酮)提取(1919年),胰岛素治疗1型糖尿病(1921年),腺垂体组织移植(1928年),泌乳素/生长激素/加压素和催产素纯化(1937年),醛固酮的分离与纯化(1953年),原发性醛固酮增多症病例报道(1954年),胰岛素 A、B 链和氨基酸数目的确定(1954年),PTH 的发现(1961年),受体学说的建立(1962年),降钙素的发现(1963年),人工合成胰岛素(1965年),ACTH/生长激素和泌乳素的分离,Zollinger-Ellison 综合征(胃泌素瘤)/Verner-Morrison 综合征(VIP 瘤)/胰高血糖素瘤/肾素瘤等的确认(1966～1969年),弥散性 APUD 细胞系统学说的建立(1968年),放射免疫分析(RIA)激素测定法的建立(1977年),前列腺素(1982年)和心钠素(1984年)的发现。

近几十年来,生物学的诺贝尔奖集中在遗传学和分子生物学领域,而内分泌代谢病学的重大研究成果屡屡介于其中。例如,第二信使 cAMP、血管加压素(AVP)和催产素(OT)的结构、受体机制、蛋白质分子中的信号结构域、G 蛋白结构与功能、血管紧张素转换酶抑制剂(ACEI)和一氧化氮系统等都是内分泌学领域中以诺贝尔奖为标志的发展里程碑。20 世纪 80 年代以来,先后发现、鉴定和纯化了胸腺素(thymosin)、活化素(activin)、抑制素(inhibin)、松弛素(relaxin)、胰淀粉样肽(IAPP,amylin)、胰高血糖素样肽-1(GLP-1)、瘦素(leptin)、卵泡抑制素(folliculostatin)、促红细胞生成素(erythropoietin)、骨钙素(osteocalcin)、ACTH 样垂体中叶肽(CLIP)、降钙素基因相关肽(CGRP)、食欲素(orexin)、甘丙素(galanin)、肾上腺髓质素(AM)、抗米勒管激素(anti-Müllerian hormone,AMH)、IGF-1、IGF-2 及数百种细胞因子、生长因子、免疫因子、炎症因子、抗炎因子、旁分泌/自分泌激素以及各种信号传导元件。近十年来,又发现和深入研究了吻肽(kisspeptin)、葛瑞林(ghrelin)、水孔蛋白(aquaporin)、排磷素(FGF-23)、脂连素(adiponectin)和网膜素(omentin)等。此外,激素的作用机制和激素受体研究也都取得了突破性进展,并用重组基因工程技术人工合成了大量已知结构的激素、激素类似物(hormone analogs)、激素受体激动剂(hormone receptor agonist)和拮抗剂(antagonist)等。

(四)内分泌代谢病学的最新成就主要体现在旁分泌激素上 最近 10 多年来内分泌代谢病学的研究发展更快,人们先后弄清了 GH、PRL、阿片肽的作用机制,发现了激素信号的各种传递途径与作用方式,基本阐明了激素受体的调节机制、膜受体的核作用途径与核受体的膜作用途径,对激素作用的对话(cross-talk)也进行了深入研究。由不同的激素与信号转导途径组成的具有点-线式作用(非垂直作用)方式的信号网络(signal network)日益受到重视,激素对话现象深入阐明了药物抵抗的发病机制,同时证明无论是经典的内分泌激素还是旁分泌/自分泌激素以及局部组织的细胞因子,都只不过是细胞间、组织间和器官间复杂信号网络中的一些成员,绝不代表整个网络系统。蛋白质分子中含有调节蛋白转运和细胞定位的内源性信号结构域(Gunter Blobel,1999 年)的发现迎来了后基因组时代。目前,人们正在探讨体内 140 000 多种蛋白质与无数核酸和脂质间的细胞内信号网络的特征和功能,回答细胞在接受不同的信号(如激素)刺激后,将如何启动细胞内的信号转导途径,又如何产生最终的生理或病理反应等问题。

近代内分泌代谢病学的另一显著成果是发现并确定了局部肾素-血管紧张素-醛固酮系统、肾上腺皮质的非 ACTH 调节途径及心房利钠肽(ANP)的渗透压调节途径,鉴定了 Na^+/I^- 同转运体、水孔蛋白(aquaporin,AQP)、KIR6. X/SURK$^+$ 通道、离子转运体、离子协同转运体(cotransporter)、同向转运体(symporter)、反向转运体(countertransporter)和抗转运体(antiporter),鉴定了一大批多基因遗传病的易感基因及 HLA 类型和表达特点,代谢产物、无机离子、小分子营养素和药物受体也逐渐被认识。并且,建立了动物的分子病理模型或基因模型(如转基因动物模型、非定向基因敲除动物模型、定向基因敲除动物模型和小分子 RNA 干扰技术),用于旁分泌激素的作用机制研究,并开辟了太空航天内分泌学和深海潜水内分泌学研究新领域。其研究已从生物整体深入到基因和蛋

白质分子;从器官、组织定位到细胞、亚细胞器和纳米级生物活性物质;从出生后个体上溯到胎儿和胚胎;从一维、二维发展到三维、四维;从地球表层进入太空,深入海底……其范围之广、程度之深、成果之多,远远超过了 20 世纪中叶以前人类在该领域里的数千年文明积累。

【现代内分泌代谢病学的主要特征】

内分泌代谢病学和其他生命科学一样,自 20 世纪 80 年代以来,其发展是以加速度方式前进的。目前,每天有关内分泌学的论文已达数百篇之多,并且其研究正在以更快的速度向纵深发展。知识更新的周期已由数年、数月缩小到了更短的时间,一些沿用数十年的理论或学说被推翻或被加进崭新内容,新的学说和理论日新月异。现代内分泌代谢病学的基础研究与临床发展有如下一些特点:

(一)分子内分泌代谢病学成为研究热点与发展方向 从最早的表型(phenotype)观察到内分泌激素作用机制和生理作用的确定经历了漫长的时期,主要的研究手段是切除某个腺体(如胰腺、睾丸、卵巢、垂体、肾上腺等)来观察出现的病理生理变化。例如,切除狗的胰腺引起糖尿病,切除睾丸出现性腺功能减退症等。从 20 世纪 70 年代开始,人们用激素抗体、激素受体抗体或激动剂、拮抗剂来模拟或取消某种激素的作用,以观察激素的生理效应。近一二十年来,应用转基因动物、基因打靶和基因敲除(gene knockout)技术,将研究手段精细到了具体的激素或激素受体基因,从而准确复制出单个激素或激素受体基因过表达(亢进)或无表达(低下)的动物模型。细想一下,从腺体切除到基因敲除,是一种什么样的飞跃?目前已用这些方法对许多疾病基因、激素和激素受体基因以及危险因素的候选基因进行了广泛的研究,并且已将目标扩展到激素结合蛋白、激素结合蛋白的相关蛋白、受体亚型、受体调节蛋白、基因表达调节蛋白及其信号传递途径中的所有成员。与此同时,还注意到了结构物质,如间隙连接(gap junction)元件,包括连接体(connexon)、连接素(connexin)、药物受体和离子通道蛋白等基因的研究。基本弄清了间隙连接分泌和信号传导的奥秘,发现了许多新的内分泌疾病与代谢病,如钙受体病、G 蛋白病、水孔蛋白病、离子通道病、分子钟(molecular clock)病和 RAS 病(RASopathy)等。

但是,传统的基因敲除技术是在全身所有组织中敲除某一基因,并不具备组织特异性和可调控性,而新的研究策略(如 hit and run strategy、tag and exchange strategy 和 Cre-lox P recombination system 等),可对特定细胞和组织中的某一基因进行核苷酸水平上的可调控性突变。这在理论上讲,可以对复杂基因组进行定量、定点修饰,并定向改变细胞乃至整体的遗传结构和特征。条件性基因敲除法是在基因敲除的基础上结合 Cre/LoxP 系统,将靶基因的修饰限制于某些特定类型的细胞或发育的某一特定阶段,从而可以真实反映特定组织或细胞靶基因被敲除或被修饰的后果;这实际上是对基因修饰的时空设置了一个可调控的"按钮",从而使基因组的修饰范围和时间可控。此外,人们使用报道基因系统确定了许多基因的调控区功能,用转基因动物进行了基因功能分析,明确外源基因的功能;或者通过转入外源基因进行基因产品生产。转基因动物在基因功能及结构研究、找寻新基

因、建立人类疾病的动物模型及基因治疗模型等方面有着广泛的应用价值。

大多数内分泌代谢疾病是环境因素与遗传因素共同作用的结果,而表观遗传学(epigenetics)在调节环境致病因素中起了重要作用。表观遗传学研究是指在基因的核苷酸序列不发生改变的情况下,基因表达的可遗传变化,虽然不涉及 DNA 的序列变化,但却表现为 DNA 甲基化谱、染色质结构状态和基因表达谱在细胞各代之间传递的遗传现象,以及组蛋白的表观修饰与功能、染色质重塑、结构与功能、基因组印记等。例如,长期的高脂饮食可引起小鼠的体细胞和精细胞表观遗传学变化,并使下一代罹患糖尿病。

分子内分泌代谢病学促进内分泌代谢病发展的另一个典型例子是低促性腺素性性腺功能减退症(hypogonadotrophichypogonadism,HH)。Kallmann 综合征为最常见的低促性腺素性性腺功能减退症,常伴有嗅觉失敏(或丧失)和神经缺陷(神经性耳聋及色盲等)。主要病变在下丘脑及邻近的嗅觉中枢,GnRH 分泌不足是本病的基本发病原因;若伴发渗透压感受器功能异常和渴感异常,说明下丘脑损害广泛。该病可呈 X 连锁隐性遗传、常染色体显性遗传和常染色体隐性遗传。人们用分子生物学技术证明,60% 的特发性低促性腺素性性腺功能减退症(idiopathic HH,IHH)患者伴有嗅觉缺失,主要与 KAL1 或 FGFR1 基因突变有关,另外 15% 的病例是由于 PROK2 和 PROKR2 突变引起的。而在 40% 的嗅觉正常的 IHH 患者中,部分存在 GnRH、KISS1R、TAC3、TACR3 突变[1]。近年又发现,吻肽和神经激肽 B(neurokinin B)激发 GnRH 分泌[1,2],并促进性腺成熟。神经激肽 B 受体由 TACR3 编码。主要分布于下丘脑,调节 GnRH 的分泌,神经激肽 B 或其受体突变是下丘脑性低促性腺激素性性腺功能减退症的重要原因。现已确定了导致 HH 的 12 个相关分子,即 GnRH 受体、LHβ 链、NROB1、leptin、leptin 受体、激素原转化酶 1(prohormoneconvertase 1)、吻肽受体(GPR54)、嗅觉素-1(anosmin-1)、成纤维细胞生长因子受体(FGFR1)、鼻胚胎 LHRH 因子(nasal embryonic LHRH factor,NELF)、PKR2 和染色体结构域螺旋酶 DNA 结合蛋白 7(chromodomain helicase DNA binding protein 7,CHD7)。

最近的研究还发现,非编码 RNA 可通过近距离或者远距离调节靶基因的表达,从而影响细胞生长发育或组织的功能。外泌体是细胞分泌的盘状囊泡,在细胞和组织间通讯中起着重要的作用,其中包含了 RNA、microRNA、脂质和蛋白等,有关它们分泌和摄取及其"运载物"和相应功能的精确分子机制刚开始研究。这些新的小分子物质调节靶细胞的功能的研究都属于内分泌研究领域。

(二)内分泌-旁分泌-自分泌网络是激素调节机制的研究重点 从目前的研究结果看,可以说没有一种激素的作用是单一的,也没有一种激素在靶细胞的作用中无旁分泌/自分泌因子的参与。例如,肾上腺皮质和髓质激素的分泌以及类固醇类激素(糖皮质激素、雌激素等)对中枢神经系统的作用等都有众多的细胞因子、生长因子、旁分泌激素参与调节。事实上,任何激素靶组织(如骨、脑、心和肾等)内都有一套以促激素(或靶激素)为轴心的复杂神经-体液-免疫局部调节系统;这些系统既有来源于循环血液的激素、激素结合蛋白,又有局部释放的激素(有些同时也是经典意义上的内分泌激素,如心肌分泌的 ANP、肾素、AT-2 和醛固酮)、细胞因子及免疫因子。另一方面,经典的和新发现的激素,如 CRH、AVP、肾素、血管紧张素、醛固酮、雌二醇、糖皮质激素和三碘甲状腺原氨酸(T3)不能再认为仅仅是内分泌激素,因为众多的组织也可合成、转化或释放这些激素。相反,一些以前认为的经典旁分泌/自分泌激素(如肾上腺髓质素、GLP-1 和 IGF-1 等)又在各组织中起着不同的调节作用,尽管这些旁分泌激素主要是在局部产生的,但它们的作用绝非局限于某一种(些)组织。例如,在骨组织中,旁分泌激素、细胞因子和免疫因子在偶联成骨-破骨作用和成骨细胞-破骨细胞活性中,与 PTH、降钙素、1,25-(OH)₂D 和排磷素相比,似乎更为重要而明显。

(三)各学科知识向内分泌代谢病学渗透并推动其向纵深发展 现代内分泌代谢病学的研究需要应用各相关学科的综合知识和技术来完成。除生物化学、免疫学、遗传学与内分泌学仍紧密结合外,出现了生物物理学、模拟数学、工程学、计算机学、功能影像学、网络信息工程学等与内分泌学融合而解决内分泌学理论与实践问题的新局面。例如,用分子生物学、工程力学、微电子学、免疫学和计算机技术制成的 DNA 芯片(DNA microarrays,DNA chips)出现还不到两三年时间,又紧接着推出了蛋白质芯片、个体化治疗药物筛选芯片、产前遗传病基因诊断芯片等。

(四)激素定量进入高敏感超微量时代 最早的激素活性测定方法是化学比色法和生物分析法(biological assays),后者是注射某种激素于动物体内后,观察生物行为的变化。20 世纪 50 年代就逐渐用放射免疫法(radioimmunoassay,RIA)淘汰了化学比色法和生物测定法。70 年代末建立的免疫放射分析法(immuno radiometric analysis,IRMA)比 RIA 的敏感度高 10~100 倍,特异性更强;不久又建立了放射受体法(radioreceptor analysis,RRA)、酶免疫分析法(enzyme immunoassay,EIA)、酶联免疫分析法(enzyme-linked immunosorbent assay,ELISA)、化学发光酶免疫分析法(chemiluminescence enzyme immunoassay,CLEIA)和时间分辨免疫荧光法(time-resolved fluoroimmunoassay,TRFIA)、电化学发光免疫分析法(electrochemiluminescence immunoassay,ECLIA)、免疫聚合酶链反应法(immunopolymerase chain reaction,IPCR)等。激素测定的灵敏度由原来生物法和化学比色法的 $10^{-3} \sim 10^{-2}$ mol/L 逐渐提高到 $10^{-12} \sim 10^{-9}$ mol/L,甚至达到 $10^{-21} \sim 10^{-16}$ mol/L。正是因为激素检测技术的不断进步,才使痕量激素微小变化的观测成为可能。1992 年,由 Sano 等首次建立了 IPCR 法,其检测灵敏度可达到 10^{-21} mol/L,这在理论上可检测到单个抗原(或抗体)分子的存在,而且特异性也更高。ECLIA、TRFIA 和 IPCR 法均可检测特异的单个抗原决定簇或单个氨基酸分子(或残基),若能排除污染因素,则基本克服了长期困扰人们的免疫交叉反应问题。

又如,用高敏的方法现已可测定血清 AVP 的浓度,用于尿崩症的鉴别诊断。但是,AVP 测定虽然为尿崩症的诊断提供了方便,但仍存在假性升高或降低等问题,而 copeptin(AVP 相关糖肽,AVP-associated glycopeptide)来源于含 164 氨基酸残基的前血管加压素原(prepro-vasopressin),分子中含 AVP、神经垂体素 Ⅱ（nenrophysin Ⅱ）和 copeptin。测定 copeptin 仅需 $5\mu l$ 血清，标本不需要预处理，也不需要加入蛋白酶抑制剂。在室温下，血清或血浆放置 7 天不受影响。这样，使下丘脑激素的测定技术向前迈出了一大步[3]。

激素测定技术的发展提高了临床诊疗质量。激素的快速监测达到既迅速明确诊断、又指导具体治疗（point-of-care）的目的。例如，人们在超敏 TSH 测定的基础上，又将亚临床甲状腺功能亢进症（甲亢）分为低 TSH 型（TSH 0.1~0.4mU/L）和 TSH 抑制型（TSH<0.1mU/L）两个亚型。Graves 病早期一般表现为 TSH 抑制型亚临床甲亢（TSH<0.1mU/L），而老年人的甲状腺功能倾向于 TSH 降低，因 TRH 分泌减少，TSH 分泌振幅降低，TRH 兴奋后的 TSH 分泌反应迟钝。显然，此两类亚临床甲亢的处理是截然不同的。

（五）影像检查在提高灵敏度和特异性的同时融进定量功能 传统的影像检查（X 线、B 型超声甚至 CT、MRI）只能为临床提供检查部位的大致形态改变，有些核素显像技术（如甲状腺 ^{131}I 摄取率）可用于评判腺体功能，但因影响因素多或不良反应大而被淘汰。晚近的内分泌影像检查不再满足于单纯的形态学观察，已在定量测量方面有了质的飞跃。如定量 CT（QCT）可用于骨小梁和骨皮质分析，微 CT（μCT，micro-CT）可用于骨小梁的定量测定和立体观察，而激光共聚焦显微镜技术之所以有"细胞 CT"或"光学切片"之称，是因为它能对微小组织甚至一个细胞进行不同层面的静态与动态观察，这不仅可揭示激素信号的传递途径、神经递质和受体的代谢状况、细胞内 Ca^{2+} 信号的传递与分布及其他信使物质与效应体（effectors）的相互作用环节，而且可准确反映细胞的生物学行为（如增殖、分化、凋亡的细微变化等）。

许多激素相关性肿瘤（如乳腺癌、前列腺癌、PRL 瘤和 GH 瘤等）和增生性病变（如甲状腺相关性眼病、特发性醛固酮增多症、家族性婴幼儿低血糖症等）亦可用核素标记的激素受体配体（如铟^{111}-奥曲肽，^{111}In-octreotide）来计量激素受体的数目和结合力，在药物种类选择和疗效评价中起到了预知和可知的独到作用。正电子断层扫描（positron emission tomography，PET）、PET-CT 和动态 MRI 或动态 CT 用于肾上腺、甲状腺等的功能变化和代谢过程观察，具有定量和定时的突出优点。影像检查与形态学观察已不再是同义词，影像检查已形成了影像医学（imaging medicine）和功能影像学等独立的学科。例如，多数副神经节瘤不分泌儿茶酚胺，而仅仅分泌多巴胺，但是这些肿瘤细胞的细胞膜或细胞内存在去甲肾上腺素转运体囊泡。肾上腺外的神经节神经瘤首选^{18}F-FDOPAPET，但 SDHB 突变者的显像效果较差，此时应选用^{18}F-FDG-PET，而转移性神经节神经瘤宜首选^{68}Ga-DOTA-TOC/DOTANOC-PET（新一代生长抑素类似物标记的 PET），其次可选择^{111}In-pentetreotide 扫描[4]。另外，定量影像检查也为肿瘤细胞凋亡、缺氧、酸中毒、无氧酵解和血管生成等的判断提供了方便。

尽管影像检查的定量和功能检测水平在不断提高，但内分泌代谢疾病的定位诊断不能仅仅依赖于影像检查，这是由内分泌代谢疾病的固有特点决定的。例如，临床上的神经内分泌肿瘤（垂体瘤、胃肠胰激素分泌肿瘤、肾上腺皮质瘤等）的术前诊断需要尽量定位，以制订最优手术方案，但临床决

策（clinical decision）不能过分强调并依赖于影像检查，这是因为：①神经内分泌肿瘤可以凭生化检查和激素测定明确诊断，而异位神经内分泌肿瘤罕见（如胰岛素瘤），因而一旦确立了诊断，其定位问题就已经基本解决；②垂体和肾上腺皮质的"意外瘤"很常见，而且肿瘤的体积很小，难以被现有的影像检查发现，即使发现了"结节"，也难以判断这种结节就是致病的原因；③影像检查不能鉴别意外"结节"的生物学性质和内分泌功能；④术中可用高分辨 B 超、分子探针定位，并可用实时的激素监测判断肿瘤是否被切除。

（六）高选择性和高特异性受体/受体后靶点药物迅速发展 由于激素受体分布广泛和受体亚型等缘故，内分泌疾病治疗药物的特点是作用广泛，在获得某一治疗效果的同时也往往出现明显的不良反应，而且有些不良反应是必须避免的（如 GH/IGF-1、TH、雌激素等可促进某些肿瘤细胞增殖）。人们根据激素受体亚型和激素作用机制的不同，正在开发和发掘具有高度特异性的激素类似物、激素/激素受体激动剂和拮抗剂。内分泌药物（也包括其他药物）的研制已很少采用筛选办法，而是有目的、有分子模型的定向合成设计。例如，人们用更新一代的选择性雌激素受体调节剂（selective estrogen receptor modulator，SERM）或激素受体双向调节剂来治疗绝经后骨质疏松症，避免了乳腺癌和子宫内膜增生等不良反应的发生，近年来将选择性雄激素受体调节剂（selective androgen receptor modulator，SARM）应用于临床也取得了一定效果。针对激素受体功能调节的药物又称为纳米药物（nanomedicines），其发展速度最快。例如，定向突变或化学修饰的 GH 受体拮抗剂 B2036 容易透过血脑屏障，其分布容量变小而半衰期明显延长，可显著提高疗效。

激素受体拮抗剂和激动剂的研制发展迅速，疗效不断提高（如生长抑素类似物兰乐肽），而且出现了一些调节激素受体和亚型受体功能的药物（如他莫昔芬，AVP V1α/V2 受体拮抗剂 conivaptan 和生长激素受体拮抗剂 pegvisomant）。γ刀、X 刀和用核素标记受体配体或激素合成底物的核素治疗已使内分泌肿瘤患者免受手术创伤。胰腺、肾上腺肿瘤的腹腔镜下切除联合激素受体拮抗剂的靶向治疗也得到了广泛应用。

（七）内分泌代谢疾病的诊断具有定量涵义 激素检测技术的不断进步使人们对临床内分泌疾病的认识不断深化。近十余年来，认识到了许多亚临床型内分泌功能亢进或功能减退的存在。亚临床功能亢进症和功能减退症事实上是疾病的早期表现，以前人们对此有过"猜想"，但因技术障碍而无法确诊；现在猜想变成了事实，而且一旦诊断即可获得早期治疗。由于超敏 TSH（ultrasensitive TSH）测定方法的建立与应用，亚临床甲亢和亚临床甲状腺功能减退症（甲减）的诊断日益增多，早期治疗亚临床 Graves 病与 Graves 眼病的预后良好，可防止慢性并发症的发生，类似的情况也见于亚临床 Cushing 综合征、亚临床多发性内分泌腺瘤病（突变基因携带者）等。如果将肿瘤（包括内分泌肿瘤）的诊断深入到个别恶变细胞的识别，那就等于找到了早期根治肿瘤的有效途径。

亚临床内分泌功能减退症的诊断可以较早地提醒医师采取干预措施，以阻止病情的发展（如自身免疫性胰岛炎、亚临床型甲减等）；但是否需要早期药物治疗仍有不同意见，如

果早期治疗能延缓或防止严重并发症的发生(如亚临床甲减者伴血脂谱异常可导致动脉硬化,亚临床胰岛炎引起1型糖尿病,等等),应该主张及早治疗;而糖耐量减低应予积极治疗已经得到公认。

与其他系统疾病显著不同的是,内分泌代谢疾病的诊断往往具有定量含义。即是说,一个内分泌腺体或一种物质代谢的功能从严重减退到明显亢进是一个连续的病态谱,如果把严重功能减退定为0%,而把明显功能亢进定为200%,那么,临床上所见到的具体病例可能分布在这个连续病态谱中的任何一个百分位数上,而所谓的功能正常就应该在100%左右。临床医师具备这一概念是十分重要的,很多病例仅仅在遇到急性应激(acute stress)时才表现出功能异常。因此,内分泌代谢疾病的诊断要尽量"定量"(如亚临床功能亢进症或亚临床功能减退症)。例如,任何人的生长、发育、体重、毛发、性格、行为和应激能力都与皮质醇有密切关系,而基础的和应激反应时的皮质醇水平在很大程度上决定了个体的临床表现。

(八)人工智能和大数据在内分泌领域的应用　人工智能、互联网、物联网以及云计算等新的计算机技术与通信技术迅猛发展,大数据已经广泛渗透于人们的日常生活和生产中,对人类的生活和生产产生了巨大影响。新的IT技术使得大数据在各行各业飞速发展,医疗行业是大数据应用较为广泛的领域。医疗行业蕴含着大数据应用的广泛途径,具有丰厚的经济价值和深远的社会效益。"大数据"是指在数量、类型、速度和价值等方面超过传统社会科学应用规模的海量数据资料。大数据的特点是数据体量巨大、种类繁多、相对价值密度低和处理速度快。人工智能结合大数据可通过处理海量数据,作出疾病的诊断,制订治疗的方案。基于图像识别的人工智能,通过大量处理皮肤疾病的影像学资料,可对皮肤疾病进行诊断、分型和鉴别诊断,其识别准确率超过了85%。同时大数据和人工智能在影像医学和病理学方面将有广泛的应用。在内分泌领域,大数据对糖尿病患者的诊疗,血糖的监测与调整及药物的选择,甲状腺疾病、肾上腺疾病以及高血压病因诊断等都具有广泛的应用前景。

【内分泌代谢疾病诊疗的基本要求与发展趋势】

(一)科学思维和基础质量是诊疗的基本要素　临床思维应以循证医学(evidence-based medicine,EBM)理念为指导。临床思维是医师应用掌握的医学理论知识和临床经验,结合患者的临床资料进行综合分析和逻辑推理,从错综复杂的线索中找出主要矛盾,并加以解决的过程。这是医师的基本功,也是一个观察事物表象和探究问题本质的过程。正确的临床思维来源于科学的理论指导和长期的临床实践,这一过程主要包括诊断思维和治疗思维,切忌一叶障目或主观臆断。诊断思维常从问诊开始,通过详细全面的问诊了解主要症状(主诉)的起病和经过(现病史),结合过去史和个人史等资料,验证已经获得的信息,补充所需的新信息,同时应用最小的有意义变化(least significant change,LSC)方法判断实验室检测结果和其他数据,建立一个或数个假设诊断。

将问诊、查体和辅助检查所获得的第一手资料进行整理和归纳,并坚持以下临床思维原则:①确定假设诊断:根据临床表现确定假设诊断,假设诊断应坚持常见疾病、多发疾病、

器质性疾病、预后不良性疾病(如恶性肿瘤)优先的基本原则;②选择敏感特异的筛选指标、确诊指标和追踪指标,避免无的放矢、浪费资源;③经过筛选检查后,如能够正确解释第一假设诊断,并能排除其他疾病,就不必再做进一步检查,否则要制订进一步的诊断计划;④坚持一元论思维:即尽量用一种疾病或病因来解释所观察到的临床现象,但需注意老年人和慢性复杂病患者往往有多种病因和多种疾病同时存在;⑤因为模式识别法和排除鉴别法的诊断效率较低,提倡采用分析推理法和二分逻辑法进行全面(指不局限于自己的专业)而深入(指病因、分型、并发症和预后等)的逻辑思维,综合分析,科学决策。

许多内分泌代谢疾病的确诊需要较多的辅助检查,但这并不意味着高疑难病例的诊断需要高端的仪器设备或复杂的动态试验。如能把好基础医技质量关,凭借简单的检查仍可明确一些疑难病例的诊断,而且随着科学技术的不断进步,复杂的动态试验应该简单、可行和可靠,敏感性和特异性低的动态试验将被逐渐淘汰。例如,血浆醛固酮/肾素比值是确定"不适当(自主性)醛固酮分泌"的主要方法,只要血浆醛固酮和肾素测定的质量符合要求,原发性醛固酮增多症的血浆醛固酮/肾素比值与原发性高血压或正常人基本没有重叠;而那些高费用的影像检查却对诊断帮助不大。血浆醛固酮/肾素比值测定的质量要求并不复杂,只要严格做到以下几点即可:①纠正低钾血症;②高钠饮食;③停用利尿剂和对RAAS有影响的降压药;④至少体力活动2小时后采血;⑤血标本避免置于冰水(促进肾素原转换为肾素)中,但离心后的血浆应迅速冻存备用[5]。这些要求简单易行,但却难以在繁忙的诊疗实践中严格遵守。

进行诊断试验的目的是制订正确的治疗方案,因此临床医师不仅要了解所选试验或辅助检查的有效性(敏感度、特异度和似然比)、安全性和价格,更要考虑检查结果对诊断和治疗决策的影响。凡能改变验前概率并影响验后决策的试验是有价值的,因此要避免对决策无价值的检查。诊断计划必须逐步深入,切忌在问诊和体检后,不归纳思考就着手大量的化验和特殊检查。当检查结果与临床表现不符时,避免不做详细分析的主观诊断。对疑难复杂病例的分析常常要从整体考虑疾病的发生与发展,有时建立疾病的诊断很简单,有时却十分复杂,因此很难将诊断思路像计算机一样程序化为一个固定的模式,这就需要临床医师在实践中逐步积累经验,不断总结提高。例如,在骨质疏松的诊断中要同时评估患者的骨折风险,评估的方法包括骨折风险评估计算法(fracture risk-assessment calculator,FRAX)、骨密度(BMD)测量和骨代谢生化标志物测定等。但如果患者发生过脆性骨折,那么再多再精确的骨折风险评估只会增加患者的经济负担,而不会带来任何附加的临床意义。这是一种很重要的临床逻辑思维原则,一种以事实为根据的临床处理原则,故人们称之为逻辑医学(logic-based medicine),在这种思维模式中,以二分逻辑法最为高效而可靠已经成为大家的共识。有鉴于此,笔者将这种逻辑医学思维的概念引入本书的编著中,做了新的尝试,希望能启迪并创新临床思维。

(二)用成本-效益观点指导内分泌代谢疾病的诊断与防治　应该在诊疗过程中,时刻恪守卫生经济学和临床诊

疗低费用-高效益的基本观点。疾病筛选（disorder screening）与病例检出（case finding）是两种完全不同的概念。疾病筛选是指应用于普通人群水平的疾病调查研究，而病例检出是指应用于人群中可疑对象的疾病验证。根据特殊的临床表现，选择有意义的辅助检查诊断病例的过程，事实上都是病例检出工作；而盲目的化验与"机关枪扫射式"的影像检查不符合病例检出的要求，似乎更像在进行疾病筛选。当一种疾病或疾病现象在普通人群中的发生率较高（一般定为5%以上，重大疾病亦可定为1%以上）时，有必要在一般人群中进行筛选，只做限定人群的病例检出容易造成大量病例漏诊。例如，家族性嗜铬细胞瘤的突变基因诊断较复杂，必要时可参考相关诊断步骤（http://www.genetests.org）进行。同样，诊断检测也应该遵循这个原则。一般情况下，有家族史的儿茶酚胺分泌瘤患者应按顺序进行琥珀酸脱氢酶B亚基（succinate dehydrogenase subunit B，SDHB）、琥珀酸脱氢酶D亚基（succinate dehydrogenase subunit D，SDHD）、von Hippel-Lindau病（von Hippel-Lindau disease，VHL）基因测序；如果患者存在双侧肾上腺嗜铬细胞瘤而无甲状腺髓样癌或甲状腺肿，则先对VHL基因测序；如VHL无突变再检测RET；发病年龄<20岁的单侧肾上腺嗜铬细胞瘤者应按顺序对VHL、转染重排（rearranged during transfection，RET）基因、SDHB、SDHD基因测序，发现突变即终止下一步筛选；而发病年龄>20岁的单侧肾上腺嗜铬细胞瘤者按顺序对SDHB、SDHD基因测序。这种筛选方案经济而高效，避免了时间和人力的浪费[6]。

由于医疗费用不断上涨和资源不断紧缩，有必要做卫生经济学分析，以求用最小的花费取得最大的防治效果。医师应该了解所开处方的药物价格，监测药物的治疗效果。临床医师应让有限的医疗保健资源得到最优使用。必须重视药物的不良反应、交互作用与医源性疾病的防治。任何药物都有不良反应，如碘离子造影剂和肾毒性药物可导致肾衰竭；糖皮质激素可引起类Cushing综合征；广谱和超广谱抗生素的大量应用导致严重的耐药性问题，等等；有时连所谓的营养性药物（如葡萄糖、钠盐、维生素等）和电解质也引起疾病，必须注意避免。

在疾病的分级预防中，人们引入了药物干预获益的综合性指标NNT（number needed to treat，即获得某一效应所需要治疗的患者数目）；该指标将成本-效益观点引入治疗决策，能反映获益的强度和获得该效应的经济支出。某干预治疗的NNT越低，成本的付出越小，收益越大。

随着我国医疗改革的深入、分级诊疗的理念践行，各级医院承担起不同的职责，分级诊疗的目的是以基层首诊、双向转诊、急慢分治、上下联动为基本模式的诊疗程序，逐步实现不同级别、不同类别医疗机构之间的有序转诊。基层医疗卫生机构通过建立居民健康档案、组织居民健康检查等多种方式筛查疾病，开展健康教育、患者随访、基本治疗和康复治疗。二级医院进行临床初步诊断，根据指南制订个体化治疗方案；诊断不明或急危重症尽快转至三级医院。三级医院负责疾病确诊，明确病因，开展综合和规范治疗，病情稳定者可以转诊至一二级医院进行后续治疗、随诊及康复。通过分级诊疗可节省医疗费用，合理配置医疗资源。

（三）依法诊疗并维护良好的医患关系　既往的医学模式是"生物医学模式"，其重点是从生物学的角度研究疾病的发病、诊断与治疗。随着人类文明的进步，疾病谱已转为以非传染性的慢性病为主。心理因素和社会因素与人类健康的关系越来越受到重视，心理、社会因素与疾病（如心血管病、恶性肿瘤等）的发生发展和转归存在密切关系，因此提出了"生物-心理-社会医学模式"。这种医学模式的转变具有双重含义：一是人不仅是生物体，更具有心理及社会属性；因此在疾病的发病、诊断和防治等方面应同时考虑心理和社会因素的作用。二是站在医学为人类健康服务的宏观立场上看，医学应由传统的临床医学向社会医学转变，即将临床个体治疗转变为社会群体的预防。

临床医疗是一项高科技与高体力强度相结合的工作，由于实践的未知因素太多，加上个体反应性千差万别，临床医疗又是一种高风险行业。但是，民众和患者对此了解甚少，患者的主观要求与实际效果往往存在较大差距，这是医患纠纷的主要原因，医患双方都有各自的苦衷，而理解与充分沟通是解决问题的有效途径。医患和谐一直是我们所追求的目标，也是广大医务工作者和患者的共同心愿。医学人文、医疗安全和医学发展都需要医患沟通。医患之间的沟通带有专业性，医师在医患关系中起着主导作用。医疗实践是一项专业性和人文性都很强的活动，医师首先要充分尊重患者的知情权，理解和满足患者的合理要求。沟通是一门艺术，医患沟通既能确保医疗质量，又可最大化医患双方的利益。医务人员的所作所为，应如孙思邈先生在《大医精诚》里写道的那样，"凡大医治病，必当安神定志，无欲无求，先发大慈恻隐之心，誓愿普救含灵之苦。若有疾厄来求救者，不得问其贵贱贫富，长幼妍媸，怨亲善友，华夷愚智，普同一等，皆如至亲之想，亦不得瞻前顾后，自虑吉凶，护惜身命。见彼苦恼，若己有之，深心凄怆，勿避险巇、昼夜、寒暑、饥渴、疲劳，一心赴救，无作功夫形迹之心。如此可为苍生大医"。

（四）循证医学和个体化治疗推动内分泌代谢病学发展　在内分泌代谢疾病的诊疗中，尚有许多问题没有解决，很多观念正在更新，不少方法需要进一步探索。诊疗实践必须遵守循证诊断（evidence-based diagnosis）、循证决策（evidence-based decision-making）和循证治疗（evidence-based treatment）的现代医学原则。单纯的经验内分泌学既有科学的一面，也有非循证的缺陷，这就要求在积蓄经验的同时，努力钻研，更新知识，不断创新，跟上科技发展的步伐。例如，长期以来，几乎没有人对糖尿病患者的自我尿糖监测提出过质疑，但用循证医学的观点分析，其中存在的问题不少。1995年，英国用于糖尿病尿糖自我监测的费用高达4260万英镑，这种巨额耗资不但缺少"循证"，而且还给一些患者带来心理创伤和精力与时间的浪费。因此，在实际工作中，应该作出哪些患者需要尿糖监测、何时监测以及加用或不加用血糖测定的循证选择（evidence-based options）。老的问题不断得到解决，新的问题又不断出现，随着内分泌代谢病学的迅速发展，必将根据循证原则，用新的技术和方法不断替代那些烦琐的、落后的和不经济的诊疗方法。

在今天的知识海洋中，同类的科研文献往往很多，有时多达数百篇、数千篇论文，有时涉及数千至数万名病例，但其结果往往不尽一致。例如，有关糖尿病降压治疗预防心血管并发症的论文就多达数百篇,如仅阅读少数文献可能得出结论偏差。Cochrane Database Syst Rev 将文献海洋中的同类资料汇总、统计、分析,为我们提供很有权威的结论性意见,这种总结前人经验,指导未来工作的全球性、长时间跨度的资料统计分析工作,显然是信息网络、荟萃分析(meta-analysis)和循证医学结合的产物。

另一方面,因为个体差异大,个体化治疗(individualized treatment)是人类疾病的最基本和最核心的处置原则。一般来说,确定个体化治疗决策的主要依据有:①循证资料提供的治疗益处(获益,benefits);②患者接受治疗后存在的不良反应(风险,risks),其中决定不良风险的最主要因素有年龄、性别、病情、基础健康状态和个体对治疗的反应性(reactivity);③治疗方案对个体的有效性(effectiveness)大小;④实施治疗方案的可行性(feasibility),其中最重要的考量依据是患者的依从性(compliance)和执行治疗的客观条件(如治疗设备和疗效观察指标等);⑤治疗成本(cost)的高低,其中最重要的指标是一定时间内获得某益处所需要的治疗患者人数(NNT)。

个体对药物的不同反应主要缘于外界环境因素改变和机体本身的遗传素质,其中遗传因素往往起了决定作用。"个体化药物治疗"根据患者的遗传素质、病情轻重和药物敏感程度,针对性地选择药物的种类与剂量。目前,临床实践中普遍采用的传统固定给药模式难以体现个体差别,而经验型用药方式可能延误最佳治疗时机,并增加经济负担。近年已开始用 DNA 多态性观察不同药物对疾病的治疗反应和代谢调节影响,从而使人们能从基因表达水平来选择最合适的治疗方案,使药物的种类、剂量和使用方法有可能做到真正意义上的"个体化"以及基因水平上"因人施治"。

在内分泌代谢病学科中,规范化与个体化治疗相结合的原则显得尤为重要。例如,甲亢的治疗应根据年龄、病程和病情选择治疗方案。年龄小、病情轻、甲状腺轻度肿大者宜选择药物治疗,而病情重、病程长、甲状腺明显肿大者应选择 ^{131}I 或手术等根治性治疗方法;妊娠和哺乳期妇女禁用 ^{131}I 治疗,儿童患者尽可能避免用 ^{131}I 治疗。此外,如果患者缺乏耐心,迫切需要治愈甲亢,应采用 ^{131}I 或手术治疗。这种治疗模式的意义在于它既尊重了患者的知情选择权,又充分考虑了长期获益的大小。

在个体的胎儿期、生长发育期和衰老期的关键时间窗内,易感等位基因的联合作用和累积变异基因的负荷量对环境因素的敏感性,是 2 型糖尿病发病机制中的主要决定因素。以血糖异常为基础的方法难以识别高危个体,个体化策略是控制全球高糖尿病发病趋势的重要手段。糖尿病强化治疗能显著降低微血管病变的风险,但对大血管病变来说,强化治疗能使新诊断的和病程短的患者带来心血管受益,但年龄大、病程长、并发症多的患者降低糖化血红蛋白到 7% 以下的临床益处并不明显,甚至有害。因此,糖尿病必须强调个体化治疗。一般可根据血糖控制的收益、低血糖事件的风险及其后果选择具体方案,并将患者大致分为以下三种情况:①严格血糖控制:适用于病程短而预计生存期长且无严重冠心病者,其糖化血红蛋白控制目标可定为 <7%;如果无明显低血糖发生,可以控制得更低;②宽松的血糖控制:适

用于有严重低血糖发作史或可预计生存期有限,或有严重微血管或大血管并发症,或合并多种疾病且糖尿病病程长者,其控制目标应 >7%;③特殊人群的血糖控制:包括老年人、儿童和有严重慢性并发症者,其控制目标可进一步放宽(>8%)。

(五)用临床实践验证新的诊疗技术和防治药物 无论是病因学的研究结果、诊断技术的应用和治疗方法的实施都必须得到临床实践的验证。现代临床研究遵循医学统计学的原则,从设计、实施到结果分析都有严格的要求,以保证结论的可靠性。在不同国家、地区、群体进行多中心观察或进行重复的临床研究,保证了研究结果的可重复性。现代信息技术则促进了这些研究结果迅速而广泛地交流。通过对大量的临床研究结果进行荟萃分析或系统综述可取得尽可能全面的证据。对某一临床问题,根据其证据的级别,由专家组讨论,达成共识(consensus),并由专业学会制定实践指南(practical guideline)。这些共识和指南又随着不断增加的临床研究证据而及时更新(upgrade)。近年来,许多疾病的诊断与治疗之所以能取得如此迅速的进展,在很大程度上有赖于这种现代临床研究方法。目前,各个系统的许多常见疾病的处理都有国际性指南,有些还根据我国的实际情况修订了指南,这些共识和指南对指导临床实践、正确处理疾病起着原则性指导作用。

临床决策要有依据,规范化诊疗是临床工作的基本原则。医师要遵照循证医学的理念做好临床诊治工作。循证医学要求以当前最新、最可靠的临床研究结果为证据,结合临床专业技能和经验,同时考虑患者的需求,为患者作出最佳医疗决策。EBM 要求对患者使用最适宜的诊断方法、最精确的预后估计和最安全有效的治疗方法。目前,临床实践正在经历一场革命性变化。一个好的医师应该能够将个人临床经验与外部提供的最好证据结合起来,而不偏重于其中之一。医师应当长期扎根临床诊疗的第一线,因为没有临床实践与经验,就是提供了最好的证据也不会应用;而如果没有最好的证据,采用经验性治疗措施可能是片面的,缺乏证据的治疗方案可能对患者健康有害;而循证诊疗既恪守了传统道德理念,又使这种道德理念得到了科学体现。

策划与组织大型临床随机对照试验(randomized controlled trial,RCT)所动用的人力和物力非一般单位可承受,因此,实验设计和实验手段要求既能坚持始终,又要严密、周到、科学,如英国的预期糖尿病研究(UK Prospective Diabetes Study,UKPDS)。近几十年来,一般由政府或学术团体组织大规模的、精心设计的流行病学调查和药物疗效评价,解决了许多悬而未决或争论不休的临床问题。例如,磺脲类药物对心血管疾病的作用(如英国的 UKPDS)、雌激素与高血压和老年性痴呆的关系等都经多中心研究得到澄清。这类研究虽然历时很长,耗资巨大,但它的结论是整个人类社会的财富,其指导医疗实践所产生的效益将远远超过其投入的资本,造福全人类。从卫生经济观点看是可取的,也是必须进行的。在这些研究结论指导下的临床药物治疗,其疗效可靠、经济而安全。但是,目前的科技水平还远远达不到以上要求,临床用药仍然存在许多问题,尤其是在药物的安全性方面,我们的努力离要求还有较大差距。例如,因为研究技

术、研究时机和个体反应的特殊性限制，一些药物的致畸问题并没有肯定的答案；或者，不同的用药对象有不一样的回答。用胆固醇合酶基因敲除小鼠来检验药物的致畸作用是一种巨大进步；因为药物对胆固醇合成相关基因的影响越早，那么其致畸作用也就越明显。例如，CYP51 抑制剂唑类（azoles）抗真菌药物可导致 Antley-Bixler 综合征，在妊娠早期应用抗癌药物他莫昔芬（tamoxifen）、托瑞米芬（toremifene）、某些抗精神病药物可引起 Smith-Lemli-Opitz 综合征和其他先天性畸形。基于这样的考虑，人们甚至对妊娠早期使用他汀类的安全性也提出了质疑[7]。在众多的药物不良反应中，最典型的例子是应用沙利度胺（thalidomide，反应停）。该药于 1956 年上市，主要用于治疗妊娠呕吐，不久即发现缺少臂和腿的畸形儿，伴眼、耳、心脏、消化道和泌尿道畸形，5 年间在欧洲、澳洲、北美、拉美及非洲等 17 个国家和地区导致"海豹肢畸形儿" 12 000 多人，死亡 6000 人。另一个典型例子是药物性耳聋。据统计，我国聋哑儿童达 180 余万人，其中药物致耳聋者占 60%，约 100 万人，并以每年 2 万~4 万病例的速度递增。主要原因是抗生素致聋，其中氨基糖苷类（包括庆大霉素，卡那霉素等）占 80%。此外，西沙必利（cisapride）、PPA、马兜铃酸、万络（VIOXX，罗非昔布）、亮菌甲素（armillarisin）的重大不良反应引起了人们对药物安全性问题的极大关注。

除了这些极端的药物不良反应外，根据世界卫生组织的报道，在全世界的所有死亡病例中，有 1/3 是由于药物引起的或与药物有密切关系。因为激素及其受体表达的广泛性和各种激素作用的多靶点（multitargeting）特性，内分泌和代谢性疾病的防治药物有许多特殊性，使用的适应证和剂量相当严格，个体化趋势十分明显，因而对内分泌临床医师提出了合理用药和安全用药的更高要求。美国 FDA 因不良反应撤出市场的药物（如替马沙星、芬氟拉明、特非拉定、阿司咪唑、司帕沙星、曲格列酮、罗格列酮、苯丙醇胺、西立伐他汀、罗非昔布、西沙必利、GHRH，等等）有时比批准的药物还多，例如在撤市处方药中，1993 年为 255 个，2000 年为 316 个，而批准的上市的新药物仅分别为 70 个和 98 个；足见药物安全性的极端重要性。根据 2007 年美国药剂师学会年会报告，引起不良事件排名前 10 位药物是胰岛素（8%）、抗凝药（6.2%）、阿莫西林（4.3%）、阿司匹林（2.5%）、甲氧苄氨-磺胺甲噁唑（2.2%）、氢可酮/对乙酰氨基酚（2.2%）、布洛芬（2.1%）、对乙酰氨基酚（1.8%）、头孢氨苄（1.6%）和青霉素（1.3%）；而临床用药错误的前 10 位药物是胰岛素（4%）、吗啡（2.3%）、氯化钾（2.2%）、沙丁胺醇（1.8%）、肝素（1.7%）、万古霉素（1.6%）、头孢唑啉（1.6%）、对乙酰氨基酚（1.6%）、华法林（1.4%）与呋塞米（1.4%）。显然，两种情况均以内分泌代谢病专业中最常用的胰岛素占首位。从内分泌代谢病学领域看，因不良反应而停用的药物例子更多，如雌激素、罗格列酮、西布曲明等。更普遍的情况是，只要适应证正确，绝大多数内分泌药物本来无重大不良反应，但如果适应证选择错误，则可导致严重后果，如胰岛素、ADH、甲状腺激素、GH、雄激素、孕激素、糖皮质激素、盐皮质激素，等等。遗憾的是，有关药物的临床研究常常带有报道偏见（reporting bias），这也是上述具有严重不良反应的药物能够进入

市场的一个原因。因此，临床医师的另一个技能是识别这些偏见，避免误导临床用药[8]。

A 级证据来自高质量的 RCT 或荟萃分析（meta-analysis），其内部真实性（internal validity）和统计准确性（statistical precision）均相当可靠，结论可直接应用于同类临床病例的诊疗。B 级证据来自队列研究（cohort study）或随机研究（randomized trials）或其系统综述，或 RCT 预设亚组分析（prespecified subgroup analyses of randomized trials）或病例对照研究（case control study），其结论精度稍低；或因为其结果来源于中间/代理人群，临床应用时需要将其结论外延，不过可信度仍较高。C 级证据为质量较差的病例对照研究或系列病例分析（serial case study），其内部真实性和统计准确性低，或其结果为间接性的，或为非随机对照的观察性报道。D 级证据为未经评估的专家意见。因此，平时的全科专家会诊查房意见最多只能算做 D 级证据，而个人的经验之谈不能称为证据；也就是说，只凭经验的临床处置是没有证据的医疗。只有将最佳证据作最恰当的应用，才会给患者带来最佳服务。看来，我们必须改善和强化现有的分级负责与分级诊疗制度，使这种制度更加循证化。

（六）用转化医学和现代生物学技术解决重大医学问题
临床内分泌代谢病学的任何研究都应以转化医学（transitional medicine）为指导。转化医学使患者直接受益于科技，从临床工作中发现和提出问题，进行深入研究，然后再将科研成果快速转向临床应用，缩短从实验室到病床（bench to bedside）的过程，提高医疗总体水平。转化医学还有更广泛的意义，这里指的是以临床诊疗需要为目的，开发和应用新技术与新药物，强调的是患者的早期检查和疾病的早期评估。在现代临床医学里，我们看到了研究进程在向一个更加开放的、以患者为中心的方向发展。

分子生物学（molecular biology）是在分子水平研究生命现象本质的学科。分子生物学的兴起和发展标志着医学正进入一个新时代。在基础医学方面，对人体生理功能和疾病机制的研究，已由整体器官水平进入细胞和分子水平，对生命的了解已由现象进入本质探讨。在临床医学中，基因诊断和基因治疗的发展体现了分子生物学在医学中的应用价值。人类基因组计划使医学研究提前进入到后基因组和蛋白质组时代。医学分子生物学对疾病发病机制的阐明，并对疾病临床诊断、治疗和预防产生了深远影响。目前已用这些方法对许多致病基因及危险因素的候选基因（candidate genes）进行了广泛研究；与此同时，还注意到了结构物质，如间隙连接（gap junction）元件，包括连接体（connexon）、连接素（connexin）、药物受体和离子通道蛋白等基因的研究，发现了许多新的疾病，如钙受体病、离子通道病、分子钟病、RAS 病等。例如，非 CRH/ACTH 依赖性大结节肾上腺皮质增生（CRH/ACTH-independent macronodular adrenocortical hyperplasia，AIMAH）是肾上腺皮质表达异位激素受体所致的非 CRH/ACTH 依赖的肾上腺性 Cushing 综合征（non-CRH/ACTH-dependent adrenal Cushing syndromes）中的一种特殊类型，在不依赖 CRH/ACTH 情况下，其皮质醇合成和分泌增多的机制已经基本明了，自发分泌皮质醇的肾上腺增生受控于 ACTH 以外的异位激素受体（ectopic/aberant receptors）。肾上腺皮

质可表达的异位激素受体很多，绝大多数属于 G 蛋白偶联受体类型，主要包括 LH、HCG、FSH、GIP、VIP、肾上腺素、去甲肾上腺素、TSH、血清素受体、血管紧张素受体、leptin 受体、胰高血糖素受体、IL-1 受体等。在一定条件下，只要存在异位激素受体的相应配体（激素）的刺激，即可发生大结节性肾上腺皮质增生和 Cushing 综合征[9,10]，详见第 2 篇第 6 章第 6 节。

但是，人们也认识到，任何单一学科或单项技术的发展都难以解决生物学上的复杂问题，尤其是网络调节问题。因此，生物系统论（biologic systemoscope）和系统生物学（systems biology）应运而生，它们将成为分子内分泌学进展的重要里程碑。这些新兴学科和新兴技术的发展将为内分泌代谢疾病的病因与发病机制的研究带来巨大进步。疾病系统生物学的研究使人们能从全局的视角了解疾病发生发展的规律和机制，特别是基因、环境和生活方式的相互作用与疾病的相关性。疾病系统生物学研究发现的生物标志物及其网络不仅是疾病的传感器和驱动力，而且是将疾病系统生物学的技术和知识转化为预测医学（predictive medicine）、预防医学（preventive medicine）和个体化治疗（personalized therapy）的桥梁，并使所谓的 3P 医学走到前台。这些新兴学科和新兴技术的发展将为疾病的病因与发病机制的研究带来巨大进步。

用肿瘤基因组图集工程（cancer genome atlas project）和高通量基因技术（high-throughput genetic technologies）及生物信息综合分析（integrative bioinformatic analyses）技术能够找到复杂内分泌代谢疾病的主导遗传因素，并为其防治提供科学方案。疾病基因被克隆分离为疾病的早期诊断提供了基础。利用检测基因突变等分子生物学技术，可以在胚胎期、胎儿期识别基因型异常而表型正常的疾病携带者，并可对患者的严重程度及预后作出预测。如果我们用基因芯片（DNA芯片）技术对任何个体（包括胎儿）的疾病罹患概率作出科学估计，并实现 DNA 检测的常规化和自动化，那么由此带来的疾病预防效果将是非常令人鼓舞的。

内分泌功能减退症的治疗必须走出被动替代治疗的低谷，人类在这个世纪的任务是找到一种根治途径。从目前发展趋势看，转基因技术在克服技术问题、道德伦理问题和调控机制的人工操作问题后，将成为这类疾病治疗的最优选择。器官移植技术虽然仍未解决免疫排斥和供体来源问题，但如能用基因工程方法或细胞工程技术制备出细胞库、组织库、器官库，这一难题也就迎刃而解了。这些思路在眼下是激进的，也无法具体化，不过以目前的技术进步速度发展下去，并非空想。

伴随技术进步而来的新课题也将不断出现，人类必须及时解决。例如，分子生物学技术的广泛应用带来了非野生型基因（人造基因、突变基因）的污染问题，供胚移植和人工助孕带来道德伦理问题和卵巢过度刺激征等不良反应，等等。尽管如此，这类矛盾并不能延缓或阻滞生物技术进一步向前发展的步伐，相信在生物技术造福于人类生态环境和健康的同时，必将在其自身不断完善的过程中，将矛盾一一化解。

不管是组织和细胞水平的研究，还是分子和基因水平的探讨，都不能脱离生物整体的宏观环境和外部环境。基因、个体与环境之间存在着密切的相互作用，人们不能忽视整体研究，不能忽视社会环境与自然环境对机体（尤其是体内调节系统）的影响。中医中药学恰恰在这方面有独到之处，应用先进的现代方法与技术，发掘中医药在内分泌疾病发病机制认识及临床治疗方面的整体观经验，将更有利于促进我国内分泌学事业的发展与提高。

（廖二元　袁凌青）

参 考 文 献

1. Boehm U, Bouloux PM, Dattani MT, et al. Expert consensus document: European Consensus Statement on congenital hypogonadotropic hypogonadism—pathogenesis, diagnosis and treatment. Nat Rev Endocrinol, 2015,11(9):547-564.

2. Garcia JP, Guerriero KA, Keen KL, et al. Kisspeptin and Neurokinin B Signaling Network Underlies the Pubertal Increase in GnRH Release in Female Rhesus Monkeys. Endocrinology, 2017,158(10):3269-3280.

3. Lattuca B, Sy V, Nguyen LS, et al. Copeptin as a prognostic biomarker in acute myocardial infarction. Int J Cardiol, 2019,274:337-341.

4. Bozkurt MF, Virgolini I, Balogova S, et al. Guideline for PET/CT imaging of neuroendocrine neoplasms with 68Ga-DOTA-conjugated somatostatin receptor targeting peptides and 18F-DOPA. Eur J Nucl Med Mol Imaging, 2017,44(9):1588-1601.

5. Funder JW, Carey RM, Mantero F, et al. The Management of Primary Aldosteronism: Case Detection, Diagnosis, and Treatment: An Endocrine Society Clinical Practice Guideline. J Clin Endocrinol Metab, 2016,101(5):1889-1916.

6. Flynn A, Benn D, Clifton-Bligh R, et al. The genomic landscape of phaeochromocytoma. J Pathol, 2015,236(1):78-89.

7. Horvat S, McWhir J, Rozman D. Defects in cholesterol synthesis genes in mouse and in humans: lessons for drug development and safer treatments. Drug Metab Rev, 2011,43(1):69-90.

8. Baker DW, Chassin MR. Holding Providers Accountable for Health Care Outcomes. Ann Intern Med, 2017,167(6):418-423.

9. De Venanzi A, Alencar GA, Bourdeau I, et al. Primary bilateral macronodular adrenal hyperplasia. Curr Opin Endocrinol Diabetes Obes, 2014,21(3):177-184.

10. Fragoso MC, Alencar GA, Lerario AM, et al. Genetics of primary macronodular adrenal hyperplasia. J Endocrinol, 2015,224(1):R31-43.

第1篇

内分泌代谢病学技术

第 1 章

遗传变异

　　现代内分泌代谢病学是一门基础医学与临床医学紧密联系，且偏重于基础医学的学科。自然科学技术迅速发展的重大成果在很短时间内就会应用于医学领域，其中首先体现出来的往往是内分泌代谢病学。没有经过正规而系统医学教育培养的人和较长时期不更新知识的人，可能连医学文献和学术报告都无法理解。为了深刻理解和全面掌握临床疾病的诊疗技能，需要扎实的基础医学基本功。本篇介绍了遗传变异、激素检测等内容，同时有关疾病模型、影像检查、超声检查、核素显像、病理检查和临床检测等基本知识可见本篇末的扩展资源 1。

　　内分泌代谢疾病的病因与发病机制与遗传学，尤其是现代细胞遗传学（包括胚胎细胞微嵌合原理）和分子遗传学密切相关，深厚的遗传学知识是理解和灵活解决内分泌代谢病诊断治疗问题的基础与关键。而且，分子内分泌学和代谢病学的深入研究正在超越传统遗传范围，将现代细胞遗传学、分子内分泌学与表观遗传学及基因组生物标志物学结合起来，才能透彻理解现代内分泌代谢疾病的发病机制，寻找新的诊断与防治靶点。为此，内分泌代谢病学专家在透彻理解遗传学的基础上，还需要具有一定的表观遗传学知识和基因组高通量生物标志物分析本领。表观遗传修饰在调节胎盘发育、胎盘功能和胎儿生长发育的调节中起了重要作用，印记基因功能调节紊乱可引起印记基因相关性疾病，如宫内发育迟缓、Beckwith-Wiedemann 综合征、Angelman 综合征、假性甲状旁腺功能减退症（甲旁减）等；而妊娠、输血或器官移植引起胎儿细胞微嵌合是引起自身免疫性内分泌疾病、1 型糖尿病和内分泌腺肿瘤的重要原因[1]。因此，扩展资源 1 也专门论述了微嵌合状态与内分泌代谢病的关系。高通量技术加深了人们对疾病发病机制的认识，加快了分子靶向治疗和疾病分子生物标志物的诊断应用。应用生物技术和基因组技术开辟了单核苷酸多态性芯片、基因芯片和蛋白芯片诊断与疾病预测，为新的标志物和个体化治疗提供了方便。最后，扩展资源 1 还简要介绍了基因诊断与基因治疗方面的新进展，因为这是 21 世纪内分泌代谢病学的发展方向。

第 1 节　遗 传 规 律

　　遗传物质的载体——染色体（chromosome）由脱氧核糖核酸（deoxyribonucleic acid，DNA）和蛋白质共同组成。DNA 分子由两条反向平行的多核苷酸链围绕同一中心轴相互缠绕形成右手螺旋结构，直径 2nm，每环绕 1 周的高度为

3.4nm，含 10 个碱基对（base pair，bp），两个相邻碱基对之间相距 0.34nm。DNA 链的骨架位于双螺旋的外侧，由交替出现的亲水脱氧核糖基和磷酸基组成；碱基位于双螺旋内侧，多核苷酸链及碱基间形成氢键配对，碱基相互配对遵守碱基互补原则（A-T 配对形成 2 个氢键，G-C 配对形成 3 个氢键）。染色体中的蛋白质主要包括 5 种带正电荷，并与 DNA 结合的碱性组蛋白（histone）H1、H2A、H2B、H3 和 H4，以及呈酸性的非组蛋白。非组蛋白在参与染色体的构建方面主要起辅佐组蛋白的作用。

【人类染色体】

　　（一）人类染色体结构　　染色体上的 DNA 并非以简单的双螺旋线性分子存在，而是采取更紧密的方式置于细胞或细胞核内的有限空间中。在真核细胞（如人类细胞）核内，线性 DNA 双链围绕在组蛋白的八聚体周围，形成核小体（nucleosome）。前后连接成串珠状，经进一步盘旋、折叠，最终形成染色单体（chromatid）；也就是说，染色单体是由核小体的重复单位组成的（图 1-1-1-1）。

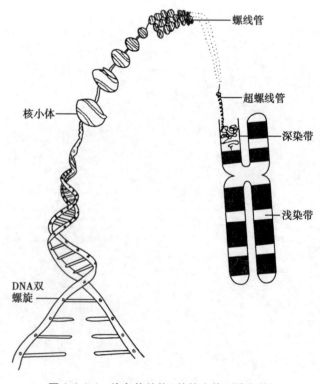

图 1-1-1-1　染色体结构（从核小体到染色体）

核小体由核心颗粒和连接区组成,核心颗粒的核心各由两分子 H2A、H2B、H3 和 H4 等组蛋白构成的八聚体及其围绕周围的 DNA 组成,直径 11nm,这段 DNA 称为核心 DNA,约含 140 个碱基对,围绕核心外周 1.75 圈。两个核心间的 DNA 链称为连接区,长约 60bp。组蛋白 H1 位于连接区的 DNA 表面。连接区的 DNA 长度差异较大,短者 8bp,长者 114bp。核小体通过 DNA 分子串联,形成染色体的一级结构。在细胞核内,通过核小体结构,DNA 长度被压缩至原来的 1/37。核小体链进一步螺旋化,每 6 个核小体组成 1 个螺旋,形成外径为 30nm 的螺线管;DNA 长度又被压缩到 1/36。螺线管是染色体的二级结构,进一步螺旋化而形成直径为 200nm 的圆筒状结构(超螺线管),此时 DNA 长度又被压缩到 1/40。超螺线管是染色体的三级结构,由超螺线管再缠绕折叠形成有丝分裂中期的染色体,DNA 被压缩了 5 倍,此即染色体的四级结构。中期染色体由两条染色单体构成,直径约 1400nm。这样,经过多级包装,DNA 的长度被压缩至原来的近万分之一。

有关染色体结构的"袢环模型"认为,核小体进一步包装成直径 30nm 的染色体纤维,再折叠成袢环状的结构域(domain),袢环再经数次折叠盘曲而最终形成染色单体(图 1-1-1-2)。染色体的这种结构有利于纺锤丝将染色体平均分配到两个子代细胞中,并保证不在此过程中断裂,有利于准确、高效地进行 DNA 复制和基因转录。

人类染色体数目 46 条。其中 22 对(44 条)是常染色体(autosome),另 2 条与性别有关,称为性染色体(sex chromosome),女性为 XX,男性为 XY。

(二)核染色体浅染带 异染色质是高度卷曲紧缩的染色体,一般属于不转录的 DNA 部分;而常染色质是伸展松散的 DNA 部分,正在进行活跃的转录。在细胞分裂期,染色质卷曲、螺旋化和凝缩,并逐渐表现出分裂期染色体的形态特征。在细胞分裂中期,染色体的凝缩程度最高,形态最清楚,故常采用此期的细胞染色体进行观察。中期染色体由着丝粒(centromere)相连接的两条染色单体构成,将染色体分为长臂(q)和短臂(p)。着丝粒附着在纺锤丝上,细胞分裂时牵引染色体向细胞两极移动。

利用各种技术展示不同染色体的特征,染色体可被有效识别。1960 年,由第一届国际细胞遗传学会议制定的 Denver 体制是识别和分析人类染色体的基础。根据 Denver 体制,46 条染色体按其长度及着丝粒位置分为 23 对,按顺次分为 1~22 号,并分为 A、B、C、D、E、F、G 等 7 组;其中男女性别所共有的第 1~22 对是常染色体,与性别有关的 X 染色体归入 C 组,Y 染色体归入 G 组。非显带染色体技术能将染色体分组,但不能区别各组内的具体染色体;而染色体显带技术利用各种方法处理染色体,使其沿纵轴方向显示宽窄不同的带型。显带技术进一步改进,产生了高分辨显带染色技术,它应用细胞同步化制片技术及改良的染色技术,使染色体显示出更丰富的带型,有利于准确识别每条染色体的区带,发现染色体异常。

【人类染色体检查】

确定疾病的遗传方式有助于疾病的诊断和预后估计,遗传咨询和优生优育措施可预防遗传病的发生或加重,并能及

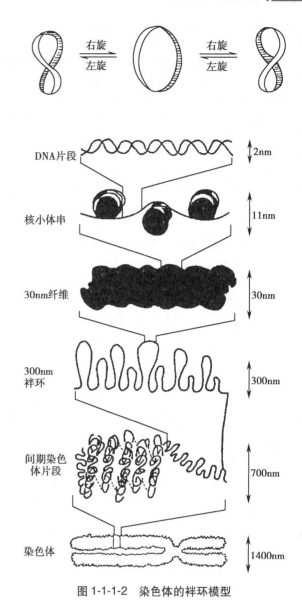

图 1-1-1-2 染色体的袢环模型

早预防亲属发生相关疾病。遗传方式可根据家系调查的患病情况予以确定。

(一)性染色质 根据 Lyon 假说,女性两条 X 染色体仅有 1 条是有活性的,另 1 条 X 染色体在正常的间期细胞核中螺旋化而异固缩(heteropycnosis)为 X 染色质(X chromatin),它常在间期细胞核中紧贴核膜内缘,呈三角形或半月形小体(Barr 小体)。通过碳酸复红或硫堇等染料染色可使 Barr 小体着色而检测出来。男性由于仅存在 1 条有活性的 X 染色体,故 Barr 小体阴性。男性 Y 染色体位于间期细胞核近中央部,易被盐酸阿的平染色,荧光显微镜下发出较强荧光的点状小体,实际上发光部分是 Y 染色体异固缩的长臂。通过这种荧光染色法可显示 Y 染色质。

染色体显带(chromosome banding)为染色体疾病的诊断提供了重要依据。在细胞分裂周期中,染色体呈现伸展与凝缩的周期性变化,分裂期染色体的形态较非分裂时更容易观察,特别是细胞分裂中期,染色体的形态最清楚,长短大小恰到好处,是观察和分析染色体的最好时期,一般采用体外细胞培养来获得分裂期细胞,为了尽可能获得最适于分析的染

色体,可以通过提高细胞分裂象数量以得到较多的中期分裂象或通过促进染色体分散的措施来达到此目的。

大多数培养细胞群在指数增殖时期,细胞分裂指数为1%～5%,其中二倍体细胞和初代培养细胞较低,平均1%～2%,另一些初代淋巴细胞培养则很少出现分裂,由于促细胞增殖剂如植物血凝素能强烈刺激T淋巴细胞增殖,所以常用于外周血淋巴细胞培养。虽然处于指数增殖期的培养细胞分裂活跃,分裂象较多,但这些分裂象并不同步,且处于分裂中期的细胞不多,故需进一步采用阻抑中期分裂的方法。秋水仙碱(colchicin)具有特异抑制纺锤丝蛋白合成的作用,能阻抑分裂中期活动,而对DNA影响较小,常用于截获中期分裂象。

用相差显微镜能观察到染色体上存在的带纹,用特殊方法处理染色体后,再用染料染色,能使这些带型更加清楚,表现为沿染色体长轴深浅不同的横向带纹。但需注意,不同的显带方法和不同染料处理的染色体带型可有不同。各种染色体显带技术能在人中期细胞的1个染色体组中显示320条带,与非显带的染色体检查法相比,前者提供染色体结构更细致而精确,为染色体疾病的诊断提供了有效方法。

(二)染色体高分辨显带 显带所用的均是中期染色体,它在细胞分裂周期中经历了高度螺旋化、收缩变短和带纹融合的过程,因此仅能显示约320条带。为了获得更长带纹的染色体,可采用甲氨蝶呤和胸腺嘧啶核苷使前期细胞同步化;特殊染色和放线菌素D(actinomycin D)处理防止细胞DNA的收缩,可以显示前中期染色体上1256条带,在晚前期染色体上可显示1700条带,早前期细胞上可显示3000条或更多带纹,这种方法称为高分辨染色体显带法。这一技术的应用提高了染色体分析的质量,可以检出更细微的染色体畸变,精确定位断裂点[1]。

(三)染色体原位杂交 高分辨染色体显带技术提高了染色体分析的能力。但在光学显微镜下,对4500kb以下的染色体异常往往无法分辨,综合使用分子生物学技术就能对这些异常进行有效的检测。其原理是利用已知DNA序列,用放射性核素标记后作为探针,探针与待测染色体DNA进行分子杂交,如果该探针与待测染色体上的同源序列(靶序列)互补结合,即可在间期核或染色体上显示杂交信号和靶序列的位置。这种方法可以精确地把某一DNA片段定位到某条染色体的特定区域(条带)上。在染色体原位杂交放射性核素标记探针基础上,又发展了荧光标记原位杂交(fluorescence in situ hybridization,FISH),这种方法是先把DNA探针标记上半抗原如生物素-dUTP(biotin-deoxyuridine triphosphate),再与染色体标本杂交,然后使生物素-dUTP与荧光标记的抗生物素抗体结合,杂交信号可在荧光显微镜下观察。荧光原位杂交技术由于不需要放射性核素,而且特异性和灵敏度较高,快速安全,现已广泛应用于染色体畸变检测和基因定位中[2-5]。

【染色体检查对象】

染色体异常引起的疾病称为染色体病,现已发现的染色体病有100余种。在临床上,染色体病常造成流产、先天愚型、先天性多发畸形以及癌肿等。而在造成早期自然流产的原因中,50%～60%是由染色体异常所致的。

(一)染色体变异 染色体异常分为染色体数目异常和染色体结构异常两种类型,其发生机制等见图1-1-1-3～图1-1-1-5。

在不孕症、多发性流产和畸胎等生殖功能障碍的夫妇中,至少有7%～10%是染色体异常的携带者。如染色体缺失、重复、倒位、等臂染色体、环状染色体、罗伯逊易位(Robertsonian translocation)、平衡易位(balanced translocation)等(图1-1-1-6～图1-1-1-8、文末彩图1-1-1-9及彩图1-1-1-10)。常见的有染色体结构异常,如平衡易位和倒位(inversion)以及数量异常。平衡易位和倒位由于无基因丢失,携带者本身

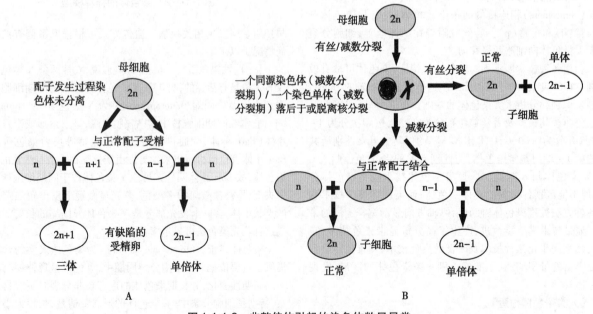

图1-1-1-3 非整倍体引起的染色体数目异常

A.未分离引起的非整倍体染色体;B.为细胞分裂后期延迟(anaphase lag)所致的非整倍体染色体

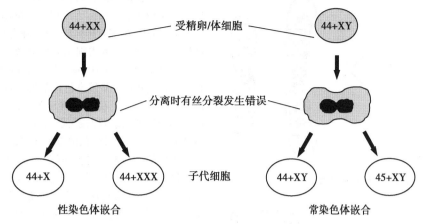

图 1-1-1-4 细胞嵌合引起的染色体数目异常

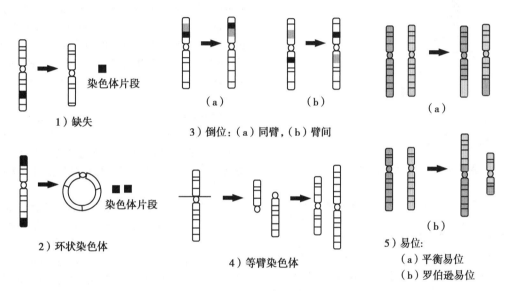

图 1-1-1-5 染色体结构异常

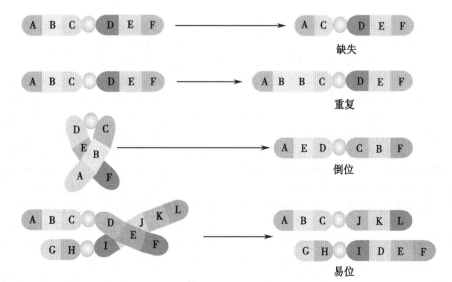

图 1-1-1-6 染色体缺失/重复/倒位/易位

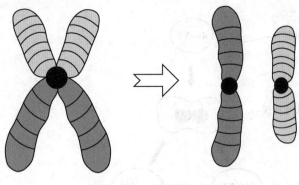

图 1-1-1-7　等臂染色体

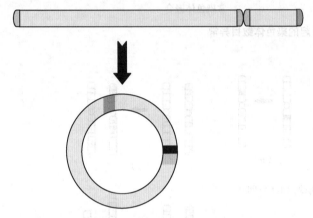

图 1-1-1-8　环状染色体

常不发病,却可因其生殖细胞染色体异常而导致不孕症、流产和畸胎。女性如有原发性闭经、性腺发育不良伴身材矮小、肘外翻、盾状胸、智力低下、阴毛-腋毛少或缺如,后发际低、不育等,应考虑 X 染色体异常。早期发现这些异常并给予适当治疗可使第二性征得到一定程度的改善。对于外生殖器分化模糊,如阴茎伴尿道下裂或阴蒂肥大,根据生殖器外观常难以正确决定性别的患者,通过性染色体的检查有助于作出明确诊断[6-9]。

多发性畸形和智力低下的常见临床特征是头小、毛发稀而细、眼距宽、耳位低、短颈、鼻塌而短、外生殖器发育不良、腭裂、肌张力低下或亢进、癫痫、通贯掌、肛门闭锁、身材矮小、发育迟缓、眼裂小、发际低、持续性新生儿黄疸、青斑、眼睑下垂、心脏畸形、肾脏畸形、虹膜或视网膜缺损等。

某些极端性行为异常提示染色体病。身材高大、性情凶猛和有攻击性行为的男性可能为性染色体异常者。该病的发病率占一般男性人群的 1/750,患者的多数临床表型正常,即健康情况良好,常有生育能力,男性如出现身材修长、四肢细长、阴茎小、睾丸不发育和精液中无精子者,有时还可以伴有智力异常,应通过染色体检查确定是否患有 Klinefelter 综合征[10]。

长期接触辐射、化学药物、病毒等可以引起染色体断裂,断裂后的片段未在原来的位置上重接,将形成各种结构异常的染色体,如缺失、易位、倒位、重复、环形染色体等,这些畸变如发生在体细胞可引起相应疾病。如畸变发生在生殖细胞就发生遗传效应,殃及子代,引起流产、死胎、畸形儿。

(二)非整倍体与嵌合染色体　　一个体细胞中的全部染色体所构成的图像称为核型。将待测细胞的全部染色体按照 Denver 体制配对排列后,分析确定其与正常核型的一致性称为核型分析。人类细胞遗传学命名的国际体制(An International System for Human Cytogenetic Nomenclature, ISCN)提出了识别和描述显带染色体的统一标准。染色体界标是确认每条染色体上稳定而有显著形态学特征的标记,包括染色体两臂的末端着丝粒、带和区(位于两相邻界标之间)。该体制还规定,每条染色体都由序贯的带组成,即没有非带区。不同的带根据各自较亮(深)暗(浅)着色强度,与相邻带相区别;每条染色体均以着丝粒为界标,区分短臂(p)和长臂(q)。区和带均从着丝粒开始向外编号。记述某特定带时,需要包括四项内容:①染色体号;②臂的符号;③区的序号;④带的序号。这些内容按顺序书写而不间隔,亦不加标点,如 1p31 表示 1 号染色体的短臂 3 区 1 带。在高分辨显带中,作为界标的带或 1 个普通带都可被细分为亚带和次亚带。只要每一带被细分,则在原带号数之后加 1 个小数点,并写明每条亚带的号数,仍从着丝粒往臂远端序贯编号,如果亚带再细分次亚带,可在原亚带编号后再加数字,不加标点。如原来的 1p31,带分为亚带,应标记为 1p31.1、1p31.31 等。

配子细胞包含 22 条常染色体和 1 条 X 或 1 条 Y 染色体,前者为二倍体,后者为单倍体。每个正常二倍体的正常配子的全部染色体称为 1 个染色体组。如果人类体细胞的染色体数目超出或少于二倍体染色体数目称为染色体数目异常[11,12]。

临床上,常见的染色体数目异常有非整倍体(aneuploid)与嵌合体(chimera)。非整倍体是在细胞分裂时染色体不分离所致,发生于减数分裂时的异常配子与正常配子结合形成受精卵,发育个体的所有细胞将携带这种染色体异常,体细胞的染色体不是整倍数,而是比二倍体少一条或多一条,甚至多或少数条染色体。如果染色体不分离发生在正常受精卵有丝分裂时,染色体数目异常仅存在于该个体的部分体细胞中,而与其他正常细胞并存于同一个体中,即产生由两种细胞系或三种细胞系组成的嵌合体。此外,个体的染色体数目还形成三倍体甚至四倍体,其原因涉及双雄或双雌受精或核内复制,这些个体不易成活。

(三)染色体畸变　　染色体疾病是指由于染色体的数目或形态、结构异常引起的疾病,包括常染色体病和性染色体病两类,其共同特征是男女均可发病,常伴有智力低下、发育不全或多发性躯体畸形。临床上,常见的染色体结构畸变有缺失、易位、倒位、重复或易位、环状染色体、罗伯逊易位、平衡易位及等臂染色体等。这是由于各种物理、化学因素导致染色体断裂后未能原位重接,使染色体重排造成的。染色体断裂重排可以只涉及一条染色体单体型染色体畸变,也可涉及两条(一对)染色体的染色体型染色体畸变。一般可用多重连接探针扩增技术(multiplex ligation-dependent probe amplification, MLPA)明确诊断[13,14]。

在基因缺陷导致的先天性心脏病(先心病)中,突变性质和严重程度决定表型和临床表现的变异性(variability)。突变影响蛋白编码序列及其功能,许多导致人类疾病的突变并未发生在直接编码蛋白的 DNA 区段内。这些"非编码区"突变通过表达水平、RNA 选择性剪接或基因表达时机而影响基因产物的功能。特定的基因突变并非总是导致某一疾病，这一现象称为表型外显率（penetrance of phenotype）。表型外显率差异受环境与遗传背景的影响。一个基因突变个体可能遗传其他基因的等位基因（allele），补偿该基因缺陷。某基因突变可能使胎儿非常脆弱，如果幸存下来，那么在后续的发育中，其他基因会发挥代偿作用。

突变基因的表型外显不同甚至引起完全各异的临床疾病。例如，SCN5A 基因突变可引起 Brugada 综合征、QT 延长综合征、家族性进行性心脏传导阻滞（progressive familial heart block）、病态窦房结综合征（sick sinus syndrome）、扩张型心肌病、单纯性房颤或多发性重叠综合征等，统称为 SCN5A 病[15,16]。染色体异常引起的疾病谱涵盖染色体完全缺失（XO 核型 Turner 综合征）、染色体补加（Down 综合征的 21-三体）、染色体片段缺失（22q11 缺失综合征）、不平衡易位所致的部分非整倍体（任何遗传物质在基因组中都不存在两份拷贝）或平衡易位导致的关键基因断裂。大多数染色体变异属于新发事件，起源于患者本身而非遗传，病变常与某一特殊类型的染色体异常有关。

Down 综合征的病因是 21 号染色体野生型基因发生数量改变。21 号染色体上的第三份拷贝导致众多基因表达改变，影响许多器官发育。采用基因图（genetic mapping）可在 21 号染色体上定位，但尚未发现某单一基因或基因组是心脏畸形的主要病因。Down 综合征小鼠与人类基因组之间存在差异。在 243 个已知的人类 21 号染色体基因中，2/3 的小鼠直系同源基因却位于小鼠的 16 号染色体，剩余的同源基因位于 10 号与 7 号染色体。因此无法获得单纯的 Down 综合征三体小鼠模型。作为选择之一，目前已经创建了携带人类 21 号染色体额外拷贝的小鼠模型，以再现人类 Down 综合征表型。

与 Down 综合征比较，除了特征性面容外，8 号染色体三体综合征患者的显著临床特征是骨骼畸形，如脊柱侧弯、脊柱异常、附加肋骨、脊柱裂及四肢畸形。基因型为纯合子的 8 号染色体三体综合征患者的全部细胞都有完整的三套 8 号染色体，约 90% 的患儿死于出生后第 1 年，约 5% 病例为部分性，即 8 号染色体发生部分三倍复制，2% 为嵌合体。

【遗传内分泌代谢疾病的遗传规律与遗传变异】

人们通常所说的先天性疾病不等于遗传性疾病，例如母亲在感染风疹病毒引起的胎儿先天性心脏病或先天性白内障并不遗传；同样，家族性疾病也不等于遗传性疾病，例如呈家族聚集性的缺碘所致的甲状腺肿并不遗传。一般将遗传病分为三类，即染色体疾病（常染色体病和性染色体病）、基因病（包括多基因病、单基因病和基因组印记病）和线粒体母系遗传性疾病。但是，体细胞基因突变引起的疾病不会遗传给后代。

（一）常染色体遗传病

1. 常染色体隐性遗传病（autosomal recessive inherited disease）　其遗传特点是：①在家系的患者累积中，男女比例相近；②父、母均有病，儿、女全有病；③父、母一方有病，儿、女中有患者的家系相累积，正常者与患病者的比例为 1∶1；④父、母正常，儿、女中有患者的家系相累积，正常者与患病者的比例为 3∶1；⑤在人群中常隔代或相隔多代出现患病个体，但近亲婚配者的发病率增高。

2. 常染色体显性遗传病（autosomal dominant inherited disease）　其遗传特点是：①在家系的患者累积中，男女比例相近；②父、母均有病，儿、女中有正常者的家系相累积，其儿、女中有病者与正常者的比例为 3∶1；③父、母一方有病，儿、女中有正常者的家系相累积，其儿、女中有病者与正常者的比例为 1∶1；④父、母正常，其儿、女正常；⑤在人群中，常代代出现患病个体。

（二）性染色体遗传病

1. 性染色体隐性遗传病　性染色体隐性遗传病（sex chromosomal recessive inherited diseases）的遗传特点是：①在家系的患者累积中，男患者明显多于女患者；②父、母有病，儿、女全发病；③父有病，母正常，儿女中有患者的家系相累积，其儿、女中正常者与患者的比例为 1∶1；④母有病，父正常，女儿全正常，儿子全有病（母传子）；⑤父、母正常，儿子中有患者的家系相累积，其女孩全正常，其儿子中正常与患者的比例为 1∶1；⑥在人群中常隔代出现患病个体，其外公与外孙儿常患病，舅与外甥常患病。例如，X-连锁迟发性脊椎骨骺发育不良是一种因 sedlin 或 DXS 基因突变、主要累及脊椎椎体和身体承重大关节的具有高度遗传异质性的 X-连锁隐性遗传疾病，近亲结婚增加了患病概率，外显率几乎为 100%。若双亲为非疾病携带者，则子女的发病概率为 25%。

2. 性染色体显性遗传病　性染色体显性遗传病（sex chromosomal dominant inherited diseases）的遗传特点是：①在家系的患者累积中，女患者明显地多于男患者；②父、母有病，其儿子中有正常者的家系相累积，其女孩全有病，其男孩中正常与患者的比例为 1∶1；③父有病，母正常，其儿子全正常，其女孩全有病（父传女）；④母有病，父正常，其儿、女中有正常者的家系相累积，其儿女中，正常者与患者的比例为 1∶1；⑤父、母正常，儿、女全正常；⑥在人群中，常代代出现患病个体。例如，X 性联显性遗传性低血磷性佝偻病（XLH）时典型的 X 性联显性遗传性疾病，50%~70% 的患者有 PHEX 基因突变，使 FGF-23 不能被灭活而引起低磷血症。一般男性的病情往往比女性更严重，而且正常子女不会有致病基因再传给后代，其特点是男传女，不传子，女传子和女。

3. 线粒体遗传病（mitochondrial inherited diseases）　线粒体遗传病（如遗传性线粒体糖尿病）通过卵细胞遗传，其特点是：①由母传给子与女；②虽然子与女都可患病，但患病的儿子不再下传疾病。

（三）外显度和限性遗传　遗传病是一种异常的表型。致病基因的作用有时也受环境因素和体内因素（如激素水平）的影响而不能外显（无疾病表现）。致病基因的外显率（致病基因群体发生相应遗传病的频率）用百分率（%）表示，完全外显的外显率为 100%；不完全外显是指有一部分个体虽有致病基因，但不发生遗传病。外显率高是指外显率为 80% 以上；外显率低是指外显率在 50% 以下。

表现度（expressivity）是指遗传病表现的轻重程度。例如，Kallmann 综合征属于性连锁遗传，男女均可发病，但男病人较多、较重,而女患者较少、较轻;即男性 Kallmann 综合征的外显率与表现度高,而女患者的外显率与表现度低,但个别女性的症状也可能很重。不同地区或种族也可能各有差异。某些遗传病性状只在一个性别(男性或女性)中表现,这类性状的遗传方式称限性遗传,有此特性的遗传病属于限性遗传病。例如,雄激素不敏感综合征(雄激素受体缺陷症或睾丸女性化综合征)是一种 X 连锁隐性遗传病。由于雄激素受体基因突变,使雄激素受体的功能完全或部分缺乏。男性患者由于雄激素完全(或部分)不起作用,故有女性化表现,而女性无症状,故属限性遗传病。常染色体上有一类性状基因,由父母双方均等地传给子女。在子代杂合体中,男(或女)性表现为显性,而另一性别表现为隐性。例如,青少年秃发在男性呈常染色体显性遗传,在女性呈隐性遗传(女性杂合子无秃发),但是,如女性杂合子发生分泌雄激素的肾上腺皮质瘤则可发生秃发。似乎雄激素的量为早年秃发的一个发病条件,此称为从性遗传。

在单基因遗传病患者中,首先,基因结构多态性引起染色体结构构建异常是疾病易感性的主要原因(表 1-1-1-1)。其次,结构重排导致表现度变异。拷贝数变异则影响疾病的发病风险。因此,遗传性疾病表型变异的原因(图 1-1-1-11)包括:①拷贝数变异(copy number variation,CNV)区隐性突变或功能多态性;②CNV 邻近的单核苷酸变化引起的基因表达模式变异;③父母印记基因效应;④多个相关基因在两击过程中的严重性不同[17,18](图 1-1-1-12)。

表 1-1-1-1 基因组疾病的临床特点

位点	部位	大小	候选基因	表　型	CNV	发病率(%)	正常人群CNV	正常人群发病率(%)
1q21.1 缺失	145.0~146.35Mb	1.35Mb	GJA5/GJA8/CHD1L/HYDIN2	学习失能/先天性畸形/小头畸形/白内障	52/21 775	0.24	0/4737	0
				精神分裂症	17/7918	0.21	11/46 502	0.02
				Fallot 四联症	1/512	0.20	0/2265	0
				先心病	3/505	0.59	0/520	0
1q21.1 重复	145.0~146.35Mb	1.35Mb	GJA5/GJA8/CHD1L/HYDIN2	学习失能/孤独症/大头畸形/行为障碍	26/21 775	0.12	0/4737	0
				Fallot 四联症	4/512	0.78	0/2265	0
3q29 缺失	197.4~198.9Mb	1.5Mb	PAK2/DLG1	学习失能/颅面畸形/孤独症/双相情感障碍	14/14 698	0.10	NA	—
3q29 重复	197.4~198.9Mb	1.5Mb	PAK2/DLG1	学习失能/小头畸形肥胖	19/14 698	0.13	NA	—
15q11.2 缺失	20.30~20.80Mb	500kb	NIPA1/NIPA2/CYFIP1	癫痫	12/1234	0.97	2/3022	0.07
				精神分裂症	49/7918	0.62	103/46 497	0.22
				学习失能	8/1010	0.79	3/2493	0.12
				行为异常/发育迟缓/孤独症/颅面畸形	9/1576	0.57	NA	
15q13.3 缺失	28.70~30.20Mb	1.5Mb	CHRNA7	癫痫	12/1223	0.98	0/3699	0
				学习失能/惊厥	22/8706	0.25	0/2962	0
				认知障碍/语言障碍/孤独症/行为异常/无癫痫	5/1445	0.35	NA	
				孤独症	NA	—	NA	
				精神分裂症	17/7918	0.21	8/45 103	0.02
				攻击行为/孤独症/学习失能	14/8200	0.17	NA	
15q13.3 重复	28.70~30.20Mb	1.5Mb	CHRNA7	行为异常/抑郁/精神分裂症/学习失能	8/15 456	0.05	23/3699	0.62
				孤独症/语言障碍/无癫痫	3/1445	0.21	NA	
16p11.2 缺失	29.50~30.10Mb	600kb	SEZ6L2/ALDOA/TBX6/QPRT	孤独症/学习失能	13/2252	0.58	5/23 502	0.02
				孤独症	8/1139	0.70	0/2489	0
				发育迟缓/语言障碍/行为异常/无孤独症	74/15 067	0.49	0/2393	0

续表

位点	部位	大小	候选基因	表 型	CNV	发病率（%）	正常人群CNV	正常人群发病率（%）
16p11.2 缺失	29.50~30.10Mb	600kb	SEZ6L2/ALDOA/ TBX6/QPRT	语言障碍/先天畸形/惊厥/孤独症	27/7400	0.36	NA	—
				孤独症/学习失能	17/2172	0.78	NA	—
				肥胖	50/20 312	0.25	1/7434	0.01
16p11.2 重复	29.50~30.10Mb	600kb	SEZ6L2/ALDOA/ TBX6/QPRT	孤独症/学习失能	7/2252	0.31	7/23 502	0.03
				先天性畸形/小头畸形	18/7400	0.24	NA	—
				精神分裂症/小头畸形	26/8590	0.30	8/28 406	0.03
				学习失能/语言障碍	32/9773	0.33	1/2393	—
16p11.2 缺失	20.50~20.90Mb	400kb	SH2B1/ATXN2L/ ATP2A1	肥胖	5/300	1.67	2/7366	0.03
				智力障碍	31/23 084	0.13	1/7700	0.12
16p12.1 缺失	21.85~22.37Mb	520kb	EEF2K/CDR2/ POLR3E	学习失能/多发性先天性畸形	42/21 127	0.20	8/14 839	0.05
16p13.11 缺失	15.4~16.4Mb	1Mb	NDE1/MYH11/ ABCC1	学习失能/多发性先天性畸形	5/1027	0.49	0/2014	0
				孤独症/学习失能	3/182	1.65	0/600	0
				癫痫	23/3812	0.60	0/1299	0
				癫痫	6/1234	0.49	2/3022	0.07
16p13.11 重复	15.4~16.4Mb	1Mb	NDE1/MYH11/ ABCC1	精神分裂症	16/4816	0.33	38/37 871	0.10
				孤独症/学习失能	3/182	1.65	0/600	0
				学习失能	11/1010	1.09	2/2493	0.08
17p12 缺失	14.0~15.5Mb	1.5Mb	PMP22	遗传性神经病变/麻痹	NA	—	NA	—
				精神分裂症	8/5089	0.16	6/38 884	0.02
17q12 缺失	31.80~33.30Mb	1.5Mb	TCF2/LHX1/ ACACA/HNF-1β	肾囊肿/糖尿病/惊厥	NA	—	NA	—
				学习失能/先天畸形/肾囊肿/惊厥	NA	—	NA	—
17q12 重复	31.80~33.30Mb	1.5Mb	TCF2/LHX1/ ACACA/HNF-1β	学习失能/惊厥	NA	—	NA	—
				学习失能/行为异常/无惊厥	NA	—	NA	—
17p11.2 重复	16.6~20.2Mb	3.6Mb	RAI1	孤独症/心脏畸形/生长发育障碍	NA	—	NA	—
				无孤独症/语言障碍/学习失能	NA	—	NA	—
22q11.2 缺失	17.0~20.0Mb	3Mb	TBX1/COMT	心脏流出道缺陷/学习失能/面部畸形/腭裂/胸腺发育不良/甲状旁腺发育不良	NA	—	NA	—
				精神分裂症	18/7038	0.26	0/44 602	0
22q11.2 重复	17.0~20.0Mb	3Mb	TBX1/COMT	学习失能/先天性畸形/行为异常	NA	—	NA	—
				父母表型正常	NA	—	NA	—
22q11.2 缺失	20.2~21.9Mb	1.7Mb	UBE2L2/GNAZ/ MAPK1	生长迟缓/发育延迟/骨骼畸形/先心病/行为异常	6/8000	0.08	NA	—
22q11.2 重复	20.2~21.9Mb	1.7Mb	UBE2L2/GNAZ/ MAPK1	发育延迟/小头畸形/肌张力低下	18/22 096	0.08	NA	—

注:NA:data not available,无资料;复合数值列,斜线前为本项例数,斜线后为总例数

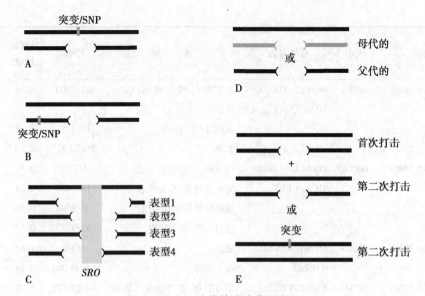

图 1-1-1-11 遗传性疾病表型变异

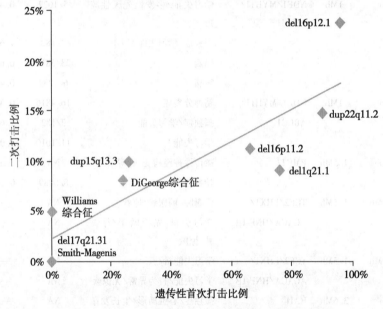

图 1-1-1-12 遗传性疾病表现度变异与合并症两击模型

【染色体畸变所致的内分泌代谢疾病】

（一）Y 染色体性决定簇　　在胚胎发育过程中，原基性腺可能向睾丸或卵巢方向发展。如果个体有正常 Y 染色体，则原基性腺向睾丸发展，这是因为在 Y 短臂远端（Yp11.3）有性决定簇（sex-determining region Y，SRY），SRY 存在则有睾丸[19-25]。如发现 Y 短臂末端缺失或 SRY 阴性，则符合睾丸异常的遗传病。Y 染色体结构或数目畸变引起睾丸病变[26-28]。

1. Klinefelter 综合征　　常见的核型是 47,XXY，占 80%；其他核型有 47,XXY/46,XY、47,XXY/46,XX、47,XXY/46,XY/45,OX 等。其主要表现是睾丸较小、无精子、不能生育和性功能减退症。

2. 超 Y 综合征　　已报告的核型有 47,XYY、48,XYYY、49,XYYYY 和 47,XYY/46,XY 等。其主要表现为高身材、脸不对称、漏斗胸和智力差，有暴力或犯罪倾向。

（二）X 染色体及常染色体相关基因

1. Turner 综合征　　又称为性腺发育不良症（gonadal dysgenesis）。55% 以上的核型是 45,XO；10% 的病例为 45,XO/46,XX 或 45,XO/47,XXX 嵌合体。约 1/4 的病例有结构重排的 X 染色体。最常见的是长臂的等臂染色体带有 45,XO 或其他核型的嵌合体。Xp 和 Xq21→26 片段的丢失导致躯体异常，Xp 近侧和 Xq 远侧片段的丢失导致性腺发育不全。患者的主要表现为条索状性腺、始基子宫、幼稚的女性外阴和不育，详见第 2 篇第 8 章第 10 节。

2. 超雌（super female）综合征　　常见的核型是 47,XXX，亦有 48,XXXX、49,XXXXX 及其与正常细胞系的嵌合体。主要表现为月经异常、不孕、阴毛、腋毛稀少、骨骼异常、智力障碍。X 染色体的数目越多，症状越重。

（三）常染色体畸变　　常染色体畸变引起的内分泌表现见表 1-1-1-2。

表 1-1-1-2 常染色体畸变引起的与内分泌有关的症状

染色体畸变	症状与体征	染色体畸变	症状与体征
1q42→qter 单体综合征	生殖器异常	10q 部分单体综合征	隐睾/无阴道/始基子宫
1q23→qter 三体综合征	隐睾	10q 部分三体综合征	隐睾
2p 部分三体综合征	隐睾/小阴茎	11p 部分单体综合征	睾丸发育不良
2q 部分三体综合征	阴蒂肥大	11p 部分三体综合征	低血糖/肾上腺癌
2 号环状综合征	外生殖器发育不良	11q 部分单体综合征	睾丸异位/尿道下裂/隐睾/小阴茎
3p 部分三体综合征	隐睾/阴茎发育不良	12p 部分单体综合征	隐睾/小阴茎
3q 部分三体综合征	隐睾/小阴茎	12q 部分三体综合征	隐睾
3p 部分单体并 3q 部分三体综合征	隐睾/泌尿生殖器异常	12 号环状综合征	隐睾/阴囊发育不全
4p 部分单体综合征	隐睾/尿道下裂/条索状性腺/子宫发育不良/阴道缺如	13cen→q14 三体综合征	生殖器异常
		13q21→qter 三体综合征	隐睾
4p 部分三体综合征	阴囊小/尿道下裂/隐睾/多毛	13 号三体综合征	隐睾/卵巢发育不全
4q 部分三体综合征	隐睾	13 号环状综合征	尿道下裂
4 号环状综合征	生殖器异常	14 部分三体综合征	隐睾
5p 部分三体综合征	隐睾	14q24-qter 三体综合征	生殖系统异常
6p 部分三体综合征	21-羟化酶缺陷症/先天性肾上腺皮质增生症	15q11-q12 单体综合征	隐睾/性腺发育不全/生殖器发育不良
7p 部分单体综合征	女性阴蒂肥大	16p 部分三体综合征	生殖器异常
7q11→q31 单体综合征	女性阴蒂增大	16q 部分三体综合征	隐睾
7q32→qter 单体综合征	外生殖器异常	17p 部分三体综合征	生殖器异常
7 号三体综合征	外生殖器异常	17q22→qter 三体综合征	外生殖器异常
8p 部分单体综合征	生殖器异常/隐睾	18p 部分单体综合征	脑垂体发育不全
8p 部分三体综合征	男生殖器小/隐睾	18q21→qter 单体综合征	生殖器发育不良
8q 部分三体综合征	隐睾/性功能减退	18q12→qter 三体综合征	生殖器异常
8 号三体综合征	隐睾/尿道下裂	18 三体综合征	生殖器异常
9p 部分单体综合征	阴唇/尿道发育不良	19q13→qter 三体综合征	小生殖腺
9p 部分三体综合征	性腺发育不良	20 环状综合征	隐睾
9 号环状综合征	生殖器异常	21 三体综合征	隐睾/小阴囊/小阴茎
9 号三体综合征	隐睾/小阴茎	22pter→q13 三体综合征	生殖器畸形/隐睾
10p 部分单体综合征	生殖器异常	22pter→q11 四体综合征	生殖器异常
10p 部分三体综合征	偶见两性畸形/隐睾	22 三体综合征	小阴茎

如果知道某一代谢内分泌疾病与某已知的基因有关，且该基因已定位于某条染色体，则当该基因有关位置的染色体区带发生畸变时，应注意该代谢内分泌疾病的检查。

【多基因遗传病】

（一）**遗传异质性** 遗传力（heritability）是指某一遗传性状受遗传控制的程度，遗传力可用 0~1 表示，当其等于 1 时，说明这种性状完全由遗传因素决定，而等于 0 时，表明遗传因素的影响可以忽略不计，即完全由环境因素决定。同一种疾病可以有遗传方式和遗传物质变异。例如，糖尿病是一种异质性疾病（详见第 4 篇第 2 章第 3 节至 8 节），与糖尿病有关的遗传因素见表 1-1-1-3。

遗传异质性（genetic heterogeneity）是某种临床症状具有多种遗传基础。例如，以遗传物质变异性为基础的男性不育症就有下述多种疾病。又如，促性腺激素分泌不足或作用欠佳主要有 Kallmann 综合征（FGF 受体-1 突变）、Prader-Willi 综合征（SIM1 基因突变）、Laurence-Moon 综合征（MYO9A 突变）、Bardet-Biedl 综合征、Cohen 综合征、Borjeson-Forssman-Lehmann 综合征、鱼鳞癣（鱼鳞病，ichthyosis）和男性性腺功能减退、小脑共济失调伴促性腺激素分泌不足、性腺功能减

退症、眼中隔-视神经发育不全（septo-optic dysplasia）和 Mobius 综合征 2 型等。原发性精子生成缺陷主要有 Klinefelter 综合征、Noonan 综合征、混合性性腺发生不全（mixed gonadal dysgenesis）、XX 男性、男性 Down 综合征、Y 染色体微小缺失囊性纤维化（cystic fibrosis）、镰状细胞性贫血（sickle cell anemia）、肌紧张营养不良（myotonic dystrophy）、生殖细胞发育不全性男性不育、睾丸发育不良症和雄激素不敏感综合征等。

（二）**线粒体遗传物质传递** 每个细胞含成百上千个线粒体，而每个线粒体含有数份压缩了的圆形线粒体 DNA（长度 1.65×10 碱基对）。与核基因组（3×10^9 个碱基对；约 0.3% 的细胞 DNA 源自线粒体）相比，线粒体基因组很小。每一次细胞分裂时，线粒体 DNA 分子数倍增，细胞器随机进入两个子细胞内，有丝分裂增殖的这一现象导致有丝分裂分离或基因型改变。表型改变反映正常与突变线粒体 DNA 分子的比例。由于线粒体是细胞质细胞器，所以其遗传物质的传递与核 DNA 遗传相对独立，称为细胞质遗传（cytoplasmic inheritance）。尽管父系线粒体 DNA 也可传递，但线粒体的遗传物质几乎全部来自于母系（卵细胞）。

表 1-1-1-3　与糖尿病有关的遗传因素

糖尿病类型	遗传方式	糖尿病类型	遗传方式
1 型糖尿病		嗜铬细胞瘤	?
免疫介导	多基因遗传	MEN2A（Sipple 综合征）	常染色体显性遗传
特发性	?	NEN2B	常染色体显性遗传
2 型糖尿病	多基因遗传	家族性肾上腺外嗜铬细胞瘤	常染色体显性遗传
特殊类型糖尿病	多为单基因遗传	MEN1 伴嗜铬细胞瘤	常染色体显性遗传
β 细胞功能缺陷	?	甲状腺功能亢进症	Graves 病属多基因遗传/家族性 TSH 不适当分泌属常染色体显性遗传
染色体 20/HNF 4α（MODY1）	显性遗传		
染色体 7/葡萄糖激酶（MODY2）	显性遗传		
染色体 12/NHF1α（MODY3）	显性遗传	生长抑素瘤（SS 瘤）	?
染色体 13/IPF-1（MODY4）	显性遗传	醛固酮瘤	?
HNF-1（MODY5）	显性遗传	药物或化学剂诱导的糖尿病	过敏反应为多基因遗传
NeuroD1（MODY6）	显性遗传	糖尿病感染	免疫功能低下为异质性
胰岛素基因（MODY7）	显性遗传（新生儿永久性糖尿病）	免疫介导的罕见糖尿病	
线粒体 DNA 3243 突变	线粒体遗传	"僵人"综合征	自身免疫病/多基因遗传
基因缺陷致胰岛素作用欠佳	?	胰岛素受体抗体病	多基因遗传
A 型胰岛素抵抗	胰岛素受体基因突变	其他遗传性综合征并糖尿病	
（常染色体显性胰岛素受体缺陷）		Down 综合征	染色体畸变/21 三体
黑棘皮病	胰岛素受体基因突变	Klinefelter 综合征	染色体畸变/47, XXY
矮妖精貌综合征	胰岛素受体基因突变	Turner 综合征	染色体畸变/45, XO
Rabson-Mendenll 综合征	常染色体隐性遗传	Wolfram 综合征	常染色体隐性遗传/线粒体遗传
（松果体增生-躯体异常-胰岛素抗性糖尿病）	常染色体显性遗传		
脂肪萎缩性糖尿病	常染色体显性遗传	Friedreich 共济失调	常染色体隐性遗传
外分泌胰腺疾病		Huntington 舞蹈病	常染色体显性遗传
遗传性胰腺炎	钙化性胰腺炎属常染色体显性遗传	Laurence-Moon 综合征	常染色体隐性遗传
		Bardet-Biedl 综合征	常染色体隐性遗传
创伤/切除		肌强直性营养不良症	常染色体显性遗传
肿瘤	家族性胰腺癌属常染色体隐性遗传	卟啉病	
		急性肝脏卟啉病	常染色体显性遗传
囊性纤维化	常染色体隐性遗传	急性间歇性卟啉病	常染色体显性遗传
血色病	常染色体隐性遗传	胆色素原脱氢酶缺陷	常染色体显性遗传
纤维结石性胰腺病	?	尿卟啉原合成酶缺陷	常染色体显性遗传
内分泌疾病		多形性卟啉病	常染色体显性遗传
肢端肥大症	MEN-1 为常染色体显性遗传	先天性红细胞生成性卟啉病	常染色体隐性遗传
Cushing 综合征	MEN-1 为常染色体显性遗传/家族性 Cushing 病可能为常染色体隐性遗传	皮肤迟发性卟啉病	常染色体显性遗传
		卟啉原氧化酶缺陷	常染色体显性遗传
		Prader-Willi 综合征	常染色体显性遗传
胰高血糖素瘤	?	妊娠糖尿病	异质性/多基因遗传

哺乳动物线粒体基因组由单 DNA 分子组成,包含 37 个高度浓缩的基因。这些基因编码呼吸链和氧化磷酸化系统中的 13 种蛋白及 2 个核糖体 RNA 基因与 22 个转运 RNA 基因。线粒体 DNA 中的序列改变与线粒体病相关,同一基因的不同突变可导致不同的疾病类型。

目前可应用表达谱基因芯片技术开展突变分析,对全基因组进行测序,识别线粒体 DNA 突变。然而从遗传咨询的角度看,线粒体遗传性疾病的严重程度主要取决于受累器官的异质性程度,而在胎儿期无法预料这一特征。

（三）多基因相关性内分泌代谢病　一种遗传性状受许多基因控制,每一个基因对表型的效应都较小,环境因素所造成的表型改变亦同样重要,这种遗传性状如果成为疾病就是多基因遗传病。所以,多基因遗传病的发生是多种基因和多种环境因素相互作用而形成的,其中某种基因可能对表型起主要作用,则这种基因称为主(导)基因。

1. 数量性状的常态分布　体重、血糖、血压和身高等都可用数量表示,这些数值的大小受遗传因素和环境因素的影响。这些数值(数量性状,quantitative trait)在人群中呈常态分布。中国人于近 50 年来在遗传基础方面并无大的变动,但年轻一代的平均身高已明显超过老一辈的平均值,这与年轻一代的生活、营养、运动等因素更为优越有关[29,30]。

2. 数量性状的超常态分布 体重是正态分布，体重超过一定数值属肥胖。体重低于一定数值为体重不足或营养不良。血压也是正态分布，超过一定数值是高血压。数量性状的正常范围在统计学上应是均数±2.0标准差。但在临床上，还要考虑预后。例如，糖尿病患者血糖的诊断标准和合理控制的水平越来越严格，就是因为考虑到血糖超过一定数值就会发生某些病理改变。原发性高血压的诊断标准也较前更严格，也是考虑预后之故。

3. 环境因素 自身免疫病与HLA类型有关。遗传素质使某些个体对异种蛋白发生反应，引起自身免疫病，详见第2篇第11章第2节。异种蛋白的出现可因化学、物理与生物因素作用于身体而产生，故与环境因素有关。其中食物是一个重要的致病因素。非蛋白质氨基酸存在于许多植物食物或植物性药物中，如豆类、花生、苹果、香蕉、樱桃、梨、葵花子、西瓜子、杏仁、松子等，被消化道吸收进入人体后并无营养作用，而由于其化学结构与人体有用的20种氨基酸中的某些氨基酸相似，故在蛋白质合成过程中误将这些异种氨基酸代替了正常的氨基酸，遂自身产生了有抗原作用的蛋白质。于是在一定的遗传背景下，产生自身抗体和自身免疫病。此外，环境引起一些疾病呈地区性高发，个别污染物的剂量依赖效应与患病风险增加有关。在个体遗传背景与所暴露的诱发因素联合作用下，环境因素可导致疾病。饮食不当和不良生活习惯还可导致后代发育畸形。例如，母亲在妊娠期大量饮酒可引起胎儿酒精综合征（fetal alcohol syndrome），表现为各种躯体畸形，如内眦赘皮褶、小眼、斜视、鼻唇沟缺乏、上唇/下唇发育不良、小指、短指、指甲发育不良等[31,32]，详见第2篇扩展资源17相关内容。

环境因素影响疾病发作的另一个例子是苯丙酮尿症，当苯丙酮尿症（phenylketonuria，PKU）母亲的血苯丙氨酸水平高于1.2mmol/L（20mg/dl）时，小孩发生精神发育迟滞的风险达90%，患先心病的风险为15%；当母亲血液苯丙氨酸浓度维持在360μmol/L以下时，不出现不良后果。怀孕后不控制饮食，有50%出现严重或致命性胎儿先心病。相反，妊娠前接受苯丙酮尿症治疗饮食者，仅3%的后代患先心病。因此，尽早确保血液中的苯丙氨酸浓度稳定在非致畸水平以下是预防婴儿畸形的有效方法，详见第4篇扩展资源32相关内容。

Paget骨病是一种以局限性高速骨溶解为特征的临床综合征，而高速骨溶解的基本原因是RANK-RANKL信号分子或相关基因的突变，病毒感染、内分泌功能紊乱和自主神经功能紊乱也在Paget骨病的发病中起了重要作用。因此，Paget骨病是一种基因与环境相互作用而导致疾病的典型例子，详见第6篇扩展资源42相关内容。护骨素（osteoprotegerin，OPG）/RANK及其相关基因突变导致Paget骨病[8]。早发性家族性Paget骨病（early-onset familial PDB）和扩张性骨性高磷酸酶血症（expansile skeletal hyperphosphatasia）的分子病因分别为破骨细胞的调节因子RANK插入突变（TNFRSF11A）、护骨素（osteoprotegerin）失活性突变（TNFRSF11B）和RANK配体（RANKL）多态性，而1/3的家族性Paget骨病的发病与sequestosome基因1（编码NF-κB途径中

的支架蛋白）/p62突变有关，但P62突变鼠虽有破骨细胞形成增加，却并不诱导形成Paget骨病，说明单个P62突变本身难以导致Paget骨病，还需要其他协同因素。其次，破骨细胞对RANKL和维生素D受体过度敏感可能是Paget骨病的病因，多核细胞具有Paget骨病破骨细胞的特征，表现为细胞成熟更快更多（高于正常10~100倍以上），细胞内核数目增多，抗酒石酸酸性磷酸酶表达显著升高等，破骨细胞前身细胞对活性维生素D有过度反应。第三，前破骨细胞表达病毒组分抗原诱导破骨细胞生成和活性。在83%的耳亲硬化性病变中存在麻疹病毒RNA，淋巴液中的抗麻疹病毒IgG浓度高于血液（女性患者更常见），耳硬化性病变（包括Paget骨病病变）与麻疹病毒感染有密切关系。第四，内分泌功能紊乱使骨髓微环境有利于破骨细胞溶骨。Paget骨病的发病与患者骨髓基质细胞过度表达RANKL和破骨细胞及其前身细胞对RANKL反应过度敏感有关，而骨髓微环境中的一些体液因素有利于破骨细胞的生成，并促进溶骨活性。最后，自主神经功能障碍引起血运紊乱和新生骨增加并造成骨结构紊乱。滋养骨的动脉血量增加导致骨质局部充血，促使成骨细胞代偿性增加和新生骨的异常增加，并可造成骨组织结构紊乱，容易发生病理性骨折。

4. 身心疾病 精神心理因素和身体因素共同作用引起身心疾病。精神创伤、工作繁忙、感染或创伤造成的应激都可引起或加重Graves病。原发性高血压与遗传因素和环境因素均有关，属多基因遗传。补充钾或限制钠的摄取对于治疗高血压有效，而高盐饮食则可引起高血压。此外，高血压与盐皮质激素受体、肾上腺皮质多种激素生物合成所需的酶有关，其中特别重要的是11β-羟类固醇脱氢酶，详见第2篇第6章相关内容。

5. 药物 流行病学资料提示，某些药物或母亲的既往疾病也是引起器质性疾病的重要因素。例如，沙利度胺（thalidomide）是导致海豹胎的致病因素，其导致的胚胎畸形谱与Holt-Oram综合征（OMIN 142900）和Okihiro综合征（OMIN 607323）存在明显重叠，而后两者均为常染色体显性遗传病，分别由编码转录因子TBX5与SLL4基因突变引起。在以往诊断为Holt-Oram综合征及曾被认为是沙利度胺所致胚胎畸形的患者中，近年还发现了SLL4基因突变，该病患者的后代发病风险（不再暴露于沙利度胺）高达50%（显性遗传突变）。

肺呼吸道-肺动脉发育不良-性腺缺失-脐疝-膈肌病变-右位心（pulmonary tract-pulmonary artery hypoplasia，agonadism，omphalocele，diaphragmatic defect，dextrocardia，PAGOD）综合征与胚胎形成期的维甲酸缺乏小鼠模型类似，病变涉及生殖器、膈肌、肺和呼吸道，同时合并心脏畸形（心室发育不良、房间隔缺损、室间隔缺损）及大动脉畸形。异维甲酸（isotretinoin，accutane）是治疗严重痤疮的药物，服用该药的妇女胎儿除动脉畸形外，还患有许多其他畸形，但妊娠期局部外用维甲酸制剂（retin-A，蕾婷A）并不导致这些畸形。STRA6属于维甲酸激活蛋白，该基因突变引起许多畸形，提示PAGOD综合征与STRA6基因突变有关。

【基因组印记性疾病】

基因组印记（genomic imprinting）或亲本印记（parent imprinting)是基因组在传递遗传信息的过程中对基因或 DNA 片段打下标记、烙印的过程。基因组印记依靠单亲传递某种性状的遗传信息，被印记基因因来自不同亲本而表达不同，不符合孟德尔遗传（如 Prader Willi 综合征）[33,34]。

解释某些疾病的母系传递偏倚的另一种遗传机制是亲本印记（parental imprinting）。在发育过程中，母系基因组与父系基因组的功能并不相当。有关小鼠胚胎形成的研究显示，仅有母系染色体组的双倍体胚胎（雌核生殖胚胎，gynogenomes）或仅有父系染色体组的双倍体胚胎（雄核生殖胚胎，androgenomes）均会死于宫内。父系来源的受精卵主要发育为胚外组织；反之，母系来源的受精卵主导胚胎形成，但滋养细胞和胚外组织的发育极为有限。着丝粒融合（Robertsonian translocations，罗伯逊易位）小鼠常得到含一条染色体部分二倍体的后代。基因型相同的后代的表型取决于双染色体（diosmoic chromosomes）来源于母系或父系。如果后代 11 号染色体部分呈母系二倍体，而父系缺失，那么其体型小于正常小鼠。反之，若后代 11 号染色体部分呈父系二倍体，而母系缺失，患病小鼠的体型大于正常小鼠。因此，在发育过程中，雌性与雄性基因的作用均具有独特性。

在目前所接受的印记理论中，一个重要机制是 DNA 甲基化程度。甲基化模式符合印记现象的必要条件：①在 DNA 复制与细胞分裂过程中，该模式持续稳定；②胚系（germ line）清除印记模式，然后在精子和卵子的基因组中分别重建。例如，亲本印记引发的 Beckwith-Wiedeman 综合征患者，其特征是巨舌、巨人、脐带异常及偶发心肌病。11 号染色体上不同的甲基化区域发生微缺失，引起编码胰岛素样生长因子-2（IGF-2）的印记丧失，从而导致突变表型。

基因组印记（genomic imprints）只表达两个等位基因中的一个，来自父方和母方的等位基因在通过精子和卵子传递给子代时发生 DNA 甲基化修饰、组蛋白乙酰化与甲基化等修饰。来自父方和母方的印记在生殖细胞形成早期全部被消除，父方等位基因在精子形成和受精时产生新的甲基化，而母方等位基因的甲基化模式在卵子发生时形成。因此，受精前来自父方和母方的等位基因具有不同的甲基化模式，使带有亲代印记的等位基因具有不同的表达特性。亲代通过印记基因影响下一代的基因表达和基因功能，并在一定的条件下导致复杂突变或表型缺陷[35-37]。

印记基因（imprinted genes）缺失、双倍体、突变、单亲二倍体等使亲本的特异性表达发生改变和导致人类疾病，典型的例子有 Prader-Willi 综合征和 Angelman 综合征，其原因分别是来自于父方或母方位于 15q11-q13 区域的印记基因丢失。前者的临床特点是肌张力低下和喂养困难，继而因贪食和摄食过多而导致肥胖、短肢畸形、性腺功能减退，可伴有轻度精神运动与行为障碍。Angelman 综合征则以严重智力障碍、语言障碍、行为自我、癫痫及小脑畸形为特征。

性染色体 XX/XY 决定了个体的性别，但 X 染色体不平衡因剂量补偿机制（dosage compensation mechanisms）而发生耐受，使其功能保持不变。在此过程中，X 染色体被灭活，女性该条染色体上的多数基因被沉默，导致女性和男性的另一条 X 染色单体的基因表达上调，达到相当于常染色体的均衡

剂量。但问题是 X 染色体上那些未被灭活的基因，在非整倍性染色体时，可能对正常表型有明显作用[38-41]。

剂量补偿效应是指使细胞核中具有两份或两份以上基因的个体与只有一份基因的个体出现相同表型的一种遗传效应。一个细胞核中某基因的数目称为剂量。在以性染色体决定性别的动物中，常染色体上的基因剂量无差别，但 X 染色体上的基因剂量只有一份。剂量补偿效应使 X 连锁性状的表观型在雌雄个体间并无差异[20-22]。

遗传物质的表观修饰是确保个体健康的前提和必须补充，这种遗传物质的再程序化主要发生于生殖细胞发育时期和胚胎早期。因此，辅助生殖技术（assisted reproductive technology，ART）可能对个体的表观遗传性状产生明显影响[6,42]。

标本制备、DNA 测序等技术的进步使微生物基因组研究发生了革命性变化。环境基因组学（metagenomics）是研究环境微生物生态（microbial ecology）和环境基因组（metagenom）的一门学科，将为人类疾病环境因素的深入研究提供重要的研究平台和信息。

（周后德）

第2节 表观遗传学与内分泌代谢病

表观遗传学（epigenetics）中的印记基因（imprinted genes）在胎盘发育、胎盘功能和胎儿生长发育的调节中起了重要作用。根据基因的来源，印记基因的独特功能是只有父亲或母亲的一个等位基因表达，因此产生了独特的应用物质供应和调节模式，母亲来源的印记基因表达降低而父亲来源的印记基因增加，而任何表观遗传学调节紊乱只要影响到这一平衡，即可引起胎儿生长发育异常。人类中的印记相关性疾病（imprinting-associated disorder）有 Beckwith-Wiedemann 综合征、Angelman 综合征等。辅助生育技术可影响早期胚胎的表观基因组（epigenome）和印记基因表达，如宫内发育迟缓（intrauterine growth retardation，IUGR），其发病机制可能更为复杂，因为印记基因表达可能为致病性的或为保护性的[1-4]。

【印记基因功能】

目前已经确定了大量的印记基因（表 1-1-2-1），其中脑组织内就有 1000 个以上的印记基因，但非脑组织的印记基因可能不多，总共约数百个。其中数点值得特别注意：①大多数印记基因为非编码 RNA，其功能未明；②大量的肿瘤基因和抑癌基因属于印记基因，来源于父方或母方；③大量的印记基因仅在脑组织表达（CALCR、BLCAP、GRB10），或者仅影响脑神经和行为功能，如父方表达基因 MEST、NDN、NNAT、PEG3 或母方表达基因 ATP10A、KCNQ1、TP73、PPP1R9a、UBE3A、MAGEL2；④影响甲状腺激素、胰岛素和糖原代谢的父方表达基因有 DIO3、HYMAI、MAGEL2、NNAT，母方表达基因有 GRB10、H19、KCNQ1、PHLDA2；⑤大量的印记基因影响胎盘发育，如父方的表达基因 DIO3、DLK1、HYMAI、IGF-2、MAGEL2、MEST、PEG10、PEG3、PLAGL1、SFRP2，母方的表达基因 GRB10、PHLDA2、CDKN1C 和 RB1[5-8]。

表 1-1-2-1 印记基因功能

基　因	功　能	表　型
父源性表达基因		
DIO3	3 型脱碘酶	胎盘-胎儿高表达/IUGR 和甲减
DLK1	促生长因子	胎盘绒毛高表达/甲基化缺陷引起 IUGR.
HYMAI	非编码 RNA	新生儿暂时性糖尿病与 IUGR.
IGF2	促生长因子	胎盘-胎儿发育迟缓
IGF2AS	非编码 RNA	Beckwith-Wiedemann 综合征/Wilms 瘤
KCNQ1OT1	非编码 RNA	调节胎盘特异性 Kcnq1 结构域印记/Beckwith-Wiedemann 综合征
MAGEL2/NDNL1	与 NDN 51%相似	新生儿生长迟缓/代谢异常
MEST	神经元分化	胎儿发育迟缓/小胎盘/母亲行为
MKRN3/ZNF127	E3 泛素连接酶	Prader Willi 综合征/对胎盘功能的影响不明
NDN	神经元发育与 MAGEL2 相互作用	神经缺损
NNAT	神经元发育/离子通道调节剂	调节神经发育/肥胖
PEG10	反转录转坐子衍化基因	严重生长迟缓/成胶质细胞层缺乏
PEG3	抑制 Wn 信号	胎盘-胎儿发育迟缓/母亲行为异常
PLAGL1./Zac1	肿瘤抑制因子	骨骼缺陷/IUGR/IGF-2 反式激活障碍
SFRP2	Wnt 信号	绒毛滋养层生长障碍
SGCE	连接细胞骨架于细胞外基质	肌肉阵挛-肌张力失常综合征
SNRPN/SNURF	分子构象信号	Prader-Willi 综合征
HBII-85/PWScr	C/D 盒小 RNA	Prader-Willi 综合征/出生后生长迟缓
母源性表达基因		
APC	肿瘤抑制因子/Wnt 信号	肠道肿瘤
ATP10A	泛素连接酶	神经元分化
CALCr	降钙素受体	胎儿息肉/心血管发育异常
CDKN1C	细胞增殖负性调节子	胎盘过度生长
CPA4	原癌基因	胎盘无表达
H19	非编码 RNA./调节 IGF-2 印记	胎盘高表达/胎儿过度生长/胎盘糖原储存过多
KCNK9	钾通道	神经组织高表达
KCNQ1	电势门控钾通道	甲减/耳聋/心脏畸形(小鼠)
KCNQ1DN	不明	胎盘无表达
KLF14	转录抑制因子	对胎盘功能的影响不明
PHLDA2	与 pleckstrin 同源的细胞质结构域	胎盘过度生长/胎儿生长正常
PPP1R9A/neurabin I	调节细胞骨架运动/调节细胞形态	参与肌肉和胎盘印记/参与神经发育
SLC22A18/AS	与其他蛋白无同源序列	胎盘肝脏胃肠肾脏表达
SLC22A3	神经元外单胺转运因子	胎盘早期发育/基因敲除鼠单胺胎盘转运减少
TFPI2	肿瘤抑制因子	胎盘早期发育/调节滋养层细胞血流
TP73	与 p53 作用/调节细胞凋亡	神经发育障碍
特异性异构体或不明父源/母源表达的基因		
BLCAP	肿瘤抑制因子	脑组织印记
CD44	细胞膜糖蛋白	动脉生成障碍
EPS15	与 EGFR 和 PDFGF 受体信号相关	过表达引起细胞转分化
GRB10	蛋白激酶磷酸化	胎盘-胎儿过度生长/胰岛素信号增强
GNAS	与甲状腺功能相关	与异构体生成有关
RB1	肿瘤抑制因子	灭活 RB1 导致滋养层细胞过度增殖

【印记基因表达异常引起的疾病】

如表所示,等额印记基因失活导致的胎儿宫内发育迟缓见于 Prader-Willi 综合征(PWS)、Angelman 综合征(AS)、Silver-Russell 综合征(SRS)和 Beckwith-Wiedemann 综合征(BWS)。例如,由于单亲缺失或单亲二倍体,BWS 与 SSR 患者的母方与父方的基因表达不平衡[9-12](图 1-1-2-1)

(一) Prader-Willi 与 Angelman 综合征 PWS 和 AS 的病因在父方或母方 15q11-q13 缺失、父方 15 号染色体单亲二倍体(paternal uniparental disomy,UPD)、15q11-q13 基因组印记缺陷、HBII-85 snoRNA(PWS)或泛素蛋白连接酶(ubiquitin-protein ligase E3A,UBE3A)基因(AS)功能缺失。15q11-13 含有一串印记基因(SNRPN/SNURF/SNORDs 复合物、

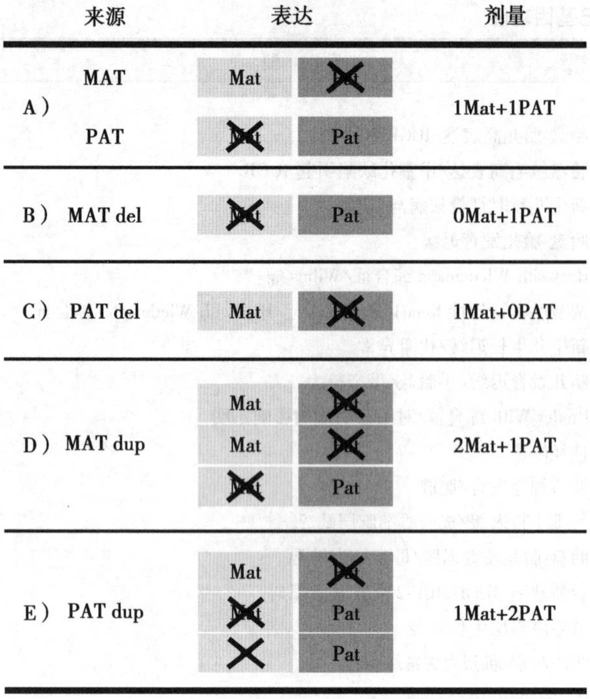

图 1-1-2-1 印记基因剂量（Silver-Russell/Beckwith-Wiedemann 综合征）

图中显示印记基因剂量（imprinted gene dosage）与 Silver-Russell/Beckwith-Wiedemann 综合征的关系；A）表示父方野生基因型（7p11.2p13）和印记的影响与父方野生基因的基因平衡剂量；B）表示母方基因缺失、剂量不平衡与父方基因不表达；C）为父方基因等量表达而父方基因无表达；D）表示母方基因单亲二倍体（UPD）、剂量不平衡、母方基因剂量倍增，表型与基因剂量类似但不相当；E）为等量 UPD，但父方基因剂量加倍

MKRN3、MAGEL2、UBE3A、NDN 等），详见第 2 篇第 2 章第 7 节。PWS 患者表现为轻度产前生长延迟、发育障碍和产后进食困难，成年后出现一系列运动与精神异常；缺失 MKRN3、MAGEL2 或 NDN 时，引起肥胖和智力障碍，但缺乏 PWS 的临床表型[13-16]。Angelman 综合征的病因与 PWS 相似，多数患者存在母方 15q11-q13 缺失（70%），少数与单亲二倍体、印记基因异常或 UBE3A 突变有关[17,18]。

（二）Silver-Russell 综合征与 Beckwith-Wiedemann 综合征　病因与 7p11.2p13 和 11p15 缺失有关。Silver-Russell 综合征患者伴有严重宫内和出生后生长发育障碍，而 Beckwith-Wiedemann 综合征表现为妊娠后期和儿童期过度生长，肿瘤风险增高。引起该两种综合征的异常印记基因是 H19-IGF-2、CDKN1C、KCNQ1 和 GRB10。过度生长与父方的表达基因剂量加倍，IGF-2 作用过强有关[19]。

（三）IUGR　IUGR 的发病与基因印记和甲基化异常相关。例如，IGF-2/H19 位点的甲基化不足引起 IUGR。此外，PHLDA2、MEST、MEG3、GATM、GNAS、PLAGL1、CRH、IGF-1、IGFBP-1、leptin 等 400 个以上的印记基因参与了发病过程。

【表观遗传学检查】

内分泌腺细胞的基因组容易发生表观遗传学改变，可引起致命性内分泌代谢性疾病和肿瘤形成。表观遗传学检查技术很多，如高通量测序（high-throughput sequencing）、阵列分析（array-based analysis）等[20]。研究表观基因学（epigenomics）的第二/第三代测序技术见表 1-1-2-2，表观遗传学技术的分辨率与优势度见表 1-1-2-3，免疫沉淀结合阵列法（ChIP-Chip）或测序法（ChIP-Seq）测定组蛋白修饰区见图 1-1-2-2，测定全基因组甲基化的技术见文末彩图 1-1-2-3。

表 1-1-2-2 研究表观基因学的第二/三代测序技术

技术	技术特征	读数	应用与缺点
454	乳化 PCR 合成测序	1×106×400bp	MeDIP-Seq/MBD-Seq/RRBS/MethylC-Seq/同源多聚重负序列时误差大/费用高
SOLiD	乳化 PCR 结扎测序	6×108×50bp	MeDIP-Seq/MBD-Seq/2 个碱基（色差）编码可纠正误差
Illumina 基因组分析	电桥 PCR 结扎测序	2×107×100bp	MeDIP-Seq/MBD-Seq/RRBS/MethylC-Seq/WGSB/应用广
GridION	纳米孔敏感测序单分子	限制性片段长度	实时检测被修饰的碱基
PacBio RS	实时合成测序单分子	10kb	实时检测被修饰的碱基错误率高

表 1-1-2-3 表观遗传学技术的分辨率与优势度

项目	MethylC-Seq	MeDIP-Seq	MBD-Seq	RRBS	限度 27K	限度 450K
分辨率（bp）	1	100~1000	100~1000	1	1	1
全基因组 CpG 的理论优势度（%）	100	100	100	10	0.1	1.6
全基因组 CpG 的实验优势度（%）	14.73	0.09	1.77	0.37	0.08	1.6
说明	单碱基对的分辨率和优势度高（金标准）/不能确定 5hmC 甲基化	分辨率和优势度高	分辨率和优势度高/确定 5hmC 和 5mC 甲基化	分辨率和优势度高/适合于检测 CpG 岛	分辨率高/重复性好/测定 CpG 的优势度较低（450K 取代）	分辨率和优势度高/重复性好/高密度阵列增加 CpG 的监测优势度

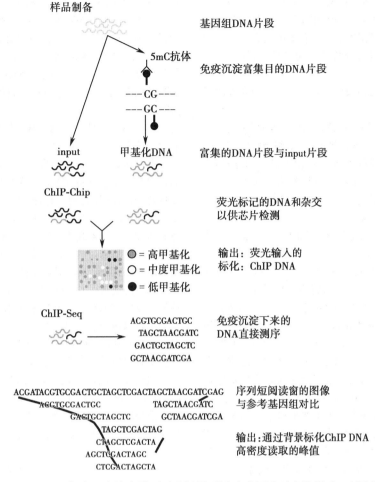

图 1-1-2-2　免疫沉淀结合阵列法（ChIP-Chip）或测序法（ChIP-Seq）测定组蛋白修饰区

加入甲醛后测定的兴趣蛋白与 DNA 交联，DNA 分解为多种片段，与目的蛋白结合的 DNA 用特异性抗体分离及扩增；甲醛交联通过加热处理，得到的 DNA 用于杂交（ChIP-Chip）或直接测序（ChIP-Seq）

【基因治疗】

（一）**恢复基因功能**　基因治疗（gene therapy，GT）最早指在原位用正常基因替换缺陷基因来治疗人类疾病。后来指将外源基因导入细胞以纠正基因缺陷，其概念随分子遗传学技术的不断发展而拓展，目前指通过操作自身或外源性遗传物质来干预疾病的发生、发展和进程，包括替代或纠正人类自身基因结构或功能上的错乱、直接或间接杀灭病变的细胞或增强机体清除病变细胞的能力。

在 20 世纪 60 年代末，人们就尝试将含精氨酸酶基因的病毒注射入精氨酸酶缺陷的病人体内，第一例经批准的人基因治疗临床试验于 1990 年 9 月 14 日在美国国立卫生研究院临床中心进行，Aderson 等将正常的腺苷脱氨酶基因导入因先天性腺苷脱氨酶缺陷而患重度联合免疫缺陷综合征的 4 岁女孩体内，结果证明了由病毒介导的外源基因确实能够在患者体内表达正常的具有生物活性的蛋白，从而使得基因治疗引起了人们的广泛关注。目前，基因治疗的范围已从过去罕见的单基因疾病扩大至常见的单基因疾病和多基因疾病。遗传性疾病的基因治疗多数属于单基因缺陷所引起的疾病的基因治疗。以腺病毒为载体，靶向肝细胞对苯丙氨酸羟化酶（PAH）缺陷症小鼠模型进行了研究，结果表明小鼠的伤寒表型症状得到明显改善。

恶性肿瘤的基因治疗已进行了大量的预备性实验，美国科学家构建了重组的 TIL（肿瘤浸润淋巴细胞），能表达 100 倍于正常水平的 TNF 并应用于黑色素瘤的临床治疗。另外，用表达 IL-22、IFN-22 和 IL-21 的 TIL 治疗神经母细胞瘤及白血病等的研究工作也已见报道；还有应用反转录病毒将毒素基因（蓖麻毒素和脊髓灰质炎病毒中所含的一种蛋白酶的基因）导入癌细胞内，只在靶细胞内表达毒素并发挥杀伤作用，但对其他细胞毒性较低。

相比其他治疗方式，基因治疗显示着更全面、更本质的效果。在不断探讨各种疾病的发病机制、尝试不同基因药物、采用不同治疗途径的过程中，基因治疗已取得了极大的进展。截至 2013 年底，全世界已批准的基因治疗临床试验方案达到了 1800 个，我国国家食品药品监督管理局（SFDA）于 2004 年 1 月批准的世界上第一个基因治疗产品——"重组人 p53 腺病毒注射液"；2012 年 7 月欧洲药品管理局（EMA）批准荷兰公司研发的 Glybera 药物，用于治疗脂蛋白脂酶缺乏症。

人类间充质干细胞（human mesenchymal stem cell）为干

细胞的研究提供了方便。人类间充质干细胞在一定条件下可分化为各种组织细胞，如骨、软骨、脂肪等。一些代谢性骨病（如骨折后骨不连接和低磷酸酶症）有望用人类间充质干细胞治疗，而且因为这种干细胞能调节免疫反应，故很少发生免疫排斥反应[21-25]。

基因治疗的技术和方式日趋多样化，但按基因导入的形式，可归纳为以下两种。

1. **体外基因导入** 该法是在体外细胞培养时，用适当的方法将基因导入人体自身或异体细胞，该细胞经培养扩增后再注入人体，其制品形式是外源基因转化的细胞。此法易于操纵且较为有效，由于受到细胞培养、生长和注入等条件的限制，其制品不利于大规模生产，目前应用于血液、皮肤、肝脏、免疫系统和肿瘤细胞等的治疗。

2. **体内基因导入** 该法是将外源基因装配于能在人体细胞表达的载体，直接导入人体，其制品形式是基因工程技术改造的载体与重组 DNA 混合物，其制品可进行较大规模生产。但此法的效果相对较差，不易将治疗基因准确导入体内靶细胞。目前应用于肝脏、脑和呼吸系统等的基因治疗。

（二）病毒载体和非病毒载体 基因必须通过一定的载体才能导入人体内并在体内高效表达，裸露的 DNA 不但容易被机体的降解酶系所降解，而且也难以进入宿主细胞并在宿主细胞内高效表达。目前用做基因治疗的载体主要包括病毒载体和非病毒载体两大类。后者又包括细菌载体、人工载体和脂质体载体等。而病毒载体主要来源于鼠和人类的 DNA、RNA 病毒，最常用的以反转录病毒、腺病毒（Ad）、腺相关病毒（AAV）、慢病毒和单纯疱疹病毒（HSV）为多。最近几年，又有更多的病毒被开发改造为基因治疗的载体，包括牛痘病毒、杆状病毒、EB 病毒（EBV）、水疱性口炎病毒（VSV）和人巨细胞病毒（CMV）等，其中一些也已经进入了临床试验阶段。细菌载体和人工载体主要有志贺菌载体、人工小染色体载体及各种物理载体等。

1. **病毒载体** 主要包括反转录病毒载体、腺病毒载体、腺相关病毒载体、单纯疱疹病毒载体、慢病毒载体和其他病毒载体。

2. **非病毒载体** 非病毒基因转移方式与病毒方式相比，有以下几个潜在优势：①对 DNA 大小的限制较少，长达48kb 的片段已被成功转移至细胞；②没有对包装和复制所必需的病毒序列的要求限制，DNA 容易操纵；③比起有感染性的病毒构建物，DNA 复合物少有感染能力，比较安全；④免疫原性低。目前已经在研制的非病毒载体有脂质体载体、人工染色体载体和生物纳米载体。虽然，诸如反转录病毒一类的治疗载体可以将所需目的基因整合到基因组中，持久表达用以代替缺陷基因，但是，反转录病毒的整合具有随机性，倘若引起原癌基因的激活引发癌症，那么它的安全性将受到质疑。亟须发展新的基因组靶向修饰系统用以对目的基因进行持久、特异编辑以达到治疗的目的。基因编辑技术如 ZFN、TALEN 和最新的 CRISPR/Cas9 系统的出现和应用为人类疾病的治疗提供有力的手段[26-28]。主要途径是通过体外纠正致病基因并回输体内用于疾病治疗研究。近年来 ZFN、TALEN 和 CRISPR/Cas9 系统在杜氏肌营养不良、帕金森疾病、α1-抗胰蛋白酶缺陷症、X 连锁的严重联合免疫缺陷等多种遗传性疾病及肿瘤的治疗中均取得了重大的成功。

（周后德）

（本章主审　周后德　谢辉）

第 2 章

激素检测

体内的激素水平是反映内分泌代谢功能状态的直接指标,也是诊断内分泌代谢疾病的重要依据之一。随着生物检测技术的进步,激素测定敏感而特异,且实现了痕量化和全自动化,检测的激素已达 100 余种。临床医师只有客观评价其临床意义,才能透彻解释疾病的发生机制与病情变化本质。本章介绍激素测定发展史、发光免疫分析等,同时有关分子生物学基本技术和内分泌代谢细胞学技术、核素标记、酶标记、荧光标记、光谱分析、放射免疫分析、酶免疫分析、荧光免疫、免疫聚合酶链反应、放射受体分析和高效液相色谱与毛细血管电泳等技术的基本知识可见本篇末的扩展资源 2。

第 1 节　激素测定发展史

随着神经精神和激素受体的研究,激素测定技术发生了巨大变化,近代的自动、床旁激素测定和分子生物学技术完全取代了以前粗糙的色谱分析(colorimetric method)和生物分析法(bioassay),取得了突破性进步,先后获得 9 项 Nobel 奖(表 1-2-1-1),其中以神经肽、神经内分泌和巨噬受体调节最为触目。

表 1-2-1-1　内分泌学和激素测定获得的 Nobel 奖

年份	获奖者	成　　就
1958	Frederick Sanger	胰岛素结构研究
1966	Charles B. Huggins	前列腺癌激素治疗
1971	Earl W. Sutherland Jr.	激素的分子水平作用机制
1977	Rosalyn S. Yalow	免疫分析法
1977	Roger L. Guillemin Andrew V. Schally	下丘脑释放激素
1984	Georges J. F. Köhler	单克隆抗体的研制
1992	Edmond H. Fisher Edwin G. Krebs	细胞内蛋白激酶介导激素效应
1994	Alfred G. Gilman Martin Rodbell	G 蛋白与信号转导
1998	Robert F. Furchgott	一氧化氮的信号分子作用

游离激素组分即位于细胞内的活性激素,其浓度直接代表了该种激素的生物学活性。但是,20 世纪 60 年代对游离激素组分学说提出了质疑,原因是与白蛋白结合睾酮的离解半衰期(dissociation half-time)仅为 SHBG-结合型睾酮 1/20 秒[1],如此短暂的离解半衰期足以使一部分结合型睾酮被组织摄取利用,也就是说,结合型睾酮具有一定的生物可用性;数年后发现,肝脏能迅速摄取血液中的 T_4[2],这种现象也难以用游离激素学说解释。1986,Pardridge 提出组织微循环调节激素利用的特殊机制[3],微循环能加速结合型激素或药物的离解[3-5],此即激素的生物可用性学说。

【激素测定发展史】

(一)　1956~1970 年间　此期间主要建立了免疫分析法和放射免疫法(radioimmunoassay, RIA)。Rosalyn Yalow 在她的 1977 年 Nobel 奖演说中提到,免疫分析法和放射免疫法其实是在实验错误的偶然事件中发现的[6]。20 世纪 50 年代,Yalow 和 Berson 验证"糖尿病不是胰岛素缺乏而是胰岛素降解太快引起的"假说[7],在实验模型中他们使用了静脉注射[131]I-胰岛素,发现在以前使用过胰岛素的患者中,放射活性胰岛素的清除更慢。其原因是胰岛素与相应抗体结合,论文竟然被 Science 和 JCI 因提出的胰岛素概念而两度拒绝发表。直到数年后,人们才认识到这一发现的重大意义。在这篇报道中,Yalow 和 Berson 发现,标记的胰岛素与恒定浓度抗体及"冷胰岛素(非标记胰岛素)"之间存在一种定量的函数关系,又过了数年,最终才建立了 RIA 分析测定胰岛素和其他激素的基本技术[8],从而开辟了近代内分泌学的先河,在此之前,所有的激素测定均只能采用化学分析法或生物分析法(表 1-2-1-2)。

表 1-2-1-2　免疫分析前的激素测定方法

生物分析法	其他分析法
飞鸽嗉囊作用(泌乳素作用)	色谱分析(17-酮和 17-羟类固醇测定/蛋白结合碘)
鸡冠变化(睾酮作用)	荧光分析(皮质醇测定)
血糖变化(胰岛素作用)	双同位素衍生法(小分子物质)
大鼠卵巢增重(FSH 作用)	血凝素分析法(HCG 测定)
抗坏血酸消耗(LH 作用)	气相色谱法(小分子物质)

同一时期,Roger Ekins 研究了使用高剂量[131]I 后的血液放射活性分布,放射活性物质主要与蛋白质结合,并用电泳法分离标记物,发现标记的 T_4 位于白蛋白和 TBG 之间,继而加入外源性 T_4,获得了剂量-反应曲线[9],该实验奠定了竞争性蛋白结合分析(competitive protein binding assay, CPB)和配体结合分析(ligand-binding assay)的基础。在以后的 10 年中,建立了抗体生成技术,因此使 RIA 应用到了各种生物大分子、多肽和蛋白质激素的测定,如 PTH、ACTH、GH、FSH、

LH 等等。竞争结合分析法则应用于分子量不太大非抗原分子而具有结合蛋白特点的其他物质,如 TBG、CBP、cAMP 结合蛋白等。采用手工操作的 RIA 与 CPB 很费时,由于缺少染色剂,包括抗体和示踪剂在内的所有试剂需要自行制备。加上多克隆抗体的低亲和性,免疫分析必须在平衡条件下进行,一次测定需要 3 天以上。免疫动物所需的抗原纯度可能达不到要求,交叉反应明显有时需要使用动物来源的标记示踪物,而分离结合蛋白也相当困难。20 世纪 70 年代后期,人们开始应用 ^{131}I 和 ^{125}I 标记代替以前的 ^3H 或 ^{14}C 标记,避免了液显测定,缩短了测定时间,但背景噪音仍较高,需要重复或平行测定校正测定误差[10]。

由于测定方法的敏感性、特异性和技术难度的限制,这一时期建立了许多内分泌动态试验,协助疾病的诊断。至 20 世纪 60 年代末期,David Rodbard 提出了 RIA 的许多误差计算和质量控制措施[11,12],其中最重要的是手工制作的校正双曲线和 S 型校正曲线,而现在已经改用电脑计算和加权逻辑回归等方法[13]。

20 世纪 70 年代,抗非抗原分子的抗体制备采用与大分子(多数为牛血清白蛋白)偶联获得成功,亲和色谱法纯化多克隆抗血清。使用更短效(8 天)而高能的 ^{131}I 代替 ^3H 或 ^{125}I,提高了测定的特异性,商业激素测试盒大增(表 1-2-1-3)。但是,这一时期的质量标化仍存在较大问题,可提供的商业激素测试盒繁多,结果相差大,结果比较困难[14],而且仍不能常规测定降钙素、甲状腺球蛋白和 IGF-1、DHEA、DHEA 硫酸盐、雄烯二酮、游离睾酮、17-羟孕酮及维生素 D。20% 以上的小分子非多肽物质(如类固醇类激素、甲状腺激素、cAMP、血管紧张素等)仅能用 ^3H 标记的竞争结合分析法,40% 的类固醇激素分析仍需要色谱法提取纯化,常用树脂或沉淀剂(主要为 PEG)。皮质醇、FSH、LH 和 TSH 仍需要经过透析步骤。

表 1-2-1-3 20 世纪 70 年代的商业性激素测试盒

肽类与蛋白质激素		类固醇类与其他激素	
激素	测试盒种类	激素	测试盒种类
ACTH	1	醛固酮	5
HCG	2	皮质醇	13
FSH	4	cAMP	3
LH	3	11-脱氧皮质醇	1
胃泌素	7	雌二醇	3
GH	2	孕酮	4
胎盘泌乳素	11	肾素-血管紧张素	5
胰岛素	4	睾酮	9
PTH	1	甲状腺激素	37
泌乳素	1	游离 T_4 与 T_3	18
TSH	8	T_3 摄取试验	19

(二)1975~1990 年间 1967 年,Wide 等建立了过敏的诊断方法,免疫分析自动化是此时期的研究重点。1968 年建立了非竞争性分析法——免疫放射分析法(immunoradiometric assay,IRMA)和夹心分析法(sandwich assay)[15,16],

1975 年引入了单克隆抗体制备技术[16]。非同位素标记产生了新一代分析技术革命。

在分析技术领域里,有关激素敏感性的讨论持续了十多年时间。一般来说,激素敏感性是指激素的反应性,或者简单地说,激素敏感性是指激素剂量-反应曲线的斜率[17-19],但是,Ekins 等认为,激素敏感性的定义应该是发现少量可测定物质的能力,这种能力一般以不存在该激素(浓度为零)时的误差来表示。因此,非竞争性过量抗体需要与高特异性标记物一期应用,以尽量降低非特异性结合。20 世纪 70 年代,单克隆抗体的应用级别解决了测定费用高和敏感性低等难题。放射性物质具有高敏感性特点,但因标记的组分含量极低(如万亿分之一),而裂变极快,且能进行直接放射 B 级的物质不多,自动测量和污物处理较难。因此要解决这些问题的关键是采用非同位素标记技术,目前应用较多的是化学发光法和免疫荧光分析法(表 1-2-1-4)。

表 1-2-1-4 20 世纪 80 年代建立的非同位素标记测定技术

标记物质	测定方法	被分析物质
噬菌体	细菌培养法	类固醇类
化学发光法	光度分析法	睾酮/甲状腺激素
酶类	荧光分析/分光光度分析法	HCG/皮质醇胰岛素等
荧光染料	荧光分析法	皮质醇甲状腺激素
溶胶/乳胶/红细胞等	可见光光散射法	HCG/HCS/妊娠试验
脂质体	光谱荧光分析法	甲状腺激素
金属原子	原子吸收光谱法	类固醇类
稳定自由基	电子自旋共振/光谱分析法	孕酮/睾酮

注:HCS:human chorionic somato-mammotropin,生长促乳素

1961 年,Dandliker 提出的荧光偏光没有测定法(fluorescence polarization immunoassay,FPIA)的最大优点是不需要分离步骤[20],首先用于皮质醇测定获得成功,同时也适用于其他类固醇类小分子微量激素或药物的测定。20 世纪 80 年代开始应用时间分辨荧光分析法[21],荧光标记物为镧化合物,荧光半衰期长(10~1000μs,一般的短效荧光半衰期长为 10^{-9}~10^{-6}μs),几乎无荧光噪音[21-24]。引入生物素-抗生物素蛋白(biotin-avidin,streptavidin)偶联法实现了多重标记的愿望,提高了结合性($Ka=10^{15}M^{-1}$)。生物素的四聚体结构特点达到了信号扩增效果,其应用极为广泛。

【激素测定进展举例】

(一)甲状腺激素测定 激素测定技术进步对诊疗的影响是巨大的,下面从甲状腺激素和 PTH 测定两个方面来说明这一问题。图 1-2-1-1 是 20 世纪 70 年代刊登在学术杂志上的一例 TSH 测定报告,那时的甲状腺功能诊断判别以游离甲状腺素指数(free thyroxine index,FTI)为一线指标(现在用游离 T_4 代替 FTI,一线指标替换为 TSH),虽然 Pharmacia 提供的甲状腺功能测试盒较优越[22],但第一代 RIA 法测得的 TSH 敏感性为 1~2mU/L,仍不能满足甲亢患者的诊断实际(TSH<0.05mU/L),也难以将甲亢与 TSH 正常低值(0.4~4.0mU/L)

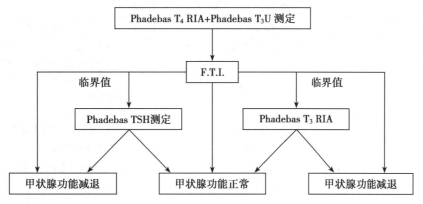

图 1-2-1-1　甲状腺功能评价流程

分开,确立甲亢诊断的指标有赖于总 T_3 测定或动态的 TRH 兴奋试验。20 世纪 80 年代引入非竞争性高敏 TSH 分析后,TSH 的敏感性提高,最低可测得值降为 0.1mU/L,超敏的化学发光或时间分辨荧光分析将 TSH 的最低可测得值降至 0.01mU/L 以下[22,23],从而完全淘汰了 FTI 和 TRH 兴奋试验。有关分析技术敏感性的概念——被分析物浓度为零时的测量误差/不精确性也发生了变化,被全新的功能敏感性(functional sensitivity)概念所代替,即当某测定技术的不精确性(变异系数 CV)为 20% 时,所测得的最低水平,新的敏感性概念强调了临床诊断需要的 TSH 测定质量而非单纯的统计学定义。目前,人们应用简单的超敏 TSH 分析作为甲状腺功能的一线指标。

另一种进步是 FT_4 测定。FT_4 仅占血清总 T_4 的 0.03%,最初,应用赛路酚膜(cellophane membrane)透析法分离游离 T_4[25],后来改为免疫提取分析(immunoextraction assay)[26],20 世纪 80 年代采用 Amersham 公司提供的商业类似物 FT_4 分析;1990 年以来,广泛采用了一步抗体标记分析法测定。

(二)PTH 测定　在测定 PTH 前,人们应用生物分析法测量高血钙性或高尿磷性作用来评价血清 PTH 水平[27]。1963 年,Berson 和 Yalow 建立了 PTH 免疫测定法[28],抗体由牛 PTH 免疫动物生成,应用放射性碘标记后作为示踪物,而标准品为人类甲状腺提取物,测定结果用 μl 当量人 PTH/ml 表示[26];5 年后改用 cAMP 放射免疫分析来间接评价 PTH 水平。1978 年,Keutman 完成了 PTH_{1-84} 的分子结构测序[27]。PTH 免疫分析较好地解决了分离问题,确定 PTH_{1-34} 具有完全生物活性后,应用人工合成的 PTH_{1-34} 代替甲状旁腺人工提取物[28]。

第一代 PTH 分析采用抗甲状旁腺提取物的多克隆抗体,识别的分子表位位于 PTH 分子的 C 端中段和末端,称为羧基末端 PTH(C-PTH)测定。循环血液中的 PTH 水平为 PTH_{1-84} 的 3~5 倍,肾衰时 C-PTH 升高更为显著[29],C-PTH 来源于甲状旁腺和外周组织,其分泌量与血清钙水平相关,高钙血症时,无活性的 PTH 片段分泌增多,而低钙血症时分泌减少,而外周组织的 PTH 代谢及 C-PTH 生成量与血钙水平无关[30]。第一代 PTH 分析不能鉴别非甲状旁腺性高钙血症与轻度原发性甲状腺功能亢进症(甲旁亢)[31],因为长期的非甲状旁腺性高钙血症促进 C-PTH 生成[32],而且肾病引起的 PTH 升高不能判断骨骼病变的本质[33]。

第二代 PTH 分析建立于 20 世纪 80 年代,其特点是采用了双抗体夹心免疫放射分析法(IRMA),抗人 $hPTH_{39-84}$ 多克隆一抗结合在固相上,^{125}I 标记的信号抗体针对 PTH_{13-34} 的分子表位,$hPTH_{1-84}$ 参与反应[34]。第二代 PTH 分析基本满足了原发性甲旁亢的诊断、术后追踪观察和鉴别肾衰的需要。

但是全段 PTH 分析往往高估了终末期肾病的严重性。患者经过钙剂和维生素 D 治疗后,血清全段 PTH 水平仍正常,而事实上患者已经发生了无动力性骨病,原因是骨骼组织产生了 PTH 抵抗。为了避免这种情况的发生,临床上要求维持患者的血清 PTH_{1-84} 水平在正常范围的 2~4 倍水平。1996 年,Pierre D'Amour 采用 HPLC 再分析发现,应用全段 PTH 分析测定的 50% PTH 为 C-PTH,其原因是这些 C-PTH 部分保留了 N-末端结构(截短型 PTH,缺失第 4/7/8/10/15 号氨基酸残基),称为非 PTH_{1-84} 组分,这种分子组分能与分析体系进行等分子量反应。同样,能与第二代 PTH 分析体系反应的还有 PTH_{7-84}[35]。PTH_{7-84} 具有一定的 PTH 活性,但其信号途径并非经典的 PTH/PTHrP 受体,研究发现,PTH_{7-84} 具有自己独特的羧基端片段(C-PTH)受体[36,37]。

第三代 PTH 分析应用了羧基端抗体(分子表位 39~84)和氨基端信号抗体(分子表位 1~4),分析系统与非 PTH_{1-84} 组分不发生反应,称为生物活性 PTH(bioactive PTH)、全 PTH(Whole PTH)、环化酶激活的 PTH(cyclase activating PTH)等(表 1-2-1-5)。虽然第三代 PTH 分析没有改善骨骼病变的鉴别能力,但如果将第二代与第三代 PTH 分析联合应用,可计算出非 PTH_{1-84} 组分的量或 PTH_{1-84} 与非 PTH_{1-84} 的比值,预测无动力性骨病的风险。除上述的非 PTH_{1-84} 组分外,正常人、甲状腺疾病、肾衰或肿瘤性高钙血症患者还存在多种其他 PTH 分解片段,它们可能占了第三代 PTH 总量的 8%~25%,这是目前仍未解决的 PTH 测量难题。

免疫分析的缺点仍有待克服。RIA 分析双管测定的变异系数为 10%~20%,双抗体夹心分析法有所改善,但仍欠理想。2004 年,Cole 报道应用 β-HCG 诊断异位妊娠的错误率很高,导致处理失误的事件时常发生,其他的激素免疫分析测定的假阳性和假阴性率也不可忽视,说明免疫分析仍然有许多问题等待解决。例如,血清 GH 含有多种异构体,应用配体结合技术测定的 GH 造成检测结果与临床诊断不符现象。质谱法(mass spectrometry)测定多种 GH 异构体是解决这一问题的途径之一。

表 1-2-1-5 PTH 测定方法比较

PTH 分析	识别的表位	临床意义
第一代 （PTH-C 测定）	PTH-C 中段/末端	C-PTH 来源于甲状旁腺和外周组织 非甲旁腺性高钙血症促进 C-PTH 生成 不能鉴别假性 HPT 高与轻度 HPT 不能判断骨病本质
第二代 （总 PTH 测定）	PTH$_{39-84}$ 多克隆一抗 PTH$_{13-34}$ 分子表位 PTH$_{7-84}$ 分子表位	高估肾病严重性 50% 为截短型非 PTH$_{1-84}$ 组分 肾衰维持 PTH$_{1-84}$ 在 2~4 倍
第三代 （活性 PTH 测定） （全段 PTH 测定） （环化酶激活的 PTH）	PTH$_{39~84}$ PTH$_{1~4}$	第二代+第三代联合分析 预测无动力性骨病风险 计算 PTH$_{1-84}$ 与非 PTH$_{1-84}$ 比值

（三）激素测定自动化　物理分离复杂和培育时间长使放射免疫分析难以实现测量自动化，用于激素测定的自动分析仪已经经过了数代更新，技术较成熟，临床应用广泛（表 1-2-1-6）。

表 1-2-1-6 用于激素测定的自动分析仪

仪器	年份	标记物	激素分离方法
	1965	同位素	红细胞 磁性颗粒（agarose）
EMIT	1972	酶类	均匀一致
ARIAII	1975	同位素	固体载体过滤（再生）
Centria	1976	同位素	SephadexG25 柱
Concept 4	1976	同位素	试管包被
Gammaflow	1976	同位素	炭/Dowex 柱
Star	1981	同位素	磁性颗粒
TDx	1981	FPIA	匀浆
Stratus	1982	酶类荧光素	固定抗体/玻璃纤维
ACS180	1990	化学发光物质	磁性颗粒

【激素测定值判断】

（一）参考值范围和临床决策限　参考值范围（reference interval）和临床决策限（clinical decision limit）是两种有着本质差别的概念。参考值范围是指表观健康者的测得值范围，一般应根据种族、性别、年龄、妊娠等进行分层测定获得；而临床决策限是指来源于诊断患者的测定值，例如空腹血糖≥7.0mmol/L 或 HbA$_1$c≥6.5%（48mmol/mol）的糖尿病诊断标准是来源于糖尿病患者的临床结局（如糖尿病肾病）事件所做出的判别值，因此属于典型的临床决策限。ROC（receiver operator characteristic）曲线是平衡指标敏感性与特异性的方法，由 ROC 衍生出的最优截割（optimal cut-off）值既不是高特异性的参考值范围，又非高敏感性的临床决策限。

根据生物变异理论，个体间变异（inter-individual variability，CVg）远大于个体内变异（intra-individual variability，CVi）；因此参考值范围对于具体患者的诊断价值是有限的。参考值范围不应太大，特别不能大于预期的患者自身变异，如果 CVi/CVg 比值（个体指数，index of individuality）低于 0.6，除非对参考值范围进行分层，否则这种参考值范围无实用价值。例如，在总体人群中，尿肌酐的 CVi/CVg 比值为 0.46，因而必须进行尿肌酐的性别分层，以降低个体间变异，使 CVi/CVg 比值提高到 1.42（女性）~1.83（男性）。青春期发育时，

男性和女性的性腺类固醇激素分泌增多种类不同，引起许多指标的增减，分析结果时必须考虑这一因素（表 1-2-1-7）。

表 1-2-1-7 青春期发育引起的生化测定值改变

测定指标	青春期变化	变化原因
肌酸激酶	男性升高 50U/L	睾酮
肌酐	男性升高 15μmol/L	睾酮
白蛋白	男性升高 2g/L	睾酮
血红蛋白	男性升高 20g/L	睾酮
尿酸盐	男性升高 0.05mmol/L	睾酮
胆固醇	男性升高 0.4mmol/L	睾酮
球蛋白	女性升高 2g/L	雌二醇
血小板	女性升高 25×10^6/L	雌二醇
碳酸氢盐	女性下降 1.5mmol/L	孕酮

（二）临床检验与试验的质量控制　代谢性疾病的临床检验和试验的方法与参考值差异很大，随着检测技术的进步，内分泌试验的方法与参考值也在不断变化，给结果解释带来不便。理论上看，试验检测值呈正态分布（图 1-2-1-2），如果一种试验检测是用于诊断患者某种疾病，那么决定是或不是某种疾病的风险（可能性，概率）一般用决策阈值（decision threshold）来衡量（图 1-2-1-3）。如将追踪筛选检验的决

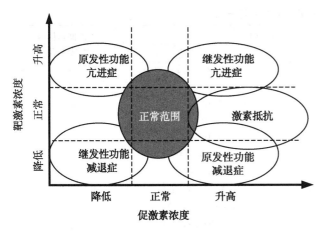

图 1-2-1-2　根据靶激素和促激素的关系判断内分泌功能与激素抵抗

同时测定靶腺激素和促激素可为内分泌功能亢进或减退与激素抵抗的定位诊断提供依据,原发性功能亢进症是指靶腺自主性分泌激素引起的功能过高现象,而继发性功能亢进症意味着促激素过多导致的内分泌腺功能亢进;同样,原发性功能减退症的病因在靶腺,而继发性功能减退症是指促激素不足引起的功能低下

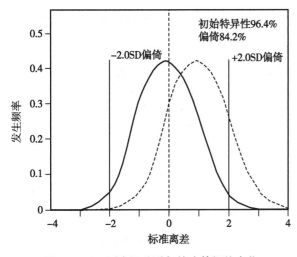

图 1-2-1-3　测定误差引起的决策阈值变化

实线显示 2.5% 受试者的监测值超出 2 个标准差(SD),虚线表示监测误差向上限漂移 1 个 SD,引起 15.8% 受试者的监测值超出 2 个 SD;SD:标准差

策阈值定为 +2SD,那么有 2.3% 的筛选对象为阳性;另一方面,假设实验检测的结果向上限漂移 1SD,则有 15.8% 的受检者变为阳性;对于卫生政策的执行者来说,这就意味着接受额外而不必要筛选的对象增加了 700%[10,27]。

差不多所有的实验室指标检测系统均符合正态分布模型[28]。以血钙测定为例,从随机患者人群中进行病例检出时,大约 19/1000 的血钙 ≥102mg/L(2.55mmol/L,≥10.2mg/dl),因重新校准或试剂批号改变使钙测定系统误差上升 1mg/L(0.025mmol/L,0.1mg/dl)的情况是十分常见的,但引起的假阳性率明显增加,即大约有 26/1000 受试者的测得值升高;如果钙测定系统误差上升 2mg/L(0.05mmol/L),那么有 36/1000 受试者的测得值升高。如果钙测定系统误差上升 3mg/L(0.075mmol/L,0.3mg/dl),则有 49/1000 受试者的测得值

升高,也就是说,需要接受进一步检查的人数增加了 160%[29,30]。遗憾的是,现在各个实验室应用的质量控制系统均过于宽松,由此引起的假阳性相当严重。例如,CLIA88 检测仪的血钙允许误差为 ±10mg/L(0.25mmol/L,1mg/dl),血清皮质醇的允许误差为 ±25%,T_4 的允许误差为 ±20%,因而及其微小的系统误差将导致现在的检测值波动,例如血钙的测定误差为 10mg/L(2.5mmol/L,1.0mg/dl)的话,那么所有受试者的血钙均是升高的。

内分泌和代谢性骨病临床实验室检测的另一个问题是仪器生产商提供的参考值不一致性(表 1-2-1-8),为了维护检测技术专利,或许生产商有意将参考值定在某个特殊的范围内,而诊疗指南无法就每一种测定方法做出具体规定[8]。因此,每个实验室均需长期追踪检测,确定其敏感性和特异性;短期跟踪容易漏诊病例,导致敏感性高估,将内分泌肿瘤手术前后的检测值与重点实验室进行比较,可以保持良好的系统敏感性(表 1-2-1-9 和表 1-2-1-10),追踪控制的难度更加

表 1-2-1-8　实验室测定误差的原因分析

误差类型	误差原因
测量前误差	标本收集时间错误(错误日期月经期)
	标本性质错误(血清血浆全血)
	测定时间过晚
	标本标记错误
测量误差	校正误差(未校正或校正不当)
	分析错误(设备失敏方法错误)
	本底干扰
	标本存在干扰物质(内源性抗体药物防腐剂)
	挂钩效应(hook effect)
测量后误差	结果与标本不符
	浓度表示单位错误
	采用不适当参考值范围

注:EQA:external quality assessment,外部质量评估

表 1-2-1-9　激素测定的外部质量评估

EQA 特征	技术要求
标本分布与报告条件	每年分布数与标本数达到统计学分析要求
	准确度片方法
	应用统一国际单位表示
	EQA
	取代标本与实际标本尽量一致
标本分布	分析物测定浓度与临床标本浓度一致
	避免标本感染或污染
	标本稳定性与均一性
测定靶值与质量	参考值准确度
	确定测定偏倚
	系统误差
标本测量	精确度
	测定特异性与敏感性
	测定实用性(干扰因素与挂钩效应)
	个体化 EQA
	错误来源
	外部质量评估
	查询供应商信息
	EQA 人员培训

表 1-2-1-10 内分泌激素测定的有效性分析

项目	回收评估（加入物质）	CV(%)		实验室间认同度（平均允许 CV）
		回收率(%)	线性范围	
皮质醇	化学纯皮质醇	102.0±1.4	0.6(0~1.4)	是
雌二醇	化学纯雌二醇	89.1±7.0	1.8(0~3.0)	是
孕酮	化学纯孕酮	84.9±6.3	0.7(0.3~1.2)	是
男性睾酮	化学纯睾酮	96.5±3.0	0.7(0.1~1.6)	是
女性睾酮	化学纯睾酮	75.8±4.1	2.5(0.6~4.5)	否
FT$_4$	—	—	0.4(0~1.0)	—
FT$_3$	—	—	1.2(0.2~1.8)	—
TSH	IS 81/5	102.5±4.6	0.2(0~0.4)	是
AMH			1.9%(0.1~3.2)	是
FSH	WHO 94/632	102.5±1.3	0.7%(0~1.2)	是
HCG	IS 07/634	96.8±1.4	0.8%(0.1~1.2)	是
LH	IS 80/552	110.1±1.2	0.9%(0~1.7)	是
PRL	IS 84/500	108.5±1.8	1.1%(0~1.7)	是
ACTH	ACTH(1~39)	136.9±12.0	0.9%(0.2~2.5)	是
C 肽	IRR 84/510	85.8±2.4	1.9%(0.3~2.8)	—
GH	IS 98/574	89.6±7.9	3.1%(0.0~9.4)	—
胰岛素	IRP 66/304	64.7±1.0	2.7%(0.4~4.6)	—
IGF-I	—	—	1.8%(0.1~4.9)	—
PTH	hPTH(1~84)	137.6±2.9	0.7%(0.1~2.3)	是

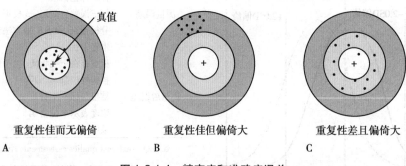

图 1-2-1-4 精密度和准确度误差

A. 试验结果的准确度和精密度均良好,测量值与真值(true value)接近;B. 系统误差引起测量值偏倚,其精密度好于 C;C. 各种影响因素引起试验精密度降低,但其准确度高于 B

大[9]。诊断指标的测定可能受各种实验误差(experimental error)的影响,使结果的精密度或准确度产生误差(图 1-2-1-4),其中,引起随机误差(random error)的因素主要是:①测量系统的噪声(noise),如机械振动、电子干扰、其他仪器干扰等等;②重复性差,生化检查、激素测定或生物力学实验等均可能因仪器本身的缘故或场地因素的干扰而导致系统误差;③有时因为标本的界面受力不均一而产生误差;④其他误差。

（三）激素测定和结果分析 能够用现代方法测定的激素已经很多,除了以前的经典内分泌激素外,近年来还开展了排磷素、PTHrP 等痕量激素的测定。尽管如此,激素测定仍然还有许多问题没有解决,过分依赖激素测定诊断内分泌代谢疾病的现象应该避免。激素测定结果分析是一种综合思维的过程,应该遵循以下基本原则。

1. "质量控制"原则 激素测定应特别注意提高可重复性、特异性和敏感性。实验室技术测定的质量是内分泌代谢疾病诊断的关键环节,一般至少应做到以下几点:①专业学会认可的质量控制;②采用双管测定;③结果与临床诊断不符时重复测定;④激素测定试剂盒应一次用完,并注意示踪物(核素、光)的半衰期;⑤注意标本收集时间和所用试管的要求;⑥有些激素测定应空腹,有些则不然;⑦收集标本时,有的标本要加入蛋白抑酶或抗凝剂(如测定血醛固酮的试管要用肝素钠抗凝);⑧避免食物成分和药物对测定结果的影响;⑨同时测定尿中激素的排出量与测定血激素水平不但具有相同意义,而且可以佐证诊断的准确性,如血和尿 GH、IGF-1、PTH、PTHrP、25-(OH)D、游离皮质醇等。尿中的激素测定结果主要受尿液收集是否完全的影响,所以一般要求收集患者的 24 小时尿标本。

2. "动态"分析原则 体内的激素是实现内分泌调节的中心分子,当机体的内外环境发生变化时,激素的分泌也发生相应的变化。"动态"分析激素测定结果至少应注意以下几点:①确定某激素水平是否正常时,正常参考值只是参照的一个方面,医师更应该动态测定和分析结果。例如,影响 PTH 和 25-(OH)D 变化的病理情况和疾病很多,如肝脏疾病、营养性疾病、肾脏疾病、骨骼疾病、代谢紊乱和内分泌疾病等。因此,当存在以上情况时,其结果只能作为诊断的参考,不能作为诊断依据;一般在消除影响因素后重新测定才有较高的诊断意义。②充分考虑激素分泌的昼夜节律对其分泌量的影响。许多下丘脑-垂体激素均有昼夜分泌节律,克服昼夜节律对测定值影响的有效方法是固定采血时间(例如,多数激素在上午早餐前采血,而 PTH 应在上午 10 点后采血测定)。③充分考虑激素脉冲分泌(pulsatile secretion)对其分泌量的影响,有些激素的脉冲性分泌峰值与谷值之差可达数倍;因此最好根据激素脉冲分泌的频率特点,在规定时段内采集多个时间点的血标本测定,取其均值。为了消减脉冲节律的影响,应该根据激素的正常脉冲时间确定测定基础激素水平的两个时间点。例如,某激素的正常脉冲节律为 40 分钟,那么两次基础水平的测定时间点应该相差 20 分钟而非 40 分钟。④育龄期女性的性腺类固醇激素有周期性分泌特点,性腺激素(如雌二醇、孕酮)及其代谢产物的正常参考范围有年龄和性别之差,有些激素还有月经周期变化;而绝大多数激素的血清水平随年龄而变化。⑤用"量变引起质变"的观点评价激素测定值。代谢性骨病含有定量的概念,临床病例的病情相差悬殊,非典型病例的病情较轻,所以在疾病早期,激素的变化往往不明显或仍在正常范围内,此时不能据此否定疾病的诊断,必要时需要用动态试验才能确立诊断;如果仍有困难,应该"动态"观察一段时间,随着病情发展,激素水平可以逐渐变得明朗化。

激素测定的方法不同,所得的数值会有一定差异。为了减少误差,提高诊断的准确率,血和尿激素测定要至少重复一次,有些激素代谢产物和作为动态试验的基础值测定应重复两次。居于临界值时,应在适当时候复查,或测定激素的游离组分,或测定激素的结合蛋白。一些激素在血液循环中转运时大部分与其结合球蛋白结合,仅 1% 左右呈游离状态;当激素结合蛋白增高时,所测的激素总量增加,但游离部分水平不变。

3. "辩证"分析原则 激素测定和激素动态试验结果受许多因素的影响,因此需要辩证分析其临床意义。第一,血浆激素组分不均一给临床诊断带来困难。一般活性组分仅占各组分总量的少部分,使免疫活性与生物活性分离,有时活性组分所占比例很低(如 PTH-N,约 5%),各组分总量难以代表该激素的分泌速率和分泌量,因此用多克隆抗体测得的激素浓度不能代表活性组分的量。第二,注意激素"不适当正常"(inappropriate normality)与激素"不适当分泌"(inappropriate secretion)对诊断的影响。例如,从理论上讲,维生素 D 缺乏患者的血清 PTH 水平应该是升高的,但如果血清 PTH 明显升高而不能将血清钙维持在正常范围内,就足以反映维生素 D 的作用存在抵抗;肿瘤性高钙血症也存在 PTH "不适当正常"情况。激素分泌不适当的例子也很多见,如糖皮质激素不敏感综合征的皮质醇不适当分泌、高 FGF-23 血症的 FGF-23 不适当分泌、糖尿病与应激性高血糖症时的胰高血糖素不适当分泌、肥胖症与代谢综合征时的瘦素不适当分泌等。第三,根据"反馈调节"原理分析激素测定结果是评价临床意义的重要方法。

4. "综合"分析原则 如上所述,单用"负反馈"原理诊断内分泌疾病是不够的,一般还应该找到其他的支持依据(如骨龄检查)。如临床或 X 线检查疑似本病而不能确诊,

应进一步依次行 B 超、SPECT、CT、MRI 等影像检查;有时还应根据临床表现,对候选基因及其类型进行突变检测。单凭某激素测定能确立诊断的情况少见。在诊断过程中,一般均需要搜集多项支持与不支持该诊断的依据,以确保诊断的准确性。当激素水平(尤其是敏感性较低者)稍高或稍低时,一般对诊断的意义不大。此时应当采取不同的方法作出进一步处理。例如,男性 GnRH 兴奋试验可了解垂体促性腺激素细胞的储备功能,鉴别下丘脑性和垂体性睾丸功能减退症。但在女性,GnRH 兴奋试验主要用于闭经、性早熟、体质性青春期发育延迟、垂体功能减退症的诊断和鉴别诊断。GnRH 促进垂体促性腺激素的合成和释放,给受试者注射外源性 GnRH 后,在不同时间取血测定 LH 和 FSH,若垂体功能良好,LH 和 FSH 升高,反之则反应较差。除性激素测定外,性早熟更需要根据 LH/FSH 水平、睾丸体积、精子生成状况等确立诊断,而病因诊断可能更为复杂,因为血 LH 和 FSH 降低只是周围性早熟的共同特点。先天性肾上腺皮质增生或肾上腺皮质肿瘤所致者,除男性第二性征发育外,阴茎明显增大,但睾丸体积无增大,无精子生成。此外,还应根据第二性征发育的一致性及 GnRH 依赖性鉴别中枢性与周围性性早熟,鉴别的要点包括 GnRH 依赖性、睾丸发育(体积)、第二性征发育、血 LH 和 FSH、精子生成和生育能力及原发疾病等。

5. "追踪观察"原则 如果确立诊断很困难,有时需要进行定期追踪,根据病情变化的特点和规律作出最后诊断。例如,原发性甲减伴性早熟在用甲状腺激素治疗后可逆转;维生素 D 缺乏性骨质软化症在补充适量的维生素 D 后,血清 25-(OH)D 可升至正常,骨质软化消除,等等。

6. "优先治疗"原则 确立诊断的目的是为了得到更适当而有效的治疗,显然临床工作不能因追求诊断而延误治疗,更需杜绝因诊断而导致的疾病处置失误。事实上,有些疾病的诊断需要在治疗中才能确立。

(陈建国 廖二元)

第2节 发光免疫分析激素测定

发光免疫分析技术是指将发光分析与抗原抗体免疫反应相结合而建立起来的一种新型超微量分析技术,它包含免疫反应系统和化学发光分析系统两个部分。该技术既具有发光分析的高灵敏性,又具有抗原抗体免疫反应的高特异性。目前,各种自动化发光免疫分析技术已成为在临床医学和生物学研究领域得到广泛应用的一种新的检测手段和诊断技术(如绵羊组织化学染色等)[1]。

【发光免疫分析的类型】

根据发光免疫分析技术的发光反应体系和标记物及标记方法的不同,可将发光免疫分析技术分为化学发光免疫分析(CLIA)、化学发光酶免疫分析(CLEIA)、电化学发光免疫分析(electrochemiluminescence immunoassay, ECLIA)和生物发光免疫分析(bioluminescence immunoassay, BLIA)四类。

(一)化学发光免疫分析 CLIA 的检测原理类似于 RIA 或 IRMA 和 EIA,只是所用的标记物或检测的信号不同而已。它以化学发光物质(如鲁米诺和吖啶酯等)标记抗原或抗体,免疫反应后直接引发化学发光,根据检测到的发光

强度进行定量。其反应原理也有竞争性抑制和非竞争性全量反应两种形式。

1. 竞争性抑制反应式 在化学发光免疫分析中，竞争性抑制反应的反应式可用下式表示，即：

$$Ag + Ag \cdot L + Ab$$

$$\Updownarrow$$

$$Ag \cdot Ab + Ab \cdot Ag \cdot L$$

$$\downarrow 启动发光试剂$$

$$h\upsilon (发射光子)$$

2. 非竞争性全量反应式 非竞争性全量反应式可表示如下，即：

$$SP \cdot Ab + Ag$$

$$\Updownarrow$$

$$SP \cdot Ab \cdot Ag$$

$$\downarrow Ab \cdot L$$

$$SP \cdot Ab \cdot Ag \cdot Ab \cdot L$$

$$\downarrow 启动光试剂$$

$$h\upsilon (发射光子)$$

两反应式中的 $Ag \cdot L$ 为抗原标记的发光物质或底物；$SP \cdot Ab$ 为固相抗体；$Ab \cdot L$ 为抗体标记的发光物质或底物。

（二）化学发光酶免疫分析 本法用参与某一发光反应的酶来标记抗原或抗体。在反应体系中待免疫反应完成后，加入发光试剂，测定发光体系的发光强度，对待测抗原或抗体进行定量分析。以血清 T_3 的定量测定为例，其原理是采用双（2，4，6-三氯苯基）草酸酯（TCPO）发光体系和葡萄糖氧化酶（GOD）标记（抗原）T_3，反应式如下：

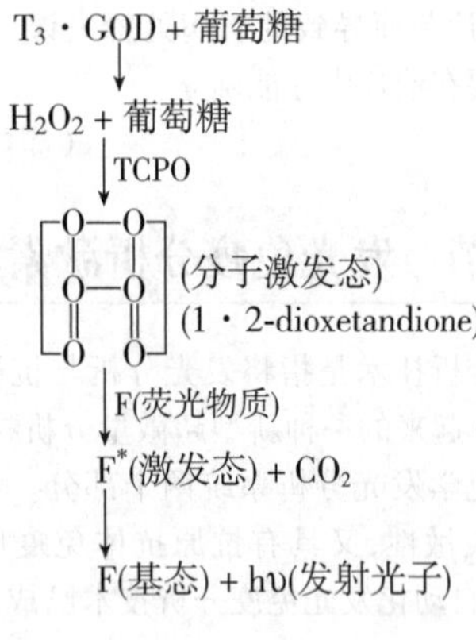

$$T_3 \cdot GOD + 葡萄糖$$

$$H_2O_2 + 葡萄糖$$

$$\downarrow TCPO$$

（分子激发态）
（1 · 2-dioxetandione）

$$\downarrow F(荧光物质)$$

$$F^* (激发态) + CO_2$$

$$\downarrow$$

$$F(基态) + h\upsilon (发射光子)$$

抗原抗体反应采用竞争抑制法，通过测定反应体系中的发光强度可求得样品中 T_3 的含量。目前该方法操作繁杂、费时（4℃过夜），临床普及应用受到限制。但该技术所具有的优点是将亲和素-生物素与增强化学发光酶免疫分析联用，可使检测灵敏度达到 $10^{-21} \sim 10^{-18}$ mol/L。

（三）电化学发光免疫分析 ECLIA 与一般化学发光不同，它是在电极表面由化学引发的特异性化学发光反应，实际上包括了电化学和化学发光 2 个过程，是电化学发光和免疫测定技术相结合的产物。ECLIA 虽问世时间较短，但根据其原理设计的自动化分析仪器已在激素和 DNA 扩增产物及各种免疫学检测中得到了迅速推广应用。

1. ECLIA 的基本原理 ECLIA 采用发光试剂三氯联吡啶钌 $[Ru(bpy)_3^{2+}]$ 作为标记物，其结构见图 1-2-2-1。$Ru(bpy)_3^{2+}$ 在三丙胺阳离子自由基（TPA$^{+\cdot}$）的催化作用和三角形脉冲电压的激发下，可产生高效稳定的连续发光，两者在电化学发光反应中的作用机制见图 1-2-2-2，其电化学发光基于 $Ru(bpy)_3^{2+}$ 络合物和三丙胺（TPA$^\cdot$）两种电化学活性底物在反应中引起的光子发射。在此反应过程中，当电极被施加电压时，二价的三氯联吡啶钌 $[Ru(bpy)_3^{2+}]$ 发生氧化反应释放电子，而成为三价的三氯联吡啶钌 $[Ru(bpy)_3^{3+}]$；同时，反应体系中的 TPA$^\cdot$ 也在电极表面发生氧化反应而成为阳离子自由基（TPA$^{+\cdot}$），TPA$^+$ 极不稳定，在水相中易失去一个质子（H$^+$）而形成 TPA$^\cdot$ 自由基。由于 $Ru(bpy)_3^{3+}$ 是强氧化剂，而 TPA$^\cdot$ 是强还原剂，两者迅速发生氧化还原反应，使 $Ru(bpy)_3^{3+}$ 还原成激发态 $Ru(bpy)_3^{2+*}$，其能量来源于 $Ru(bpy)_3^{3+}$ 与 TPA$^\cdot$ 之间的电势差，激发态 $Ru(bpy)_3^{2+*}$ 以荧光机制衰变，并同时释放出波长为 620nm 的光子。成为基态的 $Ru(bpy)_3^{2+}$ 再参与发生在电极表面的化学发光反应，使这一氧化还原反应循环进行，测定信号不断放大，从而大大提高了检测的灵敏度。

2. ECLIA 的检测程序 该法在分析临床样品时，先将样品（血清等）与试剂加到反应管中，在流动测量池外进行孵育，待包被好的磁性微球、样品及标记抗体充分反应后，再由分析仪的蠕动泵将其吸入流动测量池进行检测。在流动测量池中，被磁性微球捕获的 $Ru(bpy)_3^{2+}$ 在位于激发电极下面磁铁的作用下被吸附、浓聚于电极表面 3nm 的激发区域内，由施加的电压激发 TPA$^\cdot$ 和 $Ru(bpy)_3^{2+}$ 发生电化学发光反应，并发射出光子供检测。检测结束后，蠕动泵吸入清洗液

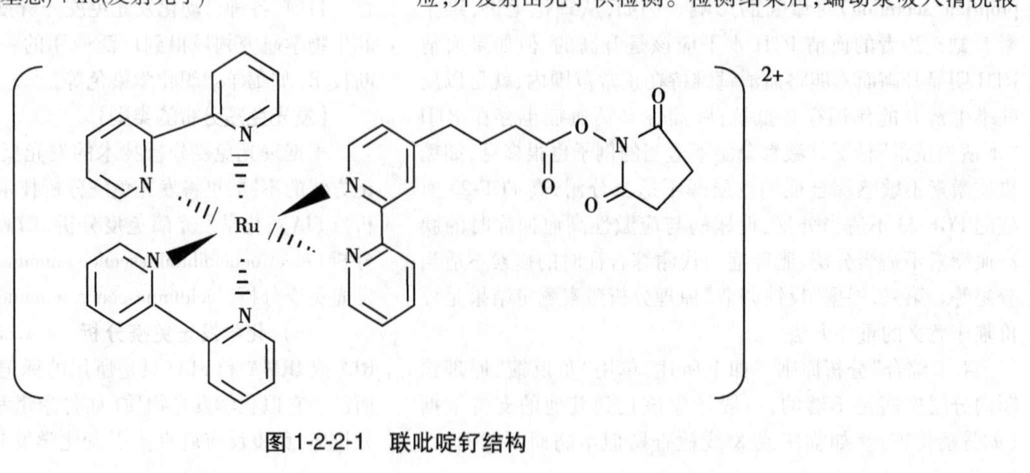

图 1-2-2-1 联吡啶钌结构

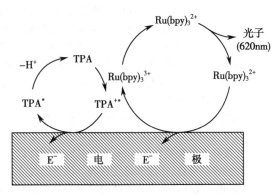

图 1-2-2-2 联吡啶钌在电极表面的发光反应
$Ru(bpy)_3^{2+}$ 为联吡啶钌还原态;$Ru(bpy)_3^{3+}$ 为联吡啶钌氧化态;$Ru(bpy)_3^{2+*}$ 表示联吡啶钌激发态;TPA:三丙胺;TPA^{+*}:三丙胺阳离子自由基;TPA^*:三丙胺自由基

对流动测量池进行清洗,清洗完成后再吸入另一份预备好的标本进行测定,每份样品的测试和清洗流动测量池的周期仅需 25 秒。由于 ECLIA 的分离系统采用磁性微球包被链霉亲和素-生物素捕获法,利用了两者的高度亲和力($K_A = 10^{15}$)、免疫放大能力和反应系统中的磁分离功能,使抗原、抗体反应在磁性微球表面快速进行,从而大大缩短了反应时间(<20 分钟)。同时利用电极外磁铁的磁力作用将结合相与游离相分开,使检测操作步骤大大简化,更易于自动化分析。

3. ECLIA 的优点 ECLIA 和普通化学发光技术相比,其具有明显的优势,主要区别在于标记物的不同,一般化学发光(酶促发光)是标记催化酶(辣根过氧化物酶、微过氧化物酶等)或化学发光分子(鲁米诺、吖啶酯等),这样的发光反应一般发光不稳定,为间断的闪烁性发光,且在反应过程中易发生裂变,导致反应结果不稳定;此外,检测时需对结合相、游离相进行分离,操作步骤多,测试成本高。而 ECLIA 不同,它是一种电促发光,其发光反应的物质基础为 $Ru(bpy)_3^{2+}$ 络合物和 TPA^+ 等 2 种电化学活性底物,可产生高效、稳定的连续发光;同时,由于 $Ru(bpy)_3^{2+}$ 在发光反应中的循环利用使发光得以增强、稳定,每秒几十万次的循环电化学发光大大提高了分析的灵敏度。而且检测采用均相免疫测定技术,不需将游离相与结合相分开,从而检测步骤大大简化。此外,它采用特殊的化学发光剂作为标记物,既避免了(^{125}I 或 ^{131}I)放射性核素的半衰期短和放射性危害,又克服了酶标记的不稳定性和荧光标记法的本底荧光干扰的缺点,而钌标记物稳定,在室温下半衰期大于 1 年,经化学修饰后形成的有活性的 NHS 酯或磷酰胺基团很容易与蛋白质、激素、核酸及半抗原等分子结合,从而具有更广泛的分析适用性,所形成的钌 $[Ru(bpy)_3^{2+}]$ 结合物,其活性在 2~5℃可保持 1 年以上。$Ru(bpy)_3^{2+}$ 的分子量较小,在一个抗体等分子上可同时标记上多个(>20 个)$Ru(bpy)_3^{2+}$,而不影响抗体的活性,钌可以用于标记核酸和 PCR 引物,而不影响探针的杂交活性和引物的特异性。标记物在反应体系中循环利用,使发光时间延长和强度增加。将链霉亲和素系统与磁性微球技术结合,使检测灵敏度($< 10^{-12}mol/L$)大大提高,线性范围更广(10^4),反应时间缩短(<20 分钟),最快可在 2 小时内发出检测报告,是其他免疫分析技术无法比拟的。由于 ECLIA 的原

理新颖,反应不同于酶联反应受操作等多种干扰因素的影响,使测量结果具有更好的重复性。

(四)生物发光免疫分析 随着人们对生物发光现象的深入研究,进一步加深了对各种生物发光反应原理的认识,揭示发生在生物体内的各种发光现象都与化学反应有关,即生物发光就是发生在生物体内的一种化学发光。BLIA 是抗原抗体反应与生物发光反应系统相结合的一种分析技术,它利用生物发光物质或参与生物发光反应的辅助因子如辅酶 I(NAD)、三磷腺苷(ATP)等标记抗原或抗体,在实验过程中,先将标记抗原(或抗体)与待测抗体(或抗原)发生免疫反应后,再运用生物发光反应系统进行检测[2,3]。

【发光标记物与标记方法】

发光免疫分析中所使用的标记物主要分为直接参与发光反应的标记物、不参与发光反应的标记物和酶标记物三类,此种分类方法对标记物的选择、检测方案和测定条件的设计,以及分析结果的评价等都具有重要意义。

(一)参与发光反应的标记物 在发光免疫分析过程中,这类标记物直接参与发光反应,它们在化学结构上有产生发光的特有基团,一般没有本底发光,可以检测到极低水平的标记物,且制备标记物的偶联方法对发光效率的影响不大,因此,这类标记物类似于放射性核素标记物,有以下三类。

1. 鲁米诺和异鲁米诺类 鲁米诺是最早合成的发光物质,也是一种发光标记物,但其偶联于配体形成结合物后,其发光效率下降。而异鲁米诺及其衍生物,如氨丁基乙基异鲁米诺和氨己基乙基异鲁米诺等克服了这一缺点。

2. 吖啶酯类 吖啶酯类是一类发光效率很高的化学发光剂,可用于半抗原和蛋白质的标记,标记抗体时可获得较高的比活性,常用于多抗或单抗的标记,对建立双位点免疫化学发光分析具有优势。

3. 联吡啶钌 $[Ru(bpy)_3^{2+}]$ 标记物 $Ru(bpy)_3^{2+}$ 是目前仅用做电化学发光免疫分析的标记分子(强氧化剂),在脉冲电压激发下由三丙胺阳离子自由基(TPA^{+*})催化而产生高效稳定的连续发光,检测采用均相免疫测定技术,不需将结合相与游离相分开,易于分析自动化。$Ru(bpy)_3^{2+}$ 的分子量较小,经化学修饰后形成的具有活性的 NHS 酯或磷酰胺基团,在一个蛋白质、激素、核酸或半抗原等的分子上,可同时标记上 20 个以上的 $Ru(bpy)_3^{2+}$ 分子而不影响被标记物的活性,且具有广泛的分析适用性。标记寡核苷酸引物时,能在 DNA 合成仪合成引物的同时自动进行标记,无须分离提纯,标记有效率>90%,不影响杂交稳定性,耐热,不受电化学中其他化学反应的干扰和内源性金属离子的干扰,与被标记物所形成的盐是很稳定的水溶性化合物,在 2~5℃可保存 1 年以上。

(二)不参与发光反应的标记物 标记物不直接参与化学发光反应,也不影响发光体系中总的光输出,而是加入起发光反应的发光物质越多,体系中产生的发光强度就越大。

1. 过氧化物酶 这类标记酶主要是辣根过氧化物酶(HRP),它在碱性环境中对鲁米诺和过氧化氢(H_2O_2)的反应起催化作用,但在较高 pH 条件下进行时,酶的活性较低,

主要是酶结构中的铁卟啉部分起催化作用,蛋白质部分仅提供与其他分子共价结合的功能团。

2. 荧光素酶 它是荧光素与三磷腺苷(ATP)的催化酶,也可作为标记酶用于甲氨蝶呤和肿瘤坏死因子(TNF)的测定,对 TNF 的最小检测限可达 10fmol/L。

3. 荧光素 在 TCPO 发光反应体系中,荧光素作为一种能量传递的接受体,在反应时不被消耗,这类发光反应体系所发出的光与荧光物质的浓度成正比,故可作为标记物用于化学发光免疫测定。

利用某些标记酶催化生成的产物,再作用于发光物质,以产生化学发光或生物发光。分析物的检测灵敏度依赖于产物的生成量。常用的标记酶有四种:①葡萄糖氧化酶(GOD):GOD 能将葡萄糖氧化成葡萄糖酸并形成 H_2O_2,H_2O_2 可由加入的鲁米诺和适当的催化剂进行检测。用 GOD 作标记物的发光反应体系,其检测灵敏度达 10^{-17}mol/L,如对 17α-羟孕酮的测定灵敏度达 0.5pg/管,对 T_4 的最低检测限为 6.4fmol/L。②碱性磷酸酶(ALP,AKP):用 ALP 作标记物,以 ATP 为底物,运用荧光素酶-ATP 发光反应体系进行检测,可以建立很多种高度灵敏的发光免疫分析方法。③葡萄糖-6-磷酸脱氢酶(G-6-PDH):该酶能催化 NAD 形成 NADH,然后利用生物发光反应体系检测 NADH。以 G-6-PDH 作标记物,运用生物发光体系检测 TNF 的灵敏度可达 10^{-17}mol/L。以 G-6-PDH 标记孕酮,用生物发光免疫分析技术进行快速检测时仅需 25μl 样品。④丙酮酸激酶:用该酶作标记物在催化反应中形成 ATP,再用荧光素酶-ATP 发光系统进行检测,目前已建立了很多种发光免疫分析方法。

(三) 化学标记法和生物标记法 前者是利用某些植物、动物或微生物在生理代谢过程中吸收某些简单的发光物质,从而制得发光标记物;后者是通过化学反应将标记物和被标记物偶联,使被标记物保持自身的免疫学性质和标记物仍具有化学发光性质。在发光免疫分析中,常用标记物大约为两类,一类是直接用发光物质(如鲁米诺和异鲁米诺及吖啶酯类等)标记抗原或抗体;另一类是用发光反应的催化剂(如 GOD、HRP 或 TPA 等)或协同因子(如 ATP、NAD 等)标记抗原或抗体。按照被标记物分子结构的大小和性质,可分为小分子(如甾体类激素或药物等)的标记和生物大分子(如抗体、核酸及某些配体、载体等)的标记;又根据标记反应的类型以及形成结合物的结构特点,标记反应被分为直接偶联和间接偶联两种方式。直接偶联是指通过化学反应将标记物分子的反应基团直接连接到被标记物分子的反应基团上,如碳化二亚胺缩合法、过碘酸盐氧化法、重氮盐偶联法和混合酸酐法等都属于直接偶联方式;间接偶联是指在标记物和被标记物分子之间引入一个连接物或一个基团,使两种物质偶联成结合物。也可通过连接物引进新的活性基团,增加反应活性,或减弱参与偶联双分子结构中存在的空间位阻效应。间接偶联方式的应用范围较广,如琥珀酰亚胺活化法、O-(羧甲基)羟胺法、异硫氰酸酯衍生法和戊二醛法等。标记小分子物质(激素或药物)常用偶联反应或化学反应方法,使标记物和被标记物形成结合物。

(四) 交联剂

1. 碳化二亚胺(EDC)缩合法 水溶性 EDC 常用于制备大分子-大分子或大分子-半抗原衍生物的交联结合物。经 EDC 缩合反应后,蛋白质分子上的游离羧基与发光物质分子上的氨基形成稳定的酰胺键。该法反应温和,适用范围广,被偶联的两物质分子结构中含有羧基或氨基的均可选用此法标记。常用的缩合剂还有 1-乙基-3-(3-二甲氨基苯基)-EDC 和二环己基碳二亚胺等。

2. 重氮盐偶联法 标记物分子上所含的芳香胺能与 $NaNO_2$ 和 HCl 反应生成重氮盐,该重氮盐能直接与蛋白质分子的酪氨酸残基上酚羟基邻位、组氨酸残基的咪唑环以及色氨酸残基的吲哚环反应,形成偶氮化合物。该法的优点是简易、成本低廉和重复性好。但分子结构中不含芳香伯氨基的标记物,则不能选用此法,因为所得的标记产物不稳定。

3. 过碘酸盐氧化法 该方法先利用过碘酸盐氧化糖蛋白(GP)中糖基的邻二羟基成为醛基,再通过醛基与发光剂的伯氨基反应形成 Schiff 碱,后者经 $NaBH_4$ 还原—N=C—键成为稳定的结合物。此单链连接的发光剂标记 GP 的稳定性好,标记物不易脱落。凡含有芳香伯胺和脂肪伯胺的发光剂均可采用此法标记。

4. 混合酸酐法 标记物或被标记物分子中含有的羧基,在三乙胺或三正丁胺等存在时,先与氯甲酸酯反应生成活泼的混合酸酐中间体,再与另一分子的氨基反应形成酰胺键连接的化学发光标记物。

5. N-羟基琥珀酰亚胺活化法 被标记物(蛋白质)分子中的羧基,经 N-羟基琥珀酰亚胺活化后,再与发光剂的氨基偶联形成以酰胺键相结合的发光标记物。

6. 环内酸酐法 此法是通过连接物将标记物与被标记物偶联到一起的标记方法,因常用琥珀酸酐作为两者的连接"桥",故又称琥珀酸酐法。它利用环内酸酐与标记物或被标记物分子的羟基或氨基反应形成半酯或半酰胺,再经 EDC 缩合法或混合酸酐法使其与另一分子的氨基作用形成酰胺键,然后标记物与被标记物通过琥珀基连接到一起。该法的优点是可避免使用其他双功能交联剂时存在的不良反应,使标记物与蛋白质分子之间形成单向定量缩合,具有较高的标记率等。

7. 戊二醛法 戊二醛是一种双功能交联剂,它所含的两个醛基可分别与标记物和被标记物的伯氨基形成 Schiff 碱,再由一个五碳桥偶联形成发光标记物,其标记反应式如下:

$$R-NH_2+NH_2-L+CHO(CH_2)_3CHO(戊二醛)\rightarrow$$
$$R-N=CH(CH_2)_3CH=N-L(发光标记物)$$

式中 NH_2-L 为含有氨基的发光物质,$R-NH_2$ 为含有氨基的被标记物。由于戊二醛在溶液中不仅以单体形式存在,而且可以大量的聚合物形式存在,在形成的标记物中被标记物与标记物的分子之间存在较大距离,有利于减少抗原抗体免疫反应时的空间位阻。该法在标记酶的应用中有较深入的研究,但因戊二醛的偶联反应不易定量和欠特异,故在发光免疫分析中尚未得到广泛应用。

8. 异硫氰酸酯法 该法利用二氯硫化碳先与标记物或被标记物的氨基反应,形成异硫氰酸酯衍生物,再通过结构上的—NH—C—NH—键与被标记物或标记物偶联成结合物,两者的偶联位置主要在赖氨酸残基的游离氨基上,这一标记方法反应温和,获得的结合物稳定,标记后的蛋白质活性不受影响。

9. O-(羧甲基)羟胺法　被标记物分子结构中(或引进)的羰基可与 O-(羧甲基)-羟胺反应,形成 O-羧甲基衍生物,该衍生物结构中的羧基再与标记物中的氨基结合成结合物。

（五）标记物和标记方法选择　若标记物或标记方法选择不当,会造成分析方法的发光效率低下和标记结合物不易保存,或导致标记失败。在电化学发光免疫分析法中,标记物均采用钌[Ru(bpy)$_3^{2+}$],它经化学修饰后形成的 N-羟基琥珀酰胺酯或磷酰胺化合物,能与蛋白质分子上赖氨酸的 ε-氨基或核酸上的氨基形成稳定的酰胺键,其标记结合物不但发光效率高,且在−10℃至−30℃条件下可稳定 18 个月;对吖啶酯类发光剂也常选用 N-羟基琥珀酰胺法进行标记。被标记物为抗原时,抗原应具有较高的纯度和免疫学稳定性,为抗体时应具有较高的效价和减少血清中氧化酶类的影响。依照标记物(发光剂)与被标记物所含反应基团不同,标记反应的一般匹配方式和标记方法的选择原则见表 1-2-2-1,其反应基团可以是反应物分子结构中固有的,或是经衍生和偶联形成的,均可参考表中的配置方式和标记方法。

表 1-2-2-1　反应基团的匹配和标记方法

反应基团 A	反应基团 B	标记方法
$\begin{matrix} O \\ \parallel \\ R-C-OH \end{matrix}$	R-NH$_2$	EDC 缩合法 混合酸酐法 N-羟基琥珀酰胺活化法
芳香伯氨基	酪氨酸残基 组氨酸残基 色氨酸残基	重氮盐偶联法
$\begin{matrix} CH-OH \\ GP \mid \\ CH-OH \end{matrix}$	R-NH$_2$	过碘酸盐氧化法
R-OH	R-NH$_2$	环内酸酐法
R-NH$_2$	R-NH$_2$	戊二醛法
$\begin{matrix} R-CH \\ \parallel \\ O \end{matrix}$	R-NH$_2$	异硫氰酸酯法 O-(羧甲基)-羟胺法

注:反应基团 A 和 B 可分别为标记物或被标记物所含有的基团

【临床应用与影响因素】

（一）发光免疫分析　已成为激素类商品试验盒的有:T$_3$、T$_4$、FT$_3$、FT$_4$、TSH、PTH、HCG、皮质醇、雌二醇、黄体酮、FSH、孕酮、睾酮、孕二醇-3α-葡萄糖醛酸盐、雌三醇-16α-葡萄糖醛酸盐、雌酮-3-葡萄糖醛酸盐、胰岛素、C 肽、降钙素、甲状腺素结合球蛋白、T$_3$ 摄取率、生物素、I 型胶原氨基末端前肽(PⅠNP)、N 末端脑钠肽(N-BNP)等。此外,还有铁蛋白、前列腺特异性抗原(PSA)、肌酸激酶(CK-MB)、IgE、β$_2$-微球蛋白、EGF、IL-6、IL-2、CEA、AFP、CA19-9、CA-125、HBsAg、HBsAb、抗-HCV、载脂蛋白 B$_{100}$(APOB$_{100}$)、地高辛、茶碱、粒细胞集落刺激因子(G-CSF)、细胞表面 IgG、人血清肿瘤坏死因子 α(TNF-α)抗体、人血清 N 末端-B 型利钠肽(NT-proB-NP)和抵抗素等也可用发光免疫分析技术进行检测。ECLIA

还可定量检测由相关基因转染的人 T 细胞肿瘤坏死因子 α(TNF-α)、γ-干扰素(IFN-γ)和白细胞介素-2(IL-2)mRNA 水平;也可将 T 细胞的 mRNA 提取后反转录成 cDNA,用一对分别标记钌和生物素的引物进行扩增,再用 ECLIA 检测其扩增产物;ECLIA 还可直接测定细胞因子 mRNA 的表达。化学发光免疫分析和电化学发光免疫分析已实现了仪器分析自动化,测定实行全自动化控制,减少了人为操作因素的影响,分析速度快,如 ACS180 分析仪出第一个结果只需 15 分钟,然后每 20 秒出 1 个结果,每小时可测 180 份样品,也可随意插入急测标本,且方法的检测灵敏度、精密度和准确度均优于放射免疫分析技术[4-6]。

研究发现,用发光免疫分析法测定血液病患者血清中 G-CSF 的检测灵敏度为 0.5pg/ml,而酶免疫分析法和放射免疫分析法的灵敏度为 30~50pg/ml。还证实用化学发光免疫分析法测定胰岛素原,不会与胰岛素和 C 肽发生交叉反应,且方法操作简便,与放射免疫法、酶免疫法和荧光免疫法比较,用发光免疫分析法检测胰岛素原最为敏感。而在几种发光免疫分析法中,以亲和素-生物素反应增强化学发光酶免疫分析法最敏感,检测灵敏度范围可达 attomole(10^{-18}mol/L)和 zeptomole(10^{-21}mol/L)。发光免疫分析技术还可作为检测器,与 HPLC、毛细管电泳或流动注射分析联用。

（二）发光反应类型和干扰因素　发光免疫分析法是以化学发光或生物发光为基础并与抗原抗体反应相结合的一类分析技术,因此,影响化学发光或生物发光反应的各种因素均可能影响发光免疫分析的结果,其中发光反应的类型和某些干扰因素是影响发光免疫分析的主要因素。

1. 发光反应的类型　发光反应释放的光子强度随时间的变化关系存在 3 种类型,如图 1-2-2-3 所示。鲁米诺和吖啶酯类发光反应体系所产生的化学发光一般要在数秒内进行测定,因为在反应物混合之后其光子以闪光形式发射(图 1-2-2-3A),发光强度随时间迅速衰变,只能在待测位置将反应物进行混合才能有效测试到反应产生的最大发光强度。而电化学发光反应或过量萤火虫发光素和纯发光素酶的反应可产生稳定、连续高效的发光(图 1-2-2-3B),这种发光类型可大大提高检测的灵敏度。当发光反应用做酶反应产物(如 ATP、NADH 或 H$_2$O$_2$)的测定时,产生的光强度随反应时间的延长呈持续增加趋势(图 1-2-2-3C),其检测灵敏度可随反应的温育时间不同而不同。

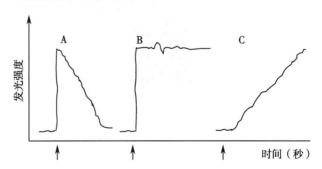

图 1-2-2-3　发光强度与反应时间的关系

↑:开始反应时间;A:发光强度随时间迅速衰变的发光反应;B:发光强度在某时间内保持稳定的发光反应;C:发光强度随时间延长而持续增加的发光反应

2. 干扰因素 免疫学分析技术也像生化分析技术一样，是根据组成类似于待测样品的参考物来进行定量的，通常的干扰因素可通过测定参考物来消除，但一些较强的干扰因素仍可影响测量结果，如样品的混浊度增加（如严重溶血或黄疸、乳糜样血清等）可使测定灵敏度下降，因为光度计只能测定从反应体系中发射的总光量，不包括散射光的量。样品中含有的较强的吸收光和发射荧光的物质也可影响测定结果。发光反应产物的颜色随 pH 值而变化，因此反应体系的 pH 值可影响发射光谱和光强度的检测。发光反应呈温差依赖性，温度变化不仅影响反应速率，而且可使光谱漂移。高浓度的盐类和缓冲液可以抑制发光素酶的活性和干扰反应，但此种干扰可借稀释作用予以降低或消除。此外，血清中某些影响发光的物质，如腺嘌呤核苷和直接引起发光反应的酶类及某些药物也可能成为未知的干扰因素，但在固相免疫或电化学发光免疫分析中容易借洗涤或磁铁吸附磁性微球（非结合相被流动的液体冲走）予以消除[7-9]。

（伍贤平 王运林）

（本章主审 陈建国 伍贤平）

参考文献

1. Teruya-Feldstein J. The immunohistochemistry laboratory：looking at molecules and preparing for tomorrow. Arch Pathol Lab Med, 2010, 134(11)：1659-1665.

2. Luftner D, Jozereau D, Schildhauer S, et al. PINP as serum marker of metastatic spread to the bone in breast cancer patients. Anticancer Res, 2005, 25(3A)：1491-1499.

3. Semlitsch G, Buchinger W, Reiterer E, et al. Measurement of free triiodothyronine (FT3) using an electrochemiluminescence immunoassay in patients with autoantibodies to triiodothyronine. Acta Med Austriaca, 2000, 27(2)：54-55.

4. Mir TS, Flato M, Falkenberg J, et al. Plasma Concentrations of N-Terminal Brain Natriuretic Peptide in Healthy Children, Adolescents, and Young Adults：Effect of Age and Gender. Pediatr Cardiol, 2006, 27(1)：73-77.

5. Horninger D, Eirikis E, Pendley C, et al. A one-step, competitive electrochemiluminescence-based immunoassay method for the quantification of a fully human anti-TNF alpha antibody in human serum. J Pharm Biomed Anal, 2005, 38(4)：703-708.

6. Hess G, Runkel S, Zdunek D, et al. Reference interval determination for N-terminal-B-type natriuretic peptide (NT-proBNP)：a study in blood donors. Clin Chim Acta, 2005, 360(1-2)：187-193.

7. Filippidis G, Liakopoulos V, Mertens PR, et al. Resistin serum levels are increased but not correlated with insulin resistance in chronic hemodialysis patients. Blood Purif, 2005, 23(6)：421-428.

8. Mora-Brugués J, Gascón-Roche N, Rodriguz-Espinosa J, et al. Evaluation of ciba corning ACS：180 automated immunoassay system. Clin Chem, 1994, 40：407-410.

9. Baeyens WR, Schulman SG, Calokerinos AC, et al. Chemiluminescence-based detection：principles and analytical applications in flowing streams and in immunoassays. J Pharm Biomed Anal, 1998, 17(6-7)：941-953.

第 1 篇各章节参考文献请扫二维码

第1篇 扩 展 资 源

扩展资源名称及二维码	内容
扩展资源1 基因与内分泌代谢病 	1.1 微嵌合细胞与内分泌代谢病 1.2 基因组生物标志物 1.3 基因诊断与基因治疗
扩展资源2 激素检测相关技术 	2.1 分子生物学基本技术 2.2 内分泌代谢细胞学技术 2.3 核素标记技术 2.4 酶标记技术 2.5 荧光标记技术 2.6 光谱分析激素测定 2.7 放射免疫分析激素测定 2.8 酶免疫分析激素测定 2.9 荧光免疫与时间分辨荧光免疫激素测定 2.10 免疫聚合酶链反应激素测定 2.11 放射受体分析激素测定 2.12 高效液相色谱法与毛细管电泳

扩展资源3　内分泌代谢疾病模型

3.1　下丘脑-垂体疾病动物模型

3.2　肾上腺疾病动物模型

3.3　甲状腺和甲状旁腺疾病动物模型

3.4　性腺疾病动物模型

3.5　糖尿病动物模型

3.6　骨质疏松动物模型

3.7　特殊疾病动物模型

扩展资源4　内分泌代谢疾病影像检查

4.1　X线照片

4.2　内分泌腺计算机体层摄影

4.3　内分泌腺磁共振成像

4.4　正电子发射断层成像

4.5　内分泌腺血管造影和选择性静脉采样

扩展资源5　内分泌代谢疾病超声检查

5.1　超声检查与超声诊断

5.2　甲状腺与甲状旁腺超声检查

5.3　肾上腺超声检查

5.4　男性性腺超声检查

5.5　女性性腺超声检查

5.6　胰腺超声检查

5.7　胎儿超声检查

扩展资源6　内分泌代谢疾病核素显像

6.1　甲状腺摄碘与甲状腺-甲状旁腺核素显像

6.2　肾上腺核素显像

6.3　骨骼核素显像

6.4　神经内分泌肿瘤显像

扩展资源7　内分泌代谢疾病病理检查

7.1　内分泌病理学技术

7.2　腺垂体病理

7.3　甲状腺病理

7.4　甲状旁腺病理

7.5　肾上腺病理

7.6　睾丸与前列腺病理

7.7　卵巢与乳腺病理

7.8　胰岛病理

7.9　代谢性骨病病理

第2篇

内分泌腺疾病

第 1 章

内分泌疾病总论

经典内分泌学是以内分泌腺体疾病为核心研究对象发展起来的。激素是生物细胞分泌的微量活性物质,现代内分泌学已经将激素的定义扩展到了具有调节作用的所有化学信使物质。内分泌疾病包括经典内分泌腺(下丘脑、垂体、甲状腺、甲状旁腺、肾上腺和性腺)疾病(第二篇)和非内分泌腺(各种组织的神经内分泌细胞,APUD 细胞)内分泌疾病(第三篇)两个部分,内分泌功能通过激素调节体内代谢,适应内外环境的变化,因此环境因素对内分泌系统有深刻影响,可造成急性或慢性应激性疾病;另一方面,心、肺、胃、肠、胰、肝、肾、脂肪组织的神经内分泌细胞功能紊乱也引起内分泌代谢障碍(如 Bartter 综合征、Gitelman 综合征、Liddle 综合征、慢性肾病-矿物质骨病、高钙尿症、肾石病、肾钙盐沉着症、家族性肾性糖尿病、胃泌素瘤、血管活性肠肽瘤、胰高血糖素瘤、生长抑素瘤、类癌综合征、代谢性胰腺炎、自身免疫性胰腺炎、肠易激综合征等)。本书将这些神经内分泌(APUD)系统疾病统称为非内分泌腺内分泌病,神经内分泌细胞肿瘤则表现为异源激素分泌综合征(如伴癌综合征、异源性CRH/CTH 分泌综合征、异源性 GHRH/GH 分泌综合征等)。

内分泌疾病总论主要介绍内分泌疾病诊断动态试验、激素与内分泌疾病关系以及内分泌疾病诊断与治疗的基本原则。

第 1 节　内分泌疾病诊断动态试验

动态试验是内分泌代谢疾病的重要诊断途径之一,但随着激素测定和影像检查水平的不断提高,其在内分泌代谢病诊断中的地位已经下降,有些动态试验已很少使用。

【动态试验基本要求】

(一) 动态试验前准备　在动态试验前,应做好必要的准备,确保试验顺利进行,并尽量减少动态试验的干扰因素。

1. 健康教育和心理辅导　进行动态功能试验前,应详细向患者和家属讲解试验的目的、意义、操作方法、要求与注意事项等。帮助患者消除顾虑,取得充分配合,确保试验能圆满完成。

2. 试验护理　认真负责、准确无误、熟练轻巧地完成试验,如按规程完成各项操作,正确采集血、尿标本,定时测量体重和血压,保证液体的准时、准量输入等。

3. 操作规程　应严格执行查对制度,检查采集的血标本抗凝管是否准确(如肾素和醛固酮标本要分别放入不同

的抗凝试管内);做好环节质量管理,杜绝因工作疏忽而造成的误差。

4. 病情观察　某些激素分泌的动态试验具有特殊的时间要求,但病情又容易出现变化,如饥饿试验要认真交代禁食的时间,密切观察巡视,及时发现和处理低血糖反应。又如,在执行下丘脑-垂体功能检查(如禁水-加压素试验)或钙负荷试验时,必须事先做好抢救预案,静脉推注加压素或钙制剂的速度要慢,出现面色苍白、胸闷不适等表现时,要及时处理。

5. 采集标本　避免应激情况的发生,采集皮质醇或儿茶酚胺标本时,要告知患者避免饥饿、紧张、兴奋、体力活动、失眠等应激情况。进行尿儿茶酚胺代谢产物测定前,要详细指导患者收集小便,避免进食咖啡、柑橘、西红柿、香蕉、巧克力等干扰检测结果的食物。采集的血标本要及时送检或放置在适宜容器内,有的标本应放在 4℃ 容器中或按照特殊要求送检。

6. 测定方法　20 世纪 50 年代逐渐用放射免疫法(RIA)淘汰了化学比色法和生物测定法,后来又用免疫放射分析法(IRMA)取代了 RIA。目前采用的放射受体法(RRA)、酶免疫分析法(EIA)、酶联免疫分析法(ELISA)、化学发光酶免疫分析法(CLEIA)、时间分辨免疫荧光法(TRFIA)、电化学发光免疫分析法(ECLIA)、免疫聚合酶链反应法(IPCR)有了更高的敏感性和特异性。有条件的单位应及时更新检测方法。

(二) 激素分泌的动态试验类型　激素分泌的动态试验类型见表 2-1-1-1。

(三) 结果分析　一般根据结果定性为反应阳性或阴性,但是动态试验结果的判断要用定量指标,有反应或无反应均是一种人为判断。因而,确定切割值十分重要。首先要分析试验本身是否成功,是否存在试验干扰因素及这些因素的权重,应激、感染、肥胖、性腺功能状态和高血糖症等往往会明显影响试验结果,应尽量避免。其次,受试者的性别、年龄、健康状态、药物等也影响结果,故其判断标准可能有所不同。其实,临床医师更应该将动态试验结果作为一种动态可变的辅助依据来协助疾病的鉴别。

【GnRH/TRH/CRH/GHRH 联合兴奋试验】

(一) 原理

1. 腺垂体激素受下丘脑和靶腺激素的双重调节。

2. 外源性下丘脑促垂体激素兴奋腺垂体靶细胞,根据其反应程度判断腺垂体的储备功能。

3. 鉴别下丘脑-垂体病变引起的内分泌腺功能减退症。

表 2-1-1-1 激素分泌的动态试验

动态试验	检测指标	诊断意义
兴奋试验		
TRH 兴奋试验(少用)	TSH	甲亢/ATD 停药/Graves 眼病/甲减定位诊断
	GH	垂体矮小症
	PRL	泌乳素瘤
GnRH 兴奋试验	LH/FSH	性腺功能减低定位诊断
GHRH 刺激试验	GH	下丘脑-垂体性矮小症/异位 GHRH 综合征/肢端肥大症术后评估
CRH 刺激试验	ACTH	腺垂体功能减退症
	皮质醇	继发性垂体性肾上腺皮质功能减退症
ACTH 兴奋试验	血皮质醇/17-OHCS 和 17-KS	原发性肾上腺皮质功能减退症
	醛固酮	糖皮质激素依赖性醛固酮增多症
TSH 兴奋试验(少用)	甲状腺^{131}I 扫描	自主功能性甲状腺结节
HCG 刺激试验	睾酮	原发性睾丸功能减退症
胰岛素低血糖试验	GH	GH 缺乏症
胰升血糖素刺激试验	血糖	胰岛细胞瘤
	血压	嗜铬细胞瘤
	GH	GH 缺乏症
L-多巴试验(少用)	GH	GH 缺乏症
L-精氨酸试验(少用)	GH	GH 缺乏症
垂体加压素试验	GH	GH 缺乏症
甲氧氯普胺(胃复安)试验	PRL	腺垂体功能减退症
组胺激发试验(少用)	血压	嗜铬细胞瘤
酪胺试验(少用)	血压	嗜铬细胞瘤
氯丙嗪兴奋试验	PRL	泌乳素瘤
氯米芬试验	血 FSH/LH/睾酮	垂体促性腺激素缺乏症/原发性睾丸功能减低症/神经性厌食
滴钙试验(少用)	CT	甲状腺髓样癌
五肽胃泌素刺激试验	CT	甲状腺髓样癌
胰泌素刺激试验	血胃泌素	胃泌素瘤
糖耐量-胰岛素释放试验	血糖/胰岛素(C 肽)	糖尿病分型/胰岛素瘤/低血糖症
烟碱试验(少用)	尿量/尿比重/尿渗透压	中枢性尿崩症
美替拉酮试验(少用)	尿 17-OHCS/17-KS/11-去氧皮质醇	下丘脑 CRH 和垂体 ACTH 鉴别/肾上腺皮质腺瘤与增生鉴别
高渗盐水试验	尿量/尿比重/尿渗透压	中枢性尿崩症
低钙试验	尿钙	甲状旁腺功能评估
甲状旁腺素刺激试验(少用)	尿 cAMP	假性甲旁低 I 型和伴纤维囊性骨炎的假性甲旁低
立卧位试验	GH/血醛固酮	垂体矮小症/特发性原醛症与醛固酮瘤鉴别
抑制试验		
T₃ 抑制试验(少用)	甲状腺摄^{131}I 率	单纯性甲状腺肿与毒性甲状腺肿鉴别/甲亢/Graves 眼病/甲亢用抗甲状腺药治疗后停药
葡萄糖抑制试验(少用)	GH	生长激素瘤
小剂量 DXM 抑制试验	尿 17-OHCS/17-KS	肥胖与皮质醇增多症鉴别
过夜 DXM 抑制试验	血皮质醇	肥胖与皮质醇增多症鉴别
大剂量 DXM 抑制试验	尿 17-OHCS/17-KS	肾上腺皮质腺瘤与增生鉴别
卡托普利(巯甲丙脯酸)试验	血肾素活性和醛固酮	原发性醛固酮增多症
胰岛素抑制试验(少用)	血 C 肽	胰岛素瘤
螺内酯试验	血钾/血压/尿钾	原发性醛固酮增多症
酚妥拉明试验(少用)	血压	嗜铬细胞瘤
负荷试验		
高钠试验	血钠/钾/氯化物/尿钾钠	原发性醛固酮增多症
钾负荷试验	血钠/钾/氯化物	原发性醛固酮增多症/继发性醛固酮增多症与其他低钾血症鉴别
水负荷试验(立卧位)	立卧 4h 尿量	特发性水肿
皮质素-水负荷试验(少用)	尿量(4h 总量)	肾上腺皮质功能减低症
静滴生理盐水试验	血皮质醇/18-羟皮质酮/醛固酮	原发性醛固酮瘤

续表

动态试验	检测指标	诊断意义
耐受试验		
口服糖耐量试验	血糖/尿糖	糖尿病/反应性低血糖和胰岛素瘤
静脉葡萄糖耐量试验	血糖/尿糖	糖尿病/反应性低血糖和胰岛素瘤
禁水试验	尿量/尿比重/血尿渗透压	中枢性尿崩症
禁水-垂体加压素试验	尿量/尿比重/血尿渗透压	中枢性尿崩症/完全性与部分性尿崩症鉴别/多尿的鉴别
饥饿试验	血糖与胰岛素	胰岛素瘤
其他试验		
过氯酸钾排泌试验	甲状腺摄^{131}I率	甲状腺碘有机化障碍判断

4. 鉴别内分泌腺功能亢进的病因或判断其对药物的反应性。

5. 评估手术或放疗后的下丘脑-腺垂体功能。

（二）方法

1. 试验前抽血测定靶腺激素基础值（-30和0分钟，取其均值）。

2. 早上7~8时进行试验，相继静注GnRH 100μg、TRH 200μg、CRH 1.0μg/kg和GHRH 1.0μg/kg（均溶于5.0ml生理盐水），30秒内静注完毕。

3. 分别在-30、0、15、30、60、90和120分钟抽血测ACTH、皮质醇、TSH、LH、FSH及GH；必要时测定睾酮、T₃、T₄和IGF-1等。

（三）临床意义

1. TRH兴奋试验　①正常人于30分钟时出现TSH峰值（10~30mU/L）；②TSH无明显升高为无反应（Graves病或垂体性甲减）；③峰值出现在60分钟后为延迟反应（下丘脑性甲减）。

2. GnRH兴奋试验　①青春期前LH细胞的兴奋程度低，FSH增加0.5~2.0倍；②正常成年男性LH增加4.0~10倍，FSH增加0.5~2.0倍；③正常成年女性卵泡期LH增加3.0~4.0倍，排卵前期增加3.0~5.0倍，黄体期增加8.0~10倍；④正常成年女性FSH增加0.5~2.0倍（与月经周期无关）；⑤兴奋反应的程度达不到以上倍数可诊断为垂体LH/FSH储备功能减退；⑥长期GnRH缺乏使垂体对GnRH的敏感性下降（垂体惰性），单剂GnRH不能鉴别下丘脑性或垂体性性腺功能减退症时，必须进行GnRH静滴兴奋试验或GnRH延长兴奋试验。

3. GnRH兴奋试验　①GnRH 250μg静滴8小时；②正常人滴注后30~45分钟，LH上升（第一次上升反应），60~90分钟下降，2~4小时内再次上升（第二次上升反应），维持约4小时；③垂体疾病引起的LH/FSH缺乏症无反应，LH/FSH部分缺陷症存在第一次上升反应，但第二次上升反应消失；④下丘脑病变无第一次上升反应，但有第二次升高反应（延迟反应）；⑤垂体惰性者必须进行GnRH延长兴奋试验。

4. GnRH延长兴奋试验　①每日肌注GnRH 100μg（共5天），或每天静滴GnRH 250μg（8小时滴完，连续5天）；②出现LH分泌反应提示下丘脑病变；③单独进行垂体LH/FSH储备功能检查时，以GnRH延长兴奋试验更可靠。

5. GnRH激动剂刺激试验　①隔夜空腹，次日8时皮下注射曲普瑞林（triptorelin，GnRH激动剂）0.1mg/m²；②注药前和注药后4小时分别测LH和FSH；③体质性青春期延迟者刺激后4小时的LH>8.0mU/ml，FSH显著升高；④低促性腺激素性性腺功能减退症患者刺激后4小时的LH<8.0mU/ml。

6. CRH兴奋试验　①静注CRH 1.0μg/kg，正常人ACTH峰值（4.4~22pmol/L，20~100pg/ml）增加2.0~4.0倍；②ACTH峰值出现于静注CRH后的30分钟左右，皮质醇峰值发生于60分钟，可达550~690nmol/L（20~25μg/dl），或比基础值增加10μg/dl；③无ACTH和皮质醇兴奋反应或反应很弱提示垂体ACTH储备功能不足（腺垂体功能减退症、大部分异位ACTH综合征、肾上腺肿瘤所致的Cushing综合征）；④ACTH持续升高伴峰值消失提示下丘脑性腺垂体功能减退症；⑤Nelson综合征对CRH刺激有增强的ACTH分泌反应；⑥垂体ACTH瘤可能出现过度反应、正常反应或无反应；⑦术前的下丘脑-垂体-肾上腺皮质功能评价见图2-1-1-1；

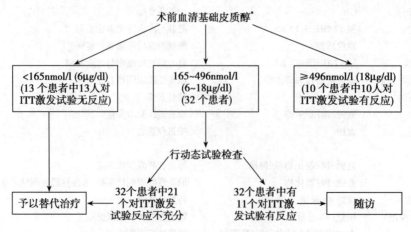

图2-1-1-1　术前下丘脑-垂体-肾上腺皮质功能评价

单独 CRH 兴奋试验的诊断价值有限,一般需进行垂体和肾上腺影像检查。

7. GHRH 延长兴奋试验　①每晚 7~8 时皮下注射 GHRH 1.0μg/kg,连续 7 天,于第 8 天晚深睡时抽血测 GH;②正常人 GH 峰值>7.0μg/L;③峰值<5.0μg/L 者在排除垂体惰性后可诊断为垂体 GH 缺乏症;④>7.0μg/L 为延迟反应(下丘脑病变)[1-4]。

(四)注意事项

1. 患者知情同意。

2. 单一兴奋试验　①用于确定单一靶腺功能减退的病变部位;②单一 CRH 兴奋试验应在下午 4 时后进行,试验前至少禁食 4 小时;③分析结果时,应结合临床资料和影像检查结果综合考虑。

3. 不良反应　①面部发红;②肠鸣音亢进;③血压下降。

【促甲状腺素释放激素(TRH)兴奋试验】

(一)原理

1. 正常情况下,注射 TRH 后 20 分钟,血 TSH 升高,其升高程度反映垂体 TSH 细胞贮备量和对 TRH 的敏感性。

2. 无反应表示 TSH 细胞功能不足或细胞量减少。

3. 反应延迟提示下丘脑病变,TSH 细胞长期得不到 TRH 的足够刺激,故在使用 TRH 开始时反应迟钝,但继之又有正常或高于正常的兴奋反应。

4. Graves 病由于高浓度 T_3、T_4 对 TSH 细胞的持久抑制,注射 TRH 后不能兴奋 TSH 细胞,血 TSH 无升高反应;由于血清 TSH 测定的敏感性显著提高,本试验已经少用。

5. 目前主要用于鉴别 TSH 升高的病因(原发性甲减、中枢性甲减、TH 抵抗和 TSH 瘤等)。

(二)方法

1. 不必禁食,可自由活动。

2. 迅速静注 TRH 400~500μg。

3. 于-20、0、20、60 和 90 分钟采血测 TSH。

(三)正常值

1. 常见正常反应　①注射 TRH 后 20 分钟(或 30 分钟),血 TSH 达高峰(8.5~27.0mU/L);②60 分钟值低于 20 分钟值。

2. 少见正常反应　①于 60 分钟达 TSH 高峰;②TSH 峰值较基础值升高 10~30mU/L;③女性的 TSH 反应高于男性。

(四)结果　van Tijn 等的研究发现,注射 TRH (10μg/kg)前和注射后 15、30、45、60、120、180 分钟采血测血浆 TSH。根据结构可分为三型,其特点是 0 型(TSH 峰值大于 15μU/ml,3 小时内恢复至正常基础水平)、2 型(TSH 峰值小于 15μU/ml)和 3 型(TSH 峰值延迟,但反应过度,3 小时内不能恢复至正常基础水平)[5,6],见图 2-1-1-2。中枢性先天性甲减往往伴有多种垂体激素缺乏(MPHD),尽早明确病因和及时给予治疗相当重要。TRH 是筛选中枢性甲减的有效方法,TSH 升高反应延迟,继而升高显著,而下降的速度缓慢提示为中枢性甲减。

【GnRH 兴奋试验】

GnRH 兴奋试验方便、安全,其目的是诊断性发育延迟、鉴别性早熟的病因和评价性早熟抑制治疗疗效。但是,超重和肥胖影响青春期发育。Lee 等发现,肥胖的男性儿童容易

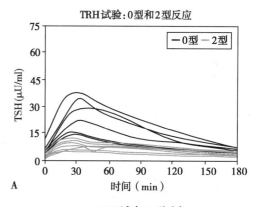

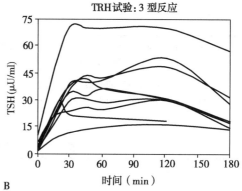

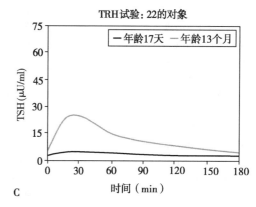

图 2-1-1-2　TRH 试验结果分型

A.0 型反应(黑色),为正常反应;2 型反应(灰色)表现为 TSH 释放障碍,TSH 峰值降低(4.8~11.2μU/ml,正常 14.0~37.6μU/ml);B.3 型反应表现为 TSH 峰值时间延迟,但峰值升高;C.出生后 17 天为 2 型反应,治疗 13 个月后变为正常反应

发生性早熟,GnRH 兴奋后的 LH 水平降低,LH 水平与 BMI 呈负相关(图 2-1-1-3 和图 2-1-1-4)。进一步研究发现,BMI 与 LH 峰值呈负相关($r=-0.539,P<0.001$)。青春期发育者对亮丙瑞林(leuprolide)刺激的反应分为两种类型,一般以 LH>5mU/ml 作为判断是否有反应的切割值[7,8]。

1. 一致性反应(LH>5mU/ml)　约半数在刺激后 1 小时的 LH 峰值>5mU/ml(95% CI 80%~96%),3 小时全部>5mU/ml(95% CI 94%~100%)。

2. 不一致性反应(LH>5mU/ml)　尽管已经进入青春期发育,但约 20% 的 LH<5mU/ml(青春期前反应),波动范围 0.9~4.6mU/ml;而 FSH 的兴奋反应一般比 LH 强烈。男孩

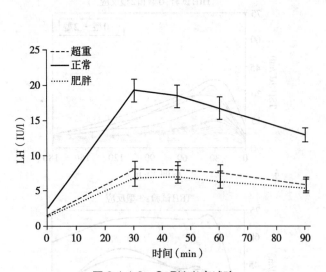

图 2-1-1-3　GnRH 兴奋试验

正常、超重和肥胖者的 LH 值均明显低于正常人,结果以均值±标准差表示

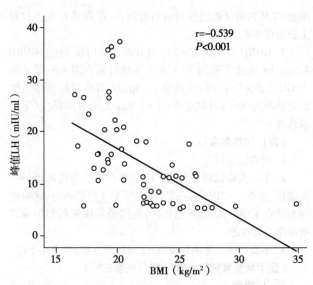

图 2-1-1-4　男性儿童 GnRH 兴奋试验 LH 峰值与 BMI 的关系

男性性早熟儿童 GnRH 兴奋试验的 LH 峰值与 BMI 呈负相关

表 2-1-1-2　青春期 LH 和 FSH 测定的诊断意义

项目	敏感性	特异性	PPV	NPV
基础 LH>0.1mU/ml(M)	100%	100%	100%	100%
基础 LH>0.1mU/ml(F)	67%	100%	100%	63%
基础 E₂≥1.5ng/dl	50%	94%	94%	52%
基础睾酮≥10ng/dl	100%	100%	100%	100%
LH(1h)≥5mU/ml	73%	100%	100%	80%
LH(3h)≥5mU/ml	83%	97%	98%	74%
LH(3h)≥3mU/ml	92%	75%	88%	82%
LH(3h)≥7mU/ml	80%	100%	100%	71%
基础 LH/FSH>1(M)	100%	100%	100%	100%
基础 LH/FSH>1(F)	10%	100%	100%	39%
LH/FSH(1h)>1(M)	100%	100%	100%	100%
LH/FSH(1h)>1(F)	50%	100%	100%	53%
LH/FSH(3h)>1(M)	100%	100%	100%	100%
LH/FSH(3h)>1(F)	45%	100%	100%	51%
LH(1h)≥5mU/ml 基础 LH/FSH>1	61%	100%	100%	56%
LH(3h)≥5mU/ml 基础 LH/FSH>1	16%	100%	100%	38%
LH(3h)≥5mU/ml LH/FSH(1h)>1	59%	100%	100%	56%

注:M:男性;F:女性;PPV:阳性预测值;NPV:阴性预测值

的 LH(>0.1mU/ml)、睾酮(≥10ng/dl)、LH/FSH 比值的敏感性和特异性均很高,而女性的 LH(>0.1mU/ml)和 LH/FSH 比值与基础 E₂(≥1.5ng/dl)的敏感性与特异性较低(表 2-1-1-2)。

【HCG 刺激试验】

以前,主要用 HCG 刺激试验判断卵巢反应和预测体外受精(in vitro fertilization,IVF)的成功概率。HCG 刺激卵巢雌激素分泌,但由于其敏感性和特异性低,不推荐作为临床常规应用。多数情况下,可用囊肿卵泡计数(antral follicle count)和抗米勒管激素(anti-Müllerian hormone)替代 HCG 刺激试验。

卵巢泡膜细胞(theca cell)的主要功能是生成雄激素。在月经周期中,LH 促进卵巢泡膜细胞分泌雄激素,后者作为合成雌激素的底物,在 FSH 的刺激下,粒层细胞(granulosa cell)合成雌激素。随着增龄,卵巢卵泡数目逐渐减少,基质细胞增多;30 岁后,HCG 刺激的卵巢雄激素分泌反应呈进行性下降。

HCG 兴奋后 24 小时,血清类固醇类性激素增加,其中以 17-羟孕酮(17-OHP)升高最明显。年龄小于或大于 35 岁(n=20)的女性的 HCG 兴奋试验结果没有差异显著性(表 2-1-1-3 和表 2-1-1-4)[9-11]。

表 2-1-1-3　HCG 兴奋试验特点

项目	17-羟孕酮变化(%)	雄烯二酮变化(%)	睾酮变化(%)	E$_2$ 变化(%)
年龄(岁)	0.08(0.4)	0.1(0.4)	0.06(0.5)	-0.1(0.2)
FSH 第 3 天(U/l)	-0.1(0.1)	0.07(0.5)	0.02(0.8)	-0.2(0.08)
BMI(kg/m²)	0.1(0.2)	0.06(0.6)	-0.07(0.5)	0.2(0.1)
E$_2$(pg/ml)(HCG 日)	0.2(0.07)	0.2(0.03)	0.09(0.4)	0.1(0.2)
>14mm 卵泡数(HCG 日)	0.01(0.9)	0.2(0.1)	0.02(0.8)	-0~0.08(0.6)
卵子数	0.03(0.7)	0.06(0.6)	-0.08(0.5)	0.2(0.2)
Ⅱ中期卵子数	0.05(0.6)	-0.2(0.4)	-0.03(0.6)	0.2(0.1)
妊娠卵子数	0.1(0.2)	0.01(0.3)	0.1(0.5)	0.02(0.4)
胚胎数	-0.1(0.3)	-0.03(0.7)	-0.01(0.9)	0.09(0.5)

表 2-1-1-4　HCG 兴奋试验结果

项目	17-羟孕酮变化(%)			雄烯二酮变化(%)			睾酮变化(%)			E$_2$ 变化(%)		
	T0	T24	%	T0	T24	%	T0	T24	%	T0	T24	%
年龄												
<35 岁(n=20)	0.72±0.4	1.17±0.3	49.09 (15/130)	1.97±0.5	2.13±0.6	6.8 (-19.1/116)	0.43±0.1	0.48±0.2	7.02 (-51/40.5)	33.5±23.5	68.4±20	177.7 (-50/700)
≥35 岁(n=60)	0.54±0.2	0.97±0.4	98.7 (-25/471)	1.53±0.6	1.86±0.6	9.6 (-47.3/86.2)	0.30±0.1	0.36±0.2	5.5 (-25/95)	34.5±28.4	53.8±30	92.6 (-70/445.4)
P 值		NS			NS						NS	
卵巢反应												
正常反应(n=63)	0.62±0.3	1.1±0.2	97.5 (-3.1/530)	1.67±0.6	1.95±0.7	9.7 (-30/116)	0.33±0.1	0.38±0.2	9.2 (-51/95.1)	33.6±28	36.4±20	150 (-70/700)
差反应(n=17)	0.42±0.2	0.7±0.3	52 (-25/291.6)	1.61±0.2	1.91±0.4	16.7 (-47.3/76.2)	0.38±0.1	0.46±0.1	11.3 (11/65.6)	61.3±29.9	46.5±18	35.4 (-50/246.6)
P 值		NS			NS						0.03	
妊娠												
妊娠者(n=28)	0.66±0.3	1.14±0.3	92 (-3.09/471.4)	1.83±0.5	2.54±0.2	3.9 (-30/705)	0.35±0.2	0.39±0.1	8.9 (-13.3/978.5)	25.3±15	68.1±18	205 (-50/700)
非妊娠者(n=52)	0.48±0.4	0.88±0.8	88 (4.1/366.6)	1.50±0.5	1.68±0.7	2.2 (-27.7/73)	0.28±0.1	0.30±0.1	1 (-34/59.1)	34.5±25.7	49.6±22	36.8 (-76/1040)
P 值		NS			NS			NS			0.02	

注:NS:无显著性差异

【胰岛素低血糖试验】

（一）原理

1. 低血糖促进 GHRH 分泌和抑制生长抑素分泌的作用最强,该试验尚可判断 ACTH 的储备功能,但不能鉴别下丘脑和垂体病变。

2. 精氨酸及 L-多巴促进 GH 释放,可判断是否存在 GH 缺乏症。

（二）方法

1. 隔夜禁食(不禁水),清晨空腹。

2. 放置含肝素抗凝的静脉导管 1 小时后,静注普通胰岛素(或速效胰岛素类似物)0.1~0.15U/kg(加入 2.0ml 生理盐水中)。

3. 于-30、0 分钟及注射后 30、45、60、90 和 120 分钟抽血测血糖和 GH,必要时测定皮质醇、ACTH 或 PRL。

4. 多数于注射后 30~45 分钟出现低血糖反应,试验中严密观察神志、脉搏及血压变化,>60 岁者需监测心功能。

5. 如未出现低血糖症状或血糖未降到 2.2mmol/L 以下,应再次试验(胰岛素增加到 0.3U/kg)。

（三）结果

1. 正常反应　①血皮质醇>580nmol/L;②GH>10μg/L。

2. 反应低下　刺激后的 GH 峰值<5.0μg/L 提示 GH 分泌不足。

（四）注意事项

1. 患者知情同意。

2. 试验成功标准 ①典型低血糖症状；②血糖≤2.2mmol/L。

3. 低血糖症有一定危险性，需有50%的葡萄糖备用。

4. 禁忌证 ①上午8时血皮质醇<140nmol/L（5.0μg/dl）者；②癫痫患者；③精神异常者；④缺血性心脏病者。

5. 怀疑ACTH缺乏但又不能行此试验者选用CRH兴奋试验或美替拉酮（甲吡酮）试验。

【高渗盐水试验】

（一）原理

1. 正常人在静滴高渗盐水后，血渗透压增高，因AVP分泌而尿量明显减少。

2. 中枢性尿崩症对高渗盐水无反应，仍排出大量低渗尿。

3. 本试验现已少用。

（二）方法

1. 经典高渗盐水试验 ①试验前停用影响AVP分泌的药物；②试验前1天晚12时后禁水、禁烟，次晨排空膀胱；③记录尿量和尿渗透压，每5分钟测量血压；④静脉滴注高渗NaCl液2小时（每分钟0.06ml/kg），在静滴前和静滴后30、60、90、120分钟采血测血渗透压、AVP和copeptin（AVP相关糖肽）。

2. 简化高渗盐水试验 ①试验前准备同经典高渗盐水试验；②15分钟内饮水1000ml；③饮水后每30分钟排尿，共4次，记录尿量并计算尿量/饮水量之比；④第2日重复试验，将饮水改为1%NaCl液。

（三）结果

1. 经典高渗盐水试验 ①正常人静滴高渗盐水后，血渗透压升高，>285mOsm/L时，血AVP开始升高，>295mOsm/L时出现口渴；②结果可提供口渴阈值和AVP分泌阈值。

2. 简化高渗盐水试验 ①正常人饮纯水后2小时内尿量>饮水量的75%；②如果饮用盐水后2小时内的尿量<饮用盐水量的25%可排除尿崩症；③如尿比重<1.012，2小时内的尿量>饮水量的75%可诊断为尿崩症。

【禁水-加压素试验】

（一）原理

1. 正常人禁水后，血渗透压上升，刺激AVP分泌。

2. 根据尿量和尿渗透压上升的程度评估肾脏对AVP的反应性。

（二）方法

1. 禁水前，测体重、血压、脉率、尿比重、尿渗透压及血渗透压。

2. 试验开始后，每2小时重测上述指标（血渗透压除外），持续8~12小时。

3. 严密监视病情变化，血压下降时中止试验。

4. 患者排尿较多，体重下降3%~5%，或血压明显下降，或连续2次的尿比重相同，或尿渗透压变化<30mOsm/L（"平台期"），显示内源性AVP分泌达峰。

5. 皮下注射水剂加压素5.0U，2小时后重测上述指标；如患者可耐受，1小时后再查上述指标，否则中止试验。

（三）结果

1. 正常人 ①禁水后尿量减少；②尿比重增加；③尿渗透压升高；④体重、血压、脉率及血渗透压变化不大。

2. 精神性多饮 ①长期多饮、多尿者禁水后尿渗透压不能升至正常；②需结合临床作出判断；③必要时，患者适量限水2~4周后重复此试验。

3. 中枢性尿崩症 ①禁水后反应迟钝，尿量无明显减少；②尿比重和尿渗透压不升高；③体重下降>3%；④严重者血压下降，脉率加快伴烦躁不安；⑤补充加压素后尿量减少，尿比重和尿渗透压增加。

4. 部分性尿崩症 ①至少2次禁饮后的尿比重达1.012~1.016，达到尿比重峰值时尿渗透压/血渗透压比>1.0，但<1.5，血渗透压最高值<300mOsm/L；②注射水剂加压素后尿渗透压继续上升（>10%以上）。

5. 完全性尿崩症 ①血渗透压>300mOsm/L，尿渗透压<血渗透压；②注射水剂加压素后尿渗透压明显上升。

6. 肾性尿崩症 ①禁水后尿液不能浓缩；②注射水剂加压素后亦无反应。

（四）注意事项

1. 血AVP与copeptin测定 ①禁水后中性尿崩症者血AVP不升高（正常1.0~5.0mU/L）；②copeptin测定比copeptin更敏感可靠；③正常人血copeptin浓度中位数4.2pmol/L（1~13.8pmol/L），降低有助于中枢性尿崩症的诊断。

2. 加压素可升高血压、诱发心绞痛、腹痛或子宫收缩。

3. 以血渗透压和尿渗透压为主要评价指标。

【皮质醇昼夜节律测定】

1. 正常人的CRH、ACTH和皮质醇呈脉冲式分泌，昼夜节律明显。

2. Cushing综合征 ①早晨血皮质醇正常或轻度升高；②入睡后进一步升高，与早晨水平相当；③血皮质醇的昼夜节律消失是筛选Cushing综合征的简便方法，但受多种因素的影响。

3. 避免假阳性结果 ①住院者应在入院48小时后，于醒时完成采血；②采血前不影响入睡，午夜未睡眠者的结果不可靠；③心衰、感染、抑郁症可引起血皮质醇轻度升高。

【小剂量DXM抑制试验】

（一）原理

1. DXM抑制下丘脑-垂体-肾上腺轴（对皮质醇测定的干扰小），血和尿皮质醇降低，尿17-OHCS和17-KS减少。

2. Cushing综合征的长期高皮质醇血症抑制下丘脑-垂体功能，应用外源性DXM不出现反馈抑制。

3. DXM对ACTH分泌的抑制作用强，试验所需的DXM用量小，对皮质醇测定影响不大。

（二）方法 口服DXM 0.5mg，每6小时1次（2.0mg/d），持续48小时。

（三）结果

1. 正常反应 ①应用DXM第2天，尿17-OHCS<6.9μmol/24h（2.5mg/24h）；②尿游离皮质醇（UFC）<27nmol/24h（10μg/24h）；③血皮质醇<140nmol/L（5.0μg/dl）；④ACTH<2.2pmol/L（10pg/ml）；⑤血DXM 5.0~17nmol/L（2.0~6.5ng/ml）。

2. 试验意义 ①单纯性肥胖者正常;②Cushing 病不被抑制。

3. 血皮质醇测定的意义 ①验证 17-OHCS 结果;②判断昼夜节律是否消失。

4. 血 ACTH 测定的意义 ①协助 Cushing 综合征的病因诊断;②异源性 ACTH 综合征升高,Cushing 病正常,肾上腺皮质醇瘤下降(甚至检测不到)。

5. 血 DXM 测定的意义 ①证实患者已服药;②确定 DXM 的代谢速率是否正常。

【午夜小剂量 DXM 抑制试验(午夜 LDDST)】

(一)原理 同小剂量 DXM 抑制试验(LDDST)。

(二)方法

1. 先测定上午 8 时的血皮质醇、ACTH 和 24 小时的 UFC。

2. 午夜 1 次口服 DXM 2.0mg。

3. 次晨再测定上述指标。

(三)结果

1. 用于门诊 Cushing 综合征筛查。

2. 被抑制的血皮质醇<140nmol/L(5.0μg/dl)可排除 Cushing 综合征。

3. 上午 8 时血皮质醇>275nmol/L(10μg/dl),Cushing 综合征诊断可成立,但应进一步明确病因。

4. 敏感性和特异性 ①实验敏感性和假阳性率较高;②若将判定标准升至 200nmol/L(7.0μg/dl)时,假阳性率下降 1 倍。

5. 血皮质醇 140~275nmol/L(5.0~10μg/dl)时,应作标准 LDDST。

6. 假阳性结果 ①苯妥英钠、苯巴比妥、卡马西平(加快 DXM 清除);②雌激素和口服避孕药(皮质醇结合球蛋白增加)[12-14]。

(四)注意事项

1. 停服含雌激素的药物、苯妥英钠、苯巴比妥等 6 周后再行本试验或 LDDST。

2. 经皮雌激素类(皮理剂、皮贴剂)不必停药。

【大剂量 DXM 抑制试验(HDDST)】

(一)原理

1. 用于鉴别 ACTH 依赖性 Cushing 综合征的病因。

2. 垂体 ACTH 瘤细胞对糖皮质激素的负反馈抑制作用有一定反应,而异源性 ACTH 瘤无反应。

(二)方法

1. 经典 HDDST ①收集 24 小时尿 3 次,测 17-OHCS 或 UFC;②计算口服 DXM 2.0mg 第 1 天和第 3 天的抑制率。

2. 改良 HDDST 试验 ①抽血测定皮质醇,服 DXM 2.0mg,每 6 小时 1 次,共 2 天;②计算服药前后的血皮质醇抑制率。

3. 午夜 HDDST ①利用正常人皮质醇分泌自午夜后上升的昼夜节律特点,在血皮质醇未升高前先口服糖皮质激素以最大抑制 ACTH;②DXM 8.0mg 午夜顿服;③测定服药前后的血皮质醇;④收集夜 12 点(第一夜)起至次夜 12 点(第二夜)尿液,测定 17-OHCS 作为对照,第二夜 12 点口服 DXM 0.75mg;⑤收集第二夜 12 点起至第三夜 12 点的尿,再测 17-

OHCS,并测定第二日上午 8 时的血皮质醇;⑥第一夜 12 点服 DXM 0.75mg,第二天再测血皮质醇;⑦抑制率>50%表示正常,<50%提示 Cushing 综合征。

4. DXM 静滴试验 ①静滴速度 1.0mg/小时,持续 5 小时,血皮质醇下降≥50%提示为 Cushing 病;②或静滴 DXM 1.0mg/小时,持续 7 小时,血皮质醇<190nmol/L(6.8μg/dl)提示为 Cushing 病。

(三)结果

1. Cushing 病的 17-OHCS 或 UFC 可被抑制到基础值的 50%以下。

2. 午夜 HDDST 后,相同时间点的血皮质醇抑制率>50%,或 UFC 抑制率≥90%,可诊断为 Cushing 病(特异性 100%,敏感性 80%~90%)。

3. 假阴性结果(Cushing 病不被 DXM 抑制) ①DXM 吸收不全;②DXM 清除加速;③患者未服药;④异源性 ACTH 综合征。

【ACTH 兴奋试验】

(一)原理

1. 外源性 ACTH 对肾上腺皮质有兴奋作用。

2. 用尿和血肾上腺皮质激素及其代谢产物的变化及外周血嗜酸性细胞计数降低的程度判定肾上腺皮质的储备功能[15,16]。

(二)方法

1. 试验有多种方法(肌注法、一次快速静注法、静滴法) ①ACTH 的剂量、品种及试验时间各异;②ACTH$_{1-24}$ 的不良反应小,用量低。

2. 常用方法 ①连续留 24 小时尿 4 天,测 17-OHCS、17-KS 和血皮质醇(第一天和第二天留尿作为对照,第三天和第四天留 24 小时尿,并于晨 8 时取血做嗜酸性细胞计数);②ACTH 25U(0.125mg)稀释于 5%葡萄糖溶液 500ml 中(Addison 病可用 5%葡萄糖盐水或生理盐水稀释),持续静滴 8 小时;③滴注完毕后,重复检查上述指标。

(三)结果

1. 正常反应 ①滴注 ACTH 后,每日尿 17-OHCS 增加 8~16mg(1.0~2.0 倍);②尿 17-KS 增加 4.0~8.0mg;③血皮质醇呈进行性增高;④尿游离皮质醇增加 2.0~5.0 倍;⑤嗜酸性细胞减少 80%~90%。

2. 先天性肾上腺皮质增生症 ①呈过度反应,尿 17-OHCS,17-KS 增加量>2.0 倍;②大剂量 ACTH 易造成肾上腺出血,已不常用。

3. 肾上腺皮质腺瘤 ①尿 17-OHCS、17-KS 正常或稍增加;②滴注 ACTH 当日增加不明显。

4. 肾上腺皮质癌 ①无反应;②尿 17-OHCS 及 17-KS 无变化(自主性分泌)。

5. 原发性肾上腺皮质功能减退症 ①尿 17-OHCS 基础值正常或稍低;②滴注 ACTH 后 17-OHCS 不增多,嗜酸性细胞无下降;③有诱发急性肾上腺皮质危象风险。

6. 继发性肾上腺皮质功能减退症 ①用 72 小时连续滴注法与原发性肾上腺皮质功能减退症鉴别;②继发性者在最初几天内反应低下,五天后可升至正常水平;③连续滴注 ACTH 三天,原发与继发性的重叠率约 20%,滴注四天的重叠率约8%,滴注五天可基本消除重叠。

7. 表观盐皮质激素过多(AME)综合征 ①ACTH 兴奋后病情恶化;②皮质醇增多,皮质醇/皮质素比值升高。

(四)注意事项

1. 长期 ACTH 滴注试验 ①持续 48 小时滴注 ACTH(每 12 小时滴注 40U);②鉴别原发性肾上腺皮质功能减退与正常者,或鉴别原发性与继发性肾上腺皮质功能减退症。

2. 小剂量 ACTH(1.0μg 试验) ①代替标准 ACTH(250μg)兴奋试验,主要适应于继发性肾上腺皮质功能不全者;②怀疑有垂体损伤者不宜做此试验。

3. 肾上腺皮质抑制状况 ①使用的泼尼松>25mg/d,连续 5~30 天,停药后多数于 2 周内逐渐恢复,个别需要数个月才能恢复;②本试验可评价糖皮质激素应用后的肾上腺皮质抑制程度。

4. 血 17-羟孕酮 ①非高功能性肾上腺腺瘤者的血 17-羟孕酮常升高;②所有肾上腺肿瘤的基础血 17-羟孕酮正常;③17-羟孕酮升高者伴有皮质醇升高;④迟发型 21-羟化酶缺陷症患者的基础 17-羟孕酮明显升高,ACTH 兴奋后进一步升高;⑤鉴别女性多毛的病因,但对多囊卵巢综合征无诊断价值。

【下丘脑-垂体-肾上腺轴的其他兴奋试验】

1. 纳洛酮兴奋试验 ①纳洛酮促进下丘脑释放 CRH,引起垂体 ACTH 分泌;②应用纳洛酮 65μg/kg,测血 ACTH,了解垂体的 ACTH 细胞贮备量及肾上腺皮质对垂体和下丘脑的反馈关系;③因特异性不高和不良反应重,本试验目前少用。

2. AVP 兴奋试验 ①肌注 10U 的 AVP 后,Cushing 病的 UFC 排泄量增加;②该试验不能鉴别原发性肾上腺疾病致 Cushing 综合征和异源性 ACTH 综合征;③联合 CRH 和 AVP 试验可增加 ACTH 的升高反应,提高准确性。

3. 去氨加压素(DDAVP)试验 ①鉴别 ACTH 依赖性 Cushing 综合征的病因;②阳性为血皮质醇升高≥20%,血 ACTH 升高≥35%;③静注 DDAVP 5.0~10μg 后,绝大部分 Cushing 病患者的血皮质醇较基值增加>4.0 倍。

4. 绵羊 CRH(oCRH)/AVP 联合试验 ①静注 AVP 10U 和 oCRH 1.0μg/kg;②采血测皮质醇和 ACTH;③血皮质醇升高≥20%,血 ACTH 升高≥35%为阳性;④敏感性和特异性比单独 CRH 兴奋试验高;⑤血管病变者慎做此试验。

5. 血管活性肠肽(VIP)和组氨酸-蛋氨酸肽试验 ①诱导皮质醇释放;②对 CRH 刺激有反应的 Cushing 病对 VIP 和组氨酸-蛋氨酸肽也有升高反应;③对 CRH 刺激无反应的 Cushing 病无兴奋作用;④本试验目前少用。

6. GH 释放肽(hexarelin)试验 ①hexarelin 的促 ACTH 和皮质醇释放的作用较 CRH 强;②用于 Cushing 病诊断。

7. 胰岛素低血糖试验 ①测定垂体功能(血 GH、PRL);②了解 ACTH 的贮备功能;③怀疑垂体病变时同时测血糖、GH、PRL 和 ACTH;④正常人的血 ACTH 较基础值明显升高,月经周期对试验无干扰;⑤可乐定联合短程 ACTH 兴奋试验可代替胰岛素低血糖试验。

【螺内酯试验】

(一)原理

1. 螺内酯纠正水盐代谢,降低血压,减轻症状。

2. 尿醛固酮仍明显升高。

3. 因特异性不高和耗时长,本试验目前少用。

(二)方法

1. 服药前,钠钾定量饮食 7 天。

2. 螺内酯 60~80mg(微粒),4 次/天,共 5 天。

3. 服药前 2 日取血测钾、钠、CO_2CP、pH,并测定 24 小时尿钾和尿钠。

4. 服药后第 4 和第 5 日重复检测,与服药前比较。

(三)结果

1. 原醛症 ①服用大量螺内酯后尿钾排出减少,尿钠排出增加,血钾上升至正常;②血压有不同程度的下降;③门诊原醛症筛选试验;④不能鉴别原发性与继发性醛固酮增多症。

2. 非特异性螺内酯作用 ①拮抗去氧皮质酮、皮质酮和皮质醇等;②螺内酯对失钾性肾病(肾炎或肾盂肾炎)无效。

【组胺试验】

(一)原理

1. 组胺刺激嗜铬细胞瘤分泌儿茶酚胺。

2. 组胺对正常人无作用,甚至使血管扩张,血压下降。

3. 本试验少用。

(二)方法

1. 受试者平卧休息至血压稳定(或在冷加压试验后恢复至基础水平)。

2. 静注生理盐水 2.0ml 后再改用组胺注入(避免静脉穿刺对血压的影响)。

3. 组胺 0.025mg 或 0.05mg 基质(磷酸组胺 2.75mg,含组胺基质 1.0mg)加入生理盐水 2.0ml 中静脉快速推注(实际注射磷酸组胺 0.07~0.14mg)。

4. 注射后每半分钟测同侧上臂血压,连续 10 次后每分钟测量血压 1 次,共 5~8 次或至血压恢复到基础水平。

(三)结果

1. 正常人在注入组胺半分钟后血压稍下降。

2. 嗜铬细胞瘤者的血压迅速上升,2 分钟达高峰,并出现基本发作时的其他症状。

3. 阳性结果 ①血压上升 80/40mmHg 以上或较冷加压试验最高血压值再升高 35/20mmHg 以上;②嗜铬细胞瘤的阳性率 75%,假阳性 11%。

4. 注入酚妥拉明 5.0mg 后约 1 分钟症状消失,血压下降。

5. 正常人和原发高血压患者注入组胺后,开始血压稍下降,继而血压升高不超过 35mmHg。

(四)注意事项

1. 试验前 48 小时禁用镇静剂及麻醉剂。

2. 不良反应 ①头痛;②面红;③心悸;④支气管痉挛。

3. 测定血儿茶酚胺更有助于结果判断。

4. 该试验用于阵发性高血压的发作间歇期而收缩期血压<180mmHg 者。

5. 组胺刺激嗜铬细胞瘤释放儿茶酚胺,血压突然升高,可诱发心力衰竭及脑血管意外。

【酚妥拉明试验】

1. 用于收缩压>200mmHg 者。

2. 酚妥拉明阻滞儿茶酚胺的 α 受体效应,对持续性高血压或阵发性高血压发作时的嗜铬细胞瘤患者有明显降压作用。

【可乐定抑制试验】

1. 口服可乐定 0.3mg。

2. 非应激状态下,血去甲肾上腺素 ≥2000pg/ml 者,可乐定抑制试验的诊断符合率 100%,≤2000pg/ml 者的符合率 92%(<500pg/ml)。

3. 假阴性主要见于血清基础儿茶酚胺升高不明显者。

4. 假阳性主要见于使用利尿剂、β-受体阻断药和抗抑郁药者。

5. 部分患者对可乐定的反应剧烈,可导致低血压或休克。

6. 评估术中血流动力学稳定性,阳性反应者提示病情不稳定,术中血压波动大。

【醛固酮/PRA 比值分析】

1. 立位 4 小时后取血检查,如血浆醛固酮升高与 PRA 受抑并存提示原醛症。

2. 正常人的 ARR 比值上限为 17.8,约 89% 的醛固酮瘤和 70% 的特醛症患者超过此上限,通常大于 20~25。

3. 结果判断　①主要用于原醛症的筛查和诊断,如将 ARR>50 作为诊断标准,其敏感性 92%,特异性 100%;②为增加实验准确性,不限制食盐摄入;③维持血清醛固酮高于 416pmol/L(15ng/dl);如 ARR 比值大于 200 则高度提示醛固酮瘤;④原醛症患者的 PRA 被抑制(每小时 <1.0ng/ml,0.8nmol/L),并在低钠饮食后或在应用排钾性利尿剂后,立位 90~120 分钟的 PRA 无相应升高(>2ng/ml,1.6nmol/L);⑤低肾素型"原发性"高血压者出现低血钾,尤其在同时伴有醛固酮明显升高时,或 ARR(醛固酮 ng/dl,PRAng/ml)比值>20 时,仍高度提示原醛症。

【血醛固酮/肾素浓度比值】

1. 血浆醛固酮/肾素比值(醛固酮 pmol/L/肾素 mU/L,ARR)是确定"不适当(自主性)醛固酮分泌"的主要方法。

2. 原醛症的比值介于 105~2328,且与原发性高血压(2.7~49)或正常人(0.9~71)无重叠。

3. 原发性醛固酮缺乏症的比值明显降低而继发性醛固酮缺乏症和继发性醛固酮增多症的比值正常。

4. 注意事项　①纠正低血钾,同时鼓励进高钠饮食;②停用螺内酯、依普利酮、阿米洛利、螺内酯、依普利酮、氨苯蝶啶、利尿剂、β-受体阻滞剂、中枢性 α₂-受体激动剂、非甾体抗炎药、血管紧张素受体阻滞剂、二氢吡啶类钙通道拮抗剂和甘草次酸类药物。

5. 非二氢吡啶类钙通道阻滞剂、α 受体阻滞剂对 PAC/PRA 测定无明显影响。

6. 患者血压很高时,应选用不影响测定的药物(如维拉帕米缓释片、肼屈嗪、盐酸哌唑嗪、甲磺酸多沙唑嗪、盐酸特拉唑嗪等)继续降压。

7. 采血日早上不卧床,并体力活动至少 2 小时,采血前取坐位休息 15 分钟,采血时忌用真空负压吸引器或握拳加压,止血带解压后 5 秒钟再采血,血标本置于室温下,避免置于冰水中,采血后 30 分钟内分离血浆并迅速冰冻。

【男性 GnRH 兴奋试验】

(一)原理

1. 见下丘脑-垂体功能动态试验中的 GnRH 兴奋试验。

2. 评价垂体促性腺激素细胞的储备功能。

(二)方法

1. 禁食过夜,不吸烟。

2. 30 秒钟内静注 GnRH 100μg,于 -15、0、15、60 和 120 分钟采血测 LH 和 FSH。

(三)结果

1. 正常男性　①LH 峰值升高>5.0 倍;②峰值在 30~60 分钟出现;③青春期前儿童呈低弱反应,峰值增高<3.0 倍。

2. 原发性睾丸功能减退症　①基础值 LH 显著高于正常人;②峰值显著增高;③峰值增高<3.0 倍表示储备减低。

3. 继发性睾丸功能减退症　①LH 反应的绝对值显著低于正常;②峰值增高<2.0 倍。

4. 连续 GnRH 静滴试验　①GnRH 500μg 溶于 5% 葡萄糖液 500ml 中,每天滴注 4 小时,共 7 天;②再做 GnRH 兴奋试验;③下丘脑性睾丸功能减退症的 LH 反应接近正常,垂体病变者无明显变化。

5. 合成的 LRH 激动剂(LRH-A,20μg)替代 GnRH 的效果更佳。

6. 本试验不能鉴别下丘脑性和垂体性睾丸功能减退症(推荐连续 GnRH 静滴试验)。

【人绒毛膜促性腺激素(HCG)兴奋试验】

(一)原理

1. HCG 的分子结构和生理效能与 LH 相似。

2. HCG 兴奋睾酮分泌的反应程度可反映 Leydig 细胞的储备功能。

(二)方法

1. 上午 8~9 时肌注 HCG 2000U。

2. 分别于注射前 -15、0 分钟和注射后 24、48 和 72 小时采血测睾酮(采血时间为上午 8 时)。

(三)结果

1. 正常成年男性　①睾酮峰值多在 48 或 72 小时;②最大峰值比对照值增加>2.0 倍(或 20nmol/L)。

2. 正常青春期前男性　①反应类似于继发性睾丸功能减退症;②对第 1 次 HCG 注射的反应较低;③反复注射后血睾酮逐渐升高。

3. 睾丸功能减退症　①原发性睾丸功能减退症者反应减低或无反应;②继发性睾丸功能减退症的反应减低,经过多次注射后睾酮分泌逐渐升高;③下丘脑-垂体病变轻者可出现正常反应。

4. 无睾症或 2 型 5α-还原酶缺陷症　①隔日肌注 HCG 2000U,连续 3 次;②比较肌注 HCG 前后的睾酮和 DHT 有助于诊断。

5. HCG 试验敏感性与特征性工作(receiver operating characteristic,ROC)曲线　一般应用 E₂ 增加量的%预期 E₂ 反应不佳的 95% 可信限(confidence interval,CI);ROC 曲线下面积(AUC_{ROC})为 0.67,鉴别正常月经反应与反应不佳的阈值为 138(图 2-1-1-5A)。此外,应用 HCG 试验后 E₂ 增加的%预测 IVF 后妊娠 ROC 曲线与 95% 可信限,其中 AUC_{ROC}=0.75。成

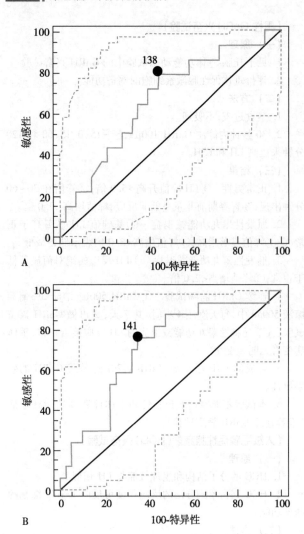

图 2-1-1-5 评价 HCG 试验敏感性与特异性的特征工作曲线

功妊娠与妊娠失败的鉴别值为 141(图 2-1-1-5B)。

（四）注意事项

1. HCG 的半衰期约 85 小时。

2. 连续或间隔 2~3 天叠加 HCG,睾酮的最大分泌反应不相加。

【糖皮质激素抑制试验】

（一）原理

1. 糖皮质激素通过影响维生素 D 的代谢而减少肠钙吸收,抑制破骨细胞活化因子（OAF）,故非甲旁亢所致的高钙血症可被糖皮质激素抑制而使血钙下降。

2. 原发性甲旁亢者不受影响。

（二）方法

1. 受试者口服氢化可的松 100~150mg/d,分次服用10 日。

2. 服药前 1 日和服药后第 1、3、5、7 和 10 日分别采血测定血钙。

（三）适应证

1. Cushing 综合征的病因鉴别 ①一般用 DXM 作为内源性皮质醇分泌的抑制剂;②用于高钙血症的病因鉴别时应选用天然制剂。

2. 高钙血症的鉴别 上述检查手段不能确诊时进行本试验。

（四）结果

1. 原发性甲旁亢 ①原发性甲旁亢和恶性肿瘤所致的高钙血症有时鉴别不易;②一般高钙血症无明显变化。

2. 其他疾病所致的高钙血症 ①血钙可以恢复正常;②异位 PTH 分泌综合征血钙下降,但不一定都能恢复正常。

【口服葡萄糖耐量试验】

（一）原理

1. OGTT 是检查人体血糖调节功能和诊断糖尿病（可同时测定胰岛素和 HbA_{1c}）的一种方法。

2. 正常人一次食入大量葡萄糖后,血糖浓度不超过8.88mmol/L（160mg/dl）,且于 2 小时内恢复正常（耐糖现象）。

3. 糖代谢异常时,食入大量葡萄糖后,血糖浓度可急剧升高,2 小时内不能恢复到正常（糖耐量减低）。

（二）方法

1. OGTT 应于空腹施行,空腹时间 8~14 小时（可饮水）。

2. 试验时间应于上午 7~9 时开始,被试者要尽量注意休息,严禁剧烈体力活动,避免应激性刺激、恶心及呕吐。

3. 空腹（0 分钟）及服糖后 120 分钟采血,有特别需要时应延长试验时间。为排除肾脏因素的影响,每次取血后查尿糖。

4. 有面色苍白、晕厥等严重反应时停止试验。

（三）糖尿病诊断标准

1. $HbA_1c \geq 6.5\%$,但检测需要用美国糖化血红蛋白标准化计划（NGSP）认证的统一方法,并根据 DCCT 标准标化（我国暂时未列为糖尿病诊断标准）。

2. 或 FPG≥7.0mmol/L（空腹定义为至少 8 小时没有热量摄入）。

3. 或 OGTT 负荷后 2 小时血糖 ≥11.1mmol/L（采用WHO 方法,相当于 75g 无水葡萄糖）。

4. 或典型高血糖症状或高血糖危象者的随机血糖≥11.1mmol/L。

5. 排除特殊类型糖尿病 ①胰源性糖尿病;②肝源性糖尿病;③内分泌疾病（肢端肥大症、Cushing 综合征、胰高血糖素瘤、嗜铬细胞瘤、甲亢、生长抑素瘤、醛固酮瘤）;④药物;⑤应激性高血糖症。

（四）OGTT 的正常变化

1. 服葡萄糖后血糖迅速上升,30~60 分钟达峰值,比空腹值>50%,胰岛素分泌增多,肝糖原生成增快,分解减慢,肝糖输出减少,组织糖利用增加。

2. 峰值后血糖迅速下降,在 1.5~2.0 小时降到基础水平;血糖继续下降,胰岛素分泌逐渐减少。

3. 动-静脉血糖的变化特点 ①服糖后动脉血糖上升的数值比静脉高;②30~40 分钟达血糖高峰时,动脉全血血糖可比静脉高 20~70mg/dl（平均 30mg/dl）;③动、静脉血的差异反映糖的利用率;④动脉血糖恢复到空腹水平（1.5~3.0 小时）的速度不如静脉血糖迅速;⑤2.5~3.0 小时后的动、静脉血糖曲线相互重叠;⑥正常人各时间点的血糖、血胰岛素、C 肽有波动。

（五）影响因素

1. 饮食因素　①试验前3天摄入足够热量的碳水化合物（150g/d），否则易出现假性糖耐量减低（特别是老年人）；②严重营养不良者要延长碳水化合物的饮食准备时间1~2周（额外增加碳水化合物的比例）；③进食脂肪较多者在OGTT过程中，C肽和血糖曲线下面积高于低脂饮食者。

2. 体力活动　①长期体力活动过少或服糖前剧烈体力活动使糖耐量减低；②口服葡萄糖后剧烈体力活动使服糖后的2.5~3.0小时血糖稍低。

3. 精神因素　①情绪激动使血糖升高；②试验期间应注意避免精神刺激。

4. 生理因素　①妊娠期出现生理性胰岛素抵抗和高胰岛素血症；②老年人易出现糖耐量下降；③肠吸收功能异常者应改为静脉葡萄糖耐量试验。

5. 引起糖耐量减低的药物　①单胺氧化酶抑制剂（OGTT前一月停药）；②口服避孕药（OGTT前一周停药）；③烟酸、水杨酸钠、普萘洛尔、某些利尿剂（OGTT前3~4天停药）；④调脂药、乳化脂肪、大量咖啡。

6. 应激引起的糖耐量减低　①生理性应激（过度兴奋、过度体力活动）；②病理性应激（发热、感染、大出血、创伤、手术、麻醉、昏迷）。

7. 疾病因素　①肝功能减退时，可出现高血糖（"肝源性糖尿病"）或低血糖反应；②慢性尿毒症常伴糖耐量减退、胰岛素抵抗和胰岛β细胞功能障碍；③慢性阻塞性胰腺炎（糖尿病或糖耐量减退）；④囊性纤维化（糖尿病和胰源性糖尿病）；⑤进行性肌萎缩（糖尿病和胰岛素抵抗）；⑥内分泌疾病（肾上腺皮质功能亢进症、肾上腺皮质功能减退症、甲亢、甲减、嗜铬细胞瘤、性腺功能减退症、性早熟、多囊卵巢综合征）；⑦失水、水中毒、电解质平衡紊乱。

（六）OGTT试验的其他应用

1. 胰岛素释放试验　①在OGTT同时采血测胰岛素和C肽水平；②计算β细胞胰岛素释放量；③判断胰岛素抵抗（或缺乏）。

2. 心功能评价　①排除糖尿病；②评价心功能及估计预后（如胰岛素抵抗者经皮-腔冠动脉成形术后血管再次闭塞的可能性大）。

3. OGTT/GH（PRL）抑制试验　①在进行标准OGTT同时测定血PRL和GH，必要时测睾酮、雌二醇及硫酸去氢异雄酮（DHEAS）；②计算OGTT曲线下面积，协助多囊卵巢综合征、肥胖和胰岛素抵抗的诊断。

4. OGTT延长试验　①早期T2DM餐后低血糖及低血糖症的鉴别；②能量代谢评价，计算间接热卡（RQ）；③估计胰岛素抵抗及其原因。

5. 特发性反应性低血糖症　①在OGTT 150分钟左右发生低血糖症，血糖高峰和胰岛素分泌量高于正常人；②发生低血糖时，胰高血糖素无升高或升高不明显（61%±15%，正常人152%±39%）；③高蛋白餐后低血糖症更明显。

6. OGTT/胰高血糖素（胰高血糖素样肽-1）分泌试验　①胰岛α细胞功能评价；②低血糖的病因鉴别；③协助诊断胰源性糖尿病（OGTT/胰高血糖素样肽-1分泌试验）；④诊断GH/IGF-1/IGFBP的分泌缺陷或调节障碍（测定血IGF-1、

IGF-2、IGFBP）[17-21]。

【静脉葡萄糖耐量试验】

（一）原理

1. 缺乏肠道刺激因素，不能模拟生理条件。

2. 血糖波动时间短，变动快。

3. 仅用于有胃切除后、吸收不良综合征等特殊患者。

（二）方法

1. 葡萄糖的负荷量0.5g/kg，用25%或50%葡萄糖注射液，在2~4分钟内静注完毕。

2. 注射前采血，然后从开始注射时起，每30分钟取血1次，共2~3小时，或以开始注射到注射完毕之间的任何时间作为起点，每5~10分钟取血，共50~60分钟。

3. 将10~15分钟到50~60分钟的血糖对数值绘在半对数表上，计算从某一个血糖数值下降到其半数值的时间作为$t_{1/2}$（如10~31.5分钟间的血糖从200mg/dl下降到100mg/dl，则$t_{1/2}$为31.5分钟）。

4. K值［$K=100(\ln 血糖-\ln 血糖/2)/t_{1/2}=100(\ln2/t_{1/2})=69.9/t_{1/2}$］代表每分钟血糖下降的百分数，作为糖尿病诊断标准。

5. 每30分钟测血糖1次，共2~3小时，或分别于3、5、10、20、30、45、60和90分钟测血糖，后一种方法用K值代表每分钟血糖下降的百分数为诊断标准，K值>1.5为正常，1.0~1.5为可疑糖尿病，<1.0为糖尿病。

（三）结果

1. 50岁以下者　①K值<0.9可诊断为糖尿病；②0.9~1.1为IGT。

2. 50岁以上者　①正常血糖高峰（11.1~13.88mmol/L，200~250mg/dl）出现于注射完毕时；②2小时内降至正常范围，血糖>7.8mmol/L为异常。

3. 垂体瘤术后胰岛素耐量试验　基础血清皮质醇水平可作为垂体手术前后下丘脑-垂体-肾上腺皮质功能的一线评价指标。皮质醇水平极低者不宜进行皮质醇的刺激试验。垂体手术前后的下丘脑-垂体-肾上腺皮质功能评价存在较大争论。一般认为，胰岛素耐受试验（insulin tolerance test，ITT）是评价的金标准，亦可用其他刺激物评价下丘脑-垂体-肾上腺皮质功能，如ACTH（1或250μg ACTH$_{1-24}$）、甲吡酮、胰高血糖素或CRH等。ITT有诱发的低血糖风险，需要严密观察病情变化，老年人和存在心血管疾病和癫痫患者不宜使用。术后1个月的ITT结果显示，52%恢复正常，14%发生新的继发性肾上腺皮质功能不全（表2-1-1-5）[22,23]。

表2-1-1-5　术前和术后1个月下丘脑-垂体-肾上腺皮质功能评价

项目	病例数	%
手术前后均AI	12	18.8
术后AI	9	14.0
术后AI恢复	12	18.8
术前和术后AI	22	34.4
术前未检测	9（术后AI 4例/正常5例）	14.0
总计	64	100

注：AI：肾上腺皮质功能不全，即ITT试验中血清皮质醇峰值<550nmol/L

术后第 6 天,30%发生肾上腺皮质功能不全,但在术后 1 个月时,其中 42%已经完全恢复正常,术后第 6 天的 ITT 阳性预测效率为 69.7%,阴性预测效率为 58%(表 2-1-1-6),因此应该选择术后 1 个月的 ITT 作为判断指标。

表 2-1-1-6 术后第 6 天和术后 1 个月下丘脑-垂体-肾上腺皮质功能评价

术后情况	病例数	%
术后第 6 天和术后 1 个月无 AI	18	28.1
术后 1 个月内发生的 AI	13	20.3
术后 1 个月内恢复的 AI	10	15.6
术后第 6 天和术后 1 个月发生的 AI	23	36.0
总计	64	100

ROC 分析发现,如果术后第 2~6 天的血清基础皮质醇发病低于 193nmol/L(7μg/dl)、220nmol/L(8μg/dl)、193nmol/L(7μg/dl)、165nmol/L(6μg/dl)、83nmol/L(3μg/dl)容易发生术后肾上腺皮质功能不全(表 2-1-1-7)。

以上研究说明,当垂体瘤术后患者的血清皮质醇水平在 165~496nmol/L(6~18μg/dl)时,需要进行胰岛素耐量试验,术后 1 周内的 ITT 对肾上腺皮质功能恢复有一定的预测意义,高度怀疑者应在术后 1 个月时重复试验,确定是否存在肾上腺皮质功能减退症[24-28]。

【胰岛素/C 肽释放试验】

1. 估计 β 细胞分泌功能、β 细胞数量和胰岛素抵抗程度。

2. 试验方法 ①同 OGTT;②测血糖同时测胰岛素(或 C 肽)。

表 2-1-1-7 术后第 2~6 天血清基础皮质醇的预测意义

术后基础皮质醇	阳性预测率(%)	阴性预测率(%)	敏感性(%)	特异性(%)
第 2 天<193nmol/L(7μg/dl)	100	52.9	27.3	100
第 3 天<220nmol/L(8μg/dl)	100	49	21	100
第 4 天<193nmol/L(7μg/dl)	100	52	27	100
第 5 天<165nmol/L(6μg/dl)	100	56.9	26.9	100
第 6 天<83nmol/L(3μg/dl)	100	48.3	17	100

3. 结果 ①正常人空腹 IRI 5.0~25μU/ml,葡萄糖刺激后胰岛素分泌增多,其高峰与血糖高峰一致(一般在服糖后 30~60 分钟),约为基础值的 5~10 倍,180 分钟恢复到基础水平;②T1DM 服糖刺激后胰岛素分泌不增加或增加甚微,呈低平曲线;③T2DM 可呈现与正常人相似的反应或呈延迟曲线,但胰岛素分泌高峰与血糖高峰不平行,高峰时间延至 120~180 分钟;④有些早期 T2DM 患者表现为餐后低血糖症。

4. 胰岛素初期反应指数 ①糖负荷后 30 分钟,IRI 净增量(ΔIRI μU/ml)与血糖净增量(ΔBS, mg/dl)的比值(30 分钟);②正常参考值 1.49±0.62(OGTT);③T1DM<0.5;④非糖尿病伴糖耐量减低时(甲亢、肝硬化、胃切除术后、脑卒中、服用糖皮质激素)比值不降低;⑤胰岛素瘤 IRI 升高。

(袁凌青)

第 2 节 激素与内分泌疾病

根据激素的数量(浓度,通常指血浓度)、结构(分子基本结构和空间构象)、活性(发挥的生物学作用)和代谢(转运、转换和灭活等)情况,可将内分泌疾病分为 11 类:①激素生成减少(功能减退);②激素生成过多(多为功能亢进);③激素生成异常(激素分子结构异常,常导致功能减退);④激素受体异常(受体病);⑤激素转运与代谢异常(功能减退或功能亢进);⑥多激素异常(功能减退、功能亢进或功能减退-亢进综合征);⑦激素分泌性肿瘤(功能亢进为主,可伴其他激素功能减退症);⑧激素代偿性分泌增多所致的疾病;⑨激素正常的内分泌疾病;⑩医源性内分泌疾病;⑪非内分泌腺或非内分泌细胞病变引起的内分泌代谢疾病。

临床上的这些异常往往是重叠的。例如,肾上腺皮质细胞 21-羟化酶缺陷可导致另一些激素的分泌过多。此外,在疾病的不同阶段可分别表现为激素的过量、减少或异常。

【激素生成减少】

激素生成减少的病因很多,主要有以下数种。

(一) 胚胎发育异常 由于胚胎发育障碍导致激素分泌细胞缺乏甚至整个内分泌腺体缺失。临床上的主要表现是激素分泌不足,出现相应的内分泌功能减退症。

1. 先天性垂体柄缺陷导致垂体功能减退症 垂体特异性转录因子(pit-1)是垂体特异的转录因子,对腺垂体胚胎期发育及 GH、PRL、TSH 基因表达具有决定性的作用。pit-1 基因编码的同源结构域蛋白异常可导致垂体发育障碍[1]。pit-1 基因的突变可以导致垂体的发育不全,阻碍 GH 细胞、PRL 细胞和 TSH 细胞的终末分化,引起先天性 GH、PRL 和 TSH 分泌缺乏。有些先天性垂体功能减退者的 pit-1 正常,可能与另一种垂体发育的转录因子 Prop-1(pit-1 的前体)突变有关,Prop-1 基因突变导致 pit-1 依赖性的 GH、PRL、和 TSH 细胞和促性腺激素细胞增殖障碍,垂体细胞凋亡。

垂体同源框(pituitary homeobox)中的 Pitx1 和 Pitx2 在包括垂体在内的多种器官的发育中发挥作用。Pitx1 基因失活能使促性腺激素细胞和促甲状腺激素细胞的表达减少,而 POMC 基因的表达增加,POMC 基因表达有助于 ACTH 细胞和 MSH 细胞的分化;Pitx2 基因突变鼠的垂体在 E10.5 后不再发育。Pallister-Hall 综合征和 Meckel 综合征伴垂体发育不全、蝶鞍畸形、鞍背形态改变伴脊索残余为本综合征的共有特征。Prader-Willi 综合征常伴 GnRH 障碍和嗅觉缺乏,是较常见的下丘脑-垂体发育障碍性内分泌疾病。此外,腺垂体可异位至鞍背、鞍外、咽部黏膜下,有时亦出现双垂体(double pituitaries)。

2. 甲状腺不发育/发育不良导致甲状腺功能减退症 左侧甲状腺不发育(thyroid hemiagenesis)多于右侧(3.6:1),女性多于男性(3:1),发育的一侧甲状腺常呈代偿性增生或多结节形成。其他类型的甲状腺发育不良常伴异位甲状腺（舌下、胸腺、纵隔、卵巢等）[2]。甲状腺转录因子（TTF-1）、TTF-2和Pax-8基因异常导致甲状腺组织发育不良，促甲状腺激素受体、甲状腺球蛋白、微粒体过氧化物酶（TPO）、Na$^+$/I$^-$同转运体基因突变及碘活化障碍可导致甲状腺功能减退症。

3. **DAX-1突变导致肾上腺发育不良和低促性腺激素性性腺功能减退症**　详见第2篇第6章相关内容。DAX-1是核激素受体（nuclear hormone receptor, NHR）家族中的成员，DAX-1基因突变常导致先天性肾上腺发育不良症（adrenal hypoplasia congenita, AHC）和促性腺激素缺乏性性腺功能减退症，可伴有宫内发育迟缓（IUGR）、骨干骺发育不良和外生殖器异常；有些患者表现为宫内发育迟缓-骨干骺发育不良-肾上腺发育不良和外生殖器异常综合征（syndrome of intrauterine growth retardation, metaphyseal dysplasia, adrenal hypoplasia congenital and genital anormalies, IMAGe）。胆固醇合成障碍可引起Smith-Lemli-Opitz综合征，患者有低血钠、高血钾、醛固酮/肾素比值下降、血胆固醇明显下降、7-脱氢胆固醇明显升高和肾上腺皮质功能不全，常因急性肾上腺危象而死亡。肾上腺融合症（adrenal fusion）者的肾上腺形如"马蹄"或"蝴蝶"，常伴中枢神经系统、肾脏和生殖器等的发育异常或一侧肾上腺融合而对侧肾上腺异位。但融合了的肾上腺在组织学上是正常的。7号染色体单体综合征可伴先天性肾上腺发育不良及性发育障碍（假两性畸形）。

4. **性发育障碍导致遗传性性腺功能紊乱**　性发育障碍（disorders of sex development, DSD）导致性腺疾病的现象相当常见，如Turner综合征、Down综合征、Rokitansky综合征、脾-生殖器融合-肢体缺乏综合征、Zellweger综合征、睑裂狭小-上睑下垂-内眦赘皮翻转综合征、Angelman综合征、Hirschsprung病、性染色体单体病、各种染色体嵌合症、类固醇缺乏综合征、DAX-1基因突变、LH/FSH受体基因突变等均可伴有卵巢发育不良和卵巢功能障碍。导致睾丸发育不良的疾病有Klinefelter综合征、Beckwith-Wiedemann综合征、Bardet-Biedl综合征、Williams-Beuren综合征、男性Turner综合征、纯睾丸支持细胞综合征（Sertoli-cell-only syndrome）、Fanconi贫血、囊性纤维化、先天性多囊肾、Smith-Lemli-Opitz综合征、各种性染色体单体病、染色体嵌合症、β-氨基己糖苷酶缺乏、DAX-1基因突变、LH/FSH受体基因突变、Y染色体微小缺失症、BLM基因突变、脾-生殖器融合症和米勒管永存综合征等。

（二）内分泌腺激素合成细胞被毁　手术切除、炎症（尤其是自身免疫性损伤）、肿瘤侵犯、缺血性坏死或其他理化性损伤均可导致激素合成细胞的减少或凋亡加速。现以甲状腺为例予以说明。

1. **手术切除过多或术后自身免疫反应导致内分泌功能减退**　如手术切除甲状腺，放射性碘或放射线治疗后可引起甲减，或者甲亢患者经外科手术或^{131}I治疗后，对碘化物的抑制甲状腺激素合成及释放作用常较敏感，故再服用含碘药物易发生甲减。虽然手术切除的甲状腺组织过多是导致甲状腺手术后甲减的重要原因，但此种情况已越来越少见。甲状腺手术后甲减的更常见的病因是：①甲状腺癌广泛切除；②手术后仍留有足够的甲状腺组织，但因目前仍不清楚的原

因，最终发生甲减；③自身免疫性破坏，多见于血TPOAb、TgAb和TSAb升高者。

2. **自身免疫损伤是许多"特发性"激素分泌功能衰竭的重要原因**　原因不明的"特发性"甲减患者血清中常有高滴度的抗甲状腺球蛋白抗体和抗甲状腺TPOAb。TSH受体抗体在甲减的发病中有重要作用，其中TSH受体封闭型抗体（thyroid blocking antibody, TBAb）很可能是本病原因之一。依据是某些黏液性水肿患者血清中存在TBAb，但并无甲状腺肿，并且外源性TRH能刺激血清TSH浓度增高，而甲状腺激素却降低；另外，TBAb不仅能对抗TSH的促甲状腺作用，而且通过阻止TSH的促甲状腺作用，阻滞TSH与受体或与受体有关的成分结合，抑制甲状腺滤泡细胞产生cAMP，阻滞TSH受体与TSH结合或抑制TSH受体抗体的敏感性。

3. **肿瘤/缺血性坏死/理化损伤引起内分泌腺功能减退**　甲状腺内广泛病变多见于晚期甲状腺癌和转移性肿瘤，较少见于甲状腺结核、淀粉样变、甲状腺淋巴瘤等，以ATD治疗过量、摄入碘化物过多、使用阻碍碘化物进入甲状腺的药物如过氯酸钾、碳酸锂等多见。垂体肿瘤压迫侵犯垂体引起渐进性腺垂体功能减退，临床表现依病变性质和腺垂体功能受损的程度而定。多数患者呈渐进性发展，在疾病晚期，外生殖器由肥大变为萎缩，男性发展成阳痿。女性性欲减退、不孕、月经紊乱、闭经，部分患者有溢乳。性腺功能减退主要是垂体肿瘤压迫致促性腺激素的分泌减少，闭经与肾上腺雄激素分泌增多亦有关，溢乳与GH大量分泌或垂体柄受损有关。肿瘤压迫鞍隔、硬脑膜或附近的大血管而致眼后部、额部或颞部疼痛。晚期，肿瘤延伸至后上方而累及第三脑室和室间孔，影响脑脊液循环而致颅内压升高，可有全头痛，并伴有恶心、呕吐、视盘水肿等颅内高压表现。突发性剧烈头痛、呕吐、视野缺损、脑神经麻痹、颈项强直提示肿瘤急性出血。

【激素生成过多和激素生成异常】

（一）生理性/病理性代偿反应　原因可以在分泌该激素的细胞、细胞团或腺体本身，也可由靶细胞异常引起。促激素异常可由该激素分泌以外的其他因素引起，多数情况下无激素分泌细胞的形态与数目改变，但长期的激素生成过多常导致激素分泌细胞肿瘤或增生。促激素的过度刺激使靶细胞过度增生，甚至形成高功能性结节或激素依赖性腺瘤或腺癌。激素生成过多亦可能是中枢神经功能紊乱（如Cushing综合征）或自身免疫反应（如Graves病）等原因所致。

（二）激素-激素受体或其相关分子突变　生长抑素受体-2或生长抑素受体-5与GH瘤/PRL瘤的发生有关，GH瘤和PRL瘤表达的生长抑素受体亚型及其比例各不相同，故对不同的生长抑素类似物的反应也有很大差别。此外，G蛋白α亚基的突变、Gsp、MEN-1、p53、ras、Rb、nm23基因的表达均与垂体肿瘤的形成或发展有关。基因突变或基因表达失常引起的垂体瘤往往具有激素分泌功能，引起垂体激素分泌过多症候群。同样，G蛋白α亚基突变也可导致肾上腺、卵巢、甲状腺等腺体的功能亢进（详见后述）。

（三）自身免疫反应　自身免疫反应引起激素分泌

过多的现象在内分泌疾病中少见。Graves 病是由于 TSH 受体的兴奋性抗体刺激 TSH 受体所致[3,4]，胰岛素受体抗体兴奋胰岛素受体可引起自身免疫性低血糖症，LH/HCG 受体异常导致 Leydig 细胞的过度刺激而出现家族性男性性早熟，等等。

（四）激素过敏感或激素受体非特异性配体引起的激素过多　家族性甲亢与 TSHR 基因的活化性突变有关，此种突变可激活 cAMP 和磷酸肌醇两条通路，导致甲状腺肿和甲亢。2 型 11β-羟类固醇脱氢酶（11β-HSD2）突变使皮质醇不能转化为皮质素，过多的皮质醇与盐皮质激素受体结合，表达出过多盐皮质激素的生物作用（表观盐皮质激素过多，apparent aldosterone excess，AME）。11-去氧皮质酮（DOC）和 11-去氧皮质醇不能被进一步转化成皮质酮和皮质醇，皮质醇的合成减少，ACTH 分泌增加刺激肾上腺皮质的束状带增生，产生过量的皮质酮和皮质醇的前体物质。这些前体物质中的一部分通过 17α-羟化酶/17，20 裂链酶转而进入肾上腺性激素合成途径，使钠潴留和血容量增加，进而抑制血浆 PRA（PRA），导致球状带醛固酮分泌减少。

【激素生成异常】

（一）激素基因突变　激素突变导致生物活性降低的例子很多，如 GnRH 基因突变引起低促性腺激素性性腺功能减退症，AVP 基因突变导致尿崩症，CRH 基因突变引起促肾上腺皮质激素不敏感综合征，TRH 基因突变引起促甲状腺激素不敏感综合征与过敏感综合征，TSH 基因突变引起甲状腺功能减退症，胰岛素基因突变引起变异胰岛素血症，等等。

（二）激素合酶缺陷　激素合成和分泌的相关酶缺陷可导致激素原不能裂解生成有活性的激素，肾上腺类固醇激素的合酶缺陷导致活性激素的前身物堆积或性激素合成过多，皮质醇或醛固酮的合成减少。另一种情况则引起某一激素的效应过高，如 11β-羟类固醇脱氢酶缺陷使皮质醇不能转化为皮质素，大量的皮质醇与盐皮质激素受体（盐皮质激素受体和糖皮质激素受体与皮质醇或醛固酮的结合亲和力相同）结合，从而产生醛固酮过多的临床表现，称为表观醛固酮过多（AME），多为 2 型 11β-羟类固醇脱氢酶的基因突变所

致，偶尔因摄入中草药引起[3]。

（三）肿瘤合成和分泌的激素　用免疫组化方法可从瘤细胞中鉴定出肾上腺素、间甲-肾上腺素、去甲肾上腺素、间甲-去甲肾上腺素、多巴胺、血清素、乙酰胆碱、脑啡肽、CGRP、CRH、VIP、PACAP、ANP、AM、SS、神经肽 Y、P 物质和甘丙素等。一般来说，肾上腺嗜铬细胞瘤的多激素分泌特点较肾上腺外嗜铬细胞瘤明显。类癌瘤的病因未明，此类肿瘤来源于 APUD 细胞，分泌的生物活性物质很多，如 5-羟色胺（5-HT）、5-羟色氨酸（5-hydroxytryptophan，5-HT）、缓激肽、胃泌素、胃泌素释放肽（gastrin-releasing peptide）、降钙素、胰多肽、ACTH、CRH、GHRH、生长抑素、胰高血糖素和降钙素基因相关肽、AVP（精氨酸加压素）、神经激动素（neurokinin）等。

【受体病】

激素受体病又称受体抵抗综合征或激素不敏感综合征。其原因主要是受体缺陷或激素作用异常，可分为遗传性抵抗综合征（如睾丸女性化，XY 性发育障碍）和获得性抵抗综合征（如肥胖性胰岛素抵抗综合征）。激素抵抗综合征可分为受体前、受体和受体后 3 种。在临床上往往是多种抵抗同时并存。受体前抵抗常由于激素异常、拮抗性激素过多、激素抗体或激素受体抗体所致，而受体异常可为先天性或获得性。受体后抵抗的研究较少，受体后级联反应的任何元件及任何步骤异常都将影响激素生物作用的表达。

受体基因突变也可引起某一内分泌功能亢进。例如，有些男性性早熟是由于 LH 受体突变引起的自主性雄激素分泌亢进，患者的 LH 分泌降低。奇怪的是，同一基因突变又可引起 LH 抵抗综合征，出现类似睾丸女性化的临床表现。又如，突变基因使雄激素受体的结合区产生 1 个氨基酸残基缺失，可导致雄激素作用的特异性完全丧失，而对另一些激素却有正常反应，使能与突变受体结合的激素反应亢进。膜受体病（membrane receptor disorder）是近年来用分子生物学方法鉴定和认识的一类新的内分泌疾病，以受体缺陷和受体后转导物缺陷多见。

（一）膜受体和受体后信号转导物缺陷　膜受体缺陷所致的常见疾病见表 2-1-2-1，受体后信号转导物缺陷引起多种疾病，目前研究得较多的是 G 蛋白缺陷[5]，见表 2-1-2-2。

表 2-1-2-1　膜受体缺陷性疾病

受体	基因突变后果	疾病
胰岛素	抑制	胰岛素抵抗/矮妖精综合征/脂肪萎缩性糖尿病
GH	抑制	Laron 矮小症
TSH	活化（体细胞）	毒性甲状腺腺瘤
	活化（种系细胞）	毒性甲状腺增生
	抑制	TSH 抵抗
LH/HCG	活化	男性性早熟
	抑制	男性假两性畸形
PH/PTHrP	活化	Jansen 干骺-软骨发育异常
AVP-V2	抑制	遗传性尿崩症
ACTH	抑制	遗传性单纯性糖皮质类固醇缺乏症
MSH	活化或抑制	皮肤颜色改变（动物）
Ca^{2+}受体	抑制	家族性低钙尿症性高钙血症/新生儿重症甲旁亢

表 2-1-2-2　G 蛋白生成或功能异常性疾病

疾病	蛋白	发病机制	病变部位
信号终止性缺陷(信号过量)			
霍乱	Gsα	ADP 中 Arg201 核糖化/抑制 GTP 水解	肠上皮
垂体和甲状腺腺瘤	Gsα	Arg201 或 Gln227 点突变/抑制 GTP 水解	体细胞(散发性)
肾上腺和卵巢腺瘤	Gi2α	Arg179 点突变/抑制 GTP 水解	体细胞(散发性)
McCune-Albright 综合征	Gsα	Arg201 点突变/抑制 GTP 水解	嵌合体(胚胎早期突变)
Gα 缺乏或无活性(信号缺乏)			
PHP Ⅰ a	Gα	Gβα 等位基因缺乏/PTH 和 TSH 反应性下降	种系细胞/多种组织
PHP Ⅰ b	Gsα(?)	Gβα 缺陷致组织对 PTH 反应性下降	种系细胞/多种组织
夜盲	Giα	Gly38Asp 突变	种系细胞
启动信号异常(信号弱或过量)			
百日咳	Giα	ADP 中 Cys 核糖化阻滞激活/信号下降	支气管上皮
PHP Ⅰ a	Gsα	Arg385His 点突变/阻滞激活/信号下降	种系细胞
PHP Ⅰ b	Gsα	Ala366Ser 突变/GDP 释放加速/34℃信号增加(睾丸)/37℃被灭活(PHPIa)	种系细胞
原发性高血压	β3 受体	β3 受体活性信号增加	种系细胞

注:ADP:二磷酸腺苷;GTP:三磷酸鸟苷;GDP:二磷酸鸟苷;PHP:假性甲旁减

(二)G 蛋白功能障碍

1. 假性甲旁减(PHP)　为 G 蛋白 α 亚基突变所致,PHP Ⅰα 型患者不仅对 PTH 有抵抗,而且也对 TSH、LH、FSH 存在抵抗现象,详见第 2 篇扩展资源 12。遗传性骨营养不良(McCune-Albright 综合征)中的一些患者对 PTH 无抵抗(假-假性甲旁减,PPHP),这类 G 蛋白 α 亚基疾病多是由于 7 号外显子的 4bp(热点,hot spot)缺失所致,少数是由于错义突变所致。但生殖细胞的 G 蛋白突变不能解释激素抵抗程度的可变性,也无法解释基因(兴奋型)的突变相同,而有 PHP 或 PPHP 的不同表现。进一步的分析提示,突变基因来源于父亲时导致 PPHP,而来源于母亲时引起 PHP。具有典型 PHP Ⅰa 型表现的男性患者伴有促性腺激素非依赖性性早熟,突变部位常为 Ala366Ser,这种突变基因表达的 G 蛋白于 37℃时被降解,但在 32℃(或 34℃)时仍可被活化。这说明在低温的睾丸组织中,Gsα 仍被激活,Leydig 细胞形成的 cAMP 增多,故导致性早熟。

2. 肢端肥大症和高功能性甲状腺结节　体细胞 Gsα 突变,由于 GTP 酶的"关闭"功能障碍而导致 Gsα 活化(生长激素瘤形成),类似的情况也见于散发性高功能甲状腺结节、甲状腺腺瘤、肾上腺皮质或卵巢肿瘤。

3. McCune-Albright 综合征(MAS)　详见第 6 篇第 3 章第 9 节。生殖细胞 Gsα 突变引起的 MAS 往往不能存活,胚胎早期的体细胞 Gsα 突变(Arg201Cys),许多组织中的 cAMP 生成过多,细胞的分化和增殖过度(主要为内分泌细胞和黑色素细胞)。累及的组织多少、病情的严重程度与突变发生的时期有关。

(三)核受体突变　许多激素的核受体突变可引起相应激素抵抗综合征。例如,雄激素受体功能障碍分为五种类型,不同类型的临床表型差别较大。雄激素与 AR 结合障碍时,多数患者表现为完全性睾丸女性化,少数患者表现为不完全性睾丸女性化,极少数仅表现为尿道下裂;雄激素-雄激素受体复合物与 DNA 结合障碍时,多数患者表现为完全性睾丸女性化,部分患者表现为不完全性睾丸女性化或伴有前列腺癌;受体蛋白分子截短多表现为不完全性睾丸女性化,而改变配体的特异性可表现为男性不育或部分性 AIS。AR 后信号转导功能缺陷的患者一般仅有轻度 AR 功能失常的实验室表现,不引起完全型 AIS,而且在大剂量雄激素的诱导下,可使 AR 功能有所恢复,说明机体自身具有很强的受体功能代偿作用。

(四)激素抵抗和受体后信号传递异常　胰岛素受体以降调节的负反馈方式调节胰岛素浓度的升高。此外,肥胖者的单核细胞和脂肪细胞膜胰岛素受体数目减少,但用药物抑制胰岛素分泌后,这些细胞膜上的受体数目又可恢复正常。同时,肥胖者的胰岛素受体后也有抵抗,表现为胰岛素的生物作用减弱。受体与激素结合后,通过各种反应途径可使其他受体的结合敏感性(亲和力和结合力)下降,这种调节现象称为"受体失敏",由于激素抵抗或受体后信号传递功能异常,可使"受体失敏"作用持续存在或受体不能致敏,均可导致疾病。

(五)激素专一性丢失

1. 激素受体的特异性改变　激素受体对激素来说是特异的,专一的受体只与专一性激素结合是激素特异性的基础。但在整体的复杂环境下,激素受体的专一性具有多变和可调的特点。大多数受体被激素激活后,通过信息转导途径将激素的信息下传。通常各转导途径的生物作用是不同的,可分别调节细胞的分化、增殖、细胞的可塑性及靶激素的分泌等。但在具体的组织中,不同的细胞类型存在同一激素的受体,这些细胞的信息转导途径可以相同也可以不同,细胞对同一激素刺激的特异性来源于不同的受体类型和反应类型。由于多种激素共用一条信息传递途径及细胞各种激素信息传导的途径不一,细胞与细胞、受体与受体、转导途径与转导途径之间的交互影响使激素的调节作用变得十分精细而复杂。

2. 受体信号对话　某一细胞或某一细胞团的活动并不能决定该组织的生物反应性,细胞与细胞之间还存在复杂的信息"对话",即细胞间的耦联或相互作用,这一过程主要是靠局部的细胞因子来完成的。例如，内脏脂肪素（visfatin，52kD）与胰岛素（6kD）的分子量相差悬殊，但它们均可与胰岛素受体结合，这也是一种特殊的"对话"现象。

3. 激素-受体的交叉结合 细胞因子的主要作用是调节细胞的分化和增殖。细胞因子有两类受体。I类受体的特点是胞外的结合区的同源序列多，这类细胞因子包括白细胞介素、血细胞生成因子、各种生长因子、瘦素、神经营养因子、肿瘤抑制因子 M、白血病抑制因子和心肌生长因子等。干扰素受体的结构较特殊，因而单独称为细胞因子的II类受体。由于同类激素、不同激素和细胞因子的综合而复杂的网络性调节作用，在某些情况下，激素-受体结合的专一性和激素生物作用的特异性可部分或完全丧失，称为专一性丧失综合征（specificity spillover syndrome，SSS）。SSS 发生的机制未完全阐明，由于一些激素家族的结构类似，激素与相关的受体低亲和力-高受体结合力结合，出现激素-受体结构的交叉结合现象。激素-受体专一性丧失综合征的常见原因和临床综合征见表 2-1-2-3。

表 2-1-2-3　与肽类激素有关的专一性丢失综合征

项目	交叉结合的受体	临床综合征
GH	PRL	肢端肥大症伴乳溢
胰岛素	IGF-1（卵巢）	雄激素增多症伴胰岛素抵抗
	IGF-1（?）	糖尿病母亲分娩的巨婴
IGF-2	胰岛素和/或 IGF-1	肿瘤性低血糖症
ACTH	MSH	原发性肾上腺皮质功能减退伴皮肤色素沉着
HCG	TSH	甲亢（TSH 依赖）伴滋养层细胞肿瘤/HCG 相关性甲亢

4. 激素受体专一性丢失综合征 SSS 还可存在于其他疾病中，引起各种内分泌疾病。例如，雄激素受体缺陷除导致男性女性化或女性表型外（部分或完全性睾丸女性化），受体蛋白的单个氨基酸替换有时仅引起受体功能的部分障碍（如仅表现为受体与 DNA 结合后的离解加速）或出现受体的特异性丢失。脊髓-延髓-肌肉萎缩症（spinal and bulbar muscular atrophy）患者出现受体的谷氨酰胺重复序列，雄激素受体功能减弱。晚期前列腺癌时，肿瘤细胞的雄激素受体活化性突变，这种受体在许多非雄性类固醇物质甚至非类固醇物质的作用下表达出雄激素的生物作用。

雄激素受体点突变的表现型差异显著，轻者可仅有生物作用的部分减弱或仅表现为男性不育症，而重者可导致完全性睾丸女性化，这主要与点突变的部位（配体结合区为突变热点）和突变后的受体空间构象异常程度有关。人们利用肽类激素受体的专一性和专一性丢失现象来开发新的药物，已经取得不少成就。例如，G 蛋白是 G 蛋白偶联受体的效应体，用外源性化学物质来干扰（阻滞或强化）G 蛋白与受体的结合亲和力可研究药物的不良反应，开发 G 蛋白拮抗剂（如mastoparan、GPAnt-2、suramin 等）或激动剂（氯苄烷胺、benzalkonium chloride、methoctramine 等）。由于各组织的 G 蛋白亚型不同，还可开发出许多选择性 G 蛋白激动剂。

（六）内分泌疾病与自身免疫反应 受体抗体可见于 1 型糖尿病、特发性肾上腺皮质功能减退症、慢性淋巴细胞性甲状腺炎、Graves 病和特发性甲状腺功能减退症等，抗受体抗体和其他自身抗体是相关疾病的诊断标志物。受体抗体对激素来说，可为兴奋性（如 TSAb）或抑制性（如 T_3 受体抗体），或既有兴奋性也有抑制性抗体存在（如 TSH 受体抗体、糖转运体抗体等）。激素或激素受体的自身抗体既可阻滞激素的作用，也可模拟激素的生物作用而引起功能亢进症（如 Graves 病、自身免疫性低血糖症等）。

抗受体抗体或受体配体可用来诊断和治疗内分泌疾病、内分泌肿瘤以及激素依赖性肿瘤。铟标记的奥曲肽（[111]In-octreotide）可用于生长抑素受体阳性细胞的标记，用于诊断和治疗神经内分泌肿瘤。利用激素受体拮抗性抗体还可治疗各种肿瘤或其他疾病。如用血管内皮细胞生长因子（VEGF）受体-2 抗体可抑制肿瘤的浸润；用雌激素受体调节剂（selective estrogen receptor modulator，SERM）可治疗乳腺癌和骨质疏松症；用血管紧张素-2 受体拮抗剂（losartan）可治疗硬皮症伴肾衰危象；用细胞间质黏附分子-1（ICAM-1）抗体和内皮素 A 受体拮抗剂可治疗重症急性胰腺炎等。最近 10 多年来，人们又在 SERM 的基础上，开发了选择性雄激素受体调节剂（selective androgen receptor modulator，SARM），使其应用不需要担心对前列腺的不良反应。SARM 分为类固醇和非类固醇两种，后者不以芳香化酶或 5α-还原酶为反应底物，对肌肉和骨组织属于完全性雄激素受体激动剂，而对前列腺有部分刺激作用，有望成为新的促进合成代谢的药物[6]。

【激素转运与代谢异常】

在一般情况下，激素转运和代谢异常可被代偿而不引起明显的临床疾病，但在一些特殊情况下，尤其在肝肾功能障碍时可因激素的降解减慢而导致病变。

（一）甲状腺素结合蛋白突变 T_3、T_4 与 TBG 的结合是可逆的。血中 TT_4 浓度受 TBG 的影响最明显，TBG 增加导致 FT_4 下降。TBG 增加主要见于先天性高 TBG 血症、使用外源性雌激素或妊娠时。TBG 降低主要见于雄激素和糖皮质类固醇增多以及蛋白营养不良、肾病综合征、肝硬化、甲亢等情况。TBG 在肝中合成，TBG 基因缺陷可引起三种遗传性 TBG 病，即完全性 TBG 缺乏症、部分性 TBG 缺乏症和 TBG 增多症。在 16 种 TBG 变异型中，已有 12 种的原因被查明。甲状腺激素转运蛋白（transthyretin，TTR）异常可被误诊为甲状腺功能减退症或甲亢，确诊的主要指标是血清 TBG、TTR、白蛋白、FT_4 测定及基因分析。

TTR 的基因突变较常见，目前已鉴定出 40 多种突变类型，绝大多数伴有淀粉样物质沉着症，突变的最常见位点是 Met30，TTR 突变并不直接导致甲状腺功能异常。

（二）皮质醇结合球蛋白的影响 CBG 在肝脏合成，主要与皮质醇结合。正常情况下，其他的内源性类固醇极少与 CBG 结合，但妊娠时，孕酮可与 CBG 结合，除了泼尼松（强的松）外，其他的人工合成的糖皮质类固醇不与 CBG 结合。高雌激素血症（妊娠、服用雌激素、口服避孕药等）、甲亢、糖尿病等情况时血 CBG 增多。家族性 CBG 缺乏症、甲状腺功能减退症、肝肾功能不全时，血浆 CBG 下降。CBG 基因突变（如 CBG-Lyon）使 CBG 结合亲和力下降。CBG 突变（Leuven 突变、Lyon 突变和无效突变）使 CBG 的结合力明显降低。

（三）生长激素结合蛋白与 GH 抵抗综合征 可溶性

受体组分即 GHBP,GHR 经酶裂解后,游离于血浆中。血浆 GHBP 水平可反映肝组织的 GHR 浓度,但不一定能反映 GHR 的功能。年龄、营养状况、血 GH 水平、胰岛素和性激素对 GHBP 浓度有影响。GH 抵抗综合征(如肝硬化、肾功能不全、糖尿病、甲状腺功能减退症、营养不良症和重症急性疾病等)时,血 GHBP 下降。

(四)维生素 D 结合蛋白多态性与疾病 血液 VDBP 浓度远高于维生素 D。VDBP 参与免疫反应,与补体成分 C5a 一起化学趋化免疫细胞,非唾液酸糖化形式的 VDBP 还可促进巨噬细胞活化。VDBP 基因的某些多态性类型与慢性阻塞性肺疾病、糖尿病、骨质疏松及自发性骨折有关。Pima 印第安人的 VDBP 基因变异(Gclf、Gcls、Gc2)与 2 型糖尿病有关。多发性创伤、多发性骨髓瘤、暴发性肝衰竭时,细胞内的肌动蛋白大量释放入血,严重时可导致多发性器官衰竭,血清 VDBP(Gc 球蛋白)可用于这些患者的预后估计,VDBP 明显下降者的预后不良。

(五)IGFBP 和 IGFBP 相关蛋白异常 体内至少存在 6 种 IGFBP 和 9 种 IGFBP-rP。IGFBP 与 IGF 受体竞争,结合 IGF,故对细胞的生长和代谢有间接影响(IGFBP 的 IGF 依赖性作用)。另一方面,IGFBP 也有其他重要的直接作用(IGFBP 的非 IGF 依赖性作用)。

1. IGFBP-1 GH 通过改变胰岛素对 IGFBP-1 的基因表达而影响其作用,血中的 IGF-1 浓度受 IGFBP-1 的调节。IGFBP-1 过度表达,血浓度升高可导致生长障碍(如宫内发育迟缓和慢性肾衰竭),肥胖和胰岛素抵抗者的 IGFBP-1 升高,因而测量血浆 IGFBP-1 有助于协助这些疾病的诊断。IGFBP-1、IGF、胰岛素、性激素和细胞因子一起调节月经周期、排卵过程和胎儿的生长发育。成年以后,IGFBP-1 调节血液的瘦素浓度,饮酒可降低 IGFBP-1 的生物可用性,口服雌激素使血 IGFBP-1 升高。

2. IGFBP-2 血 IGFBP-2 水平与年龄关系密切,新生儿和老年人较高,青春期发育、未经治疗的 1 型糖尿病、肢端肥大症及使用地塞米松时下降。血清 IGFBP-2 升高主要见于生长激素缺乏、禁食、应用 IGF-1 后、肝功能衰竭和胰岛素瘤等,慢性肾衰竭、非胰岛细胞瘤性低血糖、白血病时常显著升高。一般 IGFBP-2 和 IGFBP-3 有反变关系,与 IGF-2 为正变关系。IGF-2 可能是血 IGFBP-2 的主要调节物,对 GH/IGF-1 有反馈抑制效应。

3. IGFBP-3 重症疾病时,血 IGF-1 和 IGF-2 下降,IGFBP-3 正常而 IGFBP-1 升高。如病情进一步发展,IGF-1、IGF-2 和 IGFBP-3 均明显降低(IGFBP-1 显著升高)。AIDS 和重症糖尿病时,IGFBP-3 降解加速。晚期肝肾疾病时,儿童的生长发育停滞,此与 GH 抵抗和 GH/IGF-1 的作用减弱有关。GH/IGF-1 和胰岛素为促进细胞分化和个体纵向生长的两个主要调节系统,它们的作用是互相依赖、相互影响的。GH 抵抗时,肝生成 IGF-1 减少,糖尿病时,IGFBP-3 降解增多。经胰岛素治疗后这些异常可被逆转,GH 分泌减少,GH 敏感性增加。如仍不能恢复,可用 IGF-1 和 IGFBP-3 治疗。血 IGF-1 和 IGFBP-3 可作为儿童生长发育和营养状态的评价指标。此外,流行病学资料显示,血 IGF-1 升高,IGFBP-3 下降者发生前列腺癌、乳腺癌、结肠直肠癌、肺癌的危险性增加。

4. 其他 IGFBP 和 IGFBP 相关蛋白(IGFBP-rP) 在卵巢和乳腺中,各种 IGFBP 之间的平衡,IGFBP、IGF-1 和 IGF-2 的调节为维持正常功能所必需,调节紊乱可导致多囊卵巢综合征甚至与肿瘤的发生亦有病因关系。非胰岛素瘤性肿瘤所致的低血糖症主要与 IGF-2 分泌过多有关。血管外皮细胞瘤分泌的 IGF-2 为巨 IGF-2,这种巨 IGF-2 可与 IGFBP-3 形成大分子复合物。在通常情况下,IGFBP-6 为 IGF-2 作用和肿瘤细胞分化的特异性抑制物,肿瘤细胞还可分泌大量的 IGFBP-6,是导致低血糖症的重要病因。

目前已发现至少 9 种 IGFBP-rP。这些 IGFBP-rP 可在内皮细胞、血管平滑肌细胞、骨、软骨、肝、肺及一些肿瘤中表达,与 IGF 或 IGFBP 作用,调节细胞的分化、增殖和凋亡过程,与组织的重建和修复也有密切关系。

(六)性类固醇激素结合球蛋白和 PRL 结合蛋白异常 在血液中,仅少量雄激素和雌激素为游离状态,大部分性腺类固醇激素与血清蛋白结合,主要的结合蛋白为结合球蛋白(SHBG),约 38% 的睾酮与白蛋白结合,60% 与 SHBG 结合。SHBG 来源于肝脏,雌激素和 TH 增多、肝硬化时其血浓度增加,应用雄激素、甲状腺功能减退症、GH 增多或肥胖时血 SHBG 降低。血浆中的 SHBG 是性腺类固醇激素生物可用性的主要调节物。近年来发现,在雄激素和雌激素的靶细胞膜上还存在 SHBG 的受体。SHBG 膜受体可能是 G 蛋白偶联受体家族中的一种,第二信使为 cAMP,并与性激素作用有直接关系。一般认为,在靶细胞中,SHBG/SHBG 受体(SHBGR)系统的作用是性腺类固醇激素以外的一种辅助调节因素,抑制或增强二氢睾酮或雌二醇的生物作用。在前列腺,雌二醇可活化 SHBG/SHBGR 复合物,并促进复合物与雄激素受体的"信号对话",激活雄激素受体(可能不依赖于二氢睾酮)。在雌激素依赖性乳腺癌组织中,SHBG 与 SHBG 受体结合后,活化 cAMP 和 PKA,可抑制雄激素诱导的癌细胞增殖。故 SHBG 具有抗雌激素和抗细胞增殖作用。

血清 PRL 结合蛋白有三种分子形式(27kD、50kD、160kD),其中 27kD 和 50kD 组分分别是免疫球蛋白 G1(IgG1)的轻链和重链,在正常人(尤其是孕妇)的血清中,还存在抗 PRL 自身抗体。GHBP 也可与 PRL 结合,但结合亲和力较低。

(七)激素分泌感受器突变 激素分泌感受器突变可引起甲旁亢(PTH 分泌过多)、先天性低血糖症(胰岛素分泌过多)、先天性甲亢(甲状腺激素分泌过多)和先天性睾酮中毒症(雄激素分泌过多),见表 2-1-2-4。

【其他内分泌代谢疾病】

(一)多种激素分泌或代谢异常并存 垂体功能不全时可同时出现 LH、FSH、TSH、GH 等的缺乏,多发性内分泌肿瘤综合征则表现为多种内分泌激素的分泌增多,而多发性自身免疫性内分泌综合征可表现为多腺体功能减退或功能减退伴功能亢进综合征。但是,激素分泌性内分泌肿瘤单凭临床表现不能确定其激素分泌类型,也不能确定肿瘤的良恶性。

(二)激素代偿性分泌增多 妊娠、哺乳时或青春发育期碘需要量增多,甲状腺激素消耗增加,通过 TSH 分泌增多代偿,可引起甲状腺肿大,但甲状腺功能正常(euthyroid disease,euthyroidism)。又如慢性肾衰竭者可继发 PTH 分泌

表 2-1-2-4　激素分泌感受器突变引起的激素过多分泌综合征

综　合　征	突变型感受器	配体	不被抑制的分泌激素
家族性低钙尿症性高钙血症	CaR	Ca^{2+}	PTH
新生儿重症甲旁亢	CaR	Ca^{2+}	PTH
婴幼儿持续性低血糖症性	SUR1	葡萄糖	胰岛素
高胰岛素血症(PHHI)	KIR6.2	葡萄糖	胰岛素
	GK	葡萄糖	胰岛素
	GLUD1	葡萄糖	胰岛素
新生儿甲亢	TSHR	TSH	T_3/T_4
睾酮中毒症	LHR	LH	睾酮

亢进,早期可无明显内分泌功能异常的临床表现,血 PTH 升高,但血钙、磷多正常,晚期则有骨骼的广泛性损害。但是,有些内分泌疾病缺乏激素异常表现,如亚急性甲状腺炎、无功能性甲状腺结节(或肿瘤)、空泡蝶鞍综合征、肾上腺"意外瘤"、原发性骨质疏松症(大部分病例)和类癌等。

（三）医学干预导致的内分泌疾病　　手术切除甲状腺过多可引起甲状腺功能减退症,切除甲状旁腺可引起甲旁减,头颈部放疗可引起垂体功能减退,长期应用糖皮质激素可诱发糖尿病、骨质疏松症,服用过量维生素 D 制剂常导致肾石病和肾衰竭,含巯基化合物可诱发自身免疫性低血糖症,用碳酸锂治疗精神分裂症可伴有锂相关性甲状腺功能减退症等。

（四）非内分泌腺或非内分泌细胞病变　　由于体内非内分泌腺或非内分泌细胞病变引起的代谢内分泌疾病并不少见。如果不考虑体内器官或组织病变所致的内分泌功能变化,这类疾病主要见于体细胞或生殖细胞内与物质或能量代谢有关的酶类或细胞器的遗传性代谢性疾病。例如,线粒体呼吸链氧化磷酸化(OXPHOS)复合物基因突变性疾病(如线粒体 DNA 重排所致的尿崩症-糖尿病-视神经萎缩-神经性耳聋综合征,即 Wolfram 综合征;线粒体 tRNA 点突变所致的乳酸性酸中毒,即 MELAS 综合征等)以及肾小管上皮细胞电解质转运障碍性疾病等。一部分非内分泌腺非内分泌细胞性代谢内分泌疾病属于受体病(受体后缺陷)范围,另一部分则可统称为代谢性疾病。

（袁凌青　李付杏子）

第3节　内分泌疾病的诊断原则

同其他内科系统疾病一样,内分泌疾病的诊断主要包括3个方面,即功能诊断、病因诊断和病理解剖(定位)诊断。一般应首先对内分泌腺的功能作出判断,然后确立病理解剖诊断和病因诊断,有些疾病还要进行分型和分期。此外,近代临床内分泌学要求在疾病诊断的基础上,需要对治疗疗效、并发症风险和预后作出评估与预测。

【内分泌功能试验膳食】

食物中的糖类、氨基酸、脂肪酸对胰腺的内分泌功能有明显影响,当血液中浓度增高时均可刺激胰岛素分泌。膳食中所供糖类长期不足时,β 细胞的胰岛素储备能力下降。因此,内分泌胰腺功能试验要求试验前膳食中应有足量的糖类,并保持糖类、蛋白质、脂肪所供热能比例合理且相对稳定。

（一）口服葡萄糖耐量试验　　口服葡萄糖耐量试验(OGTT)结果受诸多因素的影响,如年龄、药物、精神状态、应激、某些激素的相互作用、糖负荷量及试验前患者营养、膳食状况等。其中与膳食关系最为密切的是糖类负荷量。

1. 葡萄糖耐量试验前碳水化合物摄入量　　每天不少于每日 300g。患慢性营养不良的患者可能因胰腺细胞发生可逆性萎缩而出现假阳性结果[1]。因而该试验膳食要求试验前3天膳食中碳水化合物每日不少于 300g。OGTT 膳食实际上是为提高 OGTT 结果的可靠性而设计的。患者接受 OGTT 前吃该膳食至少3天。目的在于消除膳食中影响试验结果的营养因素。试验膳食期间应同时停用一切对血糖有影响的药物,如促肾上腺皮质激素(ACTH)、糖皮质激素、降压药、噻嗪类利尿剂、咖啡因、磺胺、水杨酸、某些精神病药、口服避孕药等,直至试验结束[2]。这些药物通过增加糖异生和抵抗胰岛素作用,或减低肾小管对葡萄糖的重吸收、促使胰岛素的释放等而影响试验结果。由临床医师根据诊断的需要出具膳食处方,交由营养师实施。后者根据该膳食原则、受检者膳食习惯及市场食物供给情况选择食物并设计食谱。食谱设计的原则是:①全日膳食中碳水化合物不得少于 300g,碳水化合物占总热量的比例不得低于 55%。②蛋白质、脂肪及其他营养素按正常膳食供给。蛋白质占总热量的 12%~15%,脂肪占30%。③尽量少用糖、淀粉等纯糖类食物,禁用酒。

试验前日晚餐后禁食 10~12 小时,直至次日试验开始(参见口服葡萄糖耐量试验)。食物选择及用量参考见表 2-1-3-1,例如早餐:鲜牛奶、馒头;中餐:大米饭、韭黄猪里脊肉丝、芹菜炒香干、炒土豆丝;晚餐:大米饭、黄焖草鱼、炒芽白;加餐:香蕉。

2. 结果评价　　应注意测定误差和血糖波动性;同一患者在不同时间多次做 OGTT 结果可能差别较大。因此不能仅凭一次 OGTT 阳性即诊断为糖尿病,也不要仅凭一次阴性结果而排除糖尿病的诊断。对大多数受试者而言,即使自由择食也较容易达到该膳食所要求的每日糖类>300g 的条件。因此,并不强调一定要先执行该膳食。

（二）甲状腺和甲状旁腺功能试验膳食　　我国每人每日从食物中摄取碘 150~200μg[2]。食物中的碘盐几乎全部被肠道所吸收,但甲状腺的摄碘能力有限,每天只摄取约75μg 的碘,血液中多余的碘大部分经肾随尿排出。

表 2-1-3-1　全日糖类>300g 膳食食物及用量

食物	用量(g)	热量(kcal)	糖类(g)	蛋白质(g)	脂肪(g)
大米	200	688	153.6	15.4	1.3
富强粉	100	350	74.6	10.4	1.1
猪里脊肉	50	82	0.4	10.2	4.4
草鱼(净肉)	100	113	0	16.6	5.2
香干	50	74	1.7	8	3.9
鲜牛奶	200	109	6.8	6.0	6.4
土豆	150	114	24.8	3.0	0.3
蔬菜	400	94	12.9	7.8	1.2
香蕉	150	136	31.2	2.1	0.3
烹调油	27	243	—	—	27
总计		2003	306	79.5	51.1
热卡比(kcal,%)			1224(61.1%)	318(15.9%)	460(23%)

注:①如患者患有营养不良,应尽快改善或纠正,此时试验前的准备可延长 1~2 周;②遇患者发热、感染等应激状态时,应推迟试验;③1cal=4.1868J

1. 甲状腺 [131]I 摄取试验　停用影响药物和碘剂,在甲状腺摄碘功能检测试验时,其结果受被检测者试验前 2 周甚至更长时间内膳食摄碘情况的影响,这就要求在做甲状腺摄碘功能检测前一定时间内,控制受试者膳食中碘的摄入量(低碘膳食)。在甲状旁腺疾病的诊断与鉴别诊断中,测定血钙、磷浓度和尿钙、磷排泄量是较常用的重要实验指标,但有时这些指标的变化需结合改变膳食中钙、磷摄取量才能进一步显示其诊断价值。甲状腺有吸收、浓缩、贮藏及排除碘的能力。测定甲状腺对碘的吸收速度、集聚能力、清除速度等可以了解甲状腺功能是否正常。甲状腺 [131]I 摄取试验是检查甲状腺功能的方法之一,但该试验结果受膳食碘摄取量的影响,如试验前受试者摄取含碘丰富的食物,试验时受试者的甲状腺摄碘率降低,不能真实反映甲状腺的摄碘功能,故要求试验前一定时间内摄入低碘膳食。

试验膳食期前 14 天,停用一切影响甲状腺功能的药物如碘制剂、甲状腺激素、抗甲状腺药物和食物如碘强化食品、海产品等。忌食各种海产的动、植物食物,如海鱼、海虾、海参、虾仁、虾皮、海蜇、海贝、海带、发菜、紫菜、海石花、海米及中药中的昆布、海藻等。要求试验前 2 个月不能食用海带、海蜇皮、紫菜、淡菜等;2 周内不能食海蜒、梭子蟹、毛蚶、干贝、蛏子等;1 周内不能食用带鱼、黄鱼、鲳鱼、乌贼鱼、虾皮等。凡用来烹调海产食物的炊具,均不能用做该试验膳食。海盐及加碘盐不能用做该试验膳食的烹调用盐,可用化学纯或分析纯氯化钠代之。

2. 碘摄入量影响吸碘率　甲状腺功能亢进症患者服碘 3 小时后,即可达 50% 左右,24 小时吸碘率多超过 50%,且高峰明显前移。甲状腺功能减退症患者吸碘率低于正常范围,且高峰常在 24 小时以后出现或无明显峰值。碘含量是影响该试验结果的关键因素,所以对试验前一些含碘丰富的食物、碘制剂及干扰碘代谢的药物均应严格控制。对膳食碘的控制在一些缺碘地区比较容易做到,但在一些沿海地区居民,膳食中碘的摄入量可能较内陆地区居民高数倍甚至数十倍,即使严格控制,由食物甚至包括水中的碘仍能影响该试验结果。在分析试验结果时应全面考虑这些因素。

3. 尿钙排量协助甲状旁腺疾病诊断　由膳食中摄入的钙有 70%~90% 随粪便排出,10%~30% 由尿中排出。正常情况下,成人每日尿钙排出量应在 200mg 以下。原发性甲旁亢时,由于 PTH 的分泌不受血钙水平的调控,呈"自主性"高分泌,产生溶骨效应,骨基质及骨盐溶解加速,导致血钙浓度升高,24 小时尿钙排出增加。在限制膳食钙后,亦无明显减少,故测定尿钙排出量可协助诊断。精确的尿钙测定,加上 PTH 与排磷素(FGF-23)测定可诊断甲旁亢、甲旁减及钙受体突变引起的罕见疾病。该代谢膳食为期 5 天,前 3 天为适应期,后 2 天为代谢期。适应期是指由营养师根据患者膳食习惯所设计的食谱,患者能很好接受,如食物数量、食物品种、烹调方法等;如患者不能接受,则应及时调整食谱或烹调方法,直至膳食既符合代谢试验要求又使患者满意为止。停用对钙、磷代谢有影响的药物如各种含钙制剂、含维生素 D 制剂、含磷制剂、利尿剂及影响骨代谢的激素类制剂(PTH、降钙素、糖皮质激素、甲状腺激素等)。收集试验前及代谢期每 24 小时尿测定尿钙量。

每日膳食元素钙含量应<150mg,元素磷 600~800mg。选用含钙低的食物,如谷类主食、鲜蘑菇、西红柿、粉丝、畜肉类等(表 2-1-3-2)。忌用含钙丰富的食物,如豆类及豆制品、乳类制品、海产品、虾皮、芝麻酱等。膳食蛋白质及钠供给不宜过高,蛋白质一般每千克标准体重 1g/d 为宜,膳食蛋白质过高则尿钙的排泄量亦随之增加。钠摄入量应小于 4000mg/d,因为钠有使血容量增加而使尿钙排泄增多的作用。

试验期间禁止饮茶、白开水或矿泉水,应以蒸馏水代之,烹调用水亦用蒸馏水。尽量不用配方加工食物如火腿肠、饼干等。烹调用的食盐要称重(不用粗盐和保健盐),尽可能不用酱油(钙、磷含量波动大)。一次采购试验期所需的各种食物。食物应先洗切、称重,然后烹调。烹调好的食物不能剩余。

4. 尿钙排量受多种因素影响　甲旁亢患者通常尿钙>300mg/24h。影响钙排泄的因素较多,膳食中除钙、磷摄入量外,蛋白质的摄入量亦影响钙的排泄[3-5]。有人给男性青年受试者钙、磷固定膳食,发现将膳食蛋白质从 48g 增加至 141g,其 24 小时尿钙排泄量从 175mg 增至 338mg。膳食中钠的摄入过多会明显增加血容量,尿量的增加会使尿钙排泄增加,这是限制钠盐和停用利尿剂的主要原因。此外,尿钙排出量受生理节律和季节的影响,如白昼排泄多于夜晚,夏季排泄多于冬季(可能与日照有关)。

表 2-1-3-2 低钙-正常磷食物(每100g)

食物	热量 (kcal)	蛋白质 (g)	钙 (mg)	磷 (mg)
大米	346	7.4	13	110
小麦粉	350	10.3	27	114
土豆	76	2.0	8	40
竹笋	19	2.6	9	64
茭白	23	1.2	4	36
鲜蘑菇	20	2.7	6	94
鲜平菇	20	1.9	5	86
鲜香菇	19	2.2	2	53
绿豆芽	18	2.1	9	37
西红柿	19	0.9	10	2
青椒	23	1.4	15	3
牛瘦肉	106	20.2	9	172
猪瘦肉	143	20.3	6	189
猪肝	129	19.3	6	310
鸡蛋	156	12.8	44	182
粉丝	335	0.8	31	16
藕粉	372	0.2	8	9

注:代谢膳食一般不做汤菜,并要求吃尽每餐所供食物;试验期间禁用牙膏刷牙。1cal=4.1868J

5. 试验前需固定的钙/磷/钠平衡膳食 因膳食中的钙、磷、钠对试验结果有影响,故要求采用固定钙、磷、钠代谢平衡膳食。一般于第3天收集12小时内全部尿液标本,测定尿磷(对照)。静脉滴注元素钙15mg/kg(1g 葡萄糖酸钙含有元素钙93mg,1g 氯化钙含元素钙 272.6mg,加入 500ml 生理盐水中,静脉滴注4小时)。收集第4天的尿标本,测定尿磷排出量。每日膳食中固定元素钙400mg,磷1000mg,钠100mmol(1mmol = 23mg Na)。每日烹调用盐5g(含 Na 1900mg),不另用味精、酱油等含钠调料,亦不宜用保健盐。对膳食中热量、蛋白质无严格限制。当第3天由静脉滴注钙时,膳食中烹调用盐量0.5g(扣除当日由静脉补给的氯化钠4.5g)。第4天恢复代谢平衡膳食中的食盐量(5g/d)。

6. 钙滴注试验辅助诊断甲旁亢 给正常人静脉滴注一定量的钙制剂后,血钙浓度升高,PTH 的分泌受抑制,尿磷及尿羟脯氨酸的排泄减少。甲旁亢患者由于 PTH 的分泌不受抑制,滴注钙后,尿磷及尿羟脯氨酸的排泄不减少或减少小于滴注前的25%。因误差关系,同时测定血浆 PTH 对诊断更有意义。

(三)肾上腺皮质功能试验膳食

1. 钾钠定量膳食协助诊断原发性醛固酮增多症 本试验膳食又称醛固酮拮抗试验膳食或螺内酯(安体舒通)试验膳食。根据服用螺内酯后血钾、尿钾、血钠等代谢紊乱的纠正情况以及血压是否降低来协助诊断原发性醛固酮增多症,但不能据此区别醛固酮增多为原发性抑或继发性。受试者接受正常钾钠固定膳食2周或更长。开始3~5天为适应期,膳食适应期可根据患者膳食习惯调整食物种类及数量。如

试验时间较长,应设计 2~3 个食谱,并在适应期内调整到位。膳食适应 2~3 天后,留 24 小时尿测定钾、钠,同时测定血钾、血钠及 CO₂CP。完成尿和血钾、钠等测定后,给予口服螺内酯,每次 80mg,每日 4 次,连续服用 5 天。服药 5 天后留 24 小时尿测定钾、钠,并同时测定血钾、钠及 CO₂CP。

要求每日固定供给钾 60~100mmol(1mmol = 39mg),钠 150~160mmol(1mmol = 23mg)。主食、副食安排一般应严格按所设计食谱进行,但可在膳食适应期再备 1~2 个经过调整适应的食谱,或按 K⁺、Na⁺ 交换表[2] 对原设计食谱中的食物进行调配。该膳食一般不选用腌制食物或保健盐,因该类食物中的钠量波动较大。原发性醛固酮增多症(原醛症)患者服用螺内酯后,醛固酮的作用受抑制,尿钾明显减少,血钾上升甚至恢复至正常水平,血钠较服药前降低,尿钠排出增加;整体钾呈正平衡、钠呈负平衡状态。血 CO₂CP 和血压出现不同程度的下降。有些患者服用 5 天螺内酯后上述指标不一定出现显著变化,可继续服药 2~4 周。如服药 4 周,尿钾排出量仍无减少,血清钾不上升,血压不下降,则为阴性结果。

急进型高血压、肾性高血压、慢性心力衰竭等所致的继发性醛固酮增多症也可出现阳性反应,结合限钠试验,可与原发性醛固酮增多症鉴别。目前主要用随机血浆醛固酮浓度(plasma aldosterone concentration, PAC)/血浆肾素活性(plasma renin activity, PRA)比值(PRC/PRA ratio)从高血压(尤其是低肾素性高血压)患者中筛选原醛症。用于筛查的方法有血钾测定、PRA 和醛固酮/PRA 比值。但是,如果不重视饮食的配合和测定前的低钾血症纠正,再好的诊断方法也无济于事[6]。PAC/PRA 比值测定需要做好必要的准备,纠正低血钾,同时鼓励进高钠饮食;停用螺内酯、依普利酮、阿米洛利、螺内酯、氨苯蝶啶利尿剂,以及 β-受体阻滞剂、中枢性 α2 激动剂、非甾体抗炎药、血管紧张素受体阻滞剂、二氢吡啶类钙通道拮抗剂和甘草次酸类药物[6-10]。

2. 限钠膳食对血钾正常的原发性醛固酮增多症有诊断价值 正常人由膳食中摄取钠盐极度减低时,可刺激肾素分泌。如再加上立位刺激可使血浆肾素活性(plasma rennin activity, PRA)升高 3~5 倍,血浆醛固酮增高 2 倍以上。原醛症由于醛固酮呈"自主性"分泌,因而 PRA 受抑制,即使给予低钠及立位刺激,醛固酮也无明显增加,PRA 增加亦较少,此点对低钾不明显或血钾正常的原醛症有诊断价值。低 PRA 型高血压患者对低钠及立位刺激亦有反应,但其血浆醛固酮正常或偏低。继发性醛固酮增多患者给予刺激后,血浆醛固酮及 PRA 均增高。试验为期 5 天,患者试验前至少进食钾、钠固定的膳食(参见钾、钠定量试验膳食)2 周。该试验膳食通常是在螺内酯试验阳性而又不能确定其为原发性或继发性醛固酮增多症时用来进行鉴别的一种试验。停服一切降压药、口服避孕药、糖皮质激素、利尿剂及钾、钠制剂等。分别测定试验前晨 8 时及立位 4 小时后的 PRA、血浆醛固酮及钠、钾,同时测定 24 小时尿钠,钾及醛固酮的含量作为基础对照值。试验第 5 日晨 8 时及立位 4 小时后,分别采血、留尿重复以上检查项目。钾钠固定膳食每日供钾 60~100mmol,钠 150~160mmol(参见钾、钠定量试验膳食)。限钠膳食要求每日膳食钠≤10mmol(230mg)。食谱中应忌盐及不选用含钠调味品及高钠食物,如味精、鸡精、酱油、苏打及咸菜等。试验期

间禁止饮茶、汽水、可乐等。

正常人限钠加上立位刺激后，PRA 升高 3~5 倍，血浆醛固酮增高 2 倍或更多。原醛症患者试验前的血浆醛固酮增高，尿醛固酮排泄增加，PRA 受抑制。低钠膳食及立位刺激后，醛固酮无明显增加，PRA 略增加，但无法达到较试验前升高 2 倍以上水平，低钾血症不明显或血钾正常的患者具有诊断价值。继发性醛固酮增多患者试验后 PRA 及醛固酮有所增高，但很难达到正常的增高水平。由于此试验时间较长，一般需 3 周或更长，加之长时间的无盐膳食常使患者难以忍受，因而有人采用快速刺激法来代替限钠膳食。即在固定钾、钠膳食 2 周后，给予呋塞米（速尿）40~60mg 口服，立位刺激 2 小时，测定并比较刺激前后 PRA 及醛固酮水平。

3. 钠负荷膳食用于醛固酮增多症诊断　给予正常人高钠（>200mmol/d）膳食后，通过肾素-血管紧张素-醛固酮系统（RAS）的反应，醛固酮分泌减少，血浆醛固酮常<194nmol/L，血钾亦在 3.5mmol/L 以上。原发性醛固酮增多症患者钠负荷后，醛固酮的分泌并未受到抑制，血醛固酮常>205nmol/L。原发性高血压或继发性醛固酮增多症患者钠负荷后，血浆醛固酮亦明显减少。因而该试验常用于醛固酮增多症的鉴别诊断。试验前停服降压、利尿、类固醇激素药物和钾、钠制剂。试验前 2 周进钾、钠固定膳食。试验膳食为期 5 天。试验前 1 天及试验第 5 日晨 8 时，分别采空腹血测血钾、钠及醛固酮，同时留 24 小时尿测尿钾、钠及醛固酮。

4. 试验膳食的注意事项　每日膳食供钠 ≥200mmol（如患者血钾<2.8mmol/L，同时伴左心衰竭，膳食钠可减少至 120mmol/d），钾 60~100mmol。除了钠外，其他营养素如热量、蛋白质等可按正常膳食供给。食物选择无严格限制。应用血醛固酮/肾素浓度比值确定"不适当醛固酮分泌"可望提高原醛症的筛选效率。血浆醛固酮/肾素比值（醛固酮 pmol/L/肾素 mU/L，plasma aldosterone/renin ratio，ARR）是确定"不适当（自主性）醛固酮分泌"的主要方法，但 PAC/PRA 比值测定需要做好必要的准备。

（1）纠正低血钾，同时鼓励进高钠饮食。

（2）停用螺内酯、依普利酮、阿米洛利、螺内酯、氨苯蝶啶利尿剂，以及 β 受体阻滞剂、中枢性 α2-受体激动剂（如可乐定、氯压啶、α-甲基多巴）、非甾体抗炎药、血管紧张素受体阻滞剂、二氢吡啶类钙通道拮抗剂和甘草次酸类药物 4 周以上，但噻嗪利尿剂、钙通道阻滞剂、血管紧张素转化酶抑制剂和血管紧张素受体阻滞剂对 PAC/PRA 测定无明显影响。

（3）血压很高者可选用维拉帕米缓释片（verapamil slow-release）、盐酸哌唑嗪（prazosin hydrochloride）、肼屈嗪（hydralazine）、甲磺酸多沙唑嗪（doxazosin mesylate）、盐酸特拉唑嗪（terazosin hydrochloride）等继续降压。

（4）口服避孕药中的雌激素类药物因降低血浆肾素浓度而引起假阳性。

（5）体力活动 2 小时；采血前取坐位休息 15 分钟；采血时忌用真空负压吸引器或握拳加压，止血带解压后 5 秒钟再采血；血标本置于室温下，避免置于冰水中（促进肾素原转化为肾素），采血后 30 分钟内分离血浆，离心后的血浆应迅速冰冻备用（详见第 2 篇第 4 章）。

（6）正常人接受钠负荷膳食后，血钾不应低于 3.5mmol/L，

血浆醛固酮较试验膳食前降低（小于 194nmol/L），如 >205nmol/L 应高度考虑为原醛症。原发性高血压患者接受钠负荷膳食后，血浆醛固酮分泌完全受抑制，原醛症患者的醛固酮呈自主性分泌，因而醛固酮的分泌不受抑制或抑制不完全。由于该试验膳食历时较长，故有人采用在 4 小时内直接由静脉滴注生理盐水 2L（含钠 305mmol）的方法来代替此试验膳食。

【代谢平衡试验】

代谢平衡试验（metabolic balance study）是研究体内物质代谢的一种重要方法，其目的是了解某种物质在体内的吸收、分布、排泄过程，探讨疾病的病因和病理生理特征。代谢平衡试验的适应证是：①研究糖、蛋白质、脂肪、电解质、矿物质和微量元素的代谢量与途径；②观察药物或毒物的吸收或代谢。但多汗、发热、腹泻、呕吐或伴有慢性消耗性疾病者不宜接受本试验。

在机体相对稳定的条件下，测定一定时间内某物质的摄入量和各种排泄物的排出量，以了解该物质的摄入和排出的平衡关系。如测定的摄入量小于排出值，则该物质有丢失，为负平衡（negative balance）；如摄入量大于排出量，表明该物质在体内积存，属于正平衡（positive balance）；如摄入值等于（或基本等于）排出值，为总平衡状态（total balance state）。但在实际工作中，由于实验方法、测定误差和个体差异等的影响与伪差，不能单凭一次实验结果作出结论。群体研究时，可用统计概率确定其意义。但由于代谢平衡试验的方法选择的对象有限，一般要同时做可比群体的对照观察。如为自身配对的试验前后对照研究，则个体差异较小。

以往用化学方法测定尿、粪及食物中的无机盐或氮含量，由于实验误差来源较多，在缺乏对照的条件下，主张以 5%~10% 作为实验误差基值。也就是说，摄入与排出的物质量在总摄入量的 90%~95% 范围内时，可视为总平衡，即总体水平上的平衡状态（balance state）。

近代的平衡试验多用稳定核素作标记示踪剂，由于误差减少，操作环节简化，总平衡的概念和定义应重新规定。

（一）实验设计

1. 实验计划和对照观察　一般可分为两类：①用 A 个体的结果同 B 个体进行比较；②同一个体在一种处理程序（包括饮食、药物、生活安排等）与另一种处理程序下的结果进行比较。因为个体差异性较大，故后一种方法的结果比较可靠[1]。

2. 实验期限　取决于研究内容。代谢平衡试验常以 3~4 天为一代谢期。代谢期太长，费时，且不利于观察对象的变化；代谢期太短，则粪便标本可能出现较大误差。如需要，留尿的间隔可以缩短，可分为 24 小时或 48 小时，亦可每 8 小时或 12 小时收集标本一次。进食实验膳食数天后方可收集标本，这一时期称为过渡期（transitional period）或适应期（adaptation period）。其目的在于使机体在这一特定的条件下达到相对稳定状态。过渡期的长短可根据该物质在体内代谢的时间而定，一般为 1~2 天。同一受试对象在接受不同干预时，需有足够的间隔期。

3. 实验膳食　根据研究目的和受试对象的饮食习惯，由营养师配制实验膳食。营养师首先要调查受试者自由饮食

时的情况,然后制订食谱。要确保能量供应,并注意食物中其他相关物质的含量。试验前一天应进食实验膳食,以及时调整食谱,确保试验期间受试者能完全摄入所规定的食物。如有剩余,应及时送至实验室检查,并从总摄入中减去。由于自来水和天然水中所含矿物质浓度较高,所以烹饪和饮用的水都需用蒸馏水或去离子水。

调查受试者的饮食习惯,根据研究目的制订食谱。试服实验膳食1天,调整食谱。进食实验膳食1~2天(过渡期)。每餐同时服用聚乙二醇(polyethylene glycol,PEG)1g。在实验期第1天及实验结束后第一天早餐前,口服卡红(carmine)0.3g(装于胶囊内),或服药用炭(medicinal charcoal)0.5g。实验期每餐亦同时服用PEG 1g。

4. 标记物使用 为了保证粪便标本收集的准确性和完整性,常使用肠道不吸收物质作为标记物。口服卡红后,大便呈红色,可在试验开始和结束时服用,作为划分实验期限的标志物。药用炭使大便呈黑色,亦可使用。此外,还可在每餐进食时加用另一种不吸收的标记物,用于校正粪便中该物质的含量。常用的有PEG、Cr_2O_3、$CrCl_3$和^{51}Cr。

5. 标本收集 实验期第1日上午7时令受试者排空膀胱,将尿液弃去,然后收集每日24小时尿液。用浓盐酸防腐(每100ml尿液加0.5ml浓盐酸)。容器上需注明受试者姓名、实验日期等,以防混淆。测定每日尿液总量。留取部分尿液,置-20℃保存待测。从第一次大便变为红色起,第二次服用卡红后至大便出现红色前,收集所有的大便。每日可用浓盐酸或20%硫酸20ml防腐。测脂肪一般用冰醋酸20ml防腐。粪便标本需储放阴凉处。将全部粪便标本移入捣碎机中,加适量蒸馏水,将大便捣成糊状。如标本较多,可分成数次进行,然后混匀所有标本。将糊状粪便标本倒入带塞的大号容器内,视标本量的多少稀释到1000~3000ml,用力混匀。记录大便总量,提取少量稀释好的标本用做样品。

膳食成分的测定有两种方法:一种方法是按照食物成分表计算,另一种方法是直接分析食物的样品。按照食物成分表计算的结果,只能供营养师配制膳食时参考用。不同时间和不同来源的食物成分可能有相当大的差异。计算结果与实际测定结果往往有较大的差别,原则上不能代替实际成分的测定,在进行研究设计、统计、分析等过程中应加以注意。准确的代谢研究必须采用直接分析法。食物的样品可于配制实验膳食时另外配制完全相同的一份作为分析用。但全份食物浪费较大,一般可用全份食物的1/3或1/5。标本处理方法同前。

6. 实验期间活动 可进行适当的轻度体力活动。保证体重无明显变化。但要注意避免显性出汗。大汗可增加水、电解质和某些物质的丢失。

7. 粪便和食物标本处理 可视测定内容的需要采用不同方法。

(1) 干灰化法:通过高温灼热使样本脱水、焦化。在空气中氧的作用下,使有机物氧化分解成二氧化碳、水和其他气体挥发,残留的无机物供测定用。该方法适用范围广,可用于很多微量元素的分析。操作简便,需要设备少,灰化过程中不需要人看守,并适合于大批量样品的处理,省时省事。缺点是由于敞口灰化,温度高,容易造成待测成分的挥发损

失;其次是某些待测成分附着于坩埚的孔穴中很难溶出,致使回收率降低。

(2) 湿消化法:在样品中加入硝酸、高氯酸、硫酸等强酸,加热破坏有机物。硝酸是强氧化剂,但由于沸点较低,在高温条件下易扩散,氧化能力不持久。因此当消化过程需要补加时,应先冷却。其优点是对金属具有较强的溶解能力,除了金和铂以外,几乎能溶解所有的金属。高氯酸在低温时没有氧化能力,但加热时是一种强氧化剂,其氧化能力强于硝酸和硫酸,可分解所有的有机物,消化速度也快。但需注意,在高温下,高氯酸直接接触某些还原能力强的物质(如酒精、甘油、糖类、次磷酸及其盐)时,因反应剧烈有发生爆炸的可能,故一般不单独使用,并且要避免消化液烧干,以免发生危险。浓硫酸在加热条件下具有一定的氧化能力,但不如高氯酸和硝酸,它只能使样品中的蛋白质氧化脱氨,而不会进一步氧化成氮氧化物。浓硫酸对有机物有强烈的脱水作用,并使其炭化。此外,硫酸具有沸点高(338℃),不易挥发损失等优点。有时还需加入一些氧化剂(如高锰酸钾、过氧化氢等),以加速样品的氧化分解,完全破坏样品中的有机物,使待测的无机成分释放出来,并形成各种不挥发的无机化合物,以便做进一步的分析测定。

常用的消化方法:①硫酸消化法:如用凯氏定氮法测定食品中蛋白质含量,可用此法来进行消化。由于硫酸的氧化能力较弱,消化液炭化变黑后,保持较长的炭化阶段,使消化时间延长。可适当加入某些氧化剂。②硝酸-高氯酸消化法:可先加硝酸进行消化,待大量有机物分解后,再加入高氯酸。此法反应速度快,炭化过程不明显;消化温度低,挥发损失少。但由于酸经加热容易挥发,故当温度过高、时间过长时容易烧干,并可能引起残余物燃烧或爆炸。③硝酸-硫酸消化法:在样品中加入硝酸和硫酸的混合液,或先加入硫酸。加热使有机物分解,在消化过程中不断补加硝酸。此法可缩短炭化过程和消化时间,反应速度适中。但因含有硫酸,不宜做碱土金属的分析。

(二) 结果解释 完成标本测定后须审查浓度稀释过程与换算步骤,特别要注意稀释倍数的换算。尿、粪排出量可用肌酐和标记物校正。常用的参数:某物质平衡值=总摄入量-(总粪排出量+总尿排出量);肠净吸收率=(总摄入量-总粪排出量)/总摄入量×100%。个体试验的正或负平衡值小于摄入总量的10%时,有可能是机体调节或试验误差所致,不一定具有重要的实际意义。并且因为该方法是一种传统的了解物质代谢平衡的方法,广泛应用于各种生理条件下各物质需求量和病理条件下某一物质代谢的研究,但它仅能反映整体的正负平衡变化,不能显示体内的代谢途径和详细变化,也无法计算内生性物质。此外,从皮肤、汗液、头发等部位丢失的部分无法计算,存在一定的局限性。

【核素示踪代谢试验】

放射性核素示踪是利用放射性核素或其标记物作为示踪剂,采用口服或静脉注射的方法引入体内,然后从体外采集标本观察示踪物的去向,以了解机体在生理、病理过程中对该物质的吸收、分布、代谢和排泄的异同。放射性核素或其标记物与相应的非标记物的性质在生物体内代谢时所发生的化学变化、免疫学反应和生物学过程是完全相同的,但

是有不同的物理性质,即放射性核素可发射出射线,可通过核测量仪器进行测量和定量分析,达到观察被放射性核素所标记物质在活体内代谢过程的目的。用放射性核素研究物质代谢的示踪试验,除前面平衡实验设计中需要考虑的问题外,还包括以下几个方面。

(一)示踪物选择

1. 放射性核素半衰期 所用半衰期过长或过短的核素都不合适。半衰期过短的核素,实验尚未结束,其放射性已衰变过多,导致测量困难;使用半衰期太长的核素,则放射性物质在机体内残留时间太长,对机体不利。实际工作中除考虑核素的物理半衰期外,还要考虑该示踪物在体内的生物半衰期。有些示踪物虽然物理半衰期很长,但在体内停留时间不长(生物半衰期短),同样可安全使用。如 ^{14}C 的物理半衰期为5000多年,有利于运输和保存,它的生物半衰期只有十多天。因此,应根据实验周期,同时注意考虑示踪物的物理半衰期和生物半衰期,即该示踪物的有效半衰期[11,12]。

2. 放射性核素射线类型 一般 α 粒子很少用于生物示踪试验。γ 射线穿透力强,发射此类射线的示踪物样品制备和测量都比较简便,在体外观察示踪物于体内运动规律,则必须使用发射 γ 射线的核素标记物。发射 β 射线的核素如 ^3H、^{14}C、^{32}P 等大多数可以进行核素标记(即以放射性原子替代原来非放射性的相同原子),各种代谢转换的研究多选用发射 β 射线的核素。

3. 放射化学纯度和比活度 对放射化学纯度的要求是不应有放射性杂质(包括其他放射性核素及同一核素标记的其他化合物或游离的放射性核素),其放射化学纯度应在95%以上,放射化学纯度的降低势必干扰示踪试验的测量结果。由于放射性示踪剂在体内应用过程中都会被大量稀释,并且要求最后制成的样品必须仍能达到测量要求,则起始应用的示踪物比放射活性必须较高。如果比活度太低,为了满足测量要求就需要增加化学量,导致化学量过高而引起示踪试验结果失去生理真实性。另一方面,比活度过高,可能引起被标记的化合物分子受到辐射损伤,亦影响示踪结果。

(二)示踪物用量 化学量应为示踪量,即尽可能低或者根据实验目的的要求用一定的化学量。放射性活度的确定原则是:使用的放射性测量手段可以较灵敏地测出最后样品的放射性,在达到测量结果准确的条件下,确定最小的放射性活度。具体应用时要考虑不同给予途径时的标记物利用率,其在系统内的稀释程度及分布和廓清特点、实验周期长短、观察方法、测量方法及测量效率等,待测样品所含的放射性活度,为达到测量结果的准确性,最后样品要求测得的最低计数率,用反推法估算需引入的放射性活度:根据被测样品的最低计数率要求,并校正在实验过程中各种影响因素所造成的放射性活度的损失量,计算初始应用的示踪剂量。例如:静脉注射示踪物,被观察的整个组织可摄取该示踪物的量约占引入总量的1%,观察10天,在此期间示踪物从该组织中消失约为初始摄入量的90%,拟取待测样品约为该组织总量的10%,测量最低计数率要求为250cpm,测量仪器的计数效率为50%,于是最少放射性每分钟衰变数(dpm)= 250÷50% = 500dpm;取样时该组织总的每分钟衰变数:500÷10% = 5000dpm;初始时该组织总的每分钟衰变数:5000÷(100%-90%)= 5×10⁶dpm;初

始应引入的示踪量:5×10⁶÷60 = 83.3kBq。

如果采用口服的方式还要考虑示踪物的吸收率(由摄入量、吸收效率和示踪剂通过胃肠的速度等因素决定)。

(三)放射性核素标记 核素经口服或/和静脉注射,然后留取血、尿或粪标本,测定标本中的核素量,通过计算了解物质的代谢状况。常用的放射性核素有 ^{15}O、^{13}N、^{14}C、^{45}Ca、^{47}Ca、^{28}Mg、^{65}Zn、^{59}Fe 和 ^{55}Fe。现列举测定钙吸收的几种方法。^{45}Ca 释放 β 射线(半衰期165天),^{47}Ca 可释放 β 和 γ 射线(半衰期4.7天)。

1. 单标法 受试者隔夜空腹,口服一种放射性核素 5μCi ^{45}Ca(20mg 的 $^{45}CaCl$ 溶于250ml 蒸馏水),1小时后抽血,离心,采用液闪仪测定血浆中的核素活性(Fx/L),乘以体重的15%,求得1小时在血浆和细胞外液中的理想量(FC),或用 Nordin 提出的公式:FC = Fx/10L − [15.4×(1/体重 − 0.0154)],然后套入经验公式:每小时吸收率 = 1.17FC + 2.54FC²。该法简便、快速,价格低廉。Nordin 等应用该技术在甲旁亢和肾结石的患者中发现钙吸收增加,骨软化和肾衰患者钙吸收下降,正常人和骨质疏松症患者钙吸收与血中降钙素水平相关。髋部骨折的妇女钙吸收低下。用1α-羟维生素 D_3 治疗后,钙吸收增加[3]。

2. 双标法 较单标法更精确,可得到更多的资料。受试者隔夜空腹,在早餐结束时服用一种核素,之后静脉注射另一种核素,3～5分钟内注完。在 6、12、30、45、60、120、240、480分钟抽血,留6、12 或24小时尿。通过测量、计算血或尿中的两种核素比确定吸收率。用 ^{47}Ca 和 ^{45}Ca 需要花费的时间较长,约6～8周。这是由于 ^{47}Ca 和其产物 ^{47}Sc 可干扰 ^{45}Ca 活性的测量,因此,必须待 ^{47}Ca 和 ^{47}Sc 自动减少后,才可确定 ^{45}Ca 活性。为缩短时间,De Grazia 等提出同时在标准和样本中沉淀 Ca,保持 Sc 的比例相同,这样可只测 β/γ 率,得出钙吸收率。有学者则用 ^{85}Sr 替代 ^{45}Ca 作为静脉注射示踪物,而用 ^{47}Ca 口服,因为 Sr 的血流动力学在3～10小时与 Ca 相同。Griessen 等提出先在 Sc 通道测量 ^{47}Ca 的 γ 活性,比上用 Ca 通道所测 γ 活性。计算 ^{47}Sc 和 ^{47}Ca 的比率,得出纯 ^{47}Ca 量,然后求得 ^{47}Ca 与 ^{45}Ca 之比。

3. 核素稀释法 核素稀释法是根据化学物质在被稀释前后其质量不变的原理建立起来的。如已知放射性活度为 S1,质量为 M1 的标记物和未知质量 Mx 的同一种化学形式的非标记物充分混匀后,标记物被非标记物所稀释,测混合物的比放射活性 S2 必然比 S1 低,但是稀释前后的放射性总活度相等,即:S1×M1 = S2×(M1+M2)。因为混匀后比放射活性 S2 保持恒定,不随取量的多少而变化,测定时只要取出部分样品做分离定量,测定其比活度,代入公式中求得待测物质的质量。该方法可以从总的粪便排泄中区分出来自内源性的排泄,计算出物质的真实吸收量(率),已应用于动物中钙、锌、锰、铁、钴等元素的生物利用度的研究。

该技术测定钙的生物利用度的方法[13,14]是:①首先动物进行饲喂方式和时间的适应。②肌内注射适量的 ^{45}Ca,注射液用生理盐水稀释 $^{45}CaCl_2$ 配制而成,用于标记机体内源性钙库,此后出现在粪便中的放射性钙均为内源性钙。③待机体达到平衡后,选择适当的参比组织,如血液,测定比活性(^{45}Ca 活性/组织中的钙量)。同时测定粪中 ^{45}Ca 的活性。④粪便、

饲料、血浆、尿液经干灰化法处理后,用原子吸收光谱法测定钙含量。⑤计算内源性粪钙(endogenous fecal calcium,EFC):EFC(mg/d)=粪中的^{45}Ca的活性(Bq/d)/参比组织的比活性。⑥计算钙的真实吸收量(率):真正吸收率(%)=[总钙摄入量-(总的粪钙排出量-EFC)]×100%/总钙摄入量。

放射性核素示踪法灵敏度高,通常可精确测出10^{-18}~10^{-14}g的放射性物质,因而对研究微量生物活性物质具有特别价值;放射性核素及其标记物的用量很少,引入后几乎不会改变体内的正常生理平衡,实验结果接近正常生理状态;测量方法简便,不受其他非放射性物质的干扰及其他物理和化学因素的影响,不必对样品进行复杂的分离和提纯。但应用范围受限;实验过程中可能存在放射生物效应,影响实验结果的准确性;实验操作时,对环境有放射性污染。因此,此法正逐步为稳定核素所替代。

(四)放射性污染防护 放射卫生防护包括实验工作人员及实验对象的防护。辐射损伤需一定的剂量,只有在超过最大允许剂量的照射后才对机体有损害。同时应采取必要的防护措施,注意防止不必要的辐射。动物实验时,除考虑个体动物引入的示踪量,还必须考虑到放射性核素示踪试验与一般理化实验不同,动物接受了放射性核素,即使对个体动物是安全剂量,但动物同时成为辐射源,动物间可相互照射,动物还要排出放射性物质,可污染、照射周围环境。因此,对动物群体饲养和排泄物的处理应采取适当的措施。对操作器具、放射性组织标本、动物尸体及其他放射性废物的处理,应根据具体情况和条件,按照放射卫生防护和废物处理的有关规定进行操作处理。

(五)稳定核素标记是代谢研究方法 稳定核素示踪技术在20世纪20年代已被应用于生命科学的研究,近十余年来,随着稳定核素生产技术的发展以及探测技术的改进,稳定核素示踪技术被广泛应用。由于它不具有放射性,没有放射生物效应,因此对于临床应用方便,适用于儿童、妊娠及哺乳的妇女;标记的化合物不会衰变,不会辐射和自动裂解,不需要采取防护措施,实验不受时间限制。稳定核素是同一元素的核素,具有相同的化学性质,它们在有机体内所发生的化学变化和生物学过程完全相同,但与同一种天然元素具有不同的质量,故具有可测量性。稳定核素标记的示踪剂可以应用气相-质谱联用法(GC-MS)、高效液相色谱-质谱联用法(HPLC-MS)、热离子质谱仪(thermal ionization mass spectrometry)、电感偶合质谱仪(inductively coupled plasma mass spectrometry,ICP-MS)、高速原子轰击-继发离子质谱仪(fast atom bombardment-secondary ion mass spectrometry,FAB-SIMS)、磁共振光谱法(nuclear magnetic resonance spectroscopy,NMRS)、红外分光光度法(infrared spectrophotometry)、发射光谱分析法(emission spectrometric analysis)、核素比率质谱仪(isotope ratio mass spectrometry,IRMS)、气相-核素比率质谱联用法(GC-C-IRMS)等测定方法,计算稳定核素丰度,对标记物质进行定性、定量及定位研究。

通过给予一种(口服)或两种(口服和静脉注射)稳定核素标记的物质,测量该物质所携带的核素量,了解该物质的排泄和体内存留量。这一方法提高了试验的精确性,可了解

体内代谢过程。常用的稳定核素有:^{13}C、^{18}O、^{15}N、^{42}Ca、^{44}Ca、^{46}Ca、^{48}Ca、^{25}Mg、^{26}Mg、^{67}Zn、^{70}Zn、^{58}Fe和^{57}Fe。^{13}C呼气试验和^{15}N尿试验是两种常用的方法[5],既可用于糖、脂肪酸、蛋白质和氨基酸等物质的代谢研究,又可用于临床多种代谢疾病的诊断。缺点是所需的试验条件较高。目前某些物质(如锰)还不能找到相应的稳定核素。

1.^{13}CO$_2$呼气试验 ^{13}C标记的化合物在体内被氧化为^{13}CO$_2$,通过测定一定时间内呼气中^{13}CO$_2$/CO$_2$比值的变化,了解某一化合物在体内的代谢过程。它具有方便、无创伤等优点,但由于呼气中的^{13}CO$_2$被体内大量的CO$_2$所稀释,丰度不高,需要灵敏的检测仪器。步骤如下:①受试者应禁食12小时,避免对本底^{13}C的影响。②收集试验日的一次呼气样品,然后摄入^{13}C-标记物。摄入量应根据标记物的核素丰度、标记物在体内吸收和氧化的速率、分析仪的精度确定。③摄入^{13}C-标记物后,每间隔10~30分钟收集一次呼气样品。④纯化呼气样品。⑤测定结果。临床应用包括:①^{13}C-葡萄糖诊断糖代谢疾病,可用于诊断儿童糖尿病及药物治疗观察;②1-^{13}C-亮氨酸、1-^{13}C-苯丙氨酸、^{13}C$_2$-甘氨酸研究氨基酸和蛋白质的体内氧化代谢;③^{13}C-乳糖和^{13}C-蔗糖可诊断双糖吸收不良;④^{13}C-碳酸氢钠用于研究肝脏血浆蛋白的合成;⑤^{13}C-醋酸盐和^{13}C-乙醇了解醛脱氢酶缺乏症。

2.^{15}N尿试验 含氮物质在体内的代谢产物主要通过尿排泄,检测尿液中的^{15}N含量,可了解某一物质的代谢过程。这一方法较^{13}C呼气试验精确。试验步骤如下:①受试者在实验前需禁食一夜,实验前将尿排空,并留尿样作为本底;②予以^{15}N-标记物,收集一定时间的尿液,-20℃保存;③根据研究的内容对尿液进行处理;④测量尿液中的^{15}N丰度,计算结果。

3.^{18}O或^{2}H体成分分析与能量消耗分析 受试者饮用富含^{18}O、^{2}H或两者的核素水后,收集尿与血样,然后与服用核素水前所收集的样品进行比较。根据核素稀释技术的原理,在饮用核素总量已知的情况下,根据被测核素被稀释的情况,可以计算出身体总水的含量。同理,该法亦可用于间接分析体内能量的消耗。临床上可应用于肥胖患者的研究[6]。H$_2$^{18}O较贵、测定仪器贵以及有限的精密度和有限的生物半衰期窗宽是制约该法广泛应用的主要原因。

【糖与蛋白质代谢动力学研究】

(一)稳态单库模型 在空腹时,通过恒速注入稳定核素标记的葡萄糖,使血浆中的葡萄糖的核素丰度出现平台。这时输入葡萄糖的速率等于体内内生葡萄糖的生成率。由于葡萄糖分解后,一部分丙酮酸又可转变为葡萄糖。因此,示踪剂的再循环成为影响计算葡萄糖转换率的因素。采用不同的稳定核素或同一核素不同标记位置,则得到的葡萄糖生成率不同。常用6,6-^{2}H-葡萄糖、1-^{13}C和U-^{13}C-葡萄糖。其方法是:①示踪剂溶入无菌等渗盐水中,用Millipore膜滤过灭菌。②受试者禁食过夜,试验当日在空腹状态下。③从一侧肘前静脉插入导管,用于采集血样。注入示踪剂前留取血样,作为本底。④在另一侧前臂静脉注入示踪剂。首先予以初始剂量,为持续注入速率的50~90倍,随后予以持续恒速静脉滴注,输注率;6,6-^{2}H-葡萄糖25μg/(kg·min)、^{13}C葡

萄糖 6μg/(kg·min)、U-^{13}C-葡萄糖 2.5μg/(kg·min)。⑤每 30 分钟取血,并用麻醉袋收集呼气。血样经离心后 -10℃保存,待测。⑥测量血中的^{13}C 丰度。^{13}C 丰度的测量在真空中用酶脱羧产生 CO_2,然后用 IR-MS(核素比率-质谱法)测^{13}C/^{12}C。⑦结果计算和分析:由于 6,6-^{2}H-葡萄糖和^{13}C 葡萄糖可再循环,所以反映的是总的生成率;而 U-^{13}C-葡萄糖再循环的概率小,可反映真生成率。

测定葡萄糖氧化率时,以上参数的基础上,同时收集一定时间的呼气,用质谱仪测量呼气中的^{13}C 丰度。如用 U-^{13}C-葡萄糖为示踪剂,则葡萄糖氧化率=[葡萄糖氧化产生的 CO_2 量的百分比×呼出 CO_2(μmol/kg)×0.180]/6。葡萄糖氧化产生的 CO_2 量的百分比=(呼气中$^{13}CO_2$ 的原子百分数×100)/(血浆中^{13}C-葡萄糖的原子百分数×C)。C 为系数,一般在 0.80~0.83。

Reinauer 等用 6,6-^{2}H-葡萄糖和 U-^{13}C-葡萄糖对男性研究结果显示:在稳态条件下,葡萄糖更新率为(2.42±0.11)mg/(kg·min),葡萄糖氧化率(1.34±0.08)mg/(kg·min),葡萄糖清除率(3.04±0.17)mg/(kg·min),葡萄糖再循环 24.7%[约 0.6mg/(kg·min)];在高胰岛素浓度下(70~80mU/L)葡萄糖更新率增加 300%~400%,而肝葡萄糖生成速率受到抑制。目前,稳定核素除用于糖动力学研究外,也应用于各种危重患者糖动力学变化的研究或特殊人群的糖代谢研究[5,6]。此外,稳定核素也被用于糖异生的研究。近年来,有学者采用氘标记水方法研究禁食对健康人糖异生的影响。

(二)蛋白质代谢动力学研究 蛋白质的两个来源是胃肠道摄入(I)和体内组织蛋白分解(B)。两个去向是被降解后由粪、尿排出(E)和合成蛋白质(Z)。在稳态情况下,Z+E=B+I=Q,Q 为更新率。如果已知 Q、I 和 E,则可计算出蛋白质的合成和分解速率。常用的示踪剂有 1-^{13}C 亮氨酸、^{15}N-甘氨酸和环-D5 苯丙氨酸。现以^{15}N-甘氨酸为例,说明其方法和步骤:①根据实验要求确定饮食中的蛋白质量和热卡量;②饮食适应和过渡期;③实验当日清晨首先留取晨尿 30ml,然后口服 200mg^{15}N-甘氨酸及大便收集指示剂;④留取 1~3 天的尿粪标本,若以尿氨为末端产物,只需留尿 12 小时;⑤用凯氏定氮法测定食物、尿、粪中的摄入和排出的氮量。

计算 Q=E×d/e。式中 d 为^{15}N 的示踪剂量,e 为达到"坪值"时某一末端产物中累计排出的氮量。然后计算 B 和 Z(B=Q-I,Z=Q-E)。Arnal 等应用此法对老年妇女进食蛋白质的方式进行了研究,发现脉冲式进食蛋白质可以增加蛋白质的保存。

【钙代谢研究】

(一)稳定核素研究 由于不受放射性衰变的影响,可更精确、更简便地测量血或尿中两种核素的比值,从而得到钙吸收率。仅一次 24 小时尿即可了解钙吸收,其步骤如下:①试验前 1 将^{44}Ca(0.5mg/kg)混入第 2 日早餐前饮用的牛奶中,以便均衡;②试验日的上午予以^{42}Ca 静脉注射(0.5~1.2mg/kg),10 分钟注完,随后立即予以含^{44}Ca 的牛奶口服;③留取 24 小时尿液;④测量尿中^{44}Ca 和^{42}Ca 的含量;⑤计算钙吸收率:钙吸收率=尿中^{44}Ca 含量/尿中^{42}Ca 含量。

Yergey 等[15]比较了四种测定钙吸收的方法:①α24h 法(24 小时尿、口服标记钙/静脉标记钙);②αSpot 法(1 次尿标本、口服标记钙/静脉标记钙);③αLag 法(给药后 4 小时、口服标记钙/给药 2 小时后静脉标记钙);④αDec 法[去回旋法(deconvolution method)]。结果显示 α24h = 0.273 ± 0.124,αDec = 0.300 ± 0.101,αSpot = 0.359 ± 0.179,αLag = 0.271 ± 0.103。作者认为 α24h 法和 αDec 法较为理想。近来 Smith 等[16]采用小剂量核素(133μg 的^{43}Ca 口服,7.7μg 的^{46}Ca 静脉注射)技术了解钙吸收,并唾液代替血标本。

EFC 的测定方法如下:①试验日上午,予以^{42}Ca 静脉注射(0.5~1.2mg/kg),10 分钟注完;②收集注药后 5 日的尿标本(每 8 小时一份)及 10~14 日的粪便;③用原子吸收光谱法测定尿、粪中钙含量;④尿粪中稳定核素钙含量采用热离子质谱仪测量;⑤EFC[mg/(kg·d)] = Vu[mg/(kg·d)]×(∫t0 静脉注射的核素在粪中的量/∫t0 静脉注射的核素在尿中的量)。Vu 为实验期每日尿钙的平均值,t 为示踪剂累计达非渐进值的时间。Abrams 等[17]应用此法对 5 名 3~14 岁健康儿童内源性粪钙分泌状况进行了研究。发现儿童内源性粪钙(1.4±0.4)mg/(kg·d)与成人相似,明显低于早产儿[17~86mg/(kg·d)]。

(二)钙动力学研究

1. 非区域模型　如 Charles 提出的模型,见图 2-1-3-1。该模型组成以下:①扩大的钙池量[M(t)],放射性钙首先进入此处;②骨[BM(t)],被矿化的钙(m);③肠[E(t)],经过粪延迟时间(Δt)后被分泌到粪便的钙;④尿(u);⑤汗液和其他皮肤丢失(d)。

2. 区域模型　有数种不同区域的模型。现介绍其中的一种三区域模型(图 2-1-3-2)。主要实验方法包括:①饮食适应和过渡期。②实验期第 1 天予以核素钙,留取血标本。收集每日的尿、粪标本。用卡红做实验开始和结束的标记。^{51}Cr 与三餐同服,以校正粪钙。③食物和粪便被消化或灰化。血、尿、粪和食物中的钙用原子吸收光谱法测定。④测定血、尿和粪中的核素钙。

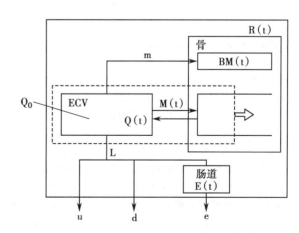

图 2-1-3-1　Charles 钙动力学非区域模型

Q_0:静注核素的放射性;ECV:细胞外体积;Q(t):整体残留;M(t):扩展的钙池量;BM(t):经矿化放射性钙所沉积的骨;m:矿化率;L:总的尿液、皮肤、粪便分泌率;u:尿分泌率;d:皮肤分泌率;e:内源性粪便分泌率

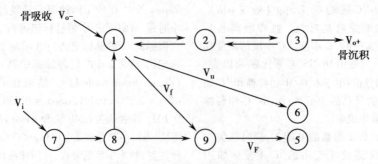

图 2-1-3-2 钙动力学三区域模型

区域代表体内不同转换率的钙池,区域间的钙转移[L(I,J)]指钙从区域J到区域I,转换率[R(I,J)]=钙转移[L(I,J)]×区域的量[M(J)]。区域1代表血液,区域2为软组织,区域3为骨中可互换的钙,区域0为骨,饮食摄入钙(V_i)到区域7,区域8和9为胃肠道中的钙,区域5为粪钙,区域6为尿钙。钙在骨的沉积(V_{0+})用L(0,3)表示,骨吸收后钙释放(V_{0-})用L(1,0)表示,内源性粪钙分泌(V_f)为L(9,1),尿钙分泌(V_u)为L(6,1),钙吸收(Va)用L(1,8)表示

(三)钙动力学模型参数

1. Charles 模型计算　残余曲线[R1(t)]由测量整体 ^{47}Ca 残余直接得出,残余曲线[R2(t)]通过尿、粪中 ^{47}Ca 的分泌及血液特异 ^{47}Ca 活性曲线[S(t)]计算。皮肤钙丢失(d)由两种残余曲线的差和血液特异活性曲线确定。净钙吸收(b)=摄入钙(D)-粪钙(F),真实吸收钙(a)=净吸收钙+EFC,钙平衡(B)=摄入钙-尿钙-粪钙-皮肤钙丢失,EFC 由血液特异 ^{47}Ca 活性曲线和粪 ^{47}Ca 的分泌确定。骨矿化率(m)通过曲线拟合方法测量全身残余曲线确定。骨吸收率(r)=m-B。

2. 三区域模型计算　骨钙的平衡=VO^+-VO^-=Vi-(Vf+Vu),钙吸收率(α)=L(1,8)/[L(1,8)+L(9,8)],可用早餐口服钙在各组织的量确定和全日静脉钙和总钙的不同值确定。区域1的转换是 L(2,1)+L(6,1)+L(9,1),区域2的转换是 L(1,2)+L(3,2),区域3的转换是 L(2,3)+L(0,3)。根据资料算出以上各区域的转运量及区域1、2、3的量。钙动力学三区域模型见图 2-1-3-2。Charles 等联合应用钙平衡和示踪动力学方法对 17 名正常成人的钙代谢进行研究,发现如每日摄入 30mmol 钙,则钙净吸收为 5mmol。每天血浆中有 250mmol 钙被肾脏滤过,245mmol 被重吸收,尿钙丢失为 5.5mmol。4.5mmol 钙通过消化液分泌到消化道,8mmol 钙从肠道吸收(包括净吸收和部分重吸收的消化液钙),粪钙为 26mmol。皮肤每日丢失 1.6mmol 的钙。4.9mmol 的钙被矿化沉积在骨,7.1mmol 钙由骨组织释放。

由于稳定核素可应用于儿童,因此近年来对于不同年龄钙代谢的动力学研究有较大的进展。这种方法除用于钙代谢的研究外,还可用于各种代谢性骨病的研究:①骨质疏松症:Charles 等应用氟化钠、钙剂和维生素 D_2 治疗 20 名绝经后骨质疏松妇女发现可增加钙吸收,导致正钙平衡,骨吸收率下降,骨形成率增加。②甲状腺疾病:Charles 等对 6 名甲亢患者研究显示钙吸收减少,尿钙分泌增加,呈负钙平衡。骨转换率增加。③原发性甲旁亢:Charles 等亦应用这一方法对 13 名原发性甲旁亢患者钙代谢进行了研究,显示骨转换增加。将钙平衡和核素示踪结合起来研究钙代谢的方法,可得到钙在肠道中的绝对吸收量、内源性粪钙量、整体骨骼的

骨矿化和骨吸收率、个体准确的钙平衡、皮肤钙丢失。对临床疾病的研究具有重要意义。但这一方法亦存在一定不足。该法步骤烦琐,价格昂贵,需要较复杂的计算,标本不易准确收集(特别是粪便),所确定的矿化沉积率不是骨基质的形成率。将全身骨骼作为一整体研究,对局部骨骼变化(如 Paget 骨病)则无法应用。

此外,稳定核素尚可应用于体内核酸代谢、皮质醇产生率、尿素生成和总能量消耗等多种物质代谢研究。例如,微量元素硒与肿瘤的发病有关,用特异的双核素标记技术(double isotope dilution analysis,IDA)和 HPLC-ICP-MS 可进行组织硒的精确测定,早期发现恶变细胞[18,19]。

【功能诊断】

内分泌腺的功能判断可按下面的程序进行。

(一)病史询问与体查　与一般的内科疾病不同,内分泌疾病的临床表现(症状、体征和实验室指标)具有以下显著特点:①症状和体征多与机体的生长发育、代谢、营养或性腺功能有关,而且绝大部分内分泌疾病伴有性腺功能障碍(以女性性腺功能减退最常见)。②症状、体征和实验室指标(如身高、肥胖、血 TSH)均带有"定量"的特点,因而绝大多数内分泌疾病需要体现"定性诊断"和"定量诊断"的两个方面特征。事实上,一个内分泌腺分泌的激素从低到高是一个连续的定量谱,其功能状态至少可以被人为地分成减退、正常和亢进三类。近年来,由于激素定量技术的快速发展,临床医师应尽早期诊断那些"亚临床型功能减退症"和"亚临床型功能亢进症"病例,因为早期诊断和早期治疗可明显改善预后。但是,疾病从亚临床型到临床型的发生和发展多较缓慢,早期的表现不典型,诊断较困难。③内分泌疾病和代谢疾病常合并存在,或经常并发其他心身疾病(如抑郁症、心因性反应、代谢综合征等)。④许多诊断指标的正常参考值不是固定的,而是随着年龄、性别、地区和环境因素的变化而不同,因而一般要求建立当地的诊断指标正常参考数据库,并需要在特定的条件(如兴奋使用或抑制试验)下评价内分泌腺功能。⑤评价性腺功能(尤其是生殖功能)时,要将配偶作为一个临床单位(clinical unit)来对待。⑥在现代社会,某一疾病的真正自然史(true natural history)是不存在的,因为

社会和环境对已经发生和未来出现的疾病都有或多或少的干扰,加上医学干预的早期化与多样化,典型的临床表现越来越少见,因而详细的病史询问对诊断显得尤为重要。

(二)鉴别诊断

1. 身高过长和矮小 身高是指从头顶到足底的长度,是判断体格发育的重要指标之一。正常男性一般在 18 岁,女性在 16 岁发育成熟。影响身高的因素有遗传、种族、激素(如 GH、甲状腺素、性激素、IGF-1)、营养状态、社会环境和躯体疾病等。人体身高的生长分为青春期前和青春发育期两个阶段。青春期前的身高随年龄增大而增长,1 岁时的平均身高约 80cm;1 岁以后呈匀速增长,每年增高约 5cm。身高可由下列公式计算:身高(cm)= 80+(年龄×5)。在此时期,影响身高增长的激素主要有 GHRH、GH、IGF-1、甲状腺激素和胰岛素。这些激素(特别是 GH)分泌增多使身高过长;相反,分泌减少则使身高增长减慢,呈矮小症(dwarfism, microsoma)。青春发育期的身高增长很快,这主要是性激素和 GH 联合作用的结果。

评判儿童及青少年的身高是否发育过快或缓慢,应与同年龄、同性别的正常人群的平均身高比较。身高大于正常平均身高 2 个标准差者可定为身高过长;反之,身高低于正常平均身高 2 个标准差者为身高增长过慢。在儿童和少年期,引起身高生长过快的内分泌疾病主要是巨人症和性早熟,偶尔见于 Klinefelter 综合征、Marfan 综合征、Parry-Romberg 综合征、Aarskog 综合征、Sotos 综合征、Bloom 综合征、Cohen 综合征或 Weaver 综合征;引起身高生长过慢和矮小症的疾病主要有 GHRH、GHRH 受体基因突变[2]、GH 缺乏、GH 不敏感综合征、IGF-1 缺乏症、性腺功能减退症(如无睾症、Turner 综合征、Noonan 综合征、肥胖-生殖无能综合征和单一性促性腺激素缺乏症)等。

2. 躯体畸形 先天性畸形常提示遗传性疾病,而且某种特定的畸形往往表示特定的遗传性疾病;经验丰富的医师能从表观的畸形中立即追溯到原发病。例如,在 X 线平片上假性甲旁减表现为骨骺过早愈合;掌(跖)骨及指(趾)骨发育短,严重者呈矩形,常以第 1、4、5 掌骨和第 1、4 跖骨最明显,两侧可对称或不对称。指(趾)骨变短,中节指骨增粗,末节指骨短于正常,掌骨征阳性。根据这一特殊表现,一般即可确立诊断。

后天性畸形也有特别重要的诊断意义,根据病史和畸形的特点即可提示重大疾病的诊断。公元前 5 世纪,Hippocrates 注意到脓胸患者合并有"指甲弯曲和手指温暖"的杵状指(digital clubbing)表现,后来称为"希波克拉底指(Hippocratic finger)",其病理特征是甲床增厚、结缔组织增生、胶原沉积、毛细血管扩张及淋巴细胞与浆细胞浸润,引起掌面软组织增生和轻度畸形;而肥大性骨关节病(hypertrophic osteoarthropathy)主要见于发绀型先心病患者,始发于掌骨、跖骨和上、下肢长骨的远端。组织学的早期变化是骨膜、滑膜、关节囊与毗邻皮下组织水肿及圆细胞(round cell)浸润,新骨形成并伴有骨吸收加速;有时上、下肢长骨可出现酸痛、压痛或剧痛。在内分泌代谢病领域里,引起杵状指的疾病主要见于神经内分泌肿瘤(如 GH 瘤、类癌综合征等)。

目前认为,杵状指(趾)与肥大性骨关节病的发病机制基本相同,因为两者的锝(Technetium, Tc)代谢示踪观察与杵状指及长骨骨膜的亲和性研究结果及病理表现完全一致。发绀型先心病患者通过右向左分流,使巨核细胞胞质中的血小板生长因子(PGF)及转化生长因子-β(TGF-β)作用于指(趾)的骨膜毛细血管。血小板生长因子是一种强效的有丝分裂原,能与反应细胞的受体结合,但因半衰期极短,所以仅发挥局部作用。这些细胞因子作用于骨髓间质细胞,促进蛋白合成,导致结缔组织增生及细胞增殖;而中性粒细胞、T 淋巴细胞、单核细胞及成纤维细胞的趋化因子促进细胞外基质增生。

3. 肥胖与消瘦 体重是衡量体格发育和营养状态的重要指标之一。超重是指个体的重量超过标准体重的 20% 以内者;肥胖症(obesity)是指体内脂肪总量占总体重的 20% 以上或体重指数(BMI)在 25kg/m^2 以上。体重低于同年龄、同性别正常人平均标准体重的 20% 以内者为低体重(体重过轻,underweight),而低于 20% 以上者称为消瘦(emaciation, wasting)。但在特殊人群中,超重 20% 以上不一定代表肥胖(如举重和健美运动员)。体重受诸多因素的影响,如遗传因素、神经精神因素、躯体疾病、营养、经济状况和某些激素等;后者主要包括 GH、甲状腺激素、胰岛素、瘦素(leptin)、糖皮质激素、儿茶酚胺和性激素。作用于下丘脑食欲中枢的激素和神经递质对体重也有重要影响,如食欲素(orexin)和神经肽 Y(neuropeptide Y)。发生肥胖的常见内分泌代谢病有下丘脑性肥胖、Cushing 综合征、胰岛素瘤、2 型糖尿病、性腺功能减退症、甲状腺功能减退症、糖原贮积症、多囊卵巢综合征、代谢综合征(metabolic syndrome;X 综合征,X syndrome)等。引起消瘦的常见内分泌代谢疾病有甲亢、1 型糖尿病、晚期 2 型糖尿病、肾上腺皮质功能减退症、Sheehan 病、嗜铬细胞瘤、内分泌腺肿瘤、神经性厌食、胰性霍乱(VIP 瘤)等。

4. 多饮与多尿 下丘脑的口渴中枢主要受血浆渗透压的调节;血浆渗透压升高引起口渴而多饮,多饮引起多尿。肾脏的水和电解质或其他血液成分滤过增多而肾小管又不能有效重吸收时,尿中的溶质增加而引起尿量增多,水分排出增多使血浆渗透压升高,继而引起多饮。伴有多饮、多尿症状的内分泌代谢病主要有糖尿病、醛固酮增多症、肾小管酸中毒、Fanconi 综合征、甲状旁腺功能亢进症、尿崩症和抗利尿激素不敏感综合征等。

5. 高血压并低钾血症 高血压伴有低血钾的内分泌代谢疾病主要有肾小管性酸中毒、原发性醛固酮增多症、表观醛固酮过多(apparent mineralocorticoid excess, AME)、肾素瘤、Cushing 综合征和 Liddle 综合征等。应该与这些综合征进行鉴别的非内分泌疾病主要有急进型原发性高血压、肾血管性疾病、失钾性肾病等。

6. 皮肤色素沉着和色素脱失 皮肤色素沉着可遍及全身或为局部性。沉着的色素可为黑色素、胡萝卜素或含铁血黄素,其中以黑色素沉着最多见。与黑色素沉着有关的激素有 ACTH、雌激素、孕激素和雄激素,前者是由于其分子结构中含有黑色细胞刺激素(melanocyte stimulating hormone, MSH);后者可能有刺激 MSH 细胞增生的作用。

皮肤色素沉着全身性和局部皮肤色素沉着两类,全身性黑色素沉着增加的特点是皮肤色素加深,并以正常色素沉着较多的部位(如乳晕、脐孔、会阴肛门区及掌纹)和皮肤摩擦部位更明显,唇、口腔黏膜、牙龈和瘢痕处的色素也加深,一般与正常皮肤无截然分界。全身性和局部皮肤色素沉着可分为激素相关性全身性皮肤色素沉着,如 Addison 病、APS、Nelson 综合征、ACTH 瘤、CRH/ACTH 依赖性 Cushing 病、AHC、先天性肾上腺皮质增生症等;而非激素相关性全身性皮肤色素沉着主要包括先天性全身性脂肪营养不良症、PO-EMS 综合征、维生素 B_{12} 缺乏症、Wilson 病、Hutchison-Gilford progeria 综合征、自身免疫性疾病(SLE 等)、重金属中毒和维生素缺乏症。

局部皮肤色素沉着症一般可分为以下几种:①面部黑变病:如面部-肠道黏膜黑变病、黑棘皮病、Kearns-Sayre 综合征、Laugier-Hunziker 综合征(口腔-肢端色素斑)、Kindler 综合征、结节病引起的黑变病;②炎症与刺激相关性皮肤色素沉着:如摩擦性黑变病、炎症后色素沉着症、脂溢性皮炎、光照性皮肤异色病、光敏感白斑黑皮病、血管炎、AIDS、脂溢性角化病、妊娠皮肤色素沉着症;③药物性皮肤色素沉着:如防晒膏、抗癌药及其他药物;④肿瘤相关性皮肤色素沉着:如黑素瘤(皮肤/视网膜)、POEMS 综合征、内脏恶性肿瘤皮肤损害、多发性色素性肠息肉病、Carney 复合症、神经纤维瘤病;⑤代谢相关性皮肤色素沉着:如高胡萝卜素血症(手掌/足底)、遗传泛发性色素异常症、血色病(含铁血红素沉着)、先天性红细胞生成型卟啉病、毛发角化病、维生素缺乏症(维生素 A、B、C、D、E、K、尼克酸、叶酸)。

引起皮肤色素沉着的病因很多。在鉴别诊断与病原查找中,关键的问题是要区别良性皮肤色素沉着与非良性皮肤色素沉着,因为后者的危害大、预后差或具有传染性等。良性皮肤色素沉着主要见于妊娠纹、皮肤咖啡色斑(cafe-au-lait 斑)[5]、单侧灰色皮肤病、特发性疹状色素斑、Dohi 网状肢端色素沉着症、白斑病、眼皮肤白斑病等。非良性皮肤色素沉着主要有 SLE、恶性黑素瘤、内脏恶性肿瘤、卟啉病、Peutz-Jeghers 综合征、POEMS 综合征(全身性)、结节病、血管炎、内分泌肿瘤、Carney 复合症、神经纤维瘤病、Kearns-Sayre 综合征、AIDS、钙化性小动脉病(CAP)、胎儿酒精综合征等。虽然 cafe-au-lait 斑可见于许多临床情况,如 1 型神经纤维瘤病、Noonan 综合征、Turner 综合征、多内分泌腺肿瘤综合征、类癌综合征、Carney 复合症、Leopard 综合征、Pentz-Jeghers 综合征、Cushing 综合征、胰高血糖素瘤等,甚至亦可见于肥大细胞增多症、自身免疫性疾病、非内分泌肿瘤、施万细胞瘤、某些皮肤病;但在内分泌疾病的诊断中,皮肤 Cafe-au-lait 斑具有特殊的诊断意义。如果患者一旦伴有性早熟,即可基本确立 McCune-Albright 综合征的诊断。

胡萝卜素(carotene)在肝脏转变为维生素 A 的过程依赖于甲状腺激素的参与,故甲减导致体内胡萝卜素堆积。胡萝卜素为脂溶性,因而色素沉着只见于皮脂腺较丰富的部位,如口唇周围、手掌和足底。钩虫病引起的贫血也常出现手掌和足底黄色色素沉着,应与甲减引起者鉴别。此外,体内铁堆积(血色病,hemochromatosis)亦引起色素沉着,色素沉着的皮肤含有多量的含铁血黄素和黑色素。

7. 多毛与毛发脱落　毛发分为毳毛和终毛两种,前者为无色素毛,纤细而短;后者为成熟毛,有色素,粗而长。根据依赖于雄激素的程度,毛发又分为性毛(sexual hair)、无(非)性毛(asexual hair)和间性毛(ambo-sexual hair)三种。前者对性腺类固醇激素有反应而后者无反应。性毛分布于面部、下腹部、大腿前部、胸部、乳腺区、阴部和腋部。青春发育期间,循环血中的雄激素迅速增加,两性均出现腋毛和阴毛生长,而男性还出现面部、胸部性毛生长。性毛包括耻骨上、下腹正中、靠阴唇外侧的大腿上部,以及鼻毛、耳毛及鬓际(两鬓)的毛发;非性毛包括头发、眉毛、睫毛、前臂和小腿毛;两性毛主要包括下三角区的阴毛、腋毛和唇毛。这些部位的毛发在雄激素的作用下,转变为粗而深的终毛。如果女性雄激素过多或毛囊对雄激素的敏感性过高,即出现与男性相似的终毛生长。秃顶是头顶毛发生长初期缩短并向毫毛退变的表现,秃顶对男性来说属于生理现象,而对女性来说,提示病理性雄激素过多。

临床上,一般以 Ferriaman 和 Gallway 提出的毛发评价改良(mFG)法为基础,如果面部和躯体终毛>5mm,mFG 评分≥6~8 分,即可诊断为多毛症(蒙古民族除外)。多毛症主要发生于女性,正常女性上唇两外侧可有短小的浅色毛,下腹正中、乳晕可有少数终毛。但如很明显,加上前臂和小腿的终毛较长,则为多毛症(hirsutism)。多毛与遗传、种族、雄激素有关,伴多毛的内分泌疾病有多囊卵巢综合征、先天性肾上腺皮质增生(11β-和21α-羟化酶缺陷症)、Cushing 综合征、卵巢雄激素分泌瘤、儿童型甲减(多毛见于背部,病因不明)、特发性多毛和药物(如苯妥英、达那唑、环孢素等)引起的多毛。局部毛发增多见于胫前黏液性水肿、A 型胰岛素不敏感综合征及其变异型(黑棘皮病)。女性特发性多毛(idiopathic hirsutism)以前臂、小腿、上唇两外侧、下腹正中线、乳晕等处的毛发增多为主,偶在下颏也有少数较粗的终毛,可能与局部毛囊对雄激素过于敏感或 5α-还原酶活性增强有关。雄激素分泌减少促使毛发(包括"性毛""非性毛"和"两性毛")脱落。各种原因引起的睾丸功能减退症、肾上腺皮质功能减退症、卵巢功能减退症、自身免疫性多内分泌腺综合征和甲减可伴头发或体毛脱落,其中甲减患者以眉毛(外 1/3)脱落较常见而特异。

毛发脱落和毛发稀少亦应进行定量评估,引起毛发脱落的疾病主要有垂体功能减退症、甲减、甲亢、甲旁减、糖尿病、生长激素缺乏症、高泌乳素血症、多囊卵巢综合征、先天性肾上腺皮质增生症、Cushing 综合征或女性雄性化肿瘤等。

8. 皮肤紫纹和痤疮　皮肤紫纹是由于皮下结缔组织断裂和毛细血管破裂,加之皮肤变薄形成的。新出现者呈红色,久者变为暗红色,最后形成白纹。皮肤紫纹(purple striae)多见于正常妇女的妊娠期和肥胖症;一般来说,妊娠纹(striae gravidarum)只见于腹部。紫纹的常见部位为下腹两侧、臀外侧、大腿内、腋前区和上臂内侧。伴有紫纹的内分泌疾病主要为 Cushing 综合征,其特征为纵向分布,两头尖,中间宽(较少发生于腋前区和上臂内侧)。痤疮(acne)的发生可能与皮脂腺对雄激素过敏感有关,高脂和高糖饮食、刺激性食物或化妆品等为其常见诱因。好发部位为脸部、背部和上胸部,男多于女。痤疮呈红色或暗红色,稍高于皮面,刺破后可挤出白色黏稠物,合并感染时可见脓性分泌物。病理性痤疮见于 Cushing 综合征、先天性肾上腺皮质增生症、多囊卵巢综合征、分泌雄激素的卵巢肿瘤和女性长期服用睾酮制剂等。

9. 男性乳腺发育　正常新生儿、男性青春发育期及老年人可有生理性乳腺发育(physiologic gynecomastia)，但能自行消退。青春期前和青春发育后期的男性出现乳腺发育则属病理状态，前者见于 Klinefelter 综合征、完全性睾丸女性化、分泌雌激素的睾丸肿瘤、性发育障碍、甲亢、先天性肾上腺皮质增生症等；后者见于药物(避孕药、异烟肼、西咪替丁、氯米芬、甲基多巴、洋地黄类和三环类抗抑郁药等)、肝硬化、营养不良、支气管肺癌等。特发性男性乳腺发育的病因不明，无躯体疾病，可能与乳腺组织对雌激素的敏感性增高或芳香化酶活性增强有关，详见第2篇第7章第3节。

10. 突眼　引起突眼的疾病很多，如颅内肿瘤、GH 瘤、慢性缺氧、脑水肿、海绵窦血栓形成、眼眶疾病、眶周炎、绿色瘤(chloroma)和转移性眼眶瘤等。内分泌性突眼(endocrine exophthalmos)常见于 Graves 病，偶见于慢性淋巴细胞性甲状腺炎或 IgG4 相关性甲状腺炎，详见第2篇第4章第8节和第10节。恶性突眼(malignant exophthalmos)患者常伴有结膜充血水肿、睑闭不合、角膜溃疡、复视、眼球运动障碍或眼球固定，一般只见于 Graves 病。

11. 溢乳和闭经　溢乳伴有闭经称为闭经-溢乳综合征(amenorrhea-galactorrhea syndrome)，多见于产妇，但未婚女性也可发生，偶见于男性。女性溢乳和闭经常同时存在，但也可只有溢乳而无闭经，或只有闭经(或经量减少)而无溢乳。引起泌乳素分泌增多的原因有生理性、病理性和功能性3种。病理性溢乳见于泌乳素瘤、下丘脑-垂体肿瘤、垂体柄受压(或断裂)、甲状腺功能减退症等。

12. 骨痛与骨折　骨髓为造血组织，小儿因骨髓腔小，发生病变后张力高，故骨痛症状常很突出。白血病时，骨髓腔内充满白血病细胞，腔内压力增大，引起剧烈骨骼疼痛；胸骨压痛是白血病的早期典型症状。急性粒细胞白血病侵犯颅骨、眼窝，形成绿色瘤，表现为眼球突出、复视、脑神经麻痹等症状；侵犯胸骨、肋骨、脊柱时可向外隆起形成结节。多发性骨髓瘤异常浆细胞无限增生时，浸润骨骼，导致弥漫性骨质疏松或局限性骨质破坏，骨骼疼痛常是本病的早期症状。绝经后妇女或老年人骨痛多提示骨质疏松，多见于原发性骨质疏松、性腺功能减退症、Cushing 综合征、甲旁亢和泌乳素瘤患者，严重者常发生自发性骨折。骨折后由于局部出血水肿压迫神经或神经受牵扯和肌肉痉挛可引起局部剧痛。

(三)生化指标测定　原发性醛固酮增多症和 Cushing 综合征患者的血钾降低，在普通饮食和低钾血症情况下，每日的尿钾排出量仍增多；选择性低肾素低醛固酮血症和 Addison 病患者的血钾与尿钾的变化相反。引起血钠和血钾异常的内分泌疾病还有继发性醛固酮增多症、Bartter 综合征、Bartter/Gitelman 综合征、肾素瘤、糖尿病酮症酸中毒、高渗性高血糖状态和胰性霍乱(VIP 瘤)等。抗利尿激素不适当分泌综合征因水潴留而引起继发性血钠和血钾降低。血钙与 PTH、维生素 D 和降钙素有密切关系。血钙与血磷水平保持一定的浓度比，其中之一的浓度变化可影响到另一个指标值。引起血钙浓度升高的疾病主要是原发性甲旁亢、肿瘤相关性高钙血症和维生素 D 中毒，前两者常伴有血磷降低，

而后者的血磷正常；甲旁减(包括假性甲旁减)的血钙磷变化相反。血糖测定、糖化血红蛋白(HbA_{1c})、饥饿试验和糖耐量试验(口服法或静脉法)对糖尿病、糖耐量异常和低血糖症的诊断很有帮助。

(四)代谢产物排量测定　测定24小时尿皮质醇代谢产物17-羟皮质类固醇(17-hydroxycoeticosteroid, 17-OHCS)、17-酮皮质类固醇(17-ketosteroid, 17-KS)和 17-生酮类固醇(17-ketogenic steroid, 17-KGS)可以间接判断皮质醇和肾上腺雄激素的分泌量，但因这些生化指标的特异性和敏感性较差，目前已经基本上被尿游离皮质醇、肾上腺皮质类固醇类性激素测定所代替。测定24小时尿香草基扁桃酸(vinyl mandelic acid, VMA)、间甲-肾上腺素(metanephrine)和间甲-去甲肾上腺素(metanorepinephrine)总量可以判断体内肾上腺素(epinephrine)和去甲肾上腺素的产量，虽然这些指标的特异性能满足临床诊断的需要，但敏感性较低，难于达到早期诊断的目的。测定尿碘可了解体内是否缺碘，但有时病史和流行病学资料显得更为重要。临床上，也可通过测定同时释放的代谢产物来判断该激素的分泌量，如胰岛素原裂解后释放出来胰岛素和 C 肽(C peptide)；1分子的胰岛素释放伴有1分子的 C 肽生成，因此血清 C 肽反映了胰岛素的分泌量，已使用过胰岛素治疗的糖尿病患者，通过 C 肽了解胰岛β细胞的功能。测定血 TSH、FSH、LH-β 亚基可了解 TSH、FSH、LH 的分泌量。激素代谢产物测定应排除食物和药物因素的影响。

(五)激素测定　体内的激素水平是反映内分泌代谢功能状态的直接指标，也是诊断内分泌代谢疾病的重要依据之一。

1. 激素测定　需要较高的技术条件。体液中绝大多数的激素含量很低，用一般化学方法很难检测到。随着放射免疫分析(RIA)的应用，20 世纪 50 年代及前期开展的缺乏敏感性和特异性的化学比色法和生物法相继被取代，特别是随着材料科学技术、蛋白质制备技术和单克隆抗体杂交瘤技术的应用和进步，极大地推动了激素测定技术的迅速发展和更新换代。继 RIA 后，Males 等于 1968 年建立了用放射性核素标记抗体的免疫放射分析法(IRMA)，该法的检测灵敏度比 RIA 高 10～100 倍，特异性更强，且方法更简易。1970 年，Lefkowite 等首先报道了 ACTH 的放射受体分析法(RRA)，进一步拓宽了放射性核素标记技术测定激素的应用范围。但在 RIA 和 RRA 的发展过程中，也暴露了放射性核素对人体有害和污染环境、标记物容易衰变和测量仪器昂贵等缺点。人们用酶取代放射性核素标记抗体与底物显色的方法，van Weeman 和瑞典的 Engvall 等建立了酶联免疫吸附法(ELISA)，早期由于受多种因素的影响，其检测灵敏度和准确性不够理想。20 世纪 80 年代后期，酶免疫分析技术取得了突破性进展，相继建立了"杂交"的酶联免疫荧光分析法(ELIFA)、生物素-亲和素系统(BAS)、BAS-ELISA、酶供体免疫分析法(CEDIA)等多种新型的酶免疫分析技术。现在，酶免疫分析技术已发展为形式各异，各具优点和用途的定位、半定量和超微定量分析技术，与放射性核素标记免疫分析技术(RIA、IRMA 和 RRA)相比，其最大优点是酶标记物的有效期长(可超过1年)和稳定性好，不同批次试剂盒之间变异

小;与放大系统联用时,检测的灵敏度明显高于放射性核素标记技术,可达 10~19mol/L,且无放射性;使原有的绝大部分(80%以上)放射性核素标记免疫分析法的测定项目已被酶免疫分析法等非核素标记免疫分析技术取代。

随着科学技术的进步,又进一步发展建立了许多新的免疫分析技术,如荧光免疫分析法(FIA)、时间分辨荧光免疫分析法(TRFIA)、化学发光免疫分析法(CLIA)、电化学发光免疫分析法(ECLIA)和免疫聚合酶链反应(immuno-PCR)技术等。1983 年,Pettersson 等首次报告用 TRFIA 测定 HCG,该法解决了 FIA 存在的自然本底荧光干扰问题,其特异性明显提高,灵敏度可达 10^{-17}mol/L,标记物稳定,检测速度快。经过十多年的发展,实现了全自动化测定,其精密度更好,可自动检测的激素已达近 100 种。自 20 世纪 70 年代中期由 Arakawe 等首次报道 CLIA 以来,该法已从实验室的稀有技术发展为临床常规检测技术。它结合了免疫和化学发光技术,检测灵敏度达 10^{-18}mol/L,测试简便快速。ECLIA 不同于一般化学发光分析技术,它采用电促发光原理,能产生高效、稳定的连续光源,试验步骤简化,反应时间短,测定速度快,检测灵敏度达 10^{-12}mol/L,能满足临床的诊断要求。免疫 PCR 分析技术是 Sano 等于 1992 年首次报道的,它将抗原抗体反应的特异性与 PCR 强大的扩增能力相结合,是迄今建立的最敏感的分析技术,可检测到的最低浓度为 10^{-19}mol/L(HCG)~10^{-16}mol/L(TSH),对小牛血清白蛋白(BSA)的检测灵敏度达到 $9.6×10^{-22}$mol/L。上述各方法都是以抗原-抗体的免疫反应为基础的激素测定技术。此外,还有基于先分离后分析为特征的高效液相色谱法(HPLC)和高效毛细管电泳法(HPCE),在激素的测定领域也得到了广泛应用。HPLC 和 CE 的分离效能高(可分离同分异构体),分析速度快,样品用量少(可分析单个细胞内液),分析精密度和灵敏度高,应用范围广[20-22]。

2. 激素代谢产物测定 一般来说,直接测定激素水平的意义高于激素代谢产物,如血清皮质醇的敏感性远高于尿 17-OHCS、17-KS 和 17-KGS。但是,有些激素代谢产物的测定至少不低于激素本身的测定,有时甚至高于相应的激素。例如,AVP 测定为尿崩症的诊断提供了方便,但测定 AVP 相关糖肽(AVP-associated glycopeptide, copeptin)具有更多优越性,因为测定 copeptin 的血清或血浆仅需 5μl,标本不需要预处理,也不需要加入蛋白酶抑制剂。在室温下,血清或血浆放置 7 天不受影响[8]。又如,用血清 C 肽评价 β 细胞分泌能力比胰岛素更可靠;因为胰岛素可被肝、肾组织中的胰岛素酶灭活,半衰期仅 4 分钟,而靶器官利用 C 肽很少,半衰期长(约 30 分钟)。在周围血液中,C 肽与胰岛素的摩尔浓度比相对恒定,为 5:1~10:1;大约 70% 的 C 肽被肾小管再摄取,24 小时 C 肽的平均排出量为 36μg,因此也可根据尿 C 肽来判断肾功能正常者的胰岛 β 细胞功能。由于胰岛素抗体和 C 肽无交叉免疫反应,外源性胰岛素不含 C 肽,故 C 肽测定的特异性很高,对糖尿病的分型、治疗和预后估计有重要意义。

3. 激素测定和结果分析原则 能够用现代方法测定的激素已经很多,除了以前的经典内分泌激素外,近年来还开展了 AVP、排磷素、PTHrP 等痕量激素的测定。例如,目前已

经用商业测试盒监测血清和卵泡液中的抗米勒管素(AMH),多囊卵巢综合征患者的血清和卵泡液 AMH 升高,而且与患者的胰岛素抵抗、高睾酮血症及无排卵相关。另一方面,AMH 升高还可能是下丘脑性闭经和下丘脑性无排卵、卵巢早衰及子宫内膜异位的病因。因此,AMH 可作为女性生殖功能和无排卵的标志物。尽管如此,激素测定仍然还有许多问题没有解决,过分依赖激素测定诊断内分泌代谢疾病的现象应该避免。激素测定结果分析是一种综合思维的过程,应该遵循以下基本原则。

(1)"质量控制"原则:激素测定应特别注意提高可重复性、特异性和敏感性。实验室技术测定的质量是内分泌代谢疾病诊断的关键环节,一般至少应做到以下几点:①专业学会认可的质量控制;②采用双管测定;③结果与临床诊断不符时重复测定;④激素测定测试盒应一次用完,并注意示踪物(核素、光)的半衰期;⑤注意标本收集时间和所用试管的要求;⑥有些激素测定应空腹,有些则不然;⑦收集标本时,有的标本需要加入蛋白酶抑制剂或抗凝剂(如测定血醛固酮的试管要用肝素钠抗凝);⑧避免食物成分和药物对测定结果的影响;⑨同时测定尿中激素的排出量与测定血激素水平不但具有相同意义,而且可以佐证诊断的准确性,如血和尿 GH、醛固酮、游离皮质醇、肾上腺素和去甲肾上腺素测定等。尿中的激素测定结果主要受尿液收集是否完全的影响,所以一般要求收集患者的 24 小时尿标本。

(2)"动态"分析原则:体内的激素是实现内分泌调节的中心分子,当机体的内外环境发生变化时,激素的分泌也发生相应的变化。"动态"分析激素测定结果至少应注意以下几点:①确定某激素水平是否正常时,正常参考值只是参照的一个方面,医师更应该动态测定和分析结果。例如,影响胰岛素和 C 肽变化的病理情况和疾病很多,如肝脏疾病、心脏疾病、肾脏疾病、胰腺疾病、骨骼肌疾病、代谢紊乱和内分泌疾病等。因此,当存在以上情况时,其结果只能作为诊断的参考,不能作为诊断依据;一般在消除影响因素后重新测定才有较高的诊断意义。②充分考虑激素分泌的昼夜节律对其分泌量的影响。许多下丘脑-垂体激素均有昼夜分泌节律,克服昼夜节律对测定值影响的有效方法是固定采血时间(例如,多数激素在上午早餐前采血,而 PTH 应在上午 10 点后采血测定)。③充分考虑激素脉冲分泌(pulsatile secretion)对其分泌量的影响,有些激素的脉冲性分泌峰值与谷值之差可达数倍;因此最好根据激素脉冲分泌的频率特点,在规定时段内采集多个时间点的血标本测定,取其均值。为了消减脉冲节律的影响,应该根据激素的正常脉冲时间确定测定基础激素水平的两个时间点。例如,某激素的正常脉冲节律为 40 分钟,那么两次基础水平的测定时间点应该相差 20 分钟而非 40 分钟。④育龄期女性的性激素有周期性分泌(cyclic secretion)特点,性腺激素(如雌二醇、孕酮)及其代谢产物的正常参考范围有年龄和性别之差,有些激素还有月经周期变化;而绝大多数激素的血清水平随年龄而变化。⑤用"量变引起质变"的观点评价激素测定值。内分泌代谢疾病均含有定量的概念,临床病例的病情相差悬殊,非典型病例的病情较轻,所以在疾病早期,激素的变化往往不明显或仍在正常范围内,此时不能据此否定疾病的诊断,必要时需要

用动态试验才能确立诊断;如果仍有困难,应该"动态"观察一段时间,随着病情发展,激素水平可以逐渐变得明朗化。

激素测定的方法不同,所得的数值会有一定差异。为了减少误差,提高诊断的准确率,血和尿激素测定要至少重复一次,有些激素代谢产物和作为动态试验的基础值测定应重复两次。居于临界值时,应在适当时候复查,或测定激素的游离组分,或测定激素的结合蛋白。一些激素在血液循环中转运时大部分与其结合球蛋白结合,仅1%左右呈游离状态;当激素结合蛋白增高时,所测的激素总量增加,但游离部分水平不变。例如,妇女怀孕时,由于雌激素水平升高而刺激甲状腺素结合球蛋白合成增多,因此判断怀孕女性有无甲亢时,应测定TSH、FT_3和FT_4。

(3)"辩证"分析原则:激素测定和激素动态试验结果受许多因素的影响,因此需要辩证分析其临床意义。第一,血浆激素组分不均一给临床诊断带来困难。一般活性组分仅占各组分总量的少部分,使免疫活性与生物活性分离,有时活性组分所占比例很低(如PTH-N,约5%),各组分总量难以代表该激素的分泌速率和分泌量,因此用多克隆抗体测得的激素浓度不能代表活性组分的量。第二,注意激素"不适当正常"(inappropriate normal)与激素"不适当分泌"(inappropriate secretion)对诊断的影响。例如,从理论上讲,ACTH瘤患者的血清ACTH水平应该是升高的,但临床上所观察到的病例很少出现这种情况,如果升高的血清皮质醇不能将ACTH明显抑制而仍处在正常范围内,就足以反映这种正常的ACTH是"不适当"的。除ACTH瘤外,还有许多类似的临床情况,如早期Graves病的TSH"不适当正常"、肿瘤性高钙血症的PTH"不适当正常"等。激素分泌不适当的例子也很多见,如糖皮质激素不敏感综合征的皮质醇不适当分泌、原发性醛固酮增多症的醛固酮不适当分泌、表观盐皮质激素过多综合征的皮质醇不适当分泌、糖尿病与应激性高血糖症时的胰高血糖素不适当分泌、肥胖症与代谢综合征时的瘦素不适当分泌等。第三,根据"反馈调节"原理分析激素测定结果是评价临床意义的重要方法。甲状腺性甲亢患者由于高浓度的T_3、T_4对TSH细胞的强烈和持久抑制,血清TSH降低。在甲状腺疾病的诊断程序中,可将TSH列为基础检测项目来确定甲状腺功能并指导进一步检查。但是,特殊病例(如下丘脑-垂体疾病)不能用TSH反映甲状腺功能。甲状腺结节时,除TSH外应根据需要选择其他诊断方法,防止漏诊或误诊。另一方面,原发性甲减时血清T_4降低,TSH基础值升高。对下丘脑性垂体功能减退者,尤其是FT_4正常者需用TRH兴奋试验进一步明确诊断。

(4)"综合"分析原则:如上所述,单用"负反馈"原理诊断内分泌疾病是不够的,一般还应该找到其他的支持依据。例如,儿童原发性甲减患者需要进行心电图检查和必要的影像检查,特别是骨龄检查。如临床或X线检查疑似本病而不能确诊,应进一步依次行B超、SPECT、CT、MRI等影像检查评价甲状腺的形态、大小与功能。甲状腺核素扫描检查是发现和诊断异位甲状腺(舌骨后、胸骨后、纵隔内甲状腺,卵巢甲状腺等)的最佳方法。有时,还应根据临床表现,对候选基因(TSH受体基因、T_3R基因、TPO基因、Tg基因或NIS基因等)及其类型进行突变检测。

单凭某激素测定能确立诊断的情况少见。在诊断过程中,一般均需要搜集多项支持与不支持该诊断的依据,以确保诊断的准确性。当激素水平(尤其是敏感性较低者)稍高或稍低时,一般对诊断的意义不大。此时应当采取不同的方法作出进一步处理。例如,当患者的TSH和T_3/T_4发生矛盾时,一般主要根据TSH值进行判断,因为TSH的敏感性远高于T_3/T_4。男性GnRH兴奋试验可了解垂体促性腺激素细胞的储备功能,鉴别下丘脑性和垂体性睾丸功能减退症。但在女性,GnRH兴奋试验主要用于闭经、性早熟、体质性青春期发育延迟、垂体功能减退症的诊断和鉴别诊断。GnRH促进垂体促性腺激素的合成和释放,给受试者注射外源性GnRH后,在不同时间取血测定LH和FSH,若垂体功能良好,LH和FSH升高,反之则反应较差。除性激素测定外,性早熟更需要根据LH/FSH水平、睾丸体积、精子生成状况等确立诊断,而病因诊断可能更为复杂,因为血LH和FSH降低只是周围性早熟的共同特点。先天性肾上腺皮质增生或肾上腺皮质肿瘤所致者,除男性第二性征发育外,阴茎明显增大,但睾丸体积无增大,无精子生成。由11β-羟化酶缺陷所致者,血皮质醇降低而11-脱氧皮质醇、17-羟孕酮、尿17-酮类固醇(17-KS)增高;由21-羟化酶缺陷引起的男性患者有多毛、阴茎肥大及色素沉着。血皮质醇和11-脱氧皮质醇均降低,而17-羟孕酮升高明显,24小时尿17-KS增高;由肾上腺皮质肿瘤所致者的血皮质醇及24小时尿17-KS均明显升高。此外,还应根据第二性征发育的一致性及GnRH依赖性鉴别中枢性与周围性性早熟,鉴别的要点包括GnRH依赖性、睾丸发育(体积)、第二性征发育、血LH和FSH、精子生成和生育能力及原发疾病等。

(5)"追踪观察"原则:如果确立诊断很困难,有时需要进行定期追踪,根据病情变化的特点和规律作出最后诊断。例如,原发性甲状腺功能减退症伴性早熟在用甲状腺激素治疗后可逆转;缺碘性甲状腺肿在补偿适量碘剂后,甲状腺肿明显缩小;先天性肾上腺皮质增生症在给予糖皮质激素治疗后,血清ACTH降至正常而增生肿大的肾上腺缩小,等等。

(6)"优先治疗"原则:确立诊断的目的是为了得到更适当而有效的治疗,显然临床工作不能因追求诊断而延误治疗,更需杜绝因诊断而导致的疾病处置失误。事实上,有些疾病的诊断需要在治疗中才能确立。原发性醛固酮增多症的病因诊断复杂,有时需要较长时间,停用降压药可能出现高血压危象等风险,此时需要使用对诊断试验无明显影响的降压药物。又如,在确立嗜铬细胞瘤和副神经节瘤的过程中,应随时避免发生高血压危象,病情不允许时,应该"优先治疗"。

(六)激素测定误差 实验内分泌学(laboratory endocrinology)是临床内分泌学的作用组成部分,但是运用不当会造成错误判断。而根据实验室检查处理临床病例的做法被戏称为内分泌实验瘤(endocrine laboma)就是这个道理。

1. 分析前错误(pre-analytical error) 约占全部自动错误的一半,其中的20%是由于采样错误引起的,如采样管错误、试管的标记错误、转运方法错误、温度保持错误等。其次是标本本身引起的干扰,如血液透析和高脂血症。第三是激素的生理波动或病理变化导致结果分析困难[23,24](表2-1-3-3)。

表2-1-3-3 激素的个体内生物学变异

激素	变异系数（%）
醛固酮	29
泌乳素	24
TSH	20
雄烯二酮	16
睾酮	10
性激素结合蛋白	9

2. 个体的生物学变异　因为食物的含磷丰富，血磷必须在空腹条件下采血测定。血液标本的正确处理是测定 LH、FSH、GH 和其他多数肽类或蛋白质激素的作用步骤。ACTH 和 PTH 在离体后极不稳定，采血的注射器应该预冷，血标本必须用预冷的 EDTA-抗凝管，并立即低温离心，分离的血浆需要尽早测定。

3. 分析误差　免疫分析的重复性不高，主要原因是异质性抗体（如人抗鼠抗体、人抗兔抗体或内源性自身抗体）干扰。分析系统的特异性和敏感性决定了实验数据的可靠性。敏感性是指当分析系统的待测物质为零时的测定结果，与分析的最低可测浓度（minimal detectable concentration，MDC）密切相关。但是，在组成情况下，激素的浓度越低，其变异性就越大。测得的最低浓度批内变异系数<20% 时称为定量限（limit of quantitation，LOQ），当测定结果介于 MDC 与 LOQ 之间时，报告为定量阴性或阳性的可信度下降。

（七）激素测定误差分析

1. 垂体 PRL 测定　以前的双位点免疫分析（2 site immunometric assay）法确定较多，误差较大，当系统中的被测定激素较高（如 PRL 高于 20 000ng/ml）时，分离的 PRL 可能与 2 个结合部位结合，导致"三明治"形成障碍而使测定结果呈假性降低（挂钩效应，Hook effect），此时需要先稀释标本再重复测定。目前的第二代与第三代免疫分析已经基本避免了 Hook 效应。正常分子量 PRL（单聚体，23kD）的生物活性最高，有的患者（10%~30%）分泌二聚体或多聚体 PRL（高分子量 PRL，巨 PRL，分子量 50~60kD）或巨-巨 PRL（分子量大于 100kD，通常为 150~170kD），PRL 结合抗体作为单聚体 PRL 的缓冲系统，高分子量 PRL 容易与抗体结合，使生物活性明显降低，而测定误差升高。导致错误诊断（假性 PRL 瘤或假性高 PRL 血症）。此时需要改用凝胶过滤色谱分析（gel filtration chromatography）测定，或预先应用聚乙二醇（polyethylene glycol，PEG）预培养血清，沉淀巨 PRL 后再常规测定 PRL。

2. 甲状腺球蛋白测定　血清甲状腺球蛋白（Tg）时，由于内源性抗 Tg 抗体的干扰而导致假性升高（竞争性 RIA）或假性降低（2 部位三明治免疫分析）。

3. 肾上腺和性腺激素测定　由于相应减少的抗体特异性不高，各种类固醇激素的交叉反应明显。正常血清中的皮质醇与 DHEAS 浓度达到 μg/dl 水平，而 17-OHP 的浓度仅为 ng/dl，因此如果直接采用免疫分析测定 17-OHP，即使 17-OHP 与皮质醇或 DHEAS 存在 1% 的交叉反应，也足以导致假阳性，当患者的血清 17OHP 明显升高时（如先天性肾上腺皮质增生症），其误差可进一步扩增。此外，在新生儿期，δ-5

类固醇（如 DHEAS 和 17-OHP）本身是升高的，而此时的肾上腺胎儿带（adrenal fetal zone）仍呈增生肥厚状态，结果很容易误诊为遗传性 3β-羟类固醇脱氢酶缺陷症（3β-hydroxysteroid dehydrogenase deficiency）。血清睾酮测定的主要问题是免疫分析体系测量低浓度睾酮的可靠性低，使儿童 PCOS 或高雄激素血症的诊断相当困难。应该改用液相色谱串联质谱法（liquid chromatography tandem mass spectrometry，LC-MS/MS）进行测定。游离睾酮测定的可靠性更低，还不如采用计算法确定游离睾酮指数（free testosterone index），即 100×睾酮总量/SHBG（性激素结合球蛋白）[9,10]。与睾酮相类似，雌二醇的测定也需要做相应处理。

4. 肾素活性测定　醛固酮/肾素比值（aldosterone renin ratio，ARR）是鉴别原发性和继发性醛固酮增多症的关键指标。但是，目前的血浆肾素活性（plasma renin activity，PRA）测定与直接肾素测定（direct renin assay，DRA）的精度均不高，尤其在低肾素状态下，其敏感性低，误差很大（ARR 假性升高）[25]，此时 ARR 提示的血清肾素值仅达到 0.2ng/（ml·h）（PRA）或 0.36ng/ml（DRA）[12]。DRA 的另一个优点是标本可在室温下处理，而冰冻或低温操作反而引起肾素冷活化（cryoactivation），导致肾素假性升高[26,27]。相反，在 PRA 分析测定中，室温条件下因血管紧张素原消耗和血管紧张素-I 生成，空白背景值增高而低估肾素值（假阴性）。

5. 骨和矿物质代谢指标测定　25-(OH)D 测定的技术仍无重大突破，目前的竞争性蛋白结合分析、RIA、酶免疫分析、化学发光免疫分析、HPLC 和 LC-MS/MS 均存在各自的诱导与缺点。采用化学发光免疫分析的标本有 57% 低于正常，而采用 LC-MS/MS 测定时降至 41%；前者的错误判断率达到 20%。而采用切割值 20ng/ml 和 30ng/ml 进行判断的区别并不大，说明控制测定质量的意义远高于切割值的确定或争议[28]。

【定位诊断】

定位诊断的目的是确定疾病的发病部位，即病理解剖诊断。正常人的内分泌激素来源于一定部位（正位分泌），少数可能来源于异位组织（异位分泌）。另外，内分泌腺肿瘤可伴发异位激素分泌综合征，术前必须作出定位诊断，以便确定手术路径和方式[29,30]。在很多情况下，需要从多个方向进行定位与定性鉴别，鉴别时，考虑的范围要广，尤其不能只局限于内分泌代谢疾病领域，但是，经过鉴别所提出的初步诊断却要求少而精。临床上用于定位诊断的方法如下。

（一）定位诊断　同时测定血浆 ACTH 和皮质醇，如两者均升高提示病变在垂体；如 ACTH 降低而皮质醇升高则病变在肾上腺皮质。如 TSH 和 T_3/T_4 同时升高，则可能为垂体 TSH 瘤或全身性甲状腺素不敏感综合征；如 TSH 明显降低，而 T_3/T_4 升高则为甲状腺病变引起的甲亢。如 FSH 和 LH 升高，提示病变在性腺；减低则提示病变在垂体或下丘脑，等等。另一方面，根据某些激素分泌的部位特殊性，激素测定本身就具有定位意义。例如，只要证实是内源性高胰岛素血症性低血糖，其病变就必然在胰腺，因为目前尚无异位胰岛素瘤的报道（胰腺发育异常者例外，但异位胰腺组织亦在正常胰腺附近）。同样的情况也见于原发性甲旁亢和原发性醛固酮增多症，这些疾病的诊断重点是确定病变的性质

（如肿瘤或增生）和病变的位置（双侧或单侧，尾部或头部，上甲状旁腺、下甲状旁腺或异位甲状旁腺等）。

（二）激素动态试验 20世纪以前，人们根据激素的反馈调节理论和环境因素调节内分泌代谢功能的原理，在内分泌代谢疾病的诊断中设计了许多激素的动态试验，其中一些激素动态试验仍是目前诊断的重要手段。例如，TRH和GnRH兴奋试验可判定甲状腺和性腺功能减退症的病变部位。血清基础TSH升高，注射TRH后有过分反应，提示病变在甲状腺；基础TSH降低，注射TRH后无升高反应，提示病变在垂体；如果注射TRH后TSH有升高反应，但高峰延迟，则病变在下丘脑。GnRH兴奋试验有与TRH相同的定位意义。TRH、GnRH和CRH联合静脉注射，可同时了解甲状腺、性腺和肾上腺皮质疾病的病变部位。但是，随着科学技术的进步，尤其是下丘脑激素测定和高分辨影像检查的应用，激素动态试验在诊断中的地位在逐渐下降，有些敏感性和特异性较差或不良反应较大的动态试验已经少用或被淘汰。

（三）影像检查

1. **X线照片** 对骨骼病变的诊断意义较大，对某些内分泌腺病变（如垂体肿瘤）也有定位价值。例如，蝶鞍增大、蝶鞍骨质被吸收而变薄、前或后床突抬高或被破坏提示垂体占位性病变，而空泡蝶鞍综合征一般需用CT/MRI才能确诊。

2. **B超检查** B超检查用于甲状腺、肾上腺、胰腺、性腺和甲状旁腺肿瘤（或结节）的定位，但肿瘤或结节太小（直径小于0.5cm）不能检出，而且B超技术的发展似乎总是跟不上CT/MRI的步伐。但是，术中B超检查可用于多种内分泌肿瘤手术时的定位。

3. **CT/MRI/PET/PET-CT** CT和MRI是目前用做内分泌腺病变性质检查的常用方法。一般病变直径大于0.5cm均可检出（高分辨CT）。为提高病变的检出率，内分泌腺的CT和MRI检查要注意以下三点：①扫描层厚要薄，如小于3mm，最好1mm；②同时做增强和/或脂肪抑制扫描；③对腺体进行连续的动态观察。一般认为，CT与MRI的差异是：MRI观察病变与邻近组织的关系比CT效果好，而增强扫描比平扫使病变显示更清楚。CT和MRI虽可对病变作出精确定位，但不能分辨病变的性质。如CT和MRI难以分辨肾上腺肿瘤的部位（皮质或髓质）。正电子断层扫描（positron emission tomography，PET）可协助动态观察肾上腺、甲状腺、胰腺的功能变化甚至代谢过程，除了解腺体形态变化外，还具有功能定量的优点，是诊断许多疑难内分泌疾病（如MEN）的重要方法，用放射性药物（radiopharmaceutical）做肾上腺显影能提供髓质功能的有关信息；双模式显影平台（dual-modality imaging platform）将CT与核素显影技术结合起来，提高了肾上腺功能的评价水平。

（四）特殊检查 核素检查是根据某些内分泌腺有摄取某种核素的功能，或能摄取核素标记物的特点判定内分泌腺功能。放射性核素肿瘤显像的种类很多。^{201}Tl、^{99m}Tc-MIBI肿瘤显像常用于乳腺、甲状腺、甲状旁腺和淋巴瘤显像，用于甲状旁腺显像时，一般要求先服碘剂数日，以封闭甲状腺的显影功能。^{67}Ga（^{67}镓）肿瘤显像常用于肿瘤转移灶的定位显像或寻找原发部位不明的肿瘤病灶。^{131}I、^{123}I、^{111}In（^{111}铟）、^{99m}Tc标记抗体的放射免疫肿瘤显像常用于可疑肿瘤及转移

肿瘤的定位与定性。特异性示踪剂Na-^{18}F ^{18}F-脱氧葡萄糖（18-fluorodeoxyglucose）或^{18}F-胆碱（^{18}F-choline）可以提高骨显像的特异性和敏感性，PET-CT联合骨髓穿刺活检对隐性多发性骨髓瘤（smoldering multiple myeloma，SMM）和单克隆γ病（monoclonal gammopathy of undetermined significance，MGUS）有早期诊断价值。

1. **甲状腺摄^{131}I率** 甲状腺摄取和浓集碘的功能与甲状腺功能密切相关，摄^{131}I增多和/或高峰提前提示甲亢；摄^{131}I率低提示甲减。这一检查还可用做甲亢和缺碘性甲状腺肿的鉴别，后者摄^{131}I率增多，但高峰不提前。^{131}I甲状腺扫描可用于判断甲状腺结节的功能，但有较多不良反应，因血清TSH、FT$_3$和FT$_4$的测定技术已经相当敏感，甲状腺摄^{131}I率已很少采用。

2. **核素扫描** 单光子发射断层扫描（single photon emission computed tomography，SPECT）可确定甲状腺结节的位置和功能。SPECT检查是用放射性核素^{99m}Tc或^{131}I作放射源，先用碘剂封闭甲状腺，再用^{131}I做卵巢扫描，有助于卵巢甲状腺肿伴甲亢的定位。^{131}I标记的胆固醇作肾上腺皮质扫描可对有功能的腺瘤作出定位。肾上腺有摄取胆固醇的功能，皮质醇瘤摄取^{131}I标记的胆固醇增多，故有放射性浓聚，对侧的肾上腺由于过量皮质醇反馈抑制了垂体ACTH的分泌而萎缩，因而摄取^{131}I标记的胆固醇减少。用放射性核素锝（^{99m}Tc氯酸锝）和^{99m}Tc-甲氧异腈（sestamibi，甲氨异丁基异腈-MIBI，^{99m}Tc-MIBI）或铊^{201}Tl做甲状旁腺和甲状腺双重显影，可对病变作出定位。核素-PET和CT-PET可显示肾上腺皮质细胞摄取胆固醇增加，双侧肾上腺皮质增生，^{131}I-胆固醇浓集于双侧肾上腺皮质区，呈双侧对称性增生。如^{131}I-胆固醇浓集于一侧肾上腺皮质则提示为功能性肾上腺皮质瘤；如CT或MRI确定一侧肾上腺有肿瘤，而不摄取^{131}I-胆固醇者多为无功能性肿瘤或转移癌。^{123}I和^{99m}Tc-甲氧异腈减影扫描可发现82%的甲状旁腺病变，^{99m}Tc和^{201}Tl双重核素减影扫描（与手术符合率92%）可检出直径1cm以上的病变，对于甲状旁腺外病变也特别敏感，阳性率83%，敏感性75%。在临床上，^{123}I和^{99m}Tc-甲氧异腈不能对肿瘤定位的原因是肿瘤太小或病因为甲状旁腺增生。

3. **激素分泌率测定** 用激素分泌率测量来判断内分泌腺功能有一定意义，但如果同时有该激素代谢清除率增加，则无功能亢进。因测定技术复杂，患者要接受放射性核素，故只用于研究而不作为疾病诊断的常规检查。

4. **激素抵抗的评价** 用患者的体细胞（周围血红细胞、白细胞和成纤维细胞）与核素标记和未用核素标记的相同激素一同温育，测定该激素受体与激素的亲和力和激素受体数目，与正常人相同细胞进行比较，可检出该激素有无受体缺陷而引起的激素抵抗。如果证明存在激素抵抗，一般应进一步进行相关基因的突变检测。

5. **特殊检查联合应用** 任何形式的单项检查均存在一定的缺点。影像检查应该与激素分泌的动态试验甚至致病基因筛选结合进行，以提高诊断效率。例如，遗传性嗜铬细胞瘤需根据家族史和风险度确定候选基因筛选和追踪的程序，有家族史的腹部副神经节瘤患者按顺序对SDHB、SDHD、VHL基因测序；双侧肾上腺嗜铬细胞瘤而无甲状腺髓样癌或

甲状腺肿时应先对 VHL 基因测序,如 VHL 无突变,再检测 RET;发病年龄<20 岁的单侧肾上腺嗜铬细胞瘤可按顺序对 VHL、RET、SDHB、SDHD 基因测序。

(五) 有创检查

1. **静脉插管分段采血** 属于有创性诊断方法,不作为常规定位方法。一般仅在临床症状提示某种激素分泌增多,而以上定位检查又不能精确定位时采用。此方法对异位激素分泌综合征(如异位嗜铬细胞瘤)的诊断特别有效。插管至所怀疑的内分泌腺或异位激素分泌肿瘤的引流静脉或邻近静脉中,采血后边退出导管,边采血至周围静脉,测定各节段血中的激素水平,一般激素最高水平的部位就是病变的部位。垂体病变可插管到岩下窦采血测垂体激素(如 ACTH)。胰腺肿瘤可插管到门静脉分支,采血测定胰岛所分泌的激素以确定胰岛肿瘤的部位。双侧岩下窦采样(bilateral inferior petrosal venous sinus sampling, BIPSS)用于疑难 Cushing 病的诊断效率很高。Cushing 病患者中枢的 ACTH 浓度明显高于外周血,而异源性 CRH/ACTH 综合征患者无此变化。结合 CRH 试验,比较注射前后中枢与外周血 ACTH 的浓度差别,Cushing 病的诊断准确性进一步提高;或在 BIPSS 同时做去氨加压素(desmopressin)试验,可明显提高 ACTH 依赖性 Cushing 综合征(Cushing syndrome)的鉴别效率(详见第2篇第6章和扩展资源13相关内容)。

2. **选择性动脉造影** 对于直径较小而不能用 CT 和 MRI 等方法作出定位时,可采用此方法。将导管经动脉插管到内分泌腺或肿瘤的动脉分支中(B 超引导),然后注入造影剂进行多时相照片。肿瘤的血管丰富,因此血管丛集的部位即为病变部位。此方法检查获得成功的前提是插管位置必须精确。

3. **术中定位** 垂体、胰岛和甲状旁腺的术前精确定位相当困难,但只要能在术前确定腺体存在病变,那么可以在探查性手术中,通过直视、超声等方法进一步确定病变的具体位置和性质。例如,甲状旁腺术中可用高分辨超声定位,必要时结合甲氧异腈(MIBI)定位,这样可发现 90% 以上的腺瘤。血 PTH 监测也有助于术中定位。

【病因诊断】

(一) 化学检查和体外细胞实验 少数内分泌疾病用化学方法即可作出病因诊断,如地方性缺碘性甲状腺肿可以通过测定尿碘排出量或作甲状腺摄 [131]I 率确定其病因。表观盐皮质激素过多(AME)与原发性高血压的鉴别要点是后者的皮质素/皮质醇比值正常。原发性高血压患者的尿四氢皮质醇(tetrahydrocortisol)及其异构体/四氢皮质素(tetrahydrocortisone)比值升高,可能是 11β-HSD 和 5β-还原酶活性改变所致。有些高血压、糖尿病和长期应用甘草次酸(liquorice)者也伴有 AME 的类似表现,应注意鉴别。

雄激素受体(androgen receptor, AR)数目、功能与突变分析能提供性腺功能减退的病因诊断依据。一般采取外阴皮肤成纤维细胞进行体外培养,然后加入用氚标记的睾酮或二氢睾酮,测定受体结合容量和亲和力,以了解 AR 的量和质的改变;或取患者的外生殖器皮肤成纤维细胞培养,检查 AR 与雄激素结合情况。根据有无结合分为 AR 结合阳性和 AR 结合阴性两类。这些患者可能存在受体后缺陷或其他相关基因突变。与化学检查相似的是,体外细胞实验的诊断特异性高而敏感性较低。AR 的功能改变包括:①AR 亲和力减低,表现在结合后易于离解,此时可测定离解常数(Kd);②雄激素与 AR 结合后的复合物对热不稳定,反映在温度升高到 42℃ 时,结合量下降到 37℃ 时所测结合量的 20% 以下[31];③用整体细胞或细胞核与用[3]H-标记的睾酮或二氢睾酮温育,后者与核特异性 DNA 结合量减少或缺如;④AR 复合物不能变构而引起静电改变,使之不能与富含阴离子的 DNA 结合;⑤AR 与雄激素结合力下降,但与孕激素呈高亲和力结合;⑥分子筛色谱层板及 ZD 凝胶电泳图异常;⑦继发性 2 型 5α-还原酶(SRD5A2)活性下降。

(二) 细胞学检查 阴道细胞随月经周期而变化,据此可以了解雌激素的分泌情况。甲状腺细针穿刺对甲状腺结节的诊断有一定帮助。精液检查对判断睾丸功能有重要价值,无精子产生或数目减少均提示睾酮分泌不足和睾丸功能减退。因睾酮已可直接测定,故已很少用来判断睾丸的间质细胞功能。测定活检组织细胞的激素含量或相关激素有助于异源性激素分泌综合征的诊断。组织病理检查可明确许多内分泌疾病的病因,如甲状腺癌可见到癌细胞;亚急性甲状腺炎可见多核巨细胞;慢性淋巴细胞性甲状腺炎除淋巴细胞特别多和变性甲状腺滤泡上皮外,在晚期患者中还有 Askonazy 细胞增多,早期可见到吞噬胶质的巨噬细胞。手术后切除的组织做病理切片检查可对疾病作出最后诊断,免疫组化可确定肿瘤细胞的类别。

(三) 疾病标志物 有些内分泌疾病具有特定的标志物,它们为疾病的诊断提供了有力依据。目前,应用于临床的疾病标志物很多,而特异性较高的内分泌代谢疾病标志物并不多。

1. **血 25-(OH)D** 是评价维生素 D 营养状况和诊断维生素 D 依赖性佝偻病与肾性骨营养不良的关键指标。在排除慢性肝胆疾病、长期服用抗癫痫类药物、结核病(与服用抗结核药如利福平、异烟肼等有关)与甲旁减后,维生素 D 缺乏症的诊断可以基本成立。

2. **甲状腺球蛋白** 不明原因的甲状腺球蛋白显著升高提示甲状腺肿瘤转移,应进一步行全身[131]I 扫描。如甲状腺球蛋白仅轻度升高,应重复检查;如仍升高,则用 rhTSH 滴注,连续 2 天后再测定血甲状腺球蛋白和抗甲状腺球蛋白抗体。如经 rhTSH 刺激后,血甲状腺球蛋白无明显上升,或[131]I 扫描未发现病灶,可认为肿瘤尚未复发。

3. **血清降钙素** 降钙素(calcitonin, CT)升高是甲状腺髓样癌(medullary carcinoma of thyroid, MTC)的特异性标志物,血清基础 CT 升高具有较高诊断特异性。MTC 患者在滴注钙剂后,血 CT 进一步升高,可作为本病的诊断依据和家族型甲状腺髓样癌(MTC)家族成员的筛选指标。此外,测定血 CT 可用于 MTC 的病程进展评价,但此法的敏感性很高而特异性较差,因为高降钙素血症可见于许多疾病。如果血 CT>100pg/ml,提示为 MTC;10～100pg/ml 时 MTC 的可能性为 25%。20～50pg/ml 的概率为 8.3%;<8.5(男性)或 5.0(女性)pg/ml 可视为正常。

4. **血清 PTHrP** 约 80% 的肿瘤相关性高钙血症(cancer-induced hypercalcemia, CIH)伴有血 PTHrP 升高,高钙血

症伴 PTHrP 分泌过多提示为分泌 PTHrP 的非甲状旁腺肿瘤所致。

5. FGF-23 据报道,血清中完整 FGF-23(intact FGF-23)为(44±37)pg/ml,但受年龄、性别、体重和肾小球滤过率的影响。慢性肾病患者的血清 FGF-23 明显升高,并且是心血管事件的预报因子。肿瘤引起的低磷血症和 X-性连锁遗传性低磷血症(X-linked hypophosphatemia)患者血清 FGF-23 亦明显升高,切除肿瘤后下降。由于其他原因所致的低磷血症血清 FGF-23 显著降低,多数低于 3pg/ml,所以血清 FGF-23 明显升高提示低磷血症的病因是 FGF-23 分泌过多或灭活障碍所致,但需进一步查找 FGF-23 升高的原因。

(四)免疫检查 1 型糖尿病患者血浆中可检出抗胰岛细胞或其他胞质成分的自身抗体,如抗胰岛细胞抗体(insular cellular antibody,ICA)、抗谷氨酸脱羧酶(glutamate decarboxylase,GAD)、抗胰岛素抗体(insulin autoantibody,IAA)和 ICA-512 等。在自身免疫性多内分泌腺综合征中,几乎所有组成的内分泌腺与非内分泌腺疾病都能在血浆中检出相关的特异性自身抗体。在 Graves 病中,血中可检出甲状腺兴奋性(TSH 受体兴奋性)抗体,这种自身抗体只存在于 Graves 患者血浆中(自身免疫性多内分泌腺病综合征 II 型除外)。此外,抗甲状腺球蛋白抗体(TgAb)和甲状腺过氧化物酶抗体(TPOAb)以慢性淋巴性甲状腺炎的滴度升高最明显,且持续的时间长,甚至可达数年或数十年。TPOAb 通过激活补体、抗体依赖细胞介导的细胞毒作用和致敏 T 细胞杀伤作用引起甲状腺滤泡损伤。TPOAb 也可直接与 TPO 结合,抑制其活性。对于慢性淋巴细胞性甲状腺炎的诊断,血清 TPOAb 的敏感性优于 TgAb,而 TgAb 的特异性优于 TPOAb,因此同时测定两种抗体可进一步提高诊断率[32,33]。

(五)染色体核型和基因突变分析

1. 染色体核型分析 有些内分泌疾病由染色体畸变引起,如 Turner 综合征(缺失 1 条 X 染色体,或嵌合体,或 X 染色体有畸变)或 Klinefelter 综合征(多一个 X 染色体或嵌合染色体)等。

2. 单基因突变分析 分子生物学技术在内分泌学中的应用使过去病因不明的一些单基因遗传性内分泌疾病(如激素不敏感综合征)得以阐明。一些内分泌肿瘤通过分子生物学技术也使其病因明确,如 II 型多发性内分泌腺肿瘤综合征是由于 RET 原癌基因突变所致,且密码子 634 突变与嗜铬细胞瘤和甲旁亢相联系。确定突变基因对其表达产物是丧失功能或获得功能,应将突变基因进行转染,收集其表达产物与野生型基因的表达产物进行比较。一般来说,错义突变可致病,无义突变肯定致病。例如,由于引起先天性甲减的因素很多,所以应根据临床表现确定待检的候选基因,较常见的突变为 TSH 受体基因、T_3 受体(T_3R)基因、TPO 基因、甲状腺球蛋白基因、TSHβ 亚基因或 NIS 基因。又如,钙受体基因突变主要引起 4 种代谢性骨病,即家族性低钙尿症性高钙血症(FHH)、新生儿重症甲状旁腺功能亢进症(NSHPT)、常染色体显性遗传性低钙血症(ADH)和常染色体显性遗传性甲状旁腺功能减退症(ADHPT)。其中,FHH 和 NSHPT 为钙受体基因失活性突变所致,而 ADH 和 ADHPT 为活化性突变的结果。

糖皮质激素可治疗性醛固酮增多症(glucocorticoid-remediable aldosteronism)是常染色体显性遗传病,其特有的生化异常为 18-羟皮质醇和 18-氧皮质醇明显增多,这一现象在醛固酮瘤中亦可见到,但醛固酮瘤患者 18-氧皮质醇很少超过醛固酮的含量,而在 GRA 中则数倍于醛固酮的浓度。编码 11β-羟化酶的 CYP11B1 基因突变分型可确立其诊断。

家族性嗜铬细胞瘤的突变基因诊断较复杂,必要时可参考相关诊断步骤进行筛查。如果在追踪过程中筛选到任何一种致病基因的种系(胚系,germline)突变,就应该对相应的遗传性肿瘤进行全面检查。

MEN-1 基因突变是 MEN-1 必不可少的诊断依据,menin 基因检查对本综合征的诊断是必需的,并能早期确诊无症状的 MEN-1 病例与亲属携带者[34,35]。但是,医师不能单独依据染色体核型和基因突变分析作出诊断,如果这些检查能与临床表现(特别是病理检查)相结合,可显著提高疾病诊断的准确度。突变导致基因的结构的变化和表达调控的异常,最终表现为疾病携带者或疾病患者。因此有必要对这种疾病的结构或功能的改变作出准确的诊断,如家族成员致病基因筛查、受精卵着床前基因诊断(preimplantation genetic diagnosis,PGD)、产前基因诊断等,以便针对病因对疾病作出及时的治疗。

(六)个体化诊断与风险评估 基因组学和个体化医学发展迅速,组学(-omics)如基因组学(genomics)、蛋白组学(proteinomics)和表观遗传组学(epigenomics)概念深入了医学的各个领域,尽量以发展特征和功能途径解释疾病现象,分类病变,评价预后和治疗反应性。英语基因组医学(genomic medicine)研究传统遗传学信息和现代全基因组信息,协助评价和分析个体的疾病风险、预防和治疗[36-40]。

(袁凌青 单素康)

第 4 节 内分泌疾病的治疗原则

相互作用内分泌疾病的治疗目的是去除病因,解除激素过多或过少所引起的临床表现。临床医师应尽可能根据循证医学(evidence-based medicine,EBM,现有的最好证据)的原则和要求,结合患者的具体情况进行治疗。

【证据来源】

(一)聚类分析 聚类分析信息平台的原则和技术要求是资源整合、信息集成、技术融合、知识服务。检索分析平台将文献数据、引证数据进行有效的整合,具有信息搜索检索、分析评价、全文获取、信息导航、资源链接的综合功能。这个系统检索准确、快速,可以分析 PUBMED 全部文献(2200 万篇),分析的项目多,分析结果准确,提供前 50 名的信息。该系统具有强大的信息分析、数据挖掘、知识发现的功能,科研人员可以从海量文献信息中找到信息的分布规律,受到科研成果的启发。

(二)Facebook 信息互享 Facebook 对科学和公共卫生造成的影响巨大。通过 Facebook 的"扩音"作用,医疗保健专家能全年无休地交付有关流感疫苗、流行病的传播途径、基本的预防性护理等信息。Facebook 已经可以将克服一种疾病、减肥、骨折或是拆除支架等信息加入到"生活事件"

中去,这是"医疗和健康"栏目下的子栏目;但是,用户的更新信息仅提供了数量有限的健康信息。

(三)临床研究证据 应首先对临床研究的质量进行评估(表2-1-4-1),尽量参考高质量研究的资料与结论。

表2-1-4-1 临床研究质量评价

研究质量	评价标准
高质量:微小偏倚	前瞻性研究设计/研究和抽样人群具有代表性/样本量≥5000病例
中质量:中等偏倚	前瞻性研究设计
低质量:病例选择与证据偏倚	回顾性研究设计/选择性或浓缩性样本

【治疗原则】

内分泌疾病的治疗原则是:①治疗要有循证依据,确无依据时,应征求患者同意;②临床处置应遵照诊疗指南的基本原则进行;③注重病因治疗;④实施个体化治疗,定期追踪和评估治疗疗效,根据需要和可能调整治疗方案。

(一)合理用药原则 临床治疗的目的是去除病因,解除疾苦。医师应尽可能根据循证医学现有的最好证据,并结合患者的具体病情进行药物治疗。但是,在人类疾病中,药物所致的不良反应占了不少比例。药物毒副作用天天发生,医源性疾病时常可见,重大药物事件每年报道,特别是反应停(沙利度胺,海豹儿事件)、西沙必利、PPA、马兜铃酸、罗非昔布、亮菌甲素的重大不良反应引起了人们对药物安全问题的极大关注[1-4]。

1. 正确诊断 正确诊断疾病是有效治疗的前提,没有正确诊断,就无法获得满意的治疗效果,有时还会导致严重后果。现代医学在特别注重疾病病因和发病机制研究的同时,忽视了疾病的载体——患者本身的处置与关怀,隔离亲情的医院体制、缺失交流的医患关系和对患者疾苦体验的漠视,市场经济将患者作为消费主体成了人文关怀的重要障碍。医务人员在人文关怀与生活质量方面还有许多事情要做。临床医学不只是科学,更是人学和艺术。医师应建立起以提高患者生活质量为中心的治疗目标,充分尊重患者的医疗权益,维护医疗公正,这对任何疾病、任何患者都是至关重要的。人文关怀至少包括了对患者躯体健康关怀和心理行为健康关怀两个方面。医师整天忙得团团转是事实,但是再忙也不能省了和患者沟通的时间。医师的锻造之路是由职业性质决定的,要想成为优秀医师就必须如此,没有捷径可走。医师的职业锻造决定他们生性就是社会上最认真负责、最实事求是、最乐于奉献的人。内科医师的一生主要活跃在门诊、病房和急诊室三个地方,这些地方的工作特点全然不同,业务要求大相径庭。

门诊的工作特点是病人多,病种复杂。因而,高水平的医师要做到"一看即懂"。几分钟诊治一个病例是不允许多想的,更不可能有临时看书、查阅数据的时间。因此,门诊工作的质量主要靠医师的知识广博来体现,专业知识广博的程度几乎到了临床的所有学科。病房工作的特点是病例疑难或危重,工作量大且牵涉到诊断、治疗、抢救、护理,甚至心理、经济、社会矛盾等诸多问题。但是从某些方面讲,病房工作的质量主要靠技术精湛来体现。对精湛程度的要求是:下

不沾底线,上不封顶尖;也就是说,起码的水平是搞清诊断,治疗措施无可挑剔,如果达不到这个要求,那就可以认为是沾到了底线;较高的要求是,诊断和治疗有新进步,如果经常有提高,那么几年后就必然有质的飞跃。上不封顶尖的意思是,诊疗水平越精越好,越高越好,越全越好,越深越好。

医师总是喜欢自责,自责是他们难能可贵的品质,自责使他们做得越来越好,好上加好。医师工作一辈子,救治了成千上万的患者,但也出现过不少失误。临床诊疗本事是以患者作为训练对象得来的,改正那些不尽完美的行为可以加速医学发展。临床医师必须知识博学,技术精湛,但是我们不能满足于此,因为临床功夫再好也只是继承而已,只有研究才能对医学有贡献。临床诊疗和研究是相辅相成和辩证统一的,临床实践会发现大量的研究课题,而解决实际问题的研究能显著提升诊疗水平。

2. 个体化用药 临床病例不存在克隆现象,世界上没有完全相同的病例。即使诊断相同,随着时间与环境的变化,病情也在不断变化。因此,临床病例需要实行个体化治疗。个体化治疗是内分泌疾病的核心治疗原则,主要包括个体化治疗目标、个体化药物选择、个体化病情监测、个体化防治教育、个体化生活方式和个体化工作与社会活动等。但是,临床实施时仍然存在许多疑惑与偏激。一方面,强调治疗指南的原则性时,常常忽视具体患者的特殊性;另一方面,在强调个体化治疗或个人临床经验时,又可能偏离治疗指南的原则性。深入探讨个体化治疗与治疗指南的辩证关系,可以帮助我们更理性、更灵活地诊治疾病。一般来说,确定个体化治疗决策的主要依据有益处、风险、有效性与可行性以及治疗的费效比(成本/疗效比),后者一般可用一定时间内获得某益处所需要的治疗患者数来考量。例如,甲亢的治疗应根据个体年龄、病程和病情选择个体化方案。同样,糖尿病强化治疗能显著降低微血管病变发生风险,但对大血管病变风险来说,强化治疗能给新诊断的和病程较短的患者带来长期心血管受益;年龄大、病程长、合并症多的患者进一步降低糖化血红蛋白1c(HbA_{1c})的益处并不明显,有时甚至有害。因此,糖尿病个体化治疗应根据患者的病理生理缺陷及具体情况来设定HbA_{1c}的控制目标值。

内分泌代谢疾病需要特定的药物控制症状,促进康复。但如果应用不当,可能引起严重不良反应甚至死亡。因为激素及其受体表达的广泛性和各种激素作用的多靶点性,内分泌和代谢性疾病的防治药物有许多特殊性,使用的适应证和剂量相当严格,个体化趋势十分明显,因而合理用药和安全用药是对内分泌临床医师的基本要求。治疗药物的选择应当遵循"少而精"的原则,这是防止和减少药物之间不良相互作用的基本途径。病情变化了,治疗药物必须随之调整,否则治病之药可能会演变成杀手。在内分泌代谢疾病中,类似的情况很多,因为激素类药物本身就是一把双刃剑。

在大多数处方里,人们总可以找出一种或多种辅助药物,有时还可以见到所谓的"保健药"。这是一种莫名其妙的医疗习惯,不假思索的悠久"传统"。不想改变这种现状是安全的,因为害怕处方不周,机关枪扫射出"盲点",以迎合患者"药物越多越好"的心理需要。想突破是困难的,因为可能有想象不到的麻烦在等着你。可是事实呢?药物相互作用带

来的不良反应不可忽视。例如,吲哚美辛会增强患者对去氨加压素的反应,一些已知可释放抗利尿激素的药物(如三环抗抑郁药、氯丙嗪和卡马西平)增强其抗利尿作用,等下肢水肿才想到停药实在太晚了。

把维生素当作营养素应用会导致可怕后果,至少也会影响(增强或减弱)一线药物的疗效。例如,抗惊厥药与叶酸、维生素 D 和维生素 K 之间,双胍类与维生素 B_{12} 之间,考来烯胺(消胆胺)与叶酸、维生素 B_{12}、维生素 A、维生素 K 和维生素 D 之间,秋水仙碱与维生素 B_{12} 之间,双香豆素抗凝血药与维生素 K 之间,肼屈嗪与维生素 B_6 之间,刺激性泻药与维生素 D 之间,异烟肼与维生素 B_6 和烟酸之间,左旋多巴与维生素 B_6 之间,氨甲蝶呤与叶酸之间,新霉素与维生素 B_{12} 和维生素 A 之间,避孕药与叶酸、维生素 B_{12}、维生素 B_6、维生素 B_1、维生素 B_2 和维生素 C 之间,对氨基水杨酸与维生素 B_{12} 之间,青霉胺与维生素 B_6 之间,氯化钾与维生素 B_{12} 之间,阿司匹林与叶酸和维生素 C 之间,水杨酸偶氮磺胺吡啶与叶酸之间,氨苯蝶啶与叶酸之间均存在明显的相互作用。这些相互作用只影响药物疗效可能还不必过于担心,但长期如此,很可能出现更深层次的麻烦。例如,在痛风病人的处方中加点叶酸以为有好处,但叶酸和维生素 B_{12} 是体内"一碳单位"代谢酶的辅助因子,痛风患者的肿瘤风险本来就高,这两种维生素在降低尿酸和促进肿瘤生长之间孰重孰轻,并未明确,说不定好心办了坏事。

更有甚者是药物滥用和过度用药。近些年来,非规范诊疗又有了新的蔓延,形式翻新,名目多样。目前的医疗市场的确存在不少值得反思的问题,不管是有意或无心,不管是社会的、制度的还是个人的,都有必要检讨反省,时刻净化心灵,操守职业道德。医疗的最高原则是"NO HARM"。害怕误诊误治的处罚是医师头上的紧箍咒。误诊误治是指同时存在的下列两种情况,一是医师采用了"指南"以外的方法,或称不寻常的方法,二是这个不寻常的方法产生了不良后果。两种情况若不同时存在,误诊误治就不能成立。医师在工作中忽略了一项治疗措施,犯了第一条,但是由于及时补救或并未补救但没有产生不良后果,也不能叫误诊误治。因为误诊误治的评判是一场官司,医师唯恐避之不及,所以人人严守规定,不越雷池一步。

医德至上和以人为本的救死扶伤精神是我们永恒的追求目标,医师的人格魅力是至高无上的。孙思邈先生在《大医精诚》里写道:"凡大医治病,必当安神定志,无欲无求,先发大慈恻隐之心,誓愿普救含灵之苦。若有疾厄来求救者,不得问其贵贱贫富,长幼妍媸,怨亲善友,华夷愚智,普同一等,皆如至亲之想,亦不得瞻前顾后,自虑吉凶,护惜身命。见彼苦恼,若己有之,深心凄怆,勿避险巇,昼夜寒暑,饥渴疲劳,一心赴救,无作功夫形迹之心。如此可为苍生大医"。

3. 辩证用药 人体的内分泌代谢是机体的一种自我调节和自动平衡现象,其原理复杂交错,方式变幻莫测。医师要做的就是纠正这些调控失衡,其中合理用药是重要的一环。与其他临床学科不同,内分泌医师的用药特别讲究辩证艺术,既有男女差别的考量,又有主要矛盾与次要矛盾的辩证,既需鉴别原发病与继发病,又有病变早期和晚期之分。其实,高明的内分泌医师每天都在做着玩弄魔术般的艺术处

方之法。内分泌腺功能减低的病因有发育异常、激素合酶缺陷、内分泌腺分泌变异型激素、激素作用障碍、腺体炎症或肿瘤等。其中许多病因无法根除,因而激素替代治疗(HRT)是治疗激素缺乏症的重要方法之一。HRT 的基本要求是无(轻)不良反应,尽量模拟或恢复激素的生理分泌模式,提高激素的敏感性和疗效。

糖皮质激素治疗和抢救了无以数计的病人,其功劳卓著。但是糖皮质激素补充治疗的特点是难以或无法模拟生理性分泌,临床上往往出现既不能满足需要又有不良反应的缺点。因而,不能像水盐代谢紊乱的治疗那样,将糖皮质激素补充治疗简单地理解为"缺什么补什么,缺多少补多少"。事实上,HRT 的实施要比水盐代谢紊乱的治疗困难得多,因为激素是痕量的高活性物质,激素生理剂量窗窄,稍多稍少均可能引起不良反应甚至疾病。糖皮质激素的作用广泛,在取得治疗作用时,容易引起毒副作用。而且,不同个体和同一个体的不同组织中的生理需要量差别甚大,治疗剂量难以掌握。根据治疗,还分为一般替代治疗和抑制性补充治疗两种,两种治疗方案的适应对象、方法和疗效监测的指标各不相同。成人接受长期替代治疗后,往往发生抑郁症、食欲亢进、肥胖、ACTH 分泌抑制、雄激素缺乏症、消耗性肌病、高血压、血脂谱异常等。孕妇接受替代治疗后可导致胎儿免疫系统,有时还出现唇裂、腭裂、流产、早产和死胎。这是因为糖皮质激素口服 12 小时后,血浆糖皮质激素虽然消失,但其抑制下丘脑-垂体-肾上腺(HPA)的作用可持续 24 小时以上(泼尼松长达 36 小时,地塞米松长达 72 小时)。又如,绝经后骨质疏松症应用雌激素替代治疗(ERT)可增加子宫内膜癌、乳腺癌、阴道流血、心血管病和血栓栓塞性病变的风险。用生理剂量 ERT 出现不良反应的原因未明,可能与雌激素为肿瘤依赖性激素,而绝经是一种"相对性雌激素缺乏状态",补充"生理量"雌激素对绝经后妇女来说已是过量。

(二)循证原则 实施循证治疗(evidence-based therapy)时,应着力做到:①促进疾病康复;②防止无效的医学干预或得不偿失的医学干预;③淘汰无效的医学措施;④限制高费效比的医学行为。循证治疗时还应该以患者为中心,依据当地当时的具体情况,尽量提高循证治疗的质量和具体病例的针对性。一般可通过以下几个问题的答案来权衡医学干预的实际效果:①不实施某种干预的危害是什么?②该种干预能使患者获得什么益处及其收益的大小?③该种干预的不良反应是什么,发生严重不良反应的风险有多高?④该种干预的经济负担是否过重,是否治有所值?

必须广泛收集循证治疗资料,特别是有关临床循证指南方面的信息;掌握和运用循证治疗需要树立科学的医学实践观,正确理解和运用证据(evidence)、效益(efficiency)和价值(value)三个要素[5,6]。为了规范治疗行为,各国的专业学会均推出了相关疾病的诊疗指南(guideline),这些指南根据权威的研究报道,对治疗方法、药物或手术治疗的适应证、禁忌证等做了明确规定,对尚无统一意见的疾病也列举了证据和建议。因此,医师的医疗行为应该以治疗指南为准则,在没有充分理由的前提下,一般不要超越指南的有关规定。另一方面,许多内分泌代谢性疾病尚缺乏诊疗指南或专家共识(consensus),或者文献报道的意见不完全一致。对于尚无诊

疗指南的疾病,亦应在可能情况下,征得患者的同意。临床诊疗应该以指南或共识为准则,根据患者的具体情况和经验进行抉择,片面强调个人经验和死板硬套循证依据的做法都是不可取的。诊疗指南中,一般将治疗措施分为 A、B、C、D、I 五个推荐级别,其意义见表 2-1-4-2。

表 2-1-4-2　诊疗指南的推荐级别

强度分级	推 荐 强 度
A	强力推荐/证据肯定/能够改善健康的结局/利大于弊
B	推荐/有很好证据/能够改善健康的结局/利大于弊
C	不做推荐或者不作为常规推荐/有很好证据/能够改善健康的结局/利弊均等
D	反对推荐。因为证据不够有力或者对于健康结局弊大于利
I	缺乏证据或者证据质量差/证据自相矛盾/无法确定对健康结局的利弊

根据国家医疗卫生发展方针和政策,国家卫生健康委员会组织制定了许多疾病的诊断与质量控制标准(简称标准),与学会发布的疾病诊疗指南及标准是有明显区别的(表 2-1-4-3),医务人员必须严格执行标准,不断提高诊疗质量。

表 2-1-4-3　疾病诊疗指南与诊断与质量控制标准的比较

	质量控制标准	诊疗指南
制定单位	国家卫生健康委员会法规司	学术团体(中华医学会)
发布单位	国家卫生健康委员会	中华医学会各学术分会
执行单位	国家卫生健康委员会医政医管局	医院/医师
法律地位	行政法规(具有法规性)	学术指导性文件
执行效力	强制执行	学术参考
学术地位	学术地位低但具有普遍意义	学术地位高
违反后果	法律责任(医疗事故)	认识与学术水平问题

(三)综合处置原则　内分泌代谢疾病的现代治疗仍存在许多缺陷,病因学治疗所占的比例很低(约 20%),发病学方面的治疗欠缺,对症治疗不甚满意,而心理治疗和人文关怀未被充分重视。

1. **病因治疗**　病因治疗是处置疾病的关键,任何疾病都应首先针对病因进行治疗,可惜目前已经明确病因的内分泌代谢疾病为数不多;或者病因虽已明确,但因不能逆转已经造成了器质性损害。地方性缺碘性甲状腺肿补充碘可预防,又可使疾病治愈。肾上腺皮质功能减退有许多病因,其中有些病因(如肾上腺结核和血色病)如能早期针对病因进行治疗,可望不发生肾上腺皮质功能减低或使功能减低的程度减轻。反应性低血糖可通过改善饮食成分或口服磺脲类/α-糖苷酶抑制剂,缓解或消除症状。对基因突变所引起的一些内分泌疾病,基因工程治疗也属于病因治疗。

2. **一般治疗与对症治疗**　托马斯·刘易斯医生说:"能够成功地作出诊断和说明预后,被看做是医学的胜利,但我们对真正有用的东西了解甚少。我们虽然繁忙地对疾病进行分析,但却无法改变它们大多数的进程。"在这种情况下,

一般治疗与对症治疗显然是重要的。一般治疗与对症治疗既是药物治疗和手术治疗的基础,又可以提高药物和其他治疗的疗效。例如,对症处理(包括适当休息、非甾体抗炎药)和糖皮质激素口服是治疗亚急性甲状腺炎的主要措施;加服甲状腺激素制剂可以加强对垂体的反馈抑制,减少 TSH 分泌,有利于甲状腺肿及结节的缩小,消除症状。原发性甲旁亢术前应该控制高钙血症并补充中性磷酸盐,并加强支持治疗,改善营养,纠正酸中毒,缩短术后骨病的康复时间。继发性甲旁亢的对症治疗目标是纠正代谢紊乱,使血钙、磷和 PTH 浓度保持在正常范围内。在发生继发性甲旁亢症状前,给予适当治疗可使多数患者避免手术。卧床者要增加户外活动,尽可能减少糖皮质激素的用量,并缩短用药间期;减少摄入含磷高的肉类及奶制品,使每日磷摄取量保持在 0.6~0.9g;事实上,这些综合措施的疗效不亚于任何一种药物。嗜铬细胞瘤的术前准备必须充分,使血压稳定在 120/80mmHg 左右,且无阵发性血压升高、心悸、多汗等现象,如果缺乏这些对症处理,术中必然发生高血压危象。

3. **药物治疗**　内分泌代谢疾病需要特定的药物控制症状或促进患者康复。与激素受体作用相关的药物分为受体激动剂(agonist)、受体拮抗剂(antagonist)、受体反转激动剂(inverse agonist)和受体拮抗-反转激动剂(antagonist/inverse agonist)四种。受体激动剂是指能与受体结合后,靶组织产生可测得反应的一类药物;受体拮抗剂与受体结合后不能产生组织兴奋性反应,而可阻滞或逆转激动剂与反转激动剂的效应;反转激动剂能够产生靶组织兴奋反应,但组织兴奋的最终效应与激动剂相反;受体拮抗-反转激动剂的作用特点是与受体呈激动剂样结合,但作用后果与拮抗剂或反转激动剂相同。此外,当拮抗剂不表现出反转拮抗剂作用时,称为中性拮抗剂(neutral antagonist)。

4. **人文关怀与生活质量**　生活质量(quality of life)是不同文化和价值体系中的个体对其生活状况的评价,这种评价与患者的目标、期望、标准以及所关心的相关健康事件有关。生活质量的医学价值主要是指患者个体生理、心理、社会功能等方面的状态,即健康质量(healthy quality)。生活质量受个人的生理健康、心理状态、独立自主程度、社会关系和对环境适应等方面的影响。随着健康观的改变和人文需求的提高,人们不仅关心患者的寿命,而且更加关心其生活质量。生活质量作为新的健康指标引入临床,以全面客观地评价疾病及治疗对患者造成的身体、心理及社会生活等方面的影响。患者的生活质量理应成为也必将成为评价医疗服务有效性的重要指标。

生活质量需要从躯体和精神-心理等方面进行评定,这也可以理解为躯体和精神方面的满意度。例如,一般糖尿病患者的生活质量往往比没有慢性病者低,但却高于患有严重慢性并发症的个体。临床医疗可以通过改善患者的健康状态和促进患者对疾病的认知,严格而人性化的管理获得良好的生活质量。

【内分泌腺功能减低的治疗途径】

内分泌腺功能减低的病因有发育异常、激素合酶缺陷、内分泌腺分泌变异型激素、激素作用障碍、腺体炎症或肿瘤

等。其中许多病因无法根除，因而激素替代治疗（hormone replacement therapy，HRT）是治疗激素缺乏症的重要方法之一。HRT 的最基本要求是无（轻）不良反应，并尽量提高疗效。一般来说，不同作用机制的药物可联用，并能减少单一药物过量所导致的不良反应。HRT 时，应尽量模拟或恢复激素的生理分泌模式，提高激素的敏感性。治疗干预要同时保护靶细胞对激素的敏感性和靶细胞功能。此外，HRT 方案应易于普及，以提高长期治疗的依从性[7-10]。

（一）糖皮质激素补充/替代治疗　糖皮质激素（glucocorticoid）属于类固醇激素，其补充治疗的特点有：①无口服促泌剂；②因为口服给药难以或无法模拟生理性激素分泌，临床上往往出现补充的糖皮质激素既不能满足需要又有不良反应的缺点。因而，不能像水盐代谢紊乱的治疗那样，将糖皮质激素补充治疗简单地理解为"缺什么补什么，缺多少补多少"。事实上，HRT 的实施要比水盐代谢紊乱的治疗困难得多，这是因为：①激素是痕量的高活性物质，激素生理剂量的窗口窄，稍多或稍少均可引起不良反应甚至疾病；②糖皮质激素的作用广泛，在取得治疗作用时，容易引起毒副作用；③不同个体和同一个体的不同组织中的糖皮质激素生理需要量差别甚大，治疗剂量难以掌握。

根据治疗目的的不同，糖皮质激素替代治疗分为一般补充/替代治疗和抑制性补充治疗两种，两种治疗方案的适应对象、方法和疗效监测的指标均各不相同。长期的糖皮质激素替代治疗常出现各种不良反应。成人接受长期糖皮质激素替代治疗后，往往发生抑郁症、食欲亢进、肥胖、ACTH 分泌抑制、去氢异雄酮（DHEA）缺乏症、消耗性肌病、高血压、血脂谱异常等。孕妇接受糖皮质激素替代治疗后，可导致胎儿免疫系统、脂蛋白合成和葡萄糖转运体（glucose transporter）表达异常，有时还出现唇裂、腭裂、流产、早产和死胎。这是因为糖皮质激素口服 12 小时后，血浆糖皮质激素虽然消失，但其抑制下丘脑-垂体-肾上腺（HPA）的作用可持续 24 小时以上［泼尼松长达 36 小时，地塞米松（dexamethasone）长达 72 小时］。由于将糖皮质激素的全天剂量分为早上 2/3，下午 1/3 并不能很好地模拟其昼夜节律变化，故产生既有过量，又存在糖皮质激素缺乏的现象。有人建议将全天的剂量分为早 1/2、中 1/4 和晚 1/4 给药，应激时加量 2~5 倍，并间断使用 ACTH 制剂以刺激肾上腺皮质的分泌功能，但是给药方案过于复杂，具体的优点未被充分证实。

（二）雌激素补充/替代治疗　绝经后骨质疏松症用雌激素替代治疗（estrogen replacement therapy，ERT）可增加患子宫内膜癌、乳腺癌、阴道流血、心血管病和血栓栓塞性病变的风险。用生理剂量 ERT 出现不良反应的原因未明，可能与下列因素有关：①雌激素为肿瘤依赖性激素；②绝经是一种"相对性雌激素缺乏状态"，补充"生理量"的雌激素对绝经后妇女来说已是过量；③ERT 的处方组成不合理，雌激素/孕激素比例失调；④靶组织对雌激素的反应性改变。ERT 不良反应的解决办法是：①加用孕激素（孕激素替代治疗，progesterone replacement therapy，PRT），以对抗子宫内膜增生，但可能引起子宫出血，并降低 ERT 的疗效；②改用选择性雌激素受体调节剂（selective estrogen receptor modulator，SERM，如雷洛昔芬），但仍可发生血栓栓塞性病变，纯 SERM（如拉索昔芬）可能有一定的优越性；③作为绝经后骨质疏松的防治的 ERT 可用二膦酸盐等制剂代替。但是，这些方案虽然能避免 ERT 的不良反应，却不能缓解雌激素缺乏所致的神经精神症状、血管舒缩症状及生殖道萎缩现象，是否雌激素膜受体（membrane estrogen receptor，如 ERα-36）激动剂具有更多优越性，有待进一步研究。

（三）甲状腺激素补充治疗　甲状腺激素补充治疗的不良反应与 ERT 类似，在甲状腺激素补充治疗过程中，容易发生甲状腺激素不足和过多同时存在的情况。一方面，患者出现心悸、心律不齐、心动过速、失眠、烦躁、多汗等表现，并可加重或诱发冠心病、心肌炎、肝病、肾病、结核、糖尿病等；另一方面，患者于午后感觉乏力、易倦、水肿，此可能与 T_4/T_3 比例失调和甲状腺激素在体内的有效浓度波动过大有关。

（四）抑制性激素替代治疗　抑制性 HRT 主要用于先天性肾上腺皮质增生症的治疗，用非生理剂量的糖皮质激素抑制垂体 ACTH 的分泌，减少肾上腺皮质雄激素的分泌，使男性假性性早熟和女性男性化得到遏制，但所需糖皮质激素的剂量应个体化。肾上腺皮质腺瘤引起的 Cushing 综合征做腺瘤侧肾上腺全切后，因为大量糖皮质激素抑制了垂体 ACTH 的分泌，健侧肾上腺因较长期得不到 ACTH 刺激而萎缩，故在手术后应短期补充适量糖皮质激素。待健侧肾上腺皮质功能恢复后，逐渐减量，直到完全撤除。甲状腺癌术后需较长时间服用小剂量甲状腺激素以抑制垂体 TSH 的分泌，防止术后复发。

（五）肽类激素补充/替代治疗　肽类激素补充难以模拟时相分泌和脉冲分泌。肽类激素补充/替代治疗与类固醇和胺类激素补充/替代治疗的缺点有相同之处。但是，肽类激素多有相应的口服促泌剂，如用于胰岛素补充/替代治疗的磺脲类药物和格列奈类药物。成人 GH 缺乏症可用 rhGH 增加瘦体重、改善骨量和预防应激性低血糖症。但如治疗不当，容易导致不良反应，如诱发 2 型糖尿病，使亚临床型甲减变为临床型甲减，体毛增加（女性），有时甚至发生股骨头滑脱、跛行、骨关节痛或肿瘤复发。而用 rhGH 治疗矮小症时，应在治疗前鉴别 GH 缺乏症的临床类型，预测其疗效。①A 类：身材矮小，在 GHRH 或海沙瑞林（hexarelin）的刺激下，GH 分泌正常，用 GHRH 促泌剂治疗有部分效果。②B 类：身材矮小，垂体柄无异常，在 GHRH 或海沙瑞林刺激下，GH 分泌减少；这些患者用 GHRH 促泌剂治疗有良好效果。③C 类：身材矮小，垂体柄断裂，在 GHRH 或海沙瑞林刺激下，无 GH 分泌，故用 GHRH 促泌剂治疗无效。其他的治疗方法有 DHEA、非肽类促 GH 分泌剂和葛瑞林（ghrelin，与垂体 GHRP 受体结合产生作用）等。

（六）药物刺激激素分泌或增强激素作用　利用药物刺激某种激素分泌或增强其作用，可达到控制内分泌症状的目的。这类药物为对症治疗，不能根治疾病，如氯磺丙脲、卡马西平、氢氯噻嗪（双氢克尿塞）、吲达帕胺（indapamide，寿比山）用于治疗中枢性尿崩症，磺脲类、双胍类、α-糖苷酶抑制剂和胰岛素增敏剂治疗糖尿病，钙剂及维生素 D 治疗甲旁减等。免疫调节剂也可用于治疗某些内分泌疾病（如内分泌腺肿瘤）。

（七）器官移植和干细胞组织工程治疗

1. 同种器官/组织/细胞移植 这是一条很有前途的治疗内分泌腺功能减退的途径。如用全胰腺或部分胰腺（胎胰）、胰岛或胰岛细胞移植治疗 1 型糖尿病；将甲状旁腺碎片移植到前臂肌肉组织中，以治疗甲旁减和多发性内分泌肿瘤综合征等。除后者是移植自身甲状旁腺组织不遭排异外，其他异体组织移植均会发生排斥反应。

2. 干细胞组织工程 随着科学技术的发展，人们用干细胞组织工程技术可以得到无排斥反应的自身内分泌组织，从而达到完全治愈内分泌功能减退的目的。在 1 型糖尿病及相关并发症的治疗中，除控制血糖达标外，保护 β 细胞功能、促进 β 细胞再生是一个重要的目标。在 β 细胞再生研究中，胰腺和胰岛移植以及干细胞移植试图通过重建内源性胰岛素分泌而成为 1 型糖尿病治疗的新方向。研究表明，胰岛移植可以使部分患者脱离胰岛素治疗，并维持血糖稳定多年。但是，全胰腺和胰岛移植的长期效益并不明确，而且由于缺乏供体器官以及需要终生免疫抑制治疗，因此存在很大局限性。为重建内源性胰岛素分泌，干细胞移植是一种新的思路。具有分化胰腺细胞潜能的细胞类型包括组织干细胞、胚胎干细胞、骨髓间质干细胞和骨髓造血干细胞等。组织干细

胞可以在体外诱导分化为胰岛素细胞，但需要进行体外诱导，诱导分化后对细胞的确认以及移植后的安全性是困扰临床应用的最大难题。胚胎干细胞为 1 型糖尿病的治疗提供了新的方向，但涉及人胚胎干细胞使用的伦理问题及肿瘤风险。体细胞核转移技术可将动物的体细胞转化为胚胎干细胞，但对人类细胞是否有效不明。骨髓造血干细胞移植可通过免疫清除和免疫重建来治疗自身免疫疾病，其中也包括自身免疫性 1 型糖尿病。人骨髓来源的间充质干细胞虽然可以提供分化为胰岛素细胞的可能性，但离临床治疗的距离可能还相当遥远。

3. 组织工程与血管生成分析 新生血管生成是伤口愈合、生长发育和女性生殖器代谢的基本特点和生理功能，而血管生成过度是肿瘤、银屑病、关节炎视网膜病变、肥胖、哮喘、动脉粥样硬化的重要原因。相反，血管生成不足是缺血性心脏病、脑缺血性卒中、神经变性性疾病、血管性痴呆、骨质疏松、高血压、呼吸窘迫、先兆子痫、子宫内膜异位、产后心肌病等发病基础。评价血管生成是了解病理生理和评估治疗疗效的重要环节，但是目前的各种血管生成分析方法均存在一定缺点，常用的血管生成分析评估方法的优缺点见表 2-1-4-4。

表 2-1-4-4 血管生成分析法的优缺点

分析方法	分析类型	特殊分析	优 点	缺 点
体外评价	内皮细胞增殖分析	MTT	测定活细胞的增殖状态与数目	药物影响细胞代谢造成假象
体外评价	内皮细胞增殖分析	BrdU	测定细胞的总 DNA 获得细胞增殖和凋亡信息	不能测定药物毒性
体外评价	内皮细胞移行分析	Boyden 实验盒	敏感性高	技术难度高
体外评价	内皮细胞分化分析	基质分析	计算机辅助成像	见不到管腔 其他细胞参与血管生成
体外评价	内皮细胞分化分析	内皮细胞-间质细胞联合培养	联合培养可使内皮细胞形成 管状结构可发现细胞的分泌物质	耗时
体内评价	—	CAM 分析	简便用于大规模筛查	形态变化迅速
体内评价	—	角膜血管生成分析	容易监测到新生血管	不适合大规模筛查
体内评价	—	基质胶塞	定量分析血红蛋白含量	耗时
体内评价	—	单侧后肢缺血分析	模拟周围动脉病变	结果受血流影响大
离体评价	器官组织培养分析 主动脉弓分析	大鼠主动脉环分析	模拟体内状态	胚胎组织本身有增殖能力

（八）基因治疗 一些内分泌和代谢性疾病都与基因变异有关，基因治疗是这些疾病的根本治疗。虽然多数基因治疗尚处于动物实验阶段，但其结果令人鼓舞。

1. 酶替代治疗 1 型糖原累积病是由于葡萄糖-6-磷酸酶（G6P 酶，glucose-6-phosphatase）缺陷所致。在缺乏 G6P 酶小鼠动物模型实验中，静脉滴注含有正常 G6P 酶基因的腺病毒载体后，可使缺乏 G6P 酶小鼠 100% 存活，90% 存活 3 个月；同时血糖、胆固醇和尿酸均恢复正常，原来肿大的肝脏和肾脏也明显缩小，受累组织和器官中的糖原沉积也接近正常。此外，用基因工程合成正常的酶制剂治疗 Ⅱ 型糖原贮积症也获得了成功。基因重组酶已能大规模生产，一些酶基因突变所引起的疾病（如卟啉病、半乳糖血症、血色病、黏多糖增多症等）将可获得满意控制。

2. 基因治疗 目前有 3 种战略设想。①突变代偿：矫正

导致恶变的癌细胞中的分子病变，包括抑制显性癌基因的表达和矫正抑癌基因的失活。②分子化疗：包括注射毒素基因（toxin gene）以消除肿瘤细胞，同时给予药物抵抗基因以保护由化疗所引起的骨髓抑制，增强抗癌疗效，通过释放靶基因载体或转录打靶将毒素引入瘤细胞中，杀灭肿瘤细胞。给予药物抵抗基因的目的在于减少抗癌药物的不良反应，增强对抗癌药物的耐受性。③遗传性免疫强化：通过基因转输达到抗肿瘤主动免疫。因为肿瘤细胞特异性抗原缺乏，能逃脱机体免疫监护系统而不被清除，增加抗肿瘤和识别肿瘤的能力；肿瘤浸润淋巴细胞（tumor-infiltrating lymphocyte，TIL）成为更有效的细胞毒性淋巴细胞群，表达 MHC-1（主要组织相容性复合物-1），肿瘤能被 TIL 识别而被杀灭。垂体干细胞能自我更新、增殖，分泌 PROP1、NOTCH、SOX2、nestin、GFRa2 和 SCA1 等细胞因子，因此可用于垂体功能减退症的治疗（图 2-1-4-1）。

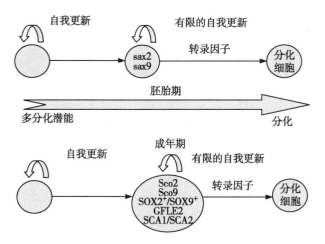

图 2-1-4-1　配体发育和成人干细胞

胚胎发育时，垂体干细胞分化为各种垂体细胞系，标志物为 SOX2~SOX9 阳性；巢蛋白(nestin)+细胞在出生后增殖，而成人垂体细胞仅表达 SOX2，成人祖细胞为 SOX2+/SOX9+ 细胞，不表达 SCA1；垂体干细胞的分化受许多转录因子和信号分子的时空调节

【功能亢进的内分泌疾病治疗】

内分泌腺功能亢进的治疗目的是使激素分泌减少，缓解或消除激素分泌过多症候群。

（一）手术治疗　多用于有功能的内分泌腺肿瘤，某些非肿瘤性内分泌腺功能亢进症如 Graves 病、Cushing 病等也可用手术治疗。内分泌腺肿瘤手术前必须对肿瘤作出精确定位。近年来，采用腹腔镜切除肾上腺肿瘤的创伤小，术后康复快。与以前相比，甲状腺癌的手术疗效有了很大提高。一般标准式是甲状腺近全切(near-total thyroidectomy)，仅遗留 2~4g 上叶甲状腺组织，并清扫全部的可疑淋巴结。对肿瘤直径大于 1cm 的"低危复发"患者和所有"高危复发"患者，术后必须进行放疗，或给予治疗量的放射性碘。如肿瘤的摄碘能力很差，应进行外放射治疗。不论是何种甲状腺癌，均应在术后至少 5 年内应用 L-T₄ 抑制血 TSH 在 0.1mU/L 以下，5 年后用 L-T₄ 维持血 TSH 在 0.1~0.3mU/L 范围内。如肿瘤摘除后仍保留有足够的甲状腺组织，一般亦主张加用 L-T₄(或甲状腺粉片)，抑制 TSH 分泌，防止肿瘤复发。

（二）提高疗效和降低不良反应　用于治疗内分泌腺功能亢进的药物很多，其作用机制也各不相同：①抑制激素的合成和/或分泌，如硫脲类和咪唑类治疗甲亢、碘剂治疗甲亢危象、酮康唑(ketoconazole)、氨鲁米特(aminoglutethimide，氨基导眠能)、美替拉酮(metyrapone，甲吡酮)治疗 Cushing 综合征等；②破坏内分泌腺体组织，如¹³¹I 治疗 Graves 病；③竞争性抑制激素与其受体结合，如环丙特龙(醋酸环丙氯地孕酮)治疗中枢性性早熟，与雌激素合用治疗女性多毛症；螺内酯(spironolactone，安体舒通)治疗醛固酮增多症等；④抑制内分泌腺肿瘤的生长，如抗癌药物治疗内分泌腺肿瘤等。

某些内分泌腺激素的分泌受神经系统调节，且以神经递质为介导，因此采用神经递质分泌的抑制剂或其增强剂也可达到减少靶激素分泌的目的。如 ACTH 分泌可由中枢 5-羟色胺能神经递质抑制剂，如赛庚啶(cyproheptadine)用以治疗 Cushing 病。泌乳素分泌受泌乳素释放抑制激素(PIF，多巴胺)的抑制。溴隐亭(bromocriptine)为多巴胺受体激动剂，可用来治疗高泌乳素血症。丙戊酸钠(valproate)可增强神经递质 γ-氨基丁酸的作用，用于治疗 Cushing 病及 Nelson 综合征。

激素也是药物，激素与激素之间有反馈作用或拮抗作用，利用激素之间的这些作用也可用来治疗内分泌疾病。生长抑素能抑制很多激素的分泌，临床上可用于治疗 GH 瘤、胰岛素瘤、胰高血糖素瘤、胃泌素瘤和 VIP 瘤等。激素类似物也可用来治疗内分泌疾病，如促性腺激素释放激素类似物亮丙瑞林(leuprolide)可治疗儿童中枢性性早熟、前列腺癌和女性多毛症，并可作为男性避孕药[11]。糖皮质激素依赖性醛固酮增多症可用地塞米松治疗；雌二醇及甲地孕酮可治疗肢端肥大症等。药物治疗只能改善症状，对疾病无根治作用。

（三）放射性核素与放射照射治疗　某些内分泌腺有浓聚某种化学元素的功能，故可用核素治疗。放射性核素通过释放射线破坏组织，达到治疗目的，可治疗内分泌肿瘤和非肿瘤性内分泌腺功能亢进性疾病。¹³¹I 是治疗 Graves 病的重要手段之一，其疗效肯定，且大部分不良反应和后遗症是可控的。¹³¹I 治疗主要适用于中度甲亢而年龄>25 岁者，或高功能甲状腺体结节、抗甲亢药物过敏而不能继用、长期治疗无效、治疗后复发、合并心、肝、肾疾病者。放射性碘治疗转移性甲状腺癌的方法称为放射代谢治疗(radiometabolic therapy)[12]，但是，有生育要求的甲状腺癌患者在反复接受¹³¹I 治疗时，需要用精子(卵子)冻存等方法保存其生育能力[13]。

直线加速器治疗 Graves 病突眼的疗效较好，此类方法也用于内分泌腺恶性肿瘤而又不能耐受手术或有远处转移者；或在恶性肿瘤手术后作为辅助治疗。有些良性肿瘤(如 GH 瘤)在手术切除后也可用放射治疗，以根除残存的肿瘤组织。用¹³¹I 标记的胆固醇可治疗肾上腺皮质肿瘤。在蝶鞍内植入¹⁹⁸金或⁹⁰钇治疗垂体肿瘤，后者在剂量过大时可影响周围脑组织，故现已很少应用。用放射性核素标记的生长抑素受体靶向放疗(SST receptor-targeted radionuclide therapy)正在研究中，该法适用于多种肿瘤的治疗，有望进一步提高疗效[14]。

（四）介入治疗　不愿意手术者可用动脉栓塞治疗内分泌腺肿瘤。如用纯乙醇做局部动脉灌注治疗醛固酮瘤患者，此方法成功的关键是在注射血管栓塞剂(无水酒精)前须做选择性肾上腺动脉造影，对被注射的肾上腺肿瘤的动脉分支要作出精确定位；单侧肾上腺皮质肿瘤也可采用此种方法治疗。有作者采用颈部动脉插管堵塞两侧甲状腺上(或下)动脉以治疗 Graves 病，或将无水酒精直接注入甲状腺内使组织坏死，以达到药物切除甲状腺的目的，用于治疗伴功能亢进的甲状腺腺瘤更为适宜。此外，局部植入生长抑素类似物也是一种介入治疗[14-17]。

（袁凌青　林潇）

（本章主审　袁凌青　王湘兵）

第 2 章

神经内分泌疾病

下丘脑是人体的神经-内分泌高级调节中枢，也是神经-内分泌调节的转换站。神经内分泌研究创立了神经内分泌学，其范围从最初控制垂体激素分泌的下丘脑激素扩展到了中枢神经系统调节内分泌功能的所有方面。以前因神经内分泌疾病的病因未明和临床表现重叠而笼统地称为"下丘脑综合征"，由于研究难度大，诊断困难，一般也仅能诊断低促性腺激素性性腺功能减退症、Kallmann 综合征、Fröhlich 综合征和中枢性尿崩症等几种疾病。近年来，神经内分泌学发展迅速，许多发育障碍、躯体疾病、代谢性疾病和精神心理障碍均与神经内分泌功能紊乱有关，因此本章增加了 Prader-Willi 综合征、神经性厌食、神经性贪食、抗利尿激素不适当分泌综合征等内容。另外脑神经发育综合征、CHARGE 综合征、Bardet-Biedl 综合征再进食综合征、血清素综合征、松果腺疾病、脑结石与钙盐沉着症等内容可见篇末扩展资源 9。

第 1 节　下 丘 脑

成年人的下丘脑（hypothalamus）重约 4g（占全脑重量的 1% 以下），但在维持人体内环境稳定和神经-内分泌功能方面起着十分重要的作用。下丘脑的神经细胞具有激素分泌功能，这种分泌方式称为神经分泌（neurocrine），分泌的激素称为神经激素（neurohormone），分泌激素的细胞称为神经分泌细胞（neurosecretory cell, neurocrine cell）；与水电解质平衡、能量代谢、摄食、生殖、免疫、应激、思维、行为、精神、心理、疾病和衰老等生命活动的关系十分密切；神经系统与性腺、肾上腺、甲状腺、胃肠胰、心血管、呼吸、肾脏、骨骼等通过神经激素、神经递质和神经调质在功能和形态上联系起来，组成各种调节轴和调节系统。

【下丘脑解剖与功能】

间脑的第三脑室经室间孔与两侧脑室相通。间脑后部通向导水管，上部为松果腺，后下方与大脑脚相接。大脑矢状切面上可见第三脑室侧壁后方凸起的丘脑，其下部为下丘脑。下丘脑的界限不甚分明，前为视交叉及终板，后为乳头体与脑脚间窝，上为大脑前联合及丘脑下沟，下丘脑向下伸展与垂体柄相连（图 2-2-1-1）。

（一）正中隆突

1. 结构　下丘脑由前至后分为三个区：①前区（或视上区）位于视交叉之上，其前为居于前联合及视交叉之间的视前区；②中区（结节区，灰结节）为下丘脑的最宽部分，与垂体相距最近，灰结节的中央部分称为正中隆突（median eminence），垂体柄（pituitary stalk）由此伸出，外侧区内含有大量的神经纤维；③后区（乳头区）包括乳头体及其所含的神经细胞[1]。

联系下丘脑神经元与内分泌系统的底部结构——正中隆突主要含有神经末梢和神经胶质细胞（glial cell），但缺乏神经细胞突触，下丘脑的释放激素进入垂体门脉毛细血管床，并将激素转运至腺垂体，以调节物质代谢、能量代谢、生长发育、生殖、哺乳、应激和免疫等功能；其中，正中隆突的 GnRH 神经元末梢（约 1000 个）在人类的生殖周期中发生显著变化。

2. 组织细胞　垂体门脉血管通过静脉将血液从一个毛细血管系统转运至另一个毛细血管系统，而正中隆突的门脉系统是其与垂体激素联系的通道，同时又是信息物质转运的选择性屏障；该屏障由有孔的内皮细胞突、细胞基底膜和神经胶质终足（glial endfeet）组成。此外，正中隆突含有特殊的神经胶质细胞——脑室膜细胞（伸长细胞，tanycyte），此种细胞形成第三室与门脉系统的联系桥梁。因此，通过内分泌激素、选择性屏障功能及脑脊液，正中隆突实际上是脑组织与机体其他系统的特殊联系中枢。虽然正中隆突缺乏神经核周体（neural perikarya）、树突或触突联系，但通过神经胶质细胞、神经末梢、神经递质受体和门脉系统之间的相互作用，可形成一个完整的调节体系。

3. 功能　正中隆突神经末梢释放神经元合成的 GnRH，GnRH 细胞体分布在视前区和下丘脑的内侧底部，大约每小时释放一次，以维持正常生殖功能和性腺功能。正中隆突的神经胶质细胞分为星形细胞（astrocyte）、小胶质细胞（microglia）和脑室膜细胞三种，分别与 GnRH 神经末梢联系，调节 GnRH 的合成与释放[2-12]。正中隆突和垂体的距离最近，关系最密切，是下丘脑调节垂体功能的最重要部位，也是各种下丘脑激素必经的共同通道。有人认为，正中隆突亦是一种内分泌腺，因为：①此区含大量神经末梢和神经分泌细胞，可

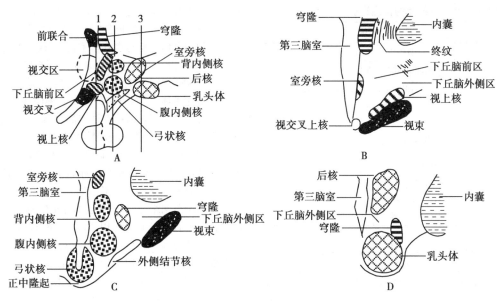

图 2-2-1-1 下丘脑结构分区
A. 矢状切面示意图;B、C、D. 分别按 A 的 1、2、3 处冠状切面示意图

合成和分泌多种神经调节肽(如神经介素,neuromedin);②正中隆突的下端与垂体柄相连,处于灰结节正中,相当于垂体门脉系统第一微血管网所供应的区域,包括了大量的神经纤维、神经胶质细胞、门脉血管、脑室膜细胞和特殊分化的神经胶质细胞(如垂体细胞,pituicyte);③正中隆突含腺垂体释放激素和释放抑制激素。

根据分泌颗粒的大小,可将神经轴突分为数种类型。不同的下丘脑激素位于不同类型的神经轴突中。不过,同一轴突中很可能含多种肽类和胺类递质。除正中隆突外,室管膜细胞的基底部突出,并和血管系统相接。第三脑室周围的终板、联合下器、穹隆下器和第四脑室后区统称为"环脑室器"。

视上核和室旁核的神经激素沿轴突延伸至神经末梢和血管相接处。精氨酸血管加压素(AVP)调节血液渗透压、体液平衡和血压,而催产素在分娩时引起子宫收缩和乳汁分泌。下丘脑与腺垂体通过神经-血管双重联系,下丘脑的神经轴突在正中隆突、垂体柄处与垂体门脉系的第一微血管丛相接,下丘脑激素在此处释放入血,然后沿门脉血管到达腺垂体,兴奋(或抑制)腺垂体激素的分泌;不同的门脉血管引流下丘脑不同部位。通常情况下,每一支或一组门脉血管只含某一种释放激素和/或释放抑制激素,供应腺垂体的某种类型(分泌某种腺垂体激素)细胞。近年发现,腺垂体也含有大量神经纤维,中枢神经可能与腺垂体有直接的神经纤维联系[13]。

(二)下丘脑神经核团分区 下丘脑不同部位和不同核团的功能及形态并不相同,一般可分为以下几个功能区:①下丘脑前区:主要与促性腺激素的分泌有关,在雌激素的兴奋作用下(正反馈作用),引起月经中期 LH 释放,促进排卵。②下丘脑中后区:也影响促性腺激素的分泌,其作用受雌激素的抑制(负反馈作用),此区域大约主要与促性腺激素的基础性分泌有关。③下丘脑前区和前腹室周核区:下丘脑前区与促甲状腺激素(TSH)的分泌有关;而前腹室周核区位于室周部腹侧,紧接终板之后,为一密集而深染的卵圆形核

团,此处亦含有许多 TRH 细胞,可调节 TSH 的分泌。④近正中隆突区:主要与 GH 分泌有关。⑤ACTH 分泌调节区:控制 ACTH 分泌的区域较为广泛,因此下丘脑损害不容易使正中隆突的 CRH 浓度下降。⑥正中视前核区:位于第三脑室前沿,该密集的小细胞群是下丘脑渗透压敏感区之一。⑦视上核(suprachiasmatic nucleus)区:位于视交叉上方(细胞小而密集),是昼夜节律的产生部位。⑧室旁核:为下丘脑的较大核团之一,位于下丘脑的室周部,含有 1300~2000 个神经元,此处的催产素或 AVP 神经元相对集中。下丘脑附近有若干个渗透压敏感区,可感受血浆渗透压 1% 的微弱变化。⑨前腹部室旁核(anteroventral periventricular nucleus)和弓状核(arcuate nucleus):神经元表达 kiss-1 基因,其转录产物为吻肽;可激活 G-蛋白偶联受体 GPR54,在青春期发育的启动与下丘脑-垂体-性腺轴的功能调节中起重要作用,而吻肽的靶细胞是正中隆突的促性腺激素(GnRH)神经元[14]。因此,下丘脑是 GnRH 的脉冲起搏器(GnRH pulse generator),而 KISS1R 或神经激肽(neurokinin B,NKB)位于下丘脑,突变引起低促性腺激素性性腺功能减退症[15]。

(三)神经分泌细胞功能 神经纤维起源于下丘脑底部、弓状核(漏斗核)、腹内侧核、室周核(periventricular nucleus,PVN)及视交叉上核,终止于正中隆突。神经分泌细胞合成和分泌神经激素、神经调节肽、类固醇激素及旁分泌-自分泌激素。

1. 大神经分泌细胞 体积较大,位于视上核及室旁核,其轴突形成视上(室旁-垂体束),轴突末梢终止于神经垂体(垂体后叶)内,小部分终止于正中隆突。下丘脑的终板血管器(organum vasculosum lamina terminalis,OVLT)是调节 AVP 释放和饮水行为的主要部位。视上核主要产生 AVP,而室旁核主要合成催产素(oxytocin),但此两个神经核团还可合成许多其他激素(表 2-2-1-1),神经分泌颗粒可被铬明矾-苏木精桃红选择性染色。神经分泌激素沿轴突下降,储存于神经垂体内。

表 2-2-1-1 PVT 神经元的神经递质受体表达

受体类型	受体作用
蛙皮素（BB2）	Kir2↓/TRPV1↓
TRH	GIRK↓/TRPC4/5↓
食欲素	K^+↓/NSCC↓TASK↓/慢作用 AHP↓
血管加压素 V1a	K^+↓
mGluR Ⅱ	K^+↑
μ-阿片样肽	GIRK↑
α2 肾上腺能受体	GIRK↑
α1 肾上腺能受体	K^+↓
β-肾上腺能受体	AHP（LTS 诱导性）↓
5-HT7	AHP（LTS 诱导性）↓

大神经分泌细胞并非仅仅局限于下丘脑，在其他脑组织（尤其是丘脑）也存在许多神经分泌神经核。例如，位于脑中线和丘脑髓核内板神经核团和丘脑室旁核（paraventricular thalamic nucleus，PVT）也控制神经内分泌的昼夜节律，其电生理和神经激素分泌情况见表 2-2-1-2。

表 2-2-1-2 PVT 神经元的神经递质 G 蛋白偶联受体表达

受体类型	受体作用
VIP	VPAC1/VPAC2/PAC1
神经肽 Y	Y1/Y2/Y4/Y5 受体
组胺	H1/H2/H3 受体
神经肽 S	NPS 受体
前动力蛋白（prokineticin）	PK1/PK2
糖皮质激素	糖皮质激素受体（GR）
雌激素	β-肾上腺素能受体
CRH	CRF1
黑皮素	MCHR
腺苷	A1
催产素	OxR
阿片	μ/δ/λ 受体
GABAb	GABAbR1
促代谢物质	mGluR1
谷氨酸盐	mGluR5/mGluR4/mGluR7
胆囊收缩素	CCKB
P 物质	NK1/NK2/NK3
多巴胺	D2/3 受体
瘦素	LepRb
大麻素	CB1/CB2
毒碱	M1/M2/M3

2. 小神经分泌细胞 产生多种调节垂体激素的神经肽（neuropeptide），包括促进或抑制腺垂体激素分泌的各种释放激素或释放抑制激素。神经纤维起源于下丘脑底部、弓状核（漏斗核）、腹内侧核、室周核及视交叉上核，终止于正中隆突。

3. 神经胶质细胞和星形细胞 神经胶质细胞（neuroglial cell，gliocyte）和星形细胞（astrocyte）有重要功能。研究发现，哺乳动物的神经胶质细胞能够合成各种类固醇激素，如孕酮、17-羟孕酮、睾酮、硫酸脱氢异雄酮（DHEAS）等，这些激素

具有调节神经分泌和行为等功能。星形细胞表达 iNOS，而一氧化氮（NO）是兴奋性神经突触传递的非典型信使物质。脑室膜细胞和垂体细胞与血管紧密相连，这些细胞通过调节与周围血管的"开放"和"关闭"来调控下丘脑激素的释放，具有血-脑屏障功能。垂体细胞还表达阿片肽、AVP 受体和 β-肾上腺素能受体，可接受多种激素或神经递质的调节；伸长细胞还可能具有下丘脑神经轴突的"操纵功能（guiding function）"，调节垂体-门脉系统的物质转运[16,17]。

（四）下丘脑神经细胞调节 下丘脑神经细胞具有以下主要功能：①神经递质（transmitter）和神经调质（modulator）功能：神经激素的作用不是单一的，各种神经激素之间形成复杂的调节网络，并对下丘脑神经细胞本身以及它们所支配的靶细胞有明显调节作用；②信号整合功能：可将接受的多种信号整合为一种信号，并以某种神经激素为介导，作用于其他神经细胞或靶腺细胞；③靶细胞功能：许多神经分泌细胞膜或细胞质内含有多种激素受体，可接受循环血液或旁分泌而来的激素作用，并作出相应的激素分泌调节反应。

1. 下丘脑激素的一般调节 目前发现，对垂体有直接调节作用的下丘脑激素除经典的 TRH、GnRH、GnIH、CRH、GH 释放激素（GHRH）外，还有泌乳素（PRL）释放肽、生长抑素、血管活性肠肽、精氨酸血管加压素、催产素和葛瑞林（ghrelin）。因此，人们提出了下丘脑-垂体单位（hypothalamic-pituitary unit）的概念。但是，垂体-门脉系统在转运下丘脑激素的分工方面存在种属差异，不同种属的下丘脑激素在分泌后的垂体转运途径和方式并不相同，有的种属主要通过长门脉系统转运，而另一些种属主要由短门脉系统转运[18]。生理情况下，下丘脑神经细胞接受外周组织的神经体液调节。例如，颈动脉体（carotid body）是一种外周化学感受器，颈动脉体的球状细胞与岩神经节末梢形成突触联系，主要接受低氧、高二氧化碳和 pH 降低（酸中毒）的刺激，并释放多种神经递质，其中兴奋神经中枢的递质有多巴胺、5-羟色胺和乙酰胆碱。此外，球状细胞还接受血管张力、温度和渗透压的刺激，并将这些物理化学信号转变为神经信号，反馈给下丘脑和其他神经中枢[19,20]。

2. 下丘脑激素的应激调节 在病理情况下，下丘脑神经细胞是应激反应的调节中枢。例如，重症患者 T_3 下降，T_4 正常或低下，TSH 降低或正常，提示应激可能通过细胞因子直接作用于垂体 TSH 细胞，使之对 TRH 的反应性降低。IL-1β 可直接抑制垂体 TSH 的释放，TNF-α 和 IL-1β 可影响 TRH 诱导的 TSH 基础分泌[21]。

（五）吻肽及其受体功能 吻肽（kisspeptin）及其受体调节性腺激素分泌和生殖功能[22]。吻肽是 kiss1 基因的表达产物。1996 年，首先发现吻肽是一种肿瘤转移抑制因子。kiss1 中的"ss"代表抑制因子序列（suppressor sequence），又称为转移抑制素（metastin，含 54 个氨基酸残基），研究肿瘤者喜欢使用 metastin，而其他学者习惯地称之为吻肽。2001 年鉴定了吻肽，其分子对 RF 胺（RFamide，Arg-Phe-NH_2）呈高亲和性，其受体属于 G 蛋白偶联膜受体。吻肽受体先后被称为 AXOR12、hOT7T75、GPR54、KISS1R、KiSS1 或 metastin 受体。Gottsch 等建议使用吻肽和吻肽受体（KISS1R），并统一命名为"kiss1r"（大鼠）或"KISS1R"（人

类）。

1. 吻肽基因 吻肽基因（kiss1 基因）的初级产物含 145 个氨基酸残基，裂解后的 54 氨基酸残基产物称为吻肽-54（kisspeptin-54）[23,24]。顶端酶（vertase）是其降解酶，吻肽-54 在体内的分解产物有吻肽-10、-13 和 14，它们都含有 RF 胺，而且与 Kiss1r 的亲和性相同。kiss1r 跨膜 7 次，N 端含 3 个糖化部位。在结构上，kiss1r 与 galanin 受体相似（相同序列 45%），但与 galanin 无结合活性。在筛选 kiss1r 激动剂的过程中，发现数种 RF 胺（Phe-Met-Arg-Phe-NH₂）和 RW 胺神经肽可与 Kiss1 结合。kiss1r 与 kiss1 导致磷脂酶 C（PLC）活化，其信号通路与 $G_{q/11}$ 关联，并进一步激活细胞内第二信使三磷酸肌醇（IP₃）和二酰甘油（diacylcerol，DAG）。这些信号分子再引起细胞内 Ca^{2+} 释放与蛋白激酶活化，开放 TRPC 通道，刺激 GnRH 分泌，通过 DAG 和/或 Ca^{2+} 抑制内向性（inwardly rectifying）钾通道。此外，kiss1r 也刺激花生四烯酸释放，激活 ERK1/2、p38 和 Rho，引起应激反应。IL2～IL10 可引起 Kiss1r 结构重排，提示一些分子与吻肽的 GPCR/G 蛋白信号存在"对话"现象，而 KISS1R 的活化性突变（Arg386Pro）可引起性早熟。

2. 吻肽及其受体 是调节生殖功能的关键因子。下丘脑的神经核团中散布有 kiss1/吻肽神经元，这些神经元直接支配并刺激 GnRH 神经元，进而调节性腺功能。有些吻肽神经元也表达辅神经递质（cotransmitter），如强啡肽（dynorphin）、神经激肽 B（NKB）、雌激素受体和雄激素受体等。不论性别，吻肽神经元都是性腺类固醇激素的靶细胞。吻肽调节 GnRH 的合成与分泌，并产生排卵前 GnRH/LH 促发分泌峰，启动青春期发育。此外，吻肽信号还是某些肿瘤转移、大脑、血管和胎盘功能的重要调节因子。

3. 吻肽的功能 吻肽具有多种生理作用，其中最主要的是调节生殖和性激素分泌，刺激 GnRH 释放，在类固醇类型激素的正反馈和负反馈中均起了关键作用。大多数 kiss1 神经元表达雌激素受体和孕激素受体，约 40% 的 kiss1 神经元表达瘦素（leptin）受体，因而吻肽也可能是联系营养和生殖功能的物质基础和信号分子，kiss1 神经元受光周期（photoperiod）调节，并表达强啡肽 A 与 NKB，kiss1 神经元含交感和非交感神经突触，提示 kiss1 神经元可同时接受兴奋性和抑制性信号，NKB 激动剂抑制 LH 分泌，吻肽、强啡肽（dynorphin）、NKB 和谷氨酸都参与了 GnRH 脉冲性分泌的调节。分泌 AVP 的 kiss1 神经元可能接受视上核的传入神经信号。吻肽信号可直接调节 GnRH，刺激 GnRH 分泌。此外，吻肽也通过中介神经元（GABA 神经元）引起 GnRH 分泌。酪氨酸羟化酶不同而具有性别差异，故 AVP 神经元是一种两性神经元。吻肽是女性雌激素正反馈调节 GnRH 的关键因素：①用吻肽抗血清处理后，雌性大鼠的 LH 冲动性分泌被完全阻断；②雌二醇诱导 AVP 神经元 kiss1mRNA 表达；③AVP 神经元 kiss1mRNA 表达的峰值发生于 GnRH/LH 分泌冲动时；④kiss1-雌激素受体阳性神经元与 GnRH 神经元有突触联系。在生理情况下，吻肽作为青春期发育的守门因子（gate keeper）而发挥作用。增强下丘脑吻肽信号可解除青春期发育前的低促性腺激素状态，因而吻肽信号增强是个体开始转向青春期发育的最早标志，接着脉冲性 GnRH 释放而启动青

春期发育。如果人类缺乏吻肽受体，不会启动青春期发育。2003 年报道，KISS1R 突变引起特发性下丘脑性性腺功能减退症[25]。

4. 吻肽与 GnIH 的相互调节 吻肽（KP）和促性腺激素释放抑制激素（gonadotropin inhibitory hormone，GnIH）与其他神经肽相互作用，共同调节生殖系统功能，KP 促进性腺功能而 GnIH 抑制其功能。此外，机体的代谢状态与生殖功能也密切相关，但能量代谢调节生殖功能的具体机制未明。在代谢能量缺乏情况下，KP 的编码基因 KISS1 表达上调而编码 GnIH 的基因 RFRP（NPVF）表达下调。给予外源性后可提高 KISS1 的表达水平，促进促性腺激素分泌；同样，使用外源性 GnIH 上调拮抗剂（RF9）也可以逆转禁食时的性腺功能抑制状态。

【下丘脑与周围组织的关系】

（一）下丘脑与周围结构的关系 视上核及室旁核的界限较清晰，其细胞甚大，神经核的轴突组成视上-室旁-垂体束，又称下丘脑-神经垂体系统（图 2-2-1-2）。结节区背内侧核和腹内侧核之间的界限不甚清晰，此两种神经核的胞体较小，呈卵圆形。下丘脑后核的细胞大小不等，圆形或卵圆形；在人类，大细胞甚多，并伸展至乳头区，形成结节头核。结节区神经核（漏斗核、腹内侧核及外侧核）的神经纤维不含髓鞘或髓鞘含量甚少，组成结节-垂体束（结节-漏斗束），此束下行终止于正中隆突及漏斗柄处。

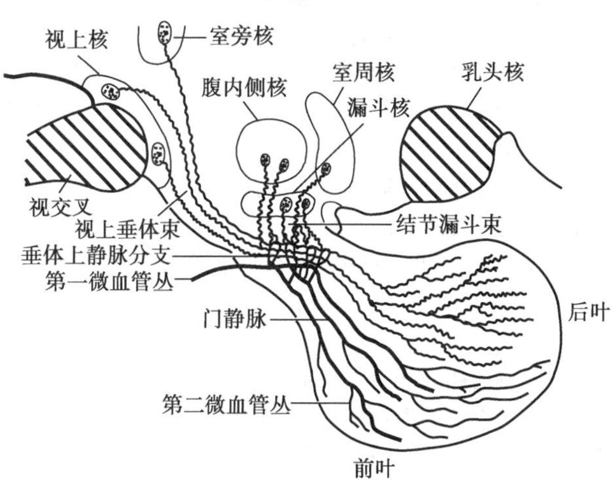

图 2-2-1-2 下丘脑与周围组织的联系

下丘脑与垂体的关系密切。本图显示下丘脑-神经垂体系统、结节-垂体束（结节-漏斗束）和垂体的第一与第二血管丛

（二）室周器特殊化毛细血管内皮细胞层 室周器特殊化毛细血管内皮细胞层形成血-脑屏障。内分泌生理的一个重要原则是保护下丘脑-垂体单位免受环境因素（如毒物、代谢物、激素等）的干扰，尤其是防止与大分子免疫性物质的接触。血-脑屏障（blood-brain barrier，BBB）是指脉络丛和正中隆突、神经垂体等处室周器（circumventricular organ）的特殊化的毛细血管内皮细胞层。正中隆突的微环境与垂体门脉血管相通，但与脑脊液和弓状核是屏蔽的。下丘脑多数神

经元发出神经突触终止于正中隆突,并与垂体门脉血管联系。所以,下丘脑激素到达垂体门脉血液中而不会漏入脑脊液。

【神经分泌与内分泌的关系】

(一)神经分泌细胞　　神经分泌细胞是神经-内分泌调节的换能细胞。神经分泌细胞兼有神经细胞和内分泌腺细胞的特性,这些神经分泌细胞又称"神经内分泌换能细胞",可将传入的神经信号转变为化学性信号。神经激素可以贮存在胞质内或神经末梢,在需要时释放。和其他神经细胞一样,可被神经冲动兴奋,传导动作电位,同时对神经冲动和神经递质也有反应;另一方面,细胞合成和分泌的激素可释放入血,在其他部位发挥生理效应,或以旁分泌/自分泌方式调控自身细胞或附近神经细胞的功能,而不像其他大多数神经细胞在突触处发挥作用。

神经分泌细胞具有以下特征:①血供丰富,微血管网发达,微血管与神经细胞紧密相接;②轴突末梢与一般神经纤维不同,不支配任何效应器,亦不与另一种神经细胞相接;③细胞核大,核仁清楚,偏位,细胞含多种蛋白合酶;④细胞中有分泌颗粒,这些颗粒可由细胞质、轴突一直追踪到轴突末梢与微血管相接处,颗粒内含一种或多种激素。

(二)神经激素功能　　神经内分泌学的另一重要研究领域是自主神经与内分泌以及外分泌功能的关系。除下丘脑外,其他内分泌腺和外分泌腺都有自主神经调节。内分泌腺的激素分泌通过胆碱能神经和去甲肾上腺素能神经冲动的调节,使机体的各种功能协调统一。例如,去甲肾上腺素能神经的节后神经元同时表达生长抑素和神经肽Y,而胆碱能神经的节后神经元同时表达VIP和降钙素基因相关肽(CGRP)。虽然在进食和食物消化期,血糖是调节胰岛素分泌的最主要因素,但胆碱能神经促进胰岛素分泌,而去甲肾上腺素能神经冲动可同时调节胰高血糖素和胰岛素分泌。另外,脑干和下丘脑的神经元还可接受血糖信息,并通过自主神经冲动进一步调节胰岛素和胰高血糖素的分泌。

下丘脑的神经-内分泌联系十分广泛:①边缘系统与下丘脑的嗅觉有密切关系,并有调节内脏功能、产生情绪感觉、摄取食物及影响内分泌腺(性腺、肾上腺等)功能等作用;②网状结构对下丘脑-垂体的功能有调节作用;③外周神经冲动和中枢神经活动通过下丘脑调节内分泌腺的功能;④除部分通过自主神经外,也兴奋或抑制垂体及其靶腺的功能;⑤下丘脑神经激素通过垂体门脉血管系统到达腺垂体,调节垂体激素的合成和分泌;⑥神经垂体激素实际上是由下丘脑的神经分泌细胞合成的,经下丘脑-神经垂体束的轴浆流输送至神经垂体储存,所以神经垂体是下丘脑的延续部分;⑦垂体激素可通过循环血液、脑脊液或垂体-门脉系统的逆向血流与扩散,反馈作用于下丘脑甚至更高级神经中枢。由此可见,在下丘脑和垂体间形成了由神经联系和体液联系的神经-内分泌调节系统。

以上的神经-内分泌联系、自主神经-内分泌联系、内分泌-内分泌联系和内分泌-旁分泌联系都是通过神经递质/神经调质和旁分泌激素的中介作用完成的,形成许多复杂的调节网络。例如,旁室核可分泌TRH、CRH、AT-2、神经肽Y(NPY)、VIP、胆囊收缩素(CCK)、NO、催产素、γ-氨基丁酸(GABA)、心钠素(ANF)、蛙皮素(bombesin)、多巴胺(dopamine)、脑啡肽(enkephalin)、IL-1、生长抑素(somatostatin)、加压素(vasopressin)等20多种激素,但绝大多数的功能仍欠明了。

(三)褪黑素与昼夜节律　　褪黑素(melatonin)是昼夜节律的主要起搏信号。从组织学上看,松果腺(pineal gland)来源于第三脑室底部,是一种具有激素(褪黑素)分泌和室周器双重功能的组织。室周器细胞是一种光感接收细胞(photoreceptive cell),从而使视觉和脑神经昼夜活动与松果腺紧密联系了起来。褪黑素的作用十分广泛,对机体的生殖系统、内分泌系统、生物节律、免疫系统、中枢神经系统和许多代谢过程等都有调节作用。松果腺疾病主要由肿瘤引起,多表现为性腺功能障碍或性早熟,详见第2篇扩展资源9。

用AVP抗体检测发现,下丘脑以外的其他神经中枢也含有大量的AVP神经纤维,因此AVP又是神经递质。目前认为,除经典的视上核/室旁核(PVN/SON)外,还有四组其他AVP调节系统:①自终纹状核发出AVP神经纤维管理GnRH分泌,且男女性的结构不同;②自室旁核中部发出AVP神经纤维,调节自主神经与内分泌功能;③自视上核发出AVP神经纤维参与昼夜节律的调节;④视上核AVP神经元具有内源性生物钟起搏点的功能。

昼夜节律一方面是由视上核"中枢生物钟(central clock)"控制的。另一方面,下丘脑以外的脑组织和外周神经信号又组成"外周生物钟(peripheral clock)"。中枢性和周围性生物钟都是由生物钟基因(clock gene)表达产物决定的,以调节人体的昼夜节律活动。人体昼夜节律活动的标志物主要有褪黑素、皮质醇和深部体温[26]。休息-活动与睡眠-觉醒的周期性变化由视上核内源性昼夜节律控制。视上核病变引起昼夜节律紊乱。光处理(phototherapy,light therapy)可刺激视上核,似乎能达到治疗睡眠-觉醒紊乱的目的[27]。

(四)下丘脑生物钟节律　　生物钟基因具有两种主要作用,一是管理昼夜节律,二是适应食物摄取。事实上,昼夜节律调节系统是分级的;主导生物钟(master clock)位于视上核,光是主导生物钟的最重要调定物;次要生物钟位于脑组织的其他部位和外周组织。主导生物钟和次要生物钟相互配合,以组织特异和时间特异方式调节多种相关基因(生物钟基因,biologic clock gene)的表达,以适应内外环境的变化。近年发现,许多核受体(如糖皮质激素受体、PPARγ受体、雌激素受体等)可影响昼夜节律的核心反馈环(core feedback loop)功能[28]。

食物预期(food-anticipatory activity,FAA)和食物获取兴奋(food-entrained oscillator,FEO)与生物钟基因表达有关,可能包括三个过程[29]:①视上核神经元每24小时的波动性电兴奋维持食物获取兴奋的基础水平;②食物驱使下丘脑以外的相关神经元生物钟基因和代谢相关基因表达;③食物获取兴奋的本质属于尚未明了的神经网络。

【血-脑屏障与内分泌激素】

虽然血-脑屏障(BBB)可将中枢神经系统与外周组织分隔开来,但不能避免某些循环激素进入脑组织,激素类物质进入脑组织的速度与量主要由 BBB 调节。在一般情况下,类固醇类激素通过跨膜扩散方式透过 BBB,这是一种非饱和性转运过程,其透过的激素量与血液水平相关(图 2-2-1-3);甲状腺激素、肽类激素和调节蛋白需要借助转运蛋白的介导才能进入脑组织,这是一种可饱和的转运过程,因而激素类物质进入脑组织的速度与量受 BBB 和转运体的双重调节。蛋白结合能力、血-脑转运体活性和激素的药代动力学参数决定了通透能力。有效激素在中枢神经系统的作用与外周效应相反,激素通过 BBB 后,以抗调节方式发挥作用。构成

BBB 的细胞具有内分泌样功能,BBB 对循环血液的激素(底物)和药物有反应,同时也可分泌一些相关的激素样物质进入脑组织[30]。因此,可将激素的受体分为中枢性和外周性两类(或两个池,图 2-2-1-4),前者不参与激素的负反馈调节轴活动,而 BBB 是许多激素抵抗综合征的发病基础。例如,胰岛素的中枢作用异常可导致 Alzheimer 病。血-脑屏障作用异常引起的内分泌代谢疾病见表 2-2-1-3。

分程传递是 BBB 的另一特点;细胞接受外来信号,通过 BBB 细胞质信号由一个细胞传递给另一个细胞,后者则分泌脂联素改变腔膜的 IL-6 分泌模式。白蛋白和一些大分子蛋白质(如抗体、红细胞生成素等)通过细胞外液途径到达中枢神经组织[31-34]。

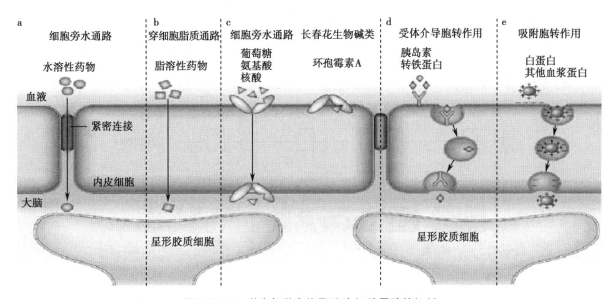

图 2-2-1-3 激素与激素信号透过血-脑屏障的机制

血-脑屏障的主要作用是屏蔽脑组织与血液的直接联系,防止某些物质进入脑组织内。类固醇类激素与结合蛋白结合。血-脑屏障对类固醇物质的通透性通过跨膜扩散完成,而肽类激素通过转运蛋白介导。形成 BBB 的细胞本身就是循环激素(底物)的作用靶点,起着内分泌样调节作用。例如,胰岛素作用于 BBB,调节脑血管内皮细胞功能;形成 BBB 的内皮细胞可分泌一些物质(如 IL-6)进入血流或脑组织

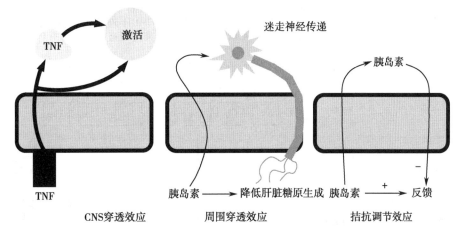

图 2-2-1-4 激素通过 BBB 调节外周作用

激素透过 BBB 后,反过来诱导中枢神经的物质释放,影响这些物质的外周作用(左侧,TNF),或者通过迷走神经分程传递信息(中间,胰岛素的糖异生作用)。此外,激素透过 BBB 稀释了其对外在组织的作用(右侧,胰岛素对进食行为的影响)

表 2-2-1-3　血-脑屏障作用异常引起的内分泌代谢疾病

疾病	血-脑屏障作用异常
肥胖	血-脑屏障转运瘦素缺陷
糖尿病	血-脑屏障被破坏
高血压危象	血管紧张素-2诱导细胞吞噬
妊娠期压力感受器功能缺陷	中枢神经系统胰岛素水平降低
Alzheimer 病	脑组织胰岛素抵抗
发热	IL-1 介导的前列腺素分泌

（雷闽湘　李纯）

第2节　神经内分泌疾病常用药物

用于神经内分泌疾病治疗的药物很多,本节主要介绍生长抑素与生长抑素类似物、促性腺激素释放激素激动剂与抑制剂、抗利尿激素及催产素等的临床应用。

【生长抑素类似物】

生长抑素是由旁分泌细胞分泌的一种神经肽激素,能合成和分泌生长抑素的细胞广泛分布于胃、肠、胰、肺和神经组织。其主要作用是抑制胃肠激素分泌。生长抑素类似物通过不同的受体亚型,表达抗肿瘤和抗肿瘤异位激素(如 ACTH、GH、GHRH 等)分泌作用,缓解骨痛。生长抑素结合其他抗癌药治疗多种肿瘤也取得了一定疗效[1]。

GH 释放激素(GHRH)基因、GHRH mRNA 及 GHRH 前体肽的结构见图 2-2-2-1。生长抑素的作用广泛,除了抑制垂体 GH 分泌的经典作用外,还对垂体、甲状腺、胰腺和胃肠的其他激素分泌、胃肠蠕动、血管收缩和细胞增殖有明显抑制作用。生长抑素具有两种活性分子形式,即 SS-14 和 SS-28。前生长抑素原(preprosomatostatin)含 116 氨基酸残基,经蛋白酶分解后生成生长抑素原(prosomatostatin)和生长抑素(图 2-2-2-2),生长抑素受体(SSTR)有五种受体亚型,分别命名为 SSTR1~SSTR5(表 2-2-2-1 和表 2-2-2-2)。目前的生长抑素类似物主要有奥曲肽(octreotide)、帕瑞肽(pasireotide)、兰乐肽(lanreotide)和伐普肽(vapreotide),其化学结构见图 2-2-2-3。各种生长抑素类似物与受体亚型的亲和力不同,且靶细胞表达的受体密度与受体类型也有明显差异。

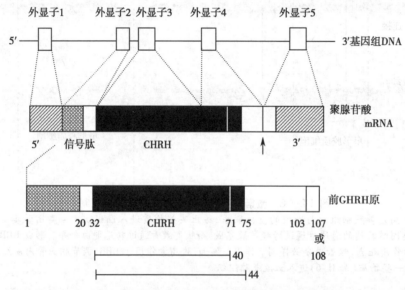

图 2-2-2-1　GHRH 基因、GHRH mRNA 及 GHRH 前体肽

GHRH 基因位于 20 号染色体,含 5 个外显子,长 10kb;人 GHRH 的组织特异性由第 1 号外显子决定;一般下丘脑表达第 1 号外显子 B,而胎盘表达的为第 1 外显子 P

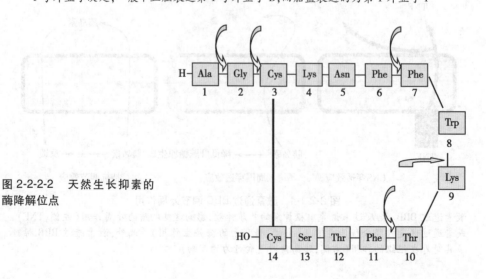

图 2-2-2-2　天然生长抑素的酶降解位点

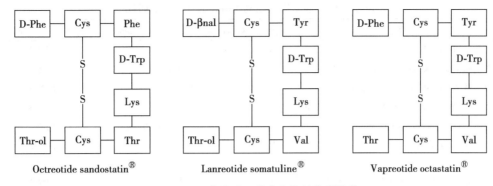

图 2-2-2-3　奥曲肽及其类似物的化学结构

表 2-2-2-1　生长抑素类似物与受体亚型亲和力

生长抑素类似物	高亲和力亚型受体
Octreotide	SSTR2/SSTR5
RC-160(vapreotide)	SSTR2/SSTR5
Lanreotide(BIM23014)	SSTR2/SSTR5
SOM230	SSTR1-3/SSTR5
Woc-4D	SSTR2
JDL	SSTR2
CH-275	SSTR1
TT2-32	SSTR1
BIM23052	SSTR5
BIM23056	SSTR3
BIM23066	SSTR2
L-362855	SSTR5
KE108	All SSTR

注:SSTR:生长抑素受体

表 2-2-2-2　生长抑素受体亚型定位

SSTR 亚型	定位
SSTR1	大脑皮质/杏仁核/胃肠
SSTR2	大脑皮质/垂体/肾上腺
SSTR3	大脑/小脑/垂体
SSTR4	脑组织/心脏/胰岛
SSTR5	脑组织/下丘脑/垂体

（一）生长抑素的抗肿瘤活性　肿瘤细胞表达生长抑素受体,生长抑素通过 G 蛋白偶联受体产生抗肿瘤活性,其作用机制见表 2-2-2-3。通过抑制腺苷环化酶和 Na^+-H^+ 交换子活性而抑制促有丝分裂激素、生长因子和细胞因子的作用,同时刺激磷脂酶 C,动员细胞内钙离子信号途径,抑制酪氨酸激酶,并激活 Ras/有丝分裂活化蛋白激酶途径使细胞周期静止。其最终结果是阻滞肿瘤的增殖与生长。

表 2-2-2-3　生长抑素类似物的抗肿瘤机制

1. 激活膦酸酪氨酸磷酸酶
2. 抑制酪氨酸激酶
3. 降调节磷酸化使细胞 G1 期静止
4. 激活 Ras/有丝分裂活化蛋白激酶途径使细胞周期静止
5. 酸化细胞内环境/激活核酸内切酶/诱导 p53 蛋白-Bax 使肿瘤细胞凋亡
6. 通过阻滞 cAMP 和钙离子生成/抑制促有丝分裂素-生长因子和细胞因子作用

（二）生长抑素类似物　长效奥曲肽(octreotide long-acting repeatable,LAR)是将奥曲肽分子掺入生物可降解多聚物微球体(microspheres of a biodegradable polymer)而得到的生长抑素类似物,可每月注射一次,血清浓度稳定。常规应用的制剂有 10mg、20mg 和 30mg 三种。微球体于注射后 10~12 周降解,长效奥曲肽的副作用主要有胃肠反应、胆道-胆囊结石和糖代谢紊乱,见表 2-2-2-4。

表 2-2-2-4　生长抑素类似物的不良反应

常见不良反应	恶心/腹痛/头痛/眩晕/乏力/背痛
胆道不良反应	胆囊功能异常/新胆石形成
糖代谢不良反应	高血糖症/低血糖症
心血管不良反应	窦性心动过缓/传导异常/心律失常

长效生长抑素类似物兰乐肽(lanreotide,30mg/次,1 次/2 周)在注射 2~4 小时内达到浓度峰值,继而逐渐下降,有效浓度能维持 2 周,药物半衰期(4.52±0.50)天。不良反应与奥曲肽相似。门冬氨酸帕瑞肽 0.6mg 或 0.9mg,2 次/天,可用于治疗不能手术或手术治疗效果不好的 ACTH 瘤,其缓释微球制剂(每月一次)在 2005 年初经 FDA 批准用于治疗生长激素瘤和 ACTH 瘤。

（三）生长抑素类似物的临床应用

1. 治疗神经内分泌肿瘤　由于神经内分泌肿瘤的 SSTR 强度不一(SCLC40%,类癌 80%~90%)[2,3]。生长抑素类似物治疗类癌综合征有较佳效果[4-6]。

2. 治疗其他肿瘤

（1）乳腺癌治疗:大约 60% 的乳腺癌表达生长抑素受体(SSTR),但其表达密度不均一,一般雌激素受体和孕激素受体阳性而 EGF 受体低表达者的 SSTR 表达量较高。生长抑素通过 SSTR2 和 SSTR5 抑制肿瘤增殖[7,8],可单独或与其他药物(他莫昔芬和泌乳素抑制剂等)联合应用,但治疗乳腺癌的总体疗效有限(表 2-2-2-5)。

（2）肺癌治疗:小细胞肺癌(small-cell lung cancer,SCLC)和非类癌均表达 SSTR(以 SSTR2 为主),但生长抑素治疗的疗效个体差异较大(表 2-2-2-6),一般在控制伴癌综合征方面有一定效果[9-13]。

（3）前列腺癌治疗:化疗与生长抑素类似物联合治疗前列腺癌的研究发现,生长抑素类似物能提高癌组织对化疗药物的敏感性,降低前列腺特异性抗原水平和相关症状(表 2-2-2-7)。

（4）胃肠肿瘤治疗:当患者对肠肿瘤化疗不敏感时,生长抑素类似物可抑制肿瘤的激素分泌功能,但总体疗效不佳[14,15](表 2-2-2-8)。

表 2-2-2-5 生长抑素及其类似物治疗乳腺癌研究

研究者	剂量	例数	ORR(%)	OR	不足和特点
Vennin	奥曲肽 200μg/d	16	–	3SD	例数少
Manni	奥曲肽 200~400μg/d 和溴隐亭 5mg/d	10	–	1SD	例数少
	奥曲肽 750μg/d 10 天后 500μg/d×5 天	10	–	3PR	例数少
Anderson	奥曲肽 200~400μg/d 和溴隐亭 2.5~5mg/d	6	–	4SD	例数少
Canobbio	兰乐肽 20~30mg/2 周和他莫昔芬 30mg/d	36	52	4CR/12PR	例数少
Di Leo	兰乐肽 30mg/2 周	10	–	无	例数少 晚期病例
O'Bryne	伐普肽 3mg/d 后 4.5mg/d 和 6mg/d	14	–	无	例数少 晚期病例
Ingle	他莫昔芬 20mg/d 与他莫昔芬 20mg/d+奥曲肽 300μg/d	135	49/43	11CR+PR 与 13CR+PR	TTP14.2/10.3 月 3 年存活率 58% 与 56%
Bajetta	他莫昔芬+安慰剂和他莫昔芬+奥曲肽	203	21/20	–	肿瘤转移病例
Bontenbal	他莫昔芬 40mg/d 与他莫昔芬 40mg/d+奥曲肽 0.6mg/d+CV205-502 75μg/d	22	36/55	4CR+PR 与 5CR+PR	TTP33 周与 84 周例数少

注:CR:完全反应;OR:客观反应;ORR:全部反应(应答)率;PR:部分反应;SD:稳定性疾病;TTP:进展时间

表 2-2-2-6 化疗生长抑素类似物治疗小细胞肺癌的疗效

分组	分期(LS/AS)	CR(%)	PR(%)	OR(%)	平均存活(天)	平均 TTP(天)
A 组	36/64	7(15)	17(36)	24(52)	300	224
B 组	44/56	13(30)	18(42)	30(72)	476($P=0.029$)	350($P=0.034$)
C 组	45/55	4(10)	15(37)	17(47)	347	294

注:A 组单独化疗(紫杉酚 190mg/m^2+卡铂曲线下面积=5.5);B 组化疗+兰乐肽 30mg;C 组化疗+兰乐肽 60mg;AS:advanced stage,晚期;CR:complete response,完全反应;LS:limited stage,有限分期;OR:objective response,客观反应;PR:partial response,部分反应;TTP:time to progression,进展时间

表 2-2-2-7 化疗生长抑素类似物治疗前列腺癌

研究者	剂量	例数	存活时间(月)	不足与特点
Vainas	CAB 与 CAB+奥曲肽(0.4mg/d×12 个月)	4/14	DFS 12/17	病例数不足
Koutsilieris	曲普瑞林(3.75mg/28 天)+地塞米松 4mg+兰乐肽 30mg/14 天)	11	PFS 下降(7 例)/OS 下降(18 例)/WHO 计分<2	病例数不足 非随机对照
Dimopoulos	雌莫司汀 420mg/d+依托苷 100mg/d 与兰乐肽 30mg/14 天+地塞米松 4mg	40	OS 18.8/18/TTP 6/4	–
Mitsiades	唑来膦酸(4mg/4 周)与唑来膦酸+奥曲肽(20mg/28 天)+口服地塞米松 4mg	38(18/20)	PFS 1/7($P<0.0001$) OS 9/12($P<0.05$)	唑来膦酸单药治疗
Gonzalez-Barcena	伐普肽 1mg+LHRH(3.75mg/月)/酮康唑(600~800mg/d)	13	存活 19/5 月($P<0.05$)	病例数不足

注:CAB:complete androgen blockade,完全性雄激素阻滞;DFS:disease free survival,康复;OS:overall survival,总存活率;PFS:progression-free survival,非进展性存活

表 2-2-2-8 化疗生长抑素类似物治疗胃肠肿瘤

研究者	治疗	病例数	结果	不足与特点
Klijn 等	奥曲肽 300~600μg/d	34	SD 27%/PD 73%/存活时间:胰腺癌 2 个月结肠癌 8 个月	奥曲肽无优势
Friess 等	奥曲肽 300~600μg/d	22	存活时间 20 周 CR/PR 0%	缺乏客观评价依据
Rosenberg 等	奥曲肽 300μg/d+他莫昔芬 20mg/d	12	存活时间 52 周	病例数不足
Fazeny 等	奥曲肽 100~1500μg/d+戈舍瑞林 3.8mg/月	14	ORR 7%	病例数不足 缺乏客观评价依据

续表

研究者	治疗	病例数	结果	不足与特点
Burch 等	奥曲肽 600 ~ 1500μg/d 与 FU 500mg/m² (IV)×5 天 或 FU 425mg/m² + 醛氢叶酸 20mg/(m²·d)×5 天	42(奥曲肽) 22(FU) 22(FU+醛氢叶酸)	TTP:奥曲肽42 天 化疗 105 天(P=0.01)	奥曲肽无优势
Sulkowski 等	奥曲肽 6000μg/d	49	CR/PR0%/SD19%/ OS21.4 周/PFS9 周	缺乏客观评价依据
Cascinu	奥曲肽 600μg/d 与 BSC	55(奥曲肽) 52(BSC)	存活时间 20/11 周 (P<0.05)	缺乏客观评价依据

注:BSC:best supportive care,最佳支持治疗;CR:完全反应;FU:fluorouracil,氟尿嘧啶;ORR:objective response rate,客观反应率;OS:overall survival,总存活率;PD:progressive disease,疾病进展;PFS:progression-free survival,非进展性存活;PR:partial response,部分反应;SD:stable disease,疾病稳定;TTP:time to progression,进展时间

(5) 肝胆肿瘤治疗:约 40%的肝胆肿瘤表达 SSTR,生长抑制素类似物可延长患者的寿命[16]。

3. 其他治疗作用 一般用于治疗胃肠出血、胰腺炎、乳糜胸水、慢性腹泻、胃肠瘘管和 dumping 综合征等[17,18]。

【促性腺激素释放激素】

目前,促性腺激素释放激素(GnRH)拮抗剂主要用于预防成年女性 LH 分泌峰提前引起的卵巢过度刺激综合征[19]。GnRH 拮抗剂加尼瑞克(ganirelix,orgalutran)和西曲瑞克(cetrorelix,cetrotide)是临床使用于体外受精的常用制剂[20,21]。临床上,在月经周期第 2~3 天应用 FSH、重组的人 FSH(rFSH)或尿人绝经促性腺激素(urinary-derived human menopausal gonadotropin,HMG);继而,在卵泡期使用 5~6 天的促性腺激素刺激,其剂量根据个体的反应调整。当 2~3 个卵泡的直径达到≥17mm 时,再应用 HCG 诱导卵子成熟和排卵(图 2-2-2-4)。

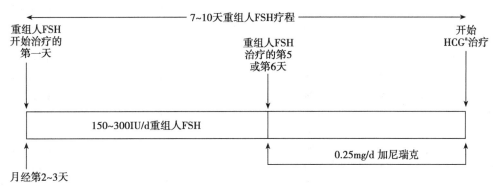

图 2-2-2-4 加尼瑞克(ganirelix)治疗方案

(一) GnRH 拮抗剂 GnRH 拮抗剂和类似物主要的适应证与优缺点见表 2-2-2-9 和表 2-2-2-10。本类药物的主要优点是药物注射时间短,无血管症状或卵巢囊肿形成[22,23],引起卵巢过度刺激综合征的风险明显降低[24-28]。但与 GnRH 激动剂相比,其缺点是妊娠率较低[29,30]。速效 GnRH 类似物制剂见表 2-2-2-11,GnRH 类似物治疗不孕症的荟萃分析结果见表 2-2-2-12。

表 2-2-2-9 GnRH 拮抗剂治疗适应证

1. 首选卵巢刺激治疗者
2. 对其他控制卵巢刺激治疗无反应者(包括 GnRH 激动剂治疗)
3. 预后不良者
4. 供卵者
5. 卵巢过度刺激综合征高危者
6. 多囊卵巢综合征者
7. 应用口服避孕药调节月经者

表 2-2-2-10 GnRH 类似物比较

项目	速效制剂	月制剂	3个月制剂	12个月制剂
剂量	3~4 次/天(鼻内) 1 次/天(皮下注射)	1 次/28 天	1 次/90 天	1 次/年
血清峰值浓度	10~45 分钟	4 小时	4~8 小时	1 个月
治疗性抑制效应时间	2~4 周	1 个月	1 个月	1 个月
优点	作用迅速	使用较方便	使用方便	使用方便
缺点	依从性差	疼痛依从性较差	疼痛	需要皮下植入和取出

表 2-2-2-11　速效 GnRH 类似物

GnRHa	应用方法	起始剂量
那法瑞林（Nafarelin）	鼻喷	800μg/次（2 次/d）
布舍瑞林（Buserelin）	鼻喷	20~40μg/kg
布舍瑞林（Buserelin）	皮下注射	1200~1800μg
亮丙瑞林（Leuprolide）	皮下注射	50μg/kg
地洛瑞林（Deslorelin）	皮下注射	4~8μg/kg
组胺瑞林（Histrelin）	皮下注射	8~10μg/kg
曲普瑞林（Triptorelin）	皮下注射	20~40μg/kg

表 2-2-2-12　GnRH 类似物治疗不孕症的荟萃分析结果

项目	GnRH 拮抗剂		GnRH 激动剂		权重（%）	比值
	事件	总数	事件	总数		
RCT						
Albano/2001	34	198	19	95		0.83（0.44~1.55）
欧洲/2000	97	486	61	244		0.75（0.52~1.08）
Olivennes/2000	22	126	9	43		0.80（0.34~1.90）
北美/2001	60	208	36	105		0.78（0.47~1.28）
中东/2001	72	236	37	119		0.97（0.60~1.57）
Akman/2001	4	24	5	24		0.76（0.18~3.26）
Hohmann/2003	18	111	10	58		0.93（0.40~2.17）
Martinez/2003	4	21	3	23		1.57（0.31~8.01）
Franco/2003	3	14	2	6		0.55（0.07~4.56）
Hwang/2004	8	27	8	29		1.11（0.35~3.53）
Sauer/2004	9	24	9	25		1.07（0.33~3.41）
Loutradis/2004	9	58	12	58		0.70（0.27~1.63）
Check/2004	8	30	5	30		1.82（0.52~6.38）
Xavier/2005	7	66	8	65		0.85（0.29~2.48）
Malmusi/2005	5	30	5	30		1.00（0.28~3.89）
Marci/2005	4	30	0	30		10.38（0.53~201.45）
Cheung/2005	3	33	2	33		1.55（0.24~9.94）
Barmat/2005	13	40	17	40		0.65（0.26~1.62）
Bahceci/2005	29	73	33	75		0.84（0.44~1.61）
Badrawi/2005	11	50	13	50		0.80（0.32~2.02）
Schmidt/2005	3	24	3	24		1.00（0.18~5.53）
Lee/2005	13	41	8	20		0.70（0.23~2.11）
总计（n=22）	436	1950	305	1226		0.86（0.72~1.02）
全部女性						
Albano/2000	34	198	19	95	13.5	0.83（0.44~1.55）
Barmat/2005	13	40	17	40	7.3	0.65（0.26~1.62）
Heijnen/2007	70	205	78	199	33.0	0.80（0.54~1.21）
Hurine/2006	17	91	17	91	8.8	1.00（0.47~2.11）
Kim/2009	13	54	8	28	5.1	0.79（0.28~2.22）
Kurzawa/2008	14	37	18	37	7.1	0.64（0.25~1.62）
Lin/2006	22	60	21	60	8.4	1.08（0.51~2.27）
Marci/2005	4	30	0	30	0.3	10.36（0.53~201.45）
Ye/2009	35	109	39	111	16.6	0.87（0.50~1.53）
Subtotal/（95%CI）		824		691	100.0	0.86（0.69~1.08）
总计	222		217			
Heijnen/2007	70	205	78	199	79.7	0.80（0.54~1.21）
Lin/2006	22	60	21	60	8.4	1.08（0.51~2.27）

项目	GnRH 拮抗剂		GnRH 激动剂		权重（%）	比值
	事件	总数	事件	总数		
合计（95%CI）		265		259	100.0	0.89（0.62~1.26）
总计	97		102			
不均一性 $\chi^2=0.32$, df=1（$P=0.57$）						
全部效应检验 Z=0.66（$P=0.51$）						
西曲瑞克单用						
Albano/2000	34	198	19	95	26.3	0.83（0.44~1.55）
Hurine/2006	17	91	17	91	17.1	1.00（0.47~2.11）
Kim/2009	13	54	8	28	9.9	0.79（0.28~2.22）
Kurzawa/2008	14	37	18	37	13.8	0.64（0.25~1.62）
Marci/2005	4	30	0	30	0.5	10.36（0.53~201.45）
Ye/2009	35	109	39	111	32.4	0.87（0.50~1.53）
合计（95% CI）		519		392	100.0	0.89（0.65~1.23）
总计	97		102			
不均一性 $\chi^2=3.31$, df=5（$P=0.65$）						
全部效应检验 Z=0.70（$P=0.49$）						
加尼瑞克单用						
Barmat/2005	13	40	17	40	100.0	0.65（0.26~1.62）
合计（95%CI）		40		40	100.0	0.65（0.26~1.62）
总计	97		102			
全部效应检验 Z=0.70（$P=0.36$）						

（二）中枢性性早熟治疗

1. 制剂选择　GnRH 类似物可明显增加儿童（<6 岁）中枢性性早熟的身高（女性）。治疗前先观察 3~6 个月，确认生长发育加速。GnRH 类似物尤其适合于乳腺发育已经进入 Tanner Ⅲ期和骨龄提前者。测定基础 LH 和性腺类固醇激素水平，必要时进行刺激试验。盆腔超声有助于鉴别中枢性性早熟与乳腺发育提前，同时应积极寻找或排除中枢神经病变。GnRH 类似物治疗中枢性性早熟的方案见表 2-2-2-13，一般优先选择皮埋制剂，多数患儿也可应用每月或每 3 个月注射一次的方案。

表 2-2-2-13　GnRH 类似物特点

项目	快作用制剂	注射剂（每月 1 次）	注射剂（每 3 个月 1 次）	植入剂（每年 1 次）
剂量	3~4 次/d（皮下注射或鼻喷）	每 28 天 1 次	每 90 天 1 次	每年 1 次
血清浓度峰值	10~45 分钟	4 小时	4~8 小时	1 个月
治疗作用时间	2~4 周	1 月	1 月	1 个月
优点	发挥作用和作用消失迅速	剂量和有效性明确	注射次数少	无需注射
缺点	每天多次注射依从性差	注射疼痛依从性较差	注射疼痛	需要手术操作

患者应用 GnRH 类似物后，早期常伴有超重，但长期 GnRH 激动剂治疗不增加体重，不引起多囊卵巢综合征，对 BMD 无不良影响。

2. 治疗监测　治疗中应该记录各种指标的数据，每 3~6 个月评价性发育的分期和骨龄。经治疗后，乳腺或睾丸发育继续提示治疗失败，而阴毛继续生长可能为正常肾上腺功能初现的结果。如果治疗有效，生长速度、身高 SD 计分（height SD score，SDS）和骨龄进展应明显下降，雌二醇或睾酮降至青春发育期前水平。GnRH 激动剂可能引起阴道出血，但如果仍有月经来潮，提示治疗不适当或诊断有误。生长速度显著降低（≤-2SDS）而骨龄进展迅速也需要对诊断和治疗方案进行重新评价，应重复测定血清 LH（FSH 不作为评价指标），如果未被抑制，说明治疗无效。GnRH 激动剂的主要不良反应有头痛和潮热等。为了提高疗效，建议同时加用雌激素受体阻滞剂、芳香化酶抑制剂或雄激素拮抗剂等。氧雄龙（oxandrolone）和 GH 可增加成年身高。应根据多项指标（疗程、疗效、生长速度、骨龄、实际身高、预计身高等）决定是否治疗继续。

（三）GnRH 激动剂的其他应用　一般不建议应用 GnRH 激动剂预防化疗引起的卵巢损害。研究发现，GnRH 激动剂加 GH 治疗特发性矮身材、严重甲减和 GH 缺乏症有增高作用，但可引起许多副作用，不推荐使用。应用 GnRH 类似物急性刺激垂体引起 FSH 和 LH 分泌，但使用 GnRH 激动剂持续性刺激后，因促性腺激素释放激素受体被占据而导致垂体失敏。目前,主要采用单次或多次 GnRH 拮抗剂来达到这一目的,阻滞 LH 的突发性高分泌(surge)和垂体失敏。天然 GnRH 刺激主要用于诱导排卵,GnRH 类似物(半衰期 2~4 分钟)的刺激主要更强,持续一段时间后转为垂体 LH 和 FSH 分泌抑制,而 GnRH 拮抗剂可立即引起垂体促性腺激素分泌功能可逆性抑制(化学性垂体切除,chemical hypophysectomy)。GnRH 激动剂主要用于辅助生育技术、性早熟、青春期发育延迟、子宫内膜异位症和促性腺激素依赖性肿瘤的治疗[31]。

(四)吻肽受体激动剂的应用 下丘脑肽类激素——吻肽(kisspeptin)类似物(metastin)属于 G 蛋白偶联受体 KISS1R 的内源性配体,调节下丘脑 GnRH 释放和下丘脑-垂体-性腺轴功能。KISS1 基因编码一种 145 个氨基酸多肽,加工后成为 Kp-54;KISS1R 激动剂具有 GnRH 的刺激功能,可以促进下丘脑 GnRH 释放,增强性腺的类固醇激素合成与分泌功能,用于治疗性腺功能减退症和不育症;KISS1R 拮抗剂则可用于性激素依赖性疾病(前列腺增生、前列腺癌、子宫内膜异位症、乳腺癌等)的治疗。

【抗利尿激素类似物】

(一)制剂 醋酸去氨加压素(desmopressin acetate,DDAVP)片(弥凝片)的分子式为 $C_{48}H_{68}N_{14}O_{14}S_2$,分子量 1129.27。注射剂规格为 15μg/ml。

(二)适应证与用法

1. 中枢性尿崩症 醋酸去氨加压素为天然精氨盐加压素类似物,系对天然激素结构进行 1-半胱氨酸脱去氨基和以 8-D-精氨酸取代 8-L-精氨酸而成。100~200μg/次,一日 3 次,每日总剂量200μg~1.2mg,详见本章第 10 节。

2. 夜间遗尿症 夜间遗尿症系指 5 岁以下健康儿童每周在夜间不自主遗尿至少 3 次而无器官或结构损伤者。夜间加压素水平降低是遗尿的重要原因之一[32-34],故可用醋酸去氨加压素治疗。首量200μg,睡前服用,若疗效不显著可增至400μg。连续服用 3 个月后停用至少 1 周,以便评估是否需要继续治疗。

3. 控制大出血或侵入性手术前预防大出血 静脉或皮下给予醋酸去氨加压素 0.3μg/kg,可使血浆中凝血因子Ⅷ(Ⅷ:C)的活性提高 2~4 倍;也能使 Von Willebrand 因子抗原(VWF:AG)含量增加,同时释放组织型纤维蛋白溶酶原激活因子(t-PA)。皮下注射的生物利用度约为静脉注射生物利用度的 85%,按 0.3μg/kg 给药的最大血药浓度计算,给药后 60 分钟达到峰值,平均值约 600pg/ml,血浆半衰期 3~4 小时。止血效果主要取决于血浆中Ⅷ:C 的半衰期(8~12 小时)[35-45]。去氨加压素能使因尿毒症、肝硬化、先天性或药源性血小板功能不良患者以及

未知病因出血患者的出血时间缩短。常用量 0.3μg/kg,皮下给药或用生理盐水稀释至 50~100ml,15~30 分钟内静脉滴注。有效者可按起始剂量,每 6~12 小时重复给药一次,进一步重复给药可能会使疗效降低。血友病患者Ⅷ:C 的浓度达到预期值后,按与使用Ⅷ因子浓缩物相同的原则进行估计,用药期间应定期监测Ⅷ:C 浓度(重复给药后疗效反而降低)。如果静脉滴注本药并没有使血浆中Ⅷ:C 浓度增加,应加用Ⅷ因子浓缩物进行治疗(表 2-2-2-14)。

表 2-2-2-14 DDAVP 治疗 von Willebrand 病

von Wille-brand 病	特点	DDAVP 应用
1 型	血浆 VWF 轻至中度降低/多聚体形式正常	试用
2A 型	高-中分子量多聚体缺乏	试用
2B 型	与血小板受体亲和性增加/血小板过度激活/血小板减少	试用/禁用
2N 型	FⅧ结合区突变/FⅧ载体功能障碍	试用
2M 型	VWF 突变/血小板黏附功能障碍	试用
3 型	VWF 缺乏严重出血	无效

注:FⅧ:coagulation factor Ⅷ,凝血因子Ⅷ;VWD:von Willebrand disease,von Willebrand 病;VWF:von Willebrand factor,von Willebrand 因子

DDAVP 可静脉注射、皮下注射或鼻内给药,注射给药的剂量为 0.3μg/kg,静脉给药时需要用生理盐水稀释(儿童 15~30ml,成人 50~100ml),在 15~30 分钟内注射完毕。鼻内给药的剂量为 150~300μg。30~60 分钟(静脉注射)或 60~90 分钟(鼻内喷射或皮下注射)血液浓度达到峰值,一般能维持高 FⅧ和 VWF 水平 6~8 小时(表 2-2-2-15)。

表 2-2-2-15 DDAVP 剂量与制剂

给药方式	DDAVP 剂量与制剂
鼻内喷射	<50kg 体重者150μg(每鼻孔 1 喷) >50kg 体重者300μg(每鼻孔 1 喷)
静脉注射	0.3μg/kg(用生理盐水稀释/儿童 15~30ml/成人 50~100ml) 注射时间 15~30 分钟
或皮下注射	0.3μg/kg

(三)副作用与注意事项 常见不良反应为心动过速和面部潮红,偶尔引起低钠血症,个别诱发心肌梗死或静脉血栓形成。治疗中应观察血压变化,老年人、冠心病、严重动脉粥样硬化、低钠血症或心脏病者禁用。文献报道的去氨加压素治疗获得性 A 型血友病出血的病例见表 2-2-2-16。

表 2-2-2-16 去氨加压素治疗获得性 A 型血友病出血

报道者/年份	年龄/性别	诊断	应用理由	用法	FⅧ:C(%) 治前	FⅧ:C(%) 治后	凝血治疗	结局
Dela Fuente/1985	47/男	特发性	牙科手术	0.3×1/IV/1.8	18	80	EACA	有效
Vincente/1985	NR/女	产后	DDAVP 试验	0.4×1/IV/13	3	5		无效

续表

报道者/年份	年龄/性别	诊断	应用理由	用法	FⅧ:C(%) 治前	FⅧ:C(%) 治后	凝血治疗	结局
Hasson/1986	64/男	特发性	牙科手术	0.3×1/IV/0.6	51	130	EACA	有效
Chistolini/1987	60/男	特发性	DDAVP 试验	0.3×1/SC/1	6.5	110		有效
Naarose-Abidi/1988	75/女	特发性	血尿	0.3×1/IV/NR	7	140		有效
	20/女	产后	软组织出血	0.3×1/IV/4	1	18		有效
	27/女	产后	软组织出血	0.3×2/IV/NR	2	27		有效
Muhm/1990	12/男	特发性	关节出血	0.4×9/IV/4.6	15	90	hFⅧ	有效
	77/男	哮喘	血尿 SCH	0.4×8/IV/267	2.9	15	hFⅧ	有效
	73/男	哮喘	MH	0.4×1/IV/444	<1	<1	APCC	无效
Nilsson/1991	55/女	NR	NR	0.3×17/IV/1:10	9.6	24.1	NR	有效
	60/女	NR	NR	0.3×1/IV/1:23	26	69	NR	有效
	76/女	NR	NR	0.3×26/IV/1:103	5.5	16	NR	有效
	67/女	NR	NR	0.3×2/IV/1:503	14	48.5	NR	有效
	68/男	NR	NR	0.3×19/IV/1:1003	15.4	24.7	NR	有效
	69/女	NR	NR	0.3×5/IV/1:23	9.8	23.6	NR	有效
	83/男	NR	NR	0.3×1/IV/1:103	<0.5	3.6	NR	无效
	71/男	NR	NR	0.3×7/IV/1:1003	1.1	4.8	NR	无效
	60/男	NR	NR	0.3×1/IV/1:203	1.5	3	NR	无效
	80/女	NR	NR	0.3×5/IV/1:213	2	8.8	NR	无效
	69/男	NR	NR	0.3×4/IV/1:2003	<0.5	<0.5	NR	无效
Mudad/1993	80/女	哮喘/RA	消化道出血	0.3×1/IV/1.9	10	88		有效
Vivaldi/1993	82/男	特发性	皮下出血	0.3×1/IV/15	6	NR	APCC	有效
Di Bona/1997	59/男	糖尿病 LAC	RPH/SCH/MH	0.3×1/IV/14	4	30	hFⅧ/pFⅧ/APCC	无效
	69/男	特发性	MH, RPH	0.3×4/IV/4	5	78	hFⅧ/pFⅧ	有效
	28/女	产后	MH	0.3×4/IV/140	12	20	pFⅧ	有效
	70/男	MGUS	MH	0.3×4/IV/3.6	5	40	hFⅧ	有效
	59/女	哮喘	SCH	0.3×1/IV/34	1	18	hFⅧ	有效
Burnet/2001	70/男	奎宁过量	NR	NR/3.4	2	NR	TA	有效
Delgado/2002	28/女	产后	阴道出血/MH	NR/83	8	NR	APCC	无效
Howland/2002	38/女	产后	阴道出血	0.3×1/IV/2	16	NR	TA	有效
Collins/2004	41/男	特发性	膀胱镜检	NR/7	<1	NR		有效
	51/男	Castlemann 病	显微手术	NR/35	3.5	NR		有效
	80/男	特发性	SCH	NR/6	4	NR		有效
Franchini/2005	75/女	特发性	直肠镜检	03×5/SC/6	40	NR	TA	有效
	45/男	特发性	关节出血/MH	0.3×3/SC/1	4	38		有效
	64/男	ATD	结膜出血	0.3×2/SC/2	16	54		有效

注：IV：静脉注射；SC：皮下注射；DDAVP：desmopressin，去氨加压素；FⅧ：C：Ⅷ因子凝血活性；EACA：epsilon aminocaproic acid，6-氨基己酸；NR：not reported，未报道；RPH：retroperitoneal haemorrhage，后腹膜出血；hFⅧ：human factor Ⅷ concentrate，浓缩的人Ⅷ因子；pFⅧ：porcine factor Ⅷ concentrate，浓缩的猪Ⅷ因子；APCC：activated prothrombin complex concentrate，浓缩的凝血酶原复合物；SCH：subcutaneous haematoma，皮下血肿；MH：muscle haematoma，肌肉血肿；RA：rheumatoid arthritis，类风湿关节炎；LAC：lupus anticoagulant，狼疮抗凝物；MGUS：monoclonal gammopathy of undetermined significance，未定义的单克隆γ病；TA：tranexamic acid，氨甲环素；ATD：autoimmune thyroid disease，自身免疫性甲状腺病

（四）不良反应

1. 一般反应 主要有疲劳、头痛、恶心和胃痛。亦可发生一过性血压降低，伴反射性心动过速、面部潮红或眩晕。高血压、肾脏疾病和中枢神经系统疾病引起颅高压的患儿不宜服用；婴儿及老年患者、体液或电解质平衡紊乱和易产生颅压增高患者慎用。

2. 水潴留和低钠血症 表现为血钠降低和体重增加，严重者可发生痉挛。对低钠血症的处理因人而异。非症状性低钠血症的患者应停用去氨加压素和限制液体摄入量，伴有症状的低钠血症患者宜在滴注时加入等渗或高渗氯化钠。水潴留严重时（痉挛及失去知觉），应加用呋塞米。习惯性或精神性烦渴、不稳定型心绞痛、代谢失调性心脏功能不全、ⅡB型血管性血友病患者应特别注意水潴留的危险性，液体摄入量应尽可能减少，并定期测量体重。如果体重逐渐增加，血钠降低到130mmol/L以下或血浆渗透压低于270mOsm/kg，液体的摄入量应进一步减少，并停用去氨加压素。年幼或年老者慎用。使用本药前应测定凝血因子和出血时间。

3. 致畸作用 研究证明，怀孕期间使用去氨加压素的孕妇所生婴儿畸形率未增加。

4. 药物相互作用 吲哚美辛可能增强去氨加压素的反应，但不延长其作用时间。三环抗抑郁药、氯丙嗪和卡马西平增强抗利尿作用和水潴留风险。

【血管加压素和催产素受体药物】

催产素和AVP受体属于G蛋白偶联受体家族的成员。子宫、乳腺、卵巢、脑、心脏、骨骼、肾脏和血管内皮细胞表达催产素受体[46,47]，子宫的催产素受体介导子宫收缩，而脑组织的催产素受体调节剂可能成为治疗焦虑的重要药物。AVP受体分为V1a、V1b和V2等亚型，肝脏、血管平滑肌、脑组织和许多其他组织表达V1a[48,49]。血管V1a受体通过磷脂酶C信号途径发挥作用。垂体表达V1b受体，介导AVP的CRH作用，垂体外脑组织、肾脏和肾上腺髓质也表达V1b受体。肾集合管表达V2受体，其信号途径是cAMP和腺苷酸环化酶[50,51]。非肽类V2/V1a拮抗剂考尼伐坦（conivaptan）和非肽类V2拮抗剂托伐普坦（tolvaptan）已经成为临床常规药物[52-55]。

近年发现了新的催产素-相关肽（Oxytoinc-Gly-Lys-Arg）和Pro8-OT，OT及其类似物的受体激动剂见表2-2-2-17，受体亲和性见表2-2-2-18，选择性V1a受体激动剂见表2-2-2-19，非肽类催产素拮抗剂和激动剂见表2-2-2-20，FAD批准的肽类和非肽类催产素与AVP制剂见表2-2-2-21。

表 2-2-2-17 选择性催产素受体激动剂

项目	亲和性 K1（nM）											
	hOTR	hV1	hV1b	Hr2	rOTR	rV1a	rV1b	rV2	mOTR	mV1	mV1	mV2
OT	0.8	120	>1000	3500	1.0	71	294	89	0.6	46.1	494	
AVP	1.7	1.1	0.7	1.2	1.7	2.6	0.3	0.4	1.8	1.3	0.3	0.3
[Thr4-Gly7]-OT	6.6	305	>10 000	>10 000	0.8	>10 000	8000					
WAY-267464	58.4								51.6			
[Phe2-Orn8]OVT	21.9	9.6				65.2						
F180	520	11.7	2100	>10 000		480	750	2000				
FE202158	>840	4.4	>5200	>7700								
D[Cha4]AVP	240	151	1.2	750	1430	2297	1.4	12.7			5.1	
D[Leu4-Lys8]VP	29	69.3	0.5	6713	64	3786	0.2	101	1933	1.4	61	
dDAVP	203	62.4	5.8	23.2	31	100	9.3	0.3		192		
dVAVP						501		0.2				
D[Thi3]VDAVP	630	20.7	5.8	2.2		316	152	0.3				

注：OTR：oxytocin receptor，催产素受体；h：humen，人类；r：rat，大鼠；m：mouse，小鼠

表 2-2-2-18 选择性 V1a 受体激动剂

项目	OTR(U/mg)	V1a(P)(U/mg)	V2(A)(U/mg)	P/A	P/O
AVP	373	320	14	1.2	26.6
LVP（[Lys8]VP）	270	284	10	0.95	27
[Phe2]LVP（felypressin，octapressin）	57	21	0.3	2.7	190
[Phe2]OVT/[Phe2,Orn8]vasotocin	124	0.55	1	225	124
F-180	164	0.19		863	
FE202158*	ND	ND	ND		

注：OTR：oxytocin receptor，催产素受体；F-180：Hmp-Phe-Ile-Hgn-Asn-Cys-Pro-Dab（Abu）-Gly-NH2；Dab：2,4-diaminobutyric acid，2,4-二氨基丁酸；Abu：2-aminobutyric acid，二氨基丁酸；FE202158：[Phe2,Ile3,Hgn4,Orn(iPr)8]-AVP

表 2-2-2-19 非肽类血管加压素拮抗剂应用

	受体	代码	名称	药理研究	临床应用
1	V1a	SR49059	瑞考伐普坦（relcovaptan）	是	
2	V1a	PF-00738245			
3	V1a	OPC-21268			
4	V1b	SSR149415	尼利伐普坦（nelivaptan）	是	
5	V2	OPC-41061	托伐普坦（Tolvaptan）	是	是
6	V2	SR12146（B）	沙他伐普坦（satavaptan）	是	
7	V2	OPC-31260	莫扎伐普坦（mozavaptan）		
8	V2/V1a	YM-087	考尼普坦（conivaptan）	是	是

表 2-2-2-20 非肽类催产素拮抗剂和激动剂应用

	代码（名称）	应用
拮抗剂	L-368899	是
	L-371257	是
	WAY-162720	
	GSK2211149A	是
OT 激动剂	WAY-267464	是

表 2-2-2-21 FAD 批准的肽类和非肽类催产素与 AVP 制剂

肽类制剂
卡贝缩宫素（carbetocin/Duratocin/Depotocin/Sofla/Pabal）
去氨加压素要（desmopressin/minirin/DDAVP）
鸟氨酸血管加压素（ornithine vasopressin/ornipressin/POR-8）
赖氨加压素（lypressin/diapid/LVP）
缩宫素（oxytocin）
特利加压素（terlipressin/glypressin）
加压素（vasopressin/Pitressin）
阿托西班（atosiban）
非肽类制剂
盐酸考尼伐普坦（conivaptan hydrochloride/vaprisol）
托伐普坦（tolvaptan）

（廖岚 雷闽湘）

第3节 下丘脑疾病诊断与治疗原则

临床上难以直接测定血液循环中的各种下丘脑激素，大多数神经内分泌和腺垂体疾病需要在临床表现的基础上，依靠垂体激素检测、垂体储备功能试验、下丘脑-垂体影像检查及其他特殊检查来确立诊断。

【下丘脑-垂体疾病分类】

（一）按年龄分类 按年龄分类下丘脑-垂体疾病（表2-2-3-1）对临床有较大指导意义。例如，早产儿和新生儿的神经内分泌疾病最常见于脑室内出血、细菌性脑膜炎、神经节瘤、血管瘤或脑创伤，而成人神经内分泌疾病多见于营养性疾病、肿瘤及炎症性病变。

表 2-2-3-1 根据发病年龄的神经内分泌疾病分类

早产儿和新生儿	25~50 岁
脑室内出血	营养性疾病
细菌性脑膜炎	Wernicke 病
神经节瘤或血管瘤	肿瘤
脑创伤	神经节瘤/淋巴瘤/脑膜瘤
1 个月~2 岁	颅咽管瘤/垂体瘤/血管瘤
肿瘤	浆细胞增生症/胶样囊肿
神经节瘤（尤其是视交叉神经节瘤）	组织细胞增多症 X
组织细胞增生症 X	炎症性疾病
血管瘤	结节病
脑水肿	结核病
脑膜炎	脑炎
Laurence-Moon-Biedl 综合征	血管性疾病
Prader-Willi 综合征	动脉瘤
放射治疗	蛛网膜下腔出血
2~10 岁	动静脉畸形
肿瘤	放射治疗
颅咽管瘤	糖尿病酮症酸中毒
神经节瘤	Moyamoya 病
组织细胞增多症 X	50 岁以上
组织胞浆菌 X	营养性疾病
白血病	Wernicke 病
神经节神经瘤	肿瘤
成髓母细胞瘤	垂体瘤/肉瘤/神经节母细胞瘤
脑膜炎	血管性疾病
细菌性脑膜炎	脑梗死
结核性脑膜炎	蛛网膜下腔出血
脑炎	垂体卒中
病毒性脑炎	炎症性疾病
发疹性脱髓鞘性脑炎	脑炎/结膜炎
家族性疾病	结核病
尿崩症	头颈部放射治疗

注：按照年龄组分类，神经内分泌疾病的发病概率不同，表中各年龄组的神经内分泌疾病按发病概率的高低排列

（二）按激素异常分类 一般可分为引起垂体激素缺乏疾病群、单一性 GHRH 缺乏症、引起 GnRH 分泌异常的疾病群、引起 PRL 分泌异常的疾病群和引起 CRH 分泌异常的疾病群等五种类型（表 2-2-3-2）。

表 2-2-3-2 按激素分泌异常的下丘脑疾病分类

引起多种垂体激素缺乏的疾病群	功能性闭经与月经过少
垂体瘤	药物性闭经
垂体柄损伤（手术/外伤/浸润）	男性
基底部脑膜炎	性早熟
肉芽肿（结节病/结核病）	Froelich 综合征
颅咽管瘤	Kallmann 综合征
下丘脑肿瘤	引起 PRL 分泌异常的疾病群
漏斗球瘤	肿瘤性
畸胎瘤	结节病
异位松果腺瘤	药物性
神经节瘤（尤其是树突细胞瘤）	反射性
心理社会性矮小症	胸壁带状疱疹
单一性 GHRH 缺乏症	胸壁术后/乳腺/乳头术后
下丘脑性甲减	脊索肿瘤
垂体功能减退症	精神心理性
引起 GnRH 分泌异常的疾病群	二氧化碳麻醉
女性	引起 CRH 分泌异常的疾病群
性早熟（分泌 GnRH 的生殖细胞瘤）	阵发性 ACTH 分泌
青春期发育延迟	昼夜节律消失或异常
神经源性闭经和假孕	抑郁症
神经性厌食	分泌 CRH 的神经节细胞瘤

【诊断原则】

（一）影像检查和特殊诊断 诊断下丘脑-垂体疾病时，应回答下列四个主要问题：①疾病性质（功能性或器质性）；②病变的程度和范围；③疾病病因；④疾病预后。

1. MRI 当怀疑下丘脑-垂体疾病时，首选 MRI 检查，其次为高分辨多薄层（1.0mm）冠状位重建 CT 扫描，后者更容易发现微小病损[1]。常规 5mm 分层 CT 扫描仅能发现较大的鞍区占位病变，而 MRI 检查能清楚显示垂体及其周围软组织结构，可区分视交叉和蝶鞍隔膜，显示脑血管及垂体肿瘤是否侵犯海绵窦和蝶窦，以及垂体柄是否受压等情况，但 MRI 检查不能显示鞍底骨质破坏征象以及软组织钙化影。MRI 常用钆-二亚乙基-三胺-五乙酸（gadolinium-diethylenetri-amine pentaacetic acid, Gd-DTPA）增强显影。正常垂体约在 30 分钟后出现增强显影，腺垂体出现增强显影的时间慢而持久。正常腺垂体（75%）与大脑白质信号相近而不均匀。神经垂体为高信号影（AVP 神经元脂质所致）。中枢性尿崩症的神经垂体可不呈高信号影。80% 的正常人视交叉位于垂体窝的正上方，MRI 显示较清楚。下丘脑漏斗部于视交叉后，海绵窦位于垂体两侧并与腺垂体信号相近。

垂体微腺瘤在 T1 加权像表现为圆形低信号影，而在 T2 加权像则为高信号影，垂体柄一般偏向肿瘤的对侧。大腺瘤常和正常腺组织的信号相近，多含有出血灶或囊肿，用 Gd-DTPA 增强可显示得较清楚。除垂体瘤外，MRI 也可识别鞍内的非垂体肿块（如脑膜瘤或颈内动脉瘤），例如因下丘脑或

腺垂体出血的时间和血-脑脊液屏障的破坏程度不同，可有不同的影像特点。1 周以内的急性出血灶由于含有脱氧血红蛋白，在 T1 加权像的信号和腺垂体一致，在 T2 加权像呈现低信号影。由于从周边往中心逐渐形成高铁血红蛋白，1~4 周内亚急性出血灶在 T1 加权像和 T2 加权像均为高信号影。4 周以上的慢性出血灶在 T1 加权像和 T2 加权像均为均匀性高信号影，其周围有一圈由含铁血黄素形成的低信号环形影。

2. CT 一般的 CT 检查对下丘脑-垂体病变的帮助不大，但高分辨率多薄层（1.5mm）冠状位重建 CT 在增强扫描时可发现较小病损。患者平卧时，头抬高 90° 可直接做多薄层冠状位 CT 扫描。冠状位 CT 显示的正常垂体高 3~9（平均 6~7）mm。年轻女性（18~36 岁）的上缘凸出度比年长女性（37~70 岁）大；多数正常女性的腺垂体密度不均匀，呈斑点状，低密度点较多。

3. PET 动态 [13]N-氨-PET 能提供垂体血流灌注以及氨代谢情况，有助于垂体损伤的早期监测及垂体功能减退的早期诊断。动态 PET 是由 ECAT-HR+ 扫描仪（Siemens/CTI）进行 5 分钟传递扫描所采集的三维图像信息，快速推注 444~592MBq 的 [13]N-氨，同时进行 20 分钟动态扫描。正常垂体能迅速摄取 [13]N-氨，推注 [13]N-氨 6 分钟后垂体显像清晰，其大小为（1.09±0.17）cm×（1.08±0.14）cm×（1.12±0.09）cm。垂体功能减退时摄取的氨减少，垂体显像不清或缺如。Sheehan 综合征患者在注药后 2 分钟内垂体摄取氨减少，垂体体积缩小或不显影。用 [11]C-和[18]F-标记的糖皮质激素受体-PET 可重点评价下丘脑-垂体-肾上腺（HPA）轴功能，但目前的主要问题是声噪高，示踪物不稳定且透过血脑屏障困难[2]。

4. 其他检查 垂体瘤患者常出现脑神经受压表现，第 Ⅰ 对至第 Ⅵ 对脑神经均可受累，故应进行脑神经检查和眼科检查，必要时尚须进行嗅觉检查及面部感觉检查。脑脊液检查有助于肿瘤破裂出血累及蛛网膜下隙的判断。眼科检查包括视野、视力和眼球活动度。肿瘤压迫视交叉、视束或视神经时，引起视野缺损或视力下降。垂体瘤侵犯两侧海绵窦时，导致眼球活动障碍、复视、上眼睑下垂（海绵窦综合征），其中以动眼神经受累最常见[3,4]。由于垂体瘤向上扩展的方向不同和视交叉与脑垂体解剖变异，可引起五种类型的视野缺损及视力改变（详见第 2 篇第 3 章第 8 节）。另外，通过肘前静脉插管至岩下窦静脉，采血检测血浆 ACTH，并与周围静脉血浆 ACTH 比较，如果比值>2，提示为垂体 ACTH 瘤；比值<1 应考虑为异位 CRH/ACTH 综合征。

（二）AVP 与和肽素（copeptin）测定 AVP 测定为尿崩症的诊断提供了方便，但存在假性升高或降低等问题，和肽素（copeptin, AVP 相关糖肽）来源于含 164 氨基酸残基的前血管加压素原，后者分子中含 AVP、神经垂体素 Ⅱ（nen-rophysin Ⅱ）与和肽素。测定和肽素具有标本用量少、不需要加入蛋白酶抑制剂等优点。正常人血清和肽素浓度中位数为 4.2pmol/L（1~13.8pmol/L），97.5% 百分位值 11.25pmol/L，2.5% 百分位值为 1.7pmol/L。引起和肽素升高的其他因素有禁水、胰岛素应激试验、败血症、脓毒败血症、心脏手术后、出血性疾病、心力衰竭、急性心肌梗死后等[5]。看来，和肽素降低有助于中枢性尿崩症的诊断，而升高是急性应激的一种非特异性标志物。此外，作为一种急性疾病和重症疾病

的预后评价指标,和肽素可用于慢性阻塞性肺病急性恶化、肺炎、下呼吸道感染、出血性休克、败血症、急性缺血性卒中、一过性脑缺血发作、自发性颅内出血或颅脑创伤的预后判断,见表 2-2-3-3。

表 2-2-3-3　和肽素在急症病例中的应用

临床事件	科室	例数	结果
慢性阻塞性肺疾病急性恶化	急诊室	167	和肽素>40pmol/L 者预后不良
下呼吸道感染	急诊室	545	和肽素水平随下呼吸道感染严重性而升高/阈值(53pmol/L)预测死亡风险/敏感性 58%/特异性 80%/LR$^+$ 3.0/LR$^-$ 0.5
出血性/败血症休克	ICU	101	和肽素与系统性炎症反应综合征相关/预后判断阈值 96pmol/L/敏感性 61.5%/特异性 83.8%
急性缺血性卒中	急诊室	362	和肽素与卒中严重性相关
一过性脑缺陷发作后(90 天内)	急诊室	107	和肽素预测阈值水平 9.0pmol/L/曲线下面积(AUC 0.73)用于 3 个月内再次发作的风险
急性卒中后(1 年内)	急诊室	341	和肽素 AUC(0.74)预测 1 年内死亡风险和功能恢复(AUC 0.72)
急性自发性颅内出血	急诊室	40	和肽素预测 30 天内(AUC 0.88)和 90 天内(AUC 0.68)死亡风险
创伤性脑损伤	神经外科	94	和肽素预测 30 天内死亡风险(AUC 0.874)

注:AUC:area under the curve,曲线下面积;ICU:intensive care unit,重症监护病房;LR$^-$:negative likelihood ratio,阴性拟然比;LR$^+$:positive likelihood ratio,阳性拟然比

(三)动态试验　因血液中的下丘脑激素水平很低,一般不能测得,所以下丘脑疾病的诊断更多地依赖于激素分泌的动态试验(dynamic test)。例如,低促性腺激素性性腺功能减退和继发性甲减可分别用 GnRH 和 TRH 兴奋试验确定病变是在下丘脑或垂体。

【治疗原则】

下丘脑-垂体疾病的治疗应尽量除去病因。不能根治病因者(如下丘脑遗传性疾病)应采用对症(激素替代)治疗。有些垂体瘤可在药物干预的基础上进行手术治疗。

(一)靶腺激素治疗　由于下丘脑-垂体激素为肽类或蛋白质,其含量低,提取或人工合成困难,故通常情况下的替代治疗激素多为靶腺激素,如皮质醇、甲状腺激素、雌激素、睾酮等。虽然有时也使用某些蛋白质激素(如促性腺激素、GH 和 AVP 等),但存在诸多不良反应。替代治疗必须根据个体的具体情况而定。伴肾上腺皮质功能减退的甲减患者在未进行皮质醇治疗前暂不给予甲状腺激素治疗,以防发生肾上腺皮质危象。但是,靶腺激素替代存在抑制垂体激素的不良反应。相应垂体激素被抑制后,靶腺废用,并可能导致纤维化。

早期与连续性 GH 替代治疗可使特发性 GH 缺乏症患者获益,但有时达不到预期目标,这是因为骨骺已经融合,加用 GnRH 激动剂使骨骺融合时间延迟,从而取得更好的疗效[6]。

(二)下丘脑-垂体激素治疗　低促性腺激素性性腺功能减退症(HH)的病因在下丘脑或垂体,如果患者有生育要求,应给予 GnRH 治疗。特发性 HH 的治疗按 LH 分泌的生理频率与幅度,脉冲式给予外源性 GnRH(详见本章第 5 节)。

(三)手术治疗

1. 手术适应证　主要有:①垂体卒中(术后长期激素替代治疗)[7];②药物治疗或放疗不能取得满意疗效的下丘脑-垂体肿瘤,为防止术后复发常需接受术后放疗。经蝶窦显微手术的疗效佳,安全性好,年老体弱者也可承受。经蝶窦显微手术诊疗的目标是:①解除肿瘤压迫及占位效应;②纠正垂体激素内分泌亢进状态;③避免医源性垂体功能减退症和尿崩症的发生;④防止肿瘤复发;⑤明确病理诊断。经蝶窦术式的死亡率不超过 2.5%,并发症有脑脊液鼻漏、视力丧失、卒中、脑血管损伤、脑膜炎、脑脓肿、眼肌麻痹及垂体功能减退症等。

2. 经蝶窦术式禁忌证　主要有:①蝶窦缺少气腔或蝶骨肥厚;②肿瘤向鞍上扩展并显著影响手术操作;③肿块类型不明,难以排除颈内动脉瘤或脑膜瘤;④急慢性鼻炎或鼻窦炎。

(四)术后放疗　外照射主要包括常规 X 线放疗、重粒子束照射治疗、直线加速器放疗、X 刀以及 γ 刀治疗。内照射即是通过开颅手术或经蝶窦途径将放射性物质植入蝶鞍中。常用的放射性物质为 ^{198} 金(治疗剂量 555~740MBq)和 ^{90} 钇(治疗剂量 185~370MBq)。放射治疗的并发症主要是垂体功能减退症,可发生于放疗后的任何时间。其他并发症有视交叉和/或视神经损害、脑缺血、诱发癫痫及脑肿瘤等。

(五)药物治疗　除了紧急情况外,所有的 PRL 瘤应该首选多巴胺激动剂治疗。下丘脑功能紊乱引起的 ACTH 分泌增多(如 Nelson 综合征)可用赛庚啶治疗。生长抑素类似物奥曲肽(octreotide)抑制 GH 分泌的能力比生长抑素强 20 倍,且作用时间显著延长,停药后无反跳现象,适合治疗肢端肥大症/巨人症。长效制剂的半衰期大为延长,适于长期使用。奥曲肽长效释放制剂为 20~40mg/月(相当于奥曲肽 750~1250μg/d)。兰乐肽缓释制剂有两种制剂,Somatuline LA 每 10~14 天皮下注射 30mg;Somatuline Autogel 每月皮下注射 1 次[8,9]。另一种生长抑素类似物帕瑞肽可以跟五种生长抑素受体结合,其长效制剂 Signifor LAR 每 28 天肌内注射一次,每次 40~60mg[10]。还可用 GHRH 拮抗剂(GHRH-Ant)治疗,静脉注射 GHRH-Ant 400μg/kg 可使 GH 下降 30%~40%,药效持续 3~4 小时。对手术、抑制分泌的药物和放疗治疗效果不佳的 GH 腺瘤患者可用 GH 受体拮抗剂(培维索

孟,pegvisomant)治疗[11-17]。

肿瘤化疗可作为综合治疗的措施之一。有些下丘脑肿瘤如颅咽管瘤、松果腺瘤及下丘脑生殖细胞瘤可进行化疗,化疗药物有博来霉素(争光霉素)、卡铂、依托泊苷(鬼臼乙叉苷)、长春新碱及环磷酰胺等。化疗不单独进行,仅作为综合治疗的一部分,患者尚需接受放疗或手术治疗。

(陈慧玲 雷闽湘)

第4节 神经内分泌疾病

神经内分泌疾病(neuroendocrine disorder)系指由中枢神经系统功能失调或器质性病变引起的内分泌功能异常。各种致病因素累及下丘脑,使其结构、代谢及功能受损,均可引起下丘脑疾病。由于其共同的临床表现是下丘脑功能异常及轻微的神经精神症状,故以前称之为下丘脑综合征(hypothalamus syndrome)。随着病因研究的深入,该综合征包括了许多独立的临床疾病,故在能够明确病因的情况下,应尽量避免使用下丘脑综合征的诊断。

神经内分泌疾病所包括的范围十分广泛。下丘脑疾病可引起垂体功能异常、神经精神失常、行为障碍或代谢紊乱。本节重点讨论中枢神经系统功能失调或器质性病变所致的下丘脑功能障碍性神经内分泌疾病。

【下丘脑综合征与下丘脑疾病】

(一)下丘脑综合征　下丘脑综合征包括的范围相当广泛,根据发病的原发部位,还似乎存在原发性(下丘脑本身)和继发性(下丘脑以外组织)下丘脑综合征两种临床情况,但这种分类对临床病例的处理没有指导意义。近几十年来,由于分子内分泌学和分子神经病学的迅速发展,许多下丘脑病变的病因已经阐明,并先后从下丘脑综合征中独立出来(如低促性腺激素性性腺功能减退症)等。

(二)下丘脑疾病分类　根据功能,一般可将下丘脑疾病(hypothalamic disorder)分为以下类别,见表2-2-4-1。

(三)神经内分泌疾病病因

1. **先天性发育异常**　如家族性嗅神经-性发育不全综合征、性幼稚-色素性网膜炎-多指畸形综合征、Kallmann 综合征、主动脉瓣上狭窄综合征。此外,下丘脑激素缺乏性疾病(如下丘脑性甲减、下丘脑性性腺功能减退症等)也属于此类。

2. **神经内分泌肿瘤**　主要有颅咽管瘤、星形细胞瘤、漏斗瘤、垂体瘤(向鞍上生长)、异位松果腺瘤、脑室膜瘤、神经节细胞瘤、浆细胞瘤、神经纤维瘤、髓母细胞瘤、白血病、转移性癌、外皮细胞瘤、血管瘤、恶性血管内皮细胞瘤、脉络丛囊肿、第三脑室囊肿、脂肪瘤、错构瘤、畸胎瘤、脑膜瘤和肺癌下丘脑转移等。Horiguchi 等报道一例发生于下丘脑的 Langerhans 细胞组织细胞增多症,患者表现为烦渴、厌食、头痛和疲乏,头部影像检查显示下丘脑肿块浸润至第三脑室,手术切除肿块后行免疫组织化学检查显示为 Langerhans 细胞,S-100 和 CD1a 免疫反应阳性。

3. **下丘脑-垂体损伤**　下丘脑-垂体损伤的主要原因是:①头颅创伤:已成为现代下丘脑疾病的重要病因,头颅创伤常引起一过性或永久性下丘脑功能紊乱,并可进一步导致

表 2-2-4-1　下丘脑疾病分类

性腺功能异常	
下丘脑性无排卵	hypothalamic anovulation
特发性性早熟	idiopathic sexual precosity
特发性高 PRL 血症	iIdiopathic hyperprolactinemia
下丘脑性性腺功能减退症	hypothalamic hypogonadism(HH)
嗅觉缺乏性孤立性低促性腺激素性性腺功能减退症	anosmia-infantilism (Kallmann) syndrome
正常嗅觉性孤立性低促性腺激素性性腺功能减退症	normosmic isolated hypogonadotropic hypogonadism(nIHH)
垂体 GH 分泌功能异常	
下丘脑性巨人症	hypothalamic giganism
下丘脑性矮小症	hypothalamic dwarfism(GHRH deficiency)
肾上腺皮质功能异常	
Cushing 病	Cushing's disease
下丘脑性肾上腺皮质功能减退症	hypothalamic adrenocortical insufficiency
甲状腺功能异常	
三发性甲状腺功能减退症	tertiary hypothyroidism
下丘脑性甲状腺功能亢进症	hypothalamic hyperthyroidism
神经垂体功能异常	
中枢性尿崩症	central diabetes insipidus
下丘脑性抗利尿激素分泌不适当分泌综合征	syndrome of inappropriate ADH secretion(SIADH)
摄食功能异常	
下丘脑性肥胖	hypothalamic obesity
神经性厌食	anorexia nervosa
神经性贪食	bulimia nervosa
神经精神异常	
下丘脑性神经精神异常	hypothalamic neuropsychological disorders
垂体柄功能异常	
特发性垂体柄综合征	idiopathic pituitary stalk syndrome
垂体柄断裂综合征	pituitary stalk interruption syndrome
下丘脑自主神经调节功能异常	
下丘脑性低血压	hypothalamic hypotension
下丘脑性高血压	hypothalamic hypertension
下丘脑性低体温	hypothalamic hypothermia
下丘脑性发热	hypothalamic hyperthermia(fever)
下丘脑性心动过速	hypothalamic tachycardia
下丘脑性心动过缓	hypothalamic bradycardia

GH 缺乏症、ACTH 缺乏症、TSH 缺乏症、低促性腺激素性性腺功能减退症或高 PRL 血症。②血管损害:主要见于脑动脉硬化、脑动脉瘤、脑出血、脑栓塞、系统性红斑狼疮和其他原因引起的脑血管炎。③垂体柄被压:由于垂体与下丘脑失去联系,可发生垂体激素缺乏,闭经-溢乳综合征或尿崩症,有时可合并高泌乳素血症。

4. **感染和炎症**　主要见于结核瘤、结节病、网状内皮细胞增生症、多发性黄色瘤和嗜酸性肉芽肿等。常见的有结核性脑膜炎、化脓性脑膜炎、脑脓肿、病毒性脑炎、流行性脑炎、

脑脊髓膜炎、麻疹、水痘、狂犬病疫苗接种和组织胞浆菌病。坏死性漏斗-垂体炎也可累及下丘脑，患者有腺垂体功能减退症及中枢性尿崩症表现。MRI 的表现酷似垂体瘤，并向鞍上浸润；组织学检查显示有坏死、纤维化及慢性炎症改变，但无肿瘤证据；术后放疗无效。本病需与淋巴细胞性垂体炎鉴别，后者几乎均发生于女性，尿崩症少见，无组织坏死，垂体柄受累的 MRI 或 CT 改变少见；糖皮质激素治疗有良好疗效。

5. 代谢性脑病 可见于急性间歇发作性血卟啉病和二氧化碳麻醉等。糖代谢异常亦可导致下丘脑功能异常。神经肽 Y（NPY）主要表达于下丘脑弓状核，后者主要投射于室旁核。动物实验发现，向室旁核注射 NPY 可引起体重增加、胰岛素、皮质醇及醛固酮分泌增加。胰岛素缺乏大鼠的弓状核-室旁核神经活动过度，并引起代偿性食欲亢进和胰岛素抵抗。

6. 神经因素 神经因素引起精神性闭经、阳痿及厌食时可伴有下丘脑功能紊乱。歌伎脸谱综合征（kabuki make-up syndrome）伴有中枢性尿崩症及 GH 分泌功能减退。给予外源性 GH 后，体格发育可达到正常，但性腺功能障碍无改善。

7. 退行性变和药物 引起退行性变的主要有结节性硬化、脑软化和神经胶质增生等。某些药物（主要是氯丙嗪、利舍平及避孕药）可导致下丘脑功能紊乱甚至疾病。

（四）下丘脑非内分泌功能受损表现

1. 嗜睡和失眠 下丘脑后部病变多数表现为嗜睡，少数表现为失眠。嗜睡的类型有：①发作性睡眠（narcolepsy），患者可随时入睡，持续数分钟至数小时；②深睡眠症（parasomnia），发作时可持续性睡眠数天至数周，睡眠期间常可唤醒进食或排便等，然后再度入睡；③发作性嗜睡-贪食综合征（kleine-levin syndrome），患者于深睡眠醒后暴饮暴食，多伴有肥胖。此综合征除与下丘脑功能失常有关外，还可伴有情感紊乱，部分患者用锂盐治疗有效。

2. 肥胖与消瘦 病变累及下丘脑腹内侧核或结节部时，因多食而肥胖（下丘脑性肥胖，hypothalamic obesity）[1]，常伴外生殖器发育不良（肥胖-生殖无能症）。病变累及下丘脑外侧的腹外侧核时，可有厌食、体重下降、皮肤萎缩、毛发脱落、肌肉软弱、不耐寒、心动过缓和基础代谢率降低等表现。除引起肥胖的遗传性因素（如 LEP、LEPR、POMC、MC₄-R、CART 突变）外，下丘脑肥胖常常是中枢神经疾病和神经内分泌疾病的主要并发症（表 2-2-4-2）。

表 2-2-4-2 引起下丘脑肥胖的基础疾病

肿瘤	炎症
颅咽管瘤	结节病
垂体大腺瘤	结核病
神经节瘤	脑炎
生殖细胞瘤	脑膜炎
错构瘤	其他病变
脊索瘤	头颅创伤
脑膜瘤	神经手术
畸胎瘤	放疗
白血病	动脉瘤
Langehans 细胞组织细胞增多症	抗精神病药物
转移性肿瘤	其他药物

3. 发热和体温过低 可表现为低热、过高热或体温过低。高热者呈弛张热型或不规则型，肢体冰冷，躯干温暖，心率与呼吸正常。一般退热药无效。

4. 精神障碍 为腹外核及视前区有病变的突出表现，主要有过度兴奋、哭笑无常、定向力障碍、幻觉及激怒等。

5. 其他表现 以头痛较为常见，可伴有多汗（或汗闭）、手足发绀、括约肌功能障碍及下丘脑性癫痫。视交叉受损时可伴有视力减退、视野缺损或偏盲。血压高时低，瞳孔散大、缩小或两侧不等大。下丘脑前方及下行至延髓中的自主神经纤维受损时，可引起胃及十二指肠消化性溃疡表现。下丘脑错构瘤可导致性早熟和痴笑性癫痫（gelastic epilepsy）。Espiner 等报告一例 16 岁特发性间脑神经胶质增生的女性患者，下丘脑受侵犯的表现为慢性腹泻、下肢皮肤病变、长期低体温、睡眠-觉醒周期和血皮质醇节律异常；8 岁开始生长停滞，而血 GH 及其对刺激的反应均正常；猝死（16 岁）后尸检发现，下丘脑及其附近的间脑组织有广泛性神经胶质增生。

（五）下丘脑疾病诊断 病因明确的下丘脑疾病按病因或功能命名。临床上，对下丘脑症群患者可以做出"下丘脑综合征"的笼统诊断；但当病因明确时，下丘脑疾病应根据病因进行分类，如炎症、颅脑外伤、肿瘤、血管损伤、垂体切除或垂体柄离断后、放疗性下丘脑病等。也可以根据下丘脑的功能状况分类，如下丘脑性肥胖综合征、下丘脑性消瘦、下丘脑性高热、下丘脑性低温、下丘脑性甲减等。

1. 按病因诊断 一般分为炎症性下丘脑疾病、颅脑外伤性下丘脑疾病、肿瘤性下丘脑疾病、血管损伤性下丘脑疾病、垂体切除/垂体柄离断后下丘脑疾病和放疗引起的下丘脑疾病六类。

2. 按功能诊断 一般可分为以下八种类型：①神经-内分泌代谢型下丘脑疾病，如脑型肥胖综合征、脑型消瘦综合征、下丘脑性无排卵（hypothalamic anovulation）等；②自主神经-血管型/自主神经-内脏型下丘脑疾病；③体温调节障碍型下丘脑疾病；④睡眠障碍型下丘脑疾病；⑤假神经症/精神病样下丘脑疾病；⑥癫痫（间脑癫痫）型下丘脑疾病；⑦神经营养障碍型下丘脑疾病；⑧神经肌肉型下丘脑疾病。

3. 下丘脑疾病定位诊断 多种靶腺功能异常提示病因在下丘脑。

（1）多种靶腺功能异常：常见的表现有：①多种下丘脑释放激素缺乏引起的全腺垂体功能减退症，造成生长发育障碍（青春发育前发病者）和性腺、甲状腺、肾上腺皮质功能减退症等；②GHRH 分泌亢进引起的肢端肥大症/巨人症，GHRH 缺乏导致的身材矮小；③TRH 分泌失常引起的下丘脑性甲亢、下丘脑性甲减或低 T₃/T₄ 综合征；④PRL 释放因子分泌过多或 PRL 抑制因子分泌减少导致的溢乳症或闭经-溢乳综合征及性腺功能减退症，PRL 释放因子减少则引起 PRL 缺乏症（罕见）；⑤CRH 分泌减少引起的肾上腺皮质功能减退症；⑥GnRH 分泌过多引起的性早熟，GnRH 缺乏引起的神经源性闭经、肥胖、营养不良症、性腺发育不全（性发育障碍，disorder of sex development，DSD）、性欲减退、月经失调、生殖无能和嗅觉丧失；⑦AVP 分泌过多引起的 AVP 分泌不适当综合征，AVP 缺乏表现为中枢性尿崩症。临床上，遇有下列线索时要想到下丘脑疾病可能：①内分泌症状及体征不能用单一靶腺或单纯垂体损害解释；②内分泌功能紊乱症状伴肥胖、多食、消瘦、厌食、嗜睡、精神失常及体温异常，而不能用其他疾病解释；③颅内压增高伴视力或视野下降，或合并尿崩症、性腺功能低下、溢乳者；④伴有发育不良、嗅觉消失、畸形或性腺发育不全表现者；⑤体质虚弱，尤其是伴有血皮质醇降低或自身免疫性疾病患者；⑥低 T_3/T_4 综合征。

（2）下丘脑的病变部位诊断：下丘脑的病变部位与临床表现之间的大致关系为：①视前区受损时有自主神经功能障碍；②下丘脑前部视前区受损时伴有高热；③下丘脑前部受损时有摄食障碍表现；④下丘脑前部、视上核和室旁核受损时可伴有中枢性特发性高钠血症、尿崩症或 AVP 不适当分泌综合征；⑤下丘脑腹内侧正中隆突受损时有性功能减退，以及 ACTH、GH 和 PRL 分泌异常或尿崩症等表现；⑥下丘脑中部外侧区受损时多伴有厌食和体重下降；⑦下丘脑腹内侧区受损时伴有贪食、肥胖和性格改变；⑧下丘脑后部受损时常有意识改变、嗜睡、运动功能减退和低体温；⑨乳头体与第三脑室壁受损时常有精神错乱和严重记忆障碍。

根据下丘脑疾病病理生理特征做出定位诊断。各种病因的诊断易难程度不一。影像检查（包括头颅 X 线平片）可显示蝶鞍扩大、鞍背和后床突骨吸收或破坏，鞍区病理性钙化等病变。必要时进一步摄蝶鞍薄层片或头颅 CT 或 MRI，以显示颅内病变的部位和性质。脑脊液检查除颅内占位病变有颅压增高，炎症时有白细胞升高外，一般均正常。脑电图一般正常。

（六）内分泌靶腺的功能诊断　根据靶腺功能受损的临床表现，可优先选择测定相应的垂体-靶腺功能，了解甲状腺、肾上腺皮质及性腺的功能状态。当有证据提示内分泌功能障碍由下丘脑-垂体病变引起时，应检查下丘脑-垂体的调节功能，排除原发性垂体疾病。目前，没有诊断下丘脑-垂体性肾上腺皮质功能减退症的完美动态试验。一般首先测定基础血清皮质醇水平，但可能低于 $30\mu g/L(83nmol/L)$ 或高于 $190\mu g/L(524nmol/L)$。因此，大多数患者需要接受动态试验，如美替拉酮（metyrapone）试验、胰岛素试验、CRH 试验或 ACTH 试验等。ACTH（$250\mu g$）试验对原发性肾上腺皮质功能减退症的诊断特异性和敏感性均很高，但对下丘脑-垂体性肾上腺皮质功能减退症的诊断意义不大，而 $1\mu g$ 的 ACTH 试验具有更多的优越性[2-4]。值得注意的是，应同时测定血浆皮质醇和 ACTH；一般来说，下丘脑-垂体病变引起者的 ACTH 降低，而肾上腺皮质病变所致者 ACTH 升高或呈"不适当正常"。如果仍难以确定病变部位，可进行胰岛素耐受试验，该试验对诊断下丘脑-垂体病变所致的 ACTH 降低具有较高敏感性。

1. 甲减的定位诊断　除临床症状和体征外，主要靠实验室检查，详见第 2 篇第 4 章第 13 节和本节病例报告。原发性甲减一般表现为血 T_4、T_3 降低，TSH 增高。血清 T_3 变异较大。下丘脑性和垂体性甲减的鉴别比较困难。必要时辅以 TRH 兴奋试验、脑部 CT、MRI、SPECT 检查或作 Pit-1 等基因突变分析才能明确诊断。

2. 性腺功能减退的定位诊断　垂体-性腺功能试验有助于性腺功能减退的病因定位。男性患者尿 17-酮皮质类固醇排量明显降低，女性尿雌激素排量通常减低。血 LH、FSH、E_2

和睾酮通常低于正常。垂体-性腺贮备功能兴奋试验主要有 GnRH 兴奋试验、GnRH 静滴兴奋试验、GnRH 激动剂刺激试验和 GnRH/TRH/CRH/GHRH 联合试验，详见第 2 篇第 7 章第 11 节和第 8 章第 7 节。

3. 肾上腺皮质功能减退的定位诊断　正常人接受 ACTH 后，尿 17-酮皮质类固醇（17-ketosteroids，17-KS）及 17-羟皮质类固醇（17-hydroxycorticosteroids，17-OHCS）排泄和血皮质醇增多（原发性肾上腺皮质功能减退症无反应），垂体功能减退症出现延迟反应，即在第 1 日接受 ACTH 时无明显反应，在第 2 天和第 3 天继续给予 ACTH 则出现反应，并逐渐接近正常。美替拉酮（甲吡酮）试验可用来测定垂体分泌 ACTH 储备功能，正常人在口服或静滴美替拉酮后，尿中去氧皮质醇（以 17-生酮类固醇或 17-OHCS 表示）明显增多，而腺垂体功能减退患者的反应低于正常。CRH 兴奋试验有助于定位诊断。

（七）并发症诊断

1. 精神和心理障碍　多数病情较轻，发展缓慢，常伴有精神和心理障碍；少数（如血管性和肿瘤性下丘脑疾病）患者的病情进展较快，严重影响生活质量。下丘脑性甲减和下丘脑性性腺功能减退者经激素替代治疗的疗效良好，发生甲减危象或性腺功能减退的情况罕见。下丘脑功能紊乱往往是肥胖和代谢综合征的发病条件之一，在肥胖和代谢综合征的诊治中，值得特别注意。

2. 显著肥胖　显著肥胖是下丘脑疾病的重要表现。下丘脑整合与营养有关的各种信息，特别是脂肪组织所分泌的脂肪因子信息，并发出神经内分泌、摄食行为和代谢效应指令，调节机体的能量代谢[1]。儿童肥胖常有明显的遗传背景，轻至中度肥胖者首先应排除甲减、Cushing 综合征、生长激素缺乏症可能。下丘脑疾病所致肥胖的特点是体重增加呈进行性，一般就诊时肥胖已经相当显著。遗传性肥胖往往有特殊临床表现，多数的病因未明。依据发病概率分别为 Frönlich 综合征、Prader-Willi 综合征、Bardet-Biedl 综合征、Albright 遗传性骨营养不良、Klinefelter 综合征及 MC$_4$-R 突变。罕见的遗传性综合征有 Alstrom 综合征、Carpenter 综合征、Cohen 综合征、巨大儿-肥胖-大头-眼睛畸形综合征 MOMO 综合征（macrosomia-obesity-macrocephaly-ocular abnormalities syndrome，LINC00237 突变）、Rubinstein-Taybi 综合征、脆性 X 综合征、Börjeson-Forssman-Lehman 综合征及假-假性甲旁亢。在鉴别诊断中，肥胖本身可引起皮质醇和 TSH 轻度升高，故不能据此诊断为甲减或 Cushing 综合征[3]。

3. 极度消瘦　极度消瘦（恶病质，cachexia）可见于许多疾病，但是当排除了消耗性躯体疾病（如肿瘤）后，其最大可能是下丘脑功能紊乱；如果患者的精神-心理色彩很突出，强烈指向神经性厌食或神经性贪食，但是这些疾病的原发病因仍有器质性脑病可能。

（八）治疗　下丘脑肿瘤宜手术切除或放射治疗，方法选择以效果良好而不损害正常下丘脑组织为原则。应用 γ 刀或显微外科手术治疗下丘脑错构瘤的效果良好，术后并发症少。

下丘脑性发热者可用氯丙嗪、苯巴比妥钠、中药或药物降温。感染者应选用敏感的抗生素。由药物引起者则立即停用有关药物。精神因素引起者需进行精神治疗。不能根治的肿瘤(伴颅内压增高)可用减压术减轻症状。垂体功能减退者应根据靶腺受累的程度,补充相应的靶腺激素。溢乳者可用溴隐亭 2.5~7.5mg/d 或其他多巴胺受体激动剂。

【垂体柄疾病】

(一) 病因　大多数垂体柄疾病的病因未明。但是,头颅外伤、手术误伤、自身免疫性疾病或肉芽肿性病变引起垂体柄损伤、挤压、断裂、增大或破坏,导致垂体柄疾病,这些病因往往因查不出明显的形态异常或因遗忘病史而误诊为特发性垂体柄综合征或垂体柄断裂综合征[4]。在 MRI 上,表现为腺垂体变小、漏斗球(infundibulum)缺失或细小,而神经垂体移位。常见于青少年,表现为尿崩症、肾上腺皮质功能减退、GH 缺乏、继发性甲减与性腺功能减退症。

高 PRL 血症伴尿崩症和多垂体激素缺乏提示垂体柄损伤。垂体柄疾病的常见表现是中枢性尿崩症。垂体柄病变是否导致尿崩症取决于垂体柄折断或压迫的位置高低,如受损水平靠近下丘脑,几乎都发生尿崩症;如受损水平较低,AVP 的分泌可正常或轻度降低。多种垂体激素缺乏的表现与垂体柄断裂或受损的程度有关。当垂体柄病变较重时,下丘脑神经肽进入垂体门静脉的通路被阻断,常出现多种腺垂体激素分泌不足的表现,但常不严重。血浆 ACTH、皮质醇、LH 和 FSH 均处于低水平,24 小时尿 17-OHCS 和 17-KS 减少。GH 缺乏是 PSIS 的重要特征,血 GH 常为正常低值,对胰岛素低血糖刺激无升高反应,而血 PRL 水平升高,部分患者可出现溢乳,这与垂体柄疾病时下丘脑对垂体分泌 PRL 的抑制性解除有关。血 PRL 升高的程度多不显著,部分患者对 TRH 有反应,而垂体 PRL 瘤患者的 PRL 对 TRH 刺激无反应或反应性降低(血 PRL 升高<2 倍)。

(二) 临床表现　主要根据临床表现确定诊断,高分辨 MRI 有助于发现垂体柄病变。在诊断神经内分泌疾病时,必须考虑以下四点:①中枢神经系统功能失调或器质性病变的程度(轻度、中度、重度);②中枢神经系统功能失调或器质性病变的范围(下丘脑局限性损害、下丘脑广泛性损害、下丘脑并垂体柄损害、下丘脑以上的更高级中枢神经损害);③引起中枢神经系统功能失调或器质性病变的原因;④疾病对精神心理的影响和预后。

(三) 鉴别诊断　垂体柄疾病应与下丘脑-垂体疾病/心理-精神疾病鉴别。

1. 垂体柄与下丘脑疾病的鉴别　单独下丘脑病变引起多数垂体激素分泌下降,而垂体柄病变(仅垂体柄受损或下丘脑病变波及垂体柄),一般具有以下特点:①常合并高 PRL 血症(由于 PRL 抑制因子不能到达垂体所致);②常合并性早熟(由于解除了对 GnRH 的正常抑制所致);③轻度 SIADH(由于解除了对下丘脑 AVP 分泌的正常抑制所致)或中枢性尿崩症(由于垂体柄受损,AVP 不能到达垂体所致);④ACTH 昼夜节律消失或出现难以解释的垂体激素变化;⑤PSIS 的诊断依据主要来源于 MRI,正常可见的垂体柄及神经垂体的高信号消失,而在第三脑室的漏斗隐窝(infundibular recess)出现高信号。

2. 下丘脑与垂体疾病的鉴别　主要借助 GnRH、TRH 和 CRH 兴奋试验鉴别。

3. 下丘脑与心理精神疾病的鉴别　神经内分泌疾病常伴有心理-精神异常,而心理-精神疾病又可通过诱发下丘脑-肾上腺皮质应激,抑制 GnRH 和 GH 分泌而导致心因性闭经(psychogenic amenorrhea)或心因-社会性矮小,内分泌治疗或心理-精神治疗的反应有助于两类疾病的鉴别。

(四) 治疗　主要是病因治疗和对症治疗(如激素替代治疗)。病因治疗依原发病因而定,细菌感染者应选用敏感抗生素治疗;自身免疫性疾病引起者可使用糖皮质激素;肿瘤压迫者可手术治疗。但是,目前先天性 PSIS 仍缺乏有效的治疗措施。

【GHRH 分泌异常性疾病】

(一) GHRH 分泌不足　GHRH 分泌不足导致生长迟缓与矮小。由于下丘脑分泌 GHRH 减少,垂体不能分泌足够 GH,导致生长迟缓或矮小症。GHRH 兴奋试验可证实病变在下丘脑,GHRH 替代治疗可获得满意疗效。根据病因,GHRH 分泌不足可分为以下四种类型。

1. 特发性 GHRH 缺乏症　部分 GH 缺乏患儿服用 L-多巴后血 GHRH 无增加,但长期应用多巴胺类药物可改善生长。用 $GHRH_{1-44}$ 替代治疗可获得与 GH 替代治疗相似的生长速度,GHRH 兴奋试验亦可刺激垂体分泌 GH,说明此类患儿生长迟缓的病因是 GHRH 部分缺乏。用 $GHRH_{1-40}$ 治疗后,88% 可于 6 个月后加速生长,$GHRH_{1-29}$ 及其类似物 $GHRH_{1-29}-NH_2$ 保留了 GHRH 的全部生物活性,每天 1~2 次注射或持续皮下注射均可刺激 GH 合成及分泌。基因重组人 GH(recombinant human GH,rhGH)治疗特发性 GHRH 缺乏症的推荐剂量为每周不少于 $15U/m^2$,每天分 2 次皮下注射的疗效更好;尽管部分儿童用药后产生 GH 抗体,但基本上不影响疗效。

2. 下丘脑疾病伴 GHRH 缺乏症　下丘脑肿瘤(如星形细胞瘤、胶质细胞瘤、室管膜瘤或浸润性病变)可导致下丘脑功能失调,影响 GHRH 的合成与释放,导致 GH 缺乏。GH 夜间分泌高峰和对兴奋性刺激的分泌反应消失,提示为下丘脑疾病所致。50%患者生长减慢,70%对 GH 分泌刺激物反应减低。下丘脑疾病时,患儿还可因促性腺激素缺乏而导致青春期发育延迟。MRI 或 CT 常可发现肿瘤。治疗原则是尽可能切除肿瘤,然后用 GH 替代治疗。

3. 失母爱综合征　失母爱综合征(maternal deprivation syndrome)亦称为心理社会性矮小症(psychosocial dwarfism)。失去母爱的婴幼儿由于强烈精神创伤或情感挫折发生生长迟缓,但缺乏特异性症状,多为回顾性诊断。婴幼儿期不能正常生长,主要与缺乏母爱、喂养不佳、热量摄取不足有关,但垂体功能受抑制是生长迟滞的基本原因。血清 GH 对胰岛素低血糖或精氨酸无反应,但改善其生活环境,生长发育迅速好转。普萘洛尔治疗可获好转。

4. 常染色体隐性遗传性 GHRH 抵抗　常染色体隐性遗传性 GHRH 受体突变患者的身材矮小,可伴有腺垂体发育不全,血 GHRH 正常或升高。杂合子患者可仅表现为 GH/IGF-1 轴部分功能缺陷而无明显矮小。

(二) GHRH 分泌过多　GHRH 分泌过多引起肢端肥大症/巨人症。极少数肢端肥大症/巨人症患者的 GH 增多是由于 GHRH 分泌过多所致,其特点是缺乏垂体肿瘤表现。

GHRH 分泌增多的原因是下丘脑病变,少数患者的病因为非神经系统肿瘤(异位 GHRH 分泌综合征)。患第三脑室及其附近肿瘤者血 GH 升高,伴恶病质和各种神经症状。脑脊液蛋白升高,含异常细胞。

奥曲肽/兰乐肽用于 GHRH 分泌过多所致肢端肥大症/巨人症的治疗。GHRH 分泌过多导致的肢端肥大症经垂体瘤切除术后常易复发,一般主张在术前和术后用奥曲肽抑制 GHRH 的分泌[5,6],奥曲肽对 GH 的释放抑制作用强而持久。静脉注射的半衰期为 43 分钟,皮下注射半衰期为 113 分钟,可抑制 GH 分泌约 8 小时,而且没有反跳性 GH 分泌增多,垂体 GH 瘤缩小。奥曲肽可使大部分肢端肥大症患者血 GH 明显下降,持续 7~9 小时,常用剂量为 100μg 皮下注射,每天 3 次,部分患者治疗一段时间后需逐步加量(可达 750μg/次,每天 4 次),病情好转后再酌情减量。奥曲肽的常见不良反应为局部疼痛、烧灼感、红肿和胃肠道症状(厌食、恶心、呕吐、腹痛、气胀、稀便、腹泻及脂肪泻)。在两餐之间或卧床休息时注射可减少胃肠道不良反应。兰乐肽(lanreotide)的作用时间长,使用方便。每周肌内注射 30mg,连续 12 周,临床症状可获得持续改善。GHRH 拮抗剂 GHRH-Ant 也有较好疗效。

【GnRH 分泌异常性疾病】

GnRH 分泌异常性疾病大致分为:①GnRH 分泌提前或过多(如真性性早熟);②GnRH 分泌不足或释放延迟(特发性低促性腺素性功能减退症、Kallmann 综合征、神经病变所致的继发性性功能减退症或青春期延迟等);③GnRH 释放频率和/或幅度异常(下丘脑性闭经、高 FSH 血症性少精子症、多囊卵巢综合征);④GnRH 分泌受抑制(高 PRL 血症性闭经、内源性阿片样肽作用增强引起的闭经等)。

(一) GnRH 分泌过多或启动时间提前　GnRH 分泌过多或启动时间提前引起性早熟或性腺功能亢进。

1. 特发性真性性早熟　在特发性性早熟(idiopathic sexual precosity)中,散发病例以女性多见,女性与男性比例约 4∶1,详见第 2 篇第 7 章第 2 节和第 8 章第 6 节。家族性特发性性早熟主要累及男性,常染色体显性或隐性遗传。目前认为,其发病与下丘脑发育异常、GnRH 分泌增多或启动 GnRH 分泌的时间提前有关,血清 LH、FSH 和睾酮(或雌二醇)基础值增高,但对 GnRH 兴奋试验的反应正常。患儿的性腺发育提前,男孩先出现睾丸及阴茎增大,继而出现阴毛,声音变粗,肌肉发达;女孩提前出现乳腺发育,阴毛生长和月经来潮,骨龄及身高均超过同龄儿童。如不及时治疗,终因长骨干骺融合过早而致身材过矮。

2. 中枢神经病变所致的真性性早熟　约 10% 女性及 60% 男性性早熟的病因在上丘脑后部、第三脑室底部或正中隆突。病变可为颅咽管瘤、松果腺瘤、星形细胞瘤、脑炎、粟粒性结核、结节性硬化、脑积水、脑穿通畸形、颅狭小症、小头症等。

(二) GnRH 分泌不足或释放延迟　GnRH 分泌不足或释放延迟导致低促性腺素性性腺功能减退症。GnRH 分泌不足是最常见的神经内分泌疾病,可因下丘脑器质性病变或功能障碍引起。下丘脑分泌 GnRH 不足、GnRH 受体异常或垂体分泌 LH 及 FSH 缺乏均可导致低促性腺素性功能减

退症。

1. 特发性低促性腺素性性腺功能减退症　由于下丘脑分泌 GnRH 的神经元缺如或数目减少与功能降低,或因 GnRH 基因异常导致血 LH、FSH、睾酮(或雌二醇)降低。青春期发育延迟,性腺不发育,第二性征不明显。女性无月经,乳腺细小,阴毛少;男性睾丸和阴茎均小,阴毛、腋毛稀少,喉结不明显,呈类阉割体型。性腺功能减退的程度轻重不一,但不伴嗅觉障碍,也无器质性颅内病变或垂体疾病。GnRH 兴奋试验有助于本综合征的诊断。静脉注射 GnRH 100~200μg 或 4 小时内静脉滴注 GnRH 240μg,本病患者血 FSH 无反应,LH 在 30 分钟时稍升高,少数患者可出现正常反应。反应较差或呈延迟反应者可隔日肌肉或静脉注射 GnRH 50~100μg,每日 1 次,连续 3 天或 2 周后重复此试验,多可获得正常反应,血 LH 和 FSH 可升高至基础值的 1.5~2.5 倍。特发性低促性腺素性性腺功能减退症应与 Kallmann 综合征和颅中线结构不发育(如 De Morsier 综合征)鉴别。本综合征的治疗按 LH 分泌的生理频率与幅度,脉冲式给予外源性 GnRH,每 90 分钟给 1 次脉冲注射(含 GnRH 5μg),总疗程 6~12 个月,每个脉冲的 GnRH 量可根据个体对治疗的反应酌情调整。如无 GnRH,也可用 HCG 或人绝经促性腺激素(human menopausal gonadotropin,HMG)代替,但易引起超排卵与流产。

2. Kallmann 综合征　Kallmann 综合征为常见的低促性腺素性性腺功能减退症,伴嗅觉失敏(或丧失)和神经缺陷(神经性耳聋及色盲等),详见本章第 6 节。主要病变在下丘脑及其邻近的嗅觉中枢,GnRH 分泌不足是本病的主要发病原因。若伴有渗透压受体功能异常及渴感异常,说明下丘脑病变广泛。该病可呈 X 连锁隐性遗传、常染色体显性遗传或常染色体隐性遗传。血 LH、FSH 及睾酮均低或测不出。一次注射 GnRH 后,血 LH 及 FSH 仍低或不起反应;但经数日多次注射后出现 LH/FSH 升高反应甚至超高反应。用此试验可鉴别垂体疾病所致的低促性腺素性性腺功能减退症。氯米芬(clomifene)可在受体部位与雌二醇竞争,本病患者口服氯米芬(每次 50mg,每天 1~2 次,连续 14~30 天)后无反应,而正常人的血 LH 明显升高。外源性 GnRH 是本病的最佳治疗药物。在无 GnRH 供应或患者 FSH 缺乏不严重时,可用睾酮类制剂或单用 HCG 治疗,以促进和维持性腺功能及第二性征。对较重的患者或为了促进生育能力,则加用 HCG 或 HMG。每周用 HCG 2000~4000U,分 3 次肌内注射,长期治疗可促进性成熟。如未达到目的,可加用 HMG,每周肌内注射 3 次。生育后再改用睾酮维持性腺功能,无效时再改用 HCG、HMG 或重组的人 FSH/LH 治疗。

3. 继发性低促性腺素性性腺功能减退症　部分低促性腺素性性腺功能减退症是由于脑部器质性病变所致,如脑肿瘤、脑炎、小头畸形、脱髓鞘等,但腺垂体的其他功能正常。还有一些综合征伴有下丘脑性肥胖、性腺功能减退(多为遗传性)和中枢神经功能异常,如 Laurence-Moon 综合征、Bardet-Biedl 综合征、Allstrom-Hallgren 综合征、18-三体综合征(Edwards syndrome)和 Prader-Willi 综合征。

4. 青春期发育延迟　下丘脑疾病引起的青春期延迟常见,其发病机制未明。继发性下丘脑性青春期延迟可继发于

慢性肾衰竭、白血病、心脏病、哮喘、慢性炎性肠病及长期应用糖皮质激素者。此外，营养因素也影响发育。神经性厌食阻碍第二性征和身材的生长发育，一旦恢复饮食，生长发育可转为正常。剧烈运动和跳芭蕾舞也可导致青春期发育延迟。矮小和性发育障碍可导致情感及社交障碍、低骨量和牙发育延迟。体质性青春期发育延迟本身对健康无妨碍，但必须排除垂体及颅内器质性疾病。

5. 获得性中枢神经系统疾病 可引起下丘脑-垂体功能障碍，如 Hand-Schüller-Christian 病累及下丘脑时，常出现尿崩症和其他下丘脑功能紊乱。结核病、结节病、感染性病变、血管病变及创伤等累及下丘脑或垂体时，也可引起低促性腺素性性腺功能减退症。

（三）GnRH 分泌紊乱

1. 下丘脑性闭经 由于中枢神经系统或下丘脑功能异常，导致 GnRH 释放频率和/或幅度异常或 GnRH 释放被抑制，从而引起下丘脑性闭经。

（1）精神性闭经：有些年轻女性因为过度精神创伤或抑郁而出现月经不调甚至闭经（精神性闭经），闭经多属一过性，或有月经而无排卵，或有排卵而时间不定。血 LH 及 FSH 降低，雌二醇降低或正常，缺乏 LH 脉冲波动或波动幅度很小。注射 GnRH 后，血 LH 及 FSH 的上升反应与正常女性一样或更高。多数患者对氯米芬试验的反应正常，少数无反应。主要是针对精神因素进行心理治疗，必要时可用氯米芬或小剂量 GnRH 脉冲注射治疗。

（2）神经性厌食/超量运动引起的闭经：一般当体重减轻到标准体重的85%以下或原体重的75%以下，或当体内脂肪减少到体重的17%以下时，可导致闭经（脂肪占体重的22%以上才能保持正常月经及排卵）。神经性厌食患者进食少，体重下降，血瘦素明显减低。过度运动（如长跑运动员和芭蕾舞演员）可发生性腺功能减退症，女性表现为闭经，男性表现为性欲减退及阳痿。血 LH、FSH、雌二醇及孕酮均降低，LH 脉冲波动消失。对 GnRH 注射的反应正常或减低。用脉冲泵注射 GnRH，垂体-性腺轴功能可恢复。部分经治疗体重恢复正常后，闭经仍持续存在，而且血 LH 对氯米芬的反应减弱，提示闭经的原因还有目前尚未明确的其他因素参与。治疗应针对病因，可试用纳洛酮，必要时采用小剂量 GnRH 脉冲给药治疗，详见本章第8节和9节。

（3）高 PRL 血症引起的性腺功能减退症：任何原因引起的血 PRL 升高都能导致脉冲式 GnRH 释放受到抑制。重者表现为乳溢及性腺功能减退，女性出现继发性闭经，男性出现睾丸缩小、精子减少、性欲减退、阳痿及乳腺发育；儿童则表现为青春期发育延迟。应针对高 PRL 血症的原因进行治疗。

2. 多囊卵巢综合征 多囊卵巢综合征是常见的妇科内分泌疾病，虽然 PCOS 的发病机制未明，但下丘脑神经细胞和雌激素反馈抑制作用异常及高胰岛素血症与 PCOS 的关系密切，可能与遗传因素和下丘脑-垂体-卵巢轴功能失常及胰岛素抵抗有关。下丘脑多巴胺能和阿片肽能神经对 GnRH 神经元的抑制作用失控导致 LH 分泌增加，而雌激素的反馈抑制异常。LH 刺激卵泡细胞增生，产生的雄激素不能全部转化成雌激素，使卵泡闭锁、卵巢包膜纤维化和包膜增厚。

患者缺乏月经周期中期的 LH 峰值和排卵，血 LH 不增高是因为 LH 的分泌频率为无排卵型，而 LH 的分泌脉冲相对正常，使 LH 的分泌总量正常甚或降低，详见第2篇第8章第12节。

3. 少精子症 血 LH 和 FSH 可降低、升高或正常，可见少精子症不仅发生于 GnRH 或 LH、FSH 分泌不足所致性腺功能减退，也见于 GnRH 分泌失调、FSH 分泌频率及幅度异常或分泌过高者。按上述正常分泌间隔时间或常用的90分钟间隔时间给予脉冲式小剂量 GnRH 或睾酮制剂进行治疗的效果不理想。溴隐亭、氯米芬、他莫昔芬等治疗虽可改善部分患者的激素状态，但并不能增加患者的生育机会。

（四）高 PRL 血症
PRL 分泌处于多巴胺紧张性抑制作用之下，因此高 PRL 血症是神经内分泌功能紊乱的常见表现。下丘脑病变容易导致高 PRL 血症。下丘脑腹侧或垂体柄器质性病变，如垂体柄断裂、颅脑损伤、脑炎、脑膜炎、多发性硬化、颅咽管瘤、Rathke 囊肿等，破坏了下丘脑内 PIF 的合成部位或阻断 PIF 进入垂体门脉系统，解除了 PIF 对垂体 PRL 细胞的生理性抑制，故出现高 PRL 血症。血清 PRL 升高可能与抑制因子（如多巴胺）降低或 PRL 释放因子（prolactin releasing factor, PRF）升高有关，也可能是两者共同作用的结果。高 PRL 血症是下丘脑疾病的常见表现。以特发性高 PRL 血症最常见，它是指在没有可见的垂体微腺瘤或神经系统疾病及其他引起 PRL 分泌的情况下，出现血 PRL 增高，经过长期观察未发现上述促进 PRL 分泌增高的原因。研究表明，IHP 患者的垂体 PRL 细胞对多巴胺有抵抗，可能是 PRL 细胞的多巴胺受体数目减少或亲和力降低所致。溴隐亭有较好疗效，可降低血 PRL，恢复正常的 LH 脉冲性分泌，抑制泌乳，恢复月经；亦可防止 PRL 瘤增大，预防和减轻骨质疏松症。剂量 2.5~7.5mg/d，少数患者用药早期出现恶心、呕吐、直立性低血压、眩晕、失眠等症状。对溴隐亭治疗反应不良又要求怀孕者，可试用 GnRH 治疗1年，约3/4的患者可获得正常月经与排卵。

（五）TRH 缺乏症
目前，趋向于将下丘脑性甲减（三发性甲减）和垂体性甲减统称为中枢性甲减（central hypothyroidism）。下丘脑性甲减可见于多种下丘脑疾病，也可见于单纯性下丘脑 TRH 缺乏症。TRH 缺乏性（三发性）甲减又称为单一性 TRH 缺乏综合征（isolated TRH deficiency syndrome）。由于下丘脑 TRH 分泌不足，垂体 TSH 分泌减少，血 T_3/T_4 随之降低。其临床特点与原发性甲减基本相同，但症状相对较轻。多数伴有少食、体重增加、无力、怕冷、便秘、低血压、皮肤粗糙干凉、动作及言语迟缓、腱反射减弱或消失，但不发生黏液性水肿。小儿主要表现为矮小和骨龄延迟，可伴有不同程度的智力障碍。血 T_3/T_4 和 TSH 降低，甲状腺摄 ^{131}I 率降低。TRH 兴奋试验呈正常或过高反应，久病者可呈延迟反应。部分患者的下丘脑 TRH 及 GnRH 同时缺乏，用甲状腺激素治疗后，甲减被控制，但闭经无改善，需用 GnRH 脉冲治疗以改善症状。

TRH 缺乏性甲减需与 TRH 缺陷症鉴别，后者见于儿童，血甲状腺激素降低，TSH 升高，TSH 对 TRH 刺激的反应正常，但 TSH 生物活性降低。可能是由于依赖于 TRH 调节的 TSH 分子糖化不良所致。用外源 TRH 治疗 20~30 天后，血

TSH 及其与受体的结合均恢复正常,血甲状腺激素升高。说明外源性 TRH 能调节 TSH 分泌,提高其生物活性。

(六) 下丘脑 CRH 分泌过多 垂体分泌过量 ACTH 的原因未明,部分 Cushing 病的病因可能在下丘脑;Cushing 病患者的皮质醇昼夜节律消失往往先于皮质醇浓度升高,而褪黑素昼夜分泌紊乱是导致血压昼夜节律异常和失眠的重要因素,也可能与 Cushing 病的发生有关[7,8]。下丘脑 CRH 分泌增多引起的 Cushing 病主要有三种类型:①抑郁症伴垂体肾上腺皮质轴功能异常,血 ACTH 不适当增高,皮质醇分泌节律和地塞米松抑制试验异常。这类患者对 CRH 兴奋试验的反应也减弱。②下丘脑 CRH 瘤(分泌 CRH 的神经节细胞瘤)。③"间歇性下丘脑放电"(Wolff 综合征,Wolff-Parkinson-White 综合征)患者发作期有高热、一过性糖皮质激素分泌增多和脑电图异常。

羊 CRH 试验是诊断下丘脑 CRH 分泌不足的重要方法。因为目前尚不能测定血 CRH,故下丘脑 CRH 分泌不足的诊断十分困难。少数单一性 ACTH 缺乏综合征(isolated ACTH deficiency syndrome)患者对赖氨酸加压素(lypressin, LVP)和/或胰岛素低血糖试验呈阳性反应,说明垂体的 ACTH 细胞对这两种刺激有反应,病因与下丘脑 CRH 分泌不足有关。羊 CRH 试验可明确本病的病变部位。下丘脑 CRH 分泌不足者在静脉注射羊 CRH 100μg 后 30~45 分钟,血 ACTH 出现过高反应,而垂体性 ACTH 缺乏者不升高。可用糖皮质激素替代治疗,同时增加食盐的摄入量。

【下丘脑疾病与神经精神异常】

(一) 体温调节异常 下丘脑前部核群与散热有关,刺激此区引起皮肤血管扩张和出汗,呼吸加快,体温下降。后部核群与产热及保温有关,刺激此区时皮肤血管收缩,呼吸减慢,体温升高。因而,下丘脑前部病损可致体温过高(中枢性高热,多呈弛张型),但无感染症状。下丘脑后部病损可导致中枢性体温过低。少数病例甚至出现不可解释的体温波动或体温随环境温度而变化。

(二) 低促性腺激素性性腺功能减退 下丘脑中部核群与性腺功能有关。当中部核群因脑积水、肿瘤(如松果腺肿瘤)受到刺激时,出现性早熟。如果破坏中部核群可出现性腺发育不良和性腺功能减退,伴肥胖者称为肥胖-生殖无能综合征。

(三) 摄食行为和水平衡调节异常 下丘脑中部核群和进食有关,内侧部损害时,食量增多,引起肥胖或代谢综合征。下丘脑外侧部损害时,食量减少,导致消瘦。下丘脑进食障碍性疾病主要有神经性厌食和贪食症两种,多见于女性青少年。前者表现为不思饮食、营养不良、低蛋白血症、水肿、电解质代谢平衡紊乱、闭经、脱发等。后者表现为不可控制的进食,大量进食后又人为地催吐,结果造成营养不良、电解质平衡紊乱及水肿;部分发生肥胖。

下丘脑前部核群含有对血液渗透压变化敏感的感受器。过度失水时,血浆渗透压升高;刺激该感受器,前部核群分泌 AVP,产生抗利尿作用。前部核群病损可产生中枢性尿崩症,表现为多饮、多尿和低比重尿。严重者可导致脱水、体重下降甚至虚脱。下丘脑病变还可导致强迫性饮水、渴感减退综合征或原发性(下丘脑性)高钠血症。

(四) 其他功能异常

1. 睡眠-觉醒障碍 下丘脑后部、乳头体前方和中脑被盖有上升性网状激动系统的组成部分,是保持人体醒觉状态的最重要部位。此区受损引起不同程度的意识障碍。下丘脑疾病导致的睡眠觉醒障碍包括发作性睡病、睡眠节律颠倒、无动性缄默症、睡眠性呼吸暂停及异常睡眠症(梦游、夜惊、睡眠时肢体抽动等)。重症者陷入昏迷。

2. 自主神经系统功能障碍 下丘脑病损可导致肺水肿、心律失常、括约肌障碍、出汗异常及手足发绀等。

3. 下丘脑性发作性疾病状态 下丘脑病损导致的发作性疾病除前述的发作性睡病外,还可出现间脑癫痫发作、发作性嗜睡-贪食症(Kleine-Levin 综合征)或间歇性下丘脑放电(Wolff 综合征,Wolff-Parkinson-White 综合征)等。

4. 其他异常 较常见的遗传性下丘脑疾病是性幼稚-色素视网膜炎-多指畸形综合征(Laurence-Moon-Biedl syndrome)。下丘脑病损还可导致:①婴儿间脑综合征:表现为生长障碍、消瘦、单侧痣。②脑性巨大发育综合征(Sotos syndrome):为血 GH 正常的体格巨大,可快速生长至 4~5 岁,而后生长速度正常;患儿手、足、头部增大,眼距宽,两眼有先天愚型样偏斜,伴智力障碍。③Prader-Willi 综合征:表现为圆脸、杏形眼、斜视、前额低、性腺功能减退,贪食及智力迟钝。④精神异常:包括反社会行为、发作性愤怒、睡眠异常、性行为过度及幻觉。⑤肥胖者多合并性腺功能异常、胰岛素抵抗或水盐代谢异常。⑥急性应激时,下丘脑功能紊乱可引起上消化道出血,可能与胃酸分泌过多或胃黏膜保护功能减弱等有关。

(五) 抑郁症伴皮质醇分泌增多 神经内分泌系统功能紊乱患者可出现精神症状,而精神病患者存在神经递质代谢异常和部分激素水平异常。抑郁症通常伴有高皮质醇血症,代谢清除率升高。苯丙胺(amfetamine)刺激的皮质醇分泌可被 α 受体阻断剂阻滞,5-羟色胺(5-HT)或多巴胺阻断剂则无效,表明其效应是通过 α-肾上腺素能受体介导的。抑郁症对胰岛素低血糖引起的 GH 分泌反应性降低,GH 对可乐定(clonidine, α₂ 受体激动剂)及阿扑吗啡(apomorphine,多巴胺激动剂)和腊粉(sumatriptan,5-羟色胺受体拮抗剂)的反应性减弱,提示这种患者的去甲肾上腺素能递质、多巴胺能神经递质及 5-羟色胺能系统都不正常。

(六) 精神分裂症 急性精神分裂症者的血及尿皮质醇轻度增加,下丘脑-垂体-肾上腺皮质轴的调节功能失调。慢性精神分裂症患者对手术应激的皮质醇反应亦异常,并存在自主神经功能紊乱。慢性精神分裂症者血 LH 降低,脑脊液中内源性阿片肽升高,治疗后降到正常。部分患者合并 PIP 综合征(精神病-间歇性低钠血症-烦渴综合征),出现强迫性饮水,但阿片类拮抗剂(如纳洛酮或纳曲酮)治疗有效。

【神经外科患者的内分泌代谢并发症】

由于中枢神经系统与下丘脑-垂体的解剖和功能关系十分密切,神经外科危重症(如颅脑创伤、蛛网膜下腔出血、颅内肿瘤、垂体手术、颈椎损伤等)患者常常并发内分泌代谢紊乱,严重影响神经外科本身的治疗和预后,围术期内分泌代谢紊乱和水盐代谢紊乱相当常见,颅脑创伤、蛛网膜下腔出血、颅内肿瘤、垂体手术后也常并发下丘脑-垂体功能异常。

（一）低钠血症　主要见于急性脑损伤和垂体术后 2~7 天患者[9]，低钠血症使患者的死亡率增加 60%[8-10]。低多数钠血症患者伴有低渗血症。偶尔为等渗或高渗血症[11]。诊断和处理过程，应特别注意评估患者的血容量状态，一般通过体重、颈静脉压、血压的体位变化、血钠水平、皮肤黏膜的弹性和湿度进行判断，必要时测定中心静脉压。低钠血症恶化原有的神经精神症状。引起低钠血症的病因主要是 SIADH 和脑耗盐综合征（cerebral salt wasting syndrome，CWS）[12,13]。

SIADH 多发生于颅脑创伤、蛛网膜下腔出血、脑肿瘤、脑膜炎、脑炎或使用卡马西平后。虽然理论上血浆 ADH 是升高的，但当同时输入或饮用了大量液体，或受到渗透性刺激后，血浆 ADH 可在正常范围内，但对血浆渗透压浓缩的尿来说，仍然是相对增高的，故称为不适当性 ADH 升高或不适当性正常，治疗原则是限制液体入量（水摄入量 800~1000ml/d），SIADH 一般为自限性病理生理过程，只是在出现症状或血清钠极低，或迅速下降时才给予适当的高渗盐水治疗，液体限制不力时可以引起血流动力学不稳定，增加脑缺血风险。因为蛛网膜下腔出血患者，不宜过度强调限制水的摄入量，因此高渗盐水也特别适合于其治疗。而且一旦血钠达到 120~125mmol/L 即需要停止，并继续限制水分摄入。SIADH 的其他治疗药物主要有呋塞米和促进水排泄的其他利尿药，地美环素（demeclocycline）和锂盐可降低肾小管对 ADH 的反应性。ADH 拮抗剂（考尼伐坦，conivaptan）和利希普坦（lixivaptan）可抑制 ADH 与受体结合，促进水利尿。

相反，CWS 的病因是肾脏丢失大量的钠所致，其血钠降低伴有多尿和细胞外液缩减（低血容量）。病因主要是蛛网膜下腔出血和急性脑损伤，偶尔见于颅内肿瘤、缺血性卒中或结核性脑膜炎后 1 周内，3~4 周后逐渐缓解。颅内疾病引起利钠肽（脑钠肽和心房利钠肽）分泌，导致细胞外液与钠丢失及低钠血症。循环容量耗竭，肾-血管紧张素-醛固酮系统、交感系统和血管加压素激活。脑钠肽和心房利钠肽抑制肾素和醛固酮分泌，具有血管扩张作用。血容量消耗是诊断 CWS 的最关键条件，因此治疗的最中心措施是补充等渗和高渗盐水，必要时每天给予氟羟可的松 0.1~0.4mg，以增加肾小管钠的重吸收。如果在治疗过程中，血钠水平升高太快，则可导致桥脑脱髓鞘或髓鞘溶解，患者出现失声、昏睡、痉挛性肢体瘫痪或假性延髓麻痹，因此血钠升高的速度不能超过 10mmol/L/24 小时[14-17]，如果已经发生这种情况，则给予 DDAVP[18]。

急性脑创伤后，约 15% 并发低钠血症，其中绝大多数（80%）为 SIADH 所致[19,20]。

（二）高钠血症　血钠高于 145mmol/L 是严重颅内疾病水分丢失过多的一种表现，基本病因是昏迷、气管插管、禁水、发热或利尿；因加重脑水肿，死亡风险高[21]，高钠血症降低肾血流和肾小球滤过率，后者又恶化高钠血症[22]。中枢性尿崩症常见于垂体手术、蛛网膜下腔出血、颅内出血后患者[23-28]。

（三）下丘脑-垂体轴功能紊乱　垂体手术、颅脑创伤和蛛网膜下腔出血引起的下丘脑-垂体轴功能紊乱可持续数月或数年[29-33]。GH 缺乏很常见，主要见于下丘脑-垂体肿瘤

患者，临床依靠胰岛素兴奋试验确立诊断，严重者需要补充。其他垂体激素缺乏症主要有 ACTH 缺乏症、TSH 缺乏症、LH/FSH 缺乏症等。

（四）营养性疾病　可并发营养不良症或因刺激食欲中枢而导致肥胖。

【病例报告】

（一）病史资料　患者女性，54 岁，因进行性疲倦和体重增加 2 年入院。除绝经症状外，家族史、药物史、个人史无特殊，未接受雌激素替代治疗或干扰素治疗。曾数次测定血清 TSH 正常。

皮肤干燥，BMI30.5kg/m²，血压 105/68mmHg；血清电解质、尿素氮、肝功能、血钙、皮质醇正常，IGF-1 降低（9.22nmol/L），FT₄ 降低（0.86ng/dl），FT₃（2.8pg/ml）、TSH、TBG 和 TPO 正常。雌激素替代治疗 6 周后，IGF-1（8.5nmol/L）和 FT₄（0.87ng/dl）仍然降低，FT₃ 正常。下丘脑-垂体 MRI 未见异常。TRH 兴奋试验（200μg 肌注）显示 TSH 反应延迟（0、30 和 60 分钟血 TSH 分别为 2.3、3.4 和 36.2mU/L），应用 L-T₄ 100μg/d 替代治疗 1 年后，症状消失。

（二）病例讨论　患者血清 FT₄ 降低，但未见 TSH 代偿性升高（TSH 1.46mU/L），快速 Synacthen 试验和甲状腺素治疗后的胰岛素耐受试验显示皮质醇和 GH 反应正常，各种辅助检查也排除了其他垂体激素缺乏可能，故可诊断为单纯性 TSH 缺乏综合征。下丘脑性甲减的病因与垂体功能减退症疾病相同，遗传性病因主要与 TRH、TSHβ、TRHR、POU1F1、PROP1、HESX1、SOX3、LHX3、LHX4 等基因突变相关，偶尔也与瘦素（LEP）或其受体（LEPR）突变有关[34]。其中 HESX1 突变伴有中隔-视神经发育不良症（septo-optic dysplasia），SOX3 突变伴有漏斗球发育不良和智力低下，LHX3 突变伴有颈椎强直，LHX4 突变伴有小脑缺陷或蝶鞍异常。TSH-β、TRH 或 TRH 受体基因突变常伴有重型甲减。本例的年龄较大，且无相应病变，故未进行突变基因筛查。TRH 功能不足亦可导致下丘脑性甲减，TRH 神经元位于下丘脑室旁核（PVN），TRH 合成与释放受甲状腺激素的负反馈调节，寒冷、饥饿可通过 CREB 磷酸化或局部 2 型脱碘酶活性改变负反馈调定点。此外，干扰素也有类似作用，可引起所谓的"生理性下丘脑性甲减"。

鉴别典型中枢性和外周性甲减时，血清 TSH 测定有重要意义。但对非典型患者来说，仅凭血清 TSH 结果可能导致误诊或漏诊，因为 TSH 可能正常或轻度升高。引起 TSH 变化的因素很多，如肾上腺皮质功能减退症患者的 TSH 可升高，此与下丘脑生长抑素不足有关。同样，当 TSH 受体活性或结合力降低时，血清 TSH 亦升高。TRH 兴奋后，正常人血清 TSH 峰值见于 15~30 分钟，60 分钟开始降低，而下丘脑性甲减的 TSH 分泌反应延迟，但并非下丘脑性甲减所特有表现。相反，TRH 试验正常也不能排除下丘脑-垂体-甲状腺轴病变可能。下丘脑病变引起的甲减患者夜间有 TSH 脉冲分泌，此时需要 MRI 确定下丘脑病变。下丘脑性甲减还需与其他许多临床情况鉴别，如果患者伴有 FT₄ 降低和 TSH 轻度升高，提示患者可能同时伴有中枢性和周围性甲减。由于本例的 TPO 抗体阴性，故可排除外周性自身免疫性甲减。此外，在结节性甲状腺肿停止 T₄ 治疗后或非甲状腺病态综合征也

可出现类似现象。本例排除了上述情况,单纯性特发性下丘脑性甲减的诊断成立,其病因可能与TRH缺乏有关。

在应用L-T₄替代治疗下丘脑性甲减过程中,不能用血清TSH作为病情和疗效检测指标,因在恢复FT₄正常过程中,几乎所有患者的TSH都<0.1mU/L。由于单纯性TSH缺乏综合征患者的血清TSH不能用作甲状腺功能评价,故甲状腺激素激素替代治疗的用量必须根据各种综合指标进行判断。

(陈慧玲 雷闽湘)

第5节 低促性腺激素性性腺功能减退症

低促性腺激素性性腺功能减退症(hypogonadotropic hypogonadism,HH)是指促性腺激素分泌不足所致的卵巢或睾丸发育障碍及雌二醇/睾酮缺乏综合征,可分为垂体性HH和下丘脑性HH两种。特发性HH(idiopathic HH,IHH)一般是指嗅觉正常且查不出器质性病变的HH。

【下丘脑性低促性腺激素性性腺功能减退症】

下丘脑-垂体-性腺轴的结构和功能复杂,这是该系统容易发生功能紊乱或疾病的重要原因。下丘脑性HH的病因包括遗传因素和环境因素两个方面,一般分为功能性、精神性、药物性和器质性四类,见表2-2-5-1。

表 2-2-5-1 下丘脑性 HH 分类

功能性下丘脑性 HH
应激因素(如饮食不节/过度运动/慢性疾病等)
精神因素(如精神性多饮/精神性厌食等)
药物因素(多巴胺拮抗剂/吗啡肽/中枢性降压药等)
器质性下丘脑性 HH
下丘脑-垂体激素分泌瘤(PRL 瘤/GH 瘤/ACTH 瘤等)
下丘脑-垂体无功能性肿瘤
垂体柄离断
其他病变(炎症/创伤/出血等)
吻肽及其受体基因突变
GnRH 缺乏
长期应用抗精神病药物及避孕药物

(一)病因

1.遗传性下丘脑性低促性腺激素性性腺功能减退症 GnRH的脉冲性分泌是下丘脑GnRH神经元的固有特征,并与多种因素有关,主要包括细胞的自发性膜电位活动、Ca²⁺、cAMP、GnRH受体对细胞的自分泌作用和类固醇类激素受体等。GnRH神经元细胞膜上存在同源性与异源性信号的相互作用;多种调节机制和调节途径使GnRH神经元的脉冲性分泌维持着生殖功能和性腺功能。任何原因引起下丘脑功能紊乱都可以导致HH[1](表2-2-5-2),遗传性下丘脑性低促性腺激素性性腺功能减退症致病基因见图2-2-5-1。

表 2-2-5-2 遗传性下丘脑性低促性腺激素性性腺功能减退症的致病基因

基因	定位	基因 ID	编码外显子	遗传方式	OMIM	表型
KAL1	Xp22.3	3730	14	XR	308700	KS
FGFR1(KAL2)	8p12	2260	17	AD	147950	KS
FGF8(KAL6)	10q24	2253	6	AD	612702	nHH
PROK2(KAL4)	3p13	60675	4	AR	610628	KS
PROKR2(KAL3)	20p12.3	128674	2	AD/AR	147950	KS/nHH
CHD7(KAL5)	8q12.2	55636	37	AD	612370	CHARGE/KS/nHH
NELF	9q34.3	26012	14	双基因	614838	KS
GNRH1	8p21-p11.2	2796	3	AR	614841	nHH
GNRHR	4q21.2	2798	3	AR	146110	nHH
LEP	7q31.3	3952	2	AR	614962	nHH
LEPR	1p31	3953	18	AR	614963	nHH
TAC3	12q13-q21	6866	5	AR	614839	nHH
TACR3	4q25	6870	5	AR	614840	nHH
KISS1	1q32	3814	2	AR	614842	nHH
KISS1R(GPR54)	19p13.3	84634	5	AR	614837	nHH
PCSK1	5q15-q21	5122	14	AR	162150	nHH
WDR11	10q26	55717	29	AD	614858	KS/nHH
HS6ST1	2q21	9394	2	不明	614880	KS/nHH
SEMA3A	7p12.1	10371	17	AD	614897	KS
SEMA7A	15q22.3-q23	8482	14	双/寡基因	607961	nHH,KS
LHB	19q13.32	3972	3	AR	152780	nHH
FSHB	11p13	2488	2	AR	136530	nHH
NDN	15q11.2-q12	4692	1	不明	602117	KS/Prader-Willi
TSHZ1	18q22.3	10194	1	AD	614427	OFC/CAA/嗅觉减退/KS

注:基因 ID:NCBI 基因数据库编号;OMIM:online catalogue of human gene and genetic disorder,人类基因与遗传性疾病在线目录号;KS:Kallmann syndrome,Kallmann 综合征;nHH:normosmic hypogonadotropic hypogonadism,嗅觉正常性性低促性腺激素性性腺功能减退症;XR:X-linked recessive,X 性连锁隐性遗传;AR:autosomic recessive,常染色体隐性遗传;AD:autosomic dominant,常染色体显性遗传;OFC:syndromic orofacial cleft,综合征性口面裂;CAA:congenital aural atresia,先天性耳闭锁

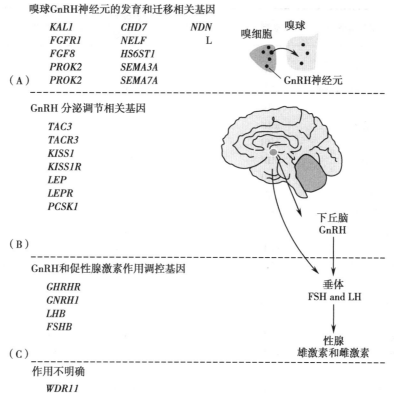

图 2-2-5-1 遗传性下丘脑性低促性腺激素性性腺功能减退症致病基因

导致遗传性下丘脑性低促性腺激素性性腺功能减退症的致病基因作用于下丘脑-垂体-性腺发育和功能的不同环节。(A)GnRH 神经元胚胎发育和移行血管的致病基因;(B)GnRH 分泌调节血管的致病基因;(C)GnRH 直接作用于垂体或间接作用于性腺的相关致病基因

下丘脑性低促性腺激素性性腺功能减退症主要包括特发性低促性腺激素性性腺功能减退症(idiopathic hypogonadotropic hypogonadism,IHH)和 Kallmann 综合征(Kallmann syndrome,KS)两种,其病因与 G 蛋白偶联受体(GPCR)的神经内分泌功能失常有关[2,3]。GnRHR、KISS1R、PROKR2 和 NK3R 突变导致 GnRH 缺乏、青春期发育延迟或无青春期发育;LH、FSH 和性腺激素降低。在发育过程中,GnRH 神经元从嗅板移行至下丘脑的正中隆突,此处的 GnRH 自轴突末梢释放,进入垂体门脉循环,作用于垂体,促进 LH 和 FSH 分泌。

(1)GnRHR 突变:人 GnRHR 基因位于 4q21.2,含有 3 个外显子,编码 328 个氨基酸残基的受体蛋白。GnRHR 缺乏细胞内 C 末端尾肽,第二个细胞外环祥的 191 位点为赖氨酸残基具有调节受体表达和空间构象功能。缺乏该残基时,细胞表面的受体数目增加 4 倍,受体分子更为稳定,不容易发生内陷。目前已经发现 20 多种 GnRHR 失活性突变位点(图 2-2-5-2),呈常染色体隐性遗传,临床表现为散发性或家族性低促性腺激素性性腺功能减退症(表 2-2-5-3)。

表 2-2-5-3 GnRH 缺乏症的基因型与临床表型

突变	突变类型	表型	外显子	GPCR 结构域	表达	信号	受体结合
GnRHR							
Met1Thr	复杂杂合子	nHH	1	N-末端	NT	NT	NT
Asn10Lys	杂合子	nHH	1	N-末端	=		
Gln11Lys	杂合子	nHH	1	N-末端			
Thr32Ile	复杂杂合子	nHH	1	N-末端			−
Glu90Lys	杂合子	nHH	1	TM2		−	−
Pro96Ser	复杂杂合子	nHH	1	TM2	NT	NT	NT
Thr104Ile	复杂杂合子	nHH	1	ECL1		NT	NT
Gln106Arg	复杂杂合子	nHH	1	ECL1			
Tyr108Cys	复杂杂合子	nHH	1	ECL1		NT	NT

续表

突变	突变类型	表型	外显子	GPCR 结构域	表达	信号	受体结合
GnRHR							
Ala129Asp	复杂杂合子	nHH	1	TM3		−	−
Arg139His	复杂杂合子/纯合子	nHH	1	TM3		−	−
Arg139Cys	纯合子	nHH	1	TM3			
Pro146Ser	复杂杂合子	nHH			NT	NT	NT
Ser168Arg	纯合子	nHH	1	TM4	=	−	−
Ala171Thr	复杂杂合子	nHH	1	TM4	=	−	−
Ser217Arg	复杂杂合子	nHH	2	TM5			
Arg262Gln	复杂杂合子	nHH	3	ICL3	=		
Leu266Arg	复杂杂合子	nHH	3	ICL3	=	−	−
Cys279Tyr	纯合子	nHH	3	TM6	=	−	−
Tyr284Cys		nHH	3	TM6	=		
Pro320Leu	复杂杂合子	nHH	3	TM7		−	−
KISS1R							
Leu102Pro	纯合子	nHH	2	ECL1	NT		
Leu148Ser	纯合子	nHH	3	ICL2			=
Cys223Arg	复杂杂合子	nHH	4	TM5	NT		NT
Glu252Gln	杂合子	nHH	5	ICL3	NT	=	=
Phe272Ser	纯合子	nHH	5	TM6			NT
Arg297Leu	复杂杂合子	nHH	5	ECL3	NT		NT
His360Leu	杂合子	nHH	5	C-末端1	NT	NT	NT
PROKR2							
Ala51Thr	杂合子	HH	1	N-末端1			
Met64Val	杂合子	HH	1	TM1			
Arg80Cys	杂合子	KS	1	ICL1			
Arg85His	杂合子 纯合子	KS/nHH/ 青春期延迟	1	ICL1	=		
Arg85Cys	杂合子/纯合子	KS/nHH	1	ICL1	=		
Arg85Leu	杂合子	KS	1	ICL1			
Arg85Gly	杂合子	KS	1	ICL1			
Met111Arg	杂合子	HH		ECL1			
Tyr113His	杂合子	KS	1	ECL1			NT
Val115Met	杂合子	KS	1	ECL1			
Arg164Gln	杂合子	KS	2	ICL2	=		=
Leu173Arg	纯合子/复杂杂合子	KS,nHH	2	TM4	=		
Ser188Leu	杂合子	KS	2	TM4			NT
Ser202Gly	杂合子	HH	2	ECL2			
Gln210Arg	杂合子/复杂杂合子	KS	2	ECL2			
Arg248Gln	杂合子	nHH	2	ICL3	=		NT
Trp251Leu	杂合子	KS	2	ICL3			
Thr260Met	杂合子	HH	2	ICL3			
Arg268Cys	杂合子	KS	2	ICL3	=		
Arg270Cys	杂合子	HH	2	ICL3			
Val274Asp	纯合子	KS(可逆)	2	ICL3/TM6			
Pro290Ser	纯合子/杂合子	KS	2		=		
Met323Ile	复杂杂合子	KS	2	TM7	=		=
Val331Met	杂合子	KS	2	C-末端			
Arg353Trp	杂合子	KS	2	C-末端	=		NT

续表

突变	突变类型	表型	外显子	GPCR 结构域	表达	信号	受体结合
TACR3							
Gln18Asp	杂合子	nHH	1	N-末端	NT	=	NT
Gln93Asp	纯合子	nHH	1	TM1	NT		NT
His148Leu	纯合子	nHH	1	ECL1	NT		NT
Ile249Val	杂合子	nHH	3	TM5	NT	=	NT
Tyr256His	纯合子	nHH	3	TM5	NT		NT
Arg295Ser	杂合子	nHH	3	ICL3	NT		NT
Tyr315Cys	纯合子	nHH	4	TM6	NT		NT
Pro353Ser	纯合子	nHH	4	TM6	NT		NT

注:IHH:idiopathic hypogonadotropic hypogonadism,特发性低促性腺激素性性腺功能减退症;KS:Kallmann syndrome,Kallmann 综合征;TM:transmembrane,跨膜段;ECL:extracellular loops,细胞外环袢;ICL:intracellular loops,细胞内环袢;nHH:normosmic HH,嗅觉正常性低促性腺激素性性腺功能减退症;NT:not tested,未检查;=:正常;-:缺乏

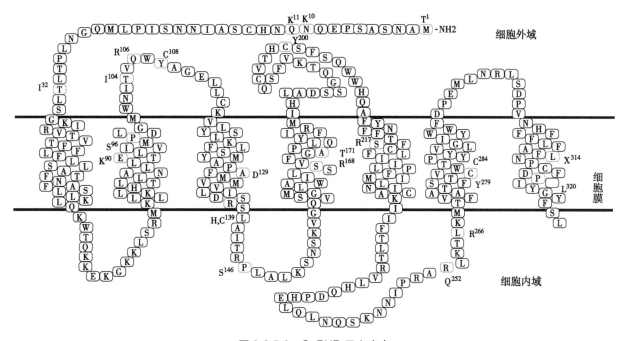

图 2-2-5-2　GnRHR 无义突变

(2) KISS1R 突变:目前已经有 10 多种突变类型报道(图 2-2-5-3),KISS1R 及其配体吻肽是调节性腺功能的重要因子,吻肽具有强烈刺激 GnRH 和促性腺激素释放作用。KISS1R 突变引起特发性低促性腺激素性性腺功能减退症(IHH)。

(3) PROKR2 突变:PROK2/PROKR2 系统调节肠收缩、昼夜节律、血管功能、嗅觉发育和生殖功能。2006 年,首次发现 PROKR2 和 PROK2 突变引起 Kallmann 综合征,目前报道了 26 种突变类型(图 2-2-5-4)。

(4) TACR3 突变:神经激肽 B 属于速激肽家族成员,速激肽家族包括 P 物质(substance P)、神经激肽 A(neurokinin A)、神经激肽 B 和神经激肽 K(neuropeptide K)。神经激肽 B 可调节脑组织兴奋性,NKB 与 G 蛋白偶联受体 NK3R 结合,激活下游的 IP 与 PKC 信号通路;NK3R 还能与 Gs 或 Gi 结合,引起腺苷酸环化酶的激活或抑制。TACR3 亦是调节性腺

功能的重要因子,因此突变后引起低促性腺激素性性腺功能减退症。下丘脑漏斗球/弓状核的神经元是形成性腺发育与功能调节的重要组分,这些神经元对性腺类固醇激素有反应,表达 NKB、吻肽、强啡肽(dynorphin)、NK3R 和雌激素受体 ERα,其功能是介导雌激素对 GnRH 分泌的负反馈调节,由 NKB/吻肽/dynorphin/NK3R/ERα 形成的调节网络具有双向、互联的特点,起着 GnRH 脉冲发生器(GnRH pulse generator)作用。NKB 或其受体 NK3R 失活性突变引起低促性腺激素性性腺功能减退症(图 2-2-5-5 和图 2-2-5-6),患者缺乏青春期发育,血清 LH 和性腺类固醇激素水平降低。

(5) 成纤维细胞生长因子及其受体突变:成纤维细胞生长因子(fibroblast growth factor,FGF)信号参与许多发育过程的调节,1 型 FGF 受体(FGFR1)突变引起单纯性 GnRH 缺乏症、Kallmann 综合征、正常嗅觉性低促性腺激素性性腺功能减退症(normosmic idiopathic hypogonadotropic hypogonadism,

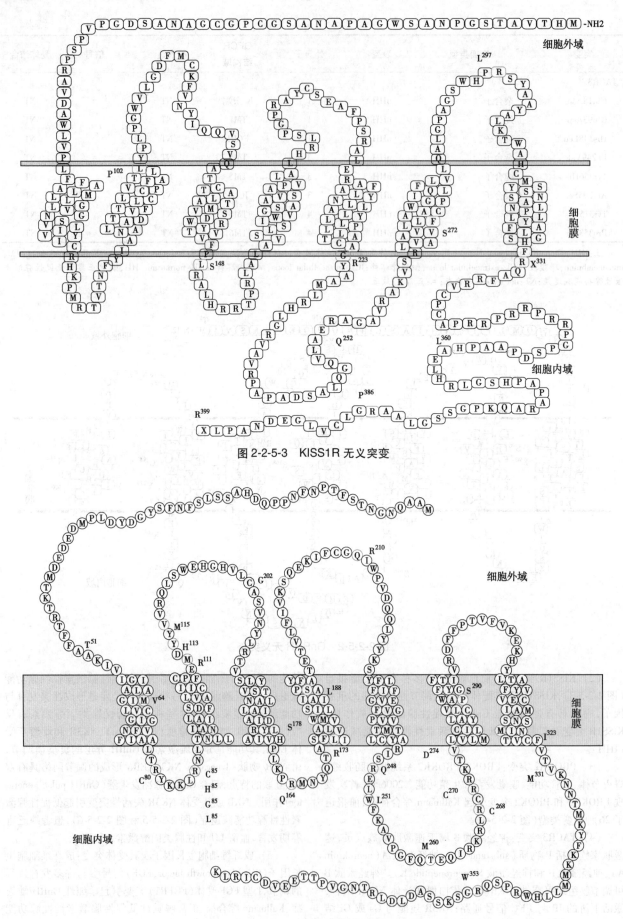

图 2-2-5-3 KISS1R 无义突变

图 2-2-5-4 PROKR2 无义突变

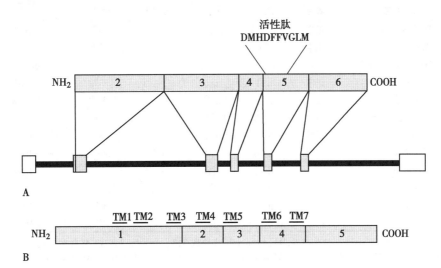

A

B

图 2-2-5-5　TAC3 突变

A. 人 TAC3 基因与前速激肽 B 原(preprotachykinin B)结构;TAC3 基因含 7 个外显子,外显子 2~6 编码前速激肽 B 原,外显子 5 编码活性 NKB 肽;B. NK3R G 蛋白偶联受体

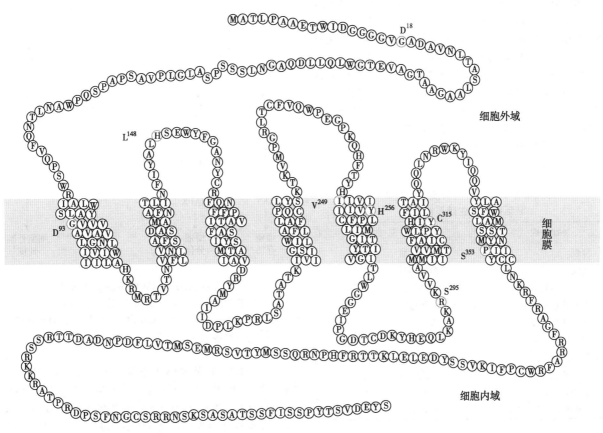

图 2-2-5-6　NK3R 无义突变

表2-2-5-4　FGFR1 突变引起的 GnRH 缺乏症

突变	突变位置	结构异常	蛋白表达	蛋白成熟	细胞表面表达	转录报道子活性	激酶活性	疾病	青春期发育
Y99C	D1	D1 折叠异常	正常	↓↓↓	↓↓↓	↓↓↓	不明	nIHH	部分延迟
N117S	D1	糖化异常	正常	正常	↓	正常	不明	nIHH	缺乏
Y228D	D2	D2 配体结合异常	正常	↓↓↓	↓↓↓	↓↓↓	不明	nIHH	缺乏
I239T	D2	折叠不稳定	正常	↓↓	↓↓	↓↓↓	不明	nIHH	缺乏
R250Q	D2-D3	配体结合异常	正常	正常	正常	↓↓	不明	nIHH/KS	缺乏
L342S	D3	FGF8b 结合异常	不明	不明	不明	↓↓	不明	KS	缺乏
G260E	D3	不明	正常	正常	正常	↓↓	不明	HA	正常
R470L	TK	活性降低	不明	不明	不明	正常	↓↓↓	nIHH	缺乏
K618N	TK	活性降低	↓	正常	正常	正常	不明	nIHH	缺乏
A671P	TK	活性降低	正常	正常	↑	正常	↓↓	KS	缺乏
Q680X	TK	活性降低	↓↓	正常	↓↓	↓↓↓	不明	nIHH	缺乏
R756H	TK	不明	正常	不明	正常	正常	不明	HA	正常

注:D1:domain 1,结构1;D2:domain 2,结构域2;D3:domain 3,结构域3;TK:tyrosine kinase,酪氨酸激酶;nIHH:normosmic idiopathic hypogonadotropic hypogonadism,正常嗅觉性特发性低促性腺激素性性腺功能减退症;KS:Kallmann syndrome,Kallmann 综合征;HA:hypothalamic amenorrhea,下丘脑性闭经;↑:mild increase,轻度升高;↓:mild decrease,轻度降低;↓↓:moderate decrease,中毒降低;↓↓↓:severe decrease,显著降低

nIHH),见表2-2-5-4。这些病例的特征是生殖功能变化不一,有的表现为严重的先天性 GnRH 缺乏症,另一些则仅有可逆性 HH 表型。

FGFR1 基因编码四种 FGF 受体蛋白,FGF 受体为细胞表面的酪氨酸激酶受体类型,其细胞外免疫球蛋白结构域2和3(immunoglobulin domain 2/3,D2/D3)决定了其与配体的结合亲和性与特异性,C 末端的 D3 结构域存在两种剪接方式,生成两种不同的异构体 FGFR1-Ⅲb 与 FGFR1-Ⅲc,并由异构体调节受体反转与配体的结合特异性。上皮组织表达Ⅲb,间质组织表达Ⅲc;激活 FGFR1 需要分子二聚化,两个FGF 分子加上硫酸肝素蛋白聚糖催化二聚体形成,使酪氨酸激酶自动磷酸化,并启动下游的信号转导(图2-2-5-7)。由于 FGFR1 突变影响的功能广泛,可出现生殖系统以外的许多临床表现(表2-2-5-5)。

表2-2-5-5　FGFR1 突变引起 GnRH
缺乏症的非生殖系统表现

骨骼表现	其他表现
腭裂	联带运动
牙发育障碍	胼胝体不发育
鼻软骨缺失	额部前突
外耳发育不良	眼距过宽
颌骨发育不良	裂虹膜
胸廓发育不良	听力障碍
肘外翻	癫痫
并指畸形	睡眠障碍
指弯曲畸形	肥胖
低骨量/骨质疏松	心理缺陷

研究发现,FGF-8 基因突变引起 GnRH 缺乏症或中线缺陷症(midline defect)。目前确定了四种 FGF-8 异构体,其中D94H 与 D73H 引起脑中线缺陷症而 T229M 突变引起前脑无裂畸形(holoprosencephaly),见图2-2-5-8。

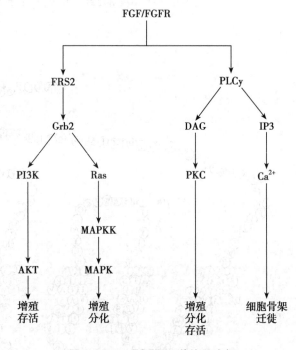

图2-2-5-7　FGFR 下游信号途径

FGF/FGFR 结合后引起磷脂酶 Cγ(phospholipase Cγ,PLCγ)、MAPK 和 PI3K 激活;FGF 信号调节细胞增殖与分化

(6)DAX-突变:DAX-1 基因长 5kb,含 2 个外显子及 1个内含子,编码 470 个氨基酸残基的蛋白质,即 DAX-1。DAX-1 在肾上腺及下丘脑-垂体-性腺轴表达,对其发育及功能起重要作用,在精子生成方面起关键作用。DAX-1 基因的表达产物 NROB1 蛋白与下丘脑-垂体-性腺/肾上腺轴的发育有密切关系,突变型蛋白作为类固醇激素合成的负性调节因子而导致先天性肾上腺发育不良和低促性腺激素性性腺功能减退(图2-2-5-9)。AHC 患者发生假性性早熟的原因与继

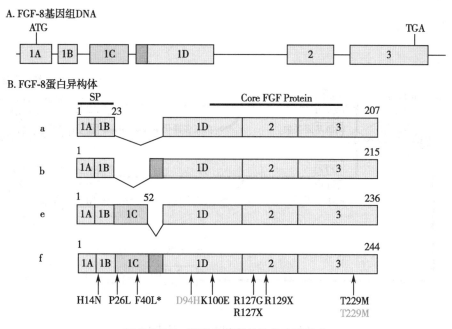

图 2-2-5-8 FGF-8 基因结构与突变位点

FGF-8 基因突变引起 GnRH 缺乏症或中线缺陷症。A. FGF-8 基因结构,方框表示外显子,线条表示内含子;B. 目前确定的四种 FGF-8 异构体,外显子 1 编码 1C 和部分 1D;FGF 的保守核心由外显子 2 和 3 编码;下部为目前发现的突变位点,其中 D94H 与 D73H 引起脑中线缺陷症(如非综合征性唇裂/腭裂),T229M 引起前脑无裂畸形(holoprosencephaly)

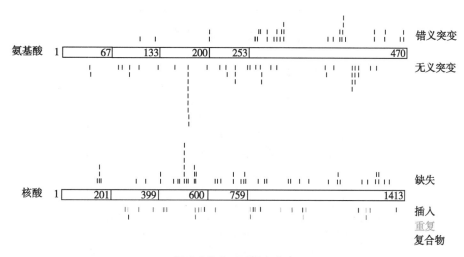

图 2-2-5-9 DAX-1 突变

DAX-1 蛋白分为三个半氨基端重复序列,即 1~67、68~133、134~200 和 201~253 四个部分及核受体样结构域 254~470。上图为错义突变,下图为无义突变

发性 ACTH 过度刺激 Leydig 细胞 ACTH 受体和睾酮雄激素生成过多有关[4,5],目前发现了 60 余个家系的 50 余种 DAX-1 基因突变;多数是由于移码突变或无义突变导致 NROB1 蛋白短截,详见第 2 篇第 6 章第 10 节。

2. GnIH 分泌紊乱 促性腺激素抑制激素(GnIH)是新发现的下丘脑神经肽,具有抑制下丘脑 GnRH、垂体 LH 和 FSH 分泌的作用[6-11]。GnIH 的 C 末端基序形式为 LPXRF 胺(LPXRFamide,X=L 或 Q),与调节痛觉的神经肽 FF(neuropeptide FF,NPFF)的 PQRF 胺基序结构相似,两者来源于同一远祖基因(图 2-2-5-10),属于含 RF 胺的肽类激素(RFamide peptide)。远祖的甲状腺刺激素(thyrostimulin)含

有 α 和 β 两个亚基,进化为脊椎动物后分别演变成促性腺激素(GTH)的 α 和 β 亚基,并形成异四聚体分子结构;进一步进化后,GTH 的二聚体演变成腺垂体糖蛋白激素的三种功能单位,分别以不同的方式形成 LH、FSH 和 TSH 分子。

青春期发育前儿童期的 GnIH 生理作用是抑制下丘脑 GnRH、垂体 LH 和 FSH 的分泌,维持性腺功能静息状态。外界环境因素(如社会应激和季节-昼夜变化)通过皮质酮或褪黑素作用于 GnIH 神经元,后者抑制 GnRH-Ⅰ 和 GnRH-Ⅱ 神经元活动,调节垂体 LH 与 FSH 的分泌(图 2-2-5-11 和图 2-2-5-12),因此 GnIH 负性调节性腺功能。此外,GnIH 也影响摄食行为。GnIH 神经元与吻肽神经元密切联系,但具体功能未明。

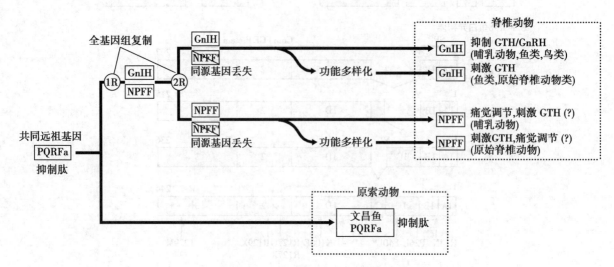

图 2-2-5-10 GnIH 与 NPFF 基因

GnIH 和 NPFF 来源于共同的远祖基因 PQRF；GTH 包括 LH 和 FSH

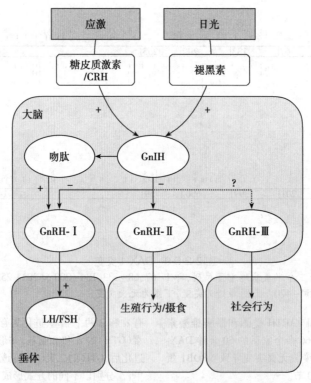

图 2-2-5-11 环境对 GnIH 的作用与 GnIH 功能

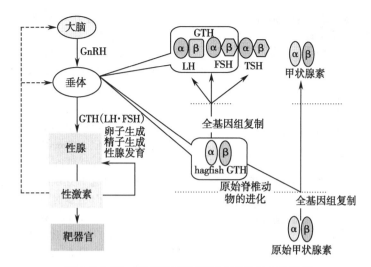

图 2-2-5-12　下丘脑-垂体糖蛋白激素的生物进化
远祖甲状腺刺激激素(thyrostimulin)含 α 和 β 两个亚基,进化为脊椎动物
后演变成促性腺激素(GTH)的 α 和 β 亚基,在进一步进化过程中,GTH
二聚体演变成腺垂体糖蛋白激素的三种功能单位,分别以不同的组合方
式形成 LH、FSH 和 TSH

3. 单基因突变引起的下丘脑性 HH　自从 20 年前首先鉴定 KAL1 基因突变以来,现已发现 10 多种引起下丘脑性 HH 的相关基因,部分患者甚至是双基因(digenic inheritance)变异所致(表 2-2-5-6~表 2-2-5-8)。

表 2-2-5-6　遗传因素所致的低促性腺激素性性腺功能减退症

项目	遗传方式	作用靶点与生理意义	临床表现
SF-1/孤核受体	AR	下丘脑/垂体/肾上腺的类固醇类性激素生成	女性 XY 性相反/肾上腺皮质功能不全而卵巢功能正常/男性肾上腺皮质功能不全
DAX-1/孤核受体	X-性连锁隐性	下丘脑/垂体/肾上腺的类固醇类激素生成	男性 HH 和肾上腺皮质功能不全
AAL-1/嗅觉素	X-性连锁隐性	下丘脑神经元移行	嗅觉缺乏/嗅觉减退
FGF1/FGF 受体	AD	FGF 受体(下丘脑/垂体)	兔唇/胼胝体不发育
GPR54/G 蛋白偶联受体	AR	GnRH 神经元/垂体	单纯性 HH
prop-1/转录因子	散发性/AR	垂体促性腺激素细胞发育	GH 缺乏/中枢性甲减
Hesx1/转录因子	散发性	Prop-1/垂体促性腺激素细胞发育	视神经发育不良/中枢性甲减中枢性皮质醇缺乏症/尿崩症
瘦素	AD	下丘脑	肥胖/多食/T 细胞免疫紊乱
瘦素受体	AD	下丘脑	肥胖/多食/T 细胞免疫紊乱
KAL1	X-性连锁	下丘脑/肾脏	KS/联带运动(70%)/单侧肾发育不全(30%)
FGF8	AD/AR	下丘脑神经元移行	KS/nIHH/兔唇/味觉障碍
PROK2	AR/AD	下丘脑神经元移行	KS/nIHH
PROKR2	AR/AD	下丘脑神经元移行	KS/nIHH
NELF	AD?	下丘脑/其他组织?	KS
CHD7	AD	下丘脑/其他组织?	CHARGE 综合征/KS/耳聋/半规管发育不良
KISS1R	AR	下丘脑/其他组织	nIHH(无其他病变)
TAC3	AR	下丘脑	nIHH(轻度听力障碍)
TACR3	AR	下丘脑	nIHH(无其他病变)
神经激肽 B	AR	下丘脑	nIHH(无其他病变)

注:KS:Kallmann 综合征;nIHH:正常嗅觉孤立性低促性腺激素性性腺功能减退症;AD:autosomal dominant,常染色体显性遗传;AR:autosomal recessive,常染色体隐性遗传;CHARGE(coloboma,heart anomalies,choanal atresia,retardation,genital and ear anomalies)syndrome:CHARGE 综合征;NELF:nasal embryonic LHRH factor,鼻胚 LHRH 因子;neurokinin B:神经激肽 B;嗅觉素:anosmin

表2-2-5-7 低促性腺激素性性腺功能减退症的双基因效应

基因1	基因2	表型范围
PROK2	PROKR2	KS
FGFR1	NELF	KS 伴脑中线缺陷-Duane 综合征
GNRHR	FGFR1	nIHH
FGF8	FGFR1	nIHH/青春期发育延迟
KAL1	PROKR2	两者突变均导致 KS

表2-2-5-8 低促性腺激素性性腺功能减退症的遗传性缺陷

Kallmann 综合征		正常嗅觉性 HH	
KAL1	10%~20%	GNRHR	10%~40%
FGFR1	10%	GNRHI	<1%
FGF8	<2%	TACR3	?
PROKP2	5%	TAC3	?
CHD7	5%	KISS1R	<3%
NELF	1%	PROKR2	1%
		PROK2	1%
		FGFR1	3%
		CHD7	5%

注:HH:hypogonadotropic hypogonadism,低促性腺激素性性腺功能减退症;CHARGE:colobomaa-heart anomalies,choanal atresia,retardation-genital and ear anomalies,缺失-心脏畸形-鼻后孔闭锁-发育延迟-生殖器与耳畸形;KISS1R:吻肽 1 receptor,吻肽 1 受体

4. 获得性下丘脑性低促性腺激素性性腺功能减退症

(1) 特发性低促性腺素性性腺功能减退症:以前的特发性 HH(IHH)专指由于 GnRH 缺乏引起的 HH。如上所述,其病因和发病机制已经基本明了,主要因相关基因(如 KAL1、GnRHR、FGFR1、GPR54、PROK2、PROKR2、FGF8、CHD、TAC3、TAC3R 等)突变所致[12,13]。但在临床上,因为患者缺乏嗅觉障碍而被臆断为 IHH。此处所述的 IHH 不包括已经明确病因的遗传性单基因突变者。由于患者下丘脑分泌 GnRH 的神经元缺如或数目减少与功能降低,或因 GnRH 功能异常导致血 LH、FSH、睾酮(或雌二醇)降低,伴青春期发育延迟及性腺和第二性征不发育。女性无月经,乳腺细小,阴毛少;男性睾丸和阴茎均小,阴毛、腋毛稀少,喉结不明显,但不伴嗅觉障碍,也无器质性颅内病变或垂体疾病。

血 LH、FSH 及睾酮降低或测不出。注射 GnRH 后,血 LH 及 FSH 仍低或无反应;但经数日多次注射后,出现 LH/FSH 升高反应甚至超高反应。用此试验可鉴别垂体疾病所致的低促性腺激素性性腺功能减退症。氯米芬可在受体部位与雌二醇竞争性对抗,口服氯米芬(每次 50mg,每天 1~2 次,连续 14~30 天)后无反应,而正常人的血 LH 明显升高。外源性 GnRH 替代是本综合征的最佳治疗方案。在无 GnRH 供应或患者 FSH 缺乏不严重时,可用睾酮类制剂或单用 HCG 治疗,以促进和维持性腺功能及第二性征。对较重的患者或为了促进生育力,应每周加用 HCG 2000~4000U,分 3 次肌内注射,长期治疗可获得性成熟。如未达到目的,可改用人尿促性腺激素(menotrophin,HMG),每周肌内注射 3 次。

生育后再改用睾酮维持性腺功能,无效时再改用重组的人 FSH 或 LH 治疗。

(2) 继发性低促性腺素性性腺功能减退症:部分 HH(如 Fröhlich 综合征)是由于脑部器质性病变所致,如脑肿瘤、脑炎、小头畸形、脱髓鞘等,但腺垂体的其他功能正常。还有一些综合征伴有下丘脑性肥胖及腺功能减退(多为遗传性)和中枢神经功能异常,如 Laurence-Moon 综合征、Bardet-Biedl 综合征、Allstrom-Hallgren 综合征、18-三体综合征(Edwards syndrome)和 Prader-Willi 综合征等。获得性中枢神经系统疾病引起下丘脑-垂体功能障碍,如 Hand-Schüller-Christian 病累及下丘脑时,常出现尿崩症和其他下丘脑功能紊乱的临床表现。Prader-Willi 综合征和 Angelman 综合征是由于丢失 15q11-q13 所致。Prader-Willi 综合征患者常伴有肌张力低下、进食困难,以后发生多食、肥胖、短肢和 HH,智力仅轻度异常;Angelman 综合征伴有严重智力障碍和畸形。全身性疾病与药物引起的 HH 见于结核、结节病、其他感染性炎性病变、血管病变及创伤等累及下丘脑或垂体时。大约 1/3 的男性 2 型糖尿病患者伴有低促性腺激素性低睾酮血症;同样的情况亦见于代谢综合征及肥胖,但较少见于 1 型糖尿病。伴有情绪障碍(特别是双相情感障碍)的女性容易并发生殖功能紊乱,部分伴有 HH,其原因未明,可能与长期应用抗精神病药物有关。此外,阿片中毒和长期耐力锻炼亦可引起 HH[14,15]。

一些肾上腺皮质增生由于 ACTH 过度分泌,肾上腺皮质分泌大量雄激素,或者长期使用大剂量外源性雄激素/雌激素,可抑制下丘脑-垂体的 GnRH-LH/FSH 系统,引起低促性腺激素性性腺功能减退症。如果持续的时间够长,可进一步导致继发性睾丸不发育与纤维化。DHEA、DHEAS、雄烯二酮以及它们在外周组织转换的睾酮能维持男性化,但亦促进中心性肥胖与脂肪肝的发生,增加心血管疾病的风险。这些患者虽然男性化正常,而睾丸细小、坚硬,受孕能力降低或缺乏生育功能,但对 GnRH-LH/FSH 刺激有反应,并可用于该种 HH 的治疗。女性高雌激素血症也存在类似情况。青春期发育延迟可继发于许多慢性疾病及长期应用糖皮质激素者。青春期发育延迟可导致低骨量,多伴有牙发育延迟。

(二) 下丘脑性 HH 类型　　常见的下丘脑性 HH 有三种临床类型。①Kallmann 综合征:下丘脑性 HH 伴嗅觉减退或嗅觉缺失(hyposmia/anosmia);②肥胖-生殖无能综合征(syndrome of adiposogenital dystrophy):下丘脑性 HH 伴明显肥胖,系某些病变累及下丘脑,导致神经-内分泌功能紊乱,从而引起 GnRH 分泌减少和继发性性腺发育不良与脑性肥胖;③下丘脑性无排卵(hypothalamic anovulation):是指下丘脑性 HH 引起的无排卵与不育症,继发性垂体 LH/FSH 缺乏引起的 HH 病因不在垂体而在下丘脑。

1. 低促性腺激素性性腺功能减退症　　目前已经确定的 HH 病因有:①GnRH 受体 1 突变;②LHβ 链突变;③DAX1 突变(伴有肾上腺发育不良);④瘦素/瘦素受体突变(伴有肥胖);⑤激素原转化酶 1(prohormone convertase 1)突变;⑥吻肽受体(吻肽 receptor,GPR54)突变;⑦KAL1(编码 anosmin-1)突变(X-性连锁 Kallmann 综合征);⑧KAL2(编码 FGFR1)突变(常染色体显性遗传性 Kallmann 综合征);⑨其

他垂体发育因子如鼻胚 LHRH 因子(nasal embryonic LHRH factor,NELF;基因 Nelf)、PKR2、CHD7 等基因突变。

2. CHARGE 综合征 详见扩展资源 9。NELF 参与 GnRH 细胞和嗅觉神经元的移行,但目前仍不明确 NELF 的具体功能。应用外源性 GnRH 后,垂体的 NelfmRNA 表达升高 3 倍以上,因而 NELF 可能是一种垂体发育转录因子。prokineticin 2(PROK2)或其受体(PROKR2)是表达昼夜节律信号的中介因子,与生物钟的关系密切。眼缺失-心脏畸形-后鼻孔闭锁-生长发育迟缓-泌尿道畸形-耳畸形-聋哑综合征(CHARGE 综合征)是编码染色体结构域螺旋酶 DNA 结合蛋白 7(CHD7)突变所致的遗传性疾病。

3. Kallmann 综合征 Kallmann 综合征为最常见的低促性腺素性性腺功能减退症,伴嗅觉失敏(或丧失)和神经缺陷(神经性耳聋及色盲等),详见本章第 6 节。主要病变在下丘脑及邻近的嗅觉中枢,GnRH 分泌不足是本病的发病原因。若下丘脑的功能异常广泛,可伴发渗透压受体功能异常及渴感异常。该综合征可呈 X 连锁隐性遗传、常染色体显性遗传或常染色体隐性遗传。大约 60% 的 HH 患者伴有嗅觉缺失,其程度不一,极轻者往往被忽视而臆断为 IHH。主要与 KAL1 或成纤维生长因子受体 1(fibroblast growth factor receptor1,FGFR1)基因突变有关,但只占所有 Kallmann 综合征病例的 15%,另外 15% 的病例是由于 PROK2 或 PROKR2 突变所致。在 40% 嗅觉正常的 IHH 患者中,部分存在 GnRH、KISS1R、TAC3、TACR3 突变。有些基因突变(如 PROK2、FGFR1 或 SOX2)既可引起 Kallmann 综合征,亦能导致 IHH。

4. 特发性低促性腺激素性性腺功能减退症 吻肽和神经激肽 B(neurokinin B)是激发 GnRH 分泌并促进性腺成熟的调节因子。神经激肽 B 受体由 TAC3 基因编码。主要分布于下丘脑,调节 GnRH 分泌,因而神经激肽 B 或其受体突变是下丘脑性 HH 的重要原因。吻肽及其受体(GPR54,KISSR)是调节生殖功能的关键因子,突变后引起特发性 HH。IL2~10 可引起 kiss1r 结构重排,提示一些分子与吻肽的 GPCR/G 蛋白信号存在"对话"现象,而 KISS1R 的活化性突变(Arg386Pro)又可以导致性早熟。吻肽受体突变所致 HH 的特点是:①突变位点遍布受体的全段,没有"突变热点";②一般不伴嗅觉缺失(Kallmann 综合征)、颅面中线缺陷和骨骼异常;③缺乏青春期发育而生殖系统正常;④LH 分泌脉冲存在,振幅降低,但患者对内源性或外源性 GnnRH 有反应;⑤KISS1R 的活化性突变(如 R385P)引起中枢性性早熟。

5. 纤毛病相关性遗传综合征 详见第 2 篇扩展资源 17。细胞器中心粒(centriole)为桶状结构,是形成纤毛(cilia)与鞭毛(flagella)的必需元件。中心小体(centrosome)异常导致基因组不稳定,并可诱发肿瘤。中心小体蛋白突变引起小头畸形、矮小症与 HH,而中心粒重排引起纤毛病(ciliopathy)。

6. Lowe 综合征 又称为 X-性连锁遗传性眼-脑-肾综合征(X-linked oculocerebrorenal syndrome),其特征是发育迟缓、失明、肾小管功能障碍伴进行性肾衰竭,病因为编码磷酸酶的 OCRL 基因突变。该基因突变引起 Dent 病(Dent 病伴轻度 Lowe 综合征表型)。Joubert 综合征的表现是小脑共济失调、色素性视网膜病(pigmentary retinopathy)和肾病,病因为编码纤毛蛋白的相关基因(至少已经发现 5 种)突变。Bar-det-Biedl 综合征除智力障碍、HH、视力下降和肥胖外,亦伴有肾囊性变或囊性纤维化,已经确定的 12 个致病基因均与纤毛蛋白功能障碍相关,如 Meckel 综合征。

7. 下丘脑无排卵 下丘脑 GnRH 神经元合成 GnRH 并以特有的脉冲方式分泌到垂体门脉中,调节垂体 FSH/LH 的释放。GnRH 神经元的活动受性腺类固醇激素和中枢性神经递质(如去甲肾上腺素、多巴胺、β-内啡肽等)的调节,因此,任何影响中枢神经功能的因素都可能导致 GnRH 分泌异常。同时,性腺类固醇激素过多或过少亦干扰 GnRH 的合成和分泌,部分患者无月经或月经稀少。

(1)功能性下丘脑性无排卵:GnRH 分泌异常导致下丘脑性无排卵,其病理生理特点是在没有卵巢被抑制(如过量雌激素和抑制素)的情况下,GnRH 缺乏正常的高峰分泌脉冲,代之以低幅的 GnRH 分泌频率,从而导致 LH 分泌异常。GnRH 的分泌脉冲各不相同,绝大多数患者的 LH 分泌模式与青春期前类似,少数较严重患者的 LH/FSH 分泌脉冲和频率均明显降低[16],但对外源性 GnRH 的反应仍正常。下丘脑性无排卵多发生于脑力劳动者、长跑运动员、芭蕾舞演员或精神受到突然刺激者,以年轻未婚女性多见,可有突然精神刺激、剧烈运动、过度恐慌、忧郁等病史。

(2)器质性下丘脑性无排卵:以特发性 HH 伴嗅觉障碍(Kallmann 综合征)最为典型,患者的青春期发育延迟为不可逆性,并可导致不育和不孕。

(三)诊断 如果 GnRH 刺激试验完全无反应可诊断为完全性 HH,如有部分反应,且有自发性乳腺发育和性毛生长可认为属于部分性 HH[17],HH 的遗传病因诊断见图 2-2-5-13。

1. 病史 婚姻史(婚前和婚后的生理变化、性生活情况、生育史、产后并发症等)和导致闭经的诱因(精神刺激、环境改变、特殊疾病)对病因鉴别有重要意义。体检的项目主要有生长发育、体格、智力、营养、身长、体重、面容、表情、畸形、四肢和躯干比例、姿势与步态等。应重点检查内外生殖器(发育、有无畸形或残缺)、乳腺发育、毛发分布、溢乳和第二性征。运动性闭经常见于女性运动员,由于长时间参加剧烈的体育训练和比赛活动导致。应详细了解病情的发展过程与临床表现,结合有关激素测定加以分析。

2. 血 FSH/LH 测定 典型的下丘脑功能性闭经患者血 FSH、LH 偏低或接近正常,卵巢功能低下。不典型下丘脑功能性闭经患者血 LH 高而 FSH 低,与多囊卵巢综合征(PCOS)相类似,部分患者表现为 FSH、LH 偏高而接近卵巢早衰水平。

3. 抗米勒管素测定 目前已经用商业的测试盒监测血清和卵泡液抗米勒管素(AMH),PCOS 患者的血清和卵泡液抗米勒管素升高,而且与胰岛素抵抗、高睾酮血症及无排卵相关。另一方面,抗米勒管素升高还是下丘脑性闭经、下丘脑性无排卵、卵巢早衰及子宫内膜异位的病因。因此,抗米勒管素可作为女性生殖功能和无排卵性疾病的标志物。

4. GnRH 兴奋试验和氯米芬试验 有助于 GnRHR 突变的临床初步诊断。静脉注射 GnRH 100~200μg 或 4 小时内静脉滴注 GnRH 240μg,本病患者血 FSH 无反应,LH 在 30 分钟时稍升高,少数出现正常反应。反应较差或呈延迟反应者

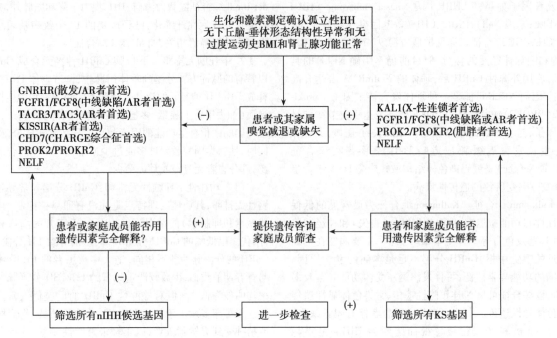

图 2-2-5-13　低促性腺激素性性腺功能减退症的遗传病因诊断

首先根据病史、生化和激素测定确认孤立性 HH，无需排除肾上腺疾病。如果患者或其家属伴有嗅觉减退或缺失，应按照 Kallmann 综合征的单基因突变病因进行查找，否则按散发性 HH 确定候选基因突变分析顺序。HH：低促性腺激素性性腺功能减退症；nIHH：正常嗅觉孤立性低促性腺激素性性腺功能减退症；CHARGE：缺失-心脏畸形-鼻后孔闭锁-发育延迟-生殖器与耳畸形；NELF：鼻胚 LHRH 因子；KISSIR：吻肽受体

可隔日肌肉或静脉注射 GnRH 50～100μg，每天 1 次，连续 3 天，或 2 周后重复此试验，多可获得正常反应，血 LH 和 FSH 可升高至基础值的 1.5～2.5 倍。如果血清 FSH 和 LH 两者均低于 5U/L 者，闭经部位在下丘脑-垂体。氯米芬试验的目的是检测下丘脑-垂体-卵巢轴反馈机制的完整性和功能状态，以鉴别下丘脑性与垂体性闭经。下丘脑垂体功能障碍引起的 HH 患者孕激素试验常为阴性。轻度功能障碍者的 LH/FSH 分泌虽然减少，但仍有一定的卵泡刺激作用，只是这种刺激不足以使卵泡充分发育和排卵，但能分泌雌激素。

5. 卵巢超声检查　卵巢有小囊泡存在，但一般小于 10 个，直径 2～8mm，分布于整个卵巢，间质回声不增强，借此可与 PCOS 鉴别。先天性低促性腺激素性性腺功能减退症（congenital hypogonadotropic hypogonadism，CHH）的特点是青春期发育时期的 GnRH 释放障碍、GnRH 细胞功能紊乱（引起正常嗅觉性低促性腺激素性性腺功能减退症）或移行异常（引起嗅觉障碍性低促性腺激素性性腺功能减退症，Kallmann 综合征）。致病基因包括 GNRH1、GNRHR、GPR54/KISS1R、TAC3 或 TACR3。

（四）鉴别诊断　下丘脑性 HH 只是一种功能诊断，为了指导临床治疗，应该尽量明确其病因。鉴别的要点是骨龄和 GnRH 兴奋试验。功能性下丘脑性 HH 是一种体质性性发育延迟，骨龄延迟较轻，GnRH 兴奋试验的促性腺激素反应正常；而器质性下丘脑性 HH 患儿的骨龄延迟往往相当显著，GnRH 兴奋试验多提示下丘脑存在器质性损害（无反应）。

1. 青春期发育前和青春期发育后 HH 的鉴别　如果超

过 18 岁仍缺乏 GnRH，可诊断为特发性 HH（idiopathic HH，IHH），而不足 18 岁者最好诊断为青春期发育延迟。青春期发育启动的最早表现是夜间的 LH 分泌幅度升高，继而频率增加，数月后白天与夜间的 LH 和 FSH 水平均增加，直至达到成人水平。因此，在促性腺激素和睾酮（或雌二醇）均降低时，HH 需要与青春期发育延迟鉴别（表 2-2-5-9）。如果患者伴有嗅觉障碍而无唇裂、腭裂、神经感觉性耳聋、小脑共济失调、肾发育不良等异常，则可诊断为 Kallmann 综合征。外生殖器的特征主要决定于 HH 的发生时间。胎儿后期或新生儿早期发生 GnRH 缺乏者，引起隐睾和小阴茎；而青春期前发生 GnRH 缺乏者表现为类宦官体型，第二性征发育延迟、高音调和骨龄延迟；成年发生的 HH 则以性欲减退、体重增加、面部潮红和不育为特征。

表 2-2-5-9　青春期前后发病的 HH 鉴别

鉴别点	青春期发育前 HH	青春期发育后 HH
身材和体型	类宦官体型	正常体型
睾丸	小（<6cm³）	正常或轻度缩小而松软
阴茎	短小（<5cm）	正常
阴囊	无皱褶和色素沉着	正常皱褶和色素沉着
前列腺	缩小	正常
性毛	面部胡须-腋毛和阴毛稀疏	面部胡须-腋毛和阴毛纤细
音调	高而尖	正常
男性乳腺发育	存在	存在

续表

鉴别点	青春期发育前 HH	青春期发育后 HH
生育功能	下降或缺乏	下降
性欲	缺乏	缺乏
骨密度	下降	下降
肌肉	肌少症	肌少症
体脂	增加	增加
贫血	轻度	轻度
面部潮红	无	有
男性秃顶	无	无
阴茎勃起	障碍	障碍

注:HH:低促性腺激素性性腺功能减退症

2. 功能性下丘脑性 HH　主要包括三个方面的病因:①应激因素,如饮食不节、过度运动、慢性疾病等;②精神因素,如精神性多饮、精神性厌食等;③药物因素,如多巴胺拮抗剂、吗啡肽、中枢性降压药等。因此,一般根据患者的运动史和有关检查不难诊断,但应排除器质性疾病(详见病例报告)。

下丘脑性无排卵常与下丘脑性 HH 关联,但下丘脑性无排卵的病因复杂,器质性下丘脑性无排卵往往是下丘脑疾病的并发症而功能性无排卵多与急性应激有关。生育年龄期间,女性无排卵的主要病因是神经内分泌疾病、高泌乳素血症、多囊卵巢综合征、雄激素过多、卵巢早衰和慢性全身性疾病。其中,下丘脑性无排卵是慢性无排卵的常见类型。功能性下丘脑性无排卵属于排除性诊断,必须首先排除精神性、药物性和器质性下丘脑性无排卵可能。如无器质性下丘脑-垂体病变,且 GnRH 兴奋试验正常,可以按功能性下丘脑性

无排卵治疗,并密切追踪。特发性 HH 应与 Kallmann 综合征和颅中线结构不发育(如 De Morsier 综合征)鉴别。

3. 器质性下丘脑性 HH　引起器质性下丘脑性 HH 的主要原因是中枢神经系统疾病,如肿瘤(鞍上颅咽管瘤、视交叉神经胶质瘤、异体松果腺瘤等)、炎症(脑膜炎、结核、脑炎等)、外伤(头部放疗、颅底骨折等)、手术或血管病变(颈内动脉瘤及先天性缺陷、Kallmann 综合征)。此外,服用抗精神病药物及避孕药物亦可引起下丘脑性 HH。单基因突变引起的 HH 的病因鉴别可能相当困难,一般的临床诊断只能鉴别伴有嗅觉障碍的 Kallmann 综合征与特发性 HH;突变基因分析可以最后明确其病因。GnRHR 突变基因型与表型变化见图 2-2-5-14。

X-性连锁先天性肾上腺发育不良症常伴有 HH,因青春发育期无性腺发育而被诊断,极少数 AHC 患者可有自发性青春期性腺发育,但发育不完全,均在 Tanner Ⅲ 期以下,身材相对矮小,女性出现肥胖。多数患者对 GnRH 兴奋试验无反应。皮下注射 GnRH,观察 GnRH 反应(每天 2 小时)的时间应持续 1 周。如果病变部位在下丘脑(如 Kallmann 综合征),对刺激的反应逐步增强,而 AHC 对连续性 GnRH 兴奋仍无反应。DAX1 基因表达在精子生成中起重要作用,啮齿类动物的 Sertoli 细胞能表达 DAX1。Ahch(相当于人 DAX1)基因敲除的雄鼠发生生精障碍和进行性输精管功能退化,睾丸胚细胞丢失,Leydig 细胞增生,无精子生成;这些异常不能被 GnRH 纠正。非典型性 AHC(如 I439S 突变)的发病可晚至 28 岁,多以性腺功能低下为首发表现,或仅表现为单一性原发性肾上腺皮质功能不全[18],后者的性腺发育可为完全性或不完全性,但均无精子生成,对促性腺激素治疗无反应。在同一家族中,患者的表型并不相同,一般男孩对 GnRH 治

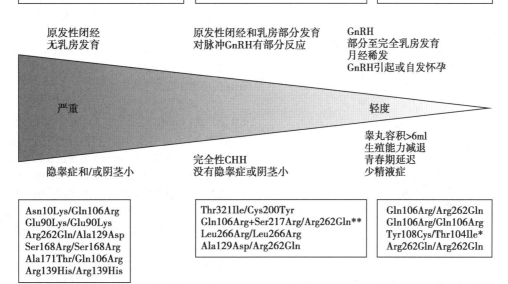

图 2-2-5-14　GnRHR 突变的基因型与表型变化

疗无反应(GnRH 兴奋试验无反应),而女性携带者不发病或仅表现为青春期发育延迟。如果失盐伴皮质醇缺乏者排除了先天性肾上腺皮质增生,应想到 AHC 可能。迟发型 AHC(late-onset adrenal hypoplasia congenita)有原发性肾上腺功能不全的表现,血清皮质醇降低而 ACTH 明显升高,青春期发育延迟。TACR3 与 TAC3 突变引起先天性低促性腺激素性性腺功能减退症亦有所区别,两者的鉴别见表 2-2-5-10。先天性低促性腺激素性性腺功能减退症包括正常嗅觉-非遗传综合征性低促性腺激素性性腺功能减退症、Kallmann 综合征和遗传综合征性低促性腺激素性性腺功能减退症三种临床类型,但临床表型往往是重叠的(图 2-2-5-15),所以鉴别的根本方法是图标基因分析。

表 2-2-5-10 TACR3/TAC3 突变引起先天性低促性腺激素性性腺功能减退症的特点

项目	TAC3 受体突变	TAC3 突变
突变类型	Gly93Asp/Gly93Asp/Pro353Ser/Pro353Ser	Met90Thr/Met90Thr
性别	女性/男性	女性
发病年龄(岁)	12.8~24.0	2~14
生殖器表现	女性:原发性闭经/缺乏乳腺发育 男性:小阴茎/睾丸体积≤1ml/隐睾	原发性闭经 缺乏乳腺发育
父母及杂合子携带者	正常	正常
基础/刺激后血FSH(U/L)	1.15/16.3	0.05/2.9
基础/刺激后血LH(U/L)	0.1/6.22	0.06/3.84
腺垂体功能	正常	正常
嗅觉减退	无	轻度智力障碍

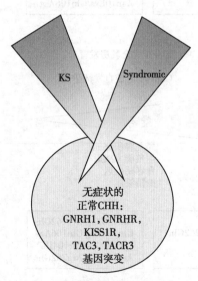

图 2-2-5-15 先天性低促性腺激素性性腺功能减退症的表型重叠

4. 基因组印迹性疾病 基因组印迹性疾病(genomic imprinting disorder)可伴肥胖和性发育障碍,故需要与 HH 鉴别,详见第 1 篇第 1 章第 2 节。

5. 体质性性发育延迟与单纯性 HH 的鉴别 体质性生长和青春期发育延迟是一种排除性诊断(表 2-2-5-11),鉴别困难[19-21]。确切的诊断可通过等待性观察来确定,如果年满 18 岁后仍无性发育,即可诊断为单纯性 HH(图 2-2-5-16)。

表 2-2-5-11 体质性青春期发育延迟与低促性腺激素性性腺功能减退症的鉴别

鉴别点	CDGP	HH(IHH)
家族史	50%~75%	约20%
延迟发育特征	性腺发育延迟/肾上腺功能初现延迟/阴毛初现延迟	性腺发育延迟
青春发育后进展减慢或逆转	罕见	20%~40%
睾丸体积	<4ml	1~2ml
隐睾	可有	5%~40%
阴蒂	可见	极小
部分青春期发育	少见	常见
	正常	嗅觉减退/缺失(30%~50%)
18岁青春期发育	启动并正常发展	缺失或部分发育
GnRH 试验	存在夜间 LH 分泌峰	不存在夜间 LH 分泌峰
	LH 和 FSH 有较大增加	LH 和 FSH 无增加
HCG 试验	男性睾酮增加 女性不明	男性睾酮不增加 女性不明

注:CDGP:体质性青春期发育延迟;HH:低促性腺激素性性腺功能减退症

(1)基础促性腺激素:基础促性腺激素(LH 和 FSH)与 GnRH 兴奋试验的诊断特异性低,两者之间存在明显重叠(表 2-2-5-12),而使用抑制素 B 测定、GnRH 激动剂或 HCG 兴奋试验可提高鉴别能力,但各种试验均不能获得肯定结论。在一组特发性 HH 和 Kallmann 综合征患者中,某些基因突变导致 GnRH 分泌障碍或作用缺陷。GnRH 作用缺陷引起垂体促性腺激素缺乏,Leydig 细胞/泡膜间质细胞(theca cell)不发育。根据临床特点(如嗅觉缺失、睾丸细小、阴茎短小和隐睾等)和 GnRH/HCG 兴奋试验反应低下,一般诊断为 IHH 的可靠性远高于体质性性发育延迟。

(2)动态试验:常用的动态试验有 GnRH 兴奋试验、GnRH 激动剂(GnRH-A)兴奋试验、HCG 兴奋试验和抑制素 B 测定(表 2-2-5-13 和表 2-2-5-14)。研究发现,那法瑞林(nafarelin)和曲普瑞林(triptorelin)兴奋试验的鉴别效果似乎高于其他试验,而亮丙瑞林(leuprolide)试验较费时。

(3)遗传性检查:如果高度怀疑为 HH、IHH 或 Kallmann 综合征,可进行相关基因检测,但是,阳性率 30%~40%。虽然 CDGP 具有强烈的遗传背景,但致病基因未明[22-25]。

(五)治疗

1. 病因治疗 一般驱除原发因素(如肿瘤、炎症等)后可恢复月经和排卵。无生育要求和性激素水平特别低下的患者可给予雌激素(女性)或雄激素(男性)替代治疗。短期

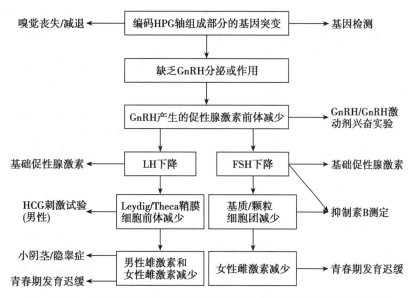

图 2-2-5-16 体质性生长和青春期发育延迟与低促性腺激素性性腺功能减退症的鉴别流程

表 2-2-5-12 应用基础促性腺激素诊断低促性腺激素性性腺功能减退症

研究者/年份	测定方法	HH 组			对照组			结果
		例数	年(岁)	睾丸	例数	年龄(岁)	睾丸	
Wu/1991	过夜 12h 血 LH/FSH 脉冲(IFMA)	男性 8	24 (11~36)	1.6 ±1.4ml	青春发育前男 16/女 6	6.2 (4.4~8.1)	2ml	脉冲幅度约频率无差异/IHH 缺乏睡眠 LH 脉冲
Odink/1998	过夜 24h 血 LH 脉冲(IRMA)	男 14 女 11(1/3MPHD)	16.4 (9.9~20.6)	2ml	男 6 女 2 CDGP	15.8 (13.5~18.9)	3.9 (2~8)ml	74% PPV 与 100% NPV 缺乏 LH 脉冲 FSH≤1.11U/L(男)或≤2.86U/L(女)的诊断敏感性 97% ~100%/LH 脉冲特异性 23%~28%
Sequera/2002	基础 LH FSH (IFMA)	男 12(部分性 HH5 完全性 7)	16.8 (14.8~18.4)	3.9 1~10ml	男 8 CDGP	15.4 (14~17.3)	4.4 (2~10)ml	无鉴别意义
Grinspon/2010	基础 LH/FSH (IFMA)	男 25 (40% MPHD)	16.4(±3.1)	1.8 (±0.6)ml	男 7 CDGP	13.9 (±1.8)	2.9 ±1.0ml	FSH<1.2;U/L 预测 PPV (100%) 和 NPV (54%)

注:LH 降低是指 0.5~2U/L(RIA),0.1~0.5U/L(IRMA),<0.1U/L(IFMA 和 ICMA);PPV:positive predictive value,阳性预测值;NPV:negative predictive valu,阴性预测值;IFMA:immunofluorometric assay,免疫荧光法;IRMA:immunoradiometric assay,免疫放射法;ICMA:immunochemiluminescence assay,免疫化学发光法

表 2-2-5-13 GnRH 和 GnRH 激动剂兴奋试验

研究	比较组			结果
	病例数	年龄(岁)	睾丸体积	
GnRH 试验				
1	男			根据性腺发育分期计算 CDGP 的 LH 诊断参考值/13/21 的 HH 患者 LH 降低/PPV100%/NPV 87%
2	男			HH 与 CDGP 的 LH 峰值重叠/完全性 HH LH 峰值 1.1~6/部分性 HH 3.04~30.8/CDGP 3.2~33.4U/L

研究	比较组			结果
	病例数	年龄(岁)	睾丸体积	
3	男7 CDGP	13.9(±1.8)	2.9(±1.0)ml	LH 峰值<5.8 和 FSH 峰值<4.6U/L 的 HH 诊断 PPV100%/NPV64%
反复使用 GnRH 后 GnRH 兴奋试验				
4	男9 CDGP	16.3(14.5~20)	7(2~15)ml	GnRH 刺激后两组的 LH 增值无重叠(HH 增加 0.8~2.4/CDGP 增加 4.1~15.6U/L)
5	男17 CDGP	16.5(14~21.5)	2.5(1.5~3.5)cm	GnRH 刺激后两组的 LH 增值(≤3U/L)的诊断 PPV89%/NPV100%
GnRHa 兴奋试验				
6	男3 CDGP	16.2(14.8~17.6)	2.2(2~2.5)cm	HH 者 LH 峰值 5.5(±0.8)/CDGP 为 77.2(±8.6)U/L
7	青春发育前 11 CDGP	14.9(13.8~17.6)	1.7(1~2)cm	LH 峰值<7.2U/L 诊断 HH 的 PPV100%/NPV95%
8	发育早期 11 CDGP	15.4(13.9~17.1)	2.8(2.4~3.6)cm	LH 增值 HH 为 0~6.0U/L/CDGP 为 4.8~49.2U/L
9	男			那法瑞林兴奋后 LH 增值重叠/HH 的 LH 增值 1.7~10.6/L/CDGP8.0~66.1U/L
10	男18 CDGP	15.8(15~17)	3.1(2~4)ml	HH 与 CDGP 的 LH 峰值无重叠/HH 与青春发育前对照者重叠
11	男16	9.3(6.9~11)	2.2(2~3)ml	HH 的 LH 峰值 0.1~8.6U/L/CDGP13.5~38.1U/L/青春发育期前 0.1~8.8U/L
12	男			LH 峰值无重叠/HH 的 LH 峰值 0.7~6.9U/L/CDGP10.8~32.6U/L
13	男			LH<14U 诊断 HH 的 PPV72%/NPV100%/HH 的 LH 峰值 (3.4±4.1)U/L/CDGP(18.4±9.4)U/L
14	男			HH 的 LH 峰值<5U/L/LH 峰值<5U/L 诊断 HHPPV89%/NPV100%
15	男7 CDGP	14.3(13.5~15.3)	2.6(2~3)ml	亮丙瑞林兴奋后 120~180 分钟的 LH 峰值无重叠而 HH 与青春发育前对照者重叠
16	青春发育前 男6	9.5(7.5~12.5)		HH 的 LH 峰值 0.7~2.8U/L/CDGP6.1~15U/L

表 2-2-5-14　应用 HCG 兴奋试验和抑制素 B 诊断男性 HH 的研究

研究者 年份	试验方法	HH 组			对照组			结果
		例数	年(岁)	睾丸	例数	年龄(岁)	睾丸	
HCG 试验								
Dunkel/1985	第 1/3/8/10 天注射 5000U/m² 第 1 和 15 天测定血睾酮	19 (IHH12/MPHD7)	17.4 (12.5~23.4)	3.9ml (0.8~9.6)	52 CDGP	16.1 (13.3~19.7)	1~10ml	CDGP 的睾酮参考值根据性腺发育分期确定/HH 的睾酮降低(PPV86%)
Kauschansky/2002	第 1/3/5 天注射 1500U/m² 第1/3/5 天测定血睾酮	19	16.1(14~18)	1~3ml	13 CDGP	15.4 (14~21)	0.8~3ml	HH 的基础睾酮 0.29 (0.2~0.92)/刺激后睾酮 0.84(0.2~1.8)μg/L/CDGP 分别为 0.29(0.2~0.66)和 5.2(2.7~7.5)μg/LHH 的第 7 天睾酮<2.3μg/L(PPV100%)
Degros/2003	第 1 天注射 5000U/第 1 和 3 天测定血睾酮	13	19.9 (±3.3)	2.7 (±1.6)ml	20 CDGP	15.3 (±1.0)	4.8 (±1.8)ml	睾酮升高<0.9μg/L 诊断 IHH 的 PPV100%/NPV82%
Martin/2005	多次 HCG 注射	9	15.7 (±1.6)	1.8 (±0.4)ml	37 CDGP	14.6 (±1.0)	2.7 (±0.6)ml	所有 HH 和 2/37CDGP 第 3 天睾酮<1.3/第 7 天睾酮<2μg(PPV82%)

续表

研究者 年份	试验方法	HH 组			对照组			结果
		例数	年（岁）	睾丸	例数	年龄（岁）	睾丸	
Segal/ 2009	第 1/3/4/9/12/16/19 天注射 1500U/第1/5/20 天测定血睾酮	14	12.7（10.6～16.9）	1.7（1～3）ml	29 CDGP	13.5（10.6～16.9）	2.6（1～5）ml	第 5 天睾酮<1.04μg/L 诊断 HH 的敏感性 92%/特异性 86%/第 20 天睾酮<2.75μg/L 诊断 HH 的敏感性 92%/特异性 95%
抑制素 B								
Coutant/ 2010	基础抑制素 B	31（IHH16/MPHD15）	HH16（14.3/17.0）MPHD15（14.6/15.1）	16 例<3ml/15 例 3~6ml	男 51（CDGP）	15.5（15.0；16.0）	23 例<3ml/28 例 3~6ml	抑制素 B（pg/ml）：IHH 9（5/22）/MPHD20（15/65）/CDGP108（68/168）/≤35pg/ml 诊断 HH 的 PPV93%/NPV100%/≤65pg/ml 诊断 MPHD 的 PPV87%/NPV20%
Adan/2010	基础抑制素 B	13 IHH	15（13～18.7）	2.6（1.0~6.0ml）	39（CDGP）	15（14～17.4）	6.6（3～13.5）	抑制素 B（pg/ml）：IHH 54（14~110）/CDGP205（71～355）/<100pg/ml 诊断 IHH 的 PPV73%/NPV95%

注：睾酮的 μg/L 转换为 nmol/L 时，乘以 3.5；PPV：阳性预测值；NPV：阴性预测值

雄激素替代治疗可改善代谢，提高胰岛素敏感性，增加肌肉含量；长期雄激素替代治疗可改善患者的生活质量（包括婚姻状态、性生活质量）和机体代谢（包括糖尿病发生、血脂、机体脂肪含量）状态。HH 患者有生育需求时，可以从睾酮替代治疗切换到生精治疗方案。

2. 促生精治疗　其原理是模拟 FSH 和 LH 对睾丸的刺激作用。如果女性患者要求恢复排卵和生育功能，应给予 GnRH 治疗。因为重组的人 FSH 与 LH 的疗效满意，所以 GnRH 治疗的地位较以前有所下降。lutropin-α 是重组的人 LH，每日皮下注射 75U 即可。一般应在卵泡刺激前半个周期，FSH/LH 的比例为 2∶1；卵泡刺激的后半个周期的比例为 1∶2[16]。有生育要求的男性 HH 可用 GnRH 治疗，经过一段时间的治疗后，如果睾丸仍然细小，可用重组的人 FSH 治疗，以恢复精子数目。研究发现，男性 HH 患者应用 FSH/LH 联合治疗的效果亦较佳。特发性 HH 的治疗按 LH 分泌的生理频率与幅度，脉冲式给予外源性 GnRH，每 90 分钟给 1 次脉冲注射（含 GnRH 5μg），总程 6～12 个月，每个脉冲的 GnRH 用量根据个体对治疗的反应酌情调整。如无 GnRH，也可用 HCG 或 HMG 代替，但易引起超排卵与流产。根据北京协和医院内分泌科的经验，垂体瘤术后患者经生精治疗后，精子生成的成功率接近 100%，IHH 患者的精子生成率低，而先天性的腺垂体功能减退症患者的成功率更低。

3. 促性腺激素治疗　GnRH 类似物是治疗 HH 和中枢性性早熟的革命性进步。对发病<6 岁的女性性早熟患儿增高疗效确切。由于脉冲性 GnRH 治疗泵不甚方便，常选用促性腺激素治疗女性低促性腺激素性性腺功能减退症。每天注射促性腺激素（HMG、FSH、LH）诱导排卵的效果与 GnRH 相当或稍差。常用剂量 75U/d，排卵率 80%～100%；与 LH 联合治疗的妊娠成功率明显高于单独 FSH 者[26,27]。FSH 与

LH、HMG 治疗的主要风险是发生卵巢过度刺激综合征和多胎妊娠[28]。

【垂体性低促性腺激素性性腺功能减退症】

垂体性低促性腺激素性性腺功能减退症是由于垂体低促性腺激素（LH 和 FSH）缺乏引起的继发性（垂体性）性腺功能减退症，性腺类固醇激素的缺乏程度各异，主要取决于青春期是否已经发育。

（一）垂体性 HH 病因　男性患者尿 17-KS 排量明显降低，女性患者尿雌激素排量也减低。阴道涂片细胞学检查可显示黏膜萎缩，雌激素作用极微或全无。涂片中无上层角化细胞，多为中层以下的细胞，核较大，胞质较少，细胞呈圆形，类似绝经期后妇女阴道涂片的表现。血 LH、FSH、E$_2$ 和睾酮通常低于正常。测定血 LH 和 FSH 可了解腺垂体的储备状态。一般来说，单一性 LH 或 FSH 缺乏提示为遗传性因素所致，而多种激素缺乏则提示存在弥漫性垂体病变。此外，如病变在垂体，则在注射释放激素后，血中腺垂体激素不增高，无反应；如病变在下丘脑，则可增高，不过较正常人缓慢，呈延迟反应。垂体-性腺的贮备功能兴奋试验主要有 GnRH 兴奋试验、GnRH 静滴兴奋试验、GnRH 激动剂刺激试验和 GnRH/TRH/CRH/GHRH 联合试验。

1. 遗传性垂体性 HH　主要病因有：①LH 受体基因突变导致男性性发育障碍（假两性畸形）与 Leydig 细胞发育不良（Leydig cell hypoplasia，LCH）：是一种常染色体隐性遗传性疾病，核型 46，XY，但表型为女性，伴盲端阴道和原发性闭经，无乳腺发育但存在睾丸组织。②FGFR1 突变（c. 2049-1G >C）：导致女性患者生育的男性患儿亦因 FGFR1 突变而引起[28]。③FSH-β 突变：引起女性子宫和卵巢发育不全，用 GnRH 无效，但用 FSH 治疗可恢复雌激素和抑制素 B 水平[29]。④PC-1 突变：导致 FSH-β 结构异常，女性表现为原发

性闭经,男性表现为假两性畸形。⑤Lep/Lep-R 突变:导致 LH-β 结构异常和男性 HH,表现为雄激素不敏感综合征。

2. 后天性垂体性 HH 其病因与引起垂体功能减退的病因相同,临床上主要见于垂体瘤垂体梗死或高 PRL 血症,直接或间接导致 LH/FSH 分泌障碍;偶见于变性性疾病、增殖性病变和某些代谢性疾病[30,31]。因为精子的生成与成熟需要正常分泌的 FSH,所以单纯性 FSH 缺乏的表现可能只有精子减少或精子缺乏,而 LH 和雄激素类固醇激素仍正常;相反,单纯性 LH 缺乏的表现可能只有类宦官体型和血睾酮降低。因睾酮缺乏而发生继发性精子生成与成熟障碍,并成为继发性不孕的重要原因。

(二)垂体性 HH 的临床表现 垂体性 HH 的临床表现取决于青春期是否发育。

1. 青春期前发病者 女性患者表现为闭经、性欲减退(或消失)、乳腺及生殖器明显萎缩。男性表现为体毛减少或缺乏,类阉割体型伴音调柔和,第二性征发育不良,如阴毛稀少、肌肉不发达、皮下脂肪增多,外生殖器和前列腺缩小,阴茎<5cm,睾丸细小体积<6cm³、阴囊无色素沉着且光滑而缺少皱纹,性欲减退与阳痿等。

2. 青春期后发病者 患者有性腺功能减退症表现,但男性的阴茎长度、前列腺大小和阴囊皱纹正常。男性体毛减少,胡须生长缓慢,性欲下降,睾丸萎缩;肌力减退,骨密度降低,但男性体型和音调无改变。女性有继发性闭经或月经不规则,常伴有泌尿生殖道、精神神经系统、乳腺、皮肤、毛发与骨骼系统的表现。第二性征退化和性器官萎缩,外阴干枯,易合并阴道炎。宫颈萎缩,体积缩小,宫颈黏液分泌减少。输卵管和卵巢体积缩小,生殖器官松弛。潮红、自汗、心悸、尿急、尿频、排尿困难等。由于 GH、糖皮质激素和性激素缺乏,患者多并发低骨量/骨质疏松症。

(三)垂体性 HH 诊断 除少数患者表现为单纯性垂体促性腺激素缺乏性性腺功能减退症外,多数伴有 PRL 分泌不足的表现,如分娩后乳腺不胀,无乳汁分泌。其他原因(如垂体卒中)引起者仅在病情严重时出现 PRL 分泌不足,当病变累及垂体柄或下丘脑时可能伴有高 PRL 血症。LH/FSH 分泌不足时,女性患者表现为闭经、性欲减退(或消失)、乳腺及生殖器明显萎缩和生育能力丧失;男性表现为第二性征退化,如阴毛稀少、音调柔和、皮下脂肪增多、睾丸萎缩、阴囊色素减退,外生殖器和前列腺缩小,性欲减退与阳痿等。

GnRH 兴奋试验显示青春期前 LH 分泌的兴奋反应程度很小,长期 GnRH 缺乏可引起垂体对 GnRH 的敏感性下降(垂体惰性),单次 GnRH 兴奋试验常不能鉴别下丘脑性或垂

体性性腺功能减退症,必须作静脉滴注 GnRH 兴奋试验(250μg 静脉滴注 8 小时)。垂体疾病引起 LH/FSH 储备功能完全缺乏者无反应;LH/FSH 储备功能部分缺陷者存在第 1 次有上升反应,但第 2 次上升反应消失。下丘脑病变者无第 1 次上升反应而有第 2 次上升反应(延迟反应)。因长期下丘脑病变而致垂体惰性者对 GnRH 静滴也不出现延迟反应,需做延长 GnRH 兴奋试验,如给药后出现 LH 分泌反应,提示为下丘脑病变。当缺乏下丘脑和垂体病变时,与 HH 鉴别的重点疾病是体质性青春期发育延迟[32]。如果患者青春期发育延迟到 14 岁,一般应更多地考虑原发性发育障碍性疾病、HH 或继发性性腺疾病可能,但也有例外。目前没有一种试验或检查能确立体质性青春期发育延迟的诊断,因此必须小心,需要排除各种器质性疾病,凡存在中线缺陷、放射治疗史、药物史或系统性疾病者均不能随意诊断为体质性青春期发育延迟。

(四)垂体性 HH 与下丘脑性 HH 和 AHC 鉴别

1. 与伴嗅觉障碍的下丘脑性 HH 鉴别 先天性下丘脑性 HH 与遗传性因素有关,特发性 HH 伴嗅觉障碍称为 Kallmann 综合征。青春期发育延迟往往为不可逆性,并可导致不育与不孕。病因包括:①调节 GnRH 和嗅觉神经元移行的基因缺陷;②GnRH 分泌调节因子缺乏;③GnRH 对垂体 LH 细胞的调节障碍;④垂体 LH 合成与分泌障碍。Kallmann 综合征常伴有脑中线发育障碍;FGFR1 基因突变既可引起经典型 Kallmann 综合征,又可出现嗅觉正常性 Kallmann 综合征;其中 KAL-1 突变是 X-连锁 Kallmann 综合征的重要病因。常染色体显性遗传 Kallmann 综合征的病因是 KAL2 突变,引起部分性或完全性 HH,并常伴有嗅觉障碍;女性表现为原发性或继发性闭经,或青春期发育延迟,男性表现为精子的生成障碍。

2. 与不伴嗅觉障碍的下丘脑性 HH 鉴别 除 Kallmann 综合征外,引起下丘脑性 HH 的其他原因主要有放射治疗、神经性厌食、慢性应激等。

3. 与 X-性连锁先天性肾上腺发育不良症鉴别 男性 DAX-1 突变导致 X-性连锁先天性肾上腺发育不良症(AHC),表现为 LH 受体功能障碍、完全性 HH、轻度性发育障碍(假两性畸形和慢性原发性肾上腺皮质功能减退症(Addison 病)[33]。但是,女性 DAX-1 突变者的青春期发育正常。

(五)治疗 如不能完全排除体质性青春期发育延迟,最稳妥的办法是追踪观察,必要时用小剂量性腺类固醇激素诱导青春期发育。垂体性 HH 的治疗包括病因治疗和性激素替代治疗,其中保存男性 HH 生育功能的治疗见表 2-2-5-15。

表 2-2-5-15 保存男性 HH 生育功能的治疗

药物	剂量与用法	不良反应	结果
氯米芬	隔日口服 25mg/最大剂量 50mg/d	男性乳腺发育/体重增加/高血压/白内障/痤疮	恢复精子发育和功能,升高血清睾酮水平
HCG	隔日肌内注射 125~500U	头痛/多动/疲乏/下肢水肿/情绪心理改变/乳腺疼痛肿大	恢复精子发育和功能,升高血清睾酮水平
HMG	每周 3 次/每次肌注 75U	男性乳腺发育/眩晕/头痛/食欲不振/心律失常	恢复精子发育和功能
阿那曲唑	口服 0.5mg 或 1mg	血压升高/焦虑/皮疹/下肢水肿/舌炎/感觉异常/恶心呕吐	改善睾酮/E_2 比值,增加精子数目

【病例报告1】

（一）病例资料 患者女性，46岁，因体重增加42年，闭经34年入院。患者4岁时患"麻疹"，高热伴神志不清和失语，无抽搐、恶心或呕吐，昏迷3天后自行清醒，遗留进食及行走困难并发症。恢复活动、言语与进食功能后，食量较前明显增加，每餐进食约1斤（1斤=500g）米饭仍无饱感，易饥饿，体重进行性增加。10年前逐渐感到行走时右下肢疼痛，体力活动明显减少，弯腰困难，不能独立完成穿鞋等日常生活自理行为。生于第5胎第5产。出生时全身青紫，无哭声，10分钟后全身皮肤转红润，会哭会动，可吸吮母乳。婴儿期及4岁前进食量及活动正常，生长发育、智力发育同正常同龄人。4岁后体重较同龄人明显增加，但身高增长缓慢。12岁上小学，成绩优，与同学相处融洽，因经济困难于15岁辍学。一直无月经来潮，18岁结婚，丈夫体健，未育，无性欲及性生活。父母和7个兄妹健在。

体温36℃，脉搏77次/分，呼吸20次/分，左上肢血压128/78mmHg，右上肢血压132/78mmHg。身高145.5cm，体重104.3kg，BMI 49.2kg/cm²（图2-2-5-17），头围59cm，坐高60.5cm，臂长155.5cm，腰围146.5cm，臀围146.5cm。重度中心性肥胖，计算力及定向力正常，颈后及腋窝黑棘皮皮肤，无腋毛、阴毛，鼻梁塌陷，甲状腺无肿大。胸廓无畸形，双侧乳腺发育Tanner 3期，乳头色浅，无乳晕。心肺查体未见异常。腹部膨隆，无紫纹，大量脂肪堆积于下腹部。指纹正常，无多指（趾）畸形。四肢肌力和肌张力正常。外阴幼稚。动脉氧分压78mmHg。甲状腺功能、凝血功能、肾功能和血清电解质正常。OGTT显示空腹血糖4.95mmol/L，60分钟10.92mmol/L，120分钟7.73mmol/L，0分钟血清C肽989.4pmol/L，60分钟3064.5pmol/L，120分钟3497.7pmol/L；胆固醇6.09mmol/L，高密度脂蛋白胆固醇0.95mmol/L，低密度脂蛋白胆固醇4.67mmol/L；垂体泌乳素0.22μg/L，雌二醇0.04nmol/L。8点的血清ACTH 60.3ng/L，16点46.1ng/L，24点25.1ng/L；早晨8点的血清皮质醇60.3nmol/L，16点348.4nmol/L，24点183nmol/L；GnRH兴奋试验（上午8点肌注曲普瑞林100μg）结果见表2-2-5-16。

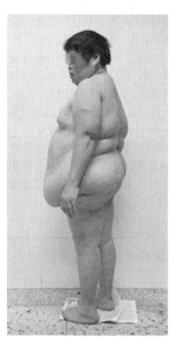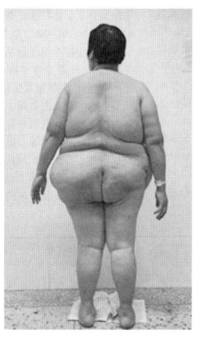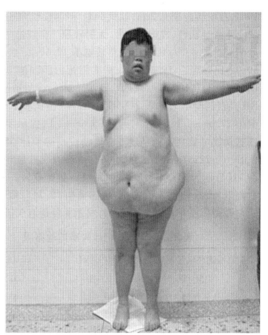

图2-2-5-17 下丘脑性低促性腺激素性性腺功能减退症伴重度肥胖

表2-2-5-16 GnRH兴奋试验结果（mU/ml）

时间	7:45	8:00	8:30	9:00	9:30	10:00
FSH	3.3	3.35	6.34	13.56	11.38	10.76
LH	1.86	2.01	12.32	7.6	7.77	6.64

腹部彩超显示脂肪肝，心脏彩超显示左房稍大，左心功能正常；经阴道B超显示子宫细小；垂体MRI显示垂体形态信号正常。视野正常。

（二）病例讨论 本例排除了垂体本身病变引起的垂体功能减退症和X-性连锁先天性肾上腺发育不良症，因此可诊断为下丘脑促性腺激素缺乏性性腺功能减退症。儿童患者常伴有明显肥胖，而严重肥胖又抑制性腺功能，两者形成恶性循环，本例的诊断包括：①低促性腺激素性性腺功能减退症（肥胖-生殖无能综合征）；②高胆固醇血症；③脂肪肝。给予生活行为方式干预和二甲双胍（1500mg/d）口服治疗3个月后，减肥疗效不明显，转至微创外科行胃肠转流手术治疗，并计划在减肥取得明显效果后根据需要给予促性腺激素治疗和/或性腺类固醇激素替代治疗，取得良好效果。

【病例报告2】

（一）病例资料 患者男性，23岁。因外生殖器发育不良23年于2014年1月21日入院。患者出生时外生殖器较同龄人细小,未予特殊处理。身高较同龄男性无明显差别,2007~2008年(16~17岁)生长迅速,但无变声,无喉结,睾丸小。晨起有阴茎勃起,无遗精,阴茎无增大,无腋毛阴毛生长,无乳腺发育。2014年1月血清FSH 1.33U/L,LH 1.64U/L,E_2 18.3pmol/L,PRL 5.66ng/ml,睾酮0.727nmol/L,孕酮1.87nmol/L;FT_4 19.55pmol/L,TSH 0.88mU/L,ACTH 8.06pmol/L,皮质醇23.45μg/dl。足月平产,出生无产伤,儿时无头部及外生殖器外伤史。起病以来体重无明显异常,嗅觉正常。个人史、婚育史及家族史无特殊。

体温37.2℃,血压110/75mmHg,身高171.5cm,体重58.6kg,BMI 19.9kg/m²,腰围78cm,臀围82cm,腰臀比0.95。上部量82cm,下部量88cm,指间距185cm。皮肤细腻,无色素沉着,未见牛奶咖啡斑。瘦长体型,步态正常。心肺腹查体无异常。四肢肌肉不发达。无胡须、无体毛生长,发际稍低,牙列不齐,腭弓正常,无喉结,无腋毛、胸毛和腹中线毛发,可见浅色小乳头,无乳腺组织。阴毛Tanner 2期,可见阴毛4根,阴茎4cm,包皮过长,阴茎系带正常,外生殖器发育G1期,阴囊色浅,已融合;左阴囊内软质睾丸2.5cm,容积10ml;右阴囊内睾丸2cm,容积8ml。双侧腹股沟区未扪及包块。掌骨征阴性,提携角正常,无肘外翻。血红蛋白128g/L,红细胞计数4.29×10¹²/L,谷草转氨酶12.6U/L,血清总蛋白59.9g/L,球蛋白19.2g/L,高密度脂蛋白胆固醇0.96mmol/L,25-(OH)D 100nmol/L;PTH 2.70pmol/L,糖耐量正常。GnRH兴奋试验结果见表2-2-5-17,HCG兴奋试0分钟血清睾酮27.0nmol/L,24小时升至35.6nmol/L,提示睾丸Leydig细胞功能可被兴奋。早晨8点血清皮质醇节律553.5nmol/L,16点222.7nmol/L,24点63.4nmol/L;相应时间点的ACTH分别为31.5、15.6和5.0ng/L。骨密度较同龄对照人群降低45%(腰椎Z值-3.7;髋部Z值-2.7)。阴囊彩超显示左侧附睾头小囊肿。X线平片显示骨龄延迟3年。

表2-2-5-17　GnRH兴奋试验结果

曲谱瑞林肌注时间	LH(U/L)	FSH(U/L)
-15分钟	0.370	<0.3
0分钟	0.40	<0.3
15分钟	3.63	<0.3
60分钟	6.33	3.49
120分钟	8.60	2.67

(二)病例讨论　GnRH兴奋试验提示病变在下丘脑,诊断为特发性低促性腺激素性性腺功能减退症伴继发性骨质疏松症。给予GnRH类似物和小剂量睾酮治疗后睾丸体积增大,男性第二性征发育显现。

本例的低促性腺激素性性腺功能减退症表现典型,诊断无困难,但确诊和开始治疗的年龄较大,对患者的心理-精神健康和社交已经造成较大负面影响。患者身高已达171.5cm,同时采用雄激素诱导青春期性腺发育,并促进骨骺融合,抑制骨骼生长。

【病例报告3】
患者男性,38岁。性腺功能减退症伴不育,精液检查精子5000万/ml,精子活动率60%,应用睾酮皮贴剂治疗1年后,血清睾酮260ng/dl,但精子计数降至800万/ml(生育能

力维持的精子阈值2000万/ml),精子活动率降至40%。血清LH 4mU/ml,FSH 4mU/ml。

本例因过度睾酮治疗导致的生精功能障碍。过度睾酮治疗损害精子生成,外源性睾酮负反馈抑制下丘脑GnRH和垂体的促性腺激素分泌,睾丸自身的睾酮生成被抑制,睾丸内睾酮水平反而明显降低(正常睾丸内的睾酮浓度为血清水平的50~100倍),大剂量外源性睾酮治疗后,一般可使睾丸内睾酮降低至20ng/ml以下,进而阻滞精子生成。睾丸内高睾酮水平是精子发育的必要前提,睾酮缺乏引起精子生成障碍。一般停用睾酮后数月(平均196天)可恢复精子生成功能,但部分患者需要数年才能完全恢复,少数发展为永久性精子缺乏症。由于能从睾酮治疗中获得性欲和勃起功能,患者往往不愿意停药,此时可加用HCG促进睾丸内睾酮合成。

【病例报告4】
患者男性,33岁。生育功能低下,血清睾酮400ng/dl,精子浓度1200万/ml,精子活动率45%。采用睾酮改善精子生成和生育功能。睾酮治疗后血清睾酮270ng/dl(正常值300~800ng/dl),LH 3mU/ml,FSH 5mU/ml,PRL正常。给予睾酮治疗6个月后血清睾酮600ng/dl,精子数目降至200万/ml,精子活动率40%。睾丸体积正常,无精索静脉曲张。

睾酮治疗不能改善精子功能,反而损害精子生成,降低生育能力,一般生育年龄应禁用。相反,氯米芬(隔日口服25~50mg)作为雌激素受体调节剂,可促进LH与FSH分泌,提高血清和睾丸内睾酮水平,但对血清LH和FSH已经升高者的效果较差。恩氯米芬(enclomiphene)有类似效果。

睾酮缺乏患者的心血管病风险增加,而过度睾酮治疗也同样增加了心血管病风险,因此美国于2015年修改了睾酮治疗的适应证。临床上,应在纠正睾酮缺乏的同时,尽量避免替代治疗过度所带来的风险[34,35]。

(蒋铁建　雷闽湘)

第6节　Kallmann综合征

Kallmann综合征由Kallmann等于1944年首次提出,为先天性下丘脑促性腺激素释放激素(GnRH)分泌缺乏导致的以下丘脑性性腺发育障碍为特征的低促性腺激素性性腺功能减退症(hypogonadotrophic hypogonadism,HH),因伴有嗅觉丧失(或功能减退)和其他先天性畸形,又称为嗅觉缺失-性发育不全综合征(anosmia-infantilism syndrome)或性幼稚嗅觉丧失综合征。男女都可发病或家族中多人患病[1]。本综合征以青春晚期出现的GnRH缺乏性性腺发育障碍为特征;患者多因性腺功能低下或男性不育等原因而就诊,青春期发育延迟往往为不可逆性,并可导致不育与不孕[1,2]。

【病因及发病机制】
1944年,Kallmann等对Kallmann综合征的三个家系进行研究,发现受累患者嗅觉丧失和HH为连锁不平衡的共分离(cosegregation)表现,故认为此病为遗传性疾病。随着分子生物学技术的发展,人们对Kallmann综合征的分子发病机制有了进一步的认识。本病的遗传呈异质性[3]。按遗传模式,Kallmann综合征可分为X性连锁、常染色体显性和隐性遗传。Kallmann综合征的病理机制是下丘脑完全或部分丧

失合成 GnRH 的功能,其中主要涉及胚胎期 GnRH 神经元的时空迁移模式异常,即由嗅板至下丘脑的迁移过程障碍,致使下丘脑 GnRH 分泌缺陷和嗅神经萎缩。

(一) KAL-1 突变 Kallmann 综合征患者在出现性腺功能低下的同时,常伴嗅觉减退或丧失[4]。嗅神经细胞与 GnRH 神经元的胚胎来源于嗅基板,而且 GnRH 神经元和嗅神经细胞轴突在胚胎期存在共同的迁移途径。在发育早期移行进入下丘脑中隔视前区,合成和释放 GnRH。下丘脑的神经内分泌通路于临产前形成,至产后 3~4 周逐渐成熟。在此期间,凡影响下丘脑神经内分泌通路形成与成熟的先天性和后天性因素均能导致 Kallmann 综合征。

KAL-1 基因编码嗅觉蛋白(anosmin-1),后者在成纤维细胞生长因子受体 1(FGFR1)的协助下,完成嗅球细胞和 GnRH 神经元移行。在 Kallmann 综合征中,X 连锁遗传研究得最为清楚,占本综合征的 36%。1992 年,Bick 等首次报道 KAL-1 基因是 X 连锁型 Kallmann 综合征的致病基因,其定位于 Xp22.3,基因 cDNA 全长 6.3kb,含 14 个外显子,编码 680 个氨基酸残基组成的神经发育调节蛋白,其分子结构富含半胱氨酸区、乳清酸性蛋白区、4 个 III 型纤连素样重复序列。嗅觉因子具有抗丝氨酸蛋白酶及细胞黏附分子功能、调控神经轴突向外生长和识别靶组织或靶细胞的功能,参与 GnRH 分泌神经元和嗅觉神经元的迁移。KAL-1 基因突变多见于基因编码嗅觉因子的 4 个 III 型纤连素样重复序列内。约 50% 的 X 连锁型 Kallmann 综合征患者存在 KAL-1 基因突变,突变部位遍及 KAL-1 基因的所有外显子;突变类型包括单个或多个外显子的缺失、碱基缺失、碱基序列重排、碱基点突变等多种形式。KAL-1 基因片段缺失或突变干扰了基因的正常转录过程,终止密码子提前出现,使 KAL-1 基因不能正确翻译出嗅觉蛋白,影响 GnRH 神经细胞的迁移及嗅球与嗅束的形成,进而引起性腺功能低下及嗅觉障碍。嗅觉蛋白是调节各种神经元轴突生长的底物,在胚胎发育过程中,嗅觉蛋白对 GnRH 神经元和嗅觉神经的移行(从嗅基板移行至下丘脑)起了重要作用。嗅觉蛋白通过硫酸肝素依赖机制调节 FGFR1 的信号传导[5],小脑、肾、肾旁组织、动眼神经和 Purkinje 细胞也表达嗅觉蛋白。嗅觉蛋白和 FGFR1 相互作用,促进神经元和轴突的移行与嗅球发育,而嗅觉蛋白作为该信号通路的配体结合辅因子而加强信号传递[6]。因此,Kallmann 综合征患者常伴有这些部位的先天性异常。

(二) KAL-2/FGFR1 突变 常染色体致病基因在 Kallmann 综合征的发病中也起了重要作用,常染色体显性遗传的相关基因 KAL-2/FGFR1 定位在 8q12,毗邻 GnRH 编码基因,包含 18 个外显子,全长 57.7kb,该基因编码成纤维细胞生长因子受体 1(FGFR1)[5,6]。该编码蛋白为一种跨膜蛋白受体,一旦 FGF-FGFR1 发生构象改变即可激活受体内信号传导。已知 FGF 在胚胎神经细胞发育中具有重要作用,其中参与 GnRH 神经元和嗅神经发育,FGFR1 缺陷造成 GnRH 神经元迁移及嗅球发育异常。约 10% 的 Kallmann 综合征患者存在 KAL-2 基因突变,其临床表型类似于 KAL-1 基因缺陷,除不同程度性发育缺陷外,也可伴有嗅觉障碍等其他先天缺陷[7]。

(三) 其他基因突变 在 Kallmann 综合征中,仅 30%

的患者能发现 KAL-1 和 KAL-2 基因突变,说明另有病因。最近发现,嗅球的形态发生和 GnRH 的分泌与前动力蛋白 2 基因(PROK2)的信号通路有密切关系,并发现 PROK2 突变(I55fsX1)+(I55fsX1)可引起特发性 HH 和 Kallmann 综合征。据报道,除 KAL 基因和 PROK2 基因外,GnRHR、FGFR1、FGF-8 基因和蛋白激酶 A2 基因(AKAP2)、GPR54(吻肽)、PROK2、前动力蛋白受体 2 基因(PROKR2)、染色体解螺旋酶 DNA 结合蛋白 7(CHD7)、TAC3、TAC3R 等 10 多种基因突变可引起 HH,其中部分伴有 Kallmann 综合征[8]。DAX1、SF-1、瘦素(leptin)/瘦素受体、激素原转换酶-1 或吻肽受体(GPR54)突变亦可有 Kallmann 综合征的临床表现。

【临床表现与诊断】
Kallmann 综合征可为散发性或家族性,男女均可发病,以男性为主。临床以散发病例居多,家族遗传性 Kallmann 综合征仅为总数的 1/3,其中 64% 为常染色体显性(KAL-2),25% 为常染色体隐性(KAL-3),10% 为 X 连锁遗传(KAL-1)。临床特点为性腺功能减退和嗅觉障碍。第二性征发育不全、性功能障碍、阴茎和睾丸发育不良的严重程度不尽相同。同时,嗅球和嗅束发育受影响的程度也可不一,部分患者仅有选择性嗅觉减退。Hamilton 等根据嗅觉障碍的程度将本综合征分两型:I 型患者嗅不出任何气味,而 II 型患者可嗅出部分强烈刺激性气味。

(一) 嗅觉-性发育障碍 嗅觉-性发育障碍是 Kallmann 综合征的特征性表现[9](见病例报告)。本病的早期诊断线索是:①嗅觉缺失或减退;②睾丸、阴茎发育不良,类宦官体型,第二性征发育差或不发育;③女性原发性闭经,内外生殖器幼稚和不育;④青春晚期血睾酮、E2、LH、FSH 水平均低下,LH 脉冲消失,GnRH 刺激试验表现为反应延迟(提示病变在下丘脑);⑤骨龄落后,嗅球发育不良;⑥染色体核型正常;⑦相关基因突变。

1. **低促性腺激素性性腺功能减退** 多数男性患者身材细长,个子高,指距>身高,下部量>上部量,呈类宦官体型。睾丸大小反映 GnRH 缺乏程度,睾丸细小或隐睾说明 GnRH 严重缺乏。阴茎细小,有乳腺发育,至青春期第二性征缺如。女性患者的内外生殖器发育不良,至青春期无月经,不出现第二性征发育,但儿童期的生长和身高正常。FGFR1 突变引起 Kallmann 综合征的性腺发育延迟和功能减退可恢复而嗅觉障碍不可逆,患者多伴有心理障碍和性格变异,不过其发展十分缓慢。下丘脑性性腺功能减退用 GnRH 和性激素替代治疗效果较佳,未经治疗或治疗不当者常并发骨质疏松症和男性乳腺发育。

2. **嗅觉丧失或嗅觉功能减退** 可完全无嗅觉或仅有嗅觉减退。由于儿童的嗅觉障碍不易被早期发现,因此对性腺发育不良者应行临床嗅觉试验(clinical smell test),如 UPSIT 嗅觉试验,以早期诊断。为方便起见,也可将氨水、食醋、香水按浓度梯度配成几种等级来测定嗅觉功能。

3. **其他发育障碍表现** 可有色盲、兔唇、腭裂、耳聋、短骨畸形、肾畸形、先天性心脏病等。大部分患者伴有肥胖,部分患者存在心理障碍和性格变异。Kallmann 综合征可合并眼缺失-心脏畸形-后鼻孔闭锁-生长发育迟缓-泌尿道畸形-耳畸形-聋哑综合征(CHARGE 综合征,HARGE syndrome;CHD7

突变所致)、颅咽管瘤、Klinefelter 综合征、软骨发育不良症、单侧肾不发育等。

(二) 辅助检查 血 FSH、LH、睾酮(男性)或 E_2(女性)和尿 17-KS 降低,HCG 刺激试验显示血睾酮或 E_2 明显升高,GnRH 兴奋试验显示垂体 LH 分泌反应延迟,LH 脉冲消失。男性患者精液检查无精子,但染色体检查正常(46,XY)。由于性激素缺乏,骨骺融合延迟,骨龄落后。头颅MRI 显示嗅球和嗅束不发育或发育不全。嗅觉功能测定为无功能或功能减退。伴其他先天异常的相应辅助检查可发现异常。

(三) 鉴别诊断

1. **选择性 LH 缺陷症** 又称为"生殖型"无睾综合征或可育性类宦官综合征,患者血清 LH 和睾酮降低,但血 FSH

正常。典型表现为乳腺发育,男性第二性征发育差,精液中仅可见极少量精子。

2. **单纯性 HH** 单纯性 HH(IHH)是 HH 中的常见类型,不伴嗅觉障碍。由于 LH 和 FSH 分泌受损,青春期发育完全或部分缺乏。其发病机制是 GnRH 受体基因突变使 GnRH 与受体的结合或配基诱导的信号传导异常,引起程度不等的 LH和 FSH 不足。而 Kallmann 综合征合并嗅觉障碍,其发病机制是 X 染色体的 KAL-1 基因(编码 anosmin 蛋白)、FGFR1 或其他基因突变导致嗅觉神经元和 GnRH 分泌神经元发育不良所致。Bonomi 等报道了意大利 227 例单纯性中枢性 HH 病例的临床特点和基因突变类型[9],全部的单纯性特发性中枢性性腺功能低下病例中,Kallmann 综合征约占 40%,也被视作一个特殊的患者子群体,其鉴别点见表 2-2-6-1 和表 2-2-6-2。

表 2-2-6-1 单纯性中枢性 HH 的临床特点

项目	KS	nICH	总计
病例数与性别(%)	97(43%)	130(57%)	227(男 83%/女 17%)
年龄(岁)	2~45	13~61	–
家族病史	20/97(20.0%)	17/130(13.0%)	37/227(16.2%)
脑中线缺陷	12/97(12.3%)	3/130(2.3%)	15/227(6.6%)
运动异常	4/97(4.1%)	0/130	4/227(1.7%)
肾发育不良	3/97(3.1%)	1/130(0.7%)	4/227(1.7%)
听力缺陷	2/97(2.1%)	0/130	2/227(0.8%)
隐睾	29/83(35.0%) (单侧 14/双侧 15)	11/105(10.0%) (单侧 3/双侧 9)	40/188(21.2%) (单侧 17/双侧 24)

注:ICH:idiopathic central hypogonadism,特发性中枢性 HH;KS:Kallmann 综合征;nICH:normo-osmic ICH,正常嗅觉性 HH

表 2-2-6-2 单纯性中枢性 HH 的致病基因

项目	FGFR1	FGF8	Prok2	ProkR2	Kal1	GnRHR	GnRH1	KissR1	Tac3	TacR3	Ebf2
KS	8/77	1/23	2/95	10/95	6/64	0/43	0/37	0/40	0/5	0/5	0/21
nICH	9/110	2/57	2/129	7/129	–	4/58	0/56	0/53	0/13	0/13	—
总数	17/187 (9%)	3/80 (3.7%)	4/224 (1.7%)	17/224 (7.5%)	6/64 (9.3%)	4/101 (3.9%)	0/93	0/93	0/18	0/18	0/21

3. **体质性青春期发育延迟** 多有青春期发育延迟家族史,又称为特发性青春期发育延迟,由于有第二性征发育延迟,应与 Kallmann 综合征鉴别。患者虽有第二性征发育延迟,但一般体检无异常,生殖器无畸形。身材矮小,身高和发育与骨龄相符,但骨龄落后于实际年龄。GnRH 兴奋试验显示 LH 反应正常,无嗅觉障碍,成年时第二性征发育可完全正常。一般无须治疗。

4. **CHARGE 综合征** CHARGE 是指眼缺损(coloboma)、心脏缺陷(heart defect)、鼻后孔闭锁(choanal atresia)、生长发育迟缓(retarded growth or development)、生殖器异常(genital abnormalities)和耳异常(ear anomalies)[10]。CHD7 杂合子突变的临床表型可以是 CHARGE 综合征或低促性腺激素性性腺功能减退症,后者不伴嗅觉障碍(嗅觉正常性低促性腺激素性性腺功能减退症)或伴有嗅觉功能失常(Kallmann 综合征),因此需要予以鉴别,详见扩展资源 9。

5. **Turner 综合征** 女性 Kallmann 综合征患者表现为原发性闭经,内外生殖器呈幼稚型,无生育能力。与 Turner 综合征的女性患者临床表现相似,两者需要进行鉴别。Turner

综合征有原发性闭经、条索状性腺、子宫发育不良、乳腺发育差、外生殖器幼稚、身材矮小、后发际低、颈短、颈蹼及肘外翻。患者有 X 染色体的数目畸变及结构畸变。血 E_2 低下,LH 和 FSH 增高,染色体检查异常(以 45,X0 常见)。

6. **X-性连锁先天性肾上腺皮质发育不良症** X-性连锁先天性肾上腺皮质发育不良症(adrenal hypoplasia congenita,AHC)的病因为 DAX1 基因突变[11]。DAX1 基因编码激素核受体家族成员的转录调节因子,该基因突变后,表达该转录调节因子的下丘脑、垂体、肾上腺和性腺功能减退。在 HCG的诱导下,患者可有雄性化,但不一定能诱导精子生成。AHC 的特点是起病于幼儿期的原发性肾上腺皮质功能减退,而 HH 往往到青春发育期才被查出。

7. **其他伴有 HH 的遗传综合征** 性幼稚-多指(趾)畸形(Laurence-Moon-Biedl)综合征表现为性发育不全、自幼肥胖、智力障碍、视网膜色素变性、多指(趾)或并指畸形。Prader-Willi 综合征患儿出生时肌张力低下,出生 6 个月后由于过食而肥胖,10 岁后可出现糖尿病(口服降糖药物有效),多有智力障碍、特殊面容(如小下颌、鱼口样嘴等)

和性腺功能减退。肥胖-生殖无能综合征常伴肥胖（以躯干近端最明显）、下丘脑功能紊乱（多饮、体温不稳定等）、视力障碍及视野缺损等表现。瘦素/瘦素受体、激素原转换酶-1 或吻肽受体突变患者可有 Kallmann 综合征的部分表现，应注意鉴别。常见下丘脑性性腺功能减退症的鉴别见表 2-2-6-3。

表 2-2-6-3　常见下丘脑性性腺功能减退症的鉴别

项目	FXS	PWS	SOX9 综合征	BBS
HH	+	++	+	+++
下尿道裂伴隐睾	-	+/-	+++	-
骨骼畸形	+	颅面畸形	脊柱侧弯	多指畸形
器官畸形	+	-	-	肾衰/心畸形
外生殖器发育不良	巨睾	++	+++	+
视力下降	-	+++（色素层炎）	+++	+++（夜盲/视杆视锥萎缩）
内耳结构异常	+/-	-	++	++
青春期发育障碍	+	++	+/-	++
皮肤色素脱失	-	-	++	-
中枢性肥胖/糖尿病	+	+++	++	+++
软骨发育障碍	-	-	+++	-
身材矮小	-	++	-	-
智力障碍	++	+++	-	-
肌张力低下	++	++	+/-	-
心理行为障碍	+++	+++	-	+++

注：HH：hypogonadotrophic hypogonadism，低促性腺激素性性腺功能减退症；FXS：fragile X syndrome，脆性 X 综合征；PWS：Prader-Willi syndrome，Prader-Willi 综合征；BBS：Bardet-Biedl syndrome，Bardet-Biedl 综合征；+++：显著；++：明显；+：存在；-：缺乏。

【治疗】

早期诊断是治疗 Kallmann 综合征的关键。治疗的目的首先是促使男性化或女性化发育，其次是恢复渴望生育患者的性腺功能和生育能力。采用雌激素（女）或雄激素（男）替代治疗可以促进第二性征发育。对有生育要求的患者，在青春期发育前采用促性腺激素或 GnRH 类药物可促进男性睾丸增长、产生精子以及女性卵泡发育，但青春期以后的治疗效果较差。

（一）有生育要求者的治疗　GnRH 是低促性腺激素性性腺功能减退症的理想治疗药物，GnRH 脉冲给药是最接近生理效应的治疗方案。方法是将戈那瑞林（gonadorelin，LHRH 类似物）粉剂 1500～2000μg 用 6～7ml 注射液混匀后，用自动脉冲给药泵按程序给药，每 90 分钟注射 60～70μl，每 24 小时给药 16 次，每次换药可维持 6～7 天，反复循环使用，1 疗程为 6～12 个月。另一种方法是用戈那瑞林 100～200μg/d，或隔天用 200μg 肌内注射，连续 60～90 天为 1 疗程，休息 1 个月后再重复应用。初次用药应观察患者是否有药物不良反应。一般可根据第二性征的改善程度来判断疗效[12,13]。HCG/FSH/HMG 联合治疗的疗效亦较肯定。第 1 个月用 HCG 2000U，每周肌内注射 2～3 次，然后用 FSH 或 HMG，每周肌内注射 2～3 次，连续 3～6 个月或持续 1 年以上。

（二）不考虑生育者的治疗　若上述治疗效果不理想，且不考虑生育问题，可用性腺类固醇激素替代治疗，男性用雄激素，女性用雌激素，促进第二性征发育。

【病例报告】

（一）病例资料　患者女性，22 岁，因听力下降 19 年，性发育迟缓 11 年于 2014 年 4 月 1 日入院。3 岁时家人发现患者听力差。8 岁时诊断为双侧神经性耳聋，给予助听器助听。11 岁开始乳腺发育，但至 17 岁仍无乳晕和月经来潮，亦无阴毛腋毛生长，大小阴唇未发育。妇科超声显示子宫小，给予人工月经治疗（口服戊酸雌二醇和黄体酮后，月经周期 20～24 天，月经期 5～7 天，偶有痛经）。乳腺发育增快，有乳晕色素沉着和阴毛腋毛生长；半年后调整雌孕激素用法和用量，并加用"定坤丹"和二甲双胍（认为存在多囊卵巢综合征），但出现腹泻和腹痛，半年内体重下降 10kg 而停用二甲双胍。18 岁嗅觉明显减退，20 岁时出现双侧颞部阵发性紧缩感，可自行缓解，有时伴有眩晕。GnRH 兴奋试验提示低促性腺激素性性腺功能减退症，诊断为 Kallmann 综合征，给予 GnRH 泵治疗后出现轻微乳腺胀痛，外阴阴毛略增加，但无月经来潮。既往史、家族史和个人史无特殊。

体温 36.4℃，血压 108/65mmHg，身高 164cm，体重 69kg，体质指数 25.65kg/m²，腰围 93cm，臀围 97cm，腰臀比 0.95，上部量 81cm，下部量 83cm，指尖距 158cm。嗅觉明显减退，无颈蹼，无皮肤紫纹。乳腺发育 Tanner 4 期，乳头小，乳晕色浅，腋毛少，阴毛 Tanner 3 期，阴阜轻度色素沉着，无阴蒂肥大，大小阴唇发育成熟。无多指（趾）畸形，无肘外翻。血和尿常规、肝功能、血清电解质正常。垂体 MRI 未见异常。血清 FSH 0.34U/L，LH 2.9U/L。GnRH 兴奋试验提示 LH/FSH 分泌反应偏低，GnRH 兴奋后未见 LH/FSH 明显增加（表 2-2-6-4）。再次确诊 Kallmann 综合征后继续给予 GnRh 激动剂和雌激素治疗。

表 2-2-6-4　GnRH 兴奋试验结果

项目	6:00	6:5	6:45	7:30	7:55	8:15	9:00
LH（U/L）	2.95	3.19	2.80	2.37	2.56	3.11	2.04
FSH（U/L）	0.48	0.38	0.64	1.16	0.58	0.39	1.22

（二）**病例讨论**　本例在初次诊断为嗅觉减退型低促性腺激素性性腺功能减退症（Kallmann 综合征）后，GnRH 泵的治疗效果不佳，故进行了再次 GnRH 兴奋试验，证明原诊断是正确的。GnRH 兴奋后未见 LH/FSH 明显增加的原因可能是多方面的。首先，垂体 LH/FSH 细胞长期得不到 GnRH 刺激，最终引起萎缩退变；其次，患者在试验前已经长期使用了 GnRH 激动剂和雌激素，故对快速 GnRH 无反应，如果要明确垂体 LH/FSH 细胞储备功能，应该采用延长 GnRH 兴奋试验。垂体惰性及大剂量 GnRH 激动剂和性激素所导致的负反馈抑制作用有关，因 FSH 和 LH 基础水平低，尚未达到青春期发育的切割值（GnRH 兴奋后 LH 峰值 6~8U/L，FSH 不作为判定指标），嗅觉缺失且无脑组织或下丘脑-垂体肿瘤或炎症性病变，能排除 CHARGE 综合征，故继续给予戈那瑞林泵（10μg/90 分钟）治疗。

引起儿童先天性耳聋的疾病很多，如成骨不全、Pendred 综合征、Wolfram 综合征、Jervell-Lange-Nielsen 综合征、Refsum 病、鳃-耳-肾综合征、Stickler 综合征、Ⅱ型神经纤维瘤病、Treacher-Collins 综合征、Alport 综合征、Norrie 病和 Usher 综合征等。本例可以排除这些疾病，神经性耳聋是 Kallmann 综合征的少见表现，其意义在于当嗅觉失敏的 Kallmann 综合征患者伴神经性耳聋或色盲时，提示下丘脑功能异常较广泛，累及了脑中线发育。

（蒋铁建　雷闽湘）

第 7 节　Prader-Willi 综合征

Prader-Willi 综合征（Prader-Willi syndrome，PWS；OMIM 176270）是由于父系遗传的 15q11-q13 上的印记基因异常引起的复杂性遗传性疾病，临床上以新生儿严重肌张力低下、早发性食欲亢进（early-onset hyperphagia）、肥胖、矮身材、性腺不发育、语言障碍、行为和精神异常为特征。发病率 1/（8000~50 000）[1-4]。

【病因与遗传分型】

PWS 和 Angelman 综合征是基因组印记疾病的典型例子。这些疾病的 DNA 序列结构无变化[5]，但基因组结构变化引起父系遗传的 15q11-q13 印记基因表达障碍[6]。

（一）**15q11-q13 结构和相关基因**　15q11.2-q13 区含有许多印记基因和非印记基因（图 2-2-7-1）。多数 PWS 患者是由于该区近端断裂（BP1/BP2），或远端断裂（BP3）所致[7-11]。父系致病基因主要位于着丝点区，包括 MKRN3、MAGEL2、NDN、C15orf2、SNURF-SNRPN、C/D 盒小核仁 RNA（C/D box small nucleolar RNA，snoRNA）。SNORD107（HBII-436）、SNORD64（HBII-13）、SNORD108（HBII-437）、SNORD109A（HBII-438A）、SNORD116（HBII-85）、SNORD115（HBII-52）、SNORD109B（HBII-438B）、SNORD115 和 SNORD116 均以多拷贝基因串（multicopy gene cluster）的形式存在，而其他 snoRNA 基因以单拷贝形式存在。这些 snoRNA 无互补 RNA，主要参与 mRNA 的修饰[12-14]。父系来源的 MKRN3、NDN 和 SNRPN 受基因启动子区特殊 DNA 甲基化的调节，而母系来源的活性等位基因不发生甲基化（无活性的母系等位基因被甲基化），见图 2-2-7-2。

（二）**遗传分型**　15q11-q13 的 SNRPN 基因结构复杂，该基因含 10 个外显子，编码 2 种不同的蛋白，外显子 1~3 编码的 SNURF 功能未明，4~10 号外显子编码的 SmN 与脑组织 mRNA 表达有关。SNORD116 位点与 PWS 表型的关系最密切[15-19]。

1. **经典型 15q11-q13 缺失**　约 70% 的 PWS 患者存在父源性染色体 15q11-q13 区微缺失［15del（15）（q11-q13），5~7Mb］，即缺乏整个印记结构域和一些非印记基因。1 类缺失 BP1~BP3 部分，2 类缺失 BP2~BP3 部分，应用列阵-CGH 分

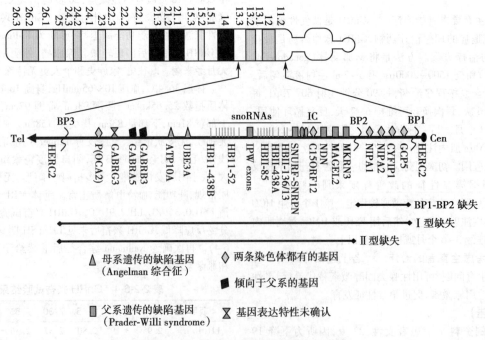

图 2-2-7-1　15q11-q13 区Ⅰ型和Ⅱ型缺失

Cen：着丝点；Tel：端粒；BP：断裂点；IC：印记中心；snoRNA：小核仁 RNA

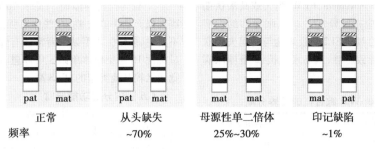

| 正常
频率 | 从头缺失
~70% | 母源性单二倍体
25%~30% | 印记缺陷
~1% |

图 2-2-7-2　PWS 分子类型

析(array-CGH analysis)可确定断裂点位置,将两类缺失鉴别开来[20-22]。

2. 15 号染色体单亲二倍体　母系 15 号染色体单亲二倍体[15upd(15)mat]的发生率占 PWS 患者的 25%~30%,导致印记基因的表达缺失。

3. 基因印记缺陷　父源性遗传的 15 号染色体印记缺陷占 2%~5%,这种表观突变(epimutation)的特点是仅有母系 DNA 甲基化,父系 DNA 不被甲基化(可能发生于精子发生期)。

【临床表现】

(一) 肌张力低下　由于热能消耗减少(30%以上),虽然生长发育缓慢,但肥胖明显,患儿嗜睡,男孩的外生殖器细小,常伴有隐睾。婴儿肌张力低下(图 2-2-7-3)[23],牵引患儿双手时,双侧下肢过度收缩。

(二) 进食行为变迁　调节进食行为的中枢神经结构与功能见图 2-2-7-4。从喂养困难和生长停滞发展至食欲亢进可分为 7 个营养期[24](表 2-2-7-1)。由于下丘脑病变,患儿的食欲和体重发生序列性变化,即出生低体重→肌张力低下与喂养困难→喂养正常与生长正常→无食欲亢进或过度进食→体重增加且食欲亢进和过度进食。

(三) 躯体畸形　经典型 PWS 表现为皮肤色素缺失,典型面容,自残行为和痛觉不敏感等。额部变窄、杏仁睑裂、

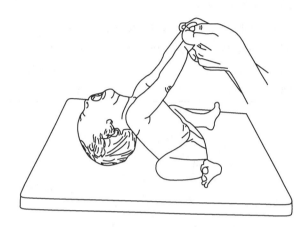

图 2-2-7-3　PWS 婴儿肌张力低下表现

鼻梁狭窄、上唇变薄,嘴角下移。常伴有手足短小,手掌狭窄和肢端过小症。

(四) 精神和行为异常

1. 发育障碍　主要表现为活动减少、发育延迟和语言障碍。多数患儿 12 个月才能坐,24 个月才能走,2 岁才能说话。学龄期学习成绩降低,智力低下(IQ 60~70)[25-27]。Ⅱ型缺失者的适应能力较 Ⅰ 型缺失强。

2. 睡眠异常　常早年出现睡眠型呼吸暂停,不能唤醒,

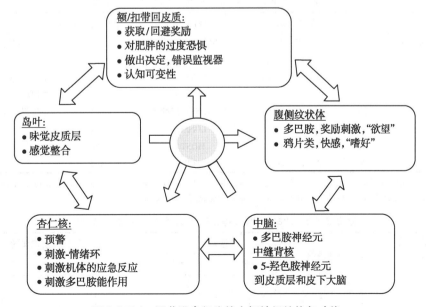

图 2-2-7-4　调节进食行为的中枢神经结构与功能

快眼运动型睡眠(rapid eye movement,REM)消失或其潜伏期缩短,对高碳酸血症的反应亦可异常[28]。睡眠异常的发病机制未明,似乎与视上核的 MAGEL2 昼夜表达与时间失偶联有关,并可能进一步发展导致肥胖、胰岛素抵抗、2 型糖尿病和心血管病(图 2-2-7-5)。

表 2-2-7-1 Prader-Willi 综合征的营养分期

分期	特点	平均年龄
0 期	胎动减少/出生低体重	宫内
1A 期	肌张力低下/喂养困难	0~9 月龄
1B 期	喂养正常/生长正常	9~25 月龄
2A 期	体重增加/无食欲亢进/无过度进食	2.~4.5 岁
2B 期	体重增加/食欲亢进/过度进食	4.5~8 岁
3 期	食欲亢进/缺乏饱感	8 岁~成年期
4 期	缺乏饱感	成年期

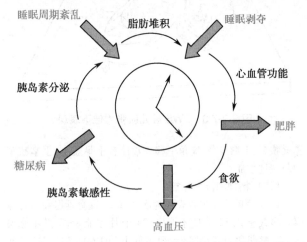

图 2-2-7-5 Prader-Willi 综合征患者的睡眠紊乱与代谢异常

3. 行为与精神障碍 见于 70%~90% 的患儿。性格暴躁倔强而动手能力差,有些伴有强迫行为或孤僻症,注意力不集中、多动。I 型缺失者常伴有强迫行为,智力往往更差。母源性 15 号染色体单亲二倍体患者的语言和数学智商和视觉记忆较其他类型的 PWS 高。

(五) 内分泌功能异常

1. 肥胖 是日后引起各种并发症(如糖尿病、胰岛素抵抗、心肺功能衰竭、肺心病、中枢性窒息、败血症、皮肤感染、肺炎等)的主要原因。2 型糖尿病发病率高(25%),发病年龄早(平均 20 岁)[29]。

2. 生长缺陷 由于 GH 缺乏,身材矮小在出生后 2 年最为明显,患儿缺乏青春期突发生长。血清 IGF-I 降低,自发性 GH 分泌不足,兴奋试验时 GH 峰值下降(低于 10ng/ml)[30]。

3. 性腺功能异常 下丘脑功能障碍引起低促性腺激素性性腺功能减退症。男性或女性 PWS 患者的外生殖器发育不良,青春期发育中断,常伴有生育功能降低。男性的阴茎短小,阴囊着色浅,缺乏皱褶,常合并单侧或双侧隐睾(80%~90%)。部分男孩伴有性早熟。女性患者的阴唇和阴蒂发育不良或缺乏,青春期发育延迟;少数可并发单纯性阴毛初现提前(isolated premature pubarche),其原因与肾上腺网状带发育过早有关,部分患者伴有性早熟[31,32]。

4. 肾上腺皮质功能不全 肾上腺皮质功能不全风险增高,部分 PWS 患者伴有中枢性肾上腺皮质功能不全[33-40],见表 2-2-7-2。

(六) 先天性畸形与并发症 Prader-Willi 综合征患者可并发多种先天性畸形,如先心病、泌尿系统畸形/缺陷、胼胝体不发育/发育不良、足畸形、先天性髋关节脱位、脊柱畸形等[41-43]。Torrado 等总结的先天性畸形见表 2-2-7-3,先天性畸形发病率为 22%,其中先心病风险是普通人群的 5.4~18.7 倍。

严重而未经治疗的患者可并发急性胃扩张、胃坏死、骨质疏松、脆性骨折、肺心病、糖尿病、肿瘤、心肺功能衰竭或股骨头滑脱。

表 2-2-7-2 Prader-Willi 综合征患者的肾上腺功能变化

研究者/年份	病例数	年龄(岁)	评价方法	肾上腺功能水平	说明
De Lind van Wijingaarden/2008	25	9.7(3.7~18.6)	过夜单剂量美替拉酮	60%	唾液皮质醇水平无变化
Grugni/2013	53	27.9(18~45.2)	LDSST	15.1%	-
Corrias/2012	84	7.7(0.8~17.9)	LDTST	14.2%	缺失型患者的皮质醇峰值低于 UPD
Connell/2010	25	7.2(0.43~16.3)	ITT/HDSST/LDSST	4%	ITT 发现 1 例肾上腺功能不全
Nyunt/2010	41	7.7	LDSST	0%	
Farholt/2011	57	22(0.58~48)	HDST	0%	
Farholt/2011	8	25(16~33)	ITT	0%	

注:LDSST:low-dose short Synacthen test(1μg),低剂量短效 Synacthen 试验;UPD:uniparental disomy,单亲二倍体;HDST:high-dose Synacthen test(250μg),高剂量 Synacthen 试验;ITT:insulin tolerance test,胰岛素耐受试验(0.15U/kg)

表 2-2-7-3 Prader-Willi 综合征患者的先天性畸形/缺陷

先天性缺陷	病例数	性别		发病年龄			
		女性	男性	<1	1~3	3~24	>24
先心病	8	7	1	8	0	0	0
泌尿系统畸形/缺陷	5	1	4	2	1	2	0

先天性缺陷	病例数	性别		发病年龄			
		女性	男性	<1	1~3	3~24	>24
胼胝体不发育/发育不良	5	2	3	1	1	3	0
足畸形	5	3	2	5	0	0	0
先天性髋关节脱位	6	5	1	6	0	0	0
脊柱畸形	5	3	2	2	0	2	1
白内障	1	0	1	1	0	0	0
Hirschsprung病	1	0	1	1	0	0	0
脊髓空洞症	1	1	0	0	0	0	1
无睾症	1	0	1	0	0	0	1
血管畸形	2	1	1	2	0	0	0
总数	40	23	17	28	2	7	3

【诊断】

存在以下表现者应想到PWS可能：①新生儿肌张力低下；②喂养困难者在数月至2年内转为食欲亢进；③肢端过小症；④GH缺乏和生长发育停滞；⑤婴幼儿-儿童重度肥胖。对可疑者应首先进行染色体核型分析（染色体移位）。缺失父源性特异性DNA甲基化（parent-of-origin-specific DNA methylation）可用于PWS的诊断。发现父源性SNRPN基因启动子区非甲基化，而母源性SNRPN基因启动子区甲基化[44,45]，但不能鉴别三种不同的缺失类型，需要用原位杂交荧光检测SNRPN，DNA多态性分析可鉴定母源性15号染色体单亲二倍体。

【治疗】

（一）GH治疗　2000年，美国FDA批准GH用于儿童PWS治疗，可改善躯体与脑组织的生长发育、体型和肌肉功能，GH不加重脊柱侧弯。2岁以上儿童的推荐剂量为重组GH（genotropin，somatotropin，Pfizer）每周24U/m²（每天1.0mg/m²），疗程直至骨龄达到14~15岁（女性）或15~16岁（男性）；当女孩身高达到150cm或男孩达到160cm后，用GH刺激试验评价内源性GH分泌状态，如果仍存在GH缺乏，可改用成人量（2U/d）继续治疗（表2-2-7-4）。GH治疗刺激扁桃腺增生、增加代谢率和血容量负荷，因此GH治疗主要担忧是睡眠呼吸障碍和上呼吸道阻塞（目前尚无猝死病例报道）。其他不良反应见表2-2-7-5。

（二）减肥治疗　解除相关症状，尤其要治疗肌张力低下、肥胖和性腺功能减退[46,47]。PWS患者的肥胖治疗较其他原因引起的肥胖更为困难，曾尝试应用多种措施减肥，但疗效均不满意（表2-2-7-6）。

表2-2-7-4　Prader-Willi综合征内分泌治疗

年龄	临床问题	治疗与处理方法
出生至3月龄或诊断时	诊断	DNA甲基化分析/确定遗传类型
	甲减	检测TSH和FT₄/L-T₄治疗
3月龄至儿童期	体格发育	营养分期/营养教育/饮食控制/增加运动
	食欲亢进	营养控制
	隐睾	泌尿外科诊治/试用HCG
	甲减	1岁后每年检测1次TSH和FT₄
	GH治疗	不需做GH兴奋试验/启动GH治疗/起始剂量每天0.5mg/m²并逐渐增至1mg/m² 并维持血清IGF-1在1~2SDS范围内
	GH治疗禁忌证	未经治疗的阻塞性睡眠呼吸暂停/糖尿病/重度肥胖/肿瘤/精神障碍
	GH检测	耳鼻喉科诊治睡眠呼吸困难/测定睡眠时的氧分压/评价肺功能/脊柱侧弯评价/骨龄测定/骨密度测定/器官超声/脊柱平片
	肾上腺皮质功能	急性应激时测定皮质醇和ACTH/必要时给予皮质醇替代
	性腺功能	闭经或月经稀少或BMD降低者性腺类固醇激素替代/12岁后测定GH/IGF-1/GH缺乏者给予GH0.1~0.2mg/d/维持IGF-1在0~1SDS水平/成年男性睾酮替代治疗
	糖尿病	血糖和HbA₁c
青春期至成年期	GH	定期检测IGF-1
	糖尿病	同糖尿病监测
	肥胖	血脂肝脏超声体脂测定

表 2-2-7-5　rhGH 治疗的不良反应

GH 治疗期间的不良反应	胰岛素抵抗
体型和体成分改变（骨骼/面部/手/足）	低 T_4 血症（同时测定 T_3 鉴别中枢性甲减）
外周水肿	脊柱侧弯
关节疼痛	停用 GH 后的不良反应（需要长期监测）
睡眠呼吸困难与呼吸暂停	糖代谢异常
白天睡眠增多或嗜睡	癫痫发作
假性脑瘤良性颅高压（头痛/视野改变/恶心/呕吐/眩晕）	诱发肿瘤
股骨头骨骺滑脱	卒中发作
步行障碍	

表 2-2-7-6　Prader-Willi 综合征的肥胖辅助治疗

研究者/年份	药物或措施	作用机制	不良反应与禁忌证
Padwal 等/2007	奥利司他	抑制胰腺酯酶活性	依从性差/胃肠症状
Greenway 等/2009	安非他酮	激活中枢性黑皮素通路 降低饥饿感增加能量消耗	部分患者无效/联合治疗可增强疗效
Lee and Fujioka 等/2009	纳曲酮	阿片抑制剂 降低饥饿感增加能量消耗	恶心/口干/头痛/眩晕/乏力/便秘/失眠
Padwal 等/Plodkowski 等/2009 Zipf and Berntson 等/1987			急性肝炎或肝衰竭时禁用
Shapira 等/2002	托吡酯（topiramate）	抗癫痫药物，亦可用于偏头痛	无治疗 PWS 的报道
Smathers 等/2003 De Waele 等/2008		调节 Na^+ 通道 GABAA 和 AMPA 受体/抑制进食行为	注意力不集中/感觉异常/嗜睡/共济失调/ 眩晕/肾结石
Haqq 等 2003/Haqq 等/2003 Tan 等 2004/Tzotzas 等/2008	生长抑素类似物	抑制 ghrelin 和胰岛素分泌 抑制食欲	对 PWS 的体重和食欲亢进无效 胆石症风险增高
Motaghedi 等/2010	Rimonobant	阻滞内源性大麻素受体 CB1 降低体重	精神异常依从性差
Purtell 等/2011	依泽那肽（exenati-de）	GLP-1 受体激动剂	对 PWS 无效
Sze 等/2011		增加胰岛素分泌	
Eiholzer 等/2008	CoQ10	参与线粒体 ATP 生成	有利于脑发育/无降低体重作用
Buchwald 等/2005	限制性减肥手术 （胃缩窄或旁路术）		疗效不一
Antal and Levin 等/1996		减少营养物质吸收	降低体重的长期作用有限
Marinari 等/2001			术后不良反应多
Papavramidis 等/2006			术后 1~5 年体重增加
Marceau 等/2010			术后不良反应多/吸收不良综合征
Scheimann 等/2008			术后呼吸道感染胃穿孔

注：AMPA：α-amino-3-hydroxy-5-methylisoxazole-4-propionic acid，α-氨基-3-羟-5-甲基噁唑丙酸；GLP-1：glucagon-like peptide-1，胰高血糖素样肽-1

【病例报告】

（一）病例资料　患者女性，13 岁。因生长发育迟缓伴智力低下 13 年，体重增加 9 年入院。患者于 2001 年 9 月第二胎顺产出生，出生体重 2.5kg，出生时哭声响亮，出生后牛奶喂养，吸吮慢，吞咽困难。1~4 岁体型瘦小，容易感冒，伴高热和反复抽搐。2 岁能坐、抬头，3 岁说话，4 岁走路，5 岁上学，成绩差，7 岁能简单交流。13 岁只能简单计算、对答欠佳，识字约 40 个，行为执拗，一个生字可抄写 1 个笔记本；算数不超过 100。4 岁后体重进行性增加，血糖与血脂升高。平时脾气差，易怒、固执、爱撒谎。自起病以来精神睡眠佳，

睡液黏稠，大小便正常。既往史、个人史无特殊，父母非近亲结婚。

血压 133/87mmHg，身高 142cm，体重 52.2kg，BMI 25.88kg/m²（矮小型：与正常同龄人身高、体重相差 2 个标准差），上部量 67cm，下部量 80cm，指间距 135cm，上肢长 56cm，下肢长 78cm，坐高 74cm，腰围 89cm，臀围 91cm，腰臀比 0.97。肥胖面容，神志清楚，精神尚可，自动体位，问答欠佳，吐词欠清。韦氏智力测验的智商 38 分（VIQ 及 FIQ 低，无对应分数，PIQ 38 分），其他能力均较差。双额尖距狭窄，双眼睑无水肿。唇无发绀，嘴角向下，腭弓高。颈短。手足

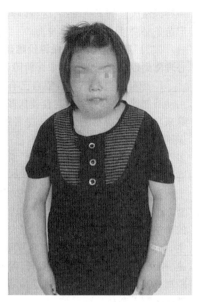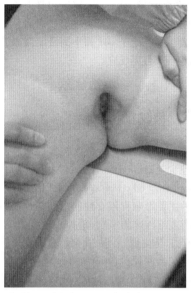

图 2-2-7-6　Prader-Willi 综合征患者体型与外生殖器
患者表现为特殊面容,腭弓高,外生殖器幼稚;外生殖器 Tanner Ⅰ 期

小,轻度掌蹼。外生殖器幼稚,无小阴唇及阴蒂(图 2-2-7-6)。肌张力低下。

空腹血糖 8.19mmol/L,餐后 1 小时与 2 小时分别为 14.23mmol/L 和 17.63mmol/L;糖化血红蛋白 12.1%。C 肽释放试验、胰岛素释放试验和肝肾功能未见明显异常,胰岛素抗体正常。甘油三酯 1.22mmol/L,总胆固醇 5.16mmol/L,HDL-C 0.89mmol/L,LDL-C 3.85mmol/L,高密度脂蛋白胆固醇 0.83mmol/L,FSH 0.38mU/ml,LH 0.109mU/ml,雌二醇 21.28pg/ml,睾酮 0.480nmol/L,孕酮 0.440μg/L。PRL 5.83ng/ml。血乳酸 1.90mmol/L;肌酐 36.3μmol/L。24 小时尿葡萄糖 4.59mmol,清晨血清皮质醇 359.0nmol/L,下午 4 时及午夜 12 时分别为 84.2nmol/L 和 258.9nmol/L,上午 8 时血清 ACTH 19.8ng/L,下午 4 时及午夜 12 时分别为 11.9ng/L

和 25.1ng/L。血清 GH 1.35μg/L,PTH 4.50pmol/L,25-(OH)D 38nmol/L。GnRH 兴奋试验显示基础 FSH 和兴奋后 FSH 均<0.3U/L,基础 LH 与兴奋后 LH 均<0.15U/L。

B 超显示脂肪肝,双侧乳腺可见少许腺体组织,子宫幼稚。垂体 MR 平扫加增强未见异常。胸片加胸椎正侧位片显示胸椎侧弯后凸畸形,T₆ 椎体楔形变,腰椎重力线前移(图 2-2-7-7)。彩超见子宫小而幼稚。双膝关节和双肘关节平片正常,双膝关节骨骺线未闭合,双肘关节骨骺线基本闭合。

(二)病例讨论　　本例存在新生儿肌张力低下、喂养困难数月后转为食欲亢进和重度肥胖,因此 Prader-Willi 综合征的临床表现典型。因进食过多引起肥胖、高胰岛素血症、脂肪肝和 2 型糖尿病。此外,本例的下丘脑功能障碍引起低促性腺激素性性腺功能减退症表现也较典型。女性外

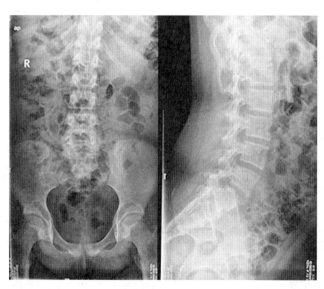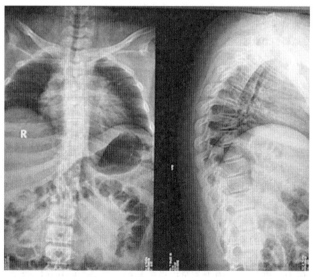

图 2-2-7-7　Prader-Willi 综合征脊柱畸形
X 线片显示胸椎侧弯和 T₆ 椎体楔形变

生殖器发育不良,青春期发育中断,但无 GH 缺乏和肾上腺皮质功能不全依据,而胸椎侧弯与椎体楔形变明显。患者性格偏激,治疗欠合作,节食困难。给予 GH 和小剂量雌激素诱导青春期发育,追踪观察 3 个月无反应。

(夏筑英 雷闽湘)

第8节 神经性厌食

进食性疾病(eating disorder)可以大致分为神经性厌食(anorexia nervosa)、神经性贪食(bulimia nervosa,BN)和非特异性进食障碍(eating disorder not otherwise specified,EDNOS)三种。神经性厌食是一种主要影响青年女性的慢性精神心理-神经内分泌疾病,起病多与特殊的家庭、精神心理变态、挫折及特殊的文化背景有关,是生理、心理、社会综合因素影响的后果。患者因存在体象自我评价(body self-imaging)和认知障碍(cognitive disorder)而自行节食减肥,导致体重减轻、严重的营养不良及下丘脑-垂体-性腺轴功能紊乱。本病常见于 15~24 岁的青年妇女。普通人群成年妇女中该病的患病率 1%~2%,男女比例为 1:9。Sobel 等于 1996 年报道,在青年妇女中患神经性厌食者达 1%[1]。

【进食性疾病的分类与定义】

美国精神病学会(2000 年)的进食性疾病(eating disorder)的定义和分类见表 2-2-8-1。

表 2-2-8-1 进食障碍性疾病的定义和分类(DSM IV)

分类/临床表现	定义
神经性厌食	具备以下四条:①体重降低(<85%标准体重);②惧怕肥胖或体重增加;③体型和体重评价和态度扭曲,主观认为自己过胖或体型异常;④原发性闭经或继发性闭经 3 个月以上
神经性贪食	具备以下四条:①贪食和进食量剧增;②以催吐利尿或过度运动方式抵消过度进食(每周≥2 次,连续 3 个月以上);③体型和体重评价和态度扭曲,主观认为自己过胖或体型异常;④在神经性厌食期间不发生贪食
非特异性进食障碍(EDNOS)	临床表现类似于神经性厌食或贪食而未达到其诊断标准者伴有:①符合神经性贪食诊断但每周仅 1 次,连续 3 个月以上;②符合神经性厌食诊断但体重在标准体重的 90%以上;③贪食而无催吐行为

注:EDNOS:eating disorder not otherwise specified,非特异性进食障碍

【病因与临床表现】

(一) 社会文化因素 神经性厌食多见于发达国家富裕阶层的青年妇女,本病主要分布于特殊年龄、性别及社会阶层,提示社会文化因素在其发病中起了重要作用。电视节目、选美比赛、模特表演中苗条的女性成为举止雅致、有吸引力和活力的象征,理想体形的概念由"丰满"变为"苗条",这种审美观念的改变对一些青年妇女形成了强大的社会-心理压力。即使这一因素不足以导致神经性厌食,至少也构成了易患对象发病的社会环境。职业方面的竞争压力与成功期望也是重要的发病因素。有人发现,芭蕾舞学校和职业演员

中神经性厌食的发病率高,这种倾向尤其表现在夸大自己体形苗条必要性的易感个体身上。

(二) 肥胖恐惧和体象评价障碍 神经性厌食患者的心理障碍以肥胖恐惧和体象评价障碍为特征。

1. **肥胖恐惧** 患者希望自己有苗条的体态,害怕肥胖,主动节制饮食,部分患者对食物厌烦甚至反感。其发生机制除来自"苗条"身材的影响外,患者还存在个性缺陷,如个体识别功能不全,又希望能控制自己与周围环境,患者的家人多看重外貌、得体的举止和成就,而忽略了自我实现。为了迎合父母的愿望,这些儿童努力学习。作为回报,父母热衷于欣赏这些不健康的言行举止。双方的行为互相强化,但再努力也难以达到父母的期望值。因而患者不得不依靠强加的价值观来维护自尊,付出的代价却是得不到自我实现和自主。青春期的生理、社会和心理方面的变化,如月经、生长加速、相互攀比带给她们不少困窘,促使她们与家庭产生感情距离,80%以上患者起病于月经初潮后的 7 年内,节制饮食常常是控制自我体形而采取的极端尝试。

恐惧肥胖和对其作出的心理行为异常反应是本病的突出表现。患者多有肥胖恐惧,追求"苗条"。多数患者通过限制饮食、过度运动、自我诱吐和导泻来减肥。每日进食量可<150g,个别病例甚至拒食。体重丧失 25%以上,皮下脂肪明显减少,体脂与肌肉组织减少,骨量丢失。患者对进食及体重减轻不关心,不顾饥饿,也不理睬别人的规劝或安慰。患者不承认自己有病,认为拒食是享受,极端消瘦是美观;即使已很消瘦,还认为自己肥胖而继续节食减"肥"。因我国与西方存在文化差异,部分神经性厌食患者没有或者否认肥胖恐惧,甚至不愿承认怕胖,而是以胃肠不适为理由拒绝进食。部分患者还限制饮水,导致比节食更严重的后果。多数患者有焦虑、情绪不稳、抑郁、易偏激,部分存在认知缺陷。有些患者可表现为发作性贪食(如偷吃剩饭剩菜)、神经性贪食和厌食可先后发生或交替出现。

2. **体象评价障碍** 体象自我形象或自我概念是个体对自身的总体描述与评价。高自尊与积极的人际关系、学业、职场成功与心理健康相关;而低自尊与冒险行为及心理健康欠佳(如抑郁与自杀倾向等)有关。性成熟是青少年发育的重要里程碑,与自我形象的形成有关。面对性行为、妊娠及疾病遗传等问题,产生恐惧和错误认识。男性害怕性唤起与性行为无能,而女性担心怀孕与生育问题。抑郁与焦虑情绪比内分泌疾病更为复杂,可对社会关系产生强烈影响。不少患者尽管已很消瘦,但仍继续节食。研究发现,患者存在"体象评价障碍"。体象评价可用躯体知觉指数(body perception index,BPI)表示,即 BPI=(自觉某一特定部位的宽度/实际测定宽度)×100%。神经性厌食患者在头、胸、腰、臀等四个部位 BPI 都>100%。Bergstrom 等发现,95%的男性与 96%的女性存在体象评价障碍,但其程度较神经性厌食患者轻,提示这种现象可能是现代社会神经性厌食患病率逐年上升的社会基础[2]。

3. **其他心理障碍** 患者的一级亲属比一般人群更易发生发育障碍和抑郁症。患者家庭的冲突多,和睦少,成员间语言交流异常。此外,神经性厌食妇女在应激时多采用认知性回避或犹豫不决,不愿寻求支持,因而在应激时显得相对

低能。西班牙一项研究表明,患者普遍追求完美,对别人不信任,易出现抑郁和恐惧症[3]。影响下丘脑食欲和摄食中枢的因素很多,如α-MSH可作用于MC4-R,抑制食欲,瘦素(leptin)也抑制摄食行为,使进食减少,体重下降,可直接或间接抑制食欲的激素还有脂多糖、IL-1、IL-6、TNF、白细胞抑制因子(LIF)、胆囊收缩素(CCK)、雌二醇、肾上腺素、去氢异雄酮、胰高血糖素、胃泌素释放肽(gastrin-releasing peptide,GRP)及生长抑素等,但神经性厌食的发病与这些抑制食欲的激素和细胞因子之间的关系仍未阐明。

(三)遗传因素与下丘脑功能紊乱 患者的同胞罹患本病的概率明显增加(约5%),同卵双生子罹患本病的概率为一般同胞的4~5倍,同卵双生子均患本病的概率为44%,而异卵双生子仅为12.5%,表明遗传因素参与了神经性厌食的发病。新生儿超重、颅内出血预示罹患本病的可能性增加。患者多存在饱感、体温调节、内分泌功能方面的异常。易感个体在青春期前后遭遇的生物和心理事件通过下丘脑神经递质、内分泌或免疫方面的作用,引起神经性厌食心理和行为上的特征性表现。患者存在原发性下丘脑功能紊乱的证据有:①约20%的患者以闭经为首发症状,并非继发于消瘦;②垂体激素储备功能正常,但对刺激物的反应延迟;③AVP分泌不稳定。

神经性厌食是一种与遗传和多环境因素作用高度相关的复杂病,但神经精神症状与疾病的遗传和机制无明确联系。遗传因素可分为以下几类:①与精神紊乱相关的因素:主要有血清素、脑神经营养因子(brain-derived neurotrophic factors,BDNF)、去甲肾上腺素、谷氨酸盐受体、SK3通道、KC-CN3等;②饥饿调节因素:主要有瘦素、AGRP、MSH、黑皮质4受体(MC4-R)、神经肽Y、葛瑞林、胆囊收缩素(CCK)等;③进食动机与行为因素:主要有鸦片肽、OPRD1、大麻素类、THC、CBR1、多巴胺、DRD2、DRD3、DRD4儿茶酚胺-O-甲基转换酶(COMT)等;④能量代谢因素:有解偶联蛋白2和3(UCP2/UCP3);⑤神经内分泌因素:主要为性激素;⑥免疫/炎症因素:如TNF-α。从现有的研究报道看,病因涉及至少43个基因的128种多态性[4]。

(四)进食行为异常和消瘦 神经性厌食患者对摄食和体重存在严重偏见[5],因恐惧肥胖而作出心理行为异常反应是本病的显著特点,体型消瘦,体脂缺乏,并引起一系列并发症(图2-2-8-1)。

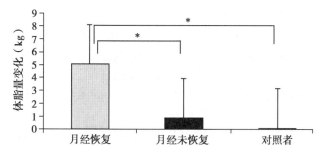

图2-2-8-1 神经性厌食女孩的体脂变化
灰色表示神经性厌食者月经恢复者(n=19)、月经未恢复者(n=14)和对照者(n=33);ANOVA检验证实三组之间有显著性差异(P<0.0001)

1. **心血管并发症** 神经性厌食发展至某一阶段时,心脏功能异常发生率可高达87%,如心动过缓、心动过速、低血压、窦性心律失常、心力衰竭和心电图异常。最常见的是心动过缓,血压<90/60mmHg,由于慢性血容量减少和直立性体位改变,可致晕厥。因患者滥用利尿剂、泻药所致的电解质紊乱如低钠血症、低钾血症、低镁血症,酸碱平衡失调可致心律不齐甚至心衰。此种现象在再进食后仍可能发生,其原因可能是再进食后葡萄糖和体液急剧增加,加重了由饥饿导致的低磷血症。低钾血症、低镁血症所致的窦性心动过缓、ST段下移、U波等心电图改变可通过纠正电解质紊乱恢复正常。但严重的电解质紊乱偶可致心源性猝死。

2. **胃肠并发症** 因长期频繁呕吐,胃酸腐蚀食管,易并发食管炎、食管糜烂或溃疡,而食管病变又可诱发呕吐,食管疝也与进食后呕吐有关。再进食时偶可致急性胃扩张,表现为急性发作恶心、呕吐伴腹胀腹痛,经一段治疗后多可缓解。有时也发生十二指肠或空肠扩张,与再进食引起的胰腺炎和肠梗阻有关,故再进食者出现腹痛时应测定血和尿淀粉酶。患者滥用泻药导致腹泻,腹泻与便秘交替、蛋白质丢失和营养吸收不良。进食不足也可致便秘,肝糖原储存减少,血糖下降。

3. **泌尿系统并发症** 可出现肾小球滤过率及浓缩功能下降,血尿素氮增高,电解质平衡紊乱,失钾性肾病及水肿等。呕吐和滥用利尿剂或泻药者的体液减少,循环血量不足,血钾、血钠和血氯过低及代谢性碱中毒。

4. **再进食综合征** 再进食时,因磷酸盐很快转入细胞内参与葡萄糖磷酸化和蛋白质合成,血磷酸盐明显下降,导致心肌功能障碍和惊厥,称为再进食综合征。对任何营养不良的患者再进食时,开始几天应常检测血磷水平。约20%的患者在再进食时可发生水肿,病情严重的患者因血浆白蛋白和血浆渗透压下降,体液从血管中进入组织,从而导致低血容量性休克,此时应尽快从静脉途径补充蛋白质,提高血浆胶体渗透压。应常规监测肾功能、电解质、血浆白蛋白,以指导临床治疗。部分患者可出现尿频、尿急与夜尿增多等尿路刺激症状。

5. **血液系统并发症** 严重患者常见各类血细胞数目减少。约1/3的患者有轻度贫血和血小板减少,2/3的患者白细胞减少,可出现棘红细胞或刺红细胞,红细胞沉降率下降。骨髓活检可见再生不良、脂肪耗竭和胶质状酸性黏多糖增加。

6. **骨骼并发症** 可表现为低体重、低骨量和病理性骨折。在疾病开始2年内可出现明显的骨质疏松。其机制与雌激素分泌不足、IGF-1减低、营养不良、低体重和皮质醇分泌过多有关(表2-2-8-2)。血浆皮质醇升高是抑制骨形成而产生骨质疏松的重要因素。当月经和体重恢复正常时,骨代谢可恢复至正常。Soyka等发现神经性厌食患者血浆IGF-1下降约50%,且与多项营养状态指标(特别是瘦素)相关。有些严重患者因维生素D缺乏可引起骨质软化症[6]。血浆皮质醇升高是抑制骨形成而产生骨质疏松症的重要因素。

7. **营养评价** 常用简化的营养评价问卷(表2-2-8-3)或微营养评价来筛选营养不良病例,其缺点是不能鉴别虚弱综合征。营养不良通用筛选工具使用BMI、丢失的体重和急性病效应计分系统评价住院患者的死亡风险和预后。计分时，A=1，B=2，C=3，D=4，E=5。如果 mini-SNAQ<14 提示存在明显的体重下降。

表 2-2-8-2 影响神经性厌食患者 BMD 的因素

影响因素	作用与意义
营养不良	BMD 的独立危险因素
运动减少	增加负重部位 BMD/对非负重部位可能无作用
IGF-1 缺乏	骨合成减少
低雄激素血症	与骨吸收和骨形成指标相关
高皮质醇血症	骨形成减少/与血清骨钙素负相关
OPG 升高	致病作用与意义未明/可能是一种自我保护因素
瘦素减少	可能是饥饿的适应性反应/与骨形成无相关
葛瑞林/脂肪抑素	ghrelin 促进成骨细胞分化和增殖/表达水平与 BMD 相关/ghrelin/obestatin 比值下降是骨质疏松症的风险因素

注：OPG：护骨素；IGF-1：胰岛素样生长因子-1；BMD：骨密度；ghrelin：葛瑞林，胃促生长素；obestatin：脂肪抑素

表 2-2-8-3 简化的营养评价问卷调查（SNAQ）

我的食欲	我认为的食物味道
A. 很差	A. 很差
B. 差	B. 差
C. 一般	C. 一般
D. 良好	D. 好
E. 旺盛	E. 很好
我进食时特点	我的进餐量
A. 吃一小口后出现饱感	A. 每天 1 餐以下
B. 进食 1/3 餐后出现饱感	B. 每天 1 餐
C. 进食大半餐后出现饱感	C. 每天 2 餐
D. 完全吃完后出现饱感	D. 每天 3 餐
E. 从来没有吃饱	E. 每天 3 餐以上

8. 内分泌并发症 内分泌功能障碍常见（表 2-2-8-4），神经性厌食引起垂体、甲状腺肾上腺性腺和骨骼的广泛性病变。例如，闭经常发生于低体重患者，在体内脂肪含量达体重的 22% 左右时，90% 的人月经周期又可恢复正常，因此在神经性厌食的最新诊断标准中，闭经虽然有助于诊断，但并非诊断的必备条件[7]。下丘脑功能障碍是神经性厌食的突出特点，血 LH、FSH 基础水平下降，脉冲性释放减弱，血雌激素下降。垂体对 GnRH 控制 LH 释放的能力下降，睡眠时 LH 分泌增加与内源性褪黑素敏感性增高有关，普萘洛尔治疗可恢复垂体促性腺激素分泌细胞对 GnRH 的反应。女性患者的血睾酮正常，男性患者降低。血皮质醇一般正常，但代谢清除减慢，半衰期延长。正常的激素分泌昼夜节律存在，给予地塞米松后，部分患者无抑制反应。血 PRL 多正常。

（1）下丘脑-垂体-性腺轴：性腺过度消瘦（体脂低于 18%）引起低促性腺激素性性腺功能减退症，而体脂达到 24% 后月经周期恢复又往往出现肥胖，神经性厌食体脂与胃促生长素（ghrelin）的关系见图 2-2-8-2。

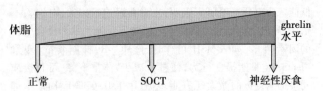

图 2-2-8-2 神经性厌食体脂与 ghrelin 的关系

本图显示正常体重、SOCT 和神经性厌食患者的血清 ghrelin 与体脂含量的关系

（2）GH-IGF 轴：因营养不良，为维持正常血糖，血清 GH、ghrelin 和 GH 结合蛋白（IGFBP-1 和 IGFBP-2）升高，而 IGF-1 水平降低，提示存在肝脏 GH 抵抗（受体表达减少）[7-9]。体重恢复后，IGF-1 和 GH 水平恢复正常。

（3）下丘脑-垂体肾上腺轴：皮质醇刺激糖异生，升高的皮质醇和 GH 是维持正常血糖水平的调节后果。治疗前，下丘脑 CRH 神经元呈过度兴奋状态，皮质醇分泌量增多而半衰期延长，因而使 24 小时尿游离皮质醇和血清皮质醇升高[10]。昼夜节律正常，但地塞米松抑制不理想[11]，CRH 兴奋后，ACTH 和皮质醇呈过度反应。血清 ghrelin 升高，瘦素降低。

（4）下丘脑-垂体-甲状腺轴：主要表现为非甲状腺病态综合征样改变，TSH 正常，FT$_3$ 降低 FT$_4$ 降低或正常，以减少能量消耗。TSH 对外源性 TRH 刺激的反应降低。体重恢复后，甲状腺功能亦转位正常。血 TT$_4$ 略降低，FT$_3$ 下降，这是由于外周 T$_4$ 转化成 T$_3$ 减少所致，不需要补充甲状腺激素。血 TSH 通常正常，少部分患者在 TRH 兴奋试验时，TSH 分泌高峰延迟。

（5）胰岛素和脂联素：空腹胰岛素和血糖水平降低[12]，胰岛素敏感性最高（HOMA-IR 下降）。血清脂联素水平不定，多数升高，少数再次或降低[13-15]。

（6）瘦素：正常情况下，瘦素抑制食欲激素（如神经肽 Y，AgRP 神经元）的作用，兴奋厌食激素（如 POMC，CART 神经元），瘦素明显降低，瘦素结合蛋白升高是一种适应性反应，以增进食欲，同时促进 GnRH 分泌。在神经性厌食的恢复过程中，瘦素随着体重增加而升高。

（7）胃促生长素（葛瑞林，ghrelin）：刺激 NPY 分泌，兴奋 AgRP 神经元，促进食欲[16,17]。神经性厌食患者血清 ghrelin 明显增高，抑制增加后下降。ghrelin 也促进 GH 和 ACTH 分泌，抑制 GnRH 释放[18,19]。

（8）其他激素：神经肽 Y 升高，抑制食欲，雌激素缺乏、高皮质醇血症和促炎症因子导致低骨量或骨质疏松[20]。

表 2-2-8-4 神经性厌食的内分泌功能紊乱

内分泌轴	功能与激素变化
性腺轴	LH↓/雌激素↓/雄激素↓
肾上腺皮质轴	皮质醇↑/DHEAS 正常/GH 抵抗（GH↑）/IGF-1↓
食欲调节激素	瘦素↓/胃促生长素↑/PYY↑

9. 代谢并发症 基础代谢率降低，50% 的患者血胆固醇增高，5α-还原酶活性下降，糖耐量减退。体温调节能力下降。睡眠较浅、易惊醒、睡眠时间减少、早醒。快速眼动期（REM）潜伏期变短。

10. 皮肤并发症 约1/3的患者手臂、脚背和面部出现毳毛。约1/4的患者皮肤变薄、干燥、多鳞屑。约80%的患者血胡萝卜素水平升高。有些患者的皮肤呈轻度橄榄绿色改变,血红蛋白减少。有些病例因缺乏维生素,出现糙皮病(烟酸缺乏)、坏血病(维生素C缺乏)或骨质疏松(维生素D缺乏)。紫癜与血小板减少有关,或由于呕吐和胸内压力增加所致。

(五)辅助检查

1. 内分泌功能异常 体重减轻对内分泌功能的影响主要反映在性腺和肾上腺皮质功能上。血雌激素及孕酮均降低,无LH脉冲性分泌,GnRH刺激后的LH反应减低,连续注射可使其恢复正常反应,符合HH。血CRH和皮质醇升高,50%患者皮质醇节律消失伴程度不等的高皮质醇血症,但地塞米松抑制试验正常或异常,对CRH刺激的反应下降。血GH升高,IGF-1下降。血浆IGFBP-2升高且与体质指数(BMI)呈负相关,瘦素(leptin)明显下降,自由脂肪酸(FFA)升高,T_3下降,T_4正常,rT_3升高。血TSH正常但对TRH的反应延迟。血25-(OH)D减少反映维生素D营养不良。血小板单胺氧化酶活性下降,提示存在5-羟色胺能系统功能障碍。神经性厌食体脂与血清葛瑞林水平呈负相关关系,体脂越少,血清葛瑞林水平越高。此外,神经性厌食患者的体重降低也与瘦素和雌激素代谢紊乱有关,其作用为正性的。骨髓脂肪含量减少可引起,一功能紊乱和贫血。决定长期饥饿时骨髓脂肪含量的因素见图2-2-8-3。

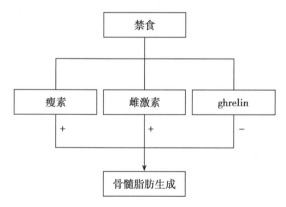

图 2-2-8-3 决定长期饥饿时骨髓脂肪含量的因素

2. 血清葛瑞林组分变化 神经性厌食患者在不同的疾病阶段与治疗前后血清葛瑞林组分变化有助于监测病情变化,了解治疗反应(表2-2-8-5)。

表 2-2-8-5 不同疾病的葛瑞林组分变化

疾病	总葛瑞林	葛瑞林	葛瑞林	肥胖抑制素
限制型神经性厌食	↑	↑	?	↑↑
贪食型神经性厌食	↓	↓	?	↓
肥胖综合征	↑↓	↑=↓	↓/=	↑↓
酒精依赖综合征	↑↓	↑↓	?	?/=
焦虑与应激	?	↑/=	?	?
抑郁症	=	↑↓	?	?

3. 代谢异常 血浆天冬酰胺、谷氨酸、甘氨酸、蛋氨酸、苯丙氨酸和组氨酸明显升高,而精氨酸和半胱氨酸下降。

4. 免疫因子异常 血 TNF-α、可溶性TNF受体Ⅱ(sTN-FRⅡ)、IL-1β和IL-6明显升高。血浆内可溶性细胞活素受体蛋白gp130与白血病抑制因子受体(leukemia inhibitory factor receptor,LIF-R)亦升高。有些研究提示患者存在慢性炎症状态。

5. 影像检查 功能性神经影像检查已经广泛应用于本病的诊断,包括SPECT、PET-CT、功能MRI等。除了低体重期脑容积减少外,神经性厌食还伴有多种神经功能异常,但不能发现明显的器质性病变。

【诊断与鉴别诊断】

(一)诊断依据与标准 传统上,认为婴幼儿和儿童的喂养障碍(feeding disorder)与青少年和成人的进食障碍是不同的疾病,喂养障碍包括拒食(refusal of food)、挑食(selective/faddy eating)、食物反流(regurgitation of food)和进食非食物类物质(pica)。但是,这些现象没有年龄之别,定义的分界线不明,而且多种异常可能并存于同一患者。以前的进食障碍型疾病分类忽视了疾病在不同年龄阶段的连续性,患者增龄后,同一疾病需要做出诊断调整[21]。

文献报道的18个有关进食障碍性疾病的诊断选择标准的临床试验(表2-2-8-6)结果表明,进食障碍性疾病的诊断标准极不统一。

表 2-2-8-6 进食障碍性疾病的诊断标准

研究者/年份	治疗方式	对照治疗	年龄/病例数	诊断	诊断标准
神经性厌食及其相关情况					
Lock 等/2010	家庭治疗	个体治疗	青少年/121	神经性厌食	DSM-IV/排除闭经
Loeb 等/2007	家庭治疗		青少年/20	神经性厌食	临床型/亚临床型神经性厌食
Lock 等/2005	家庭治疗(短期)	家庭治疗(长期)	青少年/86	神经性厌食	体重标准/排除闭经
McIntosh 等/2005	CBT/人际间治疗	临床处理	成年/56	神经性厌食	体重标准
Pike 等/2003	CBT	营养指导	成年/33	神经性厌食	DSM-IV
Dare 等/2001	心理治疗/认知分析/家庭治疗	临床治疗	成年/84	神经性厌食	DSM-IV
Eisler 等/2000	多家庭治疗	家庭治疗	青少年/40	神经性厌食	DSM-IVr ICD-10
神经性贪食及其相关情况					
Fairburn 等/2009	CBT	等待与观察	成年	进食障碍	任何进食障碍伴 BMI>17.5kg/m² 者

研究者/年份	治疗方式	对照治疗	年龄/病例数	诊断	诊断标准
Schmidt 等/2008	计算机化 CBT	等待与观察	成年/96	神经性贪食	神经性贪食/贪食型 EDNOS
Schmidt 等/2007	家庭治疗	CBT	青少年/85	神经性贪食	神经性贪食/贪食型 EDNOS
Le Grange 等/2007	家庭治疗	支持治疗	青少年	神经性贪食	神经性贪食/部分贪食型 EDNOS
Banasiak 等/2005	引导性自助	等待与观察	成年/109	神经性贪食	完全型/亚阈值型
Walsh 等/2004	氟西汀	自助	成年/91	神经性贪食	主观性贪食每周 1 次以上
Carter 等/2003	自助性 CBT	等待与观察	成年/85	神经性贪食	DSM-Ⅳ
Palmer 等/2002	自助性 CBT	Wait list	成年/121	神经性贪食	神经性贪食/部分贪食
Hsu 等/2001	认知治疗	营养指导	成年/100	神经性贪食	DSM-Ⅲ-R
Safer 等/2001	行为治疗	等待与观察	成年/31	神经性贪食	贪食每周 1 次以上
Agras 等/2000	CBT	个体沟通	成年/220	神经性贪食	DSM-Ⅲ-R

注:CBT:cognitive behaviour therapy,认知行为治疗;BMI:body mass index,体质指数;ED:eating disorder,进食障碍性疾病;EDNOS:eating disorder not otherwise specified,未特殊说明的进食障碍性疾病

1. 非特异性进食障碍的诊断　人们提出了回避/限制性食物摄取障碍(avoidant/restrictive food intake disorder,ARFID)的概念,以替代以前的儿童非特异性进食障碍,而且这一概念也同样适合于青少年与成年人。但是,ARFID 与神经性厌食又是重叠的。另一个新的概念是非特异性进食障碍(eating disorder not otherwise specified,EDNOS),其表现不一,且与神经性厌食或神经性贪食重叠,处理与预后也相差悬殊[21,22]。因此,CD-11 分类法提出了若干个新建议(表 2-2-8-7)。

表 2-2-8-7　建议的进食障碍性疾病分类(ICD-11)

1	将进食障碍归入一组,诊断标准适合于所有年龄组的患者
2	扩充神经性厌食的范围(纳入闭经和明显体重降低)认知标准扩充至因害怕肥胖而导致的发育与文化相关进食异常情况与行为
3	引入病情严重程度的衡量标准——"危险性低体重",以鉴别预后不良者
4	扩充神经性贪食的范围,将主观贪食列入诊断条件
5	将主观与客观多食和贪食障碍而缺乏补偿的行为列入神经性贪食标准
6	进食障碍包括同时并存的或先后发生的神经性厌食与神经性贪食
7	进食障碍包括回避性与限制性进食异常(ARFID),其中限制性进食是指不伴体态和体重相关的精神疾病
8	进食障碍的最短时间定为 4 周

注:ARFID:avoidant/restrictive food intake disorder,回避性与限制性进食异常

EDNOS 的诊断标准是:①符合神经性厌食诊断,但月经或体重正常(即使在短期内体重明显下降);②符合神经性贪食的诊断,但贪食与减轻体重代偿行为频率少于每周 2 次或持续时间不足 3 个月;③过度进食后,频繁进行减轻体重的代偿行为,但因呕吐量小,体重仍正常;④用餐时,未发生吞咽动作或食后将其吐出;⑤贪食和大量进食后无减轻体重代偿行为。

2. 神经性厌食的诊断　美国精神病学协会提出的诊断标准包括:①体重低于理想体重的 85%(或体质指数 ≤17.5kg/m²);②肥胖恐惧;③体型和体重认知障碍;④继发性闭经。我国的诊断标准是:①发病年龄<25 岁(最常见于14~19 岁);②厌食(日进食量<150g),体重丧失 25% 以上;

③不顾饥饿,也不理睬别人的规劝或安慰,患者不承认自己有病,拒食。极端消瘦者常伴有低钾血症、心律失常、心动过缓、低体温、便秘、毳毛生长及高胡萝卜素血症;④闭经;⑤无其他躯体疾病或精神疾病。

3. 神经性厌食并发症的诊断和病情评估　对于严重患者应重点评价其内分泌功能、水盐代谢状况、神经-精神心理功能和相关并发症情况。如用 MRI 确定是否有脑萎缩,用 X 线确定是否并发了肺结核,用 B 超了解心功能(个别患者可合并心衰),用双能 X 线骨密度仪(DXA)确定是否伴有低骨量或骨质疏松,用 GnRH 刺激试验评价下丘脑-垂体-性腺轴功能等。

4. 神经性厌食并发症的诊断与评估　与其他神经精神性疾病不同,神经性厌食常因营养不良和免疫功能低下而并发多种器质性疾病,组织损害几乎波及所有器官。而且,有些并发症即使在神经性厌食和营养不良症本身治愈后仍呈进行性发展(表 2-2-8-8)。

表 2-2-8-8　神经性厌食的常见并发症

心血管系统	闭经
心动过缓和低血压	不孕
二尖瓣脱垂	骨质疏松
心律失常(猝死)	非甲状腺病态综合征
再进食综合征	高皮质醇血症
超声心电图异常	低血糖症
皮肤系统	神经源性尿崩症
皮肤干燥	生长发育静止
脱发	血液系统
毛发退变(胎毛化)	全血细胞减少症
消化系统	血沉降低
便秘	神经系统
再进食性胰腺炎	脑萎缩
急性胃扩张	贫血性眼睛病变
营养性肝炎	呼吸系统
吞咽困难	吸入性肺炎
胃排空延迟	呼吸衰竭
手足发绀	自发性气胸
胎毛生长	肺气肿
内分泌与代谢系统	

（二）鉴别诊断　确定神经性厌食的诊断前须先排除器质性疾病。有时在神经性厌食治疗过程中，如果发现疗效欠佳或出现无法解释的症状与体征，必须对患者进行重新评价，排除器质性疾病合并神经性厌食之可能。

1. **味觉异常**　味觉是人类筛选食物、避免中毒的重要方式。味觉功能障碍可导致失语减退或厌食、进食减少、体重下降和营养不良。味觉功能障碍的病因见表 2-2-8-9 和表 2-2-8-10，引起味觉障碍的常用药物见表 2-2-8-11。

表 2-2-8-9　味觉功能障碍的病因

病变环境	病因/发病机制	疾病举例
味觉转运体缺陷	味觉刺激不能到达受体	唾液腺功能紊乱/口腔念珠菌感染
味觉感受缺陷	外周感觉神经受损	放疗/化疗/烧伤/创伤
神经元缺陷	外周神经或中枢神经受损	舌部手术/神经通路肿瘤/脑肿瘤

表 2-2-8-10　2278 例病例的味觉功能障碍病因

病因	总例数	%
药物性	495	21.7
特发性	341	15.0
锌缺乏症	330	14.5
精神心理性	243	10.7
味觉疾病	171	7.5
系统性疾病	169	7.4
口腔疾病	146	6.4
流感后味觉-嗅觉障碍	60	2.6
周围神经病变	59	2.6
中枢神经病变	38	1.7
内分泌疾病	23	1.0
其他疾病	203	8.9
总计	2278	100

表 2-2-8-11　引起味觉障碍的常用药物

药物分类	药物举例
抗生素	氨苄西林/大环内酯类/甲硝唑/喹诺酮类/磺胺异噁唑/甲氧苄胺/四环素
神经系统药物	抗 Parkinson 病药物/中枢神经刺激药物/抗偏头痛药物/肌肉松弛剂
心血管系统药物	降压药/利尿剂/他汀类药物/抗心律失常药物
内分泌系统药物	抗甲状腺药物/雌激素
抗精神疾病药物	三环内酯抑郁剂/抗精神失常药物/抗焦虑药物/情绪稳定药物/安眠药物
其他药物	抗组胺类药物/抗肿瘤药物/支气管扩张药物/抗炎药物/抗霉菌药物/抗病毒制剂

2. **内分泌疾病**　腺垂体功能减退症和 Addison 病患者可有体重减轻、恶心、呕吐、腹痛、畏寒、闭经等症状，但其内分泌改变多较神经性厌食严重，可伴有明显的低血容量、低血钠甚至低体温。Addison 病患者有皮肤色素沉着、皮质功能减退、低血糖、高钾血症；而神经性厌食患者皮肤呈黄色，有肾上腺皮质功能亢进及低钾血症。甲状腺功能亢进症患者有明显的高代谢表现如心悸、怕热、多汗、性情急躁等。糖

尿病患者除体重减轻外，典型者可有多饮、多食、多尿、葡萄糖耐量异常或血糖升高。

3. **胃肠疾病**　Crohn 病和口炎性腹泻者多有腹泻、大便异常等病史，并有相应的特异性临床表现。

4. **慢性感染**　结核病患者有体重减轻伴午后低热、盗汗等结核中毒症状及咳嗽、咳痰、胸痛等呼吸道症状，PPD-IgG、IgM 阳性及发现结核病灶有助于鉴别。

5. **肿瘤疾病**　患者可有体重减轻、恶病质、发热、淋巴结肿大等，影像学检查可发现肿瘤。

6. **其他疾病**　如人类获得性免疫缺陷综合征、下丘脑疾病、脑血管畸形等，亦常伴明显消瘦和下丘脑功能紊乱，应注意鉴别。

【治疗】

（一）营养不良的治疗　纠正营养不良状态和恢复正常体重是治疗本病的关键。一般来说，开始以每天 30～40kcal/kg 的营养治疗，继而增加至 70～100kcal/kg 的方法可使患者的体重每周增加 1～1.5kg。美国精神病学会神经性厌食诊疗指南的营养治疗要点见表 2-2-8-12。营养治疗方案的制订与执行需要特别强调个体化，某些特殊病例如青春期发育男性、限制型神经性厌食（anorexia nervosa restricting subtype）或神经性厌食-贪食症（anorexia nervosa binge-purging subtype，BP-AN）的热卡需要量可能较高（表 2-2-8-13）。但必须注意，起始的热卡补充应慎重，补充量不能过高，以免发生再进食综合征（详见扩展资源 9）。

表 2-2-8-12　特殊类型神经性厌食的能量补充

营养治疗	证据等级
1. 营养康复治疗的目的是恢复正常体重/进食习惯和饥饿-饱感/消除营养不良并发症	I
2. 治疗方案中应包括体重目标值（住院者每周增加体重 2～3 磅/门诊患者每周增加 0.5～1.0 磅）	II
3. 营养师应在征求患者意见的基础上制订食谱/尽量照顾个人爱好和饮食习惯	I
4. 食谱广泛多样	II
5. 起始的热卡为每天 30～40kcal/kg（1000～1600kcal/d）逐渐增加至 70～100kcal/kg/男性患者的热卡需要量可能更高	II
6. 同时监测液体摄入量/尿量和体重变化	I
7. 严重呕吐者需要同时监测血钾	I
8. 体重增加后可消除饥饿或半饥饿状态时的许多并发症	I
9. 预估和处理体重增加早期反应如增重恐惧/激动/抑郁/痤疮/乳腺疼痛/腹胀/腹痛等	I/III
10. 拒绝进食者应通过鼻胃管或输注等途径补充热卡和必需营养素	I

注：1 磅 = 0.45kg

表 2-2-8-13　不同类型神经性厌食的热卡补充量

研究者/年份	限制型神经性厌食	神经性厌食-贪食症	神经性厌食
Walker 等/1979	6401±1627		
Newman 等/1987	4937.8±1675	5324.1±2457.3	
Forbes 等/1982			4730±540

续表

研究者/年份	限制型神经性厌食	神经性厌食-贪食症	神经性厌食
Russell/Mezey 等/1962			7525±585
Dempsey 等/1984			9768±4212
Kaye 等/1988			8301±2272
Sunday/Halmi 等/2003	3055	2788	
Gentile/2012			3500~7000
Mehler 等/2010			1800~4500

治疗开始前需要对患者进行临床评估,以选择营养和药物治疗方案,并提供心理支持。鼓励患者主动配合治疗;采取客观、诚实的态度,得到患者的信任;安排亲属参与治疗计划。

1. 轻度营养不良 一般体重为理想体重的 80%或以上者只需要接受营养咨询和心理支持即可。提供青春期身体发育与饮食的健康教育,定期随访。

2. 中度营养不良 患者的体重为理想体重的 65%~80%时,需接受营养支持治疗。可口服补充全营养配方的食物。在每日能量需要量的基础上,每天额外提供 1047~2093kJ(250~500kcal)热量。

3. 严重营养不良 如患者的体重低于理想体重的 65%,需要住院治疗。口服补充营养十分重要,如患者不能或不愿接受,则需鼻饲,每日额外补充 1675~2512kJ(400~600kcal)热量,使每周体重增加 1~2kg。部分严重营养不良患者不能耐受鼻饲或拒绝进食,则需要给予胃肠外营养支持。如应用中心静脉途径,需由经验丰富的营养专家监控,开始的热量供给为每日需要量的一半左右,3~4天后逐渐加至全量,定期监测电解质、血生化指标及肝肾功能。无论是经胃肠还是胃肠外营养补充都要避免并发症的发生,补充过快常产生水

潴留、水肿、继发性代谢紊乱甚至心衰。体重达到标准体重 80%以上后,不主张继续鼻饲或胃肠外营养支持,以免造成心理压力和心理创伤,也不利于患者主动参与治疗,妨碍恢复正常饮食习惯。再进食综合征(refeeding syndrome)是胃肠外营养补充后发生的严重并发症之一。在摄入的热卡大于 25kcal/kg(105kJ/kg)时特别容易发生,患者表现为低磷血症、低血压和心功能异常[22]。

(二)心理疗法 本病的治疗不仅要恢复患者的营养状况,治疗各种临床并发症,还应注意纠正导致神经性厌食的心理和环境因素。在各项治疗措施中,纠正营养不良与心理障碍是治疗成功的关键,而心理治疗又是营养支持和药物治疗的基础(表 2-2-8-14)。心理治疗可纠正患者的异常饮食行为,增进其心理社会功能。认知行为治疗可有效恢复体重[23];家庭治疗可改善家庭成员之间的关系,长期坚持效果明显。此外,近年来人际心理治疗、家庭成员心理教育也试用于治疗本病。心理治疗多需辅以药物治疗,以达到更好的疗效。

(三)药物治疗 氯丙嗪、阿米替林、碳酸锂等药物有一定效果,可用于长期营养和行为治疗计划的辅助治疗。选择性 5-羟色胺再摄取抑制剂氟西汀(fluoxetine)辅以认知行为疗法有效,剂量 40mg/d,文拉法辛(venlafaxine)亦有类似作用,剂量 75mg/d。此外,奥氮平(olanzapine)、西酞普兰(citalopram)等药物也已试用于本病的治疗。多数并发症常随体重的增加而消失,体重恢复正常后月经可恢复来潮。若体重恢复而月经未恢复,可根据卵巢功能状况作人工周期疗法,启动卵泡发育,诱发排卵。在患者体重恢复过程中,用小量性激素周期治疗有利于建立其治疗信心,防止生殖器萎缩。但是,如果仅仅依赖于药物治疗,则可能导致治疗失败或疾病复发。因而,物理治疗必须与心理疗法结合进行。

表 2-2-8-14 女性运动员进食障碍的预防研究

研究者	研究对象	年龄(岁)	干预方法	结果与结论
Sundgot-Borgen/Kungland/1998(挪威)	695 例运动员(48 种项目)	15~35	预防性教育	ED 发病率下降
Elliot 等/2004(美国)	928 例(40 种项目)	EG15.4/CG15.3	8 次预防教育课程(45 分钟/次)	改善进食行为
Elliot 等/2006(美国)	1178 例	EG15.4/CG15.3	8 次预防教育课程(45 分钟/次)	改善进食行为
Quatromoni 等/2008(美国)	49 例(19 种项目)	19.2	营养和心理干预	改善进食行为和健康状况
Ranby 等/2009(美国)	1668 例		8 次预防教育课程(45 分钟/次)	改善进食行为
Becker 等/2012(美国)	157(9 种项目)	18~22	AM-DPB/AM-HWI	改善进食行为

注:AM-DPB:athlete-modified dissonance prevention,运动员改良的预防研究;AM-HWI:athlete-modified healthy weight intervention,运动员改良的健康体重预防干预;ATHENA:Athletes Targeting Healthy Exercise and Nutrition Alternative,运动员健康运动和营养研究;CG:control group,对照组;ED:eating disorder,进食障碍;EG:experimental group,试验组

(四)并发症治疗 神经性厌食的有些并发症(如手足发绀、胎毛生长、贫血、粒细胞减少血小板减少)在恢复体重和改善全身健康状况后可自动消失,一般不需要特殊治疗。

1. 继发性闭经与不孕 闭经主要与特征减轻或消瘦有关,部分患者在体重得到一定改善后可自动恢复月经。否则提示已经存在器质性下丘脑-垂体-性腺病变,血清瘦素水平

降低,重组的人瘦素对下丘脑性闭经有效。使用雌激素替代治疗或孕激素难以诱导月经来潮[9],但可促进食欲,有利于增加体重。神经性厌食患者不宜妊娠。闭经的妇女仍可能受孕,故不能认为闭经本身是自然的避孕方法[24]。在神经性厌食治愈前妊娠,会发生多种妊娠并发症(妊娠剧吐、自发性流产、新生儿低体重和其他并发症)[25,26]。

2. 骨骼疾病 骨密度与体重和闭经时间相关,骨密度降

低,骨折风险增加3倍以上[27]。除雌激素缺乏外,引起神经性厌食患者骨密度降低的因素还有高皮质醇血症、低雄激素血症、低瘦素血症、低 IGF-1 血症有关。治疗后骨密度可有较满意上升,但仍长期低于正常人群[28]。虽然雌激素水平低下,但一般不主张给予雌激素替代治疗,可能时可考虑口服避孕药、二膦酸盐和 IGF-1 治疗[29,30]。但是,因为二膦酸盐类药物可长期潴留在体内,准备妊娠的妇女需要权衡降低骨折与增加药物致畸风险的利弊。必须补充钙剂和维生素D,降钙素、雷诺昔芬和睾酮对神经性厌食低骨量的疗效不明。PTH$_{1-34}$ 有较佳疗效[31]。

3. 心血管并发症　随着神经性厌食治疗的继续,直立性低血压能得到明显改善,同时合并心动过缓、QT 间期延长或心肌纤维化时,应加强心脏功能检测和处理,防止发生猝死。

4. 消化系统并发症　胃排空延迟和胃下垂最常见,引起餐后胀气和腹痛,降低食欲。进食流质食物,少食多餐可有部分效果,甲氧氯普胺(metoclopramide)可拮抗多巴胺受体,加速胃排空。为了减少迟发性运动障碍(tardive dyskinesia)的发生风险,一般主张短期使用小剂量,餐前 2.5mg,有时亦可试用多潘立酮(domperidone)[32,33]。引起腹痛和呕吐的肠系膜上动脉综合征(superior mesenteric artery syndrome)是由于肠系膜上动脉与腹主动脉制剂的脂肪垫缺乏所致[34,35],治疗的有效方法是加重体重。

(陈科　胡平安)

第9节　神经性贪食

神经性贪食(bulimia nervosa,BN)是一种以暴食为主导行为的进食障碍性疾病。本病在 20 世纪初由法国医师 Pierre Jan 首次报道,至 20 世纪 80 年代末正式确定为神经性贪食。患者具有其他摄食障碍疾病的共同心理-病理特点,害怕发胖,同时对体型和体重存在歪曲的认识与期望,把摄食作为全部生活的焦点。只是 BN 患者失去对进食的控制,以至采取拒食、导吐等行为来抵消进食过多。BN 可见于社会各阶层的成员,发病年龄较神经性厌食晚。BN 患者大部分有神经性厌食史。患者以青年女性多见,部分为青少年,16~35 岁女性的患病率为 1%~2%,女性发病率为每年 2.9/10 万,男性为每年 0.1/10 万[1,2]。

【病因与发病机制】

BN 是遗传、心理及社会文化因素共同作用的结果。

(一)遗传因素和社会文化环境因素

1. 遗传因素　通过大量的遗传学和分子生物学研究,人们已逐步认识到遗传在 BN 中的重要地位:①BN 中单卵、双卵孪生子的同病率分别为 35% 和 30%。Bulik 等[3]认为,80% 的 BN 与遗传有关。②BN 与某些基因(如 MC$_4$R,黑色素皮质激素受体 4)的变异有关[4]。给小鼠脑内注射 MC$_4$-R 可抑制食欲,而注射 MC$_4$R 拮抗剂可抑制厌食效应。极度肥胖的 BN 患者存在 MC$_4$-R 突变(Tyr35stop,Asp37Val),而超重是 BN 发病的危险因素,MC$_4$R 基因突变与肥胖有关,肥胖进一步介导了异常摄食行为及 BN 的发生。③5-羟色胺(5-hydroxytryptamine,5-HT)作为神经递质与摄食及情绪有密切关系。由于高度选择性抑制突触前膜对 5-HT 的再摄取可治疗 BN,因此认为 BN 亦可能与 5-HT 的功能失调和 5-HT2A 受体基因(基因启动区 1438A/G 及 A 等位基因)多态性有关[5,6]。

2. 社会文化因素　摄食障碍多见于西方化、现代化和城市化社会,说明社会文化因素在发病中起了重要作用。现代社会文化观念把女性的身材苗条作为自信、自我约束及成功的标志,媒体宣传也把减肥和追求苗条作为社会时尚,这促使 BN 摄食障碍疾病的发生。此外,BN 患者拒绝性成熟,故其发病与青少年的性腺发育不同步也有关。还有人提出,家庭关系干扰儿童期自我认同的发展,也与 BN 有联系。与神经性厌食一样,怕胖或认为自己肥胖是 BN 的病态心理核心。流行病学调查显示,BN 的减肥意向明显高于正常人,患者的"理想"体重标准被错误地降低到病态水平,患者通过发作性暴食、呕吐和导泻等方法来达到这一错误目的。有学者提出,BN 是非典型性精神病。在 BN 家庭中,情感性疾病的发生率高,其发生率与原发性精神病家庭相似,BN 患者普遍存在抑郁。BN 等摄食障碍性疾病的发生、发展与特定的心理学机制有关,最具影响力的是认知行为理论。该理论提出 BN 患者早期限制饮食有两种动力学因素:①将追求生命质量的需要转移到控制饮食上;②自我形象受体重或体型的过度影响。

患者自我行为调节能力障碍,功能性 MRI 发现大脑额叶背侧环路的形态与功能异常,主观感觉摄食不足,但又害怕肥胖,因而进食后采取催吐的代偿性和强迫性措施[7,8](图 2-2-9-1)。

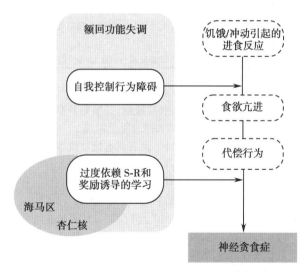

图 2-2-9-1　神经性贪食病理生理与行为特点
大脑额叶背侧环路调节功能异常引起进食自我控制行为障碍,在纹状体和边缘系统的配合下,出现贪食和催吐行为

(二)颅脑外伤和其他生物因素　重型颅脑外伤后常发生 BN,其特点是:①BN 出现于颅脑损伤恢复期的某一阶段,主要表现为贪食、暴食、体重增加、情绪抑郁和自发诱吐等;②患病对象以青少年为主;③发病无明显性别差异;④无家族史或遗传史;⑤人格障碍不突出,只有轻度抑郁及情绪不稳;⑥病程长短不一,预后良好[9]。脑损伤时,调节情感摄食功能的额颞区、下丘脑区供血不足而缺氧,导致细胞功能下降,下丘脑-垂体-肾上腺轴功能紊乱而诱发 BN。多种神经递质参与下丘脑功能及摄食行为的调节,其中促进摄食的有神经肽 Y、黑色素浓缩激素(melanin-concentrating hormone,MCH)等;抑制摄食的有瘦素、促黑色素细胞激素(MSH)、胰高糖素样肽-1(GLP-1)等。有些 BN 患者的血瘦素下降,瘦素水平与病程及暴食/呕吐的频率成反比[9]。约 50% 的 BN 患者地塞米松抑制试验呈阳性[8],因而推测肾上腺皮质激素反馈机制不全参与了 BN 的发病。

【临床表现与诊断】

很多神经性厌食患者可逐渐演变为贪吃行为,神经性厌食与神经性贪食重叠,可发生于同一连续病谱中。约 50% 的神经性贪食症患者伴有厌食,对体重的偏见是神经性厌食和神经性贪食的首发症状,许多患者既表现有厌食思维,又有贪食行为[10]。神经性贪食诊断标准(DSW-Ⅳ)见表 2-2-9-1。

表 2-2-9-1 神经性贪食诊断标准(DSW Ⅳ)

1. 诊断依据(经常发作性贪食且具有以下特点)
(1) 进食后 2 小时内再进食/进食量明显多于正常人
(2) 因无饱感或无进食量过量感受而不能停止进食
(3) 过量进食后自行催吐/口服腹泻剂/利尿剂或禁食或过度运动
(4) 贪食与不适当代偿行为发生率在每周 ≥2 次/持续至少 3 个月
(5) 自我评价受体重与体型的明显影响
(6) 神经性厌食发作期间无贪食行为

2. 神经性贪食类型
(1) 自我代偿型:贪食后采取呕吐/引吐/利尿或腹泻等不适当代偿行为
(2) 非自我代偿型:贪食后采取禁食或过度运动等代偿行为

(一)食欲亢进/贪食/偷食/暴食/引吐 BN 患者对进食的驱动力是不可抗拒的、持续的,甚至做梦都以吃为中心,并有偷吃行为、精神压抑和强迫观念等。

1. **暴饮暴食与自行引吐** 患者具有极度饥饿感和贪婪的食欲,对多食行为具有不可抗拒的力量,表现为食欲贪婪和暴饮暴食;因害怕变胖,对肥胖有恐惧感,食后引吐、催吐及服用泻药。BN 患者要满足饥饿感就不停进食,平均 1~2 小时 1 次,每次可获得热量 4810kJ(1150kcal),每日获得热量 14 230~20 920kJ(3400~5000kcal)。通常一顿饭进一种食物,暴饮暴食,晚上加餐或偷吃行为,暴食后又引吐。部分 BN 患者服用依米丁(可引起肌病和心血管病)。这些患者恐惧肥胖,将引吐作为控制体重的方式,直到胃内物吐尽才感到满意。其他控制体重的不良方式,如过度锻炼、滥用利尿剂及泻药的现象也很常见。

2. **躯体损害与并发症** 体重减轻不严重,有的呈肥胖体型,面部呈满月脸伴腮腺肥大。诱吐导致躯体各系统损害:①脱水和电解质紊乱(代谢性碱中毒、低血钾和低血钠),长期发展可出现精神失常、水和电解质平衡紊乱、食管炎、胃炎、继发性闭经和继发性骨质疏松症等。②便秘、腹泻、食管炎、胃炎、胃肠道出血(Mallory-Weiss 综合征)和食管或胃穿孔;③直立性低血压、心律失常和依米丁依赖性心肌病;④月

经紊乱和闭经,血 PRL、E_2 和睾酮降低或正常;⑤癫痫发作和可逆性脑萎缩,但脑电图和影像学检查多无异常发现;⑥上切牙磨损和龋齿;⑦皮肤瘀点、手磨损和皲裂(Russell 征);⑧内分泌功能异常主要有血 LH 和 FSH 下降,GH 升高或正常,血皮质醇降低或正常,血 T_3、T_4 降低或正常。

3. **自行缓解与恢复** 未经治疗的患者在发病 1~2 年后,25%~30% 的症状(如发作性进食、导泻剂滥用等)可自行缓解。BN 的预后与起病年龄、体重、贪食程度等因素无关,而病期及抑郁严重程度是预示疗效的主要指标。体重下降是 BN 认知行为治疗疗效的强有力预报因子,体重下降越大者,其干预效果越差[9]。外伤性 BN 的预后除上述因素外,还与脑损伤的恢复状况有关。

(二)导泻型与非导泻型 BN 患者经常自我诱吐或滥用导泻剂或利尿剂。非导泻型患者采用其他不适当的抵消行为(如禁食或过度体育锻炼),但不经常自我诱吐或滥用导泻剂或利尿剂。也有学者将 BN 分为清除型及非清除型。前者应用各种方法清除胃内容物,后者用饥饿或过度锻炼来消除多食的后果。若体重降到预期体重的 85% 以下,即属于贪食清除型。在临床上,同一患者有两型间相互转化现象。

(三)诊断标准 诊断标准强调暴饮暴食和不适当的抵消行为。美国精神病学会《精神障碍诊断和统计手册》第 4 版(DSM-Ⅳ)的 BN 诊断标准是:①反复发作性贪食,每次发作具备两个基本特征;在一个独立的时间内(如在 2 小时内)进食大量食物;发作期缺乏对进食的控制力(如无法自行停止,或不能控制进食量)。②反复采用不适当的抵消行为以防止增重,如自我引吐,滥用导泻剂、利尿剂、禁食或过度体育锻炼。③发作性进食和不适当的抵消行为平均至少每周 2 次,持续 3 个月以上。④自我评价受到体型和体重的过分影响。⑤神经性厌食发作期间不排除 BN 发作。功能 MRI 可能有变化[11]。

(四)鉴别诊断

1. **急性肥胖伴下丘脑功能紊乱-低通气与自主神经功能紊乱综合征** 急性肥胖伴下丘脑功能紊乱-低通气与自主神经功能紊乱综合征(syndrome of rapid-onset obesity with hypothalamic dysfunction, hypoventilation and autonomic dysregulation, ROHHAD)首次报道于 1965 年[12,13],主要见于 2~20 岁儿童,患者的表观健康状况似乎正常,其发病急骤,进食明显增多,伴有发作性睡病(narcolepsy)、嗜睡、惊厥,肺泡通气功能下降,有时伴有行为障碍、中枢性甲减、SIADH、GH 缺乏、性早熟、青春期发育延迟和下丘脑功能紊乱的其他表现(如体温异常、出汗异常、腹泻、便秘、呼吸与心率异常等)。

引起 ROHHAD 的病因未明,有时是中枢神经系统原发性疾病的抑制并发症表现,原发性疾病包括神经节瘤、神经母细胞瘤等。部分患者的发病与自身免疫功能紊乱有关。而散发性发作性睡病(sporadic narcolepsy)的病因与分泌下丘脑神经肽(hypocretin)的神经元凋亡有关[14-19]。根据临床表现和特征性下丘脑功能紊乱、低通气、自主神经功能紊乱等可作出诊断,多道睡眠记录图(polysomnography)有助于发作性睡病的诊断[20]。

2. **神经性厌食** 详见本章第 8 节。

【治疗】

如发生严重营养不良,其治疗亦与神经性厌食相似,治疗成功的关键在于患者的主动参与恢复健康饮食习惯。BN 治疗的近期目标是恢复患者的营养状况,重建正常的进食行为模式,克服由于营养不良引起的躯体和心理异常;远期目标是寻找和帮助解决与贪食有关的心理、家庭和社会问题,以防复发。BN 的治疗是一个复杂的综合性过程,包括改善营养,纠正代谢紊乱,同时给予药物及心理治疗。无论有无相关的抑郁症状,各种抗抑郁药(三环类、选择性 5-HT 再摄取抑制剂和单胺氧化酶抑制剂)都能减轻症状。氟西汀(百忧解)可使近 1/3 患者的暴食行为得到完全抑制[21],推荐剂量 20~80mg/d。对伴有不典型抑郁的 BN 患者,对苯乙肼的效果优于丙米嗪,而卡马西平和碳酸铝的疗效较差。必要时亦可试用抗癫痫药物托吡酯(topiramate)[22]。

心理治疗包括个体或集体认知行为治疗、精神分析及家庭干预等。个别心理治疗优于小组心理治疗。目前推荐的治疗模式是抗抑郁药物治疗合并认知行为治疗[23]。

(陈科　胡平安)

第 10 节　尿 崩 症

尿崩症(diabetes insipidus)是由于下丘脑抗利尿激素(antidiuretic hormone,ADH;精氨酸加压素,arginine vasopressin,AVP)合成分泌不足,或肾脏对 AVP 反应缺陷(抵抗),或 AVP 降解过快而引起的一组临床综合征,主要表现为多尿、烦渴、多饮和低渗尿。病变在下丘脑-神经垂体者称为中枢性尿崩症(central diabetes insipidus,CDI);病变在肾脏者称为肾性尿崩症(nephrogenic diabetes insipidus,NDI),遗传性中枢性尿崩症的病因为 AVP 受体 2(V2R)或水孔蛋白-2(aquaporin-2,AQP-2)基因突变。本病以青壮年多见,男女之比为 2∶1;而遗传性肾性尿崩症多见于儿童。AVP 降解过快见于妊娠期,是暂时性尿崩症(transient diabetes insipidus)中的一种特殊类型。

【水代谢调节】

(一)水代谢的基本特点与调节　　AVP 的生理作用包括三个方面,一是通过 V1 受体介导小动脉收缩;二是通过肾小管的 V2 受体表达抗利尿作用;三是 AVP 受体参与垂体的 ACTH 分泌。和肽素为一种 39 肽,来源于 AVP 原(proAVP)分子的 C 末端(图 2-2-10-1);与 AVP 一道从神经垂体分泌至血液中,和肽素和 AVP 调节应激反应,CRH 和 AVP 似乎具有应激协同作用,均可促进 ACTH 与皮质醇分泌(图 2-2-10-2),测量和肽素水平可反映应激强度,其可靠性优于皮质醇。应激原(stressor)激活下丘脑-垂体-肾上腺轴,肾上腺应激激素(主要为皮质醇)增多,而下丘脑的主要应激激素为 AVP。但是 AVP 的检测较困难,原因是其分泌为脉冲性的,化学性质不稳定,而与 AVP 等分子量释放的和肽素易于测量,性质稳定,能准确反映 AVP 的水平。目前对和肽素的作用未明,在肾脏外,主要作为 AVP 组装中的伴侣分子(chaperone),促进其成熟,在血液中,和肽素释放稳定,室温下,1~2 周不被破坏,可作为 AVP 分泌功能的观察指标。和肽素是鉴别 SIADH 病因和钠消耗综合征的重要依据,但仍存在一定的重叠现象[1-4]。在急性心肌梗死的极早期(0~4 小时),和肽素水平就已经升高[5],如果肌钙蛋白(troponin)和和肽素正常,即可排除心肌梗死可能(预测率 99.7%)[6]。此外,和肽素可作为许多疾病预后的判断指标(表 2-2-10-1)[7-11]。

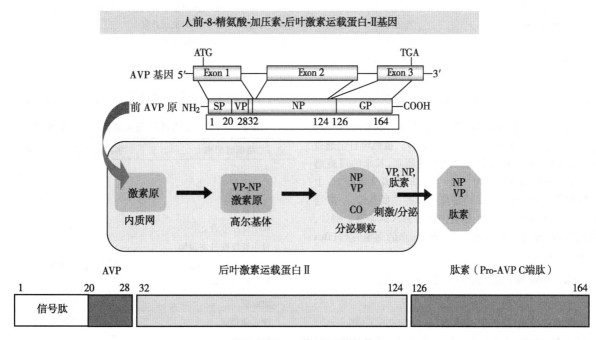

人前-8-精氨酸-加压素-后叶激素运载蛋白-Ⅱ基因

图 2-2-10-1　前 AVP 原结构

前 AVP 原(preprovasopressin)由 164 个氨基酸残基组成,分子中包括信号肽、AVP、神经垂体素运载蛋白Ⅱ(neurophysin Ⅱ)与和肽素

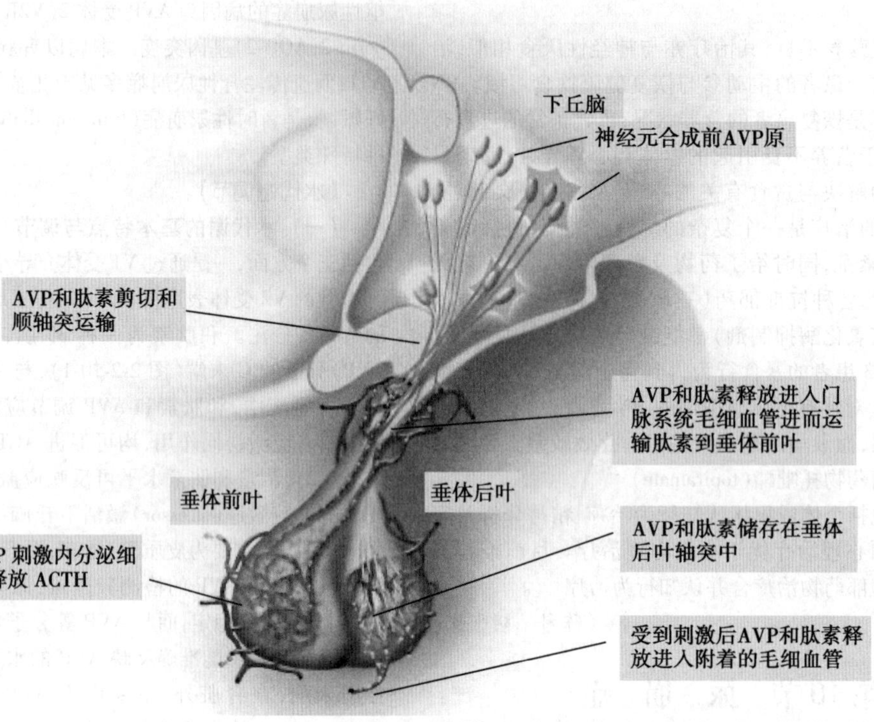

图 2-2-10-2 下丘脑和神经垂体的 AVP/和肽素合成与分泌

由下丘脑合成的 Pro-AVP 通过腺垂体和神经垂体两种不同机制分泌,应激时,血压或渗透压降低引起 AVP 释放入循环血液;ACTH:促肾上腺皮质激素;AVP:精氨酸加压素

表 2-2-10-1 和肽素测定的临床应用

临床情况	学科范围	病例数	测定结果
慢性阻塞性肺部急性发作	急诊医学	167	>40pmol/L 的患者病情重/住院时间长
LRTI	急诊医学	545	随病情加重而升高/良好预后阈值 53pmol/L
出血与败血症休克	危重症监护	101	随病情加重而升高/死亡阈值 171.5pmol/L
急性缺血性卒中	急诊医学	362	随病情加重而升高
脑缺血事件	急诊医学	107	随病情加重而升高
急性卒中追踪	急诊医学	341	随病情加重而升高
急性自发性颅内出血	急诊医学	40	随病情加重而升高
创伤性脑病	神经外科	94	随病情加重而升高

细胞膜的水屏障来自细胞膜和细胞膜上的糖蛋白与水孔蛋白的水通道(aquaporin water channel)。虽然可自由通过细胞,但有些特殊上皮细胞能限制水的流动,其水的可通透值(permeability value)为 $10^{-5} \sim 10^{-4}$ cm/s,见表 2-2-10-2。上皮细胞顶膜(apical membrane)是水屏障的主要部位,一般通过特殊的脂质结构、膜蛋白、黏蛋白而限制水的通透。例如,膀胱的水通透低于一般细胞的 5~30 倍,水的通量方程(flux equation)是:

$$流量(mole/秒) = 通透性(cm/秒) \times 表面积(cm^2) \times 浓度梯度(mol/cm^3)$$

由此方程可知,降低通透系数(permeability coefficient)、表面积或浓度梯度均可屏蔽水通量,非流动的细胞膜脂质层可显著降低水的浓度梯度,减少水扩散和通量率(flux rate,如胃黏膜)。上皮细胞的脂质层在黏蛋白分支、带电荷条件下,渗透梯度降低,阻止水的流动。

表 2-2-10-2 上皮细胞与顶部囊泡的屏障通透性

组织或细胞	屏障通透性($cm/s \times 10^4$)
上皮细胞	PH$_2$O
完整膀胱	0.41
膀胱顶膜	2.3
肾小管厚壁升支	15
肾小管厚壁升支顶膜	33.5
蟾蜍膀胱(无 ADH)	0.8~2.5
蟾蜍膀胱顶膜	3.9
蟾蜍腮	0.15
硬骨鱼顶膜	7.4
胃内膜细胞器	2.8
MDCK 细胞	1.8~3.5
皮质集合管(无 ADH)	

水代谢调节的特点是:①下丘脑渗透压受体(hypothalamic osmoreceptor)细胞表达瞬时性受体电势辣椒素-1 基因(transient receptor potential vanilloid-1 gene, TRPV1),其对外周的 TRPV4 受体感受门静脉张力,调节中枢 AVP 分泌与外周自主神经活动;②在低血容量状态下,中枢的渗透调节与血管紧张素活性参与 AVP 的非渗透性释放(图 2-2-10-3);③肾集合管细胞的前列腺素 EP2 受体正调节尿的浓缩功能[12]。

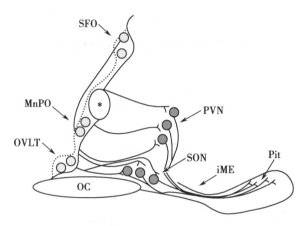

图 2-2-10-3　下丘脑的渗透压调节途径
终板(OVLT)神经元、视前中核(MnPO)和穹隆下器(SFO)感受血浆高渗信号,将此信号传输至旁室核(PVN)和视上核(SON)的大神经细胞轴突;OVLT 是一种脑室周器和感受渗透压变化的关键部位;大神经细胞轴突形成下丘脑-神经垂体通路,经过正中隆突后进入神经垂体;血钠(136~143mEq/L)与血渗透压(275~290mOsm/kg)维持在生理范围的机制在于渴感-AVP-肾脏轴(thirst-AVP-renal axis)功能正常;渴感促进 AVP 释放是一种双负反馈调节系统,即使 AVP 的调节机制丢失,仍可通过渴感机制保存水分,维持正常血浆渗透压

(二)血浆钠与血浆渗透压调节　血浆钠(136~143mmol/L)与血浆渗透压(275~290mOsm/kg)维持在生理范围的机制在于渴感-AVP-肾脏轴(thirst-AVP-renal axis)的功能正常[13]。渴感促进 AVP 释放,是一种双负反馈调节系统(double negative feedback system)[14],即使 AVP 的调节机制丢失,仍然可通过渴感机制保存水分,维持正常血浆渗透压[15-20],见图 2-2-10-4。

渗透压变化引起的 AVP 释放依赖于张力信号、渗透压受体神经元的 TRPV1 表达和外周渗透压受体神经元的 TRPV4 表达[10]。AVP 增加细胞对肾集合管的通透性,AVP 与 V2 受体(G 蛋白偶联受体)结合,增加水的通量。

(三)水孔蛋白调节　隆突细胞(prominent cell)、红细胞、近曲小管细胞、集合管细胞等具有水的高通量特性,其水通量为 0.01~0.1cm/s,限制水通量的因素有汞化合物、巯基化合物[21]。肾脏肾单位(nephron)的水通道结构、腺泡(gland acinus)的水盐流动、室管膜(ependyma)的水通道结构、迁移细胞(migrating cell)的水通道结构、神经元的水通道结构、AVP 与 AQP 反馈调节系统、皮肤水化和脂肪细胞水代谢见图 2-2-10-5~图 2-2-10-12。

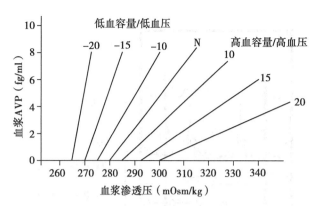

图 2-2-10-4　不同血容量和血压状态下的血浆 AVP 与血浆渗透压关系
N 线表示支持血液容量-正常血压时的血浆 AVP 与血浆渗透压关系,左侧的负数值表示血容量或血压下降时的血浆 AVP 与血浆渗透压变化,而右侧正数值代表血容量或血压升高时的血浆 AVP 与血浆渗透压变化

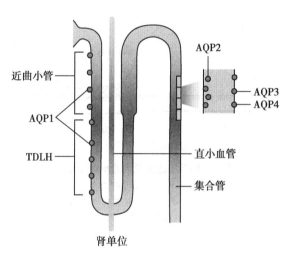

图 2-2-10-5　肾单位的水通道结构
近曲小管、Henle 袢的薄壁降支(TDLH)、直小管(vasa recta)和集合管的跨膜水通透性高

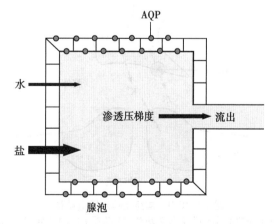

图 2-2-10-6　腺泡的水盐流动
外分泌腺的上皮液体分泌通过的跨膜水通量高,几乎为等渗性液体分泌

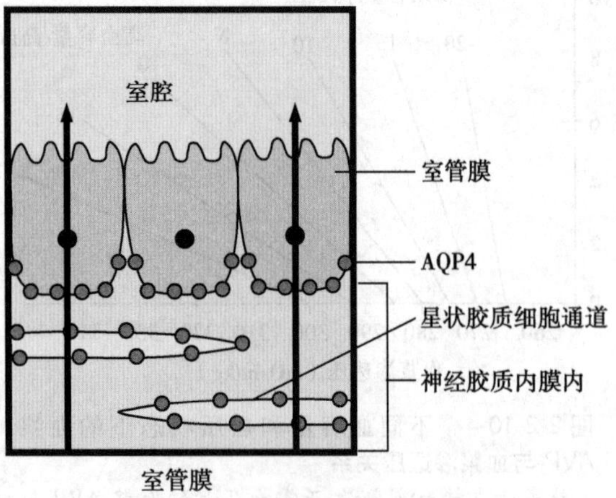

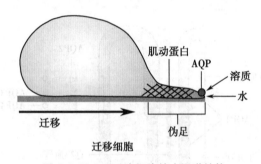

图 2-2-10-7 室管膜的水通道结构

脑组织的水平和依赖于室管膜(ependyma)的水通道功能,在渗透压的作用下,水透过血-脑屏障和血-脑脊液屏障的通量高

图 2-2-10-8 迁移细胞的水通道结构

细胞移行(血管生成、肿瘤转移、神经胶质细胞修复等)时,AQP 促进细胞迁移,水进入细胞内,形成突出伪足(protruding lamellipodia),有利于细胞运动

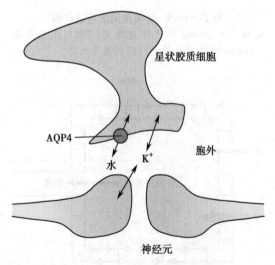

图 2-2-10-9 神经元的水通道结构

神经细胞兴奋(神经感受功能、惊厥等)时,AQP4 促进星形细胞水转运,神经细胞外腔减少,再摄取 K⁺,维持水通量平衡

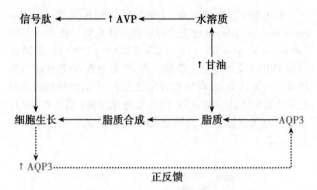

图 2-2-10-10 AVP 与 AQP 反馈调节系统

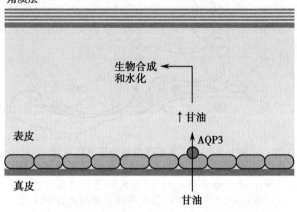

图 2-2-10-11 皮肤水化

AQP3 维持皮肤甘油的高度角质化状态,保留水分

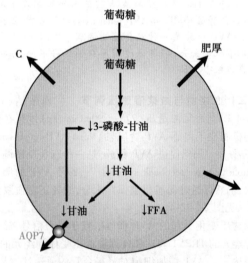

图 2-2-10-12 脂肪细胞水代谢

脂肪细胞 AQP7 促进甘油分泌,避免细胞内甘油和甘油三酯堆积;AQP:水孔蛋白;FFA:游离脂肪酸

人类表达 13 种"纯"水孔蛋白("pure" aquaporin),其功能是转运水分子,水孔蛋白变异可引起许多疾病,如尿崩症、低钠血症、白内障、肥胖、脑水肿、干燥综合征等(表 2-2-10-3)。一些组织也表达水-甘油蛋白(aquaglyceroporin),其功能是转运溶质分子(如甘油)。在肾脏,AQP 失活性突变导致肾性尿崩症,AQP2 突变引起的非 X-性连锁肾性尿崩症(non-X-linked nephrogenic diabetes insipidus)分为常染色体显性和隐性遗传两种[22]，而 AQP1 突变的临床表型正常，但在水剥夺后，出现尿浓缩功能障碍。此外，AQP0 突变引起先天性白内障，而 AQP4 突变引起视神经脊髓炎(neuromyelitis optica)。

（四）渴感与渴感调节　引起渴感的原因很多，主要包括口腔呼吸、胃炎、干燥综合征、恶心呕吐、出血、慢性肾衰竭、急性肾衰竭、心衰、水缺乏、水中毒、高渗状态、电解质平衡紊乱、内分泌疾病和药物等。

表 2-2-10-3　水孔蛋白与人类疾病

蛋白类型	表达部位	转运物质	相关疾病
AQP0	晶状体	H_2O/溶质	白内障
	红细胞		血管生成
	肾小管		（轻度）
	血管内皮细胞		
AQP2	肾集合管	H_2O	DI(重度)
	肾集合管		DI(重度)
	胃黏膜	溶质	
	皮肤上皮		伤口愈合
	泌尿道上皮		
	肾集合管		DI(轻度)
	呼吸道上皮		脑水肿
	中枢神经		
	分泌上皮		
	泪腺		综合征
	唾液腺		
	肺泡		
AQP7	脂肪细胞	H_2O/甘油	肥胖
AQP9	肝脏	H_2O/甘油	肥胖

注：DI：diabetes insipidus，尿崩症

危重患者常有难以耐受的渴感，因为任何微小的血浆渗透压变化对渗透压感受器来说都是强烈刺激。血浆渗透压升高激活渗透压受体(osmoreceptor)，释放 AVP，增加下水管水的重吸收，平衡血浆渗透压的增高。如果这一代偿机制未达到调节目的，则引起渴感，迫使患者饮水。但是，血容量丢失引起的渴感则与受肾素-血管紧张素-醛固酮系统调节的容量即压力变化有关。渴感是机体调节水和钠代谢平衡的神经激素与离子信号的综合反映，因而是危重患者的最常见症状。

1. 水与渴感的基本生理意义　细胞内缺水和渗透压升高引起渗透性渴感(osmotic thirst)，决定因素是钠，钠产生的渗透压是细胞外液平衡细胞内溶质压力的最关键因素。体内的水与溶质比值不断变化，水分子总是由高溶质浓度(高渗透压)流向低溶质浓度(低渗透压)的，水缺乏或张力(tonicity)升高时，细胞内水分流出，细胞脱水。下丘脑处第三脑室前壁的室周膜器(circumventricular organ)缺乏血-脑屏障结构，可迅速感受到血液的渗透压或组织间液的信号变化，邻近渗透压受体部位的细胞合成神经垂体激素——精氨酸加压素(AVP)和催产素(具有利钠肽作用)，渗透压受体感受渗透压波动，使血浆渗透压维持在 275～295mOsm/kg 范围内。当血浆渗透压升高 1%～2% 时即可激发渴感和 AVP 分泌。人体每天饮水量的 70% 是由血浆渗透压微小上升促发渴感

的行为反应。相反，渗透压下降 1%～2% 则抑制 AVP 分泌。

脱水患者饮水约 850ml 可在 30 分钟内降低血浆渗透压 6mOsm/kg。因此，刺激 AVP 分泌的渗透压阈值明显低于渴感阈值，诱发渴感的渗透压升高值为 5～10mOsm[血浆基础渗透压约为 295mOsm/(kg·H_2O)]。这种调节机制的优点是避免了人体因血浆渗透压波动而频繁饮水带来的烦恼和口渴不适感。但是，引起个体 AVP 分泌和渴感的血浆渗透压调定点不尽相同。

渗透性和非渗透性刺激因素调节 AVP 的释放（图 2-2-10-13）。第三脑室前侧壁与 OVLT 区的溶质受体(AV3V)居于血-脑屏障之外，故对血浆的渗透压变化是否敏感，A1 肾上腺素能神经元参与传入信号的传递，压力感受器经迷走神经传入通路是 AVP 分泌的最主要非溶质性刺激因素。

老年人的渴感反应迟钝，即使血浆渗透压已经明显升高，有时仍无渴感。常因渴感减退(hypodipsia)而造成慢性高渗状态(hyperosmotic state)。但是，在外周组织和内脏组织（如口腔、上消化道、胃肠、肠系膜、门静脉和肝脏）存在老年人渗透压受体调节的补偿机制。例如，位于上消化道的渗透压受体感受食物的渗透压变化，在中枢神经发出渴感信号前，这些渗透压受体的调节作用已经完成了体液吸收的预调节。

2. 低血容量性渴感　以前的研究认为，细胞外张力升高引起细胞脱水而刺激渴感。1960 年以后才认识到，在正常情况下，细胞内外容量保持平衡，平衡打破后通过负反馈调节激发渴感，溶质(细胞内容量)性与低血容量(细胞外容量)性脱水激发渴感。血容量不足(细胞外液缺乏)引起的渴感称为低血容量性渴感(hypovolemic thirst)。血管内容量和压力降低引起的渗透压受体刺激作用较弱，一般需要血容量下降 10%(相当于血浆渗透压升高 1%～2%)才能激发低血容量性渴感。大量出血、呕吐、腹泻、出汗、利尿时激活中枢性神经内分泌调节网络，渗透压感受系统与外周的容量及动脉胶体渗透压感受器。出血性血容量降低时，激活交感神经，促进肾素、血管紧张素、肾上腺素、去甲肾上腺素、AVP、ACTH 和糖皮质激素分泌，减少水钠丢失。

3. 嗜钠觉　嗜钠觉(sodium appetite)是指细胞外液丢失和钠缺乏引起的嗜盐感觉，有时可与失水引起的渴感混淆，但是补充水分后症状不能缓解。临床上的另一种情况是患者(充血性心衰、肾病综合征、肝硬化、精神分裂症、马拉松长跑者)大量饮水后，出现钠缺乏伴低渗-低容量状态。

4. 中枢神经与肾脏血管紧张素的渴感调节作用　血管紧张素-2(AT-2)调节体液与血容量。中枢性血管紧张素-2 引起渴感和嗜钠觉，常见 AVP 分泌。心输出量进行性下降(出血、细胞外液丢失)时，肾素释放，激活肾脏 RAAS 系统和嗜钠中枢，促进醛固酮分泌，增加肾小管钠的重吸收，是刺激渴感中枢，增加水分摄取。

【AVP 与和肽素】

AVP 不但是调节水代谢的重要激素，也参与下丘脑-垂体-肾上腺轴的应激调节。测定血液 AVP 较困难。pre-proAVP 由 AVP、神经垂体素转运蛋白Ⅱ(neurophysin Ⅱ)和和肽素组成(1-3)，在下丘脑和垂体，和肽素与神经垂体素转运蛋白Ⅱ作为 AVP 的转运蛋白而发挥作用。来自前 AVP 原(pre-proAVP 的 C 末端部分的和肽素是一种含有 39 个氨基酸残基的糖肽，AVP 被激活后，等分子量的和肽素进入血液中。

下丘脑
AV3V
渗透压感受器
SON/PVN
AVP 合成
垂体后叶素
AVP 释放
颈静脉窦
主动脉弓
左心房
压力感受器
AVP V2 受体
cAMP
AQP-2
血浆渗透
循环血容量
水重吸收

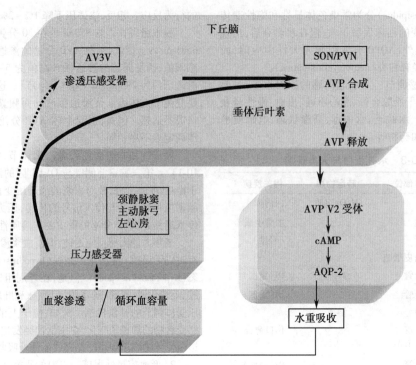

图 2-2-10-13 AVP 释放的溶质性与非溶质性调节信号

和肽素与 AVP 和神经垂体素转运蛋白Ⅱ储存在神经垂体的囊泡中，在受到应激刺激后，一同释放入血（图 2-2-10-14）。

（一）和肽素与 AVP 测定

1. 和肽素　正常人血清和肽素（copeptin）的浓度为 1.70~11.25pmol/L（表 2-2-10-4），女性的血清和肽素弱低于男性。禁水 28 小时后，和肽素升高 2 倍，而灌注低张盐水后下降 2~3 倍。肾功能影响男性血清和肽素水平。急性心衰和严重心衰患者的和肽素升高（由 20pmol/L 增加至 45pmol/L），急性重症疾病时可达到 100pmol/L。相反，中枢性尿崩症、低钠血症和伴有 AVP 降低的其他情况时明显下降。EDTA 或肝素抗凝全血、分离血浆或血清中的和肽素稳定（7~14 天）；因分子量大，采用免疫放射方法测定的敏感性和特异性均很高。

下丘脑大细胞核细胞合成AVP前体原合成
信号肽的剪切
前AVP折叠形成能与垂体后叶转运蛋白Ⅱ结合的口袋样结构，从而避免被蛋白水解酶酶解，并促进其与神经元分泌运载体高丰度结合
垂体后叶运载蛋白Ⅱ内形成7个二硫键，AVP形成一个二硫键；肽素的糖基化
前AVP包裹入神经分泌颗粒
前AVP剪切裂解出AVP
肽素剪切掉垂体后叶运载蛋白Ⅱ
从下丘脑到神经垂体的轴突运输
到达神经垂体水平该过程已经完成

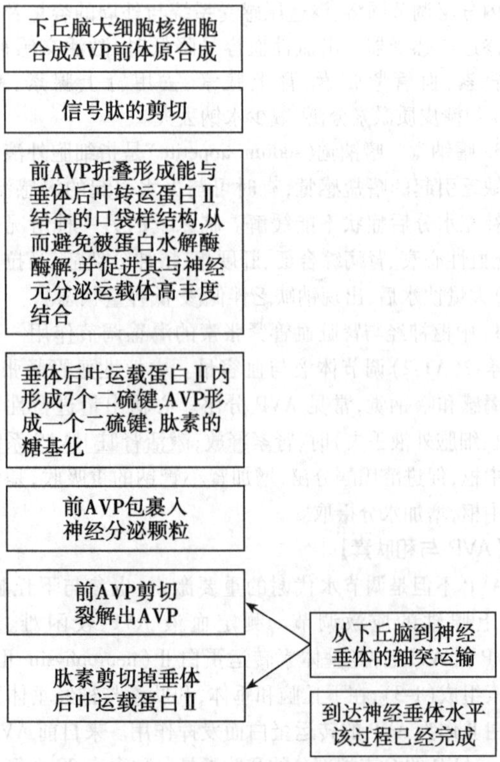

图 2-2-10-14 和肽素的生成与成熟

表 2-2-10-4 AVP 与和肽素测定

项目	和肽素	AVP
测定方法	三明治夹心免疫放射分析	放射免疫分析
测定敏感性	2.25pmol/L	0.5pg/ml（0.2μU/ml）
CV 值	<20%	17%
精确度	2.25~12.15pmol/L	变异大
线性值范围	1∶32 稀释后	
标本处理		标本 1ml/测定前先提取 AVP

2. AVP　血液中的 AVP 半衰期约 24 分钟，且受多种因素的影响，90%的 AVP 与血小板结合，测定释放困难，常因血小板中的 AVP 移除不全而引起假性升高，分离血浆或血清中的 AVP 也不稳定；因分子量小，难以采用免疫放射方法测。

（二）临床应用

在病理情况下，因为应激，AVP 参与 CRH-ACTH-皮质醇的应激反应，血浆渗透压与 AVP 的正常关系被打破，而和肽素能真实反映应激水平。测定血清和肽素有助于评价急性重症疾病（如急性心肌梗死、心衰慢性阻塞性肺部急性发作、下呼吸道感染、休克糖尿病酮症酸中毒、高渗性昏迷败血症尿崩症急性颅内出血、缺血性卒中和创伤性脑病等）的病情判断（表 2-2-10-5）。

表 2-2-10-5 急性重症疾病的血清和肽素变化

研究者/年份	病例	研究目的	结论
急性心肌梗死			
Gu 等/2011	145	比较和肽素与 CK-MB/cTnT/hs-cTnT 的关系	ST 段升高而 CK-MB 与 cTnT 仍降低时和肽素已经升高
Ray 等/2012	451	和肽素排除急性心肌梗死意义	和肽素和 cTnI 正常可排除 AMI（NPV 98%.）
vonHaehling 等/2012	2700	和肽素对心肌梗死预后的判断	和肽素可预测 CAD 预后
Reichlin 等/2009	487	和肽素排除急性心肌梗死意义	迅速排除 AMI
Meune 等/2011	58	和肽素确定 ACS 价值	hs-cTnT 联合和肽素测定增加 ACS 诊断率
Lotze 等/2011	142	hs-cTnT 结合和肽素测定排除急性心肌梗死	单次 hs-cTnT 和和肽素测定排除 AMI
Keller 等/2010	1386	评价和肽素对急性心肌梗死的诊断意义	和肽素测定有助于排除 AMI
Hernández-Romero/2012	122	hs-cTnT 或和肽素协助心肌梗死诊断	hs-cTnT 与和肽素测定有助于排除 AMI
心衰			
Voors 等/2009	224	和肽素与心衰预后关系	预测 AMI 引起的心衰预后优于 BNP 和 NT-proBNP
Alehagen 等/2011	470	和肽素与心衰预后关系	HF 者和肽素和 NT-proBNP 升高提示预后不良
Neuhold 等/2010	181	和肽素与 C-内皮素、MR-proANP 和 BNP 的关系	和肽素的意义与 C-内皮素/MR-proANP 和 BNP 相等
Neuhold 等/2008	786	和肽素与心衰预后关系	和肽素升高者死亡率增加
低钠血症			
Fenske 等/2009	106	低钠血症的鉴别诊断	和肽素鉴别原发性多饮病因/低钠血症病因鉴别有限/和肽素与 U-Na 比值有鉴别意义
Nigro 等/2011	545	低钠血症的鉴别诊断	鉴别意义有限
败血症性休克			
Jochberger 等/2009	10	AVP 与和肽素变化特点	严重败血症明显升高 AVP
感染			
Seligman 等/2011	71	生化标志物	降钙素原、MR-proANP 和和肽素可预测 VAP 死亡率
Boeck 等/2012	101	SOFA 与和肽素的关系	SOFA 计分与和肽素相关
Müller 等/2007	545	判断预后	和肽素测定有助于 LRTI 分层
Krüger 等/2009	370	协助抗生素选择	严重感染时和肽素升高
Seligman 等/2008	71	和肽素与病情的关系	严重感染时和肽素升高/和肽素可预测 VAP 死亡风险
Masiá 等/2007	173	判断预后	和肽素和 MR-proANP 可用于预测 CAP 预后
Stolz 等/2007	167	判断预后	和肽素可用于预测 CAP 预后
急性呼吸			
Potocki 等/2010	287	判断预后	可用于短期预后的判断
血管扩张性休克			
Torgersen 等/2010	50	指导 AVP 应用与判断预后	血管扩张性休克患者的和肽素明显升高/病情好转后下降
尿崩症			
Katan 等/2007	38	协助诊断	和肽素用于评价低血糖所致的神经垂体和腺垂体功能损害
肾病			
Meijer 等/2011	102	指导 AVP 应用与判断预后	和肽素与病情相关/AVP 拮抗剂具有肾保护作用
糖尿病与代谢综合征			
Enhörning 等/2010	4742	和肽素与糖尿病的关系	和肽素升高是 DM 的独立风险因素
Saleem 等/2009	2490	评价胰岛素抵抗	和肽素与胰岛素抵抗及 MetS 相关
Enhörning 等/2012	5131	预测 MetS	和肽素预测 DM 和腹部肥胖，但不能预测 MetS
中枢神经系统疾病			
Yu 等/2012	106	判断预后	和肽素可预测脑创伤后 1 年的预后
Zweifel 等/2010	40	判断预后	和肽素可预测缺血性脑病预后
Zhang 等/2012	50	判断预后	和肽素升高预测 ICH1 年的预后
Dong 等/2011	30	判断预后	脑血肿大小与和肽素升高相关并能预测 ICH 的预后
Zhu 等/2011	303	判断预后	和肽素可预测 SAH 的预后

注：PCI：percutaneous coronary intervention，经皮冠状动脉干预治疗；CAD：coronary artery disease，冠心病；ED：emergency department，急诊室；ACS：acute coronary syndrome，急性冠脉综合征；CPO：chest pain onset，急性胸痛；non-STEACS：ACS without ST-segment elevation，急性冠脉综合征不伴 ST 段升高；HF：heart failure，心衰；DM-diabetes mellitus，糖尿病；U-Na：Na levels in urine，尿钠；LRTI：lower respiratory tract infection，下呼吸道感染；SOFA：Sequential Organ Failure Assessment，序贯性器官衰竭评估；MR-proANP：midregional proatrial natriuretic peptide，中段心房利钠肽；AE-COPD：acute exacerbation of chronic obstructive pulmonary disease，慢性阻塞性肺疾病急性发作；SAH：aneurysmal subarachnoid hemorrhage，脑动脉瘤蛛网膜下腔出血

【中枢性尿崩症的病因与发病机制】

尿崩症的病因分类见表2-2-10-6。无论是先天性或继发性原因，尿崩症症状发生的机制是：先天性或后天性肾远曲小管和集合管对 AVP 作用不敏感→肾小管不能重吸收水→多尿→血容量减少→血渗透压升高→刺激口渴中枢→多饮。因此，水平衡需要适当的口渴机制、水摄入和肾脏水排泄的共同调节，而 AVP、醛固酮、水孔蛋白和心房利钠肽是主要的调节因子。凡是涉及上述调节机制和调节因子的因素均可导致水平衡紊乱，见图 2-2-10-15 和图 2-2-10-16。

表 2-2-10-6　尿崩症的病因分类

中枢性尿崩症	神经垂体卒中(肿瘤内出血/梗死/坏死等)
先天性尿崩症	其他病变(海绵窦血栓/颈内动脉血瘤/空泡蝶鞍/Sheehan 综合征)
遗传性中枢性尿崩症(AVP-NP Ⅱ 基因突变/AVP 基因突变/AVP 受体突变)	
	妊娠尿崩症
家族性中枢性尿崩症伴腺垂体功能减退症	老年性尿崩症
先天性神经垂体发育不良症	正常压力感受器伴渗透压感受器缺陷综合征
先天性神经垂体异位	脑死亡性尿崩症
获得性中枢性尿崩症	肾性尿崩症
特发性中枢性尿崩症	遗传性肾性尿崩症
感染性中枢性尿崩症(细菌性脑膜炎/巨细胞病毒性脑炎/病毒性脑膜炎/流行性出血热/结核/梅毒/真菌感染等)	X-连锁隐性遗传性肾性尿崩症
	家族性常染色体遗传性肾性尿崩症
浸润性疾病(结核病/结节病/肉芽肿/组织细胞增多症/Hand-Schüller-Christian 病/自身免疫性病变/血色病/淋巴细胞性漏斗垂体炎)	散发性 V2R 突变性肾性尿崩症
	散发性 AQP-2 突变性肾性尿崩症
	继发性肾性尿崩症
神经变性性疾病(Wolfram 综合征)	肾脏病变(慢性肾衰/多囊肾/髓质海绵肾/慢性肾盂肾炎/阻塞性尿路疾病、肾小管性酸中毒/肾小管坏死/淀粉样变/多发性骨髓瘤/肾脏移植后等)
继发性中枢性尿崩症	
下丘脑-垂体肿瘤	
脑手术创伤性尿崩症(三相性尿崩症/一过性尿崩症/永久性尿崩症)	代谢紊乱(低钾血症/高钙血症)
	药物(庆大霉素/头孢唑啉钠/氟哌酸/阿米卡星/链霉素/地塞米松/过期四环素/碳酸锂)
其他创伤性尿崩症(放射治疗/垂体瘤/鼻咽癌等)	

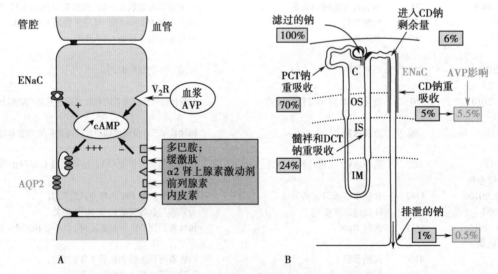

图 2-2-10-15　AVP 对肾集合管 ENaC 的影响

A. AVP 与底部外侧膜 V2 受体(V2R)结合，增加 AQP2 的水通透性，通过上皮细胞钠通道(ENaC)促进钠的重吸收；其他的介导因子也与相应受体结合，通过降解 cAMP，抑制 V2R 的水重吸收作用；B. AVP 介导的肾集合管钠重吸收量虽小，但可引起钠排泄的剧烈波动，如果肾集合管钠重吸收量增加 10%(从 5.0% 增至 5.5%)，钠排泄量则降低 50%(从 1.0% 降至 0.5%)。因此，AVP 刺激的 ENaC 活性轻度增强即引起明显的钠排泄变化；C：肾皮质；CD：肾集合管；OS：外纹；IS：内纹；IM：内髓质；PCT：近曲小管；DCT：远曲小管

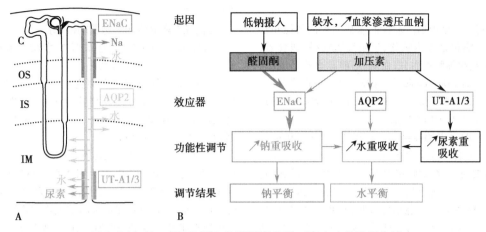

图 2-2-10-16　AQP2/ENaC/尿素转运体对保存水的协调作用

（一）AVP 缺乏/分泌障碍　AVP 缺乏的原因很多，可见于先天性神经垂体发育不良症、先天性神经垂体异位、特发性中枢性尿崩症、感染性或浸润性疾病、下丘脑-垂体肿瘤、手术创伤、放射治疗或其他病变。垂体柄损害导致 AVP 分泌障碍伴垂体功能减退症。头颅外伤、手术误伤、肿瘤压迫、空泡蝶鞍综合征、下丘脑-垂体炎和自身免疫性疾病或肉芽肿性病变引起的垂体柄损伤常表现为中枢性尿崩症，垂体柄病变较重时出现腺垂体多种激素分泌不足的表现（特别是 GH 缺乏），腺垂体功能减退的原因是垂体柄与垂体的神经-血管联系中断及垂体梗死。非完全性垂体柄断裂可引起空泡蝶鞍综合征与鞍内囊肿。

1. 特发性中枢性尿崩症　病因不明者占 1/3～1/2。下丘脑视上核与室旁核内神经元数目减少的原因未明，Nissl 颗粒耗尽，神经垂体缩小。目前已有 AVP 基因突变和 30 多个遗传性中枢性尿崩症家系的报道。遗传方式可分为 X-连锁隐性、常染色体显性或常染色体隐性遗传三种。X-连锁隐性遗传者多由女性遗传，男性发病，杂合子女孩可有尿浓缩力降低，症状较轻，多尿多饮不明显。尿崩症-糖尿病-视神经萎缩-神经性耳聋综合征（DIDMOAD 综合征，Wolfram 综合征）是一种常染色体隐性遗传病，其病因为 wolframin 蛋白（基因位于 4p）突变，临床症状主要包括尿崩症（自幼发病）、糖尿病、视神经萎缩和耳聋。遗传性中枢性与肾性尿崩症的鉴别见表 2-2-10-7。

表 2-2-10-7　遗传性中枢性与肾性尿崩症鉴别

项目	遗传性中枢性尿崩症	遗传性肾性尿崩症	
病因	AVP 突变	AVPR2 突变	AQP2 突变
遗传方式	常染色体显性遗传为主	X-性连锁	常染色体显性遗传常染色体隐性遗传
性别差异	男女	男性发病女性偶尔发病	男女
症状	多尿多饮明显或严重失水时尿渗透压降低	多尿多饮较轻失水时尿渗透压低	
dDAVP	有效	无效或仅有微弱作用	

Wolfram 综合征因 Wolfram 综合征（WFS）基因（WFS1）突变（A214fsX285、L293fsX303、P346L、I427S、V503fsX517、R558C、S605fsX711、P838L 等）引起。WFS 为一种弥漫性神经变性性疾病，以中枢性尿崩症、糖尿病、视神经萎缩、耳聋和广泛性中枢神经病变为特征。诊断要点是 1 型糖尿病、视神经萎缩和 Langerhans 细胞组织细胞增多症。其中，中枢型 Langerhans 细胞组织细胞增多症可并发尿崩症。本病可损害多个器官，最常累及下丘-垂体，引起尿崩症的概率几乎为 100%，腺垂体功能减退的发生率也相当高[23]。

2. 继发性中枢性尿崩症　可继发于下列原因导致的下丘脑-神经垂体损害：①颅脑外伤或手术后；②肿瘤：原发于下丘脑、垂体或鞍旁肿瘤，或继发于乳腺癌、肺癌、白血病、类癌等的颅内转移；③感染性疾病：结核、梅毒、脑炎等；④浸润性疾病：结节病、肉芽肿病（如 Wegener 肉芽肿）、组织细胞增生症 X（histiocytosis X）、Hand-Schüller-Christian 病；⑤脑血管病变（如血管瘤）；⑥自身免疫性疾病（血中存在针对 AVP 细胞的自身抗体）；⑦重症 Sheehan 综合征。

（1）无渴感性尿崩症：下丘脑前部核群含有对血液渗透压变化敏感的感受器。过度失水时血浆渗透压升高，刺激该感受器，而前部核群分泌 AVP，产生抗利尿作用。前部核群病损可产生中枢性尿崩症，表现为多饮、多尿和低比重尿。严重者导致脱水、高钠血症、体重下降甚至虚脱。无渴感性尿崩症（adipsic diabetes insipidus）是中枢性尿崩症的一种特殊类型，又称为无渴感性高钠血症（adipsic hypernatremia），其特点是中枢渗透压感受器（osmoreceptor）存在缺陷，患者对高渗无口渴感觉，因 AVP 分泌障碍及饮水不足使大量低渗尿液排出而导致高钠血症。

（2）神经垂体异位引起的中枢性尿崩症：MRI 发现，部分儿童患者的神经垂体可异位到下丘脑的底部或腺垂体的上部等垂体柄的通路中，这些人往往伴有生长发育障碍和轻度腺垂体功能减退症，而临床上并无中枢性尿崩症表现，但对渴感和 AVP 分泌进行定量分析可证明存在轻度水代谢异常。因此神经垂体异位是儿童亚临床中枢性尿崩症和腺垂体功能减退症的重要原因与早期表现。另一种神经垂体异位伴有先天性腺垂体功能减退症，其特点是尿崩症和腺垂体功能减退均为部分性和先天性，有 AVP 分泌障碍和渴感功能减退双重缺陷，一般表现为亚临床型 AVP 分泌障碍[24]。

（3）其他特殊类型中枢性尿崩症：文献报道的其他并发中枢性尿崩症疾病包括颅内钙化、生殖细胞瘤/颅咽管瘤、Langerhans细胞组织细胞增生、白血病、脑静脉血栓形成、间隔-视神经发育不良（De Morsier综合征）、Parinaud综合征、Caroli病（先天性囊性胆管扩张）、神经结节病、溶血-肝酶升高-血小板减少综合征（HELLP综合征）。

（二）AVP-NPⅡ基因突变　　AVP主要由视上核神经元和室旁核神经元合成分泌，然后沿下行纤维束通路至神经垂体贮存，待需要时释放入血，AVP释放受血浆渗透压感受器和血浆容量的调节。视上核与室旁核合成的最初产物为AVP前体分子（AVP-NPⅡ），包括信号肽、AVP序列、神经垂体素转运蛋白Ⅱ（neurophysinⅡ，NPⅡ）及一个由39个氨基酸残基组成的多肽。信号肽在信号肽酶作用下从前体裂解下来后，AVP和NPⅡ结合形成分泌颗粒，沿轴突向神经垂体运输。AVP-NPⅡ基因异常所致的尿崩症属中枢性尿崩症的一种[25]。当某种原因导致血浆渗透压感受器的敏感性受损，或下丘脑视上核与室旁核合成分泌AVP和NPⅡ减少或异常，或神经元到神经垂体的轴突通路受损以及神经垂体受损时，引起中枢性尿崩症。变异型AVP-NPⅡ蛋白的致病作用机制是：①生物活性下降；②变异型AVP-NPⅡ蛋白不被正常降解而具有毒性，导致细胞凋亡；③视上核神经元和室旁核神经元的自身免疫损害。突变型AVP-NPⅡ大量积存在神经细胞的内质网而导致细胞中毒和功能障碍。突变型AVP前身物大量积存在神经细胞的内质网而导致细胞中毒和功能障碍，这是因为突变型AVP前身物与野生型AVP相互作用，改变了野生型AVP的组装过程和功能；形成的同二聚体和异二聚体还有交叉交联作用，阻滞野生型AVP前身物向内质网到高尔基复合体的转运，并损害其在内质网中的运输，导致尿崩症。

由AVP-NPⅡ基因突变所致的尿崩症称为家族性常染色体显性遗传性神经垂体性尿崩症（autosomal dominant form of familial neurohypophyseal diabetes insipidus，adFNDI）或常染色体显性遗传神经垂体性尿崩症（autosomal dominant neurohy-pophyseal diabetes insipidus，ADNDI），现已报道了30多种AVP-NPⅡ基因突变所致的adFNDI。与其他激素基因突变不同的是，adFNDI患者的血AVP不是升高而是显著降低。这是因为突变型AVP可与野生型AVP-NPⅡ结合，一方面使野生型AVP的分泌和活性明显下降，另一方面又使神经垂体细胞变性退化（自身中毒作用），其临床表现与一般的AVP缺乏型中枢性尿崩症无差别。Kubota等报道1例10岁日本男孩患有中枢性尿崩症，其神经垂体在MRI上表现为高信号（T1），神经垂体正常，但每天的尿量达4~5L，血AVP很低。AVP-神经垂体激素运载蛋白Ⅱ（neurophysinⅡ，NPⅡ）基因的外显子第1884位鸟嘌呤被胸嘧啶替代（NPⅡ V65G突变）或AVP前身物第59位半胱氨酸缺失（59delta）及A60W变异。引起adFNDI的其他突变类型有R97C、C116G、C288T和C301T等。AVP-NPⅡ基因突变多位于信号肽中，影响AVP原的合成与组装，并导致神经元细胞中毒反应。突变型AVP-NPⅡ蛋白还与内质网的Grp78抗原共存，这种大分子物质不被裂解和清除，这可能是发生AVP神经元中毒和退

变的原因之一。

【肾性尿崩症的病因与发病机制】

肾性尿崩症是肾小管重吸收水功能缺陷的一组疾病[26]，有先天性和后天性两种。

（一）AVPR/水孔蛋白突变　　多数患者的病因未明，病因查明的先天性肾性尿崩症主要由AVP受体突变（常见）、水孔蛋白（AQP）突变（少见）、AQP受体突变（动物模型，人类尚无报道）引起。

1. AVP受体突变　　遗传性肾性尿崩症呈X-连锁隐性遗传，女性遗传，男性发病，多为家族性。AVP有三类（V1、V2和V3）受体（AVPR）。V1受体由血管表达，有加压作用；V2受体由肾集合管表达，促进水的重吸收和Ⅷ因子生成；V3受体由腺垂体表达，促进ACTH分泌。AVP受体是一类G蛋白偶联受体，属于加压素/催产素受体家族成员。根据结构序列、药理特性与体内分布和功能差异，分为V1aR、V1bR、V2R等三个亚型，其中V2R由370个氨基酸残基组成，主要分布于肾小管，参与调节体内水代谢。

常见的AVPR突变类型为第7穿膜区的S315R、第三个膜内区的框架突变（804delG）、第一胞质襻环中的无义突变（W71X）及羧基端的R337X突变。AVPR可正常转录但不能合成AVPR蛋白质。S315R突变后，虽然AVPR可在高尔基复合体组装，也可定位于胞质膜，但不能与AVP结合。W71X和R337X突变后的AVPR滞留于细胞质内。在AVPR的空间结构形成过程中，无论是野生型还是突变型AVPR都需要钙连蛋白参与。第一胞外环的R104C突变型AVPR与AVP的结合力仅为正常的10%左右，但结合亲和力都高于野生型AVPR。用AVP刺激试验发现，刺激后的cAMP只升高50%。在引起肾性尿崩症的AVPR基因突变类型中，影响AVPR功能的途径不完全相同：①有些突变（如804delG）不能表达AVPR蛋白，产生真正的AVPR缺乏症；②另一些突变（如S315R）仍有AVPR合成，而且受体可进入靶细胞膜中，但突变型AVPR不能与AVP结合，也不能转导AVP信号，或者突变（如R104C）型AVPR与AVP结合容量下降；③某些突变（如W71X、R337X等）使AVPR前身物质停留在内质网中，这种未成熟的AVPR分子折叠障碍，并且与AVPR伴侣分子钙黏蛋白的作用异常；④合成的AVPR对AVP、DDAVP或凝血因子的刺激作用均无活性反应；⑤合成的AVPR表达过量，但不能插入膜内而停留在胞质中（如T204N、V206D和Y215C等），与AVP的结合力缺乏或极低，这是由于分子的折叠异常引起的，但用高浓度的DDAVP可诱导AVPR活性；⑥突变型AVPR不能与Gs偶联。V2型AVPR与AVP结合后产生cAMP。正常人注射AVP后尿cAMP增多，如果AVPR存在突变，则注射AVP后尿cAMP无增加（Ⅰ型肾性尿崩症）；然而，有些先天性肾性尿崩症患者在注射AVP后有尿cAMP增多反应，故认为这种患者缺陷可能在受体后（Ⅱ型肾性尿崩症）。

2. AVP-NPⅡ突变　　可有家族史，婴幼儿或成人发病，可有家族内聚集现象，尿浓缩功能差，但其他肾功能正常。血AVP和和肽素正常或升高，注射加压素后尿cAMP有反应。分子遗传学检查可发现AVP-NPⅡ突变。

3. 水孔蛋白突变　　以AQP-2突变引起的肾性尿崩症多

见,其他几种 AQP 突变也是肾性尿崩症的可能病因。AQP-2 突变使水通道维持关闭,集合管上皮细胞不能重吸收水而发生肾性尿崩症[27,28]。

(二)获得性肾性尿崩症　AVP 随血液到达肾脏远曲小管和集合管,与细胞膜 AVP 受体结合后,腺苷环化酶被激活,cAMP 增多,激活蛋白激酶,促进管腔顶膜蛋白磷酸化和 AQP-2 表达;水的通透性增加,水分顺渗透压差从管腔进入渗透压较高的肾间质,然后进入血液,降低血浆渗透压。肾小管上皮细胞膜上至少表达五种 AQP,其中 AQP-2 的作用减低或突变参与了尿崩症的发病[29]。获得性肾性尿崩症比先天性肾性尿崩症更常见,但程度较轻。由锂中毒或低钾血症性肾脏疾病所致的获得性肾性尿崩症,肾集合管 AQP-2 的表达量也减少,有时才发肾损害和肾性尿崩症。部分患者的肾小球滤过率呈进行性下降,并最终发生肾衰竭[29,30]。其他并发肾性尿崩症疾病包括颅内钙化、急性肾衰、抗 HIV 药物和 Fanconi 综合征等。

【临床表现】

(一)烦渴多饮和低渗性多尿　尿崩症以低渗性多尿为特征,其显著症状为多尿,尿量可达 2.5~20L/d(文献报道的最高尿量达 40L/d),尿比重 1.001~1.005。起病骤然(常见)或缓慢(少见),同时出现烦渴、多饮(喜冷饮);除因饮水和小便次数多影响生活质量外,一般可正常生活、学习和工作。部分患者出现失水、皮肤干燥、心悸、汗液及唾液减少,伴便秘、乏力、头痛、头晕、焦虑、失眠、烦躁、记忆力减退与消瘦;严重者可有电解质紊乱和视力下降;部分患者体型消瘦。

先天性尿崩症出生后即有多尿,以尿布更换频繁、多饮和消瘦为特征。遗传性中枢性尿崩症常幼年起病,由于口渴中枢发育不全,可出现脱水和高钠血症。多饮、多尿症状的严重程度因遗传方式不同而不尽一致,但成年后,多饮多尿症状可减轻。Wolfram 综合征患者常伴糖尿病、视神经萎缩及耳聋。如未及时发现,多因严重失水、高钠血症和高渗性昏迷而夭折。幸存者生长缓慢。因患者在婴儿期反复出现失水和高渗状态,可致智力迟钝和血管内皮受损,因为受损内皮细胞长期暴露于含钙和磷的溶液中,加上钙化抑制物(如葡聚糖酐和焦磷酸盐)减少,导致血管磷酸盐沉着和颅内弥漫性钙化。

(二)高渗性脑病　尿崩症的主要并发症有:①饮水过多、过快时可发生水中毒,表现为头痛加剧、恶心呕吐、体温下降,精神错乱、惊厥、昏迷以至死亡;②患者因失水过多、禁饮、高热、昏迷、口渴中枢功能异常或发育不全致渴感消失,可导致高钠血症,血浆渗透压可>350mOsm/L;③急性高渗性脑病多见于婴幼儿,表现为呕吐、发热、呼吸困难、抽搐,重者昏迷死亡;④慢性高钠血症多见于成年患者,表现为淡漠、眩晕、无欲、嗜睡、肌张力高、腱反射亢进、抽搐等;⑤中枢性尿崩症可导致骨量减少或骨质疏松,二膦酸盐治疗可获得改善。

(三)妊娠期多尿/妊娠期尿崩症/妊娠并尿崩症

1. 妊娠多尿与妊娠尿崩症　正常妊娠时,血浆渗透压下调约 10mOsm/L,而血浆容量增加约 10%,体内水的总量增加 7~8L。妊娠中期以后,开始有多尿、口渴,直至妊娠终止。有人认为,此类患者在未妊娠时即有轻微中枢性尿崩症,尿量

2.0~2.5L/d,妊娠时尿量增加至 3~5L/d。其可能解释是:①妊娠时基础血浆渗透压降低,口渴阈值下降;②肾小管对 AVP 敏感性降低;③肾脏分泌的前列腺素和血孕酮与甲状腺激素增加,拮抗了 AVP 的作用;④肾上腺皮质类固醇分泌增加,促进利尿。妊娠期尿崩症常与妊娠中毒症、急性脂肪肝、血凝异常等同时发生。妊娠期 AVP 降解和血浆渗透压重调(reset osmostat),胱氨酸氨基肽酶(cysteine aminopeptidase)活性明显升高,故又称为妊娠 AVP 抵抗性尿崩症(vasopressin-resistant diabetes insipidus of pregnancy)。

2. 尿崩症合并妊娠　妊娠妇女原有轻度肾性尿崩症或部分性中枢性尿崩症,妊娠后因 AVP 清除加速而加重尿崩症。在妊娠尿崩症的诸多影响因素中,以 AVP 酶的作用最重要,AVP 酶拮抗剂用于临床已取得满意疗效。分娩后 AVP 酶水平迅速减低,分娩 4 周后血浆中已测不到该酶活性。妊娠中毒症时肾小球滤过率减少,可使尿崩症症状减轻,哺乳时小儿吸吮乳头对 AVP 释放是一种非渗透压性刺激,亦可使尿崩症减轻。此外,患者应用天然 AVP 治疗无效,但用人工合成的 DD-AVP 疗效良好,可能是由于后者对降解酶有部分抵抗的缘故[31]。

(四)特殊类型尿崩症

1. 中枢性尿崩症伴腺垂体功能减退/下丘脑功能异常　中枢性尿崩症合并肾上腺皮质功能减退或甲减时,多尿症状减轻,有时仅表现为夜尿增多;但经糖皮质激素替代治疗后,尿崩症加重。

2. 中枢性尿崩症　通常有三种类型。

(1)三相性尿崩症:临床症状的轻重与垂体柄断裂或受损的程度有关。手术误伤垂体柄的部位越高,发生中枢性尿崩症的可能性越大。部分患者表现为典型的"三相性尿崩症"(triphasic diabetes insipidus,图 2-2-10-17)。垂体柄损伤后立即或在 24 小时内出现严重多尿(第一相)。第一相是由于运输 AVP 神经轴突休克(axon shock)和神经垂体不能将神经冲动变为 AVP 释放(AVP 分泌衰竭)所致。数天后多尿消失,尿量明显减少(抗利尿期),并出现低钠血症(第二相)。这是因神经垂体轴突变性,蓄积的 AVP 并不在神经中枢和渗透压的调节下分泌,故在过度输液时,极易导致严重低钠血症和脑水肿。第二相与神经垂体自溶(autolysis)、储存 AVP 大量进入血液循环有关。1~2 天后,当蓄积的 AVP 全部耗尽后又出现典型尿崩症表现(第三相)。三相性尿崩症一般历时 7~10 天。尿崩症的轻重主要与 AVP 缺乏的程度和血皮质醇水平有关,血皮质醇降低时,尿崩症症状较轻,严重肾上腺皮质功能减退者可掩盖尿崩症。三相性尿崩症可转变为永久性尿崩症,或完全康复,或转为部分性尿崩症。颅脑手术、炎症或颅脑创伤时,如神经垂体或垂体柄受到刺激,因 AVP 分泌增多可出现一过性 SIADH,但如导致神经垂体或垂体柄的破坏性损害(如炎症),则进一步发展为永久性尿崩症。

(2)暂时性尿崩症:发生于术后 24~48 小时,低渗尿可持续 5~7 天或更长时间,最终可基本恢复或完全恢复。

(3)渴感缺失性尿崩症:渴感缺失性尿崩症(adipsic diabetes insipidus,ADI)少见,病因较多,常见于颅脑创伤、颅咽管瘤、垂体瘤、垂体动脉瘤等经颅手术后患者,偶尔见于甲苯

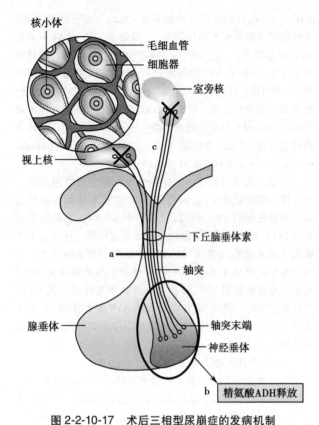

图 2-2-10-17 术后三相型尿崩症的发病机制

a 相:垂体柄部分或完全切除后,中断了下丘脑 AVP 神经元与神经垂体的联系,因 AVP 缺乏而发生尿崩症;b 相:发生于术后数日内,神经垂体中的变性神经末梢大量贮存的 AVP 释放入血,引起 SIADH;c 相:如果 80% ~ 90% 的下丘脑 AVP 神经元已经变性坏死,当神经垂体贮存的 AVP 全部释放后出现永久性尿崩症

中毒和某些神经发育障碍性疾病。患者常伴有下丘脑功能紊乱,下丘脑性肥胖、睡眠障碍、体温调节障碍或静脉血栓栓塞性病变。渴感缺失性尿崩症的临床特点是高钠血症而无渴感,常导致高渗性昏迷和急性肾衰,死亡率极高。

3. 继发性中枢性尿崩症 组织细胞增多症 X 可有因肺部浸润性病变所致的呼吸系统症状体征、骨损害所致的骨痛及特殊 X 线表现。肿瘤所致的中枢性尿崩症多因肿瘤压迫下丘脑、垂体所致,亦有头痛、视野缺损或原发肿瘤的临床表现。如颅咽管瘤可有头痛、视力减退、视野缺损、睡眠障碍、食欲改变、情绪波动、智力低下等下丘脑综合征。松果腺瘤可有性早熟、眼球活动障碍、共济失调等症状。继发性肾性尿崩症尚有原发疾病的临床表现,多见于成年人,主要表现为多饮、多尿,特别是夜尿增多。

4. 胎儿和婴幼儿尿崩症 如在胎儿时期发病可使怀孕母亲羊水过多。生后发病者如果未引起注意而未及时治疗,新生儿可因严重失水而夭折。婴幼儿时期的主要表现为:①患儿尿布常湿,要频繁更换尿布;②贪饮;③不明原因发热;④生长发育障碍。随着年龄的增长,则出现典型的多尿、口渴和多饮症状;每日饮水量可达数千毫升;到具有生活自理能力时,一般不出现失水和高渗状态。儿童可有体格和智力发育迟缓。有些患儿可有颅内和血管钙化。

5. 老年尿崩症 老年人的肾小管对 AVP 不敏感,渴感减退,夜尿增多,使体内水的含量下降,易发生高钠血症。

6. 正常压力感受器伴渗透压感受器缺陷综合征 该综合征的临床表现为"原发性高钠血症",其本质是一种特殊类型的尿崩症。由于渗透压感受器缺陷,血钠升高不能刺激渴感,患者不思饮水,亦无 AVP 分泌,故持续排出大量的低渗尿而导致或加重高钠血症。

7. 脑死亡尿崩症 脑死亡患者伴尿崩症的发生率为30% ~ 80%,尤其多见于使用糖皮质激素时,常在多器官功能衰竭后至死亡前的一段时间内,出现显著的多尿和严重脱水。

【辅助检查与诊断】

尿崩症的诊断应达到以下目的:①确立中枢性或肾性尿崩症;②明确尿崩症的病因或原发疾病;③确立中枢性尿崩症的严重程度,即明确是部分性尿崩症或完全性尿崩症。

(一) 辅助检查 典型的尿崩症诊断不难,凡有烦渴、多饮、多尿及低比重尿者应考虑本病,必要时可进行禁水-加压素试验及血、尿渗透压测定明确诊断。尿崩症的诊断应首先确立发病部位(中枢性或肾性)。一般根据病史、临床表现和必要的辅助检查可以确立中枢性或肾性尿崩症的诊断,有时需要进行 AVP 细胞自身抗体检测或突变基因分析。尿崩症的诊断程序参考图 2-2-10-18 进行。

1. 尿液检查 每日尿量达数千到 1 万毫升以上。尿比重<1.005,先天性部分性肾性尿崩症患者比重可达 1.010 以上。继发性肾性尿崩症由慢性肾脏器质性疾病引起者尿比重常固定于 1.010。尿渗透压常低于血渗透压;少数轻症患者可排出高渗尿。先天性肾性尿崩症的尿常规检查项目无异常,继发性者取决于原发性疾病的性质与严重程度。

2. 血液检查 婴儿和生活不能自理幼儿常因失水而有血容量减少和血渗透压升高,同时可导致血细胞比容增加和血清电解质和血浆蛋白浓度升高。有时可出现低血钾、高血钠、低血钠、低血氯或高血钙,CO_2CP 可低于正常。血浆 AVP因病因而异,可降低、升高或正常,血渗透压正常或稍高(正常 290 ~ 310mOsm/L),尿渗透压 < 300mOsm/L(正常 600 ~ 800mOsm/L),严重者降至 60 ~ 70mOsm/L。自由饮水或短时间禁水后,同时测定尿渗透压和血浆渗透压,计算尿/血渗透压比值。正常人基础比值为 2.27 ± 1.23,禁水 8 小时后为2.97±1.18,尿崩症患者基础值和禁水 8 小时后值均<1.0,给予加压素后>1.5。尿渗透压(UOsm)/血渗透压(POsm)比值对诊断中枢性尿崩症较有意义,但严重脱水或部分性尿崩症患者 UOsm/POsm 可正常。基础值出现假阳性时,应结合禁水后 UOsm/POsm 作出判断。不过,重复测定基础值有助于脑外伤或脑手术后多尿而不宜做禁水加压素试验者的鉴别诊断。严重脱水者不可做禁水加压素试验。

3. 肾功能检查 先天性肾性尿崩症除浓缩功能减低外,其余肾功能检查无异常;继发性肾性尿崩症者则取决于原发性疾病的性质,器质性疾病引起者多有其他肾功能异常。尿素氮、肌酐、酚红试验正常,但浓缩稀释功能异常。有时可发现血甲状腺激素、皮质醇或性激素下降。

4. 血浆 AVP 与和肽素测定 正常血浆 AVP 为 1~5mU/L,尿 AVP 10~60mU/L,尿崩症患者 AVP 水平低于正常,在禁水试验或高渗盐水试验中动态观察血浆 AVP 水平更有意

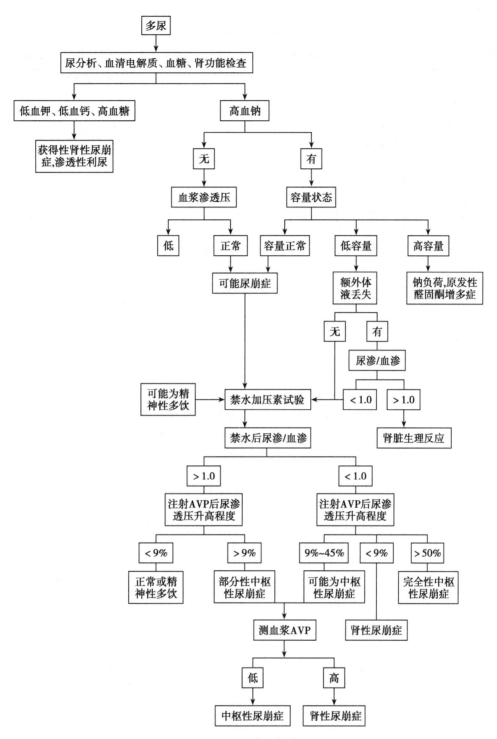

图 2-2-10-18　尿崩症的诊断程序

义。无论是在基础状态还是在禁水或注射高渗盐水所致的高渗状态下,中枢性尿崩症的血浆 AVP 都不能升高。肾性尿崩症的基础 AVP 可测出或偏高,高渗状态时血浆 AVP 明显升高而尿液不能浓缩。精神性多饮患者的基础血浆 AVP 减低或正常,高渗时尿渗透压与血浆 AVP 成比例升高。AVP 测定存在的问题和困难是:①血中 90% 以上的 AVP 与血小板结合,因此测定的 AVP 浓度常低于实际水平;②如果标本中的血小板去除不完全,或血标本贮存时间太长,可引起 AVP 假性升高或假性降低;③血浆 AVP 不稳定(即使标本贮

存在 -20℃ 环境下);④由于 AVP 的分子量小,用夹心法测定 AVP 很困难,而用竞争性免疫分析法测定的敏感性和特异性均较低。

和肽素又称为 AVP 相关糖肽(AVP-associated glycopeptide),来源于含 164 氨基酸残基的前血管加压素原(preprovasopressin),分子中含 AVP、神经垂体素 Ⅱ(nenrophysin Ⅱ)与和肽素。和肽素的生理作用仍未阐明,神经垂体素 Ⅱ 可作为携带蛋白,转运 AVP。和肽素也可能是 PRL 释放因子,但未得到证实。和肽素与钙黏蛋白-钙网蛋白系统间的相互作

用,与蛋白质分子折叠、降解等过程有关。因而,和肽素的单聚体聚合障碍可能是中枢性尿崩症的病因之一。测定和肽素可反映 AVP 的释放水平,在尿崩症的诊断、鉴别诊断、脓毒血症和心血管病的监测中有一定意义。测定和肽素的优点有:①仅需 5μl 血清或血浆(测定 AVP 需要 1ml 血浆);②标本不需要预处理(提取),也不需要加入蛋白酶抑制剂;③3 小时出结果,而 AVP 测定至少需要 12~24 小时;④用夹心免疫分析法测定的敏感性明显提高,最低可测限为 1.7pmol/L,准确度(CV 值)<20%;因此在健康人群中,97% 可测得和肽素,但 AVP 在处于中等水平或低浓度水平时,常检测不出;⑤和肽素十分稳定(体外环境下的回收率<20%)。在室温下,血清或血浆放置 7 天不受影响。正常人血和肽素浓度中位数为 4.2pmol/L(1~13.8pmol/L),97.5%百分位数值为 11.25pmol/L,2.5%百分位数值为 1.7pmol/L。禁食时,和肽素稍升高,而饮水后立即下降,中枢性尿崩症时明显下降。在可疑病例中,可用低血糖试验刺激 AVP 和和肽素分泌,血和肽素无明显变化,而正常人明显升高。引起和肽素升高的其他因素有禁水、胰岛素应激试验、败血症或脓毒败血症、心脏手术后、出血性疾病、心力衰竭、急性心肌梗死等。

5. AVP 抗体和抗 AVP 细胞抗体测定 如患者的血清可检查出 AVP 抗体和抗 AVP 细胞抗体,能基本确立中枢性尿崩症的病因为自身免疫因素所致,但是患有生殖细胞瘤或组织细胞增生症者亦可为阳性。部分中枢性尿崩症患者血清中存在针对 AVP 细胞的自身抗体,有些病例在患尿崩症前即为阳性,继而才出现尿崩症,故有人认为自身免疫性中枢性尿崩症存在亚临床类型。

6. 基因突变检测 遗传性尿崩症的诊断见表 2-2-10-8。基因突变检测可用于遗传性肾性尿崩症母亲妊娠后期的产前诊断。眼底检查可发现视野缺损、偏盲、视盘水肿或眼底动脉硬化等表现。

7. MRI 和 CT 可发现神经垂体高信号消失,对诊断有一定意义。

表 2-2-10-8 遗传性尿崩症的诊断

遗传性尿崩症		
↓		↓
遗传性中枢性尿崩症	遗传性肾性尿崩症	
临床诊断	多尿多饮 失水时低尿渗透压 DDAVP 升高尿渗透压	多尿多饮 失水时低尿渗透压 DDAVP 不能或很小升高尿渗透压	
↓	↓	↓
基因诊断	AVP 基因突变 (常染色体显性为主)	AVPR2 突变 (X 性连锁)	AQP2 突变 (常染色体显性/隐性)

(二)病因或原发病诊断 尿崩症的诊断内容主要包括三点:①任何尿崩症的诊断应包括病理(部位)诊断和病因诊断两个方面;②中枢性尿崩症应明确是完全性抑或部分性(一般根据临床表现及检查结果区分,见表 2-2-10-9);③不论是中枢性还是肾性尿崩症,都要尽量明确原发性或继发性

病因,前者可查出相关基因突变,而后者应查找原发病,以指导临床治疗。

表 2-2-10-9 完全性与部分性尿崩症的鉴别

鉴别点	完全性尿崩症	部分性尿崩症
症状严重程度	较重	较轻
每日尿量	5L 以上	2.5~5L
尿比重	1.001~1.005	可达 1.010~1.014
血 AVP 和和肽素	↓↓或测不出	↓
禁水后反应	尿量无明显减少/尿比重无明显增加/最大尿渗透压不超过血渗透压	尿量可减少/尿比重增加多不超过 1.016/最大尿渗透压可超过血渗透压/尿渗透压与血渗透压比值>1 而<1.5
注射加压素后反应	尿量显著减少/尿比重明显上升/尿渗透压增高 50%以上	尿量进一步减少/尿比重进一步增加/尿渗透压可增加 9%~50%(少数达 60%)

1. 继发性中枢性尿崩症 影像检查可提供中枢性尿崩症的病因诊断依据(参见病例报告)。X 线和 CT 检查可发现蝶鞍扩大、鞍上占位性病变、钙化区。由于鞍区骨性结构较复杂,普通 X 线平片多不能为尿崩症的诊断提供有价值的信息,后颅窝和枕骨斜坡骨性结构又限制了 CT 对鞍区尤其是细微病变的显示,因此诊断尿崩症最好选用高分辨 MRI。高分辨 MRI 可发现与中枢性尿崩症有关的以下病变:①垂体容积小;②垂体柄增粗;③垂体柄中断;④垂体饱满,上缘轻凸;⑤神经垂体高信号(T1 高亮点信号见于约 84%的正常人)消失。其中神经垂体高信号消失与神经垂体功能低下和 AVP 分泌颗粒减少有关,是中枢性尿崩症的 MRI 特征性表现,但 T1 高亮点信号在中枢性尿崩症早期仍存在,催产素也是产生 T1 高亮点信号的原因,故不能仅根据 T1 高亮点信号消失排除中枢性尿崩症。继发性中枢性尿崩症 MRI 表现有垂体柄增粗,推测系肿瘤或浸润性病变所致。

近年来发现,一些所谓的"特发性"中枢性尿崩症可以查出病因,其中最多见的情况是隐匿型肿瘤,其次为增殖性病变。因此,必须首先排除垂体柄疾病可能。如垂体柄>3mm,要高度怀疑鞍上肿瘤(尤其是生殖细胞瘤)、Langerhans 细胞组织细胞增生症、Wegener 肉芽肿、结核病或淋巴细胞性垂体炎的可能性。如果怀疑垂体柄扩大(2~3mm 或形态异常),要在 3~6 个月后复查 MRI。诊断"特发性"尿崩症前,需要排除下丘脑的各种器质性疾病。

(1)组织细胞增多症致中枢性尿崩症:除有尿崩症(以完全性尿崩症多见,少数可表现为部分性尿崩症、渴感异常或特发性高钠血症)表现外,还伴有颅骨、口腔黏膜、脑组织、肺、皮肤的损害。MRI 可见神经垂体的高信号消失。

(2)Wegener 肉芽肿致中枢性尿崩症:主要累及肺和肾脏,部分伴神经损害。患者出现多尿和多饮时,应注意肉芽肿的肾脏损害(肾小管病变)与下丘脑损害(中枢性尿崩症)的鉴别。Wegener 肉芽肿伴中枢性尿崩症的特点是神经垂体的高信号消失(伴明显血管炎时可仍为高信号),垂体柄增宽。AVP 制剂治疗有良好效果。

(3)结节病致中枢性尿崩症:结节病侵犯神经中枢时可

并发中枢性尿崩症（约 25%）。MRI 可见神经垂体的高信号消失，垂体柄增宽。结节病并中枢性尿崩症应与特发性中枢性尿崩症和淋巴细胞性漏斗神经垂体炎（lymphocytic infundibulohypophysitis）鉴别。鉴别的方法包括肺部 X 线片、红细胞沉降率（血沉，ESR）、血清和脑脊液血管紧张素转换酶活性、血钙和结核相关检查等。

（4）淋巴细胞性漏斗垂体炎致中枢性尿崩症：多数患者被诊断为特发性中枢性尿崩症或垂体肿瘤，但是下列几点有助于淋巴细胞性漏斗垂体炎的诊断：①血清抗 AVP 抗体阳性；②多发生于产后期，并必然伴有淋巴细胞性腺垂体炎及腺垂体功能减退症；③MRI 示神经垂体的高信号消失，神经垂体扩大（可酷似肿瘤），垂体柄增宽；④糖皮质激素治疗有效；⑤部分患者伴有其他自身免疫性内分泌腺病或系统性红斑狼疮（SLE）、Behcet 病等。

2. 儿童中枢性尿崩症　儿童中枢性尿崩症的常见病因为下丘脑的感染性疾病、破坏性病变或神经变性性疾病，如脑膜炎、脑炎、结核病、组织细胞增生症、Hand-Schüller-Christian 病、自身免疫性病变、淋巴细胞性漏斗垂体炎、下丘脑-垂体肿瘤等。MRI 对中枢性尿崩症的诊断有重要意义，如神经垂体的高信号消失，强烈提示中枢性尿崩症可能。MRI 还可详细了解神经垂体和垂体柄状况（如神经垂体异位、垂体柄受压、破坏或移位等），为诊断提供依据。

3. 神经外科事件相关性中枢性尿崩症　影响 AVP 分泌和水盐代谢的神经外科临床事件有颅脑外伤、手术、肿瘤、感染、脑血管病变等，临床最多见的情况是颅脑外伤或手术后多尿。如果既往患者无尿崩症病史，此次突发多尿、多饮，多提示中枢性尿崩症。与神经外科事件相关的多尿原因有：①水盐代谢紊乱所致的多尿（常见）；②急性肾衰竭所致的多尿（常见）；③一过性尿崩症（常见）；④永久性尿崩症（少见）；⑤三相性尿崩症（罕见）。

在神经外科事件的急性期，因急性应激和 AVP 的大量分泌，可有水钠潴留，应激解除后出现大量低渗尿。当处于昏迷状态时，患者无渴感，补充水、电解质和 AVP 的量要在严密的监控下进行。颅脑手术所致的中枢性尿崩症可为暂时性或持续性。前者多于术后 1~4 天内发生，持续数天后症状消失，尿量恢复正常，其原因为手术创伤使 AVP 的释放暂时受抑制，其合成并未受影响；后者因为手术破坏了视上核与室旁核的神经垂体束，形成永久性尿崩症，须用 AVP 长期替代治疗。

4. 特发性中枢性尿崩症　临床上，经上述检查未能发现原发性病变时，可认为是特发性中枢性尿崩症。

（三）部分性尿崩症的诊断　根据禁水-加压素试验确立部分性尿崩症诊断。中枢性尿崩症有部分性尿崩症和完全性尿崩症之分，部分性和完全性尿崩症的处理、并发症与预后有较大差别，因此应予以鉴别。

1. 简易盐水试验　简易盐水试验（modified saline test）时，患者清晨排空膀胱，然后于 15 分钟内饮入 1% 氯化钠溶液 1000ml，记录 2 小时尿量，尿崩症者 >650ml，如尿比重 <1.012 更支持本症的诊断。

2. 高渗盐水试验　高渗盐水试验（hypertonic saline test）参照 Hickey-Hare 法，静脉滴注高渗盐水（2.5%~3.0% 氯化钠），使血浆渗透压增高，此时正常人 AVP 分泌增多，尿量减少，尿比重增加，尿渗透压升高；尿崩症患者不能相应增加 AVP 分泌，只有在补充 AVP（静注垂体后叶素 0.1U/kg）后才有类似反应；肾性尿崩症患者始终不能产生类似反应；精神性多饮患者则在滴注高渗盐水后尿量减少，尿比重增加。在此试验中，于试验开始时和高渗盐水滴注完后查尿和血渗透压，并计算自由水清除率。

$$自由水清除率\ C_{H_2O} = V - C_{Osm} \tag{1}$$

V 为每分钟尿量，C_{Osm} 为渗透物质清除率，按下式计算：

$$C_{Osm} = U_{Osm} \times V / P_{Osm} \tag{2}，代入（1）式得$$

$$C_{H_2O} = V - U_{Osm} \times V / P_{Osm} = V(1 - U_{Osm}/P_{Osm}) \tag{3}$$

上式中，C_{H_2O} 为自由水清除率；V 为每小时尿量（ml）；U_{Osm} 为尿渗透压；P_{Osm} 为血渗透压。正常人滴注高渗盐水后出现抗利尿作用，自由水清除率（C_{H_2O}）明显下降（25~100ml/小时），尿崩症患者无此反应。必须注意，高渗盐水扩张血容量，增加颅内压及心脏负担，可拮抗渗透压升高所引起的 AVP 释放作用。此外，其盐利尿作用以及试验前的过度水化作用也影响结果。

3. 经典禁水-加压素试验　经典禁水-加压素试验（classic water-deprivation-vasopressin test）禁水后血浆渗透压逐渐上升，循环血量减少，刺激神经垂体分泌 AVP。补充外源性 AVP 后可根据尿量减少和尿渗透压上升的程度评估肾对 AVP 的反应性。

（1）试验方法：禁水前测体重、血压、脉率、尿比重、尿和血浆渗透压。试验开始后应严密监视，每 2 小时重测上述指标（血浆渗透压除外，但有条件时，最好同时测定和肽素），持续 8~12 小时。如患者血压下降、不安等症状加剧，应随时终止试验。如患者排尿较多，体重下降 3%~5% 或血压明显下降，或连续 2 次测尿比重相同或尿渗透压变化 <30mOsm/L（"平台期"）时，显示内源性 AVP 分泌已达最大值，此时应查血浆渗透压，然后皮下注射水剂加压素 5~10U。2 小时后留尿，重测上述指标（含血浆渗透压），如患者可耐受，1 小时后再次复查上述指标，否则可终止试验。

（2）正常反应：正常人及精神性多饮患者禁水后尿量减少，尿比重增加，尿渗透压升高，而体重、血压、脉率及血浆渗透压变化不大。尿崩症患者禁水后反应迟钝，尿量无明显减少，尿比重和尿渗透压不升高，体重下降 >3%；严重者可有血压下降，脉率加快，伴烦躁不安等精神症状。只有在补充加压素后尿量才减轻，尿比重和尿渗透压才增加。根据病情轻重可分为部分性尿崩症和完全性尿崩症，部分性尿崩症患者血渗透压最高值 <300mOsm/L，注射水剂加压素后，尿渗透压可继续上升（>10%）。完全性尿崩症患者血渗透压 >300mOsm/L，尿渗透压 <血渗透压，注射水剂加压素后尿渗透压明显上升至 750mOsm/L。

（3）结果解释：临床诊断部分性中枢性尿崩症的条件为：①经至少二次禁饮后尿比重达 1.012~1.016；②达尿比重峰值的尿渗透压/血渗透压比值 >1，但 <1.5；③对加压素试验敏感。肾性尿崩症患者禁水后尿液不能浓缩，注射水剂加压素后亦无反应。获得性肾性尿崩症多表现为对加压素有

部分反应。需要注意的是,精神性多饮患者由于长期多饮、多尿,肾脏对 AVP 的感受性下降,禁水后尿渗透压不能升至正常,这时需结合临床作出判断,或嘱患者适量限水 2~4 周后重复此试验。此方法方便、可靠,被广泛应用,但加压素有升高血压、诱发心绞痛、腹痛、子宫收缩等不良反应。当存在未控制的糖尿病、低钾血症、高钙血症、肾小管酸中毒或肾功能不全等情况时,禁水-加压素试验结果不可靠,同时测定血钠和血浆渗透压有助于减少误差。基础和肽素高于 20pmol/L 提示为肾性尿崩症,低于 2.6pmol/L 可诊断为完全性中枢性尿崩症。此外,注射加压素前后的血清钠增值(ΔNa)和禁水前后的和肽素增值(Δ 和肽素)也有鉴别意义。

由 V2 受体缺陷(肾性尿崩症)引起者,注射血管加压素或强效 1-脱氨-8-右旋精氨酸加压素(DDAVP)尿量也不减少,尿比重和渗透压不升高,尿 cAMP 无增多。受体后缺陷和由 AQP-2 基因突变引起者,除尿 cAMP 增多外,其余变化与 V2 受体缺陷相同。由 V2 型 AVPR 缺陷引起者,给予 DDAVP 4μg 后无血浆Ⅷ因子和 vWF 升高反应,AVPR 基因突变的女性携带者也无反应,只少数人对 DDAVP 有反应;受体后缺陷、AQP-2 基因突变和继发性肾性尿崩症对 DDAVP 则有反应。

4. 烟碱试验 烟碱(niacin)可直接刺激神经元释放 AVP,理论上能区分渗透压感受器受损与神经元受损。试验前准备同高渗盐水试验,待尿量>5ml/min 时,静脉注射(5 分钟)烟碱 1mg(吸烟者为 3mg)加生理盐水 10ml,观察尿量与尿渗透压。正常人注射烟碱 30 分钟内尿量减少 80%,尿崩症患者则仍为多尿状态,尿渗透压变化不显著,因烟碱有恶心、呕吐、头晕、血压下降等不良反应,现已少用。

【鉴别诊断】

虽然持续性多尿提示尿崩症的诊断,但决不能单凭多尿诊断为尿崩症。临床上,出现多尿的疾病和临床状态很多(如糖尿病、高钙尿症、高尿钾症、高渗性多尿、低渗性多尿、老年性多尿等),在诊断尿崩症前,应该首先予以排除。其次,应与精神性多饮、单纯性渴感减退、渴感减退伴 AVP 阈值升高和液体潴留性多尿等鉴别。此外,尿崩症治疗过程中出现的低钠血症有时(颅脑手术或创伤后)还需要与 AVP 不适当分泌综合征(SIADH)或脑性盐消耗综合征(CSW)鉴别。

(一)尿崩症与引起多饮多尿其他情况的鉴别

1. 糖尿病 常有多饮、多尿、多食、消瘦症状,血糖升高,尿糖阳性,易鉴别,需注意有个别尿崩症病例合并糖尿病。

2. 高钙尿症 见于原发性甲状旁腺功能亢进症、结节病、维生素 D 中毒、多发性骨髓瘤、癌症骨转移等,应根据原发病鉴别。

3. 高尿钾症 见于原发性醛固酮增多症、失钾性肾病、肾小管性酸中毒、Fanconi 综合征、Liddle 综合征、Bartter 综合征等。

4. 高渗性多尿 尿比重>1.020,尿渗透压>300mOsm/L,见于糖尿与尿素升高(高蛋白、高能营养)及尿钠升高(肾上腺皮质功能减退症)等情况。

5. 低渗性多尿 尿比重<1.006,尿渗透压<280mOsm/L。见于急性肾衰多尿期、失钾性肾病、肾性尿崩症、高钙尿症、精神性多饮等。

6. 老年性多尿 老年人多尿的原因较复杂,一般表现为夜尿增多。夜尿增多的原因可能与高血压或动脉硬化等原因引起的肾损害和尿浓缩功能减退或 AQP 作用障碍有关,又称为老年性尿崩症,可能属于一种轻型的肾性尿崩症。

7. 妊娠期多尿 妊娠期多尿可以是妊娠本身的表现,也可能是合并有尿崩症;妊娠早期的明显多尿或多尿过于严重,不能用妊娠解释时应想到尿崩症可能。鉴别的要点是血 AVP/和肽素测定,必要时试用 DDAVP 数日,如果尿量明显减少即可诊断为妊娠合并尿崩症。诊断妊娠期尿崩症的意义在于早期发现垂体病变,并得到及时处理,以免造成严重后果。

8. 干燥综合征 干燥综合征患者因口咽分泌液减少,黏膜干燥而多饮,导致多尿;另一方面,干燥综合征本身可累及肾实质,导致肾损害和肾小管功能障碍。有的患者可有与精神性多饮类似的临床表现,或并肾小管性酸中毒、Fanconi 综合征等。但血中可检测出多种自身抗体,有高丙种球蛋白血症,血 AVP、血渗透压和尿渗透压正常。如鉴别有困难,可行禁水-加压素试验。

(二)尿崩症与精神性多饮的鉴别 禁水-加压素试验和血 AVP/和肽素测定是鉴别尿崩症与精神性多饮的最有效方法。部分性中枢性尿崩症和精神性多饮的鉴别较困难,两者的尿渗透压均较低,不能达到 800~1000mOsm/L。但使用 AVP 后,部分性中枢性尿崩症的尿渗透压可进一步升高(≥10%),而当发生严重失水时,分泌的 AVP 已达足够量,外源性 AVP 不能进一步增加尿渗透压;使用 AVP 后,精神性多饮无增加(有时亦有部分反应,升高程度多在 10% 以内,部分患者可在 10% 以上),而部分性中枢性尿崩症的尿渗透压进一步升高(10% 以上)。如果部分性中枢性尿崩症患者脱水严重,AVP 分泌已经达到最大限度,在注射外源性 AVP 时不能显示附加的抗利尿作用。如果精神性多饮患者尿渗透压只达到某一高度,在给予外源性 AVP 后尿渗透压可以进一步升高。如能测定血 AVP 或和肽素(和肽素),对两者的鉴别有重要意义;神经垂体 T1 高亮点信号也有助于精神性多饮的诊断。此外,精神性多饮可并发部分性中枢性尿崩症。此时可试用 AVP 治疗,并追踪病情变化。如 AVP 治疗能消除症状,不出现低钠血症,支持部分性中枢性尿崩症的诊断(表 2-2-10-10)。

表 2-2-10-10 中枢性尿崩症、肾性尿崩症与精神性多饮的鉴别

鉴别点	中枢性尿崩症	肾性尿崩症	精神性多饮
一般特点			
发病年龄	多为 20 岁以下	多于出生后即有症状	成人
性别比例	男=女	男性多见	女>男
症状	多尿→多饮	较中枢性尿崩症轻	多饮→多尿

续表

鉴别点	中枢性尿崩症	肾性尿崩症	精神性多饮
自然病程	持续性多饮/多尿	成年后症状减轻	间歇性多饮/多尿
病因	下丘脑/垂体损害	家族遗传史或药物	癔症/神经症
血 AVP 和肽素	明显降低	正常或升高	减低或正常
渗透压变化			
血浆渗透压	轻度升高或正常	轻度升高或正常	低
尿渗透压	低	低	低
禁水后血浆渗透压	增高	增高	正常或轻度升高
禁水后尿渗透压	低	低	增高
动态试验			
对 AVP 反应	好	无反应	不佳/有时症状加重
对高渗盐水反应	无反应	无反应	好
神经垂体 T1 高信号	多数消失(84%)	多数存在	多数存在

除原发性多饮外,7小时禁水一般可满足临床诊断需要,7小时禁水-DDAVP试验结果解释见表2-2-10-11。如果试验中体重下降超过5%,或血钠高于145mmol/L,或血渗透压高于295mOsm/kg,或尿渗透压明显升高,应及时终止试验。

表2-2-10-11 7小时禁水-DDAVP试验结果解释

尿渗透压(mOsm/L)		诊 断
禁水后	使用 DDAVP 后	
<300	>750	中枢性尿崩症
<300	<300	肾性尿崩症
>750		原发性多饮
300~750	<750	部分性中枢性尿崩症/部分性肾性尿崩症/原发性多饮

在AVP的刺激下,肾脏合成AQP2,并经肾小管排泄。中枢性尿崩症患者的尿液在禁水后,尿AQP2无增加,但在使用DDAVP后明显增加,如果仍无增加提示为肾性尿崩症。

追踪病情变化时,可应用MRI每3~6个月测量垂体柄宽度(表2-2-10-12);如果其宽度超过6.5mm或超过垂体的横径,应考虑局部组织活检。动态MRI则主要用于垂体柄宽度正常的中枢性尿崩症(神经垂体血液供应异常所致)的诊断。

(三)尿崩症伴渴感减退与渴感减退伴 AVP 阈值升高及单纯性渴感减退的鉴别 尿崩症伴渴感减退可见于多种临床情况,其鉴别见表2-2-10-13。

表2-2-10-12 垂体增厚的病理诊断

研究者	年份	PST+CSF-HCG	PST	其他表现
Mootha 等	1997	+	↑	
Leger 等	1999	+	↑(7mm)	
Maghnie 等	2000/2007	+	↑(>6.5mm)	腺垂体肿大
Al-Agha 等	2001	+	↑	松果腺钙化/第三脑室病变
Alter 等	2002	+	↑	

表2-2-10-13 中枢性尿崩症伴/或渴感减退综合征的鉴别

鉴别点	典型尿崩症	部分性尿崩症	尿崩症伴渴感减退	渴感减退伴 AVP 阈值升高	渴感减退
AVP 分泌	缺乏/禁水后仍无分泌	减少/禁水后有分泌但低于正常	缺乏/禁水后仍无分泌	渗透压阈值升高	正常
口渴感觉	有	有	减退或消失	减退或消失	减退/消失
多饮/多尿	有	有,不重	无	无	无
AVP 和肽素	极低	减低	极低	可低,可正常	正常
血钠	正常或略高	正常或略高	明显升高	明显升高	升高
禁饮后尿渗	不上升/注射 AVP 后上升	高血钠时尿高渗/注射 AVP 后上升	不上升或上升	高血钠时尿为高渗	正常升高
治疗	AVP 有效	AVP 有效	AVP/氯磺丙脲	AVP/氢氯噻嗪	定期饮水

(四)头颅术后尿崩症与液体潴留性多尿的鉴别 根据液体限制试验鉴别头颅术后尿崩症与液体潴留性多尿。头颅手术期间发生多尿有两种可能,即损伤性尿崩症与液体潴留性多尿,有时两者的鉴别相当困难。如果于下丘脑-垂体手术时,或发生于头颅创伤后立即发生多尿,提示为手术损伤性尿崩症。患者在头颅手术后出现多尿也可能是手术期间液体潴留的后果。手术时,患者因应激而分泌大量AVP,当手术应激解除后,AVP分泌减少,潴留于体内的液体自肾排出,如此时输入大量液体,即可导致持续性多尿而误认为尿崩症。鉴别的方法是暂时限制液体入量,如果限制液

体入量后,尿量减少而血钠仍正常,提示为液体潴留性多尿;相反,如果血钠升高,而且在给予 AVP 后尿渗透压增高,尿量减少,血钠转为正常,则符合损伤性尿崩症的诊断。此外,尿崩症患者因血液浓缩和 V1 受体功能障碍而致尿酸清除减少,血尿酸升高,而液体潴留性多尿以及精神性多饮患者血液被稀释,尿酸清除正常,所以血尿酸正常或降低。据报道,血尿酸>50μg/L 有助于两者的鉴别,并强烈提示为损伤性尿崩症(表 2-2-10-14)。

(五)先天性肾性尿崩症的病因鉴别 辅助检查/动态试验/基因突变分析鉴别先天性肾性尿崩症病因,各种病因引起的肾性尿崩症的鉴别见表 2-2-10-15。

家族性中枢性尿崩症患者应行 AVP-NP Ⅱ 基因突变分析,不但可明确患者的病因诊断,而且还可发现家族中的 AVPR 基因突变携带者。

表 2-2-10-14 损伤性尿崩症与液体潴留性多尿的鉴别

鉴别点	损伤性尿崩症	液体潴留性多尿
症状发作	手术中和手术后	手术后
病因	下丘脑/垂体损害	液体潴留
随机血 AVP 和肽素	减低	减低或正常
随机血浆渗透压	轻度升高或正常	降低
随机尿渗透压	低	低
禁水后血浆渗透压	增高	正常或轻度升高
禁水后尿渗透压	低	增高
对 AVP 反应	好	无反应或症状加重
血尿酸	>50μg/L	正常或<50μg/L
神经垂体 T1 高信号	多数消失	多数存在

表 2-2-10-15 肾性尿崩症的鉴别

鉴别点	AVP-NP Ⅱ 突变	V2 型 AVPR 突变	AQP-2 突变	继发性肾性尿崩症
家族史	可有	可有	可有	无
发病年龄	婴幼儿/成人/家族内聚集	胎儿/新生儿/幼童	新生儿和幼童	成人
临床表现	多尿/口渴/多饮	多尿/口渴/多饮	多尿/口渴/多饮	原发疾病表现
尿浓缩和肾功能	尿浓缩功能差/其他功能正常	除尿浓缩功能受损/其他肾功能正常	除尿浓缩功能受损外/其他正常	尿浓缩功能和其他肾功能均有损害
注射加压素后尿 cAMP 反应	有反应	大多无反应/少数反应正常	有反应	有反应但低于正常
DDAVP 试验(Ⅷ/vWF 升高反应)	正常反应	大多无反应/少数有反应	有反应	有反应
分子遗传学检查	AVP-NP Ⅱ 突变	2 型 AVPR 突变	AQP-2 突变	无遗传学异常
治疗	AVP 替代治疗有效	无根治方法	无根治方式	原发病治疗

注:AVP:精氨酸加压素;AVPR:精氨酸加压素受体;AVP-NP Ⅱ:精氨酸加压素-神经垂体激素运载蛋白Ⅱ;DDAVP:去氨精氨酸加压素;AQP-2:水孔蛋白-2;Ⅷ:血浆Ⅷ因子;vWF:血管性血友病因子

(六)先天性肾性尿崩症与继发性肾性尿崩症的鉴别 继发性肾性尿崩症继发于其他疾病,可以是暂时性,亦可为永久性。引起继发性肾性尿崩症的主要病因如下。

1. 药物作用 一些药物可使肾小管遭破坏或影响其功能。如锂中毒激活抑制性 G 蛋白(Gi),cAMP 生成减少。地美环素(去甲基氯四环素)和长春花碱引起肾性尿崩症的机制可能是 cAMP 生成障碍。其他可引起肾性尿崩症的药物有抗肿瘤药物(如环磷酰胺衍生物异环磷酰胺,isophosphamide)、秋水仙碱(colchicine)和麻醉药(如甲氧氟烷,methoxyflurane)等。

2. 慢性肾病 慢性肾病破坏肾小管而使 V2 受体数目和/或功能减低,引起肾性尿崩症,如慢性肾小球肾炎、间质性肾炎、胱氨酸沉积症、肾髓质囊性病、急性肾小管性酸中毒、肾钙质沉着症、多囊肾、慢性阻塞性肾病、肾淀粉样变、干燥综合征、脆性 X 综合征、高钙尿症、甲旁亢、甲旁减和恶性肿瘤等。

【一般治疗和病因治疗】

原发性部分性中枢性尿崩症的药物治疗效果较好,一般可维持正常生活与工作。部分垂体柄断裂患者在数年后有可能在断裂的垂体柄上端"生长"出新的神经垂体,这种新的"神经垂体"能积存 AVP 颗粒,并表现有 MRI 高亮点 T1 信号。部分婴幼儿发病的遗传性中枢性尿崩症有自行缓解趋势。疗效不佳的常见原因是:①诊断有误,存在某种原发病,但未查出;②长期使用产生药物抵抗(如抗 AVP 抗体);③患者存在急性或慢性应激,或合并精神性多饮、糖尿病、甲亢、肾病等;④高盐饮食。

(一)避免溶质性利尿 钠排泄对尿浓缩功能有明显影响(表 2-2-10-16),因此宜低盐饮食,并限制咖啡、茶类或高渗饮料的摄入量;蛋白质的摄入量应以满足机体需要为原则,摄入过多有利尿作用,应予以避免,同时适当补充糖与多种维生素。保持摄入水量与尿量的基本平衡,口渴时饮用淡水,少量多次。伴有精神或心理障碍者要给予相应治疗。

(二)去除 AVP 细胞损伤因素 一些中枢性尿崩症是由于中枢神经系统的感染波及下丘脑所致,如细菌性脑膜炎、巨细胞病毒性脑炎、病毒性脑膜炎、流行性出血热、结核、梅毒、真菌感染等。积极的抗感染治疗可使部分患者的 AVP 分泌恢复正常或明显好转。下丘脑-垂体肿瘤经手术治疗后,或浸润性疾病(结核病、结节病、血色病、淋巴细胞性漏斗垂体炎)经适当治疗后均可减轻症状。但是,神经变性疾病(Wolfram 综合征)、肉芽肿、组织细胞增生症、Hand-Schüller-Christian 病、自身免疫性病变的治疗十分困难,治疗药物的选择应重点考虑其透过血脑屏障问题。

表 2-2-10-16 钠排泄对尿浓缩功能的影响

研究对象	研究设计	测量指标	尿浓缩降低时数值	尿浓缩增高时数值
9 例健康自愿者	急性水利尿后每分钟滴注 AVP 25pg/kg/持续 2 小时	Na 排泄率/GFR（μmol/100ml）	61±9	26±3
12 例健康自愿者	每天饮水 3 小时/连续 2 天/大量和小量饮水的试验相隔 3 周	FE Na（%）	2.14±0.28	1.42±0.16
8 例健康自愿者	急性高渗盐水负荷/同时大量或小量饮水试验 2 天/大量和小量饮水的试验相隔 2 周	Na 负荷后的 Na 排泄率增加值（mmol/h）	10.9±2.6	5.8±2.7
12 例健康自愿者	收集 24 小时的尿液 7～8 次/比较最高和最低的 20% 尿流速	Na 排泄率（mmol/h）	10.1±1.1	3.2±0.4
66 例健康自愿者	随机尿尿渗透压/比较尿肌酐/血清肌酐比值高于或低于 140 时的差异	FE Na（%）	0.9±0.3	0.4±0.2

注：FE Na：fractional sodium excretion，钠排泄分数；GFR：glomerular filtration rate，肾小球滤过率

【AVP 补充替代治疗】

（一）AVP 制剂治疗中枢性尿崩症

1. 精氨酸加压素类似物 1-脱氨-8-右旋精氨酸加压素（1-diamino-8-diarginine-vasopressin，DDAVP）为人工合成的精氨酸加压素类似物，已广泛用于尿崩症的治疗。由于其结构中氨基端半胱氨酸脱去了氨基，因而能抗拒氨基肽酶的分解作用，使其半衰期较 AVP 延长 3 倍以上；另外，在第 8 位上以右旋精氨酸替代左旋精氨酸，血管加压作用较天然 AVP 降低 900 倍，而利尿活性升高近 30 倍，不良反应明显减少。DDAVP 可由鼻黏膜吸入，每日 2 次，每次 10～20μg（儿童每天 2 次，每次 5μg，或每日 1 次，每次 10～15μg），肌内注射制剂每毫升含 4μg，每天 1～2 次，每次 1～4μg（儿童每次 0.2～1μg）。DDAVP 口服剂型-去氨加压素（弥凝，minirin）的剂量为每 8 小时 1 次，每次 0.1～0.4mg。由于其价格昂贵，部分患者也可睡前服用 1 次，以控制夜间排尿和饮水次数。去氨加压素的安全性较好，有人报道尿崩症孕妇服用去氨加压素仍是安全的。DDAVP 的剂量应个体化，部分病例应用 DDAVP 后因过分水负荷，可在完全无症状的情况下血渗透压下降，水排除延迟，严重者致水中毒，故建议将每日的总剂量分 2～3 次给予，切忌每日单次大剂量应用。婴幼儿或有中枢神经损害的患者在用药期间，需每日计算液体出入量，以保持适当的出入水量平衡。

2. 其他 AVP 制剂 常用的主要有：①长效尿崩停（鞣酸加压素油剂）：每毫升油剂注射液含 AVP 5U，从肌注 0.1ml 开始，必要时可加至 0.2～0.5ml/次，疗效持续 5～7 天，长期应用 2 年左右可因产生抗体而降低疗效，过量则可引起水中毒。故应视病情从小剂量开始，逐渐调整用药剂量与间隔时间。②垂体后叶粉散（粉剂尿崩停）：每次吸入 20～50mg，每 4～6 小时 1 次，长期应用可致萎缩性鼻炎，影响吸收或过敏而引起支气管痉挛，疗效亦减弱。③尿崩灵（赖氨酸加压素粉剂）：为人工合成粉剂，由鼻黏膜吸入，疗效持续 3～5 小时，每天 2～3 次，长期应用亦可发生萎缩性鼻炎。④垂体后叶素水剂：皮下注射，每次 5～10U，每天 2～3 次。其作用时间短，适用于临时治疗。注射后有头疼、恶心、呕吐及腹疼不适等症状，故多数患者不能坚持长期用药。⑤抗利尿素纸片：每片含 AVP 10μg，可于白天或睡前舌下含化。⑥垂体后叶素喷雾剂：有赖氨酸加压素与精氨酸加压素两种制剂，疗

效与粉剂相当，久用亦可致萎缩性鼻炎。

（二）妊娠尿崩症的 DDAVP 治疗 详见本篇扩展资源 16。妊娠期尿崩症妊娠伴尿崩症时仅能应用 DDAVP，禁用任何其他药物。因 DDAVP 仍含有一定的催产素活性（5%～25%），故要注意观察不良反应。药物的用量应满足妊娠患者的渴感要求，防止出现高钠血症。另外，妊娠时 DDAVP 不被血浆中的氨肽酶降解，故其用量应较非妊娠时低。分娩时不宜给水太多，以防发生水中毒。分娩后，血浆氨肽酶活性迅速下降，患者的尿崩症症状可明显减轻或消失。再次妊娠有助于尿崩症的恢复。

（三）头部创伤或颅脑术后尿崩症并发低钠血症或脑水肿的防治 尿崩症可为暂时性或永久性，有的患者则表现为"三期性"（triphasic pattern）。治疗头部创伤或颅脑手术所致尿崩症的首选药物是 DDAVP，并应静脉或皮下给药，使用的 DDAVP 要减少或减半（如采用静脉滴注时，一般每小时用量为 0.08～0.1mU/kg），尿量维持在每天 3000ml 即可，以防发生严重低钠血症或脑水肿。根据患者的渴感饮水，定期监测血钠。如患者处于昏迷状态，要严密观察血流动力学改变，因为临床上无法判断尿崩症进入第二期（自主 AVP 分泌恢复期）的时间和速度。头部创伤性尿崩症常合并腺垂体功能减退症的患者出现明显低体温和低血压时，应注意补充适量糖皮质激素和甲状腺激素。

另一方面，头部创伤或颅脑手术患者容易并发高渗性脑病。高血钠使脑细胞脱水，脑细胞在严重失水数小时后，生成自身渗透分子如多醇类、三甲胺类、氨基酸及其衍生物等，以提高细胞内渗透压，抵抗水分的进一步丢失。但当补充外源性液体时，因细胞内的渗透分子下降较细胞外液缓慢得多，故极易导致脑水肿。因此，如果高渗性脑病的持续时间已经超过数小时或无法确定，纠正高钠血症的速度（血钠升高速度）不能超过 0.5mmol/h。

（四）特殊类型中枢性尿崩症治疗

1. 中枢性尿崩症伴渴感缺陷 其处理原则是：①使用固定剂量的 DDAVP，使血钠恢复正常；②固定每日的饮水量和饮水时间，并记录进出水量；③血钠正常后确定目标体重，并根据目标体重决定每日的饮水量；④近期记忆力减退者加用行为治疗。

2. 儿童中枢性尿崩症 其治疗基本同成人尿崩症，但应

特别注意以下四点：①如水钠代谢长期控制不良，可引起生长发育障碍和精神异常；②慎用氯磺丙脲、氯贝丁酯和卡马西平；③遇有急性应激情况时调整 DDAVP 用量；④生长发育障碍者应警惕合并 GH 缺乏可能，确定伴有 GH 缺乏后，应同时进行 rhGH 替代治疗。

3. 尿崩症伴甲减或肾上腺皮质功能减退症 尿崩症伴甲减或肾上腺皮质功能减退症者在用甲状腺激素或糖皮质激素替代治疗后，尿崩症往往加重，如未及时处理，可导致严重失水。

4. 肉芽肿性病变所致的中枢性尿崩症 纠正水代谢紊乱的治疗同中枢性尿崩症。组织细胞增多症伴部分性尿崩症者可行下丘脑部放疗；而完全性者恢复的可能性很小，已无必要行局部放疗，且患者常伴有 GH 缺乏，放疗可恶化病情。其他治疗与一般中枢性尿崩症相同。Wegener 肉芽肿和结节病伴部分性尿崩症时，AVP 制剂的治疗效果良好。糖皮质激素治疗淋巴细胞性漏斗垂体炎所致的尿崩症有效，但多数患者的疗程较长。

【肾性尿崩症】

肾性尿崩症首先由 Forssman 和 Waring 报道，是肾小管重吸收水的功能缺陷的一组疾病，有先天性和后天性两种[32]。先天性疾病主要发生于男性，表现为 X 性连锁传递的遗传方式，女性外显率不定。后天性尿崩症继发于肾小管损伤或肾小管有遗传缺陷，如慢性肾衰竭，两性霉素 B、碳酸锂、四环素毒性反应和 Fanconi 综合征等。

(一) 病因及发病机制 按照病因，尿崩症可分为四类：①由于下丘脑 AVP 生成不足或神经垂体分泌 AVP 减少所致的中枢性尿崩症，一般可分为获得性中枢性尿崩症（头部创伤或手术）与先天性中枢性尿崩症（X 性连锁隐性遗传性、常染色体显性或隐性遗传性肾性尿崩症）：②由于胎盘 AVP 分解降解酶活性增强引起的妊娠期尿崩症；③由于原发性多饮所致的 AVP 分泌抑制状态；④由于药物、电解质平衡紊乱肾衰竭输尿管阻塞所致的获得性肾性尿崩症与先天性肾性尿崩症（X 性连锁隐性遗传性、常染色体显性或隐性遗传性肾性尿崩症）。

1. 水穿膜速率减慢 水孔蛋白（aquaporins, AQP）组成水和小分子溶质转运通道，脑水肿、细胞移行、神经兴奋性的病理生理变化与水特异性水孔蛋白异常有关，而皮肤水肿、细胞增殖及脂肪细胞代谢与转运水/甘油的水孔蛋白（water/glycerol-transporting aquaporin, aquaglyceroporin）功能异常有关。肾脏、中枢神经系统、眼、皮肤和外分泌腺体高表达水孔蛋白，肺脏和胃肠和肌肉也表达水孔蛋白，但无重要功能。水孔蛋白病（aquaporinopathy）主要包括视神经脊髓炎（neuromyelitis optica）和肾性尿崩症（nephrogenic diabetes insipidus）两种，前者是由于抗 AQP4 抗体引起的自身免疫性神经炎性疾病，而后者属于 AQP2 突变所致的水代谢性疾病。通过水孔蛋白开发的相关药物可能成为脑水肿、神经炎症、青光眼、癫痫、肿瘤、疼痛和肥胖治疗的新途径，详见第 3 篇扩展资源 23 相关内容和图 2-2-10-19。

近年来在水代谢调节研究中，最重大的进展是发现了水通道的物质基础——水孔蛋白（aquaporin, AQP）。水孔蛋白是细胞膜的整合蛋白，AQP 是主要的内在性细胞膜整合蛋白

的超家族成员之一，其功能是组成和调节特异性的水通道，促使水通过动物、植物和细菌的细胞膜。大量的水孔蛋白表达提供了在这些部位水运输的网络，水孔蛋白表达和功能的改变起着水穿过某些细胞膜的速率性调节作用。哺乳类动物 AQP 有基因连锁现象，AQP-2、-5、-6 和 AQP-0 连锁于人第 12 号染色体长臂的 12q13 处，其中 AQP-2、-5 和 63 个基因紧密连接了 1 个 27kb 的基因片段，而 AQP-0 则独立于该片段 500kb 之外。水孔蛋白的共同结构是由 4 个亚基组成的四聚体，每 1 个亚基有 1 个水孔，故共有 4 个水孔，像沙漏一样，一前一后地串联重复排列。在主要的氨基酸序列上可能含有蛋白激酶 A 和/或 C，或酪蛋白 casein 激酶 II 磷酸化部位（某些激素调节其表达）。水孔蛋白镶嵌在细胞膜上，有 6 个穿膜区及 5 个连接环，其氨基端和羧基端均在胞质侧。AQP-2 的羧基端对于 AQP-2 运输尤其重要，特别是它可作为 cAMP 依赖的蛋白激酶磷酸化的部位。至今已发现 13 种不同的水孔蛋白，命名为水孔蛋白 0～12（AQP-0～AQP-12）。它们广泛分布在全身各处，各种组织有其主要的水孔蛋白类型，但是在同一种细胞上可有数种水孔蛋白亚型。从功能上来看，水孔蛋白可以分为两类：①典型的水孔蛋白：大多数水孔蛋白，如 AQP-0、AQP-1、AQP-2、AQP-4、AQP-5 和 AQP-6 只允许水穿过。②水/甘油孔蛋白（aquaglyceroporins）：少数水孔蛋白，如 AQP-3、AQP-7、AQP-8 和 AQP-9，除了允许水穿过外，还允许尿素和甘油穿过，其中 AQP-9 甚至还可允许更大的溶质分子穿过。

AQP-1 分布在哺乳类红细胞膜上，允许水的自由穿膜运动。在肾近曲小管和薄壁降支以及毛细血管的内皮，AQP-1 分布在膜的顶端和基底端，在直肠血管（vasa recta）上也有分布。AQP-1 的抑制剂有可能是有用的利尿剂，但缺乏 AQP-1 的患者还可存在其他的临床疾病。AQP-2 为水选择性的，受 AVP 的调节，主要分布在肾集合管上。集合管上还有 AQP-0、AQP-4 和 AQP-5，但以 AQP-2 最重要。AQP-3 和 AQP-4 在集合管的基底膜侧提供水通道，AQP-6 在肾乳头区而 AQP-7 在肾近曲小管处表达。

2. 水重吸收障碍 在尿的浓缩与稀释中，AQP-2 的功能最重要，因为其分布在肾集合管内，且受 AVP 的调节。AVP 以两种方式调节 AQP-2，首先是 AVP 的短期效应，激发含有 AQP-2 的胞质内囊泡向顶端膜转移。其次是 AVP 的长期效应，增加集合管 AQP-2 的表达。心衰时的低心排量、肝硬化和妊娠时，有 NO 介导的血管扩张，引起相对血容量不足而非渗透性刺激 AVP 释放，这样 AVP 调控的 AQP-2 也增多，引起尿量减少，用 AVP 受体-2 拮抗剂可纠正上述病理情况下的游离水排泄障碍，逆转肾 AQP-2 的上调，增加游离水的清除。除 AVP 外，pH 的变化、磷酸化与辅助蛋白的结合亦调节 AQP 的活性。约有 3% 的 AQP-2 在集合管被分泌到尿中，尿中 AQP-2 的排泄量与血管 AVP 呈正相关。中枢性尿崩症患者，尿排 AQP-2 量约为正常人的 1/8。在高张盐水试验时，血渗透压升高，刺激 AVP 分泌，在正常人可使尿 AQP-2 升高 6～12 倍。然而在中枢性尿崩症患者，因为无 AVP 分泌，尿 AQP-2 仍然低。故有学者认为 AQP-2 的排泄可作为诊断与 AVP 有关水代谢紊乱疾病的良好指标。尿 AQP-2 的排泄量也可以作为远曲小管功能的一个生物学标志物。AQP-2 的

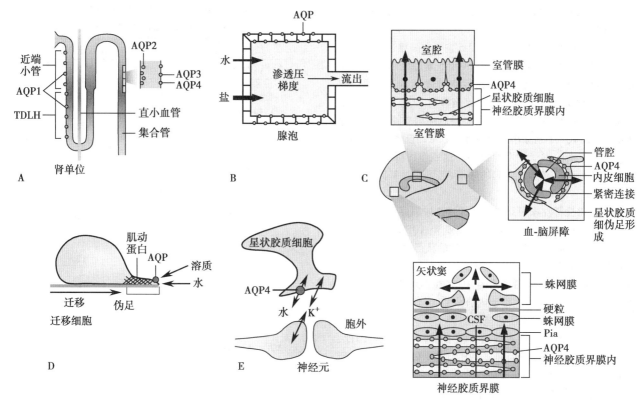

图 2-2-10-19 水选择性水孔蛋白的作用机制

A. 肾单位:近曲小管 Henle 袢薄壁升支(TDLH)、直小管和集合管的跨上皮细胞水的高通透性维持尿浓缩功能;B. 上皮细胞:外分泌腺的液体分泌和颅内压/眼内压维持,跨上皮细胞水的高通透性促进液体近等渗性主动分泌;C. 脑组织的水平衡调节紊乱:引起脑水肿(细胞毒性和血管性水肿),跨血-脑屏障和血-脑脊液屏障的水高通透性促进出入脑组织;D. 细胞移行:血管生成、治疗转移、神经胶质瘢痕化时,AQP 促进细胞迁移,水进入细胞的板状伪足(rotruding lamellipodia);E. 神经兴奋:神经分泌、惊厥发作时,在神经细胞兴奋再摄取 K⁺ 的过程中,AQP4 促进星形细胞的水转运,细胞外液减缩成为再摄取 K⁺ 的动力;CSF:脑脊液;ICP:颅内压;IOP:眼内压

变异引起肾性尿崩症,在肾衰、肝硬化、肾病综合征和不适应 AVP 分泌综合征等病理情况下,AQP-2 的活性增加。故通过拮抗 AVP 受体抑制 AQP-2 的活性是利尿消肿的治疗途径之一。大多数先天性肾性尿崩症是 AVP 受体-2 基因突变所致,少数由 AQP-2 基因变异引起。大多数先天性肾性尿崩症(>90%)是由于位于 Xq28 上 AVP 受体-2 基因的突变所致,大多数突变的 AVP 受体-2 被陷在细胞内,不能达到浆膜,少部分可以到达浆膜,但不能与 AVP 结合或结合后不能触发细胞内的 cAMP 生成。先天性肾性尿崩症中少部分(<10%)呈常染色体隐性遗传,由于 AQP-2 基因的变异所致(类似于 AVP 受体-2 的变异),变异的 AQP-2 被围陷在细胞内或不能在腔膜面表达。AQP2 的水通透功能可能主要受 AQP2 翻译后修饰过程的调节,如 AQP2 的糖基化、磷酸化及蛋白化(ubiquitination),当修饰过程异常时,可以明显降低 AQP2 的生物活性或加速 AQP2 的降解,成为一些临床肾性尿崩症的重要病因。

水的重吸收受肾小管 2 型 AVP 受体(V2R)的调节,V2R 突变引起 X-性连锁遗传性肾性尿崩症(X-linked inheritable form of nephrogenic diabetes insipidus),其特点是患者对 AVP 抵抗,血清 AVP 水平明显升高。奇怪的是,许多 V2R 突变对 V2R 的功能并无显著影响,但突变型 V2R 大量积聚在内质网中,使 AVP 不能与其受体结合;细胞可通透的拮抗剂(cell-permeable antagonist)属于药理性伴侣分子可以稳定突变型 AVP 受体,恢复其在细胞膜上的定位,逆转内质网中积聚的 V2R 突变体,升高细胞内的 cAMP 水平,可望成为治疗此型肾性尿崩症的新途径[33-37]。

3. **遗传性肾性尿崩症** 目前的研究主要集中在 AQP-2 突变引起的肾性尿崩症,因为 AQP-2 突变是肾性尿崩症的主要病因,临床的病例报道也相当多。但是,其他几种 AQP 突变也是肾性尿崩症的可能病因。

(1)AQP-1 基因剔除:AQP-1 剔除后发生的变化是:①小鼠尿浓缩功能完全丧失,饮水量与尿量增量 3 倍以上,表现为尿崩症。②近曲小管水通透性下降,水在近曲小管重吸收下降,提示肾小管的水转运方式是穿细胞膜转运而不是传统认为的细胞间隙转运,近曲小管的等渗漏吸收功能有赖于其上皮细胞 AQP-1 的存在。③Henle 袢降支和肾小管袢降支水通透性下降,使肾髓质渗透压梯度不能有效建立,这说明水通道在肾脏逆流倍增机制中起重要作用。

(2)AQP-3 基因剔除:其发生的变化是,小鼠远曲小管和集合管细胞膜的水通透性下降,并引起比 AQP-1 剔除更为严重的尿崩症。与 AQP-1 敲除不同的是在 AQP-3 敲除的小鼠尚保留尿浓缩功能,说明 AQP-3 不参与渗透压梯度的建立。

(3)AQP-4 基因剔除:AQP-4 在神经系统血-脑脊液屏障的胶质细胞周足上有很高的表达。AQP-4 剔除使缺血及水中毒引起的脑水肿形成明显延迟。AQP-4 在脑水肿疾病中起重要作用。

（4）AQP-5 基因的剔除：AQP-5 主要在腮腺浆液性上皮细胞和肺泡Ⅰ型上皮细胞表达。AQP-5 剔除使唾液分泌障碍，肺泡与毛细血管之间的渗透性水转运也显著减缓。应用表达 AQP-1 的重组非复制型腺病毒对 AQP-1 剔除小鼠的尿崩症进行基因治疗，一次性尾静脉注射重组 AQP-1 腺病毒，可使 AQP-1 剔除小鼠获得部分尿浓缩能力，并使小鼠对致死性失水的耐受性明显提高。这一作用可持续 30 天以上。提示水通道异常引起的尿崩症，可通过基因治疗得到纠正。

4. 获得性肾性尿崩症   获得性肾性尿崩症比先天性肾性尿崩症更常见，但程度较轻，主要牵涉 AQP-2 的降调节。由锂中毒或低钾血症性肾脏疾病所致的获得性肾性尿崩症，其肾集合管中的 AQP-2 的量也减少。在由 20 多种突变产生的突变型水孔蛋白引起的尿崩症中，多数 AQP-2 突变并不使水通道功能丧失，而是在细胞内合成后，滞留在粗面内质网上，不能受 AVP 的作用而运至细胞膜上。这一异常使肾脏集合管上皮的水通透性不再因 AVP 的作用而增加。因此，不能重吸收水而导致尿崩症。AVP 与其受体（V2R）结合后使 cAMP 增加，促使 AQP-2 向管腔面上皮移动，提高集合管的水通透性，增加水重吸收，尿液被浓缩。

获得性继发性肾性尿崩症主要包括各种原因所致的高钙尿症和低钾血症，见表 2-2-10-17。VP/L1CAM/AVPR2 和 AQP2 突变引起的肾性尿崩症见表 2-2-10-18 和表 2-2-10-19。此外，遗传性继发性肾性尿崩症主要包括 Bartter 综合征、表观盐皮质激素过多、肾结石、肾性 Fanconi 综合征、胱氨酸病、鞭毛功能障碍等。神经细胞黏附分子 L1（neuronal cell adhesion molecule L1，L1CAM）是一种跨膜糖蛋白，主要由神经元和 Schwann 细胞表达，其主要功能是调节神经系统发育和促进轴突生长。神经细胞黏附分子 L1 突变通常引起 CRASH 综合征（MASA 综合征、X 性连锁遗传性脑积水、痉挛性截瘫和胼胝体发育不全）。

表 2-2-10-17　肾性尿崩症分类

原发性肾性尿崩症
AVP 突变
AVPR2 突变
L1CAM 突变
AQP2 突变
AQP2 缺乏症
继发性肾性尿崩症
遗传性继发性肾性尿崩症
Bartter 综合征
表观盐皮质激素过多
肾结石
肾性 Fanconi 综合征
胱氨酸病
鞭毛功能障碍
获得性继发性肾性尿崩症
高钙尿症
低钾血症

表 2-2-10-18　AVP/L1CAM/AVPR2 和 AQP2 突变引起的肾性尿崩症

突变类型	突变位点数
AVP（20p13）	
错义/无义突变	59
微缺失	5
微插入伴缺失	3
总数	67
L1CAM（Xq28）	
大缺失	1
复合性重排	1
总数	2
AVPR2（Xq28）	
错义/无义突变	138
剪接突变	3
小缺失	44
小插入	12
微插入伴缺失	4
大插入	16
大插入/重复	1
复合型重排	4
总数	222
AQP2（12q12-q13）	
错义/无义突变	40
剪接突变	3
小缺失	7
小插入	1
总数	51

表 2-2-10-19　AQP2 突变引起的常染色体显性肾性尿崩症

项目	突变类型	分子生物学诊断
E258K	替代	滞留于 Golgi 复合体不影响 AQP2-S256 磷酸化
721delG	框架移动→蛋白氨基酸链延长	蛋白运输障碍
763-772del	框架移动→蛋白氨基酸链延长	蛋白运输障碍
812-818del	框架移动→蛋白氨基酸链延长	蛋白运输障碍
R254L	替代	蛋白运输障碍 AQP2-S256 磷酸化障碍
R254Q	替代	蛋白运输障碍 AQP2-S256 磷酸化障碍
AQP2-insA（c779-780insA）	框架移动	蛋白运输途径错误
727δG	框架移动→蛋白氨基酸链延长	蛋白运输障碍

5. 肾毒性药物引起的肾性尿崩症

（1）慢性锂盐中毒引起的肾性尿崩症：因为锂盐的分布容量大，半衰期随着应用碳酸锂治疗的时间而延长（表 2-2-10-20），故常发生慢性锂盐中毒。肾单位中转运钠的一些蛋白质，如近曲小管的钠-氢同转运体（NHE3）、Henle 祥的上皮细胞钠通道（ENaC）也转运锂离子，ENaC 的锂离子通透性是钠的 1.5~2 倍，而上皮细胞基底部的 Na⁺-K⁺-ATP 酶的锂离子通透性至少低于钠或钾通透性的 1 个数量级（表 2-2-10-20）。锂盐治疗后 8 周左右即可出现肾小管的浓缩功能损害，引起 AVP 抵抗和肾性尿崩症[38,39]。

表 2-2-10-20 锂的药理学特性

分子量	7Da
血浆治疗浓度	0.6~1.5mEq/L
血浆达峰时间	0.5~2.0 小时/过量时 72 小时
分布容量	0.7~0.9L/kg
生物可用性	95%
血浆蛋白结合	10%
半衰期	24 小时/长期治疗时可达 60 小时

（2）其他药物性肾性尿崩症：许多其他药物（如两性霉素、非甾体类止痛剂、锂盐等）抗肿瘤（如肺癌）等均可引起肾性尿崩症。临床应用锂盐（lithium salt）治疗精神病、非肌营养性侧索硬化症（amyotrophic lateral sclerosis）或 Alzheimer 病时，其治疗剂量与中毒剂量很接近，容易引起锂盐中毒[40,41]。锂盐经肾小球自由滤过，并主要在近曲小管重吸收；但是，当限制钠的摄入时，远曲小管的锂重吸收亦明显增多。另一方面，远曲小管的锂重吸收还受许多其他因素的影响。锂盐主要干扰肾集合管的上皮细胞钠通道（ENaC）、AQP-2、Na⁺/H⁺ 交换子-1（Na⁺/H⁺ exchanger-1，NHE-1）和 PGE-2 途径的功能。此外，锂盐也干扰 GSK3β 信号途径，因而除了引起尿的浓缩功能障碍外，还可以导致肾小球和肾小管细胞增生，微绒毛细胞（microcyst）破坏与变性，并最后导致微绒毛病（锂盐所致的微绒毛病，Li⁺-induced ciliopathy）[42]。最近报道，抗肿瘤药培美曲塞（pemetrexed）可引起肾衰和肾性尿崩症[43]。

（二）诊断 肾性尿崩症是肾小管重吸收水的功能缺陷的一组疾病，有先天性和后天性两种。先天性疾病主要发生于男性，表现为 X-性连锁传递的遗传方式。后天性者继发于肾小管损伤或肾小管有遗传缺陷，如慢性肾衰竭、两性霉素 B、碳酸锂、四环素毒性反应和 Fanconi 综合征等。肾性尿崩症的治疗比较困难。

（三）药物治疗 肾性尿崩症是肾小管重吸收水的功能缺陷的一组疾病，有先天性和后天性两种。先天性疾病主要发生于男性，表现为 X-性连锁传递的遗传方式。后天性者继发于肾小管损伤或肾小管有遗传缺陷，如慢性肾衰竭、两性霉素 B、碳酸锂、四环素毒性反应和 Fanconi 综合征等。肾性尿崩症的治疗比较困难。氢氯噻嗪（双氢克尿塞）、吲哒帕胺（indapamide，寿比山）、保钾利尿药氨氯吡脒（amiloride）和氨苯蝶啶等有一定效果。氯贝丁酯（atromids，clofibrate，安妥明）、卡马西平（carbamazepine，tegretol，酰胺咪嗪）、前列腺素合成抑制剂、阿米洛利（amiloride）亦可减少尿量。利尿剂联合应用时，可将噻嗪类与保钾利尿药搭配；如噻嗪类利尿剂或保钾利尿剂与前列腺素合成抑制剂搭配，或吲哚美辛与 DDAVP 搭配。联合用药的优点是：①增强疗效；②噻嗪类利尿剂与保钾利尿剂联合用药可以不必补钾。两类利尿剂联合应用治疗锂中毒引起的继发性肾性尿崩症，可以不必限制

钠的摄入，这是因为锂中毒与钠盐摄入量呈负相关。

1. 利尿剂 这类药物治疗肾性尿崩症的机制还不十分清楚，可能一方面通过排钠而降低血渗透压而使口渴减轻，饮水量减少，同时因血容量减少而减少肾小球滤过量；另一方面，血钠降低，肾小球滤过钠减少，使肾远曲小管重吸收钠增多。通过这两方面的作用而使尿量减少。一般可使每日尿量减少 1/3~1/2。在服药过程中应限制钠的摄入，否则影响疗效，同时应补充钾。

（1）氢氯噻嗪：小儿每天 2mg/kg，成人每次 25~50mg，每日 3 次，服药过程中应限制钠盐摄入，同时补充钾盐（每日氯化钾 60mg）。其作用机制可能系利钠>利水，血容量减少而刺激 AVP 分泌与释放，肾小球滤过率减少，适用于轻型或部分性尿崩症及肾性尿崩症，长期服用可损害肾小管浓缩功能，需长期补钾，易引起胃肠道不良反应和血糖与血尿酸升高。

（2）吲哒帕胺：其抗利尿作用机制可能类似于氢氯噻嗪，每次用量 2.5~5mg，每日 1~2 次。用药期间应监测血钾变化。

（3）保钾利尿药：阿米洛利（amiloride）和氨苯蝶啶治疗肾性尿崩症的机制不清楚，可能与噻嗪类利尿药相似。在治疗由锂引起的继发性肾性尿崩症中，可能是通过阻止肾小管上皮摄锂，使肾小管上皮细胞中锂的含量减少而使 AVP 重吸收水的作用加强。成人每天 10~20mg；小儿剂量因年龄不同而异。疗效与噻嗪类药物相似。

2. 其他药物

（1）氯磺丙脲：氯磺丙脲（chlorpropamide）每次 0.125~0.25g，每天 1~2 次。服药 24 小时后开始起作用，4 天后的作用最大，单次服药 72 小时后恢复治疗前情况。其作用机制可能是增加远曲小管 cAMP 的形成，刺激下丘脑视上核或神经垂体促进 AVP 的合成与释放。也有人认为该药可加强肾远曲小管上皮细胞的 AVP 受体作用。其不良反应为低血糖、白细胞减少、肝功能损害、低血钠或水中毒。与氢氯噻嗪合用可减少低血糖反应。

（2）氯贝丁酯：每次的用量为 0.5~0.75g，每天 3 次，24~48 小时迅速起效，可使尿量下降，尿渗透压上升。本药为调脂剂，其抗利尿作用可能是促进下丘脑释放 AVP 或延缓 AVP 的降解。与 DDAVP 合用可对抗耐药性，长期应用可致肝损害、肌炎及胃肠道反应。

（3）卡马西平：为抗癫痫药物，其抗利尿作用机制与氯磺丙脲大致相同，每次用量 0.1g，每天 3 次。作用迅速，尿量可减至 2000~3000ml/d。不良反应有头疼、恶心、疲乏、眩晕、肝损害与白细胞减低等。

（4）前列腺素合成抑制剂：此类药物包括吲哚美辛、布洛芬、阿司匹林和托美丁（tolmetin sodium）等。前列腺素在肾脏中对水的排泄有调节作用，可直接抑制由 AVP 引起的腺苷环化酶活性，从而使 cAMP 生成减少。抑制肾脏中前列腺素合成，将使腺苷环化酶活性增强，从而使 cAMP 生成增多而使 AVP 作用得到增强。

（5）阿米洛利：动物实验发现，锂盐导致的 AQP2 和上皮钠通道（epithelial sodium channel，ENaC）调节功能障碍可被阿米洛利（amiloride）逆转，但临床尚无相关报道。

（6）P2Y2 受体调节剂：肾脏是维持水平衡的重要器官，

肾小管上皮细胞可表达许多离子转运体,而肾集合管的水转运不依赖于溶质分子,此种现象称为自由水转运(free-water transport)。近年的研究发现,除AVP外,肾集合管的自由水转运还被局部的自分泌和旁分泌激素调节。此外,嘌呤型受体(purinergic receptor)也起了重要作用。例如,肾集合管分泌的嘌呤型受体——P2Y2受体促进水的重吸收,而P2Y2受体调节剂(P2Y2 receptor modulator)有可能成为治疗尿崩症的新药[44]。

【病例报告1】

(一)病例资料 患者男性,15岁。因烦渴多饮、多尿1年余入院。1年前无明显诱因口渴,喜饮凉水,每日饮水量9～10L,夜尿4～5次,伴四肢乏力和腋毛阴毛脱落。无头痛、发热、视力下降、视野障碍或抽搐。症状进行性加重,食欲差,体重减轻5kg,未给予治疗。既往史和个人史无特殊。体温36.8℃,心率100次/分,呼吸20次/分,血压112/

78mmHg,身高165cm,体重62.7kg,BMI 23.03kg/m²。无脱水症状。肤色稍浅,四肢肌力肌张力正常。无腋毛、无阴毛。阴茎长3cm,睾丸3ml,质松软。尿比重1.000,血常规、电解质、肾功能、肝功能、凝血功能正常;甘油三酯4.22mmol/L,总胆固醇8.45mmol/L。甲状腺功能正常,LH<0.07U/L,FSH<0.3U/L,泌乳素52.87μg/L,雌二醇<0.04mmol/L,孕酮<0.21μg/L,睾酮<0.35nmol/L;8、16和24点的血清皮质醇分别为22.0、17.5和17.5ng/L,ACTH分别为11.2、9.3和14.3ng/L;基础GH 0.54μg/L,运动20分钟后0.63μg/L。晚上10点禁水,至第二日13:30结束,禁水中尿比重低,尿量无明显减少,血浆渗透压升高。注射加压素后尿量减少,尿比重升至1.015,血浆渗透压较加压素前无明显变化,患者自觉口渴难忍,烦躁不安。垂体MRI显示下丘脑及鞍上池占位性病变(图2-2-10-20),诊断为下丘脑区肿瘤所致的中枢性尿崩症,给予去氨加压素口服控制症状。

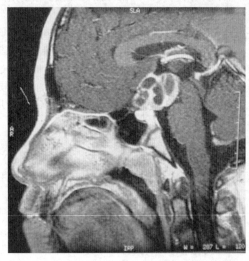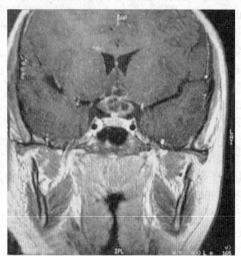

图2-2-10-20 下丘脑-垂体MRI
下丘脑及鞍上池内占位性病变,肿瘤内低信号灶

全麻下行肿瘤切除+视神经减压+腰大池置管术,病检显示为生殖细胞瘤(见文末彩图2-2-10-21)。术后仍多饮多尿,增加去氨加压素用量不能控制症状。术后血清FT₃ 0.86pmol/L,FT₄ 3.13pmol/L,TSH 0.14U/ml,8、16和24点的血清皮质醇分别为8.7、8.7和<5.5ng/L,各时间点的ACTH均<5ng/L。GH 1.02μg/L。

(二)病例讨论 本例的诊断是生殖细胞瘤引起的中枢性尿崩症伴继发性肾上腺皮质功能减退症、继发性性腺功能减退症、继发性甲状腺功能减退症、继发性生长激素缺乏症和高泌乳素血症。本例的中枢性尿崩症临床表现典型而严重,尿崩症本身的诊断容易,当伴有不能单独用尿崩症解释的中枢神经损害症状(如体重减轻头痛视力障碍等)时,必须立即想到继发性中枢性尿崩症可能。可惜患者在1年多时间内未检查治疗,错过了生殖细胞瘤早期治疗机会。当恶性肿瘤已经广泛累及下丘脑-垂体时,手术治疗成功的希望极小,且会并发多种并发症。而且,肿瘤切除并不能恢复已经中断的AVP运输通路,尿崩症症状难以改善。

【病例报告2】

(一)病例资料 患者男性,36岁,已婚。因口干、多饮、多尿35天,恶心、呕吐15天于2013年7月20日入院。患者于6月23日无明显诱因出现多饮、多尿、口干、每日饮水量7升左右,尿量增多,每日小便次数达40余次,小便清亮,无血尿、泡沫尿,饮水量与尿量相当。饮食体重无明显变化。尿比重1.005,血钠147mmol/L,氯106mmol/L,空腹血糖、餐后血糖均未见明显异常,禁水加压试验显示肌注加压素后尿量明显减少,尿比重增加近1倍,故排除了中枢性尿崩症的诊断,未予治疗后出院。出院后患者自觉口腔黏膜干燥,"味觉"发生变化,对辛辣特别敏感,喝奶类饮料易呕吐,恶心、腹胀。饮水量每日约2L。7月9日测定血钾3.46mmol/L,血钠153.6mmol/L,氯化物108mmol/L,给予对症支持治疗,口渴减轻,但出现口干、恶心呕吐伴睡眠不佳,入睡困难、早醒、烦躁、胡思乱想和明显无力。7月20日以"精神障碍"收入院。复查血钠158mmol/L,氯化物118mmol/L,给予抗焦虑治疗无好转,恶心、呕吐、口干、多饮加重,再以部分性中枢性尿崩症转科。2010年行痔疮切除手术,2011年出现精神障碍。个人史、婚姻史和家族史无特殊。

体温、脉搏正常。左上肢血压 139/85mmHg，左下肢 158/91mmHg，右上肢 126/84mmHg，右下肢 156/91mmHg；身高 170cm，体重 65cm，BMI 22.5kg/m²，腰围 93cm，臀围 95cm，腰臀比 0.98。皮肤呈鱼鳞样外观，双下肢轻度水肿，心、肺、腹部无阳性体征。血常规、大便常规和肝功能正常。FBS 4.02mmol/L，餐后 2 小时血糖 5.49mmol/L，血沉 10mm/h，CRP 3.08mg/L，BUN 2.86mmol/L，肌酐 99.9μmol/L，尿酸 244.9μmol/L。尿量 2500～3800ml/d，尿比重 1.000～1.005，尿渗透压 146～623mOsm/kg。禁水加压试验显示尿渗透压升高，血钠 146～166mmol/L，血钾 3.4～3.7mmol/L，血氯、血钙、血磷、血镁正常；FSH 3.1U/L，LH 5.1U/L；PRL 10.48μg/L，E₂ 和睾酮正常。甲状腺功能正常，甲状腺球蛋白抗体 83.6U/ml（0～60U/ml），甲状腺过氧化物酶抗体 >1300U/ml（0～60U/ml），促甲状腺受体抗体 1.7U/ml（0～1.8U/L），其他自身抗体正常，血清补体 C3 1.66g/L（正常参考值 0.9～1.8g/L），血清补体 C4 0.64g/L（0.1～0.4g/L），dsDNA++，抗组蛋白抗体++，类风湿因子阴性，卧位 AT-1 7952ng/L，卧位 PRA 853ng/（L·h），卧位 AT-2 94ng/L（25～60ng/L），卧位 ALD 157ng/L（30～160ng/L）。上午 8 时血清皮质醇 331.5nmol/L（85.3～618nmol/L），下午 16 时 422.8nmol/L，午夜 12 时皮质醇 253.7nmol/L；上午 8 时 ACTH 40.0ng/L，下午 4 时 ACTH 36.4ng/L，午夜 12 时 ACTH 18.4ng/L。肝、胆、胰、脾、门静脉、肾和输尿管 B 超未见异常。鞍区 MRI 未见神经垂体高信号，垂体形态与大小无异常并可均匀增强，垂体柄居中，但上缘呈结节样增粗（图 2-2-10-22）。

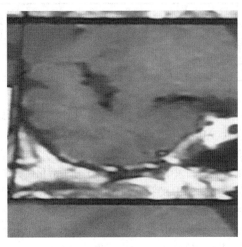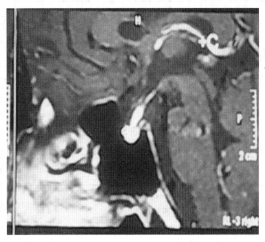

图 2-2-10-22　垂体柄断裂综合征鞍区 MRI

（二）病例讨论　本例的尿崩症临床表现典型，但因第一次的禁水加压素试验基本正常，否定了中枢性尿崩症的诊断，第二次住院期间的禁水加压素试验结果符合中枢性尿崩症诊断。因本例患者伴有口感减退综合征和抑郁症，使禁水加压素试验出现误差，临床上应引起注意。

（郭敏　雷闽湘）

第11节　抗利尿激素不适当分泌综合征

抗利尿激素（arginine vasopressin，AVP；antidiuretic hormone，ADH）不适当分泌综合征（syndrome of inappropriate AVP secretion，SIADH）又称 Schwartz-Bartter 综合征，是由于 AVP 过量分泌导致体内水分潴留、稀释性低钠血症、尿钠与尿渗透压升高的临床综合征。SIADH 的起病隐匿，多继发于呼吸系统疾病、肿瘤、炎症、药物应用或外科手术。机体排泄过多水的能力取决于肾功能、肾血流灌注和 AVP 分泌的抑制因素。在低血容量状态下 AVP 适当分泌，而此时的血容量降低可能明显或不明显，当血容量的维持建立在损失血浆渗透压基础上（或维持血容量以降低血渗透压为代价）时，正常血容量或高血容量状态下的 AVP 分泌即为"不适当"。胃肠炎所致的失水为低血容量性，引起 AVP 分泌是适当的，而脑损伤、疼痛、应激和药物引起的 AVP 分泌则是"不适当"的。例如，发生低钠血症的原因可能是适当抗利尿激素分泌（appropriate antidiuretic hormone secretion，SAADH）抑或不适当抗利尿激素分泌（inappropriate antidiuretic hormone secre-

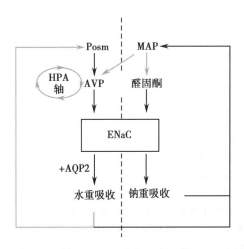

图 2-2-11-1　醛固酮和血管加压素调节 ENaC 活性
醛固酮敏感性远曲肾单位（ASDN）表达 ENaC。血浆渗透压升高或平均动脉压（MAP）降低时，刺激血管加压素分泌。此外，ENaC 的钠重吸收功能也受下丘脑-垂体-肾上腺轴糖皮质激素的调节

tion,SIADH),但临床上以 SAADH 更常见。

除罕见的 AVP 受体活化性突变引起自主性 AVP 分泌和少数 SIADH 始终无明确病因(特发性)外,绝大多数 SIADH 患者均有导致 SIADH 的明确病因。一般可将 SIADH 的病因分为两类,一是主要通过 AVP 分泌过多引起的 SIADH(一般病情较重),二是主要通过渗量感受器、牵张感受器和容量感受器、压力感受器调节引起的 SIADH(一般病情较轻)。但是,不少患者可能同时兼有两种原因。

【AVP 对上皮细胞钠通道的调节作用】

上皮细胞钠通道(epithelial Na$^+$ channel,ENaC)是肾素-血管紧张素-醛固酮系统(RAAS)调控肾小管钠排泄,最终调节血容量和血压的主要途径(图 2-2-11-1)。近年的研究发现,血管加压素也以非醛固酮依赖性方式刺激 ENaC 活性,促进自由水重吸收;RAAS 和 AVP 两条信号通路的最终效应器均是 ENaC,RAAS 信号激活 ENaC,升高血浆钠浓度和血压,而 AVP 通过活化 AQP-2,调节肾脏自由水的重吸收。RAAS 和 AVP 介导的 ENaC 激活途径在一些情况下存在竞争,即在优先维持血压或优先维持血浆渗透压之间进行自动平衡。例如,AVP 刺激 ENaC 活性,促进水重吸收是肾上腺皮质功能减退症维持血容量的重要代偿方式。

在高 AVP-低醛固酮状态下,ENaC 低表达的作用是降低 ENaC 活性,结果进一步升高 AVP 水平,同时导致严重的低钠血症(表 2-2-11-1)。

表 2-2-11-1 高 AVP-低醛固酮状态下的 ENaC 活性

项目	AVP	醛固酮	ENaC 活性	血容量	血钠	ENaC 低表达的作用	
						钠重吸收	水吸收
肾上腺皮质功能衰竭	↑	↓	↑	↓	↓	血容量代偿	低钠血症
SIADH	↑	↓	?	↑	↓	低钠血症代偿	低钠血症

注:ENaC 的作用取决于其降低钠与水排泄的相对强度

【SIADH 病因与临床类型】

(一)病因 按照病因,一般将 SIADH 分为内源性、外源性和特发性三类(表 2-2-11-2)。

表 2-2-11-2 SIADH 的病因

内源性 SIADH
　下丘脑 ADH 生成增多(正位性 SIADH)
　　神经精神性:中枢神经疾病/精神疾病
　　感染性:脑膜炎/脑炎/脑脓肿等
　　血管性:血栓形成/脑栓塞/蛛网膜下出血/硬脑膜下出血
　　肿瘤性:良性肿瘤/恶性肿瘤/血管瘤
　　脑病性:HIV 感染/Gullian-Barre 综合征/急性间歇性卟啉病/神经疾病/垂体手术后/多发性硬化
　　药物性:化疗药物/环磷酰胺/长春新碱/抗精神病药物/抗抑郁剂/选择性血清素再摄取抑制剂/溴隐亭
　　肺源性:肺炎/肺癌/肺结核/囊性纤维化/急性呼吸衰竭/正压通气/哮喘/支气管扩张
　　反应性:严重呕吐/疼痛
　异位 ADH 生成过多
　　恶性肿瘤
　　　小细胞型肺癌
　　　胃肠胰肿瘤
　　　嗅球神经母细胞瘤
　　　淋巴瘤与白血病
　　　Eming 肉瘤
　ADH 作用增强
　　氯丙嗪/磺脲类药物/卡马西平/环磷酰胺
　肾源性不适当抗利尿综合征(NSIAD)
外源性 SIADH
　使用 ADH 制剂
　使用 ADH 类似物(去氨加压素/催产素)
特发性 SIADH

注:NSIAD:肾源性不适当抗利尿作用

1. 内源性 SIADH 内源性 SIADH 可进一步分为:①正位性(ADH 来源于神经垂体,ADH 释放增多为非溶质渗透性刺激所致)SIADH;②异位 ADH 分泌增多;③存在增强 ADH 的肾脏抗利尿作用因素;④ADH 分子活化性突变,引起 ADH 样作用或 ADH 的抗利尿作用增强。诱发正位性 ADH 释放的主要原因是在感染、血管病变或肿瘤侵犯的因素作用下,脑组织刺激 ADH 合成与分泌,许多药物可直接刺激 ADH 释放;其中选择性血清素再摄取抑制剂(selective serotonin reuptake inhibitor,SSRI)的促 ADH 分泌作用最强,发生率为 0.5%～32%[1,2]。细胞恶变转型后,往往具有异位 ADH 的功能,临床上主要见于小细胞肺癌患者,但亦常见于其他恶性肿瘤,尤其是消化道肿瘤和血液肿瘤。在使用卡马西平和环磷酰胺的治疗过程中,因为这些药物可提高肾脏 AQP-2 的表达,使肾小管对 ADH 的敏感性明显增强[3,4]。偶尔,因为 ADH 的 V2 型受体活化性突变,可出现肾源性不适当抗利尿作用(nephrogenic syndrome of inappropriate antidiuresis,NSIAD)[5]。

2. 外源性 SIADH 因使用过多 ADH 制剂或 ADH 类似物(如去氨加压素、催产素)所致,停药后可较快恢复。

3. 特发性 SIADH 有些患者经过多方面检查或较长期观察,未能确定具体病变,能排除以上所述的外源性 SIADH 与内源性 SIADH,此时可诊断为特发性 SIADH。

(二)临床类型 按照体内渗透压调节障碍的特点、发病机制、血浆 ADH 和高渗盐水输注后的变化,SIADH 可分为 A、B、C、D 四类(表 2-2-11-3)[6],A、B 和 C 型是由于 AVP 的渗透压调节障碍所致,三种类型的鉴别主要依据血浆 ADH 的变化,而 D 型 SIADH 又称为 NSIAD,其特点是 V2 受体活化性突变所致,血浆 AVP 被强烈抑制,基础状态下不能测得,但在血液渗透压升高时有升高反应,因为其中枢的渗透压调节机制是正常的[7]。

表 2-2-11-3　SIADH 的临床类型

	发病率	基础尿渗透压	基础 ADH （低渗状态时）	ADH （输注高渗盐水前后）	发病机制
A	30%	高而恒定	高而波动	无效	ADH 过多分泌（肿瘤为主）
B	30%	较高而恒定	较高	进一步升高	神经垂体受损/渗透压调节障碍
C	30%	低	低	低钠血症纠正前不适当升高	渗透压调定点下调
D	10%	高	检测不到	低钠血症纠正后适当升高	AQP2/V2 受体活化性突变

【发病机制】

（一）肿瘤引起的 SIADH　　多种肿瘤可异源性分泌 AVP，以小细胞型肺癌、原发性脑肿瘤、血液系统恶性肿瘤、胸腔内非肺部癌肿、皮肤肿瘤、胃肠道癌肿、妇科癌肿、乳腺癌、前列腺癌及各种肉瘤相对多见。胸腺神经母细胞瘤、腹膜乳头状癌、淋巴瘤相关性噬血细胞综合征、非小细胞型肺癌伴多发性伴癌综合征（multiple paraneoplastic syndrome）也可引起 SIADH。肺组织内散在分布着特殊类型的神经-内分泌细胞，它们起源于胚胎期前肠膨出部的外胚层，与肠道上皮的嗜银细胞（kutchitsky 细胞，K 细胞）相似。临床上，起源于该细胞的肿瘤具有胺前体摄取和脱羧基作用，常引起皮质醇增多症、肥大性关节病、AVP 分泌过多症、成年男性乳腺增生等。小细胞肺癌（small cell lung cancer, SCLC）包括燕麦细胞型、中间细胞型和复合燕麦细胞型三种。癌细胞类似于淋巴细胞，胞质含神经内分泌颗粒，可分泌 AVP、5-羟色胺、儿茶酚胺、组胺、激肽、ACTH、PTH、PTHrP、降钙素、胰岛素原样物质、生长激素释放激素（GRH）、血管活性多肽（VIP）等，引起类癌综合征（carcinoid syndrome）。SCLC 易于侵犯血管和早期转移到肺门和纵隔淋巴结，生长快，远处转移早，因此在初次确诊时，60%～88% 的患者已有脑、肝、骨、肾上腺转移。SCLC 细胞在支气管镜活检时极易受挤压而变形，但对放疗和化疗较敏感。SCLC 引起的伴癌综合征有以下几种，部分患者因多尿症状明显而需要与 SIADH 鉴别。

1. AVP 不适当分泌综合征　　发生率 7%～12%。常表现为低钠血症和低渗透压血症，出现嗜睡、易激动、定向障碍、癫痫样发作或昏迷。诊断依据为低钠血症、低渗透压血症和尿钠排出持续增加，水负荷试验显示摄入水量等于排出水量，尿渗透压增高，血肾素活性、肾功能、甲状腺功能和肾上腺皮质功能正常[8-12]。

2. 异位 CRH/ACTH 综合征　　约 70% 的患者血 ACTH 增高，但文献报告有异位 CRH/ACTH 综合征者仅 1%～3%，Cushing 综合征表现（如色素沉着、水肿、肌萎缩、低钾血症、代谢性碱中毒、高血糖或高血压等）多不典型，向心性肥胖和紫纹罕见。

3. 神经-肌肉综合征　　为非转移性神经肌肉病变，可发生于肺癌出现前数月甚至数年。常见多发性周围神经病、重症肌无力、肌病和小脑变性等。肌无力综合征（Lambert-Eaton myasthenic syndrome）多见于 SCLC，与神经末梢乙酰胆碱释放缺陷有关。临床上表现为随意肌肌力减退，早期侵犯骨盆带肌群及下肢近端肌群；反复运动后肌力可暂时改善。70% 以上的病例对新斯的明试验反应欠佳；肌电图低频反复刺激显示动作电位波幅递减，而高频刺激时引起暂时性波幅增高，根据该特点可与其他肌病区别。

4. 高钙血症　　肿瘤细胞分泌甲状旁腺素相关肽（PTHrP），可激活破骨细胞活性和前列腺素 E₂，引起高钙血症。轻症者表现为口渴和多尿，重症者有恶心、呕吐、便秘、嗜睡和昏迷等，详见第 5 篇第 5 章第 9 节。

5. 促性腺激素分泌综合征　　分泌促性腺激素者引起男性乳腺发育，常伴有肥大性肺性骨关节病。

6. 类癌综合征　　因 5-羟色胺分泌过多引起类癌综合征，表现为哮鸣样支气管痉挛，皮肤潮红、水样腹泻、阵发性心动过速等，详见第 3 篇第 4 章第 4 节和 5 节。

（二）颅内病变导致的 SIADH　　颅内病变局部刺激引起 AVP 分泌过多，引起的 SIADH 病情均较轻。病因一般可分为以下 3 类。

1. 脑外伤与颅内手术　　可直接兴奋下丘脑-神经垂体轴，引起 AVP 过度释放。儿童患者发生 SIADH 的主要病因是颅内疾病或外伤。

2. 脑肿瘤　　肿瘤造成脑损害，引起 AVP 渗透压调节机制紊乱，虽然渗透压值已降低，但仍有 AVP 释放；多数肿瘤致 SIADH 经手术、放疗或化疗后病情可缓解。Berghmans 等对 106 名恶性肿瘤患者的低钠血症进行分析，发现由 SIADH 引起者约占 1/3。

3. 颅内非肿瘤性病变　　主要见于颅内炎症，如结核性或化脓性脑膜炎、脑脓肿、脑炎、急性感染性多发神经炎。急性脑炎引起的 SIADH 常属暂时性 SIADH。如下丘脑-神经垂体遭到破坏，可引起 AVP 漏出，或胸腔内容量感受器兴奋，使迷走神经不能正常地将神经冲动传导到中枢（肿瘤累及迷走神经或发生多发性神经炎）等情况下也可发生 SIADH。血肿、蛛网膜下隙出血、脑血栓形成、脑萎缩、小头畸形、系统性红斑狼疮、中枢神经系统肉芽肿性血管炎及各种剧烈的精神刺激、剧痛、正压呼吸都可引起 SIADH。下丘脑-神经垂体通路病变（颅内出血、炎症或颅压升高）破坏下丘脑-神经垂体通路的细胞通透性，使 AVP 的释放不依赖于血浆渗透压的变化，AVP 分泌过量。此外，δ 氨基乙酰丙酸脱水酶缺陷性卟啉症、急性特发性全自主神经功能异常患者的下丘脑同时受损时可引起 SIADH。淋巴瘤相关性噬血细胞综合征患者血 IL-1β 和 INF-α 显著升高，刺激 AVP 分泌，导致 SIADH。SIADH 还可伴有异位 CRH/ACTH 分泌综合征。

4. 血管性中枢性尿崩症　　由支配神经垂体的血管损害引起，其特点是 MRI 垂体柄与垂体形态正常[13]，MRI 可使腺垂体增强，但不能显示神经垂体高信号，提示选择性垂体下动脉病变，病因可能与先天性血管缺陷、发育不良、血管炎等。

（三）药物引起的 SIADH　　应用各种抗精神病药物（如选择性血清素再摄取抑制剂或抗癫痫药）常引起低钠血

症和SIADH[14](表2-2-11-4),如卡马西平、氯贝丁酯(安妥明)、氯磺丙脲、选择性5-羟色胺再摄取抑制剂如帕罗西汀和氟西汀、舍曲林(sertralin,瑟特灵)、α-干扰素、长春碱、长春新碱、左旋苯丙酸氮芥、环磷酰胺、高剂量的塞替哌、全身麻醉药、巴比妥类、噻嗪类利尿剂、三环类抗抑郁药如氯米帕明(氯丙咪嗪)、抗精神病药物、非甾体类抗炎药物、胺碘酮(乙胺碘肤酮)等都可引起SIADH。氯磺丙脲、卡马西平、氯贝丁酯可刺激AVP分泌。环磷酰胺等抗癌药也可刺激下丘脑释放AVP。淋巴瘤儿童在自体骨髓移植前进行骨髓化疗期间可发生SIADH。抗精神病药物诱导的神经阻滞剂恶性综合征伴有下丘脑功能失常,导致AVP释放。血管紧张素转换酶抑制剂(如赖诺普利)可阻滞外周的血管紧张素-1(AT-1)向血管紧张素-2(AT-2)转换,但在大脑中却没有这一作用;过多的AT-1进入脑组织并转换为AT-2,后者刺激渴感中枢,使AVP分泌增加,导致低钠血症。

表 2-2-11-4 通过刺激 AVP 分泌引起低钠血症的药物

增加下丘脑 AVP 分泌的药物
抗癌药物
烷化剂
长春新碱/长春花碱
顺铂
其他抗癌药
作用于中枢的药物
阿片类药物
抗抑郁药
选择性血清素再摄取抑制剂
单胺氧化酶抑制剂
抗精神病药物
抗癫痫药物
增强 AVP 作用的药物
烷化剂抗癌药(环磷酰胺)
非类固醇抗炎药
抗癫痫药
磺脲类降糖药

(四) 渗量感受器/牵张感受器/压力感受器异常引起的SIADH

1. 肺部疾病 肺部疾病致SIADH的机制可能是:①胸内压增加、低氧血症和高碳酸血症引起肺小血管收缩,导致肺血管阻力增加,使肺静脉回心血量减少,兴奋左心房和颈静脉窦压力感受器,通过迷走反射刺激中枢,中枢"误判"为血容量减少而释放AVP;②低氧血症、高碳酸血症可通过外周化学感受器和压力感受器使AVP分泌;③感染的肺肉芽组织(如严重肺结核、结节病)可异位合成并释放AVP类物质。

2. 慢性感染 Ohta等研究了4例SIADH导致的低钠血症患者,发现SIADH与炎症的关系密切。患者发热、血浆C反应蛋白(CRP)上升时血钠水平即下降,此时血浆IL-6与AVP亦上升。动物实验证实,静脉注射或脑室内注射IL-1β可升高血浆AVP、心房利钠肽(ANP)和ACTH,如预先静脉注射吲哚美辛(消炎痛),血浆ANP和ACTH则无此变化,静脉注射IL-1β可增加尿钠排泄。炎症时产生的IL-6可刺激AVP过量分泌,导致SIADH。此外,阿米巴性肝脓肿也可导致SIADH。

3. 其他因素 引起SIADH的其他常见的原因有:①牵张感受器和容量感受器兴奋:严重中枢神经系统疾病和瘫痪状态时由于肢体运动减少,静脉回流障碍,左心房充盈不足,左心房内压力降低,导致牵张感受器兴奋,AVP释放引起肾脏对水的重吸收增强,产生水潴留与稀释性低钠血症。二尖瓣分离手术时,左心房压力迅速降低,影响容量感受器,促使AVP分泌。②压力感受器急性颈髓损伤:颈髓损伤患者常并发SIADH,其机制可能是自主神经功能调节障碍,有效血容量减低,经压力感受器的神经调节机制使AVP分泌增加,或颈椎颈髓损伤时视丘下轻微损伤或受刺激使AVP分泌增加。③腹腔镜胆囊切除术和颈部手术可导致SIADH。④吸烟引起SIADH,随着年龄的增加,吸烟与SIADH的关系更为密切,但一般表现很轻微。⑤少数SIADH始终无明确病因(特发性),衰老、水负荷过多,低钠鼻饲可能是SIADH发病的危险因素。

【病理生理与临床表现】

由于SIADH的病因多种多样,临床上存在原发疾病的临床表现或药物应用、手术、损伤史。但SIADH的病程均较短,原发疾病的表现往往不明显。如SIADH系由中枢神经系统疾病所致,两者均可引起神经精神方面的表现,宜定时监测血钠、血渗透压、尿渗透压及尿钠排泄量等。

(一) 神经系统疾病并发 SIADH 神经系统疾病时引起SIADH的主要病因,临床上可找到引起急慢性低钠血症的原发性神经系统疾病(表2-2-11-5)。

表 2-2-11-5 伴有 SIADH 的神经系统疾病

脑炎	静脉窦血栓形成
脑膜炎	新生儿缺氧
脑创伤	脑水肿
脑脓肿	脑积水
脑肿瘤	谵妄状态
Guillian-Barre 综合征	脑血管意外
急性间歇性卟啉病	急性精神病
蛛网膜下腔出血	外周神经病变
硬膜下血肿	多发性硬化症
脑萎缩	颅脑手术

(二) 血浆渗透压下降不能抑制 AVP 自主分泌 AVP不适当分泌(inappropriate secretion)的特点是:①低渗刺激时,AVP过量分泌导致低钠血症;②血AVP正常,但对渗透压来说已是相对性增高;③随机性AVP高分泌;④基础AVP分泌"不适当",但对增高的渗透压的改变反应正常;⑤渗透压感受器的敏感性重调,低渗状态亦刺激AVP分泌;⑥血AVP降低或测不到,导致低钠血症的原因不在AVP,但具体因素不明。

(三) 稀释性低钠血症伴非水肿性水潴留 稀释性低钠血症伴非水肿性水潴留是SIADH的突出表现。稀释性低钠血症导致细胞水肿,容量扩张,肾小球滤过率增加,肾素与醛固酮分泌受抑,尿钠排泄增加,容量扩张时,心房利钠素分泌增加,促使尿钠排泄增加,钠代谢处于负平衡状态,低钠血症与血浆低渗状态加重。AVP使肾远端小管和集合管水通道开放,水顺渗透梯度进入肾间质,水重吸收增加,由此导致自由水清除率不适当降低,尿钠排泄量和尿渗透压不适当增加,导致稀释性低钠血症及血浆渗透压下降,大量水向细胞内转移。SIADH多继发于其他疾病,起病隐匿,症状和体征无特异性,易被忽视。临床上除原发疾病的表现外,存在由水潴留引起的循环扩张和低钠血症所致的水中毒表现,低血浆渗透压及低血钠时尿钠排泄仍持续进行,AVP的分泌不适当增多。

1. 血液稀释 SIADH的临床表现取决于低血钠、低血浆渗透压的严重程度及其进展速度,以脑细胞水肿造成的功能紊乱最为明显。当水潴留、低钠血症发生缓慢、血钠≥120mmol/L时,临床上无明显症状,仅表现为少尿、体重增加。此时易将少尿归咎于脱水和循环不良,忽视了体重增加,盲目补充低渗液体,加快SIADH的进展,以致水在体内大量潴留,循环迅速扩张,发生急性肺水肿。患者可出现皮肤灰白、极度烦躁、呼吸增快、发绀加重及双肺啰音增多,用呋塞米(速尿)治疗症状可获改善。当血钠快速下降或≤120mmol/L时,可发生急性脑水肿;出现恶心、呕吐、易激惹或嗜睡、食欲不振、软弱无力、体重增加,严重时有意识改变、性格改变、木僵状态、精神失常、惊厥、昏迷,甚至发生脑疝,致中枢性呼吸衰竭而死亡。若在24小时内血钠急性降低至120mmol/L以下,成年患者死亡率高达50%。当血钠<110mmol/L时可有肌无力、腱反射减弱或消失;有时可呈延髓麻痹或假性延髓麻痹症,惊厥、昏迷甚至死亡。如果血钠缓慢下降,则表现为深反射减弱、全身肌无力、过度换气或阳性病理体征。

2. 无水肿性水潴留 因为体内大量水潴留,SIADH还存在血液稀释的表现,临床上除低钠血症外,还可出现低肌酐血症、低尿素氮血症和低尿酸血症,血氯降低的程度与低钠血症一致。SIADH的另一重要特征是水潴留而不伴有组织间隙水肿,血压一般正常。这可能是由于当细胞外液容量扩张到一定程度时,心房利钠素释放增加,抑制钠的重吸收,尿钠排泄增多,所以不会出现水肿,但会进一步加重低钠血症和低渗状态。

3. 急性脑水肿/肺水肿 长期水潴留的主要并发症是急性脑水肿,患者在逐渐加重的恶心、呕吐、食欲不振、软弱无力、体重增加基础上,出现意识改变、性格改变、木僵状态、精神失常、惊厥昏迷,甚至发生脑疝。脑肿瘤引起的SIADH可因脑卒中而突然死亡。急性肺水肿相对少见,但如发生,预后不良。

【辅助检查与诊断】

(一)低钠血症诊断 详见第5篇第5章第1节。首先应确立低钠血症诊断,其诊断要点是:①测定或计算血浆渗透压,确定为血浆低渗状态;②确定脑水肿的严重程度;③确定低钠血症的病期(是否超过48小时以上)和发展速度;④根据症状、体征和实验室检查(尿钠和血清尿酸)估计细胞外液容量状态;⑤测定尿渗透压,评价血液存在不适当稀释情况(<100mOsm/kg)或不适当浓缩状态(≥100mOsm/kg);⑥确定低钠血症的病因,尤其是可以立即纠正的致病因素(如噻嗪类利尿剂所致的低钠血症);⑦确定干扰水供应的因素(如抗生素、肠外营养支持、鼻胃管进食等);⑧确定是否存在促进AVP作用的因素(如选择性血清素再摄取抑制剂等)。在此基础上,再确立SIADH的诊断。

(二)SIADH诊断 SIADH的诊断标准见表2-2-11-6,主要与引起低钠血症的其他疾病鉴别[8](表2-2-11-7)。ADH测定有一定意义,但缺乏有力的鉴别价值。

表2-2-11-6 SIADH的诊断标准

必备条件
血浆有效渗透压降低(<275mOsm/kg)
低张状态时尿渗透压升高(>100mOsm/kg)
正常钠摄取时的尿钠升高(>40mmol/L)
血容量正常
甲状腺和肾上腺皮质功能正常
新近未使用过利尿剂
补充条件
血清尿酸水平降低(<4mg/dl)
血清BUN降低(<10mg/dl)
尿钠排泄分数>1%,尿素排泄分数>55%
应用2L生理盐水不能纠正低钠血症
应用限制水分摄取可纠正低钠血症
水负荷试验或尿稀释试验异常
低钠血症和血容量正常时血清ADH升高(不同类型的SIADH波动较大)

表2-2-11-7 低钠血症的鉴别诊断

	高血容量	低血容量			等血容量		
	心衰/肝硬化/肾病综合征	出血/利尿剂/腹泻	耗盐综合征	肾上腺衰竭	原发性多饮/甲减	药物性呕吐/低皮质醇血症	SIADH
水肿	+	-	-	-	-	-	-
血压	↓	↓	↓	↓	N/↓	N↓	N
尿钠	↓	↓	↑	↑	↓	↑	↑
肾素活性	↑	↑	↑	↑	↓	↓	↓
其他	-	代谢性酸中毒(腹泻)	盐水输入有效	高钾血症 GC治疗有效	TH治疗有效	GC治疗有效	BUN↓ 尿酸↓

注:高血容量(hypervolemia)包括慢性充血性心衰、肝硬化、肾病综合征等;低血容量包括失血、利尿、腹泻、盐消耗综合征或肾上腺皮质功能不全等;等血容量包括原发性多饮、甲减或药物性恶心呕吐与低皮质醇血症;GC:糖皮质激素;TH:甲状腺激素

根据高渗盐水输注后ADH的反应,SIADH分为四种类型:①A型:肿瘤异位分泌ADH,ADH分泌具有完全自主性;②B型:持久低水平的基础ADH分泌;但血渗透压低于渗透压阈值时ADH分泌被抑制,低渗透压时ADH不适当升高,

正常生理状态时 ADH 分泌与血渗透压关系正常;③C 型:渗透压阈值重置,只有当更多水分潴留才能抑制 ADH 分泌;④D 型:血浆 ADH 浓度较低甚至测不到(一般是由于肾源性 SIADH 或 ADH 受体 2/水通道蛋白 2 突变所致)。

SIADH 的主要诊断标准是:①有效血浆渗透压降低(<275mOsm/L);②尿渗透压增加(低渗时>100mOsm/L);③尿钠增加(正常钠水摄入时>40mmol/L);④根据临床表现判断血容量正常;⑤正常甲状腺和肾上腺功能;⑥近期无利尿剂使用。次要诊断指标:①血尿酸降低(<4mg/dl),BUN 降低(<10mg/dl);②钠排泄分数 >1%,尿素排泄分数>55%;③0.9%生理盐水 2L 输注后低钠状态无法纠正;④水负荷试验结果异常或尿液不能完全稀释[<100mOsm/(kg·H$_2$O)];⑤血浆 ADH 升高(低渗、血容量正常临床表现),但是需要注意的是,由于 ADH 在不同类型的 SIADH 中分泌状态不同,并不是该病诊断的主要特点。低钠血症时,应测定血浆渗透压,确定是否属于真正的等血容量性低钠血症,并排除假性低钠血症(高脂血症、高蛋白血症)或高渗性转移性低钠血症可能。高渗性转移性低钠血症是临床上的一种常见情况,多是由于具有渗透作用的溶质分子过多所致,如葡萄糖、甘露醇可将细胞内的自由水带出,从而降低了血浆渗透压。除 C 型 SIADH 外,此时的高渗状态可用尿渗透压升高(>100mOsm/kg)和高尿钠(>40mmol/L)得到证实。然后,评价低钠血症时的细胞外液状况也有助于低血容量、等血容量和高血容量的鉴别[9],细胞外液扩充时出现水肿,颈静脉压升高(如充血性心衰、肾病综合征或肝硬化),而低血压、心动过

速、口腔黏膜干燥、皮肤弹性降低与中心静脉压降低提示为低血容量状态[10]。

脑性或肾性盐消耗综合征的特点是低钠血症和细胞外液锐减[11],详见第 5 篇扩展资源 37。SWS 和 SIADH 均存在低钠血症,但 SWS 的细胞外液无明显减少。鉴别困难时,可在 24~48 小时内用 0.9%生理盐水(2L)输注使用进行鉴别,如果低钠血症得到纠正,提示为低血容量性低钠血症。SIADH 的特点是血容量正常,但需与引起此种情况的甲减、原发性多饮、ACTH 缺乏或液体补充过多鉴别。

(三)辅助检查

1. 实验室检查　继发于 SIADH 的低钠血症常伴有低渗血症,需要与其他原因引起的低钠血症鉴别,详见表 2-2-11-8。SIADH 所致的低钠血症是正常血容量性低钠血症(euvolemic hyponatremia),其特点是体位对生命体征没有影响,缺乏水肿,中心静脉压正常。实验室检查项目主要有:①血钠<130mmol/L;②血浆渗透压<270mOsm/L;③尿渗透压不适当升高,在血浆渗透压下降时尿渗透压>血渗透压;④尿钠排泄增加(>20mmol/L);⑤二氧化碳结合力正常或稍偏低,血清氯化物偏低;⑥血清尿素氮<10mg/d(×0.357=mmol/L),尿渗透压>100mOsm/kg。CO$_2$ 结合力和血钾正常。肌酐、血尿酸尿酸<4mg/dl(×59.485 = μmol/L)、白蛋白常降低;⑦尿 AVP 升高,血浆 AVP>1.5pg/ml(血渗透压<280mOsm/L 时,血浆 AVP 值<0.5~1.5pg/ml);⑧甲状腺、肝脏、肾脏、心脏和肾上腺皮质功能正常。

表 2-2-11-8　血浆低渗状态的病因鉴别

指标	适当性利尿		不适当性利尿
	高血容量 (↑↑ECV/↓EABV)	低血容量 (↓ECV/↓EABV)	正常血容量 (↑ECV/↑EABV)
病史	慢性心衰/肝硬化/肾病	胃肠出汗/烧伤/Addison 病/利尿剂/失盐性肾病/脑耗盐综合征	卡马西平/SSRI/脑炎/卒中/肺结核/肺炎/肺癌/甲减/垂体功能减退
血压	↓	↓	正常
水肿	+	−	−
血浆检查			
AVP	↑	↑	↑(↓)
血 Na	↓	↓	↓
血尿酸	N/↑	N/↑	N/↓
血尿酸	N/↑	N/↑	N/↓(<4mg/dl)
阴离子间隙	N/↑	N/↑	N/↓
尿液检查			
渗透压	↑	↑	↑
尿 Na(mmol/L)	<30	<30	>30
肌酐清除率(%)	N	N	N
Na 排泄分数	<0.5	<0.5	>0.5
尿素排泄分数	↓/N(<50)	↓/N(<50)	NL/↑
尿酸排泄分数	↓/N(<12%)	↓/N(<12)	>12
常规输液试验		血 Na 升高	血 Na 下降(Uosm>530mOsm/kg)
2L NaCl 输注(0.9%/24h)		盐潴留(ΔFENa t24h~t0<0.5%)水利尿	盐迅速排泄(ΔFENa t24h~t0>0.5%)

2. **神经垂体 MRI**　神经垂体 MRI 高信号消失对 SIADH 的诊断有重要意义。

（四）稀释性低钠血症伴血 AVP 升高　稀释性低钠血症伴血 AVP 升高是诊断 SIADH 的基本依据。临床上凡遇有顽固性低钠血症和循环扩张、水潴留而不伴水肿、中枢神经系统疾病或神经精神表现伴血和尿 AVP 升高者应考虑 SI-ADH 可能。经典的诊断标准包括：①血钠<135mmol/L；②血浆渗透压降低伴尿渗透压升高，血浆渗透压<280mOsm/L，尿渗透压>血浆渗透压；③尿钠>20mmol/d；④临床上无脱水和水肿表现；⑤心脏、肾脏、肝脏、肾上腺、甲状腺功能正常。

【鉴别诊断】

低钠血症的鉴别诊断见图 2-2-11-2。

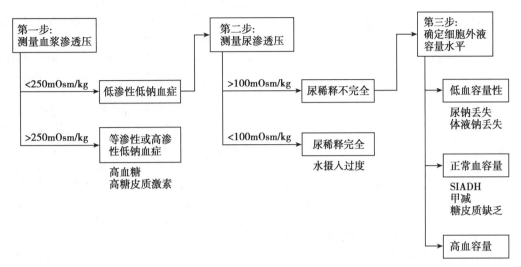

图 2-2-11-2　低钠血症的鉴别诊断
SIADH：抗利尿激素不适当分泌综合征

（一）SIADH 与低肾素性低醛固酮症的鉴别　见表 2-2-11-9。醛固酮缺乏症是由于醛固酮分泌减少或外周作用缺陷所致的内分泌疾病。醛固酮分泌减少的原因主要包括刺激醛固酮分泌的肾素不足及肾上腺皮质球状带合成醛固酮缺陷，可能是肾上腺皮质功能不全（ACI）的表现之一，也可能是单纯的选择性醛固酮缺乏症。醛固酮不敏感是指靶组织对醛固酮不敏感（抵抗）。临床上，醛固酮缺乏症和醛固酮不敏感都是以高血钾、低钠血症、低血容量、直立性低血压、尿盐丢失以及伴或不伴代谢性酸中毒为主要表现。

表 2-2-11-9　SIADH 与低肾素性低醛固酮症的鉴别

鉴别点	SIADH	低肾素性低醛固酮症
原发病	异位 AVP 瘤/颅内疾病/颈椎损伤等	肾脏病/糖尿病
血压	升高	降低
水负荷试验	病情加重	病情减轻
呋塞米试验	病情减轻	病情加重
水肿	有或无/体重升高	无/体重降低
血钾与氯	正常	升高
血钠	稀释性下降	缺钠性下降
血渗透压	降低	正常
尿渗透压/血渗透压	>1	<1
血 AVP	>1.5pg/ml	<1.5pg/ml
RAA 系统	正常	全部降低

注：RAA 系统：肾素-血管紧张素-醛固酮系统；AVP：精氨酸加压素

（二）脑性盐消耗综合征与 SIADH 的鉴别　容量消耗是脑性盐消耗综合征与 SIADH 的鉴别要点。确定血容量状态是诊断的前提，因为 SIADH 患者的血容量正常或升高，而脑性盐消耗综合征（cerebral salt wasting syndrome，CSW）时为低血容量[12]。根据血电解质测定结果，一般可作出初步鉴别诊断。需要与 CSW 鉴别的疾病包括 Bartter 综合征、肾小管疾病、肾上腺功能减退症、甲减等。

脑性盐消耗综合征是指在颅内疾病情况下，因肾脏丢失大量钠盐而导致的低钠血症并伴有细胞外液降低[13-16]。CSW 常见于应用利尿剂后，后者引起低血容量和钠消耗，但肾脏排出大量钠盐的机制不明，可能与利钠因子如心房利钠肽（atrial natriuretic peptide，ANP）、脑钠肽（brain natriuretic peptide，BNP）、C 型利钠肽（C-type natriuretic peptide，CNP）和树突利钠肽（dendroaspis natriuretic peptide，DNP）有关，其中以 BNP 最重要。交感神经兴奋时，下丘脑或肾上腺髓质表达大量 BNP，从而引起钠利尿作用。另一方面，交感神经的反应性异常则加重钠利尿，导致 CSW。

任何存在神经系统受损的患者，在发生低钠血症时均须鉴别 SIADH 和 CSW。虽然两者的观察指标都是血 Na$^+$、尿量和细胞外液量，但其主要差别在于血容量、尿钠与血氯；CSW 的特点是血容量降低，伴有失水症状，血浆渗透压降低，尿 Na$^+$ 和 Cl$^-$ 显著升高；而 SIADH 患者血容量增多，渗透压和中心静脉压降低。因而确认容量消耗是诊断 CSW 的要点，而血 AVP 升高可用于评价血容量减少的程度。血红蛋白浓度、碳酸氢盐有一定鉴别意义，但 SIADH 和 CSW 的尿酸均下降（表 2-2-11-10）。

表 2-2-11-10　SIADH 和 CSW 的鉴别

鉴别点	CSW	SIADH
血浆容量	↓	↑或正常
盐平衡	负值	正值或可变
水平衡	负值	正值或正常
失水表现	有	无
血渗透压	↓	↓
血细胞比容	↑或正常	无改变
血浆 BUN/肌酐	↑或正常	↓
尿钠和氯	↑↑（显著升高）	↑（轻度升高）
血钾	↑	正常
血 HCO_3^-	↑	正常或↓
尿量	↑↑	↓或正常
肾素	正常或↑	正常或↓
血 AVP/和肽素	↑	↓
血尿酸	↓↓	↓或正常
治疗	生理盐水/高渗盐水/盐皮质激素	限制入水量/高渗盐水去氧四环素/呋塞米

确定血容量状态是鉴别诊断的前提，因为 SIADH 患者的血容量正常或升高，而 CSW 时为低血容量；但是单凭临床表现常很难鉴别，根据血电解质测定结果，一般只能作出初步诊断。需要与 CSW 鉴别的疾病包括 Bartter 综合征、肾小管疾病、肾上腺皮质功能减退症、甲减等。

（三）体液消耗性低渗综合征与低肾素性低醛固酮症的鉴别　体液消耗性低渗综合征（depletion-induced hypoos-molality syndrome）主要包括低肾素性低醛固酮症、CSW、慢性病失盐综合征、肾上腺皮质功能减退症与糖尿病酮症酸中毒等。低肾素性低醛固酮症因肾素释放减少，继发醛固酮分泌不足。低肾素性低醛固酮症患者的低钠血症属于体液消耗性低渗综合征的范畴，其主要病因为糖尿病。如果存在血容量降低，要考虑体液消耗性低渗综合征可能，此时宜用等渗盐水治疗，并注意补钾。

（四）SIADH 与其他低渗综合征的鉴别

1. 噻嗪类利尿药引起的低钠血症　噻嗪类利尿药引起的低钠血症没有被人们充分认识，噻嗪类利尿药抑制远曲小管稀释段的电解质转运，对尿的稀释功能有明显影响，尤其在老年人、妇女、低体重和长期使用损伤肾功能的药物时，容易引起 TIH。通常在服药 2 周后发生正常容量性低钠血症。如果血清尿酸、肌酐和尿素氮正常或降低，与 SIADH 极为相似，应注意鉴别。

2. 慢性心衰/肝硬化腹水/肾病综合征　多有明显水肿、腹水、尿钠降低，此时水潴留>钠潴留，出现稀释性低钠血症，呈钠正平衡，血浆肾素活性和醛固酮升高。肾性失钠主要见于：①肾衰竭时尿钠排泄增多，肾脏对低钠时的主动潴钠反应消失；②呕吐、腹泻而致机体缺钠，而肾小管对醛固酮不起反应，尿中继续排钠；③失盐性肾病、醛固酮减少症、Fanconi 综合征、远端肾小管性酸中毒、甲旁亢、Bartter 综合征等均可导致肾小管重吸收钠减少，尿排钠增多而致低钠血症。腹水的钠浓度与血浆相近，故大量放腹水特别是反复多次放腹水可致低钠血症，大面积烧伤使血浆外渗致失钠失水，但缺钠

比缺水更明显，易于鉴别。

3. 慢性病性失盐综合征　见于久病虚弱者，如肺结核、肺癌、肝硬化晚期、营养不良及年老体弱者，长期营养不良、恶病质使细胞内有机物质丧失，细胞外钠离子进入细胞内；或者患者渗透压阈值重调，导致低钠血症。肾上腺皮质功能减退症常伴有效循环血容量减少、低渗透压血症、低血压、低渗性脱水以及氮质血症，易于鉴别。

4. 糖尿病酮症酸中毒　高血糖时血钠低可能是由于细胞外液高渗，使细胞内水移向细胞外以致血钠被稀释，且此时肾小管滤液中含糖多，渗透压高，肾小管对钠的重吸收受抑制，尿排钠增多。糖尿病病史及血、尿酮阳性、血糖升高等可资鉴别。

5. 消化液丧失和大量出汗　为最常见的低钠血症原因，消化液中的钠离子浓度，除胃液略低外，均与血浆钠离子浓度相近，腹泻、呕吐及胃肠、胆道、胰腺造瘘或胃肠减压吸引都可失去大量消化液而致低钠血症。汗液中氯化钠含量约 0.25%，含钠量与出汗量有关。显性出汗时，汗液的含钠量可增高到接近血浆中钠浓度。高热患者或在高温区劳动作业大量出汗时，如仅补充水分而不补充电解质，可发生缺钠性失水。

6. 原发性甲减　由于 AVP 释放过多或肾脏不能排出稀释尿而引起低钠血症。但本病常有低代谢症状群如怕冷、嗜睡、腹胀、便秘、脉缓、体重增加，黏液性水肿伴血清 T_3、T_4 降低和 TSH 升高。

7. 精神性多饮　患者由于饮水过多可引起低钠血症，血浆渗透压可降低，但尿渗透压明显降低，易与 SIADH 鉴别。

8. 水中毒　垂体危象的水中毒昏迷患者有排水障碍，在进水过多时发生水潴留，因细胞外液稀释而造成低渗状态。细胞内水过多引起一系列神经系统症状，如衰弱无力、嗜睡、食欲减退、呕吐、精神紊乱、抽搐，最后陷入昏迷。此型昏迷与失盐所致的垂体危象不同，患者无脱水征，反而有水肿和体重增加。如不伴明显失钠，血液循环仍保持正常。

9. 假性低钠血症　低钠血症可分为"真性"和"假性"两种。"假性"低钠血症是指高脂血症与高血浆蛋白血症时，血浆中含水部分减少，而血钠实际上仅存在于血浆的含水部分，因而所测得血钠下降，见于高脂血症、多发性骨髓瘤、干燥综合征、巨球蛋白血症或部分糖尿病患者存在严重高血糖、高甘油三酯血症或口服降糖治疗时。

【一般治疗与病因治疗】

（一）治疗原则　关于 SIADH 所致的低钠血症的治疗措施曾有很多争论，目前的意见趋向一致，即主要是使用高渗盐水与限制水的摄入，但两种方法都有严格的适用范围，其中特别强调避免高渗盐水使用过量而引起的中枢脑桥脱髓鞘综合征。理论上，AVP 受体拮抗剂是最佳的治疗药物，因为它仅增加无溶质水的排泄，但实际效果有待进一步验证。

无症状的等渗或高渗性低钠血症首先采用限制水摄入方法处理（一般需要数日），摄入的水分应低于每日尿量 500ml 左右，并避免使用促进 AVP 分泌的药物，不主张使用地美环素（emeclocycline，可引起肾性尿崩症）或锂盐（引起肾性尿崩症、胃肠反应、神经系统和肾脏毒性、甲减）。短期应

用尿素引起渗透性利尿,水排泄多于钠盐,但可导致氮质血症、肝损害或过敏。

有症状的低钠血症患者应给予治疗,以防发生严重并发症。渗透压上升过快时,机体的脑水肿慢性适应机制同时也使脑组织对渗透性脱髓鞘特别敏感,因此 24 小时内血钠升高的速度应维持在<12mmol/L 以内,而 48 小时的升高速度应控制在 18mmol/L 内,但一般患者对急性低钠血症的适应能力较强,因尚未建立完善的适应机制而较少发生脱髓鞘现

象。可是,临床上很难确定低钠血症的发生时间,因而一般均将起病时间不明确的低钠血症一律视为慢性或亚急性。纠正 SIADH 或其他原因所致的等渗性低钠血症时常用 3%高渗盐水[17,18],一旦组织缓解即停用;原发性多饮和颅脑术后严重低钠血症伴有惊厥或昏迷时,一般首选 3,4-亚甲二氧基甲基苯丙胺,但是 MDMA 是一种典型的致精神障碍和神经兴奋性药物,可干扰单胺能神经递质(图 2-2-11-3)。盐消耗和其他原因引起的低渗性低钠血症建议使用 0.9%等渗盐水。

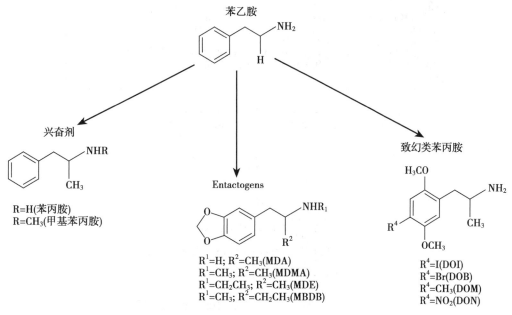

图 2-2-11-3　MDMA 及其类似物的化学结构

（二）限制水摄入并抑制 AVP 分泌　SIADH 相关性低钠血症的治疗流程见图 2-2-11-4。尽量限制水分的摄入,轻型患者每天给水 800～1000ml,入水量的多少主要根据体重的变化,有效的限水应使体重减少 1～1.5kg。一般 7～10 天后可使血浆渗透压及血清钠逐步升至正常水平。部分病例由于长期卧床,肢体运动减少,可行肢体按摩、抬高床脚端等处理,促进静脉回流,增加左心房充盈,可反馈抑制 AVP 的释放。

（三）去除病因和清除过多 AVP　目前尚无抑制肿瘤分泌 AVP 的药物,其治疗依赖对肿瘤的手术、放疗或化疗。恶性肿瘤应尽早诊断,尽早切除、放疗或化疗。SIADH 的病情常随着肿瘤的缓解而减轻。Ciaudo 等报道 1 例外周 T 细胞淋巴瘤伴噬血细胞综合征伴有 SIADH,每次化疗使淋巴瘤临床缓解后 SIADH 也缓解,前者复发 SIADH 也再度出现。有感染者应积极采用适当抗菌药物控制感染。对于肺部原发病,经抗感染,改善通气换气功能,纠正缺氧、酸中毒后,AVP 的分泌减少,肾排水增多,循环扩张和低钠血症会自行消退。药源性 SIADH 应立即停用可疑的药物。多西环素(强力霉素)可预防卡马西平(酰胺咪嗪)引起的低钠血症。一般情况下,如必须继续使用引起 SIADH 的药物,应同时使用地美环素(去甲金霉素)以减少低钠血症的发生。

（四）AVP/AVP 受体拮抗剂治疗　AVP/AVP 受体拮抗剂减轻水潴留。如果患者的尿渗透压降低,应积极限制

水的摄入,而尿渗透压升高(>600mOsm/kg)者最适合使用 V2 拮抗剂。尽管血浆渗透压降低,但等渗性和高渗性低钠血症时的 AVP 分泌增多,激活肾小管 V2 受体,水的重吸收增多,血钠进一步下降[19]。因此,血管加压素受体拮抗剂可以用于治疗肿瘤引起的 SIADH,其作用机制见图 2-2-11-5。

1. **精氨酸加压素拮抗剂**　静脉应用的作用持续约 4 小时,0.5mg/kg 可使血钠浓度提高约 3mmol/L;单剂量 0.25～0.5mg/kg 可增加尿量,减少尿渗透压至 225mOsm/(kg·H₂O)以下,这种利尿作用不依赖于尿的溶质排泄。本药还可用于内耳水肿(耳聋)的治疗。选择性非肽类 AVP 受体拮抗剂将成为治疗慢性低钠血症、SIADH、心衰和肝硬化等的理想药物。考尼伐坦(conivaptan)是 AVP 的 V1/V2 受体拮抗剂,已用于低钠血症的治疗;托伐普坦(tolvaptan)、利希普坦(lixivaptan)和沙特普坦(satavaptan)为 V2 受体的选择性拮抗剂,能有效降低血容量。AVP 的不适当分泌亦见于多囊肾、肝硬化和充血性心衰,利希普坦和沙特普坦能拮抗 AVP 的作用,缓解症状。

目前有多种血管加压素受体拮抗剂供应,如考尼伐坦(conivaptan)、托伐普坦(tolvaptan)、莫扎伐普坦(mozavaptan)、利希普坦(lixivaptan)、沙他伐普坦(satavaptan)等;其中托伐普坦和莫扎伐普坦可以口服,可明显改善 SIADH 患者的症状和低钠血症[20],考尼伐坦静脉注射可升高血钠[21],应用时间 2～4 天。托伐普坦一般在用药后数日血钠可升至正常,

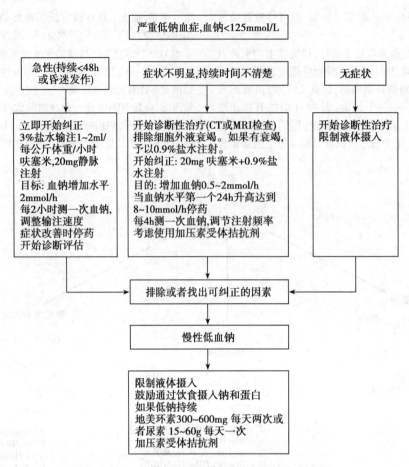

图 2-2-11-4 SIADH 相关性低钠血症的治疗流程

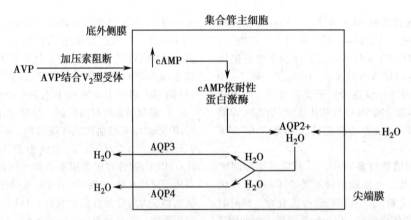

图 2-2-11-5 AVP/AVP 受体拮抗剂的作用机制
AVP:精氨酸加压素;AQP2:水孔蛋白

不需要患者严格限制水的摄入,但需要严密观察血钠变化。起始用量 15mg/d,逐渐增量,最高剂量 60mg/dl[22]。但是,目前仍缺少心衰改善、限制水摄入、认知能力和低钠血症症状改善以及费效评价方面的证据。利希伐普坦服药后 1~2 小时达峰,用药 2~6 天后达到稳定血药浓度,半衰期 11 小时,主要通过 P450 酶系 CYP3A4)分解。

2. 地美环素　地美环素(去甲金霉素,demeclocycline)可拮抗 AVP 的受体作用,抑制肾小管水的重吸收(致肾性尿崩症样作用)。剂量 600~1200mg/d,分 3 次口服,可引起等

渗或低渗性利尿。5~14 天内低钠血症可获得缓解,因其影响骨骼发育,故不宜应用于 8 岁以下的儿童。地美环素可诱发氮质血症,应定期复查肾功能。

3. 其他药物　锂盐可拮抗 AVP 对肾小管的作用而引起多尿,因其不良反应大,故临床少用。苯妥英钠可抑制神经垂体分泌 AVP,但其作用短暂。环丙吗喃醇(oxilorphan)抑制神经垂体分泌 AVP 的作用,增加尿量。现已有多种 AVP 受体拮抗剂(vasopressin antagonist)可供应用(如 vaptans),但疗效短,所以仅用于急性低钠血症患者的治疗。

【慢性低钠血症的治疗】

细胞外液（extracellular fluid, ECF）状态是低钠血症治疗的决定因素，而 ECF 的丢失可能是体液消耗所致，也可能是低血容量的结果。如患者存在 ECF 扩张，治疗的关键是去除原发病因而非纠正 ECF。如果存在血容量降低，要考虑患者合并了体液消耗性低渗综合征，此时宜用等渗盐水治疗，并注意补钾。

（一）利尿剂治疗　仅在严重水中毒症状（如抽搐、昏迷等）出现时使用。必须使用呋塞米（速尿）等快效利尿排水。袢利尿剂可抑制肾小管袢升支对钠的重吸收，阻碍肾髓质高渗状态的形成，使肾小管腔内水的重吸收受阻，抑制 AVP 的作用。1 次给予呋塞米 40mg 或依他尼酸（利尿酸钠）50mg，如在用药后 8 小时内尿量<全日尿量的 60%，则将剂量加倍。应用利尿剂同时适量加服口服钠盐可使效果更佳。利尿剂治疗可产生低钾血症，应同时补钾，或加用保钾利尿剂氨苯蝶啶或螺内酯（安体舒通）。大剂量尿素（60mg/d）可产生渗透性利尿，不引起低钾血症，但因其胃肠道反应而限制了其应用。噻嗪类利尿剂如氢氯噻嗪（双氢克尿塞）往往无效，有时可加重 SIADH。血钠和渗透压初步恢复后，可用等渗盐水，但不用 5% 葡萄糖。此后应限制水分摄入，以防 SIADH 复发。

（二）盐皮质激素治疗　如纠正 Addison 病低钠血症时，只需用去氧皮质酮 5mg/d 即可，而治疗 SIADH 时应增加至 20mg/d。醛固酮的用量为 1mg/d，9α-氟氢可的松的用量为 2~8mg/d。潴钠激素氟氢可的松可减少尿钠排出，辅以口服补钠效果更好（因钠盐口感差，可将蛋糕、面粉皮等包裹钠盐做成小丸服用），其用法为 0.1~0.3mg/次，每日 2 次，可提高血钠 4~8mmol/L，因增加尿钾排泄，应酌情补钾。

【急性低钠血症治疗】

（一）高渗/等渗盐溶液　急性低血容量性低钠血症的特点是：①血容量降低伴有低钠血症；②已使用了利尿剂；③尿钠<30mmol/L。治疗的方法是使用等渗盐水，50~75ml/h，同时补钾。轻型患者仅需限水，不需补钠。略重者可在限水利尿的同时口服补钠。正常血容量性低钠血症对等渗盐水的反应差，一般要应用高渗（3%）盐水 3%（高渗盐水的计算公式见病例报告）。必须注意，0.9% 的 NaCl 的渗透压为 308mOsm/kg，如果尿液的渗透压高于此值（SIADH 患者常常如此），输入生理盐水将导致自由水潴留和血清钠进一步下

降。高渗盐水（3%）的渗透压为 1026mOsm/kg，故适用于 SIADH 的治疗。当患者病情严重，出现意识模糊、抽搐、昏迷，或血钠<115mmol/L 时，应静脉输注 3%~5% 氯化钠 200~300ml，以便提高血钠至 120mmol/L 以上，但必须严格控制高渗盐水提升血钠的速度。防止诱发肺水肿，可同时给予呋塞米（速尿）静滴，切不可迅速纠正血钠浓度及血浆渗透压至正常水平。当出现以下情况时，要暂时终止高渗盐水治疗：①症状已消失；②血钠≥120mmol/L；③血钠上升幅度≥20mmol/L。如必要，应限制水分的摄入和用利尿剂等治疗。

（二）避免快速纠正低钠血症引起的脱髓鞘综合征　脱髓鞘综合征分为中枢性脑桥脱髓鞘（central pontine myelinolysis, CPM，病变集中于脑桥）、脑桥外髓鞘溶解症（extrapontine myelinolysis, EPM；病变集中于基底节、大脑和小脑）和溶质性脱髓鞘综合征（osmotic demyelination syndrome, ODS；CPM 伴 EPM）三种类型。急性与慢性水过多和低钠血症的治疗有所不同。严重的水中毒和快速纠正低钠血症都是危险的，所以必须充分权衡两者的利弊。在临床上，更应强调的是后者，因为快速纠正严重的低钠血症可导致 ODS 或 CPM。

CPM 是一种渗透压性脱髓鞘综合征[23,24]，最早由 Adams 于 1959 年报道，首例为慢性酒精性中毒的营养不良患者，1962 年发现，此种病理现象亦见于脑桥异位的其他神经组织，称为脑桥外脱髓鞘（extrapontine myelinolysis, EPM）。1976 年又发现，CPM 和 EPM 与过快纠正低钠血症有关。中枢性脑桥脱髓鞘病情变化具有双期特点，开始表现为低钠血症的症状，继而在低钠血症纠正后，症状缓解，但数日后病情又再次恶化，出现 CPM 的体征，因皮质延髓通路受损，患者如发音或吞咽困难，四肢乏力，继而因脑桥基底部损害而发生痉挛、构声困难、吞咽困难、四肢麻痹、震颤、低血压、反射抑制、神志障碍、昏睡或昏迷（表 2-2-11-11 和表 2-2-11-12）。如果损害波及大脑脚，则引起瞳孔收缩和眼球运动障碍，常伴有神志异常。脑桥外脱髓鞘可与脑桥脱髓鞘同时发生或单独存在。严重病例可导致死亡。CPMS 多出现在快速纠正严重的低钠血症的最初数天内，偶见于严重的高钠血症患者。其发生原因与脑组织（以白质为主）细胞脱水和血-脑屏障被破坏有关，死亡率高，预后不良。除临床表现外，MRI 有助于神经髓鞘溶解症的诊断，典型的改变是脑桥的三角区在 T2 上为强信号（渗透性脱髓鞘综合征）；但如病程在 3~4 周内，可无阳性发现。

表 2-2-11-11　中枢性脑桥脱髓鞘的临床特点

病例	年龄	性别	AQP1/4 表达	病史	病因
1	56	男	缺乏	慢性酒精中毒恶性呕吐 1 周/低钠血症伴有肝功能异常/心肺暂停	低钠血症纠正过快
2	53	男	缺乏	抑郁慢性阻塞性肺病 4 天/脱水伴营养不良/无药物或酒精摄入史	脱水/营养不良/高钠血症
3	33	男	缺乏	肝硬/抗胰蛋白酶杂合子/肝移植后低钠血症/昏迷和惊厥	肝移植
4	45	男	缺乏	小细胞肺肝转移/肝功能异常/营养不良/高钾血症/晕厥发作/呼吸衰竭	SIADH
5	24	女	增加	肝衰竭/血小板减少性紫癜/癫痫样持续发作/低钙血症/高氨血症	肝衰竭低钙血症
6	68	女	增加	高血压/肥胖/糖尿病/高尿酸血症/子宫内膜癌转移/足趾坏疽/昏迷惊厥	2 型糖尿病

表 2-2-11-12　中枢性脑桥脱髓鞘伴共济失调病例的特点

报道者/年份	n	临床特点	治疗	化疗	诊断
Defebre 等/1995	2	共济失调/震颤/构音困难/低钠血症/低钾血症	纠正低钠血症	无	神经后遗症/CPM/EPM
Gille 等/1993	1	慢性酒精中毒/共济失调/震颤/构音困难/低钠血症/低钾血症/肌张力下降	纠正低钠血症	无	酒精性痴呆/CPM/EPM
Steller 等/1988	1	共济失调/震颤/构音困难/低钠血症/低钾血症	纠正低钠血症	无	CPM/EPM
Rajbhandari 等/1998	1	共济失调/震颤/构音困难/低钠血症/低钾血症	纠正低钠血症	无	CPM/EPM
Menger-Jörg/1999	2	共济失调/低钠血症/低钾血症	纠正低钠血症甲泼尼龙	无	严重共济失调/CPM
Hagiwara 等/2008	1	共济失调/椎体痉挛/椎体外强直	甲泼尼龙	无	CPM/EPM 康复
Garzon 等/2002	1	共济失调	无	无	CPM
Yau 等/1993	1	共济失调/震颤/构音困难/吞咽困难/低钠血症/肺癌/SIADH	纠正低钠血症	顺铂	CPM
Robenson 等/2014	1	共济失调/震颤/肺癌	无	5-氟尿嘧啶奥沙利帕	康复

除了电解质平衡紊乱外,CPMS 的其他病因主要有慢性酒精中毒、糖尿病、高血压、肾衰竭、肺部感染、肺栓塞、肝硬化等,因此,如果患者原来存在这些基础疾病,那么当发生电解质平衡紊乱时,更容易诱发 CPMS。CPMS 本身的治疗措施主要包括 TRH、甲泼尼龙、血透和免疫球蛋白等。严重低钠血症的治疗要注意分析三点:①低钠血症的严重程度;②低钠血症的病程;③患者存在的神经损害症状。为了防止发生 CPMS,在开始治疗的 24～48 小时内,血钠升高的幅度要低于 25mmol/L,最好低于 12mmol/24h 或 18mmol/48h。CPMS 的危险性主要决定于已经存在的低钠血症的程度和时间,治疗前血钠高于 120mmol/L 者很少发生该并发症,其他危险因素有慢性酒精中毒和营养不良。

（三）脑水肿治疗　脑水肿（cerebral edema）是缺血性卒中、创伤性脑病、脑动脉瘤进行或血管瘤破裂或脑肿瘤的常见并发症,见表 2-2-11-13。治疗脑水肿的传统方法是糖皮质激素、利尿剂,新的治疗药物有 Na^+-K^+-2Cl$^-$ 同转运体（Na^+-K^+-2Cl$^-$ cotransporter,NKCC1）和 SUR1-/NC$_{Ca-ATP}$（SUR1/TRPM4）通道调节剂布美他尼（bumetanide）和优降糖（glibenclamid）。血管加压素受体拮抗剂考尼伐坦（conivaptan）促进水排泄,同时保存电解质（表 2-2-11-14 和表 2-2-11-15）。

1. 渗透疗法（osmotherapy）　在渗透疗法中,以甘露醇为常用,使用 1g/kg 的剂量快速静脉注射后,可降低脑组织的血流灌注,但可引起低血压或急性肾衰及反跳性颅内压升高[25,26]。高渗盐水可降低颅内压和血清 AVP 水平,避免甘

表 2-2-11-13　脑水肿风险因素

风险因素	发病机制
儿童（尤其是 16 岁以下者）	脑组织/颅内容量比值高
女性（尤其是绝经前者）	雌激素抑制脑适应功能/血管加压功能增强/脑血管收缩/脑组织低灌注状态
低氧血症	脑适应功能下降
Ecstasy 应用	SIADH
低钠血症	水分进入脑细胞内

表 2-2-11-14　脑水肿治疗靶点

项目	NKCC1	SUR1/TRPM4	血管加压素受体
部位	神经元/神经胶质/血管内皮/脉络丛	神经元/神经胶质/血管内皮	肾脏集合管
活性	ATP	消耗 ATP	血管加压
功能	Na 和 Cl 进入细胞内维持 Cl$^-$ 浓度	转导单价阳离子	自由水进入集合管
特异拮抗剂	布美他尼（bumetanide）	格列本脲	考尼伐坦（conivaptan）

表 2-2-11-15　考尼伐坦治疗低钠血症的证据

理论作用	RCT 结果
增加等容量/高容量性低钠血症的血钠水平	增加血钠的安全高（70%～80%）
增加低容量性低钠血症的血钠水平	反指征（引起容量消耗和加重病情）
水利尿作用	水利尿作用呈剂量依赖性（尤其是开始治疗的 24～48 小时内）
降低液体摄入的限制程度	住院见于选择性 V2R 拮抗剂托伐普坦（tolvaptan）
改善低钠血症患者的生活质量	见于托伐普坦和考尼伐坦
改善低钠血症并发Ⅲ/Ⅳ级心衰患者的呼吸功能	考尼伐坦的作用需要进一步研究证实
改善低钠血症并发心衰患者的心脏功能	正在试验中
缩短住院时间和节约医疗费用	无相关 RCT 报道

露醇的利尿作用[26]。常用 23.4% 盐水 30ml 静脉注射[27],其抗脑水肿和将颅压作用较 3% 高渗盐水强[28-30]。

2. 其他疗法　可作为抗脑水肿的次选方法。当渗透疗法无效时,戊巴比妥（pentobarbital）能降低脑代谢率和脑血流

量,且有清除自由基和神经保护作用,但不宜用于低血压性昏迷和严重感染或脑梗死者。糖皮质激素可提供应激能力,有一定的抗脑水肿作用。

3. 新疗法

(1) NKCC1 抑制剂:离子相反映水肿的早期内皮细胞功能和血-脑屏障紊乱。当新的跨内皮细胞通透性水平建立后,脑水肿的进展即不可避免。脑水肿引起细胞外液水分和离子消耗,Na^+-K^+-ATP 酶活性降低产生的溶质梯度使水分进一步进入脑细胞内[31],内皮细胞膜病的 NKCC 被激活,Na^+ 和 Cl^- 进入内皮细胞内,激活 $Na^+$$K^+$-ATP 酶使水分进一步进入脑组织的细胞外腔。生理情况下,NKCC1 调节神经细胞、神经胶质和内皮细胞 $[Cl^-]i$,以维持适当的细胞容量和细胞外液渗透压[32]。脑损伤期伴有缺血,NKCC1 等离子转运体表达上调[33]。缺血引起的 NKCC1 活性升高,Na^+-K^+-ATP 酶的活性依赖于 ATP。利尿剂布美他尼的分子量小,可特异性抑制 NKCC1 活性,容易通过血-脑屏障,可治疗各种原因引起的脑水肿[34-37]。

(2) SUR1/TRPM4 通道调节剂:SUR1/TRPM4 通道转导单价阳离子在细胞内 ATP 耗尽时被激活,通道开放导致细胞除极和细胞水肿。SUR1 是 KATP 通道的亚基,格列本脲抑制 SUR1,SUR1 调节非选择性 SUR1/TRPM4 通道的活性[38-42],故有抑制(50%)脑水肿形成有治疗作用。

(3) 血管加压素受体拮抗剂:SIADH 和血管瘤破裂引起的低钠血症伴有 AVP 分泌过多。考尼伐坦拮抗 V1A-和 V2 受体,促进水排泄,可治疗等容量或高容量性低钠血症,40mg/d 和 80mg/d 能分别提高血清钠 6.3~10mmol/L,而不升高血压[43]。

【病例报告】

(一) 病例资料　　患者女性,42 岁。因乏力 8 年,血钠降低 2 个月余,加重 8 天于 2013 年 10 月 8 日入院。患者近 8 年无明显诱因反复出现四肢乏力和精神倦怠,可自行缓解,未予诊治。2013 年 7 月 16 日,骑电动车时摔伤,头部先着地,当时意识丧失 7~8 分钟,但无大小便失禁或抽搐。1 小时后头颅 CT 提示颅骨骨折(无颅内血肿),血钠 110mmol/L,积极补钠疗效不佳。9 月 30 日无明显诱因出现双上肢明显乏力,不能端碗,无肢体麻木,无胸闷、心悸,无口渴、多尿,无头痛、发热等。10 月 1 日查血钠 110.2mmol/L,血钾 4.35mmol/L,给予 10% 氯化钠 60ml 加入生理盐水 250ml 中静滴,并口服 10% 氯化钠 60ml,症状减轻。10 月 2 日血钠 116mmol/L,血钾 4.06mmol/L。起病以来,精神、睡眠稍差,小便 3~4 次/日,夜尿 0~1 次,大便 2~3 天 1 次,干结,近 2 个月体重增加 2kg。16 年前行"剖宫产",有肝胆胰结石病史 10 余年。个人史、月经史和婚姻生育史无特殊。父亲死于"胃癌",母亲患"高血压病"。

体温 36.7℃,脉率 78 次/分,呼吸 20 次/分,血压 117/76mmHg,身高 156cm,体重 56.7kg,BMI 23.3kg/m^2,腰围 73.5cm,臀围 91.5cm,WHR 0.80。Hb113g/L,尿比重 1.030,pH 6.00,血 BUN 1.9mmol/L,CR 44.8μmol/L,尿酸 93.4mmol/L;肌酸激酶、肝功能和血脂谱正常。空腹血糖 4.23mmol/L,餐后 2 小时血糖 6.98mmol/L,HbA_{1c} 5.0%。血钠 119~139.0mmol/L,血钾 3.5~3.9mmol/L,氯化物 93~100mmol/L,血钙 2.05~2.20mmol/L,血镁 0.74~0.90mmol/L,CO_2CP 和 AG 正常。尿钠 147~149mmol/d,尿钾 18.38~22.88mmol/d,尿氯化物 136.4~136.5mmol/d,尿钙 5.41~5.78mmol/d,尿磷 16.93~17.18mmol/d,尿镁 1.97~2.18mmol/d,尿肌酐正常。早晨 8 点血清皮质醇 459.4nmol/L,16 时为 172.9nmol/L,24 时为 249.5nmol/L。早晨 8 点血清 ACTH 21.7ng/L,16 时为 6.9ng/L,24 时为 9.0ng/L。卧位 PRA 669ng/(L·h);AT-1 1548ng/L,AT-2 75ng/L,ALD 75ng/L,ARR=11.21;立位 PRA 596ng/(L·h),AT-1 4156ng/L,AT-2765ng/L,ALD 89ng/L,ARR 14.93;FT_3 5.02pmol/L,FT_4 17.03pmol/L,TSH 2.05mIU/L。LH 1.09U/L,FSH 2.9U/L,PRL 18.4nmol/L,雌二醇 0.28nmol/L,睾酮 1.560μg/L,孕酮 6.28μg/L;DHEAS、17-OHP 正常。24 小时尿蛋白正常,狼疮抗体、ENA、血管炎抗体阴性。肺部 CT 正常,颅脑 MRI 未见脑实质异常。

(二) 病例讨论　　本例为中年女性,慢性起病,其突出表现是反复乏力,但无多尿。近 2 个多月多次查血钠和血氯降低而血钾与血压正常。体查无皮肤黏膜色素沉着,无水肿。入院后进一步实验室检查显示尿比重高、肝功能正常、尿 BUN 和 UA 降低,血皮质醇、血 ALD、甲状腺和性腺功能均正常。入院后予以限水(1200ml/d)、补钠(6~8g/d)后血钠逐渐恢复正常。综合前述特点,SIADH 的诊断可以成立,但需进一步明确病因。由于颅脑 MRI 不能给出最后病因诊断,随访观察一年未见特殊病变。根据既往颅脑损伤病史,主要考虑颅脑损伤所致的 SIADH。

SIADH 低钠血症的治疗原则是限制入液量、补钠(包括高浓度钠)和病因治疗。体液限制通常是一线治疗。药物干预用于对限制体液治疗不耐受或效果不佳患者,其中四环素衍生物地美环素是较好的选择,但可引起肾源性尿崩症。所以,尽管 AVP 浓度很高,但会减少尿浓度,最佳治疗剂量是每天分次口服 600~1200mg 地美环素。3% 高渗盐水的计算公式是:kg×预计升高的 Na^+/(mmol·h)。例如,患者 70kg,预计升高 1mmol/L,则需要补充 3% 高渗盐水 70mmol/h。经过数日治疗后,符合以下条件时可终止快速治疗:①症状消失;②血清 Na^+ 升至 120mmol/L 以上。治疗过程中每 2 小时测血钠 1 次,注意防治心衰,心衰高风险者可用呋塞米处理。

(周敏　雷闽湘)

(本章主审　雷闽湘　盛志峰)

第 3 章
腺垂体疾病

经典内分泌学认为,腺垂体的功能相当于内分泌系统的"神经中枢",是调节甲状腺、肾上腺和性腺功能的高级部位。现代内分泌学已经大幅度扩展了这些认知。第一,在经典内分泌调节"轴"概念中加入了腺垂体-下丘脑旁分泌和自分泌调节因子,使内分泌调节"轴"变成了调节"网络";第二,从单纯内分泌领域看,垂体的确是内分泌系统高级中枢,但从整体水平看,并非如此,其功能还受下丘脑和更高级中枢神经的控制与协调;第三,垂体柄是联系下丘脑与腺垂体的纽带,因而垂体柄断裂综合征既有下丘脑受损表现,又存在垂体功能紊乱特征;第四,虽然腺垂体与神经垂体在解剖上紧密,但在功能上却差距遥远,前者属于内分泌系统,而后者是下丘脑的延伸部分;第五,腺垂体的功能不局限于内分泌,腺垂体也调节能量代谢,垂体病变与肥胖、糖尿病和代谢综合征密切相关。但出于篇幅原因,本章未详细介绍这些研究进展。

第 1 节　腺垂体疾病的诊断与治疗原则

评估腺垂体功能检查结果时,要考虑到以下几个因素:①腺垂体激素呈脉冲式分泌,故采血时间要固定;②分析结果要考虑抽血时间、进食、应激、睡眠/觉醒状态、年龄、月经周期及生长发育等因素的影响;③整体分析靶腺激素变化及相应的临床表现;④必要时做动态试验;⑤腺垂体激素的组分不均一性可造成免疫活性和生物活性不一致,导致实验室检查与临床表现不相符。

【腺垂体激素测定】

（一）血 ACTH 测定　　血 ACTH 有助于垂体功能评价和 Cushing 综合征病因鉴别。正常人 24 小时的 ACTH 产量仅 $25 \sim 50\mu g$,其中以 $ACTH_{1-18}$ 最具生物学活性,其他组分（ $ACTH_{1-39}$、氨基末端多肽、ACTH 样多肽等）的生物学活性较低或无生物活性,POMC 在血液循环中含量极微。正常人的血浆 ACTH 浓度高峰在上午 6 时,正常参考值 $2.64 \sim 13.2pmol/L（12 \sim 60pg/ml）$。ACTH 的血浆半衰期短（8 分

钟）,抽血时最好用冷注射器,放置于含 EDTA 的试管中,在 $4^\circ C$ 下快速分离血浆待检。为排除应激影响,标本最好是从已留置的静脉导管中取得,并同时检测血浆皮质醇。

1. ACTH 增高　　主要见于 ACTH 瘤（Cushing 病）、异位 CRH/ACTH 综合征、Nelson 综合征、下丘脑性闭经、原发性肾上腺皮质功能减退症及 ACTH 不敏感综合征。多种肿瘤（如乳腺癌、肺小细胞癌、支气管类癌等）可异位分泌 CRH 或 ACTH[1]。下丘脑性闭经引起 ACTH 升高的原因可能与 CRH 受体的敏感性下降有关。妊娠时,ACTH 呈生理性分泌增多,妊娠期间及产后 12 周内不宜进行下丘脑-垂体-肾上腺轴的动态功能检查[2]。应激时,由于 CRH 和 AVP（具有较弱的促 ACTH 分泌作用,常和 CRH 协同作用）增多,导致 ACTH 轻度升高。血 ACTH 测定有助于 CRH/ACTH 依赖性与非 CRH/ACTH 依赖性 Cushing 综合征的鉴别。一般来说,有 50% 的 Cushing 病患者血 ACTH（上午 9 时）在正常范围内（ $2 \sim 12pmol/L,9 \sim 54pg/ml$ ）;另 50% 呈轻至中度升高;异位 CRH/ACTH 分泌综合征者常 $>20pmol/L（>90pg/ml）$,但有 30% 的 ACTH 水平与 Cushing 病是重叠的,无法用血 ACTH 鉴别。所以,临床上只将血浆 ACTH 分为升高和正常两种情况,对于 Cushing 综合征来说,前者是 CRH/ACTH 依赖性 Cushing 综合征的有力支持依据,而后者的临床意义不大,因为 CRH/ACTH 依赖性 Cushing 综合征与非 CRH/ACTH 依赖性 Cushing 综合征都有可能[3,4]。

2. ACTH 降低　　主要见于腺垂体功能不全、非 ACTH 垂体瘤、垂体柄断裂综合征、肾上腺性 Cushing 综合征以及长期应用糖皮质激素的患者[5,6]。抑郁症伴 HPA 轴抑制,表现为清晨血清皮质醇降低,肾上腺对 ACTH 反应性降低[7]。但是,目前的测定方法很难将正常和降低的血清 ACTH 分辨开来。

3. ACTH 正常　　理论上说,Cushing 病、异位 CRH/ACTH 综合征和下丘脑性促性腺激素性性腺功能减退症（HH）患者的血清 ACTH 是升高的,但常与正常参考值重叠（原因可能与病情较轻或测定方法不敏感有关）。另一方面,即使血清

ACTH 轻度升高，也不能作为 CRH/ACTH 依赖性 Cushing 综合征的诊断依据（可能与采血、精神紧张或合并慢性应激等因素有关），此时应做 ACTH 的动态试验（详见第2篇第6章相关内容）。

（二）随机血 GH 测定 随机血 GH 仅作为 GH 分泌功能的初筛指标。人 GH 有两种分子形式，分别称为 GH-N 和 GH-V，其中 GH-N 为 22kD 的单链蛋白质，主要由腺垂体 GH 细胞合成，少数由免疫细胞产生；GH-V 仅在胎盘滋养层细胞合成。45% 的 22kD 组分与结合蛋白结合，而与 20kD 组分结合的仅占 25%。二聚体及多聚体的生物学活性低，但占血浆免疫活性的 10%~30%。GH 的基础分泌量受多种因素的影响，主要包括进食、睡眠、运动、应激及生长发育等。GH 的脉冲幅度较大，其峰值可高达 50~100μg/L，而在脉冲式分泌的间歇期可低至 0.03μg/L，育龄期妇女其波动范围更大。因此随机检测血清 GH 的意义不大（尤其是生长发育阶段的儿童及青少年），主要依靠腺垂体的 GH 储备功能检查。如怀疑为 GHD，可作 GH 兴奋试验；如怀疑 GH 分泌过多，则选择 GH 抑制试验。血清 IGF-1 检测有助于评价腺垂体的 GH 储备功能，并可作为肢端肥大症的筛查方法。

GH 瘤的诊断应包括功能诊断和定位诊断及肿瘤的生物学行为判断，典型病例的诊断并不困难。一般根据患者的特征性外貌及其他典型临床表现，结合血 GH 和 IGF-1 测定结果，即可确立诊断。但是，垂体 GH 微腺瘤的诊断较困难，多依赖于高分辨率 CT 或 MRI 检查，且其结果不能作为诊断或排除诊断的依据；如果血 GH 明显升高，即使 CT 或 MRI 阴性诊断亦可成立。此外，在鉴别诊断中，必须考虑 GH 瘤只是某种疾病伴发症的可能性，因为垂体 GH 细胞增生或 GH 瘤可见于多发性内分泌腺肿瘤综合征、Carney 复合症或 Mc-Cune-Albright 综合征；或者类癌可能引起异位 GHRH 瘤。异位 GH 瘤还可来源于蝶窦、岩骨、鼻咽部。偶尔，垂体 GH 细胞癌转移至垂体外仍保存 GH 分泌功能。远距离的异位 GH 瘤多见于肺腺癌（鳞癌无 GH 分泌功能）、乳腺癌、卵巢癌、胰岛细胞癌、淋巴瘤等。

（三）血 PRL 测定 血 PRL 是诊断高 PRL 血症/PRL 瘤的重要指标。血液循环中 PRL 以单体形式（23kD）为主，部分以二聚体和多聚体形式存在，后两者的生物活性较低。PRL 单体可被裂解成 8kD 和 16kD 两种组分。正常非妊娠、非哺乳女性及正常男性的基础 PRL<20μg/L。由于 PRL 分泌脉冲频率较固定且幅度不大，因此检测随机血清 PRL 水平有诊断意义。患者进食与否及抽取标本的时间对检测结果影响较小。

引起高 PRL 血症最常见的疾病为 PRL 瘤。分析结果时首先要排除生理性及药物性 PRL 升高，如 PRL 在 20μg/L 以下可排除高 PRL 血症；>200μg/L 时，结合临床及垂体影像学检查一般可肯定为 PRL 瘤。生理性 PRL 增加一般不超过 60μg/L。60~200μg/L 要考虑药物性或病理性高 PRL 血症可能，需进一步明确高 PRL 血症的病因（详见本章第9节）。由于垂体影像检查的敏感性和特异性局限，因此功能性垂体瘤的诊断主要依靠相应垂体激素的测定。

PRL 瘤具有自主分泌功能，不受下丘脑的调节，进行兴奋试验或抑制试验时 PRL 分泌无变化或变化较小，而非 PRL 瘤有明显变化。因此，高 PRL 血症的病因诊断更看重血 PRL 的绝对值而非动态变化。但在多次的血 PRL 处于轻度升高情况下，动态试验仍有一定的诊断价值。PRL 兴奋试验主要有 TRH 兴奋试验、氯丙嗪兴奋试验和甲氧氯普胺（胃复安）兴奋试验等。PRL 抑制试验有 L-多巴抑制试验和溴隐亭抑制试验。血浆 PRL 降低多与下丘脑-垂体功能不足有关。例如，当缺乏垂体影像依据而血 PRL>200μg/L 仍可诊断为 PRL 瘤。相反，无功能性垂体瘤的诊断主要依靠影像学检查。

临床怀疑 PRL 瘤者除测定 PRL 外，还应检测 LH、FSH、TSH、α-亚基、GH、ACTH、睾酮及雌激素。PRL 瘤长期高 PRL 血症导致 FSH、LH、LH/FSH 比值和 E_2 或睾酮降低，其中 LH/FSH 比值下降更有诊断意义。有些混合性腺瘤（以合并 GH 分泌瘤最常见）除 PRL 增高外，尚有其他腺垂体激素增多，因而要求在检测血 PRL 同时测定 GH。大 PRL 瘤可压迫周围腺垂体组织引起继发性腺垂体激素分泌减少。怀疑腺垂体功能亢进或减退时，应测定相应靶腺激素水平；PRL 瘤患者尿 17-KS 和各种雌激素分解代谢产物浓度均增加，这可能是高浓度的 PRL 降低 5α-还原酶和 3β-类固醇脱氢酶的活性所致。

（四）血 TSH 测定 血 TSH 是诊断甲状腺功能及异位 TSH 分泌综合征的主要依据，超敏的测定技术可以区分 TSH 下降和正常下限。血清 TSH 正常参考值范围为 0.3~5mU/L。TSH 用于甲亢的诊断，可取代 TRH 兴奋试验。血清 TSH 升高主要见于 TSH 瘤和原发性甲减，少见的有 TSH 不敏感综合征及异位 TSH 综合征。血清 TSH 下降常见于 Graves 病及其他甲状腺性甲亢（如自主性高功能甲状腺结节或腺瘤、碘源性甲亢、甲状腺癌等）、继发性甲减，少见的病因有卵巢甲状腺肿和医源性甲亢。有些下丘脑-垂体疾病引起的垂体 TSH 储备功能减退患者其血清 TSH 可在正常范围的低限，但甲状腺激素已有减低，此时可用 TRH 兴奋试验明确诊断。

（五）血 LH/FSH/HCG/性腺类固醇激素测定 应用标记免疫法分别测定血清或尿中 FSH 和 LH 含量。青春期前，FSH 和 LH 水平差别不大；青春期两者的浓度不恒定，女性在性成熟后随月经周期呈周期性变化；而男性的水平变化不大。男性血清 FSH 和 LH 正常值见表 2-3-1-1。

表 2-3-1-1 正常男性血清 FSH 与 LH 水平

年龄	发育阶段	血 FSH(U/L)	血 LH(U/L)
0~2 岁	婴儿期	-	-
5~	幼少期	2~7	2~6
10~	幼少后期	3~9	4~12
12~	青春前期	3~14	6~11
13~	青春期	3~15	6~16
15~	青春后期	4~15	7~19
>18 岁	成人	4~13	6~23

1. 血清 LH 和 FSH 测定 对男性及性成熟前的女性有诊断意义。最好每间隔 20 分钟抽取 1 次,共 3 次,取其混合血清标本测定。并结合临床表现、睾酮或雌激素水平进行综合分析。必要时,男性患者还可作精液分析。对于性成熟后的女性,如月经正常且未服避孕药物,单次检测的血清 LH 及 FSH 对诊断帮助不大。如果月经正常并且黄体期血清孕酮也正常,则不必检测 LH 及 FSH 就可判断腺垂体分泌促性腺激素的功能正常。儿童真性性早熟(常见于松果体瘤、间脑错构瘤和脑外伤等)的血清 LH 和 FSH 升高,而假性性早熟下降;青春期延迟常伴 LH、FSH 及性腺激素降低。原发性性腺功能减退患者促性腺激素水平增高而性腺激素降低,继发于下丘脑-垂体疾病的性腺功能减退患者促性腺激素和性腺激素降低。必须强调,测定血清 FSH 和 LH 时要同时测定雌激素、PRL 和 HCG,甚至包括血清胰岛素和雄激素,必要时需作雌孕激素序贯试验或 GnRH 兴奋试验协助鉴别。

2. HCG 测定 主要用于妊娠诊断,假阳性见于:①垂体 LH 瘤;②外源性 HCG;③滋养层细胞肿瘤和非滋养层细胞肿瘤[8,9]。

3. 血总睾酮测定 可作为初筛试验,但其敏感性不高。血睾酮有三种组分,即与性激素结合球蛋白结合的睾酮、白蛋白结合的睾酮和游离睾酮,后两者属于可与睾酮受体结合,反映了睾酮的生物活性,统称为生物可用性或可弥散性睾酮,而与睾酮结合的对生物可用性睾酮具有调节作用,因而凡引起性激素结合球蛋白与睾酮结合降低的因素(睾酮过多、肥胖、GH 瘤、甲减或肝病等)都能增加睾酮和雌二醇的生物可用性。必要时,应测定性激素结合球蛋白、白蛋白结合的睾酮和游离睾酮,以发现轻型高雄激素血症。

4. 雌激素测定 雌激素水平是诊断卵巢疾病的重要指标,绝经后血 E_2 明显降低,平均生成率为 $12\mu g/24h$,代谢清除率下降约 30%。雌酮(E_1)在月经周期的变化与 E_2 相仿,月经周期中期为 E_2 的 $1/2\sim1/3$,卵泡期的 $E_2/E_1=1$,围排卵期和黄体期的 E_2/E_1 约为 1:2,循环中的 E_1 来自卵巢的量不足 50%,其余来自雄烯二酮及 E_2 的腺外转化,极少量来自肾上腺。随年龄增长,雄烯二酮向 E_1 的转化率呈进行性增加,在 E_2 和 E_1 的相互转化中,约 15% 的 E_2 转化为 E_1,E_1 向 E_2 的转化约为 5%。绝经或卵巢早衰后,雌激素的主要成分是 E_1,大部分来自雄烯二酮的外周转化,E_1 约为 110pmol/L(30pg/ml),E_2 约为 55pmol/L(15pg/ml)。

【腺垂体功能的动态试验】

(一) 联合兴奋试验 一般先检测靶腺激素的基础水平,如上午 8 时皮质醇、T_3、T_4、雌激素、睾酮、IGF-1 等。将 GnRH 100μg、TRH 200μg、CRH 和 GHRH 1μg/kg 溶于 5ml 生理盐水中,依次在 20~30 秒内静脉注射。在注药前 30 分钟、0 分钟和注药后 15、30、60、90 及 120 分钟抽血测 ACTH、皮质醇、TSH、LH、FSH 及 GH。

1. TRH 兴奋试验 正常人注射 TRH 后 30 分钟出现血清 TSH 峰值(10~30mU/L),如 TSH 无明显升高,称为无反应(常见于 Graves 病及继发于垂体性甲减);若 TSH 峰值在 60 分钟或以后出现,称为延迟反应(主要见于下丘脑性甲减)。但是,精神病患者亦可表现为异常反应,如 TSH 对

TRH 的反应迟钝或无反应,有时伴有 T_4 降低,基础 TSH 降低或升高等[10,11]。因为 TSH 测定敏感性很高,此试验现已少用。

2. GnRH 兴奋试验 青春期前 LH 分泌的兴奋反应程度很小,而 FSH 的分泌可增加 0.5~2 倍。正常成年男性 LH 增加 4~10 倍,FSH 增加 1/2~2 倍。正常成年女性的 LH 在卵泡期增加 3~4 倍,排卵前增加 3~5 倍,黄体期增加 8~10 倍;FSH 增加 0.5~2 倍,与月经周期无关。如垂体的 LH/FSH 储备功能减退,则兴奋反应降低。长期 GnRH 缺乏可引起垂体对 GnRH 的敏感性下降(垂体惰性),单次 GnRH 兴奋试验常不能鉴别下丘脑性或垂体性性腺功能减退症,必须作静脉滴注 GnRH 兴奋试验(250μg 静脉滴注 8 小时)。其正常反应为:滴注后 30~45 分钟的 LH 上升(第一次上升反应),60~90 分钟下降,在 2~4 小时内 LH 出现第二次上升,可维持 4 小时。垂体疾病引起 LH/FSH 储备功能完全缺乏者无反应;LH/FSH 储备功能部分缺陷者存在第一次上升反应,但第二次上升反应消失。下丘脑病变者无第一次上升反应,而可有第二次上升反应(延迟反应)。因长期下丘脑病变而致垂体惰性者对 GnRH 静滴也不出现延迟反应,需做延长的 GnRH 兴奋试验,其方法为:每日肌注 GnRH 200~400μg,共 5 天;或每天静滴 GnRH 250μg(8 小时滴完),连续 3 天。如给药后出现 LH 分泌反应,提示为下丘脑病变。评价卵巢功能的试验很多,氯米芬兴奋试验、GnRH 激动剂刺激试验和外源性 FSH 卵巢储备功能试验用于估计妊娠概率的可靠性均很低,而且方法和评判标准不一,基本上趋于淘汰,但抗米勒管激素(AMH)和囊状卵泡计数(antral follicle count)的可靠性较高[12,13]。

3. CRH 兴奋试验 正常人血浆 ACTH 峰值比基值增加 2~4 倍,峰值一般出现于注药后 10~15 分钟,可达 4.4~22pmol/L(20~100pg/ml),皮质醇于注药后 30~60 分钟可升至 550~690nmol/L(20~25μg/dl)。如无 ACTH 和皮质醇的兴奋性反应或反应很弱,提示垂体 ACTH 储备功能不足,见于病变在垂体的腺垂体功能减退症。大部分异位 CRH/ACTH 分泌综合征和肾上腺肿瘤所致的 Cushing 综合征呈持续性升高反应(正常峰值消失),Nelson 综合征患者的 ACTH 分泌对 CRH 刺激有显著增强反应,垂体 ACTH 瘤患者可出现过度反应或正常反应。

4. GHRH 兴奋试验 正常人注射 GHRH 后,GH 分泌峰 >7μg/L,如<5μg/L 需排除垂体惰性可能。于每晚 7~8 时皮下注射 GHRH(1μg/kg),连续 7 天,第 8 天晚深睡时(即入睡 30 分钟后)抽血测 GH。如>7μg/L 则为延迟反应,提示病变在下丘脑,否则应考虑为垂体疾患引起的 GHD。

(二) GH 兴奋试验和 GH 抑制试验

1. GH 兴奋试验 除前述的 GHRH 兴奋试验外,尚有胰岛素耐量试验、精氨酸兴奋试验及 L-多巴兴奋试验。这些试验可判断患者是否存在 GHD,但不像 GHRH 兴奋试验那样能鉴别下丘脑病变或垂体病变。三种 GH 兴奋试验均分别通过应激和神经递质作用于下丘脑,促进 GH 的合成和释放,其中胰岛素耐量试验尚可判断 ACTH 的储备功能[14]。

(1) 胰岛素耐量试验:低血糖引起升糖激素的分泌。

试验前必须事先告知患者低血糖反应并取得配合。试验在隔夜禁食（不禁水）且清晨空腹状态下进行。放置含肝素抗凝的静脉导管 1 小时后开始试验,静脉注射胰岛素(0.15U/kg)前 30 分钟、0 分钟以及注射后 30、45、60、90 和 120 分钟分别测血糖、皮质醇、ACTH 和 GH。在整个过程中应严密观察患者的神志、脉搏及血压变化。用于测定 ACTH 的血标本应放置于冰冻二乙胺四乙酸盐(EDTA)硅化玻璃管中,于 4℃ 立即离心,-20℃ 保存标本。一般于注射后 30~45 分钟出现低血糖症状。如未出现低血糖症状或血糖水平未下降到 2.2mmol/L 或以下,则表示胰岛素剂量不够,应再次试验(胰岛素剂量增加到 0.3U/kg)。如试验成功,正常人血浆皮质醇水平应上升到 580nmol/L 以上,ACTH 达到峰值(134±12pg/ml),GH 应上升到 10μg/L 以上。达不到以上标准者即为 ACTH 或 GH 分泌不足。试验前必须通过询问病史、体格检查、心电图及上午 8 时血浆皮质醇水平检测排除以下四种情况:①上午 8 时皮质醇<140nmol/L(5μg/dl)者(因诊断已经成立且容易导致急性肾上腺皮质危象);②癫痫患者;③精神异常者;④缺血性心脏病者。如因以上禁忌证不能做此试验而又怀疑 ACTH 缺乏,可做 CRH 兴奋试验或甲吡酮试验。

(2) L-多巴和精氨酸兴奋试验:口服 L-多巴 0.5g,于服药前 30 分钟、0 分钟和服药后 60、90 和 120 分钟测 GH,正常峰值在 90 分钟出现;或于 30 分钟内静脉滴注精氨酸(0.5g/kg,不超过 30g),在药物滴注前 30 分钟、0 分钟和滴注后 30、60、90 和 120 分钟测 GH。正常峰值在 60 分钟出现;正常儿童 GH 峰值一般超过 7μg/L,<3μg/L 提示 GH 缺乏,3~7μg/L 表示垂体 GH 储备功能不足。

(3) 精氨酸加 L-多巴(或 GHRH)联合兴奋试验:在静脉滴注精氨酸 30g 开始时同时口服 L-多巴 0.5g,精氨酸于 30 分钟内滴完。结果分析参照单独的 L-多巴和精氨酸兴奋试验。精氨酸加 GHRH 联合兴奋试验时,静脉注射 GHRH 1μg/kg,然后予以静脉滴注精氨酸 30g,于 30 分钟内滴完,并参照单独的 L-多巴和精氨酸兴奋试验分析结果。

2. GH 抑制试验　即葡萄糖耐量试验。GH 的分泌受急性高血糖状态的抑制,由于 GH 瘤细胞分泌功能具有自主性,不受急性高血糖状态的抑制,因此可用于 GH 瘤的诊断。前一天晚餐后开始禁食(不禁水),当天禁早餐,在空腹状态下进行试验。事先放置含肝素抗凝的静脉导管 1 小时后开始试验。在口服无水葡萄糖 75g 前 30 分钟、0 分钟以及口服葡萄糖后 30、60、90 和 120 分钟分别抽血测血糖和 GH。正常人服葡萄糖后 1 小时内 GH 被抑制到 2~3μg/L 以下。应用 IRMA 检测 GH 时,正常者可被抑制到 1μg/L 以下,男性服糖后的 GH 最低值比女性低[男性(0.12±0.08)μg/L,女性(2.3±2.2)μg/L],其原因不是葡萄糖对男性的 GH 抑制程度更大,而是男性的基础 GH 水平比女性低(男女基础血糖和葡萄糖负荷后的血糖无差别)。GH 瘤患者不被抑制或反而增加。

3. 胰高血糖素试验　了解成人在使用胰高血糖素后 GH 的分泌反应。在该试验中,GH 峰值<3μg/L 考虑 GH 缺乏,其敏感性与胰岛素耐量试验相当[15-17]。

4. TRH 兴奋试验　GH 瘤细胞表达 TRH 受体,注射 TRH 后 GH 显著升高。静注 TRH 500μg(溶于 5ml 生理盐水中,30 秒内推完),于注药前 30 分钟、0 分钟和注药后 30、60 和 120 分钟分别测 GH。正常人无 GH 兴奋反应,GH 瘤至少增加 50%,峰值超过 10μg/L。

（三）其他试验

1. GnRH 兴奋试验　男性 GnRH 兴奋试验可了解垂体促性腺激素细胞的储备功能,鉴别下丘脑性和垂体性睾丸功能减退症。通过 GnRH 兴奋 LH 的分泌反应,评价垂体促性腺激素细胞的储备功能。患者禁食一夜,试验期间卧床休息,不吸烟。30 秒内静脉注射戈那瑞林 100μg,分别于注射前 15 分钟、注射时及注射后 30、60 和 120 分钟采血测定 LH 和 FSH。女性 GnRH 兴奋试验主要用于闭经、性早熟、体质性青春期发育延迟、垂体功能减退症的诊断和鉴别诊断。GnRH 促进垂体促性腺激素的合成和释放,给受试者注射外源性 GnRH 后,在不同时间取血测定 LH 和 FSH,若垂体功能良好,LH 和 FSH 升高,反之则反应较差。

2. HCG 试验　反映 Leydig 细胞的储备功能。HCG 的分子结构和生理效能与 LH 相似,HCG 兴奋睾酮分泌的反应程度可反映 Leydig 细胞的储备功能。正常成年男性的睾酮高峰在 48 小时或 72 小时出现,峰值增加 2 倍(或 20nmol/L)以上。青春期前儿童对第 1 次 HCG 注射的反应较低,反复注射后反应逐渐升高。继发性睾丸功能减退患者的反应取决于下丘脑或垂体受损的程度,严重受损者反应和青春期前儿童相似。原发性睾丸功能减退症者由于 Leydig 细胞受损,反应减低或完全无反应。对疑有无睾症或有 2 型 5α-还原酶(SRD5A2)缺陷的青春期前儿童,应隔日肌注 HCG 2000U,连续 3 次,比较注射前后的睾酮水平有助于明确诊断。

3. 氯米芬兴奋试验　主要用于测定卵巢的储备功能。氯米芬(克罗米芬,clomiphene)的化学结构与人工合成的己烯雌酚相似,是一种具有弱雌激素作用的雌激素拮抗剂,在下丘脑与雌激素及雄激素受体结合,同时抑制下丘脑雌激素受体的募集,解除雌激素对下丘脑垂体的负反馈抑制作用,引起 GnRH 释放,同时增强垂体促性腺细胞对 GnRH 的敏感性[12,18],故此试验可用于鉴别下丘脑和垂体病变。若性功能减退的病变在下丘脑-垂体,则无反应或反应低下,病变在靶腺则反应增强,青春期前一般无反应。氯米芬兴奋试验较基础 FSH 更敏感,兴奋后 FSH 水平反映了卵泡发育时的反馈调节情况,并能检出单用基础 FSH 不能发现的卵巢储备低下者。

4. 孕酮撤退试验和雌激素撤退试验　孕酮撤退试验可了解体内雌激素水平,排除子宫性闭经。雌激素撤退试验的目的是对孕酮撤退试验阴性者除外子宫性闭经。

【垂体影像检查和特殊检查】

在侧位颅骨平片上,蝶鞍的结构和形态清晰可见。在胚胎发育过程中,蝶鞍是神经嵴细胞移行并发育成额鼻与上颌-口腔-牙齿的关键节点。正常成人蝶鞍的高度为 4~12mm,前后径 5~16mm。约 33% 的人群蝶鞍形态变异,出现前壁倾斜、底部双轮廓、后部不规则(凹陷)、蝶鞍桥或椎状蝶鞍等(图 2-3-1-1)。

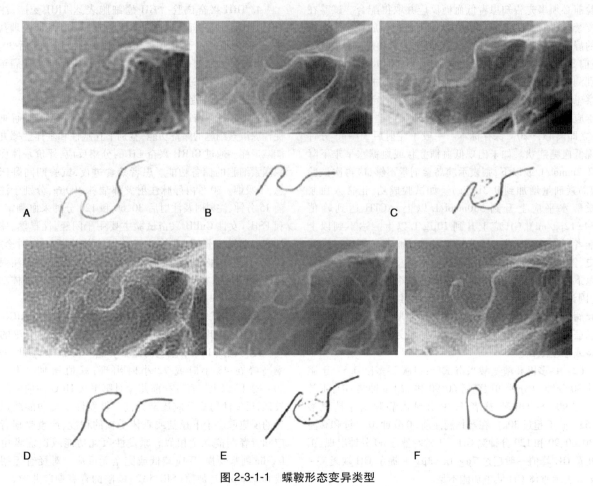

图 2-3-1-1　蝶鞍形态变异类型

A. 正常蝶鞍;B. 前壁倾斜型蝶鞍;C. 底部双轮廓型蝶鞍;D. 后部不规则(凹陷)型蝶鞍;E. 蝶鞍桥;F. 椎状蝶鞍

(一) MRI/CT/PET 多薄层扫描

1. MRI 检查　能清楚显示垂体及其周围软组织结构,区分视交叉和蝶鞍隔膜,显示脑血管及垂体瘤是否侵犯海绵窦和蝶窦,以及垂体柄是否受压等情况,MRI 比 CT 检查更容易发现小的病损。但 MRI 检查不能显示鞍底骨质破坏征象以及软组织钙化影。常规 5mm 分层的 CT 扫描仅能发现较大的蝶鞍区占位病变。高分辨率多薄层(1.5mm)冠状位重建的 CT 在增强扫描检查时可发现较小病损。患者平卧时,将头抬高 90°可直接作多薄层冠状位 CT 扫描。冠状位 CT 检查显示的正常垂体高 3~9mm,平均 6~7mm。年轻女性(18~36 岁)的上缘凸出度比年长女性(37~70 岁)大。大多数正常女性的腺垂体密度不均匀,呈斑点状,低密度点多于高密度点。MRI 常用 Gd-DTPA(钆-二亚乙基三胺五乙酸)增强显影。正常垂体约在 30 分钟后出现增强显影,腺瘤出现增强显影的时间慢而持久。正常腺垂体(75%)与大脑白质密度相近,其密度不均匀。神经垂体则为高密度影,中枢性尿崩症的神经垂体可不呈高密度影。垂体微腺瘤在 T1 加权像表现为一圆形低密度影,而在 T2 加权像则为高密度影,垂体柄一般偏离肿瘤侧。大腺瘤常和正常腺组织的密度相近,多含出血灶或囊肿,用 Gd-DTPA 增强可清楚显示。除垂体瘤外,MRI 也可识别非垂体鞍内的肿块(如脑膜瘤或颈内动脉

瘤)[19,20]。

2. CT 检查　因下丘脑或腺垂体出血的时间和血-脑脊液屏障的破坏程度不同,可有不同的影像特点。1 周以内的急性出血灶在 T1 加权像其密度和腺垂体一致,在 T2 加权像呈现低密度影。1~4 周内的亚急性出血灶在 T1 加权像和 T2 加权像均为高密度影,4 周以上的慢性出血灶在 T1 加权像和 T2 加权像均为均匀一致的高密度影,其周围有一圈低密度环形影[21]。

3. PET-CT　垂体功能减退时垂体组织摄取氨减少,垂体显像不清或缺如。Sheehan 综合征患者在注药后 2 秒内垂体摄取氨减少,垂体体积缩小或不显影。

(二) 脑神经/视野/嗅觉/脑脊液/基因突变分析　垂体瘤常出现脑神经受压的表现,第 I ~ VI 对脑神经均可受累,故应进行脑神经检查和眼科检查;必要时尚须进行嗅觉检查及面部感觉检查。脑脊液检查有助于肿瘤破裂出血累及蛛网膜下隙的判断。

眼科检查包括视野检查、视力检查和眼球活动度检查。肿瘤压迫视交叉或视束、视神经时可引起视野缺损或伴有视力下降。垂体瘤侵犯两侧海绵窦时可引起眼球活动障碍、复视、上眼睑下垂(海绵窦综合征),以动眼神经受累最常见。由于垂体瘤向上扩展的方向不同和/或视交叉与脑垂体解剖

的变异,可引起视野缺损及视力改变。由于垂体激素或激素受体突变引起的激素不敏感综合征或过敏感综合征(如促肾上腺皮质激素不敏感综合征、促甲状腺激素不敏感综合征与过敏感综合征、促性腺激素释放激素不敏感综合征、促卵泡激素不敏感综合征与过敏感综合征、黄体生成素不敏感综合征与过敏感综合征等)主要根据其临床表现和相关的动态试验进行诊断,但鉴别诊断往往相当困难。

遗传性垂体疾病很多,但因垂体发育和疾病部位的特殊性,其诊断是目前临床上的最大难题之一。一般单基因种系(胚系)突变引起者可通过外周血有核细胞取得基因组DNA,诊断并无特殊障碍;但是,大多数垂体发育障碍和体细胞突变引起的疾病几乎无法获得遗传病因的直接证据,其原因是:①无法获得病变组织标本;②垂体发育障碍为一过性,发病后只有发育缺陷的后遗症,而无病因可查;③调节垂体发育与垂体功能的靶基因众多,基因筛选和突变分析的工作量庞大。

【垂体激素缺乏症治疗】

垂体疾病的治疗应尽量除去病因。不能根治病因者(如下丘脑遗传性疾病)应采用对症治疗,有些垂体瘤可先采用药物治疗。垂体功能减退症主要采用相应激素补充/替代治疗,激素制剂来源于重组的人垂体激素。从动物垂体分离提取的激素因制剂纯度和担心海绵状脑病等问题,已经禁止使用。

(一)类固醇激素和甲状腺激素补充/替代治疗 口服类固醇激素和甲状腺激素用于常规补充/替代治疗。激素补充/替代治疗必须根据患者的具体情况而定。伴肾上腺皮质功能减退的甲减患者在未进行皮质醇治疗前应先给予肾上腺皮质激素治疗,以防发生肾上腺皮质危象。

1. 皮质醇补充/替代治疗 详见本篇第6章第3节和第6节。常用的方法是在早晨醒来后口服氢化可的松15mg,傍晚口服5mg,有些患者需要在中午或午后加服5mg。也可口服合成的糖皮质激素,如早晨醒来口服泼尼松5mg,傍晚2.5mg;或每天早晨醒来口服地塞米松0.5mg。氢化可的松补充/替代治疗者可检测一天中的血浆皮质醇来观察疗效,但应主要根据临床症状调整药物剂量;而用泼尼松或其他人工合成的糖皮质激素补充/替代者,不能根据血浆皮质醇水平判断疗效。出现严重应激(如高热、大手术及其他严重疾病)时,药物剂量要加大。患者手术期间应静脉给药,如氢化可的松100mg,每6~8小时静脉注射1次或每8小时肌注1次;地塞米松5~10mg每12小时静推或肌注1次。

2. 性腺类固醇激素补充/替代治疗 男性性腺功能减退症患者给予庚酸睾酮治疗(100~150mg肌注,每2周1次);也可用含睾酮的阴囊贴和非阴囊贴剂,每天1片贴在阴囊处或胸、背、腹、大腿和上臂等处,经皮下吸收比肌注更接近生理状况。40岁以上者在睾酮补充/替代治疗前应常规做前列腺检查,并检测前列腺特异性抗原,排除前列腺癌(睾酮补充/替代治疗的绝对禁忌证)。

3. 甲状腺激素补充/替代治疗 常用药物为L-T$_4$,口服剂量75~150μg/d,依据临床症状的改善情况调整药物剂量,原则上应从小剂量开始,将血清TSH、FT$_3$、FT$_4$保持在正常范围内。

(二)肽类激素补充/替代治疗

1. 基因重组的人GH 基因重组的人GH(rhGH)主要用于治疗GHD的儿童,每周0.5~1.0U/kg,或14~20U/m^2,或每日0.1~0.2U/kg。依据患者的临床反应及血清IGF-1变化调整GH剂量。rhGH也可用于成人GHD的治疗,晚上睡前皮下注射,开始4周内的剂量为每周0.125U/kg,以后根据血清IGF-1水平调整剂量。

2. GHRH 下丘脑疾病导致的下丘脑GHRH缺乏性侏儒及生长障碍可用重组的人GHRH治疗。但因个别患者出现严重不良反应而于2008年停用。

3. AVP类似物 用于中枢性尿崩症的治疗(片剂、喷鼻剂、滴鼻剂和注射剂)。滴鼻剂及喷雾剂的用法为成人20~40μg/d,儿童10~20μg/d,每天1次;或分为2~3次使用;片剂的用法为0.1~0.2mg/次,每天3次,每天总剂量0.2~1.2mg。注射剂的用法为成人1~4μg/次,1岁以上儿童0.4~1μg/次;1岁以下儿童0.2~0.4μg/次,每天1~2次,静脉或皮下注射[22]。

4. ACTH ACTH缺乏引起的继发性肾上腺糖皮质激素缺乏一般不用ACTH治疗,而是直接补充生理剂量的糖皮质激素。

5. GnRH 主要适应于有生育要求的低促性腺激素性性腺功能减退症,通过第二性征的改善来判断疗效。GnRH脉冲给药是最接近生理效应的治疗方案,将戈那瑞林粉剂1500~2000μg用6~7ml注射液混匀后,用自动脉冲泵按程序给药,每90分钟注射60~70μl,每24小时注射16个脉冲量。

【垂体激素分泌亢进症治疗】

(一)手术治疗

1. 手术治疗适应证 主要有:①垂体卒中(术后长期激素补充/替代治疗)[23];②药物治疗或放疗不能取得满意疗效的下丘脑-垂体瘤,为防止术后复发常需术后放疗。经蝶窦显微手术的疗效佳,安全性好,年老体弱者也可承受此术式。经蝶窦式的死亡率不超过2.5%,并发症有脑脊液鼻漏、视力丧失、卒中或脑血管损伤、脑膜炎或脓肿、眼球麻痹及垂体功能减退症等[24,25]。

2. 经蝶窦显微手术目标 主要是:①解除肿瘤的压迫及占位效应;②纠正垂体激素内分泌亢进状态;③避免发生医源性垂体功能减退症和尿崩症;④防止肿瘤复发;⑤明确病理诊断。

3. 经蝶窦式禁忌证 主要有:①蝶窦缺少气腔或蝶窦骨肥厚;②肿瘤向鞍上扩展者;③肿块类型不明确,难以排除颈内动脉瘤或脑膜瘤;④急慢性鼻炎、鼻窦炎等[26]。

(二)放疗 外照射有常规X线放疗、重粒子束照射治疗、直线加速器X刀以及γ刀治疗。内照射通过开颅手术或经蝶窦途径将放射性物质植入蝶鞍中进行治疗。常用的放射性物质为^{198}金(治疗剂量555~740MBq)和^{90}钇(治疗剂量185~370MBq)。放射治疗的并发症主要是垂体功能减退症,可发生于放疗后的任何时间。其他并发症还有视交叉和/或视神经损害、脑缺血、诱发癫痫及脑肿瘤。

(三)多巴胺受体激动剂治疗 多巴胺受体激动剂为

治疗 PRL 瘤的首选药物,其他药物治疗的疗效尚不肯定。下丘脑功能紊乱引起的 ACTH 分泌增多(如 Nelson 综合征)可用赛庚啶治疗。生长抑素类似物(奥曲肽)抑制 GH 分泌的能力比生长抑素强 20 倍,作用时间显著延长,停药后没有反跳现象,适合于临床治疗肢端肥大症。长效制剂的半衰期大为延长,适于长期使用。奥曲肽长效释放制剂为 20~40mg/月(相当于奥曲肽 750~1250μg/d)。兰乐肽缓释制剂有两种,Somatuline LA 每 10~14 天皮下注射 30mg;Somatuline Autogel 每月皮下注射 1 次[27]。还可用 GHRH 拮抗剂(GHRH-Ant)治疗,静脉注射 GHRH-Ant 400μg/kg 可使 GH 下降 30%~40%,药效持续 3~4 小时。对手术疗法、抑制分泌疗法和放射疗法治疗效果不佳的 GH 腺瘤患者可用 GH 受体拮抗剂(培维索孟)。

（雷闽湘　蒋铁建）

第2节　腺垂体疾病常用药物

临床上,常用的药用腺垂体激素主要包括生长激素和促性腺激素。

【生长激素】

生长激素(GH)促进骨、软骨、肌肉以及其他组织的细胞分裂、增殖和蛋白质合成。在大多数情况下,GH 通过 IGF-1 和 IGF-2 发挥作用,其促生长作用主要由 IGF-1 介导。GH 有利于生长发育和组织修复。当患者的营养状况正常时,GH 引起的 IGF-1 和胰岛素合成是储存物质及体重增长的关键因素。

（一）GH 制剂　重组的人生长激素主要用于 GH 缺乏性疾病的治疗。GH 制剂很多,国内已有多种产品供应。

1. 赛增(注射用重组人生长激素)　主要成分是重组人生长激素及赋型剂。本品为白色冻干粉末,每瓶 4.5U 溶于 1.0ml 溶剂中,含量为 1.7mg。

2. 珍怡(注射用重组人生长激素)　主要含重组人全长生长激素(191 个氨基酸残基),由 DNA 重组技术生产。辅料为甘氨酸和甘露醇,以白色冻干粉末方式供应。

3. 思真(注射用重组人生长激素)　主要成分为重组人生长激素(白色冻干粉剂),8mg(24U)/支。

（二）应用适应证　主要用于治疗内源性生长激素缺乏所引起的儿童生长缓慢和矮小症、重度烧伤、下丘脑-垂体疾病所致的生长激素缺乏症、经两种不同的生长激素刺激试验确诊的生长激素缺乏症和 Prader-Willi 综合征[1,2]。亦可用于严重营养不良、Turner 综合征、Noonan 综合征和慢性肾病的治疗[3,4]。

（三）用法用量

1. 促生长　剂量因人而异,推荐剂量为每日 0.1~0.15U/kg,每日 1 次,皮下注射,疗程是 3 个月至 3 年。

2. 重度烧伤　治疗推荐剂量为每日 0.20U/kg,每日 1 次,皮下注射。疗程一般为 2 周左右。

3. 成人替代疗法　剂量必须因人调整。通常推荐从低剂量开始,如每日 0.5U(0.17mg)或 0.02U/kg(相当于 0.007mg/kg)。经过 1~2 个月治疗后,可将剂量调整至每日 0.04U/kg(相当于 0.013mg/kg)[5]。

（四）不良反应　生长激素可引起一过性高血糖症,通常随用药时间延长或停药后恢复正常[33-36]。约 1% 的身材矮小儿童出现一过性疼痛、红肿和体液潴留症状(外周水肿、关节痛或肌痛)。少数在生长激素治疗过程中可能发生甲状腺功能低下[33],应及时纠正,以避免影响疗效,定期进行甲状腺功能检查,必要时补充甲状腺素。长期注射重组人生长激素可产生抗体,一般无确切临床意义,但如抗体结合力超过 2mg/L,可能影响疗效。骨骺完全闭合、重度全身性感染和肿瘤者禁用[6]。

（五）注意事项　糖尿病患者可能需要调整抗糖尿病药物的剂量。如用 150U/d 以上胰岛素仍不能控制血糖,应停用本品。同时使用糖皮质激素会抑制生长激素的促生长作用,因此 ACTH 缺乏患者应适当调整糖皮质激素用量。长期应用可能引起股骨头骺板滑脱。应经常变动注射部位,防止脂肪萎缩。妊娠与哺乳期不宜使用。

（六）药物相互作用　同时使用糖皮质激素可能抑制激素的反应,故在生长激素治疗中糖皮质激素用量通常不得超过相当于 10~15mg 氢化可的松/m²。同时使用非雄激素类固醇可进一步增进生长速度。

【促性腺激素】

（一）尿促性素制剂　注射用尿促性素制剂为从绝经期妇女尿中提取精制的糖蛋白促性腺激素,加入适宜赋型剂经冷冻干燥而成,本品为白色或类白色冻干块状物或粉末,含 FSH 和 LH 两种生物活性成分,两者比值约为 1:1。每支含 150U(按 FSH 效价计)。本品的辅料为右旋糖酐 40 和甘露醇;pH 调节剂为盐酸和氢氧化钠。

1. 适应证　与绒促性素合用,用于促性腺激素分泌不足所致的原发性或继发性闭经、无排卵所致的不孕症等[7-9]。

2. 用法用量　肌内注射加入 1~2ml 灭菌注射用水或氯化钠注射液溶解。起始(或月经周期第五天起)1 次用量 75~150U,每日 1 次。7 日后根据雌激素水平和卵泡发育情况调整剂量,必要时可增加至每日 150~225U。卵泡成熟后肌内注射人绒毛膜促性腺激素(HCG)10 000U,以诱导排卵。注射三周后卵巢无反应者停止用药。

3. 不良反应　主要为卵巢过度刺激综合征,表现为下腹不适或胀感、腹痛、恶心、呕吐、卵巢增大。严重可致胸闷、气急、尿量减少、胸腔积液、腹水,甚至卵泡囊肿破裂出血等。此外尚有多胎妊娠和早产等。过敏、卵巢早衰、绝经、原因不明的阴道出血、子宫肌瘤、卵巢囊肿、卵巢增大患者禁用。

4. 注意事项　①用药期间应定期进行全面检查如 B 型超声(监测卵泡发育)、宫颈黏液检查、雌激素水平测定和每日基础体温测量。②如出现重度卵巢过度刺激综合征,应立即停药。③哮喘、心脏病、癫痫、肾功能不全、垂体肿瘤或肥大、甲状腺或肾上腺皮质功能减退患者慎用。④运动员慎用,孕妇禁用。

（二）重组人促卵泡激素　注射用重组人促卵泡激素商品名果纳芬,含重组人促卵泡激素,产品为白色冷冻干燥、无菌、无热原的粉末。每支含 1200U。

1. 适应证　主要用于无排卵患者如对氯米芬无反应的多囊卵巢综合征者。亦用于辅助生殖技术中,如体外受精

（IVF）、配子输卵管内移植（GIFT）及合子输卵管内移植（ZIFT）患者的超排卵。

2. 用法用量　患者常在促性腺激素释放激素激动剂使用2周之后给予本药,常用方案为月经周期2~3天开始使用150~225U,根据患者的反应调节剂量。

3. 不良反应　腹痛,可能伴有恶心、呕吐及体重增加。偶见腹水、胸腔积液和严重的血栓并发症。

4. 禁忌证　妊娠,非多囊卵巢综合征的卵巢增大或囊肿,月经紊乱,卵巢、子宫或乳腺癌,下丘脑或垂体肿瘤,对本品过敏或无反应者

5. 注意事项　有卵巢过度刺激征发生的可能,但通过仔细监测和不用HCG可减少其发生。对超排卵患者,穿刺抽吸所有卵泡。有卵巢病史者可能发生宫外孕[10]。

（三）促性腺激素临床应用

1. 促性腺激素治疗女性低促性腺激素性性腺功能减退　低促性腺激素性性腺功能减退症适合于脉冲性GnRH治疗给药保存卵巢功能,GnRH的作用强于HMG,但泵治疗不甚方便。每天注射促性腺激（HMG、FSH、LH）诱导排卵的效果与GnRH相当或稍差。方案很多,效果不一。单独FSH或FSH与LH、HMG治疗的主要风险是发生卵巢过度刺激综合征和多胎妊娠[11-13]。欧洲重组人LH研究包括了38例低促性腺激素性性腺功能减退女性,随机分为四组,FSH的剂量150U/d。结果发现,对照组25U的LH组不能诱导卵泡生长,排卵率低,而在75和225U的LH组中,排卵率达到80%~100%,225U组的雌二醇水平更高[14,15]（表2-3-2-1）。

表2-3-2-1　单独FSH与FSH/LH联合刺激的差异

分组（病例数）	LH剂量（U/L）	排卵（%）	雌二醇（pmol/L）
对照组（8）	0	0	60
25U-LH组（7）	25	33	89
75U-LH组（9）	75	80	855
225U-LH组（10）	225	100	1598

Shoham等研究了39例患者单独应用FSH刺激和FSH/LH刺激（FSH均为150U/d）,结果发现LH组的妊娠成功率明显高于单独FSH组（表2-3-2-2）。

表2-3-2-2　单独FSH与FSH/LH联合刺激的差异

分组（病例数）	LH剂量（U/L）	卵泡生长率（%）	雌二醇（pmol/L）
单独FSH组（13）	0	2（15.4%）	370
FSH/LH组（26）	75	17（65.4%）	1240

2. 诱导不孕症患者排卵　急性排卵诱导容易引起多个卵泡发育和多胎妊娠,因而常采用慢性多步骤排卵诱导方法。在自发性或孕激素诱导的子宫出血第3天后,每天给予37.5~75U的FSH直至排卵;前14天的剂量不变,用超声监测卵泡发育状况,如果优势卵泡的直径达到17mm以上,即可注射HCG诱导排卵,其成功率约20%,卵巢过度刺激综合征发生率1%~3%,多胎妊娠率10%~25%,6个RCT的不佳方法和研究对象见表2-3-2-3。结果表明,不同促性腺激素诱导排卵方案的有效性并无明确差异[16-20]。

表2-3-2-3　不同促性腺激素诱导排卵方案的比较

RCT研究	比较方法	研究对象
Balen等	Follitropinα与HP-FSH（Bravelle）	氯米芬抵抗的无排卵不孕女性
Revelli等	Follitropinα与HP-FSH（Metrodin）	氯米芬抵抗的无排卵不孕女性76例 正常排卵而受孕低下者184例
Platteau等	Follitropin-α与HP-HMG（Menopur）	氯米芬抵抗的无排卵不孕女性184例
Yarali等	Follitropin-α与HP-FSH（Metrodin）	氯米芬抵抗的无排卵不孕女性51例
Coelingh-Bennink等	Follitropin-β与HP-FSH（Metrodin）	氯米芬抵抗的无排卵不孕女性178例
Loumaye等	Follitropin-α与HP-FSH（Metrodin）	氯米芬抵抗的无排卵不孕女性222例

注:氯米芬抵抗是指在3个治疗周期中,氯米芬增加用量至200mg/d,共5天仍无排卵者;HP-FSH:highly purified follicle-stimulating hormone,高纯度FSH;HP-hMG:highly purified human menopausal gonadotropin,高纯度人绝经期促性腺激素

【多巴胺受体激动剂】

（一）溴隐亭　溴隐亭（bromocriptine）是治疗高泌乳素血症的标准多巴胺激动剂,但不良反应较大,经阴道给药可减少副作用。此外,有5%~18%的患者对溴隐亭抵抗。喹高利特（quinagolide）和卡麦角林（cabergoline）的副作用相对较少,对溴隐亭抵抗者有效[21-23]。

（二）喹高利特　喹高利特（Norprolac）属于选择性非麦角类D2多巴胺受体激动剂,其化学结构与阿扑吗啡（apomorphine）相似（图2-3-2-1）。与PRL细胞表面的多巴胺D2受体结合后,抑制腺苷酸环化酶活性和PRL分泌。卡麦角林为麦角类多巴胺激动剂,主要与D1和D2受体结合,而溴隐亭为非特异性多巴胺受体激动剂,且能拮抗D1受体活性[24]。

喹高利特的半衰期为22小时,每天用药1次;卡麦角林的半衰期为65小时[25],可每周口服1~2次;溴隐亭的半衰期为3.3小时[26],需要每天多次服药。喹高利特制剂每片含0.025、0.05、0.075和0.150mg,起始量0.025mg/d,1周内逐渐增加至0.075mg/d,最大用量0.3~0.6mg/d[27],其疗效似乎优于溴隐亭或卡麦角林（表2-3-2-4）。卡麦角林的起始用量为0.25~0.50mg/周,约1个月后根据血清PRL水平调整剂量,通常为1mg/周（0.25~10.5mg/周）,每周2次口服。溴隐亭的用量为1.25~2.50mg/d,一般分2次给药,多数患者的用量为7.5mg/d,个别可高达30mg/d。妊娠期服药安全,目前未发现此类药物的致畸和影响生育或发育功能的报道。

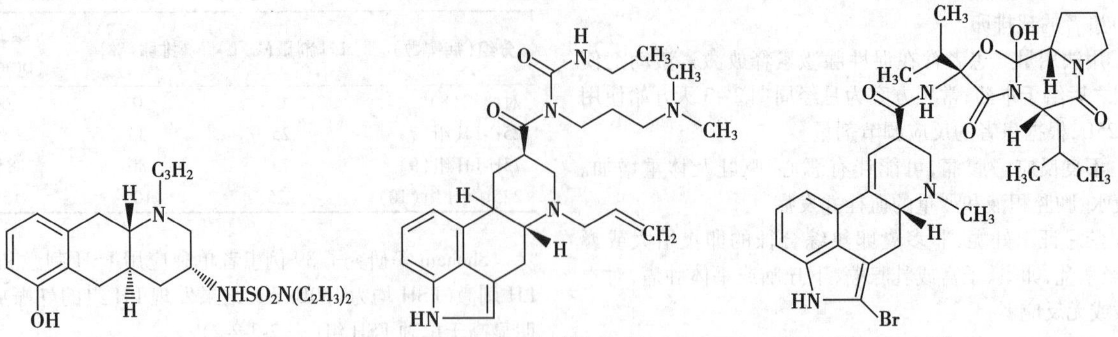

图 2-3-2-1 喹高利特与卡麦角林及溴隐亭的化学结构
A. 喹高利特. quinagolide；B. 卡麦角林. cabergoline；C. 溴隐亭. bromocriptine

表 2-3-2-4 喹高利特的疗效研究

病例数	疗程	结果			生育情况	溢乳
		PRL 正常(%)	PRL 瘤(%)	月经正常(%)		
喹高利特						
41	12~52 周	71%(≤0.1mg/d)	–	96	12 个月内受孕 36%	消失 92%
40	2~72 周	无肿瘤 82%/微腺瘤 73%/大线瘤 67%	微腺瘤缩小 25%/大腺瘤缩小 75%/	–	–	–
14	6~24 周	93%	微腺瘤缩小 30% 大腺瘤缩小 62%	–	精子数目增加,形态正常	–
26	24 周	58%	大腺瘤缩小 81%	73	71%性功能改善	–
喹高利特与溴隐亭比较						
45	24 周	81/70%	–	两种药物均有效	两种药物均有效	消失
22	6 个月	91%/43%	–	91%/82%	67%/25%	–
溴隐亭抵抗者的喹高利特治疗						
28	12 个月	43%	–	40%	(1.8±0.5)年受孕 男性性功能改善	–
24	24 周	67%	–	94%	PRL 正常 94%	–
20	3~20 个月	70%	–	70%	57%	71%
喹高利特与卡麦角林比较						
20	12 周	75%/90% (P<0.05)	–	两种药物均有效	两种药物均有效	两种药物均有效
39	12 月	微腺瘤 100%/96% 大腺瘤 88%/88%	微腺瘤缩小>80%/30%/大腺瘤缩小 25%/31%	–	–	–

【赛庚啶】

赛庚啶(cyproheptadine,CPH)与组织中释放出来的组胺竞争效应细胞上的 H_1 受体,从而阻止过敏反应的发作,解除组胺的致痉挛和充血作用。每片含盐酸赛庚啶 2mg,辅料为硫酸钙、淀粉、糊精和硬脂酸镁。成人口服,一次 1~2 片,每日 2~3 次。主要用于过敏性疾病,如荨麻疹、丘疹性荨麻疹、湿疹、皮肤瘙痒等。主要不良反应为嗜睡、口干、乏力、头晕、恶心等。

注意事项:①服药期间不得驾驶机、车、船、从事高空作业、机械作业及操作精密仪器;②服用本品期间不得饮酒或含有酒精的饮料;③对本品过敏者禁用,过敏体质者慎用;④因可增加其镇静作用,不宜与乙醇或中枢神经系统抑制药合用;⑤与吩噻嗪药物(如氯丙嗪等)合用可增加室性心律失常的危险性,严重者可致尖端扭转型心律失常;⑥孕妇、哺乳期妇女、青光眼、尿潴留和幽门梗阻患者禁用;⑦有致糖尿病作用,CPH 及其代谢产物如去甲基 CPH(desmethyl CPH,DM-CPH)、环氧化 CPH(epoxide CPH,DMCPH)可抑制胰岛素合成与释放,与因子 β 细胞功能有关,长期反复使用甚至导致 Wolcott-Rallison 综合征[28-31]。

【生长抑素类似物】

不同组织表达不同的生长抑素受体(SSTR),一般组织均表达 SSTR1、SSTR2、SSTR5,而垂体 ACTH 瘤表达五种生长抑素亚型受体,以 SSTR5 的表达量最高,但 SSTR2 配体奥曲肽对其有良好的抑制作用[32]。奥曲肽和兰乐肽主要与 SSTR2 呈高亲和性结合,而多受体结合性帕瑞肽(pasireotide)主要与 SSTR5 结合,同时也与 SSTR1、SSTR2 和 SSTR3 结合(图 2-3-2-2)。垂体 ACTH 瘤表达生长抑素受体的情况见表 2-3-2-5。

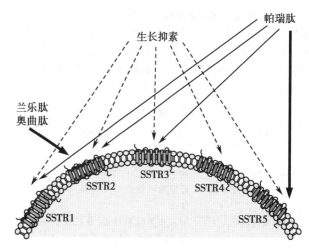

图 2-3-2-2 生长抑制素类似物的受体亲和性

表 2-3-2-5 垂体 ACTH 瘤表达的生长抑素受体

研究者	研究方法	SSTR1	SSTR2	SSTR3	SSTR4	SSTR5
Greenman 等	RPA/RT-PCR	1/3	0/3	1/2	0/1	1/1
Miller 等	RT-PCR	3/5	5/5	0/5	0/5	4/5
Nielsen 等	RT-PCR	0/1	0/1	1/1	1/1	0/1
Panetta 等	RT-PCR	1/1	1/1	1/1	0/1	0/1
Batista 等	RT-PCR	12/13(高)	9/13(低)	0/13(-)	5/13(?)	13/13(高)
Hofland 等	RT-PCR	1/6(低)	6/6(低)	2/6(低)	2/6(低)	6/6(高)
	RT-PCR	7/10(低-高)	8/10(低-高)	3/10(中)	4/10(高)	7/10(低-高)
总计(%)		25/39(64%)	29/39(74%)	8/38(21%)	12/37(32%)	31/37(84%)

(雷闽湘 盛志峰)

第3节 垂体炎

垂体炎(hypophysitis)一般系指腺垂体(adenohypophysis)的慢性炎症性病变。根据发病部位,可分为腺垂体炎(adeno-hypophysitis)或全垂体炎(panhypophysis);炎症波及垂体柄时称为漏斗球垂体炎(infundibulo-hypophysitis);神经垂体受累时称为神经垂体炎(neurohypophystis)。临床上以淋巴细胞性垂体炎多见,1962~2010 年间全球报道了近 400 例,女性明显多于男性,平均发病年龄约 38 岁。近年发现,免疫球蛋白 G4 相关性系统疾病(immunoglobulin G4-related systemic disease)与自身免疫性垂体炎密切相关,自 2000 年以来,日本已经有 20 多例患者报道。

【分类与病理】

按照病理组织学特征,可分为淋巴细胞性垂体炎(lymphocytic hypophysitis)、肉芽肿垂体炎(granulomatous hypophysitis)、黄色瘤性垂体炎(xanthomatous hypophysitis)、坏死性垂体炎(necrotizing hypophysitis)、IgG4 浆细胞性垂体炎(IgG4-plasmacytic hypophysitis)或混合性垂体炎(mixed hypophysitis)[1-5],后者又可再分为淋巴细胞-肉芽肿性垂体炎(lympho-granulomatous hypophysitis)和黄色瘤-肉芽肿性垂体炎(xanthogranulomatous hypophysitis)[6],见表 2-3-3-1。

表 2-3-3-1 垂体炎分类

根据炎症波及的解剖部位分类
　腺垂体炎
　漏斗球神经垂体炎
　全垂体炎
根据组织学特征分类
　淋巴细胞性垂体炎
　肉芽肿性垂体炎
　黄色瘤性垂体炎
　坏死性垂体炎
　IgG4 浆细胞性垂体炎
　混合性垂体炎(淋巴细胞-肉芽肿性垂体炎/黄色瘤-肉芽肿性垂体炎)
根据病因分类
　原发性垂体炎
　　单纯性垂体炎
　　垂体炎并系统疾病(IgG4 浆细胞垂体炎/自身免疫性多内分泌腺病)
　继发性垂体炎
　　蝶鞍病变(生殖细胞瘤/Rathke 囊肿/颅咽管瘤/垂体瘤)
　　系统性疾病(Wegener 肉芽肿病/结核/结节病/梅毒)
　　免疫调节药物(CTLA-4 阻滞性抗体/α-干扰素/免疫细胞单抗)

（一）垂体炎与垂体坏死 垂体坏死的病因见表2-3-3-2。垂体坏死通常是血管病变所致，最多见于垂体瘤，常伴有出血（出血性坏死），部分病例的病变广泛，病情发展快，垂体体积在短时间内迅速增大，头痛剧烈，伴有视野障碍、眼肌麻痹、恶心、呕吐和神志改变（垂体卒中）。

表2-3-3-2 垂体坏死的病因

坏死类型	坏死病因
肿瘤性坏死	垂体瘤/垂体转移瘤
缺血性坏死	Sheehan综合征/失血性休克
血栓形成与高凝状态	妊娠糖尿病产前垂体坏死/败血症与休克
自身免疫性坏死	IgG4相关性垂体炎/淋巴细胞性垂体炎/红斑狼疮性脑炎-垂体炎
机械性坏死	颅内高压（蛛网膜下腔出血/脑卒中）/基底动脉环血栓形成
其他因素引起的坏死	垂体刺激试验/脊髓麻醉/蛇毒中毒

Sheehan病是急性垂体坏死的一种特殊类型（缺血性坏死），其病因主要与低血压有关[7]。多数患者呈慢性过程，数年后发生垂体功能减退，少数则急性起病，与垂体卒中的表现相似。

慢性垂体坏死为垂体炎症的一种特殊表现，一般分为淋巴细胞性垂体坏死、肉芽肿性垂体坏死、黄色瘤性垂体坏死、IgG4浆细胞性垂体坏死和坏死性漏斗球垂体炎五种类型[8,9]。坏死性漏斗球垂体炎属于垂体组织坏死性病变中的罕见类型，1993年由Ahmed等首次报道[10]，目前仅3例报道。诊断的主要依据是病理特征（单核细胞浸润伴垂体组织坏死），细胞坏死和凋亡均与自身免疫相关。凋亡时，细胞发生程序性死亡，分解出细胞碎片和凋亡体，虽然细胞质膜重排，但精细结构仍正常，所以缺乏炎症反应；重排的细胞质膜使其与许多因子结合，其中特别重要的是补体成分C1q和球状乳因子上皮生长因子8[11,12]，这些因子可抑制炎症发生，锚定巨噬细胞和树突细胞[13]；但如果凋亡的细胞不能被立即清除，则迅速引起继发性组织坏死，细胞质膜最终被破坏，并使具有抑制炎症反应的凋亡细胞转化为促炎症细胞，自身抗原水平急剧增高，进一步激化树突细胞和淋巴细胞[14]，导致自身免疫反应[15]。炎症反应亦可引起Ⅱ类MHC分子表达（垂体细胞合成Ⅱ类MHC分子和多种细胞因子，如IL-1、IL-1受体激动分子、IL-2、IL-6等），加重炎症过程[16]。垂体坏死时，这些细胞因子成为全身或局部炎症的促发因素，诱导残余垂体组织和周围组织发生免疫性炎症。

坏死性垂体炎患者常伴有尿崩症和垂体功能减退症，坏死的垂体组织如奶油状，镜下见坏死组织的淋巴-浆细胞浸润和纤维化[17]。

（二）淋巴细胞性垂体炎 淋巴细胞性垂体炎多见于女性，尤其容易在妊娠期和产后发病（40%），其显著特点是垂体存在大量淋巴细胞的弥漫性或局灶性浸润，其间伴有浆细胞、嗜酸性细胞和较多的成纤维细胞，成纤维细胞的量越多，纤维化越严重。

淋巴细胞性垂体炎需要与Sheehan病或垂体瘤鉴别（表2-3-3-3和表2-3-3-4）。淋巴细胞性垂体炎的临床特点是发

病与妊娠无关，常见于发展中国家或地区。除女性外，亦可见于男性和儿童，且多伴有其他自身免疫性疾病。ACTH和TSH缺乏多见，而GH、LH与FSH的分泌多正常，常合并高PRL血症和尿崩症；MRI显示垂体呈对称性增大和垂体柄增厚，神经垂体高信号消失[18-21]。Sheehan病亦可伴有淋巴细胞性垂体炎，起病时垂体呈炎症性充血肿大，影像表现与垂体瘤很难鉴别；继而垂体萎缩变小和纤维化，常并发空泡蝶鞍综合征。

表2-3-3-3 Sheehan病与淋巴细胞性垂体炎的鉴别

鉴别点	Sheehan病	淋巴细胞性垂体炎
流行病学	常见于发展中国家	常见于发展中国家
性别	女性	女性/男性/儿童
其他自身免疫性疾病	少见	常见
与妊娠的关系	有关	无关
发病时间	产后	任何时间
诱因	产后出血或休克	不明
促激素缺乏	PRLGHTSH	ACTHTSH
保存功能的促激素	LHFSHACTH	GHLHFSH
高PRL血症	少见	常见
尿崩症	少见	常见

表2-3-3-4 淋巴细胞性垂体炎与垂体瘤的鉴别（MRI）

鉴别点	淋巴细胞性垂体炎	垂体瘤
垂体扩大	对称性	非对称性
垂体柄位置	正常（居中）	移位
垂体柄厚度	增厚	无增厚
神经垂体高信号	丢失	存在
蝶鞍底部破坏	无	可能存在
Gd增强后	垂体均匀而弥漫性肿大	肿瘤被增强

（三）IgG4浆细胞垂体炎 IgG4浆细胞垂体炎最早报道于2004年[22]，通常以垂体肿块为突出表现，以单核的淋巴细胞和浆细胞浸润为主。IgG4是一种与自身免疫性疾病（如淋巴细胞性甲状腺炎、自身免疫性胰腺炎）或过敏反应密切相关的抗体[23]，IgG4浆细胞垂体炎是IgG4相关性病群（IgG4-related disease）的一种表型，血清IgG4明显升高，但在病程的晚期或接受糖皮质激素治疗后迅速下降，其他临床表现见表2-3-3-5，主要包括头痛、发热、体重减轻、乏力、多饮、视野缩小、多尿、多饮和垂体功能减退等；MRI显示垂体增大。腹部CT显示腹膜后包块和胰腺包块，活检为自身免疫性胰腺炎和纤维化。部分患者伴有腮腺炎、肝炎、间质性肺病、硬化性胆管炎或IgG4相关性副鼻窦炎。

凡符合以下五条中的①，或②+③，或②+④+⑤者，可以诊断为IgG4相关性垂体炎：①垂体单核细胞浸润，淋巴细胞和浆细胞增多，每个高倍镜视野下可见10个以上的IgG4阳性细胞；②垂体MRI发现蝶鞍肿块和/或垂体柄增厚；③其他组织活检提示自身免疫性病变伴有IgG4阳性细胞浸润；④血清IgG4>140mg/dl；⑤糖皮质激素治疗后蝶鞍肿块缩小，症状改善[24-27]。

表 2-3-3-5　IgG4 相关性垂体炎病例特点

报道者	年龄/性别/国籍	临床表现	诊断	非垂体病变	结局	追踪
Van der Vliet/2004	66/F	头痛/发热/腮腺肿大/自身免疫性胰腺炎病史 继发性甲减/血清 IgG4 升高/腮腺活检显示淋巴细胞浸润与纤维化蝶鞍肿大/CT 显示肺部和腹膜后包块	②+③	腮腺炎/自身免疫性胰腺炎/腹膜后纤维化	泼尼松 60mg/d 迅速改善症状	1 年
Yamamoto/2006	70/M/日本	腮腺肿大/性腺功能紊乱/继发性甲减血清 IgG4 升高/腮腺活检显示 IgG4 细胞浸润与纤维化/MRI 显示垂体柄增宽	②+③	腮腺炎	泼尼松 40mg/d 迅速改善症状	不明
Tanabe/2006	71/M/日本	乏力/体重减轻/多饮/腮腺肿大/全垂体功能减退/血清 IgG4 升高/MRI 显示垂体增大/腹部 CT 显示腹膜后包块/腮腺活检显示 IgG4 细胞浸润与纤维化	②+③	腮腺炎/腹膜后纤维化	氢化可的松 30mg/d 和 T4 补充治疗迅速改善症状	不明
0Ralli/2007	67/M	虚弱/全垂体功能减退/血清 IgG4 升高/腹部 CT 显示胰腺包块,活检证实为自身免疫性胰腺炎/MRI 显示漏斗球和腺垂体肿块样病变	②+④+⑤	自身免疫性胰腺炎	泼尼松 40mg/d 迅速改善症状	不明
Wong/2007	77/M/中国	视野缩小/继发性甲减血清 IgG4 升高/腮腺活检显示 IgG4 细胞浸润与纤维化/MRI 显示垂体包块/腹部 CT 显示膀胱肿块/病理检查为 IgG4 阳性浆细胞浸润	①	自身免疫性胰腺炎/硬化性胆管炎	不明	不明
Isaka/2008	55/M/日本	乏力/多尿/多饮/流涕/尿崩症/腺垂体功能减退 MRI 显示垂体扩大/CT 静脉窦包块和腹主动脉包块/副鼻窦包块活检显示 IgG4 阳性细胞浸润	②+③	腹膜后纤维化/IgG4 相关性副鼻窦炎	泼尼松 50mg/d 迅速改善症状	不明
Tsuboi/2008	62/M/日本	乏力/体重减轻/发热/关节痛/继发性肾上腺皮质功能减退和甲减、尿崩症/MRI 见垂体柄扩大/CT 见双肺浸润/胰腺肿大和腹膜后包块/肺活检见纤维化 IgG4 细胞浸润	②+③	间质性肺病/腹膜后纤维化	糖皮质激素改善症状包块消失	8 个月
Osawa/2009	74/F/日本	乏力/多饮/全垂体功能减退视野缩小/血清 IgG4 正常/MRI 见漏斗球和腺垂体增大/视交叉移位/垂体活检见 IgG4 阳性细胞浸润	①	无	糖皮质激素改善症状	15 个月
Hori/2010	70/M/日本	乏力/口渴/恶心/尿崩症/继发性肾上腺皮质功能减退/血清 IgG4 升高/MRI 见垂体扩大/活检见腮腺炎肝炎和间质性肺病/IgG4 阳性细胞浸润	②+③	腮腺炎/肝炎/间质性肺病	氢化可的松 15mg/d 改善症状包块消失	5 年
Haraguchi/2010	74/F/日本	乏力/厌食/多尿/多饮/全垂体功能减退/尿崩症/血清 IgG4 升高/MRI 见垂体和垂体柄增大	②+④+⑤	无	泼尼松 30mg/d	4 个月
Haraguchi/2010	68/M/日本	多尿/多饮/MRI 见垂体柄肿块/垂体形态正常/3 年后发生腹膜后纤维化包块	②+③	腹膜后纤维化	泼尼松龙 30mg/d 包块消失	7 年
Leporati/2011	75/M/美国	头痛/全垂体功能减退/MRI 见垂体扩大/垂体柄增厚和静脉窦包块	①	IgG4 相关性副鼻窦炎	泼尼松龙 40mg/d 包块消失	3 年

注:F:女性;M:男性

（四）原发性肉芽肿性垂体炎　　原发性肉芽肿性垂体炎的病因未明,目前有近 40 例患者报道,主要见于女性,但发病年龄较淋巴细胞性垂体炎晚,平均发病年龄约 44 岁,一般与妊娠无关。病变垂体含有较多的多核巨细胞形成的肉芽肿,组织细胞被大量的 T 淋巴细胞和少数浆细胞围绕[28-32]。临床表现为头痛、多饮多尿等,但无特异性,后期常并发垂体功能减退。MRI 主要表现为对称性垂体包块,T1 信号与脑灰质相近,T2 信号呈非均质性增强。病理检查可发现非坏死性肉芽肿性慢性炎症(详见病例报告 1 和表 2-3-3-6)。

表 2-3-3-6　原发性肉芽肿型垂体炎的临床特点

症状与体征	发生比例(%)
头痛	50/82(61.0)
视力异常	33/82(40.2)
多尿多饮	22/82(26.8)
颅神经麻痹	22/82(26.8)
第Ⅱ对颅神经受压	12/82(14.6)
第Ⅲ对颅神经受压	12/82(9.8)
第Ⅳ对颅神经受压	1/82(1.2)
第Ⅵ对颅神经受压	6/82(7.3)
第Ⅶ对颅神经受压	2/82(2.4)
疲乏	21/82(25.6)
恶性呕吐	18/82(22.0)
厌食	11/82(13.4)
发热	8/82(9.8)
不耐寒	7/82(8.5)
溢乳	6/82(7.3)
月经异常(女性)	26/59(45.6)
阳痿与性欲下降(男性)	7/23(30.4)

（五）黄色瘤性垂体炎　　自 1998 年以来,约有 20 例黄色瘤性垂体炎报道,病变以泡沫状组织细胞和巨噬细胞浸润为主,亦可伴有浆细胞和淋巴细胞增多,病程较长者可见纤维化和腺泡毁损,女性患病率约为男性的 2 倍。黄色瘤性垂体炎多见于年轻人,其特点是垂体混合性炎症细胞浸润,包括泡沫型组织细胞(foamy histiocyte)、浆细胞、多核巨细胞、成熟的小淋巴细胞[28-31],可继发于颅咽管瘤,常波及垂体柄和下丘脑[32],因而头痛和视野缺失更常见。本病的预后较佳,因为其对糖皮质激素的反应不如其他垂体炎,部分遗留垂体功能减退症。

（六）自身免疫性多内分泌腺综合征伴垂体炎　　自身免疫性多内分泌腺综合征(APS)的发病基础为多种器官特异性自身免疫损害,自身抗体可作为本综合征的标志物。Bellastella 等分析了 700 多例 APS 患者的抗垂体抗体变化。结果发现,APA 阳性是预期患者发生自身免疫性垂体炎的可靠指标,其滴度越高,风险越大,其中 3 型和 4 型 APS 的风险更高(表 2-3-3-7)。

表 2-3-3-7　APS 伴和不伴垂体抗体的临床特点

项目	APA 阳性 (n=149)	APA 阴性 (n=50)
一般资料		
性别(男/女)	41/108	10/40
年龄(M±SD 岁)	32.05±5.74	32.76±5.51
年龄范围(岁)	20-45	25~42
APS 类型		
3 型	136	47
4 型	13	3
合并的自身免疫性疾病		
自身免疫性甲状腺炎	103	36
Graves 病	33	11
1 型糖尿病	39	11
过敏性肠病	31	10
自身免疫性萎缩性胃炎	39	11
恶性贫血	11	3
白癜风	29	12
秃顶	13	6

注:APS:autoimmune polyendocrine syndromes,自身免疫性多内分泌腺综合征;APA:antipituitary antibody,抗垂体抗体

APS 波及腺垂体,患者的血清 PIT-1 抗体呈阳性反应,称为 PIT-1 抗体综合征,多见于日本人,患者往往还伴有 GH、PRL 和 TSH 缺乏症。发病机制未明,唾液酸乙酰酯酶是调节 B 淋巴细胞抗体生成的关键因素,SIAE 缺陷者的 T1DM 和其他自身免疫性疾病风险明显增高,PIT-1 基因缺陷或阻滞型抗体患者也导致垂体多种激素缺乏症,因此认为 PIT-1 抗体综合征是一种与 APS 相关的特殊自身免疫综合征。PIT-1 抗体综合征伊匹利单抗(ipilimumab,易普利姆玛)是一种新型免疫治疗药物,主要用于治疗转移性黑色素瘤或肾细胞癌。这种药物偶尔诱发垂体炎。此外,临床上不少病例的自身免疫性病变过程典型,但达不到自身免疫性多内分泌腺综合征的诊断,一般可笼统地称为自身免疫性垂体炎(详见病例报告 2)。

易普利姆玛是一种单克隆抗体,能有效阻滞细胞毒性 T 细胞抗原-4(CTLA-4)分子。CTLA-4 影响人体的免疫系统,削弱其杀死癌细胞的能力。Yervoy 的作用机制是增强人体免疫系统识别、并攻击黑色素瘤癌细胞的能力。美国 FDA 于 2011 年 3 月 25 日批准易普利姆玛(Yervoy)用于治疗晚期黑色素瘤。其给药方式是静脉注射。CTLA-4 是一种 T 淋巴细胞的负调节因子,可抑制其活化。易普利姆玛与 CTLA-4 结合并阻碍后者与其配体(CD80/CD86)的相互作用。阻断 CTLA-4 可增加 T 细胞的活化和增殖。易普利姆玛对于黑色素瘤的作用是间接的,可能是通过 T 细胞介导的抗肿瘤免疫应答而发挥抗肿瘤作用。但是,易普利姆玛可引起自身免疫性垂体炎,临床表现往往以头痛和垂体功能减退为突出,其与淋巴细胞性垂体炎的鉴别见表 2-3-3-8。CTLA-4 单克隆抗体引起的垂体炎的诊断与处理见图 2-3-3-1。

表 2-3-3-8 易普利姆玛引起的垂体炎与经典淋巴细胞性垂体炎的比较

指标	易普利姆玛引起的垂体炎	淋巴细胞性垂体炎		
		淋巴细胞性腺垂体炎	淋巴细胞性漏斗神经垂体炎	淋巴细胞性全垂体炎
最常见表现	头痛	头痛	头痛	头痛
低皮质醇状态	60%~100%	56%	0%	46%
甲减	60%~100%	44%	0%	39%
性腺功能减退	83%~87%	42%	8%	47%
血清 PRL 降低/升高	25%	48%	13%	56%
尿崩症	1 例报道	0%	98%	95%
自发性恢复	14 例报道	15.5%	7.6%	10.5%

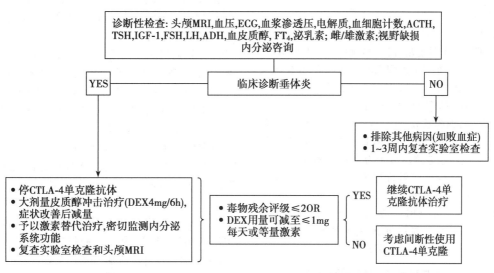

图 2-3-3-1 CTLA-4 单克隆抗体引起自身免疫性垂体炎的诊断与处理
DEX:地塞米松;ECG:心电图

【自身免疫性垂体炎与妊娠】

妊娠对自身免疫性垂体炎有明显影响,妊娠出现选择性暂时性免疫耐受和非免疫抑制[33-37](表 2-3-3-9),自身免疫性垂体炎多在妊娠后期或产后早期发病,增大的垂体压迫脑膜时出现头痛,当视交叉受损时引起视野缺失。

【诊断与治疗】

当患者存在头痛、视力障碍或垂体功能减退表现时,应想到垂体炎可能。如果 MRI 显示垂体炎改变,一般可以确立诊断,Gd-DTPA 增强扫描显示垂体信号不均一,垂体组织向垂体窝不对称伸展,而神经垂体的高信号消失,伴有抗垂体抗体升高更支持其诊断。

各种类型的垂体炎均可首选糖皮质激素治疗,但治愈率仅 30%~50%,糖皮质激素治疗失败的主要原因是:①剂量或疗程不足(一般要求连续治疗 3~6 个月以上,并用低剂量维持 3 个月左右);②病期长,垂体已经部分纤维化;③高泌乳素血症;④诊断错误。此时需要重新评价诊断,必要时活检。如果诊断无误,可考虑改为甲泼尼龙注射治疗,或加用其他免疫抑制剂治疗,如甲氨蝶呤、环孢菌素-A 或硫唑嘌呤等。如果血清 PRL 升高,应同时应用溴隐亭治疗。发生显著颅高压或视力减退-视野缩小时,应采用手术治疗。

表 2-3-3-9　妊娠诱导胎盘-蜕膜界面免疫耐受的机制

合胞体滋养层表达特异性 MHC 分子
HLA-G/HLA-G1
HLA-E
HLA-C
缺乏 HLA-A/HLA-B/HLA-DP/HLA-DQ/HLA-DR
合胞体滋养层高表达吲哚胺-2,3-二氧化酶(IDO)
降低局部色氨酸
T 细胞活化障碍
合胞体滋养层表达 Fas 配体
诱导 Fas 阳性 T 细胞分化
免疫耐受增强
合胞体滋养层表达免疫调节蛋白(CD46/CD55/CD59)
其他途径
补体活性降低
自然杀伤细胞向蜕膜浸润
调节 T 细胞向蜕膜浸润

【病例报告1】

（一）病例资料　　患者女性,31 岁。因严重头痛、恶心、呕吐 2 周入院。6 个月前足月自然分娩,产后无大出血,未接受过输血治疗。4 个月前出现双侧额部疼痛,MRI 未见异常,口服非甾体抗炎药无效。2 周前头痛加重,无溢乳。

BP 110/70mmHg,脉率 58 次/分,呼吸 16 次/分,体温正常。双颞侧偏盲,白细胞总数、血小板计数、血清蛋白、白蛋白、BUN、肌酐均正常。血钠 113mmol/L,血钾 4.3mmol/L,氯化物 82mmol/L。血和尿渗透压分别为 249 和 691mOsm/kg。垂体联合兴奋试验(静脉注射普通胰岛素 0.1U/kg,TRH 400μg 和 GnRH 100μg)后,GH、ACTH、皮质醇、TSH 和 LH 无升高反应,FSH 反应正常,PRL 呈过强反应(表 2-3-3-10)。MRI 显示垂体 18mm×10mm 圆形包块,累及鞍上组织和海绵窦,视交叉轻度受压,垂体包块等信号增强。

表 2-3-3-10　垂体功能联合兴奋试验结果

项目	基础值	30 分钟	60 分钟	90 分钟
血糖(mg/dl)	76	45	76	76
GH(ng/ml)	3.0	2.5	2.2	2.0
TSH(mU/L)	0.7	3.3	3.8	3.4
ACTH(pg/ml)	35.8	32.5	27.9	27.1
皮质醇(μg/dl)	1.25	6.5	3.5	2.9
LH(U/L)	0.51	2.0	2.3	2.1
FSH(U/L)	4.1	6.4	8.2	8.9
PRL(ng/ml)	56.5	145.8	143.1	117.0

给予泼尼松龙和 L-T$_4$ 治疗后,经蝶窦入路摘除垂体病变,病理检查证实为肉芽肿性炎症(多核巨细胞和淋巴细胞浸润,抗酸染色和结核 PCR 试验阴性,见文末彩图 2-3-3-2)。术后视野恢复正常。最后诊断为特发性肉芽肿性垂体炎。患者在泼尼松龙和 L-T$_4$ 治疗的基础上再加雌二醇和孕酮替代治疗,半年后复查腺垂体功能部分好转,但未完全恢复正常。

（二）病例讨论　　肉芽肿性垂体炎与淋巴细胞性垂体炎的鉴别要点是后者缺乏上皮样及多核巨细胞性结节[1-4],但两者的显微病理有许多相似之处,提示两种病变属于同一疾病不同阶段的不同表现[5,6]。肉芽肿性垂体炎常发生于妊娠后,常伴有其他自身免疫性疾病,MRI 多表现为垂体对称性肿大,信号均匀,鞍底正常。除顽固性头痛外,常伴视交叉受压、垂体功能减退、闭经、溢乳、高泌乳素血症和尿崩症等。有的患者并发无菌性脑膜炎、结核、梅毒、霉菌等感染。结节病、Wegener 肉芽肿、Crohn 病、组织细胞增多症 X 和异物反应(如 Rathke 囊肿破裂)均可并发继发性肉芽肿性垂体炎[2],本例无相应病史与证据,故可诊断为特发性肉芽肿性垂体炎。症状严重,视交叉受压时,经蝶窦入路手术是诊断和治疗肉芽肿性垂体炎的首选方案;如果术后出现垂体功能减退则给予相应激素替代治疗,本例患者显示继发性甲状腺功能和性腺功能减退,故给予 L-T$_4$、雌激素和孕激素治疗;糖皮质激素治疗对消除残余肉芽肿病灶有一定疗效。

【病例报告2】

（一）病例资料　　患者女性,49 岁,因烦渴、多饮、多尿半年,发现脑垂体柄增粗、肝脏弥漫性病变 1 个月余入院。入院前 2 年发现血糖升高(空腹血糖 18mmol/L,餐后血糖 25mmol/L),予以吡格列酮可控制血糖。患者于半年前无明显诱因出现烦渴、多饮、多尿,每日饮水量约 6000ml,尿色清淡,夜尿增多,尿量与饮水量相当。无皮肤干燥、汗液及唾液减少,睡眠不佳,记忆力减退,无视物变形,无复视,无头晕、头痛,感恶心,无呕吐,精神欠佳,食欲不振,大便干结,体重下降约 15kg。2014 年 4 月 28 日检查甲状腺功能正常,Hb-sAb 弱阳性,脑垂体 MRI 示垂体柄明显增粗,垂体后叶高信号消失(图 2-3-3-3)。腹部 B 超和 CT 显示肝脏弥漫性病变,肝穿刺活检显示部分细胞气球样变性,伴灶性嗜酸性粒细胞、中性粒细胞、淋巴细胞浸润。

诊断考虑中枢性尿崩症、2 型糖尿病、胃溃疡、肝脏朗格汉斯细胞组织细胞增生症。予以护肝等对症支持治疗后,患者多尿、口干症状无明显改善。有胃溃疡病史,近期无反酸、嗳气,无黑便。余无特殊。16 岁初潮,2013 年 11 月绝经,绝经后无不规则阴道出血。个人史、家族史无特殊。

体温 36.4℃,脉搏 78 次/分,呼吸 20 次/分,血压 90/70mmHg。发育正常,慢性病容,甲状腺Ⅱ度肿大,左甲状腺触及 2cm×2cm 结节,质韧,无压痛。心率 78 次/分,律齐。双下肢无水肿,皮肤无色素沉着。四肢肌力、肌张力正常。生理反射存在,巴宾斯基征、凯尔尼格征、布鲁津斯基征阴性。血红蛋白 107g/L;单核细胞百分率 10.30%;尿比重 1.005;总胆固醇 2.64mmol/L;高密度脂蛋 0.71mmol/L;γ-谷氨酰转肽

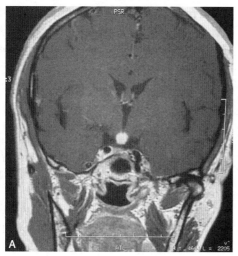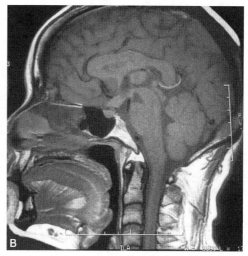

图 2-3-3-3 下丘脑-垂体 MRI

酶 128U/L;碱性磷酸酶 507U/L;肌酸激酶同工酶 28IU/L;球蛋白 31.90g/L;丙氨酸氨基转移酶 44U/L;天冬氨酸氨基转移酶 69U/L;高敏 C 反应蛋白 22.65mg/L;血沉 64mm/h;癌胚抗原 CEA 正常;人绒毛膜促性腺激素 0.10mU/ml。甲状腺功能正常,抗甲状腺球蛋白抗体 1000.0U/ml;甲状腺过氧化物酶抗体 3.69U/ml;促卵泡生成素 4.80mU/ml;促黄体生成素 0.67mU/ml;垂体泌乳素 192.50ng/ml;雌二醇 18.35pmol/L;血清皮质醇(早上 8 点)7.50μg/dl。糖化血红蛋白 5.4%;IGF-1 40.3ng/ml(同龄人正常值范围 94-252ng/ml);头颅正侧位片未见明显骨质异常征象;肺部高分辨 CT 显示双肺少许纤维灶,纵隔内淋巴结肿大,肝内多发低密度结节;甲状腺彩超显示甲状腺内多发实性结节;甲状腺穿刺细胞学检查见少量黏液及红细胞,少许散在角化鳞状细胞;肝穿刺活检以正常肝细胞为主,少量嗜酸性粒细胞、淋巴细胞,未见朗格汉斯细胞;骨髓增生明显活跃,粒红系未见明显异常。

(二)病例讨论 予以醋酸去氨加压素片 0.1mg 口服后,患者尿量及饮水量均明显减少。24 小时饮水量 1950ml,尿量 3150ml。本例诊断为中枢性尿崩症,病因与自身免疫性病变有关。垂体炎波及垂体柄和并发中枢性尿崩症时,提示炎症性病变已经相当广泛,并引起了垂体柄离断综合征。自身免疫性垂体柄病变导致腺垂体功能减退症、继发性腺功能减退、继发性生长激素缺乏和继发性肾上腺功能减退症;此外,本例患有 2 型糖尿病、支气管扩张症和结节性甲状腺肿。予以泼尼松龙治疗能部分缓解病情,口服醋酸去氨加压素片(0.1mg/d)和对症处理后出院。

(廖二元 雷闽湘)

第 4 节 腺垂体功能减退症

垂体或下丘脑的多种病损可累及腺垂体的内分泌功能,当垂体的全部或绝大部分被毁坏后,产生一系列内分泌腺功能减退表现,主要累及的靶腺为性腺、甲状腺及肾上腺皮质,临床上称为腺垂体功能减退症。成人腺垂体功能减退症又称为 Simmond 病。最常见的病因为产后垂体缺血性坏死(由 Harold Leeming Sheehan 首次报道,亦称 Sheehan 综合征)和垂体瘤。按发病部位和病因,可将腺垂体功能减退症分为原发性腺垂体功能减退症和继发性腺垂体功能减退症两类,前者又可分为先天性(遗传性)腺垂体功能减退症和获得性腺垂体功能减退症两种。

【病因与发病机制】

腺垂体功能减退症多见于成年(21~40 岁)女性,其病因有:①垂体病变或发育异常致腺垂体激素分泌减少;②下丘脑病变导致腺垂体激素释放激素分泌不足;③下丘脑-垂体的联系(垂体门脉系统)中断,下丘脑促腺垂体激素不能到达腺垂体而引起功能减退(表 2-3-4-1)。

(一)血管病变造成的垂体坏死 血管病变造成的垂体坏死分为产后垂体坏死和非产后垂体坏死两种。

1. **产后缺血性垂体坏死** 为女性腺垂体功能减退的常见病因,发病机制未明,临床主要分为两种情况。

(1)分娩大出血或其他并发症:垂体坏死与妊娠及分娩时垂体的变化有关,分娩后,垂体增生肥大的因素突然消失,垂体迅速复旧,腺垂体血流量减少。在此种情况下发生周围循环衰竭,腺垂体因缺血而坏死(Sheehan 综合征)。由于神经垂体的血液供应不依靠垂体门脉系统,一般不被累及,但如果缺血严重而持久可同时累及神经垂体而并发尿崩症。分娩时大出血与循环虚脱使腺垂体动脉痉挛而闭塞。这些动脉除有少数分支直接供应垂体外,在垂体柄周围分成微血管,后者进入下丘脑正中隆突和垂体柄,与该处的神经分泌纤维紧密相接,便于下丘脑神经激素进入微血管内;微血管再汇合成垂体门脉系统供应腺垂体。动脉闭塞后,垂体门脉血源供应断绝,而动脉痉挛可能与休克时交感神经兴奋或与使用麦角碱、AVP 或其他缩血管药物有关。随着现代产科技术的进步,典型而严重的 Sheehan 综合征已经少见,代之以非典型的轻度 Sheehan 综合征,而且可以在分娩数年后发病,如

表2-3-4-1 腺垂体功能减退的病因

原发性腺垂体功能减退症
　后天性
　　头颅创伤(头颅手术/颅脑外伤等)
　　垂体瘤
　　鞍内肿瘤
　　鞍旁肿瘤
　　缺血性坏死
　　产后坏死
　　糖尿病血管病变
　　血管其他病变(颞动脉炎/动脉粥样硬化等)
　　感染性(脑膜炎/脑炎/流行性出血热/结核/梅毒/真菌感染等)
　医源性
　　手术切除(垂体瘤术后等)
　　放射治疗(垂体瘤/鼻咽癌等放射治疗)
　　垂体卒中(多见于垂体瘤内出血/梗死/坏死等)
　　垂体浸润(血色病/组织细胞增生症/肉芽肿等)
　　其他病变(海绵窦血栓/颈内动脉血瘤/空泡蝶鞍/自身免疫性病变)
　遗传性(先天性)
　　遗传性疾病(Kallmann综合征/Prader-Willi综合征/Laurence-Moon-Biedl综合征)
　　受体突变(MSH受体/GHRH受体/CRH受体/GnRH受体/瘦素受体)
　　先天性垂体不发育或发育不全
　　转录因子基因突变(Prop-1/PTTX2/Pit-1/HESX1/SOX2/LHX3/DAX1)
　　激素基因突变(GH-1/LHβ/POMC/TSHβ)
继发性腺垂体功能减退症
　垂体柄破坏
　　创伤或手术
　　肿瘤及血管瘤
　　垂体柄断裂综合征
　　空泡蝶鞍综合征
　　下丘脑及中枢神经疾患
　　肿瘤(淋巴瘤/白血病)
　　炎症
　　浸润性病变(脂质累积病/肉芽肿)
　　血管病变
　　营养不良(饥饿/神经性厌食)
　　外源性抑制(如糖皮质激素治疗)
　　药物(糖皮质激素/GnRH/E₂/多巴胺/生长抑素/甲状腺激素/抗癌药物)

果能排除原发性甲减、甲状减、糖尿病、多囊卵巢综合征等疾病,那么毛发脱落、乏力、月经稀少或闭经的最大可能是分娩事件遗留下来的腺垂体功能减退症。

(2)弥散性血管内凝血:子痫、胎盘早期剥离、羊水栓塞、感染性休克可引起弥散性血管内凝血。垂体最常成为DIC的损伤组织而导致坏死,血液循环不易恢复与前述的垂体迅速复旧、血流量减少以及腺垂体血液供应主要依靠垂体门脉而非动脉有关。

2. 产后非缺血性垂体坏死　除产后垂体缺血性坏死外,其他血管病变亦可成为腺垂体功能减退的病因,如糖尿病大血管和微血管病变、海绵窦血栓形成、颞动脉炎、颈动脉瘤、抗中性粒细胞胞质抗体(antineutrophil cytoplasmic antibody,ANCA)性血管炎等。

3. 心脏病变　可见心肌黏液性水肿和心衰,心律失常少见。

(二)非产后腺垂体功能减退症

1. 颅内肿瘤　为引起腺垂体功能减退症的另一重要病因,成年人最常见者为垂体瘤,儿童最常见者为颅咽管瘤。其他下丘脑-垂体瘤的扩张性生长、卒中或压迫垂体也可引起本症,详见本章第8节。

2. 空泡蝶鞍综合征　常并发腺垂体功能减退症;发生垂体功能减退后,空泡蝶鞍的程度常进一步加重,两者互为因果。

3. 颅脑创伤或垂体柄离断　详见本章第13节。严重颅脑创伤是腺垂体功能减退症的重要原因,称为"颅脑创伤后腺垂体功能减退症"。据报道,28%~69%的颅脑创伤患者可并发程度不等的腺垂体功能减退症,且在急性期伴有高钠血症或低钠血症(AVP缺乏或AVP分泌过多)。腺垂体功能减退症可在颅脑创伤的急性期、恢复期或在颅脑创伤数月至数年后发病。颅脑创伤可引起急性腺垂体大片梗死,或由于垂体柄折断及垂体门脉中断而发病,病变累及垂体柄者常同时并发尿崩症[1-3]。这些患者大多因颅骨骨折累及颅底或垂体窝,垂体坏死使其预后更为严重。幸存者在遇有各种应激时,常发生垂体危象。垂体手术亦可引起腺垂体功能减退,近年开展的立体定位放射手术已经使该并发症明显下降。垂体柄离断或结构异常引起垂体柄断裂综合征,导致永久性GH缺乏和血清胃促生长素(葛瑞林,ghrelin)明显升高(下丘脑损害的结果)。因而,高葛瑞林血症可作为垂体柄断裂综合征的诊断线索和依据之一。

4. 头颈部放射治疗　下丘脑-垂体卒中对放射性特别敏感,头颈部放射治疗后数年常出现腺垂体功能减退症。下丘脑受损导致腺垂体功能减退,TRH兴奋后血TSH峰值延迟[4]。放射线通过离子化肿瘤细胞DNA而发挥治疗作用。放射线破坏细胞DNA的空间结构或产生自由基,导致细胞死亡,离子型放射线也引起正常神经细胞和神经胶质细胞变性、脱髓鞘和死亡;由于血管变性与内皮细胞死亡改变了血管通透性,引起组织水肿和纤维化。放射治疗所致的下丘脑-垂体损伤可分为早发性和迟发性两类,部分表现为全垂体功能减退,多数表现为GH缺乏(32%)、LH/FSH缺乏(27%)、ACTH缺乏(21%)或TSH缺乏(9%)。放射性垂体损伤的另一种结局是青春期发育异常,一般可有以下几种表现[5]:①青春期发育提前:属于中枢性性早熟的表现之一;②青春期发育加速(rapid puberty):其特点是青春期发育的启动年龄基本正常,但发育和进展的速度加快,女性从乳腺开始发育到月经初潮的时间短于18个月,而男性的睾丸体积在1年内达到10ml以上;③线性生长减慢:青春期发育的启动时间正常,但发育的进展缓慢,其最终身高一般低于预计高度;④青春期发育延迟:患者的放射性损害较重,除了青春期发育延迟外,往往发生低促性腺激素性性腺功能减退症;⑤青春期发育停止(arrested puberty):青春期发育的启动时间正常或甚至提前,但发育到达一定阶段后不再进展,这些患者常并发永久性 GHD。

成年女性患者接受大剂量放射治疗后,可并发月经紊乱、继发性闭经、卵巢功能减退、骨质疏松或卵巢早衰;男性患者多出现性欲减退、阴茎勃起障碍、精子数目下降、睾酮水平降低、肌肉消瘦和骨质疏松。放射治疗还可以引起 ACTH、TSH、GH 缺乏及高泌乳素血症,出现相应的临床表现。

5. 自身免疫性垂体损害 垂体自身免疫性损害可能存在多种临床情况[6],有些自身免疫性垂体损伤是全身疾病在垂体的一种表现。

(1)淋巴细胞性垂体炎:淋巴细胞性垂体炎为垂体的自身免疫性炎症性疾病,部分病例与其他自身免疫性疾病并存。可见于任何年龄,以围分娩期女性多见。而非妊娠妇女和男性很少发病。典型者的表现为头痛、突眼(海绵窦炎)、尿崩症、视野缺损和垂体功能减退(ACTH 和 TSH 缺乏,LH、FSH 和 GH 多正常),有时可伴有淋巴细胞性甲状腺炎、Addison 病或恶性贫血。MRI 有较特异表现,有些患者糖皮质激素治疗无效;MRI 显示垂体均匀性增大或伴有自身免疫性疾病时,要注意排除淋巴细胞性垂体炎可能[6]。

(2)免疫球蛋白 IG4 相关性系统性疾病:免疫球蛋白 IG4 相关性系统性疾病(IgG4-RSD)是近年来新确立的一种自身免疫性疾病,多见于中老年男性。IgG4-RSD 的主要表现为自身免疫性胰腺炎,可伴有唾液腺、肺、肝、胆管、肾、腹膜后等组织的自身免疫性炎症,详见本篇第 11 章相关内容。常合并有漏斗-垂体炎和尿崩症。垂体肥大伴有垂体柄增厚,部分患者合并有肥厚性硬脑膜炎和鼻窦炎。患者对糖皮质激素的反应良好。血清 IgG4 明显升高,受累组织有明显 IgG4 阳性浆细胞浸润。采用补充/替代剂量的糖皮质激素(氢化可的松)对部分患者有效。

(3)新生儿肝炎:为先天性腺垂体功能减退的病因之一,主要表现为甲减和肾上腺皮质功能减退,经补充/替代治疗后,新生儿肝炎可逐渐恢复正常。在临床上,对久治不愈的新生儿肝炎患者要考虑并发腺垂体功能减退症可能。

(4)产后自身免疫性垂体炎:近年发现,有些产妇并无分娩困难、出血、昏厥或感染史,但产后无乳汁分泌,并常伴有厌食、嗜睡、性欲减退、活动能力低下等症状,有的患者以贫血为主要表现。垂体功能的动态试验证实有轻度腺垂体功能减退症,称为产后自身免疫性垂体炎(postpartum autoimmune hypopituitarism),其病因未明,可能与垂体自身免疫性病变有关。另一种情况是产后自身免疫性垂体炎合并产后甲状腺炎,两种疾病可同时或先后发作,提示两者在病因上存在联系。

(5)抗垂体特异性转录因子 1 抗体综合征:抗垂体特异性转录因子 1(PIT1)抗体综合征(抗 PIT-1 抗体综合征)是引起复合型垂体激素缺乏症的新病因,血清中科检出抗 PIT-1 抗体和多种其他自身抗体,因而属于多器官自身免疫病(multiple endocrine organopathy)和自身免疫性内分泌腺综合征的范畴。

(6)特发性腺垂体功能减退症:部分腺垂体功能减退患者无明确病因可查,一般认为是由于某种自身免疫反应导致

垂体退化萎缩所致。

6. 垂体感染 微生物感染可通过不同方式使腺垂体受损,垂体脓肿可直接毁坏垂体,颅底脑膜炎可影响下丘脑激素的转运,脑炎可影响下丘脑神经激素的合成与分泌。严重全身性感染(如伤寒)也可引起本症。

7. 全身性病 可引起腺垂体功能减退症的全身性疾病很多,常见的有:①浸润性病变(如白血病、淋巴瘤、黄色瘤、结节病、血色病等),其中结节病可有广泛下丘脑浸润,而垂体本身并无明显损害;②严重营养不良(如神经性厌食、胃切除或蛋白-热卡营养不良症);③长期而严重的神经症可伴有轻度腺垂体功能减退症;④卡因相关性垂体功能减退症为血管病变的一种表现,其特点是全垂体功能减退症伴或不伴尿崩症;⑤糖尿病。

8. 药物 治疗各种自身免疫性疾病和肿瘤的单克隆抗体可引起垂体功能减退症。虽然肿瘤患者并发垂体功能不全的原因主要与肿瘤转移、手术或放疗损伤有关,但抗癌药物同样可引起垂体功能减退症,这些药物不良反应主要见于儿童和青少年患者。抑制细胞毒 T 淋巴细胞抗原-4 受体的伊匹木单抗(ipilimumab)、曲美木单抗(tremelimumab)和免疫抑制剂(nivolumab)最常导致垂体炎。由于这些药物通过提高抗肿瘤免疫功能而诱发垂体自身免疫性病变,垂体损害难以逆转,治疗效果较差。

(三)下丘脑-腺垂体畸形/发育不良导致的腺垂体功能减退 在垂体的胚胎发育过程中,需要许多控制细胞发育的因子参与调节。如果相关的发育因子缺乏即可引起垂体激素缺乏性垂体功能减退症。主要有两种临床类型,一是调节垂体发育的基因突变或缺失引起腺垂体发育不良和腺垂体激素分泌不足;二是先天性畸形累及下丘脑-垂体。先天性腺垂体发育或结构异常主要见于[7]:①垂体发育不良与垂体不发育;②先天性腺垂体功能减退症伴神经垂体异位可能是先天性腺垂体功能减退症的一种特殊类型。腺垂体功能减退为部分性,多为 GH 和/或 ACTH 缺乏,可伴有中枢性尿崩症。Lukezic 等报道 15 例年龄为 13～38 岁先天性腺垂体功能减退症伴神经垂体异位患者(男 12 例,女 3 例),其中 11 例有多种垂体激素分泌缺陷,4 例为单纯性 GHD,1 例为口干、多饮和多尿,5 例的高渗盐水试验异常,说明有相当部分患者伴有亚临床 AVP 分泌障碍和渴感功能减退。

1. 脑中线-视神经发育不良症 脑中线-视神经发育不良症(septo-optic dysplasia,SOD)亦称 de Morsier 综合征,属于罕见的先天性发育异常性疾病。临床上以脑中线发育异常、视神经发育不良和下丘脑-垂体发育障碍三联征为特征[8-13]。该综合征首次报道于 1941 年,发病率占活婴的 1/10 000。多数 SOD 病例为散发性,家族性者少见。近年发现,同源框基因 Hesx1 和 SOX2 突变产生 SOD 表型,病因为 HESX1(OMIM 601802)基因纯合子突变(常染色体隐性遗传)或杂合子突变(常染色体显性遗传)。SOX2 突变引起下丘脑性低促性腺激素性性腺功能减退症(GnRH 缺乏所致)和眼发育障碍(如无眼、小眼等),即无眼-食管闭锁-生殖器异常综合征,见表 2-3-4-2。目前鉴定了 13 个不同的突变位点,导致胚胎第 4～6 周前神经板形态发生和前脑发育不良。但是,Hesx1 和 SOX2 突变仅能解释小部分病例的病因[14,15],其他相关基因突变见下述。

表 2-3-4-2　HESX1 与 SOX2 突变引起的垂体功能异常

项目	遗传	缺乏的激素或畸形	体查或神经影像检查
HESX1 突变			
Q6H	显性	GH/TSH/LH/FSH	APH/PPH
I26T	隐性	GH/LH/FSH/ATH/TSH	APH/PPH
c306/307insAG	显性	GH/LH/FSH	APH
Q117P	显性	GH/TSH/ACTH/LH/FSH	APH
c357/2T>C	隐性	GH/TSH/ACTH/PRL	APH/PP 异位/漏斗球发育不良
Alu insertion	隐性	全部激素	APH/CC 变薄/脑水肿
E149K	显性	GH	APH/PP 异位
c449/450delCA	隐性	GH/TSH/ACTH	APH/CC 变薄/脑水肿
R160C	隐性	GH/TSH/ACTH/LH/FSH	APH/ACC/ONH/PP 异位
S170L	显性		ONH/PP 异位/部分 ACC
K176T	显性	GH/ACTH/TSH	PP 异位
g1684delG	显性	GH	APH/ONH/ACC 缺乏
T181A	显性	GH	APH/PPH
SOX2 突变			
c70del20		HH/APH/海马异常	无左眼/右眼小
c70del29		HH	双侧无眼
c60/61insG		HH/APH/下丘脑错构瘤	双侧无眼
pQ61X		HH	双侧无眼
pL75Q		HH	右侧无眼
c387delC		HH/APH/错构瘤/隐睾/小阴茎	左侧小眼/右侧无眼
c479delA		HH/APH/小阴茎	双侧无眼
pY160X		HH/APH	双侧无眼
pQ177X		HH/隐睾/小阴茎	双侧无眼
SOX2del		AP 发育不良/胼胝体变薄	右侧无眼/左侧小眼

注：ACC：agenesis of the corpus callosum，胼胝体不发育；AP：anterior pituitary，腺垂体；APH：anterior pituitary hypoplasia，腺垂体发育不良；HH：hypogonadotropic hypogonadism，低促性腺激素性性腺功能减退症；ON：optic nerve，视神经；ONH：optic nerve hypoplasia，视神经发育不良；PP：posterior pituitary，神经垂体；PPH：posterior pituitary hypoplasia，神经垂体发育不良。

视神经发育不良是患者就诊的主要原因，发生率约70%，突出表现是视力减退和眼球震颤。中枢神经中线异常主要包括胼胝体不发育、小脑发育不全、脑裂、透明隔缺如等，详见本篇扩展资源17。MRI 可见脑组织形态异常、部分脑结构缺乏和神经垂体异位（75%~80%）。检查可见脑电图异常，严重患者可能存在癫痫、偏瘫、智力障碍等。临床表现具有显著的异质性，主要包括双侧视神经发育不良、眼球震颤、躯体发育延迟、神经和下丘脑-垂体发育障碍（如垂体细小神经垂体异位、垂体柄变薄或缺乏、空泡蝶鞍等）、垂体激素缺乏较常见，是先天性垂体功能减退的最主要原因。垂体激素缺乏相当常见（62%~80%），按照发生频率依次为 GH 缺乏（85%）、ACTH 缺乏（48%）、TSH 缺乏（33%）、LH/FSH 缺乏（8%）[16,17]。儿童期出现者症状重，偶尔发生垂体功能减退症危象。但一般症状不明显，多数需要用动态试验才能确诊（详见病例报告1）。

2. 空泡蝶鞍综合征　儿童少见，常见于成人，多伴有下丘脑-垂体功能障碍。

3. 其他临床综合征　除 HESX1 与 SOX2 外，引起脑结构发育障碍、躯体畸形和复合型垂体激素缺乏（combined pituitary hormone deficiency，CPHD）的发育因子（developmental factors）还有 LHX3（颈项短小与强直，short stiff neck）、LHX4（小脑发育异常，cerebellar anomalies）、OTX2（小眼-无眼，microphthalmia and anophthalmia）、SOX3（智力障碍，mental retardation）、TBCE（甲旁减-精神迟钝-同质异型，hypoparathyroidism-，retardation and dysmorphism）、PITX2、pit1、PROP1、XIX6、POU1F1、TBX19 等。引起单基因表达的发育因子有 GH1、GHRHR、GnRHR1、TBX19（TPIT）、PMOC、TSHβ、HRHR、LHβ/FSHβ 等。这些发育因子突变导致单一垂体激素缺乏，而其他激素的合成与分泌正常。此外，约半数患者伴有神经垂体异位。少数病例存在两种或更多的致病因素。CHARGE 综合征除有 Kallman 综合征和低促性腺激素性性腺功能减退症外，还有腺垂体功能不全表现。

（四）遗传性垂体功能减退症　属于先天性疾病，主要与垂体发育调节因子突变有关（图 2-3-4-1~图 2-3-4-7 和病例报告2）。主要见于：①KAL-1 突变（FSH 和 LH 缺乏）；②Laurence-Moon 综合征（FSH 和 LH 缺乏）；③Prader-Willi 综合征（FSH 和 LH 缺乏）；④ACTH 受体（ACTH 缺乏）；⑤GHRH 受体（GHD）；⑥GnRH 受体（FSH 和 LH 缺乏症）；⑦瘦素受体和黑皮素受体（LH 和 FSH 缺乏症）；⑧转录因子突变：参与垂体发育的转录因子很多，这些转录因子突变可导致腺垂体功能减退症，如 pit-1 基因突变导致先天性 GH、PRL 和 TSH 缺乏，其特点是垂体正常或萎缩；腺垂体特异性配对

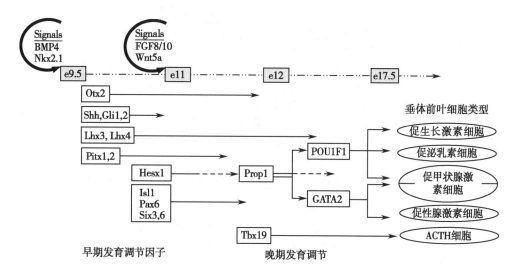

图 2-3-4-1 腺垂体发育所需的调节因子

垂体发育是一种序贯的连续过程,口腔外胚层(oral ectoderm)与神经外胚层接触,引起垂体发育级联反应,参与此反应的信号分子和转录分子很多,且具有严格的时间和空间特异性。首先是 Rathke 囊发育,一般在胚胎日 9.5(e9.5)表达 BMP4 和 Nkx2.1,并在豪猪素(Shh)启动下,形成 Rathke 囊原基(primordial RP);继而 Gli1、Gli2、Lhx3、Pitx1 和 Pitx2 表达并诱导垂体祖细胞(progenitor pituitary cell)发育;HESX1、ISL1、PAX6、SIX3 和 SIX6 则促进细胞增殖、分化与移行,Hesx1 表达下调(虚线箭头,e12.5)则启动 Prop1 表达(e12.5),于 e17.5 生成 Rathke 囊和成熟垂体

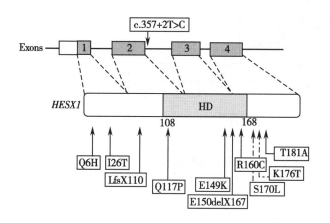

图 2-3-4-2 HESX1 突变引起的全垂体功能减退症

上部为编码的外显子,下部为 HESX1 mRNA 结构及其同源结构域(HD)

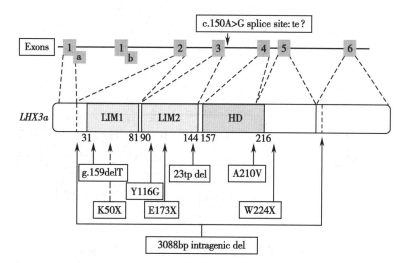

图 2-3-4-3 LHX3 突变引起的垂体多激素缺乏症

显示记忆的编码外显子和 LHX3a mRNA 结构与 LIM 结构域及其同源结构域(HD)

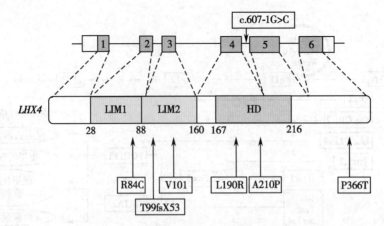

图 2-3-4-4　LHX4 突变引起的全垂体功能减退症

上部为编码外显子和翻译区,下部为 LHX4 mRNA 结构与 LIM 结构域及其同源结构域(HD)

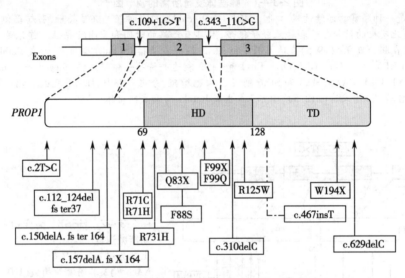

图 2-3-4-5　PROP1 突变引起的全垂体功能减退症

上部为编码外显子和翻译区,下部为 PROP1 mRNA 结构与 LIM 结构域及其同源结构域(HD)和反式激活区(TD)

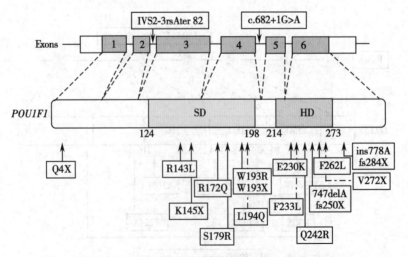

图 2-3-4-6　POU1F1 突变引起的全垂体功能减退症

上部为编码外显子和翻译区,下部为 POU1F1 mRNA 结构与 POU 特异性结构域(POU-specific domain)及 POU 同源结构域(POU-homeodomain)

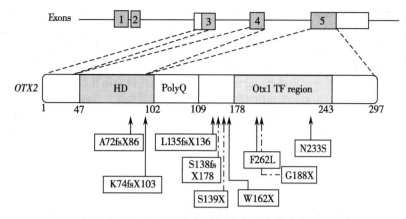

图 2-3-4-7 OTX2 突变引起的全垂体功能减退症

上部为 OTX2 基因(含 5 个外显子,其中 3 个被转录),下部为 OTX2 mRNA 结构、
编码区同源结构域(HD)和 Otx1 转录因子(Otx1 transcription factor)区

的同型结构域转录因子-1(Prop-1)基因突变引起多种腺垂体激素(GH、TSH、PRL、LH 和 FSH)缺乏,MRI 可发现蝶鞍高度下降、容积缩小(或正常),有时明显增大或伴神经垂体异位;DAX1 突变导致肾上腺发育不良和 LH 与 FSH 缺乏,而 T-Pit 突变引起 ACTH 缺乏所致的继发性肾上腺皮质功能减退症,患者伴有肥胖,毛发可变为红色。秃顶-神经缺陷-内分泌病综合征(ANE 综合征)是新近鉴定的一种常染色体隐性遗传性综合征,病因与核糖体合成相关蛋白 RBM28 突变有关。除男性乳腺发育外,主要表现为复合型垂体激素(GH、LH、FSH、ACTH、TSH、PRL 等)缺乏,其他临床特征包括皮肤损害(秃顶、面部多发性皮肤痣、皮肤囊肿、皮肤色素沉着、先天性神经发育缺陷、智力障碍、进展型运动功能障碍、牙齿异常[18]。

(五)药物引起的垂体功能减退症 引起垂体功能减退的药物很多。许多抗癌药物可引起选择性垂体激素缺乏症,而且通常见于儿童患者,其垂体功能减退的表现为亚临床性[19-25],故不易被重视。抗癌药物的种类主要是细胞毒制剂和放疗药物,治疗 C 型肝炎的干扰素和肿瘤自身免疫性疾病的单克隆抗体;抗肿瘤单克隆抗体(尤其是抗 CTLA4 单抗)已经成为引起自身免疫性垂体炎和其他内分泌腺自身免疫性病变的重要原因(表 2-3-4-3)。

表 2-3-4-3 单克隆抗体引起的垂体功能紊乱

治疗方法	治疗目的	病例数	垂体功能紊乱发病率	其他内分泌副作用
易普利姆玛(ipilimumab)				
Ⅰ期临床研究	Ⅳ期黑色素瘤	56	G3-4 垂体炎 1.8%	
Ⅰ-Ⅱ期临床研究	Ⅳ期黑色素瘤	139	G3-4 垂体炎 9%	
Ⅰ期临床研究	mRCC	61	G3-4 垂体炎 3.3%	G3-4 原发性肾上腺功能减退 1.6%
回顾性分析	Ⅳ期黑色素瘤和 RCC	113	G3-4 垂体炎 4.9%	
Ⅰ-Ⅱ期临床研究	Ⅳ期黑色素瘤	46	G3-4 垂体炎 17%	G3-4 甲减 2.2%
Ⅱ期临床研究	转移性胰腺 ADC	27	G2-3 垂体炎 3.7%	
Ⅰ期临床研究	复发性 B 细胞 NHL	18	G1-2 垂体炎 6%	
Ⅲ期临床研究	Ⅲ/Ⅳ期黑色素瘤	676	G3 垂体炎 1.5%	G1-2 甲减 1.5%
Ⅱ期临床研究	Ⅲ/Ⅳ期黑色素瘤	217	内分泌 IRAE	
Ⅰ期临床研究	Ⅲ/Ⅳ期黑色素瘤	21	垂体炎 14%	甲状腺炎 19%
Ⅱ期临床研究	Ⅲ/Ⅳ期黑色素瘤	155	内分泌 IRAE-G3 为 1.3%	
Ⅱ期临床研究	顽固性黑色素瘤	53	G2-3 垂体炎伴肾上腺功能不全 4%	G2 甲减 2%
Ⅰ期临床研究	mHRPC	30	全垂体炎 13.3%	甲减 13.3%/肾上腺功能不全 10%
Ⅱb 期临床研究	Ⅲ/Ⅳ/NSCLC	204	G3 垂体炎 0.5%	
Ⅰ期临床研究	Ⅲ/Ⅳ期黑色素瘤	EAP830	内分泌病 4%	
Ⅰ期临床研究	mCRPC	28	3.0mg/kg:G2 为 3.6%/G3 为 7.1%	
			5.0mg/kg:G2 为 7.1%/G3 为 7.1%	
Ⅱ期临床研究	Ⅲc/Ⅳ期黑色素瘤	75	垂体炎 15%	G1 甲减 1.3%
翠麦单抗(tremelimumab)				
Ⅰ期临床研究	转移癌	39	G2 垂体功能减退 2.5%	G1 甲减 2.5%/甲亢 2.5%
Ⅱ期临床研究	转移性黑色素瘤	251	G3-4 垂体炎 0.4%	甲状腺病 3.2%
Ⅲ期临床研究	Ⅲc/Ⅳ期黑色素瘤	325	下丘脑-垂体病变(2%)	甲状腺病 5%
抗 PD1 单抗				
Ⅰ期临床研究	实体癌	296	垂体炎<1%	甲状腺炎<1%/甲减 3%/甲亢<1%

注:G1:mild,轻度;G2:moderate,中度;G3:severe,严重;G4:life threatening,致命性;tremelimumab:翠麦单抗

（六）头颅放疗引起的垂体功能减退症　　颅内肿瘤放疗后常并发垂体功能减退症,发生率10%~40%;主要表现为GH缺乏症、高PRL血症和性腺功能减退症[26-28]。

（七）头颅损伤引起的垂体功能减退症　　创伤性脑损伤(traumatic brain injury,TBI)是近代社会引起神经内分泌功能紊乱的重要原因之一[29-32],称为脑损伤相关性垂体功能减退症,发生率15%~90%,平均月30%。脑损伤相关性垂体功能减退症的发病机制未明,可能与以下因素有关:①下丘脑-垂体梗死和出血导致垂体长门脉系统缺血和静脉梗死;②脑创伤后低血压、缺氧和脑水肿引起垂体缺陷缺氧;③垂体柄断裂;④创伤诱发神经内分泌细胞的自身免疫性炎症,血清中可检出抗垂体细胞抗体。脑损伤相关性垂体功能减退症以中枢性性腺功能减退最常见,其次为GH缺乏,其他垂体激素缺乏较少见。发病率与创伤程度相关。因此,当出现一些情况时,应根据Glasgow评分标准(Glasgow comma scale,GCS)评价脑功能和追踪垂体功能变化(图2-3-4-8)。

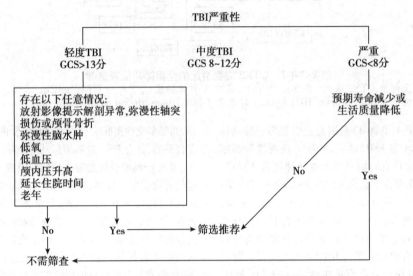

图 2-3-4-8　创伤性脑损伤后垂体功能减退症筛选与诊断
TBI:创伤性脑损伤;GCS:Glasgow昏迷计分

【临床表现】

大多数腺垂体功能减退症的表现隐匿,且缺乏特异性,但其病因和临床表现与发病年龄的关系密切,借此可为早期诊断提供线索(表2-3-4-4)。

表 2-3-4-4　不同年龄阶段的垂体功能减退表现

年龄	临床特征
新生儿/婴儿	低血糖症 阴茎细小 血清结合胆红素升高 肾上腺危象和电解质平衡紊乱 神经症状和体征(畸形或中线发育缺陷) 生长迟缓
儿童/青少年	身材矮小/生长速度缓慢/出牙延迟 青春期发育延迟 中枢性肥胖和超重 前额突出(严重GH缺乏者) 虚弱和食欲减退 低骨量 性发育迟缓
成年/老年	产后大出血/昏厥/休克 分娩后感染/产后乳腺不胀/无乳汁分泌 产后月经不来潮或出现性欲减退 肤色变淡/面色苍白/毛发脱落 肥胖/体脂分布异常 虚弱/乏力/食欲减退/体重和血压降低 空腹低血糖症和低钠血症 对镇静剂麻醉剂特别敏感 体力和耐力下降 阴茎勃起障碍和精子数目降低

（一）垂体功能减退的临床表现　　垂体功能减退的临床表现因发病年龄而异。新生儿和婴幼儿垂体功能减退症的主要表现是低血糖症、阴茎细小、结合胆红素升高、肾上腺皮质危象和神经系统异常(如中线-视交叉发育不良、颅骨畸形、生长发育障碍等)。青少年发生垂体功能减退表现为生长速度缓慢、矮小、青春期发育延迟或不发育、肥胖、前额突出、出牙延迟、虚弱或食欲不振等。

垂体瘤或其附近肿瘤引起者可发生严重视力障碍及颅内压增高。产后垂体出血患者如能得到及时适当的激素补充/替代治疗,生活和工作的能力可望接近正常;但如得不到及时的诊断和治疗,则往往丧失劳动力。GH缺乏的成年患者发生心血管事件的风险增加,而GH补充/替代治疗可降低其危险性。慢性腺垂体功能减退症的常见急性并发症有低血糖症、水电解质平衡紊乱、周围循环衰竭和垂体危象。慢性并发症较多,如空泡蝶鞍、贫血、水潴留、慢性失钠、闭经、性欲减退和不育等。

（二）垂体激素不足的特殊表现　　腺垂体功能减退的严重程度与垂体被毁的程度一致,但TSH/ACTH/PRL/LH/FSH分泌不足易被认识而GH/MSH缺乏常被忽视。一般当垂体组织丧失达95%时,临床表现为重度,丧失75%为中度,丧失60%为轻度,丧失50%以下者一般不出现功能减退症状。产后腺垂体坏死后,腺垂体多种激素分泌不足的表现大多逐渐出现,一般先出现PRL、LH/FSH和GH不足的症状,继而为TSH缺乏表现,最后为ACTH缺乏所致的肾上腺皮质功能不足症状。儿童腺垂体功能减退症的特点是发病年龄早,多数与先天性下丘脑-垂体发育障碍有关,常伴有神经垂体异位和亚临床中枢性尿崩症。

1. TSH 分泌不足表现 面色苍白,面容衰老,眉发稀疏,腋毛、阴毛脱落,皮肤干燥、细薄而萎缩,或为水肿,但很少出现黏液性水肿;表情淡漠,反应迟钝,音调低沉,智力减退,蜷缩畏寒,有时幻觉妄想或精神失常,甚而出现躁狂。心脏缩小,心率缓慢,心电图示低电压,可出现 T 波平坦、倒置。

2. ACTH 分泌不足表现 绝大多数起病缓慢,表现为虚弱、乏力,食欲减退,恶心呕吐,上腹痛,体重降低,心音微弱,心率缓慢,血压降低,不耐饥饿,易出现低血糖症,机体抵抗力差,常并发感染和感染性休克与昏迷。垂体卒中者的起病急骤,迅速发展为急性肾上腺皮质功能衰竭。在钠摄入减少时,肾上腺皮质能作出增加醛固酮分泌的反应,但潴钠作用较正常人差。皮质醇缺乏使排泄水负荷的能力减退,往往发生低钠血症,其原因主要是肾排水障碍和体液稀释。如钠摄入减少及/或丢失增多,则加重低钠血症,并引起脱水。由于 RAA 系统无损害,故血钾正常。

3. 阿黑皮素原缺乏表现 阿黑皮素原(POMC)缺乏症为常染色体隐性遗传性疾病,临床特点是严重而早发性肥胖伴先天性继发性肾上腺皮质功能不全(ACTH 缺乏症)。患病儿在出生后 1 个月即出现贪食、急速体重增加、胆汁淤积和肾上腺衰竭症状,1 岁左右体重超过同龄者的第 98 百分位数,而身高无明确增加,常伴有红发,偶尔伴有中枢性甲减、GH 缺乏和低促性腺激素性性腺功能减退。POMC 缺乏症的诊断有赖于确定 POMC 双等位基因突变。确诊后应给予氢化可的松替代治疗,控制进食量,避免强阳光暴露。伴有甲减、GH 缺乏和低促性腺激素性性腺功能减退者分别给予甲状腺激素(继糖皮质激素后)、GH 和促性腺激素治疗。筛查家族成员的 POMC 基于突变者。

4. PRL 分泌不足表现 产后腺垂体坏死者表现为分娩后乳腺不胀,无乳汁分泌。其他原因(如垂体卒中)引起者仅在病情严重时出现 PRL 分泌不足,部分腺垂体功能减退患者伴有 PRL 分泌增多。乳汁分泌减少主要见于以下三种情况:①腺垂体功能减退症:多见于垂体坏死或梗死以及垂体疾病外科手术后;②药物:妊娠哺乳期妇女应用降低血清 PRL 的药物(如多巴胺激动剂);③先天性 PRL 缺乏症:偶见于产后,患者无乳汁分泌,可伴有其他垂体激素缺乏;④特发性单一先天性 PRL 缺乏症:患者的血清 PRL 水平减低,且对 TRH 或氯丙嗪刺激无反应。

5. LH/FSH 分泌不足表现 女性患者表现为闭经、性欲减退(或消失)、乳腺及生殖器明显萎缩,生育能力丧失。与一般绝经期妇女的区别是闭经而没有血管舒缩功能紊乱(如阵发性面部潮红)表现。男性表现为第二性征退化,如阴毛稀少、音调柔和、肌肉不发达、皮下脂肪增多,以及睾丸萎缩、精子发育停止、阴囊色素减退,外生殖器和前列腺缩小,性欲减退与阳痿等。

6. 其他腺垂体激素缺乏的表现

(1) GH 分泌不足表现:儿童主要表现为空腹低血糖症;成人主要表现为体脂含量增加和肥胖伴骨量降低,伴有肌肉容量减少、体力下降、左心室收缩力下降、血纤维蛋白原水平增高及纤溶酶抑制物活性增加。

(2) MSH 分泌不足表现:MSH 和 ACTH 都有促使皮肤色素沉着的作用,本症由于此两种激素缺乏,故肤色较淡,即使暴露于阳光下亦不会使皮肤色素明显加深。正常色素较深部位(如乳晕和腹中线)的颜色变淡更为显著。少数可有暗褐色斑点,边缘不规则,发生部位无特征性,与慢性肾上腺皮质功能减退症的色素普遍性沉着有别。指(趾)端黄色色素沉着与胡萝卜素(carotene)沉着有关。

(3) 轻度糖皮质激素不足表现:患者的慢性低钠血症、虚弱、乏力、食欲减退和体重降低因缺乏特异性而长期被其他老年性慢性疾病掩盖。当患者存在慢性血清钠降低而血钾正常时,应首先考虑腺垂体功能减退症可能。

(三) 引起腺垂体功能减退的原发病表现

1. 产后腺垂体坏死 有分娩时因难产而大出血、昏厥、休克病史,或分娩后感染史。患者产后极度虚弱,乳腺不胀,无乳汁分泌。可有低血糖症状,脉细速,尿少。血尿素氮可升高,常并发感染。产后全身情况一直不能恢复,月经不再来潮,逐渐出现性腺、甲状腺和肾上腺皮质功能减退的症状。

2. 垂体瘤 可有头痛、视力障碍,有时出现颅内压增高综合征。病累及下丘脑时出现下列症状:①神经性厌食或神经性贪食,或两者交替出现;②饮水增多(由于尿崩症或神经性多饮),也可呈口渴感减退或无渴感(口渴中枢在下丘脑前部靠近视上核处);③往往白天嗜睡,夜间失眠;④原因不明发热伴多汗、无汗或手足发绀(血管舒缩神经障碍);⑤性欲减退或亢进;⑥括约肌功能障碍(便秘);⑦精神变态;⑧间脑性癫痫或抽搐;⑨心动过速、心律不齐或冠状动脉血供不足。

3. 糖尿病并腺垂体功能减退症 一些病例的病因与全身性动脉硬化累及垂体,造成血栓形成有关,糖尿病的血管损害可能为腺垂体功能减退症的发病基础。糖尿病并腺垂体功能减退症可分为慢性型和急性型两种。慢性型的表现为糖尿病治疗过程中对胰岛素变得特别敏感,易于出现低血糖症,胰岛素的需要量明显减少,继而出现腺垂体功能减退症的各种临床表现。急性型起病急骤,由于垂体内出血或垂体急性坏死引起,患者除垂体局部病变所致的症状外,常表现为反复发作的低血糖昏迷。此外,如果糖尿病在未经治疗的情况下视网膜血管病变自然好转(与腺垂体缺乏 GH 合成和分泌功能有关),亦应想到糖尿病并腺垂体功能减退症的可能。另一方面,腺垂体功能减退症可掩盖糖尿病本身的表现,血糖多降低或正常;而在使用糖皮质激素补充/替代治疗后又很容易导致血糖升高,此时不能随意诊断为糖尿病,因为有两种可能:一是长期的慢性低血糖症使胰岛 β 细胞功能下降;二是腺垂体功能减退症合并糖尿病。应该在补充/替代治疗一段时间后,根据 OGTT 明确诊断。

4. 肢端肥大症并腺垂体功能减退症 在肢端肥大症的基础上发生腺垂体功能减退症也可分为急性型(GH 瘤急性出血)和慢性型(肢端肥大症后期,肿瘤逐渐压迫和破坏剩余的垂体组织)两种,有的患者甚至因胰岛素特别敏感而发生持续性低血糖昏迷。

5. 中枢性尿崩症并腺垂体功能减退症 因腺垂体功能减退的病因波及神经垂体,故常合并尿崩症。另一种可能是先天性腺垂体功能减退伴神经垂体异位。患者原有的多尿、多饮、尿比重减低等表现可有程度不同的减轻。如腺垂体功能减退发生在先,合并尿崩症后则对水的调节功能更差,饮水多时易发生水中毒,而禁水时易出现低血压和休克。

6. 其他原因引起的腺垂体功能减退症 主要见于:①手术创伤或炎症:有其特殊病史和相应的临床表现,其中头颅创伤后腺垂体能减退症可发生于创伤后数月或数年内。②垂体柄断裂综合征:除原发病的表现外,起病时的年龄较小(2~8岁),身材偏矮,生长速度低于正常;骨龄延迟2年左右,GH缺乏可为部分性(20%)或完全性(80%),半数患者有继发性甲减表现。补充GH对其他腺垂体功能也有效。③空泡蝶鞍综合征:是腺垂体功能减退(特别是Sheehan综合征)的较常见表现和并发症;空泡蝶鞍多为部分性,病情严重时可为完全性。脑中线-视神经发育不良症除垂体功能减退外,还有视神经发育不良表现,而且是患者就诊的主要原因。

(四) 垂体危象表现

垂体危象的常见诱因有感染、镇静剂、麻醉剂、低温或手术。由于诱因和所缺乏的垂体激素不同,临床上有垂体危象的多种表现形式,详见本章第12节。

1. 垂体性低血糖昏迷 常见。进食过少或不进食,特别是在合并感染时易于发生自发性低血糖昏迷;有时在胰岛素、高糖饮食或注射大量葡萄糖后发作。由于皮质醇不足,肝糖原贮存和GH分泌减少,胰岛素敏感性增加和甲状腺功能减低,肠道葡萄糖吸收减少,平时空腹血糖较低,一旦遇有上述情况,极易导致低血糖昏迷。患者表现为软弱、头晕、目眩、出汗、心慌、面色苍白,可有头痛、呕吐、恶心。血压降低,伴烦躁不安或反应迟钝,瞳孔对光反射存在,初期的腱反射亢进,后期消失,划跖试验可为阳性,常伴肌张力增强或痉挛、抽搐。糖尿病合并腺垂体功能减退症时,患者常表现为胰岛素抵抗减轻,严重时出现低血糖症或反复发作的低血糖昏迷,该类患者常伴有脑水肿和低体温。

2. 垂体性低血压与休克昏迷 主要见于急性应激时,顽固性低血压伴低血容量性休克和肾前性少尿或无尿,患者对糖皮质激素有良好反应。

3. 垂体性低钠血症昏迷 腺垂体功能减退是症成人慢性低钠血症的最常见原因。患者在应用糖皮质激素的最初数日内,因钠排泄增多,亦可导致钠负平衡和失钠性昏迷。此外,单独应用甲状腺制时,由于代谢率增加,机体对肾上腺皮质激素的需要量增多,甲状腺激素促进溶质排泄,引起失水和失钠,因肾上腺皮质激素缺乏更严重而引起失钠性昏迷。

4. 垂体性水中毒昏迷 可为自发性或因水利尿试验而引起。患者有排水障碍,在进水过多时发生水潴留与低渗状态。临床表现衰弱无力、嗜睡、食欲减退、呕吐、精神紊乱、抽搐与昏迷。患者无脱水征,体重增加且血液循环仍保持正常。血细胞比容和血清钠降低,血钾正常或降低,一般无酸中毒或氮质血症。

5. 垂体卒中昏迷 系垂体瘤急性出血压迫下丘脑及其他生命中枢所致。如果患者在垂体卒中前和发生垂体卒中后均缺乏明显的垂体功能减退表现,则应首先考虑Rathke囊肿出血所致的垂体卒中。

(五) 轻型病例或单基因突变表现 轻型病例或单基因突变表现为单一垂体激素缺乏。在腺垂体功能减退症早期,可能以某一种激素的缺乏较为明显,但在以后,其他激素的缺乏将显现出来。有的病例长期呈现某单一腺垂体激素缺乏,有些病例为家族性发病。

单一性垂体激素缺乏症有以下几种临床类型:①单一性促性腺激素缺乏症仅表现为性腺功能减退(中枢性);②单一性GHD患者熟睡后的血GH和PRL无分泌峰,提示为轻度的GH/PRL缺乏症;③单一性PRL缺乏症女性乳腺发育正常,但产后无乳汁分泌,易疲乏,体检无特殊异常,蝶鞍正常。血PRL明显降低或测不到,其他内分泌检查包括胰岛素低血糖-GH分泌试验、美替拉酮(甲吡酮)试验和尿LH/FSH测定皆正常。用兴奋乳汁分泌的药物(如氯丙嗪、奋乃静、α甲基多巴等)不能促使乳汁分泌;④单一性TSH缺乏症呈现轻度甲减表现,多数患者无明显病因可查,少数蝶鞍扩大;⑤单一性ACTH缺乏症的病因各异,有时可因空泡蝶鞍综合征引起。主要表现为低血糖症,可为自发性或因应用胰岛素而诱发;其他表现有软弱无力,体重降低,面色苍白。女性患者的腋毛、阴毛稀少。对ACTH兴奋有反应,而用美替拉酮(甲吡酮)不能使血浆ACTH升高,说明肾上腺皮质分泌减少的原因在垂体,但其他腺垂体功能正常。

【实验室检查】

(一) 生化测定和一般筛查 低血糖和糖耐量曲线低平,主要与GH、甲状腺激素和皮质醇分泌不足有关;其中胰岛素分泌不足又与GH和甲状腺激素缺乏相关。腺垂体功能减退时,血清胆固醇增高不如原发性甲减显著。由于GH和甲状腺激素等动员脂肪分解的激素缺乏,故空腹血浆非酯化脂肪酸较正常人为低,在注射小剂量肾上腺素后,血浆非酯化脂肪酸上升不如正常人,说明动员脂肪的功能较差。由于肾排水障碍和钠耗损,血钠和氯化物偏低,血钾多正常。水负荷试验显示排泄水负荷的能力减退,而在补充可的松后转为正常。基础代谢率降低,其原因除甲状腺功能减退外,还与GH及其他腺垂体激素缺乏有关。患者在使用甲状腺制剂治疗后,基础代谢率往往仍不能完全恢复正常。血TSH、T_3、T_4和甲状腺吸^{131}I率通常低于正常,而尿排^{131}I率偏高。男性患者尿17-KS排量明显降低,女性患者尿雌激素排量通常也减低。阴道涂片细胞学检查可显示黏膜萎缩,雌激素作用极微或全无。涂片中无上层角化细胞,多为中层以下的细胞,核较大,胞质较少,细胞呈圆形,类似绝经期后妇女阴道涂片的表现。血LH、FSH、E_2和睾酮通常低于正常。测定血LH和FSH可了解腺垂体的储备状态。

以上实验室检查是腺垂体功能减退症的基本项目,但因为缺乏特异性,确诊有赖于相关的内分泌功能检查。

(二) 动态试验

1. GH分泌刺激试验 GH分泌刺激试验广泛用于垂体功能检查和评价,但其意义仍有争论。GH的分泌调节十分复杂,一种GH分泌刺激试验只能了解GH分泌的某个方面,而联合应用数种GH分泌的生理试验和药理试验可明显提高诊断的敏感性和特异性,但操作复杂。GH分泌的生理试验包括GH分泌的动态测定和与运动试验;筛选试验包括运动试验、禁食试验、L-多巴试验和可乐定试验等;确诊试验有胰岛素低血糖试验、精氨酸兴奋试验和胰高血糖素试验。

2. 垂体-性腺动态试验　如病变在垂体，则在注射下丘脑释放激素后，血中腺垂体激素不增高，无反应；如病变在下丘脑，则可增高，不过较正常人缓慢，呈延迟反应。垂体-性腺的贮备功能兴奋试验主要有 GnRH 兴奋试验、GnRH 静滴兴奋试验、GnRH 激动剂刺激试验和 GnRH/TRH/CRH/GH-RH 联合试验。

3. 垂体-甲状腺动态试验　患者在肌注 TSH 5~10U 后，甲状腺摄^{131}I 率增高。部分患者由于甲状腺严重萎缩，需连续注射 TSH 3~5 天后方有反应。垂体-甲状腺的贮备功能试验主要有 TRH 兴奋试验，但目前已很少使用。

4. 垂体-肾上腺皮质动态试验　垂体-肾上腺皮质的贮备功能试验主要有 CRH 兴奋试验、ACTH 兴奋试验和美替拉酮（甲吡酮）试验。CRH 兴奋试验详见第 2 篇第 2 章相关内容。正常人在接受 ACTH 注射后，尿 17-KS 及 17-OHCS 排泄增多（原发性肾上腺皮质功能减退症无反应），垂体功能减退症出现延迟反应，即在第 1 日接受 ACTH 时无明显反应，在第 2 天和第 3 天继续给予 ACTH 则出现反应，并逐渐接近正常。美替拉酮（甲吡酮）试验可用来测定垂体分泌 ACTH 的储备功能。正常人口服或静滴美替拉酮（甲吡酮）后，尿去氧皮质醇（以 17-生酮类固醇或 17-OHCS 表示）明显增多，而腺垂体功能减退症患者的反应低于正常。

5. 联合兴奋试验　应用 GnRH 兴奋试验、CRH 兴奋试验和 TRH 兴奋试验可一次性评估垂体的多种功能。

【诊断与鉴别诊断】

（一）病因与临床类型诊断　一般来说，GH 和 ACTH 缺乏的确立需要依赖于相应的刺激试验，而其他垂体激素缺乏的诊断可根据临床表现和血清基础激素水平确定。

1. 早期诊断线索　在临床上，遇有下列情况时要想到腺垂体功能减退症的可能：①产后大出血、昏厥、休克，或分娩后感染，或产后乳腺不胀，无乳汁分泌；②产后月经不来潮或出现性欲减退；③肤色变淡，面色苍白，眉发稀疏，腋毛和阴毛脱落，或肥胖、体脂分布异常；④虚弱、乏力，食欲减退，体重降低和血压降低；⑤空腹低血糖症和低钠血症；⑥儿童生长发育迟缓；⑦无力体型、消瘦、低血压和虚弱者；⑧对镇静、麻醉剂特别敏感，小剂量镇静、麻醉剂即引起昏迷者。

2. 腺垂体功能减退症筛查　应从下列临床情况中筛查亚临床型或不典型的腺垂体功能减退症患者：①下丘脑肿瘤和垂体瘤、炎症或其他破坏性病变等，如患者存在两种以上的垂体激素缺乏，那么就可基本肯定有 GHD；②颅面发育异常；③头颈部放疗、创伤或手术后；④空泡蝶鞍综合征；⑤血 IGF-1 明显降低。脑创伤后垂体功能减退的筛查具有特殊性。如果患者有垂体功能减退症状与体征，应进行筛选检查，以明确轻度垂体功能减退症的诊断。弥漫性轴索损伤、颅底骨折和老年人易于并发垂体功能减退症，可作为筛查的主要对象。脑创伤后急性期还应考虑肾上腺皮质功能不全可能。因为急性期不可能进行相关的动态试验，所以多采用每天检查血清皮质醇（共 7 天）的方法筛选。

3. 腺垂体功能评价　主要依据临床表现和内分泌功能检查。分娩时大出血、休克病史对于产后腺垂体功能减退症的诊断极为重要。肿瘤所致者通常有蝶鞍扩大及视力障碍等局部症状，腺垂体功能减退的临床表现特点为畏寒、乏力、乳晕色素减退，阴毛和腋毛脱落，生殖器萎缩，性功能减退，饥饿时易有昏厥倾向等。内分泌腺功能测验中较具价值者为血 T_3、T_4 及 TSH 降低，血糖降低、尿 17-KS 及 17-OHCS 排量减少、水利尿试验异常等。如果在未使用糖皮质激素情况下，上午的血皮质醇<200nmol/L，应高度怀疑为糖皮质激素缺乏（200~500nmol/L 且伴低血压、低血钠或低血糖时，可使用糖皮质激素补充/替代治疗。脑创伤后患者仅在严重创伤后考虑检查其他垂体激素，且一般不必检查 GH、性激素和甲状腺激素。CT/MRI 是评价腺垂体功能的重要方法，并能为病因提供依据。例如，如果垂体扩大或存在肿瘤、蝶鞍破坏等影像表现，提示为占位性病变；如果垂体萎缩，特别当合并有空泡蝶鞍时，一般提示为缺血性或免疫性病变（如 Sheehan 综合征、晚期自身免疫性垂体炎等）。

4. 腺垂体功能减退的病因诊断　腺垂体功能减退症的诊断成立后，应对腺垂体所分泌的激素储备功能进行评价，并尽量明确腺垂体功能减退的病因和类型。当缺乏下丘脑-腺垂体的影像异常时，成年腺垂体功能减退症的病因多为后天性因素所致。在遗传性腺垂体功能减退症中，最常见的是 PROP1 基因突变。腺垂体不发育的病因未明，应与腺垂体发育不良症和垂体柄离断综合征鉴别。一般 APA 的起病年龄更早，病情更严重，而 POU1F1、PROP1、LHX3、LHX4、ISL1 和 HESX1 基因正常。当同时有 GH 和 TSH 缺乏时，应排除 POU1F1 突变可能。

5. 脑中线-视神经发育不良症诊断　诊断时需重点注意以下几点：①病史：近亲结婚；听力减退、发育延迟；②体格检查：嗅觉缺失、五官先天性畸形、其他畸形（心、食管、阴茎）；③惊厥发作（排除低血糖症）；④行为异常、睡眠障碍、贪食、体温不稳定；⑤垂体激素缺乏表现，如果 GH、ACTH、TSH、FSH、LH、甲状腺激素、皮质醇测定不能肯定诊断，可通过垂体功能试验予以证实；⑥眼科检查、神经系统检查和脑 MR 检查：了解下丘脑-垂体形态，特别注意垂体大小、神经垂体、胼胝体、漏斗球和透明隔的形态与位置。

因为仅 30% 的患者出现全部三联征表现，因而在脑中线发育异常、视神经发育不良和下丘脑-垂体发育障碍三联征中，存在两项即可诊断为脑中线-视神经发育不良症。病因诊断依赖于 HESX1 与 SOX2 突变分析，但阳性率很低。

（二）创伤性脑损伤后垂体功能减退症的筛选与诊断　创伤性脑损伤是垂体功能减退症的重要病因，患者可能存在多年前的创伤性脑损伤病史，常伴有精神神经症状或功能异常，目前缺乏 TBI 的统一诊断标准，一般认为，创伤性脑损伤后垂体功能减退症的筛选与诊断需要根据全面病史和临床表现，并首先排除其他原因引起的垂体功能减退症。

（三）垂体手术后垂体功能减退症的诊断　垂体术后 1 周，停用氢化可的松 24 小时，测定 9 点的血清皮质醇水平，皮质醇低于 100nmol/L（3.6μg/dl）提示 ACTH 缺乏，需要终身服用氢化可的松；100~250nmol/L（3.6~9.1μg/dl）时，仍需要口服一段时间（约 1 个月）的氢化可的松，如果皮质醇为 250~450nmol/L（9.1~16.3μg/dl），可撤除糖皮质激素替代治疗。术后 4~6 周，采用标准 ACTH 0.25mg 肌注或静注，测定 30 分钟的皮质醇分泌反应，如高于 650nmol/L（23.6μg/

dl),说明反应正常;低于350nmol/L(12.7μg/dl)提示反应不足,需要长期替代治疗。350~650nmol/L(12.7~23.6μg/dl)

时需要采用胰岛素低血糖试验进一步确定下丘脑-垂体-肾上腺皮质功能状况[33,34](图2-3-4-9)。

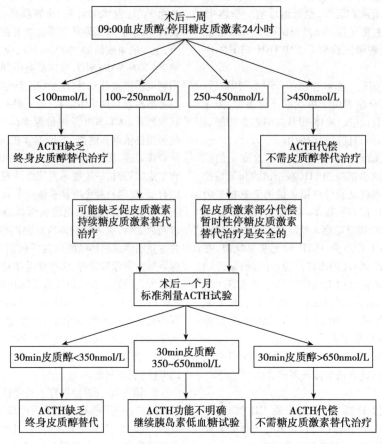

图2-3-4-9 垂体术后下丘脑-垂体-肾上腺皮质轴功能评价

(四) 鉴别诊断

1. 下丘脑性垂体功能减退症 表现为多种垂体激素缺乏,常同时伴PRL分泌过多和性早熟,有时可伴有抗利尿激素分泌不适当综合征(损伤部位较高时)或尿崩症(损伤位于正中隆突-垂体柄连接处时)。患者在发生垂体-肾上腺皮质功能减退前往往先有ACTH昼夜节律的紊乱。下丘脑损伤主要发生于三个平面。最低的平面是下丘脑正中隆突-垂体柄的连接处、垂体柄本身及其神经末梢,其病因较多(如手术、肿瘤、炎症等)。较高的损伤在下丘脑本身,病因可能是应激、炎性细胞因子、毒素或来自外周的反射性神经冲动;主要表现为对垂体激素分泌的张力性抑制冲动与兴奋性冲动异常,激素分泌的昼夜节律紊乱,并进一步引起性早熟或Cushing病。更高平面的下丘脑损伤来自中枢神经,如精神、心理疾病导致垂体-肾上腺的应激反应,一方面可引起Cushing病;另一方面抑制LH、FSH和GH分泌,临床表现为心理社会性矮小症或心理性闭经。

2. 神经性厌食 患者有消瘦、闭经,由于神经紊乱及营养不良可影响垂体功能,出现某些类似于腺垂体功能减退的症状。但本病多见于有精神刺激史者,其消瘦程度较腺垂体功能减退为重,但无腋毛与阴毛脱落。

3. 原发性甲状腺功能减退症 腺垂体功能减退症除甲状腺功能不足外,其他内分泌腺功能亦可能低下,因而可被

误认为腺垂体功能减退症。原发性甲减的黏液性水肿外貌显著,血胆固醇增高更明显,往往伴有心脏扩大。最具鉴别价值的是血TSH测定,原发性甲减升高,而腺垂体功能减退症不可测得或相对降低。

4. 原发性慢性肾上腺皮质功能减退症 其与腺垂体功能减退症的鉴别要点为:前者有典型的皮肤黏膜色素沉着,而性器官萎缩及甲减的表现不明显,对ACTH无反应,失钠现象严重。

5. 自身免疫性多发性内分泌腺综合征 有多种内分泌腺功能减退的表现,但病因不是腺垂体功能减退,而是多个内分泌腺的原发性功能减低。鉴别的主要依据是ACTH及TSH兴奋试验结果,此类患者皆无反应,而腺垂体功能减退症往往有延迟反应。

6. 慢性消耗性疾病 可伴有消瘦、乏力、性功能减退、尿17-KS偏低等,严重营养不良者可伴有继发性腺垂体功能不足,在营养情况好转后逐渐恢复。严重消瘦型蛋白质-热能营养不良症(PEM)患者的低体温(有时肛温低于35℃)主要是由于能量不足、甲状腺激素降低、体温调节功能障碍、环境温度低以及合并败血症等原因所致,应注意与低温型垂体危象鉴别。

7. 垂体性昏迷 腺垂体功能减退患者可由于昏迷的逐渐出现而被误诊为脑血栓形成;或由于颈部强直而误诊为脑

膜炎;由于抽搐而被误诊为癫痫;由于脉搏缓慢而被误诊为心源性脑缺血综合征(阿-斯综合征);虽然垂体性昏迷一般不引起酮症或酮症酸中毒,但糖尿病患者由于饥饿性酮症可能误诊为糖尿病酮症酸中毒昏迷;由于曾服用麻醉药而误诊为麻醉药中毒等。导致腺垂体功能减退性昏迷的原因有多种,鉴别的目的是找出引起昏迷的原因和诱因(如低血糖、垂体卒中、失钠/水中毒,感染、低温、麻醉剂等)。

引起腺垂体功能减退的病因可能在垂体、垂体柄或下丘脑,其鉴别见表2-3-4-5。

表2-3-4-5 腺垂体功能减退的定位诊断

项目	下丘脑病变	垂体柄上1/3病变	垂体病变
创伤史	−	+	−
头痛	+++	++	−/+
视交叉损害	++	−	−
永久性尿崩症	−/+	+	−
神经垂体移位	−	++	−
GH缺乏症	+++	++	−/+
高PRL血症	++	++	−/+
PRL缺乏症	−	−	+++
皮质醇缺乏	−/+	+	++
血清基础ACTH	延期↑↑	延期↑	↓
刺激后ACTH	延期↑↑	延期↑	↓
刺激后TSH	延期↑↑	延期↑	↓
垂体体积	↓	↓	↓
性腺功能减退症	++	+	+
刺激后LH/FSH	延期↑↑	↓	↓
脑脊液AVP/copeptin	↓		
垂体柄CT/MRI		变薄或增厚	
空泡蝶鞍(CT/MRI)	+		+

注:−:阴性或无反应;+:弱反应;++:反应明显;+++:强烈反应;↓:降低;↑:升高;↑↑:明显升高

【治疗】

激素补充/替代治疗和病因治疗可使病情获得明显好转,配合中药治疗可改善病情,减少激素的补充/替代用量。发生并发症或昏迷时,应积极抢救。腺垂体功能减退必须针对病因治疗,因垂体瘤所致者可视情况用放射治疗或手术治疗;下丘脑肿瘤应手术治疗,糖尿病、炎症、肉芽肿病变等需作相应的治疗。垂体干细胞移植是腺垂体功能减退症治疗的发展方向,但目前仍处于动物实验阶段。

(一)激素替代/补充治疗 腺垂体激素补充/替代治疗有效,但存在以下缺点:①价格昂贵;②需注射给药;③有些激素(TSH或GH制剂)长期应用产生抗体;④担心从动物垂体中提取的腺垂体激素被污染,引起海绵状脑病(Creutzfeldt-Jakob病);⑤当周围内分泌腺萎缩严重时,垂体促激素往往不能奏效。由于上述原因,腺垂体功能减退症的治疗主要是补充相应的靶腺激素。

Creutzfeldt-Jakob病亦称海绵状脑病,是朊病毒(prion)引起的迅速进行性发展的神经变性性海绵状脑病(spongiform encephalopathy),具有传染性。中枢神经的灰质出现多发性空泡变性,脑组织形如海绵;临床主要根据典型临床表现、痴

呆、神经变性症状、脑电图和脑组织活检诊断。

成年男性腺垂体功能减退症激素补充/替代治疗方案是:①氢化可的松10～20mg/d,或醋酸可的松15～25mg/d;②每2～3周肌注庚酸睾酮200mg,或睾酮皮贴剂2.5～5.0mg/d,要求恢复生育能力者需用HCG或HCG加FSH或GnRH治疗;③hGH:成人0.25U/kg(儿童每天0.1～0.15U/kg);④L-T$_4$ 50～100μg/d。

成年女性腺垂体功能减退症激素补充/替代治疗方案是:①糖皮质激素、rhGH和L-T$_4$与男性相同;②结合雌激素0.65mg/d,或微粒化雌二醇1mg/d,或雌二醇皮贴剂4～8mg/d,并序贯使用孕激素。

1. 糖皮质激素 醋酸可的松25～37.5mg/d口服片剂用于慢性补充/替代治疗。每日泼尼松7.5mg,清晨5mg及午后2.5mg服用。用药后,患者体力及精神改善,可免于发生低血糖及低血压,皮脂分泌及出汗较原来增多。阴毛稍生长,排尿量稍增,排泄水负荷能力好转。如有高热、感染、手术、创伤等并发症时,需增加剂量,如每日静滴氢化可的松100～300mg,在并发症过后,于数日内递减至原来的维持量。但是,上述的经典给药方案可能存在较多缺点,尤其不适合于儿童患者的治疗。有人提出氢化可的松每天3次的补充治疗方案,是否效果更优,有待进一步观察。目前没有糖皮质激素补充/替代治疗的可靠疗效评价指标,因而容易造成补充/替代不足或过量的两种极端情况。在皮质激素补充/替代治疗过程中,要定期观测患者的体质指数、腰围、血压、血糖、HbA$_{1C}$、血脂和IGF-I,因为即使是补充/替代剂量的皮质激素也可导致多种代谢紊乱。

2. 甲状腺激素 甲状腺激素补充治疗应在糖皮质激素治疗后进行或至少同时合用可的松类激素,以防诱发急性肾上腺皮质功能衰竭。甲状腺粉片20～40mg/d,在数周内逐渐增至60～120mg/d。如用左旋甲状腺素(L-T$_4$),开始25～50μg/d,数周内增至100～200μg/d。如用L-T$_3$,开始10～20μg/d,在数周内增至50～75μg/d。用甲状腺素治疗后,患者畏寒减轻,精神好转,水肿消失,眉毛生长,心电图有所改善,贫血被纠正。T$_4$的半衰期为6.8天,所以急性肾上腺皮质功能衰竭患者在发病后一周内没有甲减的临床表现。因此,急性肾上腺皮质功能衰竭患者要在起病1周后评价下丘脑-垂体-甲状腺功能。

3. 性腺类固醇激素 继发性性激素缺乏几乎见于所有患者,但有3种不同的临床情况:①LH/FSH缺乏症;②高PRL血症;③LH/FSH缺乏症并高PRL血症。所以,性激素补充治疗必须针对不同的病因进行。高PRL血症所致的性腺功能减退症不宜滥用性腺类固醇激素补充治疗。下丘脑病变所致的继发性腺垂体功能减退症可联合应用HMG和HCG或GnRH,促进生育,但腺垂体病变导致的低促性腺性性腺功能减退症用GnRH治疗无效,HMG和HCG治疗亦不能恢复生育功能。

(1)男性患者:肌注丙酸睾酮(丙酸睾丸素),每周2次,每次50mg;或甲睾酮(甲基睾丸素)片,20～30mg/d口服或舌下含服。用药后可改善性腺功能。由于雄激素具有促进蛋白质合成的作用,患者的体力增强,营养状况好转。

(2)女性患者:可作人工周期治疗,如月经第5日开始,

每晚睡前服己烯雌酚 0.25~0.5mg，连续 20 天，从服药的第 16 天(也就是最后 5 天)加用肌注黄体酮 20mg，连续 5 天后，同时停药；或口服甲羟孕酮(安宫孕酮)4~8mg/d，连服 5 天。如患者的性欲极低，提示同时合并雄激素缺乏，可补充小剂量雄激素，如丙酸睾酮，每周 1~2 次，每次 25mg 肌注；或甲睾酮，5~10mg/d 口服或舌下含服，以改善性功能，增强体力。

（二）特殊病例治疗 特殊病例以维持正常生长发育并避免不良反应为原则。因担心引起海绵状脑病，现已禁用从动物垂体提取的 GH。FDA 批准用重组的人 GH(recombinant human growth hormone，rhGH)治疗 GH 缺乏所致的矮小症、Turner 综合征、Noonan 综合征、Prader-Willi 综合征、慢性肾衰竭、身材矮小-同源框基因缺陷症和先天性低体重儿。rhGH 可能引起颅高压、脊柱侧弯(scoliosis)等不良后果，但短期的临床观察结果未发现增加垂体瘤术后肿瘤复发风险[35]。

1. 儿童腺垂体功能减退症 儿童腺垂体功能减退症患者的靶腺功能评价十分重要，要根据靶腺激素的缺乏种类进行治疗。一方面要特别保证肾上腺皮质激素、甲状腺激素、性激素和 GH 的生理需要；另一方面又不能补充/替代过度。评价儿童患者的肾上腺皮质激素补充/替代是否合适的标准主要是身高和血电解质水平；糖皮质激素补充/替代过度时，容易出现生长发育障碍和低骨量等不良反应。甲状腺激素和 GH 补充/替代不足对生长发育的影响也很明显，而甲状腺激素补充/替代过度可导致营养不良与低骨量。建议每 3~6 个月检测 1 次身高、体重、血电解质、T_3、T_4、TSH 和 IGF-1，并根据具体情况及时调整用量。

女性患者对 GH 的敏感性明显低于男性，口服雌激素制剂可使 IGF-1 水平降低而减弱 GH 的作用，因此女性患者的雌激素补充/替代要用非口服制剂，而男性患者的睾酮补充/替代要足量[36]。为了提高 GH 的促生长发育作用，一般主张同时使用 GnRH 制剂。但补充 GH 可加重原有的肾上腺皮质功能减退症状，使糖皮质激素的用量增加。

2. 老年腺垂体功能减退症 主要是补充适量的糖皮质激素。一般可给予醋酸可的松 25~37.5mg/d，或泼尼松 7.5mg/d。切忌糖皮质激素用量过多。资料表明，泼尼松 7.5mg/d 对大多数老年人来说仍然偏多，如不发生低血糖及低血压，5mg/d 即可。同样，甲状腺激素的用量亦应适当减少，以免引起或加重冠心病。一般可不考虑补充性激素，如有必要，亦不宜长期应用。

3. 腺垂体功能减退症并急性应激 腺垂体功能减退症并急性应激患者的治疗重点是做好垂体功能减退危象的预防，急性应激期间主要是适当增加糖皮质激素的补充量。大型手术时，应按腺垂体功能减退症并急性应激处理。小至中等手术前需增加可的松剂量(2~3 倍)，必要时在手术日静滴氢化可的松 100~300mg，术后 3~5 天递减至原来的维持量。

4. 腺垂体功能减退症并糖尿病 糖尿病患者在治疗过程中，胰岛素用量逐渐减少或反复发生低血糖症，要想到并发腺垂体功能减退症(或肾上腺皮质功能减退症)可能。应根据情况补充适量的糖皮质激素。否则，患者极易发生低血糖症、感染、晕厥或直立性低血压。如证实之，应进一步测血 GH，并检查脑血管病变(如脑萎缩、腔隙性脑梗死)。

5. 腺垂体功能减退症并系统疾病 GH、糖皮质激素和甲状腺激素可加重心、肝、肾负担，因此在急性重症心、肝、肾疾病期间，只需补充亚生理剂量的靶腺激素即可，以利康复。但是，GH、糖皮质激素、甲状腺激素和性激素缺乏可成为慢性疾病长期不愈的重要原因，故患者合并腺垂体功能减退症时，应按常规作相应靶激素的补充/替代治疗，而合并冠心病的患者甲状腺激素补充/替代用量宜低。

6. 腺垂体功能减退症并妊娠 腺垂体功能减退症女性很难妊娠，但在辅助生育技术的支持下，经过甲状腺、肾上腺皮质和性激素补充治疗后可能妊娠。妊娠期间，由于胎盘产生多种激素，垂体组织增生，腺垂体功能可部分恢复正常，故应鼓励 Sheehan 综合征妇女妊娠。但妊娠和分娩并发症明显增多，因此腺垂体功能减退症并妊娠者属于高危孕妇。

妊娠期肥大的垂体对低血压特别敏感，易导致垂体卒中。其临床特点与相关激素的缺乏有关，包括持续性闭经、无乳、继发性甲状腺功能减退和继发性皮质功能不全。垂体功能减退可发生于妊娠前或在妊娠期间首发。通常的原因为垂体或下丘脑肿瘤、垂体手术或头颅放疗。淋巴细胞性垂体炎是一种妊娠特异性疾病，多出现在妊娠晚期或产褥期。以垂体的自身免疫性浸润为特征，导致垂体功能减退和垂体扩大。临床特点为头痛、视野缺损、继发性甲状腺和肾上腺皮质功能减退。Kübler 等报道 31 例腺垂体功能减退症并妊娠者的产科并发症，主要包括产后出血(8.7%)、胎位异常(16%)和低体重儿(42.4%)。除补充相应的激素外，要考虑在产时补充催产素，预防宫缩乏力。垂体功能减退合并妊娠对母亲和胎儿都存在多种高风险因素，如胎盘发育不良、胎儿生长障碍、分娩宫缩乏力、产后出血增多等。催产素可纠正宫缩乏力，但对产后出血无作用。

主要的补充/替代激素为甲状腺素和糖皮质激素，后者在应激时的需求量增大，剂量以及给药途径需根据应激的严重程度进行调整。

（三）垂体性昏迷抢救 详见本章第 5 节。应根据病史和体检，判断昏迷的病因和类型，以加强治疗的针对性。腺垂体功能减退性昏迷应立即抢救，其措施包括：①补充葡萄糖和水与电解质：先静脉注射 50% 葡萄糖 40~60ml，继以 5% 葡萄糖生理盐水或 10% 葡萄糖和氢化可的松溶液静滴，用量视体液损失量及血容量不足的严重程度而定。②补充糖皮质激素：首选氢化可的松(皮质醇，cortisol)，一般以氢化可的松 100mg 加入 500ml 葡萄糖液内静滴，第 1 个 24 小时用量 200~300mg，严重感染者可增加用量，已经出现精神症状者应减少用量。③发热感染者积极采用有效抗生素治疗，感染性休克者除补液、静滴氢化可的松外，还需用升压药物。④水中毒时利尿。⑤低温者应予保温，注意避免烫伤，给予甲状腺激素口服；不能口服者则鼻饲。可用甲状腺粉片，30~45mg/6h。T_3 的效果更为迅速，可每 6 小时静注 25μg。低温型患者在用甲状腺激素治疗的同时宜用适量的氢化可的松(如 50~100mg 静滴)，以免发生严重肾上腺皮质功能不足。⑥其他对症治疗。⑦严格监测各种生命指标和重要脏器功能。⑧保证机体营养的需要，保持水电解质平衡，待患者清醒后鼓励患者进食。⑨帮助患者尽早活动，并逐渐使患者恢复排便功能，并预防并发症和再次发生危象。

（四）**垂体干细胞治疗** 垂体干细胞能自我更新,增殖,分泌 PROP1、NOTCH、SOX2、巢蛋白(nestin)、GFRa2 和 SCA1 等细胞因子(表2-3-4-6),因此是垂体功能减退症治疗的发展方向,但垂体干细胞治疗仍在研究阶段,目前仍有许多关键问题没有解决;分离和分化垂体干细胞的主要途径见图2-3-4-10。

表 2-3-4-6 垂体干细胞的生物学特征

基因	编码蛋白	主要特点
转录因子		
Sox2	SRY-相关性 HMG 盒转录因子	垂体边缘细胞表达 组织干细胞标志物
Sox9	SRY-相关性 HMG 盒转录因子	调节垂体干细胞/祖细胞转型
Prop1	配对同源框转录因子	垂体边缘细胞表达
Tpit(Tbx19)	垂体 T 盒转录因子	促进 ACTH 细胞分化
Oct4(Pou5f1)	POU 同源框转录因子	组织干细胞表达
Pou1f1(Pit1)	POU 同源框转录因子	调节 GH 细胞和 TSH 细胞分化
Nanog	同源框转录因子	维持干细胞的多潜能性
Hes1	碱性螺旋-环状螺旋转录因子	Notch 下游靶点/抑制细胞周期/细胞 S/G2/M/G1 表达/G0 期无表达
细胞周期调节因子		
Bmi1	BMI1 多梳环指癌基因	调节细胞周期抑制基因活性
Cyclin D1(Ccnd1)	G1/S 特异性周期蛋白 D1	调节 G1/S 细胞周期转型
Cyclin D2(Ccnd2)	G1/S 特异性周期蛋白 D2	调节 G1/S 细胞周期转型
Cyclin E(Ccne1)	周期蛋白 E	A 促进细胞进入 S 期
Cdk4	周期蛋白依赖性激酶 4	调节 G1 期进展
Ki67	Ki-67 抗原	细胞增殖相关核蛋白/细胞周期标志物
中丝蛋白		
Nestin	Ⅵ型中丝蛋白	垂体边缘细胞表达
Gfap	神经胶质原纤维酸性蛋白	卵泡星形细胞表达
Cytokeratin 8(Krt8)	含角蛋白的中丝蛋白	成年垂体边缘细胞表达
黏附分子与细胞表面蛋白或受体		
E-cadherin(Cdh1)	钙依赖性黏附分子 (1 型跨膜蛋白)	调节细胞分化与增殖
Epcam(CD326)	上皮细胞黏附分子	上皮肿瘤细胞抗原 s
CD90	CD90 细胞表面蛋白	干细胞标志物
Gfra2	GDNF 受体 α2	垂体边缘细胞表达 睾丸和卵巢干细胞标志物
S100β	S100 钙结合蛋白 B	卵泡星形细胞表达
Sca1(Ataxin1)	干细胞抗原 1	周细胞表达
c-Kit(CD117)	细胞因子 CD117	生血干细胞表达
Notch1	Notch 1(跨膜受体)	调节中枢神经前身细胞分化
Rb	视网膜母细胞	肿瘤抑制基因/单倍剂量不足增加视网膜母细胞-垂体中叶腺瘤风险
AIP	芳香烃受体作用蛋白	与家族性垂体瘤相关

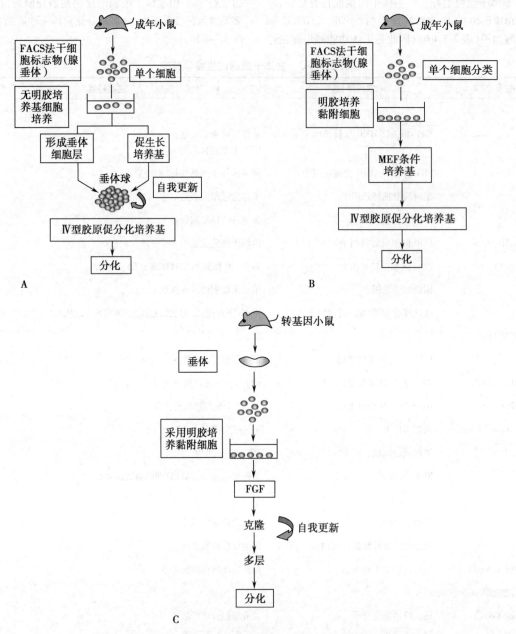

图 2-3-4-10 分离和分化垂体干细胞的主要途径

A. 腺垂体细胞分离成单个细胞; B. 用 FACS 法分类; 干细胞呈 SCA1/GFRa2 阳性; DMEM/Ham's F12
液培养; 6~8 天后形成垂体球; 分离出需要的单个细胞后再培养, 鉴定分化能力; 应用生长培养液促进
细胞分化; C. 培养分离的 nestin 表达细胞 6~8 天, 形成多层细胞聚集体

【病例报告1】

（一）病例资料　　患者男性,66 岁。因反复口渴、双下肢乏力伴发作性呕吐 5 年,加重 5 个月于 2012 年 9 月 10 日入院。患者于 2007 年 9 月"感冒"后出现口渴、多尿(2000ml/d), 每晚夜尿 6~8 次, 伴间歇性干咳、食欲不振、腹胀及双下肢乏力。但无咳痰、咯血,无发热、盗汗,无腹痛、腹泻,无心悸、气促、双下肢水肿,无脱发及光照后皮肤瘙痒。社区医院给予静脉输液 2 天后无明显缓解,第 3 天出现非喷射性呕吐和腹胀,胃镜显示慢性胃炎。经对症支持治疗后症状缓解。出院后规律服用多潘立酮(吗丁啉)1

个月,饮水量约 1000ml/d,夜尿 3~4 次,食量正常。患者于 2008、2009 和 2010 年"感冒"先后多次出现口渴、双下肢乏力、呕吐;经补钠、补钾后症状无明显缓解。2011 年又因相同诱因和类似症状住院,期间反复出现血钠降低。此次急诊时血钠 111mmol/L,血氯化物 86mmol/L,血钾正常。起病以来,怕冷、性欲减退、食欲欠佳、饮食清淡,夜尿增多,大便正常,体重下降 5kg。既往有颈椎病和血吸虫病 20 余年,常服用吗丁啉、银杏叶片、辛伐他汀片、感冒药等。平素血压 120/70mmHg,否认肝炎、结核、疟疾、慢性肾炎、高血压、糖尿病、脑血管疾病、精神病病史,否

认手术、颅脑外伤、放疗及输血史。个人史、婚育史和家族史无特殊。

体温 36.6℃,脉搏 56 次/分,呼吸 20 次/分,血压 128/79mmHg,身高 166cm,体重 54kg,BMI 19.6kg/m²,腰围 79cm,WHR 0.88。慢性病容,表情淡漠。腋毛稀疏。头颅五官无畸形,心率 56 次/分,律齐,心音低钝;腹部无异常体征。TBIL 28.4μmol/L,DBIL 9.9μmol/L,BUN 和肌酐正常,血尿酸 78μmol/L。心肌 CK 417U/L,随机血糖 9.3mmol/L,FT₃ 1.9pg/ml,FT₄ 0.89ng/dl,TSH 4.16mU/L。血清电解质追踪观察结果见表 2-3-4-7。

表 2-3-4-7 血清电解质追踪观察结果

日期	血钠(mmol/L)	血钾(mmol/L)	血氯化物(mmol/L)	血钙(mmol/L)	血镁(mmol/L)	CO₂CP(mmol/L)	AG(mmol/L)
9月5日	111	4.0	86	2.12	–	–	–
9月6日	112	4.1	86	2.10	0.78	20.8	9.3
9月7日	120	3.8	92	–	–	23.1	8.7
9月9日	112	3.8	87	2.13	–	–	–
9月10日	119	3.8	93	2.15	–	23.9	–

心电图显示窦性心动过缓、偶发房性期前收缩、肢导联 QRS 低电压、不完全性右束支阻滞、ST 段(V₁~V₃)稍抬高。胸片未见异常。彩超见右肾囊肿、前列腺肥大、主动脉硬化与二、三尖瓣轻度反流及左室顺应性减退。胃镜显示非萎缩性胃炎(充血/渗出),视野检查显示视野缺损;肺部 CT 见叶间胸膜局限增厚,骨密度测定为髋部低骨量。LH、FSH、PRL、E₂、睾酮、孕酮、DHEAS、17-OHP 正常。皮质醇节律和 ACTH 兴奋试验显示肾上腺皮质储备功能正常。卧位肾素-血管紧张素-醛固酮系统[PRA 300ng/(L·h),AT-1 1113ng/L,AT-2 24ng/L,ALD 182ng/L,ARR 16.35]基本正常。动态试验显示甲状腺功能减退(FT₃ 3.16pmol/L,FT₄ 10.88pmol/L,TSH 1.96mU/L);GnRH(曲普瑞林)兴奋试验显示基础 LH 3.29U/ml),肌注曲普瑞林 100μg 后 15、30、60 和 90 分钟的 LH 分别为 7.62、9.03、11.35 和 12.48U/L,提示下丘脑-垂体病变(LH 分泌高峰后移)。入院后口服氯化钙 5100mg 后尿比重 1.010~1.020,pH 5.0(试验前尿比重 1.005,pH 6.0),提示肾小管酸化功能正常。血清钠降低,其他电解质基本正常。9月5~10 日的高渗盐水补充量为 7.5g(每天静脉注射 10% 的高渗盐水 75ml)。

(二)病例讨论 本例为老年男性,反复口渴、双下肢乏力伴发作性呕吐的病程长,病情呈慢性反复发作伴急性加重。发作前有明确的"上感"诱因,但口渴、乏力、食欲欠佳、呕吐、怕冷、性欲下降等均为症状为非特异性表现,容易被忽视。患者体型偏瘦(BMI 19.6kg/m²),血压正常、心率偏慢(56 次/分)、表情淡漠、腋毛明显稀疏。实验室检查提示持续低钠血症,且经积极补充浓氯化钠溶液难以纠正。低血钠时尿比重正常,而尿钠排泄不减少,提示低钠血症的病因在肾脏失钠。病程中,患者无血压下降和心率加快,提示无明显循环血容量不足表现(细胞外容量正常或增加)。血皮质醇基础值偏低,ACTH 兴奋试验提示肾上腺皮质储备功能正常,该患者每次发病都有"上感"诱因,提示应激状态时肾上腺皮质功能减退。综合以上资料,诊断为腺垂体病变导致的继发性肾上腺皮质功能减退症。甲状腺功能改变提示为继发性甲减,而 GnRH 兴奋试验提示下丘脑-垂体性腺轴亦受累,综合前述特点,高度怀疑病变部位在垂体。垂体 MRI 显示鞍区占位性病变(垂体瘤并囊变,图 2-3-4-11)。

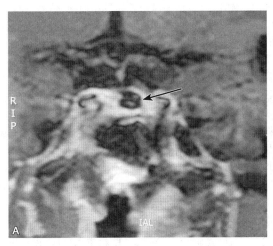
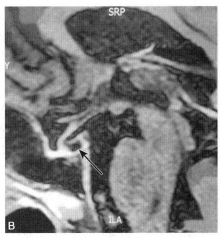

图 2-3-4-11 垂体瘤并囊变

本例的最终诊断是腺垂体功能减退症（垂体瘤并囊变）引起的视野缺损、继发性肾上腺皮质功能减退症、继发性甲状腺功能减退症。此外，伴有非萎缩性胃炎（出血/渗出型）、营养性贫血（轻度）、右肾囊肿和前列腺增生症。肾上腺皮质功能减退症的治疗包括肾上腺危象时的紧急治疗和平时的激素替代治疗以及病因治疗。肾上腺危象的治疗包括静脉给予大剂量糖皮质激素、纠正低血容量和电解质紊乱、全身支持疗法和去除诱因。平时替代治疗通常采用氢化可的松或可的松口服，当合并盐皮质激素缺乏时，应尽早使用氢化可的松和氟氢可的松联合治疗。低钠血症治疗需要个体化。急性严重低钠血症时可以静脉补充3%浓氯化钠液体。激素替代治疗时，先给予糖皮质激素，后口服甲状腺激素，应激时糖皮质激素加量。纠正低钠血症后针对病因进行治疗，垂体瘤术后应长期追踪病情变化。

【病例报告2】

（一）病例资料 患者男性，23岁。因身高生长缓慢11年，第二性征未发育9年，于2014年11月17日就诊。2003年（12岁）发现身高生长缓慢，较同龄人明显矮小，服用"生命1号"治疗后体重增加，但身高增长速度仍为1~2cm，2年后（2005年）仍未见第二性征发育，无喉结、胡须，无腋毛、阴毛生长，查血清电解质、血皮质醇和ACTH均在正常参考值范围内，甲状腺激素提示FT$_4$稍低、TSH正常，但血清LH、FSH、睾酮、雌激素均降低。10月12日开始给予重组人生长激素（安苏萌）8U每晚注射1次，每日口服优甲乐25μg，碳酸钙/维生素D$_3$咀嚼片（迪巧）300mg，15天后（10月27日）出现双下肢凹陷性水肿。起病以来体重无明显增减。既往体健，否认肝炎、结核、高血压、心脏病、糖尿病史。母亲孕期无服药史；足月顺产，母乳喂养至1岁后添加辅食，1岁开始爬行、站立及说话，2岁开始行走，儿时易感冒发热。父母健在，父亲身高166cm，母亲身高156cm，非近亲结婚；兄长身高135cm，智力正常。

体温37.0℃，脉搏121次/分，呼吸20次/分，血压111/67mmHg。身高135cm（预期身高161~173cm），体重44kg，BMI 24.1kg/m^2，腰围75cm，臀围74cm，腰臀比1.01，上部量66cm，下部量68cm，指间距137cm。圆脸，面容幼稚，颈部向右侧倾斜（图2-3-4-12），颈3~7椎体右侧凸畸形，全身皮肤菲薄，前额、双鬓、后枕部发际下移，无胡须、无腋毛、无阴毛生长，无喉结，睾丸发育Tanner 1期，右侧睾丸1.5ml，左侧1.3ml，阴茎长3cm，直径0.8cm，阴囊无着色与皱褶。血Hb 99g/L，RBC 3.29×10^{12}/L；血清总蛋白55.5g/L，白蛋白36.6g/L，尿酸457.1μmol/L；总胆固醇2.63mmol/L，高密度脂蛋白0.96mmol/L，血磷2.58mmol/L，血镁1.28mmol/L。空腹血糖和PTH正常；血清25-(OH)D 48nmol/L；LH 0.1U/L，睾酮0.43~0.96nmol/L；雌二醇正常。曲普瑞林（100μg/d）连续肌注5天后的GnRH兴奋试验结果见表2-3-4-8。患者停用优甲乐1周后的FT$_3$、FT$_4$和TSH均正常。IGF-1<25.0μg/L（正常参考值范围116~358μg/L），IGFBP-3 1.11mg/L（正常参考值范围3.4~7.8mg/L），GH 1.04μg/L，运动后15分钟0.86μg/L。胰岛素低血糖生长激素与肾上腺糖皮质激素释放试验（静注普通胰岛素6U约25分钟时血糖2.2mmol/L）结果见表2-3-4-9。

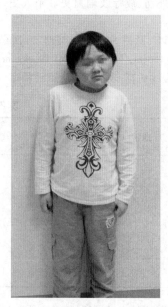

图2-3-4-12 报告病例的全身照片

表2-3-4-8 曲普瑞林连续肌注GnRH兴奋试验结果

时间（分钟）	−15	0	30	60	90	120
LH（U/L）	0.61	0.66	0.87	1.99	1.02	0.92
FSH（U/L）	1.27	1.35	1.73	1.74	1.58	1.79

表2-3-4-9 胰岛素低血糖生长激素与肾上腺糖皮质激素释放试验结果

时间（分钟）	−15	0	30	45	60	90
血糖（mmol/L）	6.22	3.89	2.88	9.89	4.22	4.13
GH（μg/L）	1.32	1.36	1.48	1.48	1.53	1.52
ACTH（ng/L）	40.0	52.1	88.9	75.1	78.0	65.4
血皮质醇（nmol/L）	117.0	185.4	330.2	365.4	408.8	451.5

心电图显示窦性心动过速（117次/分），胸片未见异常；骨密度与同龄人比较骨量下降60%；彩超显示双侧输尿管全程扩张并双肾积水，双侧输尿管末段狭窄，睾丸形态正常，左侧睾丸12mm×6mm，右侧14mm×6mm，前列腺正常。垂体MRI平扫+增强显示垂体较小而薄，信号正常，垂体柄后移，粗细与信号正常，部分空泡蝶鞍。胸片可见肱骨骨骺板未融合、肋软骨钙化与骨龄延迟。

（二）病例讨论 本例诊断为遗传性下丘脑-垂体发育不全症伴部分空蝶鞍、先天性斜颈与先天性输尿管狭窄。患者垂体MRI显示垂体窝薄，高度变小，垂体柄偏移，部分空蝶鞍，结合病史考虑为先天性垂体发育不全所致空泡蝶鞍。垂体功能动态试验显示生长激素缺乏、性腺及甲状腺功能减退，GnRH兴奋试验提示病变位于垂体，因无垂体瘤、缺血、感染、垂体浸润等病变，考虑为先天性垂体发育障碍所致的垂体功能低下症，并引起继发性骨骼生长障碍、性腺发育延迟和第二性征不发育。GH基础值、GH运动后仍无明显变化，考虑为GH青春期性发育未启动所致。胰岛素低血糖兴奋试验显示GH对低血糖刺激无反应，提示生长激素缺乏。患者在门诊发现FT$_4$降低，给予优甲乐治疗1个月后TSH下降,说明外源性甲状腺激素治疗后垂体 TSH 分泌被抑制,停用 L-T$_4$ 后的动态试验显示垂体-甲状腺功能正常,因此身材矮小不是继发性甲减所致,但是低血糖兴奋试验 30~60 分钟后显示血皮质醇仍未达 490nmol/L,考虑肾上腺皮质激素储备功能差,结合有先天性斜颈表现,考虑为 SOS 或 Prop-1 基因导致的垂体发育不良和颈发育不良。

(雷闽湘)

第 5 节　腺垂体功能减退症危象

腺垂体功能减退症患者如未获得及时诊断和治疗,发展至后期或遇急性应激时可发生垂体危象(pituitary crisis),常见的诱因有[1-3]:①感染;②镇静剂与麻醉剂;③低温;④手术。由于诱因和所缺乏的垂体激素不同,临床上有垂体危象的各种表现形式。

【病因与临床类型】

(一)垂体性低血糖昏迷　垂体性低血糖昏迷常见。进食少或不进食,特别是在合并感染时易于发生自发性低血糖昏迷;有时由胰岛素(作胰岛耐量试验或糖尿病患者用胰岛素治疗等)或因高糖饮食或注射大量葡萄糖后,引起内源性胰岛素分泌所致。由于皮质醇不足,肝糖原贮存不足和 GH 分泌减少,对胰岛素的敏感性增加,加之甲状腺功能减低,肠道对葡萄糖的吸收减少,所以平时空腹血糖水平较低,一旦遇有上述情况,极易导致低血糖昏迷[4-6]。表现为软弱、头晕、目眩、出汗、心慌、面色苍白,可有头痛、呕吐、恶心。血压一般较低,严重者不能测得,伴烦躁不安或反应迟钝,瞳孔对光反射存在,初期的腱反射亢进,后期则消失,划跖试验可阳性,可有肌张力增强或痉挛、抽搐,严重时陷入昏迷。糖尿病合并腺垂体功能减退症时,患者常表现为胰岛素抵抗减轻,突然发生的自发性血糖降低,严重时出现低血糖症或反复发作的低血糖昏迷,该类患者常伴有脑水肿和低体温。

(二)垂体性低血压与休克昏迷　少见但预后不良。垂体性低血压/休克昏迷主要见于患者遇有急性应激时,多表现为顽固性低血压状态,严重时出现低血容量性休克和肾前性少尿或无尿,但对糖皮质激素有良好反应。

(三)垂体性低钠血症昏迷　垂体性低钠血症昏迷亦常见。在非应激情况下,成人慢性低钠血症的最常见原因是腺垂体功能减退症。部分患者在应激情况下(如胃肠功能紊乱、手术、感染等)常诱发失钠性昏迷和周围循环衰竭[7,8]。患者在应用糖皮质激素的最初数日内,因钠排泄增多,亦可导致钠负平衡和失钠性昏迷。此外,在单独应用甲状腺制剂(尤其用量过大)时,由于代谢率增加,机体对肾上腺皮质激素的需要量增多,甲状腺激素促进溶质排泄,引起失水和失钠,从而因肾上腺皮质激素缺乏更加严重而引起失钠性昏迷。

(四)垂体性水中毒昏迷　垂体性水中毒昏迷少见,可为自发性或因水利尿试验而引起。患者有排水障碍,在进水过多时发生水潴留,因细胞外液稀释而造成低渗状态。水进入细胞内引起细胞内水分过多,细胞肿胀,细胞代谢障碍。神经细胞水过多引起一系列神经系统症状[9,10]。水中毒的临床表现有衰弱无力、嗜睡、食欲减退、呕吐、精神紊乱、抽搐与昏迷。此型昏迷与失盐所致的垂体危象不同,患者无脱水征,反而有组织水肿和体重增加。如不伴明显失钠,而有低

钠血症,且血液循环仍保持正常,应考虑水中毒的可能。血细胞比容和血清钠降低,血钾正常或降低,一般无酸中毒或氮质血症。

(五)垂体卒中昏迷　垂体瘤出血的起病急骤,头痛、眩晕、呕吐,继而昏迷,系由于垂体瘤急性出血压迫下丘脑及其他生命中枢所致。其主要原因是多种激素缺乏所致的代谢紊乱,机体对各种刺激的抵御能力弱。意识的维持有赖于大脑皮质、丘脑、下丘脑及中脑网状结构中一些神经中枢功能的完整性,如果这些意识中枢的神经细胞代谢障碍,则出现意识模糊或意识丧失。Rathke 囊肿(Rathke cleft cyst)出血亦可引起垂体卒中昏迷,Chaiban 等报道 11 例 Rathke 囊肿出血病例,血液进入蛛网膜下腔,引起剧烈头痛和脑膜刺激症状,但一般不导致腺垂体功能减退症[11]。如果患者在垂体卒中前和发生垂体卒中后均缺乏明显的垂体功能减退表现,则应首先考虑 Rathke 囊肿出血所致的垂体卒中。

【治疗与抢救】

应根据病史和体检,判断昏迷的病因和类型,以加强治疗的针对性。腺垂体功能减退性昏迷应立即抢救。

(一)补充葡萄糖和水与电解质　先静脉注射 50% 葡萄糖 40~60ml,继以 10% 葡萄糖溶液静滴。为避免内源性胰岛素分泌再度引起低血糖,除继续静滴葡萄糖外,还需静滴氢化可的松。有失钠病史(例如呕吐、腹泻)及血容量不足表现者,应静滴 5% 葡萄糖生理盐水,其用量视体液损失量及血容量不足的严重程度而定。

(二)补充糖皮质激素　不论以前是否存在 ACTH 缺乏,发生垂体性昏迷后均需补充糖皮质激素,建议首选天然的氢化可的松(皮质醇,cortisol)。一般以氢化可的松 100mg 加入 500ml 葡萄糖液内静滴,第 1 个 24 小时用量 200~300mg,有严重感染者可再增加用量。但是个体对氢化可的松反应性差异很大,目前不主张盲目使用大剂量或特大剂量的皮质醇抢救垂体性昏迷。如果血钠和血压仍明显降低,提示皮质醇的用量不足,应进一步增加剂量;如生命体征已经基本稳定且无感染、严重应激刺激等急性并发症(如低温型昏迷),或已经出现精神症状,则氢化可的松的用量应逐渐减少。一些患者在使用氢化可的松后数小时内出现兴奋、激动、多语、躁动,甚至谵妄和惊厥。此时需要鉴别精神症状的原因是由于昏迷恶化或糖皮质激素的不良反应。一般根据以下几点决定皮质醇的用量:①生命体征(尤其是血压);②血容量(尤其是血钠水平);③心脏功能(尤其是心肌收缩功能);④脑功能和神志状态(尤其是脑水肿)。糖皮质激素补充治疗中发生神经精神兴奋的原因未明,可能与急性代谢亢进和兴奋性氨基酸过多有关。处理的基本原则是减少糖皮质激素用量,病情需要继续应用糖皮质激素时,可加用小剂量的短效抗抑郁药物,但禁用强效中枢性抑制剂。

(三)其他治疗　主要包括:①发热感染者积极采用有效抗生素治疗,感染性休克者除补液、静滴氢化可的松外,还需用升压药物。②水中毒时利尿。③低温患者应予保温,注意避免烫伤,给予甲状腺激素口服;不能口服者则鼻饲。可用甲状腺粉片,30~45mg/6 小时。T$_3$ 的效果更为迅速,可每 6 小时静注 25μg。低温型患者在用甲状腺激素治疗的同时宜用适量的氢化可的松(如 50~100mg 静滴),以免发生严重肾上腺皮质功能不足。④其他对症治疗。

(四)垂体危象护理　垂体危象患者的护理目标包

括:①严格监测各种生命指标和重要脏器功能;②消除焦虑,使患者主动配合治疗和护理;③保证机体营养的需要,保持水电解质平衡,待患者清醒后鼓励患者进食;④帮助患者尽早活动,并逐渐使患者恢复排便功能;⑤做好健康宣教,预防并发症和再次发生危象。

(五)垂体危象抢救失败 垂体危象抢救失败的原因很多,主要有:①高龄或合并有其他严重的躯体疾病;②错过抢救的最佳时机,如因脑缺血缺氧时间太长而无法恢复;③垂体卒中;④合并严重感染的低温型垂体危象。

(六)深静脉栓塞 垂体功能减退症患者呈高凝状态,心血管病风险增加,此主要与GH缺乏有关,但是继发性甲减时呈低凝血状态,出血时间和APTT延长,Ⅷ因子和von Willebrand因子缺乏[12-15]。深静脉栓塞的另一个原因是自身免疫性病变[16],个别患者还可能伴有抗磷脂抗体综合征[17]。

【病例报告】

(一)病例资料 患者女性,75岁,汉族。因鞍区占位切除术后3年,突发意识障碍9天入院。患者于2011年4月6日因"鞍区Rather囊肿"行鞍区病变切除术,术后病检示为Rather囊肿,术后给予糖皮质激素和甲状腺激素替代治疗,但因间断停药反复出现乏力和头晕(此次入院前停用药物8个月余),11月17日17时突发行走不稳,伴神志不清和胡言乱语。凌晨2时家人给予阿普唑仑片0.4mg、奥氮平2.5mg、艾司西酞普兰片5mg和黛力新10.5mg口服后安静入睡,次日11时许因吐词不清、精神行为异常、肢体乏力住院。血压150/90mmHg,心率81次/分,神志清楚,但吐词不清,记忆力减退。血钠135.0mmol/L,血钾3.41mmol/L,血氯95.0mmol/L,头-胸部CT显示右基底节区腔隙性脑梗死,鞍区占位性病变,伴有支气管炎并右下肺感染、高血压心脏病、冠心病。外院给予护脑、抗焦虑、降脂等对症支持治疗后1天(19日下午4时)再次出现意识障碍(嗜睡状),次日出现干咳,血钠135.0mmol/L,血氯85.0mmol/L,血糖10.5mmol/L,

血钠120.0mmol/L,血钾3.9mmol/L,血氯88.0mmol/L,血磷1.0mmol/L。21:30时突然出现发热,最高体温39.0℃,次日1:30血压下降(75/57mmHg),给予多巴胺(160~200mg)、地塞米松10mg静注及其他治疗维持血压在100~110/50~70mmHg,血钠127.0~149.0mmol/L,血钾3.7~4.85mmol/L,血氯96.0~115.0mmol/L,血钙1.99~2.32mmol/L,血糖8.4~26.6mmol/L。患者患抑郁症20余年,一直服阿普唑仑、奥氮平、艾司西酞普兰片治疗,今年6月加服黛力新(10.5mg/d)。"糖尿病"病史7年,给予格列齐特(80mg/d)、米格列醇(150mg/d)治疗,平时监测的空腹血糖6.0~7.0mmol/L,餐后血糖8.0~10.0mmol/L,无低血糖发作史。患冠心病和高血压病4年余,最高血压150/100mmHg,服药规律,近半年来出现活动后胸闷、心悸、气促,每次持续数分钟。曾行"子宫切除术"。个人史、月经史、婚育史和家族史无特殊。

体温38.0℃,脉搏130次/分,呼吸20次/分,血压140/90mmHg;发育正常,浅昏迷状,查体不合作,胃管、导尿管引流通畅。全身皮肤黏膜弹性正常,双瞳孔等大等圆,直径2.5mm,对光反射灵敏。皮肤白皙,菲薄,脸色潮红,头发眉毛浓密,甲状腺不大,双乳萎缩,乳晕无着色,腋窝毛发脱落。心率130次/分,律齐。四肢肌张力增高,双下肢轻度凹陷性水肿,双膝反射迟钝。外生殖器女性型,大阴唇萎缩。WBC 14.03~19.42×10⁹/L,中性粒细胞61.8%~88.9%。肝炎全套、HIV、TP正常;尿糖1.7~56.0mmol/L,尿隐血阳性,尿酮0.5mmol/L,镜检白细胞阳性;尿蛋白阴性,镜检白细胞0~1/HP,红细胞0~2/HP;AST 70.5U/L,白蛋白27.9g/L,BUN 2.1mmol/L;动脉血pH 7.36,$PaCO_2$ 36.8mmHg,PaO_2 69.2mmHg,SaO_2 93.2%,实际HCO_3^- 20.4mmol/L,标准HCO_3^- 21.1mmol/L,BE-4.1mmol/L;GH 1.16μg/L,血糖27.3mmol/L,血酮1.8mmol/L,HbA$_{1C}$ 6.9%;心肌Mb 281.0μg/L,CK 1197.0U/L,CK-MB和BNP正常。降钙素原0.56ng/ml;25-(OH)D<10.5nmol/L。ACTH<5ng/L,皮质醇24.3nmol/L,FT$_3$、FT$_4$和TSH正常(表2-3-5-1)。

表2-3-5-1 治疗经过与病情变化

时间	血钠 (mmol/L)	血磷 (mmol/L)	血糖 (mmol/L)	血压 (mmHg)	心率 (次/分)	意识 状态	备注
11月18日	135	–	9.8	150/90	81	清楚	外院入院
11月24日/11:00	129	–		126/76	81	嗜睡	外院转院
11月24日/15:00	120	1.0	10.5	144/87	96	昏睡	18:40补钠10g
11月24日/22:00	127		10.0	132/81	117	昏睡	–
11月25日/3:00	133		10.0	80/61	97	昏睡	1:30血压降至75/57mmhg,给予DA维持泵升压
11月25日/19:00	139		26.6	102/60	112	昏睡	DA
11月26日/10:00	149	0.43	8.4	95/54	88	昏睡	DA+DXM
11月26日/18:00	140	0.34	27.3 血酮1.8mmol/L	140/90	133	浅昏迷	补磷+降糖
11月27日/13:00	150.2	0.32	14 血酮0.1mmol/L	139/70	112	浅昏迷	补磷+降糖
11月28日/0:00	144.8	0.56	15	138/67	90	嗜睡	补磷+降糖
11月28日	136	0.71	15	123/78	90	嗜睡	补磷+氢化可的松
11月30日	139	0.87	9.3	193/108	85	嗜睡	氢化可的松
12月1日	133	0.95	13.9	140/90	86	清楚	氢化可的松
12月2日	131	0.94	7.5	150/90	85	清楚	氢化可的松

心电图显示窦性心动过速,完全性右束支传导阻滞,部分导联 T 波改变,QT 延长至 540 秒;$V_4 \sim V_6$ 导联 T 波低平,ST 段压低;床旁胸片显示主动脉突出并钙化。头颅 MRI 显示鞍上区占位性病变、右侧额叶硬膜下积液、双侧额叶脑膜强化、脑白质病变伴脑萎缩、双侧海马区软化。12 月 8 日脑 MRI 复查证实为 Rathke 囊肿复发并垂体卒中。

(二) 病例讨论 本例的病情复杂,诊断主要有:①鞍区肿瘤切除术后并发垂体危象、继发性肾上腺皮质功能减退症、继发性性腺功能减退症;②糖尿病并发糖尿病酮症酸中毒和严重低磷血症;③肺部感染;④冠心病(心肌缺血型)并发完全性右束支传导阻滞;⑤高血压病(3 级,极高危组);⑥慢性泌尿系感染。

11 月 18 日头颅 CT 显示的高信号考虑为出血或囊肿所致,侧脑室扩大,额叶(眶上回)腔隙性脑梗死和肺炎症的诊断明确;26 日头颅 MR 提示 T1 垂体信号增高,T2 垂体信号降低,且超过垂体窝,达到垂体上方与视交叉附近。结合患者 3 年前有 Rathke 囊肿切除史,考虑为术后 Rathke 囊肿复发并垂体卒中和垂体危象,并引起继发性性腺、甲状腺、肾上腺功能减退等,治疗中曾经给予大量输液而引起水中毒。此外,家属给予抗抑郁药物加重了昏迷;此次患者因感染应激而发病,但未及时给予糖皮质激素补充治疗,诱发垂体危象,且发病后继续服用抗抑郁药物,此时患者对药物镇静作用更敏感。血钠最低 120mmol/L,血压降至 75/35mmHg,补钠过于积极,并予大剂量地塞米松输注抑制 HPA 轴,同时患者有糖尿病史,应激后发生糖尿病酮症酸中毒,使用大剂量胰岛素后又出现重度低磷血症。严重而持久的低磷血症导致组织缺氧、横纹肌溶解,而维生素 D 缺乏可加重低磷血症。因补钠过于积极而出现电解质紊乱,本例的教训是必须规范垂体瘤术后激素替代治疗,并重视电解质紊乱的纠正和定期监测。

(雷闽湘)

第6节 生长激素缺乏症与生长激素抵抗综合征

生长激素(growth hormone, GH)缺乏症(GH deficiency, GHD)患者的垂体 GH 分泌量从完全缺乏至正常是一个连续的谱系,因此给 GHD 下一个明确的定义十分困难。GHD 有两个方面的涵义,一是 GH 量减少而活性正常;二是 GH 量正常(或升高)但生物活性降低;后者主要见于 GH 受体(GHR)基因突变(GH 不敏感综合征)或原发性 IGF-1 缺乏症[1,2]。青春期前发生的 GHD 又称为垂体性矮小症或垂体性侏儒症(pituitary dwarfism)。

下丘脑-垂体疾病容易发生 GHD。按病因,GHD 可分为特发性和继发性两类;按病变部位可分为垂体性和下丘脑性两种;按受累激素的多少可分为单一性 GHD 和包括 GH 在内的复合型垂体激素缺乏症(combined pituitary hormone deficiency, CPHD)两类。美国的垂体性矮小症发病率为 28.7/10 万,英国为 2.0/10 万,中国北京市的发病率为 11.6/10 万(1/8644)。

【病因与发病机制】

(一) 生长激素基因家族 GH 的基因家族分为 GH-1、GH-2、绒毛膜促生长素-1(chorionic somatomammotropin, CS-

1)、CS-2 和 CS-P 五种。在人类第 17 号染色体长臂上的 60kb 区域内,含有 GH-1(GH-N)、GH-2(GH-V)、CS-1(CS-A)、CS-2(CS-B)和 CS-P(CS-L)五种 GH 相关基因,每种基因含 5 个外显子和 4 个内含子,长度不超过 2kb。垂体 GH 细胞表达 GH-1,其他四种基因由胎盘的滋养层细胞表达。由于 GHRH 受体基因突变、GH 基因突变、GHR 基因突变所致的或 IGF-1 相关的 GH 不敏感综合征可分为十类。其中 GH-1 基因的 5′-端存在明显的多态性,与 GH 的分泌及多种疾病有一定关系。此外,垂体不发育症(pituitary aplasia)患者先天性缺乏 GH、PRL 和 TSH,临床表现为低血糖症,GH 缺乏的原因未明,其特点是机体发育生长障碍,多伴有骨的畸形或代谢异常。

葛瑞林(ghrelin)是胃分泌的一种肽类激素,含 28 个氨基酸残基,可与生长激素促分泌物受体(GHS-R)结合,促进 GH 分泌。实验发现,中枢神经或外周使用葛瑞林可提高食欲,抑制脂肪氧化,导致肥胖,而肥胖患者血中的葛瑞林水平下降。目前认为,葛瑞林是调节生长和能量平衡的一种新的激素,也是联系摄食行为与垂体 GH 分泌的内分泌调节轴(胃分泌的葛瑞林促进下丘脑-垂体神经肽 Y 和 agouti 相关肽的分泌)。此外,葛瑞林还可与中枢神经系统和外周组织的相应受体结合,表现出广泛的生物学作用,如促进 PRL 和 ACTH 分泌,对脑-肠-胰轴细胞代谢、心血管功能等均有调节作用,这种 GHS 的激动剂可望成为治疗多种疾病的有效药物。

胎盘生长激素(placental GH, PGH)为 GH-V 基因的表达产物,与垂体 GH 有 13 个氨基酸残基差异,其促生长作用比 GH 强而促泌乳作用弱。从妊娠 12 ~ 20 周开始至分娩时,PGH 逐渐取代 GH 的作用,是维持妊娠和胎儿生长发育的必需激素,PGH 的分泌受 IGF-1 和血糖的调节。PGH 分泌不足导致胎儿发育迟缓,GH 变异和 IGF-1 相关性 GH 不敏感综合征分类见表 2-3-6-1。

表 2-3-6-1 GH 和 IGF-1 相关性 GH 不敏感综合征分类

类型	遗传方式	血清 GH	候选基因	分子病因
IGHDIA	AR	-	GH-1	缺失
IGHDIB	AR	-/↓	GH-1	突变
			GHRH	?
			GHRH 受体	突变
IGHD II	AD	↓	GH-1	突变
IGHD III	性连锁	不明	不明	不明
P-GHD	AR	↓	GH-2	缺失
变异 GH(低生物活性 GH)	AR	↓	GH-1	不明
Laron 综合征	AR	↑	GHR/GHR 后	缺失或突变
IGF-1 缺陷综合征	AR	↑	IGF-1	待阐明
IGF-1 不敏感综合征	AR	↑	IGF-1 受体	待阐明
GHRH 受体病	AR	↓	GHRH 受体	待阐明
垂体不发育症	AR	?	?	?

注:IGHD:单一性 GH 缺陷症(isolated GH deficiency);P-GHD:胎盘 GH 缺陷症(placental GH deficiency);AR:常染色体隐性遗传;AD:常染色体显性遗传;RIA:放射免疫测定;↑:上升;↓:下降

（二）GH 的作用　　除了人们所熟知的 GH 作为内分泌激素的作用外，GH 还具有促进骨的线性生长、骨重建、骨骼肌生长和免疫调节作用（表 2-3-6-2）。儿童至青春期发育成熟的骨骼（长骨）线性生长主要由 GH、IGF-1、糖皮质激素和甲状腺激素调节。儿童的躯体线性增长速度是了解有无 GH 缺乏或 GH 作用障碍的简单而特异的诊断线索，加用基础血 IGF-1 测定，或 GH 兴奋试验可证实诊断。另一方面，药用 rhGH 可用于多种疾病的治疗。

表 2-3-6-2　GH 的生理意义和药理作用

内分泌激素作用	促泌乳作用
抑制 GHRH 的分泌	生长因子和酶
促生长作用（直接和间接作用）	促进 IGF-1 和 ALS 合成
代谢调节作用（抗胰岛素/抗脂质生成）	促进 IGFBP-3 合成
线性生长和骨重建	增强丝氨酸蛋白酶抑制剂活性
促软骨细胞增殖	免疫调节作用
促进成骨细胞增殖和骨形成	促进 B 细胞和 T 细胞增殖
促进破骨细胞增殖和骨吸收	增强自然杀伤细胞
促进 I 型胶原合成	巨噬细胞和嗜中性粒细胞活性
骨骼肌	促进免疫球蛋白合成
促进肌纤维生长	促进细胞因子生成
增强肌力	药理作用和使用适应证
肝脏	生长激素缺乏性矮小症
促进肝细胞再生	Turner 综合征
代谢作用	营养不良症
促进 T_4 转化为 T_3	慢性消耗性疾患（尤其是老年人）
促进脂解	纤维性肌痛症（fibromyalgia）
促进酮体生成	骨质疏松症
促进糖异生	免疫性疾病和免疫缺陷综合征
促进蛋白质合成和代谢	

一般将循环血液中的信号蛋白分为激素和细胞因子两类，但两种蛋白具有许多相同的理化特征与作用机制。其中一个显著的特点是，无论激素或细胞因子均受细胞因子信号抑制子（SOCS）蛋白的调节。SOCS 蛋白家族成员在许多组织中表达，主要起调节生长、骨发育和炎症的作用，但其作用强度不一。慢性炎症性疾病常伴有生长发育障碍，而 SOCS 蛋白在其中起了重要作用。躯体的线性生长（linear growth）与骨骼发育主要依赖于 GH 的作用。临床研究显示，慢性炎症所致的生长发育障碍伴有炎症细胞因子的变化[3-5]。引起 GHD 的病因包括 GH 缺乏、IGF-1 缺乏和 GH 不敏感等方面。病变可来自下丘脑 GHRH 缺乏、垂体病变（如垂体先天缺如、肿瘤、外伤、放射损伤等）、中枢神经系统感染以及遗传异常。GHD 的病因见表 2-3-6-3，其中原发性 GHD 最常见，占 50%~70%。

表 2-3-6-3　GH 缺乏的病因

原发性 GH 缺乏
　遗传性 GHD 缺乏
　　脑结构异常（胼胝体发育不全/中隔-视交叉发育异常/前脑无裂畸形/脑积水）/颜面中线发育异常（唇裂或腭裂/单中切牙）
　　基因缺陷（GH-I 基因缺陷/Pit-1 缺陷/GH 不敏感综合征）
　　X-性连锁低 γ-球蛋白血症伴单一性 GHD（XLH-GHD）
　发育不良
　　下丘脑发育不良症
　垂体发育不良
　特发性空泡蝶鞍综合征
　下丘脑-垂体功能障碍
　GH 脉冲峰值降低
继发性 GHD
　下丘脑肿瘤（颅咽管瘤/生殖细胞瘤/垂体瘤/神经纤维瘤/错构瘤/神经胶质瘤）
　损伤（放射损伤/化疗损伤/头颅创伤）
　颅内感染（细菌/寄生虫/病毒等）
　浸润性病变（白血病/含铁血黄素沉着症）
　囊性纤维化
暂时性垂体功能障碍
　环境因素
　精神与心理创伤
IGF-1 缺乏症
　原发性 IGF-1 缺乏症
　　外周性 IGF-1 缺乏症
　　外周性 IGF-1 抵抗综合征
　继发性 IGF-1 缺乏症（继发于 GHD/GH 不敏感综合征）
　　原发性 GH 不敏感（遗传性缺陷所致）
　　GH 受体突变（细胞外结构域突变/跨细胞结构域突变、细胞内结构域突变）
　　GH 信号转导因子突变
　继发性 GH 不敏感（获得性缺陷所致）
　　GH 抗体
　　GH 受体抗体
　继发性 GH 不敏感（营养不良/肝病/高分解代谢状态）

注：GH 不敏感是指临床上有 IGF-1 缺乏表现，但血 GH 正常或升高，且对外源性 GH 存在抵抗；GH 不敏感综合征：存在 GH 不敏感，且有生长障碍和其他躯体异常表现；GH 部分不敏感是指存在 GH 不敏感，但无生长障碍和其他躯体异常表现；Galanin：促生长激素神经肽；PACAP：垂体腺苷酸环化酶激活肽；Pit-1：垂体特异性转录因子-1；GH：生长激素；GHRH：生长激素释放激素；IGF：胰岛素样生长因子

循环血液中的 GH 和 PRL 属于垂体来源的内分泌激素，但从理论上讲，每个细胞在特定条件下均可表达基因组的所有基因。许多垂体外组织细胞表达 GH 和 PRL 基因，以及 GH 受体和 PRL 受体；因此合成和分泌的 GH 和 PRL 主要在局部起自分泌和旁分泌调节作用，这种基因称为渗漏基因（leaky gene），这种生理现象称为渗漏基因表达现象[3,4]。除了 GH 和 PRL 外，垂体外组织（神经细胞、免疫细胞、生殖细胞和呼吸道细胞）也表达其他垂体激素，主要调节局部组织（尤其是胚胎组织）的生长发育和代谢。在病理情况下，这些旁分泌激素可引起肿瘤或成为肿瘤的一种分泌功能。

（三）遗传性 GH 缺乏的临床类型 GH 基因位于第 17 号染色体长臂，含 5 个外显子和 4 个内含子，前者有 2 个为 GH 基因（GH-N，GH-V），3 个为绒毛膜生长 PRL 基因。多数家族性 GHD 为常染色体隐性遗传，少数为常染色体显性或伴性遗传，可表现为单一性 GHD 或多发性垂体激素缺乏症或 GH 作用障碍。许多基因突变可导致 GHD（表 2-3-6-4）。家族性 GHD 可根据其遗传方式和基因缺陷种类分为多种类型[5]。

表 2-3-6-4　GH 缺乏症致病基因

项目	基因敲除动物表型	人类表型	遗传模式
HESX1/HESX1	无眼/小眼畸形/胼胝体发育不良/垂体发育不良	Septo-Opticz 发育异常/MPHD/GHD 伴神经垂体易位	显性或隐性遗传
Sox3/SOX3	未知	单一性 GH 伴智力障碍	X-连锁遗传
Lhx3/LHX3	Rathke 囊发育不良	GH/TSH/GnRH 缺乏伴垂体发育不良	隐性遗传
Lhx4/LHX4	腺垂体中度发育不良	GH/TSH/皮质醇缺乏/小脑扁桃体异常	小鼠隐性遗传/人类显性遗传
Prop1/PROP1	腺垂体发育不良伴 GH/PRL/TSH/LH/FSH 细胞减少	GH/TSH/PRL/ACTH 缺乏/晚期垂体增大	隐性遗传
Pit1/POU1F1	腺垂体发育不良伴 GH/PRL/TSH 减少	GH/TSH/PRL 缺乏/腺垂体正常或发育不良	显性或隐性遗传
Ghrhr/GHRHR	腺垂体发育不良伴 GH 减少	IB 型 GHD 伴腺垂体发育不良	隐性遗传
Gh-1/GH1	?	GH 缺乏	1A/1B 隐性遗传/2 型显性遗传

注：MPHD：多种垂体激素缺乏症；IGHD：特发性垂体激素缺乏症；GHD：GH 缺乏症

1. **遗传性 GHD** 遗传性 GHD 分为四类：①遗传性 GHD ⅠA 型：常染色体隐性遗传，ⅠA 型是由于 GH-1 或 GH-N 基因纯合子突变或缺失，基础 GHD 或极低，刺激后仍检测不到，是最为严重的 GHD。出生后即有生长缺陷，伴低血糖症，部分患者在 GH 治疗后可检测到高滴度的 GH 抗体。②遗传性 GHD ⅠB 型：常染色体隐性遗传，GH-N 基因正常，但内源性 GH 减少，GH 刺激试验有反应，GH 峰值多 <7μg/L，外源 GH 治疗有效，可能是缺乏 GHRH 或 GHRH 生物活性降低所致。③遗传性 GHD Ⅱ型：常染色体显性遗传，有明显的低血糖倾向，GH-N 基因和 GHRH 基因均正常，输入 GHRH 后 GH 分泌增加，与ⅠB 型的区别是遗传方式不同，可能与基因表达受阻有关。④遗传性 GHD Ⅲ型：X-性连锁遗传，同时伴有低 γ-球蛋白血症（缺乏 IgG、IgA、IgM 和 IgE），该病是由于 X 染色体的两个等位基因（分别负责免疫球蛋白和 GH 分泌）缺失或突变所致（XLH，OMIM 307200）。

2. **家族性全腺垂体功能减退性矮小症** 家族性全腺垂体功能减退性矮小症（familiar panhypopituitary dwarfism）有 GH 不足和其他促激素不足表现。可分为两型，1 型为常染色体隐性遗传，2 型为性连锁隐性遗传。其他多种激素发生缺乏的先后次序为 LH、FSH、TSH 和 ACTH，同家族中的患者除 GHD 外，个体所缺乏的其他激素可有不同。GHRH 试验示 GH 释放减少，说明病变可能在下丘脑，但亦不能除外垂体病变。

3. **GH 抵抗综合征** GH 的生成、分泌或生物活性异常可由一种或多种遗传性变异引起，涉及的基因与下丘脑垂体发育、GH、GH 受体或葛瑞林的作用有关。GH 抵抗综合征大致有三种：①Laron 矮小症：常染色体隐性遗传，其特点为血 GH 正常或增高而 IGF-1 降低，对外源 GH 治疗无反应或反应很差。患者肝脏缺乏 GH 受体，IGF-1 生成障碍或细胞膜受体缺陷。②Pygmies 矮小症：Pygmies 为非洲赤道的矮小家族，患者外观很像垂体 GHD，虽然血 GH 正常，但组织对外源性 GH 无反应。患者在青春期前生长正常，血 IGF-1 和同龄儿相近，但青春期时血 IGF-1 减低，缺乏青春期突发生长，外源性 GH 不能改善生长，因此至成人时身材矮小。③其他 GH 抵抗综合征：GH 受体后缺陷患者血 GH 很高且有活性，血 IGF-1 降低，外源 GH 无促生长作用，但用重组的人 IGF-1 治疗有效。GH 结合蛋白或 GH 抗体致循环 GH 作用抑制。IGF 合成缺陷（IGF 基因缺陷，肝脏疾病等）或 IGF 抵抗（包括 IGF 受体缺陷、IGF 受体后缺陷、IGF 结合蛋白缺乏等）[6]。

4. **GH 神经分泌功能异常** 有些患儿身高较正常低 2 个标准差以上，生长速度 ≤4cm/年，骨龄落后 ≥2 年，GH 刺激试验显示 GH 峰值 ≥10μg/L，但是测 24 小时或夜间 GH 分泌节律可发现峰值降低。此类患者是由于中枢神经-下丘脑-垂体系统某部位有轻度损伤（包括神经递质、GHRH 分泌减低或生长抑素增多等），称为 GH 神经分泌功能异常。用 GHRH 探针证实许多 GHD 儿童的病变在下丘脑而不在垂体，GHND 患儿用 GH 治疗有效。

5. **复合型垂体激素缺乏症** 复合型垂体激素缺乏症有多种垂体激素缺乏表现，一般以 GHD 伴一种或多种腺垂体激素缺乏为特征[6]。病因为下丘脑-垂体区获得性病变（如外伤或肿瘤）或基因突变。腺垂体特异性转录因子-1（pit-1）及其祖先蛋白-1（Prop-1）异常可导致 CPHD。pit-1 是垂体细胞生长发育和功能成熟的重要转录因子，与胚胎期腺垂体的发育和相关基因的表达密切相关。pit-1 基因突变表现为 GH 完全缺乏，血清基础 PRL 不可测出或极低，基础 TSH 为正常低值、降低或不可测及。Prop-1 是一种垂体特异转录因子，只表达于胚胎期垂体（时限性表达）。Prop-1 启动胚胎期 pit-1 基因的起始表达并维持其出生后的持续表达。Prop-1 突变导致的 CPHD 除 GH、PRL 和 TSH 缺乏外，还有 LH、FSH 或 ACTH 缺乏表现。

（四）下丘脑-垂体病变引起的特发性 GHD

1. **下丘脑微小病变** 特发性 GHD 患儿有围生期病变，包括早产、难产、小胎龄儿、严重窒息、发绀及抽搐。可用 GHRH 兴奋试验来鉴别 IGHD 患者颅内损伤的部位，在 IGHD 中约 2/3 病变部位在垂体水平之上。

2. **垂体自身免疫性病变** 研究表明，部分"特发性"

GHD 患者的血清中存在抗垂体 GH 细胞抗体,有时抗垂体 GH 细胞抗体出现在 GHD 前多年,提示这些患者的病因为垂体自身免疫病变[7]。

(五)颅内病变导致的继发性 GHD

1. 中颅窝肿瘤　肿瘤压迫下丘脑垂体而发生 GHD,较常见的为颅咽管瘤、神经纤维瘤、垂体瘤或神经胶质瘤。

2. 头颅创伤/鞍区放疗　严重颅脑创伤是 GHD 的重要原因,多数伴有其他垂体激素缺乏甚至尿崩症,可在颅脑创伤的急性期、恢复期或在颅脑创伤数月至数年后发病。垂体柄断裂综合征常有永久性 GHD,伴血清葛瑞林明显升高。

3. 感染/自身免疫/浸润性病变　病毒感染多侵犯下丘脑,很少累及垂体,结核、梅毒、酵母样菌感染及肉芽肿常侵犯鞍区。此外,尚有白血病、含铁血黄素等浸润性病变、组织细胞增多症等。其中较常见的是 Hand-Schller-Christian 综合征。

【临床表现】

生长发育主要受基因调控,但基因的表达也受体内外各种因素的影响。影响机体正常生长发育的因素主要有母亲的营养、内分泌功能和疾病,以及胚胎及胎儿的生长发育状况;偶尔,细胞功能障碍可导致生长发育异常(如成纤维细胞生长因子-3 缺陷可造成软骨发育不全)。

(一)儿童 GH 缺乏症

1. GH 缺乏表型　儿童 GH 缺乏以身材矮小/生长缓慢/青春期发育延迟为特征。生长障碍大多在出生后 1~2 年内发生,最早可在出生后 4 个月出现,但也有迟至 10 岁起病者。生长速度缓慢,与同年龄正常儿童的差别逐渐显著,但生长并不完全停顿。生长障碍的严重程度与起病年龄有关,大多数患者起病年龄早(出生后 1~2 年),在 1~4 岁时生长障碍明显;4 岁以上儿童的生长速度<4.5cm/年,或身高低于正常儿童的第 3 百分位数;8~10 岁时,身高较正常平均值低 2~3 个标准差;16~20 岁时,身高 125~130cm。身体各部分的比例较其年龄幼稚,四肢略短小,下颌骨亦相对较小,体态相对匀称,呈轻度向心性肥胖,皮褶厚度正常(宫内发育不良者可有明显消瘦)。骨骼成熟迟缓,骨龄落后于年龄,骨龄延迟的程度与身高呈比例。部分患者牙齿成熟较晚。有的患者同时伴促性腺激素缺乏,GH 只能促进生长,不能促进青春期发育。单一性 GHD 者往往到 20 岁左右才启动青春期第二性征发育。垂体性矮小者的智力与年龄相符。至成年期,皮肤弹性减退而起皱,但面容仍不成熟,呈“老小孩”状。继发性矮小症除 GH 不足症状外,尚有原发病(如下丘脑-垂体瘤)的表现。垂体性矮小症者的身材矮小而匀称协调,儿童发作的 GH 缺乏症(childhood-onset GHD,CO-GHD)患者至青春发育期仍保持儿童外貌和矮小体型,面颊较丰满,圆形面容(由于 GH 缺乏,脂肪动员较少所致),皮肤细腻而干燥,有皱纹,皮下脂肪丰满,智力正常。20 岁前的单一 GHD 者第二性征尚未发育,男性表现为睾丸和外生殖器细小,无阴毛和腋毛;女性表现为乳腺发育差,无月经(原发性闭经),子宫和附件幼稚。如伴促性腺激素和促甲状腺激素不足,第二性征发育更差。

2. GH 抵抗表型　与 GHD 相似,但血 GH 升高伴 IGF-1 缺乏;其具体表现是:①生长和发育异常,如出生时的体重基本正常,但身长可稍短;②出生后生长发育障碍,骨龄延迟,但相对于身长来说可能仍是“提前”的;③儿童期阴茎短小,但至成年期时,相对于身长来说可能“正常”;④青春期发育延迟 3~7 年,性腺功能正常,有生育能力;⑤毛发稀疏,面容早老,面部细小,前额突出,五官可不对称,鼻梁下塌,但头围正常;⑥声调高尖;⑦婴幼儿可伴低血糖症、无血管性股骨头坏死、髋部发育不良、肘部外展受限及低骨量等。

(二)成人 GH 缺乏症　成人 GH 缺乏以肌量减少/骨量降低/体脂增加为特点。成人 GHD 的主要表现为体脂含量增加,尤以腰部为显著;因骨量降低,故体重可正常(相对于身高而言)或降低(相对于年龄而言),见表 2-3-6-5。血总胆固醇和低密度脂蛋白-胆固醇水平升高。患者显得肥胖,体脂分布异常,肌肉容量减少,体力下降,多伴有抑郁或孤立情感。血脂谱异常、左心室收缩力下降、血纤维蛋白原及纤溶酶抑制物活性增加。应激时,严重的成人型 GHD 可有低血糖症发作,常伴有多种垂体激素缺乏(肾上腺皮质及甲状腺功能减退)、中心性肥胖和多种代谢异常表现。因此,应在开始 rhGH 治疗前,评价垂体其他激素的分泌功能。GH-IGF-1 与肾上腺皮质的关系密切,GH-IGF 促进肾上腺糖皮质激素和 CBG 生成及糖皮质激素代谢(通过 1 型 11β-羟类固醇脱氢酶,11β-HSD1);用这一假说可解释 GHD 的内脏肥胖和胰岛素抵抗。11β-HSD1 催化皮质醇与皮质素的相互转化,而 11β-HSD2 的催化作用是单方向性的,即只催化皮质醇向皮质素转化。GH 补充/替代治疗后,11β-HSD1 的表达明显下调,因此 GH 可调节(通过 11β-HSD1)脂肪组织的糖皮质激素代谢,引起皮质醇向皮质素的转化加速,进而导致中心性肥胖。因此,成人 GHD 易并发高血压、肥胖、血脂谱异常、性功能减退症和代谢综合征。

表 2-3-6-5　成人 GH 缺乏的表现

1. 消瘦或体重降低
2. 内脏脂肪增加
3. 骨密度降低
4. 骨折风险增加
5. 血清 IGF-1 降低
6. 肌力下降
7. 运动能力降低
8. 生活质量下降
9. 血脂谱异常(胆固醇/LDL-C/甘油三酯/脂蛋白 A 和载脂蛋白 B 升高/HDL-C 降低)
10. 心脏功能降低
11. 心血管病风险增高

此外,GH 治疗加速糖皮质激素代谢的另一后果是引起相对性肾上腺皮质功能减退,而 GH 缺乏往往掩盖原有的肾上腺皮质功能不足。GH 治疗能增加皮质素向皮质醇的转化,恢复 11β-HSD1 活性,使皮质功能不足的表现显现出来。类似的情况也见于甲状腺功能和性腺功能。

【辅助检查与诊断】

身材异常(身材矮小与身材过高)有同种族同性别同年龄正常人群身高的标准差或百分位数两种表示方法,其对应关系见表 2-3-6-6。身材矮小是指身高低于同种族同性别同年龄正常人群身高的 2 个标准差或第 3 百分位数的情况。

表 2-3-6-6 身材异常的表示方法的对应关系

标准差	百分位数
3	99.9
2	97.7
1	84.1
0	50
-1	15.9
-2	2.3
-3	0.1

诊断 GHD 应强调以下几点：①注重 GH 的动态变化而非 GH 的单个点值。②评价 IGF-1 变化时最好用年龄性别相配的正常参考值，并以 0.1 百分位数作为临界值；使用高敏 IGF-1 测定法，判断 IGF-1 对 GH 的反应时，GH 应 ≥15μg/L。③筛选试验（运动试验、禁食试验、L-多巴试验和可乐定试验）和确诊试验（胰岛素低血糖试验、精氨酸兴奋试验和胰高血糖素试验）联合应用可提高诊断的特异性和敏感性；一般用禁食试验和可乐定试验作为可疑对象的筛选试验，而将胰岛素低血糖试验和精氨酸兴奋试验作为确诊试验。④胰岛素低血糖试验是公认的"金标准"。⑤实验前空腹，测定的主要指标为血 GH、血 IGF-1 和 IGFBP-3；必要时加测垂体的其他激素和胰岛素等。

（一）GHD 病例筛查

1. GHD 筛查对象　一般从身材矮小和生长缓慢病例中筛查 GHD。有些 GHD 病例的身材矮小或生长速率降低并不明显或仅处于临界水平，此时从早期诊断线索中筛查 GHD 可提高诊断率，防止漏诊非典型病例。通常患儿 6~8 岁出现生长迟缓时才被诊断为 GHD，而此时已错过治疗的最佳时期，因此早期诊断儿童 GHD 尤显重要。当患者有以下病史时应考虑 GHD 可能：①新生儿黄疸期延长、阴茎短小、产时损伤；②头颅放射；③头颅损伤或中枢神经感染；④GHD 家族史；⑤颅面中线异常；⑥生长速度缓慢和骨龄延迟；⑦新生儿低血糖症或反复发作的成人低血糖症。

2. GHD 筛选方法　GHD 的筛选检查方法见表 2-3-6-7。

表 2-3-6-7 矮小症的筛选检查

检验项目	目的或原因
全血细胞计数	贫血/营养不良/慢性感染/恶性肿瘤/白细胞增多症/白细胞减少症（骨髓衰竭综合征）
血沉与 C 反应蛋白	感染性疾病/恶性肿瘤
电解质/肝功能/尿素氮	肝-肾-肾上腺功能障碍/体液和酸碱平衡紊乱
胡萝卜素	评估维生素 A 的应用状态
凝血酶原时间	评估维生素 K 的营养状态
尿液分析	肾功能障碍/肾小管酸中毒
染色体核型	45,X0 或其他染色体异常
颅脑影像检查（MRI/CT）	下丘脑-脑垂体瘤或先天性中线缺损
骨龄	与身高及预测的最终身高比较
血 GH/IGF-1/IGFBP-3	GH 水平及其生物学作用
血 FT₃/FT₄/TSH	腺垂体功能减退症或单一性 TSH 缺乏性甲减
血 PRL	下丘脑功能障碍

（1）常规筛选检查。①一般检查：如血常规、尿常规及相关生化检查，以了解全身基本情况。一般可根据需要和重点怀疑的病因选择必要的检查，如 T_3、T_4、FT_3、FT_4、TSH、ACTH、皮质醇、LH、FSH、PRL、睾酮和雌二醇等。②糖代谢试验：在 OGTT 中，不少患者在服糖后 2 小时和 3 小时血糖偏低。有的可发生低血糖症，严重者因低血糖反复发作而伴有脑损害。③基础 GH 测定：个体的血 GH 组分差异很大，用 RIA 或 IRMA 法只能测出 22kD 的 GH，仅代表了约 25% 的血清免疫活性，而且具有抗体依赖性和 GHBP 依赖性。新一代 GH 测定是基于 GH 的生物活性设计的，常用洗脱珠法或免疫功能分析法。由于 GH 分泌呈脉冲式，峰值与谷值相差较大，故不能仅靠基础 GH 值诊断本病。④放射学检查：对于生长迟缓超过 1 年的儿童应常规进行骨龄检查（包括非优势手腕和手掌，<1 岁的婴儿检查膝关节和踝关节）。对确诊或怀疑颅内肿瘤、视神经发育不良及中枢神经发育异常的患者还需进行中枢神经 MRI 或 CT 检查。MRI 需行薄层增强扫描，注意垂体的高度和体积，以及垂体柄和神经垂体的位置。CT 虽较 MRI 分辨率低，但在肿瘤和骨质病变的诊断方面有优势。

（2）血 IGF-1 测定：可作为 GHD 的首选指标，对 GH 缺乏和 IGF 缺乏的鉴别也有重要意义，但应注意以下几点：①IGFBP 干扰测定结果，因而在检测系统中要先用大量 IGF-2 或放射标记的 IGF-1 类似物去除 IGFBP；②IGF-1 水平的变化与年龄有关，5 岁以内的血浓度最低；③除 GHD 外，血 IGF-1 降低可见于原发性或继发性 GH 抵抗综合征，如 Laron 综合征、营养不良或肝脏疾病等；④成年发病型 GHD 和由脑肿瘤与头颅放射治疗引起的儿童发病型 GHD，血 IGF-1 和 IGFBP-3 往往正常。

（3）其他筛选检查。①IGF-2 测定：IGF-2 测定可能有助于提高 GH 测定和 IGF-1/IGF-2 测定的一致性，因为正常儿童出现 IGF-1 和 IGF-2 同时降低的情况十分少见。如果 GH 降低，IGF-1 和 IGF-2 均正常，一般不能认为是异常的；相反，如果 GH 正常而 IGF-1 和 IGF-2 降低，或 IGF-1 正常而 IGF-2 降低，则多属异常。②IGFBP 测定：IGFBP 测定对 IGF 缺乏的诊断和鉴别诊断有意义。IGFBP 的血浓度高，受 GH 的影响明显；但其测定较简单，且受年龄和营养状况的影响较小。

（二）GH 动态测定和 GH 兴奋试验　GHD 的确诊试验见表 2-3-6-8。比较 GHRH-ARG 试验、胰高糖素试验、精氨酸试验和 GH 促分泌剂试验的应用经验、敏感性与特异性，目前认为，胰岛素耐受试验仍然是首选方法，其次是胰高血糖素试验[8]。

1. 动态 GH 测定　静脉插管，每 5~20 分钟采血 1 次，或多次随机采血，共 24 小时。但 GHD 与正常人的 GH 分泌的动态值有重叠。尿 GH 测定有一定意义，但需用体重和尿肌酐校正。有时儿童 GHD 的诊断十分困难，因为药理试验并不能完全反映 GH 的生理分泌状态。例如，运动是 GH 分泌的最强刺激，但运动试验则因运动量和个体（尤其是肥胖者）的反应性差异而有不同的表现[9]。有时，肥胖/超重者的基础 GH 分泌可能低至 GHD 水平，但血 IGF-1 正常（游离 IGF-1 可能升高）；体重恢复正常后，GH 分泌亦随之转为正常。因此，在分析运动试验结果时，应该特别注意体重的影响，肥胖、超重和体重减轻者应该有不同的 GHD 诊断值，避免误诊为 GHD[10]。

表 2-3-6-8 生长激素兴奋试验

试验	试验方法	血标本取样（min）	不良反应
精氨酸试验	精氨酸 0.5g/kg 静注	−30/0/15/30/45/60/120	呕吐
可乐定试验	100~150μg/m² /口服	−30/0/30/60/90/120	低血压
胰高血糖素试验	静注或肌注/30~50μg/kg	−30/0/30/60/90/120	恶心/呕吐/腹痛
左旋多巴试验	口服 125~500mg	每 15 分钟采血	恶心/呕吐/眩晕
胰岛素耐受试验	静注胰岛素 0.05~0.1U/kg	−30/0/30/60/90/120	低血糖症/低钾血症
吡啶斯的明试验	60mg/口服	每 15 分钟采血	肌痉挛
GHRH 试验	静注/1μg/kg	−30/0/15/30/45/60/90	面部潮红/已被停用
GHRH+吡啶斯的明	静注 GHRH 前 60 分钟口服吡啶斯的明 60mg	−30/0/15/30/45/60/90	面部潮红/已被停用
GHRH+精氨酸	静注 GHRH 同时注射精氨酸（0~30 分钟）	−30/0/15/30/45/60/90	面部潮红/已被停用
胰高血糖素+普萘洛尔	注射胰高血糖素前 2 小时口服普萘洛尔 10mg	−30/0/30/60/120/150	恶心/呕吐/腹痛
睡眠试验	入睡前置入导管	入睡后 30 和 120 分钟采血	−
体力运动试验	运动前置入导管逐渐加大运动量至心率>180/分	0/10/20/30	儿童执行困难
12~24 小时连续采血	每 20~30 分钟采血 1 次	每 30 分钟采血	住院后实施

2. GH 兴奋试验 生长激素兴奋试验很多，单一的兴奋试验只针对 GH 分泌的某一途径而不能探知其复杂的生理调节过程。各种 GH 兴奋试验的共同缺点是：①正常值的个体差异大，如将诊断 GHD 的血清 GH 分割点定为 10μg/L，患者和正常人的重叠率可达 30%；②测定 GH 的方法各异，正常值的表示方法（mU/L 或 μg/L）也不同，由于使用的 GH 抗体与 GH 的亲和性不同而产生较大误差；例如，免疫功能分析测得的 GH 值要比免疫放射分析（IRMA）法低 1~2 倍。如果使用 IFA 法，其分辨值应重新确定；③年龄、青春期发育、体重、应激与代谢影响 GH 分泌，有的儿童在使用性腺类固醇激素后，GH 兴奋试验转为正常，因而青春期发育前患者应在必要时使用性腺类固醇激素"点火"，大约可使一半的 GHD 患者转为正常反应。单一性药理 GH 兴奋试验的缺点是：①试验为非生理性的，每一种刺激物都有各自特定的 GH 分泌机制，但却无法反映 GH 分泌的整体生理状态；②药理试验存在不良反应；③首选混合性药理 GH 兴奋试验，可能较单一性药理试验更合适，因为减少了 GH 分泌反应的变异性。

一般选择可乐定试验、精氨酸兴奋试验、胰岛素低血糖试验和胰高血糖素试验中的两种做 GH 兴奋试验。根据结果进行如下决策：①如果兴奋试验的所有 GH 均低于 10.0μg/L，应进行进一步检查（头部 MRI、CRH 兴奋试验，或 GH 基因、GHR 基因突变分析等）；②如果 GH 峰值低于 15μg/L，应测定 GHBP；当 GHBP 降低时，应做 IGF 生成试验；异常者行 IGF-1 治疗；③如果 GH 峰值高于 15μg/L 而 GHBP 正常，继续临床观察；④如果 GH 峰值为 10~15μg/L，应在 6 个月内复查。

（1）口服蛋白餐试验：蛋白餐（protein meal）可引起更为广泛而强烈的生理性 GH 分泌，因而是一种高效而相对敏感的 GH 分泌兴奋试验。生理性 GH 兴奋试验主要包括睡眠试验、运动试验和 24 小时动态监测，但应用欠方便。新近提出了营养试验，用豆蛋白（精氨酸和赖氨酸的含量高，比值约为 1:1）0.6g/kg，刺激 GH 的分泌强度等同于运动试验和睡眠试验，具有一定的应用价值。本试验无不良反应，饮食蛋白可通过多种途径和机制刺激 GH 分泌，并可兴奋胃肠葛瑞林分泌及胰岛素释放。

（2）胰岛素低血糖-GH 刺激试验：胰岛素低血糖-GH 刺激试验是目前推荐的常用试验。低血糖刺激脑内葡萄糖受体，激活单胺类神经元通过 α2 受体而促进 GHRH 分泌，同时抑制生长抑素分泌。用普通胰岛素 0.1U/kg 加入 2ml 生理盐水中一次静脉注射。试验前及试验后 30、60 和 90 分钟采血测 GH 和血糖。血糖<2.8mmol/L 或比注射前血糖值降低 50% 以上为有效刺激；体质较健康及原有低血糖症（如慢性肝病、糖原累积病）者应使血糖降至 2.2mmol/L。如刺激后 GH 峰值 10μg/L 以上为正常反应，<5μg/L 为反应低下，3~5μg/L 为可疑，<3μg/L 可确诊为 GHD。

（3）胰高血糖素试验：用于评价成年 GH 的储存功能。患者午夜后禁食，次日上午 8~9 时卧位状态下，静脉注射胰高血糖素 1mg（溶解于 10ml 生理盐水中），分别于 0、30、60、90、120、150、180、210 和 240 分钟采血测定 GH 和血糖。正常人大约于 90 分钟时 GH 升高，以后逐渐下降（不作为诊断依据）；GH 升高至 3μg/L；低于此值提示 GH 分泌不足或缺乏。

（4）L-多巴-GH 刺激试验：L-多巴通过刺激 GHRH 促进 GH 的分泌。患者餐后服 L-多巴制剂 500mg（体重 15~30kg 者口服 250mg）。服药前及服药后 30、60、90 和 120 分钟分别采血测 GH 值。正常人 60~120 分钟时 GH≥7μg/L，垂体性矮小者无反应。于口服 L-多巴前 20 分钟内运动（如上下楼梯 20 次左右）可提高试验的反应性（运动-L-多巴试验）。

（5）葛瑞林刺激试验：葛瑞林为内源性 GH 释放肽受体的配体，可强烈刺激 GH 的分泌。但方法学仍未统一。

（6）GHRH 和精氨酸试验：数年前，人们广泛应用 GH-RH 加精氨酸（GHRH-ARG）试验来代替胰岛素耐受试验。但是，2008 年重组的人 GHRH 被停用。

3. GH 动态试验结果分析 目前的 GH 兴奋试验存在许多问题，应特别注意以下几点：①GH 兴奋试验为非生理性试验，而所有的药理试验都不能观察到 GH 的生理性分泌特征，所以分析结果时要结合临床资料，并尽可能进行动态追踪观察，才能获得正确诊断。②GH 兴奋试验的结果分析无统一的标准，根据 GH 兴奋试验结果判断为"GH 分泌储备能力降低"只是一种主观臆断。最早的 GH 判定值为 2.5μg/L，后来增至 7.0μg/L;而应用重组的人 GH 后,又进一步增至 10.0μg/L;但对 GH 判定值调整仍缺乏有力依据。③血 GH 水平对年龄和性腺类固醇激素具有强烈依赖性。青春期发育前的 GHD 诊断要特别慎重,许多"GH 分泌储备能力降低"的儿童在青春期发育时或在应用性腺类固醇激素诱导青春期发育后,其 GH 分泌和生长发育可完全恢复正常。④GH 的测定技术有限。目前的 GH 测定的敏感性仍不理想,重复性较差。一方面,GH 的测定误差最高可达 3 倍;另一方面,测定 GH 的下限值不甚敏感。新近发展起来的"免疫功能性 GH"测定只测定能与 GHBP 结合的 GH,故其结果与临床的符合程度明显提高,但仍有 50% 的正常儿童在 GH 兴奋试验后,其 GH 峰值低于 7.0μg/L。⑤GH 兴奋试验存在不少不良反应,有时还可发生严重低血糖反应或肝损害。

（三）GHD 诊断　GHD 的诊断尚无统一的标准,确立 GHD 诊断的依据也是相对性的。评价 GHD 的体检指标应包括身高、身体的上部量和下部量、骨龄以及生长速度等;实验室指标应包括 GH、GHBP、IGF-1。如果儿童的生长速度正常,GHD 和 IGF-1 缺乏的可能性极小;当没有发现垂体 GH 分泌异常,一般不必做 GH 动态试验。怀疑为 IGF-1 缺乏时,还应包括 IGFBP。如果血 IGF-1 降低伴 IGFBP 改变提示为 GH 分泌或 GH 活性异常,应对下丘脑-垂体-IGF-1 系统进行全面检查。

1. 国际 GH 协会诊断标准　主要是:①身高低于同年龄、同性别正常人 2 个标准差,并排除 Turner 综合征、甲减、慢性系统疾病等其他影响生长发育的疾病。②基因诊断(如 Prop-1 和 POU1F1 突变)。③骨龄检查、中枢神经系统 MRI 和 CT 检查发现病变。④GH 激发试验的血 GH 峰值<10μg/L,伴或不伴血 IGF-1 及 IGFBP-3 降低(低于同年龄、同性别正常人 2 个标准差)。

2. 上海市儿科研究所诊断标准　主要是:①身高低于同年龄、同性别正常人 2 个标准差或第 3 百分位(根据 Stadiometer 测定)。②生长速率<4cm/年。③骨龄落后于同年龄、同性别正常均值 2 年以上(根据 Greulich-pyle 图谱评价)。④三种 GH 激发试验(L-多巴、可乐定及 GHRH)的血 GH 峰值均<10μg/L。⑤排除引起生长迟滞的其他疾病。

3. 湘雅代谢内分泌研究所诊断标准　主要是:①身高增长率<4cm/年,较同年龄同性别正常人均值低 2 个标准差以上。②典型临床表现,面容体态幼稚,第二性征发育延迟或缺乏。③骨龄检查结果均较实际年龄落后 2 年以上。④L-多巴及胰岛素低血糖激发试验示 GH 峰值<5μg/L。⑤排除体质性身材矮小、器质性疾病、内分泌代谢疾病及遗传病。

4. 成人 GHD 诊断标准　应用两种 GH 兴奋试验,其中以胰岛素低血糖试验最为可靠。血 GH、IGF-I 及 IGFBP-3 降低仅提示 GHD 可能,不能代替 GH 兴奋试验。必要时应作其他垂体和靶腺激素测定以协助诊断。但是,如果患者已有两种以上的垂体激素缺乏的依据,则没有必要再做 GH 兴奋试验。

5. 肥胖儿童 GHD 诊断标准　GH 缺乏儿童常伴有矮小和肥胖,而胖者的自发性与刺激后 GH 分泌减弱。Stanley 等发现,在 116 例 2~18 岁的儿童中,BMI 的标准差积分(BMI SD score,BMI SDS)与 GH 刺激试验 GH 峰值的自然对数呈负相关,而身高的标准差积分(height SDS)与 IGF-I、IGF-结合蛋白-3、年龄、性别及青春期发育无相关,经校正后,BMI 标准差积分与 GH 刺激试验 GH 峰值的自然对数仍呈负相关。以 GH 峰值 10、7 和 5μg/L 作为切割值时,BMI SDS 均是 GHD 诊断的独立影响因素。因此,肥胖儿童容易出现 GHD 的过度诊断问题[11]。

6. 青春发育期的 GH 分泌试验与 GH 缺乏症再评价　由于相关基因突变引起的多种垂体激素缺乏者的 GH 缺乏为永久性的,但其他原因所致的 GH 缺乏者的 GH 分泌反应在青春发育的后期可能转为正常,其自动恢复的原因见表 2-3-6-9。

表 2-3-6-9　GH 刺激反应转为正常的原因

暂时性 GH 缺乏症
诊断标准变更
GH 兴奋试验缺乏可重复性
初次诊断的 GH 兴奋试验呈假阳性反应
神经分泌功能紊乱(GH 反应正常而自发 GH 分泌不足)
青春期发育后下丘脑-垂体的 GH 分泌功能得到改善
GH 兴奋试验的反应性改变
试验类型和方法改变
年龄变化
BMI 变化
躯体疾病的影响
缺乏的垂体激素改变
垂体病变

儿童发病的 GH 缺乏症(CO-GHD)在青春发育期进行再次试验时,常用生长速度和骨龄评价药物治疗疗效。青春转型期 GH 缺乏症的再评价与诊断流程具有许多特殊性,此时为了避免假阳性,应预备 1~3 个月的 GH 洗脱期,并推荐采用胰岛素低血糖兴奋试验、GHRH 兴奋试验和精氨酸兴奋试验[12-15],见图 2-3-6-1。

（四）GH 抵抗的诊断　GH 抵抗者测定 GH 生物活性/血 IGF-1/IGF-1 受体功能。当血 IGF-1、IGF-2 和 IGFBP-3 下降而 GH 升高时,要想到 GH 不敏感综合征的可能。GHR 缺陷(突变)常有家族史(常染色体隐性遗传),Laron 矮小症患者的血清 GH 免疫活性测定正常或升高,但 IGF-1 低下(由于 GH 受体缺陷)、GH 抵抗综合征患者血清 GH 正常或增高,受体结合活性明显降低,血清 IGF-1 低于正常,但应用外源性 GH 治疗后生长加速。先天性 IGF-1 抵抗患者的血清 GH 基础值及兴奋试验均为正常反应,IGF-1 升高,IGF-1 活性正常,但存在 IGF-1 受体或受体后缺陷。Pygmies 矮小症患者血清 GH 正常(或增高),IGF-1 降低,IGF-2 正常,外源性 GH 不能改善生长状况。当血 IGF-1、IGF-2 和 IGFBP-3 降低,而血 GH 升高时,提示 GH 受体突变所致身材矮小症,如有身材矮小家族史,则进一步支持诊断。GH 不敏感综合征的诊断依据是:①血清 GH 基础值≥10U/L(约 5μg/L);②血 IGF-1≤50μg/L;③身高低于同年龄、同性别正常人的第 3 百分位数;④血 GHBP≤10%([125]I 结合率);⑤GH 治疗后,血 IGF-1 升高≤2 倍,IGF-1 和 IGFBP-3 对 GH 刺激的反应性下降是诊断标准中最重要的项目;⑥相关基因突变。

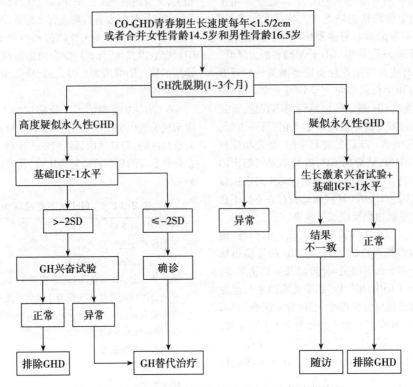

图 2-3-6-1 青春转型期 GH 缺乏症再评价与诊断流程

（五）IGF-1 生成试验 GH 抵抗是引起儿童身材矮小的主要原因。评价 GH 的反应性和 IGF-1 生成试验是诊断和鉴别 GH 抵抗与继发性 IGF-1 缺乏的重要依据[16-23]。IGFGT 的实施方法很多,其中应用较多的方法是所谓的标准 IGF-1 生成试验。试验时间为 5 天,4 天注射 rhGH(每天 33μg/kg,总量 132μg/kg)。诊断切割值定为批内变异系数的 2 倍或 2 倍以上,或 IGF-1 增加绝对值高于 15ng/ml。同时测量 IGFBP-3 可提高敏感性,其切割值为升高 0.4mg/L。诊断严重 GH 抵抗综合征的计分系统见表 2-3-6-10。

表 2-3-6-10 严重 GH 抵抗综合征的计分系统

报道者/年份	基础 GH	基础 IGF-1	IGFGT	身高(SDS)	GHBP(%)	计分
Savage/1993	>5μg/L	<50μg/L	<2×批内变异(10%)	<-3	<10	1分/最高5分
Blum/1994	>4mIU/L	<0.1 年龄百分位数 IGFBP3<0.1 年龄百分位数	ΔIGF-1<15μg/L ΔIGFBP3<0.4mg/L	<-3	<10	1分 最高7分

注:GHBP:GH 结合蛋白;GHIS:GH 抵抗综合征;IGF:胰岛素样生长因子;IGFBP3:IGF 结合蛋白 3;IGFGT:IGF 生成试验

【鉴别诊断】

（一）确立矮小症类型 根据躯干和四肢的发育比例,一般分为匀称性矮小、肢短性矮小及躯干短缩性矮小 3 种类型,而判定的指标为下部量、上部量和臂间距,详见第 2 篇扩展资源 17。首先测量儿童的实际身高(头顶至足底的长度)。若低于同年龄、同性别正常儿童身长的最低值,可视为身材矮小。同时要测量身体各部分比例和上部量与下部量。头顶至耻骨联合上缘为上部量,代表头颈部及脊椎部骨骼的生长状况(躯干长度);自耻骨联合上缘至足底为下部量,代表下肢长骨的生长状况(下肢长度)。12 岁时,上、下部量的比例应为 1:1。身材矮小者的身长低于正常 3 个标准差,或在第 3 百分位数以下。如儿童身长增长<0.3cm/月,半年内<2cm,常为非体质性矮小所致。将身长增长速度动态观察绘制成曲线并与正常同龄儿比较,判断生长速度有无加快或落后。如为矮小症,应根据上部量与下部量的比例,确定其为匀称性矮小、短肢性矮小或躯干短缩性矮小。

1. 匀称性矮小 以 GH 不足/缺乏、体质性矮小、非 GH 相关性矮小和体质性生长发育迟延多见,其次为各种重症慢性疾病及营养缺乏性疾病,而腺垂体疾病、女性(染色体性别,46,XX)性发育障碍、卵巢功能不全症等较少见,身材矮小的鉴别流程见图 2-3-6-2。但需注意,男性(染色体性别,46,XY)性发育障碍的下部量明显超过上部量,而身高可正常甚至出现身材过高。

2. 肢短性矮小 一般与 GH 缺乏无关。下部量和臂间距明显缩短,下部量明显小于上部量,且不随年龄而增长,常提示为软骨不发育症、软骨发育低下症、致死性软骨发育不良症、重症软骨不发育伴躯体发育延迟及黑棘皮病或颅缝早闭等。其次为 SHOX 基因突变、Leri-Weill 综合征、海豹儿与儿童型甲减。如果患者的血清 GH 正常,且能排除甲减、海豹儿、Leri-Weill 综合征,则需要对 SHOX 基因突变进行筛选和鉴定。在特发性身材矮小症中,2%~15%是由于 SHOX 缺乏症(SHOX deficiency)所致,后者亦称为软骨-骨生成障碍。诊断的步骤是先用多倍连接依赖性探针扩增分析类型,然后做致病基因筛查。SHOX 主要在胚胎和长骨生长板的肥厚性软骨细胞中表达。SHOX 突变的外显率高,但临床表现很不一致,一般随着增龄,身材矮小越来越明显,女性较男性严重,生长迟滞于儿童开始,身高增长分析可发现身体的比例异常。GH 的促生长作用类似于 Turner 综合征。

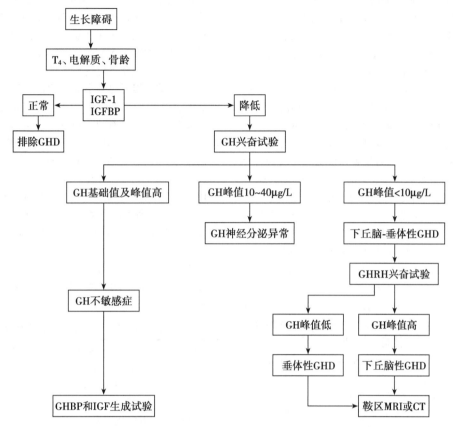

图 2-3-6-2　身材矮小的鉴别流程

3. 躯干短缩性矮小　引起躯干短缩性矮小的主要原因为脊柱发育不全和黏多糖病,其次为多发性硫酸酯酶缺陷症、全身性神经节脂苷沉积症、甘露糖苷增多症、岩藻糖病、天门冬酰氨葡萄糖尿症,偶见于黏脂病、Kneist 综合征及 PO-EMS 综合征等。

(二) 排除非 GH 相关性矮小症　在临床上,本病需与非 GH 相关性矮小症相鉴别。非 GH 相关性矮小症共同临床特点是:①对 GH 治疗无效(抵抗),但此种 GH 抵抗与前述的 GH 抵抗综合征不同,血 GH 和 GH 受体正常,发生 GH 抵抗的原因可能与控制生长发育的基因缺乏或失活有关。除儿童的自然生长外,GH 无促进身高生长的附加效果,对 IGF-1 治疗亦无效或仅有微弱作用;除营养不良和全身性疾病所致的矮小症外,营养不良和运动治疗的效果也很差。②矮小症可伴由躯体畸形,但一般无肥胖,躯体呈均匀性细小(small figure)。③最终身高依赖于是否有青春期发育以及青春期发育的年龄。

1. 慢性疾病　患者在儿童时期患有心、肝、肾、胃、肠等慢性疾病或各种慢性感染(如结核病、血吸虫病、钩虫病等),都可因生长发育障碍而致身材矮小。在儿童期和青春期,包括任何器官系统在内的严重慢性疾病均可引起生长不良。一些病例仅表现为生长延迟,而在另一些病例中,可通过改善营养来促进生长。患有胃肠疾病、肾脏疾病或癌症的患者,可通过胃肠外营养得到改善。引起生长发育障碍和身材矮小的其他疾病还有囊性纤维化、慢性胰腺炎、肺功能不全、先天性心脏病、心肌炎、充血性心衰、腹腔疾病、慢性血液病、幼年类风湿、慢性肾病、低磷血症、肾小管性酸中毒、神经性厌食等。对身材矮小而其他方面正常的患者在行内分泌检查之前,应对其血红蛋白、白细胞计数、红细胞沉降率、血清胡萝卜素和叶酸水平、血清抗麦胶蛋白抗体或抗肌内膜(antiendomysial)抗体、血浆碳酸氢盐水平以及肝、肾功能进行检查。

2. Turner 综合征与 Noonan 综合征　Turner 综合征病因为 X 染色体缺如或畸变,患儿有性幼稚和身材矮小。除身材矮小外,伴有生殖器官发育不全和原发性闭经,亦可伴有颈蹼、肘外翻、盾形胸等畸形。血清 GH 正常。典型的 45,XO 性腺发育不全的 Turner 综合征正确诊断并不困难,而任何表型伴身材矮小女性都可能是 Turner 综合征的变异型。因此,如果没有发现导致体型矮小的其他原因,应行染色体核型检查。Noonan 综合征(假性 Turner 综合征,部分患者的病因为 PTPN11 基因突变)有许多 Turner 综合征的表现特征,但女性核型为 46,XX,男性为 46,XY 伴 Noonan 综合征,其他特征明显不同于 Turner 综合征,详见第 2 篇第 8 章及扩展资源 15 相关内容。

3. 早产儿和宫内发育迟缓 病因很多，如染色体病变、药物、先天性巨细胞病毒感染、胎盘缺陷等，亦可能与 IGF 的分泌及作用失调及 IGF/IGFBP 功能异常有关。与孕周成比例的宫内发育迟缓(IUGR)儿常伴随终生的身材矮小。1~2 岁前，相应孕期的早产儿通常能赶上正常儿的身高和体重。但早产婴儿及出生时体重<800g 者(孕期相一致)，至少在第 3 年后，可能仍生长延迟，但骨龄、青春期开始的年龄、年生长速度正常，患者体形瘦小，可伴有 Russell-Silver 综合征。出生时为小样儿，三角形脸，肢体末端不对称，第 5 指(趾)弯曲等。巨细胞病毒、风疹病毒、弓形虫和人类免疫缺陷病毒引起的宫内感染可导致子宫内发育迟缓。母亲若使用药物，例如可卡因、苯妥英钠或怀孕期饮酒，均可引起 IUGR。

4. 常染色体基因组型异常及其综合征 许多常染色体基因组型的异常和伴或不伴智力发育迟缓的儿童畸形综合征(如 Down 综合征)，身材矮小、体型不对称，四肢矮小，上部量和下部量的比例失调及上肢指距与身高不一致等。

5. 骨发育异常 已知有 100 多种遗传性骨骼发育异常(骨软骨发育不良)。部分出生时即有肢体和躯干短小。常染色体显性遗传性软骨发育不全表现为四肢短小，头大并伴随前额突出、鼻梁凹陷及腰椎前突。表现从严重的肢体矮小到外表基本正常不等，但青春期后生长减慢，导致成人身材矮小。

6. 心理社会性矮小 心理社会性矮小(psychosocial dwarfism)一般有下列特点：①患儿遗传的体格生长和精神发育的能力正常；②环境因素使精神、心理、情感受到创伤，患儿所受的心理社会应激影响大脑皮质向下丘脑的神经冲动传递，抑制 GHRH 的分泌；③改变环境因素后可获得恢复。

7. 早老症身材矮小 早老症(progeria,senile nanism)的病因不明，可能与中胚叶发育不全或内分泌代谢障碍有关。有家族遗传倾向，其临床特点为矮小症、消瘦、面似老人。患者头大，鼻尖突出，耳廓大，下颌骨较小。出牙较迟，颈部短而细，胸较狭，手足较小，但身体各部发育仍对称。长骨端骺部闭合较早，皮肤疏松多皱及色素沉着，皮下脂肪较少。性器官发育不全，第二性征和性欲缺如。也可有眼底与视神经病变，但智力正常。因全身性动脉粥样硬化，可有发作性心绞痛，甚至心肌梗死，也可发生肾动脉硬化、肾功能不全或脑血管意外。

8. 脑中线-视神经发育不良症 脑中线-视神经发育不良症属于罕见的先天性发育异常性疾病。临床上以脑中线发育异常、视神经发育不良和下丘脑-垂体发育障碍三联征为特征。病因与同源框基因 Hesx1 和 SOX2 突变有关，伴有眼、前神经板和前脑发育不良。中枢神经中线异常主要包括胼胝体不发育、小脑发育不全、脑裂、透明隔缺如等。MRI 可见脑组织形态异常、部分脑结构和神经垂体异位，严重者可能存在癫痫、偏瘫、智力障碍等。垂体激素缺乏和矮小较常见，详见第 2 篇扩展资源 17 相关内容。因存在多种发育缺陷，虽然 GH 缺乏，但 GH 补充治疗的效果不佳。

9. 特发性矮小症 特发性矮小症和体质性矮小症是指个体的身高低于同种族、同地区、同年龄、同性别人群平均身高的 2 个标准差，而矮小的原因未明者。特发性矮小症可进一步分为家族性和非家族性两类。其临床特点与 GH 缺乏性矮小症基本相同。家族中有多名成员矮小(部分为散发性)，但无器质性疾病，骨龄正常；无系统疾病。GH 分泌正常，GH 兴奋试验可显示反应低下。患者对 GH 治疗有一定反应。特发性矮小症的诊断必须在排除畸形、骨发育不良症、袖珍儿(低体重儿)、内分泌疾病和系统性疾病等所致身材矮小后，方可成立。

10. 体质性矮小症 体质性矮小症的诊断标准是：①无系统疾病，营养正常；②体格检查无异常发现，躯体的比例正常；③血 TSH、T_3、T_4 和 GH 正常；④身高在第 3 个百分位数内，但年生长率在第 5 个百分位数以上；⑤青春期发育延迟；⑥骨龄延迟；⑦成年后可达到预期身高。

(三) GH 相关性矮小症的病因鉴别 GH 相关性矮小症的病因很多。遗传性 GHD 可有家族史，呈常染色体隐性或显性遗传，并能查出相应的突变基因。GH 抵抗综合征的病因可能来源于 GH、GH 受体或 GH 受体后，患者血 GH 很高且有活性，血 IGF-1 降低，外源 GH 无促生长作用，GH 的生成、分泌或生物活性异常。特发性 GHD 有围生期病变，用 GHRH 兴奋试验可鉴别 IGHD 患者颅内损伤的部位。继发性 GHD 主要有三种临床类型，其病因各异，GHD 仅为腺垂体功能减退的表现之一，可由下丘脑-垂体区获得性病变如头颅创伤、肿瘤、感染、浸润性病变引起。

除了 GH 和 IGF-1 缺乏症外，垂体转录因子缺乏也是生长发育障碍的重要病因，其中以 POU1F1(Pit-1)和 PROP1 较常见(表 2-3-6-11)。

表 2-3-6-11 影响垂体发育的转录因子

基因	表型	遗传方式
Pit1/POU1F1	GH/PRL/TSH 缺乏/腺垂体形态正常或发育不良/无其他特殊表现	常染色体隐性遗传 常染色体显性遗传
PROP1	GH/PRL/TSH/LH/FSH 缺乏/偶尔 ACTH 缺乏/垂体发育不良或垂体增生/神经垂体正常/无其他特殊表现	常染色体隐性遗传
HESX1	GH/PRL/TSH/LH/FSH/ACTH 缺乏/全垂体功能减退或垂体部分功能减退/垂体发育不良/神经垂体移位/眼睛畸形/脑中线发育不良	常染色体隐性遗传 常染色体显性遗传
LHX3	GH/PRL/TSH/LH/FSH 缺乏/偶尔 ACTH 缺乏/垂体发育不良/神经垂体正常/颈部旋转至 75°~85°/感觉神经性耳聋	常染色体隐性遗传
LHX4	GH/TSH/LH/FSH/ACTH 缺乏/垂体发育不良/神经垂体正常或移位/蝶鞍异常/颅骨与脑缺损	常染色体显性遗传
SOX2	垂体部分功能减退/GH/LH/FSH 缺乏/垂体发育不良/神经垂体正常或发育不良/双侧无眼症/脑发育不良/听力障碍	3q26.3-q27 缺失 常染色体显性遗传
SOX3	GH 缺乏/腺垂体形态正常或发育不良/神经垂体正常或移位/智力障碍/胼胝体发育不良/漏斗球缺失或发育不良	PolyA 延长/Xq26-27 缺失/X-性连锁遗传

（四）GHD 与特发性青春期发育延迟的鉴别 特发性青春期延迟者往往有家族史,出生时体重正常,出牙稍晚,身材较同龄正常人矮小,骨发育可推迟数年,常到16~17岁以后才开始第二性征发育。智力正常,无内分泌系统或慢性疾病依据。一旦开始发育,骨骼生长迅速,性成熟良好,最终身高可达正常人标准。对青春期发育显著推迟,尤其是伴有增长明显延缓或停滞者,应做颅骨X线检查、眼底、视野以及系统的神经检查,口颊黏膜涂片检查性染色质和尿或血浆促性腺激素测定助于诊断。

【治疗】

未经治疗的 GHD 至成年后遗留永久性身材矮小。完全性 GHD、生长速度慢的部分性 GHD 和慢性肾衰竭所致的生长障碍对 GH 的疗效较好。骨骺已融合者用 GH 治疗无效,滥用 GH 制剂还可能导致糖尿病、多毛、股骨头滑脱或肿瘤复发。继发性 GHD 由颅中窝瘤、颅咽管瘤、垂体瘤或颅内感染与肉芽肿病变引起,其预后不佳。由于躯体疾病引起的身材矮小必须针对原发病进行病因治疗,不能盲目使用 GH 制剂。

目前,临床应用的 rhGH 和人 GH 结构完全相同,rhGH 的成功应用使 GHD 儿童能够基本达到正常身高。儿童 GH 缺乏性身材矮小的治疗目的是使患者尽量保持正常身高。确诊为 GHD 者需给予重组的人 GH(rhGH)治疗。美国 FDA 批准的 rhGH 适应证是:①GHD 患儿(特发性矮身材的对象是非 GH 缺乏的不明原因身材矮小,或身高低于同性别、同年龄儿正常参比值的 2.25 SD 以上,或预计其成年身高在-2SDS 以下者);②AIDS 相关的代谢病和消瘦;③Prader-Willi 综合征;④宫内发育迟缓患儿出生后持续矮小者;⑤成人 GHD 替代治疗;⑥Turner 综合征、生长障碍与特发性矮小症、SHOX 基因突变不伴 GHD 患儿和 Noonan 综合征;⑦短肠综合征;⑧儿童肾移植前肾衰相关性生长障碍。

（一）运动和锻炼 运动和锻炼应作为 GHD 治疗的基础措施和 GH 补充的辅助治疗。GH 和 IGF-1 具有较强的合成代谢作用,而运动和体育锻炼可促进 GH 和 IGF-1 的合成与分泌,并能维持至运动后的一段时间及每天的 GH 分泌率,GH 补充/替代治疗又可增强患者的运动和体育锻炼耐力,提高最大摄氧量、通气阈值、脂肪酸可用性和骨量[12,13]。因此,运动和体育锻炼应作为 GHD 的基础治疗和 GH 补充/替代的辅助治疗。此外,应给予足够的优质蛋白质,因为蛋白餐能有效刺激 GH 的分泌。

（二）rhGH 治疗 对 GHD 最理想的治疗是用 GH 补充/替代治疗(表 2-3-6-12)。早期应用可使生长发育恢复正常。但是,影响 GH 治疗疗效的因素很多,如 GH 的剂量、疗程、开始治疗时的身高、生长速度、年龄等。但是,所有这些因素都只能部分解释患者对 GH 的个体差异,更重要的因素可能来自 GH 受体(GHR)本身,即 GHR 的多态性。GHR 的多态性来自 GHR 基因的外显子3、外显子6和外显子10。其中外显子3多态性是决定增高反应的关键因素。由于在一般情况下,GHR 的多态性是未知的,故很难事先预期治疗个体对 GH 的反应。

表 2-3-6-12 GH 治疗适应证

适应证	FDA 批准年份
GH 缺乏状态	
GH 缺乏症儿童	1985
GH 缺乏症成人	1996
青春期发育延迟	2000
非 GH 缺乏状态	
慢性肾病	1993
Turner 综合征	1996
AIDS 患者消瘦	1996
Prader-Willi 综合征	2000
出生低体重儿	2001
特发性矮身材	2003
小肠综合征	2004
SHOX 基因缺失	2006
Noonan 综合征	2007

1985 年,美国 FDA 首先批准应用 rhGH。第一代 rhGH 由大肠杆菌合成蛋氨酸 GH,它是在人的 GH 的氨基末端附有一额外的蛋氨酸残基,在一定程度上影响了 GH 三级结构,且有抗原性。第二代 rhGH 属于不含蛋氨酸的 GH 单体,其一级和二级结构均与天然 GH(22kD)相同,较蛋氨酸 GH 的抗原性低,但提纯步骤复杂,价格昂贵。第三代 rhGH 采用分泌型技术,产生的 rhGH 结构与天然 GH 完全相同。rhGH 治疗可根据美国内分泌学会的 GH 治疗指南进行[14]。临床应用 rhGH 必须有明确的适应证。rhGH 不能滥用于青少年增高和竞技目的,滥用不但不能获得期望的疗效,有时还会带来严重后果。如果一时不能确定病因,可试用 GH 或 IGF-1 治疗 1 个疗程,无效者应停用。

1. rhGH 治疗入选标准 我国 rhGH 治疗 IGHD 患者的入选标准是:①身高低于同年龄同性别正常儿童 2 个标准差以上;②生长速率每年<4cm;③GH 药物激发试验(两次)的血清 GH 峰值<10μg/L,其中 GH 峰值<5μg/L 为完全缺乏,GH 峰值>5μg/L 为部分缺乏;④骨龄延迟>2 年;⑤患者处于青春发育前期(Tanner I 期);⑥体检未发现先天性遗传代谢性疾病及染色体畸变;⑦药物治疗前血清 T3、T4 及 TSH 正常,肝、肾功能及血、尿常规正常。

临床上,可获得较好疗效的治疗对象是:①完全性 GHD 者至少两项 GH 兴奋试验的 GH 峰值≤5~7μg/L。②部分性 GHD 者生长速度慢,兴奋试验中血 GH 峰值在 5~10μg/L 或 7~10μg/L。但需注意,有些属正常身材矮小儿童的兴奋试验结果可能也在此范围内。③有头颅放射治疗或中枢神经系统受损病史者虽兴奋后的血 GH 峰正常,但夜间 GH 分泌谱低于正常。④慢性肾衰竭所致的生长障碍。⑤患有 Crohn病、青少年特发性关节炎、囊性纤维化和营养不良症的儿童如伴有生长障碍可试用治疗,治疗的最佳时间窗是青春期前或青春发育的早期。

此外,FDA 还批准用 rhGH 治疗 Turner 综合征、Noonan

综合征、Prader-Willi 综合征、慢性肾衰、矮小同源框基因缺陷症(short stature homeobox-containing gene deficiency, SHOX-D)、先天性低体重儿(SGA)、儿童慢性肾病和特发性矮小症。GH 制剂禁止使用于其他原因所致的矮小症(如遗传性矮小综合征、软骨发育不良综合征、呆小病、心因性矮小症等)或意欲增高者。

2. 治疗剂量和方法 rhGH 的治疗与其他激素补充/替代治疗有所不同,不是随年龄而增加剂量,相反,一般都是随年龄而减少剂量。按完全性 GH 缺乏的补充/替代量计算,其有效剂量规律是:儿童>成年女性>成年男性>老年女性>老年男性。原来,rhGH 的治疗剂量按 GH 产生率计算得出,但实际上多按临床经验决定。该药的常规剂量为每天 25~50μg/kg,在此剂量范围内,增加剂量会提高生长反应,但两者不呈线性关系,剂量增倍,生长反应只增加 1/3,故应根据价格-效果方程式,按体表面积或体重计算 rhGH 剂量。对已进入青春期者,建议剂量偏大,可用至每周 1.0~1.3U/kg,分6~7次于睡前皮下注射,目的是仿效正常青春期的高 GH 分泌方式,克服青春中后期的 GH 抵抗,获得如同正常人的青春期身高突增。成人型 GHD 主要为 GH 补充/替代治疗。国际 GH 协会推荐初始计量为 0.3mg/d(无须考虑体重),美国 FDA 推荐用量为每天 6μg/kg,最大剂量不超过每天 25μg/kg(35 岁以上者每天不超过 12.5μg/kg),见表 2-3-6-13。多数人认为,每日给药比每周注射 2~3 次的疗效提高 25%。间歇治疗(治疗 6 个月,停药 3~6 个月)的效果不如连续治疗。临睡前注射使血 GH 于睡后升高,而采用夜晚注射具有更佳的效果。

表 2-3-6-13　不同疾病和不同地区推荐的 GH 治疗剂量

疾病	欧洲 [μg/(kg·d)]	日本 [mg/(kg·周)]	美国(FDA)	
			[mg/(kg·周)]	[μg/(kg·d)]
GH 缺乏症	25~35	0.175	0.16~0.30	23~43
Prader-Willi 综合征	35	0.245	0.24	34
Turner 综合征	45~50	0.35	0.33~0.47	47~67
慢性肾衰	45~50	0.175~0.35	0.35	50
SGA	35	0.23~0.47	0.47~0.48	67~69
SHOX 半剂量不足	50	未批准	0.35	50
特发性矮小症	未批准	未批准	0.30~0.47	43~67
Noonan 综合征	未批准	未批准	直到 0.46	直到 66

注:SHOX:X 染色体矮身材同源框基因;SG:低体重儿

既往用肌内注射避免 GH 抗体形成,但皮下注射同样是安全有效的。在注射 rhGH 后,血 GH 比自发性 GH 分泌者高,高水平 GH 的持续时间比正常脉冲长。GH 的促生长作用是通过产生 IGF-1 来实现的,但由于 IGF-1 主要是旁分泌激素,因此很难由血 IGF-1 来判断 rhGH 的长期治疗效果。

3. 疗效观察与分析 儿童 GH 缺乏症治疗有效时,其反应较明显。除了生长速度加快外,应注意体成分、血清 IGF-1、BMD、血脂谱和肌肉的变化,同时需要监测糖代谢异常的发生,见表 2-3-6-14。

表 2-3-6-14　儿童发病的 GH 缺乏症治疗反应

研究者/年份	病例数(年龄)	体成分	IGF-I	BMD	肌肉	血脂	糖代谢	其他
Johannsson/1999	56(16~20)	LBM↓/BF↑	停止治疗后 2 年 IGF-1↓	-	-	HDL-C↓/TG↓	血胰岛素↓	FT₄ 和 FT₃ 正常/BP↓
Nørrelund/2000	18(20±1)	治疗后 FFM↑	-	-	-	-	治疗后 IS↓	
Vahl/2000	19(20.2±0.65)	-	-	-	无变化	HDL-C↑		
Lanes/2001	19(Ut14.2±2.8; T14.4±2.6)	-	-	-	-	LDL-C↑		无差异
Colao/2002	20(17~20)	-	停止治疗后↓	-	-	TG/LDL↑/HDL↑	无变化	停止治疗后 LVM↓/纤维蛋白原↑
Attanasio/2002	127(CO20.9±2.4; AO25.2±3)	BMI↓/LBM↓/FM↓(CO-GHD)	IGF-1↓(CO-GHD)	BMC↓CO-ZGHD	-	-		
Drake/2003	24(17±1.4)	-	-	治疗后 BMC↑	-	-		
Shalet/2003	149(AD19.42.7; PD19.6±2.8)	-	增加与用量相关	治疗后 BMC↑	-	-		治疗后 BLP↑

续表

研究者/年份	病例数(年龄)	体成分	IGF-I	BMD	肌肉	血脂	糖代谢	其他
Underwood/ 2003	64(23.8±4.2)	治疗后FM↓	治疗后↑	治疗后↑	–	LDL↓	–	无变化
Attanasio/2004	139AD19.4 ± 2.7; PD19.6±2.8)	治疗后LBM↑	无差异	–	–	LDL/HDL 比值↑	–	
Carroll/2004	24(17±0.3)	治疗后LBM↑	停止治疗后IGF-1↓	–	–	无差异	停药后Is↑	
Mauras/2005	58(15.8±1.8)	无差异	治疗后下降较少	无差异	无差异	无差异	无差异	
Koltowska-Häggström/ 2010	313(IGHD17.5± 1.84;NON-IGHD 17.1±1.91)	–	治疗后1年↑	–	–	停止治疗后 血脂谱恶化	–	
Bazarra-Castro/2012	75(<25)	停止治疗后 BMI↑	–	–	–	–	–	

注:BLP:骨源性碱性磷酸酶;LBM:瘦体重;BF:体脂;TG:甘油三酯;SBP:收缩压;TBF:体脂总量;FFM:无脂肪体质;IS:胰岛素敏感性;WC:腰围;LVM:左室质量;BMI:体质指数;BMC:骨矿含量;BMD:骨矿密度;QoL:生活质量;Ut:非治疗组;T:治疗组;CO:childhood-onset GHD,儿童发病的GH缺乏症;AO:adult onset GHD,成年发病的GH缺乏症;AD:成人剂量;PD:儿童剂量;NON-IGHD:非特发性GH缺乏症

（1）身高和生长速度:第1年生长速度可达8~15cm,第2年仍稍高于正常生长速度,但第3~4年则降到正常的生长速度。有人总结194例GHD患者用重组人生长激素（Genotropin,健豪宁）治疗1年的效果,青春前期患儿的生长速度由(3.3±1.4)cm/年升至(9.3±2.6)cm/年,青春期患者则由(4.0±1.2)cm/年升至(8.4±1.4)cm/年。北京协和医院等用rhGH治疗特发性GH缺乏性矮小症患儿1年,生长速度由(2.8±1.0)cm/年增至(13.1±2.5)cm/年,骨龄无明显增加,rhGH用量为每周0.5~0.7U/kg,分6~7次注射。用rhGH治疗的GHD患儿,身高、生长速度和血IGF-1是评价生长反应的主要指标;但测定IGFBP-3因无年龄因素的影响而更适合于年幼儿童,优于血IGF-1。血瘦素在治疗后显著降低,开始rhGH治疗时的瘦素水平以及治疗后的变化能反映长期生长反应。

（2）肌力和肌容量:尚无肯定结论。一些资料显示,长期用rhGH治疗可增加肌力和肌容量,但短期治疗该作用不明显。

（3）其他因素:除rhGH的剂量和注射频率外,影响疗效的因素还有:①治疗前身材越矮小及生长速度越慢者,生长反应越好;②治疗的第1年由于有追赶生长,生长速度增加最明显,持续治疗后生长速度逐年减慢;③rhGH治疗不仅要考虑所达到的身高,而且应持续到形成峰值骨量之后才能停药;④继发性GHD比原发性GHD的治疗效果好,这是因为继发性GHD患者在患病前已正常生长数年,丢失的生长潜力较少。

4. 不良反应 注射rhGH的局部及全身不良反应较少,但应注意rhGH治疗的下列潜在危险性:①胰岛素抵抗:短期使用后,胰岛素敏感性降低,但长期应用数年后,胰岛素的敏感性反而恢复至治疗前水平[24-27];②可能使已有糖尿病倾向的患者演变为2型糖尿病或使亚临床型甲减变为临床型甲减,但证据不足。肥胖2型糖尿病使用GH对糖尿病病情可能有不良影响,但需要进一步观察确定;儿童GHD患者伴有

2型糖尿病时可以继续使用;③心脏不良反应:如果GHD患者未接受GH治疗,心血管病风险增加,而接受GH治疗者的心血管病风险降低;一般患者使用GH后可改善心肌收缩和扩张功能,但能增加老年患者的左心室质量;④肿瘤风险:下丘脑-垂体肿瘤的风险不增加,但建议治疗前和治疗过程中注意监测;在恶性肿瘤未治愈前,禁止使用GH治疗。患有恶性肿瘤的儿童使用GH可能增加肿瘤复发风险,但无证据支持GH治疗增加成年患者肿瘤发病或复发的风险;⑤其他不良反应:可能引起头骺脱位或股骨头滑脱而致跛行或髋部及膝部疼痛,产生GH抗体。此外,头颅放疗常引起GH缺乏症,而给予外源性GH治疗可能增加中枢神经系统肿瘤风险。

GH治疗反应的差别很大,如果治疗中有一定追赶生长反应,但未达到理想的要求程度称为GH治疗反应不良或治疗反应不满意。治疗中应定期评价反应,早期确定治疗反应不满意者,调整治疗方案,取得满意治疗效果(图2-3-6-3)。

5. rhGH治疗失败 垂体功能减退患者出现生长障碍的原因不单是GH缺乏,性腺功能减退是重要的原因[28]。对已确诊为GHD者应进行GH补充治疗,如果为GH不敏感综合征,则给予IGF-1治疗;治疗中定期观察病情变化。在rhGH治疗过程中,GH的促生长作用将随疗程的延长而逐渐下降,但只要继续治疗,其作用至少能达到正常的生长速度,此种情况不可视为GH治疗失败。临床上,如rhGH应用不当,难以取得应有疗效,常见于以下情况:①治疗过晚,骨骺已经融合或接近融合;②用量过小或治疗未按要求进行;③用rhGH治疗后迅速产生抗GH抗体;④rhGH疗程太短(<6个月)或虽然接受了长期治疗,但因药品或依从性原因而经常中断治疗;⑤诊断错误,如GH抵抗性矮小症、原发性IGF-1缺乏症、软骨发育不全、营养不良、呆小症(克汀病)、脑中线-视神经发育不良症等;⑥合并多种垂体激素缺乏或躯体性疾病、脊柱放疗等;⑦同时伴有亚临床甲减或垂体激素缺乏症,或补充的糖皮质激素过量。

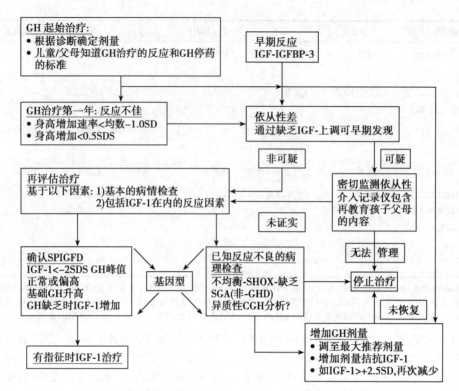

图2-3-6-3 GH治疗反应不佳的处理流程

增高速度低于平均值的-1.0SD,即相当于特发性重症GH缺乏症身高增值标准差分数
(SDS)0.4或其他疾病SDS 0.3;CGH array;比较基因组杂交阵列;SHOX deficiency;矮身材
同源框缺乏症;SDS;标准差分数;SGA;小于孕龄儿;SPIGFD;重症原发性IGF-1缺乏症

6. 青春发育期GH缺乏症　临床表现是:①线性生长缺乏或减慢;②瘦体重减少而内在脂肪增加;③BMD降低;④IGF-1降低;⑤肌力下降;⑥血脂谱异常(胆固醇,HDLD-胆固醇和甘油三酯升高 L-胆固醇降低);⑦心肌功能降低,心血管病风险增加。因此,青春发育期补充

GH的目的是促进线性生长,降低内脏脂肪含量,增加瘦体重和BMD。但GH治疗研究的结果并不一致,尤其是男性患者(表2-3-6-15),可能主要与药物剂量和疗程有关。故多数建议持续给予GH治疗,直至完成青春期发育。

表2-3-6-15 GHD患者的青春期变化

研究者/年份	病例数(年龄)	体成分	IGF-I	BMD	肌肉	血脂	糖代谢	其他
Johannsson 等/1999	56(16~20)	LBM↓/BF↑	停止治疗2年后IGF-1降低	-		↓HDL-C/↓TG	↓胰岛素	FT4/FT3正常/SBP↓
Nørrelund 等/2000	18(20±1)	TBF↑/治疗后FFM↑	-	-	-	↓脂质氧化	IS↑/治疗后↓	
Vahl 等/2000	19(20.2±0.65)	TBF和WC↑	↓	-	无变化	治疗后HDL-C↑	空腹血糖↓	FT3↓
Lanes 等/2001	19(Ut14.2±2.8/T 14.4±2.6)	-	-	-		LDL-C↑	-	无变化
Colao 等/2002	20(17-20)	-	停止治疗后↓	-		TG/LDL/HDL↑	无变化	LVM↓/纤维蛋白原↑/E/A↓
Attanasio 等/2002	127(CO20.9±2.4/AO25.2±3)	BMI/LBM/FM低于成年GH缺乏症	IGF-1低于成年GH缺乏症	BMC低于成年GH缺乏症	-	-	NA	
Drake 等/2003	24(17±1.4)	-	-	治疗后↑BMC	-	-	-	
Shalet 等/2003	149(AD19.4±2.7/PD19.6±2.8)	-	↑	治疗后BMC↑	-	-	-	治疗后ALP↑

续表

研究者/年份	病例数(年龄)	体成分	IGF-I	BMD	肌肉	血脂	糖代谢	其他
Underwood 等/2003	64(23.8±4.2)	↑FM/↓FM/	高剂量GH治疗者↑	治疗后↑	-	高剂量GH治疗者LDL↓	-	无变化
Attanasio 等/2004	139(AD19.4±2.7/PD:19.6±2.8)	治疗后LBM↑	无变化	-	-	LDL/HDL比值↑/治疗后↓	-	
Carroll 等/2004	24(17±0.3)	治疗后LBM↑	↓	-	-	无变化	停止治疗后↑	
Mauras 等/2005	58(15.8±1.8)	无变化	无变化	无变化	无变化	无变化	无变化	
Koltowska-Häggström 等/2010	313(IGHD17.5±1.84/NON-IGHD17.1±1.91)	-	治疗后↑	-	-	异常	-	
Bazarra-Castro 等/2012	75(<25)	治疗后BMI↑	-	-	-	-	-	

注:FFM:无脂肪体质;IS:胰岛素抵抗;WC:腰围;LVM:左室质量;E/A:早期和晚期二尖瓣流速比值;BMI:体质指数;BMC:骨矿物质含量;BMD:骨密度;Ut:非治疗组;T:治疗组

2/3 以上的 GH 缺乏患者的在经过治疗后,GH 的分泌功能可转为正常(表 2-3-6-16),但由于相关基因突变、垂体手术后或放疗后引起者难以恢复。因此,GHD 在生长发育后期应该重新评价 GH 的分泌功能(男性 14.5 岁,女性 16.5 岁),GH 分泌功能评价前需要进行 GH 制剂洗脱(1~3 个月),一避免假阳性结果。

表 2-3-6-16 GH 缺乏患者恢复 GH 分泌功能情况

1. 暂时性 GH 缺乏症

2. GH 兴奋试验造成的误差(诊断误差)

3. 矮身材或青春期发育延迟造成的假阳性 GH 兴奋试验

4. 神经分泌功能紊乱(GH 自发性分泌缺陷)

5. 下丘脑-垂体功能异常在青春期发育中得到改善

6. 年龄/BMI/病期或垂体异常引起的 GH 兴奋反应异常

首先测定基础 IGF-I 水平,低于-2SDS 者提示永久性 GH 缺乏症(如遗传性病变、下丘脑-垂体结果异常、获得性下丘脑-垂体病变、放疗等),高于-2SDS 者应进行 GH 兴奋试验。一般首选胰岛素低血糖兴奋试验(切割值为 GH 峰值 3ng/ml),或 GH-精氨酸兴奋试验(切割值为 GH 峰值 5~6ng/ml)。IGF-I 和 IGFBP-3 水平有助于判断 GH 分泌状态。

(三)其他药物治疗

1. 小剂量性腺类固醇激素 小剂量性腺类固醇激素具有 GH 分泌的"点火(priming)"作用。如果排除了上述因素且 rhGH 疗效不佳时,女性患者可试用混合雌激素(Premarin,倍美力 1mg/d 或雌二醇 1~2mg/d),男性患者试用睾酮 25~50mg/d 口服。

2. 芳香化酶抑制剂 骨龄的进展决定于雌激素对骨生长板的作用。在男孩中,睾酮在芳香化酶的作用下转化为雌二醇,而芳香化酶抑制剂可延长生长板的生长期,使躯体的线性生长和青春期发育延迟。在 GH 缺乏所致的矮小症中,骨龄进展是 GH 补充/替代治疗的主要障碍,芳香化酶抑制剂可阻碍躯体长高。因而该类药物常与 rhGH 联合应用。第三代药物可抑制体内 98% 的芳香化酶活性,阻滞睾酮向雌二醇、雄烯二酮向雌酮及 16 羟-雄烯二酮向雌三醇的转换,不良

反应轻。福美坦(formestane)25~50mg/d,达峰 1 小时,半衰期 8.9 小时,最大抑制使雌二醇下降 62%±14%。可用于治疗体质性青春期发育延迟、特发性矮小症和生长激素缺乏症。此外,亦可用于 McCune-Albright 综合征、睾酮中毒症(testotoxicosis)和先天性肾上腺皮质增生所致的矮小症的治疗。治疗过程中应追踪骨密度(BMD)和血脂变化。该类药物对精子生成是否有影响尚无定论。

3. 促 GH 分泌剂 促 GH 分泌剂及其非肽类似物可促进内源性 GH 释放,但其效果较 GH 差。葛瑞林是一种新发现的内源性 GH 促分泌剂,通过与垂体 GHRP 受体结合产生促进生长、改善代谢紊乱的作用。

4. IGF-1 美国 FDA 批准 IGF-1 用于儿童原发性 IGF-I 缺乏症的治疗。但是,IGF-1 的最佳适应证应该是 GH 抵抗综合征。治疗的具体指征是身高标准差分(height SD score)≤-3 和血清 IGF-1 标准差分(IGF-1SD score)≤-3 的患者[29,30]。2005 年以来,已有重组人 IGF-1(rhIGF-1)供应,主要用于 GH 不敏感综合征和严重矮小症的治疗,但其疗效并不理想,这说明 GH 本身对骨骼生长板有不可补充/替代作用。rhIGF-1 的主要不良反应是软组织的淋巴样增生、毛发增粗和肥胖。

5. 神经递质 目前试用于临床治疗 GHD 身材矮小的神经递质有多巴胺和可乐定[31-33]。Huseman 等报道联合应用 GH 及 L-多巴的 12 例 GHD 中,有 6 例生长速度比单用任一药物高。可乐定是中枢性 α2 受体激动剂,其主要作用可能是释放 GHRH。Pintor 等用可乐定治疗 22 例体质性生长迟缓的儿童,14 例生长加速在头 6 个月治疗作用最大,随着服药时间的延长,生长速度减慢;有些患者停药后仍有生长加速;另一些患者停药后再次用药的生长速度减慢。体质性生长迟缓儿童常有暂时性垂体功能减退,在青春前期作 GH 兴奋试验时反应迟钝,在青春期发育开始后 GH 反应正常。

6. GnRH 激动剂 GnRH 激动剂(GnRH-agonist)可延长青春发育期,有利于 GH 的补充/替代治疗,因此有人试用 GnRH 激动剂加 GH 联合治疗,但疗效不一。

7. GHRH GHRH 治疗仅用于 GH 分泌障碍较轻的下丘脑性 GHD 患儿(严重的 GHD 儿童仍用 rhGH 治疗)。北京协

和医院给 15 例特发性 GH 缺乏性矮小症患儿皮下注射 GH-RH$_{1-44}$ 共 24μg/kg，共半年，14 例的生长速度由（3.1±0.3）cm/年增至（8.4±0.5）cm/年。在 24 小时内，每 3 小时脉冲给予 GHRH$_{1-40}$，使其生长速度增快，24 小时或夜间每 3 小时 GHRH 脉冲能导致下丘脑性 GHD 患儿的 GH 脉冲式分泌及生长速度增加，GHRH 用量为每天 16~25μg/kg，分 2 次注射。近年研制了可口服或鼻内吸入的 GHRH 制剂，它们的促 GH 分泌作用是特异的，不激活垂体的腺苷环化酶，不抑制 GH 的分泌。但 GHRH 因个别患者出现严重不良反应而于 2008 年停用。

（四）成年期 GH 治疗 成年期 GHD 应用 GH 治疗对增加瘦体重（肌肉容量）和骨量，减轻肥胖和高胆固醇血症等有一定帮助，尤其在进入成年的早期，纠正 GH 缺乏有重要意义。但如指征不强，要尽量避免使用。

（五）GH 治疗其他生长发育障碍综合征

1. **GHD 伴垂体激素缺乏症** 垂体激素缺乏症应同时补充相应的靶激素，如 T$_3$/T$_4$、糖皮质激素和性腺激素等，否则 GH 的疗效不佳。部分 GHD 患者可有多发性垂体激素缺乏，因此在 GH 治疗的同时要监测 T$_4$、皮质醇、性激素、AVP。GH 治疗可使潜在的下丘脑性甲减病情加重。若患儿对 GH 反应不理想，或血清 T$_4$ 水平降至正常值以下，应及时补充甲状腺素。确有肾上腺皮质功能减退者应长期补充可的松。必要时可给小剂量的促性腺激素或性激素以诱发青春发育。体质性生长发育迟缓者可用氧雄龙（oxandrolone），1.25mg/d 或 2.5mg/d，有诱导青春期发育作用，加速生长。

2. **原发性 IGF-1 缺乏症** 详见第 2 篇扩展资源 17。IGF-1 治疗对 GH 激素不敏感综合征的患者有效。理论上推测，IGF-1 也可用于 IGF-1 缺乏症的治疗。目前 IGF-1 仅限于ⅠA 型单纯性 GH 缺伴 GH 激素抗体及对 GH 治疗不敏感者。IGF-1 有发生低血糖可能，使用时应严密监测血糖变化。

3. **慢性肾衰竭** 最佳治疗方案是肾移植。治疗目的是使血钙、磷水平恢复正常，抑制继发性甲旁亢，逆转骨骼的组织学异常，阻止和逆转软组织的钙磷沉着。在治疗原发病的基础上，还包括控制血磷、补充钙剂和维生素 D。当甲旁亢症状严重时，可用骨化三醇（calcitriol）口服给药，抑制 PTH 的过度分泌。如 PTH 仍然明显升高，^{99m}Tc 的摄取率无抑制，应行甲状旁腺切除术。在以上治疗的基础上，GH 对慢性肾衰竭所致的矮小症的身材增高有一定作用。

4. **Turner 综合征** 本症治疗的目的是使患者在青春期出现第二性征发育和人工月经周期，使其在心理上得到安慰。主要治疗措施为性激素补充/替代治疗，一般用雌激素/孕激素序贯治疗。一般从 12 岁左右开始用雌激素补充/替代治疗，炔雌醇 5μg/d 或己烯雌酚 0.25mg/d，每月服 21 天，4~5 个月后，在每个周期的 12~21 天加服甲羟孕酮 5mg/d 口服或黄体酮 10~20mg/d 肌注。2~3 年后雌激素逐渐增加至炔雌醇 10~15μg/d 或己烯雌酚 0.5~1.25mg/d。雌激素治疗促使性征发育和月经来潮。1997 年，美国 FDA 正式批准 GH 制剂用于 Turner 综合征的治疗，但治疗剂量、疗程及长期疗效均未明确，大剂量 GH 治疗能使患者的身高基本达到

正常。

5. **Noonan 综合征** 性激素缺乏者可在青春期给予性激素补充/替代治疗。生长迟缓可用 GH 或 IGF-1 治疗。对已有青春期发育，但能确定进入青春期发育前期者，可试用小剂量性腺类固醇激素诱导青春期发育。

（廖二元）

第 7 节　中枢性肾上腺皮质功能减退症

中枢性肾上腺功能减退症（central hypoadrenalism，CH）是指下丘脑-垂体病变引起的肾上腺功能减退症（继发性肾上腺功能减退症）。CH 是临床上常见的内分泌问题，诊断和处理存在许多特殊性，诊疗不当可导致严重并发症。垂体功能减退的发病过程具有一定的程序性特点，一般从 GH 缺乏开始，继而出现 LH 和 FSH 不足，最后显现 TSH 和 ACTH 分泌功能降低。除了特殊病变（如淋巴细胞性垂体炎或使用外源性糖皮质激素后，可首先或单纯性出现 ACTH 缺乏），这种程序性特点也反映了机体存活的保护功能，因为 ACTH 是维持生命的必需激素。

【下丘脑-垂体-肾上腺轴】

虽然下丘脑的神经-内分泌激素（CRH）也参与下丘脑-垂体-肾上腺轴的整体调控过程，但肾上腺糖皮质激素主要受 ACTH 的调节。大脑海马表达 CRH 受体和 AVP 受体，控制下丘脑 CRH 和 AVP 的分泌，并间接促进垂体 ACTH 合成[1,2]。ACTH 和皮质醇分泌具有典型的昼夜节律性（图 2-3-7-1），但在应激（尤其是炎症和感染）情况下，常因节律消失而发生相对性肾上腺功能减退。ACTH 昼夜节律性分泌分为主要昼夜节律和自由运转节律两种，前者受视交叉上核主导生物钟分子 AVP 的管制，而后者（约 25 小时）与个体的睡眠-醒觉周期相关。时差综合征（jet lag）和夜晚轮班是原有的睡眠-醒觉周期被打乱的结果，一般需要 7~10 天才能调整过来。此外，皮质醇分泌为脉冲性的，脉冲周期约 1 小时，主要反映的是内源性皮质醇信号的强度。

【ACTH 缺乏症诊断】

应激引起的 ACTH 分泌抵抗了局部细胞因子的血管扩张作用[3]，抑制 AVP 的渗透压调节效应，从而避免发生严重低血压、低钠血症、血管渗漏和水肿，使休克的抢救失效。患者表现为恶心、呕吐、极度乏力。因此评价下丘脑-垂体-肾上腺轴功能至关重要。一般来说，由于患者仍能维持盐皮质激素分泌，所以中枢性肾上腺功能减退症的严重性不如原发性肾上腺皮质功能减退症。但在急性应激期，中枢性肾上腺功能减退症仍可危及生命[4]。

（一）基础皮质醇测定 如果 08:00 的血清皮质醇水平极低（<100nmol/L）提示肾上腺皮质功能不足[5]，但其他时段的皮质醇降低并无诊断意义，因此需要进行皮质醇分泌的动态试验。

（二）动态试验

1. **胰岛素耐受试验** 胰岛素耐受试验测定的是 HPA 轴的整体功能状态，正常切割值为皮质醇 550nmol/L 或 580nmol/L（荧光抗体法）或峰值浓度>500~520nmol/L（高敏发光法）[6]。

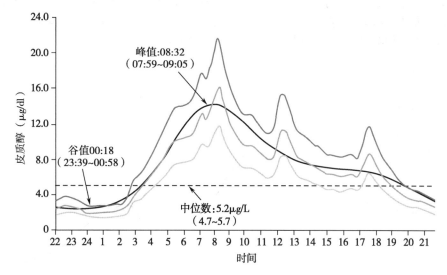

图 2-3-7-1　皮质醇的昼夜分泌节律

每 20 分钟采血测定的血清皮质醇变化（33 例正常人，均值 ±2SD）；血清皮质醇峰值（15.5μg/dl）见于 08:32；谷值（2.0μg/dl）发生于 00:18

2. **短期 Synacthen 试验**　是使用 ACTH$_{1-24}$ 或 24 肽促皮质激素（tetracosactrin，Synacthen）0.25mg 肌注或静注，测定 0、30 和 60 分钟的血清皮质醇水平。任何时间点的皮质醇 > 550nmol/L 即可认为属于正常反应。由于兴奋反应的程度受基础值影响，所以一般不需要测定最大反应。ITT 和 SST 具有良好的相关性，但偶尔会出现一种试验阳性而另一种试验阴性的情况，尤其是在使用大剂量 Synacthen 时经常发生。低剂量（Synacthen 1μg）试验可提高敏感性[7]。不能应用 ITT 的患者（儿童、老年人或心血管病者）可考虑胰高血糖素试验。皮下注射 1mg 胰高血糖素（严重肥胖者 1.5mg，6 岁前儿童 30μg/kg），建议同时测定皮质醇和 GH。有人建议连续试验 3~5 小时[8,9]（峰值一般在 3 小时）。建议慢性起病的垂体功能减退症患者首先采用 SST，但需要糖皮质激素替代治疗者需慎重 ITT，一般可选用胰高血糖素刺激试验了解垂体的功能储备。

3. **人工合成的 CRH 刺激试验**　无特别优点，一般少用。

【治疗】

患者应随身携带病情卡片和氢化可的松药物。遇有急性应激时应增加药物剂量 5~10mg/d。

（一）**急性肾上腺功能减退症的治疗**　在急性应激情况下，采血测定血清皮质醇后，立即注射氢化可的松 100mg，继而输入盐水，并根据需要重复给予氢化可的松。文献中一般推荐每 6 小时给予氢化可的松 100mg，但实际工作发现其用量过大，有时即使每 6 小时 50mg 的用量亦无必要。虽然大剂量糖皮质激素的短期试验未发现明显危害，但皮质醇的血清半衰期为 90~120 分钟，如果静脉给药，在两次注射的间歇期显然会出现低皮质醇血症。所以建议由肌内注射给药，这样可以使血清皮质醇浓度较为平稳而持久。或者采用 1~2mg/h 的持续静脉滴注更佳。严重败血症或休克患者应使 24 小时的血清皮质醇浓度在 600~1000nmol/L，而一般患者的浓度达到 150~300nmol/L（正常范围）即可[10]。

（二）**慢性肾上腺功能减退症的治疗**　长期替代治疗

时，成人剂量为早上口服 20mg，午后 10mg。这种治疗方案的缺点是：①没有体现个体化原则，而个体的垂体功能贮备和对药物的反应不同，有些患者或许给予 5mg/d 即可纠正低皮质醇血症；②垂体 TSH 的贮备影响甲状腺和肾上腺功能，伴有 TSH 缺乏者其皮质醇用量较低；补充甲状腺激素后，因皮质醇代谢清除率上升而剂量需要增加；③GH 抑制 11β-羟类固醇脱氢酶-1 活性，肝脏的皮质素转化为皮质醇减少，因而 GH 替代治疗者的皮质醇需要量有所增加；④其他药物亦可影响皮质醇的代谢与活性（表 2-3-7-1）；⑤血清皮质醇浓度为非生理性变化，尚无浓度过高而傍晚过低；⑥过度替代治疗患者因代谢紊乱而死亡率升高；⑦骨质疏松；⑧生活质量下降[11-16]。

表 2-3-7-1　与皮质醇相互作用的药物

加速皮质醇代谢的药物（诱导 CYP3A4）	阻碍皮质醇代谢的药物（抑制 CYP3A4）
巴比妥类	依曲康唑
苯妥英	利托那韦
卡马西平	氟西汀
扑米酮	地尔硫䓬
利福平	西咪替丁
利福喷汀	增加 CBG 的药物（血清皮质醇假性升高）
乙琥胺	雌激素
吡格列酮	米托坦

皮质醇的分泌率为 10mg/m^2，相当于皮质醇 15~20mg/d 的生理消耗量，因此早上口服 10mg，中午和傍晚各 5mg 似乎更为合理[17-19]。此外，早上的服药时间应越早越好，而傍晚服药过晚会引起失眠与夜间多尿。皮质醇片剂顿服使血清皮质醇水平突然升高，继而由肾滤过而丢失。

皮质素需要在肝脏还原为皮质醇才能发挥作用，因而使用皮质素替代治疗，能使皮质醇的血清水平变得较为平稳,与生理节律较为接近(图2-3-7-2)。为此而研制的慢作用皮质激素制剂,服药次数减少,生活质量改善[20-22]。肾上腺雄激素DHEAS的节律分泌模式与皮质醇不同,进入老年期后,DHEAS的分泌瘤明显减少(肾上腺功能停滞,adreno-pause),引起性欲减退[23]。必要时,可每天给予DHEA-S 25~50mg。

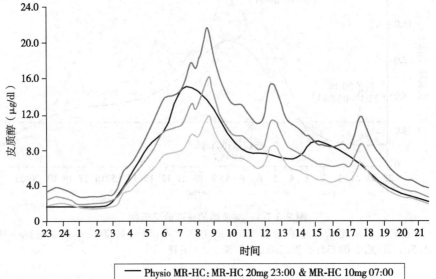

图 2-3-7-2 缓释氢化可的松的药代动力学特征

缓释氢化可的松(MR-HC)1次/d或2次/d给药,23:00给药20mg(15+5mg)和07:00给药(10mg)的MR-HC与生理皮质醇曲线的吻合程度

(三)过度替代治疗风险　长期使用外源性糖皮质激素者的HPA轴处于抑制状态,可能被误诊为肾上腺功能减退症。常规替代治疗后,患者的耐受性佳,亦无Cushing样表型,故认为其疗效满意。但是,剂量超过25mg/d的替代治疗引起亚临床Cushing综合征,死亡率明显升高[23]。

(雷闽湘　袁凌青)

第8节 垂 体 瘤

垂体瘤(pituitary tumor)是一组来自腺垂体和神经垂体及胚胎期颅咽管囊残余鳞状上皮肿瘤。垂体瘤约占颅内肿瘤的10%,临床上有明显症状的垂体瘤约占中枢神经系统肿瘤的30%,尸解发现的无症状性垂体瘤和微腺瘤更多,因而垂体瘤是颅内的常见肿瘤。其中以来自腺垂体者占大多数,来自神经垂体的星形细胞瘤或神经节细胞瘤及垂体转移癌罕见,部分患者因其他疾病而做头颅CT/MRI检查时意外发现(垂体意外瘤)。有些垂体瘤随着机体的病理生理变化而发生形态改变,如TSH瘤和PRL瘤分别在原发性甲减或妊娠期体积增大。此外,垂体瘤的临床表现和预后有性别差异[1]。垂体瘤可发生于任何年龄,以40~50岁居多,根据北京协和医院的统计,男女两性比例为1.2:1,81.2%的患者在30~50岁之间。

【分类】

(一)按激素分泌功能分类　正常垂体细胞和增生的垂体细胞为多克隆性,而垂体瘤细胞为单克隆性扩增;大多数功能性及无功能性腺瘤属于单克隆起源,一般来源于某单个突变细胞的无限制性增殖。根据肿瘤细胞有无合成和分泌激素的功能,将垂体瘤分为功能性垂体瘤(激素分泌性垂体瘤)和无功能性垂体瘤,见表2-3-8-1。激素分泌性垂体瘤多为良性单克隆腺瘤。一般按肿瘤分泌的激素命名,如PRL瘤、GH瘤、ACTH瘤、TSH瘤、LH/FSH瘤及混合瘤等。但当垂体瘤来源于较原始的干细胞或双形态成熟细胞时,可分泌多种激素,如同时分泌PRL、TSH和ACTH。临床上,以无功能性垂体瘤最常见(约50%,但亦可能分泌少量的LH/FSH),其次为PRL瘤(约30%)、GH瘤(10%~22%)和ACTH瘤(5%~8%),TSH与LH/FSH瘤少见;在老年人群中,以无功能腺瘤最常见(60.7%),其次为GH瘤(13.1%)和PRL大腺瘤(8.1%)。垂体瘤的细胞学分类参见第1篇扩展资源7。

表 2-3-8-1 垂体瘤分类

肿瘤分类	肿瘤分泌的激素	转录因子
GH 细胞瘤		
致密颗粒型	GH/α-亚基	Pit1
稀疏颗粒型	GH(少量)	
PR 细胞-GH 细胞瘤	GH/PRL/α-亚基	
GH-PRL 混合瘤	GH/PRL/α-亚基	
多激素分泌 GH 瘤	GH/PRL/α-亚基/TSH-β	
PRL 细胞瘤		
稀疏颗粒型	PRL/α-亚基	Pit1
致密颗粒型	PRL	
嗜酸性干细胞瘤	PRL/GH	
TSH 分泌瘤		
TSH 细胞瘤	TSH-β/α-亚基	Pit1/GATA-2

续表

肿瘤分类	肿瘤分泌的激素	转录因子
ACTH 分泌瘤		
致密颗粒型	ACTH	Tpit
稀疏颗粒型	ACTH	
Crooke 细胞瘤	ACTH	
FSH/LH 分泌瘤		
促性腺激素细胞瘤	FSH-β/LH-β/α-亚基	SF-1/ER-α/GATA-2
多激素分泌瘤		
沉默性3亚型	多种垂体激素	多种转录因子
激素阴性腺瘤		
裸细胞腺瘤	无	无

术后病理组织切片和免疫细胞化学分析能查出肿瘤分

泌激素的类型。必须强调,免疫染色阳性只反映某一激素有储存,不一定与该激素的合成或释放增多相关。用垂体激素原位杂交技术能检测出激素 mRNA 或蛋白质,但有时血中激素水平升高,因而应将病理分类与内分泌功能分类结合起来分析,才能指导临床诊疗。必要时,需根据肿瘤细胞的超微结构特征来协助分类,超微结构可显示出细胞颗粒的形态及不同腺瘤细胞的细胞器(如线粒体)变化,因为有些特征性结构(如 PRL 瘤伴淀粉样物质沉积)只有在电镜下才能发现。

（二）按影像特征分类　　根据肿瘤扩展情况和发生部位,可将垂体瘤分为鞍内、鞍外和异位三种;根据肿瘤的大小可分为微腺瘤(<10mm)和大腺瘤(≥10mm)两类;根据肿瘤的生长类型可分为扩张型和浸润型两种,此种分类对决定垂体瘤的治疗方案和预后估计相当重要。

（三）按病因分类　　按照病因,一般可分为1型多发性内分泌腺肿瘤综合征伴垂体瘤、家族性单纯性垂体瘤和Carney 复合症三类,见图2-3-8-1。

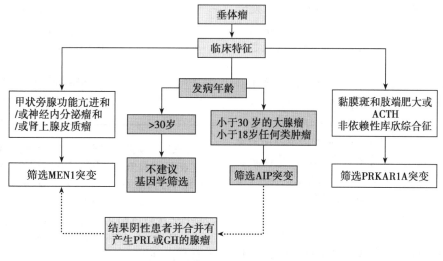

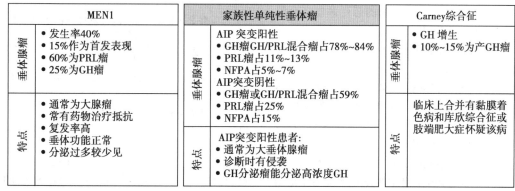

图 2-3-8-1　散发性垂体瘤与家族性垂体瘤综合征的病因鉴别流程
MEN1:多发性内分泌瘤1型;AIP:芳香烃受体作用蛋白;PRKAR1A:蛋白激酶1-α亚基调节因子;
GH:生长激素;PRL:催乳素;ACTH:促肾上腺皮质激素;NFPA:无功能垂体腺瘤

【病因和发病机制】

（一）家族遗传性垂体瘤　　约5%的垂体瘤为家族性,其中一半的家族性垂体瘤属于1型多发性内分泌腺肿瘤(MEN-1)和 Carney 复合症的一部分;其他类型的家族性垂体瘤统称为家族性单一性垂体瘤。McCune-Albright 综合征、多

发性内分泌腺肿瘤综合征、Carney 复合症、家族性 GH 瘤和家族性 PRL 瘤的病因已经基本明确,分别与 Gsα、menin、1 型 α亚基蛋白激酶 A(PRKAR1A)、AIP 和 p27(CDKN1B)基因突变有关。GH 瘤和 Carney 复合症的发病与 GNAS1 种系突变的关系密切,而散发性垂体瘤编码的 PRKAR1A 活性增强。

所以,似乎所有类型的垂体瘤均与环—磷酸腺苷信号增强有关[2]。FIPA 的共同特点是:①发病年龄相对较小;②肿瘤体积较大;③约15%的患者存在芳(香)烃受体相互作用蛋白基因(aryl hydrocarbon receptor interacting protein gene, AIP)突变[3]。

(二)功能性垂体瘤

1. 下丘脑功能紊乱　下丘脑促垂体激素和垂体旁分泌或自分泌激素可能在垂体瘤形成的促进阶段起一定作用。GHRH 有促进 GH 分泌和 GH 细胞有丝分裂作用,分泌 GH-RH 的异位肿瘤或转 GHRH 基因动物可引起垂体 GH 瘤。某些生长因子,如 PTHrP、PDGF、TGF-α、TGF-β、IL、IGF-1 等在垂体瘤中有高水平表达,它们可能以旁分泌或自分泌方式促进垂体瘤细胞的生长和分化。神经生长因子(NGF)缺乏对于 PRL 瘤的发生和发展起一定促进作用。在正常腺垂体的发育阶段,NGF 具有促进 PRL 细胞分化和增殖作用。下丘脑抑制因子的作用减弱可促进某些垂体瘤的发生。Cushing 综合征患者在作肾上腺切除术后,皮质醇对下丘脑 CRH 分泌的负反馈抑制减弱,CRH 分泌增多,继而发生 ACTH 瘤(Nelson 综合征),说明缺乏正常的靶腺激素负反馈机制及随后的下丘脑调节功能紊乱对垂体瘤的发生起了促发作用。

2. 促激素分泌失常　PRL 瘤、GH 瘤、LH/FSH 瘤、TSH 瘤、ACTH 瘤等的发病可能与相应的促激素(PIF、多巴胺、GHRH、GnRH、TRH、CRH 等)分泌失常有关,由于促激素分泌过多或下丘脑释放因子/下丘脑释放抑制因子分泌失衡而导致相应垂体细胞增生。在特定条件下,相应垂体激素失去有效反馈抑制作用,也可形成结节或肿瘤。例如,异位肿瘤(ectopic tumor)分泌 GHRH(支气管类癌、胰岛细胞瘤、小细胞型肺癌等,异位 GHRH 综合征)可引起垂体 GH 细胞增生或形成 GH 瘤,而异位肿瘤分泌 CRH 出现垂体 ACTH 细胞和 GH 细胞增生或 ACTH 瘤(异位 CRH/ACTH 综合征)。有时,非内分泌组织的恶性肿瘤还分泌 MSH、LPH、CLIP、β-内啡肽,如果肿瘤分泌异位激素的功能够强,时间较久,则足以使垂体的相应细胞形成增生性结节或肿瘤。

3. 靶激素分泌失常　靶激素分泌减少或靶激素对垂体的抑制作用减弱是功能性垂体瘤的重要原因。一般认为,由于相应的靶激素失去对垂体激素的有效反馈抑制作用而形成结节或肿瘤。例如,原发性甲减时,因 T_3/T_4 缺乏或对垂体 TSH 细胞的抑制作用有抵抗,TSH 细胞呈代偿性增生肥大,并在一定条件下形成 TSH 的自主性分泌,严重者形成结节或 TSH 瘤。类似的情况亦见于肾上腺皮质功能减退症,特别是双侧肾上腺皮质切除后(Nelson 综合征)。

4. 生长因子与生长因子受体表达异常　生长因子与生长因子受体表达是引起垂体瘤的作用原因(表 2-3-8-2)。TGF-β 家族含有 30 多个成员,垂体瘤的发生与 TGF-β1、TGF-β3、活化素、抑制素和 BMP-4 及其受体的表达或功能异常有关;TGF-β 异构体、活化素和 BMP-4 诱导 Smad 信号和其他信号途径。

表 2-3-8-2　垂体瘤生长因子与生长因子受体异常表达

生长因子/生长因子受体	垂体瘤的表达与功能
生长因子	
活化素/抑制素	LH/FSH 瘤表达与灭活异常
BMP-4	PRL 瘤过表达/ACTH 瘤低表达
FGF-2	PRL 瘤(大鼠)过表达
FGF-4	侵袭性 PRL 瘤过表达
卵泡抑素	LH/FSH 瘤低表达
IL-6	所有类型的垂体瘤生成过多
LIF	PRL 瘤低表达
NGF	多巴胺抵抗型 PRL 瘤低表达
SDF1	所有类型的垂体瘤过表达
TGF-α	PRL 瘤(大鼠)过表达
TGF-β1	PRL 瘤(大鼠)过表达
TGF-β3	PRL 瘤(大鼠)过表达
生长因子受体	
截短的 Alk4	截短的 Alk4 无抗增殖作用
EGFR	EGFR 表达与肿瘤的浸润性相关
ErbB2(Her2/neu)	自动激活 PRL 瘤和垂体癌细胞的 EGFR
ErbB3	PRL 瘤和垂体癌细胞的 EGFR 缺乏激酶活性
FGFR2-Ⅲb	因表观修饰异常而不能抑制肿瘤生长
ptd-FGFR4	自动激活 4 型 FGF 受体
NGFRp75	多巴胺抵抗型 PRL 瘤无表达

(三)无功能垂体瘤

无功能性垂体瘤的病因和发病机制未明,曾提出过多种发病机制假说。NFPA 通常来源于 LH/FSH 细胞或 ACTH 细胞,虽然无激素分泌增多的临床表现,但其本质是 LH/FSH 瘤、ACTH 瘤或 GH 瘤。因此,应将功能性垂体瘤和 NFPA 作为一个激素分泌谱来看待,它们的区别只是 NFPA 处于谱的最低处,而功能性垂体瘤处于该谱的最顶端(表 2-3-8-3)。

表 2-3-8-3　无功能性垂体瘤的生物学特征

无功能性垂体瘤	占垂体瘤的%	男/女比例	免疫组化特征
LH/FSH 腺瘤	9.8	1/0.8	FSH/LH/α-SU/ACTH(罕见)
隐性 ACTH 瘤 1 型	2.0	5/1	ACTH
隐性 ACTH 瘤 Ⅱ 型	1.5	1/1.7	β-内啡肽/ACTH
隐性腺瘤 3 型	1.4	1/1.1	无(或散布 ACTH/GH/PRL/α-SU)
裸细胞腺瘤	12.4	1/0.7	偶见 FSH/LH/FSH/α-SU
瘤细胞瘤	13.4	2/1	FSH/LH/FSH/α-SU
未分类型腺瘤	1.8	–	–

注:α-SU:糖蛋白 α-亚基

1. 无功能腺瘤的生物学行为　如表 2-3-8-3 所示,用免疫组化方法发现,无功能腺瘤的生物学行为有以下六种类型:①分泌无生物活性的糖蛋白激素 α 亚基(α-亚基瘤);②分泌生物活性的糖蛋白激素 β 亚基(β-亚基瘤);③ACTH 瘤因激素产生或翻译后的修饰过程存在缺陷,血液循环中

ACTH 仍正常（静止型 ACTH 瘤, silent ACTHoma）来源于 ACTH 细胞的 NFPA 表现为 Golgi 体的 ACTH 分泌颗粒包装障碍、细胞内分泌颗粒分泌无能、分泌的 ACTH 分子无活性（前体大分子）或 ACTH 翻译与翻译后缺陷（缺乏激素原转换酶）；④LH/GH/ACTH 阳性反应（隐匿型 LH 瘤/GH 瘤/ACTH 瘤）；⑤免疫组化阴性的裸细胞瘤；⑥腺垂体意外瘤无临床表现，仅在头颅影像检查时被意外发现。

无功能性垂体腺瘤还有两个较突出的生物学行为特点，一是虽然不出现激素分泌过多的临床症状，但在肿瘤体积达到一定程度时，因压迫垂体或脑组织而出现相应症状（20%～25%），其中最常见的表现是视觉损害和腺垂体功能减退；二是无功能瘤尽管存在生长抑素受体，但一般对生长抑素的反应很差，而对替莫唑胺（temozolomide）有较好疗效[4]，其原因在于该药可影响 DNA 修复酶——0-6-甲基鸟嘌呤-DNA 甲基转换酶（0-6-methylguanine DNA methyltransferase）的活性。

2. 肿瘤抑制基因沉没和凋亡基因不适当甲基化　详见本篇第 10 章第 1 节。一般认为，垂体瘤与细胞获得增殖能力（尤其是肿瘤抑制基因失活）有关，一些研究提示，垂体瘤与甲基化（methylation）相关的肿瘤抑制基因沉没（gene silencing）或与垂体瘤凋亡基因（pituitary tumour apoptosis gene, PTAG）的不适当甲基化有关。肿瘤抑制基因沉没和凋亡基因不适当甲基化的病因未明，可能与下列因素有关：①遗传性因素：如 MEN-1 突变、垂体瘤转录因子 prop-1 过量、Carney 复合症等；②下丘脑因素：如 GHRH 过量、CRH 过多、某些下丘脑激素受体活化性突变等；③垂体因素：如某些信号转导分子（gsp、CREB）突变，或 FGF-2、EGF、NGF 等生长因子过多，癌基因激活、GHRH、TRH 等；④环境因素：如 E₂、放疗；⑤靶腺（甲状腺、性腺、肾上腺）功能衰竭。

3. 细胞缺陷和下丘脑调控失常　有关垂体瘤细胞缺陷和下丘脑调控失常的发病机制曾提出过两种学说（垂体细胞自身缺陷学说和下丘脑调控失常学说）。现基本统一起来，认为垂体瘤的发展可分为起始阶段和促进阶段。在起始阶段，垂体细胞自身缺陷是起病的主要原因；在促进阶段，下丘脑调控失常等因素发挥了主要作用。即某一垂体细胞发生突变，导致癌基因激活和/或抑癌基因失活。然后，在内外因素的促进下，单克隆突变细胞不断增殖，逐渐发展为垂体瘤。

与其他肿瘤不同的是，垂体瘤常常伴有表观遗传学异常[5]。

4. 癌基因诱导的细胞衰老　垂体微腺瘤（pituitary microadenoma）又称为隐性垂体瘤，垂体微腺瘤相当常见，但仅极少数发展为较大肿瘤，其原因是绝大部分微腺瘤在早期即出现生长静止，这一现象称为癌基因诱导的细胞衰老（oncogene-induced cellular senescence, OIS），OIS 起源于癌基因损伤，是组织抗增殖信号网络（antiproliferative signalling network）活化的结果[6,7]。因为正常人存在 OIS 机制，即使发生了微腺瘤，也可以被长期抑制而不增殖，但如果因为某种原因使 OIS 机制紊乱，则可由微腺瘤进展为大腺瘤。

细胞发生变异的原因为癌基因激活和/或抑癌基因失活。现已查明的主要癌基因有 c-myc、Rb、gsp、gip2、ras、hst 及垂体瘤转型基因（PTTG）等；抑癌基因有 MEN-1、p53、Nm23 及 CDKN2A 等。其中 gsp 基因在 40% 的 GH 瘤、10% 的无功能腺瘤和 6% 的 ACTH 瘤中呈阳性。gsp 基因及 gip2 基因激活使内源性 GTP 酶活性被抑制，于是 Gs 蛋白及 Gi2 蛋白 α-亚基持续活化，后两者可分别看成是 gsp 癌基因和 gip2 癌基因的产物。这些癌基因产物可直接引起核转录因子如 AP-1、CREB 和 Pit-1 活化，使激素分泌增多并启动肿瘤生长。此外，癌基因激活导致胞内 cAMP 增加，后者刺激 cyclin（细胞周期蛋白）D1 和 D3 产生 cdk2 和 cdk4，促进细胞由 G1 期进入 S 期。cAMP 还诱导 ras 癌基因激活，ras 癌基因与 c-myc 基因协同作用，阻止 pRb 与 E2F 结合，使细胞循环周期受阻，加快细胞由 G1 期进入 S 期。大多数垂体瘤组织缺乏 CR6（正常垂体组织高表达），这可能是垂体瘤发病的因素之一。另一方面，多种垂体瘤的发病机制涉及抑癌基因 P16/CDKN2A 的失活，该基因的 CpG 岛发生频繁甲基化是导致失活的重要原因[7]。但是，无功能性与功能性垂体瘤在肿瘤形成的本质上可能并无区别。临床上的无功能性垂体瘤均为单克隆性嫌色（嫌色细胞瘤）特征。在一般情况下，肿瘤分泌的 LH/FSH 不足以使血 LH/FSH 浓度升高，而血 α 亚基和铬粒素 A 增高。但在特定情况下，因肿瘤分泌的 LH/FSH 量较大而引起临床症状（LH/FSH 瘤）。

5. MiRNA 调节障碍　miRNA 调节转录后 mRNA 的翻译与降解[8]，是垂体瘤发生和转归的中心分子[9-15]。经研究确认与垂体瘤病因关联的 miRNA 见表 2-3-8-4。

表 2-3-8-4　与垂体瘤病因关联的 MiRNA

项目	垂体瘤	表达水平	功能	靶分子
miR-128a/miR-155/miR516a-3p	无功能瘤/GH 瘤	过表达	原癌基因	Wee1 样蛋白激酶
miR-107	垂体瘤	过表达	肿瘤抑制因素	AIP
miR326/miR-432/miR-570	垂体瘤	低表达	肿瘤抑制因素	HMGA2
miR-34b/miR548c-3p	垂体瘤	低表达	肿瘤抑制因素	HMGA1/HMGA2
miR-326/603miR	垂体瘤	低表达	肿瘤抑制因素	E2F1
miR-15/miR-16/miR-26a/miR-196a2	垂体瘤	低表达	肿瘤抑制因素	HMGA2
Let-7	垂体瘤	低表达	肿瘤抑制因素	RAS 蛋白/HMGA2
miR-26b	GH 瘤	过表达	原癌基因	PTEN
miR-128	GH 瘤	低表达	肿瘤抑制因素	BMI1

注：GH：生长激素；AIP：芳香烃受体相互作用蛋白；HMGA：高迁移率组 A；PTEN：磷酸化酶与张力蛋白同源体；BMI1：B 细胞淋巴瘤

【临床表现】

(一) 肿瘤压迫表现

1. 头痛 见于1/3~2/3的患者,初期不甚剧烈,以胀痛为主,可有间歇性加重。头痛部位多在两颞部、额部、眼球后或鼻根部。引起头痛的主要原因是鞍隔与周围硬脑膜因肿瘤向上生长而受到牵拉。当肿瘤穿破鞍隔后,疼痛反而减轻或消失。如鞍隔孔较大,肿瘤生长受到的阻力较小,头痛亦不明显。肿瘤压迫邻近的痛觉敏感组织如硬脑膜、大血管壁引起剧烈弥漫性头痛,常伴有呕吐。肿瘤侵入下丘脑、第三脑室,阻塞室间孔可引起颅内压增高,使头痛进一步加剧。

2. 视野缺损与视力减退 垂体瘤向鞍上扩展,压迫视交叉引起视野缺损,伴或不伴视力减退。这是由于肿瘤生长方向不同和/或视交叉与脑垂体解剖关系变异所致。垂体瘤可引起五种类型的视野缺损及视力减退(图2-3-8-2)。因视神经受压,血液循环障碍,视神经逐渐萎缩,导致视力减退。视力减退和视野缺损的出现时间及严重程度不平行。由于颅内压增高和视网膜静脉回流障碍,少数患者发生阻塞性脑积水、视盘水肿和突眼。

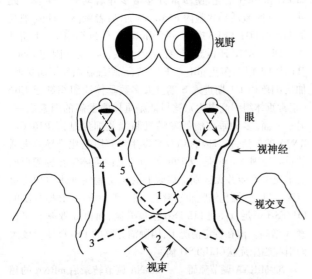

图 2-3-8-2 视野缺损与病变部位的关系

垂体瘤压迫视交叉、视束、视神经的部位及视神经通路示意图。数字表明不同类型的视野缺损,其位置即为神经纤维受压迫的部位

(1) 双颞侧偏盲:双颞侧偏盲(bitemporal hemianopsia)最常见(约80%),因垂体瘤压迫视交叉前缘,损害来自视网膜鼻侧下方,继而波及鼻侧上方神经纤维。开始为外上象限的一个楔形区域视野障碍,继而扩大到整个外上象限,以后再扩展到外下象限,形成双颞侧偏盲,但不影响视力。在早期,先出现红色视觉丧失,用红色视标检查易早期发现视野缺损。

(2) 双颞侧中心视野暗点:亦称暗点型视野缺损(bitemporal central visual scotoma),占10%~15%,由于垂体瘤压迫视交叉后部,损害黄斑神经纤维。遇到这种情况时应同时检查周边和中心视野,以免漏诊。此型视野缺损亦不影响视力。

(3) 同向性偏盲:同向性偏盲(syntropic hemianopsia)较

少见(约5%),因肿瘤向后上方扩展或由于前置型视交叉导致一侧视束受压。患者的视力仍正常。此型和前一类型视野缺损还可见于下丘脑肿瘤如颅咽管瘤、下丘脑神经胶质瘤及生殖细胞瘤。

(4) 单眼失明:单眼失明(monocular deprivation)见于垂体瘤向前上方扩展或后置型视交叉变异者(约占5%),扩展的肿瘤压迫一侧视神经,引起该侧中心视力下降甚至失明而对侧的视野与视力正常。

(5) 一侧视力下降伴对侧颞侧上部视野缺损:少见,其原因是向上扩展的肿瘤压迫一侧视神经近端与视交叉结合部。在该部位有来自对侧的鼻侧下部视网膜神经纤维,这些神经纤维在此处形成 Wilbrand 环后进入视交叉内,故可引起一侧视力下降和对侧视野缺损。

3. 垂体卒中 垂体瘤易发生瘤内出血,特别是体积较大的 GH 瘤和 PRL 瘤。诱发因素多为外伤、放射治疗,亦可无明显诱因。起病急骤,表现为额部或一侧眶后剧痛,可放射至面部,并迅速出现不同程度的视力减退,严重者可在数小时内双目失明,常伴眼外肌麻痹,尤以第Ⅲ对脑神经受累多见,也可累及第Ⅳ、Ⅵ对颅神经。患者还可出现神志模糊、定向力障碍、颈项强直甚至昏迷。有的患者出现急性肾上腺皮质功能衰竭的表现。大多数患者的脑脊液清亮,部分可为血性。CT 示蝶鞍扩大。出现急性视力障碍者,应在糖皮质激素保护下尽快进行手术治疗。

4. 压迫与浸润引起的其他症状 当肿瘤向蝶鞍两侧扩展压迫海绵窦时,引起海绵窦综合征(第Ⅲ、Ⅳ、Ⅴ及Ⅵ对脑神经损害);损害位于其内的眼球运动神经时出现复视,一般单侧眼球运动神经麻痹较少见,如发生则提示有浸润性肿瘤侵犯海绵窦。第Ⅵ对脑神经因受颈内动脉的保护,受损的机会较第Ⅲ对及第Ⅳ对脑神经少。三叉神经眼支和上颌支支配区域皮肤感觉丧失也是由于海绵窦受侵犯所致,部分患者因嗅神经受损出现嗅觉丧失。巨大腺瘤还可侵犯垂体柄、视神经、下丘脑或垂体邻近的其他组织。肿瘤压迫下丘脑而侵入其内,出现尿崩症、嗜睡、体温调节紊乱等症状。如肿瘤压迫第三脑室和阻塞室间孔,则引起脑积水和颅内压增高,头痛加剧。肿瘤扩展至额叶或颞叶,引起癫痫样抽搐、偏瘫、锥体束征及精神症状。侵蚀鞍底及蝶窦时,造成脑脊液鼻漏。部分垂体瘤伴脑脊液压力增高、蛋白质增多而细胞数正常,脑脊液含糖量增加。

(二) 垂体激素分泌异常的表现

1. 垂体激素分泌减少 成人患者的垂体激素分泌减少表现一般较轻,进展较慢,直到垂体的3/4被毁坏后,临床上才出现明显症状。即使肿瘤体积较大,激素缺乏的症状也很少达到垂体切除术后的严重程度。但是,儿童患者的垂体激素缺乏表现往往较明显,多数表现为身材矮小和性发育延迟。肿瘤还可影响下丘脑及神经垂体,引起尿崩症。伴腺垂体功能减退症的垂体瘤患者可出现乏力、眩晕、皮肤干燥或月经不规则等表现,性腺功能减退约见于3/4的患者。甲减不如性腺功能减退常见,但亚临床型甲减较为多见。患者面容苍白,皮肤色素较浅,可能与 MSH 的分泌减少有关。男性患者的脂肪分布类似女性体型。腋毛、阴毛稀少,毛发稀疏、细柔,阴毛呈女性分布。生殖器萎缩,睾丸较软、较小。体重减轻或增加。女性患者有闭经或月经稀少,性欲减退。智力一般不受影响。如不出现严重的应激状态,肾上腺皮质功能通常可维持正常,但在应激时出现急性肾上腺皮质功能减退甚至昏迷(肾上腺皮质危象)。

2. PRL分泌增多 详见本章第9节。肿瘤压迫垂体柄,PRL释放抑制因子不能抵达垂体而引起高PRL血症。临床上发现垂体瘤伴血PRL升高有两种可能,一是PRL瘤;二是垂体瘤本身无分泌PRL的功能,但因肿瘤压迫了垂体柄或下丘脑,导致PIF到达垂体的途径受阻,故PRL分泌增多。如果患者诊断PRL瘤后,开始血PRL正常,以后在病情进展中升高,亦提示肿瘤压迫了垂体柄或下丘脑。

(三)临床转归

1. 临床转归 无功能性微腺瘤的临床转归良好;大的垂体瘤经治疗可获良好疗效,早期治疗效果好。功能性微腺瘤的预后决定于肿瘤的类型和治疗疗效,而腺癌的预后不佳。术前视力影响愈严重者的术后恢复可能性愈小。双侧视力短时间内急剧下降提示垂体卒中可能,一经确诊即需紧急手术挽救视力。术后需长期随访,复发者可考虑再次手术。一般术后加用放疗或药物治疗的疗效满意。X刀或γ刀对有适应证者可避免手术,但不能预防复发。

2. 并发症 大的腺瘤可引起颅内高压、视神经通路受压和失明、腺垂体功能减退症、脑脊液鼻漏或尿崩症等。垂体瘤出血、梗死引起的垂体卒中为垂体瘤的最严重急性并发症,处理不力常导致死亡。

3. 生物学行为和预后评估 评估垂体瘤的生物学行为和预后的指标很多。一般认为,形态学指标(影像特征和手术所见)可较好地预测预后,细胞的有丝分裂数目、Ki-67表达、p53表达和生长抑素受体数目很有意义,其中生长抑素受体密度可用于估计肿瘤对生长抑素类似物的治疗反应。

【诊断】

典型垂体瘤的诊断一般并不困难,部分患者甚至单纯依据临床表现就可作出正确的判断。另一方面,有时垂体瘤的诊断又十分困难,其原因是:①腺瘤分泌的激素增多不显著或只呈间歇性分泌;②某激素分泌增多的临床表现明显,但反复检查不能发现垂体瘤;③双垂体瘤、多垂体瘤或混合性垂体瘤(以PRL合并GH分泌增多最常见)使临床表现变得复杂多变或模棱两可;④肿瘤压迫正常垂体组织时伴有垂体功能减退表现;⑤以垂体瘤为首发表现的多发性内分泌肿瘤综合征(MEN);⑥微腺瘤难以被现有的影像检查发现。

完整的垂体瘤诊断应该包括:①临床症状诊断(如肢端肥大症、库欣综合征等);②肿瘤的大小(微腺瘤、大腺瘤)、性质(良性或恶性)与侵袭性;③肿瘤的病因(靶腺体功能减退、异位分泌促垂体激素的肿瘤、MEN、G蛋白病等);④垂体激素分泌水平与靶腺功能;⑤手术后病理诊断与免疫组化分型及预后评估[16-18]。忽略垂体瘤病因诊断或病因判断错误可导致严重后果。垂体瘤的诊断程序应先确定存在垂体瘤,结合必要的内分泌功能检查,明确肿瘤类型和激素分泌功能;其次是根据临床表现和影像学检查结果进行分类与病因诊断。如果为无功能性垂体瘤,除了重点检查神经功能、视力、视野外,还应测定血PRL、IGF-1、皮质醇和

垂体激素[16,17]。

(一)影像检查

1. X线体层摄片 如果垂体瘤已达到一定大小,常规X线体层摄片即可诊断。典型垂体瘤的X线表现为蝶鞍扩大(蝶鞍可向各方向增大)、鞍壁变薄、鞍底变阔、前后床突变细甚至缺损,彼此分开、鞍口扩大、鞍底侵蚀下陷,有时肿瘤稍偏于一侧,鞍底明显下陷(双鞍底),后床突变薄。前床突被侵蚀是由于颈内动脉被肿瘤压向骨组织及动脉搏动所致。蝶鞍的骨质改变对垂体瘤的诊断有重要意义,骨质改变的类型有:①轻度骨质吸收(骨壁白线密度减低、模糊);②重度骨质吸收(骨壁白线密度减低、中断或完全吸收,可有软组织肿块突入蝶窦);③鞍底双边影(鞍底呈两条致密线)、鞍底倾斜或局部下陷;④鞍背向后倾斜、抬高,鞍背骨皮质线呈双线影,鞍背变短或完全消失;⑤鞍区钙化(多见于颅咽管瘤)。

2. CT和MRI 普通X线检查不能诊断者需要进行高分辨率CT、MRI及其增强显像或三维构象。一般宜首选MRI,因其能更好地显示肿瘤及其与周围组织的解剖关系(图2-3-8-3和图2-3-8-4)。首先采用冠状面和矢状面薄层(层厚3mm以下)成像,必要时加作层厚1cm的横断面扫描。在T1加权图像上,微腺瘤为低信号或稍高信号(伴出血时)[43-46],在T2加权图像上,微腺瘤呈高信号或等信号。结节多为圆形或椭圆形,少数为不规则形;边界清楚(PRL瘤)或模糊(GH瘤和ACTH瘤)。

3. PET和核素显像 正电子断层扫描(PET)、111铟二乙烯三戊乙酸-奥曲肽(111In-DTPA-octreotide)扫描以及123碘-酪氨酸-奥曲肽(123I-Tyr-octreotide)扫描已用于垂体瘤的诊断。肿瘤细胞表达生长抑素受体-2(SSR-2)或SSR-5,因此可用111In显影。类癌的111In-生长抑素受体扫描阳性率为86%~95%,垂体GH瘤、ACTH瘤和TSH瘤的阳性率也高,但对PRL微腺瘤的敏感性低,故应联合CT/MRI所见进行判断。

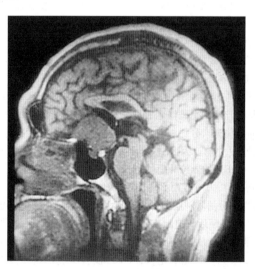

图2-3-8-3 垂体大腺瘤

矢状位T1W像上见鞍区一较大肿块性病变向鞍上生长,T1W略低信号,T2W高信号,横断位可见已侵入双侧海绵窦

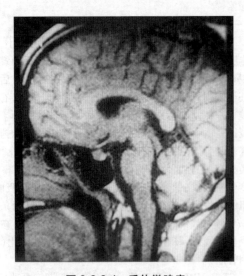

图 2-3-8-4　垂体微腺瘤

矢状位 T1W 像上见垂体上缘有局限性小结节向上突出，垂体柄后移，垂体柄后段高信号部位为正常神经垂体

4. 其他检查　视力、视野检查可以了解肿瘤向鞍上扩展的程度。除 PRL 外，脑脊液（CSF）中其他垂体激素的含量甚微。CSF 中的 GH 增加可作为判断 GH 瘤向鞍上扩展的辅助依据。

（二）垂体激素及靶腺激素测定　根据患者的临床表现选择相应的垂体激素测定及其动态试验。一般应检查六种腺垂体激素水平，当某一激素水平有变化时应检测其靶腺激素水平。当诊断尚有疑问时，可进行动态试验协助诊断。肿瘤细胞的激素分泌呈自主性，除血液循环激素水平升高外，早期即有昼夜分泌节律紊乱。由于腺垂体激素分泌的影响因素多，一般单凭 1~2 次激素测定难以明确诊断，有时需结合动态试验综合评价。例如，当怀疑为 GH 瘤时，应测定血 IGF-1 和做 OGTT，当怀疑为 ACTH 瘤时，应测定血 ACTH 和 24 小时尿游离皮质醇，必要时行地塞米松抑制试验[18]。

虽然肿瘤的病因和发病机制未明，但应寻找肿瘤相关基因变异、促激素分泌失常、靶激素分泌减少、靶激素对垂体的抑制作用减弱或异位激素分泌综合征的依据。垂体瘤的病因诊断具有重要的治疗指导意义，靶激素分泌减少或靶激素对垂体的抑制减弱所致的垂体增生或垂体瘤（如原发性甲减并发 TSH 瘤、原发性肾上腺皮质功能减退并发 ACTH 瘤）较常见，其治疗原则是靶激素补充/替代治疗，禁止手术或放射治疗；而异位激素分泌综合征引起的垂体瘤的基本治疗原则是切除原发肿瘤。因此，一方面需要进一步寻找分泌 GnRH、CRH、GHRH 的异位肿瘤（如支气管类癌、胰岛细胞瘤、小细胞型肺癌等），另一方面必须排除 McCune-Albright 综合征、1 型多发性内分泌腺瘤综合征（MEN-1）、Carney 复合症等可能。

（三）预后与追踪　荟萃分析 8 个研究结果发现，160 例微腺瘤，随访 2.3~7 年，肿瘤增大 17 例（10.6%），缩小 10 例（6.3%），其余无变化（83.1%），没有 1 例出现视野改变。另 10 个研究发现，353 例大腺瘤随访 3~8 年，增大 85 例（24.1%），缩小 45 例（12.7%），223 例无变化（63.2%），视野改变 28 例（8.0%）。10% 垂体微腺瘤增大，但很少引起症状。1/4 的大腺瘤增大，出现压迫症状，需手术治疗。垂体大腺瘤

生长速率变化较大，应每 6 个月后复查 MRI，微腺瘤每 1 年复查；若大小没有变化，每年复查 1 次，观察 3 年若稳定，可减少复诊。每半年~1 年复查垂体激素及视野。

CT 值测定为本病常用诊断和病情追踪方法。如以平扫 CT 值 10Hu 为诊断阈值，诊断敏感率 71%，特异率 98%。非腺瘤病变的 CT 诊断阈值（37±12）Hu，两者有明显差异。用 CT 动态延迟扫描可鉴别诊断困难的病例，并判断瘤体的进展情况。

（四）多发性垂体腺瘤的诊断　多发性垂体腺瘤（multiple pituitary adenoma）是指垂体同时出现 2 个或 2 个以上腺瘤且具有不同病理及免疫组化特征的临床情况，主要见于 GH 瘤和 ACTH 瘤患者[19-24]。多发性垂体腺瘤的病因未明，可能与 Gs 突变、垂体细胞旁分泌-自分泌或下丘脑功能紊乱有关。

多发性垂体腺瘤的诊断困难，动态 MRI 有助于早期发现多发性垂体腺瘤。多发性垂体腺瘤应与单一性多激素分泌腺瘤鉴别，后者是一个腺瘤分泌多种激素（如 ACTH/GH 瘤、GH/PRL 瘤等）的特殊情况。手术前内分泌功能检查可发现有激素分泌功能的多发性垂体腺瘤，广泛切除多个肿瘤，组织标本病理检查和激素分泌颗粒免疫组化染色或超微结构分析是确诊多发性垂体腺瘤的唯一方法。术后应进行密切追踪。

【鉴别诊断】

需与垂体瘤鉴别的疾病众多（表 2-3-8-5），主要分为肿瘤病变和非肿瘤性病变。一般依据临床症状及体征、垂体影像及内分泌功能检查（包括相应靶腺功能检查）进行综合判断。超敏 TSH 测定提高了甲状腺功能减退伴垂体 TSH 瘤的诊断率。如果诊断错误并实施甲状腺切除术，可加重病情并使 TSH 瘤进一步生长。TSH 瘤的诊断主要依赖于甲状腺功能动态试验（TRH 兴奋试验），并与甲状腺激素抵抗综合征鉴别。治疗主要是摘除垂体 TSH 瘤，并配合生长抑素治疗，一般可使甲状腺功能恢复正常[25,26]。

表 2-3-8-5　垂体瘤鉴别诊断

增生/炎症性病变	脑膜瘤
淋巴细胞性垂体炎	血管周皮细胞瘤
肉芽肿性垂体炎	颗粒细胞或肌细胞瘤
结节病	迷芽瘤
垂体脓肿	浆细胞瘤
囊肿性病变	淋巴瘤
Rathke 囊肿	白血病
腺垂体中间部囊肿	组织细胞增多症 X
实质囊肿	脊索瘤
蛛网膜囊肿	黑色素瘤
皮样囊肿	垂体转移癌
肿瘤性病变	异位下丘脑激素分泌综合征
动脉瘤	异位 CRH 分泌综合征
生殖细胞瘤	异位 GnRH 分泌综合征
颅咽管瘤	异位 TRH 分泌综合征
表皮样瘤/畸胎瘤	其他病变
鞍结节脑膜瘤	原发性性腺功能减退症
错构瘤	鞍区非肿瘤增生病变
星形细胞瘤	原发性甲减

（一）垂体瘤与生理性垂体扩大及局部良性病变等的鉴别

1. 垂体瘤与垂体扩大鉴别　垂体扩大有三种可能。确立垂体瘤诊断前，首先应排除生理性垂体扩大（如妊娠、青春期女性、正常儿童等），其次应排除伴蝶鞍扩大的疾病，如空泡蝶鞍综合征、鞍上生殖细胞瘤等；最后要排除原发性甲减、异位 GHRH 综合征、异位 CRH 综合征等引起的垂体增生。例如，严重而长期的原发性甲减患者因甲状腺激素缺乏而垂体 TSH 和 PRL 细胞增生，除可引起生理性垂体扩大外，有时还在增生的基础上发生垂体 PRL 瘤或 TSH 瘤。这种情况虽然少见，但鉴别十分重要，因为治疗方法完全不同。原发性甲减所致的垂体 PRL 瘤或 TSH 瘤禁忌手术或放射治疗，亦不考虑特殊药物治疗。一般主张在治疗原发性甲减过程中，追踪病情变化即可。

2. 垂体瘤与球后视神经炎或垂体炎鉴别　球后视神经炎起病急，视力障碍多局限于一侧性大多在数周内恢复。常伴眼球疼痛和瞳孔调节反射障碍。患者无内分泌功能紊乱表现，影像检查显示蝶鞍正常。垂体炎的形态酷似肿瘤。目前已发现至少四种垂体炎类型，即淋巴细胞性垂体炎、肉芽肿性垂体炎、坏死性漏斗-垂体炎和黄色瘤性垂体炎[27]。

（1）淋巴细胞性垂体炎：详见本章第 3 节。多见于妊娠期后期或产后两个月内，偶见于绝经后；男性占 15%。病因未明，可能为病毒引起的自身免疫性疾病。临床表现有垂体功能减退及腺垂体肿块，前者常见于 ACTH 缺乏，其次为 TSH、LH、FSH、AVP 缺乏（尿崩症），可单独或与其他自身免疫性内分泌疾病合并存在。后期可并发空泡蝶鞍综合征，半数患者伴有高 PRL 血症（肿块压迫垂体门脉系统所致）。垂体肿块可导致头痛（最常见）及视野缺损（32%）。无功能腺瘤及 PRL 瘤需与垂体炎鉴别，其垂体功能减退表现不及垂体炎出现得早而显著。典型的 MRI 表现为垂体囊性病灶，呈周边环状强化，垂体柄增厚。但与垂体无功能大腺瘤鉴别困难，最主要的鉴别征象为垂体柄增厚。当表现为实质性肿块时，能被均匀强化，常伴视交叉受压[27-30]。确诊有赖于病理组织检查。

（2）肉芽肿性垂体炎：常合并结节病或 Takayasu 病，男女发病率相等，有时合并有淋巴细胞性垂体炎或无菌性脑膜炎。肉芽肿病变中主要为组织细胞和多核巨噬细胞。MRI 示垂体柄增厚或下丘脑底部"舌状"扩张。

（3）坏死性漏斗-垂体炎：也可累及下丘脑，患者有腺垂体功能减退及中枢性尿崩症表现。MRI 表现酷似垂体瘤，并向鞍上扩张；组织学检查显示有坏死、纤维化及慢性炎症改变，但无肿瘤证据；术后放疗及糖皮质类固醇治疗无效。坏死性漏斗-垂体炎需与淋巴细胞性垂体炎鉴别，后者几乎均发生于女性，无尿崩症，无组织坏死，垂体柄受累的 MRI 或 CT 改变少见。

（4）黄色瘤性垂体炎：罕见。具有炎性病理过程，其特点是含有大量脂质"吞噬细胞"。MRI 表现为囊性病灶。

（二）垂体瘤与原发性非腺瘤样垂体瘤的鉴别　原发性非腺瘤样垂体瘤的命名紊乱。2007 年 WHO 提出的中枢神经系统肿瘤分类法对垂体细胞瘤（pituicytoma）重新定义为：与神经垂体颗粒细胞瘤（granular cell tumor，GCT）不同的肿瘤；2007 年又在原发性非腺瘤样垂体瘤中加入了一种新的肿瘤类型——梭形细胞瘤（spindle cell oncocytoma，SCO）。临床上应特别注意其与普通垂体瘤和淋巴细胞性垂体炎鉴别[31]。总结文献报道的垂体细胞瘤、SCO、神经垂体 GCT、漏斗部瘤（infundibuloma）、迷芽瘤（choristoma）、颗粒细胞成肌细胞瘤、Abriksossoff 瘤和毛细胞型星形细胞瘤或称纤维性星形细胞瘤（pilocytic astrocytoma）。25% 的垂体细胞瘤（6/22）能与 GCT（7/30）分辨，75% 的肿瘤存在浸润，无法与腺垂体分辨（表 2-3-8-6）。

表 2-3-8-6　垂体细胞瘤与梭形细胞瘤和神经垂体颗粒细胞瘤定位

定位	垂体细胞瘤	SCO	GCT
蝶鞍	7/33	0/13	0/45
蝶鞍/蝶鞍上	13/33	13/13	17/45
蝶鞍上	13/33	0/13	28/45

在 CT 扫描中，GCT 的信号强度和均匀增强特性较明显。在 MRI 上，79% 肿瘤的 T1WI 为等信号（与大脑皮质比较），垂体细胞瘤的 T2WI 为高信号（与灰质比较），而 GCT 以等信号为特征[32]，见表 2-3-8-7。

表 2-3-8-7　垂体细胞瘤与梭形细胞瘤和神经垂体颗粒细胞瘤的 MRI 特征

项目	T1WI	比例	T2WI	比例	增强	比例
垂体细胞瘤	低信号	0/15	低信号	1/8	信号不均一	5/19
	等信号	13/15	等信号	1/8	信号均一	14/19
	高信号	2/15	高信号	6/8	–	–
梭形细胞瘤	低信号	1/4	低信号	0/0	信号不均一	5/7
	等信号	3/4	等信号	0/0	信号均一	2/7
	高信号	0/4	高信号	0/0	–	–
神经垂体颗粒细胞瘤	低信号	4/24	低信号	7/17	信号不均一	12/23
	等信号	18/24	等信号	10/17	信号均一	11/23
	高信号	2/24	高信号	0/17	–	–

Covington 等分析了 1989 年至 2011 年的文献报道资料，总结了 145 例（GCT81 例，垂体细胞瘤 48 例，SCO16 例）有完整资料的临床特点。发现垂体细胞瘤以视野缺损最常见，其次为头痛、垂体功能减退、乏力和性欲减退；SCO 以的垂体功能减退亦常见，其次为头痛，而 GCT 以头痛和闭经更常见（表 2-3-8-8）。

表2-3-8-8 垂体细胞瘤与梭形细胞瘤和神经垂体颗粒细胞瘤的临床症状

垂体细胞瘤 （n=35）	例数	梭形细胞瘤 （n=13）	例数	神经垂体颗粒细胞瘤 （n=64）	例数
视野缺损	18	视野缺损	8	视野缺损	41
头痛	16	垂体功能减退	5	头痛	21
乏力	8	头痛	4	闭经	12
性欲减退	7	乏力	2	乏力	8
垂体功能减退	6	体重下降	2	记忆力减退	7
尿崩症	1	尿崩症	0	尿崩症	3

　　蝶鞍和蝶鞍旁肿瘤主要考虑垂体细胞瘤、SCO 和 GCT 可能，但三者之间的鉴别困难，临床表现和影像检查特点有一定的鉴别意义（图2-3-8-5）。肿瘤位于蝶鞍内是垂体瘤的判断要点；当普通 CT 显示蝶鞍上高衰减信号时优先考虑 GCT 的诊断；肿瘤呈浸润性生长且病变同时累及蝶鞍内和蝶鞍上时，需要想到 SCO 可能。如果患者的临床表现以尿崩症、高 PRL 血症或溢乳为突出，应首先考虑垂体 PRL 瘤和垂体柄病变可能[33-39]。

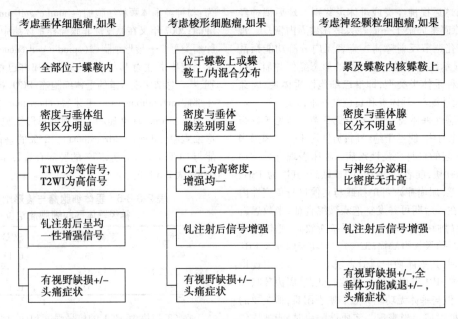

图2-3-8-5 垂体细胞瘤、梭形细胞瘤和神经垂体颗粒细胞瘤的临床诊断线索

　　（三）垂体瘤与邻近垂体其他肿瘤的鉴别 垂体瘤需与非垂体来源地肿瘤鉴别，主要的鉴别依据是影像检查，尤其是高分辨 CT 和 MRI。

　　1. Rathke 囊肿　Rathke 囊肿的大小不一，囊肿较大时压迫蝶鞍和鞍上结构，引起垂体功能减退。鉴别 Rathke 囊肿和垂体瘤的敏感方法是 MRI。典型的 Rathke 囊肿为垂体前后叶间的囊性病变，CT 平扫表现为圆形或分叶状肿块，但不被强化。MRI 表现为鞍内和/或鞍上 T1WI 低信号和 T2WI 高信号或 T1WI 高信号，T2WI 等/低信号或混合信号，但均不被强化。

　　2. 颈内动脉瘤　常引起单侧鼻侧偏盲，可有眼球瘫痪及腺垂体功能减退表现，蝶鞍可扩大。对该类患者如误诊为垂体瘤而行经蝶窦垂体切除术将危及生命，因此垂体瘤患者需仔细排除颈内动脉瘤可能，确诊依赖于 MRI 和血管造影。鞍旁动脉瘤的 CT 表现为略高密度影，周边弧形或结节状钙化伴邻近骨质吸收；瘤腔内显著强化。MRI 特点为混杂信号和血管"流空影"。

　　3. 鞍旁肿瘤　一般先用影像检查排除鞍旁肿瘤（如颅咽管瘤、Rathke 囊肿、动脉瘤、皮样囊肿、脑膜瘤等，其次排除垂体非肿瘤性增生性病变（如结节病、Hand-Schueller-Christian 病）。

　　4. 颅咽管瘤　详见本章第11节。可发生于各种年龄；儿童及青少年的好发年龄 5~10 岁，成年人的好发年龄 40~50 岁。70%的病例表现为鞍上肿块并鞍内小病灶，5%的病变完全位于鞍内，病变沿斜坡向后发展，侵入后颅窝。视交叉受压引起双颞侧偏盲或单侧视野缺损。颅内压增高出现头痛、呕吐及视盘水肿；儿童患者颅内压增高的表现为颅缝分离及脑凹压迹增多。下丘脑损害者伴有多种下丘脑功能紊乱表现，如尿崩症、多食或厌食、发热、肥胖等。压迫垂体门脉系统的女性常出现月经失调、闭经、不育；男性毛发脱落，性欲减退，少数出现性早熟、肢端肥大症、溢乳症等。鞍上型的 X 线表现为蝶鞍压扁和床突损害；鞍内型颅咽管瘤使蝶鞍前后径扩大如蝶形，常有钙化斑块或囊壁钙化，呈弧线状或蛋壳状；易与垂体瘤混淆，确诊依赖于 MRI 及内分泌功能检查。CT 平扫的表现为囊性变（90%）伴钙化，90%的患者可被强化（实体部分结节状或环行及包膜强化）。MRI 表现为 T1 低信号、等信号或高信号,而 T2 表现为中等或明显高信号(混杂信号),但可见到正常垂体。

5. 鞍上生殖细胞瘤　多见于男性儿童,病灶位于垂体柄或下丘脑。CT 平扫见等或高密度肿块,增强后呈均匀的一致性强化。MRI 表现为 T1 等或稍低信号,T2 等或低信号。囊变者的信号不均,囊肿为高信号,50% 的病例为多发性。此外,鞍上生殖细胞瘤患者有性早熟、血或脑脊液 AFP 和 β-HCG 增高等特点。

6. 视神经胶质瘤　为视神经或视交叉胶质细胞的原发性肿瘤,女孩多见。视力改变常先发生于一侧,视力丧失发展较快。患者可表现为无痛性进展性视力丧失和眼球突出,但无内分泌功能障碍。蝶鞍正常,视神经孔扩大。MRI 表现为视神经呈梭形、冠状或椭圆形增粗,多数为中心性,少数为偏心形。与正常眼外肌比较,视神经胶质瘤在 T1WI 呈低信号,T2WI 呈高信号增强后中度强化。

7. 异位松果体瘤　多见于儿童及青少年。视力减退,双颞侧偏盲。常有渴感丧失、慢性高钠血症等表现。也可伴有尿崩症或腺垂体功能减退症。蝶鞍无异常,MRI 显示肿瘤,详见第 2 篇扩展资源 9。

8. 脑膜瘤　部分脑膜瘤的影像表现类似于蝶鞍区肿瘤,内分泌功能检查仅有垂体柄受压引起的轻度高 PRL 血症,易误诊为无功能垂体瘤。鞍结节或鞍膈脑膜瘤好发于 50 岁以上女性。CT 平扫表现为低密度(70%~75%)、部分钙化(20%~25%)和瘤内或瘤旁囊变(2%~3%);邻近骨质增生处可见骨硬化、骨皮质不规则或内生骨疣。MRI 表现为所有序列上的信号都与脑皮质信号相等,可伴有水肿(50%~65%)、不典型坏死与囊变或出血(25%),强化显著但不均匀(90%)。部分有“脑膜尾征”表现(增厚的硬脑膜随着远离肿瘤而逐渐变细)。

9. 脊索瘤　CT 平扫表现为以斜坡和岩状尖为中心的略高密度灶;形态不规则,边界清楚,常伴有邻近骨质破坏。50% 有散在点片状高密度影,病灶内可见囊性变。增强后可见肿瘤不均匀强化,但囊变区无强化。MRI 的典型特征为 T1 高信号消失,代之以不均匀信号的软组织肿块影。病灶呈分叶状,边界较清。动态 MRI 扫描显示缓慢持续强化,表现为平扫 T1 呈等或略低信号;T2 呈不均匀显著高信号,高信号内常可见点状或线状低信号。

(四)散发性垂体瘤与伴有垂体瘤的遗传综合征鉴别　部分垂体瘤是遗传综合征的成分之一,如 McCune-Albright 综合征、1 型多发性内分泌腺肿瘤综合征(MEN-1)、MEN-1 样表型综合征、Carney 复合症和垂体瘤易感综合征等。儿童垂体瘤少见,散发性而遗传背景很明显(如 MEN-1、Carney 复合症、家族性 GH 瘤、McCune-Albright 综合征等);以垂体窝腺瘤和颅咽管瘤最多见,组织学上几乎全部为良性。垂体瘤因处于生长发育期,内分泌功能紊乱明显,治疗不及时可导致严重后果(如视力障碍、生长停滞、青春期发育异常等)。

(五)异位下丘脑激素分泌综合征与原发性垂体瘤的鉴别　肿瘤异位分泌下丘脑激素(CRH、GnRH、TRH 等),刺激垂体相应细胞增生,最终形成垂体结节或腺瘤。临床上以异位 CRH 分泌综合征最常见。当垂体肿瘤的病程短,表现不典型或伴有特殊组织器官病变的临床表现时,应考虑此种可能。例如,1 例 45 岁男性患者 2 年来食欲大增,血压 150/100mmHg。身高 1.62m,体重 55.0kg,尿游离皮质醇、血皮质醇和 ACTH 均明显升高;而且不能被小剂量和大剂量地塞米松抑制。CT 和 MRI 显示垂体占位性病变,双侧肾上腺轻度增大。采用节食、降压治疗无效。本例诊断“垂体 ACTH 瘤”已经有了充分依据。但是,患者没有慢性肺部疾病史,却有杵状指表现,体态肥胖而体重下降,且伴有营养不良症。肺部 CT 显示心脏阴影旁存在 3cm×4cm 肿瘤。该患者因肺癌分泌 CRH 刺激垂体 ACTH 细胞增生,形成垂体结节;过多 ACTH 导致双侧肾上腺增大。切除肺部肿瘤后,垂体结节消失,体积缩小,血压、尿游离皮质醇、血皮质醇和 ACTH 均恢复正常。

【治疗】

垂体瘤的治疗目标是:①抑制激素的自主分泌;②抑制肿瘤生长或摘除肿瘤;③纠正视力和脑神经缺陷;④恢复和保存垂体功能;⑤防止局部和全身并发症;⑥防止肿瘤复发。

(一)治疗方案　垂体瘤的治疗应根据患者的年龄、一般情况、肿瘤性质、大小、扩展和压迫情况统筹安排。垂体瘤的治疗方法主要有手术治疗、药物治疗和放射治疗三种。

1. PRL 瘤　一般首选药物治疗,PRL 瘤女性经药物治疗恢复生育能力后,可安全怀孕,临床观察未发现溴隐亭对胎儿的不良反应和肿瘤增大。微腺瘤在妊娠后增大的危险性<2%,大腺瘤的危险性虽然>15%,但妊娠前作手术治疗使肿瘤缩小后再使用药物治疗恢复其生育能力,仍可安全怀孕。另一可选择方法为:妊娠后停用溴隐亭,待发现瘤体增大时重新给予溴隐亭治疗,并贯穿整个妊娠期。育龄妇女怀孕期间如发现 GH 瘤及其他垂体瘤,一般在分娩前不予以治疗。在众多的垂体瘤治疗药物中,疗效得到明确肯定的是多巴胺 D 受体激动剂,已成为 PRL 瘤的首选治疗。此外,用奥曲肽或溴隐亭治疗 GH 瘤也取得一定疗效。PRL 瘤的药物治疗详见第 2 篇第 3 章第 9 节。垂体瘤的治疗药物见表 2-3-8-9。

表 2-3-8-9　垂体瘤治疗药物

垂体瘤	药物	疗效
PRL 瘤	溴隐亭类	+++
	赛庚啶	+
	麦角乙脲	+
	甲麦角林	+
	L-多巴	+
GH 瘤	奥曲肽	+++
	溴隐亭	+~++
	赛庚啶	+~++
	L-多巴	+
	SOM320	+
	培维索孟	+
LH/FSH 瘤	溴隐亭	+(>2 年)
TSH 瘤	奥曲肽	+
无功能瘤	奥曲肽	+
	溴隐亭	+
	CV205-502	+
	GnRH 类似物	?

注:+:有效;++:疗效较好;+++:疗效良好

2. 非 PRL 瘤　大多数 GH 瘤、ACTH 瘤、TSH 瘤以及无功能大腺瘤首选手术治疗。术后血 GH、IGF-1 仍持续升高的 GH 瘤应给予奥曲肽生长抑素受体配体或多巴胺受体激动剂辅助治疗，其中以 SRL 的疗效较好；对药物治疗效果不佳者可考虑放射治疗。ACTH 瘤、TSH 瘤及无功能大腺瘤手术效果欠佳者也可辅以放射治疗。ACTH 瘤可给予酮康唑或其他肾上腺皮质类固醇合酶抑制剂治疗。

（二）手术治疗　除 PRL 瘤外，其他垂体瘤的首选治疗仍为手术摘除，治疗目的在于彻底切除肿瘤，尽力保留正常的腺垂体组织，避免术后出现腺垂体功能减退症。如垂体瘤出现垂体激素分泌增多的临床症状和/或脑神经及蝶鞍周围组织结构受压迫时需考虑手术治疗，出现垂体卒中必须立即手术治疗。GH 瘤或 GH/PRL 混合瘤应及早手术，而一时定位困难和缺乏症状的垂体微腺瘤或意外瘤一般先作定期追踪观察，不主张盲目手术。

1. 经蝶窦手术指征　主要是：①适合于鞍内微腺瘤和向鞍上膨胀性生长及向海绵窦内发展的大腺瘤。向鞍上扩展的大腺瘤还要进行术后辅助放疗，PRL 瘤术后辅以药物治疗；②鞍内腺瘤的膨胀性生长引起压迫性垂体破坏、垂体功能减退或垂体卒中；③术后复发或头颈部放疗所致的垂体瘤出血或脑脊液漏；④药物治疗无效或对药物不能耐受的垂体瘤；⑤近期内要求妊娠或需要对肿瘤做出病理诊断者；⑥在各种类型的垂体瘤中，GH 瘤、ACTH 瘤（包括 Nelson 综合征）和 TSH 瘤多选用经蝶窦手术，因这些肿瘤的药物治疗效果较差；⑦个人自愿选择。侵犯蝶鞍硬膜的肿瘤复发可能性大，必须进行术后放疗。术中应用内镜经单侧鼻孔充分暴露内鼻腔及蝶窦进行垂体瘤选择性切除术的优点是手术视野暴露更充分，手术损伤较少，术后并发症较传统经蝶窦术式低，且住院日缩短。内镜经蝶窦术式不仅适合于微腺瘤，对于大腺瘤同样有良好疗效。术中应用 MRI 对肿瘤进行精确定位，使手术效果较以前明显提高。近年开展的立体定位神经外科治疗具有更多优点。

2. 术前内分泌功能评价　只要可能，术前应该对所有患者进行分泌功能评价（表 2-3-8-10），其主要目的是发现和及时处理垂体、甲状腺和肾上腺功能减退症，提高手术成功率。

表 2-3-8-10　下丘脑-垂体区术前检查与内分泌功能评价

1. 内分泌疾病病史/生长发育情况/内分泌症状与体征
2. 近期身高/体重/青春期发育/骨龄
3. 每日出入水量/血尿渗透压
4. 血清电解质/血糖/肝功能/BUN/肌酐
5. 甲状腺功能/血清 T_3/T_4/TSH
6. 血清 ACTH/皮质醇及其节律
7. 血清泌乳素/GH/IGF-1
8. AFP 与 β-HCG（排除脑生殖细胞瘤）

3. 垂体手术　经蝶骨手术是治疗垂体瘤（部分 PRL 瘤例外）的主要途径，结合内镜和术中 MRI，显著提高完全治愈率（表 2-3-8-11）。由于经蝶手术视野有限，观察与判断的难度较大，常常需要借助 iMRI 影像技术和内镜技术并结合神经导航技术确定肿瘤周围重要结构的位置，避免损伤颈内动脉和正常的垂体组织，确定残余肿瘤，相关研究见表 2-3-8-12 和表 2-3-8-13。

表 2-3-8-11　影像学定义的完全切除率

研究者/年份	病例数	无功能性腺瘤完全切除率	功能性腺瘤完全切除率
Kabil/2005	300 例内镜下手术	54%	93%（NFA）
Dehdashti/2008	200 例内镜下手术	56%	96%~98%
O'Malley/2008	25 例内镜下手术		66%
	25 例内镜下手术		77%
Gondim/2010	228 例内镜下手术	41%	79%

表 2-3-8-12　iMRI 在垂体瘤切除术中的应用

研究者/年份	病例数	病理特征	效果	肿瘤直径
Bohinski/2001	30	-	iMRI 后 66% 的手术切除范围增加	
Fahlbusch/2005	23	GH 瘤	iMRI 后 22% 的手术切除范围增加 复发率增加 11% iMRI 后 61% 肿瘤完全切除/症状改善不明显	25mm
Nimsky/2006	106	NFA	iMRI 后 35% 的手术切除范围增加 iMRI 后完全切除率增加	29.9mm
Gerlach/2008	40	-	iMRI 后 17.5% 的手术切除范围增加	26.9mm
Wu/2009	55		iMRI 后 31% 的手术切除范围增加 完全切除率增加 23%	
Bellut/2010	37	GH 瘤/39 次手术	iMRI 后缓解率增加 5.1% iMRI 后缓解率增加至 73.5%	
Vitaz/2011	100	巨腺瘤 81 例	完全切除率 76%	
Berkmann/2011	32	-	完全切除率增加 25%	肿瘤体积 9.8ml
Netuka/2011	85		完全切除率增加 22% 完全切除率增加 22%	
Ramm-Pettersen/2011	20	NFA16 例 GH 瘤 3 例 PRL 瘤 1 例	完全切除率增加	27mm

注：T：Tesla；NFA：nonfunctioning adenomas，无功能性腺瘤；PRL：prolactinomas，泌乳素瘤

表 2-3-8-13　垂体瘤术中内镜应用

研究者/年份	病例	缓 解 标 准	缓解率(%)
Jho/2001	ACTH 瘤 16 例	ACTH 瘤者皮质醇正常	70%
	GH 瘤 9 例	IGF-I 正常	78%
	ACTH 瘤 13 例	ACTH10～90pg/ml/UFC 正常/早晨皮质醇<250ng/ml	77%
Cappabianca/2002	大腺瘤 4 例		75%
	微腺瘤 9 例		78%
	GH 瘤 36 例	IGF-I 和 GH 正常/OGTT 正常	64%
	大腺瘤 4 例		75%
	微腺瘤 9 例		78%
	GH 瘤 36 例		64%
	微腺瘤 6 例		83%
	大腺瘤 30 例	IGF-I 和 GH 正常/OGTT 正常	60%
	ACTH 瘤		86%
	GH 瘤		85%
	微腺瘤 13 例		100%
Kabil/2005	大腺瘤 35 例		80%
	泌乳素瘤		89%
	ACTH 瘤	早晨皮质醇<100nmol/L/UFC 正常	81%
	GH 瘤	IGF-I 正常/空腹 GH<2.5ng/ml/OGTT 的 GH<1.0ng/ml 泌乳素瘤<20ng/ml	77%
	泌乳素瘤		66%
	ACTH 瘤 27 例		81%
	GH 瘤 34 例		71%
	微腺瘤 8 例		83%
Dehdashti/2008	大腺瘤 26 例		65%
	泌乳素瘤 25 例		88%
	ACTH 瘤	ACTH 正常/UFC 正常	78%
	GH 瘤		67%
	泌乳素瘤		62%
	ACTH 瘤 16 例		56%
D'Haens/2009	GH 瘤 13 例		62%
	ACTH 瘤 13 例	GH 和 IGF-I 正常	46%
	GH 瘤 11 例		27%
Yano/2009	ACTH 瘤 9 例	早晨皮质醇<5μg/dl/UFC 正常	67%
	GH 瘤 26 例	GH 和 IGF-I 正常	77%
	GH 瘤 26 例	IGF-I 正常/GH<2.5ng/ml 或 OGTT 后<1.0ng/ml	57%
Campbell/2010	微腺瘤 4 例		75%
	大腺瘤 22 例	IGF-I 正常或 GH<1ng/ml	55%
	GH 瘤 24 例		46%
Hofstetter/2010	微腺瘤 4 例		
	大腺瘤 20 例	早晨皮质醇<100nmol/L/UFC 正常或 1mg 地塞米松可抑制	
	ACTH 瘤 28 例		71%
Gondim/2010	GH 瘤 58 例	IGF-I 正常/OGTT 后 GH<1.0ng/ml	71%
	泌乳素瘤 41 例	泌乳素<20ng/ml	85%
	GH 瘤 60 例	IGF-I 正常和 GH<1ng/ml 或 OGTT 后 GH<0.4ng/ml	70%
Jane/2011	微腺瘤 14 例		100%
	大腺瘤 46 例		61%
Wagenmakers/2011	GH 瘤 40 例	IGF-I 正常/OGTT 后 GH<2mU/L	50%
	大腺瘤 40 例		

注:UFC:尿游离皮质醇

4. 影响手术疗效的因素 手术治疗垂体瘤的疗效一般取决于以下四点:①医师的经验及水平;②肿块大小;③肿瘤是否侵犯颅骨或硬脑膜;④既往治疗情况。术前应尽量停用溴隐亭,如术前有明显垂体功能低下,至少应在手术前24小时补充适当的氢化可的松,术后3~4天的糖皮质类固醇激素剂量应逐渐减少,检查垂体功能以决定是否需要激素补充/替代治疗或调整治疗方案。PRL瘤用药物治疗的效果良好,但对多巴胺激动剂有抵抗时,需改用手术治疗或放疗。儿童垂体瘤多具有激素分泌功能,肿瘤细胞来源于单一细胞的X染色体的失活和突变,垂体瘤可分泌 ACTH、PRL、GH、TSH、LH 或 FSH,故多数需要手术治疗,但对儿童的生长发育、性腺功能和智力发育影响较大。

5. 疗效评价 手术治疗的疗效评价标准是:①治愈:肿瘤全切,视力好转或无变化,内分泌功能好转或稳定,颅高压症状消失。②好转:肿瘤部分切除,症状稳定,颅高压症状缓

解,视力无明显变化。③未愈:肿瘤仅做活检,临床症状无改善。除了垂体瘤本身的质量疗效评价外,术后患者应定期追踪垂体功能变化。

（三）手术并发症处理 经蝶窦手术难以避免术后急慢性并发症。急性并发症有尿崩症、SIADH、脑脊液鼻漏、蛛网膜炎、脑膜炎、急性肺栓塞、视力丧失、脑卒中或脑血管损伤、脑脓肿、眼球麻痹及腺垂体功能减退症。急性并发症多为一过性,少数可为永久性。慢性并发症的发生率在10%以下,主要有永久性尿崩症、脑脊液鼻漏、视力丧失、鼻中隔穿孔和腺垂体功能减退症等。与手术干预有一定关系的并发症有脑损伤、血管损伤、术后脑膜炎、脑脊液鼻漏、肺性脑病、急性心肺功能不全、麻醉意外等。Myriad NICO 装置提供了组织分离、切割修整的精细调节功能,适用于神经系统、五官科、血管和内分泌系统的精细手术。应用 Myriad NICO 装置能显著提高治愈率,降低并发症风险（表 2-3-8-14）。

表 2-3-8-14　Myriad NICO 装置手术治疗

病例	年龄/性别	病理	方法	使用理由	肿瘤切除
1	71/男	T12-L1Schwann 细胞瘤	椎板切除	神经根肿瘤	NTR
2	60/女	小脑幕脑膜瘤	乙状窦颅骨切除	肿瘤纤维化	GTR
3	37/女	颅中窝脑膜瘤	颅骨额叶-眼眶切除	肿瘤纤维化	GTR
4	78/女	血管母细胞瘤	枕骨下颅脑切除	肿瘤纤维化	NTR
5	68/女	转移性黑色细胞瘤	前颅脑切除	肿瘤	GTR
6	45/女	前庭 Schwann 细胞瘤	乙状窦颅骨切除	肿瘤/神经血管侵犯	NTR
7	65/女	复发性垂体大腺瘤	框上眼球颅骨切除视神经管减压术	肿瘤/纤维粘连	STR
8	67/男	鞍结节脑膜瘤	框上眼球颅骨切除	肿瘤/神经血管侵犯	NTR
9	72/女	蝶鞍脑膜瘤	EEA	肿瘤/神经血管侵犯	STR
10	41/男	结肠癌脑转移	前颅切除	肿瘤	GTR
11	32/男	鼻咽癌	乙状窦颅骨切除	肿瘤/神经血管侵犯	STR
12	35/女	神经和 Meckel 管脑膜瘤	EEA Meckel 腔手术	肿瘤/神经血管侵犯	STR
13	35/女	神经和 Meckel 管脑膜瘤放疗	EEA/Meckel 腔手术	肿瘤/神经血管侵犯	STR
13	54/女	神经和 Meckel 管脑膜瘤化疗	框上眼球颅骨切除	肿瘤/神经血管侵犯瘢痕/纤维化	STR
14	41/男	巨大腺瘤	EEA	肿瘤/神经血管侵犯	STR
15	44/男	脊索瘤	EEA	肿瘤/神经血管侵犯	NTR
16	49/女	脊索瘤	EEA	肿瘤/神经血管侵犯	NTR
17	52/男	神经和 Meckel 管脑膜瘤	EEA	肿瘤/神经血管侵犯	STR
18	43/男	囊腺癌	EEA/鼻咽切除	肿瘤/神经血管侵犯	NTR
19	44/女	蝶鞍-中枢神经脑膜瘤	EEA	肿瘤/神经血管侵犯/纤维化	STR
20	56/女	蝶鞍-中枢神经脑膜瘤	EEA	肿瘤/神经血管侵犯/纤维化	STR
21	49/男	巨大腺瘤残余	EEA	肿瘤/神经血管侵犯/纤维化	NTR
22	37/女	甲状腺癌 C1-C2 转移	颈椎手术	肿瘤/神经血管侵犯/纤维化	NTR
23	42/女	三叉神经 Schwann 细胞瘤	EEA/Meckel 管手术	肿瘤/神经血管侵犯	NTR
24	18/女	颅咽管瘤	EEA	肿瘤/神经血管侵犯	NTR
25	46/男	嗅沟脑膜瘤	EEA	肿瘤/神经血管侵犯	GTR
26	49/男	嗅沟脑膜瘤	EEA	肿瘤/神经血管侵犯	NTR
27	52/女	蝶鞍脑膜瘤	EEA	肿瘤/神经血管侵犯	GTR
28	57/女	中枢神经-蝶鞍-中颅窝脑膜瘤	EEA	肿瘤/神经血管侵犯	GTR
29	44/女	脊索瘤	EEA	肿瘤/神经血管侵犯	GTR
30	40/女	蝶鞍脑膜瘤	EEA	肿瘤/神经血管侵犯	GTR
31	39/女	蝶鞍脑膜瘤	EEA	肿瘤/神经血管侵犯/纤维化	NTR

注:EEA:扩张型鼻内术;GTR:全切术;NTR:近全切除术;STR:次全切除术

1. 垂体-肾上腺皮质功能评价　基础血清皮质醇水平可作为垂体手术前后下丘脑-垂体-肾上腺皮质功能的一线评价指标。皮质醇水平极低者不宜进行皮质醇的刺激试验。一般认为，胰岛素耐受试验是评价的金标准，可以全面了解HPA轴和GH-IGF-1轴的反应，但有诱发低血糖风险，需要严密观察病情变化，老年人和存在心血管疾病和癫痫患者不宜使用。如果术后发生腺垂体激素缺乏，则需补充相应的靶腺激素，如甲状腺激素、糖皮质激素、性腺类固醇激素等，见各有关章节。

2. 神经垂体功能评价　可能发生中枢性暂时性尿崩症或永久性尿崩症，尿崩症本身的表现和诊断标准基本相同（表2-3-8-15），但有完全性和部分性之别。有时，尿崩症需与抗利尿激素不适当分泌综合征（SIADH）、脑耗盐综合征（CSWS）或渴感缺失性尿崩症（adipsic diabetes insipidus，ADI）相鉴别。暂时性尿崩症发生于术后24~48小时，低渗尿可持续5~7天或更长时间，最终可基本恢复或完全恢复。渴感缺失性尿崩症（adipsic diabetes insipidus，ADI）少见，病因较多，常见于颅脑创伤、颅咽管瘤、垂体瘤、垂体动脉瘤等经颅手术后患者，偶尔见于甲苯中毒和某些神经发育障碍性疾病。患者常伴有下丘脑功能紊乱，下丘脑性肥胖、睡眠障碍、体温调节障碍或静脉血栓栓塞性病变。渴感缺失性尿崩症的临床特点是高钠血症而无渴感，常导致高渗性昏迷和急性肾衰，死亡率极高。

表 2-3-8-15　术后中枢性尿崩症的诊断标准

1. 血浆渗透压>300mOsm/kg
2. 每小时尿量>2.5ml/kg 并持续 3 小时以上
3. 尿渗透压<200mOsm/kg
4. 尿渗透压血浆渗透压比值<1

3. 垂体瘤术后的糖皮质激素替代治疗　传统的做法是在垂体瘤围术期给予应激剂量（stress dose）的糖皮质激素以防止发生肾上腺皮质功能不全和尿崩症。分析1987~2013年期间18个临床研究的1224例垂体手术患者的术后血清皮质醇水平慢性升升，术后肾上腺皮质功能不全的发生率0.96%~12.90%，总发病率5.55%（41/739），给予和不给予皮质激素者的尿崩症发生率没有明确差异，相反，给予糖皮质激素治疗者更容易出现骨量降低，其他并发症也有所增加。因此仅对于那些术后3天清晨血清皮质醇水平低于60nmol/L者才考虑实施糖皮质激素替代治疗，皮质醇在60~270nmol/L者是否需要补充皮质醇仍需要进一步观察[40]。

（四）放疗　放疗用于手术/药物治疗的补充或特殊病例。垂体放射治疗可阻止肿瘤进一步生长并最终使增高的激素水平下降，但是放疗取得疗效所需的时间较长，并发症（如垂体功能减退症）多。放射治疗的类型较多，可选择常规X线放疗、直线加速器X刀、γ刀以及放射源[90]钇或[198]金作垂体内照射等。近年由于在照射部位、照射总量和单次剂量的精确估计、安排等方面都减少了误差，提高了放疗效果。用同等剂量的γ刀和直线加速器X刀毁损直径>1.5cm的垂体瘤，其照射目标周围的剂量梯度很快减少，对周围组织损伤少。对于有侵犯视神经或视交叉的颅咽管瘤及听神经瘤来说，使用直线加速器X刀效果较满意，但仍存在并发症多和易复发等缺点[41-46]。

γ刀治疗垂体瘤的疗效明显优于常规X线放射治疗，前者的优点表现在以下五个方面：①常规放疗一般要每周照射4~5次，疗程共6周，而γ刀只需单次照射；②激素恢复正常的速度明显快于常规放疗；③放射线对周围正常组织的损伤小，很少出现继发性脑肿瘤及神经并发症；④可消除残留或侵犯海绵窦的肿瘤；⑤常规放疗仅作为手术治疗后的辅助措施，而γ刀可作为独立的首选疗法，用于拒绝或不适于经蝶窦手术者。一般只要照射到视觉神经系统的剂量<10Gy，γ刀治疗是安全可靠的。分次立体定向适形放射治疗（fractionated stereotactic conformal radiotherapy，SCRT）明显提高了治愈率，肿瘤生长的控制率达100%，对正常垂体和周围组织的损害可降到最低。如何提高单独放疗和术后放疗的疗效是避免复发的关键，因而SCRT应该是放疗的发展方向。常规垂体放疗原则上应与手术或药物配合应用。

（五）长期追踪　垂体瘤一旦确诊，无论是功能性、无功能性，接受了治疗（药物、手术、放疗）或未接受治疗者，与垂体瘤和垂体功能相关的医学追踪应该是终生性的，以避免贻误早期治疗时机。无症状者可每年测定一次垂体激素，MRI检查1~2年/次。有症状者应在这些基础检查的基础上，进一步确定病变的性质与程度，并及时采取相应的处置措施。

（罗勇　姜冰）

第 9 节　泌乳素瘤与高泌乳素血症

泌乳素（prolactin，PRL）瘤（PRL瘤，prolactinoma）和高PRL血症（hyperprolactinemia）是常见的下丘脑-垂体疾病综合征。PRL瘤是高PRL血症的最常见病因，女性居多。在常规尸检中，10.9%可以发现垂体微腺瘤，其中PRL瘤占44%，绝大部分PRL瘤为良性，且对药物治疗敏感；小部分PRL瘤有侵袭性，出现腺瘤增大和恶性表型。近年报道的PRL瘤发病率高于以前的3~5倍[1]，其原因未明。

【病因】

与其他垂体激素一样，泌乳素分泌具有脉冲波特点。催产素是调节泌乳素脉冲性分泌的作用因素，形成昼夜节律基础上的分泌脉冲（图2-3-9-1）。

（一）泌乳素的生理作用与病理意义　泌乳素是一种主要由腺垂体PRL细胞分泌的激素，但血清泌乳素亦可来源于垂体外组织（表2-3-9-1）。由2个启动子区分别调节垂体和垂体外组织的PRL基因表达，PRL蛋白分解修饰后，产生多种PRL分子，其中16kD的PRL通过受体发挥抗血管生成和肿瘤抑制作用；受体后的信号途径为JAK2/STAT、MAPK、c-src和Fyn激酶，但各种组织的信号分子有时不同PRL的合成和分泌主要受多巴胺调节，其他激素也影响PRL的分泌过程[2]。PRL除刺激泌乳与乳汁生成外，还调节血浆渗透压，对免疫和代谢也起重要作用（图2-3-9-2）。

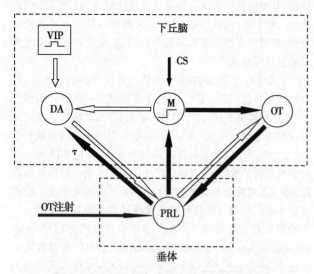

图 2-3-9-1　泌乳素的昼夜节律和脉冲分泌
颈部刺激(cervical stimulation, CS；动物)或注射催产素
(oxytocin, OT)诱发泌乳素分泌节律；黑色箭头表示刺激效
应，白色箭头表示抑制效应；多巴胺(DA)神经元刺激 PRL
分泌时间延迟(τ)，视上核 VIP 脉冲发生于早晨，形成
PRL 水平的波动曲线；M：记忆

表 2-3-9-1　垂体外 PRL 的组织分布

生殖组织	淋巴结
卵巢(羊膜液黄体)	神经组织
卵子	脑组织
子宫	脑脊液
胎盘	玻璃体液
乳腺	眼房水
睾丸	包被组织
生精细胞	皮肤
Leydig 细胞	汗腺
前列腺	皮脂腺
免疫组织	毛发/毛囊
单核细胞	其他组织
白细胞	腮腺
骨髓	肾脏
胸腺	脂肪组织
脾脏	血管内皮细胞
扁桃腺	唾液腺

	经典观点	新的观点
作用方式	1　内分泌	1　自分泌-旁分泌
遗传	2　非遗传病	2　PRLR变异引起的功能亢进
病理	3　催乳素细胞高度增生	3　肿瘤形成
治疗	4　多巴胺激动剂	4　PRLR拮抗剂

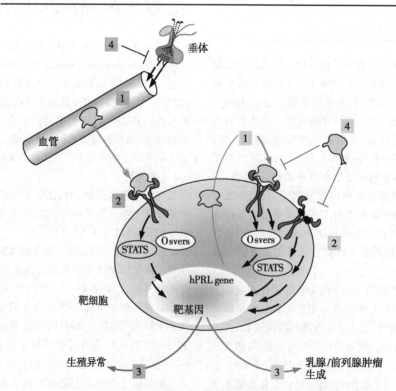

图 2-3-9-2　PRL 生物学作用
PRL 生物学的经典生物学作用用深灰色表示，新发现的作用以浅灰色表示

PRL 的经典作用包括刺激泌乳与乳汁生成,病理性高 PRL 血症是指非妊娠或哺乳原因所致的血清 PRL 升高,主要见于 PRL 瘤和药物(抗精神病药物)[3-9]。

循环血液中的 PRL 属于垂体来源的内分泌激素,但从理论上讲,每个细胞在特定条件下均可表达基因组的所有基因。许多垂体外组织细胞表达 PRL 基因及 PRL 受体;因此合成和分泌的 PRL 主要在局部起自分泌和旁分泌调节作用,这种基因称为渗漏基因(leaky gene),这种生理现象称为渗漏基因表达现象。除了 PRL 外,垂体外组织(神经细胞、免疫细胞、生殖细胞和呼吸道细胞)也表达其他垂体激素,主要调节局部组织(尤其是胚胎组织)的生长发育和代谢。在病理情况下,这些旁分泌激素可引起肿瘤或成为肿瘤的一种分泌功能[10,11](表 2-3-9-2 和表 2-3-9-3)。

表 2-3-9-2　垂体外细胞表达 PRL 的功能

PRL 表达操作	作用与反应
PRL 抗体	血管生成↑
	血管生成↓/血管扩张
	细胞分化↑
	细胞增殖↑
	细胞生长↑
阻滞 PRL 表达	血管生成↑
	血管生成↓
	淋巴细胞活性↑
	组织生长↑
PRL 受体激动剂	细胞活力↑
	细胞生殖↑
	角蛋白表达↑
PRL 受体基因敲除	细胞增殖↑
	细胞分化↑
PRL 受体抗体	细胞增殖↑
PRL 受体过表达	细胞增殖↑
	细胞分化↓

表 2-3-9-3　PRL 的生理作用与病理意义

靶组织	选择性皮肤作用
生殖系统	刺激乳腺发育和泌乳/促进乳蛋白与脂质乳糖合成/PRL 过表达改变乳腺形态/PRL 基因敲除引起不育/促进有丝分裂/延长乳腺上皮细胞存活时间/抑制子宫细胞分化/调节性行为
内分泌与代谢	调节脂肪代谢/调节脂肪细胞分化和发育/抑制脂肪贮存/抑制脂联素分泌/刺激胰岛生长/刺激胰岛素分泌
水和电解质代谢	降低汗液中的 NaCl 浓度/降低肾脏 Na^+-K^+ 重吸收/调节体温
脑功能和行为	调节睡眠-醒觉周期/调节进食/组成垂体时钟起搏信号系统/应激适应反应
生长发育	促进上皮钠通道功能/抑制附睾发育/拮抗代谢形态和青春期激素作用/调节 VEGF 作用/调节色素代谢
免疫系统	调节胸腺淋巴细胞巨噬细胞 NK 细胞的免疫因子活性和作用/促进 $CD4^-CD8^-$ 细胞分化为 $CD4^+CD8^+$ 细胞/抑制胸腺细胞凋亡/调节 B 细胞的抗体生成/改善移植排斥反应/促进淋巴细胞分泌 IL-2 和 IFN-γ

局部生成的 PRL 主要起旁分泌/自分泌调节作用,特别明显的是局部组织的免疫抑制作用(表 2-3-9-4)。在乳腺癌和前列腺癌的发病中具有特殊意义,而血清 PRL 作为乳腺癌的风险因素。乳腺癌组织的旁分泌 PRL 和 PRLR 突变(如 I146L)是引起肿瘤的重要原因;竞争性 PRL 受体拮抗剂可能是治疗多巴胺激动剂无效的高 PRL 血症的有效途径。

表 2-3-9-4　PRL 的免疫抑制作用

细胞类型	PRL 的免疫调节作用
T 细胞前身细胞	调节细胞分化
淋巴细胞	生成 PRL/调节细胞分化与成熟/表达 CD69 和 CD154/调节 IL 分泌/诱导 IL-2 和 IFN-γ/调节 IFN 调节因子 1 分泌/抑制凋亡/拮抗 T-抑制淋巴细胞功能/促进 $CD4^-CD8^-$ 胸腺细胞分化为 $CD4^+CD8^+$ 细胞/增加 Th1 细胞的 IFN-γ 和 IL-2 合成/抑制 Th1 细胞凋亡
淋巴细胞	激活 Th2 淋巴细胞/促进自身免疫性疾病患者的自身抗体生成/刺激 B 淋巴细胞抗体生成/促进 B 淋巴细胞增殖/生成 PRL/调节细胞分化与成熟/表达 CD69 和 CD154/调节 IL 分泌/诱导 IL-2 和 IFN-γ/调节 IFN 调节因子 1 分泌
DC 细胞	增加白细胞功能/促进 IL-12-TNF-α-IL-1β 分泌/上调 GM-CSF 受体表达/诱导 DC 成熟/增加 IL-6-IL-10-IL-12-TNF-α 表达
NK 细胞	激活细胞功能/上调 NKp46 和 NKp30 表达/促进 CD69 和 CD25 表达/促进抗肿瘤巨噬细胞分化/诱导 IL-12 合成
巨噬细胞单核细胞	刺激免疫调节因子和细胞因子表达(IL-1)/增加 HO-1 表达/诱导 VEGF 生成/促进 VEGF 分泌/促进巨噬细胞活化因子生成

(二)遗传和环境因素引起的 PRL 瘤　垂体的自身缺陷是 PRL 瘤形成的起始原因,下丘脑调节功能紊乱仅起着允许和促进作用。与 PRL 瘤有关的肿瘤激活基因主要有肝素结合分泌性转型基因和垂体瘤转型基因;肿瘤抑制基因有 CDKN2A 和 menin(引起 MEN-1)。基因变异解除了垂体干细胞的生长抑制状态,转化成一种或几种腺垂体细胞,并发生单克隆增殖。在下丘脑激素调节紊乱、腺垂体内局部生长因子及细胞周期调控失常等因素的作用下,最终形成肿瘤,导致一种或几种腺垂体激素自主性合成和分泌。家族性泌乳素瘤呈家族性发病,伴有甲状旁腺功能亢进症者可能为 MEN-1 的变异型(MEN-1 Burin 型),但另外一些家族只有泌乳素瘤,是泌乳素瘤的罕见类型,病因未明。巨 PRL 血症患者无明显症状(无症状性 PRL 瘤),由于头颅外伤等原因作 CT/MRI 检查时发现(意外 PRL 瘤)。

长期用雌激素补充/替代治疗的高 PRL 血症患者可进展为大 PRL 瘤。以往认为,长期服用雌激素可能是 PRL 瘤形成的原因,但大规模研究表明口服避孕药,尤其是低剂量雌激素和 PRL 瘤并无联系。正常血清中的 PRL 以 22kD 的单链 PRL 分子为主。巨 PRL 血症者的 PRL 分子量为 50～

150kD(以 150kD 为主,85%),病因不明,可能是 PRL 和其 IgG 抗体的复合物,由于分子量增大,清除减慢而导致假性高泌乳素血症。巨 PRL 血症患者的表现可与一般高 PRL 血症相同,但也可以性腺功能减退或骨质疏松为主要表现。见于 30%~40% 的高 PRL 血症患者,当高 PRL 血症的临床表现明显而血 PRL 正常或仅轻度升高时要想到巨 PRL 血症可能。

(三) 生理行为/药物/疾病引起的高 PRL 血症 除 PRL 瘤(或含有 PRL 瘤的混合瘤)外,其他下丘脑-垂体瘤、浸润性或炎症性疾病、结节病、肉芽肿以及外伤、放射性损伤等均是由于下丘脑多巴胺生成障碍或阻断垂体门脉血流,致使多巴胺等 PRL 释放抑制因子(PIF)不能到达腺垂体所致。由于 PRL 释放因子增多引起高 PRL 血症的情况见于原发性甲减、应激刺激和神经元性刺激。慢性肾病患者由于肾小球滤过清除 PRL 障碍而导致高 PRL 血症。肝硬化由于雌激素和 PRL 在肝脏的灭活障碍致血 PRL 升高。某些风湿性疾病如系统性红斑狼疮(SLE)、干燥综合征、系统性硬化症也可出现高 PRL 血症,其原因不明。非 PRL 瘤性高 PRL 血症可分为以下几种。

1. 生理性高 PRL 血症 主要由体力活动、妊娠、哺乳、睡眠、应激等因素引起,其血清 PRL 一般不超过 200μg/L。

2. 药物性高 PRL 血症 主要见于麻醉剂、抗惊厥药、抗抑郁药、抗组胺药、降压药、雌激素、神经肽等。其他能引起高 PRL 血症的药物众多,包括多巴胺受体拮抗剂、含雌激素的口服避孕药、阿片制剂及 H_2 受体阻滞剂(如西咪替丁)等,常用剂量时血 PRL 一般不超过 100μg/L。口服多潘立酮 5~7 天后,血 PRL 水平在 35~70μg/L,偶可明显升高,容易被误诊为 PRL 瘤[12,13]。由于氯丙嗪和甲氧氯普胺(胃复安)的作用最强,25mg 氯丙嗪可使正常人血 PRL 增加 5~7 倍,故常用于协助 PRL 瘤的诊断。抗精神病药物引起的高 PRL 血症与月经异常见表 2-3-9-5。

表 2-3-9-5 抗精神病药物引起的高 PRL 血症与月经异常

抗精神病药物	高 PRL 血症	月经异常
所有抗精神病药物	33%~68%	15%~97%
氟哌啶醇	72%~60%	17%~91%
利培酮	53%~100%	1%~10%
氯氮平	53%~100%	
帕利哌酮	24%~68%	
奥氮平	0%~22%%	
喹硫平	100%	
阿立哌酮	–	0%
氨磺必利	–	41%
齐拉西酮	–	0%
佐替平	–	–

研究发现,选择性血清素再摄取抑制剂(SSRI)常通过突触前 5-羟色胺介导多巴胺抑制而引起高 PRL 血症;氟西汀(fluoxetine)则通过突触后途径导致高 PRL 血症。

3. 下丘脑病变 容易导致高 PRL 血症。下丘脑腹侧或垂体柄器质性病变,如垂体柄断裂、颅脑损伤、脑炎、脑膜炎、多发性硬化、颅咽管瘤、Rathke 囊肿等,破坏了下丘脑 PIF 的合成部位或阻断 PIF 进入垂体门脉系统,解除了 PIF 对垂体 PRL 细胞的生理性抑制,故出现高 PRL 血症。血 PRL 轻度升高,一般<100μg/L,但常伴有闭经、溢乳和性腺功能减退。临床上无升高血 PRL 的原因可查,患者对多巴胺或多巴胺激动剂有抵抗,部分患者可自发性缓解。头部创伤或放疗常伴中枢性尿崩症、SIADH 或垂体功能减退症。特发性高 PRL 血症是常见的神经内分泌疾病,是指在没有可见的垂体微腺瘤或神经系统疾病及其他引起 PRL 分泌的情况下,出现血 PRL 增高,经过长期观察未发现上述促进 PRL 分泌增高的原因。血清 PRL 升高可能与抑制因子(如多巴胺)的降低或 PRF 升高有关。特发性高 PRL 血症患者的垂体 PRL 细胞对多巴胺常有抵抗,可能是 PRL 细胞上的多巴胺受体数目减少或亲和力降低所致。

4. 垂体非 PRL 瘤/下丘脑肿瘤/鞍区垂体外肿瘤 其 PRL 升高的原因主要与肿瘤压迫垂体柄,使 PRL 释放抑制因子不能抵达垂体有关(表 2-3-9-6)。临床上发现垂体瘤伴血 PRL 升高有两种可能,一是 PRL 瘤,即升高的血 PRL 来源于 PRL 瘤;二是垂体瘤本身无分泌 PRL 的功能,但因肿瘤压迫了垂体柄或下丘脑,导致 PIF 到达垂体的途径受阻,故 PRL 分泌增多。有时此两种情况的鉴别十分困难,如有肿瘤压迫垂体柄的影像表现,而经溴隐亭治疗无效(肿瘤无缩小,血 PRL 仍升高),提示后一种情况的可能性大。

表 2-3-9-6 高 PRL 血症的病因

下丘脑疾病	风湿病
肿瘤(颅咽管瘤/生殖细胞瘤/转移瘤等)	神经元性疾病
浸润性疾病(结节病/结核/组织细胞增多症 X 等)	乳腺疾病/胸壁损伤/带状疱疹
假脑瘤	躯体性/精神性应激
颅脑损伤	药物性高 PRL 血症
放射性损伤	雌激素
头部创伤	口服避孕药
垂体疾病	多巴胺受体拮抗剂
垂体瘤(PRL 瘤/GH 瘤/ACTH 瘤/无功能腺瘤等)	抗高血压药
其他肿瘤(垂体转移瘤/脑膜瘤/鞍内生殖细胞瘤)	H_2 受体拮抗剂
空泡蝶鞍综合征	麻醉剂
手术或头部外伤或垂体柄离断	胆碱能神经激动剂
浸润性疾病(结节病/结核/巨大肉芽肿)	特发性高 PRL 血症
原发性甲状腺功能减退症	体质性
自身免疫性甲减	一过性
非自身免疫性甲减	生理性高 PRL 血症
慢性系统性疾病	性交
慢性肾衰	运动
肝硬化	哺乳
	妊娠
	入睡后
	应激

5. 甲状腺功能亢进症 溢乳可见于 Graves 病、多结节甲状腺肿，以及药源性甲状腺功能亢进症等。诊断时应慎重排除垂体瘤。血 PRL 一般正常，偶可升高，显然不是由于 PRL 分泌异常所致。甲状腺激素并非溢乳的必需激素，但可影响乳汁产生，从而可能与甲亢时多种内分泌和代谢改变有关。例如，甲亢时引起的性激素结合球蛋白升高或雌激素代谢改变，因游离雌激素浓度变化而引起溢乳。

6. 原发性肾上腺皮质减退与肾上腺皮质肿瘤 如分泌雌激素的肿瘤(源于卵巢或肾上腺皮质)伴溢乳；由于雌激素刺激 PRL 分泌增加所致。

7. 异源性 PRL 分泌综合征 支气管肺癌(未分化型)或肾癌等可产生 PRL 样物质或抑制 PIF 的物质而引起溢乳与高 PRL 血症。

8. 其他疾病 主要见于：①胸部及乳腺疾患：见于刺激乳头及乳头区，如吸吮乳头、慢性乳腺炎、带状疱疹、胸腔胸壁及心脏外科手术后，乳腺肿瘤等胸壁病变，刺激乳头及乳腺周围神经，通过脊髓、脑干而影响下丘脑功能，因解除其对垂体 PRL 的抑制作用而导致溢乳，但其升高血 PRL 的作用有限(女性一般升高血 PRL 10 ~ 20μg/L，男性无升高)。②原发性甲减：约占 20%，与 TRH 升高有关，用甲状腺激素补充/替代治疗后恢复正常。③慢性肾病：以小分子 PRL 的分泌增多为主，多巴胺激动剂治疗部分有效。④多囊卵巢综合征：其原因未明。患者血雌激素正常或相对增高，而相对稳定的雌激素可通过协同作用刺激 PRL 细胞增生肥厚和 PRL 合成增多，多巴胺激动剂治疗有效。⑤颅脑腹脊髓病变或损害，如脊髓痨、脊髓空洞症也偶有溢乳和血 PRL 升高。

【病理】

（一）PRL 瘤的病理类型 目前所得到的 PRL 瘤病理认识都源于尸检和手术切除的病理切片。多数表达 PRL 的垂体细胞来源于有丝分裂后的 GH 细胞。PRL 瘤在光镜下多为嫌色细胞瘤，少数为嗜酸细胞瘤[14]。

1. 颗粒稀疏型 PRL 瘤 在胞核附近的高尔基复合体区发现 PRL 分泌颗粒，但常规组织染色呈嫌色细胞瘤(颗粒稀疏型 PRL 瘤)，胞内和胞外可见淀粉样物沉积。瘤内可见钙化(砂样瘤)，钙化广泛时形成垂体石。电镜下，超微结构具有高度特征性，瘤细胞中等大小，呈多面体形，胞质丰富，含大量排列有序的粗面内质网以及粗大的高尔基复合体。高尔基复合体内含有多种形态的未成熟分泌颗粒。胞质中贮存的颗粒稀疏，直径 120~300nm，并可见少数胞吐颗粒。

2. 颗粒密集型 PRL 瘤 颗粒密集型 PRL 瘤是少见的高嗜酸性肿瘤，胞质内 PRL 免疫印迹遍布，其超微结构类似于正常 PRL 细胞，粗面内质网不及颗粒稀疏型腺瘤丰富，但含有大量分泌颗粒，使细胞外表呈斑点状，颗粒的胞吐位置不确定，直径 400~700nm，其侵袭性较颗粒稀疏型 PRL 瘤大。

3. 嗜酸性干细胞瘤 嗜酸性干细胞瘤的特征性改变是细胞呈轻度嗜酸性。临床上 PRL 瘤患者即使无 GH 过度分泌，如病理切片出现嗜酸性细胞也应高度怀疑为侵袭性肿瘤。光镜下，清晰的胞质空泡即巨大线粒体集聚体。PRL 免疫印迹不像颗粒稀疏型腺瘤那样呈点状分布，可无 GH 阳性

反应。超微结构具有诊断特异性，怀疑为此型肿瘤时常需电镜证实。电镜下，瘤细胞呈不规则细长型，含有较多增大的线粒体(或出现巨大线粒体)，丧失正常线粒体嵴及电子致密的管状结构。散在的瘤细胞含有近核的纤维体，分泌颗粒稀疏，直径 150~200nm。这种 PRL 瘤的临床症状轻微，免疫组化显示为嫌色细胞瘤或轻度嗜酸细胞瘤，并可检测到 GH。垂体瘤内血管不丰富。

4. PRL 细胞癌 PRL 细胞癌可为 PRL 瘤恶变而来。当 PRL 瘤出现多巴胺激动剂抵抗时，要警惕 PRL 细胞癌可能；如 PRL 瘤的分裂活跃，Ki-67 和 p53 免疫活性明显增强，提示为非典型性 PRL 瘤，此种 PRL 瘤恶变的可能性大，但单凭临床表现、PRL 测定或组织形态无法与良性 PRL 瘤鉴别。绝大多数 PRL 细胞癌的体积较大，并迅速出现局部压迫症状。

5. 垂体非 PRL 瘤伴高 PRL 血症 高 PRL 血症患者伴有垂体瘤有三种可能。一是分泌 PRL 的垂体瘤；二是 PRL 混合瘤，这种肿瘤除合成分泌 PRL 外，还分泌 GH、TSH、ACTH、LH 或 FSH。三是非 PRL 瘤压迫了垂体柄，导致下丘脑导致下丘脑多巴胺中断，引起高 PRL 血症。因此应注意此三种情况的鉴别，发现垂体瘤后，应仔细辨别肿瘤是否压迫了垂体柄。

（二）多巴胺受体激动剂对 PRL 瘤病理形态的影响 治疗药物和手术对肿瘤形态有明显影响，使用多巴胺受体激动剂可使 PRL 瘤的组织特征发生改变，肿瘤体积与 PRL 颗粒显著减少。受到抑制的瘤细胞内 PRL 免疫活性低，有时检测不到。电镜下，瘤细胞内含有多处凹入的细胞核(呈异染色质)，胞质边缘少，可见复原的粗面内质网、高尔基复合体膜和细胞坏死。极少数肿瘤对激动剂无反应，血清 PRL 仍升高。溴隐亭可减少瘤细胞表面雌激素受体表达，并增加多巴胺 D_2 受体表达。停止药物治疗后，多数瘤细胞恢复到治疗前状态，部分瘤细胞仍被抑制。长期对 PRL 瘤进行药物治疗会导致显著钙化、内源性淀粉样物沉积及血管周围和间质纤维化。术后的病理检查很少见 PRL 细胞增生，但 PRL 瘤附近非肿瘤组织可见 PRL 细胞数目增多。原发性甲减和 ACTH 瘤患者的腺垂体亦可见 PRL 细胞增生。

【临床表现】

PRL 瘤的临床表现因年龄、性别、高 PRL 血症持续时间及肿瘤大小而有所不同(图 2-3-9-3)。PRL 瘤多见于 20~40 岁女性，多为微腺瘤，常表现为闭经-溢乳综合征，有些患者伴有高 PRL 血症而无溢乳或闭经；另一些患者明显溢乳或闭经而血 PRL 正常。男性 PRL 瘤常发现较晚，几乎均为大腺瘤，而且多呈浸润性生长，除性腺功能减退外，常伴头痛和/或视力障碍。肿瘤大小与血清 PRL 浓度相关，肿瘤越大，PRL 水平越高，症状越明显[15]。

（一）性腺功能减退伴闭经-溢乳 男性和女性患者的性腺功能减退表现有所不同。约半数的垂体 GH 瘤伴有高 PRL 血症，其原因除与 PRL 分泌增加和肿瘤压迫垂体柄有关外，还与 GH 具有较强的促乳汁生成有关。此外，溢乳可由乳腺本身的疾病引起。血性溢乳，特别是单侧的血性溢乳多提示乳腺导管癌或乳腺导管瘤，但亦见于乳腺炎或正常者；而非血性溢乳亦不能排除乳腺癌可能。

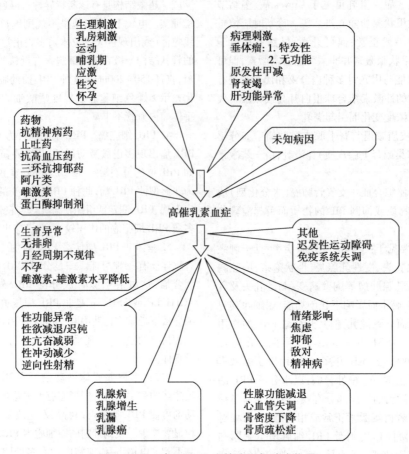

生理刺激
乳房刺激
运动
哺乳期
应激
性交
怀孕

病理刺激
垂体瘤: 1. 特发性
　　　　 2. 无功能
原发性甲减
肾衰竭
肝功能异常

药物
抗精神病药
止吐药
抗高血压药
三环抗抑郁药
阿片类
雌激素
蛋白酶抑制剂

未知病因

高催乳素血症

生育异常
无排卵
月经周期不规律
不孕
雌激素-雄激素水平降低

其他
迟发性运动障碍
免疫系统失调

性功能异常
性欲减退/迟钝
性亢奋减弱
性冲动减少
逆向性射精

情绪影响
焦虑
抑郁
敌对
精神病

乳腺病
乳腺增生
乳漏
乳腺癌

性腺功能减退
心血管失调
骨密度下降
骨质疏松症

图 2-3-9-3　高 PRL 血症的病因与致病作用

1. 女性患者　慢性高 PRL 血症导致下丘脑-垂体-性腺轴功能抑制,其机制可能是通过影响下丘脑 GnRH 减少腺垂体 LH、FSH 释放而影响性腺功能。性腺功能减退几乎是慢性高 PRL 血症患者的必有症状,也是就诊的主要原因。女性 PRL 微腺瘤多在闭经-不育治疗中,由于外源性雌激素的刺激而致肿瘤迅速扩大,以继发性闭经常见(79%),常伴有溢乳(闭经-溢乳综合征)。性腺功能减退的症状有经期缩短、经量稀少或过多、月经延迟及不孕。慢性高 PRL 血症引起子宫内膜增生,进而导致闭经和不育[16,17]。此外,因血清雌激素降低引起乳腺萎缩,阴毛脱落,外阴萎缩、阴道分泌物减少等。年轻女性以 PRL 微腺瘤多见,伴有低促性腺激素性性腺功能减退症、溢乳发生率 30%~80%。由于雌激素缺乏,PRL 明显增高,性腺功能完全被抑制的患者溢乳反而不明显。乳腺触摸性溢乳可为单侧或双侧、持续或间断,血清 PRL 多在 200μg/L 以上。有些育龄妇女即使血 PRL 正常也可出现溢乳,故溢乳不是高 PRL 血症的特有症状。但溢乳和闭经同时出现常可检测出高 PRL 血症。女性青少年患者可发生青春期延迟、生长发育迟缓及原发性闭经,有的伴肥胖和水钠潴留。育龄期妇女的睾酮主要来源于卵巢的直接分泌(约占 1/3)和睾酮前体在外周组织的转化(约占 2/3)。而雄烯二酮可由卵巢和肾上腺产生,并进一步转换为睾酮。高雄激素血症和多毛常见(约占 40%)。患者有轻度雄性化表现,以多毛及痤疮多见。血睾酮、DHEAS 和 DHEA 升高,而睾酮结合蛋白降低。但睾酮前体增多可被地塞米松(DXM)抑制。有些

PRL 瘤患者出现肥胖(男性发生率约 69%)、水肿、多毛及痤疮。PRL 瘤患者长期高 PRL 血症可致低骨量与骨质疏松,有时为首诊症状。纠正高 PRL 血症及性腺功能恢复正常后,桡骨干骨密度增加而椎骨密度无明显改变;PRL 水平正常而性腺功能未能恢复者骨密度仍降低。PRL 瘤可伴 GH 瘤或 ACTH(混合腺瘤)而出现肢端肥大症或 Cushing 综合征。

2. 男性患者　以大腺瘤多见,性腺功能减退(83%)可为完全性或部分性,表现为性欲减退、阳痿、不育及精子数目减少。由于症状进展缓慢且有较大波动,不易引起患者注意。体格检查可发现胡须稀疏、生长缓慢、阴毛稀少、睾丸松软。男性青少年患者青春期发育及生长发育停止,体态异常和睾丸细小。溢乳发生率 14%~33%,乳腺常有轻微发育。大腺瘤的神经压迫症状较明显(见下述)。

（二）继发性高 PRL 血症　垂体非 PRL 瘤引起高 PRL 血症有三种临床情况:①垂体瘤完全不合成和分泌 PRL,但因肿瘤压迫了垂体柄而致血 PRL 升高;②非 PRL 垂体瘤中的 GH 瘤、TSH 瘤、FSH/LH 瘤或 ACTH 瘤可同时合成和分泌少量的 PRL,故引起血 PRL 轻度升高;③非 PRL 垂体瘤合成和分泌巨 PRL、前 PRL 原、PRL 原或其他 PRL 组分,使血 PRL 轻度升高或不升高。

一般当血 PRL<200μg/L 时,CT/MRI 可发现腺垂体占位病变,当肿瘤向鞍上扩展压迫垂体柄时,PIF 不能到达腺垂体引起高 PRL 血症;腺垂体激素检测发现除 PRL 增高外,还可以有另一(些)种激素增高(无功能腺瘤则无)或降低。用溴

隐亭治疗后,PRL 降至正常,但垂体瘤的大小很少变化。遇到此种情况要考虑垂体非 PRL 瘤可能(以无功能性垂体瘤和 GH 瘤常见)。下丘脑肿瘤或鞍区垂体外肿瘤的类型众多,其共同点是血清 PRL 常<100μg/L;MRI 或 CT 检查发现垂体内无占位病变;肿块与腺垂体无联系,多靠近垂体柄区域并压迫垂体柄造成门脉血流障碍,或位于下丘脑内干扰多巴胺的合成和分泌。一般有脑神经压迫、颅内压增高或尿崩症症状。通常,MRI 或高分辨率 CT 检查可与 PRL 瘤鉴别。PRL 瘤的 PRL 高分泌不单单来源于肿瘤细胞,因为肿瘤压迫下丘脑-垂体神经束,引起 PRL 释放抑制因子减少。以前,人们将血 PRL 的诊断阈值定为 150ng/ml 或 400ng/ml,现已改为 100ng/ml,但必须首先排除 GH 瘤和 ACTH 瘤。

(三)肿瘤压迫表现

1. 头痛　多见于大 PRL 瘤。其他类型垂体瘤、下丘脑及鞍旁肿瘤因瘤体巨大向鞍上扩展,阻断 PIF 也引起高 PRL 血症。有时,肿瘤还可造成眼肌瘫痪或肿瘤向上生长阻塞 Monro 孔,发生脑积水甚至昏迷。头痛的原因多为大腺瘤引起的颅内压增高。虽然头痛无特异性,但如果有高 PRL 血症及其他垂体激素异常,常提示垂体瘤。男性 PRL 瘤患者头痛发生率较女性患者高。有些 PRL 微腺瘤虽然占位病变不明显,也可出现明显头痛(50%),其原因尚不清楚。某些生长较快的 PRL 瘤(尤其是嗜酸性细胞)可发生瘤内出血,表现为突发剧烈头痛、恶心、呕吐及视力急剧下降等症状,甚至出现昏迷和眼球突出,需紧急抢救。抢救成功后患者多出现垂体功能减退症。

2. 视觉异常　垂体瘤向上扩展压迫视交叉出现视觉异常,如视力减退、视物模糊、视野缺损等,其中最典型的是双颞侧偏盲。压迫部位不同,视野缺损形式也各异。压迫视束时产生同侧偏盲,压迫视神经时出现单眼失明。早期压迫症状不重,但由于营养血管被阻断、部分神经纤维受压出现视力下降及视物模糊,后期可见视神经萎缩。一般出现视野缺损时瘤体已较大,但少数微腺瘤患者也可出现双颞侧偏盲,这是因为视交叉和垂体为同一血管供应血液,视交叉中部的血液供应薄弱而垂体瘤的血流灌注丰富,产生"盗血"所致。

3. 脑神经损害　肿瘤向蝶鞍两侧生长可压迫海绵窦,压迫第Ⅰ、Ⅲ、Ⅳ、Ⅴ、Ⅵ对脑神经。嗅神经受压迫时出现嗅觉丧失;第Ⅲ、Ⅳ、Ⅵ对脑神经受压则出现眼球运动障碍、眼睑下垂、瞳孔对光反射消失等;第Ⅴ对脑神经受压出现继发性三叉神经痛和头面部局部麻木等症状。巨大的 PRL 瘤尚可引起单侧眼球突出和双眼瞳孔不等大。巨大的腺瘤向大脑额叶、颞叶发展可引起癫痫发作及精神症状等。肿瘤侵蚀鞍底可造成脑脊液鼻漏。

4. 腺垂体功能减退　当 PRL 大腺瘤压迫周围正常的腺垂体组织时可引起 GH、ACTH、TSH 及 LH、FSH 缺乏,出现甲状腺或肾上腺皮质功能减退表现。

(四)MEN-1 与垂体　

10% ~ 76% 的 MEN1 存在垂体瘤[18-21]。多数有家族史,发病年龄较小,垂体瘤常为多发性,巨垂体瘤的发生率较散发性垂体瘤高(85%vs42%),症状亦较重,女性更多见,治疗更困难。另一种类型是垂体增生,引起多种激素分泌过多。

【辅助检查和诊断】

在临床上,遇有下列情况时要想到高 PRL 血症可能:①闭经、经期缩短、月经延迟、经量稀少或经量过多;②溢乳或乳腺萎缩;③不孕;④性欲和性腺功能减退、阴毛脱落、外阴萎缩和阴道分泌物减少;⑤头痛伴视觉异常、视力减退、视物模糊或视野缺损;⑥早发性骨质疏松症;⑦肥胖伴多毛及痤疮。病史中最重要的是有无应用相关药物史以及服用和终止的时间等,有无高血压、溃疡病、精神障碍、失眠、激素治疗、月经生育史、哺乳史及其与溢乳的关系等。

在全面体检基础上,仔细检查乳腺有无溢乳、生殖器有无萎缩,并常规做视力、视野及眼底检查。诊断程序一般分三步进行。第一步为初筛检查,主要测定血睾酮总量、PRL 和 TSH。第二步是测定 ACTH 兴奋 60 分钟后的血 17-羟孕酮(17-OHP),做午夜 DXM(1mg)抑制试验,测定次晨 8 点的血皮质醇;必要时测定硫酸去氢异雄酮和雄烯二酮。第三步是进行卵巢和肾上腺的影像检查(B 超、CT/MRI 或核素扫描)。

(一)影像检查

1. 颅骨 X 线平片　垂体瘤增大到一定程度可造成蝶鞍骨质局部破坏的 X 线表现(如鞍区扩大、骨质变薄或缺损等)。由此可推测垂体瘤的存在,但无法确定肿瘤大小,更无法判断微腺瘤的性质。正常鞍结节角约为 110°,随着 PRL 瘤增大,此角可渐变为锐角,据此也可推断垂体瘤的存在。必须注意,影像检查阳性支持诊断而阴性不能排除 PRL 瘤。

2. 鞍区 CT/MRI　可发现直径小于 3mm 的微小腺瘤。CT 和 MRI 各有优缺点,但 MRI 在诊断下丘脑垂体疾病尤其是垂体瘤时优于 CT。这主要是因为 MRI 可以更好地观察垂体瘤内部结构及其与周围组织的关系,了解病变是否侵犯视交叉、颈静脉窦、蝶窦以及侵犯程度,对纤细的垂体柄是否断裂或被占位病灶压迫的细微观察效果也优于 CT。垂体微腺瘤在 MRI T1 加权像表现为圆形的低密度影,T2 加权像的密度更高。大腺瘤的影像特征类似于正常垂体组织,但其内可出现囊性变或出血灶。当怀疑垂体有 PRL 微腺瘤时,可用钆-二乙三胺五醋酸(Gadolinium DTPA,Gd-DTPA)作冠状位 MRI 增强扫描,以增加微小腺瘤发现概率。MRI 还可发现一些非垂体性的鞍内占位病变(如脑膜瘤及颈内动脉瘤)。用 MRI 诊断 PRL 微腺瘤时,垂体凸出度的诊断价值不及垂体高度。另一方面,虽然 CT 的清晰度、特异性较 MRI 差,但它可显示鞍底骨质破坏征象,而 MRI 不能显示骨质的破坏及钙化组织。垂体瘤患者一般表现为垂体形态改变,左右不对称,腺体密度不均,可见较模糊的高密度灶,大腺瘤有向垂体外扩展影像。增强 CT 扫描见腺垂体组织影像增强,脑垂体高度超过正常范围(正常男性<7mm,女性<8mm),垂体柄不居中。

PRL 瘤的蝶鞍区 CT 及 MRI 阳性率约 80%,PRL 细胞增生和<2.0mm 的 PRL 微腺瘤多不能查出。因此,阴性不能排除 PRL 瘤可能,如有两次的血 PRL≥300μg/L 可确立诊断。

(二)缺乏垂体影像依据时的 PRL 瘤诊断　

PRL 瘤微小时,很难被常规的 CT/MRI 检查发现。如果临床高度怀疑为 PRL 瘤,而患者的血清 PRL 升高不明显和不升高,此时不应该放松对 PRL 瘤的警惕性。合适的做法是严格规范 PRL 测定技术要求,多次复查基础状态下的血清 PRL,必要时进行 PRL 分泌的动态试验,并合理解释测定结果。

1. 血清基础 PRL 测定

（1）采血时间和要求：血清标本抽取时间并无严格限制，无须禁食。一般只要不在睡醒前采血即可。为排除脉冲分泌或静脉穿刺的影响，应重复采取血样。最好的方法是留置静脉导管，患者休息 2 小时后采血，每次间隔时间约 20 分钟，共 2~6 次，取其平均值。一般要求至少测定血 PRL、GH、ACTH、LH、FSH 和 TSH，必要时还需加测相应的靶腺激素，其目的是为高 PRL 血症的鉴别诊断提供依据，排除 PRL/GH 瘤、原发性甲减、Cushing 综合征或多囊卵巢综合征可能。

（2）结果分析：分析结果要考虑生理性和药物性因素的影响。血 PRL 基础浓度一般 <20μg/L。基础血 PRL 60~200μg/L 的患者必须结合下丘脑-垂体影像检查判断是否为 PRL 瘤。高 PRL 血症的鉴别见图 2-3-9-4。PRL 分泌脉冲的重叠在昼夜睡眠-醒觉周期曲线上。任何年龄段女性的 PRL 总是高于男性，青春期后均高于青春期前，绝经期后有所下降。不论是微小 PRL 瘤、大 PRL 瘤或 PRL 癌，多数情况下的血 PRL 超过 200μg/L。但必须注意的是，PRL 瘤患者的血 PRL 偶可低于 200μg/L。

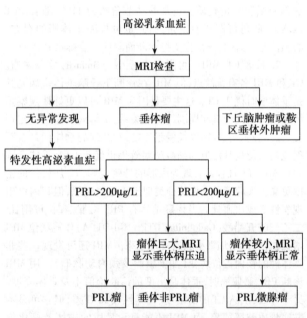

图 2-3-9-4 高泌乳素血症的诊断程序

有些特发性高 PRL 血症患者（15%~46%）是因为巨泌乳素血症或巨-巨泌乳素血症所致。巨-巨泌乳素（big-big prolactin）的分子量大（>150kD），而生物活性较低。垂体泌乳素本身具有较高的抗原性，可生成内源性抗泌乳素抗体，进一步降低泌乳素的生物活性，但能延长期清除时间。与抗体结合的泌乳素分子量可增大到阻塞小血管。在临床上，巨-巨泌乳素血症与普通高泌乳素血症很难鉴别，可疑时，应进行凝胶过滤层析或 PEG 沉淀法确定诊断。根据血 PRL 水平诊断 PRL 瘤的原则是：①血 PRL 在 20μg/L 以下可排除高 PRL 血症，>200μg/L 时，结合临床及垂体影像学检查可肯定为 PRL 瘤。②血 PRL 300~500μg/L，在排除生理妊娠及药

物性因素后，即使影像检查无异常，也可诊断为 PRL 瘤；PRL 瘤不仅血 PRL 升高，而且相对稳定，波动小；当 PRL 极度升高时，应将血清稀释后重测。③血 PRL 在 200μg/L 以下者，用各种兴奋或抑制（少见）试验来鉴别是否为 PRL 瘤。由于这些动态试验无特异性，且稳定性差，因而临床上更多地依赖于高分辨率 CT/MRI。④少数高 PRL 血症患者尽管基础 PRL 增高，但无明显临床症状，或 PRL 瘤患者经药物治疗后症状好转，而 PRL 下降不显著，要注意循环血液中 PRL 组分不均一性可能。少数 PRL 瘤可产生较多的二聚体及多聚体 PRL（巨 PRL 血症），巨 PRL 的分子量大，分子的形式多样，但生物活性低，一般可用 Vitros EC-PRL 免疫分析发现巨 PRL 分子[5]。巨 PRL 血症的病因和临床表现与一般的高 PRL 血症相似，男性主要表现为阴茎勃起功能障碍，女性的主诉为月经异常。⑤轻至中度的血 PRL 升高尤其要排除原发性甲减可能。⑥一般要求同时测定 GH，其意义是了解垂体的 GH 分泌状况，排除继发性 GH 缺乏症（尤其是儿童和青少年患者）；确定是否为 PRL/GH 混合瘤，该种 PRL 瘤容易发展为巨大垂体瘤且对麦角生物碱衍生物和多巴胺受体激动剂不敏感[22]。

2. PRL 分泌动态试验　非典型病例不能单凭一项动态试验作出诊断。近年来，人们主张仅用血清 PRL 测定和 CT/MRI 诊断 PRL 瘤，但在特殊情况下，PRL 动态试验对于疑难病例的早期诊断仍有一定意义，一般以溴隐亭抑制试验和 TRH 兴奋试验的诊断符合率较高。

（1）溴隐亭抑制试验：服药当天早 8 时（空腹）抽血测 PRL，夜间 10~11 时口服溴隐亭 2.5mg，次晨 8 时（空腹）再抽血测 PRL。抑制率>50% 支持非肿瘤性高 PRL 血症诊断；抑制率<50% 符合垂体瘤性高 PRL 血症。正常人的抑制率>50%。Nakasu 等曾报道一例 PRL 瘤患者在作溴隐亭抑制试验时，首次服药（2.5mg）3.5 小时后出现休克。这种情况虽极罕见，但服溴隐亭前需注意心血管功能检查。

（2）L-多巴（L-dopa）抑制试验：基础状态下口服 L-多巴 0.5g，分别于服药前 30 分钟、服药时及服药后 60 分钟、120 分钟、180 分钟和 6 小时抽血测 PRL。正常人服药后 1~3 小时血 PRL 抑制到 4μg/L 以下或抑制率>50%，而 PRL 瘤不被抑制。

（3）TRH 兴奋试验：TRH 是生理性 PRL 分泌的兴奋剂之一，正常静脉给予 TRH 200μg 可使 PRL 上升，约 30 分钟后达到高峰。基础状态下，静注 TRH 200~400μg（用生理盐水 2ml 稀释），于注射前 30 分钟、注射时及注射后 15、30、60、120 及 180 分钟分别抽血测 PRL。正常人及非 PRL 瘤的高 PRL 血症患者峰值多出现在注射后 30 分钟，峰值/基值>3。PRL 瘤者峰值延迟，峰值/基值<1.5。

（4）氯丙嗪/甲氧氯普胺兴奋试验：基础状态下肌注或口服氯丙嗪 30mg，或甲氧氯普胺 10mg，分别于给药前 30 分钟、给药时及给药后 60、90、120 和 180 分钟抽血测 PRL。正常人及非 PRL 瘤性高 PRL 血症患者的峰值在 1~2 小时，峰值/基值>3.0。PRL 瘤无明显峰值出现或峰值延迟，但峰值/基值<1.5。

（三）血 PRL 轻度升高的 PRL 瘤诊断 少数 PRL 瘤患者的血 PRL 正常或仅轻度升高,其可能原因是:①颗粒稀疏型 PRL 瘤或垂体 PRL 细胞增生的 PRL 分泌能力较弱,分泌量较低;②肿瘤的 PRL 分泌为间歇性,采血时没有捕捉到 PRL 分泌高峰;③PRL 瘤发生梗死或囊性变,PRL 的分泌能力下降;④常规测试中的 PRL 抗体不与巨 PRL 反应;⑤发现的垂体结节并非 PRL 瘤(意外瘤),而以前的高 PRL 血症是其他原因所致。在这种情况下,必须进行 PRL 分泌的动态试验或溴隐亭治疗试验,而且不能单凭一项动态试验作出诊断。

（四）其他激素测定

1. 腺垂体激素 临床怀疑 PRL 瘤者除测定 PRL 外,还应检测 LH、FSH、TSH、α-亚基、GH、ACTH、睾酮及雌激素。PRL 瘤长期高 PRL 血症导致 FSH、LH、LH/FSH 比值和 E_2 或睾酮降低,其中 LH/FSH 比值下降更有诊断意义。PRL 瘤的典型特点是血清 PRL 明显升高,FSH、LH、LH/FSH 比值和 E_2 均降低。血 PRL 对 TRH、甲氧氯普胺(metoclopramide)、胰岛素、氯丙嗪等刺激无反应,亦不被 L-多巴所抑制。

2. 靶腺激素 怀疑腺垂体功能亢进或减退时,应测定相应靶腺激素水平;PRL 瘤患者尿 17-KS 和各种雌激素分解代谢产物浓度均增加,可能是高浓度的 PRL 降低 5α-还原酶和 3β-类固醇脱氢酶的活性所致。血总睾酮测定可作为初筛试验,但其敏感性不高。血睾酮有 3 种组分,即性激素结合球蛋白结合的睾酮、白蛋白结合的睾酮和游离睾酮,后两者可与睾酮受体结合,反映了睾酮的生物活性,统称为生物可用性或可弥散性睾酮,而睾酮结合的性激素结合球蛋白对生物可用性睾酮有调节作用,因而凡引起性激素结合球蛋白与睾酮结合降低的因素(睾酮过多、肥胖、GH 瘤、甲减或肝病等)都能增加睾酮和雌二醇的生物可用性。

（五）非典型 PRL 瘤与高促性腺激素性性腺功能减退症的鉴别 PRL 瘤患者的性腺功能减退表现为性欲减退、乳腺发育不良/萎缩、闭经、无排卵;血清 LH 升高,FSH 升高或正常,E_2 降低而睾酮亦升高;这些表现与高促性腺激素性性腺功能减退症相似,但病因与一般的高促性腺激素性性腺功能减退症截然不同,因此必须与后者鉴别。如果临床缺乏垂体影像依据,而根据血清 PRL 和 PRL 动态试验结果又难以诊断 PRL 瘤时,应考虑高促性腺激素性性腺功能减退症的诊断,并寻找相应的病因。

（六）特发性高 PRL 血症的诊断 特发性高 PRL 血症的病因不明,可能为未能发现的下丘脑病损引起。特发性高 PRL 血症必须先排除药物性、病理性、生理性高 PRL 血症后才能确立诊断。CT/MRI 无异常发现,一般血 PRL 仅轻度升高(多 < $100\mu g/L$)。少数患者可能是 PRL 瘤的早期表现,以后演变为 PRL 瘤。当高 PRL 血症伴有高雄激素血症和女性不育不孕时,应特别注意与多囊卵巢综合征、卵泡膜细胞增殖症、非经典型肾上腺皮质增生症、早期 Cushing 综合征及肾上腺雄激素分泌性肿瘤鉴别,见表 2-3-9-7。

表 2-3-9-7 引起高雄激素血症的主要疾病

病因	鉴别要点
卵巢病变	
PCOS	肥胖/多毛/男性化/月经稀少/闭经/不育/多囊卵巢
卵泡膜细胞增殖症(重型 PCOS)	同 PCOS/病情更重
卵巢肿瘤(如 Sertoli-Leydig 细胞瘤)	基本同 PCOS/卵巢影像检查发现肿瘤
肾上腺病变	
非经典型肾上腺皮质增生症	雄激素过多症状逐渐明显/血 17-OHP-DHEAS-雄烯二酮和孕酮增高时雄激素分泌过多伴高血压考虑 CYP11B 缺陷症
Cushing 综合征	向心性肥胖/多血质/乏力/肌病/高血压/瘀斑/女性多毛/月经稀少/闭经/痤疮/病理性骨折/皮肤真菌感染
糖皮质激素抵抗综合征	血和尿皮质醇升高但无 Cushing 综合征表现/增高的皮质醇不被小剂量 DXM 抑制/GR 突变/继发性 GCIS 有原发病表现
肾上腺雄激素分泌肿瘤	阴蒂肥大/青春期无月经/成年女性多毛/乳腺萎缩/阴蒂肥大/雄激素及其代谢产物增高/影像检查发现肾上腺肿瘤
特殊妊娠情况	
妊娠黄体瘤	闭经/溢乳/性欲和性腺功能减退
黄体反应过度综合征	闭经/溢乳/性欲和性腺功能减退
胎儿芳香化酶缺乏症	闭经/溢乳/性欲和性腺功能减退
原发性甲减	闭经/溢乳/甲减
多毛症	
特发性多毛	女性多毛伴月经紊乱和肥胖/小剂量 DXM 可抑制/肾上腺及卵巢无特异性病变
家族性多毛	家族成员多毛/无器质性疾病可查

（七）巨 PRL 血症的诊断 巨 PRL 血症约占高 PRL 血症的 10% ~ 25%,正常人群的发生率约 3.7%,多见于中年人,男女性无差异。巨 PRL 血症以大分子为特征,巨 PRL 为 PRL 和 IgG(普通 IgG 或抗 PRL 自身抗体 IgG,图 2-3-9-5);虽然血清 PRL 明显升高,但患者无相应的临床症状。巨 PRL 分子中含有 IgG 或抗 PRL 自身抗体,临床上常用 PEG 法筛选巨 PRL 血症,用凝胶沉淀法、蛋白 A/G 法或 ^{125}I-PRL 结合法确立其诊断(表 2-3-9-8)。识别其自身抗体的 PRL 分子表位位于 PRL 受体的附近,因此巨 PRL 的生物活性较低。

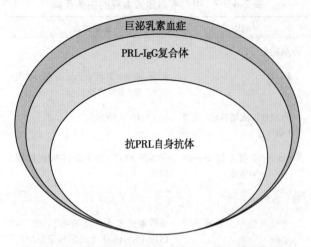

图 2-3-9-5 巨 PRL-IgG 结合 PRL-抗 PRL 抗体复合物

引起巨 PRL 血症的病因不同,87% 为 PRL-IgG 复合物,67% 为自身抗体结合型 PRL;抗 PRL 自身抗体结合型 PRL 是 PRL-IgG 复合物的主要组分,其中的 IgG 不一定就是自身抗体;诊断巨 PRL 血症时,应用 PEG 沉淀法或凝胶过滤色谱法,IgG 结合的 PRL 被蛋白 A 或蛋白 G 柱吸附,而抗 PRL 自身抗体-结合型 PRL 被 125I-PRL 结合

表 2-3-9-8 诊断巨 PRL 血症的方法比较

方法	优点	缺点
聚乙二醇(PEG)法	简单价廉/用于巨 PRL 血症筛选	特异性低
凝胶色谱法	方法精确/用于巨 PRL 血症诊断	费时花费高
蛋白 A/G 法	鉴定 IgG 结合型 PRL/巨 PRL 血症的常见类型	花费高
125I-PRL 结合法	鉴定抗 PRL 自身抗体/IgG 结合型 PRL 的常见原因	费时花费高/放射线操作

由于巨 PRL 血症是临床上常见的高 PRL 血症类型,故应成为高 PRL 血症的常规检测项目,因为巨 PRL 的生物活性低,如果沉淀巨 PRL 后,血清游离 PRL 正常,则不需要做进一步检查或治疗[23-29]。

【药物治疗】

并不是所有的 PRL 瘤均需要治疗,有部分高 PRL 血症的患者甚至可以自行好转,尤其是在月经正常的微腺瘤以及绝经后女性患者。因此,只有 PRL 大腺瘤、微腺瘤持续性增大,以及有不孕不育、溢乳、男性乳腺发育、睾酮缺乏、月经稀发和闭经、痤疮及多毛症状的患者才需要治疗。但不管采用何种治疗,因为 PRL 瘤在不同时期的生物学行为均不一样,所以应该终身接受病情追踪观察。

药物治疗可参考美国内分泌学会 2011 年的高泌乳素血症诊疗指南[30]。治疗的对象和目的大致分为三种类型:①PRL 微腺瘤:积极治疗与否主要取决于两个因素,即肿瘤大小和高 PRL 血症是否引起症状。微腺瘤多无症状,只有 20% 左右的患者继续增大,因此可予以不治疗,但需要观察

血清 PRL 和 MRI 的肿瘤大小变化(前 3 年每年 1 次,病情稳定以后每 2 年 1 次)。②无症状的 PRL 大腺瘤:如不治疗会继续增大,故需采取药物治疗使肿瘤缩小,恢复 PRL 正常水平,消除或缩小肿瘤并解除较大瘤体对垂体柄、视交叉及其他脑神经的压迫,恢复腺垂体及性腺的正常功能。③有症状的 PRL 微腺瘤或大微腺瘤:血 PRL 显著增高,瘤体进一步增大,伴有性功能减退、泌乳、不育不孕以及骨质疏松者需积极治疗。

一般依据患者所处的年龄段(青春期前、青春发育期和青春期后)决定 PRL 瘤的药物治疗方案;荟萃分析发现,使用卡麦角林(cabergoline)2 年,多数患者可治愈。

(一)麦角生物碱衍生物和多巴胺受体激动剂治疗 麦角生物碱衍生物——溴隐亭(bromocriptine)是一种半人工合成的麦角生物碱的衍生物(2-溴-α-麦角隐亭甲黄酸盐),与正常或腺瘤 PRL 细胞上多巴胺 D_2 受体有很高的亲和力,对 D1 和 D3 受体也能起到一定的兴奋作用,产生与多巴胺一样的生理作用,抑制 PRL 的合成和分泌。溴隐亭的首过效应强,仅 6.5% 不被肝脏代谢。溴隐亭对大多数患者有效,能降低血清 PRL,使肿瘤缩小,从而消除视野缺损和脑神经压迫等症状,恢复被抑制的性腺功能。

1. 药理作用和疗效 溴隐亭已广泛用于 PRL 瘤并取得满意疗效。治疗 6 小时后,PRL 分泌细胞的胞吐和细胞质内 PRL 分泌颗粒减少,粗面内质网和高尔基复合体恢复正常,胞质容积减少,提示溴隐亭对 PRL 瘤的作用是多方面的,但对肿瘤本身无直接杀伤作用。长期治疗后,肿瘤细胞凋亡、肿瘤组织可见巨噬细胞浸润、细胞间基质和胶原纤维增多。如在用药数周或数月后停药,肿瘤可重新生长、PRL 分泌颗粒增加,而长期治疗后停药,一般较少出现肿瘤复发,而复发者可终身服用。

2. 用量和用法 溴隐亭的一般治疗剂量为 2.5mg,每天 2~3 次,少数需要更大剂量。2.5mg 的溴隐亭可抑制 PRL 达 14 小时,有时可维持 24 小时之久。大多数患者对溴隐亭的耐受性好。有些大腺瘤即使肿瘤无明显缩小,视野缺损可先有改善。因此服药后疗效稳定的患者 2 年后可试行逐步减量,直到 1.25mg/d 再持续半年,如 PRL 瘤仍能稳定于正常水平可考虑停药观察,如停药后 PRL 升高则重新服药。阴道放置溴隐亭片可取得和口服相似的疗效,且无胃肠道副作用。前者血液循环中溴隐亭水平上升缓慢但最终峰值较高。单次阴道给药的药效可持续 24 小时之久,每天只需留置 2.5mg,但有些妇女有阴道烧灼感。溴隐亭-LAR(parlodel-LAR)是一种长效的注射用溴隐亭制剂,5 小时内血溴隐亭达到峰值,不良反应少,12~14 小时内血 PRL 降至基础值,但能维持 2~6 周,肿瘤很快缩小。单次肌注的剂量为 50~100mg,每周 4 次。

3. 不良反应 常见的不良反应有[31-33]:①直立性低血压:多在用药初期时出现,初始剂量越大,不良反应越严重。与食物同服或开始时服 1.25mg/d,并在随后的 7~14 天内逐渐增加剂量至 2.5mg,每天 2~3 次,可避免或减轻不良反应。②可耐受的一般不良反应:如指(趾)端血管痉挛、鼻腔充血、

头痛、疲倦、腹痛、便秘等,一般在服药后1~2个月内发生。③精神症状:如幻听、幻觉、情绪变化等,停药72小时后症状缓解,有报道溴隐亭可使原有精神分裂症患者的症状加重。④其他:潜在的不良反应有白细胞减少、血小板减少、肝炎、水肿、心肌梗死及室上性心动过速等。肿瘤缩小后可偶尔发生脑脊液鼻漏。

4. 药物治疗失败 分为原发性失效和继发性失效两类。原发性失效较常见(10%~15%)而继发性失效罕见[31]。PRL瘤药物治疗失败的主要原因有:①恶性PRL瘤。②厚膜型PRL瘤,即PRL瘤表面纤维化,药物难以到达瘤体内部。对于PRL大腺瘤患者长期的溴隐亭治疗(疗程>6~12周)可以因纤维化形成而减少以后手术完全切除肿瘤的机会,而且取得疗效后立即停药可导致肿瘤重新增大,因此大腺瘤患者停药必须慎重。可以逐渐减量并严密观察血PRL,如每日2.5mg(或更小)时PRL不再增加或肿瘤不再增大时,可考虑停药。③PRL/GH瘤:即肿瘤细胞同时合成和分泌PRL和GH。④溴隐亭抵抗:这不仅与肿瘤细胞表面D2受体表达减少有关,可能也涉及受体转录后的拼接缺陷。或者由于肿瘤对多巴胺以外的其他PIF(如γ-氨基丁酸、MSH和GnRH相关肽)有抵抗。此时必须改用其他类型的药物,如培高利特或卡麦角林。⑤服药的依从性差:因不良反应严重而不能坚持服药,或因不良反应所服用的药物未达到有效剂量。⑥PRL瘤并发症:因颅内高压或腺垂体功能减退症等并发症或因妊娠等而影响治疗。

特发性高PRL血症用药物治愈的可能性较大,微腺瘤次之,而大腺瘤复发的可能性较大,大腺瘤复发主要与治疗的时间有关,但如果治疗的疗程大于2年以上,则复发的可能性明显降低。溴隐亭治疗失败后,应考虑以下治疗:①改用其他药物如喹高利特(quinagolide)、卡麦角林等治疗,少数患者对溴隐亭不敏感(溴隐亭抵抗),但对培高利特或卡麦角林(cabergoline)可能有反应;②如仍无效,应改用雌激素受体拮抗剂(如替莫唑胺,temozolomide)治疗;③多巴胺激动剂抵抗性泌乳素瘤常有浸润性,生长较快,如果药物治疗不满意,应及时采用手术治疗或手术加放射治疗。

5. 心瓣膜钙化 大剂量和长期应用麦角类或非麦角类多巴胺受体激动剂者应定期用超声心动图检查心瓣膜变化。目前已经有数个研究报道了高PRL血症用卡麦角林的安全性问题,在463例用低剂量卡麦角林(时间45~79个月,平均累积量204~443mg)治疗的患者中,有一个研究发现中度三尖瓣关闭不全的发生率增加,而其他6个研究未发现类似情况,因而临床使用卡麦角林时需要关注该不良反应的发生。应用5-羟色胺(5-HT)2B受体多巴胺激动剂治疗Parkinson病时可引起心瓣膜病,因为其剂量明显高于高PRL血症者,所以PRL瘤或高PRL血症的治疗量一般不会发生心瓣膜病,但长期用药和大剂量应用时仍需注意这一不良反应。5-HT的受体分为7类(5-HT$_{1~7}$),目前仅发现5-HT2B与心瓣膜纤维化相关。培高利特和卡麦角林为5-HT2B的常用激动剂,这些药物在肺组织和心瓣膜血管中的浓度最高,可促进

局部成纤维细胞增生,瓣膜增厚,类似于类癌综合征所致的心瓣膜病变。因此,以前的减肥药苯氟拉明和去氧氟拉明退出了市场。相反,溴隐亭只是5-HT2B受体的部分激剂,而另一些麦角碱类多巴胺激动剂(如麦角乙脲,lisuride)未见类似不良反应。因此,用常规低剂量5-HT2B激动剂治疗高PRL血症是安全的。

(二)非麦角类多巴胺受体激动剂治疗

1. 喹高利特 喹高利特(quinagolide,Norprolac,诺果宁)是人工合成的非麦角类多巴胺受体激动剂,选择性作用于D$_2$受体。其半衰期长(17小时),每天只需服药1次,每日剂量0.1~0.5mg。疗效类似于溴隐亭,部分患者对诺果宁的耐受性优于溴隐亭。约50%对溴隐亭抵抗的患者改用诺果宁治疗有效,但该药在美国未被批准使用于PRL瘤的治疗。培高利特(pergolide)因血管并发症已于2007年退市。

2. 卡麦角林 卡麦角林(cabergoline)对D2受体有高度选择性和亲和力,作用时间比培高利特和长效溴隐亭长(半衰期62~115小时),每周给药1~2次,每次0.5~1.0mg。从垂体组织中清除缓慢,经肠肝循环的药物量大。不良反应比溴隐亭小,耐受性优于溴隐亭。欧洲1项多中心协作研究结果(459例女性高PRL血症患者但不包括PRL大腺瘤)显示,卡麦角林治疗组(0.5~1.0mg,每周2次口服)使83%患者PRL恢复正常水平,而溴隐亭组(2.5~5mg,每日2次口服)为59%;恢复排卵性月经分别为72%和52%;因不能耐受不良反应而停止治疗的分别为3%和12%,表明卡麦角林治疗妇女高PRL血症比溴隐亭的疗效及耐受性要好。Colao等对23例大PRL腺瘤患者予每周0.5~1.0mg的小剂量卡麦角林治疗,52%的患者肿瘤缩小>50%,39%的缩小程度为25%~50%,9%的缩小程度<25%。虽然卡麦角林的疗效优于溴隐亭,但是其三尖瓣钙化的危险性更高。总的说来,溴隐亭卡麦角林的疗效相当,但在降低泌乳素水平(RR2.88;95%CI 2.20~3.74;I2=0%)、纠正闭经(RR 1.85;95%CI 1.40~2.36)和溢乳(RR 3.41;95%CI 1.9~5.84)方面,溴隐亭的疗效不及卡麦角林[34],见图2-3-9-6。

3. 阿立哌唑 许多抗精神病药物因阻抑结节漏斗部的多巴胺而引起医源性高PRL血症,而阿立哌唑(aripiprazole)无此反应。如精神病患者并发高PRL血症,可改用此药治疗。抗精神病药物的一个不良反应是引起血清PRL升高。总结文献报道的17个研究发现,在3489例精神病患者中,如果患者伴有高血症或伴有PRL瘤,阿立哌唑可使血PRL明显降低,而氟哌啶醇(haloperidol)或利培酮(risperidone)使血清PRL明显升高[35]。

4. 生长抑素和皮质抑素A 均为中枢神经调剂,它们的作用机制与生理作用基本相同,而皮质抑素A是蛋白激酶ROCK、CDK8与CDK11的高亲和性配体。生长抑素和皮质抑素可用于PRL瘤、GH瘤和Cushing病的治疗[36]。

5. 雌激素 仅用于女性患者。雌激素补充/替代治疗可以改变雌激素缺乏的症状,绝大多数情况下是安全的,但须注意雌激素可致瘤体增大的可能,一旦出现应停用。

| 统计结果 | | | | 样本量 | | 均数差异和95%可信区间 |
研究名称	均数差异	下限	上限	BR	CA	
bahcecl	–	–	0.0	11	12	
De Rosa	−125.00	–	973.2	1	7	
Motazedian	3.9	–	8.3	9	8	
Sartorio	36.9	–	92.2	8	1	
PRL level	0.9	–	6.7			

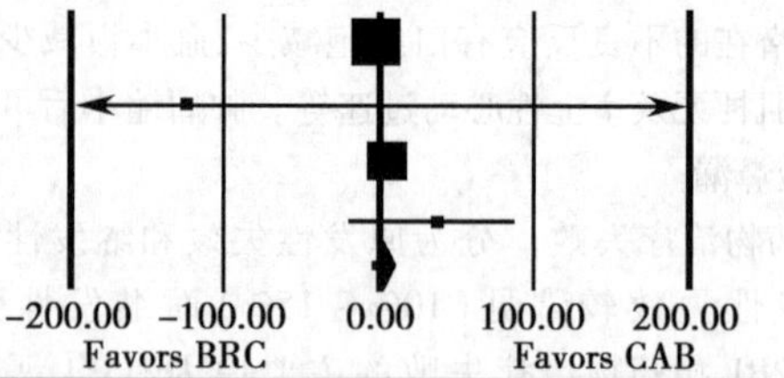

−200.00　−100.00　0.00　100.00　200.00
Favors BRC　　　　　　　Favors CAB

| Outcome | Study name | Statistica for each study | | | Events/Total | | Risk ratio and 95% CI |
		Riak Ratio	Lower limit	Upper limit	BR	CA	
	?	0.31	0.0	4.14	1/16	1/5	
	?	4.83	0.9	24.5	3/9	2/29	
	?	1.61	0.1	24.9	1/36	1/58	
	?	2.10	1.2	3.67	31/94	14/89	
	?	1.83	1.1	2.93	30/58	17/60	
?	?	1.77	1.2	2.48	74/231	40/221	
?		1.85	1.4	2.36			
	?	1.63	0.6	4.21	7/10	3/7	
	?	0.28	0.0	2.24	1/19	5/27	
	?	0.40	0.0	4.96	1/10	1/4	
?		0.84	0.2	2.71			
	?	0.71	0.0	8.90	1/7	1/5	
	?	1.79	0.1	27.9	1/43	1/77	
	?	3.79	2.1	6.65	48/94	12/89	
?		3.41	1.9	5.44			
	?	0.52	0.0	7.59	1/21	1/11	
	?	0.50	0.0	6.06	1/8	1/4	
?		0.51	0.0	3.17			
	?	1.14	0.0	15.0	1/7	1/8	
?		0.14	0.0	15.0			
	?	0.16	0.0	2.47	0/4	2/3	
?		0.16	0.0	2.47			
	?	1.04	0.8	1.32	65/117	65/122	
	?	0.69	0.0	0.84	53/94	73/89	
?		0.84	0.5	1.27			
	?	2.19	0.1	35.5	3/15	0/4	
	?	3.00	1.5	5.80	15/28		
	?	3.89	1.7	8.69	19/44	6/54	
	?	1.17	0.0	14.9	1/6	1/7	
	?	8.02	3.0	21.2	31/58	4/60	
	?	2.00	0.2	15.6	4/20	1/10	
	?	1.50	0.0	29.1	1/7	0/3	
	?	2.50	1.8	3.48	96/236	37/223	
?		2.88	2.2	3.74			
	?	6.43	0.4	94.4	4/6	0/4	
Sex ???		6.43	0.4	94.4			
	Disarno-Mscre???	1.90	0.3	9.95	3/15	2/19	
Visual field defects		1.90	0.3	9.95			

0.1　0.1　1　10　10
Favars BRC　　　　　Favors CAB

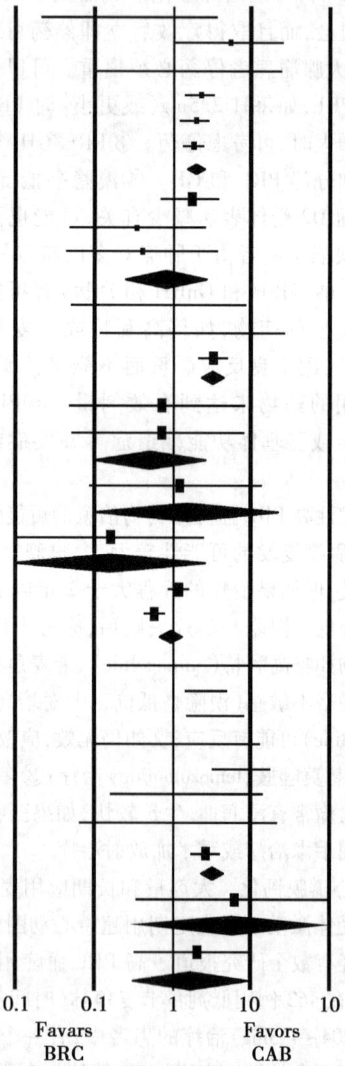

图 2-3-9-6　溴隐亭与卡麦角林的疗效比较

（三）**妊娠期 PRL 瘤治疗**　妊娠期泌乳素瘤的治疗详见本篇扩展资源 16（图 2-3-9-7）。用溴隐亭治疗恢复排卵性月经并在妊娠 3~4 周后停用溴隐亭不增加胎儿自发性流产、异位妊娠、滋养层疾病、胎儿先天性疾病、多胎妊娠的机会。对出生的婴幼儿长期随访观察也没有发现远期不良后果。因此，PRL 微腺瘤和经过治疗的大腺瘤患者在恢复正常排卵性月经后可以考虑怀孕，部分病例（27%）妊娠后 PRL 瘤轻微缩小，少数病例可完全消失。妊娠时，正常的垂体因 PRL 细胞增生而扩大；至分娩时，垂体体积扩大 30%~40%。患 PRL 瘤者妊娠后，PRL 瘤亦增大，并可导致视野缺损和正常垂体受损，可能因压迫视交叉而引起视野缺损或全垂体功能不全与垂体卒中。因此，计划妊娠的 PRL 瘤者应在妊娠前进行药物治疗。妊娠期间的药物治疗主要在胎儿安全和视野缺损/垂体受损的利弊上权衡，可有多种选择[37-44]:①如微 PRL 瘤者的病情允许,停用药物治疗,并在妊娠期间严密观察视野变化,产后 6 周做 MRI 检查;如瘤体扩大,择时药物治疗或于妊娠期间一直进行药物治疗。②如大 PRL 瘤者欲妊娠,应先做 PRL 瘤手术;严密观察视野变化,如复发或瘤体扩大,用溴隐亭治疗,如对药

物不敏感,可考虑在妊娠中期进行手术治疗。③如妊娠期间视野恶化或发生瘤体出血、剧烈头痛、视野缺损或尿崩症时须行垂体 MRI 检查,延至分娩后行垂体切除术。④随访时,检测泌乳素没有价值,因其水平在妊娠期升高,因此一般应用视野检查进行追踪观察。

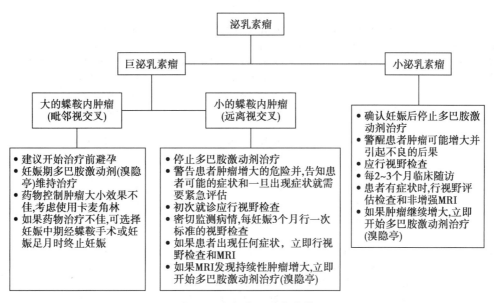

图 2-3-9-7　妊娠期泌乳素瘤的处理

1. 微 PRL 瘤　对于月经周期正常者,先用非药物方法避孕,选择适当时机受孕。经 HCG 测定证明受孕后 1 周即停用一切药物 3~4 个月;并在妊娠期间至少每 3 个月复查视野 1 次(妊娠期和哺乳期的血 PRL 测定无意义);分娩后 6 周行 MRI 检查。在一个包含 6239 例妊娠的研究中,妊娠前的溴隐亭治疗并未增加胎儿畸形、流产、多胎等的危险性;而卡麦角林的相关研究较少,最大仅有 380 例的研究证明其与不良妊娠无关。目前亦未见其他多巴胺激动剂增加不良妊娠的报道,但一般不主张随意使用。妊娠后多久可继续使用多巴胺激动剂亦无一致意见。妊娠期间一般不建议进行垂体 MRI 检查,但如果出现视野缺损或者其他肿瘤增大引起的神经压迫症状时,可以进行垂体 MRI,但不能注射造影剂。同时重新使用溴隐亭治疗,因为妊娠早中期的任何手术治疗将会使胎儿流产的危险性增加(1.5~5 倍)。出现溴隐亭抵抗或视力进行性下降,应考虑经蝶窦手术治疗,足月则考虑助产。大腺瘤患者也可以在妊娠前先经蝶窦手术缩小肿瘤体积后再辅以溴隐亭治疗,恢复正常 PRL 水平及排卵功能以便怀孕。患者在妊娠后应每月进行 1 次视野检查并监测 PRL 水平,必要时考虑垂体扫描检查。

2. 大 PRL 瘤　育龄妇女 PRL 瘤患者,由于高 PRL 血症、闭经,极少自然怀孕。经蝶窦垂体瘤切除术后可增加怀孕机会,多巴胺激动剂溴隐亭等治疗更可使 80%~90% 育龄患者恢复排卵性月经,并可获得与健康妇女一样的妊娠概率。因此,临床上出现两个需要处理的问题:①妊娠后 PRL 瘤增大引起的并发性及其危险性。②溴隐亭等治疗对胎儿的安全性。大 PRL 瘤应在妊娠前进行预防性手术切除术。

如果患者拒绝手术治疗,应使用溴隐亭,并确保溴隐亭的敏感性。受孕时机的选择和受孕后的处理与病情观察同微 PRL 瘤。药物治疗不满意时,尤其是出现视野缺损、垂体受损、垂体出血时,应在妊娠中期或立即进行手术治疗,并于分娩后 6 周行 MRI 检查。

药物治疗中,发现意外妊娠时,如果需要继续妊娠,需要立即停药物,但如果肿瘤较大,且伴有明显临床症状而无放疗病史,应在全妊娠期间继续多巴胺激动剂治疗,但妊娠期间的血清泌乳素测定不能作为治疗的观察指标,一般情况下,也无须进行 MRI 监测,除非伴有视力障碍会视野缺失。

(四) 药物抵抗性泌乳素瘤与恶性泌乳素瘤的治疗
使用足够剂量的多巴胺激动剂治疗后,症状无改善,肿瘤无收缩小者称为药物抵抗性泌乳素瘤,此时可改用卡麦角林治疗(表 2-3-9-9)。如仍无反应,则建议手术或放射治疗。如手术肿瘤后复发,往往提示为恶性泌乳素,其唯一的措施是放疗或替莫唑胺治疗。约 5% 的泌乳素瘤属于家族性单纯性泌乳素瘤或为 MEN-1 的表现之一。多巴胺激动剂是治疗泌乳素瘤的一线药物,由于卡麦角林的 D2 受体高亲和性和半衰期较长,目前已经成为这类药物的首选制剂。治疗微 PRL 瘤和大 PRL 瘤的有效率发病达到 90% 和 80%。但是少数病例对多巴胺激动剂(卡麦角林 2.0mg/周)仍无效。Vroonen 等报道的多巴胺激动剂抵抗病例特点见表 2-3-9-9。由表可知,诊断年龄较小、症状较重尤其是伴有神经症状和大腺瘤者容易出现治疗抵抗。儿童高泌乳素血症要特别注意恶性 PRL 瘤或遗传性 PRL 瘤可能。

表 2-3-9-9　药物抵抗性 PRL 瘤的临床特点

项目	全部病例	男性病例	女性病例	P 值
一般情况				
病例数	92	42	50	
诊断年龄(岁)	32.0±16.1(9~86)	38.8±17.6(9~86)	26.6±12.2(11~65)	0.0003
≥50 岁(%)	14(15.2%)	11(26.2%)	3(6.0%)	0.0072
内分泌症状				
发生率	85/91(93.4%)	36/41(87.8%)	49/50(98.0%)	–
青春期发育延迟/闭经	9(9.9%)	3(7.1%)	6(12.0%)	–
继发性性腺功能减退	69(75.8%)	29(69.0%/24 例性腺功能减退/5 例勃起障碍)	40(80.0%/33.2%闭经/7%月经稀少/27%溢乳)	–
垂体功能减退	21(23.1%)	15(35.7%)	6(12.0%)	0.020
MPHD	10(11.4%)	8(19.0%)	2(4.0%)	0.021
神经症状				
发生率	50/91(54.9%)	36/41(87.8%)	14/50(28.0%)	<0.0001
头痛	21	14	7	
视野缺损	14	11	3	
头痛+视野缺损	11	8	4	
眼神经麻痹	4	3	1	
其他症状	4	4	0	
肿瘤特征				
微/大/巨腺瘤	15/62/15	1/29/12	14/33/3	0.0003
浸润	46/89(51.7%)	30/42(68.2%)	16/47(36.4%)	0.0004
血清 PRL(诊断时)	755.0(50.6~25 640.0)	1990.0(202.0~20 000.0)	363.0(50.6~25 640.0)	<0.0001
卡麦角林治疗后 PRL	369.0(6.0~13 000.0)	771.0(23.0~13 000.0)	193.0(6.0~7862.0)	0.015
首选卡麦角林治疗	31(33.7%)	12(28.6%)	19(38.0%)	–
卡麦角林治疗前处置				
多巴胺激动剂	41(44.6%)	21(50.0%)	20(40.0%)	–
手术	7(7.7%)	4(9.5%)	3(6.0%)	–
多巴胺激动剂+手术	7(7.7%)	4(9.5%)	3(6.0%)	–
多巴胺激动剂+手术+放疗	6(6.5%)	1(2.4%)	5(10.0%)	–

在 46 例手术治疗的患者中,少数仍难以控制病情,必须加用药物和放疗联合治疗(表 2-3-9-10),这些患者很可能属于恶性 PRL 瘤或局部浸润性 PRL 瘤。

泌乳素瘤停药后的复发率高,一般可重新启用药物治疗,疗程 2 年以上者的复发率较低。

表 2-3-9-10　多巴胺激动剂抵抗病例的临床结局

项目	大腺瘤残存	微腺瘤残存	无腺瘤残存	P 值
病例数	46	16	11	–
性别	28 M/18 F	7 M/9 F	3 M/8 F	0.102
年龄	36.5±18.1	33.2±15.6	25.7±12.4	–
血清 PRL(ng/ml)	2560.0(100.0~25 640.0)	819.5(182.8~4152.0)	207.0(50.6~2800.0)	<0.0001
肿瘤浸润	30/41(73.2%)	7/16(43.7%)	3/11(27.3%)	0.009
DA/DA+手术/放疗	22/14/10	7/8/1	0/10/1	0.0048
多种方法联合治疗	24/46(52.2%)	7/16(56.2%)	11/11(100%)	0.013
卡麦角林用量(mg/周)	3.5(2.0~10.5)	3.5(2.0~7.0)	3.5(2.5~9.0)	–
追踪时间(月)	71.5(8~408)	103.0(24~348)	108.0(38~240)	–
PRL 正常者	9/46(19.6%)	6/16(37.5%)	6/11(54.5%)	0.048
卡麦角林维持量	3.0(0.0~7.0)	2.0(0.0~3.5)	0.75(0.0~4.0)	0.016
卡麦角林停药	4/46(8.7%)	3/16(18.7%)	4/11(36.4%)	0.063

注:DA:多巴胺激动剂

【手术治疗和放射治疗】

(一) 手术治疗

1. 手术治疗对象　在所谓的药物抵抗性 PRL 瘤患者中,必须首先排除侵袭性 PRL 瘤可能,因为这种肿瘤应尽早手术或放射治疗。药物治疗效果差、有药物抵抗、难以耐受药物治疗副作用、肿瘤巨大、垂体卒中、疗效差的囊性 PRL瘤、PRL/GH 混合瘤、药物治疗引起的脑脊液鼻漏、肿瘤为恶性时,需考虑经蝶窦手术治疗(PRL/GH 混合瘤的治疗见本章第15节）。对于大腺瘤尤其是有脑神经压迫症状时也可首先考虑手术治疗，术后辅以药物治疗或垂体放疗，尤其是出现垂体卒中时，手术治疗的预后优于保守治疗。个别患者在手术治疗后仍复发，药物治疗无效，肿瘤生长快；经γ刀或垂体手术后无明显改善，其预后差，常并发颅内高压、腺垂体功能减退症、脑脊液鼻漏、尿崩症、垂体卒中等。提示为恶性PRL瘤或疗效不佳时，必须接受γ刀治疗。

2. 手术方式和疗效　目前有两种手术方式。以前多采用经额开颅切除术，其手术并发症多且危险性大，肿瘤不能被充分暴露，不易彻底切除，疗效不满意。经蝶窦术式可摘除早期发现的微腺瘤。经口腔或鼻-蝶窦途径进入蝶鞍区进行选择性腺瘤组织切除，保留正常垂体组织。手术成功率取决于外科医师的经验、操作技巧以及肿瘤的大小。微腺瘤的手术远期治愈率为50%~60%，大腺瘤约为25%。Feigenbaum等对采用该术式患者的随访（平均期限为9.2年）结果表明，有51.8%的微腺瘤和48.2%的大腺瘤患者在术后不用溴隐亭，PRL可长期正常，手术治疗的总复发率32.7%。预期手术成功的因素有术前PRL水平及肿瘤大小与状态（即鞍外侵犯程度）。由于手术减少了药物治疗需要量，术后患者对该药物耐受性和药物抵抗会有明显改善。

3. 手术并发症　经蝶窦术式的手术死亡率很低（<1%）。手术并发症包括脑脊液鼻漏、尿崩症、颅内感染、视觉系统损伤（较开颅术式少见）以及腺垂体功能减退等。

（二）放射治疗（放疗）　放射治疗产生效果的时间较长，而且易造成继发性垂体功能低下，一般仅作为术后的辅助治疗。但在药物治疗失败和手术治疗存在禁忌证情况下，亦可单独选用放疗。放射治疗降低血PRL的速度慢，且恢复排卵性月经的疗效不满意。常用的放射总剂量为45Gy，每天1.8Gy照射垂体。Tsang等对63例经此类型治疗的患者进行了长达10年的随访研究，约30%的患者PRL最终恢复正常。垂体放疗的并发症有下丘脑功能不全、腺垂体功能减退、视觉系统损害、脑血管意外、脑坏死、继发性脑部恶性或良性肿瘤等。腺垂体功能减退中最常见为GH缺乏和继发性性腺功能减退，其次为ACTH缺乏及TSH缺乏。20世纪90年代后垂体放疗采用的总剂量不超过50Gy，每天剂量<2.0Gy则基本未见有视觉系统损害与脑坏死的报道。

γ刀治疗垂体瘤，其对肿瘤的立体定位准确，疗程短，因而对颅脑及下丘脑的损伤较少，但疗效是否优于常规放疗须进一步确定。在无周围压迫情况时，γ刀治疗可补充/替代经蝶窦术式。

【病例报告】

（一）病例资料　患者女性，21岁，汉族。因"泌乳、闭经8个月"于2014年11月18日入院。患者于2014年3月出现月经延迟和间断性闭经，乳头有少量乳白色黏稠分泌物流出，伴明显脱发。7月份血清LH 25.19mU/ml（卵泡期正常参考值1.80~11.78mU/ml），FSH 12.01mU/ml（卵泡期正常参考值3.03~8.08mU/ml），PRL 74.65ng/ml（女性5.18~26.53ng/ml）、孕酮3.2ng/ml、雌二醇122.00pg/ml、睾酮0.29ng/ml；持续口服溴隐亭2.5mg/d，1个月后改为5mg/d，再1个月后减为2.5mg/d治疗；口服黄体酮（200mg/d）4天后月经来潮，10月份复查LH 72.73mU/ml，FSH 92.4mU/

ml，PRL 23.67ng/ml，睾酮82.94ng/dl，抗甲状腺蛋白抗体90.2U/ml，甲状腺过氧化物酶抗体122.1U/ml，FT₃ 5.39mmol/L，FT₄ 21.76mmol/L，TSH 2.9U/ml，诊断为"卵巢早衰"。给予"戊酸雌二醇片/雌二醇环丙孕酮片（克龄蒙）、溴隐亭、活性维生素D₃和西维尔口服。此后复查血清LH 84.5U/L、FSH 67.3U/L，8点钟ACTH 17.4ng/L；睾酮1.79nmol/L、皮质醇449.5nmol/L、硫酸脱氢表雄酮1.3mg/L、17-OHP 0.79ng/ml。B超显示甲状腺形态规则，表面光滑，左叶38mm×16mm×12mm，右叶37mm×17mm×13mm，峡部2.3mm，实质回声均匀，未见明显结节回声。患者继续服用上述药物。10月份连续口服克龄蒙21天后停药并于11月5日月经来潮。患者自幼有反复发作"荨麻疹"，否认高血压、心脏病、糖尿病、脑血管疾病、精神疾病史。月经初潮14岁，3~4/28天。2014年3月前月经周期规则正常，未婚未育。家中无甲状腺疾病、肾上腺疾病、糖尿病及类似病史。

体温36.6℃，脉搏73次/分，呼吸20次/分，血压112/73mmHg，身高162cm，体重54kg，BMI 20.6kg/m²，腰围73cm，臀围92cm，腰臀比0.79。发育正常，营养良好。甲状腺无肿大，未触及结节。乳腺发育Tanner 5期，挤压无乳汁分泌，乳头及乳晕正常。阴毛呈倒三角分布，Tanner 5期；腋毛、眉毛分布正常。皮肤无色素沉着。血清免疫球蛋白正常，OGTT、糖化血红蛋白、IGF-1、IGFBP-3、TT₃、TT₄、FT₃、FT₄、TSH均正常。甲状腺球蛋白抗体81.7U/ml，甲状腺过氧化物酶抗体66.0U/ml。结核PPD-IgG+，PPD皮试1:2000++，1:10 000+。结核斑点试验阴性。血清25-(OH)D 49nmol/L，ANA、抗核抗体、ENA、补体C3/C4均正常；抗β2糖蛋白1抗体44U/ml。血清皮质醇节律存在，ACTH正常，胰岛素低血糖-GH兴奋试验正常。影像学检查显示盆腔少量积液，左侧卵巢29mm×20mm，其内探及4个直径为2~5mm不等的囊性暗区，右侧卵巢32mm×19mm，其内探及11mm×10mm囊性暗区。乳腺彩超显示双侧乳腺小叶增生，未见明显异常血流。心电图、胸片未见异常。骨密度与同龄人比较骨量低20%。垂体MRI平扫+增强显示垂体偏左侧微小占位病灶（图2-3-9-8和图2-3-9-9）。

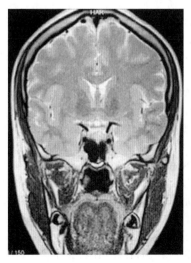

图2-3-9-8　病例的头部MRI
垂体左侧异常信号灶，增强扫描呈边缘轻度强化，可疑垂体微腺瘤

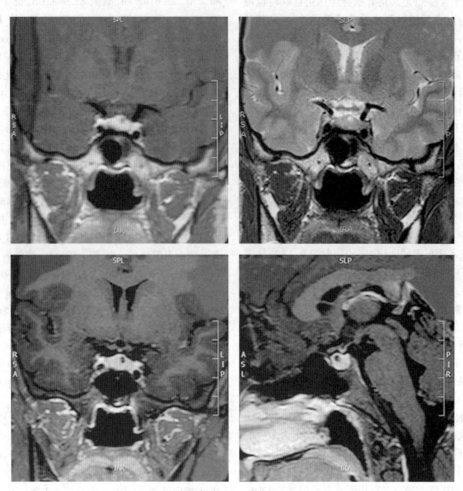

图 2-3-9-9 病例的垂体 MRI

垂体微腺瘤(直径约 3.3mm×3.1mm)

(二)病例讨论 本例诊断为卵巢早衰、泌乳素瘤和结核病的依据充分。头部 MRI 显示垂体微腺瘤,但泌乳素水平未达到泌乳素瘤标准,患者的高促性腺性性腺功能减退症考虑为卵巢早衰所致,问题是卵巢早衰与高泌乳素血症是否有联系。垂体平扫+增强 MRI 可见垂体偏左侧微小(3mm)占位病灶,边缘强化且有高亮点,提示囊性瘤或小肿瘤囊变。高泌乳素血症抑制 LH、FSH 分泌,但患者的血清泌乳素一直增高,服用溴隐亭治疗有一定效果,有可能为卵巢功能衰竭后反馈垂体促使 LH、FSH 细胞增生同时促进泌乳素细胞增生致泌乳素升高。患者虽有结核相关抗体阳性,但彩超等影像学检查无卵巢、子宫等结核感染证据。甲状腺球蛋白抗体和甲状腺过氧化物酶抗体滴度轻度升高,结核 PPD-IgG、PPD 皮试和结核斑点试验、抗磷脂抗体、抗 β2 糖蛋白 1 抗体阳性而 ANA、抗核抗体、ENA、补体 C3/C4 均正常,并无多发性自身免疫性内分泌腺综合征的诊断依据,不能诊断为相应组织的自身免疫性疾病,考虑为结核感染所致的非特异性阳性反应。若要明确卵巢早衰是否为自身免疫因素所致,需完善穿刺活检及免疫组化、基因检测等检查。卵巢早衰与泌乳素的关系不符合典型泌乳素瘤、高泌乳素血症所致卵巢功能减退的特点。患者年轻,需维持人工月经周期,单用雌激素风险较大,应予雌-孕激素序贯治疗。

(聂正夫 雷闽湘)

第 10 节 巨人症与肢端肥大症

肢端肥大症(acromegaly)和巨人症(gigantism)一般是因 GH 持久过度分泌所引起的内分泌代谢疾病,GH 过度分泌的原因主要为垂体 GH 瘤或垂体 GH 细胞增生。发病年龄以 20~29 岁者多见,无明显性别差异。发生于青春期前、骨骺未融合者表现为巨人症,较少见;发生在青春期后、骨骺已融合者表现为肢端肥大症,其发展慢,以骨骼、软组织、内脏增生肥大为主要特征,较多见;青春期前骨骺未融合时发病,但病情一直进展至成年后,既有巨人症又有肢端肥大症的表现者称为肢端肥大性巨人症(acromegalic gigantism),临床罕见。尸解发现,成人垂体瘤的患病率约为 25%,但临床诊断仅为每年 1.85/10 万,GH 分泌性腺瘤占临床诊断的垂体瘤的 10%~15%。西班牙的年发病率为 0.3/10 万,患病率为 4~6/10 万。中国香港为每年 3.8/10 万,以女性为多见。1990 年,北京协和医院统计的男女比例为 1.2∶1.0。81.2% 的患者在 30~50 岁间就诊。一般认为,男性身高>2.0m,女性>1.85m 称为巨人症,但应注意部分地区的某些人种(如非洲 Watussi 地区的某些部落和欧洲 Patagonia 部落)或某些家族成员(如历史记载的瑞典王室家族)的身高超过常人,这些人因无 GH 分泌过多,故不是巨人症。据世界卫生组织调查结果,近代的男性"巨人症"依次为前苏联的马凯洛夫(3.0m)、土耳其的凯亚努亚(2.83m)、美国的维罗(2.6m)和英国的亚顿(2.52m);以前报道的女性"巨人症"以荷兰的迪克(2.38m)最高。1981 年,我们诊治的 1 例女性病例高达 2.47m,比荷兰的迪克至少还高 9cm。

肢端肥大症也可以是 1 型多发性内分泌腺肿瘤(MEN-1)或 McCune-Albright 综合征的表现之一,或与其他散发性内分泌肿瘤相伴发生。

【分类与病因】

(一) **GH 瘤病理类型** 根据病理形态特征,GH 瘤可分为以下八类:①致密 GH 颗粒型的生长较缓慢;②稀少 GH 颗粒型的生长较迅速;③GH/PRL 混合颗粒型腺瘤含有表达 GH 与表达 PRL 的两种细胞,其生长迅速且有侵袭性;④单形态嗜酸性干细胞腺瘤的一种细胞可同时表达 GH 和 PRL,其生长迅速且有侵袭性,临床表现与 PRL 瘤相似;⑤多激素分泌瘤(plurihormonal tumor)除可表达 GH 外,还可分泌 PRL、TSH、ACTH 和 α-亚基中的任何一种或多种,引起溢乳、垂体性甲亢、Cushing 病等临床表现;⑥GH 细胞癌;⑦GH 细胞增生;⑧静寂性 GH 瘤,瘤细胞含 GH 颗粒,但临床无 GH

增多表现,血 GH 水平正常[1,2]。

(二) **垂体 GH 瘤病因**

1. **垂体瘤转化基因过度表达** 垂体瘤转化基因(PTTG)编码一种含 199 个氨基酸残基的蛋白质,在正常垂体组织中不表达,但在体内及体外均显示较强的致瘤作用,提示 PTTG 可导致 GH 瘤的发生。GH 瘤细胞表达 GHRH 受体、葛瑞林受体和 GH 释放抑制因子(SRIF)受体,下丘脑或其他组织的 GHRH 分泌过多,在 GH 细胞失去降调节(如细胞 Gsα 突变、LOH 或 PTTG 等)条件下,可引起垂体 GH 细胞增生甚至发生腺瘤。

2. **相关基因杂合性缺失或体细胞突变** 垂体 GH 瘤多为单克隆来源,其发病机制未明。1 型多发性内分泌腺肿瘤综合征(MEN-1)的垂体瘤患者在染色体 11q13 和 2p16-12 区域存在家族性单一 GH 瘤基因的杂合性缺失(LOH),而在散发性垂体瘤中 LOH 不常见,亦未发现垂体其他肿瘤常见的基因(如 gsp、ras、p53、Rb、GHRH 基因 PTTF 等)突变。部分 GH 瘤存在体细胞突变的证据。约 40% 的 GH 瘤与体细胞 G 蛋白(Gs)异常有关,最常见的突变位点为 R201 和 E227。这种突变使腺苷环化酶处于持续兴奋状态,继之细胞内 cAMP 水平增高,GH 分泌过多(图 2-3-10-1)。

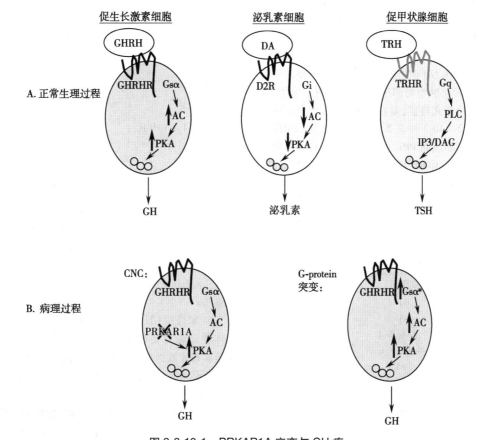

图 2-3-10-1 PRKAR1A 突变与 GH 瘤

A. 下丘脑-垂体信号,垂体的 GH 细胞主要依赖于 cAMP/PKA 信号途径;B. PRKAR1A 失活或 Gsα 激活后,引起 GH 自主性分泌不依赖于上游信号

3. **生长因子分泌异常** 垂体瘤细胞产生多种生长因子,在肿瘤形成中起重要作用(表 2-3-10-1)。转化生长因子 α(TGF-α)可能导致垂体 GH 分泌及 GH 细胞增生。GH 瘤也有上皮生长因子(EGF)和 TGF-α 受体过度表达,可能与 GH 瘤的生长和侵袭有关。

表 2-3-10-1 肢端肥大症/巨人症的病因

原发性垂体功能异常	嗜铬细胞瘤
GH 瘤(多分泌颗粒或少分泌颗粒)	卵巢癌
GH/PRL 混合瘤	其他疾病
泌乳生长细胞腺瘤	体质性巨人症
嗜酸性干细胞腺瘤	青春期发育提前和性早熟
多激素分泌腺瘤	性腺功能减退症
GH 细胞增生	先天性肾上腺皮质增生症
GH 细胞癌	Sotos 综合征
淋巴细胞性垂体炎	Weaver 综合征
继发性垂体功能异常(下丘脑或异位 GHRH 分泌)	Beckwith-Wiedemann 综合征
	PRL 瘤
下丘脑神经元错构瘤	McCune-Albright 综合征
腺垂体神经元迷芽瘤	Simpson-Golabi-Behmel 综合征
神经节细胞瘤	Carney 复合症
类癌(支气管/胃肠或胰腺)	肌肉腺苷氨酸脱陷-心肌肥厚-巨人症
小细胞型肺癌	
肾上腺腺瘤	Wilms 瘤

4. **异源性 GHRH 分泌** 非垂体组织的肿瘤分泌 GHRH 刺激垂体 GH 细胞增生,GH 细胞数目增多,细胞肥大。病变可位于下丘脑、垂体外甚至颅外(表 2-3-10-2),属于异位激素分泌综合征中的一种。异源性 GHRH 综合征所致肢端肥大症的临床特征与垂体 GH 瘤所致者相同,常有典型肢端肥大症表现。诊断时常伴肿瘤局部压迫症状、糖耐量异常、胃泌素瘤、甲状旁腺功能亢进症、溢乳症、Cushing 综合征或类癌综合征表现(表 2-3-10-3 和表 2-3-10-4)。因为 GHRH 亦刺激 PRL 细胞,故可形成高 PRL 血症。下丘脑 GHRH 瘤及异位 GHRH 瘤能引起垂体 GH 细胞增生或 GH 瘤。胰腺、肺、肾上腺、乳腺、卵巢和神经节 GHRH 瘤可伴有肢端肥大症。手术切除这些肿瘤后,GH 过度分泌状况以及由此产生的临床表现随之缓解。在先天性垂体增生的巨人症患者中也可检测出 GHRH。故 GHRH 是产生垂体瘤的病因之一。

表 2-3-10-2 异位肢端肥大症的临床特征(99 例)

性别	病例数	%
女性	64	64.6%
男性	35	35.4%
	均值±标准差	范围
年龄(岁)	40.4±14.1	14~77
病期(年)	8.3±5.8	1~22
肿瘤体积(cm)	6.3±4.0	1~25
肿瘤来源	n	%
肺脏	51	51.5
胰腺	34	34.3
消化道	7	7.1
肾上腺	2	2
垂体	1	1
胸腺	2	2
纵隔	1	1
未明	1	1
总计	99	100

表 2-3-10-3 异位肢端肥大症的垂体影像与组织病理特征

项目	例数	%
垂体影像		
垂体扩大	41	46
腺瘤	27	30
空泡蝶鞍	2	2
正常	18	20
微囊肿	2	2
垂体病理		
增生	16	55
腺瘤	6	21
其他病变	6	21
正常	1	3

表 2-3-10-4 异位肢端肥大症的实验室检查结果

项目	例数	均值±标准差
血清 GH(ng/ml)		
随机	70	60±81
GTT 基础	66	35±40
GTT 刺激后	55	53±77
TRH 刺激后	28	187±212
血清 IGF-1 和 GHRH		
IGF-1(μg/ml)	69	2.56±1.06
GHRH(ng/ml)	73	7693±20276

5. **异源性 GH 分泌** 近距离的异位 GH 瘤是指异位残余垂体组织发生的 GH 瘤,可来源于蝶窦、岩骨、鼻咽腔部(表 2-3-10-5)。偶尔,垂体 GH 细胞癌转移至垂体外仍保存 GH 分泌功能。远距离的异位 GH 瘤多见于肺腺癌(鳞癌无 GH 分泌功能)、乳腺癌、卵巢癌、胰岛细胞癌、淋巴瘤等。

6. **家族性 GH 瘤** 家族性 GH 瘤见于 1 型多发性内分泌腺体肿瘤综合征(MEN-1)、Carney 复合症、McCune-Albright 综合征和家族性单纯垂体瘤等情况。部分 FIPA 的病因与芳香烃受体相互作用蛋白基因有关,患者表现为 GH 瘤、PRL 瘤、ACTH 瘤或无功能瘤[3]。

(三)遗传综合征合并 GH 瘤/垂体 GH 细胞增生的病因 GH 瘤或垂体 GH 细胞增生亦可见于以下几种情况:①多发性内分泌腺肿瘤综合征;②Carney 复合症;③G 蛋白病(尤其多见于 McCune-Albright 综合征)。FIPA 为常染色体显性遗传,根据肿瘤的表型,可分为两种亚型,纯合子型时,家族中的所有患者具有相同的垂体腺瘤,GH 瘤具有一定的浸润性,而杂合子型的垂体瘤类型不同,其中泌乳素瘤和 GH 瘤约占 70%,女性的发病率(62%)高于男性,其次为无功能性腺瘤。AIP 相关性垂体瘤(AIP-related pituitary adenoma)以男性 GH 瘤多见,但常同时分泌泌乳素(GH/PRL 瘤,50%),分析 75 例 AIP-突变所致的垂体瘤

资料,发现其发病较早,瘤体较大,浸润性较强(表 2-3-10-6),药物治疗的效果较差[4]。与 GH 瘤相关的基因见表 2-3-10-7。

表 2-3-10-5 文献报道的异位 GH 分泌瘤

报道者	激素测定	异位部位	垂体	硬脑膜	鞍底	免疫组化染色
Corenblum	GH 46.8ng/ml PRL 5ng/ml	蝶窦	正常	正常	正常	GH++
Warner	–	蝶窦	正常	正常	侵犯	GH++/PRL+
Maddona	–	蝶窦	正常	正常	侵犯	GH++/TSH+
Matsuno	GH 97ng/ml IGF-12.3×ULN PRL 140ng/ml	蝶窦	空蝶鞍	正常	缺失	GH++/PRL+/α-SU+
Hori	GH 14.5ng/ml PRL 26.3ng/ml	蝶窦	空蝶鞍	缺失	缺失	GH++
Mitsuya	GH 133ng/ml PRL 73ng/ml	海绵窦	正常	正常	正常	GH++/PRL+
Gondim	GH 97ng/ml IGF-12.7×ULN PRL 17ng/ml	蝶窦	空蝶鞍	正常	缺失	GH++
Chan	–	蝶窦	正常	正常	正常	–
Bhatoe	GH 36ng/ml	Clivus	正常	缺失	侵犯	GH++/PRL+/LH+/FSH+
Guerrero	GH 12.3ng/ml IGF-11.9×ULN PRL 40.2ng/ml	蝶窦	正常	正常	ntact	GH++/PRL+
Kurowska	GH 4.3ng/ml IGF-12.5×ULN	蝶窦	空蝶鞍	?	?	GH++
Appel	GH 6ng/ml IGF-13.1×ULN PRL 26ng/ml	Clivus	空蝶鞍	正常	正常	GH++/PRL+
Hong	GH 18ng/ml IGF-13.6×ULN	蝶窦	空蝶鞍	正常	部分缺失	GH++
	IGF-1 4.8×ULN PRL 12.7ng/ml	蝶窦	空蝶鞍	正常	正常	GH++/PRL+

表 2-3-10-6 伴和不伴 AIP 突变的肢端肥大症比较

项目	AIP 突变组	AIP 正常组
病例数	75	232
男性	61.3%	46.5%
确诊年龄(岁)	22	43
大腺瘤	90.1%	80.8%
蝶鞍外扩张	65.1%	49.8%
局部浸润	51.7%	38.8%
巨人症	32.0%	6.5%

注:AIP:芳香碳氢化受体相互作用蛋白

表 2-3-10-7 与 GH 瘤相关的基因

基因	功能	突变方式	临床特点	GH 瘤特异性
GNAS	癌基因	活化印记	非家族性综合征性散发性	相对特异
CREB	转录因子	体质性磷酸化	散发性	相对特异
AIP	肿瘤抑制基因	失活	家族性综合征性	相对特异
MEN1	肿瘤抑制基因	失活	家族性综合征性	非特异性
PRKAR1A	肿瘤抑制基因	失活	家族性综合征性	非特异性
H-RAS	癌基因	活化	转移或恶变	非特异性
CCNB2	细胞周期蛋白	HMGA 诱导	散发性	非特异性
CCND1	癌基因	过表达	散发性	非特异性
HMGA2	癌基因	过表达	散发性	非特异性

续表

基因	功能	突变方式	临床特点	GH瘤特异性
FGFR4	癌基因	补充性转录	散发性	非特异性
PTTG	紧固蛋白（securin）	过表达	散发性	非特异性
Rb	肿瘤抑制基因	表观遗传沉默	散发性	非特异性
CDKN1B	CDK抑制子	无义突变	散发性	非特异性
GADD45G	增殖抑制子	表观遗传沉默	散发性	非特异性
MEG3	增殖抑制子	表观遗传沉默	散发性	非特异性

（四）GH瘤发病机制与病理特征　GH瘤形成是因GH细胞周期功能和GH分泌调节紊乱导致过度增殖的结果。GH瘤的激素分泌特点与GH瘤的比例限制密切相关，例如，稀释颗粒性GH细胞腺瘤分泌GH过多，血清GH明显升高，且有浸润性生长潜能，而沉默性GH瘤细胞表达GH，但GH分泌或分泌的量极低，血清GH正常，且无肢端肥大症表现（表2-3-10-8）。

1型蛋白激酶cAMP依赖性调节子α（PRKAR1A）基因失活型突变编码PKA的调节亚基1A引起GHRH-cAMP信号途径介导GH瘤形成（图2-3-10-2），但这并非唯一因素，因为类癌分泌异位GHRH可导致垂体GH细胞增生，而不会出现腺瘤形成。GHRH诱导生成cAMP和GH基因转录；活化性GNAS突变引起cAMP水平升高，激活蛋白激酶A，促进GH合成与分泌。合子后GNAS突变引起GH或ACTH高分泌的原因也是垂体GH细胞增生所致，一般不会出现GH腺瘤，GH瘤细胞CREB基因活化也激活cAMP信号途径。

表2-3-10-8　GH瘤的激素分泌特点

GH瘤类型	肿瘤与激素分泌特点
致密颗粒性GH细胞腺瘤	仅分泌GH（老年患者的血清GH升高通常不明显）
稀释颗粒性GH细胞腺瘤	仅分泌GH（年轻患者的血清GH升高明显且具有浸润性生长潜能）
GH/PRL分泌性GH细胞腺瘤	分泌GH和PRL，形态单一的GH细胞或混合性GH-PRL细胞/巨人症
家族性GH细胞腺瘤	斑点状皮肤色素沉着/黏膜-心脏黏液瘤/肢端肥大症/血清GH-IGF1-PRL升高/肢端肥大症轻微
嗜酸性干细胞腺瘤	垂体干细胞分泌PRL和GH/浸润性生长潜能/巨人症
多激素分泌性GH细胞腺瘤	分泌GH/PRL/ACTH/TSH（偶尔）
沉默性GH分泌腺瘤	细胞表达GH/血清GH正常/无肢端肥大症表现
GH细胞增生症	分泌GHRH肿瘤（如类癌）引起垂体GH细胞增生
异位GH细胞腺瘤	来源于鼻咽的肿瘤残留的组织
空泡蝶鞍腺瘤	残余肿瘤组织分泌GH
GH细胞腺癌	罕见GH细胞癌伴颅外转移
垂体外GH分泌腺瘤	罕见腹部胰腺肿瘤异位分泌GH
医源性GH分泌异常	应用外源性GH

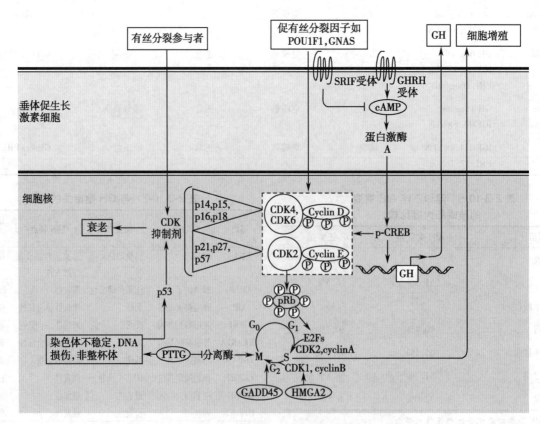

图2-3-10-2　引起GH细胞转型和增殖的细胞内信号途径

cAMP 通过诱导 CREB（26）GH 转录与细胞增殖；SRIF 抑制 cAMP 和 CREB 活性（S43）和 GH 分泌（图 2-3-10-2）。调节 GH 细胞转型和增殖的细胞内其他信号途径有 CDK、POU1F1、GHRH 和 GNAS。1 型 PRKAR1A 基因失活型突变编码 PKA 的调节亚基 1A 引起斑点状皮肤色素沉着、黏膜和心脏黏液瘤及肢端肥大症（OMIM 160908）。患者的血清 GH、IGF1、PRL 升高，而肢端肥大症的表现轻微。

【GH 过度分泌的临床表现】

多数患者起病缓慢，半数患者的病程在 5 年以上，最长者可超过 30 年。临床表现因性别、发病年龄、肿瘤大小、激素分泌等不同而异。病情活动一段时间后可出现非活动期，但亦有少数病例的病情自幼发生，缓慢进展而导致肢端肥大性巨人症。GH 和 IGF-1 长期刺激的效应见表 2-3-10-9。

表 2-3-10-9　GH 和 IGF-1 长期刺激的效应

组织与器官	病理变化
骨与关节	肢端肥大/巨人症/早老/关节炎/骨质疏松/椎体骨折/腕管综合征
心脏	心肌病/高血压/心律失常/瓣膜病/心衰
皮肤	皮赘/皮肤油腻/过度出汗
胰腺	胰岛素抵抗/糖尿病
肺脏	阻塞性睡眠呼吸暂停
肾脏	抗钠利尿作用/体液潴留/高醛固酮血症/肾衰
性腺	性腺功能减退/生育功能下降
甲状腺	肿大
骨骼肌	近端骨骼肌肌病
结肠	多发性息肉
脂肪组织	脂肪分解状态
内脏器官	器官肿大（舌/甲状腺/唾液腺/腮腺/肝脏/脾脏/肾脏/前列腺）

（一）骨骺融合前过多 GH 的表现　骨骺融合前过多 GH 导致身材过长。过度分泌的 GH 促进骨骼生长发育，长骨的纵向生长加速，身高明显长于同龄儿童，超过正常范围的 2 个标准差以上，一般至青春期发育完成后，达到 1.8m（女性）及 2.0m 以上。我们于 1981 年收治的垂体 GH 瘤女性患者自幼发病，在住院前的 17 年中，无明显缓解期，病情逐年加重，身材持续增高，至 17 岁时站立身高 2.47m，由于患者还伴有脊椎压缩性骨折、胸椎后突及侧弯畸形，其实际身高超过 2.50m，由距骨至颅顶的垂直距离为 2.45m（图 2-3-10-3）。

（二）骨骺融合后过多 GH 的表现　骨骺融合后过多 GH 引起组织增生和指端肥大。患者的外貌变化明显，眶上嵴、颧骨及下颌骨增大突出，额骨增生、肥大，前额斜度增长，眉弓外突，下颌突出致牙齿分开、咬合、错位。鼻旁窦及额窦可显著增大。枕骨粗隆凸出。咽喉增大增宽。胸骨突出、肋骨延长且前端增宽呈念珠状、胸廓前后径增大呈桶状。椎体延长、加宽、增厚，其前部增生较两侧为甚，呈明显后弯及/或侧弯畸形。椎间孔四周骨质增生压迫神经根而致腰背痛。骨盆增宽，四肢长骨变粗。手脚掌骨宽厚如铲状，手指、足趾增宽，指端呈簇状，平底足，此在 X 线片上具诊断特征性。骨关节症状常见，按其发生频率，依次为腕管综合征、背痛/周围关节痛、四肢大关节软骨增厚、手指关节骨增生，有时可伴少量非炎症性渗出液。

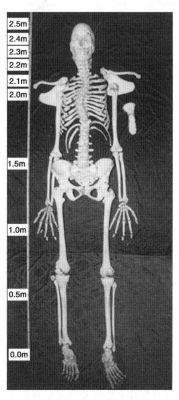

图 2-3-10-3　巨人症

皮肤软组织增厚与特殊面容是长期 GH 分泌过多的特征性表现。最初，患者自觉鞋、帽、手套嫌小，四肢远端的指（趾）粗大，甲板增厚，结缔组织增生、胶原沉积、毛细血管扩张及淋巴细胞、浆细胞浸润，引起掌面软组织增生，但应与杵状指（clubbing）或"希波克拉底指（Hippocratic finger）"鉴别。随后，全身皮肤及软组织增生肥大，皮肤变厚变粗，真皮结缔组织及皮下组织增多。皮肤改变以头面部最明显，与骨骼改变共同形成肢端肥大症的特殊面容（图 2-3-10-4）。头皮过度增生，并有深褶呈回状。颜面皮肤及软组织增厚，额部有深皱褶，皮肤线纹减少。鼻肥大，鼻内组织增生可引起呼吸受阻或嗅觉减退。唇厚舌大、舌刺肥大、声带厚长，扁桃体、悬雍垂及软腭增厚。声音低沉，女性声音变粗，睡眠时出现鼾声。外耳肥厚，鼓膜增厚，可使咽鼓管阻塞，偶伴耳鸣、耳聋。皮脂腺增生肥大，皮肤多油脂。汗腺肥大，出汗多（为病情活动的重要指征）。毛囊扩大，女性多毛。部分患者伴皮赘及多发性神经纤维瘤病。GH 瘤偶尔伴有高钙血症和肾结石，但应首先排除合并原发性甲旁亢可能。GH 所致高钙血症的特点是血清 1,25-$(OH)_2$D 升高（维生素 D 依赖性高钙血症）[5]。

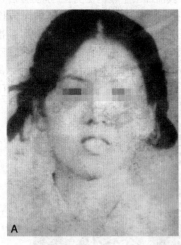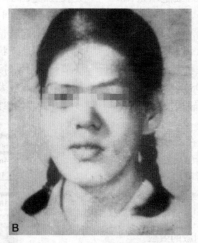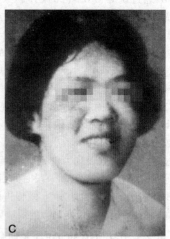

图 2-3-10-4 垂体生长激素瘤肢端肥大症

A.病前照片(18岁);B.经蝶肿瘤摘除术前照片(20岁),皮肤粗糙,鼻肥厚,唇厚,轻度外翻,下颌和前额前突,血GH明显升高,垂体MRI示占位性病变,术后病理诊断为GH分泌垂体腺瘤;C.术后25年照片(45岁),垂体功能检查正常

(三)胰岛素抵抗与糖代谢紊乱 年轻肢端肥大症/巨人症患者的糖代谢异常多是GH过多的并发症,但年老患者还可能合并2型糖尿病。长期GH过多引起胰岛β细胞增生,血糖正常的肢端肥大症患者,其胰岛素受体的亲和力呈代偿性升高,以代偿胰岛素抵抗的部分作用。如代偿不足,则导致血糖升高。糖耐量减退(IGT)的发生率可高达35%~50%;重者出现继发性糖尿病,发生率9%~23%。糖代谢异常主要与高GH血症、高IGF-1血症和胰岛素抵抗有关。

肢端肥大症所致的继发性糖尿病的特点是:①病情多为轻度或中度,病情受进食量、体重、电解质及体力活动等的影响;②偶见糖尿病酮症酸中毒及糖尿病高渗性昏迷;③糖尿病慢性并发症,包括视网膜、肾及神经病变不多见;④显著胰岛素抵抗;⑤成功治疗GH瘤可使继发性糖代谢紊乱明显改善或消失。

(四)心血管病表现 心血管系统病变是肢端肥大症患者的最主要死因之一,病因和发病机制与以下因素有关:①GH和IGF-1的致心肌肥大;②糖代谢异常(主要是高血糖和显著的胰岛素抵抗);③血容量增多;④弥漫性血管病变(主要是外周阻力血管);⑤动脉粥样硬化。

1.高血压 发生率较正常人高30%~63%,高血压的发病机制是多因素的:①血浆肾素活性低,类似于低肾素性原发性高血压;②伴水钠潴留,但不是盐皮质激素分泌过多所致,而血中地高辛样物增加动脉平滑肌张力而产生高血压;③细胞外液容量增加时,血浆心钠素的代偿性增高受阻;④尿儿茶酚胺排量正常;⑤个别肢端肥大症为MEN的一种表现,同时伴有嗜铬细胞瘤或醛固酮瘤时亦可引起高血压。经治疗后,其可交换钠、总体钠、血浆容量及总体水分减少,少数患者的血压降至正常。

2.高动力性肥厚型心肌病 肢端肥大症所致的心脏病属于高动力性肥厚型心肌病(肢端肥大症性心肌病),活动性肢端肥大症患者多有心脏肥大和心肌肥厚,经治疗后可减轻。心肌损害多无自觉症状,31%~51%患者有左心室射血

分数降低,少数可发展为心力衰竭。由于心脏扩大比其他全身脏器增大更明显,因此不能用GH促进蛋白质合成来解释。研究提示,心脏改变不是高血压、动脉硬化或糖尿病的后果,因此提出"特异性肢端肥大性心脏病"的见解。

3.冠心病及心律失常 由于GH对糖类及脂质代谢的作用,患者过早有动脉粥样硬化。病期10年以上者可发生心肌梗死或心律失常,心电图异常见于50%以上的患者。

(五)支气管上皮增生表现 肢端肥大症患者死于呼吸系统疾病者比普通人群高3倍,这主要是由于患者存在呼吸功能障碍。上呼吸道黏膜增生变厚并充血,舌大、颌骨突出,声带肥大并固定于增生的喉骨,致声带间隙狭窄和上呼吸道阻塞。锁骨和肋骨增长变粗致胸廓增大,椎体增大使胸椎后凸,椎间隙前方变窄,前屈受限。肺容量增大,小气道变窄。上呼吸道受阻使患者的肺总量、肺活量及其他静态肺容量增大,解剖无效腔与肺脏大小成比例增大,胸腔外气道及肺内小气道阻塞。早期仅有上呼吸道阻塞的指标改变;慢性上呼吸道阻塞者表现为声音嘶哑和活动后呼吸困难;麻醉、气管插管、拔管或急性上呼吸道病毒感染时发生急性上呼吸道阻塞或阻塞性睡眠呼吸暂停。患者白昼嗜睡、打鼾、憋气,睡眠时可出现严重的呼吸困难和心律失常。

(六)神经病变表现 可有多汗、精神紧张、肌无力、神经肌肉疼痛及腕管综合征等表现。常诉耐力减低(约40%伴明显肌病),轻度近端肌萎缩无力,血清肌酸激酶浓度正常,肌电图示肌病样改变,但无激惹现象。肌肉活检示Ⅱ型肌纤维萎缩,Ⅰ型肌纤维增生。约35%肢端肥大症患者有正中神经受压导致的腕管综合征。患者双侧手部麻痛、手部肌力下降,检查有神经运动及感觉传导障碍。多发性周围神经病变可能与骨和软组织增生致神经根受压有关。

(七)高GH血症与肿瘤风险 肿瘤的发生可能与GH和IGF-1对细胞有促有丝分裂作用有关。肢端肥大症并发肿瘤的危险性增加,迄今报道过的肿瘤见表2-3-10-10。

表2-3-10-10 肢端肥大症伴发的肿瘤

部位	肿瘤
胃肠道	结肠息肉/结肠腺癌/胃癌
乳腺	乳腺癌
甲状腺	甲状腺癌/甲状腺乳头状癌
胸腺	胸腺瘤
泌尿生殖道	子宫腺癌/宫颈癌/肾癌
神经系统	脑膜瘤/神经鞘瘤/神经节瘤
骨骼	骨肉瘤
血液系统	多发性骨髓瘤
胰腺	胰腺癌

在上述肿瘤中,结肠息肉、胃肠肿瘤及腺癌与肢端肥大症的关系密切,其患病率分别达54%、10%及6.9%。皮赘是有无结肠息肉的重要线索。患者年龄在50岁以上,病程超过10年,皮赘>3个者,应高度警惕结肠息肉和/或腺癌可能。

【肿瘤压迫与浸润的临床表现】

(一)渐进性腺垂体功能减退症 临床表现依病变性质和腺垂体功能受损的程度而定。多数患者呈渐进性发展,在疾病晚期,外生殖器由肥大变为萎缩,男性发展成阳痿。女性性欲减退、不孕、月经紊乱、闭经,部分患者有溢乳。性腺功能减退主要是垂体瘤压迫致促性腺激素的分泌减少,闭经与肾上腺雄激素分泌增多亦有关,溢乳可能与GH大量分泌或垂体柄受损有关。部分患者PRL增高,但不一定伴溢乳。此外,部分患者还可有垂体性甲减或垂体性肾上腺皮质功能减退等表现。

垂体GH瘤对蝶鞍附近结构的压迫方向和程度与蝶鞍的大小、形状和鞍隔完整情况有关。GH瘤压迫正常垂体组织,发生腺垂体功能减退和高PRL血症,女性患者常有闭经、溢乳。高PRL血症可能是由于肿瘤压迫垂体柄及垂体门脉系统,使PRL抑制素不能到达腺垂体而导致腺垂体分泌PRL增加,也可能是由于同时合并PRL瘤所致。另外,GH的分子结构同PRL存在一定的同源性,故GH有溢乳活性。有的患者有1型多发性内分泌腺肿瘤综合征(MEN-1)家族史,尽管MEN-1肢端肥大症的发病率不高,但若患者发生低血糖、血钙显著升高应高度怀疑本病的存在。甲状腺可呈结节性或弥漫性肿大,甚至可发生甲状腺功能亢进症。

(二)肿瘤占位表现 肿瘤压迫鞍隔、硬脑膜或附近的大血管而致眼后部、额部或颞部疼痛。晚期,肿瘤延伸至后上方而累及第三脑室和室间孔,影响脑脊液循环而致颅内压升高,可有全头痛,并伴有恶心、呕吐、视盘水肿等颅内高压表现。垂体瘤压迫视神经或血管,导致视神经萎缩和视力障碍。视力障碍可先发生于一侧,继而另一侧也被波及。个别因视交叉附近出血水肿,视力骤然下降,甚至失明;若卒中病情缓解,出血水肿吸收,视力可有好转。

视力检查的主要表现有:①视野缺损:因肿瘤生长方向及视交叉位置而不同,病变常不对称,先有一侧障碍,或一侧的病变较重。一般彩色视野的改变比白色视野出现得早。最常见的视野缺损为双眼颞侧半盲(视交叉中心受压)、单眼颞侧半盲或全盲,久之另眼颞侧半盲(视交叉前方受压)、双眼同侧半盲(视交叉后方受压)等。②眼底改变:当视神经持续被压时,视盘变浅苍白(单纯性视神经萎缩)。不伴视神经萎缩的视盘水肿在垂体瘤患者中很少见。③动眼神经麻痹:当垂体瘤增大向外上扩展至海绵窦累及海绵窦外侧壁的第Ⅳ、Ⅵ及第Ⅴ脑神经的第1、第2支时,临床上表现为复视、斜视,眼球活动失灵、睑下垂、瞳孔散大或光反应迟钝,一般仅在垂体卒中患者中见到。此外,侵犯下丘脑引起下丘脑功能障碍综合征,出现食欲亢进、肥胖、睡眠障碍、体温调节异常、尿崩症及颅内压升高等。

(三)肿瘤出血与垂体卒中 垂体GH大腺瘤生长迅速,较多发生出血、梗死或坏死。垂体卒中可自动发生,也可有诱因,如垂体放射治疗(20%~57%)、颅内压增高、糖尿病、抗凝治疗等。垂体卒中的临床表现依出血和水肿的速度、程度和范围而定,可分为暴发型及隐匿型两类。暴发型的出血量大,发病突然,可有以下3组症状:①垂体瘤迅速扩大,产生压迫症状,如剧烈头痛、呕吐、视野缺损,侵入海绵窦而有动眼神经麻痹等;②瘤内容物或血液进入蛛网膜下隙,引起发热、颈项强直等脑膜刺激征,甚至昏迷;③垂体其他细胞被破坏引起暂时性或永久性靶腺功能减退症。隐匿型可有多次小量出血,每次发作时可无症状,但在垂体组织破坏达到一定程度后,出现垂体功能减退的相应表现。

根据卒中过程中及卒中后血激素水平和对兴奋及抑制的反应,可鉴别垂体卒中为肿瘤完全坏死和部分坏死两型。垂体瘤完全坏死时,GH分泌完全停止,虽仍有肢端肥大症外貌,但病情已不活动,血清GH下降,GH对GHRH的刺激无反应,患者有全垂体功能减退表现。垂体瘤部分坏死者,由于有残留瘤组织,GH分泌亢进状态有所缓解,但未完全恢复正常。

(四)临床转归

1. 早期手术和放疗获得满意疗效 早期手术和放疗可获得满意临床疗效,女性患者甚至可恢复正常生育能力。各种治疗可以改善患者的症状和生活质量。以前推荐的术前药物治疗难以改善预后。未经治疗的垂体GH瘤呈进行性生长,逐渐形成成大的肿瘤,并压迫邻近的正常垂体和垂体柄组织。生长抑素类似物可使GH瘤缩小,提高胰岛素的敏感性,有利于降压。术前应用可为手术提供完全切除条件。

2. 治疗过晚或重症患者预后不良 未得到治疗的肢端肥大症患者的寿命较正常人短。骨骼病变、性腺功能障碍和永久性糖尿病一般是不可逆性的,患者常死于心脑血管病、糖尿病并发症及垂体功能衰竭等。垂体GH瘤的临床表现亦呈进行性发展,至晚期,患者多并发腺垂体功能减退、颅内高压、视力障碍、性腺功能减退、继发性糖尿病、高血压、心脏肥大及左室功能不全、阻塞性睡眠呼吸暂停综合征或垂体卒中。垂体卒中的结局是:①加重已有的腺垂体功能减退症、颅内高压和视力障碍;②肿瘤分泌的GH明显下降或停止GH分泌,肿瘤内出血自动吸收,临床症状缓解;③肢端肥大症/巨人症性心脏病为高动力性肥厚型心肌病,如并发糖尿病和高血压,其进展迅速。如不给予防治,易导致心衰或猝死。

【辅助检查与诊断】

(一)GH瘤筛查 详细病史和体格检查是诊断的基本依据,实验室检查和特殊检查有助于确定疑难病例的诊断,为防止漏诊非典型病例,对所有的垂体瘤患者都要行血 PRL、GH 和 IGF-1 测定。从存在下列表现的患者中筛查 GH 瘤,有助于本病的早期诊断:①身材过高或全身骨骼均匀性增长变粗、面貌改变、肢端肥大、多汗、关节及肌肉疼痛;②血 GH 和/或 IGF-1 明显升高,且缺乏睡眠依赖性分泌特点,熟睡后 1 小时内的血浓度高峰消失;③多囊卵巢综合征(PCOS)样表现,但生化检查不支持其诊断;④不明原因的血磷升高;⑤不明原因的糖代谢异常;⑥不明原因的视力障碍。

(二)功能评价/肿瘤定位/生物学行为判断 肢端肥大症/巨人症的诊断应包括下列项目:①明确是单一的垂体 GH 瘤、GH/PRL 瘤或其他导致 GH 分泌过多的病变(如 GH-RH 分泌异常);②判断 GH 瘤的良恶性特征以及肿瘤的活动性;③是否存在垂体功能减退、继发性糖尿病、视力障碍等并发症;④排除多发性内分泌腺肿瘤(MEN)和 G 蛋白病(如 McCune-Albright 综合征)可能。

1. 功能诊断与定位诊断

(1)典型 GH 瘤诊断:典型病例的诊断并不困难,一般根据患者的特征性外貌及其他典型临床表现,结合血 GH 和 IGF-1 测定结果,即可确立诊断。肢端肥大症/巨人症的血 GH 诊断标准是:在没有应激情况下,随机血 GH ≥0.4μg/L,或 OGTT 时的 GH 最低值≥1.0μg/L(应用敏感方法测定时可能更低)。正常人 OGTT 时,GH 开始下降,而当血糖降至正常时 GH 升高,而 GH 瘤者的 GH 分泌不被抑制。GH 瘤对 OGTT 的反应有三种类型,约 1/3 的 GH 升高,1/3 无变化,1/3 呈中度下降。

(2)垂体 GH 微腺瘤诊断:较困难,多依赖于高分辨 CT 或 MRI 检查,但其结果不能作为诊断或排除诊断的依据;如果血 GH 明显升高,即使 CT 或 MRI 阴性,诊断亦可成立。

(3)GH 瘤作为伴发症的诊断:偶尔,垂体 GH 细胞增生或 GH 瘤可见于多发性内分泌腺肿瘤综合征、Carney 复合症或 McCune-Albright 综合征。因为这些遗传综合征均有各自的特殊临床表现,故诊断一般无困难。

(4)异位 GHRH/GH 瘤诊断:以类癌最常见。当 40 岁以上患者出现肢端肥大症表现数年,血 GH、GHRH 升高,垂体 CT 或 MRI 检查无异常发现时,应警惕异源性 GHRH/GH 综合征(罕见),需进一步行胸部 X 线照片、腹部 B 超或胸、腹部 CT、MRI 以寻找原发肿瘤病灶,必要时可考虑¹¹¹In-奥曲肽闪烁照相检查。诊断依据是:①血 GHRH 和 GH 升高;有的患者血 GHRH 可高达 0.3~5μg/L(0.3~5ng/ml);正常空腹 GHRH 常低于 60ng/L(0.06ng/ml),而垂体 GH 瘤致肢端肥大症患者的外周血 GHRH 低于 200ng/L(0.2ng/ml)。TRH 兴奋后,几乎所有患者的 GH 都呈反常性升高,而对外源性 GHRH 刺激无 GH 分泌增加的反应,但不能以此作为诊断和鉴别诊断的依据,因为肿瘤细胞在体外培养时可分泌 GH,而血中 GHRH 检测不到。②无垂体瘤依据,但 GH 细胞增生可引起垂体扩大。③垂体外组织存在肿瘤,且其组织的动静脉 GHRH 和 GH 的浓度梯度明显。④手术切除异位肿瘤后临床症状消失,血激素水平转为正常。⑤异位肿瘤合成和分泌 GHRH 多肽。

2. 活动性和生物学行为判断 GH 瘤病情活动或病情加重可从以下几个方面来判断:①肢端进行性增大;②视野

进行性缩小;③头痛、多汗、关节和肌肉疼痛加重,或出现溢乳、高钙尿症、高磷血症或高磷酸酶血症;④继发性糖尿病症状加重;⑤血 GH 或 IGF-1 明显升高。⑥IGFBP-3 是由 GH 通过 IGF-1 诱导产生的,在肢端肥大症活动期,IGFBP-3 升高。在判断疾病是否处于活动期以及手术疗效方面,血 IGFBP-3 比 IGF-1 更有价值。作葡萄糖抑制试验时,有的患者虽血清 GH 及 IGF-I 被抑制,但 IGFBP-3 仍升高。正常成人的血 IG-FBP-3 为 2~4mg/L,而病情活动的本病患者常>10mg/L。

建议每数月监测 1 次血清 GH 和 IGF-1。在大多数情况下,血清 IGF-I 是监测肿瘤活动性的重要指标,尤其在使用 GH 受体拮抗剂(培维索孟)后,因为不能用 GH 作为评价指标,故血清 IGF-I 测定显得更为重要。血清 GH 和 IGF-1 的变化是一致的,但也可出现分离现象。如果血清 IGF-1 正常而葡萄糖不能抑制 GH 的分泌,说明患者的病情并没有完全恢复。另一些患者的 GH 正常而 IGF-1 仍明显升高,此时需要排除营养不良、甲状腺疾病等情况。如果不存在上述原因,那么应重点以 IGF-1 水平作为判断依据。肢端肥大症活动期的血钙轻度升高,如血钙显著升高要考虑 MEN-1 可能,同时测定血清 PTH 有助于鉴别;当存在低血糖时,应高度怀疑为 MEN-1(伴胰岛素瘤)。尿钙排泄增多和血磷升高是病情活动的重要指标,但必须排除肾功能不全后才有意义。活动期患者血清碱性磷酸酶升高,常伴糖耐量减退或糖尿病。血 PRL 升高提示肿瘤同时分泌 PRL(GH/PRL 瘤)或肿瘤压迫了垂体柄。多次检测发现血 GHRH 升高应考虑垂体外肿瘤异位分泌可能。持续的血 GHBP 降低提示肢端肥大症处于活动期。此外,血 FT₄、睾酮测定有助于了解肿瘤压迫垂体的程度。

(三)血清 GH 正常与轻度升高者的 GH 瘤诊断

1. 正常 GH 分泌 人 GH 呈脉冲式分泌,具昼夜节律分泌特征,但受睡眠、运动、应激及代谢变化的影响。GH 的分泌有睡眠依赖性分泌特点,熟睡后 1 小时内的血浓度最高。因此,正常人血 GH 值可在不可测得至 30μg/L 内波动。应用放射免疫法测得的血清 GH 最低值仅 1.5~2.0μg/L,其灵敏度为 0.5μg/L,但仍有 50%~80% 的正常人的基础值低于此值。免疫荧光或免疫发光测定的灵敏度达 0.005~0.01μg/L,可准确地测得正常人的血 GH 基础水平。放射免疫分析技术是检测 GH 的免疫反应性水平,而不是生物活性。GH 要发挥其生物效应必须与其特异性受体结合。用免疫放射受体法测得的结果能更好地反映 GH 的生物作用。每日的 GH 分泌有 5~10 个峰,峰值 2~40μg/L,峰间谷值<0.2μg/L,正常人在运动、应激或 GH 分泌高峰时取血,血 GH 值偏高(女性明显)。肢端肥大症患者的 GH 分泌丧失昼夜节律性,但仍保持间断的脉冲式分泌,其血浓度的个体差异较大。GH 在血中的半衰期为 20~25 分钟,故测定血 GH 分泌谱时,每 5~20 分钟取血 1 次,连续多次。有报道年龄每增加 10 岁,其血 GH 值下降 7μg/L,GH 检测的误差较大,仅一次血 GH 测定不能作为诊断的依据。

2. 血 GH 组分不均一性 血清中的 GH 组分很不均一,含有 20kD、22kD 的 GH 聚合体等多数形式。在多数情况下,患者血中过量的 GH 主要是分子量为 22kD 的 GH 单体。随着其浓度的升高,出现 GH 受体下调。编码 GH 受体的细胞外序列与 GHBP 相同。用 FPLC 凝胶色谱法区别结合 GH 与游离 GH，发现患者的 GHBP 水平明显下降，经奥曲肽（octreotide）治疗或手术切除垂体瘤后，其 GHBP 水平又恢复正常。患者血中存在 GH 受体抗体，用色谱法分离和 Nb$_2$ 法在肢端肥大症患者血清中发现 IgG，且其血中的 GH 和 IGF-1 也升高。测定血 GH 谱是确诊 GH 过度分泌的较佳方法。因了解血 GH 增高的组分及其比例，资料提示，GH 谱可能与血 GH 浓度有关，口服葡萄糖后的血清中以 20kD 的 GH 为主，而行 TRH/GnRH 刺激后，血中以 22kD 的 GH 占优势。但由于个体的 GH 谱是未知的，所以其价值有限。血液中的 GH 以 22kD 为主（约占全部 GH 免疫活性的 25%），按 WHO 规定的国际标准可明显提高测定的准确度。

3. GH 瘤的 GH 变化　患者血 GH 基础值比正常人升高数倍至数十倍，多在 1μg/L 以上，GH 脉冲分泌峰频率增多 2~3 倍。垂体 GH 瘤大多呈 GH 自主性分泌。患者分泌 GH 脉冲频率增加，且血 GH 基础值与空腹结果均增高（轻症及老年患者取血为分泌峰的谷值时，增高可不明显）。如果血 GH 处于临界值，可留置静脉导管，每 5~20 分钟采血 1 次，进行 24 小时动态测定（建议同时测定血清 IGF-1 水平，见后述）。

（四）GH 瘤的确诊依据　血 IGF-1 能反映慢性 GH 过度分泌，这是由于：①肢端肥大症的临床表现主要是由于 IGF-1 的作用增强所致；②血 IGF-1 持续升高或既往有过肿瘤的患者特别易于伴发结肠、直肠、甲状腺、胃等部位的肿瘤，男性较女性具更大危险性；③患者血清 IGF-1 浓度与病情活动性及测定前 24 小时血 GH 值相关，故能反映测定前 24 小时分泌的 GH 的生物作用；④血 IGF-1 与 IGF-1 结合蛋白结合，半衰期长，其血浓度在 24 小时变化很小，且不受取血时间、进餐与否、睾酮和地塞米松等的影响；⑤病情较轻者，血 GH 仅稍增高，但血 IGF-1 多明显升高；⑥GH 对低血糖症的反应迟钝、GH 缺乏脉冲性分泌特点，而血 IGF-1 和 PRL 升高显著，可能与组织对 GH 特别敏感有关。解释血 IGF-1 结果时须注意以下两点。

1. 血 GH 与 IGF-1 的关系　血 GH 与 IGF-1 水平呈对数性而非直线关系。当血 GH 高于 20μg/L 时，血 IGF-1 即达高峰平台，也是 GH 刺激肝脏合成 IGF-1 的最高有效水平。这可解释为什么不同 GH 水平的患者的病情活动性可以相似；由于 GH 分泌呈脉冲式，峰值与谷值相差较大，故不能仅靠基础 GH 值来诊断本病。一般可根据需要和重点怀疑的病因选择必要的检查，如 T$_3$、T$_4$、FT$_3$、FT$_4$、TSH、ACTH、皮质醇、LH、FSH、PRL、睾酮、雌二醇等。排除以上影响因素，一般成年人 IGF-1 浓度超过 333μg/L 时可确诊肢端肥大症。若患者临床上有肢端肥大，但血 IGF-1 正常，应怀疑有 IGF-1 结合蛋白缺乏、GH 分泌瘤栓塞、病情处于非活动期或为类肢端肥大症。

2. 血 GH 与 IGF-1 的影响因素　IGF-1 测定的影响因素较多，取血后应及时分离，储存及运输时标本处理应恰当，测定前应去除 IGF-1 结合蛋白，否则易出现假阳性或假阴性结果。青春期儿童的血 IGF-1 较高，而老年人轻度肢端肥大症患者的血 IGF-1 可在正常值范围内（55 岁以上人群），易导致误诊或漏诊。糖尿病患者病情控制不良时刺激肝脏产生

IGF-1，导致血 IGF-1 升高。血 IGF-1 受营养状态影响，伴营养不良、饥饿及肝病时血 IGF-1 下降。妊娠妇女的血 IGF-1 升高，可达正常人的 2~3 倍。胎盘能分泌胎盘 GH，故妊娠时有肢端肥大症面容、皮肤变粗、手脚增大、出汗增多等表现[5]。

（五）动态试验诊断 GH 瘤

1. 口服葡萄糖抑制试验　为临床确诊肢端肥大症和巨人症的常用试验。患者口服葡萄糖后，分别于服葡萄糖前 30 分钟，服葡萄糖后 30、60、90 和 120 分钟采血测 GH。正常人于服糖 120 分钟后，GH 降至 2μg/L 或更低，男性（<0.05μg/L）比女性（<0.5μg/L）降低更显著。多数肢端肥大症患者血 GH 不降低，呈矛盾性升高，GH 对葡萄糖无反应或部分被抑制。应用此试验的困难是血 GH 在 1~3μg/L 的活动性肢端肥大症患者，不能用降至 2μg/L 以下作为诊断标准。近来用免疫发光技术测得口服葡萄糖后正常年轻女性和男性的血 GH 分别抑制到 0.2μg/L 及 0.1μg/L 以下，如 OGTT 时的 GH 最低值在 1.0μg/L 以上有诊断价值。但尚需在各种人群尤其是在血 GH 较低的肢端肥大症患者中取得更多的资料来验证其应用价值。OGTT 同时测定 GH 有助于轻度高 GH 血症的诊断，但对诊断的 GH 甄别阈仍有不同意见，因为 GH 甄别阈受分析方法、分析的敏感性、年龄、性别等多种因素的影响。用高敏 GH 测定法发现，GH 的正常最低值为 0.71μg/L（女性），而男性的正常最低值可能为 0.057~0.25μg/L。因此以前诊断共识提出的 1μg/L 切割值（2000 年）应予废除，而代之以 0.30μg/L 作为截点。在估计治疗反应时，更实际的做法是根据多项观察指标（如 IGF-1）进行评价[6]。

2. TRH 兴奋试验　用于 GH 瘤术后复发的预测。TRH 兴奋试验对血 GH 正常而 IGF-1 升高患者的诊断有一定帮助，注射 TRH 后的 GH 升高反应为非特异性[7]。本试验偶可诱发垂体 GH 瘤出血，亦不能鉴别 GH 瘤和异源性 GHRH 瘤。正常人对静脉注射 TRH 200~500μg 无 GH 分泌反应，但肢端肥大症患者多有反应，其机制为：①垂体 GH 瘤细胞不成熟，其 GHRH 受体缺乏特异性；②GH 瘤细胞识别 TRH 不受下丘脑的控制。静脉注射 TRH 200~500μg，分别于注射前 15 分钟，注射后即刻、15、30、45、60、75、90 及 120 分钟检测血 GH（以 TSH 或 PRL 作为内对照），GH 上升 50% 或 GH 浓度高峰值达到 5μg/L 为阳性反应（75%）。GH 分泌被 TRH 兴奋表明有残留肿瘤组织，故可用来预测手术后复发的可能性。但 TRH 在一些非肢端肥大情况下可刺激 GH 分泌，如未控制的糖尿病、饥饿、肝肾衰竭、抑郁症、精神病及健康年轻妇女。

3. 其他动态试验　目前应用的其他动态试验有：①多巴胺抑制试验：正常情况下，多巴胺（通过下丘脑）间接促进 GH 分泌，GH 瘤患者应用多巴胺后，GH 分泌受抑制，大概是多巴胺直接作用于瘤细胞，抑制 GH 分泌所致。静脉注射用量为每分钟 5μg/kg，于注射后即刻、15、30、60、90 和 120 分钟采血测 GH（平均抑制率为 70%）。②精氨酸抑制试验：精氨酸通过抑制生长抑素使 GH 分泌增加，肢端肥大症活动期可表现为无反应。试验前 1 天晚餐后禁食，次日早晨在空腹休息时静脉滴注 L-精氨酸 0.5g/kg（溶于 250ml 生理盐水中），持续滴注 30 分钟，于滴注即刻、30、60、90 及 120 分钟采血测 GH。③L-多巴（L-dopa）试验：原理同多巴胺试验，试验前 1 天晚餐

后禁食,次晨上午口服 L-多巴 500mg,于即刻、30、60、90 及 120 分钟采血测 GH,L-多巴抑制功能比多巴胺弱,但如出现抑制作用,常提示为肢端肥大症。

GHRH 曾是 GH 瘤的诊断试验,现已禁用。GH 释放肽(GHRP)引起 GH 释放。另一种不同于 GHRH 受体的受体被克隆并在垂体和下丘脑内表达,其化学结构为异三聚体的 GTP 结合蛋白偶联受体,可介导几种合成肽类(包括 GHRP)物质的 GH 分泌效应。这些发现预示,内源性选择性配体参与了 GH 的调节。在肢端肥大症患者,GHRP 刺激 GH 分泌,其方式不同于 TRH 和 GHRH 诱导的 GH 分泌,但静脉注射 100μg 的 GHRP-6 后,GH 分泌的反应性和平均高峰时间与

TRH 兴奋试验结果相似。

（六）影像检查诊断 GH 瘤　　全身骨骼均匀性增长变粗,二次骨化中心出现及愈合均可延迟,在颅骨及手足骨具有较典型的 X 线表现,但骨皮质与骨松质密度及结构一般正常。内外板增厚、以板障增厚为著;下颌骨升支伸长、下颌角变钝、体部前突,咬合时下齿在上齿之前,鼻窦及乳突均气化过度(图 2-3-10-5)。末节指骨骨丛增生呈花簇状为其特征,可并有手足骨增粗、骨皮质增厚、关节间隙增宽、掌骨与近侧指骨头部小的外生骨疣。跟垫软组织增厚(>23mm),椎体增大,椎体后缘呈贝壳样变形,胸椎体楔形变及脊柱后突畸形。

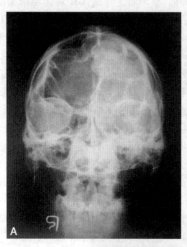
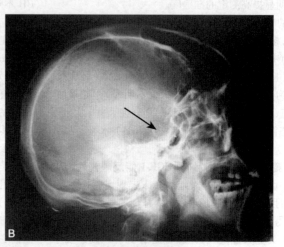
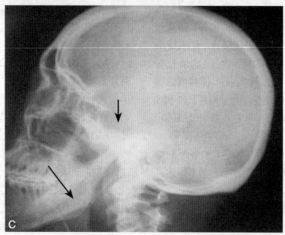

图 2-3-10-5　巨人症的垂体 X 线检查

A/B. 男性,26 岁,巨人症颅骨正侧位平片;颅骨内外板增厚,以板障增厚为著;鼻窦气化过度,鞍底有骨质吸收(↑),提示有垂体肿瘤存在;C. 男,21 岁,颅骨内外板增厚明显,板障基本消失,下颌骨升支伸长,下颌角变钝(长箭头),鞍底与后床突均有骨质吸收、破坏(短箭头),提示有垂体肿瘤存在

正常成人蝶鞍长 7～16mm(平均 7mm),深 7～14mm(平均 9.5mm)。多数肢端肥大症患者蝶鞍显著扩大,鞍底呈双重轮廓,肿瘤巨大时可破坏鞍背和鞍底。为了发现较小的垂体瘤,应尽早行垂体 CT 或 MRI 检查。垂体及鞍区病变的发现与定位 MRI 最可靠,CT 次之,但后者对评价蝶鞍骨质情况、发现病变内或周边的钙化以帮助定性诊断较 MRI 为优,因此有时需两者配合才能得到较可靠的结论。CT 和 MRI 对

垂体瘤的诊断都较敏感,但 MRI 更具有优越性:①能显示垂体瘤的周围关系,如视交叉受压和海绵窦受压、移位;②组织分辨率高,能显示肿瘤内出血、坏死和囊性变。胸腹部 CT 主要用于诊断或排除垂体外肿瘤。必要时可用 [111]In 或 [123]I 标记的奥曲肽扫描或 PET 协助诊断和观察疗效。

GH 瘤分泌 GH 过多,刺激软骨(特别是骺板软骨)增生,使骨骼过度生长,但对骨的成熟无明显影响,所以骨骺融合

延迟。另一方面,GH瘤可同时累及TSH及FSH/LH的正常分泌,致功能减退,是造成骨骺闭合延迟的原因之一。巨人症表现为全身骨骼呈对称性、均匀性增长、增粗,尤以肢体长、短管状骨明显,骨骺的出现及融合均延迟,骨龄落后于年龄。颅骨增大,颅板增厚,蝶鞍增大(亦可正常),骨骺的结构正常。肢端肥大症表现为蝶鞍增大或破坏。额窦明显增大,气化过度,严重者可直达颅顶,其余鼻窦亦相应增大,乳突气化广泛,1/3患者枕外粗隆异常突出或形成钩状骨突,眶上嵴及颧弓突出。下颌骨升支伸长、下颌角变钝、体部前突,咬合时下齿在上齿之前。椎体增大、椎体后缘呈贝壳样变形、胸椎体楔形变及脊柱后凸畸形。手部关节间隙增宽(关节软骨增生所致),在手的关节附近肌腱附着处可见骨赘形成(以掌骨远端明显),末节指骨远端呈丛状膨大,呈铲形。足部骨骼的改变与手部大致相同,唯有足的软组织增厚,跟垫平均25.6mm(正常值为17.8mm,X线测量大于23mm、B超测量大于21mm有临床意义)。肢端肥大症发生在骨骺融合之后,骨的纵向生长不明显,但可有不同程度的骨骼增粗。骨质结构正常或骨密度增高。

【鉴别诊断】

当临床表现不典型(如仅有躯体过度生长)或垂体不能发现GH瘤或血GH升高不明显时,应与引起躯体过度生长的疾病鉴别。一般可分为宫内躯体过度生长、儿童躯体过度生长和成人躯体过度生长等3种情况(表2-3-10-11)。

表2-3-10-11　引起躯体过度生长的常见疾病

胎儿躯体过度生长	青春期发育提前
垂体GH分泌过多	Marfan综合征
垂体非GH瘤	Klinefelter综合征
母亲患糖尿病	Weaver综合征
脑性巨人症(Sotos综合征)	脆性X综合征
Weaver综合征	同型半胱氨酸尿症
Beckwith-Wiedemann综合征	XYY综合征
IGF-2分泌过多综合征	甲亢
儿童躯体过度生长	先天性肾上腺皮质增生症
垂体GH分泌过多	成人躯体过度生长
垂体非GH瘤	体质性巨人症
家族性(体质性)高身材	雌激素缺乏症
脑性巨人症(Sotos综合征)	雄激素缺乏症
Beckwith-Wiedemann综合征	男性雌激素抵抗综合征
肥胖	男性雄激素抵抗综合征
GH分泌过多(垂体性巨人症)	Marfan综合征
McCune-Albright综合征	Klinefelter综合征
MEN伴垂体GH瘤	XYY综合征
Carney复合症伴垂体GH瘤	

(一)垂体GH瘤与异位GHRH分泌综合征/垂体非GH瘤/异位垂体瘤的鉴别　许多正常的垂体外组织和肿瘤可表达GHRH,因此,一些疾病或肿瘤可导致垂体GH合成和分泌增多,形成非垂体GH瘤所致的肢端肥大症/巨人症。

1. 异位GHRH/GH分泌综合征　亦称为垂体外肢端肥大症(extrapituitary acromegaly)或异位肢端肥大症,其病因为非垂体组织的神经内分泌肿瘤产生大量的GHRH,刺激垂体

GH细胞增生,或肿瘤分泌大量GH样物质,导致组织生长过度。由于这些肿瘤均为恶性,患者的病程短,所以即使发生在青春期发育前也不易出现巨人症。分泌GHRH的肿瘤主要为类癌、胰腺癌、小细胞型肺癌、子宫内膜癌、肾上腺癌和嗜铬细胞瘤等。升高的血GH和IGF-1不被葡萄糖抑制,但血GHRH增高,而垂体GH瘤者血GHRH正常或降低。异位GHRH瘤和异位GH瘤的鉴别要点是:①前者的血GHRH升高而后者正常;②前者的垂体可扩大而后者正常或萎缩;③前者对TRH可能有反应而后者无反应。

2. 分泌GH的非垂体瘤　如PRL瘤、ACTH瘤、TSH瘤、LH/FSH瘤等偶可同时合成和分泌GH,但肢端肥大症/巨人症的表现很轻。

3. 异位垂体瘤　海绵窦、鼻咽腔等处的垂体残存组织发生的肿瘤称为异位垂体瘤(ectopic pituitary tumor),这些肿瘤可为良性或恶性,偶可分泌GHRH。下丘脑肿瘤(如血管瘤、神经节瘤、迷芽瘤、类癌)可为良性或恶性,均可分泌GH-RH,因不进入系统循环,故血GHRH并不升高。在手术前,要进行准确定位,以确保根治。定位诊断的最有效方法是[111]In扫描。

(二)垂体GH瘤与其他原因引起的身材过长鉴别

1. 体质性巨人和身材过长　引起生长过度和身材过高的非GH因素很多,其中较常见的原因有:①胎儿生长过度:主要见于糖尿病母亲分娩的巨大胎儿、Soto综合征、Weaver综合征、Beckwith-Wiedemann综合征等;②产后生长过度:主要见于家族性高身材、肥胖、Weaver综合征、Beckwith-Wiedemann综合征、McCune-Albright综合征伴GH过度分泌、性早熟、Marfan综合征、Klinefelter综合征、脆性X综合征、同型半胱氨酸血症和XYY综合征等;③产后生长过度持续至成年期:主要见于家族性高身材、男性雌激素/雄激素缺乏症或抵抗综合征、睾丸雌性化、Marfan综合征、Klinefelter综合征或XYY综合征等。健康型家族性巨人症主要见于特殊种族的特殊家族成员,身材过高而无器质性疾病。例如在荷兰的Battista Ugo(Baptiste Hugo)家系中,Baptiste Hugo(1876—1916)身高2.30m,Paolo Antonio Ugo(Antoine Hugo,1887—1914)身高2.25m;其父母Teresa Chiardola(1849—1905)和Antonio Ugo(1840—1917)及其妹妹Maddalena Ugo(1885—1960)的身高均超过2m。

2. 家族性GH瘤　见于多发性内分泌腺肿瘤(1型MEN)、Carney复合症和家族性单纯性垂体瘤(familial isolated pituitary adenoma,FIPA)等三种临床遗传综合征。多数患者10~30岁发病,为常染色体显性遗传,患者存在Gsα激活突变而缺乏MEN-1突变。从临床、生化和遗传分析排除了MEN-1综合征,提示为一种独立的遗传性疾病。另外,肢端肥大症可作为Carney复合症和McCune-Albright综合征的组成成分,前者为遗传性疾病,其基因定位在2号染色体,临床表现除肢端肥大症外,还有黏液瘤、皮肤斑点状色素沉着、色素性结节性肾上腺皮质增生、双侧睾丸细胞瘤/支持细胞瘤或卵巢瘤。McCune-Albright综合征为散发性,临床表现除肢端肥大症外还有多骨性纤维性增生不良、皮肤有咖啡斑片状色素沉着和各种内分泌腺肿瘤和许多细胞瘤,其病因为Gsα蛋白激活性突变,据此可与MEN-1综合征鉴别。

3. **1型多发性内分泌腺肿瘤综合征(MEN1)** 因 11q13 杂合性丢失所致的常染色体显性遗传性 MEN1 约占所有 MEN1 患者的 10%。

4. **Carney 复合症** 约 10%~20% 的患者伴有垂体瘤,这些垂体瘤均能分泌 GH,其病因与 17q22-24 杂合性丢失,引起蛋白激酶 A 调节亚基 1(PRKAR1A)缺失有关。PRKAR1A 突变后,蛋白激酶 A 持续激活,GH 细胞增殖导致 GH 瘤。

5. **家族性单纯性垂体瘤** 芳香烃受体(aryl hydrocarbon receptor)的相互作用蛋白肿瘤抑制子蛋白胚源性失活性突变引起 FIPA[8-11],最先见于爱尔兰的巨人症家族,目前报道的 AIP 突变位点已经多达 50 多个,药物治疗的疗效较差。

6. **青春期发育提前和性早熟** 其特征是生长发育迅速,身高超过正常标准,性发育提前,过早出现第二性征,女性乳腺发育与月经初潮均提前。无内分泌及神经系统病征,最终身高与正常人相近或降低。特发性性早熟者于童龄期生长过快,青春期身高骤增,骨发育早,此时患儿的身高较同龄正常儿童高,但本症骨龄明显提前,与巨人症骨龄延迟相反。由于骨骺融合早,骨骼的纵向生长过早停止,最终身高低于正常人。

7. **早发性性腺功能减退症** 早发性性腺功能减退症是指发生于青春期发育前的性腺功能减退。性腺功能减退发生于骨骺融合前时,骨骼过度生长,身材高,四肢细长,与躯体比例不相称,形成瘦高身材。第二性征缺如,性腺发育不全。性腺功能减退性巨人症由于是因为性激素不足致骨骺融合延迟,所以其下部量大于上部量。另外,睾丸活检、性染色体检查及尿中促性腺激素含量是其鉴别要点。根据发病部位可分为下列三种:①下丘脑性性腺功能减退症:常见于颅咽管瘤、神经胶质瘤、炎症等,如早年发病可引起性腺功能减退而出现巨大体型,患者常伴有下丘脑相应部位受损的表现,如尿崩症、情绪改变、失眠、体温调节障碍、食欲改变、肥胖或消瘦等。②垂体促性腺激素缺乏性性腺功能减退症:部分患者体型高大,但患者除性腺功能减退外,垂体的其他功能正常。至青春发育期男性睾丸不发育,睾丸活检生殖细胞不成熟,尿促性腺激素含量减少或缺乏。③性腺病变致性功能减退症:包括 Klinefelter 综合征、睾丸发育不全或无睾症(发病于早年可产生巨大体型,也有矮小体型者,可有睾丸炎症、外伤、放射线照射史);或为胎儿时期睾丸发育障碍,患者睾丸甚小,易误诊为隐睾。尿中促性腺激素增高,17-酮类固醇降低。

8. **假性肢端肥大症** 假性肢端肥大症(pseudoacromegaly)亦称类肢端肥大症(acromegaloidism)或肢端肥大症样面容(acromegaloid facial appearance,AFA)综合征,是指具有肢端肥大症样外观而无垂体 GH 分泌增多的一种临床情况,可见于某些遗传综合征、严重胰岛素抵抗或使用特殊药物患者,但血 GH 和 IGF-1 正常[12-14]。文献报道的 AFA 不足 10 例,多数为常染色体显性遗传或显性遗传伴不全外显,可能不属于单独的某个疾病,故存在多种遗传模式。常见的体征有面容粗陋、球状鼻和嘴唇肥厚、终毛增多、大手、关节过度伸展等(表 2-3-10-12)。

表 2-3-10-12 文献报道的肢端肥大症样面容病例

项目	①	②	③	④	⑤	⑥	⑦	⑧	⑨
面容粗陋	+	+	+	+	+	+	+	+	+
球状鼻	+	+	+	+	+	+	+	+	+
嘴唇厚	+	+	+	+	+	+	+	+	+
眼裂窄	+	+	+	-	+	-	+	+	+
口黏膜增厚	-	-	-	-	-	-	-	+	-
大手	-	-	-	-	-	-	-	+	+
关节过度伸展	-	+	-	-	+	-	-	-	-
眉毛高拱	+	-	-	-	-	-	-	-	-
心包积液	-	-	-	父亲+	-	-	-	-	-
智商低	-	-	+	不明	不明	不明	-	不明	+
终毛增多	+	-	-	+	-	-	+	-	-
遗传	IP	AD	AD	AD	不明	IP	不明	AR	-
染色体异常	-	-	-	-	-	+	-	-	-

注:AD:常染色体显性遗传;AR:常染色体隐性遗传 IP:常染色体显性遗传不全外显;病例报道者分别是:①Ghazi 等;②Hugh 等;③Dallapiccola 等;④Irvine 等;⑤Da-Silva 等;⑥Stratakis 等;⑦Zelante 等;⑧Zen 等;⑨Kini 和 Clayton-Smith

需要与假性肢端肥大症鉴别的疾病有严重胰岛素抵抗、厚皮骨膜炎(pachydermoperiostitis)、Ascher 综合征、多发性神经瘤综合征、甲减、药物反应如米诺地尔(minoxidil)、苯妥因(phenytoin)等。严重胰岛素抵抗引起的假性肢端肥大症是由于高水平的胰岛素通过有丝分裂信号途径刺激骨和软组织增生肥大所致;其他假性肢端肥大症的病因未明,多半也与 GH 和 IGF-1 的作用过强有关。终毛增多症(terminal hypertrichosis)是 AFA 的重要表现。

9. **伴身材高大/肢端肥大的遗传综合征** 伴身材高大或肢端肥大的遗传综合征均为罕见。

(1)**Marfan 综合征**:为常染色体显性遗传性结缔组织病,病变主要累及骨骼、眼和心血管系统。患者身材高,四肢细长,缺少皮下脂肪,常有高度近视、晶状体脱位和先天性心血管畸形等。典型表现包括身材高大、手指细长、关节过伸、晶状体半脱位。可有胸骨凹陷及脊柱侧凸等。此外,也可出现主动脉反流或瓣反流或主动脉根部扩张,最终可形成夹层主动脉瘤。该综合征患者臂长大于身高,且上部量和下部量比例下降。

(2) Beckwith-Wiedemann 综合征:大多数为散发,有家族倾向。身材高,脐突出(脐疝),舌和内脏肥大及胚胎性肿瘤(约 10%),部分伴有高胰岛素血症及低血糖症,但血 GH 正常。患者超重,产后生长加速,常伴脐疝、巨舌,偶伴胎儿肾脏肥大和肾髓质发育不良。

(3) 高胱氨酸尿症:患者有胱硫醚 β-合酶的常染色体隐性遗传缺陷,表现类似于 Marfan 综合征。除有高胱氨酸尿外,其他临床表现包括智力发育迟缓、癫痫、骨质疏松、晶状体半脱位等。尿高胱氨酸排泄增加伴血浆高胱氨酸及蛋氨酸升高,但血浆胱氨酸水平降低;血栓栓塞现象可引起多种并发症。

(4) XYY 综合征:出生时身长正常,但生长速度较快,血 GH 分泌正常;染色体核型分析可明确诊断。

(5) Simpson-Golabi-Behmel 综合征:病因主要与磷脂酰肌醇聚糖-3 基因(glypican-3 gene,GPC3)缺失、转位或磷脂酰肌醇聚糖-4 基因缺失有关。新生儿期或围新生儿期生长过度,临床表现与 Beckwith-Wiedemann 综合征(BWS)相似。但 Perlman 综合征、Simpson-Golabi-Behmel 综合征和 BWS 均可与 GPC3 基因突变(如 W296R)相关。

(6) Carney 复合症:主要表现为斑点状皮肤色素沉着、心脏黏液瘤、原发性色素性肾上腺皮质结节、Cushing 综合征、垂体瘤和神经鞘肿瘤,部分伴 GH 过度分泌,导致巨人症或肢端肥大症。

(7) 肌肉腺苷脱氨酶缺陷-心肌肥厚-巨人症综合征:肌肉腺苷脱氨酶(myoadenylate deaminase)缺陷-心肌肥厚-巨人症综合征的特征为血浆卡尼汀(carnitine)降低,用 L-卡尼汀治疗有效。

(8) Wilms 瘤:可伴有巨人症,与母亲的 IGF-2 等位基因由沉默态转为活化态有关。

10. 伴肢端肥大而无身材高大的遗传综合征

(1) 皮肤骨膜肥厚症:又称厚皮性骨膜增生症(pachydermopeiostosis)、原发性肥大性骨关节病或肢端肥大样征。有家族聚集特点,多发生于青年男性,其外表与肢端肥大症相似,手、脚增大,皮肤粗糙,毛孔增大、多汗等。病情多为自限性,预后良好。

(2) 系统性淀粉样变:全身各种组织中和器官中均有淀粉样蛋白沉积,有些患者只有局部沉积。此病多发生于 40 岁以上的中老年人,临床表现与类型、淀粉样蛋白沉积的部位、淀粉样蛋白特性和受累器官功能受损的程度有关。常见受累器官和组织为肝、肾、心、血管、皮肤和骨髓。对诊断有帮助的实验室检查有尿中 Bence-Jone 蛋白、骨髓穿刺涂片和血浆相关变异性蛋白,证实在组织间隙中有淀粉样蛋白的沉积即可确诊,详见第 5 篇第 3 章相关内容。

(3) 单纯性凸颌症:常被怀疑为早期肢端肥大症,血 GH 及 IGF-1 正常。

(4) 妊娠面容:有些妊娠期妇女面容变得粗陋,也可有垂体体积增大、视野改变、糖尿病等。但这些现象于分娩后数周消失。

(5) PRL 瘤:可有闭经、溢乳,有的患者也出现肢端肥大表现。鉴别要点是血 PRL 明显增高而 GH 正常,详见本章第 9 节。

(6) Madelung-Launois-Bensaude 综合征:特点是肢体近端肥大,可能与饮酒和使用过糖皮质激素有关[15]。

(三) GH 瘤合并高血糖症与 2 型糖尿病伴 GH 升高的鉴别 GH 瘤患者存在明显的胰岛素抵抗,至病情晚期,胰岛 β 细胞因长期代偿性增生而转变为功能衰竭或 β 细胞数目减少,出现与 2 型糖尿病相似的临床表现和生化改变。另一方面,2 型糖尿病亦可伴有血清 GH 升高,使两者的鉴别困难。2 型糖尿病的血清 GH 仅轻度升高,且缺乏指端肥大和脏器肿大等表现。

【一般 GH 瘤治疗】

肢端肥大症和巨人症的治疗目的是:①去除肿瘤或抑制其生长,消除压迫症状;②使 GH 和 IGF-1 降至正常,恢复对 TRH 和 GnRH 的正常反应;③减轻症状,纠正代谢异常;④消除并发症,预防肿瘤复发[16]。主要治疗方案有手术、放射或药物。治疗方案的选择主要取决于病情和客观条件,强调个体化治疗[17,18]。近年来,肢端肥大症和巨人症的治疗进展很快。用垂体显微手术已可治愈绝大多数病例;在此基础上,如血清 GH 和 IGF-1 未降至正常,则加用辅助性放疗、长效生长抑素类似物、GH 受体拮抗剂(定向突变或化学修饰的 GH)治疗。B2036 容易透过血-脑屏障,其分布容量变小而半衰期明显延长,可显著提高疗效。

(一) 手术治疗 治疗肢端肥大症和巨人症的基本思路是:①若为垂体微腺瘤或肿瘤组织未超过蝶鞍范围,且无手术禁忌证时首选手术治疗;②若垂体大腺瘤超过了蝶鞍范围,或者有外科禁忌证,应首选药物治疗及联合放射治疗,待肿瘤体积缩小,血 GH 和 IGF-1 明显下降后再行手术摘除;③药物治疗时,若血 GH<2μg/L,IGF-1 降至正常,可维持原剂量,未达到该标准者加大剂量;若仍效果不佳,可联合使用两种药物;再无效时采用手术摘除或放射治疗。

绝大多数的垂体 GH 瘤适合于手术治疗,因大腺瘤和已有侵蚀性病变者的治愈率很低,所以建议于术前采用药物缩小肿瘤体积。如果术后 GH 仍升高,则使用卡麦角林(cabergoline)或生长抑素类似物;疗效不佳者增加每日的用药次数较增加剂量更有效。

1. 经颅垂体瘤摘除术 可采用经额、经颞或经蝶骨翼(前外侧)入路方式。经额入路和经颞入路对微腺瘤和鞍内肿瘤切除不满意,经蝶骨翼(前外侧)入路适宜于垂体瘤向视交叉后上方、向两旁发展或侵入海绵窦者。

2. 经蝶窦垂体瘤切除术 已有多种改良式,包括经口鼻蝶窦入路、经鼻(单侧或双侧)蝶窦入路、经筛窦蝶窦入路和上颌窦蝶窦入路,目前大多数采用 Hardy 改良的经口鼻蝶窦入路方法。手术并发症主要有脑脊液鼻漏、动脉损伤、出血、术后视力缺失、尿崩症、鼻窦炎、鼻炎、鼻中隔穿孔等。手术效果取决于手术者的技术、肿瘤范围、大小以及术前的血 GH 水平。手术切除肿瘤后会导致血 GH 急骤下降,数周后 IGF-1 亦随之下降。一般手术效果好,治愈率高,死亡率和复发率低。OGTT 试验后血 GH<1μg/L 是病情控制的指标,80%~90% 的微腺瘤和 50% 的大腺瘤患者血 GH 能达到这一标准。主要的手术禁忌证为:①鼻部感染、蝶窦炎、鼻中隔手

术史(相对禁忌);②巨大垂体瘤明显向侧方侵入海绵窦、中颅窝,向额叶底、向鞍背后方斜坡发展者(相对禁忌);③有凝血机制障碍或其他严重疾病而不能耐受手术者。

(二)放疗 在应用经蝶窦显微垂体瘤摘除术前,垂体放射治疗是肢端肥大症的主要措施。目前垂体放射治疗多用于身体状况不适合手术及手术未能将肿瘤全部切除者。垂体放射治疗方法有超高压放射治疗、α粒子放射治疗、γ刀、^{90}Y丸植入治疗或立体成像放射治疗等。其中以SCRT效果最好(表2-3-10-13),但血GH下降至正常所需的时间长,约需1.8年使血GH降至5μg/L以下(90%)。剂量为

4~5周内给予40~50Gy,每周放疗5天。据报道,总放射剂量为20Gy的效果与高剂量者相当,但腺垂体功能减退的发生率降低。放疗时配合奥曲肽治疗可提高疗效。垂体放射治疗的主要不良反应是腺垂体功能减退症,有时对视交叉和下丘脑腹侧有损害。

(三)药物治疗 药物治疗一般仅作为GH瘤的辅助方法,主要适用于:①不能手术或不愿手术者;②不能放疗或不愿放疗者;③手术或放疗效果不佳或复发者;④辅助治疗。Andrea等提出肢端肥大症/巨人症治疗的疗效评价标准及处理措施见表2-3-10-14。

表2-3-10-13 立体定位放疗垂体GH瘤

研究者/年份	病例		总剂量(Gy)	追踪时间(月)	控制率(%)	缓解率(%)	晚期副作用(%)	
							视力	垂体功能减退
Attanasio/2003	30	GK SRS	20	46	100	30(5年)	0	6.7
Jane/2003	64	GK SRS	15	>18	NA	36	0	28
Castinetti/2005	82	GK SRS	26	49.5*	NA	17	1.2	17
Gutt/2005	44	GK SRS	23	22	100	48	NA	NA
Kobayashi/2005	67	GK SRS	18,9	63	100	17	11	15
Jezkova/2006	96	GK SRS	32	53.7	100	44(5年)	0	27.1
Voges/2006	64	LINAC SRS	16.5	54.3	97	14(3年) 33(5年)	1.4	13(3年) 18(5年)
Petit/2007	22	PSRS	20	75.6	100	59	0	38
Pollock/2007	46	GK SRS	20	63	100	11(2年) 60(5年)	0	33/(5年)
Vik-Mo/2007	53	GK SRS	26.5	67	100	58(5年) 86(10年)	3.8	10(5年)
Jagannathan/2008	95	GK SRS	22	57	98	53	4	34
Losa/2008	83	GK SRS	21,5	69	97	52(5年) 85(10年)	0	10(10年)
Ronchi/2009	35	GK SRS	20	114	100	46(10年)	0	50
Wan/2009	103	GK SRS	21/4	67	95	37	0	6
Hayashi/2010	25	GK SRS	25.2	36		40		
Iwai/2010	26	GK SRS	20	84	96	17(5年) 47(10年)	0	8

注:NA:未评价;SRS:立体定位放疗;GKS:γ刀放疗;PSRS:质子立体定位放疗

表2-3-10-14 肢端肥大症/巨人症的疗效评价及处理措施

项目	评价标准	处理措施
病情控制	最低血GH<1μg/L/血IGF-1正常/没有临床活动期症状	检测GH/IGF-1轴/评估垂体功能/定期查头部MRI/维持治疗方案不变
病情控制不完全	最低血GH浓度>1μg/L/血IGF-1高于正常/无活动期症状	检测GH/IGF-1轴/评估垂体功能/定期MRI/评估心血管功能
病情未控制	最低血GH浓度>1μg/L/血IGF-1升高/有临床活动期症状	检测GH/IGF-1轴/定期查头部MRI/积极治疗或改变治疗方法

垂体 GH 瘤单用药物治疗的失败率很高,目前用于 GH 瘤治疗的药物均存在药物靶位多、特异性低和不良反应大等缺点。特别是 GH/PRL 瘤和恶性 GH 瘤对药物的反应性差。

1. 生长抑素类似物　GH 及 TSH 分泌瘤细胞上的生长抑素受体(SSTR)数量比腺瘤周围细胞高,故生长抑素能抑制肿瘤分泌 GH。血浆中的天然生长抑素的半衰期仅 2～3 分钟,并有抑制其他激素的作用,如胰岛素、胰高血糖素、胃泌素及 TRH 等,停用后 GH 分泌有反跳,故不适于临床应用。

(1) 短效生长抑素类似物:静脉注射的半衰期为 43 分钟,皮下注射为 113 分钟,可使 GH 受抑制达 8 小时,无反跳性 GH 分泌增多,适合于治疗肢端肥大症。奥曲肽与 SSTR2 的结合最多,因此肢端肥大症患者对奥曲肽的治疗反应取决于垂体瘤细胞此类 SSTR 的数目和亲和力。10%～30% 的患者瘤细胞生长抑素受体数目减少,对奥曲肽的反应降低,疗效较差,而 gsp 癌基因阳性者对奥曲肽较敏感。经奥曲肽治疗后,约 75% 病例的血浆 GH 恢复正常。皮下注射的常用剂量为 50～200μg,每天 2～3 次;以后根据血 GH 水平调整剂量,最高剂量可达每日 1500μg。治疗 1 周后大多数患者的多汗、头痛、关节痛、疲乏无力及感觉异常等症状有不同程度缓解。皮肤增厚、软组织肿胀、肢端肥大也可改善,腺瘤缩小。

不良反应多为食欲不振、恶心、呕吐、腹痛、腹泻,一般持续 1～3 周,少数患者在长期用奥曲肽治疗过程中,不良反应可反复发作,可能与脱氧胆酸生成过多有关。其他常见的不良反应主要为心动过缓(约 25%)和胰岛素分泌受抑制(可使血糖升高),但血 GH 下降又使糖耐量改善。导致胆结石(约 50%),胆结石的成因是:①奥曲肽提高胆固醇饱和度导致胆固醇结晶的形成;②抑制胆囊收缩,阻止胆汁排出,阻止餐后小结石及其他微粒的排出;③减缓胃肠蠕动,升高肠内脱氧胆酸浓度,间接促进胆固醇结晶形成。胆结石的形成与奥曲肽的剂量无关,而且大多数为无症状性胆结石。

(2) 长效生长抑素类似物:长效奥曲肽(octreotide-LAR)可确保血奥曲肽浓度持续维持在较高水平。每 4 周肌注 20mg 或 30mg。注射后血清奥曲肽浓度逐渐上升,至 2 周时达峰值,并可维持此水平 28～35 天。血 GH 在注药后下降,可维持疗效 21～28 天;至第 60 天,3/4 患者血 GH 又上升。一般肌注 2～3 次后,血 GH 达到稳态。长效制剂的半衰期延长,适于长期使用。奥曲肽长效释放制剂为 20～40mg/月(相当于奥曲肽 750～1250μg/d)。

奥曲肽植入物(84mg)能够 6 个月持续释放奥曲肽,维持降低血 GH 和 IGF-1 水平,其耐受性良好。163 例肢端肥大症受试者(年龄≥18 岁),在治疗前接受过 3 个月以上的奥曲肽类似物注射剂(10～40mg)。在 24 周的治疗期间评估奥曲肽植入物的有效性、安全性和耐受性。结果发现,治疗 24 周后,奥曲肽类似物维持 IGF-1 和 GH 水平的成功率为 84%,奥曲肽植入物的成功率为 86%。奥曲肽植入物植入后,血清奥曲肽浓度在 8 天内增加,并在 14～28 天到达峰值。奥曲肽植入物的整体安全性与奥曲肽类似物相似。常见的不良反应为腹泻和头痛,而奥曲肽类似物更常见的不良反应为胆囊炎和高血压[19-22]。

(3) 兰乐肽:兰乐肽(lanreotide,Somatuline)含有 8 个氨基酸残基,对腺垂体细胞的生长抑素受体的亲和力高于天然 SS,较奥曲肽对 GH 有更高的选择性抑制作用,适合治疗肢端肥大症和巨人症,可抑制 GH 瘤生长,使血清 GH 降至正常。1 次注射后,作用可维持 2 周。一般每 2 周肌内注射 30～90mg,根据血 GH 和 IGF-1 调整剂量。注射后药物释放速率和血药浓度恒定,停药后无反跳现象。兰乐肽缓释制剂有两种,somatuline-LA 每 10～14 天皮下注射 30mg;somatuline Autogel 每月皮下注射 1 次。缓释载体成分聚乙酸酯可充分被吸收,降解产物进入糖酵解途径被代谢清除。用药早期有一过性局部疼痛和红肿及短期脂肪泻,<20% 的患者出现无症状性胆结石。lanreotide Autogel 适用于皮下注射,每 4～8 周注射 1 次,使用方便,用于手术前可使肿瘤缩小,用于手术后可预防肿瘤复发,但大剂量应用时要注意监测血糖,预防胆石症。此外,高亲和力 SS 类似物 PTR-3173 可与 SS 受体-2、-4、-5 高亲和力结合,其抑制 GH 释放的作用比抑制胰高血糖素和胰岛素的效力分别强 1000 倍及 10 000 倍。

2. 生长抑素受体配体和 GH 受体拮抗剂　生长抑素受体配体抑制 GH 的分泌和肿瘤生长,减低血清 GH 水平,而 GH 受体拮抗剂(GH receptor antagonist,如培维索孟)可阻抑 GH 的作用并降低血清 IGF-1 的水平[20]。生长抑素类似物与 GH 受体拮抗剂联合治疗能使 90% 的患者达到满意效果,但增加了肝损害的风险(尤其是伴有糖尿病者)。GH 受体拮抗剂培维索孟通过抑制 GH 受体活性,使肝脏和其他组织合成 IGF-1 减少,具有疗效好、不良反应少等优点,但可能产生抗体。GH 受体拮抗剂 B2036 容易透过血-脑屏障,其分布容量变小而半衰期明显延长,可显著提高疗效。

3. 多巴胺受体激动剂　约半数肢端肥大症患者的 GH 分泌可被多巴胺及其激动剂抑制,可能是由于 GH 瘤细胞除存在 GHRH 受体外,还有多巴胺 D_2 受体,GH 分泌被抑制其实是抑制 PRL 分泌的反映,因此多巴胺受体激动剂对同时分泌 PRL 的 GH 瘤患者最有效,但可有恶心、呕吐、腹痛、直立性低血压、鼻黏膜充血、心律失常、精神症状、肥胖、眩晕、失眠、便秘、外周血管收缩等。不良反应随溴隐亭的剂量增加而增多,治疗一段时间后可消失。卡麦角林及 CV205-502 的不良反应较溴隐亭轻。

常用的多巴胺受体激动剂有溴隐亭、长效溴隐亭、培高利特(硫丙麦林,pergolide)、麦角乙胺(lysuride)、卡麦角林(cabergoline)及 CV205-502。如与奥曲肽联合应用,则治疗效果更好。治疗开始数天内可用溴隐亭 1.25mg,晚餐餐间服用,使用 10 天左右,待不良反应减轻时再逐渐增加次数和剂量,一般每日剂量 20～30mg,最大剂量可达 60mg/d,每 6～12 小时口服 1 次。多数患者血 GH 下降 50%,随之症状改善,出汗减少,软组织肿胀症状减轻,性功能可有所改善,糖耐量好转。部分患者的 GH 瘤体积缩小。溴隐亭只抑制 GH 的分泌,不破坏肿瘤,停药后 GH 可迅速上升,肿瘤增大,故建议应用溴隐亭治疗同时给予放射治疗,每年停药一段时间,观察 GH 是否反跳,如无反跳出现,可考虑停药,然后继续观察。

培高利特作用时间比溴隐亭长,半衰期约 65 小时,口服后药理作用维持 7～14 天,一般每天用药 1 次,或每周 1～2 次。该药主要由肾脏(22%)和肠道(60%)排泄。CV205-502 降低 PRL 的作用比溴隐亭强 35～100 倍,一般每天用药

1次[23]。

4. 5-羟色胺拮抗剂　赛庚啶是 5-羟色胺拮抗剂,可能使血 GH 降低,推测可能是通过直接抑制垂体分泌 GH,也可能作用于下丘脑,减少 GHRH 的分泌或增加 GH 释放抑制激素的分泌。一般每日服用 4~32mg,可使症状好转,糖代谢有所改善,但对较严重者及伴有重型糖尿病者的效果不满意。

5. 替莫唑胺(temozolomide,TMZ)　为 1984 年人工合成的细胞烷化剂,口服制剂的生物可用度 100%,容易透过血-脑屏障。最早用于治疗神经胶质瘤,亦可用于治疗其他脑肿瘤、黑色素瘤、垂体瘤、垂体癌、泌乳素分泌癌、GH 瘤和神经内分泌瘤[24-26]。

6. 其他药物　有多种选择,但疗效不佳。胃(胰)蛋白酶每次 0.6~1.2g,每日 4~6 次。连续治疗 3 个月后可考虑逐渐减量,直至停药。不良反应为食欲增加,个别患者有轻度腹胀或肠鸣增加(或减少)。孕激素可抑制 GH 分泌,对部分患者的病情有一定程度的缓解。

(四)药物治疗疗效评价与比较　各种药物的疗效有一定差异,临床应根据患者的病情选择最合适的治疗药物(图 2-3-10-6~图 2-3-10-8,表 2-3-10-15)。

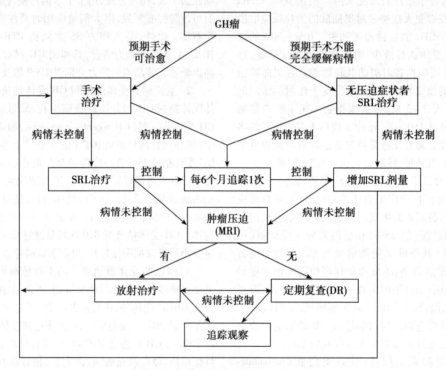

图 2-3-10-6　肢端肥大症治疗追踪

SRL:一线治疗,手术或药物治疗;二线 SRL:手术治疗加药物剂量调整病追踪病情进展;三线治疗:放疗或培维索孟治疗,追踪病情,必要时手术治疗

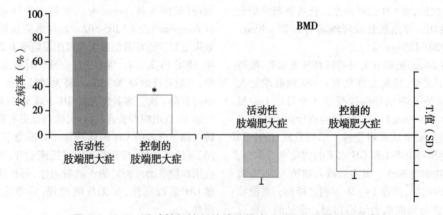

图 2-3-10-7　活动性与控制的肢端肥大症 BMD 和骨折率比较

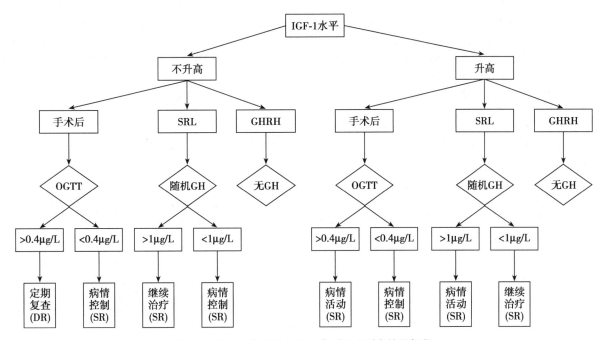

图 2-3-10-8　肢端肥大症血清 IGF-1 测定结果解释

GHRA：生长激素受体拮抗剂；OGTT：口服葡萄糖耐量试验；DR：一般推荐；SR：优先推荐

表 2-3-10-15　GH 瘤治疗疗效与优缺点比较

项目	手术	放射	生长抑素类似物	GH 受体拮抗剂
治疗方法	经蝶窦切除肿瘤	非创性	每月注射	每天注射
GH<2.5μg/L	大腺瘤<50% 小腺瘤<80%	约50%(10年内)	约65%	0%
IGF-1 正常	大腺瘤<50% 小腺瘤>80%	约30%	约65%	>90%
起效时间	快	慢	快	快
肿瘤大小	明显缩小或消失	缩小	缩小(50%)	不明
垂体功能减退	约10%	约50%	无	
其他副作用	肿瘤残余复发 尿崩症 局部并发症	局部神经损害 继发性脑肿瘤 脑血管病风险增加	胆石症 恶性呕吐 腹泻	IGF-1 降低 肝脏损害

【特殊类型 GH 瘤治疗】

（一）糖尿病治疗　　一般情况下，溴隐亭本身具有一定的降血糖作用。如果患者的血糖升高较轻，在加用格列吡嗪（2.5mg/kg）后，可望控制高血糖。溴隐亭的降血糖机制未明，可能与多巴胺 D2 受体被激活、拮抗 α-1 和激活 α-2 与血清素受体有关[27]。如果上述治疗无效，必须在治疗 GH 瘤基础上，加用胰岛素和胰岛素增敏剂，后者能明显减少胰岛素的用量；有时在加用生长抑素类似物后可取得较好疗效。如手术或放疗后的血糖仍明显升高，提示治疗失败。如患者肥胖很明显，要注意减轻体重，否则疗效差。

（二）骨质疏松治疗　　肢端肥大症/巨人症并骨质疏松的特点是既有骨质疏松，又有局限性骨质增生，应强调 GH 瘤本身的治疗，轻度骨质疏松一般不予治疗，严重者可给予降钙素或二膦酸盐制剂，对防止骨畸形和骨折有一定疗效，但不能缓解骨质增生所致的疼痛。

（三）腺垂体功能减退治疗　　如患者合并明显的腺垂体功能减退症，说明垂体 GH 瘤已破坏大部分腺垂体组织；经手术或放疗后，一般腺垂体功能减退症不能自动恢复，应根据具体情况，补充甲状腺激素和性激素。轻度肾上腺皮质功能减退者不必补充糖皮质激素，因可明显加重糖尿病病情，并导致更为严重的胰岛素抵抗。

（四）PRL/GH 混合瘤治疗　　PRL/GH 混合瘤较常见，垂体的 PRL 细胞和 GH 细胞来源于共同的前体细胞系，偶尔肿瘤细胞还可以从一种细胞类型转分化成另一种类型[28,29]。虽然 PRL/GH 混合瘤用麦角生物碱衍生物（如溴隐亭）或非麦角类药物（如喹高利特）治疗有一定效果，但考虑到肿瘤具有恶变和迅速增长特征，故建议早期手术治疗，如果患者已经伴有头痛、视力下降等症状，必须尽快施行手术或放射治疗。侵袭性 PRL/GH 瘤分泌的 PRL 和 GH 可能较少，但肿瘤增长快，侵袭性强，肿瘤细胞嗜酸性，能合成 PRL 和 GH，但血清水平完全正常，IGF-1 轻度升高。

（五）GH 混合瘤合并妊娠的治疗　　肢端肥大症的发

病高峰年龄为 40~60 岁,故妊娠可合并本症。GH 过多导致高血压、左室肥厚和糖尿病,结肠癌的危险性增加。但因母体的 GH 不通过胎盘,故对胎儿生长发育无影响。巨大儿是 GH 诱发母体糖尿病所致。妊娠期垂体瘤增大可能压迫视交叉引起视野缺损的危险性增高。巨腺瘤须每月行视野检测评估,若有头痛、视野缺损、尿崩症或垂体卒中等表现时须用 MRI 确证。使用传统的放射免疫测定法进行 GH 检测不能区别是来源于垂体还是胎盘,而胎盘来源 GH 峰值在妊娠晚期出现,因此,不能根据传统的放射免疫测定法检测结果来进行病情判断。

妊娠期应避免药物治疗,但由于以上原因,GH 瘤合并妊娠仍建议首选长效生长抑素治疗,用于手术前的症状控制和手术及放疗后的辅助治疗。多巴胺受体激动剂(溴隐亭或卡麦角林)不能使肿瘤缩小,对妊娠女性的 GH 瘤抑制作用有限。

（六）术后肢端肥大的治疗 垂体 GH 瘤术后,心血管病、高血压睡眠呼吸暂停综合征、结肠息肉、关节病糖耐量减退/糖尿病等仍然存在,患者仍头痛、关节痛、腕管综合征、出汗、乏力和神经精神异常等无改善。此时应全面评价患者的病情是否处于活动阶段。一般应检测生化指标和血清

IGF-I、GH 水平,影像检查评价残余肿瘤、骨骼-软组织生长与垂体-视交叉状况。决定是否需要再次手术治疗[30]。术后残余垂体 GH 瘤的治疗总体方案见图 2-3-10-9,术后残余垂体 GH 瘤的治疗药物选择方案见图 2-3-10-10。

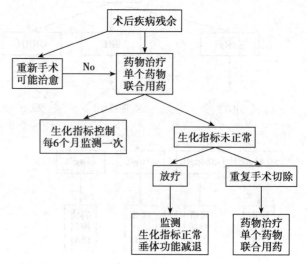

图 2-3-10-9　术后残余垂体 GH 瘤的总体治疗方案

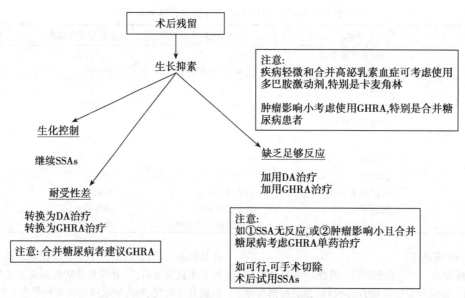

图 2-3-10-10　术后残余垂体 GH 瘤的治疗药物选择方案

1. 残余垂体 GH 瘤的诊断 多数发生于巨大 GH 瘤患者,残余垂体 GH 瘤的诊断需要结合临床表现、生化检查特点、垂体病变状况和并发症风险等进行全面分析。

（1）生化检查特点:如果术后 12 周血清 IGF-I 仍升高提示残余垂体 GH 瘤,血清基础 GH 或葡萄糖抑制后 GH 也有一定诊断意义,基础 GH 低于 2.0~2.5μg/L(RIA)或葡萄糖抑制后 GH 低于 0.4μg/L 说明肿瘤未复发[31-34];如果 GH 正常而 IGF-I 升高仍然提示存在残余病变[35]。此外,应同时评价腺垂体功能和 AVP 保存功能。

（2）影像检查:首选 MRI,如果术后 3 个月(术后水肿与炎症以及消除)的垂体 MRI 发现肿块增大、进入海绵窦、挤

压视交叉或视野缩小,说明肿瘤复发。

（3）病理检查:不作为常规项目,可能时做 GH 和 PRL 染色,排除 GH/PRL 混合瘤,Ki-67 和 p53 染色可了解肿瘤增殖情况。

（4）临床评价:肿瘤复发时,一般根据手的形状、骨骼疼痛、骨骼生长、面容改变、颌骨宽度、牙咬合等进行判断。同时了解有无高血压、糖尿病、血脂谱异常、睡眠呼吸暂停综合征心肌病、新的恶性肿瘤或结肠息肉[36-41]。

2. 残余垂体 GH 瘤的治疗 治疗目的是:①纠正生化指标异常,降低 GH 和 IGF-1 至正常水平;②改善临床症状和复发征;③预防和治疗 GH 瘤的合并症与并发症;④控制或

消除垂体参与肿瘤。

（1）手术治疗：根据术后 12 周的 MRI 复查结果决定手术方案，术前做好充分准备。

（2）药物治疗：根据病情和以往的药物治疗反应选择生长抑素类似物、多巴胺激动剂或 GH 上调拮抗剂（GHRA）培维索孟（pegvisomant）。

生长抑素类似物直接抑制肿瘤 GH 分泌，降低肝脏 IGF-I 合成。每月注射长效奥曲肽（octreotide-LAR）20~40mg，每 2~3 个月监测 GH 和 IGF-I，疗程 6 个月；或每月注射兰乐肽（lanreotide Autogel）90~120mg，有效后减量至 60mg/次。使用期间注意检测胆囊-胆道结石、心动过缓、便秘和脱发。必要时，亦可选用多巴胺激动剂或 GH 受体拮抗剂。

（3）放疗：常规总放射剂量 40~54Gy，有条件时考虑立体定向放射外科治疗，如 γ 刀、Cyber 刀、直线加速器（LIN-AC）或质子束（proton beam）放疗，放疗后继续用药物维持疗效。

3. 并发症与合并症治疗 主要处理骨骼疼痛、牙咬合异常、高血压、糖尿病、血脂谱异常、睡眠呼吸暂停综合征、心肌病或结肠息肉等，但这些病变的治疗基础仍然是使血清 GH 和 IGF-1 降至正常。

（雷闽湘 袁凌青）

第 11 节 颅咽管瘤与 Rathke 囊肿

Rathke 囊与原始口腔（stomodeum）连接的颅咽管（craniopharyngeal canal），随胚胎发育而逐渐退化。颅咽管瘤（craniopharyngioma）起源 Rathke 囊残余鳞状上皮细胞，常沿 Rathke 囊袋的发育途径生长，常位于第三脑室前端和蝶鞍（sella turcica）的鞍底、鞍内、蝶窦或鼻咽后壁。颅咽管瘤是发生于鞍上区并常累及下丘脑的先天性良性肿瘤。在影响下丘脑的肿瘤中，首先是垂体瘤，其次是颅咽管瘤。后者占先天性颅内肿瘤的 60%，占全年龄组颅内肿瘤的 4.7%~6.5%，在儿童鞍区肿瘤中，颅咽管瘤约占 60%[1]，而儿童颅咽管瘤约占儿童颅内肿瘤的 5%（成人 3.5%）。Rathke 囊肿系垂体中叶 Rathke 裂隙非肿瘤上皮新生物。Rathke 囊肿分为上皮囊肿（epithelial cyst）、皮样囊肿（dermoid cyst）、表皮样囊肿（epidermoid cyst）或颅咽管瘤，因此 Rathke 囊肿与颅咽管瘤在病理学上密切联系，有时难以区分。

【颅咽管瘤】

腺垂体含有六种激素分泌细胞，这些细胞的早期发育分化与 NUMB 蛋白抑制 Notch 信号有关，NUMB 分解蛋白，稳定和抑制垂体前叶和中叶肿瘤抑制蛋白 p53 表达，从而抑制了垂体中叶 MSH 细胞增殖，如果垂体发育成熟后 NUMB 表达异常，可以导致垂体中叶结果异常甚至 Rathke 囊肿。Rathke 囊肿是来源于垂体中叶 Rathke 裂隙的非肿瘤性上皮细胞新生物。病理学类型包括 Rathke 裂隙囊肿、上皮囊肿、皮样囊肿、表皮样囊肿、颅咽管瘤等。

颅咽管瘤的起源仍有争论，主要有两种理论：第一种是胚胎起源理论，第二种是组织化生理论。故先后被称为 Rathke 瘤、垂体管瘤、颅咽管囊肿、Erdheim 瘤、釉质瘤、表皮瘤、垂体柄肿瘤和髓样瘤等。Rathke 裂隙囊肿与颅咽管瘤的

组织学表现不同，前者主要由单一性假复层上皮细胞和结缔组织组成，而颅咽管瘤由釉质细胞瘤或鳞状上皮组成，并具有向周围组织浸润、形成结节、炎症、透明化、角化或钙化特征[2-11]。

（一）病因与发病机制 儿童型肿瘤中心为成釉细胞进行性生长，其中含有栅栏样柱状包绕的胚胎芽苞（成釉型颅咽管瘤），可能是胚胎起源的肿瘤。正常胚胎发育时，Rathke 囊与原始口腔相连接的细长管道称为颅咽管，此管随胚胎发育而逐渐退化。Erdheim 等认为，颅咽管瘤起源于 Rathke 囊袋前壁的残余部分、前叶结节部及退化的颅咽管残存鳞状上皮细胞，其好发部位在腺垂体结节部。临床发现，颅咽管瘤常沿 Rathke 囊袋的发育途径生长，见于第三脑室前端和鞍底，少数位于鞍内、蝶窦甚至鼻咽腔后壁。但也有人认为，颅咽管瘤由垂体组织转化而来。

颅咽管瘤亦称为 Rathke 囊肿瘤、釉质细胞瘤、釉质瘤样瘤或异牙源性上皮细胞瘤。颅咽管瘤分为釉质细胞瘤与鳞状乳头样瘤两种类型，前者属于颅咽管残存组织的先天性肿瘤，发生于儿童；后者为腺垂体细胞的鳞状化生所致或为蝶鞍上表皮样囊肿或 Rathke 囊肿，发生于成人。纤毛状颅咽管瘤为 Rathke 囊肿向鳞状乳头样瘤的转型期肿瘤[2]。成人型颅咽管瘤多由发育成熟的多层鳞状上皮构成，可能由出生后器官转化而成。颅咽管瘤恶性变少见，文献中仅有数例报道[12-15]。根据国际疾病分类标准，病理学类型有三种，分别定义为非特异性颅咽管瘤（unspecified craniopharyngioma，ICD9350）釉质细胞型颅咽管瘤（adamantinous craniopharyngioma，ICD9351）和乳头样颅咽管瘤（papillary craniopharyngiomas，ICD9352）。

（二）分型

1. 解剖分型 根据肿瘤发生的部位，颅咽管瘤可分为五型：①鞍内型颅咽管瘤：肿瘤局限于鞍内，但可向邻近部位侵犯；②后视交叉型颅咽管瘤：肿瘤位于视交叉和视束之间，可侵及第三脑室；③Lesformes geante 型颅咽管瘤：大肿瘤侵及视交叉前后区，重者侵入幕下或侧裂；④非典型型颅咽管瘤：发生于咽部、后颅窝或蝶窦，或侵及松果体区；⑤异位颅咽管瘤（ectopic craniopharyngioma）：少见，可位于第四脑室、脑实质等部位。

2. 病理分型 80%~90% 的儿童垂体瘤为颅咽管瘤，发病年龄集中在 5~14 岁。部分患者的细胞单克隆增生与染色体 1q、12q、17q 或 β-连环蛋白（β-catenin）突变有关。根据组织学起源，一般分为牙釉质型、鳞形乳头型和梭形细胞型三型。WHO 将颅咽管瘤分为釉质上皮型和鳞形乳头型，另有部分学者认为存在过渡型和混合型。绝大多数肿瘤为前两种类型，其中以牙釉质型多见，主要发生于儿童，多有钙化，最外层是柱状上皮细胞，向心逐渐移行为外层呈栅栏状、内层细胞排列疏松的星形细胞。儿童型颅咽管瘤以囊性（囊性颅咽管瘤，cystic craniopharyngioma）多见。鳞状乳头型由分化良好的鳞状上皮细胞组成，此型多为实质性肿瘤，成人多见。梭形细胞型属于低度恶性肿瘤[16-18]。一些良性颅咽管瘤经放射治疗后可转为恶性颅咽管瘤或转为其他类型的恶性肿瘤。偶尔，颅咽管瘤组织含有神经内分泌细胞，可鉴定出神经肽类激素，但一般不引起相应的临床症状。

（三）颅咽管瘤并发症 本病以20岁前儿童或青少年多见，但成年甚至老龄者也可发生。儿童和成人的颅咽管瘤表现有一定差异。儿童以颅内压增高和生长发育障碍为主，成人以视野缺损和垂体功能减退为主。颅咽管瘤的常见并发症有：①脑积水和脑萎缩；②垂体功能减退症；③视神经萎缩和视野缺损；④海绵窦症状群；⑤小脑症状群、神经精神症状群；⑥术后下丘脑性肥胖；⑦放射治疗后出现新肿瘤，如树突细胞瘤（astrocytoma）、神经节瘤（glioma）等。

1. 颅内压增高 由于肿瘤压迫第三脑室，堵塞脑室系统引起颅内压增高，表现为头痛、恶心和呕吐、畏光、眩晕、展神经麻痹；严重者可有意识障碍、视盘水肿、脑积水和继发性脑萎缩与视神经萎缩，有时可引起化学性脑膜炎和蛛网膜炎。儿童有颅缝分离、头颅增大，婴儿有前囟膨隆及头皮静脉怒张等表现。

2. 内分泌功能障碍 71%的患者在首次获得诊断时有内分泌症状[18]。垂体功能减退可能由于肿瘤直接侵犯垂体引起垂体激素分泌不足，或由于肿瘤侵犯下丘脑致促垂体激素分泌不足，或由于肿瘤压迫垂体门脉系统使下丘脑激素不能到达垂体，因而垂体激素分泌低下，产生相应的临床表现。最常见的是GH及性激素分泌减少，患者常有性发育障碍和身材矮小。绝经期前妇女均有原发性或继发性闭经；大部分成年男性可有低促性腺激素性性腺功能减退。儿童患者血GH降低，生长迟缓[19]，约10%患儿出现矮小症伴性发育不全；部分患者的血ACTH、LH、FSH或TSH下降，但临床症状少见，TSH不足引起的继发性甲状腺功能减退约见于1/4患者。极少数患者有腺垂体功能亢进的表现，如性早熟、肢端肥大、泌乳、Cushing病和皮肤色素加深等。合并GnRH瘤时可伴有性腺功能紊乱表现。

3. 下丘脑功能紊乱 视肿瘤压迫情况而出现不同表现，典型者可出现下丘脑功能紊乱的一系列症状，如嗜睡、厌食、消瘦、贪食、肥胖、多汗、汗闭、低血压、发热和体温过低等[20,21]，AVP下降可导致尿崩症，发生率约20%；GnRH下降引起性腺功能减退和情感与行为障碍。

4. 视力障碍 在成人中易被发现，而在儿童中可能被忽视（误为近视）。此外，可有视野缺损、偏盲。双侧颞下象限性盲说明视交叉后肿瘤压迫视束，双侧颞上象限性盲提示视交叉受压，双眼同向偏盲指向一侧视束受压。严重患者可因原发或继发性视神经萎缩导致失明。肿瘤向鞍旁扩展引起Ⅲ、Ⅳ、Ⅴ、Ⅵ脑神经功能障碍，患者出现复视、动眼神经麻痹、三叉神经痛等；向两侧生长，侵入颞叶，可引起颞叶癫痫；肿瘤向下扩展，侵及脑脚，可产生痉挛性偏瘫，甚至出现去大脑强直状态；肿瘤向前颅窝生长可产生精神症状、癫痫发作、记忆力减退、定向力差和幻嗅觉等，肿瘤向后生长可产生脑干症状，肿瘤向后颅窝生长可引起小脑症状群。

5. 内分泌功能障碍 临床上可出现GH缺乏（75%）、LH/FSH缺乏（40%）、ACTH缺乏（25%）、垂体柄被压和尿崩症（9%~17%）。

（四）辅助检查和诊断 颅咽管瘤需与垂体瘤、蝶鞍区普通感染、嗜酸性肉芽肿、淋巴细胞性垂体炎、结节病、梅毒、结核、血管畸形或动脉瘤以及先天性Rathke囊肿等鉴别。颅咽管瘤可表现为囊性、实性、囊实性或钙化性肿瘤。约

70%患者的头颅X线平片有异常发现。鞍内型可见蝶鞍扩大；肿瘤累及鞍上可见蝶鞍呈扁平扩大和床突被破坏，70%~80%出现特征性鞍区钙化。此外，患儿尚可见颅内压增高表现，如颅缝分离、脑回压迹增加等。头颅CT平扫时，囊性病变呈低密度影，钙化灶多出现于实体肿瘤内，呈环状强化。头颅MRI在判断颅咽管瘤的起源部位、肿瘤囊性成分、肿瘤与邻近组织结构的关系方面优于CT（图2-3-11-1）。

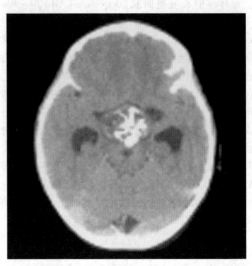

图2-3-11-1 颅咽管瘤的CT表现
非增强的蝶鞍上区CT见钙化的囊性结节，伴有脑积水

垂体功能减退者的各种促激素基础值低下，激发试验显示储备功能不足和相应的靶激素水平降低；垂体功能亢进者的促激素和相应靶腺激素水平均升高。颅咽管瘤应与Rathke囊肿、黄色肉芽肿和皮样囊肿及表皮样囊肿鉴别，因为这些肿瘤均起源于外胚层，其病理形态极为相似[10]。免疫组织化学有助于鉴别，例如颅咽管瘤的标志物是β-连环蛋白（β-catenin），成血管细胞瘤的标志物为水孔蛋白-1（aquaporin-1），而α抑制素（α-inhibin）和短尾突变体表型（brachyury）为动物脊索瘤（chordoma）的特征[22]。垂体瘤以成人多见，有功能性垂体瘤多表现为相应垂体激素分泌过多，但很少有垂体钙化。鞍上肿瘤包括鞍上生殖细胞瘤、视神经和视交叉胶质瘤。一般无内分泌临床表现，肿瘤无钙化及囊性变。CT及MRI检查对术前鉴别有重要价值。虹吸部动脉瘤以中年多见，多伴有动眼神经麻痹。Rathke囊肿和鞍区黄素颗粒细胞瘤与颅咽管瘤相关，鉴别有赖于病理检查。此外，鞍部上皮样囊肿和结核性脑膜炎颅底钙化等可通过临床及MRI等检查作出鉴别（表2-3-11-1和表2-3-11-2）。

表2-3-11-1 颅咽管瘤与其他疾病的CT/MRI鉴别

疾病	鉴别要点
Rathke囊肿	小而圆的囊性病变/无钙化/均质低密度灶不被增强/MRI信号不定/囊内含蛋白水样结节（proteinaceous nodule）提示诊断
皮样囊肿	CT示圆形或分叶状/衰减值同CSF/伴有钙化/无增强/MRI的T1为高信号

续表

疾病	鉴别要点
表皮囊肿	CT 示分叶状/衰减值同 CSF/可伴有钙化/MRI 不被增强
垂体腺瘤	CT 示低密度或等密度（与脑组织比较）/增强不一/偶伴钙化/MRI 的 T1 为低信号、出血时高信号均匀增强
生殖细胞瘤	CT 为高信号常伴有钙化、明显增强、MRI 的 T1 等信号/T2 为等信号或高信号/明显增强
错构瘤	典型者呈柄状与灰质等信号/无钙化/不被增强
鞍上动脉瘤	平扫时轻度致密/如果存在血凝块则致密并被增强/MRI 示"空心征"伴高信号区
蛛网膜囊肿	边界清晰/信号强度同 CSF/无钙化/不被增强
鞍上脓肿	中心为低密度并被高密度线形影环绕且明显增强/MRI 高信号被明显增强
Langerhans 细胞组织细胞增多症	CT/MRI 示明显增强
结节病	CT 为等密度增强/无水肿或钙化/MRI 示 T2 高信号
结核病灶	CT 增强的病灶有中央低信号坏死区/MRI 示边缘增强/T2 高信号（水肿和坏死）
下丘脑/视交叉神经胶质瘤	MRI 示边界清晰的均质性鞍上块影/与垂体的分界明显的等信号或低信号/无钙化
脑膜瘤	CT 示硬脑膜包绕的高密度灶均匀增强/肿瘤周围伴有水肿和钙化/MRI 等信号明显增强

表 2-3-11-2　颅咽管瘤与相关病变的鉴别

特征	釉质细胞型颅咽管瘤	乳头状颅咽管瘤	Rathke 囊肿	上皮样囊肿
上皮细胞	复杂型釉质细胞	乳头状鳞状上皮	单纯柱状或立方形鳞状上皮	复层鳞状上皮
角蛋白	波浪形角蛋白形成分离的小结节	细胞分散角质化细胞结节	–	层状鳞状上皮
角质透明颗粒	–	–	–	常见
黏液细胞	少见	常见	常见	–
纤毛细胞	–	少见	常见	–
透明间质	–	常见	–	–
钙化	常见	少见	–	–
坏死	常见	–	–	–
胆固醇	常见	少见	–	–

（五）治疗　颅咽管瘤治疗方案有手术治疗、放射治疗、化疗和免疫治疗。有激素分泌不足者应给予相应的激素补充/替代治疗。颅咽管瘤治疗后短期内即使激素水平正常，几年后仍可出现激素缺乏表现，故需要严密监测病情变化[23]，见图 2-3-11-2。

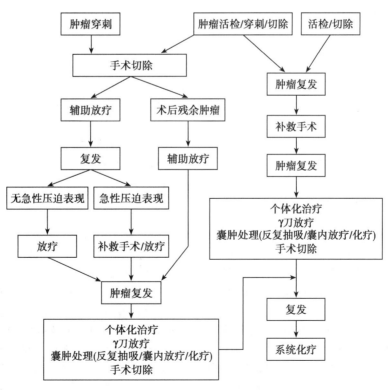

图 2-3-11-2　颅咽管瘤处理程序

1. 手术治疗　诊断成立后应尽早手术。因残存的肿瘤组织是术后肿瘤复发的根源,肿瘤切除程度与术后复发关系密切,因此应尽量全切肿瘤[24]。在可能情况下,首选镜下全切术[25]。颅咽管瘤的边缘往往不规则,并可伴有神经胶质增生(gliosis)。一般有三种情况:①囊壁厚,其内为颅咽管瘤细胞和炎性细胞;②颅咽管瘤细胞和神经胶质混合存在,无法分辨;③颅咽管瘤细胞和神经胶质分界清晰,易于辨别。前两种在手术切除增生的神经胶质后,仍可复发。儿童颅咽管瘤较成人颅咽管瘤生长更快,更易复发,而且放射治疗对儿童内分泌功能及脑发育的影响较成人更为严重,因此,儿童颅咽管瘤更应争取全切以减少肿瘤复发率。多数研究报道,全切除与术后复发率低有关[26],肿瘤次全切除复发率为31%~81%,肿瘤全切后复发率仍高达5%~30%,有时发生异位复发。病程长者的肿瘤一般较大,儿童患者术后复发率高,预后不良。鞍内肿瘤的预后较好,术后复发率低,而鞍上肿瘤可侵犯下丘脑,手术完全切除困难,术后复发率高。分流术和减压术适用于手术切除困难、严重颅压增高或意识障碍者。术后再行放射治疗。最常见的术后并发症是复发、垂体功能减退和尿崩症[27]。

分析德国1980~2007年的注册登记资料,在496例儿童颅咽管瘤患者中,91%于15岁前发病,男女比例1:1。3年、5年和10年的存活率高,但生活质量明显下降(表2-3-11-3)。

表2-3-11-3　儿童颅咽管瘤的存活率

研究者	病例数	追踪时间	总存活率(%)	
			5年	10年
Müller 等	385	1980~2001	91	87
Tomita 等	54	1984~2003	93	90
Fisher 等	30	1980~1996	95	
Habrand 等	37	1969~1992	91	65
Lin 等	31	1970~2002	96	
Kalapurakal 等	25	1983~1996	100	
Poretti 等	25	1980~2002	92	
Scott 等	61	1970~1990	91	
Khafaga 等	56	1975~1996	65	

2. 肿瘤复发的处理　肿瘤复发后,可溶根据肿瘤部位、大小、患者年龄等选择放疗或再次手术治疗。其中中子治疗和立体放疗的效果较佳[28,29]。囊性肿瘤可注意考虑腔内β射线放疗[30-34],但仍可引起视力损害、视野缺损和神经精神并发症。内分泌并发症主要包括垂体功能减退症、中枢性尿崩症。部分因神经性厌食与神经性贪食导致肥胖或消瘦。

3. 放疗　放射治疗包括普通放射治疗、立体定向放射外科治疗、立体定向放射治疗(包括普通放疗、X刀、γ刀和粒子束刀),适用于不适宜手术切除的残存肿瘤、复发性肿瘤或术后辅助治疗。放射治疗可延长生存期和肿瘤复发的时间。囊性颅咽管瘤可用^{32}P或^{90}Y内照治疗。放射治疗的并发症有内分泌功能紊乱、视神经炎、放射性脑坏死和痴呆、生育能力下降。

4. 化疗　博来霉素(bleomycin)可抑制瘤细胞生长,使肿瘤缩小,有利于手术切除,降低术后复发率。术中可用博来霉素进行局部化疗,博来霉素置于非水通透的Ommaya微囊装置中,总剂量75mg。局部化疗较安全,但仍可发生神经损害性并发症,有报道,采用脑内局部和全身药物化疗2年后,仍出现进行性视力下降和偏瘫。

手术后或放射治疗后复发的颅咽管瘤以及浸润性颅咽管瘤的治疗困难,再次手术的致残率和病死率均增加。干扰素可抑制颅咽管瘤的生长,降低复发率。术后可出现垂体功能减退、尿崩症、电解质紊乱、体温调节障碍、上消化道出血、癫痫等并发症,应针对不同情况进行个体化处理。

5. 术后并发症处理　颅咽管瘤术后或放疗后容易发生下丘脑性肥胖、垂体功能减退、青春期发育延迟、生长发育障碍等多种并发症,应根据情况,给予积极治疗。

(1)下丘脑损害:颅咽管瘤术后或放疗后容易发生下丘脑性肥胖的原因与下列因素有关:①食欲和体重调节神经原被毁;②下丘脑受损波及副交感神经的传出纤维,引起体重增加和胰岛素抵抗。除可给予二甲双胍、奥曲肽外,有报道称二氮嗪治疗有效。除尿崩症和肥胖外,还可能引起水电解质平衡紊乱、行为异常、体温调节障碍、睡眠异常等。

(2)垂体功能减退:发生率较高(70%~90%),可为部分性或完全性,缺乏的垂体激素有GH(88%~100%)、FSH/LH(80%~95%)、ACTH(55%~88%)、TSH(39%~95%)等。有些患者尽管存在GH缺乏,但生长发育仍可正常,甚至出现线性增高加速,其原因可能与肥胖、胰岛素抵抗和高PRL血症有关。垂体功能减退症的诊断与治疗详见本章第4节。考虑到颅咽管瘤患儿青春期发育问题,糖皮质激素替代治疗应特别慎重。

(3)中枢性尿崩症:AVP缺乏的发生率为25%~86%。临床表现和治疗与一般原因所致的尿崩症相同。

(4)视力障碍:见于半数以上的术后患者,主要与术后放疗有关,故应特别注重其预防。

【Rathke囊肿】

Rathke囊肿为垂体前后叶间囊性病变,囊肿大小不一,囊肿压迫蝶鞍和鞍上结构,引起垂体功能减退。鉴别Rathke囊肿和垂体瘤的敏感方法是MRI和CT,CT平扫圆形或分叶状肿块不被强化;MRI为鞍内和鞍上T1WI低信号/T2WI高信号,T1WI高信号/T2WI等/低信号或混合信号,均不被强化[35-37]。研究显示,50%无功能,20%分泌多种激素,如促性腺激素分泌瘤、GH分泌瘤或其他肽类激素。

【病例报告】

（一）病例资料　患者女性，37 岁，已婚。因月经稀发伴间歇性头痛 6 年，闭经和体重增加 2 年于 2015 年 1 月 21 日入院。2009 年妊娠 2 月因自发性流产行清宫术后月经延迟，经期缩短至 2~3 天。2012 年月经稀少（2~3 个月 1 次）伴体重增加，采用人工月经周期治疗可有撤血反应，但月经过少进展为闭经，持续性头痛，头颅 MRI 检查发现"Rathke 囊肿"。2013 年 10 月行经蝶窦手术切除术，病理检查报告为 Rathke 囊肿。术后 3 个月内体重增加 6kg，仍月经稀少或闭经。因 MRI 复查显示囊肿无明显缩小，伴体毛增多再次入院。既往无糖尿病、高血压病史，无烟酒嗜好。月经初潮 12 岁，2009 年以前月经正常，25 岁结婚，26 岁自然分娩一男婴。

体温、脉搏、呼吸正常，血压 128/89mmHg，身高 148cm，体重 59.4kg，BMI 25.8kg/m^2；腰围 78cm，臀围 98cm。轻度突眼和结膜充血水肿。脸圆，面部多血质，双下巴，全身均匀性肥胖，肩部脂肪垫增厚，明显毛囊角化，面部胸部背部和双侧上下肢皮肤毛发增多，眉毛粗而浓密，皮脂增多。无皮肤紫纹，全部指（趾）甲癣感染（图 2-3-11-3、文末彩图 2-3-11-4、图 2-3-11-5、图 2-3-11-6）。胸腹中线可见少许粗毛，阴毛正常，阴蒂不大。

血清 HBsAg、HAV、HCV 和 HEV 阴性；ALT 49.1U/L，AST 55.9U/L，TBIL 51.5μmol/L，DBIL 44.3μmol/L，TG 2.48mmol/L，TC 7.09mmol/L，LDL-C 13.0mmol/L（501mg/dl），空腹血糖 12.84mmol/L，餐后 2 小时 12.23mmol/L；空腹胰岛素 12.4U/L，餐后 2 小时>300mU/L；FT$_3$ 3.05pg/ml，FT$_4$ 11.03ng/dl，TSH 0.33mU/L，血清 25-（OH）D 31.5nmol/L，FSH 和 LH 正常，PRL 31.2~38.71μg/L；E$_2$ 和睾酮正常，血清皮质醇 294.1~995nmol/L；ACTH 16.27~82.8pmol/L，升高的皮质醇和 ACTH 不能被地塞米松抑制。腰椎骨密度平均 T 值-3.3，髋部骨密度平均 T 值-2.7。视力与视野正常，B 超显示脂肪肝病与 Naboth 肝囊肿，子宫与卵巢正常。垂体 CT 和 MRI 可见巨大 Rathke 囊肿，蝶鞍变形，腺垂体受压，经手

术切除治疗后，Rathke 囊肿未见缩小，且腺垂体受压加重；肾上腺 CT 显示双侧轻度增生。术后的垂体 Rathke 囊肿活检病理检查第一次报告显示为复层上皮细胞，未见腺体样组织细胞，免疫组化染色亦未见任何下丘脑垂体激素合成与分泌；重切活检标本进行免疫组化染色显示少量上皮样细胞团，其免疫组化显示 SYN 阳性、NSC 阳性、ACTH 阳性，而 PRL、LH、FSH、TSH 和 GH 均为阴性，2015 年 5 月在北京天坛医院神经外科再次行镜下手术切除巨大 Rathke 囊肿，术后病理及免疫组化染色证实为 ACTH 分泌瘤。

（二）病例讨论　根据病史、临床表现和实验室检查结果，本例的 Cushing 病和垂体 Rathke 囊肿的诊断是明确的。但是引起 Cushing 病的病因未明。通常，Cushing 病是由于垂体 ACTH 瘤或 ACTH 细胞增生所致。本例患者的腺垂体被巨大 Rathke 囊肿压迫，已经并发部分垂体功能减退（垂体性甲状腺功能减退、垂体性低促性腺激素性性腺功能减退和高 PRL 血症）表现。在此种情况下，再在萎缩的垂体中发生 ACTH 瘤或发生 ACTH 细胞增生的可能性极低。如果将 Cushing 病与巨大 Rathke 囊肿联系起来用一个疾病来解释，即 Rathke 囊肿引起 Cushing 病的可能性亦较小。

Rathke 囊肿上皮细胞和卵泡星形细胞（folliculostellate cell）无分泌激素功能，但这些细胞分泌的细胞因子可调节垂体细胞的生物学行为，而且垂体漏斗组织可表达许多信号分子与核转录因子，其中一些因子（如 SIX 同源结构域蛋白、配对样同源结构域蛋白、LIM 同源结构域蛋白、SOX 转录因子、WNT/β-连环蛋白、TCF/LEF 家族转录因子、Notch 信号、BMP、成纤维细胞生长因子等）能调节 Rathke 囊前身细胞和垂体原基发育、细胞转型与增殖。Rathke 囊肿的免疫组化研究发现，约 50% 无功能，20% 细胞可能因为转分化（transdifferentiation）缘故，分泌多种激素（促性腺激素、GH 分泌瘤或其他肽类激素），本例经再次手术活检组织的免疫组化证明转分化细胞分泌 CRH/ACTH 样肽，故确诊为 Rathke 囊肿合并 ACTH 瘤（Cushing 病）。

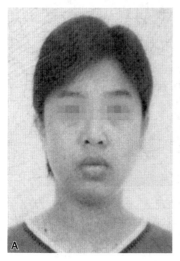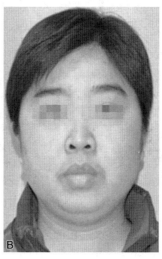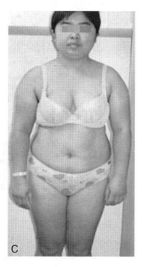

图 2-3-11-3　病例的面部与体型改变
A 为 20 岁时的身份证照片，B、C 为近照

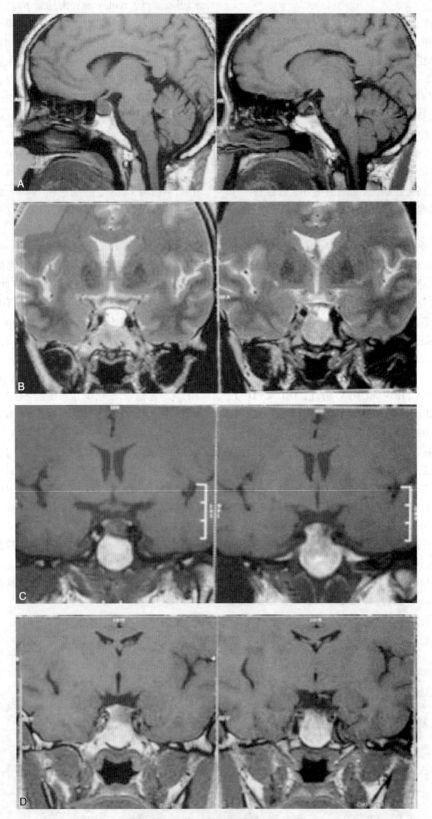

图 2-3-11-5　病例的垂体 MRI 表现

2013 年术前垂体显示 Rathke 囊肿,蝶鞍变形,腺垂体受压(A、B),术后(C)复查未见
Rathke 囊肿缩小,2015 年再次复查显示 Rathke 囊肿增大及腺垂体压迫加重(D)。术
前矢状面 T1 和冠状面 T2MRI 显示蝶鞍内囊肿,T1W 低信号,T2W 高信号,但无增强

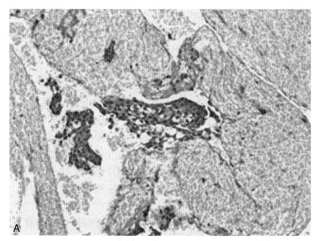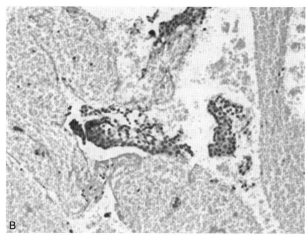

图 2-3-11-6　病例的垂体 Rathke 囊肿病理

活检标本免疫组化染色显示少量上皮样细胞团,SYN 阳性(+),NSC 阳性(+,A),ACTH 阳性(+,B),而 PRL、LH、FSH、TSH 和 GH 均为阴性

异源性 CRH/ACTH 分泌综合征主要见于远离垂体的原位/转移性癌或神经节瘤(含腺垂体细胞)。有关 Rathke 囊肿分泌尿皮素(urocortin)、CRH 或 ACTH 的病例十分罕见,这些肿瘤多位于鞍上区或鞍旁区,而腺垂体的形态正常或出现空泡蝶鞍综合征、Nelson 综合征表现。有时,ACTH 瘤异位到神经垂体,使异位的神经垂体信号降低。肿瘤细胞克隆扩张、转化,可能分泌 CRH、ACTH、PRL、GH 等激素。由于垂体柄受压,同时引起高 PRL 血症。除了高分辨 MRI 外,血 CRH 明显升高也有助于诊断。由于鞍上区或鞍旁区的异源性 CRH/ACTH 分泌肿瘤一般为良性,故有足够时间发展为临床表现典型的 Cushing 综合征。本例 Rathke 囊肿引起的 Cushing 病表现典型,且已经并发了类固醇性糖尿病、类固醇性骨质疏松、血脂谱异常和性腺功能减退。

此外,本例的初次手术失败,再次手术后清除了囊肿,解除了垂体压迫,病情得到较满意控制。术后继续选用维生素 D、帕瑞肽、卡麦角林、米非司酮、酮康唑、依托咪酯或米托坦等药物治疗。

(罗说明　盛志峰)

第 12 节　垂体卒中

正常垂体体积约为 12mm×9mm×6mm,重量约为 0.6g,妊娠期体积和重量加倍,但腺垂体和神经垂体的体积比例仍维持在 80%~20% 左右。垂体卒中(pituitary apoplexy)是由于腺垂体或垂体瘤发生急性出血或梗死、坏死,导致垂体体积突然增大,压迫垂体和周围组织引起的临床综合征,临床表现为突发的剧烈头痛、视力障碍、眼肌麻痹、意识状态改变和急性垂体功能减退症。根据 186 例分析可见,垂体卒中的发病率占垂体瘤的 0.5%~0.6%,垂体卒中可发生于任何年龄,高发年龄 50~60 岁。男性较女性多见,男女之比约为 2:1;主要并发症是视力障碍和致盲[1]。1898 年,Bailey 首次报道了 1 例垂体腺瘤出血的病例。1905 年,Bleibtreu 报道了 1 例 21 岁的肢端肥大症患者合并出血性垂体梗死的尸解病例。1950 年,Brougham 对已报道的病例进行复习总结,将此临床综合征命名为垂体卒中。

垂体瘤卒中是指垂体肿瘤内出血,单纯的垂体瘤卒中可不伴有垂体功能障碍,但是当出血量较大时(尤其是妊娠期间),常引起垂体血管急性梗死或垂体本身出血。表现为头痛、恶心呕吐、视力障碍和意识改变或昏迷[1-4]。垂体的正中隆突发出背侧毛细血管网,向下形成约 10 条垂体门脉血管,包围在腺垂体的背侧表面,并于神经垂体血管吻合,垂体瘤部的每分钟血液供应达到 0.8ml/g,其供应的血液主要(70%~90%)来源于大门脉血管。垂体瘤的血液供应量不等,但有些垂体瘤的血液供应又比正常垂体可高 5.4 倍[2-5]。

【病因与诱因】

(一)血管病变导致垂体卒中　垂体卒中主要发生于垂体瘤患者(多见于大腺瘤,微腺瘤少见),在少数情况下,一些非垂体瘤病变,如产后大出血、动脉粥样硬化和抗凝治疗甚至正常垂体也可发生垂体卒中。无论有无激素分泌功能,垂体瘤都可并发卒中(约占 10%),但以有内分泌功能者常见,其中以 PRL 瘤最多见,GH 瘤或 GH/PRL 混合瘤次之,ACTH 瘤少见。

垂体瘤合并急性出血的风险比中枢神经其他肿瘤高 5.4 倍,引起垂体卒中的因素有:①垂体瘤的生长速度超过血液供应能力时,导致部分肿瘤组织缺血坏死和出血。②当垂体瘤向鞍上生长时,可嵌入鞍隔切迹和垂体柄的中间狭窄部,阻断了垂体远侧部和肿瘤的血液供应,导致整个前叶和肿瘤缺血、坏死和出血[6]。③当肿瘤侧向生长压迫海绵窦,使其压力增加,引起肿瘤内静脉压增高,肿瘤的动脉血供受阻而梗死。④肿瘤增大压迫漏斗部,导致腺垂体缺血。⑤垂体瘤内血管形成不规则的血窦,而血窦壁菲薄脆弱,当局部压力增高时,血窦突然破裂出血。⑥肿瘤邻近血管粥样硬化或血栓形成引起出血和梗死,如颅内动脉瘤或颈内动脉瘤破裂可引起垂体卒中。由于出血、梗死和坏死使其体积突然增大,造成对垂体的正常组织及周围组织如视交叉、下丘脑、海绵窦内的神经压迫引起视力障碍、意识障碍和眼肌麻痹等症状,但并非所有垂体瘤内出血或梗死都会引起上述表现。当出血或梗死逐渐缓慢发生或者出血量少或梗死面积小时,可无明显症状。

(二)非血管因素诱发垂体卒中　诱发垂体卒中的非血管因素很多,主要见于血压波动、血供增加、雌激素、抗凝药物与应激等。垂体瘤卒中的病因未明,可能主要与肿瘤迅速生长和肿瘤的体积有关,但微腺瘤亦可并发出血。肿瘤组织在狭窄的蝶鞍内生长,压迫血管,引起缺血性坏死和出血。由于垂体瘤的血液供应主要来自下垂体动脉,而肿瘤可压迫上垂体动脉及其分支,故垂体瘤可引起垂体出血的机会甚至大于垂体瘤本身[7]。肿瘤的生物学行为和浸润性也是垂体瘤卒中的重要影响因素。恶性肿瘤和生长迅速的肿瘤容易引起出血[10]。高血压、药物(溴隐亭)[8-10]、放疗[11]、垂体功能试验[15]、糖尿病、创伤、血小板减少或手术可诱发垂体瘤卒中[12-22]。

1. 血压波动　血压波动可导致垂体腺或垂体瘤血供减少或血管破裂出血。外科手术中的低压、腰椎椎板切开和血透都有诱发垂体卒中的可能。短暂的颅内压增高如咳嗽、喷嚏和正压通气,以及轻微的头部创伤如血管造影、脊髓造影、腰穿、腰麻和全身麻醉可导致颅内压和血压的急剧变化。垂体区放疗导致慢性低灌注,容易出现垂体梗死和垂体出血。

2. 血液供应增加　是垂体卒中的经典诱发因素。糖尿病或慢性高血压导致垂体微血管变性也易诱发垂体卒中。

3. 雌激素增多　给予外源性雌激素、怀孕、垂体刺激试验和使用某些药物(如溴隐亭、卡麦角林等)均可诱发垂体卒中。

4. 抗凝药物和血栓溶解剂　易诱发出血性垂体卒中,血小板减少症者可发生自发性垂体卒中或因使用抗凝药物/血栓溶解剂后诱发。

5. 系统性疾病和应激　如手术、怀孕、急性感染、垂体γ刀治疗、冠心病、心肌梗死、药物(如GnRH激动剂亮丙瑞林)和流行性出血热等也可诱发垂体卒中。上呼吸道感染、打喷嚏等亦可使海绵窦内压力增高,引起瘤内血供不足或动脉栓塞导致垂体卒中。

6. 其他情况　如颅内压增高,气脑造影,应用溴隐亭、氯丙嗪、抗凝药等和酗酒、垂体功能动态检查、外科手术后以及蝶窦炎、血小板减少、人工呼吸等均可导致垂体卒中。

【临床表现与并发症】

垂体卒中的临床表现多种多样,包括头痛、视觉障碍、眼肌麻痹、精神状态改变和脑膜刺激征等[23,24]。垂体卒中的临床表现主要取决于血肿的扩展方向、出血进入蛛网膜下隙的多少和腺垂体破坏的程度。头痛可十分剧烈,常出现持续性雷轰样头痛(thunderclap headache)。垂体卒中前已有头痛者则疼痛进一步加重,或由间断性变为持续性。头痛伴呕吐和高血压提示颅内压明显升高;头痛伴脑膜刺激征说明垂体卒中的出血量大,且已经破入蛛网膜下隙;头痛伴有急性视力下降和视野缺损则是视交叉受压的有力证据。严重出血引起脑膜刺激症状和周围组织压迫症状。卒中后血液或坏死组织流向蛛网膜下隙,出现头痛、呕吐和脑膜刺激征阳性,病变范围小、出血量较少者,可无上述急性神经系统及视野改变,仅有内分泌功能改变的临床表现。有时男性发病前有性功能减退。长期压迫视交叉可致视神经萎缩和失明;血肿侵犯海绵窦,累及Ⅲ、Ⅳ、Ⅴ对脑神经,产生眼肌麻痹、上睑下垂和视野缺损;严重时,瘤内出血导致腺垂体功能急性衰竭,阻塞性脑水肿致颅内高压,脑疝形成,意识障碍甚至死亡。由于鞍内容物突然增加可导致垂体门脉血管和垂体柄受压。

根据临床表现可将其分为暴发型和寂静型或急性型、亚急性型及寂静型。暴发型主要表现为突发剧烈头痛、呕吐伴急剧视力恶化、眼肌麻痹,或急性垂体功能改变。寂静型则

无此表现。仅在垂体手术、尸检、头颅X线检查、激素测定时做出诊断。急性型症状时限为1天~1周。亚急性型为2~12周。寂静型新近出血者垂体解剖可见血性囊肿、果肉样或坏死性样变。陈旧性寂静型出血者则可见含黄色液体的囊肿或瘤内有含铁血黄素沉着。

【辅助检查与诊断】

诊断要求查找ESS的病因和可能存在的并发症。一般检查可发现外周血白细胞总数及中性粒细胞增高。如存在腺垂体功能减退,则血T_3、T_4、TSH、皮质醇、ACTH、LH、FSH、TTT(男性)或E_2(女性)均降低;如为PRL瘤,则血PRL升高;如为GH瘤,血GH升高;如为ACTH瘤,血ACTH和皮质醇升高。如瘤体出血或坏死组织漏进蛛网膜下隙,脑脊液压力升高,呈血性,白细胞增多。

(一)影像诊断　由于垂体卒中的病理机制多样,临床表现混杂,临床上易延误诊断。对突然出现视觉损害者应考虑垂体卒中可能,一般根据典型的临床特点(突发头痛、呕吐、视觉障碍、眼肌麻痹和意识改变)和显示垂体瘤出血或出血坏死的影像检查可以确立诊断(图2-3-12-1)。

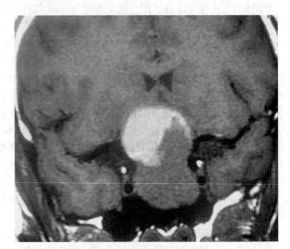

图 2-3-12-1　垂体瘤卒中(MRI)
T1显示蝶鞍上腺瘤伴有慢性出血(高信号)

1. 头颅X线片　对垂体卒中无直接诊断价值,但95%的垂体瘤可显示蝶鞍扩大、鞍底变薄、双鞍底、前床突破坏和鞍背骨质吸收等征象,有助于诊断。

2. CT/MRI检查　对垂体瘤出血可提供直接征象,以薄层增强扫描的敏感性最高。急性期出血时,CT扫描呈高密度块影,均匀或不均匀;而当长期反复出血,部分血块液化或水肿时,表现为肿瘤内局限性低密度区或液平面。当出血进入亚急性期,CT扫描无法区分出血和垂体瘤,易被漏诊;CT扫描也无法区分陈旧性出血与坏死。MRI诊断急性垂体卒中的效率优于CT[7]。MRI具有高分辨力及高准确率特性,不仅在显示肿瘤的大小、形态和与邻近结构的关系方面优于CT,而且在显示肿瘤内部结构改变如出血、坏死方面较CT优越。对显示出血向周围蔓延的范围和程度上MRI由于具有多平面成像和极高的组织对比度,无骨骼伪影等优点,也较CT更准确。另外,MRI还能提供出血时间的判断信息和垂体卒中各期的出血灶和囊变。多数病例T1WI等信号合并高信号,等信号为肿瘤组织;高信号为出血。瘤内坏死则为T1WI低信号,T2WI高信号,MRI检查可将垂体卒中分为中

央型、周围型、不规则型、全瘤型。

垂体卒中可分为两个时期,即早期的出血梗死期和后期的组织坏死期。据 Shou 等报道,早期的手术成功率为87.5%,而后期的成功率为100%。因此,诊断必须作出分期和肿瘤出血量的两个基本判断。

(二)鉴别诊断

1. 动脉瘤破裂致蛛网膜下隙出血　动脉瘤破裂致蛛网膜下隙出血患者有动眼神经麻痹伴脑膜刺激征及血性脑脊液,需要与垂体卒中鉴别,进一步行脑血管造影检查可以鉴别。脑脊液检查有助于鉴别,如果红细胞不多而神志改变明显提示为垂体卒中,但当垂体瘤出血破入蛛网膜下腔亦可见大量红细胞。

2. 基底动脉阻塞引起的中脑梗死和海绵窦栓塞　基底动脉阻塞引起的中脑梗死和海绵窦栓塞可累及Ⅲ、Ⅳ、Ⅴ对脑神经,产生不同程度的眼肌麻痹、上睑下垂和视野缺损,需要与垂体卒中侵犯海绵窦相鉴别,进一步行垂体 CT 或 MRI 可将两者鉴别开来。

3. 球后视神经炎　球后视神经炎患者有急剧视力下降伴头痛者,需与垂体卒中鉴别,进一步行垂体 CT 或 MRI 可

鉴别。

4. 可逆性后部脑病综合征　Hinchey 等于 1996 年首次报道可逆性后部脑病综合征。这是一种因高血压、急性肾衰、子痫、输血、感染、败血症、放射学造影剂、肿瘤化疗、免疫抑制剂、细胞毒性药物等引起的后脑血管水肿、头痛、精神失常、视力障碍、惊厥、呕吐和局部神经体征;影像检查显示顶枕叶或基底节、脑干丘脑水肿。本综合征的预后良好,诊断标准是:①PRES 的典型临床表现(如头痛头痛、精神失常、视力障碍、惊厥、呕吐和局部神经体征)②患有高血压、子痫或使用某些药物病史;③MRI 显示 T2 信号水肿改变;④排除细胞毒性水肿、脑梗死、脑出血等导致的其他脑病。本综合征主要针对病因治疗,如控制高血压(常用尼卡地平和拉贝洛尔)和惊厥症状(苯二氮䓬类、丙戊酸盐或左乙拉西坦)。

5. 其他疾病　如基底动脉栓塞、高血压脑病、脑脓肿、脑囊肿、脑动脉瘤、脑炎、脑动脉炎眼肌麻痹性偏头痛等[10]。

【治疗】

一旦怀疑有急性垂体卒中发生,应立即给予糖皮质类固醇激素治疗,并严密监测水、电解质平衡;根据具体病情决定治疗方案[11],见图 2-3-12-2。

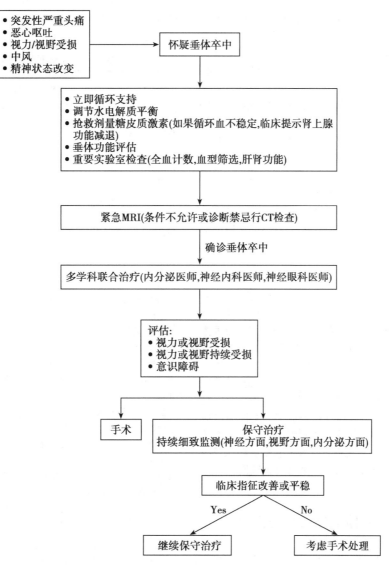

图 2-3-12-2　垂体瘤卒中的处理流程

（一）非手术治疗　　如果患者的病情基本稳定，神经症状与眼部体征没有明显进展，可考虑非手术治疗。对压迫症状和占位效应不明显，仅有轻度头痛、头昏和焦虑的患者，可及时给予脱水药物和糖皮质类固醇激素治疗（静脉滴注琥珀酸钠氢化可的松或磷酸可的松，200~400mg/d）。垂体卒中患者术后可能出现腺垂体功能减退症，需长期激素（甲状腺激素、糖皮质激素或性激素）补充/替代治疗（详见第2篇第2章相关内容）。少数患者在术后发生尿崩症，也需要长期 AVP 补充/替代治疗。

由于急性垂体瘤卒中后肿瘤的自限性和垂体功能减退，且肿瘤的复发率低，故术后放射治疗仅适于肿瘤残留或复发者。有文献报道急性垂体卒中后直接做垂体放射治疗可改善症状，但是它的主要副作用如垂体功能减退症、视神经损伤、神经功能障碍、发生中风的危险性增加，放疗后继发颅内肿瘤、认知功能下降等并发症的发生率较高。

（二）手术治疗　　急诊手术治疗的适应证有：①用糖皮质激素治疗后，患者的血压平稳，但仍神志不清，或有视力障碍、视野缺损和眼球运动障碍。手术过程中和术后仍需用糖皮质激素维持。②也有人认为，对视力迅速恶化和临床过程不可预测的患者，应紧急手术减压，但眼肌麻痹不是手术的绝对适应证。③急性垂体卒中后影响视觉功能恢复的主要因素是视觉损害时间的长短、视觉损害的严重程度和视盘改变。④仅有脑膜刺激征阳性的患者，要严密观察，一旦头痛、呕吐加重或出现意识障碍也应手术治疗。⑤垂体瘤卒中病灶快速扩大累及视丘下部，经糖皮质激素治疗后，患者的血压平稳，但仍神志不清者。⑥垂体卒中压迫视神经引起视力迅速恶化者。⑦垂体瘤卒中侵入三脑室引起颅内压增高快速进展者。⑧垂体瘤卒中引起明显颅神经受累，经保守治疗后症状无好转者亦应尽早手术。垂体卒中急诊围术期仍需用糖皮质激素维持治疗，急性垂体卒中后影响视觉功能恢复的主要因素是视觉损害时间的长短、视觉损害的严重程度和视盘改变。经蝶窦手术是治疗垂体卒中的理想方法，不仅可使视力、视野改善，降低卒中的致残率和死亡率，而且还可改善垂体功能。由于在术后肿瘤仍有复发可能，故垂体卒中术后需每年行垂体影像检查。

【病例报告】

患者男性，66岁。因头痛1个月，加重伴视野缺陷半个月于2014年12月22日入院。1个月前无明显诱因，突发头部疼痛，伴左眼颞侧视野受限，感乏力、怕冷，伴食欲下降，夜尿增多，当地行垂体 MRI 示囊性垂体卒中可能性大（短垂体 T1，长 T2 信号），未予特殊治疗。入院后诉头疼减轻，视野有好转，查 PRL 正常，甲状腺功能、性腺类固醇激素、血皮质醇和 ACTH 测定结果提示垂体性肾上腺皮质功能减退、垂体性甲状腺功能减退和垂体性性腺功能减退症。经蝶窦手术后左眼颞侧视野缺损部分恢复，病理检查证实为囊性瘤出血（垂体卒中）并垂体组织坏死（见文末彩图 2-3-12-3）。本例的最后诊断为垂体瘤卒中并发继发性肾上腺皮质功能减退症、继发性甲状腺功能减退症和继发性性腺功能减退症。

（聂正夫　姜冰）

第13节　垂体柄断裂综合征

垂体柄断裂综合征（pituitary stalk interruption syndrome，PSIS）的特点是垂体柄变薄或缺乏，并因此而引起腺垂体发育不良与神经垂体异位，本综合征常常伴有其他脑中线异常及内分泌功能缺失。因此，PSIS 是垂体功能减退症患者中的一类特殊类型，主要见于男性。PSIS 的病因复杂，其中个别是由于致病基因突变所致。如果患者伴有垂体外畸形（extra-pituitary malformations，EPM），其病情更为严重，同时提示其病因很可能与 HESX1 或 LHX4 突变有关。轻度 PSIS 主要表现为单纯性 GH 缺乏症（isolated GH deficiency，IGHD），较重者伴有多种垂体激素缺乏，病情进展时，最终引起全垂体功能减退症，无神经垂体异位者的垂体后叶功能正常[1-3]。

【病因与临床表现】

垂体柄断裂综合征的病因未明，可能与遗传因素（家族性 PSIS）、创伤、炎症、血管病变等有关[2,3]。MRI 的特征是垂体柄和正常的神经垂体高信号缺乏，而第三脑室的漏斗隐窝呈高信号。垂体柄断裂综合征可分为单纯 GH 缺乏和复合型垂体激素缺乏两类。约30%存在非垂体（中枢神经、眼、牙齿、颅面、蝶鞍、心脏）畸形。以前认为与出生时脑创伤有关[4]，近年的研究发现，PSIS 的本质属于器官生成缺陷性疾病，其基本发病机制与先天性垂体功能减退症相同[5-7]，虽然个别患者的病因与 HESX1、LHX4、OTX2 或 SOX3 突变相关，但其他患者未能发现相关基因（如 GH1、GHRHR、POU1F1、LHX3、PROP1 等）突变[5-12]。Reynaud 等总结83（男性53）例 PSIS 患者的资料见表 2-3-13-1 和表 2-3-13-2。

表 2-3-13-1　垂体柄断裂综合征的临床特点

项目	PSIS (n=83)	伴 EPM(n=2428.9%)	不伴 EPM(n=5971.1%)	差异(P值)
诊断年龄（岁）(n=7021/49)	9.6±8.8	9.4±11.6	9.51±7.3	NS
产前事件				
IUGR(n=6517/48)	9.2%	11.8%	8.3%	NS
新生儿窒息(n=6316/47)	20.6%	18.8%	21.3%	NS
臀先露(n=6115/46)	18%	13.3%	19.6%	NS
激素水平(n=8324/59)				
IGHD	6%	8.3%	5.1%	NS
CPHD				
1种激素缺乏	19.3%	4.2%	25.4%	0.01
2种激素缺乏	15.6%	20.8%	13.6%	NS
3种激素缺乏	43.4%	45.9%	42.4%	NS
4种激素缺乏	15.7%	20.8%	13.5%	NS
腺垂体 MRI(n=7923/56)				
见不到	2.5%	8.7%	0%	0.01
发育不良	77.2%	69.6%	80.4%	NS
正常	20.3%	21.7%	19.6%	NS
神经垂体 MRI(n=8124/57)				
正中隆突	45.7%	45.8%	45.6%	NS
垂体柄	13.6%	16.7%	12.3%	NS
见不到	7%	12.5%	6%	NS
异位	32.1%	25%	35.1%	NS
垂体柄 MRI(n=6921/48)				
变薄	11.6%	9.5%	12.5%	NS
中断	40.6%	47.6%	37.5%	NS
见不到	47.8%	42.9%	50%	NS

注：SGA：出生矮小（出生体重或身长低于2SDS）；IGHD：单纯 GH 缺乏症；CPHD：复合型垂体激素缺乏症；NS：无统计学差异

表 2-3-13-2　垂体柄断裂综合征伴有的垂体外畸形

病例	性别	围产事件	激素状态	腺垂体	神经垂体位置	垂体柄	其他畸形
1	女	未知	GHD+3	发育不全	垂体柄	变薄	无室间隔
2	男	未知	GHD+3	发育不全	异位	未知	脑积水/巨大儿/失明/透明隔视神经发育不良
3	男	0	GHD+1	正常	异位	未知	视交叉畸形
4	男	0	GHD+3	正常	正中隆突	中断	视交叉畸形
5	女	臀先露	IGHD	发育不全	正中隆突	见不到	左视神经萎缩/透明隔视神经发育不良
6	男	0	GHD+2	发育不全	见不到	见不到	视神经萎缩/透明隔视神经发育不良
7	女	未知	GHD+4	发育不全	正中隆突	见不到	狭颅症
8	女	0	GHD+3	发育不全	正中隆突	中断	第三脑室扩大
9	女	0	GHD+3	发育不全	见不到	中断	髓鞘形成缺陷
10	男	未知	GHD+4	发育不全	垂体柄	见不到	眼球震颤/透明隔视神经发育不良
11	女	0	GHD+2	发育不全	正中隆突	见不到	蝶鞍发育不全
12	男	未知	GHD+3	未知	异位	未知	视神经发育不全/视网膜囊肿/眼缺失/小头畸形
13	男	臀先露	GHD+3	发育不全	异位	中断	脑积水/脑萎缩/颈项强直视交叉畸形/脊髓空洞症
14	男	0	GHD+4	见不到	正中隆突	见不到	中线畸形
15	男	0	IGHD	发育不全	垂体柄	中断	视交叉畸形/蝶鞍发育不全
16	男	0	GHD+3	正常	异位	中断	大脑萎缩/Little 综合征
17	男	未知	GHD+4	发育不全	见不到	见不到	蝶鞍发育不良/视交叉畸形/颅咽管畸形
18	女	0	GHD+4	发育不全	正中隆突	见不到	左前脑穿通畸形
19	男	0	GHD+3	发育不全	异位	中断	前脑不发育
20	女	SGA	GHD+2	见不到	正中隆突	见不到	小头畸形/脑室扩张小眼畸形/透明隔视神经发育不良/胼胝体发育不良/脑畸形/蝶鞍畸形
21	男	SGA 臀先露	GHD+4	正常	正中隆突	中断	心脏畸形/心室间传导障碍/心房传导障碍
22	男	未知	GHD+2	发育不全	垂体柄	中断	门牙畸形
23	男	0	GHD+3	正常	正中隆突	中断	心脏畸形/心室间传导障碍/肺动脉狭窄
24	男	未知	GHD+2	发育不全	见不到	变薄	蝶鞍发育不全/胼胝体发育不良

注:SGA:出生矮小(出生体重或身长低于 2SDS);IGHD:单纯 GH 缺乏症

Guo 等总结 55 例 PSIS 患者的临床资料,临床表现主要有矮小、GH 缺乏(90%)、器官发育畸形和中线发育缺陷(20%~50%)、青春期发育延迟或缺乏(10%)、视力降低(2%)等。器官畸形的主要原因是脑中线发育缺陷,如脑积水、巨大儿、透明隔-视神经发育不良、视交叉畸形、视神经萎缩、狭颅症、第三脑室扩大、髓鞘形成缺陷、眼球震颤、蝶鞍发育不全、视网膜囊肿、眼缺失、小头畸形、Little 综合征、心脏畸形、心室间传导障碍、心房传导障碍、门牙畸形或神经垂体异位(图 2-3-13-1)等[13-16]。几乎 100% 的患者存在 GH 缺乏,轻重不一;其他激素缺乏的情况见表 2-3-13-3。

【诊断与治疗】

婴幼儿或儿童出现下列情况时,应想到 PSIS 可能:①臀先露分娩史(提示 TSH 缺乏);②Apgar 指数低或有分泌复苏病史;③低血糖症(提示 ACTH 和 GH 缺乏);④新生儿黄疸延长;⑤小阴茎伴或不伴隐睾(提示 LH/FSH 缺乏);⑥眼畸形;⑦器官发育畸形和中线发育缺陷[17-20]。

GH 缺乏所致的身材矮小患者应考虑 PSIS 可能,自 MRI 应用于临床诊断以来,垂体柄断裂综合征的诊断有了确切依据[21-25],MRI 发现垂体柄变薄或缺乏,并伴有腺垂体发育不良与神经垂体异位,诊断既可成立[26-30]。本综合征常常伴有

其他脑中线异常及内分泌功能缺失,应注意查找,永久性 GH 缺乏症(permanent GH deficiency,GHD)和其他垂体激素缺乏应给予补充。

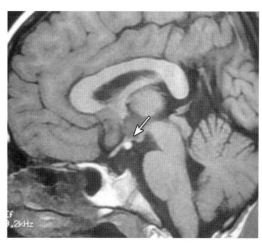

图 2-3-13-1　神经垂体异位

矢状面 MRI 显示神经垂体位于第三脑室的底部

表 2-3-13-3　垂体柄断裂综合征的垂体激素缺乏特点

临床资料	甲状腺功能减退		肾上腺皮质功能减退		性腺功能减退		高泌乳素血症	
	有	无	有	无	有	无	有	无
例数	42	13	45	10	46	9	20	35
比例(%)	76.4	23.6	81.8	22.2	83.6	16.4	36.4	63.6
年龄(岁)	19.6±6.9	19.2±6.3	18.8±5.6	22.8±10.1	21.1±6.2	11.4±2.2	18.2±5.9	20.5±7.06
男/女	37/5	11/2	41/4	7/3	41/5	7/2	19/1	28/6
臀位产(%)	31/35(88.6)	9/10(90.0)	32/36(88.9)	8/9(88.9)	35/40(87.5)	5/6(83.3)	17/18(94.4)	23/27(85.2)
身高(cm)	145.8±15.4	137.0±14.9	145.6±15.6	135.1±13.3	147.3±13.9	125.1±9.3	140.4±18.0	145.9±14.1
SDS	-3.4±1.9	-5.0±2.3	-3.4±2.0	-5.1±2.1	-3.8±2.3	-3.6±1.0	-4.2±2.3	-3.5±1.9
RUL	0.9±0.1	0.9±0.1	0.9±0.1	0.9±0.1	0.9±0.1	1.0±0.1	0.9±0.1	0.9±0.1
RAH	0.97±0.16	0.98±0.03	0.97±0.15	0.98±0.03	0.97±0.15	1.02±0.08	0.94±0.22	0.99±0.03
骨龄(岁)	12.1±3.0	12.6±2.7	12.1±2.9	13.0±3.1	13.1±2.1	8.3±3.5	11.1±3.3	12.9±2.5
基础 GH(μg/L)	0.12±0.23	0.14±0.23	0.11±0.22	0.16±0.26	0.07±0.04	0.43±0.48	0.19±0.29	0.05
GH 峰值1(μg/L)	0.15±0.26	0.16±0.26	0.14±0.25	0.19±0.29	0.09±0.12	0.47±0.48	0.22±0.31	0.05
GH 峰值2(μg/L)	0.14±0.27	0.40±1.14	0.13±0.26	0.49±1.30	0.08±0.10	0.80±1.38	0.36±0.93	0.05
TSH(μU/ml)	5.2±4.1	3.7±1.6	5.0±3.9	3.9±17	4.9±3.7	4.5±3.9	4.6±3.1	4.9±4.0
FT$_4$(pmol/L)	8.0±1.5	11.7±1.4	8.42±1.7	10.96±2.9	8.66±2.0	10.03±2.8	8.91±2.4	8.9±2.1
ACTH(pmol/L)	3.6±1.7	4.3±2.44	3.7±1.94	4.1±1.6	3.8±1.9	3.9±1.5	3.4±1.8	4.02±1.9
ACTH 峰值(pmol/L)	3.96±2.3	5.39±2.8	4.02±2.3	5.64±3.0	4.5±2.6	3.4±1.7	3.9±2.3	4.53±2.7
8am 皮质醇(nmol/L)	80.1±69.9	181.5±120.2	67.2±50.7	269.5±55.6	85.8±78.7	196.8±114.4	98.0±95.9	109.6±94.4
睾酮(ng/ml)	0.52±0.3	0.75±0.7	0.51±0.3	0.86±0.8	0.51±0.3	0.92±0.8	0.66±0.6	0.52±0.3
E$_2$(pg/ml)	42.27±19.0	51.6±20.5	41.7±17.0	55.2±25.4	44.1±18.3	47.3±26.5	37.4±4.8	50.7±22.1
LH(mU/ml)	0.1±0.1	0.8±2.0	0.1±0.1	1.0±2.2	0.1±0.1	1.0±2.4	0.2±0.3	0.07
LH 峰值(mU/ml)	0.5±0.85	6.9±19.5	0.4±0.7	9.0±22.1	0.6±1.0	9.0±23.6	0.9±1.9	0.11
PRL(μg/L)	18.1±10.7	13.5±5.5	17.6±10.5	14.2±5.8	16.6±9.7	18.9±12.5	27.4±7.1	10.8±4.7

(聂正夫　廖二元)

(本章主审　刘振启　盛志峰)

第 4 章
甲状腺疾病

甲状腺是研究最早、临床资料最多和最常见的内分泌腺体。近年甲状腺疾病的研究进展主要集中在碘相关性甲状腺疾病、硒相关性甲状腺疾病、锂盐相关性甲状腺疾病、单克隆抗体相关性甲状腺病、自身免疫性甲状腺病等方面。甲状腺疾病研究的最大瓶颈是自身免疫性甲状腺病的发病机制未明,因此治疗与预防的进展缓慢,深入探讨自身免疫性甲状腺病的发病机制是发现治疗新靶点和开发治疗新药的关键。

第 1 节 甲状腺疾病诊断原则

甲状腺疾病的诊断原则与其他疾病基本相同,但也有其特殊性。

【物理诊断】

(一)病史和症状体征 在问诊过程中,下列病史对甲状腺疾病的诊断尤其重要:①是否来源于缺碘或高碘地区,要熟悉各区域的缺碘性甲状腺肿流行情况。甲状腺结节者还要注意居住地、工作环境及工种等的异动情况,全面收集自身免疫性疾病病史、碘摄入史、精神创伤史、手术史、过敏史及头颈部放疗史。②了解数月或数年前有无服用含碘药物,使用含碘造影剂等病史。有否代谢亢进或代谢减低的相应症状;有无眼部症状和神经精神症状。③了解食量、活动量及其与体重变化的关系;有无食欲变化或腹泻、便秘等症状。④甲状腺(颈前)有无疼痛、肿大及其特点与变化规律。⑤综合估计患者的代谢是亢进、正常或减低。⑥记述月经初潮年龄、月经周期、行经天数及经量等。

重点注意下述体征:①身高、体重、发育和体型;②营养状况、皮肤色泽、色素沉着、毛发分布、皮肤温度与出汗情况;③检查有无眉毛脱落、眼睑水肿、结膜充血水肿、眼球有无突出及其程度和对称性,眼球运动是否正常,视力、视野情况及眼球突出度和眼底变化等;④确定有无甲状腺肿、甲状腺结节、颈部淋巴结肿大等;⑤周围血管征及脉率;⑥肌力、肌张力、手指细微震颤、神经反射和自主神经功能状况。

(二)甲状腺相关性眼病 常用且特异性较高的 Graves 病眼征主要包括 Joffroy 征、Von Graefe 征、Dalrymple 征、睑裂闭合不全、Stellwag 征、Möbius 征等;非常用但特异性较高的 Graves 病眼征包括 Abadie 征、Loewi 征、Mann 征(曼氏征)、Rothchild 征等;非常用且特异性较低的眼征有 Knies 征、Cowen 征、眼睑充血、睑下垂、角膜感觉减退、Ballet 征、斜视、复视、视盘水肿等,详见本章第8节和10节。除上述眼征外,为了观察病情变化或药物的治疗效果,可用 MRI 观察眼球后肌肉和结缔组织的肿胀程度(容量)、眼肌收缩的缩短长度和眼外肌的活动度等,这些指标对病情的判断和疗效评价可能更有意义。

甲状腺相关性眼病是 GD 的较特异表现。与 Graves 病相关的突眼称为内分泌性突眼、甲状腺相关性突眼或 Graves 突眼,因为该类突眼亦可见于除 Graves 病外的其他甲状腺病,且并不只是局限于突眼,故称为甲状腺相关性眼病(thyroid-associated ophthalmopathy,TAO)更为贴切。TAO 是一种器官特异性自身免疫性疾病,是自身免疫稳定机制紊乱引起异常 T 淋巴细胞对甲状腺和眼外肌的反应。TSH 和局限在眼外肌的异常免疫球蛋白相互作用,造成眼球前突;眼外肌膜上结合的甲状腺球蛋白与眼、甲状腺的共同抗原发生反应而导致 TAO。TAO 可分为 0~6 级(表 2-4-1-1),第一类为非毒性(良性、干性或非浸润性)突眼(眼病);第二类为浸润性(水肿性、恶性)突眼(眼病)。临床上绝大多数 GD 患者表现为良性突眼[1,2]。

美国甲状腺学会将 TAO 分为由 0~6 级的 7 个级别。考虑到良性与恶性(非浸润性与浸润性)的动态变化和重叠交叉特点,不再细分为两类。从 0~6 级可简单地记述为 NOSPECS。在这一分级系统中,第0~1级代表无眼病或眼病轻微;第2~6级说明病变较重。为了更准确观察病情变化,应精细测量眼裂宽度、眼球突出度、眼球活动度(眼外肌功能)、眼眶内压力、视野和视力等。

表 2-4-1-1　Graves 病突眼分级定义

0	无症状或体征
1	仅有体征/无症状/体征仅有上睑挛缩和凝视/突眼度22mm 内
2	软组织受累/有症状和体征
3	突眼度大于22mm
4	眼外肌受累
5	角膜受累
6	视力下降/视神经受累

(三) 眼球后肌群肿胀及眼肌收缩　TAO 的其他分类评分方法很多。如经典 Werner 计分法、美国甲状腺病学会(ATA)计分系统、斯坦佛(Stanford)计分系统、国际眼病指数(international ophthalmopathy index, IOI)、Grussendorf 眼病指数(GOI)等。Gusek-Schneider 等用各种分类评分方法对 TAO 经放射治疗后的疗效评分结果进行了比较,发现 ATA 计分系统、Stanford 计分系统和 Grussendorf 眼病指数的评分结果相似。精确观察和测量眼病病变十分重要,但前述的多数方法的重复性不佳,对临床应用来说,太多的指标亦无必要。Gorman 等认为,在众多指标中,以眼球后肌群与结缔组织肿胀程度(容量)、眼肌收缩时的缩短长度最为重要。观察 GD 眼病的治疗效果时,应以眼裂宽度、眼外肌活动度、复视、眼球后肌肉与结缔组织容量为评价指标。有效治疗必然使上述五个指标(或至少2项)有所改善。

【甲状腺肿和甲状腺结节】

(一) 甲状腺肿程度判断

1. **传统习惯分度**　检查时应将甲状腺区暴露于自然光下,必要时令被检查者饮水。正常人的甲状腺不可扪及,如能在体检时扪及甲状腺,一般即认为有甲状腺肿(意见不完全一致)。为了便于判断病情,一般可将肿大的甲状腺分为三度:①Ⅰ度肿大:凭肉眼不能确定有甲状腺肿,吞咽时可见或可扪及(相当于本人拇指末节大小);②Ⅱ度肿大:能扪及且能见到肿大的甲状腺,但肿大的甲状腺局限于胸锁乳突肌以内;③Ⅲ度肿大:肿大的甲状腺超出胸锁乳突肌外侧缘或使颈前区出现变形或不对称。

2. **WHO 分度**　WHO 将肿大的甲状腺亦分为三度,0 度为正常,Ⅰ~Ⅲ度为甲状腺肿大。0 度 A:看不到甲状腺,但可被触及,为正常甲状腺,其质地正常;0 度 B:触诊时,甲状腺轻微肿大,颈部后仰时不能看到。肿大的甲状腺亦分为三度:Ⅰ度:可触及甲状腺,颈部后仰时也能见到。Ⅱ度:颈部保持于正常位置时仍能见到甲状腺。Ⅲ度:肿大甲状腺在远距离处即能见到。甲状腺肿的分度有诸多不足之处,主要表现在:①各国和各学术团体的分度标准不一,甚至在各国内部或学术团体内部也应用不同的分度标准,难以达到统一和交流目的;②检查者对分度的理解和划分有一定出入,纵使统一标准,其分度结果的可信度仍较低;③甲状腺功能与甲状腺肿大程度无明确联系,加之甲状腺肿病因复杂,甲状腺肿本身用于甲状腺功能评估的意义十分有限。基于以上缘故,晚近更注重用影像学方法(如 B 超)测量甲状腺体积或用长×宽×厚径表示甲状腺大小,并对其变化进行追踪观察。在某些特殊情况下(如观察疗效、计算[131]I 治疗用量和临床研究等),需要精确计算和测量甲状腺体积。此时宜用超声检查(三维体积测量)或核素扫描检测。

(二) 甲状腺肿的鉴别诊断　甲状腺舌管病变的特点是肿物位于颈中线的上部,伸舌时进一步上移。升臂试验(arm-raising test)有助于胸骨后甲状腺的诊断,因胸骨后甲状腺可使胸廓入口变窄,令患者上举双臂(贴紧双耳)后,因胸廓入口进一步变窄而出现面部充血、静脉扩张甚至呼吸困难(Pemberton 征阳性)。如仍鉴别困难,可借超声确定。高分辨超声显像检查具有无创伤、无放射线接触和可任意重复等优点。超声检查除主要用于确定甲状腺形态和体积,协助甲状腺炎(尤其是急性或亚急性)诊断外,还用于发现可疑结节、"甲状腺意外瘤"(thyroid incidentaloma)、甲状舌管囊肿,或作为细针穿刺引导与甲状腺癌术后的病情追踪。但是,下列情况不宜作超声检查:①鉴别囊性和实体性结节,因多数囊性结节为混合性病变,除非用于穿刺抽液引导,否则对病因无诊断价值;②确定胸骨后甲状腺或弥漫性甲状腺肿;③对功能性甲状腺结节的诊断价值有限,怀疑时应作核素扫描检查。

(三) 甲状腺结节功能与性质判断　根据核素扫描图特征,可将甲状腺结节分为"热""温""凉""冷"等四类。如为"温"结节,一般在使用 L-T₄ 抑制治疗6周后再作扫描检查,如结节仍持续浓聚放射碘,则为自主功能性结节;如结节被 T₄ 抑制则为非自主功能性结节(TSH 依赖性结节)。如为"冷"结节,一般主张再作超声检查,根据超声影像特征,分为实体性结节(69%)、实体-囊性结节(12%)和囊性结节(19%)三种[3-5]。囊性结节中有10%左右为恶性,实体结节约有20%为恶性病变。有相当比例的"囊性结节"在组织病理学上属于混合性结节。"冷结节"包括了丧失摄碘功能的病变,可为良性或恶性。核素扫描主要适应于评价甲状腺功能(首选[123]I)和确定病变范围(首选过锝酸盐[99m]Tc, technetium pertechnetate),如"热"结节的诊断和甲状腺癌术后追踪病情。对确诊的慢性淋巴细胞性甲状腺炎、Graves 病、多发性非毒性甲状腺结节(多发性结节性甲状腺肿)均不宜作核素扫描检查。

甲状腺结节只是一种形态描述,而非病因或病理诊断。下列情况提示其恶性的可能性较大[6,7]:①年龄<20 岁或>60岁;②男性患者(尤其是单结节者);③家族中有甲状腺癌患者;④既往有头颈部放疗或较长期接触放射线病史者;⑤结节增大较迅速;⑥伴有压迫症状或声嘶者;⑦结节较坚实,无压痛,检查时结节的移动性差;⑧核素扫描示"冷"结节,超声图上提示有恶性征象;⑨甲状腺引流的淋巴结肿大;⑩甲状腺肿瘤标志物或瘤基因表达阳性。

甲状腺结节的常见病因有:①胶样结节;②甲状腺囊肿;③淋巴细胞性甲状腺炎(亚急性或慢性);④良性甲状腺腺瘤(嗜酸性细胞瘤或滤泡细胞瘤);⑤甲状腺腺癌(乳头状癌或滤泡型癌);⑥自主性高功能结节(毒性结节,病因与 TSH 受体基因单碱基插入突变、碱基缺失突变或碱基错义突变有关);⑦转移性甲状腺肿瘤。偶尔,甲状腺结节可由下列原因引起:①肉芽肿性甲状腺炎;②感染;③恶性病变(髓样癌、未分化癌、转移癌);④淋巴瘤;⑤颈动脉瘤。

(四) 甲状腺结节的病理诊断　由于甲状腺结节细针

穿刺(fine needle aspiration,FNA)可提供病理组织学诊断依据,必要时还可进行免疫组织化学和分子生物学检查,如检测甲状腺过氧化物酶、Tg、端粒酶 p53 蛋白等,近年被广泛推荐应用[1,2],同时对甲状腺细针穿刺标本行体细胞突变基因筛查能提高一些单依赖甲状腺细针穿刺活检术无法确诊的甲状

腺恶性肿瘤的检出率,其诊断准确度为 85%~100%(平均95%),特异性为 72%~100%(平均92%),敏感性为 65%~98%(平均83%),假阴性率 1%~11%(平均5%)。近年主张先作FNA,再依据病理检查结果选择手术、追踪或 T₄ 抑制治疗。甲状腺结节的诊断处理程序见图 2-4-1-1~图 2-4-1-3。

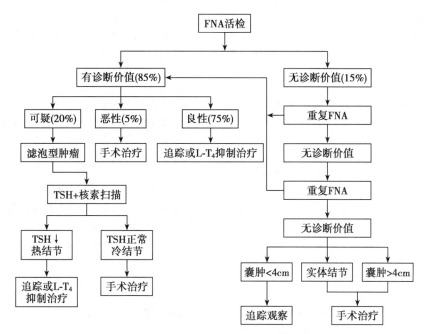

图 2-4-1-1 甲状腺结节的诊断程序和处理方法
FNA:甲状腺细针穿刺;L-T₄:左旋甲状腺素

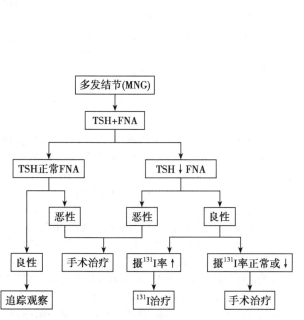

图 2-4-1-2 多发性甲状腺结节的诊断程序和处理方法
MNG:多发性甲状腺结节;FNA:甲状腺细针活检(穿刺);
↑:升高;↓:下降

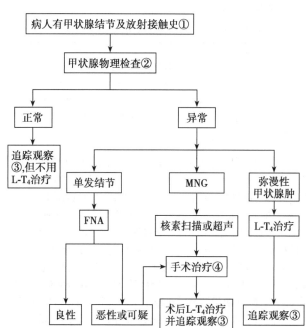

图 2-4-1-3 疑为放射性甲状腺结节的诊断程序和处理原则
①放射接触指既往因各种原因接受过头颈部放射治疗者;②甲状腺物理检查可疑有甲状腺结节时,应做高分辨超声显像,以防漏诊;③追踪观察的主要项目是定期检查甲状腺结节的形态和甲状腺功能(体检、超声、核素扫描、血 TSH 等);④手术方法为甲状腺全切或次全切除术。MNG:多发性甲状腺结节

对于FNAB的病理结果，不同国家不同实验室的解读方式不同，这造成了各中心的穿刺结果重复性差，且在学术交流上存在标准不一致的情况。2007年公布的甲状腺细针穿刺细胞学病理提出了较为广泛接受的细胞诊断学分类，向FNA结果的可重复性和标准性迈进了一大步。TBSRTC分为以下六类：①不能诊断或不满意：只有囊液、标本无实质细胞成分、其他（血液过多，凝血伪像）。②良性：良性的滤泡结节（包括腺瘤样结节，胶质结节）、淋巴细胞性甲状腺炎（桥本病）、肉芽肿性甲状腺炎（亚急性甲状腺炎）。③未定义病变：不能明确意义的不典型病变或不能明确意义的滤泡病变。④滤泡肿瘤或可疑滤泡肿瘤（Hurthle细胞类型需特殊说明）。⑤可疑恶性：可疑乳头状癌、可疑髓样癌、可疑转移癌、可疑淋巴瘤、其他。⑥恶性：甲状腺乳头状癌、分化差的癌、髓样癌、未分化癌、鳞状细胞癌、混合类型癌、转移癌、非霍奇金淋巴瘤及其他。

Bongiovanni等对使用TBSRTC报告甲状腺FNAB结果的文献进行了Meta分析。其中，将细胞学诊断为"滤泡肿瘤""可疑恶性"和"恶性"，并且组织病理证实为恶性者定义为真阳性，将细胞学诊断为"良性"，并且组织病理学证实为良性者定义为真阴性，将细胞学诊断为"无法诊断的""不能明确意义的不典型病变或不能明确意义的滤泡病变"排除，结果具有较高的敏感度和阴性预测值，分别为97.0%和96.3%。证实TBSRTC对甲状腺FNAB结果的解读是可靠的，能够指导临床下一步的处理。

（五）恶性与毒性甲状腺结节 表2-4-1-2所示为美国临床内分泌学家和内分泌医疗协会对于甲状腺结节实验室检查程序的临床实践指南，但下列结节具有诊断和处理上的特殊性。甲状腺结节诊断和治疗的重点是早期发现和治疗恶性结节与毒性（自主功能性）结节[3-10]。

表 2-4-1-2　甲状腺结节实验室检查程序

1. 以第三代法测定血清TSH水平
2. 血清TSH降低（<0.5μU/ml）时，加测血清FT₃水平
3. 血清TSH升高（>5.0μU/ml）时，加测血清FT₄及TPOAb水平
4. 不推荐血清Tg检测用于甲状腺结节或甲状腺肿的常规诊断
5. 如果甲状腺细针穿刺活检或家族史支持甲状腺髓样癌，应检测降钙素

1. 实体结节　实体性结节（solid nodule）依性质和治疗反应不同而有三种不同的处理方式：①定期复查FNA 6～12个月，以后再根据病理特征作出不同的处理；②试用L-T₄抑制治疗，时间不超过1年，依疗效反应考虑进一步处理方法；③临床追踪，不作特殊处理。甲状腺结节诊断的关键是排除恶性病变，因此凡遇结节增大、囊性病变复发或用良性病理报告不能解释临床所见时，均需复查FNA，如仍不能排除恶性可能，应及早手术治疗。L-T₄抑制治疗的目的是用外源性T₄抑制TSH分泌，并期望结节缩小或消失。资料表明，50%～60%的实体性结节可自动缩小，而胶样结节对L-T₄无反应，故过分强调L-T₄抑制治疗没有必要。如采用L-T₄做治疗性诊断，L-T₄的应用时间限于1年内，1年后有无反应均需停止治疗而改用其他处理措施。抑制性治疗期间定期复查，并积极防治L-T₄所致的亚临床甲亢、心功能紊乱或骨质疏松症。

2. 囊性结节　首先要排除囊性结节（cystic nodule）的恶性可能。一般先行FNA，在FNA时尽量抽取全部液体，并反复冲洗囊壁细胞，样本离心，取沉渣涂片做病理细胞学检查。

如为恶性或高度怀疑为恶性则行手术治疗；如为良性则注入无水乙醇治疗。

3. 多发性结节　多为良性，但亦需排除恶性病变可能。50%左右的"单结节性甲状腺肿"在高分辨超声显像图上，可发现两个或两个以上结节，结节直径多在1.5cm以下，临床上不易触及，故漏诊率高。多发性甲状腺结节（MNG）亦必须排除恶性病变可能。

4. 放射后甲状腺结节　放射后甲状腺结节的恶变风险高。放射后甲状腺结节与头颈部放射治疗和缺碘有密切关系。接受过颈部放疗者可在5～30年后发生甲状腺结节。由放射线所致的甲状腺结节多为恶性，其中90%以上为乳头状腺癌或乳头状-滤泡状混合癌。

5. 毒性结节　毒性结节（toxic nodule）表现为自主功能性结节者最适合于放射碘治疗。核素扫描证实为"热"结节者可考虑用放射碘治疗、手术治疗或乙醇治疗（化学切除，alcohol ablation）。

6. 甲状腺意外瘤　意外瘤通常指意外发现的直径<1cm的细小甲状腺结节或位于甲状腺深部组织（尤其是甲状腺后纤维囊下）的结节，可能是肿瘤，也可能是非肿瘤性结节。因此，甲状腺"意外瘤"不应单独存在，建议根据具体情况归入以上各类中。意外结节可按一般甲状腺结节诊断程序进行处理，但应特别注意结节大小及患者有无头颈部放射线接触史。如有放射线接触史，应按放射后甲状腺结节的诊断程序进行处理。

【甲状腺激素测定】

（一）TT₄

1. 甲状腺激素转运蛋白和T₄　TT₄反映甲状腺功能但受TBG影响。血清T₄全部由甲状腺分泌而来，故T₄是反映甲状腺功能状态的较好指标。正常情况下，血T₄约60%与TBG结合，30%与甲状腺激素转运蛋白（TBPA）结合。TBPA在电泳图上位于白蛋白前，其与T₄的亲和力较大，结合容量2.16～3.42mg/L（216～342μg/dl），其余10%与白蛋白结合，仅0.03%～0.04%为游离状态。TBG为血清中最主要和特异性最高的T₄结合蛋白。在电泳图上位于α1和α2球蛋白之间，其结合容量为160～240μg/L（16～24μg/dl），TBG与T₄的亲和力最强，而白蛋白与T₄的结合容量最大，但亲和力低。血清总T₄（TT₄）主要受TBG的影响。

2. 正常参考范围　用RIA测定，国内TT₄正常值为65～156nmol/L（5～12μg/dl）；免疫化学发光法（ICMA）测得值稍低，为58.1～154.8nmol/L（4.5～11.9μg/dl）；时间分辨免疫荧光法（TRIFA）的正常值可能与ICMA相近。

3. 血TT₄升高　导致血TT₄升高的原因主要有：①甲亢的TT₄多升高，但轻型甲亢、早期甲亢、亚临床甲亢的变化不如TT₃明显。T₃型甲亢者的TT₄正常。②凡引起TBG升高的因素均可使TT₄升高。这些因素主要有妊娠、应用雌激素、水泡胎、淋巴瘤、血卟啉病及遗传性TBG增多症等。③家族性异常白蛋白血症者血白蛋白升高而分子结构异常。④有些药物使TT₄升高，如胺碘酮、含碘造影剂、β受体阻滞剂、奋乃静、氟尿嘧啶、苯丙胺、海洛因等。⑤T₄抵抗综合征。

4. 血TT₄降低　导致TT₄降低的原因有：①甲减的TT₄和TT₃均下降，一般以TT₄下降更明显。轻型甲减、亚临床型甲减可仅TT₄下降。一般用TT₄诊断甲减较TT₃敏感；②缺碘性甲状腺肿可见TT₄下降或正常低值，而TT₃正常；③低TBG血症者血TBG下降可继发TT₄降低，如肾病综合

征、肝功能衰竭、遗传性 TBG 缺陷症、应用糖皮质激素、雄性激素、生长激素或 IGF-1 等;④二硝基苯酚、保泰松、硫氰酸盐、肝素钠等药物或化合物可竞争性结合血 TBG,使 TT_4 下降;另一类药物如苯妥英钠、水杨酸类、氯贝丁酯(安妥明)等可抑制 TBG 合成而致血 TBG 下降。

5. TBG 对血 TT_4 的影响　分析 T_4 结果时,要特别注意血清中 TBG 浓度的影响。必要时可直接测定 TBG 或游离 T_4。影响血 TBG 变化的因素见表 2-4-1-3。

表 2-4-1-3　影响血清 TBG 变化的主要因素

TBG 升高	TBG 下降
妊娠	使用雄激素
新生儿期	使用糖皮质激素
高雌激素血症	肢端肥大症(活动期)
他莫昔芬(三苯氧胺)	肾病综合征
口服避孕药	重症全身性疾病状态
急性间歇性血卟啉病	遗传性低 TBG 血症
传染性肝炎	获得性低 TBG 血症
胆汁性肝硬化	低蛋白血症
遗传性高 TBG 血症	蛋白-热能营养不良症
HIV 感染	恶病质

(二) FT_4/FT_3

1. 正常参考范围　FT_4 和 FT_3 不受血清中 TBG 变化的影响,直接反映甲状腺功能状态,其敏感性和特异性均高于 TT_3 和 TT_4。成人正常值:RIA 法测得的 FT_4 为 9~25pmol/L(0.7~1.9μg/dl),FT_3 为 3~9pmol/L(0.19~0.58μg/dl);ICMA 法测得的 FT_4 为 9.0~23.9pmol/L(0.7~1.8μg/dl),FT_3 为 2.1~5.4pmol/L(0.14~0.35μg/dl)。

2. 血 FT_3 和 FT_4 升高　导致 FT_3、FT_4 升高的主要原因有:①甲亢;②低 T_3 综合征由于 5'-脱碘酶活性受抑制,T_4 外周脱碘作用障碍使 FT_4 升高;③甲状腺激素不敏感综合征的 FT_3 和 FT_4 均明显升高,但无甲亢表现;④某些药物,如胺碘酮、肝素钠使 FT_4 升高。因此,FT_4 测定最适合于甲亢和 L-T_4 治疗中药物是否过量的判断。

3. 血 FT_3 和 FT_4 降低　导致 FT_3 和 FT_4 下降的主要原因有:①甲减患者两者均下降,轻型甲减、甲减初期多以 FT_4 下降为主;②低 T_3 综合征可仅 FT_3 下降;③抗甲状腺药物使 FT_3、FT_4 下降,呈现治疗作用,但下降程度和速度可不平行。一般先以 FT_4 下降为明显,治疗过程中 FT_3 水平与甲亢控制程度有更好的相关性。此外,有些药物如苯妥英钠、多巴胺或糖皮质激素可使 FT_3 和 FT_4 降低。

(三) TT_3 和 rT_3

1. 血 TT_3　与 T_4 不同,血清 T_3 仅 15%~20% 由甲状腺直接分泌而来,80% 以上的 T_3 是在外周组织中通过 T_4 脱碘而成的。血清中的 T_3 99.5% 与 TBG 结合,但 T_3 不与 TBPA 结合。T_3 与 TBG 的结合亲和力明显低于 T_4,这是血清 T_3 浓度明显低于 T_4 的原因之一。如果 T_4 浓度稍升高即可替换 T_3 而与 TBG 结合。因此 TT_3 不宜单独作为甲状腺疾病的诊断指标。成人正常值范围:RIA 法为 1.8~2.9nmol/L(115~190μg/dl);ICMA 法为 0.7~2.1nmol/L(44.5~136.1μg/dl);TRIFA 法的测得值可略低。导致 TT_3 升高的常见原因为:①甲亢患者血 TT_3 升高较 TT_4 明显,测定 TT_3 更适合于轻型甲

亢、早期甲亢和亚临床型甲亢及甲亢治后复发的诊断。T_3 型甲亢者仅 TT_3 和 FT_3 升高。②与 TT_4 一样,TT_3 亦受 TBG 的影响,随血 TBG 升高而增加,但影响程度不及 TT_4。导致 TT_3 下降的原因有:①较重甲减患者血 TT_3 和 TT_4 均下降,而轻型甲减的 TT_3 不一定下降,故诊断轻型甲减和亚临床甲减时,TT_3 不如 TT_4 敏感;②全身性疾患或慢性病变常导致 TT_3 下降,多见于慢性肾衰竭、慢性心衰、糖尿病、心肌梗死、肺心病等患者。

2. 血清反 T_3(rT_3)　T_4 在外周组织中,除经 5'-脱碘酶作用外环脱碘形成 T_3 外,还有 55% 左右的 T_4 在内环 5-脱碘形成 rT_3。血清中测得的 rT_3 主要(95%~98%)由 T_4 脱碘而来。rT_3 无生物活性。血清中 98% 的 rT_3 与 TBG 结合,故凡影响 TBG 的因素均可影响 rT_3 的浓度。通常情况下,rT_3 浓度与 TT_3 和 TT_4 的变化平行,但有时也出现"分离现象"。有些甲亢早期或甲亢复发初期患者仅表现为 rT_3 升高。在重症营养不良或某些全身性疾病时,rT_3 明显升高,而 TT_3 明显降低(低 T_3 综合征)。低 T_3 综合征的病因很多,一般是 5'-脱碘酶活性下降,T_3 和 rT_3 转运进入肝脏减少所致。在组织水平的改变与甲减相似,是机体代偿的结果,有利于减少能量消耗和组织蛋白分解,如加用甲状腺激素治疗,反而有害于机体恢复。但是,如 TSH 亦下降,往往提示为继发性甲减;如 TSH 升高,有时要排除原发性甲减可能,并应注意追踪,以防遗漏亚临床型甲减。成人 rT_3 正常参考值为 0.2~0.8nmol/L(13~53ng/dl)。甲状腺激素的生物活性取决于血清甲状腺激素水平和组织甲状腺激素水平和脱碘酶的活性。MCT8 和 MCT10 为特异性甲状腺激素转运蛋白,其基因突变导致精神运动性障碍及 Allan-Herndon-Dudley 综合征(血清 T_3 升高)[11-14]。

(四) $T_3/T_4/rT_3$ 的一致性与非一致性变化　由于多种因素的综合作用,常出现血清 T_3 和 T_4 的一致性或非一致性变化,这些原因和常见的临床情况可归纳如表 2-4-1-4、图 2-4-1-4 和图 2-4-1-5。

表 2-4-1-4　导致血清 T_3/T_4 一致性或非一致性变化的原因

T_4 和 T_3 均升高	5'-单脱碘酶活性下降
高 TBG 血症	血皮质醇升高的各种情况
甲亢	营养不良综合征
甲状腺激素不敏感综合征	T_4 下降而 T_3 升高
T_4 升高而 T_3 正常或下降	医源性甲亢(L-T_4 所致)
家族性白蛋白异常性高 T_4 血症	甲状腺功能正常者服用甲状腺激素制剂
胰高血糖素瘤	T_4 下降而 T_3 正常
TTR 结合力升高或 TTR 升高	轻~中度甲减
药物(胺碘酮/普萘洛尔/胆囊造影剂等)	碘缺乏
全身性疾病,尤其是精神性疾病	苯妥英钠、卡马西平
苯丙胺成瘾	T_4 和 T_3 均下降
T_3 型甲亢、甲亢伴 T_4 转换 T_3 障碍	中~重度甲减
	重症全身性疾病
	低 TBG 血症
	大剂量水杨酸制剂(>2g/d)
T_4 正常而 T_3 升高	rT_3 升高而 T_3 与 T_4 正常或下降
T_3 型甲亢	5'-单脱碘酶活性下降
甲减用 T_3 或其他甲状腺激素制剂替代治疗后	非甲状腺病态综合征
T_4 正常而 T_3 下降	rT_3 下降而 T_3 与 T_4 正常或下降
禁食期间或患有全身性疾病时	亚临床型甲减
	甲减

注:TBG:甲状腺结合球蛋白;TTR:transthyretin,甲状腺素转运前白蛋白

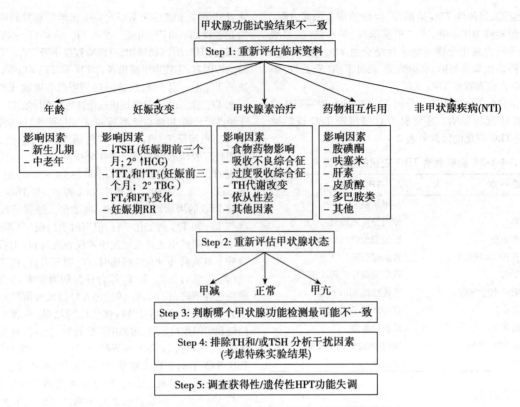

图 2-4-1-4 甲状腺功能试验结果不一致的原因解释

HPT：下丘脑-垂体-甲状腺轴；RR：参考值范围；TFT：甲状腺功能试验；TH：甲状腺激素；L-T₄：左旋-T₄；NTI：非甲状腺疾病；TBG：甲状腺素结合球蛋白

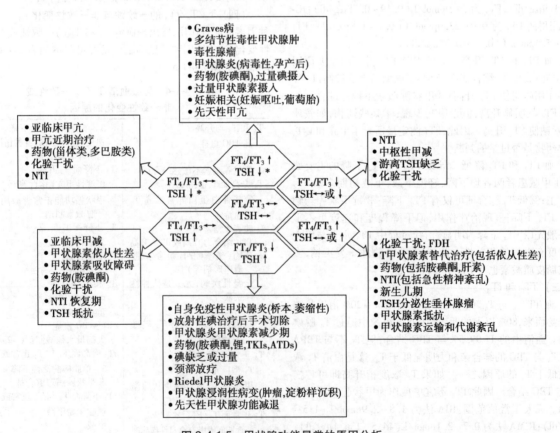

图 2-4-1-5 甲状腺功能异常的原因分析

ATD：抗甲状腺药物；FDH：家族性血清白蛋白异常性高 T₄ 血症；FT₄：游离 T₄；FT₃：游离 T₃；NTI：非甲状腺疾病；TKI：酪氨酸激酶抑制剂

（五）非甲状腺性重症疾病的甲状腺激素变化　正常人或患非甲状腺疾病的其他患者在遇有急性感染、创伤、休克，急性心、肝、肾衰竭等急性重症疾病时，血清甲状腺激素的变化具有一定的规律性。通常的特点是：随着 T_3 下降，rT_3 逐渐升高，T_3 下降越明显，rT_3 的升高也越显著，两者呈反变关系。如疾病继续进展恶化，T_3 可降至不可测出，此时 rT_3 也升高到正常时的 2 倍左右。至疾病恢复期，T_3、T_4 和 rT_3 均逐渐回复到病前水平。在疾病的整个过程中，TSH 的变化最小，绝大多数患者的 TSH 可维持在正常或基本正常范围内，但在恢复期早期可有轻度升高，随着病情的进一步恢复，又逐渐降至病前水平（图 2-4-1-6）。

在抢救和治疗急性重症疾病过程中，有些药物对血清甲状腺激素的浓度影响很明显。例如，大剂量糖皮质激素、抗惊厥药物或多巴胺类制剂可使血清 T_4 降至 30nmol/L（2.3μg/dl）以下，血清 T_3 可低至无法测出，导致甲状腺功能判断错误（表 2-4-1-5）。T_4 的变化与 T_3 相平行。如无药物干扰，血清 T_4 低于 50nmol/L（3.8μg/dl），提示预后不良。急性重症疾病引起的上述甲状腺功能和血清甲状腺激素变化是相当常见的，这些疾病主要包括急性心肌梗死、高血压危象、急性心衰、休克、急性肺水肿、肺梗死、急性呼吸衰竭、急性上消化道出血、弥散性血管内凝血（DIC）、急性溶血反应、急性肾衰竭、各种急性传染病、急性创伤、大面积烧伤、急腹症、子痫、妊娠期高血压疾病、急性精神病和围术期等。

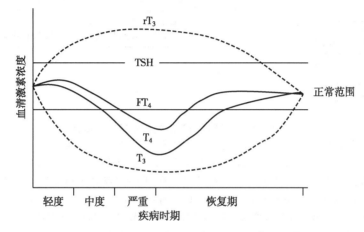

图 2-4-1-6　非甲状腺性重症疾病的血清甲状腺激素与血清 TSH 的变化

表 2-4-1-5　单独测量 TSH 可能导致的判断错误

临床情况	血清 TSH	血清 FT_4	错误判断
嗜异型抗体	正常	升高	甲亢漏诊
中枢性甲减	降低正常升高	降低	甲减漏诊/遗漏下丘脑-垂体-甲状腺轴功能与结构检查
TSH 瘤	正常升高	升高	漏诊甲亢/遗漏下丘脑-垂体-甲状腺轴功能与结构检查
甲状腺激素抵抗	正常升高	升高	误诊为甲亢
T_4 治疗依从性差	升高	升高	T_4 用量不适当增加
恢复 TSH 分泌延迟	正常降低	降低	漏诊亚临床甲减

【TSH 测定】

血 TSH 半衰期约 30 分钟，血浆浓度 0.5~5.0mU/L（其中 α 亚基为 0.5~2.0μg/L），成人的 TSH 生成量为 40~150mU/dl。

（一）甲状腺功能评价　血 TSH 测定已成为目前最常用、最可靠和最有临床意义的检测项目。用免疫放射法（IRMA）、放射受体分析法（RRA）或双位点夹心法测得的 TSH 称为高敏 TSH（sensitive TSH，sTSH）。sTSH 较以前的 RIA 法有了明显进步，主要优点是敏感性明显提高，其最低检出值可达 0.04mU/L。IRMA 法的正常 TSH 血浓度为 0.4~3.0mU/L 或 0.6~4.0mU/L。约 96% 的甲亢患者测得值低于正常低值。因此，对甲亢的诊断来说，sTSH 测定已基本取代 TRH 兴奋试验和 T_3 抑制试验。用免疫化学发光法（ICMA）或时间分辨免疫荧光法（TRIFA）测定的 TSH 灵敏度可达 0.01mU/L，其特异性高，称为超敏 TSH（ultrasensitive TSH，

uTSH）。uTSH 的正常范围为 0.5~5.0mU/L。在大多数情况下，结合临床表现，如血 uTSH（或 sTSH）<0.5mU/L 即可诊断为甲亢。甚至可以省略其他检测项目（如 TT_3、TT_4、FT_3、FT_4 等）。怀疑甲亢的患者也不必再作 TRH 兴奋试验或 T_3 抑制试验。由于目前已经普遍开展了 uTSH 测定，因而本书在以后的论述中，血清 TSH 即代表 uTSH 水平。以 TSH 为基准的甲状腺疾病诊断程序见图 2-4-1-7。

（二）动态测定 TSH 的意义

1. 血甲状腺激素和 TSH 变化幅度　当甲状腺功能改变时，TSH 的合成、分泌和血浓度的变化较 TT_3、TT_4、FT_3、FT_4 或 rT_3 等更迅速而显著。例如，中度甲亢患者，血 TT_3、TT_4 升高约达正常的 1~2 倍，FT_3 和 FT_4 的变化往往在 1 倍以内。相反，血 TSH 下降可达数十倍，甚至数百至数万倍。亚临床型甲亢、T_3 型甲亢或 T_4 型甲亢的 T_3、T_4 变化不大，有时无明显变化，而血 TSH 已有显著下降。又如，甲减患者的 TSH 升

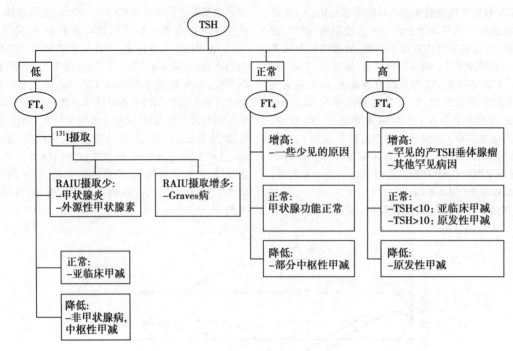

图 2-4-1-7 以 TSH 为基准的甲状腺功能解释

引起 TSH 升高或正常伴 FT_4 升高的情况包括甲状腺激素抵抗综合征、胺碘酮治疗大剂量普萘洛尔（T_4 转换为 T_3 减少）、苯丙胺或其他抗精神病药物治疗；如果 TSH 正常或高度怀疑为垂体病变引起的甲状腺功能紊乱，需要同时测定 FT_4，放射性碘摄取（RAIU）有助于确定甲亢病因，试验时，口服[123]I 后 6 和 24 小时测量甲状腺的放射性碘摄取率；高于 25% 符合甲亢诊断，而破坏性甲状腺炎的放射性碘摄取降低，但应排除使用碘造影剂（如增强 CT）引起的放射性碘摄取降低

高也比 T_3、T_4 降低明显得多。

2. 血 TSH 测定的应用 已被广泛应用于甲亢筛选、诊断、病情追踪、药效评价和预后判定。在甲状腺疾病的诊断程序中，可将 TSH 列为基础检测项目来确定甲状腺功能并指导进一步检查。Mayo 医院于 1986 年制订了以 TSH 为初筛项目的实验检测程序，根据这个程序，将初查的 TSH 分为四种类型：①TSH 极低测不出者，拟诊为甲亢，并加测 TT_4、TT_3 或 FT_3、FT_4；②TSH 正常者定为"临界甲状腺状态"，也加测 TT_4、TT_3 或 FT_4、FT_3，如必要，再做 TRH 兴奋试验；③正常 TSH 者可排除甲状腺功能异常，不作进一步检查；④TSH 升高者拟诊为甲低，仅加测 TT_4 或 FT_4。

3. 血 TSH 测定的临床意义 主要有：①筛选甲状腺疾病；②诊断亚临床甲状腺疾病；③监测原发性甲减 L-T_4 替代治疗的疗效；④监测高分化甲状腺癌（differentiated thyroid cancer，DTC）L-T_4 抑制治疗疗效。以 TSH 为甲状腺疾病初筛指标的一般诊断程序为：①当 TSH<0.1mU/L 或高度怀疑为亚临床甲亢时，应加测 FT_4 和 FT_3；②当 TSH≥5.0mU/L（或 5.1mU/L，或 5.5mU/L）时，应加测 FT_4、TPOAb 和 TgAb，以早期明确亚临床型甲减或 AITD 的诊断；③特殊病例不能用 TSH 反映甲状腺功能，或有甲状腺结节时，除 TSH 外应根据需要选择其他适当的诊断方法，防止漏诊或误诊。

（三）TSH 作为诊断指标的合理性

1. 血 TSH 降低 引起血 TSH 降低的主要情况有：①各种甲状腺性甲亢：绝大多数情况下，血 TSH 降低意味着血 T_3 和 T_4 过多。当 TSH<0.1mU/L 时，FT_4 必然升高，偶尔见于

甲亢患者伴碘缺乏、甲状腺功能正常的 GD、毒性甲状腺瘤或毒性甲状腺结节或甲状腺炎伴甲亢（急性、亚急性或慢性）。以上情况引起的 TSH 抑制，在 T_3 和 T_4 转为正常后，血 TSH 降低仍可维持 3 个月左右，此段时间内（如抗甲状腺药物或[131]I 治疗）评价甲状腺功能的最恰当指标是 FT_4。②外源性甲状腺毒症：外源性甲状腺激素引起的甲状腺毒症使血 TSH 降低，但维持的时间较短，其特点是 TSH 和 FT_4 均降低（如因过多 L-T_3 所致）。③严重的躯体疾病：严重的躯体疾病伴血 TSH 降低的原因有低 T_3 综合征、使用过多巴胺或糖皮质激素。④其他：如妊娠、急性精神病、老年人等。

2. TSH 升高 主要有原发性甲减，亦可见于某些急性疾病中（如急性肾衰）或急性疾病的恢复期、碘缺乏、甲状腺激素抵抗综合征、肾上腺皮质功能减退等。

（四）TSH 作为甲状腺功能筛选指标的局限性

1. 血甲状腺激素和 TSH 非平衡期 人们普遍认为，下丘脑-垂体-甲状腺功能正常时，血 TSH 是甲状腺功能活动的"标志"或"金标准"。但在病理情况下，TSH 不能完全反映甲状腺的功能状况，因为 TSH 和甲状腺激素正常反馈调节和浓度关系，需要一个适应、重新调节的过渡时期。一般甲减用甲状腺激素制剂替代治疗后，需要 4~6 周才能使血 TSH 恢复正常；而甲亢用抗甲状腺药物治疗后，需要数月（视病情和治疗效果而定，一般 2~6 个月）才能使血 TSH 恢复到正常范围。在此之前，血 T_3、T_4 和 TSH 的浓度出现矛盾现象，T_3、T_4 已正常，但 TSH 仍升高（甲减）或降低（甲亢），此即为甲状腺激素和促甲状腺激素的"非平衡期"。观测非平衡期内的

药物疗效,只检测血 TSH 显然是片面的。因此,虽然血 TSH 测定的突出优点在于能早期发现亚临床型甲亢和亚临床型甲减,但遇到下丘脑-垂体病变(包括下丘脑-垂体性甲减或甲亢)及 TSH 或甲状腺激素不敏感综合征时,血 TSH 不宜作为评价甲状腺功能的唯一初筛项目。

2. TSH 测定的局限性　临床测定 TSH 的局限性表现在以下方面:①血 TSH 是由垂体细胞的 T_3 来调节的,因此 TSH 并非 T_4 替代治疗(T_4 在所有组织中的水平)的最佳指标。在用 T_4 治疗的甲减者,血 TSH 可能已正常,而 T_3 和 T_3/T_4 比值仍降低,提示 T_3/T_4 的替代量不足。②TSH 的分泌受 TRH、T_3/T_4 和碘化物等的调节,其中 TRH 又受中枢神经的控制;因而在合并中枢神经病变(如下丘脑疾病)时,血 TSH 难以反映甲状腺功能。③血 TSH 的正常值上限仍有争议,如用超敏法测定,TSH 的正常值上限应为 4.0~5.0mU/L;有人建议为 2.0~2.5mU/L,以诊断更多的亚临床甲减,但过度使用 T_3/T_4 替代可能弊大于利,应该慎重。④关于血清 TSH 的正常值上限仍有较多争论,从非甲状腺疾病的人群中获得的正常参考值往往包含了部分亚临床甲减的病例,TSH 的水平随着增龄而有一定程度的上升,而且各种族之间也存在一定的差异,白种人的上限似乎高于黑种人与西班牙人[1]。TSH 测定的临床意义可总结如表 2-4-1-6 和表 2-4-1-7。

表 2-4-1-6　血清 TSH 测定的临床意义

项目	预计 TSH 值	甲状腺功能	FT_4I	FT_3I
血 TSH 降低				
各种甲亢	<0.1	↑	↑	↑
甲状腺功能正常的 GD	0.2~0.5	N/(↑)	N	N/(↑)
自主功能性甲状腺结节	0.2~0.5	N/(↑)	N/↑	N/↑
摄入过量甲状腺激素制剂	0.1~0.5	N/↑	N/↑	N/↑
亚急性或无痛性甲状腺炎	0.1~0.5	N/↑	N/↓	↑/(N)
新近诊断的甲亢	<0.1~0.5	↑/N/↓	↑/N/↓	N/↓
应用多巴胺者	0.1~0.5	N	N/(↑)	↓
妊娠 3 个月内	0.2~0.5	N/(↑)	↑/(N)	N
妊娠剧吐	0.2~0.5	N/(↑)	↑/(N)	N
葡萄胎	0.1~0.4	↑	↑	↑
急性精神病	0.4~10	N	N/(↑)	N/(↓/↑)
老年人	0.2~0.5	N	N	N
糖皮质激素(急性大剂量)	0.1~0.5	N	N	↓
先天性 TSH 缺乏	0	↓	↓	↓
血 TSH 升高				
原发性甲减	6~500	↓	↓	N/↓
重症疾病恢复期	5~30	N/(?)	N,↓	N/↓
碘缺乏	6~150	N/↓	↓	N
甲状腺激素不敏感综合征	1~20	↑/N/↓	↑	↑
垂体 TSH 瘤	0.5~50	↑	↑	↑
下丘脑-垂体疾病	1~20	↓	↓	↓
某些精神病	0.4~10	N	N	N/↓
肾上腺皮质功能不全	5~30	N	N	N/↓
检验偽差	10~500	N	N	N

注:↓:下降;↑:升高;N:正常;FT_4I:游离 T_4 指数;FT_3I:游离 T_3 指数;括号内表示偶可发生的情况

表 2-4-1-7　单独测定 TSH 可能导致判断错误的临床情况

1. 甲亢药物治疗期间(甲状腺激素已经正常而 TSH 仍明显降低)
2. 非甲状腺疾病
3. 存在干扰 TSH 测定的因素
4. 中枢性甲减(下丘脑-垂体病变或功能异常)
5. 垂体 TSH 瘤
6. 甲状腺激素抵抗综合征
7. 甲状腺激素转运或代谢异常

(五)亚临床甲亢和亚临床甲减　甲状腺功能状态与种族和各地区的碘供应量密切相关,因此各地需要调查自己的诊断参考值;各地的甲亢、亚临床甲亢、甲减和亚临床甲减的诊断标准也应该有所差别。借用国际或国家的诊断参考值时,应当十分慎重,特别需要严格亚临床甲亢和亚临床甲减的诊断标准。美国甲状腺病学会于 1990 年公布的甲亢和甲减的实验室诊断标准为:①原发性甲减:血 TSH 升高,FT_4 降低;②甲亢:血 TSH<0.1mU/L,FT_4 升高,如 FT_4 正常,应加测 FT_3。为明确病因,亦应作甲状腺自身抗体测定,而血清 TSH 是最佳的单一性筛选项目。全美临床生化学会提倡,疑有甲亢的最初筛选试验是 TSH,如 TSH<0.1mU/L,则加测 FT_4,如正常,再加测 FT_3;对疑有甲减者,其最初筛选检查亦为血 TSH。T_3、T_4 和甲状腺自身抗体均不作为诊断的初筛或

常规项目，除非另有原因。英国皇家内科医师学院提出，为了确诊甲亢或甲减，必须同时测定血 TSH、FT₄ 或 TT₄。近年发现，经过严格筛选的甲状腺功能正常人群的血 TSH 参考值范围在 0.4~2.5mU/L；低于或高于此范围要定期追踪其变化，早期明确甲亢或甲减的诊断。

我国的食盐碘化政策经历了多次变化，对甲状腺功能的诊断标准有一定影响。

【其他指标测定与动态试验】

（一）尿碘测定　　碘是甲状腺合成甲状腺激素的主要原料之一，储存在甲状腺碘池（以甲状腺激素和碘化酪氨酸形式储存，有机碘 8~10mg）和细胞外液碘池（碘离子总量 150μg），两池的储量相对恒定。每天甲状腺从细胞外液碘池摄取碘离子 120μg，60μg 用于合成甲状腺激素，60μg 返回细胞外液碘池，释放 60μg 激素碘，在外周组织脱碘，返回细胞外液碘池。鉴于上述碘代谢特点，摄入的过量碘都经肾脏排出，测定尿碘水平可评估机体碘摄入量。对于某个特殊人群，观察群体（学龄儿童）尿碘水平可反映该地区碘营养状况。

测定个体尿碘排出可提供碘摄入不足或过多的依据，但影响因素多，仅仅反映近期碘摄入状况。妊娠期肾小球滤过率增加，肾脏碘清除增加，尿碘增多，可使结果产生偏差。

（二）血清 Tg 测定　　甲状腺球蛋白（thyroglobulin，Tg）由甲状腺滤泡上皮细胞分泌，是甲状腺激素合成和储存的载体。血清 Tg 水平升高与以下三个因素有关[15-18]：①甲状腺肿；②甲状腺组织炎症和损伤；③TSH、HCG 或 TRAb 对甲状腺的刺激。根据需要，可测定血清、甲状腺囊液及针刺活检标本的 Tg 浓度，但血清 Tg 的测定技术比较困难，受 TgAb 的明显影响。目前用 IRMA 所测得的 Tg 主要受 TgAb 的干扰（使结果偏低）。故 TgAb 阳性患者宜选择 RIA 法测定，而 IRMA 仅用于 TgAb 阴性患者的检测。对甲状腺针刺活检标本行 Tg 测定对诊断甲状腺囊性转移灶敏感性达 100%，且不受血清 TgAb 的干扰。正常情况下，血清 Tg 水平由甲状腺体积的大小、TSH 受体被兴奋的程度及甲状腺分泌 Tg 的量决定，与 T₃、T₄ 也有一定平行消长的关系。甲状腺炎症、免疫反应和肿瘤常引起血清 Tg 升高。甲亢时血清 T₃、T₄ 升高，血 Tg 亦相应增加。相反，甲减时血 T₃、T₄ 下降，血 Tg 亦随之降低。

甲状腺癌晚期广泛转移时，血清 Tg 浓度可显著升高（>1000μg/L），由于抗原量过多，远远超过了抗体的结合能力，使 Tg 测定结果呈假性偏低（hook 现象）。Tg 具有很高的敏感性和特异性，常用于甲状腺癌全切术及 ¹³¹I 治疗后的随访和复发的监测。但其前提是血 TgAb 必须阴性。高分化甲状腺癌（DTC）患者约 2/3 手术前 Tg 水平升高，因许多甲状腺良性疾病可伴 Tg 水平升高，不能作为 DTC 的诊断依据。DTC 患者在接受甲状腺近全部切除和放射碘治疗后，血清 Tg 应不能测到。若手术前血清 Tg 水平正常，手术后血清 Tg 水平升高应警惕肿瘤的复发。另外，TgAb 阳性患者由于 TgAb 对 Tg 测定的干扰，Tg 测定结果往往不可靠。有学者报道一种定量反转录-聚合酶链反应通过检测血清 TgmRNA 水平能避免阳性 TgAb 对分化型甲状腺癌诊断的干扰[19]。

TSH 刺激的血清 Tg 反应也有临床意义。如 Tg 增高，说明原肿瘤治疗不彻底或已复发，具体表现是：①在基础状态下可测到 Tg，或原为阴性变成阳性；②停用甲状腺激素抑制治疗 3~4 周（内源性 TSH 增高）Tg 增高达 2μg/L 以上；③外源性 TSH 刺激后 Tg 增高达 2μg/L 以上，注射人重组 TSH（rhTSH，thyrogen）后测定血清 Tg 优于测定基础 Tg，但均要求血 TSH>30mU/L。近期研究表明，基础 Tg 的测定比 TSH 刺激后 Tg 的测定对诊断分化型甲状腺癌的复发更有预测价值[20,21]。

凡遇有甲状腺损伤时，如急性、亚急性或某些慢性甲状腺炎，放疗、手术等，甲状腺滤泡的破坏程度可从血 Tg 上反映出来，因为损伤越重，释放的 Tg 进入血液循环的量也就越多。因甲状腺癌或因其他甲状腺病变行甲状腺全切的患者，术后血清 Tg 应降至零。如从血清中检测出一定浓度的 Tg，表明来源于甲状腺滤泡细胞的恶性肿瘤已有甲状腺外转移。因此，血 Tg 是监测甲状腺癌术后复发的较好指标。但血 Tg 测不出，不能排除肿瘤复发或转移。当患者用 L-T₄ 治疗时，因 TSH 被抑制，血 Tg 一般测不到。如使用重组人 TSH 刺激后，正常人或分化好的甲状腺癌的反应是 Tg 增加 10 倍以上，而分化差的甲状腺癌 Tg 升高不足 3 倍。甲状腺癌患者行部分甲状腺切除后，如基础血 Tg<1ng/ml，其复发的可能性小，5 年生存率高。

（三）降钙素测定和五肽胃泌素试验　　甲状腺滤泡旁 C 细胞是循环成熟降钙素（32 个氨基酸残基）主要来源，某些甲状腺以外神经内分泌细胞也可分泌降钙素。甲状腺髓样癌（MTC）是甲状腺滤泡旁 C 细胞的恶性肿瘤，约占甲状腺癌的 5%。C 细胞增生可以是微小 MTC 的早期组织学发现。成熟降钙素是 MTC 最重要的肿瘤标志物，与肿瘤大小呈正相关，RET 原癌基因突变与本病有关，也是本病的标志物。目前，降钙素测定的敏感性和特异性较差，结果随不同方法而异。用双向免疫测定法测得的正常基础血清降钙素值应<10ng/L（pg/ml），降钙素激发试验可协助早期诊断 C 细胞异常：①当基础 CT 仅轻度增高（<100ng/L）时，手术前证实 MTC 诊断；②在 RET 阳性携带者发现 C 细胞癌；③手术前监测 RET 阳性儿童；④手术后监测 MTC 复发。

1. 基础降钙素测定　　MTC 手术前及手术后 2 周和 6 个月测定降钙素和癌胚抗原，如果基础及激发后降钙素水平均测不出，才能排除存在残留组织或复发的可能性。90% 以上的 2 型多发性内分泌腺瘤病（MEN-2a 及 -2b 型）合并 MTC，而且是死亡的主要原因，故主张对所有嗜铬细胞瘤患者常规监测血清降钙素，以排除 MTC 和 MEN-2 的可能性。基础降钙素测定用于鉴别 MTC 以外疾病所引起的降钙素水平增高：①神经内分泌肿瘤：小细胞肺癌、支气管和肠道类癌及所有神经内分泌肿瘤。②良性 C 细胞增生（HCC）：见于自身免疫性甲状腺疾病（桥本甲状腺炎或 Graves 病）及分化型甲状腺癌。③其他疾病：肾病（严重肾功能不全）、高胃酸血症、高钙血症、急性肺炎、局部或全身性脓毒血症等。MTC 以外肿瘤分泌的是大量成熟降钙素和各种降钙素前体，神经内分泌肿瘤患者进行 Tg 激发试验时，降钙素水平仅轻度增高。非甲状腺疾病常是血清完整降钙素前体（116 氨基酸残基）明显增高，成熟降钙素水平正常或轻度增高。静脉给予葡萄糖酸钙 2.5mg/kg（30 秒内），于注射前和注射后 1、2 和 5 分钟取血测定降钙素。血浆降钙素>100ng/L(pg/ml)提示 C 细胞增生,仅轻度暂时性、全身性温暖感觉,无明显副作用。但本试验不如五肽胃泌素激发试验敏感,两个试验联合应用可提高敏感性。

2. 五肽胃泌素激发试验 静脉给予 0.5μg/kg(5 秒钟内),注射前和注射后 1、2、5 分钟取血测定降钙素。降钙素峰值 50~100ng/L 提示为 MTC 或其他甲状腺疾病,>100ng/L 提示存在 MTC,如有 MEN-2 基因突变家族史,峰值 30~100ng/L 提示 HCC 或 MTC 微小癌。五肽胃泌素的主要不良反应有暂时性恶心、呕吐、胸骨下紧束感、皮肤发红和肢端麻木等。

【甲状腺自身抗体和甲状腺功能影响指标测定】

甲状腺自身抗体很多。甲状腺组织成分的抗原性较强,可作为自身抗原的甲状腺组织成分主要有 TSH、TSH 受体(TSHR)、Tg、甲状腺过氧化物酶(TPO)及钠/碘同向转运蛋白(NIS)等。其中以 TSHR、Tg 和 TPO 最为重要,它们的相应自身抗体分别是 TSHRAb、TgAb 和 TPOAb。

(一) TSHRAb 测定

1. TSHRAb 组分 TSHRAb 是 Graves 病的特异标志物,TSH 和 TSHRAb 均可与 TSH 受体结合,并通过腺苷酸环化酶-cAMP 和/或磷脂酰肌醇-Ca^{2+} 两个级联反应途径产生 TSH 的生物学效应。另一类 TSHRAb 的作用则相反,称为 TSH 阻断(结合)性抗体(TSH-binding antibody,TSHBAb,TBAb)。TSHBAb 与 TSHR 结合后,阻止了 TSH 与 TSHR 的结合,并抑制 TSHR 后的信息传递。GD 患者可同时存在 TSAb 和 TSH-BAb 两种或更多种自身抗体。这提示除 TSAb 外,其他自身抗体也在 GD 的发病和病理演变中起着一定作用,不同浓度的 TSAb 和 TSHBAb 及其相互作用导致 GD 的多种病理生理变化。

2. TSHRAb 的临床意义 TSHRAb 是 GD 的最重要标志物。除 GD 外,TSHRAb 还可能与甲状腺肿大、甲状腺腺体萎缩(细胞凋亡)等有一定关系。TSH 受体的自身抗原性来源于 TSH 受体分子或 TSH 受体蛋白的某些区段,TSH 受体的膜外区是 TSH 的结合部位,它是 TSH 受体自身抗原性的主要来源。TSH 受体与配基结合的部位及其相关疾病见表 2-4-1-8。Graves 病甲状腺组织是检测 TSAb 的理想靶细胞[22]。

表 2-4-1-8 TSH 受体与配基结合部位及其相关疾病

项目	效 应	结合部位	相关疾病
TSH	增加信号传递/cAMP↑/T_3↑/T_4↑	涉及全长 ETSHR	无
TSAb	增加信号传递/cAMP↑/T3↑/T_4↑	ETSHR 近氨基端(N)区域	Graves 病
TSHBAb	阻断信号传递/cAMP↑/T3↓/T_4↓	ETSHR 近羧基端(C)区域	原发性黏液性水肿
TBII	阻断 TSH 结合	涉及全长 ETSHR	Graves 病/黏液性水肿
生长抗体	—	甲状腺增生	非地方性甲状腺水肿

注:ETSHR:TSH 受体膜外段;↑:增加;↓:下降;生长抗体:一种刺激甲状腺生长的抗体;TSAb:TSH 兴奋性抗体(TSH 受体抗体)

TSAb 测定的应用价值可归纳为下列五点:①TSAb 和 TPOAb 对单侧突眼、单侧甲状腺肿、甲状腺肿伴结节、亚临床型甲亢的诊断和鉴别诊断有重要意义;②TSAb 有助于确定 AITD 病因和类型,TSAb、TPO 和抗 Tg 抗体阳性均提示为 AITD,TSAb 阳性则提示为 Graves 病;③TSAb 对抗甲状腺药物治疗后甲亢复发有重要参考价值,患者 TSAb 阴性,甲状腺肿程度低,维持治疗所需药物剂量低,提示停药后不易复发,但仅 TSAb 阴性不能作为不复发或停药的依据;④抗甲状腺药物治疗中,不用 TSAb 来判断疗效,因为 TSAb 与甲状腺功能状况无关;⑤妊娠后期的 TSAb 测定可预测新生儿 Graves 病。

(二) TgAb 和 TPOAb 测定

1. TPOAb 是一组针对不同抗原决定簇的多克隆抗体(IgG 型为主),主要用于自身免疫性甲状腺病(AITD)诊断。TPOAb 可能对甲状腺细胞有细胞毒性作用,能参与组织破坏过程,与甲减的发生有关。实验室测定要用高度纯化的人 TPO 作为抗原,RIA 和 ELISA 法已较少使用,ICMA 可明显提高其敏感性和特异性。TPOAb 的阳性切点值(cut-off value)变化很大,各实验室因方法不同、试剂盒敏感性、特异性不同而有差异。TPOAb 测定的临床意义是:①诊断自身免疫性甲状腺疾病;②自身免疫性甲状腺疾病的危险因素评价;③评价干扰素 α、白介素-2、锂盐、胺碘酮治疗期间,发生甲减或其他甲状腺功能异常的风险;④评价 Down 综合征患者合并甲减的危险性;⑤评价妊娠期间甲状腺功能异常或产后甲状腺炎的危险性;⑥流产和体外授精失败的危险因素分析。

2. TgAb 是一组针对 Tg 不同抗原决定簇的多克隆抗体。一般认为,TgAb 对甲状腺无损伤作用,Tg 和 TgAb 均是高度异质性的,但测定方法的标准化极为困难。TgAb 和 TPOAb 是自身免疫性甲状腺炎的重要诊断指标。TgAb 和 TPOAb 均为多克隆性,属于 IgG 类,但亚型各异。这两种自身抗体的持续存在是维持自身免疫性炎症、使疾病呈慢性特征的关键因素,其血浓度与甲状腺内的慢性迁延性炎症性病变的关系十分密切,有固定补体的细胞毒作用。因此,用 TgAb 和 TPOAb 测定可间接了解甲状腺的自身免疫病变的性质和程度。在自身免疫性甲状腺炎(包括慢性淋巴细胞性甲状腺炎和萎缩性甲减)中,两种抗体的滴度很高,阳性率几乎达 100%。亚临床型甲减患者如存在滴度较高的 TgAb 和 TPOAb,则预示病因为 AITD,进展为临床型甲减的可能性大。Graves 病患者以 TSAb 的检出率高为特征(96%~100%),但 50%~90% 的本病患者亦伴有滴度不等的 TgAb 和 TPOAb。同样,持续高滴度的 TgAb 和 TPOAb 常预示日后发生自发性甲减的可能性较大。

部分散发性甲状腺肿患者常可检查出较高滴度的 TgAb 和 TPOAb。单发或多发性结节甲状腺肿及甲状腺癌患者的 TgAb 和 TPOAb 阳性率也高于正常人群。甲状腺癌患者的 TgAb 和 TPOAb 阳性提示其预后较佳。其他非特异性甲状腺损伤,包括急、慢性甲状腺炎患者也常伴有一过性 TgAb 和 TPOAb 阳性。在健康人群中,TgAb 和 TPOAb 的检出率为 5%~27%,女性的阳性率为男性的 5 倍。故"健康"人群中的男性呈阳性者的意义大于女性。甲状腺自身抗体的检出率见表2-4-1-9。

表2-4-1-9 甲状腺自身抗体检出率

人群	TSHRAb (%)	TgAb (%)	TPOAb (%)
普通人群	0	5~20	8~27
Graves病患者	80~90	50~70	50~80
自身免疫性甲状腺炎患者	10~20	80~90	90~100
亲属	0	40~50	40~50
1型糖尿病患者	0	40	40
孕妇	0	14	14

（三）TBG测定　　血清甲状腺素结合球蛋白（TBG）是影响TT_3和TT_4的决定性因素。1个TBG分子含1个激素结合位点，正常人的血清TBG结合容量即为其浓度。成人血清的TBG浓度为260nmol/L（15μg/ml），TBG在血浆中的半衰期约为5天。TBG的糖化作用对血浆清除率和等电聚焦分析结果的影响很大。出现差异的原因主要与涎酸残基数目有关。用雌激素治疗的患者，TBG趋向阳极移动的带增宽（量增多）。由于高度涎酸糖化的TBG酸性增加，其血浆清除比非涎酸糖化的TBG慢得多，即酸性程度越高，TBG的清除越慢。孕妇、急性肝炎、应用雌激素或口服避孕药者，由于酸性TBG增加、血浆清除率减慢而使血清TBG升高。为了消除TBG对TT_3和TT_4测定的干扰，一方面可直接测定血清TBG，另一方面可测定游离T_3和游离T_4。

（四）肌酸磷酸激酶同工酶测定　　肌酸磷酸激酶（creatine phosphate kinase，CPK）含有两个亚基M和B，分别来源于肌肉和脑组织；两种亚基有MM、MB和BB三种组合形式。CPK活力增高以MM型为主，是甲减的表现之一，但特异性不高。甲状腺功能改变时，尿肌酸的变化往往与CPK平衡。成人血清CPK正常值（Tosalki法）：12~70U/L（男）；10~55U/L（女）；CPK同工酶正常值：占CPK活度比率：CKMB<5%；CKMM>94%~96%；无CKBB或仅为痕量。

【特殊试验与动态试验】

甲状腺过氯酸钾排泌碘试验和甲状腺摄^{131}I率测定因为甲状腺激素测定和TSH测定的广泛应用而被淘汰，此处列出该两种试验的目的在于理解过氯酸钾与碘对甲状腺功能的影响。

（一）过氯酸钾排泌碘试验　　过氯酸钾可抑制甲状腺的聚碘功能，抑制甲状腺激素的合成。正常情况下，高氯酸离子与碘离子一样，易被甲状腺滤泡细胞"捕获"。过氯酸盐有阻滞甲状腺从血浆中摄取碘离子、促进碘离子从甲状腺滤泡释出的作用，可将已进入甲状腺内而未被有机化的碘离子置换（排泌）出来，此即过氯酸盐的排泌碘作用。过氯酸盐（ClO_4^-）和硫氰酸盐（SCN^-）均可抑制"碘泵"，从而阻止甲状腺继续摄取^{131}I（无机离子型），但当无机碘进入甲状腺，与酪氨酸结合为有机碘后的^{131}I不能被过氯酸盐或硫氰酸盐从甲状腺中排泌出来。某些先天性甲状腺肿是由于碘的有机化酶缺陷引起的（如过氧化物酶），致使碘不能与酪氨酸结合，被甲状腺摄取了的碘仍以离子状态存在。在这种情形下，ClO_4^-或SCN^-促使^{131}I从甲状腺排泌，摄^{131}I率明显降低。

1. 试验方法

（1）口服法：如在口服示踪剂量的^{131}I 2μCi（74kBq）后，予口服过氯酸钾（$KClO_4$）400mg或250mg/m²，儿童按10mg/kg体重计，可在5~10分钟内使进入甲状腺内的^{131}I的曲线变平。1小时后再次测量摄^{131}I率。亦可口服1μCi（37kBq）^{131}碘化钠后2小时，测定摄^{131}I率，然后口服过氯酸钾1g，1小时后再测摄^{131}I率。据报道，在给受检查者放射性碘的同时，再给碘化钾15g/kg或300μg/m²，可提高本试验的敏感性。

（2）静注法：静脉注射^{131}碘化钠2μCi（74kBq）后10分钟，测量甲状腺的摄^{131}I率，然后静脉注射过氯酸钾200mg，10分钟后再测甲状腺放射量的下降值。此法较口服法的敏感性高。亦可用2μCi（74kBq）^{131}I静脉注射，1小时后测量摄^{131}I率。

2. 结果分析　　如第2次（即口服过氯酸钾后1小时）所测得的摄^{131}I率与第1次比较无明显下降（<10%），表示甲状腺功能正常。因为过氯酸钾只能阻止甲状腺继续摄取^{131}I，而不能促使已掺入有机物中的^{131}I自甲状腺排泌。如第2次所测得的摄^{131}I率较第1次有明显下降，表示甲状腺功能异常，存在碘的有机化障碍。因为已被甲状腺摄取的^{131}I仍以离子状态存在，故可被过氯酸钾从甲状腺中排泌出来，摄^{131}I率明显下降。

此试验适用于诊断酪氨酸碘化受阻的甲状腺疾病。排泌超过20%以上为阳性。阳性结果常见于下列临床情况：①甲状腺功能减退病因未明，用于鉴别先天性甲状腺肿是否为酪氨酸碘化障碍所致。阳性支持过氧化物酶缺陷的诊断，阴性可排除酪氨酸碘化障碍的可能。②先天性甲状腺肿伴聋哑和轻度甲减及轻度智力障碍（Pendred综合征）者常为阳性。③碘过多所致甲状腺肿。④甲亢患者服用抗甲状腺药物或接受^{131}I治疗后。⑤慢性淋巴细胞性甲状腺炎。由于过氯酸钾的显著不良反应，本试验已经少用。分子生物学方法鉴别酶缺陷的种类及相关基因缺陷位点是诊断先天性甲状腺激素合成障碍最佳方法和发展方向。

（二）^{131}I摄取率测定　　甲状腺中被浓聚的碘主要存在于Tg中，在T_3、T_4的代谢和分泌过程中，甲状腺也向血液分泌少量的碘，其分泌速度视腺体贮碘量、甲状腺功能状态等因素而定。用放射性碘作示踪物，测定碘在体内的移动速度和量，可间接评价甲状腺的功能状态，特别能反映甲状腺对无机碘的浓聚能力。口服^{131}I后，用Geiger计数管或闪烁计数管测定甲状腺部位的计数率，计算出摄^{131}I率，并从以下三个方面来推测甲状腺的功能：①甲状腺摄^{131}I的速度及最大摄^{131}I率；②^{131}I从尿中的排出量；③血浆蛋白结合碘量。

1. 试验准备及患者选择　　孕妇和哺乳期妇女禁做本试验。试验前2周停用一切含碘量较高的食物或药物，如海带、紫菜、海蜇、胺碘酮、溴剂、过氯酸钾、甲状腺激素制剂、复方碘溶液、碘酊、络合碘、含碘造影剂和含碘中药等。其中复方碘溶液需停用2个月以上，含碘造影剂需停用1年以上。一般含碘中药（如贝母、牛蒡子、木通、常山、夏枯草、黄药子、连翘、玄参、白头翁等）需停用1个月以上；而海藻、昆布、鳖甲等需停用2个月以上。另有一些药物虽不含碘，也不属甲状腺激素制剂，但可通过干扰甲状腺激素合成的不同环节而影响摄^{131}I率。ACTH、泼尼松、利舍平、保泰松、对氨基水杨酸、甲苯磺丁脲等均使摄^{131}I率降低;而长期应用女性避孕药可使之升高。

2. 方法

(1) 甲状腺摄碘近距离测定法:^{131}碘化钠 2μCi(74kBq)加入20%葡萄糖液20ml中口服后测定放射性。小儿的^{131}I用量为2.88μCi(106.6kBq)/kg,空腹口服,幼儿用胃管注入,或肌注 1μCi(37kBq)^{131}碘化钠后,分别于2小时、4小时及24小时测定放射性。必要时可加测6小时放射性,或尿^{131}I放射性。

(2) 闪烁探头远距离测定:患者空腹服^{131}I 2~8μCi(74~296kBq),于服后3小时、6小时、24小时测定放射性。

此法较近距离测定法优越,计数率高,精确性好。另外,也可用G-M计数管测定,其优点是方法更简便,但计数效率低,结果受甲状腺形态和大小的影响。

(3) 甲状腺摄^{131}I率计算:甲状腺摄^{131}I率(%)=(甲状腺部位计数率−本底计数率)/(标准源计数率−本底计数率)×100%

(4) 正常值:最高摄^{131}I率于24小时出现。2小时、3小时或4小时摄^{131}I率为24小时率的1/2左右,两者比值范围0.37~0.60。国内各地报道的正常值范围有一定差异,一般应确定本地区的正常参考值范围。正常值差异的原因与人群碘摄入量、对象选择和测定方法不同有关。国内主要地区的摄^{131}I率(闪烁探头远距离测定法)见表2-4-1-10。

表2-4-1-10 成人甲状腺摄^{131}I率正常范围

地区	2小时	3小时	4小时	6小时	24小时
北京	20.1±5.56	—	27.8±7.44	—	45.5±8.20
上海	—	17.02±4.92	—	—	41.18±7.15
太原	—	16.6±4.7	—	—	38.2±8.9
成都	—	—	17.7±6.6	23.0±7.7	38.4±8.6
西安	—	—	17.8±4.35	21.7±7.55	32.5±10.41
兰州	15.7±5.2	—	—	29.1±7.8	41.9±7.7

注:如用G-M计数管测定,其正常值约为闪烁探头远距测定的60%~70%;女性的摄^{131}I率稍高于男性,儿童和青春期的摄^{131}I率略高于成人;儿童的正常值受地区、生活环境、食物含碘量及试验方法的影响更明显;北京地区的儿童正常值为:2h≤30%;4h≤42%;24h≤12%~59%。一般成人正常常用值为(Geiger远距离法):3h为5%~25%;24h为20%~45%;高峰于24小时出现

3. 结果分析 摄^{131}I率升高的定义是:3小时摄^{131}I率≥25%,24小时≥45%(远距离法),一般提示为摄^{131}I率升高(可同时伴有高峰提前及尿排^{131}I率下降)。摄^{131}I率降低见于原发性甲减、亚急性甲状腺炎和继发性甲减。

(三) T$_3$抑制试验 正常人服外源性T$_3$后,血T$_3$浓度明显升高,强烈抑制垂体TSH细胞,致TSH分泌减少,甲状腺的摄碘能力下降(被抑制,抑制试验阳性)。Graves病甲亢患者的T$_3$、T$_4$过度分泌不是通过TSH刺激,而是由于TSAb引起的,给予外源性T$_3$后,并不影响摄碘功能,故呈阴性结果(不被抑制)。多发性结节性甲状腺肿或毒性腺瘤(单发或多发)患者由于基础T$_3$、T$_4$分泌已增多,TSH分泌处于抑制状态,应用外源性T$_3$已无进一步抑制TSH分泌作用,故呈阴性结果。另一方面,非毒性甲状腺肿,尤其是缺碘性甲状腺肿患者,外源性T$_3$可显著抑制TSH分泌,故呈阳性结果。因此,本试验的主要用途是明确摄^{131}I率升高的病因,鉴别非毒性甲状腺肿和Graves病。

1. 方法 先测定患者的甲状腺^{131}I率,于测定第一次摄^{131}I率后,服用T$_3$ 20μg/次,每日3次,共服6天,第7天做第二次摄^{131}I率;或服用甲状腺粉(甲状腺粉片),60mg/次,每日3次,连服8天,于第9天做第三次摄^{131}I率。用口服T$_3$前后之摄^{131}I率差值计算出抑制率。

2. 正常值 甲状腺功能正常者,摄^{131}I率在服T$_3$后被明显抑制,24h摄^{131}I率绝对值<25%(国外标准),或<20%(国内常用值),抑制率≥50%。

3. 临床意义 甲亢患者摄^{131}I率基础值升高,T$_3$抑制率<50%,一般<10%,但也有个别患者呈正常反应。非毒性甲状腺肿患者的基础值亦升高,但T$_3$抑制率>50%,其符合率约90%。单侧突眼眼科疾病或颅内病变所致的突眼患者的抑制率正常(>50%),而内分泌性突眼(GD眼病)约有75%~88%的患者不被T$_3$抑制。甲亢经药物治疗后,不宜用T$_3$抑制试验观察病情和评价药物疗效,但可用于预测停药后复发的可能性。一般来说,如T$_3$抑制试验正常,停药后复发的机会较小,相反则容易复发。T$_3$抑制试验正常代表下丘脑-垂体-甲状腺轴的反馈调节功能已趋于正常,如同时检测TSAb,定期复查血TSH,则对预后的判断更有意义。由于此两项检测远较T$_3$抑制试验安全、简便、快速,故T$_3$抑制试验已渐少用。

凡不能耐受大剂量T$_3$(或甲状腺粉片)的患者均不宜作T$_3$抑制试验,如老年人、冠心病、心力衰竭、肺功能不全及全身健康状况不佳者。由于^{131}I可透过胎盘,进入乳汁,故妊娠、哺乳期妇女禁做本试验。甲状腺激素可使某些疾病的病情恶化,如恶性肿瘤、糖尿病、肺结核、心、肝、肾功能不全和肾上腺皮质功能不全等,伴有这些疾病时亦要慎重作此项检查。T$_4$抑制试验是用L-T$_4$代替T$_3$或甲状腺粉片(干甲状腺片),其方法和临床意义与T$_3$抑制试验相同。

(四) TRH兴奋试验 目前,TRH兴奋试验仅用于继发性甲减鉴别或TSH抵抗综合征诊断。TRH促进TSH的合成与释放。正常情况下,注射TRH后20分钟,血浆TSH升高,其升高程度可反映垂体TSH细胞贮备量和对TRH的敏感性。无反应者,表示TSH细胞功能不足或细胞量减少。反应延迟者提示下丘脑病变,TSH细胞长期得不到TRH的足够刺激,故在使用TRH开始,反应迟钝,但继之又有正常或高于正常的兴奋反应。甲亢患者由于高浓度的T$_3$、T$_4$对TSH细胞的强烈和持久抑制,故注射TRH后不能兴奋垂体

TSH 细胞,TSH 无升高反应。

1. 方法 不必禁食,可自由活动。先采静脉血测 TSH,然后由静脉迅速注入 TRH 400~600μg,于注后 20、60 和 90 分钟各采血测定 TSH。亦有人于注射 TRH 后 15、30、60、90 及 120 分钟采血测 TSH。

2. 正常值 注射 TRH 后 20~30 分钟,血浆 TSH 达高峰,介于 8.5~27.0μU/ml(mU/L);60 分钟值低于 20 分钟值。少数患者于 60 分钟达到 TSH 分泌高峰;TSH 峰值较基础值升高约 10~30mU/L;女性的 TSH 反应高于男性。

复旦大学附属华山医院用 TRH 500~1000μg 静脉注射,并将结果总结为四型:①正常反应:若血清 TSH 绝对值已升高,女性的 TSH 升高幅度为 4~10mU/L,男性 3~9mU/L,高峰见于 30 分钟;②活跃反应:女性>10mU/L,男性>9mU/L;③低弱反应:女性<4mU/L,男性<3mU/L;④无反应:静脉注射 TRH 后,血清 TSH 值与基础值对比无升高。如 TSH 峰值在 60 分钟或以后出现则为延迟反应。

3. 结果分析 TRH 兴奋试验作为常用的诊断试验已有 30 多年历史。自从可用 ICMA 和 TRIMFA 测定 TSH 后,还可用 TRH 试验来鉴别高 TSH 血症是可抑制性或不可抑制性,故对早期甲亢也有重要诊断价值。新近认为,TRH 兴奋试验可鉴别 TSH 瘤伴甲亢(多为无反应)和垂体性甲状腺激素抵抗综合征(全部有反应)。Graves 病甲亢应为无反应,经治疗后如恢复 TSH 对 TRH 的反应性,提示停药后复发的可能性较小。但是,在诊断甲亢前应先排除垂体疾病或其他各种影响因素。

(1)用于甲亢诊断:TRH 兴奋试验优越于 T₃ 抑制试验。TRH 兴奋试验亦不受碘剂的影响,但雌激素、茶碱、抗甲状腺药物等可强化垂体对 TRH 的反应,而皮质醇、甲状腺激素制剂、左旋多巴可抑制垂体对 TRH 的反应,故试验前应停用上述药物 2~4 周。偶尔,甲状腺功能正常的甲状腺肿患者亦可出现血 TSH 下降,TRH 不能兴奋 TSH 分泌,摄 ^{123}I 率正常,提示其体内存在未知的甲状腺刺激因子。

由于甲状腺兴奋性抗体(TSAb)和超敏 TSH 的推广应用,目前已渐少用 TRH 兴奋试验来确诊甲亢或作为停药后复发可能性的预测指标。但本试验对于了解垂体 TSH 细胞和 PRL 细胞的贮备、GH 细胞的功能状态、诊断甲状腺相关性突眼(GD 眼病)等仍不失为一种安全可靠的诊断方法。

(2)用于甲减病因鉴别:TRH 兴奋试验特别适用于继发性甲减的诊断。原发性甲减时血清 T₄ 降低,TSH 基础值升高,对 TRH 的刺激反应增强。继发性甲减者的反应不一致,如病变在垂体,多无反应;如病变来源于下丘脑,则多呈延迟反应。

(3)了解腺垂体贮备功能:腺垂体的许多病变可累及 TSH 细胞功能,其影响程度反映在 TSH 分泌上主要是量的差异而非质(无或有)的区别。借助 TRH 兴奋试验可了解 TSH 细胞的贮备功能。垂体瘤、Sheehan 综合征、肢端肥大症等可引起 TSH 的分泌不足,在注射 TRH 后,高峰值<10mU/L。

(4)TSH 抵抗综合征诊断:在 TRH 兴奋试验的同时采血测血清 T₃、T₄,于 90 或 120 分钟后每小时测定 1 次,共 4 小时。根据血 TSH、T₃、T₄ 的反应性可进一步了解垂体-甲状腺对 TRH 的反应。正常情况下,血清 T₃、T₄ 应于注射 TRH 后 2~4 小时达到高峰,增加 30%~70%。如 T₃、T₄ 无反应或反应减弱,而 TSH 的分泌正常,提示甲状腺对 TSH 有抵抗,甲减的病因要考虑 TSH 抵抗综合征可能。

(5)非 CRH/ACTH 依赖性大结节肾上腺皮质增生诊断:TRH(200μg)兴奋试验筛选皮质醇对 TSH 或泌乳素的反应(详见第 2 篇第 6 章第 5 节)。

(6)其他应用:TRH 亦可兴奋垂体泌乳素(PRL)细胞,故 TRH 兴奋试验亦可作为垂体 PRL 贮备功能的兴奋试验。在病理状态下(如垂体生长激素瘤时),TRH 可兴奋垂体生长激素(GH)细胞分泌 GH,在正常人无此反应。血基础 TSH 水平反映了甲状腺功能,但应仔细分析基础 TSH 测定结果,高于 3.5mU/L 提示日后发生甲减的可能性较大。如果成年女性存在月经异常或排卵异常,虽然基础 TSH 正常,仍需做 TRH 兴奋试验,以排除亚临床甲亢和亚临床甲减。

必须注意,TRH 兴奋试验对儿童患者的下丘脑垂体疾病无诊断意义,甲状腺功能的确定主要依赖于血 FT₄ 测定。大约 25% 的精神病患者的 TRH 兴奋试验是异常的,表现为 TSH 反应迟钝(TSH 升高小于 5mU/L)而 Graves 病患者小于 1mU/L。精神疾病(尤其是抑郁症)患者 TSH 对 TRH 的反应性降低的原因未明,可能与脑功能异常有关,应注意与下丘脑-垂体疾病鉴别。另一方面,抑郁症用甲状腺激素补充治疗后,有可能使 TRH 兴奋试验恢复正常。TRH 兴奋试验一般无明显不良反应。但据报道,TRH 兴奋试验偶可诱发垂体瘤出血和垂体卒中,故对已诊断为大垂体瘤的患者禁用此试验。

【影像检查和甲状腺穿刺细胞学检查】

(一)甲状腺影像检查选择 各种影像学检查对甲状腺病变诊断的主要意义如下。

1. 高分辨超声 为首选检查,主要用于:①了解是否有甲状腺结节;②确定结节的数量、大小和分布;③明确临床发现的"包块"(主要是下颌部及甲状腺两旁)是否与甲状腺有关;④协助了解包块或结节的性质(如实性或囊性、有或无钙化);⑤在超声引导下行结节细针穿刺活检;⑥测量甲状腺体积和血流情况。

2. CT 主要用于:①单发或多发性结节,临床认为恶性的可能性大;②了解结节的范围及其与周围组织的关系;③甲状腺虽为弥漫性肿大,但高度怀疑为恶性病变;④甲状腺周围组织有压迫、浸润等病变,怀疑与甲状腺是否有关;⑤甲状腺手术前确定手术范围,或甲状腺癌术后追踪有无复发或转移。临床上,主要用于眼球突出的病因鉴别,排除 Graves 病以外的其他致突眼性疾病。在 CT 图上,评价有无突眼的简便方法是在校正位置的横轴位中部层面上,于两侧颧突之间作一直线。正常者约眼球的 1/3 位于此线之后,如小于 1/3 提示为有意义的突眼。眼外肌在 CT 图上也清晰可见。在横轴位能满意显示内直肌与外直肌。正常时,眼直肌呈长方形或梭形,密度均匀,当注射造影剂后呈现均匀一致性增强。眶内脂肪组织呈均匀一致的低密度,并有呈现软组织密度的血管和神经通过,但眶隔要在 MRI 上才能更好地显示。眼球突出除见于眶内病变外,尚可由于眶周结构向眶内侵犯、颅内肿瘤累及眼眶、眶壁病变突入眶内等引起。排除眶内肿瘤、炎症或其他浸润增生性病变后,则主要见于 GD 眼病。本病除眼球突出外,尚有眼外肌肥大增粗、视神经粗大等表现。

3. MRI 主要用于:①弥漫性甲状腺肿大,临床认为是良性病变,但患者要求作甲状腺成像检查;②病变的性质未明,欲重点了解甲状腺及其与周围组织的关系,尤其欲重点了解甲状腺毗邻组织的病变范围,因为 MRI 显示甲状腺与周围组织的关系比 CT 敏感,MRI 能提供冠状面影像图,可显示颈、颈胸联合处、上纵隔,便于整体观察;③显示甲状腺血管或甲状腺毗邻血管;④观测眼肌病变,使用动态的增强扫描效果更好。MRI 对确定肿块与其周围血管的关系具有比 CT 或其他影像检查更重要的价值。对确定区域淋巴结和甲状腺内、甲状腺外肿瘤的形态变化也有重要意义。如临床要求得到甲状腺和周围软组织的整体关系,尤其欲了解与血管的关系,或需要作甲状腺成像,或患者对造影剂过敏时,应首先考虑 MRI 检查。卵巢异位甲状腺的影像形态学表现缺乏特异性,最好是做核素扫描检查,当组织无(或很少)摄碘功能时,诊断困难,而 MRI 可提供一些较为特异的诊断信息。用二乙烯三胺五乙酸(DTPA)可增强 T1 信号,间隔壁和囊壁可被明显增强(甲状腺组织及纤维组织)。

比较超声、CT 和 MRI 对甲状腺疾病的诊断意义,可得出如下结论:①首选超声检查,对甲状腺内病变(单发或多发性)、向甲状腺外侵犯性病变均有较高诊断价值;②当甲状腺肿瘤周围未被正常甲状腺组织包绕(如侵犯气管、食管等)时,首选 MRI 检查;③颈部淋巴结的转移情况是甲状腺癌分期的关键,但不论是 CT、MRI 或是超声检查均无影像上的特异性,最好的诊断方法是细针活检(超声引导);④MRI 对了解病变范围以及病变与周围组织的关系,较超声和 CT 有更多的优越性。MRI 检查的缺点是价格昂贵,体内有金属物不能取出时禁做该项检查。与 CT 比较,眼部 MRI 检查的主要优点是能更清晰显示眶内多种软组织的结构和病变范围[23]。

(二)甲状腺核素显像 甲状腺核素显像是用核素扫描、闪烁照相或 γ 照相等技术,显示甲状腺的位置、形态、腺内病变及放射性分布的一项特殊检查方法,主要用于:①确定甲状腺的大小与形态;②用于[131]I 治疗甲亢时甲状腺重量的估算;③发现和诊断异位甲状腺;④寻找有功能性甲状腺癌转移灶。

(三)眼球后核素显像 GD 突眼为本病自身免疫病变的特殊表现,活化型淋巴细胞浸润是自身免疫炎症的共同特点,淋巴细胞表达的生长抑素受体与淋巴细胞活动程度有密切关系。因此,可用生长抑素受体测定来了解免疫反应程度及性质。用核素标记的生长抑素类似物 SRS([111]铟-DTPA-D-Phe)-奥曲肽作球后组织闪烁扫描静脉注射[111]铟-SRS 120~190MBq,于注射后 24 小时(可加测 4 小时或 5 小时值)用 SPECT 作闪烁扫描,检测球部 γ 射线强度,球后部与脑部射线强度比,可用于判断 Graves 病眼病病变性质、程度,并预测和评价免疫抑制剂的疗效。眼球后[99m]锝-二乙烯三胺五乙酸-SPECT 扫描能检测 Graves 眼病对皮质类固醇免疫抑制治疗的反应效果。如果治疗后 Graves 眼病患者对 DTPA 摄取率高于 12.28MBq/cm³ 则提示免疫抑制治疗效果良好[24]。[99m]Tc-奥曲肽眼眶显像可帮助临床医生判断 TAO 炎症反应活动度,为制订治疗方案提供依据,并可用于疗效评价[25]。

[111]铟-SRS 闪烁扫描亦可用于神经内分泌肿瘤、垂体 GH 瘤等的诊断。

(四)穿刺细胞病理检查 甲状腺穿刺细胞学检查是一种简单、易行、准确性高的检查方法,主要用于甲状腺结节的鉴别诊断,分辨良性和恶性病变,其诊断慢性淋巴性甲状腺炎和亚急性甲状腺炎的特异性也很高。甲状腺穿刺细胞学检查的适应证主要包括所有可触及的甲状腺单个实质性结节或明显的结节(直径≥1cm)以及直径<1cm 的甲状腺结节,或合并以下情况者:①高危病史如童年期有颈部放射线照射史或辐射污染接触史或有甲状腺癌或甲状腺癌综合征的病史或家族史;②超声提示结节有恶性征象或伴颈部淋巴结超声影像异常;③其他影像学检查如[18]F-FDG PET 显像阳性;④实验室检查如血清 CT 水平异常升高。甲状腺穿刺细胞学检查的关键在于穿刺取材和阅片,应分别由有经验的医生和细胞学专家完成。穿刺前须停用阿司匹林和其他影响凝血的药物数天,一般采用 22~25 号针头,10~20ml 注射器。穿刺时应尽可能减少损伤,建议至少在结节的不同部位进针两次以减少取样误差[26]。

抽出囊液时,要记录量、颜色、是否存在血液以及抽吸后是否还有包块;若抽吸后还有残留包块,需要再次穿刺以确保实质性部分取样。抽吸后要局部加压 10~15 分钟,送检时应附带临床资料,包括结节的大小、位置、质地等。涂片要至少含 6 组以上质量好的滤泡细胞群,每群至少有 10~20 个细胞。穿刺取材不足或标本处理和制备不佳,不能作出细胞学诊断。常由于操作者经验不足、抽吸物太少、肿物太小或存在囊性病变,而需重复穿刺。触诊不满意的小结节和对囊性和实体性的混合性结节,用超声检查引导下甲状腺穿刺确保实质性部分取样。

少数患者出现局部疼痛或出血、感染等,个别患者穿刺时可能误入气管或血管(发现后及时把细针拔出,压迫数分钟),亦可发生暂时性喉返神经麻痹及晕厥。穿刺前需向患者说明检查意义、注意事项、可能发生的并发症等,征得患者同意并签署知情同意书。

(秦玉 张红)

第 2 节 甲状腺疾病治疗原则

各种甲状腺疾病的治疗可归纳为以下五种措施:①抗甲状腺药物治疗;②手术治疗;③甲状腺激素制剂治疗;④放射性核素(主要为[131]I)治疗;⑤其他治疗。

【抗甲状腺药物治疗】

广义的抗甲状腺药物包括硫脲类衍生物、咪唑类衍生物、碘剂、β 受体阻滞剂、过氯酸盐和锂盐等。其中应用最多的是硫脲类和咪唑类衍生物。

(一)硫脲类/咪唑类制剂 硫脲类和咪唑类药物的主要优点是:①疗效较肯定;②不引起永久性甲减;③使用方便、经济和安全。但是,抗甲状腺药物治疗的疗程较长,长程治疗需 1~2 年,有时需长达数年,而且治愈率较低,停药后复发率较高,并存在继发性失效可能;少数病例可发生严重肝损害或出现粒细胞减少症甚至粒细胞缺乏症等严重不良反应。硫脲类主要有甲硫氧嘧啶(甲基硫氧嘧啶,methylthioura-cil,MTU)及丙硫氧嘧啶(丙基硫氧嘧啶,propylthiouracil,PTU);咪唑类药物主要有甲巯咪唑(methimazole,MMZ)和卡比马唑(carbimazole,CMZ)。两类药物的作用机制基本相同,均可被甲状腺逆浓度差"捕获"而聚集在甲状腺内,都可抑制甲状腺激素合成,如抑制 Tg 及酪氨酸残基碘化,抑制单碘或二碘酪氨酸的偶联缩合反应,抑制免疫球蛋白生成、淋巴因子和氧自由基释放,使 TSAb 下降。其中 PTU 还抑制甲状腺内及外周组织 5'-脱碘酶活性,减少 T_4 向 T_3 的转换[1,2]。

抗甲状腺药物的主要适应证是:①作为病情轻、甲状腺呈轻~中度肿大的 Graves 病基本治疗;②用于 Graves 病患者年龄在 20 岁以下,或孕妇、年迈体弱,或合并严重心、肝、肾疾病而不宜手术者;③用于 Graves 病患者甲状腺手术前准备或作为放射性[131]I 治疗前后的辅助治疗;④亚临床型甲亢或术后复发而不宜再次手术或不宜[131]I 治疗者[3,4]。

(二) 碘剂/β-受体阻滞剂/过氯酸盐/锂盐

1. 碘剂 碘化钾(potassium iodide,KI)和饱和碘化钾液(saturated solution of potassium iodide,SSKI)中的无机碘离子可抑制碘在甲状腺的转运、有机结合和甲状腺激素分泌。还可使甲状腺组织的血流减少,组织变得坚实,有利于手术施行。目前碘剂主要用于甲状腺手术(尤其是 Graves 病)的术前准备,甲亢危象的抢救和放射性碘治疗后的某些反应等。碘剂不宜用于甲状腺毒性腺瘤和毒性多结节性甲状腺肿的治疗。作甲状腺[131]I(或[123]I,或[99mTc])摄取率或核素扫描检查,或放射性碘(radioactive iodine,RAI)治疗前亦应禁用碘剂一段时间。缺碘所致的非毒性甲状腺肿用碘剂治疗,一方面可补充碘的不足,另一方面可望肿大的甲状腺缩小或结节消失。

碘化食盐是防治缺碘性甲状腺疾病的法定方法,但由于只注意到地区甚至国家人群的缺碘总趋势和宏观情况,补碘也带来一些不良反应,其中最主要的是碘甲亢和毒性结节性甲状腺肿。偶尔发生碘相关性甲状腺炎。但只要补充得当,加强观察、注意防治的个体化原则,这些都是可以避免的。碘液(通常用 KI)也可用于新生儿甲亢(母亲患 Graves 病所致)的防治[5]。放射性碘(RAI)治疗甲亢已经越来越受到人们的重视,在美国和欧洲的大部分国家,RAI 已成为甲亢的最主要治疗措施。RAI 治疗是利用甲状腺高度摄取和浓集碘的能力及[131]I 释放出的 β 射线对甲状腺的毁损效应,破坏滤泡上皮而减少甲状腺激素分泌。此外,RAI 也可抑制甲状腺内淋巴细胞的抗体生成,降低 TSAb 浓度,加强治疗效果。RAI 治疗具有简便、安全和疗效迅速等优点。RAI 治疗的主要缺点是患者要接触放射线,除近期可发生放射性甲状腺炎或一过性甲亢外,远期的主要并发症是永久性甲减。RAI 治疗禁用于妊娠期和哺乳期妇女。

2. β-受体阻滞剂 甲亢者常有 β-肾上腺素能受体功能亢进表现,应用 β-受体阻滞剂可明显减轻甲亢的大部分症状,除可增强抗甲状腺药物的治疗作用外,还可抑制 T_4 转换为 T_3,消除部分精神神经症状。非选择性 β-受体阻滞剂(如普萘洛尔,propranolol)的疗效肯定,改善甲亢初治期症状的近期疗效显著。本药可与其他抗甲状腺药物合用,但遇有哮喘、严重心功能不全者,应慎用或改用选择性 $β_1$-受体阻滞剂(如阿替洛尔、美托洛尔等)。

3. 锂盐 当锂离子在体内,尤其是在甲状腺内达到一定浓度时,具有与碘剂相似的 Wolff-chaikoff 效应,其作用机制尚未完全阐明。另一方面,摄入过量锂盐(如用锂盐治疗某些精神性疾病)亦可导致甲状腺肿,其原因未明,详见本篇扩展资源 11。甲亢危象时,可用于阻止甲状腺激素的合成和释放。

4. 过氯酸钾 很少用于甲亢治疗。本药的不良反应大,目前偶用于碘甲亢的治疗,因为此时的甲状腺对硫脲类或咪唑类抗甲状腺药物具有抵抗性。

【手术治疗】

甲状腺次全切除术的治愈率达 70% 以上,但可引起多种并发症,有的病例于手术多年后复发或发生甲减。

(一) 手术治疗适应证 在一些国家,近年来已很少考虑首先用手术治疗甲亢,而在我国和其他一些国家,手术治疗的比例仍较高。甲状腺手术已相当规范成熟,在遇有下列情况时,可选用手术治疗:①中度或重度甲状腺肿大,长期服药无效,停药后复发,或不愿长期服药者;②甲状腺肿或伴有压迫症状者;③胸骨后甲状腺肿伴甲亢者;④存在恶性病变或疑为恶性病变者,不论有无结节均应手术切除。微创手术已应用于甲状腺结节的治疗多年,效果良好。这种内镜手术不留手术瘢痕,受到女性患者的欢迎[3]。

(二) 手术治疗禁忌证与并发症 手术治疗的禁忌证主要有:①较重或发展较快的浸润性突眼者;②合并较重的心、肝、肾、肺疾病,不能耐受手术者;③妊娠早期(第 3 个月前)及晚期(第 6 个月后);④轻型可用药物治疗者或亚急性或慢性甲状腺炎伴甲亢者;⑤术前准备不充分或术前准备失败者;⑥继发性甲亢或伴瘤综合征性甲亢者;⑦TSH 受体缺陷或甲状腺激素抵抗者。术前准备不充分或术前准备失败者勉强手术可诱发甲亢危象,亚急性或慢性甲状腺炎伴甲亢为一过性表现,TSH 受体缺陷或甲状腺激素抵抗者手术治疗将导致永久性甲减,术后如发生甲减需终生用 $L-T_4$ 替代治疗。甲状腺手术的主要并发症有创口出血、感染、呼吸道梗阻、喉上及喉返神经损伤、暂时性或永久性甲减。

【甲状腺激素治疗】

甲状腺疾病使用甲状腺激素制剂有三个主要目的:①补充替代治疗:使甲状腺激素浓度维持在正常水平;②抑制性治疗或诊断性治疗:通过甲状腺激素治疗,达到进一步明确诊断和取得更佳治疗效果的目的;③阻滞-替代治疗:作为抗甲状腺药物治疗的辅助方案,调整下丘脑-垂体-甲状腺轴的关系,防止某些并发症(如突眼或医源性甲减等)的发生。

(一) 甲状腺激素补充/替代治疗 使用一定剂量的甲状腺激素制剂,补充甲状腺激素缺乏。补充替代治疗主要用于临床型甲减、甲减危象、甲状腺炎或亚临床型甲减患者。

1. $L-T_4$ 几乎仅考虑用 $L-T_4$ 口服。$L-T_4$ 的半衰期为 7 天,吸收缓慢而完全,每日晨间服药一次即可维持较稳定的血浓度。不考虑使用碘塞罗宁($L-T_3$)、$L-T_4/L-T_3$ 混合剂的原因是口服 $L-T_4$ 不易导致医源性甲亢(高 T_3 综合征),亦不致引起血中甲状腺激素的过度波动。

2. 甲状腺粉片 也常用,但制剂的甲状腺激素含量差异较大,而且片剂中所含的 T_3/T_4 比值高于生理状态;加上经消化吸收,Tg 水解后释出的以及在外周组织转换而来的 T_3,使 T_3/T_4 比值进一步升高。这些均不符合机体代谢和稳定甲状腺功能的需要,故不良反应较多。

3. 注意事项 应用甲状腺激素时要特别注意以下几点:①从小剂量开始:无论有无并发症,均需从小剂量开始。如 L-T_4 常用初始剂量为 25~50μg/d,每 2~3 周递增 1 次。长期维持用量约每日 1.4~1.6μg/kg(75~150μg/d)。如用甲状腺粉片,可按甲状腺粉片 60mg 约相当于 100μg L-T_4 比例给予(详见本章第 13 节)。②剂量个体化:根据治疗目的、病情轻重、治疗反应、患者年龄、生活环境及劳动强度等确定个体的最佳用量,替代治疗必须强调基础剂量的个体化。用最小剂量达到纠正甲减而不产生明显不良反应的目的。一般在遇有青春发育、应激、腹泻、吸收不良,使用某些药物(如糖皮质激素、利福平、卡马西平、氢氧化铝、苯妥英钠等)时,应适当增加用量。妊娠期的用量约需增加 30%~50%,外周型甲状腺激素不敏感综合征者需用较大剂量才能奏效,而老年人或合并冠心病者的用量宜小。③调整剂量:不能太勤,一般每 2~3 周变更一次。调整剂量的依据可能主要是临床治疗反应,在未达到稳定替代剂量前,TSH、T_3、T_4 均仅供参考。在达到理想效果后,可用血 TSH 作为评价指标(一般需 2~6个月)。④不良反应:长期替代治疗要特别注意体重和心功能的追踪观察,并防止因甲状腺激素过量所致的骨质疏松或冠心病恶化等的发生。

(二)甲状腺激素抑制治疗与诊断性治疗

1. 甲状腺结节功能评价 T_3 抑制试验可用于观察和评价甲状腺结节对 T_3 的反应性(75~100μg/d,5~7 天)。如结节摄取 [131]I 被抑制,说明为 TSH 依赖性结节,反之则为自主功能性结节。鉴别结节有无自主功能对选择最佳治疗方案是十分重要的。

2. 抑制自身抗原释放 放射性碘治疗后,为减少放射线引起的自身抗原释放,也常加用糖皮质激素和 L-T_4。

3. 甲状腺结节治疗 在甲状腺结节的诊断与处理方面,可用 L-T_4 作为抑制性治疗或诊断性治疗。如核素扫描示"热"结节,血 TSH 下降,可用 L-T_4 来追踪病情,观察治疗反应。对疑为放射性甲状腺结节患者,如甲状腺呈弥漫性肿大,这种结节可先用 L-T_4 治疗一段时间,并追踪观察结节变化,如证实为多发性结节性甲状腺肿,可考虑手术治疗。术后用 L-T_4 治疗可收到较好效果。

4. 预防甲状腺癌复发 甲状腺癌术后,也常用 L-T_4 来抑制 TSH 的分泌,防止因 TSH 刺激甲状腺组织增生而导致复发。甲状腺激素抑制性治疗的血 TSH 目标值为 0.1~0.5mU/L。一般弥漫性肿大的效果优于结节性肿大。随机对照研究发现,甲状腺激素不能使甲状腺结节的体积变小,且停药后即复发[6,7]。如效果不明显,应及时停用。

(三)甲亢的替代-阻滞治疗 在抗甲状腺药物治疗的同时应用甲状腺激素制剂的疗法称为替代-阻滞治疗(replacement-blocking therapy,RBT),临床上一度广泛流传,据称具有预防发生药物性甲减与突眼、抑制免疫等作用,但没能

得到临床观察的证实。少数患者在使用抗甲状腺药物后,容易发生药物性甲减,加用甲状腺激素制剂后可防止发生甲减,减少就诊频率。因此,该疗法用于儿童 Graves 病的治疗有一定益处。另有研究发现,Graves 病治愈后,单用甲状腺激素制剂可能有预防 Graves 病复发的作用。目前仅用于儿童型 Graves 病的长程治疗,不宜作为一般 Graves 病的常规治疗[8]。

【[131]I 治疗】

(一)[131]I 治疗甲亢 放射性 [131] 碘治疗甲亢(尤其是 Graves 病)具有迅速、简便、安全、疗效明显等优点,一些国家将放射性碘治疗视为 Graves 病甲亢的首选方式。放射性 [131]I 治疗主要适应于中度甲亢而年龄>25 岁的 Graves 病,或对抗甲状腺药物过敏而不能继续使用,或长期治疗无效,或治疗后复发者;或合并心、肝、肾疾病等不宜手术,或术后复发,或不愿手术者。Graves 病患者伴无功能性甲状腺结节时,应先作结节 FNA,如确定为恶性或疑为恶性结节应早期手术治疗。如术后残留有聚碘组织或 TSAb 阳性,可行 RAI 治疗。但妊娠、哺乳期妇女([131]I 可透过胎盘,进入乳汁)、年龄<25岁的 Graves 病、严重心肝衰竭或活动性结核、甲状腺极度肿大并有压迫症状、重症浸润性突眼、甲亢危象和甲状腺摄碘不能或摄碘功能低下者禁用 RAI 治疗。

(二)[131]I 治疗有摄碘功能的甲状腺瘤 手术后进行放射性 [131]I 治疗可摧毁残留的微小肿瘤灶或转移灶。改用重组的人 TSH(rhTSH)先刺激甲状腺(包括含 TSH 受体的癌细胞)及 PET 扫描来对转移灶进行定位与追踪,方法可靠,灵敏度高。但是,即使用 TSH 达到最大刺激,甲状腺癌细胞的摄碘能力也要比正常甲状腺低得多,约 1/3 患者的甲状腺几乎无摄碘功能,因此主张应用大剂量 [131]I。如果发现残留的甲状腺癌组织或转移灶,通常可施以 [131]I 1850~2220MBq(50~60mCi),如果是有功能的转移癌则剂量加倍[8,9]。

转移性分化良好的甲状腺癌可用 [131]I 治疗。但其前提是需要有 TSH 的强有力刺激。为了达到该目的,常停用 L-T_4,使血 TSH 升高,但患者易发生甲减。应用 rhTSH 的优点是不发生甲减,接受的 [131]I 剂量减少,而且使 [131]I 在甲状腺肿瘤组织中的存在时间延长[10-12]。

【其他治疗】

蔡文佳等超声引导下经皮无水酒精注射(PEI)治疗甲状腺囊肿 44 个病灶。疗效显著,安全可靠,虽然存在出血风险,术前严格把握适应证,出血后妥善处理不会造成严重的后果[13]。周伟等对 3 例单发甲状腺微小乳头状癌行超声引导下经皮激光消融术(PLA)治疗。均采用局部麻醉,成功进行 PLA 治疗,未发生严重并发症;超声引导下 PLA 治疗是一种安全、有效、可行的方法[14]。

刘晓岭等对甲状腺微小乳头状癌 9 例患者,11 个病灶行超声引导下射频消融治疗(RFA)。结果发现:①RFA 可作为治疗无淋巴结转移的甲状腺微小乳头状癌的一种安全、有效的方法;②由于 RFA 微创、安全、有效,对于影像学高度怀疑甲状腺病灶恶性可能,即使无病理学诊断支持,仍是 RFA 的适应证之一;③本组病例 RFA 后是否存在癌组织残留及淋巴结微转移等问题,有待更长时间的随访资料[15]。应规范 RFA 适应证,RFA 治疗后诊断为 PTC 的患者应积极手术治

疗,由于 RFA 治疗后局部粘连和水肿较明显,手术应由有经验的外科医师施行[16]。超声引导下经皮微波消融治疗单发甲状腺乳头状微小癌 25 例,安全可行,效果可靠,具有一定的临床应用价值[17]。50 枚甲状腺结节行超声引导下甲状腺结节经皮射频、微波等热消融,治疗安全性高,创伤小,可控性强,疗效确切,具有临床应用潜质[18]。超声引导下经皮激光消融术是治疗甲状腺良性结节的安全有效方法,治疗后结节体积可逐渐缩小,在一定程度上对甲状腺功能并无明显影响[19]。随着研究和探索的深入与拓展,PTC 及其区域淋巴结转移也开始成为热消融治疗关注的对象。PTC 的预后较好,如能证明新型的治疗技术和治疗方式不导致其预后恶化,那么以热消融为代表的现代微创治疗新技术将具广阔的开发和应用前景[20]。

（刘耀辉 张红）

第3节 甲状腺疾病常用药物

临床上,防治甲状腺疾病的常用药物有重组人 TSH、左甲状腺素钠（L-T$_4$）、丙硫氧嘧啶、甲硫氧嘧啶、甲巯咪唑、卡比马唑、碘化钾或碘酸钾等。

【重组人 TSH】

（一）TSH 在甲状腺消融中的意义 曾经应用牛 TSH 或提取的人 TSH 刺激甲状腺的碘摄取,但因过敏反应（43%）、产生抗体或可能传播 Creutzfeld-Jacob 病毒而停用。放射性碘治疗高分化甲状腺癌（well differentiated thyroid cancer,DTC）的疗效决定于 TSH 对甲状腺的刺激强度;应用重组人 TSH（rhTSH）可避免停用 L-T$_4$ 引起的甲减。rhTSH 无毒性作用和免疫反应,因唾液酸含量高而明显延长了作用半衰期,提高了生物作用;rhTSH 呈剂量依赖性增加 T$_3$、T$_4$ 分泌与 ^{131}I 摄取率[1]。

DTC 患者需要接受甲状腺全切手术治疗,术后 ^{131}I 清除残余的甲状腺组织后,采用 L-T$_4$ 替代治疗。术后 ^{131}I 清除残余甲状腺组织的目的是:①约 50% 的乳头状甲状腺癌为多灶性病变,甲状腺全切后仍可能残留癌病灶;②残余甲状腺组织的摄取碘功能增强,当采用 ^{131}I 全身扫描时,这些残余组织的摄碘功能可能掩盖颈部淋巴结转移灶;③残余甲状腺组织合成和分泌甲状腺球蛋白,只有在完全形成残余组织后,血清 Tg 才能作为甲状腺癌的标志物。因此,除了单

病灶的微癌（<1cm）外,中至高风险肿瘤复发者均应进行甲状腺全切术后 ^{131}I 治疗。在 ^{131}I 治疗前,使用 rhTSH 的优点是:①减少放射剂量;②增加 ^{131}I 在甲状腺组织的存留时间,提高疗效。

rhTSH 刺激的 Tg 测定用于追踪 DTC 的病情变化。注射 rhTSH 0.9mg 后测定血清基础 Tg 水平,第二次注射后 48 和 72 小时再测 Tg（同时测定 Tg 抗体）。如果 Tg>2ng/L,具有诊断意义。如果需要进行全身扫描,应在第二次注射后 24 小时,使用 ^{131}I（4mCi）扫描。

（二）重组人 TSH 应用 分化型（乳头状或滤泡状）甲状腺癌的标准治疗是甲状腺切除（全切或近全切）后行放射性碘消融（radioiodine ablation）。如果缺乏重组人 TSH,则需要停用甲状腺激素替代治疗 4~6 周,消融后 1 周再重新进行替代治疗,一般需要 2 个月才能使甲状腺功能维持正常,应用 T$_3$ 制剂可缩短恢复时间,但并不能克服这一方案的固有缺点。

20 世纪 90 年代以来,人们在消融前应用重组人 TSH 刺激甲状腺摄碘功能,不需要停用甲状腺激素,且减少了放射暴露,防止了甲减,维持较正常的生活质量。同时在追踪过程中,监测血清 Tg。2006 年,美国甲状腺学会公布了分化型甲状腺癌的诊疗指南,继而得到欧洲和美国 FDA 的批准。一般在原来甲状腺激素替代治疗的基础上,应用重组人 TSH 0.9mg/d 肌内注射,共 2 天后 24 或 48 小时进行消融。具有代表性的临床应用研究结果[2-4],见表 2-4-3-1~表 2-4-3-4。由表可见,应用 rhTSH 后的甲状腺消融成功率、血清 Tg、TSH 和残余甲状腺组织的 24 小时 ^{131}I 摄取有一定差异,但应用 rhTSH 的总疗效基本与停用甲状腺激素传统方法相当,对不能耐受长期停用甲状腺激素或血清 TSH 难以升至满意水平的患者来说,rhTSH 应用具有特殊意义[5-8]。

【左甲状腺素钠】

左甲状腺素钠（levothyroxine sodium）片的商品名优甲乐。成分中主要含左甲状腺素钠（L-T$_4$）,其化学名为 O-(4-羟基-3,5-二碘苯基)-3,5-二碘-L-酪氨酸单钠盐。本品为白色或类白色圆形片,一面中心有"十"字刻痕,另一面刻有"EM50"（规格 50μg）或"EM100"（规格 100μg）字样。

（一）适应证 临床上主要用于预防甲状腺肿切除术后甲状腺肿复发、甲状腺功能减退替代治疗、抗甲状腺药物治疗甲亢的辅助治疗或甲状腺癌术后抑制治疗[9-11]。

表 2-4-3-1 重组人 TSH 在甲状腺消融中的应用

研究者/年份	研究类型	比较对象	病例				甲状腺肿瘤	甲状腺切除
			数目	女性	男性	年龄		
Pacini 等/2002	队列研究	甲减	50	36	14	17~75	乳头状或滤泡状癌	全切或近全切
		甲减+rhTSH	42	30	12			
		rhTSH	70	53	17			
Robbins 等/2002	回顾性研究	甲减	42	17	25	42.2±17.5	乳头状癌	全切或近全切
		rhTSH	45	27	18	49.9±13.3		
Barbaro 等/2006	队列研究	甲减	41	26	15	19~71	乳头状或滤泡状癌	全切
		rhTSH	52	35	17			
Pacini 等/2006	随机对照研究	甲减	30	24	6	20~68	乳头状或滤泡状癌	全切或近全切
		rhTSH	33	26	7			

表 2-4-3-2　甲状腺消融成功率和 Tg 变化

研究者/年份	比较	^{131}I 放射量	消融成功率（%）	血清 Tg<1ng/ml(%)（6~12 个月追踪）
Pacini 等/2002	甲减	1110MBq	84. 0(P<0. 0001)	83. 3
	甲减+rhTSH		78. 5(P<0. 01)	84. 8
	rhTSH		54. 0	86. 8
Robbins 等/2002	甲减	4769. 3±2738MBq	80. 9	0. 65ng/ml
	rhTSH	4084. 8±2405MBq	84. 4	0. 50ng/ml
Barbaro 等/2006	甲减	1110MBq	75. 6	78. 0
	rhTSH		76. 9	86. 5
Pacini 等/2006	甲减	3700MBq	86. 0	86. 0
	rhTSH		75. 0	83. 0

表 2-4-3-3　血清 TSH 水平

研究者/年份	比较对象	TSH(均值±标准差,mU/L)	
		基础值	rhTSH 后 24 小时
Pacini 等/2002	甲减	63. 2±19. 6	
	甲减+rhTSH	71. 0±35. 9	281±97. 0(P<0. 0001)
	rhTSH	1. 30±2. 5(P<0. 0001)	126±44. 8(P<0. 0001)
Robbins 等/2002	甲减	97. 5±50	
	rhTSH	6. 0±9. 5	105. 1±45. 4
Barbaro 等/2006	甲减	50±3	
	rhTSH	0. 04~0. 35	126±10
Pacini 等/2006	甲减	83. 0±51	
	rhTSH	1. 1±1. 3	

表 2-4-3-4　残余甲状腺组织 ^{131}I 摄取(均值±标准差)

研究者/年份	比较对象	rhTSH 前(%)	24 小时(%)	消融后(%)
Pacini 等/2002	甲减	5. 8±5. 7		
	甲减+rhTSH	5. 4±5. 7	9. 4±9. 5	
	rhTSH		2. 5±4. 3	
Robbins 等/2002	甲减	1. 65		0. 25
	rhTSH	0. 9(P=0. 05)		0. 17
Barbaro 等/2006	甲减		3. 30±0. 7	
	rhTSH		2. 29±0. 45	
Pacini 等/2006	甲减			0. 9±1. 1
	rhTSH			0. 5±0. 7

（二）用法用量　患者的日剂量应根据实验室检查及临床病情确定。由于许多患者的 TT_4 水平不稳定，因此血清 FT_4 和 TSH 是确定治疗方法的更可靠指标。除快速剂量增加对新生儿非常重要以外，一般从低剂量开始，每 2~4 周加量 1 次，直至达到足够剂量。老年人、冠心病患者和重度或长期甲减患者，应选择较低的初始剂量(如 12. 5μg/d)，并缓慢增加(如每 2 周加量 12. 5μg/d)。在甲状腺癌抑制治疗(推荐 150~300μg/d) 中，需要精确调整用量。左甲状腺素钠片应于早餐前半小时空腹服用。

婴幼儿患者应在每日首餐前至少 30 分钟服用全剂量。一般在服药前，临时用适量水将片剂捣碎，制成混悬液服用。通常情况下，甲减和甲状腺部分或全部切除术后患者应终生服药。为了避免甲状腺肿复发，推荐在甲状腺肿缩小后使用低剂量碘(100~200μg/d) 预防。

（三）不良反应　按医嘱服药并监测临床和实验室指标，一般不会出现不良反应。如果超过个体耐受性或过量服药，可能出现心动过速、心悸、心律不齐、心绞痛、头痛、肌无力、痉挛、潮红、发热、呕吐、月经紊乱、假脑瘤、震颤、坐立不安、失眠、多汗、体重下降和腹泻等。此时应该减少每日剂量或停药数天。待上述症状消失后重新药物治疗。部分超敏患者可能出现过敏反应或颅高压[12]。

（四）禁忌证　禁用于对本品及其辅料高度敏感和未经治疗的肾上腺功能减退、垂体功能减退和甲状腺毒症患者。急性心肌梗死期、急性心肌炎和急性全心炎患者禁用。

（五）注意事项　开始应用甲状腺激素治疗前，应排除或治疗冠心病、心绞痛、动脉硬化、高血压、垂体功能不足、肾上腺功能减退症和自主性高功能性甲状腺腺瘤。合并冠心病、心功能不全、心动过速性心律不齐者应避免应用。建议的新生儿和儿童甲状腺功能减退/克汀病剂量（每天）是：0~6月龄为25~50µg/kg，7~12月龄为50~70µg/kg，2~5周岁为75~100µg/kg，6~12周岁为100~150µg/kg。妊娠期间不宜用左甲状腺素与抗甲状腺药物共同治疗甲亢，因加用左甲状腺素会使抗甲状腺药物的剂量增加。与左甲状腺素不同，抗甲状腺药物能通过胎盘而干扰胎儿甲状腺发育。老年患者应用左甲状腺素钠片必须慎重，应从小剂量开始，延长间隔时间，且定期监测甲状腺和心脏功能。

（六）药物相互作用

1. 抗糖尿病药物 左甲状腺素降低该类药物的降血糖效应。开始甲状腺激素治疗时监测血糖水平，调整抗糖尿病药物的剂量。

2. 香豆素衍生物 左甲状腺素能取代抗凝药与血浆蛋白结合，增强其作用。开始甲状腺激素治疗时应定期监测凝血指标，必要时调整抗凝药剂量。

3. 考来烯胺与考来替泊 考来烯胺抑制左甲状腺素钠吸收，故应在服用考来烯胺4~5小时前服用左甲状腺素钠。考来替泊与考来烯胺相同。

4. 含铝与含铁药物和碳酸钙 含铝药物（抗酸药、硫糖铝等）可降低左甲状腺素的作用。因此应在服用含铝药物前至少2小时服用左甲状腺素。含铁药物和碳酸钙与含铝药物的情况相同。

5. 其他药物 水杨酸盐、双香豆素、大剂量速尿、氯贝丁酯、苯妥英等可取代左甲状腺素与血浆蛋白的结合，导致FT_4升高。胺碘酮的含碘量高，能引起甲亢或甲减。舍曲林、氯喹、氯氮䓬能降低左甲状腺素的作用，升高血清TSH水平。巴比妥酸盐诱导肝酶表达，增加左甲状腺素的肝脏清除率。服用含雌二醇的避孕药的妇女或雌激素替代治疗的绝经妇女对甲状腺素的需求量增加。大豆物质可能降低左甲状腺素在肠道中的吸收量。

【T_3/T_4混合片剂】

一些研究发现，与L-T_4比较，T_3/T_4混合片剂替代治疗能更好地控制甲减患者的症状，提高生活质量。总结文献报道的10个RCT研究结果，T_3/T_4混合片剂组的FT_4较低，认知功能恢复较佳，但两组的生化指标、临床指标和副作用无明显差异。T_3/T_4混合片剂对特殊的甲减患者可能有一定应用优势。

【丙硫氧嘧啶】

（一）结构与药代动力学特征 丙硫氧嘧啶（propyl-thiouracil，PTU）的化学名为6-丙基-2-硫代-2,3-二氢-4（1H）嘧啶酮。口服易吸收，分布于全身，服后20~30分钟聚集于甲状腺组织。60%在肝内代谢。$T_{1/2}$为2小时。本品可通过胎盘和乳汁排出。

（二）适应证 丙硫氧嘧啶为抗甲状腺药物，其作用机制是抑制甲状腺内过氧化物酶活性，阻止甲状腺酪氨酸碘化及碘化酪氨酸缩合，抑制甲状腺素合成。在外周组织中，抑制T_4变为T_3，使血清中活性较强的T_3含量较快降低。临床用于各种类型的甲亢治疗，一般成人的开始剂量为每天300mg，用量视病情轻重介于150~450mg。分次口服，最大量

600mg/d。病情控制后逐渐减量，维持量50~100mg/d，视病情调整。小儿患者的开始剂量2~4mg/kg，分次口服，维持量酌减[13]。

（三）不良反应 常见的不良反应有头痛、眩晕、关节痛、唾液腺和淋巴结肿大以及胃肠道反应。也可发生皮疹、药热等过敏反应，偶尔可进展为剥脱性皮炎。个别可致黄疸和中毒性肝炎。最严重的不良反应为粒细胞缺乏症，用药期间应定期检查血象，白细胞数低于$4×10^9/L$或中性粒细胞低于$1.5×10^9/L$时，应停用或调整用药。丙硫氧嘧啶可使凝血酶原时间延长，AST、ALT、ALP、胆红素升高。粒细胞减少和肝功能异常者慎用。本品与口服抗凝药合用可致后者的疗效增加。磺胺类、对氨基水杨酸、保泰松、巴比妥类、酚妥拉明、妥拉唑林、维生素B_{12}、磺酰脲类药物抑制甲状腺功能，引起甲状腺肿，故合用时需注意。高碘食物可使甲亢病情加重，抗甲状腺药需要量增加或用药时间延长，服用丙硫氧嘧啶前应避免服用碘剂。发生甲减时及时减量或加用甲状腺激素制剂。孕妇及哺乳期妇女慎用。老年人尤其肾功能减退者用量应减量。

【甲硫氧嘧啶】

（一）结构与药代动力学特征 甲硫氧嘧啶（methyl-thiouracil，MTU）亦称antibason或methiocil，分子式$C_5H_6ON_2S$。每片含甲硫氧嘧啶50mg或100mg。本品为白色或乳白色结晶性粉末；无臭，味苦。微溶于水或乙醇，易溶于氨溶液或氢氧化碱溶液。

（二）药理作用 甲硫氧嘧啶能阻止甲状腺内酪氨酸碘化以及碘化酪氨酸缩合，抑制甲状腺激素合成，但不影响碘摄取，不能对抗已生成的甲状腺激素，故口服后需数天~数周待体内原有的激素消耗才能显效。口服后代谢较快，维持时间短。药物广布于全身各组织，能通过胎盘，也出现在乳汁中。主要用于轻度甲亢、甲亢危象、甲亢手术前准备及术后治疗等[14]。

（三）用法用量 口服者开始每日0.2~0.6g，分3次，症状体征缓解后酌减至每日0.05~0.1g，分3次，继续服用6~18个月。极量每次0.2g，每日0.6g；小儿开始每日0.05~0.15g，每8小时1次，症状体征缓解后酌减至0.025~0.05g，分3次口服。

（四）不良反应 主要副作用与毒性有白细胞减少和粒细胞缺乏，多在治疗后的2~3个月内出现，也可随时发生。其他常见的副作用有药疹、眩晕、关节痛、腹泻、厌食、黄疸等；剂量过大可致甲减，表现为乏力、嗜睡、畏寒、水肿或黏液性水肿等[15-18]。甲状腺癌患者忌用；孕妇及哺乳期妇女慎用；用药期间定期检查血象，用药前避免服用碘剂。

【甲巯咪唑】

甲巯咪唑（thiamazole，他巴唑）化学名1-甲基-1,3-二氢-2H-咪唑-2-硫醇，分子式$C_4H_6N_2S$，分子量114.16。

（一）药理作用 本品为抗甲状腺药物。其作用机制是抑制甲状腺内过氧化物酶，阻碍甲状腺内碘化物的氧化及酪氨酸偶联，阻碍T_4和T_3合成。动物实验发现可抑制B淋巴细胞合成抗体，降低血液循环中TSH受体刺激性抗体水平，使抑制性T细胞功能恢复正常。口服后由胃肠道迅速吸收，吸收率70%~80%，广泛分布于全身，浓集于甲状腺，在血

液中不与蛋白质结合，$T_{1/2}$ 约 3 小时，其生物学效应能持续相当长时间。75%～80% 的甲巯咪唑及其代谢物经尿排泄，易通过胎盘并能经乳汁分泌。

（二）**适应证**　适用于各种类型甲亢的治疗、手术前准备或 ^{131}I 放疗的辅助治疗。

（三）**用法和用量**　成人开始剂量一般为 30mg/d，可按病情调节为 15～40mg/d，最大量 60mg/d，分次口服。病情控制后逐渐减量，每日维持量 5～10mg，疗程 18～24 个月。小儿开始剂量为每天 0.4mg/kg，分次口服。维持量约减半。

（四）**不良反应**　皮疹、皮肤瘙痒或白细胞减少较多见，个别发生严重的粒细胞缺乏症或再生障碍性贫血。可致味觉减退、恶心、呕吐、上腹部不适、关节痛、头晕、头痛、小血管炎、红斑狼疮样综合征等。偶尔引起中毒性肝炎、间质性肺炎或肾炎。孕妇、哺乳期妇女禁用（影响胎儿发育和致畸作用）[19-22]。

（五）**注意事项**　服药期间宜定期检查血象。孕妇、肝功能异常、外周血白细胞数偏低者慎用。甲巯咪唑可使凝血酶原时间延长，并使血清碱性磷酸酶、门冬氨酸氨基转移酶（AST）和丙氨酸氨基转移酶（ALT）增高。可能引起血胆红素及血乳酸脱氢酶升高。小儿应根据病情调节用量，开始时剂量为每天 0.4mg/kg，分次口服。老年人用量应减少。

（六）**药物相互作用**　与抗凝药合用可增强抗凝作用。高碘食物或药物可使甲亢病情加重，抗甲状腺药需要量增加或用药时间延长。服用本品前避免服用碘剂。磺胺类、对氨基水杨酸、保泰松、巴比妥类、酚妥拉明、妥拉唑林、维生素 B_{12}、磺酰脲类药物抑制甲状腺功能。

【卡比马唑】

（一）**药理特征**　卡比马唑（carbimazole）亦称新喋苄唑或甲亢平。本品含卡比马唑（$C_7H_{10}N_2O_2S$）标示量的 90.0%～110.0%。溶液在 227～292nm 处最大吸收。

（二）**适应证**　需在体内逐渐水解，游离出甲巯基咪唑而发挥作用。本品在疗效与不良反应方面优于其他硫脲类药物，但不适用于甲亢危象的抢救。其他与甲巯基咪唑相同。

（三）**用量用法**　口服每次 5～10mg，1 日 3 次。服药 4～6 周后，如症状改善，可改服维持量，每次 5mg，每日 1～2 次。

（四）**注意事项**　白细胞降低时应即停药。如发现鼻炎、喉头炎、淋巴结肿等症状时亦应停药。用药前避免服用碘剂。甲状腺癌患者忌用（癌肿恶化）。少数患者有恶心、呕吐、黄疸、神经炎、关节痛、肌肉痛、水肿等不良反应。孕妇、哺乳妇女忌用或禁用（影响胎儿发育和致畸作用）[23-25]。

【碘化钾】

碘化钾（potassium iodide）片为白色片剂。

（一）**药理作用**　碘化钾因剂量不同而对甲状腺功能产生两方面的影响。防治地方性（单纯性）甲状腺肿时给予小剂量碘制剂，作为碘原料以合成甲状腺激素而使肿大的甲状腺缩小。

大剂量碘剂可暂时控制甲亢病情。通过抑制甲状腺球蛋白水解酶，阻止游离甲状腺激素释放入血，其作用快而强大，但不持久，且在连续给药后作用消失，导致甲亢病情恶化。故仅用于甲亢危象的抢救，以迅速改善症状，且必须同

时应用硫脲类药物。大剂量碘剂亦可对抗垂体 TSH 的作用，使甲状腺组织缩小变硬及血管减少，以利于手术。此种作用在用药 2 周时达到高峰，故甲亢患者宜于手术前先服一段时间的硫脲类药物，使症状和基础代谢率基本控制后，术前 2 周开始应用碘剂。用药后还可以改善症状，减慢心率，降低代谢率。本品由胃肠黏膜吸收入血，在血中以无机碘离子形式存在。甲状腺对碘有特殊亲和力，比其他组织的吸碘能力强数百倍。每日摄入量的碘 50% 由甲状腺摄取，另 50% 在体内分布，其分布方式与氯化物及溴化物相似。主要随尿排泄，且较氯化物及溴化物的排泄更迅速，部分碘化物出现于唾液、泪液、胆汁及乳汁中。

（二）**适应证**　主要用于地方性甲状腺肿预防与治疗，甲亢手术前准备及甲亢危象抢救。预防地方性甲状腺肿的剂量根据当地缺碘情况而定，一般为 100μg/d。治疗地方性甲状腺肿时给予 1～10mg/d，连服 1～3 个月，中间休息 30～40 天。1～2 个月后剂量渐增至 20～25mg/d，总疗程 3～6 个月[26,27]。

（三）**不良反应**　过敏反应不常见。可在服药后立即发生或数小时后出现血管性水肿，表现为上肢、下肢、颜面部、口唇、舌或喉部水肿，也可出现皮肤红斑或发热、全身不适等。关节疼痛、嗜酸细胞增多、淋巴结肿大等。长期服用可出现口腔、咽喉部烧灼感、流涎、金属味和齿龈疼痛、胃部不适、剧烈头痛等碘中毒症状；也可出现高钾血症，表现为神志模糊、心律失常、手足麻木刺痛、下肢沉重无力。偶尔伴有腹泻、恶心、呕吐和胃痛等消化道不良反应。动脉周围炎和类白血病样嗜酸性粒细胞增多罕见。

（四）**注意事项**　对碘化物过敏者禁用。婴幼儿使用碘液易致皮疹，影响甲状腺功能，应禁用。有口腔疾病患者慎用，浓碘液可致唾液腺肿胀、触痛，口腔、咽喉部烧灼感、金属味，齿和齿龈疼痛，唾液分泌增加。急性支气管炎、肺结核、高钾血症、甲亢、肾病者慎用。应用本品能影响甲状腺功能、甲状腺吸碘率测定与核素扫描结果，这些检查均应安排在应用本品前进行。碘化物能通过胎盘，造成胎儿甲状腺功能异常及甲状腺肿，妊娠妇女禁用。碘化物能分泌入乳汁，哺乳易致婴儿皮疹，甲状腺功能被抑制，妇女哺乳期间禁用或暂停哺乳。婴幼儿禁用。与抗甲状腺药物合用可致甲减和甲状腺肿。与血管紧张素转换酶抑制剂合用或保钾利尿剂合用时易致高钾血症。与锂盐合用时可引起甲减和甲状腺肿。与 ^{131}I 合用时减少甲状腺组织对 ^{131}I 的摄取。

【碘酸钾】

（一）**药理特征**　碘酸钾（potassium iodate）的化学式为 KIO_3。本品含碘酸钾应为标示量的 90.0%～110.0%。取本品 10 片研细，加水 3ml，搅匀离心，取上清液，加硝酸银试液 1～2 滴，即生成白色沉淀，沉淀溶于氨试液，不溶于硝酸酸。或者取本品 1 片，加水 25ml，振摇使碘酸钾溶解滤过，取滤液 2ml 加 1% 碘化钾溶液 2ml、0.2mol/L 硫酸溶液 5ml 与淀粉指示液 5ml，即显蓝色。或者取本品 30 片研细，加水 10ml，搅匀离心，取上清液，置水浴上蒸干，残渣加水 1ml 溶解离心，取上清液加 0.1% 四苯硼钠溶液 10 滴，静置，在两液分界面渐产生白色沉淀。

检测均匀度时，取本品 1 片置 50ml 量瓶中，加水 30ml，

振摇使碘酸钾溶解,加水稀释至刻度,摇匀滤过,精密量取续滤液 10ml,依法测定,计算含量。含量均匀度的限度±20%符合规定。含量测定时,取本品 20 片,精密称定,研细,精密称取适量(约相当于碘酸钾 1.2mg),置 100ml 量瓶中,加水 60ml,振摇使碘酸钾溶解,加水稀释至刻度,摇匀,滤过,精密量取续滤液 5ml,置 50ml 棕色量瓶中,加 1% 碘化钾溶液 2.0ml、0.2mol/L 硫酸溶液 5.0ml 与淀粉指示液 5.0ml,加水稀释至刻度,摇匀,照分光光度法在 580nm 波长处测定吸收度。另精密称取经 105℃ 干燥至恒重的基准碘酸钾适量,加水溶解并定量稀释制成每 1ml 中约含 12μg 的溶液,同法测定计算即得。

(二) 药理毒理　本品所含碘可参与甲状腺素的合成,缺碘时可致甲状腺肿及功能减退。动物实验表明本品对碘缺乏所致的脑细胞发育障碍有一定治疗作用。

(三) 适应证　用于缺碘人群预防地方性甲状腺肿和地方性克汀病防治。

(四) 用法和用量　口服,一日 1 次,4 岁以上及成人、孕妇及哺乳期妇女一次 1 片,或遵医嘱;4 岁以下儿童减半。选用本品及选择剂量时,应同时考虑其他方式碘的摄入量(如膳食等)。长期补充时应定期测定尿碘。

(五) 禁忌证　甲亢及对碘过敏者禁用。

(李江　杨雅)

第 4 节　碘相关性甲状腺疾病

人体含碘(iodine)20~50mg(0.3~0.8mg/kg),平均约 30mg(0.5mg/kg),其中绝大部分存在于甲状腺中。通常,甲状腺内的贮存碘可供 3 个月左右的生理需要。甲状腺外各组织含碘甚微,其中血液含碘 30~60μg/L,主要以有机碘形式存在。80%~90% 的碘来自食物,10%~20% 来自饮水,5% 来自空气。食物碘主要以 I^- 形式被机体吸收,但食物中的 Ca^{2+}、Mg^{2+}、Fe^{3+} 妨碍肠道碘的吸收。经消化道吸收的碘主要浓聚在甲状腺组织中,小部分经肾排出体外,妇女哺乳期经乳汁排出的碘量较多,而粪和皮肤的碘排泄量很少。

碘是生物体内必需的微量元素之一,而甲状腺是唯一能浓聚和利用碘的内分泌腺体,碘是合成甲状腺激素的必需原料(甲状腺与血浆的碘浓度差为 25:1)。碘在自然界以多种形式存在,与甲状腺激素合成有关的碘主要是碘化物(iodide),如碘化钠(NaI)、碘化钾(KI)等。碘化物进入体内后以离子形式存在,称碘离子(I^-)。碘酸盐(iodate,如 NaIO$_3$、KIO$_3$ 等)进入机体后需先被还原成碘化物。除以离子形式参与机体代谢和活性物质合成外,体内的含碘有机物主要为碘化酪氨酸及碘化甲腺原氨酸(图 2-4-4-1)。

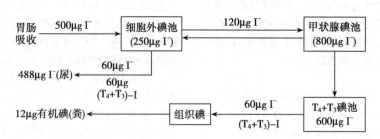

图 2-4-4-1　碘在人体内的代谢
人体内绝大部分碘存在于甲状腺中(90%),约 10% 以无机碘形式存在于甲状腺外组织;体内碘代谢受摄入碘量的明显影响,以 500μg/d 摄入量为例,粪中排出极微,占总排出量的 2%~3%,而尿排出量主要受摄入碘量的影响

【碘在人体的代谢】

甲状腺内碘主要在以下三个环节进行代谢:①I^- 进入甲状腺;②I^- 的氧化及有机碘化作用;③碘化甲腺原氨酸生成。甲状腺碘转运依赖于 Na^+/I^- 同转运体(NIS),NIS 的结构或功能异常与多种甲状腺疾病有关。I^- 的氧化和酪氨酸有机结合生成单碘甲腺原氨酸(monoiodothyronine,MIT)和二碘甲腺原氨酸(diiodothyronine,DIT),并进一步合成具有激素活性的碘化甲腺原氨酸,即三碘甲腺原氨酸(T_3)和四碘甲腺原氨酸(甲状腺素,T_4)。两个 DIT 分子偶联形成 T_4,1 个 DIT 分子和 1 个 MIT 分子偶联形成 T_3。过氧化物酶不但催化酪氨酸的有机碘化,而且也促进上述的偶联缩合反应。缺碘时,碘化不良的 Tg 所含的碘化酪氨酸减少,MIT 相对增多,DIT 减少,合成的 T_4 亦相应减少,而 T_3 的合成量相对增多。抗甲状腺药物抑制过氧化物酶和偶联的酶促反应,Tg 的碘化和碘化酪氨酸的偶联缩合反应均被抑制,T_3 和 T_4 合成减少[1]。

(一) 甲状腺浓集碘功能　甲状腺滤泡上皮细胞可浓缩 I^-,甲状腺浓集碘依赖于 Na^+/I^- 同转运体。在生理情况下,甲状腺 I^- 浓度为血清的 20~40 倍,故甲状腺的 I^- 浓集为主动转运过程。这一过程由 Na^+/I^- 同转运体(NIS)完成。NIS 转运 Na^+ 和 I^- 的过程见图 2-4-4-2。

(二) 碘过量引起的 Wolff-Chaikoff 效应　碘是调节甲状腺功能的作用调节因素,碘过量引起的 Wolff-Chaikoff 效应,其特点是甲状腺激素合成被抑制,甲状腺内 TSH 受体表达降低,TGF-β 和碘化脂质(iodolipid)增加,这种现象持续数小时至数日。NISmRNA 表达和其 poly(A)尾长度降低,但这一现象可被过氯酸(perchlorate)逆转,说明 Wolff-Chaikoff 效应是一种对 NIS 表达和翻译功能的抑制过程。

碘转运与 Na^+-K^+-ATP 酶偶联。1 个 Na^+ 与 NIS 结合。缺乏 I^- 时,NIS 将 Na^+ 转入细胞内,释放 Na^+ 后,恢复结合前状态(C″→C'),存在 I^- 时,I^- 与 Na^+ 及携带蛋白(C)形成复合物,在细胞质膜侧,释放 Na^+ 和 I^-,携带蛋白恢复为结合前状态。甲状腺碘转运可能有多种转运途径:①当血浆碘浓度高于甲状腺时,通过单纯扩散进入甲状腺滤泡细胞,但这种情况极为少见。②NIS 位于滤泡上皮细胞的基底部,碘由转运

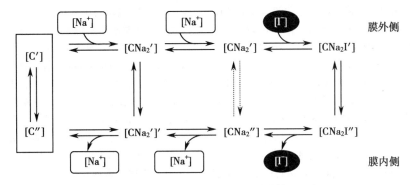

图 2-4-4-2 Na⁺/I⁻同向转运蛋白的碘转运机制

C:携带蛋白(carrier);C′:携带蛋白的膜外侧形式;C″:携带蛋白膜内侧形
式;I⁻:碘离子;CNa₂I′:携带蛋白与结合的复合物(膜外侧);CNa₂I″:携带蛋
白与其结合的复合物(膜内侧)

蛋白携带进入细胞内,这一过程为主动性、耗能性、逆负电性转运,并与 Na^+-K^+-ATP 酶系统有密切联系,TSH、甲状腺刺激性抗体(TSAb)等促进碘的主动转运。当甲状腺内含碘量过高时,甲状腺的自动调节机制抑制主动转运过程。③当甲状腺内碘浓度显著高于血浆时,可出现碘向血浆的扩散。单价阴离子(TcO_4^-、ClO_4^-、SCN^-)与碘竞争载体,也可出现甲状腺内碘向血浆的弥散。

1. NIS 基因 人 NIS(hNIS)基因定位于 19 号染色体(19p12-13.2),其编码区含有 15 个外显子,被 14 个内含子分隔,但存在多种异构体。hNIS 的 cDNA 由 2490bp 组成,其开放读码框架位于 348~2276bp 间,编码 643 个氨基酸,hNISmRNA 约 3.7kb。hNIS 含 12 个穿膜结构域,每个穿膜结构域含有 18~28 个氨基酸残基。C 端含有由 94 个氨基酸残基组成的亲水区,第 16、79、208 位为天冬氨酸、谷氨酸或精氨酸残基,结构保守。213 位为缬氨酸残基,这 4 个氨基酸构成一个亮氨酸"拉链"结构,对膜转运体的低聚合有重要影响。磷酸化位点位于 554~557 位。NIS 的结构特点是:①含有 13 个穿膜结构域,增加的穿膜结构域由原第 9 和第 10 穿膜结构域之间的 389~410 位氨基酸残基穿膜形成;②C 端位于胞质面,但 N 端则位于膜的胞外面;③第 225 位氨基酸残基的糖化位点位于胞外。

2. NIS 基因表达 NIS 基因主要在甲状腺表达,但在不同功能及病理状态下的甲状腺组织表达存在明显的差异。NIS 在正常甲状腺组织中的表达局限于靠近毛细血管的甲状腺细胞。由立方形及圆柱形细胞组成的较小甲状腺滤泡中常有 NIS 表达,而由扁平形细胞组成的较大甲状腺滤泡中很少表达。NIS 特异表达于甲状腺及某些甲状腺外组织,而且甲状腺组织优先表达且表达水平很高,其可能的机制是[2]:①甲状腺细胞及表达 NIS 的细胞存在 NIS 基因启动子。②甲状腺及表达 NIS 组织 DNA 是去甲基化的,而不表达 NIS 组织的 NIS 是甲基化的,甲基化 DNA 可抑制 NIS 基因转录。③含有 NIS 基因的染色体区域在表达 NIS 的组织处于开放及激活状态,而在非表达组织则处于封闭及失活状态。在甲状腺中,上调 NIS 表达的因素有 TSH、cAMP、甲状腺兴奋性抗体(TSAb)及全反式维甲酸等。其中,TSH 是上调 NIS 基因表达的主要因素,可能是通过甲状腺特异性转录因子(TTF1、TTF2)、Pax-8 上调甲状腺细胞 NIS 基因表达。④下调 NIS 表达的因素主要有 Tg、IL-1α、IFN-γ、TNF-α、高碘、胰岛素、地塞米松和高氯酸盐。其中,Tg 是下调甲状腺 NIS 基因表达的主要因素。⑤IGF-1 对 NIS 亦有调节作用,IGF-1 对 NISmRNA 表达无影响,但可抑制 TSH 和 forskolin(福斯高林)诱导的 NISmRNA 表达(通过 PI-3K 途径,NIS 基因的启动子中存在与 PI-3K 结合的反应元件)。

3. NIS 突变 甲状腺内的 I⁻ 主要分布在滤泡腔内,而 I⁻ 的浓聚体系位于滤泡细胞顶端。I⁻ 进入甲状腺主要靠主动转运机制,依赖于 Na^+-K^+-ATP 酶系统。Na^+ 和 I⁻ 通过 NIS 转运,但其确切机制仍未明了。TSH 促进 I⁻ 的主动转运,当甲状腺有机碘减少或耗竭时,通过 NIS 的自身调节机制促进 I⁻ 的主动转运。Na^+/I⁻ 同转运机制具有自限性,细胞内、外 I⁻ 的浓度梯度主要受细胞外液中 I⁻ 浓度、TSH 等的影响。过氯酸(ClO_4^-)、过锝酸(TcO_4^-)、硫氰酸盐(SCN^-)抑制 I⁻ 的主动转运,而 Na^+/I⁻ 同转运蛋白基因突变可致 I⁻ 的主动转运障碍,导致甲状腺肿甚至甲减。近年已报道很多碘转运异常引起的甲减患者,至少已发现 8 种 NIS 突变类型(Q93R、Q267E、C272X、Y351X、T354P、T515X、G543E 和 R124H)。无功能性甲状腺结节摄碘功能下降,一般认为是碘转运功能缺陷所致,碘摄取缺陷的原因有两个,一是冷结节中的 NIS 表达减少,二是表达的 NIS 不能"锚"定在滤泡细胞膜上。

(三)TSH 促进甲状腺浓集碘 TSH 刺激 Tg 合成和 T_3/T_4 分泌。Tg 基因位于第 8 号染色体,660kD 的 Tg 同二聚体含有 134 个酪氨酸残基,其中 25~30 个被碘化,6~8 个残基可形成碘化甲腺原氨酸活性分子。正常碘化条件下,每分子 Tg 含 3~4 个 T_4 分子,而 5 个 Tg 分子中才含有 1 个 T_3 分子。C 端的第 3 个残基是主要的 T_3 生成位点,约 50%以上的 T_3 在此位点上由 1 分子 MIT 及 1 分子 DIT 偶联形成。碘化甲腺原氨酸的偶联受许多因素的影响。首先,抗甲状腺药物(如硫脲嘧啶类)或大剂量碘可抑制偶联作用,Tg 的碘化程度与碘浓度和碘化速度有关。碘化不良时,Tg 中的 MIT/DIT 比值升高,以合成更多的 T_3。Tg 碘化较少时,Tg 分子的折叠减少,易被水解释出 T_3 和 T_4。

TSH 刺激 Tg 合成。NIS 主要在甲状腺的滤泡膜和腮腺细胞表达,但乳腺癌细胞和其他许多组织也有 NIS 表达。在甲状腺,其主要功能是将细胞外液中的碘主动转运入甲状腺细胞,NIS 对碘的摄取是甲状腺激素合成的限速步骤(甲状腺滤泡细胞基底外侧膜)。NIS 转运碘与 Na^+ 转运偶联,需要 Na^+-K^+-ATP 酶提供能量。借助于 Na^+-K^+ 交换产生的细胞内外 Na^+ 梯度,以 2 个 Na^+:1 个 I^- 的方式转运进入甲状腺细胞内。甲状腺外组织(如腮腺、胃黏膜、乳腺)的碘代谢也依赖于 NIS。除甲状腺癌外,乳腺癌细胞(>80%)表达 NIS,因而 NIS 的摄碘功能在乳腺癌的诊断治疗中有重要意义。另外,将 NIS 基因转入肿瘤细胞中,这些肿瘤可通过 ^{131}I 甚至比 ^{131}I 更优越的 ^{188} 铼($^{88}ReO_4^-$)和 ^{211} 砹($^{211}At^-$)来达到诊断和治疗的目的。在 Graves 病,大多数甲状腺滤泡 NIS 表达且表达明显增强,而在自身免疫性甲状腺炎组织,与淋巴细胞接触的甲状腺滤泡细胞 NIS 表达增强,远离淋巴细胞浸润区域的甲状腺细胞不表达或很少表达 NIS。大多数甲状腺乳头状癌细胞 NIS 的表达增强。

(四)氧化物/叠氮化合物/抗甲状腺药物抑制碘代谢
转运至甲状腺滤泡细胞中的 I^- 被迅速氧化。存在 H_2O_2 时,过氧化物酶使 I^- 氧化生成碘中间产物,后者与 Tg 分子中的酪氨酸残基结合。I^- 氧化过程中生成的中间产物的本质未明,曾认为是 I_2(iodine),也可能是 IO 自由基、磺酰碘化物(sulfonyl-iodide)或游离次碘酸(hypoiodous acid,IO^-)。H_2O_2 可能是由还原型辅酶 II(NADPH)氧化产生的。I^- 的氧化和有机碘化作用被氰化物(CN^-)及叠氮化物(azide)、抗甲状腺药物及高浓度 I^- 抑制(Wolff-Chaikoff 效应)。另外,甲状腺组织中也存在有机碘化抑制物,如维生素 C、还原型谷胱甘肽等。先天性有机碘化作用缺陷可导致甲减或非毒性甲状腺肿。过氧化物酶缺陷、H_2O_2 生成障碍或 Tg 异常可影响 I^- 的氧化或有机碘化,亦可引起甲状腺肿或甲减。人甲状腺过氧化物酶(TPO)为一种血红蛋白样蛋白,含 933 个氨基酸残基,分子量 103kD,糖基占分子量的 10% 左右,羧基端位于滤泡细胞膜顶部的滤泡腔内,TPO 为甲状腺滤泡细胞微粒体的重要自身抗原(即微粒体自身抗原)。

(五)血碘和尿碘反映碘营养状态 人体中碘的来源主要是饮水及食物。碘在肠道吸收完全,以无机碘形式进入细胞外液。除肠道来源外,细胞外液中的碘尚可来源于脱碘时所释放的无机碘(50~60g/d)和甲状腺组织中"胞溢"(弥散)的无机碘(10~50μg/d)。

1. 血碘 主要以下列两种形式存在:①无机碘化物,主要以碘的离子状态存在,占血清中总碘量的 5%~10%;②有机碘化物主要存在于 T_3、T_4、DIT、MIT 和 Tg 中,占血清中总碘含量的 90%~95%。正常成人血清中碘的含量受饮食中碘的影响,但血清中与蛋白质结合的碘含量是相对恒定的,并在一定程度上间接反映甲状腺激素水平和甲状腺功能状态。

2. 尿碘 甲状腺具有良好的碘摄入调节机制。在经肠营养状态下,婴儿的碘推荐量为每日 1μg/kg,但一般远低于实际需要量(70~150μg),而且多数肠外营养液中不含碘,因为环境含碘,所以仍不容易发生碘缺乏。储存于甲状腺的碘池和细胞外液碘池相对恒定。每天甲状腺从细胞外液碘池摄取碘离子 120μg,60μg 用于合成甲状腺激素,60μg 返回细胞外液碘池,释放约 60μg 的激素碘在外周组织脱碘,返回细胞外液碘池。鉴于上述碘代谢特点,摄入的过量碘都经肾脏

排出。WHO 要求将甲状腺肿的发病率控制在 5% 以下,正常碘含量地区学龄期儿童尿碘排出量推荐范围为 110~315μg/L,在高水碘地区尿碘排出量应在 80μg/L 以下[3]。如果用洗必泰(氯己定,chlorhexidine)替代碘酒消毒液,则可发生碘缺乏(尤其是婴幼儿甲状腺碘的贮存很少),在这种情况下必须测定甲状腺功能和尿碘浓度。尿碘测定用于碘摄入不足或过多的诊断。故测定个体尿碘排出可提供碘摄入不足或过多的依据,但影响因素多,仅反映近期碘摄入状况。妊娠期肾小球滤过率增加,肾脏碘清除增加,尿碘增多,可使结果产生偏差。

【碘相关性疾病】
每一种甲状腺疾病均与碘有直接或间接联系。碘缺乏可引起非毒性甲状腺肿、甲状腺结节、甲状腺肿瘤;碘过多可导致甲状腺炎、诱发 Graves 病、淋巴细胞性甲状腺炎、碘甲亢及碘甲减;碘过多还与甲状腺毒性结节、非毒性多发性甲状腺结节等有一定关系。除饮食中碘含量高,食盐碘化过度外,必须注意含碘药物(如胺碘酮,amiodarone)、含碘造影剂甚至放射性碘标记性抗体或药物(放射免疫抑制治疗)所致的碘过多。

(一)碘缺乏症 碘在自然界中分布广泛。海水的含碘量平均为 50g/L,而内陆水中的含碘量仅为海水的 1/10(5g/L)左右;雨水中的碘含量可能更低,一般不超过 2g/L。大气中的碘含量相差悬殊,以海风中的碘含量最高,可达 100g/m³,而内陆空气中的碘含量仅 1g/m³ 左右。地面表层土壤中的碘含量较高,一般为 3~9mg/kg,而岩石中的碘含量要低得多。海产食盐的碘含量较高,可达 200g/kg。高原山区因海风不易到达,土壤中的碘盐被雨水冲洗流失,可导致饮水和食物中的碘含量不足。海产食物中的碘含量明显高于其他食物。例如,海带的碘含量可达 2mg/kg,海鱼和贝类的碘含量 80~500μg/kg,一般食物的碘含量均在 50μg/kg 以下。含碘药物对机体碘代谢和甲状腺功能的影响相当明显,见表 2-4-4-1。

表 2-4-4-1 含碘药物的碘含量

含碘药物	含碘量
饱和碘化钾液(SSKI)	38mg/滴
复方碘溶液	6mg/滴
标准碘化食盐	760μg/10g
胺碘酮	75mg/200mg 片剂
碘番酸/胺碘苯丙酸	350mg/片
血管造影剂	400~4000mg/每剂量
聚维酮碘	10mg/片
海带	150μg/片
碘化油	25mg/ml

由于地区、生活习惯和环境、个体生理需要量等的差异,国际上没有规定统一的碘需要量和供给量。曾经提出的最低生理需要量为 75μg/d,但供给量一般应为生理需要量的 2 倍左右,以预防缺碘性甲状腺肿的流行。意大利的供给量为 110μg/d(女性)、140μg/d(男性)。我国地域广阔,自然环境中的含碘量差别很大,一般认为碘的安全摄入量范围为 200~500μg/d。对多数地区和人群来说,在生长发育、妊娠期或哺乳期均应适量补充碘盐,使碘摄入量达到或超过 200μg/

d。乳汁中的碘含量与母亲的饮食碘量相关,差异甚大,而婴幼儿的甲状腺储存量很低,因而其对乳汁中的碘含量很敏感。一般认为,乳汁中的合适碘含量为 100~150μg/dl(伊朗、美国、中国和少数欧洲国家)但法国、德国、比利时、瑞典、西班牙、意大利、丹麦和泰国的乳汁中的碘含量均低于100μg/L;因此,WHO/ICCIDD/UNICEF 推荐,乳汁中的碘量应达到 250μg/L,以保证婴幼儿碘供应充足[4]。

全世界约有 8 亿人口生活在缺碘地区,约有近 2 亿人患有与碘缺乏有关的甲状腺肿。经过近半个世纪的补碘防治,目前在一些发达地区已基本控制了碘缺乏病的流行,但缺碘仍然是 21 世纪的重大社会和卫生健康问题,引起碘缺乏和甲状腺肿的病因见图 2-4-4-3。

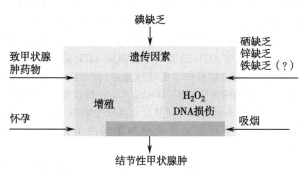

图 2-4-4-3 甲状腺肿病因
碘缺乏是引起甲状腺肿的最常见原因,其他原因包括内源性生物因素(如吸烟、致甲状腺肿物质、锌缺乏、硒缺乏、精神刺激)和遗传因素等

(二)胎儿/婴幼儿缺碘导致的脑发育障碍 有机阴离子转运多肽 1C1(Oatp1C1)具有底物依赖性和相互竞争性特点,其缺陷可引起 AHD(Allan-Herndon-Dudley)综合征(脑细胞发育障碍所致)。OATP1C1、MCT8、MCT10 和 L-氨基酸转运体(LAT)是 T₄ 的特异性转运体,T₄ 通过血-脑屏障的关键转运体。这些转运蛋白基因突变导致精神运动性障碍及脑细胞缺碘,对迅速生长的胎儿神经系统特别是大脑发育危害极大,常造成不可逆性神经系统损害(呆小病),而 Pendred 综合征是由双等位基因 SLC26A4 突变引起的常染色体隐性遗传性疾病,亦常伴有碘缺乏和缺碘性甲减。

碘是甲状腺激素的合成原料和组分,胎儿的正常生长发育(尤其是脑发育)必须有充足的碘供应。胎儿脑发育自孕 6 周开始,甲状腺发育自 12 周开始,但合成和保存甲状腺激素的功能很差,因此整个妊娠期必须依赖于母体的碘和甲状腺激素供应。与非妊娠期相比,碘的需要量增加约 50%。碘缺乏可引起低甲状腺素血症,母亲血 FT₄ 降低,胎儿期和儿童期的脑智力发育受损。

(三)妊娠期碘缺乏症

1. **妊娠期碘缺乏的评价方法** 首先应确定人群中的平均尿碘浓度(median urinary iodine concentration,MUIC),MUIC >100μg/L 表示碘的供应充足,50~99μg/L、20~49μg/L 和<20μg/L 分别提示轻度、中度和严重碘缺乏。2007 年,WHO 推荐妊娠期 MUIC>150μg/L,但没有对碘缺乏进行具体分层。

2. **妊娠期碘缺乏分类** 根据测量的 TSH 和 FT₄ 结构可分为亚临床甲减(TSH>第 97.5 百分位数,FT₄ 正常)、甲减(TSH>第 97.5 百分位数,FT₄<2.5 百分位数)和低甲状腺素血症(TSH 正常,FT₄<第 2.5 百分位数)[4,5]。但是,甲状腺激素和 TSH 受许多因素的影响,TSH 升高和 FT₄ 降低并不直接代表碘缺乏。如果一个地区有 30% 以上的儿童发生甲状腺肿,MUIC<20μg/L,出生新生儿甲减,提示该地区存在严重碘缺乏。克汀病分为两类,神经性克汀病(neurological cretinism)较常见,表现为智力差(IQ 约 30)、聋哑、斜视、痉挛性双侧瘫痪(spastic diplegia)、站立和步态异常;黏液水肿(甲减)型克汀病(myxoedematous/hypothyroid cretinism)的神经症状较轻,而突出的表现是矮小与甲减,皮肤干燥、毛发粗脆,音调低和性发育障碍[4-7]。此外,碘缺乏地区还有 5%~15% 的非克汀病儿童智力降低(IQ 50%~69%),称为亚临床克汀病(sub-cretin)。

3. **妊娠期碘缺乏研究** 1991~2009 年期间对碘缺乏地区的妊娠妇女进行了较多研究(表 2-4-4-2),碘的补充量 100~300μg/d,多数研究发现碘补充治疗能预防克汀病和亚临床克汀病,但由于缺乏追踪观察,补碘治疗的长期效果和副作用仍不明确。克汀病或亚临床克汀病的病因与碘缺乏和锶缺乏有关[8-15]。

表 2-4-4-2 妊娠期碘补充治疗研究

研究者/年份	国家	例数	研 究 方 法	基础 UIC (μg/L)	对儿童神经发育的意义
Romano/1991	意大利	35	第一个三月期补充碘 120~180μg/d	37	未评价
Pedersen/1993	丹麦	54	孕 17~18 周补充碘 200μg/d	55	未评价
Glinoer/1995	比利时	120	伴有甲状腺过度被刺激体征的正常甲状腺功能者补充碘 100μg/d	36	未评价
Liesenkotter/1996	德国	118	孕 10~12 周补充碘 300μg/d	53	未评价
Nohr-Laurberg/2000	丹麦	144	妊娠期补充碘 150μg/d		未评价
Antonangeli/2002	意大利	86	健康孕妇于孕 10~16 周补充碘 50 和 200μg/d	74	未评价
Berbel/2009	西班牙	96	孕 4~6 周 FT₄>20 百分位数(1 组)与孕 12~14 周 FT₄<10 百分位数(2 组)或孕 37~40 周(3 组)碘 200μg/d 至哺乳期末	75	1 组 18 月龄发育智商 101.8/2 组 92.2(P<0.05)/3 组 87.5(P<0.001)
Velasco/2009	西班牙	191	孕 10 周内(1 组)与妊娠晚期(30 天/2 组)补充碘 300μg/d 至哺乳期末	87	1 组 Bayley 精神运动指数 108.74/2 组 102.65(P=0.02)

注:UIC:尿碘浓度

（四）长期缺碘和碘过多导致的甲状腺结节与功能紊乱

长期缺碘或碘过多均可导致甲状腺结节、甲减或甲亢，这主要是由于甲状腺功能的自身调节和碘的毒性作用所致。

1. **长期缺碘**　可导致缺碘性甲状腺肿和甲状腺结节，由于缺碘和甲状腺激素分泌减少，TSH 分泌增加，甲状腺呈代偿性增生。另外，结节形成可能还与甲状腺生长免疫球蛋白（thyroid growth immunoglobulin，TGI）、细胞生长因子免疫因子、IGF 等不依赖 TSH 而具有局部促细胞增生作用有关。因此，甲状腺细胞增生实际上分为两类：一类是 TSH 依赖性的，称为"非瘤性增生"（nonneoplastic hyperplasia），结节内的甲状腺滤泡细胞为多克隆性；另一类不依赖于 TSH，细胞为单克隆性（真性瘤）。在大约 60% 的甲状腺结节中可发现 TSH 受体基因的活化性突变，引起毒性结节性甲亢，而临床上所见的"冷结节"可能伴有 NIS 的功能障碍或 Tg 的碘化缺陷。

2. **碘过多**　碘过多时，很多机制参与机体正常甲状腺激素水平的调控。其中最关键的是 Na^+/I^- 同转运体。过多的碘使 NIS 关闭从而节流碘向甲状腺细胞内转移（激素合成的关键限速步骤）。而在 NIS 发挥作用前，细胞内碘的超负荷还能使碘的有机化过程被阻断（Wolff-Chaikoff 效应）。碘超负荷时，部分长期接受放射性碘治疗的 Graves 病个体 NIS 关闭失效，使细胞内碘持续增高，随之出现甲状腺功能低下。部分长期缺碘的甲状腺肿患者碘超负荷时将出现甲状腺功能亢进症，这是由于这些甲状腺肿内可能含有一种能激活 TSH 受体的体细胞基因突变结节。当失去垂体调控作用时，碘超负荷将使这些甲状腺肿患者产生过量的甲状腺激素，从而出现碘甲亢。在遗传性甲状腺激素合成障碍的基础上，加上大剂量碘对甲状腺功能的抑制作用而发生。碘过多引起的甲减多属可逆性，解除碘对甲状腺激素合成与释放的抑制后，甲状腺功能可恢复正常，或通过代偿作用达到基本正常。以碘化食盐形式摄入安全剂量的碘可引起甲亢，除 Graves 病发病率增加外，其他类型的甲亢，如高功能性甲状腺结节、多发性毒性甲状腺肿等均呈增加趋势，碘化食盐还可使甲亢的病因学类型发生改变。

碘缺乏流行地区补给碘盐后，重度缺碘性甲状腺肿伴结节者似乎特别易于发生毒性结节或毒性甲状腺腺瘤。毒性多结节性甲状腺肿（TMG）的结节形成与功能亢进亦与碘有关，而结节进展为自主功能性则与补给大量碘剂有关。碘甲亢的发病基础是由于结节中产生功能自主性甲状腺滤泡上皮细胞，当此类细胞呈优势生长并增生到一定数量后，可形成结节甚至发展为腺瘤，在碘供给充足条件下，即可引起甲亢。

（五）碘诱发的 Graves 病或 AITD　碘与 AITD 有一定关系。碘可诱导或增强甲状腺滤泡细胞表达 TNF-α 等细胞因子而导致 Graves 病或慢性淋巴细胞性甲状腺炎。碘充足地区的 AITD 发病率明显高于碘缺乏地区，美国马萨诸塞州乌斯特市老年妇女的抗甲状腺微粒体抗体（TMAb，MCA 即 TPOAb）阳性率为 25%（碘充足区），而意大利 Reggio Emilia 市 TPOAb 的阳性率为 1%（缺碘地区）。国内高碘地区的抗 Tg 抗体（TgAb）阳性率为 6.1%，碘充足地区为 3.7%，而且 Graves 病的发病率亦明显高于缺碘地区。地方性甲状腺肿患者在补碘后，甲状腺出现淋巴细胞浸润、自身抗体滴度升高，说明缺碘对 AITD 和 Graves 病是一种"抑制"因素。当患者暴露于充足碘饮食环境中时，许多患者易于发病或使亚临床状态进展为临床状态。全球 50 年来，由于补碘措施的广泛应用，伴随的 AITD 发病率不断攀高，两者有某种密切的病因联系。

Graves 病患者甲状腺 NIS 的表达增加 3~4 倍，慢性淋巴细胞性甲状腺炎患者则表达减少。这些作用可能与 TSH 受体抗体有关。Graves 病患者体内的甲状腺刺激性抗体通过 cAMP 介导，促进 NIS 的表达。Graves 病在治疗过程中，如补充过量碘剂，易导致复发。Solomon 曾于 1973 年和 1987 年两次随访 494 例 Graves 病患者 20 年间的药物、缓解率与碘摄入量之间的关系，缓解率由 1963 年的 60%~80% 降至 13%~20%；20 年后，甲亢的缓解率又回升到 50.6%。同样，手术治疗者在补充碘剂后亦易复发，故提出补碘超过 200μg/d 可增加 AITD 的发病率。碘致 AITD 的机制未明。碘可刺激 B 淋巴细胞产生免疫球蛋白，促进巨噬细胞活性及巨噬细胞和树突样细胞（dendritic cell）的抗原呈递功能。另外，Tg 分子碘化增加也使其自身抗原性加强，在特定条件下，碘还刺激甲状腺滤泡上皮细胞转变为抗原呈递细胞[16,17]。

多种 AITD 患者体内存在 NIS 抗体，其含量在 GD 中高于桥本甲状腺炎，NIS 的抗原表位包括 ExMD-8、-11、-12、-13。从慢性淋巴细胞性甲状腺炎患者血清提取的 IgG 能抑制甲状腺 14%~60% 的摄碘活性。因此，这种抗体在 AITD 患者甲减状态的发生中发挥重要作用。而 Graves 病患者 NIS 表达增加和 NIS 抗体在 Graves 病发病机制中的作用还待进一步探讨。

（六）胺碘酮引起的碘甲亢或碘甲减　胺碘酮（amiodarone）对甲状腺的不良反应与本药的疗效和累积用量有关。胺碘酮含碘丰富，有机碘占分子量的 37.2%，其中的 10% 经脱碘可产生游离碘化物，服用 200~600mg/d 的胺碘酮相当于服碘 75~225mg/d，加上由饮食中摄入的碘，极易致体内碘池的迅速扩大，血浆和尿液的碘浓度可升高 40 倍左右，而甲状腺的碘廓清能力明显下降。

1. **胺碘酮对甲状腺的影响**　见表 2-4-4-3，可归纳为如下数个方面[6]：①抑制 5'-脱碘酶，外周组织中的 T_4 向 T_3 的转化减少，血 T_4 和 rT_3 升高（20%~25%）。应用胺碘酮 1~4 个月后，血 T_4 升高约 40%。②垂体的脱碘酶被抑制，T_4 的转化减少，TSH 升高，这一现象主要发生于胺碘酮治疗后的 1~3 个月内，以后血 TSH 又往往降至正常，但 TSH 对 TRH 的反应性下降。③血 T_3 下降，rT_3 升高。随着疗程的延长，胺碘酮相关性甲状腺功能异常的发生率急剧上升，功能异常程度也逐渐加重。血 rT_3 可作为胺碘酮毒性的监测指标，但要排除甲亢、甲减、手术、糖皮质激素、β 受体阻滞剂等的影响。在多数情况下，rT_3 升高 3~5 倍，提示胺碘酮已达到有效治疗剂量，>5 倍提示已有药物中毒，当然也可监测胺碘酮的血药浓度来协助判断。

2. **胺碘酮相关性甲亢**　可见于甲状腺肿及正常人，其特点是 TRH 兴奋试验无反应，其机制与碘甲亢相似，但亦与甲状腺内碘的自身调节障碍、免疫因子诱导的甲状腺炎有关。

amiodarone 是一种含碘的抗心律失常药物,其化学结构与 T_4 类似,故可干扰甲状腺激素的代谢,引起甲状腺功能紊乱,甲状腺功能变化形成一个从甲减至甲亢的连续谱。胺碘酮所致甲亢(amiodarone-induced thyrotoxicosis,AIT)常常是胺碘酮中的碘所致,相当于临床上的碘相关性甲亢(1 型 AIT);而胺碘酮引起甲状腺炎症和甲状腺激素释放属于破坏性甲状腺炎范畴(2 型 AIT),见表 2-4-4-4。偶尔,有些患者既有碘诱发的碘甲亢特征,又伴有甲状腺毁损性炎症表现(混合型甲状腺病变)。

表 2-4-4-3 胺碘酮对甲状腺功能的影响

指标	胺碘酮治疗时间	
	亚急性(3 个月)	慢性(>3 个月)
T_4	中度增高	升高 40% 或在正常高值范围内
T_3	下降	下降
TSH	暂时性升高(20mU/L 内)	正常(可伴有暂时性升高或降低)
rT_3	升高	升高

表 2-4-4-4 1 型和 2 型胺碘酮相关性甲亢的鉴别

临床资料	1 型	2 型
甲状腺基础疾病	有	无
超声表现	弥漫性或结节性甲状腺肿	正常或轻度甲状腺肿(低回声)
CFDS	血管增多	血管减少
甲状腺 RAIU	低/正常/升高	低/缺乏
MIBI 扫描	正常摄取	缺乏摄取
发病机制	碘诱发的甲亢	毁损性甲状腺炎(暂时性甲亢)
自发性缓解	不能	可能
首选治疗	硫脲类(加用过氯酸钾)	糖皮质激素
甲减并发症	不会	可能

注:个别患者可能为混合型甲状腺病变,即碘诱发的甲亢伴有毁损性甲状腺炎;CFDS:彩色多普勒超声;RAIU:radioiodine uptake,放射性碘摄取

胺碘酮所致甲亢主要见于缺碘人群。病因分为两类,Ⅰ型是碘甲亢,甲状腺激素的合成和分泌增加;Ⅱ型是胺碘酮对甲状腺滤泡的刺激和破坏作用,产生化学性甲状腺炎,使 T_3、T_4 释放入血所致。此类甲亢多为非持久性,用糖皮质激素治疗有效,其病因类同于亚急性甲状腺炎伴甲亢者。如治疗过程中,患者心率增快,心律失常再度出现要考虑胺碘酮性甲亢的可能。两型的鉴别要点是:①Ⅰ型的 ^{131}I 摄取率正常而Ⅱ型被抑制;②Ⅰ型的血 IL-6 正常或轻度升高而Ⅱ型显著升高;③彩色超声示Ⅰ型的甲状腺血流增加而Ⅱ型正常。胺碘酮相关性甲亢常使已有的心脏疾病加重。一般主张用甲巯咪唑加过氯酸钾治疗,^{131}I 治疗无效。

3. 胺碘酮相关性甲减 胺碘酮亦可导致甲减。此与碘的 Wolff-Chaikoff 效应、甲状腺自身抗体、TSH 分泌增多(胺碘酮治疗 3 个月内)、饮食中碘含量过高等因素有关。Drvota 等的研究结果提示,胺碘酮与 $T_3R\alpha$ 结合,在低浓度时,其与 $T_3R\alpha$ 的结合为非竞争性,而在高浓度时,与 T_3 受体的结合为竞争性。在用胺碘酮治疗心律失常时,其浓度多达到竞争性抑制 $T_3R\alpha$ 的水平,这既是胺碘酮抗心律失常的作用机制之一,也是其导致甲减的根本原因[18-20]。甲减多为亚临床型或轻度临床型。血 TSH 升高,TT_4、FT_4 和游离 T_4 指数(FT_4I)下降,T_3 和 FT_3I 亦常降低,过氯酸钾排泌碘试验阳性。

胺碘酮偶尔引起严重的抗利尿激素不适当分泌综合征、急性肝损害或附睾炎[20,21]。

(七)放射性碘诱发的甲状腺炎 放射性碘可引起放射性甲状腺炎,这可能不是碘离子的直接作用,而是放射线对甲状腺组织损伤的结果。胺碘酮可导致亚急性药物损伤性甲状腺炎的发病机制未明,可能与碘过多有某种联系。此外,本药还可引起碘甲亢(见下述)。甲状腺肿患者应用碘剂后可诱发甲状腺炎,伴甲状腺自身抗体滴度升高;缺碘地区居民在补碘后,自身免疫性甲状腺炎的发病率亦明显升高。另外,亚急性甲状腺炎和慢性淋巴细胞性甲状腺炎患者摄入过量碘剂后,可通过甲状腺的 Wolff-Chaikoff 效应导致暂时性甲减。

(八)急慢性重症疾病并发的非甲状腺病态综合征 碘分别占 T_4 和 T_3 分子量的 65% 与 59%。T_4 的主要代谢途径是转化为 T_3 和反 T_3(rT_3)。T_4 和 T_3 的其他脱碘反应都将生成无生物活性产物。参与脱碘反应的酶可分为三类,见表 2-4-4-5。

表 2-4-4-5 碘化甲腺原氨酸脱碘酶比较

项目	1 型(5' 和 5)	2 型(5')	3 型(5)
生理作用	提供血浆 T_3/灭活 T_3 和 T_4/降解 rT_3	提供血浆 T_3/提供细胞内 T_3	灭活 T_3 和 T_4
组织定位	肝/肾/甲状腺/中枢神经/垂体	中枢神经/垂体/脂肪/甲状腺/骨骼肌	中枢神经/胎盘/皮肤
反应底物	$rT_3 \geq T_4 > T_3$	$T_4 \geq rT_3$	$T_3 > T_4$
分子量(单体/Da)	29 000	30 500	31 500
表观解离常数 Km	$\sim 10^{-7}M(rT_3)$	$\sim 10^{-9}M(T_4)$	$\sim 10^{-9}M(T_3)$
脱碘位点	外环和内环	外环	内环
作用部位	碘化半胱氨酸	碘化半胱氨酸	碘化半胱氨酸
动力学机制	间歇性	序贯性	序贯性
PTU 的表观 Ki	$2 \times 10^{-7}M$(敏感)	$4 \times 10^{-3}M$(抵抗)	$10^{-3}M$(抵抗)
对 T_4 的反应性	增加	降低	增加

脱碘酶的调节是多重的、精细的。1型脱碘酶对T₄的表观解离常数 Km 较高，说明在体内存在足量 T₄ 时，此酶未被饱和，对丙硫氧嘧啶（PTU）的抑制作用敏感。此酶活性在甲亢时增高，而在甲亢经治疗或甲减时降低。甲巯咪唑（thiamazole，他巴唑，tapazole）对此酶无作用，故 PTU 为严重甲亢，尤其是甲亢危象时的首选药物。2型脱碘酶主要分布于中枢神经系统中，主要保持组织细胞内 T₃ 的浓度恒定；同时也是腺垂体 TSH 细胞监测 T₃、T₄ 浓度的一种重要机制。3型脱碘酶使 T₃、T₄ 能及时被灭活，可能是使脑或胎儿不会因过量 T₄、T₃ 而受到损伤的一种保护性机制。

正常情况下，40% 的 T₄ 经脱碘生成 T₃，其中约 40% 生成 rT₃。几乎全部的 T₃ 和 rT₃ 是 T₄ 在外周脱碘生成的，甲状腺分泌的 T₃ 和 rT₃ 极微。T₃ 主要经 5-脱碘，而 rT₃ 主要经 5'-脱碘酶作用生成 DIT（T₂）。饥饿、手术应激、应用糖皮质激素、糖尿病、严重感染等都可减弱 1 型脱碘酶的活性。类似的情况尚见于胎儿、新生儿、老年人、营养不良、肝肾功能不全、使用抗甲状腺药物、普萘洛尔、碘剂等，出现非甲状腺性病态综合征。

（九）碘与其他疾病的关系 甲状腺良性毒性腺瘤的发病与碘缺乏和碘过多有关。芬兰、波兰、阿根廷和澳大利亚的资料显示，补充碘剂可使乳头状甲状腺腺癌的发病率升高，但其他甲状腺肿瘤，尤其是其他恶性甲状腺肿瘤与碘是否有关尚有待进一步明确。甲状腺癌细胞的 hNIS 表达明显减少，可能是甲状腺肿瘤细胞中摄碘活性下降的主要原因[22]。临床上一些分化良好和大部分未分化甲状腺癌及其转移灶由于丧失聚碘功能，从而无法进行放射性碘治疗。维甲酸可上调人甲状腺癌细胞中 NIS 的表达，促进甲状腺癌细胞 NIS 的表达将为其核素治疗提供新的机会并增加疗效。碘缺乏可导致乳腺小叶增生，碘（I₂ 优于 I⁻）可缓解纤维囊性乳腺病（fibrocystic breast disease）的病情。碘缺乏除可影响脑发育外，也可导致性腺功能障碍和生殖功能异常。

（十）食盐碘化的地区化和个体化 1990 年，世界儿童委员会（WSC）倡导在世界范围内普及碘化食盐，至 1999 年 4 月，有 75% 的缺碘国家以立法形式碘化食盐，地方性和缺碘性甲状腺疾病迅速减少，有些国家（如秘鲁）已经宣布消灭了碘缺乏病。

补充碘盐的最佳方法是碘化食盐的推广和应用，但经过数十年的观察，也带来了一些新问题，克服和预防碘相关性疾病已成为全球关注的新课题。美国 100 年来的碘与甲状腺疾病的流行病学资料对我国的碘相关性甲状腺疾病的防治有一定的借鉴意义。20 世纪早期，美国的碘缺乏病流行严重，20 年代开始用碘化钠治疗，甲状腺肿发病率从 21% 降至 0.2%，多数居民的碘摄入量超过了有关标准。虽然地方性甲状腺肿已基本消灭，但同时出现了高碘摄入带来的一系列问题。最近 20 年来，美国居民的碘摄入量又明显减少，缺碘和碘过量并存。看来碘的需要量和供给量必须强调人群化与地区化。

滕卫平等对中国 10 个城市甲状腺疾病流行病学调查的结果显示，在 15 181 例社区居民（≥20 岁）人群中，贵阳、南京、武汉、西安四个城市尿碘中位数（MUI）分别为 228、282、207、241μg/L，处于碘超足量状态；北京、成都、广州、济南、上海、沈阳 6 个城市 MUI 分别为 156、184、174、185、169、169μg/L，处于碘充足状态。10 个城市各种甲状腺疾病总的患病率分别为临床甲亢 1.1%、亚临床甲亢 2.6%、临床甲减 0.9%、亚临床甲减 5.6%、TPOAb 阳性率 11.6%、TgAb 阳性率 12.6%、甲状腺肿 2.4%、甲状腺单发结节 11.6%、甲状腺多发结节 7%。

比较碘超足量地区和碘充足地区的甲状腺疾病发病率发现，临床甲亢患病率分别为 1.2% 和 1.0%；亚临床甲亢患病率分别为 1.6% 和 3.2%，临床甲减患病率分别为 2.1% 和 0.8%，亚临床甲减的患病率分别为 8.2% 和 3.8%，TPOAb 阳性率分别为 12.4% 和 11.0%，TgAb 阳性率分别为 13.4% 和 12.0%，甲状腺肿患病率分别为 1.3% 和 4.5%，甲状腺单发结节患病率分别为 9.5% 和 13.3%，甲状腺多发结节的患病率分别为 3.6% 和 9.6%。以上结果表明，碘超足量地区临床甲减、亚临床甲减、TPOAb 和 TgAb 阳性率均高于碘充足地区；而甲状腺肿、甲状腺单发结节及多发结节、亚临床甲亢患病率碘超足量地区均低于碘充足地区。TPOAb 阳性率在临床甲亢（51.5%）、亚临床甲亢（18.3%）、临床甲减（68.3%）、亚临床甲减（29.8%）患者中均显著高于甲功正常者（9.2%）；TPOAb 阳性者临床甲减及亚临床甲减的患病率均显著高于TPOAb 阴性者，患病率分别为 5.4% vs 0.3% 和 14.4% vs 4.4%。因此，我国城市人群碘超足量地区的临床甲减、亚临床甲减和甲状腺自身抗体的患病率显著高于碘充足地区[23-31]。

水果和蔬菜的碘含量较低，但可通过在土壤中加入碘盐（KI 或 KIO₃）使植物（如西红柿）碘化（生物碘化，biofortification of iodine），进食这种新鲜蔬菜或水果达到碘盐补充的目的。

【先天性碘转运障碍】

先天性碘转运障碍是一组遗传因素引起的碘代谢障碍性综合征，临床上主要包括 SLC26A4 基因（编码 pendrin 蛋白）突变所致的 Pendred 综合征和人类 SLC5A5 基因（编码 NIS）突变引起的碘转运障碍综合征。

由于 SLC26A4 基因（编码 pendrin 蛋白）突变所致的 Pendred 综合征（Pendrin syndrome，PS）是引起听力障碍的常见原因。pendrin 蛋白定位于细胞膜上，其功能与细胞质和细胞外液的阴离子交换有关，在内耳中，pendrin 蛋白存在于内淋巴，是听力感觉细胞的调节因子[32,33]。

（一）Pendred 综合征 pendrin 蛋白是阴离子转运体 SLC26 家族成员，介导 Cl⁻、HCO₃⁻、OH⁻、I⁻ 的交换。在甲状腺细胞中，碘和钠在碘-钠同转运体的作用下，将碘离子带入细胞内，而细胞顶部的 pendrin 蛋白又与碘流出而进入滤泡腔有关。在肾脏，pendrin 介导 Cl⁻/HCO₃⁻ 交换，在胰岛，调节 β 细胞和非 α 非 β 细胞之间的阴离子交换。在内耳，调节 Cl⁻/HCO₃⁻ 交换；以上多种功能障碍导致 Pendred 综合征（OMIM 274600）。Pendred 综合征为常染色体隐性遗传性疾病，占遗传性耳聋病因的 4%~10%，于 1896 年首次报道，临床病例主要累及耳和甲状腺，偶尔也波及肾脏。

1. 内耳 SLC26A4 突变 正常情况下，pendrin 维持着内耳淋巴的阴离子平衡与稳定。内耳 SLC26A4 突变（图 2-4-4-4）引起的病变特点是：①内耳淋巴液量增多，导致膜型迷路（membranous labyrinth）与周围的骨性结构增大；②内耳感觉细胞变性；③最终出现严重的感觉神经性耳聋（sensorineural

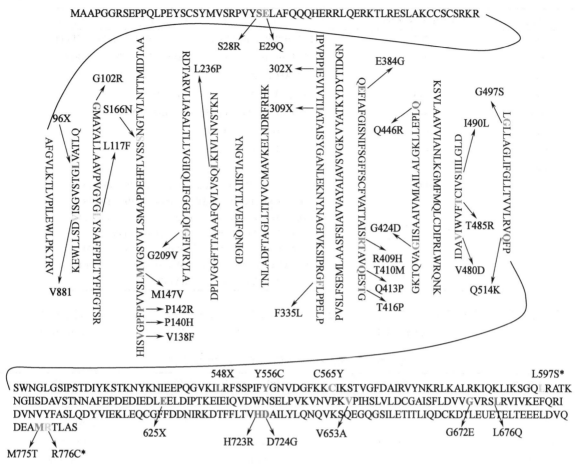

图 2-4-4-4　SLC26A4 突变的功能改变
X 表示突变后导致的不截短，功能丢失

hearing loss, SNHL, 80%)。SNHL 的病变在内耳，表现为前庭水管扩张 (enlarged vestibular aqueduct, EVA) 和 Mondini 畸形 (CT/MRI 可诊断)。

2. 甲状腺 SLC26A4 突变　引起甲状腺肿，甲状腺的碘有机化障碍，伴有甲减，但程度不一，轻者可能缺乏甲状腺肿，严重时甲状腺肿大显著。因为碘的有机化还与碘摄入量、碘通道和碘-钠同转运体功能有关，因而过氯酸钾试验显示部分性碘的有机化缺陷。

3. 肾脏 SLC26A4 突变　因为肾脏的阴离子代谢存在多条通路，pendrin 突变并不影响肾功能，肾脏的酸碱平衡与电解质代谢仍能维持正常。但在应激或其他特殊（如醛固酮类似物治疗、肥胖、高血压等）情况下，可能出现较轻微的酸碱代谢异常。pendrin 蛋白可能含有 15 个跨膜段，pendrin 蛋白的结构见表 2-4-4-6。

表 2-4-4-6　pendrin 蛋白结构

	第一氨基酸序号	序　列
氨基端		
	1	MAAPGGRSEPPQLPEYSCSYMVSRPVYSELAFQQQHERRLQ ERKTLRESLAKCCSCSRKR
S1	61	AFGVLKTLVPILEWLPKYRV
S2	81	KEWLLSDVISGVSTGLVATLQ
S3	102	GMAYALLAAVPVGYGLYSAFFPILTYFIFGTSR
S4	135	HISVGPFPVVSLMVGSVVLSMAPDEHFLVSSSNGTVLNTTMIDTAA
S5	181	RDTARVLIASALTLLVGIIQLIFGGLQIGFIVRYLA
S6	217	DPLVGGFTAAAFQVLVSQLKIVLNVSTKN
S7	247	YNGVLSIIYTLVEIFQNIGD
S8	267	TNLADFTAGLLTIVVCMAVKELNDRFRHK

	第一氨基酸序号	序　列
S9	296	IPVPIPIEVIVTIIATAISYGANLEKNYNAGIVKSIPRGFLPPELP
S10	342	PVSLFSEMLAASFSIAVVAYAIAVSVGKVYATKYDYTIDGN
S11	383	QEFIAFGISNIFSGFFSCFVATTALSRTAVQESTG
S12	418	GKTQVAGIISAAIVMIAILALGKLLEPLQ
S13	447	KSVLAAVVIANLKGMFMQLCDIPRLWRQNK
S14	477	IDAVIWVFTCIVSIILGLD
S15	496	LGLLAGLIFGLLTVVLRVQFP
羧基端	517	SWNGLGSIPSTDIYKSTKNYKNIEEPQGVKILRFSSPIFY GNVDGFKKCIKSTVGFDAIRVYNKRLKALRKIQKLIKS GQLRATKNGIISDAVSTNNAFEPDEDIEDLEELDIPTKEI EIQVDWNSELPVKVNVPKVPIHSLVLDCGAISFLDVVG VRSLRVIVKEFQRIDVNVYFASLQDYVIEKLEQCGFFD DNIRKDTFFLTVHDAILYLQNQVKSQEGQGSILETITLIQD CKDTLELIETELTEEELDVQDEAMRTLAS

　　目前发现了 140 多种 SLC26A4 基因突变类型,突变位点位于编码区、剪接点、外显子 1 的非编码区或 FOXI1 结合转录调节区。约 62% 为错义突变,同一突变通常来源于同一个家系。基因型与表型存在一定联系(见图 2-4-4-4、表 2-4-4-7)。

表 2-4-4-7　SLC26A4 基因突变引起的临床表型

第一作者/年份	突变类型	病理	定位	功能
Dossena/2006	S28R	PS	PMa	摄取 Cl^- 和 I^- ↓
Pera/2008		EVA	细胞内	Cl^-/HCO_3^- 交换 ↓
Pera/2008	E29Q	EVA		摄取 Cl^- 和 I^- ↓
Palos/2008	V88I	EVA/+R409H		无变化
Taylor/2002	FS93>96Xf +C416-1G-Ag	PS	细胞内	甲状腺细胞内碘潴留
Taylor/2002	G102R	PS	ERj	I^- 流出 ↓
Taylor/2002	L117F	EVA	PMj	I^- 流出正常
Pera/2008	V138F	PS	ERj	I^- 流量 ↓
Yoon/2008	P140H	EVA		I^- 和 Cl^- 转运 ↓
Yoon/2008	P142R	EVA	细胞内	Cl^-/HCO_3^- 交换 ↓
Yoon/2008	M147V	EVA	细胞内	Cl^-/HCO_3^- 交换 ↓
Taylor/2002	S166N	EVA	PMd	Cl^-/HCO_3^- 交换正常
Scott/2000	G209V	PS/EVA	PMj	I^- 流量 ↓
Taylor/2002	L236P	PS	ERj	I^- 流量 ↓
Rotman-Pikielny/2002		PS		I^- 和 Cl^- 摄取 ↓
Choi/2008			ERj	
Yoon/2008			细胞内	Cl^-/HCO_3^- 交换 ↓
Gillam/2005		PS/EVA		Cl^-/I^- 交换 ↓
Choi/2008	FS297>302X	PS		I^- 流量 ↓
Gillam/2004	F335L	EVA	PMj	Cl^-/I^- 和 Cl^-/HCO_3^- 交换 ↓
Scott/2000	FS306>309X	PS	细胞内	I^- 流量 ↓
Rotman-Pikielny/2002	E384G	PS		I^- 和 Cl^- 摄取 ↓
Choi/2008			ERj	
Yoon/2008			细胞内	Cl^-/HCO_3^- 交换 ↓
Gillam/2005		EVA		Cl^-/I^- 交换 ↓
Dossena/2005	R409H	PS		I^- 流量 ↓

续表

第一作者/年份	突变类型	病理	定位	功能
Pera/2008			部分 PMa	I⁻和Cl⁻转运↓
Taylor/2002	V88I/R409Hm	EVA		I⁻和Cl⁻转运↓
Pera/2008	T410M	EVA	ERj	I⁻流量↓
Scott/2000	Q413P	PS		I⁻和Cl⁻转运↓
Rotman-Pikielny/2002	T416P	PS	ERj	I⁻和Cl⁻摄取↓
Yoon/2008		EVA	细胞内	Cl⁻/HCO₃⁻交换↓
Pera/2008				Cl⁻/I⁻交换↓
Taylor/2002	G424D	PS		I⁻和Cl⁻转运↓
Scott/2000	Q446R	EVA	ERj	I⁻流量↓
Pera/2008	V480D	EVA		I⁻和Cl⁻摄取↓
Scott/2000	T485R	PS		I⁻和Cl⁻摄取↓
	I490L	EVA		I⁻和Cl⁻摄取↓
	G497S	EVA	细胞内	I⁻和Cl⁻摄取↓
Scott/2000	I490L+G497Sn	EVA		Cl⁻/HCO₃⁻交换↓
Pera/2008		EVA		I⁻和Cl⁻摄取↓
Fugazzola/2007	Q514K	EVA/PS		I⁻和Cl⁻转运↓
Taylor/2002	FS523>548X	PS		I⁻和Cl⁻转运↓
Choi/2008	Y556C	PS	部分 PMj	I⁻流量↓
Choi/2008 Pera/2008	C565Y	EVA	PMj	Cl⁻/I⁻和Cl⁻/HCO₃⁻交换↓
Yoon/2008	E625X	EVA		Cl⁻/I⁻和Cl⁻/HCO₃⁻交换↓
		EVA	细胞内	Cl⁻/HCO₃⁻交换↓
	V653A	EVA		I⁻和Cl⁻摄取↓
Taylor/2002	Mutation			
Gillam/2004	G672E	PS	部分 PMj	I⁻流量↓
Yoon/2008	L676Q	PS	细胞内	I⁻流量↓
Yoon/2008		PS?	细胞内	Cl⁻/HCO₃⁻交换↓
Pera/2008	H723R	PS	细胞内	Cl⁻/HCO₃⁻交换↓
Choi/2008	D724G	EVA		I⁻和Cl⁻转运↓
Pfarr/2006	M775T	EVA	PMj	Cl⁻/I⁻和Cl⁻/HCO₃⁻交换↓

（二）先天性碘转运障碍综合征　先天性碘转运障碍（congenital iodide transport defect）是钠-碘同转运体基因突变引起的一种甲状腺内碘缺乏症，其特点是常染色体隐性遗传性甲减、甲状腺肿、低碘摄取率和唾液碘/血清碘比值降低。

1. 钠-碘同转运体　含碘的 T_3 和 T_4 是促进生长发育和代谢调节的必需激素，甲状腺激素在过滤泡腔中合成，碘摄取依赖于钠-碘同转运体介导的甲状腺碘的摄取和转运，NIS 是一种糖蛋白，能主动同转运 2 个 Na 和 1 个 I；NIS 介导的碘转运依赖于 Na^+-K^+-ATP 酶产生的 Na 电化学梯度。甲状腺、唾液腺、胃黏膜和乳腺表达 NIS。TSH 与碘化物调节 NIS 的专利和转录后活性而浓聚碘。NIS 基因突变引起先天性常染色体隐性遗传性碘转运障碍（图 2-4-4-5），临床表现为甲减、甲状腺肿、碘摄取降低，唾液腺/血浆碘比值降低。另一方面，pendrin 蛋白是一种阴离子转运体，主要在内耳、甲状腺和肾脏表达。SLC26A4 基因突变引起常染色体隐性遗传性 Pendred 综合征，其特点是感觉神经性耳聋、甲状腺肿和碘的有机化缺陷，在甲状腺滤泡细胞中，pendrin 蛋白仅在细胞的顶部表达。

人类 NIS 基因（SLC5A5）位于 19p12-13.2，含 14 个内含子和 15 个外显子；NIS 蛋白约 87kD，含有 3 个与天冬氨酸连接的糖基化位点。除甲状腺外，唾液腺、胃黏膜和乳腺也表达 NIS，其中乳腺 NIS 的功能是浓缩乳汁中的碘化物，确保乳汁的碘含量充足。NIS 高亲和性聚集碘，但许多因素可干扰其与碘的结合与转运。氰化物和过氯酸盐抑制甲状腺碘的聚集，其中过氯酸盐的抑制作用比氰化物强 10～100 倍，故可用于碘甲亢的治疗。过氯酸盐阻滞甲状腺滤泡碘聚集，但对已经结合的碘化物无作用，因此，在碘有机化缺陷的患者中，使用过氯酸盐使非有机化的碘迅速释放，过氯酸盐是食物或空气污染物中的重要分子，NIS 转运过氯酸盐，进入机体的需多组织，乳腺中的过氯酸盐可能引起婴幼儿的甲状腺功能减退。

目前已经发现 12 种 NIS 基因突变类型，其中六种突变（226delH、T354P、G395R、Q267E、G543E 和 V59E）的研究较

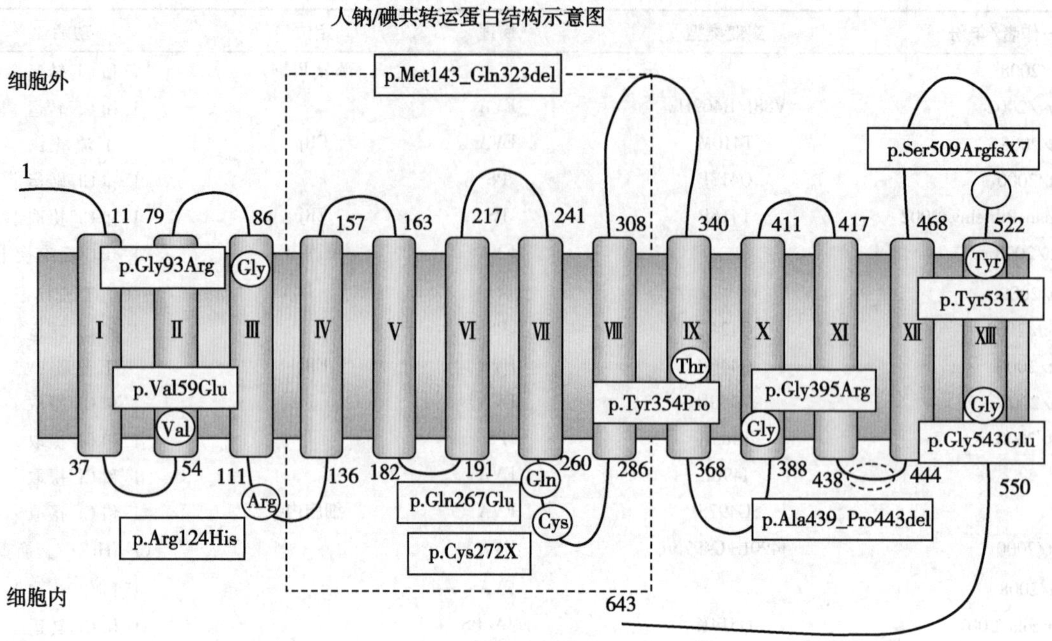

人钠/碘共转运蛋白结构示意图

图 2-4-4-5　人 NIS 蛋白的二级结构与突变位点

多。G543E 突变导致 NIS 分子不成熟,NIS 滞留在细胞内,其他突变引起碘转运功能障碍(表 2-4-4-8)[34-37]。

表 2-4-4-8　NIS 基因突变引起的先天性碘转运障碍

研究者	突变类型	临床表型
Fujiwara1997/Fujiwara1998/Kosugi 1998/Kosugi/1998/Matsuda1997/Tatsumi1998	p. Thr354Pro(T354P)	NIS 无功能 Na⁺ 结合障碍
Pohlenz/1998	p. Gln267Glu(Q267E)	NIS 转换数目减少
Pohlenz/1998	p. Tyr531X(Y531X)	框架移动
	p. Ser509ArgfsX7 (FS515X)	NIS 蛋白被截短
Pohlenz/1997	p. Cys272X(C272X)	NIS 蛋白短
Kosugi/1998	p. Gly93Arg(G93R)	NIS 无功能
Kosugi/1998	p. Gly543Glu(G543E)	NIS 无功能
Kosugi/1999	p. Gly395Arg(G395R)	Na⁺/I⁻ 偶联缺陷
Fujiwara/2000	p. Val59Glu(V59E)	NIS 无功能
Kosugi/2002	p. Met143-ln323del (DelM143-Q323)	NIS 无功能
Tonacchera/2003	p. Ala439-ro443del(DelA439-P443)	NIS 无功能
Szinnai/2006	p. Arg124His(R124H)	NIS 无功能

2. 其他先天性碘转运障碍　甲状腺过氧化物酶(TPO)、TSH-β 或 PIT1 基因突变亦可引起先天性碘转运障碍综合征,但临床上罕见。

SBP2 基因定位于第 9 号染色体,含 17 个外显子,编码的蛋白含 854 个氨基酸残基,多种组织表达 SBP2mRNA,亦睾丸的表达量最高。SBP2 有数种异构体。首先发现 SBP2 突变的家系来源于沙特阿拉伯的 Bedouin 家族,7 个成员中有 3 个患者需要使用大剂量 L-T₄ 替代治疗,但仍不能抑制 TSH 分泌,其缺陷在于碘化酪氨酸(iodothyronine)代谢障碍,皮肤成纤维细胞的 D2 型脱碘酶活性缺乏,而该酶的 mRNA 含量正常,为 SBP2 突变引起的含硒酶(selenoenzyme)合成缺陷。SBP2 参与含硒酶的合成,SBP2 缺乏者的血清硒、硒蛋白降低,引起先天性甲减、精子生成障碍和无精子症、肌萎缩和皮肤免疫缺陷性病变。补充硒代甲硫氨酸(含硒 400μg/d)可升高血清硒水平,部分恢复甲状腺功能。L-T₄ 能抑制血清 TSH 水平,促进生长发育。文献报道的 SBP2 突变病例见表 2-4-4-9。

表 2-4-4-9　文献报道的 SBP2 突变病例

家系	SBP2 基因	SBP2 蛋白
A	R540Q(纯合子)	突变蛋白
B	K438X/IVS8ds+29G->A	肽链缩短/C 端缺失
C	R128X(纯合子)	小的 SBP2 蛋白异构体
巴西	120X/R770X	小的 SBP2 异构体/C 端异常
英国 1	c. 668delT fs223255X	肽链缩短/小的 SBP2 异构体
	内含子 6-155del C	剪接异常 C 端缺失
英国 2	C691R/?(内含子 SNP) 缺失 2~4 或 3 和 4 外显子	蛋白酶体降解增强/小的 SBP2 异构体

Abraham 等比较了 12 个 RCT 研究结果,发现高剂量抗甲状腺药物治疗过程中加 L-T₄(阻滞-替代治疗)方案的复发率与低剂量方案相似,但皮疹发生率和副作用更高更严重(表 2-4-4-10)[38,39]。

表2-4-4-10 高剂量与低剂量抗甲状腺药物疗效比较

研究者	高剂量※	病例数	复发（%）		皮疹		因副作用停药	
			高剂量	低剂量	高剂量	低剂量	高剂量	低剂量
Benker 等	MMI40mg	291	54%	58%	7%	6%	13%	7%
Edmonds 等	CBZ60mg	70	50%	67%	14%	11%	16%	13%
Goni Iriarte 等	CBZ30mg	63	61%	63%				
Grebe1 等	CBZ100mg	25	66%	94%	29%	0%	41%	0.5%
Jorde 等	MMI60mg	41	58%	77%	21%	7%	31%	15%
Leclere 等	CBZ60mg	196	40%	47%	6%	0.8%		
Lucas 等	CBZ60mg	60	67%	60%				
McIver 等	CBZ40mg	30	61%	47%				
Nedreb 等	CBZ40mg	189	48%	45%	10%	9%		
Rittmaster 等	MMI30mg	145	58%	59%				
Tuncel 等	PTU/MMI	73	15%	18%				
Wilson 等	CBZ60mg	63	36%	57%	18%	7%		
总数		1246	51%b	54%	9.8%	5.8%	16%	9%

注：※：高剂量抗甲状腺药物治疗过程中加 L-T$_4$（阻滞-替代治疗）；CBZ：卡比马唑；MMI：甲巯咪唑；PTU：丙硫氧嘧啶

（刘耀辉　袁凌青）

第5节　干扰素与甲状腺疾病

自身免疫性甲状腺病（AITD）是由于遗传因素、表观遗传因素和环境因素共同作用引起的甲状腺疾病群，其中环境因素包括碘剂、吸烟、药物、妊娠、感染和应激等。本节重点讨论丙型肝炎病毒（HCV）和干扰素-α（IFN-α）引起的AITD。

【丙型肝炎与自身免疫性甲状腺病】

感染是引起 AITD 的重要因素[1-4]，重要的感染微生物有耶尔森肠菌、柯萨奇病毒、反转录病毒、幽门螺杆菌和疏螺杆菌（Borrelia）等[5-17]，其中以丙型肝炎病毒与 AITD 的关系最密切[18-22]，10%的丙型肝炎患者抗甲状腺抗体阳性或伴有明显的临床甲状腺炎表现。

丙型肝炎引起 AITD 的发病机制有两种发病机制学说，一是分子模拟学说[23]，由于某些微生物蛋白（如耶尔森肠菌、柯萨奇病毒、疏螺杆菌）与甲状腺抗原的分子序列相似，通过交叉免疫反应而诱发甲状腺自身免疫性病变[24,25]，但尚未被完全证实。提出旁观者激活假说的依据是某些组织在受到病毒感染后，可诱导局部炎症，释放细胞因子，低度炎症引起自身反应性 T 细胞活化，而 T$_{reg}$ 细胞被抑制，进而导致甲状腺组织自身免疫性炎症性病变[26,27]，HCV 可直接感染甲状腺组织，促进促炎症因子分泌，造成自身免疫性甲状腺炎。最近在甲状腺滤泡中找到了丙型肝炎（HCV）病毒体[28]，HCV E2 蛋白可诱导细胞凋亡[29,30]，上调促炎症因子 IL-8 表达。因此，即使病毒没有感染甲状腺组织，因为甲状腺组织表达 HCV 受体 CD81，仍可通过 HCV 包被蛋白本身或通过激活甲状腺的细胞因子分泌而引起甲状腺病变和甲状腺功能紊乱[31]。

【干扰素与自身免疫性甲状腺病】

IFN-α 是治疗感染性疾病或肿瘤的有效药物。IFN-α 与干扰素受体结合，激活多种信号途径如 JAK-STAT 和 MAPK，引起靶蛋白表达，介导免疫反应和抗肿瘤效应。IFN-α 治疗慢性丙型肝炎具有良好效果，与利巴韦林（ribavirin）合用的肝炎缓解率在 50%以上[32]。但是，IFN-α 治疗也常引起多种不良反应，其中最常见（20%~40%）的副作用是甲状腺炎，称为 IFN-α 所致的甲状腺炎（IFN-α-induced thyroiditis，IIT）。

（一）干扰素引起的甲状腺炎　IIT 可分为自身免疫性（autoimmune IIT）和非自身免疫性（non-autoimmune IIT）两

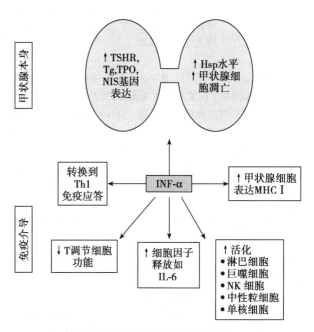

图2-4-5-1　IFN-α 的免疫作用

IFNα 的免疫作用包括：①激活免疫细胞；②激活 Th1 免疫反应途径；③T$_{reg}$ 细胞功能降低；④细胞因子释放和 I 类 MHC 表达。IFN-α 的直接毒性作用包括：①上调甲状腺特异性抗原（TSHR、Tg、TPO、NIS）表达；②诱导热休克蛋白（Hsp）表达；③诱导甲状腺细胞死亡。上述作用的综合效应是引起甲状腺自身抗原释放，通过 T 细胞的介导诱导自身免疫反应类[33]。自身免疫性 IIT 表现为 Graves 病或 Hashimoto 甲状腺炎,抗甲状腺抗体阳性而无临床症状者称为亚临床自身免疫性 IIT,重者的表现与一般 GD 或 Hashimoto 甲状腺炎相同。非自身免疫性 IIT 属于一种破坏性甲状腺炎,亦可无症状或有甲减表现。临床上以 Hashimoto 甲状腺炎最常见[34-36],这些患者通常在使用 IFN-α 前存在抗甲状腺抗体,TPOAb 升高预测自身免疫性 IIT 的敏感度 67%。Graves 病是自身免疫性 IIT 的另一种表现,停用 IFN-α 后,病情不能自动缓解[37,38]。亚临床 AITD 的发病率 10%~40%[39]。非自身免疫性 IIT 约

占 IIT 的 50%,破坏性甲状腺炎早期有轻度甲亢表现,继而进展为临床型甲减或在停用 IFN-α 后逐渐康复,TSH 受体抗体(TRAb)阴性,甲状腺摄取碘功能降低。在接受 IFN-α 治疗后,病情复发并可演变为自身免疫性 IIT。

（二）IFN-α 所致的甲状腺炎发病机制 IIT 的发病机制未明。IFN-α 是一种免疫反应因子,可诱发免疫反应,但 IFN-α 为什么特别容易引起甲状腺自身免疫反应的原因不明。IIT 的发病机制包括 IFN-α 的免疫作用和 IFN-α 的甲状腺毒性作用两个方面(图 2-4-5-1 和图 2-4-5-2)。

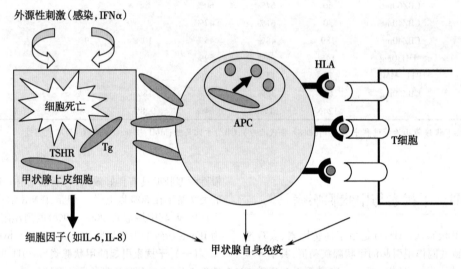

图 2-4-5-2 自身免疫性甲状腺病发病机制

遗传易感个体在使用 IFN-α 后,HCV 感染与 IFN-α 治疗引起甲状腺分泌细胞因子,导致甲状腺细胞死亡,甲状腺抗原释放,抗原呈递细胞(APC)与抗原反应,通过 T 细胞诱发自身免疫性甲状腺炎

1. IFN-α 的免疫作用 IFN-α 与其受体结合,激活 JAK-STAT 信号途径和干扰素刺激性基因如细胞因子基因和黏附分子基因[40,41],发生自身免疫反应。IFN-α 增加甲状腺 I 类 MHC 抗原表达,出现 Th1 免疫反应,而分泌的干扰素-γ 和 IL-2 强化淋巴细胞和自然杀伤细胞功能,被激活的中性粒细胞和单核细胞释放细胞因子(如 IL-6),T_reg 细胞功能被抑制。

2. IFN-α 的甲状腺毒性作用 IFN-α 对甲状腺有特殊作用,外源性 IFN-α 直接促进 TSHR、Tg、TPO 和 NIS 表达[42],应用后期则抑制 Tg、TPO 和 NIS 表达。IFN-α 对甲状腺组织的突出作用是导致细胞死亡而非凋亡[43],因此,除了 IFN-α 引起的免疫反应机制外,IFN-α 的毒性作用也是导致甲状腺病变的重要原因。

【IFN-α 所致的甲状腺炎诊断】

所有丙型肝炎和接受 IFN-α 治疗的患者均需要测定血清 TSH 和甲状腺抗体。抗体阳性者应视为 AITD 的高危对象。如果 TSH 正常而抗体阴性,一般可每 3 个月监测 1 次,直到完成 IFN-α 治疗,血清 CXCL10 降低与 IIT 有关,可预测 AITD 风险。如果治疗过程中出现抗体阳性,可继续治疗,但需要更加密切观察抗体和 TSH 的动态变化。如果并发甲亢,需要鉴别其病因(GD 与破坏性甲状腺炎甲亢期),TSH 受体抗体(TRAb)、TPOAb 和 TgAb 测定有助于鉴别;如果抗体阴性,[123]I 摄取率测定和扫描可鉴别甲亢的病因。甲减患者应

常规测定 TSH、T_4、T_3、TPOAb 和 TgAb。

【IFN-α 所致的甲状腺炎治疗】

破坏性甲状腺炎伴甲亢患者给予 β 受体阻滞剂和糖皮质激素治疗,追踪甲状腺功能变化,但丙型肝炎患者应慎重使用或禁用糖皮质激素。如果甲亢病情严重,应停用 IFN-α。Graves 病患者给予 β 受体阻滞剂,慎重使用甲巯咪唑,禁用硫氧嘧啶类抗甲状腺药物;当条件成熟后,立即行放射性碘治疗或手术治疗。

甲减患者应用甲状腺激素替代治疗,一般不必停用 IFN-α,但需要密切观察甲状腺功能变化。

（喻文强 秦爱平）

第6节 非毒性甲状腺肿

甲状腺肿(nontoxic goiter)是指甲状腺体积大于 18ml(女性)或 25ml(男性)的一种病理现象,非毒性甲状腺肿(nontoxic goiter)又称为单纯性甲状腺肿(simple goiter),系由于甲状腺的非炎症非肿瘤性原因阻碍甲状腺激素合成而导致的代偿性甲状腺肿大。通常情况下,患者既无甲亢又无甲减表现。甲状腺呈弥漫性或多结节性肿大,女性多见。可呈地方性或散发分布,因缺碘所致者称为地方性甲状腺肿(endemic goiter);目前全球约有 10 亿人生活在碘缺乏地区,在实行食

盐碘化前,我国的病区人口超过 3.7 亿,占世界缺碘地区总人口的 37.4%,约有 3500 万人患地方性甲状腺肿。主要因先天性甲状腺激素合成障碍或致甲状腺肿物质等引起者称为散发性甲状腺肿(sporadic goiter),多发生于青春期、妊娠期、哺乳期和绝经期。

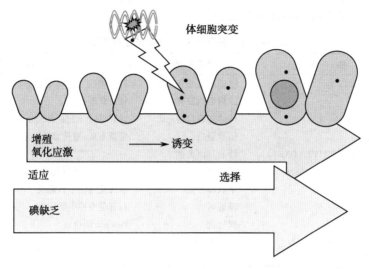

图 2-4-6-1 结节性甲状腺肿形成模型

结节性甲状腺肿的形态、病因和功能各不相同,遗传因素和碘缺乏是
引起甲状腺肿的主要原因;诱变环境使细胞增殖,而自由基诱发甲状
腺细胞体细胞突变,当遗传性缺陷不能被及时修复时,增殖的细胞因
选择优势而引起肿瘤

表 2-4-6-1 非毒性甲状腺肿分类

非毒性弥漫性甲状腺肿
地方性(缺碘/碘过多/致甲状腺肿物质所致)
散发性
先天性甲状腺激素合成缺陷
化学物质(如锂盐/硫氰酸盐/对氨水杨酸盐等)
缺碘
代偿性(如甲状腺次全切除后/先天性一叶甲状腺缺失等)
非毒性结节性甲状腺肿
病程较长的非毒性弥漫性甲状腺肿
单结节甲状腺肿
多结节甲状腺肿
功能性甲状腺肿(毒性结节性甲状腺肿除外)
非功能性甲状腺肿

1. 碘缺乏　正常成人(包括青春期)每日需碘约 $100\mu g$,$1\sim10$ 岁小儿 $60\sim100\mu g/d$,婴幼儿 $35\sim40\mu g/d$。碘缺乏是非毒性甲状腺肿的主要原因,但其他环境因素和遗传因素也同样重要,而且各因素对甲状腺肿的影响有协同作用,其依据是:①非毒性甲状腺肿常呈家族性发病;②纯合子的非毒性甲状腺肿一致率明显高于杂合子;③地方性非毒性甲状腺肿的男:女比率为 $1:1$,而散发性甲状腺肿为 $1:(7\sim9)$;④经强化补碘预防后,流行区的非毒性甲状腺肿并不完全消除。孕妇缺碘引起胎儿碘供应不足,导致克汀病(cretinism),表现为胎儿脑发育障碍、短肢畸形、聋哑与胎儿痉挛。

碘化食盐可以预防部分甲状腺肿的事实证明,缺碘是引起甲状腺肿的重要原因,但非唯一因素,因为碘化食盐不能

【病因】

(一)碘缺乏/碘过多/硒缺乏 非毒性甲状腺肿是甲状腺滤泡对所有损害甲状腺激素合成因素的一种适应性反应(adaptive response),可分为非毒性弥漫性甲状腺肿和非毒性结节性甲状腺肿两类,其病因见表 2-4-6-1 和图 2-4-6-1。

预防多数甲状腺肿的发生,而且不是所有缺碘者均引起甲状腺肿,一些严重缺碘的地区并无甲状腺肿流行;另一方面,地方性甲状腺肿亦见于非缺碘的国家或地区,有时还见于高碘地区。地方性甲状腺肿多见于离海洋远、海拔较高的地区,如喜马拉雅山、阿尔卑斯山、安第斯山等,这些地区的土壤、水源、食物中含碘甚少;我国主要见于西南、西北、华北等地区。缺碘时,甲状腺不能合成足够的甲状腺激素,引起垂体 TSH 的代偿性分泌增加,血 TSH 升高,刺激甲状腺增生肥大。如在青春期、妊娠期、哺乳期、寒冷、感染、创伤和精神刺激时,由于机体对甲状腺激素的需要量增多,可诱发或加重甲状腺肿(缺碘性甲状腺肿,iodine-deficiency goiter)[1]。

2. 碘过多　是引起甲状腺肿的少见原因,亦可呈地方性或散发性分布。我国河北及山东部分沿海地区发现常年饮用含高碘的水致甲状腺肿,其发生机制为碘摄食过多,TPO 的功能基因可能过多被占用,影响了酪氨酸碘化,碘的有机化过程受阻,甲状腺呈代偿性肿大(高碘性甲状腺肿,hyperiodine goiter)。使用含碘药物,如慢性支气管炎者长期服用含碘的祛痰药物、结膜下注射碘化钠、碘油椎管造影均可引起甲状腺肿。妊娠期应用碘剂可形成胎儿先天性甲状腺肿。大多数成年的碘适应能力很强,$\leqslant 1mg/d$ 的碘不至于引起异常;但少数(尤其是以前发生过碘缺乏者)可出现碘甲亢(碘中毒现象,Job-Basedon phenomenon),或因过量碘抑制碘的摄入和甲状腺激素合成(Wolff-Chaikoff 现象)。因此,碘过多既可引起甲亢也可导致甲减。

3. 硒缺乏　除碘外,硒也是甲状腺激素合成的必需原料。三种脱碘酶都需要硒的参与才能维持脱碘酶正常功能。

因而硒缺乏可影响机体的生长发育和许多物质的代谢。此外,硒代半胱氨酸(selenocysteine)存在于脱碘酶的酶活性中心,其作用是保护甲状腺不受自由基的损伤,因此硒缺乏加重碘缺乏。食物中的硫氰酸盐(thiocyanate)、异黄酮(isoflavone)或某些草药亦可引起硒缺乏[2]。

(二)其他致甲状腺肿因素

1. 遗传因素 家族性甲状腺肿属于常染色体隐性遗传,致病原因是酶的遗传性缺陷,造成甲状腺激素合成障碍。这些因素包括甲状腺内的碘转运障碍、过氧化物酶活性缺乏、碘化酪氨酸偶联障碍、Tg功能异常、Tg水解障碍、脱碘酶缺乏等,这些因素导致甲状腺肿,部分患者发生甲状腺功能减退(克汀病),其中先天性甲状腺功能减退伴神经性耳聋称为Pendred综合征。先天性甲状腺疾病的遗传病因很多,常见者见表2-4-6-2[3]。

表2-4-6-2 先天性甲状腺病的遗传病因

表型特征	基 因	蛋白功能	相 关 疾 病
甲状腺发育不良	T1TF1/NKX2.1	滤泡和C细胞发育	舞蹈病/手足徐动症/呼吸窘迫综合征/肺疾病
	PAX8	滤泡细胞发育	肾发育不全
	T1TF2/FOXE1	前体细胞移行	唇裂/鼻孔闭锁/会厌分叉/毛发分叉(Bamforth综合征)
抵抗综合征	GNAS1	信号蛋白	营养不良(遗传性Albright综合征)
	T1TF1/PAX8/T1TF2/FOXE1	特异基因表达	—
	TPO	碘有机化	自身免疫性甲状腺炎
	Tg	甲状腺分化	自身免疫性甲状腺炎
	NIS	碘转运	自身免疫性甲状腺炎
	PDS	碘转运	Pendred综合征
	DUOX1/THOX1/DUOX2/THOX2/DEHAL1	生成H_2O_2	

虽然碘缺乏是地方性甲状腺肿的最主要病因,但居住于碘缺乏地区的人群可不发生甲状腺肿,说明另有原因。文献报道,在地方性甲状腺肿者发现Tg基因缺失或点突变,前者可导致先天性甲状腺肿;后者的突变点在cDNA的2610位,其鸟嘌呤(G)被胸腺嘧啶(T)替代,导致谷氨酰胺(glutamine)转变为组氨酸(histidine)。NIS基因突变致甲状腺不能浓聚碘,虽然外源性碘供应充足,但因T_3、T_4合成不足亦致甲状腺肿。此外,甲状腺过氧化物酶(TPO)基因、pendrin基因、TSH受体基因变异也与非毒性甲状腺肿有关。非毒性甲状腺肿多见于女性,女性与男性之比为(7~9):1。本病常发生于青春期和妊娠期,这些因素在病因学上的意义尚不十分明确。

2. 自身免疫因素 甲状腺刺激生长免疫球蛋白(TGI)仅促进甲状腺细胞生长,不刺激腺苷酸环化酶活性,所以仅有甲状腺肿而无甲状腺功能亢进。

3. 促甲状腺生长因子 现已发现多种促甲状腺生长因子。

(1) TSH:长期以来,TSH被认为是刺激甲状腺肿的重要激素,但是非毒性甲状腺肿患者的血TSH是正常的。一种可能是血TSH确实升高,但因变化的幅度小,不能被测出,或者疾病的某一阶段引起了TSH分泌增多,但当致甲状腺肿的因素去除后,TSH已转为正常,并仍有维持甲状腺肿作用。

(2) 生长因子:许多生长因子(如EGF、IGF、IGFBP、TGF、FGF、PG、VIP等)可促进甲状腺的生长与增殖,这些生长因子通过非TSH依赖性途径引起甲状腺肿。

(3) 血管生成因子:在甲状腺肿的形成与发展过程中,新生血管生成起了关键作用,如VEGF、血管生成素(angiopoietin)1和2、肝细胞生长因子、内皮素等的表达异常可导致甲状腺肿。

4. 致甲状腺肿物质 除碘缺乏外,其他环境因素可能很多。最值得进一步研究的是致甲状腺肿物质(goitrogens,goitrin)、过氯酸盐和内分泌干扰剂(endocrine disruptor)。

(1) 致甲状腺肿物质:干扰甲状腺激素合成的物质都可导致甲状腺肿,发生甲减或亚临床甲减,如天然的物质有卷心菜、大白菜类、大豆(不包括已煮过的豆奶)、亚麻苦苷(含在木薯内的一种糖苷)等。化学物质类有碘(如造影剂)、过氯酸、硫氰酸、钴、砷酸盐和锂盐等。药物有苯甲酸、胺碘酮、氨基水杨酸类、抗甲状腺药物(丙硫氧嘧啶,甲巯咪唑)等。确定是食物引起的甲减或甲状腺肿较困难,因可能不是直接摄入,一些化学物质可能经污染的水源(地下水)进入体内,也可能是环境和免疫两种因素联合作用所致。卷心菜、黄豆、白菜、萝卜、坚果、木薯、小米及含钙过多(如牛奶)或含氟过多的饮水因含有硫脲类致甲状腺肿物质或某些阻抑甲状腺激素合成的物质而引起甲状腺肿。

(2) 过氯酸盐:食物或水源中的过氯酸盐是NIS的竞争性抑制剂,具有甲状腺毒性,干扰甲状腺摄碘功能。乳腺可表达NIS,因此碘可自乳汁进入婴儿体内。环境中的过氯酸盐(perchlorate)对儿童甲状腺的影响最大,常是导致甲状腺肿或甲减的重要原因。

(3) 内分泌干扰剂:内分泌干扰剂是指凡能干扰激素合成、分泌、血液浓度和生物学作用的人工合成化合物。内分泌干扰剂主要影响性腺和甲状腺功能。甲状腺干扰剂(thyroid-disrupting chemical)多氯联苯化合物(polychlorinated biphenyl)、溴化灭火剂(brominated flame-retardant)、含硫有机物(包括硫氰化物、异硫氰化物、二硫化物)、类黄酮、多羟基酚和酚的衍生物、苯二甲酸酯、羟基吡啶和过氯酸盐可通过干扰甲状腺激素受体转录活性而损害甲状腺功能和中枢神经发育。

5. 药物 如硫脲类、磺胺类、对氨水杨酸、保泰松、过氯酸盐、秋水仙碱、锂盐、钴盐及高氯酸盐等可抑制碘离子的浓集或碘离子有机化;间苯二酚和碳酸锂也有致甲状腺肿作用。大量碘化物可抑制甲状腺激素的合成和释放,从而引起甲状腺肿。有些致甲状腺肿的作用尚不十分清楚。

6. 吸烟和感染 也有一定的致甲状腺肿、致突眼和致甲状腺结节作用,吸烟者发生甲状腺肿、突眼和甲状腺结节的风险明显高于一般人群。

【病理】

（一）非毒性甲状腺肿 非毒性甲状腺肿以甲状腺腺泡增生-复原-增生为特征。在甲状腺肿早期,即可见到甲状腺腺泡结构和功能的微不均一性,表现为不同腺泡的 NIS 表达水平相差悬殊,一些腺泡对^{131}I 有抵抗(不摄碘),而另一些腺泡存在功能自主性(摄碘增多);不同腺泡对 TSH、生长因子和血管生成因子的反应性也不同,因而最终形成甲状腺和甲状腺结节。多克隆性是指组织的增殖来源于多个细胞,而单克隆性是指组织的增殖或肿瘤来源于单个细胞。多结节性甲状腺肿可以是单克隆性的,也可以是多克隆性的,因此常常两者合并存在。正常情况下,机体对甲状腺激素的需要量有周期性变化。当需要量增加时,滤泡呈增生性改变,上皮呈柱状、胶质减少、滤泡密集;当甲状腺激素需要量趋于缓和时,滤泡上皮变为立方状,滤泡腔扩大,胶质增多;这在青春期、妊娠期、哺乳期尤为明显。缺碘时,这种增生-复原变化幅度变大,严重而长期缺碘导致甲状腺过度增生。

（二）弥漫性/结节性/地方性甲状腺肿 甲状腺肿发生的基本病理机制是 TSH 及其他致甲状腺增生的因子对甲状腺滤泡上皮细胞的促生长作用。早期的甲状腺肿呈均匀而弥漫的腺细胞肥大和增生,血管显著增多,重量增加(60~1000g)。当病灶持续存在或反复恶化及缓解时,甲状腺因不规则增生,不仅体积增大,且伴有大小不等、质地不一的结节;至后期,部分腺体可发生坏死、出血、囊性变、纤维化或钙化。此时,病灶部位的胶体或细胞数多少决定其外观。单个或多个囊变区含有胶体或棕色液体,提示曾有出血。切面有结节状、纤维样变、出血和钙化等多种病灶。甲状腺结构和功能的异质性和一定程度上的功能自主性是本病后期的主要病理特征。

1. 弥漫性甲状腺肿 甲状腺肿的组织形态基本一致,主要见于 Graves 病、青春期甲状腺肿和慢性淋巴细胞性甲状腺炎。

2. 结节性甲状腺肿 在已形成的甲状腺肿组织中,组织形态的变化并非一致。有的区域可能对 TSH 敏感,过度增生;有的区域对 TSH 不敏感,过度退变复原。随着缺碘时间的延长,过度增生或过度退变的区域逐渐扩大,形成单个或多个结节。以增生的滤泡上皮和小滤泡组成的结节称为早期增生性结节;以滤泡扩大、胶质充盈为主者称作早期胶质潴留性结节。结节的形成和演变经历了三个阶段:微小结节、成熟结节和继发性病变结节进一步扩大或融合,形成触诊时可以摸到或肉眼可以看到的结节。结节大小不一,2/3 在 100g 以下,1/3 在 40g 以下,严重者 500~2000g。从组织学上看,结节仍可分为增生性结节(腺瘤样结节)和胶质潴留性结节两种,前者多见于重度缺碘地区,而后者多见于较轻的流行病区。

3. 地方性甲状腺肿 有的结节有继发性坏死、液化、变

性而形成囊性变或囊肿。也可发生纤维组织增生,形成瘢痕,钙盐沉积甚至骨化。有的增生性结节演变成腺瘤。根据地方性甲状腺肿的病理改变,增生性结节分为六种类型:①胚胎型结节(或腺瘤);②胎儿型结节(或腺瘤);③单纯性结节(滤泡型结节);④嗜酸细胞结节;⑤透明细胞结节;⑥乳头状腺瘤样结节。腺瘤样增生结节有可能进展为甲状腺癌(多为滤泡癌,也可为乳头状癌、隐匿性癌或未分化癌);结节性甲状腺肿可并发甲状腺炎(以慢性淋巴细胞性甲状腺炎多见);有的结节由于反复增生,最终失去了对 TSH 的依赖性,形成"自主功能性结节"(毒性甲状腺结节)。

【发病机制】

（一）TSH 刺激的甲状腺增生 某些因素造成甲状腺激素合成和分泌减少,继而 TSH 分泌增多,刺激甲状腺生长和甲状腺激素合成,最终甲状腺肿大。因此,非毒性甲状腺肿与具有甲状腺肿的甲减仅是程度上的不同,致病因素是一样的。例如,碘缺乏或给予锂盐后,一些患者可发生甲状腺肿,其甲状腺功能正常或减退;当补充碘或撤除锂盐后,甲状腺肿缩小。大多数非毒性甲状腺肿患者不存在外源性致甲状腺肿因素,其病因为内源性的,部分病因是先天性的,甲状腺激素合成异常与甲状腺肿大性甲减的病因十分相似。

但是,临床发现大多数非毒性甲状腺肿患者的血清 TSH 并不增高。当给予抑制剂量的甲状腺激素后,甲状腺肿缩小,说明 TSH 对甲状腺肿的发生和维持确有作用。对这种矛盾现象有三种推测:①存在某些使甲状腺碘利用障碍的因素,即使 TSH 正常,甲状腺肿仍可在其刺激下发生。对此观点最有力支持的动物实验是切除大鼠垂体后,观察其甲状腺重量对标准剂量外源性 TSH 的反应。结果显示,凡实验前存在碘耗竭的甲状腺,给予 TSH 后甲状腺增生显著。②血清 TSH 仅轻微增加,只是所使用的放射性免疫荧光测定方法难以检测出来。③检测患者血清 TSH 时,甲状腺已经形成,当初造成甲状腺肿的高浓度 TSH 已不再存在,此时降至正常的 TSH 即可维持甲状腺肿。

（二）多种因素导致的甲状腺肿

1. 多结节性甲状腺肿 随着病程的延长和病灶反复恶化和缓解,至后期形成非毒性结节性甲状腺肿(nontoxic nodular goiter,NNG)。这种甲状腺肿具有解剖结构和功能上的不均一性,且倾向于发生功能自主性。

（1）长期 TSH 刺激与复原:长期的 TSH 刺激与复原反复循环,造成多结节性甲状腺肿,同时也导致某些增生区域的功能自主性,以及局部出血、坏死、纤维化及钙化,加重结构和功能上的不均一性。

（2）甲状腺结节解剖和功能的不均一性:疾病开始时甲状腺内已经存在微观解剖和功能上不均一性的基础,甲状腺异质性和微循环变异可能与甲状腺滤泡细胞克隆差异有关,多结节性甲状腺肿的同一部位既有单克隆又有多克隆细胞生长。

（3）甲状腺生长刺激免疫球蛋白:一些患者存在甲状腺生长刺激免疫球蛋白(TGI)。TGI 是 TSH 受体多克隆抗体中的一种,与 TSH 受体结合,仅促进甲状腺细胞肥大,而不促进甲状腺激素的合成和释放,因此无甲亢。这种自身免疫机制

所致的非毒性甲状腺肿患者及其亲属易患其他自身免疫性疾病。除 TSH 外,如 IGF-1、EGF 和 IGFBP 亦有致甲状腺肿作用。

(4)抗半乳糖抗体:抗半乳糖抗体是一种人类多克隆抗体,约占循环 IgG 的 1%,能特异性地与 α-Gal 抗原决定簇反应,在地方性和散发性甲状腺肿发病机制中起了一定作用[4]。抗 Gal 抗体可模拟 TSH 效应,促进甲状腺细胞合成 cAMP,细胞增殖增加,但此作用仅限于 Graves 病。一些细胞因子(如 IGF-1 和 EGF 等)在非毒性甲状腺肿的发病机制中起了作用,NNG 患者甲状腺细胞的 IGF-1 和 EGF 增高,这两种因子是甲状腺最具潜能的局部生长因子。

2. 碘缺乏性甲状腺肿 甲状腺对缺碘有适应代偿反应,碘摄入不足形成的甲状腺肿实际上是代偿适应的结果。适当降低母亲血 TSH 的诊断阈值可明显减少先天性甲减的发生率,而甲状腺本身的碘化功能缺陷是导致甲状腺激素生成缺陷的常见原因。此外,碘用量过度对心血管有不利影响[5]。

(1)摄碘增强:血碘下降,24 小时摄碘率升高。严重缺碘患者的甲状腺滤泡上皮细胞内无机碘亦下降。摄碘率升高不仅见于地方性甲状腺肿和地方性呆小病患者,缺碘流行区的"正常人"的摄碘率也升高。

(2)酪氨酸碘化增强:碘的有机化过程增强使单碘酪氨酸(MIT)合成增多,而二碘酪氨酸(DIT)相对减少。过氯酸盐试验正常,说明碘的有机化没有异常,但同时给予碘化钾(KI)后,甲状腺释放碘增多,说明有机化过程存在缺陷。这可解释为什么在同样缺碘条件下,仅有部分人出现甲状腺肿。

(3)碘化酪氨酸偶联增强:MIT/DIT 比值升高,T_3 合成增多,T_4 减少,T_3/T_4 比值升高,T_4 的绝对量下降;其代偿意义是:①通过合成较多的 T_3 而节约碘;②T_3 的生物活性比 T_4 大 4~5 倍。由于 T_3 正常或代偿性增高,使周围组织不出现甲减或黏液性水肿。

(4)Tg 代谢增强:甲状腺滤泡常呈现胶质潴留,但胶质中常含碘化不全或不成熟的 Tg,胶质更新加快。

(5)甲状腺激素分泌减少:当甲状腺内有机碘含量下降至正常(10mg/g 组织)的 50% 以下时,T_3、T_4 明显下降,分泌入血的甲状腺激素量减少。碘化酪氨酸脱碘后,碘的重新利用率增高,碘漏出量降低。因 T_4 下降,反馈性引起 TSH 升高;TSH 增高促进甲状腺细胞生长(慢效应),上皮细胞由立方状变为高柱状,细胞的数目与体积增加。慢效应在持续性低碘数周或数月后逐渐出现。

【临床表现与辅助检查】

(一)甲状腺肿引起的并发症 患者的甲状腺功能正常,无甲亢或甲减表现。非毒性甲状腺肿的临床表现主要为甲状腺肿大所致,甲状腺体积、重量增加是其共同特征,但肿大是渐进性的。患者常不知其发生的时间,一般在地方病调查、体检时才被发现。只有甲状腺比正常肿大 4~5 倍(即超过 35g)时才能被触及(相当于受检者拇指末节)。弥漫性甲状腺肿的质地较软、光滑、有韧性感;若质地较硬,说明缺碘较重,时间较长,甲状腺的纤维化较明显。有时嘱患者仰头伸颈,可见肿大的甲状腺呈蝴蝶状或马鞍状。巨大的甲状腺

由于压迫血管,故在腺体表面有的可听到吹风样血管杂音。

压迫症状因部位和病变性质而异,早期无明显不适。随着腺体增大,可出现周围组织压迫症状,但一般并不严重;而进行性加重的压迫症状往往提示恶性病变。

1. 甲减 许多地方性甲状腺肿患者临床甲状腺功能正常(代偿),但应用放免技术测定激素以来,证实多数患者甚至非甲状腺肿患者都有程度不同的亚临床甲减改变。

2. 甲亢 地方性甲状腺肿患者中甲亢的发病率低,仅见于 40 岁以上有毒性结节性甲状腺肿的患者。这种甲亢与一般甲亢的症状相同,放射性核素扫描可发现浓集碘的热结节,症状一般比 Graves 病轻,手术治疗后不易复发。亚临床甲亢可分为低 TSH 型(TSH0.1~0.4mU/L)和 TSH 抑制型(TSH<0.1mU/L)两种。引起低 TSH 型亚临床甲亢的原因不在甲状腺本身,一般不需要药物治疗,但抑制型者往往为内源性病变所致,如不积极处理,可能进展为临床型甲亢(2/3 为多结节性甲状腺肿,1/3 为 Graves 病)[6]。老年亚临床甲亢发生率 1%~3%,其原因很多,如甲状腺疾病、药物和非甲状腺瘤。正常老年人的甲状腺功能改变倾向于 TSH 降低。因此,轻度 TSH 降低可能是老年人的生理变化而非病态。老年人的 TRH 分泌减少,TSH 分泌振幅降低,TRH 兴奋后的 TSH 分泌反应迟钝。甲状腺激素的肝脏清除率下降,外周组织 T_4 向 T_3 转化减慢。

3. 组织受压 肿大的甲状腺常压迫气管、食管、喉返神经、交感神经或颈静脉,引起相应的临床表现。

(1)气管受压:由于甲状腺在解剖上恰好包绕气管的前面和两个侧面,因此肿大的甲状腺可压迫气管,出现堵塞感、憋气及呼吸不畅;当气管直径缩小到正常的 1/3 时,可出现呼吸困难,患者不能平卧。巨大的甲状腺肿的长期压迫可造成气管狭窄、弯曲、变形、移位或软化。质地坚硬或钙化性结节直接压迫气管是造成软化的主要因素。患者的主要症状是呼吸困难(71.6%)和不能平卧(16.4%),半数以上患者还有心慌、气促等心血管系统症状;亦可诱发肺气肿及支气管扩张,严重者导致右心室肥大。在重度缺碘地区,极少数的新生儿甲状腺肿大而使新生儿发生窒息。体格检查时可听到喘鸣音。

(2)食管受压:巨大的甲状腺将气管推向一侧而压迫食管,有的肿大腺体伸入气管与食管之间,造成吞咽困难。

(3)喉返神经受压:是肿大的甲状腺压迫喉返神经所致。早期为嘶哑、痉挛性咳嗽,晚期可失声;另一原因是静脉受压,引起喉黏膜水肿,使发声沙哑;但喉返神经受压出现声音嘶哑更应注意除外甲状腺癌可能。

(4)交感神经受压:同侧瞳孔扩大,严重者出现 Horner 综合征(眼球下陷、瞳孔变小、眼睑下垂)。

(5)静脉受压:上腔静脉受压引起上腔静脉综合征,使单侧面部、头部或上肢水肿;胸廓入口处狭窄可影响头、颈和上肢的静脉回流,造成静脉充血,当患者上臂举起时阻塞表现加重(Pemberton 征),患者还可有头晕,甚至晕厥;甲状腺内的出血可造成伴有疼痛的急性甲状腺肿大,常可引起或加重阻塞与压迫症状。

4. 甲状腺癌 目前没有资料显示碘缺乏病区的甲状腺癌发生率比非病区高,但结节性甲状腺肿癌变的可能性明显

高于弥漫性者(特别是单个结节)。而且甲状腺结节和甲状腺癌均为常见病,两者合并存在的可能性大,因此凡遇有甲状腺结节者均应想到甲状腺癌可能(4%~6%)。Bacher等发现碘盐预防地方性甲状腺肿后,甲状腺癌的发生率增加[7],主要是分化较好的乳头状腺癌,而分化较差的甲状腺癌的发生率却是降低的。因此认为,碘盐预防地方性甲状腺肿后即使发生甲状腺癌,亦有利于癌向分化程度高的方向转变。

(二)异位甲状腺肿的表现特殊 异位甲状腺(如胸骨后甲状腺)过度肿大时,压迫胸内静脉或上腔静脉,造成胸壁静脉怒张或皮肤瘀点,压挤肺部,造成肺扩张不全。舌下的甲状腺肿可使舌抬高,影响进食和发声,但一般均非甲状腺功能异常所致(表2-4-6-3)。

表2-4-6-3 甲状腺肿的主要症状和体征

症状或体征	发生率(%)
甲状腺肿大	100
呼吸困难	26.2
声音嘶哑	3.6
不能平卧	3.6
吞咽困难	7.7
影响劳动	16.6
气管移位	5.9
心慌气促	5.4

胸膜内甲状腺肿分为原发性和继发性两种。原发性胸膜内甲状腺肿(primary intrathoracic goiter,P-ITG)是一种罕见的先天性甲状腺肿,而继发性胸膜内甲状腺肿(secondary intrathoracic goiter)是颈部甲状腺延伸或移行至纵隔所致。原发性胸膜内甲状腺肿缺乏与颈部甲状腺的连接组织,其血液供应直接来源于胸腔,并同时存在正常或肿大的颈部甲状腺。因此,原发性胸膜内甲状腺发生甲状腺肿大、感染、炎症、肿瘤时,均需要以一个独立的组织来考虑。原发性胸膜内甲状腺肿主要位于前上纵隔内,其次为后纵隔或中纵隔(15%),当甲状腺肿巨大时可压迫气管或其他重要组织,引起气管软化等严重后果。CT和核素显像可明确诊断,但需要与纵隔肿瘤鉴别。卵巢甲状腺肿多伴有畸胎瘤,而且容易恶变,往往被误诊为卵巢肿瘤。

(三)辅助检查

1. T_4/T_3 和TSH 主要用于甲状腺功能评价,非毒性甲状腺肿患者血清 T_4 和 T_3 基本正常,T_3/T_4 的比值常增高,因 T_3 可略高以维持甲状腺功能正常,这可能是 Tg 的碘化作用缺陷所致。大多数非毒性甲状腺肿患者的血清 Tg 浓度增高,放射性碘摄取率一般正常,但部分患者由于轻度碘缺乏或甲状腺激素生物合成缺陷,甲状腺摄碘增加。血 TSH 浓度正常。病程长的患者表现为基础 TSH 降低或 TRH 兴奋试验时 TSH 反应减弱或缺乏。

2. 尿碘 用于估计碘的供应状态,测定个体的尿碘排出可提供碘摄入不足或过多的依据,但影响因素多,仅仅反映近期碘摄入状况。妊娠期肾小球滤过率增加,肾脏碘清除增加,尿碘增多,可使结果产生偏差。地方性甲状腺肿患者由于碘摄入不足所致者,尿碘排泄减少,一般低于 $100\mu g/d$。

3. 血 Tg 血 Tg 的测定被认为是衡量碘缺乏的敏感指标,因为缺碘时甲状腺功能及组织发生改变的同时导致细胞转换率升高而使 Tg 入血。现已证实,Tg 与碘摄入量成反比。缺碘后甲状腺尚未肿大,Tg 已先于 TSH 升高;补碘后,甲状腺缩小前,Tg 已经恢复正常。故 Tg 可能是比 TSH 更敏感的指标。碘摄入正常的儿童和成人血清 Tg 的中位数为 $10\mu g/L$,常将 $20\mu g/L$ 作为正常值上限切点值。朱立群等最早报道了碘缺乏患者的 Tg 改变(表2-4-6-4)。

表2-4-6-4 安徽巢湖缺碘病区和非病区居民血清 Tg 和 TSH

项目	例数	Tg(μg/L)	TSH(mU/L)
正常对照组	25	14.3±5.5	4.6±1.3
呆小病	7	47.9±16.7*	21.7±28.9*
有甲状腺肿者	13	52.4±13.9*	13.2±3.5*
无甲状腺肿者	10	31.9±7.6*	9.7±2.3*

注:呆小病:cretinism,先天性原发性甲减;*:$P<0.01$

4. 甲状腺穿刺细胞检查 此项技术安全可靠、简便易行、诊断准确性高。对良性甲状腺疾病,包括 Graves 病、结节增生性甲状腺肿、甲状腺炎和良性肿瘤(腺瘤)均有重要诊断价值。如诊断有怀疑,一般将穿刺细胞检查列为甲状腺结节的初筛检查。

5. 影像检查 甲状腺超声是一种甲状腺解剖评估的灵敏方法。人群中4%~7%可触及甲状腺结节,而超声法更能准确地确定甲状腺的大小、证实触诊到的甲状腺结节是否存在并探明是否还存在其他结节。触诊法与B超法相比,误差达20%~40%,超声法分辨率高,能探出触诊不到的细小结节。非毒性甲状腺肿(弥漫性或结节性甲状腺肿)通过超声影像可显示其形态、大小及结构。超声下甲状腺的回声强度、钙化、病灶边缘和周围环对鉴别病灶的良恶性有一定价值,但准确性不如甲状腺组织细针穿刺活检。胸骨后甲状腺肿则可采用 CT 或 MRI 明确其与邻近组织的关系及与颈部甲状腺的延续情况。当怀疑有恶性病变时,最好用 MRI 了解甲状腺与周围组织的关系。核素扫描主要用于评估甲状腺的功能状态,不仅能评价甲状腺结节的功能,而且是唯一能够探明甲状腺组织是否有自主功能("热"结节)的检查。核素扫描是寻找胸骨后甲状腺肿的可靠方法,但它在了解甲状腺解剖方面不如超声检查。放射性碘核素扫描诊断纵隔甲状腺肿准确性超过90%。

如结节性甲状腺肿的功能与性质未明,rhTSH 刺激试验有助于提高 PET-CT 阳性率,并在不停用甲状腺激素的前提下为其病因鉴别提供依据(如先天性甲减)。rhTSH 能使良性甲状腺肿组织的碘摄取增加,碘示踪剂的分布均匀,同时也减少了 ^{131}I 的用量。另一方面,rhTSH 能使隐匿癌和转移癌显示得更清楚。但是,rhTSH 可使甲状腺进一步肿大(20%左右),加重压迫症状。

【诊断与鉴别诊断】

非毒性甲状腺肿临床表现为甲状腺肿大,通常其主要后果是颈部紧束感和容貌影响。70%的患者主诉颈部不适。以前的所谓"青春期甲状腺肿"应为非毒性甲状腺肿中的一种,可能存在多种不同的病因类型:①生理甲状腺肿大,多数与碘缺乏有关,补碘后或在青春期发育完成后,自然消退;

与缺碘有关的青春期甲状腺肿事实上是一种缺碘性甲状腺肿。②部分为轻度的先天性甲状腺肿,与甲状腺激素合成酶缺陷有关。③另一种类型的本质为慢性淋巴细胞性甲状腺炎,血 TPOAb 和 TgAb 升高。④个别患者可能为 Graves 病的早期表现,此时无甲亢表现,而且血 TSAb 亦正常,其原因不明。甲状腺肿的鉴别程序见图 2-4-6-2。

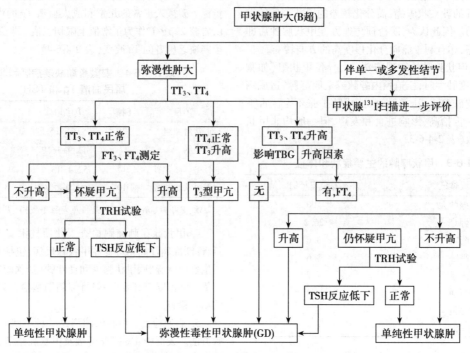

图 2-4-6-2　甲状腺肿的鉴别程序

（一）临床评价　非毒性甲状腺肿患者的甲状腺功能正常。甲状腺功能临床评价的目的是进行病因鉴别和分型。血清 TSH、T_4 和 T_3 应属正常,T_3/T_4 比值增高提示存在缺碘。如果血 TSH 降低,而 T_4 和 T_3 正常,说明甲状腺内存在自主功能性结节(亚临床甲亢)。如果该情况发生于老年人,应仔细检查心血管功能,对高功能结节做出定位诊断(甲状腺 SPECT 扫描),并警惕心房颤动(房颤)可能。

1. 碘营养评价　甲状腺大小、尿碘、血清 T_4、TSH 与 Tg 可用于评价碘营养(iodine nutrition)[8]。其中尿碘浓度测定的特异性和敏感性最高。多数肠外营养液中不含碘,因为环境含碘,所以仍不容易发生碘缺乏。但如果用洗必泰(氯己定,chlorhexidine)替代碘酒消毒液,则可发生碘缺乏(尤其是婴幼儿,因甲状腺碘的贮存很少),在这种情况下必需测定甲状腺功能和尿碘浓度。

2. 非毒性甲状腺肿的病因诊断　大多数非毒性甲状腺肿患者无明确病因可寻,下列几点有助于非毒性甲状腺肿的病因诊断:①家族性甲状腺肿可用基因突变检测明确病因。②试验性补碘治疗能明确缺碘性甲状腺肿的诊断。③甲状腺激素治疗可使缺碘性甲状腺肿和部分慢性淋巴细胞性甲状腺炎患者的肿大甲状腺缩小,但治疗前必须检测基础TSH,一般只在血清 TSH>0.5mU/L 时,甲状腺激素治疗才有效。触及到甲状腺肿或结节要测定 TSH,判断甲状腺功能。④甲状腺细针穿刺活检有助于结节性甲状腺肿(确定是否有恶变)和慢性淋巴细胞性甲状腺炎的诊断。⑤过氯酸钾排泌碘试验适应于诊断酪氨酸碘化受阻的某些甲状腺疾病,阳性结果见于酪氨酸碘化障碍所致的先天性甲状腺肿和 Pendred

综合征等。

在甲状腺肿分型(弥漫型、结节型和混合型)的基础上,应重点对甲状腺内的结节性质和功能进行评价。必要时,应用甲状腺 SPECT 扫描检查结节,确定属单结节抑或多结节及其自主性。甲状腺大小、结节大小和生长速度通常用 B 超确定;必要时,在 B 超的引导下进行穿刺活检。如有气管或食管受压症状,应选用普通 X 线摄片、CT 或 MRI 确定甲状腺肿和结节的部位与性质,了解是否存在纵隔甲状腺肿或其他甲状腺病变。

3. 缺碘性甲状腺肿诊断　我国对居住在碘缺乏病区的甲状腺肿制订的诊断标准是:①甲状腺肿大超过受检者拇指末节,或小于拇指末节而有结节者;②排除甲亢、甲状腺炎、甲状腺癌等其他甲状腺疾病;③尿碘低于 $50\mu g/(g \cdot Cr)$,吸碘率呈碘饥饿曲线(可作参考)。地方性甲状腺肿的甲状腺大小不一,可分为 I ~ V 度:①Ⅰ度肿大:可扪及,直径小于3cm;②Ⅱ度肿大:吞咽时扪及和视诊均可发现,直径 3~5cm;③Ⅲ度肿大:不吞咽时即可发现,直径 5~7cm;④Ⅳ度肿大:明显可见,颈部变形,直径 7~9cm;⑤Ⅴ度肿大:极明显,直径超过 9cm,多数伴有结节。

4. 弥漫性和结节性甲状腺肿的诊断　弥漫性和结节性甲状腺肿的诊断需要回答以下问题:①散发性或家族性结节?②单结节或多结节?③良性或恶性结节?④功能性或无功能性结节?⑤结节是否伴有压迫症状或浸润表现?甲状腺肿瘤家族史应想到 2 型多发性内分泌肿瘤综合征可能;病史较短、头颈部放射治疗史或有声音嘶哑、压迫症状时提示恶性结节的可能性较大,同样,结节较硬,活动度小或颈部淋巴结肿大需要警惕甲状腺肿瘤可能;而压痛明显是 de Quervain 甲状腺炎的典型表现。结节性甲状腺肿时,应常规测定血清 TSH、降钙素和抗甲状腺球蛋白,排除甲状腺髓样癌,但需与其他原因引起的高降钙素血症鉴别,怀疑自身免疫性甲状腺病时,应测定甲状腺过氧化物酶和 TSH 受体抗体。

5. 胸骨后甲状腺结节的诊断　首选核素扫描,^{123}I 或 ^{99m}Tc 延迟显影,扩增其与背景的反差。

6. 超声诊断　主要用于筛选可疑的恶性结节或作为细针穿刺的引导,实性结节、低回声结节、微钙化结节、结节内血管影像和边界不清的结节是恶性结节的常见特征,当这些特点单独存在时,提示恶性的特异性低,但当数个特征同时出现时,恶性结节的可能性明显增加(特异性 83% ~ 99%,敏感性 56% ~ 85%;表 2-4-6-5)。因为恶性肿瘤的组织弹性降低,彩色多普勒和弹性图(elastography)可提高鉴别效率。

表 2-4-6-5　甲状腺癌超声诊断

超声特征	阳性预期率 (%)	阴性预期率 (%)
低回声区	74 ~ 94	11 ~ 68
微钙化	42 ~ 94	24 ~ 71
边界模糊/缺乏光环效应	39 ~ 98	9 ~ 60
结节内血管增生	86 ~ 97	24 ~ 42
前后径/横径>1	75	67

注:阳性预期率是指符合条件时诊断为甲状腺癌的概率;阴性预期率是指不符合条件时诊断为甲状腺癌的概率

(二) 鉴别诊断

1. 不伴甲状腺结节的非毒性甲状腺肿　在弥漫性甲状腺肿阶段,尤其当非毒性甲状腺肿伴轻度甲减时,应与甲状腺肿性原发性甲减(可视为非毒性甲状腺肿的一种特殊类型)鉴别。其次,一些非毒性甲状腺肿患者最终出现轻度甲减。非毒性甲状腺肿的弥漫性肿大阶段类似于 Graves 病或桥本甲状腺炎的甲状腺形态特点,需注意鉴别。如果 Graves 病处于非甲状腺毒性阶段和缺乏眼征表现,主要借助血清 TRAb 检测与非毒性甲状腺肿鉴别。有人对 108 例弥漫性非毒性甲状腺肿患者进行 5 年以上的追踪观察,发现其中 1/3 有 AITD 家族史,追踪期间 5 例发生 Graves 病[9]。有时,非毒性甲状腺肿也需与桥本甲状腺炎区别,后者的甲状腺常更坚硬,更不规则,且血清存在高滴度的抗甲状腺抗体。此外,如患者有甲减表现而不伴甲状腺结节,亦无甲状腺肿,在确立萎缩性甲状腺炎的诊断前,要特别注意异位甲状腺肿(多见于胸骨后)可能。

2. 伴甲状腺结节的非毒性甲状腺肿　当非毒性甲状腺肿进展至多结节肿阶段时,可出现自主性功能病灶,部分患者可逐渐发展为甲亢(毒性多结节性甲状腺肿)。本病处于多结节性甲状腺肿阶段时,应注意与甲状腺癌区别。如伴有结节应按甲状腺结节的鉴别流程进行诊断,以排除其他病变。甲状腺结节有癌变可能,而且甲状腺结节和甲状腺癌均为常见病,两者合并存在的可能性大,因而应对甲状腺结节做全面检查和长期追踪,并定期评价结节的性质。如有怀疑,宜手术切除。

3. 自主功能性甲状腺结节　自主功能性甲状腺结节(autonomously functioning thyroid nodule, AFTN)亦称 Goetsch 病或毒性甲状腺结节,因结节退行性变可使甲亢自动消失,AFTN 几乎全部为良性病变,文献中报道的 AFTN 恶变多来源于非 AFTN 组织。临床表现和 T_3、T_4 测定能确定结节的功能状态,必要时可做 TRH 刺激试验。

4. 闪烁扫描鉴别甲状腺结节　闪烁扫描可早期发现自主功能性结节(伴有甲亢症状者称为热结节,不伴甲亢症状者称为温结节),热结节时,需要使用闪烁抑制性扫描将真性自主功能性结节与结节/甲状腺之比扩大引起的容积伪差鉴别开来,如果确定为热结节,则可排除恶性肿瘤可能。

5. 多结节甲状腺肿的病因鉴别　多结节甲状腺肿的病因鉴别较困难,可疑的恶性结节需要采用超声加闪烁扫描进行鉴别,仍有困难者,需要做细针穿刺检查。为了提高鉴别效率,要细心选择细针穿刺的结节。甲状腺细胞学检查报告分类见表 2-4-6-6。

表 2-4-6-6　甲状腺细胞学检查报告分类

结论	判断标准
标本不符合要求	标本含极少来源于甲状腺结节的甲状腺细胞或无甲状腺细胞(胶样结节例外)
阴性	细胞学改变见于正常的或增生性甲状腺组织/滤泡瘤伴有大的或中等大小的滤泡和出血/囊肿胶样结节/炎症
可疑恶性肿瘤	细胞学改变见于富含细胞的滤泡瘤/滤泡癌或其变异型或乳头状癌
高度可疑恶性肿瘤(非滤泡癌)	细胞学改变高度符合恶性特征而未完全达到诊断标准
阳性	细胞学改变符合乳头状癌/髓样癌/未分化癌特征

【治疗】

非毒性甲状腺肿治疗方案的选择取决于该病的病因和发展阶段。

(一) 甲状腺激素抑制性治疗弥漫性甲状腺肿　较年轻的非毒性弥漫性甲状腺肿患者的血清 TSH 多正常或稍增高(>1.0mU/L~正常高值),是使用甲状腺激素抑制性治疗的最佳指征,以外源性甲状腺激素抑制垂体 TSH 分泌,从而达到抑制甲状腺增生、缩小甲状腺体积的目的,适用于各种病因引起的甲状腺肿。给予的甲状腺激素剂量应以不使血 TSH 减低与不发生甲状腺毒症,而肿大的甲状腺缩小为宜。甲状腺干粉片常用量为每日 40~60mg,或 L-T_4 每日 100μg,第 2 个月增至每日 150~200μg,疗程 3~6 个月,停药后如复发可重复治疗。根据 1960~1992 年的全球资料总结,约 60% 的非毒性甲状腺肿对此种治疗有效;但停用甲状腺激素后,部分患者的甲状腺肿大又回复到最初水平。结节性甲状腺肿患者对甲状腺激素的反应较差,而弥漫性甲状腺肿患者、青少年和新诊断的甲状腺肿患者对甲状腺激素的反应较佳。甲状腺激素抑制性治疗的血 TSH 目标值为 0.5~1.0mU/L。如有效,可长期使用;如效果不明显,应及时停用。甲状腺激素可使甲状腺缩小,对约 2/3 的甲状腺肿有效,其效果依赖于 TSH 的抑制程度。常在治疗开始后 3 个月内明显，一般弥漫性肿大的效果优于结节性肿大，随机对照研究发现，甲状腺激素不能使甲状腺结节的体积变小，且停药后即复发[10]。

长期使用甲状腺激素的主要风险是骨质丢失（多见于绝经后女性）和心功能异常（多见于老年人）。老年患者每日 $50\mu g$ 的 $L-T_4$ 足以使 TSH 抑制到适宜程度（$0.2 \sim 0.5mU/L$）。对有明确病因者还应针对病因治疗，缺碘或使用锂等致甲状腺肿物质者应补充碘或停用锂盐。

孕妇缺碘应采取以下措施防治：①育龄期妇女、妊娠或哺乳妇女每天口服碘化钾，使碘的摄入量达到 $250\mu g/d$；②0~6 月龄婴幼儿一次性使用碘化甘油 100mg 或每天口服碘化钾，使碘的摄入量达到 $90\mu g/d$；③7~24 月龄幼儿每年口服 200mg 碘或每日服碘 $90\mu g$。

（二）甲状腺功能正常的甲状腺肿与结节治疗　主要是追踪观察，在特殊情况下，亦可采用药物治疗、放射性碘治疗或手术治疗。

非毒性多结节性甲状腺肿多见于 50 岁以上的女性，血清 TSH 常 $<0.5mU/L$，对这些患者使用甲状腺激素来抑制 TSH 是无效的，而且由于内源性和外源性甲状腺激素的共同作用，还可能导致甲状腺毒症。因此，这类患者接受甲状腺激素治疗前宜进行血清 TSH 测定或 TRH 兴奋试验，以确定是否存在有明显的功能自主性。若能排除功能自主性，可试用甲状腺激素治疗，剂量宜偏小，如 $L-T_4$ 开始剂量不宜超过 $50\mu g$，以后逐渐增加剂量，以达到不出现甲状腺毒症而结节缩小为准。非毒性甲状腺肿发展到晚期或有结节者，药物的疗效差。若基础 TSH 极低或测不出，或对 TRH 反应低下或缺如，提示结节为功能自主性，不宜采用甲状腺激素治疗。

无明确碘缺乏证据者，补碘应慎重，由于多结节性甲状腺肿存在有自主性的高功能病灶，补充碘剂不但无效，而且还有可能引起甲状腺毒症。为此，非毒性多结节性甲状腺肿患者应禁用含碘药物；在必须使用含碘造影剂的放射学检查后，应密切观察，甚至有人提倡应给予抗甲状腺药物（尤其在缺碘地区）。对不能耐受手术或术后复发的多结节性非毒性甲状腺肿患者可采用放射性碘治疗。治疗前除测定甲状腺[131]I 摄取率外，还应作甲状腺扫描，以估计甲状腺结节的功能情况。由于多结节性甲状腺肿的甲状腺摄碘不均匀，故所需放射性碘的剂量一般约为治疗 Graves 病的 2 倍。非毒性甲状腺肿一般不需快速治疗，建议分次给予。由于患者多为老年人，故应警惕放射所引起的甲状腺激素急剧释放而诱发甲亢危象，如患者有较严重的冠心病等疾病，可于放射性碘治疗前先给予抗甲状腺药物。

（三）甲状腺功能正常的弥漫性甲状腺肿治疗　主要病因与碘缺乏有关，治疗的目的是纠正甲状腺内碘缺乏状态。儿童和青春期发育前患者给予碘化物 $150 \sim 200\mu g/d$。成年患者应用 2:1 的碘化物：$L-T_4$（即碘化物 $150\mu g/d$，$L-T_4$ $75\mu g/d$），疗程 12~18 个月（表 2-4-6-7）。以前广泛应用的 $L-T_4$ 单药治疗已经淘汰，因为不但不能补充甲状腺内碘缺乏，反而会加重或引起甲状腺内碘缺乏，而且停药后会导致甲状腺进一步肿大。

表 2-4-6-7　WHO 推荐的碘需要量

年龄	每天的碘需要量（μg）
6~12 岁	120
>13 岁	150
妊娠期	250
哺乳期	250

如果怀疑为恶性结节或有压迫症状，结节性甲状腺肿患者发生甲亢的风险为 4%/年，当补充碘剂或被碘剂污染（含碘药物与碘造影剂等）后，发生率进一步增加。因此需要采用手术或放射性碘治疗，但容易并发甲减。

（四）手术治疗　非毒性甲状腺肿无论是散发性还是地方性，不宜手术治疗。但若是巨大结节性甲状腺肿，有压迫症状或疑有癌变者宜手术治疗。术后并发症与其他甲状腺疾病手术治疗的情况相似。为防止甲状腺肿复发，建议术后给予小剂量甲状腺激素 1.5~2 个月。

1. **适应证**　主要有：①凡结节型与混合型合并坏死、囊性变、出血及其他退行性变者；②可疑恶性变者；③B 超证实甲状腺肿有继发钙化者；④瘘管形成者；⑤气管受压，引起呼吸困难，有急性窒息危险者；⑥食管受压，导致吞咽困难，影响正常进食者；⑦喉返神经受压，声音嘶哑者；⑧坠入性或异位性胸骨后甲状腺肿，压迫肺部或造成肺不张，压迫气管引起狭窄者；⑨影响美观，患者迫切要求手术者或巨大甲状腺肿悬垂于胸前，影响日常生活和劳动者；⑩合并甲亢者。

2. **禁忌证**　主要是：①弥漫性甲状腺肿，除有明显并发症者，原则上不需手术；②儿童和青年期生理性甲状腺肿禁忌手术，结节型和混合型甲状腺肿也尽可能先用药物治疗；③严重慢性病者（高血压、动脉硬化、心脏病、糖尿病等）；④年龄过大的结节型或混合型甲状腺肿，且无严重压迫症状者；⑤妊娠及月经期暂不施行手术；⑥继发性甲亢未经术前严格准备者；⑦颈部有伤口、感染及皮肤病，尚未治愈者。

（五）甲状腺肿伴局部压迫或高龄伴心血管病的治疗　[131]I 用于治疗非毒性和毒性多结节性甲状腺肿，特别适合于不能手术治疗的患者。配合使用重组的人 TSH（rhTSH），可明显增加甲状腺组织的[131]I 摄取率，从而减少了[131]I 的用量。但是，[131]I 治疗后发生甲减的比率仍较高。此外，服[131]I 后 2~4 周内可出现甲亢症状。

1. **甲状腺肿的治疗**

（1）适应证：主要包括：①禁忌手术、手术后复发或不愿手术者；②老年人手术风险较高者；③TSH 下降，疑有自主功能组织存在者；④结节明显尤其生长迅速（应通过细针穿刺排除恶性病变的可能）时。散发性非毒性甲状腺肿是指非甲状腺肿流行区的非毒性甲状腺肿。$L-T_4$ 治疗可使肿大的甲状腺体积减少约 30%，但 60 岁以上者长期治疗用 $L-T_4$ 治疗容易诱发房颤和骨质疏松，甲状腺明显肿大或怀疑有恶变者应该采用手术治疗。[131]I 治疗已经成为目前的首选方法，一般优于药物治疗和手术治疗[11,12]。

（2）禁忌证：主要包括：①妊娠及哺乳期妇女；②严重肾功能不全者；③甲状腺极度肿大且有压迫症状者。

（3）治疗方案：用 0.1~0.3mg 的 rhTSH 作预处理能使毒性和非毒性甲状腺结节患者的[131]I 摄取率（72 小时）增加

3~4倍,达到消除甲状腺结节的目的。一般根据甲状腺的质量、甲状腺摄碘率、有效半衰期及病史及病情计算给药剂量。治疗剂量在244~4514MBq(6.6~122mCi/g)之间。一般只需给药一次,疗效不佳者根据疗效重复治疗。rhTSH加^{131}I治疗非毒性甲状腺肿后可明显减小甲状腺体积。

2. 并发症治疗

(1)放射性甲状腺炎:主要表现为颈部不适或疼痛,吞咽不畅,血TSH一过性增高,伴或不伴轻度甲亢症状。多发生在^{131}I治疗后1个月内,可持续1~3周。甾体类药物治疗有效,无须使用抗甲状腺药物。与治疗后Graves甲亢的鉴别要点是血中检测不到TSH受体抗体(TRAb)。

(2)甲亢:非毒性多结节性甲状腺肿患者的血TSH降低提示已经并发了甲亢,这些病例应该接受多^{131}I治疗。部分病例在^{131}I治疗后1~3个月内发生Graves甲亢,其原因未明,可能与碘过多有关;需用抗甲状腺药物治疗。治疗前高水平的TRAb和TPOAb是治疗后Graves病甲亢发病的危险因素。

(3)甲减:是^{131}I治疗非毒性甲状腺肿后最常见的并发症,虽然甲减的发生与给药剂量有关,但治疗前甲状腺体积小、TPOAb阳性和甲状腺病家族史是治疗后甲减的危险因素。

【预防】

对于碘缺乏所致的地方性甲状腺肿,无论是治疗还是预防均采用补碘措施。当碘的供应不能满足机体生理需要量时,将产生一系列包括甲状腺功能和机体发育的异常。严重缺碘可导致甲状腺肿大、呆小症、脑功能障碍、生育率下降、围生期死亡和婴儿死亡率增加。目前世界上碘缺乏病(IDD)高危人群至少有10亿之多,欧洲国家就有5000万~1亿人口,且多数是生活在工业不发达的边远山区,同时碘缺乏病引起的脑功能障碍仍然是构成可预防性脑功能障碍疾病的常见原因。孕妇、胎儿、新生儿和小儿是碘缺乏病最重要的易感人群。饮食碘供不足是引起地方性甲状腺肿和呆小症的主要原因,降低IDD发病率的关键在于预防。

(一)碘化食盐 食用碘盐是最常用最有效的补碘方法。我国最先是在20世纪60年代从北方个别省份开始,到70年代所有缺碘地区均供应了碘盐,80年代以后基本控制了碘缺乏病,到90年代中期已在全国实现全民供碘。加碘后新生儿的死亡率、死胎率和流产率均大为降低;甲状腺肿患病率下降,没有新生儿呆小病发生;出生的儿童智商得到提高。食盐是碘最好的载体,只要碘盐中碘浓度是稳定的,

推广碘盐后则可很快控制本病。缺碘时孕妇甲状腺肿和甲减及胎儿和新生儿甲减患病率明显升高,因此,孕期碘的补充亦非常重要。流行地区居民尿中碘排出少,甲状腺摄^{131}I率高,说明体内缺碘处于"碘饥饿"状态,对于缺碘地区的居民来讲,要永久食用碘盐,一旦停用,仍会复发。

1. 碘盐中的碘浓度 食盐中的加碘量应适中,其影响因素有:①个体每日对碘的需要量以碘离子计算,公认的供给标准为150μg/d;②当地的缺碘程度可以通过尿碘来判断,正常尿碘应大于100μg/L;③每人每日食盐摄入量因地区、习惯而异,一般为6~20g,北方高于南方,平均10g;④烹调习惯;⑤食物中有无致甲状腺肿物质,如有则碘的供应量需提高。

2. 碘盐中的含碘化合物 目前碘盐中所采用的碘化物有两种:碘化钾(KI)和碘酸钾(KIO₃)。由于碘化钾在日光下、高温下、潮湿及酸性环境下易氧化或挥发而使碘丢失,因此世界多数国家都使用碘酸钾,后者不易挥发,在高温、潮湿条件下化学性质稳定。我国在历史上曾使用过碘化钾作为碘盐,从1989年起,根据专家建议,已改用碘酸钾。

3. 全部食盐碘化后的碘营养状况 1970年以前,我国碘缺乏病的发病人数高,生活在碘缺乏地区的人口3.7亿。1979年开始实施局部缺碘地区碘补充方案(食盐碘含量16.2mg/kg),1995年的全国流行病学调查发现尿碘浓度达到164.8μg/L的合适水平,但甲状腺肿的发病率仍然很高(20.4%)。1996年实行全国强制性全部食盐碘化法规,推荐的碘化食盐生产标准是含碘50mg/kg,零售食盐为30mg/kg,家庭用食盐为20mg/kg,当家庭用食盐含碘量达到1997年的37mg/kg和1999年的42mg/kg时,学龄儿童的尿碘浓度分别升高至330μg/L和306μg/L(表2-4-6-8)。因此,2002年将国家的碘化食盐生产标准降低至(35±15)mg/kg,2012年,WHO鉴定认为我国的食盐碘化过度,再次将碘化食盐生产标准降至20~30mg/kg,而且各地根据情况使生产标准波动±30%水平。推荐的学龄儿童尿碘均值评估碘营养状况见表2-4-6-9,根据学龄儿童尿碘均值评估碘营养状况见表2-4-6-10。

(二)其他补碘方法 补碘是一个长期而持久的防治措施,碘供不足或中断,则会使得到控制地区的碘缺乏病发生率回升,因此该病的防治过程中还需进行监测。

1. 碘化用水 即把碘化物按一定比例投放供水系统,这种对限定地区的人群进行补碘,在泰国和意大利的西西里岛使用过,也收到了控制碘缺乏病的效果。由于饮用水仅占总

表2-4-6-8 中国全部食盐碘化后的碘营养状况

年份	全部食盐碘化	学龄儿童尿碘均值(μg/L)	食盐碘含量(mg/kg)	甲状腺肿(%) 触诊	甲状腺肿(%) 超声
1995	无	164.8	16.2	20.4	—
1997	是	330.2	37.0	10.9	9.6
1999	是	306.0	42.3	8.8	8.0
2002	是	241.2	31.4	5.8	5.1
2005	是	246.3	30.8	5.0	4.0
2012	是	238.6	30.2	—	2.4

注:USI:universal salt iodization,全部食盐碘化;UIC:urinary iodine concentration,尿碘浓度

表 2-4-6-9 根据学龄儿童尿碘均值评估碘营养状况

尿碘均值 （μg/L）	碘摄入量	碘营养状况
<20	不足	碘严重缺乏
20~49	不足	中度
50~99	不足	轻度
100~199	充足	适当碘营养
200~299	过量	易感人群 5~10 年内碘甲亢风险
≥300	过多	自身免疫性甲状腺病风险

表 2-4-6-10 妊娠-哺乳期和 2 岁以下儿童
尿碘均值评估碘营养状况

尿碘均值（μg/L）	碘摄入状况
妊娠期女性	
<150	不足
150~249	适当
250~499	过量
≥500	无附加健康获益
哺乳期女性	
<100	不足
≥100	适当
2 岁以下儿童	
<100	不足
≥100	适当

供水量的 1%~2%，因此全部供水系统内加碘显然是一种浪费。另一种办法是向饮用水中放入一种可以缓慢释放碘的缓释器，这在我国的某些地区使用过。例如，①碘管，把碘化物放入塑料管内，塑料管壁上有微孔；②碘砖，把碘酸钙放入高岭土中烧制成小砖块。把碘管或碘砖放入盛水容器中，缓释器中的碘可以微量、持久地进入水中，达到补碘作用。一般按 1:10⁹ 配制。

2. 碘化食品 多吃含碘食物，如紫菜、海带及海产品等。碘化糖果、碘化饼干、碘化酱油（包括鱼酱、豆酱等）等碘化食品在特定人群、特定地区可以发挥补碘作用。荷兰、澳大利亚曾经将碘化面包作为主要补碘措施普及，在防治碘缺乏病中起过一定作用。我国新疆、云南曾分别试用过碘化面粉、碘化大米。在我国西藏还使用碘化砖茶，由于藏民有每日饮奶茶习惯，而且喜用砖茶，因此在茶砖内加入碘化物也可以在大范围人群内进行补碘。

3. 其他药物 复方碘口服溶液通常每日服用 1 滴，约 0.06ml，连服 30 天，休息 10 日，而后可重复服用。这种办法费用低，使用简便，对小范围内的人群或暂不能推广碘盐的地方可以使用这种防治方法。玻利维亚的一些地方采用过这种方法。碘化钾或碘酸钾片剂、糖丸、糖浆等制剂可用于孕妇、乳母和婴幼儿。孕妇（孕 3 个月以后）不宜服用碘油；婴幼儿没有合适的碘油剂型，这部分人群不愿接受注射治疗，但补碘对他们又非常重要，足够的碘供应对下一代的智力发育至关重要；因此这些剂型是适宜的，可接受的。缺点是每天或间隔数日就需服用，不宜在大量人群中推广使用。

（秦玉 刘耀辉）

第 7 节 甲状腺结节

甲状腺结节是指甲状腺局部异常增生引起的散在性病变。如果体查触及的结节在超声检查中未能证实，则不能诊断为甲状腺结节；一般分为增生性结节、肿瘤性结节和炎症性结节三种。增生性结节的病因包括碘摄入量过高或过低、TSH 受体分布不均匀、食用致甲状腺肿的物质、服用致甲状腺肿药物或甲状腺激素合成酶缺陷等；肿瘤性结节是指甲状腺良性腺瘤、甲状腺癌、甲状腺滤泡细胞和非滤泡细胞恶性肿瘤以及转移癌。炎症性结节是指急性化脓性甲状腺炎、亚急性甲状腺炎、慢性淋巴细胞性甲状腺炎均可以结节形式出现。极少数情况下甲状腺结节为结核或梅毒所致。

甲状腺结节十分常见，高清晰超声检查发现甲状腺结节的患病率达 20%~70%。甲状腺结节多为良性，恶性结节仅占甲状腺结节的 5%~15%。良恶性甲状腺结节的临床处理不同，对患者生存质量的影响和涉及的医疗花费也有显著性差异。因此，甲状腺结节评估的要点是良恶性结节的鉴别。

【甲状腺肿与甲状腺结节】

（一）甲状腺结节 甲状腺结节相当常见，碘供应充分地区的发病率为 4%~7%，碘缺乏地区的发病率更高[1,2]。腺瘤结节含有由腺泡上皮细胞组成的包膜，结节可为单纯腺瘤或大滤泡性（macrofollicular；胶质样性，colloid）、微滤泡性（microfollicular；胎儿性，fetal）或小梁性（trabecular；实性/胚源性，solid/embryonic）[2,3]。功能性腺瘤（自主性腺瘤，autonomous adenoma）分泌甲状腺激素，可见于任何年龄，但 60 岁以下者罕见。无功能性腺瘤（非自主性腺瘤，non-functioning adenoma）不分泌甲状腺激素[4,5]。滤泡结节性增生病变（nodular hyperplasic lesion）引起多结节甲状腺肿（multinodular goiter，MNG），有时容易形成自主功能性结节[6]。Bethesda 分类系统（Bethesda classification system）将甲状腺结节分为六类，见表 2-4-7-1。

表 2-4-7-1 甲状腺细胞学检查 Bethesda 报告系统

左	右
Ⅰ. 诊断标本 标本含有囊肿液体而无细胞	Ⅴ. 可疑恶性肿瘤 可疑乳头状癌 可疑髓样癌
Ⅱ. 良性结节 良性过滤泡性结节 淋巴细胞性甲状腺炎 肉芽肿性（亚急性）甲状腺炎 其他良性病变	可疑转移癌 可疑淋巴瘤 可疑的其他恶性肿瘤 Ⅵ. 恶性肿瘤 乳头状癌 低分化癌
Ⅲ. 定义的非典型病变 细胞学特征不能进行良性或恶性分类	未分化癌 髓样癌 转移癌
Ⅳ. 泡性肿瘤或可疑滤泡性肿瘤	淋巴瘤 其他恶性肿瘤

国际上各个学术组织提出的有关甲状腺结节的诊断和治疗原则推荐条款并不相同，但多数学会的意见趋向一致（表 2-4-7-2）。

表 2-4-7-2　临床诊疗指南推荐要点

推荐	AACE/AME/ETA(2010)	ATA(2009)	BTA(2007)	ESMO(2012)	GAES(2013)	IKNL(2007)	LATS(2009)	NCCN(2013)	NCN(2000)	SEOM(2011)
诊断										
FNA 指征	>1cm	>0.5cm	>0.5cm	>1cm	所有结节	所有结节	N/A	>1.5cm	所有结节	>1cm
常规降钙素测定	任意	NR	N/A	R	R	R	任意	任意	任意	R
甲状腺扫描	低 TSH	腺泡病变 TSH 降低	N/A	不明	术前	NR	N/A	腺泡病变 TSH 降低	不明	NR
治疗										
DTC 甲状腺全切指征	N/A	>1cm	>1cm	>1cm	>1cm	>1cm	所有大小	>4cm	>1cm	>4cm
颈淋巴结清扫	N/A	>4cm	>4cm 男性>45 岁	任意	任意	N/A	>4cm	任意	不明	不明
术后治疗										
^{131}I 治疗	N/A	>4cm 高危者	高危者	>2cm 高危者	N/A	高危者	高危者	Tg>1ng/ml/ 高危者	>1cm	高危
TSH 靶值(mU/L)										
高危	N/A	<0.1	<0.1	<0.1	N/A	<0.1	<0.1	<0.1	0.01~0.1	<0.1
低危	N/A	0.1~0.5	0.1~0.5	WNL	N/A		0.4~1.0	低限		<0.1~0.5

注:AACE/AME/ETA:美国临床内分泌医师协会/美国内分泌学会/欧洲甲状腺学会;ATA:美国甲状腺学会;BTA:英国甲状腺皇家内科医师学会;ESMO:欧洲临床肿瘤学会;GAES:德国内分泌外科医师学会;IKNL:荷兰内分泌和核医学学会;LATS:拉丁美洲甲状腺学会;NCCN:国家肿瘤网络;NCN:北方肿瘤网络;SEOM:西班牙临床肿瘤学会;DTC:高分化甲状腺癌;I:碘;N/A:无资料;NR:未推荐;R:推荐;Tg:甲状腺球蛋白;WNL:正常范围内

(二)甲状腺肿　甲状腺肿是指甲状腺的体积大于同年龄同性别的正常上限值的一种临床体征,一般是指其体积>18ml(女性)或>25ml(男性)。引起甲状腺肿的病因很多,甲状腺功能可正常(euthyroid)、亢进(hyperthyroid)或降低(hypothyroid)。甲状腺肿是许多甲状腺结节的发病基础,引起甲状腺肿的病因也常常是甲状腺增生性结节的病因(表 2-4-7-3)。

表 2-4-7-3　甲状腺肿病因

疾病	甲状腺功能	特点
单纯性甲状腺肿	正常	碘/硒/锌缺乏地区/致甲状腺肿物质
弥漫性毒性甲状腺肿(Graves 病)	甲亢	甲状腺肿/甲状腺相关性眼病
单结节或多结节甲状腺肿	正常/甲亢	碘缺乏地区/常合并自身免疫性甲状腺炎
甲状腺癌	正常	甲状腺结节/自身免疫性甲状腺炎
自身免疫性甲状腺炎	正常/甲减/甲亢	甲状腺细胞被毁/TSH 受体介导性甲亢
de Quervain 甲状腺炎	正常/甲减/甲亢	甲状腺压痛/发热/全身情况较差
Riedel 甲状腺炎	正常	甲状腺肿/硬性结节
甲状腺囊肿	正常	结节内液化
甲状腺激素合成缺陷	甲减/正常	TSH 介导的多结节甲状腺肿
甲状腺激素抵抗综合征	正常	甲状腺肿/甲减
肢端肥大症	正常	IGF-1 依赖性甲状腺肿
药物性甲状腺肿	正常/甲减	摄入锂盐或甲状腺抑制药物
TSH 瘤	甲亢	TSH 依赖性甲状腺肿

注:IGF:胰岛素样生长因子;TSH:促甲状腺素;TSH-R-AB:TSH 受体抗体

(三)碘与甲状腺结节　碘缺乏是引起增生性结节的主要原因,特别常见于女性和老年人,介导增生的病因与 TSH 刺激有关[7-9],而 90%~95% 的病变为非功能性良性结节,恶性结节的比例不足 1%。良性结节多见于

20~45岁女性,直径小于2cm,超声图上无多中心表现,无包膜、皱纹、淋巴结肿大,而低回声、弥漫性钙化、形态不规则、中心血流增强往往提示为恶性病变,多见于16岁以下或45岁以上者,有时恶性病变的体积很小,细胞分化状态不典型,即使细胞学检查也难以鉴别[10],值得特别注意。

(四)肿瘤标志物与甲状腺结节 甲状腺肿瘤标志物很多,其中以Galectin 3(Gal-3)免疫染色应用最广,恶性病变敏感性80%~98%,特异性86%~99%[11]。BRAF(V600E)突变与PTC的关系密切,敏感性67.5%~89.6%,特异性90.9~96.6%,RAS突变、RET/PTC标志物和PAX8/PPARγ突变也与恶性结节有一定关系[12],鉴别甲状腺结节良恶性的分子生物学方法见图2-4-7-1。

(五)闪烁扫描与甲状腺结节 主要用于评价结节的功能状态,高功能结节几乎全部为良性,而无功能性结节有10%~20%属于恶性病变。动态MRI发现恶性病变有一定优势。

【甲状腺结节超声检查】

除病史、体检、实验室检查外,更为重要的是超声和FNA;CT、MRI、PET-CT不是鉴别结节性质的常规手段。颈部超声可证实甲状腺结节是否真正存在,确定甲状腺结节的大小、数量、位置、质地(实性或囊性)、形状、边界、包膜、钙化、血液供应及与周围组织的关系等情况,同时评估颈部区域有

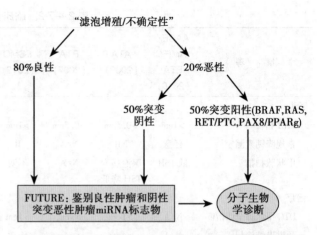

图2-4-7-1 分子生物学方法鉴别甲状腺结节的良恶性

无淋巴结和淋巴结的大小、形态和结构特点(表2-4-7-4、表2-4-7-5和图2-4-7-2)。

彩超的TI-RADS分级是:0级:临床疑似病例超声无异常所见,需要追加其他检查;Ⅰ级:阴性,超声显示腺体大小、回声正常,无结节,亦无囊肿或钙化;Ⅱ级:检查所见为良性,恶性肿瘤风险0%,但需要临床随访;Ⅲ级:可能良性,恶性风险为<2%,一般需要穿刺活检明确诊断;Ⅳ级:恶性可能比例5%~50%,需要结合临床做出诊断;Ⅴ级:恶性肿瘤的可能性>95%;Ⅵ级:细胞学检出恶性肿瘤。

表2-4-7-4 高功能甲状腺结节超声-病理结果

超声分类	体积	合并的结节		
		结节数目	细胞类型	组织诊断
可疑恶性(7.1%)	≤5mm	1	N/A	PTC(1)
	>5mm	4	未诊断	PTC(2)
	≤1cm	4	恶性(2)	PTC(1)
	>1cm	3	恶性(1)/良性(1)	PTC(1)/结节增生(1)/间变癌(1)
良恶性未定(54.8%)	≤1cm	7	未诊断(1)/良性(1)	PTC(1)
	>1cm	14	良性(3)/恶性(1)/可疑恶性(1)	PTC(2)
良性可能性大(16.7%)	≤1cm	24	N/A	N/A
	>1cm	15	良性(4)/非典型未定义(1)	结节性增生(1)

注:括号内数字为结节数;N/A:未应用

表2-4-7-5 合并甲状腺结节的超声-病理检查结果

	年龄	性别	TSH(mU/L)	甲状腺癌数目	病理	甲状腺扫描	超声	结节直径(cm)	转移
1	63	女	0.21	2	滤泡癌/PTC	高功能结节合并结节	未定可疑恶性	2.6/1.1	无
2	29	女	<0.05	1	PTC	合并结节	可疑恶性	0.6	无
3	49	女	<0.05	1	PTC	合并结节	未定	2.0	转移
4	52	女	<0.05	1	PTC	合并结节	可疑恶性	0.6	无
5	47	男	<0.05	3	变异PTC(1)/PTC(2)	合并结节	可疑恶性	1.1/0./40.3	无
6	51	女	<0.05	2	间变型癌	高功能结节	未定	4.4	肺
7	50	男	<0.05	1	PTC	合并结节	未定	1.8	转移

注:PTC:甲状腺乳头状癌

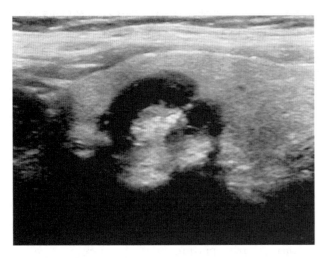

图 2-4-7-2 甲状腺乳头状癌囊性结节的超声表现

患者,女性,53 岁,超声表现为甲状腺囊性偏心结节和微钙化,但边缘平滑

如果结节并不显示未定型细胞学特点(例如不明性质的滤泡新生物或病灶)而结节为高功能性提示良性病变,但高功能结节内仍可发生甲状腺癌或者合并有甲状腺癌结节。从高功能结节的病理形态上看,除了良性病变外,也可见到甲状腺癌和结节性增生病灶。此时需要确定增生性病变的良恶性质。此外,间变癌也可表现为高功能结节,其结节体积一般较大(5mm 以上)。

(一)良恶性甲状腺结节的鉴别 超声为确定甲状腺结节的首选方法,对良恶性结节的鉴别有相当价值[13-15](表 2-4-7-6、表 2-4-7-7 和表 2-4-7-8)。亦可应用甲状腺影像报告与资料系统进行结节的诊断与处理评估,避免不必要的穿刺活检,并早期确定恶性结节(详见第 1 篇扩展资源 5 相关内容)。

Leenhardt 等发现,低回声预测恶性结节的效率为 50%~63%,敏感性为 75%,特异性为 61%~83%,而结节中心血流对鉴别的意义最大,但良恶性病变的判断需要同时结合患者的性别、年龄、结节大小和细胞学检查结果[16-18]。

(二)部分囊性甲状腺结节的良恶性鉴别 部分囊性结节(partially cystic nodule)含有实性组织和囊性病灶,占全部肿瘤的 18%~35%,多数为原有实性结节退行性变所致,少数为恶性病变,占甲状腺恶性病变的 10%~28%,如果偏心的实性组织大于 50%,尤其是同时伴有微钙化,或边界尖锐,或呈分叶状者,应更多地考虑恶性结节可能;而边界光滑的海绵状、球形或椭圆形结节提示为良性结节。

表 2-4-7-6 鉴别良性与恶性结节的超声参数

鉴别点	良性病变	恶性病变
超声回声	等回声或高回声	低回声
结节钙化	巨大钙化	微小钙化
结节边缘形状	边缘规则	边缘不规则
结节边缘侵犯	无侵犯	有侵犯
颈部淋巴结	无肿大	肿大
血管情况	结节周围血管增生	结节内血管增生

表 2-4-7-7 恶性结节与良性结节的超声鉴别

超声特征	恶性结节(n=22)	良性结节(n=80)	P 值
结节全貌			
长度(cm)	1.9	1.5	0.314
结节内容物			
实体组织为主	12(23.1)	40(76.9)	0.706
囊性病变为主	10(27.8)	26(72.2)	0.260
海绵状结构	0(0)	14(100)	0.036
结节形态			
椭圆形至圆形	16(17.0)	78(83.0)	0.001
长条形	5(100)	0(0)	<0.001
不规则形	1(33.3)	2(66.7)	0.521
结节边缘			
平滑	14(15.7)	75(84.3)	0.001
针状突出或球形	7(58.3)	5(41.7)	0.003
边界不清	1(33.3)	2(66.7)	0.521
结节内实性组织形态			
结节偏心	17(68.0)	8(32)	<0.001
非结节偏心	5(6.5)	72(93.5)	<0.001
实性组织边缘平滑	9(10.5)	77(89.5)	<0.001
实性组织边缘不平滑	13(81.3)	3(18.8)	<0.001
结节回声			
显著低回声	1(50)	1(50)	0.387
低回声	15(30)	35(70)	0.042
等回声	5(10.4)	43(89.6)	0.010
高回声	1(50.0)	1(50.0)	0.387
结节钙化			
微小钙化	17(89.5)	2(10.5)	<0.01
巨大钙化	2(33.3)	4(66.7)	0.607
环状钙化	0(0)	1(100)	1.000
无钙化	3(3.9)	73(96.1)	<0.001

注:括号内为百分率

表 2-4-7-8 超声诊断甲状腺癌的敏感性与特异性

超声表现	敏感性(范围/%)	特异性(范围/%)
微钙化	52/26~73	83/69~96
缺乏光环	66/46~100	54/30~72
边缘不规则	55/17~77	79/63~85
低回声区	81/49~90	53/36~66
血管增生	67/57~74	81/49~89

【甲状腺细针穿刺细胞学检查】

(一)甲状腺细针穿刺 甲状腺细针穿刺(FNA)广泛应用于甲状腺结节的诊断与鉴别诊断。同时可用细针穿刺细胞学分子生物学技术鉴别难以分类的结节性质(表 2-4-7-9 和图 2-4-7-3)。术前 FNA 检查有助于减少不必要的甲状腺结节手术,并帮助确定恰当的手术方案。凡直径>1cm 的甲状腺结节,均可考虑 FNA 检查:①超声提示结节有恶性征象;②伴颈部淋巴结超声影像异常;③童年期有颈部放射线照射史或辐射污染接触史;④有甲状腺癌或甲状腺癌综合征的病史或家族史;⑤¹⁸F-FDG PET 显像阳性。下述情况下,

FNA 不作为常规检查：①经甲状腺核素显像证实为有自主摄取功能的"热结节"；②超声提示为纯囊性的结节；③根据超声影像已高度怀疑为恶性的结节。直径<1cm 的甲状腺结节不推荐常规行 FNA。

表 2-4-7-9　细针穿刺细胞学难以分类的分子生物学诊断

研究	标　志　物	敏感性（%）	特异性（%）	PPV	NPV	组织学	假阴性	假阳性
1	BRAF V600E NRAS/KRAS RET/PTC/RET/PTC/PAX8/PPARγ	71	100	100	83	PTC/FTC/FTA/HN	6/21	0
2	BRAF V600E NRAS/HRAS/KRAS/RET/PTC/ RET/PTC/TRK PAX8/PPARγ	87	97	85	97	PTC/FTA/HN	1/7 （PTC）	1FTA
3	BRAFV600E/NRAS/HRAS/KRAS/RET/PTC/ RET/PTC/TRK PAX8/PPARγ	80	100	100	47	PTC/FTA/HN	9/46 （PTC）	0
4	BRAF V600E NRAS/KRAS/RET/PTC/RET/PTC/ NTRK1	27	95	66	78	FTA/HCA/HN/LT/ FVPTC/FTC/HCC	21~15 （FVPTC）	4FTA
5	BRAF V600E NRAS/HRAS/KRAS/RET/PTC/ RET/PTC PAX8/PPARγ	63	100	100	93	FTA/PTC	PTC	0

注：PTC：甲状腺乳头状癌；FTC：甲状腺滤泡癌；FTA：甲状腺滤泡瘤；HN：增生过度；HCA：Hürthle 细胞瘤；HCC：Hürthle 细胞癌；FVPTC：变异型甲状腺乳头状癌；LT：淋巴细胞性甲状腺炎

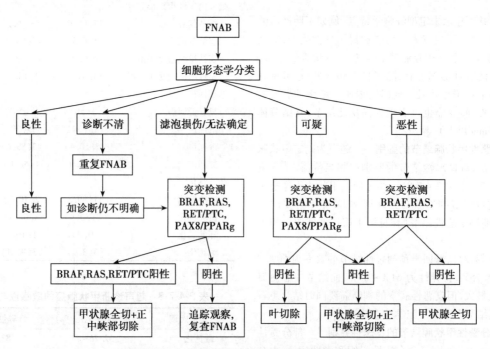

图 2-4-7-3　提高甲状腺穿刺细胞学诊断的途径
细胞学检查与分子生物学技术结合使用可提高甲状腺结节诊断的准确度

慢性淋巴细胞性甲状腺炎常发生甲状腺结节，FNAC 有助于其诊断。即使是良性结节，仍需要进行长期（3~5 年）追踪。如果恶性结节的可能性增高，应及时手术切除。

（二）甲状腺结节细胞学检查　细胞学检查的主要困难在于性质不能确定的结节或非典型结节（表 2-4-7-10）。必要时需要多处采样和追踪观察或经典病理学方法确诊[19-24]。另外，目前可能存在所谓隐性癌的过度诊断问题，因为近年来的甲状腺癌的发病率急剧升高，而死亡率并无变化。

【TSH 水平和自身免疫性甲状腺病与甲状腺结节】

血清 TSH 正常或升高是恶性病变的风险因素[19-34]，TSH 水平越高，其恶性结节的风险越大。Boelaert 等发现，TSH

1.0~1.7mU/L 者的恶性结节风险是 TSH<0.4mU/L 者的 2.72 倍，TSH>1.8mU/L 者升高至 3.88 倍，男性青年人的实性结节似乎更容易恶变。此外，慢性淋巴细胞性甲状腺炎伴结节的恶性风险较高。

甲状腺自主功能性结节患者的血清 TSH 可能正常。Treglia 等分析 2000~2014 年 2761 例 AFTN 患者的临床资料，约 50%血清 TSH 未见降低（95% CI 32%~68%），因此临床上不能应用血清 TSH 的诊断 AFTN[35]。

【儿童甲状腺结节】

儿童甲状腺结节的恶性病变可能性大，如果存在头颈部放射治疗史，或甲状腺肿瘤家族史，其恶性肿瘤的风险更高，详见第 2 篇扩展资源 17 相关内容。儿童甲状腺结节患者应测定血清降钙素、TSH、T$_4$、FT$_3$。甲状腺功能正常或降低者应进一步进行超声和 FNAB，但不主张进行闪烁扫描检查。

表 2-4-7-10　文献报道的不确定恶性结节特征

研究者/年份	病例数	恶性率	恶性肿瘤特征
Cesorismo/1993	33	15%	淋巴腺病变
Tyler/1994	43	19%	年龄 50 岁以上
Tyler/1996	70	16%	细胞变异/结节直径>4cm
Tyler/1998	103	21%	实性结节/男性
Tyler/2001	54	13%	细胞变异
Tyler/2002	83	11%	细胞变异
Tyler/2003	73	15%	结节直径>2cm
Tyler/2004	169	45%	结节直径>2cm/年龄 40 岁以上
Tyler/2010	111	56%	细胞核变异/存在微小核仁
Tyler/2011	137	24%	超声图异常

【其他罕见的甲状腺结节】

（一）原发性甲状腺肿瘤

1. 髓样癌　髓样癌起源于甲状腺滤泡旁细胞，又称甲状腺滤泡旁细胞癌（或 C 细胞癌），因其间质中有淀粉样物质沉着，故亦称淀粉样间质髓样癌。甲状腺髓样癌一般可分为散发型和家族型两大类。散发型约占 80%，家族型约占 20%。

其中家族型又可分为三种类型。MEN-2A 包括甲状腺髓样癌、嗜铬细胞瘤及甲状旁腺功能亢进症。MEN-2B 包括甲状腺髓样癌、嗜铬细胞瘤及黏膜神经瘤。第三类是与 MEN 无关的家族类型。癌肿一般为圆形或椭圆形结节，质地较硬，边缘清楚，病程长短（数月至 10 多年）不一。癌肿易侵蚀甲状腺内淋巴管，经淋巴结转移，常转移的部位是颈部淋巴结、气管旁软组织、食管旁或纵隔淋巴结，可产生压迫症状及转移性肿块。也可经血道转移至肺、骨骼或肝脏。肿瘤及受累的淋巴结钙化是诊断的重要线索。甲状腺滤泡旁细胞属于 APUD 细胞系统（APUD 瘤）。因此，肿瘤能产生降钙素（CT）、5-羟色胺、舒血管肠肽和前列腺素等生物活性物质。可伴有顽固性腹泻、头晕、乏力、心动过速、心前区紧迫感、气急、面部潮红及血压下降等类癌综合征症状。当癌肿切除后腹泻等类癌综合征消失，复发转移时可重新出现。髓样癌具有诊断意义的标志物是血 CT 含量。

2. 甲状腺 Warthin 样乳头状瘤　属于甲状腺乳头状癌的一种变异型，其病理形态类似于腮腺的 Warthin 瘤，细针穿刺显示大量的多核和微乳头状细胞群，核大含有假包涵体和少量淋巴细胞，甲状腺 Warthin 样乳头状瘤需要与甲状腺乳头状癌鉴别。来源于上皮细胞的原发性梭形细胞肿瘤（primary spindle cell neoplasm）可为良性或恶性，诊断主要依赖于病理检查（表 2-4-7-11）。

表 2-4-7-11　Warthin 样甲状腺乳头状瘤临床特点

报道者/年份	病例数	平均年龄（范围）	性别（男/女）	平均体积（范围）	淋巴细胞性甲状腺炎	淋巴结侵犯
Apel 等/1995	13	44 岁（26~66）	1/12	1.6cm（0.3~3.5）	10（77%）	3（23%）
Tazawa 等/1999	4	50 岁（49~53）	0/4	1.9cm（1.5~3）	4（100%）	4（100%）
D'Antonio 等/2000	3	50 岁（43~56）	1/2	1.4cm（1.3~1.5）	3（100%）	0（0%）
Baloch 等/2000	17	42 岁（23~63）	2/15	1.3cm（0.3~3.5）	17（100%）	3（18%）
Ludvíková 等/2001	12	64 岁（45~85）	1/11	2.7cm（1~5）	11（92%）	2（17%）
Kim 等/2006	5	52 岁（33~65）	0/5	1.5cm（0.9~2）	4（80%）	0（0%）
总计	54	50 岁（23~85）	5/49	1.5cm（0.3~5）	49（91%）	12（22%）

注：WaLPTT：Warthin 样甲状腺乳头状瘤

3. 原发性甲状腺淋巴瘤　罕见。当慢性淋巴细胞性甲状腺炎女性患者的甲状腺结节或颈部肿块肿大迅速时应想到原发性甲状腺淋巴瘤（尤其是弥漫性大 B 淋巴细胞瘤，diffuse large B-cell lymphoma）可能，如果超声显示结节后壁回声增强更提示淋巴瘤可能。此时需要根据免疫表型分析、FNA明确诊断。

（二）转移性甲状腺肿瘤　任何肿瘤均可转移至甲状腺组织，常见的转移性甲状腺恶性肿瘤包括类癌、肺癌、胃癌、乳腺癌、肠癌、肝癌、胰腺癌、膀胱癌、肾癌和肾上腺癌等。

【甲状腺结节治疗】

最新的美国甲状腺结节诊疗指南的推荐意见见表 2-4-7-12 和图 2-4-7-4，但各国的指南推荐意见并不一致（表 2-4-7-13）。

表 2-4-7-12　美国甲状腺学会甲状腺结节诊疗指南要点

编号	内　容	推荐级别
1	第一次诊断时，如果测定的血清 TSH 低，应进行^{99m}Tc 或^{123}I 扫描检查	A
2	所有可疑结节患者均应接受甲状腺超声检查	A
4	不推荐常规测定血清降钙素	I
5a	首选 FNA 评价甲状腺结节	A
5b	FNA 适用于无法扪及的小结节或甲状腺后结节的诊断	B
6b	部分囊性结节应严密追踪或及时切除/如果细胞学诊断可疑立即切除	B
9	如果细胞学显示为滤泡肿瘤（尤其是血清 TSH 轻度降低时）/考虑^{123}I 扫描/如果不能确定为功能性结节时单叶切除或甲状腺全切	C
12a	存在直径大于 1cm 的 2 个以上结节时（超声怀疑为恶性）应进行穿刺检查	B

续表

编号	内　　容	推荐级别
12b	结节清晰且缺乏恶性表现者可用穿刺细胞学证实诊断	C
13	血清 TSH 偏低或降低提示为功能性结节者需要做^{99m}Tc 或^{123}I 扫描/确定每个结节的功能/等功能和低功能结节穿刺检查	B
14a	所有良性结节用超声追踪 6~18 个月/如果体积无明显变化(体积变化不超过 50%或至少 2 个实性与囊实性结节直径增大不超过 20%)者每 3~5 年复查一次	C
14b	如果结节增大或可被扪及或探测(体积变化超过 50%或至少 2 个结节的直径增大超过 20%)者需要重复 FNA	B
16	在碘供应充足地区不推荐采用常规抑制性治疗良性甲状腺结节	F
26	结节大于 1cm 的甲状腺癌应采用甲状腺近全切(除非存在反指征)/缺乏放射照射史的低风险小结节或乳头状癌可单独一叶切除	A
27b	无颈部淋巴结转移的甲状腺乳头癌可行同侧或双侧颈部中央腔隙切除	C
40	高危和中危甲状腺癌者手术后应将 TSH 抑制至 0.1mU/L 以下;未接受术后放疗的低危癌症患者可将 TSH 抑制在 0.1~0.5mU/L 水平	B
43	分化型甲状腺癌全切或近全切甲状腺后但未接受放疗者每 6~12 个月测定血清甲状腺球蛋白	A
44	分化型甲状腺癌全切或近全切甲状腺后应定期测定血清甲状腺球蛋白和超声/血清甲状腺球蛋白升高提示复发	B

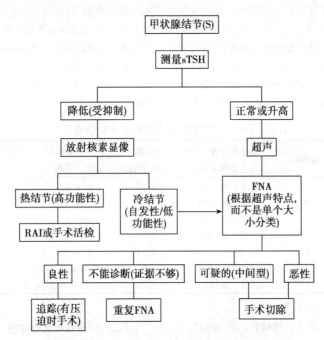

图 2-4-7-4　非毒性多结节甲状腺肿的处理流程

表 2-4-7-13　不同诊疗指南的推荐比较

指南	推荐证据	起始检查	超声检查	扫描检查	CT 检查	重新活检
AACE/AME	有	TSH+FNA	是	非	非	非
ATA	有	TSH+FNA	是	非	?	非
ETA	无	TSH+FNA	是	非	是	是
UK	无	TSH+FNA	非	非	?	是

（一）**药物治疗**　根据病因进行必要的医学干预。不主张对不明原因的良性甲状腺结节进行长期甲状腺激素治疗,以避免不良反应。注重追踪观察,恶性结节或高度怀疑为恶性结节时,应尽早手术治疗。

（二）**手术治疗**　在我国,有多个学科(普通外科、甲状腺外科、乳腺外科、内分泌外科头、颈外科、耳鼻喉头颈外科、口腔颌面头颈外科)涉及甲状腺结节的外科处理;而手术方式包括肿瘤切除、甲状腺部分切除、大部切除、次全切除、近全切除或全切等。

1. **手术适应证**　包括:①出现与结节明显相关的局部压迫症状;②合并甲状腺功能亢进,内科治疗无效者;③肿物位于胸骨后或纵隔内;④结节进行性生长,临床考虑有恶变倾向或合并甲状腺癌高危因素。此外,因外观或思想顾虑过重影响正常生活而强烈要求手术者,可作为手术的相对适应证。良性甲状腺结节的手术原则是在彻底切除甲状腺结节的同时,尽量保留正常甲状腺组织。建议慎重使用全/近全甲状腺切除术式。全/近全甲状腺切除的适应证是结节弥漫性分布于双侧甲状腺,导致术中难以保留较多正常甲状腺组织。

2009 年,美国甲状腺学会(ATA)推荐,如果结节的细胞学结果为良性,则不需要做进一步的诊断性检查或治疗(推荐等级 A);结节增大的患者接受再次活检后,如果结果仍为良性,则可以继续观察或基于症状和临床考虑予以手术。尚没有在这类患者中应用甲状腺素的临床数据(推荐等级 A);反复活检仍无法确诊的伴部分囊性变的结节需密切观察或予以手术切除;如果细胞学无法确诊的结节是实性结节则应积极进行手术治疗(推荐等级 B)。2010 年,AACE/AME/ETA 联合推荐,良性单结节性甲状腺肿的最佳手术切除范围是叶切除+峡部切除;多结节性甲状腺肿为甲状腺(近)全切除。

单纯性甲状腺肿有以下情况时,应及时施行单纯性甲状腺肿的甲状腺大部切除术:①因气管、食管或喉返神经受压引起临床症状者;②胸骨后甲状腺肿;③巨大甲状腺肿影响生活和工作者;④结节性甲状腺肿继发功能亢进者;⑤结节性甲状腺肿疑有恶变者。

2. 甲状腺腺瘤 处理原则是:引起甲亢(发生率约为20%)和恶变(发生率约为10%)的可能,故应早期行包括腺瘤的患侧甲状腺大部或部分(小腺瘤)切除。切除标本必须立即行冰冻切片检查,以判定有无恶变。

3. 甲状腺结节 若细胞学检查为良性。仍有 10% 机会可能是恶性,需做甲状腺核素扫描及甲状腺功能试验。如是冷结节,以及甲状腺功能正常或减低,可给予左旋甲状腺素片,以阻断促甲状腺素(TSH)生成,并嘱病人在 3 个月后复查。3 个月后如结节增大,则不管 TSH 受抑是否足够,有手术指征。但若结节变小或无变化,可仍予以 TSH 抑制治疗,隔 3 个月后再次复查,如总计 6 个月结节不变小,则有手术指征。

4. 分化型甲状腺癌的外科治疗 超过 90% 的甲状腺癌为高分化甲状腺癌(DTC)。DTC 起源于甲状腺滤泡上皮细胞,主要包括甲状腺乳头状癌 PTC 和甲状腺滤泡状癌 FTC,少数为嗜酸性细胞肿瘤。低分化型甲状腺癌也属于 DTC 范畴。DTC 的治疗方法主要包括:手术治疗、术后 ^{131}I 治疗和 TSH 抑制治疗。其中,手术治疗最为重要,直接影响本病的后续治疗和随访,并与预后密切相关。DTC 的甲状腺切除术式主要包括全/近全甲状腺切除术,或甲状腺腺叶+峡部切除术。保留病变侧后部甲状腺组织(>1g)的次全切除术不适用于治疗甲状腺癌(ATA)。

全甲状腺切除是指切除所有甲状腺组织,无肉眼可见的甲状腺组织残存;近全甲状腺切除术是指切除几乎所有肉眼可见的甲状腺组织(保留<1g 的非肿瘤性甲状腺组织,如喉返神经入喉处或甲状旁腺处的非肿瘤性甲状腺组织)。DTC 的全/近全甲状腺切除术适应证包括:①童年期有头颈部放射线照射史或放射性尘埃接触史;②原发灶最大直径>4cm;③多癌灶,尤其是双侧癌灶;④不良的病理亚型,低分化型甲状腺癌;⑤已有远处转移,需行术后 ^{131}I 治疗;⑥伴有双侧颈部淋巴结转移;⑦伴有腺外侵犯(如气管、食管、颈动脉或纵隔侵犯等)。全/近全甲状腺切除术的相对适应证是:肿瘤最大直径 1~4cm,伴有甲状腺癌高危因素或合并对侧甲状腺结节。

甲状腺腺叶+峡部切除术的适应证为:局限于一侧腺叶

内的单发 DTC,并且肿瘤原发灶≤1cm、复发危险度低、无童年期头颈部放射线接触史、无颈部淋巴结转移和远处转移、对侧腺叶内无结节。甲状腺腺叶+峡部切除术的相对适应证为:局限于一侧腺叶内的单发 DTC,并且肿瘤原发灶≤4cm、复发危险度低、对侧腺叶内无结节;微小浸润型 FTC。ATA(2009 年)建议除非存在手术禁忌证,肿瘤直径>1cm 的甲状腺癌患者起始治疗均应接受甲状腺全部或近全切除术。对于直径小于 1cm、低风险、单个病灶、甲状腺内的乳头状癌且无头颈部放射线暴露史或无颈部淋巴结转移的患者可以只行甲状腺侧叶切除术(推荐等级 A)。颈部淋巴结的处理原则是:20%~90% 的 DTC 患者在确诊时即存在颈部淋巴结转移,多发生于颈部中央区。28%~33% 的颈部淋巴结转移在术前影像学和术中检查时未被发现,而是在预防性中央区淋巴清扫后得到诊断,并因此改变了 DTC 的分期和术后处理方案。推荐 DTC 术中在有效保留甲状旁腺和喉返神经情况下,行病灶同侧中央区淋巴结清扫术(推荐级别 B),至少行同侧中央区淋巴结清扫。对 cN1b 的 DTC 患者,行侧颈区淋巴结清扫术(推荐级别 B)。对部分 cN1a 的 DTC 患者,行择区性颈淋巴结清扫术(推荐级别 C)。对 cN1b 的 DTC 患者,行侧颈区淋巴结清扫术已达成共识,建议行功能性清扫,在保证彻底清扫的前提下,尽可能保留功能和外形,严禁"摘果式"手术。对部分 cN1a 的 DTC 患者,行择区性颈淋巴结清扫术(推荐级别 C);该项推荐属于预防性颈清扫,但有临床意义。伴有颈部中央区及侧颈部淋巴结转移的患者应接受治疗性的甲状腺全切并进行中央区淋巴结清扫(证据水平 VI),这样才可以清除颈部中央区肿瘤(推荐等级 B);颈部中央区淋巴结未受累的 PTC 患者可行预防性单侧或双侧的中央区淋巴结清扫,尤其是那些侵袭力较强的肿瘤类型(T3、T4,推荐等级 C);对那些较小(T1/T2)、非侵袭性、淋巴结未受累的 PTC 或大部分滤泡状癌患者可考虑只行甲状腺全切或近全切除术而不行预防性淋巴结清扫(推荐等级 C)。

上述建议应结合外科专家的意见来解读,肿瘤较小、非侵袭性、淋巴结未受累、风险-收益平衡的患者可考虑行甲状腺近全切除术并在术中密切观察中央区,仅当中央区有明显的淋巴结受累时行中央区淋巴结清扫。这种术式可能会增加将来局部复发的机会,但是比较安全。

【病例报告】

(一)病例资料 患者女性,68 岁。因颈部肿大 2 年加重 2 个月入院。2 年前无明显诱因出现颈部肿大,无明显怕热、多汗、多食、易饥、手抖,无乏力、怕冷、全身水肿等症状,曾在当地医院口服药物治疗后 1 个月后颈部肿块消退,此后未服用任何药物治疗。2 个月前无明显诱因发现颈部进行性肿大。入院后 TT$_3$ 3.11nmol/L,TT$_4$>320nmol/L,TSH 33.63μU/ml,TRAb<0.3U/L,TPO 23.8U/ml。一周后复查血清 TT$_3$ 3.58nmol/L,TT$_4$ 320nmol/L,FT$_3$ 9.57pmol/L,FT$_4$ 100pmol/L;TSH 32.28mU/L;TRAb 1.3U/L,TPOAb 13.6U/L,TgAb 141.2U/L,Tg 192.3ng/ml。清晨血清皮质醇 18.6μg/dl,16 时为 14.4μg/dl,24 时为 8.8μg/dl。彩超示甲状腺左侧叶低回声包块,甲状腺右侧叶回声不均匀。既往史、月经史、个人史、婚育史及家族史无明显特殊。

血压 145/59mmHg,眼征阴性,皮肤粗糙,气管右移。双侧甲状腺Ⅲ°肿大,以左侧明显,质地中等,未扪及结节,无压痛。心、肺、腹体查无明显异常,双下肢轻度凹陷性水肿。血尿+,镜检白细胞4个/μl。大便常规、肝肾功能血脂正常。甲状腺素抑制试验和大剂量地塞米松抑制试验结果见表2-4-7-14。胸片显示上纵隔增宽,气管受压,心脏增大(左室大为主);颈部CT见甲状腺左侧肿块,考虑甲状腺癌并双侧颈

部、上纵隔多发淋巴结及颈椎椎体骨转移;SPECT显示右侧甲状腺体积显著增大,双侧甲状腺多发冷结节。妇科B超显示老年性子宫,子宫肌层多发钙化,宫颈分离,盆腔积液。彩超显示双侧颈动脉硬化并右侧颈总动脉侧壁硬斑形成,右侧椎动脉狭窄,双肾上腺未见异常。骨髓细胞学检查显示骨髓增生明显活跃,各阶段细胞形态大致正常。

表2-4-7-14 甲状腺素抑制试验和大剂量地塞米松抑制试验结果

日期	皮质醇 (μg/dl)	ACTH (pg/ml)	FT₃ (pmol/L)	FT₄ (pmol/L)	TSH (mU/L)
2012-12-22	18.6	80.7	8.1	>100	35.5
	14.4	76.9			
	8.9	65.2			
2012-12-24	1.0	54.1	5.8	>100	16.3

(二)病例讨论 本例因颈部肿大2年加重2个月入院,无明显甲亢或甲减表现。双侧甲状腺Ⅲ°肿大,以左侧明显,质地中等。血象异常伴低钾血症,故鉴别诊断应考虑甲状腺抵抗综合征、TSH瘤或甲状腺癌可能。垂体MRI未见异常,大剂量甲状腺素抑制试验(甲状腺素片100mg/d)显示TSH分泌被部分抑制,但对大剂量地塞米松抑制试验(2mg/6h)无反应。

其子女的甲状腺功能测定结果见表2-4-7-15。患者及其

子女T₃Rβ基因10号外显子显示GGA→GAA突变(图2-4-7-5)。甲状腺活检见圆形多角形瘤细胞,免疫组化显示CD3⁻、CD20灶性⁺、CD79α⁻、CD34⁻、CD10⁻、CD38⁺、CKPan⁻、EMA⁻、BCL-2⁺、CD30⁺、TdT-、ki6740%,提示浆细胞分化型淋巴瘤。本例最后诊断为甲状腺激素抵抗综合征(全身型)并甲状腺非Hodgkin淋巴瘤和高血压病。CHOP+尼莫司汀方案化疗后,颈部肿大明显缩小。

表2-4-7-15 子女的甲状腺功能测定结果

子女	TT₃ (mmol/L)	TT₄ (mmol/L)	TSH (mU/L)	TRAb (U/L)	TPOAb (U/L)	TgAb (U/L)	Tg (ng/ml)
其子	1.9	7457	5.6	0.3	339.1	277.4	0.1
其女	1.8	1436	3.3	0.3	21.5	22.5	25.7

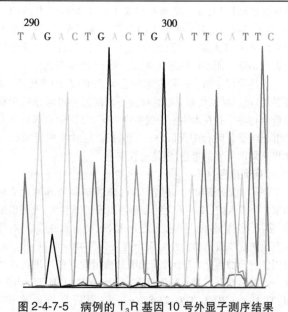

290　　　　　　300
T A G A C T G A C T G A A T T C A T T C

图2-4-7-5 病例的T₃R基因10号外显子测序结果

(罗勇 汤恢焕)

第8节 甲状腺毒症与Graves病

甲状腺毒症(thyrotoxicosis)是任何原因引起血液循环中甲状腺激素(thyroid hormone,TH)过多,引起以神经、循环、消

化等系统兴奋性增高和代谢亢进为主要表现的一组临床情况的总称;而甲状腺功能亢进症(hyperthyroidism,简称甲亢)是指因产生和分泌TH过多和甲状腺功能过高引起的一组临床综合征。甲状腺毒症包括了甲亢,而甲亢只是甲状腺毒症中的一种类型。TH过量所致的临床状态称为甲状腺毒症,较甲状腺功能亢进症确切,因为TH过量既可来源于甲状腺病变,又可由非甲状腺疾病甚至含TH的药物或食物引起。由于临床习惯的关系,本书仍应用"甲亢"一词;但严格地说,不能将甲状腺毒症和甲亢等同称呼。

甲亢的病因复杂(表2-4-8-1),以Graves病(Graves disease,GD)最常见,约占所有甲亢患者的85%。多见于成年女性,男性与女性比为1:4~1:6。GD亦称弥漫性毒性甲状腺肿(diffuse toxic goiter),在欧洲多称为Basedow病或Parry病;在我国、美洲和其他地区常称为GD或弥漫性毒性甲状腺肿。典型病例除有甲状腺肿大和高代谢症候群外,尚伴有不同程度的眼病,少数有眼病而不伴甲亢(5%),但存在甲状腺免疫功能紊乱和或其他实验室检查异常,称为甲状腺功能"正常"的眼病(euthyroid Graves ophthalmopathy,EGO),大多数累及双眼,单眼受累仅占10%~20%,少数(5%)患者还可有皮肤病变(胫前黏液性水肿及指端粗厚等)或肌病。从病理上看,GD具有自身免疫性甲状腺炎的某些特征,个别慢性淋巴细胞性甲状腺炎可演变为GD,反之亦然;因而亦有人将GD归为自身免疫性甲状腺炎(autoimmune thyroiditis),即3型自身免疫性甲

状腺炎。但是，更普遍的观点认为，GD 是一种伴 TH 分泌增多的特殊自身免疫性甲状腺病（AITD）。本节主要介绍 GD。

表 2-4-8-1　甲亢的病因分类

甲状腺性甲亢
弥漫性毒性甲状腺肿（Graves 病）
多结节性毒性甲状腺肿
毒性甲状腺腺瘤（Plummer 病）
自主性高功能甲状腺结节
多发性自身免疫性内分泌综合征伴甲亢
滤泡状甲状腺癌
新生儿甲亢
母亲患甲亢所致
遗传性毒性甲状腺增生症/遗传性毒性甲状腺肿
碘甲亢
垂体性甲亢
垂体 TSH 瘤
垂体型 TH 不敏感综合征
恶性肿瘤伴甲亢（分泌 TSH 或 TSH 类似物等）
HCG 相关性甲亢
绒毛膜癌
葡萄胎/侵蚀性葡萄胎
多胎妊娠
卵巢甲状腺肿伴甲亢
外源性甲亢
甲状腺激素补充治疗
误食大量动物甲状腺组织
暂时性甲亢
亚急性甲状腺炎
亚急性肉芽肿性甲状腺炎（de Quervian 甲状腺炎）
亚急性淋巴细胞性甲状腺炎（产后/干扰素/白细胞介素-2/锂盐等）
亚急性损伤性甲状腺炎（手术/活检/药物等）
亚急性放射性甲状腺炎
慢性淋巴细胞性甲状腺炎

【病因与发病机制】

GD 是 AITD 中的一种，其发病机制和病因未明。一般认为，GD 以遗传易感性为背景，在感染、精神创伤等因素作用下，诱发体内的免疫系统功能紊乱，免疫耐受、识别和调节功能减退和抗原特异或非特异性抑制 T 细胞（Ts）功能缺陷，机体不能控制针对自身组织的免疫反应，Ts 细胞减弱了对辅助性 T 细胞（Th）的抑制，特异 B 淋巴细胞在特异 Th 辅助下产生异质性免疫球蛋白（自身抗体）。同时，存在缺陷的 Ts 功能降低、Th 不适当致敏和 IL-1 及 IL-2 等的参与是 B 淋巴细胞产生大量自身抗体的重要原因。甲状腺自身组织抗原主要有 TSH、TSH 受体、甲状腺球蛋白（Tg）、甲状腺过氧化物酶（TPO）及 Na^+/I^- 同转运蛋白（NIS）等。甲状腺产生许多免疫活性分子（表 2-4-8-2），同时营养素和甲状腺激素状态也影响甲状腺的免疫功能[1-3]。

表 2-4-8-2　甲状腺细胞分泌的免疫分子

细胞因子	IL-1/IL-6/IL-12/IL-13/IL-15/IL-17IL-18
生长因子	IGF-1/IGF-2/EGF/VEGF
黏附分子	ICAM/LFA-3
炎性介质	NO/PGs

（一）GD 的自身免疫性甲状腺病特征

1. **甲状腺自身抗体**　最初，这类自身免疫性物质被称为长效甲状腺刺激物（long-acting thyroid stimulator, LATS），以后由于测定方法不同，分别称为人甲状腺刺激物（human thyroid stimulator, HTS）、LATS 保护物（LATS protector, LATSP）、TSH 置换活性（thyrotropin displacement activity, TDA）、甲状腺刺激免疫球蛋白（thyroid stimulating immunoglobulin, TSI）、甲状腺刺激性抗体（thyroid-stimulating antibody, TSAb）或 TSH 受体抗体（thyrotropin receptor antibodies, TRAb）等。现已明确，TRAb 是淋巴细胞分泌的一组多克隆抗体，可与 TSH 受体的不同位点结合。

TRAb 至少分为三类。在兴奋型抗体中，有一类与 TSH 受体结合后，促进 TH 合成和释放，甲状腺细胞受刺激而增生，称为甲状腺刺激性（兴奋型）抗体（thyroid stimulating antibody, TSAb），TSAb 为自身抗体的主要成分；另一类与 TSH 受体结合后，仅促进甲状腺细胞肿大，不促进 TH 的合成和释放，称为甲状腺生长刺激免疫球蛋白（thyroid growth immunoglobulin, TGI）；封闭型自身抗体与 TSH 受体结合后，阻断及抑制甲状腺功能，称为甲状腺功能抑制抗体（thyroid function inhibitory antibod, TFIA）或甲状腺生长封闭性抗体（thyroid growth blocking antibody, TGBAb）。少数 GD 患者虽有明显的高代谢症候群，但甲状腺肿大甚轻微，可能是由于体内的兴奋性抗体（TSAb）占优势所致。在正常情况下，TSH 与 TSHR 的细胞外区域相结合，激活刺激性 G 蛋

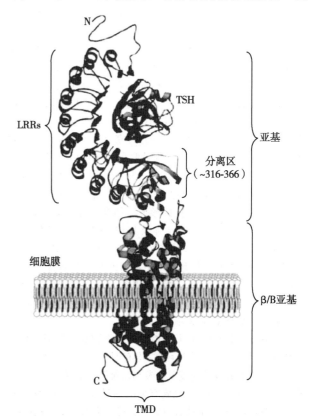

图 2-4-8-1　TSH 受体结构
TSH 受体（TSHR）包括一个大的细胞外结构域（α 或 A 亚基），其间含有 9 个富含亮氨酸的重复序列（LRR）的亚结构域和一个跨膜/细胞内结构域（b 或 B 亚基）

白 α 亚单位（Gsα），使腺苷酸环化酶活化，发挥与 TSH 相同的生物效应；TSHR 激活 G 蛋白 q 亚单位，导致磷脂酶C 活化，使甘油二酯（diglyceride，DG）及三磷酸肌醇（IP3）增多。TSHR 还通过结合到其他 G 蛋白受体家族的成员发挥作用。

TSH 受体（TSHR）包括一个大的细胞外结构域（α 或 A 亚基），其间含有 9 个富含亮氨酸的重复序列（leucine-rich re-peat，LRR）的亚结构域和一个跨膜/细胞内结构域（b 或 B 亚基），见图 2-4-8-1。TSH 受体抗体的信号通路各不相同[4]（图 2-4-8-2）。

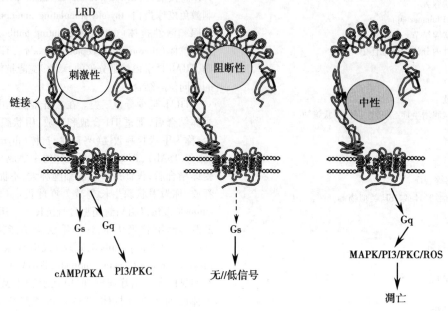

图 2-4-8-2 TSH 受体抗体
TSH 受体抗体至少有三种抗体类型，其信号通路各不相同

2. 细胞免疫功能异常 用单独的免疫监视缺陷尚不能解释某些特异的免疫反应，这些特异性免疫反应与免疫信号的独特型级联反应（idiotype cascade）有关。在免疫球蛋白分子中，重链和轻链的可变区具有抗原决定簇，根据该区氨基酸序列决定抗体的特异性，不同特异性的可变区具有不同的抗原决定簇或基因型决定簇。例如，家兔以单克隆人骨髓瘤蛋白免疫所得的抗血清可与骨髓瘤免疫球蛋白的可变区特异性结合，这种结构称为基因型。将独特型（基因型）/抗独特型（idiotye/antiidiotype）原理扩大应用，可解释 GD 和重症肌无力等疾病的受体抗体的形成。如在重症肌无力，配体（乙酰胆碱）能和细胞表面受体及其相应抗体（抗-乙酰胆碱抗体，即基因型）相结合，因而受体和抗体具有相同的可与配体结合的分子结构。同理，Farid 等以抗人 TSH 抗体免疫家兔可获得抗基因型抗体，后者在甲状腺培养细胞中既能和TSH 受体结合，也能刺激 cAMP 合成，故其生物学行为与 GD 中的 LATS 或 TSAb 并无不同。

此外，本病中针对甲状腺组织的白细胞移动抑制试验呈阳性反应，甲状腺和眼球后组织均有明显的淋巴细胞浸润，说明还有细胞介导的免疫反应参与。细胞间黏附分子、白细胞功能相关抗原、与内皮细胞有关的黏附分子也与 GD 发病有关。彭迪研究认为 Th17、Th22 及其细胞因子 IL-17、IL-22可能在 GD 的发病中起重要作用，并可作为监测疾病严重程度和药物疗效的生物指标；GD 患者升高的 Th22 细胞与 Th17细胞之间存在明显的正相关，提示 Th22 细胞与 Th17 细胞可能协同发挥作用[5]。

（二）遗传素质/感染/精神因素

1. 遗传因素

（1）家族因素：部分 GD 有家族史，同卵双生相继发生GD 者达 30%~60%，异卵双生仅为 3%~9%。流行病学调查发现，GD 亲属中患另一种 AITD（如慢性淋巴细胞性甲状腺炎）的比例和 TSAb 的检出率均高于一般人群，但 GD 究竟以何种方式遗传仍不清楚。

（2）HLA 抗原：与 GD 遗传易患性有关的基因分为人类白细胞膜组织相容性抗原（HLA）和非 HLA 候选基因两大类。HLADR3 与 GD 的相关性已在白种人中得到证实，HLAA2 和 DBP1*0501 在促甲状腺素结合抑制免疫球蛋白（TBII）阳性的 GD 中出现频率增加。在 TBII 阴性的 GD 中，HLA B46 和 DBP1*0202 共显率较高。高加索人中的 HLA-B8、日本人中的 HLA-B35 和中国人中的 HLA-BW46 都是 GD的相对危险因子。

（3）非 HLA 抗原：TSHR 基因、干扰素-γ 基因、肿瘤坏死因子-β 基因、白细胞介素-1 受体拮抗剂基因、IL-4 基因、T3R-β基因、T 细胞抗原受体基因、热休克蛋白 70 基因、补体 C4 基因和维生素 D 受体基因都与 GD 遗传易患性有关的非 HLA 候选基因，但尚无一种遗传学指标能够准确预测 GD 的发生。

（4）T 淋巴细胞抗原：细胞毒性 T 淋巴细胞抗原 4 基因可能是影响 GD 遗传易感性的主要非 HLA 候选基因之一。CTLA4 基因中 Thr17A1a 多态性中的 G 等位基因（AG）与 GD相关，CTLA4 和 HLA 基因位点的共同作用可能占 GD 遗传易感性的 50%。另外，CTLA4 基因 17 密码子双等位基因多态性(AG)与甲状腺相关性眼病的易感性也有关。CTLA4 基因启动子的变异体降钙素是 GD 的另一个危险因素。

（5）TSHR 基因：TSHR 基因从多个方面影响 GD,见表 2-4-8-3。但是目前的研究未能获得一致性结果。

表 2-4-8-3　TSHR 基因与 Graves 病

非同义性变异
　残基变异影响翻译后修饰
　改变受体的半衰期
强化免疫反应
　肽类与 HLA 结合的亲和性增强而影响抗原表达
　剪接变异
　改变内源性激酶活性
　结构改变影响免疫反应
　小分子 RNA
调节 TSH 受体表达与寿命循环
　调节 TSHR 的免疫反应
　与另一基因连锁不平衡
　影响免疫调节基因
　免疫耐受功能降低

（6）阴离子转运体基因：SLC26A4 失活性突变引起常染色体隐性遗传性 Pendred 综合征,甲状腺肿大伴甲状腺功能减退、耳聋和内耳导水管肿大(EVA),详见本章第 13 节。另一方面,SLC26A4 基因的活性过高又可导致自身免疫性甲状腺病和哮喘。研究发现,Graves 病患者存在 SLC26A4 的 20 个外显子(2~21)以及外显子与内含子交接处的一些单碱基突变(如 c.898A>C/p.I300L 和 c.1061T>C/p.F354S/p.F354S),导致该基因编码的蛋白质(pendrin 蛋白)活性增高。此可能是慢性淋巴细胞性甲状腺炎和 Graves 病发生甲亢的原因之一。

2. 感染因素　细菌或病毒可通过三种可能途径启动 AITD 发病：①分子模拟(molecular mimicry),感染因子和 TSH 受体间在抗原决定簇方面的相似分子结构,引起抗体对自身 TSH 受体的交叉反应,例如在耶尔森肠杆菌(Yersinia enterocolitica)中,具有 TSH 受体样物质,能增加甲亢发病的危险性。梁敏等研究认为耶氏菌感染可能为 GD 发病病因之一[6]。②感染因子直接作用于甲状腺和 T 淋巴细胞,通过细胞因子诱导Ⅱ类 MHC,HLA-DR 在甲状腺细胞表达,向 T 淋巴细胞提供自身抗原作为免疫反应对象。③感染因子产生超抗原(superantigen)分子,诱导 T 淋巴细胞对自身组织起反应。由环境因素引起 AITD 的典型例子是病毒和细菌感染,如耶尔森菌性肠炎、柯萨奇 B 病毒感染、反转录病毒感染或幽门螺杆菌感染等,而感染与 AITD 关系最密切者是丙型肝炎。丙型肝炎病毒可进入甲状腺滤泡细胞,即使不直接损伤甲状腺,病毒蛋白也可以产生深远的免疫反应。例如,丙型肝炎 E2 蛋白可诱导甲状腺细胞凋亡,上调前炎症因子表达并激发甲状腺自身免疫反应。干扰素激活 JAK-STAT 通路和干扰素刺激基因,增加 MHC Ⅰ类抗原表达,使免疫反应转向 Th1 模式,并进一步引起干扰素 γ 与 IL-2 分泌,增强免疫淋巴细胞、巨噬细胞和 NK 细胞的活性、活化中性粒细胞与单核细胞。此外,IFN 还对甲状腺有毒性作用,引起细胞凋亡和免疫反应。

3. 精神因素　部分 GD 患者在临床症状出现前有明显的精神刺激或创伤史,精神因素引起 GD 很可能是通过免疫

系统发生的。有人认为,精神创伤后出现的 GD 是通过中枢神经系统作用于免疫系统,精神因素使中枢神经系统去甲肾上腺素降低,CRH 和 ACTH 及皮质醇分泌增多,免疫监视功能降低,B 淋巴细胞增生,分泌的 TSAb 增多,进而引起 GD。也有人认为,因 GD 起病缓慢,精神创伤后突然发病可能是原有疾病突然加重才开始引起注意,因而认为精神因素并非直接的致病原因。

（三）GD 眼病的遗传/环境/免疫因素　甲状腺相关性眼病(TAO)主要包括非浸润性突眼和浸润性突眼。一般认为,非浸润性突眼与 TH 增多所致的交感神经兴奋性和眼肌紧张性增高有关,而浸润性突眼是眶后组织自身免疫炎症的一种表现。TAO 的发病有多种因素参与,可能与遗传因素、环境因素(如吸烟)和免疫等因素均有关。

许多药物(如 GH、胰岛素或促进眼压升高的药物等)对 TAO 有明显影响。一些 GD 患者在接受[131]I 治疗后,TAO 恶化,其原因未明。据报道,毒性甲状腺结节在使用[131]I 治疗后亦可发生 TAO。应激诱发或促发甲状腺的自身免疫反应,因免疫耐受障碍而导致 Th 依赖性抗 TSH 受体抗体生成,TSH 受体蛋白作为自身抗原,可诱导 Th1 或 Th2 细胞分化,这主要取决于抗原呈递细胞的抗原特性,因此 Th2 细胞的自身免疫反应与Ⅱ类 MHC 分子的量有关,而 Th1 细胞的免疫性主要与表达 TSH 受体的树突细胞相关[6-9]。首先,细胞外抗原进入 APC 细胞内,诱导Ⅱ型 MHC 表达,继而,因内源性抗原呈递而引起Ⅰ型 MHC 分子表达和眼病(图 2-4-8-3 和图 2-4-8-4)。

【病理】

（一）滤泡增生肥大伴淋巴细胞浸润　滤泡增生肥大伴淋巴细胞浸润是 GD 的病理特征。GD 的甲状腺呈对称性、弥漫性增大,甲状腺内血管增生,血运丰富,使甲状腺外观为红色。滤泡细胞增生肥大,细胞呈立方或柱状,滤泡胞由于过度增生而形成乳头状折叠凸入滤泡腔内,高尔基复合体肥大,附近有许多囊泡,内质网发育良好,核糖体和线粒体增多。滤泡腔内胶质减少甚或消失。甲状腺内可有淋巴细胞浸润,或形成淋巴滤泡,或出现淋巴组织生发中心。

经治疗后甲状腺的形态结构可发生相应的变化。短期使用大剂量碘剂后,甲状腺可迅速缩小,腺泡中胶质含量增多,滤泡细胞变为立方状或扁平状,乳头状结构消失,血管减少。长时间使用硫脲类抗甲状腺药物后,可使甲状腺组织呈退行性改变,滤泡增大富含胶质,大部分滤泡细胞呈扁平或矮立方形,少部分滤泡细胞仍肥大,或可见到上皮峰及短小乳头状结构。此时活检标本不易与甲状腺肿鉴别。并发甲状腺内出血罕见。

（二）胫前黏液性水肿　胫前黏液性水肿为 GD 的特异体征。光镜下,病变皮肤可见黏蛋白样透明质酸沉积,伴多数带有颗粒的肥大细胞、吞噬细胞和成纤维细胞浸润;电镜下,有大量微纤维伴糖蛋白及酸性 GAG 沉积,与重度甲减(黏液性水肿)的皮下组织黏多糖浸润的组织学相似。

（三）非特异性病变　久病者或重度甲亢患者肝内可见脂肪浸润、局灶性或弥漫性坏死、萎缩、门脉周围纤维化乃至肝硬化。破骨细胞活性增强,骨吸收多于骨形成,引起骨质疏松。颈部、支气管及纵隔淋巴结和脾脏可增大。

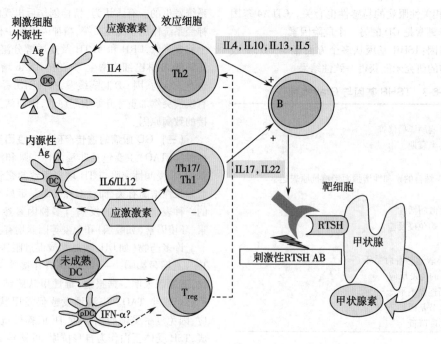

图 2-4-8-3　应激激素与 Graves 病的病理生理变化

与 Graves 病的病理生理变化有关的 Th17 细胞促进 B 淋巴细胞的 TSH 受体抗体生成,而应激激素诱导树突细胞生成 IL4、IL6 和 IL12;另一方面,应激激素可直接诱导 Th2、Th17 或 Th1 细胞,未成熟的树突细胞诱导 T_reg 细胞凋亡,失去正常功能后成为 Graves 病的致病因素

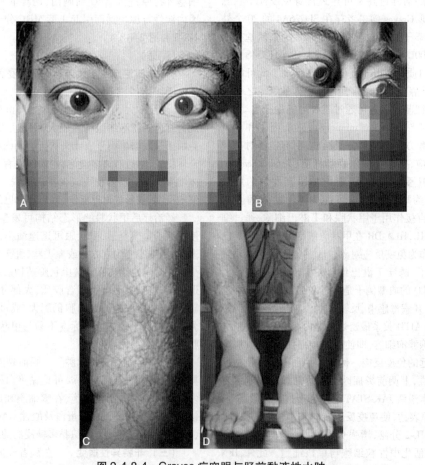

图 2-4-8-4　Graves 病突眼与胫前黏液性水肿

患者男性,24 岁;A. 突眼正面观,双侧眼球突出,结膜轻度水肿,眼裂增宽;B. 突眼侧面观;C/D. 胫前黏液性水肿,局部皮肤粗厚,增生,呈结节状或块状隆起

【病理生理与临床表现】

本病多见于女性,起病一般较缓慢,多在起病后 6 个月至 1 年内就诊,也有起病后数年方就诊者。少数可在精神创伤和感染等应激后急性起病,或因妊娠或分娩后 4~6 个月而诱发本病。甲亢的临床表现与患者发病时的年龄、病程和 TH 分泌过多的程度有关。一般患者均有神经质、怕热、多汗、皮肤湿热、心悸、乏力和体重减轻等。部分患者可有发热(一般为低热)。突出而特异的表现是 Graves 病突眼与胫前黏液性水肿,但需与坏死性脂膜炎等皮肤炎症性疾病鉴别(图 2-4-8-5)。T_3 受体(T_3R)对许多组织器官的功能有明显影响:①增加基础能量生成、耗氧量、心率、心肌收缩力、脂质代谢、骨代谢和中枢神经活动;②在多食情况下引体重减轻;③由于能量生成和耗氧量增多而导致不耐热;④因心率加快和心肌收缩力增强而出现收缩期高血压;⑤因蛋白分解多而发生肌无力;⑥因中枢神经活动旺盛而出现各种神经精神症状。

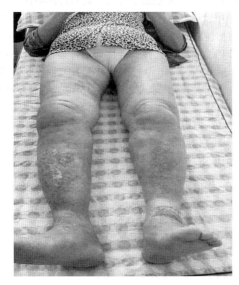

图 2-4-8-5 坏死性脂膜炎

患者女性,74 岁,从双侧足部至腹股沟皮肤变硬、变厚,但无突出皮肤表面病损,无结节,病变无边界,自下而上加重,足部和小腿皮肤革样化明显,伴明显角化;大腿上中部可见多发性红斑。经检测伴有干燥综合征,甲状腺功能正常,未发现恶性肿瘤

(一)氧耗增加伴氧化磷酸化解偶联 TH 的生理作用是通过核受体和非核受体作用实现的。核受体作用是指 T3 同结合到 DNA 基因调节部位的 T_3R 及其与相关蛋白的相互作用,调控靶基因的转录和表达。非核受体作用是指 T_3 不依赖于核受体,作用于各种细胞器、细胞膜、细胞骨架和胞质,改变溶质(Ca^{2+}、Na^+、葡萄糖等)转运、激酶(蛋白激酶 C、cAMP 依赖性蛋白激酶、PKM2 等)活性、调节特异性 mRNA 翻译和半衰期、线粒体呼吸链功能、肌动蛋白多聚化等生化过程,改变细胞的活性和功能,氧耗增加伴氧化磷酸化解偶联使能量以热能散发。

1. 能量物质代谢调节 TH 对能量代谢的影响涉及中枢神经、自主神经和周围组织三个环节。在周围组织,TH 通过 T_3R 而发挥产热作用;在中枢神经,TH 一方面直接刺激交感神经兴奋,另一方面激活下丘脑的室旁核的 $T_3R\alpha1$,并通过

交感神经而促进葡萄糖和脂质代谢[3]。TH 促进蛋白质的分解,促进产热作用以及儿茶酚胺样作用,从而影响各种代谢和脏器的功能。如 TH 通过刺激细胞膜的 Na^+-K^+-ATP 酶,增加氧耗和产热。TH 增加基础代谢率,加速营养物质的消耗。TH 和儿茶酚胺协同,加强儿茶酚胺在神经、心血管和胃肠道等脏器的兴奋和刺激作用。此外,TH 对心肌、肝脏和脂肪细胞也有直接刺激作用,可通过激活腺苷环化酶产生 cAMP,调节心脏 β-肾上腺素能受体基因表达。T_3 过多可降低周围血管阻力,增加心肌收缩力,加快心率。

啮齿类动物暴露在寒冷环境或过食反应的选择性产热部位在棕色脂肪。此过程需 T_3 和细胞特异性 $β_3$-肾上腺素能受体刺激线粒体解偶联蛋白(UCP),通过氧化磷酸化解偶联,使能量以热能散发。另外,T_3 既刺激脂肪生成也刺激脂肪分解,内源性脂肪酸是 T_3 的底物,导致产热增多。T_3 诱导脂肪代谢过程许多酶的生成,包括苹果酸脱氢酶、葡萄糖-6-磷酸脱氢酶、脂肪酸合酶。甲状腺功能改变可引起脂蛋白代谢的变化,甲亢时低密度脂蛋白胆固醇(LDL-C)降低和高密度脂蛋白胆固醇(HDL-C)升高。LDL 的变化主要表现在 LDL 颗粒的清除率方面,而后者又是由肝细胞表面的 LDL 受体表达变化引起的。激素原转化酶将激素原转化为有更强生物活性的激素。神经内分泌细胞有两种特异性 PC(PC1 和 PC2),激素的活性和分泌速度也受这两种酶的活性的调节。T_3 可下调 PC2mRNA 的表达,PC2 增强子中存在 T3 反应元件,并可通过 T_3 对这些反应元件的负性调节作用而改变 T_3 的作用。

2. 交感神经调节 TH 分泌过多和交感神经兴奋性增高引起高代谢症候群,高代谢症候群的主要表现为:①由于 TH 分泌过多和交感神经兴奋性增高,促进物质代谢,加速氧化,使产热、散热明显增多,患者常有疲乏无力、怕热、多汗、皮肤潮湿、体重下降、低热(危象时可有高热)等表现。②TH 促进肠道糖吸收,加速糖的氧化利用和肝糖原分解等,可致糖耐量异常或使糖尿病加重;TH 除影响胰岛素的分泌和作用、糖的清除与利用外,对胰岛素受体也有作用。甲亢时,高亲和力和低亲和力胰岛素受体数目增多,而甲减时的变化相反,而且这种变化有可能不依赖于胰岛素受体的降调节途径。③TH 促进脂肪分解与氧化,胆固醇合成、转化及排出均加速,常致血中总胆固醇降低。卡尼汀棕榈酰转移酶-1 是调节肝中脂肪酸氧化的关键酶;甲亢患者的肝中 CPT-1α 表达增多,此可能与氧化加速有关。④蛋白质代谢加速致负氮平衡、体重下降、尿肌酸排出增多。⑤骨骼代谢和骨胶原更新加速,尿钙磷、羟脯氨酸等排出量增高。⑥肌肉体积减少约 20%,而药后需 5~9 个月才能完全恢复正常。

(二)浸润性和非浸润性 GD 眼病 GD 引起的眼部改变大致可分为浸润性突眼和非浸润性突眼两种类型。临床上多用 Herter 眼球突出计测量。一般来说,女性的浸润性和非浸润性 GD 眼病的发病率高于男性,但男性不对称性突眼多于女性,非对称性突眼的病情相对不稳定,病变多处于活动期[10]。

(三)组织器官功能损害

1. 心血管系统表现 以心动过速、心律失常和甲亢性心脏病常见。过量 TH 对心血管的作用是多方面的。除了 TH 的直接作用外,还可以通过 RAA 系统损害心肌和血管内皮细胞[11,12]。此外,TH 通过受体和非受体途径导致心肌细胞 Ca^{2+} 转

运失常而引起心律失常和甲亢性心脏病(详见本章第12节)。

2. 精神神经系统表现 精神神经系统的表现组成一个由兴奋到抑郁的连续症状谱,见于 GD 或其他类型的甲亢。部分患者易激动,精神过敏。舌和双手平举向前伸出时有细震颤、多言多动、失眠紧张、思想不集中、焦虑烦躁、多猜疑等,有时出现幻觉,甚而亚躁狂症。但也有寡言、抑郁者,以老年人多见。腱反射活跃,反射恢复时间缩短。甲亢引起的焦虑症状应与泛发性焦虑症鉴别,Iacovides 等应用四种甲亢/焦虑指数(four hyperthyroidism/anxiety indice, HAI Ⅰ ~ Ⅳ)对这两种疾病进行鉴别,认为有一定鉴别意义,但确诊仍有赖于实验室检查。

淡漠型甲亢的发病隐匿,临床表现不典型,食欲减退,消瘦、恶病质、衰竭,抑郁淡漠,有时神志模糊。

3. 消化系统表现 可见于 GD 或其他类型的甲亢。食欲亢进是甲亢的突出表现之一,少数老年患者可出现厌食,甚至恶病质。也有少数患者呈顽固性恶心、呕吐,以致体重在短期内迅速下降。当甲状腺明显肿大压迫食管时,出现吞咽梗阻症状。由于过多 TH 的作用,使肠蠕动增加,从而使大便溏稀、次数增加,甚至呈顽固性腹泻。少数出现肝功能异常,转氨酶升高甚或黄疸。

4. 血液系统表现 抗甲状腺药物可能引起粒细胞减少(MTU 多见,MM 次之,PTU 最少),严重时可致粒细胞缺乏症。前者多发生于用药后 2~3 个月内,也可见于任何时期。GD 用 MM 治疗后可出现贫血,血清中存在 MM 依赖性抗红细胞抗体,这些抗体可与 Rh 复合物结合,有些患者可合并粒细胞减少和血小板减少。贫血多为轻度,骨髓象多表现为增生性贫血,缘于消耗增加、营养不良、铁利用障碍、缺铁、维生素 B_{12} 及叶酸缺乏等。淋巴细胞百分比和绝对值及单核细胞增多;血小板减少可引起皮肤、黏膜紫癜。

5. 甲亢性肌病表现 甲亢患者可出现多种肌病,见于 GD 或其他类型甲亢。目前认为与过多的 TH 抑制磷酸肌酸激酶的活性,减少骨骼肌内肌酸和磷酸的含量及 TH 作用于肌细胞内线粒体,使其肿胀、变性、能量代谢紊乱、肌无力及肌萎缩有关。近端肌肉以红肌纤维为主,而红肌纤维中含有较多的线粒体,因此,甲亢肌病通常近端肌肉受累明显,肌肉软弱无力。骨密度(BMD)降低。维生素 D 受体(VDR)某些受体亚型的 GD 患者易于发生骨矿丢失,甲亢患者 IGFBP 增多,抑制 IGF-1 的促合成作用而导致骨矿丢失。Vestergaard 等调查一组 864 例甲亢(GD 和毒性结节性甲状腺肿)患者,骨折危险性由病前的 1.2(0.7~2.0)上升到 1.7(1.2~1.3)。约 67% 的 GD 伴有神经肌肉症状,62% 有肌肉乏力,其程度与血清 FT_4 相关;9% 有感觉-运动神经轴突病变,治疗后完全消失。甲亢性肌病可分为一般性甲亢性肌病、甲亢性低钾性周期性瘫痪、特发性炎症性肌病和甲亢伴重症肌无力等数种,有时多种肌病合并存在,其共同特点是肌麻痹、肌痛和肌无力,肌电图示肌源性损害,肌酶活性升高等。

(1)慢性甲亢性肌病:多数慢性甲亢性肌病(chronic thyrotoxic myopathy)为中年男性,起病缓慢,主要表现为肌力降低和肌萎缩,早期多累及近端肌群和肩或髋部肌群,其次是远端肌群;以手部大小鱼际、肩胛肌、骨盆肌、臀肌较明显,亦可影响全身肌肉;严重时可有肌群自发性疼痛、压痛和肌萎缩。患者抬肩、登楼、蹲位起立甚至梳头困难。肌病的严重程度大多数与甲亢的严重程度呈平行关系,甲亢控制后,肌病好转。对新斯的明无效,肌电图示非特异性肌病改变,血尿肌酸增高,但抗肌肉细胞的各种自身抗体阴性,血钾始终正常。

(2)急性甲亢性肌病:急性甲亢性肌病(acute thyrotoxic myopathy)少见,起病急,数周内可出现言语和吞咽困难,发音不准,也可合并甲亢危象,并可导致呼吸肌瘫痪。甲亢伴急性延髓瘫痪罕见。

(3)特发性炎性肌病:为一组异质性疾病的总称,包括并发特发性炎症性肌病(idiopathic inflammatory myopathy),如多肌炎(polymyositis)、皮肌炎(dermatomyositis)、恶性肿瘤样多肌炎或皮肌炎(cancer-related polymyositis and dermatomyositis)、包涵体肌炎(inclusion body myositis)等。其病因未明,主要与自身免疫、感染和遗传因素有关,亦可能与 GD 相关。病情呈进行性发展,对称性近端肌无力,肌萎缩明显而无明确肌痛和压痛,血清肌酶升高。自身抗体阴性。

(4)甲状腺毒症性低钾血症性周期性瘫痪:甲状腺毒症性低钾血症性周期性瘫痪(thyrotoxic hypokalemic periodic paralysis,TPP)又称为甲亢性低钾性周期性瘫痪(thyrotoxic hypokalemic periodic paralysis),主要见于 GD,偶见于其他非自身免疫性甲亢,如碘甲亢、甲状腺炎、TSH 瘤、毒性甲状腺瘤。TPP 患者突然发生肢体肌肉无力和瘫痪,血清钾明显降低(表 2-4-8-4)。TPP 的病因与引起家族性周期性瘫痪的 CACN1AS 和 SCN4A 基因突变无关,候选致病基因 Kir2.6 在骨骼肌编码 KCNJ18(17p11.1-2),是钾代谢调节的重要因子,主要调节区含顺式甲状腺激素反应元件,受 T_3 调节,

表 2-4-8-4 甲状腺毒症性低钾血症性周期性瘫痪的临床特点

一般特征
常见于 20~40 岁男性
周期性下肢近端肌肉乏力/瘫痪
无同样疾病的家族史
高血压
甲亢症状较轻
高碳水化合物饮食、运动或应激诱发发作
实验室发现
发作时血钾和血磷降低伴有轻度低镁血症
酸碱平衡指标正常
尿钾排泄降低(尿钾/肌酐比值降低,TTKG 降低)
高钙尿症伴有低磷尿症
血清 TSH 降低/T_4 和 T_3 升高/T_3 摄取增高
Kir2.6 突变伴 Na^+-K^+-ATP 酶活性增高
心电图表现
窦性心动过速
U 波明显伴 PR 间期延长
P 波振幅升高/QRS 增宽
一度房室传导阻滞
房性或室性心律失常
肌电图表现
复合型肌肉动作电位降低
肌肉动作电位对肾上腺素无反应

注:TTKG:跨肾小管钾梯度(评价钾分泌活性的一种半定量指标);计算方法是 TTKG=[尿钾/(尿渗透压/血渗透压)]/血钾

Kir2.6 中的六个突变类型（R205H、T354M、K366R、R399X、Q407X、I144fs）与 TPP 相关,其中以 R399X 和 Q407X 最常见。突变导致骨骼肌细胞的外向钾电流和细胞去极化,丢失细胞兴奋性(图 2-4-8-6 和图 2-4-8-7)。

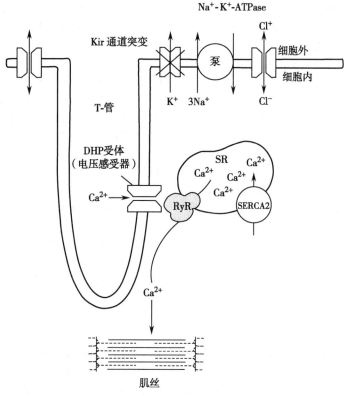

图 2-4-8-6　TPP 骨骼肌细胞的兴奋-收缩偶联
Kir 通道的功能减退使骨骼肌细胞的兴奋性降低;DHP:二氢吡啶受
体;RyR:兰尼碱受体;SR:肌浆网

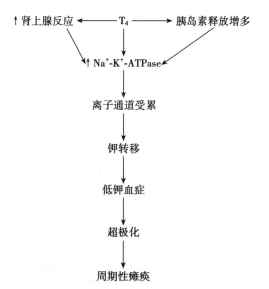

图 2-4-8-7　甲状腺毒症性低钾血症性周期性瘫痪发病机制

胞钠-钾-ATP 酶活性升高和对胰岛素的反应增强有关。患者的 Na+-K+-ATP 酶数目增加,而甲状腺激素、儿茶酚胺和胰岛素因能提高肝、肾和骨骼肌的 Na+-K+-ATP 酶的活性而诱发 TPP 发作,但肌无力与低磷血症、低镁血症也有一定关系。

本病无家族史,在发作前无前驱症状。起病急,发作时血钾降低。常见的诱因为饱餐、疲劳、精神紧张、寒冷、饮酒、运动,以及应用胰岛素、利尿剂、糖皮质激素、抗 HIV 药物或干扰素等。临床表现以一过性和反复发作性肌无力与瘫痪为特征。多在晚上发作,持续时间不一,短者数 10 分钟,长者可达数天,发作频率可一天数次,也可数年一次。甲亢性周期性瘫痪可与慢性甲亢性肌病并存,此时的临床表现不典型,患者多诉进行性下肢近端肌无力和肌萎缩,偶尔波及全身,甚至导致呼吸肌麻痹,但肌痛不明显。诊断有困难时,可于发作间期用运动试验诱发周期性瘫痪发作,协助诊断。急性甲亢性周期性瘫痪发作期使用钾盐有效,而 β-受体阻滞剂可预防其发作。另一种可能是患者合并有家族性低钾性周期性瘫痪,而甲亢只作为诱因使周期性瘫痪发作。个别患者因严重低钾血症而并发横纹肌溶解症(rhabdomyolysis)。发作时,心电图除了低钾血症的一般表现(U 波明显)外,还可出现 TPP 三联征,即窦性心动过速(肾上腺能神经兴奋状态所致)、QT-U 延长(低钾血症所致)和阵发性 PR 间期延长(高甲状腺激素血症所致)。

症状与甲亢的病情无关,但当甲亢治愈后,TPP 也随之缓解。此类型的甲亢患者,多见于亚洲地区的成年男性 GD 患者(多数携带 HLA-DRw8)[13]。遗传因素在本症的发病中起了一定作用,可能主要与钙通道 α 亚基基因的多态性、肌细

(5)突眼性眼肌麻痹:主要表现为突眼和眼外肌无力,

可伴有复视,双侧眼球可同时受累或一侧早于另一侧数月。在疾病的发展过程中,眼外肌受累逐渐增多,最终整个眼球突出且固定。

(6)甲亢伴重症肌无力:甲亢伴重症肌无力(thyrotoxicosis-associated myasthenia gravis)主要累及眼部肌群,有眼睑下垂、眼球运动障碍和复视,晨轻暮重,对新斯的明有良好反应。甲亢和重症肌无力均为自身免疫疾病,肌细胞中均可检出自身抗体,但甲亢并不直接引起重症肌无力,两者可先后或同时见于自身免疫有遗传缺陷的同一患者中。

6. 皮肤毛发与肢端表现 皮肤光滑细腻,缺乏皱纹,触之温暖湿润。年轻患者可有颜面潮红,部分患者面部和颈部可呈红斑样改变,触之褪色,以男性多见。多数患者皮肤色素正常,少数可出现色素加深,以暴露部位明显。口腔、乳晕无色素加深。也有部分患者色素减退,毛发稀疏脱落,出现白癜风或斑秃,指甲脆薄、萎缩或反甲,指甲或趾甲的甲床附着缘与甲床分离。

约5%患者有典型对称性胫前黏液性水肿,常与浸润性突眼同时或先后发生,有时不伴甲亢而单独存在,多见于小腿胫前下1/3部位,胫前黏液性水肿与突眼和杵状指被认为是Graves病的甲状腺外典型表现。黏液性水肿性皮肤损害也可见于足背和膝部、面部、四肢,甚至头部、瘢痕等少见部位。初起时呈暗紫红色皮损。皮肤粗厚,以后呈片状或结节状叠起,最后呈树皮样,可伴继发感染和色素沉着。该病病程可长达数月至数年;一部分胫前黏液性水肿反复发作,治疗相当困难,而另一部分患者可自行痊愈。黏液性水肿性皮肤损害需与硬皮病鉴别,后者皮肤变硬增厚,但无突出皮肤表面病损,无结节,病变无边界,皮肤角化和革样化明显,有时可见多发性红斑。

一些患者中伴发骨膜肥厚、骨质增生或指端软组织肿胀,外形似杵状指和肥大性骨关节病,但循环血量不增加。X线检查显示病变区有广泛性、对称性滑膜下新骨形成和肥皂泡样粗糙突起,有时局部皮肤增粗增厚,称为甲亢肢端病。多数病例在经过一段治疗后,甲状腺功能亢进得到控制,甚至出现甲状腺功能减退时发生。其特点是:①有甲亢病史;②杵状指较轻,不如先天性心脏病突出;③下肢乏力和轻度胀痛,指(趾)关节疼痛,活动受限;④伴有胫前黏液性水肿;⑤眼球突出;⑥X线检查可见指(趾)骨骨膜有不规则的骨质所生;⑦皮肤和胫骨前局部做活体组织检查可发现典型黏液性水肿改变。

7. 骨骼表现 骨组织表达甲状腺激素受体和TSH受体,甲状腺激素对成骨细胞和破骨细胞有直接作用,骨的代谢转换率升高(约2倍),骨丢失增加,高甲状腺激素血症对皮质骨的影响大于松质骨;甲亢的病情越重,骨丢失越多,骨折风险越高;其中女性患者的血清TSH<0.1mU/L者骨折风险最高。但经过治疗后,BMD可部分或完全恢复正常。因此如果甲亢患者伴有骨质疏松或骨折风险高,应在抗甲亢治疗同时给予维生素D和二膦酸盐类药物治疗[14,15]。

8. 内分泌系统表现
(1)甲状腺肿:GD的甲状腺病变有以下类型:①弥漫性对称性甲状腺肿(典型,常见);②弥漫性甲状腺肿伴结节(较常见);③局限性甲状腺肿或结节性甲状腺肿(较常见);甲状腺不肿大(少见)。不少患者以甲状腺肿大为主诉,甲状腺呈弥漫性对称性肿大,质软,吞咽时上下移动,少数患者的甲状

腺肿大不对称或肿大不明显。由于甲状腺的血流量增多,故在上、下叶外侧可听到血管杂音(为连续性或以收缩期为主的吹风样杂音),可扪及震颤(以腺体上部较明显)。杂音明显时可在整个甲状腺区听到,但以上、下极明显,杂音较轻时仅在上极或下极听到。触到震颤时往往可以听到杂音,但杂音较弱时触不到震颤。

(2)性腺功能异常和月经稀少:常见于GD或其他类型的甲亢。女性患者常有月经稀少,周期延长,甚至闭经,但部分患者仍能妊娠、生育。男性多阳痿,偶见乳腺发育。LH分泌增多(男、女性),男性的血FSH升高,LH和FSH脉冲分泌不受影响,PRL分泌正常,男性患者性腺类固醇类激素和性激素结合球蛋白(SHBG)明显升高,而游离睾酮指数下降,说明男性甲亢患者存在原发性性腺功能减退,可能与SHBG升高有关。继发于GD的生殖系统功能异常可在治愈后完全康复。

(3)其他内分泌功能异常:多数患者的肾上腺皮质功能较活跃,血ACTH、皮质醇及24小时尿17-OHCS升高,而在重症(如危象)患者中,因受过多T₃、T₄抑制而尿17-OHCS、17-KS均下降,皮质醇半衰期缩短,其功能相对减退,肾上腺皮质储备功能轻微受损。葡萄糖耐量受损与血TH和血IG-FBP-1增高有关,血糖可轻度升高,个别出现尿糖。骨的代谢转换加速,骨基质分解增强,严重患者伴有低骨量或骨质疏松。严重甲亢者体重降低,可伴有多种维生素缺乏、蛋白-热能营养不良症、血脂谱异常等。

(四)特殊类型GD

1. 新生儿甲亢 有两种类型,详见第2篇扩展资源17相关内容。第一型较为常见,母亲于妊娠时患GD,母体内的TSI通过胎盘到达胎儿使之发生甲亢,故出生时已有甲亢表现,出生后1~3个月内自行缓解,血中TSI也随之消失。临床表现为多动,易兴奋、多汗、呕吐、腹泻和发热等。哺乳量增加而体重不增加,可出现呼吸功能衰竭、心动过速、心律不齐,易发生心力衰竭。第二型较少见,为TSH受体基因突变所致,如Val509Ala、Asn670Ser、Ser505Asp、Asn650Ser、Cys672Tyr、Met453Thr、Ala623Val和Ser505Asp等。发病年龄较小,有时出生后即发病,其特点是:①常染色体显性遗传家族史,但母亲在妊娠时未必有GD;②男女比例约1:2,明显高于成人GD甲亢;③缺乏眼征;④缺乏甲状腺免疫学异常证据(抗甲状腺抗体阴性,甲状腺组织中无淋巴细胞浸润);⑤大部分病例在甲状腺肿基础上逐渐出现甲亢表现(遗传性毒性甲状腺增生症),甲亢不能自行缓解,患者常有颅骨缝早期融合,前囟突出及智力障碍等后遗症。除了TSH受体是一种自身抗原外,TSH受体变异与人类疾病(如甲状腺结节、先天性甲亢和先天性甲减等)有关,见表2-4-8-5。

表 2-4-8-5 TSH 受体变异与人类疾病

基因组多态性	甲状腺热结节
Graves病	体质性失活性突变
光周期失调(鸟类)	先天性甲减
血清TSH降低	多结节性甲状腺肿
骨密度升高	甲状腺冷结节
体质性活化性突变	表观遗传性状抑制
先天性甲亢	甲状腺癌
毒性多结节甲状腺肿	

新生儿甲亢的诊断与成人不同,应主要根据血 T_3、T_4 和 TSH 值判断,新生儿和婴儿期的血 T_3、T_4、TSH 的正常范围见表 2-4-8-6。如可能,应做 TSH 受体基因分析。

2. 儿童型甲亢　儿童期甲亢的发病高峰在 10~15 岁,女性发病率高于男性。起病较缓慢,常以记忆力差、学习成绩下降为首发症状,但往往在双眼突出或甲状腺肿大时才被家长发现。发育障碍和骨密度降低是儿童甲亢的主要危害[16,17]。

表 2-4-8-6　新生儿和婴儿的血 T_3 与 T_4 和 TSH 正常值

项目	脐带血	出生后 3~5 天	生后 2 周~3 个月
T_4(nmol/L)	153.8(77.5~90.3)	193.5(110.1~258)	141.9(90.3~193.5)
T_3(nmol/L)	0.77(0.15~1.4)	2.00(0.77~3.64)	2.46(1.54~3.67)
TSH(μU/ml)	9.5(1~20)	6.0(1~20)	4.0(1~20)

3. 妊娠期甲亢　妊娠通过以下几个方面影响甲状腺功能:①肾脏对碘的清除率增加,碘的需要量增加;②胎儿需要的 TH 与碘增加;③血清 TBG 升高,引起 TT_3、TT_4 升高;④高浓度的 HCG 具有刺激甲状腺作用;⑤甲状腺自身免疫稳定功能在产后失代偿而导致产后甲状腺炎。妊娠期甲亢有三种可能[18-20]:

(1) 生理性甲亢样表现:由于妊娠期甲状腺功能的上述特征及妊娠生理变化,妊娠期出现生理性甲亢样表现:①因为前列腺素和醛固酮分泌、水钠潴留和胎盘循环,心输出量增加,心率增快,体循环血管阻力降低并增大循环血容量,第 26 周达到血液稀释峰值。②血细胞比容略微下降。血管容量增加和贫血使血黏稠度下降,胎盘获得有效灌注。妊娠末期,血容量和红细胞总量增高 30%~50%。③水钠潴留并外周静脉容量增多引起轻度外周性水肿。④体循环和肺循环血管阻力明显降低,舒张压下降,脉压增宽。20 孕周时,因妊娠子宫压迫腹主动脉和下腔静脉而减轻上述反应。⑤前负荷降低,仰卧位可以引发低血压和晕厥(仰卧位低血压综合征)。⑥物质代谢和能量代谢增强,进食和消耗均增加,甲状腺功能活跃,心率可增至 100 次/分,甲状腺稍增大,基础代谢率在妊娠 3 个月后较前增加可达 20%~30%,由于雌激素增高,血 TBG 增高,故血清 TT_3 稍增高。碘和 T_3/T_4 的分泌、代谢与清除均加快;但血清 FT_3/FT_4 和 TSH 正常。因此,此种情况仅属于甲状腺功能的生理性代偿,不能诊断为"甲亢"。

(2) 妊娠合并甲亢:可见于 GD 或其他类型的甲亢,详见第 2 篇扩展资源 16 相关内容。如患者体重不随妊娠月份而相应增加,或四肢近端肌肉消瘦,或休息时心率在 100 次/分以上应疑及甲亢。如血 FT_3、FT_4 升高,TSH<0.5mU/L 可诊断为甲亢。如同时伴有眼征、弥漫性甲状腺肿、甲状腺区震颤或血管杂音,血 TSAb 阳性,在排除其他原因所致甲亢后,可诊断为 GD。本病和妊娠可相互影响,对妊娠的不利影响为早产、流产、妊娠期高血压疾病及死胎等;而妊娠可加重甲亢患者的心血管负担。

(3) HCG 相关性甲亢:详见本篇扩展资源 16 相关内容。HCG 相关性甲亢不属于 GD 范畴。HCG 与 TSH 的 α-亚基相同,两者的受体分子又十分类似,故 HCG 和 TSH 与 TSH 受体结合存在交叉反应(如去除 HCG 上的唾液酸,其兴奋 TSH 受体的作用进一步加强,现已从妊娠剧吐和葡萄胎患者血中分离出脱糖基 HCG)。当 HCG 分泌显著增多(如绒毛膜癌、葡萄胎或侵蚀性葡萄胎、妊娠剧吐、多胎妊娠等)时,可因大量 HCG 刺激 TSH 受体而出现甲亢(亦称妊娠剧吐性甲亢,hyperthyroidism of hyperemesis gravidarum,HHG)。甲亢症状较轻,血 FT_3、FT_4 升高,TSH 降低或不可测出,TSAb 和其他甲状腺自身抗体阴性,但血 HCG 显著升高。HCG 相关性甲亢往往随血 HCG 浓度的变化而消长,属一过性,其特点是在妊娠的第 1 个三月期后,终止妊娠或分娩后消失。如果甲亢持续存在,提示为妊娠合并甲亢。

4. 淡漠型甲亢　淡漠型甲亢多见于老年人,可见于 GD 或其他类型的甲亢,其特点为:①发病较隐匿;②临床表现不典型,常以某一系统的表现为突出,如心绞痛、心肌梗死、腹泻、消瘦、恶病质等;③眼病和高代谢症候群表现较少,甲状腺常不肿大,但甲状腺结节的发生率较高(尤其是女性患者);④血清 TT_4 可正常,FT_3、FT_4 增高,TSH 下降或测不出;⑤全身症状较重,衰竭,抑郁淡漠,有时神志模糊,甚至昏迷。

5. 亚临床甲亢　亚临床甲亢可分为低 TSH 型(TSH 0.1~0.4mU/L)和 TSH 抑制型(TSH<0.1mU/L)两个亚型。在甲状腺原有疾病基础上发生的亚临床甲亢属于内源性亚临床甲亢,摄入较大量 L-T_4 引起的亚临床型甲亢属于外源性亚临床甲亢。T_3 型甲亢、T_4 型甲亢和亚临床型甲亢可见于 GD 或其他类型的甲亢。GD 在出现临床表现前可能存在一段时间的亚临床期,此时可能仅能观察到血 TSH 降低,而 T_3 和 T_4 仍正常。亚临床型甲亢可能是 GD 早期、GD 经手术或放射碘治疗后、高功能腺瘤、多结节性甲状腺肿、各种甲状腺炎恢复期的暂时性临床现象;但也可持续存在,并成为甲亢(包括 GD)的一种特殊临床类型,少数可进展为临床型甲亢。老年人的亚临床甲亢发生率为 1%~3%。亚临床甲亢是心房颤动的危险因素,患者运动耐量和心脏储备能力下降,心脏舒张功能受损,早期心脏迷走神经调节功能受损。骨转换率增高,骨质疏松发生率增加。排除下丘脑-垂体疾病、非甲状腺性躯体疾病等所致的 TSH 降低后可诊断为本症。TSH 明显降低的亚临床甲亢多有明显相关的甲状腺病因可查,对心脏、骨骼有潜在危险。

6. 自身免疫疾病并发 GD　GD 可见于 Ⅱ 型自身免疫性多内分泌腺综合征(APS),偶见于 Ⅰ 型 APS。GD 还常与其他自身免疫性非内分泌疾病合并存在,如自身免疫性性腺功能减退症、白癜风/斑秃、恶性贫血、重症肌无力、特发性血小板减少性紫癜、干燥综合征、系统性硬化症、风湿性关节炎、SLE、卵巢早衰、皮肌炎/多发性肌炎等。原发性甲减患者在病程进展过程中偶尔转变为 GD(甲减后甲亢)。这些患者发生甲亢的原因主要与自身免疫有关。

7. 甲亢合并支气管哮喘 支气管哮喘患者患 GD 后,哮喘易感性增加,常因甲亢而诱发哮喘发作,两者之间可能存在某种内在联系(自身免疫性因素或活性氧自由基的致病作用)。另一方面,哮喘可有一些交感神经兴奋、多汗等症状,在哮喘治疗中,一些扩张支气管药物有增快心率和兴奋中枢神经作用,易误诊为甲亢。或将合并存在的甲亢误认为药物不良反应。

8. GD 合并精神病 甲亢患者可出现严重的精神症状(甲亢性精神病,thyrotoxic psychosis)。新西兰在 20 年内共收治 20 例甲亢性精神病患者,半数以上的血 TH 显著升高,年轻患者主要为 GD,而老年患者以毒性甲状腺结节多见。精神异常主要表现为情感型精神病(抑郁症和躁狂症),偶为精神分裂症、妄想狂或谵妄症等。除一例外,均使用过镇静剂,经过长期追踪(平均 11 年)证明约 50% 的患者不再发生精神异常。20 年中有 9 例反复发作(情感型精神病),并需药物治疗。甲亢是情感型精神病的发病诱因之一。在门诊的儿童精神患者中,甲亢占 2.2%,甲减占 9.7%,甲状腺功能正常者的抗甲状腺自身抗体阳性率占 10.4%。

9. 甲亢危象 详见本章第 9 节。主要表现有体温升高、心动过速、神志改变、恶心呕吐、高血压、心衰和肝功能异常等。临床上有兴奋型甲亢危象和抑制型甲亢危象两种表现形式。兴奋型甲亢危象的主要诱因为感染、应激、碘剂、急性创伤、分娩、酮症酸中毒、^{131}I 治疗及甲状腺手术前准备不充分等。有时,亚急性甲状腺炎或亚临床甲亢也可迅速发展为甲亢危象,尤其多见于老年患者。抑制型甲亢危象亦称"淡漠型"甲亢危象,其症状和体征不典型,突出的特点为表情淡漠、嗜睡、低热、乏力及恶病质,最后陷入昏迷,甚至死亡。

【辅助检查与诊断】

临床上,遇有下列情况时要想到甲亢的可能:①病程长的不明原因体重下降、低热、腹泻、手抖、心动过速、心房颤动、肌无力、月经紊乱、闭经;②对疗效不满意的糖尿病、结核病、心衰、冠心病、肝病等;③多次测得的血 FT_3、FT_4(或 TT_3、TT_4)正常,但 TSH 降低($\leqslant 0.4mU/L$)[21]。

(一)甲状腺功能评估

1. 症状和体征 通过望、触、听等来了解和掌握患者有关症状和体征。特别要注意患者有不耐热、多汗、易激动、纳亢易饥、腹泻、消瘦、心动过速及眼结膜充血、水肿,甲状腺肿大等症状、体征,在甲状腺部位触及震颤和听到血管杂音,脉压大等支持甲亢的诊断。典型病例经详细询问病史,依靠临床表现即可诊断。不典型病例,尤其是小儿、老年或伴有其他疾病的轻型甲亢或亚临床型甲亢易被误诊或漏诊。不典型甲亢的确诊有赖于甲状腺功能检查和其他必要的特殊检查。血 FT_3、FT_4(或 TT_3、TT_4)增高及 TSH 降低($\leqslant 0.1mU/L$)者符合甲亢;仅 FT_3 或 TT_3 增高而 FT_4、TT_4 正常可考虑为 T_3 型甲亢;仅有 FT_4 或 TT_4 增高而 FT_3、TT_3 正常者为 T_4 型甲亢。T_3 型甲亢见于弥漫性、结节或混合性甲状腺肿患者的早期、治疗中或治疗后复发期。临床表现与寻常型相同,但一般较轻。可能的原因为甲状腺内相对缺碘,也可为甲状腺自主分泌,甲状腺外 T_4 转变为 T_3 明显增加或在病程发展中 T_3

升高较多、较快,而治疗过程中 T_4 下降较多、较快。特征为血清 TT_3 与 FT_3 均增高,而 TT_4、FT_4 正常甚而偏低。甲状腺摄 ^{131}I 率正常或偏高,但不受外源性 T_3 抑制。有时需排除外源性 T_3 摄入导致的 T_3 型甲亢。

2. TH 测定 甲状腺功能检查结果除因有实验误差外,还因地区、年龄、测定方法等的不同而有一定差异。一般血清 FT_4 和 FT_3 测定敏感性和特异性较好,稳定性较差。免疫测定中的标记抗体法(labeled antibody method)是目前 FT_4 和 FT_3 自动化测定中应用最多的方法。在特殊情况下(如妊娠时)建议使用游离 T_4 指数(FT_4I)和游离 T_3 指数(FT_3I)来作为指标。$FT_4I = TT_4 \times T_3U$,$FT_3I = TT_3 \times T_3U$,其中 T_3U 为血清 T_3 树脂摄取试验中 TH 结合比值(thyroid hormone binding ratio,THBR)。

(1)血清 FT_4 与 FT_3:FT_3、FT_4 不受血中 TBG 变化的影响,直接反映甲状腺功能状态。其敏感性和特异性均明显高于 TT_3、TT_4。成人正常参考值:RIA 法:FT_3 3~9pmol/L(0.19~0.58ng/dl),FT_4 9~25pmol/L(0.7~1.9ng/dl);ICMA 法:FT_3 2.1~5.4pmol/L(0.14~0.35ng/dl),FT_4 9.0~23.9pmol/L(0.7~1.8ng/dl)。

(2)血清 TT_3:血清中 T_3 与蛋白结合达 99.5% 以上,故 TT_3 亦受 TBG 的影响。TT_3 浓度的变化常与 TT_4 的改变平行,但在甲亢初期与复发早期,TT_3 上升往往很快,约 4 倍于正常;TT_4 上升较缓,仅为正常的 2.5 倍。故 TT_3 为早期 GD、治疗中疗效观察及停药后复发的敏感指标,亦是诊断 T_3 型甲亢的特异指标。但应注意老年人淡漠型甲亢或久病者 TT_3 也可能不高。成人正常参考值:RIA 法:1.8~2.9nmol/L(115~190ng/dl);ICMA 法:0.7~2.1nmol/L(44.5~136.1ng/dl)。

(3)血清 TT_4:是判定甲状腺功能最基本的筛选指标。血清中 99.95% 以上的 T_4 与蛋白结合,其中 80%~90% 与 TBG 结合。TT_4 是指 T_4 与蛋白结合的总量,受 TBG 等结合蛋白量和结合力变化的影响;TBG 又受妊娠、雌激素、病毒性肝炎等因素影响而升高;受雄激素、低蛋白血症(严重肝病、肾病综合征)、泼尼松等影响而下降。成人正常参考值:RIA 法:65~156nmol/L(5~12μg/dl);ICMA 法:58.1~154.8nmol/L(4.5~11.9μg/dl)。

(4)血清 rT_3:rT_3 无生物活性,是 T_4 在外周组织的降解产物,其血浓度的变化与 T_3、T_4 维持一定比例,尤其与 T_4 变化一致,可作为了解甲状腺功能的指标。GD 初期或复发早期可仅有 rT_3 升高。在重症营养不良或某些全身性疾病时,rT_3 明显升高,而 TT_3 明显降低,为诊断低 T_3 综合征的重要指标。成人正常参考值(RIA):0.2~0.8nmol/L(13~53ng/dl)。

T_4 型甲亢是指血清 TT_4、FT_4 增高,而 TT_3、FT_3 正常的一类甲亢。其临床表现与典型的甲亢相同,可发生于碘甲亢、GD、毒性结节性甲状腺肿或亚急性甲状腺炎,多见于一般情况较差的中老年,如严重感染、手术、营养不良等患者。甲状腺摄 ^{131}I 率明显增高。本病需要和假 T_4 型甲亢相鉴别,即患者有各种急性或慢性全身性疾病,血清 TT_4、FT_4 增高,而 TT_3、FT_3 正常或降低。除少数患者伴有甲状腺肿大外,其他方面无甲亢的证据,当原发疾病治愈后,上述实验室指标于短期内恢复正常。

GD 早期及治疗复发时,血清 T_3 升高明显,随着病情进展,T_3、T_4 均升高,甲状腺摄[131]I 率增高,TSH 浓度低于正常。抗甲状腺抗体多为阳性。全美临床生化学会提倡,疑有甲亢的最初筛选试验是 TSH,如<0.1mU/L,则加测 FT_4,如正常,再加测 FT_3。T_3、T_4 和甲状腺自身抗体不作为诊断的初筛或常规项目,除非另有原因。英国皇家内科医师学院提出,为了确诊甲亢,必须同时测定血 TSH、FT_4 或 TT_4。近年发现,经过严格筛选的甲状腺功能正常人群的血 TSH 参考值范围在 0.4~2.5mU/L;低于或高于此范围要定期追踪其变化。血 TSH 降低,FT_3、FT_4 正常且不伴有临床表现,符合亚临床型甲亢。

3. 血 TSH 测定 用 IRMA 法测定 TSH,正常参考值为 0.4~3.0mU/L 或 0.6~4.0mU/L,本法的最低检出值为 0.04mU/L,约 90% 以上的甲亢患者低于正常低值。故一般可取代 TRH 兴奋试验。用 ICMA 法测定 TSH 的灵敏度可达 0.01mU/L,其敏感性进一步提高,方法简便,快速可靠,且无须担心放射污染。TRIFA 法克服了酶标记物不稳定、化学发光标记仅能一次发光及荧光标记受干扰因素多等缺点,非特异性信号降到了可以忽略的程度,其分析检测限和功能检测限分别为 0.001mU/L 和 0.016mU/L。ICMA 和 TRIFA 较 IR-MA 的灵敏度提高了很多倍。必须指出,不论 TSH 测定的灵敏度多高,都必须结合临床和其他甲状腺功能检查才能作出正确诊断、判断预后或做治疗决策。

(二) TSH 受体抗体测定 TSH 受体抗体测定的指征:①甲状腺功能正常,但伴有突眼者;②单侧突眼者;③怀疑为新生儿 GD 者;④抗甲状腺药物治疗后的预后判断。未经治疗的 GD 患者血 TSAb 阳性检出率可达 80%~100%,有早期诊断意义,对判断病情活动、是否复发亦有价值;还可作为治疗后停药的重要指标。研究表明,TSAb 的升高与突眼相关,而与眼外肌受累无关;另外,血清中可溶性 FAS(sFAS)升高与眼外肌受累相关而与突眼无关,所以测定血清中 sFAS 与 TSAb 可预测 GD 的病变发展进程。和其他自身抗体一样,TSAb 的测定要标准化,一般用国际 MRC(medical research council)单位或 TSH 当量单位(equivalent TSH unit)表示。

据报道,1 型糖尿病患者中有 1/4 存在甲状腺自身抗体,女性患者和 GAD 抗体阳性者的甲状腺自身抗体(TPOAb、TgAb 等)阳性率较高,这些患者常有甲状腺功能异常[22]。

(三) TRH 兴奋试验 甲亢时血 T_3、T_4 增高,反馈抑制 TSH,故 TSH 不受 TRH 兴奋。EGO 中 30%~50% 患者的 TRH 兴奋试验无反应或反应性下降。如静脉注射 TRH 200μg 后 TSH 有升高反应可排除 GD;如 TSH 不增高(无反应)则支持甲亢的诊断。应注意 TSH 无反应还可见于甲状腺功能"正常"的 GD 眼病、垂体疾病伴 TSH 分泌不足等。本试验不良反应少,对冠心病或甲亢性心脏病患者较 T_3 抑制试验更为安全。由于 TSH 测定的广泛应用,目前已很少用 TRH 兴奋试验来诊断 GD,只在原因未明的单侧突眼或估计抗甲状腺药物疗效并判断停药复发时偶尔采用。

(四) 超声/核素扫描/CT/MRI

1. 超声检查 GD 时,甲状腺呈弥漫性、对称性、均匀性增大(2~3 倍),边缘多规则,内部回声多呈密集、增强光点,分布不均匀,部分有低回声小结节状改变。腺体肿大明显时,常有周围组织受压和血管移位表现。多普勒彩色血流显像(color doppler flow imaging)示患者甲状腺腺体内血流呈弥漫性分布,为红蓝相间的簇状或分支状图像(繁星闪烁样血流图像),血流量大,速度增快,超过 70cm/s,甚至可达 200cm/s。血流量为正常人的 8~10 倍。同时可见显著低阻力的动脉频谱和湍流频谱。甲状腺上、下动脉管径明显增宽。弥漫性甲状腺肿大有时难与其他结节性甲状腺肿相区别,因此须结合临床资料并利用 CDFI 观察到有特异性血流频谱作出正确诊断。彩色多普勒超声亦可用于 GD 甲亢治疗后的评价,眼球后 B 超有助于 GD 眼病的诊断。

2. 核素扫描 甲亢时,可见颈动、静脉提前到 6~8 秒显像(正常 8~12 秒颈动脉显像,12~14 秒颈静脉显像),甲状腺于 8 秒时显像,其放射性逐渐增加,明显高于颈动、静脉显像。但是,核素扫描不用于 GD 的常规诊断,因为大量的碘剂干扰抗甲状腺治疗。在诊断困难或怀疑恶性病变时,核素扫描有一定价值。

3. CT/MRI 可排除肿瘤,在眼部病变不明显时,可观察到眼外肌受累的情况,并且定量 CT 和 MRI 可以评价眼外肌的大小、密度及眼球位置,有助于 TAO 的诊断。CT/MRI 尚可鉴别球后眼外肌炎。可在球后减压术前充分估计眶部受累程度,以指导眼科手术。MRI 检查时间长,且未发现具有比 CT 多的优势,不作为首选。鉴别诊断方面,主要是那些在 CT 上表现为眼外肌肥大的炎症或眼外肌浸润的眶部疾病,如特发性眼肌炎、炎性假瘤、肉芽肿、转移癌等,但这些病变不同于 GD,常急性发作,常有深部疼痛、复视或眼睑下垂。特发性眼肌炎是一种局限性、非特异性眶部炎症,特征是附着在巩膜的肌腱受累。而 GD 在 CT 上主要表现为肌腹肥大,特别是后半部(靠近眶尖部)肌腹肥大明显,而肌腱附着处正常。IH-磁共振分光镜检可测定眼球后组织中硫酸软骨素蛋白聚糖的浓度,为一种新的评估 TAO 的检查手段。

(五) GD 诊断 GD 的诊断应先排除其他原因所致的甲亢,再结合患者有眼征、弥漫性甲状腺肿、血 TSAb 阳性等诊断为 GD。有结节者须与自主性高功能甲状腺结节、多结节性甲状腺肿伴甲亢、毒性腺瘤、甲状腺癌等相鉴别。多结节毒性甲状腺肿和毒性腺瘤患者一般无突眼,甲亢症状较轻,甲状腺扫描为"热"结节,结节外甲状腺组织的摄碘功能受抑制。亚急性甲状腺炎伴甲亢症状者,甲状腺摄[131]I 率减低。慢性淋巴细胞性甲状腺炎伴甲亢症状者,血中自身抗体阳性。HHG 患者,血 HCG 显著升高。碘甲亢者有过量碘摄入史,甲状腺摄[131]I 率降低,可有 T_4、rT_3 升高而 T_3 不高的表现。其他如少见的异位甲状腺肿伴甲亢、TSH 甲亢及伴瘤综合征性甲亢等均应逐一排除。定量 GD 眼病程度的评估见本章第 20 节。

【鉴别诊断】

(一) 非 Graves 病性甲亢 缺乏 TAO 和胫前黏液性水肿者排除非 Graves 甲亢。除 Graves 病外,引起甲亢的其他病因很多(表 2-4-8-7)。当患者缺乏 TAO 和胫前黏液性水肿时,应先排除非 GD 所致的甲亢。甲亢的病因鉴别和诊断程序见图 2-4-8-8。

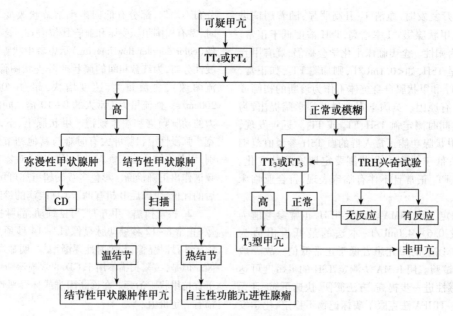

图 2-4-8-8　甲亢的病因鉴别和诊断程序

表 2-4-8-7　非 Graves 病引起的甲亢类型与发病机制

常见病因	发病机制
常见病因	
伴有甲状腺功能亢进的甲状腺毒症*	
甲状腺功能自主的毒性甲状腺腺瘤	良性肿瘤
毒性多结节性甲状腺肿	功能自主病灶
不伴有甲状腺功能亢进的甲状腺毒症**	
炎性疾病	未明
寂静性甲状腺炎(包括产后甲状腺炎)	贮存激素释放
亚急性甲状腺炎	贮存激素释放
外源性 TH	药物或食物中 TH
不常见病因	
伴有甲状腺功能亢进的甲状腺毒症*	
甲状腺刺激物	未明
TSH 甲亢	TSH 腺瘤或 TSH 对 T_4 抵抗
滋养层肿瘤	绒毛膜促性腺激素
妊娠剧吐	绒毛膜促性腺激素
甲状腺内功能自主的甲状腺癌	功能自主病灶
非自身免疫常染色体显性遗传甲亢	TSH 受体组织活化
甲状腺肿样卵巢瘤*	卵巢皮样肿瘤中的毒性腺瘤
药物引起的甲状腺功能亢进	
碘及含碘药物和放射造影对比剂**	碘过多并有甲状腺自主
锂盐	甲状腺自主?
不伴有功能亢进的甲状腺毒症	
药物引起的甲状腺炎(胺碘酮/干扰素)	贮存激素释放
甲状腺腺瘤梗死	贮存激素释放
放射性甲状腺炎	贮存激素释放

注:*:甲状腺对放射性碘高摄取;**:甲状腺对放射性碘低摄取

1. 结节性甲状腺肿伴甲亢　又称为毒性多结节性甲状腺肿(toxic multinodular goiter),其机制不明,是否有一种特异致病因素使某些非毒性结节性甲状腺肿发展为甲亢尚不清楚,也无法通过病理学特征把非毒性和毒性结节性甲状腺肿区别开来。从非毒性转变为毒性甲状腺肿的病变涉及甲状腺结节功能自主性建立,即腺体中一个或几个区域不受 TSH 刺激,甚至在疾病早期也有散在的功能自主性病灶。随着时间的延长,这些散在病灶体积和数量增加,以致表现为甲状腺功能正常的非毒性结节性甲状腺肿,约 1/4 对 TRH 反应低于正常或无反应,说明已有一定程度的自主性 TH 分泌功能。

2. 毒性甲状腺腺瘤与多发性毒性甲状腺结节　多见于较年轻者,具有自主性分泌 T_3、T_4 的甲状腺腺瘤最早由 Plummer 报道,故又称毒性甲状腺腺瘤为 Plummer 病,腺瘤可为单发性或多发性,发生腺瘤的原因亦与体细胞 TSH 受体基因活化性突变有关,部分毒性腺瘤是 G 蛋白基因的活化性突变所致。在临床上,本病与 GD 不同,高功能腺瘤的 TH 分泌为自主性的,并非 TSH 受体抗体刺激引起,结节周围的甲状腺组织因 TSH 受抑制而呈萎缩改变,质地较韧,有时可压迫气管及喉返神经,显微镜下结节可呈腺瘤改变。多见于中老年患者。甲亢症状较轻,某些患者仅有心动过速、消瘦、乏力或腹泻、不引起突眼;有些患者以心房颤动、心力衰竭或肌无力为主诉而就诊。检查可发现颈部有圆形或卵圆形结节,边界清楚,质地较硬,随吞咽活动,无血管杂音。血清 T_3、T_4 升高,尤以 T_3 增高明显。甲状腺显像(扫描或照相)对诊断有意义,结节区可呈聚 ^{131}I 之“热结节”,周围萎缩的甲状腺组织仅部分显影,甚至完全不显示,此时需与先天性单叶甲状腺的扫描图像相鉴别,给予外 rhTSH 刺激后周围萎缩的甲状腺组织能重新显影。TSH 受体基因分析或 G 蛋白基因突变的分析有助于本病的诊断。

多发性毒性甲状腺结节为有多发性结节且具有自主分泌 TH 的功能的结节性甲状腺肿。Tonacchera 等报道,多数患者是在多个结节中有一个“热”结节,有的“热”结节在病理形态上表现为腺瘤样改变，5/6 的毒性结节细胞有 TSH 受体基因突变（体细胞杂合子），无功能亢进的结节没有 TSH 受体基因突变。因此，多发性毒性结节中的"热"结节病因与毒性腺瘤相似。

3. 先天性甲亢　血 TgAb、TSAb 和 TPOAb 阴性，一般甲状腺不肿大。多数患者表现为高功能性甲状腺结节（毒性"热"结节和甲状腺腺瘤），约 57% 的毒性甲状腺结节是由于体细胞的 TSHR 基因活化性突变所致。有的症状严重，有的无症状。因此，应注意在家族性"GD"患者中开展 TSHR 基因的突变分析，排除 TSHR 基因活化性突变可能。

（1）非自身免疫性常染色体显性遗传性甲亢：非自身免疫性常染色体显性遗传性甲亢又称为遗传性毒性甲状腺增生、家族性非自身免疫性甲亢、先天性散发性非自身免疫性甲亢或自主性甲状腺腺瘤，是常染色体显性遗传的疾病，迄今已经发现 8 个发病家系。甲亢伴甲状腺呈弥漫性或结节性肿大，少数的甲状腺不肿大，但甲状腺的病理检查可发现弥漫性增生，但无自身免疫反应表现，发病有家族聚集特点。发病机制亦与种系 TSH 受体基因活化性突变有关。发病年龄变化较大，即使在同一家族，发病年龄也有较大差异。由于目前检测甲状腺特异性抗体的方法不够敏感，常误诊为 GD。临床上出现下列情况时应该怀疑此病可能：①甲亢家族史；②中度弥漫性甲状腺肿；③甲亢发病年龄较早（1 岁内）且无 GD 病的甲状腺外表现；④常伴有轻度突眼，但无炎性眼病（如结膜水肿等）表现，CT 检查眼肌无肥大和肿胀，突眼的原因未明，用双侧眼角线（horizontal bicanthal line）鉴定突眼度的方法不适合于儿童，但也可能与 TSHR 作用于局部成纤维细胞和脂肪细胞有关；⑤TSH 受体抗体（TSAb、TBII）阴性，但 TPOAb 和 TgAb 可为阳性；⑥其他表现包括性早熟、出生低体重、囟门早闭和智力障碍等；⑦药物或非根治性手术与核素治疗的效果差，常反复复发，故一般选用 ^{131}I 或甲状腺全切治疗。

（2）先天性散发性非自身免疫性甲亢和家族性非自身免疫性甲亢：先天性散发性非自身免疫性甲亢即 2 型新生儿甲亢，发病与 TSHR 基因突变有关。表现为低出生体重和严重甲亢。有的婴儿早期无甲状腺肿，但随着年龄的增长和病情的演变，甲状腺肿变得较明显，但甲状腺特异性抗体阴性；临床表现往往轻于家族性非自身免疫性甲亢，有的患儿合并轻度突眼。初期对抗甲状腺药物有效，但随着疾病的发展，多数需要手术治疗。

（3）选择性垂体型 TH 不敏感综合征：TH 不敏感综合征的分类有多种。在临床上，当血 T_3、T_4 增高，TSH 正常后升高，而临床无甲亢表现，或甲减患者在使用大剂量 TH 后仍无效时，要考虑 TH 不敏感综合征可能。根据对 TH 不敏感的组织可分为全身型、垂体型和周围型。选择性垂体不敏感型伴临床甲亢的特点为：①自主性非肿瘤性垂体 TSH 分泌过多；②TSH 对 TRH 和 T_3 有部分反应，其病因为 TH 受体（T_3R）基因突变。另外，受体后缺陷也可能引起本征。此综合征多呈家族发病倾向，少数为散发性。从无任何症状到症状极为严重不等。发病年龄多从婴儿期开始，但症状轻者也有到老年始获诊断者。因此，临床上无症状者常不能早期发现而延误诊断，常在家系调查中发现。正常时，TH 对垂体释放 TSH 有负反馈作用，垂体对 TH 作用不敏感意味着 TH 对垂体释放 TSH 的负反馈作用的减弱或消失，TSH 不断释放，从而导致甲状腺增生肿大，TH 合成增加，而血液循环中 TH 升高又不能抑制垂体 TSH 释放，因此引起本型患者临床上有甲亢表现，故本型患者又称非肿瘤性垂体 TSH 分泌过多症。临床表现与垂体 TSH 瘤相似，常被误诊为甲亢而采取不恰当的手术治疗。

其他特点为：①血清 TH 和 TSH 明显升高，有的患者能被 T_3 完全抑制，有的患者不能被 T_3 完全抑制，但可被大剂量地塞米松（2mg，每 6 小时 1 次，连服 2 天）抑制，且升高了的血清 TH 也降至正常。②TRH 兴奋试验：大多数患者的垂体-甲状腺轴功能正常，故 TRH 兴奋试验多为正常反应。③胰高血糖素试验：静脉注射胰高血糖素 1μg，注射前 15 分钟和注射后 15、30、40 和 60 分钟采血测血中 cAMP。本型患者有 cAMP 升高反应，提示本型患者周围靶细胞对 TH 有反应。④血清泌乳素（PRL）：本型或全身型患者基础血 PRL 可升高，亦可正常；对 TRH 反应正常或呈过分反应，且 T_3 抑制试验不能使之恢复正常，溴隐亭不仅可使 PRL 基础水平和对 TRH 的反应恢复正常，且可使升高了的 TSH 也恢复正常。⑤Southern 印迹杂交、寡核苷酸探针杂交、聚合酶链反应和限制性内切酶长度多态性分析可鉴定于 TH 受体基因的异常。

4. 碘甲亢　详见本章第 9 节。少数人在碘的摄入量长期增加时，诱发碘甲亢（iodine-induced hyperthyroidism）甚至 GD。碘甲亢在缺碘区和非缺碘区均可发生。有报道高碘地区甲亢的患病率是低碘地区的 2~3 倍，一般发生于服碘 1~6 个月内。补碘 6 个月后的发病率反而降低。碘甲亢分为两种类型。

（1）Ⅰ型碘甲亢：基本病因在甲状腺，往往原来患有临床型毒性结节性甲状腺肿，服药（如胺碘酮）前有结节性甲状腺肿，高功能结节在补碘后 TH 合成增多，多见于老年人，血 TSAb 阴性；需用抗甲状腺药物或 ^{131}I 治疗而发生甲减者较少。

（2）Ⅱ型碘甲亢：发病基础在于药物/碘剂对甲状腺的损害，其本质是碘所致的亚急性甲状腺炎，甲亢是甲状腺内原有的 TH 释放入血的结果。多见于年轻者，甲状腺多呈弥漫性肿大，血 TSAb 阳性，且常伴有 IL-6 升高。由于高碘直接破坏甲状腺滤泡，甲减的发生率高，治疗只需停用碘剂，不需要抗甲状腺药物或 ^{131}I 治疗。

Ⅰ型与Ⅱ型碘甲亢的鉴别十分重要，鉴别的主要依据是原有的甲状腺病史、^{131}I 摄取试验和 B 型超声。2 型患者可用糖皮质激素治疗而Ⅰ型则用抗甲状腺药物治疗。如果暂时无法鉴别，可试用糖皮质激素加抗甲状腺药物治疗[7]。过氯酸盐曾是 20 世纪 60 年代治疗甲亢的一种药物，因毒性大而停用。近年来发现，低剂量过氯酸盐对碘甲亢有良好治疗效果。美国 FDA 自 1961 年以来进行了一项关于过氯酸盐的研究，过氯酸盐存在于食物、地表水、地下水、炸药、鞭炮、化肥和汽车气囊中，每天摄入 0.08~0.39μg/kg 不发生甲状腺功能障碍和其他不良反应。

5. 滤泡状甲状腺癌伴甲亢　一般情况下，滤泡状甲状腺癌有浓聚碘的能力，但很少能使之转变为有活性的 TH，因此出现甲亢的病例极少。但是，极个别的甲状腺癌组织可分泌大量 TH,或转移到甲状腺以外的癌组织分泌大量 TH,而引起甲亢症状,某些甲状腺癌病灶切除后,垂体分泌 TSH 增多,造成残存的癌组织或转移灶产生 TH 增加而引起甲亢。有一种情况不属于甲状腺癌组织引起甲亢范畴,即患者患甲状腺癌前已有 GD 存在。肿瘤转移时,不易与腺瘤相区别。多呈圆形或椭圆形肿物,切面褐红色,常被结缔组织分隔成小叶状,可伴有中心坏死及出血。癌细胞形成滤泡状或腺管状,细胞有轻度异型性,可有"共壁"滤泡形成。常侵犯包膜、淋巴管、血管等,可见到静脉内癌栓。滤泡癌尚有一些特殊亚型,如见到多数癌细胞胞质内充满嗜酸性颗粒,称为嗜酸性细胞癌(Hürthle cell carcinoma);透明胞质时称为透明细胞癌。滤泡状癌与乳头状癌并存时称为"混合型癌"。

患者有甲亢症状,可发生于任何年龄,男性较多。一般病程较长,生长缓慢,少数近期生长增快,常缺乏明显的局部恶性表现,肿块直径一般为数厘米或更大,多为单发、实性、质韧、边界不清,多中心癌比例 13%~16%。以血行转移为主,较少发生淋巴结转移,骨、肺、脑为常见转移部位,其次为肝和皮肤。癌组织有较强的摄^{131}I 能力。血清 T_3、T_4 升高,TSH 降低,^{131}I 显像见癌组织部位呈"热"结节征象。如癌组织切除后仍有甲亢表现,则证明为转移灶引起的甲亢。

6. 甲状腺炎伴甲亢 α-干扰素所致的甲状腺炎主要见于应用 α-干扰素治疗的丙型病毒性肝炎患者,部分病例有甲亢表现,血 T_3、T_4 升高,TSH 降低,TgAb 和 TPOAb 阳性,但 TSAb 阴性。α-干扰素使用史和丙型病毒性肝炎病史有助于鉴别。

7. 异常甲状腺刺激物所致的甲亢 绒毛膜上皮癌、葡萄胎、睾丸胚胎瘤、胃肠及血液系统肿瘤、前列腺癌、乳腺癌及子宫癌等产生 TSH 类似物,造成甲亢。大部分只有实验室检查改变,而无明显临床症状,可能与外周组织对 TH 的敏感性下降有关。个别患者有不耐热、多汗、心悸、乏力、体重下降等症状,一般无甲状腺肿大。血 TT_3、TT_4 升高,TT_3/TT_4 比值降低,TRH 兴奋试验无反应或反应低下。当原发病除去后,甲亢随之而愈。

临床上,遇到年龄超过 50 岁的男性患者,以乏力、无力为主要表现,无明显高代谢症候群,不伴甲状腺肿大、突眼及眼征,应警惕是否为肿瘤所致的异源性 TSH 综合征。甲状腺 B 超和核素扫描一般正常,无增生或肿瘤表现。胸部和腹部 B 超、CT、MRI 等可能发现肿瘤。异源性 TSH 综合征应与常见的甲亢尤其是淡漠型甲亢鉴别。淡漠型甲亢多见于老年患者,起病隐匿,症状不典型,高代谢症候群、眼征、甲状腺肿均不明显。主要表现为神志淡漠、乏力、嗜睡、反应迟钝、消瘦明显;有时仅有厌食、腹泻等消化道症状,或表现为不明原因的阵发性或持续性心房颤动,易合并心绞痛和心肌梗死。

8. 垂体 TSH 瘤 当患者对抗甲状腺药物治疗抵抗,或甲亢经手术/^{131}I 治疗后复发时,要想到垂体 TSH 瘤可能,如血 TSH 和 T_3 与 T_4 同时升高,其可能性更大。垂体 TSH 瘤除有甲亢表现外,还伴有垂体瘤的影像特征和相应的临床表现。

9. 卵巢甲状腺肿伴甲亢 罕见。B 超和核素碘扫描有助于诊断。一旦确诊手术治疗。

(二) GD 与其他疾病的鉴别

1. 与非毒性甲状腺肿鉴别 非毒性甲状腺肿无甲亢症状与体征。甲状腺摄^{131}I 率增高,但高峰不前移。T_4 正常或偏低,T_3 正常或偏高,TSH 正常或偏高。TRH 兴奋试验反应正常。引起弥漫性甲状腺肿大的其他疾病有慢性甲状腺炎、甲状腺髓样癌等,一般不会与 GD 混淆。

2. 与伴有 TSH 降低的非 GD 疾病鉴别 除 GD 外,引起血 TSH 降低的其他临床情况有:①非 GD 所致的甲状腺性甲亢:多数情况下,血 TSH 降低意味着血 T_3 和 T_4 过多。当 TSH<0.1mU/L 时,FT_4 必然升高,偶见于甲亢患者伴碘缺乏、甲状腺功能正常的 GD、毒性甲状腺瘤、毒性甲状腺结节或甲状腺炎伴甲亢。以上情况引起的 TSH 抑制在 T_3 和 T_4 转为正常后,血 TSH 降低仍可维持数个月左右,此段时间内(如抗甲状腺药物或^{131}I 治疗)评价甲状腺功能的最恰当指标是 FT_4。②甲状腺毒症:外源性 TH 引起的甲状腺毒症有进食含 TH 的药物或动物甲状腺病史,血 TSH 降低,发病急而维持时间较短。③严重的躯体疾病:伴血 TSH 降低的原因有低 T_3 综合征、使用多巴胺或糖皮质激素。④其他:如妊娠、急性精神病、老年人等。

3. 与神经精神疾病鉴别 主要应与以下几种情况鉴别:①神经症:可有神经症甚或神经精神症群,可有心悸、出汗、失眠等类表现。但患者无食欲亢进,心率在静息状态下无增快。查体可有手颤,活动后心率增快,但无甲状腺肿及突眼。甲状腺功能检查正常。②更年期综合征:有情绪不稳定,烦躁失眠、出汗等症状,但更年期综合征为阵发潮热与出汗。发作过后可有怕冷,甲状腺不大,甲状腺功能正常。③抑郁症:测定甲状腺功能正常可资鉴别。

4. 与心血管疾病鉴别 甲亢对心血管系统的影响较显著,如心动过速、脉压增大。老年人甲亢有些症状不典型,常以心脏症状为主,如充血性心力衰竭或顽固性心房颤动,易被误诊为冠心病或原发性高血压。甲亢引起的心衰、房颤对地高辛治疗不敏感。老年人甲亢易与收缩期高血压混淆,临床降压治疗效果欠佳者须注意排除甲亢。

5. 与糖尿病鉴别 糖尿病的"三多一少"症状与甲亢的多食、易饥有相似之处,特别是少数甲亢患者糖耐量低减,出现尿糖或餐后血糖轻度增高。糖尿病患者亦可出现高代谢症状,但无心慌、怕热、烦躁等症状,甲状腺不肿大,甲状腺部位无血管杂音。

6. 与消化系统疾病鉴别 甲亢可致肠蠕动加快,消化吸收不良,大便次数增多,临床常被误诊为慢性结肠炎。但甲亢极少有腹痛、里急后重等表现,镜检无红、白细胞。有些患者消化道症状明显,可有恶心、呕吐,甚至出现恶病质。对此,在进一步排除消化道器质性病变的同时应进行甲状腺功能检测。以消瘦、低热为主要表现者还应注意与结核、癌症相鉴别。

7. 与单侧突眼鉴别 需注意与眶内肿瘤、炎性假瘤等鉴别,眼球后超声检查或 CT 可明确诊断。

8. 与一般肌病鉴别 GD 肌病应与非甲亢性肌病、低钾性周期性瘫痪、重症肌无力鉴别。

9. 与多汗症鉴别 多汗症(hyperhidrosis)可见于多种临床情况,一般分为全身性多汗症和局部性多汗症两种。除甲亢和嗜铬细胞瘤外,全身性多汗症还见于下丘脑综合征、类癌综合征、交感神经链肿瘤、卟啉病、POEMS 综合征、心动过速、慢性肺病与肺功能衰竭、过度饮酒以及某些药物(如拟交感神经递质药物)或毒物(如重金属、合成化合物、工业毒物或杀虫剂)中毒。如果患者的血清 T_3/T_4 与 TSH 正常,全身性多汗主要与交感神经过度刺激有关。虽然局部性多汗症不存在与甲亢的鉴别问题,但全身性多汗症可仅表现为手掌多汗症(palmar hyperhidrosis)或腋下多汗症(axillary hyperhidrosis),应予以特别注意。

【治疗原则】

目前对 GD 治疗方案的选择意见并不一致,循证证据支持的甲亢治疗选择见图 2-4-8-9。在欧洲多优先选用手术治疗,理由是 GD 的病因复杂,发病机制尚未阐明,有些 GD(如 G 蛋白 α 亚基突变)对药物的反应差,有时在肿大的甲状腺组织中还可能隐藏肿瘤或其他病变。而在美国,认为放射性碘治疗的疗效可靠,创伤小,疗程短。除少数患者外,多用放射性碘治疗。GD 的治疗方案应个体化。放射碘治疗的主要担心是放射线的致癌作用。有研究总结 6641 例(男性 17.5%,女性 82.5%)用 ^{131}I 治疗的患者临床资料(1970～1997 年),看不出放射性碘的致癌作用。

一般来说,GD 可以通过药物、手术或 ^{131}I 等三种方法之一进行有效治疗,三者的适应证没有绝对界线。在实际工作中,选择治疗方法要考虑多种因素:①医师对治疗方法掌握的熟练程度与经验。②患者的年龄、病程长短、病情轻重及甲状腺肿大程度等。年龄较小、病情轻、甲状腺轻至中度肿大者应选择药物治疗。病情较重、病程长、甲状腺中至重度肿大者应采用 ^{131}I 或手术治疗。③甲状腺巨大和结节性甲状腺肿伴甲亢应首先考虑手术治疗。④患者的意愿、文化程度和经济状况也应考虑。⑤药物治疗虽最安全,但疗程长、治愈率较低;如患者较急躁、缺乏耐心,迫切希望迅速治愈甲亢,则应采用 ^{131}I 或手术治疗,不能长期坚持服药者也应采用其他方法。⑥^{131}I 治疗快捷、方便、效果可靠,但治疗后甲减的发生率高,对治疗后不能定期随访或不愿接受终身服用 TH 制剂者不应采用 ^{131}I 治疗。

【药物治疗】

(一)基础治疗措施 应予适当休息。注意补充足够热量和营养,包括糖、蛋白质和 B 族维生素等。精神紧张、不安或失眠较重者可给予苯二氮䓬类镇静剂。抗氧化剂、营养支持和心理支持治疗对甲亢患者的恢复有益。在高代谢状态尚未改善以前,患者可采用高蛋白、高热量饮食。除糖类外,可使用牛奶、豆浆、瘦肉、鸡蛋、鱼、肝等食物,在两餐基本饮食之间可加牛奶、豆浆、甜食品。患者出汗多,丢失水分多,应保证足够的饮料,平时不宜喝浓茶、咖啡等刺激性饮料,少食含碘食盐(提倡进食无碘盐)与食物(加入食盐中的无机碘可通过加温而挥发,但加入食盐中的有机碘不能通过

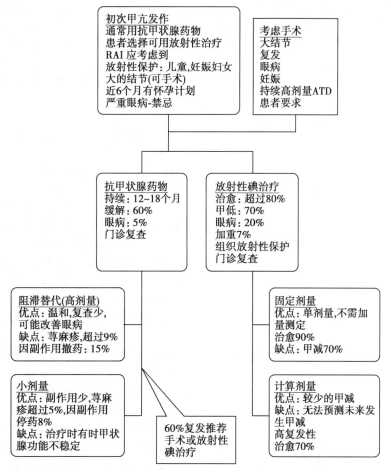

图 2-4-8-9 循证证据支持的甲亢治疗选择

ATD:抗甲状腺药物;RAI:放射性碘治疗

加温消除)和戒烟对 GD,尤其是 TAO 的防治有积极意义。

（二）抗甲状腺药物治疗 药物疗法应用最广,但仅能获得 40%~60% 治愈率;其优点是:①疗效较肯定;②不会导致永久性甲减;③方便、经济、使用较安全。其缺点是:①疗程长,一般需 1~2 年,有时长达数年;②停药后复发率较高,并存在原发性或继发性失败可能;③可伴发肝损害或粒细胞减少症等。

1. 常用药物 常用的抗甲状腺药物分为硫脲类和咪唑类两类(图 2-4-8-10)。硫脲类有甲硫氧嘧啶(methylthiouracil,MTU)及丙硫氧嘧啶(propylthiouracil,PTU),半衰期 1.5 小时;咪唑类有甲巯咪唑(thiamazole,MM,他巴唑)和卡比马唑(carbimazole,CMZ,甲亢平),半衰期 6 小时,所以轻~中度的 GD 患者每天服药 1 次即可。硫脲类和咪唑类抗甲状腺药

物的作用机制基本相同,都可抑制 TH 合成,如抑制甲状腺过氧化物酶活性,抑制碘化物形成活性碘,影响酪氨酸残基碘化,抑制单碘酪氨酸碘化为二碘酪氨酸及碘化酪氨酸偶联形成各种碘甲腺原氨酸。近年发现,此组药物可轻度抑制免疫球蛋白生成,使甲状腺中淋巴细胞减少,血 TSAb 下降。但两类药物亦有一些差别(表 2-4-8-8),其中 PTU 还在外周组织抑制 5'-脱碘酶而阻抑 T$_4$ 转换成 T$_3$,故首选用于严重病例、甲亢危象、妊娠与哺乳妇女或对 MM 过敏者;而 MM 已经成为甲亢的一线用药,尤其适用于儿童 GD、肝病患者和对 PTU 过敏者。此外,未经治疗的 GD 患者血清脂质过氧化活性增强,血浆巯基(thiol group)和巯基裂解物水平下降,细胞内抗氧化酶活性增加,而细胞外的自由基清除系统活性不足。MM 有助于逆转这些异常。

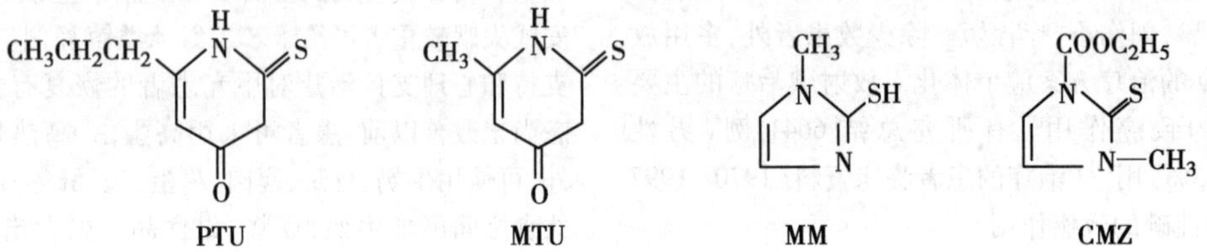

$$CH_3CH_2CH_2 \quad \text{PTU} \qquad CH_3 \quad \text{MTU} \qquad \text{MM} \qquad COOC_2H_5 \quad \text{CMZ}$$

图 2-4-8-10 抗甲状腺药物的结构与名称
PTU:丙基硫氧嘧啶;MTU:甲基硫氧嘧啶;MM:甲巯咪唑;CMZ:卡比马唑

表 2-4-8-8 甲巯咪唑和丙硫氧嘧啶比较

药物特点	甲巯咪唑	丙硫氧嘧啶
药代和药动学特点		
相对效力	10~50	1.0
使用方法	每天 1~2 次	每天 2~3 次
肠吸收率	近 100%	近 100%
与血白蛋白结合	0%	80%~90%
与核受体结合	是	否
血清半寿期(h)	4~6	1~2
分布容量(L)	40	20
作用时间(h)	>24	12~24
肝病时的代谢率	下降	正常
骨病时的代谢率	正常	正常
透过胎盘率	低	更低
乳汁中的含量	低	更低
抑制 T$_4$ 转换为 T$_3$	无	可
TPO 抑制(服药 24 小时)	72.5%	28.6%
治疗剂量(mg/d)		
初治期	15~30	150~300
维持期	2.5~10	50~200
服药次数		
初治期	1	2~3
维持期	1	1~2
主要不良反应		
肝损害	无	较常见/严重
致畸	可能	无
过敏反应	可有	可有
粒细胞减少/缺乏	可有	可有

短期用 MM 治疗可使部分 GD 的病情得到长期缓解,而另一些患者即使长期使用药物治疗也很难达到这一目的。如果患者的血清 IgE 正常,易于用 MM 控制症状。Th 淋巴细胞被激活后,合成过多 IL-13,后者兴奋 B 细胞合成 TSHR 抗体和 IgE,因而在用 MM 治疗时,如 TSH 封闭性 Ig 下降不明显,其缓解率低。

2. 剂量与疗程 长程治疗分初治期、减量期及维持期。

（1）初治期:MTU 或 PTU 300~450mg/d,或 MM,或 CMZ 30~40mg/d,分 2~3 次口服(初治期和应用大剂量时不主张使用每天单次疗法)。至症状缓解或血 TH 恢复正常时即可减量。高剂量与低剂量抗甲状腺药物的疗效比较见表 2-4-8-9。

（2）减量期:约每 2~4 周减量 1 次,MTU 或 PTU 每次减 50~100mg,MM 或 CMZ 每次减 5~10mg,待症状完全消除,体征明显好转后再减至最小维持量。

（3）维持期:MTU 或 PTU 50~100mg/d,MM 或 CMZ 5~10mg/d(如必要可使用每天单次疗法),如此维持 1.5~2 年。必要时还可在停药前将维持量减半。疗程中除非有较严重反应,一般不宜中断,并定期随访疗效。治疗中如症状缓解而甲状腺肿或突眼反而恶化时,抗甲状腺药物可酌情减量,有人建议加用 L-T$_4$ 25~50μg/d 或甲状腺粉 20~60mg/d,但效果不明。长程(>1 年半)治疗对轻、中度患者的治愈率约为 60%;短程(<6 个月)治疗的治愈率约为 40%,但在停药后 3 个月~1 年内易复发(表 2-4-8-10)。

在 GD 的药物治疗过程中,一般可观察到血 TSH 的以下四种变化:①血 TSH 逐渐升至正常:约占治疗 GD 患者的 50%;血 TSH 恢复至正常的时间不定,一般为 3~6 个月;血 TSH 迅速恢复正常说明药物治愈的可能性大。②血 TSH 持续降低:部分患者的 T$_3$ 和 T$_4$ 在药物治疗后数月内达到正

表 2-4-8-9 高剂量与低剂量抗甲状腺药物疗效比较

研究者	高剂量（mg）	未评估患者（例数）	复发率(%)		皮疹(%)		因副作用而停药(%)	
	—	—	高	低	高	低	高	低
Benker 等	MMI40	291	54	58	7	6	13	7
Edmonds 等	CBZ60	70	50	67	14	11	16	13
Goni-Iriarte 等	CBZ30	63	61	63				
Grebe 等	CBZ100	25	66	94	29	0	41	0.5
Jorde 等	MMI60	41	58	77	21	7	31	15
Leclere 等	CBZ60	196	40	47	6	0.8		
Lucas 等	CBZ60	60	67	60	—	—	—	—
McIver 等	CBZ40	30	61	47	—	—	—	—
Nedrebo 等	CBZ40	189	48	45	10	9		
Rittmaster 等	MMI30	145	58	59				
Tuncel 等	PTU/MMI	73	15	18	—	—	—	—
Wilson 等	CBZ60	63	36	57	18	7	—	—
总计	—	1246	51	54	9.8	5.8	16	9

表 2-4-8-10 药物剂量疗程与缓解率及预后研究结果

研究者	病例数	药 物	起 始 剂 量	疗程	缓解率(%)	说 明
Hamburger/1985	262	PTU/MMI	—	1~3 年	14	<2 年者 3.8%
Glaser/1997	191	PTU/MMI	PTU 7.7mg/kg MMI 0.54mg/kg	2 年	14	—
Glaser/2008	70	PTU/MMI + 甲状腺激素替代	PTU 5~7mg/kg	2 年	29	T_3/T_4 和甲状腺功能正常预测缓解
Kaguelidou/2008	154	卡比马唑	0.5~0.7mg/kg	2 年	28	年龄/FT_4/TSH 受体抗体和疗程长预测复发
Leger/2012	154	卡比马唑	0.5~0.7mg/kg	10.4 年	20	4 年缓解率 20%/10 年缓解率 49%/FT_4 和自身免疫性甲状腺病预示缓解
Ohye/2014	1138	MMI/PTU	MMI 30mg/d PTU 300mg/d	3.8 年	46.2	5 年疗程后缓解率升高
Poyrazoglu	143	PTU/MMI	MMI(0.5±0.2)mg/kg PTU(5.6±2.1)mg/kg	2 年以上	14	40% 的患者采用阻滞-替代治疗
Grueneio-Paoendieck	116	MMI	0.5~1mg/kg	2~4 年	29	追踪 10 年
Lippe	63	MMI/PTU	MMI 15~30mg/d PTU 300mg/d	4.3 年	25	75% 在(10.9±2.3)年
Lazar/2000	40	PTU/MMI	PTU(6.4±1.9)mg/kg MMI 0.740.2mg/kg	2~7.5 年	28	T_3 水平与甲亢缓解相关
Kon	42	MMI	0.5mg/kg	(4.3±2.5)年	52.4	开始治疗时 TSH 较高者容易缓解
Song	113	MMI/PTU	—	4.5 年	46	年龄是预后的预测因素
Bhadada	56	卡比马唑	0.6~0.8mg/kg	(34.4±22.6)个月	47	追踪(4.9±3.0)年
Gastaldi	115	MMI	0.5~0.7mg/kg	2 年	33	TRAb 正常时间与结局相关

常,但血 TSH 长期≤0.1mU/L,这种情况提示药物治疗的疗效不满意,停药后复发的可能性大。③血 TSH 波动过大:有些 GD 患者的血 TSH 波动在 0.1~10mU/L 范围内,而临床不伴有甲亢或甲减表现,提示患者对抗甲状腺药物敏感,用药物治愈的可能性大,但需及时调整药物剂量;必要时可加用

TH 制剂(尤其是儿童患者)。④血 TSH 正常伴 TgAb 和/或 TPOAb 抗体明显升高:这种情况往往提示并发自身免疫性甲减的可能性大,不主张采用[131]I 或手术治疗。

3. 不良反应 抗甲状腺药物治疗的常见不良反应是粒细胞减少和药物性甲减,PTU 容易发生肝脏或心肌损害;而

粒细胞缺乏症与 ANCA 相关性小血管炎为抗甲状腺药物治疗的严重并发症,且预后较差。

(1) 粒细胞减少和粒细胞缺乏症:一般为粒细胞减少(MTU 多见,MM 次之,PTU 最少),严重时可致粒细胞缺乏症。前者多发生于用药后 2~3 个月内,也可见于任何时期。如外周血白细胞低于 $3×10^9/L$ 或中性粒细胞低于 $1.5×10^9/L$,应考虑停药,并应严密观察。GD 用 MM 治疗后可出现贫血,血清中存在 MM 依赖性抗红细胞抗体,这些抗体可与 Rh 复合物蛋白结合,但与其他血细胞不结合,有些患者可合并粒细胞减少和血小板减少。有时也出现抗中性粒细胞特异

性 Fcr 受体Ⅲb 抗体和内皮细胞-血小板黏附分子-1,而导致中性粒细胞和血小板减少。MM 还可引起皮疹、嗜酸性粒细胞增多、血管神经性水肿等。

抗甲状腺药物引起的粒细胞缺乏症的病因主要与患者的特异性免疫体质有关,通常分为三种类型。①迟发型:粒细胞缺乏症发生于用药后的第 1~4 个月,少数发生于 1 年后;②速发型:发生于用药后的 1 周内,常同时伴有严重肝损害,病情可能极为严重,常伴有其他过敏反应;③粒细胞缺乏症伴骨髓浆细胞增多症,极为罕见,目前仅有 4 例病例报道(表 2-4-8-11)。

表 2-4-8-11　文献报道抗甲状腺药物所致的粒细胞缺乏症伴骨髓浆细胞增多症病例

病　例	1	2	3	4
年龄/性别	53/女性	16/女性	40/男性	32/女性
抗甲状腺药物/用药时间	MMI 30mg/4 周	MMI 30mg/4 周	MMI 20mg/50 天	MMI 15mg/42 天
骨髓象	增生不良伴浆细胞增多	增生不良伴大量浆细胞增多(浆细胞占 98%)	增生不良伴浆细胞增多(浆细胞占 25%)	增生不良伴浆细胞增多(浆细胞占 61%)
血清蛋白免疫电泳	IgG/IgA/l/k 增高(多克隆)/IgM 正常	IgG/IgA/l/k 增高(多克隆)/IgM 正常	γ 球蛋白增高(多克隆)	IgG/IgA/l/k 增高(多克隆)/IgM 正常
中性粒细胞数/μl	<100	<50	<20	<20
G-CSF/GM-CSF 治疗	+	+	+	+
糖皮质激素治疗	+	+	+	−
中性粒细胞上升至>1000/μl 时间	36 天	7 天	8 天	19 天
血小板上升至>50000/μl 时间	19 天	24 天	8 天	16 天
后续治疗	^{131}I	^{131}I	?	^{131}I

注:G-CSF:粒细胞集落刺激因子;GM-CSF:粒细胞-巨噬细胞集落刺激因子

粒细胞减少的处理原则和方法是:①试用一般性升白细胞药物,如维生素 B_4、鲨肝醇、利血生、脱氧核糖核酸、碳酸锂等。必要时,每日皮下注射重组人粒细胞集落刺激因子(rhG-CSF)2~5mg/kg 或重组人粒细胞-巨噬细胞集落刺激因子(rhGM-CSF)3~10μg/kg。白细胞正常后停用。②必要时给予泼尼松 30mg/d 口服。③粒细胞减少合并药疹较常见,可用抗组胺药物控制,不必停药,但应严密观察,如皮疹加重,应立即停药,以免发生剥脱性皮炎。④粒细胞减少合并中毒性肝炎应立即停药抢救,其治疗方法有糖皮质激素、小剂量 TH(甲亢已控制时)、溴隐亭和其他抗组胺药物、红细胞生成素、新鲜全血(少量多次)、骨髓移植或血浆置换。

(2) ANCA 相关性小血管炎:多见于中青年女性,为 PTU 的较特异性不良反应。抗中性粒细胞质抗体(ANCA)相关小血管炎包括 Wegener 肉芽肿、显微镜下多血管炎和变应性肉芽肿性血管炎。ANCA 以正常人中性粒细胞为底物检测到的自身抗体分为 c-ANCA(胞浆型)和 p-ANCA(核周型)两种。该抗体对血管炎的诊断极有帮助,尤其是 c-ANCA 对于 Wegener 肉芽肿具有较高特异性(98%),而 p-ANCA 对疾病诊断的特异性相对较差。这些药物偶可诱导产生 ANCA 血管炎。血清学检查结果与红斑狼疮改变一致,PTU 与髓过氧化物酶发生反应形成反应中间产物,而反应中间产物促进自身免疫炎症反应。一般表现为间质性肺炎、肺出血、干咳和呼吸困难;肾血管炎表现为镜下血尿或肉眼血尿、蛋白尿、

肾小球炎和肾功能减退(肺-肾血管综合征);少数侵犯多个脏器(肝、脾等),伴有发热、关节肌肉疼痛、皮疹、紫癜,多数于停用后恢复,个别危及生命。临床上呈全身多系统受累表现时应高度怀疑 ANCA 相关小血管炎可能,根据临床表现(至少存在三个以上的器官损害,如肾脏、肝脏、五官等),结合 PR3-ANCA 或 MPO-ANCA 阳性以及组织病理改变多能作出诊断。少数重症患者需用大剂量糖皮质激素和免疫抑制剂治疗。有条件者在 PTU 治疗前测定 ANCA 抗体,并在治疗过程中监测尿常规及 ANCA 抗体有助于预防 ANCA 相关性小血管炎的发生和恶化。

(3) 药物性甲减:多见于抗甲状腺药物用量过大或疗程过长者,但个体对抗甲状腺药物的敏感性差异很大。药物性甲减的最早表现是治疗过程中的甲状腺肿大与血 TSH 升高。处理的原则是减低抗甲状腺药物用量或暂时停用抗甲状腺药物(但不宜长期停用),在一般情况下,不补充 TH(阻滞-替代治疗)。

(4) 药物性肝损害:抗甲状腺药物偶可引起胆汁淤积和肝细胞损害,以 PTU 多见,而 MM 一般对肝脏无损害。PTU 相关性急性肝衰竭表现为瘙疹、黄疸、白陶土样便、尿色加深、关节痛、腹部腹胀、厌食、恶心或乏力等。30%患者有血清转氨酶升高,4%升高到 3 倍以上。美国 FDA 药物不良反应报告系统(AERS)指出,1969~2008 年发生 PTU 相关性肝衰竭 47 例,其中成人 33 例,儿童 14 例。美国器官共享联合

网络(UNOS)报告,从 1990 年至 2007 年,23 例患者因 PTU 相关的肝衰竭,接受了肝移植,其中成人 16 例,儿童 7 例。致急性肝衰竭的 PTU 总剂量为 300mg,发生时间在服用 PTU 后的 6~450 天内,平均 120 天;儿童肝脏衰竭的发生概率大于成人,大约为 1/1000。肝脏衰竭的预后(FDA-AERS 报告):14 例成人 PTU 相关性肝衰竭,9 例死亡,5 例接受肝移植,12 例儿童 PTU 相关的肝衰竭,3 例死亡,6 例接受肝移植。因而,凡对于 GD 合并肝脏疾病或已有肝功能异常者,建议选用 MM 治疗。轻度肝损害者停药后可恢复,重症可引起肝坏死。服用 PTU 期间要定期监测肝功能。如果血清转氨酶升高 2~3 倍,且经 1 周复查不见好转者需要停用 PTU。

(5)QT 间期延长:QT 间期代表心肌从除极至复极的一段时间,QT 间期明显延长容易诱发室性心动过速。抗甲状腺药物引起 QT 间期延长的情况少见,可引起 QT 间期延长的其他药物有口服降糖药、调脂药、生长抑素类似物和糖皮质激素等[23,24]。一旦发生应及时处理。

4. 停药指征　无论是否复发,抗甲状腺药物治疗 1~2 年后均需考虑停药(抗甲状腺药物治疗失败时必须停药),一般不主张患者接受抗甲状腺药物治疗的时间过长。完成抗甲状腺药物的长程治疗疗程,停药后 GD 不易复发的指征是:①血清 TSAb 转为阴性或抑制性抗体变为阳性(或滴度升高);②同时伴有自身免疫性甲状腺炎;③碘的摄入量正常或存在相对性碘缺乏;④T_3 型 GD;⑤甲状腺肿不明显或在治疗过程中逐渐缩小;⑥用小剂量的抗甲状腺药物能长期维持正常的甲状腺功能(血 T_3、T_4 和 TSH 正常);⑦TRH 兴奋试验正常。

5. 抗甲状腺药物治疗失败　抗甲状腺药物治疗失败可分为两种情况:①抗甲状腺药物治疗中失效:指在抗甲状腺药物治疗过程中所出现的抗甲状腺药物失效,甲亢病情加重,有的患者自治疗开始时仅部分有效或完全无效(原发性失效,少见);有的在治疗过程中逐渐无效(继发性失效,较多见)。原发性或继发性失效的原因很复杂,可能与家族遗传、碘过多、药物剂量不足、诊断错误(如甲状腺自主功能性结节、TSH 瘤、自身免疫性甲亢等)有关。②停药后复发:复发系指甲亢完全缓解,停药半年后又有反复者。药物治疗的复发率较高,通过平均(46±33.1)个月的药物治疗观察,停药后 1 年、3 年、5 年及 10 年的复发率分别为 42.9%、59.8%、67.9% 和 78.9%。另有学者观察到,男性甲亢与女性甲亢的药物治疗缓解率分别为 19.6% 和 40%,<40 岁与>40 岁的缓解率分别为 32.6% 和 47.8%。为减少复发,要求除临床表现及 T_3、T_4 和 TSH 正常外,TRH 兴奋试验正常才停药则更为稳妥;血 TSAb 浓度明显下降或阴转提示复发的可能性较小。对药物严重过敏或经长期药物治疗仍疗效不佳者,应考虑改用其他方法治疗。

(三)辅助药物治疗

1. β-受体阻滞剂　β-受体阻滞剂对减轻交感神经兴奋和由其引起的眼部症状有一定作用,但需较长期应用。除阻滞 β-受体外,还可抑制 T_4 转换为 T_3,用于改善甲亢初治期的症状。如考虑使用 β-受体阻滞剂,宜首选普萘洛尔而非其他选择性 β-受体阻滞剂,因它们的作用较弱。一般给予普萘洛尔 10~20mg,每日 3~4 次,其近期疗效显著。此药可与碘剂

合用于术前准备,也可用于 ^{131}I 治疗前后、甲亢危象及甲亢周期性瘫痪时。支气管哮喘或喘息型支气管炎的患者禁用,此时可用选择性 β-受体阻滞剂,如阿替洛尔(atenolol)、美托洛尔(metoprolol)等。房室传导阻滞、严重心力衰竭和分娩者禁用 β-受体阻滞剂,必要时可加用钙通道阻滞剂,如地尔硫䓬(diltiazem)。

2. 碘溶液　每滴卢戈(Lugol)液约含元素碘 8μg,每滴饱和碘化钾液约含元素碘 50μg。碘溶液仅用于术前准备和甲亢危象。其作用为减少甲状腺充血,阻抑 TH 释放,也抑制 TH 合成和外周 T_4 向 T_3 转换,但属暂时性,于给药后 2~3 周内症状渐减轻,继而又可使甲亢症状加重,并延长抗甲状腺药物控制甲亢症状所需的时间。

3. 碳酸锂　为治疗躁狂症的药物,其抗甲亢的作用与锂离子分布在甲状腺中的浓度高,锂离子抑制 TH 释放有关。锂剂不作为抗甲亢的一线药物,当甲亢合并粒细胞减少、碘化物过敏或抗甲状腺药物不宜使用及严重甲亢或急需术前准备者,可应用碳酸锂,每日 0.9~1.5g,分 3 次口服。锂盐口服吸收快而完全,抗甲亢所需药物浓度较高,易发生中毒。长期使用锂盐的其他不良反应[10]有:①普通不良反应:主要有头晕、恶心、呕吐、腹痛、腹泻等,一般不影响继续用药。②锂盐相关性原发性甲旁亢:表现为无症状性高钙血症,但停用锂盐后,血钙不一定能恢复正常。③肾损害:夜尿增多,体重增加和水肿,长期使用锂盐可导致肾性尿崩症和慢性肾病。④甲状腺功能异常:以非毒性甲状腺肿常见,偶尔并发甲减。⑤锂盐中毒:早期表现为末梢白细胞数量增加和行为异常,严重时表现为意识模糊、震颤、反射亢进或癫痫等。

一旦出现锂盐中毒,应立即停药;同时补液,静推氨茶碱,促进锂的排泄。碳酸锂对伴有严重心肾病患者、电解质紊乱者、妇女妊娠前 3 个月及哺乳期者忌用。不宜同非甾体抗炎药物同时使用,老年患者应慎用。

4. 阻滞-替代治疗　在应用抗甲状腺药物的同时加用 TH 制剂的治疗习惯(阻滞-替代治疗)已经持续多年。少数患者在使用抗甲状腺药物后,容易发生药物性甲减,加用 TH 制剂后可防止发生甲减,减少复诊频率。因此,该疗法用于儿童 GD 的治疗有一定理由。目前多用于儿童型 GD 的长程治疗,而不宜作为一般 GD 的常规治疗。阻滞-替代治疗对防治突眼的效果未定,且可干扰 T_3、T_4 和 TSH 测定,延长疗程。TH 制剂的含碘量高(约占药物剂量的 50%),对突眼和甲状腺免疫的作用亦未得到证实。

5. T_3 受体拮抗剂　理论上讲,应用 T_3 受体拮抗剂(TR-antagonist)治疗 GD 可以达到治愈本病的目的。T_3 受体拮抗剂作为 TH 受体的一种配体,除了控制甲亢症状外,还可能对心肌病变有益,T_3 受体拮抗剂的设计主要是寻找受体类似物,干扰受体与配体的相互作用,既阻止了 T_3 的作用,又消除受体的抗原性[25]。

6. 利妥昔单抗　利妥昔单抗(rituximab)是从淋巴细胞中提取的或经基因重组人工合成的 CD20 单克隆抗体,该种单克隆抗体能嵌合到 B 淋巴细胞上,从而起到治疗作用。研究表明,利妥昔单抗能减少 B 淋巴细胞数目,阻止浆细胞发育,减少自身抗体的生成,降低细胞免疫反应。目前主要用于顽固性 GD 眼病的治疗,与此作用原理类似的肿瘤坏

死因子α抑制剂亦可能有一定疗效,但目前仍缺乏足够的循证依据[26]。

7. 锶盐 根据1973~2013年的35个临床研究报告,目前认为锶盐对甲状腺疾病和TAO有一定的治疗作用,其作用机制可能是:①抑制甲状腺细胞的HLA-DR分子表达;②降低TSH受体抗体和TPO抗体浓度;③预防和调节细胞介导的免疫反应与B淋巴细胞功能;④中和活性氧(ROS),抑制淋巴细胞、巨噬细胞、嗜中性粒细胞和NK细胞激活所需的氧化还原反应,抑制球后组织的炎症反应;⑤抑制促炎症因子表达;⑥抑制前列腺素和白三烯合成。但是,这些作用仅在患者存在锶缺乏时显现。无锶盐缺乏的Graves病患者补充锶盐是否亦如此或存在前在不良反应,仍有待进一步研究。

8. 硒制剂 Graves病患者因耗氧增多而使活性氧增加,如果存在硒缺乏容易发生关节炎和炎症性疾病[27,28];硒和抗氧化剂有助于Graves病的治疗[29]。硒酵母联合甲巯咪唑治疗Graves病合并甲亢的疗效肯定,具有调节Graves病免疫功能作用。亚硒酸钠可使Graves病患者外周血中T_{reg}细胞功能有所恢复,从而改善Graves病患者的免疫紊乱状态[30,31]。

【放射性[131]I治疗】

(一)普通GD病例的[131]I治疗 利用甲状腺高度摄取和浓集碘的能力及[131]I释放出β射线对甲状腺的生物效应(β射线在组织内的射程约2mm,电离辐射仅限于甲状腺局部而不累及毗邻组织),破坏滤泡上皮而减少TH分泌。另外,也抑制甲状腺内淋巴细胞的抗体生成,加强了治疗效果。因而,放射性碘治疗具有迅速、简便、安全、疗效明显等优点。一些国家将放射性碘治疗视为GD甲亢的首选方式。

1. 适应证 RAI主要适应于下列情况:①中度GD而年龄>25岁者,但非绝对。②对抗甲状腺药物过敏而不能继用,或长期治疗无效,或治疗后复发者。③合并心、肝、肾疾病等不宜手术,或术后复发,或不愿手术者。④GD伴高功能结节者。GD患者伴无功能性甲状腺结节时,应先作结节FNA,如确定为恶性或疑为恶性结节应早期手术治疗。如术后残留有聚碘组织或TSAb阳性,可行RAI治疗,因为术后的L-T₄替代治疗不能抑制甲状腺组织增生。⑤非妊娠期妇女在接受RAI治疗后,应避孕数月。如在治疗后3个月内怀孕,应终止妊娠。一般认为,RAI治疗半年后至1年内是妊娠的最佳时期,因为此段时期内发生甲减的可能性小,即使发生甲减,用L-T₄替代治疗对胚胎亦无影响。⑥<25岁或更年轻女性是否可用RAI治疗仍有争论,全美甲状腺病学会和全美内分泌学会均未将此作为RAI治疗的反指征。⑦TMG患者(尤其是老年患者),如甲状腺体积较大,RAI摄取率低,一般RAI的治疗效果较差。此时应先给予低碘饮食或口服髓袢利尿剂,以提高甲状腺的摄[131]I功能和RAI治疗效果。

近10多年来,用RAI治疗儿童和青少年GD的现象越来越普遍,关键是使用RAI的剂量问题。用通常方法确定的RAI剂量(0.1mCi/g甲状腺组织,并用6小时的[131]I摄取率校正)治疗,仍有20%~30%的患者复发,并需要进行第二次RAI治疗;如果第一次治疗成功,其后发生甲减的平均时间为3年(2~4年)。Chao等比较分析了1279例药物治疗和1874例[131]I治疗与1362例手术治疗儿童GD的疗效。发现

1874例[131]I治疗的治愈率为49.8%,并发甲减者37.8%,复发率6.3%;而手术治疗和药物治疗的治愈率明显高于[131]I治疗者。因此认为,[131]I可作为儿童GD的一线治疗措施药物治疗失败者的二线方法,但甲减发生率较高。

2. 禁忌证 RAI治疗不适用于下列情况:①妊娠、哺乳期妇女([131]I可透过胎盘,进入乳汁)禁用RAI治疗。②年龄<25岁的GD患者不作为首选(不作为绝对禁忌证)。③严重心、肝、肾衰竭或活动性结核患者,RAI治疗时必须考虑患者的非甲状腺性并发症,一般情况差者不宜施行RAI治疗。④甲状腺极度肿大并有压迫症状者。⑤重症浸润性突眼者(有人认为并非绝对禁忌)。⑥甲亢危象。⑦甲状腺摄碘不能或摄碘功能低下者。⑧TSH依赖性甲亢或GD伴RAI摄取率降低者。⑨为避免[131]I对毗邻组织的放射性损伤,小的毒性腺瘤应尽量采用药物加手术治疗。

3. 方法与注意事项 RAI治疗前,一般先作摄[131]I或[123]I率。为节约时间,可用5小时或6小时摄取率来推算24小时值,因为这样可在当天完成RAI治疗。一般要求凡接受RAI治疗前均需先作摄[131]I率试验,以排除因摄碘抑制而使治疗失败之可能。有些药物(如胺碘酮)、淋巴或血管造影剂可阻止放射碘摄取达数年之久。相反,低碘饮食或髓袢利尿剂(如呋塞米)可使甲状腺的摄[131]I率增高,有利于提高[131]I的治疗效果。在行[131]I治疗前停用抗甲状腺药物3~7天,这样可提高甲状腺[131]I量和疗效。近年来,有的单位在行[131]I治疗多结节甲状腺肿前24小时,先用rhTSH处理。结果表明,rhTSH对甲状腺结节的缩小有效,但甲减的发生率增加5倍。另一方面,只要摄入的碘不多,rhTSH可明显提高[131]I对术后复发的甲状腺癌残余组织清除。

4. 剂量及疗效 根据估计的甲状腺重量及最高摄[131]I率推算剂量。利用超声测量甲状腺体积比较安全和精确。Gomi等采用一种新的测量放射碘有效半衰期的方法(INDEX法),并将两种测量方法比较,追踪观察5年,INDEX法组的临床型甲减发生率为22.5%,亚临床型甲减为8.8%,甲状腺功能正常者30.0%,亚临床甲亢为13.7%,临床型甲亢为25%。常规方法组的亚临床型甲减发生率为30.5%,亚临床型甲亢为25.9%。说明用两种方法计算的[131]I治疗GD得到的临床效果是相同的,从节约时间上看,INDEX法优于常规方法。一般主张每克甲状腺组织1次给予[131]I 2.6~3.7MBq(70~100μCi)放射量。病情较重者先用抗甲状腺药物治疗3个月左右,待症状减轻后,停药3~5天,然后服[131]I。治疗后2~4周症状减轻,甲状腺缩小,体重增加,3~4个月后约60%以上患者可治愈。如半年后仍未缓解可进行第二次治疗,且于治疗前先用抗甲状腺药物控制甲亢症状。

经上述方法确定的[131]I用量并不适用于所有的甲亢患者。为降低永久性甲减的发生率,遇下列情况时,宜用[131]I减量法治疗(即第一次只给予计算量的1/3~2/3):①血T_3、T_4和TSH均已基本正常,甲亢的病情较轻;②血TgAb和TPOAb阳性(尤其是TgAb长期阳性时);③经SPECT证实为多结节甲状腺肿(尤其是囊性甲状腺结节时);④患者的年龄小;⑤甲亢伴肝病或甲亢性心脏病者。自主功能性甲状腺结节(单或多结节)及GD患者用放射性碘治疗时,因为放射性碘的有效半衰期往往小于4天而影响疗效。Urbannek等报

道，投以放射性碘后 2~4 天内给予碘剂，共 3 天（3×200μg/d），可使半数以上的患者的放射治疗有效半衰期延长，提高放射剂量 29~44Gy。

5. 并发症　RAI 治疗后，于近期内可出现一过性甲减、放射性甲状腺炎、局部疼痛等，通常能自行缓解或恢复。远期并发症除永久性甲减外，是否会使突眼恶化仍无定论。

（1）近期并发症：主要有：①一过性甲减。较少见，多发生于 RAI 治疗后 1 个月内，如 TSH 升高，T_3、T_4 正常（亚临床型甲减）或下降且伴有甲减的临床表现（临床型甲减），可早期用 L-T_4 治疗。有些患者经过一段时期治疗后，甲减消失，甲状腺功能转为正常则可停药。另有部分患者可能进展为永久性甲减，需要用 L-T_4 终生替代治疗。②一过性甲亢或甲亢复发。有些患者行 RAI 治疗后 3~6 个月内，仍有甲亢表现（T_3、T_4 升高）。TSH 不能作为诊断甲亢的依据，因为血 TSH 恢复正常需要更长时间。可试用碘剂治疗，如卢戈（Lugol）液，3 滴/日；或饱和碘化钾液（SSKI），1 滴/日，治疗 6~12 个月后停药。如仍不能控制则提示为甲亢复发，应改用小剂量抗甲状腺药物治疗或选用其他治疗方法。③放射性甲状腺炎。见于治疗后 7~10 天，个别诱发危象。早期可对症治疗，如给予止痛剂、非类固醇类抗炎药等。有人报道，在 ^{131}I 治疗前后 5~7 天使用糖皮质激素可抑制放射损伤所致的免疫反应。

（2）远期并发症：①突眼和眼病恶化：可能导致少数 GD 患者的突眼恶化，但多数患者的突眼有程度不等的改善，部分患者的眼部病变无明显变化。目前仍未明了导致以上三种不同结果的原因。②对甲状腺局部和毗邻组织的影响：体积小的毒性结节如用过量 RAI 治疗，有可能损伤甲状腺的正常组织或邻近的非甲状腺组织，但一般均可自行修复。③原发性甲旁亢：RAI 治疗偶可引起原发性甲旁亢（已报道近 40 例）。自 RAI 治疗至原发性甲旁亢发病的平均间隔时间为 13.5 年，其长短与 RAI 治疗时的年龄有负相关关系，老年人 RAI 治疗后发生原发性甲旁亢的风险增高。④染色体畸形：Ramirez 等用多色性 FISH（multicolour FISH）法同时标记 17cen 和 p53 位点来观察放射性碘对面颊细胞染色体结构和数目的影响。用 ^{131}I 治疗后，染色体 19p 的异常增加 1.8 倍，p53 单位点缺失增加 2.1 倍。17p 获得性增加 3.5 倍，17 号染色体数目异常增加 2 倍，17p 断裂伴数目异常增加 2.3 倍，其临床意义有待进一步观察。

（二）特殊 GD 病例 ^{131}I 治疗　在知情同意前提下，年龄<25 岁的 GD 患者亦可考虑采用 RAI 治疗。根据大量的资料，儿童 GD 用 RAI 治疗并不增加甲减、放射性甲状腺炎、突眼恶化的发生率。因低剂量的甲状腺放疗反而增加甲状腺癌的发生风险，故一般主张 1 次给予足够大的 ^{131}I。儿童 GD 选用 ^{131}I 治疗最大风险是发生远期的永久性甲减，后者似乎与破坏性自身抗体有一定联系。因而，在确定接受 ^{131}I 治疗前，必须测定甲状腺自身抗体，如果甲状腺功能抑制抗体或甲状腺生长封闭性抗体阳性（进展为自发性甲减的可能性大），或 TgAb 和 TPOAb 滴度升高（合并自身免疫性甲状腺炎的可能性大），不能随意进行 ^{131}I 治疗。Cury 等报道，65 例 5~19 岁儿童 GD 应用 RAI 治疗取得良好效果，并提出治疗指征（详见本篇扩展资源 17 相关内容）， ^{131}I 剂量 12~15mCi，

可减少甲减发生率。

【手术治疗和介入栓塞治疗】

（一）术前药物治疗

1. 适应证与禁忌证　手术治疗 GD 的适应证是：①中~重度甲亢，长期服药无效，停药后复发，或不愿长期服药者；②甲状腺巨大，有压迫症状者；③胸骨后甲状腺肿伴甲亢者；④结节性甲状腺肿伴甲亢者；⑤伴可疑恶性结节者。甲状腺次全切除术的治愈率可达 70% 以上，但可引起多种并发症，有的病例于术后多年仍可复发或出现甲减。一般推荐采用 Hartley-Dunhill 术式（一侧全切，另一侧次全切，遗留 4~5g 甲状腺组织）。但是，以下情况不宜进行手术治疗：①较重或发展较快的浸润性突眼者；②合并较重心、肝、肾、肺疾病，全身状况差不能耐受手术者；③妊娠早期（第 3 个月前）及晚期（第 6 个月后）；④轻症可用药物治疗者；⑤甲亢未控制者。

2. 术前准备　术前必须用抗甲状腺药物充分治疗至症状控制，心率<80 次/分，T_3、T_4 在正常范围内。于术前 2 周开始加服复方碘溶液，每次 3~5 滴，每日 3 次，以减少术中出血。

3. 手术方式与疗效　甲状腺手术治疗 GD 包括以下三种方法：①次全切除术，残留一侧 7g 或双侧共 30g 甲状腺组织；②近全切术：仅残留 1g 左右的甲状腺组织；③甲状腺全切术。甲状腺次全切除可使 30% 的 GD 得到长期缓解，而甲状腺全切可使所有病例缓解。因此，后者的疗效优于次全切除术。此三种术式已使用 100 多年，但应用的适应证与优缺点仍有很多争论。Wilhelm 等比较了 1990~2008 年间 136 例 GD 患者中的术后并发症（表 2-4-8-12）。

表 2-4-8-12　甲状腺术后并发症

并发症	次全切除术	近全切除术	全切除术
甲亢复发	3（30%）	0	0
甲减	6（60%）	6（100%）	120（100%）
一过性低钙血症	5（50%）	2（30%）	83（71%）
永久性甲旁减	0	0	0
声带麻痹	0	0	2（1.6%/暂时性）
颈部血肿	0	0	1（0.8%）

一些资料提示，如果 L-T_4 供应不存在困难，那么甲状腺全切较甲状腺近全切或甲状腺次全切的效果好。Wilhelm 等报道，1990~2008 年 136 例 GD 患者接受甲状腺手术治疗，而从 1990~1997 年，有 10 例病例接受次全切和近全切手术；1994 年以后全部患者均采用全切手术。次全切的复发率为 30%，近全切和全切的复发率为 0%，且未发生术后甲旁减并发症[32]。一般认为，甲状腺全切术仅用于甲状腺癌和 AITD 且不能用药物控制者。在发展中国家，因为难以获得 TH 制剂也常选用次全手术。Palit 等荟萃分析了文献报道的 35 个（724 例）研究资料（平均追踪 5.6 年），甲状腺次全切除术治疗 GD 的总复发率为 7.2%，治愈率为 59.7%，甲减发生率为 25.6%；有 538 例（7.4%）行甲状腺全切术，全部发生术后甲减，甲旁减 1.6%（次全切除术者为 1.0%）。内镜下甲状腺次全切除术对颈前皮肤无损伤，手术安全，但不能用于肿瘤的手术治疗。

4. 并发症

（1）甲减：可分为暂时性和永久性甲减两种。20%～37%的甲状腺次全切除术者可发生术后暂时性甲减，一般持续时间约2～3个月，多可自行恢复，持续时间超过6个月多为永久性甲减（临床型或亚临床型），需终生替代治疗。残余甲状腺组织的多少是决定术后是否发生甲减或甲亢复发的主要因素，由于甲减的治疗较甲亢复发容易得多，或为了尽量去除病变组织（如恶性病变或可产生自身免疫性炎症的组织），倾向于术中多切除甲状腺组织。减少复发或其他并发症是以增加甲减的发生率为条件和代价的，因此，甲减不应视为甲状腺手术的失败。除甲状腺组织不足外，甲减还可能与其本身的固有病变有关。GD、慢性淋巴细胞性甲状腺炎或某些甲状腺结节患者，因为自身免疫性炎症，即使留有较多的甲状腺组织，甚至不行手术切除也最终出现自发性甲减。而且单从病理形态检查中不一定能查出自身免疫性病变的形态学依据。

（2）甲旁减：甲状腺全部、次全或部分切除术后均可发生暂时性或永久性甲旁减。甲状旁腺血液循环障碍为暂时性低钙血症、低血钙性手足搐搦症的最常见原因。甲状旁腺下动脉来自甲状腺下动脉的分支，而甲状旁腺上动脉除主要来自甲状腺下动脉外，少数可来自甲状腺上动脉分支。甲状腺与甲状旁腺之间有细小动脉交通支联系，因此，甲状腺手术即使不伤及甲状旁腺也易因交通支的减少而出现甲旁减。如血液供应逐渐恢复，其功能可于术后数月内逐渐转为正常，故一过性甲旁减亦不应列为手术并发症。永久性甲旁减多发生于根治性手术后和颈淋巴结清扫时，为避免发生，可做近全切除术，如残留有恶性病变，可用放射性碘治疗或用颈部外照射去除（如髓样癌时），不应该不顾及甲状旁腺而切除过多组织，以免导致永久性甲旁减。再次甲状腺手术容易导致甲旁减。如手术难度大，可行一侧全切，对侧次全切除以避免永久性甲旁减的发生。

（3）喉返神经瘫痪：喉返神经的自然行径变异较多，肿大的甲状腺或邻近的病变可使喉返神经的变异更为复杂难辨。如术中有损伤，应及时做显微吻合修复；如术后出现一侧喉返神经瘫痪，应再次手术探查并全力修复。

（4）其他并发症：可发生创口出血、呼吸道梗阻、感染、甲亢危象、呼吸道梗阻、喉上与喉返神经损伤、颈交感神经损伤、颈部乳糜瘘及突眼恶化等，但均少见。

（二）介入栓塞治疗　由于选择性动脉栓塞方法具有创伤小、恢复快、疗效确切等优点，为GD治疗开辟了一条新途径。但介入栓塞疗法的远期疗效（如甲亢复发率、甲减的发生率等）、栓塞剂种类及应用剂量等问题，均有待临床观察研究解决。

1. 介入栓塞原理　生理状况下甲状腺的血供主要由两侧的甲状腺上、下动脉供给。在两动脉间、两动脉与咽喉、气管、食管动脉分支之间均存在广泛的吻合，即使全部结扎甲状腺上、下动脉，残存的甲状腺和甲状旁腺也不会缺血。动物实验证明，阻断甲状腺大部分血供能使大部分甲状腺腺泡细胞缺血、缺氧，从而导致腺泡细胞萎缩、破裂、腺泡塌陷、纤维化而失去功能，达到"非手术切除"部分甲状腺而治疗甲亢的目的。

2. 适应证与禁忌证　主要适应证为：①能行手术治疗的患者；②对抗甲亢药物过敏或正规药物治疗不能控制，停药后复发者；③有甲亢手术禁忌证或手术后复发者。但年龄小于12岁，大于65岁，孕妇、碘过敏、有严重心肺疾病、精神病患者发病期以及严重甲亢心脏病患者为介入治疗禁忌证。

3. 介入治疗方法　要求患者在药物治疗下症状好转，情绪稳定，脉搏<90次/分。介入治疗与手术治疗不同的是并未真正切除部分腺体，消失的甲状腺是因为腺泡破裂，大量含甲状腺素胶冻状物释放入血导致甲亢危象。故只能选用抗甲状腺药物、普萘洛尔等进行栓塞前准备，而禁止使用碘剂，因为碘剂只能抑制甲状腺素的释放，而不能阻止其合成，可导致介入治疗后释放过多的甲状腺素。

先进行超选择性双侧甲状腺上、下动脉插管并造影。栓塞前在每支甲状腺动脉推注地塞米松，然后缓慢向甲状腺动脉注入暂时性（如褐藻胶微球与造影剂混合成的悬浮状物或明胶海绵）或永久性（如白芨微球或聚乙烯醇微球）栓塞剂，直至细小动脉血供中断为止，术中注意避免栓塞剂的反流。栓塞后再次行造影了解栓塞的程度和范围。栓塞的甲状腺动脉包括双侧甲状腺上动脉或加一侧甲状腺下动脉，以达到栓塞范围为整个腺体的3/4体积。还可用不锈弹簧钢圈进一步栓塞相应甲状腺上、下动脉主干。

4. 疗效与并发症　栓塞治疗后患者甲亢症状明显缓解，血T_3、T_4逐渐恢复正常，甲状腺逐渐缩小，部分患者甚至可缩小至不可触及。甲状腺动脉栓塞后的主要不良反应是甲状腺动脉栓塞后综合征，主要表现为颈前区的疼痛、咽喉部疼痛和发热，通过对症处理，多数在2～4天后缓解。颈前区疼痛和咽喉部疼痛一般可忍受，少数需服止痛剂。最严重的并发症是发生异位栓塞，栓塞剂反流是造成异位栓塞的主要原因。术后注意甲状旁腺功能的观察及适时处理可能发生的甲状旁腺功能低下。术后3～5天甲状腺即可恢复正常大小，术后1周是发生甲亢危象的高峰期。术后可继续使用抗甲亢药物和普萘洛尔1～2周，常规使用地塞米松3～4天。

【特殊类型GD治疗】

（一）甲亢危象　　防治基础疾病和对症处理是预防危象发生的关键。尤其要注意积极防治感染和做好充分的术前准备。甲亢危象需积极抢救，具体措施包括抗甲状腺药物（首选PTU）、碘剂、糖皮质激素、β受体阻断剂、透析与血浆置换、支持和对症治疗等。

（二）重症GD眼病防治　　绝大部分的GD眼病为良性，且有一定的自限性。恶性突眼的治疗相当困难，治疗意见并非一致[33-35]，详见本章第10节。

（三）妊娠期/哺乳期GD治疗　　妊娠期GD的治疗详见第2篇扩展资源16相关内容。应使妊娠期甲亢母亲达到轻微甲亢或甲状腺功能正常上限值，预防胎儿甲亢或甲减。妊娠对甲状腺功能有如下影响：①肾脏清除碘的能力增强；②胎儿所需的碘和TH来自母体；③血清TBG升高，使TT_3、TT_4升高；④HCG具有TSH样作用，可促进甲状腺增生，但可通过减少TSH的分泌来代偿，否则可引起妊娠相关性甲亢；⑤妊娠期的甲状腺自身免疫功能被抑制，而分娩后数月内恢复正常，此时极易发生产后甲状腺炎；⑥甲状腺自身抗体和抗甲亢药物容易通过胎盘，可引起胎儿甲亢或胎儿甲减。妊娠时的甲状腺功能改变表现是：①肾脏碘清除增多，碘需要量增加；②胎儿需要一定量 TH，因而碘的需要量相应增加；③血清甲状腺素结合球蛋白升高使 TT_3 和 TT_4 增高；④HCG 具有 TSH 活性，可刺激甲状腺增生而导致甲状腺肿和甲亢，并同时抑制血清 TSH 水平；⑤妊娠期的甲状腺自身免疫反应减轻，而产后复发或加重，故常引起产后甲状腺炎。

抗甲状腺药物容易通过胎盘，可导致胎儿甲减或甲亢。孕妇以前存在的甲状腺肿加重，而 GD 可得到缓解，因而抗甲亢药物的用量宜减少，但甲减患者的 T_4 用量应增加[15]。目前仍缺乏关于妊娠期和哺乳期抗甲状腺药物的有力循证研究，根据临床经验和现有的报道，难以作出结论[36]。

1. 防治目的　Momotani 等对 70 例妊娠伴 GD 患者观察的结果发现：①胎儿（通过脐带静脉采血）与母体 FT_4 明显相关，GD 母亲的胎儿甲状腺与其母体甲状腺一样受到母体刺激性或抑制性因子的影响。②胎儿 FT_4、FT_3 与母体甲状腺结合免疫球蛋白（TBI）水平相关，母体存在 TBI 提示需要治疗。③妊娠期持续接受 PTU 或 MTU 治疗组与妊娠期停止治疗组相比，前组中胎儿 FT_4 显著降低，说明胎儿甲状腺被硫脲类药物抑制，故作者认为当母体血清 FT_4 升高、TBI 阳性时需用硫脲类药物治疗。确定妊娠后，或者在准备妊娠前，接受甲状腺疾病筛选检查，并开始碘补充，主要目的是防治甲减，因为母亲甲减可造成多种损害，增加疾病风险，其中尤其使胎儿神经精神和智力发育受损（表 2-4-8-13）。妊娠期甲状腺功能异常包括甲减和甲亢两种情况。

表 2-4-8-13　正常妊娠妇女的甲状腺功能评价

评价项目	评价方法	评价指标
甲状腺疾病筛选	甲状腺功能	TSH/T_4
	AITD 患者	TPO-Ab/Tg-Ab
	超声检查	甲状腺结节
碘供应	—	250μg/d（200~300μg/d）

2. 病情监测与治疗方法　妊娠合并甲亢容易发生流产、早产及胎儿发育迟缓、胎死宫中等，在加快治疗过程中使用的药可能引起胎儿甲减、新生儿甲减，偶尔可发生新生儿甲亢，故已确诊的甲亢患者宜在甲亢治愈后再妊娠。如甲亢患者欲维持妊娠，应及早使甲状腺功能恢复正常。一般首选 PTU，因其通过胎盘的量要明显低于咪唑类药物，但有引起肝损害可能。用最小有效剂量（如每日 100~300mg，分 2~3 次口服）控制甲亢症状后，尽快减至维持量，维持甲状腺功能（宜用血 FT_3、FT_4 作观测指标）在稍高于正常水平，而不能用 TSH 作观测指标，因患者的血 TSH 长期被抑制。另一种方法是在第一个 3 月期使用 PTU，进入第二个 3 月期后改用 MM 治疗。

妊娠合并 GD 有多种情况，处理方案也有所不同：①妊娠早期 GD 开始使用 PTU 治疗者应检测 TRAb，升高者于妊娠 22~26 周再测定 1 次。②若选择甲状腺切除术，以妊娠中期为最佳时段。③妊娠中期后诊断 GD 且使用 MMI 治疗者应同时检测 TRAb，升高者于妊娠 22~26 周时再测定一次。④妊娠前诊断 GD 并接受 MM 治疗者应尽快确定妊娠，并改用 PTU 治疗；于妊娠早期或妊娠 22~26 周检测 TRAb，升高者在妊娠 22~26 周时再检测 1 次。⑤曾使用 ATD 治疗而目

前甲状腺正常并停药者不必测定 TRAb。⑥妊娠前曾用 ^{131}I 或手术治疗者于妊娠早期或妊娠 22~26 周检测 TRAb，升高者在妊娠 22~26 周时再检测一次。

Wing 等研究 1974~1990 年间 185 例甲亢合并妊娠患者，其中 99 例用 PTU 治疗，36 例用 MTU 治疗，两组 FT_4 恢复正常的时间无统计学差异，无论 PTU 或 MTU 治疗，其新生儿先天性畸形的发生率与一般人群无异；但如果孕妇使用过量抗甲亢药有可能引起新生儿先天性甲减，甲亢合并妊娠时无论 PTU 或 MTU，小剂量使用都是安全的。但因 MM 可致畸（如皮肤发育不全症，aplasia cutis），应慎用。普萘洛尔可降低子宫敏感性引起子宫持续收缩而致胎儿发育不良、心动过缓、早产及新生儿呼吸抑制等；可通过胎盘和乳汁，影响胎儿和新生儿；β 受体阻滞剂还可降低血糖，有可能使孕妇发生早产，对胎儿的生长也不利，故应慎用或禁用。

3. 注意事项　PTU（通过胎盘少而有肝损害担心）和 MM 对肝脏无毒性，但有引起后鼻孔与食管闭锁（choanal-esophageal atresia）之担心。应用大量抗甲状腺药物完全抑制甲状腺功能，同时合用 L-T_4 维持母体在正常甲状腺功能状态的阻滞-替代治疗方法不可取，因其有引起胎儿甲状腺肿和甲减的危险，应用 L-T_4 并不能防止胎儿 TSH 升高。有研究显示，GD 孕妇服用 PTU 后，胎儿甲状腺肿大；终止 PTU 治疗后，超声显示胎儿甲状腺肿恢复正常。由于抗甲状腺药物可从乳汁分泌，产后如需继续服药，一般不宜哺乳。如必须哺乳，应选用 PTU，且用量不宜过大。母亲应在哺乳后再服用抗甲状腺药物，并在服用抗甲状腺药物 4 小时后进行下次哺乳。高 HCG 血症所致的甲亢无须治疗，如患者有较明显的甲亢表现可给予对症治疗。甲亢宜在妊娠中期（即妊娠第 4~6 个月），妊娠早或晚期手术易出现流产或早产；如患者对药物治疗抵抗，可在手术治疗甲亢前试用卢戈碘液。但 ^{131}I 不能用于治疗妊娠期甲亢。10 周以后胎儿甲状腺可浓集 ^{131}I 而引起胎儿甲状腺肿和甲减。虽然文献曾报道有由于疏忽而在孕 10 周前应用 ^{131}I 未见胎儿畸形，但原则是禁用 ^{131}I 治疗。若在 10 周后误用 ^{131}I，应劝告患者终止妊娠。

妊娠期的免疫反应是被抑制的，伴自身抗体滴度下降。但产后被抑制的免疫反应恢复正常，而产后 3~9 个月的免疫反应常增强，其原因未明。在 20~35 岁的 GD 妇女中，多数于发病前 1 年有妊娠史，而另一些"治愈"的 GD 患者于产后又复发。产后 GD 可表现为三种类型：①典型 GD，其治疗与一般 GD 相同；②暂时性 GD，可用 β 受体阻滞剂治疗；③产后甲状腺炎伴甲亢。以前，哺乳期妇女禁止服用抗甲状腺药物，近来的研究发现，除了具有过敏特异体质的患者外，抗甲状腺药物对母亲和婴幼儿的影响并不明显。虽然 PTU 在乳汁中的浓度很低，但发生严重肝损伤的风险明显高于甲巯咪唑。因此，美国甲状腺学会建议哺乳期妇女甲亢、儿童甲亢和青少年甲亢应首选甲巯咪唑，并尽量避免口服 PTU，哺乳期妇女仅推荐使用甲巯咪唑[37]。

（四）GD 伴肝功能障碍的治疗　GD 伴肝功能障碍需兼顾甲亢和肝病两个方面。甲亢并肝病十分常见，文献报道较多。临床上主要有两种情况，一是甲亢合并肝病，二是抗甲状腺药物或 ^{131}I 致肝损害。治疗的原则是在积极护肝的前提下，创造条件，尽早进行 ^{131}I 治疗。

1. 甲亢合并肝病 肝病患者合并 GD 时,对肝病和 GD 的治疗不利,应慎重考虑药物治疗方案。如果患者以前未曾进行过抗甲亢治疗,应选择 MM,从小剂量开始,并密切观察肝功能变化。如果患者原来使用的是 PTU,应立即停用,并改用 MM 加 β 受体阻滞剂治疗。如肝酶学指标不超过正常值的 3 倍,可在严密观察下,用 MM 治疗 GD,其用量宜低些(小剂量或中等剂量);如在治疗过程中,肝的酶学指标明显升高,则要立即停药,并积极治疗肝病。至血 T_3 和 T_4 降到正常值上限或正常值上限的 150% 时,停用抗甲状腺药物 3~7 天后进行 ^{131}I 治疗,并在 ^{131}I 治疗的前后 5~7 天内,加用糖皮质激素。^{131}I 治疗后 1~2 周内,复查血 T_3、T_4 和肝功能,并根据需要和可能,选择合适的治疗。

如肝酶学指标超过正常值的 3 倍以上,GD 的病情不能接受抗甲状腺药物或 ^{131}I 治疗,此时可给予 β 受体阻滞剂(如普萘洛尔 20~30mg/d)和胺碘酮(100mg/d)等对肝无损害的药物,如肝损害仍呈进行性发展,则需同时采用血浆灌洗治疗。在积极护肝的前提下,选择时机进行 ^{131}I 治疗或手术治疗。如肝功能衰竭无法恢复,应考虑肝移植治疗。

2. 抗甲状腺药物或 ^{131}I 导致的肝损害 一般认为,MM 主要引起胆汁淤积,PTU 肝细胞损害,轻者停药后可恢复,重症可引起肝坏死。但事实上,两类药物均可引起胆汁淤积和肝细胞损害,一般以 PTU 的风险更大。因此,对于以前有肝损害的成年和儿童甲亢患者应尽量不用 PTU。^{131}I 致肝损害仍无统一意见。抗甲状腺药物和 ^{131}I 致肝损害的发生率低,绝大多数患者的肝损害较轻,经积极治疗可渡过难关。因此,只要病情允许,要争取在尽量短的时间内将血 T_3 和 T_4 降至正常或基本正常的范围内,为 ^{131}I 治疗创造条件。一旦条件允许,应立即进行 ^{131}I 治疗。中毒性肝炎为抗甲状腺药物的最严重并发症,应立即停药抢救,同时给予甲泼尼龙治疗。如果出现严重肝衰竭,可能需要接受肝移植治疗[38]。

(五)甲亢性心脏病治疗 甲亢性心脏病的治疗与一般的高输出量性心脏病的治疗原则相同,但应注意以下几点:①不主张长期应用抗甲状腺药物治疗,但在 ^{131}I 治疗前的抗甲状腺药物的用量要足,尽量在较短时间内使血 T_3 和 T_4 降至正常或基本正常,并尽早行 ^{131}I 治疗;②利尿,以降低循环血量和心脏的前后负荷;③易引起强心苷中毒,其用量要低;④慎用或忌用 β 受体阻滞剂;⑤胺碘酮相关性甲亢常使已有的心脏疾病加重。一般主张用 MM 加过氯酸钾治疗,^{131}I 治疗无效。

(六)新生儿/儿童型甲亢治疗
1. 新生儿甲亢 第 1 型新生儿甲亢的治疗疗程短,一般为 1~3 个月,待 TRAb 消失后即可停药,治疗上可采用普萘洛尔 1~2mg/(kg·d),分 3 次,治疗心动过速、心衰的婴儿,仅可用 MM,分 3 次口服,或卢戈液 1 滴,每天 3 次。但第 2 型新生儿甲亢的效果差,易复发。目前倾向于甲状腺全切术。用抗甲状腺药物治疗无效的严重患者可用卢戈液口服,每 8 小时 1 次,每次 1 滴;如治疗 24~36 小时无效,可增加卢戈液口服量 50%,必要时加用糖皮质激素。如仍无效,应注意排除 T_3 抵抗综合征可能。

2. 儿童型甲亢 儿童 Graves 病的治疗指征和结局见图 2-4-8-11。药物治疗分为长程抗甲状腺药物治疗和超长程抗

甲状腺药物治疗两种。长程抗甲状腺药物治疗基本同成人甲亢。药物治疗宜选用 MM 0.5~1mg/(kg·d),分 2~3 次或 1 次口服,对 MM 不能耐受者才可选用 PTU,5~10mg/(kg·d),分 3 次口服,但必须密切监测肝功能变化。好转后 MM 逐渐减至维持量 2.5~10mg/d。总疗程 1.5~3 年,青春发育期可适当延长用药时间。心率较快者可加用普萘洛尔。

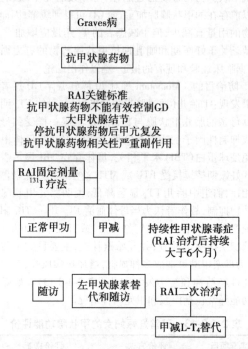

图 2-4-8-11 儿童 Graves 病的治疗指征和结局
ATD:抗甲状腺药物;L-T_4:左旋 T_4

回顾性研究提示,存在下列因素者的恢复率低:①甲状腺增大(大于此年龄段正常值 2.5 倍以上);②年龄<12 岁的儿童;③非白种人;④治疗期间血清 TRAb 高于正常;⑤FT_4 升高(>4ng/dl,50pmol/L);⑥使用 ATD 治疗的时间超过 2 年。

(1) 超长程抗甲状腺药物治疗:用抗甲状腺药物治愈的儿童型 GD 患者仅占少数。大多数患者不能用抗甲状腺药物治愈,对这些患者的治疗只能采用超长程的抗甲状腺药物疗法,即一直将抗甲状腺药物应用到青春期发育完成后的 2~3 年(尤其是女性患者和伴有明显突眼的患者)。只要药物的不良反应未出现且甲亢状况可被控制,仍可以使用 MM 治疗更长时间。由于超长程抗甲状腺药物治疗的时间一般都>5 年,有的患者长达 10 多年,因此在实施过程中,要特别注意以下几点:①可在甲亢症状控制后,长期采用阻滞-替代治疗方法,即在抗甲状腺药物治疗的同时,加用 TH 制剂,使患者的血 T_3 和 T_4 长期维持在正常范围内(不要求血 TSH 正常);②杜绝或尽量减少药物性甲减的发生;③早期防治 GD 眼病(防治的重点是突眼);④维持正常的生长发育和身心健康;⑤如病情不允许(如突眼)或患者不能主动配合治疗,应在必要时改用其他治疗(如 ^{131}I 治疗或手术治疗)。

(2) 放射性 ^{131}I 治疗:近年来,放射性 ^{131}I 治疗的指征逐渐放开,除 10 岁以下儿童慎用外,其他各年龄组均可选用(放射性 ^{131}I 剂量为每克甲状腺组织 150μCi)。对抗甲状腺

药物严重过敏、药物治疗后复发、严重甲状腺肿影响呼吸及结节性甲状腺肿致甲亢者可采用手术（甲状腺次全或甲状腺全切）治疗[39]。若药物治疗一直未见恢复者可以过渡至^{131}I或手术治疗，年幼儿童（<5 岁）避免^{131}I治疗，5～10 岁儿童接受的^{131}I活度<10mCi。在不能^{131}I或手术治疗情况下，虽然缓解的可能性不大，仍可继续使用低剂量 MM 治疗。

^{131}I治疗儿童 GD 的目标是导致人为甲减，而不是甲状腺功能正常。因为在儿童患者中甲状腺结节和甲状腺癌发生的危险性上升与低水平的甲状腺辐射有关，使用低活度^{131}I会造成残余甲状腺组织或仅部分甲状腺组织受辐射，发生甲状腺肿瘤的危险性上升。低活度^{131}I治疗的成功率很低。当^{131}I活度 > 150μCi/g 甲状腺组织时，甲减发生率约 95%。儿童患者使用^{131}I治疗后甲亢复发罕见。

当暴露于低剂量的外源性辐射（0.1～25Gy；0.09～30μCi/g），而不是用于治疗 GD 的更高活度^{131}I，甲状腺肿瘤发生的危险性最大。3000 名来自碘充足地区并暴露于 Hanford 核反应堆^{131}I 的儿童中，甲状腺癌发生率并未上升，6000 名儿童接受^{131}I 诊断性扫描，甲状腺癌发生率也未上升。目前尚无使用超过 150μCi/克甲状腺组织^{131}I治疗引起甲状腺癌发生率升高的依据。

（七）胺碘酮所致甲亢的治疗　根据临床表现和甲状腺功能检查很难对胺碘酮所致的甲亢做出准确分型，既往的甲状腺疾病病史有一定鉴别帮助，但主要靠^{131}I 摄取率测定与甲状腺超声检查。1 型的^{131}I 摄取率正常或升高（个别因甲状腺内碘积聚过多而降低）而 2 型降低。彩色多普勒超声能了解甲状腺的形态和血流状况，鉴别的效率可达到 80%，即：①血管稀少，腺体被破坏或非均匀性混杂血流（2 型）；②血流弥漫而均匀性增多或血流显著增多（1 型）。

根据病因和发病机制的差异，1 型 AIT 应在停用胺碘酮的基础上，应用抗甲状腺药物治疗，如果治疗效果不佳，应考虑用过氯酸钾和锂盐治疗；如果仍无效，只能做甲状腺切除术。2 型 AIT 在停用胺碘酮的基础上，可给予泼尼松，40～60mg/d，疗程约数月。效果不佳时改用锂盐治疗，仍无效者考虑甲状腺切除术，术后补充甲状腺激素。

（八）亚临床甲亢治疗　亚临床甲亢需要及早治疗，因为：①可发展为临床型甲亢；②损害心血管功能，长期未经治疗的亚临床甲亢患者易并发心肌肥厚和房颤，加重已有的冠心病；③诱发或加重骨质疏松，增加骨折风险；④可能诱发或加重老年性痴呆。

（九）甲亢低钾性周期性瘫痪的治疗　首先要去除诱因，如饱餐、疲劳、精神紧张、寒冷、饮酒等，并避免应用胰岛素、利尿剂或糖皮质激素。积极控制甲亢。低血钾时，应及时补钾，使血钾迅速恢复正常；反复发作者应长期口服 β 受体阻滞剂，预防其发作。甲亢性肌病、重症肌无力和特发性炎症性肌病可应用糖皮质激素治疗，新斯的明对重症肌无力有良好反应。

（十）胫前黏液性水肿治疗　如倍他米松软膏局部外用，每晚 1 次，疗程 1 年左右，疗效较好，但停药后可复发。陈小英等应用复方倍他米松注射液皮损内注射并联合糠酸莫米松乳膏封包，大功率 UVA1 照射治疗 8 例，取得满意疗效[40]。皮损内注射曲安西龙醋酸酯或曲安西龙与透明质酸酶混合剂，口服激素无效。抗肿瘤药物苯丁酸氮芥、环磷酰

胺对皮损的消退也有一定效果。而奥曲肽可抑制成纤维细胞的分裂增殖，也可试用于胫前黏液性水肿的治疗。大剂量免疫球蛋白静脉注射，也有报道可改善皮肤病变。对药物治疗无效的皮损局限患者可用手术切除。

【病例报告】

（一）病例资料　患者男性，27 岁，不吸烟，不饮酒。因早晨醒后进行性双侧对称性下肢麻痹 8 小时入院。患者 3 年来有 3 次类似发作，不能独自行走或站立，时间持续 16～24 小时，均无疼痛和麻木感觉，无发热或上呼吸道感染病史，无脊柱创伤或预防接种史。排尿无异常，无惊厥。家族成员无类似病史。餐后或运动后发作，休息后自动缓解。3 个月前诊断为 Graves 病，有心悸、多汗、手抖等症状，但未口服甲巯咪唑和普萘洛尔。甲状腺弥漫性肿大，无结节，甲状腺眼征阳性。心率 112 次/分，四肢乏力（下肢较上肢明显，肌力 1/5，深腱反射和颅神经正常，脑膜刺激征阴性，心血管检查提示高动力性循环）。肝肾功能和血糖正常，肌酸激酶 55μg/L，血钠 138mmol/L，血磷 3.1mg/dl，血氯化物 100mmol/L，血钙 5.1mg/dl，血镁 1.9mg/dl。入院血钾 4.2mmol/L，继而在 4 天内由 4mmol/L 逐渐下降至 3.6mmol/L、2.8mmol/L 和 1.9mmol/L，肌肉无力和麻痹加重，腱反射消失。甲状腺功能测定显示功能亢进，碘摄取率显示均匀性升高，尿钠、钾、氯化物正常，肾素和醛固酮正常，ECG 和脊髓 MRI 无异常发现，诊断为 Graves 甲亢伴正常血钾-低钾性周期性瘫痪。6 个月后甲状腺功能正常，再无肌肉麻痹发作。

（二）病例讨论　因症状不典型，正常血钾性周期性瘫痪常被漏诊，本例患者为新诊断的 Graves 病，周期性瘫痪发作时血钾正常，低钾血症是在住院期间肌肉麻痹症状解除后发生的。故应诊断为正常血钾性周期性瘫痪。正常血钾行周期性瘫痪发病与 HLA-DRw8、A2BW22 或 AW19B17 相关，骨骼肌钾通道 Kir2.6 异常也是重要原因。甲状腺激素、儿茶酚胺和高胰岛素血症通过 β$_2$-肾上腺素能过度刺激骨骼肌 Na$^+$-K$^+$-ATP 酶[4,6]，钾离子进入细胞内而诱发低钾血症。诊断时应先排除低镁血症、低磷血症、横纹肌溶解症、Guillain-Barre 综合征、急性肌病、家族性周期性瘫痪或离子通道病。

（刘耀辉　廖二元）

第 9 节　甲状腺功能亢进危象

甲亢危象（hyperthyroidism crisis）亦称甲状腺危象（thyroid crisis，thyroid storm），是甲状腺毒症病情急性加重的一种严重临床状态，危及生命。Akamizu 等对文献报道的 282 例甲亢危象患者资料进行了分析、追踪和总结，发现其发病率为每年 0.20/10 万，死亡率为 9.5%～11.0%，死亡的主要原因是充血性心衰、呼吸衰竭、心律失常、弥散性血管内凝血（disseminated intravascular coagulation，DIC）、胃肠出血穿孔、缺氧性脑病综合征（hypoxic brain syndrome）和败血症。

【病因和诱因】

甲亢未治疗或治疗不力或自行停药是导致甲亢危象的主要病因。甲亢危象主要见于重症甲亢，尤其多见于老年人和合并其他疾病者。主要诱因为感染、应激（包括急性创伤、分娩、精神刺激、过度劳累、脑血管意外等）、^{131}I 治疗及甲状

腺手术前准备不充分等。临床表现为原有甲亢症状加重,高热、体温可达40℃或更高,大汗,心悸、心率常在140次/分以上,恶心、呕吐,腹痛、腹泻,烦躁,甚而谵妄,严重患者可有心衰、休克及昏迷等。死亡原因多为高热虚脱、心力衰竭、肺水肿及水、电解质代谢紊乱(表2-4-9-1)[1]。

表2-4-9-1 甲状腺危象的诱因

诱因	病例数	诱因	病例数
停药或药物治疗不正规	122	脑血管事件	3
感染	87	剧烈运动	2
糖尿病酮症酸中毒	12	缺血性心脏病	1
严重精神应激	12	肾上腺皮质功能不全	1
创伤	12	使用碘造影剂	1
非甲状腺手术	8	牙科手术	1
甲状腺放疗	6	碘摄入或^{131}I治疗	1
妊娠/分娩	5	其他	31

注:其他情况包括心动过速、心衰、脉压增大、酪氨酸激酶抑制剂使用或糖尿病酮症酸中毒等

【临床表现与诊断】

(一)一般表现 甲亢危象的基本临床表现与一般甲亢相同,但症状更重。在各种诱因的作用下,患者往往先有消化道症状的加重,出现恶心、呕吐、腹泻、腹痛或黄疸;继而出现大汗、心动过速、躁动、嗜睡、情绪异常、虚弱乏力、惊厥甚至昏迷(表2-4-9-2和表2-4-9-3)。有甲亢危象误诊为癫痫的报道[2]。症状严重的老年患者和合并多种并发症的患者预后不良。如不及时抢救,常因心衰、呼吸衰竭、休克、严重感染及多器官功能衰竭而死亡。因此,临床强调早期诊断和及时抢救,在诊断时,当处置诊断标准尚未达到甲亢危象的特殊病例(如老年人或合并冠心病、脑血管病、糖尿病、妊娠、分娩、感染、心肾功能不全、缺氧、贫血)时,不能硬套诊断标准,而是及时按照甲亢危象给予抢救。

(二)特殊表现

1. 震荡性甲亢-甲减或甲减-甲亢 自身免疫性甲状腺病分泌抑制性和刺激性两类自身抗体,两类抗体滴度的大幅度波动引起震荡性甲亢-甲减或甲减-甲亢。这种由甲减(自身免疫性甲状腺炎)向甲亢或由甲亢(Graves病)向甲减的自发性转换与临床药物治疗无关,定期监测抑制性抗体TBAb与兴奋性抗体TSAb的低度变化有助于确定其诊断。

表2-4-9-2 甲亢危象表现

1. 发热
2. 不明原因的焦虑/激动/昏迷
3. 心动过速与房颤
4. 呼吸急促与呼吸困难
5. 充血性心衰与心源性休克
6. 皮肤瘙痒
7. 脉压增大
8. 大汗与皮肤充血
9. 全身性震颤
10. 腹泻
11. 恶心与呕吐

表2-4-9-3 日本内分泌学会提出的
甲亢危象诊断标准

必需标准
甲亢(FT_3和FT_4升高)
症状
1. 中枢神经血糖症状
2. 发热(≥38℃)
3. 心动过速(≥130次/分)
4. 心衰
5. 胃肠症状
确诊甲亢危象
满足必需标准+下列表现之一
A. 中枢神经血糖症状+1个或多个其他症状
B. 3个或更多非中枢神经血糖症状
拟诊甲亢危象
A. 满足必需标准+2个非中枢神经血糖症状,或
B. 不满足必需标准,但有间质细胞病史+突眼+甲状腺肿,且达到上述确诊甲亢危象中的A和B标准

2. 急性腹痛 甲亢危象患者可表现为急性腹痛和腹部反跳痛,病因可能是一般的内科病变,但也可能属于真正的急腹症。引起急性腹痛的原因有:①甲亢导致胃肠蠕动亢进和过度,胃肠的机械性牵拉引起腹痛[3,4];②交感神经过度兴奋导致肠系膜缺血[5];③炎症反应引起致痛性炎症因子释放[6];④胃肠蠕动异常、炎症或出血导致外科急腹症。引起内科急性腹痛的主要疾病是急性胃肠炎和消化性溃疡,合并外科急腹症的原发性疾病主要有急性阑尾炎、胰腺炎、肠出血、肠穿孔[7-11],见表2-4-9-4。

表2-4-9-4 文献报道的甲亢危象腹痛病因

腹痛类型	病例数(%)
明确病因和诊断者	11(44)
外科急腹症	4(16)
内科急性腹痛	8(32)
内科急性腹痛病变部位	上腹部和中腹部(72.7)
符合甲亢危象诊断者	6(内科疾病3/外科疾病3)
拟诊与确诊符合率	符合者14(56)
	不符合者11(44)

3. 代谢紊乱 患者因食欲不振、感染、利尿、呕吐、腹泻、昏迷等原因可引起缺钠性失水、高钠血症、低钠血症、高钾血症、低钾血症、代谢性酸中毒、呼吸性酸中毒或机体缺水与电解质平衡紊乱。有时也因甲亢高代谢发生高血糖症,或由于饥饿、肝衰竭而出现低血糖症。

4. 多器官功能衰竭 引起多器官功能衰竭的原因很多,主要有严重感染、心衰、缺氧、缺血等(表2-4-9-5~表2-4-9-8)。氧化应激和循环障碍是导致器官功能衰竭的病理生理基础。

(三)诊断标准与临床类型 临床诊断重症甲亢和甲亢危象时,应特别注意两点。首先,常规采用Burch和Wartofsky提出的甲亢危象诊断标准,可能会漏诊部分甲亢危象病例,因为老年和体弱的甲亢患者发生危象时血清FT_4水平仅中度升高。其次,伴有急性腹痛的甲亢患者无论是内科或外科原因,均可能在极短时间内迅速进展为甲亢危象[12,13]。

表 2-4-9-5　文献报道的甲状腺危象临床表现

项目	文献报道的 TS	甲亢不伴 TS	日本 TS	
			TS1	TS2
病例数	106	133	282	74
年龄(岁)	42.1±14.9(7~73)	43.2±15.5(14~80)	44.7±16.7(6~87)	44.6±14.6(20~80)
男:女	30:76	34:99	74:204	15:59
基础甲状腺疾病				
Graves 病	95.2%	97.7%	98.9%	97.30%
甲状腺其他疾病	4.8%	2.3%	1.1%	2.70%
FT$_4$(ng/dl)	6.76±3.17	6.35±5.13	6.38±3.40	6.18±2.56
FT$_3$(pg/ml)	15.9±7.9	16.5±8.2	19.70±12.70	17.81±8.78
发热≥38℃	55.7%	3.0%	41.5%	41.9%
脉率				
≥120 次/分	82.1%	24.0%	84.0%	75.7%
≥130 次/分	67.9%	7.5%	76.2%	60.8%
中枢神经症状	64.2%	不常见	84.4%	2.7%
消化系统症状	51.9%	不常见	69.5%	63.5%
充血性心衰	38.7%	不常见	39.4%	37.8%
NYHA 分类Ⅳ	20.1%	少见	24.1%	9.5%
Killip 分类≥Ⅲ	20.1%	少见	22.7%	17.6%
诱因	76.4%		71.3%	64.9%
死亡率	17.0%	极低	11.0%	9.5%

注:FT$_4$ 转换为国际单位(pmo/L)乘以 12.87;FT$_3$ 乘以 0.0154;NYHA:New York Heart Association,纽约心脏病学会

表 2-4-9-6　日本甲状腺危象的中枢神经系统与消化系统表现

项目	TS1(n=282)		TS2(n=74)		病例总数(n=356)	
	例数	%	例数	%	例数	%
中枢神经症状						
躁动	109	38.7	1	1.4	110	30.9
嗜睡	35	12.4	0	0.0	35	9.8
情绪异常	20	7.1	0	0.0	20	5.6
虚弱乏力	49	17.4	0	0.0	49	13.8
惊厥	13	4.6	1	1.4	14	3.9
昏迷	27	9.6	1	1.4	28	7.9
总数	238	84.4	2	2.7	240	67.4
消化系统症状						
恶心	77	27.3	15	20.3	92	25.8
呕吐	58	20.6	7	9.5	65	18.3
腹泻	99	35.1	28	37.8	127	35.7
黄疸	60	21.3	13	17.6	73	20.5
其他症状	166	58.9	38	51.4	204	57.3
总数	196	69.5	47	63.5	243	68.3

注:资料来源于日本的全国第二次甲亢危象调查报告

表2-4-9-7 日本甲状腺危象的临床特点

中枢神经症状	其他表现				例数
TS1					
+	F	T	C	G	16
+	F	T		G	41
+		T	C	G	18
+	F	T	C		8
+	F	T			3
+		T		G	31
+	F		C	G	20
+	F			G	15
+		T	C		12
+			C		6
+				G	27
+		T			23
+	F				16
+	F		C		2
−			C		2
−		T	C	G	22
−	F	T	C		12
−	F	T			5
−	F		C	G	3
总数					282
TS2					
−		T		G	22
−	F			G	21
−	F	T			16
−		T	C		7
−			C	G	4
−	F				2
+	F	T			1a
+			C		1a
总数					74

注：F：发热；T：心动过速；G：胃肠和肝脏损害；C：心脏病变。资料来源于日本的全国第二次甲亢危象调查报告

表2-4-9-8 甲状腺危象患者的死亡原因

病因	例数	%
多器官衰竭	9	24
充血性心衰	8	21
呼吸衰竭	3	8
心律失常	3	8
DIC	2	5
胃肠出血穿孔	2	5
缺氧性脑病	1	3
败血症	1	3
其他原因	9	23
总数	38	100

1. 诊断标准 甲亢危象的诊断标准（表2-4-9-9）是：①体温>38.5℃；②心动过速（心率视年龄和甲亢病情而定，一般>140次/分）；③神志改变（躁动或抑郁）；④明显恶心呕吐；⑤高血压；⑥心衰；⑦肝功能异常。临床上有兴奋型甲亢危象和抑制型甲亢危象两种表现形式。

表2-4-9-9 甲亢危象诊断标准比较

症状和实验室资料	Burch-Wartofsky 标准	Akamizu 标准
甲状腺毒症	未包括	先决条件
计分系统	包括	未包括
发热	≥37.2°	≥38℃
心室率（次/分）	≥90	≥130
房颤	包括	未包括
心衰	踝部水肿至肺水肿	NYHA 分类Ⅳ级 Killip 分类≥Ⅲ级
血清胆红素	未包括	>3mg/dl
黄疸	包括	未包括

2. 临床分型 甲亢危象是医疗重症之一，发病率约0.8%。女性多于男性，发病期间可伴有一种或多种器官功能衰竭，致死率高达20%。甲亢危象临床表现多样，包括高热、心动过速、腹泻、恶心、呕吐、烦躁不安、昏迷以及其他各种中枢神经症状。

（1）兴奋型甲亢危象：系甲亢的严重表现，可危及生命，主要诱因为感染、应激（包括精神刺激、过度劳累、高温、饥饿、心力衰竭、脑血管意外、分娩及妊娠期高血压疾病）、不适当地使用碘剂（如氨碘酮）、急性创伤、分娩、酮症酸中毒、[131]I 治疗及甲状腺手术前准备不充分等。有时，亚急性甲状腺炎或亚临床甲亢也可迅速发展为甲亢危象，尤其多见于老年患者。早期为原有的症状加剧，伴中等发热，体重锐减，恶心，呕吐；典型甲亢危象的临床表现为高热（常在39℃以上）、大汗淋漓、皮肤潮红、心动过速（常在160次/分以上）；频繁呕吐及腹泻、极度烦躁不安甚至谵妄，昏迷。死亡原因多为高热虚脱、心力衰竭、肺水肿，或严重水电解质代谢紊乱等。

Burch 和 Wartofsky 提出以半定量为基础的甲亢危象临床诊断标准（表2-4-9-10），以区别重症甲亢、甲亢危象前期及甲亢危象。该半定量甲亢危象临床诊断标准较宽松，适当放宽甲亢危象诊断标准的根本目的是为了早期诊断和早期治疗，当难以区别甲亢危象和甲亢危象前期时，应按甲亢危象处理，尽量降低死亡率和致残率。

表2-4-9-10 甲亢危象的诊断标准

症状与体征	分数	症状与体征	分数
体温（℃）		重度（黄疸）	10
37.2	5	心率	
37.8	10	99~109 次/分	5
38.3	15	110~119 次/分	10
38.9	20	120~129 次/分	15
39.4	25	130~139 次/分	20
≥40	30	≥140 次/分	25
中枢神经系统症状		充血性心衰	
无	0	无	0
轻（焦虑）	10	轻度（脚肿）	5
中度（谵妄/精神病/昏睡）	20	中度（肺底湿啰音）	10
重度（癫痫/昏迷）	30	重度（肺水肿）	15
消化系统症状		心房颤动	
无	0	无	0
中度（腹泻/恶心/呕吐/腹痛）	5	有	10

注：分数≥45 为甲亢危象；分数 25~44 为危象前期；分数<25 为无危象

（2）抑制型甲亢危象：少部分患者的症状和体征不典型，突出的特点为表情淡漠、嗜睡、低热、明显的乏力、心率慢及恶病质，最后陷入昏迷，甚至死亡。临床上称为"淡漠型"甲亢危象。

【治疗与预防】

（一）治疗 去除诱因，防治基础疾病和对症处理是预防危象发生的关键。尤其要注意积极防治感染和做好充分的术前准备。一旦发生危象则需积极抢救。抢救的基本原则是综合治疗，例如 PTU、碘剂、β-受体阻滞剂和糖皮质激素均可抑制组织中 T_4 转换为 T_3。因此，只要没有禁忌证，一般主张联合应用数种药物，增强疗效。甲亢危象处理要点见图 2-4-9-1。

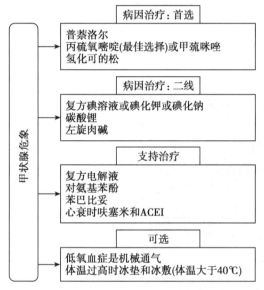

图 2-4-9-1 甲亢危象处理要点

（流程图内容）

甲状腺危象

病因治疗：首选
普萘洛尔
丙硫氧嘧啶(最佳选择)或甲巯咪唑
氢化可的松

病因治疗：二线
复方碘溶液或碘化钾或碘化钠
碳酸锂
左旋肉碱

支持治疗
复方电解液
对氨基苯酚
苯巴比妥
心衰时呋塞米和ACEI

可选
低氧血症是机械通气
体温过高时冰垫和冰敷(体温大于40℃)

1. **抗甲状腺药物** 此项措施应在确诊后立即并最先进行。首选 PTU，首次剂量 600mg 口服或经胃管注入。如无 PTU 时可用等量 600mg MTU 或 60mg MM（或 CMZ）。继用 PTU（或 MTU）200mg 或 MM（或 CMZ）20mg，每日 3 次，口服，待症状减轻后改用一般治疗剂量。必要时可每 4～6 小时鼻胃管或静脉注射 MM 20mg，或每 4 小时静脉注射 PTU 200mg。

2. **碘剂** 如甲亢危象是由于甲状腺炎或应用过量 TH 制剂所致，用碘剂迅速抑制 T_4 转换为 T_3 比抑制 TH 合成更重要。而且，大剂量碘剂还可抑制 T_3 与细胞受体结合。复方碘溶液（Lugol 液，0.3ml 用水稀释至 50ml）必须在服 PTU 后 1 小时再加用，首剂 30～60 滴（饱和碘化钾溶液 5～10 滴），以后每 6～8 小时 5～10 滴（饱和碘化钾溶液 1～2 滴）。或用碘化钠 0.5～1.0g 加入 5% 葡萄糖盐水中静滴 12～24 小时，以后视病情逐渐减量，一般使用 3～7 天停药。如患者对碘剂过敏，可改用碳酸锂 0.5～1.5g/d，分 3 次口服，连服数日。复方碘溶液或其他碘制剂抑制 TH 释放是一种 Wolff-Chaikoff 阻滞现象，可能与一种未知的有机碘中间产物反馈抑制碘的浓聚有关，当甲状腺内 I^- 降低后，对 Tg 碘化阻滞的作用即被解除，重新恢复 TH 分泌，所以 Wolff-Chaikoff 阻滞

现象一般不超过 1 个月，多数仅能维持 2 周左右。

3. **糖皮质激素** 氢化可的松 100mg 加入 5%～10% 葡萄糖盐水中静滴，每 6～8 小时 1 次，或每 6 小时静注地塞米松。氢化可的松除抑制 T_4 转换为 T_3、阻止 TH 释放、降低周围组织对 TH 的反应外，还可增强机体的应激能力。糖皮质激素不宜长期使用，一般应用 3～5 天即可。

4. **β-受体阻滞剂** 可抑制 T_4 转换为 T_3，同时抑制交感神经兴奋性，阻滞儿茶酚胺的兴奋作用与神经症状。如无哮喘或心功能不全，应加用普萘洛尔 30～50mg，每 6～8 小时口服 1 次，或 1～2mg 经稀释后缓慢静脉注射，视需要可间歇给 3～5 次。但个别患者可因应用普萘洛尔（propranolol）而诱发突发性心肺功能衰竭，因而凡 GD 患者伴有低输出量性心衰者应禁用 β-受体阻滞剂，如必须使用，可慎用超短效的静脉制剂艾司洛尔（esmolol）[14]。伴有心衰者宜加用钙通道阻滞剂或地高辛。

5. **碳酸锂** 一般用量为每 6～8 小时口服 300mg，连用 2～3 天。碳酸锂可抑制甲状腺腺泡腔内的甲状腺球蛋白分解，减少 T_3 和 T_4 的释放，故特别适合于碘过多引起的甲亢危象。

6. **透析与血浆置换** 透析与血浆置换主要用于 GD 伴有急性肾衰竭、急性肝衰竭或甲亢危象患者。在前述常规治疗效果不满意时，可选用血液透析、腹膜透析或血浆置换等措施迅速降低血 TH 浓度。

7. **支持和对症治疗** 应监护心、肾、脑功能，迅速纠正水、电解质和酸碱平衡紊乱，补充足够的葡萄糖、热量和多种维生素等。积极治疗各种并发症，如急性心肌梗死、感染、水电解质平衡紊乱等。对症治疗包括供氧、防治感染，高热者给予物理降温[15-17]。必要时，可用中枢性解热药，如对乙酰氨基酚（扑热息痛）等，但应注意避免应用水杨酸类解热剂（因可使 FT_3、FT_4 升高）。利舍平 1mg，每 6～8 小时肌注 1 次。必要时可试用异丙嗪、哌替啶各 50mg 静脉滴注。在无禁忌证的特殊情况下，亦可加用考来烯胺、碳酸锂或过氯酸钾，以加强疗效。

（二）预防 待危象控制后，应根据具体病情，选择适当的甲亢治疗方案，并防止危象再次发生。甲亢危象的预防主要包括以下几点：①避免甲亢危象诱因：指导患者了解加重甲亢的有关因素，尤其是精神愉快与身心疾病的关系，避免一切诱发甲亢危象的因素，如感染、劳累、精神创伤，以及未经准备或准备不充分而手术等。②自我心理调节：增强应对能力，并注意合理休息，劳逸结合；同时也向患者家属提供有关甲亢的知识，让家属理解患者的现状，多关心、爱护和支持患者。③避免突然停药：向患者说明药物治疗的必要性和重要性，坚持定期服药，避免产生自行停药或怕麻烦不坚持用药的现象，避免因突然停药后出现"反跳"现象而诱发甲亢危象。④避免不适当的治疗：嘱患者定期门诊复查血象、肝功能、血 TH 水平，调整服药剂量。对于甲亢病情较重或甲状腺肿大明显患者，应先应用抗甲状腺药物，待病情较平稳后再给予核素治疗，防止大量甲状腺激素突然释放入血，从而引起甲亢危象。行甲状腺次全切除术治疗者术前准备要充分，严格掌握手术时机。充分的术前准备及术中术后处理能有效预防甲亢危象发生[18]。术后严密观察病情变化，可遵医嘱补充

适量的糖皮质激素,并做好甲亢危象的急救准备[19-21]。

(张红 刘耀辉)

第10节 甲状腺相关性眼病

甲状腺相关性眼病(thyroid-associated ophthalmopathy,

TAO)是指病因与自身免疫性甲状腺病(AITD)关联的眼眶和局部眼外组织病变(图 2-4-10-1)。理论上,引起 TAO 的 AITD 可能有多种,但临床上以 Graves 病为主,偶尔见于慢性淋巴细胞性甲状腺炎或硬化性甲状腺炎(Riedel thyroiditis);因此,文献中亦称为 Graves 眼病(Graves ophthalmopathy,GO)、Graves 突眼、甲状腺眼病(thyroid eye disease,TED)等。

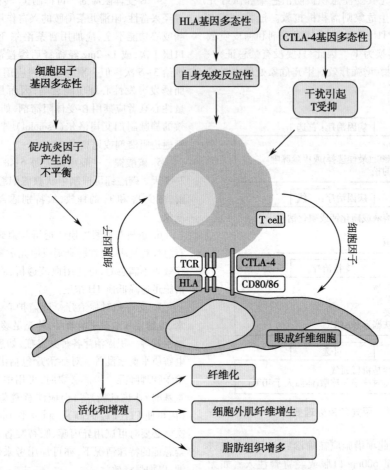

图 2-4-10-1 Graves 眼病免疫性病理生理变化

眼球成纤维细胞与 T 淋巴细胞相互作用,改变多种免疫调节因子的功能,这些免疫调节因子包括 HLA 抗原、CTLA-4 和各种细胞因子等,其中免疫调节因子的多态性可改变眼球成纤维细胞与 T 淋巴细胞之间的作用强度、方式,表达出多种异常的病变效应,特别是免疫反应的易感性和过程

【风险因素与发病机制】

TAO 的风险因素主要包括遗传因素、甲状腺自身抗体、甲状腺激素水平、环境因素中的碘和硒摄入量、吸烟、甲亢治疗方式以及眼眶与血管的解剖特征等。在众多的风险因素中,吸烟、甲减、甲亢、碘过多、硒缺乏、放射性碘治疗可能更为重要,各种风险因素之间似乎有相加作用,TAO 发病前和发病后,积极控制和避免这些因素有一定的治疗和预防意义,见图 2-4-10-2 和图 2-4-10-3。

TAO 的发病机制未明,曾提出过多种发病机制假说,其中加速器假说(accelerator hypothesis)认为,肥胖、迅速生长、污染物、感染、高碘摄入和硒缺乏均可作为甲状腺自身免疫反应的加速器,诱发或加速甲状腺自身免疫和 TAO 进程(图 2-4-10-3)。突眼主要是眼眶内脂肪含量和/或肌肉容量增加

所致,引起脂肪含量和肌肉容量增加的大部分因素是重叠的,但也有明显差异(表 2-4-10-1)。

(一)遗传因素 TAO 主要包括非浸润性突眼和浸润性突眼两种类型。一般认为,非浸润性突眼与甲状腺激素(TH)增多所致的交感神经兴奋性和眼肌兴奋性增高有关,而浸润性突眼是眶后组织自身免疫炎症的一种特殊表现,与遗传因素、环境因素(如吸烟)和自身免疫等均有关(表 2-4-10-2)。研究发现,TAO 的遗传因素可能涉及 50 多个相关基因,其中以 HLA Ⅱ、CTLA-4、PTPN22、CD40、Tg 和 TSHR 最为重要。虽然 TNF-α 基因 5'-端的多态性、HLA-B8、DR3 与 TAO 相关,但目前并没有发现某一特定基因能引起 TAO 遗传易患性改变。另有人发现,TAO 患者 P1 阳性血型较 GD 不伴眼病者多见。

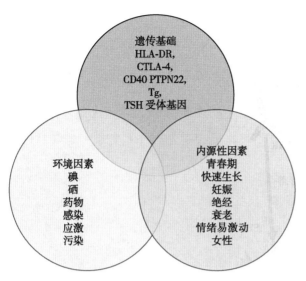

图 2-4-10-2　AITD 和 TAO 的风险因素

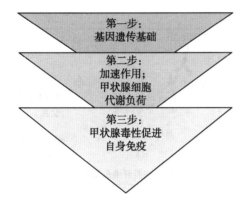

图 2-4-10-3　甲状腺自身免疫的加速器假说

肥胖、迅速生长、污染物、感染、高碘摄入和硒缺乏均可作为甲状腺自身免疫加速器,诱发或加速甲状腺自身免疫进程

表 2-4-10-1　甲状腺性眼病眼眶脂肪和肌肉容量与生化指标的关系

增加眼眶脂肪含量的因素
甲状腺眼病病期长
突眼较明显
增加眼眶肌肉容量的因素
高龄
突眼较明显
复视眼肌运动障碍
TSH 受体抑制性抗体(TBII)
吸烟
引起眼眶脂肪与肌肉病变个体差异的因素
个体眼眶成纤维细胞和眼肌的表型差异
眼眶 T 淋巴细胞亚型变化
眼眶脂肪和眼外肌肉的细胞因子分泌模式差异
PPARγ 基因单核苷酸多态性
细胞因子调节脂肪细胞 11β-羟类固醇脱氢酶-1 活性的差异

表 2-4-10-2　有意义的 Graves 眼病免疫遗传学异常

IL 多态性	CTLA-4/+49GA
IL-3/rs40401	CTLA-4/+49GA
IL-4/rs2070874	CTLA-4/+1822CT
IL-5/rs2069812	CTLA-4/+49GA
IL-1β/rs3917368	HLA 多态性
IL-1β/rs1143643	HLA-DRB1*120101
IL-1α/rs1800587	HLA-DRB1*03(DR3)
IL-1β/rs16944	HLA-DRB1*07(DR7)
IL-4/-1098T/G	HLA-DRB1*07(DR7)
IL-4/-33C/T	HLA-DRB3*01(DR52)
IL-1α/-889C/T	HLA-DPB1*0201(DPB2·1)
IL-8/rs2227306	HLA-DRB1*04(DR4)
IL-23R/rs2201841	HLA-DRB1*03(DR3)
IL-23R/rs10889677	HLA-DRB1*03(DR3)
IL-16	HLA-B*08
IL-1R 拮抗剂	HLA-B*08
TGF 多态性	其他异常
TGF-β/+869T/C	CD103/rs11652878
TGF-β 基因多态性	CD86/rs9831894
TGF-β/+915G/C	Toll-like 受体-9/rs287084
TGF-β/+915G/C	Toll-like 受体 r-9/rs352140
TNF 多态性	糖皮质激素受体 BcⅡ
TNF-α/-863C/A	蛋白酪氨酸磷酸酶非受体类
TNF-α/-238G/A	型 12
TNF-α/-1031T/C	(rs1468682/rs4729535
TNF-α/-863C/A	rs17467232)
CTLA 多态性	NFκ/-94ins/delATTG
CTLA-4/+49GA	ICAM-1/1405A/G
CTLA-4/-318CT	Mspa-111100T/C
CTLA-4/-318CT	IFN-γ(UTR 644/A/T)
CTLA-4/+49GA	

(二)免疫因素　一般来说,AITD 在妊娠期有不同程度的改善,而在分娩后病情加重或发生新的 AITD,这种现象与妊娠期免疫功能耐受有关,因此妊娠后数年内妇女发生 GD 的风险明显增加。此外,眼部手术,尤其是白内障手术可能诱发或恶化 TAO,因此眼部手术前需认真评价手术风险,术后应严密观察 TAO 变化[1]。其他提示复发的因素包括:①年轻男性;②AITD 家族史;③吸烟;④突眼;⑤T_3/T_4 比值升高;⑥Graves 病治疗后形成甲状腺结节或甲状腺超声显示低回声病变。

免疫活性细胞募集于眼球后组织,细胞因子诱导血管内皮细胞表达 HLA 和黏附分子,Graves 病特有的 IgG(Graves-IgG)诱导球后成纤维细胞(orbital fibroblast)分泌 T 细胞化学引诱物,促进 IGF-1R 表达。巨噬细胞和 B 细胞作为抗原呈递细胞(antigen-presenting cell)的 T 细胞受体(T-cell receptor)吸引 TSHR;T 细胞识别成纤维细胞并被激活,继而释放炎性细胞因子、化学因子和前列腺素,引起组织炎症与水肿。在早期的免疫反应中,主要由 Th1 细胞介导,成纤维细胞分泌大量的细胞因子和 GAG 使前脂肪细胞分化为脂肪细胞,同时 TSHR 表达量明显增多。TSHR-Ab 与 TSHR 结合,透明质酸合酶表达上调,透明质酸生成增多(图 2-4-10-4 和图 2-4-10-5)[1-7]。

1. **体液免疫因素**　20 世纪 80 年代,有人在 TAO 患者血

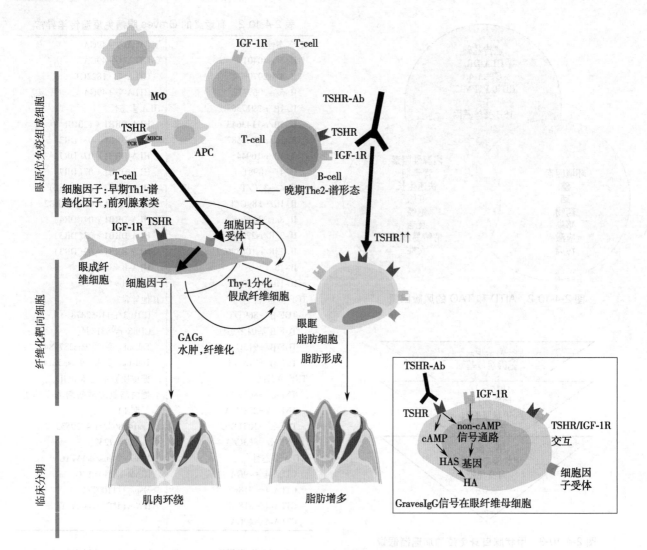

图 2-4-10-4 TAO 的免疫病因与发病机制

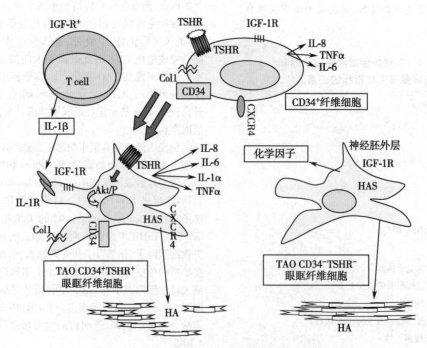

图 2-4-10-5 球后成纤维细胞与免疫系统的相互作用

清中查到抗可溶性眼外肌抗原的循环自身抗体及抗球后结缔组织抗体[8-10]。随后发现，抗眼外肌膜的64kD蛋白及抗成纤维细胞的23kD蛋白，33%的TAO患者64kD抗体阳性，病程短于12个月者阳性率高达75%，而正常人均为阴性。甲状腺和眼球后组织存在共同抗原，产生的交叉免疫反应可导致甲状腺外组织病变。用PCR方法扩增特异性cDNA，发现成熟TSH-RmRNA在眼球后组织表达；GD患者眼球后成纤维细胞存在与该抗血清反应的蛋白质，其分子量分别为95kD、71kD和18kD。最近发现，突眼与血清TSAb升高和抗眼肌抗体有一定关系。

2. 细胞免疫因素　Gunji等报道，编码Gαs蛋白的cDNA(411bp)开放阅读框架相当于含121个氨基酸残基的蛋白质(1.4kb)及另一种与Gαs无同源序列的蛋白质(编码基因0.3kb)。Gαs在甲状腺和眼肌中表达，这两种组织中存在的抗体结合Gαs免疫反应(抗原决定簇)可能与TAO有关。研究发现，眼外肌肌膜成纤维细胞及球后结缔组织中的成纤维细胞有HLA-DR及ICAM-1表达。TAO患者的眶部及眶前成纤维细胞表达HSP-72。在GD及慢性淋巴细胞性甲状腺炎患者中，甲状腺滤泡细胞表面也可检出HSP-72。现认为，HLA-DR涉及T淋巴细胞抗原识别，ICAM-1在结缔组织细胞与免疫活性细胞相互作用中起作用，HSP-72增加细胞间的相互作用，与HLA-DR分子结合，递呈抗原给T细胞，因此推测眶部浸润的单核细胞攻击组织可能依赖于这些免疫调节蛋白的相互作用及协调表达。眼外肌、脂肪细胞、炎症浸润细胞的IGF-1表达也可能与TAO的发病有关。成纤维细胞活性增强，使黏多糖、胶原、糖蛋白分泌增多，特别是黏多糖有较强的吸水性，进而使脂肪组织、眼外肌间质水肿。一些学者发现，GD患者的淋巴细胞对眶部提取物可产生移动抑制因子。Wang等用51Cr释放法发现，TAO患者存在对眼肌细胞的抗体依赖性细胞介导的细胞毒作用，且眼肌细胞溶解率与眼肌受累和眶部炎症相关。

早期眼球后组织以细胞免疫反应为主，随着病情的发展，转为体液免疫起主导作用。T淋巴细胞仅在活动性TAO早期明显，但成纤维细胞表达的HLA-DR抗原增多在所有阶段都可观察到，表明T淋巴细胞更多地参与了疾病的早期过程。浸润TAO患者球后的淋巴细胞大多是近期激活的T淋巴细胞以及一些记忆T淋巴细胞。自身免疫反应性T淋巴细胞(CD4+)识别甲状腺、眶内组织及眼球外自身抗原并与其受体结合而被激活，产生各种黏附分子和细胞因子，激活CD8+T淋巴细胞或B细胞，产生各种自身抗体。眶周浸润的T淋巴细胞按其基因型可主要分为分泌IL-1、IL-6、IFN-γ、TNF-α的Th1型及表达分泌IL-4、5、10的Th2型。IFN-γ、IL-1α是球后成纤维细胞产生葡糖胺聚糖的强烈刺激因子，这些细胞因子还刺激成纤维细胞增殖，分化为成熟脂肪细胞，使眶后脂肪组织容量增加，最终导致突眼[2]。有人发现，眼肌肥厚与眼肌内TNF-αmRNA及IL-10mRNA表达有关，眼眶体积与IL-6mRNA表达呈正相关，与IL-4mRNA表达呈负相关。

Hashimoto甲状腺炎是一种1型辅助T细胞(Th1)介导的自身免疫病，伴有B淋巴细胞和T淋巴细胞(以Th1或Th17亚型为主)浸润，免疫细胞诱导抗甲状腺过氧化物酶与抗甲状腺球蛋白抗体生成，破坏甲状腺腺泡。另一方面，Graves病则以Th2自身免疫病变为主，伴有Th2淋巴细胞浸润，诱导抗TSH受体抗体生成，引起甲亢和甲状腺肿。约50%患者产生TSH受体阻滞型抗体，因而导致甲状腺萎缩与甲减，如果Th17细胞比例增高，则使Graves病对药物的反应性降低，容易转化为难治性甲亢。

（三）吸烟　吸烟是TAO的重要风险因素[11-13]。烟草中的一些毒素能改变TSH受体的结构，增加抗原性，诱导免疫细胞，抗原呈递增多，缺氧诱导成纤维细胞增殖，AGA和透明质酸分泌增多。吸烟降低硫脲类药物控制甲亢的缓解率，改变TSH受体的免疫原性，诱发TSH受体刺激性抗体生成，后者与眼球后组织TSH受体作用，加重免疫反应。此外，吸烟还与T/B淋巴细胞的免疫功能有关，吸烟伴随的缺氧也是Graves病和突眼的重要原因。有人观察到，83%的TAO是吸烟者，吸烟者的TAO较非吸烟者严重。而吸烟者的TAO经糖皮质激素治疗和眶部放疗后，改善程度小。其可能原因为：①尼古丁或焦油刺激成纤维细胞中的HLA-DR抗原表达，黏多糖增加；②成纤维细胞在低氧情况下合成更多的黏多糖；③吸烟者体内IL-1受体拮抗物的浓度较非吸烟者低，容易引起TAO对糖皮质激素和放疗反应不敏感；④眼眶成纤维细胞表达热休克蛋白-72(HSP-72)。

（四）放疗　对控制甲亢的效果肯定，但RAI的远期甲减发生率高达90%；RAI对眼病的影响意见不一。大型RCT研究发现，RAI加重TAO(15%)，其原因未明，可能与放疗使甲状腺抗原释放有关(表2-4-10-3)。此外，RAI治疗前的甲亢病情和TSHR抗体水平对TAO亦有一定影响，因此对高危患者应在RAI期间用糖皮质激素预防。一般给予小剂量泼尼松(0.2mg/kg)，建议在RAI后第一天开始，共维持6周。

表2-4-10-3　甲亢治疗对TAO的影响

治疗方法	对TAO直接影响	对TAO间接影响
抗甲状腺药物	中性(减轻)	功能正常有利于TAO恢复 停药后甲亢复发促进TAO进展
131I治疗	加重(吸烟)	糖皮质激素可预防 消除甲状腺组织有利于TAO恢复
甲状腺切除	中性(减轻?)	消除甲状腺组织有利于TAO恢复

（五）其他因素　许多环境因素影响TAO的发生与发展。一些药物(如GH、胰岛素或促进眼压升高的药物等)对TAO有明显影响。另据报道，毒性甲状腺结节在使用131I治疗后亦可发生TAO，可能的机制是通过应激激素激发自身免疫反应，恶化TAO。

1. 碘化物　流行病学调查发现，AITD与饮食碘摄入量有关，碘过多和碘缺乏均诱发免疫反应。碘缺乏是诱发甲状腺免疫适应性反应的重要原因。碘过多时，巨噬细胞呈递抗原，并促进滤泡细胞转型为抗原呈递细胞；甲状腺摄取碘和碘的有机化功能被抑制，甲状腺球蛋白抗原性增强[14]，B淋巴细胞增多，刺激免疫球蛋白合成，诱发自身免疫反应[15-17]，而甲状腺细胞产生IGF-I、IGF-2和EGF，刺激血管生成。

2. 锶盐　具有抗氧化和免疫调节作用，锶缺乏时H_2O_2生成增多，加重炎症和免疫反应，见表2-4-10-4。

表 2-4-10-4　维持正常甲状腺功能所需的营养素与微量元素

物质	成分	缺乏引起的病变
酪氨酸	甲状腺激素	不明/苯丙酮尿症
碘化物	甲状腺激素	全球性碘缺乏病/高碘诱发 TAO
硒化物	脱碘酶	全球性碘缺乏病/缺硒诱发 TAO
铁	甲状腺过氧化酶	地方性/散发性
锌	甲状腺激素受体	地方性/散发性
镁	cAMP 信号	散发性

3. 抗甲亢药物　长期抗甲亢治疗通过降低甲状腺激素和 TSHR 抗体水平而有助于控制 TAO，但少数患者在治疗过程中眼病加重，主要与病情反复、甲状腺激素水平波动过大或药物性甲减有关。

4. 甲状腺激素　其可增强糖皮质激素和儿茶酚胺的作用，甲亢或甲减均可干扰甲状腺-肾上腺皮质-肾上腺髓质的正常调节，并形成恶性循环。

5. 儿茶酚胺　T 淋巴细胞、B 淋巴细胞、自然杀伤细胞、单核细胞和巨噬细胞均表达儿茶酚胺受体，其对免疫反应的影响与生理性糖皮质激素作用相似，儿茶酚胺恶化免疫反应。嗜铬细胞瘤发作可诱发 Graves 病患者发病[18,19]。

6. 性激素　应激抑制雌激素生成，下丘脑 CRH 可能通过糖皮质激素抑制 GnRH 分泌，而雌激素增强下丘脑-垂体-肾上腺轴的反应性，因而女性的自身免疫性疾病发病率高于男性。妊娠时，糖皮质激素、雌激素和孕激素均升高，抑制促炎症因子，强化 2 类细胞因子(IL-4)的作用和 T_{reg} 细胞功能，有助于维持妊娠，同时原有的自身免疫性疾病可自行缓解，但产后则容易复发。妊娠期母体出现免疫适应性反应，生理性免疫抑制反应创造免疫豁免环境，有利于胎儿-胎盘的生长发育与功能稳定，见表 2-4-10-5。因此，妊娠对 TAO 无负性影响。

表 2-4-10-5　妊娠期免疫适应性反应

项目	免疫适应	后果
局部适应	滋养层表达 Fas-L	诱导淋巴细胞凋亡
	滋养层表达 HLA-G	抑制 NK-树突细胞成熟
	滋养层表达吲哚胺-2,3-二氧生成酶	抑制妊娠抗原
系统适应	T 细胞	$CD4^+T$ 细胞减少
	T 细胞	$CD8^+T$ 细胞和 T_{reg} 细胞增加
	Th1 转向 Th2 细胞生成	Th2 细胞因子增多
	B 细胞	活性下调/抗体降低
	雌孕激素和皮质类固醇激素	升高
	雌激素增多	降调节 B 细胞活性
	孕激素增多	分泌多种细胞因子
	皮质类固醇激素增多	抑制免疫反应
产后适应	B 细胞恢复功能	抗体增加
	T 细胞恢复功能	$CD4^+/CD8^+$ 比值正常
	Th1 细胞恢复功能	强化 Th1 细胞反应

注：Fas-L：Fas 配体；HLA-G：人类白细胞抗原-G；NK：自然杀伤；Th1：1 型辅助 T 细胞；Th2：2 型辅助 T 细胞

7. 甲状腺切除术　荟萃分析 35 个临床研究的 7241 例病例资料发现，甲状腺次全切除(遗留 3～4g 残余甲状腺组织)的甲减发生率低，但甲亢复发率高。90% 以上的患者 TAO 改善，甲状腺近全切的效果更佳。

【病理特征】

GD 仅有良性病变时常无异常病理改变。在浸润性突眼患者中，球后组织中常有脂肪浸润，脂肪组织及纤维组织增多，黏多糖沉积与透明质酸增加，淋巴组织及浆细胞浸润；眼肌纤维增粗，纹理模糊，脂肪增多，肌纤维透明变性、断裂及破坏；肌细胞内黏多糖及透明质酸亦增多伴结膜周围淋巴细胞浸润和水肿。T 淋巴细胞仅在眼病的早期起主要作用，但 HLA-DR 抗原表达发生于病变的全过程。因此，早期病变可能以 T 淋巴细胞作用为主，后期则以成纤维细胞的作用突出而导致纤维组织增生和纤维化。

【临床表现与病情评价】

（一）Graves 病眼征

1. 常用且特异性较高的 Graves 病眼征

（1）Joffroy 征：向上看时，前额皮肤不能皱起。

（2）Von Graefe 征：双眼向下看时，上眼睑不能随眼球下落或下落滞后于眼球。

（3）Dalrymple 征：亦称眼裂增宽征，表现为眼裂宽度大于正常，平视时，显露出部分巩膜。体格检查时可用毫米尺精确测量，若两眼平视时的眼裂（上下睑缘间的距离）≥7.5mm 即为眼裂增宽。眼裂增宽可为单侧性或双侧性。双侧性者，其增宽程度可一致或不一致。此征除多见于甲亢外，亦见于其他原因所致的面神经瘫痪、眼球突出、颈交感神经病变、脑积水、脑肿瘤、睑外翻等。一般认为眼裂宽度是评价眼病病变和眼球突出对治疗反应的较好指标，其重复性好，操作简单易行。

（4）睑裂闭合不全：亦称"兔眼"。指自然闭目时上下睑不能合拢。此征除见于甲亢外，亦可见于睑外翻、面神经瘫痪、青光眼及昏迷时。其对 Graves 病眼病评价的意义同睑裂。

（5）Stellwag 征：亦称瞬目过少征，阳性者眨眼次数减少，每分钟少于 5 次。见于面神经瘫痪、GD 眼病和震颤麻痹等。

（6）Möbius 征：两眼看近物时，眼球集合不良，即视物目标由远及近移动至眼前时，患者的两侧眼球不能适度内聚。见于甲亢性眼病，患者往往伴有一定程度的突眼。

2. 非常用但特异性较高的 Graves 病眼征

（1）Abadie 征：即眼睑挛缩征。令患者直视前方，阳性表现为两上睑出现挛缩。Abadie 征并非 GD 眼病者所特有。可发生于神经性、肌肉性和机械性刺激或病变。Bartley 等提出，眼睑挛缩有助于 GD 眼病的鉴别诊断和早期诊断。

（2）Loewi 征：以 0.5% 肾上腺素溶液 1～2 滴分别滴入双眼结合膜囊内，阳性表现为双侧瞳孔迅速扩大，直径 >5mm。

（3）Mann 征（曼氏征）：患者端坐，双目向前平视，如双眼球不在同一水平高度即为阳性。阳性患者常伴有较明显突眼。一般认为，曼氏征与眼球后脂肪肥厚，软组织水肿、增生及眼外肌病变使双侧眼球突出度不等及两侧的病变范围与程度不一致有关。

（4）Rothchild 征：阳性者表现为双侧眉毛稀疏、干枯、外 1/3 脱落等。此为甲减的表现之一。

（5）眼睑水肿：在自然光照下，通过望、触诊检查眼睑。若眼睑隆起，周围皮肤肿胀，眼不易睁开，呈下垂状态即为眼睑水肿。眼睑水肿除见于甲状腺疾病外，亦见于面部、眼部的急、慢性炎症，眼球和眼眶炎症，眼的邻近组织炎症等。非炎症性病变多见于肾脏病、心脏病、贫血、低蛋白血症、营养不良症等。甲状腺病所致的眼睑水肿多为对称性，晨间较午后为重傍晚为轻。

（6）球结膜水肿：指球结膜肿胀、颜色变白、隆起，严重时可突于眼睑之外，呈半透明或混浊状。除甲亢外，亦见于眼的局部炎症、淋巴管阻塞或过敏、心衰、肺心病、肾衰竭、脑水肿患者等。

（7）眼球上转受限：眼球内转时不能上转，第一眼位是正位或轻度下斜。作被动牵拉试验时，眼球向内上转不能达到正常运动之范围。由于甲亢所致时，往往伴有突眼、眼外肌肥大等体征。该眼征主要用于评价眼外肌的活动度，也是观察治疗反应和病情变化的较好指标。

（8）眼球固定：眼球无自主运动或无反射动作，固定于眼眶正中。此为眼病的晚期表现。

3. 非常用且特异性较低的眼征

（1）Knies 征：检查者用手电筒或其他光源照射患者双眼，使瞳孔缩小。停止照射后瞳孔扩大，若双侧瞳孔扩大不对称即为阳性。

（2）Cowen 征：检查方法同 Knies 征。阳性表现为双侧瞳孔对光反射特别灵敏，瞳孔缩小十分迅速，快于正常人。

（3）眼睑充血：在自然光照下，眼睑皮肤或睑缘呈鲜红色或深紫色，压之褪色，即为眼睑充血。可能由于眼睑长期高度痉挛，眼球突出及眼肌病变所致。

（4）上睑下垂：指双眼自然平视时，上睑遮挡瞳孔的一部分或全部。GD 甲亢伴上睑下垂提示上睑肌病变严重，动眼神经纤维受损或伴有重症肌无力等并发症。

（5）角膜感觉减退：用棉签迅速而轻微刺激角膜时，反射迟钝或消失。甲亢突眼如出现角膜感觉减退，提示三叉神经受损，或眼肌病变较严重。

（6）Ballet 征：因眼外肌瘫痪，在瞳孔对光反射存在的情况下，眼球的随意运动消失，并出现自发性运动。其可见于 Graves 病或癔症。

（7）斜视：双目注视同一目标时，视轴呈分离状态，一眼的视线偏斜于目标的一侧。由于甲亢眼病所致的斜视多为共同性斜视。

（8）复视：一般用复视试验、Hess 屏或 Lancaster 屏作复视检查，复视由眼肌瘫痪或视神经受损所致，提示病情较重。

（9）Becker 征：用检眼镜观察眼底时，若见视网膜动脉的搏动性较正常人增强即为阳性。

（10）视网膜动脉搏动：用检眼镜可发现视盘上或近盘外围的小动脉搏动。此体征无特异性，多由每搏量增加、脉压增大等引起。可见于甲亢、主动脉瘤、主动脉瓣关闭不全、严重贫血、视网膜中央动脉阻塞或球后肿瘤等。

（11）视网膜水肿：检眼镜下，见视网膜较正常厚且透明

度下降，可见于甲亢眼病的晚期。

（12）视盘水肿：视盘边界模糊，生理凹陷消失，静脉充盈、迂曲，视盘周围可见出血或渗出等。可见于甲亢眼病晚期。

除上述眼征外，为了观察病情变化或药物的治疗效果，可用 MRI 观察眼球后肌肉和结缔组织的肿胀程度（容量）、眼肌收缩的缩短长度和眼外肌的活动度等，这些指标对病情的判断和疗效评价可能更有意义。

（二）GD 眼病与其他眼病的鉴别　75% 以上的 TAO 有甲亢所致的全身表现，诊断不困难。困难的是那些眼部表现早于甲亢全身表现及甲状腺功能正常的甲状腺眼病病例，这些患者的甲状腺功能检查应包括 T₃、T₄、TSH、TRAb 等，其中最有鉴别意义的是 TRAb，阳性（90% 以上）支持 TAO，但阴性不能排除其诊断。在甲状腺功能正常眼病中，30% ～ 50% 的 TRH 兴奋试验无反应或呈低弱反应。

1. 突眼类型　引起非 TAO 病变性眼球突出的病因很多，一般分为以下六种类型。

（1）急性眼球突出：主要见于外伤所致眶内壁骨折、眶内气肿、眶内血肿等。

（2）间歇性眼球突出：多由于眶内静脉曲张、血管瘤及淋巴管瘤，反复性眶内出血、眶内静脉淤血所致，且多在低头时眼球突出更明显。

（3）搏动性眼球突出：最常见为眶尖或眶周及动静脉瘘，90% 为颈内动脉破裂与海绵窦相通；当眶上壁发育不全或外伤后伴有脑膜或脑膨出时，眼球也可有搏动性突出。

（4）炎症性眼球突出：眶内或眶壁相邻组织的急性炎症，如邻近鼻窦炎，慢性炎症如假瘤、结核瘤等。

（5）非炎性眼球突出：见于循环障碍引起的水肿、乳突囊肿、肿瘤、眼外肌麻痹、轮匝肌松弛及球筋膜松弛，以及淀粉样变性、结节病等引起的眼球突出。

（6）假性眼球突出：常见于各种原因引起的眼球增大，如先天性青光眼（水眼）、先天性囊性眼球、轴性高度近视及角膜葡萄肿等。

2. 突眼疾病鉴别

（1）眼肌炎：眼肌炎（orbital myositis）常见于成年女性，病变为单侧性，急性期伴有局部疼痛、组织肿胀、眼肌活动障碍、复视、突眼和充血；而慢性期可累及双侧眼肌[8]。

（2）眼眶炎性假瘤：原因不明，以眶内肿块样非特异性炎症为特征。病理上分为淋巴细胞浸润型、纤维细胞增生型及混合型，三种类型可相互转换。该症可累及眶内组织，当累及眼外肌（肥大性肌炎）时易与 TAO 混淆。肥大性肌炎多为单条肌肉受累，病变多侵犯肌肉止点，大部分患者通过球结膜可见肌肉止点处充血，CT 扫描可发现肌肉止点明显肥大。肌肉纤维化可造成眼部偏斜及眼球运动障碍，但极少累及提上睑肌，因此无眼睑回缩及迟落征。

（3）颈动脉-海绵窦瘘：由于眼眶静脉压增高，使眶软组织充血，可见多条肌肉肥大，多伴有搏动性眼球突出、眼上静脉扩张及眶部血管杂音，无眼睑回缩及迟落征。

（4）眼外肌被动性肿大：眶内占位病变的压迫或直接侵犯使眼外肌肥大，多伴有占位性病变的其他体征。

（5）眼外肌病变：眼外肌的囊虫病或肌肉内血管瘤均可使肌肉肥大，多为单条肌肉且具有各自的临床特征，无眼睑

回缩及迟落征。

（6）视网膜母细胞瘤：视网膜母细胞瘤常早期转移至眼眶而使眼球突出。应与其他眼眶肿瘤、绿色瘤、慢性网状内皮细胞增生症以及甲状腺功能亢进所致突眼鉴别。本病常为单侧眼病，外生性视网膜母细胞瘤容易形成突眼。瘤组织由视神经和眶裂进入颅内，超声显像或颅脑CT扫描可确定诊断。绿色瘤系急性白血病的特殊类型，始发于眼眶骨膜而致眼球突出，血象与骨髓象符合急性粒细胞白血病的改变。

（三）浸润性眼病和非浸润性眼病的鉴别　GD引起的眼部改变大致可分为浸润性突眼和非浸润性突眼两种类型。眼球突出度是指角膜顶点突出于颞侧眼眶缘平面的距离，一般用mm作单位。我国正常人眼球突出度为11.3~13.8mm，女性为12.3~13.9mm，平均为13.6mm，双眼突出度可有一定差异，一般不超过2mm。眼球突出度与种族、年龄、性别、体形、营养发育状况以及双眼眶距离等均有关系。测量时除测出每一眼球突出度数外，还要双侧同时对比。测量后需记录所用测量计类型、眼球突出度、双眼外眶缘距离和测量日期，以便随诊对比。透明尺为一长10~15cm，宽1~2cm，一端有弧形切迹的透明直尺，其上有清晰的毫米刻度。测量时嘱被检查眼向前直视，将直尺上切迹紧贴其外眶缘，尺子位于水平缘的点状面上，并与视轴平行（不可倾斜）。检查者由侧面观察该眼角膜顶点到达的毫米度数。

临床上多用Herter眼球突出计测量。该装置为一带有毫米刻度的平行杆，其左右两端各装有一个测量器，两者间的距离相当于双眶外缘侧的距离，通常左侧端固定，右侧的测量可左右稍移动，以适应不同的眶距。每一测量器上附着一小刻度板及两个呈45°角的平面镜或全反射棱镜，利用平面镜结像原理反映角膜顶点达到的刻度。在两个反光镜中还嵌有红色垂直线，以便观察两线重合的程度，避免视差造成误差。测量器与眶缘接触部分为一弯曲足板，测量时将足板稳当固定于颞侧眶线最凹处。放平贴紧而勿用力挤压。嘱被测者双眼平视前方，观察两平面镜中眼球突出的毫米数，同时记录双眼所测数值以及双外眶缘距离在横杆上的毫米数。但是，婴幼儿和儿童因脑组织容量与颅腔的比例高，用Herter眼球突出计测量容易得出假阳性结果。

1. 非浸润性突眼　非浸润性突眼（non-infiltrating exophthalmos）的眼部改变主要有以下几种：①上眼睑挛缩；②眼裂增宽（Dalrymple征）；③上眼睑移动滞缓（von Graefe征）：眼睛向下看时上眼睑不能及时随眼球向下移动，可在角膜上缘看到白色巩膜；④瞬目减少和凝视（Stellwag征）；⑤惊恐眼神（staring of frightened expression）；⑥向上看时，前额皮肤不能皱起（Joffroy征）；⑦两眼内聚减退或不能（Mobius征）。眼部的体征还有很多，可根据需要尽量作多项试验，因为有些试验可为阴性，而另一些试验可为阳性。

2. 浸润性突眼　浸润性突眼（infiltrating exophthalmos）患者有明显的自觉症状，如畏光、流泪、复视、视力减退、眼部肿痛、刺痛、异物感等。检查可发现视野缩小，斜视，眼球活动减少甚至固定。一般用Hertel或Luedde眼球突出仪（exophthalmometer）测量眼球突出度。我国的正常眼球突出度上限可能在18mm以内，正常白种人的眼球突出度上限为20mm。国外的GD患者的眼球突眼度多在20mm以上，非洲

人的眼球突出度上限为22mm；严重者的眼球突出度≥30mm。患者两侧的眼球突出度多不对称。由于眼球明显突出，眼睛不能闭合，结膜、角膜外露而引起充血、水肿，角膜溃疡。重者可出现全眼球炎甚至失明。有少数浸润性突眼患者突眼并不明显，但是有明显畏光、流泪、复视、巩膜结膜充血水肿及眼球活动障碍等。

浸润性眼病的程度与甲状腺功能亢进程度无明显关系。在所有眼病中，约5%的患者仅有浸润性突眼而临床无甲亢表现（甲状腺功能"正常"的GD眼病）。该类患者尽管临床上无甲亢表现，但有下丘脑-垂体-甲状腺轴的功能异常，如血TSH降低，对TRH反应低下等，有人将此现象归为亚临床型甲亢的一种类型。此外，有少数病例虽有浸润性突眼，但同时伴有原发性甲减，甲状腺内有较多淋巴细胞浸润，可能是由于慢性炎症使甲状腺内缺乏足够有功能的组织，所以尽管存在TSAb而不出现甲亢。GD与突眼的关系是：43%同时发生；44%的GD先于突眼；5%的GD仅有突眼而TT₃、TT₄在正常范围，但血TSH降低（亚临床GD）。单眼受累者占10%~20%，少数突眼见于桥本甲状腺炎。66%的病情可自发性减轻，20%无变化，14%持续恶化。大部分病例的病情活动持续6~12个月，然后炎症症状逐渐缓解，进入稳定期。部分病例可反复复发。GD可并发青光眼（开角性和正常眼压性）。据报道，在104例GD患者中，13%有典型青光眼性视野缺损。

（四）TAO活动性评价与分期

1. "NO SPECS"系统　一般采用Werner提出的"NO SPECS"方法对TAO进行分类。

2. TAO的临床活动性计分　1989年，Mourits-Koorneef-Wiersinga等提出用"临床活动性计分（clinical activity score，CAS）"系统评价TAO的炎症状态，TAO的临床活动性计分的评判指标是眼睑水肿（eyelid edema）、眼睑红斑（eyelid erythema）、结膜红肿（conjunctival redness）、球结膜水肿（chemosis）、泪阜水肿（edema of the caruncle）、自发性眼球疼痛（spontaneous ocular pain）和眼球运动时疼痛。CAS计分较高者对免疫抑制剂和放疗敏感，而眼外肌受损引起的复视与斜视以及甲状腺功能障碍性视神经病（dysthyroid optic neuropathy，DON）欠敏感。此外，根据眼病的严重程度可分为轻度TAO、中重度TAO或威胁视力性（sight threatening）TAO。

3. TAO的VISA评价　TAO的VISA评价系统从视力、炎症、斜视和眼部表征等四个方面进行判断，其要点是：①视力：测量视力的目的是排除视神经病（optic neuropathy），确定有无色盲。检查时应明确视野、辨色力、传入乳突缺陷（papillary defect）等。②炎症：应用CAS（疼痛、红肿、水肿和视觉障碍）系统判断炎症状态，检查包括结膜、眼睑和眼球，最高计分为8分，3分以下定为"非活动性"，4分以上定为"活动性"。③斜视：眼科检查可初步确定，一般用专用仪器测量；④眼肌病变：斜视代表眼肌受损，由早期的复视进展至斜视并持续存在提示器质性眼肌病变。眼球急速运动试验（saccade test）可用于判断眼肌的受累程度，用双目镜等测定眼球急速运动，观察眼球的水平和垂直活动度（10°/20°/40°），并同时进行眼肌疲劳试验。本试验的个体差异大。在GD眼病早期，眼球急速运动试验无明显改变，如有异常说明眼肌病变较严重（如纤维化）。据统计，眼部体征的发生率分别为：

眼睑挛缩 35%~60%，上眼睑移动迟滞 40%~50%，眼内压升高 30%，眼球突出 20%(其中明显突出占 3%~7%)。TAO 者的下直肌最易肥大(93%)，内直肌、上直肌和外直肌肥大分别占 59%、34% 和 37%。测量眼睑挛缩、突眼度、软组织容量，观察有无角膜溃疡。80% 的 TAO 患者甲状腺功能亢进，5%~10% 正常，10% 伴有原发性自身免疫性甲减。TAO 的早期而常见症状是眼睑挛缩和凝视(Kocher 征，90%~98%)，虽然原因较多，但主要与 Muller 肌肉和上提肌的交感刺激与兴奋有关，表现为眼裂闭合不全(lagophthalmos)伴有刺激症状

和流泪。球后组织炎症、水肿和 GAG 物质沉着引起内容物增加，静脉回流障碍，眼球压力升高，出现突眼、眼外软组织肿胀和皮肤红肿，肌肉过度收缩，运动度下降，并常伴有复视；严重时因眼球上部肿胀而压迫视神经，引起甲状腺功能障碍性视神经病。

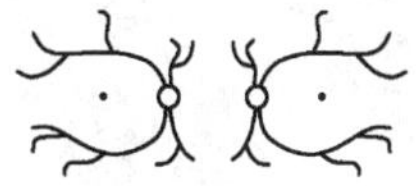

TAO 的自然病程分为数个时期，早期以炎症性症状与体征为主，后期的病变不再发展，稳定在某种程度上，永久性眼功能障碍常为非活动性。TAO 的 VISA 评价内容与分类及治疗方法见图 2-4-10-6~图 2-4-10-8。活动性(active)是指存在

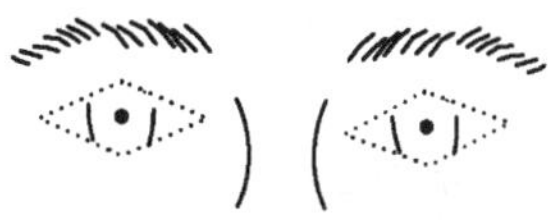

图 2-4-10-6 TAO 的 VISA 评价系统

的炎症病变对抗炎治疗有效,而非活动性(inactive)病变无炎症症状,但不同程度纤维化引起的功能障碍持续存在,药物治疗无效。

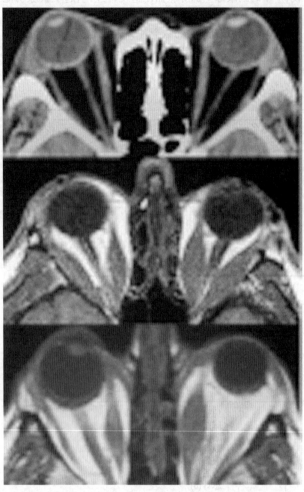

图2-4-10-7 TAO的影像学表现与分类

在CT扫描图上,根据软组织的受损特点,可分为脂肪膨胀为主、肌肉膨胀为主和脂肪-肌肉均膨胀三类

TAO患者管理摘要

1. 甲状腺功能恢复
2. 强调戒烟

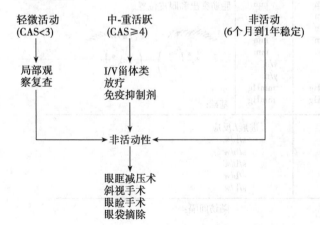

图2-4-10-8 TAO病情判断与治疗方法选择

4. 甲状腺急性眼病评估 自然免疫反应介导甲状腺眼病急性炎症期病变(表2-4-10-6),此种病变往往是可逆性的和自限性的,而严重病例可能导致不可逆性压迫性视神经病变,因此治疗主要是控制自身免疫性炎症和甲亢病情。

表2-4-10-6 急性甲状腺眼病的临床表现

眼球表面病变
眼异物感
杯形细胞功能障碍
凝视
瞬目(眨眼)周期不完全
眼睑回缩
眼睑移位(突眼眼球所致)
流泪(眼球表面炎症和眼球外露引起的反射性泪液分泌)
上缘性角膜炎
微生物感染性角膜炎(严重者角膜穿孔)
眼充血
头痛
眼眶痛
上下眼睑水肿
球结膜水肿(眼睑关闭不全)
突眼(屈光误差)
眼球流体静力学体征(巩膜外层血管扩张和眼内压升高)
视力模糊
视野缩小
传入性瞳孔光反应减退(双侧病变时可表现为光反应缺乏)
视盘水肿
急性视力减退(缺血压迫性后视神经病变或视网膜血管闭塞)
眼内炎
炎症性眼肌病
眼后束缚感(眼球运动时加重)
眼睑挛缩伴烧蚀感
眼球转动障碍与复视
下直肌紧束感
向上凝视时眼内压升高
避免向上凝视Bell现象
影像表现
眼外肌和/或脂肪组织肿大
眼眶炎症
泪腺扩大前移(血管出血与炎症)
眶尖内容物拥挤

(五)球后组织病变类型 在GD中,眼眶结构、组织血管和免疫特异体质的变异患者容易进展为严重型TAO,临床表现只能观察到TAO病变为非对称性,而CT可分辨出眼球后软组织的病变特征,明确肌肉-脂肪的受损程度与性质。

眼球后组织影像检查包括CT和MRI,确定眼肌和球后脂肪容量,尤其应观察球上视神经是否受压;一般CT发现眼肌肿胀的敏感性高于MRI。

1. 超声检查 GD时,甲状腺呈弥漫性、对称性、均匀性增大(2~3倍),边缘多规则,内部回声多呈密集、增强光点,分布不均匀,部分有低回声小结节状改变。腺体肿大明显时,常有周围组织受压和血管移位表现。多普勒彩色血流显像(color Doppler flow imaging)示甲状腺腺体内血流呈弥漫性分布,为红蓝相间的簇状或分支状图像(繁星闪烁样血流图像),血流量大,速度增快,超过70cm/s,甚至可达200cm/s,

血流量为正常人的 8~10 倍。同时可见显著低阻力的动脉频谱和湍流频谱。甲状腺上、下动脉管径明显增宽。弥漫性甲状腺肿大有时难与其他结节性甲状腺肿相区别,因此需结合临床资料并利用 CDFI 观察到有特异性血流频谱作出正确诊断。彩色多普勒超声亦可用于 GD 甲亢治疗后的评价,眼球后 B 超有助于 GD 眼病的诊断。

2. 核素扫描　甲亢时,可见颈动-静脉提前到 6~8 秒显像(正常 8~12 秒颈动脉显像,12~14 秒颈静脉显像),甲状腺于 8 秒时显像,其放射性逐渐增加,明显高于颈动、静脉显像。但核素扫描不用于 GD 的常规诊断,因为大量碘剂干扰抗甲状腺治疗。在诊断困难或怀疑恶性病变时,核素扫描有一定价值。

3. CT/MRI　可排除肿瘤,眼部病变不明显时可观察到眼外肌受累情况,并且定量 CT 和 MRI 可以评价眼外肌的大小、密度及眼球位置,有助于 TAO 的诊断。CT/MRI 尚可鉴别球后眼外肌炎。可在球后减压术前充分估计眶部受累程度,以指导眼科手术。MRI 检查时间长,且未发现具有比 CT 更多的优势,不作为首选。鉴别诊断方面,主要是那些在 CT 上表现为眼外肌肥大的炎症或眼外肌浸润的眶部疾病,如特发性眼肌炎、炎性假瘤、肉芽肿、转移癌等,但这些病变不同于 GD,常急性发作,伴有深部疼痛、复视或眼睑下垂。特发性眼肌炎是一种局限性非特异性眶部炎症,特征是附着在巩膜的肌腱亦受累,而 GD 在 CT 上主要表现为肌腹肥大,特别是后半部(靠近眶尖部)肌腹肥大明显,而肌腱附着处正常。IH-磁共振分光镜检可测定眼球后组织中硫酸软骨素蛋白聚糖的浓度,为一种新的评估 TAO 的检查手段。

4. 眼内压力升高　眼球内压力有助于浸润性突眼严重性的判断,检查者可用手指法初步确定眼球内压力是否升高,但精确的压力测定需应用眼球测压计(orbitometer)。

(六)TSH 受体抗体测定　TSH 受体抗体测定的指征是:①甲状腺功能正常,但伴有突眼者;②单侧突眼者;③怀疑为新生儿 GD 者;④抗甲状腺药物治疗后的预后判断。未经治疗的 GD 患者血 TSAb 阳性检出率可达 80%~100%,有早期诊断意义,对判断病情活动、是否复发亦有价值,还可作为治疗后停药的重要指标。研究表明,TSAb 的升高与突眼相关,而与眼外肌受累无关;另一方面,血清中可溶性 FAS 升高与眼外肌受累相关而与突眼无关,所以同时测定血清中 sFAS 与 TSAb 可预测 GD 的病变发展进程。据报道,1 型糖尿病患者中有 1/4 存在甲状腺自身抗体,女性患者和 GAD 抗体阳性者的甲状腺自身抗体阳性率较高,这些患者常有甲状腺功能异常。

(七)TRH 兴奋试验　甲亢时血 T_3、T_4 增高,反馈抑制 TSH,故 TSH 不受 TRH 兴奋。EGO 中 30%~50% 患者的 TRH 兴奋试验无反应或反应性下降。如静脉注射 TRH 200μg 后 TSH 有升高反应可排除 GD;如 TSH 不增高(无反应)则支持甲亢的诊断。应注意 TSH 无反应还可见于甲状腺功能"正常"的 GD 眼病、垂体疾病伴 TSH 分泌不足等。本试验不良反应少,对冠心病或甲亢性心脏病患者较 T_3 抑制试验更为安全。由于 TSH 测定的广泛应用,目前已很少用 TRH 兴奋试验来诊断 GD,只在原因未明的单侧突眼或估计抗甲状腺药物治疗疗效并判断停药复发时偶尔采用。

【预防与治疗】

绝大部分的 GD 眼病为良性,且有一定的自限性。其中良性突眼的临床转归有三种可能性:①经数年后自动恢复,突眼消失;②眼病历时数年至数十年不变,既不恶化亦不好转;③进展为恶性突眼。目前很难预计良性突眼临床转归,临床经验显示男性、吸烟和 40 岁以上者进展为恶性突眼的可能性较大。恶性突眼的治疗相当困难,治疗意见并非一致。一些人认为,使用抗甲状腺药物或手术可以在控制甲亢的同时,让眼病自然消退。另一些人认为,在病因上,TAO 与甲状腺直接相关,没有甲状腺病变,就不会发生 TAO,因而主张在短期药物治疗后,手术切除或用 ^{131}I 破坏甲状腺,均很难将所有的甲状腺组织清除,更为积极的做法是采用手术和 ^{131}I 联合治疗。但是,以上的观点均缺少有力的循证依据。

TAO 的治疗原则是:①不是任何 GD 眼病都需要进行医学干预,轻度 GD 眼病宜采用一般性治疗措施并定期观察,不必使用特殊药物治疗,因为部分患者的 GD 眼病可自动恢复或具有明显的自限性;需要医学干预者不要只依赖于某种单一性治疗,一般主张采用综合措施,如抗甲亢药物、戒烟、低盐饮食、眼部保护等;②非严重型 GD 眼病的非活动期、戒烟后或血 TRAb 水平轻度升高者的 ^{131}I 治疗效果良好,同时加用糖皮质激素可进一步提高疗效,而甲状腺手术对 GD 眼病无明确治疗作用;③GD 眼病活动期、未戒烟前或血 TRAb 水平明显升高者禁用 ^{131}I 治疗,多数可用口服糖皮质激素治疗;④严重 GD 眼病者建议用甲泼尼龙冲击疗法,其效果优于一般口服法,疗程 12 周,病情缓解率约 80%,但禁用于急性肝炎、肝衰竭、重症心血管病、消化道出血、重症高血压和活动期青光眼患者;⑤伴有视神经压迫症状者最好在综合治疗的基础上加用甲泼尼龙冲击疗法,如仍无效则做紧急眶内减压手术,见表 2-4-10-7、图 2-4-10-9 和图 2-4-10-10。

(一)非活动性眼病的治疗

1. 一般处理　主要包括戒烟、禁酒、低碘或无碘饮食、适量补充硒盐等,避免强光照射,戴墨镜防护;过度兴奋或失眠者给予镇静剂。眼部水肿和软组织肿胀明显者睡眠时,应取头高位,必要时给予小剂量利尿剂;TAO 活动期应每天使用滴眼剂多次。戴有色眼镜防止强光(尤其是紫外线)及灰尘

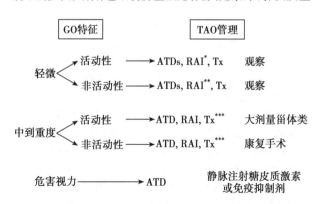

*口服皮质醇预防; **有危险因素口服甾体类; ***两种治疗无差别

图 2-4-10-9　TAO 治疗选择

Tx:甲状腺切除术

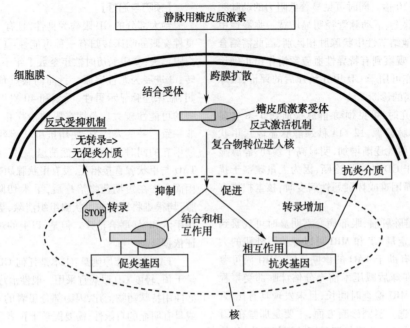

图 2-4-10-10　静脉糖皮质激素治疗 TAO 的作用机制
糖皮质激素与其受体结合后,被激活的受体复合物与 NF-κB 相互作用,出现靶基
因转录活化及转录抑制的双重作用;表现为抗炎蛋白增多,而炎性蛋白降低

的刺激,睡眠时用抗生素眼膏、纱布或眼罩,防治结膜炎、角膜炎的发生,复视者可戴单侧眼罩。高枕卧位、限制食盐及使用利尿剂可减轻水肿。用 0.5% 甲基纤维素或 0.5% 氢化可的松滴眼,可减轻眼部局部刺激症状。如有结膜水泡样膨出,可暂时缝合上下睑,以保护角膜。

表 2-4-10-7　TAO 病情判断与治疗方法选择

病变程度	眼病活动状态	治疗
非严重型	活动性	支持治疗/抗甲亢药物治疗
	非活动性	支持治疗/抗甲亢药物治疗
严重型	活动性	支持治疗/抗甲亢药物治疗/糖皮质激素/其他免疫抑制/调节治疗/眼眶放疗
	非活动性	支持治疗/抗甲亢药物治疗/眼眶减压/斜视矫形/眼裂收缩缝合

2. 抗甲亢治疗　现认为在给予眼病治疗的同时,对于有临床型甲亢或亚临床型甲亢证据的患者应行有效的抗甲亢治疗,但是过激的眼病治疗(如眼眶减压术等)最好应推迟到患者甲状腺功能正常后进行,因为甲状腺功能改善可改变机体的免疫状态,而 TAO 发病与免疫紊乱相关。且甲状腺功能恢复正常可使眼睑挛缩、凝视、眶周水肿等症状减轻,从而更准确地评价眶内受累程度,选择适当的治疗。除非严重影响神经功能的病例可在行有效的抗甲亢治疗的同时行眼眶减压治疗。合理使用抗甲状腺药物,控制甲状腺功能在正常范围内,防止药物性甲减的发生。大量临床观察证实,抗甲状腺药物治疗可使 GD 患者的眼征减轻。而手术、核素治疗是否加重眼病尚有争议。^{131}I 治疗甲亢引起突眼加重的危险因素包括:①^{131}I 治疗前已存在活动性眼病;②吸烟;③^{131}I 治疗后引起的甲减;④^{131}I 治疗期间血 T_3 升高;⑤小剂量 ^{131}I 治

疗后甲亢复发;⑥^{131}I 治疗后血 TSH 受体抗体或 TSH 增高。近年发现核素治疗甲亢同时应用泼尼松,或在核素治疗后用糖皮质激素可预防眼病发展,甲状腺功能异常的 TAO 患者应同时应用糖皮质激素治疗。

考虑到 TAO 的根本病因与兴奋性 TSH 受体抗体和交感神经张力增高密切相关,虽然有些 TAO 患者不伴甲亢或亚临床甲亢,仍需要应用小剂量抗甲状腺药物(甲巯咪唑与普萘洛尔)治疗。TAO 大多是自限性的,一般能在 3~36 个月中自发缓解,仅 5% 左右发展到严重危害视力,损害容貌的程度。

3. β-受体阻滞剂　β-受体阻滞剂对减轻交感神经兴奋和由其引起的眼部症状有一定作用,但需长期应用。除阻滞β-受体外,还可抑制 T_4 转换为 T_3,用于改善甲亢初治期的症状。如考虑使用β-受体阻滞剂,宜首选普萘洛尔而非其他选择性β-受体阻滞剂,因它们的作用较弱。一般给予普萘洛尔 10~20mg,每日 3~4 次,其近期疗效显著。此药可与碘剂合用于术前准备,也可用于 ^{131}I 治疗前后、甲亢危象及甲亢周期性瘫痪时。支气管哮喘或喘息型支气管炎的患者禁用,此时可用选择性β-受体阻滞剂如阿替洛尔、美托洛尔等。房室传导阻滞、严重心力衰竭和分娩者禁用β-受体阻滞剂,必要时可加用钙通道阻滞剂,如地尔硫草。

应用抗甲亢药物使甲状腺功能恢复正常,治疗方法的选择应根据眼病病情而定。支持治疗的内容包括:①戒烟、禁酒;②低碘饮食,必要时补充锶盐;③头高位或应用小剂量利尿剂;④避免过度兴奋,失眠者给予镇静剂;⑤如果存在 GH 或胰岛素高分泌状态,应给予相应处理;⑥避免强光照射,佩戴防护墨镜;⑦局部应用眼药水或眼膏。存在炎症和水肿时,必须应用糖皮质激素或其他免疫抑制/调节治疗;必要时眼眶放疗,待炎症控制后择期眼眶减压、斜视矫形或眼裂收

缩缝合,有效率 63%～77%[20];一般认为,静脉给予的缓解率更高,不良反应更少[21,22],甲泼尼龙的总量不超过 6～8g,并常规监测肝功能。其他免疫抑制剂有环孢霉素,其疗效不及糖皮质激素,而环孢霉素联合糖皮质激素治疗的效果优于糖皮质激素单药治疗[23,24]。甲氨蝶呤的每周用量为 5～25mg[25,26]。

4. 抗氧化和一般抗炎治疗 锶盐具有抗氧化作用,减轻症状,降低 CAS。非甾体抗炎药 COX-2 抑制剂有一定抗炎作用。

5. 阻滞-替代治疗 在应用抗甲状腺药物的同时加用 TH 制剂的治疗习惯(阻滞-替代治疗)已经持续多年。少数患者在使用抗甲状腺药物后,容易发生药物性甲减,加用 TH 制剂后可防止发生甲减,减少复诊频率。因此,该疗法用于儿童 GD 的治疗有一定理由。目前多用于儿童型 GD 的长程治疗,而不宜作为一般 GD 的常规治疗。阻滞-替代治疗对防治突眼的效果未定,且可干扰 T3、T4 和 TSH 测定,延长治疗疗程。TH 制剂的含碘量高(约占药物剂量的 50%),对突眼和甲状腺免疫的作用亦未得到证实。

(二)活动性眼病的治疗 急性活动性甲状腺眼病的治疗见表 2-4-10-8。

表 2-4-10-8 急性(活动性)甲状腺眼病的治疗

1. 恢复正常的甲状腺功能
2. 戒烟
3. 轻症患者给予非甾体类抗炎药和硒盐
4. 免疫抑制剂(糖皮质激素生物制剂)
5. 放疗
6. 眼眶减压

糖皮质激素具有抗炎和免疫抑制的作用。可口服、局部(球后或结膜下)和静脉给药。这类药物应用的原则是:①早

期应用:应用的时间要早,一般主张在确定为浸润性突眼后而其他治疗无效时即可使用。②足量应用:给予的糖皮质激素剂量要足,如泼尼松至少为 30mg/d。③足够疗程:建议的一般疗程为 6～8 个月,必要时尚可适当延长。④综合治疗:即在应用糖皮质激素的同时,配合局部治疗、眼睛护理、抗甲状腺药物治疗、利尿和生活方式与行为的干预治疗(尤其是戒烟和眼部的紫外线防护)。

目前认为,糖皮质激素静脉和口服途径的疗效存在以下差别:①严重病例使用静脉途径的抗炎效果优于口服途径,与口服有效率(50%)相比,静脉途径升至 80%,耐受性亦优于口服(表 2-4-10-9),但对突眼、复视、眼睑缝隙、视力的改善没有区别;②口服途径的副作用(如体重增加、血压升高、医源性 Cushing 综合征、骨质疏松等)多见;③静脉途径的副作用主要是心悸、面部潮红和一过性消化不良,偶尔发生肝衰竭,见表 2-4-10-10。

口服常用泼尼松总量 10～24g,10～20mg/d,每日 3 次。早期疗效较好,症状好转后减量,一般于 1 个月后再减至维持量,每日 10～20mg,也可隔日给最小维持量而逐渐停药。严重病例用甲泼尼龙 0.5～1.0g 加入生理盐水中静滴,隔日 1 次,连用 2～3 次后继以大剂量泼尼松口服 4 周左右,待病情缓解后逐渐减至维持量。部分 GD 眼病者对糖皮质激素有抵抗,但改用 COX-2 抑制剂塞来昔布(celeoxib)后可能取得良好效果。另据报道,抗 CD20 淋巴细胞药物——利妥昔单抗(rituximab,Rituxan)可缓解对糖皮质激素抵抗的进展型 TAO 的病情。利妥昔单抗是从淋巴细胞中提取的或经基因重组人工合成的单克隆抗体,能减少 B 淋巴细胞数目,阻止浆细胞发育,减少自身抗体生成,降低细胞免疫反应。目前主要用于顽固性 GD 眼病的治疗,与此作用原理类似的肿瘤坏死因子 α 抑制剂可能亦有一定疗效(见前述)。

表 2-4-10-9 静脉糖皮质激素治疗 TAO 的临床随机对照研究

研究者/年份	例数	给 药 方 法	有效率(%)	不良反应
Macchia/2001	25	MPD 1g/周×6(iv/总量 12g)	21(84%)	17 轻度/18 中度
Kauppinen-Mäkelin/2002	18	2×0.5g MPD(1g/48h)(iv/1 周内重复 1 次/注射间期用泼尼松维持/最后 1 次后减量/总量 2g)	16(89%)	不明
Kahaly/2005	35	第 1 次 MPD 0.5g(iv/然后 0.25g/周×6 周/总量 4.5g)	27(77%)	6(17%)/(8 轻度)
Ng/2005	7	MPD 0.5g/天×3(iv/继用泼尼松口服/总量 4.46g)	2(29%)	14 轻度/10 中度
Wakelkamp/2005	9	MPD 1g/d×3(iv/1 周后重复/继用泼尼松口服/总量 6g)	5(56%)	不明
Aktaran/2007	25	MPD 0.5g(iv/然后 0.25g/周×3 周/iv/总量 4.5g)	18(72%)	14(56%)/9 轻度/4 中度
Menconi/2007	60	MPD 静滴(隔日 1 次/每周 15mg/kg×4/7.5mg/kg×8/总量 6～10g)	50(83%)	无
van Geest/2008	6	MPD(iv/0.5g/d×3/总量 6g)	5(83%)	6 轻度/3 中度
Marcocci/2001	41	MPD 15mg/kg×4(iv/然后 7.5mg/kg×4/总量 9～12g)/放疗 2Gray/d(总量 20Gray)	36(88%)	23(56%)/14 轻度/14 中度
Ng/2005	8	MPD 0.5g/d×3(iv/总量 4.243g)/放疗 2Gray/d×2 周/总量 20Gray	7(87.5%)	不明
总数	234		187/234(79.9%)	68 轻度/49 中度

注:MPD:甲泼尼龙

表 2-4-10-10　静脉糖皮质激素治疗 TAO 的不良反应

研究者/年份	病例	使用方法	不良反应		死亡率
			心血管	肝脏	
Weissel/2000	1	MPD 1g/d×3(iv/使用 5 个循环/总量 15g)	无	肝衰竭	肝衰竭
Marino/2004	800	每周 MPD 1g/d×3(iv/共使用 8 周/总量 24g)	无	肝衰竭	1 例肝衰竭
		8/12/16 循环/7.5~15mg/kg/隔日 1 次/每 2 周 1 个循环/总量 3~15g	无	4 例肝损害	1 例肝衰竭 1 例肝移植后肾脏并发症
Salvi/2004	1	8 个循环/每个循环注射 2 次/每次 7.5mg/kg/iv/每隔 2 日/次/每 2 周 1 个循环/总量 5.5g	无	1 例血清肝酶升高,抗核抗体阳性	无
Marino/2005	1	总量 4.7g/iv	无	1 例急性增生免疫性肝炎	无
Gursoy/2006	1	1g/d(iv/隔日 1 次/2 个循环隔 2 周/总量 2g)	1 例急性肺水肿和高血压	不明	无
Owecki/2006	1	MPD 1g/d(共 3 天/iv/继而休息 4 天/总量 5g)	1 例重症高血压和心肌梗死	无	无
LeMoli/2007	13	第 1 和第 2 周 MPD 1g/d/每周共 3 天(iv/总量 8.45g)	1 例心悸	6 例肝酶升高	无
	14	每周 0.5g(iv 共 6 周/继而每周 0.25g/共 6 周/总量 4.5g)		6 例肝酶升高	无
Lendorf/2009	49	1g/d(iv 共 5 天/总量 5g)	1 例冠脉血栓形成与心绞痛	无	1 例卒中 1 例肺栓塞
总计	1045		68(6.5%)	6(0.57%)	

糖皮质激素主要适应于活动性 TAO 患者,对大部分活动性眼病有效[27,28],但容易引起 Cushing 综合征、高血压、骨质疏松、体重增加、高血糖。糖皮质激素与其受体结合后,被激活的受体复合物与 NF-κB 相互作用,出现靶基因转录活化及转录抑制的双重作用(dual effect)[29],表现为抗炎蛋白增多,而炎性蛋白降低。T 淋巴细胞、B 淋巴细胞、中性粒细胞、单核细胞和巨噬细胞均表达糖皮质激素受体,药理剂量的糖皮质激素阻滞白细胞迁移、减少抗原呈递和 Ⅱ 型 MHC 抗原表达,抑制淋巴细胞增殖与分化,降低细胞因子水平,因而具有很强的免疫抑制作用(图 2-4-10-11)。但在生理情况下,应激时肾上腺皮质分泌的糖皮质激素主要发挥免疫调节作用,如抑制 APC 细胞的 IL-12 分泌,促进 Th2 细胞合成 IL-4 与 IL-10,而肾上腺分泌的 DHEA 减少,因而 Th2 细胞的活性占据优势而发生体液 Th2 型免疫反应。不少的临床随机对照研究发现,静脉糖皮质激素治疗 TAO 的疗效明显优于口服,可用 Barrett 肌肉指数计算出来(图 2-4-10-12)。

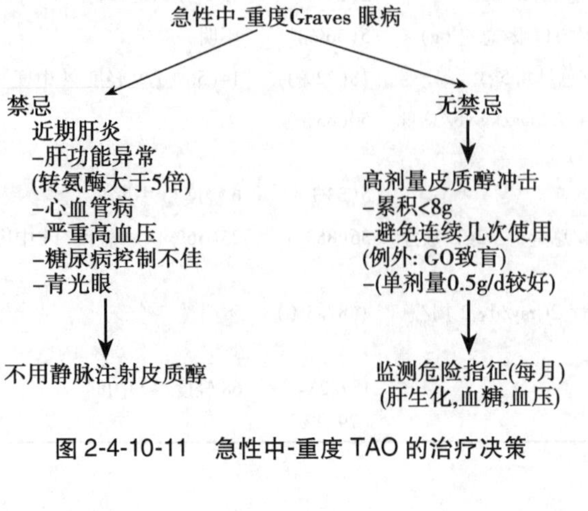

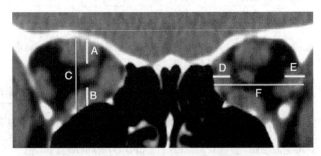

图 2-4-10-12　Barrett 肌肉指数测量计算方法

Barrett 肌肉指数(Barrett's muscle index)主要用于诊断甲状腺功能障碍性视神经病(DON),两条肌肉的垂直直径以 A 和 B 表示,眼眶高度(C)除以 A+B 之和即为垂直指数;两条肌肉的水平直径以 D 和 F 表示,眼眶宽度(F)除以 D+F 之和为水平指数

荟萃分析表明,糖皮质激素是治疗急性中重度 TAO 的有效药物[30-34],病情缓解率约 80%,不良反应轻。推荐静脉给药,其疗效优于口服方法,常用方法是甲泼尼龙 0.5g/次,每周 1 次,共 6 周;继而减量至每周 0.25g,共 6 周,总量 4.5g,最多不超过 8g。如果前 6 周的治疗无反应,即可认为此药无效而停用,不必继续减量期治疗。不良反应与既往基础疾病和药物剂量有关,因此不推荐每日静脉注射给药。Graves 眼病治疗流程见图 2-4-10-13。此外,长期糖皮质激素治疗可引起向心性肥胖和医源性 Cushing 综合征,向心性肥胖的一个重要病变是眼眶脂肪堆积和软组织肿胀,反而加重

急性中-重度 Graves 眼病

禁忌
　近期肝炎
　–肝功能异常
　(转氨酶大于 5 倍)
　–心血管病
　–严重高血压
　–糖尿病控制不佳
　–青光眼

无禁忌
高剂量皮质醇冲击
　–累积<8g
　–避免连续几次使用
　(例外:GO 致盲)
　–(单剂量 0.5g/d 较好)

不用静脉注射皮质醇

监测危险指征(每月)
(肝生化,血糖,血压)

图 2-4-10-11　急性中-重度 TAO 的治疗决策

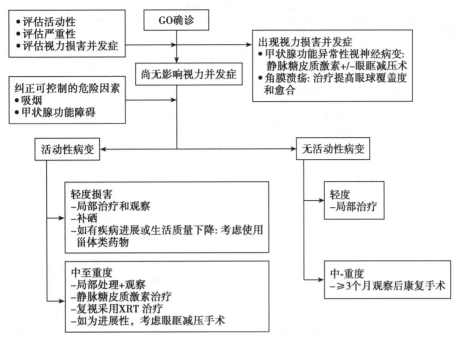

图 2-4-10-13 Graves 眼病的治疗流程

TAO。因此,反对长期采用小剂量糖皮质激素治疗 TAO。

（三）球后放射治疗 具有非特异性抗炎作用,减少球后组织的淋巴细胞浸润;常用剂量为每个眼球 20Gy,分 2 周给予。治疗开始时球后组织的炎症往往加重,需要同时给予盐皮质激素治疗。近代的放疗方法已经很少发生白内障、肿瘤或视神经病。糖尿病患者因慢性视网膜病变,应成为放疗的相对禁忌证,但临床仍广泛使用。

GD 眼病手术减压治疗的目的是降低眶内压、移除眶内组织,恢复视力和视野及眼肌功能。应用的术式包括内镜术、经窦切除术、外眶切开术、冠面切开术、眼睑切开术、经结膜切开术等。长期经验似乎证实,以经眼睑切开术或结合镜下手术减压的效果较好。直线加速器的效果较好,但只用于甲状腺眼病的急性期,并可造成放射性视网膜病及白内障。一般的放疗剂量为 20Gy,分 10 次在 2 周内完成,也有人用 30Gy,分 15 次进行,无明显不良反应,且自觉症状、充血体征、突眼、视神经症状均有改善,病程短者较病程长者的反应好。有人认为,远距钴眶部照射(1Gy/周,共 20 周)较常规(1~2Gy/d,共 2 周)疗法的效果及耐受性要好,但泼尼松和眶部放疗对 TAO 的有效率基本相当,而前者的不良反应明显高于放疗者。

（四）分层治疗与个体化治疗 根据 TAO 的表现与病情活动性,可分为轻度 TAO、中重度活动性 TAO、中重度非活动性 TAO 和威胁视力性 TAO 等四类。

1. 轻度 TAO 一般仅需要治疗甲亢,追踪观察 TAO 变化。

2. 中重度活动性 TAO 积极治疗甲亢,静脉糖皮质激素是活动性 TAO 的一线治疗药物[35,36],可单独应用或与放疗联合应用。处理 TAO 与甲亢的关系时,一般优先治疗 TAO,而手术与 RAI 治疗应在稳定 TAO 病变之后进行,以防 TAO 恶化[37]。另一方面,为预防停药造成的 TAO 复发或加

重,抗甲亢药物的治疗时间应尽量延长一些,并减少甲状腺功能大幅波动。TAO 控制困难者,应尽量采用甲状腺手术治疗甲亢,以消除甲状腺内自身反应性 T 淋巴细胞与自身抗原(与眼球后组织的自身抗原相同)的来源,可能有助于 TAO 的缓解。

3. 中-重度非活动性 TAO 对甲亢治疗无特殊要求,但 RAI 者(尤其是吸烟者)应用糖皮质激素预防 TAO 恶化。

4. 威胁视力性 TAO 多数患者伴有 DON 和/或角膜病变,属于内分泌急诊情况,在积极治疗甲亢同时,立即采用静脉大剂量糖皮质激素控制症状和病情进展,如果其疗效不佳,待炎症基本控制后进行眼眶减压手术[38]。甲状腺切除或 RAI 必须在 DON 得到明显改善,病情进入非活动期后才能进行。

（五）难治性 TAO 的治疗 难治性 TAO 是指虽然已经采用综合性措施,尤其是已经静脉应用大剂量糖皮质激素,而活动性 TAO 未能控制,并有进展为重度 TAO 威胁视力性 TAO 的状态。难治性 TAO 治疗困难,可试用以下方法进行处理,必要时应及时行眼眶减压治疗。

1. 免疫治疗 利妥昔单抗是从淋巴细胞中提取的或经基因重组人工合成的 CD20 单克隆抗体,该种单克隆抗体能嵌合到 B 淋巴细胞上,从而起到治疗作用。研究表明,利妥昔单抗能减少 B 淋巴细胞数目,阻止浆细胞发育,减少自身抗体的生成,降低细胞免疫反应。目前主要用于顽固性 GD 眼病的治疗,与此作用原理类似的肿瘤坏死因子 α 抑制剂亦可有一定疗效。利妥昔单抗消耗 CD20 阳性 B 细胞[39],对控制活动性 TAO 有一定疗效。免疫治疗的发展较迅速,其中以治疗自身免疫性疾病的 B 细胞靶向药物发展最快,见表 2-4-10-11 和表 2-4-10-12。

2. 生长抑素类似物 对糖皮质激素不敏感或不能用糖皮质激素治疗的 TAO 患者,可考虑试用奥曲肽 0.1~0.2mg,

表 2-4-10-11　TAO 免疫抑制治疗

治疗措施	靶组织	药物
B 细胞靶向治疗	膜蛋白/存活因子或配体	CD-22 单抗/贝利木单抗/阿巴他塞/LJP394
T 细胞靶向治疗	CTLA4	CTLA4 免疫球蛋白
细胞因子靶向治疗		依那西普(etanercept)/血液恶病质禁用

表 2-4-10-12　治疗自身免疫性疾病的 B 细胞靶向药物

药物	靶点	靶点特征	作用模式
利妥昔单抗	CD-20	膜蛋白	细胞溶解/细胞毒作用/细胞凋亡
CD-22 单抗	CD-22	膜蛋白	细胞溶解/特异性免疫毒作用
DT2219	CD-19/CD-22	—	细胞溶解/特异性免疫毒作用
贝利木单抗	BAFF/APRIL	B 细胞存活因子	隔离或中和
TACI-免疫球蛋白	BAFF/APRIL	B 细胞存活因子	隔离或中和

甲状腺内注射,每 8 小时 1 次,每周 1 天,每日 3 次,共 3 个月,对改善球后软组织浸润有一定效果。奥曲肽的作用为:①直接阻断 IGF-1 对组织的作用;②间断影响 IGF-1,减少血浆中 GH;③抑制 T 淋巴细胞释放淋巴因子,减少 GAG 的生成。也可酌情试用其他免疫抑制剂,如环磷酰胺、苯丁酸氮芥、硫唑嘌呤、甲氨蝶呤、环孢素等。这些药仅可改善眼部充血症状,对眼外肌功能恢复、突眼的效果不明显。单用激素较单用环孢素效果好,两者合用比单用药效果好。

3. "云克"　对自身免疫性疾病的浸润性突眼甲亢患者有一定的疗效,"云克"(^{99m}Tc-MDP)是国内研制的一种新药,对于内科治疗与 ^{131}I 治疗甲亢后的 TAO 患者可能有效,每天 5mg 静注,每周 5 次,20 次为 1 疗程。治疗有效的判断标准是:①临床症状(眼痛、眼部充血、水肿、复视)消失或明显好转;②突眼度下降;③眼外肌功能恢复,眼球活动度改善;④视力和视野好转;⑤MRI 示眶后组织容量缩小,眼肌肥厚退缩。

4. 血浆置换/免疫球蛋白/抗氧化剂　可清除免疫球蛋白、循环免疫复合物及其他对 TAO 有致病作用的体液免疫因素。有人报道 9 例,每例 5~8 天内进行 4 次血浆置换(8.5~10L 血浆),代之以冰冻血浆,治疗结束后用泼尼松 40mg/d 及硫唑嘌呤 100mg/d,共 3~6 个月,停药后随访,其中 6 例眼病稳定,3 例 1 年后复发,眼内压及视力均有不同程度好转。使用大剂量的免疫球蛋白可抑制自身免疫反应。有人用免疫球蛋白 400mg/d,连续注射 5 天,3 周内重复 3 次,对 TAO 患者明显有效。必要时,可应用利妥昔单抗(rituximab)或肿瘤坏死因子 α 抑制剂治疗。别嘌醇(别嘌呤醇,allopurinol)有抗氧化作用;据报道,用别嘌醇(300mg/d)和烟酰胺(nicotinamide)300mg/d 治疗 3 个月后,可使眼部的软组织炎症缓解,其他眼征改善。

5. 眼眶减压治疗　一旦视神经受累,应推荐眼眶减压术。它通过对骨性眶壁的去除,扩大眶腔,改善眼球突出,缓解视神经压迫。眼眶减压术的指征包括:①严重的眼球突出,有疼痛或角膜溃疡;②视神经症状经药物治疗无反应或需长期大剂量糖皮质激素治疗而患者有相对禁忌证;③有复视的患者,最终需要用眼外肌手术来纠正时;④一旦有内眼炎,易发生突眼及球结膜水肿,应尽可能早行眼眶减压术,推迟手术的唯一原因是患者同时有甲亢,需要用药物先控制甲

亢病情。眼眶减压术可明显改善突眼,但是术后复视明显。经筛骨眼眶减压手术对 TAO 合并视神经受损者是安全的,能明显改善视力,黄斑中心部盲点完全恢复,无脑脊液渗漏、复视及复发。保留前房眼眶周组织的经上颌窦眶减压术亦可降低复视的发生率。经内镜与 Caldwell-Luc 途径行眼眶减压术,可进一步减少出血与复视。

6. 眼外肌手术治疗　为恢复眼球运动,消除复视,在 TAO 静止期患者可采用眼外肌手术,消除眼外肌瘢痕所致的眼外肌不对称,手术常需要多次进行。TAO 伴斜视时的治疗相当困难,除按 TAO 的一般治疗外,采用可调性眼肌缝合技术有一定效果。

7. 甲状腺全切加糖皮质激素治疗　TAO 的发病机制与甲状腺和眼球组织的共同抗原引起的免疫反应有关,因而从理论上讲,甲状腺全切通过去除甲状腺抗原是 TAO 的一种病因治疗,应该有较好效果,加用糖皮质激素则可进一步提高疗效。据报道,其短期疗效较佳,但长期效果有待进一步观察。

(六) 极重度 TAO 的诊断与治疗　极重度 TAO 专指甲状腺功能障碍性视神经病(dysthyroid optic neuropathy, DON)并发症,DON 的病情十分严重,发展迅速,预后不佳。DON 的发病机制主要与视神经受到眼眶顶部肌肉或脂肪组织病变的挤压而缺血、脱髓鞘与坏死所致。DON 的诊断要点见表 2-4-10-13,其诊断流程见图 2-4-10-14。

表 2-4-10-13　DON 诊断要点

DON 诊断要点	DON 病例的发生率(%)
色觉受损	70
视盘水肿/萎缩	45
视力下降	75
传入性瞳孔反应缺陷	48
视觉诱发电位异常	42
眼眶顶部挤压	88
视野缺损	42

注:DON:甲状腺功能障碍性视神经病

一般无视力异常者不考虑 DON 可能,如果 TAO 患者迅速出现视觉改变,如色觉受损、视力下降或视野缺损,眼科检查发现视盘水肿或萎缩,应立即想到 DON 可能,并需进行眼

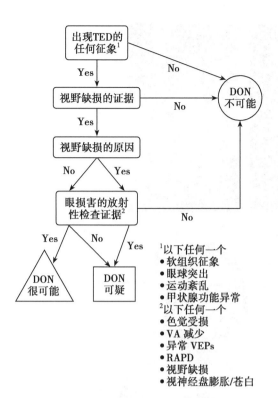

图 2-4-10-14　甲状腺功能障碍性视神经病的诊断流程
DON：甲状腺功能障碍性视神经病；TED：甲状腺眼病

眶 CT 扫描。如怀疑眼眶顶部挤压，应测量和计算 Barrett 肌肉指数测量，其测量计算方法是：两条肌肉的垂直直径（以 A 和 B 表示），眼眶高度（C）除以 A+B 之和即为垂直指数（vertical index）；两条肌肉的水平直径以 D 和 F 表示，眼眶宽度（F）除以 D+F 之和即为水平指数（vertical index）。正常人和 TAO 未并发 DON 者的垂直指数应与水平指数相对应。传入性瞳孔反应检查（DON 者半数以上存在缺陷）、视觉诱发电位（60%为异常）有助于诊断。此外，伴和不伴 DON 患者的矢状面眼眶容积挤压指数（volumetric orbital crowding index，VCI）与冠状面眼眶顶部容积挤压指数（volumetric orbital apex crowding index，VACI）亦有助于 DON 的诊断（表 2-4-10-14）。

表 2-4-10-14　伴和不伴 DON 的眼眶容积-挤压指数

指标	TAO 伴 DON（n=41）	TAO 不伴 DON（n=61）	P 值
VCI（Mean±SD）	1.84±1.02	0.83±0.28	<0.001
95%可信区间	1.52~2.16	0.76~0.90	—
范围	0.31~5.28	0.34~1.53	—
VACI（Mean±SD）	21.35±21.09	2.82±2.28	<0.001
95%可信区间	14.69~28.01	2.24~3.40	—
范围	1.03~86.52	0.59~10.97	—

注：VCI：矢状面眼眶容积挤压指数；VACI：冠状面眼眶顶部容积挤压指数

DON 属于内分泌急诊，以前的死亡率高达 75%，现用人工呼吸支持和免疫抑制剂治疗，死亡率已经降到 5%以下。

一旦诊断成立，必须立即给予积极治疗。一般推荐的方法是在前述综合措施的基础上，静脉注射大剂量甲泼尼龙，建议第一周以 1g 静脉注射，连续 3 天；第二周再以相同剂量

重复（1g/d，连续 3 天）。如果患者的视力改善，可于第 3 周开始改用泼尼松口服，剂量视病情而定，连续数周，直至症状控制。上述治疗无效者应立即进行眼眶减压，同时给予小剂量泼尼松、环孢霉素（或利妥昔单抗）联合治疗，如果仍疗效不满意，应加眼眶放疗。一般 DON 患者的总疗程约 6 个月，最长可能需要 18 个月才能过渡到一般非活动性 TAO 的治疗。

【病例报告】

（一）病例资料　患者女性，44 岁，工人。因眼突 13 年，加重伴双眼红肿 2 周于 2014 年 2 月 10 日入院。患者于 2000 年无明显诱因出现双眼外突，情绪易激惹，曾诊断为"甲状腺功能亢进症"，先后予以 ^{131}I 治疗 2 次，加服"丙硫氧嘧啶"，定期监测甲状腺功能。血清 FT_3 和 FT_4 恢复正常自行停药 2 个月后 FT_4 再次升高，继续口服抗甲亢药物，10 余年来反复间断，反复服药。2013 年 6 月复测血清 T_4 正常后再次停药半年，10 月份因出现双眼流泪和明显异物感与疼痛就诊，给予丙硫氧嘧啶（300mg/d）治疗，1 个月后血清 FT_3、FT_4 低于正常而再次停药。2014 年 1 月出现双下肢胫前黏液性水肿，血清 TSH 0.01μU/ml，FT_3 7.94pmol/L，FT_4 19.58pmol/L，予以氯霉素滴眼液和玻璃酸钠滴眼液治疗，口服甲硫咪唑 10mg/d，症状未见缓解，且出现球结膜水肿、双眼疼痛和复视。起病以来无发热，无心悸、胸闷不适，无夜间盗汗、鼻塞、咽痛不适，体重无明显增减。既往史、家族史、个人史、月经史、婚育史无特殊。

体温 36.5℃，脉搏 80 次/分，呼吸 20 次/分，血压 104/75mmHg，发育正常，甲亢面容，双眼睑明显肿胀，双眼球活动受限，明显外突，结合膜重度充血水肿，左眼闭眼时角膜外露，Stellwag 征、von Graefe 征、Joffroy 征、Mobius 征均为阳性。甲状腺无肿大，无血管杂音，心界无扩大，心率 80 次/分。双下肢胫前中下段中重度肿胀，表面呈橘皮样改变，有少许毛发，四肢肌力、肌张力正常，病理反射未引出。血常规、大便常规和尿常规正常。肝转氨酶正常，总胆汁酸 11.1μmol/L；肾功能、电解质、OGTT 正常；血沉 23mm/h；乙肝表面抗体+，ANA1：100+（核颗粒型），1：300 与 1：1000 阴性；ENA、血管炎全套、免疫球蛋白、凝血功能正常。TT_3 1.68nmol/L，TT_4 127.8nmol/L，FT_3 4.19pmol/L，FT_4 16.85pmol/L，TSH 0.02mU/L，TgAb<15.0U/ml，TPOAb、TgAb 和 TSHRAb 阴性。心电图和 X 线胸片未见异常。眼部 CT 显示双眼球向外突出，球内玻璃体、晶状体正常，双侧眼外肌明显增粗，左侧外直肌和下直肌肌腹增粗明显，增强扫描可见强化，双侧泪腺增大，双侧眼球后脂肪密度欠均匀，双侧视神经边缘不清，双侧眶壁骨质未见破坏。MRI 显示双侧眼球突出，眼球内信号及形态未见异常，双侧眼外肌肌腹明显增粗，肌椎内脂肪间隙模糊，左泪腺增大，视神经部分受压。DXA 骨密度测定提示骨质疏松。

予以低盐饮食、碘隔离、甲巯咪唑、呋塞米、氢氯噻嗪和普萘洛尔治疗；2 月 12 日给予甲泼尼龙琥珀酸钠，隔日静脉注射 1g/次，共三次；并加服泮托拉唑、碳酸钙/维生素 D 片。2 月 17 日改为泼尼松 30mg/d 口服，2 月 19 日行眼部一个疗程放疗（图 2-4-10-15）。球结膜水肿明显减轻，胫前黏液性水肿明显好转，肝功能正常。

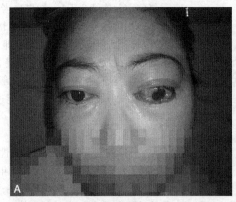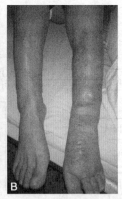
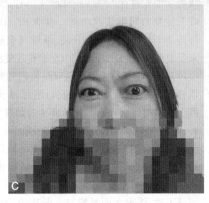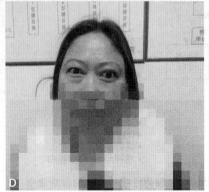

图 2-4-10-15 Graves 眼病（NOD）
A. 甲泼尼龙治疗前；B. 胫前黏液性水肿；C. 治疗 1 周后；D. 治疗 1 个月后

（二）病例讨论 本例患者长期在门诊就诊，医师仅根据甲状腺激素水平调整抗甲状腺药物剂量，当甲状腺激素水平正常后即自己停止治疗，这些处理方法均是不当的。甲状腺相关性眼病应强调个体化综合性治疗，本例在患病后多年时间内属于良性突眼，但因处理不当，演变成恶性突眼。虽然甲状腺相关性眼病尚缺乏特异性治疗，但不等于不需要治疗或者可以忽视其治疗。双眼流泪、明显异物感和眼眶疼痛提示病情在急剧恶化，进一步发展为 DON 的风险极高，在门诊单纯给予丙硫氧嘧啶治疗显然是不够的，因为大剂量抗甲状腺药物可进一步加重突眼，促进眼病进展，合适的方法是减少药物用量，静脉给予大剂量糖皮质激素治疗，并积极进行局部治疗。

此外，当血清 FT_3、FT_4 低于正常时停药也是失误的，更恰当的方法是尽量避免发生药物性甲减，一旦发生应采用抗甲状腺药物与甲状腺激素制剂联合应用方案，而非单独停用抗甲状腺药物。本例入院后的 DON 诊断与处理正确及时，疗效满意，值得推荐。

（廖二元　杨雅）

第 11 节　遗传性甲状腺功能亢进症

临床上的家族性非自身免疫性常染色体显性遗传性甲状腺功能亢进症（familial non-autoimmune autosomal dominant hyperthyroidism，FNAH）、持续性散发性先天性非自身免疫性甲状腺功能亢进（persistent sporadic congenital non-autoim-mune hyperthyroidism，PSNAH）和甲状腺自主性腺瘤（thyroid autonomous adenoma，AA）属于三种不同的疾病。研究发现，此三种甲亢的病因相似，均是 TSH 受体（TSHR）基因活化性突变所致，其差别在于基因突变的性质各异，即基因活化的程度、时间和累及的组织不同，而基因表达模式和生理功能相似。上述三种类型与尚未充分认识的另外两种变异类型同属于 TSHR 基因突变引起的遗传性甲亢（genetic hyperthy-roidism）。

【临床类型】

分析 27 个家族的 152 例 FNAH 和 15 例 SCNAH 患者的临床资料，本病符合常染色体显性遗传特点。遗传性甲亢的类型取决于突变 TSHR 的活化程度、累及细胞的数目和突变的发生时间（遗传性、先天性、散发性或出生后），见图 2-4-11-1。

【病因与发病机制】

引起遗传性甲亢的 TSHR 基因活化性突变位点见图 2-4-11-2。家族性非自身免疫性甲亢亦称遗传性毒性甲状腺增生症或常染色体显性遗传性非自身免疫性甲亢，最早报道于 1982 年[1,2]。FNAH 的甲状腺病变累及所有细胞，TSHR 基因突变引起 TSH-cAMP 途径激活，首先影响某一细胞克隆，继而扩展至整个腺瘤或结节。控制 TSH 受体后，cAMP 信号分子基因失活性突变产生同样的结果。FNAH 和 SCNAH 的病变累及所有的甲状腺细胞，而自主性腺瘤仅局限于毒性结节或腺瘤，其病因除了 TSHR 基因活化性突变外，还有 Gsα 活化性突变及其他未知原因。FNAH、SCNAH 和 AA 的病理生理变化见图 2-4-11-3。

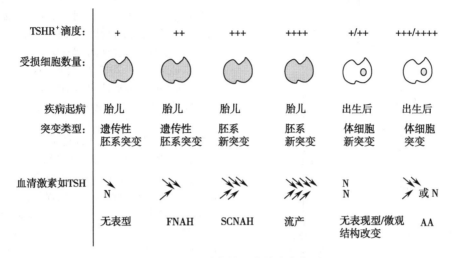

图 2-4-11-1 遗传性甲亢的临床类型

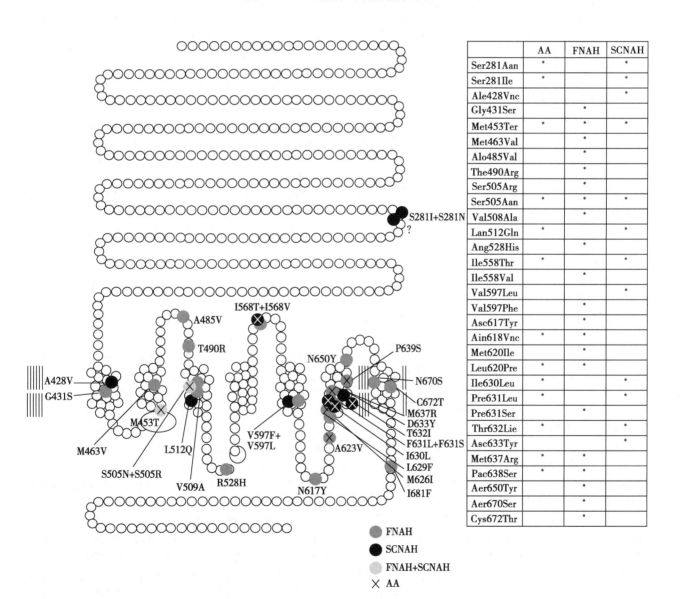

	AA	FNAH	SCNAH
Ser281Aan	*		*
Ser281Ile	*		*
Ale428Vnc			*
Gly431Ser		*	
Met453Ter	*	*	*
Met463Val		*	
Alo485Val		*	
The490Arg		*	
Ser505Arg		*	
Ser505Aan	*	*	*
Val508Ala		*	
Lan512Gln	*		*
Ang528His		*	
Ile558Thr	*		*
Ile558Val		*	
Val597Leu			*
Val597Phe		*	
Asc617Tyr		*	
Ain618Vnc	*	*	
Met620Ile		*	
Leu620Pre	*	*	
Ile630Leu	*		*
Pre631Leu	*		*
Pre631Ser		*	
Thr632Lie	*		
Asc633Tyr			*
Met637Arg	*	*	
Pac638Ser	*	*	
Aer650Tyr		*	
Aer670Ser		*	
Cys672Thr		*	

图 2-4-11-2 遗传性甲亢的 TSHR 基因活化性突变位点
FNAH、SCNAH、FNAH 与 SCNAH 的 TSHR 突变位点比较,TSHR 突变亦见于自主性腺瘤

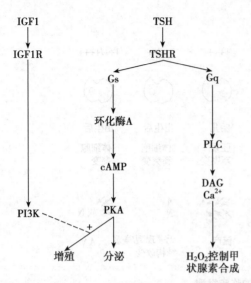

图 2-4-11-3 FNAH、SCNAN 和 AA 的病理生理变化
甲状腺内的信号转导通路包括 Gs、Gq、GTP-结合蛋白、PKA、cAMP 依赖性蛋白激酶和腺苷环化酶等；PLC：磷脂酶 C；DAG：二酰甘油；IGF-1：胰岛素样生长因子-1；PI3K：磷脂酰肌醇 3 激酶

【临床表现与诊断】

（一）临床表现

1. 早发性甲亢 甲亢的发病时间早，与突变等位基因的活化强度直接有关。大多数患者的甲亢症状出现于新生儿期、儿童期或更晚一些时候，发病年龄越早，遗传性甲亢的可能越大。甲亢本身的表现与 Graves 病或其他类型的甲亢相似，但缺乏自身免疫紊乱的表现。

2. 亚临床甲亢 常有甲状腺结节，T_3 和 T_4 正常或轻度升高，血清 TSH 降低；TSHR 抗体阴性。家族中有多人发病，可查出 TSHR 基因活化性突变（如 E575K）。

3. 甲状腺体积 有很大变异，可正常或肿大，甲状腺肿可呈均匀性、非均匀性或结节性，甲状腺肿大程度可能主要与病程相关，年龄较小者不肿大或为轻度肿大，而年龄较大者肿大较明显。少数 SCNAH 患儿出生时即存在甲状腺肿。

4. 甲状腺相关性眼病 甲状腺相关性眼病主要与刺激性 TSHR 抗体有关，故一般仅见于 Graves 病或慢性自身免疫性甲状腺炎，但部分 SCNAH 或 FNAH 年轻患者亦伴有眼部症状，如突眼、凝视等，鉴别的要点是患者无炎症表现[3,4]。突眼较轻，突眼与年龄相关的根本原因是婴幼儿的眼眶解剖特殊，因其眼眶外壁薄，容易发生眼球突出。成年人突眼以双侧眼角水平线为基准，此种测量方法不适合儿童，容易造成突眼假象，因为遗传性甲亢患者经 CT 检查并未发现明显眼肌肿胀或肥大[5-7]，但目前尚不能完全排除与 Graves 病类似的 TSHR 基因活化突变所致眼病的可能性，眼球后成纤维细胞和脂肪细胞可表达少量 TSHR[8,9]，并能产生透明质酸[10]，因缺少炎症表现，其病变程度很轻。

5. 甲状腺抗体 甲状腺刺激性免疫球蛋白（TSI）与遗传性甲亢无关，但可呈阳性反应，其原因未明，个别患者 TPOAb 和 TgAb 亦可阳性，但滴度低。TSHR 抗体均为阴性[11,12]，此为与 Graves 病鉴别的要点。

6. 病理特征 光镜下，即使甲状腺体积正常，仍可发现甲状腺弥漫性增生灶[13,14]，小的高功能性滤泡与自主性甲状腺瘤相似，但缺乏淋巴细胞浸润或炎症，亦无 Graves 病淋巴细胞激活、免疫球蛋白沉积等征象。

7. 临床特征 2012 年，欧洲甲状腺学会指南解读 FNAH 的六个重要临床表现是：①具有常染色体显性遗传的非自身免疫性甲亢家族史；②缺乏自身免疫的临床表现，如突眼、胫前黏液水肿等，或缺乏自身免疫的实验室指标依据，如甲状腺过氧化物酶抗体（TPOAb）阳性、超声低回声、淋巴细胞浸润等；病例的 TPOAb 及甲状腺球蛋白抗体（TgAb）阳性滴度与正常人群一致；③多数病例无甲状腺肿，但儿童患者可表现为甲状腺弥漫性肿大，随着病程延长可出现多发性结节；④出现甲亢表现的年龄差距甚大，跨度从新生儿~60 岁不等，家族中发病年龄差异自 19~56 岁不等；⑤甲亢表现程度可为中度、亚临床甲亢或严重甲亢；⑥停药、放射性核素治疗或部分甲状腺切除术后短期内复发。

TSHR 突变引起的散发性甲亢的基本特征如下：①起病较 FNAH 早（从出生至 11 个月）且病情更严重；②绝大多数出现甲状腺肿，起初甲状腺为弥漫性肿大，随着病程进展表现出多结节性甲状腺肿；③TSHR 抗体（TRAb）或 TPOAb 阴性，细胞学检查无淋巴细胞浸润，超声检查无低回声区；④孤立性甲亢（例如与促性腺激素依赖性性早熟无关的甲亢，或者有 McCune-Albright 综合征的典型咖啡色皮损和骨纤维化改变）；⑤无家族史或为非自身免疫性甲亢；⑥胎儿甲亢随着病程进展出现多种并发症，如颅缝早闭或低出生体重；⑦停药或甲状腺次全切除术后短期内甲亢复发，为了使大多数病例得到彻底缓解，手术后需追加甲状腺放射性核素治疗；⑧无突眼表现。

（二）诊断 首先根据甲状腺功能评价和甲状腺激素及 TSH 测定确定是否存在甲亢。遗传性甲亢主要与 Graves 病鉴别，因两种均可见于新生儿或儿童，但根据眼病性质与程度、自身免疫表现、刺激性 TSHR 抗体可排除后者。仍有困难时可进行甲状腺组织活检鉴别，必要时应根据 TSHR 基因突变分析确诊。TSHR 种系突变（约有 30 多种突变类型）性非自身免疫性甲亢少见，文献报道的家族性 TSHR 基因突变（G431S）病例的临床特点见表 2-4-11-1。李雪萍等观察 14 例自主性功能性甲状腺瘤标本，聚合酶链反应-单链构象多态性（PCR-SSCP）检测 6 例条带变异的个体（43%），对其中 3 例进行 DNA 序列测定，发现 1 例为 620 位密码子的点突变，苏氨酸被脯氨酸置换（T620P）。2 例为单碱基插入突变，在 1972 与 1973 位核苷酸之间插入了一个腺嘌呤核苷酸（A），使得密码子 624 位以后的氨基酸发生了移码突变。推测 TSHR 基因突变可能在自主性功能性甲状腺腺瘤的发病中起重要作用。

（三）鉴别诊断 临床诊断为遗传性甲亢后，鉴别其临床类型有助于病情判断、治疗方案选择和疗效评估。甲状腺超声、甲状腺 SPECT、CT 和 MRI 可明确病变特点，寻找毒性结节或甲状腺腺瘤。FNAH/SCNAH 可表现为甲状腺弥漫性肿或弥漫性结节性甲状腺肿，而自主性甲状腺腺瘤可见热结节。SCNAH 的发病特点是散发，多数因新发突变所致。发病早和病情严重者可伴有性早熟、出生低体重、颅缝早闭、

表 2-4-11-1　家族性 TSHR 基因突变(G431S)病例的临床特点

病例	T$_4$ 和 T$_3$ 升高(%)	早产(<37 周)	发育异常	眼征	治疗(年龄)	诊断年龄	性别
家族 1							
Ⅰ-1	NA	NA	NA	NA	15 岁 Tx	—	女
Ⅱ-1	NA	NA	NA	有	PTU(7 岁 Tx)	4 岁	男
Ⅲ-1	FT$_4$=275%/FT$_3$=293%	有/36 周	NA	有/轻度	PTU(7 岁 Tx)	3 岁	男
家族 2							
Ⅱ-2	NA	NA	NA	NA	治疗	5 岁	NA
Ⅲ-1	NA	NA	NA	NA	18 岁 Tx	17 岁	男
Ⅲ-3	NA	NA	NA	NA	15 岁 Tx	13 岁	女
Ⅳ-1	FT$_4$>128%/FT$_3$=156%	无	NA	NA	MMI 7.5 岁 8.4 岁 Tx	5 岁	男
家族 3							
Ⅱ-1	FT$_4$=133%/FT$_3$=217%	NA	NA	NA	MMI/RAI(12 岁 Tx)	5 岁	男
Ⅱ-2	FT$_4$=204%/FT$_3$=199%	NA	NA	NA	MMI/RAI(15 岁 Tx)	7 岁	女
父亲	NA	NA	NA	NA	MMI	甲亢 15 年	男
家族 4							
Ⅰ-1	NA	NA	无	No	RAI(18 岁)	16 岁	女
Ⅱ-1	TT$_4$=189%/TT$_3$=305%	无	行为异常	有	MMI/RAI(8 岁)	8	男
Ⅱ-2	TT$_4$=146%/TT$_3$=195%	无	行为异常	有	MMI/RAI(4.5 岁)	4.5 岁	男

注:NA:无资料;RAI:放射性碘治疗;Tx:甲状腺切除;PTU:丙基硫氧嘧啶;MMI:甲巯咪唑

突眼和智力障碍。新生儿甲亢还可由胎盘转运母亲的 TSI 引起,经过抗甲状腺药物治疗 3 个月 TSI 转阴后,甲亢消失。如果甲亢仍持续,应考虑 SCNAH 可能,并以 TSHR 基因突变分析明确诊断。

自主性甲状腺腺瘤的诊断较容易。TSHR-cAMP 信号途径活化导致甲状腺高功能和细胞增生,最终形成无包膜结节或毒性腺瘤[15]。由于甲亢和 NIS 高表达,碘扫描时摄取碘(或过氯酸钾)过多,表现为热结节。但是,碘对甲状腺功能有反馈抑制 TSH 作用,自主分泌的甲状腺激素可降低,而在结节明显增大后分泌的甲状腺激素可高于正常而形成甲亢[16]。引起自主性甲状腺腺瘤的另一个原因是 Gsα 基因活化性突变(5%~10%),另 20%~30% 的毒性腺瘤病因未明。

近年的资料显示,从非毒性多结节性甲状腺肿(MNG)发展到毒性多结节性甲状腺肿(TMG)的过程中,存在过渡类型的亚临床毒性多结节性甲状腺肿(TMG),其临床特点是患者无甲亢症状,血清 T$_3$、T$_4$ 正常,TSH 降低。MNG-TMG-TMG 是同一疾病发展的不同阶段,可能是在共同致病因素作用下,疾病演进、病情逐步加重的结果。TSHR 基因突变已被证明是各种甲状腺疾病的诱因。TSHR 基因突变可能参与上述 TMG 整个疾病形成过程,只是在疾病的不同发展阶段,TSHR 基因的突变性质和位点不同而已[17]。

【治疗】

可采用抗甲状腺药物、甲状腺部分切除或低剂量放射性碘治疗。本病的特点是治疗疗效差,停药后极易复发。确立诊断后,应进行甲状腺全切手术与放射性碘联合治疗。年龄过小者应坚持药物治疗后,适时手术治疗[18-24]。2012 年,欧洲甲状腺学会指南推荐 FNAH 的最佳治疗方案为甲状腺全切术后行核素治疗。药物治疗只在术前准备时使用,应用 β-

受体阻滞剂如普萘洛尔可减轻高代谢症候群。

PSNAH 的最佳治疗方案包括:①推荐甲状腺全切术以避免长期甲亢导致并发症;②新生儿甲亢立即用甲巯咪唑治疗(不选用丙硫氧嘧啶,因其可致严重肝损害),预防骨龄提前和神经系统发育迟缓;③尽可能切除甲状腺,并尽早使用核素治疗以防复发;④TSH 水平抑制状态可长期存在,故测定血清 TSH 无法预测垂体-甲状腺轴功能的恢复情况[25,26]。

(廖二元)

第 12 节　甲状腺功能亢进性心脏病

过量甲状腺激素(TH)对机体的损害遍及全身。GD 的许多临床表现与交感神经兴奋相似,而患者血和尿儿茶酚胺及其代谢产物并不升高,但对儿茶酚胺的敏感性增强。

【病因与发病机制】

(一)甲状腺激素引起的氧化应激　T$_3$ 作用于靶细胞的线粒体,促进能量生成,加速 O$_2$ 消耗的同时也增强了 ROS 和活性氮(RNS)的生成,消耗大量的细胞内抗氧化物质,灭活抗氧化酶类,诱导氧化应激。在心脏细胞的细胞线粒体内,生成 O$_2^-$ 的主要部位在线粒体复合物Ⅲ[1,2]。甲亢患者对氧化应激特别敏感,容易导致心脏损害(图 2-4-12-1)。

(二)心肌靶基因表达　甲状腺激素促进心脏特异性和非特异性靶基因表达(基因组途径)[3],甲状腺激素也可直接作用于心肌细胞膜、线粒体和内质网(非基因组途径)[4]。T$_3$ 和 T$_4$ 为亲脂性物质,容易透过胞质膜和细胞核膜,与受体结合形成的复合物和 DNA 特异序列及甲状腺激素受体元件(TRE)作用[5,6],激活靶基因启动子,启动基因转录。被激活

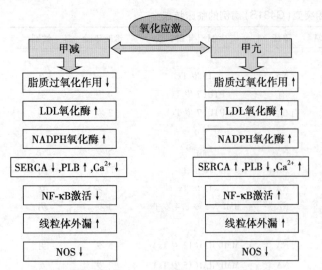

图 2-4-12-1 甲状腺功能异常时的心脏氧化应激

的基因有肌球蛋白重链 α(myosin heavy chain α, MHC-α)、肌浆网钙活化 ATP 酶、Na⁺-K⁺-ATP 酶、β-肾上腺素能受体、心肌肌钙蛋白 I 和心房利钠肽等[7-11]。

(三) 甲状腺激素过多引起的心衰 随着增龄，心脏泵血功能下降。甲状腺激素是诱发心衰的风险因素，甲亢引起心衰的其他原因是：①冠心病(冠状动脉粥样硬化性心脏病、心肌梗死、心室重建)；②心肌病(扩张型心肌病、肥厚型心肌病、炎症性心肌病、心肌炎)；③心瓣膜功能不全；④高血压。

(四) 甲亢性心脏损害 甲亢引起心衰的共同病理生理特点是心肌细胞的氧化应激(图 2-4-12-1 和图 2-4-12-2)。

1. **内皮细胞功能紊乱** 是心肌和冠状动脉病变的早期表现。ROS 诱导血管平滑肌细胞增殖，通过刺激 FGF、FGFR-1、IGF-1、IGF-1R 和 EGFR 表达而增加内皮细胞生长。

2. **心脏异常** 高心输出量伴心率加快，前负荷增高和外周血管阻力下降，形成高动力循环状态。T_3 促进外周血管舒张，因肾脏血流灌注减少而引起 RAS 系统激活。

3. **心脏结构异常** 长期甲状腺激素过度诱导心肌细胞肥厚，增加左室质量，动脉弹性下降，心脏异常，最终形成心衰和心律失常，伴有房颤的甲亢患者脑血管事件和非栓塞风险明显增高。Graves 病害常伴有自身免疫性心血管损害(如肺动脉高压、黏液水肿性心瓣膜病或自身免疫性心肌病)。心肌细胞线粒体复合物Ⅲ是生成 $O_2^{\cdot-}$ 的主要部位，甲状腺激素加速物质氧化和能量代谢，增加耗氧量，ROS 和反应性氮族(reactive nitrogen species, RNS)生成增多，细胞抗氧化剂消耗过多，诱发线粒体氧化应激[12-14]。

4. **应激性心脏病** 应激性心脏病亦称 Tako-Tsubo 心肌病(Takotsubo cardiomyopathy, TCM，墨鱼篓心肌病)、心肌收缩功能障碍综合征、暂时性左室心尖球形综合征(transient LV apical ballooning syndrome)或破碎心脏综合征(broken heart/heartbreak syndrome)。影像检查可见收缩末期心底部圆隆，而颈部狭小，形似日本渔民捕捉墨鱼所用的鱼篓。应激性心肌病是由于精神或躯体应激，儿茶酚胺分泌过多而引起左心尖运动异常，属于可逆性获得性心肌病类型。各种类型的甲亢均可引起应激性心肌病。

5. **其他原因** 胺碘酮所致的甲亢常伴发急性心血管事件。老年亚临床甲亢患者发生心衰的风险高，其主要原因是患者存在原发性心脏病变，TSH、心率增快、心脏肥大和房颤是预测心衰风险的独立因素。TH 直接作用于心脏的特异性和非特异性基因，也作用于心肌细胞膜、线粒体和内质网。T_3 和 T_4 为亲脂性激素，容易透过细胞膜，但心肌细胞不能将 T_4 转换为 T_3[15]。T_3 进入细胞核与受体结合后，调节肌球蛋白 α 重链、SERCA、Na⁺-K⁺-ATP 酶、β-肾上腺能受体、心肌肌钙蛋白 I(cardiac troponin I)和心房利钠肽等靶

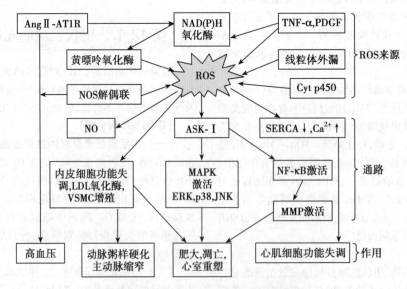

图 2-4-12-2 反应性氧族对心脏的影响

Cytp450：细胞色素 p450；NOS：一氧化氮合酶；PDGF：血小板衍化生长因子；TNF-α：肿瘤坏死因子；ASK-Ⅰ：凋亡调节信号激酶；MAPK：有丝分裂原活化蛋白激酶；NF-κB：核因子-κB；MMP：基质金属蛋白酶；AngⅡ：血管紧张素Ⅱ；AT1R：血管紧张素受体；SERCA：肌浆内质网钙 ATP 酶

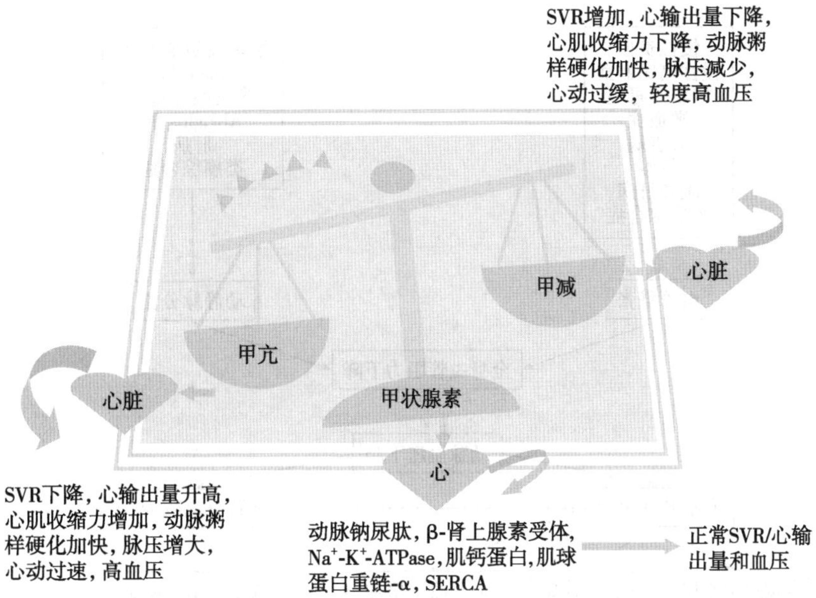

图 2-4-12-3 甲状腺激素对心功能的影响

基因表达[16,17]，同时抑制其他基因如肌球蛋白 β 重链（MHC-β）表达。甲状腺功能异常则因基因表达谱改变而引起心功能异常（图 2-4-12-3）。甲亢患者氧化代谢旺盛，自由基生成过多。除上述基因表达异常外，也影响钙循环蛋白（calcium-cycling protein）和蛋白激酶（PKCα、PKCε）、受磷蛋白（phospholamban，PLB）、SERCA2 表达[18,19]，进而引起心功能障碍。

甲状腺激素通过基因组和非基因组途径（如整合素受体 αvβ3、VEGF 和 FGF）促进心脏血管生成。由于升高基础代谢率增加心输出量，血压增高。甲状腺激素也激活肾球旁器，增加肾素和醛固酮分泌，血容量和前负荷升高 50%～300%[20,21]。

【临床表现】

甲亢伴心律失常以老年甲亢和病史较久未能良好控制者多见，其特点是当甲亢完全控制后心脏功能可恢复正常或得到明显改善。

（一）高心输出量心衰 早期表现为运动不耐受和呼吸困难，继而因房颤和心肌收缩功能降低而导致充血性心衰，出现端坐呼吸、阵发性夜间呼吸困难、皮下水肿和颈静脉怒张。甲亢主要表现为心输出量和心率增加与外周阻力降低，形成高动力性循环（hyperdynamic circulation），心脏前负荷升高和舒张功能下降。病情严重时可因 RAAS 系统被激活而进展为高心输出量心衰和心动过速性心肌病（tachycardiac-mediated cardiomyopathy）。高心输出量心衰的特点是持续性心动过速，前负荷、心室舒张压和肺动脉压增加而血管阻力降低，见表 2-4-12-1。

高心输出量心衰（high output heart failure）见于慢性贫血、动静脉瘘、败血症、高碳酸血症和甲亢，其病理生理特点是外周血管阻力下降，血压降低和神经激素分泌增多，引起心衰，但心输出量>8L/min 或心脏指数>3.9L/min/m²。甲亢引起的高动力循环、心动过速、左室扩张和心输出量增高（图 2-4-12-4）[22-26]。

表 2-4-12-1 甲状腺功能异常引起的心衰比较

指标	甲亢性高心输出量心衰	甲亢性低心输出量心衰	甲减性低心输出量心衰
病因	甲亢	甲亢+心脏病	严重甲减或轻度甲减+心脏病
心率	↑	↑	↓
心脏前负荷	↑	↑	正常
血管阻力	↓	↓	↑
心室充容压	↑	↓	↓
心肌收缩力	↑	↓	↓
肺动脉压	↑	正常	正常
内皮细胞功能	↓	↓	↓
动脉僵硬度	↓	↑	↑
舒张期血压	↓	↑	↑
心功能转归	可恢复正常	可部分改善	可恢复正常

（二）低心输出量心衰 原来伴有心脏疾病和老年甲亢患者可并发低心输出量心衰（low-output heart failure），其特点是心脏射血分数、心输出量、左室收缩功能和舒张功能降低，而血管阻力和血容量增加。经治疗甲状腺功能正常后，甲亢性高心输出量心衰可完全恢复正常，但如果已经并发心肌病则难以恢复。由于长期的肺动脉高压，患者常并发右心衰竭，个别表现为单纯性右心衰竭、右心过负荷和三尖瓣关闭不全。高心输出量心衰与低心输出量心衰的鉴别诊断见图 2-4-12-5。长期使用胺碘酮引起的甲亢主要表现为左室射血分数降低，发生心肌梗死、卒中、充血性心衰和室性心律失常的风险明显增加（HR 3.18）。同样，亚临床甲亢也恶化心血管病。以心动过速、心律失常和甲亢性心脏病常见。过量 TH 对心血管的作用是多方面的。除了 TH 的直接作用外，还可以通过 RAAS 损害心肌和血管内皮细胞。此外，TH

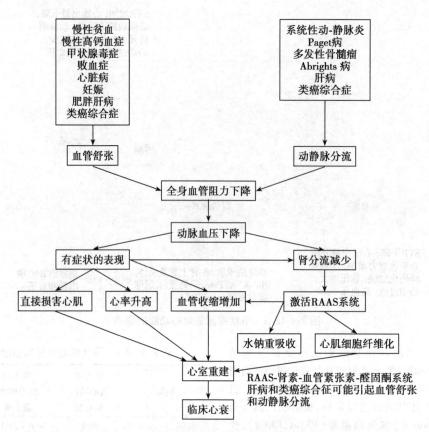

图 2-4-12-4　血管阻力降低引起的高输出量心衰发病机制

通过受体和非受体途径导致心肌细胞 Ca^{2+} 转运失常而引起心律失常。

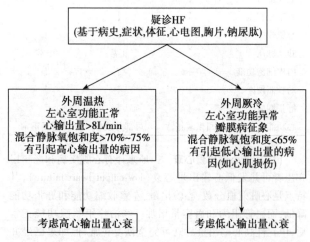

基于一系列检查包括超声心动图、核素血管成像、心导管术、心脏核磁共振

图 2-4-12-5　高心输出量心衰与低心输出量心衰的鉴别诊断

1. 心动过速　心动过速可见于 GD 或其他类型的甲亢。是心血管系统最早最突出的表现。绝大多数为窦性心动过速,心率多在 90~120 次/分。心动过速为持续性,在睡眠和休息时有所降低,但仍高于正常。静息和睡眠时心率快慢与基础代谢率呈正相关。静息状态下的窦性心律增快主要与 T_3 兴奋窦房结肌细胞 f-通道蛋白质的转录,细胞质 f-通道的电导性增加有关。由于心肌收缩力加强,使心搏增强,心尖部第一心音亢进,常有收缩期杂音,在心尖部偶可听到舒张期杂音。

2. 心律失常　心律失常亦可见于 GD 或其他类型的甲亢。以房性期前收缩最常见,其次为阵发性或持续性心房颤动,也可见室性或交界性期前收缩,偶见房室传导阻滞。有些患者可仅表现为原因不明的阵发性或持续性心房颤动,尤以老年人多见。甲亢容易并发房颤(10%~25%),处理甲状腺激素过多外,房颤还与男性、缺血性心脏病、心瓣膜病和充血性心衰有关。甲亢并发房颤后发生血管栓塞的风险中度增加,但抗凝血药物的应用价值仍有争论,如果无禁忌证,可酌情应用抗凝治疗。

3. 高血压　收缩压升高、舒张压下降和脉压增大为甲亢的特征性表现之一。有时可出现毛细血管搏动、水冲脉等周围血管征。发生原因为心脏收缩力加强,心排血量增加和外周血管扩张、阻力降低。

4. 心衰(heart failure,HF)　是所有心脏疾病引起的心室充容与排血功能障碍临床综合征,其病理生理包括收缩性心衰(systolic heart failure)和/或舒张性心衰(diastolic heart failure)两种。

(三) 可逆性心肌病　同应激、心动过速、产后、炎症引起的心肌病一样,甲亢引起的心肌病在积极治疗后,一般是可逆的(表 2-4-12-2),但是如果病情重,且长期得不到合适治疗则可发展为不可逆性心肌病。

表 2-4-12-2 可逆性心肌病的发病机制

心肌病类型	病 因	发 病 机 制
不规则性心动过速	窦性心动过速/快速型房颤/房扑/室性心动过速/折返性心动过速	组织 ATP 缺乏 心内膜下血流减少血管扩张
自身免疫性	产后	细胞因子自身免疫性心肌炎
炎症与感染	HIV 心肌病/病毒性心肌炎/败血症/感染性休克	T 细胞自身免疫反应/肌肉营养不良蛋白(dystrophin)被破坏 MAPK 激活→Ca^{2+} 内流↑→细胞死亡
交感神经兴奋	急性应激/自主神经功能紊乱药物	心肌微血管损伤儿茶酚胺增多→细胞内 Ca^{2+}↑→心肌功能异常外源性物质慢性刺激心肌 β-肾上腺素能受体
代谢性	甲亢(高心输出量性心衰) 甲减(低心输出量性心衰)	心脏作用↑或心脏作用↓→α-肌凝蛋白重链(α-MHC)融合 肌浆网 Ca^{2+} 激活 ATP 酶(SERCA)/Na^+-K^+泵(Na^+-K^+-ATP 酶)衰竭/β-肾上腺素能受体激活
慢性疾病	肝硬化	胆固醇/蛋白比值↑→膜流动性↓→受体蛋白功能异常(肾上腺素能受体) 内源性大麻素-CO-NO→cGMP↑→肌浆网 Ca^{2+} 释放↓→心肌收缩↓
	肥胖	胰岛素抵抗→葡萄糖毒性→心肌细胞凋亡慢性炎症状态(IL-6)→细胞凋亡(Ca^{2+}内流) 心肌脂肪浸润
	尿毒症	强心制剂→持续性血容量血压↑→心肌肥厚/心肌纤维化

（四）应激性心肌病 应激性心肌病(stress-induced cardiomyopathy)亦称 Tako-Tsubo 心肌病，属于另一种可逆性心肌病类型。应激原来源于感染、躯体、心理或精神因素，甲亢亦可引起应激性心肌病，目前约有 10 多个病例报道(表 2-4-12-3)，有时与甲亢危象并存，注意与过多儿茶酚胺对心肌刺激或患者对儿茶酚胺过敏感有关。

表 2-4-12-3 文献报道的甲亢伴应激性心肌病病例

报道者/年	年龄(岁)	性别	主诉	胸痛	心肌酶升高	甲亢	起始LVEF(%)	追踪LVEF(%)	左心功能不全(天)	结局	追踪时间
Miyazaki 等/2004	79	女	心悸	无	无	Graves 病	45	正常	9	好	3 个月
Sakaki 等/2004	74	女	胸痛	有	有	慢性甲状腺炎	未知	未知	未知	好	6 个月
Rossor 等/2007	61	女	呼吸困难	无	有	Graves 病	未知	未知	1	好	1 个月
Radhakrishnan、Granato/2009	65	女	呼吸困难、腹泻	无	有	Graves 病	25	60	4	好	未知
Kwon 等/2010	55	女	胸痛	有	有	外源性 L-T_4	未知	未知	未知	好	3 个月
Sarullo 等/2009	55	女	呼吸困难	无	有	Graves 病	28	未知	18	好	6 个月
van de Donk 等/2009	73	男	呼吸困难	无	有	毒性甲状腺结节+^{131}I 甲状腺炎	25	57	4	好	7 周
Alidjan 等/2010	66	女	心悸	无	有	Graves 病	40	正常	30	好	1 个月
Tsao 等/2010	31	女	胸痛	有	未知	外源性 L-T_4	未知	正常	14	好	2 周
Hutchings 等/2011	79	女	呼吸困难	有	未知	未知	未知	正常	5	好	未知
Hutchings 等/2011	55	女	胸痛	有	有	外源性 L-T_4	未知	未知	未知	好	4 个月
Gundara 等/2012	40	女	焦虑、呼吸困难	有	有	Graves 病甲状腺切除	未知	未知	未知	未知	未知

注:LVEF:左室射血分数

【诊断】

（一）甲亢性心脏病的诊断 甲亢性心脏病诊断标准，根据症状、体征及实验室检查，首先确诊为甲亢，且患者心脏有以下一项或一项以上异常:①心律失常，如阵发性或持续性房颤、阵发性室上性心动过速、频发室性期前收缩、房室或束支传导阻滞、窦房阻滞;②心脏扩大(一侧或双侧);③心力衰竭(右心衰为主或全心心衰);④心绞痛或心肌梗死;⑤左房室瓣脱垂伴心脏病理性杂音。甲亢症状控制后，心血管症状消失。

（二）甲亢性心脏病的误诊分析 由于甲亢性心脏病

的临床表现无显著的特异性，其所表现的是心血管疾病症状，极易引起误诊，尤其是老年患者。甲亢性心脏病误诊原因:①甲亢时心脏的改变无特异性，医务人员对甲亢性心脏病缺乏足够的认识和警惕性，检查不细致，被患者就诊时的主诉误导。患者一旦出现心律失常或心脏病典型症状时极易被误认为是冠心病。②老年人甲亢，多呈淡漠型，临床表现多不具有易怒、多汗、怕热、震颤、甲状腺肿等典型甲亢表现，而常以消瘦、厌食、呕吐、腹泻和心脏病表现为其主要症状。③甲亢性心脏病临床表现多样化，心脏异常表现突出，无特异性，易误诊为其他心脏病;对以房颤为主的心律失常的认识不足,房颤并不是冠心病常见的临床表现,房颤在甲状腺功能亢进性心脏病患者中发生率却很高。研究显示,在甲亢性心脏病患者中房颤发生率为80%左右[27]。甲亢性心脏病所致房颤有如下特点:①年龄较大,一般50岁以上;②初为阵发性,继之窦性心律与阵发性房颤交替出现,最后可发展为持续性房颤;③房颤多为快速型,且对洋地黄反应差,用一般抗心律失常药物效果不佳。所以要防止甲亢性心脏病误诊应做到以下几点:①认真询问病史,仔细查体;②对无法解释的心动过速、尤其熟睡中的心动过速及不明原因的房颤和心力衰竭者,应高度警惕甲亢性心脏病,及时进行甲状腺功能检查[28]。

【治疗】

限制水分和食盐摄入量,酌情应用利尿剂、血管紧张素转换酶抑制剂、血管紧张素受体阻滞剂或具有扩张血管功能的β阻滞剂。低输出量心衰发生率6%~15%,主要见于老年患者。其原因与射血分数降低、左室收缩乏力、外周血管阻力升高有关;房颤或房扑亦是导致低心输出量心衰的附加因素,其他因素包括心脏前负荷增加、左室充容不足、心室率过速等。药物治疗家族性激素引起的心肌肥厚与心功能异常见表2-4-12-4。

表 2-4-12-4 药物治疗家族性激素引起的心肌肥厚与心功能异常

药物	作 用 机 制	心室肥大	心室功能不全
维生素 E	抑制脂质过氧化	无变化	未评价
	抑制脂质过氧化	无变化	部分改善
	抑制脂质和蛋白过氧化	降低	恢复正常抑制充血
阿替洛尔	β受体阻滞剂抑制线粒体过氧化	无变化	未评价
NAC	抑制脂质过氧化,增加抗氧化能力	无变化	部分改善
胆固醇	抑制脂质过氧化	无变化	无变化
L-NAME	非特异性抑制 eNOS/iNOS/nNOS	无变化	未评价
AG	iNOS 特异性抑制剂	无变化	未评价
7-NI	特异性抑制 nNOS	无变化	未评价
Tempol	细胞膜可通透性低分子量 SOD 类似物	无变化	未评价
卡维地洛	α/β 受体阻滞剂	无变化	未评价
普伐他汀	抑制 Rac1	无变化*	无变化
别嘌呤醇	黄嘌呤氧化酶抑制剂	无变化	无变化
夹竹桃麻素	NADPH 氧化酶抑制剂	无变化	增加左室射血分数
L-NIO	非特异性抑制 NOS(eNOS/iNOS/nNOS)	无变化	增加左室射血分数趋势
Mito-TEMPO	线粒体抗氧化	无变化	无变化

注:NAC:N-乙酰半胱氨酸;L-NAME:L-精氨酸甲基酯酶;AG:氨基胍;7-NI:7-硝基吲达唑;L-NIO:N5-(L-亚氨甲基)-L-鸟氨酸-二盐酸;Mito-TEMPO:2-(2,2,6,6-四甲基哌啶-1-氧基-4-胺基)-2-氧乙氧)三苯基氯化铵

(张红 刘耀辉)

第13节 甲状腺功能减退症

甲状腺功能减退症(hypothyroidism,简称甲减)是由多种原因引起的 TH 合成、分泌或生物效应不足所致的全身性低代谢综合征,按起病年龄可分为三型。功能减退始于胎儿或新生儿者称呆小病(克汀病,cretinism);起病于青春期发育前儿童者及青春期发病者,称幼年型甲减(juvenile hypothyroidism);起病于成年者为成年型甲减(adult hypothyroidism)。重者可引起黏液性水肿(myxedema),更为严重者可引起黏液水肿性昏迷(myxedema coma)。

本病女性较男性多见,且随年龄增加,其患病率逐渐上升。新生儿甲减的发病率低(美国为1:4000),青春期甲减发病率亦低,但成年期后则上升。亚临床型甲减(subclinical hypothyroidism)的患病率女性自 7.5%~13.6% 不等,男性 2.8%~5.7%。女性每年临床型甲减的发病率为 3.5:1000,男性为 0.6:1000;60 岁以后,其比例明显升高;伴 TSH 升高及甲状腺抗体阳性者发生临床型甲减的机会更高,地方性克汀病(endemic cretinism)和缺碘地区的 50% 孕妇伴有临床型或亚临床型甲减。

【病因与发病机制】

甲减的病因较复杂(表 2-4-13-1),一般根据发病部位分为原发性(primary)或甲状腺性甲减、继发性(secondary)或垂体性甲减、三发性(tertiary)或下丘脑性甲减、TH 不敏感综合征(组织对 TH 抵抗)和消耗性甲减五类。临床上以原发性者多见,其次为垂体性者,其他均属少见。原发性甲减中以慢性淋巴细胞性甲状腺炎(桥本甲状腺炎)最常见。其发病机制随病因和类型不同而异。

(一)**甲状腺发育障碍导致的呆小病** 呆小病有地方性及散发性两种。地方性呆小病见于地方性甲状腺肿流行区,因母体缺碘,供应胎儿的碘缺乏,以致甲状腺发育不全和激素合成不足。此型甲减对迅速生长的胎儿神经系统特别是大脑发育危害极大,以不可逆性神经系统损害为特征。某些胎儿在碘缺乏或 TH 不足的情况下,有易发生呆小病的倾向,其发病可能与遗传因素有关。散发性呆小病见于各地,病因不均一。甲状腺发育过程中出现任何异常,导致 TH 的合成和分泌障碍均可引起甲状腺疾病,严重者表现为先天性甲减[1]。

表 2-4-13-1 甲减的病因分类

原发性或甲状腺性甲减	Tg 基因突变
获得性因素	碘化酶基因突变
破坏性损害	脱碘酶基因突变
桥本甲状腺炎(慢性淋巴细胞性甲状腺炎)	蛋白水解酶基因突变
特发性黏液性水肿	**继发性或垂体性甲减**
甲状腺全切或次全切除术后	垂体肿瘤
甲亢^{131}I 治疗后	TSH 异常(TSH-β/Prop-1/Pit-1 突变)
晚期 Graves 病	TRH 受体基因突变
颈部疾病放射治疗后	垂体非肿瘤因素
亚急性甲状腺炎(一般属暂时性)	垂体手术或放射治疗后
胱氨酸病	Sheehan 综合征或 Simmond 综合征
甲状腺内广泛病变	药物(多巴胺、肾上腺皮质激素)
TH 合成障碍	重症疾病
缺碘性地方性甲状腺肿	**三发性或下丘脑性甲减**
碘过多(碘>6.0mg/d,原有甲状腺疾病)	肿瘤
药物诱发(碳酸锂/硫脲类/过氯酸钾等)	慢性炎症或嗜酸性肉芽肿
致甲状腺肿物(卷心菜/芜菁/甘蓝/木薯等)	放射治疗后
先天性因素	TH 不敏感综合征(组织对 TH 抵抗)
缺碘或口服过量抗甲状腺药物孕妇的婴儿	垂体和周围组织联合不敏感型
先天性甲状腺不发育	选择性外周对 TH 不敏感型
异位甲状腺	消耗性甲减
TSH 不敏感综合征	血管瘤
TH 合成障碍	血管瘤相关性肿瘤
NIS 基因突变(Pendred 综合征)	血管内皮细胞瘤
TPO 基因突变	体外循环手术

注:NIS:Na$^+$/I$^+$同转运蛋白;TPO:甲状腺过氧化物酶;Tg:甲状腺球蛋白

1. 先天性无甲状腺 先天性无甲状腺(athyreosis)多呈家族性发病,因转录因子如 PAX-8 和 TTF-2 失活性突变所致。临床上除先天性甲减外,还有腭裂、后鼻孔闭锁、头发异常等表现。甲状腺、唾液腺、胃黏膜和乳腺表达 NIS,NIS 的双等位基因突变(biallelic mutation)导致碘转运缺陷和先天性甲减(常染色体隐性遗传)。pendrin 是一种阴离子转运蛋白,主要在内耳、甲状腺和肾脏表达,而甲状腺腺泡顶部表达的 pendrin 主要功能是转运碘进入甲状腺腺泡内。SLC26A4 双等位基因突变引起 Pendred 综合征,其特点为感觉神经性耳聋、甲状腺肿和碘的有机化障碍[1]。

2. 异位甲状腺 其原因为甲状腺在下移过程中不下降或过分下降。全部或部分甲状腺异位于舌根下方、咽部后壁、胸骨后或心包等处。所有异位甲状腺均有发育不良,可能引起先天性甲减,但程度较轻。

3. 甲状舌骨囊肿或甲状腺瘘 甲状舌骨囊肿是由于舌导管未闭锁,且随甲状腺下降而引起,好发部位在颈部正中部舌骨和甲状软骨前方。有些甲状腺附于此囊肿两侧(异位甲状腺)。甲状舌骨囊肿或甲状腺瘘一般需手术切除,但是术前必须作甲状腺核素扫描,以证实正位甲状腺的功能和位置。如将附在囊肿两旁的异位甲状腺切除则引起永久性甲减。

(二)基因突变导致的先天性甲减 基因突变所致的先天性甲减的病因较复杂,能引起先天性甲减的因素很多,目前查明的突变基因主要有 NIS 基因、TH 合酶基因、TSH 受体基因、TPO 基因、Tg 基因等。

1. TSH 抵抗综合征 是先天性原发性甲减的罕见病因,遗传性非甲状腺肿性先天性甲减的分类见表 2-4-13-2。严重时表现为先天性甲减,较轻者出现甲状腺发育不良,更轻患者仅有轻度高 TSH 血症。TSH 抵抗应与其他原因所致的甲状腺发育不良、自身免疫性甲减及假性甲旁减伴遗传性或表观遗传性 GNAS 缺陷鉴别[2]。TSH 受体(TSHR)突变使受体不能与 TSH 结合而导致 TSH 抵抗;如为杂合子(父母为不同的点突变)则多为无症状性高 TSH 血症。外显子 10 突变(受体跨膜域或胞域区变异)则表现为严重的先天性甲减,甲状腺发育不良或甲状腺不能摄碘。TSHR 失活性突变的临床表型变异大,严重者表现为重症先天性甲减,而轻者可能仅有高 TSH 血症,甲状腺功能正常。TSH 抵抗的程度主要取决于受体的功能和突变等位基因的细胞数目。完全性 TSH 抵抗往往是双等位基因突变所致,甲状腺发育不良,出生后即发病,先天性甲减显著;部分性 TSH 抵抗患者的临床表现和血清 TSH 升高的轻重不一,FT$_4$ 正常。重症患者必须尽早应用 L-T$_4$ 替代治疗,但部分 TSH 抵抗引起的亚临床甲减治疗有争论,因为 TSH 升高本身是一种代偿反应,给予 L-T$_4$ 后抑制 TSH 的长期获益不明。

表 2-4-13-2 遗传性非甲状腺肿性先天性甲减的分类

OMIM ID	基因定位	基因名称	甲状腺形态
275200/CHNG1	14q31	TSHR	正常发育不良
218700/CHNG2	2q12-q14	PAX8	发育不良,不发育,甲状腺异位
609893/CHNG3	15q25.3-q26.1	CHNG3	正常发育不良
275100/CHNG4	1p13	TSHB	正常发育不良
225250/CHNG5	5q34	NKX2-5	发育不良,甲状腺异位
190120/CHNG6	17q21.1	THRA	正常

2. TH 抵抗综合征 典型的 TH 抵抗表现为血 T_3、T_4 浓度升高，TSH 轻至中度升高，但临床呈现甲减症状。按发病机制可分为三种类型：①全身靶组织对 TH 的抵抗(generalized resistance of thyroid hormone，GRTH)；②单一垂体对 TH 的抵抗(partial resistance of thyroid hormone，PRTH)；③外周组织对 TH 的抵抗(periphery tissue resistance of thyroid hormone，PTRTH)。本病多呈常染色体隐性遗传，但也可以是散发的。多数患者无症状或呈非特异表现，部分患者的甲减和亢进症状并存。甲减表现为生长和智能发育迟缓；甲亢者常表现为窦性心动过速、基础代谢率增高，行为亢奋等。

散发性病例的病因可能还有其他因素的参与。突变型 T_3 受体基因所表达的 T_3 受体功能异常，对 T_3 的亲和力下降，不能与 T_3 结合成受体-T_3 二聚体；而且，突变的 T_3 受体还可与正常 T_3 受体竞争，抑制后者的功能或分别与 T_3 形成无活性的杂二聚体和同二聚体，从而减少 T_3 与 T_3 受体的结合。垂体型甲状腺激素抵抗的临床表现为甲亢，但随着年龄增长可缓解。Guran 等对此型甲状腺激素抵抗患者进行了长达 9 年的观察。开始用 D-T_4 治疗，以后用三碘甲腺乙酸(tri-iodothyroacetic acid，TRIAC)治疗。结果表明，TR1AC 能抑制 TSH 和 T_3 的分泌，其作用优于 D-T_4[3]。

单羧基甲状腺激素转运蛋白-8(MCT8)和 MCT10 为特异性甲状腺激素转运蛋白，其突变导致精神运动性障碍及 Allan-Herndon-Dudley 综合征(血清 T_3 升高)。

3. 甲状腺激素合成障碍综合征 本综合征的病因主要有甲状腺激素合酶基因突变、NIS 基因突变、TPO 基因突变、Tg 基因突变，这些基因变异均可引起先天性甲减。甲状腺激素合成需要一系列酶参与，按次序有过氧化物酶、酪氨酸碘化酶、偶联酶和甲状腺滤泡细胞溶酶体蛋白水解酶。此外，在外周组织中有脱碘酶、血液循环中的 T_4 在周围组织中通过 5' 脱碘酶作用外环脱碘，将 T_4 转变为 T_3。还有 55% 左右的 T_4 通过 5' 脱碘酶在内环脱碘转变为 rT_3，血液循环中的 rT_3 几乎全部由 T_4 在 5' 脱碘而来。如 Tg 基因突变，Tg 产量减少也可发生甲减。

(1) Pendred 综合征：详见篇扩展资源 11 相关内容。pendrin 蛋白(基因 PDS)突变引起 Pendred 综合征。NIS(碘泵)位于甲状腺滤泡细胞基底部，负责将碘化物转运至甲状腺滤泡细胞内。PDS 基因除在甲状腺滤泡细胞表达外，也在内耳、肾脏、乳腺、唾液腺、胎盘绒毛膜有表达，但只有甲状腺滤泡细胞上的 pendrin 才能转运 I^-。NIS 基因(PDS 基因)的表达产物为 pendrin 蛋白。迄今已发现 pendrin 失活突变 10 多种，呈家族性发病，患者表现有先天性甲状腺肿。由于 pendrin 功能异常，导致内耳淋巴液的转运失常、前庭导水管与内淋巴管肿大和内耳内的淋巴液不平衡，结果发生感觉神经性耳聋。有的 PDS 基因突变还引起先天性甲减和肾萎缩。但是，也有患者并无 PDS 基因突变(假性 Pendred 综合征)。过氯酸钾排泌试验和 PDS 基因突变分析为 Pendred 综合征的确诊试验。本综合征患者的过氯酸试验阳性，这与 Na^+/I^- 转运体缺陷一样有碘浓集缺陷，但 TPO 活性正常。基因突变点与耳聋的关系不大。患儿在婴儿期无症状，除非有缺碘则会过早发病，至儿童期发生甲状腺肿大及不同程度的甲减表现。

(2) Wolcott-Rallison 综合征：常染色体显性遗传，病因为编码真核细胞翻译启动因子 2α 激酶-3 突变，但甲状腺激素合成障碍导致甲减的发病机制仍未明了。主要表现是新生儿和儿童糖尿病伴骨骼发育不良症和生长迟缓；有时伴有原发性甲减、耳聋、中心粒细胞减少、反复感染或骨折。

(3) 过氧化物酶缺陷症：甲状腺功能的独特性在于它能生成过氧化氢(hydrogen peroxide，H_2O_2)，为甲状腺激素的合成提供条件。生成的过氧化氢是双向氧化酶-2(dual oxidase-2，DUOX2)作用的结果。还原型烟酰胺腺嘌呤-二核苷酸磷酸氧化酶 4(NOX4)属于细胞内反应性氧族(ROS)的来源之一，故 DUOX 是一些甲状腺疾病的病因。有些甲状腺疾病与甲状腺内的 H_2O_2 生成异常有关。DUOX 分子含有过氧化酶样或 NADPH 氧化酶样结构域，而甲状腺的 DUOX1 与前者的序列同源性高达 83%。由于甲状腺内还含有强力的抗氧化剂，正常情况下可防止发生自身免疫反应。但因为某些原因使该平衡打破，则导致甲状腺自身免疫反应。DUOX2 和 DUOXA2 突变时，甲状腺所产生的 H_2O_2 不足，引起 T_3/T_4 合成障碍，这是新近认识的甲减病因。此外，甲状腺乳头状癌的发病也与 NOX4 增多和 ROS 升高有关。当碘摄入过多时，因碘诱导 H_2O_2 或其他 ROS 而发生自身免疫性甲状腺炎[1]。过氧化酶催化碘的有机化是甲状腺合成过程的第 2 个重要步骤，碘氧化后才能使 Tg 内的酪氨酸残基碘化成为碘化酪氨酸，并由 TPO 使碘化的单碘酪氨酸偶联形成 T_3 和 T_4。迄今已报道的缺陷包括 TPO 功能异常、TPO 缺乏或过氧化氢形成的缺陷等。患者可有"正常"的甲状腺功能或轻度的甲减，但伴有甲状腺肿大。过氯酸脱碘试验可发现碘的有机化缺陷。

(4) Tg 合成缺陷症：Tg 基因突变时导致 Tg 的结构和功能异常。临床表现轻重不一，轻者发病迟，重者则出生时已有甲状腺肿大或伴甲减。

(5) 碘化酪氨酸脱碘酶缺陷症：出生后早期即有甲状腺肿大，轻症者的甲减可给予补碘纠正，仅在碘供不足时才发生甲状腺肿大。^{131}I 吸收试验显示早期快速摄碘，但摄取的 ^{131}I 很快被洗脱、于 48 小时内消失。

4. 先天性中枢性甲减 主要病因是常染色体隐性遗传性 TSH 缺乏症与 TRH 受体突变，临床上分为先天性垂体性甲减和先天性下丘脑性甲减两种。先天性单一性 TSH 缺乏是 TSHβ 链基因突变的结果。甲减的症状可轻可重，血 T_3、T_4 和 TSH 均明显下降时要想到中枢性(继发性和三发性)甲减可能，TRH 试验不能使 TSH 分泌增加(使 PRL 升高)。TSHβ 链基因突变符合常染色体隐性遗传规律。如为 Pit-1 基因(PROP1)突变则表现为垂体的多种激素(GH、TSH、LH、FSH、PRL 等)的同时缺乏，两者易于鉴别。除此之外，垂体的 TRH 受体异常亦可引起先天性甲减(表 2-4-13-3)。TRH 受体基因分析显示，患者的 TRH 受体基因发生了双重杂合子突变，1 个突变点在第 49 位碱基，使编码 Arg 的密码子(CGA)突变为终止密码(TGA)；另一突变点在核苷酸 343~351 位，使 TRH 受体丢失 115、116、117 位氨基酸。另外，TRH 受体的 C335Stop 为一种活化型基因突变，可使 TRH 受体在与 TRH 结合后立即失敏，其临床意义有待进一步观察。

表 2-4-13-3　先天性甲减的病因

原发性先天性甲减	继发性（中枢性）先天性甲减
甲状腺发育障碍	单纯性 TSH 缺乏
甲状腺不发育	先天性垂体功能减退症（多垂体激素缺乏）
甲状腺发育不良	外周性先天性甲减
异位甲状腺	甲状腺激素转运障碍（单羧化酶转运体 8 突变）
甲状腺激素合成障碍	甲状腺激素代谢缺陷（硒代胱氨酸插入序列结合蛋白 2 突变）
Na^+-I^- 同转运体突变	甲状腺激素抵抗
甲状腺过氧化酶缺乏	暂时性先天性甲减
过氧化氢生成缺陷	母亲或新生儿碘过多
甲状腺球蛋白突变	母亲或新生儿碘缺乏
脱碘酶缺陷	母亲应用抗甲状腺药物
TSH 结合或信号障碍（TSH 抵抗）	母亲 TRB-Ab
TSH 受体缺陷	THOX2/DUOXA2 杂合子突变
G 蛋白缺陷	先天性肝血管瘤

　　先天性中枢性甲减的另一个病因是免疫球蛋白超家族成员 1 突变或缺失。垂体细胞高表达 IGSF1，IGSF1 属于胞浆膜糖蛋白，生理作用仍未明，可能主要与调节儿童生长发育有关。IGSF1 缺乏引起 TSH 缺乏和甲减，半数以上患者合并泌乳素缺乏，男性患者可能伴有巨睾症、青春期发育延迟。筛选新生儿甲减的主要指标是血清 FT_4 和 TSH 先天性甲减的常见致病基因包括 POU1F、PROP1、HESX1、LHX3 和 LHX4，其特点是存在垂体多种激素缺乏。另一方面，缺乏其他表现的先天性甲减主要是由于 TSH-β 突变（OMIM 188540）、TRH 受体突变（OMIM 188545）或

IGSF1（OMIM 300888）突变所致[4-10]。IGSF1 含有一个信号肽和 12 个 C2 型免疫球蛋白（Ig）样结构域，C 端尾肽较短（图 2-4-13-1），经蛋白酶裂解后，仅含有 7 个 Ig 环。编码 IGSF1 的基因位于 Xq 26.2。人 IGSF1 在成人垂体、Rathk 囊和睾丸高表达，鼠类 TSH 细胞、GH 细胞和 PRL 细胞也有表达。主要功能是调节垂体 TSH 合成与分泌（图 2-4-13-2）。因此，IGSF1 突变可导致先天性甲减（图 2-4-13-3）。临床表现为 Prader-Willi 综合征、垂体多种激素缺乏或单纯性 TSH 缺乏症（表 2-4-13-4），部分患者伴有肥胖，男性可能伴有巨睾症[11-16]。

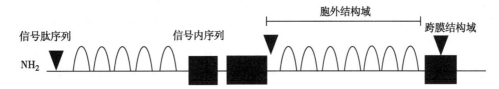

图 2-4-13-1　免疫球蛋白超家族成员 1 结构

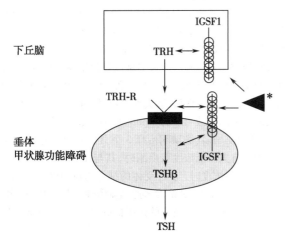

图 2-4-13-2　免疫球蛋白超家族成员 1（IGSF1）在垂体 TSH 合成与分泌中的作用

免疫球蛋白超家族成员 1 影响 TSH 的合成与分泌及 TRH 受体功能，下丘脑也表达 IGSF1，并调节 TRH 分泌

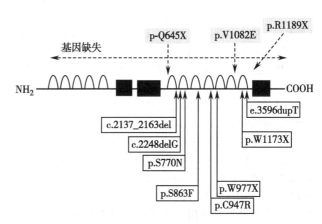

图 2-4-13-3　免疫球蛋白超家族成员 1 突变与缺失

黑框表示已经报道的突变类型

表 2-4-13-4　先天性中枢性甲减常见类型

疾　病	脑发育异常特点
Prader-Willi 综合征	腺垂体发育不良
垂体多激素缺乏症	腺垂体发育不良/神经垂体异位/视神经萎缩/垂体柄发育不良
单纯性 TSH 缺乏症	脑形态正常

　　IGSF1 缺乏影响 GH 和 PRL 分泌,因此伴有低 PRL 血症和 GH 缺乏症。应用血清 TSH 测定不能筛选出 IGSF1 缺乏症患者,必须应用 TRH 兴奋试验(同时测定 TSH 和 PRL,阳性表现为无反应或反应明显低下)才能确诊。

　　L-T$_4$ 补充的具体方法是:起始剂量每天 10~15μg/kg,定期监测 FT$_4$ 和 TSH 变化,一般要求 FT$_4$ 或 TT$_4$ 居于正常上限 1/2 水平(FT$_4$ 正常值 0.8~2.3ng/dl,目标值 1.4~2.3ng/dl),2 岁以下儿童的 TT$_4$ 维持在 10~16μg/dl 范围内,此后维持在正常上限 1/2 水平;TSH 维持在 5mU/L 以下,最佳范围为 0.5~2.0mU/L。出生后 6 个月龄以下者每月监测 1 次,6 个月至 3 岁者每 2~3 个月监测 1 次,3 岁~青春期发育完成后,每 6~12 个月监测 1 次。

　　(三) 新生儿甲减
　　1. 妊娠期缺碘　由于甲状腺的代偿能力很强,甲减仅见于严重的碘缺乏患者。地方性甲状腺肿引起结节性甲状腺肿。

　　2. 致甲状腺肿物质　凡能干扰 TH 合成的物质都可导致甲状腺肿大,发生甲减或亚临床甲减。天然的物质有卷心菜或大白菜类(含 goitrin,1,5-乙烯-2-甲基-唑酮),大豆(不包括已煮过的豆奶),亚麻苦苷(含在木薯内的一种糖苷)等。化学物质类有碘(大剂量的,包括造影剂)、过氯酸、硫氰酸、钴、砷酸盐和锂盐等。药物有苯甲酸,胺碘酮,氨基水杨酸类,抗甲状腺药物(丙硫氧嘧啶,甲巯咪唑)等。确定是食物引起的甲减或甲状腺肿较困难,因可能不是直接摄入,一些化学物质也可能是经污染了水源(地下水),也可能是环境和免疫两种因素联合作用所致。

　　3. 母亲 GD　原发性甲减偶由 GD 转化而来,亦可为多发性内分泌功能减退综合征(Schmidt 综合征)的表现之一,或与结节病、自身免疫性肾上腺皮质功能减退症-单一性垂体激素缺乏症-1 型糖尿病等并存,或为自身免疫性多发性内分泌腺病-念珠菌病-外胚层发育不良症的表现之一。APECED 主要与自身免疫调节基因突变有关。母体 TSH 受体阻断性抗体进入胎儿体内导致的新生儿甲减为暂时性,但对新生儿的脑发育有严重影响。原因不明的"特发性"甲减患者血清中常有高滴度的抗 Tg 抗体和抗甲状腺 TPOAb。TSH 受体抗体在甲减的发病中有重要作用,其中 TSH 受体封闭型抗体很可能是本病的病因。依据是某些黏液性水肿患者血清中存在 TBAb,但并无甲状腺肿,并且外源性 TRH 能刺激血清 TSH 浓度增高,而 TH 却降低;另外,TBAb 不仅能对抗 TSH 的促甲状腺作用,而且阻止 TSH 与受体或与受体有关的成分结合,抑制甲状腺滤泡细胞产生 cAMP,阻止 TSH 受体与 TSH 结合或抑制 TSH 受体抗体的敏感性。

　　(四) 下丘脑-垂体-甲状腺病变导致的成年型甲减
　　1. 特发性甲状腺性甲减　病因不明,可能与甲状腺自身免疫病损有关。此组病例较多发生甲状腺萎缩,临床称为非甲状腺肿性甲减、原发性甲减或黏液水肿性甲减。有些患者在发病的若干年前有 2B 型自身免疫甲状腺炎(原发性黏液性水肿或萎缩性甲状腺炎)病史,血 TPOAb 和 TgAb 升高,部分患者的 TSAb 亦为阳性。临床上虽然无甲状腺肿,但病理学上有三种不同的类型:①甲状腺萎缩并纤维化;②甲状腺的形态和体积正常;③轻度甲状腺肿伴或不伴甲状腺结节。因此,统称为非甲状腺肿性甲减为萎缩性甲状腺炎是不妥的[17]。

　　2. 继发性甲状腺性甲减　有以下几种原因:①甲状腺破坏:如手术切除甲状腺,放射性碘或放射线治疗后;②甲状腺炎:以慢性淋巴细胞性甲状腺炎的后期为常见,亚急性甲状腺炎引起者罕见;③伴有甲状腺肿或结节的甲状腺功能减退:以慢性淋巴细胞性甲状腺炎多见,偶见于侵袭性纤维性(Reidel)甲状腺炎,可伴有缺碘所致的结节性地方性甲状腺肿和散发性甲状腺肿;④甲状腺内广泛病变:多见于晚期甲状腺癌和转移性肿瘤,较少见于甲状腺结核、淀粉样变、甲状腺淋巴瘤等;⑤药物:以抗甲状腺药物治疗过量,摄入碘化物过多,使用阻碍碘化物进入甲状腺的药物如过氯酸钾、碳酸锂等多见。甲亢患者经外科手术或 ^{131}I 治疗后,对碘化物的抑制甲状腺激素合成及释放作用常较敏感,故反复服用含碘药物易发生甲减。

　　(1) 甲状腺手术后甲减:较常见。虽然手术切除的甲状腺组织过多是导致甲状腺手术后甲减的重要原因,但此种情况已越来越少见。甲状腺手术后甲减的更常见病因是:①甲状腺癌广泛切除;②手术后仍留有足够的甲状腺组织,但最终发生甲减,原因不明,很可能与继发性自身免疫性破坏有关;③手术前或手术后血 TPOAb、TgAb 和 TSAb 升高者。

　　(2) ^{131}I 治疗后甲减:是 GD 行^{131}I 治疗的重要并发症,主要与^{131}I 的使用剂量、甲状腺的自身免疫反应等因素有关。^{131}I 治疗后甲减的发生率随时间的延长而增加。

　　(3) 碘过多所致的甲减:高碘使慢性淋巴性甲状腺炎加速发生甲减或诱发自身免疫性甲状腺炎。可抑制甲状腺碘的有机化,使甲状腺激素合成减少。碘还可抑制甲状腺释放激素。住院的新生儿暴露于碘造影剂可发生甲状腺功能异常甚至甲减,早产儿的风险明显高于一般新生儿。一般认为,碘过多所致的甲减(碘甲减)属于原发性甲状腺病变中的一种特殊类型。单独的碘过多难以导致甲减,碘甲减的发生可能与甲状腺的下列基础病变有关:①慢性淋巴细胞性甲状腺炎;②^{131}I 治疗 GD 后;③囊性纤维化;④非毒性甲状腺肿。胺碘酮导致的甲减与碘的 Wolff-Chaikoff 效应、甲状腺自身抗体、TSH 分泌增多(胺碘酮治疗 3 个月内)、饮食中碘含量过高等因素有关。低浓度胺碘酮时,其与 T$_3$Rα 的结合为非竞争性;而在高浓度时,与 T$_3$ 受体的结合为竞争性。在用胺碘酮治疗心律失常时,其浓度多达到竞争性抑制 T$_3$Rα 的水平,这既是胺碘酮抗心律失常的作用机制之一,也是其导致甲减的原因。

　　(五) 药物性甲减　引起甲减的药物很多,老年人因肾脏功能减退,稍多的碘剂或含碘药物(如碘造影剂和胺碘酮等)即可导致甲状腺功能抑制。其他影响甲状腺功能的药物有糖皮质激素、多巴胺、奥曲肽、酪氨酸激酶抑制剂、他莫昔芬、合成类类固醇激素、奥美拉唑、钙剂等，各种药物的作用环节不同，但最终均引起甲状腺功能紊乱，一般以甲减多见，偶尔为甲亢，见图 2-4-13-4 和图 2-4-13-5。

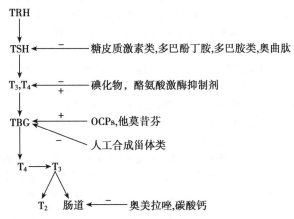

图 2-4-13-4　引起甲减药物的作用环节

－：抑制，+：兴奋；奥美拉唑抑制肠道 T_3 和 T_4 再吸收

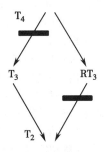

图 2-4-13-5　药物抑制 5-单脱碘酶减少 T_2 与 T_3 生成

能抑制 5-单脱碘酶活性，减少 T_2 与 T_3 的生成药物有胺碘酮、大剂量糖皮质激素、β 受体阻滞剂、碘造影剂和硫脲类药物

药物作用于下丘脑、垂体和甲状腺引起药物性甲减，或通过改变甲状腺素结合球蛋白的亲和性而干扰血甲状腺激素水平或影响其吸收。药物所致的甲状腺功能紊乱包括：①抑制 T_3/T_4 合成（硫脲类和咪唑类）；②抑制 T_3/T_4 分泌（锂盐、胺碘酮、氨基米特）；③导致甲状腺炎（干扰素、IL-2、胺碘酮、舒尼替尼）；④碘甲亢（碘剂、胺碘酮）；⑤抑制 TSH 分泌（糖皮质激素、多巴胺激动剂、生长抑素类似物、喹碘方、卡苯吗嗪、二甲双胍）；⑥促进 TSH 分泌（美替拉酮）；⑦从 Tg 中替换 T_4，引起血 FT_4 升高（呋塞米、苯妥英、丙碘舒、肝素、非甾体类抗炎药等）。

影响口服 $L-T_4$ 患者甲状腺功能的药物有：①抑制 $L-T_4$ 吸收（如铁剂、钙剂、氢氧化铝、考来烯胺、考束替泊、硫糖铝、雷诺昔芬）；②增加 $L-T_4$ 的肝代谢（如苯巴比妥、苯妥英钠、卡苯吗嗪、利福平和喹碘方等，酪氨酸激酶抑制剂，如伊马替尼、吉非替尼、埃罗替尼、索拉非尼、舒尼替尼、阿罗替尼、莫特塞尼、凡德他尼等亦增加肝脏对 $L-T_4$ 的清除）；③降低 $L-T_4$ 肝代谢（如二甲双胍）；④抑制 5'-脱碘酶活性（如丙硫氧嘧啶、甲硫咪唑、普萘洛尔、糖皮质激素、碘剂）；⑤促进 T_4 与 Tg 结合（如雌激素、雷诺昔芬、他莫昔芬、美沙酮、米托坦、氟尿嘧啶）；⑥抑制 T_4 与甲状腺蛋白结合（如雄激素、糖皮质激素、烟酸）。

1. 酪氨酸激酶抑制剂　可用于许多恶性肿瘤的治疗，这

类药物的作用机制基本相同，均可竞争性抑制 ATP 生成，不同的是作用的靶位和不良反应。一般的不良反应有皮损、毛囊炎、毛发增多、面部红斑、秃顶和眶周水肿，少见的不良反应有贫血、血小板与粒细胞减少、甲减和消化道反应。但是，多数药物只抑制血清 TSH 分泌而不引起临床型甲减，口服 $L-T_4$ 者同时服用二甲双胍时，可因 TSH 抑制而引起中枢性甲减，因而必须监测 TSH 和 FT_4 水平。喹碘方（rexinoid）用于治疗肿瘤时，亦因 TSH 分泌被抑制而引起中枢性甲减。

激酶抑制剂（kinase inhibitor，KI）主要包括小分子抑制剂和单克隆抗体两类约 20 多种药物，KI 是治疗肿瘤的常用药物（表 2-4-13-5 和表 2-4-13-6），但必须了解此类药物的内分泌副作用，KI 干扰激酶通路的同时也影响细胞的生长与血管生成，尤其是干扰甲状腺功能、骨骼代谢、生长发育、性腺功能、胎儿发育、肾上腺功能和葡萄糖代谢（表 2-4-13-7 和表 2-4-13-8）。

表 2-4-13-5　美国 FDA 批准的小分子酪氨酸激酶抑制剂类药物

药物	治疗的肿瘤	靶向激酶
Axitinib	RCC	VEGFR
Bosutinib	CML	Bcr-Abl/SRC
Cabozantinib	MTC	HGFR/RET/VEGFR
Crizotinib	NSCLC	ALK/HGFR
Dasatinib	CML/ALL	SRC/Bcr-abl/c-KIT/PDGFR
Erlotinib	NSCLC/胰腺癌	EGFR
Gefitinib	NSCLC	EGFR
Imatinib	CML/慢性嗜酸性粒细胞白血病/ALL/GIST	Bcr-abl/c-KIT/PDGFR
Lapatinib	乳腺癌	EGFR/HER2
Nilotinib	CML	Bcr-abl/c-KIT/PDGFR
Pazopanib	软组织肉瘤/RCC	VEGFR/PRGFR/c-KIT
Ruxolitinib	骨髓纤维化	JAK
Sorafenib	RCC/肝细胞癌	BRAF/VEGFR/PDGFR
Sunitinib	GIST/RCC/胰腺神经内分泌肿瘤	VEGFR/PDGFR/c-KIT
Vandetanib	MTC	RET/EGFR/VEGFR
Vemurafenib	转移性黑色素瘤	BRAF

注：NSCLC：非小细胞性肺癌；ALL：急性淋巴细胞性白血病；Bcr-abl：Abl 原癌基因断裂串；SRC：肉瘤；ALK：间变型淋巴瘤激酶；HGFR：肝细胞生长因子受体；c-KIT：干细胞生长因子受体；HER2：2 型人上皮细胞受体；JAK：Janus 相关激酶；BRAF：鼠肉瘤病毒源癌基因同源序列 B1；RET：转染重排

表 2-4-13-6　美国 FDA 批准的抗酪氨酸激酶单抗类药物

药物	治疗的肿瘤	靶向激酶
贝伐珠单抗（Bevacizumab）	直肠-结肠癌/非小细胞性肺癌/RCC/胶质母细胞瘤	VEGF
西妥昔单抗（Cetuximab）	直肠-结肠癌头颈部肿瘤	EGFR
帕木单抗（Panitumumab）	直肠-结肠癌	EGFR
曲妥珠单抗（Trastuzumab）	乳腺癌胃癌	HER2

表 2-4-13-7 激酶抑制剂引起的甲减

最常引起甲减的激酶抑制剂	尼洛替尼(nilotinib)
索拉菲尼(sorafenib)	帕唑替尼(pazopanib)
舒尼替尼(sunitinib)	凡德他尼(vandetanib)
伊马替尼(imatinib)	不引起甲减的激酶抑制剂
较常引起甲减的激酶抑制剂	波沙替尼(bosutinib)
阿西替尼(axitinib)	克瑞替尼(crizotinib)
卡波扎替尼(cabozantinib)	吉非替尼(gefitinib)
达撒替尼(dasatinib)	拉帕替尼(lapatinib)
厄洛替尼(erlotinib)	鲁索替尼(ruxolitinib)

表 2-4-13-8 酪氨酸激酶抑制剂引起甲减的发病机制

1. 抑制肠道甲状腺激素的吸收
2. T_4 和 T_3 的肝脏代谢增强
3. 抑制 T_4 脱碘
4. 损害碘的摄取
5. 促进 T_4 和 T_3 清除
6. 破坏性甲状腺炎
7. 制剂抑制甲状腺过氧化酶活性
8. VEGF 被抑制引起甲状腺毛细血管退变
9. 干扰甲状腺激素对垂体的反馈调节

2. 干扰素相关性甲状腺病　干扰素有三种,分别称为α干扰素、β干扰素和γ干扰素。α干扰素主要来源于粒细胞、淋巴细胞和单核白细胞,耐酸性好;β干扰素主要来源于成纤维细胞,亦耐酸;γ干扰素主要来源于 Th1 淋巴细胞、$CD4^+$淋巴细胞和 $CD8^+$淋巴细胞,其特点是不耐酸。γ干扰素是单核细胞和巨噬细胞的有效活化因子,能促进巨噬细胞对肿瘤细胞或病毒杀伤,对 T 淋巴细胞和 B 淋巴细胞有直接作用,活化中性粒细胞,招募单核细胞;使血管内皮细胞活化。γ干扰素主要激活 Th1 细胞免疫反应,抑制 Th2 免疫反应。故广泛用于治疗多发性硬化症和丙型肝炎的治疗。但是,IFN 使甲状腺碘的有机化发生障碍,甲状腺激素合成减少。在用药过程中,有些患者发生 GD、甲状腺炎和甲减。

干扰素相关性 GD 的特征是发病时间不定,无 GD 眼病,血清 TRAb 阳性,而 TPOAb 阴性;此可能与干扰素抑制 Th2 免疫细胞反应有关。破坏性甲状腺炎的特点是自身免疫性甲状腺炎和暂时性甲亢(T_3、T_4 升高),继而引起 TgAb 和 TPOAb 阳性的甲状腺炎并破坏甲状腺组织,导致甲减,病程数周至数月不等。有些患者只发生亚临床甲减;而另一些患者遗留永久性甲减。

（六）中枢性甲减　亦称为下丘脑-垂体性甲减。TRH 缺乏性(三发性)甲减又称为单一性 TRH 缺乏综合征。TRH 分泌不足可使 TSH 及 TH 相继减少而致甲减。可由下丘脑肿瘤、肉芽肿、慢性疾病或放疗等引起。由于下丘脑 TRH 分泌不足,垂体 TSH 分泌减少,血 T_3/T_4 随之降低。其临床特点与原发性甲减基本相同,但症状较轻。多有少食、体重增加、无力、怕冷、便秘、低血压、面部水肿、皮肤粗糙干凉、动作及言语迟缓、腱反射减弱或消失,但不发生黏液性水肿。小儿主要表现为矮小和骨龄延迟,可有不同程度的智力

障碍。血 T_3/T_4 和 TSH 降低,甲状腺摄^{131}I 率降低。TRH 兴奋试验正常或过高反应,久病者可呈延迟反应。部分患者同时伴有下丘脑 GnRH 缺乏。

各种原因引起 TSH 分泌不足表现为面色苍白,面容衰老,眉发稀疏,腋毛、阴毛脱落,皮肤干燥等,但很少出现黏液性水肿。Allan-Herndon-Dudley 综合征以男性发育障碍、精神运动型发育延迟和肌张力低下为特征,伴有血清 T_3 升高,脑 MRI 可发现髓鞘形成延迟。目前约有 50 个家族病例报道;病因为 MCT8 基因(SLC16A2)突变引起的脑组织 T_3 抵抗综合征(T_3 因 MCT8 缺乏功能不能进入神经细胞)。患儿发生典型甲减表现,如生长发育延迟、骨骼发育不良、肌肉张力减退、便秘等,而认知功能相对完好[18]。

（七）TH 消耗过多导致的成年型甲减　在生理情况下,3 型脱碘酶(D3)使 T_4 脱碘成为反 T_3,或使 T_3 成为 T_2 而灭活,因血清 T_3 和 T_4 过度灭活而导致的甲减称为消耗性甲减。能高表达 D3 的正常组织有胎盘和子宫内膜,但有些肿瘤(如血管瘤、脑瘤)亦可表达高活性的 D3,消耗大量的 T_3 和 T_4(为正常的 9 倍以上)。另外,在急性应激时,正常组织亦可高表达 D3 而诱发消耗性甲减。消耗性甲减与体内某些组织消耗 TH 过多有关,常见于患有血管瘤或其他肿瘤的儿童。报道的首例患者为婴儿,血 TSH 明显升高,而 T_3 和 T_4 明显下降,患儿对大剂量的 L-T_4 只有暂时疗效,采用不经肠替代(9 倍于一般先天性甲减的剂量)才能缓解病情,肿瘤中 3 型脱碘酶活性升高 8 倍,血 rT_3 高达到 400ng/dl,Tg 升高至 1000ng/ml。以后的研究发现,所有的侵袭型皮肤血管瘤都能表达高活性的 3 型脱碘酶,但因肿瘤的体积小,机体能通过代偿而维持正常的甲状腺功能;如果肿瘤的体积巨大,则可导致消耗性甲减。

3 型脱碘酶(D3)降解 T_4 和 T_3,调节组织的 TH 活性。一些肿瘤可表达高水平的 D3,消耗大量的甲状腺激素,引起消耗性甲减(图 2-4-13-6)[19-21]。引起消耗性甲减的肿瘤主要是血管瘤(占 90% 左右),特别是婴幼儿肝血管瘤病,其次为甲状腺瘤(癌)或纤维肉瘤。文献报道的消耗性甲减病例见表 2-4-13-9。

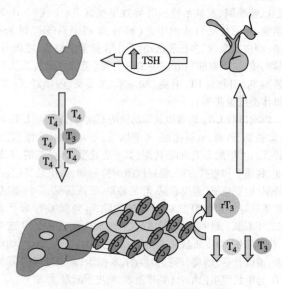

图 2-4-13-6 消耗性甲减的发病机制

表 2-4-13-9　文献报道的消耗性甲减病例特点

报道者	年龄	性别	治　疗	结　局
Guven	出生时	女	$20\mu g/(kg \cdot d)(L\text{-}T_4)$	血管瘤自动消退
			$5\mu g/(kg \cdot d)(T_3)$	L-T$_4$ 治疗 9 个月
Ayling	出生时	男	—	肝动脉结扎/L-T$_4$ 治疗 9 个月
Mouat	3 周龄	女	$25\mu g/(kg \cdot d)(L\text{-}T_4)$	血管瘤自动消退/L-T$_4$ 治疗 15 个月
Peters	4 周龄	男	$25\mu g/d(L\text{-}T_4)$	血管瘤自动消退
Kalpatthi	4 周龄	男	$112\mu g/d(L\text{-}T_4)$	血管瘤复发/甲状腺功能改善
Lee	6 周龄	女	$15\mu g/(kg \cdot d)(L\text{-}T_4)$	肝移植后甲状腺功能正常
Huang	6 周龄	男	$50\mu g/d(iv/L\text{-}T_4)$	肝动脉栓塞
			$96\mu g/d(iv/T_3)$	死亡
Mason	7 周龄	男	$7\mu g/(kg \cdot d)(iv/L\text{-}T_4)/$	肝动脉栓塞
			$2.5\mu g/h(iv/T_3)$	
Bessho	7 周龄	女	$7.5\mu g/(kg \cdot d)(L\text{-}T_4)$	血管瘤复发/先天性甲减
Ayling	8 周龄	女	$25\mu g/d(L\text{-}T_4)$	死亡
Vergine	8 周龄	女	$2\mu g/(kg \cdot d)(L\text{-}T_4)$	L-T$_4$ 治疗中血管瘤消退/L-T$_4$ 治疗 10 个月
Konrad	9 周龄	男	$28\mu g/d(L\text{-}T_4)$	血管瘤自动消退/L-T$_4$ 治疗 3 年
Jassam	11 周龄	男	$50\mu g/d(L\text{-}T_4)$	栓塞治疗/死亡
Balazs	4 月龄	女	$25\mu g/d(L\text{-}T_4)$	肝动脉结扎/L-T$_4$ 治疗 2 年
Ayling	3 月龄	男	$75\mu g/(kg \cdot d)(iv/L\text{-}T_4)/$	肝移植后甲状腺功能正常
			$20\mu g/(kg \cdot d)(iv)$	
Imteyaz	4 月龄	女	T_3	治疗后血管瘤自动消退/L-T$_4$ 治疗 10 个月
Metwalley	8 月龄	男	$15\mu g/(kg \cdot d)(L\text{-}T_4)$	皮肤血管瘤自动消退
Cho	10 月龄	男	$120\mu g/d(L\text{-}T_4)$	治疗后血管瘤自动消退但甲减持续
Huang	21 岁	女	$88\mu g/d(L\text{-}T_4)$	肝移植/L-T$_4$ 肿瘤 6 周
Howard	35 岁	女	$300\mu g/d(L\text{-}T_4)$	部分肝切除/甲状腺切除后症状改善
Huang	54 岁	男	$1000\mu g/d(L\text{-}T_4)$	切除恶性纤维肉瘤/甲状腺切除后症状改善

肿瘤消耗性甲减的诊断主要依赖于肿瘤组织的 D3 活性测定和甲减的临床表现与激素测定。消耗性甲减的特点是 TSH 迅速升高，T$_3$ 降低，rT$_3$ 升高，且伴有血管瘤迅速增大。同时，根据血清甲状腺球蛋白升高，甲状腺摄碘功能正常或增高可以排除先天性甲减可能[22]。偶尔，肿瘤同时分泌 TSH 样物质[23]，鉴别诊断可能较困难，但 FT$_4$ 指数仍然升高（先天性甲减和垂体 TSH 瘤则正常）。消耗性甲减亦可见于成人血管瘤或其他肿瘤，患者有甲状腺肿，血清 TSH 升高，FT$_4$ 正常，而 rT$_3$ 显著升高，甲状腺抗体阴性[23-25]。肝外婴幼儿血管瘤病（extra-hepatic HHE）的发病部位常见于皮肤或非血管性肿瘤（如恶性纤维肉瘤）。事实上，许多肿瘤均表达 D3 脱碘酶，但不足以干扰循环血液中的甲状腺激素水平，因而一般不会引起消耗性甲减。

另一种消耗性甲减见于体外循环心脏手术消耗大量甲状腺激素所致。

（八）糖尿病性甲减　　糖尿病（尤其是 1 型糖尿病）与甲减密切相关。高血糖控制不佳、自身免疫、饮食碘缺乏和二甲双胍抑制 TSH 分泌是联系两者的主要病因因素。

1. 1 型糖尿病与甲减　1 型糖尿病和原发性甲减均与自身免疫功能紊乱有关，两者存在共同的自身免疫遗传易感性（如 CTLA-4，11 类 HLA 和 FOXP3 基因等）；17% ~ 30% 的 1 型糖尿病患者存在致敏 T 淋巴细胞和自身抗体（TgAb 与 TPOAb），这些患者进展为自身免疫性甲状腺病（尤其是甲减）的风险高，伴有生长和青春期发育障碍，部分患者因肝糖输出与糖异生不足发生自身免疫性低血糖症。

2. 2 型糖尿病与甲减　2 型糖尿病与甲减的关系复杂。因碘缺乏、血脂异常、胰岛素抵抗、肥胖和血管内皮细胞功能紊乱，甲减增加心血管病风险。二甲双胍降低 TSH 作用，高血糖症控制不佳恶化甲状腺功能，引起非甲状腺病态综合征。

（九）甲减对母体和胎儿的危害　　妊娠期间，肾脏对碘化物的清除率增加，并可导致甲状腺肿；甲状腺激素结合球蛋白增加使血清总 T$_4$ 和总 T$_3$ 增加，以维持游离 T$_4$ 的正常水平，妊娠第 1 个三个月的血清 HCG 增加，引起游离 T$_4$ 增加和 TSH 浓度下降[26]。此外，胎盘的 3 型脱碘酶（D3）和 5-脱碘酶对 T$_4$、T$_3$ 的降解增加也是容易出现妊娠期甲减的重要原因。妊娠期甲减对母体的主要影响是引起流产、早产、胎盘早剥和妊娠高血压疾病。妊娠期甲减与胎儿低体重、神经系统与智力发育缺陷、先天性耳聋及围产期胎儿死亡密切相关。妊娠期甲减主要包括以下四种类型：①血清 TSH 升高伴 FT$_4$ 降低；②亚临床甲减（TSH 升高，FT$_4$ 正常）；③TPOAb 升高而 FT$_4$ 和 TSH 正常；④FT$_4$ 降低而 TSH 正常。

在中枢神经系统，T$_3$ 有两条来源，一是直接来源于循环血液，二是经 T$_4$ 转换而得（图 2-4-13-7）。T$_3$ 的生物学作用

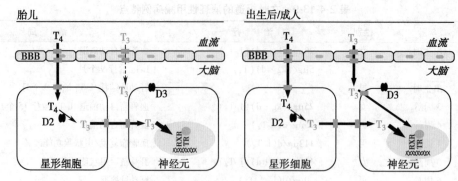

图 2-4-13-7 胎儿和出生后的脑组织 T_3 来源

血循环中的 T_4 通过血-脑屏障(BBB)到达脑组织中的星形细胞,在星形细胞内 2 型脱碘酶的催化下转换为 T_3,这是胎儿脑组织 T_3 的主要来源;出生后,血液 T_3 通过 BBB 到达脑组织的比例明显增加,直至达到分娩前的 50%;脑组织局部 T_3 与受体结合维持时间长;有多种细胞膜表面跨膜转运体;T_4 在 Oatp1c1 介导下进入星形细胞;Mct8 促进 T_3 进入细胞或由其他转运体介导进入细胞。神经元浆膜表达 3 型脱碘酶。BBB:血-脑屏障;D2:2 型脱碘酶;D3:3 型脱碘酶;TR:甲状腺激素受体;RXR:9-顺式维 A 酸受体

是通过其与 T_3 受体结合,调节相关靶基因表达实现的,T_4 主要是作为细胞内 T_3 的原料,由星形细胞内的 2 型脱碘酶将 T_4 转换为 T_3 而发挥作用。胎儿脑组织的 T_3 几乎全部来源于 T_4 的局部转换,但在发育过程中,血液 T_3 所占比例逐渐增加,至分娩前和成人期达到 50%。甲状腺激素进入细胞内需要转运体的协助,不同动物脑组织细胞表达的转运体有明显差别,人类在胎儿期和出生后的转运体表达也不尽相同(表 2-4-13-10)。例如,有多种细胞膜表达跨膜转运体;T_4 在 Oatp1c1 的介导下进入星形细胞;Mct8 促进 T_3 进入该种细胞或由其他转运体介导进入细胞。

(十)甲状腺激素缺乏引起的骨代谢异常

1. 骨发育和成熟障碍 甲状腺激素为骨发育和成熟的关键激素,甲状腺激素缺乏时,机体因蛋白合成障碍、GH 和 IGF-1 缺乏或作用障碍而导致骨的线性生长停滞或缓慢。青春期发育前甲状腺激素缺乏引起骨化中心发育延迟,并出现斑点状外观(骨成熟障碍致骨骺发育异常),骨龄显著延迟。

2. 运动系统低代谢表现 以肌肉乏力/肌肉收缩后弛缓延迟/关节病变为特征,主要表现为肌肉软弱乏力,偶见重症肌无力。咀嚼肌、胸锁乳突肌、股四头肌及手部肌肉可出现进行性肌萎缩(由于代谢低下运动减少所致),叩击肌肉时可引起局部肿胀("肌肿"或"小丘"现象)。肌肉收缩后弛缓延迟、握拳后松开缓慢。深腱反射的收缩期多正常或延长,但弛缓期呈特征性延长,常超过 350 毫秒(正常 240~320 毫秒),其中跟腱反射的半弛缓时间延长更为明显,对本病有重要诊断价值。慢性患者的肌群可明显肿大,但僵硬无力,活动缓慢(黏液性水肿所致,称为 Hoffmann 综合征),可伴有关节病变,偶有关节腔积液。肌电图显示为病态波形、过度激惹或多相性动作电位。甲减性肌病患者出现肌无力的表现主要累及近端肌肉,常伴有肌肉酸痛和痉挛僵硬,尤其以运动和寒冷环境中明显。而肌肉肥大以腓肠肌最常受累,大腿、手臂、舌肌和颞肌也常受累。在某些病例中,甲减性肌病可与多发性肌炎相似。较为少见的运动后肌痛可以作为单独唯一的症状。

表 2-4-13-10 脑组织不同细胞的甲状腺激素跨膜转运体表达

THTT	种属	部 位
Slc16a2(Mct8)	小鼠	蛋白:皮质/海马/小脑/脉络膜/下丘脑/脑室膜细胞/血管
	人类	蛋白:海马/脉络膜/下丘脑/脑室膜细胞
		胎儿广泛报道
	大鼠	蛋白:海马/脑室膜细胞/血管
	鸡	转录体:脑
	仓鼠	转录体:下丘脑
	家兔	转录体:下丘脑
	斑马鱼	转录体:脑
	米诺鱼	转录体:皮质/小脑/下丘脑
	鼹鼠	转录体:脑
Slc16a10(Mct10)	小鼠	转录体:皮质/海马/脉络膜
	人类	蛋白:皮质/脉络膜/下丘脑
	家兔	转录体:下丘脑
	米诺鱼	转录体:皮质/小脑/下丘脑
	鼹鼠	转录体:脑
Slc7a5(Lat1)	小鼠	转录体:海马/脉络膜
		蛋白:皮质/小脑
	人类	转录体:皮质
	鼹鼠	转录体:脑
Slc7a8(Lat2)	小鼠	蛋白:皮质/海马/小脑/脉络膜
	人类	蛋白:皮质/海马和脉络膜(成人)/小胶质细胞(胎儿)
Slco1c1(Oatp14)	小鼠	转录体:皮质/海马
		蛋白:脉络膜/脑室膜细胞/血管
	人类	转录体:皮质
		蛋白:脉络膜/下丘脑
	大鼠	蛋白:脉络膜/血管
	鸡	转录体:脑
	家兔	转录体:下丘脑
	米诺鱼	转录体:皮质/小脑/下丘脑
	鼹鼠	转录体:脑

注:THTT:甲状腺激素跨膜转运体

3. 股骨头骨骺滑脱 股骨头骨骺滑脱（slipped capital femoral epiphysis）常见于 8～15 岁的肥胖和生长迅速的青年人，尤其多见于甲减、性腺功能减退症、垂体功能减退症和 GH 补充治疗者，一般分为稳定型和非稳定型两种。主要表现为髋部疼痛和行走困难，但容易误诊。髋部 X 线照片时应包括前后位和侧位，怀疑为稳定型股骨头骨骺滑脱症者应做蛙腿侧位照片，不稳定型者应做水平位侧位照片。

【病理】

（一）甲状腺和垂体病变 慢性淋巴细胞性甲状腺炎早期的甲状腺有大量淋巴细胞、浆细胞等炎症性浸润，久之腺泡受损代之以纤维组织，残余滤泡变得矮小，滤泡萎缩，上皮细胞扁平，泡腔内充满胶质。呆小病者除由于激素合成障碍致腺体增生肥大外，一般均呈萎缩性改变，甚而发育不全或缺如。甲状腺肿伴大小不等的多结者常见于地方性甲状腺肿，由于缺碘所致；慢性淋巴细胞性甲状腺炎后期也可伴有结节；药物所致者的甲状腺可呈代偿性弥漫性肿大。垂体 TSH 细胞增生或肥大，原发性甲减由于 TH 减少，对垂体的反馈抑制减弱而使 TSH 细胞增生肥大，嗜碱性细胞变性，久之腺垂体增大，甚或发生腺瘤，或同时伴高泌乳素血症。垂体性甲减患者的垂体萎缩。

（二）其他组织病变 皮肤角化，真皮层有黏多糖沉积，PAS 染色阳性，形成黏液性水肿。内脏细胞间质中有同样物质沉积，严重病例有浆膜腔积液。骨骼肌、平滑肌、心肌均有间质水肿，横纹消失，肌纤维肿胀断裂并有空泡。脑细胞萎缩、胶质化和灶性退变。肾小球和肾小管基底膜增厚，系膜细胞增生。胃肠黏膜萎缩以及动脉粥样硬化等。

【临床表现】

临床表现一般取决于起病年龄、病情的严重程度和病因。新生儿甲减（呆小病）可在出生后数周至数月发病。青春期因生长发育所需，可引起代偿性甲状腺肿和轻度甲减。妊娠期孕妇缺碘可造成 TH 合成减少。成人黏液性水肿以 40～60 岁多见，起病隐匿，发展缓慢。成年型甲减多见于中年女性，男女之比约为 1∶（5～10）。新生儿期甲减多发生在地方性甲状腺肿地区。成年型甲减起病缓慢、隐匿，有时可长达 10 余年后始有典型表现；新生儿期甲减起病较急。甲减发生于胎儿和婴幼儿时，由于大脑和骨骼的生长发育受阻，可致身材矮小和智力低下，多属不可逆性。成年型甲减主要影响代谢及脏器功能，及时诊治多可逆。成人型甲减以低代谢症候群、黏液性水肿、神经系统功能异常为特点。最早症状是出汗减少、不耐寒、动作缓慢、精神萎靡、疲乏、嗜睡、智力减退、食欲欠佳、体重增加、大便秘结等。甲减的主要症状见表 2-4-13-11。

（一）躯体生长和脑发育障碍 T_3 是神经细胞分化、增殖、移行、发育、生长的必需激素。星形细胞（astrocytic cell）作为神经组织的一种干细胞，在神经发育中起了重要作用。星形细胞表达 T_3 受体，T_3/T_4 又是星形细胞分化和成熟的重要调节因子和生长因子。脑组织的 T_3 主要在局部经 T_4 转换而来，星形细胞的碘化酪氨酸脱碘酶活性很高，保证了脑组织的 T_3 水平。从胎儿至出生后半年内（特别是出生后数周内），甲状腺激素对生长发育的影响十分明显，每一种神经结构的发育均有其特定的时间窗，因而一旦缺乏 T_3，其损

害多是不可逆性的。

表 2-4-13-11 重症甲减的主要症状和体征

症状	频率（%）	症状	频率（%）
软弱	99	便秘	61
皮肤干燥	97	体重增加	59
皮肤粗糙	97	头发减少	57
嗜睡	91	唇苍白	57
言语迟缓	91	吞咽困难	55
眼睑水肿	90	皮下非凹陷性水肿	55
不耐寒	89	声音嘶哑或失声	52
出汗减少	89	厌食	45
皮肤冷凉	83	神经质	35
舌增厚	82	月经过多	32
面容虚浮	79	心悸	31
头发枯干	76	耳聋	30
皮肤苍白	67	心前区痛	25
记忆力减退	66		

甲状腺激素为骨发育和成熟的关键激素，甲状腺激素缺乏时，机体因蛋白合成障碍、GH 和 IGF-1 缺乏或作用障碍而导致骨生长停滞或缓慢。青春期发育前 TH 缺乏引起骨化中心发育延迟，并出现斑点状外观（骨成熟障碍致骨骺发育异常）。宫内的胎儿发育，尤其是胎儿脑发育以及出生后半年内的脑组织发育依赖于 T_3、T_4 的正常作用。神经细胞的增殖和神经鞘膜的发育以及神经纤维的生长都必须有赖于正常浓度的 T_3，如缺乏可导致永久性神经系统发育障碍，出现呆小病[27,28]。

1. 早发性先天性甲减 原因很多。例如，Down 综合征患儿常伴有先天性甲减；母亲 TSHR 阻滞型抗体（TBAb）通过胎盘导致胎儿一过性先天性甲减和甲状腺发育延迟。患儿的出生体重往往正常，因黏液性水肿可达正常范围上限，但身长则偏低；嗜睡，少哭，哭声低下且声音粗而嘶哑；少动，吸吮力差，便秘，生理性黄疸消退时间延迟。严重者面容臃肿，皮肤干冷、粗糙，可伴片状脱屑；体温低、前囟大，腹胀，常有脐疝。心率缓慢，心音低钝。患儿体格、智力发育迟缓、表情呆钝、发音低哑、颜面苍白、眶周水肿、眼距增宽、鼻梁扁塌、唇厚流涎、舌大外伸、前后囟增大、关闭延迟、四肢粗短、出牙换牙延迟、骨龄延迟、行走晚且呈鸭步、心率慢、心浊音区扩大、腹饱满膨大伴脐疝，性器官发育延迟。

2. 幼年型先天性甲减 临床表现介于成人型与呆小病之间。幼儿多表现为呆小病，较大儿童则与成年型相似。儿童甲减往往表现为生长迟缓、骨龄延迟；青少年甲减患者的性发育延迟，重症患者可以发生黏液性水肿昏迷。

3. 迟发性先天性甲减 常在青春期生长加速时发病，但也可在学龄期的任何年龄发病，异位甲状腺是其常见的原因。可在舌根部或在沿甲状舌管途径上发现肿物。病情轻重程度不一，可仅在体检时偶然发现肿物，或检验偶然发现血 TSH 升高，这些可称为隐匿性甲减或亚临床甲减；也有因一侧甲状腺发育不良，另一侧代偿性肿大，而以单侧甲状腺肿大就诊，用甲状腺替代治疗后肿大的甲状腺退缩；严重的甲减可因外科误将异位甲状腺作为甲状舌骨囊肿切除

后发生。

甲状腺激素合成途径中的分子缺陷所致的甲减患儿常在儿童或青春期呈现甲状腺肿大时才被发现,因其在年幼时的甲状腺激素合成功能尚可代偿,使之在新生儿筛查甚或幼年期不被发现。甲状腺激素抵抗患儿亦有类似表现。这些患儿的肿大甲状腺大小程度不一,呈弥漫性;质地软柔而不似甲状腺炎的质地较硬。

(二) 低代谢症候群和器官损伤 患者表现为疲乏,行动迟缓,嗜睡,记忆力明显减退,注意力不集中。因周围血液循环差和热能生成减少以致异常怕冷,无汗,体温低于正常。各系统的低代谢症候群表现不同。

1. 神经系统低代谢表现 幼儿以后,甲状腺激素是维持神经系统正常功能和神经元的正常兴奋性的最重要激素之一,脑细胞的许多代谢过程均受 T_3 的调节。缺乏 T_3 时,脑的功能下降。轻者常有记忆力、注意力、理解力和计算力减退。反应迟钝、嗜睡、精神抑郁或烦躁。有时多虑而有神经质表现,严重者发展为猜疑型精神分裂症。重者多痴呆、幻想,木僵或昏睡,20%~25%重症者可发生惊厥。因黏蛋白沉积可致小脑功能障碍,出现共济失调或眼球震颤等。轻度甲减患者即有中枢神经系统的功能改变。Khedr 等发现,78%的甲减患者(有些为轻度甲减),视神经诱发电位(VEPS,P100)的潜伏期明显延长,脑干的"听觉"诱发电位(BAEP)的潜伏期也延长。35%的患者有脑电图改变,以弥散性背景性电波活动为最常见。甲减患者的睡眠异常主要表现在慢波的减少,发生黏液水肿性昏迷时可出现三相波(triphasic wave),经替代治疗后可恢复正常。呆小病者脑电图有弥漫性异常,频率偏低,节律不齐,有阵发性双侧 Q 波,无 α 波。

黏液水肿性昏迷多见于患有原发性甲减的老年人或长期未获治疗者。临床表现为嗜睡、低温(<35℃)、呼吸减慢、心动过缓、血压下降、四肢肌肉松弛、反射减弱或消失,甚至昏迷、休克。

2. 心血管系统表现

(1) 心血管系统低代谢表现:甲状腺激素缺乏时心肌萎缩,心室腔扩大,心肌血流障碍。甲状腺激素缺乏性心衰的发生机制是:①心动过缓;②心肌收缩无力;③左室舒张期功能减退;④血管阻力增加;⑤舒张期高血压;⑥动脉弹性降低;⑦内皮细胞功能紊乱。患者表现为心动过缓,心音低弱,脉压变小,心排血量减低。严重病例可见心脏扩大,但心力衰竭少见。心电图示心动过缓、PR 间期延长、P 波/ORS 波群/T 波低平。以上病变可称为黏液水肿性心脏病[29]。由于组织耗氧量和心排血量的减低相平行,故心肌耗氧量减少,较少发生心绞痛。心力衰竭一旦发生,因洋地黄在体内的半衰期延长,且由于心肌纤维延长伴有黏液性水肿故疗效常不佳且易中毒。心脏扩大伴心包积液,经治疗后可恢复正常。中、老年妇女可有血压升高,循环时间延长。久病者易发生动脉粥样硬化及冠心病。胆固醇常升高,三酰甘油和 LDL-胆固醇增高,HDL-胆固醇降低,血浆脂蛋白升高,LDL 中的 B 颗粒比例增加或正常。T_3 和 T_4 缺乏,氨基酸代谢异常明显,血浆同型半胱氨酸增高。甲减患者的心肌梗死发病率明显升高。

(2) 心血管病风险:临床型甲减对心血管系统功能和结构有明显损害作用,严重时引起甲减性心肌病和充血性心衰。亚临床甲减的心血管不利影响容易被忽视,事实上亚临床甲减同样损伤血管内皮细胞,最终导致动脉粥样硬化,其原因与血脂异常、低度炎症、氧化应激和胰岛素抵抗,以及血管表达的 TSH 受体被长期刺激有关(图 2-4-13-8)。

3. 运动系统低代谢表现 主要表现为肌肉软弱乏力,偶见重症肌无力。咀嚼肌、胸锁乳突肌、股四头肌及手部肌肉可出现进行性肌萎缩(由于代谢低下运动减少所致),叩击肌肉时可引起局部肿胀("肌肿"或"小丘"现象)。肌肉收缩后弛缓延迟、握拳后松开缓慢。深腱反射的收缩期多正常或延

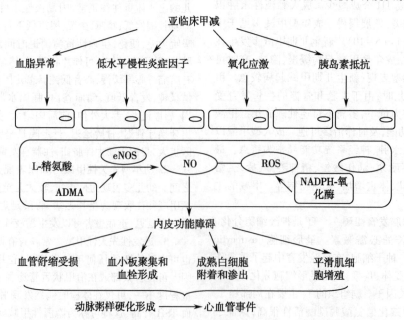

图 2-4-13-8 亚临床甲减加速内皮细胞功能紊乱和动脉粥样硬化

ROS:活性氧;NO:一氧化氮;NADPH:烟酰胺腺嘌呤磷酸二核苷酸;eNOS:一氧化氮合酶

长,但弛缓期呈特征性延长,其中跟腱反射的半弛缓时间延长更为明显,对本病有重要诊断价值。慢性患者的肌群可明显肿大,但僵硬无力,活动缓慢(黏液性水肿所致,称为 Hoffmann 综合征),可伴有关节病变,偶有关节腔积液。肌电图显示为病态波形、过度激惹或多相性动作电位。

4. 消化系统低代谢表现　常有厌食、腹胀、便秘,严重者可出现麻痹性肠梗阻或黏液性水肿巨结肠。由于胃酸缺乏或维生素 B_{12} 吸收不良,可致缺铁性贫血或恶性贫血。血清转氨酶、乳酸脱氢酶及肌酸激酶可增高。

5. 呼吸系统低代谢表现　呼吸浅而弱,对缺氧和高碳酸血症引起的换气反应减弱,肺功能改变可能是甲减患者昏迷的主要原因之一。

6. 血液系统低代谢表现　由于甲状腺激素不足,影响促红细胞生成素的合成而骨髓造血功能减低,可致轻、中度正常细胞型正常色素性贫血;由于月经量多而致失血及铁缺乏可引起小细胞低色素性贫血;少数由于胃酸减少,缺乏内因子和维生素 B_{12} 或叶酸可致大细胞性贫血。

7. 内分泌系统低代谢表现　性腺功能减退伴高泌乳素血症是内分泌系统的突出表现。男性出现阳痿和精子缺乏。成年女性因 LH/FSH 分泌紊乱、孕激素减少和排卵障碍,常表现为月经过多,经期延长或功能性子宫出血,最后因继发性垂体功能抑制而出现卵巢萎缩、闭经和不育症。毛发脱落是性腺功能减退和黏液性水肿的综合作用的结果。约 1/3 患者伴有溢乳。但血泌乳素常不增高,甲减纠正后即可停止。部分患者的卵巢早衰可能是多内分泌腺功能减退综合征的后果,而甲减是慢性淋巴细胞性甲状腺炎的结局。肾上腺皮质功能一般比正常低,血、尿皮质醇降低,ACTH 分泌正常或降低,ACTH 兴奋反应延迟,但无肾上腺皮质功能减退的临床表现。如原发性甲减伴自身免疫性肾上腺皮质功能减退和 1 型糖尿病,称为多发性内分泌功能减退综合征(Schmidt 综合征)。尿 17-KS、17-OHCS 降低。糖耐量试验呈扁平曲线,胰岛素反应延迟。

偶尔,长期的原发性甲减患者因甲状腺激素缺乏而垂体 TSH 和 PRL 细胞增生,引起垂体扩大,有时甚至在增生的基础上形成垂体 PRL 瘤或 TSH 瘤。因此,当原发性甲减患者伴有垂体扩大,血 PRL 和 TSH 水平明显升高。一般在经甲状腺激素替代治疗后,血 PRL 和 TSH 逐渐降至正常,禁忌手术或放射治疗,亦不考虑用特殊药物治疗。

8. 皮肤黏膜低代谢表现　皮肤黏多糖沉积导致黏液性水肿,面部表情淡漠、面颊及眼睑虚肿。面色苍白,贫血或带黄色或陈旧性象牙色。由于交感神经张力降低,对 Müller 肌的作用减退,故眼睑常下垂,眼裂狭窄。部分患者伴轻度突眼,可能与眼眶内球后组织黏液性水肿有关。鼻、唇增厚,发音不清、言语缓慢、音调低哑,头发干燥、稀疏、脆弱、睫毛和眉毛脱落,甚至可发生秃头症。男性胡须生长缓慢,这是由于 T_3 缺乏后,毛囊初期的细胞功能低下,活性明显下降所致。因甲状腺激素缺乏使皮下胡萝卜素转变为维生素 A 及维生素 A 生成视黄醛减少,致高 β-胡萝卜素血症加贫血所致,皮肤粗糙、少光泽,皮肤厚而冷凉,多鳞屑和角化,指甲生长缓慢、厚脆,表面常有裂纹。腋毛和阴毛脱落。垂体性和下丘脑性甲减者的皮肤色素变浅。伤口愈合延迟,毛细血管

脆性增加,易出现紫癜。影响毛发脱落的激素为肾上腺皮质和卵巢合成的雄激素。雄激素分泌减少,使毛发脱落(包括性毛、非性毛和两性毛)。各种原因引起的睾丸功能减低症、肾上腺皮质功能减低症、卵巢功能减低症、自身免疫性多内分泌腺综合征和甲减等可伴头发或体毛脱落,其中甲减以眉毛(外 1/3)脱落常见而较特异。

【辅助检查与诊断】

(一)甲减病例筛查　在临床上,遇有下列情况时要想到甲减可能:①身材矮小与智力低下(婴幼儿或儿童);②不耐寒、低体温、动作缓慢、精神萎靡和大便秘结;③行动迟缓;④皮肤苍白、表情淡漠和面色苍白;⑤唇厚、发音不清和音调低哑;⑥头发干燥、稀疏脆弱、睫毛和眉毛脱落;⑦心电图低电压伴窦性心动过缓;⑧不明原因的血总胆固醇和 LDL-C 增高;⑨卵巢囊肿。一般甲减、新生儿甲减和先天性甲减的诊断流程有所区别,见图 2-4-13-9~图 2-4-13-11。

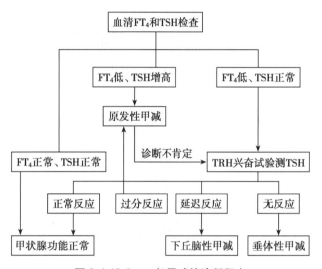

图 2-4-13-9　一般甲减的诊断程序

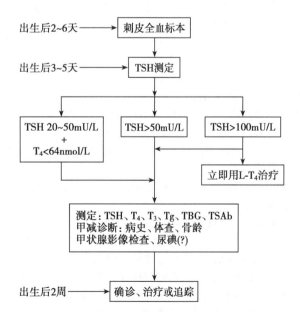

图 2-4-13-10　新生儿甲减的筛选流程

L-T_4:左甲状腺素;Tg:甲状腺球蛋白;TBG:甲状腺素结合球蛋白;TSAb:甲状腺刺激性抗体;(?):可供选择

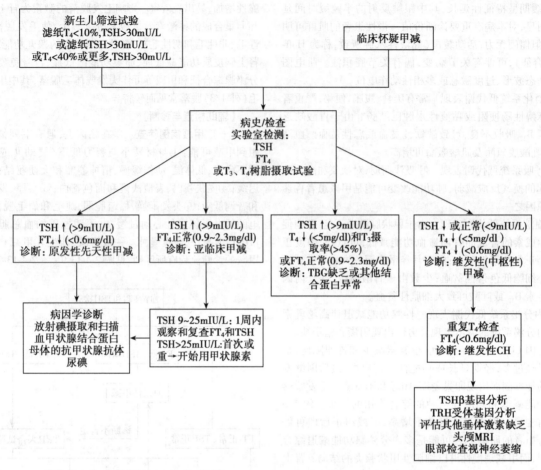

图 2-4-13-11　先天性甲减的诊断流程

1. 成年型甲减诊断　甲减的定位诊断除临床症状和体征外,主要靠实验室检查。原发性甲减一般表现为血 T_4、T_3 降低,TSH 增高。血清 T_3 变异较大,有些患者可在正常范围内。亚临床型甲减者的临床表现不明显,实验室检查仅见 TSH 增高。在确诊甲减基础上,进一步按上述检查鉴定病变部位,并尽可能作出病因诊断。对大多数甲减患者来说,按此图可作出定位诊断,但有时可出现重叠现象。例如,下丘脑性和垂体性甲减的鉴别有时十分困难。必须辅以脑部的 CT、MRI、SPECT 检查,做 Pit-1 基因突变分析等才能明确诊断。无条件者,也可用 18.5MBq（500μCi）^{99m}Tc-高锝酸盐（^{99m}Tc-TcPT）做甲状腺扫描显影（包括替代治疗一段时期后的复查）,排除暂时性先天性甲减的可能,因为这些患者无需终身替代治疗。目前,一般采用美国甲状腺病学会（1990）颁布的实验室检查标准或中华医学会内分泌学分会的诊断标准。

原则上以 TSH 为一线指标,如血 TSH>5.0mU/L 要考虑原发性甲减可能。但单凭一次的血清 TSH 测定不能诊断为甲减,必要时可加 FT_4、FT_3 等指标,对临界性 TSH 值要注意复查。临床上无甲减表现,但 TSH 升高,伴 FT_4 下降,一般可诊断为亚临床型甲减（原发性）。继发性垂体性甲减的诊断标准是 TSH、T_3、T_4 同时下降,而下丘脑性（三发性,tertiary）甲减的诊断有赖于 TRH 兴奋试验。如仍不能确诊,可定期追踪或做甲减的有关病因诊断检查（如 T_3 受体基因、NIS 基因、TSH 受体基因、TRH 受体基因分析等）。

2. 新生儿甲减筛查与诊断　详见第 2 篇扩展资源 17 相关内容。一旦确诊或高度怀疑时,即应立刻着手治疗。出生后早期是大脑高速发育的阶段,甲状腺激素对大脑的发育至关重要,延迟治疗者可有不可逆性中枢神经系统发育缺陷。广泛开展新生儿先天性甲减及其他疾病的筛查工作以来,呆小病已不多见。治疗愈早,疗效愈好。筛查新生甲减的标准与临床型甲减的诊断标准不同。各国和各地的诊断标准判别较大,前者的血清 TSH 临界值一般可定为 20mU/L,并强调追踪观察。如已确诊为亚临床型甲减,应及早给予替代治疗,以防脑发育障碍的发生。

新生儿甲减有两种情况,一是一过性甲减,其病因与药物、母亲高碘饮食和母 TSH 受体阻断型抗体有关。二是永久性甲减,主要与甲状腺发育不良、甲状腺缺失、甲状腺激素合成障碍、TRH/TSH 缺乏等有关。这些病因因缺乏直接的诊断方法或不适合于新生儿,故目前仍主要依赖于 T_3、T_4 和 TSH 测定。单用血清 T_4 作为筛查指标可遗漏代偿性原发性甲减和异位甲状腺（T_4 正常,TSH 显著升高）;TSH 升高提示垂体缺乏 T_4 和 T_3 对 TSH 细胞的抑制作用,因而可筛查出亚临床型或代偿型原发性甲减,但缺点是可遗漏继发性和三发性甲减患儿,原发性甲减伴 TSH 延迟性分泌、TBG 异常或甲亢者也不能被 TSH 筛查法发现。最好同时包括 TSH 和 T_4 两项筛查指标,以提高阳性筛查率。为降低假阳性率,一般将

TSH 定为 50mU/L,T₄ 64nmol/L(5μg/dl)。

当较轻型的新生儿甲减缺乏典型临床表现时,容易漏诊,故应强调在新生儿中进行甲减的筛查[30]。目前较可靠的诊断方法是用试纸法测定足跟血 TSH;20~25mU/L 为可疑,需进一步测定血 TSH 和 FT₄。当怀疑为下丘脑-垂体甲减时,应以 T₄ 测定为主要依据。由于碘缺乏是新生儿甲减的重要原因,故宜同时测定尿碘。新生儿甲减的诊断标准是:1~4 周龄者 TSH>7mU/L;TT₄<84nmol/L(6.5μg/L)。一般要求在出生后的 3~5 天采血测定。

由于引起先天性甲减的因素很多,所以应根据临床表现确定待检的候选基因,较常见的突变为 TSH 受体基因(如 P162A、I167D、P556L、R109E、W546X)、T₃R 基因(T₃Rα 和 T₃Rβ)、TPO 基因、Tg 基因(5590~5727 位 138bp 缺失等)、TSHβ 亚基基因(G29R、E12T、C105V 和 V114T 等)或 NIS 基因(G93R、Q267E、C272X、T354P、Y531 和 G543E)。

3. TSH 不敏感综合征诊断　TSH 不敏感综合征的临床表现不均一,可从无症状到严重甲减不等。对无临床表现的患者,诊断则很困难,除非在新生儿中进行筛选。对 TRH 兴奋试验 TSH 有过分反应但无血清 T₃、T₄ 升高者,应怀疑本综合征可能。Takamatsu 等提出本综合征的临床诊断标准为:①甲状腺位置正常;②甲状腺大小正常或萎缩;③TSII 明显增高并具有生物活性,甲状腺对 TSH 的反应降低。血清 TT₃、TT₄ 和 Tg 降低也可作为诊断标准之一。肯定病因应做有关基因的突变分析。

4. 甲状腺激素不敏感综合征诊断　其临床表现各不相同,但如下四点是共同的:①甲状腺弥漫性肿大;②血清 TSH 明显升高;③临床表现与实验室检查结果不相符;④甲状腺激素受体数目和/或亲和力不正常。

(二) 辅助检查与特殊试验

1. 一般检查　体重增加,BMI 升高,一般血钠轻度降低。肌酸磷酸激酶同工酶测定:甲状腺功能减退时,血和尿肌酸升高,血清肌酸磷酸激酶同工酶活性增强,如能排除肌肉疾病,应想到甲减可能。

2. 心电图检查　心电图示低电压、窦性心动过缓、T 波低平或倒置,偶有 P-R 间期延长(房室传导阻滞)及 QRS 波时限增加。有时可出现房室分离节律、QT 间期延长等异常或发生变异型心绞痛、急性心脏压塞等。甲减患者的心功能改变多种多样,可有心肌收缩力下降、射血分数减低和左室收缩时间间期延长。心肌的交感神经张力下降可导致¹²³I-MIBG 显影异常,MIBG 清除率明显加快(提示心肌的肾上腺能神经支配失常)。患者亦常伴心肌肥厚、肥大,水肿,间质黏蛋白沉着增多,血清肌酸磷酸激酶升高,而心肌细胞的 β-肾上腺素能受体减少等。甲减患者还易并发心衰。

3. TRH 兴奋试验　下丘脑-垂体-甲状腺轴进行分层调节,下丘脑分泌的 TRH 促进垂体释放 TSH,后者再调节甲状腺合成和分泌 T₄(约 100μg/d)和 T₃(约 10μg/d)。制订治疗计划时需要同时考虑其生物半衰期,一般情况下,T₄ 约为 190 小时而 T₃ 大致为 19 小时(图 2-4-13-12)。正常情况下,注射 TRH 后 20 分钟,血浆 TSH 升高,其升高程度可反映垂体 TSH 细胞贮备量和对 TRH 的敏感性[31](图 2-4-13-13)。

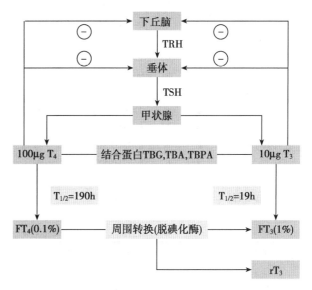

图 2-4-13-12　下丘脑-垂体-甲状腺轴的分层调节

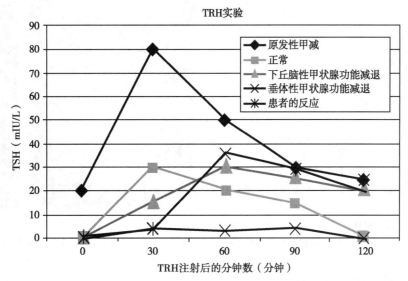

图 2-4-13-13　各种疾病的 TRH 兴奋试验反应

反应延迟者提示下丘脑病变,TSH 细胞长期得不到 TRH 的足够刺激,故在使用 TRH 开始,反应迟钝,但继之又有正常或高于正常的兴奋反应。甲亢患者由于高浓度的 T_3、T_4 对 TSH 细胞的强烈和持久抑制,故注射 TRH 后不能兴奋垂体 TSH 细胞,TSH 无升高反应。但因 TSH 测定已经相当敏感,故很少用 TRH 兴奋试验来诊断甲减,现主要用于某些特殊类型原发性与继发性甲减的鉴别。van Tijn 等发现,注射 TRH($10\mu g/kg$)前和注射后 15、30、45、60、120、180 分钟采血测定血浆 TSH。根据结构可分为 3 型。0 型的特点是 TSH 峰值大于 $15\mu U/ml$,3 小时内恢复至正常基础水平;2 型的特点是 TSH 峰值小于 $15\mu U/ml$;3 型表现为 TSH 峰值延迟,但反应过度,3 小时内不能恢复至正常基础水平,见表 2-4-13-12。

表 2-4-13-12　TRH 试验分型

浓度比值	反应类型	病例数	均值(标准差)	P 值(与 0 型比较)
TSH15/TSH0	0	6	4.53(2.71)	
	2	6	2.52(0.82)	0.025
	3	9	6.25(1.94)	0.045
TSH30/TSH0	0	6	6.06(4.05)	
	2	6	2.78(1.06)	0.016
	3	8	9.64(5.33)	0.093
TSH30/TSH60	0	6	1.32(0.15)	
	2	6	1.16(0.12)	0.037
	3	7	0.98(0.07)	0.004
TSH30/TSH180	0	6	4.76(0.96)	
	2	6	2.37(0.98)	0.008
	3	7	1.61(0.41)	0.003
TSH180/TSH0	0	6	1.25(0.64)	
	2	6	1.18(0.31)	0.873
	3	8	7.12(4.15)	0.002

注:浓度比值中的 0、15、30、60 和 180 分别表示 0、15、30、60 和 180 分钟

原发性甲减时,血清 T_4 降低,TSH 基础值升高,对 TRH 的刺激反应增强。继发性甲减者的反应不一致,如病变在垂体,多无反应,如病变来源于下丘脑,则多呈延迟反应。TRH 兴奋试验也可用于甲减或轻度临界性"甲减"患者的病情追踪观察。Daliva 等用 TRH 兴奋试验追踪新生儿甲减在用碘赛罗宁替代治疗 3 年后的病情变化,发现治疗前血 T_4 下降在正常值 10% 以内,用 $L-T_4$ 治疗后可维持甲状腺功能正常,而停用 $L-T_4$ 者发生原发性甲减,并指出临界性先天性甲减患儿也要用 $L-T_4$ 替代治疗。对下丘脑性垂体功能减退者,尤其是 FT_4 正常者可用此试验进一步明确病变部位。

4. 过氯酸钾排泌碘试验　此试验适用于诊断酪氨酸碘化受阻的某些甲状腺疾病,阳性见于 TPO 缺陷所致的甲减和 Pendred 综合征。但目前多用候选基因的突变分析来替代过氯酸钾排泌碘试验。

5. 影像检查　甲状腺激素作用于骨,影响骨的生长和成熟,尤其与后者关系较密切,故骨龄检查有助于呆小病的早期诊断(图 2-4-13-14)。1 岁以内儿童按年龄大小依次选择胸骨、足、膝、肩、腕、肘部摄片,胸骨、距骨、跟骨、股骨远端骨骺生后即应出现,肱骨头在出生至 3 月龄,股骨在出生至 6

月龄、头骨及钩骨均在 2~10 月龄、肱骨小头在 3~8 月龄、股骨头在 5~10 月龄、第三楔骨在 6~12 月龄出现。1 岁以上幼儿应选择膝、踝、手、足、腕及肱骨近端摄片,7 月龄~2 岁出现骨骺的部位有肱骨大结节、桡骨远端、胫骨近端和腓骨远端;掌骨骨骺和指骨骨骺在 1~3 岁出现,距骨骨骺与趾骨骨骺在 3~6 岁出现。如在某一年龄阶段有多个应出现的骨骺未出现或一个骨骺的出现明显晚于平均时间即应判断为骨龄延迟。骨骼的 X 线特征有成骨中心出现和成长迟缓(骨龄延迟)、骨骺与骨干愈合延迟、骨化中心不均匀呈斑点状(多发性骨化灶)。95% 呆小病患者蝶鞍的形态异常。7 岁以上患儿蝶鞍常呈圆形增大,经治疗后蝶鞍可缩小;7 岁以下患儿蝶鞍表现为成熟延迟,呈半圆形,后床突变尖,鞍结节扁平。心影常呈弥漫性双侧增大,可伴心包腔或胸腔积液。骨龄测定有较大误差或正常值范围过大,难以精确评价患儿的实际年龄及骨化中心短期内的动态变化,更不宜用骨龄测定来判断治疗效果。因此,该病的诊断尤其是疗效的观察应结合身高、体重、全身发育和骨代谢标志物测定综合评价。长骨尤其是股骨头部骨骺细小,呈点状或颗粒状,股骨头变扁、颈变短、颈干角变小。骨骺边缘毛糙,硬化性骨骺、假骨骺、锥形骨骺对呆小病亦有重要的诊断价值。管状骨短粗,临时钙化带增宽、致密,管状骨干骺端出现多条高密度的横行生长障碍线具有参考诊断价值。骨盆狭窄、髋臼变浅。颅骨骨板增厚、颅底短小、囟门闭合延迟、缝间骨多、鼻窦及乳突气化不良。脊椎椎体发育不良并可楔形变、胸腰段脊椎呈后凸畸形。呆小病患者的颅骨骨板增厚、颅底短小、囟门闭合延迟、缝间骨多、鼻窦及乳突气化不良。脊椎椎体发育不良并可楔形变、胸腰段脊椎呈后凸畸形。骨盆狭窄、髋臼变浅。

如临床或 X 线检查疑似本病而不能确诊,应进一步依次

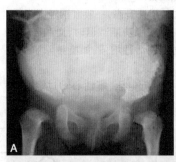
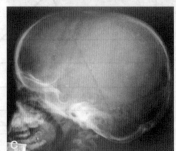
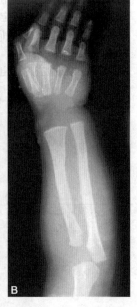

图 2-4-13-14　克汀病

A. 女,9 岁,骨盆正位片示盆腔狭窄,髋臼变浅,股骨头骨龄延迟,股骨颈变短,颈干角变小;B. 前臂正位片示骨龄明显延迟,管状骨短粗;C. 颅骨侧位片示颅底短小、囟门闭合延迟,缝间骨增多,鼻窦及乳突气化不良

行B超、SPECT、CT、MRI等影像检查及血甲状腺激素测定，以评价甲状腺的形态、大小与功能，协助诊断。甲状腺核素扫描检查是发现和诊断异位甲状腺(舌骨后、胸骨后、纵隔内甲状腺，卵巢甲状腺等)的最佳方法。先天性一叶甲状腺缺如者的对侧甲状腺因代偿而显像增强。

6. 病理检查 主要用于鉴别甲状腺病变的性质，仅在有甲状腺结节而病因不明时采用。慢性淋巴细胞性甲状腺炎的病理组织学表现相当复杂，穿刺活检如发现多数淋巴细胞浸润有助于慢性淋巴细胞性甲状腺炎的诊断。慢性侵袭性纤维性甲状腺炎的病理特征为甲状腺结构破坏，为大量纤维组织取代。病变常超出甲状腺范围，侵袭周围组织，产生邻近器官的压迫症状，如吞咽困难、呼吸困难、声嘶、喉鸣等。早期的放射性甲状腺炎有甲状腺水肿和炎症细胞浸润，滤泡崩解，胶质溢出。后期可见间质纤维化，纤维组织大量增生，血管壁增厚、纤维样变，可有血栓形成。

【鉴别诊断】

甲减的鉴别诊断包括甲减与非甲状腺疾病的鉴别、甲减发病部位鉴别、垂体TSH瘤与甲状腺激素不敏感综合征的鉴别以及甲状腺激素不敏感综合征各亚型之间的鉴别等方面。甲减的误诊常见。在1997~2007年的国内文献报道中，甲减误诊为各种心脏病264例(冠心病181例，心包积液41例，心肌炎17例，结核性心包炎14例，心肌病4例，心衰4例，肺心病2例，房颤1例)，占全部误诊病例的56%(264/472)；甲减误诊为其他疾病有肾炎、肝病贫血、生长激素缺乏、高血脂、垂体瘤、更年期综合征、肥胖症、恶性肿瘤、不孕症和特发性水肿等。

(一) 甲减与非甲状腺疾病的鉴别 关键是重视甲状腺功能测定。甲减的临床表现缺乏特异性，轻型甲减易被漏诊，有时临床型甲减也常被误诊为其他疾病。在临床上，凡有下列情况之一者，均要想到甲减可能：①无法解释的乏力、虚弱和易于疲劳；②反应迟钝、记忆力和听力下降，尤其是与自身相比，有较明显差别者；③不明原因的虚浮和体重增加，对以前常诊断的"特发性水肿"患者必须首先排除甲减(尤其是亚临床型甲减)可能；④不耐寒；⑤甲状腺肿大而无甲亢表现，对诊断为非毒性甲状腺肿者要依甲减的诊断程序排除亚临床甲减可能；⑥血脂异常，尤其是总胆固醇、LDL-C增高者，当伴有血同型半胱氨酸和血肌酸激酶升高时更要排除甲减可能；⑦心脏扩大，有心衰样表现而心率不快，尤其是伴心肌收缩力下降和血容量增多时。

甲状腺肿对甲减患者的病因诊断与鉴别有重要意义。甲减伴甲状腺肿(甲状腺肿大性甲减)提示病变在甲状腺，或存在TSH分泌增多等情况。甲减不伴甲状腺肿(甲状腺萎缩性甲减)说明甲状腺已有永久性损害。

1. 贫血 甲减之贫血易误诊为恶性贫血、缺铁性贫血或再生障碍性贫血。但甲减引起者的血清T_3、T_4降低和TSH升高可资鉴别。如果给予优甲乐治疗的效果差，症状反复，要排除血液系统和结缔组织疾病可能，如多发性外周神经炎、系统性红斑狼疮、吉兰-巴雷综合征、皮肌炎、硬皮病、浆细胞病(多发性骨髓瘤、POEMS综合征、LAMB综合征等)。

2. 慢性肾病 慢性肾病与甲减均为常见病，常常并存。一般有三种可能：①慢性肾病伴有低T_3综合征临床表现似黏液性水肿，特别是由于甲状腺结合球蛋白减少，血T_3、T_4均减少，尿蛋白可为阳性，血浆胆固醇也可增高，易误诊为甲减。但甲减患者尿液正常、血压不高，肾功能大多正常。②慢性肾病合并有甲减，其特点是低钠血症较明显，且多伴有高钾血症。③严重甲减并发肾功能障碍，其特点是肾功能障碍是可逆的，经过一段时间的甲状腺激素补充治疗后肾功能完全转为正常。

3. 肥胖症 此类患者因伴有不同程度水肿，基础代谢率偏低，而易误诊为甲减，但T_3、T_4、TSH均正常。

4. 非甲状腺性病态综合征 亦称正常甲状腺性病态综合征(euthyroid sick syndrome)或低T_3综合征；ESS常特指非甲状腺源性低T_3血症和低T_3/T_4血症。急性与慢性全身性非甲状腺疾病对甲状腺功能有明显影响。急性重症疾病时，T_4的内环脱碘酶被激活，T_4向rT_3的转化加速，而5'-脱碘酶活性下降，T_4向T_3转化减慢，T_3生成率下降，使血清FT_3下降，称为低T_3综合征。引起低T_3综合征的病因很多，临床上无特异性，有时可误为甲减。低T_3综合征者血清FT_4一般正常(有时可稍下降或稍升高)，rT_3升高，TSH正常。低T_3综合征在急慢性重症疾病恢复前很难与继发性及三发性甲减鉴别，而两者的鉴别又十分重要，因为在患有甲减的基础上合并糖尿病酮症酸中毒、高渗性昏迷、急性肾上腺皮质功能减退、垂体卒中、多发性创伤、心肌梗死、急慢性肝肾功能不全等疾病时，若不及时纠正甲减将造成严重后果。另一方面，将低T_3综合征误为甲减而给予甲状腺激素治疗又会导致疾病的恶化甚至死亡。对伴有低T_3综合征的重症疾病患者，在疾病恢复后应注意检查下丘脑-垂体-甲状腺轴功能，排除下丘脑性和垂体性甲减可能。低T_3综合征不必治疗。FT_3明显下降伴rT_3显著升高提示病情危重，预后不良。

低T_3综合征亦常见于老年人，这些人可无急慢性重症疾病并发症，其原因未明，这些患者一般不必治疗。低T_4综合征可认为是低T_3综合征的一种亚型，除见于重症疾病过程中外，较多见于重症肝硬化患者。近年来发现，接受血液透析和体外循环冠状动脉旁路移植术的患者，手术中的血浆TBG和转甲状腺素蛋白(TTR)可丢失40%以上，由于TBG过多丢失而导致血清T_4下降，多数患者于术后逐渐恢复正常。TBG和TTR下降的原因未明，手术中下降的速率很快，不能用合成抑制来解释。TBG是丝氨酸蛋白酶抑制剂(serpin)中的一种，可能是手术中消耗过多所致。低T_3综合征还需与消耗性甲减鉴别。有些肿瘤(如血管瘤、脑瘤)可消耗大量的T_3和T_4，血T_3和T_4明显下降而血TSH明显升高。

5. 巨TSH血症 目前约有19多例报道。Loh等报道1例单纯性TSH升高老年患者，血清TSH 232mU/L，FT_4 10pmol/L(正常参考值10.0~23.0pmol/L)，患者无甲减表现，TSH升高的原因是巨TSH所致。当用Advia Centaur platform重新测定血清TSH时，数值降至122mU/L；序贯稀释后测定的TSH值的回收率呈非线性升高。而当聚乙二醇沉淀，与另外的甲减患者的血清混合稀释后，TSH的回收率降低，提示该患者的血清中存在大分子量干扰物质与TSH过量结合；凝胶过滤层析发现峰值TSH分子量与IgG相当，具有与TSH过度结合特性，这种物质称为TSH-IgG巨-TSH[32]。

6. 特发性水肿 特发性水肿是一种以体液量和体重增加为主要特征的临床综合征,其发病机制未明。曾提出继发性醛固酮增多、下丘脑功能障碍、甲状腺功能紊乱、多巴胺能神经功能异常、毛细血管舒缩或血管基底膜功能障碍等假说。特发性水肿的诊断为排除性的,必须排除甲状腺、肾、肝、胰腺、胃肠、心脏等器质性病变的可能。如基本确立为本征,可试用心房利钠肽、血管紧张素转换酶抑制剂及利尿剂治疗,但有些患者在长期使用利尿药后可产生药物依赖性。如治疗效果良好且下丘脑-垂体-甲状腺功能检查正常可排除甲减的可能。

(二)甲状腺激素不敏感综合征与垂体 TSH 瘤的鉴别

甲状腺激素不敏感综合征除有甲状腺肿大、血 TSH/TT$_3$/TT$_4$ 升高外,常伴有神经精神异常的表现,耳聋更常见。存在甲亢时,因血 TSH 升高,有时还因 TSH 细胞增生形成垂体结节,故应与垂体 TSH 瘤鉴别。垂体 TSH 瘤的特点是:①无家族史,垂体 MRI 检查可为大腺瘤。②家族成员的 TSH、T$_3$ 和 T$_4$ 正常,TRH 刺激后 TSH 不增高,T$_3$ 抑制试验时血清 TSH 浓度下降,血清 α 亚单位升高。③T$_3$ 受体 β 亚基因无突变。

甲状腺激素不敏感综合征的特点是 TSH 与 T$_3$/T$_4$ 不相称,本综合征有三种类型,其鉴别见表 2-4-13-13。

表 2-4-13-13 三种甲状腺激素不敏感综合征的鉴别

症状和实验室资料	全身不敏感型	垂体不敏感型	周围不敏感型
甲状腺肿大	有	有	有
甲状腺功能状态	降低或正常	轻度升高	正常或轻度降低
TT$_3$/TT$_4$	升高	升高	升高或正常
TSH	升高	升高	升高或正常
	与 T$_3$/T$_4$ 不相称	与 T$_3$/T$_4$ 不相称	与 T$_3$/T$_4$ 不相称
T$_3$ 抑制试验	不被抑制(常规剂量)	不被抑制(常规剂量)	可被抑制
对地塞米松反应	T$_3$/T$_4$/TSH 均被抑制	T$_3$/T$_4$/TSH 被抑制	T$_3$/T$_4$ 无变化/TSH 被抑制
TRH 兴奋试验	TSH 有过分反应	TSH 有过分反应	正常反应

TRH 兴奋试验是鉴别甲减病因的重要方法,各种类型的甲减患者对 TRH 的反应不同。

【甲状腺功能减退的治疗】

(一)一般治疗和对症治疗 一般治疗和对症治疗强调摄入正常的碘量。注意休息,避免过重体力劳动。有贫血者可补充铁剂、维生素 B$_{12}$、叶酸等;胃酸不足者应补充稀盐酸,但必须与甲状腺激素合用才能取得疗效。维持正常的碘摄入是防治甲减的基础措施,一般应使尿碘维持在 100~200μg/L 范围内,特别是对于有遗传背景、甲状腺自身抗体阳性和亚临床甲减的易感人群尤其重要。但是,碘过量易导致自身免疫甲状腺炎或促进甲状腺自身抗体阳性人群发生甲减,又使甲减的患病率增加。

(二)避免甲状腺激素补充过度和补充不足 在甲减的甲状腺激素补充替代治疗中,应特别注意三点:①甲状腺激素的用量应高度个体化,总的原则是以临床症状为主要衡量标准,而不只依赖于血清 T$_3$/T$_4$ 和 TSH 的测定;②儿童患者的剂量可偏大而老年患者的剂量应偏小;③由一种制剂更换成另一种制剂时,不能凭剂量活性的计算决定,而应重新评估和定期调整剂量,以避免过度治疗或替代不足。

1. 补充治疗目的 临床型甲减必须用甲状腺激素补充治疗:①保证人体所需的甲状腺激素供应;②儿童患者宁可抑制血清 TSH 浓度也要使血清甲状腺激素正常;③定期观察病情,妥善安排和调整剂量。

2. 补充治疗原则 甲减用甲状腺激素补充替代治疗,但因治疗的目的不同,所应用甲状腺激素的剂量、方法和疗程均有较大差别。补充替代治疗过程中,要考虑以下几点:①L-T$_4$ 的肠吸收率约为 80%,在体内的分布很快;所以每天口服一次即可,偶尔漏服对血浓度无明显影响。②L-T$_4$ 的每日生理量有性别差异,成年女性为 1.6~1.8μg/kg(70~

110μg/d),成年男性为 120~200μg/d,而肥胖者的剂量不必上调。③L-T$_4$ 的半衰期 7 天,初次服药后在分布容量内达到平衡的时间约需 6 周,所以评估补充替代剂量要在初次服药 1.5 个月后进行。术后甲状腺激素需要量由个体的生理需要量、年龄、体重、妊娠状态、使用药物、并发症和合并症决定。在一般情况下,个体的生理需要量主要决定于瘦体重,个体的生理需要量增多的情况。

3. 补充治疗药物 主要有以下几种:①甲状腺干粉片:由于该药的甲状腺激素含量不恒定,治疗效果欠满意。一般的开始用量宜小。重症或伴心血管疾病者及年老患者尤其要注意从低剂量开始,逐渐加量,直至满意为止。②L-T$_4$:此药比较稳定,价格较便宜。L-T$_4$ 在体内可转变为 T$_3$,故血中 T$_3$ 可较高。作用较慢而持久,服药后一个月疗效明显。口服后 40%~60% 被吸收,每日口服 1 次,不必分次服。③L-T$_3$:其作用快,持续时间短,最适用于黏液性水肿昏迷的抢救。甲状腺癌及手术切除甲状腺后需定期停药扫描检查者以 L-T$_3$ 替代较为方便。④L-T$_4$/L-T$_3$ 复方制剂:仅用于对 L-T$_4$ 治疗不满意的患者[5],不作为甲减替代治疗的首选。

关于单用 L-T$_4$ 或 L-T$_4$/T$_3$ 混合制剂仍有不同意见。总结近年的国内外的 10 个随机对照研究结果,两者的疗效并无差别,单用 L-T$_4$ 仍然是甲减的标准治疗方法[6],根据长期的临床观察,不同人群患原发性甲减的 L-T$_4$ 需要量见表 2-4-13-14,表中所列为生理状态下的一般需要量,因为个体差异和应激等原因,具体的病例可能有较大出入。临床上,有时需要更换替代制剂,可参考表 2-4-13-15 进行调整,但因甲状腺片中的甲状腺激素含量不稳定,所以仅作参考。在补充替代治疗过程中,必须重视个体的临床表现,用量要根据患者的生活、工作情况而定;必要时测定血 TSH、T$_3$、T$_4$、血脂等,其中用于剂量调整的关键指标是血清 TSH。

表 2-4-13-14　原发性甲减 L-T$_4$ 需要量

患者年龄	L-T$_4$(μg/kg)
新生儿	10~15
幼儿(8~12 月龄)	8~10
儿童(2~10 岁)	4~6
青春发育期	2~3
成年	1.5
老年	1.0~1.2
妊娠妇女	1.8~2.0

表 2-4-13-15　甲状腺粉片与甲状腺
激素制剂的剂量当量

甲状腺片(mg)	L-T$_4$(μg)	L-T$_3$(μg)
15	25	12.5
30	50	25
60	100	50
90	150	75
120	200	100
180	300	150

4. 补充治疗药物剂量调整　建立个体化的维持治疗剂量后,一般不必频繁调整剂量。但在下列情况下,要适当增加替代用量:①妊娠;②胃肠疾病;③干扰 T$_3$ 肠吸收的药物(胆酪氨酸、氢氧化铝、碳酸钙、硫酸亚铁);④增加细胞色素 P450 酶系活性的药物(利福平、卡马西平、雌激素、苯妥英钠、他汀类);⑤阻止 T$_4$ 向 T$_3$ 转化的药物(胺碘酮);⑥阻止脱碘酶合成(硒缺乏、肝硬化)。相反,老年人、重症患者和用雄激素治疗的女性要适当减量。

5. 治疗疗程和治疗监测　永久性甲减的治疗应持续终身。因母亲服用甲状腺激素所致的暂时性先天性甲减一般不需治疗。如 2 周后血 T$_4$ 水平仍低下,应替代治疗 8~12 周。母亲有自身免疫性甲状腺炎者需用 T$_4$ 替代治疗 2~5 个月。治疗中应监测药物有无过量。一般在 10 天~2 周内检

测血 T$_4$ 和 TSH,如 T$_4$ 水平合适则 1 个月后再复查。以后每 3~6 个月复查 1 次,按体重及血 T$_4$、TSH 水平调整替代量。婴幼儿不宜使用干甲状腺片,因其含碘量和含 T$_3$、T$_4$ 量较不稳定,服用剂量不准确;且其含 T$_3$ 较高,服用者的血 T$_4$ 水平常正常,但血 T$_3$ 水平较高而使 TSH 降低。已经确诊为甲减的患者在长期的甲状腺激素替代治疗过程中需要定期检查甲状腺功能,评价替代治疗效果。有些甲减患者的甲状腺激素替代治疗并非终身性,需要在甲状腺功能恢复后停药,或者在替代治疗过程中必须重新审查诊断的正确性。在这些情况下,甲状腺功能的评价有一定特殊性。如果原发性甲减患者的血 TSH 正常,判断是否需要继续甲状腺激素治疗的简单方法是将甲状腺激素改为隔日服用 1 次,或将甲状腺激素的用量减少 50%,4 周后重新测定血 TSH。如果此时的血 TSH 和 FT$_4$I 仍正常,即可停用甲状腺激素,并在 4~8 周后复查。如果开始的 TSH 减低,提示甲状腺激素的用量过大,应根据 TSH 的变化调整甲状腺激素剂量。如果患者为中枢性甲减,要同时检测 FT$_4$I 或 FT$_4$,见表 2-4-13-16。接受 L-T$_4$ 治疗患者甲状腺功能异常的原因见表 2-4-13-17。

甲状腺素吸收试验见图 2-4-13-15,^{131}I 吸收试验显示早期快速摄碘,但摄取的 ^{131}I 很快被洗脱,于 48 小时内消失。

表 2-4-13-16　根据 T$_3$/T$_4$/TSH 判断甲状腺功能水平

FT$_3$	FT$_4$	TSH	结果解释
N	N	N	甲状腺功能正常
↑	↑	↓	甲亢
↓	↓	↑	甲减
N	N	↑	潜在性甲减
N	N	↓	潜在性甲亢
↓	↓	N/↓	下丘脑-垂体性甲减/非甲状腺病态综合征
↑	↑	↑	垂体 TSH 瘤/甲状腺激素抵抗综合征

注:N:正常

表 2-4-13-17　接受 L-T$_4$ 治疗患者甲状腺功能异常的原因

临床情况	原因	解释
1. TSH 正常而 FT$_4$ 轻度升高(±L-T$_4$ 需要量)	正常生理变化	为了消除症状和使 TSH 达到正常,某些患者需要维持较高的 FT$_4$ 水平,但 FT$_3$ 正常(可能与 T$_4$ 转换为 T$_3$ 的脱碘效应降低有关)
2. TSH 升高而 FT$_4$ 正常或降低(使 TSH 正常的 L-T$_4$ 剂量较高)	药物应用不当	推荐空腹时口服 L-T$_4$,食物纤维/咖啡/药物(铁剂/钙剂/质子泵抑制剂/硫糖铝/氢氧化铝/考来烯胺/考来替泊等)干扰 L-T$_4$ 吸收)
	吸收不良综合征	L-T$_4$ 吸收不良(过敏性肠炎胃酸缺乏乳糖不耐受)
	甲状腺激素代谢加快或排泄增多	苯妥因/卡马西平/苯巴比妥/利福平/酪氨酸酶抑制剂促进肝甲状腺激素代谢,肾病综合征增加肾脏的 L-T$_4$ 排泄
	甲状腺激素结合力升高	雌激素/选择性雌激素受体调节剂/米托坦升高 TBG,甲状腺激素结合力增加
3. 使甲状腺功能正常的 L-T$_4$ 剂量突然改变	L-T$_4$ 制剂更换或成分改变	不同制剂或制剂批号之间的 L-T$_4$ 浓度与生物学效应差异较大
4. TSH 升高而 FT$_4$ 正常	存在 TSH 测定的干扰因素	异质性抗体干扰 TSH 测定(TSH 假性升高)而 FT$_3$ 正常
5. 增加 L-T$_4$ 剂量后 TSH 仍持续性升高 FT$_4$ 降低/升高/正常	患者的依从性差	每日数次口服引起浓度波动,半衰期不同和不同时间服药增加 L-T$_4$ 波动幅度,因 L-T$_4$ 升高的时间短,不能有效抑制 TSH 分泌
6. L-T$_4$ 剂量已超过使 TSH 正常的生理量,FT$_4$ 或 FT$_3$ 仍升高	甲状腺激素抵抗	甲状腺组织切除或消融过度引起间歇性甲减 T$_3$Rβ(THRB)基因突变或多态性

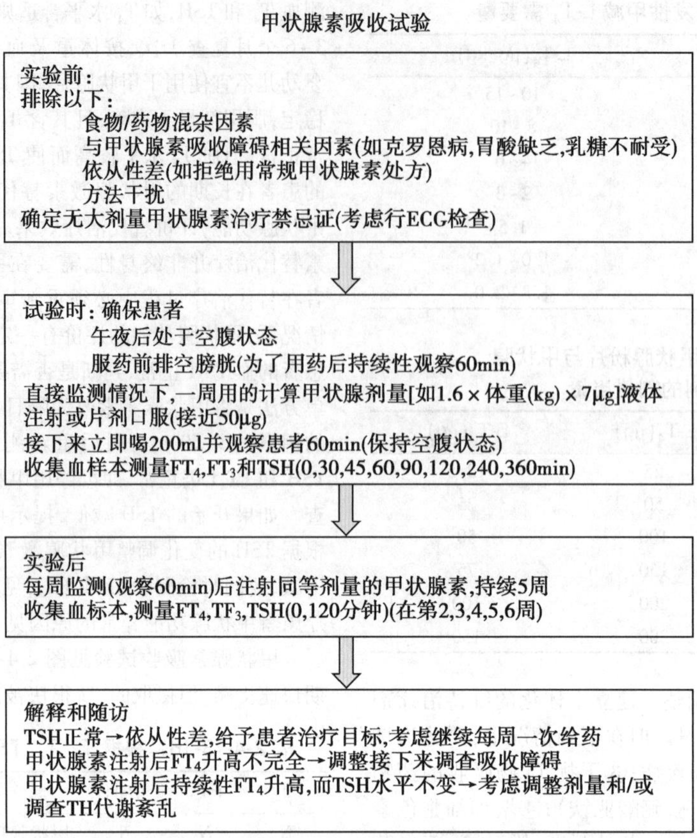

甲状腺素吸收试验

实验前：
排除以下：
　　食物/药物混杂因素
　　与甲状腺素吸收障碍相关因素(如克罗恩病,胃酸缺乏,乳糖不耐受)
　　依从性差(如拒绝用常规甲状腺素处方)
　　方法干扰
确定无大剂量甲状腺素治疗禁忌证(考虑行ECG检查)

↓

试验时：确保患者
　　午夜后处于空腹状态
　　服药前排空膀胱(为了用药后持续性观察60min)
直接监测情况下,一周用的计算甲状腺剂量[如1.6×体重(kg)×7μg]液体
注射或片剂口服(接近50μg)
接下来立即喝200ml并观察患者60min(保持空腹状态)
收集血样本测量FT_4,FT_3和TSH(0,30,45,60,90,120,240,360min)

↓

实验后
每周监测(观察60min)后注射同等剂量的甲状腺素,持续5周
收集血标本,测量FT_4,TF_3,TSH(0,120分钟)(在第2,3,4,5,6周)

↓

解释和随访
TSH正常→依从性差,给予患者治疗目标,考虑继续每周一次给药
甲状腺素注射后FT_4升高不完全→调整接下来调查吸收障碍
甲状腺素注射后持续性FT_4升高,而TSH水平不变→考虑调整剂量和/或
调查TH代谢紊乱

图 2-4-13-15　甲状腺素吸收试验
试验中,监测每周的甲状腺素试验情况,ECG：心电图

6. 补充治疗常见问题的处理

（1）补充过度（甲状腺激素所致的甲亢）：较多见。补充替代过度的表现即甲状腺激素所致的甲亢,患者有甲亢的临床表现,血 T_3 和 T_4 升高,原发性甲减患者的血 TSH≤0.5mU/L。处理的基本原则是减少甲状腺激素的替代用量,而不是在过多甲状腺激素用量的基础上再加用抗甲状腺药物。

（2）补充不足：如原发性甲减患者的血 TSH 长期≥5mU/L,提示甲状腺激素的用量不足。甲状腺激素的用量不足对青春期发育和青春期发育前的生长不利,应尽量避免。一般应逐步调整其剂量,将血 TSH 维持在 0.5~2.0mU/L 范围内。

（3）补充过度和不足并存：上述的两种情况交替出现,病情变化不定。患者的生活质量下降,生育期女性患者可表现为月经紊乱。导致补充替代过度和不足并存的主要原因是患者的依从性差,服药不规则与 L-T_4 的用量较大。分 2 次口服（上午 2/3,午后 1/3）可以减轻或克服补充过度和不足并存的不良反应。

（三）新生儿甲减的治疗　　大脑皮质内 70%的 T_3 由 T_4 转化而来。因此,替代治疗应补给 T_4 制剂,并尽快使血 T_4 达正常水平,治疗中应维持血 T_4 浓度高于正常值的均值,一般宜保持在第 97 百分位数上限,即维持治疗中的血 T_4 值宜在 130~206mmol/L（10~16μg/dl）,以保证 FT_3 水平。通常给予 L-T_4,开始剂量为每日 10~15μg/kg,3~4kg 足月新生儿的每日量约 50μg。但须强调的是剂量应个体化,

通常每日 10~15μg/kg 能使血 T_4 上升至合适的水平,并可使临床症状明显改善和保持正常生长发育。治疗后血 T_4 及 FT_4 可在 7~10 天左右上升至目标值。有的患儿在 1~2 个月之后,血 T_4 和 TSH 水平正常,生长发育正常,但 TSH 仍相对较高。

治疗原则是尽早和足量。如补充治疗在产后 4 周内开始,其疗效满意。过晚治疗难以纠正智力障碍。L-T_4 的起始剂量为每天 10~15μg/kg,使血 TT_4 尽快达到正常上限水平或正常范围的上 1/3 水平内（10~16μg/dl）。一过性甲减需治疗 2~3 年,而永久甲减需终身治疗。初生期呆小病最初口服 L-T_3 5μg,每 8 小时 1 次和 L-T_4 25μg/d,3 天后,L-T_4 增加至 37.5μg/d,6 天后 L-T_3 改为 2.5μg,每 8 小时 1 次。在治疗过程中,L-T_4 逐渐增至 50μg/d,而 L-T_3 逐渐减量至停用。亦可单用 L-T_4 治疗,首次剂量 25μg/d,以后每周增加 25μg,3~4 周后增至 100μg/d,使血清 TT_4 保持在 9~12μg/dl 范围内。如临床疗效不满意,剂量可略加大。年龄为 9 个月~2 岁的婴幼儿每天需要 L-T_4 50~150μg,如果其骨骼生长和成熟没有加快,L-T_4 用量应再增加。虽然 TSH 有助于监测疗效,但是从临床症状改善来了解甲减的情况比测定血清 TSH 和 L-T_4 更为重要。

由于脑的发育在出生后数周内至关重要,因此现多数人主张更积极治疗。Bongers-Schokking 等比较 27 例重症和 34 例轻型先天性甲减婴儿在不同时期用不同 L-T_4 替代治疗的疗效,发现理想的替代治疗应该在出生后 3 周内使甲状腺功能恢复正常,最好是在出生后 2 周内用>9.5μg/（kg·d）的

L-T$_4$ 使血清 FT$_4$ 维持在正常值上限水平,这些患者可在 10~30 个月内神经发育达到正常状态。

(四) 儿童和青春期亚临床甲减的治疗 儿童亚临床甲减是否治疗以及治疗的益处仍未达成共识[18],但从有限的资料看,儿童亚临床甲减似乎属于一种自限性临床状态,进展为临床甲减的比例很低,因此,一般认为仅在血清 TSH 高于 10mU/L 且有甲状腺肿或自身抗体阳性时才考虑进行医学干预。

(五) 特殊情况的甲状腺激素补充治疗 甲状腺激素替代效果可靠,但需终身服用。周围甲状腺激素不敏感型甲减可试用较大剂量 L-T$_3$。有心脏症状者除非有充血性心力衰竭,一般不使用洋地黄。在应用甲状腺激素制剂后心脏体征及心电图改变均可逐渐消失。

1. **幼年型和成人型黏液性水肿** 先从小剂量开始,甲状腺干粉片每日 15~30mg,逐渐增量(可每周增加 15~30mg),已用至 240mg 而不见效者应考虑诊断是否正确或为周围甲状腺激素不敏感型甲减。当治疗见效至症状改善,脉率及基础代谢率恢复正常时将剂量减少至适当的维持量,每日大约 90~180mg。如果停药,症状常在 1~3 个月内复发。治疗过程中如有心悸、心律不齐、心动过速、失眠、烦躁、多汗等症状,应减少用量或暂停服用。L-T$_4$ 或 L-T$_3$ 应从小剂量开始,L-T$_4$ 每日 25~50μg,以后每 1~2 周增加 50μg,最高维持剂量为 200~300μg。一般每日维持量 L-T$_4$ 为 100~150μg;L-T$_3$ 为 50~75μg。

黏液性水肿本身或黏液性水肿伴浆膜腔积液时,禁用或忌用利尿剂。一方面,因为其疗效不佳,当甲减纠正后,水肿能自然消退;另一方面,因可诱发低血容量性休克。呆小病常合并性腺发育延迟,此时不宜给予促性腺激素或性激素治疗,以免影响躯体的生长发育。甲减合并贫血的原因往往是综合性的,故在补充甲状腺激素同时还要补充铁剂、维生素 B$_{12}$ 和叶酸等。原有心肌炎、肝病、肾病、结核、糖尿病的甲减者,在补充甲状腺激素后,原疾病病情加重,必须注意病情变化。例如,甲减合并 1 型糖尿病(Schmidt 综合征)的胰岛素的用量很低,易发生低血糖症;但在补充足够的甲状腺激素后,其用量需增加。

2. **TSH 不敏感综合征和甲状腺激素不敏感综合征** 详见本章相关内容及扩展资源 11。对在临床上无甲减症状,发育正常,血清 T$_3$、T$_4$ 正常,只有血清 TSH 增高的患者,是否需补充甲状腺激素尚无统一意见。如果 TSH 受体缺陷严重,出生后又未得到及时治疗,可使患者的身体和智力发育严重障碍,以后即使给予甲状腺激素制剂治疗,效果亦不满意,特别是智力发育无法改善。因此,本综合征的治疗特别强调早期诊断和早期治疗并维持终身。由于血清 T$_3$、T$_4$ 浓度的正常范围较大,甲减患者的病情轻重不一,生活环境及劳动强度经常变化,对甲状腺激素的需求及敏感性也不一致,故治疗应强调个体化。甲状腺激素不敏感综合征的治疗应根据疾病的严重程度和不同类型作出治疗选择,且维持终身。轻型临床上无症状者可不予治疗。有症状者宜用 L-T$_3$ 治疗,剂量大小应个体化,但均为药理剂量。有些周围型甲减者 T$_3$ 剂量每日 500μg 才使一些甲状腺激素周围作用的指标恢复正常。全身型甲减者用 T$_3$ 治疗后血清 TSH 可降低,甲减症

状得到改善。对婴幼儿发病者应尽早治疗,否则可有生长发育延迟。

3. **老年甲减** 伴有冠心病或其他心脏病病史以及有精神症状者,甲状腺激素更应从小剂量开始,并应缓慢递增。如甲状腺粉以每日 20mg 开始,每 2 周或更久才增加一次,每次 20mg,直至适当的维持量,使 TSH 维持在正常高值或稍高于正常范围。如导致心绞痛发作、心律不齐或精神症状,应及时减量。心脏病伴甲减者在开始甲状腺激素替代治疗之前,要对甲状腺激素的利弊进行认真评价,评价的重点是看甲状腺激素能否预防或纠正已有的冠心病病变(可逆性与不可逆性损害)。足量的甲状腺激素替代治疗可明显减轻冠心病的病情和心血管事件的发生率。许多甲减患者在经过合理的甲状腺激素替代治疗后,心功能改善,但要严防甲状腺激素替代过量。一般情况下,建议应用成人剂量的 1/3~1/2;如不够,可逐步加至理想剂量。对于已有频繁发作心绞痛的患者来说,甲状腺激素替代治疗要格外小心,一般不主张将血 T$_3$/T$_4$ 升至正常范围,并积极应用抗冠心病药物和抗血小板药物。L-T$_4$ 有明显的松弛血管滑肌作用。晚期充血性心衰患者的血 T$_3$ 是降低的。有资料表明,给予 6 个月的 L-T$_4$(2.7μg/kg)治疗能增加心输出量,降低血管阻力而不增加心率和代谢率。此外,先天性心脏病手术后给予 L-T$_4$ 也获得同样疗效。

4. **择期手术的甲减患者** 甲减患者在围术期发生各种并发症的机会要比正常人大得多,一般需要监测心肺功能。严重感染时,往往无发热或仅有低热。择期手术患者按常规给予甲状腺激素替代治疗。麻醉药物的用量要适当减少,围术期间给予足量的甲状腺激素。术前未做甲状腺激素替代治疗者要静脉应用 L-T$_3$ 或 L-T$_4$,严密观察血 T$_3$、T$_4$、血糖和电解质的变化。老年患者需同时监测心肺功能。在体外循环的围心胸手术期,应用的甲状腺激素剂量较大(补充消耗的 T$_3$ 和 T$_4$)。甲减患者合并急重症时甲状腺功能检查评价存在较大误差,一般应在康复后进行检查,但血 T$_3$、T$_4$ 测定可粗略反映甲状腺功能状态。如血 T$_3$、T$_4$ 显著下降,应补充甲状腺激素,使其维持在正常低值水平。

5. **妊娠合并甲减** 妊娠合并甲减未被及时发现和治疗,可引起严重的产科并发症和婴儿神经发育受损,详见本篇扩展资源 16 相关内容。

6. **增加 L-T$_4$ 需要量的情况** 很多,见表 2-4-13-18。

7. **消耗性甲减的治疗** 肿瘤消耗性甲减的治疗应及早切除血管瘤病灶。给予的 L-T$_4$ 必须使血清甲状腺激素水平接近正常。酪氨酸激酶抑制剂可能有一定治疗效果。

【黏液水肿性昏迷的治疗】

详见本章第 14 节。严重黏液性水肿昏迷应即刻静脉注射 L-T$_3$,首次 100~500μg,以后每 6 小时 10~20μg,至患者清醒改为口服。亦可首次静注 L-T$_4$ 100~300μg,以后每日注射 L-T$_4$ 50~100μg,待患者苏醒后改为口服,如无注射剂,可用 L-T$_3$ 片剂或 L-T$_4$ 片剂或甲状腺干粉片胃管给药,清醒后改为口服。有心脏病者起始量为一般用量的 1/5~1/4。其他措施主要包括吸氧、保温、保持呼吸道通畅、氢化可的松静脉滴注、补液或输血、控制感染、抢救休克和昏迷并加强护理。在综合性治疗措施中,保温特别重要。由于代谢率和循环功

能低下,治疗药物应尽量由静脉给予。

表2-4-13-18 增加 L-T₄ 需要量的情况

临床情况	增加 L-T4 需要量的原因
临床疾病	
吸收不良综合征	吸收减少
短肠综合征	吸收减少
过敏性肠炎	吸收减少
慢性萎缩性胃炎	胃 pH 升高/可溶性降低
幽门螺杆菌感染	NH_3 生成增多
妊娠	TBG 升高/妊娠脱碘/肾脏碘清除增加
药物	
苯妥因	T₄ 从 TBG 结合状态中离解/肝脏 T₄ 清除增加
卡马西平	T₄ 从 TBG 结合状态中离解/肝脏 T₄ 清除增加
利福平	T₄ 从 TBG 结合状态中离解/肝脏 T₄ 清除增加
地塞米松	5'-脱碘酶被抑制
普萘洛尔	5'-脱碘酶被抑制
细胞因子类药物	5'-脱碘酶被抑制
胺碘酮	T₄ 转换 T₃ 被抑制
质子泵抑制剂	吸收减少/T₄ 可溶性降低
H₂ 受体阻滞剂	吸收减少/T₄ 可溶性降低
抗酸药	吸收减少/T₄ 可溶性降低
考来烯胺	肠吸收被抑制
硫酸亚铁	肠吸收被抑制

【预防】

(一) 先天性呆小病和缺碘性甲状腺肿预防 先天性呆小病和缺碘性甲状腺肿是可预防性疾病。1986 年,国际碘缺乏病控制理事会和 NGO(非官方组织)与 WHO/UNICEF(联合国儿童基金会)一起发起全球用碘化食盐根除碘缺乏性脑损害的防治计划,1996 年有 83 个发展中国家(占 56% 的人口)已实行碘化食盐制度。地方性呆小病,孕妇、胚胎期缺碘是发病的关键原因。因此,地方性甲状腺肿流行区和孕妇应供应足够碘化物,妊娠最后 3~4 个月每日可加服碘化钾 20~30mg。推行碘缺乏流行地区的补碘预防已使地方性呆小病的发病率显著下降,居民的神经-运动系统发育质量提高。妊娠合并 GD 用硫脲类药物治疗者,应尽量避免剂量过大,并同时加用小剂量甲状腺粉制剂(或 L-T₄)。妊娠合并甲亢时禁用 ¹³¹I 治疗,诊断用的示踪剂不能口服,但可作体外试验。

胎儿、新生儿甲减的预防主要依赖于大力推广现代筛查诊断方法。进行宫内或出生后的早期诊治,将明显减少新生儿先天性甲减的发生,改善其不良预后。

(二) 成人甲减预防

1. 成人甲减 不少是由于手术切除或使用 ¹³¹I 治疗甲亢引起,手术时必须留足甲状腺组织或正确使用 ¹³¹I 用量,避免切除过多和剂量过大所致的医源性甲减。

2. 药物性甲减 其防治原则是:①严重甲减者应立即停用抗甲状腺药物,并同时给予甲状腺激素;甲状腺激素补充治疗的方法与一般甲减的治疗相同。②如患者为 GD,可将抗甲状腺药物减至最低维持量,但不宜完全停用;同时补充甲状腺激素。③待 GD 患者的甲减纠正后,应及时恢复常规的抗甲状腺药物治疗(一般需减量)。

3. 亚临床甲减 亚临床甲减引起的血脂代谢异常可导致动脉粥样硬化,除老年患者外,一般主张进行干预治疗。妊娠期亚临床甲减对后代的智力发育有明显影响,但目前对其治疗尚无一致意见,处理原则应依病因和患者的年龄而异。如患者处于青春期发育前,慢性淋巴细胞性甲状腺炎所致的亚临床甲减应予治疗;如为老年患者,一般不必治疗,但需追踪观察。为了指导治疗,美国甲状腺学会(ATA)、美国临床内分泌医生学会(AACE)和美国内分泌学会(TES)达成的共识,将亚临床甲减分为两型,第一型的血 TSH ≥ 10mU/L,需要给予 L-T₄ 治疗;第二型的血 TSH 为 14~10mU/L,一般不给予治疗,但应密切观察血 TSH 的变化。

【病例报告】

(一) 病例资料 患者女性,19 岁,学生。足月顺产,出生时体重 3.45kg。父母与其妹健在,家族中其他成员无类似患者。患者因月经紊乱 6 年,腹胀、乏力 1 个月入院。患者 13 岁出现月经紊乱,月经周期 15~60 天。经期缩短,经量增多,无痛经,无溢乳,偶有头痛,无视野缺损或视物模糊。2014 年 6 月无明显诱因感腹胀伴乏力、怕冷、精神差。2014 年 6 月盆腔彩超显示巨大占位性病变,CT 全腹平扫加增强扫描显示子宫上方、中下腹部 17.9cm×18.3cm×6.9cm 多房性卵巢肿块。血清 LH 0.363U/L、PRL 3851mU/L,血清睾酮正常。TSH 100mU/ml、FT₃ 1.43pmol/L、FT₄ 1.95pmol/L。垂体平扫加增强显示垂体明显肿大,考虑垂体腺瘤(图 2-4-13-16)。6 月 17 日开始口服优甲乐(125μg/d)。

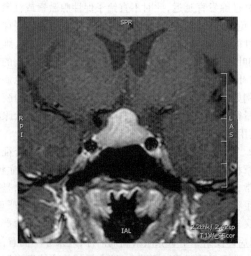

图 2-4-13-16 病例垂体 CT

体温 36.9℃,脉搏 66 次/分,呼吸 20 次/分,血压 102/68mmHg。身高 152.5cm,体重 58.4kg,BMI 25.1kg/m²,腰围 81cm,臀围 92cm,腰臀比 0.88。发育正常,营养良好,体型肥胖,心率 66 次/分,律齐,腹部平软,中腹部可触及 18cm×16cm×7cm 包块(图 2-4-13-17),无触痛,边界清楚。额头、颈后部毛发增多,腹中线可见毛发分布,阴毛、腋毛无增多。双侧乳腺对称,质稍硬,乳晕无色素沉着,双侧乳腺均有淡乳白色乳汁挤出。

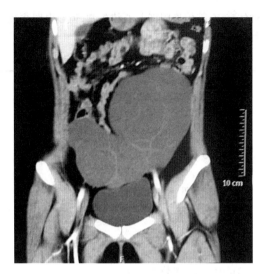

图 2-4-13-17 病例盆腔 CT

白细胞 $3.74 \times 10^9/L$，红细胞 $3.33 \times 10^{12}/L$，血红蛋白 101g/L。尿素氮 7.47mmol/L，尿酸 940.2μmol/L，肌酐 70.8μmol/l；动脉血 pH 7.42，PCO_2 36mmHg，PO_2 104mmHg，氧饱和度 98%，心肌 CKMB 10.8U/l，CK 324.6U/L，LDH 256.8U/L，Mb 46.3μg/L；血糖 4.00mmol/L，HbA_{1c} 5.10%。B 超显示胆囊多发息肉样病变、脂肪肝。垂体 CT 显示全垂体显著增大，蝶鞍骨质显示不清，垂体占位性病变（考虑垂体腺瘤或垂体炎，图 2-4-13-16）；盆腔 CT 见巨大囊性包块，部分向腹腔延伸；右侧双肾盂双输尿管畸形（图 2-4-13-17）。

经 6 个月的甲状腺激素替代治疗后，血清 TSH、PRL 和垂体形态回复正常，盆腔 B 超见原来的巨大卵巢囊肿消失，其他生化指标均为正常。

（二）病例讨论 原发性甲减伴卵巢囊肿称为 Van Wyk-Grumbach 综合征，骨龄明显延迟，卵巢囊肿或多囊卵巢可为单侧或双侧性，有时伴有同性性早熟，但经过甲状腺激素替代治疗后，均可恢复正常[41]。原发性甲减并发卵巢囊肿或多囊卵巢主要与 TSH 和 PRL 明显升高，刺激卵巢增生有关，TPO-Ab 升高也促进卵巢的卵泡生成[42]，诱发 PCOS，但其确切机制未明，可能与自身免疫功能紊乱、肥胖、胰岛素抵抗、瘦素高分泌等因素有关[43]。

【病例报告 1~3】

（一）病例资料

1. 病例 1 患者女性，36 岁。2005 年起出现易疲劳、不耐寒、月经过多、便秘和体重增加等表现。检查见心动过缓、皮肤干燥。甲状腺弥漫性肿大伴有小结节，血清 TSH 高于 50μU/ml，FT_4 低于 0.30ng/dl，TgAb 和 TPOAb 强阳性。诊断为原发性甲减，给予 L-T_4（100μg/d）治疗，替代用量逐渐减少至 50μg/d 维持血清 TSH 正常，2008 年剂量进一步减少至 25μg/d，2009 年的剂量又因 TSH 轻度升高（8.86μU/ml）将剂量增加至 50μg/d。1 年后体重降低 3kg，并有焦虑和双手颤抖等症状，TSH 降至 0.005μU/ml，FT_4 2.4ng/dl。停用 L-T_4 后追踪观察 6 个月，TSH 仍 <0.005μU/ml，FT_4 2.66ng/dl。^{99m}Tc 扫描显示甲状腺弥漫性摄取率升高。继而应用卡比马唑治疗。

2. 病例 2 患者女性，46 岁。其母亲和 3 个儿女均患

有原发性甲减，患者有甲减的典型表现，血清 TSH>75μU/ml，FT_4 0.25ng/dl，甲状腺增生抗体强阳性。2002 年底开始给予 L-T_4（50μg/d）治疗。2 年后出现体重下降，因血清 TSH 0.035μU/ml，T_4 7.84ng/dl 而停用甲状腺素，5 个月后 TSH 明显下降（0.010μU/ml），6 个月时仍为 0.018μU/ml，FT_4 1.18ng/dl。停用 L-T_4 2 年后仍为 0.837μU/ml，FT_4 0.922ng/dl。3 年后 TSH 进一步降至 0.005μU/ml，FT_4 和 TPOAb 明显升高，^{99m}Tc 扫描显示甲状腺均匀性肿大，摄取率显著升高。应用卡比马唑（5~10mg/d）治疗后 4 个月时 TSH 升高至 0.01μU/ml，T_4 5.84ng/dl，T_3 1.99ng/dl；治疗 1 年后的 TSH 为 14.89μU/ml，FT_4 0.65ng/dl，故停用卡比马唑。4 个月后 TSH 为 3.98μU/ml，1 年后因再次发生甲亢（TSH<0.005μU/ml，FT_4 2.25ng/dl）而口服抗甲亢药物和 ^{131}I 治疗。

3. 病例 3 患者女性，43 岁，肥胖。4 个儿女诊断为甲减。2011 年出现甲减症状，TSH 72μU/ml，口服甲状腺素片（150μg/d），1 个月后减量至 100μg，TSH 0.5μU/ml。4 周后 TSH 被抑制在 0.005μU/ml 以下而停用甲状腺素片，8 周后 TSH 0.2μU/ml，T_4 16.20ng/dl。2011 年 9 月甲亢症状明显，但无甲状腺肿，TSH<0.005μU/ml，FT_4 2.36ng/dl，甲状腺抗体强阳性而再次启用抗甲状腺药物治疗。

（二）病例讨论 上述三例患者均在自身免疫性甲减后数月至数年内自动转化为甲亢（Graves 病）。发生甲减后，应用甲状腺素替代治疗有效，但因逐渐转变为甲亢而减少药物用量直至停药，且最后需要应用抗甲状腺药物或 ^{131}I 治疗。一般认为，原发性甲减一旦确诊，其病情呈缓慢进行性发展，需要终身采用甲状腺激素替代治疗。但是，个别患者的病情可以逆转，偶尔还会转变为甲亢。自 1939 年首例患者记载以来，目前文献报道了近 40 例由原发性甲减转化为甲亢的报道[33-40]。原发性甲减转化为甲亢的机制未明，主要与甲状腺组织产生刺激性自身抗体有关。事实上，在一些原发性甲减患者体内存在抗 TSH 阻滞型和兴奋型两类自身抗体，TSH 阻滞型抗体转化为兴奋型抗体或生成的兴奋型抗体较多，活性增强都会引起 Graves 病甲亢。同样，临床上也有不少 Graves 病甲亢自发性转变为甲减的病例，形成一个甲亢-甲减，或甲减-甲亢的一次或多次循环状态（push-pull situation）。

（谢忠建）

第 14 节 甲状腺功能减退危象

甲状腺功能减退危象（hypothyroidism crisis）亦称黏液水肿性昏迷（myxoedema coma），是严重甲减患者未经治疗后的一种极低代谢状态结局，死亡率高。

【诱因与发病机制】

（一）诱因 引起甲状腺功能减退危象的诱因很多，主要包括寒冷受凉、甲状腺激素补充量不足、感染、脑血管意外、消化道出血手术和药物等（表 2-4-14-1）[1-3]。

（二）发病机制 甲减引起心衰的机制（图 2-4-14-1）包括：①血管内皮细胞功能障碍；②心脏收缩功能障碍；③左室舒张功能障碍；④血管阻力升高；⑤舒张期高血压；⑥动脉硬化；⑦心动过缓。甲减引起的心衰是心脏功能紊乱的最严重表现形式。甲减增加心衰风险的原因与心肌萎缩、水肿有

关,心肌 α-MHC 表达降低而 β-MHC 表达增加,导致心室扩张(扩张型心肌病)和射血功能衰竭[4-9]。

心源性休克、心脏传导阻滞与心律失常,但心电图往往只有非特异性改变。

表2-4-14-1 甲状腺功能减退危象的诱因

体温过低	心肌病
寒冷	消化道出血
甲状腺激素补充量不足	胆道出血
感染	胃-十二指肠出血
肺炎	小肠出血
上呼吸道感染	创伤
急性胃肠炎	骨折
胆囊胆道炎	手术
泌尿系统感染	烧伤
脑血管意外	药物
缺血性脑病	麻醉剂镇静剂止痛剂
出血性脑病	胺碘酮
心脏病	锂盐
充血性心衰	终止甲状腺激素替代治疗
冠心病	心脏功能抑制剂

表2-4-14-2 甲减性昏迷的特异性症状与体征

| 昏迷状态 |
| 低体温(多数<35℃,有时<33℃) |
| 呼吸困难 |
| 全身性水肿伴皮肤干燥而蜡黄 |
| 舌头增大肿胀 |
| 心动过缓 |
| 手腕乏力(严重时下垂) |
| 心音低钝微弱 |
| 超重或肥胖 |
| 顽固性便秘 |
| 浅反射减弱 |
| 毛发干枯脱落 |
| 局限性或全身性惊厥(少见) |

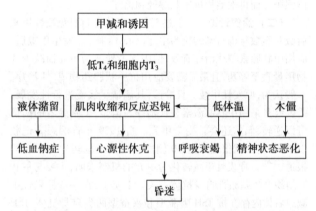

图 2-4-14-1 甲减引起心衰的发病机制

表2-4-14-3 黏液水肿性危象的临床特点

心血管表现	神经精神系统表现
心动过缓和低血压	意识模糊
心脏肥大	嗜睡
低心输出量性心衰	昏迷
心包积液	惊厥
心源性休克	认知障碍
心脏传导阻滞与心律失常	抑郁与精神障碍
非特异性心电图改变	脑水肿
呼吸系统	肾脏和水盐代谢表现
缺氧与低氧血症	体液潴留
高碳酸血症	全身性水肿
喉头和呼吸道黏液性水肿	低钠血症
胸腔积液	膀胱麻痹(尿潴留)
肺炎(诱因)	尿钠正常或增高
消化系统表现	尿渗透压>血浆渗透压
厌食与恶心	内分泌代谢紊乱表现
腹痛	体温过低
便秘	低血糖症
肠麻痹	相对性低皮质醇血症
中毒性巨结肠	感染表现(无发热和白细胞升高)
胃麻痹(扩张)	呼吸道感染
神经性吞咽困难	泌尿道感染
消化道出血	其他感染

【临床表现与诊断】

黏液水肿性昏迷是严重甲减的表现形式,死亡率高达25%~60%,多见于患有原发性甲减的老年人或长期未获治疗者。大多在冬季寒冷时发病。诱发因素为严重躯体疾病、甲状腺激素替代中断、寒冷、感染、手术和使用麻醉、镇静药物等。临床表现为嗜睡、低温(<35℃)、呼吸减慢、心动过缓、血压下降、四肢肌肉松弛、反射减弱或消失,甚至昏迷、休克,可因心、肾功能不全而危及生命,MRI 可有较特异发现(表 2-4-14-2)。偶尔可遗留遗忘综合征或其他脑损害后遗症。昏迷的原因可能是多因素的综合作用:低体温时脑细胞不能正常工作,产生高度抑制;心输出量及脑血流减少引起脑缺氧;蛛网膜下腔或脉络膜水肿变性,使脑脊液压力升高;低血糖时脑细胞对糖的利用减低;肺活量、肺泡换气功能减低,二氧化碳张力明显增加,产生二氧化碳麻醉;严重感染及低血钠也可引起昏迷;甲状腺激素缺乏,脑内许多重要的酶活力受抑制等[10]。

（一）心血管系统表现 典型患者的心血管系统表现很明显,主要有心动过缓、低血压和心脏肥大(表2-4-14-3);检查可发现低心输出量性心衰、心包积液,严重病例可并发

甲状腺激素缺乏为心衰事件的风险因素,因为 α-MHC 表达的降低和 β-MHC 表达升高而引起心肌萎缩,心室腔扩大,心肌血流障碍。甲状腺激素缺乏性心衰的发生机制是:①心动过缓;②心肌收缩无力;③左室舒张期功能减退;④血管阻力增加;⑤舒张期高血压;⑥动脉弹性降低;⑦内皮细胞功能紊乱。患者表现为心动过缓,心音低弱,脉压变小,心输出量减低。严重病例可见心脏扩大,但心力衰竭少见。心电图示心动过缓、PR 间期延长、P 波/QRS 波群/T 波低平。临床上,以上病变可称为黏液水肿性心脏病[11]。由于组织耗氧量和心输出量的减低相平行,故心肌耗氧量减少,较少发生心绞痛。若甲减者发生心衰应想到合并其他心脏病之可

能。心力衰竭一旦发生，因洋地黄在体内的半衰期延长，且由于心肌纤维延长伴有黏液性水肿故疗效常不佳且易中毒。心脏扩大较常见，常伴有心包积液，经治疗后可恢复正常。中、老年妇女可有血压升高，循环时间延长。久病者易发生动脉粥样硬化及冠心病。胆固醇常升高，病因始于垂体或下丘脑者胆固醇多属正常或偏低，在呆小病婴儿可无高胆固醇血症。三酰甘油和 LDL-胆固醇增高，HDL-胆固醇降低，血浆脂蛋白升高，LDL 中的 B 颗粒比例增加或正常，但后者可能与甲减患者的心血管并发症无直接病因关系。甲减患者由于 T_3、T_4 缺乏，氨基酸的代谢异常也很明显，其中最有意义的是血浆同型半胱氨酸（homocysteine）增高，并认为是导致心血管病变的独立性危险因子。甲减患者的心肌梗死发病率明显升高。T_3 缺乏时，肝脏的再甲基化酶活性下降，使同型半胱氨酸积蓄于血浆中，用 T_3 替代治疗并不能完全纠正。甲状腺激素抵抗对心血管的影响与一般甲减相似。呼吸系统因缺氧与低氧血症而导致高碳酸血症，重症患者可因喉头和呼吸道黏液性水肿而出现严重呼吸困难甚至呼吸衰竭。X线照片可发现胸腔积液[12.13]。

（二）消化系统表现 厌食与恶心常见。少数患者伴有腹痛和便秘，严重时出现肠麻痹或中毒性巨结肠症；患者因胃麻痹（扩张）及神经性吞咽困难而加重恶心呕吐。个别可并发消化道出血。

（三）运动系统低代谢表现 以肌肉乏力、肌肉收缩后弛缓延迟、关节病变为特征，主要表现为肌肉软弱乏力，偶见重症肌无力。咀嚼肌、胸锁乳突肌、股四头肌及手部肌肉可出现进行性肌萎缩（由于代谢低下运动减少所致），叩击肌肉时可引起局部肿胀（"肌肿"或"小丘"现象）。肌肉收缩后弛缓延迟、握拳后松开缓慢。深腱反射的收缩期多正常或延长，但弛缓期呈特征性延长，常超过 350 毫秒（正常 240~320 毫秒），其中跟腱反射的半缓时间延长更为明显，对本病有重要诊断价值。慢性患者的肌群可明显肿大，但僵硬无力，活动缓慢（黏液性水肿所致，称为 Hoffmann 综合征），可伴有关节病变，偶有关节腔积液。肌电图显示为病态波形、过度激惹或多相性动作电位。

甲减危象的甲状腺功能与锂盐水平见表 2-4-14-4。

表 2-4-14-4 甲减危象的甲状腺功能与锂盐水平

血清指标	患者的水平	正常参考值
T_3（ng/dl）	<15	>75
T_4（μg/L）	<1	>4.5
TSH（mU/L）	>150	0.5~5.0
TPO 抗体（U/L）	60	3~12
锂离子（nmol/L）	2.9	0.2~1.2
皮质醇（μg/dl）	38	>33

（四）神经精神系统表现 仅有甲减时，神经系统的症状不明显，部分患者仅有疲乏无力或睡眠增多表现。出现意识模糊、嗜睡、昏迷、惊厥、认知障碍提示患者已经发生黏液水肿性昏迷。锂盐治疗常导致甲状腺功能减退症，有时甲减进展十分迅速，并可导致黏液水肿性昏迷（详见病例报告）。脑电图示 α 波波率减慢，波幅普遍降低。脑脊液常不正常，蛋

白多异常升高，可高至 3g/L，压力偶可增高，可高达 400mmHg。

（五）其他表现 病期较长和老年患者无论有无发热，均应考虑系统性感染可能，无发热和白细胞升高不能作为排除感染的依据。此外患者因体液潴留可导致全身性水肿，检查可发现低钠血症、尿钠正常或增高而尿渗透压>血浆渗透压。部分患者伴有低血糖症和相对性低皮质醇血症。临床医师在遇到无法用常规解释的昏迷时应考虑到是否有内分泌疾病的存在，以减少漏诊、误诊率[14]。

【治疗】

（一）生命体征维持 应严密监测血压、心率、呼吸、体温和出入水量。根据病情维持生命体征在正常范围内。患者处于昏迷状态，因舌后坠、痰液不能咯出等原因，常致上呼吸道阻塞，并引起呼吸衰竭。在这种情况下，单纯予以面罩供氧可能效果不好，最好用口咽气道结合 BIPAP 呼吸机进行辅助通气治疗，效果不好时应及早行气管插管，使用呼吸机进行间歇正压通气[10]。病情严重者应及时给予糖皮质激素，提高患者的应激能力，其他抢救要点见图 2-4-14-2。

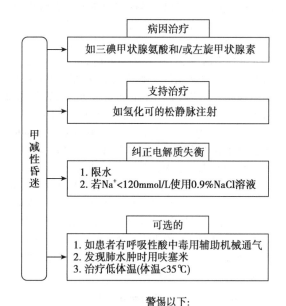

警惕以下：
– 并发肾上腺功能减退(Schmidt综合征)
– 并发全垂体功能减退

图 2-4-14-2 甲减性昏迷的抢救要点

（二）甲状腺激素补充 严重黏液水肿昏迷者，应即刻静脉注射 L-T_3，首次 100~500μg，以后每 6 小时 10~20μg，至患者清醒改为口服。或首次静注 L-T_4 200~500μg（有人主张首次静注 L-T_4 500~800μg，以迅速补充甲状腺激素的外周池）。以后每日注射 L-T_4 50~100μg，待患者苏醒后改为口服，如无注射剂，可以 L-T_3 片（25~50μg/次，每4~6 小时 1 次）或 L-T_4 片剂（50~100μg/次，每 4~6 小时 1次）、或甲状腺干粉片（30~60mg/次，每 4~6 小时 1 次）经胃管给药，清醒后改为口服。有心脏病者起始量为一般用量的 1/5~1/4[14-18]。

因甲减时，T_4 向 T_3 的转换结构的缘故，故有些单位建议首先给予 T_3 10~25μg 静脉注射，每 8 小时 1 次；但过度使用 T_3，可能反而增加死亡率。严重黏液性水肿昏迷患者的甲状

腺激素替代治疗与一般甲减病例不同,神经精神系统症状的改善与消失常非常缓慢,有时昏迷在数天内难以苏醒,麻醉剂、镇静剂、胺碘酮和锂盐引起的严重黏液性水肿昏迷似乎恢复极为困难,应坚持抢救[19-22]。例如,锂盐引起的甲减黏液水肿型昏迷时间长。Mir 等报道一例糖尿病伴双向情感障碍 70 岁男性因应用胰岛素和口服碳酸锂(10 年)后,神志改变 1 个月伴呼吸道症状 1 周。近 1 个月出现言语障碍、低体温和心动过缓。实验室检查证实为严重甲减性昏迷。停用碳酸锂,在一般支持治疗、抗感染的基础上,立即由胃管给予 L-T₄ 500μg,继而每天口服 100μg。从第 5 天起症状有所改善,10 天后电解质平衡紊乱被纠正,Glasgow 昏迷计分达到 15/15,血清锂离子降至 0.5nmol/L[23]。

(三)**病情监测** 患者应在重症监护病房抢救,持续监测中心静脉压,合并心脏病患者应测定和监测肺毛细血管楔嵌压。在综合性治疗措施中,保温特别重要。观察体温变化应应用特殊的能显示低于 35℃ 的中心体温计。由于代谢率和循环功能低下,治疗药物应尽量由静脉给予。主要包括:①吸氧、保温、保持呼吸道通畅,必要时行气管切开、机械通气等。其中通过胃管注入温液体的内保温(internal warming)方法较有效,而外保温(external warming)可因血管扩张而导致循环衰竭,应避免。②每 6 小时 50~100mg 氢化可的松静脉滴注,待患者清醒及血压稳定后减量。甲状腺功能低下者本身应激功能低下,中枢性甲状腺功能低下病人同时存在肾上腺皮质功能低下,特别是接受甲状腺素补充治疗后,血清皮质醇的清除可加快,所以补充甲状腺激素同时一定要静脉给予糖皮质激素[24]。③补液,5%~10% 葡萄糖生理盐水 500~100ml,缓慢静脉滴注,必要时输血。入水量不宜过多,并监测心肺功能、水、电解质、血 T₃、T₄、皮质醇、酸碱平衡及尿量和血压等。④控制感染(患者即使严重感染,亦无发热),应酌情选用抗生素防治肺部、泌尿系感染。⑤抢救休克、昏迷并加强护理。⑥患者对胰岛素、镇静剂、麻醉剂较敏感,可诱发昏迷,故须慎用。甲状腺功能紊乱患者的心衰防治注意事项见表 2-4-14-5。

表 2-4-14-5 甲状腺功能紊乱患者心衰防治

1. 接受胺碘酮治疗者测定甲状腺功能/异常者风险增加(充血性心衰/房颤/肺高压/扩张型心肌病/冠心病)
2. 充血性心衰者应首先纠正甲状腺功能紊乱
3. 甲亢者应针对心功能失常进行治疗
4. 多普勒心脏超声评价心功能/肺动脉压/心瓣膜功能/胸腔-心包积液
5. 甲状腺功能紊乱者应积极处理心脏并发症
6. 以前存在左室功能不全或心衰病史的心衰患者应住院治疗

【预防】

先天性呆小病和缺碘性甲状腺肿是可预防性疾病。1986 年,国际碘缺乏病控制理事会(International Council for Control of Iodine Deficiency Disorders)和 NGO(非官方组织)与 WHO/UNICEF(联合国儿童基金会)一起发起全球用碘化食盐根除碘缺乏性脑损害的防治计划,1996 年有 83 个发展中国家(占 56% 的人口)已实行碘化食盐制度。地方性呆小病、孕妇、胚胎期初期缺碘是发病的关键原因。因此,地方性甲状腺肿流行区和孕妇应供应足够碘化物,妊娠最后 3~4 个月每日可加服碘化钾 20~30mg。推行碘缺乏流行地区的补碘预防已使地方性呆小病的发病率显著下降,居民的神经-运动系统发育质量提高。妊娠合并 GD 用硫脲类药物治疗者,应尽量避免剂量过大,并不主张同时加用小剂量甲状腺粉制剂(或 L-T₃)。妊娠合并甲亢时禁用 ¹³¹I 治疗,诊断用的示踪剂不能口服,但可作体外试验。

胎儿、新生儿甲减的预防主要依赖于大力推广现代筛查诊断方法。进行宫内或出生后的早期诊治,将明显减少新生儿先天性甲减的发生,改善其不良预后。

【病例报告】

患者男性,70 岁,因进行性神志紊乱 1 个月和呼吸道感染 1 周入院。患者既往患有糖尿病和双向情感障碍,接受胰岛素和锂盐治疗 10 年。入院前 1 年的甲状腺功能检查正常。入院检查发现语言紊乱、体温过低和心动过缓;血清 TSH>150mU/L,T₄<1μg/dl,TPOAb 60U/ml,血清锂 2.9nmol/L(治疗浓度 0.2~1.2nmol/L)。除抗生素和补液治疗外,停用锂盐,胃管给予 L-T₄ 500μg 后,每天再口服 L-T₄ 100μg,5 天后神志部分恢复,10 天时的 Glasgow 昏迷计分 15/15,血清电解质正常,肌酐 1.8mg/dl,血清锂 0.5nmol/L。锂盐治疗常导致甲状腺功能减退症,但是有时甲减进展迅速,并可导致黏液水肿性昏迷。

(张 红)

第 15 节 自身免疫性甲状腺病与甲状腺炎

自身免疫性甲状腺病(autoimmune thyroid disease,AITD)又称为自身免疫性甲状腺炎(autoimmune thyroiditis,AIT)是一种多基因多因素性复杂病综合征,主要包括 Graves 病、慢性甲状腺肿性淋巴细胞性甲状腺炎(慢性淋巴细胞性甲状腺炎,chronic lymphocytic thyroiditis)、自身免疫性萎缩性甲状腺炎(autoimmuno-atrophic thyroiditis)、产后甲状腺炎(postpartum thyroiditis)、无痛性甲状腺炎(painfulless thyroiditis)和甲状腺相关性眼病(thyroid-associated ophthalmopathy),GD 又称为自身免疫性甲亢(autoimmune hyperthyroidism)[1]。

【自身免疫性甲状腺病】

甲状腺自身抗原及其免疫原性见表 2-4-15-1,自发性家族性自身免疫病见表 2-4-15-2。

表 2-4-15-1 甲状腺自身抗原及其免疫原性

项目	甲状腺球蛋白(Tg)	过氧化物酶(TPO)	TSH 受体(TSHR)A 亚基
蛋白类型	可溶性	膜结合	可溶性
分子量	2×300	2×100	60
甲状腺浓度	++++	++	+
肽链数	++++	++	+
糖化比例	12%	10%	40%
甘露糖受体结合	++	-	++
多态性	++		++
免疫原性	高(5)	一般(3)	较强(4)

注:括号内为免疫原性评分;TSH 受体还有另一种完整受体(holoreceptor),其免疫原性更强

表2-4-15-2 自发性家族性自身免疫病

项目	自身免疫反应			结果	增强因素
	TSHR	Tg	TPO		
Graves 病					
人	TSAb	TgAb	TPOAb	功能亢进	碘
人	TBAb			功能减退萎缩	
人	TSAb	TgAb	TPOAb	眼病	吸烟
	T 细胞				
	细胞因子				
甲状腺炎					
人		TgAb	TPOAb	功能减退	碘
		T 细胞	T 细胞		
猴(部分)					
猎狗		TgAb	TPOAb	功能减退	碘
鸡		TgAb	Mic Ab	功能减退	
大鼠		TgAb			
NOD 小鼠		TgAb	Mic Ab		
NODH2h4 小鼠		TgAb	TPOAb	左侧功能正常减退	碘

（一）甲状腺自身免疫性病变的易感性 甲状腺组织特别容易发生自身免疫性病变的原因很多,可以分为三类:①遗传因素,如 HLA-DR、细胞毒性 T 淋巴细胞相关因子、CD40、蛋白酪氨酸磷酸酶、Tg、TSH 受体基因等;②环境因素:如碘摄入过多、锶缺乏、药物、感染、应激、吸烟、环境污染等;③内源性因素:如青春期发育、妊娠、分娩、绝经、衰老、心理精神异常、女性等。

自身免疫性甲状腺病的发病机制未明,有人提出过"加速器假说(accelerator hypothesis)"。该假说认为,在 AITD 中,肥胖、机体迅速生长发育、环境污染、感染、高碘/低锶饮食等起着加速器样作用。AITD 的发病可能分为三个阶段:①加速器样因子作用于 AITD 的遗传易感者;②加速器样因子诱发 AITD 的甲状腺自身免疫反应,引起甲状腺细胞代谢应激(metabolic stress);③甲状腺中毒(thyrotoxicity)作用促进自身免疫反应。其中,锶与胱氨酸结合,形成锶代半胱氨酸(selenocysteine),后者具有抗氧化、抗病毒和免疫调节作用;因此,锶缺乏时,甲状腺的自身免疫反应时间延长,程度加重。同时,谷胱甘肽过氧化酶的活性降低,而碘化甲状腺原氨酸-锶化脱碘酶 D1 和 D2 可能升高,从而使甲状腺外的 T3 生成过多。

（二）甲状腺自身免疫炎症 自身免疫性疾病可累及机体的任何部位,许多自身免疫性疾病在妊娠期发生明显变化,有的病情缓解,有的病情加重。产后甲状腺炎和自身免疫性垂体炎与妊娠的关系密切[2]。在 AITD 的分类中,1 型非甲状腺肿型慢性淋巴细胞性甲状腺炎的特点是血 TSH 正常,但 TPOAb 和 TgAB 呈强阳性;非甲状腺肿 2B 型(原发性黏液性水肿/萎缩性甲状腺炎)的特点是持续性甲减伴血 TSH、TPOAb 和 TgAb 升高,有些患者的阻滞型 TSH 受体抗体阳性;有些 2C 型(一过性加重的甲状腺炎,如产后甲状腺炎)患者以一过性甲亢起病,继而表现为一过性甲减,另一些 2C 型患者则以一过性甲减起病,TPOAb 和 TgAb 阳性。3B 型(甲状腺功能正常的 Graves 病)特点是甲状腺功能正常,但血 TSH 降低,TSAb 阳性伴 TPOAb 和 TgAb 升高。3C 型(甲状腺功能减退的 Graves 病)的特点是伴有 GD 眼病和甲减,TSAb 的滴度变化不一,而 TPOAb 和 TgAb 升高。

CD40 是肿瘤坏死因子受体家族的成员之一,主要由免疫细胞和非免疫细胞表达,并参与自身免疫性疾病的发病过程,如自身免疫性甲状腺炎、1 型糖尿病、炎症肠病、多发性硬化症、类风湿关节炎和系统性红斑狼疮等[3],见表2-4-15-3。

表2-4-15-3 自身免疫性甲状腺炎的分类

1 型 AIT(1 型慢性淋巴细胞性甲状腺炎)
1A:甲状腺肿型慢性淋巴细胞性甲状腺炎
1B:非甲状腺肿型慢性淋巴细胞性甲状腺炎
2 型 AIT(2 型慢性淋巴细胞性甲状腺炎)
2A:甲状腺肿型(典型的 2 型慢性淋巴细胞性甲状腺炎)
2B:非甲状腺肿型(原发性黏液性水肿/萎缩性甲状腺炎)
2C:一过性加重的甲状腺炎(以产后甲状腺炎为代表)
3 型 AIT(Graves 病)
3A:Graves 甲亢
3B:甲状腺功能正常的 GD
3C:甲状腺功能减退的 GD

注:AIT:自身免疫性甲状腺炎

【自身免疫性甲状腺病的发病机制】

Hashimoto 甲状腺炎(HT)和 Graves 病是最常见的两种器官特异性自身免疫性疾病,其临床表现符合自身免疫性疾病的基本特征,即:①甲状腺淋巴细胞浸润;②抗甲状腺抗体阳性;③常常与其他自身免疫性疾病重叠;④发病存在较强的家族遗传背景和女性发病特点;⑤免疫性实验动物可模拟自身免疫性甲状腺炎和 Graves 病[4,5]。甲状腺特异性抗原——甲状腺球蛋白(Tg)、甲状腺过氧化物酶(TPO)和 TSH 受体(TSH-R)是数十年前就鉴定了的三种甲状腺自身抗原[6]，继而又发现 NIS 和 pendrin 蛋白也有强烈的抗原性，并在 Hashimoto 甲状腺炎和 Graves 病患者中检测到较高的相应抗体水平[7]。

（一）甲状腺自身免疫动物研究　甲状腺自身免疫的基础研究结果主要来源于小鼠动物实验。应用 Tg 加 Freund 完全佐剂和鼠抗原呈递细胞或树突细胞可诱导出实验性自身免疫性甲状腺炎，实验中，细胞分泌的细胞因子可分别诱导 Th1、Th2 或 Th17 介导的免疫反应。Th1 细胞主要分泌

IFN-γ 和 IL-12，Th2 细胞主要分泌 IL-4 与 IL-10，而 Th17 细胞分泌 IL-17。Th1 和 Th17 细胞浸润至甲状腺，引起慢性炎症，最后导致甲状腺细胞死亡（图 2-4-15-1）[8-12]。CD4+T 细胞是浸润至甲状腺的主要细胞类型，这种细胞含有功能不均一 T 效应细胞(Teff)与 Treg 亚群表达 CD25(IL-2 受体 α)，因而是引起甲状腺炎的关键因素。另一方面，Treg 细胞表达 Foxp3，故属于维持周围免疫耐受的功能细胞，其分泌的 IL-10 和 TGF-β 诱导了免疫耐受。同样，Treg 细胞使循环抗原的激活被抑制，防治发生自身免疫反应；但当小鼠在出生 3 天切除胸腺和放射处理后，诱导出多器官自身免疫性病变，原因是动物缺乏自然 Treg 细胞。

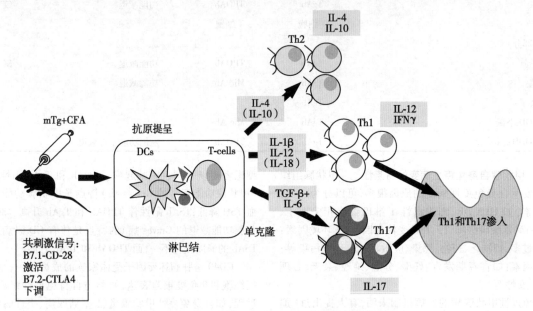

图 2-4-15-1　实验性自身免疫性甲状腺炎的发病过程

鼠 Tg(mTg)加完全 Freund 佐剂(CFA)免疫动物；辅助免疫信号包括 B7-1 和 B7-2。B7-1(CD80)激活 B 细胞和单核细胞，与 T 细胞表面的 CD28 蛋白结合后，为 T 细胞提供辅助免疫信号；抗原呈递细胞表达的 B7-2(CD86)与 Tx 细胞表面的 CTLA-4 结合则下调免疫反应。EAT：实验性自身免疫性甲状腺炎；DCs：树突细胞；IFN：干扰素；IL：白细胞介素；TGF：转型生长因子

（二）甲状腺自身免疫人体研究

1. 甲状腺自身免疫耐受缺失　甲状腺自身免疫耐受缺失是发生自身免疫性甲状腺病的关键，根据克隆筛选理论，在胎儿发育早期，多数自身反应性 T 细胞(auto-reactive T-cell)由胸腺进行阴性筛选清除(即中心性耐受)，少数未被清除的自身反应性克隆移行至周围组织，这些细胞受周围耐受机制的调节，但对抗炎刺激物仍无反应(无反应性，anergy)。如果这种自身免疫耐受缺失，即可引起自身免疫反应。自身免疫耐受缺失涉及遗传背景和环境因素之间的复杂相互作用[13,14]。

2. 遗传因素　自身免疫性甲状腺病在家系中高发，同卵双生子的发病率远高于异卵双生子和非家族成员 26%~28%，但未能达到 100%，说明环境因素也起了重要作用[15-17]。全基因组分析发现，自身免疫性甲状腺病的易感基因分为非特异性免疫相关基因和家族性特异性基因两类，其中的免疫相关基因分为免疫相关基因和调节性 T 细胞基因两组（表 2-4-15-4）。

3. 环境因素　环境因素刺激甲状腺自身免疫反应。食物因素、污染因素主要作用于免疫细胞数量水平，感染因素、治疗干预与药物因素和应激等主要与个体的自身免疫性甲状腺病发展相关（表 2-4-15-5）。

（三）甲状腺自身免疫反应假说　曾提出的甲状腺自身免疫反应假说很多，其中较公认的有先天性免疫激活(innate immune activation，亦称危险假说，danger hypothesis)、胎儿微嵌合(fetal microchimerism hypothesis)和卫生保障假说(hygiene hypothesis)。

1. 先天性免疫激活假说　细胞死亡过程产生的内源性分子亦称危险(损害)相关分子群(anger/damage-associated molecular pattern，DAMP)可诱导先天性免疫反应，DAMP 包括基因组 DNA、基因组 DNA 片段、热休克蛋白、高迁移率 B1 组蛋白(high mobility group B1 protein)、尿酸、胶原和透明质酸等。甲状腺细胞的 Toll 样受体可识别 DAMP，激活先天性免疫反应。例如，基因组 DNA 进入细胞质后被 DNA 感受体(DNA sensor)辨认，上调 MHC 基因和其他分子表达，诱发先

表 2-4-15-4　与 AITD 关联的免疫相关基因与家族性特异性基因

基　　因	研　究　证　据	发　病　机　制
免疫相关基因		
HLA-II（HLA-DR）	候选基因分析	促进抗炎呈递
		DRb-Arg74
CTLA4	候选基因分析/全基因组关联筛选和微卫星或	抑制抗原激活的 T 细胞活化
	SNP 分析	
CD40	全基因组关联筛选和微卫星或 SNP 分析	APCS-B 细胞激活甲状腺 CD40
蛋白酪氨酸磷酸酶-22 基因（PTPN22）	候选基因分析	负性调节 T 细胞活化？
调节性 T 细胞基因		
FOXP3	全基因组关联筛选和微卫星或 SNP 分析	T 细胞分化为自然 T_{reg} 细胞减少
CD25	全基因组关联筛选	T_{reg} 细胞的 IL-2R-α 链低表达
甲状腺特异性基因		
Tg	全基因组关联筛选和微卫星或 SNP 分析	Tg 基因突变引起降解异常/特殊 Tg 肽与
		HLA-DR 结合
TSH-R	候选基因分析/全基因组关联筛选和微卫星或	TSHR 剪接异常
	SNP 分析	

表 2-4-15-5　自身免疫性甲状腺病发病的环境因素

食物因素	治疗干预与药物因素
碘过多	干扰素-α
硒缺乏	干扰素-β
污染因素	白介素-2
放射性碘	胺碘酮
吸烟	锂盐
聚氯联苯	抗 CTLA-4 单抗（ipilimumab）
全球变暖	抗 CD-52 单抗（alemtuzumab）
重金属污染	免疫重建综合征
特殊溶剂	骨髓移植
激素因素	抗 AIDS 病毒药物
女性（10/1）	其他因素
分娩次数（OR=4.6）	应激
产后状态	胎儿营养不良症
口服避孕药	甲状腺创伤
感染因素	季节变化
耶尔森菌肠炎	过敏原
丙型肝炎	社会经济环境

天性免疫反应。这一自噬过程也能释放细胞质 MHC-II 上的多种抗原（图 2-4-15-2）。

由上可知，危险假说的要点是认为甲状腺滤泡细胞本身属于一种抗原呈递细胞，但是未能在实验性 Graves 病得到证实。不过改用非经典共表达 MHC-II 与 TSHR 的成纤维细胞代替 APC 后，或者应用 TSHR 表达质粒免疫后，或应用腺病毒表达 TSHR 亚基感染后，可满意地复制出 Graves 病动物模型[18-20]，说明该种自身免疫性甲状腺病必须以 TSHR 作为自身抗原才能成功。

2. 胎儿微嵌合假说　胎儿细胞常常在妊娠早期（4~5周）进入母体的血液循环系统。胎儿微嵌合假说认为，自身免疫性甲状腺病的发生与 CD4⁺T 淋巴细胞、CD8⁺T 淋巴细胞、B 淋巴细胞、单核细胞、巨噬细胞、NK 细胞、CD34⁺生血干细胞、CD34⁺/CD38⁺原始干细胞、间质细胞、内皮前身细胞有关。胎儿细胞可在母体存活达 27 年之久，进入胸腺后形成成熟细胞，这些细胞或细胞的某些蛋白能破坏免疫耐受功能，或能损害宿主的自身抗原特异性免疫调节细胞。因而，产后的自身免疫功能恶化。支持该假说的依据是：①女性 Hashimoto 甲状腺炎和 Graves 病患者的胎儿微嵌合现象明显高于非自身免疫性甲状腺病者；②在健康女性和 Graves 病女性的血液内可找到男性细胞；③实验性自身免疫性甲状腺炎小鼠模型中，母体甲状腺内积聚有较多的胎鼠免疫细胞；④胎儿微嵌合母亲-胎儿均呈甲状腺自身免疫标志物 HLADQA1 * 0501-DQB1 * 0201 和 DQB1 * 0301 阳性反应；⑤病例对照研究发现，多次妊娠是 AITD 的风险因素[21-24]，但也有反对意见[25-28]。

3. 卫生保障假说　高社会经济地位家庭的儿童接触感染的机会少，但更容易发生自身免疫性甲状腺病。比较俄罗斯 Karelia 人与芬兰人的自身免疫性甲状腺病流行病学资料发现，Karelia 学龄儿童自身免疫性甲状腺抗体明显高于芬兰人[29]。

（四）AITD 的标志物　　AITD 的遗传学病因复杂，包括主效基因和次效基因两个部分[30]。在病理学上，狭义的 AITD 是指甲状腺内淋巴细胞浸润和甲状腺滤泡破坏；而广义的甲状腺炎仅指甲状腺内淋巴细胞浸润，包括桥本慢性淋巴细胞性甲状腺炎等传统的甲状腺炎和 Graves 病。亚急性淋巴细胞性甲状腺炎是一种特殊类型的甲状腺炎，其病因可能与自身免疫有关。慢性淋巴细胞性甲状腺炎为甲状腺器官特异性自身免疫病，甲状腺有淋巴细胞、浆细胞浸润，甲状腺肿伴自身抗体阳性是 AITD 的主要表现，而原发性甲状腺功能减退为其最终结局[31]。

【甲状腺炎】

甲状腺炎包括一组由感染因素、病毒感染后因素、自身免疫因素、准自身免疫（quasi-autoimmune）因素和其他原因所致的甲状腺硬化性或非硬化性炎性改变，其共同特征是甲状

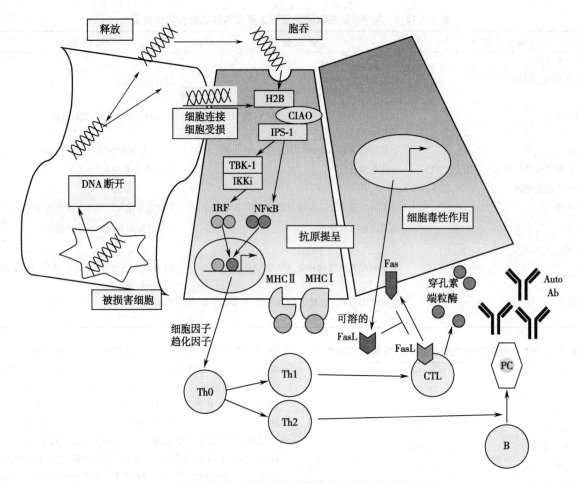

图 2-4-15-2 自噬介导的甲状腺自身免疫反应

受损细胞核释放基因组 DNA 片段,通过细胞连接结构到达邻近细胞,或释放基因组 DNA 片段进入甲状腺滤
泡腔,再被正常细胞与胶质一道内饮。染色体外部的组蛋白 H2B 识别异位于细胞浆的 DNA,通过 TBK1/IKKi
途径激活 IRF 和 NF-κB,诱导 IFN 和促炎症因子生成,继而出现 MHC 表达和淋巴细胞侵润,T 淋巴细胞和 B
淋巴细胞被激活与 Fas 介导的细胞凋亡,进而诱导自身免疫反应;IFN:干扰素;MHC:主要组织相容性复合物;
PC:浆细胞

腺滤泡结构被破坏,而病因、病理变化、临床特点和预后各不
相同。

(一) 分类与分型 病理学上的急性甲状腺炎是指甲
状腺出现的单核细胞浸润和甲状腺腺泡破坏,而慢性甲状
腺炎是指甲状腺的淋巴细胞浸润,伴或不伴甲状腺腺泡破坏。
从这个意义上讲,Graves 病和慢性淋巴细胞性甲状腺炎都属
于慢性甲状腺炎范畴,并可将自身免疫性甲状腺炎分为三种
类型。甲状腺炎的病因复杂,命名混乱,分类困难,且常有相
互转化现象存在。例如,自身免疫性甲状腺炎常见于特发性
甲减,但亦存在于甲状腺功能正常的甲状腺病(euthyroid dis-
ease)中,后者平时仅有自身免疫功能紊乱,甲状腺功能正常,
而产后可发病。甲状腺炎的分类方法见表 2-4-15-6 和表 2-4-
15-7。

根据病因分为感染性甲状腺炎(包括细菌、真菌、原虫、
蠕虫等)、de Quervain 甲状腺炎、自身免疫性甲状腺炎和其他
甲状腺炎(放射与创伤因素等)。按自身免疫因素分为自身
免疫性甲状腺炎和非自身免疫性甲状腺炎。病理学常将之
分为化脓性甲状腺炎、肉芽肿性甲状腺炎、淋巴细胞性甲状
腺炎和纤维性甲状腺炎等数种。

(二) 临床特点

1. **急性化脓性甲状腺炎** 急性化脓性甲状腺炎(acute
suppurative thyroiditis)少见,属于感染性疾病的一种。临床表
现具有化脓性感染的基本特征,可发生于任何年龄,急性起
病,全身症状可有畏寒、寒战、发热、心动过速,其程度不一;
局部则表现为颈部肿胀和触痛。甲状腺脓肿可向周围组织
穿破而出现严重的并发症。

2. **亚急性甲状腺炎** 亚急性肉芽肿性甲状腺炎在亚急
性淋巴细胞性甲状腺炎未被认识前,常被称为亚急性甲状腺
炎,两型均为亚急性临床过程,均与免疫因素有关。

3. **慢性甲状腺炎** 慢性淋巴细胞性甲状腺炎(CLT)属
于 1A 型自身免疫性甲状腺炎,包括两个临床类型,即甲状腺
肿大的桥本甲状腺炎(Hashimoto thyroiditis,HT)和甲状腺萎
缩的萎缩性甲状腺炎(atrophic thyroiditis,AT)。两者有相同
的甲状腺自身抗体和变化的甲状腺功能。慢性淋巴细胞性
甲状腺炎又称为自身免疫性甲状腺炎(autoimmune thyroidi-
tis,AIT),HT 为甲状腺炎中最常见的临床类型。

4. **其他类型甲状腺炎** 放射性甲状腺炎(radiation thy-
roiditis)可由核素放射、外照射或放射性碘引起。常见于甲亢

表 2-4-15-6　甲状腺炎临床分类（1）

急性甲状腺炎
 细菌性（化脓性甲状腺炎）
 病毒性（如猫抓热病毒感染）
 真菌性
亚急性甲状腺炎
 亚急性肉芽肿性甲状腺炎（de Quervain thyroiditis）
 亚急性假性肉芽肿性甲状腺炎
 亚急性淋巴细胞性甲状腺炎
 产后甲状腺炎（postpatum thyroiditis）
 散发性无痛性甲状腺炎（sporadic type of painless thyroidits）
 亚急性痛性甲状腺炎
 巨细胞性甲状腺炎
慢性甲状腺炎
 慢性淋巴细胞性甲状腺炎（chronic lymphocytic thyroiditis）
 桥本甲状腺炎（Hashimoto thyroiditis）
 慢性萎缩性甲状腺炎（atrophic thyroiditis）
 慢性侵袭性纤维性甲状腺炎（Riedel's thyroiditis）
 纤维性甲状腺炎
 木样甲状腺炎
其他甲状腺炎
 放射性甲状腺炎
 外伤性甲状腺炎
 结节病
 淀粉样变

表 2-4-15-7　甲状腺炎病理分类（2）

病理分类	病　名
慢性淋巴细胞性甲状腺炎	慢性淋巴细胞性甲状腺炎/桥本甲状腺炎
亚急性淋巴细胞性甲状腺炎	亚急性淋巴细胞性甲状腺炎/产后甲状腺炎/散发性无痛性甲状腺炎
肉芽肿性甲状腺炎	亚急性肉芽肿性甲状腺炎/de Quervain甲状腺炎
微生物性甲状腺炎	化脓性甲状腺炎/急性甲状腺炎
纤维侵袭性甲状腺炎	Riedel甲状腺炎
IgG4相关性甲状腺炎	特殊类型Riedel甲状腺炎/IgG4-RSD

注：IgG4-RSD：IgG4相关性系统性疾病

应用大剂量^{131}I后，属暂时性表现。早期甲状腺水肿，炎症细胞浸润、滤泡崩解、胶质溢出。长期放射可见间质纤维化，纤维组织大片增生，可使甲状腺体积变小，称为放射后纤维化。血管壁增厚，血管壁纤维素样变，可有血栓形成。可见甲状腺上皮细胞核深染，大小不一或有巨细胞，在不同的腺泡或同一腺泡的不同细胞的形态可以正常，也可为高色性。这种核异型或形态学的改变需注意与癌相鉴别。这些细胞核的不正常，可存在数周至数年之久。小剂量放射的后期可见结节形成。

干扰素所致的甲状腺炎可分为自身免疫型（autoimmune type）和非自身免疫型（non-autoimmune type）两类，主要发生于干扰素治疗患者[32]。体外研究显示当IFN在人甲状腺滤泡细胞聚集时，可抑制TSH诱导的甲状腺球蛋白、甲状腺过氧化物酶以及钠碘同向转移子的基因表达，从而抑制碘摄取和甲状腺激素的分泌。另有研究将甲状腺细胞暴露于IFN，发现可以上调促甲状腺激素受体（TSHR）的基因表达，从而诱发甲状腺细胞的死亡。这些结果显示IFN对甲状腺有直接的毒性作用。另外，病毒感染本身是甲状腺疾病的易感因素，HCV感染者甲状腺抗体阳性率20%~42%；HBV感染者甲状腺抗体阳性率5%~10%。推测HCV可能与甲状腺组织抗原有部分氨基酸序列相似[33]。桑艳红通过观察6例患者，认为临床应用干扰素治疗慢性乙型、丙型肝炎前，尤其对于丙型肝炎患者，常规检测甲状腺抗体和甲状腺功能，当患者存在高滴度的TPO-Ab时，应经常进行甲状腺功能（T_3、T_4、TSH等）检测，以便及时发现IFN-α引起的甲状腺功能异常[34]。

其他原因引起的甲状腺炎（如外伤、结节病、淀粉样变等所致的甲状腺炎）均属罕见。

（张　红）

第16节　急性化脓性甲状腺炎

急性化脓性甲状腺炎（acute suppurative thyroiditis，AST）是甲状腺的非特异性感染性疾病，多发生于左叶，属全身性脓毒血症在甲状腺的一种局部表现或为甲状腺的孤立性感染。1857年Bauchet第1次描述了AST。在无抗生素时期，AST的发病率在甲状腺外科疾病中占0.1%。随着抗生素的应用，AST已较为罕见，其发病率尚无明确报道。

【病因与临床表现】

（一）病因　　甲状腺外有纤维囊包裹，血液循环和淋巴引流丰富，腺体内有高浓度的碘离子，不易发生感染。急性化脓性甲状腺炎的发生多与以下三种情况有关：①存在先天发育异常，如梨状窝漏和甲状舌骨残痕，其多见于小孩[1]；②甲状腺本身存在病变，如甲状腺囊肿、结节、肿瘤及亚急性甲状腺炎等，其多见于成人；③免疫力低下，如患有糖尿病、结核病、白血病、艾滋病（获得性免疫缺陷综合征，AIDS）、放疗或免疫抑制治疗时[2]。成年人AST多继发于结节性甲状腺肿，有时合并糖尿病[3]。

感染途径多为血行、淋巴或邻近组织器官蔓延而来，也有医源性的，如甲状腺内给药、甲状腺穿刺、拔牙及直接创伤后所致。目前已报道的致病菌有金黄色葡萄球菌、链球菌、肺炎球菌、大肠杆菌、沙门菌、分枝杆菌、不动杆菌等或混合厌氧菌，亦有少见的假丝酵母菌、布鲁菌、寄生虫或苍白螺旋体等。近20年来，革兰阳性菌（葡萄球菌、链球菌）仍为主要的致病菌，而分枝杆菌、沙门菌、厌氧菌的比例在下降，但在HIV患者中仍主要以分枝杆菌或真菌为主。甲状腺组织呈现急性炎症变化，初期阶段以明显增多的中性多形核细胞与少量淋巴细胞浸润为主，常伴有甲状腺组织的坏死，严重者形成脓肿，而在炎症后期恢复阶段大量纤维组织增生。

（二）临床表现　　本病可发生于任何年龄，在秋冬季节继发上呼吸道感染后发病多见。一般急性起病，具有化脓性感染的共同特征。全身症状可有畏寒、寒战、发热、心动过速，其程度不一；局部则表现为颈部肿胀和触痛。患者颈部往往前屈、偏向患侧，头颈转动困难。在头后仰或吞咽时出现"喉痛"。有时伴有耳、下颌或头枕部放射痛，偶引起单侧声带麻痹[4]，可伴甲状腺内气肿形成[5]。早期颈前区皮肤红肿不明显,严重者可出现炎症浸润性硬结。因甲状腺具有包膜,即使脓肿形成,波动感亦不明显。

一般没有甲状腺功能改变的症状和体征,部分伴甲减或甲亢的表现,偶可诱发甲亢危象[6]。多见于真菌[7]或分枝杆菌感染。据Yu统计,AST患者中约83.1%的细菌感染者甲状腺功能是正常的,约62.5%真菌感染者表现为甲减,约50%的分枝杆菌感染者表现为甲亢,故当AST患者伴有甲状腺功能改变时,应警惕是否为真菌感染或分枝杆菌感染。

除甲减外,如未经治疗或治疗不彻底,甲状腺脓肿可向周围组织穿破而出现严重的并发症,如纵隔脓肿或气管/食管瘘;向前方穿破则形成皮下脓肿,严重者脓肿可以压迫气管造成窒息[8-10]。

【诊断与治疗】

(一)诊断 根据患者的临床表现及一般实验室检查即可作出诊断。本病的诊断主要依据是:①全身败血症症状,伴有高热、寒战、白细胞总数及中性粒细胞增高;②原有颈部化脓感染,随即出现甲状腺肿大、疼痛、压痛;③在B超引导下行细针穿刺细胞学检查及脓汁培养和药敏试验证实为本病;④CT和MRI检查(有利于区分肿块的位置和性质)。

末梢血白细胞计数升高,以多形核白细胞为主,血培养可为阳性,血沉加快。甲状腺摄[131]I率正常,血清T₃、T₄亦在正常范围。甲状腺扫描显像可见局部有放射性减低区。B超在初期显示甲状腺明显肿大、回声不均匀,呈蜂窝样。动态B超观察显示甲状腺呈进行性肿大,有大小不等的低回声或无回声区,或大面积液性暗区。细针穿刺细胞学检查可抽吸出脓汁,镜检见大量的脓细胞、坏死细胞及组织碎屑。

本病应与亚急性肉芽肿性甲状腺炎和恶性甲状腺肿瘤坏死鉴别:①亚急性肉芽肿性甲状腺炎:通常不侵犯颈部其他器官,疼痛相对较轻,血沉明显增快,早期有一过性甲亢症状。血T₃、T₄升高而甲状腺摄[131]I率降低,甲状腺活检有多核巨细胞出现或肉芽肿形成。②进行性恶性甲状腺肿瘤坏死:类似于急性化脓性甲状腺炎的表现,但其预后很差。有人总结1983~1996年间30名本病患者的资料,发现其中25人(男/女=9/16)为AST,5人(男/女=1/4)为进行性恶性甲状腺肿瘤。如出现下列情况应高度怀疑为本病:①年龄较大;②抗生素治疗无效;③发音困难;④甲状腺右侧叶受累,坏死范围大,有贫血,甲状腺针吸活检培养无菌生长。

(二)治疗 早期局部宜用冷敷,晚期宜用热敷。如局部已形成脓肿或保守治疗不能使感染消退,应手术切开引流,清除炎性坏死甲状腺组织,以免脓肿破入气管、食管或纵隔内。也可进行针吸治疗。炎症反复发作,有可能是先天性异常,可待炎症缓解后,行食管吞钡或CT等检查,手术切除瘘管,以免复发[10,11]。

绝大多数急性化脓性甲状腺炎经合理有效的抗生素治疗,其预后良好,不留后遗症,不引起甲减。在早期,甲状腺功能一般正常,但如甲状腺滤泡被破坏,T₃、T₄外溢,可表现为一过性甲亢,因程度较轻,一般不需用抗甲状腺药物治疗,但脓肿后甲亢需用抗甲状腺药物治疗。病情严重可有甲减表现,需用甲状腺激素替代治疗。少数患者可能形成慢性甲状腺脓肿,需手术治疗。

弥漫性急性甲状腺炎应早确诊、早治疗。其中使用抗生素的原则是早、足、广,尽力避免脓肿形成,同时强调FNAC的应用[12,13]。

(张 红)

第17节 亚急性甲状腺炎

亚急性甲状腺炎(subacute thyroiditis)主要分为亚急性肉芽肿性和亚急性淋巴细胞性甲状腺炎两型,两型均为亚急性临床过程,病因均与免疫因素有关,其中亚急性淋巴细胞性甲状腺炎的本质为一种自身免疫性甲状腺炎。

【病毒感染与甲状腺疾病】

长期以来,人们在研究甲状腺炎的病因与发病机制中,积累了大量的感染诱发甲状腺炎的资料证据。临床上也时常见到,部分亚急性甲状腺炎患者在发病前数周有过上呼吸道感染病史。流行病学和血清学研究也为甲状腺感染引起亚急性甲状腺炎、慢性淋巴细胞性甲状腺炎和Graves病提供了病因证据,甚至在亚急性甲状腺炎的病理研究中还找到了病毒感染的直接依据(表2-4-17-1)。但是,也有不少研究反对上述观点,因为直接针对病毒的抗体并不能证明该病毒即是引起疾病的病因,而缺乏病毒感染标志物也不能否定两种之间的病因联系。而且,病毒感染常常发生在疾病的早期甚至发病前数年。当机体不能完全清除抗原时才可能引起继发性免疫反应,这种疾病状态在很大程度上取决于所处的个体遗传背景[1-7]。

表2-4-17-1 甲状腺感染的研究证据

亚急性甲状腺炎的感染证据	慢性淋巴细胞性甲状腺炎的感染证据	Graves病的感染证据
流行病学研究	流行病学研究	流行病学研究
病毒感染流行时的疾病分布	亚急性甲状腺炎后产生抗甲状腺抗体	患者出生的季节性
季节分布(7~9月份)	HTLV-1	春季和夏季诊断率和复发率高
血清学与血清病毒基因组研究	HIV	地理分布
腮腺炎病毒	非HIV反转录病毒	亚急性甲状腺炎后抗体或Graves病
柯萨奇病毒	先天性风疹	HTLV1
腺病毒	巨细胞病毒肝炎病毒	HIV
EB病毒	妊娠期肠病毒感染	血清学与血清病毒基因组研究

续表

亚急性甲状腺炎的感染证据	慢性淋巴细胞性甲状腺炎 的感染证据	Graves 病的感染证据
麻疹病毒/水痘病毒/巨细胞病毒	血清学与血清病毒基因组研究	HTLV1
流感病毒	HTLV-1	HIAP-1
风疹病毒	先天性风疹/获得性风疹	HFV
感染的直接证据	EB 病毒	细小病毒
人类泡沫病毒	细小病毒	HHV6/HHV7
腮腺炎病毒	感染的直接证据	感染的直接证据
	HTLV-1	HTLV-1/HIV-1
	HSV	HFV
	EB 病毒	SV40

【亚急性肉芽肿性甲状腺炎】

本病最早于 1904 年由 de Quervain 描述。此后，涉及的名称有肉芽肿性巨细胞性甲状腺炎（granulomatous giant cell thyroiditis）、巨细胞性甲状腺炎（giant cell thyroiditis）、亚急性疼痛性甲状腺炎（subacute painful thyroiditis）和 de Quervain 甲状腺炎等[8-11]。本病多见于中年及年轻女性，女性多于男性。男性与女性之比 1∶3。Iitaka 等报道，3344 例本病患者的年龄为 14~75 岁，发病高峰在 44~49 岁，男女之比为 1∶9.7。

（一）**发病因素**　本病的病因未明。一般认为与病毒感染有关，多数患者于上呼吸道感染后数周发病。发病时，患者血清某些病毒抗体滴度升高，并有柯萨奇病毒、EB 病毒、腺病毒、流感病毒和腮腺炎病毒等感染的依据[12-14]。当腮腺炎流行时造成流行性甲状腺炎，患者血清中有高滴度的抗腮腺炎病毒抗体，但在受累的甲状腺组织内，仅 2 例甲状腺组织培养出腮腺炎病毒。患者对病毒存在遗传易感性（HLA-B35）。近年发现，本病患者循环中存在直接针对 TSHR 的抗体，并证实存在针对甲状腺抗原的致敏 T 淋巴细胞，所以本病病因不能完全以病毒感染来解释，是否有自身免疫异常，尚无定论。

亚急性甲状腺炎和自身免疫性甲状腺炎的主要环境因素是病毒感染。亚急性甲状腺炎主要可能与反转录病毒和腮腺炎病毒感染有关，Graves 病可能主要与反转录病毒（HTLV-1、HFV 和 SV40）有关，而慢性淋巴细胞性甲状腺炎可能与反转录病毒 HTLV-1、肠病毒、风疹病毒、腮腺炎病毒、EB 病毒和细小病毒（parvovirus）有关[1]。由于亚急性甲状腺炎的继发性免疫性病变不累及甲状腺以外的组织，因此可以认为，亚急性肉芽肿性甲状腺炎是一种甲状腺组织特异性的迟发型免疫介导的增殖性炎症性病变。

（二）**病理特征**　滤泡破坏和炎症细胞浸润伴肉芽肿形成是本病的病理特征。甲状腺滤泡上皮细胞的破坏及滤泡完整性的丧失是本病病理生理的主要结局。已经生成的甲状腺激素与异常的碘化物一起从滤泡释放入血，使血清 T_4、T_3 升高，TSH 下降，临床上出现甲亢表现。由于滤泡上皮细胞的破坏，TSH 不能促进甲状腺对放射性碘的摄取，致使放射性碘摄取率减低。在疾病的后期，滤泡内贮存的激素已排尽，血 T_4、T_3 下降，有时可降至甲减水平，而 TSH 常高于正常。如病情不再活动，甲状腺摄碘率可高于正常一段时间，

最终随着激素分泌的恢复，血 T_4、T_3 和 TSH 转为正常。

甲状腺通常中度结节状肿大，常不对称，病变可局限于甲状腺的一部分，常累及一侧或双侧甲状腺。包膜纤维组织增生，并和周围组织粘连，但很少侵及甲状腺附近器官。甲状腺质地较硬，有弹性，切面灰白色或浅黄色。病变与周围甲状腺分界清楚。镜下病变呈灶性分布，范围大小不一，各处病变处于不同的病变阶段。早期可见滤泡破坏，上皮细胞崩解、基底膜碎裂，类胶质减少或消失。中性粒细胞浸润，形成微小脓肿。病变进一步发展，可见组织细胞和多核巨细胞位于滤泡内，围绕胶质形成肉芽肿。上皮样细胞与多核巨细胞构成结核病样肉芽组织，但无干酪样坏死。

在肉芽肿形成期，单核/巨噬细胞进入滤泡腔，产生血管内皮细胞生长因子（VEGF）、碱性成纤维细胞生长因子（β-FGF）、血小板衍生生长因子（PDGF）、转化生长因子-β（TGF-β）和上皮细胞生长因子（EGF），激发肉芽肿形成；而在恢复期，EGF 增加和 TGF-β 减少有助于滤泡形成，而 VEGF 和 β-FGF 升高有助于血管形成。细胞凋亡亦参与本病的发生，Bax 表达促进甲状腺滤泡细胞增殖。本病经数月后，炎症逐渐消退，最后纤维化而痊愈。病灶之间可见新生的小滤泡，腔内无胶质。上皮细胞呈立方形或低柱状，有的含有胶质和吸收空泡，也可见中等或较大的甲状腺滤泡，胞内有胶质。上皮细胞呈立方状或扁平状。

（三）**临床表现与诊断**　本病多见于中年女性，发病有季节性（如夏季是其发病的高峰季节）。患者起病前常有上呼吸道感染病史。典型病例可分为早期（伴甲亢）、中期（伴甲减，分过渡期和甲减期两期）以及恢复期（甲状腺功能正常）三个时期。

1. 早期　起病多急骤，常伴有上呼吸道感染症状和体征，如发热、畏寒、疲乏无力、食欲不振和淋巴结肿大。发病时，最为特征性的表现是甲状腺部位的疼痛和压痛，常向颌下、耳后或枕部等处放射，咀嚼和吞咽时疼痛加重。甲状腺病变范围不一，可先从一叶开始，以后扩大或转移到另一叶，或始终限于一叶。病变腺体肿大，坚硬，压痛显著。少数患者首先表现为无痛性硬结节。病变广泛时，滤泡内的甲状腺激素和碘化蛋白大量释放入血，因而可伴有甲亢的表现，如一过性心悸和神经过敏等，但通常不超过 2 个月。

在临床上，发热伴颈前疼痛与压痛强烈提示亚急性甲状

腺炎可能;但是患者就诊时,往往已经度过急性期或因为发热与疼痛轻微而被忽视,因而病史询问是诊断本病的最重要依据[12-15]。依据甲状腺肿大、疼痛、压痛伴全身症状,发病前上呼吸道感染史,血沉增快,血清 T_3、T_4 升高而甲状腺摄 ^{131}I 率降低(分离现象),诊断不难确定。Ito 医院提出本病的诊断标准为:①甲状腺肿大、疼痛、质硬、触痛,常伴上呼吸道感染症状和体征(发热、乏力、食欲不振、颈部淋巴结肿大等);②血沉加快;③甲状腺摄 ^{131}I 率受抑制;④一过性甲亢;⑤血 TgAb 或 TPOAb 阴性或滴度较低;⑥甲状腺细针穿刺或活检有多核巨细胞或肉芽肿改变。甲亢期血沉增快和 T_3 升高与摄 ^{131}I 率降低是本病的突出特征,其具体表现是:①一般检查:血白细胞计数轻至中度增高,中性粒细胞正常或稍高,偶见淋巴细胞增多,血沉明显增快(≥40mm/h,可达 100mm/h);呼吸道病毒抗体滴度增高,一般 6 个月后逐渐消失。②甲状腺功能:甲亢期血清 TT_3、TT_4、FT_3 和 FT_4 升高,TSH 分泌受抑制,甲状腺摄 ^{131}I 率降低,呈"分离现象"。这是由于甲状腺滤泡细胞破坏,贮存的 T_3、T_4 漏入血液循环,使血 T_3、T_4 升高,反馈抑制垂体分泌 TSH,甲状腺摄碘功能减退;其次,炎症损害滤泡细胞摄碘功能。因此在甲亢期,甲状腺摄 ^{131}I 率可低至测不出;甲减期血清 TT_3、TT_4、FT_3 和 FT_3 减低,TSH 升高,甲状腺摄 ^{131}I 率呈反跳性升高。③彩色多普勒超声:在急性阶段,增大的甲状腺组织血流不增加伴有低回声区;恢复阶段显示轻微血流增加的等回声区;一般一年以后血流恢复正常。④甲状腺扫描:可见图像残缺或显影不均匀,一叶肿大者常见无功能结节或一叶残缺。⑤甲状腺活检:可见特征性多核巨细胞或肉芽肿样改变。

2. 中期 中期亦称过渡期。本病多为自限性,大多持续数周至数月可完全缓解,少数患者可迁延 1~2 年,个别留有永久性甲减。当甲状腺滤泡内甲状腺激素由于感染破坏而发生耗竭,甲状腺实质细胞尚未修复前,血清甲状腺激素可降至甲减水平。^{99m}Tc 扫描可见甲状腺呈普遍放射性稀疏,边缘不规整,颌下腺显浓影(见文末彩图 2-4-17-1)。但大部分患者不出现临床型甲减表现,经历甲亢期后,可由过渡期直接进入恢复期。少数患者出现甲减表现(2~4 个月),其后甲状腺功能逐渐恢复正常。个别患者由于甲状腺损坏严重,遗留有永久性甲减。约 1/3 的患者留有结节性甲状腺肿。

3. 恢复期 症状渐好转,甲状腺肿或及甲状腺结节逐渐消失;有些病例遗留小结节,以后缓慢吸收。如果治疗及时,患者多可完全恢复。极少数演变成永久性甲减。本病各期的甲状腺功能改变见表 2-4-17-2。

表 2-4-17-2 亚急性肉芽肿性甲状腺炎的表现

分期	持续时间	T_3	T_4	TSH	摄 ^{131}I 率
甲亢期	2~6 周	↑↑	↑↑	↓↓	低(0~2%)
过渡期	4 周	↑	↑	↓	低(2%~5%)
甲减期	2~4 个月	↓	↓	↑	反跳↑
恢复期	—	正常	正常	正常	可轻度↑

注:↑:升高;↑↑:明显升高;↓:下降;↓↓:明显下降

(四) 炎性结节或永久性甲减 轻症或不典型病例的甲状腺仅略增大,疼痛和压痛轻微,不发热,全身症状轻,临床上无甲亢或甲减表现。自数周至半年(一般 2~3 个月)后痊愈。反复发作病例在病情缓解后,又反复发作。留有结节性甲状腺肿或炎性甲状腺结节的患者可表现为持续性 TPO-Ab/TgAb 阳性或反复发作性甲亢。Iitaka 对 3344 例亚急性甲状腺炎患者进行 24 年随访,发现在第一次发病完全康复后,平均 14.5 年内有 48 例第二次复发;第二次发病后,7.6 年内有 5 例第三次发病,复发病例的临床表现及实验室检查结果较初发病例轻,病程持续时间也较短。反复发作病例多遗留有甲状腺结节或永久性甲减。个别病例可形成所谓的慢性隐匿型甲状腺炎(silent thyroiditis),发作期的症状很轻,发作的持续时间一般为 4~6 个月,发作时的主要表现为血 T_3、T_4 升高,TSH 降低和 TgAb 和 TPOAb 阳性,甲状腺激素治疗多无效,必要时应采用 ^{131}I 治疗。

(五) 诊断 典型病例诊断容易,但非典型病例可能主要依靠产生和甲状腺穿刺做出明确诊断。Vural 等总结 21 例临床诊断的亚急性肉芽肿性甲状腺炎病例资料发现,其临床表现和病理特征各不相同,超声的主要特点是低回声结节,边缘不规则(表 2-4-17-3)。甲状腺结节穿刺主要见到多核巨细胞浸润,肉芽肿结构和上皮样组织细胞,卵泡增生或变性,杂有炎症细胞和胶质(表 2-4-17-4)。

表 2-4-17-3 亚急性肉芽肿性甲状腺炎的临床与细胞病理学特点

病例	病变	结节数	结节体积(mm)	结节特征
1	—	—	—	—
2	右侧	1	75	边界不清低回声
3	右侧	1	10	边界不清低回声
4	右侧	1	20	弥漫性钙化
5	左侧	1	37	边界不清低回声
6	右侧	1	37	孤立结节
7	左侧	1	—	孤立结节
8	右侧	1	7	孤立结节

续表

病例	病变	结节数	结节体积（mm）	结节特征
9	右侧	1	26	孤立结节
10	右侧	1	33	孤立结节
	左侧	1	28	孤立结节
11	右侧	1	24	孤立结节
	左侧	1	19	边界不清低回声
12	右侧	多个	27	孤立结节
	左侧	多个	17	囊性变结节
13	右侧	1	40	孤立结节
14	右侧	1	17	孤立里仁街
15	右侧	1	19	边界不清低回声
16	右侧	多个	36	边界不清低回声
	左侧	多个	13	孤立结节
17	右侧	1	16	孤立结节
18	右侧	1	31	孤立结节
19	右侧	1	18	边界不清低回声
	左侧	1	15	边界不清低回声
20	右侧	1	11	边界不清低回声
21	右侧	1	26	边界不清低回声

表 2-4-17-4　亚急性肌肉芽肿型甲状腺炎的超声特点

病例	性别	年龄	疼痛/压痛	临床诊断	甲状腺滤泡	多核巨细胞	肉芽肿	上皮样组织细胞	胶质	炎症细胞
1	女	42	+	SGT	+	+	−	−	+	+
2	女	18	−	淋巴瘤	少	+	−	−	+	+
3	女	33		SGT	增生	+	+	−	−	+
4	女	50	+	SGT		+	+	−	+	+
5	女	36	+	甲状腺癌	增生	+	+	−	−	+
6	女	29			变性	+	−	−	−	+
7	女	47		SGT	增生	+	−	−	+	+
8	女	36	−	−	变性	−	−	−	−	+
9	女	42	−	−	增生	−	−	−	−	+
10	女	49	−	MNG	增生	+	−	−	−	+
11	女	40	+	MNG	增生	+	−	−	−	+
12	女	32	−	MNG	增生	+	+	−	−	+
13	女	47	−	MNG	变性	+	−	−	−	+
14	男	42	+	甲状腺炎	变性	+	+	+	+	+
15	女	42	+	甲状腺癌	变性	+	+	+	−	+
16	女	33	+		变性	+	+	−	+	−
17	女	38	+		变性	+	+	+	+	+
18	女	35	−	MNG	增生	+	−	−	+	+
19	女	38	+		变性	+	−	−	+	+
20	男	31	+	甲状腺炎	增生	+	+	+	+	+
21	女	42	+	甲状腺癌	增生	+	+	−	+	+

注：SGT：亚急性肉芽肿型甲状腺炎；MNG：多结节甲状腺肿

（六）鉴别诊断　颈前包块伴有疼痛者除本病外，还可见于甲状腺囊肿或腺瘤样结节急性出血、甲状腺癌急性出血、急性化脓性甲状腺炎、迅速长大的甲状腺癌、疼痛性桥本甲状腺炎、甲状舌骨导管囊肿感染、支气管腮裂囊肿感染和颈前蜂窝织炎等，需注意鉴别。但亚急性甲状腺炎、甲状腺囊肿或腺瘤样结节急性出血占全部病例的 90% 以上。如果鉴别特别困难，可试用糖皮质激素治疗数日，协助诊断。亚急性甲状腺炎所致的甲状腺疼痛对糖皮质激素的反应相当敏感,一般用药的当日或次日即可收到明显止痛效果。反之,如果糖皮质激素治疗无效或效果很差时,基本可以排除亚急性甲状腺炎可能。

亚急性甲状腺炎患者的血清 TSH 降低时伴血浆纤维蛋白原升高(高纤维蛋白原血症,hyperfibrinogenemia),病情恢复和进行中功能正常后降至正常,而 Graves 病或毒性多结节甲状腺肿患者血浆纤维蛋白原不升高有助于甲亢病因鉴别[16]。

1. 甲状腺囊肿或腺瘤样结节急性出血　用力活动后常骤然出现甲状腺疼痛,甲状腺局部有波动感,血沉和甲状腺功能正常,超声包块内有液性暗区。

2. 亚急性淋巴细胞性甲状腺炎　见后述。不伴甲状腺的疼痛或压痛,但可反复发作(10%~15%);无病毒感染前驱症状,很少有病毒抗体滴度改变,血沉大多正常;甲状腺活检示淋巴细胞性甲状腺炎改变。

3. 甲状腺肿瘤　甲状腺肿瘤很少出现局部疼痛,但当肿瘤发生出血坏死或压迫神经时,疼痛可能成为患者的就诊原因。当与亚急性甲状腺炎鉴别困难时,应想到甲状腺瘤合并亚急性甲状腺炎可能,行 B 超、MRI 或结节穿刺细胞学检查进行鉴别。如果诊断仍有困难,亦可用糖皮质激素治疗试验进行鉴别。

4. Riedel 甲状腺炎(Riedel thyroiditis)　为一种罕见的慢性甲状腺炎,其病变以纤维炎症过程、甲状腺实质和周围组织被破坏与侵袭为特征,发病可能主要与 IgG4 的免疫损害有关,因而认为,Riedel 甲状腺炎属于 IgG4 相关性硬化性疾病(IgG4-related sclerosing disease,IgG4-RSD)的一种表现。但是有些患者在病情进程中有反复发作表现,可酷似亚急性甲状腺炎或与亚急性甲状腺炎合并存在,或以前有过亚急性甲状腺炎病史。故应注意鉴别[17]。

5. 抗 TNF-α 抗体引起的甲状腺炎或淀粉样变性　应用抗 TNF-α 抗体治疗自身免疫性疾病时,可诱发甲状腺炎,部分病例表现为亚急性甲状腺炎过程。其他细胞因子的单克隆抗体治疗亦可发生类似情况甚至甲状腺淀粉样变性。

6. 甲状腺的其他疾病　急性发作型桥本甲状腺炎也可伴轻微甲状腺疼痛和触痛,但较少见,一般不伴明显的碘代谢紊乱和血沉加速,血 TgAb 或 TPOAb 显著升高。细针穿刺细胞学示自身免疫性甲状腺炎改变,但无巨细胞。急性化脓性甲状腺炎多见于上呼吸道感染后,起病急,可有畏寒、寒战、发热、心动过速;甲状腺有肿胀和触痛,颈前区可出现炎症浸润性硬结。末梢血白细胞计数升高,以多形核白细胞为主,血培养可为阳性,血沉加快。甲状腺扫描显像可见局部有放射性减低区。细针穿刺细胞学检查可抽吸出脓汁,镜检见大量的脓细胞、坏死细胞及组织碎屑。抗生素治疗有效,不引起甲减。如未经治疗,脓肿可向周围组织穿破而出现纵隔脓肿和气管/食管瘘。甲状腺癌患者的甲状腺呈局限性肿大,且无明显症状,扫描可为冷结节,需与甲状腺癌鉴别。但本病的疼痛可自行缓解或迅速波及对侧,血沉快,摄[131]I 率低,应用泼尼松治疗疗效显著,可资鉴别。必要时,甲状腺穿刺活检有助于鉴别[18]。

(七) 对症处理和特殊治疗

1. 一般治疗和对症治疗　亚急性肉芽肿性甲状腺炎是一种自限性疾病,其一般自然病期见图 2-4-17-2。症状较轻者无须特殊处理,可适当休息,并给以非甾体类消炎镇痛剂。阿司匹林 0.5~1.0g 或吲哚美辛 25mg,每日 3~4 次,疗程约 2 周。疼痛剧烈或顽固性疼痛患者可给予依托考昔。

2. 糖皮质激素治疗　糖皮质激素具有抗炎和缩短甲亢期的病程等作用。全身症状较重、持续高热,甲状腺肿大伴压痛明显者,可采用糖皮质激素治疗。首选泼尼松 20~

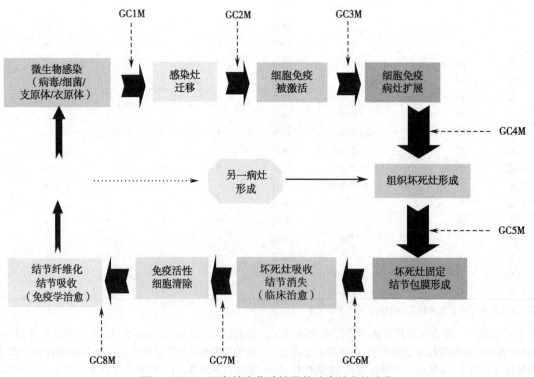

图 2-4-17-2　亚急性肉芽肿性甲状腺炎的自然病期

40mg/d,在治疗后数小时即可缓解疼痛,甲状腺肿大开始缩小,用药 1～2 周后逐渐减量,疗程 1～2 个月,但停药后部分患者可能反复,再次用药仍然有效。亦可合用非甾体类消炎镇痛剂,消除疼痛,减少反复。伴甲亢时,无须服用抗甲状腺药物治疗,有些患者可给予小剂量普萘洛尔。如病程较长,有可能发生甲减,对这些患者应考虑加服甲状腺粉片 40～60mg/d,或 L-T$_4$ 100～150μg/d,直到甲状腺功能恢复正常为止(一般为 3～6 个月)[19,20]。加服甲状腺粉片可以加强垂体的反馈调节,减少 TSH 分泌,有利于甲状腺肿及结节的缩小及症状消除。必须注意,判断糖皮质激素治疗疗效的可靠指标是甲状腺结节消失或明显缩小,而非发热消退、疼痛减轻、血沉改善等,因为糖皮质激素对非亚急性肉芽肿性甲状腺炎引起的结节与疼痛也有非特异性改善作用。另一个特点是随着时间推移,亚急性肉芽肿性甲状腺炎后期的治疗不能放松,可能反而需要加强。一般来说,对于临床症状较轻的患者一般首先选用解热镇痛药物或 NSAID,疗程 2 周左右。

研究发现,小剂量泼尼松(15mg/d)治疗可以迅速缓解症状,明显减少糖皮质激素的不良反应,永久性甲状腺功能减退症的发病率较低。以往使用大剂量 PSL 治疗,复发率 20%～35%,小剂量与大剂量治疗同样有效。因此,对于轻度患者是应首选 NSAID 还是 PSL,还需要进行更多的大样本、不同地区、不同种族、前瞻性临床研究来验证。亚急性肉芽肿性甲状腺炎的治疗疗程必须足够长,因为本病的康复是一个由疗程症状改善与消失到甲状腺病变清除与康复的缓慢过程,在恢复期,在小剂量糖皮质激素维持治疗的同时,加用 COX-2 抑制剂、维生素 C 和抗氧化应激药物可能有助于缩短疗程,降低复发率。

部分患者对糖皮质激素治疗的反应不敏感,疗效差,其原因不明,此时要考虑做如下处理:①加用甲状腺激素制剂或非甾体类抗炎药。②反复发作者可继续使用糖皮质激素,但宜增加原有剂量。③B 超检查,了解是否存在甲状腺结节或脓肿。④排除 α-干扰素所致的甲状腺炎可能。⑤除甲状腺结节外,其他临床症状和体征均消失者不能认为治疗失败;甲状腺结节可按一般性结节处理,并追踪观察。⑥仅有局部疼痛者,要注意甲状腺结节压迫神经或合并咽喉炎可能,这种情况亦不能认为治疗无效。

3. 甲减的治疗　有甲减表现者可给予 L-T$_4$,但一般应在使用 6 个月后停用,因为绝大多数甲减可逐渐恢复。如停用 L-T$_4$ 后,再发生甲减,提示为永久性(5%～10%),需终身给予甲状腺激素替代治疗。

4. 手术治疗　本病一般不需手术治疗,但难治性病例和长期反复发作病例可采用手术切除病灶。

【亚急性淋巴细胞性甲状腺炎】

本病曾有多种命名,如无痛性甲状腺炎(painless thyroiditis)、寂静型甲状腺炎(silent thyroiditis)、淋巴细胞性甲状腺炎伴自发缓解性甲亢、功能亢进性甲状腺炎(hyperthyroiditis)或非典型甲状腺炎(nonclasssical thyroiditis)等。因其发病与自身免疫有关,兼有亚急性和慢性淋巴细胞性甲状腺炎的特点,目前多倾向于亚急性淋巴细胞性甲状腺炎(subacute lymphocytic thyroiditis)的命名。本病有散发型和产后发病型两种发病情况。1977 年,Amino 等首先报道产后发生暂时性原

发性甲减病例,伴甲状腺增大和甲状腺微粒体抗体滴度增高。同年,Ginsberg 和 Walfish 报道 5 例产后暂时性甲亢者,其中 4 例以后发生暂时性甲减(无痛性甲状腺肿大),故称为产后无痛性甲状腺炎综合征(postpartum painless thyroiditis,PPT)。此综合征也可发生于流产之后的妇女。

PPT 是产后甲亢的最常见原因(70%～80%)。本病以 30～40 岁多见,约 2/3 为女性。美国的 PPT 发病率为 5%～10%,妊娠头 3 个月甲状腺抗体阳性的妇女有 33%～55%发生 PPT。地中海地区的发病率为 7.8%,其中 82%在产后 6 个月有血甲状腺激素异常。在法国,约 5%妇女出现产后甲状腺炎,再次妊娠可以复发。

(一)自身免疫损害　Cushing 综合征肾上腺切除术后,本病发病率增加,自身抗体滴度增加[21,22]。本病发病前病毒感染的证据较少,其病因可能与自身免疫有关:①淋巴细胞浸润是产后甲状腺炎最显著的病理学特征,甲状腺中的 B 淋巴细胞增加,抑制性细胞毒性 T 淋巴细胞减少;其病理改变较亚急性肉芽肿性甲状腺炎更接近桥本甲状腺炎;②血清中存在 TPOAb,80%的产后发病型和 50%的散发型病例中该抗体阳性;③本病可与其他自身免疫病共存,如干燥综合征、系统性红斑狼疮和自身免疫性 Addison 病等;④TSH 受体抗体谱的改变导致甲状腺功能变化,患者以前可有 AITD(如 GD 或桥本甲状腺炎)病史(以 HLA-DR3、HLA-DR4 和 HLA-DR5 多见),以 Th1 型免疫反应为主,血 IL-12 升高;⑤产后发病型通常发生于产后 6 周内,正处于自身免疫在妊娠期被抑制,产后免疫抑制被解除的反跳阶段。

本病的基本病理生理特征是由甲状腺的自身免疫反应引起的。一方面,甲状腺的淋巴细胞和浆细胞浸润、血 TPO-Ab 和 TgAb 阳性以及以后发生的甲减均与慢性淋巴细胞性甲状腺炎相似,但血中的 TPOAb 和 TgAb 升高可能仅代表了甲状腺的炎症性抗原释放。另一方面,亚急性淋巴细胞性甲状腺炎患者的血 TPOAb 和 TgAb 阳性滴度不高,且多数患者能痊愈,提示本病的甲状腺自身免疫反应又与慢性淋巴细胞性甲状腺炎不同,至少说明该病的甲状腺自身免疫反应可以获得再平衡。虽然甲状腺有明显的淋巴细胞浸润,有时也可看到类似亚急性肉芽肿性甲状腺炎样的滤泡细胞破坏和纤维化,但罕见多核巨细胞和桥本甲状腺炎的特征性生发中心。

(二)无痛性甲状腺肿和一过性甲亢　产后发病和非产后发病两种情况(或类型)分别称为产后甲状腺炎和无痛性甲状腺炎,但它们的病理变化和临床表现相似。

1. 无痛性甲状腺肿　甲状腺略增大,质地中等,可有结节,但无疼痛和压痛,少数伴发热(甲亢所致),与甲状腺的炎症无关,无全身症状。本病的甲亢期通常于 1～2 个月内缓解,整个病程<1 年,而滤泡贮碘功能的恢复却很慢,可以长至临床症状完全缓解后 1 年以上。由于有甲减可能,本病患者需每年检查甲状腺功能,长期随访,持续多年。甲状腺肿及甲状腺功能障碍对年轻妇女只是短暂不适,无真正危险性,但合并红斑狼疮者应引起重视。PPT 患者急性期过后,半数患者仍有甲状腺肿,测定抗甲状腺抗体滴度仍升高,TRH 试验呈过度反应;再次分娩后 PPT 复发的危险性为 25%～40%。

2. 暂时性甲亢 是亚急性淋巴细胞性甲状腺炎的主要表现,可有心动过速、怕热、多汗、疲劳、肌无力和体重下降等。无 GD 的突眼和胫前黏液性水肿,但可有凝视和眼裂增宽等体征。本病与 GD 的鉴别见表 2-4-17-5。

表 2-4-17-5 无痛性甲状腺炎与 Graves 病的鉴别

鉴别点	无痛性甲状腺炎	Graves 病
发病	突然	逐渐
甲亢程度	轻中度	中重度
甲亢持续时间	<3 个月	>3 个月
继发性甲减	数周~数月	无
甲状腺肿大	轻度肿大/弥漫/变硬	肿大/弥漫/轻度变硬
甲状腺血管杂音	缺乏	常有
突眼和胫前黏液水肿	缺乏	可以有
T_3/T_4	<20/1	>20/1
^{131}I 摄取率	降低	升高

本病在产后最初 1~2 个月内发病率增高,所伴的甲亢持续时间短,通常<3 个月,通常为中等程度甲亢。甲状腺轻度肿大或正常大小,散发型病例多无甲状腺肿;甲状腺无触痛,质地较坚实。典型患者在甲亢期后紧接着一过性甲减期,通常于 1~8 个月后甲状腺功能恢复。极少数患者伴永久性甲减,部分亚急性淋巴细胞性甲状腺炎、寂静性甲状腺炎、产后甲状腺炎或桥本甲状腺炎患者可有眼病表现(主要为上眼睑挛缩),但缺乏 GD 依据,TSAb 亦为阴性。

(三) 桥本脑病 亚急性淋巴细胞性甲状腺炎和慢性淋巴细胞性甲状腺炎可并发桥本脑病,亦称为糖皮质激素反应性脑病。其临床经过多为亚急性过程,可反复发作并反复缓解。桥本脑病的神经症状可发生于桥本甲状腺炎诊断前或诊断后的数年甚至 10 多年内;有时也见于其他 AITD(尤其是 GD)。病因与自身免疫有关,脑组织的病理损害为自身免疫性血管炎和自身免疫炎症。在 MRI 上,较特征性的改变是弥漫性或局限性脑白质脱髓鞘。发病的平均年龄 56 岁(27~84 岁),常见的表现为手抖(80%)、暂时性失语(80%)、肌阵挛(65%)、共济失调(65%)、惊厥(60%)和睡眠异常(55%)。脑电图示弥漫性脑损害;几乎所有的病例都被误诊为病毒性脑炎、Creutzfeldt-Jakob 病(海绵状脑病)或痴呆等。最常见的实验室检查异常为肝酶活性升高和血沉加快,部分病例伴脑脊液异常(炎性改变)[23-25]。MRI 的发现无特异性,多提示为脑病样改变。血清和脑脊液中高滴度抗甲状腺抗体(特别是 TPOAb)有助于诊断,脑脊液呈炎性改变。本病主要应与 Creutzfeldt-Jacob 病及迅速进展型 Alzheimer 病鉴别,桥本脑病对糖皮质激素的治疗效果良好。

(四) 诊断 对于产后 1 年内出现的疲劳、心悸、情绪波动或甲状腺肿大的任何妇女都应怀疑有产后甲状腺炎的可能。本病的早期表现为无痛性甲状腺肿和甲亢,血 T_3、T_4 升高,甲状腺摄 ^{131}I 率降低。诊断有赖于典型的临床表现和和特征性实验室检查结果。疾病早期,随着甲状腺滤泡细胞的破坏,血液循环中 T_3、T_4 明显升高。血沉正常或轻度升高(通常<50mm/h),这一点与肉芽肿性甲状腺炎明显不同。甲状腺摄 ^{131}I 率下降,TSH 刺激也不能使其增加。血清 Tg 和

TPOAb 低至中度升高。甲状腺超声示弥漫性或局灶性低回声。甲状腺病理检查见弥漫性或局灶性淋巴细胞浸润,但无肉芽肿、纤维化、Hürthle 细胞或生发中心形成。

(五) 鉴别诊断
1. 非甲状腺疾病 主要有:①产后甲状腺肿大或甲状腺肿大加重应与非毒性甲状腺肿鉴别;②乏力、精神障碍应与慢性虚弱综合征鉴别;③以长期低热为突出表现者要与结核病及其他感染性疾病鉴别[26];④临床表现不典型时,应注意与垂体假腺瘤性增生伴高 PRL 血症、PRL 瘤、Sheehan 病、自身免疫性垂体炎等鉴别。

2. 肉芽肿甲状腺炎 无痛性甲状腺炎和肉芽肿甲状腺炎的临床过程及实验室检查极为相似,可依据以下几点鉴别:①亚急性肉芽肿甲状腺炎较少发生甲亢,甲状腺疼痛明显且有压痛,而无痛性甲状腺炎的甲状腺不痛亦无压痛;②伴随一过性甲亢的亚急性肉芽肿甲状腺炎很少反复发作,而 10%~15%的无痛性甲状腺炎可反复发作;③病毒感染前驱症状常见于亚急性肉芽肿甲状腺炎,但很少见于无痛性甲状腺炎;④绝大多数亚急性肉芽肿甲状腺炎患者的血沉加快,可达 100mm/h;⑤无痛性甲状腺炎很少有病毒抗体滴度改变,而 44%的亚急性肉芽肿甲状腺炎有病毒抗体滴度升高;⑥无痛性甲状腺炎显示为淋巴细胞浸润,而不是肉芽肿甲状腺炎性改变。

3. 放射性甲状腺炎 电离辐射可以导致人类甲状腺的不同改变,低剂量(0.1~15Gy)照射良性和恶性肿瘤发生率明显增加,而较大剂量照射致甲状腺功能改变和甲状腺炎更常见,这些改变与射线的剂量和种类、暴露时间、个体差别如年龄、性别、遗传有关。直接照射后可以产生多种甲状腺疾病,包括自身免疫性甲状腺炎、Graves 病、甲状腺功能正常的突眼、甲状腺囊肿、单发或多良性结节或甲状腺癌。放射性甲状腺炎不但可由外照射(γ 射线)引起,也可由放射性碘的摄入(β 射线)引起。多发生于大剂量放射碘治疗及头颈部疾病外照射治疗后。1968 年,Rubin 和 Caserett 观察到急性放射性甲状腺炎常常发生在 ^{131}I 治疗后,放射性碘治疗可引起急性和慢性甲状腺炎。随着同位素在甲状腺疾病诊治上的广泛应用,病例逐渐增多。

较高的放射剂量如治疗剂量的 ^{131}I 产生滤泡坏死、急性血管炎、血栓形成和出血,随后淋巴细胞浸润、血管硬化。低剂量引起的慢性改变包括局部无规则的滤泡增生,血管玻璃样变和纤维化,淋巴细胞浸润。1~2 周前甲状腺接受过大剂量辐射或 ^{131}I 治疗甲状腺疾病,伴有颈部不适、压迫感、甲状腺局部疼痛、吞咽困难、发热、乏力、心慌、手抖等一过性甲状腺功能亢进表现,少数可发生甲状腺危象。甲状腺触痛明显,皮肤表现为红斑、皮肤瘙痒和水肿。放射性甲状腺炎的临床严重程度不一定和放射剂量有关。甲状腺细针穿刺细胞学检查有滤泡细胞、大量胶质、纤维血管基质和淋巴细胞组成。滤泡细胞主要呈松散的单层丛状,偶尔形成微小滤泡,有明显的核大小不等和多形性,大量的不典型滤泡细胞主要是单个或丛状和纤维基质与血管混杂,这些细胞的核染色质粗大,没有核沟和核内包涵体,细胞质丰富,许多核巨大表现为裸核,因此涂片易被误诊为未分化癌,主要根据病史鉴别。

4. 桥本甲状腺炎 虽然也可有甲亢表现,但其摄 ^{131}I 率

常在正常高值或高于正常,且甲亢症状很少自然缓解。无痛性甲状腺炎活检很少见到桥本甲状腺炎常见的嗜酸性细胞(Hürthle 细胞),极少发展成为永久性甲减。

5. α-干扰素所致的甲状腺炎 详见本章第 5 节。主要依据慢性肝炎病史和抗甲状腺抗体测定进行鉴别。

6. GD 无痛性甲状腺炎与 GD 的鉴别最好手段是行甲状腺[131]I 摄取率检查。结合临床表现有无继发性甲减可资鉴别。

7. 无痛性孤立性甲状腺结节 产后甲状腺炎伴甲状腺结节时,一般结节在产后 2 个月左右不能被触及,甲状腺扫描恢复正常,甲状腺功能有一过性升高,继而降低,然后恢复正常[27]。无痛性孤立性甲状腺结节多呈进行性发展,而甲状腺功能正常。

(六)治疗 以对症治疗为主,早期糖皮质激素是治疗的一线药物,强调剂量和疗程足够长,以避免复发(见病例报告)。患者症状常轻微而短暂,故一般不需特殊治疗。对于甲亢症状非常明显者,可用 β-受体阻滞剂如普萘洛尔,不必用抗甲状腺药物,手术与核素治疗当属禁忌。甲状腺无疼痛,亦不需要用糖皮质激素治疗。但有报道,分娩后即采用泼尼松 20mg/d,2 个月后逐渐减量,可预防 PPT 复发,但疗效和应用的合理性尚待进一步证实,而桥本脑病对糖皮质激素有良好的治疗效果。过量的碘对本病可能有害,因此除缺碘地区外,对于产后甲状腺炎或有该病史者,应减少碘的摄入。如甲减期的症状持续时间延长或加重,可采用 L-T$_4$ 或甲状腺粉片替代治疗 3 ~ 6 个月,然后停药,但甲状腺激素不能预防再次妊娠后产后甲状腺炎的复发和永久甲减的发生。永久性甲减者则需终身替代治疗。

【病例报告】

(一)病例资料 患者女性,57 岁,退休工人。因反复颈前肿痛 15 年,近次复发加重于 2014 年 3 月 18 日入院。1999 年 3 月因受凉感冒后 10 天出现咽喉与颈前疼痛、发热诊断为"亚急性甲状腺炎",经用抗生素和泼尼松(20mg/d)治疗后颈前疼痛消失,但咽痛症状仍无缓解,将泼尼松用量加至 40mg/d,约 1 个月后疼痛和局部不适完全缓解,泼尼松剂量逐渐减至 10mg/d 和镁 2 周 2.5mg。总疗程约 3 个月。2000 ~ 2002 年曾有 5 ~ 6 次复发,每次发病后自行口服泼尼松 5 ~ 10mg/d,因停药后立即复发,故一直用药控制症状。2002 年年底可扪及右侧甲状腺结节,有轻压痛。超声检查显示双侧甲状腺多发性结节。曾在当地医院行甲状腺内结节穿刺,注射"糖皮质激素"4 次。2003 ~ 2004 年未复发。2005 年春再次出现局部疼痛,但无发热和咽痛,重新口服泼尼松 5 ~ 10mg/d。2010 年以来逐渐出现尿频、尿急和尿痛,尿常规检查可见白细胞,隐血试验阳性;常服用抗生素。前 3 个月颈部疼痛再次发作,左侧甲状腺出现痛性结节,患者停用泼尼松,改为曲安西龙,每 2 天口服 1mg。1 个月前停用曲安西龙,改为中药治疗后自觉夜间发热。2008 年诊断为"冠心病",口服美托洛尔 25mg/d。个人史和家族史无特殊。

体温 36.5℃,心率 76 次/分,呼吸 20 次/分,血压 140/80mmHg。轻度 Cushing 综合征面容,肩部脂肪垫明显。无突眼,无颈部肿大淋巴结。甲状腺 II°肿大,质地硬,双侧可扪及多个结节,左侧结节有明显压痛。腮腺和下颌下腺可扪及,肝脾未扪及。神经系统检查未见异常。血象正常,尿常规检查见 RBC 0 ~ 2/HP。尿沉渣 RBC 47500/ml,异形红细胞 60%,WBC ++,无管型和蛋白。肝肾功能正常。血清 FT$_3$ 5.10pmol/L,FT$_4$ 15.98pmol/L,TSH 1.8mU/L。TgAb、TPOAb、TSAb 阴性。ESR 123mm/h,CRP 14.70mg/L,ASO < 25U/ml。血清 25-(OH)D 52nmol/L;PTH 0.9pmol/L,B-ALP < 200U/L,β-CTX 749pg/ml。随机血糖 12mmol/L,HbA$_{1c}$ 7.6%。抗 ds-DNA、抗组蛋白抗体和抗 SM 抗体弱阳性。血 ACTH 和皮质醇水平和节律正常。血清 IgG 1010nmol/L,其中 IgG 1 3510nmol/L,IgG 2 4 955nmol/L,IgG 3 1 990nmol/L,IgG4 326nmol/L,IgM 104nmol/L,IgE 5059nmol/L,IgA 169nmol/L;α-1 球蛋白、α-2 球蛋白、β 球蛋白和 γ 球蛋白均正常。ECG 正常,超声显示肝囊肿、肾囊肿和子宫肌瘤。DXA 骨密度测定显示低骨量;X 线胸片正常,肺部 CT 显示左肺轻度纤维化。甲状腺 B 超显示左侧体积 45mm×14mm×18mm,结节 16mm×9mm(混合

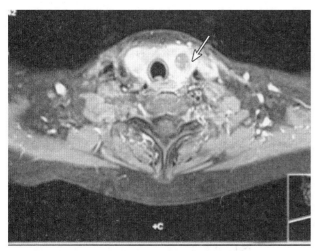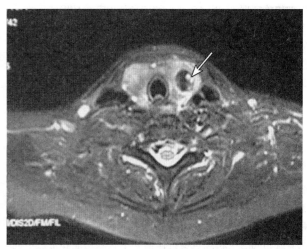

图 2-4-17-3 病例甲状腺 MRI

左侧甲状腺 48mm×20mm×23mm,有多个结节,最大者 13mm×14mm,信号低于正常甲状腺且不均一,边界清晰而光滑;T1 高信号而 T2 低信号,提示结节内出血,但囊腔内有实质成分;右侧甲状腺 53mm×23mm×24mm,可见小结节,无肿大淋巴结。腮腺和下颌下腺正常

性回声);右侧甲状腺体积 43mm×15mm×17mm,结节 3mm×3mm(低回声),周围淋巴结不肿大。甲状腺 MRI 显示为多结节(图 2-4-17-3)。

（二）病例讨论 根据病史和入院后辅助检查,患者的亚急性甲状腺炎诊断可以成立,更严格地说,应该诊断为"亚急性肉芽肿性甲状腺炎"而非亚急性淋巴细胞性甲状腺炎。本例还患有原发性高血压、冠心病、医源性 Cushing 综合征、糖耐量减退、肝肾囊肿和子宫肌瘤。

本例的亚急性甲状腺炎历时 15 年迁延不愈。主要原因是治疗不规范。亚急性肉芽肿性甲状腺炎的自然病程一般要经过微生物感染(病毒/细菌/支原体/衣原体)→细胞免疫被激活→肉芽肿性病灶扩展→组织坏死灶形成→坏死灶固定→结节包膜形成→坏死灶吸收和结节消失(临床治愈)→免疫活性细胞清除和结节纤维化或结节吸收(免疫学治愈)等多个病变阶段。临床诊断后,应尽早给予糖皮质激素治疗,以阻止病变继续发展。由于邻近组织和甲状腺感染是诱发本病的重要因素,尽管甲状腺炎发作时急性感染已经度过,但隐性感染仍可能诱发新病灶形成,故应该首先进行数日的抗炎治疗。清除局部病灶(如口腔、鼻咽、腮腺等)。

一般选用泼尼松/泼尼松龙治疗,目的是抗肉芽肿性炎症。建议泼尼松的口服起始剂量较大(45~60mg/d),应用较大剂量的主要原因是药物透过滤泡膜困难;重视减量速度与转归速度一致,也就是说,要根据结节消散和痛性结节的缩小速度来决定减量速度,判断肉芽肿性炎症的转归速度,而不是根据症状或血清甲状腺激素水平决定药物减量的速度。一般维持量的持续时间至少为 3 个月,总疗程不短于 6 个月(因为巨噬细胞对糖皮质激素欠敏感)。为了防止复发,在糖皮质激素减量或维持治疗阶段,最好联合 COX-2 抑制剂治疗,一方面可减少糖皮质激素用量,另一方面亦可加强抗炎与抗氧化应激效应。

本例的多个甲状腺结节持续存在,质地较硬,鉴别诊断时应考虑甲状腺癌、甲状腺瘤、IgG4 相关性甲状腺炎等可能。因无相关证据,所以多年来按照亚急性肉芽肿性甲状腺炎治疗。遗憾的是,治疗极不规范,最终导致结节出血和病情反复发作。本例采用糖皮质激素已无治愈可能,故建议手术切除结节,并探查和活检。如果发生甲减,应给予甲状腺激素替代治疗。

(刘耀辉　袁凌青)

第18节　慢性淋巴细胞性甲状腺炎

慢性淋巴细胞性甲状腺炎(chronic lymphocytic thyroiditis,CLT)属于 1A 型自身免疫性甲状腺炎,包括两个临床类型,即甲状腺肿大的桥本甲状腺炎(Hashimoto thyroiditis,HT)和甲状腺萎缩的萎缩性甲状腺炎(atrophic thyroiditis,AT)。两者有相同的甲状腺自身抗体谱和甲状腺功能异常。不同点为前者甲状腺肿大,而后者甲状腺萎缩,后者可能是前者的终末期结局。但是,有些现象提示 HT 与 AT 是两种独立的疾病。近年来,Cho 等研究观察到,萎缩性甲状腺炎患者血中的 TSHRAb 阳性率增高,认为萎缩性甲状腺炎发展为甲减

可能有免疫学的异质性,而 TSHRAb 阳性的萎缩性甲状腺炎患者与阴性的桥本甲状腺炎及萎缩性甲状腺炎患者相比,免疫的遗传基础是不同的。在韩国,HLA-DR8 及(或)DQB＊1302 可能与产生自身抗体的易感基因有关。Lnoue 等发现,伴有 TSHRAb 阳性的患者 DPW2 频数降低,此与 GD 的遗传特征相似,而特发性黏液水肿患者的 DPW2 频数增高,遗传上与桥本甲状腺炎相似。慢性淋巴细胞性甲状腺炎又称为自身免疫性甲状腺炎(autoimmune thyroiditis,AIT)。Volpe 等(1991 年)认为,无痛性甲状腺炎和产后甲状腺炎也属于 AIT 范畴。

HT 为甲状腺炎中最常见的临床类型,1912 年由桥本首先报道,其确切发病率不清楚,多见于女性(女性患者是男性的 15~20 倍)。各年龄均可发病,但以 30~50 岁多见。男性患者的发病年龄较女性晚 10~15 岁,不论患者的甲状腺是否肿大,患者血中的抗甲状腺抗体峰值出现在发病后的 10~20 年内。

【发病机制与病理】

（一）风险因素

1. **遗传因素** 慢性淋巴细胞性甲状腺炎为多基因易感性 AIT,部分患者有家族史 Hashimoto 甲状腺炎的遗传因素见表 2-4-18-1。在与 HLA 的关系中,其发病与 HLA-DR3、HLA-DR5 和 HLA-DQ 有关,特别是 CLTA4 基因与甲状腺自身抗体的生成/分泌有关。此外,本病多见于 Down 综合征和性腺发育不良患者。本病由遗传素质与非遗传因子相互作用产生,有家族聚集现象[1]。HLA 基因部分决定了本病的遗传易患性,特别是甲状腺自身抗体的产生与常染色体显性遗传有关,但与人种和地区也有关联。在欧洲及北美,本病患者中 HLA-B8 及 DR3、DR5 多见;而日本人多见的是 HLA-B35。AT 患者与 HLA-DR3 明显相关,而 HT 患者与 HLA-DR5 相关。采用 PCR-SSP 方法对 30 例汉族慢性淋巴细胞性甲状腺炎的 HLA-DQA1 及 DQB1 位点等位基因多态性进行检测,表明 DQA1＊0301 的等位基因频率明显高于正常对照,而 DQB1＊0602 等位基因频率在本病明显低于正常对照者。

表 2-4-18-1　Hashimoto 甲状腺炎的遗传因素

HLA 类型
免疫细胞介导的甲状腺破坏(HLAI)
自身抗原(HLAII)
T 细胞免疫反应基因
CTLA-4(PTPN22 调节 T 细胞活化)
IL2RA(编码 IL-2 受体)
FCRL3(影响 T$_{reg}$ 功能)
非 T 细胞免疫反应基因
CD40(编码抗原呈递细胞刺激因子)
CD226(编码 NK 细胞自身激活受体)
甲状腺特异性基因
Tg 基因
TSH 受体基因
TPO 基因

分子生物学研究发现,AITD 的易感基因可分成一般的免疫反应性易感基因和甲状腺特异性抗原(thyroid-specific antigen)两类。虽然人类白细胞抗原(human leukocyte antigen,HLA)与慢性淋巴细胞性甲状腺炎无明确联系,但是与特异性氨基酸簇标签(specific amino acid pocket signature),特别是 TPO 和 TSH 受体的自身免疫性与 AITD 的关系密切[2]。

细胞嵌合(cell chimerism)是指两种不同种属的细胞合并存在个体中的现象,其原因可能为医源性(如器官移植或输血)或为生理性(如孕生同胞儿或母体与胎儿的细胞转运)。内分泌系统的许多疾病均伴有细胞微嵌合(microchimerism)现象,如 AITD 和 1 型糖尿病。胎儿传向母体的微嵌合见于 Hashimoto 甲状腺炎、Graves 病、甲状腺瘤和甲状腺乳头状癌,而母体传向胎儿的微嵌合见于儿童 1 型糖尿病[3],但其意义有待进一步研究。

2. 免疫因素 免疫学因素致甲状腺受损的机制不完全清楚,目前认为是由于先天性免疫监视缺陷,器官特异的抑制性 T 淋巴细胞数量或质量的异常所致。在体液免疫介导的自身免疫机制中,体外的 TPOAb 是甲状腺组织的细胞毒;其次,患者的甲状腺有广泛的淋巴细胞浸润,淋巴细胞产生不同的细胞因子参与发病;第三种可能机制是先有淋巴细胞介导毒性,抗甲状腺抗体对其起着触发和启动作用。另外,有的患者同时伴随其他自身免疫疾病如恶性贫血、系统性红斑狼疮、类风湿关节炎、干燥综合征、1 型糖尿病与僵人综合征、慢性活动性肝炎等亦成为本病为自身免疫性疾病的佐证。

HT 和多囊卵巢综合征(PCOS)密切相关,HT 患者发生 PCOS 的风险高,PCOS 的遗传易感基因微纤维蛋白 3(fibrillin 3,FBN3)可能也是 HT 的一个风险因子。微纤维蛋白影响 TGFβ 的活性,TGF-β 调节 T_{reg} 细胞免疫反应,HT 患者的 TGFβ 和 T_{reg} 细胞功能降低,容易促发自身免疫反应。如果患者存在维生素 D 缺乏,其 T_{reg} 细胞功能更低。

3. 环境因素 可能很多(表 2-4-18-2)。感染和膳食中的碘化物是本病发生的两个主要环境因素。Wenzel 等用免疫杂交方法观察了慢性淋巴细胞性甲状腺炎患者血清抗 Yersinia 细菌抗体,并与非自身免疫性甲状腺功能正常的甲状腺肿及正常组对其抗体出现的频数进行了比较,本病患者发生率较非自身免疫疾病组明显升高,说明肠道病原中的 Yersinia 细菌的小肠结肠感染与本病的发生有关。碘化物对甲状腺炎的发病亦有作用。在碘缺乏区或富含碘的地区,HT 发病率均上升。碘在慢性淋巴细胞性甲状腺炎中有重要的致病作用,其机制尚未阐明。Rose 等观察到,饮水中添加碘,

慢性淋巴细胞性甲状腺炎的甲状腺损害明显加重,发生率增加;Tg 碘化后,T 细胞增殖,一些抗原决定簇的消失及其他抗原决定簇出现,致病抗原-Tg 自身抗原效力增加,自身免疫反应加重。用于某些疾病治疗的 IL-2 和干扰素可诱发慢性淋巴细胞性甲状腺炎,因药物破坏甲状腺腺泡,常突然出现甲亢,有的患者可转变为持续性 Graves 病。研究表明,细胞凋亡亦与慢性淋巴细胞性甲状腺炎有关,甲状腺的促凋亡蛋白-Fas 表达增加。体外试验表明,致炎细胞因子可调节 Fas 的表达;甲状腺细胞抗凋亡基因蛋白 Bcl-2 及 Bcl-X 明显受损。而低剂量的放射性碘或其他放射性物质可诱发 AIT 或慢性淋巴细胞性甲状腺炎。

表 2-4-18-2 Hashimoto 甲状腺炎的非遗传因素

饮食因素
碘过量
饮酒(保护性因素)
维生素 D 缺乏
硒缺乏
毒物因素
环境污染物
低剂量放射辐射
吸烟(保护性因素)
药物(锂盐、免疫调节剂抗肿瘤制剂)
其他因素
女性
妊娠次数
年龄
卫生环境
肥胖

(二)病理特征 甲状腺淋巴细胞/Askanazy 细胞浸润和滤泡破坏为 CLT 的病理特征。甲状腺弥漫性对称性肿大,少数病例可不对称。体积可较正常大 4～5 倍。包膜完整、增厚、与周围组织少有粘连,一般表面光滑。切面无胶质,灰白色或灰黄色,或略呈分叶状肉样,质韧如橡皮。也可形成大小不一的结节,灰白色,质硬,重量可达 350g,临床遇见结节型常误诊为甲状腺癌。Fisher 观察 214 例 HT 中 62 例(29.1%)有结节,其中冷结节 23 例(14.4%)、热结节 5 例(3.1%)。一般文献对 HT 的病理变化并不分型,只有部分作者提出病理分型,其中 Doniach 的病理分型实用意义较大,已被广泛采用(表 2-4-18-3)。

表 2-4-18-3 慢性淋巴细胞性甲状腺炎 Doniach 分型

临床资料	淋巴细胞型 (lymphocytic type)	嗜酸细胞型 (oxyphilic type)	纤维型 (fibrous type)
病理改变	淋巴细胞浸润/显著的胶质吞噬/无嗜酸性粒细胞/有灶性上皮增生	淋巴细胞浸润/显著嗜酸性粒细胞/巨胞/上皮细胞增生滤泡形成和纤维化	浆细胞浸润/嗜酸性粒细胞/显著纤维化
年龄	儿童/青少年	中年	中年/老年
甲状腺功能	正常	正常/可有甲减	常有甲减
抗体	微量/低或中滴度	中～高滴度	高滴度
甲状腺外形	轻度肿大/质软	中度肿大/中等硬度不规则	中度肿大/硬结节

除淋巴细胞增多和变性甲状腺滤泡上皮外,在慢性淋巴细胞性甲状腺炎的早期可见到吞噬胶质的巨噬细胞;纤维化期可见到 Askonazy 细胞增多。穿刺细胞学的表现可分为两型:①淋巴细胞型,中~大量的淋巴细胞,滤泡上皮细胞呈多形性,无胞质丰富而红染的嗜酸性细胞,也称 Hürthle 细胞或 Askanazy 细胞,有时可见滤泡上皮细胞团中有淋巴细胞。②嗜酸细胞型,在前者基础上出现较多的 Askanazy 细胞。一般认为,涂片中淋巴细胞数等于滤泡上皮细胞数,为中等量淋巴细胞;淋巴细胞数>滤泡细胞数为大量淋巴细胞。

表 2-4-18-4 的慢性淋巴细胞性甲状腺炎的分型似乎有些过时。近年的研究提示,HT 是一种与 IgG4 相关性系统性疾病(IgG4-RSD)。人们发现,在 HT 中存在一种特殊的临床亚型——IgG4 甲状腺炎(IgG4 thyroiditis),其组织特征是淋巴浆细胞浸润伴纤维化,IgG4 阳性浆细胞明显增多,血清 IgG4 水平显著升高,病情进展迅速,于短期内出现甲减且甲状腺自身抗体滴度升高。如果根据 IgG4 分类的话,那么以前与 HT 毫无关系的 Riedel 甲状腺炎却可认为属于 IgG4-RSD 中的一种类型,两者不同的是:HT 属于器官(甲状腺)特异性 IgG4-RSD,而 Riedel 甲状腺炎因存在多组织硬化特征而属于系统性 IgG4-RSD 的范畴[4-6]。

表 2-4-18-4 易与自身免疫性甲状腺病并存的自身免疫病

与 Graves 病并存	与自身免疫性甲状腺炎并存
重症肌无力	肾上腺皮质功能减退症
恶性贫血	1 型糖尿病
Addison 病	恶性贫血
1 型糖尿病	重症肌无力
斑秃	慢性活动性肝炎
类风湿关节炎	进行性系统硬皮症
肾小球肾炎	干燥综合征
腹腔疾患	IgG4 相关性甲状腺炎(并存)
硬皮病	胆汁性肝硬化
红斑狼疮	甲状旁腺功能减退症
干燥综合征	肾小管性酸中毒
特发性血小板减少性紫癜	类风湿关节炎
白癜风	斑秃/红斑狼疮

【临床表现和辅助检查】

(一)一般表现

1. 成人 HT 为甲状腺炎中最常见的临床类型,90%以上发生于女性。不少患者的临床症状缺如,体检时的异常发现也不多。典型的临床表现是:中年女性,病程较长,甲状腺呈弥漫性、无痛的轻度或中度肿大,质地硬韧,发展慢,可有轻压痛、颈部局部压迫,全身症状不明显,常有咽部不适感。甲状腺肿大是 HT 最突出的临床表现,多数为中等度肿大,一般为正常人的 2~3 倍,重 40~60g;肿大多为弥漫性,可不对称,质地坚实,韧如橡皮样,随吞咽活动;表面常不光滑,可有结节,质硬。^{99m}Tc 显影稀浓不匀。甲状腺肿大压迫食管、气管和喉返神经者罕见;甲状腺疼痛或触痛亦罕见,如有疼痛,应与亚急性甲状腺炎鉴别。甲状腺肿大非对称性、功能正常时易误诊为孤立性或多结节性甲状腺肿(见文末彩图 2-4-18-1)。

2. 儿童 HT 约占儿童甲状腺肿 40%以上,多见于 9~13 岁,5 岁以下罕见。与成人相比,甲状腺结节较少见。TPOAb 和 TgAb 滴度较成人患者低,而 TPOAb 及 TgAb 阴性病例较成人多见,易误诊为非毒性或青春期甲状腺肿。甲状腺摄^{131}I 率增高,过氯酸钾排泌试验阳性,血非激素化碘升高。通过限制碘摄入后,甲状腺功能自发恢复正常。部分伴有生长发育迟缓,甲状腺功能减退,需替代治疗。

(二)原发性甲减表现 多数 HT 患者的甲状腺功能正常,约 20%有甲减表现,伴有亢表现者不到 5%。本病最终随甲状腺破坏而出现甲减。有人通过 20 年随访观察发现,亚临床型甲减的 HT 女性有 55%发展为临床型或亚临床型甲减。本病进展为甲减的速度同下列因素相关:①女性比男性进展快 5 倍;②45 岁以后甲减的进展快;③甲状腺抗体滴度或 TSH 明显升高者的进展快。Pedersen 观察了 485 例甲状腺弥漫性超声回声减少的患者,其中 452 例行甲状腺细针抽吸(FNA)检查,发现 352 例(88.3%)为 HT,47 例为 Graves 病,HT 与甲状腺弥漫性超声低回声一致率为 77.9%,所以超声检查对本病的诊断帮助不大。甲状腺显像表现为核素分布不均的稀疏与浓集区,边界不清或表现为冷结节。Schraml 等报道,应用动脉自旋标记的 MRI 发现,Graves 病的甲状腺血液灌注量为每 100g 组织(1596±436)ml/min,而慢性淋巴细胞性甲状腺炎为(825±264)ml/min[正常(491±89)ml/min],说明慢性淋巴细胞性甲状腺炎的甲状腺血液灌注量仍明显高于正常[7,8]。

(三)IgG4 相关性 Hashimoto 甲状腺炎表现 慢性淋巴细胞性甲状腺炎(HT)属于一种异质性临床综合征,而 IgG4 相关性 Hashimoto 甲状腺炎(IgG4-related Hashimoto thyroiditis)是慢性淋巴细胞性甲状腺炎的一种特殊临床亚型,也是 IgG4 相关性疾病在甲状腺的表现,甲状腺存在 IgG4 阳性浆细胞炎症性浸润和纤维化[9-11]。2009 年,Li 和 cols 首先报道了 IgG4 相关性 Hashimoto 甲状腺炎,并根据 IgG4 免疫组化结果将甲状腺炎分为 IgG4 相关性 Hashimoto 甲状腺炎和非 IgG4 相关性 Hashimoto 甲状腺炎两类,提出 20 个细胞/HPF 和 IgG4/IgG 比值高于>30%为两种类型的免疫组化切割值。IgG4 甲状腺炎的特点是血清抗甲状腺抗体滴度高,淋巴浆细胞浸润、致密性纤维化显著的滤泡细胞退行性变、嗜酸性细胞增多和淋巴滤泡形成。2010 年报道,IgG4 甲状腺炎以男性患者占优势,病情进展较快,呈亚急性临床过程,甲状腺肿大明显,超声显示弥漫性低回声病变,往往需要手术治疗。2012 年报道,在 105 例 HT 患者中,28 例(27%)符合 IgG4 甲状腺炎的诊断标准。

IgG4 相关性疾病的另一种类型甲状腺病变类型是 Riedel 甲状腺炎;在 Mayo 医院 56 700 例甲状腺切除病例中,37 例为 RT(1920~1984 年),发病率 0.06%。Riedel 甲状腺炎的突出特征是甲状腺弥漫性或局限性纤维炎症性病变超出甲状腺包膜囊壁,进入邻近组织,纤维炎症性病变中缺乏巨细胞、淋巴样卵泡、肉芽肿,阻塞性静脉炎或肿瘤细胞[12]。因此,Riedel 甲状腺炎与 IgG4 甲状腺炎的鉴别要点是后者缺乏甲状腺周围组织的广泛性纤维化;Riedel 甲状腺炎仅作为 IgG4 相关性疾病的一种表现,而单纯 IgG4 甲状腺炎具有甲状腺特异性和独立性。此外,甲状腺肿大进展相对较快时还要与甲状腺淋巴瘤或甲状腺其他肿瘤鉴别，因为 HT 并发甲状腺肿瘤的风险明显高于正常人群[13]。

当怀疑为 IgG4 甲状腺炎时，糖皮质激素治疗可能改善局部症状和预后，如果疗效不明显，则建议手术治疗。

（四）特殊临床表现

1. 桥本甲亢　桥本甲亢（Hashitoxicosis）可能是 HT 中的一种特殊类型，也可能是 Graves 病的一种特殊转归，因为患者表现为 HT 伴甲亢或 HT 与 Graves 病共存，甲状腺同时有 HT 及 GD 两种组织学改变。此外，桥本甲亢亦可见于用 γ 干扰素治疗丙型肝炎的过程中。桥本甲亢主要见于儿童，发病率自 3.7% ~ 12% 不等。临床可见到典型甲亢表现和实验室检查结果：①甲亢高代谢症候群，如怕热、多汗、细震颤、心动过速、体重减轻等；②甲状腺肿大，可有血管杂音；③部分患者有浸润性突眼、胫前黏液性水肿等；④高滴度 TPOAb、TgAb，可有 TSAb 阳性；⑤甲状腺摄[131]I 率增高，不被 T₃ 抑制试验所抑制，TRH 兴奋试验不能兴奋。甲亢的原因可能与自身免疫性甲状腺炎使甲状腺破坏，甲状腺激素的释放增多有关，也可因存在 TSAb（罕见），刺激尚未受到自身免疫炎症破坏的腺体组织，使甲状腺激素增加。但由于腺体组织的不断破坏，或由于 TSH 阻断性抗体的影响，最终甲状腺功能是减低的。桥本甲亢常需抗甲状腺药物治疗，但不宜手术或核素治疗，因易发生永久性甲减。

2. 浸润性突眼　少数患者可伴发浸润性突眼，其临床表现和病理特征与 Graves 眼病相似。甲状腺功能可以正常、减退或亢进。眼外肌间质有大量淋巴细胞、浆细胞浸润，成纤维细胞分泌黏多糖增多，胶质合成活跃，眼外肌水肿，体积增大，病变常累及下直肌和内直肌。

3. 合并淋巴瘤或甲状腺肿瘤　慢性淋巴细胞性甲状腺炎与甲状腺乳头状癌可能有一定联系。HT 可合并甲状腺乳头状癌、甲状腺滤泡状癌、甲状腺髓样癌、甲状腺间变癌或非霍奇金淋巴瘤等。出现下列情况时，应想到合并甲状腺肿瘤或淋巴瘤可能：①甲状腺疼痛明显，甲状腺激素治疗和一般对症处理无效。②甲状腺激素治疗后甲状腺不见缩小反而增大。③甲状腺肿大伴邻近淋巴肿大或有压迫症状。④腺内有冷结节，不对称、质硬，单个者。慢性淋巴细胞性甲状腺炎合并淋巴瘤及乳头状癌文献中介绍较多，而伴甲状腺髓样癌却很少。在加拿大，Gaskin 等报道了 3 例自身免疫性多内分泌腺瘤综合征患者，既有 HT 又有甲状腺髓样癌[14]。

4. 其他特殊表现

（1）慢性淋巴细胞性甲状腺炎合并 Graves 病：近年来，发现不少病例合并存在慢性淋巴细胞性甲状腺炎和 Graves 病，不典型者也兼有两种疾病的部分特征（如 TgAb 和 TSAb 均为强阳性）。因而，Graves 病和慢性淋巴细胞性甲状腺炎的发病机制与临床转归既有相同之处，也有不同特点；看来慢性淋巴细胞性甲状腺炎可演变成 Graves 病，Graves 病也可演变成慢性淋巴细胞性甲状腺炎，或者两者同时存在（详见病例报告）。

（2）桥本假性甲亢或桥本一过性甲亢：可能因炎症破坏了正常甲状腺滤泡上皮，使原贮存的甲状腺激素漏入血液循环。甲亢为本病的部分临床表现，但甲状腺活检无 Graves 病表现。TSAb 阳性，甲状腺摄[131]I 率正常或降低，TRH 可兴奋 TSH 的分泌。甲亢症状可在短期内消失，一般不需要抗甲状腺药物治疗。

（3）2 型自身免疫性多内分泌综合征：可伴有或先后出现 Addison 病、AITD、1 型糖尿病、性腺功能减退症等。

（4）桥本脑病：临床表现为惊厥、行为与精神失常、运动障碍及昏迷。血清 TgAb 和 TPOAb 明显升高。糖皮质激素、免疫抑制剂和血浆置换有较好的治疗效果，但疗程较长，一般糖皮质激素治疗的时间应在 3 个月以上[15,16]。

5. 慢性淋巴细胞性甲状腺炎与乳头状甲状腺癌　许多研究发现慢性淋巴细胞性甲状腺炎与乳头状甲状腺癌存在病因联系（表 2-4-18-5），慢性淋巴细胞性甲状腺炎的乳头状甲状腺癌风险增加 3 倍。一般认为，TgAb 较 TPOAb 具有更高的肿瘤特异性，TgAb 浓度受血清 Tg（抗原）的影响，事实上，TgAb 反映了甲状腺来源的 Tg 水平，由于 Tg 测定不敏感，所以可以将 TgAb 作为乳头状甲状腺癌的标志物。

表 2-4-18-5　慢性淋巴细胞性甲状腺炎与乳头状甲状腺癌的关系

研究者/年份	例数	手术	LI(%)	PTC(%)	LI/PTC	相关性
Dailey/1955	352	Tx	31	34	35/120	是
Schlicke/1960	1682	Tx	11	7	9/111	是
Hirabayashi/1965	9221	Tx	6	4	169/370	是
Ott/1987	800	Sx/TN	33	13	61/161	$P<0.05$
Cipolla/2005	178	Tx/DTC	15	39	19/71	$P<0.02$
Kurukahvecioglu/2007	922	Sx	11	22	37/199	$P<0.006$
Larson/2007	812	Tx	26	22	46/179	$P=0.03$
Repplinger/2008	1198	Sx	18	24	63/289	$P=0.05$
Consorti/2010	613	Tx/NG	15	28	40/171	是
Gul/2010	404	Tx	17	25	34/101	RR=1.6
Mazokopakis/2010	140	Tx	30	23	12/32	否
Kim/2011	1329	Sx	25	77	30	$P<0.001$

注：LI：淋巴细胞浸润；Tx：非选择性甲状腺切除术；Sx：非选择性手术；Tx/NG：非选择性结节性甲状腺肿切除术；Tx/DTC：高分化甲状腺癌甲状腺切除术；Sx/TN：未放射治疗甲状腺结节手术治疗

【诊断与鉴别诊断】

（一）诊断 典型的自身免疫性甲状腺炎病例诊断并不困难，困难的是临床不典型病例容易漏诊或误诊。可根据以下几条建立诊断：①甲状腺肿大，有时峡部大或不对称，或伴结节均应疑为本病；②有典型的临床表现，血 TgAb 或 TPOAb 阳性；③临床表现不典型者需要有高滴度的抗甲状腺抗体测定结果才能诊断，即两种抗体用放免法测定时，连续 2 次结果大于或等于 60% 以上；④同时有甲亢表现者的高滴度的抗体持续半年以上；⑤有些患者需要多次检测才能检出抗体滴度增高；⑥有些患者抗甲状腺抗体滴度始终不高，因此，必要时考虑作 FNA 或手术活检检查；⑦存在与本病同时发生的自身免疫性疾病或 Graves 病[7]。

大多数患者的血 TgAb 及 TPOAb 滴度明显升高且持续较长时间，甚至可达数年或数十年。TPOAb 通过激活补体、抗体依赖细胞介导的细胞毒作用和致敏 T 细胞杀伤作用等引起甲状腺滤泡损伤。TPOAb 也可直接与 TPO 结合，抑制其活性。对于慢性淋巴细胞性甲状腺炎的诊断，血清 TPOAb 的敏感性优于 TgAb，在被检测的两种抗体中，约 50% 的患者仅 TPOAb 就足以检出自身免疫性甲状腺炎；两种抗体测定可进一步提高诊断率。

TSBAb 或 TB Ⅱ 存在于 10% 的 HT 及 20% 的 AT 患者血液循环中。已治疗的成人甲减当 TSBAb 自然消失后，停止治疗，甲状腺功能恢复正常者只有 40%，且观察到 TSBAb 仅在 5%~10% 的慢性自身免疫性甲状腺炎的甲减中起作用。

（二）鉴别诊断

1. 非毒性甲状腺肿 详见本章第 6 节。甲状腺功能一般正常，易与 HT 鉴别。年轻的 HT 患者与弥漫性非毒性甲状腺肿的区别较难，通常肿大的甲状腺质地较软，抗甲状腺抗体滴度较低，必要时活检检查。

2. 慢性侵袭性纤维性甲状腺炎 慢性侵袭性纤维性甲状腺炎（chronic invasive fibrous thyroiditis）又称为 Riedel 甲状腺炎或木样甲状腺炎，病因尚不清楚，部分与 IgG4 甲状腺炎（IgG4 thyroiditis）相关，甲状腺内嗜酸性细胞浸润及其细胞因子可能起了重要作用，详见本章第 20 节。本病的病程数月到数年，发展到相当程度后，可自行停止发展。本病属多灶性特发性纤维硬化症（multifocal idiopathic fibrosclerosis），包括特发性腹膜后、纵隔、眼眶后纤维化。甲状腺结构破坏，为大量纤维组织取代。病变常超出甲状腺范围，侵袭周围组织，产生邻近器官的压迫症状。甲状腺质坚如石、不痛、与皮肤粘连、不随吞咽活动。Riedel 甲状腺炎可发生不同程度的呼吸道阻塞和吞咽困难，可有声音嘶哑，压迫症状与甲状腺肿大程度不成比例，亦无颈淋巴结肿大。临床上常伴有腹膜后纤维化及硬化性胆囊炎。白细胞计数、血沉、T_3、TSH、^{131}I 摄取率等多正常。抗甲状腺抗体阴性或滴度很低。甲状腺扫描的受累部位无核素分布。当病变侵犯甲状腺两叶时，可发生甲减。本病确诊依赖甲状腺活检，但因甲状腺极硬，针刺活检常不满意。注意应与甲状腺癌、淋巴瘤、桥本甲状腺炎（纤维型）以及亚急性肉芽肿性甲状腺炎相鉴别。

3. 亚急性淋巴细胞性甲状腺炎 当慢性淋巴细胞性甲状腺炎起病较急，甲状腺肿大较快或伴有疼痛，其临床经过为亚急性过程，反复发作并反复缓解交替时，需与亚急性肉

芽肿性甲状腺炎鉴别，因为两者在发病后第 1 年内的临床表现基本相同。但是，一般在 1 年后，亚急性肉芽肿性甲状腺炎恢复正常而慢性淋巴细胞性甲状腺炎仍持续存在，呈甲状腺肿而甲状腺摄^{131}I 率降低的分离现象，无发热等全身症状，抗甲状腺抗体阳性，后期可出现甲减。慢性淋巴细胞性甲状腺炎患者一般无甲状腺区疼痛。如肿大的甲状腺出现明显疼痛或压痛，提示亚急性肉芽肿性甲状腺炎或其他类型的甲状腺炎可能，患者对 L-或糖皮质激素无反应，需要手术治疗。

4. α-干扰素甲状腺炎 主要见于用 α-干扰素治疗的丙型病毒性肝炎患者，其中 10%~15% 的 α-干扰素应用者伴有甲状腺病变，40% 伴有甲状腺抗体异常。甲状腺病变以甲状腺炎为多见，可分为自身免疫型和非自身免疫型两类。在 α-干扰素所致的自身免疫型甲状腺炎中，患者可有与 Graves 病或慢性淋巴细胞性甲状腺炎相似的临床表现。在非自身免疫型甲状腺炎类型中，患者的表现与侵袭性甲状腺炎或甲减类似。鉴别的要点是 α-干扰素治疗史、丙型病毒性肝炎病史和抗甲状腺抗体测定[17]。

5. IgG4 相关性系统性疾病 详见本篇第 11 章相关内容。当慢性甲状腺肿大而无血清甲状腺自身抗体升高，尤其在肿大的甲状腺质地较硬或有压迫症状时，应想到 IgG4 相关性系统性疾病（IgG4-RSD）可能。IgG4-RSD 是一种累及多个组织器官的自身免疫性综合征，首先于 2001 年以纤维硬化性自身免疫胰腺炎报道。病变以多灶性致密性纤维纤维硬化（multifocal fibrosclerosis）、淋巴浆细胞增殖（lymphoplasmacytic infiltration）、瘤样包块（tumefactive mass）和易于恶变为特征，侵犯的组织主要包括甲状腺、淋巴结、胰腺、唾液腺、眼眶、肺脏、膀胱、胆道、肾脏、主动脉、腹膜后腔、前列腺等[18-20]。所累及的组织常并发肿瘤（肺癌、胰腺癌、肾癌、前列腺癌、肠癌、淋巴瘤等），引起相应组织的功能紊乱和病变，如甲状腺肿与结节、肾小管间质性肾病、膜型肾病、自身免疫性胰腺炎、干燥综合征、间质性肺炎、肺纤维化、硬化性肠系膜炎、假性脑瘤、假性眼眶瘤等。血清 IgG4 明显升高（高 IgG4-γ-球蛋白血症，hyper-IgG4-γ-globulinemia；血清 IgG4 > 135mg/dl），CT、PET 和病变组织活检（IgG4-表达的浆细胞增生伴纤维硬化）[21,22]。本病需与结节病、Castleman 病、Wegene 肉芽肿、系统性淀粉样变、肿瘤（尤其是淋巴瘤）及其他纤维硬化性疾病鉴别。

【治疗】

临床确诊后，视甲状腺大小及有无症状而决定是否进行治疗。如甲状腺较小，又无明显压迫症状者可随诊观察，暂不治疗；对甲状腺肿大明显并伴有压迫症状者，采用 L-制剂治疗可减轻甲状腺肿；如有甲减者，则需采用甲状腺激素替代治疗。

（一）甲减患者的治疗 HT 有甲减者，应长期以甲状腺粉片或 L-T_4 替代治疗。一般从小剂量开始，甲状腺粉片 40~60mg/d，或 L-T_4 50~100μg/d，逐渐增量分别至 120~180mg/d 或 200~300μg/d，直到腺体开始缩小，血 TSH 降至正常。老年人或有缺血性心脏病者，L-T_4 从 12.5~25μg/d 较小剂量用起，增加剂量应缓慢，间隔 4 周，以便 TSH 在变动剂量后能达到稳定水平。妊娠期患者应增加 L-T_4 剂量 25%~50%。HT 有亚临床型甲减者的治疗同上，剂量宜小。有学者观

察到用 L-T₄ 治疗 1 年，约 24% 的患者甲状腺功能可恢复正常。这种甲状腺功能恢复可能同 TSBAb 消失、细胞毒作用停止、锂盐、胺碘酮或其他含碘物消失有关。甲状腺功能恢复后减量或停用。分娩后 1 年内下列情况应做缓解后的跟踪观察。

（二）甲亢患者治疗 桥本甲亢应按 Graves 病治疗，可以硫脲类或咪唑类药物抗甲状腺处理，一般不用 ¹³¹I 治疗及手术治疗；一过性甲亢者给以 β-受体阻滞剂对症处理。当怀疑 HT 合并甲状腺癌或淋巴瘤时，需采用手术治疗，术后终身替代 L-T₄ 治疗。尽管本病为器官特异性的自身免疫性疾病，因为用药后的不良反应以及停药后易再发等原因，一般不用糖皮质激素治疗。但当甲状腺疼痛或肿大明显时，可加用泼尼松（强的松）20～30mg/d，好转后逐渐减量，用药 1～2 个月。

（三）IgG4 甲状腺炎治疗 IgG4-RSD 病变可以累及任何组织器官，通常的表现形式有自身免疫性胰腺炎、硬化性胆管炎、淋巴浆细胞性主动脉炎、IgG4 甲状腺炎、Riedel 甲状腺炎等。早期干预可预防器官纤维化。伴有自身免疫性胰腺炎者宜用糖皮质激素治疗，但是有时疗效较差。伴有寻常型天疱疮（pemphigus vulgaris）时，应加用抗风湿药物。CD20 人-鼠嵌合型单克隆抗体（如 rituximab，利妥昔单抗），1g/次，共用 2～3 次。可使血清 IgG4 明显下降。但是否对 IgG4 甲状腺炎有效未明。

（四）手术治疗 在慢性淋巴细胞性甲状腺炎基础上并发甲状腺结节的患者要定期追踪甲状腺结节的形态变化，凡伴有明显压迫症状、局部疼痛显著、结节呈进行性增大或怀疑存在恶性病变者应手术治疗。

【病例报告 1】

（一）病例资料 患者女性，52 岁。患 Hashimoto 甲状腺炎 10 余年，因吞咽困难、呼吸困难和甲状腺结节迅速增大 1 个月入院。检查显示甲状腺肿大，甲状腺功能正常。CT 扫描见右叶局限性低回声病变（11cm×7cm×4cm）向胸骨后延伸，压迫气管和颈动脉，但局部淋巴结无增大。细针穿刺细胞学检查发现为单一性中至大淋巴样细胞，细胞核大，有裂变，细胞质含量中等，有巨噬细胞着色体，活检显示为非典型星芒状淋巴样细胞，残余甲状腺组织内可见多形性浆细胞。免疫组化显示 CD45、CD20、BCL2 和 BCL6 阳性，CD5、CD10 和 CD23 阴性。诊断为原发性弥漫性大 B 淋巴细胞瘤。经 CHOP 化疗加利妥昔单抗 6 个疗程和放疗，病情满意控制。

（二）病例讨论 慢性淋巴细胞性甲状腺炎并发淋巴瘤的风险增加 50 倍以上，但细胞转型一般需要 20～30 年之久。本例患慢性淋巴细胞性甲状腺炎 10 多年，出现迅速生长的甲状腺结节，特别是伴有压迫症状时应想到恶性肿瘤可能。临床表现难以鉴别肿瘤的性质，细针穿刺和活检是确诊的唯一途径。多形性浆细胞有助于 Hashimoto 甲状腺炎的诊断，当同时存在肿瘤性和非肿瘤性细胞组分时，排除小细胞性退行性癌后，其最常见的肿瘤为原发性淋巴瘤。

【病例报告 2】

（一）病例资料 患者女性，13 岁。因甲状腺肿大和左眼突出就诊。就诊前数周出现明显特征下降、焦虑和视力模糊。祖母和姑妈因甲状腺病行甲状腺切除术，术后诊断为甲状腺毒性结节及突眼。体查发现出汗过多、心动过速和弥漫性甲状腺肿。血清 TSH 0.004mU/L，FT₃、FT₄、TPOAb 和 TgAb 明显升高（表 2-4-18-6）。给予甲巯咪唑和普萘洛尔治疗，TRAb 阳性，超声显示甲状腺血流增加，⁹⁹ᵐTc 扫描显示为弥漫性均匀性肿大，但放射性碘摄取降低。眼科检查发现左侧眼睑挛缩，治疗 3 周后甲状腺功能转为正常，甲巯咪唑减量，5 个月后 TSH 正常。追踪 15 个月，超声显示甲状腺体积变小逐渐，质地变硬，5 个月内体重增加 13kg，追踪至 5 个月时眼病完全消失，7 个月时 TRAb 阴性，12 个月时甲状腺功能正常。

表 2-4-18-6 诊断与病情追踪结果

临床资料	初诊	2 个月	3 个月	5 个月	6 个月	7 个月	12 个月
主诉	甲状腺肿/突眼/体重下降	眼病加重		症状改善	体重增加		
体重（kg）	67			80		82	
身高（cm）	160			160		160	
心率（次/分）	104	88				76	
血压（mmHg）	110/70	90/50				94/57	
甲状腺	2 度肿大			1 度肿大			
眼征	左侧眼睑挛缩						
TSH（mU/L）	0.004	0.007	0.007	1.24	2.3	2.5	0.95
FT₄（ng/dl）	3.9	1.69	1.08	1.2	1.14	1.25	1.2
FT₃（pg/ml）	13.8	3.79	3.3	3.2	3.6	3.7	3.7
TgAb（U/ml）	102						
TPOAb（U/ml）	4476						
TRAb（U/L）	21					2.4	
甲状腺超声	体 20.9ml，血流增加			14.5ml		12.6ml 低回声区	
甲状腺核素扫描	摄取活性弥漫性增加						
放射碘摄取	2 小时 2% 24 小时 5%						
治疗	甲巯咪唑 30mg/d 普萘洛尔 40mg/d			甲巯咪唑 20mg/d	甲巯咪唑 10mg/d	全部停药	

（二）病例讨论　本例为青春期发育女性，甲状腺核素摄取均匀性增加，有自身免疫性甲状腺病家族史，患者的甲亢表现典型，TRAb 阳性伴甲状腺弥漫性肿和眼病，虽然放射性碘摄取率降低，故仍初诊为 Graves 病。给予抗甲状腺药物治疗 5 个月后，甲状腺功能转为正常，眼征消失，且无复发。体重明显增加而放射性碘摄取降低提示为慢性淋巴细胞性甲状腺炎性甲亢，Graves 病可同时合成甲状腺刺激性抗体（约 5%）与抑制性抗体，故有时合并存在，个体的临床表现取决于各类抗体的相对作用强度和浓度。其中甲亢的病程与 TPO 抗体和 TRAb 相关，而 Hashimoto 甲亢 TRAb 阴性，甲亢持续时间 1~23 个月不等，严重患者需要应用甲巯咪唑治疗[23-27]。

（廖二元）

第19节　产后甲状腺炎

产后甲状腺炎（postpartum thyroiditis，PPT）是指妇女分娩或流产后 1 年内发生的一种甲状腺功能障碍综合征，又称自身免疫性产后甲状腺炎、产后甲状腺功能失调综合征或产后 Hashimoto 样自身免疫综合征。其临床特征主要为产后暂时性无痛性甲状腺肿大，伴甲亢或甲减，摄^{131}I 率降低，TPO-Ab 滴度升高，甲状腺病理呈淋巴细胞性甲状腺炎改变。在 PPT 中，甲状腺功能和实验室测定指标异常的发生率明显高于临床表现的异常。仅有甲状腺功能和实验室测定指标异常，而无临床表现时称为亚临床 PPT。

PPT 是产后甲状腺功能异常最常见的原因。各地 PPT 的患病率报道不一，泰国为 1.1%，英国为 16.7%。我国 PPT 的临床患病率为 7.2%，亚临床患病率为 4.71%[1]。在自身免疫性甲状腺疾病（AITD）或 1 型糖尿病（T1DM）患者中，其发病率可高达 25%。孕期及产后血过氧化物酶抗体（TPO-Ab）阳性者是 PPT 的高危人群。有 PPT 史者再次妊娠的复发率高达 69%。

【风险因素和临床表现】

（一）风险因素

1. 自身免疫性甲状腺炎　妊娠期免疫耐受与产后免疫反弹是发病的关键因素。人类大约存在 80 多种自身免疫性疾病，累及几乎所有的组织器官。妊娠与部分自身免疫性疾病的关系密切，有些自身免疫性疾病在妊娠期间缓解，而另一些在妊娠期间加重。

PPT 和自身免疫性垂体炎是妊娠影响自身免疫性疾病的典型例子[2]。HLA DR 抗原编码基因异常在 PPT 发病中起了重要作用。在 PPT 中，HLA-DR3、HLA-DR5 的阳性率较高，与 HT 相似，两者可能存在共同的病因。另外，20%~25% 患者的一级亲属有自身免疫性疾病，提示 PPT 可能与免疫遗传缺陷有关。HLA 抗原与 PPT 发病相关性可能为：①PPT 易感位点与 HLA 位点连锁不平衡，也可能是 HLA 分子在疾病过程中起直接作用；②HLA 基因的多态性可能是对 APC 呈递特殊系列抗原肽能力的一种影响因素，因而可调节疾病的易患性。此外，胎儿微嵌合（fetal microchimerism）可能是本病的启动因素。

2. 妊娠期免疫耐受　免疫耐受是妊娠期不发病的主要

原因。目前认为，PPT 是一种自身免疫性淋巴细胞性甲状腺炎：①妊娠可能是 PPT 的重要诱发因素，妊娠期母体存在免疫耐受，产后免疫抑制作用消失，出现暂时性免疫反弹，此时，原有的 TPO 抗体滴度恢复至妊娠前水平甚至更高，引发一系列免疫反应，使甲状腺滤泡细胞急剧破坏，血 T_3 和一过性升高。或者，产后的免疫反弹使产前已经存在的亚临床甲状腺炎明显化。②甲状腺自身抗体主要包括 TPOAb 和 Tg 抗体（TgAb）。临床研究显示，PPT 通常发生于妊娠早期 TPOAb 阳性的妇女中（50% 可能发展成 PPT），TPOAb 是 PPT 的最主要危险因素（90% 的 PPT 为阳性）。TPOAb 固定和激活补体系统，引发和直接导致甲状腺组织破坏[3]。③淋巴细胞浸润是本病的病理特点，但不形成生发中心，没有 Hurthle 细胞，此与桥本甲状腺炎（HT）不同。④发生 PPT 的妇女产前淋巴细胞所释放 Th1 和 Th2 细胞因子增加，产后 CD4$^+$/CD8$^+$ 比例和 TPOAb 滴度明显升高。⑤有 AITD 家族史或与其他自身免疫病（如系统性红斑狼疮和干燥综合征等）并存[4,5]。

3. 产后免疫反弹　免疫反弹是产后发病的关键因素[6]。TPOAb、补体、自身反应性 T 淋巴细胞、NK 细胞及 Fas 系统均参与了本病的发生发展。产后免疫系统被激活后的恢复机制可能有以下几种：①抗原呈递细胞将抗原呈递给 T 淋巴细胞，T 淋巴细胞活化后刺激 B 淋巴细胞产生抗体，激发 T 和 B 淋巴细胞免疫应答，同时甲状腺滤泡破坏后，抗原直接进入血液循环，直接与 T 淋巴细胞表面受体结合而发生免疫无能，从而减弱免疫应答对机体的伤害。②含有父系基因的胎儿细胞在妊娠期通过血液循环进入母体内，由于母体形成的免疫耐受机制使孕妇对这种细胞不发生免疫反应，在分娩后若仍能维持这种机制则甲状腺自身敏感性会降低。大鼠模型证实，60% 的妊娠动物甲状腺内含有引发甲状腺炎的胎儿细胞。③人类 T 淋巴细胞和 B 淋巴细胞表面含有泌乳素（PRL）受体，当体内分泌一定量 PRL 时，产生 PRL 抗体，PRL 与抗体结合，使 T、B 淋巴细胞表面的 PRL 受体处于封闭状态，不发生免疫应答。

有人认为，PPT 是自身免疫性甲状腺炎的特殊类型。因此，PPT 常在产后发病；而其他自身免疫反应恶化因素如 Cushing 综合征、肾上腺切除后、自身免疫性疾病（甲状腺炎、类风湿关节炎等）或中断糖皮质激素治疗，或垂体卒中均可成为 PPT 的发病诱因。

4. 碘剂　详见本章第 4 节。动物实验表明，随着碘摄入量的增加，甲状腺内淋巴细胞浸润程度也逐渐增加，碘是 AITD 发病的主要环境因素之一，高碘摄入可能是 PPT 的危险因素之一[7]。轻度碘缺乏地区补碘后，增加了亚临床 PPT 的患病率，其机制可能为补碘使缺碘机体的体液免疫系统功能处于短暂性免疫功能增强，导致自身免疫损伤。有研究显示，高碘对 PPT 有不利影响，其可能的机制是：①产后免疫反跳，当碘摄入量明显增加时，其与甲状腺结合球蛋白（TBG）的结合也增加，形成了具有更强免疫原性的碘化 TBG；②碘诱发组织相容性复合物 Ⅱ（MHC Ⅱ）类抗原的异常表达，增加免疫细胞的攻击性；③碘可增强甲状腺内细胞因子对甲状腺的作用；④碘直接损伤甲状腺细胞；⑤碘及碘化物可能对 B 和 T 淋巴细胞、巨噬细胞及树突状细胞有直接刺激作用，易诱发永久性甲减。

5. 吸烟　是 PPT 的一种危险因素。英国的一项病例对照研究发现每天吸烟 20 支以上的妇女 PPT 的发病率显著上升。Kuijpans 等[8]在对 291 例妇女的前瞻性研究中发现 15 例发生 PPT，吸烟是 PPT 的独立危险因子（RR3.1）。烟草中的硫氰酸盐是过氧化物酶（TPO）的竞争性底物，当通过甲状腺代谢时，可抑制碘的转运和干扰甲状腺功能。吸烟本身也可能影响免疫系统，使肺单核吞噬细胞清除功能发生变化，并产生较多的细胞炎性因子。

6. 高 PRL 血症　研究显示，PRL 显著诱导甲状腺细胞表面抗原细胞间黏附分子-1（ICAM-1）、B7-1 及 TPOAb 表达，高 PRL 血症和产后哺乳妇女分泌 PRL 增多可能也是 PPT 的致病因子之一。

（二）临床表现　PPT 的临床特征为产后 1 年内发生的甲状腺形态及功能异常，表现为无痛性甲状腺肿、甲亢或甲减，持续时间可短暂或持久。少数患者仅表现为甲状腺肿大。典型的 PPT 多在产后 6 周~6 个月出现短暂的甲亢，继之出现短暂的甲减，于产后 1 年左右甲状腺功能恢复正常。但具有典型过程的病例不到 30%，而仅表现为甲亢或甲减的病例分别占 35% 和 40%，这需要临床医师有高度的警惕性。

1. 甲状腺肿伴产后甲亢　无痛性甲状腺肿伴产后一过性甲亢是本病的典型表现。部分患者在产后半个月至 4 个月发生甲状腺肿大，多为轻度弥漫性肿大，质软或硬，无触压痛，无血管杂音；肿大的甲状腺可自然缩小或持续存在。另一部分患者无甲状腺肿或偶伴单个孤立性甲状腺结节。与亚急性甲状腺炎相似，本病的甲亢亦为一过性。甲亢症状出现早，约 50% 以上的患者于产后 1~3 个月内先有甲亢症状，持续 1~2 个月。较为突出的症状为疲乏无力、心悸、不耐热、多汗、食欲增加、体重下降、记忆力下降和神经质等症群。有时可呈甲亢性肌病表现，但无突眼及胫前黏液性水肿。如甲亢症群超过 2 个月，可伴有精神神经症状。上述症状主要是由于早期甲状腺滤泡大量破坏，贮存的 T_3 和 T_4 释放入血所致。甲亢症状一般在 6 个月内消失或转为甲减，约有 60% 的患者甲亢期后即恢复正常，自然痊愈。

2. 持续性 TPOAb 阳性　临床上，存在下列线索时要考虑 PPT 的可能[9]：①妊娠期甲状腺肿及伴高滴度 TPOAb 者，尤其是有 AITD 家族史者；②分娩后 1 年内出现疲乏、心动过速、神经质、甲状腺肿或持续性闭经者；③产后甲状腺肿大或甲状腺进行性增大者。

【诊断与鉴别诊断】

（一）风险预测和病例筛查　目前还没有简便有效的方法对所有妇女进行 PPT 的筛查。对有 PPT 病史、AITD 家族史和 T1DM 患者在产后 3~6 个月测定甲状腺功能和 TPO-Ab 及 TgAb 等，以早期诊断 PPT[10]。TPOAb 是目前预测 PPT 发生的较好指标，TPOAb 阳性孕妇发生 PPT 的相对危险度是正常孕妇的 20~30 倍，其预测值为 33%。若妊娠初期 TPOAb 滴度大于 1:400，则产后很可能发生 PPT，故妊娠期前 3 个月检查血 TPOAb 对预测 PPT 是否发生有实际意义。但也有孕期 TPOAb 阴性而发生 PPT 的患者。TgAb 也可作为 PPT 发生的标志物，预测产后甲状腺功能不全的发生。TgAb 阳性者易出现甲状腺功能的变化。虽然 TPOAb 和 TgAb 预测 PPT 的灵敏性较高，但特异性不如可溶性 CD4 分子，后者是 CD4[+]T 淋巴细胞的一种分泌物，若在妊娠 6~9 个月时缺乏生理性降低，则可较特异地预测曾患 PPT 的妇女将再次复发。由于该阶段可一直持续到产后 1 个月，故在产后 1 个月测定血清中可溶性 CD4T 淋巴细胞可预测 PPT。

（二）诊断依据　PPT 的诊断依据是：①产后 1~2 个月颈部增粗、甲状腺肿大；②血清 FT_3、FT_4 增高，TPOAb 阳性，但甲状腺摄[131]I 率低于正常；③产后 6 个月内自发缓解或转为甲减。表现为甲减的 PPT 特点是：①产后甲状腺肿大，并于 3~9 个月出现甲减；②血清 TT_4、FT_4 降低，TSH 升高，TPOAb 阳性；③产后 5~10 个月自行缓解。

甲亢阶段血清 TT_3、TT_4、FT_3 和 FT_4 升高，TSH 降低；甲减期 F 降低或正常，TSH 升高；恢复期首先表现为摄[131]I 率升高，随后血 T_3、T_4 和 TSH 相继恢复正常。血清 TPOAb 和 TgAb 均可阳性，其中 90% 的 PPT 患者 TPOAb 阳性，且 TPOAb 滴度与病情的严重程度相关。随着疾病的恢复，TPOAb 和 TgAb 滴度下降、阴转，但 TPOAb 阳性持续存在。妊娠期前 3 个月检查血 TPOAb 对预测 PPT 的发生有意义。因此，TPOAb 和 TgAb 阳性，而持续性 TPOAb 阳性更支持产后甲状腺炎的诊断。抗 TSH 受体抗体（TSHRAb）多为阴性，检测 TSHRAb 有助于与产后 Graves 病的鉴别。甲亢阶段的甲状腺摄[131]I 率明显降低，恢复期时逐渐恢复正常，但该项测定不适合于哺乳期妇女。甲状腺超声波可表现为低回声，持续性低回声可能提示甲状腺自身免疫破坏过程持续存在。对患有 PPT 的妇女，超声异常发生率产后 4~8 周时为 45%，产后 15~25 周时为 86%。在一些 PPT 患者中，甲状腺超声形态异常常发生在甲状腺功能异常之前。针吸活检可见甲状腺弥漫性或局灶性淋巴细胞浸润，但不形成生发中心。

（三）临床转归　甲亢症状自发缓解后，出现短暂性甲状腺功能减退，但约 1/4 的患者可不出现甲亢症状，就诊时已进入甲减阶段。一般于产后 3~6 个月出现畏寒、疲乏无力、食欲减退、水肿、体重增加和轻度便秘等，部分患者有精神障碍（产后抑郁症和嗜睡等）[11]。甲减持续 5~10 个月后可自行缓解，但 25%~30% 的患者可在发病后 3~4 年仍有甲减表现。永久性甲减的发生率为 3.5%~46%，伴血 TPOAb 阳性和甲状腺结节。

多数 PPT 可自行缓解，预后良好，肿大的甲状腺缩小。PPT 的自然病程和转归可分为以下几种类型：①典型者表现为甲亢伴甲状腺肿→甲减→甲状腺功能正常（50% 以上）。②非典型者可有多种表现，如甲亢不伴甲状腺肿→甲减→甲状腺功能正常；或甲状腺肿不伴甲亢→甲减→甲状腺功能正常；或无甲状腺肿→甲减→甲状腺功能正常；或甲减→甲状腺功能正常。③轻型患者始终无甲状腺功能改变，但 TPOAb 持续阳性，这些患者易发生永久性甲减（表 2-4-19-1）。有 69% 的患者再次妊娠时可能复发，甲状腺功能不能恢复正常，留有永久性甲减。但半数不能完全恢复至正常或转为永久性甲减，故判断出可能发生永久性甲减的妇女非常重要[12]。最近有报道显示 TPOAb 滴度高，仅出现甲减阶段及甲状腺 B 超持续低回声的妇女发展为永久性甲减的危险性最高（RR32）。因此，对于存在上述危险因素的妇女进行长期随访十分必要，建议每半年检查 1 次甲状腺功能。

表 2-4-19-1 TgAb 和 TPOAb 的疾病标志物意义

临床情况	临床意义
阳性	TPOAb 阳性可能性远高于 TgAb(仅 1 种抗体阳性时)
发病率	Graves 病患者的 TPOAb 阳性较 TgAb 阳性更常见
滴度	TgAb 和 TPOAb 滴度波动较一致/妊娠或应用抗甲状腺药物后滴度下降/产后或^{131}I 治疗后暂时性升高/干扰素 α 诱导抗体生成
病变预测	TPOAb 较 TgAb 能更好地预测产后甲状腺功能异常
疾病	单独 TgAb 阳性与甲状腺疾病无明确关系

（四）鉴别诊断　本病应与下列疾病鉴别(表 2-4-19-2)。

1. 产后高血症　其表现为血 TT_3 增高,并随着 TBG 下降,于产后 4 周恢复正常,TT_3 和 TT_4 也恢复正常,而 FT_3 和 FT_4 始终保持正常。

2. 产后 Graves 病　Graves 病在产后可加重或复发,需与 PPT 鉴别。

3. 亚急性甲状腺炎　PPT 发病前无明显上呼吸道感染史,无甲状腺区疼痛和压痛,无 ESR 增快,无白细胞计数和病毒抗体滴度的变化,而甲状腺自身抗体阳性;甲状腺病理显示淋巴细胞浸润,但无肉芽肿改变。PPT 与无痛性亚急性甲状腺炎区别非常困难,两者是否为同一种疾病尚有争论,但 PPT 在产后发生为其突出的特征。

4. HT　两者相似之处很多,较难鉴别,但多数 HT 在妊娠前已有症状或被诊断,且一旦患病很难痊愈,不具有 PPT 自然病程中甲状腺功能变化特点,故详细了解病史及长期随访是鉴别的要点。

5. 静息型亚急性淋巴细胞性甲状腺炎　发生于产后的无症状性亚急性淋巴细胞性甲状腺炎很难与产后甲状腺炎鉴别。但是这些患者总可以出现症状发作史,而且在发作期,具有亚急性淋巴细胞性甲状腺炎特征,如甲状腺疼痛,血 FT_3、FT_4 升高,自身抗体阳性,摄碘率降低等[13]。

6. Sheehan 病　产后以甲减为表现的 PPT 应与 Sheehan 病鉴别,后者为继发性甲减,血清 TSH 正常或降低;而 PPT 为原发性甲减,血清 TSH 升高。

表 2-4-19-2 产后 Graves 病与产后甲状腺炎的鉴别

临床资料	产后 Graves 病	产后甲状腺炎
起病	慢/产后 3~5 个月	快/产后 1~3 个月
病程	数月至数年/多>3 个月	数周至数月/多<3 个月
甲亢症状	较明显而持久	轻微而短暂
突眼	有或无	无
甲状腺肿大变化	较硬/弥漫增大	硬/弥漫/轻度肿大
后继甲减	罕见	较多见
^{131}I 摄取率	升高	降低
抗 TSH 受体抗体	常有	常无
TPOAb	可为阳性	多为强阳性
尿碘	低或正常	升高
RAIU	↑	↓
抗甲状腺治疗	有效	无效

注:PPT:产后甲状腺炎

【治疗与预防】

（一）治疗原则　本病有自限性,若病情较轻,可不予治疗。症状明显者给予药物对症治疗。既往有本病史者应避免使用含碘药物,以免诱发甲减。对易患 PPT 的高危孕产妇,应注意掌握补碘适应证并加强监测,碘的补充会恶化某些患者的甲状腺功能。因此,对甲状腺自身抗体阳性或有 AITD 家族史的产妇,补碘剂量应个体化,同时应加强监测,避免诱发或加重 PPT。

目前,国际上对产后补碘方法和剂量无一致意见。鉴于高碘的不良反应,应严密监测人群中的补碘效果,尤其对 PPT 易感者维持孕期及产后轻度缺碘状态可能利大于弊。通过筛查及孕期免疫球蛋白干预治疗,可有效防止 PPT 的发生,但对妊娠前 3 个月甲状腺抗体阳性的妇女,给予 L-T_4 等干预措施均不能成功地降低 PPT 的发病率。因此,可做如下推荐:①TPOAb 阳性的妊娠妇女应在孕 6~12 周和产后 6 个月时检测血清 TSH;②PPT 伴 1 型糖尿病、Graves 病恢复期和慢性病毒性肝炎患者应在产后 3~6 个月筛查 TSH;③有 PPT 病史的女性 5~10 年内发生原发性甲减的风险增高,应每年测定;④如果无症状的 PPT 女性的血清 TSH 轻度升高(10mU/L 内)科在受孕后追踪 4~8 周,如果仍升高应给予甲状腺激素治疗;如果伴有症状应在妊娠前即给予治疗。

（二）甲亢阶段慎用抗甲状腺药物治疗　甲亢时低碘饮食,β-受体阻断剂可改善甲状腺毒症症状。可用普萘洛尔 30~60mg/d,分次口服。由于血 T_3 增高是甲状腺滤泡破坏后释放增多所致,故慎用抗甲状腺药物治疗。

（三）甲减阶段行甲状腺激素补充治疗　甲减时,可适量增加碘的摄入量,但应避免高碘饮食。甲状腺激素可改善甲减症状及缩小肿大的甲状腺。可用甲状腺片 40~80mg/d 或左甲状腺素(L-T_4)50~200μg/d,分次口服,治疗至产后 1 年,停药 4~6 个月后测血 F 及 TSH,如果 TSH 仍高,应继续给予治疗,控制 TSH 于正常范围为宜。永久性甲减需长期替代治疗。L-T_4 的剂量应根据血清 TSH 进行调节。

（四）妊娠阶段预防母亲甲减　PPT 患者在再次妊娠期间要特别预防母亲甲减、胎儿流产和早产可能。如 PPT 患者仍在治疗过程中,还应注意药物和甲状腺功能异常对胎儿的影响。糖皮质激素对预防再次妊娠的 PPT 复发可能有益,由于疗效不肯定,故不推荐。

（廖二元）

第 20 节　Riedel 甲状腺炎

Riedel 甲状腺炎(Riedel thyroiditis)是甲状腺及其周围与全身组织的一种炎症性纤维化病变。甲状腺肿块样肿大并伴有低钙血症、甲减和多个器官病变。Riedel 甲状腺炎最早于 1864 年和 1888 年有文献描述,Riedel 于 1894 年和 1896 年报道了本病[1-3],患者的甲状腺"硬如铁块,固定而无压痛"[4-6]。1985 年,有人曾总结了 Mayo 医院 37 例病例(来源于 350 万例病例)资料,64 年中,所有患者接受过 56 000 次以上的甲状腺切除手术[7],发病率为 1.06/10 万(37/57 000,0.06%)男:女<1:3[8,9],发病高峰年龄 30~50 岁[10]。

【病因与发病机制】

本病的本质是全身性纤维化炎症性病变在甲状腺和其周围组织的病理表现[11]，也可能是 Hashimoto 甲状腺炎或原发性甲状腺炎或晚期亚急性甲状腺炎的一种病理结局。嗜酸性细胞浸润提示本病为独特自身免疫性损害引起的组织纤维化过程，伴有明显的单核细胞浸润、血管炎、纤维化与抗甲状腺抗体，个别患者合并有 Graves 病或 Hashimoto 甲状腺炎，对糖皮质激素治疗有较好反应[12]，而另一些患者可能与 Addison 病、恶性贫血和 1 型糖尿病相关[13-15]，但缺乏器官特异性抗体、血清补体成分及特殊淋巴细胞亚群不支持这些疾病是相互关联的。因而认为，抗甲状腺自身抗体只是一种机体对甲状腺组织破坏的一种反应性改变。近来发现，本病与 Hashimoto 甲状腺炎和 IgG4 相关性系统性疾病（IgG4-related systemic disease）相关[16,17]。

B 淋巴细胞和 T 淋巴细胞释放的细胞因子可诱导成纤维细胞增殖和组织纤维化。少数患者曾有反复发作的甲状腺疼痛和亚急性甲状腺炎[18,19]，但其实是 Riedel 甲状腺炎的一种早期表现。现已明确，Riedel 甲状腺炎是 IgG4 相关性系统性疾病（IgG4-RSD）和多灶性特发性纤维硬化症的一种表现，相关的纤维化病变还存在于腹膜后、纵隔、胆管、胰腺、泪囊、眼眶、头颈部（瘤样纤维炎症性病变）等，病变组织中的 IgG4 浆细胞明显增多[20-39]。IgG4-RSD 侵犯中小静脉，导致阻塞性静脉炎，血清 IgG4 水平升高[40-42]，至后期，因甲状腺自身免疫性病变而出现甲减、自身免疫性胰腺炎和自身免疫性组织炎。但是，并非所有的 Riedel 甲状腺炎的 IgG4 浆细胞均增多，因而肯定还存在其他未知的病因。

除上述病变外，约 1/3 的患者出现其他部位的破坏性纤维化病灶[43,44]，Epstein-Barr 病毒感染和吸烟可能诱发病变扩散[45]。

【临床表现】

甲状腺包块样肿大，压迫症状明显如呼吸困难、吞咽困难、声嘶、失声等，组织逐渐加重，范围不断扩大。常因怀疑为肿瘤而手术，肉眼下可见坚硬的甲状腺组织侵入肌肉、神经和气管[46]，酷似腺癌、肉瘤或淋巴瘤[47]。甲减是 Riedel 甲状腺炎的必然结局，发生率 25%~80%，与家族性组织破坏或同时并发的 Hashimoto 甲状腺炎有关，个别患者因伴有亚急性 de Quervain 甲状腺炎或亚急性淋巴细胞性甲状腺炎而出现甲亢症状[48,49]。偶尔，甲亢是由于合并 Graves 病所致[50]。Riedel 甲状腺炎需要与纤维化性 Hashimoto 甲状腺炎鉴别（表 2-4-20-1），后者是慢性自身免疫性甲状腺炎的一种特殊类型，表现为甲状腺滤泡萎缩、破坏上皮细胞间质与间质组织的瘢痕疙瘩样纤维化（keloid-like fibrosis），浸润性病变内含有较多的 IgG4 阳性浆细胞，但仅局限于甲状腺内。

纤维化病变累及甲状旁腺时引起原发性甲旁减[51-53]，轻者仅有间断性低钙血症，重症是发生严重的低钙性手足搐搦症，血清 PTH 降低。

【诊断与鉴别诊断】

（一）临床评价 Riedel 甲状腺炎的临床过程多变，发展缓慢，个别患者的病情可自动缓解，误诊率高。病情严重者常并发喉返神经麻痹或大血管闭塞，血栓形成（表 2-4-20-2）；甲状腺外组织纤维化病变可导致呼吸衰竭、颈部肿块样纤维炎症性病变、上腔静脉综合征、纤维化型颈动脉炎、冠心病、胸膜-心包积液、气管-食管瘘、胆囊胆管炎、胰腺炎、输尿管积水性肾病、眼球面部、眼眶假瘤、突眼、垂体纤维化、老年患者可引起死亡（6%~10%）。

表 2-4-20-1 纤维化 Hashimoto 甲状腺炎与 Riedel 甲状腺炎的鉴别

项目	Riedel 甲状腺炎	纤维化 Hashimoto 甲状腺炎
甲状腺抗体	中度升高	明显升高
正常甲状腺组织	存在/分界清晰	不存在/弥漫性浸润性病变
血管炎	是	无
甲状腺外病变	有	无
Hurthle 细胞	无	有
淋巴细胞轻链	λ 为主(71%)	κ 为主
浆细胞生成	IgA 增多(47%)	IgG 为主/IgA(<15%)
相关的自身免疫性疾病	有	有
相关的 de Quervain 甲状腺炎	有	无
超声所见	低回声	低回声

需要确定甲状腺功能状态和抗体滴度，部分患者血沉升高，血钙和 PTH 降低。超声可见甲状腺呈弥漫性低回声，血流减少[54,55]。颈动脉被纤维化组织包绕，超声弹性图显示甲状腺变硬。CT 可见纤维包绕的血管，甲状腺外低密度纤维化组织不被增强[56]；MRI 能发现 T1 和 T2 低强度灶，PET 显示甲状腺组织摄取 [18]F-脱氧葡萄糖增加和家族性外纤维化病变[57,58]。[99m]Tc 或放射性碘扫描显示放射示踪剂摄取功能降低，伴有甲亢时，摄取功能增强，镓（gallium）扫描可显示炎症性病变[59]。

（二）临床诊断标准 根据甲状腺病损特点可做出临床诊断，细针穿刺发现的炎症、纤维化病变与纺锤形细胞、成肌纤维细胞有助于本病的诊断[60]，但确诊有赖于组织病理检查，其诊断要点是：①甲状腺炎症病灶扩展至周围组织；②炎症病灶不含巨细胞、淋巴样滤泡、肿瘤细胞或肉芽肿；③阻塞性静脉炎；④排除甲状腺恶性肿瘤；⑤IgG4 相关性纤维化系统性病变；⑥免疫组织化学显示 IgG4 阳性浆细胞或血清 IgG4 升高。

（三）病理诊断 甲状腺及其周围组织病变可为局限性或弥漫性，正常组织被纤维化炎症性病变代替，常累及甲状旁腺、骨骼肌、神经、血管和器官。病变坚硬或呈木样硬度，外形呈块状，浅灰色，边缘不清，血管稀少，切面如淀粉样白色外观。组织学检查可见正常的组织被炎性细胞浸润，主要含有淋巴细胞、浆细胞、嗜酸性细胞和少量胶质，结缔组织透明变性，但缺乏肉芽肿或恶性肿瘤表现。

（四）鉴别诊断 IgG4 相关性慢性淋巴细胞性甲状腺炎的甲状腺病理特征是 T 淋巴细胞浸润伴有淋巴滤泡增生和生发中心形成，巨大的滤泡细胞含有丰富的嗜酸性细

表 2-4-20-2 Riedel 甲状腺炎的临床表现及其相关病变

临床表现	症 状	病 理	诊断评价
甲状腺形态与功能			
甲状腺肿	压迫症状	包绕性病变	甲状腺超声
	吞咽困难	食管病变	颈部/上消化道 CT/内镜
	声带麻痹	喉返神经病变	喉镜检查
	呼吸困难/哮喘	上呼吸道	颈部 CT
	中枢神经病变	颈动脉包绕性病变	血管造影
甲减	乏力	甲状腺浸润	TSH/F/ATAb
甲旁减	手足搐搦症	甲状旁腺浸润	CaPO₄/Alb/PTH
系统性纤维化			
腹膜后	下背部/下腰部疼痛	输尿管积水	U/A/BUN/Cr/肾盂造影
纵隔	SVC 综合征	SVC 活动受限	SVC 静脉造影
	肺部活动受限	肺动脉和肺静脉	肺动脉造影
硬化性胆管炎	腹痛	肝内外胆管不规则或狭窄	胆道造影/ALP/ALT/AST/ERCP
硬化性胰腺炎	腹痛	胰腺管病变	胰管造影/ALP/ALT/AST/ERCP
眼眶假瘤	突眼	眼眶内包块	眼眶 CT
肿瘤样纤维炎症	头颈部包块	软组织纤维化	头颈部 CT/活检

注:F:游离;SVC:上腔静脉;ATAb:抗甲状腺抗体;Alb:白蛋白;AST:天冬氨酸氨基转移酶;ERCP:内镜逆向胆管-腺管造影;Bili:胆红素;ALP:碱性磷酸酶;U/A:尿液分析;U/S:超声检查;BUN/Cr:血清尿素氮和肌酐

胞质。目前认为,HT 是一种非均质性自身免疫性甲状腺病,可能存在若干种病因与病理生理各异的亚型,其中 IgG4 相关性慢性淋巴细胞性甲状腺炎即属于其中的一种新类型。甲状腺含有丰富 IgG4 浆细胞,组织纤维化明显,属于 IgG4 相关病范畴,目前的病例均来源于日本。主要的诊断依据包括致密淋巴浆细胞浸润、席纹状纤维化(storiform-type fibrosis)和闭塞性静脉炎;血浆亦可发现 IgG4 阳性浆细胞,每高倍镜下的阳性细胞绝对数>50 个,IgG4 阳性/IgG 阳性细胞数比例>40%。患者对糖皮质激素有良好反应,但不能阻止纤维化发展。

Riedel 甲状腺炎必须与恶性肿瘤(尤其是间变型甲状腺癌、淋巴瘤、肉瘤)鉴别;Riedel 甲状腺炎超声表现呈不均质低回声,MRI 呈特征性 T1WI、T2WI 低信号,侵袭性生长方式、缺乏血供、无钙化的特点有助于其与甲状腺癌及桥本甲状腺炎相鉴别[61,62]。其次,应与 IgG4 相关性 Hashimoto 甲状腺炎鉴别。IgG4 甲状腺炎的特点是血清抗甲状腺抗体滴度高、淋巴浆细胞浸润、致密性纤维化显著的滤泡细胞退行性变、嗜酸性细胞增多和淋巴滤泡形成,当男性患者的甲状腺肿大进展较快,但缺乏甲状腺周围组织的广泛性纤维化,超声显示弥漫性低回声病变时应重点考虑 IgG4 甲状腺炎的诊断。

【治疗】

目前缺乏 Riedel 甲状腺炎的标准治疗方案,主要包括手术治疗和药物治疗两种方案。

(一)手术治疗 可能情况下,应行甲状腺全切,不能时应切除肿大的纤维化甲状腺(主要是峡部甲状腺),缓解压迫症状,由于纤维化组织密布,分离甲状旁腺很困难,或者因为受压的甲状旁腺和喉返神经已经失去功能,因而甲旁减和喉返神经麻痹的发生率高。几乎不可能全部切除所有的颈部纤维化病变,常需要多次手术处理。Riedel 甲状腺炎是一种自限性疾病,如无压迫症状应进行保守治疗;有压

迫者仅行峡部楔形切除以解除气管压迫,没必要切除所有病变组织,否则可能导致甲状腺功能低下。本病为良性疾病,有局限化趋势,手术目的主要为了除外恶性病变及解除气管压迫,术后病变不再发展,基本上不需要第二次手术治疗[63]。

Riedel 甲状腺炎的临床特征不典型,好发于中年女性,病理组织检查是确诊的主要方法,手术切除病变组织同时配合药物治疗效果较好[64]。

(二)药物治疗 主要包括糖皮质激素和他莫昔芬(tamoxifen)[65,66]。早期使用糖皮质激素解除症状的疗效明显,可使甲状腺体积缩小,抑制炎症和浸润性病变。推荐的糖皮质激素的用量为泼尼松 100mg/d,文献报道的最低剂量为 15mg/d[67]。长期吸烟者对糖皮质激素的反应较差,控制症状的需要量可能更大。他莫昔芬解除症状的机制未明,可能主要与抑制炎症反应有关,10~20mg/d,可与泼尼松同用。有人应用麦考酚酸吗乙酯(mycophenolate mofetil,1g/次,2次/天)和泼尼松(100mg/d)治疗取得较好疗效,治疗 90 天后,症状明显缓解,继而进行甲状腺次全切除术。麦考酚酸吗乙酯亦可治疗其他类型的先天性纤维硬化症,本药在体内分解出的霉酚酸(mycophenolic acid)直接抑制 T 淋巴细胞和 B 淋巴细胞增殖与抗体生成,并有抗纤维化作用。低剂量放疗治疗 Riedel 甲状腺炎的意义未明,可能对眼眶内假瘤和颈部瘤样纤维炎症包块有一定抑制作用。

【病例报告】

(一)病例资料 患者 46 岁,女性。甲状腺无痛性肿大伴呼吸困难、吞咽困难和声音嘶哑数日入院。体格检查见甲状腺弥漫性肿大,血沉 45mm/h,粒细胞轻度升高。颈部超声显示甲状腺对称性弥漫性增大,回声低,结构粗糙,纤维间隔明显增多,可见多个假结节,甲状腺外形成的巨大软组织肿块将甲状腺和颈部血管、淋巴完全包绕,范围直达颈动脉叉,甲状腺血管稍微增多。CT 显示甲状腺影弥漫性减弱,中

度增强,气管被纤维组织包绕受压;MRI 显示的肿块质地不均匀增强,胸部和腹部 CT 未见异常。因肿块坚硬而导致甲状腺活检失败。考虑不排除家族性恶性肿瘤可能,行紧急手术解除压迫症状和呼吸困难。甲状腺切除术因纤维化和粘连严重而进展不顺利,改为峡部切除术。病理检查显示甲状腺被瘢痕纤维化组织替代,侵犯甲状腺外周组织和骨骼肌,混杂较多淋巴滤泡和浆细胞,无恶性肿瘤或肉芽肿证据,符合 Riedel 甲状腺炎诊断。经过 3 个月糖皮质激素治疗后,MRI 显示病情稳定。

(二)病例讨论　Riedel 甲状腺炎主要应与未分化型甲状腺癌、淋巴瘤或 Hashimoto 甲状腺炎鉴别。当活检失败或不能鉴别时,需要手术切除,纤维化程度越高,Riedel 甲状腺炎的可能性越大,其特点包括:①甲状腺呈坚硬的石块或木样质地;②纤维化侵犯甲状腺外组织;③甲状腺被纤维组织替代而缺乏肌肉芽肿或炎症表型。Riedel 甲状腺炎可单独存在或为全身性纤维化病变的一部分;多灶性纤维化可累及腹膜后、纵隔、眼球和胆管。

(廖二元)

第 21 节　非甲状腺病态综合征

在饥饿或某些疾病时,血清甲状腺激素水平出现变化。疾病程度较轻时,只涉及血清 T_3 的降低;当进一步加重恶化时,T_3、T_4 都降低,称为非甲状腺病态综合征(nonthyroidal illness syndrome,NTIS)、正常甲状腺功能性病态综合征(euthyroid sick syndrome,ESS)、低 T_3 综合征(low T_3 syndrome)或低 T_3/T_4 综合征(low T_3/T_4 syndrome)。近年来,一般称此种临床状态为 NTIS,因为它突出了甲状腺无器质性病变的重要特征,NTIS 有多种类型,其中以血清 T_3 降低、而 T_4 和 TSH 可正常或降低为多见。

NTIS 是神经内分泌系统对疾病适应反应的一部分表现或严重疾病的结果,在临床上相当常见。NTIS 的变化范围大,且易受药物和疾病本身等因素的干扰,常造成诊断和治疗上的困难。NTIS 包括以下几种临床情况:①低 T_3 综合征;②低 T_3/T_4 综合征;③高 T_4 综合征;④低 TSH/T_3/T_4 综合征;⑤甲状腺激素分泌和合成的其他异常。Torre 等报道,老年患者的甲状腺功能异常占 12.6%,其中甲减占 45%,甲亢占 15.6%,低 T_3 综合征占 39.4%。各种重症疾病或消耗性疾病亦使血 TT_4 降低(低 T_3/T_4 综合征),占 ICU 患者的 30%~50%;高 T_4 综合征约占 1%。NTIS 是机体拮抗体能过度消耗的一种代偿性反应,其阶段因子有 IL-1β、IL-6、TNFα 核 IFN-γ,通过这些细胞因子抑制甲状腺激素代谢[1](表 2-4-21-1)。

表 2-4-21-1　非甲状腺疾病引起的血清 $T_3/T_4/rT_3$ 和 TSH 改变

动物种属	T_3	T_4	rT_3	TSH
人类	↓↓	正常/↓	↑	正常/↓
小鼠	↓	↓↓	正常/↓	正常
大鼠	↓	↓	↓	↓
家兔	↓	↓↓	↓	正常

注:↓:降低;↑:升高

甲状腺激素作用于组织水平,血清中的 NTIS 表现并不能代表各自组织的代谢状况。血清活性甲状腺激素和 TSH 降低提示下丘脑 TRH 和 TSH 对甲状腺功能的调定点升高而代谢水平明显降低。

【急慢性疾病甲状腺激素代谢】

(一)急性疾病的肝脏甲状腺激素代谢

1. **肝脏的甲状腺激素代谢**　肝脏是甲状腺激素的重要靶组织,甲状腺激素决定了肝脏葡萄糖和脂质的代谢水平。肝脏主要表达 TRβ1、TRα1 和 TRα2,60% 的 T_3 调节基因依赖于 TRβ 的调节,正常人的肝脏 D3 表达量很低,而 D1 是决定血清 T_3 水平的关键因素,但在急性疾病状态时,肝脏的 D1 表达急剧降低,从而引起血清 T_3 降低[2]。急性炎症反应时 TRβ 介导的肝脏 D1 表达改变也与竞争有限的 SRC-1 有关,SRC-1 是甲状腺激素受体(TR)的辅活化子,可使 D1 表达降低。

2. **肌肉的甲状腺激素代谢**　甲状腺激素调节骨骼肌的功能,1 型肌纤维(主要存在于线粒体中)受慢运动神经元(slow motor neuron)支配,其 ATP 生成需要氧化磷酸化供能,其底物为脂质,而糖原含量低。相反,Ⅱ 型纤维活动是高频率肌肉收缩的前提,并需要糖原分解提供 ATP 高转换(ⅡA 型)或无氧糖酵解生成乳酸(ⅡB 型)。多数骨骼肌含有 Ⅰ 型和 Ⅱ 型纤维,肌肉活动开始时募集 Ⅰ 型纤维,继而激活 Ⅱ 型纤维。Ⅰ 型纤维更高度依赖于甲状腺激素状态,而 Ⅱ 型纤维的活动相对独立于甲状腺激素[3]。肌肉功能的维持需要在 D2、D3、TRα1 的协同作用下,提供合适的甲状腺激素水平[4]、TRβ1、甲状腺激素转运体 8(MCT8)和 MCT10[5]。骨骼肌 D2 不仅与局部的 T_3 生成有关,而且与外周提供的 T_3 量有关。因此急性炎症时,骨骼肌的 D2 增加而 D3 降低,与 TR 低表达相一致,提高局部的 T_3 可用性。

3. **脂肪组织的甲状腺激素代谢**　甲状腺激素调节脂肪代谢,急性炎症刺激脂解,抑制甘油三酯合成,ME 和 T_3 靶基因和 GLU 表达下调。游离脂肪酸进入肝脏代谢,以适应急性相反应(acute phase response)。

(二)慢性炎症状态的甲状腺激素代谢　慢性炎症时,血清甲状腺激素(尤其是 T_3)水平明显下降,炎症时亦降低。炎症或低氧状态下的甲状腺激素信号变化见图 2-4-21-1。

1. **肝脏甲状腺激素代谢**　急性炎症通过特异性炎症因子降低血清甲状腺激素水平,减少食物摄取,相反,LPS 引起的慢性炎症对肝脏 D1、TRα1、TRα2 和 TRβ1 表达没有明显影响,但 D3 活性降低[6-9]。细菌性败血症时,肝脏甲状腺素代谢的改变与畸形炎症反应相似。D1 的合成需要硒参与,硒缺乏影响肝脏 D1 的表达与活性,但补充硒不能获益[10]。

2. **肌肉甲状腺激素代谢**　在 NTIS 患者中,血清 T_3 降低,rT_3、TNFα、IL-6、IL-8 和 IL-2R 升高。骨骼肌 TRα1、TRβ1、RXRγ 和 D2 也降低,甲状腺激素作用、D2 和 D3 活性均被抑制。肌肉 T_3 增加有助于能量消耗由脂肪转向葡萄糖[11],线粒体活性增强[12,13],乳酸增多,局部 pH 降低,T_2 激活细胞色素 C 氧化酶。细菌性败血症时,肌肉 D2、TRβ1 和 RXRγ 表达降低,D3 活性升高,肌肉 T_3 的生物可用性增强,线粒体功能紊乱[14,15]。急性炎症、慢性炎症和败血症时的肌肉脱碘酶表达反映了基本的严重程度(图 2-4-21-2)。

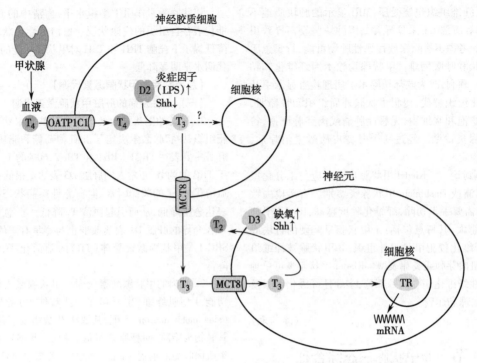

图 2-4-21-1 炎症或低氧状态下的甲状腺激素信号变化

炎症或低氧状态下的甲状腺激素信号变化可分为三步，首先是在甲状腺激素转运体 OATP1C1 的协助下，T_4 进入神经胶质细胞（glial cell）、星形细胞（astrocyte）和脑室膜细胞（tanycyte），继而，T_4 通过 2 型脱碘酶（D2）的作用，神经胶质细胞 T_4 转换为 T_3 并出胞，在甲状腺激素转运体 MCT8 协助下进入邻近的神经细胞，最后是 T_3 与核受体结合，调节靶基因的转运活性；LPS 能激活 D2 基因转录，而 Shh 促进 D2 灭活，缺氧也激活 D3 基因转录

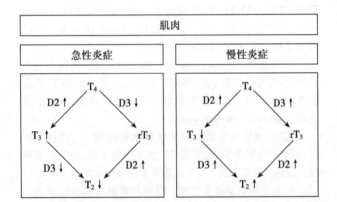

图 2-4-21-2 急慢性炎症时的肌肉脱碘酶变化

左侧为急性炎症时的 LPS 表达，右侧为慢性炎症时的 LPS 表达；急性炎症时局部 T_3 升高，而慢性炎症时 T_4 浓度增加

白色脂肪表达 MCT8、$TR\beta1$、$TR\alpha1$、$RXR\alpha$、$RXR\beta$、$RXR\gamma$、D1、D2 和 D3。败血症时，MCT8、$TR\beta1$、$TR\alpha1$ 和 $RXR\gamma$ 表达减少，脂肪细胞的 T_3 摄取减少。

（三）粒细胞脱碘酶表达　　多核粒细胞表达大量的 D3，加速 T_4 和 T_3 灭活，细胞内的碘化物积聚，有利于杀灭细菌。

（四）长期重症疾病的甲状腺激素代谢　　急性炎症时的甲状腺激素代偿性变化有利于支持免疫反应，但在转入慢性期后，这种反应于机体康复不利[16]。肝脏甲状腺激素代谢紊乱，血清 T_3、T_4 和 TSH 降低，而 rT_3 升高；D1 活性被

抑制加速病情恶化。肌肉线粒体减少，乳酸增多，肌肉功能紊乱[17]。补充甲状腺激素不能改善病情，但 TRH 和 GH 能提高脉冲性 TSH 分泌量，升高血清 T_4 和 T_3 水平，减少蛋白降解[18]。

【发病机制与诊断】

（一）应激代偿反应引起的 NTIS　　引起 NTIS 的疾病和原因很多（表 2-4-21-2），临床上以老年人、营养不良、急慢性感染、肝硬化、糖尿病、尿毒症、神经性厌食、外科手术后、重症创伤、麻醉、中毒等常见。其发病机制未明。近年来对 NTIS 的发生机制有了深入了解。许多疾病可诱发下丘脑性甲减。例如营养不良时，因为瘦素对下丘脑的作用减弱而引起局部脱碘酶 2 和 3 表达，并进而使局部的 T_3 生成增多，TRH 分泌减少，但血清 T_3 和 T_4 的下降与此无关，后者主要是 I 型脱碘酶活性下降所致。另一方面，NTIS 时的甲状腺激素转运体表达上调[19-21]。有研究显示，活性氧自由基的增加导致的氧化应激反应是伴有 NTIS 患者的特征之一。细胞内的氧化还原反应会扰乱脱碘酶的功能，干扰脱碘酶发挥作用所需的细胞内环境。此外，缺硒可以减弱谷胱甘肽过氧化酶的作用，通过过强的氧化应激反应加重低 T_3 综合征。危重老年患 NTIS 与血清硒水平降低相关，血清硒水平越低，甲状腺功能紊乱越严重[22]。

（二）5′-单脱碘酶活性降低和甲状腺激素代谢障碍引起的 NTIS　　饥饿、手术应激、应用糖皮质激素、糖尿病、严重感染等都可减弱 1 型脱碘酶的活性。类似的情况尚见于胎儿、新生儿、老年人、营养不良、肝肾功能不全、使用抗甲状

腺药物、普萘洛尔、碘剂等，出现低 T_3 综合征。导致 NTIS 血清 T_3、rT_3 及 TSH 变化的因素见表 2-4-21-3，一般认为与以下几种因素有关。

表 2-4-21-2　非甲状腺性病态综合征病因

1. 年龄:胎儿/新生儿/老年人
2. 营养状态:绝食/营养不良/蛋白质缺乏/糖吸收不良(数周以上)
3. 全身性病变:发热/感染/肝硬化/糖尿病/尿毒症/急性心肌梗死/各种癌症/妊娠中毒症/神经性厌食/AIDS 等
4. 急性应激:外科手术后/重症创伤/麻醉/中毒等
5. 药物:硫脲类/普萘洛尔/糖皮质激素/含碘造影剂等

表 2-4-21-3　引起非甲状腺性病态综合征甲状腺轴激素变化的因素

低 T_3 血症	高 rT_3 血症
5'-MDI 活性下降	rT_3 清除率下降
营养不良	5'-MDI 活性下降
血皮质醇升高	组织摄取下降
药物(多巴胺/糖皮质激素)	高 T_4 血症
循环抑制剂(胆红素/FFA/TNF/IL-6)	TBG 增加
血清结合蛋白减少	组织摄取或清除率下降
组织摄取 T_4 减少	TSH 异常
TSH 或其作用下降	血清 TSH 分泌或活性下降
低 T_4 血症	血皮质醇上升
血清结合减少	血儿茶酚胺上升
TBG 下降或异常	药物
TBG 结合抑制剂	细胞因子
T_4 清除增加	TSH 调节异常
TSH 或其作用下降	TSH 暂时性上升(疾病恢复期)

注:MDI:单脱碘酶;CMPF:3-羧基-4-甲基-5-丙基-2-呋喃丙酸;FFA:非酯化脂肪酸;TBG:甲状腺结合球蛋白

1. **5'-单脱碘酶活性降低**　一些药物如糖皮质激素、普萘洛尔、胺碘酮可抑制 5'-单脱碘酶活性。细胞因子如 IL-1β、IL-6、TNF-α、IFN-γ 等亦可抑制其活性。NTIS 患者血清中含有 5'-单脱碘酶抑制物，使 T_4 向 T_3 的转化障碍，T_3 生成率(PR-T_3)下降;rT_3 清除延迟，而每日 rT_3 的生成率(PR-rT_3)正常，故血 rT_3 升高。

2. **甲状腺激素代谢障碍**　用示踪物做甲状腺激素的合成、分泌与代谢研究发现，甲状腺激素由高特异性、高亲和性和低结合力的甲状腺激素转运体(52~62kD)携带而进入靶细胞;除垂体组织外，其他组织转运每一种甲状腺激素的甲状腺激素转运体都是专一的，但都依赖于细胞的能量供应(如细胞膜内外的钠离子梯度)。在急性疾病情况下，将 T_4 转运进入 T_3 生成细胞的能力下降，因而使血清 T_3 浓度降低，导致低 T_3 综合征。

3. **组织摄取甲状腺激素受抑制**　NTIS 患者血中胆红素和非酯化脂肪酸常增加，这些物质使肝脏摄取减少，但不影响 TSH 的分泌。此外，空腹时，肝细胞的 ATP 生成减少也可使 T_3 和 T_4 的摄取和外周组织的 T_3 生成下降。

4. **T_4 与血白蛋白结合受抑制**　呋塞米、NSAID 等可抑制 T_4 与结合蛋白(TBG、前白蛋白、白蛋白)结合，因此血 TT_4

下降，但 FT_4 仍正常。

5. **下丘脑-垂体-甲状腺轴功能改变**　饥饿时，下丘脑室旁核的 TRH mRNA 生成减少，TSH 的夜间脉冲释放减少，甚至血清 TSH 下降，予以 TRH 治疗可使血 TSH 增加。

6. **细胞因子的作用**　IL-1、IL-6、TNFα 及 IFN-γ 抑制 TSH、Tg、T_3 和 TBG 的合成与分泌，并下调 5'-单脱碘酶 mRNA 及 T_3 核受体的表达。注射 TNFα、IFN-γ 或 IL-6 在几小时内会造成血 T_3 降低，rT_3 上升，TSH 下降。细胞因子和免疫因子对甲状腺激素合成与分泌的影响可以是原发因素，也可能是其他病理生理过程的继发性反应。

（三）NTIS 的临床类型　NTIS 时血 T_3 降低，血 TSH 正常或降低，甲状腺功能被抑制。一些资料提示 NTIS 时 TSH 的合成、分泌、调节及其作用均有异常。当 NTIS 恢复时，血 TSH 暂时增加说明在 NTIS 时 TSH 是受抑制的。这和 NTIS 时处于应激状态，伴皮质醇和儿茶酚胺升高及热能耗竭有关，可以认为是机体的一种保护性反应。下丘脑的 TRH 主要受 T_3/T_4 的调节，其调节方式是 $T_3β_2$ 受体和磷酸化的 cAMP 反应元件结合蛋白与 TRH 基因结合位点的竞争。NTIS 时，虽然血 T_3 降低，但下丘脑的 TRH 神经元表达的 TRH 因 CREB 的竞争和其他调节因子(regulatory factors)的作用而下调，故引起 TSH 降低。这些调节因子包括由弓状核(arcuate nucleus)分泌的黑色素刺激激素 α(α-MSH)、可卡因或苯丙胺调节性转录因子(cocaine-and amphetamine-regulated transcript)、agouti-相关蛋白(agouti-related protein)及神经肽 Y(NPY)。

NTIS 时，甲状腺功能改变有如下解释:①血甲状腺激素低下时间短而不严重;②临床轻度甲减诊断不敏感;③机体组织对 T_3 感性增加;④机体存在 T_3 以外的活性甲状腺激素(硫酸-T_3);⑤低 T_4 血症对 TSH 的影响减少;⑥NTIS 时 T_3 受体数量及亲和力增加。

1. **低 T_3 综合征**　是 NTIS 的最常见类型。在急性病变后 2~24 小时就可出现血 T_3 下降,rT_3 升高。在中等严重病情的患者中，血 T_4 在正常范围内。由于蛋白与激素的结合降低对 T_4 的影响甚于 T_3，故 FT_3/T_4 的比例或 FT_4 常增加。血 TSH 及其对 TRH 的反应一般正常。低 T_3 综合征时的血 TSH 的诊断意义不同于甲亢和甲减，NTIS 的血 TSH 波动范围可达 0.2~10mU/L，因此必须结合 T_3 和测定来综合判断。若存在上述引起低 T_3 综合征的原发病因，血 TT_3 降低、FT_3 正常或降低、血清 rT_3 升高，血清 TSH 和 TT_4 正常，FT_4 增高或正常，游离 T_4 指数增加，一般可诊断低 T_3 综合征。

2. **低 T_3/T_4 综合征**　血 TSH 反映低 T_3/T_4 综合征的病情。患者血清 T_3 和 T_4 均降低，FT_3、FT_4 和 TSH 正常或降低。部分患者血 TBG 减少，蛋白与 T_3、T_4 的结合降低明显;部分病情严重者血 TSH 明显降低，TSH 对 TRH 的反应迟钝。血 TT_4、FT_4 和 TSH 降低提示腺垂体功能被抑制，可能与 IL-1、IL-2、IL-6、TNF-α、INF-α 等对垂体的作用有关。虽然血 T_3 和 T_4 减少，但因疾病严重时其降解减弱，血 rT_3 仍然升高。基础疾病好转后，TSH 可升高，直至 T_4 和 T_3 血浓度恢复正常。血清 T_3 和 T_4 降低的幅度与患者预后有关。若患者存在严重的消耗性疾病(如肝硬化、肾功能不全、烧伤、重症感染、长期饥饿、神经性厌食、重大手术后、恶性肿瘤等)，血 TT_3 和

FT_3 均降低，FT_4 正常或降低。血 TSH 正常或正常低值，rT_3 正常或升高，TBG 正常或正常低值，TRH 兴奋试验正常或呈反应迟钝，可诊断为低 T_3/T_4 综合征。

3. 高 T_4 综合征 常见于重症肝胆疾病，此时血 FT_4 和 TT_4 可能正常，FT_3 正常低值或降低，但血清 rT_3 升高。用胺碘酮治疗或用含碘口服胆囊造影剂者，血清 FT_4 常升高，这些药物降低肝脏摄取 T_4 并降低 T_4 向 T_3 转化，在自主性甲状腺结节患者中可诱发甲亢。一般剂量的口服胆囊造影剂对其影响不足 24 小时。血清 TT_4 和 FT_4 升高的 NTIS 患者（尤其是服用碘剂者）应仔细检查有无甲亢。因为药物或疾病本身对周围 T_4 向 T_3 转化有影响，血清 T_3 正常或降低，但在疾病过程中 TT_4 可突然升高。有些患者在疾病的急性期，血 TT_4 升高，FT_4 升高或正常，TT_3 正常，FT_3 正常低值或低于正常，血清 rT_3 升高应疑为高 T_4 综合征（在老年女性患者中较常见，大多有服用含碘药物病史），但应注意与 T_4 型甲亢相鉴别。

4. 低 $TSH/T_4/T_3$ 综合征 无论是何种类型的 NTIS 都只在非甲状腺疾病严重时发生，一般当系统性疾病控制后自然消失。慢性重症疾病时，NTIS 的持续时间可能很长。急性重症疾病时，NTIS（特别是血 T_4 降低和 rT_3 升高的幅度）对疾病的预后判断有重要价值。在 NTIS 中，血 T_4 或 T_3 低下预示肝硬化、晚期充血性心力衰竭及其他严重的全身性疾病的死亡率增加。而血 T_4 低下同时伴显著降低的血 T_3 患者预后最差。血 $T_4<38.7nmol/L$ 的患者死亡率达 $68\%\sim84\%$。多数重度低 T_4 综合征者于 2 周内死亡（70%），若 $T_4<25.8nmol/L$，1 个月内全部死亡。

（四）鉴别诊断

1. 血 TSH 降低的鉴别 NTIS 的最重要特点是血清 TSH 降低，因而 NTIS 的鉴别其实就是低 TSH 血症的鉴别，在临床上，遇到 TSH 降低时，不能仅根据下丘脑-垂体-甲状腺的长负反馈原理而武断为甲亢或 NTIS，仅仅在该两种情况之间进行鉴别，因为许多临床情况和药物均可导致血清 TSH 降低，如中枢性甲减、甲状腺炎、TSH 非平衡状态、药物、HCG 升高等，甚至偶尔亦见于正常人。

2. 与原发性或继发性甲减的鉴别 详见本章第 13 节。在 NTIS 中，T_3、T_4 异常的严重性预示着患者的预后。血清 T_3 低下预示肝硬化、晚期充血性心衰及其他严重的全身性疾病的死亡率增加（血 T_4 低下的意义相同）。而血清 T_4 降低同时伴随显著降低的血 T_3 的患者预后最差。NTIS 患者的甲状腺疾病诊断有一定困难，这时的甲亢患者血 TT_4 和 TT_3 可能正常，然而血 FT_4 和 FT_3 仍有诊断价值。甲亢时血 TSH 多不可测得（$<0.10mU/L$）。但在 NTIS 中仅 7% 以下的患者 TSH 不可测得（常见于多巴胺和糖皮质激素治疗患者）。在 NTIS 中，临床型甲减也难以诊断。如果 TSH 在 $25\sim30mU/L$ 以上极可能为原发性甲减，约 12% 的 NTIS 患者 TSH 在正常以上，不足 3%NTIS 患者的 TSH 在 $20mU/L$ 以上。未用抑制 TSH 分泌药物的 NTIS 患者，血 FT_3 降低强烈提示为甲减，但 rT_3 对甲减诊断无帮助。继发性甲减的血 TSH 可能降低、正常或轻度升高。如果 NTIS 患者无垂体或下丘脑疾病，血皮质醇常正常或升高，而血 PRL 和促性腺激素正常。相反，如果血皮质醇、促性腺激素降低而 PRL 升高则支持中枢性（垂体或

下丘脑性）损伤。NTIS 患者的甲状腺疾病诊断最好在急性恢复后进行。

3. 亚临床型 T_4 甲亢 多数甲亢患者虽然血清 T_3 和 T_4 均增高，但血 T_3 增高较明显。提示甲亢时甲状腺释放较多 T_3 及末梢组织将 T_4 转化为 T_3 增加。T_4 型甲亢是指血清有较明显增高，而血 T_3 大致正常为特点的一种甲亢类型，主要见于既往过多暴露于碘的老年人。若无过量碘摄入史，多提示外周组织 T_4 转化为 T_3 受抑制，而高综合征时血 rT_3 升高，TSH 正常可资鉴别。

【引起 NTIS 的常见病症】

（一）肾病综合征 甲状腺和肾脏关系密切，两者都能清除血浆碘；当甲状腺清除碘的能力降低时，肾脏能加强对碘的清除，反之亦然。慢性肾衰时，血浆碘和甲状腺摄碘率升高。事实上，这些患者的甲状腺功能正常（FT_4 正常），甲状腺摄碘率正常或升高，甲状腺对 TSH 的反应和腱反射恢复时间亦正常。TT_4 降低可能与下述因素有关：①大量蛋白尿，使甲状腺结合球蛋白（TBG）丢失；②每天经尿排出的 T_4 和 T_3 显著高于正常人；③合并垂体或甲状腺疾病，使机体丧失代偿能力。血清 rT_3 常在正常范围内，大多数患者没有甲状腺肿，偶见血 TT_4 和 TT_3 明显降低，大量蛋白尿时血清 TSH 轻度升高，可伴甲状腺肿大。

（二）慢性肾衰竭 肾衰竭对甲状腺功能有多种影响。T_4 的脱碘障碍使血 T_3 下降。正常人 T_4 向 T_3 的转化率为 37%，而肾衰竭的非透析治疗患者可下降至 $13\%\sim16\%$。肾移植后，可上升至 34%，血清 T_4 降低，与肾功能损害的严重程度一致。T_4 向 rT_3 转化不增加，rT_3 常在正常范围或轻度增加。通常 TT_4 轻度降低或正常（偶可增高），可能是肝素抑制与蛋白质结合的结果。慢性肾衰竭者血 TSH 正常或不能测到，TSH 对 TRH 的反应延迟。低蛋白和低磷饮食有利于降低 TNF-α，防止 NTIS 的发生[23]。

（三）透析治疗 在透析开始阶段，血清 T_4 正常，但长期接受透析后，血清 TT_3 和 FT_3 均下降。Dandone 等报告一组 12 例血液透析长达 3 年以上的患者，3 例的血 T_4 下降、TSH 上升，表现为临床型甲减。腹膜透析更易引起甲减，因腹膜透析更易丢失与蛋白结合的 T_3、T_4、碘和其他小分子激素。Afand 等观察到，接受血液透析和体外循环冠状动脉旁路移植术的患者，手术中的血浆 TBG 和甲状腺素转运前白蛋白（transthyretin）可丢失 40% 以上，同时伴血清 T_4 下降，多数患者于术后逐渐恢复。TBG 和 TTR 下降的原因未明，手术中下降的速率很快，不能用 TSH 抑制来解释。TBG 是丝氨酸蛋白酶抑制剂（serpin）中的一种，可能是其在手术中消耗过多所致。

（四）肾移植后 肾移植后，血 TBG 上升，TT_4 恢复正常，由于 T_4 向 T_3 转化正常，血清 T_3 上升，但 TSH 对 TRH 不敏感，可能是糖皮质激素治疗抑制了 TSH 对 TRH 的敏感性。

（五）肝损害 肝脏通过多种途径影响甲状腺功能：①肝脏的 T_4 脱碘降解作用减弱。②肝脏是合成白蛋白、TBG 和 TTR 的场所。因此，甲状腺激素在血液中运输也受肝脏的影响。③肝脏摄取 T_4 并释放 T_4、T_3 入血。门脉性肝硬化患者的甲状腺功能变化取决于患者肝功能的代偿程度。肝硬化患者 T_4 向 T_3 的转化率仅 15.6%，导致 TT_3 下降，FT_3 正常

或轻度降低,而 rT_3 常升高。血清 TT_4 可正常或轻度下降。TBG 的变化不恒定。与其他低 T_3 或低 T_4 综合征不同的是,肝硬化的 TSH 常升高,其程度与 T_3 下降无关,临床上无甲减表现。

(六)糖尿病 在糖尿病动物及糖尿病患者中均发现血 T_4、T_3 下降,rT_3 增加,而且 T_3 下降的程度与一些代谢物(酮体、pH 值及碳酸氢根浓度)的异常程度相关。血清 T_3/T_4 比值下降,与血糖成反比,并随饮食控制和胰岛素治疗后的病情改善而上升。一般认为,血 T_3 下降与 rT_3 的上升是由于 T_4 易于向 rT_3 转化,从而 T_4 向 T_3 的转化减少。Pittman 发现,高血糖对甲状腺激素的脱碘有抑制作用。在正常人,33% 的 T_4 通过非脱碘途径降解,其余 77% 需脱碘降解,其中 35% 形成 T_3,42% 形成 rT_3;但在糖尿病时,T_4 通过非脱碘降解上升到 47%,而脱碘形成 T_3 的百分率下降至 6.8%~12%。4%~17% 的糖尿病患者易并发原发性甲减,多见于老年女性,其特点与低 T_3 或 T_4 综合征不同。血 rT_3 下降,而 TSH 升高,T_3 降低明显,抗甲状腺自身抗体常为阳性。糖尿病酮症酸中毒时 TSH 对 TRH 反应消失,治疗恢复后的反应仍迟钝。血 TSH 降低影响 Tg 的水解,导致血清 T_4 下降。实验证明,糖尿病的 T_3 受体数目也下降,但 T_3 对组织的结合力与正常人并无差别。

(七)心肌梗死和脑血管意外 血清 T_3 和 rT_3 的变化与心肌梗死面积、并发症及谷草转氨酶(GOT)升高的程度有关,而且梗死早期和后期的甲状腺功能变化不同。在梗死最初 24~48 小时内,血 T_4 可正常、升高或降低,T_3 恒为降低,rT_3 上升。急性心肌梗死 6~7 天后,随病情进展,血 TSH 和 T_4 上升。血 rT_3 与预后有关,有并发症的心肌梗死者,T_3 和 rT_3 迟迟不能恢复正常。死亡者的 rT_3 常达最高水平。除病变本身的严重程度外,热量限制、肾上腺糖皮质激素、普萘洛尔、胺碘酮、洋地黄的使用均会影响 T_3 和 rT_3 的血清水平。脑血管意外也是 NTIS 的常见病因[24]。

(八)恶性肿瘤 其原因是:①受体结合力下降;②甲状腺激素脱碘加强,因而从血中清除加快;③下丘脑和垂体对降低的 T_3、T_4 缺乏正常反应,故 TSH 不能随之上升。低 T_3 综合征需与消耗性甲减鉴别,后者的血 TSH 是升高的。乳腺癌患者血 TSH 有升高倾向,血清 T_3 下降,晚期乳腺癌和结肠癌患者 rT_3 升高。肺癌患者伴甲状腺功能异常者占 33%,最显著的变化为血清 T_3 下降,其预后较差。恶性淋巴瘤也伴有 T_3 下降。

(九)急性传染病 通常有血 T_3、T_4 下降,TSH 正常,T_3 下降的程度与体温升高的程度成正比,但患脑膜炎和伤寒时,血 TT_4 轻度上升。T_3、T_4 下降的原因可能是 TSH 对甲状腺刺激减弱,甲状腺激素分泌减少,T_4 降解加速及甲状腺激素与转运蛋白结合受抑制。严重感染时,热能供应不足也影响甲状腺功能,发热和应激均能抑制 TSH。Wartofsky 等发现,患疟疾时,TSH 对 TRH 的反应正常,而泌乳素对 TRH 反应增强,说明垂体贮备功能正常,但下丘脑功能有缺陷。

一些无症状的 HIV 感染患者,血清 T_4 和 TBG 升高,血 T_3 正常,而 rT_3 下降,TBG 增高与 HIV 感染的进程呈正相关,而与 T_3 摄取呈负相关。与其他重症慢性疾病一样,在感染 HIV 的同性恋患者中,随着 HIV 感染的进展,甲状腺激素合成、转换及转运异常,导致血清 FT_4、FT_3 下降,TBG 无明显变化。动物实验表明,细胞因子如 IL-1β、TNF-α 可能介导这些变化,同时,IL-1β 亦可导致血 TSH 降低。AIDS 终末期患者特别是合并严重感染及消瘦的患者,TT_3、FT_3 明显下降甚至测不到。在临终的 HIV 感染患者中,血 TT_4、TT_3、FT_3 和白蛋白明显下降,TSH 正常或轻度受抑制。HIV 感染者约 16% 出现 NTIS,其发病机制包括下丘脑-垂体-甲状腺轴功能紊乱、甲状腺激素合成和分泌异常以及甲状腺激素周围转换与作用失常。甲状腺激素代谢的改变(如 T_4、T_3 及 rT_3 动力学)包括 T_4 向 T_3 的转换,rT_3 的清除,甲状腺激素向靶细胞转运的受限等。血清抑制物(非酯化脂肪酸、急性期蛋白、细胞因子等)在 NTIS 的发病中起着重要作用,例如 IL-1、TNF-α、IFN-γ 能抑制碘的有机化、甲状腺激素的释放和 TSH 的分泌。

(十)老年人 老年卧床患者中 NTIS 组在贫血发生率、贫血程度、白蛋白水平、鼻饲进食上与对照组有显著差异。老年卧床患者 NTIS 发生率更高,蛋白质热能营养障碍是 NTIS 高发的主要原因[25]。

【治疗】

NTIS 代表的是机体对应激事件的一种保护性反应(protective reaction),故一般不必治疗;但是 TNTIS 有可能是机体的非适应性反应(maladaptive response),那么就有治疗的理论基础。因此,有关 NTIS 的治疗问题仍存在较多争论。在某些情况下,给予甲状腺激素替代是有益处的,如热量限制、心脏疾病、急性肾衰竭、脑死亡的器官捐献者或烧伤患者。高红梅等小剂量左旋甲状腺素治疗扩张型心肌病伴甲状腺功能正常的病态综合征有效[26]。在一般情况下,治疗似乎无害但也没有足够的依据证明治疗有益。慢性疾病患者可应用 TRH 改善物质代谢,恢复腺垂体 TSH 的脉冲分泌,但目前的依据仍不足。

NTIS 的突出病理生理特点是甲状腺功能被抑制,这是机体的一种自我保护性反应,有利于降低机体的基础代谢率和氧消耗。当 NTIS 恢复时,甲状腺功能可完全恢复正常。低 T_3 综合征亦常见于老年人,这些人可无急性重症并发症,其原因未明,一般不必治疗。

Brent 曾观察 11 例严重 NTIS 患者服用 L-T_4,并以 12 例患者作为对照,两组死亡率无区别,认为补充甲状腺激素无效。同样在婴儿呼吸窘迫综合征中,L-T_4 对降低死亡率、改善神经发育及体重没有差别,可能与患者不能将补充的 T_4 转化为 T_3 有关,但补充 T_3 的对照试验也不能证明这一点。有人观察 142 例接受冠状动脉旁路移植术的患者,术前血 T_3 正常,手术开始 30 分钟后,血 T_3 下降 40%,静脉输入 T_3 后,血 T_3 上升,术后又恢复正常。术后输入 T_3 的患者心脏指数高于对照组,周围血管阻力低于对照组,但两组心律失常的发生率和死亡率无区别。故不主张用 L-T_4 治疗。

但是,如果存在以下情况,可以试用 L-T_3:①证明或怀疑有明显甲状腺功能减退,特别是出现甲减的相应临床表现,如低体温时;②血清 T_3、T_4 明显下降,而 TSH 升高时。一般考虑给予 T_4 25~50μg/d,分次服用,治疗中每天监测血 TSH、T_3、T_4、FT_3 和 FT_4,调整剂量使血 T_3 达到正常低值,待原发疾病稳定或急性应激解除后,重新评价甲状腺功能。

(霍胜军)

第22节 甲状腺肿瘤

甲状腺肿瘤(thyroid tumor)是内分泌系统常见的肿瘤。甲状腺肿瘤大多数是原发性的,发生于甲状腺上皮细胞,其中主要来自滤泡上皮细胞,少数来自滤泡旁细胞。此外,甲状腺的一些非甲状腺组织也可发生肿瘤(如甲状腺恶性淋巴瘤、血管内皮瘤等)。由于甲状腺血流丰富,来源于其他部位的恶性肿瘤细胞转移至甲状腺,而形成甲状腺转移癌。因此,广义的甲状腺肿瘤应包括甲状腺肿瘤、甲状腺非甲状腺组织肿瘤、异位甲状腺组织肿瘤及甲状腺转移癌。临床上,常按其组织发生学、细胞分化程度和生物学特性等分为甲状腺良性肿瘤和恶性肿瘤两大类。

甲状腺肿瘤常见,据文献报告,近年来有增加趋势。各地的发病率不等,平均约 0.9/10 万(男性)和 2.4/10 万(女性);英国为 8.8/10 万(男性);美国的夏威夷岛为 18.2/10 万(女性)。甲状腺癌可发生于任何年龄,5 岁以下儿童很少发病,女性明显高于男性,男女比例为 1:2.5~1:3.0。年龄大于 40 岁的甲状腺癌转移率及死亡率均有上升趋势。

在甲状腺疾病中,由于各国都在推行碘化食盐防治碘缺乏病的流行,使碘缺乏性甲状腺肿患者大量减少,而甲状腺肿瘤在甲状腺疾病中所占的比例逐年升高[1]。在澳大利亚的高碘地区,甲状腺乳头状癌与滤泡癌的比例为 3.4:1~6.5:1;碘供应量中等的地区为 1.6:1~3.7:1,缺碘地区可低至 0.19:1,提示甲状腺乳头状癌在碘充足地区多见,而甲状腺滤泡癌在碘缺乏地区常见[2]。

【病因与危险因素】

甲状腺癌的病因及发病机制尚不清楚。与甲状腺癌发病有关的病因可分为细胞生长、分化的刺激因素和细胞生长、分化的突变因素,这两种因素单独或共同作用于甲状腺细胞,使其由正常的细胞转变为肿瘤细胞(图 2-4-22-1)。生长刺激因素通过 TSH 导致良性肿瘤,因而往往具有 TSH 依赖性;突变因素在生长因子被抑制时,单独作用难以形成肿瘤;但如两者同时合并存在,则致肿瘤作用显著增强。

(一)遗传性甲状腺癌类型 随着分子生物学技术的不断进步,发现甲状腺癌的发生、发展与癌基因和抑癌基因有关。家族性癌症综合征(familial cancer syndrome)主要包括家族性甲状腺非髓样癌(non-medullary familial thyroid cancer)、家族性腺瘤样息肉病(familial adenomatous polyposis,FAP)、Cowden 综合征(CS)、Werner 综合征、Carney 复合症(CNC)和 Pendred 综合征等。家族性滤泡细胞肿瘤(familial follicular cell-derived tumor)占 5%~15%,可伴有各种遗传综合征,其遗传方式、变异基因见表 2-4-22-1。

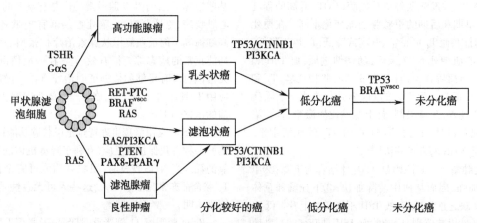

图 2-4-22-1 甲状腺致癌过程

分化良好的甲状腺滤泡癌可为良性或恶性,高功能的自主分泌型甲状腺腺瘤是由于 TSHR 或 Gαs 基因突变所致;甲状腺滤泡癌基因/抑癌基因突变引起分化良好的乳头状癌、低分化癌或间变型癌

表 2-4-22-1 家族性滤泡细胞瘤

项目	组织学类型	突变基因	基因定位	占甲状腺癌的比率
FAP 与 Gardner 综合征	PTC	APC 肿瘤抑制基因	5q21	2%~12%
Cowden 综合征	FTC/PTC/C 细胞增生	PTEN 肿瘤抑制基因	10q23.2	>10%
Carney 复合症	FTC/PTC	PRKAR1-x	2p16 17q22-24	4%
Werner 综合征	FTC/PTC/ATC	WRN	8p11-p12	18%

注:PTC:乳头状甲状腺癌;FAP:家族性腺瘤样息肉病;APC:腺瘤样结肠息肉;FTC:甲状腺滤泡癌;PTEN:膦酸酶与张力蛋白;PRKAR1-x:1α 型蛋白激酶 A 调节亚基;ATC:间变型甲状腺癌;WRN:Werner 综合征

1. PTEN 错构瘤综合征 PTEN 错构瘤综合征(PTEN-hamartoma tumor syndrome)为常染色体显性遗传性疾病,病因为 10 号染色体缺失引起的膦酸酶与张力蛋白同源序列(phosphatase and tensin homolog, deleted on chromosome 10, PTEN)突变,临床以多发性错构瘤-甲状腺乳腺和子宫癌(尤其是滤泡细胞肿瘤)特点,PTEN 为一种肿瘤抑制基因

（10q23.3），2/3 的 Cowden 综合征患者伴有双侧甲状腺癌和结节性甲状腺肿，或多发性腺瘤样结节或滤泡瘤/滤泡癌，偶尔伴有乳头状甲状腺癌。

Cowden 综合征的主要诊断依据是滤泡癌（10%~15%）而多结节甲状腺肿与滤泡瘤为次要条件（50%~67%）。瘤样结节无包膜，均一、细胞多，坚硬而黄色，但缺乏胶质。无 PTEN 表达或呈杂合性表达。

2. 家族性非甲状腺髓样癌综合征 家族性非甲状腺髓样癌（familial non-medullary thyroid carcinoma, FNMTC）综合征呈常染色体显性遗传，是指含有 3 个或 3 个以上的家族成员患有非家族性髓样癌，占所有甲状腺滤泡癌的 10% 左右。本综合征的病因未明，但与 MNG1（14q32）、甲状腺癌伴嗜酸性细胞（thyroid carcinoma with oxyphilia, TCO; 19p13.2）、fPTC/乳头状肾癌（papillary renal neoplasia, PRN; 1q21）、NMTC1（2q21）、FTEN（8p23.1-p22）和端粒酶-端粒末端转移酶（telomere-telomerase）复合物相关。FNMTC 伴有多发性甲状腺良性结节，侵袭性强，易复发，预后差。家族性非甲状腺髓样癌肿瘤综合征成员见表 2-4-22-2。

表 2-4-22-2　家族性非甲状腺髓样癌肿瘤综合征

肿瘤类型	遗传特征	染色体定位	候选基因
PTC 伴 PRN	不明	1q21	不明
家族性 MNG 伴 PTC	常染色体显性	14q	不明
家族性 PTC	不明	2q21	不明
含或不含嗜酸性细胞的家族性 TCO	常染色体显性	19p13.2	不明/TCO/T1MM44

注：PRN：乳头状肾细胞癌；PTC：甲状腺乳头状癌；MNG：多结节甲状腺肿；TCO：含嗜酸性细胞的甲状腺癌

3. 家族性甲状腺乳头状癌 家族性甲状腺乳头状癌（familial papillary thyroid carcinoma, FNMTC）中的甲状腺乳头状癌的特点是多发性双侧性浸润性恶性病变。甲状腺组织可显示淋巴细胞性甲状腺炎背景，多结节增生灶和多发性瘤样结节。散发性乳头状癌存在 BRAF 突变（40%）。

4. 1 型 FNMTC 综合征 1 型 FNMTC 综合征（2q21）的特点是甲状腺乳头状癌不伴任何其他病变。

5. fPTC 相关性肾乳头状癌 fPTC 相关性肾乳头状癌包括经典型肾乳头状癌和良性甲状腺结节或其他恶性肿瘤。

6. 家族性多结节性甲状腺肿综合征 基因定位于 14q，部分病例伴有肾乳头状癌。

7. 甲状腺髓样癌 甲状腺髓样癌（medullary thyroid carcinoma, MTC）是指甲状腺 C 细胞来源的恶性肿瘤。由于 MTC 分泌大量的降钙素（calcitonin, CT），故 MTC 是一种内分泌肿瘤，而降钙素是 MTC 的标志物。MTC 占全部甲状腺恶性肿瘤的 5%~8%。MTC 来自滤泡旁细胞，癌细胞间质常有淀粉样物沉着，癌细胞可合成和分泌大量降钙素，后者是髓样癌的标志物。癌细胞还可分泌生长抑素、ACTH、CGRP、血清素、MSH、前列腺素和 5-HT 等多种肽类或胺类激素物质。多数（75%）MTC 为散发性，少数（25%）为家族性（表 2-4-22-3）。

表 2-4-22-3　伴有甲状腺髓样癌的遗传综合征

综　合　征	发生率（%）	常见 RET 突变位点
MEN-2A		
经典型 MEN-2A	70%~80%	609/611/618/620/634（87%）
变异型 MEN-2A		
家族性甲状腺髓样癌	10%~20%	609/611/618/620/634
Hirshsprung 病/皮肤苔藓样淀粉样变性	罕见	609/611/618
MEN-2B	5%	918/883

（1）RET 突变：RET 是膜受体的一种酪氨酸激酶。RET 原癌基因的活化性显性突变（dominant-activating mutation）是 MEN-2、散发性 MTC 和乳头状甲状腺癌的最主要的分子病因，但散发性 MTC 是由于体细胞的 MEN-2 突变（约占 50%）所致；而体细胞的 MEN-2 失活性突变引起 Hirschprung 病和其他类型的发育缺陷。因此，RET 基因突变的临床表现型是由 RET 基因的突变部位、突变基因的功能障碍特点与发生突变时机体所处的发育阶段来确定的[1]。

甲状腺 C 细胞腺瘤为 C 细胞的一种良性肿瘤，罕见，呈降钙素及 APUD 细胞标志物阳性反应。甲状腺 C 细胞增生（thyroid C-cell hyperplasia, CCH）可以是独立的一种临床病理现象，也可以是甲状腺 C 细胞癌的早期病变。长期高钙血症者，通过钙受体途径刺激 C 细胞增生（反应性增生），并分泌多量降钙素。如一个甲状腺滤泡中的 C 细胞超过 6 个可认为是 C 细胞增生。C 细胞增生因常规 HE 染色时不易发现，需用免疫组化染色确定，增生的 C 细胞呈降钙素和 CEA 阳性反应，而其他 APUD 细胞瘤的降钙素标记一般为阴性。弥漫性增生时，C 细胞数量明显增加而结节性增生时，C 细胞可替代滤泡细胞和滤泡腔位置。C 细胞增生可分为两类，即肿瘤性 C 细胞增生（neoplastic CCH）和反应性（reactive）C 细胞增生（亦称为生理性 C 细胞增生，physiological CCH）。肿瘤性 C 细胞增生的病因为种系性 RET 基因突变，主要见于 MEN-2 中，将从原位 MTC（in situ-MTC）最终发展为临床型 MTC。反应性 C 细胞增生是由于外源性刺激所致，至于长期刺激（如高钙血症、高 PTH 血症、慢性淋巴细胞性甲状腺炎或乳头状甲状腺癌等）是否会引起 C 细胞恶变仍无定论。C 细胞增生还可见于 MEN、甲状腺肿瘤（非髓样癌）、慢性淋巴细胞性甲状腺炎和钙受体病等情况。

家族性 MTC 约占 MTC 的 1/5,为常染色体显性遗传性内分泌肿瘤(MEN-2 型),可单独或与其他内分泌肿瘤同时存在[2]。发病年龄可早到 6 岁,且侵犯性大。最早转移为邻近淋巴结,也可通过血道发生远处转移,如肝、肺和骨骼等。

(2) 免疫组化反应:MTC 起源于甲状腺滤泡旁细胞,因其间质中有淀粉样物质沉着,故亦称淀粉样间质 MTC,其首次命名由 Hazard 提出,其分类、分期方法很多,主要来源于欧洲癌症研究与治疗组织(EORTC)。MTC 一般可分为散发型和家族型两类。散发型约占 80%,家族型约占 20%。癌肿一般为圆形或椭圆形结节,质地较硬,边缘清楚,病程长短(数月至 10 多年)不一。癌肿易侵蚀甲状腺内淋巴管,经淋巴结转移,常转移的部位是颈部淋巴结、气管旁软组织、食管旁或纵隔淋巴结,可产生压迫症状及转移性肿块。也可经血行转移至肺、骨骼或肝脏。肿瘤及受累的淋巴结钙化是诊断的重要线索。甲状腺滤泡旁细胞属于 APUD 细胞系统(APUD 瘤)。因此,低分子量角蛋白、NSE、铬粒素和突触素均可为阳性反应。有些癌细胞还可呈 CEA 和亲银阳性反应。如癌细胞降钙素为阴性反应,可用 NSE、CEA 标记和血降钙素测定等来协助其诊断。

(二) 遗传性甲状腺癌病因

1. p53 基因突变　目前主要发现甲状腺癌 p53 基因突变,突变型 p53mRNA、P53 蛋白的表达明显增加,同时 p53 基因呈高度甲基化状态。癌基因 c-myc 在甲状腺癌中亦呈高表达,伴有低甲基化状态。癌基因的低甲基化状态有利于 c-myc 基因的高表达,是癌基因转化细胞的一个重要原因。细胞凋亡作为机体抑制细胞过度生长的一种自身稳定机制对肿瘤起负调控作用。在甲状腺癌中,与凋亡有关的调控基因(p53、ras、bcl-2 和 c-myc 等)有突变或异常表达,造成细胞增殖与凋亡失衡,可能是导致甲状腺癌的原因之一。近年,开展了对甲状腺癌相关基因的研究,Gonsky 等用 MDO 法从甲状腺乳头状癌中分离出一具有锌指结构的 cDNA,以此为探针筛选 cDNA 文库,分离出一长度为 4333bp,含 1029 个氨基酸残基的开放阅读框架的 cDNA。

2. 7 号染色体长臂缺失/易位　7 号染色体长臂上存在许多抑癌基因,如发生缺失可导致甲状腺癌、消化道癌、恶性黑色素细胞瘤及 Williams 综合征[3]。其他与甲状腺肿瘤相关的基因有 gsp、RET、trk、ras、met 和 p53 等。此外,5 号染色体与 17 号染色体的非平衡重排易位可导致 p53 基因丢失或点突变而导致甲状腺癌。

3. TSH 受体基因缺陷　有些良性甲状腺瘤、甲状腺结节和甲状腺癌的病因与 TSH 受体基因缺陷有关,分化良好的甲状腺癌癌细胞存在 TSH 受体基因的活化型突变以及与 cAMP 生成相关的 G 蛋白兴奋性 α 亚基基因的突变,其细胞基底部的腺苷环化酶活性明显增高,可合成和分泌大量 T_3、T_4,形成高功能性甲状腺癌,但这些突变使细胞恶变的具体机制仍未阐明。G 蛋白的兴奋性 α 亚基基因突变(Arg201 或 Gln227 点突变)后,三磷酸鸟苷(GTP)的水解被抑制,可导致甲状腺腺瘤、垂体瘤或胰岛素瘤[4]。

4. 线粒体成分增加　甲状腺瘤嗜酸性细胞瘤可能是一种特殊的甲状腺肿瘤,其特征是细胞的线粒体成分明显增加[5]。

5. 家族型甲状腺肿瘤　发生于滤泡上皮的甲状腺癌很少有家族史,而甲状腺髓样癌患者约 20% 有家族遗传倾向性(常染色体显性遗传)。在甲状腺癌患者中,有些患者具有家族发病倾向,FNMTC 主要与遗传因素有关,可能是甲状腺癌中的一种特殊亚型,但其发病机制仍未阐明。家族性腺瘤样息肉病(familial adenomatous polyposis;FAP,Gardner 综合征)患者中约有 1%~2% 发生 PTC,有些 FAP 并 PTC 患者为同胞儿。Cetta 等收集到的 15 例患者均为女性,其中 13 例有腺瘤样大肠息肉病基因的种系突变(APC gene germline mutation),目前报道的突变密码子位点有 140、313、593、698、778、848、976、993、1061、1105、1125 和 1309。其中 90% 发生于外显子 15 区,这些患者还可伴有先天性视网膜色素上皮细胞过度增生。

甲状腺髓样癌是 2 型多发性内分泌肿瘤综合征(MEN-2)的常见表现之一,MEN-2 与种系细胞 RET 原癌基因(定位于 10q11.2,编码酪氨酸激酶受体)突变有关(发生于所有细胞),患者除甲状腺髓样癌外,还可发生嗜铬细胞瘤和甲旁亢等。而体细胞的 RET 基因突变(仅发生于肿瘤细胞)见于一些散发性甲状腺髓样癌和散发性嗜铬细胞瘤患者。

(三) 放射暴露　目前认为,头颈部、上纵隔放射治疗或人群暴露在核泄漏等放射线下,均是增加甲状腺癌发病率的危险因素。流行病学研究发现,儿童期接受颈部外照射可增加甲状腺癌的发病率。甲状腺肿瘤的发病率与急性 X 线和/或 γ 射线的照射量有线性相关关系。接触射线的时间越长,年龄越小,发病率越高。1986 年,乌克兰的切尔诺贝利(Chernobyl)核电站核泄漏事故导致该地区儿童的甲状腺乳头状癌急剧增加,有力地证明了这一点。25 年后还发现心血管病、白内障、白血病和血液系统其他肿瘤增加。核辐射使原癌基因 RET 发生重排(占全部病例的 60%),癌基因被激活而导致甲状腺乳头状癌。受到核污染(^{137}铯)的儿童移民到以色列后,其甲状腺肿或甲状腺癌的发生率明显增加。美国国家癌症资料库(NCDB)的资料显示,38% 的甲状腺肿瘤患者有局部 ^{131}I 治疗病史。但到目前为止,尚无资料显示放射性碘治疗能增加甲状腺癌的发病率。

(四) TSH 和 GH 的作用　临床上见到 GH 瘤患者可合并甲状腺肿瘤。动物实验发现,TSH 有促进动物发生肿瘤的作用。甲状腺癌好发于女性,并且在妊娠期生长加速。实验证明,分化型甲状腺癌细胞的雌激素受体增加。TSH 曾被认为是一种甲状腺肿瘤促发因子。TSH 长期分泌过多,发生甲状腺癌(主要为滤泡癌和未分化癌)的危险性增加。TSH 分泌过多也可能是缺碘的结果,但缺碘和碘过多(如瑞士)似乎均与甲状腺癌的发病有一定关系。甲状腺肿瘤与 TSH 分泌过多的另一个间接依据是半侧甲状腺不发育症(thyroid hemiagenesis),这种由于胚胎发育障碍所致的先天性畸形,主要见于女性,左叶缺乏为多,常伴有血 TSH 升高。这些患者的单叶甲状腺可发生良性腺瘤、多发性甲状腺结节、甲亢、慢性甲状腺炎及甲状腺癌。同样,异位于腹腔、纵隔和卵巢等处的甲状腺组织亦易发生癌变。

(五) 炎症的作用　大量的研究发现,甲状腺肿瘤与炎症有关。炎症促进甲状腺肿瘤形成的机制包括诱导基因组不稳定,改变基因的表观事件和基因不适当表达,使细胞的增殖概率增加而凋亡减少,肿瘤的血管生成增多,且可能导致肿瘤浸润性生长和转移。炎症还影响细胞的免疫监视功能和药物治疗反应。甲状腺乳头状癌与放射线接触有密切关系,其原因是放射线改变了 RET 或 TRKA 酪氨酸激酶受体功能,RAS 或 BRAF 基因点突变。过滤泡状癌与电缺乏和 PAX8/PPARγ 基因重排相关,而差分化癌和间变癌与 WDTC、RAS、p53 或 BRAF 突变有关。甲状腺髓样癌则是 RET 突变的典型代表。

肿瘤内可见免疫炎症细胞浸润,其中以乳头状癌最明显。甲状腺肥大细胞表现为致癌的癌前作用肿瘤分泌 VEGF-A 和其他化学趋化物,将肥大细胞募集于肿瘤内,激活致癌因子,活化的肥大细胞还分泌组织胺、细胞因子 CXCL1 和 CXCL10,诱导肿瘤细胞增殖和其他生物学行为;炎症引起肿瘤的大致过程见图 2-4-22-2。

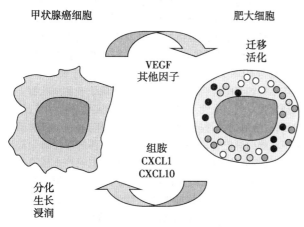

图 2-4-22-2　肥大细胞与甲状腺癌的关系
甲状腺肥大细胞表现为癌前作用,肿瘤来源的 VEGF-A 和其他化学趋化物将肥大细胞募集于肿瘤内,激活致癌因子,活化的肥大细胞分泌组织胺、细胞因子 CXCL1 和 CX-CL10,诱导肿瘤细胞增殖和其他生物学行为

(六)其他风险因素

1. 碘剂和 NIS 激活　碘与甲状腺癌的关系目前并不十分清楚。但有资料显示高碘地区甲状腺乳头状癌的发病率较高,高碘地区(如挪威、冰岛、夏威夷等地)的甲状腺癌发病率明显高于其他地区。缺碘地区则甲状腺滤泡癌的发病率较高。

NIS 为甲状腺滤泡细胞浓集碘的转运蛋白,NIS 转运碘进入滤泡细胞时需耗能。需有 Na^+-K^+-ATP 酶参与,并受 TSH 的刺激而活化。毒性腺瘤和 Graves 病甲亢时,NIS 基因表达增多,而慢性淋巴细胞性甲状腺炎、冷结节和多数甲状腺癌时,其表达下降。甲状腺激素受体是甲状腺激素作用一种转录因子,包括四种结合异构体,即 TRα1、TRβ1、TRβ2 和 TRβ3,并分别由 THRA 和 THRB 两个基因编码。THRA 和 THRB 突变可导致肿瘤,例如 TRβ 突变(TRβPV/PV)小鼠因为丢失 T_3 结合位点和受体的优势负性作用(dominant nega-tive activity)及非 T_3 的非基因组作用而引起自发性甲状腺滤泡癌。

2. 吸烟　吸烟对于甲状腺肿瘤的发生可能存在一定的影响,吸烟可使甲状腺肿瘤的发病率增加。实验研究提示,

硫氰酸盐可能是烟草中对甲状腺影响最大的成分。有文献报道,吸烟可刺激甲状腺激素转化,抑制外周脱碘酶活性,直接刺激垂体等,使 TSH 水平增高,进而导致肿瘤的发生。

3. 饮酒　饮酒也可使甲状腺肿瘤的发生率增加,Knud-sen 等研究发现,中等量及大量饮酒者的甲状腺肿和甲状腺单发肿瘤的发生率明显高于少量饮酒者,甲状腺多发肿瘤的发病率也呈上升趋势,但目前饮酒对甲状腺肿瘤影响的具体机制尚未阐明。研究发现,间变型甲状腺癌的病因与 Wnt 途径信号分子突变有关(表 2-4-22-4)。

表 2-4-22-4　Wnt 信号异常激活甲状腺肿瘤

基因	突变类型表达活性	肿瘤
	功能获得性突变	ATC
		ATC(PD)
		ATC(UD)
Axin1	功能缺失性突变	ATC
APC	功能缺失性突变	CMV-PTC
Wnt5A	活性升高	FTC/PTC
Wnt5A	活性降低	ATC

注:FTC:甲状腺滤泡癌;PTC:甲状腺乳头状癌;ATC:间变型甲状腺癌;PD:低分化型;UD:未分化型;CMV-PTC:筛胚型甲状腺乳头状癌

4. 线粒体功能　甲状腺炎症或老龄时,Hürthle 细胞明显增多,Hürthle 细胞(又称为嗜酸性细胞)的胞浆含有大量的线粒体。Hürthle 细胞瘤常常是该细胞转型而来的,当细胞缺失大段线粒体 DNA(mtDNA)后,编码氧化磷酸化(oxida-tive phosphorylation,OXPHOS)的蛋白(复合物亚基 I 基因)缺失,细胞不能产生足够能量,线粒体增殖,许多相关基因过表达,细胞间变。

【临床病理联系】

甲状腺肿瘤可按国际 TNM 系统进行分期和分级。1997 年,Brierly 等比较了各种分类分级标准的优劣性后,仍推荐沿用 TNM 标准对甲状腺肿瘤进行统一的分类与分级。甲状腺肿瘤的诊断与鉴别诊断仅依赖于病理检查。临床可对各种结节(肿块)性甲状腺病变进行初步诊断,并为病理学诊断、鉴别与分类提供必要的资料。

(一)甲状腺腺瘤　可发生于任何年龄,女性多见。初发症状多数为偶然发现颈部肿块,肿块生长缓慢,绝大多数无压迫症状,且无疼痛。极少数较大的腺瘤可压迫气管,但罕见喉返神经受损。有时腺瘤囊内出血而致突然增大,伴局部胀痛或吞咽不适感。腺瘤常为孤立性圆形或椭圆形结节,有完整而薄的纤维包膜,边界清楚、表面光滑,质地较正常甲状腺组织稍硬,能随吞咽上下活动。甲状腺腺瘤的大小及组织学特征不尽相同,可将其分为乳头状、滤泡状和 Hürthle 细胞 3 种主要类型。乳头状较少见,多呈囊状,病理上有时很难与乳头囊腺瘤区别,故有作者将其又称为乳头状囊腺瘤。滤泡状腺瘤最常见,根据其滤泡的大小及瘤细胞结构差异,又可将滤泡状腺瘤分为巨滤泡性(或胶质性)腺瘤、胎儿性(或小滤泡性)腺瘤、胚胎性腺瘤及非毒性腺瘤。但上述不同类型可混合存在,故实际临床意义不大。

滤泡状腺瘤常见出血、水肿、纤维化、钙化、骨化及囊性变等继发性改变。滤泡状腺瘤的组织分化程度较好,接近正

常甲状腺组织,常具有正常甲状腺组织的功能,对 TSH 刺激可有反应,但多数存在自主性分泌特征。腺瘤生长缓慢,常历经多年。早期甲状腺闪烁扫描提示为"温结节",甲状腺有明显的蓄积放射性碘的能力。因此,这一阶段可用甲状腺激素抑制试验扫描来判断其功能的内在自主性。随着病程的延续,腺瘤进一步增大,当其释放的甲状腺激素足以抑制垂体 TSH 分泌时,结节外甲状腺组织萎缩,闪烁扫描发现结节区有放射性碘蓄积而呈"热结节",患者常有甲亢表现,称为高功能或毒性腺瘤。高功能腺瘤罕见癌变,但当腺瘤直径大于4cm,用放射碘治疗时,因剂量过大可导致对侧叶发生肿瘤。

在疑诊为甲状腺肿瘤的冷结节中,大部分为低功能腺瘤,腺瘤伴出血和甲状腺囊肿。对甲状腺腺瘤一般采用手术摘除。高功能腺瘤可采用手术或^{131}I 治疗,但所需^{131}I 剂量较大。

(二)原发性甲状腺癌 根据起源于滤泡细胞或滤泡旁细胞,可将原发性甲状腺癌分为滤泡上皮癌和髓样癌两类。而滤泡上皮癌又可分为乳头状癌、滤泡状癌及未分化癌。甲状腺还可发生甲状腺淋巴瘤、甲状腺血管瘤和甲状腺转移癌等其他恶性肿瘤。

1. 乳头状癌 乳头状癌好发于 40 岁以下的年轻女性及 15 岁以下的少年儿童。其发病率可出现双峰,20 岁或 30 岁前后为第 1 个高峰,晚年可再次出现高峰。乳头状癌约占甲状腺癌的 60%~80%。癌肿多为单个结节,少数为多发或双侧结节,质地较硬,边界不规则,活动度差。肿块生长缓慢,多无明显的不适感,故就诊时,平均病期已达 5 年左右,甚至达 10 年以上。癌肿的大小变异很大,小的直径可小于 1cm,坚硬,有时不能触及,常因转移至颈淋巴结而就诊,甚至在尸检时病理切片才得以证实为甲状腺癌。大的乳头状癌直径可达 10cm,常因病程长易发生囊性变、纤维化及钙化。癌肿巨大可引起局部压迫症状,造成吞咽困难、呼吸困难及声音嘶哑。乳头状癌囊性变时,穿刺可抽出黄色液体,易误诊为囊肿。乳头状癌易侵犯淋巴管,故常见淋巴结转移,尤多见于儿童。这种侵袭性损害进展缓慢,早期主要位于双侧颈部淋巴结,肿大的淋巴结可多年未被发现。晚期亦可转移至上纵隔或腋下淋巴结。肿块穿刺及淋巴结活检有助于诊断的确立。

2. 滤泡状癌 滤泡状癌是指有滤泡分化而无乳头状结构特点的甲状腺癌,其恶性程度高于乳头状癌,约占甲状腺癌的 20%,仅次于乳头状癌而居第 2 位。主要见于中老年人,特别是 40 岁以上的女性。一般病程长、生长缓慢,多为单发,少数也可为多发或双侧结节。质实而硬韧,边界不清,常缺乏明显局部恶性表现。但有时病变可累及整个甲状腺,或可侵蚀邻近组织而产生疼痛及压迫症状。淋巴结转移较少,但可早期血行转移至远处组织。以肺转移为最常见,也可转移至骨和肝等处。滤泡状癌因其组织学酷似正常甲状腺组织,所以甲状腺癌原位及转移灶均有浓缩碘的功能。极少数甲状腺滤泡状癌可分泌过量的甲状腺激素而引起甲状腺功能亢进。

3. 未分化癌 甲状腺未分化癌的恶性程度高,常见于 60~70 岁的老年人,约占甲状腺癌的 5%。发病前可有甲状腺肿或甲状腺结节,但短期内肿块迅速增大,并迅速发生广泛的局部浸润,形成双侧弥漫性甲状腺肿块。肿块局部皮肤温度增高,肿块大而硬,边界不清,并与周围组织粘连固定,伴有压痛。常转移至局部淋巴结而致淋巴结肿大。临床上,可表现为声音嘶哑、吞咽困难及呼吸困难等症状。未分化癌除淋巴结转移外,也易经血道向远处播散。

4. 髓样癌 髓样癌起源于甲状腺滤泡旁细胞,又称甲状腺滤泡旁细胞癌(或 C 细胞癌),因其间质中有淀粉样物质沉着,故亦称淀粉样间质髓样癌。髓样癌不常见,约占甲状腺癌的 5%,可见于各种年龄,但好发于中年患者,女性多于男性,属于中等恶性程度的肿瘤。其首次命名由 Hazard 提出,其分类、分期方法很多,主要来源于欧洲癌症研究与治疗组织(EORTC),全美甲状腺癌治疗协作研究组(NTCTCS)和甲状腺癌监视、流行病学和转归标准(SEER)等。甲状腺髓样癌一般可分为散发型和家族型两大类。散发型约占 80%,家族型约占 20%。其中家族型又可分为三种类型。MEN-2A 包括甲状腺髓样癌、嗜铬细胞瘤及甲状旁腺功能亢进症。MEN-2B 包括甲状腺髓样癌、嗜铬细胞瘤及黏膜神经瘤。第三类是与 MEN 无关的家族类型。甲状腺髓样癌为散发性,平均年龄约 50 岁,癌肿常为单发,多局限于一侧甲状腺。家族型常为双侧多发性。癌肿一般为圆形或椭圆形结节,质地较硬,边缘清楚,病程长短(数月至 10 多年)不一。癌肿易侵蚀甲状腺内淋巴管,经淋巴结转移,常转移的部位是颈部淋巴结、气管旁软组织、食管旁或纵隔淋巴结,可产生压迫症状及转移性肿块。也可经血行转移至肺、骨骼或肝脏。肿瘤及受累的淋巴结钙化是诊断的重要线索。甲状腺滤泡旁细胞属于 APUD 细胞系统,因此肿瘤能产生降钙素(CT)、5-羟色胺、舒血管肠肽(VIP)和前列腺素等生物活性物质。可伴有顽固性腹泻、头晕、乏力、心动过速、心前区紧迫感、气急、面部潮红及血压下降等类癌综合征症状。当癌肿切除后腹泻等类癌综合征消失,复发转移时可重新出现。髓样癌具有诊断意义的标志物是血 CT 含量。特别是在家族型中,可通过 CT 测定来筛选家族成员。晚近,人们已用 RET 基因突变分析来诊断本病,并筛选家族成员中的高危对象。

Girelli 总结意大利 1969~1986 年间 78 例甲状腺髓样癌的病历资料,其结果为:年龄 15~89 岁,平均 45 岁,男女比例为 1:2.9。散发型 70 例,3 例为家族型非 MEN 型,3 例为 MEN-2A 型,2 例为 MEN-2B 型。平均追踪 15.9 年,死亡 34 例(其中 4 例死于与本病无关的其他疾病)。其平均存活期为 6 年,22 例仍存活者的术后存活时间为 10~24 年,存活时间长短主要与肿瘤的分期和就诊治疗时的年龄有密切关系,早期治疗的疗效良好。五肽胃泌素试验和术后血 CT 正常的患者均无复发,而异常者却在术后不同时期内复发,血 CT 越高,复发越早。但亦有 30% 的患者仅有血 CT 升高(个别达 15 年之久)而无病灶复发。

家族型 MTC 伴嗜铬细胞瘤、原发性甲旁或黏膜神经瘤可见于各种年龄,但好发于中年患者,女性多于男性,属于中等恶性程度的肿瘤。家族型又可分为三种类型。MEN-2A 包括甲状腺髓样癌、嗜铬细胞瘤及甲状旁腺功能亢进症;MEN-2B 包括甲状腺髓样癌、嗜铬细胞瘤及黏膜神经瘤;第三类是与 MEN 无关的家族类型。散发型平均年龄约 50 岁,癌肿常为单发,多局限于一侧甲状腺。家族型常为双侧多发性。

患者的主诉常为颈部肿块或颈部,结节质硬而无明显压痛,常与周围组织粘连而致活动受限或固定。若发生淋巴结转移,常伴有颈中下部、胸锁乳突肌旁肿大的淋巴结。家族性 MTC 有家族遗传倾向,家族中可有类似患者。家族型甲状腺髓样癌常为双侧肿块,并可有压痛。影像学可发现甲状腺结节,表现为一般性结节或多发性结节,有时仅在镜下才可诊断。散发型 MTC 多为单个结节,结节可为圆形或椭圆形,有些结节形态不规则。偶尔,MTC 可合并乳头状甲状腺癌。有时,结节在短期内迅速增大,伴有肠鸣音亢进、吞咽困难、声音嘶哑、呼吸困难、面容潮红、心动过速及顽固性腹泻等表现(APUD 激素分泌综合征)。这是因为肿瘤能产生 CT、5-羟色胺、舒血管肠肽(VIP)和前列腺素等生物活性物质所致。有时可表现为顽固性腹泻、头晕、乏力、心动过速、心前区紧迫感、气急、面部潮红及血压下降等类癌综合征症状。当癌肿切除后腹泻等类癌综合征消失,复发转移时可重新出现。MTC 具有诊断意义的标志物是血 CT 含量。特别是在家族型中,可通过 CT 测定来筛选家族成员。晚近,人们已用 RET 基因突变分析来诊断本病,并筛选家族成员中的高危对象。

【临床表现和诊断】

甲状腺肿瘤患者常常以颈部肿块或结节而就诊,不少甲状腺癌与甲状腺良性疾病的临床表现相似。就甲状腺结节或肿块而言,绝大多数属于良性疾病,因此,对每一例甲状腺结节或甲状腺肿块患者来说,几乎均存在排除恶性病变的问题。故甲状腺肿瘤的诊断实际上是甲状腺良、恶性肿块(或结节)的鉴别诊断问题。

(一)常见表现 甲状腺癌患者的主诉常常为"颈部肿块"或"甲状腺结节"。在病史询问中,要特别注意肿块或结节发生的部位、时间、生长速度,是否短期内迅速增大,是否伴有吞咽困难、声音嘶哑或呼吸困难,是否伴有面容潮红、心动过速及顽固性腹泻等表现。是否因患其他疾病进行过头颈部、上纵隔放射治疗及有无 ^{131}I 治疗史等。有否暴露于核辐射污染的环境史。从事的职业是否有重要放射源以及个人的防护情况等。髓样癌有家族遗传倾向性,家族中有类似患者,可提供诊断线索。通过现病史调查,要对患者的甲状腺功能状态有个总体评估,应详细了解有无食量增加、易饥饿、体重减轻、失眠、兴奋、多汗、心悸等症状。此外,还应注意询问有无肿瘤转移的系统症状(如头痛、视力下降、咳嗽、咯血、胸痛、腹痛、黄疸、骨痛等)。既往是否有甲状腺疾病(如慢性淋巴细胞性甲状腺炎、甲亢、硬化性甲状腺炎)、垂体瘤、嗜铬细胞瘤等病史及非甲状腺肿瘤的 MEN 有关病史。在临床上,单一实性冷结节的恶性风险高于囊性结节/多发性结节/热结节,因此遇有下列情况时,提示恶性甲状腺结节的可能性较大:①成年人和老年人;②男性;③单结节、囊性结节或钙化性结节;④质地硬,活动度差;⑤结节迅速增大或伴局部淋巴结肿大;⑥既往有头颈部、上纵隔放射治疗或核暴露史,甲状腺癌或 MEN 家族史。

甲状腺的良性或恶性肿瘤均表现为可扪及的"甲状腺结节"。一般认为,除多数"热"结节外,其他类型的大小结节或经影像学检查发现的"意外结节(意外瘤)"均要想到甲状腺肿瘤的可能;有些甲状腺癌亦可自主分泌甲状腺激素,故亦可表现为"热"结节,所以事实上凡发现甲状腺结节均要首先排除甲状腺肿瘤(有时,甲状腺肿瘤仅在镜下才可诊断)。甲状腺结节可分为一般性结节、多发性结节和放射性结节等类型。甲状腺癌多为单个结节,可为圆形或椭圆形,有些结节形态不规则,质硬而无明显压痛,常与周围组织粘连而致活动受限或固定。若发生淋巴结转移,常伴有颈中下部、胸锁乳突肌旁肿大的淋巴结。一般来说,甲状腺单个结节比多个结节、小的实质性结节比囊性结节、男性比女性的甲状腺癌可能性大,但多发性结节、囊性结节也不能排除甲状腺癌的可能性。家族型甲状腺髓样癌常为双侧肿块,可有压痛。甲状腺癌较大时可压迫和侵袭周围组织与器官,常有呼吸困难、吞咽困难及声音嘶哑等症状。远处转移时,可出现相应的临床表现。甲状腺髓样癌可有肠鸣音亢进、气促、面颈部阵发性皮肤潮红、血压下降及心力衰竭等类癌综合征体征。

(二)临床转归 甲状腺癌的预后依肿瘤性质和治疗方法而异。一般可用 Mayo 医院的 MACIS 计分系统进行评判[6]。在这一评判体系中,用 Cox 模型分析和逐步回归分析($n=1779$)得到 5 个影响预后的独立变量 MACIS:转移(M)、年龄(A)、完全切除程度(C)、侵犯情况(I)和肿瘤大小(S)。即:MACIS = 3.1[(年龄 ≤39 岁)或 0.08(年龄 ≥40 岁)] + 0.3(肿瘤大小,cm) + 1(完全切除时) + 1(不完全切除时) + 1(有局部侵犯) + 3(有远处转移)。用这一方程得到的 20 年存活率与相应 MACIS 计分值分别为:MACIS<6 者,20 年存活率 99%;6~6.99 者为 89%;7~7.99 者为 56%;≥8 者为 24%。经多年验证,MACIS 预后评判已被绝大多数人所接受和应用。对 RET 基因突变者行预防性甲状腺切除可预防甲状腺髓样癌的发生,其效果良好[7]。

1. **乳头状癌** 其预后好,常通过近全甲状腺切除、长期甲状腺激素的抑制治疗及 ^{131}I 治疗具有摄碘功能的转移灶,可降低甲状腺癌的复发率,延长生存时间,其术后生存期常在 10~20 年以上。

2. **滤泡状癌** 多先向下,继而向纵隔及下颈部淋巴结转移;后期因气管前、气管旁淋巴管被肿瘤堵塞而向颈深上淋巴结转移;血液转移至肺和骨,较乳头状癌恶性程度高、侵袭力大,预后较差。因此对其治疗措施应比乳头状癌更有力。除监测血清 Tg 外,定期的 X 线追踪检查是必要的。

3. **未分化癌** 其恶性程度高,治疗往往是姑息性的。手术治疗的预后与清除可疑的甲状腺组织是否完全有关,一般均在术后加用 ^{131}I 治疗,并在放疗前用 rhTSH 提高甲状腺的摄碘率,以期获得最佳疗效[8]。

4. **甲状腺髓样癌** 其恶性程度仅次于未分化癌,约 2/3 患者的生存期为 10 年左右,对于得到早期诊断、早期治疗的患者有望获得痊愈。

(1) Tg 升高提示肿瘤转移:手术后追踪者一般可先测定基础血清 Tg 浓度,继用 rhTSH 滴注,连续 2 天后再测定血 Tg 和抗 Tg 抗体,必要时可加做 ^{131}I 扫描。如经 rhTSH 刺激后,血 Tg 仍较低,或 ^{131}I 扫描未发现新的病灶,可认为无复发。血清 TT_4、FT_4、TT_3、FT_3 和 TSH 正常,抗 Tg 抗体和 TPO-Ab 或 TSAb 阴性。

(2) CT 升高是 MTC 的特异性标志物:禁食时 CT 正常

人小于 10ng/L(酶联免疫法),如果禁食时血 CT 值正常,可在禁食状态下静脉推注五肽胃泌素 0.5μg/kg(放于生理盐水中),在 10 秒钟推注完。于注射前及注射后 3、5、10 和 15 分钟分别采血标本测 CT。如 CT 值大于 300ng/L 则有诊断意义,如果在 30~100ng/L 之间则不能肯定,应继续随访。此试验有假阳性和假阴性。必要时,也可进行钙兴奋试验,静脉推注钙 2.5mg/kg,于 30 秒内推注完毕。于推注钙剂前及以后每 5 分钟采血标本,共 30 分钟测血清 CT。如注射钙剂后 CT 峰值比基础值大 3 倍,或峰值达到 300ng/L 即有诊断意义。此试验和五肽胃泌素试验一样也有假性结果。由于人降钙素的生物活性很低,MTC 患者的血钙和骨密度正常。测定 CT 可用于 MTC 的病程进展评价,但此法的敏感性很高而特异性较差,因为引起 CT 升高的因素很多,如甲状腺良性结节、高钙血症、高胃泌素血症、神经内分泌肿瘤、肾衰竭、甲状腺乳头状癌等。引起 CT 升高的药物有奥美拉唑、β 受体阻滞剂、糖皮质激素和胰岛素促分泌剂。高降钙素血症可见于许多疾病,应注意鉴别(表 2-4-22-5)。

表 2-4-22-5　高降钙素血症的非 MTC 病因

生理性高降钙素血症	促胰酶素(pancreozimin)
年龄	非甲状腺疾病
体力活动	高胃泌素血症
药物性高降钙素血症	高钙血症
奥美拉唑及其他 H⁺泵抑制剂	肾衰
糖皮质激素	神经内分泌肿瘤
β 受体阻滞剂	甲状腺疾病
胰高血糖素	甲状腺滤泡癌
CGRP	甲状腺乳头状癌
肠胰高血糖素	慢性自身免疫性甲状腺炎

(三)实验室检查和动态试验

1. **实验室检查**　一般应测定血清 TT_4、FT_4、TT_3、FT_3 和 TSH。必要时还应检测抗 Tg 抗体和 TPOAb 或 TSAb 等。如均正常,一般不考虑有甲状腺功能异常。如 TSH<0.5mU/L,FT_4(或 FT_3)正常或稍升高,即应考虑有亚临床型甲亢可能。甲状腺癌患者的甲状腺功能一般正常,少数可因肿瘤细胞能合成和分泌 T_3、T_4 而出现甲亢症状,较轻者可仅有 TSH 下降和 FT_3、FT_4 的升高。肿瘤出血、坏死时,有时也可出现一过性甲亢。血清 Tg 测定主要用于分化良好的甲状腺癌的复发判断。血清 Tg 浓度主要由三个因素决定:①甲状腺容量,体积越大,分泌的 Tg 越多;②TSH 受体的活化程度,TSH 受体被刺激时,分泌的 Tg 较多;③滤泡细胞或肿瘤细胞合成和分泌 Tg 的能力,一般分化良好的甲状腺癌可保存 Tg 的合成和分泌功能。

临床上,如果血清降钙素水平低于正常值上限,就不考虑 MTC 可能,但可能漏诊血清降钙素阴性 MTC(serum-calcitonin-negative MTC)。此时降钙素原(ProCT)测定有一定诊断价值。分析 2003~2014 年的 39 个临床研究结果,发现 ProCT 对术前 MTC 诊断和术后病情追踪有意义,18 例(平均年龄 50 岁,肿瘤平均 26mm,4 例在 3 年内死亡)的术前血清降钙素均不升高(4 例检测不到),但 ProCT 均明显升高,有些患者还伴有癌胚抗原增高。ProCT 测定不受降钙素水平的

影响,是 MTC 的较好血清标志物,对血清降钙素正常的 MTC 尤其有诊断价值。

2. **动态试验**　主要用于确定甲状腺髓样癌和甲状腺癌有无转移。

(1) 重组的人 TSH 兴奋试验:当血 TSH 很低时,一般测不到 Tg,使用重组的 rhTSH 后,Tg 分泌增多(表 2-4-22-6),血 Tg 一般升高 10 倍以上;分化程度差的肿瘤患者升高<3 倍。但分化较好的甲状腺癌患者(约 20%)血清中存在 Tg 自身抗体,用免疫化学和 RIA 法测定 Tg 时可使 Tg 呈假性升高或降低,故分析结果时必须引起注意。接受 L-T_4 治疗的甲状腺癌患者,如血清 Tg 正常或测不出,提示复发的可能性小,5 年存活率高;如血清 Tg 高于正常,提示肿瘤已复发。在临床上,甲状腺癌(尤其是分化较好者)术后患者均常规应用 L-T_4 抑制 TSH,维持甲状腺功能。可先测定基础血清 Tg 浓度(不停用 L-T_4)、继用 rhTSH 滴注,连续 2 天后再测血 Tg 和抗 Tg 抗体,必要时可加做 ^{131}I 扫描。如经 rhTSH 刺激后,血 Tg 仍较低,或 ^{131}I 扫描未发现新的病灶,可认为患者尚未复发,其预后良好[9,10]。

表 2-4-22-6　五肽胃泌素刺激的降钙素切割值

降钙素水平	结果解释	处理方法
基础降钙素水平		
≤10~20pg/ml	正常	—
20~50pg/ml	可疑	刺激试验
50~100pg/ml	MTC 高风险	刺激试验
五肽胃泌素刺激的降钙素水平		
<30~50pg/ml	正常	—
50~100pg/ml	C 细胞增生	手术
>100pg/ml	MTC 高风险	手术

注:五肽胃泌素用量为 0.5μg/kg,五肽胃泌素刺激试验可在钙刺激试验前或之后进行

(2) 血清 CT 测定及五肽胃泌素兴奋试验:血清 CT 升高是甲状腺髓样癌的较特异标志物。髓样癌患者在滴注钙剂后,血 CT 进一步升高,而正常人无此反应。因此,血清 CT 测定及钙滴注兴奋试验可作为本病的诊断依据,同时可作为家族型甲状腺髓样癌患者家族成员的筛选与追踪方法之一。血清 CT 测定还可用于筛选非家族型甲状腺髓样癌和甲状腺 C 细胞增生症病例。Kotzmann 等对 150 例行血液透析的慢性肾衰竭患者和 800 例肾移植患者用血 CT 测定筛选甲状髓样癌,29% 的血液透析患者和 6% 的肾移植患者的血 CT>10pg/ml。这些患者经五肽胃泌素兴奋后,其中有 4 例血透患者和 7 例肾移植患者的血 CT>100pg/ml,在这 11 例患者中,有 8 例行甲状腺切除术(6 例为 C 细胞增生症,2 例为髓样癌),而 6 例 C 细胞增生症中有 2 例的病理改变酷似 C 细胞癌或 C 细胞微小癌。这说明,如果患者经五肽胃泌素兴奋后,血 CT 浓度≥100pg/ml,必须考虑 C 细胞增生和/或 C 细胞癌的诊断,应行甲状腺切除。在甲状腺肿瘤的术前诊断中,血 CT 测定和五肽胃泌素兴奋试验已经成为继细针活检、B 超及放射核素扫描等的另一项诊断方法。对结节性甲状腺疾病常规用血 CT 测定、五肽胃泌素兴奋及 ret 基因突变分析可望早期诊断甲状腺 C 细胞增生及 C 细胞癌。一经发现,

即可行预防性手术。据报道,其预防效果为100%。

为了避免血清降钙素假性升高,需要进行降钙素刺激试

验或钙刺激试验(表2-4-22-7),给予元素钙2.3~2.5mg/kg(相当于葡萄糖酸钙25mg/kg)。

表2-4-22-7 文献报道的钙刺激试验方法

研究者	年份	试验对象	输入液体量	输入钙量	输入时间(分钟)	盐水量
Parthemore	1974	4(患者)	氯化钙550mg	150mg	5~10	50ml
Sizemore	1975	4(患者)	葡萄糖酸钙	15mg/kg	240	500ml
Parthemore	1978	11(正常人)	氯化钙11mg/kg	3mg/kg	10	—
		10(正常人)	葡萄糖酸钙22mg/kg	2mg/kg	1	
Verdy	1978	39(家庭成员)	葡萄糖酸钙81mg/kg	7.5mg/kg	120	250ml
Graze	1978	107(家族成员)	葡萄糖酸钙161mg/kg	15mg/kg	240	
Wells	1978	21(正常人)	葡萄糖酸钙22mg/kg	2mg/kg	1	
		26(MTC)	氯化钙11mg/kg	3mg/kg		
Emmertsen	1980	6(MTC)	Calaevulatis	2mg/kg	1	
McLean	1984	31(正常人)	氯化钙11mg/kg	3mg/kg	5ml/min	50ml
		13(MTC)				
Gharib	1987	92(正常人)	葡萄糖酸钙22mg/kg	2mg/kg	1ml/min	50ml
		12(MTC)				
Doyle	2009	50(正常人)	葡萄糖酸钙27mg/kg	2.5mg/kg	10ml/min	—
Kudo	2011	20(甲状腺疾病)(非MTC患者)	葡萄糖酸钙20.2mg/kg	1.9mg/kg	1	
Colombo	2012	56(MTC者)	葡萄糖酸钙25mg/kg	2.3mg/kg	10ml/min	—
		60(多结节甲状腺肿)				
		16(正常人)				
Giovanella	2012	96(正常人)	葡萄糖酸钙2.5mg/kg	0.2mg/kg	10ml/min	

值得注意的是,由于测定方法和所用抗体的差异,因此各地必须规范标准、建立正常参考值(基础值和五肽胃泌素兴奋后的兴奋值)。此外,高CT血症还可见于甲状腺C细胞增生症(可伴淋巴细胞性甲状腺炎或滤泡性癌)、慢性肾衰竭行透析治疗者及多种神经内分泌肿瘤。血清中的CT存在不均一性,在高CT血症时更为明显。由于CT基因的差异与突变及CT的组织来源不同,可存在数种结构类型的CT(包括糖化型CT原)。甲状腺髓样癌细胞以表达Ⅰ型CT基因为主,如能测定CT的各组分值对诊断更有价值。Grauer等报告,用化学发光-双位点免疫测定法测定人血CT,较以前的RIA法有很大进步,此法的可测范围为0.7~2500pg/ml(RIA法为2.0~1000pg/ml),正常均值(95%可信限)为6.55pg/ml(男性)和4.13pg/ml(女性)。五肽胃泌素兴奋后,正常均值为43.0pg/ml(男性)和36.8pg/ml(女性)。可将C细胞癌、C细胞增生和其他非特异性高CT血症较好地分开。

(四)影像检查

1. 超声检查 随着高频探头的使用,超声分辨率得以提高。可以借超声来分析肿块或结节的位置、大小和性质,帮助鉴别良、恶性肿块。甲状腺腺瘤常为圆形、边界清楚的实体性肿块,而囊肿或肿块囊性变可显示囊内液性暗区,甲状腺癌则可呈边界不清、回声不均匀图像。高分辨率B超在甲状腺疾病中主要有以下用途:①B超较SPECT、CT、MRI等均有其独到的优越性,尤其在了解血流情况方面其优点突出。②了解甲状腺结节的大小、位置,可发现"意外结节",明确甲状腺后部的结节位置以及与附近组织的关系;③作为结节穿刺、活检的引导,甲状腺B超检查已成为甲状腺肿瘤术前诊断和术后追踪的重要手段。在高分辨B超系统中,加入立体定位系统(3D扫描B超),可进一步提高其敏感性和诊断效率。3D B超实际上相当于超声体层扫描,使图像更为清晰,定位具三维特征。在甲状腺肿瘤的诊断方面,可作为放射治疗的靶向定位和血管图像重建等。在治疗方面可用于精确评价结节经131I、乙醇、化学抗癌药物及放射介入栓塞治疗等的坏死程度。但超声显像对于单结节性甲状腺肿与单发腺瘤常难以区别。

近年发展起来的以能量方式显示血管内血流的彩色血管能量成像(CPA)能敏感地显示肿瘤内的细小血管。甲状腺癌的周边及内部均见丰富血供尤其内部血供丰富,CPA大多以Ⅲ级血流为主,且血管走行迂曲,管径可见不规则的扩张,缺乏远端的逐渐变细的正常形态。而甲状腺腺瘤CPA多为周边型血流,大多以Ⅰ级血流为主,少数表现为肿瘤内部及周边未见血流信号,这可能由于甲状腺腺瘤的新生血管的能力小于甲状腺癌。应用CPA可帮助我们在术前、术后评估甲状腺肿瘤的血管生成情况,为临床早期诊断和评估预后提供有价值的信息,并为临床治疗方案的制订提供依据[11]。

2. 甲状腺核素扫描 临床上应用核素扫描显像检查的另一目的是确定甲状腺结节(包括肿瘤)的功能性(摄取碘、合成和分泌甲状腺激素等)。与131I或123I比较,99mTc(99mTcO4−)的特异性和敏感性更高,而且不会导致碘甲亢。99mTcO4−摄取与123I摄取有极佳的相关性,故前者同样可用于甲状腺功能的评价。但必须注意的是,放射性锝的清除率也包括了非

肿瘤的正常甲状腺组织,故仅在抑制试验阴性时才能确定结节的功能状态。采用^{131}I 或^{99m}Tc 作为示踪剂对甲状腺进行扫描,可显示甲状腺肿块的大小、位置、形态、数目及功能状态,有助于甲状腺肿块的性质及异位甲状腺肿块的鉴别与定位,"热"结节和"温"结节多为良性甲状腺腺瘤(但也有例外),而"凉"结节和"冷"结节提示为无功能甲状腺腺癌、甲状腺囊肿或伴有出血坏死及甲状腺癌肿。特别是男性患者,出现边界不清的单个冷结节时,要高度考虑甲状腺癌的可能。

甲状腺恶性病变行甲状腺全切后,可用诊断性^{131}I 检查来判断是否有病灶复发和转移,一般进行的是^{131}I 全身性扫描,该项检查的结果取决于甲状腺恶性病变组织在高浓度 TSH 刺激下摄取^{131}I 的能力。^{131}I 全身性扫描前,女性要排除妊娠。患者必须禁用碘制剂和含碘药物(包括甲状腺激素制剂)。对于已经应用了甲状腺激素制剂的患者,^{131}I 全身性扫描前的准备有三种方法:①一般在停用甲状腺激素4~6周后进行。②难以耐受停药后出现的甲减者,可在进行^{131}I 全身性扫描前改用代谢更快的 L-T$_3$,这样可将停用 L-T$_3$ 的时间缩减至2周。③仍不能耐受者可将 L-T$_3$ 减量50%。④必要时,在不停药情况下,肌内注射 rhTSH 0.9mg/d,共2天,使血 TSH>25~30mU/L 后扫描。^{131}I 的常规诊断用量为2~5mCi(74~185MBq)。如患者已经接受了大剂量^{131}I 治疗(或扫描检查或血 Tg 升高),在再次做^{131}I 全身性扫描复查时,要间隔7天以上,且^{131}I 剂量要大。分化性甲状腺癌常采用^{131}I 或^{123}I 扫描。但是,如患者已经接受多次^{131}I 治疗,肿瘤细胞的摄碘功能下降甚至丧失,可使扫描阴性,而肿瘤的恶性程度又在此时增强(尤其多见于老年患者)。此时应选用 PET 或 PET-CT 检查,以提高阳性发现率。

3. CT/MRI 甲状腺组织因含碘高,血供丰富,与周围组织自然对比度好,而甲状腺病变无论是弥漫性病变或是结节性病变常常导致组织含碘量发生改变,从而使甲状腺的整体或局部的密度减低,易被 CT 扫描发现。CT 扫描对甲状腺肿瘤压迫气管、食管以及向胸骨后延伸情况和有无颈部淋巴结肿大优于同位素扫描及超声检查[12]。新近的螺旋 CT 扫描还可明显提高对微小肿瘤病灶的检出率。甲状腺良性肿瘤常为实质性的1~4cm 孤立结节,边缘光滑锐利,其内密度均匀。甲状腺癌常为不规则或分叶状软组织密度不均匀肿块,与周围组织分界不清,增强扫描呈不规则钙化,可有局部转移,或向气管、喉和食管浸润现象。如高度怀疑甲状腺癌肺转移灶,宜选用肺部 CT 检查。甲状腺区 CT 扫描可用于肿瘤的分级,如 CT 显示的病变欠满意,宜用 MRI 检查。注意,在 CT 片上发现任何多发性淋巴结存在钙化、血供增多、增大、出血、形态不规则,或在 MRI 图上发现结节呈低至中等 T1 和 T2 信号强度(提示含多量 Tg),不论甲状腺内有无病灶,都要考虑甲状腺癌转移灶的可能。欲重点了解病变与毗邻组织的关系时首选 MRI 检查。MRI 能清楚地显示甲状腺位置、大小、肿块与腺体及与周围组织的关系。甲状腺良性肿瘤常为边界清楚、局限性长 T1 与长 T2 信号肿块。甲状腺癌常表现为长 T1 及不均匀长 T2 异常肿块。肿块可向上下蔓延,左右浸润,常伴有颈部淋巴结肿大。

4. PET 扫描 血清 Tg 升高往往提示甲状腺癌复发或转移,一般选用^{131}I 全身扫描或 CT 扫描进行定位。如^{131}I 全身性扫描复查为阴性而高度怀疑甲状腺癌转移灶时,用^{18}FDG PET 扫描可发现隐性病灶,尤其是颈部淋巴结转移灶。

(五)甲状腺针吸活检 凡有甲状腺结节(尤其是迅速增大的单个的甲状腺结节)患者都要想到甲状腺癌的可能。细针穿刺活检(FNA)是诊断甲状腺结节的金标准,在判断结节良恶性和决定下一步治疗方案上起着至关重要的作用,国外已将其作为基本的常规检查,美国国立综合癌症网络(NCCN)指南中把 FNA 作为甲状腺结节的首选检查。目前,接受 FNA 指征主要有:临床评估中被视为高危患者;血清降钙素水平明显升高;直径大于1cm 的实性结节,超声提示低回声,合并钙化或血流丰富;超声提示包膜外生长或颈部转移性淋巴结肿大;^{18}FDC-PET/甲氧基异丁基异腈(MIBI)显像发现的甲状腺偶发瘤。其具体方法为:选用22~27号针头套在10ml 或25ml 针筒上,颈部常规消毒后,将针头刺入甲状腺肿块抽吸,也可将针头转换几个不同的角度进行抽吸,抽吸的标本涂片做细胞学检查。目前认为该技术对区别甲状腺肿块性质敏感性大于80%,特异性大于70%。但限于技术因素和组织细胞类型不同等问题,仍有16%~20%左右的病例难以作出诊断。如区别滤泡细胞癌的良、恶性可能需要血管、包膜浸润的证据,因此没有病理组织学的发现是难以诊断的,同时也可出现假阳性或假阴性。但细针穿刺仍然是大多数病例首选的诊断方法。如果细针穿刺失败,或所得结果不能确诊,换用粗针抽吸活检可提高诊断率,筛选手术病例。穿刺获得的细胞也可作细胞遗传学和分子生物学(如癌基因与抑癌基因突变等)分析,协助诊断。

通过细针(或粗针)穿刺或活检获取甲状腺病变组织标本做病理检查时,除常规细胞涂片、冰冻、石蜡切片光镜检查外,还可做免疫组化染色和癌基因/抑癌基因表达检测来协助诊断。高度怀疑为家族型甲状腺髓样癌者,除可测定血清 CT 浓度外,尚可用 RET 基因突变分析来协助诊断。并对其家庭成员进行筛选。当转移性甲状腺肿瘤的原发灶不明时,其与原发性甲状腺肿瘤的鉴别十分困难,而甲状腺针吸活检可能是两者鉴别的唯一方法。

(六)甲状腺癌风险分层 曾提出过多种甲状腺癌风险分层系统,其中应用较多的是美国关节委员会有关肿瘤/国际抗癌联盟(Cancer/International Union against Cancer)的 TNM 分期系统,该系统主要根据肿瘤程度和年龄进行分层,预测死亡率;但不能预期复发风险,因此美国甲状腺学会(American Thyroid Association,ATA)和欧洲甲状腺学会(European Thyroid Association,ETA)发表了相关的诊疗指南(表2-4-22-8),优化了甲状腺癌风险分层和复发风险。

(七)MTC 的鉴别诊断 与 RET 基因突变相关的疾病可分为三类,即 MEN-2A(MTC 伴嗜铬细胞瘤和/或甲状旁腺瘤)、MEN-2B-Marfan 样综合征伴嗜铬细胞瘤和家族性 MTC。事实上,任何甲状腺结节均存在 MTC 可能,如果诊断有困难,可考虑用^{18}FDG-PET 扫描检查[3]。此外,MTC 应与 IgG4 相关性系统性疾病鉴别。如在200倍的显微镜下 C 细胞散在分布于甲状腺滤泡细胞中,每个视野≤7个 C 细胞则为增生;每个视野≥20个细胞,且聚集在一起,并扩展到滤泡基膜外和破坏了甲状腺滤泡则为 MTC。

表 2-4-22-8　甲状腺癌风险分层

低风险	中风险	高风险
无局部或远处转移/所有肿瘤病灶已经被切除/^{131}I 治疗时无组织或血管浸润病史/甲状腺外无 ^{131}I 摄取病变	显微镜下肿瘤侵入甲状腺周围组织/甲状腺外有 ^{131}I 摄取病变/有肿瘤浸润病史	肉眼可见肿瘤浸润/肿瘤切除不完全/肿瘤发生远处转移/高甲状腺球蛋白血症

极低危	低危	高危
肿瘤被完全切除/单病灶微小癌（<1cm）肿瘤未侵犯甲状腺包膜/无淋巴结转移	无局部或远处转移/局部组织无浸润/无组织学或血管浸润病史	非甲状腺全切/局部组织有浸润/颈部淋巴结转移/远处转移/组织或血管浸润

注：上部为美国甲状腺学会风险分层，下部为欧洲甲状腺学会风险分层

【治疗与病情追踪】

（一）手术治疗

1. 甲状腺瘤和甲状腺癌　虽然功能性与非功能性甲状腺良性肿瘤在治疗上有所区别，但保守治疗无效的甲状腺良性肿瘤仍应首选手术治疗，手术方式有腺瘤剥除、甲状腺部分切除及甲状腺次全切除等。而甲状腺癌一经诊断或高度怀疑甲状腺癌患者，一般均需尽早手术治疗。手术前（特别是手术因故推迟时）服用 L-T$_4$ 进行抑制性治疗，可使手术操作更容易，同时也可抑制癌细胞扩散。手术时应常规行快速冰冻病理检查，以进一步明确病变性质及决定手术方式。

（1）甲状腺癌的手术方式和范围：目前仍有争论，手术方式选择上需要注意严防治疗不足，同时尽量避免治疗过度。有学者主张对非多中心、没有转移、直径在 2cm 的癌肿行病变同侧切除术、峡部切除术及对侧部分切除术。但也有学者主张甲状腺全切术，以利于降低术后复发率及复发的死亡率。术中应仔细探查颈部淋巴结，如颈部淋巴结受累，应行颈部淋巴结清除术。术后 4 周可根据甲状腺癌的组织类型、是否转移与浸润来进行术后的残留或复发组织的放射碘扫描及放射碘治疗。^{131}I 全身扫描可确定颈部残留的甲状腺组织及癌组织，同时也可确定远处的转移灶。

根据布达佩斯国家肿瘤研究所和医学院的建议以及欧美的普遍意见和经验，一般标准术式是甲状腺近全切（near-total thyroidectomy），仅遗留 2～4g 上叶组织，并清扫全部可疑淋巴结。对肿瘤直径小于 1cm 的"低危复发"患者，术后不必行局部放疗，但对肿瘤直径大于 1cm 的"低危复发"患者和所有"高危复发"患者，在术后必须进行放疗，或给予治疗量的放射性碘。如肿瘤的摄碘能力很差，应行外放射治疗[13]。

腔镜技术在甲状腺外科的应用，缩小或者避免了开放手术对颈部外观的不良影响，受到患者特别是青年女性的欢迎。1996 年，Gagner 率先将腔镜技术用于甲状腺大部切除术后，目前腔镜手术已成为甲状腺肿瘤外科治疗的有益补充[14]。不过，在临床上，需严格把握手术指征，反对滥用，切忌因为片面追求美容和"微创"效果而忽略了肿瘤的根治程度。腔镜下甲状腺次全切除手术目前开展最多，常见手术入路有胸前入路、腋乳晕入路等。由于腔镜甲状腺手术操作空间狭小，对手术者腔镜技术要求较高。腔镜甲状腺手术最终是否成为一种常规手术而在大多数医疗单位得到普及，仍需大宗病例随访和基础研究的开展。

（2）术后治疗和术后追踪：甲状腺恶性肿瘤术后的甲状腺激素抑制治疗和病情追踪的程序见图 2-4-22-3。不论是何

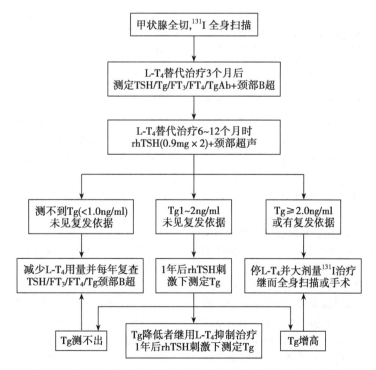

图 2-4-22-3　甲状腺恶性肿瘤术后的激素抑制治疗和病情追踪

rhTSH：重组的人 TSH；Tg：甲状腺球蛋白

种甲状腺癌,均应在术后(至少5年内)应用L-T₄抑制血TSH在0.1mU/L以下,5年后可用L-T₄维持在0.1~0.3mU/L范围内。如肿瘤摘除后仍保留有足够的甲状腺组织,一般亦主张加用L-T₄(或甲状腺粉片),其目的是抑制TSH分泌,防止肿瘤复发。术后患者的病情变化可能有三种主要类型:①局部复发或远处转移。②临床上有或无症状体征;用T₄治疗时,血Tg正常或稍高,停用T₄后Tg升高。③无复发的临床表现和影像学依据,用T₄治疗时或停用T₄后Tg均正常。后两类患者均应积极使用T₄抑制TSH分泌,一旦确诊为复发,应再次手术或采取放射性碘治疗。

术后追踪的主要生化指标是血清TSH和Tg,一般每3~6个月复查1次。必要时可定期行B超或CT/MRI检查,亦可考虑做全身放射碘扫描追踪(至少间隔2年)。如临床上高度怀疑有复发,而上述影像检查阴性,可考虑作²⁰¹铊或⁹⁹ᵐTc-MIBI扫描,或¹⁸氟-脱氧葡萄糖-PET,或¹¹C-蛋氨酸-PET扫描,以确定复发病灶的部位和程度。在放射性治疗和术后监测中,一般需要维持较高的血TSH。通常采用的方法是暂停L-T₄抑制治疗,等待TSH升高后再行检查。这一方法可能给患者带来甲状腺功能减退或甲状腺癌复发的风险。重组的人TSH(thyrogen)能很快提高患者的血TSH以适应检查和治疗的需要,但该药物价格昂贵,其应用价值尚需进一步探讨。

2. 良性甲状腺结节和甲状腺意外结节 应根据具体情况选择治疗方案。如选择非手术治疗方案,应每3~6个月追踪观察1次,如有恶变迹象,应立即手术治疗。

(二)¹³¹I治疗 手术后进行放射性¹³¹I治疗的原因(表2-4-22-9)是:①破坏残留的正常甲状腺组织后,可增加其后进行全身性¹³¹I扫描的敏感性和血Tg测量的特异性。②可摧毁残留的微小肿瘤灶。③为全身性¹³¹I扫描的必备步骤。

表2-4-22-9 放射性碘消融治疗指征

推荐放射性碘治疗	不推荐放射性碘治疗
远处转移/局部淋巴结转移/甲状腺外转移/原发肿瘤>2cm	单个肿瘤病灶<1cm而无其他风险者/多个肿瘤病灶<1cm

¹³¹I扫描能显示手术后的残余癌组织或远处转移灶。手术后患者原则上应至少使用L-T₃(liothyronine)3~4周,停用2周后,才能进行¹³¹I扫描。如果患者首先使用的是L-T₄(50~70μg)进行替代治疗,当停用3周后,患者TSH升高。再经2~3周,当血清TSH上升到50mU/L时,可服用¹³¹I185~370MBq(5~10mCi),72小时后行全身扫描。

TSH促进正常滤泡细胞和分泌良好的恶性滤泡细胞生长,转移性分化良好的甲状腺癌可用¹³¹I治疗。但其前提是需要有TSH的强有力刺激。为了达到该目的,常停用L-L₄,使血TSH升高,但患者易发生甲减。应用rhTSH的优点是:①不发生甲减;②接受的¹³¹I剂量减少;③¹³¹I在甲状腺肿瘤组织中的存在时间延长。用rhTSH追踪的方法是:首先肌注rhTSH 0.9mg/d,共2天;于第2次肌注rhTSH后48~72小时采血测定基础Tg值(峰值一般发生于96小时);如Tg>2.0mg/ml,应根据临床资料进一步明确诊断与治疗措施。必须注意,测定Tg时应同时检测TgAb(Tg干扰TgAb测定)。

如果需要全身扫描,第2次肌注rhTSH后24小时的¹³¹I的剂量应为4mCi[12]。近来,人们已改用重组的人TSH(rhTSH)先刺激甲状腺(包括含TSH受体的癌细胞)及PET扫描来对转移灶进行定位与追踪,方法可靠,灵敏度高[15,16]。但是,即使TSH达到最大刺激,甲状腺癌细胞的摄碘能力也要比正常甲状腺低得多,用¹³¹I的摄取诊断分化性甲状腺癌,并在甲状腺切除后,残余的甲状腺癌组织对¹³¹I的摄取存在一种称为抑顿现象(stunning phenomenon),使得再次用¹³¹I治疗的效果明显下降,这种现象偶见于用¹³¹I治疗的甲亢患者[17]。

约1/3患者的甲状腺几乎无摄碘功能,因此主张应用大剂量¹³¹I。如果发现残留的甲状腺癌组织或转移灶,通常可施以1850~2220MBq(50~60mCi)¹³¹I,如果是有功能的转移癌则剂量加倍。一般¹³¹I总量为3700~5550MBq(100~150mCi)。1~2天后可继以甲状腺激素抑制治疗,将血清TSH抑制到<0.1mU/L或对TRH全无反应为止。一般T₄的用量为300μg。定期的¹³¹I扫描要根据患者的情况而定,以每6个月1次为宜。如果前次扫描已发现有转移病灶,则需要再次行¹³¹I全身扫描。而对甲状腺Tg不高,前次¹³¹I扫描证明无转移的患者,则不需再次扫描,但可在手术1年后重复扫描。扫描显示复发,则再次使用¹³¹I治疗,并且剂量较前次要大,但¹³¹I的总治疗量不超过18 500MBq(500mCi)。扫描显示无复发,则继续使用T₄治疗。甲状腺激素治疗一方面是替代,维持甲状腺的正常功能,另一方面是反馈抑制TSH分泌。

¹³¹I治疗分化良好的甲状腺癌(well-differentiated thyroid cancer)的优点是降低复发率。急性不良反应(¹³¹I治疗后10天内)包括腮腺炎、干燥综合征、嗅觉障碍、鼻出血、甲状腺炎、呕吐、胃炎和消化性溃疡等。慢性不良反应(¹³¹I治疗后10天~1年内)有慢性腮腺炎、口腔干燥、腮腺导管闭塞、干眼综合征、结膜炎、喉返神经麻痹、甲旁减、味觉缺失、放射性肺炎、肺纤维化、卵巢功能减退、贫血、血小板减少和粒细胞减少症等。远期不良反应(¹³¹I治疗1年后)有慢性腮腺炎、腮管闭塞、干眼症、结膜炎、不育、肺纤维化、再生障碍性贫血和继发性肿瘤等[18]。

(三)其他治疗

1. 化疗 甲状腺癌对化疗不敏感,可用于甲状腺癌综合性姑息治疗。对晚期甲状腺癌或未分化癌可试用环磷酰胺、阿霉素等治疗。手霉素(manumycin)为法尼基(farnesyl)-蛋白转移酶抑制剂,常单独或与其他药物(如paclitaxel)联合用于治疗未分化型甲状腺癌。近年来,开始试用的单克隆抗体靶向治疗(targeted therapy of monoclonal antibody)可能是治疗甲状腺癌(主要是髓样癌)的一条新途径(如抗CEA放射标记的抗体)。有人试用生长抑素类似物和干扰素治疗甲状腺髓样癌,有一定疗效,化疗药物与免疫调节剂合用,可提高机体免疫力,加强抗癌效果。

2. 外放射治疗 外放射主要包括⁶⁰Co及深部X线照射等,一般放射剂量高达50Gy方能有效。高剂量的外照射,可导致甲状腺毁损,同时又有致癌性。一般甲状腺癌对外照射不敏感,外放射治疗不宜作为常规治疗手段。外放射仅对于手术无法切除、临床肿瘤肉眼或镜下残留、多发性骨转移灶的患者,作为甲状腺癌¹³¹I内放射治疗无效时的补充,一般多行"补丁"式放疗(即仅对残留处作小野放疗),缓解疼痛,改善生存质量。

3. 经皮乙醇注射治疗 主要用于实性小~中等结节的治疗。对拒绝行[131]I治疗或手术治疗的良性结节亦可考虑用此法治疗。注射乙醇最好在 B 超引导下进行,在结节内找到血管最丰富的区域后,用 21~22 号针头注入乙醇。治疗前和治疗后应追踪 TSH、FT_4、FT_3 和 Tg。此法可有 60%左右的治愈率。乙醇注射主要用于治疗无功能性甲状腺结节、高功能结节和甲状腺腺瘤。对甲状腺癌患者,尤其是有转移和局部压迫症状者,不能首选乙醇注射治疗。

4. 对症治疗 甲状腺癌术后出现甲状旁腺功能减退时,可补充钙剂和维生素 D。甲状腺髓样癌伴类癌综合征时,可服用赛庚啶缓解症状。

(四)甲状腺癌术后追踪 甲状腺癌术后追踪的目的是维持适当的甲状腺激素抑制性治疗,及时发现和治疗复发灶。甲状腺癌复发于 1 年内,但也可于数年或数十年后复发,因此甲状腺癌的病情追踪应是终身性的。每次复诊时,都要仔细检查甲状腺及其附近的淋巴结如有怀疑,应行 B 超检查。约 20%的患者在接受甲状腺激素治疗后,血 Tg 是检测不到的,故不能单凭此而否定甲状腺癌复发或转移。一般主张对任何结节都要进行细针穿刺活检,并测定穿刺液中的 Tg 水平,如为阴性,还应进一步测定 TgmRNA。Tg 来源于正常的或增生的甲状腺腺泡。甲状腺全切术后应为阴性。

表 2-4-22-10　甲状腺癌扫描图像采集技术

参数	[131]I-全身扫描	[124]I-PET/CT 扫描
活性	[131]I 74MBq(2mCi) 应用范围 69.2~81.4MBq(1.87~2.2mCi)	62.9MBq(1.7mCi)
扫描图像获得时间	[131]I 注射后 48 小时	[124]I 注射后 48 小时
扫描仪	双头 WB 扫描仪	发射扫描/5 分钟/床位
速度	4cm/分/^{131}I/364keV/20%窗	透射扫描/2.5/分钟/床位
特征	—	有序重建/4.3mm 像素/分段衰减校正
扫描仪	双头全身扫描	发射扫描/4 分钟/床位
速度	4cm/分/^{131}I/364keV/20%窗	CT 衰减扫描/120kV/30mA
特征	—	有序重建/分段衰减校正
扫描仪	单头扫针孔扫描(MIE 计算机)	—
特征	口径 6m1 200s(20 分钟[131]I/364keV/20%窗)	—

一般认为,甲状腺癌术后 5 年内需应用 $L\text{-}T_4$ 抑制治疗。5 年后是否需继续 $L\text{-}T_4$ 抑制治疗由患者的具体情况而定。一般可以根据 rhTSH(thyrogen)刺激试验的结果来确定。该刺激试验的优点是避免了停用甲状腺激素后甲减的发生,并且无刺激甲状腺癌生长的担忧。在停用甲状腺激素和注射 rhTSH 后,放射性碘全身扫描可发现体内残余的转移灶。但是,肿瘤的碘摄取功能和药代动力学特征与正常甲状腺组织不同。在准备全身扫描前,停用甲状腺激素可能比注射 TSH 更为重要。扫描图像采集技术分为[131]I-全身扫描和[124]I-PET/CT 扫描两种(表 2-4-22-10)。

(五)重组人 TSH 的应用 甲状腺切除术后应用放射性碘消融残余甲状腺是治疗中-高危分化型甲状腺癌的标准治疗法(图 2-4-22-4、图 2-4-22-5)。传统的方法是停用甲状腺激素替代治疗,继而用 TSH 刺激残余甲状腺的摄碘功能,但是患者常发生甲减,且内源性 TSH 升高亦可引起肿瘤复发。重组人 TSH(rhTSH,thyrotropin-α,Thyrogen)则可避免停药及其导致的甲减。

放射性碘消融残余甲状腺中-高危分化型甲状腺癌的作用是去除残余的甲状腺组织,发现和消除肿瘤的复发灶或转移灶(图 2-4-22-5)。TSH 促进 RAI,同时用血清甲状腺球蛋白(Tg)测定作为肿瘤标志物。此项治疗的前提是正常和参与甲状腺组织具有转运和合成 Tg、T_3 和 T_4 的能力。rhTSH 或停用甲状腺激素消融残余甲状腺组织的有效性研究见表

2-4-22-11、表 2-4-22-12 和表 2-4-22-13。

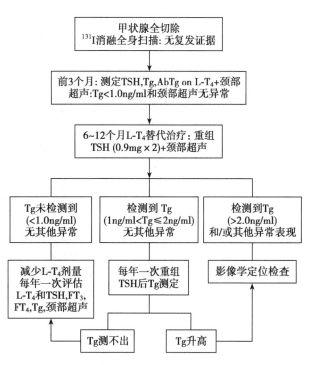

图 2-4-22-4　基础与 rhTSH 刺激后甲状腺球蛋白测定诊断分化型甲状腺癌

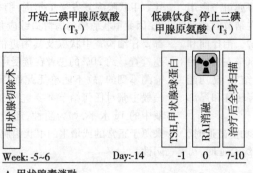

A. 甲状腺素消融

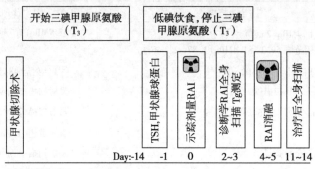

B. 甲状腺激素消融和诊断性扫描

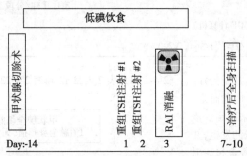

C. 重组TSH刺激消融

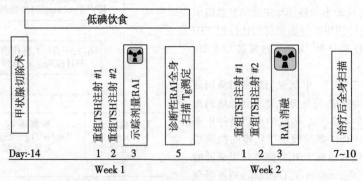

D. 重组TSH刺激消融前诊断扫描

图 2-4-22-5　放射性碘消融甲状腺组织

RAI:放射性碘;WBS:全身扫描;Tg:甲状腺球蛋白;rhTSH:重组的人 TSH

表 2-4-22-11　rhTSH 或停用甲状腺激素消融残余甲状腺的有效性研究

研究者/年份	病例数		¹³¹I 剂量	消融结果（RAI WBS 摄取）		说　明
	rhTSH	THW		rhTSH	THW	
Robbins/2001	10	—	1. 1~9. 3Bq（30~250mCi）	100%	—	
Robbins/2002	45	42	4. 1GBq（110mCi）rhTSH 4. 8GBq（129mCi）THW	84%	81%	
Pacini/2002	70	50	1. 1GBq（30mCi）	54%	84%	第4天给予¹³¹I/42 例停用甲状腺激素/rhTSH/消融成功率79%
Barbaro/2003	16	24	1. 1GBq（30mCi）	88%	75%	停用 L-T₄ 4 天
Barbaro/2006	52	41	1. 1GBq（30mCi）	77%	76%	停用 L-T₄ 4 天
Pacini/2006a	32	28	3. 7GBq（100mCi）	75%	86%	随机研究
Pilli/2007	72	—	1. 9~3. 7GBq（50~100mCi）	89%	—	
Tuttle/2008	220	71	4. 0GBq（109mCi）rhTSH 3. 8GBq（103mCi）THW	83%	76%	
Rosario/2008	30	64	3. 7GBq（100mCi）	90%	80%	消融标准:刺激后 Tg<1pg/ml/超声阴性
Taieb/2008	36	35	3. 7GBq（100mCi）	72%	91%	随机研究

注:THW:甲状腺激素撤除;RAI:放射性碘;WBS:全身扫描

表 2-4-22-12　rhTSH 或停用甲状腺激素消融残余甲状腺组织的有效性研究

研究者/年份	rhTSH 使用例数	¹³¹I 剂量	消融效果（无摄取）	消融效果（<0.1%摄取）	消融效果（<0.1%摄取+刺激 Tg<0.5~2）	说　明
3. 7GBq（100mCi）						
Robbins/2002	45	4. 1GBq（110mCi）	84%	100%	77%	
Pacini/2006	32	3. 7GBq（100mCi）	75%	100%	96%	
Pilli/2007	36	3. 7GBq（100mCi）	89%	NR	81%	随机研究
Taieb/2008	36	3. 7GBq（100mCi）	72%	95%	89%	
Tuttle/2008	220	4. 0GBq（109mCi）	83%	95%	69%	
Rosario/2008	30	3. 7GBq（100mCi）	NR	NR	90%	刺激后 Tg<1/超声检查阴性
<3. 7GBq（<100mCi）						
Pacini/2002	70	1. 1GBq（30mCi）	54%	72%	NR	第4天¹³¹I 治疗
Barbaro/2003	16	1. 1GBq（30mCi）	88%	93%	93%	停用 L-T₄ 共 4 天
Barbaro/2006	52	1. 1GBq（30mCi）	77%	88%	92%	停用 L-T₄ 共 4 天
Pilli/2007	36	1. 9GBq（50mCi）	89%	NR	86%	随机研究

表 2-4-22-13　甲状腺切除后¹³¹I 治疗中 rhTSH 的有效性研究

研究者/年份	病例数	¹³¹I 剂量	结　果			评　价
			扫描摄取	Tg 反应	临床/扫描反应	
Luster/2000	11（16）	1~7. 4GBq（27~200mCi）	NR	5/11PR 2/9SD 3/11SD	2/11PR 3PD（死亡）	90%的 Tg 有反应者病情进展
Mariani/2000	8		7/8			1 例因碘污染而无碘摄取
Pellegriti/2001	6	3. 7GBq（100mCi）	4/6	NR	1/4 3/4SD	2 例部分反应者全身扫描阴性的 Tg 反应弱阳性
Lippi/2001	12	0. 1~0. 11GBq/kg（2. 7~3. 0mCi/kg）	12/12	4/10PR/2/10SD/4/10PD	2/5	与甲状腺激素撤除比较/67%的效果相当/33%较优
Berg/2002	8（11）	4. 0GBq（108mCi）	9/11	1/7PR/3/7SD/3/7PD	5/7PR/2NED	
De Keizer/2003	16	7. 4GBq（200mCi）	18/19	3/11PR/2/11SD/6/11PD	NR	Tg 反应>25%者病情进展

研究者/ 年份	病例数	^{131}I剂量	结　果			评　价
			扫描摄取	Tg反应	临床/扫描反应	
Jarzab/2003	31(54)	3.7~7.4GBq(100~200mCi)	25/30	1/47CR/12/47PR/ 19/47SD/14/47PD		3例因完全缓解/1例因去分 化而无摄取/rhTSH无优势
Robbins/006a	115(NR)	NR	105/115	48%~73% PR	25% 改善/60% 无变化/15% 恶 化	

注:NR:未报道;PR:部分反应;SD:病情稳定;PD:病情进展;WBS:全身扫描;THW:甲状腺激素撤除;NED:病变无证据;CR:完全缓解

（六）甲状腺髓样癌的治疗　　甲状腺髓样癌术后评价流程见图2-4-22-6。其中,MEN-2患者做预防性甲状腺切除的金标准是种系性RET基因突变(50%),单凭CT判断MEN-2的假阳性率高,可导致不必要的甲状腺切除术。有60%~90%的MEN-2A患者伴有MTC。临床上,MTC的治疗困难,极易复发。处理MTC的要点是:①尽早从"良性甲状腺结节"中鉴别出MTC患者;②尽早治疗低度恶性和无症状的MTC;③正确处理已有转移的MTC。

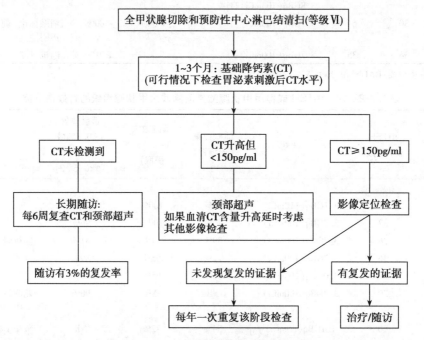

图 2-4-22-6　甲状腺髓样癌术后评价流程

MTC主要是手术治疗,^{131}I放疗和化疗的效果差。微小MTC手术治疗的治愈率可达100%,较大MTC的治愈率可达90%以上,但如肿瘤的直径超过10mm,则治愈率仅为50%以下。对常染色体显性RET基因突变者进行预防性微创的电视监控甲状腺切除术(mini-invasive video-assisted thyroidectomy)可明显提高疗效。MTC伴肝转移时,全身性化疗的效果很差,而化学栓塞治疗(chemoembolization)有较好效果。

MTC对放疗和化疗不敏感,RET原癌基因突变物的靶向治疗是今后的治疗方向。转染时重排(rearranged during transfection,RET)蛋白属于跨膜的酪氨酸激酶,主要在中枢和周围神经系统中表达,RET是神经营养因子(neurotrophic factor)的辅助受体,细胞外部分含有4个cadherine样结构域和多半胱氨酸肽段,RET调节肠神经系统的发育和组织生成。RET基因的失活性突变引起结肠直肠癌和甲状腺癌,而活化性突变导致2型多发性内分泌腺肿瘤综合征(MEN-2)。多数甲状腺髓样癌患者存在重排形式的RET——RET/PTC)。MTC新的治疗方法:①蛋白酪氨酸激酶抑制剂(protein tyrosine kinase inhibitors,TKI)如索拉非尼(sorafenib)和舒尼替尼(sunitinib)可抑制肿瘤的血管生成,具有较好的应用前景;②免疫调节剂:如单克隆CEA抗体、IL-12基因转移、激活抗肿瘤免疫反应;③基因治疗:如survivin siRNA;④蛋白酶体抑制剂(proteasome inhibitor):如硼替佐米(bortezomib)可促进MTC细胞凋亡。

RET突变引起的MTC可散发,或为多发性内分泌腺肿瘤综合征与家族性甲状腺髓样癌综合征的一种表现,vandetanib可抑制肿瘤生长。

（方妮　张红）

（本章主审　张红　罗湘杭）

第 5 章

甲状旁腺疾病

探讨甲状旁腺疾病需要以整体矿物质代谢调节机制和"肾主骨"理论为指导。虽然甲状旁腺的经典功能是调节矿物质代谢,但是甲状旁腺疾病波及全身的众多组织器官。矿物质代谢以三个激素(PTH、降钙素和维生素D)和三种器官(骨骼、肾脏和甲状旁腺)为核心的认识是片面的,以钙受体、PTHrP、FGF-23、骨硬化素的研究进展为基础,建立了PHEX-FRP4-DMP1调节系统学说,其他一些因素也参与了调节过程,例如"FGF-23"以及钙受体(CaR)和FGF-23-klotho-MEPE磷代谢调节系统学说。磷酸盐代谢与肿瘤性高钙血症的发病机制研究有了巨大进展;钙离子是经典的第二信使,许多激素和营养素的合成、分泌及代谢均与细胞内 Ca^{2+} 变化偶联,血浆低离子钙性低钙血症时,血浆和细胞外液钙降低而细胞内 Ca^{2+} 积蓄,因而其本质是一种无症状性继发性甲旁亢类型,它与继发性甲旁亢、低肾素性高血压、盐敏感性高血压、原发性醛固酮增多症、甲旁亢、充血性心衰、心肌纤维化、急慢性高肾上腺素性应激状态、高钠饮食、低钙饮食、维生素D不足等病理生理过程密切相关。

第1节　甲状旁腺疾病常用药物

甲状旁腺素(PTH)和降钙素(CT)是调节骨代谢的主要循环激素。作为药用制剂的 PTH 和 CT 除可治疗代谢性骨病外,还有一些其他用途。

【甲状旁腺素】

1929 年,Bauer 等就发现甲状旁腺提取物具有很强的成骨作用,以至几乎产生了骨硬化病。1980 年,Reev 等进行了 PTH 治疗骨质疏松症的第一次临床试验,也证实了间歇使用 PTH 具有成骨作用。PTH 的应用研究发展非常快,大量的动物和临床研究提示 PTH 是提高骨量、改善骨质量、治疗骨质疏松症的新方法。1997 年 rhPTH₁-₈₄ 已在进行 Ⅱ 期临床试验。2002 年 6 月经美国 FDA 批准,特立帕肽(teriparatide)用于治疗绝经后妇女骨质疏松症和原发性骨质疏松症,2003 年初在美国上市。PTH 目前已成为重要的骨形成促进剂,具有很好的应用前景。

PTH 与受体结合后,通过活化 cAMP 依赖的蛋白激酶 A 及钙离子依赖的蛋白激酶 C 信号转导途径发挥生物作用。PTH 可使血清磷降低,间接影响骨的生长。大剂量 PTH 可同时刺激和抑制骨胶原的合成,促进骨吸收,抑制骨形成;小剂量特别是 PTH₁-₃₄ 片段可刺激骨胶原合成而促进骨形成。也就是说,PTH 对骨转换具有双向调节作用:大剂量、持续给药有促进骨吸收的作用;小剂量、间歇给药则有促进骨形成作用。PTH 及其类似物的细胞和分子机制尚不清楚。PTH 受体位于成骨细胞,持续应用 PTH 可使成骨细胞合成 RANKL 和 OPG 受抑制,RANKL/OPG 比例上调,因而可促进破骨细胞分化成熟和骨吸收;间断应用 PTH 并不会影响成骨细胞对 RANKL/OPG 比例,不促进破骨细胞分化成熟和骨吸收,能刺激 IGF-1、TGF-β 和 Ⅰ 型胶原合成。最近报告,PTH 能防止成熟成骨细胞凋亡而延长其寿命。与持续给予 PTH 相反,间断给予既不增加 RANKL,也不减少 OPG,因此并不影响细胞因子的产生和加强破骨细胞骨吸收。

（一）PTH 治疗骨质疏松

1. **适应证**　药用 PTH 有两种,一种是全长 PTH(PTH₁-₈₄,商品名 Preotact;欧盟批准),另一种是 PTH 类似物——特立帕肽,可适用于需要促进骨合成和骨生长的临床情况的处理,如骨折愈合、严重骨质疏松、牙齿稳定、颌骨坏死、甲旁减和低钙血症的治疗[1-6]。目前主要用于二膦酸盐治疗无效的骨质疏松症、严重骨质疏松症、BMD 极低的骨质疏松症、老年性骨质疏松症和 GIOP。对非典型转子下骨折、低磷酸酶症骨折、桡骨远端骨折、Ⅲ型齿状骨折、胸骨骨折和萎缩性股骨干骨折、骨关节炎、骨坏死、骨饥饿综合征、顽固性低钙血症、无动力性骨病的愈合可能有特殊治疗意义。

（1）绝经后骨质疏松症研究发现,PTH 的促进骨形成作用表现在骨密度增加,皮质骨与小梁骨的骨微结构和大体结构改善,皮质骨的内 1/3 层(机械力贡献小)多孔性增加,而微结构改善,骨膜的矿物质沉着增多,皮质骨增厚[7,8]。使用的剂量为 20μg/d,使用时间最多 24 个月。使用的反指征是原发性甲旁亢、三发性甲旁亢、不明原因的碱性磷酸酶活性升高、Paget 骨病、骨骺未闭儿童、骨肉瘤、妊娠、哺乳、晚期器官衰竭、转移性骨肿瘤或既往骨骼放射治疗者。

皮下注射 PTH 后,由骨形成和骨吸收标志物的浓度差异组成了骨合成窗(anabolic window),在此时间窗内,PTH 的促进骨形成作用最强(图 2-5-1-1),使用一段时间的特立帕肽后,增加脊椎(25.8%)和髋部(股骨颈 9.7%,全髋 6.4%)BMD(外周骨骼 BMD 不增加)9%以上,增加值大约为口服阿

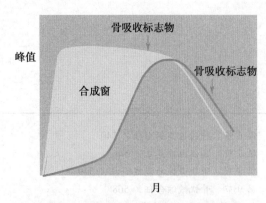

图 2-5-1-1 PTH 促进骨形成的动力模型

仑膦酸钠或唑来膦酸者的 2~3 倍[9-12]。

研究表明对绝经后骨质疏松妇女联合应用 PTH_{1-34} 及性激素替代治疗(HRT)可显著增加脊柱和髋部的骨量,与单用 HRT 者相比能显著降低脊柱骨折的百分比。当 PTH 停用后 1 年,HRT 仍能维持骨量。动物实验亦提示,每天同时给予 PTH_{1-34} 80μg/kg 及雷洛昔芬(raloxifene)3μg/kg,3 个月后可明显增加腰椎、股骨及胫骨 BMD,当 PTH_{1-34} 减量后雷洛昔芬仍可维持骨量。间断给予 PTH 对骨形成的刺激效果并不被雌激素抗吸收活性所抑制。伴有原发性甲旁亢的绝经后妇女中短期(8 周)应用雷洛昔芬可降低血钙,降低骨吸收及骨形成指标(如骨钙素、血清 N-末端肽、骨胶原等价物)。雷洛昔芬不影响 PTH、1,25-(OH)_2D、总 ALP 水平,亦不影响尿钙的排泄。停用雷洛昔芬 4 周后,上述影响持续存在。Rittmaster 等进行了 1 项随机对照试验:选择了 66 名有绝经后骨质疏松症的妇女,分别使用安慰剂或各种剂量的 hPTH 持续 1 年,然后再用 1 年的阿仑膦酸盐。结果显示,用了最高剂量 PTH 的患者脊柱 BMD 上升 14.6%。使用安慰剂的患者第 2 年后脊柱 BMD 上升了 7%,这应该是阿仑膦酸盐的单独作用所致。事实上,两组间 BMD 的变化曲线(第 2 年)相同,而在第 1 年中该曲线显著不同。由此可见,两种药物的作用是可以叠加的。

FDA 推荐,特立帕肽的治疗期限为 18~24 个月,这是基于目前的一些大型临床观察的经验来确定的。有些研究提示,停用 PTH 后 BMD 会下降,而继续使用雌激素的妇女的骨量不丢失。改用阿仑膦酸盐者骨量甚至还可增加,提示 PTH 治疗后可继以抗吸收药物治疗巩固和维持 PTH 疗效。重复 PTH 疗程可能亦有价值。除了上述对骨质疏松症的明显治疗作用外,PTH 还能预防因雌激素减少而引起的骨丢失。把因使用促性腺激素释放激素类似物那法瑞林(nafarelin)治疗子宫内膜异位症而造成雌激素极度降低的 21~45 岁妇女分成两组,第 1 组单用那法瑞林,第 2 组则那法瑞林加 PTH_{1-34} 联合使用,1 年后第 1 组患者前后位腰椎、侧位腰椎、股骨颈、股骨粗隆和全身骨 BMD 分别比治疗前下降 4.9%、4.9%、4.7%、4.3% 和 2.0%,而第 2 组加用 PTH_{1-34} 组患者前后位和侧位腰椎 BMD 分别上升 2.1% 和 7.5%,股骨颈、股骨粗隆和全身骨 BMD 未下降。

(2)男性原发性骨质疏松症:PTH 对于男性原发性骨质疏松症也有明显的治疗作用。1 项大型随机分组、对照试验

肯定了 PTH 对于男性骨质疏松症的效果。研究者将 437 名原发性骨质疏松症男性患者随机分入安慰剂组、20μg 的 hPTH_{1-34}、40μg 的 hPTH_{1-34} 组,每天注射 1 次。11 个月时,20μg-hPTH_{1-34} 组和 40μg-hPTH_{1-34} 组腰椎 BMD 显著增加,分别增加 6% 和 9%。更为重要的是在停用 PTH 后的 18 个月的随访中发现脊柱骨折危险性下降了 50%。

(3)糖皮质激素诱导的骨质疏松症:详见第 6 篇第 2 章相关内容。糖皮质激素诱导的骨质疏松症的特点是骨形成被破坏,骨吸收明显增加及快速骨丢失。研究表明 PTH 对这种继发性骨质疏松症也有显著的治疗作用。骨质疏松的治疗在于选择有利于抑制骨吸收和刺激骨形成的药物。采用抗骨吸收制剂,经过一个阶段引起拆偶联而降低骨形成。新的治疗观点认为需要单独或同时采用刺激骨形成制剂,目的在于矫正被破骨细胞吸收遗留的侵蚀面,同时恢复小梁骨的厚度和矿盐密度以最终恢复小梁微构筑。

(4)骨折愈合:PTH 通过其受体(1 型 PTH 受体)发挥作用,因此,PTH 可诱导骨基质合成,抑制软骨细胞成熟,增加关节骨量,抑制关节软骨变性[13]。骨折后,第 1~4 期骨折愈合同时进行,首先急性炎症反应诱导骨膜表面的膜内成骨,稳定骨折部位结构,重建机械稳定性;软骨内成骨启动软骨生成,出现矿化骨痂,稳定骨折部位的结构。成骨细胞介导新骨形成,并通过骨重建恢复骨骼的原来结构与功能。PTH 能增加骨折部位的骨强度和骨量[14,15],增加骨痂面积,软骨生成和骨形成量提高 3 倍,促进矿化。此外,PTH 亦可用于非特殊部位骨折的治疗[16-20]:①促进低磷酸酶症(ALPL 突变)性骨折的愈合;②促进桡骨远端骨折愈合;③改善齿状骨折(odontoid fracture)患者的颈部疼痛,促进骨折愈合;④促进胸骨骨折愈合;⑤萎缩性股骨干骨折不愈合或骨不连接患者使用 PTH 后,促进骨折愈合。

2. 禁忌证与注意事项 FDA7 年追踪和 2012 年 JBMR 的 10 年回顾没有发生人骨肉瘤,FISHER344 鼠发生骨肉瘤而其他品系鼠/人/灵长动物未发生;FISHER344 鼠用药时间占寿命 80%(相当人体剂量的 3~58 倍)。目前建议 PTH 不用于骨肉瘤风险增加者,如 Paget 骨病、碱性磷酸酶升高者、骨骺未闭合者、骨骼放疗者。

应用时,可能出现血钙一过性升高(16~24 小时后降至正常);尿钙排泄升高对活动性尿石症的影响不明,但可发生一过性直立性低血压(偶发)。中度肝肾功能不全慎用,青年人群的应用经验有限。此外,使用期间需要避孕。一些研究发现 PTH 可直接促进皮质醇分泌,其意义未明。

(二)PTH 治疗原发性甲旁减和其他疾病

1. 甲旁减 虽然 PTH 可迅速升高血钙,但因使用不便和价格昂贵,作为治疗原发性甲旁减的常规方法是不实际的,目前仅用于急性低血钙危象的治疗。近年的研究表明,PTH 还是一种免疫调节剂,慢性肾衰竭患者存在多核白细胞移行受损、吞噬能力下降、粒细胞趋向性减弱。PTH 使 T 和 B 淋巴细胞激活以及抗体生成增加,因此 PTH 及其片段有可能成为作用于免疫系统的另一类新药。

骨合成取决于成骨细胞的数目和功能,成骨细胞的数目由调节细胞复制、分化和凋亡的因素决定,而功能由成熟成骨细胞的信号作用决定。骨形态生成蛋白和 Wnt 诱导间充

质细胞分化为成骨细胞而 IGF-I 促进成骨细胞的功能。这些分子及其相关作用途径均可作为开发骨合成促进剂的靶点。正常人注射特立帕肽后 2 小时,血清钙开始上升,4~6 小时达到峰值,1 次注射 20μg 能升高血钙 0.4mg/dl(0.1mmol/L),6 小时后血钙又开始下降,16~24 小时可回复至基础水平。绝经后骨质疏松女性注射特立帕肽后,血钙峰值 9.68mg/dl(2.42mmol/L),原发性骨质疏松或性激素缺乏性骨质疏松男性的血钙峰值为 9.44mg/dl(2.35mmol/L)[21]。一般每天注射 2 次能维持甲旁减患者的尿钙在正常水平[22-25],且不影响儿童患者的骨骼生长发育。

2. 牙科疾病 特立帕肽可治疗牙周病和颌骨坏死[26,27];促进种植牙存活与生长。

【降钙素】

(一)药理作用 已知降钙素(CT)的分泌与流经甲状腺的血液中钙浓度有关。因此,血钙浓度增加可引起降钙素分泌增加和抑制骨吸收,使高血钙病人其钙浓度下降。降钙素通过对骨的作用,与甲状旁腺素(PTH)一起起着调节体内钙平衡之作用。降钙素具有以下作用:①直接抑制破骨细胞对骨的吸收,使骨骼释放钙减少,同时促进骨骼吸收血浆中的钙,使血钙降低。可对抗 PTH 促进骨吸收的作用并使血磷降低;②抑制肾小管对钙和磷的重吸收,使尿中钙和磷的排泄增加,血钙也随之下降;③可抑制肠道转运钙;④有明显的镇痛作用,对肿瘤骨转移,骨质疏松所致骨痛有明显治疗效果。

目前,CT 应用最广的是治疗骨质疏松,降钙素可以增加骨密度和减少骨折发生[3]。预防骨质疏松性骨折复发试验(prevent recurrence of osteoporotic fractures study,PROOF Study)显示,在绝经后骨质疏松的妇女中应用鲑鱼降钙素鼻喷剂(CT-NS)200U/d 与对照组比较,观察 5 年,结果显示新的椎体骨折发生率明显降低,CT 对骨质量的改善也有一定疗效。Chesnut 等对 91 例绝经至少 5 年且已有 1~5 个椎体发生骨折的一组妇女,进行为期 2 年随机双盲有安慰剂对照的(RCT)使用降钙素对骨质的研究(QUEST),所有患者每日给予 CT-NS 200U 及元素钙 500mg,应用高分辨 MRI 对桡骨远端进行扫描,发现骨小梁骨量、数目、厚度及相隔间隙均明显增加。对髋部的分析显示:T2 弛豫时间减少。T2 是测量 BMD 和微结构的复合参数,受小梁 BMD、数量、间隙及方向影响,T2 时间的减少表明 BMD 提高和(或)微结构的改善。

CT 可能抑制疼痛介质的释放,阻滞其受体,增加 β-内啡肽释放以及对下丘脑有直接作用,从而有较好的止痛作用。长期使用 CT 治疗偏头痛的患者,其体内 β-内啡肽、ACTH 和可的松的水平会升高。CT 的镇痛作用在治疗骨质疏松性骨折所致疼痛中其疗效是肯定的。近年又发现 CT 对其他疾病所致的疼痛也有一定的作用,如肢体幻觉性疼痛、骨转移瘤所致的疼痛和糖尿病痛性周围神经病变。此外 CT 对颌巨细胞淀粉样瘤也有治疗作用。骨关节炎、儿童型反射交感神经营养不良、高血锂等都可以用降钙素治疗。不良反应是少数患者可出现面部或躯体皮肤潮红,及恶心、呕吐等胃肠道不适反应。长期应用会出现 CT"逃逸现象",即疗效降低甚至无效,可能与 CT 受体数目减少及 PTH 的相反作用有关。

(二)适应证 畸形性骨炎(Paget disease):本品用于治疗中度至重度症状明显的畸形性骨炎。Paget 病具有骨痛和骨畸形、心衰及耳聋等症状的病人应考虑用本品治疗。而大多数 Paget 骨炎病人只有少部分骨受累而无症状;轻度症状可用消炎止痛药缓解。对于无症状 Paget 病人采用本品预防用药没有证据证明有益。而中度至重症 Paget 病患者使用本品后,大多数病人一般在治疗开始 2~8 周内血清碱性磷酸酶和尿羟基脯氨酸的浓度下降,骨痛症状得到改善。使用降钙素治疗 6~9 个月后,治疗作用逐步增加(表现为临床和生化指标改善)并最后达到一个平台。尽管 30%~50% 病人治疗 2~18 个月后会出现降钙素抗体,但没有证据表明疗效会因此下降。一旦停药,生化指标在几个月之内回到用药前,但疗效可持续一年或更长时间。鲑鱼降钙素用于高钙血症危象的早期治疗,此时需要迅速降低血清钙的浓度。最终治疗尚需查明病因后用其他药物对症治疗。本品也可添加进已有治疗高钙血症的治疗药物中,如静脉输液、呋塞米、口服磷酸盐或皮质类固醇类药物等。降钙素已被证明可降低癌症患者(不论转移与否)、多发性骨髓瘤或原发性甲状旁腺功能亢进病人的血清钙水平。

(三)用法与用量

1. Paget 骨病 降钙素成人初始剂量为每日 0.5mg,皮下给药。血清碱性磷酸酶和尿中羟基脯氨酸分泌应在治疗前、治疗头 3 个月和之后,慢性治疗约每 3~6 个月定期测定。剂量调整应根据临床反应和放射学及生化数据变化而进行。一些轻症患者使用人降钙素 0.25mg/d 或 0.5mg/d,2~3 次/周即可获得满意的临床和生化指标改观;但某些重症患者也许需要高达 0.5mg,2 次/天。如果在 6 个月治疗后症状消失,本品可以停药直至症状或放射学征象复发。此时可重新开始给药治疗,但不应将生化数据作为治疗反应的依据,因为这些数据恢复到治疗前的数值较快,而临床效应在停药后还常常维持较长时间。鲑鱼降钙素成人初始剂量为每日 100U,皮下或肌注(当注射液>2ml 时应肌注)给药,药效监测除了定期评估临床症状外,还应定期测定血清碱性磷酸酶和尿中羟基脯氨酸。一般治疗开始几个月内即可见明显的临床和生化指标改善。此时可改为维持剂量 50U/d,或每周 3 次,每次 50~100U;然而对于严重骨畸形患者及累及神经系统的患者仍需继续每日 100U 进行治疗。长期治疗后停药可获得数周或数月的治疗效果,之后又恢复到治疗前状况。有些病人在鲑降钙素治疗期间复发,试用人降钙素往往有效。

2. 高钙血症 鲑鱼降钙素成人初始推荐剂量为每 12 小时 4U/kg;若 1~2 天后对该剂量反应不明显,可增加至每 12 小时 8U/kg;若 2 天以上反应仍不明显,可增加至每 6 小时 8U/kg。鲑鱼降钙素也已推荐静脉滴注治疗高钙血症,剂量为每 12 小时 2~16U/kg。

3. 绝经后骨质疏松症 一般作为绝经后骨质疏松症明显疼痛者的第二线治疗药物短期使用,详见第 6 篇第 2 章相关内容。

4. 骨生成缺陷 治疗骨生成缺陷症时可皮下注射鲑鱼降钙素 2U/kg,3 次/周,同时每日口服补充钙制。

(四)不良反应 降钙素可引起恶心、呕吐、面部潮红、手部麻刺感。这些不良反应随着用药时间延长而减轻。其他副作用有皮疹、口中异味、腹痛、尿频和发抖。注射部位可能出现炎症反应。长期使用血中可产生抗体，一般并不影响疗效，对动物来源的降钙素产生耐受性后，合成人降钙素仍然有效。其他一些不良反应包括头痛、发冷、胸压迫感、虚弱、头昏、鼻塞、气短、眼痛和下肢水肿等。应警惕由低血钙造成的四肢搐搦现象。由于本品为蛋白质，应考虑引起全身性过敏的可能性并作好相应的抢救准备。对怀疑过敏或有过敏史的病人在用鲑降钙素前应先做皮试（1:100 稀释）。

（五）药用制剂

1. 人降钙素（human calcitonin，商品名 cibacalcin）注射液，0.5mg/支。

2. 鲑鱼降钙素注射液 鲑鱼降钙素（salcaltonin，商品名 calcimar，Miacalcin，Fortical）注射液，200U/ml；喷鼻剂，200U/喷。本品为无色澄明液体，是钙代谢调节剂，怀疑过敏者注射前应做皮试。降钙素是由甲状腺 C 细胞分泌的多肽激素，具有抑制破骨细胞的活性，从而抑制骨盐溶解，阻止钙由骨释出，因而可降低血钙。本品肌肉或皮下注射后，绝对生物利用度大约为 70%，1 小时达到最大的血浆浓度，半衰期 70～90 分钟。鲑鱼降钙素和其代谢产物的 95% 是通过肾脏排泄，2% 以药物的原形排泄。表观分布容积 0.15～0.3L/kg，蛋白结合型占 30%～40%。本品主要用于不能使用常规雌激素与钙制剂联合治疗的早期和晚期绝经后骨质疏松症以及老年性骨质疏松症。亦可用于继发于乳腺癌、肺癌或肾癌、骨髓瘤和其他恶性肿瘤骨转移所致的高钙血症或变形性骨炎。

推荐皮下或肌内注射，并在医生指导下用药。骨质疏松症：每日一次，根据疾病的严重程度，每次 50～100U 或隔日 100U，为防止骨质进行性丢失，应根据个体需要，适量摄入钙和维生素 D。高钙血症：每日每千克体重 5～10U，一次或分两次皮下或肌内注射，治疗应根据病人的临床和生物化学反应进行调整，如果注射的剂量超过 2ml，应采取多个部位注射。变形性骨炎：每日或隔日 100U。不良反应有恶心、呕吐、头晕、轻度的面部潮红伴发热感。这些不良反应与剂量有关，静脉注射比肌内注射或皮下注射给药更常见。此外，罕见的多尿和寒战已有报告。在罕见的病例中，给予本品可导致过敏反应，包括注射部位的局部反应或全身性皮肤反应，并且已有致命性过敏反应的报道。据报道个别的过敏反应可导致心动过速、低血压和虚脱。本品禁用于对降钙素过敏者、孕妇及哺乳期妇女。

3. 依降钙素注射液 本品主要成分为一种合成的鳗鱼降钙素衍生物。本品为无色澄明的液体，为人工合成的鳗鱼降钙素多肽衍生物的无菌水溶液，其主要作用是抑制破骨细胞活性，减少骨的吸收，防止骨钙丢失，同时可降低正常动物和高钙血症动物血清钙，对实验性骨质疏松有改善骨强度、骨皮质厚度、骨钙质含量、骨密度等作用。据报道，健康成人肌内注射依降钙素 0.5μg/kg 后，30 分钟时血药浓度达峰值，持续时间 120 分钟，肌内注射的半衰期 $t_{1/2}$ 为 4.8 小时。本品的适应证与鲑鱼降钙素注射液相同。治疗骨质疏松症时，肌内注射 1 次 10U，每周 2 次。应根据症状调整剂量，或遵医嘱。不良反应有休克，故应密切观察，若有症状出现，应立即停药并及时治疗。若出现皮疹、荨麻疹等时，应停药。偶见颜面潮红、热感、胸部压迫感、心悸。恶心、呕吐、食欲不振，偶见腹痛、腹泻、口渴、胃灼热等。偶见眩晕、步态不稳，偶见

头痛、耳鸣、手足抽搐。少见 GOT、GPT 上升。偶见低钠血症。对本品过敏者禁用。

本品在睡前使用或用药前给予抗呕吐药可减轻不良反应。本品是多肽制剂，有引起休克的可能性，故对易发生皮疹、红斑、荨麻疹等过敏反应的患者，支气管哮喘患者或有其既往史患者慎用。肝功能异常者慎用。肌内注射时，注意避开神经走行部位及血管，若有剧痛或抽出血液，应速拔针换位注射。反复注射时，应左右交替注射，变换注射部位。本品不宜长期使用。妊娠及哺乳期妇女一般不宜使用，特殊情况下权衡利弊使用。儿童用药经验少，慎用[28-32]。

【钙受体变构调节剂】

慢性高 PTH 血症增加心血管病风险和骨丢失，而短期脉冲性升高血清 PTH 可激活成骨细胞，诱导骨形成。甲状旁腺 CaR 是 PTH 分泌的主要调节因子，而调节 CaR 分子构象根据 CaR 对 Ca^{2+} 的浓度-反应曲线，筛选出的小分子有机物可模拟 Ca^{2+} 或强化受体亲和性，这些 CaR 配体称为 II 型拟钙化合物（calcimimetics），而那些同构激动剂（orthosteric agonist）称为 I 型拟钙化合物。另一方面，能降低 CaR 对 Ca^{2+} 亲和性的物质称为趋钙化合物（calcilytics）。和所有的正性变构调节剂（positive allosteric modulator，PAM）和负性变构调节剂（negative allosteric modulator，NAM）一样，拟钙化合物与趋钙化合物具有如下优点：①既不改变血浆中内源性配体的浓度，又不与其竞争；②可增强或抑制内源性生理反应；③效应具有可饱和性，即在 EC_{50} 水平时，激活受体的作用最强，而明显高于或低于该浓度则无效。主要 CaR 变构调节剂的药理学参数见表 2-5-1-1（拟钙化合物的 EC_{50} 与趋钙化合物的 IC_{50} 来源于不同的表达体系）[33-37]。

【氯化钙注射液】

本品主要成分为氯化钙，注射液无色澄明。

（一）药理毒理 本品为钙补充剂。钙离子可以维持神经肌肉的正常兴奋性，促进神经末梢分泌乙酰胆碱，血清钙降低时可出现神经肌肉兴奋性升高，发生手足抽搐。血钙过高则兴奋性降低，出现肌肉无力等。钙离子能改善细胞膜的通透性，增加毛细管的致密性，使渗出减少，具有抗过敏作用。钙离子促进骨骼与牙齿的钙化形成，高浓度钙与镁离子间存在竞争性拮抗作用，可用于镁中毒的解救。钙离子可与氟化物生成不溶性氟化钙，用于氟中毒解救。

（二）药代动力学 血浆中约 45% 钙与血浆蛋白结合，正常人血清钙浓度 2.25～2.50mmol/L（9～11mg/dl），PTH、降钙素和维生素 D 的活性代谢物维持血钙含量的稳定性。钙主要自粪便排出（约 80%），部分（约 20%）自尿排出。

（三）适应证 主要用于治疗钙缺乏症，急性低钙血症、碱中毒及甲旁减所致的手足搐搦症，维生素 D 缺乏症等。临床上亦用于过敏性疾病治疗和镁中毒、氟中毒的解救。或用于心脏复苏、高钾血症、低血钙症或钙通道阻滞引起的心律失常等。该品亦可用于肠绞痛、瘙痒性皮肤病的治疗。

（四）用法和用量 用于处理低钙血症时，一次 0.5～1.0g（136～273mg 元素钙）稀释后缓慢静脉注射（每分钟不超过 0.5ml，即 13.6mg 元素钙），根据病情和血钙浓度，可 1～3 天重复给药 1 次。甲旁亢术后"骨饥饿综合征"患者发生低钙血症时，可用本品稀释于生理盐水或右旋糖酐内，每分钟

表 2-5-1-1　主要 CaR 变构调节剂的药理学参数

研究者/年份		EC$_{50}$/IC$_{50}$（重组/体外/nM）	EC$_{50}$/IC$_{50}$（天然/体外/nM）	PTH 调节作用（体内）
拟钙化合物				
Nemeth/1998	NPS 467（1a）	60	60	是
Nemeth/1998	NPS R 568（1b）	30	27	是
Nemeth/2004	Sensipar（Cinacalcet）HCl	51	28	是
Petrel/2004	Calindol	310	未定	未定
Ma/2011	AC-265347	10	未定	是
趋钙化合物				
Nemeth/2001	NPS 2143（SB-262470）	43	41	是
Shcherbakova/2005	NPS 53574（quinazolin-4-ones）	3500	97	是
Fitzpatrick/2011 Balan/2009	Ronacaleret（1b/SB-751689）	320		是
Petrel/2004 Kessler/2006	Calhex 231	330	未定	未定

滴注 0.5～1.0mg（最高每分钟滴注不超过 2mg）。用作强心剂时，其用量为 0.5～1.0g，稀释后静脉滴注，每分钟不超过 1ml；心室内注射用为 0.2～0.8g（54.4～217.6mg 元素钙），单剂使用。治疗高钾血症时，应根据心电图变化决定用量。

（五）**不良反应**　静脉注射可有全身发热，静注过快可产生恶心、呕吐、心律失常甚至心跳停止。高钙血症早期可表现为便秘、倦睡、持续性头痛、食欲不振、口中金属味、口干等，晚期表现为精神错乱、高血压、恶心、呕吐、心律失常等。

（六）**注意事项**　氯化钙有强烈的刺激性，不宜皮下或肌内注射。静脉注射时如漏出血管，可引起组织坏死。一般情况下，本品不用于小儿患者。氯化钙可使血清淀粉酶和羟基皮质甾醇浓度升高。长期或大量应用本品可引起血清磷酸酶浓度降低。应用强心苷期间禁止静注本品。不宜用于肾功能不全低钙患者及呼吸性酸中毒患者。

（七）**药物相互作用**　与雌激素同用可增加钙的吸收；与噻嗪类利尿药同用增加肾脏对钙的重吸收，引起高钙血症。

【西那卡塞特】

西那卡塞特（cinacalcet）亦称 Sensipar，为钙受体（CaR）激动剂。盐酸西那卡片（Sensipar，cinacalcet，Mimpara）化学名为 N-(1R)-1-(1-萘基)乙基-3-[3-(三氟甲基)苯基]丙-1-胺｛N-[(1R)-1-(1-Naphthyl)ethyl]-3-[3-(trifluoromethyl)phenyl]propan-1-amine｝，分子式 $C_{22}H_{22}F_3N$，分子量 357.412。

（一）**适应证**　西那卡塞特是新一类的拟钙剂，能激活甲状腺钙受体，降低 PTH 分泌。它调节甲状旁腺钙受体的作用，是通过增强受体对血流中钙水平的敏感性、降低 PTH、钙、磷和钙-磷复合物水平达成的。适应于治疗透析的慢性肾病（CKD）引起的继发性甲状旁腺功能亢进症、甲状旁腺癌患者高钙血症或重症高钙血症。主要用于治疗原发性甲旁亢高钙血症、肿瘤性高钙血症或甲状旁腺癌伴高钙血症。亦可用于慢性肾病所致的继发性甲旁亢（尤其是血液透析期间）和不能接受手术治疗的原发性甲旁亢高钙血症。

（二）**用法与用量**　西那卡塞特片应与食物同时服用或在餐后立即口服，一般情况下不建议分次口服。常规起始用量为 30mg/d，1 次口服。每 2～4 周调整 1 次剂量，可逐渐由 30、60、90、120 增至 180mg/d。继发性甲旁亢可根据血钙和血清 PTH 水平调整剂量；不能手术的原发性甲旁亢或者甲状旁腺癌患者，则根据血钙水平调整剂量；严重高钙血症患者可每日多次口服，每次 30～90mg，每日 2～3 次[38,39]。

（三）**不良反应与禁忌证**　恶心呕吐和腹泻较常见，但不影响治疗。肝损害少见，应密切观察肝功能变化。妊娠期禁用或慎用。测定 PTH 的血清标本应在服药后 12 小时采集。本药可引起低钙血症和相关的临床症状。可能诱发或加重心衰与心律失常，主要与轻度低钙血症有关，因此应定期测定血钙、血磷和 PTH。继发性甲旁亢患者服用本药时，可能出现高血压（5%）。与 CYP1A4 抑制剂合用时，西那卡塞特的血药浓度升高，本药可强烈抑制 CYP2D6 活性，其意义有待进一步研究[40-42]。

（四）**作用机制**

1. **对矿物质代谢的影响**　许多临床研究表明，发生 SHPT 的透析患者在使用西那卡塞治疗后，血 PTH、钙、磷水平及钙磷乘积均明显下降。

2. **对骨代谢的影响**　慢性肾衰竭患者常并发骨代谢和矿化异常，表现为骨质疏松、骨软化等，即肾性骨营养不良。有报道终末期肾病患者使用西那卡塞特治疗后，反映骨代谢的实验室指标可基本恢复正常，并能明显改善运动障碍、骨痛等肾性骨病的症状。这些作用是通过降低血清 PTH 来实现的。

3. **减轻甲状旁腺增生**　有研究认为，西那卡塞特可以使增生的甲状旁腺体积缩小，可以使患者避免承受甲状旁腺切除术所带来的风险。

4. **减轻血管钙化**　慢性肾病患者通常存在 SHPT、高钙血症、高磷血症，易引起血管和心脏瓣膜钙化，使心血管疾病的发病率和病死率显著增加。大量数据显示西那卡塞特对改善血管钙化、微小动脉增厚、动脉粥样硬化有效。有学者认为西那卡塞特对血管钙化的抑制作用不单单是通过抑制 PTH、血钙、血磷浓度来实现的，还与其对血管钙敏感受体的直接调控作用相关[43-45]。

5. **减轻钙化防御**　钙化防御是慢性肾衰竭患者比较罕

见的并发症,预后很差。该病主要表现为皮肤软组织溃疡、坏死、疼痛及继发感染等,血清高 PTH、钙、磷是钙化防御最重要的危险因素。一直以来,该病缺乏较有效的治疗方法,甲状旁腺切除术也仅能从一定程度上缓解病情。有报道称西那卡塞特联合双膦酸盐、硫代硫酸钠治疗钙化防御可以促进溃疡愈合,减轻患者疼痛。

(五) 药物安全性 西那卡塞特最主要的副作用是轻、中度恶心和呕吐。西那卡塞特组恶心发生率为 32%,高于普通药物组,呕吐发生率(24%)也高于普通药物组(7%)。西那卡塞特组低血钙(血钙<2.42mmol/L)发生率为 5%,高于普通药物组的 1%,还出现腹泻、肌痛、感觉异常、头痛、呼吸道感染等不良反应,但发生率均较低。临床研究表明,西那卡塞特在降低血清 PTH 水平时并不增加血钙和血磷水平。维生素 D 类似物虽能抑制血清 PTH,但却促进肠钙、磷吸收。联合应用西那卡塞特和维生素 D 类似物可有效地降低血清 PTH 和相关不良反应的发生率。西那卡塞特对 SHPT 疾病进展的影响尚不确定。血液透析患者常发生重度持续性甲旁亢,西那卡塞特可大幅减少其发生。从 5755 例血液透析患者中筛选 3883 例中重度 SHPT 患者,评价甲状旁腺切除术后的重度持续性甲旁亢病情变化。结果表明,1935 例随机分配到安慰剂组的患者中,278 例(14%)患者接受甲状旁腺切除术(手术前 12 个月 PTH 中位数 1872pg/ml)。年龄、性别、地域、合并症、钙(包含磷酸盐结合剂)使用以及基线血钙、血磷和 PTH 与甲状旁腺切除术有关。443 例(23%)例患者起始西那卡塞特治疗(治疗前 PTH 中位数 1108pg/ml)。470 例(24%)患者发生重度持续性 HPT。当校正基线临床特征后,这个相对危险度稍有差异。该研究发现,西那卡塞特可大幅减少其发生。

西那卡塞特在临床上被用于治疗因慢性肾脏病透析引起的继发性甲状旁腺功能亢进症、甲状旁腺癌引起的高钙血症及不能接受甲状旁腺切除的原发性甲旁亢患者的严重高钙血症。FDA 仅批准其用于成年患者(18 岁以上)。后因 1 例 14 岁儿童患者在 2013 年的一项临床试验中死亡,美国 FDA 宣布中止全部西那卡塞特儿童试验,尽管目前尚未确定该例患者死亡与西那卡塞特有关。FDA 提醒,使用西那卡塞特者应监测低血钙症状,包括肌肉痉挛、手足搐溺、抽搐、感觉异常和肌痛;在开始治疗或调整剂量 1 周内应监测血钙,找到维持量后每月监测 1 次。当血钙水平低于正常时,应及时补钙剂,增加基于钙的磷酸盐结合剂或维生素 D 治疗或加量,或暂停西那卡塞特治疗。

【帕立骨化醇】

FDA 批准活性维生素 D 治疗药物帕立骨化醇(paricalcitol,Zemplar)胶囊剂用于预防和治疗 SHPT。本品对接受透析和移植手术前的Ⅲ及Ⅳ期慢性肾脏疾病(CKD)患者 SHPT 显示有预防及治疗疗效。

(一) 帕立骨化醇胶囊 为口服制剂,并已成为透析患者最广泛使用的 SHPT 预防及治疗药物。本品通过更为便利的口服途径给药降低甲状旁腺激素(PTH)水平,同时对血钙及血磷水平具有最小影响。PTH 降低是 SHPT 治疗疗效的一个关键性指标。三项Ⅲ期临床研究结果表明,本品能安全、有效地降低并发 SHPT 的Ⅲ及Ⅳ期 CKD 患者 PTH 水平。

治疗 24 周后,91% 的患者 PTH 水平明显降低。本品常见的不良反应与安慰剂类似。偶见治疗不当引发的维生素 D 中毒(高钙血症)。

(二) 药理作用 本药为 19-去甲-1,25-二羟基维生素 D_2,是骨化三醇的类似物,属维生素 D 类抗甲状旁腺药,供静脉或口服用。本药通过选择性激活维生素 D 的反应途径,抑制甲状旁腺素(PTH)的合成和释放,从而降低 PTH 水平。其抑制血 PTH 的疗效与均等剂量的骨化三醇同样有效。在安慰剂对照的研究中,本药诱导高钙血症和高磷血症的倾向降低。健康受试者静脉弹丸式注射单剂 0.04、0.08 和 0.16μg/kg,注射结束时达血药峰浓度,分别为 256 和 1242pg/ml。帕立骨化醇吸收良好,健康受试者口服 0.24μg/kg,3 小时达血药峰浓度 0.63ng/ml,平均绝对生物利用度约 72%,曲线下面积为 5.25(ng·h)/ml。食物对全身生物利用度无影响,但与饮食同服组达峰时间延迟约 2 小时。静脉给药的曲线下面积 14.51(ng·h)/ml。99% 以上的药物与蛋白结合,稳态分布容积 17~34L。本药经线粒体细胞色素 P450(CYP24,CYP3A4)和尿苷二磷酸葡萄糖醛酸转移酶(UGT)1A4 代谢,检测到的代谢物为有活性的 24(R)-羟基帕立骨化醇。健康受试者中总体清除率 2.5~4L/h,经肾和粪便的排泄率分别为 18%~19% 和 63%~70%,其母体化合物的消除半衰期 4~7 小时,血液透析不能清除本药。

(三) 适应证 用于预防和治疗由 3 期和 4 期慢性肾衰竭(CKD)引起的继发性甲状旁腺功能亢进。

(四) 用法用量

1. **常规剂量** 静脉注射推荐的初始剂量一次 0.04~0.1μg/kg(2.8~7μg),静脉弹丸式注射;在血液透析过程中,不得超过每 2 日 1 次的给药频率。资料显示,一次 0.24μg/kg(16.8μg)安全。剂量调整应根据 PTH 水平,间隔 2~4 周可增加或减少剂量 2~4μg。

2. **口服给药** 初始剂量根据基础 PTH 水平而定一日 1 次给药。如基础 iPTH 不超过 500pg/ml,则初始剂量为 1μg/次;如基础 iPTH 超过 500pg/ml,则初始剂量为 2μg/次;每周给药不超过 3 次,并且不得超过每 2 日 1 次的给药频率。间隔 2~4 周调整剂量。CKD5 期患者,帕立骨化醇治疗后 PTH 水平不变;下降<30% 需要加量,30%~60% 可以维持该剂量,下降>60% 则需要减量;PTH 水平在正常值上限 1.5~3.0 倍的可以维持该剂量。CKD3 或者 CKD4 期患者,帕立骨化醇治疗后 PTH 水平不变的患者,需要增加剂量 1μg/d 或者 2μg 每周 3 次;30%~60% 者可以维持该剂量;下降>60% 则需要减量 1μg/d;PTH 水平<60pg/ml 则可以减量 1μg/d;同样,每周给药不得超过 3 次,并且不得超过每 2 日 1 次的给药频率。血液透析对本药血浆水平的影响较小,给予本药时可不考虑血液透析的影响。磷酸盐制剂或维生素 D 相关的化合物不能与本药联用。如 PTH 降低至 100pg/ml 以下、血钙水平超过 11.5mg/d1、Ca×P 积(钙磷乘积)大于 75,应减量或停药。如发生显著高钙血症,需要立即减量或停药,并给予低钙饮食,撤除钙补充剂,进行腹膜透析或血液透析(避免使用含游离钙的透析液),评估电解质和液体参数,检查心电图是否异常。

(五) 不良反应

1. **心血管系统** 可见心肌病、心肌梗死、心悸、胸痛、高血压、直立性低血压、昏厥、水肿等,其中心悸和水肿与本药的因果关系尚未确定。

2. 代谢/内分泌系统　可见酸中毒、脱水、高钙血症、高磷血症、低钾血症。

3. 呼吸系统　可见支气管炎、肺炎(2%~5%)、鼻炎、鼻窦炎、鼻出血、咳嗽等。

4. 肌肉骨骼系统　可见关节炎、骨关节损害、背痛、小腿痛性痉挛。

5. 泌尿生殖系统　可见肾功能异常、泌尿道感染。

6. 免疫系统　可见细菌或真菌感染和瘙痒、皮疹、风疹、面部水肿等。

7. 神经系统　可见衰弱、头痛、眩晕、头昏目眩(5%)、抑郁、神经障碍。

8. 消化系统　可见腹痛、腹泻、直肠病、恶心(6%~13%)、呕吐(6%~8%)、口干。也可出现胃肠道出血(5%),但与本药的因果关系尚未确定。

9. 其他　可见意外损伤、疼痛,5%及以下患者可出现发热、寒战和流感样症状。长期用药可能增加高钙血症和迁徙性钙化以及高磷血症的风险[46-49]。

(六) 注意事项

1. 禁忌证　对本药过敏者、高钙血症患者维生素 D 中毒者。

2. 慎用　孕妇、哺乳期妇女慎用(C 级)。儿童用药的安全性和有效性尚未确定。动物研究表明,本药对胎仔具有不良效应(致畸、死胎或其他)。尚缺乏孕妇使用本药的安全性数据,用药时应权衡利弊。建议哺乳妇女暂停用药或用药时暂停哺乳。用药期间监测是否出现高钙血症。在剂量调整阶段,应密切监测血清 PTH、钙和磷。

(七) 药物-药物相互作用

1. 与 CYP3A 强抑制药(如阿扎那韦、克拉霉素、茚地那韦、伊曲康唑、酮康唑、伏立康唑、奈法唑酮、奈非那韦、利托那韦、沙喹那韦、特利霉素等)联用,可升高本药的血药浓度,导致 PTH 过度抑制,有必要调整本药剂量。

2. 与洋地黄类化合物合用,可能出现高钙血症引起的洋地黄中毒。

3. 与考来烯胺合用可降低本药的浓度。可能机制为考来烯胺可减少脂溶性维生素(包括本药)的吸收。因此,合用时应监测患者是否出现与维生素 D 缺乏相关的不良反应,如低钙血症和继发性甲状旁腺功能亢进的症状和体征。

【马沙骨化醇】

马沙骨化醇(maxacalcitol)分子式 $C_{26}H_{42}O_4$,分子量 418.61。本药属于新型维生素 D 激动剂,主要用于治疗继发性甲状旁腺功能亢进引起的维生素 D 代谢异常症状。

(一) 药理作用　本品对正常牛甲状旁腺细胞和由慢性肾衰竭引起的继发性甲状旁腺功能亢进患者的甲状旁腺细胞显示抑制甲状旁腺激素(PTH)分泌的作用,其效果与骨化三醇相当。在肾衰竭模型动物(摘除 5/6 肾的大鼠、结扎肾动脉的狗)上,本品在不引起血清钙水平升高的情况下,仍可显示对 PTH 分泌的抑制作用。用肾炎大鼠研究了本品对继发性甲状旁腺功能亢进所致骨病变的疗效,认为本品可减少代谢亢进导致的骨骼改变。此外,对狗肾衰竭模型的骨病

变有抑制纤维性骨形成的作用。对正常大鼠和肾衰竭的大鼠,本品抑制前甲状旁腺素原(prepro-PTH)表达。此外,本品作用于成骨细胞样细胞,可促进骨钙素基因的表达[50,51]。

6 例健康成年男子一次静脉内给予本品 3.3μg 和 6.6μg 后,药时曲线下面积(AUC)为每小时(354±135) pg/ml 和(795±192) pg/ml;半衰期(108.1±45.9)分钟和(138.7±39.9)分钟;每小时清除率(237±70) ml/mg 和(174±50) ml/mg;分布容积(259±48) ml/kg 和(362±32) ml/kg。在维持透析下,伴有继发性甲状旁腺功能亢进的 14 例病例,在 26 周内每次透析时给予本品 10~17.5μg,AUC 下降,半衰期缩短。

(二) 临床应用　在以慢性肾衰竭引起的继发性甲状旁腺功能亢进的透析病人为对象的 II 期后期临床双盲对照研究(安慰剂、本品 1 次 5、10 或 15μg,每周 3 次,由透析回路静脉侧给药)中,以 PTH 改善度作为临床效果评价,认为其有用度及剂量有明显的相关性。此外,虽然抑制完整 PTH 的效果,10μg 的给药剂量比 5μg 优越,与 15μg 相同,但使血清钙水平升高的作用 10μg 却比 15μg 小,与 5μg 类似。在以慢性肾衰竭透析患者为对象的 III 期临床双盲对照试验(安慰剂和本品 1 次 5μg 及 10μg,每周 3 次,由透析回路静脉侧给药)中,PTH 改善度、全面改善度及有用度,本品组比安慰剂组明显为优,显然对改善继发性甲状旁腺功能亢进是有效的。

同种药品可由于不同的包装规格有不同的用法或用量。通常成人透析结束前,给予本品 2.5~10μg,每周 3 次,在透析回路静脉侧注射。当得不到改善甲状旁腺激素的效果时,在注意高钙血症出现的同时,剂量渐增至每次 20μg 的上限。当血清完整 PTH 不到 500μg/ml(或 HS-PTH 不到 40 000pg/ml)时初次使用每次 5μg,血清完整 PTH 在 500μg/ml 以上(或 HS-PTH 不到 40 000μg/ml 以上)从每次 10μg 起,应根据血清 PTH 水平、血清钙及无机磷水平考虑减少剂量或停药。血清完整 PTH 低于 150μg/ml 时应停止使用本品。长期给药可观察到血清钙水平上升,说明使用本品有持续的抑制 PTH 效果。

(三) 不良反应　本品的主要不良反应为高钙血症,其次是瘙痒感、肌酸激酶(CK)水平上升、焦躁感及肌红蛋白、乳糖脱氢酶、血清无机磷水平上升和白细胞分化的淋巴细胞异常、嗜酸白细胞异常、失眠等。

(四) 注意事项　由于高龄患者生理功能下降,用量应注意。65 岁以上患者如出现不良反应应停止用药。孕妇、产妇及哺乳期妇女最好不用。本品与阿法骨化醇、骨化三醇合用时有可能使血清钙值上升。本品与洋地黄制剂合用时会出现高钙血症,有可能增强洋地黄制剂的作用,出现心律失常。

【碳酸镧颗粒剂】

碳酸镧颗粒剂(lanthanum carbonate, Fosrenol)是一种不含钙和铝的磷酸盐结合剂。用于慢性肾衰患者高磷血症的治疗。

(一) 药理作用　本品在上消化道的酸性环境中解离,与食物磷酸盐结合形成不溶性磷酸镧复合物,以抑制磷酸盐的吸收,降低血清磷酸盐和磷酸钙水平。为了有效结合食物中的磷酸盐,本品宜随餐或在餐后立即服用。健康志愿者服用本品后,血浆镧浓度很低,终末期肾病患者服用后的

平均血浆镧峰值浓度 1.0mg/ml。剂量增加,血浆镧浓度会随之小幅提升。本品在胃肠道内与食物中的磷酸盐相结合发挥作用,一旦与食物磷酸盐结合,镧/磷酸盐化合物就无法进入血液而排出体外。3项双盲安慰剂对照研究和2项标签开放性活性药物对照研究表明,本品可有效降低终末期肾病患者的高磷血症。体外试验显示,镧与α1-酸性糖蛋白、血清白蛋白及转铁蛋白结合(>99%)。动物试验表明,消化道、骨骼及肝脏中的镧浓度增加。目前尚无证据表明镧可以透过血脑屏障。

(二)用法用量 碳酸镧颗粒剂应完全咀嚼后吞咽。药物不溶于水,因此不要试图溶解到水里后服用。碳酸镧粉剂则可以撒在果酱上吃。枸橼酸盐、地高辛、美托洛尔、华法林等药物不影响本品的吸收。停止治疗后,镧的清除半衰期($t_{1/2}$)53 小时,胆汁排泄是镧清除的主要途径。透析液未检测到镧。高磷酸盐血症的成人初始剂量为 0.75~1.5g/d[52],分次进餐时服。每 2~3 周调整 1 次剂量,直到获得满意的血磷浓度。大多数患者降低血磷到<6.0mg/ml 所需要的剂量为 1.5~3.0g/d。临床试验时最大剂量 4.5g/d。

(三)不良反应 低钙血症是其常见的不良反应,其他不良反应有腹部疼痛、便秘、腹泻、消化不良、肠胃气胀、头痛、高血压、牙损伤、反胃和呕吐。极少数(<1%)患者可出现高钙血症或者低磷血症或关节炎。孕妇及哺乳期慎用。肠梗阻、大便嵌塞禁用。

(李江 皮银珍)

第2节 甲状旁腺疾病诊断原则

甲状旁腺功能检查包括生化指标、影像检查和动态功能试验 3 类。这些检查技术均有不少进展,例如测定 PTH_{1-84} 的 SPA 法(scintillation proximity assay)部分解决了小片段(如 PTH_{3-34} 和 PTH_{53-84})在 PTH_{1-84} 测定中的干扰问题;^{99m}Tc-MIBI 双时相 SPECT 技术的应用解决了术中定位、术中监测和自身抗体测定等问题;术中适时 PTH 测定使微创甲状旁腺瘤手术定位更为精确;术后血 PTH 和血钙监测提高了预测甲状旁腺全切后患者的血钙趋势和变化;高分辨超声在单侧甲状旁腺腺瘤探查术前的应用,对医疗决策亦有较大帮助;骨密度测定已成为决定是否需要手术治疗的指标之一。

【血清钙磷测定】

(一)血钙组分测定 血清总钙主要由三部分组成,即离子钙、蛋白结合钙和小分子阴离子结合钙;分别占血钙总量的 47%、40% 和 13%,但三种形式的比例是可变的。血 pH 下降时离子钙浓度增加,结合钙减少;反之,pH 上升时结合钙增加,离子钙减少。老年人、妊娠后期和碱中毒时血清离子钙下降,而酸中毒时升高。在一些代谢性骨病时,血钙总量和离子钙均有变化,但以离子钙的升降最明显。因此,临床上常同时测定血钙总量、血 pH、血白蛋白、离子钙等多项指标。正常人血总钙值为 2.2~2.7mmol/L(8.8~10.9mg/dl),血游离钙为(1.18±0.05)mmol/L,血清离子钙约占血清总钙的 50%。多数原发性甲旁亢患者有高钙血症,少数呈间断性高钙血症。甲旁亢危象时,血钙可达 3.75~5.25mmol/L 或更高。pH 值对血总钙也有一定影响,pH 值升高,总钙趋向于降低,Ca^{2+} 向细胞内转移;相反,pH 值下降,总钙趋向于偏高,Ca^{2+} 由细胞内向细胞外液和血浆转移。低钙血症和高钙血症的病因很多,详见后述。需要强调的是,这些参考值都是以每日钙摄取量 600~800mg 为前提建立的。

血清白蛋白对血钙有明显影响,校正血钙的方法是:①1g 白蛋白结合 0.8mg 钙。因此,可用 4.0g/dl 白蛋白为基数,每降低 1g 白蛋白加 0.8mg 钙校正;②校正后的血清总钙(mg/dl)=实测的血清总钙-0.09×[血清白蛋白(g/dl)-4.6]=实测的血清总钙/[0.55+血清白蛋白(g/dl)/16]=实测的血清总钙-[(血清白蛋白(g/dl)-3.4)×0.72]=实测的血清总钙(mg/dl)-血清白蛋白(g/dl)+4.0;③校正的血钙(mmol/L)=测得的血钙(mmol/L)-(0.025×白蛋白[g/L])+1(Payne 公式)。

血钙与血镁有协同作用。低血镁的症状与低血钙相似,包括神经肌肉激惹、精神错乱和衰弱等。术后持续低血镁及低血钙者,常难以确定系哪一种离子缺乏引起的症状,而血清钙恢复正常后,低血镁也易于纠正。

(二)血磷测定 正常成人血磷为 0.97~1.45mmol/L(3~4.5mg/dl)、儿童的血磷较高,平均为 1.29~2.10mmol/L(4.0~6.5mg/dl)。男性 1~4 岁为 4.3~5.4mg/dl,5~13 岁为 3.7~5.4mg/dl;女性 1~7 岁为 4.3~5.4mg/dl,8~13 岁为 4.0~5.2mg/dl。

甲旁亢患者的血清磷降低,甲旁减患者的血磷升高,但其诊断意义不及血钙水平。高蛋白饮食能提高血磷,高碳水化合物饮食则降低血磷。低血磷症为原发性甲旁亢的特点之一,低血磷(<0.87mmol/L)常与高血钙共存。但在肾病、肾小球滤过率降低时,血清磷可正常或升高。血磷应在空腹状态下测定,因餐后血磷值较低。

【尿钙磷排量测定】

(一)24 小时尿钙磷排量测定 我国正常成年人普通饮食时(每日钙摄取量 600~800mg)尿钙排量为每天 1.9~5.6mmol(75~225mg)。凡血钙增高者均可有尿钙增高,24 小时尿钙>6.24mmol。若患者用低钙(<3.74mmol/d)饮食 3~4 天,则 24 小时尿钙>4.99mmol 即为升高,肾衰时降低。甲旁亢时因血钙增高,肾小球滤过钙增多致尿钙排量增加。由于尿钙测定受饮食中钙量的影响,对临界性甲旁亢患者可做低钙试验,限制钙入量每日 3.75mmol(150mg)以下 3~5 天(试验时饮蒸馏水,不用牙膏刷牙),若最后 1 天 24 小时尿钙排量>3.75mmol(150mg)应高度怀疑原发性甲旁亢可能;若>5mmol(200mg),则支持本病的诊断。阳性率 80% 左右。

不同的尿钙表示方式的意义不尽相同。以 "mmol/d"(mg/24h)来表示每日的尿钙排出总量,没有排除饮食钙的影响和血液收集误差的干扰。考虑体重与尿钙的关系,可以用每日 "mmol/kg" 来表示。如用空腹 2 小时尿钙的排出量表示,可减少饮食钙的影响。尿钙排出与肾小球清除率有关,因此还可以用每 100ml 肾小球滤液中的钙量表示。肾结石时,用浓度表示尿钙较其他表示法的意义大,因为钙盐在尿路中沉淀与尿钙浓度密切相关,而与单位时间内的尿钙排量关系不大。高钙尿症常见于下列疾病:①高血钙性高钙尿症;②正常血钙性高钙尿症,如特发性高钙尿症、皮质醇增多症、维生素 D 中毒、肾小管性酸中毒、肾盂肾炎、肢端肥大症和骨质疏松症等；③低血钙性高钙尿症，如肾小管性酸中毒、肾盂肾炎和佝偻病治疗早期等。

（二）肾小管磷重吸收率测定 肾小管磷重吸收正常参考值（GFR 校正）见表 2-5-2-1。肾小球磷的滤过负荷与血磷浓度及肾小球滤过率成正比，由于血磷在多数情况下波动较小，故肾小球滤过率就成为尿磷排出的重要因素之一。另一重要因素是肾小管的磷重吸收能力，它主要受 PTH 和维生素 D 的影响。由于尿钙磷值受饮食中摄入量的影响较大，因此，尿磷测定仅作为代谢性骨病的初筛试验。尿磷增高主要见于高磷饮食、甲旁亢（常增高，24 小时尿磷 > 193.7mmol/L）、碱中毒、急性高血钙及低血钙、利尿剂、遗传性低血磷性佝偻病、原发性高血压、肾性高血压和恶性肿瘤等。

表 2-5-2-1 肾小管磷重吸收正常参考值（GFR 校正）

年龄	男性（mg/dl, mmol/L）	女性（mg/dl, mmol/L）
新生儿	5.7~8.1（1.27~2.59）	5.7~8.1（1.27~2.59）
1 月龄~2 岁	3.6~5.4（1.15~1.73）	3.6~5.4（1.15~1.73）
2~12 岁	3.8~5.0（1.22~1.60）	3.8~5.0（1.22~1.60）
12~16 岁	3.4~4.6（1.09~1.47）	3.4~4.6（1.09~1.47）
16~25 岁	3.33~5.9（1.07~1.89）	3.18~6.41（1.02~2.05）
25~45 岁	3.09~4.18（0.99~1.34）	2.97~4.45（0.95~1.42）
45~65 岁	2.78~4.18（0.89~1.34）	2.72~4.39（0.87~1.40）
65~75 岁	2.47~4.18（0.79~1.34）	2.47~4.18（0.79~1.34）

【血 PTH 测定】

（一）血 PTH 测定技术与影响因素 放射免疫分析法对测定循环中的 PTH 具有足够的敏感性且易于常规应用。分析结果时，需要了解测定中用的是哪种特异的抗体。免疫活性可与生物活性不一致。事实上，血中大部分 PTH 是无生物活性的中间片段和 C 端片段。由于这些片段经肾清除，肾脏的损害可使它们蓄积产生高浓度。针对中间区和 C 端的特异性抗体所测定的主要是无生物活性的片段。这种测定可用于区别正常人与甲旁亢。但肾病时，这种测定的结果在甲旁亢导致的高钙血症和其他非 PTH 介导的高钙血症中有重叠。其原因部分是由于非甲状旁腺引起的高钙血症时，甲状旁腺所释放的主要是无生物活性的片段。

1. PTH 测定技术 目前常用方法是以牛或猪的 PTH 为抗原，给豚鼠或兔多次注射，制成抗 PTH 血清。有人用山羊可取得较大量的抗血清。用 ^{131}I 或 ^{125}I 标记牛或猪 PTH，得到高比活的标记抗原，用人、牛或猪 PTH 作标准物，按照放射免疫分析法原理测定人血浆免疫反应性 PTH（immunoreactive PTH，iPTH）含量。测定方法的要求是：①可测出正常人血清中 95% 的 iPTH 含量；②经手术切除甲状旁腺或特发性甲状旁腺功能减退症患者的 iPTH 值降低或测不出；③90% 甲旁亢者的 iPTH 值高于正常范围。正常人与甲旁亢患者的 iPTH 测值有很多重叠。原因是：①PTH 在血液循环中呈不均一性（多相性），不同实验室所用天然 PTH 制备的抗体效价及种类有所不同，故测得数值有差异；②不能得到足量的人 PTH 作为抗原或标准物，以动物的免疫抗体测人的 PTH 是利用其交叉免疫反应，其亲和力和敏感性都不够理想，不

能反映甲状旁腺功能的实际情况。目前诊断甲状旁腺疾病尚需依靠其他临床特征及普通生化改变的数据。双位点免疫放射分析法避免了这些问题。这种分析使用两种不同的抗体，一个是针对 N 端区，另一个针对 C 端区域。一种抗体起固定激素的作用，又称捕捉抗体；另一种为标记抗体，用于检测被结合的激素，标记方法可用碘（免疫放射法）或荧光物质（免疫化学荧光法）。由于循环片段中同时具备 N 端、C 端抗原决定簇的只有 PTH$_{1-84}$，实际上只有完整的具有生物活性的 PTH 才能被其测定。因此，PTH$_{1-84}$ 测定除了具有 PTH$_{1-34}$ 测定优点外，还可以排除 PTHrP 的干扰。该方法可对绝大多数正常人循环激素进行测定，很少受肾功能减退的影响，能够非常有效地区分 PTH 与非 PTH 介导的高钙血症。

2. PTH 组分测定 人甲状旁腺分泌的 PTH$_{1-84}$ 在血液循环中的半衰期短，很快在肝肾组织中裂解。iPTH 的放射免疫数值中，只有 5%~25% 是 PTH$_{1-84}$，有生物活性的 PTH-N（PTH$_{1-34}$）能迅速与靶细胞结合和分解，其半衰期更短，更不易测量。C 端片段是 PTH$_{32-5-84}$ 或 PTH$_{53-84}$，没有生物活性，其优越性是半衰期较长（1~2 小时），是血液循环中 PTH 的主要成分，其免疫活性占放射免疫测定数值的 80% 左右。人工合成的人 PTH-C 端片段作为抗原及标准物制备的抗血清，可与人血清 PTH$_{1-84}$、PTH$_{34-84}$ 等 C 端片段结合。所测得数值可代表血浆中 90% 左右的 PTH，可用于鉴别甲旁亢与非甲状旁腺疾病引起的高钙血症。但是，PTH-C 端需经肾脏排出，肾小球滤过功能降低时，iPTH 测值高，影响诊断的正确性。低钙兴奋甲状旁腺试验或高钙抑制甲状旁腺试验时，PTH$_{1-34}$ 可有快速变化，半衰期较长的 PTH-C 端则不能反映这种短暂的变化。

目前至少有三种类型的 PTH 成品盒供临床检测：①完整 PTH$_{1-84}$（intact PTH）包括双位点免疫放射法（IRMA）和双位点免疫化学发光法（ICIMA）。②N 端 PTH$_{1-34}$（PTH-N）。测此片段对评价急慢性肾衰竭患者的甲状旁腺功能有一定帮助。③C 端 PTH$_{54-84}$（PTH-C）的半衰期长，但无生物活性，在区别甲状旁腺功能正常与异常方面比 PTH-N 更灵敏。④中段 PTH，即 PTH-M，氨基酸片段有 44~68、39~48 和 28~54，与 PTH-C 一样占 PTH 量多，半衰期长，无生物活性，但准确性高，可达 95%~100%。在区别原发性甲旁亢、继发性甲旁亢、原发性甲旁减和继发性甲旁减方面有一定意义。以上三种形式的 PTH 均可用放射免疫法测定，但任何一种片段都与 PTH$_{1-84}$ 有交叉反应，不过前两种形式的 PTH 由于制备抗血清和标记抗原比较困难，开展较少，后两种形式的 PTH 对代谢性骨病的意义不大。血浆 PTH 易被玻璃面吸附，在 20℃ 以上时极不稳定，故测定过程中操作应严格，避免误差。一些生理因素及药物对 PTH 水平有影响。肾上腺素、胰泌素、酒精、前列腺素 E$_2$、维生素 A、降钙素及皮质醇均能增加 PTH 分泌。普萘洛尔、低镁血症、1,25-(OH)$_2$D 则降低血 PTH。

同时测定多种 PTH 组分更具诊断意义。由于测定片段不同和季节对 PTH 也有影响，各单位报道的正常值差异较大，如 PTH-C 值比 PTH-N 值大数倍。但是在诊断原发性甲旁亢时，无论是 PTH-C、PTH-N 还是 PTH-M，其测定值都升高，在发病早期增高的幅度已很明显，可达正常值的 10 倍，

准确性95%～100%。在不同的年龄、性别以及季节,PTH 的浓度也不完全一样,在临床应用中要注意避免它们对测定值的影响。ICMA 采用两个单克隆抗体分别针对人 PTH 的 N-末端和 C-末端,该方法检测 hPTH$_{1-34}$ 与 hPTH$_{1-84}$ 有交叉反应,但与 hPTH$_{4-6}$、hPTH$_{28-48}$、hPTH$_{39-84}$、hPTH$_{44-68}$、hPTH$_{53-84}$ 以及 hPTHrP$_{1-86}$ 没有交叉反应。最低检测下限可达 0.4pmol/L 或 0.2pmol/L。该方法可对绝大多数正常人循环 PTH 进行测定,很少受肾功能减退的影响,能够有效区分 PTH 与非 PTH 介导的高钙血症。

3. 肾功能对 PTH 的影响　在肾功能正常情况下,可以反映甲状旁腺的分泌情况,诊断原发性甲旁亢也很敏感;缺点是当肾病时,这两种片段会在体内蓄积,故不能真实反映甲状旁腺分泌状态。另外,也不能反映激素的生物活性。20世纪 80 年代建立的 PTH$_{1-34}$ 测定克服了上述缺陷,但由于恶性肿瘤分泌的 PTHrP 的 N 端与 PTH-N 端有高度同源性,故针对 PTH$_{1-34}$ 的抗体很难将 PTH$_{1-34}$ 与 PTHrP 区别开来。由于肾脏 PTH 受体与腺苷环化酶偶联,近曲小管产生的 PTH 反应性 cAMP 有一部分分泌入尿,因此尿 cAMP 含量可反映 PTH 活性。更精确的方法是测定肾源性 cAMP,其方法为:尿中 cAMP 总排泄量−肾小球滤过的 cAMP(即血浆 cAMP 浓度×肾小球滤过率)。诊断甲旁亢一般不用这种方法,目前仅用于甲状旁腺功能减退症的分类诊断,尿 cAMP 刺激无反应者为假性甲状腺功能减退症。

（二）PTH 测定的质量控制　免疫分析测定的 PTH 误差成为甲状旁腺疾病和慢性肾病治疗中病情管理的重要障碍,因此,做好 PTH 测定的质控工作是提高这些疾病诊疗质量的关键。

1. 影响 PTH 测定变异的因素　主要包括测定前因素和测定因素两个方面[1]。PTH 是一种化学性质极不稳定的激素,采样后极易分解,测定前因素有标本性质(血清或血浆、EDTA 或肝素抗凝)、标本新鲜程度,因此需要统一操作方法,强调采用新鲜血浆标本立即进行测定[2-8]。测定因素包括测定的具体组分(如 PTH$_{1-84}$ 或 PTH$_{7-84}$)[9-14]。20 世纪 80 年代使用的第二代 PTH 免疫放射分析法(完整 PTH 分析,intact PTH assay)其实并不代表测得的数值均是完整 PTH(PTH$_{1-84}$),而是包含了 PTH 的其他片段[15],其中一些片段无生物活性,而 PTH$_{7-84}$ 则具有抑制性活性。第二代 PTH 免疫放射分析法是 PTH$_{1-84}$ 的特异性测定技术,但应用仍较局限[15]。回收试验表明,加入样本中的高纯度 PTH$_{1-84}$ 的回收率波动极大(63.1%～215.6%),可相差 4 倍,最好回收率(95.9%～191.0%)也有 2 倍之差。因此,标本应根据国际标准(International Standard for PTH,WHO IS95/646)进行校正。同一实验室测定的 PTH 变异系数为 5%～9%,而采用不同方法测得的数值可能相差 2.7～4.0 倍,成为诊断和治疗错误的主要来源[7,8]。

2. 质量控制共识　为了提高 PTH 研究资料的可靠性,2010 年就 PTH 测定达成的共识是:①充分认识 PTH 测定的可变性,避免单纯依靠实验室结果判断病情或指导治疗;②做好分析前和分析中的各种质量控制,设立阴性和阳性对照,统一测定流程;③标本应根据国际标准进行校正。

（三）甲状旁腺疾病病因诊断　鉴别原发性和继发性

甲旁亢时,可结合血钙、PTH、血磷和维生素 D 水平一起分析,前者血钙浓度增高或达正常高限,后者血钙降低或达正常低限,再结合尿钙和肾功能及骨骼的特征性改变等临床情况,一般对两者不难作出鉴别。原发性甲旁亢患者 PTH 可高于正常人 5～10 倍,腺瘤比增生升高更明显,无昼夜变化节律。血 PTH 升高的程度与血钙浓度、肿瘤大小和病情严重程度相平行[9]。但有 10% 左右可正常。继发性甲旁亢是由于体内存在刺激甲状旁腺的因素,特别是低血钙、低血镁和高血磷,使甲状旁腺肥大、增生,分泌过多的 PTH,较常见的有以下几种情况:①维生素 D 缺乏所致低钙和继发性 PTH 升高;②肾脏疾病刺激甲状旁腺分泌 PTH,如肾小球滤过率降至 40ml/min 时,PTH 升高更明显;③长期磷酸盐缺乏和低磷血症、维生素 D 活化障碍和血磷过低造成骨软化症、低血钙而刺激 PTH 分泌,血钙降低或正常,而 25(OH)$_2$D 降低;④胃、肠、肝、胆和胰疾病常伴有轻度的继发性甲旁亢,而慢性肾病的继发性甲旁亢多较严重;⑤假性甲旁减患者的 PTH 升高,但没有继发性甲旁亢的临床表现。约 70% 的甲旁减患者血浆 PTH 明显降低,伴有血磷升高。甲减患者血浆 PTH 亦可降低,而甲亢者在正常范围内。

【其他激素测定】

（一）降钙素测定　降钙素是甲状腺髓样癌和异位降钙素瘤的标志物。取空腹静脉血 2.0ml,不加抗凝送检,以人工合成的纯人降钙素(CT)为标准品,以放射免疫法测定。正常人 CT 白天有较大波动,中午有一高峰,以后逐渐下降,夜间较恒定。正常成人为 5.0～30.0pmol/L;儿童为(27.9±12.6)pmol/L。妊娠 12～28 周孕妇血清 CT 为(26.7±2.7)pmol/L,脐血 CT 为(42.3±5.1)pmol/L,分娩以后血清 CT 降至(18.9±6.6)pmol/L。血 CT 明显升高的常见原因是甲状腺髓样癌(血 CT 明显升高,几乎所有病例在 300pmol/L 以上,多数为 600～1500pmol/L,有的高达 300 000pmol/L);产生 CT 的异位肿瘤(如支气管癌、胰腺癌、上颌窦癌、前列腺癌、子宫癌、膀胱癌、乳腺癌、肺癌、肝癌及类癌等)患者也可明显升高。血 CT 轻度升高的其他原因有:①原发性甲亢可轻度升高;②慢性肾病,尤其是慢性肾病升高更为明显;③原发性甲旁减时甲状腺 C 细胞增生,使 CT 分泌增加,或者是甲状旁腺功能减退症时 TSH 升高,而 TSH 有促进 C 细胞分泌 CT 的作用,使 CT 升高;④肢端肥大症可轻度升高;⑤其他如恶性贫血、高钙血症、脑膜炎、胰腺炎、Zollinger-Ellison 综合征等;⑥某些内分泌激素如胰高糖素和胃泌素升高,也可使 CT 值升高。

（二）血 25-(OH)D 测定　取静脉血 2.0ml,不加抗凝送检。正常成人血 25-(OH)D 为 3.5～30ng/ml,但有季节变化。有报道,正常成人夏季为(18.9±6.5)ng/ml,冬季为(13.2±3.8)ng/ml。1,25-(OH)$_2$D 为 6.25～31.25pmol/L(15～75pg/ml)。

1. 血 25-(OH)D 升高　主要见于:①1α-羟化酶缺陷,如维生素 D 依赖性佝偻病;②维生素 D 过多症,可达 350ng/ml 以上。

2. 1,25-(OH)$_2$D 升高　主要见于:①1,25-(OH)$_2$D 受体缺陷的抗 D 佝偻病,可高达 600pg/ml;②甲旁亢;③结节病;④晚期妊娠;⑤慢性肾衰竭。

3. 血 25-(OH)D 降低 主要见于:①营养性维生素 D 缺乏症;②慢性肝胆疾病;③长期服用抗癫痫类药物;④结核病,有人认为结核病的 25-(OH)D 降低主要是与服用抗结核药如利福平、异烟肼等有关。

4. 1,25-(OH)$_2$D 降低 主要见于:①维生素 D 依赖性佝偻病;②肾性骨营养不良;③甲旁减;④甲状腺髓样癌。营养性维生素 D 缺乏症患者的血清 25-(OH)D 降低,而 1,25-(OH)$_2$D 水平正常甚至升高。需要注意的是各地要有自己的参考范围和解释结果的客观依据。

(三) 血清 FGF-23 测定 FGF-23 是一种利尿磷因子,在高血磷和 1,25-(OH)$_2$D 升高情况下,骨细胞和成骨细胞分泌的 FGF-23 增多。FGF-23 基因突变、GALNT3 基因突变(影响 FGF-23 翻译后修饰)或 klotho(FGF 受体 1 转换为 FGF-23 受体的辅助因子)突变引起严重的低磷血症和肿瘤样钙盐沉着症[10-12]。

1. 血 FGF-23 升高 在 FGF-23 分泌过程中,分子 C 末端的 179~180 位氨基酸被裂解,如果 FGF-23 的 RXXR 弗林蛋白酶(成对碱性氨基酸蛋白酶)样裂解结构域(RXXR furin-like cleavage domain)突变(R176Q、R179W 等),FGF-23 不能被灭活,引起活性 FGF-23 显著升高,导致低磷血症性佝偻病。虽然最初的研究发现,PHEX 组装 FGF-23,但以后的研究并未证实 FGF-23 的裂解依赖于 PHEX,因此弗林蛋白酶(furin)结构域突变是 ADHR 的合理解释,详见本篇扩展资源 12 相关内容。据报道,完整的血清 FGF-23(intact FGF-23)浓度为(44±37)pg/ml,但受年龄、性别、体重和肾小球滤过率的影响。慢性肾病患者的血清 FGF-23 明显升高,并且是心血管事件的预报因子。肿瘤引起的低磷血症和 X-性连锁遗传性低磷血症患者血清 FGF-23 亦明显升高,切除肿瘤后下降[13]。由于其他原因所致的低磷血症患者的血清 FGF-23 显著降低,多数监测不到(低于 3pg/ml)。血清 FGF-23 明显升高伴低磷血症提示其病因为 FGF-23 分泌过多。FGF-23 升高引起佝偻病/骨质软化症的共同特点是肾脏磷的消耗和 1,25-(OH)$_2$D 的不适当降低,原因是骨细胞生成的 FGF-23 过多、肿瘤或骨纤维样发育不良分泌过多 FGF-23 或 FGF-23 降解缺陷。

(1) 慢性肾病:在慢性肾病患者中,血清 FGF-23 升高与顽固性继发性甲旁亢(血清 PTH>300pg/ml)及血清钙磷乘积相关,而与其他临床指标无关,提示 FGF-23 水平是评价肾病严重程度的重要指标(表 2-5-2-2)。

(2) X-性连锁低磷血症性佝偻病(XLH):PHEX 突变引起 FGF-23 降解缺陷,血清 FGF-23 升高,详见第 6 篇第 3 章相关内容。

(3) 常染色体隐性遗传性低磷血症性佝偻病:细胞外基质蛋白白家族中的小分子整合素-结合配基 N-连接的糖蛋白 DMP1 突变,使骨细胞中的 FGF-23 转录增加,骨矿化缺陷。

(4) 肿瘤和骨纤维发育不良:McCune-Albright 综合征的病因为 GNAS1 的活化性突变,部分患者因骨细胞合成与分泌的 FGF-23 增多,引起高 FGF-23 血症。某些肿瘤因表达 MEPE 和 sFRP4 过多而导致 PHEX 和 DMP1 增加,使血 FGF-23 升高。

(5) 原发性甲旁亢:患者可表现为甲状旁腺腺瘤或增

表 2-5-2-2 慢性肾病血透患者血清 FGF-23 与 PTH、血钙磷乘积的关系

项目	PTH<300pg/ml	PTH>300pg/ml	P 值
年龄(均值±SD)	47.94±14.21	46.88±16.57	0.394
性别(%)			
男性	17(51.50)	24(42.90)	0.506
女性	16(48.50)	32(57.10)	
透析时间(年,均值±SD)	3.03±1.91	4.71±3.03	0.587
肾衰病因(%)			
高血压	14(42.40)	25(44.70)	0.923
慢性肾病	7(21.30)	7(12.50)	
肾小球肾炎	12(36.40)	23(41.10)	
病因未明	-	1(1.80)	
FGF-23$_{Log10}$(ng/ml,均值±SD)	159.40±3.66	741.31±4.77	0.001
血钙(mg/dl,均值±SD)	8.61±0.99	8.58±0.93	0.871
血磷(mg/dl,均值±SD)	4.38±1.07	5.62±1.54	0.0001
Ca×P(均值±SD)	37.77±10.61	48.46±14.75	0.001

生,其病因与 α-klotho 近端的裂解点(breakpoint)易位,使 β-葡萄糖苷酶(β-glucuronidase)编码障碍,这些病例的特点是血磷降低,血 klotho 和 FGF-23 显著升高,而 PTH 可能正常或仅轻度升高。

(6) FGF 受体突变:FGF 受体亚型 1/3/4 突变使 FGF-23 不能与受体结合,通过受体调节使血 FGF-23 升高,并可引起低磷血症。

(7) 线型脂肪痣或表皮痣综合征:线型脂肪痣或表皮痣综合征(linear sebaceous/epidermal nevus syndrome,ENS)的表皮细胞的 FGF 受体 3 活化性突变引起表皮痣综合征,皮损呈线状、骨量减少伴低磷血症性佝偻病,同侧局限性骨病变伴表皮痣和血 FGF-23 升高为本病的特征。表皮痣综合征属于骨颅发育不良(osteoglophonic dysplasia,OD)中的一种,病因为 FGF 受体 1、2 或 3 突变,患者伴有颅缝早闭、眶上嵴前突、鼻梁下陷和肢根短小畸形。

2. 血 FGF-23 降低 引起 FGF-23 降解减少的主要原因有常染色体显性低磷血症性佝偻病(ADHR)。

【骨转换生化指标测定和甲状旁腺动态试验】

破骨细胞活动所降解的骨基质成分片段和分泌的产物,成骨细胞形成新骨所释放的代谢产物进入血液和尿中,构成了反映破骨细胞活性的骨吸收指标和反映成骨细胞活性的骨形成指标,这两种指标统称为骨转换生化指标或骨代谢生化指标。

(一) 骨形成指标 主要有血清总碱性磷酸酶(total alkaline phosphatase,TALP)和骨源性碱性磷酸酶(bone alkaline phosphatase,B-ALP),骨钙素(osteocalcin)也称为骨谷氨酸蛋白(bone gal-protein,BGP);骨钙素有羧化骨钙素(undercarboxylated,骨钙素)、完整骨钙素(intact BGP$_{1-49}$)和骨钙素的 N-末端中间片段(N-mid fragment of BGP$_{1-43}$)三种形式。I 型前胶原 N-末端前肽(procollagen type Ⅰ N propeptide,

PⅠNP)有单体、三聚体和完整的 PINP 等三种形式,其他骨形成指标有Ⅰ型前胶原 C-末端前肽(procollagen type Ⅰ C propeptide,PⅠCP)、骨连蛋白(osteonectin,ON)、骨蛋白聚糖(bone proteoglycans,BPG)、基质 γ-羧基谷氨酸蛋白(matrix gal-protein,MGP)、α_2-HS 糖蛋白(α_2-HS glycoprotein)和骨特异性磷蛋白(bone specific phosphoprotein,BSPP)等。

1. 血清碱性磷酸酶 是代谢性骨病的重要生化标志物。通常情况下,血碱性磷酸酶(ALP)主要来源于肝脏,但在生长发育期及存在骨病变时,升高的 ALP 主要来自骨组织(骨源性 ALP-Ⅲ)。许多代谢性骨病都可因成骨细胞合成 ALP 增加,ALP 活性增强而致血 ALP 升高。儿童的骨骼生长活跃,其正常值较成人高 2~3 倍。合并骨病时,或骨形成、骨吸收加强时亦增高。长期接受血液透析者,如发现血 ALP 升高,应警惕合并骨病或原有的骨病恶化;佝偻病患者的血 ALP 多明显升高,如 ALP 升高与骨病程度不成平行关系或根本不升高时,要想到磷酸酶缺陷症或骨干骺端发育不良的可能,佝偻病亦有低钙血症,但其 ALP 是增高的。甲旁减患者的 ALP 正常。假性甲旁减并囊性骨纤维炎者的 ALP 也增高。

ALP 同工酶有肠、肾、肝、骨、胎盘等多种,血液循环中两种主要的同工酶是肝和骨源性 ALP(B-ALP),两者难以区分,因为它们均来自同一基因,仅仅在转录后的过程中有些不同。与骨骼病变关系较密切的是 B-ALP。经典测量 B-ALP 的方法有多种,包括热灭活、电泳、亲和层析等,目的都是要将 B-ALP 与肝源性 ALP 区分开来。近年来采用 IRMA、单克隆抗体等技术测定 B-ALP 取得了较理想的结果。IRMA 方法可以较好地区分肝源性及骨源性 ALP。单克隆抗体法测 B-ALP 可以较好地区分肠源性或胎盘源性 ALP。B-ALP 与肝源性 ALP 的交叉反应为 3%~8%[5],批内变异为 3.5%~5.9%,批间为 4.4%~7.0%,与 IRMA 法有较好的一致性。

2. 骨钙素 骨钙素在肝、肾和血清中分解后可形成片段 1~19、20~49、20~43、1~43 和 44~49。采用针对 C 和 N 末端的两个抗体,使检测的方法更准确。清晨取空腹血 1.0ml,不加抗凝送检。正常成年男性为(10.92±6.36)μg/L,女性为(9.9±4.5)μg/L,男女之间差异无显著性。血 BGP 升高常见于:①甲旁亢。②甲亢,病情越重 BGP 升高越明显。通过治疗,甲状腺功能恢复正常后,BGP 下降,但仍可高于对照组。③骨肿瘤、尿毒症、佝偻病及卵巢切除术后。血 BGP 降低常见于骨质疏松患者及高龄正常人。

3. Ⅰ型前胶原 N 末端前肽/C 末端前肽 Ⅰ型前胶原 N 末端前肽(PⅠNP)和Ⅰ型前胶原 C 末端前肽(PⅠCP)是成骨细胞和成纤维细胞增殖的特异性产物。当骨骼、软组织和皮肤合成Ⅰ型胶原时,PⅠNP 和 PⅠCP 被剪切而进入血液,因而可大致反映骨形成的动态变化。

(二)骨吸收指标 在骨吸收指标中,尿钙(U-Ca)和尿羟脯氨酸(hydroxyproline,HOP)是临床上最早用于评价骨代谢状况的指标,但其敏感性和特异性低,现已少用。Ⅰ型胶原 C-末端交联顶端肽(C-telopeptides of collagen type Ⅰ,α-CTX,β-CTX)、Ⅰ型胶原 N-末端交联顶端肽(N-telopeptides of collagen type Ⅰ,NTX)、尿吡啶啉(pyridinoline,Pyr)、脱氧吡啶啉(deoxypyridinoline,D-Pyr)、半乳糖羟赖氨酸(galactosyl hydroxylysine,Gal-Hyl)和葡糖基-半乳糖基-羟赖氨酸(glu-

cosyl galactosyl hydroxylysine,Glc-Gal-Hyl),以及抗酒石酸酸性磷酸酶-5b(tartrate-resistant acid phosphatase 5b,TRAP-5b)是目前常用的骨吸收标志物,其中以Ⅰ型原胶原 N-端前肽(PⅠNP)、血清Ⅰ型胶原交联 C-末端肽(S-CTX)和 TRAP-5b 的特异性最高。NTX、游离 Pyr(F-Pyr)和游离 D-Pyr(F-D-Pyr)次之。

(三)肾小管磷重吸收率 肾小管磷重吸收率(TRP)反映肾脏磷处理能力和甲状旁腺功能。正常人 TRP 为 84%~96%,甲旁亢者为 60%~83%。正常成人低磷饮食时为 95%,高磷饮食者为 75%。此试验可用于肾小球滤过率大于 50ml/min 的患者,严重肾小球功能损害时无诊断价值。PTH 抑制肾小管对磷的重吸收,促进尿磷的排泄。正常人用固定钙磷饮食(钙 700mg/d,磷 1200mg/d)5 天,肾小管磷重吸收率可降至 83% 以下(正常值 84%~96%);因而,肾小管功能正常时,肾小管磷重吸收率反映了甲状旁腺的 PTH 分泌水平,而当甲状旁腺功能正常时,肾小管磷重吸收率反映肾脏的磷酸盐处理能力。甲旁亢时,可降至 60%~83%,一般<78%。定量钙磷膳食:患者每日饮食中含钙 300~400mg,磷 1000~1400mg,禁肉食 5 天,在第 3 天、4 天晚 8 时至晨 8 时,或第 4 天、5 天晨 6~8 时空腹留 12 小时或 2 小时尿,并取静脉血测磷及肌酐浓度,以 mg/dl 表示。

用最大的肾小管重吸收磷($TmPO_4$)为指标,能更好地反映肾小管在 PTH 作用下处理磷酸盐的能力,测验的准备条件及化验项目与 TRP 相同。以前应用较多的磷廓清试验、钙耐量试验、快速滴注钙抑制试验、低钙试验、低磷试验、Ells-worth-Howard 试验、噻嗪类利尿剂激发试验和糖皮质激素抑制试验等等因操作复杂、敏感性和特异性低、已被 PTH 测定与定量影像检查替代。

【影像检查与特殊检查】

(一)99mTc-MIBI 扫描 原发性甲旁亢(PHPT)患者术前做 99mTc-MIBI(99mTc-sestamibi,99锝-甲氧基异丁基异氰化物)扫描有多重意义;其突出优点是骨骼病灶显影清晰,对骨肿瘤有特殊诊断价值,可早期发现骨肿瘤和代谢性骨病所引起的局限性骨损害。此外,对骨关节病、骨质疏松症、变形性骨炎的诊断和疗效评定等也有一定价值。缺点是对病灶不能定性,各种代谢性骨病除纤维囊性骨炎外,在扫描图上均缺乏特异性表现。当扫描证实只有 1 个腺体时,其准确率几乎为 100%,该法检测腺瘤的敏感性为 85%~100%,准确率约 94%,检测的最小腺体重 400mg。本法对增生的检查价值不如腺瘤;99mTc-MIBI 扫描的另一优点是可对腺瘤的功能作出判断,以嗜酸性细胞为主的腺瘤扫描的阳性率高[6]。再者,与该项技术结合而成的微创甲状旁腺切除术还缩短了患者的手术时间。

但这种检查方法也存在局限性:①应用 99mTc-MIBI 为显像剂的所有技术均取决于甲状旁腺组织对显像剂的摄取,并与线粒体含量、细胞周期以及功能的亢进程度有关;②双时相技术可能会因为示踪剂滞留、P-糖蛋白(P-gp)等因素导致示踪剂快速排出而敏感性减低;③单纯平行孔成像的分辨率较小,较小的甲状旁腺组织可能被漏诊;④继发性甲旁亢患者首次手术前甲状旁腺显像的敏感性不高,约为 35%~83%,平均 56.2%。一般应用 99mTc-MIBI 双核素同时显像时,不应使用${}^{99m}TcO_4^-$，因为二次成像容易导致移动伪影[7]，采用${}^{99m}Tc$-MIBI 双时相减影法联合 SPECT/CT 断层融合成像，并结合血清 PTH 水平来判断甲状腺结节是否来源于甲状旁腺[8]。

${}^{99m}Tc$-替曲膦（Tetrofosmin，${}^{99m}Tc$-TF）和${}^{99m}Tc$-Sestamibi（${}^{99m}Tc$-MIBI）是脑肿瘤 SPECT 扫描的两种示踪剂。肿瘤多药抵抗是因肿瘤表达多药抵抗相关蛋白所致的扫描阴性现象（表2-5-2-3）。同样，在应用${}^{99m}Tc$-TF 和${}^{99m}Tc$-MIBI 检查甲状旁腺时，也存在干扰两种示踪剂摄取的许多生物学因素与技术因素。检查时应尽量排除这些因素的干扰；分析结果时应根据临床表现做出判断（表2-5-2-4）。

表 2-5-2-3 干扰甲状旁腺${}^{99m}Tc$-TF 和${}^{99m}Tc$-MIBI 扫描的因素

干扰因素	Tc 扫描阳性率高	Tc 扫描阳性率低
血钙（mg/dl）	>11.3	<11.3
血 PTH（pg/ml）	>160	<160
血 25-(OH)D（ng/ml）	<25	>25
钙通道阻滞剂	非使用者	使用者
腺瘤重量（mg）	1434±403	480±156
肿瘤嗜酸性细胞比例	>20%	<20%

表 2-5-2-4 甲状旁腺${}^{99m}Tc$-TF 和${}^{99m}Tc$-MIBI 扫描比较

研究者/年份	研究方法	PHTP病例数	扫描类型	结果
Aigner 等/1996	前瞻性	10	单制剂双相	两者的敏感性相似
Giordano 等/1997	前瞻性	93	单制剂双相过锝酸减影	准确率88%(S)vs 59%(T)(P=0.016)
Wakamatsu 等/2001	前瞻性	25	双制剂减影平行光管扫描	SGD 63.2%(T) vs 68.4%(S) MGD 41.7%(T) vs 41.7%(S)
AC Froberg 等/2002	回顾性	8	单制剂双相二维显影	8/8(100%,S) 2/8(25%,T)

注：T：Tetrofosmin，${}^{99m}Tc$-替曲膦；S：Sestamibi，${}^{99m}Tc$-Sestamibi；PHTP：原发性甲旁亢

（二）其他影像检查

1. X 线照片 甲状旁腺疾病所致各种代谢性骨病在 X 线照片上的基本变化可归纳为骨质疏松、骨质软化与佝偻病、骨质硬化、纤维囊性骨炎和软组织钙化与骨化等几种，虽然各有特殊表现，但实际的鉴别相当困难，或几乎不能鉴别。

2. 高分辨超声 常规超声可用于甲状旁腺的定位，但准确性和阳性率不高。对个别的甲旁亢再次手术前的定位诊断有一定帮助。甲状旁腺腺瘤表现为肿块性超声图像，回声弥漫、细微、强度较低，可发现直径 5mm 以上的腺瘤，假阳性率约4%。高分辨率超声仪在单侧甲状旁腺腺瘤探查术前的检测价值较大。有作者对 600 例健康人进行颈部高频超声影像检查后发现，正常人甲状旁腺的境界清晰、细腻均匀，其平均长、宽、厚分别为（6.38±1.46）mm、（3.76±1.02）mm 和（2.75±1.99）mm；外形多样，以椭圆形居多；质地比邻近的甲状腺实质柔软，弹性超声定量指标应变比平均为 0.87±0.18；

多数腺体（62.5%）可显示彩色多普勒血流信号；三维重建 VOCAL 计算的每枚平均体积为（0.13±0.06）ml；下甲状旁腺超声显示率及显示质量高于上甲状旁腺[9]。

3. CT 扫描 前、中纵隔上方为异位甲状旁腺瘤的好发部位，特别适合于薄层 CT 扫描，可以显示细小病变。CT 扫描对其他部位的甲状旁腺病变的诊断亦有重要价值。CT 与${}^{99m}Tc+{}^{201}Tl$ 及${}^{99m}Tc$-MIBI 和超声的敏感性依次为80.4%、83.5%、85.2% 和 81.1%[7]。在异位诊断中依次为73.3%、81.2%、79.5% 和 81.6%。

4. PET/CT 目前应用 PET 进行甲状旁腺显像的研究不多，而且并不提倡使用^{18}FDG PET/PET-CT 进行甲状旁腺显像[7]。^{18}F-FCH（^{18}F-fluorocholine）PET/CT 定位甲状旁腺功能亢进组织的敏感性为92%，特异性为100%，高于${}^{99m}Tc$-MIBI SPECT/CT（49% 和 100%），${}^{99m}Tc$-MIBI/${}^{99m}TcO_4^-$ 减影法（46% 和 100%），${}^{99m}Tc$-MIBI "双时相" 法（44% 和 100%）是准确定位功能亢进的甲状旁腺组织的有效方法，尤其在显示甲状旁腺多发病灶或者增生病灶中具有显著优势[7]。

5. MRI 用于甲状旁腺的定位（当反应呈阳性时），阳性率不到75%，故一般很少用它作为常规检验。有作者比较了 CT、MRI、超声以及 Tc-MIBI 的敏感性与特异性，依次分别为13%、17%、27%、57% 与 39%、65%、65% 和 58%。

6. 选择性动脉造影 在选择性动脉造影图上，甲状旁腺肿瘤的表现是甲状腺动脉及其分支移位、变形和肿瘤染色，其中肿瘤染色定位的符合率为 50%~70%。但应注意，选择性动脉造影可引起短暂性脊髓缺血。如配合测定甲状腺下静脉和/或上静脉血 PTH，对肿瘤定位，腺瘤、腺癌与增生的鉴别有重要价值。此外，手术前 1 小时静脉滴注亚甲蓝 5mg/kg，使甲状旁腺染色深于其他组织，有助于术前定位，方便手术探查。

7. 骨放射自显影和显微放射显影 放射自显影是利用放射线使照相胶片感光。根据感光银颗粒的部位和强度，判断放射性示踪剂的位置和含量。显微放射显影则是将胶片直接置于定位显微镜下观察骨组织的微结构，目前这两种检查技术主要用于科研和对特殊代谢性骨病的诊断。显微放射显影技术如与光子吸收法结合，可明显提高骨质疏松的早期诊断率。

（三）骨密度测量 骨量（bone mass）一般可用骨矿含量（bone mineral content，BMC）和骨矿密度（bone mineral density，简称骨密度，BMD）来表示。BMC 是指被测量骨所含矿物质的总量，BMD 是指被测量骨的 BMC 除以被测量骨的投射面积或体积所得到的面积 BMD（areal BMD，aBMD）或体积（volume BMD，vBMD）。骨量测量是诊断骨质疏松的最常用方法，腰椎后前位是双能 X 线吸收测量最常选择的测量部位，而腰椎侧位测量可排除脊椎后棘突/横突/椎弓根的干扰[14]。全身 BMD 和身体成分的测量，有助于了解身体能量消耗、能量储存、蛋白质与骨骼的代谢状况，以及身体的含水量，而且可在营养学、生长发育的研究、运动医学及药物对身体成分影响的监测等方面加以运用。DXA 骨密度仪测量全身骨量和脂肪及肌肉组织，价格相对低廉，易为患者接受。BMD 降低是临床上常遇见的问题，其病因诊断可能十分困难，除了骨质疏松外，许多骨骼疾病和非骨骼的其他疾病均可引起或伴有 BMD 下降。所以，必须将 BMD 降低结合所伴

有的其他情况(血钙异常、血磷异常、PTH 异常、骨代谢生化标志物异常等)进行病因鉴别。

骨组织形态计量学直接观察骨组织水平的微观形态,并可进行定量分析,主要用于骨骼病变的诊断和骨转换率的评价,评价骨的微结构,尤其是骨小梁网,还可对骨基质及其矿化状况(如矿化缺陷)进行评价,从更微观的水平评价骨量外骨结构的细小变化和早期改变。研究表明,将有限元模型(finite element modeling)、生物力学(biomechanics)和临床 CT 扫描-生物力学 CT 结合是一种有力的总体骨强度评价技术,用该技术观察药物的疗效较常规 BMD 测量更敏感,尤其对预测骨折有重要价值[15]。

PTH 相关性骨病(PTH-related bone diseases)是指因甲状旁腺素分泌异常或作用障碍引起的一组内分泌-代谢性骨病,根据 PTH 分泌功能的高低,一般将此类疾病分为甲状旁腺功能亢进症(原发性、继发性和三发性)、甲状旁腺功能减退症和 PTH 抵抗(不敏感)综合征三类。从胚胎发育和生理解剖学角度看,临床上的甲状旁腺疾病有五个显著特点,一是 PTH 是调节矿物质代谢和破骨细胞功能的关键激素,分泌过多或过少均引起骨骼病变,并常伴有肾脏和心血管损害,神经精神症状(如高钙血症和低钙血症)也较明显;二是甲状旁腺与甲状腺、神经外胚层发育有密切联系,影像检查要考虑甲状腺的干扰,有时,病变可异位至胸腺,神经外胚层的临床表现亦较突出;三是甲状旁腺有较强的免疫原性(尤其是胸腺),因而甲状旁腺疾病常伴有免疫功能紊乱(如 Di George 综合征、原发性甲旁减、多发性内分泌腺瘤或多发性内分泌腺功能减退综合征);四是 PTH 分泌与维生素 D 营养状态、代谢水平及慢性炎症紧密联系,并进一步影响骨代谢(如维生素 D 缺乏所致的佝偻病/骨质软化症等),导致继发性高 PTH 血症;五是甲状旁腺发生肿瘤的倾向大,不论是 1 型或 2 型多发性内分泌腺瘤综合征均伴有甲状旁腺增生或肿瘤,而非甲状旁腺肿瘤引起的伴癌综合征(paraneoplastic syndrome)也常伴有高钙血症、低磷血症、骨质软化症、继发性高 PTH 血症或低 PTH 血症。

(袁凌青 钟佳燏)

第 3 节 原发性甲状旁腺功能亢进症

甲状旁腺功能亢进症(hyperparathyroidism,甲旁亢)可分为原发性、继发性、三发性和假性四类。原发性甲状旁腺功能亢进症(primary hyperparathyroidism,PHPT;简称原发性甲旁亢)是由于甲状旁腺本身病变引起的 PTH 合成和分泌过多[1]。继发性甲状旁腺功能亢进症(secondary hyperparathyroidism,SHPT;简称继发性甲旁亢)是由于各种原因所致的低钙血症刺激甲状旁腺增生肥大,分泌过多 PTH 所致,常见于慢性肾病、骨质软化症、小肠吸收不良症、维生素 D 缺乏与羟化障碍等疾病。三发性甲状旁腺功能亢进症(tertiary hyperparathyroidism;简称三发性甲旁亢)是在继发性甲旁亢基础上,由于腺体受到持久刺激,部分增生组织转变为腺瘤伴功能亢进,自主分泌过多 PTH,常见于慢性肾病和肾脏移植后。假性甲状旁腺功能亢进症(pseudohyperparathyroidism;简称假性甲旁亢)是由于非甲状旁腺组织(如肺、肝、肾和卵巢等)恶

性肿瘤分泌 PTH 相关肽(PTH-related polypeptide,PTHrP)、前列腺素、破骨细胞活化因子(osteoclast-activating factor,OAF)等导致的高钙血症,而甲状旁腺功能被抑制,血清 PTH 正常或降低。因此,事实上假性甲旁亢分为血清 PTH 升高的异位 PTH 分泌综合征和 PTH 降低的假性甲旁亢两种类型,而 PTHrP、前列腺素、OAF 等引起的高钙血症因血清 PTH 未升高,故并非真正意义上的假性甲旁亢,而属于肿瘤引起的一种伴癌综合征类型。

PHPT 的自然发病率为每年 2.5~3.0/10 万,约为就诊人数的 0.1%。采用血钙常规筛查后的年发病率较前增加了 3~4 倍。女性多于男性,约(2~4):1;60 岁以上女性明显高于其他年龄组,但也可见于幼儿和儿童。尸检发现,7% 的老年人有甲状旁腺结节或腺瘤,颈部放射治疗者的发病率增至 4%~11%。PHPT 通常呈散发性发病,偶尔呈家族性或为多发性内分泌腺瘤(MEN)综合征的表现之一[1,2]。

【甲状旁腺素】

甲状旁腺素(PTH)的生物活性集中在 1~34 位肽链上,PTH 的 N 端为 PTH 的活性端,第 1~34 个氨基酸残基片段(PTH$_{1-34}$,2~3kD)的生物活性已达到 PTH$_{1-84}$ 所具有的全部活性。羧基端不具生物活性(表 2-5-3-1)。少于 34 或多于 84 个氨基酸序列的 PTH 片段也有一定的生物活性,但如果缺少第 1 位氨基酸,则活性明显减弱;如果缺少第 1 位及第 2 位氨基酸或少于 27 个氨基酸,则活性几乎完全丧失。PTH 能刺激 cAMP 活性升高的最短片段为 PTH$_{1-27}$,并且主要与残基 1 和 2 有关。在氨基端的 1~34 个氨基酸序列中,人与牛有 3 个氨基酸不同,与猪有 1 个不同,人与鼠有 4 个不同;人与其他物种 PTH$_{1-84}$ 氨基酸序列中,人与牛有 12 个氨基酸不同,与鼠有 19 个氨基酸不同。人与猪仅有 4 个氨基酸不同,人与猪的 PTH$_{1-34}$ 保守区完全一致。由于氨基酸的组成不完全相同,多次给人注射牛或猪 PTH 后,会产生抗 PTH 抗体。

表 2-5-3-1 不同种属 PTH 的生物活性(U/mg)比较

PTH 来源	增强肾 cAMP 的能力	升高血钙的能力
天然 PTH		
牛 PTH$_{1-84}$	3000	2500
猪 PTH$_{1-84}$	1000	4800
人 PTH$_{1-84}$	350	-
合成 PTH 片段		
牛 PTH$_{1-34}$	5400	7700
人 PTH$_{1-34}$	1700	7400

早期放射免疫测定法证实血液循环中的 PTH 与甲状旁腺中的不一样。PTH$_{1-84}$ 和 C 端片段是主要成分。完整的 PTH$_{1-84}$ 在肝脏(占 70%)及肾脏(占 20%)分解成为有生物活性的 N 端片段(PTH$_{1-34}$)、无生物活性的 C 端片段及中间片段。可用于 PTH 测定分析的有四种:全分子 PTH(PTH$_{1-84}$)、PTH-N(PTH$_{1-34}$)、PTH-C 和中间段 PTH(PTH-M),其中 PTH$_{1-84}$ 和部分 PTH-C 是腺体直接分泌的,其余片段(包括部分 PTH-C)都是 PTH$_{1-84}$ 在肝脏的裂解产物。各种分子形式的特点见表 2-5-3-2。

表2-5-3-2 血浆 PTH 的不均一性

特点	PTH$_{1-84}$	PTH-N	PTH-C	PTH-M
分子量(kD)	9500	2000~3000	7000~7500	2000~3500
来源和直接前体物	主细胞 pro-PTH$_{1-90}$	肝/肾 PTH$_{1-84}$	主细胞/肝/肾 PTH$_{1-84}$	肝/肾 PTH$_{1-84}$
血浓度(ng/L)	10~26	8~24	100~470	50~330
占血总PTH比例	约2%	约2%	约80%	约15%
PTH$_{1-84}$ 生物活性	100%	PTH$_{1-34}\approx$100% 其他片段不定	<10%	无
PTH$_{1-84}$ 免疫活性	100%	低	≈100%	低
与PTH受体结合	与肾/骨的靶细胞受体结合	与肾/骨的靶细胞受体结合	极少	极少
血浆半衰期(分钟)	2	?	20~40	?
代谢部位	肝/肾	肝/肾?	全部自肾滤过	?

血液循环中可能还有从甲状旁腺细胞释放出来的 pre-pro-PTH、pro-PTH 及其他片段。这些片段绝大多数缺乏生物活性,pro-PTH 的生物活性只有 PTH$_{1-84}$ 的 2%~3%。但这些前体或片段可参与抗 PTH 抗体的免疫反应。血浆中 PTH 的多种形式构成了血 PTH 的不均一性。肾癌、肺癌及肝癌等均可分泌 PTH 或 pro-PTH(异位 PTH 分泌)。甲状旁腺细胞对 Ca^{2+} 的反应与其他组织的细胞不同。低血钙可以兴奋甲状旁腺,而血浆离子钙浓度升高时则抑制 PTH 的分泌。其量效曲线呈 S 形(曲线中点处的钙水平称为调定点)。正常情况下,PTH 分泌以调定点方式控制来维持血清离子钙在一个很窄的范围内。低于调定点时刺激 PTH 分泌,高于调定点时抑制 PTH 分泌。但是,PTH 的分泌速度有一定限度,血清钙为 7mg/dl 时,兴奋作用最大,血清钙为 10.5mg/dl 时,抑制作用最大,高于或低于此水平不产生更大的作用。钙对激素分泌的作用发生很快(数分钟内),低钙对于 PTH 合成的刺激较慢。高钙浓度时,可使细胞内合成的 PTH 降解,而且可能释放无活性片段。短时间内,细胞外钙主要调节 PTH 的分泌而不是其合成;但数小时到数天后,细胞外钙增加可抑制 PTH 基因转录,反之亦然。细胞外钙减少时促进 PTH 基因转录,长期的低钙血症刺激甲状旁腺细胞增殖、肥大。通常情况下,当血液中离子钙浓度增加时,PTH 的分泌下降。

【病因与病理】

(一)病因 大多数 PHPT 的病因尚不完全明了,目前的研究主要集中在家族性 PHPT 的致病基因搜寻方面,包括 1 型多发性内分泌腺瘤(MEN-1)、MEN-2 和甲旁亢-下颌骨肿瘤综合征(hyperparathyroidism-jaw tumor syndrome,HPT-JT)等。20 世纪 60 年代先后发现了引起甲旁亢的数个相关基因(CASR、MEN1、RET、HRPT2 等),但直到最近才基本明确其与原发性甲旁亢综合征的病因关系,除了体细胞 MEN1 突变外,其他均为胚系突变。现已发现,由四个突变基因(CASR、MEN1、RET 和 HRPT2)引起多种甲旁亢综合征(hyperparathyroid syndromes),而家族性单纯性甲旁亢(familial isolated hyperparathyroidism)的致病基因仍未明确,见表2-5-3-3 和表 2-5-3-4。

甲状旁腺腺瘤细胞有多条染色体异常;例如 11 号染色体转位时,PTH 基因调节区失活,使 cyclin D1(PRAD1)过表达。颈部放疗与甲状旁腺腺瘤也有一定关系。一些甲状旁

表2-5-3-3 基因突变引起的甲旁亢综合征

中文名称	英文名称	致病基因
家族性低钙尿症性高钙血症	familial hypocalciuric hypercalcemia	钙受体基因
新生儿重症甲旁亢	neonatal severe hyperparathyroidism	钙受体基因
1 型多发性内分泌腺瘤综合征	multiple endocrine neoplasia type 1	MEN1
2A 型多发性内分泌腺瘤综合征	multiple endocrine neoplasia type 2A	RET
甲旁亢-下颌骨肿瘤综合征	hyperparathyroidism-jaw tumor syndrome	HRPT2
家族性单纯性甲旁亢	familial isolated hyperparathyroidism	不明(HRPT2?)

注:MEN1:multiple endocrine neoplasia 1,多发性内分泌腺瘤 1 基因;RET:ret proto-oncogene,ret 原癌基因;HRPT2:hyperparathyroidism 2(with jaw tumor),甲旁亢 2(伴下颌骨肿瘤)基因,现称为细胞分裂周期 73(cell division cycle 73)基因,该基因编码肿瘤抑制因子——PAF 蛋白复合物,参与 RNA 多聚酶Ⅱ亚基 POLR2A 和组蛋白甲基化转移酶复合物作用,突变导致甲旁亢-下颌骨肿瘤综合征、家族性单纯性甲旁亢或甲状腺癌。

表2-5-3-4 缺失性突变引起的遗传性甲旁亢

临床综合征	主要致病基因	缺失性突变(%)	其他因素	未鉴定位点
家族性低钙尿症性高钙血症	CASR	40	?	19p/19q
新生儿重症甲旁亢	CASR	? a	? a	?
1 型多发性内分泌腺瘤综合征	MEN1	30	p18/p27/ p15/p21	?
2A 型多发性内分泌腺瘤综合征	RET	3b	?	?
甲旁亢-下颌骨肿瘤综合征	HRPT2	40	?	?
家族性单纯性甲旁亢	MEN1 CASR HRPT2	70	?	2p

注:CASR:calcium-sensing receptor,钙受体;HRPT2:hyperparathyroidism 2(with jaw tumor),2 型甲旁亢(伴下颌骨肿瘤)基因,现称为细胞分裂周期 73(cell division cycle 73)基因;a:病例太少,目前不明确是否引起家族性低钙尿症性高钙血症的致病因素亦可导致新生儿重症甲旁亢;b:2A 型多发性内分泌肿瘤综合征可表现为家族性单纯性甲旁亢

腺腺瘤患者的维生素 D 受体基因功能明显降低,表达量减少(表 2-5-3-5)。

1. MEN-1 少见。突变型 MEN-1 基因的拷贝遗传给种系细胞并存在于甲状旁腺细胞中,基因重排或通过其他激活机制,组织特异的增强子促周期蛋白 D1 基因转录,并因过度表达发生甲状旁腺腺瘤或增生;克隆性前身细胞缺乏 menin 基因的表达产物,导致散发性甲状旁腺腺瘤(图 2-5-3-1)。正常情况下,有丝分裂信号上调细胞周期蛋白 D 表达。但在部分散发性甲状旁腺腺瘤中,因染色体重排,CCND1/PRAD1 原癌基因刺激细胞周期蛋白 D1(cyclin D1)表达,使细胞周期蛋白 D 与细胞周期蛋白依赖性激酶 4(cyclin-de-pendent kinases 4,CDK4)及 CDK6 结合,视网膜母细胞瘤基因产物(retinoblastoma gene product,pRB)被 CDK4/CDK6 磷酸化,CDK2 从 pRB 中游离,激活多种靶基因转录,细胞从 G1 期进入 S 期。此外,PTH/PRAD1 基因 DNA 重排亦可导致甲状旁腺腺瘤(图 2-5-3-2、图 2-5-3-3)。

甲状旁腺肿瘤是 MEN-1 的最主要组分,甲状旁腺病变常见而首发,可为增生或腺瘤,为 menin 突变所致,目前无腺癌报道。患者同时或先后发生多个内分泌腺(甲状旁腺、腺垂体、胰岛等)肿瘤,95% 以上的 MEN-1 患者最终发生甲状旁腺腺瘤或增生。与散发性 PHPT 不同的是,遗传性 PHPT 更易出现高胃泌素血症和顽固性消化性溃疡。甲状旁腺腺瘤亦

表 2-5-3-5 遗传性原发性甲旁亢及其相关综合征的致病基因

基因	编码的蛋白质	相关综合征	甲状旁腺肿瘤特征	散发性甲旁亢的缺陷
MEN-1	menin	MEN-1(垂体/甲状旁腺/胰腺/前肠组织肿瘤/类癌)	多发无症状良性>99%	25%~35%良性肿瘤存在活突变
HRPT2/CDC73	Parafibromin	HPT-JT(颌骨/甲状旁腺/子宫/肾脏/囊肿)	单一肿瘤/恶性 15%	70%癌存在失活突变/散发性腺瘤突变罕见
CASR	CaSR	FHH(杂合子失活突变)/NSHPT(纯合子失活突变)	FHH:甲状旁腺不肿大/NSHPT:多个甲状旁腺肿大	低表达/突变罕见
RET	c-Ret	MEN-2A(家族性髓样癌嗜铬细胞瘤甲状旁腺瘤)	单一肿瘤/良性 99%	突变罕见
CCND1/PRAD1	细胞周期蛋白 D1	无记载	无记载	DNA 重排/PTH 基因过表达

注:MEN:multiple endocrine neoplasia,多发性内分泌腺瘤综合征;CaSR:calcium-sensingreceptor,钙受体;HRPT2/CDC73:hyperparathyroidism 2 with jaw tumor,2 型甲旁亢伴下颌骨肿瘤基因,现称为细胞分裂周期 73(cell division cycle 73)基因

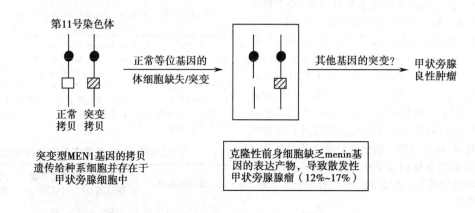

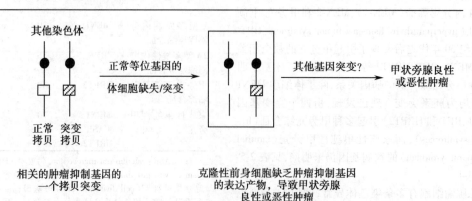

图 2-5-3-1 MEN-1 和相关基因缺失/突变致甲状旁腺肿瘤的发病机制

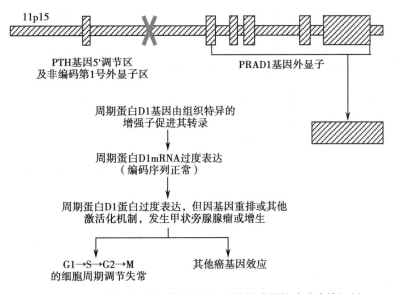

图 2-5-3-2　PTH/PRAD1 基因 DNA 重排导致甲状腺腺瘤的机制

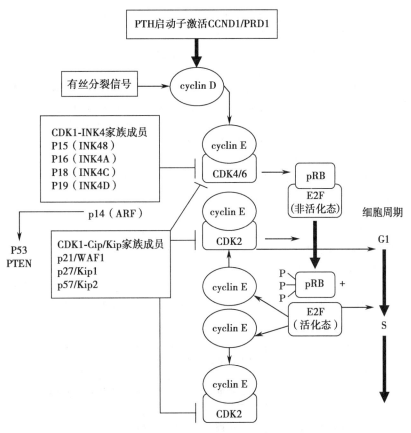

图 2-5-3-3　周期蛋白 1 和 CCND1/PRAD1 调节细胞循环

在散发性甲状旁腺腺瘤中，染色体发生重排波及 CCND1/PRAD1 原癌基因；正常情况下，通过 PTH 基因启动子/增强子的作用，CCND1/PRAD1 被有丝分裂信号激活，促进周期蛋白 D1（cyclin D1）表达，并进而形成 cyclin D-周期蛋白依赖性激酶 4（CDK4/3-14）复合物；视网膜母细胞瘤基因产物 pRB 在处于非磷酸化状态时，可与 E2F 结合，CDK2/4/3-14 能磷酸化 pRB，释放磷酸化的 pRB 又使 E2F 游离而具有转录活性，出现 DNA 复制，细胞从 G1 相进入 S 相及 G2 相；CCND1/PRAD1：细胞周期调节蛋白 D1（甲状旁腺腺瘤病 1）

可见于 MEN-2A（RET 基因突变所致的甲状腺髓样癌、嗜铬细胞瘤和甲状旁腺腺瘤）中。偶尔，PHPT 亦见于 HPT-JT、Wilm 综合征或多囊肾。MEN-1 肿瘤来源于内分泌腺、神经内分泌细胞或非内分泌腺组织。MEN-1 中的甲旁亢的临床表现与一般 PHPT 相同，但往往四个甲状旁腺同时受累，虽为良性病变，手术切除后却易复发[3]。

2. 1型多发性神经纤维瘤病伴 PHPT 是一种因神经嵴细胞异常导致的多系统损害性常染色体显性遗传病,可伴有 PHPT。但与散发性 PHPT 相比,患者更容易出现骨质软化症。多发性神经纤维瘤病伴甲状腺髓样癌可能是 MEN-2B 的特殊类型。MEN-1 患者并发甲状旁腺腺瘤手术时,不能用通常的血清 PTH 下降率来判断手术释放成功,因为即使术后 PTH 显著下降,亦常常在数月内复发。因此,如果术前已经确立 MEN-1 诊断,应仔细探查所有的甲状旁腺,切除全部肿瘤[4,5]。

3. 家族型甲状腺髓样癌伴 PHPT 见于各种年龄,好发于中年患者,女性多于男性;甲状腺髓样癌常为双侧性、多发性,可分为三种类型:①MEN-2A 包括甲状腺髓样癌、嗜铬细胞瘤及甲状旁腺功能亢进症;②MEN-2B 包括甲状腺髓样癌、嗜铬细胞瘤及黏膜神经瘤;③与 MEN 无关的家族型甲状腺髓样癌伴 PHPT。在 MEN-2A 中,多数患者先出现甲状腺髓样癌,病变为多灶性,血清降钙素明显升高。如果分泌其他肽类激素如前列腺素和血管活性肠肽,则有腹泻、腹痛和颜面潮红等临床表现[6-8]。

4. 原发性甲旁亢-下颌骨肿瘤综合征 少见。原发性甲旁亢-下颌骨肿瘤综合征(HPT-JT)是独立于散发性甲旁亢的一种家族性甲旁亢,家族成员有受累患者,发生其他器官肿瘤的风险高,病因与 HRPT2/CDC73 种系突变有关(图 2-5-3-4)。研究发现,HRPT2/CDC73 种系突变有不同的外显度(penetrance),外显度是决定肿瘤良恶性和临床表现轻重的重要因素[9-14],25% 的散发性甲状旁腺腺癌甲旁亢在 HRPT2/CDC73 种系突变外显度较低时,患者的症状很轻,约 10% 无症状;当外显度较高时,可表现为甲状旁腺单一性腺瘤或甲状旁腺腺癌;当外显度极高时,大部分(85%)表现为甲旁亢-下颌骨肿瘤综合征,少部分(15%)甚至导致腺癌,并伴有颌骨-牙质骨化肿瘤(cemento-ossifying tumor)、肾脏囊肿和子宫肿瘤[15]。突变型 HRPT2 基因使 parafibromin 蛋白失活,导致的颌骨-牙质肿瘤多数属于矿化型纤维瘤或颌骨-牙质矿化型纤维肉瘤。文献报道的 CDC73 种系突变与体细胞突变见表 2-5-3-6。

偶尔,1 型 PTH/PTHrP 受体突变所致的 Jansen 干骺软骨发育不良症可伴有高钙血症,但 1 型 PTH/PTHrP 受体突变导致的另一种骨干骺发育不良症(Eiken 型骨干骺发育不良症,Eiken metaphyseal dysplasia,常染色体隐性遗传,MIM 600002)不发生高钙血症。

5. 散发性甲状旁腺腺瘤 常见。Fuller Albright 首次报道的 PHPT 病例为甲状旁腺肿瘤所致。甲状旁腺腺瘤(癌)的病因主要与 PTH 分泌细胞的某些基因突变有关,肿瘤抑制基因缺失使细胞凋亡被抑制,细胞过度生长;经克隆性扩张而形成腺瘤。甲状旁腺腺癌的发展迅速,血钙明显升高且对一般治疗无反应。甲状旁腺腺瘤可异位至前纵隔、后纵隔、胸骨后或舌下等处,导致长期漏诊或误诊。部分散发性甲状旁腺腺瘤(癌)具有较强的遗传背景;例如,在葡萄牙裔家系中,有些患者合并有甲状旁腺腺瘤或腺癌,致病基因(1q22-q31)第 3 号外显子 Val184Glu 突变、抑癌基因缺失(包括视网膜母细胞瘤、遗传性乳腺癌和甲状旁腺肿瘤)或杂合性缺失,称为常染色体显性家族遗传性散发性原发性甲旁亢,甲状旁腺腺瘤细胞可呈 GCMB 或 HIC1 过表达,可能代表了肿瘤形成的早期事件,但其具体意义未明。

6. 家族性 PHPT 少见。钙受体(CaR)基因缺失的纯合子患有新生儿重症 PHPT,杂合子表现为家族性低钙尿症性高钙血症(FHH),而功能获得性突变导致家族性高钙尿症性低钙血症(familial hypercalciuric hypocalcemia)[6]。Kifor 等报道的 4 例病例中,有的表现为 PTH 依赖性高钙血症(PTH-dependent hypercalcemia),有的患者伴有低钙尿症或合并有过敏型肠炎或淋巴细胞性甲状腺炎。但事实上,所有病例存在抗钙受体抗体,只是抗体所起的作用不同(刺激性抗体或抑制性抗体)而已,因而又有人称之为自身免疫性低钙尿症性高钙血症(AHH)。有的患者存在自身免疫性多内分泌腺综合征表现,伴有银屑病、成年哮喘、Coombs 阳性溶血性贫血、类风湿关节炎、眼色素层炎、类天疱疮、硬化性胰腺炎、自身免疫性垂体炎、尿崩症等。

7. 异位甲状旁腺腺瘤 罕见。异位甲状旁腺腺瘤的常见异位部位是气管-食管凹、食管旁、甲状腺和纵隔甲状旁腺组织[7]。甲状腺内异位甲状旁腺腺瘤少见,临床表现与一般 PHPT 相似。如果甲旁亢的症状典型而甲状腺缺乏相应病

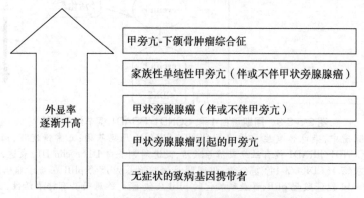

图 2-5-3-4 HRPT2/CDC73 种系突变的临床表型

HRPT2/CDC73 种系突变可有不同的外显度,25%的散发性甲状旁腺腺癌甲旁亢伴有 HRPT2/CDC73 种系突变,10%突变者无症状,其余的 HRPT2/CDC73 种系突变可表现为甲状腺单一性甲旁亢伴或不伴甲状旁腺腺癌;而大部分(85%)的甲旁亢-下颌骨肿瘤综合征是由于良性腺瘤所致,少部分(15%)是由于腺癌所致,并伴有颌骨牙骨质骨化肿瘤、肾脏囊肿和子宫肿瘤;HRPT2/CDC73:细胞分裂周期 73,Paf1/RNA 多聚酶复合体同源组分

表 2-5-3-6　HRPT2/CDC73 种系突变与体细胞突变

外显子	突变	效应	临床表现	突变类型	外显子	突变	效应	临床表现	突变类型
1	3G>A	Met1Ile	HPT-JT	种系突变	3	272G>C	Arg91Pro	散发 PTA	种系突变
1	4C>T	Ala2Ser	散发 PTA	体细胞突变	3	284T>C	Leu95Pro	FIHP	体细胞突变
1	13del18	框架移动	HPT-JT	体细胞突变	3	306delGT gtgagtacttttt	框架移动/衔接突变	HPT-JT	种系突变
1	16delA	框架移动	PTC	ND	4	356delA	框架移动	HPT-JT	种系突变
1	20A>G 24delC	框架移动	HPT-JT	种系突变	4	356delA	框架移动	FIHP	种系突变
1	23TGCG>gtg	框架移动	散发 PTC	体细胞突变	5	373insA	框架移动	散发 PTC	种系突变
1	25C>T	Arg9X	HPT-JT	种系突变	5	c. 375-376insAA	框架移动	FIHP	体细胞突变
1	25C>T	Arg9X	散发 PTC	体细胞突变	5	406A>T	Lys136X	HPT-JT	种系突变
1	41bp 缺失	框架移动	HPT-JT	种系突变	5	415C>T	Arg139X	散发 PTC	种系突变
1	34del AACATCC	框架移动	HPT-JT	种系突变	6	c. 433delAGA	框架移动	HPT-JT	种系突变
1	30delG	框架移动	HPT-JT	种系突变	7	518del4	框架移动	FIHP	种系突变
1	39delC	框架移动	HPT-JT	种系突变	7	636delT	框架移动	HPT-JT	种系突变
1	39delC	框架移动	HPT-JT	种系突变	7	664C>T	Arg222X	散发 PTC	种系突变
1	39delC	框架移动	散发 PTC	体细胞突变	7	669del AT/insG	框架移动	HPT-JT	种系突变
1	53delT	框架移动	散发 PTA	体细胞突变	7	679insAG	框架移动	HPT-JT	种系突变
1	53delT	框架移动	散发 PTA	体细胞突变	7	679insAG	框架移动	HPT-JT	种系突变
1	60del10	框架移动	散发 PTC	ND	7	679insAG	框架移动	HPT-JT	种系突变
1	62del	框架移动	FIHP	种系突变	7	679insAG	框架移动	散发 PTC	种系突变
1	70G>T	Glu24X	散发 PTC	体细胞突变	7	679insAG	框架移动	FIHP	种系突变
1	70G>T	Glu24X	散发 PTC	体细胞突变	7	679delAG	框架移动	HPT-JT	种系突变
1	70delG	框架移动	散发 OF	体细胞突变	7	679delAG	框架移动	HPT-JT	种系突变
1	70del	框架移动	FIHP	体细胞突变	7	685del AGAG	框架移动	FIHP	种系突变
1	76delA	框架移动	散发 PTC	体细胞突变	7	686del GAGT	框架移动	HPT-JT	体细胞突变
1	76delA	框架移动	HPT-JT	种系突变	7	692-693 insT	框架移动	散发 PTC	种系突变
1	82del4	框架移动	散发 PTC	体细胞突变	7	693-694 insG	框架移动	散发 PTC	ND
1	85delG	框架移动	HPT-JT	体细胞突变	7	700C>T	Arg234X	散发 PTC	种系突变
1	95del8	框架移动	FIHP	体细胞突变	7	700C>T	Arg234X	散发 PTC	种系突变
1	96G>A	Trp32X	HPT-JT	种系突变	7	700C>T	Arg234X	HPT-JT	种系突变
1	100A>C	Lys34Gln	肾脏肿瘤	体细胞突变	7	700C>T	Arg234X	散发 PTC	ND
1	126del24	框架移动/衔接突变	散发 PTA	体细胞突变	8	732delT	框架移动	散发 PTC	体细胞突变
1	127insC	框架移动	散发 PTC	种系突变	8	745dup1	框架移动	FIHP	种系突变
1	128G>A	Trp43X	FIHP	体细胞突变	8	746delT	框架移动	散发 PTC	体细胞突变
2	136del5	框架移动	FIHP	种系突变	8	765delTG	框架移动	HPT-JT	种系突变
2	136del5	框架移动	FIHP	种系突变	8	815A>G	Asn272Ser	散发 PTA	种系突变
2	162C>G	Tyr54X	散发 PTC	体细胞突变	9	875G>A	Arg292Lys	肾脏肿瘤	体细胞突变
2	162C>G	Tyr54X	散发 PTC	体细胞突变	13	1126 insTT	框架移动	散发 OF	种系突变
2	162C>G	Tyr54X	散发 PTA	体细胞突变	13	1135G>A	Asp279Asn	HPT-JT	种系突变
2	165C>G	Tyr55X	HPT-JT	种系突变	14	1230delC	框架移动	散发 PTC	ND
2	165C>A	Tyr55X	散发 PTC	体细胞突变	14	1238delA	框架移动	HPT-JT	种系突变
2	176C>T	Ser59Phe	散发 PTC	种系突变	14	1245del18	框架移动	散发 OF	体细胞突变
2	182T>A	Leu61X	散发 PTC	体细胞突变	I	IVS1+1G>A	衔接突变	FIHP	种系突变
2	188T>C	Leu63Pro	FIHP	种系突变	I	IVS1+1G>A	衔接突变	散发 PTA	体细胞突变
2	191T>C	Leu64Pro	FIHP	种系突变	I	IVS1+1G>A	衔接突变	FIHP	种系突变
2	191T>C	Leu64Pro	FIHP	种系突变	I	IVS2-1G>A	衔接突变	HPT-JT	种系突变
2	195insT	框架移动	散发 PTC	体细胞突变	I	IVS2+1G>C	衔接突变	FIHP	种系突变
2	195insA	框架移动	散发 PTC	体细胞突变	I	IVS6-1delG	衔接突变	散发 PTC	体细胞突变
2	226C>T	Arg76X	散发 PTC	体细胞突变					

注:E:Exon. 外显子;I:Intron. 内含子;OF:ossifying fibroma,骨化性纤维瘤;ND:not determined,未定

变,应警惕此种可能。颈部超声、CT/MRI 有助于诊断。纵隔甲状旁腺组织发生肿瘤时使定位诊断变得相当困难,尤其用 MIBI 仅扫描甲状旁腺区时容易漏诊。防止的办法是常规扩大扫描范围(颌骨下至整个纵隔);由于正常的甲状旁腺功能被长期抑制,术后容易发生骨饥饿综合征。

(二)病理类型

1. 甲状旁腺腺瘤 多为单个腺瘤(>80%)[8,9],极少数(1%~5%)有 2 个或 2 个以上的腺瘤,偶尔为腺癌;6%~10% 为异位(胸腺、甲状腺、心包膜或食管后)腺瘤。腺瘤大小相差悬殊(100mg~60g),常伴有囊性变。光镜下,瘤细胞呈团簇样生长(Diff-Quik 染色),细胞均一,胞质中嗜酸性颗粒丰富。Papanicolaou 染色可见胞质细小颗粒,核圆居中,核仁显著。电镜下,腺瘤由透亮主细胞、过渡型嗜酸性细胞及嗜酸性细胞构成,存在脂肪细胞及脂肪小滴。手术发现为多个甲状旁腺病变时,应探查所有甲状旁腺,排除遗传性综合征可能。研究发现,多数甲状旁腺腺瘤和甲状旁腺增生为单克隆病变,20%~40%的腺瘤伴有周期蛋白 D1 过表达,8%伴有周期蛋白 D1(cyclin D1)基因(CCND1)易位,25%~40%伴 menin 基因丢失,约半数伴有其他基因失活性突变(如 HRPT2)[8]。

2. 甲状旁腺增生 多发性甲状旁腺病/增生的病因未明,患者不存在刺激甲状旁腺增生的因素(如血钙降低或维生素 D 缺乏)。与甲状旁腺腺瘤不同的是,甲状旁腺增生为多克隆性。有的 PHPT 血清钙正常而 PTH 升高,但找不到继发性甲旁亢依据[9],估计是由于甲状旁腺原发性透明细胞或主细胞增生所致。所有腺体受累,但以某个腺体增大为主。手术至少要活检 1 个以上的腺体,若第 2 个腺体也有病变,则能确立原发性增生的诊断;相反,如第 2 个腺体正常,则增大的腺体多为腺瘤。

3. 甲状旁腺腺癌 少见(约 1%),平均发病年龄约 50 岁,男女比例相当。坚硬,呈灰白色,可有包膜和血管浸润或局部淋巴结和远处转移,喉返神经、食管及气管常遭侵犯。癌细胞均一,被纤维小梁分隔成叶状,内有包囊和血管,有丝分裂明显。细胞多形性,核大,深染,呈退行性肉瘤样改变。甲状旁腺腺癌可分为功能性和非功能性两类,非功能性甲状旁腺癌患者的血钙与 PTH 正常,可能与肿瘤的 PTH 合成与分泌机制障碍或产生大量 PTH 原或前 PTH 原有关[10]。功能性甲状旁腺癌患者有典型 PHPT 表现。甲状旁腺腺癌细胞常发生 HRPT2(CDC73)体细胞性突变,但与甲状旁腺功能亢进症-下颌骨肿瘤综合征患者的胚系失活性突变不同。所以,甲状旁腺腺癌有两种类型,一种为如上所述的散发性甲状旁腺腺癌,另一种与甲状旁腺功能亢进症-下颌骨肿瘤综合征(HPT-JT)关联。其他涉及的基因、蛋白或者信号通路包括 APC、p53、Cyclin-D,Wnt/β-catenin 信号通路、CaR 表达缺陷、MEN1 基因和 menin 蛋白等,但总的来说其分子机制尚不明了[11,12]。甲状旁腺癌可根据 Talat 提出的分类方法进行病理分类。

4. 甲状旁腺囊肿 甲状旁腺囊肿约占甲状旁腺病变的 3%,亦可分为功能性甲状旁腺囊肿和非功能性甲状旁腺囊肿两种,前者(85%)多于后者(15%);囊肿液体清亮或浑浊。甲状旁腺囊肿需与甲状旁腺瘤(癌)囊性变鉴别,由于甲状旁

腺囊肿是引起 PHPT 的重要原因之一,术中和术后应常规对患者进行 PTH 监测[11,12]。

5. PTH 分泌抑制机制缺陷性甲亢 FHH 是由于钙受体基因失活性突变引起的一种特殊类型的原发性甲旁亢,钙受体突变后,PTH 的分泌抑制机制缺陷,故甲状旁腺不会出现增生,虽然发病自出生后即存在,但临床无影像异常(详见下述)。

6. 骨骼病理 骨骼的全面脱钙在本病的早期即可出现,然后骨吸收逐渐加重,出现畸形,骨囊性变和多发性骨折在上下颌骨发生,可见龈瘤。镜下见骨膜下骨吸收增加,破骨细胞数量增多,骨皮质明显变薄,病情重者可形成囊肿样改变,较大的囊肿由于病变组织内出血、含铁血黄素沉着而呈现棕色病损,故又名棕色瘤。部分患者合并有骨质软化表现。由于甲状旁腺素过多而加速骨的吸收和破坏,长期进展则发生不同程度骨病变。由于骨质脱钙,发生骨疼痛、骨质疏松并骨质软化自发性骨折,可有颅骨颗粒状吸收、指趾骨膜下骨吸收、假骨折线、肾结石及钙化、异位软组织钙化及纤维性骨病等。囊性纤维性骨炎是该病对骨的一个典型损害。

原发性或继发性甲旁亢均可累及颌骨,与口腔临床关系密切的表现为骨骼系统的改变,据报道大部分甲状腺功能亢进者合并有颌骨病变,易误诊为其他颌骨疾病。当颌骨受累被破坏时可有骨溶解膨隆,出现软体组织包块,颌骨局部疼痛,颌骨因甲状旁腺功能亢进所致颌骨改变时往往多为广泛骨结构改变,在颌骨改变中骨质吸收率最高,其次为骨质疏松和颌骨囊性变。再次并发广泛性纤维囊性骨炎及下颌骨巨大瘤样病变[3-8]。发生棕色瘤时可致颌骨畸形,破坏严重时可发生病理性骨折。由于颌骨有牙齿生长,与全身其他部位骨骼有所差异,因此,表现较为特殊。由于牙槽骨广泛吸收,患者伴有牙疼痛、牙龈红肿、牙龈炎、牙龈瘤,可形成很深的牙周带,表现为牙周病,甚至牙齿松动脱落。牙髓腔内可见髓石。由于骨质疏松,拔牙时可将部分牙槽骨连同牙根一并带出。

【病理生理】

病理性骨吸收时,血 ALP 增加是由于 PTH 过多、破骨细胞与成骨细胞活性增强和骨转换升高所致,但由于骨特异性 ALP 所占比例较小,不少患者的血 ALP 正常。骨骼改变以骨吸收增加为主,但在病变的早期或损害较轻时可表现为骨质疏松或骨质疏松伴骨质软化,后者的发生很可能与钙和维生素 D 不足有关。PTH 抑制肾小管重吸收碳酸氢盐,尿呈碱性。肾脏生成的 $1,25-(OH)_2D$ 增多伴肠钙吸收增高,容易引起肾石病和肾钙盐沉着症。高氯性酸中毒使血游离钙增加,加重高钙血症,同时也促进骨盐溶解和骨吸收。

(一)PTH 不适当分泌与 PTH 高分泌

1. 不适当 PTH 分泌 血清离子钙与 PTH 的关系见图 2-5-3-5。相对性不适当 PTH 分泌的主要表现为高血钙对大多数腺瘤无抑制作用,或 PTH 分泌的钙调定点改变,使抑制 PTH 分泌所需的钙浓度比正常人高得多,引起骨转换增加;更高 PTH 浓度时引起骨膜下骨吸收和囊性变("棕色瘤"和"纤维囊性骨炎")。过多 PTH 不但使骨钙溶解释放入血,也使肠吸收钙加强,导致血钙升高。当血钙浓度超过肾阈值时,从肾小球滤过的钙增多,尿钙排出增加。虽然 PTH 能促

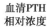

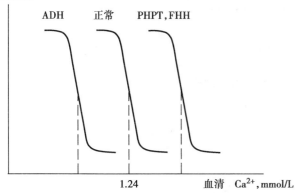

图 2-5-3-5 血清离子钙与 PTH 的关系
血钙与 PTH 分泌呈双曲线型关系。PTH 调定点是指 PTH 下降 50% 的相应血钙浓度;原发性甲旁亢和家族性低钙尿症性高钙血症(FHH)时 PTH 调定点升高,而常染色体显性遗传性低钙血症(ADH)降低

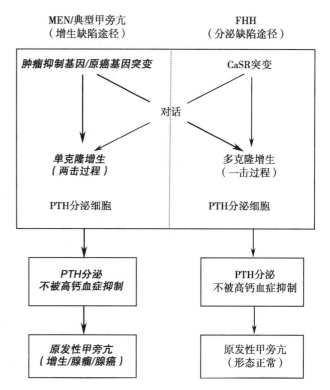

图 2-5-3-6 引起甲旁亢的两种细胞途径
粗斜字体表示甲状旁腺增生缺陷途径,非粗斜字体表示 PTH 分泌缺陷途径;FHH:家族性低钙尿症性高钙血症;HPT:甲旁亢;MEN:多发性内分泌腺瘤病

进远端肾小管对钙的重吸收,但由于钙滤过负荷(filtered load)增高,同时 PTH 抑制近端肾小管对磷的重吸收,出现高尿钙-高尿磷-低血磷状态。高 PTH 血症使骨重建周期缩短,重建腔隙加大,骨的代谢转换加速,故出现皮质骨多孔和骨量下降。骨的净吸收主要发生在皮质骨内层,而骨的净获得主要见于小梁骨。因此,局部的矿化骨总量可正常、降低或增加。早期的骨量丢失主要发生于骨皮质,而以松质骨为主的脊椎骨密度仍可正常。

高钙血症是高 PTH 血症致病作用的经典表现,血钙升高的原因是 PTH 对骨矿盐过度动员和骨质消耗,作用机制是 PTH 通过 RANKL-OPG-RANK 系统,导致破骨细胞的数量和活性增高,这种作用可理解为 PTH 的促分解效应(catabolic effect)。在过多 PTH 的作用下,开始的血浆和细胞外液离子钙升高仅为间歇性,随后发生持续性高钙血症。血钙过高还可导致迁徙性钙化(如软骨、关节滑膜、肌腱、韧带、角膜、心肌、动脉壁和胃黏膜等处),引起关节疼痛等症状。高浓度钙离子刺激胃泌素分泌,胃酸分泌增多,形成多发性胃-十二指肠溃疡;高钙血症亦激活胰蛋白酶原(trypsinogen),引起胰腺自身消化和氧化应激反应,导致急性胰腺炎。

2. 引起高钙血症的 PTH 细胞途径 目前认为,有两条引起 PTH 高分泌和高钙血症的细胞途径(图 2-5-3-6),甲状旁腺增生缺陷途径(proliferation defect pathway)包括了经典的"两击"过程(2-hit process),其表现为单克隆增生[13-15]。引起甲状旁腺组织单克隆(monoclonal)或寡克隆(oligoclonal)增生的过程缓慢,从增生至肿瘤形成一般需要数年时间。PTH 分泌缺陷途径是由于钙受体突变后即发生甲状旁腺增生抑制现象,其特点是发病自出生后开始,波及所有的 PTH 分泌细胞,病变只有"一击"过程(1-hit process),且甲状旁腺不发生增生,亦无其他可检测出的病变[16-22]。

(二) **钙受体表达下调** 骨骼、肾脏及肠管组织均表达高水平的 CaR。甲状旁腺 CaR 作用是:①抑制 PTH 分泌;②抑制 PTH 基因表达;③抑制甲状旁腺细胞增生。肾脏 CaR 的作用是:①近曲小管 CaR 拮抗 PTH,引起磷利尿;②抑制

NaCl 重吸收;③抑制 Ca^{2+} 和 Mg^{2+} 重吸收;④抑制 AVP 介导的水重吸收[23]。PHPT 患者的这些组织钙受体表达明显减少。激活并抑制 PTH 分泌的拟钙剂西那卡塞特(cinacalcet)能调节钙受体功能,降低血钙和血 PTH 水平,抑制 PTH 细胞增生,提高骨密度。

(三) **血 FGF-23 分泌增多** FGF-23 是调节磷和维生素 D 代谢的重要因子。摄入磷过多或应用维生素 D 后,血清 FGF-23 升高,并通过尿磷排出增加而防止血磷升高和维生素 D 中毒。当 PTH 升高或肾功能减低时,血 FGF-23 水平增高。在辅因子 klotho 的协同下,FGF-23 与受体结合后诱导尿磷排泄,并抑制软组织钙化和肾脏 1,25-$(OH)_2$D 合成。FGF-23 还直接作用于甲状旁腺,抑制 PTH 合成与分泌。慢性肾病时,虽然 FGF-23 升高,但不能抑制 PTH 分泌,也不能促进磷排泄,呈现 PTH 对 FGF-23 的抵抗状态,其原因是增生的甲状旁腺不能表达足够的 klotho-FGFR1 复合物[24]。

(四) **慢性高 PTH 血症诱发的心血管病** 原发性甲旁亢由于慢性高 PTH 血症常并发骨质疏松和心血管病变(图 2-5-3-7),如高血压、左室肥厚、心律失常、糖尿病、血脂谱异常等,心血管死亡率增高。其心血管病变的原因与 PTH 和醛固酮的作用增强有关,而且,高 PTH 血症加重高醛固酮血症,反之亦然。

PTH 升高血液离子钙水平,PTH 刺激球旁装置的肾素合酶活性;细胞外液 K 和血管紧张素 2 刺激肾上腺醛固酮合成;以上两种因素增强了电压门控钙通道,球状带细胞去极化,细胞内钙离子升高;PTH 还通过 PTH/PTHrP 受体直接刺

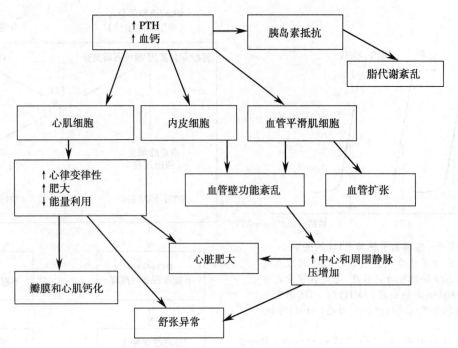

图 2-5-3-7　高 PTH 血症与对心脏功能的影响

激醛固酮合成,促进钙通道开放,增强 ACTH 受体作用,引起线粒体 Ca²⁺ 浓度增高。此外,PTH 增强血管紧张素-2 的敏感性,减弱细胞内钙的排出;引起血管弹性降低和血压升高;醛固酮与盐皮质激素受体结合,促进高血压的发生。另一方面,慢性心衰过量醛固酮和 PTH 相互作用影响心血管的结构和功能通过非基因组途径引起血管和心肌的前纤维化和前炎症反应(图 2-5-3-8)。

在上皮组织中,皮质醇激活盐皮质激素受体,反应性氧族增多,引起慢性肾病和心衰。醛固酮介导的肾小管钙丢失诱发甲旁亢,慢性心衰出现高钙尿症和继发性甲旁亢,细胞内钙过负荷,引起盐敏感性高血压和心血管损害。

【典型 PHPT 的临床表现】

多见于 30 岁以上患者,女性多见。临床上表现为高钙血症、高钙尿症、低磷血症和高磷尿症,从而引起多系统多器官病变,表现为骨骼病变、肾脏病变、消化系统症状等。其一般症状多由高血钙所致,可伴有全身疲乏、食欲不振、腹痉挛、便秘、疲倦、口渴、多饮、多尿、失眠和心律失常,广泛的骨关节疼痛,严重者可至行走困难等症状。

PHPT 在骨骼和泌尿系统的主要表现包括多发性肾石病及广泛性骨吸收等。Lloyd 等曾根据一组 132 例患者的骨病和肾石病情况,将 PHPT 分为 1 型和 2 型两种临床类型。1 型是指以骨病为主要表现的 PHPT,而 2 型是指以肾石病为

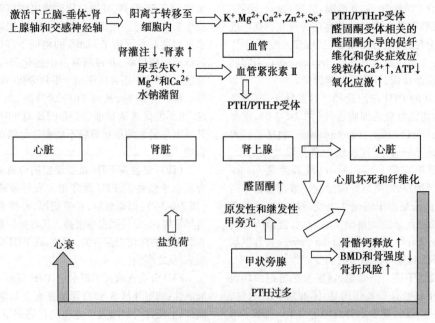

图 2-5-3-8　慢性心衰过量醛固酮和 PTH 相互作用对心血管的影响

主要表现的 PHPT，见表 2-5-3-7。20 世纪 70 年代以来，PHPT 的临床表现变迁很大，由于广泛开展 PTH 测定，大多数病例得到早期诊断，典型和严重型 PHPT 已经相当少见（表 2-5-3-8）。但是，刘建民等报道，上海的 PHPT 与美国患者有巨大差别。现在，大多数患者在获得诊断时没有明显的躯体症状，而精神神经症状较前增多（尤其是老年病例）。极少数情况下，该病虽可突然发作，但往往可以查出严重的慢性并发症，如肾衰、肾石病与心血管病变等；病情严重者伴有明显脱水和昏迷（高钙危象）。

表 2-5-3-7 1 型和 2 型原发性甲旁亢的临床特点

临床特点	1 型（骨病型）	2 型（肾结石型）
病例数	44	88
肿瘤重量（g）	5.9(0.7~26.0)	1.05(0.15~3.5)
病程（年）	3.56±4.8	6.66±7.2
肿瘤重量倍增（50g 起）	6.9	4.3
肿瘤时间倍增（月）	6.2	18.6
生长速度（g/年）	1.64	0.15
血钙（mg/dl）	13.36±2.40	11.64±0.84
血磷（mg/dl/BUN<21mg/dl）	2.17±0.40	2.36±0.47
血磷（mg/dl/BUN>21mg/dl）	4.43±1.33	3.26±0.06
BUN（mg/dl）	25.8	15.3
尿钙（mg/24h）	337	408
肾结石	5%	100%
肾钙盐沉着症	30%	25%
ALP（KAU）	40.1±23.2	8.1±3.0
骨骼病变	纤维囊性骨炎	骨质疏松

表 2-5-3-8 原发性甲旁亢临床表现的变迁

临床表现	1930~1970 年	1970~2000 年
肾结石/肾石病	51%~57%	17%~37%
高钙血症	36%	40%
明显的骨损害	10%~23%	1.4%~14%
无症状者	0.6%~18%	22%~80%

（一）高钙血症伴低磷血症

1. 高钙血症 高钙血症的临床表现涉及多个系统。症状出现与否及其程度与血游离钙升高的程度、速度及患者的耐受性有关。高钙血症的主要危险是高钙危象和肾间质钙盐沉积引起的肾衰竭，偶尔导致消化性溃疡或急性胰腺炎。神经精神症状以乏力、倦怠、软弱、淡漠为多见；病情继续发展时，出现头痛、肌无力、腱反射抑制、抑郁、易激动、步态不稳、语言障碍、听觉和视力障碍、定向力丧失、木僵、精神行为异常等神经精神表现（表 2-5-3-9）。一般血清钙 3.0～3.75mmol/L 时出现神经衰弱样症候群；4.0mmol/L 时出现精神症状；>4.0mmol/L 时，因细胞外液过高钙或 PTH 对脑组织有神经毒作用而有神经精神症状。个别老年 PHPT 患者以高血钙危象（hypercalcemia crisis；又称甲状腺危象，parathyroid crisis）起病，其发病急剧或病程凶险。患者食欲极差，顽固性恶心、呕吐、便秘、腹泻或腹痛、烦渴、多尿、脱水、氮质血症、虚弱无力、易激惹、嗜睡；最后出现高热、木僵、抽搐和昏迷。高血钙危象属内分泌急症，常因急性心衰或肾衰竭而

猝死，主要见于恶性肿瘤所致的高钙血症患者。常见的诱因为老年伴肾衰、少尿、感染、服用维生素 D 等。临床上，当血钙≥3.75mmol/L（15mg/ml）必须按高血钙危象处理。

表 2-5-3-9 高钙血症的临床表现

肾脏表现	消化性溃疡
肾结石	神经肌肉表现
肾性尿崩症	注意力不集中/记忆力下降
脱水	倦怠/软弱
肾钙盐沉着症	表情淡漠/昏迷
骨骼表现	肌无力
骨痛	心血管表现
关节炎/关节痛	高血压
骨质疏松	QT 间期缩短
纤维囊性骨炎	心律失常
消化系统表现	血管钙化
恶心呕吐	心肌病
厌食	其他表现
便秘	瘙痒
腹痛	角膜炎/结膜炎
体重下降	角膜钙化（带状角膜病）
胰腺炎	

注：纤维囊性骨炎主要指骨膜下骨吸收和骨囊肿

高钙血症常诱发急性胰腺炎或慢性胰腺炎急性发作。值得注意的是，此时患者的血钙可能因胰腺炎而有所下降，或完全正常，但与一般胰腺炎（明显低钙血症）相比，血钙仍呈相对性升高，这也是与其他原因所致胰腺炎鉴别的重要特点。高钙血症的程度与引起原发性甲旁亢的病因有一定关系，从严重而顽固的高钙血症危象至间歇性轻度高钙血症的病因依次为恶性 PTHrP 分泌瘤或甲状旁腺癌→甲状旁腺腺瘤→绝经后原发性甲旁亢→甲状旁腺增生。此外，维生素 D 和钙剂营养状况与肾功能对血钙升高也有明显影响。

婴儿脂膜炎（panniculitis）、皮下脂肪坏死（subcutaneous fat necrosis，SCFN）、产科意外、胎粪吸入或低温治疗等可导致严重高钙血症，其临床表现和潜留见表 2-5-3-10。

2. 低磷血症 为了维持血钙（尤其是离子钙）的正常浓度，机体可动员骨钙随时入血。血清磷受到摄入磷的影响；磷摄入不足时，机体不会像缺钙那样立即动员骨骼中的磷入血，而是先出现血磷降低。PHPT 由于 PTH 分泌过多，肾小管磷的重吸收率下降，血磷降低往往明显而持续。重度低血磷可使脑细胞内钙磷浓度改变或因无机磷缺乏，体内高能磷酸化合物减少而影响神经传导功能。血磷减低使红细胞内 2,3-二磷酸甘油酸（2,3-DPG）减少，影响氧与血红蛋白解离，引起一系列中枢神经系统缺氧症状，如眩晕、溶血、出血、感染、肌无力或横纹肌溶解；累及心肌和呼吸肌可致心律失常、心力衰竭和呼吸衰竭、抽搐昏迷，甚至死亡[11]。

如果患者伴有肾功能损害则血磷可正常甚至升高，但骨代谢转换生化标志物仍明显升高。

（二）骨骼系统表现 80%的典型患者以骨骼病变表现为主或与泌尿系结石相伴，但亦可以单纯骨量减少和骨质疏松为主要表现，而纤维性囊性骨炎少见。在 X 线片下，可表现为骨质疏松、骨质软化、骨质硬化、棕色瘤、自发性骨折或者多种病变并存。

表 2-5-3-10　皮下脂肪坏死所致高钙血症的临床表现与治疗

病例	例1	例2	例3	例4	例5	例6	例7
性别	男	男	男	女	男	男	女
出生后天数	38	32	16	35	21	20	28
血钙峰值(mmol/L)	4.4	5.1	3.5	4.1	3.8	3.3	4.8
PTH(pmol/L)	<0.3	<0.1	<0.1	<0.3	<0.3	N/A	0.3
25(OH)D(nmol/L)	8.7	46.7	54.9	204.7	49.9	N/A	54.9
1,25(OH)$_2$D(pmol/L)	185	N/A	N/A	114	320	320	354
尿Ca/Cr峰值(mmol/mmol)	2.5	15.7	9.5	9.8	7.0	8.7	13.4
治疗	IV/F/GC/DCR	IV/F/GC/C/DCR/CIT	IV/F/GC	IV/F/GC	IV/F/GC/PM/DCR/CIT	IV/F/DCR	IV/F/GC/DCR/CIT
血钙恢复时间(天)	2	5	18	5	14	42	9
发热	是	是	无	无	是	是	无
败血症	无	菌血症	N/A	N/A	UTI/RSV	无	N/A
嗜酸性粒细胞(个/μl)	460	930	2870	900	520	570	910
肾钙盐沉着(追踪月数)	持续(10)	持续(20)	未知	持续8	持续(48)	无	持续36

注:UTI:尿道感染;IV:静脉水化;F:呋塞米;GC:糖皮质激素;DCR:限制饮食钙摄入;C:降钙素;PM:帕米膦酸钠;CIT:柠檬酸盐

　　1. 骨-关节疼痛与骨畸形　骨骼受累的主要表现为广泛性骨关节疼痛,伴明显压痛、骨密度降低、牙齿松动与脱落。初始症状主要是腰腿痛,逐渐发展到全身骨关节活动受限,严重时不能起床,不能触碰和翻身。轻微外力作用即可引起病理性骨折。重者有骨畸形,如胸廓塌陷变窄、椎体变形、骨盆畸形、四肢弯曲和身材变矮等。

　　2. 骨膜下骨吸收与骨内膜下骨吸收　为PTH分泌增多的有力依据。骨皮质内缘骨吸收称为骨内膜下骨吸收,骨吸收的程度不等,骨密度减低,重者骨皮质变薄、骨髓腔增大。骨膜下骨吸收常发生于双手的短管状骨,骨皮质外缘呈花边状或毛刺状,失去骨皮质缘的光滑锐利外观,严重者呈局限性骨缺损(图2-5-3-9和图2-5-3-10)。骨膜下骨吸收是甲旁亢的可靠征象,但以下两点值得注意:①轻型或早期患者可无此表现;②继发性甲旁亢(特别是慢性肾病-矿物质骨病)

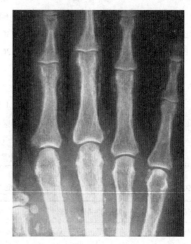

图 2-5-3-10　骨膜下骨吸收与骨内膜下骨吸收

骨膜下不规则骨吸收,外皮层、肢端骨质溶解和软组织钙化均为原发性甲旁亢的特征,骨内膜骨吸收和洞穴性骨吸收为老年性骨质疏松的显著表现,皮质内多孔和骨小梁吸收为绝经后骨质疏松症的特征

亦可有此种表现,应注意鉴别。X线检查对诊断有重要意义。X线片上除局部区域有囊性变或蜂房样变之外,其余牙槽骨或颌骨体均有不同程度的不规则、不均一吸收、骨质疏松或骨纹理消失。颌骨囊性改变多呈现大小不等的蜂房样改变,其密度差别悬殊。颌骨棕色瘤则与其有相似表现,因此,应注意与颌骨囊性改变如:骨巨细胞瘤、角化囊肿、造釉细胞瘤等疾病鉴别。颌骨多囊性瘤样改变在X线片上出现是该病的早期症状之一。颌骨往往多为广泛骨结构改变,除局部区域有囊性变或蜂房样变之外,其余牙槽骨或颌骨体均有不同程度的骨小梁减少、影像模糊不清,可见毛玻璃样改变,骨皮质变薄,骨髓部分被纤维组织所代替,复查的X线片上难以发现骨溶解后新骨形成的征象。颌骨受累最常见,常为双侧受累,牙齿硬板消失[9]。

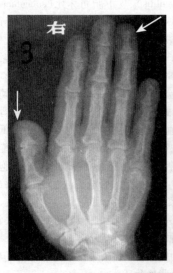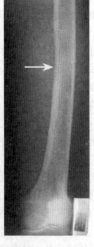

图 2-5-3-9　骨膜下骨吸收

患者女性,38岁,原发性甲旁亢右手及股骨平片;多节指骨边缘皮质有骨质吸收、呈毛刷状改变;指骨粗隆部由于骨质吸收呈虫蚀样改变(箭头),第5掌骨有棕色瘤;右股骨内侧缘亦可见到骨质吸收现象,其边缘模糊(箭头)

　　3. 牙周硬板膜消失　为PTH分泌增多的早期表现。牙周硬板膜为牙的骨衣,X线片下为高密度白线样结构围绕于

牙根周围。甲旁亢患者此膜消失。此征象并非特征性改变。

4. **骨囊性变与病理性骨折** 是局部严重骨吸收的一种表现，包括破骨细胞瘤（棕色瘤）和骨皮质囊肿（图2-5-3-11~图2-5-3-13）。前者为较大的骨质密度减低区，圆形或不规则形，与正常骨分界清楚，可发生于骨盆骨，锁骨外1/3端、长骨、下颌骨、肋骨等处，直径2~8cm。骨骼呈局限性膨隆，并有压痛。易误诊为巨细胞瘤，患处易发生骨折，可表现为弯曲变形如青枝骨折；病理性骨折的常见部位为四肢长骨、肋骨、脊椎骨、锁骨、骨盆骨。骨折反复发生，骨折处骨痂明显增多。骨髓被纤维结缔组织填充，出现继发性贫血和白细胞减少等。病程长及病情重者在破坏的旧骨与膨大的新骨处形成囊肿，囊腔中充满成纤维细胞、钙化不良的新骨及大量毛细血管，巨大多核的破骨细胞衬于囊壁，形成纤维性囊性骨炎，较大的囊肿常有陈旧性出血而呈棕黄色（棕色瘤）。棕色瘤为甲旁亢的特异表现，具有较高的诊断价值，但可被误诊为骨巨细胞瘤、骨囊肿或骨纤维异常增殖症。但是，以下特点可与骨肿瘤相区别：棕色瘤发生在骨质软化的背景上，常呈分叶状，多发生于长骨骨干，有时，因棕色瘤巨大，多伴有骨折；当甲旁亢病因去除后，棕色瘤可消失。发生于脊椎的较大棕色瘤可压迫神经，引起相应症状[25]。由于局部的骨力学性能很差，病理性骨折是骨囊性变的常见并发症。Paget骨病、佝偻病、维生素C缺乏症时亦可有类似改变，应注意鉴别。

5. **颅骨颗粒状高密度影与软组织钙化** 在骨密度减低的背景上，颅骨出现大小不等、界限不清的颗粒状高密度影，使颅骨呈现密度不均的斑点状，并夹杂小圆形低密度区，以额骨明显。颅骨内外板模糊不清，板障增厚，呈毛玻璃状或颗粒状。软骨钙质沉着症和假痛风在PHPT中亦较常见。总结300例原发性甲旁亢患者的骨密度测量资料，发现前臂远端T值为-1.30±0.2，髋部为-1.0±0.1，腰椎为-0.9±0.1。说明骨量丢失以前臂远端最明显，因而，此处的严重骨量丢失或不成比例的骨丢失常能提示原发性甲旁亢的诊断[26]。

（三）泌尿系统表现 长期高钙血症影响肾小管的浓缩功能，同时尿钙和磷排量增多，患者常有烦渴、多饮、多尿和反复发生的肾脏或输尿管结石。PHPT的泌尿系统表现特征是：①高钙尿症，24小时的尿钙排出量至少>250mg，一般>300mg；②肾结石、肾绞痛或输尿管痉挛，血尿或砂石尿等，也可表现为肾钙盐沉着症；③肾小球滤过率降低；④多尿伴尿浓缩功能下降；⑤肾小管磷的最大重吸收率降低；⑥尿镁排泄增多；⑦可能伴有轻度近曲小管/远曲小管酸中毒和单个肾囊肿。结石一般由草酸钙或磷酸钙组成。结石反复发生或大结石形成可以引起尿路阻塞和感染，一般手术后可恢复正常，少数可发展为肾衰竭。肾钙质沉着症也可引起肾功能下降和磷酸盐滞留。单纯肾石病则无X线之骨骼病变。

（四）消化系统表现 由于胰腺外分泌功能障碍，甲旁减患者往往有脂肪泻和营养不良表现。甲旁亢与胰腺的关系密切，原发性甲旁亢患者常伴有急性胰腺炎，其风险为正常人的28倍，主要与高钙血症有关。升高的Ca^{2+}在胰小

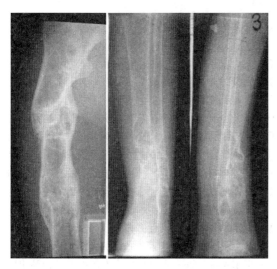

图2-5-3-11 原发性甲旁亢致多发病理性骨折
患者女性，35岁，原发性甲旁亢股骨及胫腓骨平片；广泛骨质疏松、骨密度减低、多发骨折致骨骼畸形

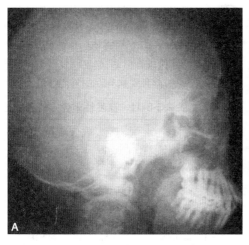
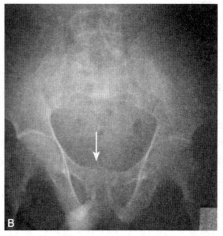

图2-5-3-12 原发性甲旁亢的颅骨和骨盆表现
A. 患者女性，25岁，原发性甲旁亢颅骨侧位片；颅骨内外板因骨质吸收而模糊不清，穹隆部板障增厚、呈毛玻璃状或颗粒状，间有囊状透光区或骨密度增高区；B. 患者男性，41岁，原发性甲旁亢骨盆正位平片；骨盆诸骨密度减低，耻骨联合相对缘有明显骨质吸收（箭头）

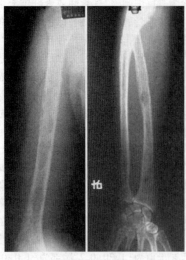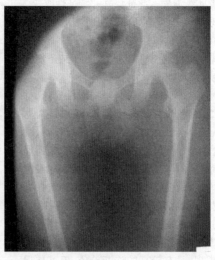

图 2-5-3-13 原发性甲旁亢棕色瘤

患者男性,22 岁,原发性甲旁亢肱骨、尺桡骨及股骨平片显示广泛骨质疏松,
骨内并有多发大小不等的囊样透光区,囊壁边界清晰,无硬化

管内沉积,引起炎症,Ca^{2+} 也可直接激活胰蛋白酶原,诱发胰腺炎。原发性甲旁亢引起胰腺炎的病理生理特点是:①急性胰腺炎消耗血清钙,引起低钙血症和继发性甲旁亢;②严重的急性胰腺炎由于 PTH 分泌减少导致低钙血症;③肾脏和骨骼对 PTH 抵抗引起体液潴留和有效动脉灌注降低;④PHPT 诱导的急性胰腺炎需要行甲状旁腺切除手术,以防复发。⑤甲旁亢引起平滑肌收缩乏力、消化性溃疡、恶心、呕吐或便秘。

【PHPT 的非特异性表现】

(一) 非典型 PHPT 表现　　非典型原发性甲旁亢称为"现代原发性甲旁亢(modern primary hyperparathyroidism)"或亚临床型原发性甲旁亢(subclinical primary hyperparathyroidism)。自20世纪70年代广泛开展血清钙常规检查以来,此型 PHPT 越来越多见。据报道,在美国的 Rochester 地区,现代 PHPT 的发病率高达 1.12/1000 人年,绝大多数病例确诊时无明确症状,或仅有非典型症状,如肾石病、轻度肾功能损害、低骨量、高血压、糖耐量减退和心血管病等,经普查而发现血钙和 PTH 升高或为正常高值。

1. 中枢神经系统表现　有淡漠、消沉、性格改变、反应迟钝、记忆力减退、烦躁、过敏、多疑多虑、失眠、情绪不稳和衰老加速等,一般无感觉异常。偶见明显精神症状,如幻觉、狂躁甚至昏迷。

2. 消化系统表现　可有腹部不适及胃和胰腺功能紊乱。胃肠道平滑肌张力降低,蠕动缓慢,引起食欲不振、腹胀、脂肪泻、便秘,伴恶心呕吐、反酸、上腹痛及吸收不良。高血钙刺激胃泌素分泌,胃酸增多,10%～24%患者有消化性溃疡,随着手术治疗后高钙血症的纠正,高胃酸、高胃泌素血症和消化性溃疡缓解。钙离子易沉着于有碱性胰液的胰管和胰腺内,激活胰蛋白酶原和胰蛋白酶,5%～10%患者有急性或慢性胰腺炎发作。因此,如胰腺炎患者的血钙正常或增高(急性胰腺炎时血钙降低,并与病情相关),应注意追查是否有甲旁亢存在[27]。

3. 心血管系统表现　常有心悸、气短、心律失常、心力衰竭等表现。患者可发生高血压和各种心律失常,心电图表现有 Q-T 间期缩短、ST-T 段改变、房室传导阻滞、低血钾性 U 波等。若未及时治疗,可发生致命性心律失常。高血钙时钙易于异位沉积于血管壁,引起血管钙化。慢性血钙升高、高血压、糖耐量减退是现代 PHPT 患者发生心血管病的独立危险因素,心肌钙化和左室肥大也促进了心血管病的发生与发展,多数患者本有高血压[28-34],而原发性高血压患者的血清 PTH 亦有轻度升高[35];因此,高血压与高 PTH 血症之间存在某种密切联系。高 PTH 血症引起高血压的机制未明,但可能与高钙血症时 RAS 系统活性升高,血管张力增加有关[36-41]。

PHPT 可引起高血压(甲旁亢相关性高血压,见表 2-5-3-11),发生率40%～65%,而原发性高血压患者的血清 PTH 也有升高趋势,因此高血压和高 PTH 血症之间存在一定联系。高 PTH 血症引起血压升高的原因主要是:①血清 Ca^{2+} 升高使血管张力增高;②血管平滑肌细胞内 Ca^{2+} 升高使细胞分化向成骨样细胞转型,引起血管硬化和血管钙化;③RAAS 系统被激活,血管收缩功能增强;④交感神经兴奋性增强使血管张力升高;⑤血管内皮细胞功能障碍;⑥肾结石或肾钙盐沉着引起肾性高血压。但是,如果原发性甲旁亢患者术后血压仍升高,则说明两种疾病并存的可能性较大。

表 2-5-3-11　原发性甲旁亢的高血压发病率

研究者	病例数	高血压(%)	国家
Feldstein 等	46	56.4	阿根廷
Heyliger 等	292	50.4	美国
Letizia 等	53	47.2	意大利
Politz 等	150	62.0	美国
Tordjman 等	113	62.0	以色列
Bhansali 等	52	42.0	印度
Gupta 等	11	27.3	印度

4. 骨骼系统表现　早期仅有低骨量表现或无异常,且难以被 X 线片发现;即使行 DXA 检查,往往只能发现外周骨的

BMD 降低,而脊椎 BMD 正常或轻度下降。但骨骼的病理改变仍然是明显的。骨的代谢转换率明显增高,皮质骨骨吸收增多与多孔;小梁骨骨形成增高,因而骨密度改变可不明显,有时甚至增加。我国的 PHPT 患者常合并有骨质软化症,表现为骨小梁模糊不清,同时合并长骨弯曲变形、三叶骨盆,双凹脊椎,胸部肋骨变形,胸廓呈钟状,常有假骨折线形成。青少年型 PHPT 的长骨干骺端钙化过度,类骨质矿化不良,其表现与佝偻病类似,常发生四肢弯曲畸形和青枝骨折。

5. 高钙尿症 一般认为,≥7.5mmol/d(300mg/d)为高钙尿症。决定肾脏"钙负荷"(calcium load)的因素是血清可滤过钙浓度(serum ultrafilterable calcium concentration)、肾脏血流(renal blood flow)和肾小球滤过率。在肾脏血流和肾小球滤过率正常情况下,血清可滤过钙浓度能很好反映肾脏"钙负荷"。因此,24 小时尿钙水平反映了饮食摄入钙、骨骼释放钙的总量。成年人的尿钙排泄量相当恒定,但是受许多因素的影响,其中最主要的因素是尿液收集的准确性和饮食钙摄入量的波动。美国肾病预后质量行动基金会(National Kidney Foundation Kidney Disease Outcomes Quality Initiative, KDOQI)不推荐应用 24 小时尿肌酐评估肌酐清除率,而建议在年龄、性别、种族和体重的基础上,以 GFR、血清肌酐、白蛋白、尿素等修正的肾病饮食研究(Modification of Diet in Renal Disease study,MDRD)公式及 Cockcroft-Gault 方程评价肾功能;并对慢性肾病进行分期,以 3 期的 GFR60ml/(min·1.73m²)和正常 PTH 作为阈值水平[42]。但是,素食者或严重消瘦者不适合用本方法。肌酐生成量受年龄、性别和种族影响,一般男性高于女性。

Cockcroft-Gault 公式是:Ccr(ml/分钟)=[(140-年龄)×体重(kg)]×0.85(女性系数,男性系数 1.0)/(72×Scr);MDRD 公式是:GFR[ml/(min·1.73m²)]=170×(Scr)-0.999×(BUN)-0.170×(白蛋白)+0.318×(年龄)-0.176×(0.762,女性)×(1.180,黑种人)。

6. 其他表现 肌肉组织供血营养障碍可致肌无力、萎缩、麻痹。长期的高钙血症引起血压升高、心功能不全和心血管事件增多[43];部分伴有血脂和糖代谢异常及胰岛素敏感性降低[44]。异位钙化(图 2-5-3-14)可发生脑钙化灶、眼角膜病、红眼综合征、结膜及鼓膜钙化、关节周围钙化和软骨钙化等。肌腱、软骨等处的软组织钙化常先累及手指关节,主要位于近端指间关节处,引起非特异性关节痛伴局部瘙痒,

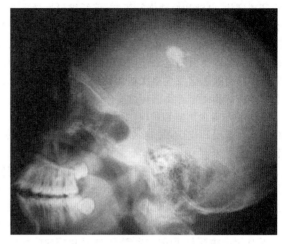

图 2-5-3-14 原发性甲旁减致颅内钙化灶
患者男性,27 岁,手术误切除甲状旁腺致甲状旁腺功能低下;颅骨侧位平片显示基底节区有不规则形态斑片状钙化灶

顽固性皮肤瘙痒主要是皮肤钙盐沉积所致。少数患者伴有贫血(5%~30%),骨髓检查可见巨核细胞性血小板减少和骨髓纤维化,手术治疗后可得到不同程度的改善。

(二) 特殊类型的 PHPT 表现

1. PHPT 合并骨质软化症/佝偻病 PHPT 合并骨质软化症/佝偻病(20%~50%)的原因未明,可能与以下因素有关:①患者在发生 PHPT 前或 PHPT 病程中缺乏维生素 D,两种疾病合并存在,特别在发生骨畸形或骨折后,患者接触阳光的机会减少,食量下降,更加重维生素 D 缺乏;②PHPT 者维生素 D 需要量增加,尤其在反复骨折与骨折愈合时,需要更多维生素 D;③老年患者可能存在程度不等的肾功能障碍,1,25-(OH)₂D 合成减少。维生素 D 缺乏对 PHPT 患者的血清 PTH 有明显影响(图 2-5-3-15),血清 PTH 除反映 PHPT 病情外,也能提示维生素 D 的营养状态;如果患者的血清钙升高并不显著而 PTH 明显升高,提示患者可能合并有维生素 D 缺乏,此时需要测定血清 25-(OH)D。研究认为,PTH 抑制率(PTH-IR)有助于鉴别合并维生素 D 不足的轻度 PHPT。

2. 自发缓解型 PHPT 与反复发作型 PHPT 甲状旁腺瘤发生梗死后,PTH 分泌锐减,高血钙症状消失或有暂时

血清25-(OH)D与PTH

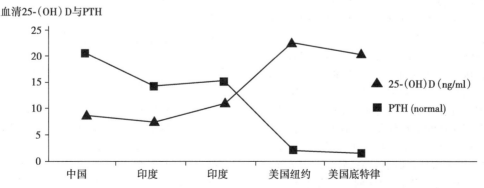

图 2-5-3-15 维生素 D 缺乏对原发性甲旁亢血清 PTH 的影响
中国和印度的原发性甲旁亢患者血清 PTH 升高特别明显与血清维生素 D 水平降低有关

性甲旁减症状,血钙和血磷恢复正常,但纤维囊性骨炎改变不会迅速消失。反复发作型 PHPT 又称为周期发作型 PHPT,甲状旁腺周期性分泌 PTH,引起血钙周期性升高,有时表现为周期性高血钙危象,但发作间期血钙正常,其原因可能与甲状旁腺腺瘤发生多次缺血性梗死,而分泌 PTH 的细胞未被破坏和梗死刺激 PTH 过度分泌等因素有关。

3. 儿童与青少年型 PHPT 详见第2篇扩展资源 17 相关内容。儿童型 PHPT 少见,多数为腺瘤。临床表现为意识模糊、乏力、生长延缓、反复恶心、呕吐、性格改变等。关节炎、肾结石及消化性溃疡较多见。2 岁前出现的高钙血症应特别注意与一些遗传性疾病或喂养不当鉴别。在常规补充维生素 D 的儿童中,个别可出现高钙血症和高钙尿症,血清 $1,25-(OH)_2D$ 升高而 $24,25-(OH)_2D$ 不能测出,这些病例的维生素 D 用量并不大,但因维生素 D-24-羟化酶缺陷而引起特发性婴幼儿高钙血症。

4. 血钙正常的 PHPT 与血 PTH 正常的 PHPT 一般认为,没有真正的正常血钙性原发性甲旁亢,这些病例可能发生于下列情况:①早期或轻型 PHPT 只有血清钙离子升高,或者 PTH 呈间歇性高分泌状态,故其血清钙可为间歇性升高,只有多次化验才能发现高钙血症;②钙和/或维生素 D 摄入不足,并发佝偻病/骨质软化,此时血钙可以不高,而 X 线平片也很少发现纤维囊性骨炎病变,造成诊断困难;③病程长而严重患者的骨钙储存量减少,即使在大量 PTH 的动员作用下,也难以有足量矿物质释出,血清钙可正常,但血清磷很低,与肾小管疾病所致低磷酸盐血症难以鉴别,但在补充足量钙及维生素 D 后仍可出现高钙血症;④腺瘤发生大量出血或组织坏死;⑤腺瘤分泌较多 PTHrP,而 PTHrP 不能被 PTH 抗体测出[45,46];⑥α-klotho 近端裂解点(breakpoint)易位引起的 PHPT 患者 PTH 正常或仅轻度升高,但血磷降低;α-klotho 突变使 β-葡萄糖苷酶编码障碍,血 klotho 和 FGF-23 显著升高;⑦PTH 测量误差或只监测 PTH-N(含量占 PTH_{1-84} 的比率很低)。

正常血钙性原发性甲旁亢患者的骨密度降低较少,而血清 25-(OH)D 水平明显降低[47],外周组织对 PTH 有一定抵抗[48],其他活性较低的 PTH 分子片段阻滞了 PTH_{1-84} 的肾脏作用[49],故血钙不升高或升高不明显;但在补充维生素 D 后可能成为引起高钙尿症及肾结石的重要原因。此外,如果影像检查确定甲状旁腺存在肿瘤而血钙正常,高度提示为甲状旁腺癌[50]。Pipili 等报道,正常血钙性原发性甲旁亢和高血钙性原发性甲旁亢患者的血清 25-(OH)D、PTH、CTX 也存在一定差异[51],见表 2-5-3-12。

事实上,正常血钙性原发性甲旁亢患者的血清离子钙有所升高[52]。临床上,同时伴有以上多项指标异常更支持 PHPT 的诊断,其中血磷下降和 PTH 升高虽然不是诊断 PHPT 的特异性指标,血钙水平正常或可疑升高时,血磷下降和 PTH 升高并存对诊断很有意义。当血钙居于临界水平时,首先应确定血离子钙是否升高。PHPT 引起的轻度高钙血症的特点是:①多次复查时血清总钙水平 ≥ 10.0mg/dl(2.5mmol/L),或血清游离钙≥1.3mmol/L,或血清游离钙/总钙的比值≥0.55(55%);②碱中毒(血钙与 pH 呈负相关)和低白蛋白血症掩盖高钙血症;③血钙/血磷(Ca/Pi,mmol/

表 2-5-3-12 正常血钙性和高血钙性原发性甲旁亢的代谢差异

指标	NPHPT	HPHPT
男性(%)	21.2	24.3
女性(%)	78.8	75.7
年龄(岁)	63.67±13.83	61.68±13.86
BMI(kg/m^2)	25.78±3.85	26.66±4.25
血清钙(mg/dl)	9.58±0.44	11.33±0.90
血清肌酐(mg/dl)	0.89±0.20	0.85±0.32
血清 25-(OH)D(ng/ml)	42.45±12.94	30.91±10.63
血清 PTH(pg/ml)	127.52±114.41	226.18±398.61
血清 CTX(pg/ml)	342.94±207.16	492.13±425.37
肌酐清除率 [ml/(min·$1.73m^2$)]	80.08±21.08	87.82±34.17

注:数据表示为均值±标准差(M±SD);NPHPT:正常血钙性和高血钙性原发性甲旁亢;HPHPT:高血钙性原发性甲旁亢

mmol)比值升高(≥3.0 有诊断意义);④24 小时尿钙"不适当"增高(如>250mg/d);⑤同时伴有血 PTH 或骨吸收指标(如 CTX、NTX、TRAP-5b 等)升高。Marques 等分析了 156 例女性正常血钙性 PHPT 患者的临床资料,发病率占 8.9%(多数报道为 0.4%~0.6%)。平均年龄 60.6 岁,血钙(9.4±0.4)mmol/L,血磷正常,但 25-(OH)D、BMD 降低而 PTH 和 CTX 明显升高,部分患者伴有肾结石、骨质疏松及脆性骨折;其原因可能与患者的肾脏和骨骼组织对升高的 PTH 不敏感有关。正常血钙性 PHPT 可能持续数年甚至更长时间而病情无明显加重(表 2-5-3-13),但最后多进展为典型高血钙性 PHPT[53-55]。

表 2-5-3-13 正常血钙性原发性甲旁亢与原发性骨质疏松症的区别

特征	NPHPT	一般骨质疏松筛查者	P 值
年龄	60.6±14.8	62.4±10.5	0.664
绝经时间(年)	13.8±13.6	14.6±10.4	0.777
BMI(kg/m^2)	25.0±3.1	25.6±3.6	0.559
PTH(pg/ml)	1089.5±45.2	39.1±14.3	<0.001
血钙(mg/dl)	9.4±0.4	9.5±0.4	0.765
CTX(pg/ml)	328.7±142.2	342.0±230.0	0.759
血清 25-(OH)D(pg/ml)	41.5±10.3	29.5±16.0	<0.001
腰椎 BMD(g/cm^2)	0.97±0.2	1.0±0.1	0.511
股骨颈 BMD(g/cm^2)	0.74±0.1	0.78±0.1	0.236

注:NPHPT:正常血钙性原发性甲旁亢;血清 PTH 正常值 10 和 65pg/ml,25-(OH)D>30ng/ml,CTX 50~450pg/ml;血钙校正方法:测定的血清总钙+(4-血清白蛋白)×0.8

PHPT 患者的高钙血症常伴血清 PTH 不成比例地升高。但个别患者偶尔表现为血清 PTH 正常或降低,此时需要首先考虑是所采用的分析方法的准确性,其次应考虑存在肿瘤分泌变异型 PTH 分子(aberrant PTH molecule)可能。更换测定方法可避免之[56]。Amin 等研究 861 例散发性原发性甲旁亢的 PTH 测定结果发现,血清 PTH 正常者占 58 例(平均 55.1pg/ml,7%),血清 25-(OH)D(30.8ng/ml vs 21.4ng/ml)

较高,腺瘤体积较小(405mg vs 978mg),但血钙和其他临床特征与一般原发性甲旁亢无差异。由于 PTH 正常的 PHPT 患者的肿瘤对影像检查欠敏感,手术时需要探查所有的甲状旁腺[57]。

5. 绝经后原发性甲旁亢 常见。绝经后原发性甲旁亢的临床表现与绝经后骨质疏松症相似,症状隐匿或无症状,但实验室检查可发现血钙轻度升高(游离钙升高为主),血磷正常或降低,血 PTH 升高,骨源性碱性磷酸酶(BALP)升高伴骨吸收指标明显升高。一般认为,绝经后 PHPT 是 PMOP 中的一种特殊亚型(高转换型),但也有人认为是独立于 PMOP 的另一种 PHPT 类型,其病情轻,常伴有低骨量和肥胖。研究发现,绝经后 PHPT 患者的小梁骨骨量、骨结构、骨面积、骨小梁分离度、骨小梁数目正常,但骨吸收表面(eroded surface)、类骨质表面、矿化表面、骨形成率与活化频率升高,此可能是维持小梁骨骨量的重要原因。女性绝经后,骨吸收和骨形成均增强,但总的来说,增高的骨形成并不能弥补骨吸收所带来的骨丢失,而轻度的高 PTH 血症可通过生长因子(如 TGF-β、IGF-1 等)增加骨重建单位在一定程度上有助于对抗骨丢失[58]。

6. 锂盐相关性 PHPT 锂盐为治疗躁狂症的药物,长期使用锂盐能诱发或导致单个或多个甲状旁腺增生、结节或腺瘤,称为锂盐相关性 PHPT。患者一般表现为无症状性高钙血症。停用锂盐后,血 PTH 仍升高,手术切除单个增生或形成腺瘤的甲状旁腺后,仍可复发;因而建议手术时探查双侧所有腺体,以防遗漏病变[59,60]。

7. 母亲型 PHPT 甲旁亢不影响妇女受孕。但妊娠对母亲和胎儿均不利。母亲高钙血症导致新生儿血钙低的情况罕见,但作者观察到患甲旁亢的母亲,其产儿有低钙血症,家族性良性高钙血症母亲的婴儿也有低钙血症的报道。新生儿低钙血症是患无症状型甲状旁腺瘤的母亲所致,妊娠期 PHPT 者胎儿死亡率17%,并可危及母亲的安全。PHPT 母亲妊娠期间,高钙血症有所下降,给本病的诊断带来困难,但羊水总钙和离子钙明显升高,分娩的新生儿易发生低钙性手足搐搦症。如忽视妊娠期营养补充或合并慢性腹泻、吸收不良等情况,母亲易伴发维生素 D 缺乏症。另一方面,妊娠期遇有应激情况时,加重了甲旁亢病情,甚至导致高血钙危象。因此,新生儿出现低钙性手足抽搐要追查其母有无甲旁亢的可能。妊娠期高钙血症有多种可能病因,其中最常见的病因是原发性甲旁亢,但 PTHrP 经过蛋白酶裂解后,产生多种分子片段。N-末端肽称为经典型 PTHrP(classical PTHrP),具有 PTH 样作用;C-末端 PTHrP 肽(PTHrP$_{38-94}$-胺)具有促进细胞生长和肿瘤转移作用。少数妊娠期高钙血症是由于恶性肿瘤体液性高钙血症或妊娠期胎盘或产后乳腺的非肿瘤性病变所致,应注意鉴别。

8. 多发性内分泌腺瘤病伴 PHPT 详见第2篇第10章相关内容。1型多发性内分泌腺瘤病(MEN-1)中约有4/5,MEN-2 型中约有1/3患者伴有甲状旁腺腺瘤或增生。MEN-1 的特点是所有的甲状旁腺都受累,但增生程度不一。PHPT 和高钙血症多发生于20~30岁,但从不出现在出生后和婴儿期。另一个特点是患者常伴有胃酸分泌增多或胃泌素瘤。MEN-2 伴 PHPT 的特点是发病晚,甲状旁腺增生更多见,其

他临床表现依累及的内分泌腺而异。

9. 甲状旁腺"意外瘤" 甲状旁腺"意外瘤"占甲状旁腺疾病的0.2%~4.5%,主要在甲状腺影像检查或手术时被意外发现,病理检查证实为腺瘤或增生,血清钙和 PTH 正常,但少数可能进展为 PHPT,因而建议手术切除[61]。

10. 异位 PTH 分泌综合征 由于非甲状旁腺肿瘤(以头颈部肿瘤最常见)分泌 PTH 所致,文献报道的异位 PTH 分泌肿瘤见表2-5-3-14,当原发性甲旁亢的表现典型、血清 PTH 明显升高而不能发现甲状旁腺肿瘤时,应想到此种可能;临床上与恶性肿瘤所致的高钙血症很难鉴别。

表2-5-3-14 异位 PTH 分泌瘤

头颈部肿瘤	肝细胞癌
甲状腺髓样癌	胰岛细胞癌
甲状腺乳头状癌	胰岛细胞癌
颈部副神经节瘤	肾脏肿瘤
鼻咽横纹肌肉瘤	小肠平滑肌肉瘤
扁桃腺鳞癌	胃类癌
胸部肿瘤	妇科肿瘤
肺癌	卵巢癌
胸腺瘤	子宫内膜癌
食管癌	乳腺癌
消化道和盆腔肿瘤	其他肿瘤
胆囊癌	恶性黑色素瘤
胰腺癌	淋巴瘤

【临床转归与并发症】

(一)预后 预后与治疗及病情相关。血清钙可反映手术是否成功,手术结果一般能在手术后立即判断出来:如术中未发现病变腺体,术后仍持续存在高血钙;如瘤或癌肿已切除,术后24小时内血清钙下降2~3mg,然后在3~4天内恢复正常。手术切除病变后1~2周,骨痛减轻,6~12个月明显改善,但骨结构修复需1~2年或更久时间;术前活动受限者大都在术后1~2年恢复正常。晚期患者的预后与病情的严重性有密切关系。例如,X 线检查显示有纤维囊性骨改变及 ALP 升高者,术后血清钙下降更加严重,低血钙重而持续时间长,须给予数周至数月或更久的钙及维生素 D 治疗。晚期恶性肿瘤所致高钙血症患者血钙显著升高,病情进展快、症状严重,常伴有贫血和恶病质。

(二)并发症表现 PHPT 患者(包括血钙正常的 PHPT)易并发心血管疾病[62,63]。未经治疗的重症患者常并发高血钙危象、急性胰腺炎、顽固性消化性溃疡、病理性骨折、骨畸形、慢性肾损害和尿毒症等。高血钙危象主要见于恶性肿瘤和老年患者,可发生急性心衰或呼吸衰竭。长期未经治疗的 PHPT 偶可并发骨髓纤维化和全血细胞减少。PHPT 手术偶可并发甲亢、胰腺炎、低钙血症或低镁血症。PHPT 常引起高血压,病因与血管平滑肌细胞的功能异常有关,其特点是手术治疗后,血压可恢复正常;如果术后血压仍明显升高,则为 PHPT 合并了原发性高血压所致。

【诊断】

临床上,PHPT 的诊断主要围绕高钙血症伴高 PTH 血症两个问题进行。首先是确立高钙血症,其实验室检查和疾病

鉴别见表 2-5-3-15。对于高钙血症伴高 PTH 血症或血清 PTH 不适当正常的患者,应进一步排除非 PHPT 所致的高 PTH 血症。

表 2-5-3-15 原发性甲旁亢的实验室检查和需要鉴别的疾病

高钙血症	高 PTH 血症	PTH 不适当正常
血清电解质	三发性甲旁亢	维生素 D 过量/中毒
尿液电解质	家族性低钙尿	维生素 A 中毒
血钙(总钙/离子钙)	性高钙血症	感染/肉芽肿疾病
血磷/血镁/ALP	锂盐所致的高钙	甲亢
肝功能(酶/白蛋白)	血症	肾上腺皮质功能减
肾功能(肌酐/BUN)	肿瘤相关性高钙	退症
血液学检查(血常	血症	急慢性肾衰
规/血沉)		长期制动
其他检查		噻嗪类利尿剂
血清 PTH		奥美拉唑/氨茶碱
甲状腺功能(TSH/		锰中毒
T_3/T_4)		乳-碱综合征
血清蛋白电泳		

注:血清 PTH 不适当正常(inappropriately normal)是指血钙升高而血清 PTH 正常的异常临床状态

(一)PHPT 病例检出 PHPT 的早期诊断线索有:①屡发性或活动性泌尿系结石或肾钙盐沉积症;②原因未明的骨质疏松症,尤其伴有骨膜下骨皮质吸收和/或牙槽骨板吸收及骨囊肿形成者;③长骨骨干、肋骨、颌骨或锁骨"巨细胞瘤",特别是多发性者;④原因未明的恶心、呕吐,久治不愈的消化性溃疡、顽固性便秘或复发性胰腺炎者;⑤无法解释的精神神经症状,尤其是伴有口渴、多尿和骨痛者;⑥阳性家族史者以及新生儿手足搐搦症患儿的母亲;⑦长期应用抗惊厥药或噻嗪类利尿剂而发生高钙血症者;⑧高钙尿症伴或不伴高钙血症者。血钙/血磷的表示单位为血钙(mmol/L)/血磷(mmol/L),正常人血钙/血磷为 1.3 ~ 2.4mmol/L,如果 ≥ 3.0mmol/L 强烈提示为 PTH 依赖性高钙血症;PTHrP 分泌性肿瘤引起血钙升高,继而抑制甲状旁腺分泌 PTH,因而血 PTH 降低。在临床上,有上述多种表现的病例并不多见,许多患者

仅长期存在极轻度的波动性或间歇性高钙血症(见病例报告 1),充分重视这些病例的早期诊断是防止漏诊的关键。

1. 高 PTH 血症 不同原因所致的 PHPT 在血清 PTH 升高程度方面有较大重叠,所以一般不能单独凭血清 PTH 的升高程度进行病因鉴别。但是,如果将高 PTH 血症与高钙血症结合起来分析,则能将 PHPT、肿瘤相关性高钙血症和慢性肾衰所致的高 PTH 血症鉴别开来(图 2-5-3-16);如果仍有困难,则需借助评价 PTH 分泌自主性的动态试验进行鉴别。

2. 自主性 PTH 分泌 理论上讲,自主性 PTH 分泌是诊断 PHPT 的最基本和重要依据,也是 PHPT(亦包括三发性甲旁亢、锂盐相关性甲旁亢、MEN 伴 PHPT 等)与其他高 PTH 血症的重要鉴别点;但实际上确定自主性高 PTH 分泌的方法并非特异,而且假阳性率和假阴性率较高。甲状旁腺功能动态试验,如 PTH 兴奋试验、钙负荷(Howard)试验、Ellsworth-Howard 试验、肾小管磷的重吸收率和磷廓清率对 PHPT 的诊断与鉴别诊断无特别帮助。目前用于确定自主性 PTH 分泌的方法主要有以下四种,可根据情况选用。

(1)钙滴注试验:PHPT 因 PTH 分泌为自主性,不被钙滴注引起的高钙血症抑制,因此静脉钙输注抑制试验对早期诊断 PHPT 有一定帮助。Zhao 等报道,即使患者伴有维生素 D 缺乏,该试验对早期诊断 PHPT 仍有一定意义[64]。但如果患者已经存在程度不等的血钙升高,进一步的血钙升高有一定风险,试验中应密切监测血钙变化,严重高钙血症者禁用。

(2)糖皮质激素抑制试验:PHPT 患者的高 PTH 血症不被糖皮质激素抑制,而其他原因所致者血 PTH 下降,但本试验有较高的假阳性和假阴性。

(3)二膦酸盐治疗试验:维生素 D 缺乏或肾脏疾病所致的继发性甲旁亢经二膦酸盐治疗后,血 PTH 有不同程度下降,而 PHPT 无明显变化。

(4)维生素 D 治疗试验:如果高度怀疑为维生素 D 缺乏所致的 PTH 升高,可进行维生素 D 补充治疗试验,观察血 PTH 的动态变化;但已经有高钙血症者慎用或禁用该试验。

3. 一般 PHPT 的诊断 PHPT 的诊断依据是:①多次血清总钙>2.5mmol/L,且血清白蛋白无显著变化(接近 40g/L),伴有口渴、多饮、多尿、尿浓缩功能减退、食欲不振、恶心、

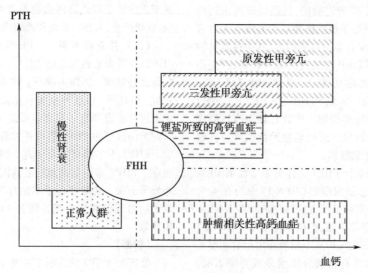

图 2-5-3-16 高钙血症伴高 PTH 血症的疾病分布

呕吐等症状;②血清磷低下或达正常下限(<1.13mmol/L);③血清氯化物上升或达正常上限(>106mmol/L);④血 ALP 升高或达正常上限;⑤尿钙排泄增加或达正常上限(>300mg/d);⑥复发性尿路结石伴骨吸收加速(广泛纤维囊性骨炎、骨膜下骨吸收、牙周硬板膜消失、病理性骨折、弥漫性骨量减少);⑦血 PTH 增高(>0.6ng/ml)且不被高钙血症抑制;⑧无恶性肿瘤或合并恶性肿瘤者在手术切除后上述症状依然存在。除上述依据外,PHPT 的诊断一般还应该包括以下两点,一是明确甲状旁腺病变的性质(甲状旁腺腺瘤、腺癌或增生),因为病因不同,处理方法各异;二是从 PHPT 患者中识别出 MEN-1、MEN-2、家族性低钙尿症性高钙血症、新生儿重症甲旁亢症(NSHPT)或神经纤维瘤病等,因为其治疗措施与一般 PHPT 差别甚大。血清 PTH 升高、高钙血症和低磷血症是诊断 PHPT 的基本条件。但是,高血钙可被低蛋白血症掩盖,应注意予以校正。如临床与实验室检查结果不一致,多次测定血清钙正常,分析结果时应注意是否合并有维生素 D 缺乏、慢性肾病、慢性胰腺炎、甲状旁腺腺瘤栓塞和低蛋白血症等;后者的血清总钙正常,游离钙水平仍然增高。维生素 D 缺乏促进 PTH 分泌,患者的血 25-(OH)D 越低,血 PTH 越高。血钙正常的 PHPT 患者在服用维生素 D 后,血钙增高,有助于诊断。临床上凡有高血钙、低血磷、骨骼病变、肾结石、消化性溃疡等临床表现的患者,不论是单独存在或复合共存,都应考虑 PHPT 可能,应反复测定血钙和 PTH。甲状旁腺不适当分泌 PTH 并不受高血钙的负反馈调节是诊断 PHPT 的重要依据,在没有高钙血症时,仍然需要警惕血钙正常性 PHPT 可能,不能用"血钙正常"来否定 PHPT 的存在。低磷血症的诊断价值不如高钙血症,但高钙血症伴低磷血症是 PHPT 诊断的有力证据。

(二)特殊类型 PHPT 的诊断

1. 亚临床 PHPT 与轻度原发性甲旁亢 亚临床 PHPT 或轻度原发性甲旁亢是指 PTH 自主分泌轻度过量引起的高钙血症,但家族性低钙尿症性高钙血症(FHH)例外。轻度原发性甲旁亢的主要特点是患者缺乏相应的临床表现,尤其是没有明显的骨骼或肾脏病变。亚临床 PHPT 的临床诊断较为困难,一般可从甲状旁腺"意外瘤""骨质疏松症"、高钙血症和高 PTH 血症的病例中筛选和确诊。

(1)甲状旁腺意外瘤:是指经 CT、MRI、核素扫描或手术意外发现的甲状旁腺结节,患者无任何临床表现,但如果患者属于分泌 PTH 的小腺瘤,实验室检查可以发现轻度的血钙、尿钙或血 PTH 升高;如果三项均升高,一般可以确定为腺瘤所致的 PHPT 或在继发性甲旁亢基础上形成的三发性甲旁亢,如果只有尿钙和血 PTH 升高,可能是继发性甲旁亢所致;即便只有 PTH 升高,亦不能排除甲状旁腺腺瘤的可能;此时需要反复测定血钙和尿钙。确诊的甲状旁腺"意外瘤"即应手术切除[65]。

(2)骨质疏松症:原发性骨质疏松症的血 PTH、血钙、血磷均属正常,血生化标志物亦基本正常,如果存在任何一项异常,则提示 PHPT 可能。发生于青少年的骨质疏松症应首先排除 PHPT 可能,如果在全身性骨质疏松基础上还存在骨膜下骨吸收和尿钙增多,则甲旁亢(原发性、继发性或三发性)的可能性更大。

(3)高钙血症:PHPT 是引起高钙血症的主要原因,但需要排除肿瘤相关性高钙血症、肉芽肿性病变、维生素 D 过多/中毒、长期应用高钙透析液、乳-碱综合征、肾衰竭等可能[66,67]。

(4)高 PTH 血症:是诊断 PHPT 的重要依据,但继发性甲旁亢、低钙血症、肾脏疾病、磷酸盐缺乏症、低磷血症亦伴有 PTH 分泌过多。鉴别的要点有两个,一是 PTH 升高的程度,一般血 PTH 升高达正常值的 5 倍以上时,基本可以肯定是 PHPT;二是 PTH 分泌的自主性,PHPT 的 PTH 分泌具有自主性特点,而其他原因所在的高 PTH 分泌可被生理性 PTH 抑制剂阻滞。Harvey 等用正常人和 PHPT 患者的血清总钙、PTH$_{1-84}$ 和 25-(OH)D 建立 PHPT 的实验诊断模型和多因素计算公式,将患者测定的数值代入模型公式,以诊断血钙正常的或血 PTH 正常的 PHPT。该项研究发现,血钙($P<0.015$)、维生素 D($P<0.0001$)和年龄($P<0.0002$)是决定血清 PTH 的自变量,PTH(pg/ml)= 120−6×血钙(mg/dl)− 0.52×25-(OH)D(ng/ml)+0.26×年龄(岁)。应用于 238 例 PHPT 患者的诊断,其对典型患者的判别效率为 100%;对正常血钙性 PHPT 的判别效率为 96%,而对正常 PTH 性 PHPT 的判别效率为 53%[68]。

2. 家族性 PHPT 一般只有甲状旁腺腺瘤而无 MEN-1 中其他内分泌腺肿瘤,常有阳性家族史且常为首发的内分泌腺腺瘤,其临床表现与 PHPT 相同,但开始为甲状旁腺细胞增生,逐渐形成腺瘤,四个甲状旁腺同时受累,一般为良性,手术切除后易复发。家族史是临床诊断本综合征的重要线索,临床表现与散发性甲状旁腺腺瘤相同,但有与 MEN-1 中甲状旁腺腺瘤相同的特点。双侧甲状腺存在多个肿块,血清 CT 升高至 100ng/L,五肽胃泌素阳性,SPECT 检查证明为凉结节。血钙升高、血磷降低、血浆 PTH 升高,可用^{99m}Tc 和^{99m}Tc-sestamibi 作双重扫描定位。分子遗传学检查 RET 基因突变。家族性低钙尿症性高钙血症与新生儿重症甲旁亢症(NSHPT)均为钙受体突变所致,呈家族病;多发性神经纤维瘤病伴 PHPT 罕见,确诊有赖于突变基因分析。先证者的基因诊断明确后,其他家族成员的基因突变分析只需针对特异外显子片段进行检测,以确定不同类型的致病基因携带者。沉默型携带者(silent carrier)需要进行相关基因的连锁试验或单倍体试验;而致病基因携带者需要定期追踪甲状旁腺和其他组织的肿瘤发生与发展。RET 基因活化性突变者应尽早接受预防性甲状腺切除术,消除甲状腺髓样癌可能。

诊断 FHH 的关键依据是青少年高钙血症伴有低钙尿症;如果高钙血症和低钙尿症均发生在 10 岁前,钙/肌酐比值<0.01(散发型 PHPT>0.01),血清 PTH 正常,在排除噻嗪类利尿剂或锂盐中毒后,FHH 的可能性极大。钙受体基因(CASR 基因)突变(约 70%)分析的主要目的是进一步明确诊断,防止甲状旁腺切除错误。但因假阳性和假阴性率高,一般主要用于家族遗传病史不明的散发性低钙尿症性高钙血症患者和缺乏 FHH 典型表现的家族性单纯性甲旁亢患者(10%是 CaR 突变所致)。MEN-1 患者常发生甲状旁腺、胰腺和垂体肿瘤。家族性 MEN-1 的 MEN-1 基因突变率 70%(散发性 7%),因而诊断需要根据家族成员存在一个或一个以上的腺体肿瘤。MEN-1 患者发生甲状旁腺腺瘤的特点是:①发病年龄早（最早 8 岁，平均约 20 岁，较一般散发性甲状旁腺腺瘤提早约 30 年）；②性别无差异；③腺瘤为多发性；④手术后极易复发（术后 10 年复发率约 50%）；⑤常伴有皮肤肿瘤如面部血管纤维瘤或躯干胶原瘤；⑥MEN-1 突变。95%的家族性 MEN-2A 可检出 RET 突变，甲状腺髓样癌（95%）、嗜铬细胞瘤（50%）、甲状旁腺瘤（30%）密码子 634 突变者常伴有 PHPT。

3. 甲状旁腺功能亢进-下颌骨肿瘤综合征 甲状旁腺功能亢进症-下颌骨肿瘤综合征（HPT-JT）为常染色体显性遗传，甲状旁腺腺瘤为多发性，腺癌发生率高（15%～20%），可伴有钙化性下颌骨肿瘤、头颅骨骨化性纤维瘤、肾脏囊肿-错构瘤等，这些肿瘤的组织学特征与破骨细胞瘤形成的棕色瘤不同，多数为良性，少数为恶性。parafibromin 蛋白含 531 个氨基酸残基，由 HRPT2（CDC73）编码，在 HPT-JT 患者中，该基因的胚系失活性突变检出率约 70%。PHPT 往往是甲状旁腺腺癌所致，必须尽早手术治疗，但确立为 FHH 的患者不考虑手术治疗。

4. PHPT 伴免疫功能紊乱/器官畸形 如副蛋白血症、单克隆 γ 病等。有报道用 PHPT 患者的血浆可使正常人 B 淋巴细胞增多，手术切除甲状旁腺腺瘤后，此效应消失，可能是患者的甲状旁腺产生了一种物质，兴奋淋巴细胞的免疫能力。PHPT 伴外胚层来源器官畸形时，应鉴别器官畸形的病因。Marfan 综合征患者兼有四肢长、蜘蛛样指（趾）、腭弓高、晶状体脱位、漏斗胸、躯干瘦长、驼背及脊柱侧弯等骨骼畸形。可伴发外胚层来源的器官组织增生或肿瘤，如结节性硬化症、多发性神经纤维瘤等。

5. PHPT 高血钙危象 临床表现多种多样，常先有泌尿系症状，如多尿、夜尿增多等，以后出现食欲不佳、恶心、呕吐、少尿，导致尿钙减少，血钙进一步升高，形成恶性循环。因此，高血钙患者出现恶心、呕吐，应警惕发生危象可能。临床上，严重而顽固的高钙血症主要见于下列几种情况：①PHPT 伴有严重肾功能障碍；②恶性肿瘤相关性高钙血症；③肿瘤广泛性骨转移或伴炎症性骨病变。诊断 PHPT 高血钙危象要有三个必要条件：①存在 PHPT；②血清离子钙≥1.87mmol/L［正常人（1.18±0.05）mmol/L，PHPT 患者≥1.28mmol/L］；③临床高血钙危象表现。高钙血症的鉴别诊断见图 2-5-3-17。

（三）影像诊断 在确立为 PHPT 后，应进一步明确其病因。引起 PHPT 的基本病因有：①甲状旁腺腺瘤；②甲状旁腺腺癌；③MEN-1；④甲状旁腺弥漫性增生；⑤异位 PTH/PTHrP 分泌综合征；⑥钙受体基因突变（家族性低钙尿症性高钙血症或新生儿重症甲状旁腺功能亢进）。如果经反复检查未能发现甲状旁腺病变，则引起 PHPT 的病因可能属于后三种少见情况。一般以血清钙测定为基础检查项目（最好同时测定血总钙、血离子钙及血磷），根据血钙和 PTH 的水平作进一步检查。PHPT 的定位诊断方法包括 B 超、CT、MRI、数字减影血管造影和核素扫描等。第一次颈部探查前的定位诊断主要是仔细的颈部扪诊，符合率约 30%。高分辨 B 超可显示甲状旁腺腺瘤，其阳性率较高（图 2-5-3-18）。如第一次手术失败，则再次手术前的定位诊断尤其重要[69]。

1. 高分辨超声 由于甲状旁腺的位置较表浅，一般可用高分辨 B 超做出定位诊断，B 超（10Hz）可显示较大的病变腺体，定位的敏感性达 89%，阳性准确率 94%。假阴性的原因是位置太高或太低，或隐藏在超声暗区，腺体太小等。检查时，患者仰卧，颈部后伸，肩部垫枕，作纵切面及横切面检查，对每个腺体作三个方位测定。有时颈部斜位、头转向左或右侧，可帮助显露腺体。如果应用高分辨超声不能确定病变的位置，结合放射性核素扫描可以明确绝大多数患者的解剖诊断。高频彩超联合 ^{99m}Tc-MIBI 双时显像技术可以将原发性甲旁亢的诊断符合率从 82.9%和 85.7%提高到 97.1%[70]。对比增强超声可作为一线的影像检查选择，敏感性为 98.3%（常规超声为 70%），特别适宜于 MIBI 扫描阴性或伴有甲状腺病变（如甲状腺结节）的患者，尤其对发现肿瘤血管网异常有意义，有时其敏感性超过 MIBI 扫描。甲状旁腺病变的影

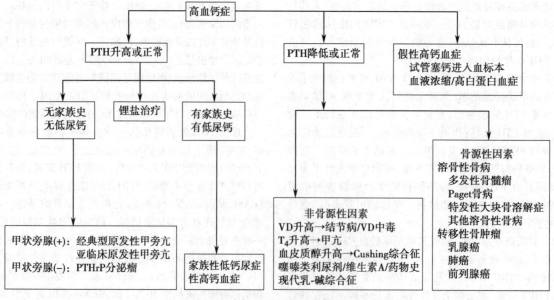

图 2-5-3-17 高钙血症的鉴别诊断
VD：维生素 D；T₄：甲状腺素；PTH：甲状旁腺素

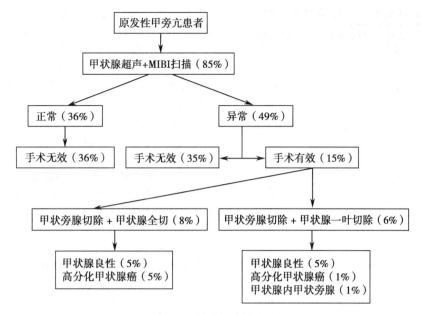

图 2-5-3-18 甲状腺超声检查及其处理

本组病例 110 例,括号中的%均按所占病例总数的百分率表示;MIBI:甲氧基-异丁基异腈

像定位常因甲状腺病变而降低其敏感性与精确性,而术前的超声检查能提高病变检出率[70-72]。

2. X 线照片 原发性甲状旁腺功能亢进症约 1/3 患者无骨骼系统表现,1/3 患者只表现为骨质疏松,1/3 患者具有较典型的 X 线表现。主要表现为广泛骨质疏松症、骨膜下骨吸收、颅骨病变、软骨下骨吸收、棕色瘤等。其他伴随征象有尿路结石、关节软骨及软组织钙化、胃溃疡等。有人认为手、牙槽骨硬板和头颅有上述较典型表现即能确诊甲旁亢,不必再行其他影像检查。X 线表现不典型者应结合 SPECT 及临床资料综合分析。因甲旁亢大多由甲状旁腺瘤所致,拟诊为甲旁亢后,应使用各种影像方法显示是否有甲状旁腺肿瘤存在、肿瘤部位及其与周围结构的关系。甲状旁腺小腺瘤、特别是异位的小腺瘤的发现与定位需要 B 超、CT、MRI、SPECT 等多种影像学方法互相配合。一般先选择价格便宜的 B 超,如未发现肿瘤,或有怀疑,应再依次选择 CT 或 MRI,后两者对临床肯定的甲旁亢而 B 超检查阴性者是必做的检查,扫描范围亦应从甲状腺区、胸廓入口区、上中纵隔及鼻咽部依次进行,并应薄层连续扫描,平扫与增强相结合,以免漏诊较小的异位腺瘤(参考本篇第 2 章)。

3. 放射性核素扫描 ^{123}I 和 $^{99m}Tc\text{-MIBI}$(sestamibi)减影扫描可发现 82%的病变,^{99m}Tc 和 ^{201}Tl 双重核素减影扫描(与手术符合率可达 92%)可检出直径 1cm 以上的病变,对于甲状旁腺外病变也特别敏感,阳性率 83%,敏感性 75%。伴有维生素 D 缺乏者的腺瘤更容易被 $^{99m}Tc\text{-MIBI}$ 显影。临床表现符合本病的诊断,^{123}I 和 $^{99m}Tc\text{-MIBI}$ 不能对肿瘤定位的可能原因有:①肿瘤太小;②甲状旁腺增生;③多个甲状旁腺的微小病变[73];④异位甲状旁腺肿瘤;⑤放射性核素检查本身的敏感性不高或阅片水平有限。如果颈部探查未能发现肿瘤,$^{99m}Tc\text{-MIBI}$ 显像似乎有独到的定位效果[74],但显像检查时应注意以下几点:①检查前口服甲状腺激素制剂(如 L-T$_4$)或碘剂(一般 5~7 天),封闭甲状腺的放射性核素摄取功能;

②应用计算机减影术对图像进行减影处理;③$^{99m}Tc\text{-MIBI}$ 双时相延迟相(注药 2 小时后)显影;④术中用 γ-探针配合 PTH$_{1-84}$ 测定定位并判断手术效果。$^{99m}Tc\text{-MIBI}$ 显像阴性(约 10%)的原因和解决方法是:①甲状腺摄取的 ^{99m}Tc 过多,而甲状旁腺肿瘤的显像被冲淡,因此建议先用碘剂封闭甲状腺,或用 L-T$_4$ 抑制甲状腺功能(使血清 TSH≤0.1mU/L);②多个甲状旁腺有病变,$^{99m}Tc\text{-MIBI}$ 摄取被均匀化,因而建议用高分辨超声对全部甲状旁腺进行检查(可发现 50%的 $^{99m}Tc\text{-MIBI}$-显像阴性结节),手术同时探查对侧的甲状旁腺;③甲状旁腺弥漫性增生或异位甲状旁腺腺瘤,故 $^{99m}Tc\text{-MIBI}$ 显像时应将扫描范围扩展至胸腺。核素显像以 $^{99m}Tc\text{-MIBI}$-显像最常用,为了提高分辨率,建议采用双相法 SPECT/CT 显像。早期和延迟甲状旁腺动态显影能发现大部分甲状旁腺病变,当怀疑异位甲状旁腺肿瘤时,应扩大扫描范围,至第一颈椎至膈肌的整个区域。但是,放射性核素扫描可因甲状腺结节、甲状腺腺瘤、甲状腺癌等出现假阳性结果,或因甲状旁腺病变细小、增生、囊性变、核素代谢过快而出现假阴性结果。

4. CT 与 MRI 能发现纵隔内病变,对位于前上纵隔的甲状旁腺腺瘤诊断符合率 67%。可检出直径 1cm 以上的病变。手术失败的病例可利用高分辨 CT 发现纵隔异位甲状旁腺瘤。术前亦可用多排 CT 检查,提高检出率,并有可能确诊甲状旁腺增生灶[75]。MRI 用于甲状旁腺的定位阳性率约 75%。造影剂动态增强的四维 CT 能提高隐性甲状旁腺瘤的定位效果(表 2-5-3-16),动态增强 CT 可鉴别甲状旁腺肿瘤与局部淋巴结[76](图 2-5-3-19)。

常规影像检查失败后,4DCT 对隐性甲状旁腺肿瘤的诊断有重要意义,Hu 值为甲状旁腺肿瘤与局部淋巴结的鉴别提供重要依据,静脉注射造影剂后的 30 秒与 60 秒增强扫描,其鉴别意义最大。MRI 在甲状旁腺肿瘤的诊断中似乎没有特殊意义,有时可作为 CT 和核素扫描的一种补充。

表 2-5-3-16 4DCT 定位诊断隐性甲状旁腺腺瘤

病例号	年龄(岁)	性别	既往手术	肿瘤定位
1	75	女	是	A
2	64	女	是	E(中线左侧)
3	52	女	否	A/C
4	48	女	否	D
5	55	女	是	E(中线左右侧)
6	55	女	否	B
7	64	男	否	A
8	40	男	是	C
9	68	女	否	B
10	55	女	是	D
11	82	女	是	探查阴性
12	79	女	否	C
13	48	男	否	A
14	35	女	否	B
15	65	男	否	B
16	55	女	否	B
17	65	男	否	探查阴性
18	61	女	否	4 个腺体增生
19	72	男	否	C
20	61	女	是	A
21	65	男	否	A
22	39	女	是	A
23	43	女	否	A/C
24	63	女	否	B
25	54	女	否	A
26	46	女	否	未手术治疗

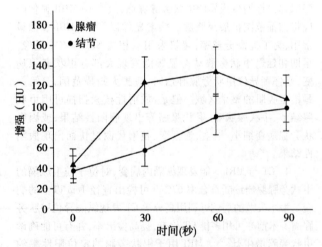

图 2-5-3-19 动态增强 CT 鉴别甲状旁腺肿瘤与局部淋巴结

腺瘤或淋巴结经手术证实,HU 值为甲状旁腺肿瘤与局部淋巴结的鉴别提供重要依据,静脉注射造影剂后的 30 秒与 3~140 秒增强扫描,其鉴别意义最大

5. 选择性甲状腺静脉采血 血 PTH 的峰值点反映病变甲状旁腺的位置,增生和位于纵隔的病变则双侧甲状腺上中下静脉血的 PTH 值常无明显差异。虽为创伤性检查,但特异性强、操作较易,定位准确率 70%~90%。因此,如果常规方法不能定位,可选用此法进行定位[77-79]。

6. 选择性甲状腺动脉造影 其肿瘤染色的定位准确率50%~70%。动脉造影可能发生严重的合并症,主要为短暂的脊髓缺血或脊髓损伤,可发生偏瘫、失明。因此,检查应慎用,造影剂的剂量不可过大、浓度不可过高、注射速度不可过快。手术探查前 1 小时,静滴亚甲蓝 5mg/kg,可使腺体呈蓝色,有助于定位。再次探查的病例亦可选甲状腺动脉造影检查。

7. 甲状腺-甲状腺结节或囊肿穿刺液 PTH 测定 当发现的甲状腺区结节或囊肿与临床诊断不符,或高度怀疑为分泌 PTH 的甲状旁腺肿瘤时,可在超声引导下行结节-囊肿穿刺,穿刺液送检做细胞学检查和 PTH 测定。分泌 PTH 的甲状旁腺结节或囊肿液 PTH 显著升高。但也有人认为,对异常甲状腺组织不建议细针穿刺,尤其当临床怀疑为恶性肿瘤时,因穿刺可能导致组织退行性改变和存在癌细胞通过细针穿刺道播散的危险[80]。

8. 术中 PTH 测定与病灶定位 一般用术中高分辨超声定位;必要时,应用甲氧异丁基异腈(MIBI)定位,这样可发现90%以上的腺瘤。血 PTH 监测也有助于术中定位,不过一般得到的信息有限;微创镜下手术时,必须进行术中血 PTH 监测。约 10% 患者的甲状旁腺多于或少于 4 个。99mTc 扫描的敏感性为 70%~99%,如果仍不能定位,可用高分辨术中超声、术中 PTH 测定、γ 探针、纳米炭甲状旁腺负显影辨认保护技术[78,79]协助定位,MIBI 可被颈部的腮腺和甲状旁腺吸收,但异常甲状旁腺的 MIBI 潴留时间较长,借此可分辨伪影[79]。动态对比增强的四维 CT(4DCT,MDCT)具有更高的定位诊断效果,敏感性和特异性分别达到 82% 和 92%,有助于甲状旁腺肿瘤的诊断和术前定位[80]。如果99mTc-MIBI 扫描阴性,而又高度怀疑为 PHPT,那么可用11C-甲硫氨酸(methionine,如 460MBq)-PET/CT 进行肿瘤定位(图 2-5-3-20)[81]。

一般认为,术中 PTH 降至正常下限提示甲状旁腺切除术成功。但对 MEN-1 患者来说容易出现假阳性,因为一个甲状旁腺可能为腺癌,而另一个或多个为腺瘤或增生,这样,最大的甲状旁腺肿瘤抑制了其他病变和正常甲状旁腺的分泌功能。在肿瘤切除后数日内,被抑制的肿瘤或增生性病变分泌功能恢复,导致原发性甲旁亢复发。此外,手术创伤使基础 PTH 明显升高。因此,对 MEN-1 患者进行甲状旁腺切除手术时,应尽量一并切除,以免复发(详见本篇第 10 章相关内容)。

【鉴别诊断】

(一)高钙血症病因的鉴别 高钙血症可由许多疾病或临床情况引起。一般情况下,原发性甲旁亢和恶性肿瘤所致的高钙血症占全部病例的 90% 以上,前者的血清 PTH_{1-84} 升高而后者的 PTH 被抑制(异位甲状旁腺腺癌例外);但在特殊情况下,尤其当 24 小时尿钙排出量无明显升高或甚至降低时,需与家族性低钙尿症性高钙血症鉴别,见图 2-5-3-21。

1. 高钙血症病因鉴别原则与程序 自主性 1α-羟化酶活性升高是一组异源性疾病综合征(骨化三醇相关性高钙血症),发病机制与肾脏外组织的 25-羟维生素 D-1α 羟化酶活

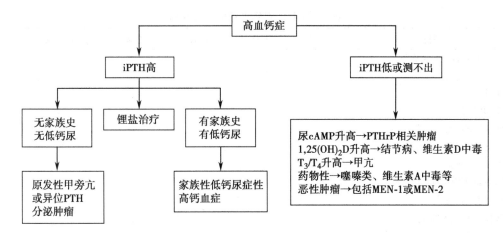

图 2-5-3-20 疑为原发性甲旁亢性高钙血症的诊断程序
iPTH:免疫反应性甲状旁腺素

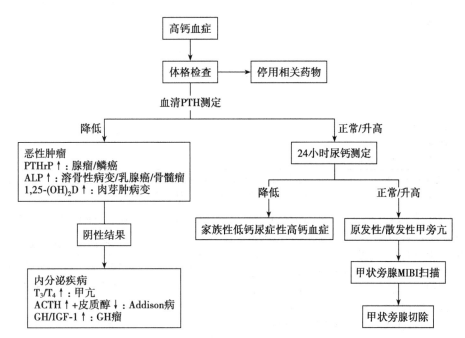

图 2-5-3-21 高钙血症的诊断程序
PTH:甲状旁腺素;PTHrP:PTH 相关肽

性升高有关。在通常情况下,血清钙正常,但在补充小剂量维生素 D 情况下,可能引起高钙血症。该种临床情况并非少见,故在分析非甲状腺性高钙血症时,如果患者的血清 1,25-(OH)$_2$D 呈不适当正常(一般并非升高),即应首先加以甄别。文献报道的骨化三醇相关性高钙血症的病因很多,如 Crohn 病、Langerhans 细胞组织细胞增生症、嗜酸性粒细胞肉芽肿、Wegener 肉芽肿、骨关节炎、巨细胞性多肌炎、类风湿关节炎、结节病、皮肤松弛症、新生儿皮下脂肪坏死、脂质性肺炎、硅酮类肉芽肿、滑石粉肉芽肿、感染性疾病、麻风病、结核病和某些肿瘤等[82,83]。

临床上,根据血 PTH、血钙、血磷、血钙/血磷比值、尿钙与尿磷来鉴别高钙血症的病因本无困难;但因影响这些测定指标的因素很多,所以实际上,许多病例的高钙血症病因很难确定。如果能够做好以下几点,可明显提高鉴别效率:①尽量减少血磷的测定误差,方法是相对固定饮食中的磷摄入量和多次重复测定;②同时测定血总钙、游离钙、尿钙和尿磷;③计算血钙/血磷比值;④分析结果时充分考虑肾功能对 PTH、血钙、血磷、血钙/血磷比值、尿钙与尿磷的影响。高钙血症病因诊断的实验室指标鉴别见表 2-5-3-17。因骨的代谢转换率升高,甲旁亢患者的 BMD 均有明显降低,骨密度测定对本病的诊断一般没有帮助,但在其与其他原因引起的骨质疏松或高钙血症鉴别方面有一定意义,因为高 PTH 血症时,皮质骨的溶解最明显,故如果以皮质骨为主的桡骨远端 BMD 显著降低,则有助于甲旁亢的诊断。同时测量血钙和血 PTH 是鉴别高钙血症病因的重要方法,血清 PTH 升高或居于正常高值,均提示原发性或三发性甲旁亢。

2. 非甲状旁腺肿瘤相关性高钙血症　恶性肿瘤所致的高钙血症又称为假性甲旁亢,系由全身各器官,特别是肺、肾、肝等恶性肿瘤引起血钙升高,并非甲状旁腺本身病变,亦不包括骨骼转移所致高钙血症,常见于疾病的晚期,特点是

表 2-5-3-17 高钙血症的病因鉴别

项目	PTH	血钙	血磷	钙/磷比值①	尿磷
PTH/PTHrP 依赖性高钙血症					
原发性经典甲旁亢	↑	↑	↓	↑↑	↑
三发性甲旁亢	↑	↑	↓	↑↑	↑
MEN-1/MEN-2	↑	↑	↓	↑↑	↑
家族性低钙尿症性高钙血症	↓	↑	↓		尿钙↓
新生儿重症甲旁亢(NSHPT)	↑	↑	↓		↑
锂相关性高钙血症	↑	↑	↓		↓
PTHrP/其他因子依赖性高钙血症					
PTHrP 分泌性肿瘤②	↓	↑	↓	↑	↑
其他破骨因子分泌性肿瘤	↓	↑	↓	↑	↑
非 PTH 依赖性高钙血症					
转移性溶骨病变及骨髓瘤	↓	↑		N	↑
肉芽肿性病变(结节病/淋巴瘤)	↓	↑		N	↑
维生素 D 过多/维生素 D 中毒	↓	↑		N	-
Williams 综合征/Jansen 干骺软骨发育不良症	↓	↑		N	-
甲亢	↓	↑		N	↑
Cushing 综合征	↓	↑		N	↑
长期制动	-	↑		N	↑
乳-碱综合征		↑		N	↑
肾上腺皮质功能不全/肾衰竭	↑	-		N	-
器官移植/急性胰腺炎/腹膜透析	↑	↑		N	↑
药物(维生素 A/维甲酸/噻嗪利尿剂)	-	↑		N	-

注:①血钙/血磷的表示单位为血钙(mmol/L)/血磷(mmol/L),正常人血钙/血磷比值为 1.3～2.4mmol/L,如果≥3.0mmol/L 强烈提示为 PTH 依赖性高钙血症;②THrP 分泌性肿瘤引起血钙升高,继而抑制甲状旁腺分泌 PTH,因而血 PTH 降低;N:正常或无明显变化;-:不明

血钙显著升高,PTH 降低或检测不到(PTHrP 明显升高)[84]。恶性肿瘤并无骨转移,发生高钙血症的机制可能与肿瘤细胞分泌的 PTHrP、TNF-β、IL-1β、IL-6、VIP 等有关。其特点是高钙血症伴血清 PTHrP 升高,或肾脏生成 cAMP 增多;如果血 PTHrP 和肾源性 cAMP 均正常,则可能是肿瘤引起局部骨骼溶解所致。除罕见的异位 PTH 综合征外,肿瘤相关性高钙血症的临床特点是:①肺、肝、甲状腺、肾、肾上腺、前列腺、乳腺和卵巢肿瘤的溶骨性转移。骨骼受损部位很少在肘和膝部位以下,血磷正常,血 PTH 正常或降低。临床上有原发肿瘤的特征性表现。②患者(包括异位性 PTH 综合征)不存在溶骨性的骨转移癌,但肿瘤(非甲状旁腺)能分泌体液因子引起高钙血症。假性甲旁亢的病情进展快、症状严重、常有贫血和原发性恶性肿瘤的临床表现,短期内体重明显下降、血清 PTH 不增高。本病多见于老年人,可能的原因与肿瘤细胞分泌 PTHrP 有关,或者与前列腺素 E_2 升高、刺激骨腺苷酸环化酶和骨质吸收或破骨细胞刺激因子,导致血钙升高。治疗措施为切除肿瘤,或用吲哚美辛和阿司匹林治疗前列腺素增高引起的高钙血症。

肿瘤引起的高钙血症多见于肿瘤伴癌综合征(肿瘤分泌 PTHrP)、肿瘤骨转移(溶骨导致血钙升高)和化疗(BMD 降低,血钙轻度升高),三者的鉴别见表 2-5-3-18。当多发性骨髓瘤处于前期状态时,其引起的高钙血症诊断可能相当困难,应给予特别关注。怀疑高钙血症时,应测定血清离子钙(正常 4.5～5.6mg/dl)、PTH10～55pg/ml(×1.0＝ng/L)、PTHrP(<2.0pmol/L)。典型病例的血钙和 PTHrP 升高而 PTH 降低。不能测定离子钙时,血清总钙需要用血清白蛋白水平校准。

表 2-5-3-18 肿瘤性高钙血症的病因鉴别

鉴别点	伴癌综合征	肿瘤骨转移	化疗
病因	肿瘤分泌 PTHrP/OAF	直接破坏	细胞毒作用
常见疾病	肺癌>乳腺癌>骨髓瘤	肺癌>乳腺癌>前列腺癌	任何肿瘤
PTHrP/OAF①	↑	-	-
骨病变	全身性	局限性	全身性
PTH	↓/-	↓/-	↓/-
血钙	↑↑	↑/-	↑/-
血磷	↓↓	↓/-	↓/-
血钙/血磷比值②	明显升高(>3)	轻度升高	无明显变化
骨吸收指标③	↑↑	-	-

注:①PTHrP:甲状旁腺素相关肽;OAF:破骨细胞活化因子;②血钙和血磷的单位为 mmol/L;③常用的骨吸收指标有 24 小时尿钙、CTX、NTX 和 TRAP-5b 等

(1) PTHrP 分泌肿瘤:是恶性肿瘤相关性高钙血症的主要病因,包括甲状旁腺在内的许多正常组织分泌 PTHrP,这些组织的 PTHrP 分泌由细胞外液的 Ca^{2+} 浓度决定。PTHrP 与 PTH 的 1 型受体结合,其氨基端 1-34 肽段可完全表达 PTHrP 的生物活性。PTHrP 结构与 PTH 相似,两者结合的受体相同,引起的生物反应相似。PTHrP 通过促进骨吸收,增加肾脏对钙的重吸收,尿钙排泄减少而引起高钙血症;同时,

PTHrP 增强肾小管抑制磷的重吸收作用,从而尿磷排泄增多导致低磷血症。钙受体调节恶性肿瘤分泌 PTHrP,钙受体激动剂可刺激正常或瘤细胞分泌 PTHrP。

(2) 异源性 PTH 分泌瘤:罕见。异源性 PTH 分泌的肿瘤属于非甲状旁腺的神经内分泌瘤[85],一般异位于甲状腺内,瘤内的 PTH 分子不裂解成 N 端及 C 端片段,故一般临床上使用针对 C 端部分的抗血清而建立的 RIA 法,其血浆 PTH 值较原发性甲状旁腺功能亢进时水平低。此外,异源性 PTH 分泌瘤与异源性 CRH/ACTH 分泌瘤相似,血中可能存在着不同程度的无活性的 PTH 原。文献报道的异源性 PTH 分泌瘤病例见表 2-5-3-19。

表 2-5-3-19　文献报道的异源性 PTH 分泌瘤病例

报道者	年份	分泌 PTH 的肿瘤来源
头颈部肿瘤		
Demura 等	2010	甲状腺髓样癌
Morita 等	2009	甲状腺乳头状癌
Bhattacharya 等	2006	颈部副神经节瘤
Wong 等	2005	鼻咽部横纹肌肉瘤
Iguchi 等	1998	非甲状旁腺恶性肿瘤
Strewler 等	1993	非甲状旁腺恶性肿瘤
Samaan 等	1983	扁桃腺鳞癌
胸腔肿瘤		
Botea 等	2003	肺癌
Uchimura 等	2002	肺癌
Nielsen 等	1996	肺癌
Rizzoli 等	1994	胸腺瘤
Yoshimoto 等	1989	肺癌
Schmelzer 等	1985	肺癌
Palmieri 等	1974	肺鳞癌(肾癌转移)
Palmieri 等	1974	肺鳞癌(3 例)
胃肠道与盆腔肿瘤		
VanHouten 等	2006	胰腺癌
Mahoney 等	2006	肝癌
Koyama 等	1999	肝癌
Arps 等	1986	胰腺内分泌肿瘤
Mayes 等	1984	肾癌
Grajower 等	1976	食管癌
Robin 等	1976	小肠平滑肌肉瘤
Deftos 等	1976	胃类癌
Deftos 等	1976	胰岛细胞癌
Palmieri 等	1974	胰岛细胞癌(肝转移)
Palmieri 等	1974	胆囊腺癌(肝转移)
生殖器肿瘤与其他肿瘤		
Ohira 等	2004	卵巢癌
Buller 等	1991	子宫内膜腺鳞癌
Nussbaum 等	1990	卵巢癌
Palmieri 等	1974	恶性黑色素瘤
Mavligit 等	1971	乳腺癌(肝转移)

3. 局限性溶骨性高钙血症　局限性溶骨性高钙血症的特点是存在局限性溶骨性病变。"种子加土壤学说(seed and soil hypothesis)"认为,肿瘤细胞进入骨组织后,因骨组织为肿瘤的生长和增殖提供了极好的条件,故局部的溶骨性病变发展迅速。多发性骨髓瘤可有局部和全身性骨痛、骨质破坏及高钙血症。通常球蛋白、特异性免疫球蛋白增高、血沉增快、尿中本周(Bence-Jones)蛋白阳性,骨髓可见瘤细胞。血 ALP 正常或轻度增高,血 PTH 和 PTHrP 均正常或降低。骨髓瘤细胞和其他癌细胞可分泌 TNF-β、IL-1β、IL-6 等细胞因子,刺激破骨细胞介导的骨吸收。与破骨细胞一样,骨髓瘤细胞膜上表达的 RANKL 成为刺激破骨细胞的中介因子。因而二膦酸盐能抑制肿瘤的溶骨性病变,降低血钙。乳腺癌骨转移时,除乳腺癌细胞能破坏溶解骨组织外,乳腺癌细胞分泌 PTHrP 和癌细胞周围的破骨细胞被激活是骨吸收的最关键因素。破骨细胞骨吸收因子(如 PGE、IL-1α、IL-1β、TGF-α、TGF-β、TNF-α、TNF-β、CSF、EGF 和 RANKL 等)介导的骨吸收作用包括:①活化破骨细胞;②刺激原始破骨细胞的增殖;③促进前列腺素 E 合成。通过前两种机制发挥作用的溶骨为局部溶骨性高钙血症。

4. 三发性甲旁亢　系在继发性甲旁亢的基础上,甲状旁腺相对持久而强烈的刺激反应过度,增生腺体中的一个或几个可转变为自主性腺瘤,引起高钙血症。本病仅在久病的肾衰竭患者中见到。但是,如果慢性肾病患者的血钙和 PTH 明显升高,尤其是在补充维生素 D 后血钙进一步升高,而 PTH 不被抑制时,应高度怀疑原发性甲旁亢可能。

5. 慢性肾病合并原发性甲旁亢　患者有严重的维生素 D 缺乏,骨组织形态计量表现为典型的高转换率和骨质软化。

6. 单基因遗传性甲旁亢　单基因遗传性甲旁亢的甲状旁腺病变与病理特征存在很大差异,其鉴别甚为困难,确诊有赖于致病基因的突变分析,见表 2-5-3-20。

家族性低钙尿症性高钙血症与新生儿重症甲旁亢症无症状的家族性低钙尿症性高钙血症(FHH;良性家族性低钙尿症性高钙血症,BFHH)与新生儿重症甲旁亢症(NSHPT)患者血 PTH 仅轻度升高。以下几点有助于 FHH 与 PHPT 的鉴别:①FHH 的病因为钙受体失活性突变;②FHH 的发病年龄早,多幼年起病,一般仅有轻至中度高钙血症、高镁血症,PTH 可正常或轻度升高,以后出现软骨钙化和复发性胰腺炎;③FHH 的特点是尿钙排出减少,而 PHPT 者的尿钙排出明显增多;④家族成员中有高钙血症患者强烈提示为 FHH,同时也可否定 MEN 和 PHPT 的诊断;⑤成年发病的 FHH 者的临床表现可能与 PHPT 类似,但尿钙排出减少或与血 PTH 比较,尿钙"不适当"降低仍是本病与 PHPT 鉴别的可靠依据;⑥FHH 患者的所有甲状旁腺弥漫性增生,可伴有结节或腺瘤,但不会恶变;⑦FHH 患者在部分切除甲状旁腺后不能缓解高钙血症亦是其重要特征。当患者出现高钙血症、低磷血症、明显高 PTH 血症,而尿钙排泄不增加或降低时,应考虑以下四种可能[86,87]:①PHPT 合并 FHH;②PHPT 合并维生素 D 缺乏;③PHPT 合并或并发肾衰;④锂盐或噻嗪类利尿剂治疗的不良反应。此时可先测定肾功能与血清 25-(OH)D 水平;如果正常,则应高度怀疑 PHPT 合并 FHH 可能,但确诊有赖于 CaR 突变分析。CaR 的失活性突变或表达降低引起靶细胞表面的受体数目减少,功能减退,继而导致甲状旁腺

表 2-5-3-20　单基因遗传性甲旁亢的病理特征与治疗

综合征	甲状旁腺病理	甲状旁腺病变治疗
家族性低钙尿症性高钙血症	无病变（正常）	无须甲状旁腺手术治疗
新生儿重症甲旁亢	早期发病（所有甲状旁腺增生）	急症甲状旁腺全切
1 型多发性内分泌腺瘤病	3~4 个甲状旁腺腺瘤（分布不对称）	甲状旁腺次全切（根据病情确定切除范围）
2A 型多发性内分泌腺瘤病	1~2 个甲状旁腺腺瘤（不对称）	甲状旁腺肿瘤切除/病情严重者偶尔需要甲状旁腺次全切或全切
甲旁亢-下颌骨肿瘤综合征	甲状旁腺腺瘤（80%） 甲状旁腺腺癌（20%）	切除甲状旁腺腺瘤 广泛切除甲状旁腺腺癌
家族性单纯性甲旁亢	甲状旁腺腺瘤/腺癌/增生	根据病情确定手术方案

注：FHH 的特点是：①出生时即发生高钙血症；②甲状旁腺次全切除后高钙血症持续存在；③在高钙血症状态下，甲状旁腺形态正常（偶尔有轻度增生）表明，FHH 的非增生性甲状旁腺 PTH 分泌为自主性，不能被高钙血症抑制，此与其他原因所致的原发性甲旁亢不同

细胞增生，如果患者同时伴有维生素 D 不足或缺乏，可加重甲状旁腺细胞增生。多数患者的尿钙排泄正常，但对于存在高钙血症的患者来说，这属于相对性低钙尿症（relative hypocalciuria）。因为肌酐清除率仍正常，此时用血清钙（Cas）、血清肌酐（Crs）、尿钙（Cau）和尿肌酐（Cru）计算其钙清除/肌酐清除比值（尿钙排泄分数）有诊断意义。钙清除/肌酐清除比值（CaCl/CrCl）= Cau×Crs/Cas×Cru。如果高钙血症患者的比值（切点值，cut-off value）<0.01，高度提示 FHH 可能，但该比值与正常参考值及其他原因所致的高钙血症有重叠，口服噻嗪类利尿剂或锂盐者容易引起假阳性。如果高钙血症患者的血清 PTH 正常，称为血清 PTH 不适当性正常[85,86]。

患者有高钙血症而缺乏 MEN-1 型的其他表现。高钙血症起病于儿童期，伴相对性低尿钙症。甲状旁腺手术后血钙或尿钙不能恢复到正常。诊断主要依赖分析钙受体基因突变确立诊断。钙受体调定点试验可协助评价钙受体的功能和对细胞外液 Ca^{2+} 浓度的敏感性。PHPT 与家族性良性低钙尿症性高钙血症的鉴别见表 2-5-3-21。

表 2-5-3-21　原发性甲旁亢与家族性良性低钙尿症性高钙血症的鉴别

临床特点	家族性良性低钙尿症性高钙血症	原发性甲旁亢
发病年龄	<40	>50
性别	男 = 女	男 < 女
症状	与高血钙无关	与高血钙密切相关
血钙总量	2.55~3.5 （mmol/L）	2.55~4.5 （mmol/L）
PTH$_{1-84}$	正常 （0.1~11.0pmol/L）	升高 （2.5~84.5pmol/L）
血镁	稍升高 （0.7~1.18mmol/L）	稍降低 （0.34~1.03pmol/L）
血 1,25-(OH)$_2$D	正常 （54~134pmol/L）	多数升高 （62~212pmol/L）
Ca/Cr 清除率比值	<0.01 （0.001~0.018）	>0.015 （0.001~0.060）
尿钙	↓	↑↑

7. 维生素 D 过量/中毒　少见。有明确的病史可供鉴别，此症有轻度碱中毒，而甲旁亢有轻度酸中毒。皮质醇抑制试验有助于鉴别。25-(OH)D 的营养状态是影响患者血清

PTH 的重要因素，因而用于 PHPT 的 PTH 诊断值也要根据患者的血清 25-(OH)D 水平（尤其是诊断上限值）有所下调，详见第 5 篇扩展资源 34 相关内容。但具体患者的影响因素很多，目前没有统一的标准。

8. 维生素 A 过量/中毒　慢性维生素 A 中毒常见于长期服用维生素 A 制剂者，其每日补充量常超过 RDA 的数倍至 10 倍以上，个别有遗传耐受性较差的成人或儿童，即使每日摄取 6000U 较小剂量维生素 A 亦可引起中毒。常见中毒表现包括头痛、脱发或头发干枯、唇干、皮肤干燥瘙痒、脱屑，也可有皮疹、骨关节疼痛等；低热、厌食与体重减轻。另一种情况是 β-胡萝卜素过量。类胡萝卜素的毒性表现是角黄素视网膜病。

9. 甲亢　由于过多的 T_3 使骨吸收增加，约 20% 的患者有高钙血症（轻度），尿钙亦增多，伴有骨质疏松。鉴别时甲亢临床表现容易辨认，PTH 多数降低、部分正常。如果血钙持续增高，血 PTH 亦升高，应注意甲亢合并甲旁亢的可能。

10. 妊娠/分娩所致的高钙血症　单纯由妊娠/分泌引起的高钙血症少见。如果妊娠/分娩妇女出现高钙血症，应首先想到 PHPT 可能；如果患者确实不存在 PHPT，那么其次的可能性即是分泌 PTHrP 的恶性肿瘤；再次才考虑妊娠期体液性高钙血症，原因与胎盘和乳腺分泌较多 PTHrP 有关或合并"乳-碱综合征"所致[87,88]。

11. 结节病　结节病以多器官受累的肉芽肿为特点。任何器官均可受累，但以肺脏和胸内淋巴结受累最常见。本病特征性的病理所见为淋巴细胞和单核-巨噬细胞集聚及非干酪性类上皮肉芽肿形成。本病多见于中、青年人，女性患病率略高于男性，寒冷地区和国家较多，热带地区少见。该病在我国并不少见。少数结节病患者伴有骨骼病变，继发性骨质疏松症相当常见，引起骨质疏松的病因主要是维生素 D 缺乏（血清 25-(OH)D 降低，1,25-(OH)$_2$D 升高）、肉芽肿性病变与自身免疫功能紊乱和长期使用糖皮质激素。患者因维生素 D 缺乏而发生骨质软化症，绝大多数患者的血清 25-(OH)D 明显降低，因肉芽肿组织的 1α-羟化酶活性增强，血清 1,25-(OH)$_2$D 和血钙升高。血清 1,25-(OH)$_2$D 升高促进骨吸收，增强树突状细胞的抗原呈递功能，抑制免疫反应，诱发自身免疫性疾病（如 SLE），并进一步加重维生素 D 缺乏。骨骼结节病和结节病性关节炎可累及轴心骨或外周骨，常以手足病变多见，表现为疼痛、压痛、组织肿胀、关节僵直与畸形。肉芽肿组织中的树突状细胞和巨噬细胞生成的过多 IFN-γ、

IFN-α 和 TNF-α,刺激 1α-羟化酶活性。此外,炎症反应增加 VDR 和 Toll 样受体表达,诱导巨噬细胞合成和分泌抗菌肽(cathelicidin),而炎症促进分泌大量的 1,25-(OH)₂D,引起骨吸收性病变。

结节病的临床表现可分三种情况:①胸内结节病:0 期:无异常 X 线所见。Ⅰ 期:肺门淋巴结肿大,而肺部无异常。Ⅱ A 期:肺部弥漫性病变,同时有肺门淋巴结肿大;Ⅱ B 期:肺

部弥漫,不伴肺门淋巴结肿大。Ⅲ:肺纤维化,呼吸道症状较明显;②胸外结节病:早期无症状,但有 X 线胸片或实验室检查异常结节病的肺外病变,最常见为眼部病变,皮肤病变亦较常见,以皮疹、皮下结节和结节红斑多见,伴肺外表现或全身症状;③全身多脏器结节病:胸内及胸外均受侵犯(图 2-5-3-22)。

结节病的诊断决定于临床症状和体征及组织活检,并除

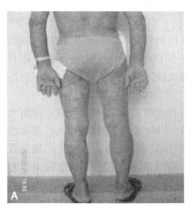
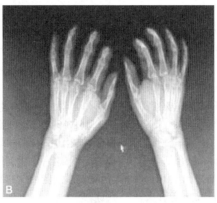
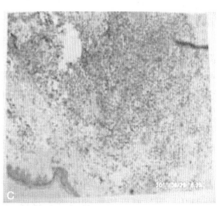
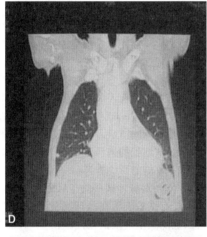
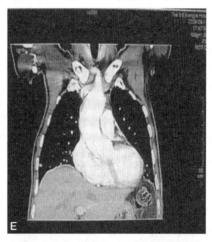
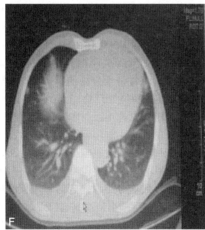
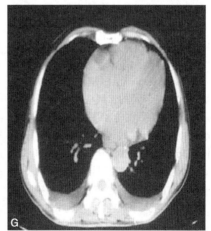

图 2-5-3-22 结节病所致的高钙血症

患者男性,56 岁;乏力水肿 2 年,关节痛 1 年,血钙升高(2.5~2.7mmol/L);口服泼尼松 40mg/d 治疗 1 个月后,纳差乏力关节痛缓解,皮下结节消失,色素减退;A. 四肢躯干皮肤见直径 2~3cm 大小不等的暗红色皮下结节;双手指间关节肿胀,屈伸活动轻度受限;B. 双手 X 线片显示轻度骨质硬化;C. 皮肤角化过度,表皮层变薄,真皮层皮肤附件周围毛细血管增生,血管周围较多淋巴细胞和组织细胞片状浸润,有红细胞外溢;D、F. 双肺多发结节,双侧少量胸腔积液和腹水,左心室增大,纵隔间隙囊性低密度结节;E、G. 治疗后双肺结节消失,胸腔积液明显减少

外其他肉芽肿性疾病。其诊断标准可归纳为:①胸部影像学检查显示双侧肺门及纵隔淋巴结对称肿大,伴或不伴有肺内网格、结节状或片状阴影;②组织学活检证实有非干酪性坏死性肉芽肿,且抗酸染色阴性;③SACE 或 SL 活性增高;④血清或 BALF 中 sIL-2R 高;⑤旧结核菌素(OT)或 PPD 试验阴性或弱阳性;⑥BALF 中淋巴细胞>10%,且 CD4$^+$/CD8$^+$ 比值≥3;⑦高血钙、高钙尿症;⑧Kveim 试验阳性;⑨除外结核病或其他肉芽肿性疾病。以上九条中,①、②、③为主要条件,其他为次要条件。

结节病多呈自限性,大多预后良好。一般有高钙血症、高钙尿症、低磷血症和 ALP 增高,与甲旁亢颇相似,但无普遍性骨骼脱钙。血浆球蛋白升高,血 PTH 正常或降低。结节病引起高钙血症的原因与组织对维生素 D 的敏感性增高和结节病病变分泌的一些细胞因子有关。糖皮质类固醇激素抑制试验有鉴别意义,伴有实质性组织的广泛性损害时,糖皮质类固醇激素可解除症状,但容易引起骨丢失。

12. Williams 综合征 亦称 Williams-Beuren 综合征。病因未明,可能与第 7 号染色体的邻近基因(如转录因子 Iii,编码 TFII-I,调节淋巴细胞的钙离子转运)缺失或突变有关;TFII-I 抑制淋巴细胞表面 TRPC3 调节的钙通道。该基因失活导致血钙升高。Williams 综合征为一种发育性疾病,多伴有主动脉瓣上狭窄、面部畸形和智力障碍,高钙血症仅见于 4 岁以前,与肠钙吸收增加和 1,25-(OH)$_2$D 升高有关。

13. 假性 PTH 升高 Levin 等报道 1 例患者使用莫罗单抗(muromonab-CD3,orthoclone OKT3)后,出现假性 PTH 升高;并因莫罗单抗(muromonab-CD3)产生嗜异性抗体(heterophile antibody)干扰 PTH 测定,使 PTH 值高达 3374pg/ml,结果导致甲状旁腺切除并发生严重低钙血症。后加用嗜异性抗体阻断反应,测出的 PTH 仅 5pg/ml[89]。

14. 噻嗪类利尿剂 噻嗪类利尿剂含有苯并噻二嗪杂环与磺酰胺基(—SO$_2$NH$_2$),其衍生物在 2、3 和 6 位代入不同的基团而得。因具有磺酰胺基的结构,故对碳酸酐酶亦有轻度抑制作用。按等效量比,本类药物中各个利尿剂的效价强度可相差达千倍,从弱到强的顺序依次为:氯噻嗪(chlorothiazide)<氢氯噻嗪(双氢克尿噻,hydrochlorothiazide,DHCT)<氢氟噻嗪(hydroflumethiazide)<苄氟噻嗪(bendroflumethiazide)<环戊噻嗪(cyclopenthiazide)。但噻嗪类药物的效能相同,所以有效剂量的大小在各药的实际应用中并无重要意义。髓袢升支粗段 NaCl 的再吸收受腔膜侧 K$^+$-Na$^+$-2Cl$^-$ 共同转运(co-transport)系统所控。该转运系统可将 2 个 Cl$^-$、一个 Na$^+$ 和一个 K$^+$ 同向转运到细胞内,其驱动力来自 K$^+$-Na$^+$-ATP 酶对胞内 Na$^+$ 的泵出作用,即共同转运的能量来自 Na$^+$ 浓度差的势能,进入胞内的 Cl$^-$ 通过细胞间液、离开细胞,K$^+$ 则沿着腔膜侧的钾通道进入小管腔内,形成 K$^+$ 的再循环。噻嗪类利尿剂作用于钠-氯共转运体(Na-Cl co-transporter,NCC 或 NCCT),抑制髓袢升支粗段皮质部(远曲小管开始部分)对 NaCl 的再吸收,使肾的稀释功能降低,但不影响肾的浓缩功能。噻嗪类敏感性 NCCT 表达在肾脏远曲小管的顶膜上,由 SLC12A3 基因编码。该基因的失活突变有多种,可致 Gitelman 综合征,表现类似于 Bartter 综合征,常伴有低血镁。研究发现在大鼠成骨样细胞系中存在 NCCT 的表达,

提示噻嗪类药物对骨细胞可能有直接作用。噻嗪类药物影响骨代谢的具体机制尚不十分清楚,噻嗪类利尿剂可抑制肾小管细胞上噻嗪类敏感的 NCCT,促进 Na$^+$-Ca^{2+} 交换,重吸收钙增加和/或促进管腔 Ca^{2+} 内流。有时可发现血钙轻度升高,并伴随血清 PTH 下降,提示可能通过肾脏对钙代谢的调节,从而降低 PTH 水平,减少 PTH 刺激的骨重吸收达到预防骨量丢失的作用。亦有不一致的结果,发现应用噻嗪类药物对 PTH 浓度无明显影响,提示噻嗪类药物除可作用于肾小管外,还可能直接作用于骨。Barry 等发现在大鼠 UMR-106 骨肉瘤细胞(具有成骨样细胞特征)上存在 NCCT 的表达。新近研究亦表明,NCCT 不仅存在于肾小管上皮细胞上还存在于成骨细胞来源的细胞及骨的细胞外基质上,对其有明显调节作用。

(1)对成骨样细胞钙代谢的影响:氯噻嗪可通过抑制大鼠 UMR-106 骨肉瘤细胞上 NCCT 活性,使细胞内 Ca^{2+} 浓度增高。这一作用呈剂量依赖性,约在 45μmol/L 达到最大效应的一半,这一作用通过促进 L 型电势门控钙通道摄取细胞外钙,刺激细胞内储存钙释放,提高细胞内 Ca^{2+} 浓度,调节钙代谢。

(2)对成骨样细胞增殖的影响:MG-63 细胞是来源于成骨肉瘤的细胞系,具有成骨样细胞的特征。体外试验表明,DHCT 不影响 MG-63 细胞的生长及其 DNA 合成,在体内情况中是否如此尚不清楚。在大鼠骨肉瘤 UMR 细胞中亦获得相似的结果。但 Song 等的研究结果与以上存在差异,其试验中采用了原代人成骨细胞。Lalande 等试验中亦发现 DHCT(10^{-5}~10^{-4}mol)在 1,25-(OH)$_2$D 存在时可促进鼠头盖骨的成骨样细胞增殖。可见,DHCT 对成骨细胞增殖的影响取决于受试细胞的来源。实验中细胞暴露于药物时间的长短等亦是可能的影响因素。

(3)对碱性磷酸酶(ALP)的影响:目前试验结果尚不一致,有试验表明在药理剂量下 DHCT 可轻度增加 ALP 活性,且刺激呈剂量依赖性。在 DHCT 浓度低至 1μM 时即可对 ALP 活性产生显著性影响。然而 Lalande 等发现在无 1,25-(OH)$_2$D 存在时,DHCT(10^{-5}M,10^{-4}M)均降低 ALP 活性;在 1,25-(OH)$_2$D 存在时,对 ALP 活性无显著影响。体内试验亦表明,噻嗪类药物不影响血清 ALP 水平。

(4)对骨钙素分泌的影响:骨钙素(osteocalcin,OC)是成骨细胞的特异性产物,为成骨细胞分化成熟的指标,反映成骨细胞的成骨功能。DHCT 可抑制 1,25-(OH)$_2$D 诱导的骨钙素的分泌,作用呈剂量依赖性。DHCT 浓度为 10~100μmol/L 时,对骨钙素分泌的抑制 30%~50%,环丙氯噻嗪(1μmol/L)、氯噻嗪(1000μmol/L)与 DHCT(100μmol/L)抑制 MG-63 细胞分泌骨钙素的作用程度相似。乙酰唑胺(acetazolamide,碳酸酐酶抑制剂)以及二氮嗪(结构与噻嗪类相似)均无此抑制作用。PGE 是最强的骨钙素分泌抑制剂之一,可以减少骨钙素的分泌(69.5%±3.3%)。由此可见,噻嗪类利尿剂可特异性地抑制骨钙素的分泌,是一种强抑制剂。此作用与该类药物具有的较弱的碳酸酐酶抑制作用无关。

(5)对细胞因子的影响:成骨细胞与破骨细胞关系密切,在一定条件下,成骨细胞也可启动骨吸收,成骨细胞可释

放一些细胞因子调节破骨细胞的活化与增殖,如 IL-6 为一种多功能细胞因子,可促进破骨细胞的分泌和增殖,刺激骨吸收。粒细胞-巨噬细胞集落刺激因子(GM-CSF)和巨噬细胞集落刺激因子(M-CSF)均可促进破骨细胞的分化和成熟。在存在 IL-1 和 TNF-α 时,DHCT 可使 MG-63 细胞分泌 M-CSF 减少,但在鼠成骨样细胞中 DHCT 并未减少其 CSF 的分泌。细胞因子种类繁多,相互影响,形成复杂的调节网络,在此方面需进一步深入研究。

(6)对破骨细胞重吸收骨的影响:骨片吸收陷窝直接反映破骨细胞的吸收能力,借此 Lalande 等进行观察,发现 DHCT(10^{-4}mol/L)对基础的骨吸收无显著性影响。但另有学者发现在 30~100μMol/L 时,DHCT 可直接抑制离体新生大鼠破骨细胞对骨的吸收作用。

综上所述,噻嗪类利尿剂对骨有保护作用,其具体机制尚不十分清楚,可能通过作用于肾小管,增加对钙的重吸收,使血钙升高,继而引起 PTH 降低,减少 PTH 刺激的骨吸收。另推测可能对骨细胞有直接作用,如可能直接作用于破骨细胞,减少其对骨的吸收;或通过影响成骨细胞的分化与增殖和/或其释放骨钙素及细胞因子类物质等,从而影响骨吸收,降低骨转换率,起到骨保护作用。噻嗪类利尿剂便宜,耐受性好(但仍应注意其对血脂、尿酸、电解质、血容量等的影响),可望成为一种治疗骨质疏松用药,但目前对噻嗪类利尿剂对骨的保护作用及其作用机制仍存在争议,值得大家更多的关注和更深入的研究。

15. 药物引起的高钙血症 高钙血症偶见于 Paget 骨病、特发性大块骨溶解症或其他溶骨性病变。非肿瘤溶骨性高钙血症为一过性,血钙轻度升高,血 PTH 正常或降低。肥大细胞性多肌炎引起的高钙血症与肾脏外组织的 1α 羟化酶活性升高有关,可见于多种临床情况,其共同特征是肉芽肿性病变和 1,25-(OH)$_2$D 水平呈不适当正常。偶尔,某些类型的 T 淋巴细胞性白血病可导致顽固性高钙血症。如果患者在诊断前长期使用了影响钙磷代谢的某些药物,可使血钙进一步升高(如碳酸氢盐、骨化三醇、维生素 A、氢氯噻嗪、锂盐等)而加重病情,或掩盖高钙血症(如二膦酸盐、降钙素、西那卡塞特、呋塞米、糖皮质激素等)而使诊断困难,见表2-5-3-22。乳-碱综合征的临床特点为高钙血症-肾功能不全-代谢性碱中毒三联征,与摄入大量钙剂及同时应用噻嗪类利尿剂有关,因为应用此法治疗消化性溃疡依据被淘汰,故不再发生真正的乳-碱综合征。但是,一些患者因摄入大量钙剂仍能出现类似症状,临床上称为钙剂补充综合征或现代乳-碱综合征,其临床特征见表2-5-3-23 和表2-5-3-24。

16. 肾移植后高钙血症 占肾移植患者的 5%~15%,一般发生于移植后第 3 个月。病因较复杂,可能主要与移植后甲旁亢的延续有关。因为高钙血症威胁存活的肾脏(肾钙盐沉着症)和其他器官功能(血管钙化、红细胞增多症、胰腺炎、心肌病变等),故应积极处理,主要治疗药物是西那卡塞特。

(二)高 PTH 血症的鉴别

1. 甲状旁腺综合征 甲状旁腺不容易发生炎症、出血、梗死、坏死、退行性病变,也极少出现恶性肿瘤,但增生和良性肿瘤常见,而且与甲状腺疾病、妊娠、哺乳、多发性内分泌

表 2-5-3-22 影响钙代谢和血钙水平的药物

药物	作用机制	血钙变化
增加钙吸收和代谢		
碳酸氢盐	多种机制	↑↑
骨化三醇	调节钙代谢	↑↑
氢氯噻嗪	增加肾小管重吸收	↑
锂盐	加强 PTH 作用	↑
维生素 A	促进骨吸收	↑
降低钙吸收和代谢		
二膦酸盐	抑制骨吸收	↓↓
降钙素	抑制骨吸收	↓
西那卡塞特(cinacalcet)	抑制 PTH	↓
呋塞米	抑制肾小管重吸收	↓
糖皮质激素	多种机制	↓
改变钙吸收和代谢		
雌激素	多种机制	↑/↓

表 2-5-3-23 钙补充综合征

特别	钙补充综合征(%)	非钙补充综合征(%)	P 值
女性	9/15(60.0)	24/57(42.1)	0.216
钙摄入	12/15(80.0)	8/57(14.0)	<0.0001
维生素 D 摄入	9/15(60.0)	15/57(26.3)	0.014
对照维生素摄入	7/15(46.7)	12/57(21.1)	0.045
高血压	14/15(93.3)	39/57(68.4)	0.051
糖尿病	9/15(60.0)	21/57(36.84)	0.106
肾功能不全(血清肌酐>1.3mg/dl)	14/15(93.3)	44/57(77.2)	0.160

表 2-5-3-24 传统乳碱综合征与钙补充综合征的比较

特别	乳-碱综合征	钙补充综合征
年龄	中年男性	老年女性
症状	有	无
起病	急性或慢性起病	意外发现
临床特点	急性起病:恶心呕吐乏力神志改变	
	慢性起病:多尿多饮肌肉疼痛高钙血症	肾功能下降
血钙	升高	升高
血磷水平	正常或升高(乳汁高磷)	降低
治疗后低钙血症	无	可能发生
预后	不定	可完全康复

腺瘤病、自身免疫性多内分泌腺综合征、肾小管疾病、离子通道病、维生素 D 相关性疾病、矿物质代谢和骨骼病变有密切联系。

甲状旁腺综合征是涉及甲状旁腺功能异常的先天性临床症状群,表现为甲状旁腺功能亢进和甲状旁腺外表现。可分为六种临床类型,病因主要与甲状旁腺相关基因变异有关,其中五个综合征是由于四种相关基因(CaR、MEN1、RET 和 HRPT2)种系突变所致,但却与引起甲状旁腺腺瘤的 CC-ND1/cyclin D1 基因或调节矿物质代谢的 VDR 基因无关(表

2-5-3-25 和图 2-5-3-23），与环境因素的关系也较密切。例如，颈部放疗可导致甲状腺-甲状旁腺肿瘤，而抗细胞外液钙受体的自身抗体则引起甲旁减，这些患者往往同时存在抗甲状腺自身抗体。甲状旁腺综合征的发病机制与细胞增殖途径和 PTH 分泌抑制途径功能障碍有关，两条途径均可引起 PTH 的不适当分泌和高钙血症。细胞增殖途径通过两击致病的过程缓慢，约在数年后出现单克隆或寡克隆生长过度，最终形成肿瘤，PTH 分泌抑制途径障碍则自幼起病，病变波及所有的 PTH 分泌细胞，但有时细胞的病理改变难以被检测到；该途径通过一击过程致病而形成多克隆病变（表 2-5-3-26）。

表 2-5-3-25 增生过度性与抑制 PTH 分泌障碍性甲状旁腺综合征的比较

区　　别	甲状旁腺缺陷类型	
	增生过度	PTH 分泌抑制障碍
综合征举例	MEN-1	FHH
出生后高钙血症延迟发生	是	否
甲状旁腺肿瘤	是	否
甲状旁腺次全切除后缓解病情	是	否
激素分泌癌	是	否

表 2-5-3-26 激素分泌感受器突变引起的激素过多分泌综合征

综合征	突变型感受器	配体	不被抑制的分泌激素
家族性低钙尿症性高钙血症	CaR	Ca^{2+}	PTH
新生儿重症甲旁亢	CaR	Ca^{2+}	PTH
婴幼儿持续性低血糖症性高胰岛素血症（PHHI）	SUR1	葡萄糖	胰岛素
	KIR6.2	葡萄糖	胰岛素
	GK	葡萄糖	胰岛素
	GLUD1	葡萄糖	胰岛素
新生儿甲亢	TSHR	TSH	T_3/T_4
睾酮中毒症	LHR	LH	睾酮

2. 继发性甲旁亢　详见本章第4节。引起继发性甲旁亢的原因很多，主要有：①各种原因引起低血钙和高血磷，刺激甲状旁腺增生、肥大，分泌过多 PTH。如慢性肾病、维生素 D 缺乏，胃肠及肝胆胰疾病，长期磷酸盐缺乏和低磷血症等。②假性甲状旁腺功能减退（由于 PTH 效应器官细胞缺乏反应，血钙过低、血磷过高）刺激甲状旁腺，使 PTH 增高。③降钙素过多（如甲状腺髓样癌分泌降钙素过多）。④其他（如妊娠、哺乳、皮质醇增多症）。但是，继发性甲旁亢的血清 PTH 虽然升高，而血钙是正常的，所以不难与 PHPT 鉴别。

3. PHPT 并骨质软化症/佝偻病　PHPT 容易发生维生素 D 不足或缺乏，PHPT 并骨质软化症/佝偻病与骨质软化症/佝偻病并发继发性甲旁亢的鉴别可能相当困难，下列几点有鉴别意义：①PHPT 合并骨质软化症/佝偻病者的血清总钙和游离钙升高，而后者在发生三发型甲旁亢前是正常的；②PHPT 合并骨质软化症/佝偻病者的尿钙明显增多，一般均在 250mg/d 以上，而后者降低；③PHPT 合并骨质软化症/佝偻病者血清 25-(OH)D 稍有降低，而后者明显下降；④如果血钙正常，可在严密监测条件下，每日补充维生素 D 4000U，共 1~2 周，PHPT 合并骨质软化症/佝偻病者发生明显高钙血症，而后者的血钙水平仍正常[90,91]。Kantorovich 等测量了 229 例骨质疏松患者的血浆 25-(OH)D 与 PTH。发现其中 15 例的血浆 25-(OH)D 降低（<37nmol/L）而 PTH 升高（>6.8pmol/L），用维生素 D_2 1250μg，每周 2 次，治疗 10 周后，PTH 恢复正常，因而这些患者的诊断应为继发性甲旁亢；另外有 5 例患者虽然维生素 D 缺乏纠正，血钙正常，但 PTH 仍然升高，因而该 5 例患者的诊断应考虑为原发性甲旁亢，但其中 2 例在维生素 D 治疗前后的血钙均正常，所以其确切的诊断应为顽固性继发性甲旁亢（refractory SHPT）。必须注意，原发性甲旁亢的诊断必须具备其他依据，单独根据维生素 D 治疗试验结果难以鉴别 PHPT 与 SHPT。

4. 正常血钙性 PHPT　少见。PHPT 患者的血钙"正常"主要有两种可能，一是早期或轻型 PHPT 只有血清钙离子的升高，或因 PTH 呈间歇性分泌状态使血清钙间歇性增高，只有多次化验检查，才能发现血清钙升高。二是患者的病程长而严重，大量的 PTH 难以释出足量的矿物质，故血清

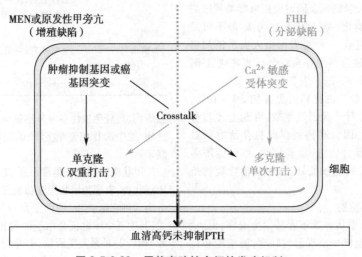

图 2-5-3-23　甲状旁腺综合征的发病机制

钙正常,而血清磷很低。偶尔,正常血钙性 PHPT 亦见于肿瘤出血或组织坏死。正常血钙性 PHPT 的特点是血钙正常,血清 PTH 明显升高,因此必须与继发性甲旁亢鉴别。首先应确定患者的血清钙与 PTH 真实水平,部分患者经多次测定的血钙(9.9~10.3mg/dl,2.48~2.58mmol/L)和血 PTH(≥35~40pg/ml)均处于正常高限值,测定血清 25-(OH)D 水平,明确是否合并有维生素 D 缺乏症;如果在补充维生素 D 后,血钙升高,即可确立诊断。其次是排除其他原因所致的继发性甲旁亢,如肾脏疾病。

5. 甲旁亢手术后高 PTH 血症　甲旁亢手术后患者的血清 PTH 应该逐渐降至正常,如果术后的血清 PTH 一直升高,提示有两种可能性,一是甲状旁腺病灶没有被完全清除(伴有血钙升高),需要第二次手术;二是肾脏功能受损较严重,存在继发性甲旁亢(伴有高肌酐血症和肾小球滤过率下降,而血钙降低或正常)可能。如果手术后患者的血 PTH 能降至正常或明显下降,但不久又逐渐上升,这种情况强烈提示为骨饥饿综合征(伴有血钙降低或维生素 D 缺乏)所致。

反复发作的原发性甲旁亢患者容易出现反跳性术中 PTH 升高(rebound IoPTH),这些患者多存在多个甲状旁腺病变(34.9% vs 18.5%,P<0.01),术前的血钙[(10.9±0.1)mg/dl vs(11.1±0.0)mg/dl,P=0.04]和 MIBI 扫描阳性率(63.0% vs 78.4%,P<0.01)通常较无反跳性 PTH 升高者低而 PTH 和肌酐无差别(表 2-5-3-27)。

表 2-5-3-27　有和无反跳性 PTH 升高患者的比较

区别	反跳性 IoPTH	非反跳性 IoPTH	P 值
术前病情			
血钙(mg/dl)	10.9±0.1	11.1±0.0	0.04
PTH(pg/ml)	126.1±10.2	123.6±2.6	0.81
肌酐(mg/dl)	1.0±0.0	1.0±0.0	0.52
Sestamibi 定位	51(63.0)	974(78.4)	<0.01
手术发现			
甲状旁腺微创切除	45(52.3)	961(73.9)	<0.01
多个甲状旁腺病变	30(34.9)	240(18.5)	<0.01
腺体重量(mg)	981.5±175.5	651.7±28.1	0.66
预后			
未治愈	1(1.2)	6(0.5)	0.36
复发	5(5.8)	28(2.2)	0.04

注:定性资料用病例数(%)表示,定量资料用均值±标准误表示;IoPTH:术中 PTH

IoPTH 下降至峰值水平的 50% 以上(不一定降至正常范围内)才认为手术治愈。但是少数患者在开始下降(腺瘤切除)后 10~15 分钟内又呈反跳性升高,其原因未明,可能与多个甲状旁腺病变有关,提示其复发的可能性大,应在术后密切观察病情变化。另一种情况是正常血钙性 PTH 升高(12%~43%),多见于病情较重的老年人和维生素 D 缺乏者,但反跳性 IoPTH 升高与术后 1~2 周内的正常血钙性 PTH 升高不一定发生在同一个患者。

(三)高钙尿症的病因鉴别　大约 50% 的儿童肾结石患者存在代谢异常,高钙尿症性肾结石需要特别查找遗传性病因;并常规测定血和尿电解质及特定代谢产物。儿童肾结石的代谢评价见表 2-5-3-28,儿童和成人的尿结石风险因素及正常参考值见表 2-5-3-29,遗传性单基因突变所致高钙尿症的病因见表 2-5-3-30,遗传性高钙尿症伴高钙血症的病因见表 2-5-3-31。儿童高钙尿症/肾结石/肾钙盐沉着症的病因应更多地考虑遗传性疾病,一般首先测血钙和血清 PTH;当患者为低钙血症时,可以确立甲旁减的诊断,但当伴有低钙尿症时应复查血钙,排除高钙血症可能;常染色体显性遗传性低钙血症伴高钙尿症(ADHH)患者的尿钙/肌酐比值明显升高,但与甲旁减有部分重叠(尤其是在经过维生素 D 治疗后);其他少见的病因有遗传性低磷血症佝偻病伴高钙尿症常染色体显性低钙血症(HHRH)、家族性低镁血症-高钙尿症-肾钙盐沉着综合征、遗传性低镁血症包括家族性低镁血症-高钙尿症-肾钙盐沉着综合征和家族性低镁血症-高钙尿症-肾钙盐沉着-眼异常综合征等。高钙血症的诊断程序见图 2-5-3-24。

表 2-5-3-28　儿童肾结石的代谢评价

结石分析	24 小时尿液分析
尿培养	pH
随机尿液钙/肌酐比值	尿量
血液分析	钙盐
电解质	草酸盐
尿酸	尿酸盐
肌酸	肌酐
肌酐	枸橼酸盐
钙/磷/镁/碳酸氢盐	镁盐
血气分析	钠/钾/磷酸盐
pH	超饱和指数
酸碱平衡指标	草酸钙
肾活检	一水磷酸钙
影像检查	尿酸盐

表 2-5-3-29　尿结石风险因素的正常参考值

结石因素	成人正常值	儿童正常值
钙盐	女性:<200mg/d 男性:<250mg/d	<4mg/d
草酸盐	男女性:20~40mg/d	<0.57mg/d
枸橼酸盐	女性:<550mg/d 男性:>450mg/d	>6mg/(kg·d)
尿酸盐	女性:<750mg/d 男性:<800mg/d	<10mg/(kg·d)
尿量	2~3L/d	>1ml/(kg·h)

(四)骨骼病变的鉴别

1. 原发性骨质疏松症　详见第 6 篇第 2 章相关内容。原发性骨质疏松症的血清钙、磷和 ALP 都正常,骨骼普遍性脱钙。牙硬板、头颅、手等 X 线无甲旁亢的特征性骨吸收改变。骨质软化者的血钙、磷正常或降低,血 ALP 和 PTH 均可增高,尿钙和磷排量减少;骨 X 线有椎体双凹变形、假骨折等特征性表现。肾性骨营养不良患者骨骼病变有纤维性囊性骨炎、骨硬化、骨软化和骨质疏松四种;血钙降低或正常,血磷增高,尿钙排量减少或正常,有明显的肾功能损害。在骨 X 线平片上,McCune-Albright 综合征可见纤维性骨炎,但只

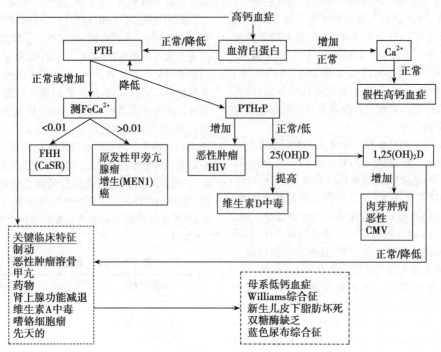

图 2-5-3-24 高钙血症的鉴别诊断流程

FeCa：尿钙排泄分数

表 2-5-3-30 遗传性单基因突变所致的高钙尿症

疾病	遗传	致病基因	染色体定位	疾病	遗传	致病基因	染色体定位
遗传性高钙尿症				dRTA 伴感觉神经性耳聋	AR	ATP6B1/ATP6V1B1	2p13
特发性高钙尿症	AD	SAC	1q23.3-q24	dRTA 不伴感觉神经性耳聋	AR	ATP6N1B/ATP6V0A4	7q34
	AD	VDR	12q12-q14				
	AD	?	9q33.2-q34.2	其他单基因突变所致的高钙尿症			
ADHH	AD	CASR	3q21.1	Dent 病	XR	CLCN5	Xp11.22
高钙血症伴高钙尿症※	AD	CASR	3q21.1	Lowe 综合征	XR	OCRL1	Xq25
Bartter 综合征				HHRH	AR	NPT2c/SLC34A3	9q34
Ⅰ型	AR	SLC12A1/NKCC2	15q15-q21.1	肾结石-骨质疏松-低磷血症综合征	AD	NPT2a/SLC34A1	5q35
Ⅱ型	AR	KCNJ1/ROMK	11q24				
Ⅲd 型	AR	CLCNKB	1q36	家族性低镁血症-高钙尿症-肾钙盐沉着综合征	AR	PCLN1/CLDN16	3q28
Ⅳd 型	AR	BSND	1q31				
Ⅴ型	AD	CASR	3q21.1				
Ⅵe 型	XR	CLCN5	Xp11.22	家族性低镁血症-高钙尿症-肾钙盐沉着-眼异常综合征	AR	CLDN19	1p34.2
遗传性肾小管酸中毒							
dRTA	AD	SLC4A1/kAE1	17q21.31				

注：ADHH：常染色体显性遗传性低钙血症伴高钙尿症；HHRH：遗传性低磷血症佝偻病伴高钙尿症；dRTA：远曲肾小管酸中毒；AD：常染色体显性遗传；AR：常染色体隐性遗传；XR：X-性连锁隐性遗传；SAC：可溶性腺苷酸环化酶；VDR：维生素 D 受体；CASR：钙受体；SLC12A1：溶质载体家族 12，成员 1；NKCC2：Na-K-Cl 同转运体 2；KCNJ1：内向整流性钾通道，亚家族 J，成员 1；ROMK：肾外髓质钾通道；CLCNKB：Cl 通道 Kb；BSND：Barttin 蛋白；CLCN5：Cl 通道 5；OCRL1：1 型 Lowe 综合征（眼-脑-肾综合征）；NPT2c/a：Na-Pi 同转运体；SLC34A1/3：溶质转运体家族 34，成员 1/3；PCLN1：paracellin；CLDN16/19：claudin 16/19；SLC4A1：溶质转运体家族 4，成员 1；kAE1：肾阴离子交换体 1；ATP6B1 ATPase. H⁺-transporting（vacuolar proton pump），V1 subunit B1，H⁺ 转运体（囊泡质子泵）V1 亚基 B1；ATP6N1B ATPase. H⁺-transporting，lysosomal V0 subunit a4，H⁺ 转运体（溶酶体 V0 亚基 a4）。Ⅲ型 Bartter 综合征伴有高钙尿症而无肾钙盐沉着；Ⅳ型 iBartter 综合征不伴有持续性高钙血症或肾钙盐沉着，此表中列出是为了进行比较；Ⅵ型 Bartter 综合征伴高钙尿症仅 1 例报道；※高钙血症伴高钙尿症包括家族性单纯性甲状旁腺瘤（FIHP）、多发性内分泌肿瘤综合征（MEN）、甲状旁腺功能亢进-下颌骨肿瘤综合征（HPT-JT）

表 2-5-3-31 遗传性高钙尿症伴高钙血症

疾病	临床特征	基因产物	染色体定位
FIHP	家族发病/单一性甲状旁腺腺瘤	menin1	1q13
		parafibromin	1q31.2
		CaR	3q21.1
MEN-1	甲状旁腺增生/肿瘤/垂体-胰-胃-肠神经内分泌肿瘤	menin	11q13
MEN-2a	甲状腺瘤/甲状腺髓样癌/嗜铬细胞瘤	ret	10q11.2
HPT-JT	甲状旁腺瘤/颌骨骨化性纤维瘤	parafibromin	1q31.2

注:FIHP:家族性单纯性甲状旁腺瘤;MEN:多发性内分泌腺瘤病;HPT-JT:甲状旁腺功能亢进-下颌骨肿瘤综合征

有局部骨骼改变,其余骨骼相对正常,临床有性早熟及皮肤色素沉着。骨巨细胞瘤多发部位是四肢长骨干骺端,尤以胫骨近端多见;其次为桡骨、尺骨远端和腓骨近端等,颅面骨巨细胞瘤多伴有 Paget 骨病。骨巨细胞瘤很少发生于手、足的短管状骨(如指骨和掌骨),对此处发生的巨细胞病变,特别是多中心发生时,要注意除外甲状旁腺功能亢进症的可能。棕色瘤为甲旁亢的特异表现,具有较高的诊断价值,但常被误诊为骨巨细胞瘤、骨囊肿或骨纤维异常增殖症。棕色瘤发生在骨软化的背景上,常呈分叶状,发生于长骨骨干呈多发性,有时棕色瘤巨大,伴骨折。当甲旁亢的病因去除后,棕色瘤可消失。这些特点可与骨肿瘤或骨的肿瘤样病变相区别。但是,影像技术很难鉴别纤维囊性骨炎、骨硬化、骨软化和骨质疏松,而骨组织形态计量可直接观察骨组织水平的微观形态,并可进行定量分析,通过四环素等标记提供骨组织动态

的变化信息。骨巨细胞瘤(giant cell tumors of bone,GCT)主要累及长骨,往往有既往局部创伤史,与甲旁亢导致的棕色瘤一般容易鉴别[92-94]。

2. 骨-颅骨发育不良症 骨-颅骨发育不良症(OGD)是FGFR 突变引起的抑制杂交型骨发育不良症,表现为颅缝早闭、眶上嵴前突、鼻梁塌陷、根肢型矮小症和非骨化性骨损害。非骨化性骨病变位于长骨,多发或单发,病变区缺乏骨矿化,形成大小不等和形态不一的低密度灶,与多发性骨纤维结构不良症是很难鉴别的,有时可伴有低磷血症或骨折,但血钙和血清 PTH 正常。

3. 甲旁亢-下颌骨肿瘤综合征 原发性甲旁亢患者伴有颌骨骨化性纤维瘤称为甲旁亢-下颌骨肿瘤综合征。该病为常染色体显性遗传伴不全外显度,30%的患者伴有颌骨骨化性纤维瘤,40%伴有子宫肿瘤,其他少见的肿瘤包括错构瘤、多发性囊肿、Wilms 瘤或腺癌。病因与 HRPT2 基因突变有关(1q25)。甲状旁腺肿瘤的恶性风险高或多个甲状旁腺腺体同时受累时,高钙血症显著并且可并发侵袭性纤维囊性骨炎。颌骨骨化性纤维瘤为良性肿瘤,但手术切除后容易复发。

4. 其他疾病 本病尚需与肾石病鉴别,结石多为一侧,通常是草酸钙或磷酸钙结石。尿酸结石或胱氨酸盐结石较少见而且 X 光不显影。PHPT 者的结石多位于双侧肾盂,常呈鹿角形,且反复发生。

(五)病理和分子病因鉴别 PHPT 的病因诊断不能只满足于一般的病理诊断,因为确定相关基因突变的遗传病因可早期筛查和防治家族成员致病基因携带者(表 2-5-3-32)。

表 2-5-3-32 原发性甲旁亢的病理和分子病因鉴别

致病基因	编码蛋白	临床表现	甲状旁腺病变	散发甲状旁腺瘤缺陷
MEN-1	menin 蛋白	MEN-1:垂体瘤/胰-胃-肠 APUD 瘤/类癌	多发/无症状/良性>99%	失活性突变良性肿瘤 5%~35%
HRPT2/CDC73	Parafibromin	甲旁亢-下颌骨肿瘤综合征:颌骨纤维样骨病/甲状旁腺瘤/子宫瘤/肾囊肿	单发肿瘤/恶性 15%	腺癌失活性突变(70%)/散发腺瘤失活性突变
CaR	CaR 蛋白	FHH 杂合子失活突变/NSHPT 纯合子失活突变	FHH 形态正常/NSHPT 多腺体增大	多为低表达/偶为突变
RET	c-Ret 蛋白	MEN-2A:甲状腺髓样癌/嗜铬细胞瘤/甲状旁腺瘤	单发/良性>99%	极少突变
CCND1/PRAD1	细胞周期蛋白 D1	?	?	DNA 重排/细胞周期蛋白 D1 过表达/PTH 基因变异

注:MEN:多发性内分泌腺瘤病;.HRPT2/CDC73:甲状腺功能亢进蛋白 2 抗体/细胞分裂周期 73;CaR:钙受体;PRAD1:亦称 CCND、BCL1、U21B31 或 D11S287E;APUD:胺前体摄取与脱羧

【手术治疗】

PHPT 主要依靠手术治疗,双侧颈部探查及甲状旁腺肿瘤切除术为本病的经典治疗方案,主要适用于甲状旁腺癌和家族性 PHPT(如 MEN-1、FIHP 和 HPT-JT),术后必须进行病情监测。非家族性 PHPT 可选用影像和 PTH 监测下的微创手术治疗,不能耐受手术或不能完全切除肿瘤的患者应采用非手术治疗。在内镜-视频-机器人辅助条件下,甲状旁腺微创手术的治愈率已经有了根本性进步。

(一)无症状性 PHPT 的治疗原则 自 1990 年以来,

无症状性 PHPT 的治疗原则有多次修改,尤其是关于手术治疗的指征趋向于越来越精准,见表 2-5-3-33。

(二)术前高钙血症治疗 已确诊的 PHPT 患者按一般术前处理即可。血钙明显升高者应将高血钙控制在安全范围内,并加强支持治疗,改善营养,纠正酸中毒。其中要特别注意中性磷酸盐的补充,以增加骨盐沉积,缩短术后骨骼病变、骨饥饿性低钙血症和血生化异常的恢复时间。高钙血症易导致严重的心律失常,除采用有效措施降低血钙外,还应根据病情和心律失常的性质给予相应治疗。

表 2-5-3-33 NIH 无症状性 PHPT 诊疗指南要点

要点	1990 年指南	2002 年指南	2008 年指南	2013 年指南
年龄(岁)	<50	<50	<50	<50
BMD	Z 值<-2.0(前臂)	T 值<-2.5(任何部位)	T 值<-2.5(任何部位)或以前有骨折史	A. 腰椎、髋部总体、股骨颈、桡骨远端 T 值<-2.5 B. X 线、CT、MRI 或 VFA 发现腰椎骨折
高钙血症(高于正常上限值)	1 ~ 1.6mg/dl(0.25 ~ 0.40mmol/L)	1mg/dl(0.25mmol/L)	1mg/dl(0.25mmol/L)	1mg/dl(0.25mmol/L)
肾脏	A. eGFR 与同龄人相比降低 30%以上 B. 24 小时尿钙>400mg(10mmol/d)	A. eGFR 与同龄人相比降低 30%以上 B. 24 小时尿钙>400mg(10mmol/d)	A. eGFR 降至 60ml/(min·1.73m²)以下 B. 24 小时尿钙不推荐	A. 肌酐清除率 60ml/min B. 24 小时尿钙>400mg(10mmol/d)并且结石风险增高 C. X 线、CT 或超声发现肾结石

注:NIH:美国国立卫生研究院

(三) 常规或微创手术选择 可按 2002 年 NIH 的治疗指南进行。原则上应该首先考虑手术治疗,条件和时机不成熟时先给予内科治疗,稳定病情,制订手术路径[95]。

1. **一般 PHPT 的常规手术治疗** 常规手术主要适用于 PHPT 和三发性甲旁亢。一般 PHPT 的手术治疗适应证是:①PHPT 的诊断确立,临床表现明显,如已有肾石病、肾功能损害(肌酐清除率下降 30%以上)、明显骨病、神经肌肉病变等;②明显高钙血症(血清总钙≥12mg/dl,或>3.0mmol/L);③尿钙≥400mg/d;④皮质骨 BMD 的 T 值-2 以下,或已有脊椎骨密度下降;⑤年龄≤50 岁;⑥患者要求手术治疗;⑦不能长期追踪药物治疗疗效者。相反,无症状的原发性甲旁亢和家族性低钙尿症性高钙血症,或 PHPT 的甲状旁腺定位诊断不明时,不宜手术治疗。

2. **无症状型甲旁亢的常规手术治疗** 无症状型 PHPT 的治疗原则与方案仍有争论。手术治疗能预防肾石病所致的肾损害和慢性高钙血症所致的心血管病变。主张给予非手术治疗者认为,无症状型 PHPT 病情进展所带来的危害并不比手术风险高。2013 年 NIH 的指南认为,无症状性 PHPT 患者具备以下一项就可以考虑手术治疗:①血清钙高于正常高值 1.0mg/dl(0.25mmol/L)以上;②肾小球滤过率(GFR)<60ml/min[93,94];或者 24 小时尿钙>400mg;或者生化指标评估结石风险增加;或者有 X 线、超声、CT 证实的肾石症或肾钙化;③腰椎、总髋、股骨颈、桡骨远 1/3 处任何部位 DXA 测量的骨密度 T 值<-2.5;或者有 X 线、CT、MRI、VFA 证实的椎体骨折。约 30%患者可能保持数年无症状,约 10%的患者症状甚至可能减退。无症状而仅有轻度高钙血症的 PHPT 病例需随访观察,但如有以下情况则需手术治疗:①骨吸收病变的 X 线表现;②肾功能减退;③活动性尿路结石;④血钙≥3mmol/L(12mg/dl);⑤血 PTH 增高 2 倍以上;⑥严重精神病、溃疡病、胰腺炎和高血压等。2013 年国内有作者按照 2008 年的 NIH 的指南,对该院 25 例无症状型甲旁亢手术治疗患者进行了分析,作者认为以当时国内的情况,建议积极手术治疗[95]。

长期的临床观察发现,手术治疗虽然可改善骨转换率增加腰椎骨密度,但不改善精神症状,不降低心血管风险。因此,轻度原发性甲旁亢可能仅需要医学追踪即可(表 2-5-3-34)。只在病情恶化时进行手术治疗。

表 2-5-3-34 手术治疗轻度原发性甲旁亢的证据

研究结果	研究设计	证据水平
手术治疗后长期观察到骨密度降低	1 队列研究	4
手术治疗改善骨转换率	2 RCT	1b
手术治疗增加腰椎骨密度	2 RCT	1b
手术治疗增加股骨颈骨密度	3 RCT	1b
手术治疗改善生活质量	3 RCT	1b
手术治疗不改善精神症状	1 RCT	1b
手术治疗不降低心血管风险	1 RCT	1b
手术治疗不改善超声心动图指标	2 RCT	1b

注:RCT:随机对照研究;证据分为 5 个等级,1 级最高,5 级最低

3. **微创甲状旁腺切除术** 微创甲状旁腺切除术(minimally invasive radioguided parathyroidectomy)可在局麻下施行,微创甲状旁腺切除的基本要求是肿瘤定位准确,且需在术中监测血 PTH 的指导下进行,其优点是:①术前已确定 PTH 分泌活性较高腺体;②手术创伤小,对侧不受影响;③局麻;④切口 2.5cm 左右,时间 20 多分钟(常规手术 1~2 小时),术后即可进食,第 2 天可恢复日常工作;⑤耐受性好;⑥治愈率 99% ~ 100%(常规手术 90% ~ 96%);⑦价格低廉;⑧甲旁减风险极低,术后并发症很少。但适宜本手术治疗的患者只包括那些扫描证实为单个腺瘤的 PHPT 患者,且必须同时检测术中血清 PTH(IoPTH)变化(图 2-5-3-25)。一般于腺瘤切除后 0、5、10 和 15 分钟分别采血,如果 10 分钟 PTH 降低不足 50%或未降低,提示还存在分泌 PTH 的其他腺瘤;寻找并切除第二个肿瘤后,重复测定 PTH,以确定肿瘤是否完全切除或仍存留甲状旁腺病变。根据 Meyer 等的经验,成功切除甲状旁腺病变并获得治愈患者的血清 PTH 变化见表 2-5-3-35。

4. **术前不能定位的探查手术** 如果 PHPT 的诊断已经成立,但却无法对肿瘤进行术前定位,那么应采用 99mTc-MIBI 减影扫描,以确定病变的具体部位。通常情况下,99mTc-MIBI 扫描阴性的患者具有以下特点[96-98]:①甲状旁腺腺瘤细小或仅为细胞增生;②血钙升高程度较小(轻度高钙血症);③血磷降低不明显或基本正常;④尿钙轻度升高;如果仍未能定位,则需要探查肺-主动脉窗。凡临床表现符合 PHPT 的诊

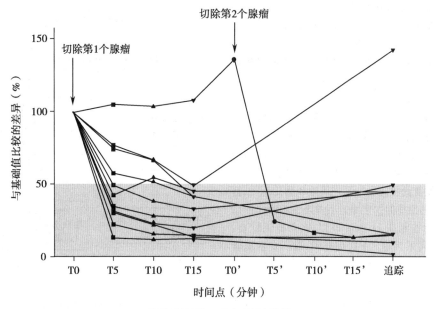

图 2-5-3-25 术中 PTH 监测

以术前的 PTH 作为基础值(T0),于病变切除后立即开始,每 5 分钟测定 1 次,一般测定 3 次(T5、T10、T15);如果有多个病变,则重复上述监测

表 2-5-3-35 原发性和三发性甲旁亢术中血清 PTH 变化

参数	病例数	PTH-Aa	PTH-Ib	阳性符合率	P 值
术中 PTH 降低≥90%	56	9(16%)	28(50%)	9(16%)	<0.0001
术中 PTH 降至正常(≤7.6pmol/L(%))					
10 分钟	45	38(84%)	45(100%)	84%	0.0082
20 分钟	42	40(95%)	42(100%)	95%	
30 分钟	40	39(98%)	40(100%)		
24 小时	35	35(100%)	35(100%)		

注:pHPT:原发性甲旁亢;tHPT:三发性甲旁亢;a:PTH. ADVIA(ADVIA Centaur assay)法测定 PTH;b:PTH 免疫 Turbo DPC 法(immulite Turbo DPC assay)测定 PTH

断,并排除了胸骨后前纵隔病变可能,但因肿瘤小或甲状旁腺增生,或因甲状旁腺囊肿不能对肿瘤定位(囊壁包膜厚不能透过示踪剂可出现[99m]Tc-MIBI 扫描阴性),此时可考虑甲状旁腺手术探查[96,97]。如果术中探查仍为阴性时,则应在高分辨 B 超的引导下,沿甲状腺下静脉向下和向后探查,直至胸腺(图 2-5-3-26)(目前已开始用机器人协助手术治疗异位的纵隔甲状旁腺瘤);如果探查仍然阴性,应考虑甲状腺内甲状旁腺瘤可能。Goodman 等人分析 1163 例甲状旁腺功能亢进再次手术的患者资料发现,甲状腺内甲状旁腺瘤为 0.7%,另 1.2% 属于部分性甲状腺内腺瘤,但盲目的甲状腺切除很难清除腺瘤[99]。手术探查失败的另一个原因是医师不能识别病态的甲状旁腺[100]。

5. 术后复发的再次甲状旁腺手术 PHPT 患者术后 6 个月内复发,说明手术失败,需要再次行甲状旁腺探查。但手术难度加大,风险增高。除了再次手术前的详细检查与病情评估外,必须进行序贯影像检查,并制订最佳手术处理路径,并尽量避免喉返神经受损[100]与术后低钙血症[101]。在术前的定位诊断中,特别强调高分辨 CT 和超声引导下的手术操作;超声探头的放置点至关重要,并选择最佳的细针穿刺部位,获取组织后做免疫组化和洗脱液 PTH 测定[102]。

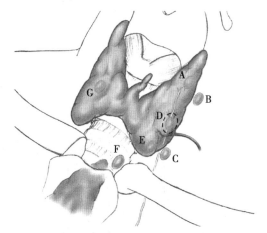

图 2-5-3-26 甲状旁腺的变异部位

A. 甲状腺囊后(10%);B. 甲状腺后部的气管-食管间隙(22%);C. 锁骨-椎前间隙(14%);D. 喉返神经上(6%);E. 甲状腺下极(18%);F. 胸腺内(26%);G. 甲状腺内(4%)

6. 妊娠合并 PHPT 手术 80% 的 PHPT 合并妊娠者发生并发症,如自发性流产、死胎等,因而主张采用常规颈部探

查手术治疗,手术时间宜于妊娠第4~7个月施行(第2个三月期或第3个三月期早期)。主张对所有明显高钙血症者(若无禁忌证)作颈部探查的理由是:①明确诊断;②靶器官损害明显,10年内的并发症高(26%);③骨丢失加速,骨折风险高(特别是老年妇女);④手术成功率95%以上[103]。NIH建议,如果非妊娠无症状PHPT患者的血钙升高>正常上限的1mg/dl或>11.5mg/dl应手术治疗。但在妊娠期,影响血钙的因素很多,故建议在第2或第3个三月期,当血钙>10.1mg/dl时考虑手术处理,因为血钙10.7~11.0mg/dl时的妊娠并发症急剧升高。一般选择在第2个三月期手术,更早可影响胎儿的器官发育而更晚增加早产风险和胎儿死亡、宫内发育迟缓、婴儿低钙血症的发生率。不考虑手术治疗的患者应采取措施使血钙控制在11.0mg/dl以内,如低钙饮食、补充水分、避免使用利尿剂等。不提倡补磷,以防发生血管内磷酸钙沉积。必要时给予降钙素和西那卡塞特(C级证据)[104]。

7. 锂盐相关性甲旁亢的手术治疗 锂盐相关性甲旁亢(lithium-associated hyperparathyroidism, LAH)于1973年首次报道。发病有两种可能,即以前患有甲旁亢,锂盐使其症状明朗化,或者患者以前存在甲状旁腺多个腺体病变且增生不均一,定位诊断困难。由于药物治疗效果不佳,一般推荐手术治疗,锂盐相关性甲旁亢的处理流程见图2-5-3-27。

8. 囊性甲状旁腺结节的治疗 甲状旁腺囊肿少见,多数无PTH分泌功能,无症状,因此是颈部结节鉴别诊断中考虑的病变之一,较大的PC可伴有周围组织受压症状。

甲状旁腺囊肿的处理见图2-5-3-28。如果穿刺液中的

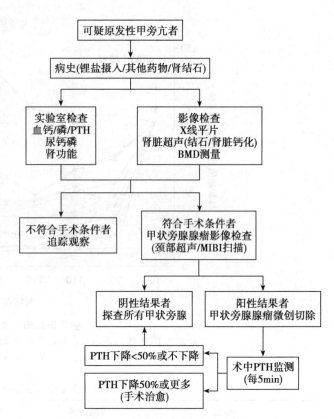

图2-5-3-27 锂盐相关性甲旁亢的诊疗流程

PTH水平较高,则PC的诊断成立,但要确定PC为功能性的、则需要有血清PTH和血钙升高的依据。无功能性PC经

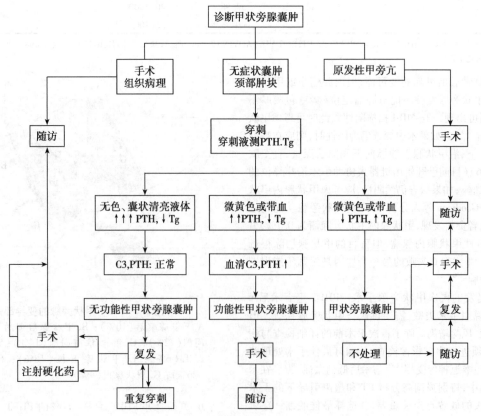

图2-5-3-28 甲状旁腺囊肿的处理

穿刺抽液可治愈,有时需要注入硬化剂(四环素或乙醇),但注射至下甲状腺囊肿时存在喉返神经麻痹风险;而功能性 PC、复发性 PC 或伴有压迫症状的 PC 需要手术治疗,一般采用微创方式切除,术中测定 PTH,以协助判断手术是否成功,术后监测血钙,高钙血症提示手术失败,而低钙血症往往是骨饥饿综合征所致。

9. 非家族性儿童 PHPT 的手术治疗　因为几乎全部为甲状旁腺单个腺瘤引起,故应尽量采用微创手术治疗。

10. 新生儿重症 PHPT 的手术治疗　新生儿重症 PHPT 少见,出生后即出现严重高钙血症。术前定位无阳性发现,术中需要同时进行甲状旁腺自体移植,多数患者术后血钙和血 PTH 转为正常,必要时补充钙剂和维生素 D[105]。

11. 重症 PHPT 的急诊手术　PHPT 危象多数系腺瘤所致,且确诊晚。因瘤体积较大,易定位,故更趋向于做单侧探查。手术时机掌握在血钙下降到相对安全水平或血钙上升势头停止而开始下降,患者全身情况可以耐受手术时,施行急诊手术(局麻下)。一般效果良好,无后遗症,可长期维持正常甲状旁腺功能。急诊抢救性手术的术前血钙应控制在 3.5mmol/L 以内;术后因 PTH 的分泌被抑制、低镁血症,易发生顽固性低钙血症。

12. 甲状旁腺腺瘤乙醇注射治疗　少用。乙醇注射可用于较表浅的甲状旁腺腺瘤患者。在 B 超引导下,将乙醇注入甲状旁腺腺瘤,24~36 小时内血钙可以降到正常。每 24 小时注射 1~3 次,高血钙危象时更显有用。但长期疗效尚有待观察。

13. 经皮射频和微波热消融治疗甲状旁腺腺瘤/增生结节　国内有作者采用超声引导下经皮穿刺热消融治疗甲状旁腺结节(96 例 317 枚)获得满意效果[105]。

(四)术中高血钙危象预防和抢救　急诊手术前,血钙应控制在 3.5mmol/L 以内;术中应作好突发高血钙危象的抢救准备工作,包括各种降血钙药物,进行血钙、磷和心电图监测。甲状旁腺探查的先后次序很重要,因为迅速发现肿瘤可节约大量时间,减少创伤和高血钙危象发生率。为了了解手术是否成功,术中监测 PTH[106-108]。

(五)术后并发症防治

1. 手术失败　PHPT 的普通外科手术切除有很好的治疗效果。射线引导下微创甲状旁腺切除术的开展进一步提高了 PHPT 手术的治疗效果,减少了并发症,缩短了手术时间,值得临床推广。甲状旁腺腺癌患者术后多有复发,辅助照射治疗有助于病情控制。手术成功后,血磷迅速恢复正常,血钙和血 PTH 则多在术后 1 周内降至正常,但应密切追踪病情,并慎重处理手术失败和术后低钙血症。如术后症状无缓解,血钙和血 PTH 于 1 周后仍未能纠正,提示手术失败,其常见原因有:①腺瘤为多发性,探查中遗漏了自主分泌 PTH 的腺瘤,被遗漏的腺瘤可能在甲状腺、食管旁、颈动脉附近甚至纵隔;②甲状旁腺腺体切除相对不足;③甲状旁腺腺癌复发或已有远处转移;④非甲状旁腺来源的异位 PTH 综合征(假性甲旁亢)。

MEN-1 患者的甲状旁腺病变可能是多发性的,其中一个甲状旁腺肿瘤是引起甲旁亢的根本原因,同时抑制了其他病变和正常甲状旁腺的分泌功能。一般在肿瘤切除后数日内,

被抑制的肿瘤或增生性病变分泌功能恢复,故导致原发性甲旁亢复发。未切除的甲状旁腺肿瘤或增生病变因手术暂时性损伤而功能暂失,但当其功能恢复后即可出现高钙血症和高 PTH 血症。此外,手术时间过长和手术创伤也可使术中 PTH 测定值呈假阳性(PTH 降至正常)。因此,对 MEN-1 患者进行甲状旁腺切除手术时,即使术中 PTH 已经降至正常,亦不能断定手术成功,应继续探查所有的甲状旁腺,以免复发。

2. 骨饥饿综合征与术后低钙血症　详见本章第 9 节。甲状旁腺切除术后低钙血症的发生率 0.3%~55%,发生机制不明。绝大多数为暂时性,偶尔为永久性,术前适当补充维生素 D 和钙剂有助于预防;术后监测 PTH 和血清总钙与离子钙可早期获得诊断[109-114]。一般定期复查的时间为 3~6 个月一次,病情稳定者可延长至每年 1 次。追踪观察的内容包括症状、体征、血钙、血磷、尿钙、PTH、肌酐、血压、B 超和骨密度。

低钙血症的症状可开始于术后 24 小时内,血钙最低值出现在手术后 2~3 天,可持续 1~2 天甚至 3~4 个月。但这种现象不一定是损伤了甲状旁腺,可因骨骼"骨饥饿"状态,术后钙质向骨基质内沉积而引起,即伴有明显骨病和 BMD 降低者于术后钙、磷大量沉积于骨组织,术后数日发生手足搐搦症的现象。大部分患者在 1~2 个月内血钙可恢复至 2mmol/L(8mg/dl)以上。有时,血钙迅速下降可造成意外,故必须定期检查血生化指标。引起低钙血症的原因有:①病变甲状旁腺组织被切除后,血 PTH 骤降,大量钙和磷迅速沉积于骨骼,血钙降低(骨饥饿综合征);②剩余的甲状旁腺组织功能受长期高血钙的抑制而功能减退(多数为暂时性);③骨骼和肾脏对 PTH 作用抵抗,常发生于 PHPT 合并肾衰竭、维生素 D 缺乏、高 FGF-23 血症、肠吸收不良或严重低镁血症时;④术前长期使用骨吸收抑制剂(尤其是二膦酸盐类药物)[115];⑤低镁血症。低钙血症症状出现时,可口服枸橼酸钙(相当于元素钙 1~3g)或 10% 氯化钙溶液。一般每数小时服 10ml。严重者可缓慢静脉注射 10% 葡萄糖酸钙 10~20ml 或者静脉滴注葡萄糖酸钙(溶于 5% 或 10% 葡萄糖液内,可按每小时 0.5~3mg 元素钙/kg 给予,常可缓解症状和体征。补充钙量是否足够,视神经肌肉应激性和血钙而定。持续性和顽固性低钙血症常与同时存在的低镁血症(血清镁<0.5mmol/L)有关。给予镁盐(40~60mmol)静脉滴注 8~12 小时,或 20% 硫酸镁分次深部肌内注射,可在 24~48 小时内纠正低镁血症与低钙血症。当 PTH 恢复正常分泌时,周围组织对 PTH 的反应也转为正常。轻度低钙血症经补充钙盐和维生素 D 可纠正,较重者应给予活性维生素 D 制剂,如 1,25-(OH)$_2$D。手术后完全恢复正常矿化可能需要 1~2 年,应持续补充钙剂及适量维生素 D 直至骨密度正常。

3. 术后永久性甲旁减　因骨饥饿、PTH 抵抗或低镁血症引起的术后低钙血症属于暂时性甲旁减,其特点是最终可恢复正常。如果低钙症状持续 1 个月以上,提示永久性甲旁减。为了预防术后永久性甲旁减,建议手术中,冷冻被切除的甲状旁腺组织备用。一般认为,原发性甲状旁腺增生、1 型/2 型多发性内分泌腺瘤病伴 PHPT、新生儿甲旁亢和家族性 PHPT 者如果切除后的组织低于 50g 以下,则需要冷冻甲

状旁腺,为日后移植之用。

4. 术后高 PTH 血症 文献报道,PHPT 行甲状旁腺切除术后(1 周至 5 年),9%~62%的患者血钙正常,PTH 升高(术后正常血钙性 PTH 升高),骨代谢生化标志物提示骨转换率升高,但全面的检查未能发现手术失败或甲旁亢复发的依据;其发生机制可能与维生素 D 缺乏、低骨量、肾功能减退、骨饥饿综合征或 PTH 抵抗,PTH 分泌阈值升高有关。补充维生素 D 和钙剂有一定效果[116,117]。经补充钙剂和维生素 D 后,血清 PTH 随时间而逐渐下降,绝大多数于 1~2 天内恢复

正常。如果 PTH 长期明显升高,则需要考虑甲状旁腺功能亢进复发可能。

5. 术后甲亢 甲亢的病因与手术操作引起的甲状腺炎有关,一般为暂时性,病情亦较轻,多数经对症处理(如非甾体抗炎药与 β 受体阻滞剂)缓解,较重者可给予短期抗甲状腺药物治疗。

(六) 甲状旁腺综合征的手术治疗 甲状旁腺综合征的处理原则与病理特征和致病病因见前述,一般均主张施行甲状旁腺切除术,但疗效差异很大,见表 2-5-3-36。

表2-5-3-36 甲状旁腺综合征的病理特征与处理原则

甲状旁腺综合征	病理特征	手术治疗原则
家族性低钙尿症性高钙血症(FHH)	正常	不需要甲状旁腺切除
新生儿重症甲旁亢(NSHPT)	早年发病/全部甲状旁腺增生	甲状旁腺紧急切除
1 型多发性内分泌腺瘤病(MEN-1)	3~4 个非对称性腺瘤	甲状旁腺次全切除(残余甲状旁腺组织根据病情而定)
2A 型多发性内分泌腺瘤病(MEN-2A)	1~2 个非对称性腺瘤	甲状旁腺肿瘤切除(残余甲状旁腺组织根据病情而定)
甲旁亢-下颌骨肿瘤综合征(HPT-JT)	腺瘤腺癌(20%)	手术切除癌瘤
家族性单纯性甲旁亢	增生腺瘤腺癌	根据病变性质而定

【非手术治疗】

治疗的目的旨在减少钙的摄入,降低高钙血症。限制食物中钙和锂的摄入量,忌饮牛奶,注意补充钠、钾和镁盐等,忌用噻嗪类利尿剂、碱性药物和抗惊厥药物。慢性高血钙者可口服 H_2 受体拮抗剂,如西咪替丁(cimetidine,0.2g,每日 3 次)或肾上腺能阻滞剂(如普萘洛尔 10mg,每日 3 次);绝经后女性可加用雌激素、孕激素或结合雌激素治疗。

(一) 一般 PHPT 的药物治疗 药物治疗用于不能手术治疗的老年患者、无症状的轻型患者或血钙水平正常的患者。2002 年,国际工作组对无症状性 PHPT 的药物治疗问题达成共识,2008 年进行了再次修订,建议 PHPT 患者在不能接受手术治疗时,应用二膦酸盐和激素替代治疗保护骨骼,雷诺昔芬和拟钙化合物纠正血钙与血清 PTH 的证据充足,但对骨转换与 BMD 无明确作用[118-122]。目前常用的药物有降钙素、磷酸盐、二膦酸盐、钙受体调节剂、雌激素受体调节剂(SERM)和无升高血钙作用的维生素 D 制剂等。其中降钙素和磷酸盐主要用于高血钙危象的治疗。无升高血钙作用的维生素 D 制剂在慢性肾病所致的甲旁亢中有较好疗效。PHPT 患者体内存在高 PTH、低 25-(OH)D 血症现象,提示患者伴有维生素 D 不足或缺乏,是应用此类药物的合适对象;当血清 25-(OH)D 降低时,亦可使用其他类型的维生素 D[123],但要避免加重高钙血症。

1. PHPT 维生素 D 补充治疗 我国的轻度原发性甲旁亢患者容易并发维生素 D 缺乏,引起 PTH 升高 15~20 倍(继发性甲旁亢或散发性甲旁亢)。研究发现,维生素 D 补充有助于鉴别 PHPT 与 SHPT,降低骨转换率和术后低钙血症和SHPT 风险(表 2-5-3-37)。

尽管一些患者合并有维生素 D 缺乏,一般不建议补充。严重维生素 D 缺乏时,可酌情(主要依据血钙水平而定)少量补充,如每周麦角钙化醇 50 000U,共 8 周,或维生素 D_3 1000U/d,注意监测血钙和尿钙[124-126]。PHPT 患者维生素 D 缺乏的程度不一,在我国和印度,大部分 PHPT 患者伴有较明显的维生素 D 缺乏,导致血清 PTH 进一步[10~20 倍,血

表2-5-3-37 轻度原发性甲旁亢与维生素 D 代谢

研究结果	研究设计	证据水平
PHPT 伴有维生素 D 不足/缺乏	临床决策原则	2b
维生素 D 补充有助于鉴别 PHPT 与 SHPT	系列病例观察	4
维生素 D 治疗降低术前 PTH 水平	1 个系列病例观察	4
维生素 D 补充有助于鉴别 PHPT 与 SHPT	3 个队列研究	2b
维生素 D 治疗降低骨转换率(结果不一致)	3 个低质量队列研究	4
高维生素 D 营养状态降低术后低钙血症和 SHPT 风险	1 个病例分析	4

浆 25-(OH)D 与 PTH 水平呈负指数相关]升高,皮质骨吸收和小梁骨合成代谢增强,除维生素 D 营养状态外,饮食习惯、光照、海拔、肤色也是影响维生素 D 缺乏程度的重要因素。研究显示,在所有月份里,患者血清 25-(OH)D 均低于正常[127],冬季血清 25-(OH)D 降低更明显。患者的血浆 25-(OH)D 与 PTH 水平呈负指数相关,因而在 PHPT 基础上还可引起继发性甲旁亢甚至三发性甲旁亢。PHPT 患者补充维生素 D 的目的是:①用于原发性和继发性甲旁亢的鉴别诊断,患者经过维生素 D 补充治疗后,可将两者区别开来;②降低血清 PTH 和骨代谢转换水平;③减低手术后骨饥饿综合征与低钙血症的发生风险;④在不增加高钙血症、肾结石和肾损害等病情的前提下,用于部分 PHPT 的长期治疗,改善肌肉功能,提高 BMD,降低骨折和心血管病风险。但是,应用低剂量的活性维生素 D 虽然不加重高钙血症,但不能达到上述治疗目的;而应用大剂量的活性维生素 D 虽然可达到上述治疗目的,却容易加重高钙血症。

2. PHPT 抗骨吸收药物治疗 二膦酸盐(如阿仑膦酸钠)降低轻度 PHPT 患者的骨代谢生化指标,增加腰椎和髋

部 BMD,降低骨折风险,治疗早期可能观察到血钙和 PTH 有一定程度降低。短期雌激素替代治疗主要适用于无雌激素禁忌证的绝经后 PHPT 患者,可降低骨代谢转换率,提高 BMD,而不升高血钙。有关短期雌激素替代治疗和抗骨吸收药物治疗的研究结果见表 2-5-3-38。

表 2-5-3-38　轻度 PHPT 的抗骨吸收药物治疗

研究结论	研究设计	证据水平
雌激素治疗增加绝经后轻度 PHPT 患者的 BMD	1 个 RCT	1 个 B
阿仑膦酸钠降低轻度 PHPT 患者的骨代谢生化指标	3 个 RCT	1 个 A
阿仑膦酸钠增加轻度 PHPT 患者的脊椎和髋部 BMD	3 个 RCT	1 个 A
阿仑膦酸钠降低轻度 PHPT 患者的血钙与 PTH	2 个 RCT	1 个 A
雌激素/阿仑膦酸钠/甲状旁腺切除增加腰椎和髋部 BMD 作用相似	1 个荟萃分析	1 个 A
西那卡塞特使轻度 PHPT 患者的血钙降低或恢复正常	1 个 RCT	1 个 B
西那卡塞特对轻度 PHPT 患者的腰椎和髋部 BMD 无作用	1 个 RCT	1 个 B

注:RCT:随机对照研究;证据水平分为 A～E 共 5 个等级,此处仅列出最高证据

二膦酸盐降低骨转换率,提高脊椎 BMD,但可诱发低钙血症,进一步升高 PTH。在没有禁忌证情况下,使用雌激素替代治疗(HRT)不改变血清离子钙和 PTH 水平,但可稀释血液,降低 HCO_3^- 和骨转换率;HRT 对正常血钙的 PHPT 患者有升高 BMD 和降低骨折发生率作用。雷诺昔芬升高 BMD,降低骨转换率。拟钙化合物能模拟细胞外 Ca^{2+} 对钙受体的作用,阻滞 PTH 分泌,抑制甲状旁腺细胞增生;西那卡塞特为一种活性的苯烷基胺类拟钙化合物,属于钙受体变构效应调节剂,用于慢性肾病、原发性和继发性甲旁亢等的治疗,通过致敏钙受体而降低血钙。作用具有剂量依赖性,较大剂量西那卡塞特(30～50mg/次,2 次/d)明显降低血钙与 PTH,对 MEN 伴原发性甲旁亢患者的高钙血症或新生儿原发性甲旁亢亦有较好作用[128-131]。

血钙和 PTH 升高是无症状性 PHPT 的心血管疾病风险因素,患者心血管疾病死亡率升高。PHPT 常伴有高血压和冠心病,较突出的病理改变是血管内皮细胞功能紊乱、心肌和心瓣膜钙化、颈动脉粥样硬化斑块、血管硬化、左室肥厚、心室传导异常和心律失常。2008 年,国际工作组整合研究结果,就无症状性 PHPT 的药物治疗问题发表第三次报告,指出二膦酸盐和激素替代治疗可有效降低无症状性 PHPT 患者的骨代谢转换率,提高 BMD,但对骨折的效果不明;雷诺昔芬降低骨代谢转换率,但二膦酸盐、激素替代治疗和雷诺昔芬均不能明显抑制血钙和 PTH 水平。西那卡塞特(cinacalcet)能降低 PTH,提高血磷,但不能降低骨转换率或改善 BMD。但是,国际工作组第三次报告仍然认为,二膦酸盐和激素替代治疗对无症状的 PHPT 具有骨骼保护作用,西那卡塞特能部分纠正高钙血症和低磷血症。

3. 拟钙化合物治疗　拟钙化合物可以提高钙受体

(CaR)对 Ca^{2+} 的敏感性,抑制 PTH 分泌,降低血钙,可用于那些不能手术的原发性甲旁亢、FHH、NSHPT 和继发性甲旁亢伴肾衰治疗。西那卡塞特可迅速降低血钙和 PTH,降低继发性甲旁亢的血钙磷乘积(15%),100mg/d 治疗数周后,血清 PTH 降低 33%。长期治疗同样有效,Peacock 等用西那卡塞特(60～100mg/d)治疗原发性甲旁亢 4.5 年,患者的血钙、PTH 能维持正常,但 BMD 无改善。

(二)高血钙危象抢救　详见本章第 7 节。血清钙>3.75mmol/L(15mg/ml)时应按高血钙危象处理。危象抢救的要点是去除原发病因、迅速扩充血容量和有效利尿、合理使用中性磷溶液、降钙素、依地酸二钠(EDTA 钠盐)、唑来膦酸盐和糖皮质激素。急诊抢救手术前,血钙控制在 3.5mmol/L 以内。FDA 批准狄诺塞麦用于治疗二膦酸盐无效的恶性肿瘤性高钙血症(HCM)。HCM 是晚期疾病的严重并发症。它通常发生于鳞状细胞癌症患者(比如肺癌、宫颈癌)、乳腺癌、肾癌、骨髓瘤、淋巴瘤。2012 年,估计 2.7% 的美国癌症患者发生 HCM。如果不进行治疗,HCM 会导致肾衰竭,渐进的智力损伤,昏迷和死亡。狄诺塞麦是一种全人单克隆抗体,以核因子 B 受体活化因子配体(RANKL)为靶点,有助于骨基质维持。

狄诺塞麦的批准使用是基于一项非盲的单组试验。这项试验研究了经二膦酸盐治疗伴有持久 HCM 的晚期疾病患者。采用的方法是每 4 周皮下注射(120mg,Xgeva)狄诺塞麦,治疗的第一个月第 8 和 15 天附加 120mg 的剂量。狄诺塞麦于 2010 年首次被 FDA 批准用于骨质疏松症的治疗,之后用于预防实体瘤和骨转移瘤之成人患者的骨骼相关疾病。2013 年,狄诺塞麦收到 FDA 许可用于治疗患有不可切除或经外科手术可能导致死亡率显著增加的成人和骨骼成熟青少年巨细胞瘤患者。最常见的不良反应是恶心,呼吸困难,食欲下降,头痛,外周性水肿,呕吐,贫血,便秘和腹泻。目前,狄诺塞麦(Prolia 60mg/ml,Xgeva 70mg/ml)主要用于无转移前列腺癌接受抗雄激素治疗后合并严重骨质疏松及高骨折风险患者,以及乳腺癌接受芳香化酶抑制治疗后合并严重骨质疏松及高骨折风险患者的治疗,并应注意低钙血症的发生。

(三)其他防治措施

1. 高钙血症并低磷血症　常见于 PHPT。低磷血症的成因主要与 PTH/PTHrP 分泌增多和磷重吸收减少有关;但高钙血症本身引起的磷利尿和低钙血症进一步刺激 PTH 分泌增多,以及肾小管功能障碍直接引起的磷清除增加也是重要原因。处理要点包括:①病因治疗(如 PHPT);②抑制 PTH 分泌(纠正低钙血症、低钾血症、低镁血症、代谢性碱中毒);③肾小管病的补磷治疗。磷酸钠一般只用于肾衰竭的患者。肾功能正常者一般多使用磷酸钾(K_2HPO_4 与 KH_2PO_4 配制而成),浓度 3.0mmol/ml(Pi 浓度 94mg/ml);输注的磷量按 70kg 计算(表 2-5-3-39)。静脉补磷一般只在血磷低于 0.5mEq/L(0.25mmol/L);或者病情严重如横纹肌溶解,或者有溶血,或者有中枢神经系统症状;或者是口服补磷效果不佳时选用;每 6 小时的输注速度一般小于 0.08mmol/kg,并且大多数 70kg 体重的成人 6 小时输注量不超过 500mg。

表 2-5-3-39　根据血磷水平的补磷参考方案

血磷 （mg/dl）	输注速度 （mmol/小时）	输注时间 （小时）	输注的磷量 （mmol）
<2.5	2.0	6	12
<1.5	4.0	6	24
<1.0	8.0	6	48

2. 高钙血症并低镁血症　低镁血症的成因有：①肠吸收障碍（吸收不良综合征、特发性婴幼儿低镁血症）；②肠丢失镁过多（呕吐、腹泻、胃肠引流）；③肾小管功能障碍（Bartter/Gitelman 综合征、肾小管病）；④细胞外液镁转移。处理要点是病因治疗（如 PHPT）。在此基础上，轻度缺乏者口服镁盐［$MgCl_2$、MgO、$Mg(OH)_2$、480～720mg/d］；重度缺乏者（血镁低于 1mEq/L，即 0.5mmol/L）肌注 50%（1g/2ml）$MgSO_4$ 2ml（可提供元素 Mg 8mEq）或 5～10 分钟静滴 10%（1g/10ml）$MgSO_4$ 2～4g 终止癫痫发作。

3. 高钙血症并肾病　除肾病引起高钙血症外，慢性高钙血症本身亦是肾病的重要原因。高钙血症降低肾小管的浓缩功能，引起肾脏/输尿管结石、尿路阻塞、感染或肾钙质沉着等。处理要点包括：①病因治疗（如 PHPT）；②口服氢氧化铝：减少磷的吸收，但易引起铝性骨病和骨质软化；③避免使用加钙血液透析；④三发性甲旁亢时行甲状旁腺部分切除；⑤肾移植。

4. PHPT 并维生素 D 缺乏症　首先应测定 25-(OH)D 的水平，判断维生素 D 缺乏程度，应去除维生素 D 缺乏的病因；如果维生素 D 缺乏较严重，补充外源性维生素 D 缺乏是合理的，维生素 D 补充期间监测 25-(OH)D、尿钙和血钙。原发性甲旁亢患者血钙升高，尽管存在维生素 D 缺乏，补充维生素 D 可能会恶化高钙血症。Rolighed 等发现，原发性甲旁亢患者补充维生素 D 后，血清 25(OH)D 和 1,25(OH)$_2$D 升高，两者均对 PTH 分泌有抑制作用，血清 PTH、尿钙和骨转换指标下降。临床上可根据患者的维生素 D 缺乏程度和甲旁亢病情，酌情给予生理量的维生素 D（忌用活性维生素 D），并定期监测血钙和尿钙。

【病例报告 1】

（一）病例资料　患者男性，23 岁。因血钙升高 1 个月于 2014 年 1 月 21 日入院。患者 1 月前摔伤膝盖后常规检查发现血钙 3.67mmol/L，血 PTH 1137pg/ml，给予降钙素治疗。7 天前出现口干、心悸、乏力、舌尖颤抖等症状，复查血钙 2.90mmol/L。近年食欲欠佳，偶有腹痛。此次起病以来精神和食欲较差，夜尿 1～2 次，体重无明显变化。2 岁时患支气管哮喘。膝关节 MRI 示左膝髌韧带断裂，髌骨上缘骨折，左髌骨双侧支韧带损伤，左股骨下段骨髓挫伤、左膝关节积液、左膝关节周围软组织损伤。个人史和家族史无特殊。

左侧甲状腺下极扪及 3cm×2cm 肿块，边界清晰，质地中等，可随吞咽上下移动，右侧甲状腺未扪及。右侧腋窝淋巴结稍肿大，双下肢石膏托固定。血清无机磷 0.37mmol/L，血钙 2.18mmol/L，血钠 134.0mmol/L，血钾 4.10mmol/L，氯化物 111.0mmol/L。肾功能、心肌酶、尿常规正常。红细胞计数 $3.56×10^{12}$/L，血小板 $480×10^9$/L；免疫球蛋白 κ 链 10.30g/L，免疫球蛋白 λ 链 5.50g/L。尿免疫球蛋白 κ 链 0.02g/L，免疫

球蛋白 λ 链 < 0.0500g/L；TSH、FT_3、FT_4 正常；25-(OH)D 23nmol/L，骨钙素 86.5μg/L，碱性磷酸酶 210.4U/L，PTH 201.4pmol/L，β 胶原特殊序列 1104pg/ml；谷丙转氨酶 69.3U/L，谷草转氨酶 44.3U/L，白蛋白 36.9g/L，高密度脂蛋白胆固醇 0.60mmol/L；前列腺特异性抗原阴性。心电图显示窦性心律，左室肥大，胸导联 ST-T 改变。X 线片：胸部未见异常，双手及头颅诸骨骨质疏松（图 2-5-3-29），右桡骨远端囊状透光区；彩超显示二尖瓣和三尖瓣反流，左室功能正常；双肾海绵肾样声像，脾稍肿大；腰椎和髋部骨密度较同龄人低 40%；甲状旁腺 CT 示左甲状旁腺区占位病变；甲状旁腺超声显示左叶下后方低回声结节。甲状旁腺显像发现甲状旁腺左叶下极浓聚。

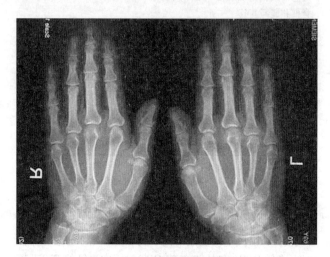

图 2-5-3-29　病例双手 X 线平片

补液、降钙、利尿、护胃、护心及对症支持治疗后转入外科术前准备，2 月 18 日全麻下行甲状旁腺腺瘤切除，病理证实为甲状旁腺腺瘤。术后无呼吸困难，但出现手足麻木抽搐。出院诊断：①原发性甲状旁腺功能亢进症（甲状旁腺腺瘤，图 2-5-3-30）；②左髌骨上缘骨折并髌骨双侧支韧带损伤；③左股骨下段挫伤；④右膝盖韧带损伤；⑤右股骨下段、胫骨上段骨髓挫伤；⑥左膝髌韧带断裂。

（二）病例讨论　本例自原发性甲旁亢发病至外伤后骨折的病期是多久无从查证，一般至少有 5～6 年。临床医师发现高钙血症而不问病因，仅给予降钙素治疗，说明临床医师、特别是高水平专科医师的教育与培养任重而道远。原发性甲旁亢是一种可以完全治愈的疾病，早期诊断与治疗不会导致如此严重的并发症和如此大的医疗开销，这种错误必须避免重蹈。国内许多文献复习亦表明误诊的情况时有发生，教训深刻[132-134]。

【病例报告 2】

（一）病例资料　患者女性，64 岁。因腰背痛 20 余年于 2006 年 12 月 19 日就诊。患者 20 年前开始经常出现腰背痛。40 岁后因多次跌倒诱发骨折（如腕关节及腓骨等）。51 岁确诊 2 型糖尿病，经一般治疗和药物治疗血糖控制良好。否认糖皮质激素服用史。平时自服牛奶 200ml/d 及碳酸钙 600mg/d，无不良嗜好。已婚，月经史、生育史及家族史均无特殊。BP 125/76mmHg，身高 154cm，体重 55kg。甲状

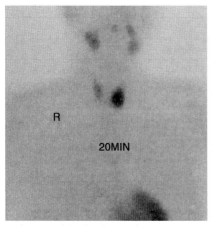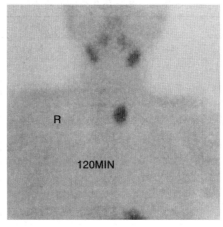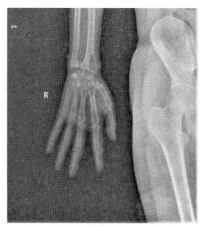

图 2-5-3-30 原发性甲状旁腺功能亢进症

腺不大,心肺无明显异常,脊柱四肢无明显畸形,四肢肌力及肌张力正常。

血钙 2.99mmol/L,血磷 1.08mmol/L,骨钙素 15.72ng/ml,β-CTX 301.1pg/ml,碱性磷酸酶 67U/L,PTH 30.07pg/ml,尿钙/尿肌酐 0.56。血内生肌酐清除率、24 小时尿微量白蛋白、甲状腺功能及肝肾功能正常。骨密度 T 值:$L_1-1.7$,$L_2-2.7$,$L_3-1.6$,$L_4-1.5$,$L_{1-4}-1.9$,左股骨颈-1.5,大转子-1.4,全髋-1.6。初步诊断为严重骨质疏松症、2 型糖尿病、高钙血症原因待查。停服奶制品、钙剂并嘱低钙饮食,同时予肌内注射鲑鱼降钙素 50U/d。3 个月后血钙 2.74mmol/L,碱性磷酸酶 83U/L,PTH 48.11pg/ml。继续低钙饮食,停用降钙素,改用阿仑膦酸钠每周 70mg 口服。1 年后血钙 2.67mmol/L,血磷 1.03mmol/L,PTH 95.12pg/ml,尿钙/尿肌酐 0.39(表

2-5-3-40)。甲状旁腺 ECT 未发现甲状腺增生或腺瘤。继续维持低钙饮食和阿仑膦酸钠治疗。3 个月后再次复查血钙 2.49mmol/L,血磷 1.06mmol/L,PTH 80.13pg/ml,尿肌酐 0.29。故在原方案基础上,每天口服 1,25-$(OH)_2$D 0.25μg,2 年后血钙 2.65mmol/L,血磷 0.95mmol/L,PTH 59.32pg/ml,尿钙/尿肌酐 0.26。继续采用低钙饮食、阿仑膦酸钠和维生素 D 治疗。此后的 5 年间,多次血钙超过正常参考值,但磷、PTH 和尿钙/尿肌酐及骨转换指标均正常,血清 25-(OH)D 低于 50nmol/L(表 2-5-3-41)。骨密度无上升。治疗期间,ECT 示甲状腺左叶上部及下部低密度"凉"结节,甲状旁腺显像未见异常。骨扫描示腰椎退行性变。颈部 CT 示甲状腺左叶后方可疑结节和甲状腺多发低密度灶。甲状腺及甲状旁腺彩超显示甲状腺双叶多发实性结节,右叶部分结

表 2-5-3-40 患者历次骨转换指标及相应处理

日期	血钙 (mmol/L)	血磷 (mmol/L)	BALP (U/L)	BGP (ng/ml)	CTX (pg/ml)	25(OH)D (nmol/L)	PTH (pg/ml)	尿 Ca/cr	处理
2006-12-20	2.99	1.08		15.72	301.1		30.07	0.56	密盖息(降钙素)
2007-3-19	2.74						48.11	0.34	福善美(阿仑膦酸钠)
2007-11-06	2.67	1.03		30.40	357.2		95.12	0.39	福善美
2008-3-11	2.49	1.06	170	18.38	337.5		80.13	0.29	福+罗
2009-3-13	2.65	0.95		19.41	227.0		58.32	0.26	福+罗
2010-1-19	2.59	0.99	<100	20.13	223.8		95.12	0.45	福+罗
2010-4-26	2.50	0.97	<100	13.17	269.8	31.18	81.13	0.47	福+罗
2010-8-9	2.61	0.96	<100	18.03	289.0	32.09	54.19	0.43	福+罗
2010-11-8	2.70	1.06	<100	16.71	153.0	22.03		0.5	福+罗
2011-2-24	2.66	0.98	<100	17.14	327.8	26.17	49.70	0.52	福+罗
2011-9-15	2.79	0.95	150	18.11	314.2	39.50	52.10	0.26	固邦+罗
2011-12-20	2.67	1.13	150	19.04	295.4	44.43	63.80	0.38	固+罗
2012-3-9	2.52	0.99	125	19.14	211.1	39.82	60.60	0.45	固+罗
2012-6-15	2.53	0.83	<100	13.89	269.9	47.42	65.00	0.13	固+罗
2012-9-10	2.37	1.07	<100	17.96	205.6	43.88	65.00	0.19	固+罗
2012-12-17	2.63	1.02	125	10.98	182.0	61.00	74.50	0.09	固+罗
2013-4-23	2.62	1.03	<100	17.86	284.5	46.79	36.21	0.39	固+罗
2013-8-6	2.57	0.93	<100	18.52	256.9	55.22		0.16	固+罗
2013-11-25	2.70		<100	12.92	224.3	47.63		0.21	固+罗
2014-3-26	2.65	1.12	110	27.87	460.4	83.91	55.90	0.17	密+罗

注:福:福善美,阿仑膦酸钠;罗:罗盖全,骨化三醇;固:固邦,阿仑膦酸钠

表 2-5-3-41 患者历年骨密度报告结果

日期	骨密度值（g/cm²）							
	L₁	L₂	L₃	L₄	L₁₋₄	股骨颈	大转子	全髋
2006-12-20	0.854	0.801	0.932	0.94	0.886	0.719	0.593	0.744
2008-3-11	0.807	0.794	0.885	1.043	0.891	0.67	0.585	0.728
2009-3-13	0.823	0.752	0.983	1.048	0.913	0.69	0.609	0.749
2010-3-29	0.837	0.712	0.997	1.046	0.908	0.671	0.603	0.734
2011-2-24	0.85	0.747	1.005	1.075	0.931	0.706	0.579	0.735
2012-2-27	0.808	0.821	0.974	1.016	0.915	0.706	0.572	0.726
2013-2-21	0.837	0.805	1.001	1.122	0.954	0.717	0.57	0.712

日期	T 值							
	L₁	L₂	L₃	L₄	L₁₋₄	股骨颈	大转子	全髋
2006-12-20	-1.7	-2.7	-1.6	-1.5	-1.9	-1.5	-1.4	-1.6
2008-3-11	-2.1	-2.7	-2	-0.6	-1.8	-1.9	-1.5	-1.7
2009-3-13	-2	-3.1	-1.1	-0.6	-1.6	-1.6	-1.3	-1.5
2010-3-29	-1.9	-3.4	-1	-0.6	-1.7	-1.9	-1.3	-1.7
2011-2-24	-1.8	-3.1	-1	-0.4	-1.5	-1.6	-1.6	-1.7
2012-2-27	-2.1	-2.5	-1.2	-0.9	-1.6	-1.6	-1.6	-1.7
2013-2-21	-1.6	-2.5	-1.3	-0.2	-1.3	-1.8	-1.7	-2

节钙化,左叶部分结节液化。全身 PET-CT 发现甲状腺左叶多发结节,葡萄糖代谢未见异常。双肩关节及右锁骨胸骨端旁软组织葡萄糖代谢略增高(考虑为炎症所致)。口服左甲状腺素(优甲乐,50μg/d)一周后行甲状旁腺 ECT,显示甲状腺左叶多发低密度"凉"结节,甲状旁腺显像和手部 X 线片未见异常(病例资料由上海第一人民医院游利教授提供)。

(二)病例讨论 除了罕见的异位 PTH 分泌综合征外,如果患者存在高钙血症和高 PTH 血症,原发性甲旁亢的诊断即可成立。本例为慢性高钙血症的典型病例,由于高钙血症程度轻,反复影像检查未能找到甲状旁腺结节而按照原发性骨质疏松症治疗。因为血清 PTH 正常或间歇性升高,故原发性甲旁亢的临床诊断是肯定的,此时不能因为找不到甲状旁腺病变而否定原发性甲旁亢的诊断。患者年龄刚过60岁,无其他手术探查禁忌证,应该及时进行甲状旁腺手术治疗。

(袁凌青 游利)

第4节 继发性甲状旁腺功能亢进症

继发性甲状旁腺功能亢进症(secondary hyperparathyroidism,SHPT,简称继发性甲旁亢)是指在慢性肾病、肠吸收不良综合征、Fanconi 综合征、肾小管酸中毒、维生素 D 缺乏或 PTH 抵抗、妊娠、哺乳等情况下,甲状旁腺长期受刺激而分泌过量 PTH 的一种慢性临床综合征。除原发病外,甲状旁腺增生并出现甲旁亢性骨病(骨质软化、骨质硬化、骨质疏松、纤维囊性骨炎、肾石病等)甚至动脉钙化与钙化性尿毒症性小动脉病(calcific arteriolopathy,CUA,calciphylaxis)。本节重点介绍慢性肾衰引起的 SHPT 和慢性肾病-矿物质骨病(chronic kidney disease-mineral and bone disorders,CKD-MBD;又称肾性骨营养不良症,renal osteodystrophy)。

【病因与病理】

(一)病因 引起继发性甲旁亢的病因虽然很多,但临床上主要见于以下几种情况[1-5]:①慢性肾病、慢性肾衰、Fanconi 综合征、肾小管酸中毒等肾脏疾病;②维生素 D 缺乏或维生素 D 抵抗综合征;③各种原因引起的慢性低钙血症、低镁血症与高磷血症,遗传性高钙尿症性低钙血症、高降钙素血症等;④"骨饥饿"综合征;⑤药物,如奥马西平、二膦酸盐、质子泵抑制剂等。

(二)病理

1. 甲状旁腺病变 总结 300 例 SHPT 的病理资料,其典型改变是甲状旁腺非对称性肿大、结节形成和嗜酸性细胞数目增加。甲状旁腺增生可能存在形态各异而本质相同的三种类型,即结节样增生、弥漫性增生与中间过渡型增生。结节样增生较弥漫性增生更常见,腺体中至少有一个边界清晰而主要含间质细胞且基本没有脂肪细胞的结节;大者超过5g,小者可在 60mg 以下,平均重约 1.6mg。在弥漫性增生组织中,脂肪细胞的比例约为 65.3%(结节性增生的比例约35.2%)。偶尔,还可见到介于弥漫性与结节性增生之间的中间过渡型增生灶,结节样增生与弥漫性增生的比较见表 2-5-4-1。慢性肾病所致的甲状旁腺增生与病情及血透时间相关。通常不容易将结节与增生组织明确区分,可能是由于大多数结节都是在增生的基础上发展而来的;三发甲旁亢则是在结节样增生的基础上形成单克隆自主功能性结节所致(图 2-5-4-1)。慢性肾病引起的 SHPT 患者甲状旁腺明显增大,细胞线粒体和脂质增多,间质成纤维样细胞增生伴明显纤维化和结节形成。

引起甲状旁腺主细胞增生及 PTH 分泌增加的主要因素是低钙血症,SHPT 的发病因素及其对机体的作用一般是可逆的(如肾移植后)。慢性肾衰初期的生化改变主要包括低血钙、高血磷、肠钙吸收减少。然而,慢性肾衰最早测得的异常是血清 PTH 增高及肾小球滤过率(GFR)降低,这些变化

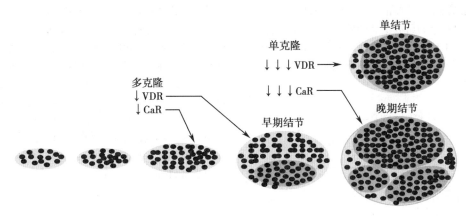

图 2-5-4-1　甲状旁腺增生的发展过程
VDR：维生素 D 受体；CaR：钙受体

表 2-5-4-1　甲状旁腺增生

项目	弥漫性增生	结节样增生
明亮细胞/嗜酸性细胞(%)	64.8	36.6
空泡样主细胞(%)	25.9	7.0
过渡型嗜酸性主细胞(%)	61.1	38.6
嗜酸性主细胞(%)	57.4	20.9

发生在血清钙降低和血磷升高之前。随着病情演进,继而发生维生素 D 缺乏、血清碱性磷酸酶(ALP)活性增加及纤维囊性骨炎,血清 PTH 水平则进一步增高。甲状旁腺在长期的刺激因素作用下,由弥漫性多克隆增生(diffuse polyclonal hyperplasia)发展为单克隆结节性增生(monoclonal nodular hyperplasia)。出现甲状旁腺增生的主要原因是钙受体与维生素 D 受体作用失常[6-10]。

2. 骨骼病变　按照骨矿物质与基质的含量比例,CKD-MBD 分为五类:①纤维囊性骨炎:继发性甲状旁腺功能亢进引起;②低转换性骨质软化:主要由活性维生素 D 缺乏引起;③骨质硬化症:为骨组织过度矿化的表现,主要发生在长骨末端,呈小的斑点状骨矿化过度;④骨质疏松症:表现为骨量降低,伴或不伴骨质疏松性骨折;⑤软组织钙化:在肾脏、脑组织、血管壁、肌腱、肌膜和关节软骨有钙质沉着,多呈条纹状。在以上病变中,一般以纤维囊性骨炎和骨质软化最常见,骨质硬化及骨质疏松为次要病变,软组织钙化少见。但是,临床病例往往出现以上多种骨病变的不同组合。慢性肾病-矿物质骨病的骨形态变化十分复杂,一方面由于病因各异,另一方面也是由于长期的治疗干预所致,如钙剂、维生素 D 制剂、二膦酸盐、血液透析等对骨病的影响均不相同。近年发现,不少患者表现为无动力性慢性肾病-矿物质骨病,其病因未明,可能与铝性骨病和代谢毒物有关。因而该分类存在重叠现象,虽然能反映骨骼病变的病理特征,但不能准确表达骨病的病理生理本质。

近年提出,慢性肾病-矿物质骨病应按照 TMV 系统分类。其中,T 代表骨的代谢转换率,M 表示骨矿化,而 V 指的是骨量。转换率和骨量可分为升高、正常或降低三种状态,骨矿化可表示为正常或异常。按 TMV 系统将 CKD-MBD 分为六类:①甲旁亢骨病:高转换率、正常矿化、骨量不定;②混合性骨病(mixed bone disease):高转换率、矿化缺陷、骨量正常;③骨质软化症:低转换率、矿化异常、骨量下降,骨矿化缺陷较骨形成严重,因而导致类骨质积聚;④无动力性骨病:低转换率、矿化正常、骨量正常或降低;⑤淀粉样骨病和铝性骨病:骨转换率正常或降低、矿化缺陷、骨量降低。其中,铝积聚所致的 ABD 表现为近端肌无力、轴心骨骨痛和多骨(肋骨、脊椎、骨盆及髋部)骨折,骨折风险和血管钙化相关,并且是心血管死亡的危险因素,详见第 3 篇第 3 章第 6 节。在上述六类 CKD-MBD 中,ABD 的特点是骨转换率降低而矿化正常,因而骨组织缺乏类骨质积聚,而胶原合成和骨形成障碍。ABD 者的成骨细胞数目减少,但无(或很少)骨小梁周围的纤维化或骨髓纤维化,骨形成率和活化频率显著下降。以前,透析和过度使用氢氧化铝抑制骨转换率,铝盐引起矿化障碍,降低破骨细胞骨吸收表面和骨形成表面,同时抑制 PTH 分泌;如果同时使用大剂量 VD 则更容易诱发 ABD。由于人们提高了对 ABD 的认识,改正了透析液和 VD 的应用方法,在发达国家,铝盐引起的 ABD 已经成为历史残余,但在大多数发展中国家,ABD 仍然是一个突出的临床问题。另一方面,非铝盐所致的 ABD 在过去 20 年中迅速增加。例如,透析的糖尿病患者进入第 5 期慢性肾病期,ABD 的发病率高达60%。

Malluche 等检查了 630 个成人 5 期慢性肾病(CKD5)伴SHPT 患者的骨骼标本,发现慢性肾病引起的骨病存在种族差异。62% 的白种人患者骨转换率降低,而黑种人患者主要表现为高或正常骨转换率(68%),矿化障碍仅占 3%。在白种人患者中,小梁骨骨容量降低、正常和升高者各占 1/3,而黑种人患者以小梁骨骨容量增高为主(2/3)。但是,骨量减少和骨转换降低的病例比以前估计的要高得多,因此在药物治疗中必须考虑这些患者的特殊性[11,12]。

3. 心血管病变　主要表现为动脉硬化、动脉钙化、钙化性小动脉病和心肌病等。

【病理生理与临床表现】

慢性肾病所致的 SHPT 主要有五种病理生理改变:①高磷血症;②低钙血症(主要表现为血清钙离子偏低);③活性维生素 D 缺乏;④高 PTH 血症;⑤PTH 抵抗(不敏感)。慢性肾病所致 SHPT 的发病机制见图 2-5-4-2。能引起 SHPT 的其他原因很多,主要有:①肾小管酸中毒与低磷血症性骨软化症;②长期使用糖皮质激素;③甲状旁腺功能低下母亲引起产后新生儿SHPT;④长期大量应用降钙素及甲状腺髓样癌分泌大量降钙素;⑤PTH降解受损;⑥低镁血症;⑦氟中毒;⑧绝经后(病因未明)。

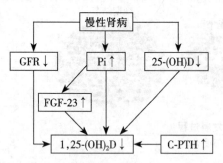

图2-5-4-2 慢性肾病维生素D缺乏的发生机制

(一)维生素D和钙缺乏 详见第5篇第2章相关内容。因维生素D和钙摄入不足或利用障碍等而导致低钙血症,后者引起甲状旁腺增生和PTH分泌增多[13]。常见于下列情况:①摄入不足和需要量增多:多见于妊娠、哺乳期。②钙吸收障碍:胃切除术后、脂肪泻、肠吸收不良综合征、短肠综合征以及影响消化液分泌的肝、胆、胰疾病。③维生素D合成不足:肾小球肾炎、肾盂肾炎、肾小管酸中毒或先天性缺陷的维生素D依赖性佝偻病等,因1α-羟化酶活性不足引起维生素D活化障碍。④药物:许多药物可引起钙、磷代谢紊乱和SHPT,其中主要有缓泻剂、考来烯胺(阴离子交换剂)、苯巴比妥、二膦酸盐、锂盐等。如果慢性肾衰需要长期使用抗反转录病毒治疗,更易发生维生素D缺乏、骨质疏松和骨折[14]。⑤维生素D受体(VDR)基因型异常:甲状旁腺细胞表面VDR数目减少,导致甲状旁腺细胞对维生素D有抵抗继而发生SHPT。⑥慢性肾衰与长期透析:在透析过程中补钙不足或摄入磷过多。⑦肾移植后:肾移植后发生持续性SHPT的严重程度一般与患者肾移植前SHPT病情及维生素D基因类型有关。机体的负钙平衡刺激甲状旁腺增生及继发性甲旁亢,最终导致骨丢失和软组织钙化。在每天给予2000mg的元素钙后,正常人的钙代谢为轻度正平衡,而3~4期的慢性肾病患者肠吸收钙增加,呈显著的钙代谢正平衡,摄入钙增多可明显抑制1,25-(OH)$_2$D的生成和PTH分泌,但不能提升血钙水平[15];因此,慢性肾病者补充适量钙剂是十分重要的。

(二)高磷血症 慢性高磷血症是慢性肾病所致SHPT的最重要因素,可导致血钙降低,刺激甲状旁腺增生。慢性肾脏病变时,肾单位进行性丧失,发生磷潴留,血清磷增高,伴随血清离子钙降低,引起PTH代偿性分泌增加,从而使肾小管重吸收磷降低,详见第5篇第5章相关内容。磷可被认为是尿毒症中的一种毒素,可损害多种组织(肾脏、血管、神经、骨骼、甲状旁腺等),导致软组织钙化、动脉硬化和心血管病变。慢性肾病患者由于血磷升高和1α-羟化酶活性减弱而使血1,25-(OH)$_2$D降低,并因血钙下降引起SHPT。后者是心血管钙化的重要危险因素。随着肾衰加重,维生素D不足、小肠钙吸收异常也更加明显。低镁血症

在使用低镁透析液的肾衰患者中常见,也是诱发SHPT的重要原因。肌酐清除率低于40ml/min者均有不同程度的SHPT,而末期肾衰者用常规透析很难维持血磷正常,也不能纠正SHPT、维生素D抵抗和低钙血症。慢性肾衰致SHPT的发病机制见图2-5-4-3和图2-5-4-4。高磷血症损害肾脏功能的另一个例子是急性磷酸盐肾病,急性高磷血症引起的肾损害多发生于使用磷酸盐治疗其他疾病的数小时至数周后。血磷升高,磷酸盐沉积于肾小管和肾实质组织中,导致弥漫性肾间质病变。有的患者发病较缓,虽然症状较轻,血钙磷亦可正常,肾损害却相当明显。

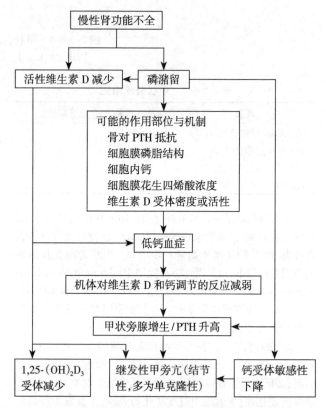

图2-5-4-3 慢性肾衰致继发性甲旁亢的传统解释

(三)高PTH血症 PTH效应器官的靶细胞对PTH缺乏反应或反应减弱,导致血钙过低、血磷增高,进而加重甲状旁腺增生。有作者对6407名终末期肾病患者分析后认为,高磷血症是增加死亡率的重要原因。血磷在6.5mg/dl以上的患者死亡率升高27%。同样,血钙磷乘积增高使死亡率增加34%。高磷血症影响甲状旁腺细胞膜的磷脂构成和钙外流,并使钙对PTH调节的调定点右移。直接升高PTH,同时阻断维生素D对PTH分泌的抑制作用。另一方面,高磷血症通过钙磷乘积升高使软组织钙化。轻度肾衰患者症状一般不明显,严重肾衰患者常有贫血、高血压、心血管疾病、肌病、骨痛、衰弱和严重皮肤瘙痒等。与SHPT有关的症状包括头痛、体重减轻、易疲乏、软组织(血管、心脏、心包、皮肤、眼)钙化,引起皮肤坏死和坏疽、关节痛、巩膜角膜钙化、肌腱断裂、假性痛风及股骨头无菌性坏死。骨折(尤其是髋部)发生率也相当高[16]。

经典的发病机制学说认为,肾单位减少引起磷清除不足和血磷升高,血磷潴留引起低钙血症和1,25-(OH)$_2$D降低,

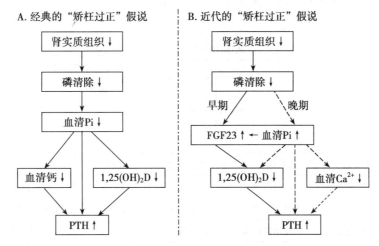

图 2-5-4-4　慢性肾衰引起继发性甲旁亢的新认识

A. 经典发病机制学说：肾单位减少引起磷清除不足和血磷升高，血磷潴留引起低钙血症和 1,25-(OH)$_2$D 降低，并刺激 PTH 分泌；B. 新的发病机制学说：在肾单位减少的早期即引起磷清除不足和血磷升高导致 FGF-23 分泌，这种磷排泄的代偿机制同时抑制了 1,25-(OH)$_2$D 的合成；血清 1,25-(OH)$_2$D 降低刺激 PTH 分泌；肾衰晚期血磷潴留引起低钙血症，降低 1,25-(OH)$_2$D 水平，刺激 PTH 分泌

并刺激 PTH 分泌。但是，新的发病机制学说认为，在肾单位减少的早期，磷清除不足和血磷升高导致 FGF-23 分泌，这种磷排泄的代偿机制同时抑制了 1,25-(OH)$_2$D 的合成；血清 1,25-(OH)$_2$D 降低刺激 PTH 分泌；在肾衰晚期，磷潴留也是引起低钙血症和 1,25-(OH)$_2$D 降低及刺激 PTH 分泌的重要原因。此外，FGF-23 还可能对肾脏有直接损害[17]。

醛固酮具有促进尿钙排泄作用，原发性醛固酮增多症可伴有 SHPT[18]。研究发现，醛固酮和 PTH 存在双向的相互作用，PTH 可直接刺激肾上腺皮质的醛固酮分泌，并间接激活肾衰-血管紧张素系统，促进醛固酮合成的后果是升高动脉血压，造成心血管损害，而原发性甲旁亢患者在接受甲状旁腺切除术后，血压下降，心血管事件的风险降低。慢性心衰时，醛固酮的活性呈不适当升高，导致水钠潴留。伴存的钙消耗又可引起继发性甲旁亢，细胞内钙高负荷和 PTH 介导的氧化应激导致醛固酮分泌过多。另一方面，原发性醛固酮增多症患者因尿液和粪便中的钙丢失过多，激发 PTH 分泌，并可进一步加重心血管损害，因而肾上腺切除亦能阻滞盐皮质激素的作用，并降低 PTH 水平。醛固酮与 PTH 之间的这种交互作用是慢性肾病患者心血管事件风险较高的发病基础[19]。

（四）慢性肾病-矿物质骨病　详见第 3 篇第 3 章第 6 节。CKD-MBD 特指因慢性肾病引起的骨矿物质代谢紊乱和骨外钙化综合征[2]。除原发性肾脏疾病的表现外，本症尚有低钙血症、高磷血症、继发性甲旁亢、骨质病变和异位钙化等异常。SHPT 多见于终末期肾脏疾病患者。约 75% 的血液透析患者的血 PTH 升高，40%~50% 有 SHPT。在透析患者中，16%~49% 的肾性骨病患者表现为高骨转换型骨丢失，表现为指骨骨膜下骨吸收、骨硬化、棕色瘤、骨膜反应、迁移性钙化等，可见于不同患者或同一患者的不同时期。但是，由于血液透析、腹膜透析、肾移植等医疗措施的干预，SHPT 的骨病改变远不如以前典型，多数只有骨质疏松、佝偻病/骨质软

化的影像表现。肾脏疾病所致的 SHPT 的代谢紊乱和骨骼病变复杂多变。例如，在氮质血症期，血磷升高，PTH 分泌增多，骨质脱钙，故血钙磷可被代偿在正常范围内；晚期加上 1,25-(OH)$_2$D 生成障碍，出现骨质软化病变，PTH 促进破骨细胞和成骨细胞增生，形成过多的交织骨。高浓度的血磷与钙结合沉积于新骨中，钙化过度的新骨往往堆积在干骺端、软骨下及脊椎体，造成轴心骨分层状硬化及四肢骨质疏松。所以，骨病变可包括骨质疏松、骨质软化、纤维囊性骨炎和骨质硬化等多种类型。棕色瘤是慢性肾病患者的严重并发症之一，甲状旁腺切除有预防和治疗意义[20]。X 线片对骨病变的鉴别有一定意义，但骨病变的最好鉴别方法是骨组织形态计量。

慢性肾病所致的 SHPT 和慢性肾病-矿物质骨病多呈进行性发展，预后不良，死亡率高；因此一般当肌酐清除率约 40ml/min 时，即应预防 CKD-MBD 的发生。血液透析可缓解病情，但如不针对 SHPT 进行治疗，其预后很差。慢性肾衰患者长期接受血液透析者易发生心血管系统钙化，这种病变即使在肾移植后亦不能逆转，心血管事件的风险高。一些患者在长期血液透析后的不同时期还并发淀粉沉积病（系统性淀粉样蛋白变性）、非炎症性脊椎关节病、移植后股骨头坏死（与应用糖皮质激素有关）、跟腱炎等，或者伴有骨髓纤维化，其程度主要与透析的时间有关。骨髓纤维化使患者对缺血/再灌注损伤的修复和骨髓干细胞的增殖能力降低[21]。血液透析患者的皮质骨密度、厚度和面积明显降低，小梁骨的各种参数亦有明显异常，且与肾病和继发性甲旁亢的病情相关[22]。糖尿病肾病引起的骨骼病变发生早，且病情更为严重，肾移植后常发生严重的骨饥饿综合征[23,24]。三维 MRI 发现，肾移植后半年与移植前比较，机械力学指标恶化，皮质骨和小梁骨的硬度下降 3.7%~4.9%，疲劳强度下降 5.6%~7.6%；腰椎 BMD 平均下降 2.9%[25,26]。

（五）GH-IGF-1 缺乏与抵抗　CKD 患者（尤其是儿

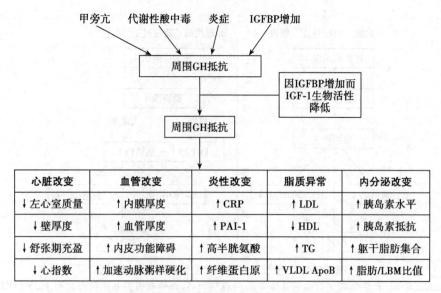

图 2-5-4-5 CKD 患者 GH 和 IGF-1 缺乏的成因

ApoB：载脂蛋白 B；HDL：高密度脂蛋白；PAI-1：纤维蛋白溶酶原活化抑制因子；
TG：甘油三酯；VLDL：极低密度脂蛋白；LBM：瘦体重

童）存在 GH-IGF-1 缺乏与抵抗现象,其发生机制见图 2-5-4-5。研究发现,CKD 患者应用 GH 治疗后,可增加血清 IGF-1 水平,提升体重,降低脂肪比例,但对终末期肾病本身无治疗意义。

（六）动脉钙化与钙化性小动脉病

1. 动脉钙化　动脉硬化是指动脉壁（肌层）硬化,主要包括动脉粥样硬化（atherosclerosis,AS）和动脉钙化（arteriosteogenesis,arteriocalcification）两种。动脉钙化属于动脉硬化中的特殊类型,一般包括动脉中层钙化（medial arterial calcification,MAC）和动脉全层钙化（full arterial calcification,FAC）。动脉钙化亦见于动脉粥样硬化病变中或与后者合并存在。与动脉钙化不同,动脉粥样硬化中的钙化病灶可分为动脉粥样硬化斑块钙化（atherosclerosis with plaque calcification,最常见）、动脉粥样硬化伴血管内膜钙化（atherosclerosis with endomembrane calcification,常见）、动脉粥样硬化合并动脉钙化（常见）、动脉粥样硬化合并动脉中层钙化（atherosclerosis with medial arterial calcification,少见）等类型。动脉粥样硬化和骨质疏松以及心血管与骨骼事件之间存在某种联系,维生素 D 不足引起继发性甲旁亢,而补充维生素 D 有益于动脉粥样硬化和骨质疏松的预防[27]。

2. 钙化性小动脉病　钙化性小动脉病（CAP）又称为钙化性尿毒症性小动脉病（CUA）,是动脉钙化的严重并发症。本症最先由 Hans Selye 于 1962 年提出,用于描述实验动物模型因全身性"过敏反应"而导致的软组织和血管钙化。文献报道的大多数 CUA 是终末期肾病和肾移植的并发症。但是除尿毒症外,CUA 还可见于许多非尿毒症疾病,因此,将 CUA 称为 CAP 似乎更恰当。动脉钙化与 CAP 的发病机制未明。老年人和糖尿病患者的血管钙化很常见,但进展为 CAP 者罕见,说明在动脉钙化进展为 CAP 的过程中,机体对前纤维化/前炎症/前血栓状态有很强的抑制能力[28,29],但这些因素的性质未明。引起动脉钙化和 CAP 的危险因素主要包括：①致敏因素：高 PTH 血症（原发性甲旁亢、SHPT、三发性甲旁

亢）、大剂量维生素 D、食物中钙与磷过多；②诱发因素：创伤、铁剂、糖皮质激素、高血糖症、高同型半胱氨酸血症、β₂ 微球蛋白升高、氧化型 LDL-C、HDL-C 降低等。此外,CAP 可见于任何原因所致的血钙磷乘积升高、尿毒症、非特异性慢性肾病、糖尿病肾病或恶性肿瘤等[30],长期使用华法林（Warfarin）抗凝者更容易发生。早期的 CAP 一般表现为皮肤星状紫癜（stellate purpura）、网状青斑（livedo reticularis）、皮肤钙盐沉着与下肢近端硬性溃疡（90%）,常见于关节周围的髋部或大腿中部,部分见于大腿和下腹部,偶尔见于心、肺、肾、胃黏膜、乳腺、阴茎甚至腹腔。由动脉钙化进展为全层血管钙化与闭塞直至 CAP 的过程较缓慢,可以大致分为三个时期：①第 1 期：表现为小动脉钙化、组织缺血、局部血管淤血和血管扩张；②第 2 期：表现为小动脉钙化结节形成,多伴有局部组织增生和淤血；③第 3 期：以血管闭塞、组织溃疡和组织坏死为特征。这些病变主要发生于四肢及躯干,患者常因血管炎、动脉钙化、皮下结节、皮肤坏死、脂膜炎与溃疡久治不愈,感染和脓毒血症可致命。

由于脂毒性是 CAP 的重要发病因素,因而脂肪因子与血管钙化和 CAP 的关系值得研究。我们发现,脂联素（adiponectin）、网膜素-1（omentin）是防止脂毒性的自身保护因子,也是动脉钙化与 CAP 干预的可能靶点,外源性脂联素和网膜素-1 有防治动脉钙化作用[31]。

（七）Sagliker 综合征　Yildiz 等发现,部分患者的 GNAS1 基因外显子 1/4/10 存在无义突变[32],但发病机制不明。Sagliker 综合征是慢性肾病的灾难性并发症,主要见于青春期发育前患病的少儿和青少年,可能与下列因素有关：①青春期发育前发病,PTH 显著升高导致骨重构（bone modeling）异常,并引起面容和头颅的后天性畸形；②血磷升高引起广泛的异位钙化；③在 SHPT 的基础上,甲状旁腺形成腺瘤（三发性甲旁亢）,后者进一步加重骨骼病变[33-39]。Sagliker 综合征的突出表现是面容丑陋,上下颌骨增生前突、颅骨附属骨畸形、牙齿排列紊乱、软组织增生、四肢短小、精神抑郁

与心理障碍等,部分患者并发听力障碍[33]。

【诊断和鉴别诊断】

(一) SHPT 诊断与鉴别

1. SHPT 的诊断主要是排除三发性甲旁亢和原发性甲旁亢,SHPT 的诊断依据如下。

(1) 高 PTH 血症:不同原因所致的 SHPT 在血清 PTH 升高程度方面有重叠。多次血清总钙水平正常或降低,且血清白蛋白无显著变化(接近 40g/L)。慢性肾病引起的 SHPT 时,血清磷升高伴有肾功能减退(如血清肌酐和尿素氮升高);维生素 D 缺乏者血清磷低下或达正常下限(<1.13mmol/L),血ALP 升高或达正常上限,尿钙排泄正常或降低。

(2) SHPT 骨病表现:多数患者的骨密度降低,可出现广泛纤维囊性骨炎、骨膜下骨吸收、牙周硬板膜消失、病理性骨折、弥漫性骨量减少等变化。病理上,慢性肾病所致的 SHPT 骨病可分为骨质硬化症、骨质疏松症及混合型骨病等类型,临床病例往往出现以上多种骨病变的不同组合。

(3) 甲状旁腺增生表现:甲状旁腺病变以多个腺体弥漫性增生为主,高分辨超声、MRI 或 CT 见甲状旁腺体积增大,病期较长者可见结节。弹性超声图(ultrasound elastography, USE)可准确评价组织的僵硬度(stiffness),而甲状旁腺发生病变后,其僵硬度增强,因而可用 USE 检测甲状旁腺病变,几乎所有的甲状旁腺腺瘤均表现为僵硬度明显增加,甲状旁腺增生的僵硬度次之[40]。

(4) 原发病表现:如慢性肾病、维生素 D 缺乏/不足、肾小管酸中毒等。

2. 继发性/原发性/三发甲旁亢的鉴别

(1) SHPT 与原发性/三发甲旁亢的鉴别:当甲状旁腺长期受刺激形成自主结节或腺瘤后,PTH 呈自主性分泌时称为三发性甲旁亢(tertiary hyperparathyroidism),主要发生于长期慢性肾衰患者,其特点是消除甲旁亢的刺激因素后,甲旁亢症状仍持续加重,血钙升高。原发性、继发性和三发甲旁亢的鉴别要点见表 2-5-4-2。

(2) SHPT 的病因鉴别:SHPT 可见于多种临床情况,如缺钙、维生素 D 缺乏或慢性肾衰竭等,其鉴别见表 2-5-4-3。

表 2-5-4-2　原发性/继发性/三发甲旁亢的鉴别

临床特点	原发性甲旁亢	继发性甲旁亢	三发性甲旁亢
病因	增生/腺瘤/腺癌	肾病/维生素 D 缺乏/抵抗	肾病/维生素 D 缺乏/抵抗
血钙	升高或正常	正常或降低	正常或升高
血磷	下降	升高或正常	升高或正常
血 ALP	明显升高	稍升高或正常	升高
尿钙	增高	正常或降低	正常或增高
尿磷	增高	不定	不定
血钙/磷	>33	<33	>33
骨骼病变	骨膜下骨皮质吸收伴纤维囊性骨炎和骨折	骨膜下骨吸收/长骨近骨骺端毛刷状/骨软化	骨膜下骨吸收伴纤维囊性骨炎或骨折

注:ALP:碱性磷酸酶

表 2-5-4-3　继发性甲旁亢的鉴别诊断

病因	血钙	血磷	血 PTH	血 25-(OH)D	血清 ALP
饮食缺钙	正常	正常	正常/↑	↓	↑
低血磷	正常	↓	↑↑	↓	↑↑
维生素 D 缺乏	↓	↓	↑↑	↓↓	↑
慢性肾病	正常/↓	↑↑	↑↑	正常/↓	↑↑
假性甲旁减	↓	↑	↑↑	正常/↓	正常/↑
肠吸收不良	↓/↓	↓	↑	正常/↓	正常/↑
肝衰竭	正常/↓	正常/↓	↑	↓	↑

(3) 软组织钙化的病因鉴别:除原发性甲旁亢外,软组织钙化还可见于维生素 D 缺乏症、肾脏疾病、长期磷酸盐缺乏症、低磷血症、骨软化症、低钙血症、胃肠和肝胆疾病、胃分流术后、假性甲旁减等。原发性甲旁亢者血钙浓度增高或达正常高限,而 SHPT 者的血钙降低或达正常低限,再结合尿钙和肾功能及骨骼影像改变等,一般不难鉴别。

(二) 慢性肾病-矿物质骨病的诊断与鉴别　主要根据 BMD 测定和影像检查确定,必要时应进行骨形态计量学测量确定其类型。按 TMV 系统分类(表 2-5-4-4)。ABD 是慢性肾病-矿物质骨病的一种特殊类型,其特点是:①因骨转换率降低而矿化正常,骨组织缺乏类骨质,而胶原合成和骨形成障碍(骨质软化症有大量类骨质积聚,两者易于鉴别);②成骨细胞数目减少,但无(或很少)骨小梁周围纤维化或骨髓纤维化,骨形成率和活化频率显著下降[41];③透析和铝盐是引起低转换率的主要原因,铝盐引起矿化障碍,降低破骨细胞骨吸收表面和骨形成表面,同时抑制 PTH 分泌,如果同时使用大剂量维生素 D 则更易诱发 ABD;④铝离子(Al³⁺)是钙受体(CaR)的弱激动剂,当铝过量或中毒(如终末期肾病时,血清 Al³⁺达到 5μM),由于 CaR 被激活,PTH 分泌被抑制,出现无动力性骨病和肾损害;⑤非铝盐所致的 ABD 主要见于晚期糖尿病肾病(约 60%)[42,43]。

表2-5-4-4 慢性肾病-矿物质骨病的分类与鉴别

类型	代谢转换 (turnover)	骨矿化 (mineralization)	骨量 (volume)
甲旁亢骨病	↑↑	N	不定
混合性骨病	↑	异常	N
骨质软化症	N/↓	异常	↓
无动力骨病	↓↓	N	N/↓
淀粉样骨病	N/↓	异常	↓

如果血清 PTH<100pg/ml 提示 ABD，>800pg/ml 可认为是高转换型骨病，如果骨源性 ALP 亦明显升高，可以排除 ABD，而居于 100~500pg/ml 之间时，诊断十分困难，因为 ABD 患者的血 PTH 亦可达 300pg/ml（测定误差所致）。如果两者的区别困难，可用骨组织形态计量鉴别（详见第6篇扩展资源39相关内容）。

（三）心血管病的诊断与鉴别　如病史中曾出现过心绞痛、心肌梗死或心力衰竭（隐匿型冠心病可无症状），心电图、心脏彩超和 SPECT 等有相应的心肌缺血或梗死表现，或冠脉造影和血管内超声检查（intravascular ultrasonography）有管腔狭窄（≥50%）者，可诊断为冠心病。进行冠状动脉检查的指征是：①典型或不典型心肌缺血症状；②休息时 ECG 提示心肌缺血或有心肌梗死大 Q 波者、常预示将出现心脏突发事件；③外周动脉或颈动脉阻塞性疾病；④患者伴有以下两条或更多冠心病危险因素者，如总胆固醇 ≥240mg/dl（6.24mmol/L）、LDL-C≥160mg/dl（4.16mmol/L），或 HDL-C<35mg/dl（0.91mmol/L）；或血压>140/90mmHg，或吸烟、家族中有中年发生的冠心病者；或尿白蛋白≥20μg/min。虽然无高血压或冠心病表现，但有心脏增大、左心房扩大、左心功能减低、心率变异性减低、间碘苄胍（metaiodobenzyl guanidine，MIBG）断层心肌显像异常，应诊断为心肌病。

1. 生化和激素测定　主要目的是确定继发性甲旁亢、肾衰与心血管高风险因素的诊断。检查项目包括血清电解质、血气、PTH、25-(OH)D、肌酐、GFR、血脂谱、肾素、血管紧张素、醛固酮等[44-46]。

2. 心电图　无特异性。运动心电图和24小时动态心电图对无症状心肌缺血的检出有一定帮助。

3. 超声心动图　超声心动图（echocardiography）和 MRI 是诊断心肌病的最佳方法，表现为局限性或广泛性心肌壁收缩幅度降低；由于心肌慢性缺血，心肌纤维组织增生，心内膜处于冠状血管的末梢部更易因缺血而形成纤维性变。心肌和心内膜纤维组织增生在超声上表现为回声增强；还可有二尖瓣反流，因左心室受累使二尖瓣失去正常子弹头形态而呈葫芦形；左室舒张功能减退表现为心室早期充盈血流的峰速/心室晚期充盈血流的峰速比下降等。

4. 颈动脉/股动脉内膜中层厚度　在动脉粥样硬化发生发展的过程中，动脉内膜是最早受累及的部位，血管壁内膜中层增厚是动脉粥样硬化的早期标志，而斑块形成是动脉粥样硬化的特征，可以反映动脉粥样硬化的程度。颈动脉粥样硬化程度与冠状动脉粥样硬化程度密切相关，以颈动脉/股动脉内膜中层厚度>0.85mm 和/或出现粥样斑块来预测冠心病，其特异性为71.6%，敏感性为85%，阳性预测率为89.8%。

5. DXA 测量腹主动脉钙化（AAC）　在测量骨密度的同时，可应用 DXA 测量仪的相关软件观察腹主动脉钙化状况，并做出计量判断。

6. 血管内超声和彩色多普勒超声　血管内超声（intravascular ultrasound，IVUS）是利用安装在心导管尖端的微型超声探头由血管内探测管腔大小和管壁结构的介入性超声诊断技术，已成为冠心病诊断和治疗的重要影像手段。常用于判断粥样硬化斑块的稳定性，准确测定冠状动脉狭窄的程度，指导经皮冠脉介入治疗，评价介入治疗效果，阐明再次狭窄的机制。彩色多普勒超声可检测颅内和下肢血管血流动力学情况。经颅超声可诊断颅内血管痉挛、狭窄和闭塞。局部狭窄血流及异常增高的峰值流速，提示该血管区有梗死灶。下肢彩色多普勒可发现血管壁增厚、内膜回声不均、动脉管腔狭窄与扭曲，频谱单相波，血管内径及血流量降低，血流峰值流速及加速度/减速度高于正常。

7. 多普勒踝动脉压-踝-肱指数-经皮氧分压测定　踝-肱指数即踝动脉-肱动脉血压比值（ankle/brachial index，ABI），反映下肢血压与血管状态，正常值 1.0~1.4；<0.9 为轻度缺血，0.5~0.7 为中度缺血，<0.5 为重度缺血。重度缺血患者容易发生下肢（趾）坏疽。正常情况下，踝动脉收缩压稍高于或相等于肱动脉，但如果踝动脉收缩压高于 200mmHg 应高度怀疑下肢动脉粥样硬化性闭塞。此时应测定足趾血压。足趾动脉较少发生钙化，测定踝动脉或足趾动脉需要多普勒超声听诊器或特殊仪器（仅能测定收缩压）。如果用多普勒超声不能测得足趾收缩压，则需采用激光测定。经皮氧分压（transcutaneous oxygen tension，TcPO₂）通过测量皮肤组织中的氧含量以了解皮肤组织的血流灌注量，反映微循环状态和周围动脉的供血状况。正常人足背皮肤氧张力（TcPO₂）>40mmHg，TcPO₂<30mmHg 提示周围血液供应不足、足部易发生溃疡或已有溃疡形成。TcPO₂<20mmHg，足溃疡愈合的可能性很小，需要进行血管手术。如吸入 100%氧气后，TcPO₂提高 10mmHg，提示溃疡预后较好。

8. CT/MRI 和 PET-CT　可确定病灶部位、大小和性质（出血或缺血）。脑梗死多在 24 小时后显示，3~7 天最佳，呈底向外的扇形或三角形低密度灶，边界清楚。MRI 可更早、更好显示病灶，T1 呈低信号，T2 呈高信号。螺旋CT 血管造影对血管病变，尤其对 Willis 环影影敏感，颅内有磁性物质者也可应用。磁共振血管显像（magnetic resonance angiography，MRA）可发现闭塞血管及侧支循环情况。PET 可计算脑代谢、血流和氧耗量并成像，用于早期诊断。

9. 放射性核素检查　可较早地提示亚临床期病变。核素显像和⁹⁹ᵐTc-门控单光子发射电脑断层扫描可早期诊断糖尿病性心肌病。

10. 冠脉造影　可发现受累部位管腔狭窄或闭塞，常累及多处血管，同一血管常多处受累。冠状动脉造影是诊断冠心病的金标准，但有一定危险性，应合理选择。一般先应用非创伤性的冠心病诊断试验，如心电图监测 ST 段偏移、冠状动脉钙化积分、平板运动心电图、应激性心肌灌注显像和应激性心动超声等。

（四）CAP 的诊断与鉴别　目前没有 CAP 的统一诊断标准，因此建议将组织缺血、局部血管淤血、血管扩张、小动脉钙化结节形成、近端皮肤溃疡和组织坏死为作为诊断CAP 的必要条件。这些病变主要发生于四肢近端及躯干,血管炎、动脉钙化、皮下结节、皮肤坏死、脂膜炎与溃疡常久治不愈,并极易合并各种感染[47,48]。预测高危患者发生 CAP 的风险比诊断更重要。由于 CAP 主要见于慢性肾衰所致的长期 SHPT 患者,因此应首先测定肾功能、血清 PTH、血清钙、磷和 25-(OH)D 水平。但是,21% 的 CAP 患者血钙正常,部分升高或降低;血磷多正常,个别降低,明显升高者仅占6%。一些生化标志物虽然特异性不高,但结合临床表现,有助于 CAP 的早期诊断,并可作为判断病情进展的依据,这些生化标志物主要与血栓栓塞相关,如 E-选择蛋白、细胞间黏附分子-1(I-CAM-1)、血管细胞间黏附分子-1(V-CAM-1)和von Willebrand 因子(vWF)等。

体格检查可发现躯体近端溃疡,但外周血管搏动正常,且无神经病变,借此可与糖尿病足或一般的周围血管病变鉴别。应避免将一般的动脉钙化诊断为 CAP。如果诊断仍有困难,可借助 X 线平片、高分辨 MRI、骨扫描、X 线乳腺照片或皮肤活检等确立诊断。皮肤活检可显示血管钙化和皮肤组织的钙化沉着。CAP 需与血管闭塞性脉管炎、关节硬化、糖尿病足、单一性动脉中层钙化、外周动脉粥样硬化、一般性血栓形成和组织坏死、缓慢进展型转移性钙化、皮肤结核、ANCA 血管炎、艾滋病并发多发性皮肤溃疡等鉴别[49-51]。除慢性肾病外,能引起动脉钙化并进展为 CAP 的其他疾病很多,主要有[52-54]:①内分泌代谢疾病,如原发性甲旁亢、SHPT、三发性甲旁亢、糖尿病肾病、维生素 D 缺乏症、长期使用糖皮质激素、骨质软化那曲肝素钙治疗后、POEMS 综合征等;②全身性疾病,如非终末期肾病、肾移植后、酒精性肝病、Crohn 病、结缔组织疾病、C 蛋白缺乏症、S 蛋白缺乏症等;③药物相关性 CAP,如环磷酰胺、阿霉素、氟尿嘧啶、华法林、白蛋白、反复输血等,这些药物虽然难以直接导致 CAP,但可作为 CAP 发病和病情进展的重要原因。

下肢血管性溃疡提示 CAP 和大动脉钙化闭塞可能,两者的鉴别主要依靠血管超声、造影或多排 CT 检查。

(五)慢性心衰引起的继发性甲旁亢鉴别 慢性心衰并发继发性甲旁亢的病因包括维生素 D 缺乏、高醛固酮血症和髓袢利尿剂,而高 PTH 血症恶化心血管功能的途径包括:Ca^{2+} 过负荷、能量贮存过多、线粒体功能紊乱和细胞因子分泌增多等(图 2-5-4-6)。慢性心衰引起的继发性甲旁亢占炎症心衰患者的 18%~40%,长期使用呋塞米等利尿剂使尿钙和粪钙排泄增多伴有低骨量或骨质疏松,血清 PTH 升高;部分患者存在维生素 D 缺乏亦可并发心衰。

【治疗】

采取综合措施,保护肾功能,避免使用对肾脏有损害和影响骨代谢的药物(如抗惊厥药物)[55]。SHPT 的治疗包括内科治疗和手术治疗。内科治疗的目的是纠正代谢紊乱,使血钙、磷和 PTH 浓度保持在正常范围内。在发生严重 SHPT 症状前,给予适当治疗可使多数患者避免手术,一般当肌酐清除率降至 40ml/min 时,即应预防 SHPT 的发生。对于有手术指征的患者,在条件和时机不成熟时,可以先行药物治疗和对症处理,为手术治疗创造条件。晚期患者的处理核心问题是将血清 PTH 抑制并维持在适当范围内[56,57],有作者观

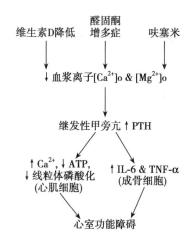

图 2-5-4-6 慢性心衰并发继发性甲旁亢

察到,用聚醚砜膜清除慢性血液透析患者血清 iPTH 水平具有明显优势[58]。

原发病的治疗措施包括抗感染、维持电解质平衡、避免应用肾毒性药物,必要时采用血液透析及肾移植。卧床者要增加户外活动,尽可能减少糖皮质激素的用量,并缩短用药时间。减少含磷和蛋白质较高的肉类及奶制品摄入,使每日的磷摄取量保持在 0.6~0.9g。除了人们认识到的蛋白质肾毒性作用外,近年发现,芳香族 L-氨基酸(aromatic L-amino acid)可激活钙受体,产生变构调节效应。临床观察发现,氨基酸与血清钙浓度相互影响,增加氨基酸摄入后,PTH 分泌增加,尿钙排泄增多,继发性甲旁亢加重,肾损害恶化。因此特别强调低蛋白饮食。

避免使用磷结合剂(如氢氧化铝胶)以防铝性骨病,而不含钙的磷结合剂(如无钙无铝无磷结合剂 RenaGel)具有许多优点。ABD 治疗的核心问题是使用低钙透析液和低剂量维生素 D,以恢复 PTH 活性,停用含钙的磷结合剂和补钙治疗。盐酸司维拉姆、镧(lanthanum)盐和低盐透析液是目前预防ABD 的主要方法。

(一)补充钙剂和维生素 D

1. 钙剂 一般低磷饮食的含钙量低,所以需补充钙剂。补钙除了纠正体内缺钙状态外,尚有助于抑制 PTH 的过度分泌,降低血磷水平。元素钙摄入量应达到 1.0~1.2g/d,首选碳酸钙。补钙过程中,每 2 周测定 1 次血钙和血磷,保持血钙磷乘积(血钙浓度单位 mg/dl,血磷浓度单位 mg/dl)低于 55,以防止发生软组织钙化。

2. 普通维生素 D 补钙需同时需补充维生素 D 制剂,以促进肠道钙吸收。低剂量维生素 D 抑制血管钙化,并促进骨形成,刺激骨的微重建(mini-modelling,即独立于局部骨吸收的骨小梁骨生成)。慢性肾病患者补充维生素 D 除了治疗SHPT,还有多种益处。一般推荐对慢性肾病患者进行常规PTH 测定,并按照肾病分期,确定治疗的目标 PTH 值(如第 5期慢性肾病者的血 PTH 值应控制在 150~300pg/ml)。如果PTH 高于目标值,应该使用维生素 D 或拟钙制剂;相反,如果PTH 低于目标值,应该停用任何抑制 PTH 分泌的药物,以免引起 ABD 和软组织钙化[58]。3~4 期慢性肾病如 PTH>70pg/ml,建议首先使用维生素 D 使血 25-(OH)D 恢复正常。在多数情况下,可使用 25-(OH)D,因为价廉,并极少出现中

毒或过量现象。如果血清 25-(OH)D 低于 30ng/ml,每月补充 25 000U 是安全有效的。帕立骨化醇(paricalcitol)用于治疗 SHPT 可降低腹膜透析患者的蛋白尿[59,60]。

3. 活性维生素 D　活性维生素 D 可部分逆转骨病变,抑制 PTH 分泌,对防治心血管并发症也有一定作用[60],亦可选择 α-骨化醇,或帕立骨化醇治疗[61]。1,25-(OH)$_2$D 的剂量一般为 0.5~1.0μg/d;但长期使用有可能引起高钙血症和异位钙化。慢性肾病患者维生素 D 和钙制剂的治疗方案见表 2-5-4-5。当 SHPT 患者的骨代谢转换率升高时,铅(lead)从骨骼中释放出来,引起继发性肾损害。1,25-(OH)$_2$D 能抑制骨转换和血铅水平[62]。当 SHPT 患者的血清 PTH 在 200~500pg/ml 水平时,静脉注射马沙骨化醇 2.5mg/次,3 次/周(见本章第 1 节),同时口服盐酸司维拉姆,如果血清 PTH 下降不明显,可增加剂量,使 PTH<150pg/ml,并用活性维生素 D(约 1.0μg/d)维持[63]。

表 2-5-4-5　慢性肾病并继发性甲旁亢治疗方案

肾病时期	钙剂与维生素 D 选择
慢性肾病早期	
低 25-(OH)D	口服维生素 D 或 25-(OH)D
低 1,25-(OH)$_2$D	口服 1α-(OH)D 或 1,25-(OH)$_2$D
钙缺乏	口服钙剂及维生素 D
慢性肾病进展期	
低 25-(OH)D	口服维生素 D 或 25-(OH)D
低 1,25-(OH)$_2$D	口服或静脉注射 1α-(OH)D 或 1,25-(OH)$_2$D(每日或间歇使用)
钙缺乏	口服钙剂及维生素 D
高磷血症	钙/镁/不含铝磷结合剂/低钙透析/限磷

(二) 维生素 D 受体激活剂和钙受体激动剂治疗　拟钙化合物是指一类能增强钙受体信号的药物(如西那卡塞特),主要用于治疗原发性或继发性甲旁亢;趋钙化合物(calcilytics)是指一类能降低钙受体信号的药物,具有治疗骨质疏松的良好前景。与活性维生素 D 相比,拟钙化合物能降低血清钙、血清磷和 PTH 水平,同时具有抑制甲状旁腺增生作用[64,65]。

1. 单独维生素 D 治疗　如果血清 PTH≥300pg/ml,应使用选择性维生素 D 受体激活剂,抑制炎症、血栓栓塞和血管平滑肌细胞增殖与钙化,并可降调节肾素-血管紧张素-醛固酮系统,有助于高血压和水肿的治疗。维生素 D 受体(VDR)激活剂分为非选择性维生素 D 受体激活剂和选择性维生素 D 受体激活剂两类。选择性 VDR 激动剂对肠钙吸收和骨钙代谢无明确作用,而对心血管钙化和相关并发症有防治意义。维生素 D 受体激活剂对血管钙化的影响属于双相剂量反应性的。低剂量时表现为抑制作用而高剂量时表现为兴奋效应,而帕立骨化醇在降低血 PTH 方面与 1,25-(OH)$_2$D 差不多,但引起高钙血症和异位钙化的不良反应明显减少。帕立骨化醇治疗 12 周可使 PTH 降低 60%,不过血钙和血磷水平有上升趋势。副作用包括口干、消化道出血、恶心、呕吐、水肿等。SHPT 治疗中的骨代谢状况监测主要依靠骨组织病理检查和骨代谢生化标志物测定。由于前者不是临床常规检查项目,因此有人提出,主动脉钙化指数>8/24 提示

为 ABD。当 PTH 降低时,药理剂量的维生素 D 即成为促进动脉钙化和无动力性骨病的危险因素。慢性肾病时,肾脏合成活性维生素 D 的能力下降,因而使用活性维生素 D 治疗具有充足依据,如果患者的血清钙和磷降低,更为适合[66,67]。维生素 D 的不良反应主要由其剂量决定;长期大剂量使用活性维生素 D,特别在同时补充大量钙剂时,可导致无动力性骨病与动脉钙化。由于大多数慢性肾病患者存在维生素 D 缺乏或不足,因此建议使用普通维生素 D 制剂或维生素 D 的肝脏代谢衍生物 25-(OH)D(骨化二醇,calciferol)[68,69]。当肾病发展至第 5 期(CKD5),应改用西那卡塞特治疗;其对顽固性皮肤瘙痒也有相当疗效[70-74]。如果患者没有维生素 D 缺乏,可用西那卡塞特替代 1,25-(OH)$_2$D。西那卡塞特与帕立骨化醇合用可更好地控制 SHPT。因部分 SHPT 是由于甲状旁腺钙受体表达降低所致。帕立骨化醇的用量静脉注射推荐的初始剂量一次 0.04~0.1μg/kg(2.8~7μg),静脉弹丸式注射;在血液透析过程中,不得超过每 2 日 1 次的给药频率。剂量调整应根据 PTH 水平,间隔 2~4 周可增加剂量 2~4μg。(见本章第 1 节)。

2. 单独西那卡塞特治疗　盐酸西那卡塞特是苯乙胺 II 型拟钙类似物家族的成员,属于拟钙类似物的盐酸盐,作用于甲状旁腺钙受体,使 PTH 分泌降低[75]。拟钙化合物增大 CaR 对 Ca^{2+} 的敏感性,抑制 PTH 分泌。该药亦可降低继发性甲旁亢的血钙磷乘积(15%),100mg/d 治疗数周后,血清 PTH 降低(见本章第 1 节)。2004 年起,临床使用西那卡塞特治疗透析的 SHPT 患者,使用 6 个月后可纠正部分患者的血钙和磷,PTH 下降约 30%;但对多数病例的效果不佳,甚至引起更为严重的高 PTH 血症或高钙血症。本药亦可同时降低血 PTH 和血钙,主要用于慢性肾病并 SHPT 和甲状旁腺癌伴高钙血症的治疗。口服后的血浓度高峰见于 2~6 小时,绝对生物可用度 20%~25%。该药与碳酸钙或磷酸盐结合剂(司维拉姆)不存在相互作用,半衰期 30~40 小时,7 天内达到血清稳态浓度,常用量 50~100mg/d。当血钙升高时,激活 CaR 而使 PTH 的分泌迅速下降;相反,当血钙降低时,CaR 被抑制而促进 PTH 的分泌;因而既可降低血钙又可抑制甲状旁腺细胞增生[76]。与活性维生素 D 相比,西那卡塞特的主要优点是能同时降低血清钙磷、PTH 和[Ca×P]乘积[77,78]。但考虑到慢性肾病 SHPT 患者的维生素 D 缺乏/不足状态,可同时补充低剂量的普通维生素 D 制剂。

3. 维生素 D 与西那卡塞特联合治疗　晚期慢性肾病伴有显著 SHPT 时,首选西那卡塞特治疗,但多数需要联合活性维生素 D 和磷结合剂治疗,但活性维生素 D 的用量应适当减少[79-82]。

4. 帕立骨化醇治疗　选择性维生素 D 受体活化剂帕立骨化醇对慢性肾病和心衰有一定的保护作用,降低 PTH 分泌和肠钙吸收,不增加血钙磷水平(表 2-5-4-6)。

5. 马沙骨化醇治疗　1,25-(OH)-22-氧维生素 D$_3$(1,25-dihydroxy-22-oxavitamin D$_3$;马沙骨化醇,maxacalcitol)能显著抑制继发性甲旁亢,而血清钙磷升高的程度低于骨化三醇,但一些研究未发现两者有何差异。

6. 盐酸司维拉姆治疗　盐酸司维拉姆为聚(烯丙基胺基-共-N,N-二烯丙基-1,3-二氨基-2-羟丙烷)盐酸盐,是新一

表 2-5-4-6　帕立骨化醇 RCT 结果

研究者	基础疾病	药物		基本特点	追踪	主要结果	病例数	Jadad 计分
		治疗组	对照					
Moe 等	CKD5/HD	IV 4μg（3 次/周）	安慰剂	PTH<200pg/ml（年龄>18 岁）	12 周	免疫功能	16/15	3
Martin 等	CKD5/HD	IV0.04 ~ 0.24μg/kg（3 次/周）	安慰剂	PTH>400pg/ml 血钙 8.0~10.0mg/dl（年龄 22~90 岁）	12 周	iPTH 下降 30%	40/38	3
Llach 等	CKD5/HD	IV0.04 ~ 0.24μg/kg（3 次/周）	安慰剂	PTH>300pg/ml（年龄>18 岁）	4 周	iPTH 下降 30%	22/13	3
Greenbaum 等	CKD5/HD	IV 0.04μg/kg 3 次/周 0.04（PTH>500pg/ml 0.08μg/kg(PTH>500pg/ml)	安慰剂	PTH≥300pg/ml（年龄>18 岁）	12 周	iPTH 下降 30%	15/14	4
Ross 等	CKD5/HD/PD	2~4μg（1 次/周）	安慰剂	PTH≥300pg/ml/（血钙 8.0~10.5mg/dl）	12 周	iPTH 下降 30%	61/27	4
Coyne 等	CKD3-4	9.5μg/周	安慰剂	PTH≥150pg/ml eGFR15 ~ 60ml/min（年龄≥18 岁）	24 周	iPTH 下降 30%	107/113	3
de Zeeuw 等	CKD2-4/T2DM	1~2μg/d	安慰剂	UACR11~339mg/mmol eGFR15~90ml/min ACEI 或 ARB≥3 月	60 天	UACR	184/88	5
Agarwal 等	CKD3-4	9.5μg/周	安慰剂	PTH≥150pg/ml eGFR15 ~ 60ml/min（年龄≥18 岁）	24 周	蛋白尿	57/61	3
Fishbane 等	CKD2-4	1μg/d	安慰剂	蛋白尿>0.4g/d/GFR 15~90ml/min PTH20~250pg/ml（年龄 18~85 岁）	6 月	UACR	28/27	5
Alborzi 等	CKD3-4	1~2μg/d	安慰剂	年龄>18 岁 eGFR>30ml/min（ACEI 或 ARB1 个月）	1 月	蛋白尿	16/8	4

注：HD：血透；PD：腹膜透析；eGFR：确定的 GFR；UACR：尿白蛋白/肌酐比值；ACEI：血钙紧张素抑制剂；ARB：血钙紧张素受体阻滞剂

代磷结合剂，1998 年美国食品药品监督管理局（FDA）核准上市，商品名 Renagel。Renagel 不含铝和钙、亦不含任何其他金属成分，三餐同时与药物并服时，以类似树脂交换离子方式吸附肠道中的磷酸盐，由粪便排出体外。Renagel 无肠吸收，安全性高，可有效控制高钙血症且不导致高血钙症。长期血透者还需考虑软组织钙化和动脉钙化问题，Renagel 与其他含钙制剂的降磷效果相当。但使用含钙制剂时高钙血症与 PTH 过度抑制的风险高。其中高钙血症（血钙>2.8mmol/L）在含钙制剂组与 Renagel 治疗组的比例分别是 19% 与 0%。另一方面，使用含钙制剂的患者心血管钙化程度明显增加，而服用 Renagel 者未观察到这个问题。高磷血症和磷潴留的危害见图 2-5-4-7。经典的含钙磷结合剂在使用时，应注意限制继发性甲旁亢尤其是血管钙化和无动力性骨病患者的用量[15,18]。常用磷结合剂的比较见表 2-5-4-7。

表 2-5-4-7　常用磷结合剂的比较

磷结合剂类型	优　　点	缺　　点
氢氧化铝	有效/便利	毒性作用（脑病/抑制骨骼矿化贫血）/不长期使用
醋酸钙磷结合剂	有效/应用经验多	高钙血症/抑制 PTH 分泌
碳酸钙磷结合剂	容易获得/便利	刺激血管钙化/胃肠道不良反应
含钙-镁的磷结合剂	有效/降低钙负荷	高钙血症和高镁血症/胃肠道不良反应
盐酸/碳酸司维拉姆	粉末状制剂/有效/无毒性（无钙无其他金属离子）/降低 LDL-胆固醇/降低 FGF-23 和 CRP/升高 Fetuin-A/延缓血管钙化	价格较贵/干扰维生素 D 和维生素 K 肠吸收/降低碱储备（盐酸司维拉姆）/胃肠道不良反应
碳酸镧	粉末状制剂/有效/不含钙和铝/延缓血管钙化	可能引起组织积蓄/长期疗效仍未确定/价格较贵/胃肠道不良反应

注：CRP：C 反应蛋白；FGF：成纤维细胞生长因子

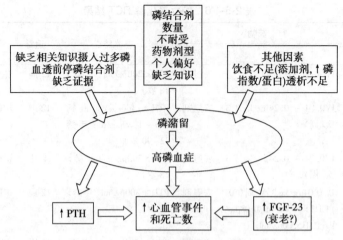

图 2-5-4-7 高磷血症和磷潴留的危害
FGF-23:成纤维细胞生长因子-23;PTH:甲状旁腺素

（三）透析液钙浓度调整 近年来，终末期骨病主要表现为 ABD，这主要与糖尿病、高龄、含钙的磷结合剂、维生素 D 和高钙透析液的使用有关。特别是含钙的磷结合剂与维生素 D 联合应用时，可引起严重的 PTH 抑制并进一步导致 ABD[83]。长期的血液透析治疗可维持肾功能正常，但并不能完全纠正骨代谢紊乱，亦难以降低心血管病并发症。透析液中的钙浓度是决定性因素，钙浓度不能一成不变，一般应根据个体的具体情况进行调整，钙浓度过高或过低都是有害的。调整的具体方案应主要由体内的钙量和血钙、血磷确定，其主要目的是降低心血管钙化和由此引起的并发症[84]。

1. **低钙透析液** 低钙透析液(1.25~1.3mmol/L)可提高骨的代谢转换率，最适合于 ABD 患者，并可减少高钙血症和异位钙化的发生率，但应同时给予维生素 D 制剂和磷结合剂。低钙透析液的缺点是容易诱发心血管功能紊乱和透析期低血压。

2. **高钙透析液** 高钙透析液(1.75mmol/L)有利于提高血钙浓度和降低血磷，适合于用磷结合剂或经补钙治疗后的血钙降低者;高钙透析液抑制 PTH 的分泌，但易导致高钙血症、异位钙化和甲状旁腺功能过度抑制，引起 ABD。在慢性肾病患者中，血管钙化和异位钙化与骨形成呈反变关系，尿毒症毒素(如硫酸吲哚酚)增多和骨形成蛋白减少是 SHPT 的适应性反应，而维生素 D 受体激活剂引起的 PTH 过度抑制被抵消。

3. **最佳透析液** 应用广泛，对于大多数患者来说，透析液钙浓度 1.5mmol/L 可能为最佳透析液，因为它既对骨组织有一定的保护作用，又可降低心血管危险性。但是，长期透析、每日透析或夜间透析者究竟以何种浓度为最佳，则需根据个体的具体情况而定，因为每一例患者的病情都是不同的，而且时刻在变化。

（四）二膦酸盐治疗 慢性肾病-矿物质骨病(CKD-MBD)的本质不是骨质疏松，主要包括甲旁亢骨病、混合性骨病、骨质软化症、无动力骨病和淀粉样骨病等类型。其中的甲旁亢骨病和混合性骨病有可能从抗骨质疏松药物治疗中获益，如果 CKD-MBD 以骨质疏松为主的患者骨折风险高，适用于二膦酸盐类药物治疗，但 GFR 在 30ml/min 以下、混合性

骨病、无动力性骨病、骨质软化和骨代谢转换率较低者不考虑应用。由于根据临床表现和实验室检查难以区别 CKD-MBD 的类型，一般均主张先进行骨活检分类后再做出治疗决策。

（五）甲状旁腺切除

1. **手术适应证** 如经 3~4 个月治疗后 PTH 仍不下降，骨病变无好转，应该次全切除增生的甲状旁腺。SHPT 的手术适应证(表 2-5-4-8)为:①慢性肾病及 SHPT 有症状及并发症(严重瘙痒、广泛软组织钙化、骨痛、病理性骨折、精神异常等)，或血钙磷乘积持续>70，或血钙>2.75mmol/L 者;②经 B 超、核素扫描及 CT 等检查证实甲状旁腺明显增大及 PTH 明显增高(>800pg/ml)者;③肾移植后持续性高钙血症(血钙>2.87mmol/L)6 个月以上，特别是肾功能损害加重者;④三发性甲旁亢;⑤血 PTH 正常，但伴有高钙血症或骨生化指标明显升高者;⑥经药物治疗不能满意解除症状或病情继续恶化者[85]。SHPT 手术治疗筛选和手术指征见图 2-5-4-8。国内有整合美国肾脏病协会 2009 年发布的 K/DOQI 指南以及日本透析医学会发布的《透析病人继发性甲状旁腺功能亢进治疗指南(2012 版)》作为手术适应证，并获得了成功的报道[86]。

表 2-5-4-8 继发性甲旁亢甲状旁腺切除的指征

1. 钙化性小动脉病
2. 要求手术治疗者
3. 无法追踪药物疗效与反应者
4. 药物治疗无效且伴有下列异常
 高钙血症
 高钙尿症
 血清 PTH>800pg/ml
 高磷血症(血清钙磷乘积>70)
 骨质疏松或其他类型的慢性肾病-矿物质骨病
5. 无法解除的顽固性症状与并发症
 瘙痒与骨痛
 病理性骨折
 异位软组织钙化
 严重心血管钙化

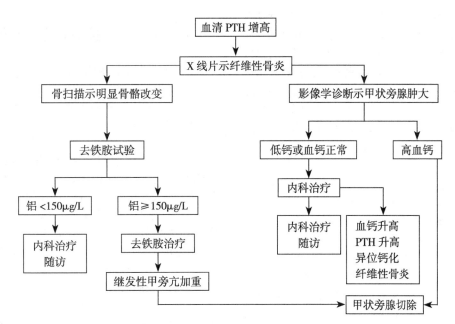

图 2-5-4-8　继发性甲旁亢患者手术治疗对象的筛选

2. 术前准备　慢性肾病-矿物质骨病血液透析者及严重
SHPT 的术前准备包括控制血钾和高血容量,治疗高血压及
冠心病。宜于甲状旁腺手术前连续 2 日血液透析,可避免手
术后次日作血液透析及应用抗凝药。因为无论局部或全身
应用肝素都存在出血可能,故手术后的血液透析时间应推迟
2~3 天。腹膜透析持续到术前,术后 4~6 小时(麻醉清醒
后)即可重新透析。围术期需要定期测定血 PTH 水平,并监
测病情变化。

3. 手术方式和病情监测　SHPT 的病理基础是甲状旁腺
增生,手术采取甲状旁腺次全切除或全切除后自体移植。原
发性、继发性和三发性甲旁亢手术应常规进行术中 PTH(in-
traoperativePTH,IoPTH)监测,但继发性与三发性甲旁亢手术
时的 IoPTH 结果分析有所不同,需要特别考虑肾功能和测定
方法的影响。如果 IoPTH 降至基础值的 50% 以下(国内亦有
降至基础值的 30% 以下,手术成功率为 90.9% 的文献报
道[87]),可认为切除的甲状旁腺组织已经充分,因为切除的
甲状旁腺腺体多而且 PTH 在肾脏的清除缓慢,观察 IoPTH
下降的时间应由原发性甲旁亢的 10~30 分钟延长至 SHPT
的 1 小时以上。三发性甲旁亢的 IoPTH 判断标准仍未统一,
建议适当提高治愈阈值(65~200pg/ml),以防发生永久性甲
旁减(原发性甲旁亢的 PTH 下降时间为 10 分钟,<35pg/ml
或下降 90% 为治愈)。

(1) 甲状旁腺次全切除术:选择该种手术方式的根据
是:①手术后若能接受适当的内科治疗,残存的甲状旁腺不
会导致甲旁亢复发;②术后甲旁减发生率较甲状旁腺全切除
者低,持续时间较短;③移植甲状旁腺组织的长期功能未确
定;④手术时间较短;⑤有的甲状旁腺全切除者虽移植物的
功能良好,但容易发生骨质软化症。

(2) 甲状旁腺全切加自体移植:其根据是:①SHPT 作次
全切除术后,若患者不合作,未能适当用药而引起 SHPT 复
发,而全切的效果可靠;②全切时可确切了解甲状旁腺数目,
明确有无异位甲状旁腺,移植后的腺体组织若功能过高,易

于处理,在局部麻醉下即可清除部分腺体组织。移植时,将
其中 1 个甲状旁腺切成 1mm×1mm×3mm 的小片,在一侧前
臂屈肌内植入 15~20 小片,切开肌膜后置于肌袋中,黑丝线
缝合肌膜并作为移植标记。荧光素氨基乙酰丙酸可清楚地
显示甲状旁腺,而甲状腺和其他组织不显影,有助于定位。
此法对于预防甲旁减有较好效果[86-88]。国内采用腹腔镜下
甲状旁腺全切除和部分腺体移植术治疗肾性继发性甲状旁
腺功能亢进症,获得满意疗效[89]。

(3) 经皮乙醇注射治疗:经皮乙醇注射主要用于不能手
术治疗的患者或手术后复发患者的治疗。

4. 术后低钙血症处理

(1) 甲状旁腺次全/全切后低钙血症:需立即进行如下
治疗:①若血钙 1.62~2.00mmol/L,可口服钙剂,每 4 小时
2.5g。②明显低钙血症应给予 10% 葡萄糖酸钙 10~20ml 加
等量葡萄糖注射液,稀释后缓慢静脉注射,每 5~10 分钟 1
次,直至手足抽搐停止。然后以 10% 葡萄糖酸钙 10~50ml 加
于 5% 葡萄糖液 1000ml 中静脉滴注,控制滴速,保持血清钙
在 1.75mmol/L 以上。③首选 1,25-(OH)$_2$D,最初剂量
0.25~0.5μg/d,因其反应快而半衰期短,即使患者已无低血
钙症状,仍需继续补充。④血清磷增高时限制磷摄入,必要
时应用磷结合剂。⑤血液透析应推迟到手术后的第 2 天,增
加透析液中的钙浓度,纠正低钙血症和低镁血症。

(2) 甲状旁腺次全切除-前臂自体移植后血 PTH 升高:
其可能原因包括:①移植物分泌过多 PTH;②残余有甲状旁
腺组织或前纵隔甲状旁腺组织;③怀疑为甲状旁腺癌时,用
止血带扎紧移植侧前臂,然后再测血 PTH,如果快速下降,证
明是移植物分泌过多,反之要做扫描、超声、CT/MRI 检查,寻
找其他部位的甲状旁腺组织;④移植甲状旁腺致甲旁亢的复
发率约 10%,第 5 年约 20%,术后第 7 年约 30%。因此,甲
状旁腺移植者的血清 PTH 监测频度应随时间而提高。SHPT
患者行甲状旁腺切除加甲状旁腺组织自体移植术后复发发
生率约 15%,病因与残留的或移植的甲状旁腺组织发生腺瘤

或增生有关;特点是术后不发生低钙血症,血清 PTH 逐渐升高,重现 SHPT 的症状和生化异常[89,90]。等待肾移植的晚期慢性肾病患者可用西那卡塞特治疗,但移植前应停药,以减少复发率[91]。为了降低复发风险,切除甲状旁腺时,残留的下甲状旁腺不能过多。此外,由于半数以上的患者存在胸腺甲状旁腺组织,因此建议同时切除胸腺,减少复发率[92,93]。甲状旁腺切除或肾移植术后,发生严重低钙血症者可考虑应用 PTH$_{1-34}$ 治疗,以提升血钙,并有助于治疗骨质疏松和预防骨质疏松性骨折[94]。

(六) CAP 治疗　　血清 PTH 明显升高并计划做甲状旁腺切除术的患者,应该首先使用钙受体调节剂(盐酸西那卡塞特)治疗,如果患者对西那卡塞特的反应差,要考虑尽早甲状旁腺切除。甲状旁腺切除加或不加自体甲状旁腺移植是治疗顽固性 SHPT 的有效方法,有时亦适合于药物治疗失败者。二膦酸盐具有抗炎作用,可抑制破骨细胞活性,降低局部巨细胞的活性。一般认为,二膦酸盐的益处来源于其抗炎活性而非矿物质的代谢作用。抗血栓治疗有一定效果,当其他治疗无效时可慎重使用,一般用低剂量的纤溶酶原活化剂,但应注意内脏出血可能。许多 CAP 患者的闭塞性血栓形成反复发作,因此,抗氧化治疗是合理的选择。

硫代硫酸钠具有较强的抗氧化作用,可通过各种硫醇反应抗氧化,分子中的 2 个非配对电子可淬灭 ROS 的氧化应激,使 eNOS 复活。研究发现,本药可减轻疼痛和炎症,溶解钙盐,逆转内皮细胞功能紊乱,并有一定的扩张血管作用。该药主要用于 CAP 所致的组织坏死、反复发作的尿钙结石、肾钙盐沉着症、肿瘤性钙盐沉着症等。主要不良反应是升高阴离子间隙水平,故可引起轻度代谢性酸中毒。近年发现,钙受体变构辅活化因子(allosteric coactivator)是血管钙化的抑制剂,通过血管钙受体和甲状旁腺钙受体抑制高 PTH 血症、高钙血症和高磷血症,而具有防治血管钙化作用[95]。

其他的治疗措施包括:①伤口处理;②高压氧治疗;③避免局部创伤;④缓解疼痛;⑤纠正血清 PTH 和钙磷异常。外科处理包括溃疡清创和肢体血管重建等。维生素 C 可降低血清 PTH,但随着使用时间的延长,其效果下降[96]。

(七) 无动力性骨病治疗　　血清 PTH 和 ALP 降低强烈提示无动力性骨病,但确诊有赖于骨活检(骨形成率极低,成骨细胞和破骨细胞都减少)。无动力性骨病的治疗相当困难,主要是重视其预防,避免使用铝制剂、过度钙负荷、大剂量维生素 D 等。在继发性甲旁亢的治疗中,可能因为联合使用含钙结合剂与维生素 D 类似物而过度抑制甲状旁腺功能,导致低转换型无动力性骨病,使透析患者的血管钙化和死亡率的风险急剧增加[97,98]。因此,近年提出了无钙的磷结合剂和低钙透析治疗方案。首先在 NKF-KDOQI 指南中,磷结合剂中钙元素含量小于每日 1500mg,并且每日总元素钙摄入(包括药物及饮食)不超过 2000mg;磷每日不超过 800mg。其次是改用低钙透析液(1.25mmol/L)进行血液透析盐酸司维拉姆可降低血钙,刺激 PTH 分泌,提高骨的代谢转换率和骨形成水平,延缓血管病变的进展,改善骨组织的微结构[99-101]。镧盐制剂亦可改善 ABD 的病情[102,103]。

(袁凌青　单素康)

第5节　三发性甲状旁腺功能亢进症

三发性甲状旁腺功能亢进症(tertiary hyperparathyroidism,简称三发性甲旁亢)有两种主要临床情况,一是在继发性甲旁亢(secondary hyperparathyroidism,SHPT)的基础上发展而成,病因与 SHPT 相同;二是慢性肾病引起的 SHPT 患者在成功肾移植后[1],原有的继发性甲旁亢持续存在或进一步恶化。三发性甲旁亢是由于甲状旁腺受到长期的过度刺激,在 SHPT 的基础上部分 PTH 分泌细胞增生肥大,由代偿性功能亢进发展成能自主性地分泌 PTH 的结节(自主功能性结节)[1]。三发性甲旁亢者的所有甲状旁腺均增生,其中可见增生明显的结节,但一般不能鉴定出腺瘤。因此有人将在三发性甲旁亢基础上发生的甲状旁腺腺瘤称为四发性甲旁亢(quaternary hyperparathyroidism)。

【病因与发病机制】

理论上说,任何原因所致的 SHPT 都有可能发展成为三发性甲旁亢,但在临床上,三发性甲旁亢多发生于肾移植后肾功能恢复期、严重维生素 D 缺乏或 X-性连锁低磷血症性佝偻病/骨软化症长期用磷制剂治疗的患者[2,3]。我们曾诊断 1 例自幼维生素 D 缺乏症,患者约在 20 岁时因长期的 SHPT 而发生三发性甲旁亢,并形成颅骨巨大棕色瘤,血清钙明显升高而血清 25-(OH)D 低至不可测出,骨骼病变包括囊性骨炎、大棕色瘤、弥慢性骨吸收灶、骨质软化、骨质硬化和血管钙化(图 2-5-5-1)。此外,慢性多器官衰竭(multiple organ failure,MOF)患者在疾病的恢复期也易引起三发性甲旁亢。三发性甲旁亢导致低磷血症,后者的主要原因除 PTH 分泌增多外,还可能与排磷素分泌增加有关,因为 FGF-23 可抑制活性维生素 D 的合成,并诱导低磷血症。长期口服磷酸盐者亦可发生三发性甲旁亢[3,4]。

【临床表现】

三发性甲旁亢患者有明确的长期继发性甲旁亢病史和临床表现,在长期高磷血症和高 PTH 血症的基础上发生高钙血症,但由慢性肾病引起的血磷可能仍然升高或接近正常。多数患者的骨代谢生化指标升高,提示骨骼病变严重。主要表现在骨骼和泌尿系统,包括多发性肾石病及广泛性骨吸收等,其实验室检测与原发性甲旁亢基本相同。影像检查可发现甲状旁腺自主分泌性结节或腺瘤。部分患者出现棕色瘤、严重骨痛和骨折,消化道症状明显,有时并发肾结石、泌尿系统感染或胰腺炎[5]。

【诊断与鉴别诊断】

继发性甲旁亢患者出现下列情况时,应考虑三发性甲旁亢可能:①对治疗药物(如西那卡塞特)抵抗;②手术治疗不能明显改善病情;③进行性加重的骨痛或棕色瘤;④血钙和尿钙由降低或正常转为升高;⑤骨代谢生化指标(如 ALP、NTX、CTX 等)明显升高;⑥增生的甲状旁腺直径>1cm[6]。

三发性甲旁亢的临床特点是:①长期的 SHPT 病史,如慢性肾病、肠吸收不良、Fanconi 综合征、肾小管酸中毒、维生素 D 缺乏或抵抗、钙受体异常等;②在发生三发性甲旁亢前有长期的肾衰竭、严重维生素 D 缺乏或低磷血症表现,或有长期磷制剂治疗史;③临床表现与原发性甲旁亢基本相同,如

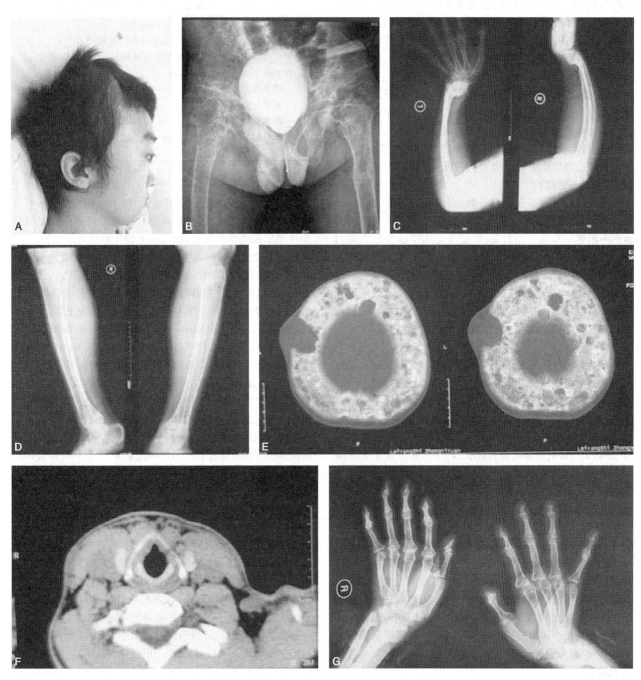

图 2-5-5-1　三发性甲旁亢的骨骼病变

A. 患者男性,25 岁,生长迟缓 25 年,骨畸形伴易骨折 9 年;B. 双肾区及盆腔内可见高密度影(膀胱为造影剂充盈所致)和散在性软组织钙化;C、D. 上下肢长骨畸形;E. 颅骨弥漫性骨吸收灶,右侧可见巨大棕色瘤,瘤体向外膨出;F. 甲状腺右叶后下方可见块影(甲状腺旁腺瘤);G. 双腕、双尺骨、桡骨、指骨骨质软化影像改变

肾石病、消化性溃疡、精神改变以及广泛性骨吸收等;老年病例可突然发作,伴有甲状旁腺危象等严重并发症;④血钙由偏低或正常转为升高,而血磷明显降低(慢性肾病者的血磷下降可不明显);血浆 PTH 及尿 cAMP 升高;⑤原用于治疗 SHPT 的措施(如非选择性 VDR 激动剂、选择性 VDR 激动剂、钙受体刺激剂、磷结合剂等)均不能奏效;相反,抗骨吸收药物(雌激素、口服避孕药、SERM、二膦酸盐和降钙素等)、抑制 PTH 分泌的药物或直接降低血钙的药物(如磷酸盐等)有部分疗效;⑥B 超、CT 或 MRI 等检查能发现增生肥大的甲状旁腺;99mTc-MIBI 甲状旁腺扫描对三发性甲旁亢的诊断特异性和敏感性较高,对以前接受过甲状腺/甲状旁腺手术或存在异位甲状旁腺者的定位诊断更有意义,但是,钙通道阻断剂可降低甲状旁腺扫描的敏感性。

临床上,轻度的三发性甲旁亢可有如下表现:①血磷升高,血总钙和离子钙正常或正常高值("不适当性正常");②甲状旁腺具有自主性 PTH 分泌特点;③影像检查可见甲状旁腺结节。与原发性甲旁亢一样,患者可发生异位钙化、急性胰腺炎、肾石病等[7]。患有自身免疫性疾病或炎症性风湿性疾病(如类风湿关节炎、强直性脊椎炎、皮肌炎、多发性肌炎等)时,维生素 D 的代谢障碍或组织抵抗,导致血清 PTH 升高。因此,即使患者的血清 25-(OH)D 正常,亦可考虑补充维生素 D[8]。慢性肾病肾衰患者接受肾移植后,血清 PTH 和血钙升高持续存在的另一个原因是移植的肾脏功能不全。即是说,血清 PTH 和血钙升高的原因是继发性甲旁亢未能纠正而非三发性甲旁亢。在此种情况下,三发性甲旁亢与继发性甲旁亢的鉴别要点是[9]:①前者的血清钙和 PTH 升高更明显,且不被维生素 D 抑制,残存的甲状旁腺明显肿大;②后者伴有肾功能障碍,血清肌酐升高和肌酐清除率下降。

【预防与治疗】

慢性肾病患者接受肾移植后,在原有的肾性骨病基础上,因肾功能转为正常而引起高钙血症;如果这些患者的高血钙不能被一般治疗所抑制,即应考虑用甲状旁腺切除治疗。为了防止术后低钙血症或术后甲旁减,建议同时做甲状旁腺自体移植。该治疗方案的缺点是再次发生三发性甲旁亢的风险高。Sadideen 等报道,甲状旁腺全切不进行甲状旁腺自体移植,术后仅补充活性维生素 D,长期观察结果显示,未见三发性甲旁亢复发,且能维持正常血钙和[Ca×Pi]水平[10]。

预防与治疗同原发性甲旁亢,并积极治疗原发病。乙醇注射法亦可用于三发性甲旁亢的治疗,如果血钙轻度升高,可先用二膦酸盐治疗[11]。长期治疗无效或血钙进一步升高时,提示三发性甲旁亢复发。如果患者肾移植后高钙血症(>12mg/dl)持续 1 年,或移植后出现间歇期急性高钙血症(>12.5mg/dl),或有明显高血钙症状,均应考虑再次手术切除甲状旁腺,由于甲状旁腺部位的结构紊乱,手术难度大,最好采用机器人协助的手术方案,其优点是操作时间短(30~50分钟),出血量(<5ml)少,康复快,无皮肤瘢痕[12,13]。如果慢性肾病引起的 SHPT 患者在成功肾移植后,原有的继发性甲旁亢持续存在或进一步恶化,应手术切除甲状旁腺瘤或过度增生的甲状旁腺。强调在肾移植前先行甲状旁腺手术,如肾移植后再做甲状旁腺次全切除,发生顽固性三发性甲旁亢和低磷血症的可能性明显增加。术中监测血清 PTH 有助于判断手术效果和预后[14,15]。甲状旁腺全切手术中,应进行自体甲状旁腺移植。移植的方法有多种,如肌肉内“甲状旁腺组织片移植”或细胞悬液肌肉内“注射”,而后者更少发生移植组织增生[16,17]。

选择甲状旁腺全切或次全切除手术的标准未定,意见有分歧;一般可根据患者的病情、意愿、手术条件和追踪难度决定(表 2-5-5-1)。甲状旁腺手术期间,应密切追踪血 PTH 和血钙的变化。如果 PTH 能下降 50% 或更多,提示甲状旁腺手术治疗成功;如果切除甲状旁腺结节或腺瘤后,血钙仍然升高,或 PTH 降低很小,或下降后又再次升高,说明手术失败;此时应继续探查其他甲状旁腺,并提防异位甲状旁腺腺瘤。另一方面,必须注意术中的 PTH 分泌可能为脉冲性,其测定误差较平时大。双甲状旁腺腺瘤(double parathyroid adenomas)手术切除其中的一个后,术中监测的 PTH 可下降 50% 或更多,造成甲状旁腺腺瘤已经被充分切除的假象,因此,对于任何腺瘤手术都要全面探查所有的甲状旁腺,以防遗漏[18-20]。

表 2-5-5-1　三发性甲旁亢的甲状旁腺切除指征

1. 严重高钙血症(血钙>11.5 或 12mg/dl)
2. 持续性高钙血症(血钙>10.2mg/dl 持续时间>3 个月)
3. 严重骨病(骨质疏松或骨质软化伴骨折)
4. 症状性甲旁亢伴有下列表现
   明显乏力与虚弱
   顽固性瘙痒
   严重骨痛伴骨折
   高胃泌素血症/消耗性溃疡
   肾结石与肾钙盐沉积症

【病例报告】

(一)病例资料　患者女性,27 岁。因慢性肾病肾衰血液透析 6 年,肾移植术后高钙血症 3 个月入院。患者自 2004 年发现血清肌酐升高,诊断为慢性肾病肾衰,2005 月 7 月开始接受血液透析治疗,每周 1~3 次,能维持血清肌酐在基本正常范围内。2013 年以来,血清肌酐再度升高,且低钙血症、高 PTH 血症和高磷血症持续存在。故于 2014 年 1 月接受同种肾移植治疗。肾移植后血清肌酐转为正常;但出现高钙血症(2.70~3.22mmol/L)、低磷血症(<0.7mmol/L)和高 PTH 血症;血清 PⅠNP(procollagen type Ⅰ N propeptide,PⅠNP)和骨源性碱性磷酸酶(BALP)明显升高。B 超和甲状旁腺 CT 均显示甲状腺左下极结节,诊断为甲状旁腺腺瘤伴甲状旁腺功能亢进症。2014 年 3 月 12 日行左甲状旁腺瘤切除术。术后血钙、血磷、PTH、PINP、BALP 无改善。

(二)病例讨论　慢性肾衰必然伴有继发性甲旁亢,血液透析可纠正肾衰引起的各种代谢异常,但是透析治疗后血清肌酐和尿素氮正常不等于肾功能正常,透析治疗可显著缓解继发性甲旁亢的病情,但因未消除继发性甲旁亢的病因,常出现慢性肾病-骨矿物质骨病,因而需要结合磷结合剂、维生素 D 及其类似物治疗,抑制 PTH 分泌。如果治疗不规范或中断药物治疗,甲状旁腺的增生性高功能结节可以转为自主性结节,形成所谓的三发性甲旁亢。三发性甲旁亢早期仅有一个自主功能性结节,随着病情发展,往往出现多个自主性结节。但是,当进行核素扫描时,一般功能最强的结节显影最明显,极容易漏诊其他功能亢进性结节。治疗的唯一途径是行甲状旁腺广泛探查,在术中 PTH 监测下,切除所有增生性结节(一般仅保留半个甲状旁腺组织)。显然,本例的术前未对甲状旁腺病变和功能进行全面评估,特别是没有认识到甲状旁腺多发性高功能结节可能,仅根据影像学表现诊断为“甲状旁腺腺瘤”,故术后病情复发是必然的。

(袁凌青　许丰)

第6节　肿瘤性高钙血症

恶性肿瘤所致的高钙血症又称为假性甲旁亢,系由全身各器官,特别是肺、肾、肝等恶性肿瘤引起血钙升高,并非甲状旁腺本身病变,亦不包括骨骼转移所致高钙血症。但事实上,假性甲旁亢分为血清 PTH 升高的异位 PTH 分泌综合征和 PTH 降低的假性甲旁亢两种类型。而 PTHrP、前列腺素、OAF 等引起的高钙血症因血清 PTH 未升高,故并非真正意义上的假性甲旁亢,而属于肿瘤引起的一种伴癌综合征类型。肿瘤性高钙血症常见于疾病的晚期。其特点是血钙多显著升高而PTH降低或检测不到(PTHrP明显升高)。恶性肿瘤并无骨转移,发生高钙血症的机制可能与肿瘤细胞分泌的PTHrP、TNF-β、TGFα、G-CSF、IL-1β、IL-6、VIP等有关。

【病因与发病机制】

(一)病因 高钙血症是恶性肿瘤最常见的代谢并发症之一[1]。发生率8%~20%,不少患者临床上缺乏原发肿瘤的表现,却以此为首发症状,甚至因发生高钙危象而就诊[2]。可并发高钙血症的肿瘤很多,主要有多发性骨髓瘤[1-4]、乳腺癌[5-8]、肺癌[9]、肾癌[10]等(表2-5-6-1和表2-5-6-2)。

表2-5-6-1 常见肿瘤所致的高钙血症的肿瘤类型

肿瘤类型	所占百分比
肺癌	35%
乳腺癌	25%
血液系统恶性肿瘤	14%
泌尿生殖系统肿瘤	6%
其他肿瘤	20%

表2-5-6-2 肿瘤性高钙血症的发生率

肿瘤	相对频率(%)
肺癌	35
乳腺癌	25
血液系统肿瘤	14
头颈部肿瘤	6
肾脏肿瘤	3
前列腺肿瘤	3
未定肿瘤	7
其他疾病	7

引起高钙血症的其他肿瘤有肝癌、食管癌、结肠癌、胰腺癌、胰岛细胞瘤、膀胱癌、口腔癌、舌癌、急慢性白血病、淋巴瘤、皮肤癌、胆管癌、阴茎癌、前列腺癌、卵巢癌、畸胎瘤、恶性黑色素瘤、头颈部鳞癌等。此外,真性红细胞增多症偶可转变为急性白血病,此时往往可伴发高钙血症和血清PTHrP升高。在获得性免疫缺陷综合征(AIDS)及其合并多种机会性感染和恶性疾病时,也可能出现高钙血症。肉瘤样疾病中也有发生高钙血症的报道。良性肿瘤如甲状旁腺腺瘤内可有PTHrP表达。另外,在急性肿瘤溶解综合征时,1%~20%可能并发严重的高钙血症。

(二)发病机制

1. PTHrP过表达及其发生机制

(1)PTHrP基因变异:PTHrP在人体许多正常组织中都有表达。关于肿瘤细胞过度表达PTHrP的机制曾有人提出了多种假说,但均未得到公认。Sidler等认为结肠癌伴高钙血症是由于PTHrP过表达所致,而Canderton等认为基因关键性调节区甲基化状态的改变可引起PTHrP过表达。此外,组织特异性启动子选择、PTHrPmRNA转录、剪接时的变异也会导致PTHrP过表达。PTHrP事实上是一种前激素原分子,可由多种细胞(主要是鳞状上皮细胞)以胞内分泌的形式分泌入血。由细胞分泌来的PTHrP再以旁分泌或内分泌的

方式作用于靶细胞。另一方面,胞内分泌的PTHrP又可进入细胞核内,调节细胞自身的功能。PTHrP先在细胞内经过修饰加工后成为多种成熟型的PTHrP分子(异构体)进入血液。肿瘤细胞分泌的主要有PTHrP$_{1-139}$、PTHrP$_{1-141}$、PTHrP$_{1-173}$等三种异构体,而一般以PTHrP$_{1-139}$的分泌量占优势,PTHrP$_{1-139}$的骨溶解作用及致高钙血症作用明显高于其他PTHrP异构体。PTHrP在正常和病理状态下的甲状旁腺组织中也均有表达,而这主要是发生在嗜酸性细胞中,非嗜酸性细胞、增生型细胞和腺瘤细胞也有一定的表达,但透明细胞一般没有表达。正常甲状旁腺组织PTHrP表达为86%,增生型PTHrP表达89%,腺瘤表达74%。PTHrP的表达量与年龄相关,老年人PTHrP表达增高,这是甲状旁腺组织退化的表现。这些研究提示PTHrP可作为甲状旁腺组织内的一种旁分泌/自分泌的细胞因子,调节正常和新生甲状旁腺细胞的增殖和分化。此外还有人发现,感染HTLV-1的个体在发生T细胞白血病-淋巴瘤综合征后,这种T肿瘤细胞往往可以表达大量的PTHrP,在未发生肿瘤前即可出现血清PTHrP升高。PTHrP过表达的原因是感染HTLV-1后,TAX病毒蛋白促进了PTHrP基因的转录。TAX蛋白是一种分子量为40kD的核内磷蛋白,这种蛋白质可反式激活TAX基因启动子和细胞内的其他许多基因;与许多转录复合物结合后,再与PTHrP基因中的启动子共有元件相互作用。

(2)激素及细胞因子的调节紊乱:有许多细胞因子和生长因子对PTHrP基因的过表达起着激活和促进作用。β生长转化因子(β-TGF)通过稳定PTHrP及其受体mRNA结构而调节PTHrP的表达水平。PMA被β-TGF激活后,也可上调PTHrP表达。在乳腺癌中,ERα本身可促进PTHrP的活性,并且受TGF的调节,激活PTHrP转录。生长因子通过受体酪氨酸激酶(RTK)调节PTHrP基因的表达。在细胞转型时PTHrP合成增多,其中Ras是引起PTHrP过度合成的关键性信号分子。1,25-(OH)$_2$D可显著抑制PTHrP基因的表达,并通过抑制表皮生长因子(EGF)来抑制PTHrPmRNA转录,从而调节PTHrP的合成。在乳腺癌MCF-7细胞株中,发现降钙素通过cAMP蛋白激酶A系统抑制PTHrP基因的表达。在P53阴性的鳞状上皮细胞中,密码子248和273变异的P53异构体也可抑制PTHrP基因表达(50%)。

(3)PTHrP蛋白加工和降解异常:和PTH一样,PTHrP来源于前PTHrP原分子,PTHrP前体的生物活性很低。PTHrP是furin的作用底物,当furin的活性降低时,肿瘤细胞合成活性PTHrP的功能受抑,合成无活性的PTHrP显著增多。从PTHrP的分子特征来看,它与许多癌胚蛋白、转录因子和调节蛋白有着类似之处,在有丝分裂原刺激下,这些蛋白表达过多,细胞出现转型。故细胞内的及时降解是保持细胞正常增殖/凋亡平衡的重要方式。如果降解代谢障碍,则使细胞内的PTHrP贮存过多,同时发生细胞转型。

2. PTHrP-PTHrP受体和生物学作用异常 PTHrP与PTH结构相似(主要是氨基端结构)。PTH/PTHrP有两种受体。一种受体属于G蛋白偶联受体(PTH1R),这种受体主要存在于肾脏和骨组织中。PTHrP升高时,PTHrP使肾脏对钙离子的重吸收增加而尿磷大量丢失。在骨组织中,则促进骨钙、磷释放入血,使血钙升高;磷由于从尿中排出,故血磷可

维持正常或降低。PTHrP 还抑制肾脏 1α-羟化酶,使血清中 1,25-(OH)₂D 降低(肿瘤细胞也能分泌另一种 1α-羟化酶抑制剂)。另一种受体(PTH2R)主要在脑组织中表达,外周组织一般不表达或表达的量很少,PTH2R 的配体主要是球部漏斗肽(tuberoinfundibular peptide,TIP)。以上两种 PTH/PTHrP 受体的配体均为 PTH 的 N 末端肽或 PTH 完整分子。Orloff 等在骨组织中还发现能与 PTHrP 的细胞表面受体 C 末端结合,这种受体的主要生理作用是介导 PTHrP 的抗骨吸收活性,但与 PTH 的功能完全不同。例如,PTHrP$_{101-111}$(骨抑素),可抑制破骨细胞的活性,抑制成骨细胞的骨桥素表达,一些 PTHrP 的 C 端片断又可增加破骨细胞的活性(如 MAH 患者血清 PTHrP 的 C 端片段明显升高)。

PTHrP 的大部分生物学作用都是通过细胞膜受体(PTHrP 的 N 端与受体结合)介导的。PTHrP 的中间片断(PTHrP$_{85-107}$)主要作用发生在细胞核内,此片段的序列与富含赖氨酸的二联核靶向序列及富含精氨酸的 NTS 反转录调节蛋白 TAT 同源。PTHrP 中的 NTS 可将软骨细胞和成骨细胞合成的 PTHrP 定位于核上。在软骨细胞中,定位于核内的 PTHrP 的功能主要是调节细胞分化。除了 PTHrP 对骨组织的生理学作用外,PTHrP 与受体结合,以自分泌/旁分泌的方式调节细胞的增殖和分化。当 PTHrP 升高时可以促进细胞的有丝分裂,PTHrP 在转录后即可直接进入胞核/核仁内,影响细胞周期的转化。

3. PTHrP 与骨组织异常 在生理条件下,PTH 和 PTHrP 与成骨细胞的前体以及成熟型成骨细胞上的受体相结合,激活 PTH1R 后,表现出骨原细胞的募集和增殖,同时与成骨细胞和破骨细胞的活性偶联,使骨代谢保持在正常生理需要水平。但在 MAH 的患者中,这一偶联机制被破坏,破骨细胞的活性明显高于成骨细胞的活性,故骨吸收功能明显增强[10,11]。在生理情况下,成骨细胞和破骨细胞的偶联需要两种细胞相互接触。目前认为,这一偶联过程是由 RANKL/RANK/OPG 系统介导的。PTH、PTHrP 和 1,25-(OH)₂D 可抑制 OPG 表达,上调 RNAKL 表达,促进骨吸收过程。PTHrP 的 N-端与 PTH 的 N-端氨基酸序列极相似,从而具有类似 PTH 的生物效应。PTHrP 与恶性肿瘤引起的血钙升高有密切关系。1941 年,Abright 等首次报道了肿瘤患者伴有激素性高钙血症,与原发性甲状旁腺功能亢进症极相似。1980 年,Stewart 等报道恶性肿瘤伴高钙血症患者尿中肾性 cAMP 水平升高,推测存在一种生理作用类似 PTH 的激素样物质。肿瘤相关性高钙血症的主要原因是 PTHrP,其主要指标有:①PTHrP 具有与 PTH 类似的生物学特性,包括引起高钙血症及低钙尿症;②高血钙者其血清水平是升高的;③中和 PTHrP 的作用后高钙血症消失。

肿瘤引起的高钙血症有四种可能原因:①肿瘤细胞分泌 PTHrP(80%,主要见于鳞癌);②骨转移性肿瘤细胞直接产生破骨作用(20%,主要见于乳腺癌、多发性骨髓瘤或淋巴瘤);③肿瘤细胞产生过多的 1-羟化酶,使 1,25-(OH)₂D 的合成增加(罕见,主要见于某些淋巴瘤);④肿瘤异位分泌 PTH。高钙血症患者发生恶心、呕吐、乏力、疲倦、肾衰和昏迷的因素主要决定于高钙血症的程度,血钙＞14mg/dl(×0.25＝mmol/L)者的症状均较严重,其次也与血钙升高的速度相关。

怀疑高钙血症时,应测定血清离子钙(正常 4.5~5.6mg/dl)、PTH 10~55pg/ml(×1.0＝ng/L)、PTHrP(＜2.0pmol/L)。典型病例的特点是血钙和 PTHrP 升高而 PTH 降低。不能测定离子钙时,血清总钙需要用血清白蛋白水平校准,校正的血钙(mg/dl)＝测得的钙(mg/dl)+[0.8×(4.0-白蛋白(mg/dl)]。

4. 1,25-(OH)₂D 与 MAH 除肾脏外,皮肤、胎盘、造血细胞和生长发育中的骨组织亦可合成 1,25-(OH)₂D。肾脏合成的 1,25-(OH)₂D 主要是调节血钙的水平,维持血中钙、磷水平的稳定,而肾脏以外组织分泌的 1,25-(OH)₂D 主要是调节细胞的增殖与分化。一般 MAH 患者的血清 1,25-(OH)₂D 水平降低,但淋巴瘤患者伴 MAH 时,来源于肾脏以外的 1,25-(OH)₂D 使得血清浓度反而升高。

5. 细胞因子与 MAH 近年来的研究表明,MAH 患者的高钙血症除了与肿瘤细胞分泌过多的 PTHrP 有关外,还与肿瘤细胞分泌的多种细胞因子有关,如 IL-1、IL-6、TNF-α、G-CSF、RANKL、可溶性 RANKL 等有关。这些细胞因子还可导致患者厌食、失水、恶病质等。肿瘤细胞还可合成 TGF-β 促进 PTHrP 的表达,而 PGE 可促进破骨细胞的活性,促进溶骨过程。

6. ALP 与恶性肿瘤骨转移 血清中骨源性 ALP 增高,血清中骨源性 ALP 的 B/I(bone/intestinal,B/I)、B1 和 B2 亚型均显著增高,其中以 B2 型 ALP 增高最明显。恶性肿瘤患者化疗和手术后,血清中骨源性 ALP 的活性下降。

【临床表现】

(一)高钙血症本身的表现 一般表现为食欲减退、恶心、呕吐、腹痛、便秘等,长期而严重的高钙血症可并发消化性溃疡,或诱发急性胰腺炎;异位钙化可致眼角膜病、红眼综合征、结膜及鼓膜钙化、关节周围钙化和软骨钙化。重症患者出现头痛、肌无力、腱反射抑制、抑郁、易激动、步态不稳、语言障碍、听觉和视力障碍、定向力丧失、木僵、行为异常等神经精神表现,少数发生谵妄、惊厥、昏迷。

(二)器官损害表现 高血钙导致肾浓缩功能下降,使体液丢失,引起水、电解质、酸碱代谢失衡、多饮、多尿、脱水。肾间质钙盐沉积,致间质性肾炎、失盐性肾病、尿路感染、肾石病甚至肾衰竭。血钙≥3.75mmol/L(15mg/ml)时,食欲极差、顽固性恶心、呕吐、烦渴、多尿、脱水、虚弱无力、易激惹、嗜睡和昏迷。发生高血压和各种心律失常,心电图表现有 Q-T 间期缩短、ST-T 段改变、房室传导阻滞、致命性心律失常(高血钙危象)。一些患者可有白细胞增多症,血清 IL-6、IL-2、TNF-α、TGF 升高等。

(三)原发肿瘤的表现 依肿瘤的性质而异,详见各相关疾病。

【诊断与鉴别诊断】

肿瘤性高钙血症主要是从发生高钙血症的患者中去寻找和筛查相关肿瘤,明确病因诊断。近年来,血钙检查已成为常规检查项目,这使得高钙血症的早期诊断成为可能。如果患者的血钙升高,又不能用其他原因解释时,应警惕肿瘤性高钙血症的可能[12~14]。除 PHPT 外,引起非肿瘤性高钙血症的原因还有三发性甲旁亢、甲亢、Addison 病、维生素 A 和 D 中毒、肾衰、结节病、Paget 骨病以及服用噻嗪类利尿药和锂剂,需注意鉴别。由于肿瘤性高钙血症的临床表现与原发性甲旁亢(PHPT)很相似,两者都可以出现骨质疏松、骨溶解、高钙血症、低磷血症等,应注意鉴别。但两者有着根本区别:①PHPT 患者血清 PTH 升高,MAH 患者的 PTH 正常或降低,而 PTHrP 明显升高;②PHPT 的血清 1,25-(OH)$_2$D 升高,而在 MAH 患者 1,25-(OH)$_2$D 一般正常或降低;③PHPT 患者的骨组织形态计量显示骨形成增加,而 MAH 患者的 BMD 减少,不过 PHPT 和 MAH 患者的骨吸收指数均是增高的。

值得提出的是三苯氧胺及其类似物可以引起高钙血症。其机制尚不明确。细胞培养的研究表明前列腺素可能在其中起着主要作用。由于三苯氧胺是乳腺癌的治疗药物,故在区分高钙血症的发生是由于肿瘤本身还是由于抗雌激素的治疗所致时,应该十分慎重。其特点是高钙血症伴血清 PTHrP 升高,或肾脏生成 cAMP 增多;如果血 PTHrP 和肾源性 cAMP 均正常,则可能是肿瘤引起局部骨骼溶解所致。除罕见的异位 PTH 综合征外,肿瘤相关性高钙血症的临床特点是:①肺、肝、甲状腺、肾、肾上腺、前列腺、乳腺和卵巢肿瘤的溶骨性转移。骨骼受损部位很少在肘和膝部位以下,血磷正常,血 PTH 正常或降低。临床上有原发肿瘤的特征性表现。②患者(包括异位性 PTH 综合征)不存在溶骨性的骨转移癌,但肿瘤(非甲状旁腺)能分泌体液因子引起高钙血症。假性甲旁亢的病情进展快、症状严重、常有贫血,常有原发恶性肿瘤的临床表现,短期内体重明显下降、血清 PTH 不增高。本病多见于老年人,可能的原因与肿瘤细胞分泌 PTHrP 有关,或者与前列腺素 E$_2$ 升高、刺激骨腺苷酸环化酶和骨质吸收及破骨细胞刺激因子,导致血钙升高。治疗措施为切除肿瘤或用吲哚美辛和阿司匹林拮抗前列腺素增高引起的高钙血症。

肿瘤引起的高钙血症主要见于伴癌综合征(肿瘤分泌 PTHrP)、肿瘤骨转移(溶骨导致血钙升高)和化疗(BMD 降低,血钙轻度升高)。当多发性骨髓瘤处于前期状态(未定意义单克隆 γ 病)时,其引起的高钙血症诊断可能相当困难,应给予特别关注。怀疑高钙血症时,应测定血清离子钙和 PTH。典型病例的血钙和 PTHrP 升高而 PTH 降低。不能测定离子钙时,血清总钙需要用血清白蛋白水平校准。根据 Mundy 和 Martin 的分析,肿瘤性高钙血症主要见于肺癌和乳腺癌患者,可引起高钙血症的其他肿瘤有血液肿瘤、头颈部肿瘤、肾癌等。PTHrP 是肿瘤性高钙血症和局部骨组织溶解的主要病因。局部骨组织溶解又导致严重骨丢失,PTHrP 还促进骨组织生长因子释放,后者又刺激肿瘤细胞表达更多的 PTHrP,形成高钙血症和骨丢失之间的恶性循环。

(一)PTHrP 介导的高钙血症

1. 恶性肿瘤　PTHrP 介导的高钙血症是恶性肿瘤相关性高钙血症的主要病因,包括甲状旁腺在内的许多正常组织分泌 PTHrP,这些组织的 PTHrP 分泌是由细胞外液的 Ca^{2+} 浓度决定。PTHrP 与 PTH 的 1 型受体结合,其氨基端 1-34 肽段可完全表达 PTHrP 的生物活性。PTHrP 结构与 PTH 相似,两者结合的受体相同,引起的生物反应相似。PTHrP 通过促进骨吸收,增加肾脏对钙的重吸收,尿钙排泄减少而引起高钙血症;同时,PTHrP 增强肾小管抑制磷的重吸收作用,从而尿磷排泄增多导致低磷血症。恶性肿瘤分泌 PTHrP 可

能受钙受体的调节,钙受体激动剂可刺激正常或肿瘤细胞分泌 PTHrP。

肿瘤所致高钙血症的病因研究已经有了很大进展。PTHrP 在肿瘤所致高钙血症和肿瘤骨溶解中均起了重要作用。一方面,肿瘤所致高钙血症主要是血液循环中的 PTHrP 升高引起骨吸收;另一方面,转移至骨骼的肿瘤可分泌某些细胞因子或肿瘤细胞本身能溶解骨组织(表 2-5-6-3)。

表 2-5-6-3　分泌 PTHrP 的肿瘤综合征

1. 恶性肿瘤体液性高钙血症
2. 高钙血症
3. 血清 PTHrP 升高伴肾源性 cAMP 生成增加
4. 局部骨溶解
5. 伴或不伴高钙血症
6. 血清 PTHrP 不升高/肾源性 cAMP 生成不增加

临床上,分泌 PTHrP 的肿瘤主要来源于消化道,尤其是胰腺的神经内分泌肿瘤。文献报道的胰腺 PTHrP 分泌肿瘤伴高钙血症见表 2-5-6-4。

高钙血症患者常首先测定血清 PTH。Fritchie 等报道,在肿瘤引起的高钙血症患者中,PTHrP 升高[(94.8±332.8)ng/L],其诊断的敏感性和特异性分别为 32%(95%CI 19% ~ 47%)和 95%(95% CI 85% ~ 99%)。如果患者的 PTHrP 升高,那么 PTH 就会降低,PTH 水平的切割值是>26ng/L。因此,当 PTH 水平不降低或处于正常低值时,血清 PTHrP 测定对诊断没有附加意义,PTHrP 是多数正常组织的一种细胞因子,具有维持血钙水平的调节作用。肿瘤发生骨骼转移时,可因分泌大量的 PTHrP 而出现肿瘤相关性高钙血症。PTHrP 也是启动乳腺细胞恶变、生长和转移的生长因子。

2. 良性肿瘤　PTHrP 介导的高钙血症卵巢或肾脏的良性肿瘤、胰腺多发性内分泌腺瘤病和肾上腺嗜铬细胞瘤可伴有高钙血症[12,13]。

(二)非肿瘤性 PTHrP 介导的高钙血症　许多非肿瘤性疾病可并发高钙血症,虽然引起高钙血症的疾病很多,如系统性红斑狼疮(SLE)、HIV 感染相关性淋巴结病、胸部组织和胸腔淋巴水肿、妊娠期乳腺过度增生、妊娠后期和哺乳期甲旁减等(详见第 3 篇第 5 章第 4 节),但其基本发病机制仍然是 PTHrP 分泌过多[14,15]。文献报道的非肿瘤性疾病 PTHrP 介导的高钙血症见于先天性颅咽管瘤,患者的血清 PTHrP 高达 8.6pmol/L(正常<4.7pmol/L)和乳腺或胎盘良性疾病。乳腺良性疾病伴 PTHrP 升高的原因未明,但可能与 PTHrP 是乳腺和胎盘生长发育的重要条件因子[16,17]。

(三)异位 PTH 分泌瘤　罕见。异源性 PTH 分泌的肿瘤属于神经内分泌瘤,一般异位于甲状腺内,瘤内的 PTH 分子不裂解成 N 端及 C 端片段,故一般临床上使用针对 C 端部分的抗血清而建立的 RIA 法,其血浆 PTH 值较原发性甲状旁腺功能亢进时水平低。此外,异源性 PTH 分泌瘤与异源性 CRH/ACTH 分泌瘤相似,血中可能存在着不同程度的无活性的 PTH 原。文献报道的异位 PTH 分泌瘤有甲状腺髓样癌、甲状腺乳头状癌、颈部副神经节瘤、鼻咽横纹肌肉瘤、扁桃腺鳞癌、肺癌、胸腺瘤、胆囊癌、胰腺癌、肝细胞癌、胰岛细胞癌、胰岛细胞瘤、肾脏肿瘤、食管癌、小肠平滑肌肉瘤、胃

表2-5-6-4 伴有高钙血症的胰腺 PTHrP 分泌瘤

病例	性别/年龄	血钙	PTH	PTHrP	IHC	肿瘤特点
1	男/57	16	N	不明	不明	胰岛细胞癌肝转移
2	男/8	14.4	↓	不明	不明	胰岛细胞癌肝转移
3	女/62	19.6	N	不明	不明	胰岛细胞癌肝转移
4	女/68	13.3	N	不明	不明	胰岛细胞癌肝转移
5	男/41	16.8	N	不明	不明	胰岛细胞癌肝转移
6	女/47	16.4	N	不明	不明	胰岛细胞癌
7	男/44	15.3	N	不明	不明	胰岛细胞癌肝转移
8	女/52	14.8	N	不明	不明	良性内分泌肿瘤
9	女/37	14	–	17.5	PTHrP/NSE	胰岛细胞癌肝转移
10	女/42	19.6	↓	2.4	PTHrP	胰岛细胞癌肝转移
11	男/30	14	N	不明	PTHrP/Cg/NSE	胰岛细胞癌肝转移
12	女/60	14.4		不明	PTHrP	胰岛细胞癌肝转移
13	男/45	14.4	↓	不明	Neg	胰岛细胞癌肝转移
14	女/77	13.1	↓	12.8	不明	胰岛细胞癌肝转移
15	女/47	18	N	不明	PTHrP/NSE/SYN	胰腺神经内分泌瘤
16	男/30	17.2	–	不明	不明	胰腺神经内分泌瘤
17	男/30	16.1	↓	20	PTHrP	胰腺神经内分泌瘤
18	男/36	16	↓	7.8	不明	胰腺神经内分泌瘤
19	女/39	18.8	↓	12.9	CgA/PTHrP	胰腺神经内分泌瘤
20	男/41	26.4		不明	–	胰岛细胞癌肝转移
21	男/43	13.6	↓	6.2	PTHrP	胰岛细胞癌肝转移
22	男/64	16.4	N	不明	PTHrP	胰岛细胞癌肝转移
23	男/66	12	↓	–	不明	胰岛细胞癌肝转移
24	女/42	10.7	–	4	不明	胰岛细胞癌肝转移
25	女/45	11.6	↓	9.1	不明	胰岛细胞癌肝转移
26	男/64	13.7	↓	9.6	不明	胰岛细胞癌肝转移
27	61	11.5	↓	14	不明	胰岛细胞癌肝转移
28	女/38	15	↓	16	不明	胰岛细胞癌肝转移
29	男/20	10.8	–	18	不明	胰岛细胞癌肝转移
30	女/47	10.8	–	23	不明	胰岛细胞癌肝转移
31	女/51	13.6		40	不明	胰岛细胞癌肝转移
32	男/34	19.6	↓	12.3	CgA/CyK/Syn	胰腺神经内分泌瘤
33	女/25	23.6	↓	3.9	PTHrP	胰腺神经内分泌瘤
34	女/56	11.8		不明	NSE/Syn/Cal	胰腺神经内分泌瘤
35	男/59	18.9	↓	7.3	PTHrP/Cal/CgA	胰腺神经内分泌瘤
36	男/40	18.9	↓	8.5	PTHrP/So	胰腺神经内分泌瘤
37	女/25	22	↓	5.1	不明	胰腺神经内分泌瘤
38	女/44	11.7	↓	3.6	不明	胰岛细胞癌肝转移
39	男/26	13.5	↓	2.4	不明	胰岛细胞癌肝转移
40	女/64	11.9	↓	2.6	不明	胰岛细胞癌肝转移
41	女/34	13.5	↓	5.6	不明	胰岛细胞癌肝转移
42	女/35	17	↓	不明	PTHrP/Syn/CgA/Ca/So	胰腺神经内分泌瘤

注:Cal:降钙素;CgA:酪粒素;Cyk:细胞骨架;N:正常;NSE:神经元特异性烯醇化酶;So:生长抑素;Syn:突触亲和素;U:检测阴性;PTH:甲状旁腺素;PTHrP:PTH 相关肽;IHC:血钙正常参考值范围 8.5～10.3mg/dl;PTHrP 正常参考值范围<1.3pmol/L

类癌、卵巢癌、子宫内膜癌、乳腺癌、恶性黑色素瘤和淋巴瘤等[18-37]。

（四）局限性溶骨性高钙血症 局限性溶骨性高钙血症的特点是存在局限性溶骨性病变。"种子加土壤学说（seed and soil hypothesis）"认为,肿瘤细胞进入骨组织后,因骨组织为肿瘤的生长和增殖提供了极好的条件,故局部的溶骨性病变发展迅速。多发性骨髓瘤可有局部和全身性骨痛、骨质破坏及高钙血症。通常球蛋白、特异性免疫球蛋白增

高、血沉增快、尿中本周（Bence-Jones）蛋白阳性,骨髓可见瘤细胞。血 ALP 正常或轻度增高,血 PTH 和 PTHrP 均正常或降低。骨髓瘤细胞和其他癌细胞可分泌 TNF-β、IL-1β、IL-6等细胞因子,刺激破骨细胞介导的骨吸收。与破骨细胞一样,骨髓瘤细胞膜上表达的 RANKL 成为刺激破骨细胞的中介因子。因而二膦酸盐能抑制肿瘤的溶骨性病变,降低血钙。乳腺癌骨转移时,除乳腺癌细胞能破坏溶解骨组织外,乳腺癌细胞分泌 PTHrP 和癌细胞周围的破骨细胞被激活是

骨吸收的最关键因素。破骨细胞骨吸收因子介导的骨吸收作用包括：①活化破骨细胞；②刺激原始破骨细胞的增殖；③促进前列腺素 E 合成。通过前两种机制发挥作用的溶骨称为局部溶骨性高钙血症。高钙血症与肿瘤骨转移微环境间形成恶性循环。局部溶骨时，骨转移灶释放 PTHrP，局部游离 Ca^{2+} 升高，作用于 CaR，并与 TGF-β 等生长因子一起作用于肿瘤细胞上的受体，进一步诱发 PTHrP 分泌。PTHrP 与成骨细胞 1 型 PTH 受体（PTHR1）结合，刺激 NF-κB 配体 RANKL 分泌，RANKL 又与破骨细胞前身细胞（pre-OC）上的 RANK 结合，诱发破骨细胞性骨吸收，加重溶骨过程[38,39]。除 PTHrP 外，肿瘤还可能分泌巨噬细胞炎症蛋白-1α，OPG 或其他体液因子，引起高钙血症[40-43]。

钙受体在抵抗高钙血症中起了重要作用。CaR 感受甲状旁腺和肾脏细胞外液中的钙浓度（Ca^{2+} 变化），但是在某些病理生理情况下，CaR 不能发挥正常的功能。例如，在恶性肿瘤性高钙血症时，肿瘤使 CaR 的钙离子浓度稳定功能丢失，对 PTHrP 的刺激不敏感。PTHrP 升高使 CaR 的钙离子浓度调节点重调（Ca^{2+} 升高），从而导致骨吸收增多、肾小管钙重吸收增多和高钙血症[44]。而肿瘤细胞的自主性 PTHrP 分泌进一步加重高钙血症。

（五）三发性甲旁亢　系在继发性甲旁亢的基础上，甲状旁腺相对持久而强烈的刺激反应过度，增生腺体中的 1 个或几个可转变为自主性腺瘤，引起高钙血症[45]。本病仅在久病的肾衰竭或维生素 D 抵抗患者中见到。

（六）溶骨性骨转移　肿瘤对骨骼系统的作用是多方面的，除了前述的高钙血症外，更多见的表现是溶骨性骨转移（osteolytic bone metastasis，OBM）。体内的多数肿瘤都首先向肝和肺转移，虽然肿瘤向骨转移与肿瘤向肝、肺等组织转移的过程相同或相似。但凡首先向骨骼转移的肿瘤均有其生物学行为的特殊性。易于首先向骨转移的肿瘤主要有肺癌、乳腺癌和前列腺癌。转移性骨肿瘤的局部骨病变可能主要包括下列数种形式：①在体外实验中，肿瘤细胞本身对骨的直接破坏作用，出现溶骨性病灶，但这种情况在体内并不是形成病灶的主要原因；②促进破骨细胞的骨吸收活性。在扫描电镜下，骨溶解由破骨细胞介导，而肿瘤细胞并不直接位于骨吸收窝内。骨吸收机制与 MAH 相似，分泌破骨细胞刺激因子，促进破骨细胞形成和破骨细胞的活性；同时，在骨吸收时，骨基质释放 IGF-1 和 TGF-β 等生长因子又可进一步促进肿瘤细胞增殖。

（七）成骨性骨转移　约 5% ~ 10% 的肿瘤性骨病变属于成骨性骨转移灶。前列腺癌发生骨转移时，局部的骨形成增加。骨形成增加和肿瘤性骨结节形成可能与肿瘤细胞分泌的生长调节因子有关，这些生长因子能增强成骨细胞的活性，使成骨细胞增殖、分化并最后形成肿瘤性骨结节性病变[21]。生长调节因子的本质尚未明了，曾从人的羊膜 WISH 肿瘤中提取到一种促有丝分裂物，后来鉴定可能为 FGF[22]、BMP 或 TGF-β、纤溶酶原活化素样肽、内皮素-1 或 PDGF 等[23-28]。

（八）骨髓瘤性骨病　骨髓瘤性骨病的特点是骨质破坏广泛而严重，并往往成为多发性骨髓瘤的最突出临床表现，患者伴有无法忍受的骨痛、骨折和高钙血症。骨病变为

多发性的溶骨性损害，病灶内含有大量的骨髓瘤细胞、病变主要累及轴心骨（脊椎、颅骨）、肋骨和四肢长骨的近端。一些患者则以低骨量或弥漫性骨质疏松为首发表现，易与原发性骨质疏松症或原发性甲旁亢混淆。脊椎病灶常导致多发性压缩性脊椎骨折，伴脊神经和脊髓压迫症状。偶尔，病灶为单发性，但不管有无骨骼的溶骨性病变，也不管溶骨性病变的大小和数目，本病的特点是不存在骨形成增加或新骨形成的依据；唯一的例外可能是 POEMS 综合征，该综合征伴进行性感觉神经病变、内脏肥大、内分泌功能紊乱和硬化性骨病变（硬化性骨髓瘤）。

1. **病因与发病机制**　骨髓瘤的骨病变是由破骨细胞介导的，肿瘤中的破骨细胞总是位于骨髓瘤细胞团的周边。此外，骨髓瘤细胞亦可分泌各种细胞因子。此外，约 1/3 的骨髓瘤患者可伴有高钙血症，但这些患者往往也同时伴有肾脏病变（以肾小球滤过率下降为主），造成肾损害的原因与游离轻链（Bence-Jones 蛋白）、高尿酸血症或感染等因素有关。虽然骨吸收明显增强，但患者的骨形成不能相应增加，核素扫描显示成骨细胞摄取的核素极少。破骨细胞活性增加，骨吸收增多的原因仍未完全明了了。但一般认为与下列因素有关：①骨髓瘤细胞可分泌大量的 IL-1 和 IL-6，由于 IL-1 和 IL-6 的介导，破骨细胞的活性可增加数倍至数十倍。②骨髓瘤细胞分泌肝细胞生长因子（hepatocyte growth factor，HGF），HGF 不但在局部可促进破骨细胞生成，刺激骨吸收，还可大量进入血液循环。③骨髓瘤细胞表达极迟发性抗原 4（very late antigen 4，VLA4）[29]，VLA4 是一种 α4 和 β1 整合素的异二聚体，其配体为 VLAM-1、纤维连接素和骨桥素。VLAM-1 由骨髓基质细胞合成，骨髓瘤细胞借助 VCAM-1 与骨髓基质细胞和细胞外基质黏附，从而可使瘤细胞种植于骨髓中，不被吞噬破坏，持续性刺激破骨细胞生成及其活性[30,31]。一旦骨髓瘤细胞被激活后，即可促进骨髓基质细胞分泌 RANKL，从而进一步促进骨吸收。由于 RANKL 的分泌过多，OPG 表达被抑制和中和，故骨形成处于长期而持续的抑制状态。④巨噬细胞炎症蛋白-1α（分子量 8 ~ 12kD）为白细胞的化学趋化因子。主要有胱氨酸-胱氨酸（CC）型和胱氨酸-X-胱氨酸（CXC）型两种异构体。骨髓瘤患者的血清中的 CC 型 MIP-1α 升高[32]。MIP-1α 能刺激破骨细胞生成，促进溶骨过程。骨髓瘤的骨质损害不能完全用骨吸收增强来解释，研究发现溶骨性病变的骨髓瘤患者，骨吸收增强的同时，伴有骨形成下降和显著的骨丢失。骨体积往往<11%，细胞水平研究亦见到成骨细胞的活性受到抑制[33]。少数骨髓瘤患者没有溶骨性损害，甚或伴骨质硬化，这时，患者骨吸收和骨形成活性均见到增加，活组织检查见到这类患者存在不对称性骨吸收和骨形成。

总之，骨吸收增强是骨髓瘤的早期特征性表现。主要原因是破骨细胞活动增强，随着疾病进展，成骨活性受到抑制，组织形态学研究发现这种骨改变发生在恶性浆细胞的附近，证实肿瘤细胞与正常细胞间接触，以及短程作用介质（如细胞因子）在这个过程中起主要作用。

2. **临床表现**　起病隐匿，骨痛是本病的主要症状，也是 60% 病例的首发症状，骨骼损害以不规则骨多见，胸腰椎最多见，其次为骨盆或颅骨、肋骨、长骨等，容易合并病理性骨

折。此外,其他常见临床表现还有:①贫血及出血倾向;②反复感染,尤其是肺部感染,由于免疫力低下,感染亦常为就诊原因;③肾脏损害,严重时发生肾衰竭,亦为本病特征性表现;④高钙血症表现如头痛,呕吐,心律失常,嗜睡等;⑤免疫球蛋白异常引起的症状,如淀粉样变性,高血液黏滞综合征等。实验室检查常见到:①骨X线检查见多发性溶骨性损害;②骨髓细胞学或活检有恶性浆细胞。③血清蛋白电泳见到M成分,尿本周蛋白阳性。④血液生化,有高钙,高尿素氮等改变。

3. 诊断与鉴别 骨髓瘤性骨病是建立在骨髓瘤的基础上,故需先诊断骨髓瘤,骨髓瘤的典型临床表现为骨髓中异常浆细胞增多,血清蛋白电泳中有M蛋白。尿本周蛋白阳性,X线检查有溶骨性病变或病理性骨折,诊断并不困难,对不典型病例则需结合其他实验室资料,与原因不明的单克隆丙种球蛋白病,原发性巨球蛋白症,重链病,原发性淀粉样变,以及甲状旁腺功能亢进等鉴别。

4. 治疗 化学治疗是本病的主要治疗方法,常用化疗方案包括MP(苯丙酸氮芥和泼尼松)和M2(含环磷酰胺、双氯乙基亚硝脲、苯丙酸氮芥、长春新碱和泼尼松),此外也可采用干细胞移植等其他治疗。化疗杀伤肿瘤细胞,抑制骨损害过程使骨病变再钙化,但化疗的效果与溶骨性损害的恢复不成比例,即肿瘤负荷减轻后,骨质损害并不一定减轻,甚至加剧,故针对骨损害的治疗相当重要,早期研究证实钙剂、氟化物及雄激素药物均无效,而二膦酸盐具有以下效果:①直接覆盖在骨质表面,抑制破骨细胞活性,②抑制破骨细胞的产生、分化,③促进破骨细胞凋亡,④抑制骨吸收相关细胞因子产生。临床上常用的二膦酸盐有阿仑膦酸、依替膦酸、帕米膦酸钠和唑来膦酸等。临床前试验发现,二膦酸盐配合地塞米松、IL-6单克隆抗体可增强抗骨髓瘤作用[34-40],唑来膦酸联合羟基脲(hydroxyurea)、依马替尼(imatinib)、柔红霉素(daunorubicin)、阿糖胞苷(cytarabine)治疗具有协同作用[41,42],这是因为二膦酸盐类药物能诱导骨髓瘤细胞凋亡[43]。

严重高钙血症可用RANKL抗体治疗[44,45],局部病变可采用放射治疗,放疗剂量控制在50~70Gy。

(袁凌青　许丰)

第7节　高钙血症危象

PHPT患者(包括血钙正常的PHPT)易并发心血管疾病。未经治疗的重症患者常并发高钙血症危象(hypercalcemia crisis)、急性胰腺炎、顽固性消化性溃疡、病理性骨折、骨畸形、慢性肾损害和尿毒症等。高血钙危象主要见于恶性肿瘤和老年患者[1,2],可发生急性心衰或呼吸衰竭。长期未经治疗的PHPT偶可并发骨髓纤维化和全血细胞减少。PHPT手术偶可并发甲亢、胰腺炎、低钙血症或低镁血症。PHPT常引起高血压,病因与血管平滑肌细胞的功能异常有关,其特点是手术治疗后,血压可恢复正常;如果术后血压仍明显升高,则为PHPT合并了原发性高血压所致。

【病因与发病机制】

(一)PTH依赖性高钙血症 主要有原发性甲旁亢、三发性甲旁亢、锂盐中毒、异位PTH综合征、家族性低钙尿症性高钙血症。血钙升高是由于甲状旁腺合成和分泌过多PTH所致。三发性甲旁亢、家族性低钙尿症性高钙血症和锂相关性高钙血症也与过多PTH有关。临床上,医师不能忽视一般疾病和少见疾病引起高钙血症的不良结局。因为在特定条件下,即使引起高钙血症的病变不严重,或者血钙仅轻度或中度升高,但对于老年患者或存在肾功能不全、缺水、分解代谢旺盛等情况下,血钙可能显著升高,导致高钙血症危象;因此,可以认为,任何引起高钙血症的临床情况或疾病均可能导致高钙血症危象[1-5]。

(二)PTH非依赖性高钙血症 主要各种肿瘤引起高钙血症。肿瘤细胞分泌PTHrP,与靶细胞上的PTH/PTHrP受体结合,动员骨钙或增加肾小管钙的重吸收;肿瘤累及骨组织,产生溶骨,或肿瘤分泌其他未明性质的升高血钙因子或促进破骨细胞活性因子。PTH非依赖性高钙血症亦可见于维生素D中毒所致的高钙血症、结节病、肥大细胞性多肌炎(giant cell polymyositis)、多核巨细胞性肌炎。

【临床表现】

高钙血症出现临床表现与否及轻重程度与血中游离钙升高的程度、速度及患者的耐受性有关。高钙血症的主要危险是高钙危象和肾间质钙盐沉积引起的肾衰竭。偶尔亦导致消化性溃疡或急性胰腺炎。死亡的主要原因是严重心律失常和呼吸衰竭[3]。血钙3.5~4.0mmol/L时,几乎都有明显的高钙危象症状。

(一)一般表现 主要有食欲减退、恶心、呕吐、腹痛、便秘甚至麻痹性肠梗阻[4]。高钙血症引起的水、电解质、酸碱失衡,使支气管分泌物黏稠,黏膜纤毛活动减弱,可致肺部感染、呼吸困难甚至呼吸衰竭。病情继续发展出现头痛、肌无力、腱反射抑制、抑郁、易激动、步态不稳、语言障碍、听觉和视力障碍、定向力丧失、木僵、精神行为异常等神经精神表现(见病例报告)。一般血清钙3.0~3.75mmol/L时出现神经衰弱样综合征,4.0mmol/L时出现精神症状,>4.0mmol/L时发生谵妄、惊厥、昏迷。这是因为细胞外液中过高的钙(或PTH)对脑组织具有神经毒作用并干扰神经电生理活动[6,7]。高血钙可致肾小管损害,肾浓缩功能下降,使体液丢失,严重者每日尿量达8~10L,致水、电解质、酸碱代谢失衡。患者出现烦渴、多饮、多尿、脱水。另外,高钙血症可引起肾间质钙盐沉积,导致间质性肾炎、失盐性肾病、尿路感染、肾石病、肾钙盐沉着症甚至肾衰竭。患者可发生高血压和各种心律失常,心电图表现有QT间期缩短、ST-T段改变、房室传导阻滞、低钾血症性U波等。若未及时治疗,可发生致命性心律失常。高血钙时钙易于异位沉积于血管壁,导致血管硬化和高血压。

(二)高血钙危象表现 主要见于恶性肿瘤所致的高钙血症,常见诱因为肾衰、少尿、感染、服用维生素D等。临床上,当血钙≥3.75mmol/L(15mg/ml)必须按高血钙危象处理。个别老年原发性甲旁亢患者以高血钙危象起病,由于病情危重,延误治疗者的死亡率几乎100%。少数患者以急性重症原发性甲旁亢起病,其发病急剧,伴有肾功能不全。患者食欲极差,顽固性恶心、呕吐、便秘、腹泻或腹痛、烦渴、多尿、脱水、氮质血症、虚弱无力、易激惹、嗜睡,最后高热、木僵、抽搐和昏迷[8-14]。

【诊断与鉴别诊断】

（一）**高钙血症诊断**　测定血清钙浓度，排除绑压时间过长、血液浓缩和血清蛋白对钙测定值的影响。测定离子钙或同时测定血清蛋白能排除血清蛋白的干扰。原发性血小板增多症时，大量异常活化的血小板在体外释放钙，可引起假性高钙血症。

（二）**高钙血症鉴别诊断**　由于90%以上的高钙血症是由原发性甲旁亢和恶性肿瘤引起的，因此进行两者的鉴别非常重要。一般恶性肿瘤并发高钙血症时，病情已相当严重，原发病灶通常易于发现或可见转移病灶，原发性甲旁亢的病情常较轻，病程较长，少数患者可发生高钙危象昏迷而血清钙增高不显著；血PTH测定对鉴别两者有帮助。如果血清PTH被抑制而临床不能发现肿瘤，应想到其他非PTH依赖性高钙血症可能，常见的疾病为急性肾衰伴高钙血症、肾移植后高钙血症、皮下脂肪坏死性高钙血症或垂体GH瘤所致的高钙血症。如果高钙血症相当顽固，应警惕合并其他高代谢疾病（如Graves病、肾衰等）可能[12-17]。

【治疗与预防】

（一）**高血钙危象预防**　急诊手术前，血钙应控制在3.5mmol/L以内；术中应作好突发高血钙危象的抢救准备工作，包括各种降钙药物，进行血钙、磷和心电图监测[17]。甲状旁腺探查的先后次序很重要，因为迅速发现肿瘤可节约大量时间，减少创伤和并发症。据报道，腺瘤在下甲状旁腺的分布频率明显高于上甲状旁腺。因此，如果术前未能进行有效定位，探查应从下甲状旁腺开始。术中可用亚甲蓝（methylene blue）辨别甲状旁腺组织。仔细检查甲状旁腺，如属腺瘤，不论单发或多发，应全部切除，仅保留1个正常腺体；如系增生，常为多个腺体同时受累，故宜切除其中3个，第4个切除50%左右；如属异位腺瘤，多数位于纵隔，可沿甲状腺下动脉分支追踪搜寻。有时异位甲状旁腺包埋在甲状腺中，应避免遗漏。甲状旁腺癌患者的手术应该切除患侧的甲状旁腺、患侧甲状腺以及甲状腺峡部，直达骨性气管，清扫所有与癌性组织附着的周围组织和淋巴结，避免癌细胞种植。为了了解手术是否成功，术中应监测PTH，但有时可能发生假阳性（PTH明显下降而手术切除并不完全）结果。

（二）**高血钙危象抢救**　血清钙>3.75mmol/L（15mg/ml）时，可发生高血钙危象，若抢救不力，常突然死亡。因此血钙>3.75mmol/L者，即使无症状或症状不明显，亦应按高血钙危象处理。在PHPT危象治疗措施中，应注意以下几点（表2-5-7-1~表2-5-7-3）：①必须特别注重迅速扩充血容量和有效利尿，这是PHPT危象抢救成功的关键；②一般以血液透析、静脉注射中性磷溶液、降钙素和依地酸二钠（EDTA钠盐）的降血钙作用较迅速，但维持的时间均较短，多数不超过6小时；③除肿瘤引起的高血钙危象外，唑来膦酸（zoledronate）的降低血钙作用能维持数天；④糖皮质激素的短期降血钙作用机制不明，长期使用反而引起继发性血钙升高；⑤高钙血症危象必须同时应用多种治疗方法，并去除原发病因；⑥急诊抢救手术前，血钙控制在3.5mmol/L以内。

表2-5-7-1　急性高钙血症处理措施

补充水分和电解质
生理盐水 2~6L/d
补充钾盐和镁盐，不补充钙盐
抑制骨吸收
降钙素（作用快但不持久）：每12h皮下注射 4~8U/kg
二膦酸盐（作用较慢但持久）
唑来膦酸 4mg 静脉滴注（30分钟）
帕米膦酸二钠 60~90mg 静脉滴注（3小时）
利尿并碱化尿液
呋塞米 20mg 肌注
碳酸氢钠 0.6g/次（3次/d）
辅助治疗
低钙饮食
透析治疗
中性磷酸盐
其他药物（EDTA钠盐/糖皮质激素等）
原发病治疗

表2-5-7-2　高钙血症药物治疗方案

药物	作用特点	应用指征	注意事项
生理盐水 2~4L/d×1~3天	提供肾滤过率/加速钙排泄	血钙>14mg/dl/中度高钙血症者	预防心衰/1L盐水降低血钙 1~3mg/dl
呋塞米 10~20mg/次（IV）	抑制远曲小管钙重吸收	补液后使用	补液前使用可发生低钾血症/脱水
帕米膦酸二钠 60~90mg/4h（IV，慢滴）	抑制破骨细胞骨吸收	恶性肿瘤高钙血症	肾损害，低钙血症，低磷血症/反跳性
唑来膦酸 4mg/30min（IV，慢滴）			高钙血症（PHPT）/最强作用72h
降钙素 4~8U/kg IM/SQ/6h/次×24h	抑制骨吸收/促进钙排泄	严重者起始治疗	24h后可发生反跳性高钙血症
氢化可的松 200mg/d（IV×3天）	抑制维生素D转换为钙三醇	维生素D中毒/血液恶性肿瘤/肉芽肿	免疫抑制/肌病
普卡霉素每天 25μg/kg（IV/6h×3~8）	破骨细胞毒作用	严重高钙血症少用	骨髓毒性/肝毒性/肾毒性
硝酸镓每天 100~200mg/m² （IV×5）	抑制破骨活性	严重高钙血症少用	骨髓毒性/肾毒性

注：IV：静脉注射或静脉滴注；IM：肌内注射；SQ：皮下注射

表2-5-7-3 高钙血症危象治疗首选药物

药物	剂量	输注方案	注意事项
二膦酸盐类			
帕米膦酸二钠	90mg	溶于250ml 0.9%生理盐水2~6小时	流感样症状/疗效维持3~4周
唑来膦酸	4mg	15分钟溶于100ml 0.9%生理盐水	流感样症状/疗效维持12个月
依班膦酸	6mg	15分钟溶于100ml 0.9%生理盐水	流感样症状/恶心/呕吐/疗效维持2~4周
氯屈膦酸	900mg	4小时溶于500ml 0.9%生理盐水	恶心/腹泻/皮肤反应/支气管痉挛/疗效维持2周
非二膦酸盐类			
降钙素	100U/d	肌注,皮下注射	过敏反应/面部潮红/恶心/呕吐
	10U/kg	溶于500ml 0.9%生理盐水6小时	
泼尼松	40~60mg	口服	高血糖症/粒细胞增多症/肾上腺皮质功能抑制
氢化可的松	100~300mg/d	静注	

应用心电图监测病情有一定意义,但当合并有低钾血症、低镁血症时,心电图的变化多端,所以需要及时测定血清电解质。

1. 输液 高血钙危象者因厌食、恶心、呕吐常伴有脱水,加重高血钙及肾损害,迅速扩充血容量至关重要。恢复血容量、增加尿量和促使肾脏排钙,需静脉输注生理盐水,补充钠盐。第1天需给生理盐水4~8L,最初6小时输入总量的1/3~1/2,小儿、老年人及心肾肺功能衰竭者慎用,并将部分生理盐水用5%葡萄糖液代替。每日监测血、尿电解质,以决定钠、钾、镁的补充量。治疗期间每4~6小时测定血钙、镁、钠、钾,注意维持电解质平衡。一般情况下,每排尿1000ml须补充20mmol氯化钾和500mmol氯化钠。

2. 利尿 血钙过高,每日尿量过少者在补充血容量后予以利尿,使尿量保持在100ml/h以上。可选用呋塞米(速尿)20~40mg,每日3~4次,或40~100mg静脉注射。呋塞米能提高大量输液的安全性,既可避免发生心衰、肺水肿,又可抑制肾小管重吸收钙,有利于降低血钙。亦可选用其他利尿剂,如依他尼酸(利尿酸钠)25~50mg、稀释后慢滴或静注,3~5天为一疗程,血钙过高患者可以每1~2小时重复注射。避免使用噻嗪类利尿剂。

3. 中性磷酸盐 可直接降低血钙,其作用迅速,但未被国内外诊疗指南推荐,且持续时间短,仅用于严重高钙血症的临时处理。磷酸钠或磷酸钾,每日1~2g。如血钙升高较明显,宜用中性磷酸盐溶液治疗。中性磷酸盐溶液含磷酸氢二钠($Na_2HPO_4 \cdot 12H_2O$)和磷酸二氢钾($KH_2PO_4 \cdot 2H_2O$)的配制方法:磷酸氢二钠96.3g,磷酸二氢钾10.3g,混合后加水至500ml(每10ml含元素磷215mg),每日口服30~60ml(每6小时口服1次,每次20ml),可提供230~645mg元素磷,使血钙下降。如果急需降低血钙,可静脉注射中性磷溶液,其配方为Na_2HPO_4 0.081g,KH_2PO_4 0.019g,加蒸馏水到1000ml,pH 7.4,每升含磷元素3.1g/L,常用量为每6~8小时静脉输入500ml。静注双氯甲基二膦酸盐(dichloromethylene diphosphonate,Cl_2MDP)可明显降低血钙,并广泛应用于欧洲尤其英国,但美国禁用。静注剂量7.5mg/kg,每2小时1次或直到血钙下降。血清磷大于3mg/dl者慎用。静脉注射过量磷酸盐可引起严重低血钙,并可能导致异位钙磷沉积。口服磷酸盐时忌服抗酸剂,以防与磷酸盐结合而妨碍吸收。若降低血钙的效果不佳,可改用磷酸盐灌肠或静注。应用期间监测血钙磷和肾功能。

4. 二膦酸盐和降钙素 多用于严重高钙血症者,尤其适用于恶性肿瘤引起的高钙血症。一般用静脉滴注制剂,可迅速降低血钙,有时需反复应用。每天使用帕米膦酸二钠45~90mg,亦可显著降低血钙。如效果不佳,可应用作用更强的制剂如唑来膦酸盐等。长期应用有进一步升高血钙的担忧。降钙素有助于降低血钙,理论上12小时内可用400~1000U。实际降钙素的剂量应根据病情、药源及经济情况,并结合患者对大量输液及利尿药的反应而定。降钙素降低高钙血症的起效时间快,但作用短暂,一般仅临时应用。鲑鱼降钙素4~8U/kg,肌注,每6~12小时1次,或酌情增减剂量。密钙息(miacalcic)为人工合成的鲑鱼降钙素,50~100U/次,肌注,每日或隔日1次。依降钙素(elcatonin)为合成的鳗鱼降钙素(益钙宁),20U/支,每周肌内注射1次即可以抑制骨吸收,与二膦酸盐共用还可急速降低血清钙。邦瑞得为国产鲑鱼降钙素,用法与用量同于密钙息,但价格较便宜。有的单位采用静脉滴注降钙素,但需要特别注意过敏反应。

上述的液体补充、盐水输注、利尿、二膦酸盐和降钙素治疗都能降低高钙血症,但均存在缺点。例如,补液的降血钙作用微弱(0.4~0.6mmol/L);二膦酸盐的最大降血钙作用一般发生在注射后的48~72小时,疗效持续时间约数周,故主要用于高钙血症危象的维持治疗;降钙素的降低高钙血症作用也较差,大剂量时可增强降血钙疗效,但在注射后48~72小时后容易因急性免疫耐受(tachyphylaxis)而失效。西那卡塞特(cinacalcet)是一种钙拮抗剂,治疗高钙血症有较佳效果,但不易获得。

5. 狄诺单抗(denosumab) 属于核因子-κ配体的单克隆抗体,主要适应证是骨质疏松症和肿瘤转移性骨病。临床研究发现,该药常引起较严重的低钙血症(发生率3.%~10.8%)。因此也有人用狄诺单抗来处理高钙血症危象,注射60~120mg可使血清钙降至正常,甚至引起低钙血症。为了提高疗效,需要同时补充液体或联合二膦酸盐和降钙素。

6. 血液透析 主要用于恶性肿瘤所致的顽固而严重的高钙血症。血液透析的降血钙作用主要取决于透析液与血清的钙离子浓度梯度,所以可用低于血清离子钙浓度的透析液处理急性高钙血症。一般应用1.25mmol/L的所谓"低钙透析液",通过钙的负平衡达到降低血钙目的[6]。研究发现,应用1.5mmol/L与1.0mmol/L透析液的降低高钙血症效果无显著差异,故不必过于追求低钙透析液的钙离子浓度,因为低于1mmol/L的透析液可造成低血压、心脏收缩功能下降和血流动力学指标不稳定。此外,常规用于治疗肾衰的血液透析液不含磷酸盐,透析治疗亦可加重患者的低磷血症和低钾血症,应注意定期监测电解质变化,给予适当处理。

7. 其他治疗

(1)依地酸二钠:目前很少使用,仅在严重高血钙或一般治疗无效时应用,常用量50mg/kg,加入5%葡萄糖液500ml中静脉滴注,4~6小时滴完。亦可用硫代硫酸钠1.0g加入生理盐水100ml中静滴,紧急情况下可直接以5%浓度静注。输液过程中监测血清钙。

(2)糖皮质激素:病情容许时可口服糖皮质激素,紧急情况下可用氢化可的松或地塞米松静滴或静注[5]。但长期使用引起继发性血钙升高。

(3)透析治疗:一般首选无钙的血液透析,无条件时亦可采用腹膜透析。

(4)西咪替丁:慢性PHPT高血钙患者和PHPT高钙危象患者均可用西咪替丁辅助治疗。服用西咪替丁200mg,每6小时1次,可降低血钙,但作用较弱;也可作为甲旁亢患者手术前准备、不宜手术治疗的甲状旁腺增生患者、甲状旁腺癌已转移或复发患者的治疗用药。服用西咪替丁后血浆肌酐上升,肾病所致继发性甲旁亢高血钙患者慎用。

(5)普卡霉素:普卡霉素(光辉霉素,mithramycin)降低血钙作用可能与减缓肠钙吸收、抑制PTH对骨骼的溶解作用,或与抗肿瘤作用有关。常用量10~25μg/kg(注射持续4~8小时以上,每天1次,连续7天),用适量生理盐水稀释后静滴,若36小时后血钙下降不明显,可再次应用。用药后2~5天血钙可降到正常。应用期间,必须严密观察血钙、磷变化。本药对骨髓、肝、肾等有毒性作用,可抑制骨髓,对肝、肾毒性大。

【病例报告】

(一)病例资料　　患者,男性,62岁。因阻塞性睡眠呼吸障碍、家庭矛盾和精神应激出现精神紊乱、妄想、幻觉、嗜睡,诊断为抑郁症。口服大量抗抑郁药物后出现消化不良、胸部疼痛、情绪低落、容易激动,注意力分散和认知障碍,有自杀和自残倾向。口服奥美拉唑未见明显疗效,每晚持续性正压通气,并将舍曲林(sertraline)剂量增至100mg/d,虽然精神症状有所缓解,但乏力和嗜睡进一步加重。实验室检查意外发现血钙明显升高(4.25mmol/L),甲状腺功能指标正常,未给予适当处理。一个月前因继发性肺部感染,经抗炎治疗痊愈后,继续给予抗抑郁治疗。进一步检查未见心血管疾病或糖尿病,肝肾功能正常。血清钠、钾、氯正常,PTH10.6pmol/L,血磷1.01mmol/L,血钙3.00mmol/L(校正血钙3.08mmol/L)。影像检查发现甲状旁腺腺瘤和垂体腺瘤,诊断为1型多发性内分泌腺瘤病伴原发性甲旁亢和高钙血症危象。

(二)病例讨论　　本例长期被误诊为抑郁症,因针对精神症状给予的抗抑郁治疗有一定效果,从而忽视了精神症状的病因鉴别与进一步检查。原发性甲旁亢常伴有各种神经精神症状,如情绪不稳定、抑郁、焦虑等,约10%患者可达到重症抑郁症的诊断标准。但当出现定向障碍、精神紊乱、

妄想、幻觉、嗜睡或惊厥等严重情况时,应考虑器质性疾病,尤其是高钙血症危象可能。幸运的是,本例的高钙血症危象较轻,在不经意治疗中自然缓解。但是,漏诊的老年性高钙血症危象很容易发展为心衰和心律失常,值得特别重视。

(袁凌青　单素康)

第8节　甲状旁腺功能减退症

甲状旁腺功能减退症(hypoparathyroidism,简称甲旁减)是指PTH分泌减少或功能障碍的一种临床综合征,常见于特发性甲旁减[1,2]、继发性甲旁减、低镁血症性甲旁减或新生儿甲旁减[3];其他少见的类型包括假性甲旁减、假-假性甲旁减、假性特发性甲旁减等。特发性甲旁减的患病率为0.72(0.55~0.88)/10万,假性甲旁减为0.34(0.26~0.42)/10万,而甲状腺手术后继发性甲旁减发病率为0%~29%。

【病因与发病机制】

从PTH合成、释放、与靶器官受体结合到最后发生生理效应的过程中,任何一个环节障碍都可以引起甲旁减。甲旁减的病因大致包括PTH生成减少、PTH分泌受抑制和PTH作用障碍三类(表2-5-8-1)。因此,甲旁减可分为遗传性、医源性(药物、甲状腺-甲状旁腺切除或放疗)、浸润性(肿瘤转移、Wilson病、结节病、麻风病[4])、功能抑制性(低镁血症)、感染性(HIV/AIDS)或特发性。

表2-5-8-1　甲状旁腺功能减退症的病因

甲状旁腺缺失或PTH缺乏	[131]I治疗后甲旁减
先天性甲状旁腺疾病	血色病
DiGeoge综合征	Wilson病
22q11微缺失综合征	甲状旁腺转移性肿瘤
10p缺失综合征	其他浸润性甲状旁腺病变
10p13/10p14缺失综合征	PTH分泌障碍
HDR综合征	低镁血症
CATCH22综合征	呼吸性碱中毒
腭-心-面综合征	钙受体活化性突变
X-性连锁或常染色体遗传性甲旁减	靶组织PTH抵抗
1型自身免疫性多内分泌腺综合征	低镁血症
PTH基因突变	I型假性甲旁减
获得性甲旁减	假-假性甲旁减
甲状腺/甲状旁腺术后	常染色体显性遗传性低钙血症

(一)甲状旁腺功能减退

1. 特发性甲旁减和自身免疫性甲旁减　　特发性甲旁减(idiopathic hypoparathyroidism,IHP)的病因未明,可能主要与先天性发育异常和后天性甲状旁腺自身免疫性破坏有关。IHP多呈散发性,以儿童常见,少见于成人。从症状发生至确诊常历时数年,于确诊时甲状旁腺功能已基本丧失。一般来说,甲状旁腺组织的免疫原性较低,较少产生自身抗体,但钙受体(CaR)蛋白是引起甲状旁腺自身免疫反应的较强抗原。在某些特殊情况下,因自身免疫产生的钙受体抗体导致甲状旁腺被毁、PTH作用障碍和慢性低钙血症。

2. 自身免疫性甲旁减　　主要见于1型自身免疫性多内

分泌腺病,其自身免疫抗体主要针对甲状旁腺细胞膜表面的钙受体;此类抗体能激活钙受体,导致低钙血症。另一方面,在部分自身免疫性低钙尿症性高钙血症患者中,抗体可抑制钙受体的活性,引起高钙血症。自身免疫性甲旁减发病后5年内,72%存在抗CaR抗体,5年后甲状旁腺被破坏,因缺乏自身抗原而使CaR抗体降低,因此CaR抗体可能是自身免疫性甲旁减的标志物而非致病病因[1]。Blizzard等报道,特发性甲旁减患者体内存在抗甲状旁腺抗体,部分患者伴有Addison病或自身免疫性甲状腺炎。部分特发性甲旁减患者可检测到抗CaR的活化型抗体[2-5]。相反,抗钙受体的失活型抗体可刺激PTH分泌,引起PTH依赖性高钙血症[6],但必须与CaR基因失活性突变所致的家族性低钙尿症性高钙血症(FHH)鉴别[7,8]。

3. 遗传性或先天性甲旁减 遗传性甲旁减可伴有生长迟缓、智力低下和糖尿病等。不同患者的遗传方式不同,可为常染色体显性、常染色体隐性及X连锁遗传,有的家系有PTH基因突变,有的家系则有甲状腺、卵巢功能减退或伴有

其他发育缺陷,或作为自身免疫综合征的一部分(22q11微缺失)[9-11]。遗传性甲旁减的病因主要与甲状旁腺发育有关,但因甲状旁腺发育又与细胞免疫,尤其与胸腺发育和功能相关,所以,遗传性甲旁减通常与细胞免疫功能缺损连锁。家族性甲旁减和遗传性甲旁减有多种临床类型。

人类的甲状旁腺发育受许多基因(如Gcm2/GCMB、Pax1、Pax9、Hox3a、Tbx1、GATA3、TBCE、Sox3、Eya1、Six1/4等)的调节,这些基因突变均可能引起甲状旁腺疾病。神经胶质细胞丢失2基因产物是一种转录因子,由PTH分泌细胞表达,GCMB突变引起常染色体显性遗传性甲旁减[12]。GCMB失活性突变或显性负性杂合子突变引起原发性甲旁减。但是,引起散发性原发性甲旁亢的甲状旁腺腺瘤细胞亦可呈GC-MB过表达[13]。GCMB可与PTH基因的5'-启动子(−390/−383bp)区结合,促进PTH基因表达,而1,25-$(OH)_2$D可抑制其表达[14]。编码双锌指转录因子的GATA3基因杂合子突变则引起甲旁减-感觉神经性耳聋-肾发育障碍综合征(表2-5-8-2)。

表2-5-8-2　先天性/遗传性甲旁减分类

综合征	遗传变异	临床表现
家族性甲旁减	GCMB(6q23)	同特发性甲旁减
X性连锁隐性遗传性甲旁减	SOX3基因邻近缺失或插入DNA(Xq26-27)	同特发性甲旁减
Kenny-Caffey综合征	TBCE(1q43-44)	低位眼/扁平鼻梁/长人中/上唇薄/小颌/巨颅/矮小/甲旁减
HDR综合征	GATA3(1q43-44)	肾发育不全聋哑甲旁减
Sanjad-Sakati综合征	1q42-43(OMIM241410)	脸长而窄/眼小/低位眼/扁平鼻梁/耳大而松软/小颌/轻至中度智力障碍
Kearb-Sayre综合征/线粒体撒播功能蛋	线粒体肌病	完全型房室传导阻滞/甲旁减/进行性眼外肌麻痹
Di George综合征	22q11.21-q11.23微缺失/平衡移位/22q11缺失/TBX1基因缺失/10p3/10p4缺失	面部畸形(长脸前额突出鼻梁低而扁平小人中眼距过宽)/甲旁减/心脏畸形/免疫缺损/双侧晶状体白内障
1型APS	AIRE	甲旁减/白癜风/Addison病/慢性皮肤黏膜念珠菌感染/恶性贫血
其他遗传性甲旁减	−	淋巴水肿/心脏畸形/肾脏畸形/其他畸形

(1)Tbx1:T盒家族(T-box family of transcription factor,Tbx1)参与咽囊外胚层、中胚层和内胚层的发育调节;Tbx1激活中胚层FGF8、FGF10和Pitx2表达,并与Foxa2一起形成局部自动调节环;在内胚层,Tbx1激活Fgf8和Shh表达;在三个胚层中,Tbx1与Crkl对视黄酸信号途径均有抑制作用。Tbx1在胚胎咽囊发育中的作用见图2-5-8-1。

(2)APECED:多发性内分泌缺陷-自身免疫-念珠菌病综合征亦称少年性家族性甲旁减-Addison病-黏膜皮肤念珠菌病综合征,包括多种临床类型,血液循环中可测到特异性抗甲状旁腺及抗肾上腺抗体。一般最早出现的症状是念珠菌病(幼年时),抗真菌治疗效果差。近来发现,针对特异性抗甲状旁腺抗体的抗原为甲状旁腺特异性NACHT富含亮氨酸重复序列蛋白5,但在一般自身免疫性甲旁减患者中,用免疫沉淀法测得的NALP5抗体阳性率很低[15]。约4年后(平均年龄9岁)出现甲旁减,再过5年左右(平均14岁)出现Addison病;可伴有恶性贫血(抗胃壁细胞及抗内因子抗体阳性)、卵巢功能减退及自身免疫性甲减[16,17]。

(3)甲旁减-耳聋-肾发育不良症:一些IHP发生与甲状

旁腺的先天性发育异常有关,别是与微管蛋白(伴侣分子E,tubulinchaperone E,TBCE)有密切联系,因而TBCE变异可能是IHP的重要病因[18]。此外,缺乏Tbx1、Gata3、Gcm2、Sox3、Aire1、Hox、Pax等转录因子亦引起甲状旁腺发育不全或不发育[19]。临床上的甲旁减-耳聋-肾发育不良症是由于Gata3突变所致[20,21]。GATA3基因含6个外显子,长约20kb,外显子1~6分别长188、610、537、146、126和806bp;编码的蛋白含444个氨基酸残基,蛋白中有2个反式激活结构域TA1和TA2及2个锌指结构(ZnF1和ZnF2)。目前发现38种GA-TA3突变(图2-5-8-2)。总结63例HDR患者的基因突变与临床表现发现,GATA3突变占40例,14例无甲旁减。

HDR可发生于任何年龄,主要表现为慢性低钙血症和基底节钙化。GATA3是一种转录因子,可促进内耳淋巴系统和脑感觉神经发育,突变后导致发育障碍,引起耳聋。聋哑为HDR的重要特点,以双侧感觉神经性耳聋,尤其是高频耳聋为特征[5]。部分患者伴有肾发育异常和进行性肾功能减退。肾发育异常可为单侧或双侧,肾不发育,肾脏完全缺失,患者多在出生后不久死亡。发育不全包括不发育、发育低下、发

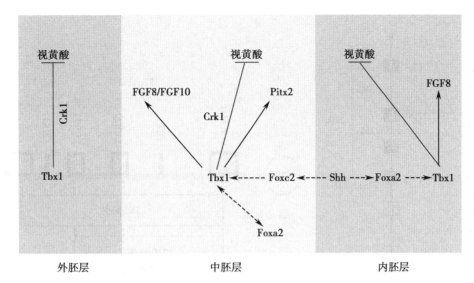

图 2-5-8-1　Tbx1 在胚胎咽囊发育中的作用

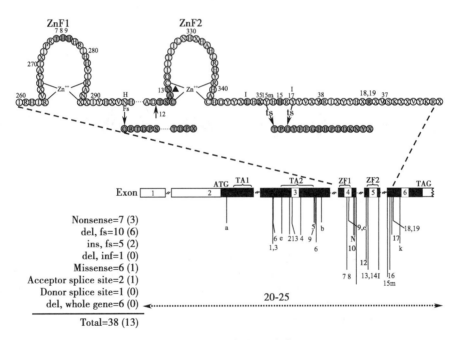

图 2-5-8-2　GATA3 突变

育不良(dysplasi)和囊性肾病。肾不发育是指肾脏未发育,仅遗留参与肾结构,缺乏肾单位;发育低下是指肾脏体积小,肾盂和肾盏数目减少;肾发育不良是指肾脏仅分化为局灶性或弥漫性原始肾脏结构,其功能低下,且往往伴有非肾脏组织如软骨等,如出现囊肿,则称为囊性发育不良症;肾不发育症则指肾不发育和肾发育不良症并存的一种病理现象。此外,HDR 患者还可伴有心血管系统、呼吸系统、消化系统、肌肉骨骼系统、生殖系统的发育异常。

确定肾发育异常的一般步骤是:体格检查→尿液常规检查→肾功能评价→超声检查→核素扫描和 MRI→肾盂造影→染色体核型分析。

(4) DiGeorge 综合征:由于先天性腮囊发育障碍,患者胸腺和甲状旁腺缺如。特征性面部畸形的表现是长脸、前额突出、鼻梁低而扁平、小人中、眼距过宽。也可伴有先天心

血管发育异常、其他畸形、免疫缺损、双侧晶状体白内障等。大多数患者死于婴幼儿期。

(5) 22q11.2 缺失综合征:22q11.2 缺失综合征(syndome of hemizygous deletions of chromosome 22q11.2)包括腭-心-面(velocardiofacial)综合征、DiGeorge 综合征、22q11 微缺失综合征和甲旁减-感觉神经性耳聋-肾脏畸形,临床上较常见,发病率约 1/3000。这些遗传综合征的共同特点是均伴有生长激素缺乏性矮小、牙发育障碍和牙本质矿化异常[22],部分表现为甲旁减(低钙血症)、1 型糖尿病、自身免疫性甲状腺病(图 2-5-8-3)[23-29]。

(6) X-性连锁隐性遗传性甲旁减:X-性连锁隐性遗传性甲旁减(OMIM307700)患者的甲状旁腺发育不全,部分患者的病因与 Xq27 区 23~25kb 缺失有关,而该区的 3 个相关基因(ATP11C、U7snRNA 和 SOX3)并无变异,但可影响 SOX3

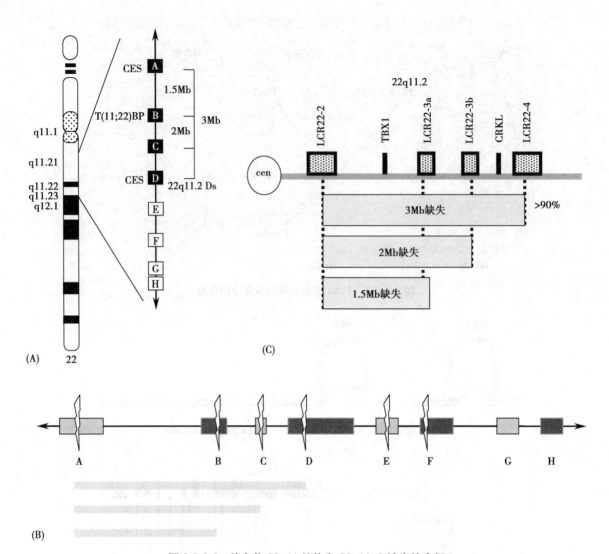

图 2-5-8-3 染色体 22q11 结构和 22q11.2 缺失综合征

（A）染色体 22q11 结构；（B）22q11.2 缺失综合征：22 号染色体的低拷贝重复（LCR）引起基因组不稳定；22 号染色体的低拷贝重复使 22q11 自着丝粒（左）到端粒（右）的区域延长，其内含有许多 LCR 模块；A~H 分别代表不同 LCR，曲线代表断裂点不同部位；下部灰色长方块代表常见的几种染色体 22q11.2 缺失综合征；（C）300 例染色体 22q11.2 缺失综合征的 22q11.2 缺失位点

等基因编码区的功能，导致 PTH 缺乏性甲旁减。X 性连锁的免疫紊乱-多内分泌病-肠病综合征为 FOXP3 突变所致，亦可伴有自身免疫性甲旁减[16,17]。

（7）PTH/PTH 受体基因变异：PTH 基因含 3 个外显子和 2 个内含子，PTH_{1-84} 分子由第 2 号和第 3 号外显子编码；PTH 基因存在明显的多态性，可见两个多态性酶切位点，Taq1 和 Pst1 的酶切位点多态性分别位于内含子 2 和 3'端下游的 1.7kb 处；此外，在第 1 号内含子和第 3 号外显子中还存在 Mir1 的多态性位点，第 1 号内含子内还存在（AAAT）n 多态性（图 2-5-8-4 和图 2-5-8-5）。

4. **继发性甲旁减** 引起继发性甲旁减的病因很多，主要有颈前部手术损伤、甲状旁腺被毁、新生儿甲旁减和镁缺乏症。

（1）颈前术后甲旁减：原发性甲旁亢患者的术后甲旁减是一种特殊的继发性甲旁减。当原发性甲旁亢在术前有严重甲旁亢骨病时，术后近期由于血钙加速累积于骨骼中，血

钙明显降低（骨饥饿综合征）。其发生机制是：①术前甲状旁腺受抑制；②术后骨骼矿化消耗较多的血钙。其特点是症状较轻，且为暂时性，随着骨矿化完成而恢复，故与甲旁亢术后甲旁减有所不同。甲旁亢患者切除腺瘤后，长期被高血钙抑制的甲状旁腺功能未能立刻恢复而有暂时性甲旁减，但很少持续 1 周以上。另一种情况是术后永久性低钙血症。甲状旁腺损伤也是引起暂时性 PTH 分泌减少的可能原因。术后甲旁减常见于甲状腺或颈前部手术后（甲状腺或甲状旁腺手术）。其中 2/3 患者为一过性甲旁减，1%~3.6% 出现永久性甲旁减。因手术出血、水肿、血液供给不足或神经损伤所致者，其功能可逐渐恢复。若腺体逐渐纤维化，甲状旁腺功能可日渐低下。一般患者于术后 24~48 小时出现症状，最长者于术后 23 年出现甲旁减。

（2）甲状腺术后甲旁减：甲状腺切除手术后患者用碳酸氢钠注射诱发低钙血症。血钙正常者在输注碳酸氢钠后 3 分钟，血清 PTH 增高 2.57 倍[（4.42±0.15）ng/ml vs（11.22±

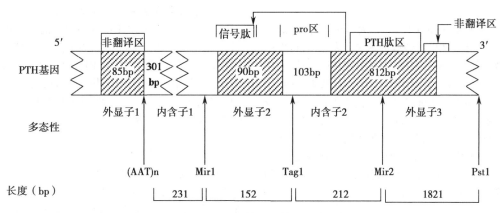

图 2-5-8-4　PTH 基因及其失活性突变

PTH 基因含 3 个外显子和 2 个内含子, PTH$_{1-84}$ 分子由第 2 号和第 3 号外显子编码; PTH 基因存在明显的多态性, 可见两个多态性酶切位点, Taq1 和 Pst1 的酶切位点多态性分别位于内含子 2 和 3′端下游的 1.7kb 处; 第 1 号内含子和第 3 号外显子中存在 Mir1 多态性位点, 第 1 号内含子内存在 (AAAT)n 多态性

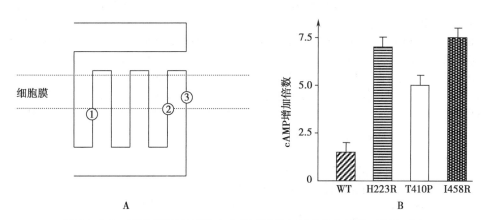

图 2-5-8-5　PTH/PTHrP 受体突变类型及其与配体结合后的 cAMP 反应

A. ①/②/③分别代表 H223R、T410P 和 I458R 突变; B. 用 COS7 细胞作体外实验, 加入定量 PTH 后细胞生成 cAMP 差别; WT: 野生型受体

0.5) ng/ml, $P<0.001$], 而甲状腺切除术后患者的血清 PTH 升高 1.77 倍。甲状腺切除术 48 小时后和 36 个月后的 PTH 低反应状态分别占 38% 和 6.6%。因此, 甲状腺切除术后血钙和血 PTH 正常并不能排除甲状旁腺对低钙血症反应迟钝的可能[30]。引起甲状腺术后甲旁减的原因很多, 除了误伤或切除甲状旁腺外, 其他原因主要有老龄、维生素 D 缺乏、纤维侵袭性甲状腺炎、甲亢 (骨代谢转换率升高)、术后功能性甲旁减等[31,32]; 即使采用经双侧腋-乳腺入路的内镜下甲状腺切除亦可并发术后低钙血症[33]。接受手术治疗的 Graves 病患者于术后偶尔并发低钙血症, 其病因未明。影响术后甲状旁腺功能的因素很多, 据报道, 高龄女性、甲状腺全切和突眼是术后甲旁减的独立风险因素。因此, 对于高危患者, 建议同时进行常规甲状旁腺自体移植, 以预防其发生甲旁减[34]。^{131}I 治疗后, 甲状旁腺被转移癌、淀粉样变、甲状旁腺瘤出血、结核病、结节病、血色病或含铁血黄素沉着症等病变破坏, 引起甲旁减。慢性感染可累及一个或多个甲状旁腺, 但一般不引起永久性甲旁减。^{131}I 治疗肿瘤引起的甲旁减可为暂时性或永久性。广泛癌转移累及甲状旁腺者占 10%, 但引起甲旁减者较少见。如患者合并维生素 D 及钙缺乏, 其病情较严重。持续性 PTH 分泌障碍可由铁过量 (如地中海贫血患者输血时)、铜累积病 (Wilson 病) 或自身免疫性甲状旁腺破坏引起[35]。一些特发性甲旁减因为 PTH 基因突变引起 PTH 合成和分泌异常, PTH 基因或 PTH 受体基因及受体缺陷所致的假性甲旁减或假-假性甲旁减表现为骨-软骨发育异常。

(3) 新生儿甲旁减[36,37]: 高钙血症孕妇的新生儿因甲状旁腺功能受抑制而有低钙血症。出生后可表现为暂时性或永久性甲旁减。早产儿的甲状旁腺需经约 1 周至数月才发育成熟, 故可合并低钙血症。

(4) 低镁血症: 低镁血症 (血镁≤0.5mmol/L, 正常 0.62~1.0mmol/L) 常伴有低钙血症, 多为暂时性 PTH 分泌障碍且可逆。这是由于镁缺乏时 PTH 的合成和释放障碍所致, 补钙只能使血钙暂时升高, 补充镁盐后, 血钙可以恢复正常。重度低镁血症和低钙血症常同时发生, 血 PTH 缺乏说明尽管存在低钙血症, 但 PTH 的释放是减少的。

(5) 炎症性甲状旁腺病变: 甲状旁腺炎症性病变引起的甲旁减极为罕见, 病因可为感染性炎症或增生性炎症。炎症早期可有甲旁亢表现, 但最终因甲状旁腺被毁而进展为甲旁减[36]。

（6）大面积烧伤：因急性炎症（如大面积烧伤）引起骨吸收增加，但同时能上调甲状旁腺的钙受体表达，故可发生暂时性甲旁减和低钙血症。此外，大面积烧伤后，皮肤转换维生素 D_3 原的功能不足（下降 20%~25%），血液 25-(OH)D 水平下降，进一步加重低钙血症[37]。大面积皮肤烧伤后，炎症、制动和应激高皮质醇血症（高于正常 3~8 倍）等形成高代谢状态，引起负氮平衡和暂时性骨吸收增加，继而甲状旁腺钙受体表达上调，引起低钙血症性甲旁减；PTH 缺乏，成骨细胞凋亡并出现无动力性骨病，而尿钙仍大量排出。烧伤的皮肤只能转换少量（约 20%）的维生素 D 原，血清 25-(OH)D 明显降低（图 2-5-8-6）。

Khairy 等总结 287 例甲状腺切除患者的资料，意外甲状旁腺切除发生率为 16.4%（表 2-5-8-3 和表 2-5-8-4）[38]。

意外甲状旁腺切除和低钙血症系甲状腺手术的并发症，由于甲状腺病变、解剖变异和手术要求的程度不同，其发生率自 5.2%~21.6% 不等，特别是当存在甲状腺内甲状旁腺时，改正手术技巧可降低发生率，但难以完全避免。引起意外甲状旁腺切除的风险因素很多，主要有甲状腺全切、慢性淋巴细胞性甲状腺炎和甲状腺癌转移。因损伤、缺血引起暂时性低钙血症病因复杂（其中包括骨饥饿综合征），常发生于手术后的第一天，约于数日后逐渐恢复，持久的低钙血症提示永久性甲旁减（约 2.1%）。

（二）假性甲旁减　　详见本篇扩展资源 12。假性甲旁减的特点是严重 PTH 抵抗和独特的骨骼缺陷与发育异常，具有甲旁减的症状和体征，周围器官对 PTH 无反应（PTH 抵抗），导致甲状旁腺增生和 PTH 分泌增多。假性甲旁减患者及其家属中激素受体复合物的异常反应不同，病因为 G 蛋白 α 亚基基因（GNAS1）突变、PTH/PTHrP 受体突变、腺苷环化酶或 G 蛋白缺陷等。各种类型假性甲旁减的特征见表 2-5-8-5。

假性甲旁减及其相关疾病分为 1 型 PHP（PHP1a、家族性 PHP1b、散发性 PHP1b 和 PHP1c）、2 型 PHP（PHP2）、PPHP、进行性骨外组织成骨症和特发性皮肤内成骨症等类型。近年的研究发现，1 型 PHP 的发病与编码 Gαs 蛋白的 GNAS 基因印记异常有关，Gαs 蛋白与 7 螺旋受体偶联，激活相似环化酶。在多数细胞中，Gαs 转录由双等位基因控制，但绝大多数组织（肾近曲小管、甲状腺、垂体 GH 细胞和性腺）以母源性等位基因调节占优势。PHP1a 患者是母源性 GNAS 基因杂合突变所致，而 PHP1b 的病因与 GNAS 甲基化异常引起的 Gαs 转录不足有关。但是，PHP1a 和 PHP1b 均因父源性 Gαs 印记异常而导致 PTH 与 TSH 抵抗。但因不同组织 Gαs 缺乏的程度不等，故临床上常出现 PHP1a 和 PHP1b 表型重叠。

1. Ⅰ型假性甲旁减　最常见，可进一步分为Ⅰa、Ⅰb 和Ⅰc 等亚型；其特点是在给予外源性 PTH 后，尿 cAMP 无变

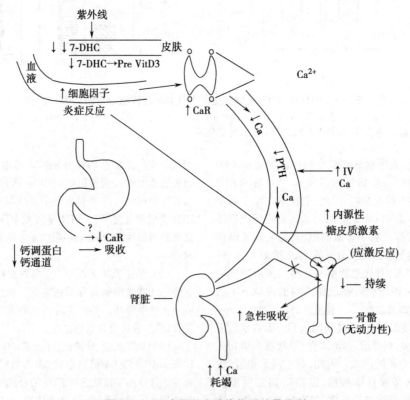

图 2-5-8-6　大面积皮肤烧伤后的骨代谢

UVB 转换 7-脱氢胆固醇（7-DHC）减少，维生素 D 原生成不足。炎症时细胞因子上调甲状旁腺钙受体表达，血钙和 PTH 降低，尿钙排出增多，炎症因子作用于成骨细胞，RANKL 分泌增多，引起骨吸收亢进，但由于持续性应激反应，成骨细胞和骨细胞凋亡，骨代谢转换率下降，引起无动力性骨病；锌缺乏可能也降低了消化道的钙吸收功能；CaR：钙受体；7-DHC：7-脱氢胆固醇；PTH：甲状旁腺素

表 2-5-8-3　甲状旁腺意外切除统计

特点	病例数(%)	甲状旁腺意外切除数(%)	P 值	X^2 值
性别				
男性	54(18.8)	4(7.4)	0.076	3.1
女性	233(81.2)	43(18.5)		
病理				
良性	164(57.1)	28(17.1)	0.83	0.04
恶性	123(42.9)	19(15.4)		
甲状腺外转移				
有	26(9.1)	13(50)	0.0003	
无	26(90.0)	34(26.1)		
慢性淋巴细胞性甲状腺炎				
有	14(4.9)	8(57.1)	0.004	
无	273(95.1)	39(14.2)		
手术				
甲状腺全切除	91(37.9)	30(60.3)	0.0001	22.2
甲状腺全切除	119(49.6)	9(19.2)		
甲状腺次全切	7(2.9)	1(2.1)		
颈部根治术				
是	54(18.8)	12(22.2)	0.28	1.17
否	233(81.2)	35(15.0)		
病灶清除术				
是	17(5.9)	2(11.8)	0.45	
否	270(94.1)	45(16.7)		

表 2-5-8-4　不同病变的甲状旁腺意外切除率

病理诊断	甲状旁腺意外切除数(%)	甲状旁腺未切除数(%)	病理诊断	甲状旁腺意外切除数(%)	甲状旁腺未切除数(%)
良性病变(总计)	28(60)	136(56.7)	恶性(总计)	19(40)	104(43.3)
多结节甲状腺肿	20(43)	97(40.4)	乳头状癌	17(36)	81(33.8)
良性囊肿/结节	1(2)	11(4.6)	滤泡癌	1(2)	13(5.4)
滤泡性腺瘤	2(4)	12(5)	甲状腺髓样癌	1(2)	5(2.1)
Graves 病	0(0)	3(1,3)	甲状腺淋巴瘤	0(0)	1(0.4)
慢性淋巴细胞性甲状腺炎	4(9)	10(4.2)	间变癌	0(0)	4(1.6)
Hurthle 细胞瘤	1(2)	3(1,3)			
全部病例总计				47(100)	240(100)

表 2-5-8-5　各型假性甲旁减的特征比较

类型	AHO	PTH 反应	血钙	抵抗部位	Gs α活性	遗传	分子缺陷
Ⅰa 型 PHP	有	均无	低/正常	全程	下降	常显	GNAS1 突变
Ⅰb 型 PHP	无	均无	低	PTH 靶器官	正常	常显	未知
Ⅰc 型	有	均无	低	全程	正常	未知	未知
Ⅱ型 PHP	无	无 cAMP	低	PTH 靶器官	正常	未知	未知
假-假性甲旁减	有	均正常	正常	无	下降	常显	GNAS1 突变

注:AHO:Albright 遗传性骨营养不良症;GNAS1:G 蛋白的 α 亚基因;PPHP:假-假性甲旁减;常显:常染色体显性遗传

化。Ⅰa型中刺激性G蛋白亚基(Gs)活性下降,而Ⅰb型中红细胞内Gs数量正常,Ⅰc型Gs正常。Ⅰa型和Ⅰc型PHP患者还有掌骨、趾骨变短、Albright遗传性骨营养不良(AHO)症候群特征和多种激素抵抗综合征和钙代谢紊乱,当GNAS基因突变来自母方时,子代常表现为PHP Ⅰa(激素抵抗合并AHO),而GNAS基因突变来自父方时,子代仅有AHO而无激素抵抗(假-假性甲旁减,pseudopseudohypoparathyroidism,PPHP),后者的发生原因在于组织特异性基因组印记和基因表达的单倍剂量不足,此外,也与各种Gs介导的多肽激素作用的受影响程度不同有关。除对PTH有抗性外,通常对其他激素也有抵抗。Ⅰb型PHP患者的表型正常,没有AHO症候群,对其他激素也不产生抗性。某些Ⅰb型PHP患者皮肤成纤维细胞对PTH引起的cAMP增加的反应减弱,但对其他能刺激腺苷酸环化酶的药物如前列腺素和forskolin的反应不下降。可是,一小部分患者的成纤维细胞在体外能产生cAMP。假-假性甲旁减患者的血钙和尿cAMP对外源性PTH的反应正常,但有遗传性骨营养不良症候群的典型体征,这些患者通常是Ⅰa型PHP患者的一级亲属。有时,开始诊断为假-假性甲旁减的患者以后发生轻度低钙血症。

2. Ⅱ型PHP与假-假性甲旁减　Ⅱ型PHP和假-假性甲旁减(PPHP)患者伴有低钙血症和高磷血症,尿cAMP对PTH反应正常,这些患者对PTH无反应的原因是由于cAMP后的信号途径缺陷(某些Ⅱ型PHP患者可能伴有隐匿性维生素D缺乏)。以上特点说明,假-假性甲旁减是PHP-Ⅰa的变异型,其病情较轻,对PTH的反应性存在多种缺陷。有时可伴有异位骨化,但特发性甲旁减不发生异位成骨,约半数患者的基底核有无定形的钙和磷酸盐沉积。掌骨和趾骨缺陷,典型表现为双侧第4和第5掌、趾骨异常变短,常有外生骨疣和桡骨弯曲、嗅觉和味觉减退及肤纹异常。

3. 假性特发性甲旁减　患者分泌无生物活性的PTH是PTH功能障碍的原因之一。有作者观察到,某些患者有典型临床表现,如白内障、低血钙、高血磷和低1,25-(OH)₂D血症,但血PTH升高,分泌的PTH无生物活性(假性特发性甲旁减),但对外源性PTH的反应正常。

【病理生理与临床表现】

(一)低钙血症　详见第5篇第5章相关内容。维生素D和PTH是拮抗低钙血症的主要激素,任何步骤的代谢障碍均可引起低钙血症,最常见的病因是维生素D和PTH缺乏,而长期的阳光照射不足很少引起症状性低钙血症;母亲维生素D缺乏可导致婴幼儿低钙血症;长期服用抗癫痫药物亦因维生素D代谢转换增高而发生低钙血症(图2-5-8-7)。

PTH不足引起低钙血症的原因是:①破骨细胞溶解吸收骨矿物质的功能减弱,不能从骨库补充血液循环中的钙量;②肾小管重吸收钙减少;③高血磷抑制肾脏合成1,25-(OH)₂D,造成肠钙吸收减少;④高磷血症促进24,25-(OH)₂D形成,后者促使Ca²⁺沉积于骨基质中;⑤高浓度PO₄³⁻加重低血钙。尿钙排出减少是血钙水平低的结果,尿钙可减至10~20mg/d,但不如维生素D缺乏症明显。PTH促进肾小管重吸收钙,因而甲旁减患者尿钙排出量与肾小球滤过量的比值高于正常人,

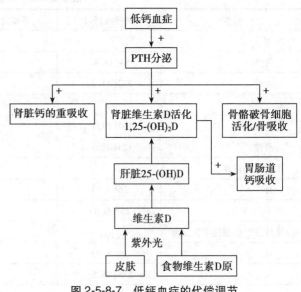

图2-5-8-7　低钙血症的代偿调节

这可以解释甲旁减病例用钙剂治疗后,尿钙高于正常而血钙低于正常的现象。

神经肌肉的兴奋性与钙镁离子浓度成反比,钙或镁离子浓度降低时兴奋性增高;除绝对值外,与钙离子下降速度及无机磷上升速度成正比。钙离子尚受血浆pH值、白蛋白及阴离子的影响。此外,血管平滑肌痉挛使组织血液供应不足,亦可发生局部低血钙症状。PTH生成和分泌不足造成低血钙、高血磷、尿钙和磷排量降低。破骨细胞的作用减弱,骨钙动员和释放减少。PTH不足导致1,25-(OH)₂D生成减少,磷排泄减少,血磷增高,也使1,25-(OH)₂D生成减少,肠钙吸收下降。肾小管对钙的重吸收减少,通过以上多条途径导致低钙血症和尿钙排量减少。PTH不足,肾小管对磷的重吸收增加,故血磷升高,尿磷减少。低钙血症和碱中毒(由于HCO₃⁻排量减少)达到一定程度时,神经肌肉兴奋性增加,出现手足搐搦症。病程较长者常伴视盘水肿、颅内压增高、皮肤粗糙、指甲干裂、毛发稀少和心电图异常(如Q-T间期延长等)。PTH缺乏与PTH抵抗所致的甲旁减的发病过程和特征明显不同,其区别见表2-5-8-6。

1. 典型手足搐搦表现　手足搐搦(tetany)可被很多微小刺激诱发,如寒冷、情绪激动、深呼吸等。如果患者使用质子泵抑制剂,可诱发手足搐搦甚至严重的低血钙危象。发作前常有不适感,面部和手部麻木、蚁行感及肌肉痛等先兆症状。发作时手足麻木,典型表现是手足肌肉呈强直性收缩,肌肉疼痛,拇指内收,其他手指并紧,指间关节伸直,掌指关节屈曲及腕关节屈曲(助产士手或呈握拳手)。严重者自手向上发展,同时引起肘关节屈曲,上臂内收,紧靠胸前,两下肢伸直,足内翻,面部上唇收缩,不能咧嘴,全身肌肉僵直、疼痛,恐惧感。成人神志始终清醒,小儿可有神志改变。严重者影响自主神经功能,引起平滑肌痉挛,喉、支气管痉挛(哮喘)、肠痉挛引起腹痛、腹泻或胆绞痛。膀胱括约肌痉挛有尿急感。动脉痉挛可发生偏头痛或心绞痛,肢端动脉痉挛可发生于半侧肢体,而对侧无表现。上述发作持续几分钟至几小时,也可连续数天。缓解时症状消失的顺序是最先出现的症

表 2-5-8-6　PTH 抵抗与 PTH 缺乏性甲旁减的比较

项目	PTH 抵抗	PTH 缺乏
基础浓度		
血 Ca^{2+}	↓	↓
血 Pi^{3-}	↑	↑
血 ALP	N/↑	N
血 $1,25-(OH)_2D$	↓	↓
血 PTH	↑	↓
尿 cAMP	↓	↓
肠钙吸收	↓	↓
PTH 刺激(维生素 D 治疗前)		
尿 cAMP	–	↑
血 $1,25-(OH)_2D$	–	↑
血 Ca^{2+}	–	↑
尿 Pi^{3-}	–	↑
血 Pi^{3-}	–	↓
尿 Ca^{2+}/Na^+	–	↓
肠钙吸收	–	↑
PTH 刺激(维生素 D 治疗后)		
尿 cAMP	–	↑
血 $1,25-(OH)_2D$	↑(?)	↑
血 Ca^{2+}	↑	↑
尿 Pi^{3-}	↑	↑
血 Pi^{3-}	↓	↓
尿 Ca^{2+}/Na^+	–	↓
肠钙吸收	↑	↑

注:↑:升高;↓:下降;N:正常;–:无变化;(?):情况不定

状最后缓解。轻型或潜在型手足搐搦一般不自行发作,但在月经期、妊娠期或发生合并症时发作。低血钙症危象病例可出现肌肉痉挛、腕足痉挛、喉哮鸣以至惊厥,如处理不及时,可危及生命。

2. 非典型手足搐搦表现　常见者有:①仅表现为手足端麻木、有时口角抽动,手足肌肉发紧或腓肠肌痉挛;②不明原因的心悸;③顽固性肌无力[39];④癫痫样发作或癔症样发作;⑤头昏、头痛、睡眠浅、失眠、多梦、疲乏、记忆力减退等神经衰弱症状群;⑥内脏肌肉功能异常常引起胆绞痛或腹泻;⑦喉头痉挛是最危险的情况,引致缺氧、窒息甚至死亡;⑧头疼,全身发紧,举步困难,张口困难、口吃或吐字不清;⑨智力可减退,小儿智力发育差。

(1) 夜间腿痛性痉挛:夜间腿痛性痉挛亦称四头肌僵痛症。60%以上的成年人和7%以上的儿童患有夜间腿痛性痉挛的经历,其发生机制不明,一般认为与肌肉虚弱、神经功能异常(如血管疾病、腰椎椎管狭窄、肝硬化、血液透析、妊娠等)有关,而与电解质的关系不大(表 2-5-8-7 和图 2-5-8-8),引起夜间腿痛性痉挛的药物主要有含铁蔗糖制剂、结合雌激素、雷诺昔芬、萘普生和特瑞帕肽(表 2-5-8-8)。需要与夜间腿痛性痉挛鉴别的情况有腿多动综合征、间歇性跛行、肌炎和周围神经病变(表 2-5-8-9)。必要时可给予镁盐、钙通道阻滞剂、卡立普多或维生素 B_{12} 治疗,但不再推荐使用奎宁治疗。

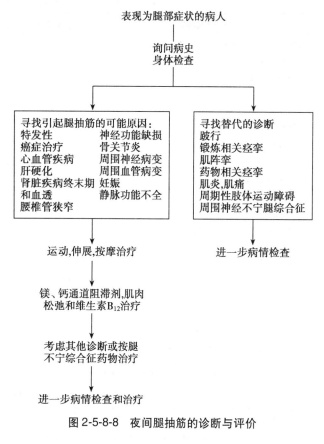

图 2-5-8-8　夜间腿抽筋的诊断与评价

表 2-5-8-7　夜间腿痛性痉挛的处理

推荐方法	证据等级
病因鉴别主要依靠病史询问/一般不必要测定血清电解质	C
被动牵拉和按摩	C
不用奎宁治疗	C
卡立普多/地尔硫䓬/加巴喷丁/镁盐/奥芬那君/维拉帕米/复合维生素 B_{12} 可能有效	C

(2) 癫痫样发作:神经肌肉兴奋性增高引起发作性四肢抽搐或一侧肢体抽搐,发作前尖叫等酷似癫痫发作。但无癫痫大发作所表现的意识丧失、发绀或尿失禁等,抗癫痫药物治疗无效。发作形式可以是大发作、小发作或颞叶癫痫,有时癫痫样发作是儿童的唯一表现。

(3) 锥体外系受损症状:因脑组织钙化而出现锥体外系症状,与颅内血管壁钙质沉积有关。如不自主运动、手足徐动、舞蹈症、扭转痉挛、震颤麻痹、小脑性共济失调、走路不稳。这些症状可被吩噻嗪类药物(氯丙嗪、奋乃静)诱发。巴比妥类药物可控制症状。颅内压高、视盘水肿等易误诊为脑瘤。低钙血症纠正后,视盘水肿可在几周或较长时期后消失。急性手足搐搦死亡的患者在尸检时发现脑水肿,可能与颅压升高有关。

(4) 精神病样表现:低血钙症亦可引起精神异常,如易怒、激惹、抑郁症、幻想狂等,脑电图异常无特异性,最常见者为高压慢波伴有间常性速发波。血钙纠正后,脑电图亦转为正常,儿童学习成绩欠佳。急性发病者低血钙可以不明显,

表 2-5-8-8　引起夜间腿痛性痉挛的疾病与药物

疾病或药物	发生率	疾病或药物	发生率
引起夜间腿痛性痉挛的临床疾病或情况		夜间腿痛性痉挛发生率低的药物	
肿瘤(治疗中)	常见	普瑞巴林(pregabalin/Lyrica)	>1%
周围血管病	常见	溴隐亭	>1%
妊娠	常见	铬盐	>1%
椎管狭窄症	常见	安非他酮(bupropion/wellbutrin)	>1%
神经系统疾病(周围神经病变)	常见	塞来考昔(celecoxib/celebrex)	>1%
心血管病	较常见	西替利嗪(cetirizine/zyrtec)	>1%
肝硬化	较常见	西那卡塞特(cinacalcet/sensipar)	>1%
终末期肾病与血液透析	较常见	环丙沙星(ciprofloxacin/cipro)	>1%
骨关节病	较常见	西酞普兰(citalopram/celexa)	>1%
静脉闭塞	较常见	氯硝西拌(clonazepam/klonopin)	>1%
夜间腿痛性痉挛发生率相对较高的药物		多奈哌齐(donepezil/aricept)	>1%
含铁蔗糖制剂	23%	右佐匹克隆(eszopiclone/lunesta)	>1%
雷诺昔芬	5.9%~12.1%	氟西汀(fluoxetine/prozac)	>1%
结合雌激素	3.5%~14%	加巴喷丁(gabapentin/neurontin)	>1%
萘普生	3%	兰索拉唑(lansoprazole/prevacid)	>1%
特瑞帕肽	2.6%	利斯的明(rivastigmine/exelon)	>1%
达克珠单抗(daclizumab)	2%	舍曲林(sertraline/zoloft)	>1%
左旋沙丁醇胺(levalbuterol/xopenex)	2%	唑吡坦(zolpidem/ambien)	>1%
沙丁醇胺(albuterol/ipratropium)	1.4%		

表 2-5-8-9　夜间腿痛性痉挛的鉴别诊断与治疗

疾病/症状	临床特点	诊断与鉴别诊断	治疗
间歇性跛行	疼痛/间常腿抽筋/运动后深部疼痛/休息后缓解	病史/动脉硬化风险因素/臂-踝指数/影像检查	消除风险因素/分级锻炼/有创干预治疗
运动相关性肌痉挛	运动后疼痛性肌痉挛/肌肉压痛与紧缩	病史	分级锻炼/按摩
睡眠性肌痉挛	睡眠中突发肌痉挛	病史	对症按摩
肌炎与肌痛症	小腿常见深部肌肉疼痛与运动无关运动能力下降	病史/药物(他汀)使用史/肌酸激酶升高/肌炎/皮肌炎相关检查	治疗基础疾病/停用他汀类药物
周期性肢体运动性病变	肌无力/无肌肉疼痛反复发作/睡眠中足趾膝关节背曲/白天乏力	病史/多道睡眠记录仪	改变睡眠习惯
周围神经病变	麻木/刺痛/电击样疼痛/继发性肌肉痉挛与运动或睡眠无关	病史/糖尿病/维生素 B_{12} 缺乏症/慢性酒精中毒/AIDS/肌电图神经活检	治疗基础疾病/止痛药物/抗惊厥药物三环内酯抗抑郁剂
腿多动综合征	肌肉无疼痛/自发性腿部多动/傍晚多发或加重/运动后减轻	病史	多巴胺能药物

而精神症状突出。有些老年患者以抑郁为突出表现,甲旁减发生精神抑郁的原因未明,可长期误诊为抑郁症。

(5)其他神经精神表现:较多见的表现有:①癔症样发作:常于工作紧张后出现癔症样发作,表现为口角抽动、四肢抽动、不随意动作等;②神经衰弱症状群:可有头昏、头痛、睡眠浅、失眠、多梦、疲乏、记忆力减退、喜静,对各种事物缺乏兴趣、性欲减退、忧郁、烦躁等神经衰弱症状;③末梢神经肌肉症状:感觉减退或过敏,口周麻木,四肢酸胀、麻木、疼痛、肌痉挛等;④自主神经症状:肠道痉挛、肠蠕动加快、腹痛、腹胀、腹泻、便秘,吞咽困难,心律不齐。

3.手足搐搦诱发试验　在手足搐搦非发期,给予下列刺激可以证明神经肌肉兴奋性增加,从有助于隐性手足搐搦的诊断。叩击肌肉时可能引起肌肉的收缩。

(1)Chvostek 征:用叩诊锤或手指叩击面神经,位置在耳前 2~3cm 处,相当于面神经分支处,或鼻唇沟与耳垂连线的中点(颧弓下方),引起口轮匝肌、眼轮匝肌及鼻翼抽动为阳性反应。嘴角抽搐分为 1~4 度(+~++++)。1 度(+)代表可察觉的嘴角抽动,2 度(++)是指明显的嘴角抽搐,3 度(+++)是指手足搐搦加上面肌轻微抽搐,4 度(++++)代表手足搐搦伴有面肌抽搐。约 10% 的健康人有 1 度阳性反应。故仔细观察其反应强度,结合病史及血钙对诊断有重要意义。单纯口轮匝肌抽动的意义不大,可见于 25% 正常人。

(2)Trousseau 征:捆缚充气袖带(与测量血压的方法相同),充气加压至收缩压以上(35mmHg)处。多数要求持续 2~3 分钟,亦有要求达 5 分钟者,若诱发出手足搐搦则为阳性反应。Trousseau 征阳性是由于充气袖带使压迫处缺血,局部神经因缺钙而兴奋所致。如获阳性反应随即用另一充气袖带置于第 1 个充气袖带之上的臂部,充气,并立即将第 1 充气袖带放气。手足搐搦消失,于数分钟后又发生。双袖带试验用于测试神经症的手足搐搦假阳性反应。Trousseau 征是指在测血压后,将压力维持在收缩压与舒张压之间 3 分钟,造成尺神经缺血,引起手搐搦有诊断价值。Ⅰ级和Ⅱ级为加压阻断动脉血流后 3 分钟左右发生搐搦,去除压力带后自行缓解,但 4% 正常人可为阳性。Ⅲ级为加压 1 分钟后发生搐搦;Ⅳ级者为加压不到 1 分钟即发生搐搦。有时,可见一侧手呈阳性反应,另一侧却为阴性反应,其原因未明。

(3)深呼吸试验:深呼吸 3~5 分钟,换气过度可以发生一过性呼吸性碱中毒,血 pH 升高,使血清钙离子进一步减少,诱发手足搐搦。

4. 消化系统表现 因胆囊收缩素缺乏引起脂肪泻,提示患者的胆道-胰腺外分泌功能缺陷。过敏性腹泻提示甲旁减的病因可能与自身免疫性损伤相关,患者还可能存在维生素抵抗或恶性贫血,此时应排除多发性自身免疫性内分泌腺功能减退综合征可能[40,41]。

(二)软组织钙化和白内障 软组织钙化和白内障的病因未明,可能主要与 Ca×Pi 乘积升高有关。在甲旁减患者中,虽然血钙有所降低,但血磷水平明显升高,其升高的幅度可达数倍甚至更高。正是由于这一原因,慢性肾病患者因血磷增高显著而容易发生软组织钙化和血管钙化。软组织钙化关节周围钙盐沉积较为常见,软骨亦可钙化,钙化组织局部的刺激可表现为假痛风。异位钙质沉积在皮下血管壁、肌腱、四肢及关节周围的软组织中形成骨赘,引起关节僵直疼痛。脑基底核(basal ganglia)及小脑齿状核钙化可能成为癫痫的重要原因,也是本症的较特异性表现。其他软组织钙化

出现相应的表现,如小脑钙化引起锥体外系神经症状[39,40],肾脏钙化导致肾衰。与骨化性肌炎不同的是,甲旁减患者一般不发生肌肉内异位钙化。

慢性低血钙引起白内障约占 50%,如以裂隙灯检查,可发现早期白内障,常为双侧性。早期表现为晶状体前后层混浊,晚期扩散成弥漫性混浊而不能与老年性白内障区别,即使治疗后低钙血症好转,白内障亦难以消失。眼底检查可能有视盘水肿甚至假脑瘤表现。

(三)其他表现

1. 心血管表现 长期低钙血症可引起 QT 间期延长、心室复极延缓和非特异性 T 波改变,严重者可发生心律失常和顽固性心力衰竭,对洋地黄有抗性,老年患者还可因为长期的低钙血症导致扩张型心肌病。缺乏手足搐搦、手感觉麻木、蚁行感及肌肉痛等表现。长期低钙血症和高磷血症是动脉钙化和钙化性小动脉病(CAP)的重要原因,亦可导致颈动脉中层厚度增加。

2. 血液系统表现 甲旁减患者可发生大细胞性贫血或 Schilling 试验异常。其原因是在低钙血症时维生素 B₁₂ 与内因子结合欠佳,伴有组胺抵抗性胃酸缺乏。血钙恢复正常后,上述情况好转。常规测定血钙和血磷可排除甲旁减可能。

3. 皮肤毛发与肌肉表现 患者有肌病症状,肌酶升高,Trousseau 征阳性,下肢银屑病样皮疹伴红斑,可能与低血钙或血管痉挛局部供血不足有关。约 66% 有皮肤改变(皮肤粗糙、毛发脱落、干燥、脱屑、色素沉着、湿疹、银屑病甚至剥脱性皮炎)。低血钙纠正后,皮肤病损逐渐愈合。眉毛稀少,头发粗、干燥、易脱落,偶见斑秃或全秃。指甲薄脆易裂,有横沟。指甲及口角可并发白念珠菌感染,或出现匙甲(koilonychia)、管状营养不良甲、白甲等(图 2-5-8-9)。严重者扩

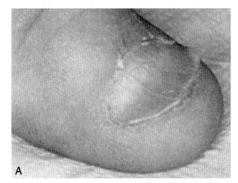
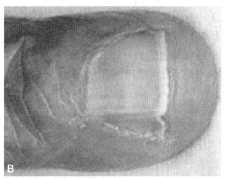
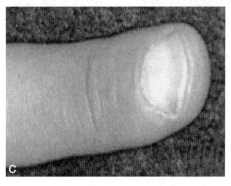

图 2-5-8-9 指甲发育不良
A. 凹指(koilonychias);B. 管状应用不良(canaliform dystrophy);C. 白甲(leukonychia)

散到口腔及肠道;伴有脱发,以局限性脱发多见,有时伴有其他类型的脱发。此外,如原发性甲旁减的病因与自身免疫有关,患者可伴有其他自身免疫性疾病,如系统性红斑狼疮、类风湿关节炎、性腺功能减退症、甲状腺功能减退症、Addison病、1型糖尿病、22q11缺失综合征、吸收不良综合征、斑块状脱发与白癜风、恶性贫血、慢性活动性肝炎、重症肌无力、血小板减少性紫癜、干燥综合征等。手术后甲旁减者不发生口腔黏膜白念珠菌感染。

4. **消化系统表现** 甲旁减患者可出现肠道痉挛、肠蠕动加快、腹痛、腹胀、腹泻与脂肪吸收欠佳、便秘等,易误诊为肠道炎症、肠道易激综合征或胃肠自主神经病变。如有低钙血症及其相应的临床表现,经补钙治疗即好转应考虑甲旁减诊断。

5. **牙病表现** 牙齿异常与发病年龄有关。起病年龄越早,症状与体征也越明显。幼儿发病者出牙晚,牙釉质发育障碍,出现横沟。齿根形成缺陷、齿冠周围及冠面有带纹或洞穴等。低钙血症可引起釉质发育不全和恒牙不出。成人提早脱牙,有龋齿。检测牙齿异常的情况有助于估计起病时间。

【辅助检查与诊断】

在临床上,遇有下列情况时,应想到甲旁减可能:①反复发作的手足搐搦、肌张力障碍、感觉减退或过敏或锥体外束症候群;②皮肤粗糙、脱屑和色素沉着;③晶状体白内障;④软组织钙化,特别是头颅基底核钙化;⑤QT间期延长;⑥骨密度升高。

(一)实验室检查

1. **血PTH测定** 血清PTH浓度多数低于正常,也可以在正常范围。因低钙血症对甲状旁腺是一种强烈刺激,当血清总钙≤1.88mmol/L(7.5mg/dl)时,血PTH明显升高,所以低钙血症时,如血PTH在正常范围支持甲旁减的诊断。假性甲旁减患者血清PTH高于正常,仍有昼夜分泌节律性,PTH的分泌高峰在夜间;而血钙高峰在傍晚,谷值在夜间。因此,亚临床甲旁减的早期表现是白天的血钙正常,而夜间的血钙轻度减低。

2. **血钙测定** 血清钙<2mmol/L。钙磷平衡饮食条件下,血钙<1~2mmol/L。血清白蛋白40g/L作基数,每减少1g,血钙测定值应增加0.2mmol/L。有学者按血钙水平将临床甲旁减分为五级:Ⅰ级的血钙正常;Ⅱ级患者存在间歇性低钙血症;Ⅲ、Ⅳ和Ⅴ级患者血钙分别为≤2.13、1.88和1.63mmol/L(即8.5、7.5和6.5mg/dl)。有症状者的血钙≤1.88mmol/L(7.5mg/dl),血游离钙≤0.95mmol/L(3.8mg/dl)。

3. **血磷测定** 血清无机磷>1.61mmol/L。但是,肾衰使血清无机磷升高,此时的血清无机磷不能反映甲状旁腺功能和PTH的分泌状况。

4. **尿钙和尿磷测定** Sulkowitch试验是测尿钙的半定量方法,试剂和判定标准见第5篇相关内容。此试验虽较粗糙,但对筛选病例仍有一定价值。24小时尿磷低于正常(正常3~42mmol/d)有诊断意义。

5. **骨代谢激素与生化标志物测定** 一般无明显异常,但生化标志物(如CTX)与骨硬化素(sclerostin)及BMD呈正相关。

6. **自身免疫指标测定** 根据需要,可测定相关的自身抗体,如抗甲状旁腺抗体或抗钙受体抗体等。

7. **脑神经功能检查** 可用脑电图、功能性脑MRI等方法评价脑神经功能,确定脑组织钙化的部位[42]。

(二)动态试验和特殊检查

1. **甲状旁腺功能动态试验**

(1)PTH兴奋试验:注射外源性PTH后,测定尿cAMP和尿磷变化。尿磷及尿cAMP增加显著。注射PTH后,Ⅰ型假性甲旁减尿中cAMP不增高,提示肾对PTH作用不敏感。Ⅱ型的尿cAMP增高,但尿磷不增加,提示肾脏cAMP不能引起尿磷排泄增加,属于受体后缺陷。

(2)钙负荷试验:钙负荷试验有助于甲旁减诊断。静滴钙(15mg/kg),历时4小时,正常人PTH分泌受抑制,使尿磷排出减少,血磷上升,而甲旁减患者反应迟钝,尿磷排泄无明确减少,或反而上升。

(3)Ellsworth-Howard试验:肌注PTH 200U,每6小时1次,历时3天后,正常人的尿磷排泄增加5倍以上,尿cAMP增加;甲旁减患者尿磷增加,血钙磷可恢复正常,尿cAMP增加;假性甲旁减患者的尿磷排泄不增加,血钙和血磷水平无明显变化;Ⅰ型甲旁减患者的尿cAMP亦不增加(Ⅱ型增加)。

(4)肾小管的重吸收率和磷廓清率:正常人肾小管磷的重吸收率84%~96%,甲旁减>90%;如果磷廓清率降至1.7~7.3ml/min,亦有助于本症的诊断。

2. **特殊检查**

(1)心电图:QT间期延长,T波低平,可伴传导阻滞。

(2)脑电图:主要表现为阵发性慢波,单一或多发棘波,或两者兼有,或暴发性慢波以及尖波、癫痫样放电改变。脑电图改变常出现于明显低钙血症时,如血钙<1.63mmol/L(6.5mg/dl),随着维生素D和钙剂治疗,脑电图异常改变可见好转或恢复正常。

(3)X线和骨密度:软组织钙化包括皮下、韧带、关节周围、脑基底核、小脑齿状核皆可见钙化斑,病情重者脑额叶、顶叶也可见散在钙化(图2-5-8-10)。颅骨X线平片所见基底核钙化斑的位置,侧位片上位于蝶鞍上方3~5cm处,正位片位于中线外2~4cm处,呈不规则的密度增高斑。CT检查比X线平片较易发现这些钙化斑。散发的特发性甲旁减患者的腰椎和髋部骨密度升高(与病情有关),有时出现"骨中骨",前臂骨密度正常。

(4)⁹⁹ᵐTc-MIBI扫描:原发性甲旁减所致低钙血症患者在扫描图上甲状旁腺不显影,而各种原因所致的SHPT可见甲状旁腺增生肥大,对低钙血症的鉴别诊断很有帮助。

(三)诊断 原发性甲旁减患者的基础检查包括:①血常规、血钙、血磷、血镁和其他电解质;②血清蛋白、肌酐、血气和ALP;③血清PTH、25-(OH)D。必要时,测定血清离子钙、24小时尿钙、磷、镁和肌酐;鉴别诊断有困难时,可考虑测定血清1,25-(OH)₂D水平或进行相关基因突变分析(表2-5-8-10)。

1. **甲旁减诊断** 其标准为:①血钙低(<2mmol/L,血清白蛋白正常),但在妊娠期-哺乳期中,甲旁减的表现不典

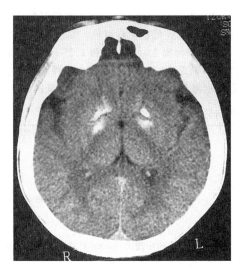

图 2-5-8-10　脑基底节钙化

患者男性,46 岁,手术后甲状腺功能减退症;
脑部 CT 平扫照片,示双侧苍白球,尾状核有散
在、不规则形态的钙化灶

表 2-5-8-10　低钙血症的病因诊断

基础检查	进一步检查
血常规	血气分析
血钙(用白蛋白校正)	离子钙
磷酸盐	24 小时尿磷钙镁肌酐
镁盐	1,25-(OH)$_2$D
电解质	肾脏超声
肌酐	BMD 测量
血 ALP	影像检查
血 PTH	矿物质代谢的动态试验
血 25-(OH)D	相关致病基因突变鉴定(DNA 测序)
血 pH	家族一级亲属成员相关检查

型,由于血钙趋向于升高,极易漏诊。早期表现往往以夜间四肢麻木或肌肉疼痛为主,部分患者伴有非典型性手足搐搦。反复测定血钙,尤其是离子钙和 PTH 有助于获得早期诊断;②血磷高或正常,肾小管磷的重吸收率增高(TRP>95%),磷廓清率明显降低(<6ml/min);③慢性手足搐搦史;④X 线片无佝偻病或骨质软化症表现;⑤无肾病、慢性腹泻、脂性腹泻或原因明显的碱中毒等;⑥血 ALP 正常;⑦无甲状腺、甲状旁腺或颈部手术史,无颈部放射线照射或浸润的情况;⑧肾功能正常,24 小时尿钙降低,尿 cAMP 减少,对外源性 PTH 有明显增加反应(>1μmol/h,10 倍以上),尿无机磷增加(>35mg/24h);⑨用大剂量维生素 D(或其有生理作用的衍生物)和钙剂方可控制发作;⑩Ellsworth-Howard 试验阳性,对外源性 PTH 有良好反应,脑电图示异常慢波及棘波。甲旁减的病因诊断要首先排除继发性甲旁减可能。若有甲状腺或甲状旁腺手术史,可诊断为手术后甲旁减;其他继发性甲旁减的病因主要有甲状腺区放射治疗、甲状旁腺转移癌、淀粉样变、甲状旁腺瘤出血、结核病、结节病、血色病或含铁血黄素沉着症等,应注意排除。如无原因可查,可诊断为特发性甲旁减;如发病为家族性,应进一步查找引起甲旁减

的分子病因,如 GNAS1 基因突变。

2. **假性甲旁减诊断**　其根据是:①具有特发性甲旁减的临床表现、低钙血症、高或正常血磷;②血 PTH 不降低(正常或升高);③无特殊体态,且对外源性 PTH 反应良好;④肾功能大致正常;⑤血清镁>1.0mg/dl。此外,尿 cAMP 为低值,升高的 PTH 在钙负荷后下降,有助于诊断,一般不伴有骨形成异常或自身免疫性疾病。假性甲旁减要做外源性 PTH 兴奋试验,并根据尿 cAMP 的变化进一步进行分型(Ⅰa、Ⅰb 和 Ⅰc)。对特殊病例和不典型病例应进一步作 PTH 组分测定、PTH 动态试验、钙受体调定点试验及 PTH 基因、PTH 受体基因突变分析等明确其病因。

3. **基因诊断**　对可疑个体或其家族成员的不同阶段接受基因突变分析,如致病基因筛查、卵子着床前遗传诊断或产前诊断等。

【鉴别诊断】

(一) 手足搐搦的鉴别　根据血钙水平,手足搐搦可分为低钙血症性和正常血钙性手足搐搦两种。

1. **低钙血症性手足搐搦**　手足搐搦的病因(碱中毒、缺氧、脑损害等)很多。首先应确立手足搐搦的类型(如局部性或全身性手足搐搦),并需与癫痫的全身性惊厥状态鉴别。低钙血症性手足搐搦主要有下列三种情况:①维生素 D 缺乏引起的成人骨质软化症:血清无机磷降低或正常。X 线骨片有骨质软化特征性表现。②肾性骨病:肾衰竭患者虽可有低血钙和高血磷,但伴有氮质血症和酸中毒。肾小管酸中毒患者虽血清钙降低,但血清磷正常或降低,常伴低血钾、酸中毒、尿酸化能力减退。肾性骨病虽然血清总钙降低,但因酸血症能维持离子钙浓度接近正常,很少发生自发性手足搐搦。③其他原因引起的低钙血症:饮食含钙低、消化道钙吸收不良、妊娠或骨折愈合期的钙质需要量增多,偶可伴有手足搐搦。在临床上,药物(降钙素、二膦酸盐、天门冬酰胺、光辉霉素与苯妥英钠等)引起的低血钙易于鉴别。④甲状旁腺切除术后纤维囊性骨炎:严重纤维囊性骨炎时,因骨矿物质缺乏而在甲状旁腺切除后血钙降低。

2. **正常血钙性手足搐搦**　引起正常血钙性手足搐搦的原因主要有呼吸性碱中毒、代谢性碱中毒、低镁血症和神经精神性疾病,根据血钙、血镁、酸碱度等容易鉴别。大多数低镁血症是由于长期营养缺乏所致;在这种情况下,低钙血症主要是由于 PTH 急性缺乏所致,但血钙下降(甲旁减者升高)。慢性肾衰竭尽管有 SHPT,仍常存在低钙血症和高磷血症。

3. **其他原因引起的肌阵挛**　可见于许多疾病状态,如低钾血症、低镁血症、Bartter/Gitelman 综合征、肌病、神经病、Morvan 综合征、横纹肌溶解症、侧索硬化症等。

4. **夜间腿痛性痉挛**　常见于老年人,肌肉痉挛与许多疾病、生活习惯和药物有关,其中诱发夜间腿痛性痉挛的药物有利尿剂、降压药、β 受体激动剂、糖皮质激素、吗啡、西咪替丁、青霉胺、他汀类调脂药或锂盐等。喹啉有一定质量作用。夜间腿痛性痉挛需与肌肉劳损、肌张力异常(dystonia)、缺血性间歇性跛行、神经根疾病、多动症等鉴别。

(二) 低钙血症的鉴别　急性暂时性低钙血症多是急性重症疾病的一种并发症,而慢性低钙血症一般只见于几种

有 PTH 缺乏或作用障碍性疾病。低钙血症的病因可分为甲状旁腺相关性低钙血症、维生素 D 相关性低钙血症和其他原因所致的低钙血症三类(表 2-5-8-11)。对于低钙血症患者,首先应除外低白蛋白血症,并应常规测定血磷、碱性磷酸酶和尿素氮。如低钙血症伴低磷血症,血碱性磷酸酶增高而尿素氮正常,或营养不良者伴小肠吸收不良或肝脏病变时,应考虑维生素 D 缺乏性低钙血症可能。如血 PTH 增高,尿钙减少,尿 cAMP 增加而 25-(OH)D 和 1,25-(OH)$_2$D 降低,有助于维生素 D 缺乏症的诊断;如低钙血症伴高磷血症,碱性磷酸酶和尿素氮升高,应考虑为肾病所致的低钙血症。

表 2-5-8-11　低钙血症的病因与分类

甲状旁腺素相关性低钙血症	靶器官 PTH 抵抗	骨骼钙沉积过多和钙螯合引起的低钙血症
甲状旁腺受损所致 PTH 缺乏	假性甲旁减(Ⅰ/Ⅱ型)	成骨细胞性恶性肿瘤
先天性	高磷血症	"骨饥饿"综合征
家族性高钙尿症性低钙血症	高降钙素血症	长期输注磷酸盐
DiGeorge 综合征	维生素 D 相关性低钙血症	大量输注枸橼酸盐处理的血液制品
X-性连锁或常染色体遗传性甲旁减	维生素 D 缺乏症	应用含 EDTA 造影剂
自身免疫性多内分泌腺综合征(Ⅰ型和 APECED)	维生素 D 摄入不足	氟盐
	维生素 D 吸收不良	磷甲酸钠(foscarnet)或其他磷制剂中毒
PTH 基因突变	维生素 D 丢失增多	新生儿低钙血症
甲状腺切除术后甲旁减	肠-肝循环障碍	早产儿
浸润性疾病	应用抗惊厥药物	母亲患甲旁亢的新生儿
血色病	25-羟化障碍	糖尿病母亲分娩的新生儿
Wilson 病	肝病	甲旁亢母亲分娩的新生儿
转移性甲状旁腺肿瘤	异烟肼类抗结核药	新生儿窒息
放疗后甲旁减	1α-羟化酶缺乏或活性不足	重症疾病
PTH 分泌障碍引起的低钙血症	肾衰	急性胰腺炎
低镁血症	维生素 D 依赖性佝偻病(Ⅰ型)	中毒性休克
呼吸性碱中毒	肿瘤性骨软化症	ICU 监护患者
钙受体病	靶器官抵抗	其他原因所致的全身性重症疾病
遗传性高钙尿症性低钙血症	维生素 D 依赖性佝偻病(Ⅱ型)	其他疾病*
遗传性甲旁减(ADHPT)	苯妥英钠	药物**

注:APECED:自身免疫性多内分泌腺瘤-真菌病-外胚层营养不良症。*:其他疾病主要包括不完全性 10P 单体(partial monosomy 10P)综合征、慢性幽门梗阻、慢性淤胆综合征、枸橼酸盐中毒、慢性乙醇中毒、应用生长激素、放射性钴治疗、乙醇性酮症酸中毒、Bartter 综合征、Fahr 综合征、前列腺癌、钙依赖性低甲素综合征、蕈样霉菌病、Gitelman 综合征、染色体 22q11.2 或 22q9.11 缺失综合征、婴儿海因综合征、血浆交换与大量输血、大量失血、急性肿瘤溶解综合征、毒蕈中毒(致横纹肌溶解)、白磷烧伤、血液透析、全胃切除术后、线粒体糖尿、自身免疫性自发性抗 PTH 抗体血症、长链脂肪羟 3-羟乙酰辅酶 A 脱氢酶缺陷、ethylene glycol 中毒、腭-心-面综合征、新生儿坏死性筋膜炎;**:引起低钙血症的药物主要有二膦酸盐、各种磷酸盐制剂、卡巴吗嗪、vigabatrin、amlodipine、秋水仙碱、氨茶碱、mesoridazine、氢氟酸制剂(hydrofluoric acid)、estramustine 等

1. 甲状旁腺相关性低钙血症　测定血钙、血磷和肌酐可做出低钙血症的初步判断。低钙血症患者伴有高磷血症而肾功能正常是甲旁减的典型表现。血 PTH 下降,无论有无低钙血症均可诊断为甲旁减。颈部手术提示为迟发性术后甲旁减。发育缺陷,尤其是在儿童和青少年期出现的发育缺陷,符合假性甲旁减的诊断,PTH 抵抗性甲旁减者血 PTH 增高。缺乏甲状旁腺、PTH 分泌障碍或 PTH 抵抗所致的低钙血症一般可通过血钙、血磷、尿钙、尿磷和 PTH 测定得到初步诊断,因 PTH 缺乏和高磷血症抑制肾脏 1α-羟化酶活性而使 1,25-(OH)$_2$D 减低。甲旁减和假性甲旁减均属于终身性疾病,PTH 抵抗者血 PTH 升高,但仍有血钙降低和血磷增高。

手术后甲旁减通常发生于手术后的近期,偶可于 30 年后首次发病。这与手术造成的局部损伤、血流障碍和甲状旁腺被毁的程度有关。无论是手术后甲旁减或特发性甲旁减,都可以在相当长的时期内呈亚临床型经过,仅在某些诱因(如月经、高热、劳累、寒冷和情绪改变等)下诱发手足搐搦[43]。

遗传性甲旁减的发病较缓慢,继发性甲旁减患者没有发育缺陷。两者均可有基底核钙化和锥体束外症候群,遗传性甲旁减患者更常见而且出现较早。两者均可有视盘水肿和颅内压升高,指甲、毛发的慢性改变以及晶状体白内障。在遗传性甲旁减中,还有某些特殊的皮肤表现(如脱发和念珠菌病)。假性甲旁减是 PTH 作用障碍所致,但该症也具有甲旁减的某些临床特点,包括骨外钙化和锥体外束症候群,如手足搐动、肌张力障碍等。在某些情况下,继发性甲旁减并不是因甲状旁腺组织被切除,而是由于手术后颈部发生的纤维化影响了甲状旁腺的血液供应或其他一些仍未明了的原因所致。

2. 维生素 D 相关性低钙血症　维生素 D 缺乏症、维生素 D 抵抗综合征和 1,25-(OH)$_2$D 生成障碍或维生素 D 丢失过多引起低钙血症。低钙血症时应测定维生素 D。成人新近发生的低钙血症一般是由于营养缺乏、肾衰竭或肠道疾病所致。维生素 D 水平正常或升高而伴有佝偻病/骨质软化和各种神经肌肉症候群以及骨畸形提示维生素 D 抵抗性甲旁减。

3. 肿瘤性相关性低钙血症　肿瘤性相关性低钙血症是恶性肿瘤引起的伴癌综合征的一种少见类型,主要见于成骨性骨转移瘤(如前列腺癌)和性腺类固醇激素分泌瘤(如乳腺癌),表现为神经症状、手足搐搦、血钙和尿钙降低、PTH 和 ALP 升高,血磷降低或正常,骨扫描可显示骨骼肿瘤灶呈成

骨性病变。临床上误诊为维生素 D 缺乏症。患者的低钙血症往往十分顽固，可因肌肉痉挛、喉头痉挛、心律失常、心衰、QT 延长而猝死。Zolendronate 治疗无效，且常因骨饥饿综合征而加重低钙血症。

4. 其他原因所致的低钙血症　主要包括：①钙盐过多沉积于骨骼组织（成骨细胞性肿瘤、骨饥饿综合征）；②钙螯合剂（Foscarnet、磷酸盐、EDTA、氟制剂）和抗惊厥药物；③新生儿低钙血症（早产儿，母亲患甲旁减、甲旁亢或糖尿病）；④HIV 感染（抗 HIV 药物、维生素 D 缺乏、低镁血症、PTH 抵抗）；⑤急性疾病（急性胰腺炎、中毒性休克等）。

（三）甲旁减病因与类型的鉴别　综合分析临床资料是鉴别甲旁减的病因与类型的基本方法，这些资料主要包括血钙、血磷、血镁、PTH、25-(OH) D、尿钙、尿磷和影像检查等，偶尔需要结合动态试验与遗传学及基因突变分析才能做出鉴别。

1. 自身免疫性多内分泌腺综合征　详见第 2 篇第 11 章相关内容。其特点是同时或先后发生两种或两种以上的内分泌疾病。除了甲状腺可有功能亢进（Graves 病亦属自身免疫病）外，其余多属功能减退。在 157 例 I 型自身免疫性多内分泌腺综合征患者中，白念珠菌病者 73%，甲旁减 88%，慢性肾上腺皮质功能减退者 59%，秃发 20%，性腺功能早衰 40%。在患者及部分家属中，可检出血清甲状旁腺抗体。受损内分泌腺的病理特点是淋巴细胞浸润及纤维化。有些报道的病例合并恶性贫血及腺垂体功能减退症。甲旁减合并肾上腺皮质功能减退症常发生于儿童，尤多见于 1～6 岁。甲旁减往往比 Addison 病发生得早。88% 的患者在 10 岁前出现甲旁减，其后 2～4 年内 Addison 病随之发生，女性略多于男性。若先证者患甲旁减合并 Addison 病，则其兄弟姊妹发生甲旁减或 Addison 病的概率为 35%。若累及甲状旁腺，则甲旁减的临床表现、诊断方法和治疗与特发性甲旁减相同。有条件者可检测血液抗甲状旁腺抗体。甲旁减合并 Addison病或其他内分泌腺疾病时，其还应包括 Addison 病或其他内分泌腺疾病的诊断。

2. 假性特发性甲旁减　假性特发性甲旁减综合征是指分泌的 PTH 生物活性降低，临床表现亦是低钙血症，与特发性甲旁减的临床表现相同。其实验室检查结果与特发性甲旁减相同，但用放射免疫法测量时 PTH 正常或升高。鉴别的重点是前者有特殊体型、甲状旁腺形态及功能正常或增高。在 X 线平片上，假性甲旁减表现为骨骺早期融合。掌（跖）骨及指（趾）骨发育短，严重者呈矩形，常以第 1/4/5 掌骨和第 1/4 跖骨最明显，两侧可对称或不对称（图 2-5-8-11 和图 2-5-8-12）。指（趾）骨也变短，以中节指骨增粗为主，末节指骨短于正常，可呈三角形。掌骨征阳性，表现为手部正位摄片时，在第 4 与第 5 掌骨头远侧顶端划一连线并向桡侧延伸，该延长线与第 3 掌骨相交（足部可有类似表现）。正常人该线超越第 3 掌骨头而不与其相交。该征最多见于该病患者，但亦可见于少数正常人及长骨粗短、骨皮质增厚、短指、桡骨弯曲、髋内（外）翻畸形、外生骨疣及 Turner 综合征患者，结合其他征象不难与该病鉴别。

3. 假性家族性甲旁减　是一种罕见的家族性甲状旁腺疾病，X 伴性染色体显性、常染色体显性或隐性遗传，常伴多种类型的先天畸形及缺陷（包括躯体、感觉器官及内分泌腺缺陷）。周围靶器官受体或受体后缺陷，对 PTH 无反应。临床表现为甲旁减，患者具有甲旁减的低血钙、高血磷、手足搐搦及尿钙磷变化，但甲状旁腺增生，PTH 分泌增多。可有智力减退并呈特殊的体态，如身材粗矮、肥胖、圆脸、颈粗短、指（趾）短小畸形，常见第 1/4/5 掌骨或跖骨缩短，以致握拳时在 1/4/5 掌骨头部形成凹陷（Albright 征）。假性甲旁减临床上还常有味觉、嗅觉障碍等，可合并甲状腺功能减退、肾上腺皮质功能减退、尿崩症、糖尿病、性腺发育障碍或不发育。表 2-5-8-12 列举了假性甲旁减的症状及体征发生率。

4. 家族性 Fahr 综合征[1]　亦称为对称性大脑钙化综合征，常伴卟啉病、顽固性贫血、假性甲旁减（2 型），血清转铁蛋白显著升高、血清铁和铁结合力下降和铁沉着症，双侧对称性基底核钙化，小脑齿状核和脑沟处亦可见钙化、基底核钙化症、大脑钙质沉着症、家族性基底核钙化症、家族性特发性基底核钙化症、特发性家族脑血管亚铁钙沉着症、特发性家族性脑血管铁/钙质沉着症、特发

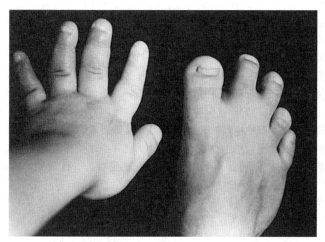
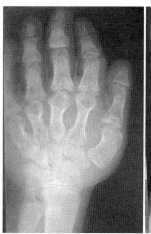
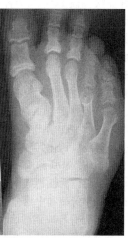

图 2-5-8-11　假性甲状旁腺功能减退症

患者女性，14 岁，I 型假性甲旁减；右手、左足相片及 X 线平片示右手掌骨及手指骨粗短，第 1 掌骨，第 2、3、4 近节指骨有锥形骨骺；左足跖、趾骨亦短，第 1、4、5 跖骨及趾骨粗短显著

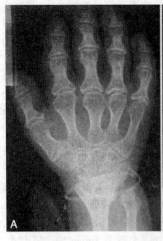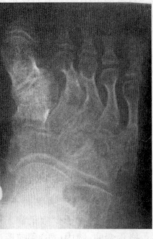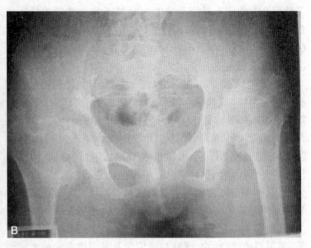

图2-5-8-12　假性甲状旁腺功能减退症(手与足)

患者女性,18岁,A.左手、左足诸掌指骨及跖趾骨均短粗,以指骨及趾骨变短为著;B.骨盆正位片,髋臼上缘增宽,双股骨头颈发育不良,双髋关节间隙正常

表2-5-8-12　假性甲旁减的症状与体征

症状/体征	例数	阳性率(%)	症状/体征	例数	阳性率(%)
身高<1.55m	87	80	骨外生骨	33	51
肥胖或短粗	40	50	异位骨化	155	56
脸圆	158	92	手足搐搦	169	86
智力低下	161	75	癫痫	114	44
掌骨短	169	68	白内障	144	44
趾骨短	105	43	颅内钙化	148	45
指骨短	91	25	牙釉缺陷	67	51
颅骨增厚	68	62	牙不萌出	93	56

性非动脉硬化性脑血管钙化症、大脑钙质沉着伴晚发性脑病、特发性两侧对称性大脑基底核钙化症等。本征常在脑CT等检查时发现双侧对称性基底核钙化,小脑齿状核和脑沟处亦可见钙化。一般不伴有症状。随着年龄增长到老年前期(45~60岁)时,可表现不同程度的神经症状,如精神衰退、癫痫发作、小脑性共济失调、情绪迟钝、记忆减退、类精神病样症状、帕金森病、构音障碍等。Billard等总结了14例患者脑病患者的表现,认为有四种临床类型:①第1型呈常染色体隐性遗传,病理改变以神经脱髓鞘和钙化为特征,表现为脑病、小脑畸形、矮小、视网膜病变和视交叉萎缩。本型发病较早,进展较快。②第2型有先天性脑病或脑瘫表现,但无短肢畸形,亦无眼部和脑脊液异常;此型很可能不是遗传性疾病,估计与产前的病毒感染有关。③第3型有脑病和小脑畸形,脑脊液中淋巴细胞持续增多。④第4型的主要表现为基底神经节钙化,伴或不伴神经功能异常,本型呈常染色体显性遗传。MRI和CT是诊断本综合征的最好方法。严重患者脑区见广泛性钙盐沉着甚至钙化,以基底部钙化为甚,但要排除甲旁减和中枢神经系统线粒体病可能,并行家族调查有助于明确Fahr病的诊断。不典型病例亦可用PET鉴别(^{18}F-脱氧葡萄糖标记),在PET上表现为示踪物摄取功能下降,并可对缺陷的脑组织进行功能定位和定量评价。

5. 甲旁减-发育延迟-畸形综合征　甲旁减-发育延迟-畸形综合征(hypoparathyroidism-retardation-dysmorphismsyndrome,

HRD)多见于儿童,表现为甲旁减、感觉神经性耳聋、肾发育不良、基底核脑梗死等。HRD还可出现反复发生的基底核脑梗死。染色体检查显示有del10(p14-15.1)异常,提示与HDR综合征有关的基因定位于10p14-15.1。2000年,van Esch等发现此染色体上GATA3突变是HRD发病的分子基础[44]。

6. 22q11.2缺失综合征　是人类最常见的微缺失综合征,DiGeorge综合征是其中一种重要的类型。有5%~10%的患者具有DiGeorge综合征的临床表现,但不存在22q11.2缺失。

7. Kearns-Sayre综合征　极少见。病因为线粒体DNA重排(mitochondrial DNA rearrangement)。该病以进行性眼外肌麻痹、色素性视网膜病和心脏传导阻滞为主要特征,还可出现中枢神经异常和特发性甲旁减等表现。神经系统病变进展缓慢,心脏异常的主要表现为传导系统受累且是早期死亡的主要原因。Kearns-Sayre三联征是指进行性眼外肌麻痹、色素性视网膜病和心脏传导系统功能障碍。其中心脏功能异常主要包括晕厥发作、心衰、心律失常等,可能与IGF-1缺乏有关,因为这些患者常伴有生长发育障碍和脉络丛发育不全,而血清IGF-1水平降低[45]。Kearns-Sayre综合征属线粒体脑-肌病,线粒体DNA发生缺失或点突变,不能编码线粒体在氧化过程中所必需的酶或载体,糖原和脂肪酸等原料不能进入线粒体,或不能被充分利用,故不能产生足够的ATP而导致能量代谢障碍。肌肉活检见破碎红纤维,电镜下线粒体异常,线粒体呼吸链酶异常。DNA 分析发现,mtDNA 缺失或点突变则可确诊。早期易误诊为重症肌无力、眼-肌型或眼-咽型进行性肌营养不良症,眶后肿瘤或脑垂体瘤、周期性瘫痪。慢性进行性眼外肌瘫痪、眼底检查及心脏损害的出现有利于鉴别。目前无特效治疗,给予 ATP、辅酶 Q10、大量 B 族维生素,及早植入起搏器可延长生命,低钙血症的治疗与特发性甲旁减相同。基因治疗是今后的发展方向。

8. 骨饥饿综合征 是指骨钙丢失十分严重的患者在手术等治疗之后,由于血钙急剧向骨组织转入,以致血钙下降引起手足搐搦等。不仅血清钙、血清磷下降,尿中钙、磷也减少,尿中羟脯氨酸术后一过性减少,而后再度增多,血清 ALP 升高。典型病例见于原发性甲旁亢的甲状旁腺摘除术后,或甲状腺功能亢进症的甲状腺次全切除术后。通常情况下,术后低钙以第 2～3 天最为严重,但如果症状不明显,第 4～5 天后会自然缓解,如果术后血钙低于 1.9mmol/L 且有搐搦发生,则应在术后第 1～2 天静脉补钙,对于持续时间长、补钙效果差的术后患者应考虑骨饥饿综合征的存在,详见本章第 9 节。

9. 磷酸酶缺陷综合征 本征为一种异质性疾病,由于组织特异性碱性磷酸酶(TNSALP)活性不足所致。TNSALP 的编码基因位于 1p34-36.1,该征有两种遗传模式。先天型为常染色体隐性遗传,为致死性疾病。常染色体显性遗传者病情较轻,发病较迟。依据年龄、临床表现及 X 线所见,临床分三型:①新生儿型:可在出生前发生骨折、长骨弯曲畸形、串珠肋、囟门扩大、骨端肥大等,多在 1 年内夭折。②儿童型:常以生长发育落后就医,X 线表现似佝偻病。③成人型:青年或成年发病,表现最轻,少见。常因轻微外伤或关节病引起骨折而被发现,或常有肾结石、出牙困难及生长发育迟缓历史。生化特点是血清钙偏高,血磷正常,血清碱性磷酸酶低下。尿钙增多,尿排出大量的磷酸氨己醇,羟脯氨酸减少。X 线表现为颅骨和椎骨骨化减弱或颅盖骨变薄[46]。其他改变包括管状骨变短并且骨化不良或骨化不规则,干骺端类似佝偻病样改变。诊断时尚需与维生素 E 缺乏、甲减、镁缺乏等鉴别。本征目前无特效疗法。

10. 常染色体显性遗传性低钙血症 当用钙剂和维生素 D 治疗钙受体活化性突变所致的常染色体显性遗传性低钙血症时,容易发生高钙血症、肾结盐沉着和肾损害[47]。

11. IgM 缺乏症 常与 22q11 微缺失综合征并存,除有22q11 微缺失综合征的一般表现外,患者常以反复发作的慢性中耳炎或发育延迟而就诊。

(四)颅内组织钙化的鉴别 颅内组织钙化见于许多临床情况,除了常见的慢性低钙血症外,引起颅内组织钙化的情况有老年人、Fahr 综合征、微生物感染、一氧化碳中毒、铅中毒、放射治疗、甲氨蝶呤治疗、线粒体疾病、Down 综合征、神经纤维瘤病、结节性硬化症、脂样的不沉着症(lipoid proteinosis)等,详见第 2 篇扩展资源 9。

【治疗】

甲旁减的治疗目的是消除低血钙所造成的神经精神症状并防治软组织钙化与器官功能损害。甲旁减的治疗主要包括慢性低钙血症的治疗和急性低钙血症的处理两个方面。但是,临床上治疗的首要目的是消除低钙血症症状和手足搐

搦发作,长期应用维生素 D 治疗不能以纠正低钙血症为目的,因为这样反而会加重异位钙化和肾损害。

(一)维生素 D 和钙剂

1. 钙剂 对于慢性低钙血症已使用维生素 D 或其衍生物者同时给以口服钙剂为宜,剂量较骨质疏松的基础治疗要高,但不主张超大剂量补充钙剂(一般指>3.0g/d 时),以免增加肾结石、异位钙化、血管钙化与心血管疾病的潜在风险。推荐长期口服钙剂,每日元素钙 1～1.5g,分 3～4 次口服。葡萄糖酸钙、乳酸钙、氯化钙和碳酸钙中分别含元素钙 9.3%、13%、27% 和 40%。氯化钙对胃肠道刺激性大,宜加水稀释后服,碳酸钙在小肠内转换为可溶性钙后方可吸收,易导致便秘。钙剂应咬碎后服,分 3～4 次服则效果良好。少数病例单纯服钙剂(乳酸钙、葡萄糖酸钙等)即可纠正低钙血症,维持血清钙接近正常。如患者服用乳酸钙或葡萄糖酸钙疗效欠佳,可换氯化钙,每次剂量不宜超过 1g,需要时可酌情增加次数。每日 3～4 次,饭后服。也可以氯化钙与乳酸钙联合服用。使用钙剂时应注意每种钙剂所含元素钙的含量。钙剂补充的量应该同时考虑维生素 D 的营养状态。一般应适当补充维生素 D,以提高钙的吸收率和可用性,减少钙的用量。

2. 维生素 D 制剂 到目前为止,在维生素 D_2 至维生素 D_7 的六种维生素 D 中,仅 D_2 和 D 具有生物活性。1981 年以来,1α-羟维生素 D(1α-hydroxyvitamin D, alfacalcidol)作为骨化三醇的前体广泛应用于低钙血症、慢性肾衰、甲旁减和骨质疏松的治疗。近年来,临床上将度骨化醇(脱氧-钙三醇)作为骨化三醇的前体广泛应用于 SHPT 的治疗。单用钙剂无效者可加用维生素 D。各种维生素 D 衍生物对钙磷代谢的效果强弱,取决于肠吸收功能、肾排泄功能和骨再吸收功能的总和。所以维生素 D 的治疗剂量难以准确计算,只能在治疗过程中逐渐调整剂量以达到治疗的目的。美国 FDA 推荐的健康人维生素 D 摄入量为成年人每日 600U(15μg),超过 70 岁人群每日 800U(20μg)。但不同患者需要的剂量会有所不同,一般每日需维生素 D 1 万～5 万 U,有的病例需加大到40 万 U 才有疗效,个别病例每日需 150 万 U。大剂量维生素 D 治疗应密切观察血清钙变化,及时调整剂量,维持血钙在正常范围内,同时 24 小时尿钙不宜超过 300mg/d。维生素 D 治疗无效时可采用双氢速甾醇或 AT10 油溶剂,AT10 首剂每日 1～3mg,2～3 天内可见疗效,10 天内,血钙上升至基本正常或低钙血症症状完全消失后,必须及时减量,一般以每日0.2～1mg 维持疗效。长期服用,应定期复查血钙和尿钙,及时调整剂量。

(1)普通维生素 D:主要有以下四种:①麦角骨化醇(维生素 D_2)注射液:40 万 U/ml,按 USP 规定,每毫克相当于 4万 USPU 或国际单位(U)。重症甲旁减(包括手术后和特发性)者每日平均需要 8 万 U(5 万～10 万 U/d)的骨化醇。②胆骨化醇注射液:有 30 万 U/ml 和 60 万 U/ml 两种剂型。上述维生素 D_2 与 D_3 均为淡黄色澄明油状液体,供肌内注射用,两者作用相同。维生素 D_2 或 D_3 经口服后贮存于脂肪组织和肝脏,缓慢释放发生作用,服药后 1～2 周或更久才有效,停药 1/2～4 个月方完全失效。日服 1 次,剂量 2 万～10 万 U/d 不等,个别患者需 20 万 U/d 或更大量。③双氢速固醇(DHT):每毫克含 12 万 U,有 0.125mg、0.2mg 和 0.4mg 等三

种丸剂,0.125mg胶囊和0.25mg/ml两种油剂。双氢速甾醇的作用较维生素D_2或D_3强,起效时间和作用消失时间都短,故更为有效和安全。一般从小量开始,如0.3mg(9滴)/d,1次服,开始每周监测血和尿钙,酌情调整药量,逐渐递增,当血清总钙达到2.0mmol/L(8mg/dl)、肢体麻木和抽搐等症状消失时,以此作为维持量。如因尿钙排出>8.75mmol(350mg/d1)/24h,可加服氢氯噻嗪(双氢克尿噻)和钾盐。与此同时双氢速甾醇(AT10)的剂量宜缓慢增加、暂停递增或适当减量,以防高钙血症的发生。④25-羟维生素D[25-(OH)D]:有20μg/粒、50μg/粒的胶囊及50μg/ml油剂。甲旁减患者常用量为25~200μg/d。

(2)活性维生素D:可作为甲旁减低钙血症的二线药物,主要用于对普通维生素D无效或效果很差的病例(病例报告),主要担心是加重高磷血症。1α-羟化酶的作用有赖于PTH,当PTH完全缺乏时,维生素D只能转变为25-(OH)D,而不能产生1,25-(OH)$_2$D。若维生素D及其衍生物的作用完全靠25-(OH)D的话,则所需维生素D的剂量大。活性维生素D制剂包括骨化三醇和阿法骨化醇两种,即骨化三醇[calcitriol,1,25-(OH)$_2$D],每粒胶囊含0.25μg。通常先用0.25μg/d,逐渐增加剂量,监测血钙,将剂量调整至合适维持量(0.36~1.5μg/d)。对肝功能损害者也有效。阿法骨化醇[1-羟维生素D,1α-(OH)D]主要适用于肝功能正常的患者,摄入体内后,通过肝脏25-羟化酶的作用,形成1,25-(OH)$_2$D后发挥作用。此药疗效快速,停药后作用消失也快。有作者用此药治疗甲旁减患者19例,疗程为14周,平均每日剂量(2.7±0.7)μg,同时服元素钙1000mg,血清游离钙和总钙在服药1~2周明显上升,血磷在治疗的第4周明显下降。用于治疗甲旁减的维生素D制剂见表2-5-8-13。

表2-5-8-13　治疗甲旁减的维生素D制剂

维生素D制剂	药物	剂量	作用时间(天)	特点
1α-羟胆骨化醇	EinsAlpha	0.5~3μg	1~2 5~7	迅速转换为1,25-(OH)$_2$D
1,25-(OH)$_2$D	Rocaltrol	0.25~1μg	1~2 2~3	活性成分/治疗首选
双氢速固醇	AT10 Perlen	0.5~1.5mg	4~7 7~21	维生素D类似物/肝脏活化/不需要在肾脏活化

(二)PTH补充治疗　　长期应用维生素D治疗者均需定期追踪血钙、血磷、尿钙和PTH的变化。长期用维生素D和钙剂者虽然血钙仍低,但仍可引起高钙血症和肾石症。为了避免肾功能恶化或引发严重的心脏病变(低钙血症性心肌病),亦可采用人工合成PTH治疗,如每日或隔日皮下注射PTH$_{1-84}$,或每日2~3次肌注人工合成的PTH$_{1-34}$(表2-5-8-14)。必要时可同时停用或减少维生素D的用量。一般经过1~2个月的PTH治疗后,尿钙排出量会较维生素D治疗时减少,使血钙维持在基本正常范围内。PTH补充治疗更适合于儿童和遗传性甲旁减综合征患者,特别是APECED和钙受体突变所致的低钙血症患儿。可供选择的制剂有PTH$_{1-34}$和PTH$_{1-84}$,由于肽类激素的分子量越大,诱发自身免疫抗体的概率越高,因而,需要长期使用的患者最好选用PTH$_{1-34}$[48-54]。大剂量的PTH可迅速升高血钙,但因其使用不便、价格昂贵,目前仅用于急性低血钙危象的治疗。据报道,PTH已成功地用

表2-5-8-14　两种PTH制剂补充治疗的比较

特点	PTH$_{1-34}$	PTH$_{1-84}$
皮下注射次数	1~3次/日	1次/日或隔日1次
皮下注射用量	20μg/次	100μg/次
维持正常血钙作用	++	++
减少维生素D与钙剂用量	++	+
尿钙排泄	-/+	++
血磷降低	-/+	++
骨转换率	+	++
BMD降低	+	++

于钙受体活化性突变所致的严重低钙血症。必要时可采用PTH注射泵或PTH微球治疗。

(三)甲状旁腺和胸腺移植治疗

1. 甲状旁腺自体移植　甲状旁腺自体移植是预防和治疗甲旁减的重要方法,主要有三个目的:①甲状腺或甲状旁腺全切术中立即移植甲状旁腺;②甲状旁腺增生者全切甲状旁腺术,防止发生术后甲旁减;③持续性或复发性甲旁亢者可能需要多次性甲状旁腺探查,于术后行延迟性甲状旁腺移植[55]。

(1)原发性甲旁亢:甲状旁腺单腺瘤或双腺瘤术后不必行甲状旁腺移植,但甲状旁腺增生者如果切除的组织低于50g,则需要冷冻甲状旁腺,为日后移植之用。

(2)SHPT:当患者合并显著高PTH血症、顽固性贫血或钙化性小动脉病时可行甲状旁腺全切、部分切除或全切加甲状旁腺自体移植。肾性疾病导致的SHPT患者,可以采取甲状旁腺次全切、甲状旁腺全切加自体甲状旁腺移植以及甲状旁腺全切不进行自体甲状旁腺移植三种手术方案来尽量减少手术后继发性甲旁减的发生。有学者对20名作了甲状旁腺全切但未进行自体移植的继发于肾性疾病的甲旁亢患者进行随访,结果发现6名患者术后血PTH低于正常,7名正常,另有7名患者高于正常,因此认为不一定非要对继发于肾脏病的SHPT患者同时施行自体移植甲状旁腺术来预防手术后继发性甲旁减的发生。甲状旁腺组织冷保存(不超过22个月)可提高自体移植的成功率。

(3)1型/2型多发性内分泌腺瘤病:甲状旁腺增生和病变多变容易造成术后复发(30%~45%),而过于积极的甲状

旁腺切除可能导致甲旁减,因而必须冷冻甲状旁腺组织,为日后移植做好准备。

（4）新生儿甲旁亢和家族性原发性甲旁亢:甲状旁腺次全切除术对遗传性原发性甲旁亢无效,必须行甲状旁腺全切并同时移植甲状旁腺。

2. 甲状旁腺异体移植　甲状旁腺异体移植用于顽固性 DiGeorge 综合征伴原发性甲旁减的治疗,但因排斥反应而不能长期存活。采用免疫抑制或微囊包裹等技术可望提高成功率。

3. 胸腺移植　完全型 DiGeorge 综合征及其相关综合征可考虑进行胸腺移植治疗,其目的是重建胸腺的免疫功能。据报道,胸腺移植重建的免疫功能稳定[56]。必要时,严重患者还可考虑移植父母亲的胸腺(异体胸腺移植)及异体甲状旁腺移植[57,58]。

（四）干细胞诱导分化治疗和基因治疗　采用自体干细胞诱导分化成甲状旁腺细胞并应用于移植治疗甲状旁腺功能减退症,以及基因治疗甲状旁腺功能减退症均处于研究阶段[59]。

（五）低血钙危象抢救　详见本章第 10 节。抢救措施主要是静脉补充钙剂和酌情补充镁盐。有条件时,顽固性低钙血症或低血钙危象可补充 PTH[59]。

【预防】

颈部肿瘤根治术时,冷冻保存甲状旁腺组织或做甲状旁腺组织自体移植,并评价甲状旁腺功能[60-62]。甲状旁腺手术中立即行自体甲状旁腺移植可能引起持续性甲旁亢,而随着时间的推移,又可能因移植物死亡而发生永久性甲旁减,因而甲状旁腺冷冻保存是预防术后永久性甲旁减的可行方法,自体甲状旁腺移植的成功率在 70% 以上。

【病例报告】

（一）病例资料　患者,男性,11 岁,。因反复抽搐 1 年,加重 1 个月于 2014 年 2 月 17 日入院。2012 年 11 月 30 日上课时无诱因出现全身强制性抽搐[62],表现为手足及颜面肌肉痉挛,腕、肘、肩、髋、膝关节强直性伸直,掌指关节屈曲、拇趾内收,一侧颜面部肌抽搐致嘴角歪斜,双眼上翻、凝视,并伴有意识丧失,呼之不应,颜面部青紫,牙关紧闭,口吐白沫,可闻及喉头喘鸣音,持续 5 分钟症状缓解,意识缓慢恢复,伴有头痛、恶心呕吐数次,呕吐物为胃内容物,发作时无记忆力,不伴大小便失禁症状。一周后就诊,头颅 CT 显示双侧额叶皮层下钙化灶或异常代谢物沉积。血清锌、铁、钙均降低,铜蓝蛋白正常,药物治疗不详。2013 年 3 月再次出现抽搐发作 2 次,发作症状同前。血清 PTH 0.2pg/ml,血钙 1.38mmol/L,脑电图显示右侧额叶、中央区尖波发放。心电图显示 ST 段、QT 间期延长。诊断为甲状旁腺功能减退症。出院后先后多次门诊复诊血钙波动于 1.68～1.77mmol/L,血磷 2.13～2.58mmol/L,血镁 0.68～0.73mmol/L,肌注维生素 D,每天口服骨化三醇 0.25μg、碳酸钙 1.2g、α-D3 0.5μg、门冬氨酸钾镁(潘南金)1 片。症状未再发作。2013 年底患儿开始不规律服药,2014 年 1 月开始无诱因再次出现发作性抽搐,症状与前次发作相似,脸色苍白,发作时间由数分钟至数十分钟不等。发作时间为一天发作数次或 3～5 天发作一次。再次测定甲状腺功能、TPOAb 正常,血钙 1.37mmol/L,血磷 3.0mmol/L,血镁 3.0mmol/L。PTH<0.3pmol/L。起病以来,偶有活动后四肢无力症状,休息后缓解。2011 年曾患"急性肾炎",对"病毒唑"过敏。

血红蛋白 120g/L,血小板计数 462×10⁹/L;尿 pH 5.0,肾功能 正常;血钙 1.43mmol/L,血无机磷 3.21mmol/L,镁 0.69mmol/L。肌酸激酶 611.1U/L,肌酸激酶同工酶 27.5U/L,动脉氧分压 72mmHg,动脉血氧饱和度 94%,25-(OH)D 29nmol/L,碱性磷酸酶 257.1U/L;甲状旁腺素 0 分钟 < 0.3pmol/L,20 分钟<0.3pmol/L;心电图显示正常窦性心律和 ST 段延长;骨密度在正常范围内;甲状腺彩超未见明显异常;头颅 CT 见颅内多发钙化灶(图 2-5-8-13),结合临床及其他检查,透明隔腔隙扩大,中度异常脑电地形图,符合特发性甲状旁腺功能减退症,Fabr 病或 Cokayne 综合征待排除。入院后每天口服骨化三醇软胶囊 0.75μg,碳酸钙/维生素 D_3 片及维生素 D,反复多次复查电解质:血钙波动于 1.41～1.75mmol/L,血镁波动于 0.66～1.22mmol/L,血磷波动于 3.0～3.51mmol/L,尿量 2000～2100ml,24 小时尿钾 16.4～16.8mmol,24 小时尿钙 0.36～0.54mmol,24 小时尿氯化物 65.1～76mmol,24 小时尿磷 1.93～3.04mmol。

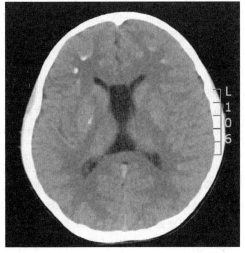
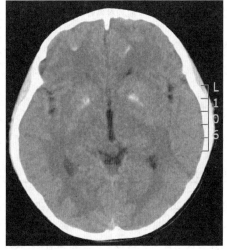

图 2-5-8-13　颅内软组织广泛性钙化

（二）病例讨论 本例诊断为特发性甲状旁腺功能减退症:继发性癫痫和继发性横纹肌溶解。但是治疗上欠积极。多数患者经钙剂和维生素 D 补充可以防止低钙血症症状发作,如果疗效不佳,应用活性维生素 D 有效,其主要担心是加重高磷血症。1α-羟化酶的作用有赖于 PTH,当 PTH 完全缺乏时,维生素 D 只能转变为 25-(OH)D,而难以产生 1,25-(OH)$_2$D。此时将剂量调整至合适维持量(0.36 ~ 1.5μg/d)完全控制症状。偶尔,仍无效时才考虑补充外源性PTH。另外需要引起高度重视的是这种起病形式很容易导致误诊误治[63]。

（袁凌青）

第9节　骨饥饿综合征

骨饥饿综合征(hungry bone syndrome, HBS)是指骨组织成骨活性增高或正常而骨吸收被强烈抑制的一种病理状态,骨饥饿时通过廓清血液矿物质形成新骨,故可引起严重(血钙<2.1mmol/L)而长期(持续至术后4天以后)的低钙血症、低磷血症和低镁血症。

【病因与发病机制】

（一）甲旁亢术后骨饥饿综合征 HBS 是因骨矿物质动员突然中断所致的急性低钙血症状态,主要见于原发性、继发性或三发性甲状旁腺功能亢进症手术后[1,2],但亦可发生于其他许多疾病过程中(表 2-5-9-1)。骨饥饿综合征是甲状旁腺手术后的常见并发症,主要表现是急性低钙血症、低磷血症和低镁血症;其基本病理基础是"骨饥饿",即过度或迅速的骨骼再矿化(bone remineralization)。甲状旁腺功能亢进症手术后因 PTH 水平突然降低,破骨细胞吸收抑制,而成骨细胞功能仍正常,骨骼摄取钙、磷和镁,使血清钙和镁急剧降低,诱发低钙低镁性手足搐搦,甚至癫痫样发作。诱发骨饥饿综合征的主要风险因素包括巨大甲状旁腺腺瘤或腺癌、年龄>60 岁、手术前血清 PTH、血钙或碱性磷酸酶显著升高。

表 2-5-9-1　骨饥饿综合征的病因

甲状旁腺与矿物质代谢性疾病	原发性醛固酮增多症
原发性甲旁亢手术后	乳腺癌骨转移
继发性甲旁亢手术后	前列腺癌骨转移
三发性甲旁亢手术后	妊娠 PTHrP 相关性高钙血症
甲状旁腺素抵抗综合征	神经性厌食
低磷血症	药物与医学干预
维生素 D 缺乏症	二膦酸盐
低镁血症/镁缺乏症	西那卡塞特(cinacalcet)
慢性肾病-矿物质骨病	肾移植后
内分泌疾病	血液透析或腹膜透析
甲亢¹³¹I 治疗后	马沙骨化醇(maxacalcitol)
甲状腺切除术后	大剂量活性维生素 D
肢端肥大症(GH 瘤)	

骨饥饿综合征见于 20%~30%的甲旁亢手术后患者,这些患者的临床特点是病程长,骨转换率明显升高,但骨转换率正常或降低时亦可发生。大多数为甲状旁腺腺瘤,少数为腺癌。由于流入骨骼的矿物质增加和 PTH 水平突然降低,

新的骨重建部位的活化频率(activation frequency)下降,诱发低钙血症[1-7]。严重而顽固的低钙血症发生于手术切除治疗后 1 周内,常伴有低磷血症和低镁血症。平均住院时间约 20 天。手术前骨矿盐大量丢失和骨矿化不足,而手术后骨骼再矿化加速是引起骨饥饿综合征的主要原因和风险因素[1],如果低钙血症能诱发足够的 PTH 分泌,血清钙可维持在基本正常范围内。骨饥饿综合征的主要风险因素是手术前的骨量、高龄、PTH 降低幅度和维生素 D 缺乏。甲旁亢伴有骨骼病变者的发生率为 25%~90%,而不伴骨骼病变者的发生率不超过 6%。

（二）其他原因所致的骨饥饿综合征 其他引起骨饥饿综合征的原因很多,如甲亢¹³¹I 治疗后、甲状腺切除术后、肢端肥大症(GH 瘤)、乳腺癌骨转移、前列腺癌骨转移、神经性厌食或抑制 PTH 分泌与作用的药物等,但均少见。例如,甲亢患者在药物治疗或手术后亦可发生,但因诱发的低钙血症能刺激 PTH 分泌,故病情较轻[8,9]。

【临床表现与诊断】

甲状旁腺-矿物质代谢性疾病所致的骨饥饿综合征主要见于原发性、继发性或三发性甲旁亢手术后,偶尔甲状旁腺素抵抗综合征、低磷血症、维生素 D 缺乏症、低镁血症/镁缺乏症和慢性肾病-矿物质骨病可伴发骨饥饿综合征。

（一）风险因素 HBS 见于 10%以上的原发性甲旁亢术后患者。发生 HBS 的主要风险因素是老龄、术前的血钙、血镁、白蛋白、ALP、PTH、25-(OH)D 和 1,25-(OH)$_2$D 水平(表 2-5-9-2)。主要表现为术后严重而顽固的低钙血症,血清钙常常≤2.1mmol/L,伴有神经肌肉兴奋症状,如手足抽搐、周期性肢体麻木、Chvostek 征和 Trousseau 征阳性[10-14]等。严重病例可出现全身性惊厥、昏迷、心衰和继发性骨折。

HBS 与骨骼病变的关系密切,如骨膜下骨吸收、溶骨性病变、棕色瘤及多发性骨折等[15-22]。甲状旁腺腺瘤的体积与性质(良性或恶性)也是决定是否发生 HBS 的重要原因,一般腺瘤>2g 者或腺癌者容易发生 HBS。术后 HBS 患者的血清 PTH[(1.7±0.4)pmol/L]迅速下降,3~4 天内血钙亦降至正常以下(<2.1mmol/L)。血磷被抑制在较低水平[23-26],并常伴有低镁血症。相反,血清 ALP 可持续升高至血钙正常后。血清骨钙素亦升高,而尿 CTX 降低,骨密度增加,提示骨吸收被抑制而骨形成旺盛。研究发现术后 10 周内脊椎 BMD 升高 17%,6 个月后升高 10%,12 个月升高 27%~65%[27,28],有的报道升高程度高达 332%;其中股骨转子 BMD 升高 33%(6 个月)和 35%~131%(12 个月)。骨核素扫描可见核素摄取显著增强(称为火焰现象,flare phenomenon),其持续时间长达数月。

（二）诊断与鉴别诊断 术后低钙血症的病因可能由甲旁减、PTH 抵抗或 HBS 引起,鉴别两种的重要方法之一是甲旁减患者的 PTH 水平极低而 HBS 患者的 PTH 可能升高、正常或稍微降低(表 2-5-9-3)。血磷水平也有一定鉴别意义,术后甲旁减与 PTH 抵抗者的血磷正常或升高,而 HBS 患者的血磷降低。

表2-5-9-2 原发性甲旁亢并骨饥饿综合征术前实验室检查

指标	研究者	发生HBS者	不发生HBS者	P值
血钙（mmol/L）	Brasier、Nussbaum	3.00±0.05	2.88±0.03	<0.05
	Spiegel等	3.25±0.05	3.00±0.03	<0.001
	Heath等	3.94±0.38	2.95±0.15	<0.01
	Lee等	3.00±0.1	3.00±0.08	0.7
血PTH（mol/L）	Brasier、Nussbaum	10.2±2.00	5.7±0.3	<0.05
	Lee等	30.7±10	32.9±6	0.2
血ALP（U/L）	Brasier、Nussbaum	68±15	38±2	<0.05
	Heath	51±37	12±6	<0.01
	Lee等	248±48	169±31	0.1
血镁（mmol/L）	Brasier、Nussbaum	0.75±0.05	0.85±0.02	<0.001
血白蛋白（g/dl）	Brasier、Nussbaum	3.9±0.1	4.3±0.04	<0.001

表2-5-9-3 术后低钙血症的病因鉴别

鉴别点	术后甲旁减	PTH抵抗	骨饥饿综合征
病因	甲状旁腺损伤 甲状旁腺摘除	低镁血症 镁缺乏症	成骨活性>破骨活性 血矿物质流入骨骼
原发病	甲旁亢手术 甲状腺手术	甲旁亢 甲亢	甲旁亢手术 甲状腺手术 低磷血症/二膦酸盐
诱因	PTH明显下降	PTH不敏感	PTH下降 骨转换抑制
发作时间	术后立即	术后立即	术后立即
低钙血症	++/持久	+/较持久	++/持久
低镁血症	可有	严重	可有
血磷水平	正常或升高	正常或升高	降低
血清PTH	↓↓	↑↑	↓
骨形成指标	↓↓	↓或正常	↑↑
股吸收指标	↓↓	↓或正常	↓↓
恢复时间	数周恢复（功能性）	数周恢复	数月恢复

【预防与治疗】

（一）预防　预防骨饥饿综合征的主要方法是手术前补充大剂量维生素D，骨量明显降低者应采用二膦酸盐预防其发生。治疗的措施包括口服钙剂和维生素D，严重低钙血症发作时，必须静脉补充钙剂和镁盐。因为骨饥饿状态的纠正缓慢，故治疗疗程较长数月至1年不等，但长期的慢性低钙血症应更多地考虑甲状旁腺切除或缺血所致的原发性甲旁减[29,30]。

骨重建的功能是通过破骨细胞骨吸收移除受损的旧骨和通过成骨细胞生成新骨的生理过程。骨吸收的大致时间是2周，继而进入"反转期（reversal phase，2~3周）"。从破骨细胞骨吸收至新骨形成的总时限约3个月，因为此段时间的骨形成相对滞后，故形成了所谓的骨重建腔隙（remodelling space），其程度取决于新的骨重建部位的活化频率，而在原发

性甲旁亢患者中，骨重建部位的活化频率增高，骨矿盐大量被消耗。但是在患者接受甲状旁腺手术后，术前的骨转换状态明显降低，骨重建部位与活化频率急剧下降，骨形成旺盛，导致血钙、血磷和血镁迅速而剧烈降低。其持续的时间与骨转换恢复正常的时间一致，严重患者可能长达9个月之久，而甲状旁腺腺癌的HBS时间可能更长。

术前应测定血清25-（OH）D水平，补充维生素D达到维生素D充足程度。此外，也有学者在术前给予1,25（OH）₂D（2μg/d，1~10周）有预防HBS作用。必要时术前静脉给予二膦酸盐，同时补充钙剂（1500mg/d）。据报道，长达8年的原发性甲旁亢患者应用阿仑膦酸钠6年，在术前静脉注射帕米膦酸盐，可防止发生HBS。尽管回顾性研究的结果并不一致，但术前应用二膦酸盐类药物是合理的[31]。另有报道，术前使用二膦酸盐（如唑来膦酸）亦可成为术后HBS的重要诱因。西那卡塞特属于Ⅱ型拟钙化合物（calcimimetic），可加速恢复继发性甲旁亢骨病对钙剂的反应性，主要用于慢性肾病所致的继发性甲旁亢治疗，偶尔可诱发骨饥饿综合征[32-35]。

（二）治疗　在缺乏活性维生素D供应前，HBS的治疗相当困难。据文献报道，尽管应用大量的钙剂、磷制剂、镁盐和普通维生素D，患者的血钙仍可能低于1.3mmol/L。在使用活性维生素D后，严重而顽固的低钙血症仍时常发生，原因是过量的活性维生素D强烈抑制PTH分泌，而且在低镁血症和镁缺乏情况下，骨骼对PTH不敏感。文献报道的钙剂使用量高达6~12g/d，起初主要由静脉补充，因为剂量大，必要时应做静脉切开输液，同时做心电监护；继而应尽快改用口服制剂，并同时口服适量活性维生素，一般用1,25-（OH）₂D或α-骨化醇1~4μg/d。不论血镁是否降低，必须同时补充足够的镁盐，如静脉注射氯化镁或口服硫酸镁。

【病例报告】

（一）病例资料　患者女性，25岁。因反复指端麻木、手足抽搐2个月，加重1个月入院。患者2个月前在当地医院因"甲亢"行甲状腺次全切除术后第2天出现指端麻木及手足抽搐，抽搐以前臂和大腿为主，起床翻身时尤为明显，发作时无意识障碍及大小便失禁，当地医院给予间断静脉补

钙后症状缓解,之后一直口服钙尔奇 D(每日 3 片)。1 个月后患者无明显诱因再次出现反复指端及嘴角麻木、手足抽搐等不适,均在静脉补钙之后缓解。既往患甲亢 1 年余,不规律服药,于 2013 年 2 月在当地医院行甲状腺次全切除术。否认"肝炎""结核"病史,无过敏史,无长期用药史。个人史、月经史、婚育史(已婚,育有 1 子)和家族史无特殊。

身高 156cm,体重 46kg,上部量 77cm,下部量 79cm,指尖距 154cm。发育正常,营养中等,表情自如,自动体位,神志清楚,正常步态。皮肤未见牛奶-咖啡斑,无皮疹,皮温正常,无水肿,无蜘蛛痣。唇黏膜红润,颈软,可见陈旧性手术瘢痕,气管居中,甲状腺无肿大。脊柱四肢无畸形,掌骨征阴性,Chvostek 征及 Trousseau 征阳性。2013 年 3 月 TT_3 1.18 nmol/L,TT_4 25.06nmol/L,FT_3 2.52pmol/L,FT_4 3.01pmol/L,TSH 48.25mU/L;血清离子钙 1.8mmol/L。血沉、肾功能、高敏 CRP、肿瘤标志物正常;TgAb 1113U/ml,TPOAb 392.4U/ml,TRAb 15.6U/L,碱性磷酸酶 540U/L、抗酒石酸酸性磷酸酶 91U/L;LDL-C 4.79mmol/L,TC 7.45mmol/L;血 PTH 87.6~126.8pg/ml,25-$(OH)D_3$ 36.6~39.5nmol/L,25-$(OH)D_2$ 27.5~29.6nmol/L,血钙 1.71~2.01mmol/L,血磷 1.75~1.93mmol/L,血镁、血氯化物、血钾和阴离子间隙正常;尿钙 0.05~0.76mmol/d,尿磷 3.85~6.61mmol/d,尿镁 1.26~2.26mmol/d,尿钠钾氯降低。胸部、头颅、左腕关节、左膝关节 X 线片、心电图、腹部 B 超未见异常。彩超显示甲状腺双侧叶片状低回声区;CT 显示双侧甲状腺术后改变,未见异常病变。

本例的诊断考虑甲状腺次全切除术后甲状腺功能减退症并发甲状旁腺功能减退症或维生素 D 缺乏症。给予补钙、补充钙尔奇 D 0.9g/d,骨化三醇 0.5~0.75μg/d;甲状腺素替代治疗。患者未再发作手足抽搐,麻木感好转。

(二)病例讨论 如果本例诊断为甲状腺次全切除术后甲状腺功能减退症并发甲状旁腺功能减退症或维生素 D 缺乏症,可以解释维生素 D 水平下降,但无法解释患者的高磷血症。如果由于手术损伤部分甲状旁腺而引起低钙血症发作,那么为何 AKP 明显升高?因此本例不属于一般的甲状腺次全切除术后甲状腺功能减退症并发甲状旁腺功能减退症。本例甲状腺功能亢进症有两种可能。根据 TgAb、TPOAb、TRAb 均明显升高的特点,可认为本例是以慢性淋巴细胞性甲状腺炎起病的特殊类型 Graves 病,这种 Graves 病不应该盲目地采用手术治疗,而是用抗甲状腺药物进行长期治疗,因为这种 Graves 病往往最终进展为自发性甲减。另一种可能是慢性或亚急性淋巴细胞性甲状腺炎合并一过性甲亢,亦不宜手术治疗。

甲亢高代谢状态升高骨代谢转换率,骨吸收增加。当病情够重,时间够长时,骨量丢失常相当显著。在没有积极预防和治疗骨质疏松情况下,切除甲状腺组织并引起甲减后,骨吸收骤然降低,而骨形成基本维持原状或稍有降低,因"骨饥饿"而导致低钙血症(骨饥饿综合征)。因此,本例的合适诊断是甲状腺次全切除术后甲状腺功能减退症并骨饥饿综合征。

在临床上,骨饥饿综合征主要见于原发性甲旁亢术后患者,但甲状腺术后发生的骨饥饿综合征亦较常见,其病情往往较前者为轻,恢复亦较迅速。由于骨量丢失时,骨骼组织

镁盐亦呈缺乏状态,而术后血清钙和镁均迅速流入骨骼组织,因此这些患者常同时发生低钙血症、低镁血症和低磷血症。低镁血症和镁缺乏是引发 PTH 抵抗的重要原因;低钙血症刺激 PTH 分泌,形成高 PTH 血症和骨吸收,血清 ALP 升高,以代偿和恢复低钙血症。当然,如果术中损伤了甲状旁腺,则低钙血症持续存在,显然本例在经过适当处理后,低钙血症发作终止,进一步佐证了骨饥饿综合征的诊断。

如果甲亢病情较重,病程较长,即使药物治疗使甲状腺功能恢复正常,也应特别注意防治术后骨饥饿综合征。一般在治疗甲亢同时给予高钙饮食,必要时给予口服钙剂(元素钙 1000mg/d)和活性维生素 D。如果骨转换生化指标明显升高,或已经出现骨质疏松症,应给予二膦酸盐类药物治疗。发生骨饥饿综合征后,应增加钙剂和维生素 D 用量,低钙血症发作时需要静脉注射钙剂。

(袁凌青)

第 10 节　低钙血症危象

低钙血症(hypocalcemia)是骨代谢紊乱综合征的常见表现。低钙血症危象(hypocalcemia crisis)是指因血钙降低引起的急性神经精神和全身性症状,严重时引起自发性手足搐搦、支气管哮喘或癫痫样大发作,处理不当可致死。

【病因与发病机制】

低钙血症的病因有甲旁减、PTH 抵抗综合征、维生素 D 缺乏或抵抗、急性重症疾病(如急性胰腺炎、中毒性休克等)骨饥饿综合征、低镁血症、高磷血症等[1-3]。低钙血症分为急性低钙血症和慢性低钙血症两类。

(一)危急重症伴低钙血症 引起低钙血症的基础疾病主要是心血管病、营养性疾病、肺部疾病、肾脏疾病、内分泌代谢疾病、神经系统疾病、消化系统疾病、感染性疾病、手术和创伤以及药物不良反应等[4,5]。亦有报道以低钙抽搐急诊的原发性醛固酮增多症之罕见案例[6]。

1. 急性胰腺炎伴低钙血症 低钙血症的程度与急性胰腺炎全身性内毒素反应相关,病情越重,血钙越低,因而低钙血症是危急重症预后判断的良好指标。任何原因引起的休克亦是并发急性胰腺炎和低钙血症的重要原因。肥胖是急性胰腺炎预后不良的重要风险因素,胰腺组织内较多脂肪沉积使炎症加重,并容易发展为多器官功能衰竭。另一方面,脂毒性和炎性脂肪因子促进细胞内钙释放,抑制线粒体复合物 I 和 V 的氧化功能,引起组织坏死和严重低钙血症。

2. 血液透析 慢性肾病患者常伴有血钙异常,即使用常规血清蛋白方法校正血钙后,仍不能真实反映血清钙变化(错误率 41%)。并且因为常规检测血钙方法的敏感性和特异性分别为 53% 和 85%,容易造成低钙血症发生率被低估。所以,必须测定血清离子钙水平。

3. 再进食综合征 再进食综合征(refeeding syndrome)常并发低磷血症(96%)、低钙血症(26%)、低镁血症(51%)、低钠血症(11%)、低钾血症和高血糖症。

(二)甲状旁腺术后低钙血症 原发性甲旁亢手术切除后低钙血症等时有发生。手术成功者血磷迅速恢复正常,血钙和血 PTH 则多在术后 1 周内降至正常。但因术前钙剂

和维生素 D 补充不足或手术误伤甲状旁腺,可诱发低钙血症。引起低钙血症的原因有:①骨饥饿和骨修复,切除病变的甲状腺组织后,血 PTH 骤降,大量钙和磷迅速沉积于骨骼,致血钙降低;②切除功能亢进的甲状旁腺组织后,剩余的甲状旁腺组织的功能受到长期高血钙的抑制而功能减退(暂时性);③由于部分骨骼或肾对 PTH 作用抵抗,可发生于 PHPT 合并肾衰竭、维生素 D 缺乏、高 FGF-23 血症、肠吸收不良或严重低镁血症等;④术前较长期使用了骨吸收抑制剂,尤其是二膦酸盐类药物;⑤患者合并有低镁血症。补充钙和维生素 D 的剂量需视神经肌肉应激性和血钙而定。手术后完全恢复正常矿化可能需要 1～2 年,应持续补充钙剂及适量维生素 D,直至骨密度正常。如果低钙症状持续 2 个月以上,提示永久性甲状旁腺术后低钙血症。为了预防和治疗术后永久性甲旁减,建议手术中冷冻被切除的甲状旁腺组织备用。一般认为,原发性甲状旁腺增生、1 型/2 型多发性内分泌腺瘤病伴原发性甲旁亢(PHPT)、新生儿甲旁亢和家族性甲旁亢者需要冷冻甲状旁腺[7-12]。

(三)甲状腺术后低钙血症 在甲状腺手术患者中,低钙血症是术后的主要并发症,其基本病因是手术创伤或血管损伤所致的继发性甲旁减,临床可分为症状性低钙血症和无症状性低钙血症两种类型,甲状腺全切术后低钙血症主要发生于术后的前 3 天内。预测甲状腺术后低钙血症的观察指标主要有血清总钙、血清离子钙和 PTH$_{1-84}$,血清总钙与血清离子钙评估术后低钙血症的特异性高,但敏感性低,而 PTH$_{1-84}$ 的敏感性一般高于特异性[6,7]。

(四)其他原因所致的低钙血症 病因很多,如肿瘤相关性低钙血症、低镁血症(详见第 5 篇扩展资源 37 相关内容)、药物应用等。低钙血症危象见于未予治疗的严重低钙血症患者,低镁血症。对于持续性和顽固性低钙血症患者,应想到同时存在低镁血症(血清镁<0.5mmol/L,即 1.0mEq/L)可能。

【临床表现】

如果血钙在短时间内迅速下降或伴有碱中毒,急性低钙血症引起自发性手足搐搦、支气管哮喘或癫痫样大发作,如处理不当可致死。慢性低钙血症和钙缺乏症的预后同甲旁减。

(一)神经-肌肉兴奋性增高表现 轻度低钙血症患者常有肌肉刺痛、麻木、痉挛、抽动、手足搐搦、腕手搐搦(carpopedal spasm)和心律失常等表现[13]。面神经叩击征(chvostek sign)和束臂征(trousseau sign)阳性。手足搐搦可被很多微小刺激诱发,如寒冷、情绪激动、深呼吸等。如果患者使用质子泵抑制剂,可诱发严重低血钙危象。严重者影响自主神经功能,引起平滑肌痉挛,喉、支气管痉挛(哮喘),肠痉挛引起腹痛、腹泻或胆绞痛。膀胱括约肌痉挛有尿急感。动脉痉挛可发生偏头痛或心绞痛。非典型神经-肌肉兴奋性增高的表现呈多样性,如手足端麻木、口角抽动,手足肌肉发紧或腓肠肌痉挛、心悸、顽固性肌无力、头昏、头痛、睡眠浅、失眠、多梦、疲乏、记忆力减退等神经衰弱症群、头痛,全身发紧,举步困难,张口困难,口吃或吐字不清。

(二)心血管表现 长期低钙血症可引起顽固性心力衰竭,对洋地黄有抵抗。低血压用升压药物或用增加血容量方法无效,而钙剂治疗可使血压恢复正常。多伴有 QT 间期延长、心室复极延缓和非特异性 T 波改变,严重者发生心律失常和心力衰竭(表 2-5-10-1)。

(三)呼吸系统表现 轻度低钙血症无呼吸系统表现或仅伴有气促;较重的低钙血症可表现为呼吸急促和困难;更严重者出现喉头水肿和痉挛,有时发生全呼吸道痉挛,呈哮喘持续状态样表现。小儿或老年患者可能仅表现为麻醉插管或气管插管特别困难。喉痉挛(laryngospasm)是对抗支气管分泌和出血的严重保护性反应或副交感神经兴奋的一种适应性反应,儿童严重低钙血症是引起急性喉痉挛的常见原因[14]。

(四)消化系统 主要表现为腹痛、腹胀、腹泻与脂肪吸收不良。

(五)原发病表现 因疾病而异。例如,维生素 D 缺乏性佝偻病发生于儿童,测量血清 25-(OH)D 水平是目前评估维生素 D 营养状态的最好方法,它反映皮肤合成的与口服的维生素 D 总量水平。骨源性 ALP 升高和治疗后下降分别代表疾病进展或好转。甲旁减的特点是:①反复发作的手足搐搦、肌张力障碍、感觉减退或过敏或锥体束外综合征;②皮肤粗糙、脱屑和色素沉着;③晶状体白内障;④软组织钙化和头颅基底核钙化;⑤QT 间期延长;⑥骨密度升高。

【辅助检查与诊断】

(一)血清 PTH/钙/磷测定

1. 血 PTH 血清 PTH 浓度多数低于正常,也可以在正常范围。因低钙血症对甲状旁腺是一种强烈刺激,血清总钙≤1.88mmol/L(7.5mg/dl)时,血 PTH 值增加 5～10 倍;所以低钙血症时,如血 PTH 在正常范围,仍支持甲旁减的诊断[15-18]。

2. 血钙 血清钙<2mmol/L,钙磷平衡饮食下血钙<1～2mmol/L。

3. 血镁 应作为必检项目之一,营养性维生素 D 缺乏和电解质平衡紊乱者可伴有血清镁降低。血清镁测定有助于判断 PTH 的敏感性。

4. 血清碱性磷酸酶活性 活性升高提示维生素 D 缺乏,但应首先排除肿瘤相关性低钙血症可能。骨硬化性肿瘤转移至骨骼时,因大量钙盐沉积于骨组织而诱发低钙血症;但是血清磷水平的鉴别意义有限,因为饮食磷和肾脏功能对其影响很明显。

5. 血清 25-(OH)D 和 1,25-(OH)$_2$D 可进一步证实维生素 D 缺乏症与假性甲旁减的诊断。

(二)其他辅助检查

1. Chvostek 征 用叩诊锤或手指叩击面神经,位置在耳前 2～3cm 处,相当于面神经分叉处,或鼻唇沟与耳垂连线的中点(颧弓下方),可引起口轮匝肌、眼轮匝肌及鼻翼抽动为阳性反应。

2. Trousseau 征 捆绑袖带(与测量血压的方法相同),充气加压至收缩压以上 20mmHg 处。多数要求持续 2～5 分钟,若诱发手足搐搦则为阳性反应。

3. 心电图检查 QT 间期延长,T 波低平,可伴传导阻滞[19-25]。低钙血症常伴有心律失常,严重时可导致死亡。EDTA 螯合治疗(chelation therapy)可因单纯低钙血症而导致

表2-5-10-1 文献报道的甲旁减并发心衰病例

病例	年份	年龄/性别	甲旁减病因	血钙(mg/dl)	血磷(mg/dl)	低钙血症时间	治疗	病情改善时间	治愈时间	LVEF
1	1939	51/F	术后	5.8	—	21年	—	—	—	—
2	1978	35/M	特发	4.0	11.3	—	Ca²⁺/DHT/地高辛/呋塞米	数天	—	—
3	1980	35/F	—	4.1	8.5	7年	Ca²⁺/1,25-(OH)₂D/地高辛/利尿剂	数天	6周	NA
4	1981	47/F	术后	5.6	7.6	10年	Ca²⁺/1,25-(OH)₂D/Mg²⁺/利尿剂	3天	6天	5个月恢复
5	1982	76/F	术后	5.1	7.2	11月	Ca²⁺/1,25-(OH)₂D/地高辛/呋塞米	2周	无效	2周无改善
6	1985	39/F	术后	6.2	7.1	10年	Ca²⁺/地高辛/呋塞米/1,25-(OH)₂D	3天	10天	10天改善25%~50%
7	1985	61/M	术后	6	7.5	—	Ca²⁺/1,25-(OH)₂D/地高辛/利尿剂	—	10天	NA
8	1990	25/F	特发	2.1	10	5年	Ca²⁺/1,25-(OH)₂D/地高辛	1天	70天	70天改善17%~50%
9	1990	65/F	特发	4.8	4.7	—	Ca²⁺/1,25-(OH)₂D/糖皮质激素/呋塞米	6周	11天	11天改善54%~80%
10	1992	46/M	特发	5.2	5.5	20年	—	6周	6周	6周改善33%~47%
11	1997	46/F	特发	3.8	10.3	2年	Ca²⁺/1,25-(OH)₂D/强心苷/利尿剂	1天	15天	5个月恢复
12	1998	53/F	特发	3.6	—	—	—	—	18天	3个月恢复23%~47%
13	1999	25/F	特发	3.4	7.8	1.5年	Ca²⁺/1,25-(OH)₂D/呋塞米	数天	数天	轻中度降低
14	2001	55/M	特发	3.7	8.4	3年	Ca²⁺/Mg²⁺/ACEI/HCTZ	3天	7天	1周改善20%~50%
15	2001	38/M	术后	4	—	3周	Ca²⁺/1,25-(OH)₂D	2周	3周	3个月改善39%~57%
16	2003	55/M	术后	2.8	10.1	19年	Ca²⁺/1,25-(OH)₂D/地高辛/ACEI	2周	—	NA
17	2003	46/F	术后	5.6	9.2	3年	Ca²⁺/1,25-(OH)₂D/地高辛/ACEI	3周	—	NA
18	2004	40/F	术后	3.5	5.7	3年	Ca²⁺/1,25-(OH)₂D/多巴胺/呋塞米	3天	8天	9个月改善25%~55%
19	2004	73/M	特发	5.4	9.4	2月	Ca²⁺/强心苷	数天	NA	6天血钾正常
20	2007	18/M	特发	7.1	11.6	—	Ca²⁺/Mg²⁺/强心苷/地高辛	2周	16天	2周改善24%~67%
21	2007	71/M	术后	6.2	7.4	4月	Ca²⁺/1,25-(OH)₂D/多巴胺/利尿剂	—	10天	10天改善30%~45%
22	2010	39/M	特发	5	7.8	>3年	Ca²⁺/强心苷/利尿剂	—	无效	27个月改善25%~30%
23	2010	57/F	术后	5.1	—	6约	Ca²⁺/1,25-(OH)₂D/ARB/呋塞米	—	—	6个月改善37%~61%
24	2010	61/M	术后	4.2	7.9	6月	Ca²⁺/1,25-(OH)₂D/呋塞米	—	14天	4周改善32%~75%
25	2011	76/F	术后	5.1	—	25年	Ca²⁺/利尿剂/ACEI/阻滞剂	—	2月	2个月正常(36%)

注：LVEF：左室射血分数；DHT：双氢速固醇；ACEI：血管紧张素转换酶抑制剂；HCTZ：氢氯噻嗪；ARB：血管紧张素-2阻滞剂；F：女性；M：男性

心脏停搏。

【治疗】

（一）**基础治疗**　急性低钙血症危象的基础措施包括补充钙剂和口服维生素 D，但一般不能纠正急性危象发作，故必须立即静脉补充钙剂[26]。

（二）**静脉补充钙剂**　当发生低钙血症手足搐搦、喉痉挛、哮喘、惊厥或癫痫大发作时，必须静脉补充钙剂[27-34]。应缓慢静脉推注 10% 葡萄糖酸钙或氯化钙 10~20ml（注射前应用等量葡萄糖注射液稀释），必要时 1~2 小时后重复给药。可能时尽量改用口服 10% 氯化钙溶液 10~15ml，每 2~6 小时 1 次。搐搦严重或难以缓解者可采用持续静脉滴注 10% 葡萄糖酸钙 100ml（含元素钙 900mg，稀释于生理盐水或葡萄糖液 500~1000ml 内，速度以每小时不超过元素钙 4mg/kg 为宜），定期监测血清钙，使之维持在 >1.75mmol/L（7mg/

dl）即可，避免发生高钙血症，以免出现致死性心律失常。例如，体重 60kg 患者用 10% 葡萄糖酸钙溶液 100ml 稀释于生理盐水 500~1000ml 中，5~12 小时内滴注。每 4 小时监测血清钙 1 次。

（三）**补充镁盐**　如果补钙后，血钙恢复正常，而临床症状（如手足搐搦）仍未停止，此时要想到低镁血症可能，并在心电图的监护下，由静脉或深部肌内注射硫酸镁数日；或口服枸橼酸镁及氯化镁混合物；轻度低镁血症患者可口服硫酸镁，每日 3 次，每次 5g。

（四）**补充 PTH**　低钙血症危象反复发作或经上述治疗无效者，应采用人工合成 PTH 治疗，治疗期间需要并同时停用或减少维生素 D 的用量[35-37]。

（袁凌青）

（本章主审　袁凌青　邓小戈）

第 6 章

肾上腺疾病

肾上腺组织的组成相当特殊，功能十分复杂。皮质最外层球状带分泌的盐皮质激素属于肾素-血管紧张素-醛固酮系统（RAAS），盐皮质激素代谢异常引起盐皮质激素性高血压、原发性醛固酮增多症、继发性醛固酮增多症、醛固酮缺乏症、醛固酮不敏感综合征等；束状带和网状带合成和分泌糖皮质激素及肾上腺类固醇类性性激素，主要受下丘脑-垂体-肾上腺皮质轴调节，功能紊乱时出现 Cushing 综合征、先天性肾上腺皮质增生症、肾上腺皮质功能减退症、皮质素还原酶缺陷症等；由于肾上腺皮质和性腺均分泌类固醇类性激素，所以有些先天性肾上腺皮质增生还会出现性发育障碍。肾上腺髓质属于交感神经系统的末端结构（相当于交感节后纤维），主要接受交感神经和肾上腺皮质激素的调节，是机体应激反应的基本要素，肾上腺髓质或交感链儿茶酚胺细胞肿瘤导致嗜铬细胞瘤和副神经节瘤。肾上腺的各种功能不是孤立的，皮质球状带-束状带-网状带之间，以及皮质-髓质之间均有细胞结构和功能联系。更为特殊的是，在特定条件下，肾上腺皮质可以表达肽类或胺类激素异位受体，导致非 ACTH 依赖性原发性肾上腺大结节增生。此外，生长发育期的肾上腺和睾丸组织均表达 Dax1 基因，Dax1 基因突变引起的 X-性连锁先天性肾上腺发育不良症兼有 Addison 病和性腺发育不良表现。

第1节　肾　上　腺

肾上腺疾病的诊疗技术有三个重要发展标志：①在 20 世纪 50 年代，人们将肾上腺皮质和髓质激素制成药物供临床应用，抢救和治疗了无数患者；②近 20 年内，随着 B 超、CT、MRI 和核素显影技术的发展，肾上腺疾病的早期诊断和术前确诊率有了质的飞跃；③肾上腺疾病的病因研究已经深入到了分子水平，主要的肾上腺疾病病因和发病机制逐渐被深入了解，先后发现了非 CRH/ACTH 依赖性大结节肾上腺皮质增生（CRH/ACTH-independent macronodular adrenocortical hyperplasia，AIMAH，PMAH）、X-性连锁先天性肾上腺发育

不良症（adrenal hypoplasia congenita，AHC）和表观盐皮质激素过多综合征（apparent mineralocorticoid excess，AME）[1-4]。此外，HPA 轴在多发性硬化和风湿性关节炎的发生发展中起了重要作用；超声引导下的肾上腺细针穿刺活检对意外发现的肾上腺肿块的良、恶性质鉴别诊断价值甚大，不良反应少；借助超声检查可在孕 6 个月明确没有家族史的先天性肾上腺增生的诊断。

【解剖特点】

（一）**肾上腺位置**　肾上腺位于腹膜和腹后壁之间、两肾的上内方，约与第 11 胸椎高度平齐，一般左肾上腺稍高于右肾上腺。肾上腺与肾脏共同包被于肾筋膜内，肾上腺依靠本身的筋膜固定其位置，左肾上腺固定于主动脉，右肾上腺固定于下腔静脉和肝脏，因此肾上腺不随肾脏上下移动而移位。肾上腺高 4～6cm，宽 2～3cm，厚 0.5～1cm，重 4～5g。尸解发现，终末期疾病患者的应激死亡者肾上腺重达 22g。一般认为，成人的肾上腺重量无性别、年龄和体重差异；但 Holmes 等报道 200 例尸检结果认为，肾上腺重量、体积与个体的体重、体表面积有关。男性较女性重约 11%。

左肾上腺的前上部借网膜囊与胃后壁相隔，下部与胰尾、脾血管相邻，内侧缘接近腹主动脉。右肾上腺的前面为肝脏，其外上部无腹膜，直接与肝区相邻，内侧缘紧邻下腔静脉。左、右肾上腺的后面均为膈（图 2-6-1-1）。

肾上腺外观呈浅黄色，腺体扁平，形态多变。一般左肾上腺为半月形（65%），右肾上腺为锥形（平面观为三角形，78%）。但在正常人群中，左、右肾上腺的形态均有较多变异（图 2-6-1-2）。偶尔发生先天性肾上腺缺乏或发育异常[5]。

（二）**肾上腺血液供应**　肾上腺的血液供应丰富，仅次于甲状腺，大约占心排血量的 1%。每分钟流经肾上腺的血量相当于其自重的 7 倍，在网状带形成静脉窦。

1. 肾上腺动脉　肾上腺动脉可分为上、中、下三支，分布于肾上腺的上、中、下部（图 2-6-1-3）。肾上腺上动脉起自膈下动脉；肾上腺中动脉起自腹主动脉；肾上腺下动脉起自肾动脉。肾上腺的上、中、下动脉均发出许多分支，形成被膜下

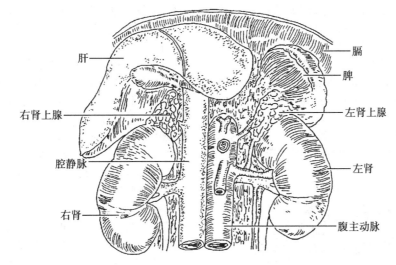

图 2-6-1-1 肾上腺与邻近脏器的关系

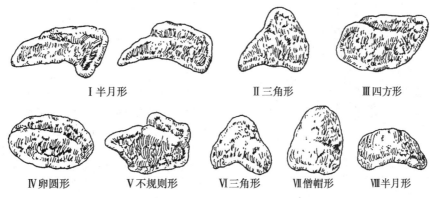

图 2-6-1-2 肾上腺的形态变异

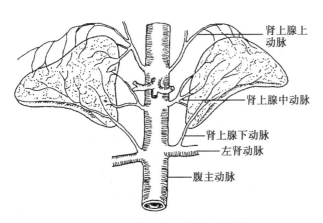

图 2-6-1-3 肾上腺的动脉血液供应

动脉丛,进入肾上腺皮质后再逐步分支。肾上腺被膜下动脉丛经皮质呈向心性延伸,进入髓质并延续成髓质毛细血管网。网状带的毛细血管聚合,形成较大的静脉窦,与髓质毛细血管汇合,最后形成肾上腺静脉而回流至腔静脉(右)和肾静脉(左)。

2. 肾上腺静脉 肾上腺静脉不与动脉伴行。皮质无通常的静脉回流,而是形成静脉窦,并延伸至髓质。髓质的毛细血管先汇集成小静脉,后者再汇入中央静脉。构成皮质与

髓质之间的特殊门脉系统,再穿出肾上腺,即肾上腺静脉。左肾上腺静脉汇入左肾静脉,常仅1支(少数为2支),平均长度约2cm,外径约0.4cm;右肾上腺静脉汇入下腔静脉,少数汇入右膈下静脉、右肾静脉或副肝右静脉,右肾上腺静脉常为1支,较左侧肾上腺静脉短而细(图2-6-1-4)。肾上腺内的毛细血管在皮质网状带形成环绕网状带的静脉窦。肾上腺髓质的血液供应有两种途径:一种为静脉血,静脉由皮质的静脉窦向髓质延伸形成,血流中含肾上腺皮质分泌的各种激素;另一种为动脉血,动脉由被膜下动脉丛的分支穿过皮质直达髓质。肾上腺中央静脉有2~4根明显的纵向平

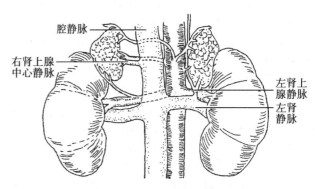

图 2-6-1-4 肾上腺的静脉回流

滑肌束,其功能尚不清楚,但很可能与调节血液量有关,可能受血管紧张素、血管活性肠肽(VIP)、肾上腺髓质素(AM)及儿茶酚胺的调节。平滑肌收缩时,可增加促肾上腺皮质激素(ACTH)等生物活性物质与皮质细胞和髓质细胞的接触时间。灌注肾上腺的大部分血液先到达皮质,继而流入髓质,其中的糖皮质激素(glucocorticoid,GC)可增强肾上腺髓质 N-甲基转移酶(N-methyltransferase)的活性,使去甲肾上腺素甲基化为肾上腺素,肾上腺皮质其他激素对髓质激素生成亦有明显影响。肾上腺组织内的血管网络见图 2-6-1-5。

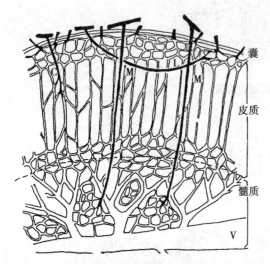

图 2-6-1-5 肾上腺的血管网络

黑色代表小动脉;白色代表小静脉;C 代表皮质小动脉;L 代表环绕小动脉;M 代表髓质小动脉;V 代表中央静脉

3. 肾上腺血液供应特点 肾上腺的血液供应有三点值得特别提出:①任何原因所致的一侧肾上腺动脉缺血可引起对侧的肾上腺功能及形态方面的变化(细胞核异质、线粒体退变、内质网池增宽、脂质小滴和溶酶体增多等),长期缺血可造成对侧肾上腺器质性损害。②肾上腺的血管内皮细胞表型具有特殊性,将胚胎肾上腺组织移植到绒毛尿囊膜上,移植物和被植的血管可互相向对方组织生长,肾上腺组织的血管既含有连续性内皮细胞层,又含有 CAM 间充质[6]。③肾上腺髓质的肾上腺素合成必须以高浓度的皮质醇为前提。肾上腺皮质和髓质功能调控关系密切,来源于肾上腺的神经递质、皮质和髓质激素的旁分泌作用和血管网络作用等均可能参与这一调控过程。此外,肾上腺局部 RAAS 对血流有明显调节作用。但也有人对肾上腺的门脉系统提出质疑,Einer-Jensen 等提出以局部血流向髓质转运糖皮质激素的假说有待进一步证实[7]。

(三)肾上腺皮质的自主神经支配 肾上腺皮质受自主神经支配而髓质相当于交感神经节后纤维。一般认为,肾上腺皮质的神经来源是:①神经元胞体在肾上腺皮质以外,但其末梢与血管走行一致地分布到肾上腺皮质内;②神经元胞体在肾上腺皮质内并受内脏神经活动调节。因此认为,肾上腺皮质生来就是肾上腺髓质节后神经元的靶器官,所以才会有节后纤维充斥于整个肾上腺,参与形成嗜铬组织,并为

皮质细胞提供神经支配,和皮质与髓质紧密联系的现象存在,使神经内分泌调节释放敏感,但在病理情况下也容易发生各种病变[8,9]。

1. 肾上腺皮质 肾上腺皮质直接或间接受神经支配的主要证据是:①肾上腺皮质内有 NPY 免疫反应阳性神经纤维,此种纤维与儿茶酚胺能神经纤维基本相同;②电镜和免疫组化发现球状带内有肾上腺素能神经纤维;③以 VIP 作为神经递质的神经纤维支配皮质,该纤维由支配肾上腺髓质的内脏神经纤维网发出;④肾上腺皮质内分布的少量嗜铬细胞以旁分泌形式作用于皮质细胞;⑤肾上腺皮质的胆碱能神经支配主要支配球状带,小部分支配束状带,毒蕈样受体拮抗剂(如哌仑西平,pirenzepine)可作用于突触前 M1 受体,增加乙酰胆碱释放,后者通过 M3 受体促进皮质激素合成;⑥一氧化氮合酶(nitric-oxide synthase,NOS)阳性神经末梢支配肾上腺皮质的实质细胞、血管和少量的肾上腺髓质嗜铬细胞,说明肾上腺皮质和髓质激素的分泌受一氧化氮(NO)的调节,而后者又直接受神经活动的控制。

2. 肾上腺髓质下胸段和上腰丛($T_{10} \sim L_1$) 脊髓交感神经节前神经元发出的轴突和腹腔丛的迷走神经干腹腔支的副交感神经传出纤维轴突与小动脉一起进入肾上腺,终止于肾上腺髓质,个别终止于皮质。电镜下,可见一根神经纤维能支配几个嗜铬细胞,而一个嗜铬细胞受数根神经纤维末梢的支配。交感神经轴突支配腺体的被膜下小动脉,以调节肾上腺血流。进入肾上腺腺体的神经纤维部分终止于球状带细胞,这些神经纤维末梢释放儿茶酚胺(CA)和神经肽 Y(NPY),球状带细胞和被膜下血管丛也受 VIP 能神经轴突支配;多数轴突沿肾上腺髓质细胞向外呈放射状排列,而嗜铬细胞散在于肾上腺皮质的所有三个带区。β-肾上腺素能激动剂和 VIP 可能影响醛固酮和皮质醇的分泌;在肾上腺和下丘脑之间还可能存在传出通路联系,调节应激所致的 ACTH 分泌。肾上腺血管旁的神经末梢含有神经特异性烯醇化酶、2 型小囊泡突触蛋白和酪氨酸羟化酶;这些神经末梢也可见于肾上腺实质细胞处,终止于皮质的神经结构主要含 P 物质、NPY 和 VIP。肾上腺神经分布的另一特点是由不同类型的神经结构合并存在或交叉分布。此外,肾上腺癌组织的 SYN 和 PGP 阳性细胞增多,提示肾上腺皮质神经冲动除调节血流供应外,还对激素的分泌有影响。

在胸 8~腰 1/2 脊髓节段中,有典型的胆碱能节前交感神经元支配髓质细胞。神经支配主要来自同侧的内脏大神经($T_5 \sim T_9$)。此外,从交感链交感神经节或肾上腺神经节发出的节后交感神经支配皮质血管。T_3 横断面以上的脊髓通常与肾上腺素分泌减少有关,此断面以下部分不影响肾上腺素的输出。

(四)异位肾上腺 少数肾上腺细胞在胚胎期迁移到异常位置并发育成迷走肾上腺。迷走肾上腺皮质比迷走髓质多见,皮质-髓质复合型较少见。迷走肾上腺者一般仍存在正常肾上腺,偶可一侧缺如。迷走肾上腺可能异位于肾上腺周围脂肪、肾脏、腹主动脉旁、脾脏附近、胰腺、肝脏、盆腔、睾丸、卵巢、子宫阔韧带、阴囊、阴道壁甚至颅内。嗜铬细胞与交感神经细胞同源,后者分布更广,故异位的单纯髓质型

嗜铬细胞可出现于机体的各个部位。

【胚胎组织特点】

肾上腺由皮质和髓质组成,两者的起源不同。一般认为,皮质起源于中胚层,髓质起源于外胚层(表 2-6-1-1)。

表 2-6-1-1　肾上腺皮质的比较解剖学和生理学特征

特征	小鼠	大鼠	雪貂	刺鼠	人类
解剖特点	薄而连续	薄而连续	薄而连续	薄而连续	薄而连续
肾上腺囊	3 层细胞	3 层细胞	3 层细胞	3 层细胞	3 层细胞
球状带	–	–	–	3 层细胞	3 层细胞
未分化带	–	3 层细胞	–	–	–
中间带	–	–	3 层细胞	–	–
束状带	7 层细胞	8 层细胞	5 层细胞	5 层细胞	5 层细胞
X 带	3 层细胞	–	–	–	–
网状带	–	–	3 层细胞	3 层细胞	3 层细胞
髓质	2 层细胞	2 层细胞	2 层细胞	2 层细胞	2 层细胞
CYP17A1 表达	无	无	表达	表达	表达
合成和分泌的主要糖皮质激素	皮质酮	皮质酮	皮质醇	皮质醇	皮质醇
肾上腺雄性类固醇激素	无	无	少量	中等	中等

注:肾上腺皮质的细胞层数为大致测量值,因细胞体积不同和细胞间的相互转换,细胞层数可有较大变化;大鼠的未分化带可再分为内带(深色)和外带(浅色)两部分,其功能不同

(一)肾上腺皮质起源　胎儿肾上腺发育及其调节详见第 2 篇扩展资源 16 相关内容。肾上腺皮质来自生殖嵴附近的体腔中胚层细胞。至妊娠 2 个月,神经外胚层细胞移行进入原始皮质而形成髓质,开始形成胎儿肾上腺。至妊娠中期,肾上腺体积随血管增多而迅速增大,甚至暂时超过肾脏体积。至妊娠 4~6 个月,肾上腺外表的薄层皮质细胞发育趋于成熟,形成永久性皮质。肾上腺内部的胚胎皮质含肾上腺细胞团的大部分,出生时相当于肾上腺体积的 3/4。出生后,胚胎皮质迅速退化,至出生 2 个月左右仅占 1/4,1 岁左右消失。Bocian-Sobkowska 等发现,胎儿出生后的胚胎肾上腺退化可分为两个时期:出生至 2 周龄时退化很快(快速退化期),而 2 周龄至 1 岁为缓慢退化期。在快速退化期,胚胎肾上腺从 8017ml(38 例)降至 248ml(容量从 70% 降至 3%),肾上腺实质细胞数从 $3×10^9$ 降至 $0.15×10^9$(总数从 40% 降至 5%)。

退化过程的本质是细胞大量凋亡(凋亡指数 0.20~0.30)和出血性退变,而永久性皮质不断增殖。至出生时,已形成皮质球状带和束状带。胚胎皮质退化和永久性皮质增殖使肾上腺的总重量在出生后迅速下降(1 岁时降至 3~

4g),这可能与来自胎盘的雌激素和母体垂体 ACTH 的急促消失有关。此后,肾上腺生长与躯体生长平行。肾上腺皮质网状带在出生后第一年开始发育,出生后第三年永久性皮质发育完成,形成由外而内的球状带、束状带和网状带。青春期前,肾上腺发育极慢,整个变化以皮质较明显。类固醇生成因子-1 属孤核受体,为肾上腺皮质和性腺发育、类固醇生成调节所必需[10]。胎儿肾上腺发育主要受胎儿-胎盘自身的 CRH/ACTH 系统、GHRH-GH-IGF-1/IGF-2 和细胞因子-生长因子系统(IGF-TGFβ-bFGF 等)的调节。

(二)嗜酸性皮质转型　肾上腺皮质细胞处于不断的代谢更新过程中,机体根据生理需要,对肾上腺分带进行重建和可逆性细胞增殖、萎缩或生化功能转换(表 2-6-1-2)。在一定条件下,肾上腺囊内、囊下、囊上和邻近肾上腺髓质的皮质干细胞库扩增分化,而且,衰老的细胞亦可在特殊情况下,重新恢复旺盛的激素合成分泌功能(表 2-6-1-3)。例如,在某些疾病中,球状带细胞可转换成分泌皮质醇和性腺类固醇激素的束状带细胞。上述的肾上腺皮质细胞分化、更新和功能受许多因子的调节,其中主要的调节因子有 ACTH、AT-2、IGF-1、LH、活化素、抑制素等。

表 2-6-1-2　诱发肾上腺皮质分带重建的因素

分带	生理性刺激物	效应
球状带(大鼠)	↓[Na⁺]/↑[K⁺]	球状带扩张,醛固酮生成增加
	↑[Na⁺]/↓[K⁺]	球状带萎缩,醛固酮生成减少
束状带(大鼠)	ACTH	束状带扩张,糖皮质激素生成增加
	地塞米松	束状带萎缩,糖皮质激素生成减少
网状带(灵长类)	肾上腺功能初现(人与黑猩猩)	fCYB5 表达增加,DHEA 生成增加
	群体状态	群体生活状态改变成年雌性动物的网状带发育与成熟
	人类肾上腺皮质细胞皮质醇	通过竞争性抑制 3β-HSD2 活性而刺激 DHEA 生成
X 带(小鼠)	雄性青春期发育,雌性受孕	诱导 X 带再生
	活化素	诱导 X 带再生
	性腺切除	延迟 X 带再生,诱导另一层带生长

表 2-6-1-3 肾上腺皮质干细胞/祖细胞/细胞

干细胞/祖细胞	定位	特点
WT1⁺祖细胞	肾上腺囊	基础状态下肾上腺皮质的 WT1⁺肾上腺囊细胞生成类固醇类激素 GDX 诱导其分化为性腺样组织细胞
GLI1⁺祖细胞	肾上腺囊	在 SHH 的作用下,GLI1⁺祖细胞移行至肾上腺皮质并形成类固醇生成细胞
TCF21⁺祖细胞	肾上腺囊	TCF21⁺囊细胞分化为非类固醇激素生成的间质细胞
SHH⁺祖细胞	囊下区	束状带祖细胞分化为类固醇激素生成细胞 球状带 SHH⁺祖细胞不能分化为肾上腺囊细胞
胎儿肾上腺样祖细胞	髓质旁区	束状带祖细胞被激活后远离肾上腺髓质

注:肾上腺皮质的上述干细胞和祖细胞/细胞之间并不相互排斥,而是互相联系的。WT1⁺细胞表达的 Gli1 和 Tcf21 很少,但在一定的特殊时间窗口期可发生表达因子谱改变

例如,豪猪素(sonic hedgehog)、δ 样同源序列 1(delta-like homolog 1)、FGF 和 WNT/β-连环蛋白等调节上述过程。同时,下丘脑-垂体-甲状腺轴与下丘脑-垂体性腺轴的关系密切。肾上腺发育与性腺发育同源(图 2-6-1-6),TH 也调节睾丸发育,TH 与 FSH 一起促进雄激素合成和精子发育。刺激 TSH 引起的 T_3 和 T_4 分泌可以诱导 CRH 分泌,因此下丘脑-垂体-肾上腺轴对甲状腺轴也有调节作用。例如,应激诱导性成熟和雄性化。

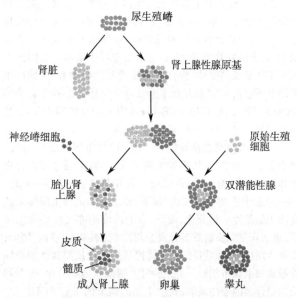

图 2-6-1-6 肾上腺与性腺发育的组织同源性特征

（三）肾上腺髓质起源 起源于神经嵴的外胚层细胞向两侧移行,分化成交感神经细胞和嗜铬细胞。交感神经细胞形成脊柱旁和主动脉前交感神经节,节后交感神经元由此逐渐生长发育。嗜铬细胞则向发育中的肾上腺皮质移行并进入皮质内,形成肾上腺髓质。另一部分与交感神经系统密切相关的外胚层细胞形成了肾上腺外嗜铬细胞群或嗜铬体。肾上腺外嗜铬细胞大部分位于腹主动脉前交感神经丛或脊柱旁交感神经链处。在胚胎期,嗜铬细胞呈多处分布;保留到成年期者一般只有肾上腺髓质的嗜铬细胞。外胚层细胞-神经系统-嗜铬细胞间在发生学上密切相关,成为异位嗜铬细胞瘤的胚胎学基础[11]。

【激素合成细胞特点】
（一）肾上腺皮质分带与类固醇激素合成 肾上腺皮质占肾上腺总体积的 80%~90%,根据皮质细胞的形态结构、排列、血管和结缔组织结构等特征可将皮质分为球状带、束状带和网状带三个区带。在球状带和束状带之间尚有一间隔带(zona intermedia),但因其缺乏有关酶类,故无激素合成功能。

1. 肾上腺皮质分带 从组织学上看,肾上腺皮质由外至内分为三带(层),即球状带(zona glomerulosa)、束状带(zona fasciculata)和网状带(zona reticularis)。

（1）球状带:位于被膜下,较薄,约占皮质总体积的 15%。细胞较小,呈矮柱状或锥形,胞质与核的比例较小,胞质内脂滴量中等。与其他两个带比较,其核较小而染色质浓密。球状带细胞呈球状排列,细胞团之间为窦状毛细血管和少量结缔组织。

（2）束状带:是皮质中最厚部分,约占皮质的 78%。束状带细胞与球状带细胞可交错排列,在一些部位并向球状带内延伸,甚至可达被膜层,使得两带的分界欠清晰。束状带细胞的胞体比其他两带的细胞大,呈多边形。胞质与核的比值大。由于胞质含大量脂滴,在常规切片标本中,因脂滴被溶解,染色浅而形成明亮的空泡,因而有"明亮细胞"(clear cell)之称。束状带细胞排列成单行或双行放射状细胞索,细胞索间为窦状毛细血管和结缔组织小梁。

（3）网状带:位于肾上腺皮质最内层,约占皮质总体积的 7%。细胞索相互吻合成网,网间为窦状毛细血管和少量结缔组织。网状带与束状带和肾上腺髓质的分界较清楚。网状带细胞较束状带小,胞质脂滴少。成人的网状带含大量脂褐质颗粒,因而染色较束状带深。与其他两带的细胞比较,胞质与核的比例中等。

2. 皮质细胞超微结构 肾上腺皮质细胞分泌的激素为类固醇激素,细胞具有分泌类固醇激素细胞的超微结构特征。束状带细胞内含有大量脂滴,束状带和网状带细胞的滑面内质网非常发达,并含有较多脂褐质颗粒和微绒毛。在形态上,三个带的线粒体也有明显区别,球状带的线粒体细长,线粒体嵴呈薄片状;束状带细胞的线粒体呈卵圆形或球形,含有囊泡状嵴;而网状带细胞的线粒体为卵圆形,线粒体嵴呈管状。

3. 皮质细胞标志物 在许多情况下,肾上腺皮质细胞的形态、数目和生物学特征发生改变,可通过肾上腺皮质细胞的形态学检查和生物学特征鉴定来诊断疾病。组织标本于手术时或经细针穿刺活检(针吸活检)获得。标

本除了进行细胞和组织形态学观察外,还可作细胞角质蛋白(AE1/AE3)和 Melan-A(A103)单克隆抗体等细胞标志物鉴定,以鉴别肿瘤性质或者细胞凋亡、特异性受体、酶、激素含量测定。免疫组化染色可用于鉴别肾上腺肿瘤与转移性肿瘤。增殖相关核抗原(Ki-67)是 DNA 复制酶复合物中的蛋白组分,反映了细胞增殖活性。与腺瘤相反,肾上腺皮质癌中低分子量角质素阴性或弱阳性,而波形蛋白(vimentin)多呈强阳性反应。p53 表达与皮质腺癌的恶性程度有密切关系,是预后判断的重要指标之一。肾上腺皮质腺癌 c-myc 阳性,核大小亦有较明显差异、呈簇状排列,以近核膜处着色为主。

(二)肾上腺髓质激素合成细胞　肾上腺髓质由皮质包围,两侧髓质的总重量约 1.0g,占双侧肾上腺体积的 10% 左右。髓质几乎全部为排列成索的髓质细胞组成,细胞索间含神经、结缔组织和血管。髓质细胞呈多边形,如用含铬盐的固定液固定标本,胞质内呈现出黄褐色的嗜铬颗粒,因而髓质细胞又称为嗜铬细胞。电镜下,髓质细胞最显著的特征是胞质内含有许多电子密度较高的分泌颗粒,直径 100～300nm,与交感神经末梢所含颗粒类似。根据颗粒内所含物质的差别,髓质细胞分为两类,一类为肾上腺素细胞,颗粒内含肾上腺素,约占肾上腺髓质儿茶酚胺储备的 85%。另一类为去甲肾上腺素细胞,颗粒内主要含去甲肾上腺素。此外,与交感神经末梢类似的颗粒内还含有非儿茶酚胺类活性介质(铬粒素,ATP 等)。

髓质细胞可与交感神经节前纤维形成突触,节前纤维末梢释放的乙酰胆碱作用于髓质细胞,引起髓质细胞释放肾上腺素或去甲肾上腺素。在体外培养中,肾上腺髓质嗜铬细胞(培养 4 天后)可出现四种形态不同的细胞:①Ⅰ型细胞约占 49%,细胞胞质电子密度高,分泌颗粒致密;②Ⅱ型嗜铬细胞(21%)的胞质电子密度亦高,但颗粒较大;③Ⅲ型细胞(约占 25%)的胞质电子密度低,颗粒有空泡,但高尔基复合体发育良好;④Ⅳ型细胞(占极少数)的胞质电子密度中等,粗面内质网丰富。进一步观察发现,Ⅰ型、Ⅲ型细胞为肾上腺素分泌细胞,而Ⅱ型细胞(亦可能包括Ⅳ型细胞)为去甲肾上腺素分泌细胞[12]。

髓质增生病变的组化特征与嗜铬细胞瘤相似。

(袁凌青　杜伟)

第 2 节　肾上腺功能检查

下丘脑-垂体-肾上腺皮质(HPA)轴的功能检查是诊断下丘脑、垂体和肾上腺皮质有关疾病的重要方法。HPA 轴的功能检查主要包括血、尿质激素及其代谢产物测定和 HPA 轴动态试验,必要时还可借助影像检查和病理检查协助诊断。

【肾上腺类固醇激素测定】

肾上腺皮质类固醇激素代谢紊乱引起的疾病称为肾上腺皮质类固醇疾病(steroid disorder of adrenal cortex),诊断和追踪观察此类疾病需要进行肾上腺类固醇激素测定分析。

(一)分析技术与待测标本

1. 分析技术　比色测定类固醇激素代替生物分析减少

了标本用量,提高了分析准确度和特异性,是类固醇分析的第一次进步。首先,人们应用 Porter-Silber 色原(Porter-Silber chromogen)分析二羟丙酮(dihydroxyacetone)侧链与苯肼(phenylhydrazine)反应的色谱,间接测定皮质醇含量,继而又应用 17-酮类固醇(17-ketosteroid)与二硝基苯(dinitrobenzene)反应生成的色谱推断雄性类固醇激素(Zimmerman 反应);但是这些色谱反应的特异性仍然达不到准确诊断疾病的目的,已经废除。广泛应用的免疫分析是类固醇激素测定的重大进步,目前用置换标记(alternative label)代替了传统的放射免疫分析法,但是类固醇激素的含量极低,对于自动分析系统来说,仪器在反复操作后,只要遗留痕量样本即可产生明显系统误差,给临床判断带来误解,因此质谱测定(mass spectrometry,MS)技术在类固醇激素测定方面具有更多优势,但必须重新建立正常参考值。目前,MS 是测定药物、类固醇激素、氨基酸和有机酸等小分子物质的可靠方法,尤其在新生儿疾病筛选中应用广泛[1]。质谱测定同时应用色谱分离(chromatographic separation)时称为 Hyphenated 法,MS 测量化合物在气态状态下的离子重量或测量物质的质量与电荷比。MS 分析的是带电颗粒,该系统由上样器、能源分析器和探测器组成,并由电脑控制。

2. 待测标本　可采用血液、唾液、尿液或羊膜液等作为类固醇物质的待测标本。血液中的类固醇物质与蛋白(白蛋白或特异性结合蛋白)结合,而尿液或唾液中的类固醇物质为游离组分,其浓度与血清水平高度相关。例如,血清总睾酮为游离睾酮和与性激素结合蛋白(SHBG)结合的睾酮之和;因此,游离睾酮指数(free androgen index,FAI)=(血清睾酮/SHBG)×100。FAI 的误差主要来源于血清睾酮和 SHBG 测定伪值,当青春发育期前儿童的血清睾酮<5nmol/L 而 SHBG 高于 120nmol/L 时,其误差较明显。血清类固醇激素水平有昼夜和餐前餐后变化,采样时间需要固定。例如,8:00 的血清皮质醇波动在 200～800nmol/L 内,而午夜低于 150nmol/L,其昼夜浓度曲线呈正弦波形。此外,处于低浓度的凌晨 2～3 时皮质醇有 3～4 个脉冲分泌高峰,6～10 时还存在小脉冲波干扰皮质醇测定值[2]。产前使用地塞米松治疗先天性肾上腺皮质增生症,将明显影响孕妇和新生儿的类固醇激素测定[3]。

唾液皮质醇反映血清游离皮质醇水平,由于皮质醇浓度低(约 5nmol/L),而唾液中存在 2 型 11β-羟类固醇脱氢酶(HSD11B2)活性使皮质素水平较高,因此必须采用敏感而不与皮质素发生交叉反应的方法测定[4]。口服糖皮质激素(尤其是醋酸可的松)后,ACTH、皮质醇、17-羟孕酮(17-OHP)和雄烯二酮测定均受到影响,此时可选择唾液标本来减少药物干扰[5,6]。与血清相比,尿游离皮质醇的浓度较高,容易早期发现皮质醇增多症。但是免疫分析测得的皮质醇缺乏敏感性和特异性,因试剂与皮质素和其他类固醇代谢产物的交叉反应明显[7-9]。

(二)免疫分析　免疫分析有过数次改正和升级,类固醇抗体需要和蛋白质与远离类固醇活性基团的部位偶联才能提高抗体特异性,类固醇 HPLC 提取对新生儿血液标本来说极为重要,因为胎儿肾上腺的类固醇硫酸盐浓度高,明显干扰 17-OHP 测定结果(图 2-6-2-1)。

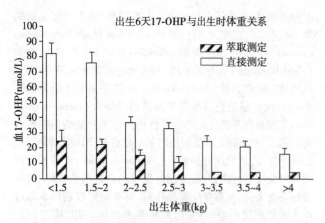

出生6天17-OHP与出生时体重关系

图例：萃取测定，直接测定

横坐标：出生体重(kg)，纵坐标：血17-OHP(nmol/L)

图 2-6-2-1　17-OHP 测定
由于胎儿肾上腺类固醇硫酸盐的干扰,直接测定 17-OHP 的结果呈假性升高,标本需要经过溶剂提取再进行测定

类固醇代谢物干扰引起测得值假阳性升高。例如,服螺内酯后,雄烯二酮测定值明显升高,其原因不是螺内酯本身与雄烯二酮的交叉反应(约 0.01%),而是药物导致的类固醇代谢物变化(表 2-6-2-1)。

表 2-6-2-1　多囊卵巢综合征患者应用螺内酯治疗前后的激素变化

病例	LH (IU/L)	FSH (IU/L)	睾酮 (nmol/L)	DHAS (μmol/L)
病例1				
治疗前	13.9	6.6	5.2	7.5
治疗后	16.3	7.8	6.3	7.2
病例2				
治疗前	19.5	7.9	7.9	6.0
治疗后	19.7	8.3	8.3	
病例3				
治疗前	42.4	12.4	1.6	2.7
治疗后	33.2	4.3	4.9	8.5
病例4				
治疗前	11.5	5.0	3.3	8.9
治疗后	6.7	5.7	3.7	3.5
病例5				
治疗前	4.5	5.2	1.5	5.7
治疗后	4.4	8.3	1.4	2.8

(三) 气相色谱分析　血液和尿液类固醇可用气相色谱分析[10](表 2-6-2-2)。尿液类固醇用固相法提取或直接尿斑测定。应用 GC-MS 可准确测定 DHAS、17-OHP、睾酮、17-OHP、11-脱氧皮质醇和 DHAS。

(四) 液相色谱分析　可测定醛固酮、皮质醇、DHAS、皮质酮、11-脱氧皮质醇、睾酮、DHA、17-OHP 和孕酮。稳定核素标记的定量 MS 分析应用广泛,稳定核素标记的类固醇物质见表 2-6-2-3。当应用 5 个更多 2H 替换类固醇分子中的 H 原子时,能精确分辨所有不同结构的类固醇分子。

表 2-6-2-2　应用液气质谱测定尿类固醇物质诊断的疾病

类固醇先天性代谢性疾病
　先天性肾上腺皮质增生症
　　孕烯醇酮(CYP11A1 缺陷症,胆固醇侧链酶缺陷症,脂质肾上腺皮质增生)
　　3β-羟类固醇脱氢酶(HSD3B2)缺陷症
　　17α-羟化酶(CYP17)缺陷症
　　11β-羟化酶(CYP11B1)缺陷症
　　21-羟化酶(CYP121A2)缺陷症
　　细胞色素 P450 氧化还原酶(POR/Antley-Bixler 综合征)缺陷症
　　11-羟类固醇脱氢酶 1(HSD11B1/皮质素还原酶)缺陷症
　　7-脱氢胆固醇还原酶(DHCR7/smith-Lemli-Opitz 综合征)缺陷症
　　糖皮质激素受体病
　其他类固醇代谢病
　　5α-还原酶(SRD5A2)缺陷症
　　类固醇硫化酶(STS)缺陷症
　　醛固酮合成酶(CPY11B2)缺陷症
　　芳香化酶(CPY19)缺陷症
　　2 型羟类固醇脱氢酶(CPY11B2/AME)缺陷症
类固醇分泌瘤
类固醇抵抗综合征
肾上腺皮质功能亢进症/减退症
　Cushing 综合征
　神经性厌食
药物引起的类固醇代谢异常
　美替拉酮(甲吡酮)
　酮康唑

表 2-6-2-3　稳定核素标记的类固醇物质

项目	13C	2H 替换
雄烯二酮	2/3/4-13C3	2/2/4//16/17-d7
皮质醇		9/11/12-d4
脱氢睾酮		16/16-d2
睾酮	3/4-13C2	16/16/17-d2
17-OHP		1/2-d2
11-脱氧皮质醇		2/21-d2
皮质酮		2/2/4/6/6/17/21/21-d8
醛固酮		2/2/4/6/6/17/21/21-d8

【血浆(尿)激素测定】

(一) ACTH 测定　现已用标记的单克隆抗体检测血浆 ACTH$_{1-39}$、ACTH-N 或其他相关片段及大分子 ACTH 前体物质。因使用方法不同、各地的正常值范围有一定差异。按规定,50 国际单位(IU)= 0.25mg 的 ACTH 活性肽,一般正常人血浆 ACTH 浓度高峰在早上 6 ~ 10 时,正常值 2.64 ~ 13.2pmol/L(12 ~ 60pg/ml)。如血 ACTH 明显升高,应作 ACTH 组分分析,确定是否有过多无活性 ACTH 或 ACTH 前体物质(大分子 ACTH)存在。

血 ACTH 升高主要见于原发性肾上腺皮质功能减退、CRH/ACTH 依赖性肾上腺皮质功能亢进症(ACTH 瘤,Cushing 病)、异位 CRH/ACTH 分泌综合征等。垂体性亚临床型 Cushing 病的血 ACTH 可轻度升高或正常,但有 DXM 抑制试验异常,而肾上腺性亚临床型 Cushing 综合征(如肾上腺"意外瘤")ACTH 可下降,血皮质醇升高或皮质醇正常昼夜节律消失。下丘脑性闭经的基础 ACTH 升高,ACTH 对 CRH 的反应性下降,同时伴血浆皮质醇升高,可能与受体的敏感性下降有关。妊娠时 ACTH 分泌增多,肾上腺皮质生理性增生,故妊娠期及产后一段时间内,CRH 的分泌功能是受抑制的,不宜进行 HPA 轴的动态试验。

血浆 ACTH 降低主要见于垂体功能不全、非 CRH/ACTH 分泌性垂体瘤和长期应用糖皮质激素的患者。应激时,AVP(ADH)参与了 HPA 轴的调节,经蝶窦垂体手术后,常发生 AVP 分泌减少,CRH 兴奋反应可异常。许多生理性或病理性应激因素均影响血 ACTH 和皮质醇水平,一些药物对血 ACTH 和皮质醇也有明显影响,如测定结果与临床不符,应考虑作 ACTH 兴奋试验、DXM 抑制试验或其他有关的动态试验。

(二) 皮质醇和皮质醇节律测定

1. 血浆总皮质醇测定 正常人血总皮质醇以上午最高,午夜最低,男女无显著性差异。应激情况下,血浆皮质醇比正常高 2~4 倍。Cushing 综合征时,不但血浆总皮质醇增高,而且昼夜节律紊乱(夜间水平亦较高)。此外,肾上腺皮质腺瘤时,24 小时内总皮质醇浓度波动范围极小,此对肿瘤和增生的鉴别有一定价值。

2. 血浆游离皮质醇测定 血浆游离皮质醇不受皮质醇结合球蛋白(CBG)的影响,有较大临床意义。一般于早晨 8 时和下午 4 时采血测定,必要时午夜加测一次。血皮质醇、尿游离皮质醇、CRH 兴奋试验和胰岛素低血糖试验对下丘脑-垂体疾病的诊断效率(阳性符合率)是:上午 8 时血皮质醇 63.9%,下午 4 时血皮质醇 25.9%,24 小时尿游离皮质醇 23.5%,CRH 兴奋试验 60.5%。看来,测定上午 8 时血皮质醇仍然是最好和最简单的诊断方法。血浆游离皮质醇测定的意义同于总皮质醇,升高见于 Cushing 综合征、CBG 增多症和各种应激状态。血游离皮质醇一般与血总皮质醇相平行,但在血 CBG 下降或大手术后(尤其是心脏手术后),血游离皮质醇可显著升高(术后血 CBG 明显下降)。盲人的皮质醇节律及褪黑素节律与正常人有区别,不应视为异常。

3. 皮质醇昼夜节律测定 正常人的皮质醇昼夜节律十分明显。测定 24 小时血浆皮质醇浓度曲线可有多种类型和一定差异。每 20~30 分钟采血一次,血浆皮质醇的节律性较典型,但出现晨间峰值的时间并不一致(上午 4~8 时),而下午 4 时前后似有一小的分泌峰。另有少数人的节律特点不及前述者典型,正常人入睡后的皮质醇均明显降低,而下午的血皮质醇平均值均低于上午的平均值[11]。如同时测定血 ACTH 和尿皮质醇,可见浓度曲线亦有昼夜节律变化特点。HPA 轴的昼夜节律性活动来源于下丘脑 CRH 细胞的活动,与下丘脑视上核生物时间"起搏点"作用有关,后者又与褪黑素的"生物钟"活动有关。在 Cushing 综合征早期往往表现为 ACTH 及皮质醇昼夜节律消失,故测定皮质醇的昼夜节律有早期诊断意义。

4. 17-羟孕酮测定 17-羟孕酮是诊断 21-羟化酶缺陷症的最主要指标,一般建议用质谱法测定。在一般情况下,21-羟化酶缺陷症可用 17-羟孕酮和雄烯二酮及皮质醇测定作出诊断。但 17-羟化酶缺陷和 11β-羟化酶缺陷患者 17-羟孕酮与雄烯二酮可正常或轻度升高。

(三) CRH/CRH 结合蛋白测定 血浆 CRH 测定主要用于评价分娩安全性,正常脐血 CRH 为(115±13)pg/ml,胎盘静脉血(145±18)pg/m。非妊娠成年女性血浆 CRH 为(28.37±2.53)pg/ml,妊娠期血 CRH 逐渐升高,分娩时峰值(3784.0±197.3)pg/ml(伴高血压者)及(1386.0±101.8)pg/ml(正常妊娠者),故是诊断妊娠性高血压的敏感指标。CRH-BP 可用双位点 ELISA 法测定,可测范围为 2.7~8000fmol(敏感性为 0.4fmol)。正常人血浆 CRH-BP 为(0.9±0.08)nmol/L,妊娠时 CRH-BP 升高。

(四) RAAS 测定

1. 血浆 PRA 和 AT-2 检查前应停用对血浆 PRA 和血管紧张素有影响的药物(主要为 β 受体阻滞剂、降压药、利尿药和甘草制剂等)1~2 周。试验前及试验中进普通饮食及中等量钠(3~4g/d),但必须于醒后立位采血。各地正常范围有一定差异。一般为 0.2~1.9ng/(ml·h);口服呋塞米后立位正常值为 1.5~6.9ng/(ml·h)。PRA 增高见于原发性高血压、肾性高血压、肾素瘤、肾功能不全、继发性醛固酮增多症、嗜铬细胞瘤、Bartter 综合征、甲亢、脑血管病、肝衰竭及心功能衰竭等。口服避孕药、利尿剂、降压药等也常导致血浆 PRA 升高。血浆 PRA 降低常见于原发性醛固酮增多症、CAH(11-和 17-羟化酶缺陷症)、异位 CRH/ACTH 分泌综合征和低肾素性原发性高血压等。Liddle 综合征、慢性肾病(如肾石病、肾盂肾炎等)、长期应用盐皮质激素、甲基多巴、可乐定、利血平等亦常伴血浆 PRA 下降。高钠摄入者血浆 PRA 低于低钠摄入者。

2. 血浆醛固酮 血浆及 24 小时尿醛固酮浓度测定主要用于高血压的诊断和鉴别诊断,方法可分为立位或卧位取血法两种,基础值常以早上 8 时卧位取血的测定值为标准。采血前一日留 24 小时尿测尿醛固酮。血、尿醛固酮增高多见于原发性或继发性醛固酮增多症、孕妇、应用雌激素、口服避孕药及某些利尿药物者。血、尿醛固酮降低见于选择性醛固酮减少症、腺垂体功能减退症、Addison 病、Cushing 综合征以及 11、21-羟化酶缺陷所致的先天性肾上腺皮质增生症。有些药物(利血平、甲基多巴、普萘洛尔、可乐定、甘草等)也可致血和尿醛固酮降低。常用正常值:卧位血醛固酮:(7.9±3.4)ng/ml(男性)及(9.2±4.0)ng/ml(女性);立位血醛固酮:(19.4±6.4)ng/ml(男性)及(22.8±8.9)ng/ml(女性);24 小时尿醛固酮:(2.9±1.4)μg/24h(男性)及(2.5±1.3)μg/24h(女性)。

3. 血浆醛固酮/肾素比值 血浆醛固酮/肾素比值(醛固酮,pmol/L,肾素,mU/L,plasma aldosterone/renin ratio,ARR)是确定"不适当(自主性)醛固酮分泌"的主要方法。原发性醛固酮增多症(原醛症)的比值介于 105~2328 之间,且与原发性高血压或正常人没有重叠;原发性醛固酮缺乏症的比值明显降低而继发性醛固酮缺乏症和继发性醛固酮增多症的比值正常[12,13]。

(五) 儿茶酚胺及其代谢产物测定 在酶放射免疫分析中,COMT 用于将去甲肾上腺素、肾上腺素和 DA、S-腺苷蛋氨酸上的被标记甲基转移至 3-羟基位,分别形成标记的甲氧去甲肾上腺素、甲氧肾上腺素和甲氧酪胺。这些标记产物经层析法分离,氧化成香草基扁桃酸(vanillylmandelic acid,VMA),提取后分析其放射活性,确定儿茶酚胺浓度。血儿茶酚胺测定可作为嗜铬细胞瘤的诊断参考,而其他生化指标(如总甲基肾上腺素类、尿 VMA 和高香草基扁桃酸)的诊断特异性和敏感性较差。因为血浆儿茶酚胺反映交感-肾上腺髓质系统的活性或功能状态,受试者的精神状态直接影响儿茶酚胺检测结果。检测儿茶酚胺基础值时,应使受试者在松弛状态下取仰卧位。疼痛或焦虑都能激活交感-肾上腺髓质系统。因此,应从静脉留置导管取血。通常在静脉导管置入,患者平静仰卧 30 分钟后取血,用加有防止儿茶酚胺氧化的还原剂的冷试管收集血标本,并立即置入冰中,及时分离血浆(贮存标本置于−70℃保存)。许多药物(特别是影响自主神经系统的药物)能影响血儿茶酚胺水平,α 和 β 肾上腺素能阻滞剂和可乐定更应避免。在采血前,应停用所有药物。

1. 甲氧肾上腺素、甲氧去甲肾上腺素及尿儿茶酚胺 是嗜铬细胞瘤的一线筛选指标,详见本章第 16 节。血甲氧肾上腺素和甲氧去甲肾上腺素的敏感性高(96%~100%),但特异性较差(一般为 85%~89%,老年人为 77%)。尿儿茶酚胺正常值为 519~890nmol/d(100~150μg/d),其中 80% 为去甲肾上腺素,20% 为肾上腺素,超过 1500nmol/d(250μg/d)有诊断意义。甲氧肾上腺素的第 95 百分位数是 200μg/d,甲氧去甲肾上腺素的第 95 百分位数是 428μg/d。使用外源性儿茶酚胺类药物如甲基多巴、左旋多巴等可引起假阳性,药物对尿儿茶酚胺浓度的影响持续时间可达 2 周,过度刺激交感肾上腺系统和低血糖、激烈运动、颅内压增高等也可增加儿茶酚胺排泄。一般认为,在儿茶酚胺的代谢产物中,24 小时尿甲氧肾上腺素总量的诊断意义最大,血甲氧肾上腺素次之;高度可疑嗜铬细胞瘤时应重点测定 24 小时尿甲氧肾上腺素和血甲氧肾上腺素;如果测得值升高 2 倍以上,必须进行进一步检查。如果测得值升高幅度在 2 倍以内或稍有升高,应重复检查;如果仍基本正常,可列为追踪观察对象。

2. 蛋白结合型儿茶酚胺 生理状态下,50%~60% 的血浆儿茶酚胺与白蛋白、球蛋白和脂蛋白松散结合。在 α₁-酸性糖蛋白分子中,有高亲和力、异构特异性和可饱和结合部位。检测的大多数儿茶酚胺是包括游离形式和蛋白结合形式的儿茶酚胺,并不包括"结合型"(与硫酸盐或葡萄糖醛酸结合)儿茶酚胺。如在检测前先使血浆中的结合物水解,则能检测到"结合型"儿茶酚胺。因为"结合型"并不能反映交感系统活性的急性变化。除非情况特殊,所报告的血浆儿茶酚胺水平均为游离(非结合)型儿茶酚胺。

3. 去甲肾上腺素 基础去甲肾上腺素(NE)值范围 0.6~2.0nmol/L(100~350pg/ml)。肾上腺突触释放的去甲肾上腺素被交感神经末梢再摄取,或在效应组织局部被代谢,未被再摄取或部分弥散进入血液循环,构成去甲肾上腺素循环池。基础状态下,前臂静脉血的去甲肾上腺素超出动脉水平近 30%。各部位去甲肾上腺素在动-静脉血的差异反映该部位的代谢(消耗的去甲肾上腺素)和去甲肾上腺素释放(局部交感活性)状况。基础状况下,由肾上腺髓质进入循环池的去甲肾上腺素量小,肾上腺髓质受到刺激时,大量去甲肾上腺素和肾上腺素释放入血。血浆去甲肾上腺素转变极快,恒定输注去甲肾上腺素时,去甲肾上腺素半衰期为 2~2.5 分钟。血浆去甲肾上腺素代谢清除率约为每分钟 40ml/

kg。前臂静脉血浆去甲肾上腺素水平与体位有关,起立位时交感神经系统被激活(例如,安静站立 5 分钟,血浆去甲肾上腺素浓度为基础值的 2 倍)。基础血浆去甲肾上腺素无性别差异,即使整天保持松弛状态,基础血浆去甲肾上腺素仍不断变化,夜间较低。松弛状态直立位的血浆去甲肾上腺素随年龄而增加,这与随年龄增长的去甲肾上腺素清除率下降有关。

4. 肾上腺素 血浆肾上腺素(E)由肾上腺髓质产生。基础血浆肾上腺素 100~275pmol/L(20~50pg/ml),代谢清除率与去甲肾上腺素类似,不同的是在前臂静脉水平比动脉血低。这种差异反映其在组织被大量代谢(主要是通过与硫酸盐结合的方式代谢),其次也与前臂组织的肾上腺素进入血液循环有关。直立位时静脉血浆水平增加很少(女性更少),肾上腺素的分泌存在昼夜节律性。老年人的分泌可减少。

5. 多巴胺 多巴胺是循环中 DA 的重要来源,基础游离多巴胺(DA)165~330pmol/L(25~50pg/ml),结合型 DA 较高,其硫酸盐衍生物构成血浆 DA 总量的 98% 左右。DA 前体多巴血浆浓度 7.6nmol/L(1.5ng/ml)。

【皮质醇分泌的诊断试验】

(一)尿游离皮质醇测定 尿游离皮质醇能较好地反映 HPA 轴功能。24 小时尿游离皮质醇和晚间(晚上 11 时)唾液皮质醇测定简便,可作为 Cushing 综合征的初筛检查,如仍不能肯定皮质醇增多病因,可用 DXM 抑制试验加 CRH 刺激试验进一步明确诊断[14]。如 MRI 上未能发现垂体肿瘤,又找不到异位 CRH/ACTH 分泌的病灶,应作岩下窦取血采样(与 CRH 刺激试验同时进行)测定 ACTH。一般用放射免疫法或 HPLC 测定,但不能避免皮质醇代谢产物的交叉干扰,而且费时,操作复杂,影响因素多。Rao 等用固相提取-毛细管电泳法在 10~15 分钟内完成皮质醇提取,回收率 80%~94%,可测值 10~500μg/L,且不受 BSA 及皮质醇代谢产物干扰。不管用何种方法测定,均需考虑肾功能对尿皮质醇浓度的影响,如肾功能严重受损,肌酐清除率显著下降,尿游离皮质醇可低至不能测出(肾功能对血皮质醇的影响不明显)。

尿标本收集方法很多,一般主张收集 24 小时的全部尿液,但如收集标本有困难,可用过夜尿标本测定(适用于门诊患者),其方法简单,但必须同时测定尿肌酐,用皮质醇/尿肌酐比值表示,此法用于 Cushing 综合征的筛选,其敏感性和特异性均较高,可满足临床诊断的一般需要。如无 HPA 轴的器质性疾病,一般 24 小时尿游离皮质醇浓度可作为应激指标。尿游离皮质醇增多见于感染、创伤、大型手术后、精神刺激、焦虑或失眠等,高血压和肥胖等许多情况。在这些情况下,最好用稳定核素稀释法来鉴别皮质醇分泌增加的原因(或 SIDM 加 24 小时尿游离皮质醇测定),轻型 Cushing 综合征常与正常人伴非特异性皮质醇分泌增多重叠。轻型 Cushing 综合征患者的血皮质醇、尿皮质醇、皮质醇分泌率等均可在正常范围内,而非特异性皮质醇增高者分泌增加。肾上腺皮质功能不全患者用皮质激素(皮质醇例外)替代治疗时,要特别注意替代过量,除主要根据临床表现判断外,尿游离皮质醇对替代治疗的用量判断有一定帮助。

(二)尿 17-羟皮质类固醇和 17-酮皮质类固醇测定 肾上腺皮质分泌的皮质醇经肝脏降解后,大部分以四氢化合物葡萄糖醛酸酯或硫酸酯的形式自尿液排出,总称 17-羟皮质类固醇(17-hydroxycorticosteroid, 17-OHCS),每日从尿中排出的总量约为皮质醇分泌的 30%~40%。尿中排出的 17-酮类固醇(17-ketosteroid, 17-KS)主要为雄性激素的代谢产物,包括雄酮、去氢异雄酮、雄烯二酮和雄烯二醇等。女性尿中的 17-KS 可反映肾上腺皮质功能;在男性,约 2/3 的 17-KS 来自肾上腺皮质,另 1/3 来自睾丸。17-OHCS 及 17-KS 的正常值范围较大,儿童随年龄而增高,老年人较中年人为低,肝病或消耗性疾病者亦常降低。单纯性肥胖者可偏高,肾上腺皮质癌则显著增高。肾上腺皮质及垂体功能低下者,尿 17-OHCS、17-KS 均下降。一般对诊断肾上腺皮质功能来说,17-OHCS 比 17-KS 的价值大。尿 17-羟皮质类固醇和 17-酮类固醇测定的影响因素多,国外已经基本淘汰。但在不能测定 ACTH 和游离皮质醇的单位,目前仍常规应用于肾上腺疾病的诊断。尿 17-OHCS 正常参考范围:男性 5~15mg/24h 尿,女性 4~10mg/24h 尿。尿 17-KS:男性 10~20mg/24h 尿,女性 5~15mg/24h 尿。服用甲丙氨酯(眠尔通)时可使 17-KS 显著下降,应用肾上腺皮质激素或睾酮制剂时,尿 17-KS 测定值可明显升高。副醛、奎宁、秋水仙碱、碘化物、磺胺类、氯丙嗪等药物均可影响 17-OHCS 结果。此外,由于每天尿 17-OHCS 的排泄量有一定差异,故最好测定 2~3 次的 24 小时尿标本,计算其平均值。

(三)ACTH 兴奋试验 利用外源性 ACTH 对肾上腺皮质的兴奋作用,从尿和血中肾上腺皮质激素及其代谢产物的变化以及外周血中嗜酸性细胞计数降低程度来判定肾上腺皮质的最大反应能力(储备功能)。本试验有多种方法(如肌注法、一次快速静脉注射法、静脉滴注法等),ACTH 的剂量、品种及试验时间的长短亦各异。目前应用较多的是 ACTH$_{1-24}$,其不良反应较小,用量低。传统方法是连续留 4 天 24 小时尿,测定尿 17-OHCS、17-KS、皮质醇。第 1、2 天只留尿作为空白对照。第 3、4 天留 24 小时尿,并于晨 8 时取血作嗜酸性细胞计数。标准方法是用 ACTH 25U(0.125mg)稀释于 5% 葡萄糖溶液 500ml 中(Addison 病可用 5% 葡萄糖盐水或生理盐水稀释),持续静脉滴注,于 8 小时内滴完。滴完后,再做嗜酸性细胞计数。

1. 正常反应和临床应用 肾上腺皮质功能正常者在滴注 ACTH 后,每日尿 17-OHCS 应较对照增加 8~16mg(增加 1~2 倍),尿 17-KS 增加 4~8mg,血皮质醇呈进行性增高,尿游离皮质醇增加 2~5 倍,而嗜酸性细胞减少 80%~90%。长期 ACTH 滴注试验最常用的改良法是持续 48 小时滴注法。每 12 小时滴注 ACTH40U(于 500ml 液体中),共 48 小时。此法可鉴别肾上腺皮质功能减退的病因,可将原发性肾上腺皮质功能减退与正常者分开;也可将原发性与继发性肾上腺皮质功能减退分开。

高度疑为继发性肾上腺皮质功能减退者,如用 72 小时连续滴注法则可较好地与原发者分开,因为继发性者在最初几天内的反应低下,而持续滴注 5 天后,血皮质醇可升至正常。每天滴注 ACTH 8 小时,连续 3 天,两者重叠约 20%;如滴注 4 天,两者重叠率约 8%;若滴注 5 天,可基本消除重叠现象。ACTH 兴奋试验除用于判断肾上腺皮质功能不全外,还可用于评价糖皮质激素应用后的肾上腺皮质抑制程

度。如使用泼尼松 25mg/d 以上,连续 5~30 天,停药后多数于 2 周内逐渐恢复,个别患者需要数个月时间才能恢复。对较长期用糖皮质激素治疗者,可用 ACTH 兴奋试验估计肾上腺皮质受抑制的程度。ACTH 刺激试验还可用于女性多毛的病因鉴别。21-羟化酶缺陷所致的迟发型先天性肾上腺皮质增生症(late-onset congenital adrenal hyperplasia, LO-CAH)的血基础 17-羟孕酮(17-hydroxyprogesterone, 17-OHP)明显升高,ACTH 兴奋后血 17-羟孕酮和孕酮进一步升高,超过正常人和非 21-羟化酶缺陷者,但 ACTH 刺激试验对多囊卵巢综合征引起的多毛症状无诊断价值。

2. 肾上腺皮质病变的一般反应 肾上腺皮质增生者往往呈过度反应,尿 17-OHCS、17-KS 均增加 2 倍以上。肾上腺皮质腺瘤者的尿 17-OHCS、17-KS 排出量正常或稍增加,因肾上腺皮质贮备能力差,滴注 ACTH 当日常增加不明显。非高功能性肾上腺腺瘤患者的血清 17-羟孕酮常升高,Toth 等比较各种肾上腺疾病对 ACTH(ACTH$_{1-24}$, cortrosyn depot)兴奋试验的反应。所有肾上腺肿瘤患者的基础血清 17-羟孕酮均正常。ACTH 兴奋后,有一半以上的患者血 17-羟孕酮明显升高(1/3 的醛固酮瘤者甚至少数肾上腺囊肿和嗜铬细胞瘤者亦升高)。凡 17-羟孕酮升高者均伴有皮质醇升高。所以不论是高功能性还是非功能性肾上腺肿瘤本身对 ACTH 刺激都有一定的反应性[15,16]。肾上腺皮质癌者往往无反应,尿 17-OHCS 及 17-KS 无显著变化(自主性分泌)。肾上腺皮质功能减退者的尿 17-OHCS 基础值正常或稍偏低,滴注 ACTH 后,17-OHCS 不增多,嗜酸性细胞无明显下降,说明其肾上腺皮质分泌功能已达极限。必须注意,肾上腺皮质功能明显减退者做此试验有诱发急性肾上腺皮质危象可能。

3. 小剂量 ACTH 试验的优点 在筛选肾上腺皮质功能不全方面的敏感性至少不低于大剂量 ACTH 法,但关于 ACTH 的用量仍存在较多争议。事实上,根据患者的具体病情,ACTH 的用量不可能要求一致。Huang 等采用逐次增量的方法来诊断肾上腺功能不全,用 ACTH(synacthen$_{1-24}$)1μg 静注后,每小时分别静注 ACTH 5、50 和 100μg,认为这种方法既可发现轻型肾上腺功能不全病例,在避免大量 ACTH 诱发的并发症同时,又达到了 ACTH 滴注试验的最大应激负荷目的。一般主张用小剂量 ACTH(1μg)法代替标准 ACTH(250μg)兴奋试验[12]可达到肾上腺皮质的最大刺激。为提高试验的可重复性和准确性,应在应用 ACTH 前和注射 ACTH 后 20 和 30 分钟分别采血测定血浆皮质醇(因为 2/3 者的 ACTH 高峰在 20 分钟,而少部分人的高峰在 30 分钟)。小剂量 ACTH 刺激主要适应于继发性肾上腺皮质功能不全者,怀疑有垂体损伤者不宜做此试验。由于大剂量 ACTH 易造成肾上腺出血,目前已不常用。

近来,有人用小剂量 ACTH(1μg)兴奋后,测定唾液中的皮质醇取得了同样的效果,该法可能更适合于血 CBG 异常患者。

(四)CRH 兴奋试验 CRH 直接刺激垂体 ACTH 分泌。纳洛酮(naloxone)可促进下丘脑释放 CRH,间接引起垂体 ACTH 分泌,应用 ACTH 和/或 NAL 后,测定血浆 ACTH 可了解垂体 ACTH 细胞贮备量及肾上腺皮质对垂体和下丘脑的反馈关系。据报道,静注 CRH(hCRH)0.4μg/kg,每 10 分

钟采血 1 次,以确定血 ACTH 分泌节律(或用 NAL65μg/kg,通常用 CRH25～100μg 静注)。CRH 兴奋试验的临床意义尚待进一步观察,一般认为其与 CRH/ACTH 依赖性 Cushing 综合征的符合率为 70%(高于大剂量 DXM 抑制试验)。ACTH 瘤患者在注射 CRH 后,血 ACTH 和皮质醇明显升高。如仍有 ACTH 节律存在,应测定晚上血 ACTH(无明显下降),而用 DXM 不能完全抑制。ACTH 瘤患者有时除测得高浓度的 $ACTH_{1-39}$ 外,还可测出大分子 ACTH 物质。

(五) 美替拉酮试验 美替拉酮(metyrapone,SU-4885)为 DDT 衍生物,能阻断 11β-羟化酶,通过与细胞色素 P450 结合,阻碍 11-脱氧皮质醇转化为皮质醇。由于 11-脱氧皮质醇缺乏皮质醇所具有的负反馈作用,故 ACTH 分泌增加,11-脱氧皮质醇增高,其水平可从尿 17-OHCS 的变化反映出来。经典的标准美替拉酮试验是于 24 小时内每 4 小时口服美替拉酮 750mg,以后有许多改良方法。目前一般用 500mg,每 6 小时口服 1 次,共 4 次。对美替拉酮反应的估价是基于在用药的当日以及第 2 日尿 17-OHCS 的增加量。如果第 2 日的尿 17-OHCS 增加值比基础值高 100% 以上,说明垂体功能正常。如用血皮质醇作指标,其方法是于第一天早上 8 时测血浆皮质醇,然后按常规服 4 次美替拉酮,第 2 日早上 8 时再测血皮质醇,正常人应降低到基础值的 1/3 以下。如用静脉法给药,先留第二次 24 小时尿测尿 17-OHCS 及 17-KS 作对照,第三天将美替拉酮 30mg/kg 加入生理盐水 500ml 中避光静脉滴注 4 小时,滴注当日及次日留尿测 17-OHCS 及 17-KS。正常人在滴注日或次日尿 17-OHCS 较对照日至少增加 6～7mg(提高 2～3 倍)。分析结果时应注意:①对照日尿 17-OHCS、17-KS 低于正常,试验日不升高者提示下丘脑分泌 CRH 和/或垂体分泌 ACTH 功能减退。如对照日尿 17-OHCS、17-KS 高于正常,试验日升高甚微或不升高提示垂体存在 ACTH 分泌瘤,因肿瘤持续大量分泌 ACTH,肾上腺已被 ACTH 过分刺激,因此不再有反应。或者由于某些肾上腺肿瘤不受 ACTH 的调控而无反应。如能检测 ACTH,前者升高,后者降低可资鉴别。②Cushing 综合征患者的尿 17-OHCS 不受大剂量 DXM 抑制而对美替拉酮(甲吡酮)有反应提示其病因为增生,如患者对 ACTH 有反应而对美替拉酮无反应则提示为腺瘤。③正常人服药日尿 17-OHCS 至少较基础值增加 100%,血皮质醇降低至基础值的 1/3 以下。垂体功能减退及肾上腺皮质功能减退者均无反应,而 Cushing 综合征(增生者)尿 17-OHCS 明显增加,腺瘤者通常无反应。

(六) DXM 抑制试验 糖皮质激素对垂体释放 ACTH 有抑制作用,从而使肾上腺皮质激素分泌减少,血和尿皮质醇降低,尿 17-OHCS 和 17-KS 减少。DXM 对 ACTH 分泌的抑制作用强,试验所需 DXM 用量小,不影响常规类固醇测定,对测定结果影响不大。DXM 抑制试验分为小剂量抑制试验、大剂量抑制试验、过夜抑制试验和 DXM 抑制-CRH 兴奋联合试验四种。

(七) 联合兴奋试验 异位受体表达所致非 CRH/ACTH 依赖性大结节肾上腺皮质增生的临床筛选至少需要 3 天时间。第一天用体位试验筛选 AT-2 受体、AVP 受体或儿茶酚胺受体的异位表达;标准混合餐用于 GIP 受体或其他胃肠激素受体的筛选,并实施人工合成促皮质素试验。第二天

用 GnRH 静注评价皮质醇对 LH 和 FSH 的反应;用 TRH 静注筛选皮质醇对 TSH 或泌乳素的反应。第三天,序贯使用胰高血糖素、DDAVP 和甲氧氯普胺,并测定 ACTH、皮质醇和其他类固醇激素。如果 ACTH 无升高,而皮质醇等激素较基础值升高 25%～50% 可认为属于部分反应,升高 >50% 为阳性反应,必要时应重复试验。如果确认为阳性反应,应进一步用相关的刺激试验确证并鉴别异位受体的类型。

【醛固酮分泌的诊断试验】

(一) 醛固酮/PRA 比值分析 用于原醛症诊断和鉴别诊断的实验室检查和特殊检查很多。因为有些检查的特异性和敏感性差,或因为不良反应大而被淘汰,这些试验包括平衡餐试验、低钠试验、钾负荷试验、螺内酯试验、体位试验、卡托普利试验、AT-2 输注试验、赛庚啶试验等。目前应用较多的是醛固酮和 PRA 测定、醛固酮/PRA 比值、血浆肾素浓度测定和钠负荷试验。血浆 PRA、醛固酮的筛查通常在立位 4 小时后取血检查,如血浆醛固酮升高与 PRA 受抑并存则高度提示原醛症,因此血浆醛固酮浓度(ng/dl)与每小时血浆 PRA(ng/ml)的比值(A/PRA)可作为一项重要的诊断指标(原醛症患者明显升高),但鉴别的比值不是固定的。一般认为,每小时 30ng/dl(800pmol/L),或 130pmol/ng,或 80pmol/mU 有鉴别意义。分析醛固酮/PRA 比值结果时,要特别关注指标的测定下限值,因为其对醛固酮/PRA 比值的影响相当显著。例如,当 PRA 的测定下限值为每小时 0.6ng/ml,醛固酮为 16ng/dl 时,醛固酮/PRA 比值可能低至 30 以下;相反,当 PRA 的测定下限值为每小时 0.1ng/ml,醛固酮仍为 16ng/dl 时,醛固酮/PRA 比值可能高达 160 以上。因此凡对醛固酮 ≥15ng/dl,醛固酮/PRA ≥20 的高血压患者都应进行进一步检查。原醛症患者醛固酮分泌呈自主性,不受高钠饮食的抑制,血尿醛固酮仍维持高水平。在高钠饮食时,肾远曲小管钠离子浓度增高,对钠的重吸收随之增多,钠-钾交换进一步加强,尿钾排泄增多,血钾降低。因此高钠试验可使原醛症的症状和生化改变加重,对轻型原醛症而言,这是一种有用的激发试验,但已有严重低血钾患者不宜进行此试验。

(二) RAAS 动态试验 RAAS 动态试验很多,主要包括醛固酮/肾素比率测定、DXM-醛固酮抑制试验、血管紧张素转换酶抑制剂抑制试验、立卧位试验、赛庚啶试验、螺内酯(安体舒通)醛固酮比率测定、螺内酯试验、低钠试验、高钠试验等。目前常用的主要是螺内酯试验和高钠试验,详见本章第 2 节。

【儿茶酚胺动态试验】

(一) 嗜铬细胞瘤发作期激素测定 尿儿茶酚胺包括肾上腺素、去甲肾上腺素和少量多巴胺。尿、血清或组织中儿茶酚胺测定对诊断嗜铬细胞瘤、肾上腺髓质增生以及成神经细胞瘤有重要意义。正常值因各实验室采用的方法不同而有差别,可测定儿茶酚胺总量或分别测定去甲肾上腺素或肾上腺素。正常人尿去甲肾上腺素为 20～40μg/24h,肾上腺素为 1.5～1.8μg/24h。大多数儿茶酚胺以香草基扁桃酸(VMA)和高香草酸(HVA)等形式排出,少部分以原型或甲氧肾上腺素(MN)和甲氧去甲肾上腺素(NMN)的形式排出。

嗜铬细胞瘤患者于发作期,尿儿茶酚胺排出量常显著增

高(常为正常值的 10~100 倍),但间歇期可正常或稍升高,故应多次反复测定才有诊断价值。原发性高血压和甲亢者尿儿茶酚胺排量正常或轻度升高。儿茶酚胺几乎全部在体内代谢,仅有少量儿茶酚胺出现在尿中。测定尿肾上腺素和去甲肾上腺素的代谢产物3-甲氧-4羟基扁桃酸(香草基扁桃酸,VMA)方法简便。对有阵发性或持续性高血压而无肾脏疾患的年轻患者,尤其是血压波动大,伴有肾上腺素分泌过多或交感神经过度兴奋症状者,可留尿测 VMA。

1. 基本要求 留尿前 3 日禁食有荧光的食品,如巧克力、咖啡、香蕉、柠檬汁等,禁用四环素、土霉素、金霉素、红霉素以及水杨酸类、维生素 C(抗坏血酸)、维生素 B$_2$(核黄素)、氯丙嗪、奎尼丁、钾盐、铁盐和胰岛素等药物。α-甲基多巴、利血平和胍乙啶等降压药均影响去甲肾上腺素的储存和释放,检查前需停药一周以上。留取标本期间应避免过度刺激及精神紧张。用棕色瓶留尿(或瓶外裹以黑布),瓶内放5~10ml 浓盐酸防腐,标本置冷凉避光处或冰箱内保存。

2. 测定项目和方法 血、尿中的儿茶酚胺测定方法很多,目前应用最多的仍是化学方法。胺反应(SIFA)试剂法(HPLC 测定)的最低可测值为 3.2fmol 去甲肾上腺素、12fmol 肾上腺素和 56fmol 多巴胺,信号/干扰比为 3。SIFA 法不受氨基酸、非水溶性胺和乙醇等的干扰,回收率 95.3%~103.9%。尿儿茶酚胺在 10~30℃条件下,游离胺和儿茶酚胺硫酸盐与甲氧肾上腺素硫酸盐均被降解,将尿标本贮存于80℃下可保存 3 周而不影响测定结果。在儿茶酚胺的代谢产物中,24 小时尿甲氧肾上腺素的诊断意义最大,血甲氧肾上腺素次之;如果测得值升高 2 倍以上,必须进行进一步的动态试验和影像检查。

3. 结果分析 嗜铬细胞瘤伴持续性高血压患者或阵发性高血压的发作日,尿 VMA 排量高于正常(正常值 2~6mg/24h),而在阵发性高血压非发作日的尿 VMA 正常或稍增高。McNeil 等报道,尿儿茶酚胺升高与嗜铬细胞瘤的符合率为89%,和尿皮质醇一样,许多其他情况也可导致尿儿茶酚胺升高,包括各种应激及其他原因所致的交感神经兴奋或多动症等。肾衰竭者尿游离多巴胺下降,下降程度与肾功能损害程度呈正相关,而血浆结合型多巴胺明显升高,血透或行肾移植后下降;血和尿多巴胺测定可作为评价肾功能和血透(或肾移植)效果的观察指标之一。

(二)抑制试验和激发试验

1. 可乐定抑制试验 可乐定(氯压定,clonidine)是作用于中枢的 α$_2$ 肾上腺素能激动剂。α$_2$ 受体被激活后,神经元的儿茶酚胺释放减少,但对肿瘤的儿茶酚胺释放没有影响,故可用于血儿茶酚胺和甲氧肾上腺素升高的确诊,有助于病因鉴别。一般用可乐定 0.3mg(70kg 体重)口服。非应激状态下,血浆去甲肾上腺素 ≥11 820pmol/L 者,可乐定抑制试验的诊断符合率 100%,≤11 820pmol/L 者,符合率 92%(使去甲肾上腺素下降至 2955pmol/L 以下)。本试验有一定假阴性和假阳性率,假阴性主要见于血基础儿茶酚胺升高不明显者,假阳性主要见于使用利尿剂、β 受体阻滞剂和抗抑郁药者。故本试验的特异性较低(67%),部分患者对可乐定的反应剧烈,可导致低血压或休克。本试验还可用于估计患者术中的血流动力学稳定性,阳性反应者提示病情不稳定,术

中的血压波动大。

2. 酚妥拉明试验 现已很少使用。酚妥拉明(苄胺唑啉,regitine)为 α-肾上腺素能受体阻滞剂,可阻止儿茶酚胺的 α 受体效应,对持续性高血压或阵发性高血压发作时的嗜铬细胞瘤患者有明显降压作用。适用于持续性高血压、阵发性高血压发作期或上述激发试验阳性患者和血压高于 170/110mmHg 或血浆儿茶酚胺中度升高者。嗜铬细胞瘤患者术中血压剧烈波动常影响手术进程,严重时可发生高血压危象、低血压休克或麻醉意外。故术前预测术中血压的波动性十分重要。用 α 受体阻滞剂作了充分术前准备的患者,如术中血压稳定,酚妥拉明(5mg 静注)对血压和血儿茶酚胺均无明显影响;如术中血压波动较大,酚妥拉明可降低平均动脉压,升高血浆去甲肾上腺素浓度。

3. 胰高血糖素试验 当临床高度怀疑为嗜铬细胞瘤而生化检查不能提供诊断依据时,宜选用该试验。此试验敏感性 83%,特异性 96%,但敏感性差,阴性结果不能排除本病的诊断。试验前的准备同"酚妥拉明试验"。静脉迅速推注胰高血糖素 0.5mg 或 1mg,按前法测量血压,若血压急剧上升,应静脉注射酚妥拉明 5mg。正常人或原发性高血压患者注射胰高血糖素后,血压也可升高,但 1 分钟后,血压可下降20~25mmHg,一般血压不升高或升高不显著。嗜铬细胞瘤患者,在注药 15 秒左右血压骤升,收缩压可达 400~500mmHg,比冷加压试验时的血压还高出 35~20mmHg 为阳性结果。此试验的阳性率较高,无假阳性,副作用小,患者易于接受。上述三项激发试验临床上常连续进行,先做冷加压试验,随后做组胺(或酪胺)试验,最后做胰高血糖素试验。胰高血糖素刺激嗜铬细胞分泌儿茶酚胺的机制未明。静注 1mg 胰高血糖素前后分别测定血浆儿茶酚胺,嗜铬细胞瘤者可见儿茶酚胺升高(正常人一般无变化),本试验的敏感性、特异性和诊断符合率分别为 83.3%、96.3% 和 95.5%,与血浆及尿儿茶酚胺测定比较,无特殊优点。一般仅在血压正常而发现有肾上腺肿块(意外瘤)时选用。本试验的特异性高(正常人、原发性高血压、甲状腺疾病、GH 瘤、糖尿病等对胰高血糖素均无反应),但敏感性低,其原因可能是个体差异及肾上腺髓质的胰高血糖素浓度未达到诱发儿茶酚胺分泌的阈值。

4. 冷加压试验 冷加压试验仅作为嗜铬细胞瘤患者的初筛试验,适用于临床上疑为嗜铬细胞瘤的阵发性高血压患者(血压正常的发作间歇期或较长时间未观察到发作而不能确诊或排除者)。器质性心脏疾病、年龄较大或耐受能力差者不宜进行激发试验,以免发生意外。持续性高血压(>170/110mmHg)、已有血和尿儿茶酚胺及其代谢产物测定明显增高者禁止做此试验。施行激发试验前应停用镇静药至少 2天,降压药至少 1 周以上。试验前患者先卧床 15~20 分钟,测血压数次,待血压稳定后将患者左手放入 4℃冰水中至腕部,停留 1 分钟退出。从左手入冰水开始,每半分钟测右臂血压 1 次,直至血压恢复至基础水平。反应灵敏者的收缩压升高 35~50mmHg 以上,舒张压升高 25~45mmHg 以上,见于正常人(26.1%)和原发性高血压(82.1%)。不稳定型高血压及原发性高血压患者的血压上升至平时波动的最高值,其程度超过药物激发试验,而正常人血压波动很少大于70mmHg,嗜铬细胞瘤患者的血压较其发作时或激发试验时

低。一般收缩压超过 280~180mmHg 时,不宜作冷加压试验。

5. 组胺试验 组胺可刺激嗜铬细胞瘤释放儿茶酚胺,使血压突然升高,该试验用于阵发性高血压的发作间歇期而收缩压低于 260~180mmHg 者。该试验有一定危险性,偶可诱发心力衰竭或脑血管意外。患者平卧休息至血压稳定(或在冷加压试验后血压恢复基础水平)。为避免静脉穿刺对血压的影响,可先静注生理盐水 2ml 后再改用组胺注入。组胺用量为 0.025mg 或 0.05mg 基质(磷酸组胺 2.75mg,含组胺基质 1mg)加生理盐水 2ml 静脉快速推注(实际注射的磷酸组胺 0.07~0.14mg)。注射后每半分钟测同侧上臂血压,连续 10 次后,每分钟测量血压一次,共 5~8 次或至血压恢复到基础水平。正常人在注入组胺 30 秒后血压稍下降。嗜铬细胞瘤患者血压迅速上升,2 分钟达高峰,并出现发作时的其他症状。注入酚妥拉明 5mg 后,约 1 分钟症状消失,血压下降。阳性结果指血压上升 80/40mmHg 以上或较冷加压试验最高血压值再升高 35/20mmHg 以上。嗜铬细胞瘤者的阳性率 75%,假阳性约 11%。正常人和原发性高血压患者注入组胺后,开始血压稍下降,血压升高不超过 35mmHg。试验前 48 小时禁用镇静剂及麻醉剂(药)。组胺的副作用有头痛、面红、心慌和支气管痉挛等。如条件允许,采血测儿茶酚胺,更有助于结果判断。

6. 酪胺试验 原理与组胺相同,但副作用小,安全性大。用酪胺 1mg 加生理盐水 2ml 快速静脉注射,其他步骤同组胺试验。嗜铬细胞瘤患者注射酪胺后血压上升 70/35mmHg 以上为阳性反应。正常人和原发性高血压患者注入酪胺后收缩压的上升在 25mmHg 以下。一般注射后血压立即上升,1~2 分钟达高峰,5~10 分钟后恢复到试验前水平。

【肾上腺特殊检查】

(一) 高分辨超声   检查前禁食 8~10 小时,肠气较多者,可用轻泻剂或口服药用炭减少肠气。怀疑为嗜铬细胞瘤者,应常规先行降压处理,以免诱发高血压危象。检查中尽量用高频探头,以提高分辨力。凡怀疑有肾上腺病变者均可作此项检查,可确定病变的大小、范围和基本性质,可发现"意外瘤",了解肾上腺的血流情况,并为进一步的检查提供线索,在超声引导下还可进行肾上腺活检,或行肾上腺肿瘤的腔镜下切除术,在开腹手术中,可于术中协助微小病变的定位或作局部的引导性化疗或栓塞等介入性治疗。于产前,可用超声发现肾上腺的先天性增生,或在产后,在为肾上腺性两性畸形患儿决定手术方式时,超声可精确了解阴道、尿生殖窦的解剖情况,为手术提供决策和可靠资料。B 型超声无创伤性,但敏感性低于 CT 或 MRI(尤其是严重肥胖者),不过对肾上腺外如腹腔、盆腔、膀胱等部位的嗜铬细胞瘤进行初步筛选有较大价值,在儿童中因其腹膜后脂肪较少而实用价值更大。但超声波探头的加压可能引起发作。在嗜铬细胞瘤的诊断被排除前不应进行肾上腺肿块的穿刺活检,以免引起高血压危象。

(二) CT/MRI/核素扫描   一些肾上腺病变在 CT 或 MRI 上有特殊表现,故可为诊断提供特有的依据如肾上腺出血、钙化、囊肿、髓脂瘤(myelolipoma)等[17]。CT 在 Addison 病伴肾上腺肉芽肿性病变时较 MRI 优越。在腺瘤和非腺瘤的鉴别方面,增强对照有重要意义,尤其是延迟增强 CT 可明显提高鉴别的敏感性和特异性。肾上腺恶性肿瘤术后的随访和转移性癌的追踪观察也主要依赖于 CT 检查。由于 PET 具有显示体内生化过程的优点(生化显像技术),显然在肾上腺疾病的诊断和鉴别诊断中会越来越受到重视。用稳定核素标记技术可测定激素(如睾酮)的生成率和代谢清除率,或用 ^{123}I-MIBG 协助嗜铬细胞瘤或神经母细胞瘤的定位。经肾上腺影像学检查,有时意外发现存在结节性病变(肾上腺"意外瘤"),和垂体意外瘤一样,患者无任何临床表现,或因表现轻微,患者并无诉说。当发现这种意外瘤后,应引起重视,即使无症状也要排除肿瘤可能,在地塞米松抑制(避免肾上腺束状带和网状带摄取碘)条件下,Np-59 扫描亦可用于两者的鉴别,但单侧显影或双侧显影决定于肿瘤大小,当肿瘤体积很小时,可呈双侧显影而误为特发性双侧增生,为了防止甲状腺显影,在试验前应先口服碘剂 5~7 天。

肿瘤定位常在生化检测确诊有嗜铬细胞瘤后进行,但对于临床表现不典型患者可以先做定位检查。目前用于定位的方法有 CT 扫描、MRI、[123]I-间碘苄胍闪烁扫描(^{123}I-MIGB)、生长抑素受体闪烁扫描和 ^{18}F-DOPA 正电子发射体层扫描(PET)等。动脉造影和静脉造影(结合或不结合静脉血浆儿茶酚胺测定)可用于肿瘤定位诊断,但目前基本上已被无创性方法替代。定位诊断首选 CT,对于肾上腺和肾上腺外肿瘤,CT 和 MRI 均可以获得肿瘤所在部位的解剖细节而有利于手术,MRI 优于 CT,特别是对于心脏和血管旁的肿瘤,MRI 可以显示胸腔内和心包肿瘤对心脏和血管侵犯情况,所以如 CT 发现肿瘤并准备手术时,应再做 MRI。MIBG 用于生化检查提示嗜铬细胞瘤的患者,特别是 CT 和 MRI 未发现肿瘤的患者,但 MIBG 有 10% 的假阴性,如 MIBG 阴性,但仍高度怀疑嗜铬细胞瘤,则应做胸腔、腹腔及盆腔的 CT 和 MRI。[18]F-DOPA-PET 由于其高的空间分辨率与特异性选择的示踪剂结合,对于原发于肾上腺内或外及转移灶均有良好的显像,将来有希望取代 MIBG。

(三) 增强对照 CT   嗜铬细胞瘤瘤体在 CT 片上呈圆形或类圆形软组织块影,密度常不均匀,10% 的肿瘤可有散在的实质钙化;恶性者一般瘤体较大,外形不规则且密度不均匀,可有周围组织浸润和远处转移;多发性内分泌肿瘤综合征患者的肿块往往较小。由于 CT 可以快速获得高分辨率的图像,常用于嗜铬细胞瘤的初筛,使用螺旋型 CT 可以发现直径小于 0.5cm 的肿块;薄层 CT 使用 16mm×0.75mm 的平行光管进行最大强度投影(MIP)和多平面成形(MPR)可以达到 1mm 的薄层切面。较厚的平行光管的敏感性较低,难以发现较小病灶,可以使用增强剂使其与正常肾上腺区分开来,并可估计肿块的血供情况。如果使用离子型增强对照剂,应先使用 α 和 β 肾上腺素能受体阻滞剂,以免诱发儿茶酚胺释放而导致危象发作;而使用非离子型增强对照剂则不一定使用阻滞剂。一般使用增强剂后诊断更可靠。由于肠祥和肿瘤都是透 X 线的,对于腹膜后主动脉旁的肿瘤可以使用口服不透 X 线的造影剂使消化道不透 X 线;心包内肿瘤较难发现,可使用慢速动态 CT 扫描,使肿瘤与相连的心血管结构的密度比增大而较易发现。对于膀胱内的嗜铬细胞肿瘤,不需任何增强,因为肿瘤在充满尿液的膀胱内是高密度的。CT 对原发于肾上腺内的嗜铬细胞瘤诊断定位的敏感性为

76%~100%；特异性约70%，其对于鉴别嗜铬细胞瘤、肾上腺皮质瘤、肾上腺类脂瘤较为困难。对于手术后再发的嗜铬细胞瘤 CT 的敏感性降至73%，对于肾上腺外或多发的肿瘤因其较大的放射性，常不推荐使用。

（四）多维成像 MRI MRI 成像应包括冠状面和中轴面连续 T1W（自旋-点阵弛缓时间）自旋回波扫描，和中轴面 T2（自旋-自旋弛缓时间）自旋回波脂肪饱和扫描。冠状面和矢状面的成像可以显示大的病灶对邻近组织的侵犯，顺磁的对比剂可以将实质性肿块从囊性肿块中区别出来，并且评估肿块的血供情况。正常的肾上腺在 T1 成像中为中间强度信号，在 T2 成像中为低脂肪信号；嗜铬细胞瘤在 T1 显像中呈低强度或等强度，在 T2 显像中呈高强度表现，然而有 35% 的嗜铬细胞瘤在 T2 成像中的强度信号不典型；化学移位（chemical shift）MRI 优于 T2 定性分析。肿瘤有出血时 MRI 表现为典型的出血征象；反过来由于有出血，在 T1 显像时肿块内可有增强的信号。用钇-DTPA 增强显像可见到肿块内血管增多，并且肿块变得更清晰。对于肾上腺内的嗜铬细胞瘤 MRI 敏感性 85%~100%，特异性约 67%；在与肾上腺转移癌鉴别时有一定的困难。对于异位的和多病灶的嗜铬细胞瘤，其敏感性下降。磁共振血管造影术可以显示肿瘤的血流动力学。在一般情况下，MRI 的多维成像比 CT 更精确，特别是在妊娠妇女和疑肾上腺外嗜铬细胞瘤时，因无 X 线的影响而更加适用可靠。

（五）MIBG 扫描 间碘苄胍（metaiodobenzylguanidine，MIBG）是胍乙啶的芳烷基衍生物，其结构与去甲肾上腺素相似，是去甲肾上腺素运载体的基质，能被分泌儿茶酚胺的细胞或肿瘤组织的小囊泡摄取并储存。对于有功能的嗜铬细胞瘤，用[123]I 标记后静脉注射，可有阳性显像，故能对嗜铬细胞瘤同时进行定性和定位诊断，尤其适合于肾上腺外嗜铬细胞瘤的定位诊断。此外，也可用于所有能摄取胺前体和含脱羧酶系统的其他肿瘤（特别是神经母细胞瘤）。MIBG 扫描的敏感性在 90% 以上，而特异性几乎到了 100%。[123]I 标记的 MIBG 扫描的敏感性高于[131]I，因为前者的 γ 颗粒散射更小。方法：停用对儿茶酚胺释放和扫描检查有影响的药物至少 3 天，并在检查前 3 天和扫描后 7 天服用卢戈碘溶液或高氯酸钠阻止甲状腺对游离[123]I 的摄取，缓慢静脉注射 185~370MBq [123]I 标记的 MIBG（成人剂量，儿童剂量应通过计算获得），用计算机内低能量（[123]I）平行光管获得 γ 显像。在患者进行[123]I-MIBG 时可同时获得单光子发射 CT（SPECT）扫描显影（注射后 12 小时）。在注射后 24 小时、48 小时和 72 小时进行扫描，可获得全身嗜铬细胞瘤的显影。对于胸腔内邻近心脏的病灶可用 1.5mCi 的[201]Tl 或 15mCi 的 Tc 标记红细胞注射来显示心脏的位置与结构。使用低浓度 MIBG 时，细胞通过钠和能量依赖性的胺摄取机制主动摄取 MIBG，而细胞质内的 MIBG 通过 ATP 酶依赖性质子泵主动转运至细胞内儿茶酚胺储存颗粒中。但在某些肿瘤，囊泡外的储存也可导致 MIBG 的滞留。与儿茶酚胺不同，放射标记的 MIBG 不能很好地与突触后受体结合，且较少代谢。放射性碘标记的 MIBG 静脉注射后，快速从血管内清除，仅有少量保留在血池中，主要存在于血小板内。大部分的 MIBG 原型从尿中排出。某些药物如钙通道阻滞剂、三环类抗抑郁药、拟交感神

经药物、利血平、可卡因和拉贝洛尔等可影响 MIBG 的摄取和/或潴留。

^{123}I-MIBG 由于有更高的光子流和较短的半衰期，而具有较好的显像质量和敏感性，及较低的放射性暴露。为避免假阴性结果，在操作前 48~72 小时前应停用对 MIBG 积聚有影响的药物。如必须控制高血压，可用通常剂量的酚苄明和普萘洛尔。正常肾上腺髓质可摄取[123]I-MIBG。MIBG 发现嗜铬细胞瘤的敏感性为 78%~95%，特异性为 90%~100%。Tshii 等报道的结果是：在 48 例患者（嗜铬细胞瘤 16 例、神经母细胞瘤 23 例、甲状腺髓样癌 7 例、Sipple 综合征 2 例）140 个病灶中，[123]I-MIBG 的真阳性率 51/140，真阴性率 79/140，假阳性率 1/140，假阴性率 2/140，无诊断价值率 7/140，总敏感率 96.2%，总特异性 98.8%，精确率 97.7%，以注射药物后 4 小时和 24 小时摄片的诊断效果较好。MIBG 诊断嗜铬细胞瘤的假阴性率极低，阳性率高，故是目前（尤其是在生化检查不能确诊时）肿瘤术前定位和术后追踪的首选方法。因为它能使整个机体的嗜铬组织显像，故其对肾上腺外的肿瘤和恶性嗜铬细胞瘤的转移病灶的发现有重要的价值，对于肾上腺内的肿瘤，其准确性与 MRI 基本相同。但其缺点是空间分辨率较低，某些肿瘤对 MIBG 缺乏摄取能力。

（六）生长抑素类似物扫描 生长抑素是 14 肽神经递质，含 14 个氨基酸，生物半衰期约 2~4 分钟。大部分神经内分泌细胞表达生长抑素受体，肾上腺髓质和副神经节的生长抑素受体表达水平较高，而嗜铬细胞瘤的生长抑素受体密度最高，故某些合成的稳定的生长抑素类似物如奥曲肽（octreotide）或喷曲肽（pentetreotide）等能进行放射性核素显像，可用于嗜铬细胞瘤的定位诊断，特别适用于肾上腺外嗜铬细胞瘤和恶性嗜铬细胞瘤的诊断。[111]In（铟）标记的 DTPA（二乙烯三胺五乙酸）-D-Phe-奥曲肽（[111]In-喷曲肽）广泛用于神经内分泌肿瘤的检查。不像 MIBG，[111]In-喷曲肽对于神经节肿瘤是非特异性的，在很多其他肿瘤、肉芽肿性疾病及自身免疫性疾病也为阳性。对于成人[111]In-喷曲肽的推荐剂量是 90~110MBq，儿童剂量应通过计算而得。使用[111]In（铟）标记的示踪剂不需要对甲状腺进行阻滞，[111]In-喷曲肽几乎全部经肾脏排泄。在注射后 24 小时和 48 小时扫描可得到全身的二维显像，24 小时后可作 SPECT 显像。[111]In-喷曲肽正常可由垂体、甲状腺、肾脏、肝脏、脾脏及膀胱摄取，在乳腺、胆囊、消化道也有部分摄取。影响[111]In-喷曲肽与神经内分泌肿瘤结合的因素有：不同亚类生长抑素受体的亲和力不同，肿瘤不同的分化程度对生长抑素受体表达的影响，非标记的生长抑素产生增多等。在扫描前 1 周，应停用治疗使用的生长抑素类似物。在嗜铬细胞瘤和副神经节瘤的诊断中，生长抑素受体闪烁扫描的敏感性为 88%，准确性低于 MIBG 或 MRI；由于[111]In-喷曲肽与神经内分泌肿瘤的结合率不同，其特异性也低于 MIBG；但也有 MIBG 阴性而奥曲肽阳性的报道。

（七）[18]F-DOPA-PET 多数副神经节瘤不分泌儿茶酚胺，而仅仅分泌多巴胺，但是这些肿瘤细胞的细胞膜或细胞内存在去甲肾上腺素转运体囊泡。另外，肿瘤细胞的凋亡、缺氧、酸中毒、无氧酵解和血管生成等均为定量影像检查，尤其是 PET 提供了方便。选择 PET 核素标记物的原则是：①肾上腺 PGL（即嗜铬细胞瘤）首选[18]F-FDA 或[18]F-FDO-

PA-PET,亦可考虑[123]I-MIBG 扫描,但效果较差;②肾上腺外 PGL 首选[18]F-FDOPA-PET,但 SDHB 突变者的显像效果较差,此时可选用[18]F-FDG-PET(^{18}F-FDA-PET 的效果一般);③转移性 PGL 者宜首选[68]Ga-DOTATOC/DOTANOC-PET(新一代生长抑素类似物标记 PET),其次可选[111]In-喷曲肽扫描,而[123]I-MIBG 的效果一般[18]。用[18]F 标记的多巴(^{18}F-DOPA)进行正电子体层扫描是基于神经内分泌肿瘤对氨基酸如多巴及其生物胺的摄取、脱羧及储存能力。在成人[18]F-DOPA 的推荐剂量是 200~300MBq,在静脉注射后约 45~90 分钟开始 PET 扫描。[18]F-DOPA 的生理性摄取发生在纹状体、胰腺、胆囊及泌尿系,在某些患者也可见到结肠及退行性骨病的非特异性摄取。与 MIBG 及生长抑素类似物闪烁扫描比较,[18]F-DOPA-PET 有更高的解剖分辨率。[18]F-DOPA 聚集的低背景能使嗜铬细胞瘤及副神经节瘤与周围组织形成对比,并且容易进行图像分析。其高的空间分辨率与特异性选择的示踪剂结合,在 4 小时内能得到质量极高的全身显像。而 MIBG 及生长抑素类似物闪烁扫描在示踪剂注射后 24 小时才能获得最早的显像。

^{18}F-FDG-PET 用于良恶性嗜铬细胞瘤的鉴别优于 CT 或 MRI。[18]氟标记的脱氧葡萄糖(fluorodeoxy-D-glucose,FDG)是多种恶性肿瘤诊断和分类的重要临床工具。葡萄糖的类似物 FDG 进入细胞的方式与葡萄糖相同,与葡萄糖不同的是其被细胞捕获后进行磷酸化后不再代谢,因此细胞内 FDG 浓度反映了细胞内葡萄糖的代谢状况,而在多种肿瘤细胞中葡萄糖的代谢是显著增加的。有报道在肾上腺恶性肿瘤和转移癌中,[18]F-FDG-PET 的敏感性可达 100%;另外,[18]F-FDG-PET 可以用于鉴别良性的皮质腺瘤和肾上腺癌,其作用可能优于 CT 或 MRI。

(八)[11]C-甲咪酯-PET 如能判断肾上腺素和去甲肾上腺素的分泌比例,对定位诊断有帮助,除肾上腺内或 Zuckerkandl 体的肿瘤外,其他部位的嗜铬细胞瘤均以分泌去甲肾上腺素为主。肾上腺皮质肿瘤与髓质肿瘤的鉴别相当困难,一般的影像检查几乎无法鉴别两类肿瘤;另一方面,有时又可发生皮质-髓质同时增生或混合瘤,除了临床表现和实验室检查外,较好的鉴别手段是[11]C-甲咪酯核素 PET 扫描检查。[11]C-甲咪酯(metomidate)为肾上腺皮质细胞 11β-羟化酶的示踪剂,故用此法能较好地将肾上腺皮质和髓质病灶分开。根据 Bergstrom 等的经验,可将皮质瘤、皮质癌、皮质结节性增生、嗜铬细胞瘤和髓脂瘤、囊肿等较好地鉴别开,不过,[11]C-甲咪酯扫描的最大优点是鉴定皮质病变。

(九)下腔静脉插管定位 当定性诊断确诊为嗜铬细胞瘤而上述定位检查未能发现肿瘤时,可采用此方法。如果一侧肾上腺静脉中去甲肾上腺素明显增高或去甲肾上腺素/甲肾上腺素比值(正常者<1)>1 须考虑诊断嗜铬细胞瘤。但应注意右肾上腺静脉较短,易被下腔静脉血稀释,故最好同时测定血浆皮质醇作为对照以判断有无稀释。应注意在操作时有诱发高血压危象发作的可能,必须准备酚妥拉明并建立静脉通道。

(十)病理检查 肾上腺皮质的组织病理学检查缺乏特异性。例如,先天性酶缺陷所致的肾上腺皮质增生与 CRH/ACTH 依赖性 Cushing 综合征所致的皮质增生在细胞形态学上并无本质差异,异位 CRH/ACTH 分泌综合征所致的或原因未明的肾上腺皮质增生均很难用一般病理形态学方法鉴别。

(十一)基因突变检测 一些肾上腺皮质的恶性肿瘤可伴有癌基因表达的异常,但这些异常一般在血液中并无特异性标志物。先天性肾上腺皮质增生和一些肾上腺皮质功能不全与合成类固醇激素的酶基因异常有关,对酶(如 11、17 和 21-羟化酶)基因进行分析可明确病因诊断,例如可用单链构象多态性(SSCP)分析来诊断 CYP11B1 或其他致病候选基因的突变(如 G267R、G267D、Q356X、R427H、C494F 等)或 CYP11B1/CYP11B2 嵌合基因。此外,ACTH 过敏感综合征、糖皮质激素抵抗综合征、遗传性 Cushing 综合征、醛固酮不敏感综合征、表观盐皮质激素过多(AME)综合征、遗传性副神经节瘤等有赖于相关基因的分子生物学鉴定,才能做出最后的病因诊断。

遗传性嗜铬细胞瘤需根据家族史和风险度确定候选基因筛选和追踪。一般情况下,有家族史的腹腔儿茶酚胺分泌性副神经节瘤患者按顺序对 SDHB、SDHD、VHL 基因测序,发现突变即终止下一步筛选;患者存在双侧肾上腺嗜铬细胞瘤,但无甲状腺髓样癌或甲状腺肿,则先对 VHL 基因测序,如 VHL 无突变,再检测 RET;发病年龄<20 岁的单侧肾上腺嗜铬细胞瘤者则按顺序对 VHL、RET、SDHB、SDHD 基因测序,发现突变即终止下一步筛选;而年龄>20 岁的单侧肾上腺嗜铬细胞瘤者按顺序对 SDHB、SDHD 基因测序。如果在追踪过程中筛选到了任何一种致病基因的种系(胚系,germline)突变,就应该对相应的遗传性肿瘤进行全面检查,但单侧和双侧遗传性嗜铬细胞瘤患者的遗传病因筛选和追踪是有区别的。

(何德奇 袁凌青)

第3节 肾上腺疾病常用药物

药用糖皮质激素(glucocorticoid,GC)的临床应用示范广泛,几乎涉及所有的临床学科。例如,GC 是治疗自身免疫性神经疾病基本的一线药物,这些疾病包括:①多发性硬化症和其他脱髓鞘性中枢神经病变;②自身免疫性脑炎;③自身免疫性血管炎;④神经系统结节病;⑤慢性炎症性脱髓鞘神经病;⑥重症肌无力;⑦多肌炎和皮肌炎;⑧Duchene 型肌萎缩症。GC 的不良反应通常与疗程和剂量相关,治疗前和治疗中应对不良反应的风险进行评估和并发症预防,其内容包括:①加强负重运动,戒烟,禁酒;②DXA 骨密度测定;③血清 25-(OH)D 测定;④糖尿病筛选;⑤补充钙剂 1200~1500mg/d 和维生素 D800~1000U/d,应用质子泵抑制剂者宜选用柠檬酸钙制剂,以促进肠钙吸收;⑥二膦酸盐预防或治疗骨质疏松症;⑦必要时肝损害预防(如病毒性肝炎疫苗注射);⑧预防跌倒。

【药用糖皮质激素】

肾上腺皮质分泌的糖皮质激素以皮质醇(cortisol,hydrocortisone)为代表,成人每日的分泌量约 25~40mg。临床应用的 GC 有天然的和人工合成的,前者如可的松和氢化可的松;后者如泼尼松(prednisone)、泼尼松龙(prednisolone)、地塞米松、倍他米松、甲泼尼龙（甲基泼尼松龙，methylprednisolone）和曲安西龙（triamcinolone，阿塞松）等人工合成药物，其药理作用比天然的氢化可的松强许多倍（表2-6-3-1）。药理剂量（超生理剂量）的GC在临床上应用更为广泛，其用量根据需要确定，选择GC制剂时，应注重糖皮质激素剂量当量（表2-6-3-2）与活性当量（表2-6-3-3）。实践证明，此类药物如果应用得当，在一些疾病，特别是以变态反应或炎症为特点的疾病的治疗中有独特的功效；但如果滥用或应用不当，则利少弊多，有的甚至给患者带来危及生命的严重后果。本节主要介绍GC的应用范围、常见适应证、副作用、禁忌证以及使用方法等。

表2-6-3-1　常用糖皮质激素制剂的抗炎活性和不良反应

糖皮质激素制剂	抗炎活性	HPA抑制	盐潴留活性
氢化可的松（hydrocortisol）	1	1	1
泼尼松（prednisone）	3	4	0.75
泼尼松龙（prednisolone）	3	4	0.75
甲泼尼龙（methylprednisolone）	6.2	4	0.5
氟氢可的松（fludrocortisone）	12	12	125
Δ1-氟氢可的松（Δ1-fludrocortisone）	14		225
曲安西龙（triamcinolone）	5	4	0
地塞米松（dexamethasone）	26	17	0

表2-6-3-2　糖皮质激素剂量当量

通用名	商品名	剂量当量（mg）
氢化可的松	–	4
泼尼松	–	1
泼尼松龙	–	1
甲泼尼龙	Solumedrol	0.8
地塞米松	Decadron	0.15
倍他米松	Celestone	0.12

表2-6-3-3　糖皮质激素活性当量

制剂	抗炎活性	盐皮质激素活性	作用时间（小时）	当量剂量（mg）
皮质醇	1	1	8~12	20
曲安西龙	5	0	12~36	4
甲泼尼龙	5	0	12~36	4
倍他米松	25	0	36~72	0.75
氟氢可的松	10	125	–	–

（一）药理作用和适应证　GC类药物是21碳原子的甾体分子，其与胞质受体相结合后的激素-受体复合物转移到细胞核内，与GC反应元件（GRE）相结合，在核内影响基因转录及mRNA-蛋白质的翻译过程（上调或下调）。由于GC的受体几乎存在于机体所有的细胞，所以几乎所有的组织都是GC的靶组织。GC刺激mRNA的形成，促进蛋白质（酶）的合成，影响细胞的代谢与功能。临床应用GC常为药理剂量，但所患疾病不同以及个体间对GC的反应性有差异，因而所用剂量、疗程和副作用不相同，疗效也有差异[1]。

1.抗炎、抗过敏及免疫抑制作用　GC对各种原因（感染性、机械性、化学性、放射性和免疫反应等）引起的炎症以及炎症的不同阶段都有明显的抑制作用[2]。在严重急性呼吸综合征（SARS，非典型性肺炎）流行期间，GC强大的抗炎作用被用来防止机体对SARS病毒感染的过度防御反应所致的组织损伤和器官衰竭，在相当多的病例中抑制了病情的恶化，缓解了呼吸困难，降低了死亡率。GC影响免疫系统的细胞，激活的GC受体可与免疫系统多种基因的主要转录因子相结合，而且在转录后部位还能干扰mRNA稳定性，抑制免疫活性物质释放。GC可作用于免疫反应的多个环节，有显著的免疫抑制作用。在各种感染性疾病（如急性血吸虫病、病毒性肝炎、蠕虫感染、热带性嗜酸性粒细胞增多症等）中，其发病环节常与过敏反应有关，应用GC有一定疗效。对青霉素引起的过敏性休克和自身免疫性疾病如自身免疫性溶血性贫血、原发性血小板减少性紫癜及器官移植排斥反应等，GC治疗可取得显著效果。风湿疾病是一类以自身免疫性病变为特征的疾病，主要累及结缔组织。GC对这类疾病均有良好的治疗效果。

2.感染与急性应激危象　抢救皮质醇的分泌对休克应激十分敏感。内毒素性休克是一种感染性应激，伴内源性GC分泌增多，但败血症休克死亡病例的特点是外周单核细胞的NF-κB活性明显升高，循环血中的炎性细胞因子增高，对内源性GC抵抗，细胞因子诱导NF-κB形成GC受体活化型复合物，阻止GC与DNA的作用。大量的资料表明，败血症性休克患者的HPA轴表现为相对性功能不全，血清皮质醇相对低下，靶细胞GC受体的亲和力下降，并与高动力性循环及外周血管扩张的发生有关，是使用GC的明确指征。曾有大量的报道指出，脑型疟患者用GC治疗，可减轻脑水肿，改善病情，但严格的随机对照观察结果难以支持这一结论。超大剂量的GC已广泛用于各种严重休克，特别是中毒性休克的治疗。但是，从使用GC后28天的12个研究结果来看，高血糖和高钠血症的风险增加，而死亡率并未下降，低剂量GC（氢化可的松200~300mg/d）的疗效更好或者至少与大剂量的效果相当。1998年以来，人们更主张采用较长期（7天左右）的低剂量治疗方案[3]。

3.疾病治疗　GC应用的适应证相当广泛，其中对一些内科疾病的疗效较为肯定，而对另一些疾病的疗效并不确切。在多种情况下，只宜短期应用（表2-6-3-4）。

GC还可用于许多感染性疾病（如重症流行性出血热、变应性亚败血症、重症传染性单核细胞增多症、中毒性菌痢和睾丸炎等）、变态反应性疾病（如血清病、枯草热、过敏性休克、过敏性支气管曲霉病、巨细胞动脉炎、荨麻疹和Goodpasture综合征等）、神经系统疾病（视神经炎、面神经炎、感染性多发性神经炎、急性脑水肿等）、器官移植排斥反应及骨髓移植后弥漫性肺出血以及关节腔内注射等的治疗。

4.水盐潴留活性　除上述主要作用外，GC对HPA的抑制作用和盐潴留活性最值得关注。其中，所有的人工合成GC对HPA的抑制作用都强于氢化可的松，而盐潴留活性都弱于氢化可的松（人工合成的盐皮质激素氟氢可的松和Δ1-氟氢可的松例外）。曲安西龙和地塞米松在明显增强抗炎活性的同时，也显著减弱了盐潴留活性，但对HPA的抑制作用亦同时增加。根据这一特点，临床应用GC时要特别注意以

表 2-6-3-4 糖皮质激素应用适应证(内科疾病)

疾病	药物作用机制和注意事项
呼吸系统疾病	
支气管哮喘	首选药物/用于控制发作和巩固治疗及预防,干扰花生四烯酸代谢,减少微血管渗漏,抑制炎症细胞迁移和活化,降低 IL-4、IL-5 和可溶性 IL-2 受体水平,降低细胞间黏附分子(cICAM-1),增加 β 受体数目,增加气道对 β_2 激动剂的反应性,抑制磷脂酶 A2-组胺-弹性蛋白和胶原酶合成,扩张支气管,哮喘持续状态应使用大剂量糖皮质激素
呼吸窘迫综合征	保护肺毛细血管内皮细胞,抗血小板聚集,稳定溶酶体膜,降低补体水平,抑制 PG 合成,保护Ⅱ型肺泡细胞,促进肺泡表面活性物质分泌,抗炎,解痉,抑制肺纤维化,加速胎儿肺组织成熟,提高早产儿生存率
结核病	遏制高敏反应和渗出,减轻中毒症状,促进浆膜腔积液吸收,减少粘连,降低结核性脑膜炎后遗症的发生率,与抗结核药联合应用
急性特发性肺纤维化	抑制自身免疫反应,减少肺纤维化,单独应用效果不佳,小剂量泼尼松龙(7.5mg/d)及 γ1b-干扰素联合治疗可提高疗效
嗜酸性粒细胞性肺炎	促进嗜酸性粒细胞凋亡,抑制免疫反应,抑制炎症浸润和肺纤维化
弥散性肺间质病变	防止肺纤维化
结节病	抑制血管紧张素转换酶活性,与其他免疫抑制剂合用,少数无效
咯血	减轻局部炎症,抑制气道分泌,解除支气管痉挛,降低血管通透性,降低肺血管压力,改变血管壁反应性,收缩毛细血管及使肥大细胞脱颗粒或变性,使肝素水平下降,不首选糖皮质激素治疗,适用于其他止血药包括垂体后叶素治疗无效的顽固性大咯血者和病情危重而应用垂体后叶素有禁忌证者、致死性大咯血和有窒息危险者
急性呼吸窘迫综合征(SARS)	防止过度防御反应所致的组织损伤和器官衰竭,减轻全身炎症反应和肺渗出,肺损伤和肺纤维化
循环系统疾病	
急性心肌炎	主要用于伴房室传导阻滞或与自身免疫性因素有关的心肌炎
急性心包炎	减轻症状,促进积液的吸收,减少积液吸收后心包粘连
多发性大动脉炎	减轻全身症状和非特异性炎症反应
休克	主要适用于感染中毒性休克、过敏性休克和神经源性休克等的抢救,必须与有效抗休克药和抗生素等联合应用,过敏性休克的处理首选肾上腺素,两药合用效果更好
消化系统疾病	
Crohn 病和溃疡性结肠炎	适用于活动期的治疗,伴有化脓性病灶或瘘管形成时慎用,一些患者对糖皮质激素有抵抗(部分或完全性抵抗)
慢性自身免疫性活动性肝炎	应与硫唑嘌呤等免疫抑制剂联合应用
急性胰腺炎	出血性坏死型病例和伴有急性呼吸窘迫综合征的抢救,糖皮质激素对 ERCP 后胰腺炎是否有预防作用尚有争议
顽固性胃溃疡	糖皮质激素诱发或加重消化性溃疡,糖皮质激素能改善微循环,在胃镜下试用糖皮质激素局部治疗
淤胆性肝炎	控制胆道水钠重吸收,消除肝胆系统炎症,促进胆红素代谢,使黄疸下降或消退,增进食欲,鉴别黄疸的性质
泌尿系统疾病	
急进性肾小球肾炎	抑制免疫反应,增加肾血流量和滤过率,抑制抗利尿激素分泌,减少新月体形成,可与环磷酰胺-抗凝剂及抗血小板聚集剂联合应用
肾病综合征	抑制免疫反应,抑制醛固酮和 AVP 分泌,急性期宜用大剂量冲击治疗,易引起儿童生长发育障碍
血液系统疾病	
再生障碍性贫血	仅用于出血严重,尤其是有溶血依据的病例
自身免疫性溶血性贫血	部分对糖皮质激素有抵抗的病例可用环孢素治疗
淋巴瘤和多发性骨髓瘤	抗恶性淋巴组织增殖,促进淋巴组织崩解,防止转移,与化疗药物联合应用
过敏性紫癜	抑制抗原-抗体反应,降低毛细血管的通透性,减轻组织和血管炎症与水肿
血小板减少性紫癜	减少血小板抗体生成,延长血小板寿命,降低毛细血管通透性,促进骨髓造血功能
输血反应	减轻溶血和输血反应
结缔组织疾病	
类风湿关节炎	减轻症状,抑制免疫性炎症反应,不能影响病变的进展
系统性红斑狼疮(SLE)	主要用于狼疮性肾炎、狼疮性脑病、暴发性狼疮、急性溶血和血小板减少性紫癜等患者
结节性多动脉炎	主要用于控制急性症状,需长程治疗防止复发
变应性肉芽肿血管炎	同结节性多动脉炎
白塞(Behcet)病	与秋水仙碱、氨苯砜、甲氨蝶呤等联合应用
特发性炎症性肌病	减轻症状,抑制肌肉组织炎症反应,改善肌力,与其他免疫抑制剂及非类固醇抗炎药合用
干燥综合征	适用于伴系统性红斑狼疮(SLE)及其他重要脏器损害病例
神经系统疾病	
急性弥漫性脑脊髓炎	抑制免疫反应,阻止中枢神经脱髓鞘,最迟于意识受累时开始使用

疾病	药物作用机制和注意事项
多发性硬化	促进病情恢复,延迟视神经炎再次发作时间,推迟持续致残
病毒性脑炎	促进脑部病变的吸收,减少纤维化,常用地塞米松
内分泌系统疾病	
ACI	生理剂量替代,肾上腺危象时需用药理剂量
先天性肾上腺皮质增生症	外源性糖皮质激素抑制 ACTH 分泌,减轻雄激素过多所引起的临床表现
高钙血症	血钙降低(甲状旁腺功能亢进症除外)
甲状腺功能亢进危象	仅用于甲亢危象和 Graves 眼病的治疗
糖皮质激素不敏感综合征	抑制 ACTH 分泌可使临床表现减轻
胰岛素抵抗	胰岛素受体抗体和受体前胰岛素抵抗改用人胰岛素,应用糖皮质激素
低血糖症	促进糖原异生,增加肝糖输出

下两点:①作为慢性 GC 不足的补充治疗和替代治疗时,应选用天然制剂,如氢化可的松,有时也可使用泼尼松或泼尼松龙,但不宜应用曲安西龙和地塞米松;②如用于抗炎或免疫抑制治疗,应选用盐潴留活性很低的 GC 制剂,如曲安西龙和地塞米松。

(二)禁忌证

1. 绝对禁忌证 GC 治疗的绝对禁忌证有:①Cushing 综合征(手术时及手术后病例除外);②尚未用抗生素类药物控制的细菌、病毒、真菌等所致的感染性疾病;③水痘、牛痘接种、阿米巴病和单纯疱疹性角膜炎;④活动性消化性溃疡和近期胃空肠吻合术后;⑤青光眼活动期;⑥妊娠初期(14 周内服用 GC 可引起胎儿先天性缺陷,如唇裂、腭裂以及早产、流产等可能)和哺乳期。

2. 相对禁忌证 GC 的相对禁忌证是变化的,一般情况下的 GC 治疗相对禁忌证是:①骨质疏松或骨折未愈合前;②各型糖尿病(由于抗胰岛素抗体或胰岛素受体抗体而呈现胰岛素抗药性者例外);③严重高血压(狼疮危象、17α-羟化酶和 11β-羟化酶缺陷引起的高血压例外);④有精神病或癫痫病史者;⑤严重低钾血症者。

3. 适应证和禁忌证并存 一般而言,危重病情属于 GC 的适应证时,禁忌证常成为次要矛盾,此时可应用 GC;但在慢性病时,如禁忌证是主要矛盾,GC 应尽可能不用或慎用。例如活动性消化性溃疡并发中毒性休克,由于后者可危及生命,可使用 GC,但为防止溃疡出血或穿孔,可同时应用质子泵抑制剂等;但如果此种患者并发肾病综合征,则尽可能不用 GC,而改用其他疗法。

(三)选药原则和使用方法 除挽救患者生命作为急用和自身免疫疾病的治疗外,GC 不应作为首选治疗药物,而应是最后措施。必须根据疾病性质、病情程度、预后和病程,以及患者功能状况来全面考虑 GC 的用量,寻找适宜和维持剂量,用药过程中应加强各项检查与观察。选择恰当制剂、给药途径与给药方法。GC 类药物虽然繁多,但其区别不外乎下列几点:①抗炎强度;②盐皮质激素作用强度;③作用时间长短;④价格;⑤剂型。根据患者的病情、药物的作用和副作用等特点综合分析,不难确定选择何种 GC 制剂,而且可由一种制剂更换为另一种制剂。理想的 GC 制剂应该作用时间长、疗效好、副作用相对较轻。

1. 用药原则 为避免或减少 GC 副作用的发生(表 2-6-3-5),使用 GC 时应遵行以下原则:应使用最小有效剂量;采用隔日疗法;如非甾体消炎药和慢作用药有效,则不用 GC;尽量用局部用药代替全身用药;短程冲击用药;针对 GC 用药患者的教育对于防止严重并发症也同样重要。局部用药治疗有效者应优先考虑局部给药。如溃疡性结肠炎,可用直肠栓剂或保留灌肠以减少全身副作用。支气管哮喘应强调使用 GC 气雾制剂,既可明显减少用药剂量,降低副作用,又不影响疗效。但 GC 吸入治疗不应作为肺部结节病的常规治疗。

表 2-6-3-5 糖皮质激素治疗的副作用和并发症

早期治疗不可避免的副作用	隐匿的或延迟副作用与并发症
失眠	骨质疏松症
情绪不稳定	皮肤萎缩
食欲亢进/体重增加或两者兼有	白内障
潜在危险因素或其他药物毒性	动脉粥样硬化
高血压	生长迟滞
糖尿病	脂肪肝
消化性溃疡	少见及不可预测的并发症
寻常痤疮	精神病
持续大剂量糖皮质激素引起的副作用	假性脑瘤
Cushing 综合征	青光眼
HPA 轴抑制	硬膜外脂肪过多症
感染	胰腺炎
骨坏死	过敏性休克
肌病	脑静脉血栓形成
伤口愈合不良	纵隔脂肪沉积症

2. 替代治疗 氢化可的松和可的松兼有 GC 和盐皮质激素的作用,有较强的潴钠作用,故适用于肾上腺皮质功能不全的替代治疗。除此类疾病以外,一般常选用潴钠作用微弱的泼尼松或几乎无潴钠作用的 DXM;DXM 比其他制剂更易引起精神症状(特别是女性患者),较易导致抑郁症和食欲亢进;曲安西龙(氟羟氢泼尼松)或阿赛松则易发生食欲减退和肌病。长期应用 GC 者可间断应用 ACTH 制剂来刺激肾上腺皮质功能,有利于内源性 GC 分泌功能的恢复。ACTH 可促进 GC 和 DHEA 分泌,DHEA 为促合成代谢激素,可部分对抗 GC 引起的许多副作用。老年人、SLE 及许多需要用 GC 治疗的患者都存在肾上腺皮质功能不全,尤其是女性由于 GC 抑制 ACTH 分泌,几乎均存在 DHEA 缺乏(男性的 DHEA 还可来源于睾丸),故主张在 GC 的长程治疗中间断使用 ACTH 制剂。另一方面,外源性 ACTH 亦抑制内源性 ACTH 的合成和分泌,故有人不主张间断使用 ACTH。是否用重组的人 CRH 能弥补这一缺点,尚待进一步证实。替代治疗分为长期

替代治疗和应激替代治疗与抑制替代治疗三种。

（1）长期替代治疗:适用于原发性或继发性肾上腺皮质功能减退的治疗,详见本章第6节。常用醋酸可的松(皮质素,25~37.5mg/d)或泼尼松(5~7.5mg/d)或氢化可的松(20~30mg/d)作替代治疗,但以用氢化可的松最好。给药方式应符合 GC 的昼夜分泌节律,总量的 2/3 在早餐后给予,余下 1/3 量下午给予。但 Howlett 认为每日3次服用氢化可的松(早上10mg、中午5mg、晚上5mg)方案方能取得最佳替代治疗效果。

（2）应激替代治疗:正常人在感染、创伤等应激时,肾上腺皮质激素分泌增多,为机体防御功能的一个重要组成部分。肾上腺皮质功能减退患者在应激时,GC 需要量比平时增加 2~5 倍,具体量视应激轻重而定。应激过后,渐减至原来基础用量。当发生较重感染或大手术等严重应激时,应积极抢救,治疗原则同肾上腺危象。需用氢化可的松静注,开始 24 小时用量为 300~400mg,病情好转后减量并改为口服给药,病情稳定后继续以维持量治疗。

（3）抑制替代治疗:用于 CAH,应用 GC 以抑制 ACTH 的产生。开始时应用剂量宜较大(口服可的松:≥6 岁为 100mg/d;2~6 岁为 50mg/d;<2 岁为 25mg/d),使 HPA 皮质轴能得到有效的抑制。待应用 1~2 月后,尿中类固醇排出已控制到满意水平时,即可减少剂量,以维持其抑制作用。在 2~6 岁的患儿,口服可的松维持为 25~50mg/d,分 3~4 次服;而 6~12 岁者,可用 50~75mg/d;2 岁以下者,可用 15~20mg/d。

3. 控制炎症和免疫排斥反应药理剂量 GC 除主要用于减轻炎症反应和免疫排斥反应外,也可用于增强调节血压反应,增强机体对毒性代谢产物或细菌毒素的耐受性,促进胃酸、胃蛋白酶分泌和兴奋中枢作用。抗炎、抗过敏和免疫抑制治疗的剂量和疗程取决于病变性质及治疗目的。GC 剂量的大小和疗程的长短,取决于病变的性质、病情的轻重以及治疗的目的等。对于同一疾病,由于病情不同,给药方法也不完全一样,因此需根据患者的具体情况进行处理,常有以下几种方法。在实体组织排斥反应中,抗 HLA 抗体起了重要作用,而 GC 可以有效地抑制免疫排斥反应[4]。

（1）冲击疗法:主要用于抢救危重病例(如败血症、感染性休克、成人呼吸窘迫综合征、恶性突眼、甲状腺功能亢进危象、肝脏移植急性排异反应、异型输血反应、急性血管神经性水肿、严重过敏反应、狼疮性脑病和狼疮性肾炎等)。冲击疗法最长时间为 5 天即停止,或减量维持。短程和中程疗法可分为治疗和减量两个阶段;长程疗法可分为治疗、减量和维持 3 个阶段。①治疗阶段:冲击治疗,可用大剂量 GC 溶于 100ml 溶液中,在 15~20 分钟内静脉滴注。如采用琥珀酸钠甲泼尼松龙,按 15~30mg/kg 静脉注射,每日 1~2 次,必要时每 8~12 小时 1 次,连续 1~3 天。还可用氢化可的松 100~200mg/d 或 DXM 10~20mg/d。具体剂量可视病情而定。短程和长程疗法,可口服泼尼松,轻至中度病情 20~40mg/d,中至重度病情 40~60mg/d。②减量阶段:经治疗阶段用药后症状好转,可逐渐减量,每 3~5 天减量一次,每次减少前次量的 20% 左右。需长期服用 GC 者,减量速度宜慢,可 5~7 天减量 1 次,每次减少前次量的 5%~10%。③维持阶段:根据病情确定维持量的大小,一般比正常生理状态下肾上腺皮质所分泌的皮质醇量稍高,如泼尼松 7.5mg/d、氢化可的松 37.5mg/d。

在维持给药期间,若病情复发或加重,应增加剂量,改为治疗量,待病情控制后,再改为维持量,以求得到最小而能控制疾病发作的维持量。若准备停药时,再将维持量逐渐减至生理剂量(如泼尼松,7.5mg/d),然后在停药前 1 周,每天静脉滴注 ACTH 25U。由于长程疗法对药物使用的时间很长,发生副作用以及严重并发症的机会增多,有些可危及生命。故有些作者考虑应用每日单次疗法,其疗效与每日分次疗法相仿,对 HPA 系统的抑制作用减弱,但不能防止 Cushing 综合征的发生。

（2）短程疗法:适用于中毒症状较重,机体过敏性反应较强,可能造成严重器质性损害者。主要是减轻毒性症状、抑制过敏状态、缓解症状及减轻器质性损害的严重程度。常用于结核性脑膜炎、胸膜炎,重症流行性出血热和出血坏死性小肠炎等。疗程 1 个月左右。

注射制剂供短期注射或静脉滴注用于短程治疗。氢化可的松琥珀酸钠、泼尼松龙琥珀酸钠、地塞米松注射剂等可供注射或滴注用,可在注射后立即发生效应,适用于病情危重需迅速获得 GC 者,多尽量采用足量短时疗法。

（3）中程疗法:适用于某些病程较长,病变较广泛伴多器官损害的疾病如急性风湿热等。疗程不超过 2~3 个月。

（4）长程疗法:适用于反复发作性,累及多器官的慢性疾病,例如 SLE、肾病综合征、溶血性贫血和血小板减少性紫癜等。疗程需半年至 1 年或更长时间。

（5）分次给药法:常见的 GC 给药方法有每天分次服药法、每天早上 8 时 1 次顿服法及两日量隔日服用法等。应根据病情和皮质醇分泌的特点,选择最接近于皮质醇生理分泌和最有效的给药方法。分次给药方法通常每天 3~4 次口服。泼尼松的开始用量为 20~200mg/d,用量视病情轻重而定。具体剂量须个体化,如开始用量不足以控制病情应及时增加剂量;反之症状好转,尤其剂量过大,明显高于缓解症状的需要量时,用量适当减少。疗程长短主要决定于疾病本身的性质以及 GC 治疗的目的与疗效。为减少 GC 的不良反应,须密切观察病情,病情好转即应减量。如 1 日剂量<30mg,用药时间<3 周,可将 1 日总剂量在晨 8 时前 1 次给予,然后逐步过渡到隔日给药。并根据病情好转程度,逐渐减量并以确定最低维持量。因减量而病情加重或复发者,须暂停减量;如减量过快,而出现 GC 不足反应时,须减慢减量速度。长期用药最低维持量应高于正常安静状态皮质醇的分泌量。根据皮质醇的昼夜节律,早上给药法比午夜给药对肾上腺分泌的抑制作用弱 1/2,而且比通常平均分 3~4 次给药要好。因多次给药明显地干扰了皮质醇的节律。近年来提出不等量 2 次给药法,将 1 日剂量分为两份,于午前用药 1 次(一般用全天量的 3/4~2/3),午后用余下剂量(约为全天量的 1/4~1/3)。实践证实此种给药方案不仅优于传统的等量多次给药,也优于 1 日 1 次给药法。

（6）间歇给药法:儿童长期使用,即使较小剂量的 GC 也可能抑制其生长发育,致生长迟滞。可能与 GC 促进蛋白质分解、抑制蛋白质合成的作用、抑制 GH 的分泌和拮抗 GH 的外周作用有关。为避免 GC 影响患儿的生长发育,可采用隔日疗法或选用不抑制 GH 分泌的 ACTH 制剂。使用 GH 可克服这种不良反应。间歇给药仅适用于慢性疾病,如 SLE、肾病综合征和慢性活动性肝炎等,经 GC 分次给药治疗,病情已获控制而仍需继续巩固治疗者。可每周服 3~4 天(剂量相等于 1 周总量),然后停药 4 天或 3 天,如此每周重复并调整剂量。

隔日疗法是指每隔日早晨 8 时前一次服下两天的总量。其理论基础为:正常人 GC 的分泌有明显的昼夜节律,即白天工作夜间休息的正常人,GC 的分泌高峰在晨间醒后的 1 小时左右(晨 7~8 时),以后其浓度逐渐下降,直到入睡前后达到最低水平,至午夜起分泌又逐渐增加。因此,隔日给药时间主要在早晨,此时内源性 GC 水平正处于高峰,并通过负反馈机制抑制 ACTH 的分泌,这时服用外源性 GC 不会对 ACTH 的正常分泌产生明显影响。傍晚时,内源性皮质激素减少,同时患者血液外源性 GC 亦达低值,从而保证了体内 ACTH 的正常分泌以及次晨内源性皮质激素的产量,使患者在不服药当日仍保持 GC 的分泌功能。隔日疗法是一种既能收到临床预期治疗效果,又能最大限度地减轻副作用和并发症及对 HPA 轴抑制的较理想的给药方法。

每天分次给药改为隔日给药后,多数患者能维持疗效,而且由于 HPA 轴恢复正常或接近正常,所需维持量会逐渐减少。隔日给药常选用泼尼松或泼尼松龙等中效 GC 制剂,即使是较大的单一剂量(≤60mg),其血浆浓度在 24 小时内被完全清除,对 HPA 轴的抑制时间短于 24 小时;但其抗炎作用可持续约 3 天。长半衰期的 GC 在血中浓度持续较高,如 DXM(生物半衰期>48 小时),在大剂量时仍可明显抑制 HPA 轴,无法达到隔日给药的预期效果。按泼尼松血浆半衰期推算,隔日疗法在给药日患者所能耐受的最大剂量为 120mg。在实际临床应用中,一般为 80~100mg。如患者每日接受 60mg 泼尼松治疗,首先应将每日剂量减少至 40~50mg 时再开始改隔日给药,这样给药日的剂量就应增加到 80~100mg,与此同时逐步撤减不服药日的剂量,开始时每次减少 5~10mg,当减至每日 20mg 时放慢减药速度,每次减 2.5mg 直到在不服药日完全停药。减药的速度取决于其病情变化及患者对撤药的耐受性。对大多数疾病来说,都应尽可能地减少 GC 的用量,直至完全停药而仍能控制病情。但在有些疾病,如 SLE 等,要做到这点并非易事。此时减为隔日用药的益处就更明显。从每日疗法转换为隔日疗法一个常见的

错误是药物撤减太快。

4. 口服制剂　大多数 GC 制剂可经胃肠道迅速吸收,生物利用度高,不受进食的干扰,且应用方便,故片剂为常用剂型,适用于在较短时间内产生疗效或中、长程治疗者。用于口服的 GC 有氢化可的松、醋酸泼尼松、泼尼松龙和 DXM 等。口服片剂经肠道吸收,在血浆中的半衰期长短各异,可的松约 30 分钟,DXM 可超过 5 小时。不论何种制剂口服 12 小时后,虽在血浆中完全消失,但其与细胞内受体结合所产生的生物效应可持续更长时间。泼尼松可抑制 HPA 轴约 36 小时之久,DXM 则更长,可达 72 小时。

5. 制剂选择　可的松和泼尼松口服后在肝内分别转变为氢化可的松(皮质醇)或泼尼松龙后才具有生物活性。因此,肝脏严重损害者以使用氢化可的松、泼尼松龙(泼尼松龙)或阿赛松为宜,因为这些 GC 较少增加肝脏的代谢负担。应用 GC 治疗时,不但要严格掌握适应证,而且要根据病情选择合理的用药方法及疗程,防止滥用,避免不良反应和并发症。GC 抑制伤口愈合,干扰或抑制与伤口愈合有关的细胞因子和生长因子(各种生长因子、酶、基质分子等)的表达。GC 促进蛋白质的分解,抑制成纤维细胞的增殖和瘢痕形成,致使伤口愈合不良。为促进伤口愈合,应增加蛋白质的摄入量,并加用蛋白质同化激素治疗。

(四)不良反应　临床上,GC 治疗的副作用和并发症主要与剂量、剂型、给药方案、停药方法不当、疗程长短、患者的年龄及疾病的性质等因素有关,其中最主要来自大剂量长期用药和不适当停药两方面。小剂量(泼尼松<7.5mg/d)可以维持治疗数年,副作用非常小;中等剂量(泼尼松 7.5~20mg/d)在开始应用的 1 个月里副作用较小,随着时间的延长副作用渐增;大剂量(泼尼松 20~60mg/d)有较高的危险性,发生严重副作用的机会大大增加。严重的副作用和并发症可引起死亡,各种死因中以细胞、真菌等引起的感染为主,其次是心血管的并发症。用大剂量 GC 可发生严重副作用,如代谢综合征、骨质丢失和情绪异常等。但个体间的差别大,其原因未明[5]。糖皮质激素抑制儿童生长发育的机制见图 2-6-3-1。

1. 诱发或加重感染　大剂量的 GC[>3mg/(kg·d)]可

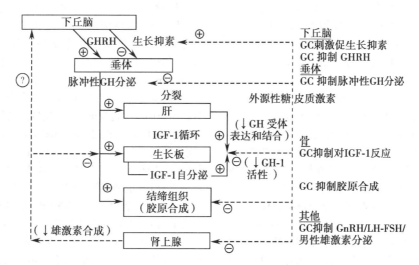

图 2-6-3-1　糖皮质激素抑制儿童生长发育的机制

干扰抗原被巨噬细胞识别以及在细胞内的转化,抑制细胞毒性T细胞和B细胞对特异性刺激的增殖应答,具有较强免疫抑制作用,因此,长期应用可使机体的防御功能降低,易诱发各种感染或使潜在的病灶扩散,甚至波及全身,年迈体弱者尤甚。常见有:①结核病灶的复燃和扩散;②继发金黄色葡萄球菌和真菌感染,甚至发展成细菌或真菌性败血症;③使水痘、牛痘接种和单纯疱疹等病毒感染病情加重;④促使隐性疟疾和阿米巴病播散。感染部位多为肺、泌尿系统、肛周、膈下、腹腔与注射部位等。感染症状往往被GC的抗炎作用所掩盖,如引起的类固醇性溃疡并发胃穿孔时,患者可无全身发热或急性腹膜炎表现。GC本身也可引起中性粒细胞增加,因而易与感染所致者混淆,贻误感染的及时治疗。在GC治疗前,应常规作胸透或胸片检查以排除肺结核。已知有感染的患者开始GC治疗必须满足以下的前提:①GC是非用不可的手段;②病原菌已经明确,而且又具备有效的抗生素治疗。目前大多数学者不主张在应用GC的过程中,合用抗生素预防感染,而是提出在应用过程中应密切观察,警惕感染的发生。一旦出现感染,需即刻查清感染的性质,选择敏感药物,予以足量治疗达到迅速控制,并同时撤减GC的用量。

2. 消化道出血及溃疡穿孔 在生理情况下,GC具有保护胃肠功能的作用。应激引起各种胃肠疾病,下丘脑-垂体-肾上腺皮质轴兴奋和糖皮质激素释放引起所谓的应激性胃肠溃疡、胸腺-淋巴萎缩和肾上腺增生,即Hans Selye应激三联征(Selye,1967)。但是,后来的研究发现,应激性糖皮质激素释放和NSAID本身保护胃肠黏膜。同时,应用外源性糖皮质激素还可以使胃肠溃疡病灶缩小,其机制与维持血流、产生黏液、胃肠蠕动增强有关。看来,应激性糖皮质激素具有双向作用。

大剂量GC抑制胃肠道前列腺素合成,促进胃酸和胃泌素分泌,抑制胃黏液分泌,降低胃黏膜的屏障作用,阻碍组织修复,干扰胆汁酸盐代谢,促进溃疡形成(类固醇性溃疡),并可诱发黏膜糜烂及出血,亦可使原有消化性溃疡加重,两者均可进一步发展引起消化道出血和穿孔。治疗与一般消化性溃疡及其并发症相同。在少数患者可诱发急性胰腺炎或脂肪肝。为防止胃部并发症,对大剂量、长疗程应用GC者,特别是有溃疡病史者应同时给予保护胃黏膜和/或制酸的药物。可的松和氢化可的松具有轻度醛固酮样作用,因而可引起水盐代谢异常(特别是低钾血症),严重时可引起肌无力、弛缓性瘫痪,还可引起缺钾性肾病和心律失常,后者可致心脏停搏。

长期应用GC可导致血脂异常和高血压。其可能因素有:①促进蛋白质分解,加速糖异生及增加脂肪沉积。②促进垂体分泌脂质动员激素,使血脂增高,β-脂蛋白增多。③大量GC促使肾小管对钠重吸收增加,引起钠、水潴留致血容量增多。④GC使钾排出增加,引起低血钾,使高血压的易患性增高。⑤可增强儿茶酚胺的血管作用。⑥Beentjes等[6]的研究表明,在垂体功能低下的患者,传统的GC替代治疗使患者血浆胆固醇酯化和胆甾烯基团转移减少,提示GC可致高密度脂蛋白胆固醇(HDL)代谢受损,特别在女性。这些因素可加速动脉粥样硬化的发生和发展,诱发潜在的冠状动脉病变,出现心绞痛等。故高血压、冠心病和脂代谢异常者应

慎用GC。必须用时,应低剂量、隔日给药。对长期大剂量使用GC的患者需定期检测血钠、血钾和血脂浓度,限制钠盐和高脂食物的摄入,并补充钾盐。

GC可促进血液凝固,刺激血小板的产生而诱发血栓性静脉炎。可用肝素、低分子右旋糖酐和扩血管药防治。心脏破裂极少见。GC延迟心肌梗死后期心脏瘢痕的形成,增加梗死心室壁破裂的发生。

3. GC抵抗或速发型变态反应 GC具有良好的抗过敏作用,但GC对特异性过敏体质的人也具有致敏性。GC本身也可作为一种抗原,刺激机体产生抗体,当过敏体质的人再次接受这种抗原时,可产生速发型变态反应,引起过敏性休克。琥珀酸钠甲泼尼龙和DXM等偶可引起I型变态反应。多数肾病综合征患者开始对GC的反应良好,但在使用环胞霉素、他克莫司(tacrolimus)或血管紧张素转换酶抑制剂(ACEI)后,GC的效果明显下降,但是目前仍缺乏免疫抑制剂联合应用的循证依据[7]。

4. 抑制生长发育与致畸作用 糖皮质激素抑制生长发育的发病机制见图2-6-3-1。长期连续应用GC,还容易引起性欲减退和月经失调。尽管GC促进早产儿肺组织的发育成熟,能有效地预防出生后呼吸窘迫综合征的发生,但仅20%预期将早产的孕妇在产前使用了GC,其部分原因可能在于GC对胎儿也有诸多不利影响。①GC可影响胎儿或新生儿的免疫系统,表现为增强自然杀伤细胞的活性,降低T细胞的增殖,使中性粒细胞的活性降低。②影响胎儿的血脂和脂蛋白的合成。③下调各种组织中葡萄糖转运系统[在胎盘中也不例外],Hahn[8]等证实曲安西龙通过与GC受体结合调节胎盘葡萄糖转运蛋白(GLUT1)和GLUT3的表达,并推测这种葡萄糖转运体的受损是GC治疗期间胎儿发育迟缓的原因之一。④GC可抑制胎盘激素的合成。在妊娠早期(14周前)接受大量GC,胎儿可发生唇裂、腭裂,甚至心脏和中枢神经系统的异常;GC可损害胎盘功能(如氢化可的松),妊娠中后期如用大量GC可导致流产、早产或死胎。故妊娠14周内应避免应用GC;妊娠中、后期,应尽量减少GC的用量。此外,长期使用免疫抑制剂(包括GC)增加了发生B-细胞淋巴瘤、鳞状上皮癌和Kaposi肉瘤的风险[9]。

5. 糖、蛋白质、脂肪和水盐代谢紊乱 GC对糖、蛋白质和脂肪代谢的影响明显。GC促进糖异生,抑制糖的利用和氧化过程,促进肝糖输出,使血糖升高、糖耐量异常,甚至出现类固醇性糖尿病。GC抑制蛋白质和核酸的合成,促进蛋白质的分解,可导致负氮平衡。长期应用可使患者生长停滞、肌肉萎缩、软弱无力、创伤不易愈合和骨质疏松。GC能升高血胆固醇。过量的GC可使体内的脂肪"重新分布",四肢脂肪被动员,而面部、躯干的脂肪合成增加,形成特殊的"向心性肥胖"体型。向心性肥胖的发生机制可能与GC受体密度、受体亚型、肾上腺素能β受体分布和体内各部位脂肪细胞对GC的敏感性不同等有关。GC对水盐代谢的影响较弱,可的松、氢化可的松有轻度的潴钠和排钾作用,其他人工合成的GC潴钠和排钾的作用更弱,主要表现为血容量增加、血压升高、水肿、低血钾和碱血症等;在有水负荷情况下,GC又有排钠作用。此外,还有动员骨钙、增加尿钙排泄的作用。但在血清高钙情况下(除甲旁亢外),可使血钙降低。

GC 对所有组织器官均有影响，最为重要的是血液、心血管、神经、内分泌和免疫，概括起来主要有：①增加红细胞数、血红蛋白含量、血小板和中性粒细胞数，而淋巴细胞、嗜酸性粒细胞、单核细胞及嗜碱性粒细胞却减少，尤其是对白血病患者，可使淋巴细胞明显崩解。②GC 是使淋巴细胞凋亡的最重要因素，在 GC 的作用下，胸腺萎缩，细胞（主要是淋巴细胞）凋亡明显加速。③增加心血管对肾上腺素能神经的反应性和敏感性。④增加血-脑脊液屏障的通透性，过量的 GC 常导致情绪改变，出现欣快感，严重时导致失眠、烦躁甚至精神失常。⑤致肌肉萎缩及肌无力。⑥抑制 HPA 轴功能和下丘脑-垂体-性腺（HPG）轴功能。⑦生理剂量的 GC 是肾上腺素（E）、去甲肾上腺素（NE）和精氨酸加压素（AVP）表达生理作用的基础和前提，有利于糖异生、血管收缩和水利尿作用的发挥（允许作用，permissive action）。⑧GC 抑制中性粒细胞释放内源性致热原和下丘脑体温调节中枢对内源性热原的反应，有迅速而良好的退热作用。

6. 抑制 HPA 功能　长期大剂量应用 GC，可反馈性抑制下丘脑 CRH 和垂体 ACTH 的分泌，减量过快或突然停药可引起急性肾上腺皮质功能减退。由于外源性 GC 抑制 HPA 轴，萎缩的肾上腺皮质的应激反应能力下降，少数患者在遇到严重应激情况时，可发生肾上腺危象。在使用 GC 时及停药后 9～12 个月内如遇到感染、手术等各种应激时均可能发生此种情况。

由于 GC 对 HPA 的抑制强度取决于 GC 的种类、用量和疗程，所以 GC 与 ACI 之间有如下关系：①无论使用多大剂量的 GC，也无论使用何种 GC，在应用 5～7 天内完全停药，不会发生急性 ACI；一般在应用 3 周内完全突然停药，亦无严重不良反应；但反复使用短效 GC 者可能例外；②长期使用泼尼松龙≥15mg/d（或相当剂量的其他 GC）者肯定存在 HPA 抑制；③长期使用泼尼松龙<15mg/d（或相当剂量的其他 GC）者的 HPA 抑制情况不一致，个体差异明显；有的即使突然完全停药亦无反应；有的使用 5mg/d 的泼尼松龙却出现显著的 HPA 抑制；④隔日给药疗法对 HPA 的抑制程度要比每日给药疗法低得多；⑤人工合成的结合孕激素甲羟孕酮（甲孕酮，安宫黄体酮）具有 GC 受体激动剂样活性，因此长期使用甲羟孕酮者在突然停用后亦可发生急性 ACI。

长期使用 GC 者，在突然停用 GC 后可发生严重的急性 ACI，因此对于所有长期应用 GC 者都应按慢性 ACTH 缺乏症处理：①患者佩戴 GC 使用卡，并注明疾病名称和 GC 的用量；②随身携带 GC 药物；③发生急性 ACI 时，立即使用或增加 GC 用量（相当于氢化可的松 100～150mg/d）；④在 HPA 功能恢复的过程中，患者可能出现 ACI 或功能衰竭的表现，如患者正在减量，则应暂时适当增加用量，放慢减量速度；如患者已经完全停用，则尽量对症处理，避免再次使用 GC，如出现明显的急性 ACI 危象，需立即用氢化可的松抢救。

完全解除 GC 对 HPA 的抑制作用需要 6～9 个月时间，恢复 HPA 反馈调节的顺序是：首先 CRH 的分泌正常，继而是 ACTH 的分泌量增加，并逐渐高于正常，最后是血 ACTH 逐渐降至正常，并恢复皮质醇的正常分泌。凡大剂量、长期应用 GC 者，不论是治疗中或停药 1 年以后，遇到应激情况，皆应临时增加 GC 的用量，以免发生肾上腺危象。

GC 抑制下丘脑-垂体-肾上腺轴，一般认为，低剂量 GC（如泼尼松 5mg/d）是安全的，对垂体-肾上腺皮质无明显抑制作用。但是，除剂量外，HPA 轴抑制还与治疗时间有关。长期应用缓释泼尼松（modified-releaseprednisone）治疗对 HPA 轴无明确抑制（表 2-6-3-6）。

表 2-6-3-6　CRH 刺激试验后的血浆皮质醇变化

GC 治疗与检测时间	病例数	血浆皮质醇均值±标准差（µg/dl）	血浆皮质醇峰值（µg/dl）
常规泼尼松治疗	21	5.5±4.37	15.00
常规泼尼松治疗 12 周	11	4.5±3.91	13.85
MR 泼尼松治疗 12 周	8	3.3±5.76	12.00
MR 泼尼松治疗 9 个月	22	5.3±4.07	13.01

注：CRH 刺激试验前 15 分钟、注射时和注射后 30 与 60 分钟采血测定皮质醇；其中 11 例继续泼尼松治疗 12 周重复 CRH 刺激试验；8 例改用 MR 泼尼松治疗

7. 青光眼/后囊下白内障/肺纤维化　青光眼和突眼及白内障是 GC 的常见眼部并发症。GC 通过靶细胞内的 GC 受体介导而发挥生物学效应。眼组织是 GC 重要的靶器官，全身或局部长期用药会出现眼部的并发症，如青光眼和白内障等。

（1）青光眼和突眼：不论局部和全身应用 GC 均可致眼压升高（内源性 Cushing 综合征患者可伴眼压升高，偶伴青光眼或突眼），尤其是开角型青光眼或疑似开角型青光眼或其家族成员及糖尿病患者长期应用时。长期接受 GC 治疗者约有 18%～36% 的患者出现眼压升高甚至开角型青光眼，多见于 40 岁以上者或原有糖尿病、高血压等系统性疾病的患者。这可能是 GC 稳定溶酶体膜，抑制其分解酶的释放，使前房中的黏多糖不能解聚，这种黏多糖可发生水化而使滤帘小梁的胶原肿胀，导致房水流出障碍。这种眼压升高是可逆的，可用降眼压药控制，不一定要停用 GC。GC 对眼压的影响与其种类、用法、时间长短和剂量大小有关。全身用药的眼压反应较小，局部用药反应较大。DXM、泼尼松龙和倍他米松较易发生，可的松、氢化可的松则不易发生反应。浓度高、剂量大，反应较大；反之则反应较小。因此长期应用 GC 时应经常测眼压和查视野。

（2）白内障：不论局部和全身用药均可引起白内障，特别是后囊下白内障[10]。局部应用 GC 引起白内障的概率更大，因药物在局部的浓度更高。一般认为使用 GC 半年至 1 年，即引起晶状体混浊，但也有敏感者，局部应用 4 个月，即引起晶状体混浊[11]。GC 性白内障的发生与个体遗传性有关。Fournier 等[12]研究表明，HLA-CW3 患者不易发生，而其他基因型易患此病。白内障多见于小儿，尤其婴儿敏感性高。有报道长期用药的儿童，白内障的发生率为 20%～40%，而且常是不可逆的，停药后不少病例可继续加重。此种副作用对儿童的威胁甚于成人。即使减量或停药也往往不能使已经浑浊的晶状体恢复正常的透明度，而且即使停药之后，已经发生的白内障也可能继续发展。因此，对长期使用激素剂量超过 10～15mg/d（泼尼松）的患者应定期到眼科检查，及早发现白内障。

（3）肺纤维化：大量使用 GC 亦可导致肺纤维化，此种

并发症尤其多见于使用大剂量泼尼松龙患者。

8. 中枢神经系统功能损害

（1）行为与精神失常：GC引起精神异常的发生率报道不一（10%~40%）。GC对中枢神经系统的作用广泛，过量GC对中枢神经细胞有一定毒性，可影响睡眠、记忆和行为等各个方面的活动。长期或大量应用GC常诱发精神失常和行为障碍（无论有无精神病病史）。其情绪改变强度与用药量、患者的敏感性和基础人格有关。慢性肾上腺皮质功能减退患者的敏感性较高，甚至对正常的替代剂量也敏感；有精神病或精神病家族史者易发生精神症状。有研究表明，产前应用GC会使全脑的重量下降，脑细胞凋亡增加，剂量越大副作用越明显。在人类，产前应用GC的影响虽尚不清楚，但一般认为如在脑发育期接受大量GC（尤其是胎儿期），除严重影响脑的发育外，还与成年后的精神、神经与内分泌功能失常，甚至与高血压等疾病均有关。精神失常多见于女性，早期以欣快感为常见，继而出现失眠、兴奋甚至躁狂，也可表现为抑郁、焦虑，甚至有自杀倾向。有些患者可有欣快和抑郁交替发生。此外，也可出现妄想、幻觉和木僵等症状。其发生常与用量有关（泼尼松用量大多在80mg/d以上），减量或停药后症状逐渐消失。

（2）癫痫发作：GC可诱发癫痫发作。非癫痫患者偶可产生癫痫发作（多见于儿童）。有报道用泼尼松30mg/d，3天后即诱发。可用抗癫痫药物防治。

（3）假性脑瘤：长期应用GC（如DXM和氟氢泼尼松龙）可引起良性颅内高压，出现视盘水肿（假性脑瘤），以男性婴儿多见。其发病机制未明，可经逐渐缓慢减量而缓解，但不可突然停药，以防症状反而加重。

9. 骨质疏松、骨坏死、肌病及关节病

（1）骨坏死和骨质疏松：无菌性骨坏死常见于股骨头及股骨颈。这种并发症甚至可能出现于短期的GC大剂量治疗。有人认为与GC的用量无关。其原因未明，以前认为与脂肪栓塞或血管炎症有关，现有假说认为GC是血管生成的抑制因子，详见第6篇第5章第1节。长期GC治疗是继发性骨质疏松的最常见原因，且为高转换型骨质疏松。主要与成骨细胞凋亡，通过继发性甲状旁腺功能亢进促进骨吸收、减少肠钙吸收、增加尿钙排出，以及细胞因子和生长因子作用障碍等有关。GC对骨量的影响与给药途径和剂量等有关。有报道哮喘患儿吸入普米克治疗（平均剂量691μg/d，时间4.5年，或800μg/d吸入18个月）与对照组骨密度相仿。GC促进骨量下降，主要在骨松质骨丢失迅速，特别在GC治疗的第1个月。在第1年内导致骨松质丢失20%。通常认为中等剂量GC治疗和骨丢失及骨折危险增加相关联。骨丢失的程度和GC的累积剂量密切相关。如早期应用二膦酸盐制剂（使骨钙素的合成和分泌增多）、DHEA和氟化物，可预防骨质疏松的发生。

骨坏死早期CT表现为坏死区内骨小梁结构紊乱，股骨头内的星芒状骨小梁结构消失，间有点片状密度增高影，骨松质呈骨质疏松改变。CT可显示关节囊肿胀与关节腔积液。

（2）肌病：GC有促进蛋白质分解作用，Ⅱb型肌纤维对GC特别敏感，而Ⅰ型肌纤维对GC相对不敏感，其机制未明，

可能与GC受体亚型有关。GC多引起慢性肌病，其特点为肌萎缩和肌无力，常累及臀部屈肌和肩胛肌（近端肌），也可累及呼吸肌，特别是膈肌也可受累，血乳酸脱氢酶轻度升高，其他肌酶正常，组织学上显示骨骼肌肌纤维萎缩。多见于长期使用GC（尤其是应用氟化的类固醇激素如DXM或曲安奈德）的患者，短程大剂量使用GC可以导致急性肌病和肌溶解。类固醇性肌萎缩可用雄性激素治疗，加强肌肉活动和锻炼也可取得较好效果。慢性虚弱综合征和纤维性肌痛症是一类与慢性应激有关，以肾上腺皮质功能相对不足为特征的疾病，补充少量的GC可收到一定效果。然而，长期应用GC（尤其是药理剂量时）亦可发生类似现象。其发生原因主要与肌肉组织的蛋白质消耗有关。

（3）关节病：关节内注射GC可引起关节病变，称为GC类药物引起的关节病。该副作用较少见，其机制尚不明了。一般认为与GC致关节软骨代谢障碍有关。GC的抗炎作用失效主要与吸烟、合并肺囊性纤维化等情况有关。其发生可能与氧化/硝化应激使HDAC2的表达和活性降低有关[13]。

10. 类固醇性糖尿病　类固醇性糖尿病多见于长期应用GC的儿童或老年患者。大剂量GC增加胰岛素抵抗，促进糖原异生，减少机体组织对葡萄糖的利用，使血糖恶化，使已有的糖尿病病情加重，故糖尿病及有糖尿病倾向者为GC的禁忌证。早期发现有赖于定期监测血糖和尿糖。但有时由于病情需要，糖尿病患者必须短期或较长期应用外源性GC。如为儿童糖尿病患者，应增加胰岛素用量；如为2型糖尿病患者，一般不必改变原有的治疗方案，但口服降糖药不能控制病情或使用的GC量较大，疗程较长，一般应改用胰岛素治疗。用GC高血糖后，虽不必立即停用，但应减少用量，缩短疗程，必要时需用胰岛素治疗。

11. 对激素分泌与作用的影响　药理剂量的GC能降低甲状腺对^{131}I的摄取、消除和转化，并抑制TRH的释放，从而降低TSH的浓度。甲状腺激素也影响GC的消除。甲亢时，皮质醇的灭活加速，皮质醇分泌代偿性增加。GH能促进蛋白质合成，与GC的作用相反。但GH能降低肌肉内葡萄糖的摄取，升高血糖，增加脂肪细胞的脂解，与GC有协同作用。PTH能升高血钙，而GC降低血钙（原发性甲旁亢引起的高血钙例外）。当血钙降低时，又可刺激PTH的分泌。胰岛素能对抗GC的多种作用，如抑制糖原异生和肝糖释放以降血糖，增加葡萄糖的利用，促进脂肪合成。增加肝糖原沉积的作用与GC的作用协同一致。雌激素（17β-E_2）和植物雌激素均可通过抑制21-羟化酶（P450C21）的活性减少GC的合成，但增加DHEA/DHEAS的合成。而一些GC如曲安西龙等可抑制排卵，地塞米松等可降低血浆雄烯二酮和睾酮。GC也有盐皮质激素样作用，能抑制抗利尿激素的释放。

外源性GC引起的Cushing综合征与内源性GC过多引起的Cushing综合征的临床表现雷同。但高血压、多毛、月经失调、阳痿等症状较多见于内源性Cushing综合征（主要是Cushing病）。由于下丘脑-垂体病变引起ACTH分泌过多，两侧肾上腺皮质增生，除GC外，性激素和盐皮质激素的分泌亦增多，导致高血压、月经失调和阳痿等。而青光眼、后囊下白内障、良性颅内高压、脂膜炎、胰腺炎以及无菌性骨坏死则多见于医源性（外源性）Cushing综合征，罕见于内源性Cushing

综合征。为减少 Cushing 综合征的发生,可采用局部用药(如支气管哮喘患者可用气雾吸入法;类风湿关节炎可用关节腔内注射法),以减少对全身的副作用。必须全身使用者宜采用隔日给药法,但吸入高剂量的 GC 仍可引起 Cushing 综合征。

12. 对药物代谢和效应的影响　GC 与扑米酮(扑痫酮)或卡马西平合用,因后两者有酶促作用,使 GC 代谢加速。GC 与茶碱类合用,可使茶碱代谢加速,血浓度下降。两者合用时,应适当增加茶碱类药物的剂量。与免疫抑制剂合用,因两者均具有免疫抑制作用,故合用时使免疫抑制作用增强。GC 的酶促作用能增强环磷酰胺(CTX)在肝脏的氧化,生成免疫抑制作用很强的氯己基 CTX,故两者常合用治疗白血病和急进性肾炎等。GC 与口服抗凝药物合用时可使其作用减弱,故合用时,需适当加大抗凝药的剂量。GC 与降糖药合用,因 GC 可使血糖升高,能降低降糖药物的作用,合用时应适当增加降糖药物的剂量。与非甾体抗炎药物作用,如与吲哚美辛(消炎痛)、阿司匹林合用治疗风湿病时,可增加疗效。但两者均有明显的胃肠刺激作用,故易引起消化性溃疡或出血。GC 可增加肾小球滤过率和降低肾小管对水的重吸收而降低水杨酸的血浓度,使其消除加快而降低疗效。GC 与噻嗪类利尿剂、洋地黄类或两性霉素合用时,均可促使排钾,可发生低钾血症,可诱发和加重洋地黄中毒,应注意补钾,但噻嗪类利尿剂减少尿钙的排泄,增加血清钙,与 GC 合用,有利于对抗 GC 引起的骨质疏松。与苯妥英钠、苯巴比妥等肝药酶诱导剂合用时,可使 GC 代谢加快,血浓度迅速下降,所以合用时应适当加大 GC 用量。雌激素可增强 GC 的作用,两者合用时,GC 应减少原剂量的 1/3~1/2。孕激素受体与 GC 受体存在许多类似之处,如两种受体的 DNA 结构域有 86% 的序列同源性,但孕激素对 GC 作用的影响不明。GC 抑制抗原抗体反应,降低疫苗的免疫效价,故接种疫苗 2 周内禁用 GC 类药物。

(五) GC 撤减

1. HPA 轴抑制　用泼尼松 20mg/d,持续 1 周,即可引起 HPA 轴抑制,但一般来说,如果应用外源性 GC 的时间在 3 周以内,HPA 轴的功能恢复较快,突然停药致发生急性肾上腺危象的可能性很小。用较大剂量 GC(如泼尼松 15mg/d 以上)治疗 1 年以上者,停药后该轴的恢复约需半年。分次超生理剂量较长时间给药(一般为 3 周以上)对 HPA 轴的抑制更加明显。较小剂量 GC(如泼尼松 5~15mg/d)对 HPA 轴的功能抑制则因人而定,有的十分明显,而另一些患者却很轻。肾上腺皮质萎缩,如此时骤然停药或如遇应激,很容易出现肾上腺危象。因为外源性 GC 不仅抑制 CRH、ACTH 以及肾上腺自身激素的分泌,而且可引起垂体 ACTH 分泌细胞与肾上腺皮质细胞形态变化和萎缩。因为孕激素具有 GC 激动剂活性,大剂量孕激素(如甲羟孕酮)也对 HPA 轴有明显抑制作用。因此,经过长时间 GC 或孕激素治疗后,HPA 轴功能和结构的恢复需时甚长,其中 ACTH 分泌细胞功能的恢复约需要 3~6 个月,一旦内源性 ACTH 分泌达足够水平,肾上腺皮质即可逐渐恢复其分泌功能,这一过程一般约需 9~12 个月。注射 ACTH 制剂虽对刺激肾上腺皮质分泌自身激素有效,但对垂体分泌自身 ACTH 不利,而且如仍同时继续使用

超生理量乃至生理量 GC(如泼尼松 5mg/d),则肾上腺皮质分泌依然受抑制。早年的 Meta 分析表明,GC 对脓毒败血症的治疗作用具有剂量依赖性,但是总结 2004~2008 年的随机对照研究发现,小剂量的 GC 对于高危死亡的脓毒败血症患者似乎更好些[14]。

2. 应激反应障碍　应激反应障碍多见于因 GC 治疗而发生不同程度 HPA 轴受抑制者(常持续 9 个月或更长)。在此期间患者如有感染、发热或手术,则需要重新给予氢化可的松等制剂,以防肾上腺危象的发生。

3. 减少撤药反应的措施　应用 GC 治疗后,若病情已获好转,或疗效不确切或出现严重副作用及并发症,必须减量或撤除 GC。为减少或避免撤药或减量过程中的反应,需酌情选择以下撤停 GC 的方法。

(1) 递减剂量:以泼尼松为例,若原来维持量为 20mg/d,可每 2~4 周减少约 2.5mg;当减至 10mg/d 后,减量速度宜缓慢,可每周减少 1.25mg;当减至每天维持量接近生理量后(每天约 5mg),则更应放慢减量速度(如每月减少约 0.75mg),直至完全停用。

(2) 隔日给药:一般可分为两个阶段:①第一个阶段将每天分次给药法改变为每晨 1 次服药(每日总量不变)法。②第二阶段从每晨 1 次顿服逐渐转变为两天剂量至隔日晨 1 次顿服(每两天总量不变)。一般隔日疗法后,萎缩的肾上腺皮质以及异常 HPA 轴可逐渐恢复正常(9 个月以上)。用胰岛素耐量试验或 ACTH 试验(测定血 ACTH 和/或皮质醇)协助判断 HPA 轴的储备功能是否恢复正常,或用 CRH 兴奋试验来判断垂体 ACTH 细胞和肾上腺皮质细胞的功能是否恢复。隔日给药疗程长短和所需剂量多少取决于病情需要。当病情稳定无须继续 GC 治疗后,可直接完全撤停。

(3) HPA 功能评价:在递减剂量的 2~3 个月后,可用 ACTH 兴奋试验或胰岛素低血糖试验来评价 HPA 的功能恢复状况。如证明 HPA 功能已经恢复,完全停用 GC 应该是安全的。如果患者已在服用生理替代剂量的 GC(如泼尼松 5~7.5mg/d),可令患者停用 GC 2~24 小时后进行 ACTH 兴奋试验,证明 HPA 功能恢复者可突然或逐步停药。

4. 撤除症候群　多见于突然停药或撤药速度过快患者,发生率 50%~90%。患者表现为疲乏无力、情绪消沉、发热、恶心、呕吐、关节与肌肉痛(多发生于腓肠肌和股部肌肉,伴肌肉僵硬及肘、踝关节痛)等,此为撤药综合征,与体内 GC 从高水平突然下降至低水平,机体不能适应有关。故在出现此情况或应激时需加大 GC 用量,待症状消失后再缓慢减量。何时停药需依据 ACTH 试验结果而定。部分患者长期使用 GC 可有成瘾性,可能由于治疗后靶器官对于 GC 的反应性降低,因而不能适应体内 GC 含量的突然下降。这些患者对 ACTH 试验反应一般良好。但在 GC 减量或完全停药后可引起戒断反应,表现为不安、情绪消沉、恐惧及全身不适等。可予心理治疗,镇静药物与抗抑郁药亦有一定效果。

5. 反跳现象、纤维性肌痛与慢性虚弱综合征　指某些疾病经 GC 治疗后症状缓解,突然停药或减量过快而使原有疾病复发或恶化。这是由于患者对 GC 产生依赖性或病情尚未控制,此时可恢复 GC 的原剂量或加用非甾体抗炎药物,待症状缓解后再缓慢减量。在部分有撤药症候群的患者中,较长

期存在多部位的肌肉酸痛或乏力、萎靡、肌无力等表现。经神经肌电图或肌活检证实,肌肉组织有形态及功能方面的改变。这些患者不能用通常的撤药反应来解释。部分患者可逐渐恢复,如长期存在,应检查 HPA 轴功能,对确有肾上腺皮质功能减退者可用少量 GC、非类固醇抗炎药或中药治疗。

H. P. Acthar Gel 注射剂是一种含有 39 个氨基酸的 ACTH 制剂,可刺激肾上腺分泌皮质醇、皮质酮、醛固酮和少量的雄性类固醇激素。美国 FDA 批准的 H. P. Acthar 凝胶使用指征见表 2-6-3-7。

表 2-6-3-7 美国 FDA 批准的 HPActhar 凝胶使用指征

疾病或临床情况	应用指征
肾上腺功能不全	肾上腺皮质疾病的诊断
内分泌疾病	非化脓性甲状腺炎,肿瘤性高钙血症
神经系统疾病	多发性硬化急性期
风湿性疾病	银屑病,类风湿关节炎,强直性脊柱炎,滑膜炎,腱鞘炎,急性痛风性关节炎,创伤后关节炎骨关节病等急性发作期的短期辅助治疗
结缔组织疾病	系统性红斑狼疮,系统性皮炎(多肌炎),急性放射性心肌炎的急性期治疗或维持期治疗
皮肤疾病	天疱疮,大疱性皮炎,重症多形性红斑(Stevens-Johnson 综合征),剥脱性皮炎,银屑病,重症脂溢性皮炎
变态反应性疾病	顽固性季节性或常年性变应性鼻炎,支气管哮喘,接触性皮炎,萎缩性皮炎,血清病
眼科疾病	顽固性变应性眼炎,变应性结膜角膜炎,眼部带状疱疹,虹膜睫状体炎,弥漫性色素层炎,视神经炎,交感性眼炎,脉络膜视网膜炎,变应性角膜溃疡
呼吸系统疾病	肺结节病,顽固性 Loeffler 综合征,铍中毒,应用抗结核治疗后的暴发性肺结核,吸入性肺炎
血液系统疾病	自身免疫性溶血性贫血,成人继发性血小板减少症,幼红细胞减少症,先天性增生不良性贫血
肿瘤	成人白血病,成人淋巴瘤,儿童急性白血病
水肿	特发性或 SLE 引起的慢性肾病综合征蛋白尿(无尿毒症)
消化系统疾病	溃疡性结肠炎,局限性肠炎
其他疾病	抗结核治疗后的结核性脑膜炎伴蛛网膜下腔粘连,旋毛虫病伴神经系统或心肌病变

24 肽促皮质素为人工合成的 ACTH 类似物,亦称替可克肽(tetracosactide),用量 0.25mg 相当于 ACTH25U 的生物活性。2008 年 2 月,美国 FDA 批准 24 肽促皮质素注射剂用于肾上腺皮质功能的诊断试验,而未批准 24 肽促皮质素储存制剂(synacthen depot)的使用。但是,各地经常应用 24 肽促皮质素治疗多发性硬化症和婴儿痉挛(West 综合征)。

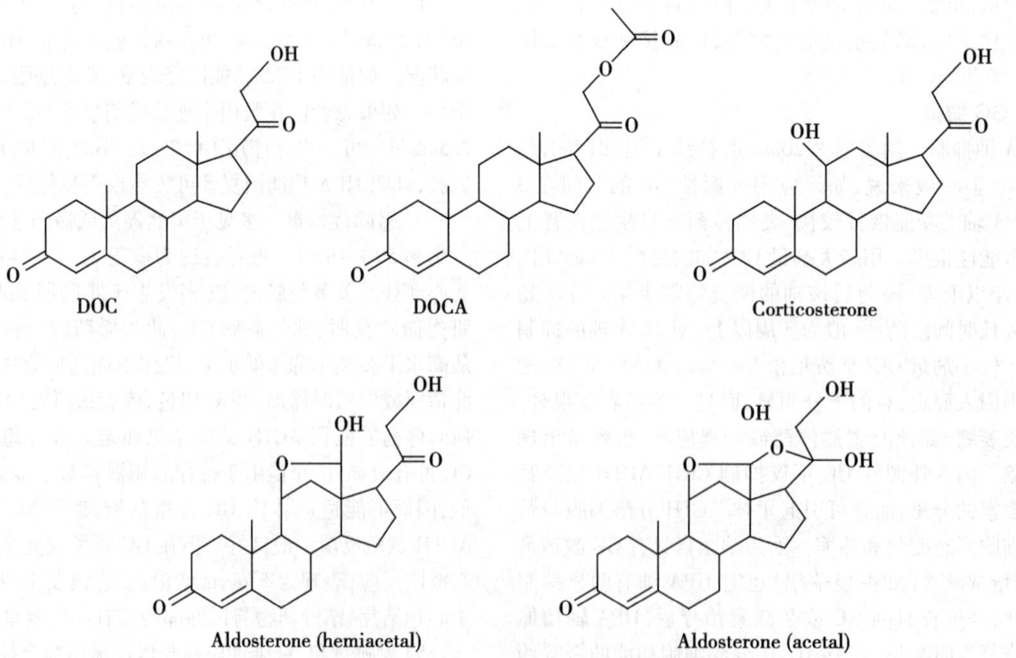

图 2-6-3-2 DOC-DOCA-皮质酮-醛固酮的化学结构

DOC(11-deoxycorticosterone)、cortexone、21-hydroxyprogesterone 分别表示 11-去氧皮质酮、去氧皮质酮和 21-羟孕酮;DOCA(deoxycorticosterone acetate):醋酸去氧皮质酮;皮质酮与 DOC 的差别在于 11β 羟基;醛固酮具有乙缩醛(acetal)和半乙缩醛(hemiacetal)两种结构

ACTH 仅供肌注或皮下注射,Cortrosyn 仅供肌注或静脉注射,而 cosyntropin 仅供静脉注射。但是,与甲泼尼龙比较,ACTH 治疗多发性硬化症并无优点。

【药用盐皮质激素】

(一) DOC 与 DOCA　在许多文献中,DOC 与 DOCA 不分,甚至在 Nobel 奖的演讲中,Reichstein(1951)也将 DOC 认定为 DOCA,但 DOC 和 DOCA 并非同一物质,DOC 不是 DOCA 的简称,两者不能混用。在以往的文献中,人们普遍认为 11-去氧皮质酮亦称 21-羟孕酮或去氧皮质酮(deoxycorticosterone,DOC),是一种微弱的盐皮质激素,且缺乏糖皮质激素

活性(图 2-6-3-2)。但研究发现,这种认识是错误的。当其 11β 羟基化后变为高活性糖皮质激素,而 C18 进一步羟化后又转化为最强作用的盐皮质激素——醛固酮。事实上,DOC 是一种盐皮质激素和糖皮质激素,具有多种特殊生理功能[15]。例如,胸腺生成的 DOC 是胸腺细胞选择的重要调节因素[16];又如,神经活性类固醇是调节和维持神经细胞功能的重要物质。虽然 DOC 是肾上腺类固醇激素的一种前体物质,其分泌量较低,但却是体内独特的类固醇激素,可能主要通过旁分泌方式发挥多种生物活性,如电解质和物质代谢与生殖、行为和免疫调节功能等[17-23](表 2-6-3-8 和表 2-6-3-9)。

表 2-6-3-8　醛固酮和 DOCA 的盐皮质激素活性

研究者/年份	对象	分析方法	醛固酮活性	DOCA 活性
Tait/1952	A	尿 Na$^+$/K$^+$ 比值	80	1
Speirs/1954	A	尿 Na$^+$/K$^+$ 比值	120	1
Simpson/1954	A	尿 Na$^+$/K$^+$ 比值	25~50	1
Prunty/1954	B	尿 Na$^+$/K$^+$	>10	1
Gross-Gysel/1954	C	电解质维持	25~30	1
	C	电解质维持	12~25	1(DOC)
Swingle-Kleinberg/1955		电解质维持	30~50	1(DOCA)
	A	Na$^+$ 潴留	100	8
		K$^+$ 排泄	100	10
Genest/1955		Na$^+$/K$^+$	100	17
Agarwal/1994	A	Na$^+$/K$^+$	100	100
		Na$^+$ 降低	0.191mol/6h	0.103mol/6h
Uete-Venning/1962		K$^+$ 增加	0.055mol/6h	0.005mol/6h
	A	Na$^+$ 潴留	0.1~0.3μg/100gBW	3μg/100g
		K$^+$ 排泄	0.1~0.3μg/100g BW	30μg/100g
Campen/1983		Na$^+$/K$^+$	0.1μg/100g BW	10μg/100g
Galigniana/2004	A	Na$^+$	~10	1

注:A:adrenalectomised rats,肾上腺切除大鼠;B:Addisonian patients,肾上腺皮质功能减退患者;C:adrenalectomised dogs,肾上腺切除狗

表 2-6-3-9　盐皮质激素的相对作用

研究者/年份	功能与相对活性	DOC	醛固酮	皮质醇/皮质素/皮质酮
Bledsoe/2005	MR 受体结合活性	+++	+++	+++
Hellal-Levy/1999	GR 受体结合活性	+	++	++
Campen/1983	钠潴留	++	+++	+++
	钾排泄	+	++	+++
Montigel-Verzár/1943	糖原磷酸化	+++	−	+
Vögtli/1943 Sass-Kortsak/1949	糖原沉积	++	+	+++
Verzár-Wang/1950	糖原分解	++	−	−
Ingle/1950	诱导胰岛素抵抗	−	−	+++
Cheng-Sayers/1949	诱导胰岛素敏感性	++	−	++
Vögtli/1943	肌肉收缩	++	−	+++
Olson/1944 Conway-Hingerty/1953	合成代谢(增重)	+++	−	+++
Thorn/1938 Conway-Hingerty/1953	肾上腺切除后存活	+++	+++	+++
Thorn/1939	肾上腺皮质功能减退治疗	++	+	+++
Blair-West/1995	钠摄入(小鼠)	+++	+	+
vanHeuverswyn/1939 Blaha-Leavitt/1978 Milla/2009	生殖功能	+++		

注:MR:盐皮质激素受体;GR:糖皮质激素受体;+:多少表示 DOC、醛固酮和皮质醇/皮质素/皮质酮的相对活性

（二）醋酸氟氢可的松

1. **化学性质与药理作用** 醋酸氟氢可的松分子式 $C_{23}H_{31}FO_6$，分子量 422.49。醋酸氟氢可的松亦称 9α-氟氢可的松、9α-氟皮质醇、氟可的索、9α-氟可的索、氟氢可的松、9α-氟皮质醇醋酸酯或 9α-氟醋酸氢化可的松；醋酸氟氢可的松为氢化可的松的含氟衍生物，但对电解质代谢影响较氢化可的松强 300 倍，而对糖代谢影响仅强 10 倍。醋酸氟氢可的松片 0.1mg。醋酸氟氢可的松软膏 10g 含醋酸氟氢可的松 2.5mg。

2. **适应证** 主要用于肾上腺皮质功能减退症、低肾素低醛固酮综合征和自主神经病变所致的直立性低血压的治疗。本品内服易致钠潴留，多采用局部涂敷治疗皮肤脂溢性湿疹、接触性皮炎和肛门-阴部瘙痒症。并可外用于治疗过敏性皮炎、接触性皮炎、脂溢性皮炎、湿疹等皮肤病。新生儿期存在相对性醛固酮抵抗状态，乳汁中的钠含量较低（3~18mmol/L），不能满足失盐型先天性肾上腺皮质增生症患儿每天的钠需要量（4~5mmol/kg，正常婴儿的需要量 1~2mmol/kg）因此用于治疗失盐型先天性肾上腺皮质增生症时，6 月龄以内的小儿患者需要量较高，随着增龄，肾脏的水盐调节功能改善，9α-氟氢可的松用量可减少 25%~35%。

3. **用法与用量** 成人 Addison 病患者的口服常用量 0.1mg/d，与可的松或氢化可的松合用，如有高血压发生，减为 0.05mg/d。失盐型先天性肾上腺皮质功能减退症患者 0.1~0.2mg/d，需与可的松或氢化可的松合用。软膏局部搽涂每日 2~3 次。

4. **不良反应和注意事项** 钠潴留作用强，内服易出现水肿，外用偶见此反应，大剂量应用可能出现糖尿病及肌肉麻痹。在妊娠期、肝病、黏液性水肿时，因本品的半衰期长，作用时间延长，故剂量可适当减少，以防发生钠潴留过度、水肿、高血压和低钾血症。妊娠期、肝病及黏液性水肿患者服用本品时，半衰期及作用时间可延长，故剂量宜适当减小。余参见氢化可的松。

【盐皮质激素受体拮抗剂】

螺内酯（spironolactone）是盐皮质激素受体（MR）拮抗剂，依普利酮（eplerenone）的作用较弱，但更特异。目前是治疗心力衰竭和抗高血压的有效药物。螺内酯为孕酮衍生物，属于非选择性盐皮质激素受体拮抗剂，故有孕酮样副作用如乳腺疼痛、月经紊乱等，男性则表现为乳腺发育、阴茎勃起障碍和性欲减退。其代谢产物之一坎利酮（canrenone）在欧洲使用，据说其副作用更低，坎利酸钾（烯睾丙酸钾，potassium canrenoate）为坎利酮的水溶性注射制剂。MR 的结构与糖皮质激素受体、孕激素受体和雄激素受体相似，因而可与这些受体的配体发生交叉结合现象。此外，MR 除与醛固酮结合外，亦可与去氧皮质酮（2.5% 的醛固酮活性）、孕酮、皮质醇、皮质酮结合。妊娠期血浆醛固酮升高 3~10 倍。在肾脏，一般认为孕酮是 MR 的拮抗剂。但是 MR 的编码基因突变（S810L）时，这种突变型 MR 将孕酮作为自身激动剂，引起妊娠恶化型青少年发病的高血压[24]；此外，MR 与孕酮的高亲和性结合是高等动物的固有特征。

上皮细胞 MR 可被醛固酮选择性激活。皮质醇的血浆浓度是醛固酮的 1000 倍以上（游离组分为 100 倍），11β-HSD2 使 MR 不与糖皮质醇结合，从而实现了醛固酮的 MR 选择性。当 11β-HSD2 的活性降低（如表观盐皮质激素过多）或存在该酶的拮抗剂（如甘草过量）时，11-皮质醇即成为 MR 激动剂，引起钠潴留和炎症高血压。11β-HSD2 能将皮质醇转换为皮质素，但 11β-HSD2 必须将细胞内每 1000 个皮质醇分子的 999 个转换皮质素，才能使皮质醇（噪声）与醛固酮（信号）的比率降低 10%，这事实上是不可能的[25]。正常情况下，90% 的肾脏 MR 被糖皮质激素占据而不被激活，原因在于 NAD，静态下的细胞内 NAD 是变化的，NAD：NADH 约 600：1，当 NAD 还原为 NADH 后，NADH 水平增加 100 倍以上，而 NAD 只是从 600 降至 500。在其他转录系统中，NADH 是转录活化的强力抑制剂[26]，而糖皮质激素占据的 MR 被 NADH 抑制存在类似现象，11β-HSD2 的作用则使解除 NADH 的抑制效应。因此，11β-HSD2 的作用是双重的：既消除细胞内的糖皮质激素（浓度下降 90%，但仍超过醛固酮的 10 倍以上），又通过生成 NADH 使糖皮质激素占据的 MR 缺乏转录活性。

MR 拮抗剂主要用于处理高醛固酮血症和保护心血管系统[27-29]。在体外实验中，依普利酮的 MR 亲和性仅为螺内酯的 2%~3%，但因其与血浆蛋白结合紧密，体内的效应约为醛固酮的 60%，血浆半衰期 4~6 小时（醛固酮为 18 小时）。依普利酮的代谢产物仍有生物活性，高 MR 选择性使该药没有性类固醇激素受体介导的副作用。螺内酯和依普利酮是治疗心力衰竭的重要药物，螺内酯随机评价研究（randomized aldactone evaluation study，RALES）和依普利酮心肌梗死后心力衰竭与存活研究（EPHESUS）以及其他研究表明，MR 拮抗剂具有强大的心脏和血管保护作用[30-40]。

【类固醇激素生成抑制剂】

类固醇激素生成抑制剂包括美替拉酮（metyrapone）、酮康唑（ketoconazole）依托咪酯（etomidate）和米托坦（mitotane）主要用于盐皮质激素性高血压的术前准备或不能手术的长程治疗。这类药物的作用部位和常规用量见表 2-6-3-10。

表 2-6-3-10　肾上腺类固醇激素合成抑制剂用量

药物	起始剂量	最大用量
酮康唑	200mg/次（2 次/天）	400mg/次（3 次/天）
美替拉酮	250mg/次（1 次/天）	1500mg/次（4 次/天）
米托坦	500mg/次（3 次/天）	1000mg/次（3 次/天）
依托咪酯	0.03μg/kg 静注［0.1mg/（kg·h）静滴］	0.3mg/（kg·h）

注：治疗 3 个月后，因脂肪组织的米托坦已经饱和并向血液释放，故其用量需要减少，使血药浓度>20μg/ml

虽然没有获得 FDA 批准，临床上仍广泛使用肾上腺类固醇激素合成抑制剂治疗各种原因引起的 Cushing 综合征（图 2-6-3-3）。有时，为了避免发生肾上腺功能减退（尤其是间歇性或周期性 Cushing 综合征），可同时加用糖皮质激素（add-back 法），但是 ACTH 分泌型异位 Cushing 综合征往往在使用肾上腺类固醇激素合成抑制剂后促进皮质醇分泌，其糖皮质激素剂量可能需要更大。

（一）酮康唑 酮康唑能同时抑制肾上腺类固醇激素合成的多个环节，而且对垂体 ACTH 分泌有直接抑制作用，在美国使用最为广泛。酮康唑的作用迅速，可使 Cushing 病患者的尿游离皮质醇降低约 70%；约对 50% 的异位 ACTH 分泌综合征和肾上腺皮质醇瘤有效，但对皮质醇分泌腺癌无

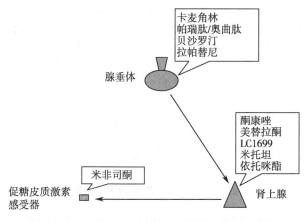

图 2-6-3-3 Cushing 综合征治疗药物的作用部位

紧密,使血浆半衰期长达 24~48 小时(HPLC)或 55~90 小时(RIA 或放射受体法)[50]。

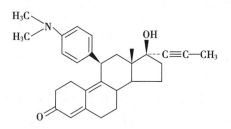

图 2-6-3-4 米非司酮的化学结构

效。使用期间应监测肝功能和胃肠反应。孕妇禁用。酮康唑的常用量以每次 200mg,每日 2 次开始,获得较佳疗效的剂量一般为 600~800mg/24h。荟萃分析 12 个 RCT 的资料发现,有效率 85%,有的患者对本药无反应,酮康唑降低胆固醇和维生素 D 水平[41-43];出现严重肝损害时需要停药[44]。氟康唑的作用与酮康唑相似,常用量每次 100mg,每日 2 次。

(二)米非司酮　米非司酮(mifepristone,RU486,图 2-6-3-4)米非司酮与糖皮质激素受体结合,阻滞皮质醇作用,可用于 Cushing 综合征的治疗。米非司酮也具有强烈的抗孕激素活性,与前列腺素合用是诱导完全型流产的标准方法,但并未被批准为 Cushing 综合征的治疗药物。口服米非司酮 50~100mg,肠道被迅速吸收,1~2 小时达到峰值[45-48],更大剂量的血药浓度并不在上升[49]。米非司酮与血清蛋白结合

米非司酮与 GR 结合的亲和性比地塞米松高 3~4 倍,比皮质醇高 18 倍[51],而且其抗糖皮质激素作用呈剂量依赖性,4mg/kg 或更大剂量才具有抗皮质醇作用,而在相当低剂量时即具有抗孕酮活性[52,53]。由于米非司酮的抗皮质醇活性为竞争性的,故使用糖皮质激素可逆转米非司酮的作用。研究发现,1mg 地塞米松可阻滞 400mg 的米非司酮作用,但由于米非司酮的半衰期长,一天后又重现米非司酮的抗糖皮质激素效应[54,55]。此外,米非司酮还具有微弱的抗雄激素作用,米非司酮与孕酮受体的结合亲和性比 GR 高 5 倍,而与睾酮受体的亲和性比孕酮受体低 4 倍,但米非司酮不与盐皮质激素受体或雌激素受体结合。在缺乏内源性糖皮质激素情况下,米非司酮也表达一定的抗糖皮质激素作用。因此该药具有中枢作用(抑制 CRH/ACTH 分泌)和周围作用(组织皮质醇作用)。米非司酮主要治疗 Cushing 综合征。目前,有关米非司酮治疗 Cushing 综合征的病例报道见表 2-6-3-11。

表 2-6-3-11　米非司酮治疗 Cushing 综合征的病例报道

病例	诊断	每日剂量	治疗时间	反应	副作用
25 岁,男性	EAS	5~20mg/kg	9 周	临床改善	无
27 月龄,女性	EAS	75mg	2 个月	临床改善	无
36 岁,男性	EAS	5~22mg/kg	10 个月	临床改善	Hashimoto 甲状腺炎/乳腺发育/阳痿
45 岁,女性	ACC		2 个月	临床改善	无
38 岁,女性	AA		6 周	临床改善	恶心
42 岁,男性	EAS		12 个月	临床改善	恶心,乳腺发育
63 岁,女性	EAS		4 个月	临床改善	肾上腺危象
55 岁,女性	EAS		10 周	临床改善	无
NR	NR	NR	<1 个月	–	低血压
NR	NR	NR	<1 个月	–	肺炎
NR	NR	NR	<1 个月	–	恶心虚脱
NR	NR	NR	<1 个月	–	恶心
14 岁,女性	NCS	400mg/d	8 个月	临床改善	子宫内膜增生,皮疹,Hashimoto 甲状腺炎
51 岁,男性	CD	400~2000mg	18 个月	临床改善	低钾血症,肾上腺危象
43 岁,男性	ACC	800~400mg	2 周	精神异常于 24 小时内消失	低血糖症,嗜酸性粒细胞增多
32 岁,女性	ACC	400mg	个月	精神异常于 24 小时内消失	无
女性	ACC	20~30mg/kg	4 个月	临床改善 肿瘤缩小	阴道出血/低血糖症/水潴留
62 岁,男性	ACC	400mg	9 个月	低钾性碱中毒和糖尿病改善 9 个月后复发	–

注:AA:adrenal adenoma,肾上腺腺瘤;ACC:adrenocortical carcinoma,肾上腺皮质癌;CD:Cushing disease,Cushing 病;EAS:ectopic ACTH syndrome,异位 ACTH 综合征;NCS:normocortisolaemic Cushing syndrome,正常皮质醇血症性 Cushing 综合征;NR:未记录

用于流产时未见不良反应[56]，偶尔可见腹痛、恶心、头痛、呕吐[57]。前列腺素因可能引起心血管事件已经退市。未能达到流产目的时，米非司酮可能致畸。长期治疗的不良反应取决于米非司酮对孕激素受体、糖皮质激素受体和雄激素受体的抑制程度。一般患者的耐受性好，少数引起闭经、乏力、恶心、低钾血症或男性乳腺发育，个别可能出现肾上腺危象，见表2-6-3-12。

表 2-6-3-12　长期米非司酮治疗的不良反应与发生机制

受体	每日剂量（mg）	不良反应
孕激素受体	>5	闭经
	>10	子宫内膜增生
糖皮质激素受体	>50	皮质醇，ACTH，肾上腺雄激素增多
	>100~200	乏力，恶心
	>200~400	肾上腺功能不全
	>200	乳腺发育（雄激素衍化为雌激素增多）
	>200	乏力，恶心（皮质醇激活盐皮质激素受体）
	>400	甲减
雄激素受体	>200	乳腺发育，性欲减退

其他不良反应有低钾血症、肝酶活性或血清肌酐升高。甲状腺功能改变与米非司酮阻滞糖皮质激素的中枢作用有关，可见TSH升高和自身免疫性甲状腺炎[58,59]。部分患者可能发生厌食、体重下降、眩晕、面部潮红、阳痿或脱发。

（三）美替拉酮　美替拉酮（metyrapone）通过抑制11-β-羟化酶、17-α、18-和19-羟化酶活性，使醛固酮合成受阻的程度较皮质醇明显[60]，起始剂量250mg，每天4次，每日总量500~6000mg。治疗Cushing病时，在口服药物后2小时即可见血清皮质醇下降[61]。但由于11-脱氧皮质酮升高而发生低钾血症（6%）、水肿（8%）和高血压（22%）。其他少见的副作用有皮疹（4%）、中枢神经症状（15%）、维持反应（5%）等。美替拉酮被禁止在德国和美国使用。

（四）米托坦　米托坦（mitotane，o,p'-DDD）抑制类固醇激素生成的侧链裂解步骤中11-羟化酶、18-羟化酶与3-β-羟类固醇脱氢酶，主要用于肾上腺皮质癌，偶尔用于Cushing病的治疗，剂量8~12g/24h[62]，其作用缓慢，2~3个月后达到饱和剂量，但停药后复发，一般先用米托坦治疗，继而加用化疗药物。治疗3周后应检测血清米托坦浓度，如果低于7mg/L，应增加剂量或加用化疗。本药诱导P4503A4，加速外源性糖皮质激素的分解（尤其是氢化可的松），因而需要加用糖皮质激素替代治疗[63,64]。米托坦也诱导5α-还原酶，必要时应补充雄激素。

（五）氨鲁米特　氨鲁米特（aminoglutethimide）抑制皮质醇生物合成的侧链裂解和多种生物合成酶如侧链结节复合物、21-羟化酶、17-α羟化酶、11-β羟化酶、芳香化酶、17, 20裂链酶和18-羟化酶，婴儿主要用于自主性肾上腺高功能病变或异位ACTH分泌综合征的治疗。

（六）依托咪酯　依托咪酯（etomidate）（图2-6-3-5）属于咪唑类麻醉剂的母体[25]，因对心血管的作用微弱而作为诱导麻醉剂广泛使用，单剂量依托咪酯抑制11β-羟化酶活性，降低肾上腺类固醇激素合成达数日之久，因而是迅速降低高皮质醇血症的首选药物。一般首先静脉注射0.03mg/kg，继而以0.03~0.3mg/(kg·h)的浓度维持，多数在5小时起效，最大抑制效应发生于11小时[65-67]。

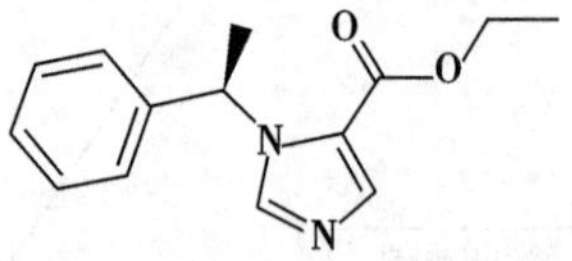

图 2-6-3-5　依托咪酯的化学结构

（七）LCI699　LCI699是11-β羟化酶和18-羟化酶的强力抑制剂，可用于严重Cushing病的治疗，用量每次5~10mg，每日2次。不良反应有乏力、恶心和头痛等，偶见低钾血症。

【β受体阻滞剂】

（一）分类　根据受体选择性，β受体阻滞剂分为三类：①非选择性β受体阻滞剂：竞争性阻断β₁和β₂肾上腺素受体，进而导致对糖脂代谢和肺功能的不良影响；阻断血管上的β₂受体，相对兴奋α受体，增加周围动脉的血管阻力，其代表药物为普萘洛尔。该类药物在临床已较少应用。②选择性β₁受体阻滞剂：特异性阻断β₁肾上腺素受体，对β₂受体的影响相对较小。代表药物为比索洛尔和美托洛尔，是临床中常用的β受体阻滞剂。③舒张周围血管的β受体阻滞剂：该类药物通过阻断α₁受体，产生周围血管舒张作用，如卡维地洛、阿罗洛尔、拉贝洛尔；或通过激动β₃受体而增强NO释放，产生周围血管舒张作用，如奈必洛尔。根据药代动力学特征，β受体阻滞剂亦可分为三类：①脂溶性β受体阻滞剂：如美托洛尔，组织穿透力强，半衰期短，较易进入中枢神经系统，可能是导致该药中枢不良反应的原因之一；②水溶性β受体阻滞剂：如阿替洛尔，组织穿透力较弱，很少通过血脑屏障；③水-脂双溶性β受体阻滞剂：如比索洛尔，既有水溶性β受体阻滞剂首过效应低、半衰期长的优势，又有脂溶性β受体阻滞剂口服吸收率高的优势，中度透过血脑屏障，既发挥了阻断部分β₁受体的作用，也减少了中枢神经系统不良反应。常用β受体阻滞剂的药理特性见表2-6-3-13。

（二）代表性药物应用

1. 比索洛尔　比索洛尔是目前β受体阻滞剂中对β₁受体选择性最高的药物，其半衰期长，谷峰比值78%，每日给药1次，可有效控制24小时血压，尤其能较好控制清晨的血压高峰。比索洛尔通过肝和肾双通道代谢，轻中度的肝肾功能障碍不需调整剂量，肝酶介导的药物相互作用和基因多态性对比索洛尔的影响和个体间血药浓度差异较小。

2. 美托洛尔　美托洛尔没有内在性拟交感活性（ISA），口服后几乎被完全吸收，大部分在肝脏代谢，70%由肝酶CYP2D6介导，CYP2D6的基因多态性是决定美托洛尔药代动力学参数的关键因素，个体和种的药物代谢差异显著，个体间血药浓度、临床疗效和不良反应差异较大；中国人群中的CYP2D6*10有较高的突变率，导致代谢酶活性降低，故

表 2-6-3-13　常用 β 受体阻滞剂的药理特性

药物	溶解度	半衰期(小时)	首过效应(%)	口服利用度(%)	清除部位	β₁ 选择	α₁ 选择
阿替洛尔	水溶	6~10	0~10	50~60	肾	+	−
比索洛尔	水溶/脂溶	10~12	<10	>90	肝肾	+	−
美托洛尔	脂溶	酒石酸盐 3~4 琥珀酸盐 12~24	50~60	40~50	肝	+	−
卡维地洛	脂溶	6~7	60~75	30	肝	−	+
阿罗洛尔	水溶/脂溶	10~12	0	85	肝肾	−	+
奈必洛尔	脂溶	12~19	70	12~96	肝肾	+	−

临床应用应个体化。美托洛尔半衰期短,平片常以 1 日 2 次的方式服用。该药的缓释片为琥珀酸美托洛尔,血药浓度在 24 小时内相对平稳,可每日 1 次服用。

3. 卡维地洛　卡维地洛是 β 受体非选择性的药物,但能同时阻滞 α₁ 受体,产生周围血管扩张作用,抵消阻滞 β 受体对血和血脂的影响及冠状动脉痉挛的不良反应。卡维地洛同样存在肝代谢酶基因多态性问题,个体间药物浓度差较大,每日服用 1~2 次。

4. 阿罗洛尔　阿罗洛尔是 β 受体非选择性的药物,同时阻滞 α₁ 受体,从而产生周围血管扩张作用,抵消阻滞 β₂ 受体对血糖、血脂的影响及冠状动脉痉挛的不良反应。阿罗洛尔还是原发性震颤的独特适应证,每日 2 次服用。

5. 奈必洛尔　奈必洛尔消旋体为高选择性 β₁ 受体阻滞剂,无内源性拟交感作用。通过激动 β₃ 受体而促进 NO 释放,产生血管舒张,不影响 β₂ 受体功能。奈必洛尔具有改善冠状动脉灌注,舒张外周血管,舒张心肌,增加左室充盈作用。对支气管平滑肌及胰岛功能影响较少。每日 1 次服用。

(李江　袁凌青)

第 4 节　Cushing 综合征

Cushing 综合征(Cushing syndrome;皮质醇增多症,hyper-cortisolism;库欣综合征)由 Harvey Cushing 于 1912 年首先报道。本征是由多种病因引起的以慢性高皮质醇血症或高糖皮质激素血症为特征的临床综合征,主要表现为满月脸、多血质外貌、向心性肥胖、痤疮、紫纹、高血压、继发性糖尿病和骨质疏松等。虽然皮质醇增多症是 Cushing 综合征的同名词,因外源性糖皮质激素引起的类 Cushing 综合征并无血皮质醇升高,而急慢性应激时又伴有高血皮质醇血症,故不主张使用"皮质醇增多症"的命名。另外,糖皮质激素过多包括了 Cushing 综合征和假性 Cushing 综合征(pseudo-Cushing syndrome)两种临床情况,因而糖皮质激素过多(cortisol excess)更不等于 Cushing 综合征。根据近年的研究报道,ACTH 依赖性 Cushing 综合征并非只由 ACTH 调节,在 Cushing 病和异位 ACTH 分泌综合征中,皮质醇的分泌也依赖于 CRH,因而将以前的 ACTH 依赖性 Cushing 综合征称为 CRH/ACTH 依赖性 Cushing 综合征(CRH/ACTH-dependent Cushing syndrome)似乎更合理些。Cushing 综合征可发生于任何年龄,多见于 20~45 岁,成人多于儿童,女性多于男性,男女比例为 1:3~1:8。成年男性的肾上腺病变多为增生,成年女性的肾上腺病变可为增生或腺瘤,而新生儿和儿童(婴幼儿)以结节性增生多见;以女性男性化为突出表现者多见于肾上腺皮质癌。随着诊断水平的不断提高,Cushing 综合征的早期诊断率较以前提高[1-3]。

【分类与病理】

(一) CRH/ACTH 依赖性 Cushing 综合征　　CRH/ACTH 依赖性 Cushing 综合征是指下丘脑-垂体病变(包括肿瘤)或垂体外肿瘤分泌过量 ACTH 和/或 CRH,导致双侧肾上腺皮质增生并分泌过量皮质醇的综合征,其中的常见类型是 Cushing 病和异源性 CRH/ACTH 分泌综合征[4-8]。

1. Cushing 病　传统的 Cushing 病是指垂体 ACTH 瘤或 ACTH 细胞增生引起的 Cushing 病,但是许多 Cushing 病的病因在神经中枢,如下丘脑 CRH 分泌紊乱或更高级的中枢神经系统功能异常所致的 CRH 分泌过多。

2. 异源性 CRH/ACTH 分泌综合征　异源性 CRH/ACTH 分泌综合征是肿瘤伴癌综合征的常见表现,引起异源性 CRH/ACTH 分泌的肿瘤分为两类,一类是肺癌、类癌等远离垂体的肿瘤;另一类是所谓的异位 ACTH 瘤,一般来源于 Rathke 囊,即不与垂体组织直接有解剖联系的蝶鞍外的 ACTH 分泌瘤(目前有 30 多例报道,多数位于鞍上区,少数位于鞍旁区),而垂体本身正常,有时伴有空泡蝶鞍综合征,偶尔在双侧肾上腺切除术后进展为 Nelson 综合征。其特点是垂体手术或放疗后,血清皮质醇仍明显升高。神经垂体异位 ACTH 瘤的临床表现与正位 ACTH 瘤相同,正常垂体在对比剂增强后形成黑色暗区,而神经垂体异位 ACTH 瘤肿瘤小,神经垂体因不被增强难以被 MRI 发现。分泌 ACTH 和其他肽类激素的双/三腺瘤(分泌 ACTH、PRL 和 GH)的发病机制可能与 2 个或 2 个以上的细胞克隆扩张转化为垂体激素分泌细胞有关,但体积小,术前难以定位,Cushing 综合征表现不典型,而高 PRL 血症容易被发现。ACTH 瘤仅在术后免疫组化时才能确定。非正位腺垂体的垂体 ACTH 瘤见于垂体的神经节瘤,目前已经有近 60 例病例报道,多数神经节瘤中含有腺垂体细胞,且有分泌 CRH 和 GH 功能。异位 CRH/ACTH 综合征罕见,分泌 CRH 的肿瘤小,可分为单纯 CRH 分泌瘤和同时分泌 CRH 与 ACTH 镰状类型。此外,转移性甲状腺髓样癌、类癌、前列腺癌、肺癌、神经节瘤、嗜铬细胞瘤、MEN-2B 等肿瘤亦可分泌 CRH 与 ACTH 及其类似肽类物质;临床表现为隐性异位 ACTH 综合征-Cushing 病,高皮质醇血症不能被大剂量地塞米松抑制,确诊有赖于血 CRH 测定(明显升高)。分泌 CRH 样肽如尿皮素(urocortin)的垂体瘤/异位垂体瘤罕见,尿皮素激活 CRHR2 受体的活性远高于 CRH,其与 CRH 结合蛋白的亲和力也高于 CRH。伴 Cushing 综合征的 Ewings 肉瘤 ACTH 免疫组化阴性而尿皮素阳性,伴 Cushing 综合征的甲状腺髓样癌 ACTH 免疫组化阴性而铃蟾肽(bombesin)阳性。

(二) 非 CRH/ACTH 依赖性 Cushing 综合征　　非

CRH/ACTH 依赖性 Cushing 综合征（non-CRH/ACTH-dependent Cushing syndrome）的特点是肾上腺皮质肿瘤或原发增生性结节自主分泌过量皮质醇,血 ACTH 降低或检测不出。特殊类型的 Cushing 综合征可以是 CRH/ACTH 依赖性或非 CRH/ACTH 依赖性。酒精中毒、抑郁症或肥胖患者可有 Cushing 综合征的类似表现,但血皮质醇正常,故称为假性 Cushing 综合征。由于实验室检查和影像学技术快速发展,Cushing 综合征患者能在出现临床症状以前得到诊断,故又提出了亚临床 Cushing 综合征（subclinical Cushing syndrome）的概念[9-13]。

1. 肾上腺皮质醇瘤（癌）或皮质醇分泌细胞增生　主要包括肾上腺皮质肿瘤（腺瘤或腺癌）、结节肾上腺皮质增生;少数肾上腺"意外瘤"有 Cushing 综合征的实验室发现（如血皮质醇增高或皮质醇节律消失等）,表现为亚临床 Cushing 综合征。偶尔,肾上腺同时出现皮质醇分泌瘤和醛固酮分泌瘤,或同时出现皮质醇分泌瘤和嗜铬细胞瘤（混合型 Cushing 综合征,主要见于肾上腺皮质癌）。

2. 原发性大结节肾上腺增生　非 ACTH 依赖性原发性大结节肾上腺增生（ACTH-independent primary macronodular adrenal hyperplasia,AIMAH）是 Cushing 综合征的一种特殊类型,但是 AIMAH 的病情并非真正的不依赖于 ACTH 的作用,而皮质醇的分泌被部分肾上腺细胞异位合成的 ACTH 调控,进而通过异常的 G 蛋白偶联受体刺激皮质醇生成。

3. 非 CRH/ACTH 依赖性 Cushing 综合征　异位肾上腺腺瘤（癌）来源于异位（残余）肾上腺组织的细胞转型,这些组织位于肾上腺外的邻近组织,少数可能散落在肾上腺-性腺胚胎发育与移行的任何部位（包括腹膜后、阔韧带、卵巢、腹股沟、精索、肝脏、肾脏、肾脏旁组织、腔静脉间隙或睾丸）,组织结构与尿生殖嵴（urogenital ridge）相同。由于异位肾上腺腺瘤（癌）分泌的激素不同,可表现为 Conn 综合征（原发性醛固酮增多症）、女性雄性化或 Cushing 综合征。其中表现为 Cushing 综合征者有 10 多例报道,部分为恶性。异位肾上腺腺瘤（癌）应与肾上腺性非 ACTH 依赖性 Cushing 综合征鉴别,当肾上腺影像学检查正常时,需要考虑异位肾上腺腺瘤（癌）可能,碘标记的胆固醇扫描有助于异位肾上腺腺瘤（癌）的定位诊断。非 ACTH 受体（异位受体）介导性肾上腺 Cushing 综合征的类型较多,多数为双侧肾上腺病变,少数为单侧病变。组织对糖皮质激素敏感性增加亦称皮质醇过反应综合征（cortisol hyperreactive syndrome）、糖皮质激素过敏感综合征（glucocorticoid hypersensitivity syndrome）或正常皮质醇血症性 Cushing 综合征（normocortisolemic Cushing syndrome）。患者存在典型的 Cushing 综合征表现,但血清皮质醇正常或降低。人类各种组织对糖皮质激素的敏感性差异很大,其发病机制未明,目前仅有 3 例病例报道,其中 2 例为自发性 Cushing 综合征,1 例为外源性 Cushing 综合征。应用地塞米松诱导芳香化酶活性,培养的成纤维细胞胸嘧啶掺入实验显示皮质醇的活性较正常人增高 1.5~1.8 倍。外源性 Cushing 综合征见于 HIV 感染者接受利妥那韦（ritonavir）/氟替卡松（fluticasone）联合治疗时。利妥那韦（ritonavir）抑制 CYP3A4 酶系,使氟替卡松不被代谢而浓度明显升高,与皮质醇争夺 CYP34A,导致高皮质醇血症。

Cushing 综合征的分类见表 2-6-4-1、表 2-6-4-2 和表 2-6-4-3,临床上以下丘脑-垂体病变所致的 Cushing 病常见。

表 2-6-4-1　Cushing 综合征的分类

CRH/ACTH 依赖性 Cushing 综合征	肾上腺皮质癌
下丘脑 CRH 分泌过多	原发性肾上腺皮质增生
Cushing 病	PPNAD
垂体 ACTH 腺瘤（常见）	AIMAH
垂体 ACTH 腺癌（少见）	特殊类型 Cushing 综合征
垂体 ACTH 细胞增生	医源性 Cushing 综合征
垂体外异位 ACTH 瘤（罕见）	周期性 Cushing 综合征
神经垂体 ACTH 瘤（罕见）	异位肾上腺肿瘤所致的 CS
异位 CRH 分泌瘤（罕见）	儿童型 Cushing 综合征
异位 CRH/ACTH 分泌瘤（少见）	应激性 Cushing 综合征
异位 urocortin 分泌瘤（罕见）	糖皮质激素受体病
异位 bombesin 分泌瘤（罕见）	肾上腺意外瘤
异源性 ACTH 分泌综合征（常见）	假性 Cushing 综合征状态
异源性 CRH 分泌综合征（少见）	酒精中毒
非 CRH/ACTH 依赖性 Cushing 综合征	抑郁症
肾上腺皮质肿瘤	肥胖
肾上腺腺瘤	

注:PPNAD: primary pigmented nodularadrenocortical disease,原发性色素性结节性肾上腺皮质增生;AIMAH:CRH/ACTH-independent macronodular adrenal hyperplasia,非 CRH/ACTH 依赖性大结节肾上腺皮质增生;urocortin:尿皮质醇;bombesin:蛙皮素

表 2-6-4-2　少见的 ACTH 依赖性 Gushing 综合征

Cushing 病
异位 ACTH 瘤
异位 ACTH 瘤
双腺瘤（分泌 ACTH 和其他肽类激素）
非正位腺垂体的垂体 ACTH 瘤
神经节细胞瘤
异位 CRH 瘤
单纯性异位 CRH 瘤
异位 ACTH/CRH 综合征
分泌 CRH 样肽的垂体瘤/异位垂体瘤
尿皮素
铃蟾肽（bombesin）

表 2-6-4-3　少见的非 ACTH 依赖性 Cushing 综合征

ACTH 受体介导性肾上腺 Cushing 综合征
异位肾上腺腺瘤（分泌皮质醇）
双侧肾上腺腺瘤（分泌皮质醇）
组织对糖皮质激素敏感性增加
ACTH 过度反应综合征
皮质醇过度反应综合征
非 ACTH 受体（异位受体）介导性肾上腺 Cushing 综合征
大结节增生（多结节>1cm）
BMAH（MMAD 1 型）
C-BMAH（儿童 BMAH 型）
AIMAH（MMAD Ⅱ型）
小结节增生（多结节<1cm）
iPPNAD
C-PPNAD（CNC 相关性）
MAD/iMAD（孤立性肾上腺皮质病）
药物所致的 Cushing 综合征
全身（局部）使用的皮质类固醇制剂
醋酸甲羟孕酮
醋酸甲地孕酮
利妥那韦（ritonavir）/氟替卡松（fluticasone）联合治疗

【病因和发病机制】

（一）CRH/ACTH 依赖性 Cushing 综合征

1. 下丘脑-垂体性 Cushing 综合征 因垂体分泌过量 ACTH 或下丘脑分泌过量的 CRH（或 AVP）引起。根据 1912 年 Cushing 的定义，Cushing 病是指垂体病变引起的 Cushing 综合征，但现亦将下丘脑-垂体病变所致（CRH/ACTH 依赖性）Cushing 综合征笼统地称为 Cushing 病。Cushing 病约占 Cushing 综合征患者总数的 65%～75%，女性的发病率是男性的 3 倍以上，原因不明。Cushing 病可发生于任何年龄，以 25～45 岁为多见；儿童少见，目前报道的出生后 Cushing 综合征最小年龄 7 个月，先天性 Cushing 综合征可见于胎儿。menin 基因突变引起的 MEN-1 和芳香烃受体相互作用蛋白（aryl hydrocarbon receptor Interacting Protein，AIP）突变可分别伴有 MEN-1 综合征与家族性 ACTH 垂体瘤。抑制 POMC 分泌的 Brg1 和 HDAC2 变异或 PROP1LHX3LHX4HESX1 过度表达可能与 Cushing 病相关。

垂体分泌过量 ACTH 的原因未明，多数的病因在垂体，部分与某些基因（如 TP53、MEN-1/MEN-4、FIPA、AIP、CDKN1B、PRKAR1、PDE11A 或 PDE8B 等）突变有关，但仅占所有 Cushing 病的 5% 左右；另一些 Cushing 病的原发病因可能在下丘脑。研究提示，垂体瘤的发生具有较强的遗传背景和中枢神经功能紊乱基础。Cushing 病患者的皮质醇昼夜节律消失往往先于皮质醇浓度升高，而褪黑素昼夜分泌紊乱是导致血压昼夜节律异常和失眠的重要因素，也可能与 Cushing 病的发生有关。

（1）垂体 ACTH 腺瘤：微腺瘤占 90%；没有包膜，部分有假包膜，与正常组织边界不清；ACTH 腺瘤有向周边（海绵窦、蝶窦、鞍上池等）组织浸润的倾向。ACTH 细胞透明变性（Crooke 细胞），外周血及脑脊液 CRH 浓度低于正常，垂体腺瘤摘除后 CRH 恢复正常，说明腺瘤具有自主分泌 ACTH 的能力。另有实验发现，合成的 GH 释放肽-海沙瑞林（hexarelin，HEX 或 GHS）有促 ACTH 分泌活性，支持 ACTH 分泌至少部分独立于 CRH 的调节；然而有些事实难以用"自主性"解释，如患者在注射外源性 CRH 后，血 ACTH 及皮质醇的上升幅度比正常人还高，而大剂量 DXM 能抑制 ACTH 及皮质醇的分泌；Cushing 病患者不仅 ACTH 脉冲波幅增大，且脉冲频率及分泌总量亦增加。垂体 ACTH 瘤可能存在若干种类型，来源于腺垂体 ACTH 细胞或来源于残存的垂体中叶细胞的 ACTH 瘤各有特点。Nelson 认为，双侧肾上腺切除术后 Nelson 综合征的垂体 ACTH 瘤与不出现 Nelson 综合征的垂体 ACTH 瘤不属于同一类型；间断性分泌 ACTH 的垂体腺瘤可无 Cushing 综合征的典型表现。有人报道 1 例罕见的垂体巨大 PRL 瘤并 ACTH 分泌增加，术后高皮质醇血症缓解，而高 PRL 血症仍存在，并出现垂体功能减退（术后证实为混合性 ACTH/PRL 腺瘤）。此外，还有垂体多发性腺瘤（如 ACTH 瘤/PRL 瘤）的病例报道。垂体 ACTH 瘤和其他细胞类型的垂体瘤不同，微腺瘤的比例高达 80% 以上，大腺瘤仅占 10%～20%。垂体 ACTH 瘤的局部浸润倾向较明显，可向邻近的海绵窦、蝶窦及鞍上池扩散。

（2）垂体 ACTH 细胞癌：垂体 ACTH 腺癌可向颅内其他部位及远处（如肝、肺等处）转移，其预后较差。

（3）垂体 ACTH 细胞增生：在 Cushing 病中的比例不一（0%～14%）。增生可为弥散性、局灶性或多结节性，有时可在增生基础上形成腺瘤。可能由于下丘脑本身或更高级神经中枢病变或功能障碍致下丘脑 CRH 分泌过多，刺激垂体分泌过量的 ACTH。另外，有些垂体 ACTH 细胞增生是因为下丘脑以外的肿瘤异源分泌过量 CRH 或 CRH 类似物所致，但至今仍有很多垂体 ACTH 细胞增生找不到病因。

（4）鞍内神经节细胞瘤：极少数的下丘脑神经细胞异位至蝶鞍内，形成神经节细胞瘤，肿瘤细胞分泌 CRH 和 AVP，并可进一步引起 Cushing 病。

（5）异位垂体 ACTH 瘤：垂体组织异位至鞍旁、鞍上池、海绵窦、蝶窦等部位。偶尔，异位垂体可形成肿瘤，过度分泌 ACTH 而引起 Cushing 病或异源性 ACTH 分泌综合征。该种情况有别于一般的异源性 ACTH 分泌综合征，因为 ACTH 瘤的细胞起源于异位垂体。当患者的血皮质醇和 ACTH 改变符合 CRH/ACTH 依赖性 Cushing 综合征，但又未发现垂体肿瘤时，应考虑此种可能。

（6）其他罕见的 CRH/ACTH 依赖性 Cushing 综合征：包括垂体外异位 ACTH 瘤、神经垂体 ACTH 瘤、异位 CRH 分泌瘤、异位 CRH/ACTH 分泌瘤、异位尿皮质醇（含有 CRH 样肽）分泌瘤、异位蛙皮素（含有 CRH 样肽）分泌瘤等。

2. 异源性 CRH/ACTH 分泌综合征 该综合征是指垂体以外肿瘤组织分泌大量 CRH/ACTH 或其类似物，刺激肾上腺皮质增生，使之分泌过量皮质醇及肾上腺性激素所引起的 Cushing 综合征，约占全部 Cushing 综合征的 15%。除腺垂体外，很多脏器及组织在正常情况下，能够合成和分泌少量的 CRH 或 ACTH。因此，异源性 CRH/ACTH 分泌综合征实际上不能确切表明疾病的病因和病变部位，POMC 基因在异位肿瘤中表达不同于垂体 ACTH 细胞，导致高比例无活性的 POMC 肽（包括 POMC 及中间产物）进入血液循环。最常见的原因为肺癌（尤其是小细胞未分化型肺癌，约占 50%），其次为胸腺瘤、胸腺类癌（10%）、胰岛肿瘤（10%）和支气管类癌（5%）；偶见于甲状腺髓样癌、嗜铬细胞瘤、神经节瘤、神经母细胞瘤、胃肠肿瘤、性腺肿瘤、前列腺癌及化学感受器瘤（chemodectoma）[2]。肾上腺皮质因长期受刺激而呈弥漫性增生。多数患者的血 ACTH 介于 11～44pmol/L（50～200pg/ml）。异位 CRH 分泌综合征的临床表现与异位 ACTH 分泌综合征相同，但异位 CRH 分泌综合征少见，多数是肿瘤细胞同时分泌 ACTH 和 CRH 所致，少数肿瘤仅分泌 CRH。原发性肿瘤主要有甲状腺髓样癌、嗜铬细胞瘤、前列腺癌、小细胞型肺癌和类癌。有些患者的垂体扩大，可发现肿瘤（ACTH 瘤），提示高 ACTH 血症来源于垂体而非肿瘤，血清 CRH 可升高或居于正常值上限，因此必须注意与垂体 ACTH 瘤鉴别。

3. 显性和隐性异源性 CRH/ACTH 分泌综合征 根据 Cushing 综合征临床表现的典型程度，CRH/ACTH 依赖性 Cushing 综合征有显性（overt）和隐性（occult）之分。引起隐性异源性 CRH/ACTH 分泌综合征的肿瘤恶性程度高，肿瘤生长快，病情进展迅速，影像学检查容易发现肿瘤，双侧肾上腺可增生，血皮质醇升高的程度不一。因为病情进展快，通常无典型 Cushing 综合征表现，但过量皮质醇的盐皮质激素样作用可引起严重低血钾、碱中毒、高血压、肌无力和肌萎缩症状。引起显性异源性CRH/ACTH分泌综合征的肿瘤恶性程度较低,肿瘤生长缓慢,所以有足够时间呈现典型Cushing综合征表现。

（二）非CRH/ACTH依赖性Cushing综合征　肾上腺皮质肿瘤（腺瘤或腺癌）、原发性色素结节性肾上腺皮质增生不良（PPNAD）或非CRH/ACTH依赖性大结节肾上腺皮质增生（AIMAH）能自主分泌过量皮质醇,而下丘脑CRH细胞和垂体ACTH细胞处于抑制状态。cAMP依赖性蛋白激酶PKA是cAMP的最重要效应物,PRKAR1A基因（编码PKA的1A调节亚基）失活性突变通常引起Carney复合症

或原发性色素性结节性肾上腺病（primary pigmented nodular adrenocortical disease,PPNAD）。但是,PRKAR1A失活和PKA功能紊乱也参与非ACTH依赖性Cushing综合征的发病,从PPNAD、肾上腺皮质腺瘤、腺癌到其他类型的双侧肾上腺皮质增生（bilateral adrenocortical hyperplasias,BAH）,其发病机制疾病相同。PRKACA拷贝数获得（copy number gain,CNG）见于分泌皮质醇的BAH,而体细胞PRKACA的Leu206Arg（c.617A>C）突变见于半数以上的肾上腺皮质醇分泌瘤,此种突变引起体质性Cα激活,导致PKA调节亚基失控,最终造成Cushing综合征（图2-6-4-1和表2-6-4-4）。

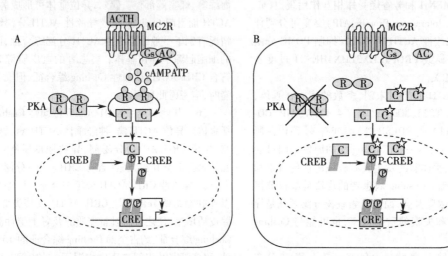

图2-6-4-1　肾上腺皮质cAMP信号途径

A.正常肾上腺皮质细胞,ACTH与G蛋白偶联受体MC2R结合,激活腺苷酸环化酶（AC）,由ATP生成的cAMP再与PKA调节亚基（R）结合,释放催化亚基（C）,并磷酸化下游靶分子（如CREB）,诱导皮质醇合成所需的酶表达;B.PRKACA突变后,肾上腺皮质腺瘤细胞自主生成皮质醇,催化亚基C不能与调节亚基R相互作用,PRKACA不受任何抑制地激活丝氨酸-苏氨酸激酶活性,分泌皮质醇

表2-6-4-4　肾上腺皮质肿瘤PRKACA基因拷贝数获得的发生频率与突变

报道者/年份	皮质醇（ACA）	皮质醇（ACA+CS）	皮质醇（BAH）	皮质醇（ACC）	无功能（ACA）	醛固酮（ACA）	雄激素（ACA）	嗜酸性细胞瘤
Beuschlein/2014	突变22.2%（22/99）	突变37%（22/59）	1.75%CNG（5/35）	0(0/42)	0(0/20)	0(0/20)	—	—
Cao/2014	p.Leu206Arg 65.5%（57/87）	NA	0(0/13PMAH)	0(0/16)	—	—	—	0%（0/3）
Goh/2014	p.Leu206Arg 23.6%（57/87）	p.Leu206Arg35%（10/28）		0(0/8)	—	—	—	—
Di Dalmazi/2014	突变32.3%（22/68）	突变34.3%（22/64）	0(0/8)	0(0/5)	—	—	—	—
Nakajima/2014	p.Leu206Arg 14.2%（3/21）	p.Leu206Arg23%（3/13）	—	—	0(0/32)	0(0/4)	—	—
Sato/2014	p.Leu206Arg 52.3%（34/65）	p.Leu206Arg57.1%（32/56）	—	—	—	—	—	—
总计	38.2%（151/395）	40%（89/220）	8.9% CNG（5/56）	0(0/71)	0(0/52)	0(0/53)	0(0/4)	0(0/3)

注:CNG:copy number gain,拷贝数获得;ACA:adrenocortical adenoma,肾上腺皮质腺瘤;ACC:adrenocortical carcinomas,肾上腺皮质癌

1.肾上腺皮质腺瘤　由于腺瘤自主分泌皮质醇引起血皮质醇升高,反馈抑制下丘脑-垂体,故腺瘤以外的同侧肾上腺及对侧肾上腺皮质萎缩。腺瘤分泌皮质醇不受外源性糖

皮质激素抑制,对外源性CRH或ACTH无反应（有时有一定反应）[14-19]。

此外,肾上腺皮质腺瘤还有三种特殊类型:①非CRH/

ACTH 依赖性肾上腺肿瘤的发生可能与肾上腺组织存在异源的激素受体表达有关，有些肾上腺皮质瘤因 ACTH 受体表达过多或灭活减少而导致 Cushing 综合征。②少数肾上腺"意外瘤"有 Cushing 综合征的实验室发现（如血皮质醇增高或皮质醇节律消失等），但临床上无典型表现，称为亚临床 Cushing 综合征。③肾上腺同时出现皮质醇分泌瘤和醛固酮分泌瘤，或同时出现皮质醇分泌瘤和嗜铬细胞瘤（混合型 Cushing 综合征，主要见于肾上腺皮质癌）。

2. 肾上腺皮质癌　表现可不典型，癌细胞分泌大量的弱作用雄激素（去氢异雄酮及雄烯二酮），故女性患者的男性化和低血钾性碱中毒常见而严重。

3. 原发性肾上腺皮质增生　根据发病机制及病理特点，原发性肾上腺皮质增生可分为 5 种类型：①原发性色素性结节性肾上腺皮质病/增生不良（PPNAD），50%病例为散发性，其他为家族性，通常与 Carney 综合征（PRKAR1A 基因突变）相关联。②非 CRH/ACTH 依赖性双侧性肾上腺大结节性增生（AIMAH）。③McCune-Albright 综合征（MAS）伴双肾上腺皮质增生，血 ACTH 降低，大剂量地塞米松不能抑制肾上腺皮质醇和性类固醇激素的分泌。④Carney 复合症伴肾上腺皮质黑褐色结节和巨大脂质球状皮质细胞是较特异的病理发现，属于 PPNAD 中的特殊类型。手术后肿瘤病理学检查示单侧或双侧肾上腺皮质呈现黑褐色的小结节状增生。显微镜下，结节主要由巨核、胞质嗜酸性和含脂质的巨大球状皮质细胞组成。黏液瘤主要由间质细胞、黏液性基质、胶原、肥大细胞和炎症细胞组成。⑤罕见的 1 型多发性内分泌腺肿瘤综合征（MEN-1）伴 Cushing 综合征。

（1）原发性色素性结节性肾上腺皮质病/增生不良：原发性色素性结节性肾上腺皮质病/增生不良（PPNAD）是 Cushing 综合征的罕见类型之一，常于青少年期发病，男女比例相近。Carney 复合症（Carney complex）基因定位于染色体 2p16，向肾上腺兴奋性免疫球蛋白假说提出了质疑。本征有如下特点：①常发于青少年（10~20 岁）；②通常为小结节性增生；③血 ACTH 低或检测不到；④大剂量 DXM 不能抑制皮质醇分泌；⑤肾上腺兴奋性免疫球蛋白阳性；⑥介于萎缩肾上腺组织间的色素结节深部，细胞质充满脂褐素小滴；⑦发病与 Carney 复合症的基因突变有关，可伴间叶细胞瘤（尤其是心房黏液瘤）、皮肤色素沉着和外周神经损害等。PPNAD 的色素深（黑色瘤），绝大多数为良性。

（2）非 CRH/ACTH 依赖性肾上腺皮质大结节增生：非 CRH/ACTH 依赖性肾上腺皮质大结节增生（AIMAH）引起的 Cushing 综合征比以前想象的要多，而且增生的病因复杂：①无翼型 MMTV 整合部位家族（wingless-type MMTV integration site-family，WNT）与肾上腺皮质发育及肿瘤形成相关，可能参与了 AIMAH 的发病过程；②抑制素 A（inhibin A）和肿瘤蛋白 p53 与肾上腺恶性肿瘤的形成有关；③多数肾上腺皮质增生和少数散发性腺瘤的发病机制涉及 cAMP 信号高表达；④肾上腺皮质癌的发病与 IGF-2 信号通路相关；⑤磷酸三酯酶基因缺陷。

（3）McCune-Albright 综合征：属于 G 蛋白病中的一种，少数患者伴有垂体、甲状腺、肾上腺或性腺功能亢进症。发生肾上腺性 Cushing 综合征的基本原因是 Gsα 活化性突变，

使肾上腺 ACTH 受体自动激活，而血清 ACTH 被抑制。McCune-Albright 综合征所伴有的 Cushing 综合征属于特殊类型 Cushing 综合征，因为其发病环节在 ACTH 受体后信号通路的自动激活，皮质醇分泌完全不依赖于 CRH/ACTH，但从另一方面看，McCune-Albright 综合征的发病机制又与一般的非 CRH/ACTH 依赖性 Cushing 综合征不同，因为其肾上腺仅有增生而无肿瘤。

（三）特殊类型 Cushing 综合征

1. 医源性 Cushing 综合征　医源性 Cushing 综合征（类 Cushing 综合征）多在使用药物后的一至数月内发生，病情较轻，并能逐渐恢复正常。临床上可分为长时间大剂量糖皮质激素和长时间小剂量糖皮质激素两种类型。长时间大剂量外源性糖皮质激素产生 Cushing 综合征与使用时间和剂量有关。糖皮质激素治疗达到足以抑制炎症反应的剂量即可引起 Cushing 综合征症状。以泼尼松为例，给予 10mg/d，罕有 Cushing 综合征表现；引起类 Cushing 综合征的剂量常需 30~40mg/d，并持续 3~4 个月。但甲减或肝病患者在口服一半的生理剂量时，即可产生类 Cushing 综合征（由于代谢速度减低），相当剂量的长效糖皮质激素（如 DXM 或倍他米松）更易引起类 Cushing 综合征。外源性 CRH/ACTH 所致的 Cushing 综合征常有高血压、女性雄性化及向心性肥胖等表现。局部应用 DXM 亦可引起类 Cushing 综合征，如 DXM-麻黄碱滴鼻、局部涂擦含 DXM 制剂，局部吸入倍他米松，DXM 灌肠或鞘内注射引起的类 Cushing 综合征也有报道。类 Cushing 综合征儿童的 GH 分泌正常，但生长发育障碍，即使补充 GH，身高仍难以达正常。曲安西龙（氟氢泼尼松龙，triamcinolone）常伴有肝损害，血清转氨酶升高。长期用氟替卡松（fluticasone）或利托那韦（ritonavir）治疗 HIV 感染亦引起类 Cushing 综合征和肾上腺皮质功能抑制，急性应激时可诱发肾上腺皮质危象。长时间应用生理剂量的糖皮质激素亦出现类 Cushing 综合征，其原因主要与下丘脑-垂体肾上腺的功能紊乱有关，但单次应用糖皮质激素引起类 Cushing 综合征的情况极少见，目前所报道的病例多为局部使用或肌注曲安西龙所致。

2. 周期性 Cushing 综合征　周期性 Cushing 综合征（cyclic Cushing syndrome）是指皮质醇血浓度至少出现 3 次峰值和 2 次谷值的特殊类型 Cushing 综合征。周期长短不一。CRH/ACTH 依赖性和非 CRH/ACTH 依赖性 Cushing 综合征都可有周期性 Cushing 综合征特点，病因可以是下丘脑病变、垂体微腺瘤、空泡蝶鞍、支气管小细胞型未分化癌或肾上腺癌、PPNAD 等。周期性 Cushing 综合征的临床表现不一。在周期性发作间隙期，下丘脑-垂体-肾上腺轴的调节关系和 DXM 抑制试验正常；而在周期性发作期，皮质醇呈周期性分泌，每一病例大致有各自的基本分泌周期。早期的间歇时间较长，后期发作频繁。发作时出现 Cushing 综合征的临床特征，血浆皮质醇、尿 17-OHCS、17-KS 均升高，小剂量地塞米松抑制试验不被抑制。有时，做地塞米松试验时正好与皮质醇分泌增多耦合，出现尿 17-OHCS 升高的"反常"现象。患者对 ACTH 刺激有反应，对美替拉酮（甲吡酮）常无反应。另一种周期性 Cushing 综合征是由于中枢神经系统去甲肾上腺素和多巴胺代谢受体受损，导致 ACTH 和 AVP 的周期性分泌增高，称为周期性 ACTH/AVP 分泌综合征。其主要表现是呕

吐、精神抑郁、高血压和低血钠症。

据报道,每一谷峰的间隔时间可短至 12 小时或长达 86 天,而皮质醇分泌的峰值发作时间基本相同。周期性 Cushing 综合征往往仅限于皮质醇增多的部分表现,通常以反复水肿、心律失常或低钾血症为主要特点(表 2-6-4-5)。引起 Cushing 综合征的所有因素均可能成为周期性 Cushing 综合征的病因,因缺乏持续性 ACTH 分泌,垂体 ACTH 瘤的 ACTH 染色和 Crooke 透明变性可能为阴性。周期性 Cushing 综合征的发生机制主要与下丘脑功能紊乱相关,其证据是:①正常皮质醇分泌本身存在周期性,而周期性 Cushing 综合征只是生理现象的扩增;②中枢多巴胺能神经冲动的周期性变化引起 CRH/ACTH-皮质醇的继发性周期性波动,而周期性多巴胺分泌的原因是下丘脑功能紊乱;③经蝶窦垂体瘤切除术后 Cushing 综合征复发患者容易诱发周期性 Cushing 综合征,此可能与 TSA 造成下丘脑功能紊乱有关;④皮质醇分泌对 DXM 呈反常性兴奋反应,此与应激使皮质醇一过性增高(或外源性使用 DXM),在病理情况下不是抑制而是兴奋下丘脑-垂体-肾上腺轴,促使周期性 Cushing 综合征发作。

表 2-6-4-5　周期性 Cushing 综合征的临床特点

项目	病例总数[a] (n=65)	垂体性周期性 CS (n=35)	异位 ACTH 性周期性 CS (n=17)	肾上腺性周期性 CS (n=7)
一般情况				
女性病例(%)	47(72)	25(71)	13(76)	4(57)
平均年龄(范围/岁)	41(0~72)	41(4~71)	43(12~72)	21(0~46)
Cushing 综合征表现[b](%)	61(94)	32(91)	17(100)	6(86)
合并症(%)				
糖尿病与糖耐量减退	25(38)	12(34)	8(47)	1(14)
情绪障碍	15(23)	6(17)	3(18)	2(29)
痤疮	7(11)	3(9)	2(12)	0(0)
多毛	15(23)	9(26)	4(24)	0(0)
闭经(%/女性)	6/13	6/17	0/0	0/0
发作周期(范围,天)	21(3~510)	18(0.5~510)	30(4~180)	35(14~60)
间歇期(范围,天)	30(1~2160)	20(1~1642)	35(1~2160)	120(60~720)
存活率%(存活,总数)	94(58/62)	97(33/34)	80(12/15)	100(7/7)
追踪时间(范围,年)	2.7(0.08~26)	3(0.08~13)	2.25(0.8~11)	7(1~5)

注:CS:Cushingsyndrome,Cushing 综合征;a:包括病因未明的 Cushing 综合征病例;b:CS 表现是指以下两个或更多的表现,如高血压、躯干肥胖、水牛背、满月脸、皮下水肿、肌无力、皮肤紫纹等

3. 间歇性 Cushing 综合征　与周期性 Cushing 综合征不同,间歇性 Cushing 综合征的皮质醇高分泌频率从 10 次/3 月~2 次/5 年不等。缓解期临床症状消退,血皮质醇恢复正常,此时对小剂量 DXM 有正常抑制反应,但发作期不受 DXM、美替拉酮、L-多巴等的影响,大剂量 DXM 抑制试验呈反常性升高,且往往同时伴有醛固酮分泌增多。

4. 胎儿和儿童 Cushing 综合征　详见第 2 篇扩展资源 17 相关内容。据报道,妊娠 36 周的产前胎儿即出现 Cushing 综合征,其病因为肾上腺结节性增生。婴幼儿和儿童少见,男女发病率相当,7 岁以上发病者多为双侧肾上腺增生,7 岁以内发病者以肿瘤多见。儿童垂体腺瘤常较大,除 Cushing 综合征临床表现外,常伴身材矮小,可有糖皮质激素和雄激素过多体征。儿童 Cushing 病首选放射治疗,缓解率 80%;而腺瘤摘除术可引起垂体功能减退,影响性腺发育。

5. 妊娠期 Cushing 综合征　可分为两种情况。一是妊娠合并 Cushing 综合征,其中约 50% 是肾上腺皮质腺瘤所致。二是"妊娠 Cushing 综合征",这些患者的临床特点与一般 Cushing 综合征无异,妊娠糖尿病似乎更为常见。妊娠 Cushing 综合征的诊断较困难,诊断标准亦不同于非妊娠者。例如,正常妊娠由于皮质醇生成率和 CBG 升高,血皮质醇总量可升高 3 倍,垂体生理性增大也对垂体瘤的鉴别带来困难。因垂体瘤或肾上腺瘤引起的妊娠期 Cushing 综合征可在妊娠中期行手术治疗,适宜于药物治疗者仅能选择美替拉酮(不透过胎盘)。

6. 异位肾上腺肿瘤所致的 Cushing 综合征　肾上腺皮质在胚胎发育时有迁徙,少数肾上腺皮质细胞会散落在各组织中,这些散落的肾上腺皮质细胞有可能发展为肿瘤。其特性与肾上腺皮质肿瘤相同,但很难定位。

7. 糖皮质激素受体增多性 Cushing 综合征　患者于青春期出现 Cushing 综合征样表现,但血皮质醇正常,淋巴细胞糖皮质激素受体亲和力正常而数目增加。

8. 糖皮质激素过敏感综合征　罕见。Iisa 等曾报道一例 54 岁男性患者有向心性肥胖、满月脸和 2 型糖尿病,但血压不高,没有紫纹。血 ACTH 低于 2pmol/L(9pg/ml);皮质醇结合蛋白浓度正常;患者对 $ACTH_{1-24}$、胰岛素诱发的低血糖及 CRH-赖氨酸加压素(LVP)反应低下,对美替拉酮无反应,提示皮质醇生成率降低。经肌内注射 ACTH 2 天后,血皮质醇上升 660nmol/L(24μg/dl),尿 17-OHCS 排泄达 64μmol/24h(23mg/24h),尿游离皮质醇(UFC)1800nmol/24h(650μg/24h)。垂体和肾上腺 CT 扫描正常,血糖皮质激素受体活性很低,皮肤成纤维细胞芳香酶活性为正常人的 1.5~1.8 倍,提示糖皮质激素敏感性升高,但低皮质醇产生率和 ACTH 分泌抑制状态导致 Cushing 综合征的机制不明。

(四) 假性 Cushing 综合征　假性 Cushing 综合征(pseudo-Cushing syndrome)是指具有 Cushing 综合征的部分或全部症状,且血皮质醇升高的临床状态。常见原因如下:①慢性酒精中毒:患者常有 Cushing 综合征外貌、肥胖和酒精性肝病表现,血皮质醇升高且不被地塞米松抑制。发病机制

未明,曾提出过"双击学说(two hit hypothesis)",酒精直接刺激皮质醇分泌,释放增加的 AVP 亦对 HPA 轴有兴奋作用。②抑郁症:原因未明,抑郁症与轻度 Cushing 综合征的鉴别其为困难,患者有 Cushing 综合征的部分症状,血皮质醇升高,不被地塞米松抑制,但经抗抑郁治疗后可完全恢复正常。③单纯性肥胖:临床主要从肥胖患者中筛选 Cushing 综合征,单纯性肥胖可有血皮质醇轻度升高,但可被地塞米松抑制,其原因与 HPA 轴兴奋及皮质醇分泌率增高有关。

【皮质醇增多的代谢异常表现】

临床表现主要是由于长期血皮质醇浓度升高所引起的蛋白质、脂肪、碳水化合物、电解质代谢紊乱,干扰多种内分泌激素分泌,机体对感染的抵抗力降低。ACTH 分泌过多及其他肾上腺皮质激素过量分泌也引起相应的临床表现。主要临床表现的出现频率见表 2-6-4-6。

表 2-6-4-6　成人 Cushing 综合征的主要症状和体征

症状或体征	频率(%)	症状或体征	频率(%)
向心性肥胖	79~97	紫纹	51~71
多血质	50~94	水肿	28~60
糖耐量受损	39~90	背痛、病理性骨折	40~50
乏力及近端肌病	29~90	多饮、多尿	25~44
高血压	74~87	肾结石	15~19
心理改变	31~86	色素沉着	4~16
易出现瘀斑	23~84	头痛	0~47
女性多毛	64~81	突眼	0~33
月经稀少或闭经	55~80	皮肤真菌感染	0~30
阳痿	55~80	腹痛	0~21
痤疮、皮肤油腻	26~80	–	–

延误诊断的主要原因是没有充分认识慢性高皮质醇血症的非典型表现,如肥胖、糖尿病、高血压、低骨量/骨质疏松或抑郁症等,此外,如果肾上腺意外瘤的 CT 值低于 20 Hounsfield 单位(HU)亦需要进一步排除皮质醇瘤可能(表 2-6-4-7)。

表 2-6-4-7　Cushing 综合征临床表现的诊断意义

特异性体征	特异性症状
皮肤紫纹(>1cm)	多种常见症状叠加
面部多血质与满月脸	常见症状
近端肌病	抑郁
皮肤容易损伤	容易疲劳
皮肤色素加深	体重增加
皮肤色素变浅	背痛或骨质疏松
突眼伴结膜水肿	易激动
皮肤真菌感染	性欲减退
常见体征	月经紊乱
皮肤痤疮	常见并发症
外周水肿	胰岛素抵抗
肌无力	血脂谱异常
躯干肥胖	早发性冠心病
锁骨上窝饱满	肾结石
颈背部脂肪垫(水牛背)	骨折愈合延迟
代谢综合征与悬垂腹	骨折处骨痂过度增生
低 CT 值肾上腺意外瘤	四肢瘦小

(一)向心性肥胖/胰岛素抵抗/血脂谱异常

1. 体脂重新分布和向心性肥胖　锁骨上区脂肪堆积和中心性肥胖是 Cushing 综合征的早期特征性表现,可能与神经活性类固醇(图 2-6-4-2)调节和维持脂肪细胞及神经细胞功能有关。多数患者为轻至中度肥胖,面部及躯干偏胖,但体重多在正常范围内。典型的向心性肥胖(centripetal obesity)是指面部和躯干部脂肪沉积增多,颈部粗短,四肢(包括臀部)正常或消瘦。满月脸(moon facies,颊部和颞部脂肪沉积)、水牛背(buffalo hump,颈胸段脊柱部位脂肪沉积和锁骨上窝脂肪垫)、悬垂腹(overhanging abdomen,腹部脂肪沉积)是 Cushing 综合征的典型表现(见文末彩图 2-6-4-3);硬膜外腔脂肪沉积可引起神经损害。少数(尤其是儿童 Cushing 综合征)呈均匀性肥胖,需与单纯性肥胖鉴别;有时患者无肥胖,其体重亦可能正常(可能与严重的骨盐丢失有关)。

肥胖是由于机体的热量摄入超过热量消耗所致。目前,向心性肥胖的原因尚不清楚。机体代谢及热量消耗存在个体差异,遗传因素对腹内脂肪的影响大于皮下脂肪。近年来,与肥胖有关的基因研究主要集中在瘦素(leptin)基因、瘦素受体(leptin receptor)基因、β_3-肾上腺素能受体(β_3-AR)基因、PPAR-γ2 基因、MCR 基因、UCP 基因等。中枢 MC_4-R 拮抗剂——agouti 与瘦素存在"对话"现象,从而减弱瘦素的食欲抑制作用,导致肥胖。糖皮质激素和雄激素导致腹部脂肪沉积引起脂肪向心性分布;胰岛素促进脂肪合成。而高蔗糖饮食、吸烟、饮酒等均与向心性肥胖形成有关;此外,发生胰岛素抵抗者出现糖、脂肪、蛋白质代谢异常也可导致向心性肥胖。肾上腺素分泌异常在脂肪异常分布中起着一定作用。儿茶酚胺兴奋 β_3-AR 促进脂肪动员,还可通过 UCP-1 促进棕色脂肪氧化,棕色脂肪功能不全易发生肥胖。正常情况下,白色脂肪组织在脂肪增加时分泌的瘦素增多,血瘦素升高抑制下丘脑摄食中枢。脂肪代谢紊乱对心血管系统产生不利影响,是动脉硬化和冠心病的独立危险因子。

2. 胰岛素抵抗　血皮质醇浓度升高促进食欲而使体重增加。皮质醇升高拮抗胰岛素作用,导致胰岛素抵抗和高胰岛素血症,胰岛素抵抗引起能量代谢异常。胰岛素的生理作用是促进脂肪合成,而脸部和躯干对胰岛素敏感,以脂肪合成占优势。皮质醇的生理作用是脂肪动员,四肢则对皮质醇敏感,以脂肪分解占优势,皮肤变薄,皮下脂肪减少,加上肌肉萎缩,四肢相对瘦小。血皮质醇升高和胰岛素抵抗共同作用导致机体脂肪重新分布,最终发展为向心性肥胖。

3. 代谢综合征　Cushing 综合征和代谢综合征有许多相似之处,肥胖、胰岛素抵抗和高血压患者的血皮质醇增高,提示血皮质醇在代谢综合征的发病中起了重要作用。因为代谢综合征患者出生时的体重正常或为低体重,所以下丘脑-垂体-肾上腺皮质的功能异常在代谢综合征的发生中起了"程序化作用",发生肥胖后,皮质醇增多使代谢综合征的病情进一步加重,脂肪细胞内的皮质醇作用因 1 型 11β-羟类固醇脱氢酶(11β-HSD1)增多而扩增,加重胰岛素抵抗;而 11β-HSD1 抑制剂可降低脂肪细胞内的皮质醇水平,因而可能成为治疗代谢综合征的有效药物。

4. 血脂谱异常　肝脏的脂蛋白合成增多,血胆固醇和甘油三酯升高。血脂谱异常又可进一步引起肥胖、胰岛素抵抗、血管内皮损伤和高血压。

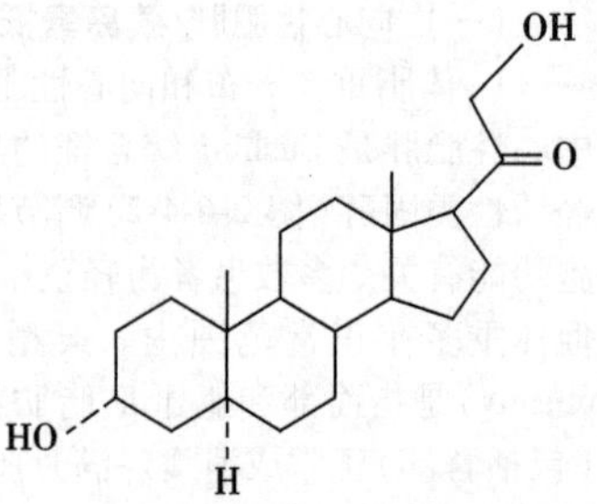

3α,5α-Tetrahydro-DOC (THDOC)

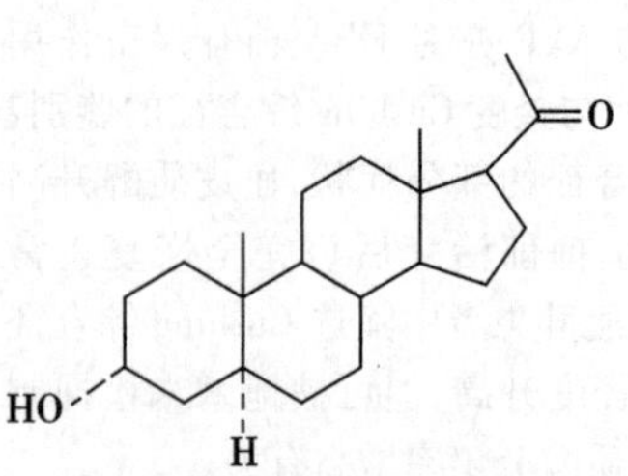

3α,5α-Tetrahydroprogesterone (THP, allopregnanolone)

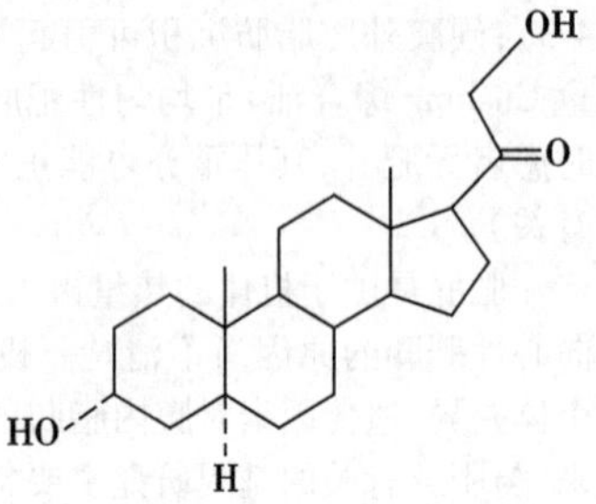

3α,5β-Tetrahydro-DOC

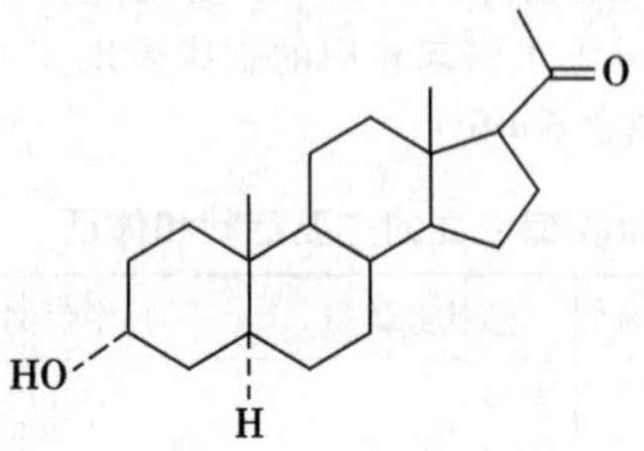

3α,5β-Tetrahydroprogesterone

图 2-6-4-2　神经活性类固醇

神经活性类固醇(neuroactive steroids)3α,5α-四氢-DOC(3α,5α-tetra-hydro-DOC,THDOC)和3α,5β-四氢-DOC(3α,5β-tetrahydro-DOC)是脑组织的DOC衍生物,具有抗焦虑等作用,孕酮衍生物可能有类似作用

（二）肌肉萎缩无力和皮肤病变

1. 蛋白质合成减少与分解加速　Cushing综合征患者蛋白质分解加速,合成减少,机体长期处于负氮平衡状态。肌肉萎缩以近端肌受累更明显,有些患者就诊时以此为突出表现。

2. 皮肤宽大紫纹与痤疮　皮肤变薄,皮下毛细血管清晰可见,皮肤弹力纤维断裂和分离,形成宽大紫纹,加之皮肤毛细血管脆性增加,轻微外伤后出现皮下青紫瘀斑。与妊娠纹不同的是,Cushing综合征所致皮肤紫纹呈红紫或蓝灰色外观,宽度大于1cm,常见于较年轻患者的腹部、大腿和乳腺,但皮肤紫纹很少见于50岁以上患者。伤口不易愈合,易脱发、皮脂分泌增多。手背部皮肤萎缩如"烟纸"外观(Liddle征)。"多血质"伴痤疮和多毛是女性患者的典型表现,但红细胞正常或降低。所谓"多血质"(polycythemia)是由于皮肤变薄和面部脂肪减少所造成的假象,与肥胖、高血压或红细胞增多症等引起的真性多血质有别。

3. 皮肤色素改变与感染　患者的皮肤色素稍深(CRH/ACTH依赖性Cushing综合征)或变浅(非CRH/ACTH依赖性Cushing综合征),明显而迅速的皮肤色素沉着主要见于异位CRH/ACTH分泌综合征和Nelson综合征;皮肤色素沉着或色素脱失是鉴别CRH/ACTH依赖性与非CRH/ACTH依赖性Cushing综合征的重要体征。皮质醇使皮肤色素脱失而ACTH促进皮肤色素沉着,因而异源性CRH/ACTH分泌综合征因肿瘤产生大量ACTH、β-LPH和N-POMC,故皮肤色素明显加深,具有鉴别意义。患者易合并皮肤感染(见文末彩图2-6-4-4),如甲癣、体癣。

（三）糖代谢异常与类固醇性糖尿病　高皮质醇血症使糖异生作用增强,对抗胰岛素的降血糖作用,易发展成临床糖尿病,约半数患者有糖耐量减低,约20%伴糖尿病(类固醇性糖尿病)。此外,可引起胰腺病变(如胰腺脂肪变),影响胰腺内分泌功能而加重糖代谢紊乱。与一般糖尿病相比,Cushing综合征伴糖尿病者更容易发生高凝状态和血栓栓塞性病变。血液高凝状态可能与下列因素有关:①血脂谱异常;②血管内皮细胞代谢增强;③Ⅷ因子及VWF浓度升高。

（四）骨发育障碍/骨质疏松/骨坏死　长期慢性过量的糖皮质激素具有降低骨胶原转换作用,高皮质醇血症影响小肠钙的吸收,且骨钙动员,大量钙离子进入血液后从尿中排出。血钙虽在正常低限或低于正常,但尿钙排量增加,易并发肾石病(15%~19%)。患者多合并低骨量/骨质疏松,可致腰背疼痛、脊椎畸形、身材变矮及长骨病理性骨折,骨折的好发部位是肋骨和胸腰椎,椎体骨折引起脊柱后凸畸形和身材变矮,臂长>身高。糖皮质激素所致骨折有3个显著特点:①骨折愈合部位形成过度增生的骨痂;②大剂量长期使用(尤其是人工合成的)糖皮质激素易合并无菌性骨坏死,常发生于股骨头和肱骨头;③骨折伴尿钙增多和泌尿系结石。骨骼的非特异性炎症常与长期药理剂量的糖皮质激素导致无菌性坏死有关,其他类型的Cushing综合征很少出现这种情况。Cushing综合征所致的继发性骨质疏松在治愈后可完全或基本恢复。

儿童患者的线性生长受抑制,体重增加。过量皮质醇抑制儿童GH和TSH的分泌及作用,抑制性腺发育和甲状腺功能,对生长发育有严重影响。少儿期发病者生长停滞,青春期延迟;与同龄儿童相比,身材肥胖矮小;如伴脊椎压缩性骨折,身材更矮。Cushing综合征生长发育障碍的原因可能与下列因素有关:①过量皮质醇抑制腺垂体分泌GH;②直接抑制促性腺激素分泌而抑制性腺发育;③影响某些细胞因子的表达。如白血病抑制因子可抑制下丘脑-垂体-肾上腺轴功能。

低骨量/骨质疏松症是Cushing综合征的常见并发症,但以单一骨质疏松症作为首先表现者少见,常发生在椎骨和肋骨。因成骨细胞功能被直接抑制而未经治疗或治疗不及时的病例可发生脂代谢紊乱、肌肉萎缩、高血压危象、冠心病、类固醇性糖尿病、败血症、躁狂症、肾石病、骨质疏松性骨折、身材矮小等并发症[20];骨质疏松症可于 2 年内逐渐恢复正常,但脊椎压缩性骨折和无菌性骨坏死为不可逆性。

（五）**钾缺乏症与低钾血症** 皮质醇有潴钠排钾作用。高水平的血皮质醇是高血压、低血钾的主要原因,加上去氧皮质酮及皮质酮等弱盐皮质激素的分泌增多,机体总钠量明显增加,血容量扩张,血压上升并伴有轻度水肿。11β-HSD 的生理作用是抑制肾脏 11-羟类固醇激素活性,防止糖皮质激素与非选择性盐皮质激素受体(MR)结合而产生保钠保水排钾作用。皮质醇过量(尤其是皮质醇生成率过高)使肾脏 2 型 11β-HSD 被占用,表达出盐皮质激素的保钠排钾作用。尿钾排泄量增加,导致低血钾和高尿钾,同时伴有氢离子排泄增多而致代谢性碱中毒。严重而顽固的低血钾性碱中毒主要见于异位 CRH/ACTH 分泌综合征和肾上腺皮质醇分泌癌,其原因亦与大量皮质醇所表达的盐皮质激素保钠排钾作用有关,而与病变性质无明确联系。低血钾性碱中毒程度较轻,但异源性 CRH/ACTH 分泌综合征及肾上腺皮质癌由于皮质醇分泌显著增多,同时弱盐皮质激素分泌增加,因而低血钾性碱中毒的程度较严重,可作为 Cushing 病与异源性 CRH/ACTH 分泌综合征的鉴别依据之一。

【器官功能与结构异常表现】

（一）**水钠潴留/血容量扩张/动脉硬化/高血压** 一般 Cushing 综合征的病因诊断和鉴别诊断流程见图 2-6-4-5。

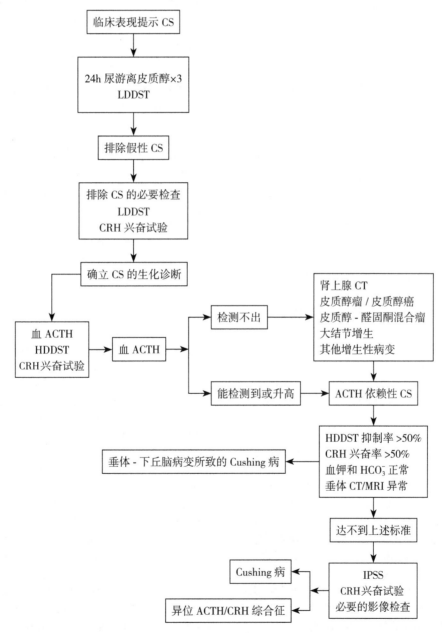

图 2-6-4-5 一般 CS 的病因诊断和鉴别诊断流程
CS:Cushing 综合征;LDDST:小剂量地塞米松抑制试验;HDDST:大剂量地塞米松抑制试验;CRH:促肾上腺皮质激素释放激素;IPSS:岩下窦采样

由于过量皮质醇对血管内皮的长期损害,患者的动脉硬化远比同龄正常人明显而严重。如高血压长期得不到控制,常导致动脉硬化和肾小动脉硬化,即使 Cushing 综合征治愈后血压也很难降至正常。长期高血压可以并发左心室肥厚、心力衰竭和脑血管意外等。皮质醇、去氧皮质酮的钠水潴留作用导致血容量扩张。另外,对缩血管物质(如去甲肾上腺素)的反应过强也是发生高血压的原因之一。Martynov 等指出,Cushing 病的高血压发病与 ACTH、皮质类固醇的高分泌有关,但疾病进一步发展则与自主神经系统兴奋性改变及中枢神经系统调节障碍有关;血浆 PRA 增高、外周血皮质醇与 MR 结合,使皮质醇无法完全转化成无活性的可的松也引起血压升高。红细胞膜 Na^+/H^+ 交换增强,细胞内和细胞外容量增加;细胞内 Na^+ 增多,对儿茶酚胺的敏感性增高,加速高血压的发生和发展。

Cushing 综合征患者常伴有动脉硬化性血栓形成和静脉血栓栓塞事件前表现,心血管事件风险升高 5 倍以上。发生前血栓状态的脊椎与Ⅷ因子和 von Willebrand 因子增高、凝血酶活性升高级纤维蛋白溶解酶活性降低有关,称为血栓形成 Virchow 三联征(血管功能和内皮细胞功能障碍、高凝状态和血流淤滞)。

(二)性腺功能紊乱 男性性欲减退主要与皮质醇增多有关,睾酮生成减少,表现为性功能减退、阳痿、阴茎萎缩和睾丸松软缩小。女性性欲减退则由于皮质醇和雄激素同时增加引起。不同类型的 Cushing 综合征对性腺功能的影响也不一样,一般非 CRH/ACTH 依赖性 Cushing 综合征主要通过过量皮质醇引起性腺功能减退,而 CRH/ACTH 依赖性 Cushing 综合征患者还往往伴有肾上腺雄激素分泌增多,对女性的性腺功能产生额外的不良作用;表现为月经紊乱、继发闭经,极少有正常排卵,难以受孕。除肾上腺皮质腺瘤外,由肾上腺增生所引起的 Cushing 综合征均有不同程度的肾上腺去氢异雄酮及雄烯二酮分泌增加,这些激素的雄性激素作用不强,但可在外周组织转化为睾酮,男女性的雄激素分泌相对增多。头面部皮肤油腻、头顶脱发,但秃顶少见,典型而早期的表现是面部毫毛增多增粗;粗厚的黑色终毛增多代表雄激素明显增加,主要见于肾上腺皮质癌。少数可表现为全身毛发增多。导致痤疮、月经稀少、多毛、脱发、皮脂分泌增多甚至女性男性化。雄激素抑制下丘脑-垂体-性腺轴也是性腺功能减退的另一原因[21]。

痤疮是 Cushing 综合征的早期表现之一,患者多毛常伴有痤疮,主要分布于面部。轻度时表现为丘疹样痤疮,数目 ≤20 个,痤疮不伴有囊性结节样改变;中度时,痤疮呈丘疹样改变,数目 >20 个,且伴有囊性结节样痤疮;重度患者出现大量囊性结节样痤疮。引起痤疮的原因是:①雄激素和皮质醇均促进皮脂腺生长、发育和皮脂生成;②胰岛素上调皮脂腺 GH 受体表达,促进细胞分化、刺激卵巢和肾上腺雄激素生成,抑制肝 SHBG 合成,提高游离睾酮水平,增加睾酮的可用性;③在 CRH/ACTH 依赖性 Cushing 综合征患者中,CRH/ACTH 刺激皮脂腺增生、细胞分化和皮脂生成,同时增强雄激素的生物可用性,而黑皮素亦促进皮脂细胞的分化及脂肪合成;④雌激素减少使抑制皮脂生成的作用减弱。

(三)欣快/失眠/躁狂/情绪不稳/认知障碍 约半数 Cushing 综合征患者伴有精神状态改变[21]。轻者表现为欣快感、失眠、注意力不集中和情绪不稳定,少数表现为抑郁与躁

狂交替,或出现类似躁狂、抑郁或精神分裂症样表现与认知障碍。精神症状发生原因可能与下列因素有关:①糖皮质激素调节情感、认知和成瘾行为的作用被扩增;②患者海马的可逆性损害;③脑皮质萎缩。

(四)红细胞-白细胞增多/淋巴细胞凋亡/免疫功能紊乱 大量皮质醇使白细胞总数及中性粒细胞增多,并促进淋巴细胞凋亡及淋巴细胞和嗜酸性粒细胞再分布,外周血的绝对值和白细胞分类百分率减少。无症状的自身免疫性甲状腺病经肾上腺切除治疗 Cushing 综合征后,可发展为毒性甲状腺肿。Cushing 综合征可缓解合并 SLE 或皮肌炎的症状,而肾上腺切除后病情恶化。大量的皮质醇抑制机体免疫功能,中性粒细胞向血管外炎症区域的移行能力减弱,自然杀伤细胞数目减少,功能受抑制。患者容易合并各种感染如皮肤毛囊炎、牙周炎、结核播散、泌尿系感染、甲癣、体癣等;皮肤感染不易局限,可发展为丹毒和败血症,机会性感染增加。合并感染后,机体难以产生相应反应,体温不升高,白细胞计数可正常,故不能用体温和白细胞计数等作为衡量感染严重程度的指标。

(五)青光眼/白内障/结膜水肿/突眼 大量皮质醇升高眼压,常伴结膜炎症。严重时因眼眶内脂肪沉积而导致突眼,患者常有结合膜水肿,可能由于眶后脂肪沉积引起。早发白内障往往提示合并或并发糖尿病可能。眼底病变的早期症状不明显,可仅表现为浆液性中心脉络膜视网膜病。高皮质醇血症还加速青光眼和白内障的发展。偶尔,异源性 CRH/ACTH 分泌综合征患者可以视力损害或眼压升高为首发表现。

【特殊类型 Cushing 综合征的表现】
(一)精神病/甲亢/甲减/闭经-溢乳综合征/肥胖

1. 亚临床 Cushing 综合征与肾上腺意外瘤 亦称临床前 Cushing 综合征或亚临床自主性糖皮质激素高分泌[22]。自从广泛开展高分辨 B 超、CT、MRI 和 PET-CT 以来,"亚临床 Cushing 综合征"已经相当常见,其主要病因是垂体 ACTH 细胞轻度增生或肾上腺意外瘤,有些肾上腺意外瘤分泌皮质醇,且具有自主性。一般来说,异位 CRH/ACTH 分泌综合征的病情发展快,表现较典型。但必须注意,低度恶性肿瘤(如类癌)所致者的病情隐匿,亦可能长期以亚临床 Cushing 综合征的形式存在。临床上无典型 Cushing 综合征表现,但可能有肥胖、高血压和糖尿病;UFC 一般正常,血皮质醇昼夜节律可能异常,过夜小剂量地塞米松(1mg)可能不被抑制。手术切除肾上腺腺瘤后可出现一过性肾上腺皮质功能低下。如不治疗,有些患者会发展为典型 Cushing 综合征。亚临床 Cushing 综合征发病率 5%~20%[23-25],约 50% 的肾上腺意外瘤可自主分泌皮质醇,这些患者可能伴有高血压、肥胖、糖代谢异常和血脂谱紊乱。当出现下列某些表现时,应想到亚临床 Cushing 综合征可能:①轻至中度肥胖;②女性多毛或月经紊乱;③肾石病或低骨量;④抑郁、躁狂和认知功能障碍;⑤反复皮肤感染、牙周炎、结核播散、泌尿系感染或甲癣、体癣等;⑥不明原因的中性粒细胞增多;⑦发育迟缓和青春期延迟;⑧肌萎缩或肌无力;⑨低钾血症、胰岛素抵抗、糖耐量异常或血脂异常。虽然这些患者的病情轻,但与临床 Cushing 综合征相比,其心血管危险因素、高血压、向心性肥胖、糖耐量和血脂谱异常的发生率并不低。

诊断亚临床 Cushing 综合征应符合至少两点:一是患者

无典型 Cushing 综合征表现,二是存在垂体或肾上腺结节或肿瘤[26],或长期应用糖皮质激素治疗。Terzolo 等报道的 210 例亚临床 Cushing 综合征患者主要表现为血清 DHEAS 下降(35%)、血皮质醇升高(30%)、地塞米松抑制试验阳性(不被抑制 15%),即 1mg 地塞米松过夜抑制后血清皮质醇在 5µg/dl(138nmol/L)以上、尿游离皮质醇增加(12%)和血浆 ACTH 下降(10%)等。患者同时有三种异常提示为亚临床 Cushing 综合征。但是,临床上患者表现为皮质醇昼夜节律消失比尿游离皮质醇增加更常见。CRH 兴奋试验似乎无优越性。大量的临床研究发现,亚临床 Cushing 综合征与代谢综合征密切相关,轻度皮质醇过多引起多种代谢异常,如高血压、血脂谱异常、中心性肥胖、糖尿病等(表 2-6-4-8)。治疗的重点是及早进行心血管病预防。40 岁前、伴有代谢异常或药物治疗抵抗的患者应接受肾上腺瘤切除手术,术后行短期糖皮质激素补充治疗,待下丘脑-垂体-肾上腺皮质功能恢复后停用[27]。

表 2-6-4-8 亚临床 Cushing 综合征的代谢综合征表现

1. 收缩期和/或舒张期高血压	8. 高凝状态
2. 高胰岛素血症/胰岛素抵抗	9. 炎症因子增加
3. 内皮细胞功能紊乱	10. 微白蛋白尿
4. HDL-胆固醇降低	11. 高尿酸血症
5. 甘油三酯升高	12. 左室肥厚
6. LDL 残粒升高	13. 动脉粥样硬化发展加速
7. 纤维蛋白原升高	14. 骨质疏松症

2. 以精神症状为主要表现的 Cushing 综合征 以精神症状为突出表现的 Cushing 综合征发生率约为 80%,其中 1/4 为严重 Cushing 综合征。这类患者的精神紊乱主要表现为少语、妄想、喜怒无常或有轻生行为,情绪多变及偏执特征,个别有定向障碍,反映中枢神经功能失调。可能与大量皮质醇减少酪氨酸(抑制性神经递质)浓度有关。大脑皮质兴奋状态与激素对神经系统的直接作用及高血压、动脉硬化、失钾等亦有一定关系,常误诊为精神分裂症。

3. 以甲亢样症状为主的 Cushing 综合征 主要表现为多食、善饥、手抖、心悸、多汗、食欲亢进,个别伴有甲状腺肿,甚至甲状腺功能也高于正常,但甲亢治疗不能改善病情;待 Cushing 综合征表现逐渐显露而确诊为 Cushing 综合征,肾上腺大部切除后,随着 Cushing 综合征好转,甲亢样症状消失。因此,肥胖患者合并甲亢症状者要注意检查皮质醇及相关项目。如果甲亢和 Cushing 综合征合并存在,则应考虑非 CRH/ACTH 依赖性大结节肾上腺皮质增生(AIMAH)或 McCune-Albright 综合征可能。

4. 以甲减为主要表现的 Cushing 综合征 可出现明显水肿、便秘、乏力、怕冷、表情淡漠、嗜睡,皮肤无紫纹、无痤疮及多毛;甲状腺功能正常,服用甲状腺激素无效,但详细的实验室检查符合亚临床 Cushing 综合征。

5. 以闭经-溢乳为主要表现的 Cushing 综合征 少见。Yama 等在观察 Cushing 综合征和 Nelson 综合征的高泌乳素血症时,推测存在以下可能:①肾上腺皮质激素生成过量,有利于泌乳素从垂体分泌或降低 PRL 的清除;②ACTH 与内啡肽同时释放可刺激 PRL 分泌;③ACTH 瘤压迫漏斗柄,导致高泌乳素血症。另有人观察 Cushing 综合征患者基础 PRL 较正常人明显升高,注射胰岛素或 TRH 后,PRL 反应减弱,认为高泌乳素血症是中枢神经递质调节紊乱所致。

6. 以低骨量/骨质疏松为主要表现的 Cushing 综合征 低骨量/骨质疏松是 Cushing 综合征的常见并发症,但以单一骨质疏松作为首先表现者少见,常发生在椎骨和肋骨。可能因成骨细胞功能被直接抑制而致骨形成减少,也可能是由于皮质类固醇抑制小肠钙的吸收与肾小管钙的重吸收,引起负钙平衡而导致骨吸收增加。

7. 以均匀性肥胖为主要表现的 Cushing 综合征 有些患者在发病初期不出现典型的向心性肥胖,因而常被误诊为单纯性肥胖、高血压或隐性糖尿病。但在病情发展中相继出现皮肤痤疮、紫纹和月经异常等征象,最终出现典型的临床表现和实验室检查异常。

8. 以皮肤痤疮为突出表现的 Cushing 综合征 痤疮的形态单一,表现为毛囊周围性丘疹、毛囊口高度角化,多位于面部、胸部和背部,并伴有多毛;但深部囊性变及粉刺少见。原发性色素性结节性肾上腺皮质病(PPNAD)合并 Carney 综合征的患者往往有典型外貌改变和肾上腺表现,面部有较多点片状色素沉着斑,而肾上腺 CT 可能大致正常。女性患者遇有此种情况时,需注意与多囊卵巢综合征鉴别。

9. 皮质醇正常的 Cushing 综合征 患者的临床表现(如向心性肥胖、高血压、低血钾、多血质、糖耐量和血脂异常、肌病、紫纹、皮肤真菌感染,等)均很典型,但血皮质醇正常甚至降低;此时不能否定 Cushing 综合征的诊断,应密切追踪病情。引起临床表现与激素水平分离的原因有:①因为诊断或治疗需要使用了大剂量外源性人工合成的糖皮质激素;②垂体 ACTH 瘤(Cushing 病)出现梗死或出血,因 ACTH 骤然下降而使皮质醇分泌显著降低;③患者处于周期性 Cushing 综合征发作的缓解期;④糖皮质激素过敏感;⑤病情较轻的非 CRH/ACTH 依赖性肾上腺皮质大结节增生。

（二）肾上腺皮质增生形态 Cushing 综合征相关性肾上腺皮质增生大致分为以下三种情况:

1. 原发性色素性结节性肾上腺皮质病/增生不良 原发性色素性结节性肾上腺皮质病常发于青少年,通常为小结节性,血 ACTH 低或检测不到,大剂量 DXM 不能抑制皮质醇分泌,细胞质充满脂褐素小滴,可伴心房黏液瘤、皮肤色素沉着和外周神经损害等(见前述)。肾上腺病理特征为切面金黄,在萎缩的肾上腺皮质中分布有多个小黑色或棕色结节,多数结节直径<4mm,细胞中存在粗大的脂褐素颗粒。免疫组化显示突触素高表达。

2. 非 CRH/ACTH 依赖性肾上腺皮质大结节增生 肾上腺异位受体表达,病因复杂,其临床表现亦与一般的 Cushing 综合征有所区别,详见本章第 5 节。

3. CRH/ACTH 依赖性肾上腺皮质增生 单纯性弥漫性常见,伴有大小不等的结节,或多发性小腺瘤(较少见,结节性增生)。有人认为,这类结节性增生属垂体性,可能是弥漫性肾上腺皮质增生症与功能性腺瘤的中间型,多见于儿童,占 85%。垂体瘤或垂体-下丘脑功能紊乱,ACTH 分泌过多,在 ACTH 持续刺激下,肾上腺皮质增生发展为结节,甚而形成腺瘤。病理学上肾上腺腺瘤往往为多发性,肾上腺增大,肿瘤以外的肾上腺组织可增生、正常或萎缩。

（三）混合型 Cushing 综合征 混合型 Cushing 综合征大致分为 Cushing 综合征伴醛固酮分泌过多和 Cushing 综合征伴儿茶酚胺分泌过多两种情况。混合型 Cushing 综合征伴有醛固酮分泌增多以肾上腺性腺类固醇激素增多的表现最突出。女性表现为男性化，如多毛、痤疮、声音低粗、阴蒂增大。男性则表现为乳腺发育、性欲减退和体毛脱落等。24 小时尿 17-OHCS，尤其是 17-KS 与其他雄性激素代谢产物明显增高。部分患者可有盐皮质激素紊乱表现，出现显著低钾血症。嗜铬细胞瘤伴发 Cushing 综合征肾上腺皮质与髓质同时增生也可能是一种独立疾病或因嗜铬细胞分泌 CRH/ACTH 而导致肾上腺皮质增生。其机制可能为过多的 ACTH 和糖皮质激素增强了儿茶酚胺合成所必需的酪氨酸羟化酶、多巴胺-β-羟化酶、苯乙醇胺-氮-甲基转移酶活性，以至儿茶酚胺合成与释放增加。还有少数嗜铬细胞瘤本身可产生皮质醇，在切除嗜铬细胞瘤后，Cushing 综合征的症状随之消失。

（四）异位 CRH/ACTH 分泌综合征 异位 CRH/ACTH 分泌综合征主要是由于异位肿瘤分泌过多 ACTH 引起，少数是由于 CRH 分泌过多所致。

1. 异位 ACTH 分泌瘤 常见于下颌与横膈之间的肿瘤（70%），特别是肺、胸腺与甲状腺。常见的肿瘤是小细胞型肺癌、胰腺癌、胸腺瘤、类癌、甲状腺髓样癌和嗜铬细胞瘤。患者往往有色素沉着、衰弱、消瘦、水肿、低血钾性碱中毒及糖耐量减低等特征。如因甲状腺髓样癌、类癌等引起，因肿瘤生长缓慢，可有慢性 Cushing 综合征表现。但肺癌引起者进展迅速，表现不典型，其主要诊断依据是血浆 ACTH 升高。ACTH（或皮质醇）对 CRH 无反应。腹部和胸部 CT 扫描能发现隐蔽肿瘤或增大的肾上腺。此外，在 I 型多发性内分泌腺肿瘤综合征（MEN-I）中，偶见垂体 ACTH 瘤、肾上腺皮质增生或腺瘤（25%~40%）。异位 CRH/ACTH 分泌综合征的肿瘤一般恶性程度高，病情进展快，自然病程数周至数月，有原发肿瘤征象。以色素沉着、低血钾或低血钾碱中毒为主，而典型 Cushing 综合征表现较少见。如果肿瘤较小，恶性程度低，发展较慢，病程较长，则可有典型表现。大剂量地塞米松不能使 ACTH 和皮质醇分泌抑制。少数患者是由于 CRH 阳性/ACTH 阴性肿瘤所致的 Cushing 综合征，临床上以甲状腺髓样癌、嗜铬细胞瘤、前列腺癌、小细胞型肺癌或类癌多见（表 2-6-4-9）。引起异位 CRH/ACTH 分泌综合征的肿瘤主要来源于支气管类癌、小细胞肺癌、甲状腺髓样癌、胸腺类癌、胃肠胰腺神经内分泌肿瘤和泌尿生殖系统肿瘤。

表 2-6-4-9 文献报道 CRH 阳性/ACTH 阴性肿瘤

肿瘤	发生率（%，n=21）
甲状腺髓样癌	33
嗜铬细胞瘤	19
前列腺癌	14
小细胞型肺癌	9.5
小细胞隐性癌（原发性）	9.5
类癌	5
其他肿瘤	<10

Rathke 囊肿上皮细胞和卵泡星形细胞无分泌激素功能，但这些细胞分泌的细胞因子可调节垂体细胞的生物学行为，而且垂体漏斗组织可表达许多信号分子与核转录因子，其中一些因子（如 SIX 同源结构域蛋白、配对样同源结构域蛋白、LIM 同源结构域蛋白、SOX 转录因子、WNT/β-连环蛋白、TCF/LEF 家族转录因子、Notch 信号、BMP、成纤维细胞生长因子等）能调节 Rathke 囊肿细胞和垂体原基发育、细胞转型与增殖。20%Rathke 囊肿细胞可能因为转分化分泌多种激素（促性腺激素、GH 分泌瘤或其他肽类激素）。由于鞍上区或鞍旁区的异源性 CRH/ACTH 分泌肿瘤一般为良性，故有足够时间发展为临床表现典型的 Cushing 综合征。

2. 异位肾上腺肿瘤 异位肾上腺可位于肾门附近、肾脏、肾下极、肝脏、胰腺、肾上腺周围组织、子宫阔韧带、阴囊、阴道壁、卵巢等处。分泌 CRH/ACTH 的肿瘤亦可异位到肾上腺髓质，并与嗜铬细胞瘤合并存在。临床表现同 Cushing 综合征。当两侧肾上腺全切除后，Cushing 综合征的症状无改善。增生的肾上腺皮质也受垂体 ACTH 控制。如果确实无法定位而 Cushing 综合征的病因又可排除肾上腺肿瘤时，可采用阻碍肾上腺皮质激素合成的药物及垂体放射治疗或口服赛庚啶，以达到治疗目的。

3. 分泌 CRH/ACTH 的胸腺瘤 可有上腔静脉阻塞表现，恶性胸腺瘤可伴眼压升高。胃泌素瘤所致 Cushing 综合征可引起难治性溃疡、高胃酸分泌和高胃泌素血症（Zollinger-Ellison 综合征）；胸腺神经内分泌肿瘤致 Cushing 综合征可以表达多种细胞因子，其分泌的异源激素有降钙素、生长抑素、胃泌素、胰多肽、VIP、胰高血糖素、人绒毛膜促性腺激素-β、α-胎儿蛋白（AFP）、α-亚基、特异性神经元烯醇化酶（NSE）、GH-RH、CRH 和癌胚抗原（CEA）等，并可引起相应的临床表现。此外，类癌标志物有助于鉴定异源性 CRH/ACTH 分泌肿瘤的多激素分泌潜能，如嗜铬素 A 的表达增加见于胃、肠道、胰腺等神经内分泌瘤和类癌，但 CRH/ACTH 同时分泌过多的情况十分罕见。

（五）儿童 Cushing 综合征 详见第 2 篇第 4 章相关内容。儿童 Cushing 综合征以生长缓慢/肥胖/性发育障碍为特征，儿童 Cushing 综合征可以由肾上腺皮质增生、腺瘤和腺癌引起。发病后生长缓慢，但如果肿瘤分泌过多的雄激素，则肥胖幼儿的生长往往较同龄儿童快，但性腺发育障碍。女性患儿男性化，多毛，痤疮，性早熟。个别儿童可有半侧身体肥大。

（六）Nelson 综合征 详见第 2 篇扩展资源 10 相关内容。双侧肾上腺皮质全切后发生的侵袭性垂体 ACTH 瘤称为 Nelson 综合征，多数发生在 Cushing 综合征行双侧肾上腺皮质全切的患者中（5%~15%）。可能是存在垂体微腺瘤，在肾上腺增生并有大量糖皮质激素分泌情况下，对下丘脑-垂体呈一定的抑制作用。当肾上腺切除后，肾上腺皮质激素的负反馈作用减弱，使下丘脑产生更多 CRH，刺激垂体 ACTH 分泌细胞增生，促使肿瘤的形成和发展。Nelson 综合征患者有大量 ACTH、MSH 和 β-促脂素（β-LPH）分泌，色素增加的程度远比慢性原发性肾上腺皮质功能减退患者明显。颜面、手背、乳晕、腋窝、甲床及手术瘢痕等处的皮肤，以及嘴唇、齿龈、舌缘、口腔、外阴等处的黏膜，色素沉着呈进行性加重;有时在指甲上也可见纵行的黑色条纹。与慢性原发性肾上腺皮质功能减退的区别是不因补给皮质激素而消退。垂体瘤压迫蝶鞍或鞍外组织而产生头痛、视力减退、眼睑下垂、视野缩小、眼底视盘水肿、视神经萎缩等。妊娠前后可出现溢乳,可能系肿瘤破坏下丘脑-垂体的正常联系,导致垂体分泌泌乳素增多。

【临床转归与并发症】

（一）Cushing 综合征的病因和病情　Cushing 综合征的治疗较困难,疗效仍欠满意,针对垂体 ACTH 瘤和针对肾上腺增生的放射治疗或手术治疗均存在较高复发率,而治疗过度又常导致肾上腺皮质功能减退;针对肾上腺增生的放射治疗或手术治疗过度还可引起 Nelson 综合征。双肾上腺全切可使 95% 的患者缓解,27% 残留肾上腺组织,复发或出现肾上腺危象罕见,23% 于 7~10 年间发展为 Nelson 综合征。术后短期内 ACTH 降低,且对 CRH 无反应。患者在手术治疗后,血皮质醇和 ACTH 恢复正常,但 Cushing 综合征的许多临床表现(如精神异常、乏力、关节病)长期存在,工作能力不能完全恢复。部分在术后一至数年内存在持续性关节疼痛、皮肤脱屑、乏力、精神失常等表现,多数为皮质醇戒断反应,可逐渐恢复;如伴有直立性低血压,要想到肾上腺皮质功能减退症、GH 缺乏和血管加压素缺乏可能,可给予糖皮质激素或增加原补充的 GH 剂量。

儿童 Cushing 病用垂体放射治疗的治愈率可达 80%。长期随访经蝶窦手术患儿,其体重下降,可恢复青春期的追赶生长,并最终达到正常身高。但是,儿童 Cushing 病容易复发。少部分儿童因 Cushing 病复发或 GH 缺乏而长期存在生长发育延迟,如为后者可应用 GH 治疗。异位 CRH/ACTH 分泌综合征属恶性疾病,预后不良。

（二）发病年龄　儿童 Cushing 病以男性多见(63%~75%),平均发病年龄(10.3±2.9)岁,多毛和肥胖突出,而生长发育延迟(表 2-6-4-10)。

表 2-6-4-10　儿童和成人 Cushing 病的临床特征

临床特征	成人 Cushing 病 (n=183)	儿童 Cushing 病 (n=41)	发病年龄	P 值
体重增加	119(65)	40(98)	12.3±3.5	0.001
体重降低	8(4)	1(2)	平均 13.2	0.87
面部体征	154(81)	41(100)	12.3±3.5	0.01
乏力	48(26)	25(61)	11.6±3.6	<0.0001
雄性化	41(22)	16/21(76)	10.5±2.8	<0.0001
多毛	125(68)	24(59)	12.6±3.3	0.37
心理改变/抑郁	75(41)	24(59)	11.8±3.1	0.006
头痛	57(31)	21(51)	12.7±3.2	0.02
皮肤紫纹	73(40)	20(49)	14.2±2.6	0.38
高血压	140(77)	20(49)	11.8±3.5	0.0009
痤疮	49(27)	18(44)	13.9±2.2	0.05

注:括号内为发生率,括号前为病例数

（三）Cushing 综合征并发症　未经治疗或治疗不及时的病例可发生脂代谢紊乱、高血压危象、冠心病、类固醇性糖尿病、败血症、躁狂症、肾石病、骨质疏松性骨折、身材矮小等并发症(见病例报告),其中高血压危象、急性冠脉事件或败血症可导致死亡。有人对治愈已 5 年的 Cushing 综合征患者进行健康相关生活质量调查发现:虽然与 Cushing 综合征活动状态时相比,其 HRQoL 有所改善,但是和正常人群相比仍差;同时发现其心血管疾病的风险较正常人明显增高,故对已治愈的 Cushing 综合征患者应长期追踪病情变化。骨质疏松可于 2 年内逐渐恢复正常,但脊椎压缩性骨折和无菌性骨坏死为不可逆性。

【实验室检查】

（一）基础血皮质醇/尿游离皮质醇/血皮质醇节律测定

1. 血皮质醇和皮质醇节律　测定皮质醇浓度是确诊 Cushing 综合征的简便方法。由于皮质醇呈脉冲式分泌,而且皮质醇极易受情绪、静脉穿刺是否顺利等因素影响,所以单次血皮质醇的测定对诊断价值有限。Cushing 综合征患者血皮质醇正常昼夜节律消失,表现为早晨血皮质醇正常或轻度升高,晚上入睡后 1 小时升高且与早晨水平相当,故血皮质醇昼夜节律消失的诊断价值较单次皮质醇测定价值大。研究表明,患者午夜入睡状态的血皮质醇浓度明显升高,波动范围为 (510±230) nmol/L [(18.2±8.2) μg/dl],确诊的敏感性、特异性与 UFC 测定相当,略高于小剂量 DXM 抑制试验。但要注意避免以下几种情况:①住院患者应在入院后 48 小时或以后再采血;②采血前不要通知患者,以防患者等待采血而未入睡,如午夜采血时患者未入睡,则此结果不具说服力;③心衰、感染等应激状态引起皮质醇浓度升高;④外源性糖皮质激素引起的类 Cushing 综合征患者血皮质醇不升高。

正常人的血总皮质醇以上午最高,午夜最低,男女无显著性差异。在应激情况下,血浆皮质醇可比正常高 2~4 倍。Cushing 综合征时,不但血浆总皮质醇增高,而且正常昼夜节律紊乱(夜间水平亦较高)。肾上腺皮质腺瘤时,24 小时内总皮质醇浓度波动范围极小。血游离皮质醇一般与血总皮质醇平行,但在血 CBG 下降或大手术后(尤其是心脏手术后),血游离皮质醇可显著升高。盲人的皮质醇节律及褪黑素节律与正常人有别,不应视为异常。正常人 24 小时血浆皮质醇浓度曲线可有多种类型和一定差异。晨间峰值的时间可不一致,但入睡后的皮质醇均明显降低。

ACTH 和皮质醇节律主要适合于高皮质醇血症的病因鉴别和下丘脑-垂体-肾上腺轴功能恢复的评价,而对下丘脑-垂体-肾上腺磺脲减退、Addison 病、医源性 Cushing 综合征、肾上腺药物治疗者的病情观察与病因鉴别无意义[28]。

2. 唾液皮质醇　唾液皮质醇浓度与血游离皮质醇平行,故测定午夜 0:00(谷)和早上 8:00(峰)唾液中皮质醇浓度可用于 Cushing 综合征的诊断。午夜唾液皮质醇浓度增高,结合 24 小时 UFC 排泄增加,其诊断 Cushing 综合征敏感性可达 100%。由于其诊断敏感性高及收集标本的无创性,在儿童和青少年 Cushing 综合征诊断中应用较广。午夜唾液皮质醇超过 7.5nmol/L(0.27μg/dl),清晨睡醒时超过 27.6nmol/L(1.0μg/dl)即可诊断为 Cushing 综合征。有些 ACTH 瘤呈间断或周期性分泌特点(周期性 Cushing 综合征),血皮质醇呈间歇性升高。如患者出现周期性焦虑与抑郁症,虽然伴有 Cushing 综合征的症状和体征,血、唾液、尿皮质醇可能不高。

此时,需要更仔细地询问病史,并长期门诊随诊,反复多次测定唾液皮质醇或24小时UFC帮助确诊。

3. 尿游离皮质醇 24小时尿游离皮质醇(UFC)测定被广泛用于Cushing综合征的筛查。正常情况下,约10%的皮质醇处于非结合状态。正常游离皮质醇可通过肾小球滤过,大部分在肾小管被重吸收,而通过肾脏的排泄量较恒定。当血中过量皮质醇使循环皮质醇结合蛋白处于饱和状态时,尿游离皮质醇排泄量增加。筛选试验首推24小时尿游离皮质醇测定、过夜1mg地塞米松抑制试验和午夜唾液皮质醇测定。

(1) 测定方法:8%~10%的血浆皮质醇为游离状态,可通过肾小球滤过,但在肾小管大部分被重吸收,因此24小时UFC反映了血浆皮质醇的总体变化水平,其诊断敏感性95%,且不受血浆CBG的影响。但在Cushing综合征患者中,其变化很大。如果高度怀疑为Cushing综合征,应至少测定3次。如果3次的测得值均正常,可排除Cushing综合征;如果测得值高于正常值上限的4倍以上,则可诊断为Cushing综合征。测得值居于两种情况之间时需要做进一步检查。

推荐使用LC-MS/MS或HPLC测定,目前应用RIA或ELISA法测定的误差较大。RIA测定UFC时与外源性糖皮质激素具有交叉反应,影响测定结果。HPLC可将皮质醇与其他类固醇激素及其代谢产物分开,可用于皮质醇和可的松测定及内源性与外源性糖皮质激素过多的鉴别。

(2) UFC正常范围:24小时UFC正常上限波动范围为220~330nmol/24h(80~120μg/24h)。当排泄量超过304nmol/24h(110μg/24h)即可判断为升高。可通过测定尿肌酐排泄率来判断标本是否收集完全,排除假阴性结果。一般留2~3次的24小时尿测UFC以增加诊断敏感性。如果多次UFC正常,则诊断难以成立,但要注意患者肾功能情况。Issa等报道1例重度肾功能受损患者,肌酐清除率为21ml/min,血、唾液皮质醇浓度升高,且不能被DXM抑制,24小时UFC多次检测不到,最后确诊为Cushing病。

(3) 影响因素:很多,主要有:①妊娠期:禁忌做地塞米松抑制试验,一般首选FUC测定。但因CBG增多而使血清总皮质醇呈生理性升高2~3倍,UFC同步升高;所以只有当FUC升高3倍以上才有增多意义。②假性Cushing综合征状态:其他升高FUC的情况包括未控制的糖尿病、重症肥胖(轻度肥胖者FUC可能降低)、神经精神疾病(如抑郁症和焦虑等)、多囊卵巢综合征、慢性酒精中毒等,其原因与下丘脑-垂体-肾上腺皮质轴兴奋有关,因此两者的鉴别十分困难,DDAVP试验在轻度Cushing综合征与假性Cushing综合征状态的鉴别诊断中有一定意义。③轻度Cushing综合征的FUC变化:当FUC升高或正常者高度怀疑存在Cushing综合征时,应进一步做1mg的DST或午夜血清皮质醇测定。尿游离皮质醇受许多因素的影响,但过量饮水(≥5L/d)使UFC呈假性升高,而饮水不足使UFC呈假性降低,计算FUC时需要同时测定尿肌酐进行校正。④许多生理性或病理性情况也影响UFC测定,测定值正常的意义远远大于异常的意义。⑤儿童的测定重复性差。⑥肾功能对FUC亦有干扰,肌酐清除率低于60ml/min使UFC假性降低,肾衰时明显下降。

(二) 血ACTH测定 确定高皮质醇血症后,再测定血清ACTH,必要时进行动态试验和影像学检查,如果病因诊断仍不能确定,则进行双侧岩下窦插管采样,此为确定ACTH高分泌来源的最佳检查。检测血ACTH要注意以下几点:①用IRMA法测定ACTH、N-POMC、β-LPH、β-endorphin和皮质醇。②随机采血时间为6~9AM,于20分钟内采血2次(取平均值),并用EDTA抗凝。③采血后血标本立即置-20℃保存。血ACTH测定应使用敏感性和特异性均较高的双位点免疫放射法。

1. 血ACTH和皮质醇同时升高 约50%的Cushing病患者血ACTH(上午9时)在正常范围内(2~12pmol/L,9~54pg/ml);另50%呈轻至中度升高;异位CRH/ACTH者>20pmol/L(>90pg/ml),30%的ACTH水平与Cushing病重叠,无法用血ACTH鉴别。研究发现,11PM~1AM时间段的ACTH和皮质醇水平最低,此时的ACTH测定较上午更有鉴别意义,如果ACTH>5pmol/L(23pg/ml),而且血皮质醇也升高,一般可确定为CRH/ACTH依赖性Cushing综合征,如ACTH的前体亦升高,则异位CRH/ACTH分泌综合征的可能性大。另一方面,在排除ACTH自然降解(溶血血浆或非低温血标本)等原因后,肾上腺皮质醇瘤引起的Cushing综合征测不到血ACTH(<1pmol/L,4.5pg/ml)。

2. 血皮质醇升高而ACTH正常或降低 轻度患者的临床表现往往模棱两可,血ACTH为正常低值或间常性测出,或仅表现为ACTH/皮质醇昼夜节律消失;或LDDST不被抑制,而HDDST可被抑制;或垂体和肾上腺均可见到结节性病变。其原因来自三个方面:①肾上腺一侧增生或腺瘤样病变;②单纯肾上腺皮质醇分泌细胞增生;③肾上腺微腺瘤或意外瘤。此时的鉴别诊断十分困难,必须根据多方面资料综合分析,才能得出正确诊断。

3. DXM抑制试验 当测定ACTH不能鉴别时,可进一步行大剂量DXM抑制试验(HDDST)或CRH兴奋试验鉴别CRH/ACTH依赖性Cushing综合征与非CRH/ACTH依赖性Cushing综合征。

(三) 其他检查

1. 尿17-OHCS和17-成酮类固醇 测定尿17-OHCS排泄量可以估计肾上腺皮质功能状态,排泄量超过55.2μmol/24h(20mg/24h)提示肾上腺皮质分泌功能升高,超过69μmol/24h(25mg/24h)更具诊断意义。由于影响其测定结果的因素很多,如尿量收集、饮食(如含色素水果、蔬菜等)及药物(甲丙氨酯、肾上腺皮质激素、睾酮、碘化物、磺胺类或氯丙嗪)等,当无尿肌酐排泄率校正时结果有较大误差。现一般用敏感性和特异性均较高的UFC替代。尿17-成酮类固醇(17-KGS)的主要成分包括17-OHCS、皮五醇(cortol)和皮酮四醇。在体外,17,20-二羟皮质类固醇及孕三醇可在过碘酸盐作用下氧化生成17-KS。通过测定17-KS浓度来衡量机体17-KGS的生成量。17-KS的生成可发生在氧化作用以前,其产生量在硼氢化物(borohydride)存在时减少,并可从总测定值中减去氧化前生成的量;同时四氢皮质醇和四氢可的松也可转化成17,20-二羟皮质类固醇,最终在体外发生氧化,其量也可测出。因此,17-KGS测定较17-OHCS测定检测的皮质醇代谢产物种类更多,而且还能测出21-脱氢类固醇如孕三醇等非皮质醇代谢产物。17-KGS变化与17-OHCS相似（CYP11B1 和 CYP21A2 缺陷时除外，此类患者尿 17-OHCS 正常而 17-KGS 排泄增加，反映孕三醇和其他 21-去氧皮质类固醇增多）。正常人尿 17-KGS 排泄量波动于 21～69μmol/24h（6～20mg/24h），男女相同。过度肥胖者排泄增多。很多药物可以影响其结果，如青霉素可以升高 17-KGS，而葡萄糖、甲丙氨酯、X 线造影剂（胆影葡胺、碘肽葡胺）使其降低。虽然 17-KGS 测定可以检测更多的皮质醇代谢产物，但与 17-OHCS 测定方法比较，没有显示更多的优势。

2. 血电解质和血气分析　几乎所有异源性 CRH/ACTH 分泌综合征患者的血钾都明显降低，一些患者还伴有低钾性代谢性碱中毒，可作为鉴别诊断的辅助指标。但约 10% 的 Cushing 病患者也有低钾血症，注意鉴别。

3. 其他激素　如同时测定肿瘤异源分泌的其他激素或多肽（见前述），可帮助确诊。另外，同时存在的多肽激素为异源性 CRH/ACTH 分泌综合征提供有力证据，选择性静脉采样测定肿瘤标志物对肿瘤定位有一定帮助，可作为随访、判断治疗效果及预后的观察指标。有时，Cushing 病患者循环肾上腺髓质素（AM）明显升高，并且岩下窦采血标本中浓度高于外周血标本，经蝶窦手术术后下降。

【动态功能试验和特殊检查】

（一）小剂量 DXM 抑制试验

1. 标准小剂量 DXM 抑制试验　标准小剂量 DXM 抑制试验（standard LDDST）时，用 DXM 2mg/d（成人 0.5mg，每 6 小时 1 次；体重不足 40kg 的儿童根据体重和年龄减量）的小剂量抑制试验（持续 48 小时）确诊 Cushing 综合征。DXM 抑制下丘脑-垂体-肾上腺轴，故血、尿皮质醇下降，而 Cushing 综合征由于长期高皮质醇抑制下丘脑-垂体功能，故小剂量 DXM 不出现反馈抑制效应。不论肌酐排泄率高低（如低体重患者），正常人在应用 DXM 的第 2 天，尿 17-OHCS 降至 6.9μmol/24h（2.5mg/24h）以下，UFC 降至 27nmol/24h（10μg/24h）以下。分析结果时，重点看午夜的血清皮质醇水平，如果降至 50nmol/L 以下，可认为能被抑制（抑制试验阴性）。尽管确诊 Cushing 综合征并不需要，但可将下述指标作为全面资料收集：血皮质醇低于 140nmol/L（5μg/dl），ACTH 降至 2.2pmol/L（10pg/ml）以下，血 DXM 浓度 5～17nmol/L（2.0～6.5ng/ml）。血皮质醇用于验证 17-OHCS 结果；血 ACTH 测定帮助明确 Cushing 综合征的病因，通常在异源性 CRH/ACTH 分泌综合征患者中升高，Cushing 病正常，肾上腺肿瘤患者下降或检测不到。测定 DXM 是为了证实患者确实服药，且可了解 DXM 代谢速率是否处于正常范围。DXM 在很多 RIA 中检测不出；在体内通过代谢以 17-OHCS 的形式从尿中排泄，但其浓度仅占总 17-OHCS 的 1/3 以下，对结果判定影响不大。原发性色素结节性肾上腺病（PPNAD）在进行小剂量和大剂量 DST 时，常出现服药第 2 日 UFC 增加 50% 以上的反常性升高现象。

2. 午夜小剂量 DXM 抑制试验　操作简单，广泛用于门诊 Cushing 综合征患者的筛查。方法：1mg DXM 午夜顿服，服药前一日的早晨 8 时前抽血测皮质醇。如血皮质醇能抑制到基础值的 50% 或 140nmol/L（5μg/dl）以下，可排除 Cushing 综合征。当结果介于 140～275nmol/L（5～10μg/dl）而不能确诊时，应进一步作标准 LDDST。肝脏酶系诱导剂如

苯妥英钠（phenytoin）、苯巴比妥（phenobarbitone）、卡马西平诱导肝脏酶活性，加快 DXM 清除，可降低 DXM 的血药浓度而导致假阳性结果。雌激素可增加循环皮质醇结合蛋白浓度，可出现假阳性。建议在条件允许时，尤其是病情较轻者，停服含雌激素的药物 6 周，待血皮质醇结合蛋白降至基础水平后，再行 LDDST。经皮给药（如皮埋剂、皮贴剂）时可不必停药等待。1mg 的 DXM 午夜小剂量 DXM 抑制试验（午夜口服 DXM 1mg，次晨时测血皮质醇）主要用于 Cushing 综合征初筛。一般认为，大多数轻度 Cushing 综合征和周期性 Cushing 综合征患者呈阳性反应。但是，这些患者高皮质醇血症的确定和鉴别困难，故 1mg 的 DXM 抑制试验的意义是有限的，容易出现假阳性（如肥胖、应激、酒精中毒、精神疾病、妊娠、甲亢、糖皮质激素抵抗、试验误差、DXM 吸收不全或代谢增强等）或假阴性（慢性肾病、低代谢状态等）结果。

3. DXM-CRH 联合试验　先作 DXM 抑制试验，然后用 CRH 兴奋 ACTH 的分泌。据报道，本试验可完全鉴别 CRH/ACTH 依赖性 Cushing 综合征和假性 Cushing 综合征（pseudo-Cushings syndrome，PCS）。如静注 CRH 后 15 分钟，血 ACTH >38nmol/L 可排除所有类型的 Cushing 综合征。本试验特别适宜于尿皮质醇排出量增多不明显的轻型 Cushing 综合征患者的病因鉴别。

（二）大剂量 DXM 抑制试验　如果小剂量法结果阴性（17-OHCS 无明显下降），提示存在 Cushing 综合征，应进一步鉴别其病因为增生或肿瘤。试验方法同前，仅将每日 DXM 剂量加至 8mg/24h（每 6 小时口服 2mg），如为 0.75mg 片剂，可依 3/3/3/2 片的方式分次服用。如为肾上腺皮质增生，17-OHCS 应下降到对照值的 50% 以下，如大剂量仍不能抑制，提示肾上腺有自主分泌的皮质腺瘤。另外，异位 CRH/ACTH 分泌综合征所致的 Cushing 综合征亦不被抑制。

1. Cushing 病呈阳性反应　大剂量 DXM 抑制试验（HDDST）作为鉴别 CRH/ACTH 依赖性 Cushing 综合征病因的重要试验。该试验的理论基础是 Cushing 综合征患者对 CRH/ACTH 的负反馈调定点明显提高，故用 LDDST 不能抑制而用 HDDST 可抑制高皮质醇分泌状态。标准 HDDST 是每 6 小时口服 DXM 2mg，共 2 天。正常人的尿 17-OHCS 排出量应下降 50%。现改用血和尿游离皮质醇作为指标，抑制值仍为 50%。结果主要受皮质醇基础分泌率的影响，基础皮质醇越高，抑制率也越高。如用药后相同时间点的血皮质醇抑制程度达到或超过基础值的 50% 可诊断 Cushing 病。本试验的特异性 100%，敏感性 92%。根据 NIH 的资料，将 UFC 作为观察指标，其特异性和敏感性均较 17-OHCS 高。当 UFC 抑制达 90%，诊断 Cushing 病的特异性可达 100%，敏感性达 83%。有时，也行午夜大剂量 DXM 抑制试验，即于晚上 11 点口服 DXM 8mg，并于当日晨 8 点和次晨 8 点采血测皮质醇和 ACTH。

2. Cushing 病呈阴性反应　部分 Cushing 病不能被 DXM 抑制的可能原因为：①DXM 吸收不全；②DXM 清除加速；③依从性差（患者未服药）。为了避免这些问题，静脉滴注 DXM 1mg/h，持续 5 小时后皮质醇下降达到或超过基础值的 50%，可诊断为 Cushing 病。有时，还可在此基础上作进一步改进，静脉滴注 DXM 1mg/h，持续 7 小时后测定皮质醇较基

础值降低 190nmol/L(6.8μg/dl)或更多,可诊断 Cushing 病,其敏感性、特异性均较前提高。由于肿瘤异源分泌 CRH,患者也偶尔呈阳性反应。

Hasinski 等总结了午夜 HDDST 与 LDDST 和标准 HDDST 的诊断效率及实用价值,提出在 LDDST 基础上再行午夜 HDDST 较标准 HDDST 简便,具有更大的可行性。根据 CRH/ACTH 的依赖性并不能有效鉴别 Cushing 综合征的病因,约 90%的 Cushing 病和 10%的异位 CRH/ACTH 分泌综合征呈 HDDST 阳性反应。例如,有 50%的 CRH/ACTH 分泌性类癌表现为 HDDST 阳性,而垂体 ACTH 大腺瘤却不能被 HDDST 抑制。

（三）其他动态试验　在特殊情况下,临床上需要应用其他动态试验协助 Cushing 综合征的病因诊断,这些试验主要包括米非司酮(mifepristone,RU486)试验、CRH 兴奋试验和 ACTH 兴奋试验、去氨加压素(DDAVP)试验、血管活性肠肽(VIP)和组氨酸-蛋氨酸肽试验、GH 释放肽(海沙瑞林)试验等。

1. 米非司酮试验　米非司酮 500mg,每 6 小时 1 次,共 4 次,测 24 小时尿 17-OHCS 排泄量或者血 11-去氧皮质醇的变化。在原发性肾上腺病变(如腺瘤或皮质癌)患者中,美替拉酮一般不引起尿 17-OHCS 排泄增加,并可能下降,这是因为:①慢性高皮质醇血症抑制下丘脑 CRH 和垂体 ACTH 合成与分泌,当美替拉酮诱发低皮质醇血症时,仅释放极少量 ACTH;②即使大剂量 ACTH 刺激,肾上腺癌和约 50%的肾上腺腺瘤也无反应;③长期 ACTH 缺乏,正常肾上腺组织处于萎缩状态,对刺激不能作出急性反应;④美替拉酮还抑制皮质醇合成的早期步骤。上述各种原因共同引起尿 17-OHCS 排泄减少。在 Cushing 病患者中,由于血皮质醇下降,对下丘脑、垂体的负反馈抑制作用减弱,导致血 ACTH 代偿性升高而使增生的肾上腺皮质合成更多的皮质醇,抵消早期美替拉酮对皮质醇合成的抑制作用而引起尿 17-OHCS 升高(2~4 倍),血 11-去氧皮质醇增加更明显。尿 17-OHCS 升高超过基础值 70%或血 11-去氧皮质醇较基础值升高超过 400 倍,可作为诊断 Cushing 病的标准。Cushing 病患者有约 70%出现阳性反应,而异源性 CRH/ACTH 患者无阳性反应。HDDST 结合美替拉酮试验比结合 CRH 兴奋试验烦琐,且结果不如后者可靠。但美替拉酮和 DXM 价格便宜,临床应用广泛。尽管不作为首选方法,但当无 CRH 时,仍有相当价值。

2. CRH 兴奋试验和 ACTH 兴奋试验　应用 CRH 后,血皮质醇较基础值升高达到或超过 20%或 ACTH 较基础值升高达到或超过 35%作为阳性。据报道,诊断意义最大的是 CRH 兴奋后 15 分钟的 ACTH 值,如 ≥27pg/ml(5.9pmol/L)或皮质醇 ≥2.5μg/dl(70nmol/L)强烈提示 Cushing 综合征。绝大部分 Cushing 病患者在注射 CRH 后 10~15 分钟呈阳性;7%~14%的患者对 CRH 刺激无外周血皮质醇或 ACTH 升高反应,而岩下窦所采标本中,ACTH 与外周血 ACTH 比例可升高 3 倍以上。绝大多数 Cushing 病对 CRH 无反应者可被 HDDST 抑制,但少数异源性 CRH/ACTH 分泌综合征(如支气管类癌)可被 HDDST 抑制且对 CRH 有反应,分析结果时应加以注意。结合 HDDST 和 CRH 兴奋试验一般能鉴别 CRH/ACTH 依赖性 Cushing 综合征的病因。CRH 的常见不良反应

有短暂轻微的兴奋状态,面部轻微充血、潮红及口腔金属味,一般均能耐受。用替可克肽(cosyntropin,人工合成的 ACTH$_{1-24}$ 肽)静脉注射或缓慢滴注后,Cushing 病患者出现与正常相似的血皮质醇升高和 UFC、17-OHCS 排泄增多,或较正常升高更明显,提示肾上腺既不处于过度刺激状态,也无自主分泌功能。

3. 去氨加压素试验　加压素的长效作用类似物——DDAVP 与肾脏抗利尿激素受体(V2R)作用有相对特异性,只有轻微的 V1R 缩血管活性,因此建议将其作为 CRH/ACTH 依赖性 Cushing 综合征病因鉴别的辅助方法。一般将血 ACTH 升高达到或超过 35%作为阳性。给男性注射 DDAVP 后,在体内无促进 ACTH 释放活性。目前尚不能确定其是否具特异性 V1b 受体活性。静脉注射 5~10μg 去氨加压素使绝大部分 Cushing 病患者的血皮质醇较基值增加 4 倍以上(无反应者为分泌 ACTH 的嗜铬细胞瘤)。静脉注射 10μg 去氨加压素后,血皮质醇升高达到或超过 20%,其敏感性及特异性不如 CRH 试验,但由于有些 Cushing 病患者仅对其中某个肽类激素起反应,故在特定情况下,去氨加压素试验或许有助于 CRH/ACTH 依赖性 Cushing 综合征的鉴别。另有报道,DDAVP 试验鉴别单纯性肥胖、隐性异源性 CRH/ACTH 分泌综合征、肾上腺性 Cushing 综合征和 Cushing 病时,仅 Cushing 病患者呈阳性反应。由于部分 Cushing 病患者对 CRH 无反应,故应结合其他肽类激素试验,并对结果进行综合分析来作出判断。Dickstein 等将静脉注射 10U 的 AVP 和静脉注射 1μg/kg 的绵羊 CRH(ovine CRH,oCRH)联合应用,采血测血皮质醇和 ACTH,仍以血皮质醇升高达到或超过 20%,血 ACTH 升高达到或超过 35%作为阳性判断指标。41 例中有 40 例的皮质醇升高达到阳性标准,全部 41 例 ACTH 升高都为阳性,敏感性和特异性比单用 CRH 时高。因此,建议在标准 CRH 试验基础上再应用改良 CRH 试验,但 AVP 有缩血管和升高血压等不良反应,有血管病变者需谨慎使用。

Newell-Price 等将组织学确诊的 17 例 Cushing 病和 5 例异源性 CRH/ACTH 分泌综合征患者进行去氨加压素联合 CRH 试验。静脉注射去氨加压素 10μg 和 CRH 100μg,观察用药后血皮质醇的变化。发现所有 Cushing 病患者血皮质醇升高均达到或超过 39%,而异源性 CRH/ACTH 分泌综合征患者升高均低于 29%,其诊断敏感性和特异性达 100%,而且该试验无明显不良反应,但对鉴别异源性 CRH/ACTH 分泌综合征和 Cushing 病的准确性有待进一步证实。

4. 血管活性肠肽和组氨酸-蛋氨酸肽试验　在正常人中可诱导 ACTH 或皮质醇释放反应。对 CRH 刺激有反应的 Cushing 病患者对血管活性肠肽和组氨酸-蛋氨酸肽也有升高反应,而 CRH 刺激无反应的 Cushing 病患者无兴奋作用。

5. GH 释放肽试验　海沙瑞林(hexarelin)为 GH 释放肽家族中的合成肽,可用于 Cushing 病的诊断,其促 ACTH 和皮质醇释放作用较 CRH 作用大。但在一例异源性 CRH/ACTH 分泌综合征患者也观察到皮质醇明显升高,程度甚至超过 Cushing 病患者,可能是肿瘤异源性表达生长激素相关肽受体所致。

（四）双侧岩下窦采样　从大规模实验和荟萃分析得出,上述试验方法均无法做到 100%确定升高的 ACTH 是来

源于垂体还是肿瘤异源性分泌,有时必须进行进一步的特殊辅助检查和有创检查。

1. 原理和适应证 正常情况下,垂体静脉回流至海绵窦然后再到岩下窦,而正常岩下窦仅接受垂体静脉血液回流。因此,Cushing病患者中枢血 ACTH 浓度明显高于外周血浓度,而异源性 CRH/ACTH 分泌综合征患者无此变化。双侧岩下窦采样诊断疑难 Cushing 病的另一个目的是对垂体 ACTH 瘤进行精确定位,为选择手术方式提供依据。但由于 ACTH 呈脉冲式分泌,在基础状态下测定这种差别可能并不明显,必须结合 CRH 试验,比较注射前后中枢与外周血 ACTH 浓度差别,则诊断 Cushing 病的准确性明显提高。一般情况下,垂体血液引流呈对称性,因此左右两侧 ACTH 浓度差还可提示肿瘤位于垂体哪一侧。

2. 方法 双侧岩下窦采样(bilateral inferior petrosal venous sinus sampling,BIPSS)时,双侧股静脉插管至岩下窦(经X线造影确定),另外再置一外周静脉插管,三个部位同时采血标本。在注射 CRH 前采血 2~3 次,测定 ACTH 作为基础值。然后静脉注射 oCRH 1μg/kg 体重或100μg,注药后2、5、10、15 分钟同时采双侧岩下窦血标本及外周血测 ACTH(峰值一般在注射后 3~5 分钟出现)。注射 oCRH 后,BIPSS/外周血 ACTH 比值≥3,提示 Cushing 病。如先用美替拉酮处理再行 CRH 刺激能更进一步增加 Cushing 病患者的中枢/外周血的 ACTH 浓度差。

3. 结果分析 观察发现,BIPSS 联合 CRH 兴奋试验是鉴别 CRH/ACTH 依赖性 Cushing 综合征的金标准(图 2-6-4-6)。近年来又报道,在 BIPSS 同时做去氨加压素(desmopressin)试验可明显提高 CRH/ACTH 依赖性 Cushing 综合征的鉴别效率,即增大中枢 ACTH/周围 ACTH 的浓度梯度(由≥2.0增至 3.0)和健侧 ACTH/患侧 ACTH 的浓度梯度(≥1.4 者由80%增至 98%),异位 CRH/ACTH 分泌综合征者无浓度梯度,而 Cushing 病的浓度梯度可达到诊断标准。

CRH/ACTH 依赖性 Cushing 综合征的诊断流程见图 2-6-4-7。当岩下窦发育不良呈丛状时,BIPSS 可能与外周血无明显差别而出现假阴性结果。由于 CT、MRI 对 Cushing 病肿瘤定位敏感性较低,有时呈假阴性,经对比发现,IPSS 术前定位与最终病理证实的诊断符合率超过 CT 和 MRI 的定位符合率。BIPSS 结合 CRH、DDAVP 试验是鉴别 CRH/ACTH 依赖性 Cushing 综合征的有效方法,能提高诊断准确性。IPSS 及外周血比较 ACTH 的浓度差,对判断中枢 ACTH 来源很有意义。在出现 oCRH 无反应的 IPSS 阴性结果时,仍不能完全排除 Cushing 病;仅双侧岩窦内 ACTH 浓度差不足以确定肿瘤位于垂体哪一侧。值得注意的是,IPSS 测定 ACTH 并不能鉴别轻度 Cushing 综合征、周期性 Cushing 综合征、假 Cushing 综合征和正常人。药物治疗可影响 IPSS 的正确定位,因此 BIPSS 仅适于有明显临床生化异常且未经药物治疗的 CRH/ACTH 依赖性 Cushing 综合征患者。BIPSS 的并发症主要有蛛网膜下静脉出血、下肢远端深静脉血栓栓塞、感染、脑干梗死、脑桥出血、垂体损伤等。

静脉引流畸形可引起假阴性 IPSS 结果。同侧的基础 IPSS/外周血的 PRL 比值(IPS/P)高于 1.8 或 ACTH 比值升高可验证为插管成功,IPS/P 的 ACTH 可用于鉴别 Cushing 病与异位 ACTH 综合征。IPSS 假阴性和假阳性病例的比较见表 2-6-4-11。

岩下窦采样测定 ACTH 是鉴别 Cushing 病与异位 Cushing 综合征的金标准,但当出现静脉引流变异、静脉解剖异常或缺乏插管经验时可导致假阴性错误结论。IPSS 同时测定 PRL 水平可提供诊断准确度,降低假阴性率;如果基础岩下窦/外周血 PRL 比值或 CRH 兴奋后岩下窦/外周血 PRLb 比值>1.8 或更高提示插管成功,且为 Cushing 病,而 PRL 正常的 ACTH 比值则用于鉴别垂体与异位 CRH/ACTH 综合征。比值≤0.7 提示异位肿瘤的可能性不能排除,需要做进一步检查。

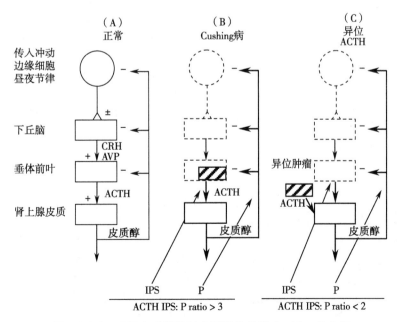

图 2-6-4-6 岩下窦采样鉴别 ACTH 依赖性 Cushing 综合征

P:岩下窦与外周(下腔静脉)血浆 ACTH 的比值

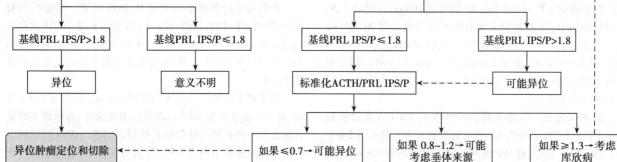

图 2-6-4-7 CRH/ACTH 依赖性 Cushing 综合征的诊断流程

BL:基础状态;CS:Cushing 综合征;HD DST:大剂量地塞米松严重试验;PRL:泌乳素;IPSS:岩下窦采样;IPS/P:岩下窦/外周血比值;TSS:经蝶窦手术

表 2-6-4-11　岩下窦采样假阴性和假阳性病例的比较

临床特点	假阴性	假阳性
一般资料		
诊断年龄(岁)	23	54
性别	男性	女性
症状体征	肥胖/面部水肿/肌肌无力/皮肤紫纹	肥胖/面部水肿/肌无力/皮肤紫纹
垂体 MRI	垂体瘤(7mm)	正常
术后病理诊断	垂体 ACTH 瘤	肺类癌(分泌 ACTH)
激素测定		
ACTH(pg/ml)	65.7(正常值<46)	34.5
UFC(μg/24h)	30/30(正常值3.5~45)	27/755
CRH 兴奋试验提示的诊断	垂体性 Cushing 综合征	异位 CS
HDDST 提示的诊断	异位 Cushing 综合征	异位 Cushing 综合征
IPSS		
峰值 ACTH(IPS/Pa)	1.3(347/275)	9.5(212/22.4)
基础 PRL(IPS/Pa)	1.0(14.8/15.4)	1.7(4.2/2.5)
ACTH/PRL(IPS/P)	1.3	5.6

注:将 ACTH 单位转换为 pmol/L 时,结果×0.2202;将 24 小时 UFC 单位转换为 nmol/d 时,结果×2.759;CD:Cushing 病;HDDST:high-dose dexamethasone suppression test,大剂量地塞米松抑制试验;PRL:prolactin,泌乳素

4. 并发症　以血管病变最常见,其发病机制见图 2-6-4-8。其中最严重的并发症是不可逆性脑肝损害,原因是在本来存在静脉畸形的基础上,因静脉插管阻塞血流,引起静脉高压和脑桥梗死所致。预防的主要方法是当患者出现血压剧烈变化或神经症状体征(如凝视麻痹,gaze palsy)时立即终止操作。

(五) 隐性异位 Cushing 综合征的诊断　有的异位 Cushing 综合征经过多重检查和长期观察,甚至 IPSS 检查仍不能做出定位诊断,此种现象称为隐性异位 Cushing 综合征,其临床特点见表 2-6-4-12。

当隐性异位 Cushing 综合征患者 ACTH 的 IPS/P 梯度不明显时,一般支持异位 Cushing 综合征的诊断,但应排除插管部位误差(表 2-6-4-13)。表中的 IPSS ACTH(pg/ml)与 prolactin(ng/ml)结果均提示为 ACTH 依赖性 Cushing 综合征,但部分患者的检查结果介于异位 Cushing 综合征和 Cushing 病之间,很难单凭 IPSS 做出诊断。

(六) 海绵窦/胸腺静脉/肾上腺-卵巢静脉采样　用海绵窦直接采血(cavernous sinus sampling)取代 BIPSS 可增加诊断准确性,避免应用 CRH。胸腺静脉采样(thymic vein sampling)的原理是因为胸腺增生是肾上腺切除后的常见并

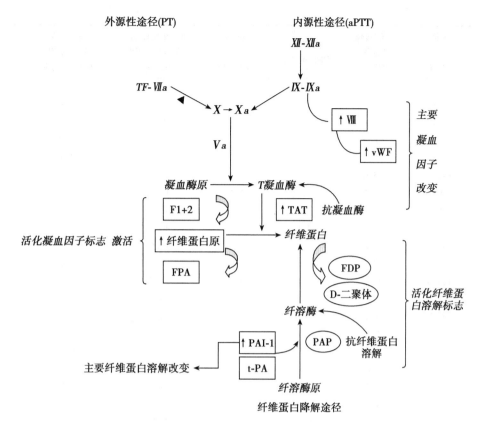

图 2-6-4-8 Cushing 综合征血管病变发病机制

F1+2:凝血酶原片段 1+2;TAT:凝血酶-抗凝血酶复合物;PAP:纤维蛋白溶解酶-抗纤维蛋白溶解酶复合物;FPA:纤维蛋白肽 A;FDP:纤维蛋白降解产物与 D-二聚体

表 2-6-4-12 文献报道的隐性异位 Cushing 综合征特点

一般资料		垂体 MRI	垂体微腺瘤或正常
发病年龄(岁)	26~62	IPSS 静脉造影	正常
基础 ACTH	123~639(正常<46)pg/ml	CT(C/A/P)	阳性或阴性
	27.1~140.7(正常<10)pmol/L	MRI(C/A/P)	阴性
UFC	112~11 651(正常 3.5~45)μg/24h	奥曲肽扫描	阴性
	309~32 145nmol/d	IPSS	
动态试验		峰值 ACTH(IPS/P)	1.3~2.4
CRH 兴奋试验	异位 ACTH 综合征	基础 PRL(IPS/P)	1.2~13.2
HDDST	异位 ACTH 综合征或垂体 ACTH 瘤	ACTH/PRL(IPS/P)	0.1~1.1
影像学检查			

注:CT(C/A/P):chest,abdomen,and pelvis CT,胸腹部和盆腔 CT;IPS/P:inferior petrosal sinus to peripheral(IPS/P) prolactin ratio,岩下窦与外周血比值;IPSS:inferior petrosal sinus sampling;岩下窦采样;ACTH 的单位 pg/ml×0.2202=pmol/L;24hUFC 单位 μg/24h×2.759=nmol/d

表 2-6-4-13 岩下窦采样的 ACTH 和泌乳素测定结果(29 例)

疾病	IPSS	峰值 ACTH IPS/P	对侧峰值 ACTH IPS/P	同侧 BL PRL IPS/P	对侧 BL PRL IPS/P	同侧正常峰值 ACTH/BL PRL IPS/P	对侧正常 ACTH/BL PRL IPS/P	与正常比值的一致性
EAS	TN	1.2	1.1	1.8	3	0.7	0.4	一致
EAS	TN	1.5	1.4	3.1	2.4	0.5	0.6	一致
EAS	TN	1.1	1.1	4	4.1	0.3	0.3	一致
EAS	TN	1.4	1.3	5.4	2.1	0.3	0.6	一致
EAS	TN	1.1	1.1	4.8	1.3	0.2	0.8	不一致
EAS	TN	1.2	1.1	4.7	2.4	0.3	0.5	一致

续表

疾病	IPSS	峰值 ACTH IPS/P	对侧峰值 ACTH IPS/P	同侧 BL PRL IPS/P	对侧 BL PRL IPS/P	同侧正常峰值 ACTH/BL PRL IPS/P	对侧正常 ACTH/BL PRL IPS/P	与正常比值的一致性
EAS	TN	1.4	1.0	3.9	1.0	0.4	1.0	不一致
EAS	FP	9.5	5.7	1.7	1.5	5.6	3.8	一致
CD	TP	20.4	1.0	4.7	1	4.3	1	一致
CD	TP	113.4	100.2	10.9	8	10.4	12.5	一致
CD	TP	53.6	11.9	5	4.1	10.8	2.9	一致
CD	TP	131.7	15.6	6.2	2.2	21.4	7.1	一致
CD	TP	20	17.7	2	2.4	10.1	7.4	一致
CD	TP	49.2	6.7	5.7	3.8	8.6	1.8	一致
CD	TP	87.5	1.6	2.1	1.4	40.9	1.1	一致
CD	TP	9.7	1.0	0.8	0.8	11.6	1.3	一致
CD	TP	18.5	12.1	3.6	2.9	5.1	4.2	一致
CD	TP	167.3	6.2	4.7	3.9	35.5	1.6	一致
CD	TP	37.7	3.5	2.2	1.2	16.8	2.9	一致
CD	TP	36.3	26.8	10.9	2.7	3.3	9.9	一致
CD	TP	9.2	1.5	1.1	1.0	8.4	1.5	一致
CD	TP	11.3	0.9	2.9	1.0	3.9	0.9	一致
CD	TP	40.9	2.8	3.4	1.9	11.9	1.5	一致
CD	TP	78.2	1.2	3.1	1.7	24.9	0.7	不一致
CD	FN	1.3	1.2	1	1.6	1.3	0.8	不一致
Occ 1		1.3	1.2	13.2	1.1	0.1	1.1	不一致
Occ 2		2.3	1.1	4.2	0.8	0.6	1.4	不一致
Occ 3		1.3	1.2	1.2	1.2	1.1	1	一致
Occ 4		1.4	1.2	1.6	1.1	0.9	1.1	一致

注:IPSS-ACTH(pg/ml)和泌乳素(ng/ml)的资料来源于 29 例 ACTH 依赖性 Cushing 综合征患者,BL:Baseline,基础值;CD:Cushing's disease,Cushing 病;FN:false negative,假阴性;FP:false positive,假阳性;Occ:occult,隐性;PRL:prolactin,泌乳素;TP:true positive,真阳性;TN:true negative,真阴性

发症,且可自动恢复。对肾上腺切除后 Cushing 综合征复发的病例,有时需与分泌 CRH/ACTH 的胸腺瘤鉴别。鉴别的最有效方法是胸腺静脉采样。肾上腺-卵巢静脉采样鉴别非典型的肾上腺皮质增生与 PCOS 选择性肾上腺和卵巢静脉采样对于明确隐性雄激素分泌过多也有一定意义。

(七)核素显像定位 由于很多神经内分泌肿瘤细胞表面都有生长抑素受体,故[111]In 标记的奥曲肽核素显像可用于受体阳性的异源分泌 CRH/ACTH 肿瘤的定位。有人报道,在 451 例类癌患者中有 86% 检测到异源分泌 CRH/ACTH 的肿瘤。

(八)CT/MRI CT 和 MRI 等影像学检查发现垂体肿瘤和体积增大有助于 CRH/ACTH 依赖性 Cushing 综合征,特别是垂体 ACTH 分泌瘤的诊断。但是要注意两点,一是当病程较长时,异位 CRH 分泌综合征亦可有垂体肿瘤和体积增大;二是垂体 ACTH 分泌瘤可在双侧肾上腺增生的基础上发生结节,有时甚至出现瘤样结节。此时应注意与肾上腺肿瘤鉴别,其中血 ACTH 水平是鉴别的最关键指标。

1. 垂体 在 CRH/ACTH 依赖性 Cushing 综合征患者中,垂体影像学检查的目的在于确定垂体腺瘤的位置和大小。目前蝶鞍侧位 X 线摄片和正侧位体层摄片列为 Cushing 综合征患者的常规检查。由于 80% 以上的垂体 ACTH 瘤均为微腺瘤,因此蝶鞍摄片很少发现垂体异常,只有大腺瘤时才有可能在 X 线片上发现蝶鞍体积增大、鞍底双边及鞍背直立等异常征象。CT 扫描垂体瘤的发现率明显高于 X 线检查。可做蝶鞍部的 CT 冠状位扫描,以 1~2mm 的薄层切面加造影剂增强及矢状位重建等方法,使 CT 扫描的敏感性提高 50% 左右。CT 成像常发现低密度灶,且不被增强。MRI 在发现垂体 ACTH 微腺瘤时敏感性较 CT 稍高(50%~60%)。要注意鞍区局部薄层扫描以提高微腺瘤的发现率。在 MRI 上,此种微腺瘤表现为低强度信号,不能被钆(gadolinium,Gad)增强。约 5% 的垂体微腺瘤可以吸收钆,在 MRI 呈中等强度信号,故增强扫描前必须先扫描成像作为对比之用。如果 MRI 能清晰发现肿瘤,则与术中发现定位符合率达 75%~98%,与 BIPSS 定位法相似或略占优势。但 MRI 不可能在术前发现所有垂体微腺瘤并准确定位。选择性岩下窦采样测定 ACTH 有助于 Cushing 病及异位 CRH/ACTH 分泌综合征的鉴别。此外,近年来发展了术中超声定位和术中分段采血测 ACTH 浓度以提高定位的准确性。用[18]F 标记的脱氧葡萄糖(^{18}F-DG)可测量脑的葡萄糖代谢状况,Cushing 病患者的脑葡萄糖代谢降低。由于可能出现假阳性结果,任何影像学检查结果都必须与生化功能检查同时进行,综合分析。蝶鞍 MRI 的敏感性高达 90% 以上。MRI 不能发现垂体 ACTH 瘤的原因是:

①微腺瘤完全位于垂体组织内;②MRI 视野强度(field strength)与显影时间;③技术条件(首选脉冲连续方式);④阅片经验。在对比增强 T1-加权-自旋回波影像上,常无信号强度。此时,用 T2 加权可发现病灶。或使用动态 MRI,但注入造影剂后的显影时间是提高阳性率的关键因素。

2. 肾上腺　肾上腺影像学检查在诊断工作中占有重要地位,可选 B 超、CT、MRI 及核素扫描检查。B 超对肾上腺体积增大的 Cushing 综合征有定位诊断价值。一般肾上腺腺瘤直径>1.5cm,而皮质癌体积更大,均在 B 超敏感检出范围内。此方法操作简便、价廉、无损伤,且在各级医院普及,但 B 超敏感性较低,未发现结节不能排除肾上腺病变。

(1) 单侧肾上腺病变:绝大部分肾上腺肿瘤可在薄层 CT 扫描或 MRI 中发现。由于 CT 或 MRI 较[131]I 标记胆固醇扫描费时少,费用低,故一般先选 CT。Fig 等总结肾上腺 CT 扫描鉴别 14 例肾上腺癌和 70 例肾上腺腺瘤引起的 Cushing 综合征患者,其正确率达 100%。当 CT 不能清楚地鉴别肾上腺肿块时,可用 T2 加权相 MRI 将肾上腺癌与腺瘤区别开,但并不能鉴别无功能腺瘤(意外瘤)和高功能腺瘤。由于单侧分泌皮质醇的肾上腺肿瘤导致 ACTH 分泌抑制,使同侧和对

侧肾上腺皮质萎缩。只要影像学显示有肾上腺皮质萎缩,就要考虑存在高功能腺瘤或非对称大结节性肾上腺增生的可能。在临床上,分析肾上腺病变的另一个要点是比较两侧肾上腺的体积差别,如果相差悬殊,即使未发现明确的病变,亦应高度考虑体积较大的一侧存在异常(增生或为肿瘤),这一方法似乎比寻找模棱两可的病变更可靠。碘标记胆固醇肾上腺皮质核素扫描是通过向受检者静脉注入[131]I-6β-甲基降胆固醇(NP-59)后,对肾上腺区域进行的扫描检查。[131]I 标记胆固醇可浓集于肾上腺肿瘤区域。核素扫描呈现高密度区域,可用于判断肾上腺皮质腺瘤或腺癌的准确部位及功能状态。一侧肾上腺发现肿瘤,对侧肾上腺往往不显影;两侧均有核素密集,则提示肾上腺双侧增生性改变。有的腺癌可双侧均不显影,可能因为肿瘤破坏了患侧肾上腺,使其丧失聚集放射性胆固醇的功能,而对侧肾上腺仍呈萎缩状态,故可能漏诊肾上腺皮质癌。目前,核素扫描检查不如 CT 应用普遍。要注意下列病变在 CT 增强扫描、MRI 影像特点并进行鉴别:急性肾上腺出血、肾上腺髓质瘤、肾上腺囊肿、肾上腺腺瘤、肾上腺癌、肾上腺结节性增生、肾上腺肉芽肿性增生。主要肾上腺皮质病变的鉴别要点见表 2-6-4-14。

表 2-6-4-14　肾上腺皮质病变的鉴别

疾病类型	基础 ACTH	CRH 试验(ATCH)	HDDST(DXM)	CT/MRI/B 超	核素扫描	结节	肿瘤旁组织	治疗方法
肾上腺皮质腺瘤	↓	↓	不能抑制	单侧	单侧	1 个/1~7cm	萎缩	手术
肾上腺皮质癌	↓	↓	不能抑制	单侧侵犯转移	看不到	1个一般>6cm	萎缩	手术/O,P-DDD
原发性结节性肾上腺增生不良	N 或↓	N 或↓	不能抑制或很少抑制	一般双侧,小到正常	一般双侧	多个/1~3cm	萎缩	双侧肾上腺切除
大结节性肾上腺增生	不定	不一定	抑制	正常到大,单或双侧	不定	多个/0.5~7cm	N/萎缩	手术/药物
双侧肾上腺增生/Cushing 病/异源性 CRH/ACTH 分泌综合征	↑ ↑	↑ 无反应	能抑制 不能抑制	双侧 增生或正常	双侧	无	正常	手术/放疗或药物

注:N:正常;↓:降低;↑:升高

(2) 双侧肾上腺病变:双侧肾上腺病变有多种可能:①继发性双侧肾上腺弥漫性增生(常见);②原发性双侧肾上腺腺瘤(结节)样增生(少见);③原发性双侧肾上腺转移癌(罕见);④原发性双侧肾上腺腺瘤(罕见)。CT、MRI 等检查对仅表现为肾上腺腺瘤改变的双侧肾上腺病变的诊断有一定价值。少数情况下,非 CRH/ACTH 依赖性广泛大结节性肾上腺增生(重 69~149g)可能在影像学上完全替代正常双侧肾上腺,而 BIPSS 缺乏中枢/外周血 ACTH 浓度显著差别,垂体 MRI 又未发现腺瘤时,此时则应考虑原发性双侧肾上腺增生。肾上腺大结节性增生偶有可能发生于 Cushing 病患者,要注意全面检查,综合分析,避免误诊和漏诊。此外,所有 CRH/ACTH 依赖性 Cushing 综合征患者可表现为双侧或单侧肾上腺增生,伴或不伴结节。此时前面所述的仔细详尽的生化检查、功能评价就显得格外重要。

(3) 肾上腺意外瘤:可从以下三个方面来进行评价:①如临床上有部分症状和体征,应确立其与意外瘤的因果关

系,分别排除皮质醇瘤、嗜铬细胞瘤和醛固酮瘤可能。②意外瘤的进一步评价分形态和功能两个方面;CT 值(Hu)和增强显影对腺瘤的鉴别意义大于结节的大小。③临床上有高血压时,要根据具体情况,进行皮质醇瘤、嗜铬细胞瘤和醛固酮瘤必要检查;如仅有肥胖,要重点排除 Cushing 综合征;如有低钾血症,应着重进行醛固酮瘤方面的检查。

3. 其他器官　对疑有异源性 CRH/ACTH 分泌综合征的患者,应努力寻找原发肿瘤。异源性分泌 CRH/ACTH 肿瘤位于胸腔的比例较高,最常见的是小细胞肺癌和支气管类癌。如果常规行胸部正侧位 X 线片为阴性,应强调胸部薄层 CT 检查的重要性,高分辨 CT 在薄层扫描时一般能发现微小肿瘤。如果胸部检查仍为阴性,可依次作[111]In-奥曲肽显像、[18]F-PET、胃肠、腹腔、盆腔的影像学检查。

【诊断】

(一) 临床表现的诊断价值与步骤　Cushing 综合征临床表现的诊断意义见表 2-6-4-15。

表 2-6-4-15　Cushing 综合征临床表现的诊断意义

症状	体征	重叠情况
最能鉴别 Cushing 综合征的表现(敏感性不高)		
	出血素质	
	面部多血质	
	近端性肌病(或肌萎缩)	
	皮肤紫纹(宽度>1cm)	
	儿童超重伴生长迟缓	
与普通人群类似或难以鉴别的表现		
抑郁症状	颈背部脂肪垫(水牛背)	高血压
乏力	面部饱满	肾上腺意外瘤
体重增加	肥胖	脊柱骨质疏松
背痛	锁骨上窝饱满	多囊卵巢综合征
食欲改变	皮肤变薄	2 型糖尿病
注意力不集中	周围水肿	低钾血症
性欲减退	痤疮	肾结石
记忆力减退(尤其是近期)	多毛或女性秃顶	非寻常感染
	皮肤伤口愈合延迟	
失眠	儿童生殖器雄性化	
容易激动	儿童矮身材	
月经异常	儿童假性性早熟或青春期发育延迟	
儿童生长速度减慢		

表 2-6-4-16　用于诊断和鉴别 Cushing 综合征的方法

诊断和鉴别方法	临床意义
Cushing 综合征诊断	
皮质醇昼夜节律	血浆皮质醇增高/昼夜节律紊乱/夜间较高/波动范围小支持 CS 诊断
尿游离皮质醇	>304nmol/24h 支持 CS 诊断
小剂量地塞米松抑制试验	CS 者血皮质醇不被抑制到基础值 50%或 140nmol/L 以下
确立 Cushing 综合征病因	
血 ACTH	Cushing 病血 ACTH 正常或轻度升高/异位 CRH/ACTH 分泌综合征明显升高/午夜血 ACTH > 5pmol/L(23pg/ml)提示 CRH/ACTH 依赖性 CS/肾上腺皮质醇分泌测不出
低钾血症	低钾血症伴碱中毒支持异位 CRH/ACTH 分泌综合征的诊断
大剂量地塞米松抑制试验	相同时间点血皮质醇抑制达到基础值的 50%提示 Cushing 病
美替拉酮试验	Cushing 病尿 17-OHCS 升高超过基础值 70%或血 11-去氧皮质醇较基础值升高(可达 400 倍)
CRH 兴奋试验	血皮质醇较基础值升高超过 20%或 ACTH 较基础值升高超过 35%或 CRH 兴奋后 15 分钟的 ACTH≥27pg/ml 或皮质醇≥2.5μg/dl 提示为 CS
Cushing 综合征定位诊断	
CT/MRI	发现和鉴别垂体/肾上腺病变
碘胆固醇肾上腺扫描	发现和鉴别肾上腺病变
双侧岩下窦采样	Cushing 病中枢 ACTH 明显高于外周/左右两侧 ACTH 浓度差提示肿瘤位置/异源性 CRH/ACTH 分泌综合征无此变化
海绵窦采样和胸腺静脉采样	应用于肾上腺切除后 Cushing 综合征复发和需与 CRH/ACTH 分泌胸腺瘤鉴别
[111]In 标记奥曲肽定位	用于异位 CRH/ACTH 瘤定位

典型 Cushing 综合征诊断没有困难。疑难 Cushing 综合征的诊断步骤可分为以下三步:①功能诊断:即确定是否为 Cushing 综合征,此可通过血皮质醇昼夜节律、24 小时尿游离皮质醇、小剂量地塞米松抑制试验来完成。②病因诊断:即明确属于 CRH/ACTH 依赖性还是非 CRH/ACTH 依赖性 Cushing 综合征,此可通过血 ACTH、低钾血症和碱血症、大剂量地塞米松抑制试验、美替拉酮(甲吡酮)试验、CRH 兴奋试验来完成。③定位诊断:即明确病变部位是在下丘脑、垂体、垂体以外其他组织或肾上腺。一般采用的技术有 CT 扫描、MRI、碘标记胆固醇肾上腺皮质核素扫描、双侧岩下窦采样、海绵窦采样、胸腺静脉采样、[111]In 标记奥曲肽肿瘤定位等(表 2-6-4-16);各种诊断实验的优缺点见表 2-6-4-17 和表 2-6-4-18。上述诊断试验的实施过程也是鉴别以下六个问题的过程,它们是:①Cushing 综合征与急慢性应激性高皮质醇血症的鉴别;②Cushing 综合征与假性高皮质醇血症的鉴别;③肾上腺 Cushing 综合征与 Cushing 病及异位 Cushing 综合征的鉴别;④垂体病变与下丘脑病变的鉴别;⑤垂体 ACTH 瘤与 ACTH 细胞增生的鉴别;⑥Cushing 综合征分子病因的鉴别。

(二) Cushing 综合征筛查　Cushing 综合征的诊断必须强调临床体格检查的重要性。要求在知情同意情况下,由两个以上医师进行全身裸体检查,这样往往可以发现 Cushing 综合征的早期体征,如颌下、锁骨上窝、颈部、肩部的脂肪垫、腋下、腹部、腰部、双侧大腿内侧、股部脂肪堆积、紫纹与瘀斑等,亦可整体比较和确定躯干与四肢的皮下脂肪分布,判断是否存在轻度的中枢性肥胖。

表 2-6-4-17　用于初诊和确诊试验的优缺点

试验	优点	缺点
UFC	方便/使用广泛/误差不大	HPLC 为金标准/其他测定方法应重复
LDDST	方便简单/诊断精确性高	许多药物干扰 DXM 吸收与代谢致假阳性
NSC	方便/精确性高/受干扰因素少	截点未统一/重复性不高/仅能在专科实施
MSC	最早和最敏感的指标	截点变异大/采样时的睡眠状态对结果有影响
LDDST-CRH	符合病理生理状态	操作难度大/住院实施/截点与敏感限接近

注:以上所有的试验均受应激情况影响,并可能导致假阳性结果;UFC:urinary free cortisol,尿游离皮质醇;LDDST:low dose dexamethasone suppression test,小剂量地塞米松抑制试验;NSC:nighttime salivary cortisol,夜间唾液皮质醇;MSC:midnight serum cortisol,午夜血皮质醇;LDDST-CRH:low dose dexamethasone suppression-corticotrophin releasing hormone test,小剂量地塞米松抑制-CRH 试验

表 2-6-4-18　Cushing 综合征病因鉴别试验的优缺点

鉴别试验	优点	缺点
ACTH 测定	实施方便/应用广泛	垂体依赖性 Cushing 综合征者可正常/肾上腺 Cushing 综合征的 ACTH 可不被完全抑制
HDDST	实施方便/应用广泛	特异性低/截点值未统一/许多药物干扰 DXM 吸收和代谢
CRH 试验	诊断精度高	仅在专科可行/诊断标准未统一
DDAVP 试验	应用广泛	假阳性率高
BIPSS	ACTH 依赖性 Cushing 综合征诊断金标准	可引起静脉血栓形成/肺栓塞/出血/脑神经麻痹
BJVS	不良反应少/操作时间短	敏感性低于 BIPSS

注:HDDST:high-dose(8mg)dexamethasone suppression test,大剂量地塞米松抑制试验;DDAVP:desmopressin test,去氨 AVP 试验;BIPSS:bilateral inferior petrosal sinus sampling,双侧岩下窦采样;BJVS:bilateral jugular venous sampling,双侧颈静脉采样

根据临床线索筛选病例可提高早期诊断率。在临床上,遇有下述表现应想到 Cushing 综合征的可能:①外貌及体型的改变,如肥胖,尤其是向心性肥胖;②高血压,尤其是伴有低血钾者;③IGT 或糖尿病;④不明原因的精神失常等表现;⑤多尿,尤其是伴尿钾排泄增多者;⑥久治不愈的创伤、感染或骨折;⑦不明原因的结合膜水肿;⑧血红蛋白升高,血细胞比容增加者或嗜酸性粒细胞计数减低;⑨不明原因的高皮质醇血症者。应特别注意从不典型的高血压、糖尿病、代谢综合征、多囊卵巢综合征、骨质疏松、抑郁症和肾上腺意外瘤患者中筛选 Cushing 综合征[29,30]。此外,妊娠期 Cushing 综合征因症状不典型,易被妊娠本身和产科意外等情况掩盖,所以妊娠糖尿病和妊娠高血压亦应列为 Cushing 综合征的筛查对象;但不推荐对其他患者作广泛的 Cushing 综合征筛查试验。

Cushing 综合征的诊断试验主要是 24 小时尿游离皮质醇、1mg 过夜地塞米松抑制试验和深夜唾液皮质醇(late-night salivary cortisol)测定。Cushing 综合征的诊断可分为一线试验(尿游离皮质醇、午夜血皮质醇测定和小剂量地塞米松抑制试验)和二线试验(CRH 试验、去氨加压素刺激试验),而血 ACTH 测定主要用于 Cushing 综合征的病因鉴别。CRH/ACTH 依赖性 Cushing 病分为垂体 ACTH 分泌瘤与垂体外 CRH/ACTH 分泌瘤;非 CRH/ACTH 依赖性 Cushing 综合征的病因在肾上腺皮质,但患者的血 ACTH 不一定明显降低。垂体 ACTH 分泌和异位 CRH/ACTH 分泌的鉴别主要依赖于 CRH 兴奋试验、大剂量地塞米松抑制试验、岩下窦插管采样和影像学检查。如果患者的尿游离皮质醇和血皮质醇升高且昼夜节律紊乱,可基本确定为高皮质醇血症,此时应首先排除应激性高皮质醇血症和假性 Cushing 综合征。Cushing 综合征的筛选试验首推 24 小时尿游离皮质醇测定和过夜 1mg 地塞米松抑制试验(表 2-6-4-19)。确定高皮血症后,再测定血清 ACTH、必要时进行动态试验和影像学检查,如果病因仍不能确定,则进行双侧岩下窦插管采样,此为确定 ACTH 高分泌来源的最佳检查。诊断周期性 Cushing 综合征要求 UFC 应连续 3 天,地塞米松抑制试验往往只能得到矛盾性结果,如果垂体无影像改变,而 CRH 兴奋加双侧岩下窦采样又不支持垂体 ACTH 瘤的诊断时,应特别注意异位 CRH/ACTH 分泌综合征可能。如果仍为阴性,应在病情追踪过程中,于 Cushing 综合征发作期重复诊断试验。

表 2-6-4-19　逻辑回归模型判断 Cushing 病的概率

逻辑回归模型	变量	敏感性(%)	特异性(%)	诊断准确度(%)
1	年龄/性别/病期/低钾血症/尿游离皮质醇/血 ACTH/大剂量地塞米松抑制率≤50%	100	80	96
2	年龄/性别/病期/低钾血症/尿游离皮质醇/血 ACTH/大剂量地塞米松抑制率	98	80	94
3	年龄/性别/病期/低钾血症/尿游离皮质醇/血 ACTH	98	78	93
4	病期/低钾血症/血 ACTH	98	67	91
5	大剂量地塞米松抑制率≥50%	79	67	77
6	大剂量地塞米松抑制率	93	27	77

老年人 Cushing 综合征和肾上腺意外结节的诊断较困难,一般可按图 2-6-4-9~图 2-6-4-14 提出的方案进行。老年人的肾上腺束状带增生,下丘脑的神经元数目减少,但下丘脑的 CRH 释放增多,血 ACTH 和皮质醇轻度升高,而地塞米松对内源性糖皮质激素的抑制作用减弱。

(三)遗传性 Cushing 综合征病例筛查　除单纯的 Cushing 综合征外,还可见于以下情况:①多激素分泌的肾上腺混合瘤(如醛固酮/皮质醇瘤、嗜铬细胞瘤/皮质醇瘤);②Carney 复合症;③多发性内分泌腺瘤病;④McCune-Albright 综合征;⑤1 型 Apert 综合征;⑥骨膜炎-痤疮-脓疮病-肥大性骨炎综合征;⑦Behcet 综合征;⑧PAPA 综合征。当 Cushing 综合征的临床表现不典型或以其他疾病的表现为主时,要注意排除这些临床综合征的可能性。

临床上的特殊病例也包括高度怀疑 Cushing 综合征的非普通人群,如妊娠妇女、服用抗惊厥药的神经-精神病患者及肾衰和肾上腺意外瘤患者。这些特殊人群辅助检查的选择原则是:①妊娠者建议用 UFC,不用 DMX 抑制试验;②用抗惊厥药的癫痫者不用 DMX 抑制试验;③肾衰竭者用 1mg 过夜 DMX 抑制试验,不用 UFC;④周期性 Cushing 综合征者用 UFC 或 11PM 唾液皮质醇测定;⑤肾上腺意外瘤用 1mg 过夜 DMX 抑制试验、11PM 唾液皮质醇测定,而不用 UFC 作为判断指标。

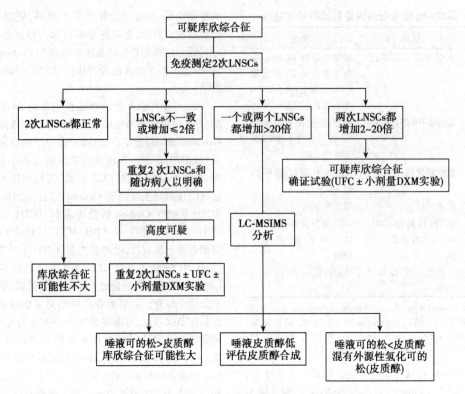

图 2-6-4-9 午夜唾液皮质醇测定筛选 Cushing 综合征

由于库欣(Cushing)综合征属于相对少见的疾病,而其症状却很常见,因此多数情况下图 LNSC 正常而否定 Cushing 综合征诊断,相反绝大多数真正的 Cushing 综合征患者 LNSC 呈持续性升高,此时需要用尿游离皮质醇测定或过夜小剂量地塞米松抑制试验确定诊断;LNSC:午夜唾液皮质醇

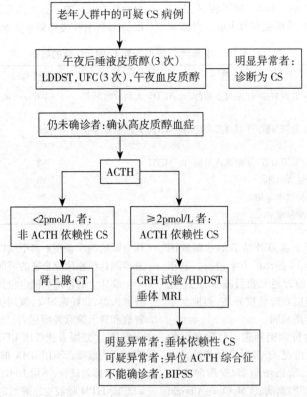

图 2-6-4-10 老年 CS 的诊断实验与特殊实验流程

CS:Cushing 综合征

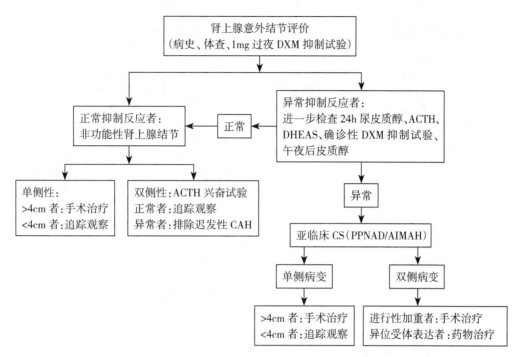

图 2-6-4-11 亚临床 CS 伴肾上腺结节的诊断程序

意外结节有恶性表现或结节伴明显低钾血症不属于该检查流程范畴,应分别检查儿茶酚胺和肾素-血管紧张素-醛固酮系统

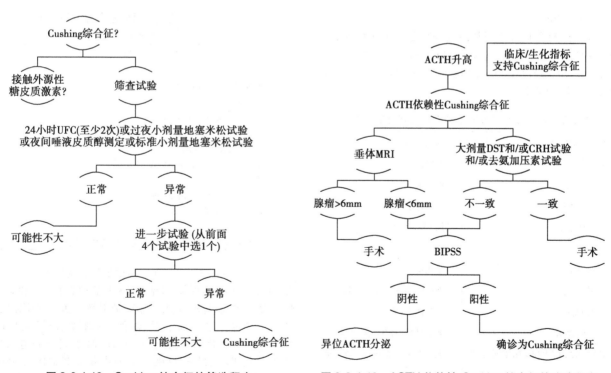

图 2-6-4-12 Cushing 综合征的筛选程序　　　　图 2-6-4-13 ACTH 依赖性 Cushing 综合征的确诊程序

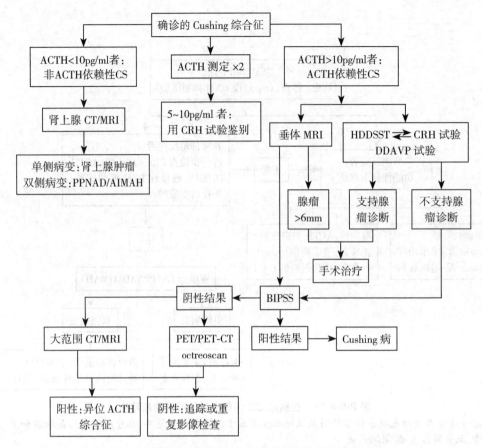

图 2-6-4-14 确诊的 Cushing 综合征的病因鉴别诊断
PPNAD:原发性色素性结节性肾上腺皮质增生;BIPSS:双侧岩下窦采样

【鉴别诊断】

(一)应激性高皮质醇血症与假性 Cushing 综合征 首先应排除 Cushing 综合征试验诊断药物的干扰(表 2-6-4-20),其次应排除伴有高皮质醇血症的非 Cushing 综合征临床情况(表 2-6-4-21)。

表 2-6-4-20 干扰 Cushing 综合征诊断试验的药物

通过 CYP 3A4 加速地塞米松代谢的药物	利托那韦
	氟西汀
苯巴比妥	地尔硫䓬
苯妥英钠	西咪替丁
卡马西平	增加 CBG 的药物
扑米酮	雌激素
利福平	米托坦
利福氮汀	增加尿游离皮质醇的药物
乙琥胺	卡马西平(增加)
吡格列酮	非洛贝特(HPLC 测定时)
通过抑制 CYP3A4 阻滞地塞米松代谢的药物	人工合成类糖皮质激素(免疫分析时)
阿瑞匹坦	11β-HSD2 抑制剂(甘草次酸/甘珀酸)
伊曲康唑	

表 2-6-4-21 伴有高皮质醇血症的非 Cushing 综合征临床情况

存在某些 Cushing 综合征表现的临床情况
妊娠
抑郁症与其他精神性疾病
酒精依赖
糖皮质激素抵抗综合征
病理性肥胖
难以控制的糖尿病
缺少 Cushing 综合征表型的临床情况
应激状态
营养不良症和神经性厌食
长期过度运动
下丘脑性闭经
高 CBG 血症(血清皮质醇升高而尿游离皮质醇正常)

1. 应激性高皮质醇血症 高皮质醇血症是急性和亚急性应激的一种必然现象,可见于各种原因引起的急性和亚急性应激,如妊娠、过冷、过热、烧伤、放射性损伤、长期剧烈运动、毒物中毒、药物中毒、高热、剧烈胸痛、腹痛、缺氧、呼吸困难、窒息、呕吐、腹泻、急性出血、昏迷、抽搐、呼吸窘迫综合征、急性代谢紊乱综合征(酸中毒、碱中毒、高钠血症、低钠血症、高钾血症、低钾血症、高钙血症、低钙血症等)、急性创伤、烧伤、手术、麻醉、休克、脑血管意外等。慢性应激也存在类似情况。慢性应激见于许多慢性疾病,如蛋白-营养不良症、老年性痴呆、Parkinson 病及其他慢性消耗性与慢性感染性疾

病等。应激刺激传入中枢神经系统，被神经元整合后，兴奋CRH释放的神经递质增多，CRH分泌增加，HPA轴被兴奋，肾上腺糖皮质激素释放入血，血皮质醇升高。同时还可见肾上腺血流增加，细胞肥大、增生，线粒体增加，脂质体减少。另一方面，脓毒败血症、恶病质、长期禁食、慢性代谢性酸中毒或胰岛素严重缺乏患者常并发肌肉萎缩和肌病，且同时伴有轻度的高皮质醇血症。但血ACTH正常或下降，且无Cushing综合征的临床表现。确定患者是否存在Cushing综合征主要靠血皮质醇的昼夜节律测定、尿游离皮质醇测定和小剂量DXM抑制试验。如能确定为持续性高皮质醇血症，又不能用一般的原因解释，可诊断为Cushing综合征或亚临床Cushing综合征。如果血皮质醇昼夜节律、尿游离皮质醇和小剂量DXM抑制试验结果模棱两可，可于2~3个月后重复检查。如果早晨的血ACTH降低，要特别注意与原发性肾上腺皮质分泌增多症和异位CRH/ACTH分泌综合征鉴别。

2. 假性Cushing综合征　主要见于抑郁症、神经性厌食、乙醇相关性Cushing综合征、肥胖症、代谢综合征和2型糖尿病。轻度Cushing综合征与假性Cushing综合征很难鉴别。假性Cushing综合征具有Cushing综合征的部分临床特征，同时伴有高皮质醇血症，但去除引起Cushing样表现（cushingoid feature）的原发病时，临床表现随之消失。常见于抑郁症、长期酗酒、肥胖症、多囊卵巢综合征、神经性厌食等情况。必要时，可用小剂量DXM和去氨加压素联合CRH兴奋试验或海沙瑞林兴奋试验进行鉴别。

（1）抑郁症：引起Cushing综合征样改变的原因未明，其临床表现和生化特征与一般Cushing综合征相似。另一方面，患者又常常伴有抑郁症症状。抑郁症患者呈易激惹性格，表现为精神运动障碍和自主神经系统功能异常。典型表现为厌食、体重减轻，严重者可以出现极度消瘦并引起电解质紊乱。少数可以表现为进食增多、体重增加、性欲下降、月经稀少或闭经，血皮质醇升高，尿17-OHCS、UFC排泄量增加；皮质醇昼夜节律消失；LDDST可无抑制反应。绝大多数抑郁症患者对低血糖刺激有皮质醇升高反应；对CRH兴奋试验常呈延迟反应，与Cushing病的试验结果有较大范围重叠，鉴别较困难。有人建议在进行标准LDDST后，结合CRH兴奋试验来鉴别。在口服最后0.5mg的DXM 8小时后行CRH试验，正常人血皮质醇可正常或超过38nmol/L（1.36μg/dl），假性Cushing综合征患者低于此值，而Cushing综合征患者均超过此值。还有人建议用阿片类激动剂——洛哌丁胺（loperamide）鉴别Cushing综合征与假性Cushing综合征。方法：上午8时口服洛哌丁胺16mg后3.5小时抽血测皮质醇。洛哌丁胺抑制CRH分泌，故正常人的血皮质醇和ACTH分泌受抑制，而Cushing综合征患者没有上述改变。DXM无抑制作用的抑郁症患者，洛哌丁胺对其有抑制作用。另外，阿片类拮抗剂纳洛酮可降低Cushing综合征患者血ACTH和皮质醇的分泌。当Cushing样症状和生化改变都较轻微时，最好的鉴别诊断方法就是治疗抑郁症，抑郁症患者的Cushing样表现经抗抑郁药治疗后可以完全恢复。

（2）神经性厌食：详见本篇第2章第9节。神经性厌食有与Cushing综合征患者类似的肾上腺皮质功能改变，血游离皮质醇升高，UFC排泄增加，但尿17-OHCS和17-KGS排泄量降低。皮质醇仍保留正常的脉冲式分泌和昼夜节律。ACTH对外源性的CRH反应减弱，DXM不能完全抑制其皮质醇的分泌和脑脊液中的CRH水平，但患者一般没有皮质醇增多的临床表现，且经治疗后异常的实验室指标均可以恢复正常。

（3）乙醇相关性Cushing综合征：乙醇相关性Cushing综合征（alcohol-related Cushing syndrome）少见，病因未明，高皮质醇血症与乙醇是否有直接关系尚不清楚。曾有人用"两击"（two hit）学说来解析其发病机制。事实上乙醇相关性Cushing综合征可见于任何原因引起的慢性肝病，乙醇仅为病因之一。慢性肝病引起皮质醇代谢障碍，血AVP升高，促进ACTH-皮质醇分泌。此外，乙醇也直接刺激皮质醇分泌，而慢性乙醇中毒导致皮质醇分泌率增加。另外，乙醇对脑组织也有明显损害，导致神经递质分泌紊乱和CRH/ACTH分泌过多。患者可有满月脸、多血质外貌、向心性肥胖及皮肤变薄等特征性改变。患者常有肝功能受损和酒精性肝病表现。近年发现，类固醇激素（如皮质醇、醛固酮、雌激素、雄激素等）可上调前列腺特异性抗原的表达；女性患者的血PSA水平升高；但假性Cushing综合征不存在这种现象。因此PSA测定对女性轻度Cushing综合征与假性Cushing综合征有鉴别意义。本征的实验室检查特点是：①血皮质醇浓度升高、24小时尿17-OHCS、UFC排泄增多，且不被小剂量DXM抑制；②皮质醇分泌缺乏正常的昼夜节律；③戒酒后5天内午夜入睡时血皮质醇浓度降至正常或测不到可排除Cushing综合征。④血ACTH正常或降低，偶尔升高。Coiro报告，用DDAVP联合合成GH释放肽（海沙瑞林，HEX）试验测血ACTH、皮质醇变化进行鉴别，Cushing综合征患者血ACTH、皮质醇明显升高，乙醇相关性Cushing综合征无改变。

（4）肥胖症和代谢综合征：详见第4篇第7章第1~4节。有人认为代谢综合征是一种早期的Cushing病，但未被公认。肥胖症引起假性Cushing综合征的原因是多方面的。其中组织细胞内的皮质醇生成增多不容忽视。细胞内1型11β-HSD可将皮质素转换为皮质醇，并对糖皮质激素受体功能有扩增作用。人类由内脏组织转化而来的皮质醇量几乎与肾上腺皮质的生成量相等；而内脏组织所转化的皮质醇有2/3来源于内脏脂肪组织。同时，肥胖者皮下脂肪组织的1型11β-HSD活性增高，这既是肥胖引起假性Cushing综合征的原因，又是导致代谢综合征的病理基础。因此可用1型11β-HSD抑制剂甘珀酸来治疗肥胖、代谢综合征或假性Cushing综合征。部分肥胖和代谢综合征者可有类似Cushing综合征的一些表现，如高血压、糖耐量减低、月经稀少或闭经，可有痤疮、多毛，腹部可以出现条纹（大多数为白色，有时可为淡红色），而有些病程较短、病情较轻的Cushing综合征患者，临床表现不典型时不易区分。多数肥胖患者的皮质醇分泌率升高，血皮质醇一般正常，UFC可轻度升高，24小时尿17-OHCS、17-KGS排泄增加，但经肌酐排泄率校正后多正常；且午夜血/唾液皮质醇不升高，血皮质醇仍保持正常的昼夜节律。LDDST时血皮质醇多被抑制（表2-6-4-22）。

表 2-6-4-22　超重和肥胖者的尿游离皮
质醇与唾液皮质醇测定值

BMI（kg/m²）	监测项目	例数	均值（IQR）
18.6~24.9	唾液皮质醇（ng/dl）	18	26（20~58）
	UFC/24h（μg）	19	17（14~22）
25~29.9	唾液皮质醇	56	20（12~44）
	UFC/24h	60	16（12~24）
30~34.9	唾液皮质醇	78	26（15~50）
	UFC/24h	103	20（12~27）
35~38	唾液皮质醇	174	24（15~51）
	UFC/24h	222	18（12~27）

注：UFC（μg/24h）单位转换为 nmol/24h 时，乘以 2.76；唾液皮质醇（ng/dl）转换为 nmol/时，乘以 0.0276

（5）2 型糖尿病：详见第 4 篇第 2 章第 6 节和第 7 节。2 型糖尿病患者也常有高血压、肥胖、胰岛素抵抗、糖耐量减低及 24 小时尿 17-OHCS 轻度升高等表现，但没有典型的 Cushing 综合征的表现，血皮质醇节律正常。但是，2 型糖尿病患者合并亚临床 Cushing 综合征的发生率高达 7%。因此，当 2 型糖尿病患者存在高血压、肥胖、糖耐量减低及 24 小时尿 17-OHCS 轻度升高时，应进一步做相关检查。

（6）肾病综合征：肾病综合征患者在接受糖皮质激素治疗后，其临床表现可酷似 Cushing 综合征，应注意鉴别。

（二）高血压/高雄激素血症/低钾血症/肥胖/痤疮的鉴别　高血压、高雄激素血症、低钾血症、肥胖与多毛是 Cushing 综合征的常见表现，且是提示 Cushing 综合征的主要依据。但当这些表现较轻或不典型时，需排除其他相关性疾病。

1. 先天性肾上腺皮质增生症　详见本章第 5 节。先天性肾上腺皮质增生症（congenital adrenal hyperplasia，CAH）是一组由编码皮质激素合成必需酶基因突变致肾上腺皮质类固醇激素合成障碍所引起的疾病，主要病因为在皮质醇合成过程中，由于酶缺陷引起皮质醇合成不足，继发下丘脑 CRH 和垂体 ACTH 代偿性分泌增加，导致肾上腺皮质增生。

（1）11β-羟类固醇脱氢酶（11β-HSD）缺陷症：详见本章第 5 节。临床表现与原醛症相似，有低肾素性高血压、低血钾和碱血症，对螺内酯治疗反应良好，但体内醛固酮及其他盐皮质激素均极低，患者尿中主要排泄皮质醇的四氢代谢产物而缺少皮质酮的四氢代谢产物（正常人尿皮质酮的代谢物较皮质醇的代谢物多）。另外，患者对氢化可的松很敏感，少量即可诱发盐皮质激素过多表现，但这些症状可被小剂量 DXM 抑制，显示发挥理盐作用的激素是皮质醇，DXM 因潴钠作用弱，且对下丘脑-垂体-肾上腺皮质轴有强大的抑制作用，所以主要起拮抗剂样作用。当青少年有明显盐皮质激素过多症状，血皮质醇正常而尿 17-OHCS 降低，排除 11β-羟化酶、17α-羟化酶缺陷和原醛症时，应高度怀疑此病的可能性。

（2）17α-羟类固醇脱氢酶缺陷症：详见本章第 5 节。引起肾上腺皮质醇合成不足，ACTH 分泌增多，盐皮质激素特别是皮质酮和 11-去氧皮质酮（11-DOC）合成增加。患者一般无肾上腺皮质功能减退表现。DOC 过度分泌可引起钠潴留、血容量增加和高血压，抑制 PRA，使球状带醛固酮的分泌极度减少，并可伴有低血钾和碱中毒等表现。男性患者多表现为假两性畸形；女性患者出生时正常，出生后则表现为第二性征不发育和原发性闭经。男、女患者几乎均无阴毛和腋毛生长。青春期后，血 FSH 和 LH 均明显升高。由于骨龄落后，骨骺融合延迟，患者在达成人年龄后身高仍可缓慢生长。血 ACTH 水升高，17α-羟化类固醇（雄激素、雌激素、皮质醇、11-去氧皮质醇和 17-羟孕酮等）极低或测不到，24 小时尿 17-KS 和 17-OHCS 排泄量极少，而且在 ACTH 兴奋下亦无升高。血浆孕烯醇酮、孕酮、DOC、皮质酮及其 18-羟产物升高，ACTH 兴奋试验呈现过强反应，但可被糖皮质激素抑制。血浆 PRA 和醛固酮极低。

2. 遗传性全身性糖皮质激素不敏感综合征　遗传性全身性糖皮质激素不敏感综合征（heritable generalized glucocorticoid resistance syndrome，GCIS）因糖皮质激素受体的配体结合区突变引起靶细胞对糖皮质激素不敏感，导致血皮质醇升高，本征易与 Cushing 综合征混淆（特别是在伴有单纯性肥胖时）。由于糖皮质激素的反馈作用消失，垂体分泌 ACTH 增多，刺激肾上腺皮质合成分泌皮质醇、11-去氧皮质醇和雄激素增多。但由于靶细胞对糖皮质激素不敏感，患者可能没有症状。有些患者由于肾上腺分泌过多盐皮质激素，有不同程度的高血压和低钾血症。由于患者高 ACTH 血症引起高雄激素血症，女性患者表现为痤疮、多毛、月经稀少和闭经。但糖皮质激素过量引起的外周靶器官变化（包括皮肤变薄、肌病、皮下瘀斑、青紫和早发骨质疏松）不常见，加上阳性家族史，可以帮助鉴别。虽然该类患者对 DXM 抵抗，但皮质醇昼夜节律仍存在，只是各时间点的皮质醇水平均高，故观察其皮质醇昼夜节律有助于鉴别。

3. 糖皮质激素抵抗综合征　其特点是血浆和尿皮质醇明显升高，但无 Cushing 综合征的临床表现。原发性糖皮质激素抵抗综合征为先天性糖皮质激素受体缺陷（以糖皮质激素受体基因突变为主）所致，常家族发病。继发性糖皮质激素抵抗综合征见于慢性肾衰竭、获得性免疫缺陷综合征和某些对糖皮质激素治疗无反应的淋巴细胞性白血病等。

糖皮质激素抵抗综合征的诊断主要根据血或尿中皮质醇明显增高，伴有或不伴有血 ACTH、雄激素、雌激素和去氧皮质酮增高，对胰岛素低血糖症有血皮质醇升高的正常反应，血和尿中醛固酮正常。不被小剂量 DXM 抑制，昼夜节律正常。糖皮质激素受体基因突变可确立诊断。

4. 引起痤疮的其他疾病　主要有：①PCOS：卵巢生成的过多雄激素引起痤疮，常伴多毛和脱发，高胰岛素血症是痤疮和雄激素分泌过多的原因之一。痤疮的特点是迟发而持续，皮脂溢出且对常规治疗有抵抗。可伴黑棘皮病、阴蒂肥大等。②先天性肾上腺皮质增生：发生痤疮的年龄早而严重，表现为囊性痤疮（cystic acne），经典型 21-羟化酶缺陷症患者可伴阴毛生长、闭经等表现。③雄激素分泌性肿瘤：一般突然发生，痤疮伴粉刺提示雄激素分泌肿瘤，如卵巢的性索-间质细胞瘤（Sertoli-Leydig 细胞瘤、颗粒-卵泡膜细胞瘤、脂质细胞瘤、门细胞瘤）和睾丸间质细胞瘤（Leydig 细胞瘤、Sertoli 细胞瘤、Sertoli-Leydig 细胞瘤）或生殖细胞瘤（精原细胞瘤、卵黄囊瘤畸胎瘤、绒毛膜癌）及性腺胚细胞瘤等。④1 型 Apert 综合征：其特点是尖头并指畸形，呈常染色体显性遗传，病因为 FGF 受体突变。发生痤疮的原因可能与皮脂腺对雄激素过敏感有关,皮肤损害的特点是粉刺样痤疮,遍布于面部、胸部和背部,偶见于前臂、臀部和大腿;骨膜炎-痤疮-脓疱病-肥大性骨炎综合征患者除骨膜炎和脓疱病外,慢性多灶性复发性骨髓炎和短小棒状杆菌感染性痤疮为其显著特点。该种痤疮为暴发性或聚合性,常伴有脓疱病、脓疱性银屑病或假脓肿形成。

(三)生育期女性非典型 Cushing 综合征与 PCOS 及 PRL 瘤的鉴别 在临床上,生育期女性的 Cushing 综合征(主要是 Cushing 病)、多囊卵巢综合征(PCOS)和 PRL 瘤均可以闭经、多毛和肥胖为突出表现,而 Cushing 综合征、PCOS 和 PRL 瘤的其他表现不明显,实验室检查结果模棱两可,尤

其当血皮质醇和 PRL 均正常或居于正常高值时,三者的鉴别困难。PCOS 还可以表现为月经不规则、出血量多。多毛症多于青春期开始并随着年龄的增长而逐渐加重。由于肥胖还可以有高血压等,大多数患者有雄激素增多表现如痤疮、多毛、皮肤油腻、秃顶等。24 小时尿 17-OHCS 及 UFC 升高,但血皮质醇保持正常昼夜节律,对 LDDST 反应正常,详见第 2 篇第 8 章第 12 节。Cushing 综合征患者应常规进行骨骼 X 线检查及双能 X 线骨密度测定,能早期提示类固醇性骨质疏松症,而 PCOS 和 PRL 瘤患者的骨密度正常或偏高(过量雄激素所致)。非典型 Cushing 综合征、PCOS 和 PRL 瘤的鉴别见表 2-6-4-23。

表 2-6-4-23　非典型 Cushing 综合征与 PCOS 及 PRL 瘤的鉴别

鉴别点	Cushing 病	PCOS	PRL 瘤
临床表现			
基础疾病	可有精神心理障碍	无	可肥胖
发病	胎儿/婴幼儿和儿童	青春期后	不定
肥胖	向心性/伴多血质/紫纹	匀称/无多血质	匀称/无多血质
水肿	可有	无	无
多饮和多尿	可有	无	无
高血压伴低血钾	高血压伴低血钾	高血压轻/无低血钾	无
乏力及近端肌病	有	肌肉发达/肌力增加	肌力增加
低骨量/骨质疏松	有	无	无
高钙尿症/肾结石	常有	无	无
突眼和结膜炎	常有	无	无
皮肤真菌感染	常有	无	无
闭经与多毛	有	有	有/可伴溢乳
卵巢多囊	无	明显	可有/较轻
激素测定			
皮质醇节律	节律正常或紊乱	节律正常	节律正常
尿游离皮质醇	升高	正常	正常
血 ACTH 测定	升高	正常	正常
血 PRL	正常	正常	明显升高
LH/FSH	正常	多数升高	正常或升高
睾酮	轻度升高	升高	轻度升高
雌二醇	正常	降低	降低
DHEA/DHEAS	正常或轻度升高	轻度升高	轻度升高
血脂谱异常	较明显	无或轻	无或轻
特殊检查或试验			
小剂量 DXM 抑制	可抑制或不可抑制	可抑制	可抑制
垂体影像学检查	正常 垂体瘤(ACTH)	正常	正常 垂体瘤(PRL)
卵巢影像学检查	正常	正常或卵巢多囊	正常或卵巢多囊
BMD	正常或降低	正常	降低
治疗试验	美替拉酮/米非司酮	二甲双胍	溴隐亭

鉴别的具体步骤可做如下安排:①第一步:重复测定基础血皮质醇、PRL、睾酮、雌二醇、LH 和 FSH 各 2 次;如果均正常则 PCOS 的可能性较大,如果皮质醇升高则 Cushing 综合征的可能性大,PRL 升高则 PRL 瘤(包括高 PRL 血症)的可能性大。②第二步:如果发现垂体肿瘤,则根据 ACTH 和 PRL 水平分别拟诊为 ACTH 瘤或 PRL 瘤;如果未发现垂体肿瘤,则根据 ACTH 和 PRL 升高的程度,进一步用动态试验证实诊断。③第三步:高度怀疑为 PRL 瘤时应进行卵巢 B 超探查;高度考虑为 Cushing 综合征时应接受血脂、血气、BMD

和和腹部 X 线片检查。

(四)Cushing 综合征病因鉴别 Cushing 综合征确诊后,首先应确定 Cushing 综合征的 CRH/ACTH 依赖性,方法是测定血 ACTH 水平(标本用预冷的 EDTA 管抗凝,立即离心,低温保存)。理论上讲,肾上腺病变引起的 Cushing 综合征血 ACTH 降低,而 ACTH 依赖性 Cushing 综合征应该升高;但事实上,两者的重叠普遍,有些垂体 ACTH 瘤患者的血清甚至降低。相反,一部分肾上腺病变引起的 Cushing 综合征病例,其血清 ACTH 不被完全抑制而升高。为了提高

ACTH 测定的敏感性与特异性,建议至少测定两次(间隔时间 20 分钟或在相同时间点连续两天采血)。如果血 ACTH 水平在 10~20pg/ml 间,建议进行 CRH 兴奋试验,肾上腺病变的为反应迟钝而垂体病变的反应敏感而迅速。如果已经确定为非 ACTH 依赖性 Cushing 综合征,首先行肾上腺 CT/MRI 检查,以确定病变的范围、特性和程度。由于肾上腺意外瘤的发生率高(5%),发现肾上腺结节并不意味着就是引起 Cushing 综合征的原因;单侧结节外和对侧的肾上腺组织特征对鉴别诊断有重要意义,组织萎缩或正常提示肾上腺肿瘤,如果肿瘤较小且边缘平滑,平扫的 CT 值(HU)<10 或 MRI 的 T_2 强度与肝组织相近,更支持肿瘤的诊断。如果肿瘤较大(>6cm),外形不规则,HU>10,内部密度不均一,提示为腺癌。PPNAD 和 AIMAH 的诊断较容易,一般都具有典型表现。

ACTH 依赖性 Cushing 综合征的病因诊断困难,CRH 兴奋试验有重要鉴别意义。一般使用 100μg/次或 1μg/kg 的剂量足以达到 ACTH 分泌的最大兴奋,正常反应表现为较基础值升高 30%~50%,皮质醇升高 14%~20%。HDDST 的敏感性较高,但特异性较低,对 Cushing 综合征的病因鉴别意义不大。垂体病变的影像学检查首选 MRI,但是垂体意外瘤的发生率也高达 10%,对诊断造成困难。如果结节>6mm,患者存在典型的临床表现,且与 CRH 试验结果一致,那么可以确立 Cushing 病的诊断,否则应进行 BIPSS。如果 BIPSS 没有显示 ACTH 的梯度变化,那么就必须进一步检查颈部、胸部、腹腔和盆腔,寻找 CRH/ACTH 异位分泌瘤。

一旦 Cushing 综合征的诊断成立,必须进一步检查其病因。在多数情况下,Cushing 综合征的病因诊断主要靠血 ACTH 测定、血电解质测定、大剂量 DXM 抑制试验(LDDST)和必要的影像学检查。如果血 ACTH 中度升高,应进一步用 CRH 兴奋试验与非 CRH/ACTH 依赖性 Cushing 综合征鉴别。一旦 CRH/ACTH 依赖性 Cushing 综合征的诊断确立,即需用动态 MRI 对 ACTH 瘤进行定位。如果 MRI 检查阴性,一般 ACTH 瘤的诊断仍可成立,为了给手术提供准确的定位依据,可考虑用 BIPSS、BIPSS 加 CRH 兴奋试验或 BIPSS 加去氨加压素兴奋试验佐证其诊断,并作出精确定位;如 CRH/ACTH 依赖性 Cushing 综合征的诊断确立,而动态 MRI 未能发现垂体病变,可选用 PET-CT 寻找异位 CRH/ACTH 分泌肿瘤。Cushing 综合征的病因鉴别可从血 ACTH 入手。

从血 ACTH 入手鉴别病因 用 RIA 法可检测的 ACTH 低限为 2.2pmol/L(10pg/ml)。当 ACTH 高于正常高值时,则诊断为 CRH/ACTH 依赖性 Cushing 综合征;如检测不到,则非 CRH/ACTH 依赖性 Cushing 综合征诊断成立。继而,应对肾上腺作进一步影像学检查,如 B 超、CT、MRI 和核素扫描。但有极少数 Cushing 病出现 ACTH 降低,用传统 RIA 检测不到。为避免误诊,应反复多次测 ACTH 或进一步行 CRH 兴奋试验测定 ACTH 和皮质醇。用 IRMA 可检测值低至 1.1pmol/L(5pg/ml)。此法检查肾上腺肿瘤、自主性双侧肾上腺增生及外源性糖皮质激素所致 Cushing 综合征的血 ACTH 持续低于 1.1pmol/L(5pg/ml)时,可确诊为非 CRH/ACTH 依赖性 Cushing 综合征;超过此值则判定为 CRH/ACTH 依赖性 Cushing 综合征。一般 Cushing 病患者血 ACTH

正常或轻度升高,异源性 CRH/ACTH 分泌综合征患者的血 ACTH 明显升高,异源性 CRH 患者血 ACTH 亦可升高(表 2-6-4-24)。

表 2-6-4-24 用于鉴别 Cushing 病与异位隐性 ACTH 分泌综合征的方法

提示异位 ACTH 分泌综合征可能性大的临床特征
低钾血症严重
血皮质醇显著升高
病情进展迅速
POMC 升高
影像学检查
垂体 MRI/CT
核素扫描
PET 扫描
非垂体组织扫描(CT/MRI)
岩下窦采样测定 ACTH(应用 oCRH 刺激)
特殊试验
CRH/DDAVP 刺激试验(测定 ACTH 和皮质醇)
大剂量地塞米松抑制试验

(五)恢复期免疫功能紊乱状态的鉴别 在 Cushing 综合征的活动期,自身免疫功能被抑制,相关的症状得到改善,而在控制或治愈 ACTH 依赖性 Cushing 综合征后,自身免疫功能反而恶化。据报道,发生率高达 16.7%,其中绝大多数属于首次发病(72.7%),涉及的腺体有自身免疫性甲状腺炎、Graves 病、类风湿关节炎、过敏性肠炎、结节病、SLE、视网膜血管炎、硬化性胆囊-胆管炎等,见表 2-6-4-25。

表 2-6-4-25 Cushing 综合征缓解后的特异性 自身免疫功能紊乱

原有自身免疫性疾病恶化	自身免疫疾病	Cushing 综合征病因
原有自身免疫性疾病恶化	Graves 病	异位 Cushing 综合征
	银屑病	垂体 ACTH 瘤
	类风湿关节炎	垂体 ACTH 瘤
	过敏性肠炎	垂体 ACTH 瘤
	特应性皮炎	肾上腺腺瘤
	自身免疫性天疱疮	肾上腺腺瘤
新发的自身免疫性疾病	SLE	垂体 ACTH 瘤
	自身免疫性甲状腺炎	肾上腺腺瘤
	硬化性胆囊-胆管炎	垂体 ACTH 瘤
	白癜风	不明
	结节病	肾上腺腺瘤
	视网膜血管炎	异位 Cushing 综合征
	抗体阴性关节炎	垂体 ACTH 瘤

Da 等报道,在 78 例确诊的 Cushing 综合征患者中,女性:男性=6.1:1,平均年龄 37.6±12.4 岁,94% 为垂体 ACTH 瘤[31]。糖皮质激素过多直接抑制 T 淋巴细胞增殖,间接影响 B 淋巴细胞功能,循环 $CD4^+/CD8^+$ 淋巴细胞减少。当 Cushing 综合征的高皮质醇血症被控制后,原来存在的自身免疫疾病复发,甚至发生新的自身免疫性疾病,这种状态一

般可维持数月或更长时间,但一般预后良好[32-35]。

(六) CRH/ACTH 依赖性 Cushing 综合征病因分析

CRH/ACTH 依赖性 Cushing 综合征可分为垂体性 Cushing 综合征(Cushing 病)、异源性 CRH/ACTH 分泌综合征和异源性 CRH 综合征三类。其鉴别诊断困难而复杂。

1. CRH/ACTH 依赖性 Cushing 综合征的病因鉴别

(1) 异源性 ACTH 分泌综合征与 Cushing 病鉴别:异源性 ACTH 分泌综合征的临床表现与一般的 Cushing 综合征基本相同,两者的共同特点是均为 CRH/ACTH 依赖性,血 ACTH 和皮质醇均升高,并伴皮肤色素沉着,肾上腺均为双侧增生;当异位肿瘤的恶性程度不高(如类癌)时,Cushing 综合征的病情较轻。一般来说,异源性 ACTH 分泌综合征有如下特点:①病史较短,而 Cushing 病的病情轻,症状逐渐增多,约需数年才变得较典型。②病情较重,高血压、低血钾的发展快,难以用通常的治疗方法纠正。③很少伴中心性肥胖。④由于所分泌的 ACTH 来自肿瘤,垂体无阳性发现。⑤异源性 ACTH 瘤一般都具有自主性,不受 CRH 兴奋,也不被糖皮质激素抑制,故可用大剂量地塞米松(DXM)抑制试验联合尿游离皮质醇(UFC)测定来鉴别病变部位,但支气管类癌分泌 ACTH 较特殊,多数可被大剂量 DXM 抑制。有的支气管类癌除异源分泌 ACTH 外,还同时分泌 CRH 和其他生物活性物质。⑥个别病例的原发肿瘤不分泌 ACTH,而形成转移瘤后却可分泌 ACTH 或 CRH。在临床上,非 CRH/ACTH 依赖性肾上腺皮质大结节增生(AIMAH)引起的 Cushing 综合征的临床表现与 Cushing 病相似,而肾上腺皮质癌的临床表现与异源性 CRH/ACTH 分泌综合征相似,应注意鉴别。Cushing 病与异源性 CRH/ACTH 分泌综合征的鉴别见表2-6-4-26。

表 2-6-4-26　Cushing 病与异源性 CRH/ACTH 分泌综合征的鉴别

鉴别点	Cushing 病	异源性 CRH/ACTH 分泌综合征
病因	下丘脑 CRH 分泌增多或垂体 ACTH 分泌增多	异位肿瘤分泌 CRH/ACTH 或其类似物
发病年龄	任何年龄,20~50 岁多见	任何年龄,>50 岁者多见
男/女	1/5	5/1
病程	长,常达数年	短,常为数月
特殊症状与体征	精神异常,常伴有抑郁	病情发展快,进行性加重伴恶病质
低钾血症和碱中毒	轻	明显,呈进行性加重
女性多毛和雄性化	轻,发展较慢	重,发展迅速
肥胖	向心性肥胖	腰围及腹围高而体重下降
血皮质醇	轻度升高	明显升高
血 ACTH	轻度升高	明显升高
血睾酮与尿 17-KS	轻度升高	显著升高
低钾血症与碱中毒	较轻微	严重
HDDST	85%可抑制,15%不被抑制	100%不被抑制
影像学检查	肾上腺轻度增生,垂体增大或肿瘤	双侧肾上腺增生,垂体增大或肿瘤
异位肿瘤	无	可发现异位肿瘤

(2) 异源性 CRH 分泌综合征与 Cushing 病鉴别:肿瘤异源分泌 CRH 刺激垂体 ACTH 细胞增生,导致 ACTH 分泌增加。异源性 CRH 综合征有单纯分泌 CRH 者,也有 CRH 和 ACTH 同时分泌的现象。异源性 CRH 综合征的临床表现与异源性 CRH/ACTH 分泌综合征亦基本相同,尤其酷似于 Cushing 病;肿瘤分泌大量 CRH,刺激垂体 ACTH 细胞增生甚至形成垂体瘤。此时与 Cushing 病的表现可完全相同,但有三点可供鉴别:①异源性 CRH 综合征的病史短,病情重,高血压、低血钾发展快,难以用通常方法纠正;而 Cushing 病的病史多长达数年或 10 多年,病情轻,发展缓慢,高血压和低血钾不严重。②可找到非垂体肿瘤(以肺癌最常见)。③当肿瘤同时分泌 ACTH 和 CRH 及其他相关肽时,或当病程很短时,异源性 CRH 综合征患者的垂体无异常发现。

(3) 异源性 CRH 分泌综合征与异源性 ACTH 分泌综合征鉴别:肿瘤分泌 CRH 和或 ACTH 而引起 Cushing 综合征有三种可能:①仅合成和分泌 ACTH;②仅合成和分泌 CRH;③同时合成和分泌 ACTH 与 CRH。它们的临床表现基本相同,但异源性 ACTH 分泌综合征患者的垂体正常或缩小而异源性 CRH 综合征者的垂体可能增大;另一个鉴别要点是CRH 测定,异源性 CRH 综合征升高。肿瘤只分泌 CRH 的并发率并不低。例如,甲状腺髓样癌(33%)、前列腺癌(14%)嗜铬细胞瘤(19%)、小细胞型肺癌(9.5%)、原发性小细胞隐性癌(9.5%)类癌(5%)其他肿瘤(<10%)[15]。但是,因 Cushing 综合征的临床表现不典型而被漏诊,应注意鉴别(表2-6-4-27)。

表 2-6-4-27　Cushing 综合征的药物治疗

类固醇合成阻滞剂	赛庚啶 12~24mg/d
酮康唑 200~1000mg/d	GABA 神经能激动剂
氟康唑 200~400mg/d	丙戊酸钠 600~1000mg/d
美替拉酮 500~6000mg/d	多巴胺受体激动剂
依托咪酯 0.03~0.3mg/(kg·h)	溴隐亭 2.5~40mg/d
曲洛司坦 240~1400mg/d	卡麦角林 0.5~7.0mg/d
氨鲁米特 1~2g/d	生长抑素类似物
米托坦 0.5~5g/d	奥曲肽 100~200μg/d
糖皮质激素受体拮抗剂	奥曲肽 LAR 30mg/月
米菲司酮 400~800mg/d	SOM230 1200~1800mg/d
血清素受体拮抗剂	PPAR-γ 激动剂
酮色林 40~80mg/d	吡格列酮 5~30mg/d
利坦色林 10~15mg/d	

2. 非 CRH/ACTH 依赖性 Cushing 综合征的病因鉴别

（1）临床表现：肾上腺肿瘤（腺瘤或癌）患者一般逐渐出现皮质醇增多表现。肾上腺皮质癌患者起病较急、进展较快，在腹部可以触及癌肿或下移的左肾下极，还可出现腰背痛、腹痛和侧腹部疼痛等症状。无功能肾上腺肿块不引起任何症状，常被无意发现，称为意外瘤，大部分为良性肿瘤。分泌皮质醇的肾上腺肿瘤除有 Cushing 综合征症状外，可伴或不伴高血压和男性化表现。但有时只有女性男性化表现，主要与肾上腺表达 LH/HCG 受体和强化 LH/HCG 的作用有关。

（2）实验室检查和影像学检查：不分泌皮质醇的肿瘤患者其去氧皮质酮（DOC）、睾酮、雌二醇、雌酮或其他旁分泌激素升高，基础血 ACTH 和皮质醇浓度可正常。LDDST 时，正常肾上腺皮质生成皮质醇正常或受抑制。检查结果的一般规律是：①肾上腺良、恶性肿瘤所致 Cushing 综合征，24 小时 UFC、17-OHCS 轻度升高；清晨时皮质醇可正常，晚上却不适当升高。②腺瘤患者血尿去氢异雄酮及尿 17-KS 可正常或升高，与皮质醇及 17-OHCS 平行，尿 17-KS 通常低于 20mg/d；或基础皮质醇生成增加，伴 UFC 或皮质醇代谢产物增加；或基础血皮质醇升高，1 天中有一定波动，但达不到正常昼夜节律的波动程度。③肾上腺皮质癌患者由于皮质醇前体物质的不适当升高，尿 17-KS 常超过 20mg/d 甚至更高。④有些"无功能"癌的激素前体如孕三醇浓度或计算醛固酮与其前体 18-羟去氧皮质类固醇比率可以帮助诊断。⑤血 ACTH 受抑制，低于 1pmol/L（5pg/ml）或测不出，而皮质醇分泌不依赖 ACTH 刺激，糖皮质激素负反馈作用抵抗，DXM 不影响肾上腺皮质醇的合成。

（3）HPA 轴动态试验：如高度疑为肾上腺肿瘤应进行下列检查：①美替拉酮试验：检测其对血皮质醇下降有无反应，美替拉酮不仅阻止去氧皮质醇转化成皮质醇，也阻止胆固醇转化生成孕烯醇酮。肾上腺肿瘤患者的垂体分泌 ACTH 处于抑制状态，约半数瘤患者和所有肾上腺皮质癌患者对 ACTH 升高无反应。虽然有些患者的垂体功能未被完全抑制，当皮质醇浓度降低时，血 ACTH 有可能升高，而去氧皮质醇无升高，且尿 17-OHCS 明显下降。②CRH 兴奋试验：由于垂体 ACTH 分泌受抑且高水平的血皮质醇阻止垂体对 CRH 和 AVP 的反应，大多数肾上腺瘤患者对 CRH 无反应。当试验时血皮质醇升高不明显或病程较危重，垂体未完全抑制时可有一定反应，但 AVP 和 CRH 联合 AVP 试验结果不可靠。③ACTH 刺激试验：检查其对 ACTH 有无反应，肾上腺皮质肿瘤所致 Cushing 综合征全部是非 CRH/ACTH 依赖性，但约 60% 腺瘤对药理剂量的 ACTH 有反应，有时还呈过度反应。残存正常肾上腺组织和所有癌肿对 ACTH 都无反应。

（4）非 CRH/ACTH 依赖性肾上腺结节性增生：非 CRH/ACTH 依赖性肾上腺结节性增生存在 3 种可能，其鉴别要点是：①非 CRH/ACTH 依赖性双侧肾上腺大结节性增生（AIM-AH）：血、尿类固醇激素浓度升高，基础 ACTH 测不到，CRH 或美替拉酮刺激后血 ACTH 仍测不到。通常对美替拉酮试验反应也小；当应用替可克肽（合成的 ACTH$_{1-24}$）后，血皮质醇升高；垂体 CT、MRI 正常；肾上腺重量通常 24～500g 或更大，包含多个直径超过 5mm 的非色素性大结节，呈典型的良

性肾上腺结节，双侧肾上腺全切可获治愈。②原发性色素性结节性肾上腺增生不良：其特点是血皮质醇中度升高，昼夜节律消失；血皮质醇前体物质测不到，但有时与皮质醇升高成比例；ACTH 低或测不到；糖皮质激素呈周期性产生或无任何规律；肾上腺核素扫描示肾上腺正常或轻度增大；双侧对称性摄取^{131}I-标记的胆固醇；CT 或 MRI 一般正常。患者明显低骨量与高皮质醇血症程度不相符。ACTH 呈抑制状态，LDDST、HDDST 均不能抑制。偶有反应的原因是皮质类固醇的合成和分泌呈波动性，萎缩的肾上腺皮质细胞对 ACTH 有反应而对 CRH 或 AVP 无 ACTH 分泌反应；结节很小，一般直径<5mm，结节内可见色素；细胞质内见脂褐质，胞核大，有时呈分裂象；结节间质细胞萎缩。③肾上腺意外瘤：患者无症状，但意外瘤往往具有一定程度的皮质醇分泌功能，这种情况称为"亚临床 Cushing 综合征"，可能为 Cushing 综合征的一种特殊临床类型。追踪观察发现，部分患者可进展为临床型 Cushing 综合征，并对心血管系统有一定影响；部分患者有家族史，表现为双侧肾上腺非 CRH/ACTH 依赖性大结节性增生，但目前缺乏诊断标准。

3. 罕见 Cushing 综合征的病因鉴别　罕见 Cushing 综合征主要包括以下六类：①鞍旁或神经垂体的异位 ACTH 分泌瘤、双腺瘤或神经节瘤；②异位 CRH/ACTHl 瘤；③非 ACTH 依赖性异位皮质醇分泌瘤；④糖皮质激素高分泌状态；⑤糖皮质激素过敏感综合征；⑥甲地孕酮/利托那韦/氟替卡松所致的 Cushing 综合征样状态。在排除一般 Cushing 综合征后，应想到罕见 Cushing 综合征可能，但这些 Cushing 综合征的诊断与鉴别诊断较困难。

【ACTH 瘤治疗】

Cushing 病的治疗方法选择见图 2-6-4-15，但引起 Cushing 综合征的病因很多，具体的治疗方法也有不同（图 2-6-4-16）。

（一）手术摘除垂体 ACTH 瘤　被 MRI 确诊的 Cushing 病的治疗基本原则是手术或放射治疗，降低 ACTH 分泌，减轻肾上腺增生，使皮质醇分泌减少而达到治疗目的。目前，对于 MRI 阴性（约 40%）而临床能确诊的 Cushing 病的首选治疗亦是垂体手术，但宜采用内镜下探查，以扩大视野和探查范围。如上述方法无效，可以加用调节神经递质或抑制皮质醇合成的药物减少皮质醇合成；如仍不能控制，可施行双肾上腺切除术，术后终生接受糖皮质激素替代治疗。

1. 垂体手术方式　一般分为以下三种情况：

（1）垂体微腺瘤摘除术：由于近年显微外科技术的不断发展及术中采用电视监视，加上术中 B 超定位和分段分区采血测定 ACTH，垂体微腺瘤的定位准确性较前明显提高。现多采用经蝶窦垂体微腺瘤切除术，此方法手术创伤小，手术及术后并发症少，可最大限度地保留垂体分泌功能，治愈率 80%～90%，术后复发率 10%～30%，而无经验操作者失败率也可能相当高。Meller 等成功经蝶窦选择性垂体微腺瘤切除手术治疗 Cushing 病并妊娠患者。多数在术后发生一过性垂体-肾上腺皮质功能减退，宜补充糖皮质激素治疗，直至功能恢复。常见的并发症有一过性尿崩症、脑脊液鼻漏、出血、感染、颅高压等；还有报道并发低钠血症者，后者多见于伴鞍内扩散的年轻男性患者。

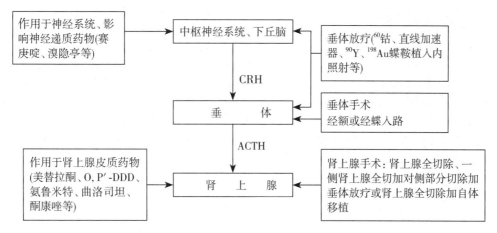

图 2-6-4-15　Cushing 病治疗方案选择

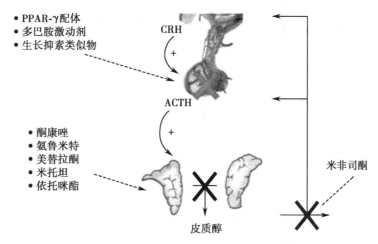

图 2-6-4-16　Cushing 病治疗药物的作用靶点

（2）垂体大腺瘤摘除术：由于垂体大腺瘤的生物学特性为浸润性生长，易向垂体外、鞍上扩展，体积大，宜选用开颅手术，尽量切除肿瘤组织，但往往难以完全清除，术后宜配合放射治疗或药物（化学）治疗。垂体大腺瘤的治疗效果及预后由其浸润性生长特性决定，临床综合治疗可缓解患者症状，延长生命。

（3）垂体腺癌和异位神经节瘤摘除术：垂体腺癌和异位神经节瘤引起 Cushing 病者极少见。条件允许时应尽可能开颅手术切除癌肿，防止肿瘤扩大和转移。

2. 垂体 ACTH 瘤摘除术治愈/缓解标准　Cushing 病儿童在经蝶窦手术后应接受疗效评价以估计预后和复发可能性。尿游离皮质醇降低不是可靠的预测指标，而 ACTH 和 oCRH 试验可用于预后评估。目前更强调在未使用糖皮质激素情况下，测定术后数小时至 2 天内的血清皮质醇水平。垂体 ACTH 瘤摘除术治愈/缓解的一般标准是：①血清皮质醇 5~7μg/dl；②依赖于外源性糖皮质激素的时间>6 个月；③皮质醇和 ACTH 对 CRH 或 DDAVP 缺乏反应；④DXM 抑制试验恢复正常；⑤皮质醇昼夜节律恢复。符合以上各点越多，术后复发的可能性越低。由于正常垂体组织长期被高皮质醇血症抑制，术后必然出现低皮质醇血症。因此，血皮质醇降低本身就是手术成功的标志，但如果患者术前的高度皮质醇血症不严重，或使用了大量药物或合并其他疾病，术后血皮

质醇亦可正常。在使用生理量 DXM 情况下，建议术后第 1 周测定晨间血皮质醇，如果术后使用糖皮质激素则主要根据症状和体征估计病情。如果术后多次测定的晨间血皮质醇<2μg/dl（50nmol/L）可认为病情缓解，不需要做进一步的监测和评估（复发率为 10%/10 年）；如果血皮质醇介于 2~5μg/dl，或尿游离皮质醇在 20μg/24h（55nmol/24h）以下，亦可认为已经缓解。晨间血皮质醇>5μg/dl（140nmol/L）或尿游离皮质醇>100μg/24h，且持续 6 周以上，提示仍未治愈或已经复发，需要做进一步的病情评估和长期追踪。

3. 垂体 ACTH 瘤摘除术后 Cushing 综合征复发与术后并发症　垂体瘤摘除术后复发较常见，其原因是：①由于手术难度大或摘除技术等原因而未能去除全部垂体瘤组织；②分泌 ACTH 的垂体瘤恶变或垂体癌复发；③肾上腺存在自主功能性结节（血 ACTH 测不出）。对垂体瘤术后复发者要根据病因分别进行再次垂体手术治疗、药物治疗、放疗或肾上腺自主功能结节切除等处理（图 2-6-4-17）。GH 缺乏症的发生率较高，部分患者的 GH 缺乏症为永久性。GH 缺乏症亦见于垂体放疗后，但发生率较低。儿童 Cushing 综合征患者在垂体瘤摘除术后应密切观察血 GH 变化，必要时，应根据病情补充 GH，以防止发生生长发育障碍。

4. 垂体 ACTH 瘤术后药物治疗　手术期间常规给予氢化可的松。术后改用替代剂量的糖皮质激素，一般在术后第

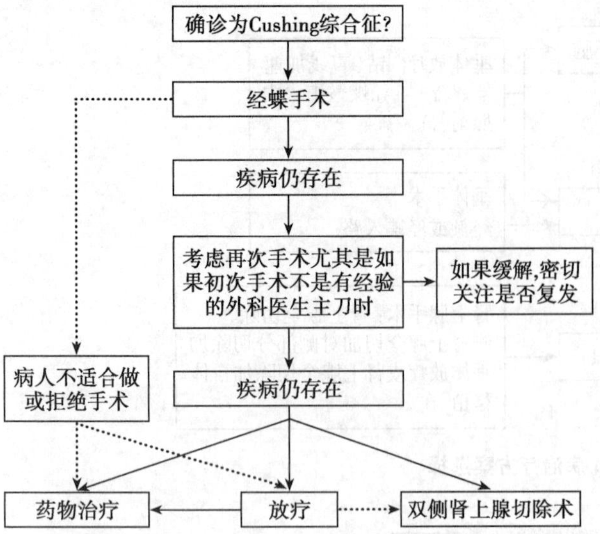

图 2-6-4-17 Cushing 病的处理决策与流程
Cushing 病首选经蝶手术（TSS）治疗，如果术后未能解
除症状，一般选择再次手术治疗；术后考虑药物治疗、
放疗或肾上腺切除等处理

4 天停药，次日上午 9 时采血测定皮质醇，由于 ACTH 瘤抑制垂体剩余的 ACTH 细胞，故在腺瘤摘除后，血皮质醇 <30nmol/L（1μg/dl）者提示需用糖皮质激素替代治疗。如果皮质醇不能被抑制，即使此时的血皮质醇已经降至正常以下，也说明 ACTH 瘤未被"治愈"（尤其是儿童患者），这些患者必须严密追踪，并定期评价垂体功能。

（二）放射治疗 放射治疗垂体瘤在 20 世纪 60 年代显示了其治疗作用；80 年代的资料表明，放疗可减少垂体瘤术后复发率。由于垂体瘤摘除术快速发展，垂体放射治疗已很少单独应用，现仅作为 Cushing 病的辅助治疗方法，常用于无法定位的垂体微腺瘤、因各种原因不能施行垂体手术的大腺瘤、Nelson 综合征或腺癌术后。经改进放射治疗技术，减少照射野周围组织损伤，γ 刀及 X 刀的应用增多，但缺乏远期效果、术后并发症及对机体影响的观察结果。

在临床上，如果 Cushing 病已经确诊，但找不到垂体肿瘤依据（MRI 阴性）时，必须重新评价诊断；如确系无误，仍然首选经蝶窦垂体微腺瘤（ACTH 瘤）切除术。内镜探查蝶鞍全部，并重点视察中部海绵窦壁。当 MRI 不能发现放疗治疗点时，可对全蝶鞍区进行放疗。60 钴（^{60}Co）或/和直线加速器都有一定效果，50%~80% 的 Cushing 病缓解，一般在放疗后 6 个月出现疗效。还可用内照射治疗垂体瘤，将放射性物质（^{198}Au、^{90}Y 等，其中 ^{90}Y 放射单一的 β 射线，无 γ 射线，对垂体周围组织无损伤作用）植入蝶鞍进行放射治疗，但因需要手术进行，目前很少应用。由于放射治疗的副作用有组织放射性水肿，故不宜作为大腺瘤、已有或可能有视交叉压迫患者的首选治疗方法。Cushing 病多次垂体放疗后出现头痛、头晕及耳鸣等不适反应，考虑为放射性脑损伤所致。随着时间延长，可出现部分性或全垂体功能低下，首先是促性腺激素和 GH 分泌不足，随后是促甲状腺激素、促皮质激素缺乏，需终身激素替代治疗。长期随访的发生率 20%~60%。放疗后脑部恶性病变的报告有增加趋势，除神经胶质瘤外，还可发生星状细胞瘤、脑膜瘤及多发性动脉瘤等。

（三）肾上腺切除 肾上腺切除术是 Cushing 病的传统治疗方法，目前已不作为首选。肾上腺结节既可见于 Cushing 病，也可能是 Cushing 病合并肾上腺"意外瘤"。而 Cushing 病引起的肾上腺皮质增生又可分为弥漫性增生、结节性增生和瘤样增生等多种形式；尤其在双侧增生不对称时，其病因鉴别相当困难。除肾上腺皮质自主性结节外，Cushing 病所致的肾上腺皮质增生均在垂体手术后自发消退，不必手术治疗。而肾上腺皮质自主性结节必须手术切除。所以，在实施肾上腺切除术前，必须仔细将肾上腺增生性结节和腺瘤鉴别开来。

1. 切除方法 主要适用于非 CRH/ACTH 依赖性 Cushing 综合征，即肾上腺皮质醇瘤、自主结节性增生）和 Cushing 病行垂体瘤手术失败者[18]。肾上腺切除术方法包括肾上腺次全切除术、全切除术和肾上腺切除后自体移植术等。当 Cushing 病经垂体手术、放疗等治疗无效时，最终可选择肾上腺全切术，95% 患者可获缓解。可以经腰部切口入路或腹腔镜进行手术。腹腔镜手术可以经腹腔或经腹膜后两种方法。腹腔镜方法手术创伤小，减少术中腹部并发症，术后恢复快，可作为肾上腺切除的新方法。但技术要求较高，凡有腹部手术史或心肺功能差者，经腹膜后腹腔镜方法更合适。术中应静脉给予氢化可的松，术后 3~7 天改为维持量。一般于术后第 5 天检测血皮质醇（检测日停用氢化可的松），如血皮质醇 <30nmol/L（1μg/dl），应给予糖皮质激素替代治疗。如果虽然血皮质醇正常，但不能被 DXM 抑制，亦提示手术治疗失败或仅部分有效，成人 Cushing 综合征的复发率约 2%，儿童 Cushing 综合征复发率可达 40%。因此，手术后必须对垂体-肾上腺功能进行重新评价和定期追踪。对诊断 Cushing 病而垂体 MRI 未发现微腺瘤者、因年龄大或其他某种原因不能作垂体手术而病情严重者，宜作肾上腺次全切除术，加术后垂体放射治疗。病情轻者用药物加垂体放射治疗控制肾上腺皮质激素过度分泌。术前无法预测治疗后是否发生 Nelson 综合征，故提倡定期随访并复查垂体 MRI。

2. 不良反应和并发症 肾上腺全切除术后可明显缓解高皮质醇血症，但术后易出现肾上腺皮质功能低下，需终身服糖皮质激素替代治疗。部分患者（10%~40%）术后发生 Nelson 综合征，即出现垂体分泌 ACTH 肿瘤或原有的微腺瘤快速增生成大腺瘤，血 ACTH 明显升高，皮肤色素沉着加深。为了避免终身替代服药及 Nelson 综合征，有人提出肾上腺次全切除术，即一侧肾上腺全切除，对侧肾上腺大部切除，而单侧肾上腺全切后不需要用糖皮质激素替代治疗。其缺点是肾上腺切除多少的尺度难以掌握。其中部分患者在病情缓解一段时期（数月或数年）后又复发，小部分发生肾上腺皮质功能不全和垂体瘤。Nelson 综合征是 Cushing 病患者行双侧肾上腺切除后的重要并发症。进行性加重的皮肤黏膜色素沉着是本征最主要特点，蝶鞍或鞍外组织受压时表现为头痛、视力减退、视野缩小、眼睑下垂、眼底视盘水肿和视神经萎缩。多数患者血浆 ACTH 基础值 >500pg/ml，同时血皮质醇显著降低。头颅 X 线摄片可显示蝶鞍扩大、骨质破坏或肿瘤征象。

3. 术后处理 为了防止术后并发肾上腺皮质功能减退

症和 Nelson 综合征,可将切下的肾上腺作自体移植。移植的肾上腺组织可能活存下来,而原有的肾上腺皮质功能亢进获得缓解。具体方法是:将切下的两侧增生肾上腺在低温容器中切成若干小块,分别移植于两侧缝匠肌中,手术准备同肾上腺切除术。术后仍作激素替代治疗,密切观察下逐渐减少剂量以至停用,小部分患者的 Cushing 综合征症状迅速减轻或消失,血皮质醇、UFC、尿 17-OHCS 降至正常或略低于正常水平,但大多数由于移植组织未存活,仍需终身糖皮质激素替代治疗。Cushing 综合征患者手术治疗后补充糖皮质激素的判断指标为:血皮质醇和 ACTH 水平正常者不必补充糖皮质激素;如血皮质醇降低而 ACTH 升高,需要补充糖皮质激素。糖皮质激素补充治疗过程中,评价补充糖皮质激素的量是否合适的指标主要是症状、血电解质和 ACTH,血皮质醇不能作为判断指标。部分患者无肾上腺皮质功能减退的临床表现,血皮质醇和 ACTH 亦正常,但有不同程度的精神症状,其原因未明,可能是一种戒断反应。对这些患者不宜再给予外源性糖皮质激素。肾上腺次全切除术后,患者的 HPA 轴

形态与功能的恢复需要数月至数年时间。一般主张早晨服用亚生理量地塞米松 0.5mg/d,并在服用地塞米松前定期(数周 1 次)测定血皮质醇,当达到或超过 180nmol/L(6.5μg/dl)时即可停用地塞米松。必要时可用胰岛素耐量试验了解患者对应激的反应性,如反应性低下,必须告诫患者应激时增加用量。

(四)药物控制 Cushing 综合征 不能采用垂体 ACTH 切除术的 Cushing 病和肾上腺皮质醇瘤患者可根据病因,分别选用生长抑素受体激动剂、多巴胺激动剂、Ⅱ型非类固醇受体激动剂、上皮细胞生长因子受体阻滞剂、糖皮质激素受体拮抗剂或类固醇生成抑制剂治疗 Cushing 综合征,见表 2-6-4-28。

用于 Cushing 综合征治疗的药物分为类固醇合成阻滞剂、糖皮质激素受体拮抗剂、血清素受体拮抗剂、GABA 神经能激动剂、多巴胺受体激动剂、生长抑素类似物和 PPAR-γ 激动剂七类(表 2-6-4-29),应用最多的皮质醇合成抑制药物见表 2-6-4-30。

表 2-6-4-28 用于治疗 Cushing 综合征的药物作用机制

药物类型	药物名称	作用靶点	效应
生长抑素受体激动剂	帕瑞肽	ACTH	抑制 ACTH 分泌/皮质醇分泌减少
多巴胺激动剂	卡麦角林	ACTH	抑制 ACTH 分泌/皮质醇分泌减少
Ⅱ型非类固醇受体激动剂	类维 A 酸	ACTH	抑制 ACTH 分泌/皮质醇分泌减少
上皮细胞生长因子受体阻滞剂	EGF 酪氨酸激酶抑制剂	EGF 酪氨酸激酶	皮质醇分泌减少
糖皮质激素受体拮抗剂	米非司酮	糖皮质激素受体	皮质醇/血糖/血脂/血压/体重下降/ACTH 升高
类固醇生成抑制剂	酮康唑	类固醇合成酶	抑制类固醇生成酶和 11β-/17α-/18-羟化酶皮质醇与血液和体重减少
	依托米酯	类固醇合成酶	皮质醇/血糖/血脂/血压/体重下降/ACTH 升高
	米托坦	类固醇合成酶	皮质醇/血糖/血脂/血压/体重下降/ACTH 升高
	LCI699	类固醇合成酶	醛固酮减少

表 2-6-4-29 抑制皮质醇合成药物

药物	作用部位	作用机制	日用量	主要副作用
米托坦	皮质	3β-羟脱氢酶阻滞剂,诱导束状带-网状带坏死	2~4g	恶心,呕吐,腹泻,皮疹,高胆固醇血症
氨鲁米特	皮质	3β-羟脱氢酶,11β-羟化酶阻滞剂	0.5~1g	恶心,嗜睡,皮疹,肌病
曲洛司坦	皮质	3β-羟脱氢酶阻滞剂	0.2~1g	流涎,胃肠道症状
美替拉酮	皮质	11β-羟化酶阻滞剂	0.4~4g	肠胃不适,皮疹,高血压,低钾血症
酮康唑,氟康唑	皮质,垂体	抑制细胞色素 P450 依赖酶	0.2~1.8g	恶心,腹泻,瘙痒,头痛,性功能低下
依托咪酯	皮质,垂体	抑制细胞色素 P450 依赖酶	2.5~3mg	肌痉挛,嗜睡,低血压

表 2-6-4-30 肾上腺类固醇激素合成抑制剂

药物	起始剂量	最大剂量
酮康唑	200mg,2 次/天	400mg,3 次/天
美替拉酮	250mg,1 次/天	1500mg,4 次/天
米托坦	500mg,3 次/天	1000mg,3 次/天
依托咪酯	0.03μg/kg 静注,继而每小时静滴 0.1mg/kg	每小时 0.3mg/kg

注:米托坦容易在脂肪组织内贮存,达到饱和状态,故使用 3 个月后应减量,维持药物浓度>20μg/ml 水平

1. **美替拉酮** 是目前应用最多的药物。美替拉酮对皮质醇合成的多种酶有抑制作用,主要阻滞 11β-羟化酶,抑制了皮质醇合成的最后步骤。适于术前准备或危重患者无法手术者。0.5~4.0g/d,建议用牛奶冲服。此药副作用少,仅轻度头痛、头昏,有的患者有消化道症状、皮疹等,对肝脏与骨髓无毒性。观测疗效指标应为血皮质醇含量,而测定尿 17-OHCS 无临床意义。

2. **米非司酮** 米非司酮为糖皮质激素受体拮抗剂,与糖皮质激素受体结合而阻止皮质醇的作用,并可抑制 21-羟化酶活性。每日 5~30mg/kg 可明显改善症状,因作用迅速,尤

其适应于皮质醇引起的应激性精神症状患者,血皮质醇/ACTH和雄激素进一步升高而血皮质醇及UFC下降。但有头痛、乏力、厌食、恶心、肌肉和关节疼痛、直立性低血压等,肾上腺皮质功能不全、子宫内膜增生(抗孕激素作用所致)、闭经、男性乳腺发育、低钾血症等不良反应较常见,经少量补充糖皮质激素治疗即可消失。应用该药治疗时,因不能用血皮质醇或ACTH作为疗效的评价指标(米非司酮使血ACTH和血皮质醇升高),一般主要根据临床表现(体重、血压、皮肤改变、血钾等)进行判断,而且药物导致肾上腺皮质功能减退后,难以发现和诊断。

3. 米托坦 米托坦是一种毒性较小的DDD异构体,其活性比DDD大20倍。该药除抑制皮质醇合成的多种酶外,还直接作用于肾上腺,使肾上腺发生出血、坏死或萎缩,尿17-OHCS、醛固酮、雄激素等排泄量减少。由于O,P'-DDD诱导肾上腺皮质功能不全,于用药(每日50~75mg/kg)的第3天起要补充糖皮质激素和盐皮质激素。

4. 氨鲁米特 氨鲁米特(氨基导眠能,aminoglutethimide)为3β-羟脱氢酶及11β-羟化酶阻滞剂,抑制胆固醇向孕烯醇酮转换。剂量0.5~1.0g/d,分次口服。副作用有食欲减退、发热、皮疹及嗜睡。由于其可阻止碘代谢,故不能长期使用。

5. 依托咪酯 依托咪酯(etomidate)是一种新的中枢神经镇静与抗惊厥药物,有时也用于手术麻醉。本药的最明显副作用是抑制肾上腺皮质功能,据说该药治疗重症疾病伴高皮质醇血症能取得较好效果。

6. 生长抑素类似物 帕瑞肽是一种新的多靶向生长抑素类似物,可与5个生长抑素受体中的4个结合,尤其是与SSTR5(主要在ACTH瘤细胞表达)呈高亲和性结合(表2-6-4-31和图2-6-4-18)。初步观察发现,对Cushing病有良好疗效[20]。

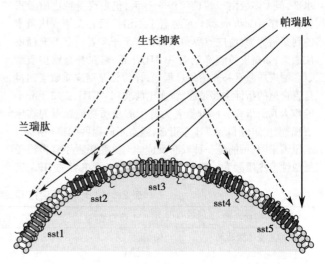

图2-6-4-18 生长抑素类似物与其受体的亲和性

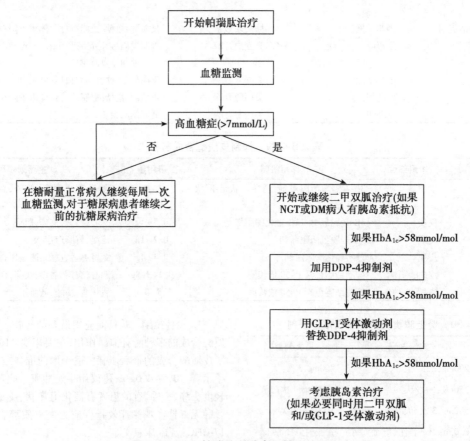

图2-6-4-19 帕瑞肽所致高血糖症的处理

已经使用胰岛素治疗或HbA$_{1c}$高于58mmol/mol者建议加用DDP-4抑制剂GLP-1受体激动剂(GLP-1类似物);SMBG:血糖自我监测

帕瑞肽可用于老年患者、不愿手术或手术后复发者。常规剂量 600~1200μg/次，每天 2 次，一般治疗 3 个月后，血清皮质醇和尿游离皮质醇可降至正常，其他症状和体征也有明显改善。疗效欠佳时可加用卡麦角林，增强疗效。如果应用帕瑞肽后血糖明显升高，则首先用二甲双胍治疗，胰岛素抵抗显著者还可以应用 GLP-1 类似物、DPP-4 抑制剂或胰岛素治疗（图 2-6-4-19）。

7. 皮质醇合成抑制剂 老年人难以耐受手术治疗，用皮质醇合成抑制药为控制高皮质醇血症的有效选择。酮康唑（ketoconazole）抑制线粒体细胞色素 P450 依赖酶（如胆固醇碳链酶和 11β-羟化酶），阻断皮质醇及醛固酮合成（表 2-6-4-32）。剂量 0.2~1.8g/d，从小剂量开始，分次口服，维持量 0.6~0.8g/d。副作用有消化道症状，恶心、发热、肝功能受损等。

表 2-6-4-31 垂体瘤的生长抑素受体表达

研究者	研究方法	SST1	SST2	SST3	SST4	SST5
Greenman 等	RPA/RT-PCR	1/3	0/3	1/2	0/1	1/1
Miller 等	RT-PCR	3/5	5/5	0/5	0/5	4/5
Nielsen 等	RT-PCR	0/1	0/1	1/1	1/1	0/1
Panetta 等	RT-PCR	1/1	1/1	1/1	0/1	0/1
Batista 等	RT-PCR	12/13(高)	9/13(低)	0/13(−)	5/13(?)	13/13(高)
Hofland 等	RT-PCR	1/6(低)	6/6(低)	2/6 低	2/6(低)	6/6(高)
Fleseriu 等	RT-PCR	7/10(低~高)	8/10(低~高)	3/10(中)	4/10(高)	7/10(低~高)
总计(%)	–	25/39(64%)	29/39(74%)	8/38(21%)	12/37(32%)	31/37(84%)

表 2-6-4-32 酮康唑与其他药物的相互作用

被酮康唑增强作用的药物				不能与酮康唑同用的药物
显著增强	中度增强	轻度增强	协同增强	
阿瑞坦 (aprepitan)	氨氯地平 (amlodipine)	氨氯地平 (armodafinil)	氨普那韦 (amprenavir)	阿普唑仑 (alprazolam)
芬太尼 (fentanyl)	苯二氮䓬类 (benzodiazepines)	环素奈德 (ciclesonide)	达卢那韦 (darunavir)	阿司咪唑 (astemizole)
拉帕替尼 (lapatinib)	布地奈德(budesonide)	依托泊苷 (etoposide)	多柔比星 (doxorubicin)	西沙必利 (cisapride)
咪达唑仑 (midazolam)	香豆素类 (coumarin-like)	米非司酮(mifepristone)	红霉素 (erythromycin)	麦角胺 (ergotamine)
他汀类 (statins)	环孢素 (cyclosporin)	膜达非尼 (modafinil)	夫山那韦 (fosamprenavir)	
辛伐他汀 (simvastatin)	多西塔赛 (docetaxel)	苯妥英 (phenytoin)	洛匹那韦 (lopinavir)	
舒尼替尼 (sunitinib)	甲泼尼龙(methylprednisone)	长春瑞滨 (vinorelbine)	(ritonavir)	
其他药物				

注：其他药物包括多奈哌齐(donepezil) 非洛地平(felodipine)、氟替卡松(fluticasone)、吉非替尼(gefitinib)、伊马替尼(imatinib)、异烟肼(isoniazid)、甲氟喹(mefloquine)、厄洛替尼(erlotinib)、雌激素(estrogens) 美沙酮(methadone)、硝苯地平(nifedipine)、泼尼松龙(prednisolone)、奎尼丁(quinidine)、沙美特罗(salmeterol)、他克莫司(tacrolimus)、维 A 酸(tretinoin) 等

8. 多巴胺受体激动剂与血清素拮抗剂 多巴胺受体激动剂（如溴隐亭）或血清素拮抗剂（如赛庚啶）对 CRH/ACTH 依赖性 Cushing 综合征有一定效果，尤其适用于周期性 Cushing 综合征的治疗。

9. 降糖药物 胰岛素增敏剂可降低围术期并发症的发生率，但患者能否从长期治疗中获益有待进一步研究。并发或合并糖尿病时，在降低血皮质醇水平的同时，加用抑制皮质醇合成的药物，如甲吡酮、酮康唑或米托坦；降低血糖的药物可选择二甲双胍或胰岛素。

抑制皮质醇合成药物的作用机制及用法参见表 2-6-4-33。Cushing 病的治疗需要采取综合方案，如各种治疗方法配合适当，不仅可提高疾病的治愈率，还可减少不良反应如腺垂体功能减退及 Nelson 综合征等的发生率。除上述综合治疗方案外，随着 Cushing 病病因、发病机制研究的深入，Cushing 病可能与遗传、基因改变有关。在此基础上，有人提出在手术、放疗的基础上加基因治疗，有可能成为治疗垂体肿瘤的新途径。Frankel 等将反义寡核苷酸链试用于抑制 ACTH 分泌以治疗 Cushing 病和异源性 CRH/ACTH 分泌综合征，取得一定效果。

表 2-6-4-33　抑制 Cushing 病 ACTH 分泌的中枢性药物

药物	剂量	治疗作用	不良反应
生长抑素类似物			
奥曲肽（octreotide）	100~300μg/d	临床研究无效	胃肠不适/胆囊结石/高血糖/GH 缺乏？
帕瑞肽（pasireotide）	600μg/次（2 次/天）	有一定疗效	无
多巴胺激动剂			
溴隐亭（bromocriptine）	3~30mg/d	长期疗效差	恶心/直立性低血压/心瓣膜功能异常
卡麦角林（cabergoline）	1~7mg/周	较溴隐亭的疗效佳	直立性低血压/心瓣膜功能异常
组胺/血清素抑制剂			
赛庚啶（cyproheptadine）	4~2mg/d	疗效差	嗜睡/体重增加
5-HT2 激动剂			
利坦色林（ritanserin）		多数疗效不稳定	无
PPAR-γ 受体激动剂			
罗格列酮	4~16mg/d	实验有效/临床无效	已退市
吡格列酮	45mg/d	不明	无

注：PPAR-γ：peroxisome proliferator-activated receptor-γ，过氧化物增殖活化受体-γ；5-HT：5-hydroxytryptamine，5-羟色胺

【非 CRH/ACTH 依赖性 Cushing 综合征治疗】

（一）肾上腺病变切除　可选择单侧或双侧腹腔镜下肾上腺切除术治疗非 CRH/ACTH 依赖性 Cushing 综合征，但过度肥胖（BMI>30）影响视野和组织分离而不宜采用。一般手术经腰部切口入路，近年有不少报道用腹腔镜手术方法。侧卧位腹腔镜肾上腺（腺瘤）切除术，快速、安全、有效，并发症少，尤其适于腹部手术史或病情危重患者。Hubens 报道，结合腹腔镜与辅助自动内镜是用于肾上腺切除术治疗 Cushing 综合征的新方法。Liang 报道，CT 引导下经皮结节内醋酸注入有效治疗 3 例肾上腺腺瘤（直径 1.3~3.3cm）患者，术后为促进同侧或双侧萎缩的肾上腺组织较快恢复功能；在使用糖皮质激素替代治疗同时，可肌注长效 ACTH 60~80U/d，2 周后渐减量，每隔数日减 10U；如肾上腺组织已经明显萎缩，则需长期用可的松（25~37.5mg/d）替代治疗，随肾上腺功能恢复而递减用量，大多数患者可在 3 个月至 1 年内停止替代治疗。

肾上腺肿瘤切除要根据肿瘤大小、良恶性性质选择术式。肿瘤大，估计恶性可能性大者，建议选开腹手术；如肿瘤小、良性者可考虑腹腔镜手术切除。当肿瘤无法切除时，还可以考虑用肾上腺动脉栓塞治疗，经肾上腺动脉插管，肿瘤内注入无水乙醇和碘海醇（iohexol）混合物可抑制皮质醇过度分泌。术后 1 年功能尚不能恢复者可能需终身替代治疗。如不能根治或已有转移，用皮质醇合成抑制药如米托坦降低血皮质醇，缓解症状。儿童 Cushing 综合征患者肾上腺肿瘤以恶性多见，治疗以手术为主，术后加用化疗。

（二）围术期处理

1. 术前准备　肾上腺肿瘤或增生所致 Cushing 综合征患者术前必须准备充分，防止发生术后急性肾上腺皮质功能不全。如完善术前准备，纠正水电解质、酸碱失衡，低钾碱中毒者应补充氯化钾，3~6g/d。糖代谢紊乱或糖尿病者应予胰岛素治疗，将血糖控制在正常水平。负氮平衡者给予丙酸睾酮或苯丙酸诺龙治疗。合并感染者使用抗生素控制感染。详细检查心、肾等脏器功能，并针对高血压、心律失常等给予适当处理。术前 12 小时及 2 小时各肌注醋酸可的松 100mg（每侧臀部各 50mg），或术前 6~12 小时开始给氢化可的松静脉滴注。Cushing 综合征的麻醉要点见表 2-6-4-34。

表 2-6-4-34　Cushing 综合征的麻醉要点

麻醉并发症	处理要点
术前	
皮质醇分泌过多	肾上腺酶抑制剂
高血压	降压治疗（除 ACEI 和 ARB 外）
高血糖	停用口服降糖药启用胰岛素治疗
低钾血症	螺内酯补充钾盐
高凝状态	低分子量肝素下肢压迫装置术后尽早活动
术中	
麻醉方案	全麻气管内麻醉±硬膜外麻醉
体位	小心改变体位避免骨折
麻醉前用药	小剂量镇静剂避免用力过大
胃抽吸术	药物快速诱导麻醉 Sellick 操作
气道管理	预充氧疗法正确插管
静脉切开	选择较大的外周静脉中心静脉插管
心肺有创监测	桡动脉插管 Swan-Ganz 导管
血液生化检查	监测血糖电解质和 pH
拔管后气道衰竭	清醒状态下拔管注意监测病情变化
术后	
急性疼痛	积极治疗阿片止痛剂
血液生化异常	监测血糖电解质和 pH
术后呼吸衰竭	呼吸训练止痛活动
静脉血栓形成	低分子量肝素早期运动

2. 术中处理　给予氢化可的松 100~200mg，加入 5% 葡萄糖盐水 500~1000ml 中缓慢静脉滴注；至肿瘤或肾上腺切除后加快滴注速度；如发生血压下降、休克或皮质危象等情况，应及时给予对症及急救治疗，并立即加大皮质醇用量，直至病情好转。

3. 术后处理　一般分为四个阶段：①术后第 1 天：氢化可的松静脉滴注量 200~300mg，有休克者常需加量至 300~500mg 以上；同时肌内注射醋酸可的松 50mg，每 6 小时 1 次，或 DXM 1.5mg，每 6 小时一次。②术后第 2 天和第 3 天：氢

化可的松100~200mg/d静脉滴注,或DXM 1.5mg肌内注射,每8小时一次,或醋酸可的松50mg肌内注射,每8小时一次。③术后第4天和第5天:氢化可的松50~100mg/d静脉滴注,或DXM 1.5mg肌内注射,每12小时一次,或醋酸可的松50mg,肌内注射,每12小时一次。④术后第6天及以后:糖皮质激素改为口服维持量,泼尼松5mg,每天3次,以后逐渐减至维持量。维持时间一般为1~3个月,个别患者的维持时间可稍延长。肾上腺皮质次全切除患者,术后糖皮质激素可缓慢减量,最后可停用。当减至维持量后,如尿17-OHCS或UFC仍明显升高,表示癌肿未彻底切除,宜加用化疗;否则可继用维持量,并观察复发征象。糖皮质激素治疗过程中,应观察血压、电解质、尿17-OHCS、17-KS及血皮质醇浓度变化;术后为促进萎缩的肾上腺恢复,可加用ACTH 20~60U/d,肌内注射;7~10天后减量,每数日减10U。但也有人持反对意见,认为此时给ACTH恰恰妨碍了残存的肾上腺功能恢复,因为不单是肿瘤外的肾上腺组织萎缩,垂体ACTH细胞也处于极度萎缩状态。如存在ACTH分泌肿瘤,应先行肿瘤手术;或在肾上腺手术后作垂体放射治疗。肾上腺全切术后,需皮质激素作永久性替代治疗。异源性CRH/ACTH分泌综合征者尽可能切除原发癌肿。而下丘脑-垂体性Cushing病患者作双侧肾上腺切除后,如发生皮肤色素加深,血ACTH明显升高,甚至出现垂体大腺瘤及其相应综合征者,提示Nelson综合征。因此,主张双侧肾上腺切除术后加用垂体放射治疗,并定期随访观察。肾上腺腺癌术后如需大手术治疗或合并重症感染,应给予糖皮质激素补充治疗。术后Addison病的预防办法是合适的糖皮质激素替代治疗。如已经发生Nelson综合征,可用卡麦角林治疗,每周1次口服1mg,共用6个月;如血ACTH仍升高,则改为2mg,每周一次,再使用6个月,并复查血ACTH、垂体MRI等。

(三) 术后Cushing病复发判断与处理 经蝶窦手术后判断Cushing病是否复发(3%~47%,复发时间16~49个月)是临床上的难题,判断的主要指标是临床表现、血清皮质醇和尿游离皮质醇,如术后2~3天血清皮质醇>21μg/dl提示复发;2~51μg/dl者应每2~3个月复查,警惕亚临床Cushing综合征可能,>51μg/dl提示已经复发,需要给予相应治疗(再次手术、放疗、药物治疗,图2-6-4-20)。

(四) Cushing综合征并发高血糖症的治疗 血糖升高是Cushing综合征的最常见(约50%)代谢并发症[36,37],最早表现为餐后血糖升高,继而出现空腹血糖增高。此外,一些药物(如生长抑素类似物帕瑞肽、米非司酮)可诱发或加重糖代谢紊乱[38,39]。皮下注射帕瑞肽600μg,每天2次,15天后,血糖升高者达到35.9%,个别发生严重的高血糖症。因此,原来没有糖尿病的Cushing综合征患者在接受帕瑞肽治疗后应严密观察血糖和HbA1c变化。当空腹血糖≥7mmol/L和/或HbA1c≥6.5%可诊断为糖尿病,并需要按糖尿病进行治疗[40]。

【特殊类型Cushing综合征的治疗】

Cushing综合征患者的垂体ACTH细胞常发生糖皮质激素受体基因点突变,但这并非引起糖皮质激素抵抗的根本原因。该受体基因杂合性丢失(LOH)可产生相对性糖皮质激素抵抗,这些患者似乎更容易发生自主性ACTH分泌。

(一) 原发性肾上腺病变治疗 不依赖CRH/ACTH的双侧肾上腺增生应选择双侧肾上腺全切除术治疗,防止残余肾上腺组织再次增生,术后糖皮质激素终身替代治疗。异源性CRH/ACTH分泌综合征应明确ACTH起源,治疗原发癌瘤,根据病情选择手术、放疗、化疗或联合治疗。如能根治,症状可以缓解;如不能根治,则需用皮质醇合成抑制药减少皮质醇合成。据报道,溴隐亭对肺类癌所致的异源性CRH/ACTH分泌综合征有一定效果。

(二) 妊娠并Cushing综合征治疗 部分女性在妊娠后诱发Cushing综合征。活动性Cushing综合征患者妊娠困难,可能因类固醇激素抑制黄体生成素释放,导致排卵功能障碍。如已有妊娠,则导致流产、早产或死胎,母亲的妊娠并发症发生率高。妊娠并Cushing综合征多因肾上腺皮质醇分泌瘤引起,少数患者属于"妊娠所致的Cushing综合征",此种Cushing综合征的特点是产后可自动缓解,发作时出现紫纹、高血压和糖代谢异常。轻度Cushing综合征可给予支持治疗,同时严密监测病情变化。妊娠期间尽量不用药物治疗和手术治疗。重度Cushing综合征治疗的原则是:①第1个三月期终止妊娠,接受药物(如甲吡酮,无致畸作用)治疗;②第2个三月期手术治疗,可加用药物治疗;③第3个三月期在胎儿足月后尽早分娩;④产后按病因接受Cushing综合征的常规治疗[41]。

(三) 儿童Cushing综合征治疗 儿童Cushing综合征的治疗应避免对生长发育的不良影响。新生儿和儿童(婴幼儿)以肾上腺癌和HIV感染较多见,偶见结节性增生。条件允许时,应尽可能开颅手术切除病灶,防止肿瘤进一步扩大和转移。慎用美替拉酮、酮康唑、氨鲁米特和生长抑素类药物。手术后需用糖皮质激素替代治疗者要定期复查血ACTH,防止替代过量。儿童Cushing综合征伴GH缺乏和生长发育障碍,使身高/体重比值明显下降,故需同时应用GH制剂,促进生长发育。

【病例报告】

(一) 病例资料 患者女性,64岁。因服用自制药8年,发现血糖升高4年,水肿20余天入院。患者于8年前因患"支气管哮喘"服用氨茶碱、沙丁胺醇,后因病情控制差,当地医院给予自制药粉服用(配方不详),每次1包,每日1次,服用后哮喘病情明显控制,共服用8年。5年前渐出现四肢乏力,4年前出现口干、多饮多尿,夜尿增多,食量增加,随机血糖14.0mmol/L,口服二甲双胍(0.75g/d)和尼群地平(10~20mg/d)后,餐后血糖仍明显升高(18~25.0mmol/L),同时三次因感冒未进食而服用药物后出现昏迷和舌咬伤,小便失禁,急测血糖为1.5~2.0mmol/L,血压150/80mmHg,给予葡萄糖注射后神志转清,未遗留肢体活动障碍、大小便异常等不适。2014年1月改用泼尼松片(25mg/d)口服3个月未减量,同时口服氨氯地平和二甲双胍。半年前出现双膝关节、双踝关节疼痛,下蹲后需扶站。空腹血糖4.0mmol/L,餐后血糖14.0~24.0mmol/L,改用速效胰岛素(12U/d)、依那普利(2.5mg/d)和沙丁胺醇(4mg/d)治疗。20余天前出现食欲减退,四肢乏力加重,颜面、下肢水肿,头痛、头晕和阵发性头痛。既往曾患"支气管哮喘"20余年,"鱼鳞病"50余年,曾因右侧输尿管结石手术切开取石,否认长期使用利尿

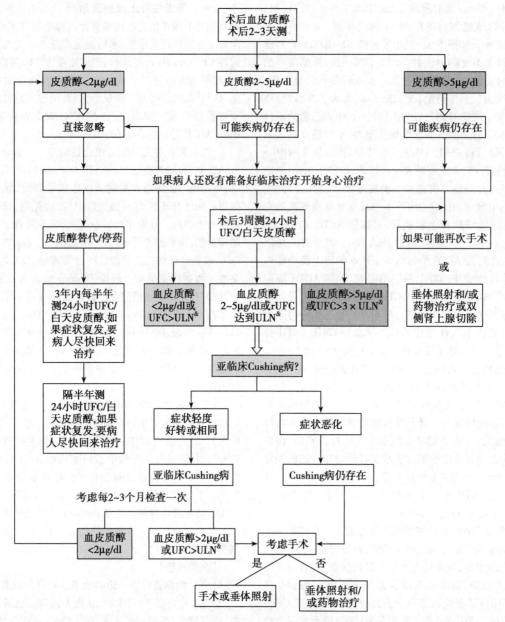

图 2-6-4-20 术后 Cushing 病复发判断与处理

剂、甘草等病史。个人史、月经史和婚育史无特殊。儿子患银屑病 5 年。

体温 37.5℃，脉搏 100 次/分，血压 130/94mmHg，BMI 21.53kg/m²，腰围 84cm，臀围 87cm，腰臀比 0.97。全身皮肤干燥，多处银白色皮屑，部分脱落。满月脸，多血质外貌，发迹下移，四肢相对瘦小，无紫纹，无痤疮，上唇皮肤有少许毫毛。桶状胸，心率 100 次/分，偶可闻及期前收缩 2 次/分，右侧腹股沟可见 6cm 手术瘢痕。踝关节周围呈紫色，皮温稍高，肿胀伴压痛，双手末端指间关节向桡侧偏斜，双足可见皮肤黄色结痂，双下肢中度凹陷性水肿，四肢肌力、肌张力正常。血常规示中度正细胞正色素贫血，血清铁 11.0μmol/L，网织红细胞示未成熟网织红细胞比值 11.7%，低荧光网织红细胞比值 88.3%，中荧光网织红细胞比值 11.0%，网织红细胞血红蛋白含量 30.0pg/L，空腹血糖 7.28mmol/L；C 肽 0.64nmol/L；血钠 140~146mmol/L，血钾 2.7~3.7mmol/L，血

钙 2.43~2.86mmol/L；血清白蛋白 32.2g/L，血沉 44mm/h。血常规、肾功能、BNP 正常。24 小时尿钾 40.56mmol，尿钙 11.18mmol/L，24 小时尿蛋白 48mg；腹部彩超示右肾形态偏小，实质回声增强，双肾小结石；脑 CT 示右侧基底节区陈旧性脑梗死，双侧顶叶斑片状高密度影。尿常规提示泌尿系感染，给予莫西沙星抗感染，两天后出现晚间发热，伴尿涩痛，改用莫西沙星注射液 400mg/d 静滴抗感染。尿素氮 1.9mmol/L，肌酐 82μmol/L，尿酸正常，GFR 48.25ml/min。甘油三酯 2.05mmol/L，高密度脂蛋白胆固醇 1.01mmol/L；肝功能示谷丙转氨酶 11.6U/L，总蛋白 60.9g/L，白蛋白 33.7g/L；4 天后复查血清白蛋白 32.1g/L。血、尿电解质测定结果见表 2-6-4-28。磷廓清率 4.87ml/min，肾小管磷重吸收率 96%。动脉血 pH 7.46，二氧化碳分压 32.0mmHg，氧分压 82.0mmHg，血氧饱和度 96.0%，实际碳酸氢根 23.0mmol/L，实际碱剩余 0mmol/L，标准碱剩余 -1.0mmol/L。糖化血红蛋白

8.7%；GAD-Ab、IA-2A、ZnT8-Ab 阴性；眼底照相示双眼眼底出血斑；尿总蛋白 127.47mg/24h，微量白蛋白 2.65mg/24h，尿肌酐 6.63mmol/L。尿游离皮质醇 99.8nmol/24h，尿 17-酮类固醇 23.6μmol/24h，尿 17-羟类固醇 7.30nmol/24h；血清 17-OHP 0.45ng/L，硫酸脱氢表雄酮 0.2mg/L。LH 23.1U/L，FSH 58.5U/L，PRL 12.7U/L，雌二醇 0.05nmol/L，孕酮 < 0.21ng/L。睾酮<0.21ng/L。FT$_3$、FT$_4$ 正常，TSH 5.50mU/L；血沉 79mm/h，C 反应蛋白 25.3mg/L。食入物、吸入物过敏原检测显示总 IgE 阳性，鸡蛋、粉螨、尘螨阳性；类风湿因子、IgG、IgA、IgM、抗 CCP-IgG、ENA、ANA、血管炎抗体、血尿本周蛋白均正常。骨密度提示骨质疏松，血清 25-(OH)D 71nmol/L，骨碱性磷酸酶正常；β 胶原特殊序列 2200pg/ml，骨钙素 62ng/ml。肺功能示轻度阻塞性通气功能障碍，舒张试验阳性。ACTH 与皮质醇节律测定结果显示为继发性肾上腺皮质功能减退症（表 2-6-4-35）。心电图示窦性心律，低电压，ST-T 改变；心脏彩超示左室顺应性减退，收缩功能测值正常；腹部彩超示钙化灶、胆管壁钙化、老年性子宫声像、心影稍增大；双手多个指间关节慢性骨关节病，部分指间关节半脱位；腰椎退行性变，L$_{2/3}$、L$_5$/S$_1$ 椎间盘病变，腰椎呈 S 形弯曲畸形和多发颈椎椎间盘病变。右侧基底节区陈旧性腔隙性梗死与脑萎缩；左侧半卵圆区高密度钙化灶；肝及双肾囊肿；右肾体积小，萎缩，肺气肿、双胸膜下增殖灶，右中肺肺大疱，右上肺舌段少许纤维灶并炎性结节，肝顶部钙化灶。头颅 MRI 双侧基底节区及半卵圆区多发性腔隙性脑梗死，脑白质病变（图 2-6-4-21）。

表 2-6-4-35　ACTH 与皮质醇节律测定结果

项目	8时	16时	0时
外院皮质醇节律（nmol/L）	164.8	115.1	126.4
入院后皮质醇节律（nmol/L）	246.6	138.7	110.1
入院后 ACTH 节律（ng/L）	66.9	45.9	23.1

（二）病例讨论　　本例诊断为：①外源性糖皮质激素所致的 Cushing 综合征、药物撤退性肾上腺皮质功能减退症、类固醇性继发性糖尿病、继发性高血压和双肾结石伴右肾积水及右肾萎缩；②类固醇性高钙血症与高磷血症；③泌尿系感染；④支气管哮喘并发肺气肿；⑤冠心病（心肌缺血型），心功能Ⅱ级；⑥鱼鳞病。患者既往长期服用糖皮质激素，骤停后出现食欲减退，乏力，目前皮质醇水平偏低，ACTH 稍高，24 小时尿游离皮质醇、尿 17-酮类固醇、尿 17-羟类固醇、血清 17-OHP、硫酸脱氢表雄酮均偏低，ACTH 兴奋试验提示肾上腺皮质储备功能差，少量糖皮质激素替代治疗后食欲好转。本例与一般糖皮质激素所致骨质疏松症的比较的特殊之处在于血钙磷升高。X 线提示双手、腰椎骨质疏松；右肺可见肺大疱，双肺未见结节及活动性病变，腰椎 MRI 示腰椎信号高，脂肪变性明显，无椎体压缩，多发椎间盘病变和 L$_2$~L$_3$ 终板炎性病变；头颅 MRI 示腔隙性脑梗死（见图 2-6-4-21）。

患者使用糖皮质激素 8 年，发现血糖、血压高 4 年，半年

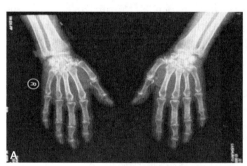
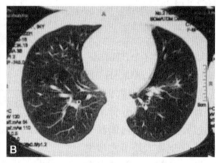
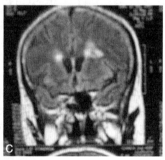
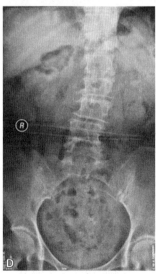
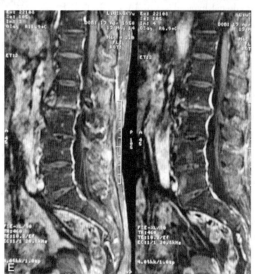

图 2-6-4-21　病例的影像检查
A. 双手 X 线片；B. 双肺 CT；C. 头部 MRI；D. 腰椎 X 线片；E. 腰椎 MRI

前出现双膝、踝关节疼痛,乏力,向心性肥胖,1月余前骤停服糖皮质激素,20余天前出现食欲减退,乏力加重,伴水肿、头痛,结合临床体征,皮质醇节律、ACTH 节律及 ACTH 兴奋试验,外源性糖皮质激素所致的 Cushing 综合征伴肾上腺皮质功能减退症(药物撤退性)、继发性糖尿病、继发性高血压的诊断可以成立。患者 PTH 降低支持 PTH 非依赖性高钙血症,可因肿瘤等分泌 PTH 相关肽、维生素 D、肾衰竭、内分泌疾病如肾上腺功能减退症等所致,患者无肿瘤或肾衰依据,血钙和血磷升高,而 PTH 降低,尿钙、尿磷无明显增高,β 胶原特殊序列、骨钙素均增高为糖皮质激素引起骨吸收功能过强所致,骨密度示骨质疏松,肾上腺皮质功能减退亦可造成高钙血症,但不会引起高磷血症。高钙血症和高磷血症是长期使用糖皮质激素,促进骨吸收,抑制骨形成和骨转换增高所致。

本例入院前的治疗不规范,存在多种处置错误,如糖皮质激素用量、减量与维持治疗方案、糖皮质激素所致骨质疏松的预防与治疗等。本例的支气管哮喘和鱼鳞病依赖于糖皮质激素控制,但同时存在的泌尿系感染、冠心病(心肌缺血型)、双肾结石伴右肾积水为糖皮质激素的相对禁忌证。在这种情况下,需要应用最低有效剂量的糖皮质激素,减少不良反应,同时给予二膦酸盐治疗骨质疏松症,因血钙升高,可暂不给予维生素 D 和钙剂。

(方妮 廖二元)

第5节 非 ACTH 依赖性原发性肾上腺大结节增生

非 ACTH 依赖性原发性肾上腺大结节增生(ACTH-independent primary macronodular adrenal hyperplasia, AIMAH)是 Cushing 综合征的一种特殊类型,但是 AIMAH 的病情并非真正的不依赖于 ACTH 的作用,而皮质醇的分泌被部分肾上腺细胞异位合成的 ACTH 调控,进而通过异常的 G 蛋白偶联受体刺激皮质醇生成,故又称为双侧肾上腺皮质大结节性增生(bilateral macronodular adrenal hyperplasia, BMAH),但事实上亦可是单侧增生;因此称之为原发性大结节肾上腺增生(primary macronodular adrenal hyperplasia, PMAH)更为合适。

非 ACTH 受体介导性 Cushing 综合征(non-ACTH receptor-induced Cushing syndrome)的病因是非 CRH/ACTH 依赖性肾上腺皮质大结节增生(CRH/ACTH-independent macronodular adrenocortical hyperplasia, AIMAH),是肾上腺皮质表达异位激素受体所致的非 CRH/ACTH 依赖的肾上腺性 Cushing 综合征中的一种特殊类型。在不依赖 CRH/ACTH 情况下,其皮质醇合成和分泌增多的机制已经基本明了,自发分泌皮质醇的肾上腺增生组织受控于 CRH/ACTH 以外的异位激素受体表达。目前发现,在特定的病理调节下,肾上腺皮质可表达很多异位激素受体,这些异位激素受体多属于 G 蛋白偶联受体类型,主要包括 LH/HCG 受体、FSH 受体、GIP 受体、VIP 受体、肾上腺素受体、去甲肾上腺素受体、TSH 受体、血清素受体、血管紧张素受体、瘦素受体、胰高血糖素受体、IL-1 受体等。只要存在异位激素受体相应配体(激素)的异常甚至正常刺激,即有可能发生 AIMAH。

【病因与发病机制】

(一)病因 肾上腺细胞合成多种生物活性自分泌/旁分泌因子,调节肾上腺皮质类固醇激素的分泌,这种现象称为肾上腺内调节系统。能分泌自分泌/旁分泌因子的细胞有嗜铬细胞、神经末梢、免疫细胞、内皮细胞和脂肪细胞;具有自分泌/旁分泌调节功能的因子有神经肽、生物胺和各种细胞因子。肾上腺皮质增生和肿瘤的形成与这些自分泌/旁分泌因子条件紊乱有密切关系。引起皮质增多症和醛固酮增多症的肾上腺增生和肿瘤不依赖于 AT-2 与 ACTH,故不被高水平的皮质类固醇激素抑制(自主性分泌)。1990 年,发现原发性肾上腺性皮质醇增多症是由于肾上腺异常表达减少的膜受体所致,如葡萄糖依赖性促胰岛素分泌肽(GIP)和 LH[1]。近年又发现,肾上腺肿瘤内的异常受体与肾上腺内的刺激因子结合,形成一条旁分泌兴奋系统,其功能和调节方式与正常肾上腺组织相似。

肾上腺组织含有类固醇生成细胞和多种类型的旁分泌调节细胞。第一,肾上腺皮质存在嗜铬细胞岛或细胞群[2],并受来自肾上腺外的交感神经支配,形成被膜下神经丛[3-5],还有一些神经纤维终止于肾上腺皮质的内带。第二,肾上腺皮质含有较多的淋巴细胞巨噬细胞、单核细胞和肥大细胞,它们与类固醇生成细胞形成密切的结构联系[6-10]。第三,肾上腺皮质的毛细血管网络丰富,血管内皮细胞与类固醇生成细胞形成也有密切联系[11,12]。第四,肾上腺被脂肪组织包绕,有时,脂肪细胞在肾上腺皮质内形成小岛。以上的所有细胞均可释放生物活性物质,影响类固醇激素的合成与分泌[13-18],见表 2-6-5-1。其中大多数的作用是刺激肾上腺皮质功能,仅少数为抑制性因子(肾上腺髓质素、神经肽 Y 和多巴胺)[13-22]。

表 2-6-5-1 调节皮质类固醇激素生成的肾上腺内自分泌/旁分泌因子

自分泌/旁分泌因子	来源	被调节的皮质激素	
		皮质醇	醛固酮
ACTH	嗜铬细胞	++	+
乙酰胆碱	神经细胞		
肾上腺髓质素	嗜铬细胞 球状带细胞	0	-
血管紧张素-2	球状带细胞	0	+
AVP	嗜铬细胞	+	+
多巴胺	嗜铬细胞	0	-
内皮素	内皮细胞	0	+
IL-1	免疫细胞	+	
IL-6	免疫细胞	+	+
去甲肾上腺素	嗜铬细胞 神经细胞	0	+
神经肽 Y	嗜铬细胞	-	0
血清素	肥大细胞	+	++
VIP	嗜铬细胞 神经细胞	+	+

例如,肾上腺皮质可合成 RAAS 系统的所有组分,如肾素原、肾素、血管紧张素原、血管紧张素、和血管紧张素环化酶。醛固酮瘤、皮质醇瘤和无功能性肾上腺瘤表达 1 型和 2

型血管紧张素受体(AT1R 和 AT2R)以及肾上腺皮质 RAS 系统的其他所有组分,但其在肿瘤形成和皮质类固醇激素高分泌状态中的意义未明。

IGF-2 以促有丝分裂原自分泌因子的作用方式影响细胞周期的进展与细胞增殖。Beckwith-Wiedeman 综合征时,IGF-2 表达增加,引起皮质肿瘤。而抑制素-活化素/TGF-β/BMP 系统在恶性皮质肿瘤和 PPNAD(PRKAR1A 突变所致)的发生重起了重要作用[23-25]。

(二)发病机制 PMAH 是一种非垂体 ACTH 但依赖于肾上腺异位 ACTH 的肾上腺皮质增生性疾病,激素激活肾上腺异常的膜受体,引起肾上腺皮质内 ACTH 释放;继而通过 MC₂-R 介导的自分泌-旁分泌机制刺激皮质醇合成与分泌。ACTH 异位表达,异位 ACTH 则作为自分泌或旁分泌调节子作用于 MC₂R,增加皮质醇分泌,启动一系列转录因子磷酸化,激活类固醇激素合酶,导致肾上腺皮质增生。此外,葡萄糖依赖性胰岛素分泌肽(GIP)、肾上腺素、去甲肾上腺素、LH、HCG、血清素或血管加压素与相应的(异位或正位)膜受体结合,Gs、Gi 和 Gq 激活相似环化酶(AC)介导的信号途径 cAMP 和 PKA(图 2-6-5-1)。

β-连环蛋白是含穿山甲氨基酸串联重复序列的 ARMC5 蛋白家族的成员之一,可调节肾上腺发育,β-连环蛋白功能异常引起肾上腺皮质腺瘤。ARMC5(位于 16p11.2,可能属于一种肿瘤抑制基因)突变(如 H295R)见于约 50% 的 PMAH 患者,ARMC5 促进肾上腺异位 GIP 受体和类固醇激素合酶表达,可能是促进 PMAH 发展的重要原因,ARMC5 失活性突变也参与肾上腺皮质增生反应。miRNA 分子与 mRNA 的特异区域结合,调节其降解与蛋白质翻译过程。miR-210、miR-200b、miR-2010 等参与 PMAH 的发病过程。

PMAH 表现为非对称性非均一性肾上腺增生性病变,以亚临床 Cushing 综合征表现;病因包括 MC₂R 活化性突变、杂合子 gsp 突变等。1 型多发性内分泌腺瘤病(MEN-1)、家族性腺瘤样结肠息肉和遗传性平滑肌瘤病患者合并肾上腺病变(腺瘤、腺癌和 PMAH)的风险增加 2~4 倍;患者常伴有肾上腺皮质病变和双侧增生(21%)甚至 PMAH 或 MEN1 样综合征(原发性甲旁亢、胰岛素瘤和/或垂体瘤)[23-29]。

【病理生理与临床表现】

(一)PMAH 分类 根据临床表现和血清皮质醇水平,可将 PMAH 分为三型:①亚临床型 PMAH;②临床型 PMAH;③高危 PMAH。

1. 亚临床型 PMAH PMAH 病变的进展缓慢,影像学检查有典型 PMAH 的肾上腺形态表现,但无 Cushing 综合征的临床表现。一般仅需要对照治疗和追踪观察。

2. 临床型 PMAH Cushing 综合征的临床表现典型,一般需要行双侧肾上腺切除手术治疗。

3. 高危型 PMAH Cushing 综合征的临床表现持续存在多年,且伴有多种炎症并发症。近年来,非先天性肾上腺皮质增生和肿瘤的发病机制有了许多进展,肾上腺增生引起的 Cushing 综合征比以前想象的要多,其病因交杂,表型各异。第一,多数 PMAH 独立存在,成为 Cushing 综合征的特殊类型;第二,PMAH 可能是 1 型 MEN 或其他 G 蛋白病(如 McCune-Albright 综合征)的一种表现,有时可呈家族发病;第三,PMAH 可能与多种良性或恶性肿瘤并存,如胰岛素瘤、醛固酮瘤、胃肠胰内分泌肿瘤等;第四,PMAH 既有肿瘤的特征(如肾上腺大结节增生),也有非肿瘤的表现(如肾上腺增生不良);第五,异位受体诱发皮质醇分泌和 Cushing 综合征发作,症状可轻可重,少数伴有雄激素或盐皮质激素过多表现。

(二)PMAH 的临床特点 PMAH 以非 CRH/ACTH 依赖性 Cushing 综合征和肾上腺皮质增生为特征。异位激素受体介导的 Cushing 综合征并非少见,临床主要表现为非 CRH/ACTH 依赖性高皮质醇血症。除患者有程度不等的 Cushing 综合征表现外,血浆皮质醇升高,而 ACTH 降低或正常,尿皮质醇(尤其是游离皮质醇)排出过多。影像学检查可见肾上腺增生,一般可发现单侧或双侧肾上腺结节,典型表现为 PMAH。10%~40% 的 Cushing 病患者伴双侧肾上腺增生,增生的肾上腺内存在一个或多个结节;肾上腺结节大,直径可达 5~8cm。这些患者的年龄较大,病程较长。病理可见结节为分叶状,而结节与结节之间的组织亦见增生。长期 ACTH 刺激可致肾上腺结节形成,一些结节可能变为自主性分泌,因此应属于 CRH/ACTH 依赖性 Cushing 综合征中的一种。值得注意的是,肾上腺组织增生一般用 ACTH 或 GIP 过度敏感来解释,但 MAH 的肾上腺组织对 ACTH 更敏感。有作者认为,GIP 与肾上腺的结节形成有关,肾上腺对 GIP 的

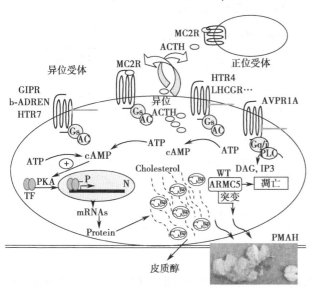

图 2-6-5-1 PMAH 的发病机制

肾上腺皮质束状带细胞表达 G 蛋白偶联的 ACTH 受体 MC₂R,葡萄糖依赖性胰岛素分泌肽(GIP)、肾上腺素(E)、去甲肾上腺素(NE)、LH、HCG、血清素或血管加压素(vasopressin)与相应的(异位或正位)膜受体结合,偶联 G 蛋白(Gs/Gi/Gq),激活相似环化酶(AC)介导的信号途径 cAMP 和 PKA;异位 ACTH 作为自分泌或旁分泌调节子作用于 MC₂R,增加皮质醇分泌,启动一系列转录因子(TF)磷酸化,激活类固醇激素合酶,导致肾上腺皮质增生。ARMC5 失活性突变也参与肾上腺皮质增生反应;MC₂R:黑皮素受体;CYP11A1:胆固醇碳链酶;CYP11B1:11β 羟化酶;CYP17:17α 羟化酶;CYP21A2:21-羟化酶;DAG:二酰甘油;IP3:肌醇三磷酸;M:线粒体;N:细胞核;PLC:磷脂酶 C;V1R:血管加压素 V1 受体;3β-HSD:3β-羟类固醇脱氢酶;ARMC5:含穿山甲重复序列 5 蛋白

异常敏感表现为进食引起的血皮质醇升高。非先天性肾上腺皮质肿瘤的病因已经基本阐明：①无翼型 MMTV 整合部家族（WNT）是肾上腺皮质发育及肿瘤形成的重要信号通路；②抑制素 A（inhibin 4）和肿瘤蛋白 p53 与肾上腺恶性肿瘤的形成有关；③多数肾上腺皮质增生和少数散发性腺瘤的发病机制涉及 cAMP 信号高表达；④肾上腺皮质癌的发病与 IGF-2 信号通路相关；⑤肾上腺肿瘤和其他肿瘤的常见原因是磷酸三酯酶基因缺陷[1,30]。

凡能引起非 CRH/ACTH 依赖性 Cushing 综合征的肾上腺皮质异位受体都属于 G 蛋白偶联受体，而且这些受体被激活后，受体后的 G 蛋白-cAMP 信号增加均有促进细胞增殖分化和促进皮质醇合成分泌的作用[2]。因此，它们的受体不同，但受体后信号转导的最终效果（即促进皮质醇合成与分泌）是一样的，即均作用于一共同的效应体——cAMP-反应元件结合蛋白（cAMP-responsive element-binding protein, CREB，图 2-6-5-2）。

双侧肾上腺皮质增生导致 Cushing 综合征主要与遗传缺陷相关，并可分为若干种类型（表 2-6-5-2）。PMAH 是一种复杂而不均一的临床综合征。多数患者的双侧肾上腺增生、伴多结节；少数为弥漫性增生而无大结节，偶尔表现为巨结节。平均发病年龄 60 岁左右，皮质醇分泌增多的原因是由于肾上腺异位表达 G 蛋白偶联受体。

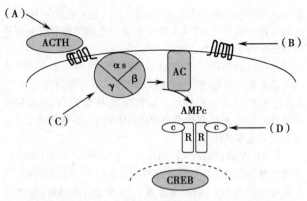

图 2-6-5-2 G 蛋白-cAMP 通路活化与 Cushing 综合征的病因关系

G 蛋白-cAMP 途径的活化可分为细胞外水平和细胞内水平两类。（A）细胞外 ACTH 过多主要由于 ACTH 瘤或异位 ACTH 综合征所致；（B）肾上腺皮质表达异位的 G 蛋白偶联受体（如 GIP 受体、β-肾上腺素能受体、LH 受体、AVP 受体、5-HT 受体等）；（C）Gsα 活化性突变，如见于 McCune-Albright 综合征；（D）PKARIA 基因失活性突变，引起 Carney 复合病。AC：腺苷环化酶；C：催化亚基；R：调节亚基；GIP：葡萄糖依赖性促胰岛素分泌多肽；CREB：cAMP-反应元件结合蛋白；AMPC：AMP 催化亚基

表 2-6-5-2 双侧肾上腺皮质增生导致 Cushing 综合征的遗传缺陷类型

疾病	遗传病因	临床特征	临床综合征
大结节增生（多结节>1cm）			
BMAH（MMAD 1 型）	Menin/APC/GNAS/FH/SDHX/GPCR/17q22-24	50~60 岁发病/孤立性大结节或腺瘤/结节外组织萎缩	腺瘤/MEN-1/FAP/MAS/HLRCS/Carney 复合症
C-BMAH（儿童 BMAH 型）	GNAS	GNAS 同 BMAH/双侧大腺瘤/婴幼儿或儿童发病	MAS
PMAH（MMAD Ⅱ 型）	异位 GPCR/17q22-24	多为孤立性大结节/50~60 岁发病/青少年罕见	腺瘤样增生伴结节外组织增生
小结节增生（多结节<1cm）			
iPPNAD	PRKAR1A/PDE11A/PDE8B/2p16	儿童和青年发病/微腺瘤样增生伴色素性结节	常染色体显性遗传性肾上腺皮质增生
C-PPNAD（CNC 相关性）	PPKAR1A/2p16	儿童-青年发病/微腺瘤样增生伴色素性结节/结节外组织萎缩	CNC（常染色体显性遗传）
MAD/iMAD（孤立性肾上腺皮质病）	PDE11A/2p12-p16/5q	儿童和青年发病/微腺瘤样增生伴色素性结节或不伴色素性结节	散发性或常染色体显性遗传性孤立性肾上腺皮质病

注：BMAH：bilateral macronodular hyperplasia，双侧大结节性增生（大结节性肾上腺皮质病）；MMAD：massive macronodular adrenocortical disease，大结节性肾上腺皮质病（MMAD Ⅰ型）；c-BMAH：childhood BMAH，儿童型双侧大结节性增生（MMAD Ⅱ型）；ⅡMAH：CRH/ACTH-independent macronodular adrenocortical hyperpasia，非 CRH/ACTH 依赖性大结节肾上腺皮质增生；ippNAD：isolated primary pigmented noohlar adrenocortical disease，孤立性原发色素性结节性肾上腺皮质病；c-PPNAD：PPNAD associated with Carney complex，PPNAD 伴 Carney 复合症；MAD：adrenocortical disease，肾上腺皮质病；iMAD：isolated MAD，孤立性肾上腺皮质病；AD：antosomal dominant，常染色体显性遗传；FPC：familial polyposis coli，家族性结肠多发性息肉；CNC：Carney complex，Carney 复合症；HLRCS：hereditary leiomyomatosis and renal cancer syndrome，遗传性平滑肌瘤病伴肾癌综合征；MAS：McCune-Albright syndrome，Albright 综合征；FH：fumarate hydratase，延胡索酸水解酶；GPCR：G-proteim coupled receptor，G 蛋白偶联受体；GNAS：G-protein stimulatory subunit（Gsα）gene，G 蛋白刺激性亚基基因；MEN-1：multiple endocrine neoplasia 1，多发性内分泌腺瘤病；PDE：phosphodiesterase，磷酸二酸酶；PDE11A：gene for PDE11A，PDE11A 基因；PKA：protein Kinase A，蛋白激酶 A；SDHx：suceinate dehydrogenase subunit，琥珀酸脱氢酶亚基

（三）Gsα/PKARIA 突变导致的 Cushing 综合征

1. Gsα 突变 很多内分泌激素、旁分泌激素及其他因子调节细胞的分化和增殖都是以 G 蛋白-cAMP 为介导的。但各组织的调节机制有所不同，G 蛋白-cAMP 通路被激活后，多数组织的增殖受抑制，而一些内分泌腺细胞表现为增殖过

度（如垂体的 GH 细胞和甲状腺细胞），它们分别在 GHRH 和 TSH 的作用下，通过 cAMP 促进靶细胞的分化和发育。因此，Gsα 的失活性突变引起 GH、ACTH、TSH 抵抗和功能减退症。另一方面，正位（eutopic，entopic）或异位性（ectopic）GH-RH/ACTH 分泌过多或 Gsα 亚基的活化性突变可引起组织增

生,导致高功能性结节或 Cushing 综合征。

2. PKARIA 突变　Carney 复合症为常染色体显性遗传性疾病。患者表现有心脏黏液病、斑点状皮肤色素沉着、多发性内分泌腺增生或肿瘤(GH 瘤、甲状腺腺瘤、Sertoli 细胞瘤、PMAH、色素性 schwan 细胞瘤等),或伴有 McCune-Albright 综合征表现。但病因不是 Gsα 突变所致,遗传位点定位于 2p16 和 17q22~24。2p16 含有 1 个原癌基因,而 17q22~24 存在杂合性丢失(LOH)。该位点含有一个 cAMP 依赖性蛋白激酶/调节亚基 IA(PKARIA)。现认为该基因为 CC 的易感基因,PKARIA 的杂合子突变导致 Carney 复合症。目前报道的突变类型为 4~8 号外显子的单个或多个碱基缺失,导致基因密码子的框架移动,提前出现终止密码子,蛋白激酶(PKA)分子被截短并丢失 cAMP 的结合结构域。正常情况下,PKRIA 抑制 PKA 的活性。但在 Carney 复合症患者中,按理 PKARIA 突变使 PKA 活性增加,肿瘤组织中的 R1A 和 R2B 活性下降,而 R2B 亦未见代偿性增加。因而更可能的原因是 PKARIA 发生单体型功能不全,在 Carney 复合症肿瘤组织中,基础状态下的 PKA 活性并无异常,只是在受到 cAMP 刺激后活性升高。此外,Carney 复合症患者皮肤色素沉着可能是皮肤 PKA 活性增加,导致黑色素合成所致。以 Cushing 综合征为例,G 蛋白-cAMP 途径活化导致内分泌肿瘤的病因可能涉及该信号通路中的几个环节:①ACTH 分泌过多(正位或异位);②Gsα 活化性突变;③肾上腺皮质表达异位受体(如 GIP、β-肾上腺素能受体、LH、FSH、5-HT、AVP 等);④PKARIA 的失活性突变。

(四) 异位受体诱发的 Cushing 综合征　现已明确,PMAH 是肾上腺皮质异位激素受体表达所致,即均作用于一共同效应体——cAMP-反应元件结合蛋白(CREB),并最终导致 PMAH。

1. 异位 LH/HCG 受体表达　人类肾上腺皮质表达低水平的 LH/HCG 受体。血 LH/HCG 长期升高使某些肾上腺皮质肿瘤形成或增生分泌糖皮质激素。性腺和肾上腺皮质在个体发育上有密切联系:①两种组织均来源于胚胎尿生殖嵴和肾上腺-性腺原基;②调节性腺和肾上腺发育过程的转录因子基本相同,如 WT1、SF1、DAX-1、PBX1、CITED2 和 WNT4 等;③两者均受下丘脑-垂体的长反馈调节;④分泌的激素均为类固醇物质;⑤在胎儿期,肾上腺和性腺的特异性基因呈交互表达。例如,胎儿睾丸组织表达 11β-羟化酶(CYP11B1) 和 21-羟化酶(CYP21A)及 ACTH 受体(MC₂-R),而胎儿肾上腺组织表达芳香化酶(CYP19A1A)、17-羟化酶(CYP17)和 LH/HCG 受体。组织特异性基因表达的上述交互性(reciprocity)在出生时停止,但在肾上腺发生肿瘤、间变或增生时,可重现这种交互性。重现肾上腺-性腺特异性基因表达交互性的一般条件是:①肾上腺皮质在发育上残留了性腺功能;②肾上腺的促激素(ACTH 和 LH)分泌过多(Nelson 综合征或先天性肾上腺皮质增生);在高浓度 LH(卵巢切除或绝经后)作用下,性腺细胞出现转型分化,而肾上腺皮质细胞出现化生。如果两种组织存在胚胎发育残余,则可能发生肾上腺皮质的促性腺激素反应性增生或性腺的肾上腺黄体瘤。有些肾上腺瘤分泌性腺类固醇激素可出现 GPCR 异位表达,其他类型的肿瘤(如醛固酮瘤、皮质醇瘤或雄激素分泌瘤)也分

泌少的性腺类固醇激素。高水平的促性腺激素(绝经后、原发性性腺功能减退症、PCOS 等)影响肾上腺皮质功能。老年人的血清皮质醇水平升高,而老年女性的升高程度(约 10%)高于男性。女性绝经后,血清 DHEAS 呈一过性升高,可能与 LH 升高和肾上腺异位 LH/HCG 表达有关。

2. 异位 GIP 受体表达　GIP 依赖性 Cushing 综合征的一般特点是:①肾上腺呈结节性增生,结节为多个,直径为 1.4~7.8cm;②临床上有 Cushing 综合征表现;③基础皮质醇低或正常,傍晚升高,不能被 DXM 抑制;④基础 ACTH 低,对 CRH 刺激无反应,ACTH 无法测出;⑤进食引起皮质醇升高,静脉滴注葡萄糖等供能物质不引起此种变化;⑥静脉滴注 GIP,血皮质醇升高的程度较滴注 ACTH 时升高程度明显;⑦取肾上腺皮质细胞进行体外培养,于培养液中加入 GIP 或 ACTH,前者引起分泌皮质醇的反应较后者大;⑧用¹³¹I-胆固醇作肾上腺扫描检查,双侧肾上腺摄¹³¹I 量相等;⑨部分患者用奥曲肽治疗有效。肾上腺皮质结节较大,无色素。肾上腺对 GIP 的反应过度,清晨血皮质醇降低,进食后明显升高,而血 ACTH 测不到,ACTH 受体及其下游的相关基因表达被抑制。患者对外源性精氨酸或赖氨酸加压素的反应增强。一些患者口服西沙必利或甲氧氯普胺后,引起皮质醇生成过多,与 5-羟色胺(5-HT)-4 受体在肾上腺过度表达有关。cAMP-依赖性信号途径异常是 Carney 复合症及原发性色素性大结节性肾上腺皮质病的重要发病机制。蛋白激酶调节亚基 1α 由 PRKAR1A 基因编码,该基因突变见于多数 Carney 复合症患者,而磷脂酶 11A 基因(PDE11A)与-8B 基因(PDE8B)突变常见于单纯性肾上腺皮质增生和 Cushing 综合征及 PPNAD 患者。因此,PKA 在肿瘤抑制中的作用已经阐明:PKA 和/或 cAMP 是肾上腺皮质增生的介导因子。组织病理学检查见肾上腺为腺瘤样结节,含较多色素,结节来源于网状带,这说明网状带细胞也可表达 GIP 受体。肾上腺呈结节性增生的原因未明,左右两侧的增生反应和结节大小不一致,甚至摄取碘化胆固醇的功能也有明显差别。

OGTT 试验示血浆皮质醇升高,但可被奥曲肽抑制。血浆 ACTH 降低,CRH 兴奋后血浆 ACTH 和皮质醇升高(2~3 倍)。在体外,肾上腺结节细胞对 ACTH 和 GIP 均有兴奋反应(分泌皮质醇),说明皮质醇对 ACTH 分泌的抑制是不完全的。GIP 依赖性 Cushing 综合征对食物摄取的依赖性依食物种类不同而异,以口服葡萄糖最强,脂质饮食次之。蛋白餐或静脉注射葡萄糖无作用,对胰高血糖素、胰高血糖素样肽-1、胰岛素、TRH、GRH、AVP 等刺激亦无反应。

3. 异位 AVP 受体表达　AVP 可通过其 V3 受体(V3R)激活下丘脑-垂体-肾上腺轴。一些 ACTH 分泌性垂体瘤对 V2 受体的特异性激动剂有反应(正常人无反应)。应用该药后,ACTH 和皮质醇分泌增多。Daidoh 等发现,几乎所有的 ACTH 分泌瘤细胞都呈 V3 受体过表达,多种肿瘤还呈 V2 受体的异常表达。因此,去氨加压素兴奋试验可用来鉴别 ACTH 瘤的病因,但其在非 ACTH 受体介导性 Cushing 综合征发病中的确切意义不明。在 PMAH 组织的实验中,AVP 能诱导出较正常组织高得多的皮质醇分泌。用 V1a 受体的拮抗剂可完全抑制 AVP 的上述作用。患者在接受很少量的 AVP(0.1 或 0.3U 静注)后,即见血浆皮质醇明显升高

（ACTH 无变化）。此外,CRH 可促进 Cushing 病患者的 AVP 分泌,正常人或当患者治愈后却无这一反应,异位 AVP 受体介导的 Cushing 综合征是否与此有关尚不明了。在 AVP 依赖性 Cushing 综合征中,肾上腺的 AVP 受体表达可能具有特殊性。第一,不同类型的 Cushing 综合征的 AVP 受体表达有所不同。第二,垂体 ACTH 瘤细胞可表达 V3 受体(支气管类癌细胞分化越好,V3 受体表达越多,在 AVP 的作用下,可分泌 ACTH)。第三,在肾上腺皮质肿瘤所致的非 CRH/ACTH 依赖性 Cushing 综合征中,约 1/3 对 AVP 有反应。第四,正常肾上腺皮质和肾上腺肿瘤细胞均可表达 V1RmRNA,一般腺瘤的表达量高于腺癌。所以,少数肾上腺皮质肿瘤的 V1 受体表达并非“异位”。

4. 其他异位受体表达　除了上述的三种主要临床类型外,肾上腺皮质还可以表达其他异位激素受体,如 TSH 受体、β 肾上腺素能受体、FSH 受体、血清素受体 4/5、前列腺素 E1 受体、血管紧张素受体、瘦素受体、胰高血糖素受体和 IL-1 受体等。这些异位激素受体的表达可引起 PMAH 而致单侧瘤瘤[3,31]。

（五）肾上腺皮质醇分泌调节紊乱　人类肾上腺皮质的皮质醇分泌不仅受 ACTH 的调节,还受肾上腺局部生物活性物质的影响,这些物质包括来源于正常肾上腺和双侧肾上腺大结局性增生组织的皮质细胞、嗜铬细胞、神经元免疫细胞脂肪细胞、血管内皮细胞的神经递质、神经肽和细胞因子。由于遗传变异,BMAH 也表达一些旁分泌因子及其受体,形成一套遗传的皮质醇分泌调节系统。BMAH 组织增生,其体积可达到正常的 10~100 倍[7],组织结构异常,存在大量的脂质结节,结节之间的组织无萎缩,无色素沉着。镜下可见结节由两种类固醇生成细胞组成,一种含有大量脂质,另一种为致密的小细胞,两种细胞的类固醇激素生成酶表达有很大差别。致密的小细胞主要表达 17-羟化酶,而胶质细胞主要表达 3β-羟类固醇脱氢酶。

BMAH 的发病具有强烈的遗传基础,遗传表达的基因包括 MEN-1、家族性腺瘤样息肉、磷酸二酯酶 11A、GNAS、MC2R、延胡索水合酶、A 型内皮素受体和蛋白激酶 A 催化亚基 α 等,其中有 50% 以上的 BMAH 存在肿瘤抑制基因 ARMC5 基因变异,ARMC5 突变者发生多发性肿瘤和脑膜瘤的风险明显增高。在缺乏 ACTH 情况下,BMAH 组织的异常表达的膜受体(illegitimate receptor)被激活,这些受体的配体包括葡萄糖依赖性促胰岛素分泌肽、LH、胰高血糖素及其大量的 G 蛋白偶联受体激活物。配体与受体形成局部正反馈调节环路,促 BMAH 形成(图 2-6-5-3)。

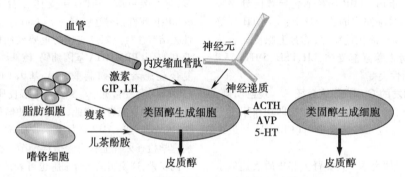

图 2-6-5-3　BMAH 组织的皮质醇分泌调节网络

【诊断与鉴别诊断】

Cushing 综合征患者出现下列情况时要想到非 CRH/ACTH 依赖的肾上腺性 Cushing 综合征可能:①Cushing 综合征的表现不典型,血皮质醇升高为非 CRH/ACTH 依赖性(血 ACTH 降低或测不到);②单侧腺瘤或双侧巨结节性增生;③肾上腺结节性增生对 ACTH 无反应(非 CRH/ACTH 依赖性);④空腹血浆皮质醇正常或降低,但餐后明显升高,且不能被大剂量 DXM 抑制;⑤OGTT 试验示血浆皮质醇升高,但可被奥曲肽抑制;⑥临床上无 Cushing 综合征的典型表现,但存在夜间血皮质醇的轻度升高,或升高的血皮质醇不能被 DXM 完全抑制(亚临床 Cushing 综合征)。

（一）影像学检查　PMAH 的影像学检查具有一定特异性(图 2-6-5-4),对诊断有重要意义。肾上腺增强 CT 检查可显示显著增大伴多个结节(1~5cm),但密度与正常肾上腺一致。在 MRI 片上,T1 强度均匀,与肌肉相当,但高于肝脏。如果临床表现为 Cushing 综合征,血清皮质醇升高而 ACTH 降低,一般即可确立 PMAH 的诊断。

（二）皮质醇分泌试验　21-羟化酶缺陷症的临床分型见图 2-6-5-5。如肾上腺结节性增生引起的 Cushing 综合征对 ACTH 无反应(非 CRH/ACTH 依赖性),要想到异位受体介导性 Cushing 综合征可能,其中以 GIP 依赖性 Cushing 综合征较多见,常表现为单侧腺瘤或双侧巨结节性增生。此外,肾上腺异位 GIP 受体表达还可促进雄激素的合成与分泌,患者表现为多毛症,伴或不伴 Cushing 综合征。这些患者的空腹血浆皮质醇正常或降低,但餐后明显升高,且不能被大剂量 DXM 抑制;血浆 ACTH 往往测不到(包括血浆皮质醇降低时),但升高的血皮质醇可被奥曲肽抑制;而灌注 GIP 后可使皮质醇显著升高(3 倍以上,正常人无此反应)。无 Cushing 综合征表现者的空腹血皮质醇低于正常,雄激素升高,DXM 可抑制皮质醇的分泌;经 CRH 兴奋后,ACTH 分泌增多,尿游离皮质醇排出增加,血雄激素升高,且呈 GIP 依赖性。如在 CRH 兴奋前先用奥曲肽,则 GIP 不能兴奋皮质醇的分泌。在已确诊的 Cushing 综合征患者中,筛查出非 CRH/ACTH 受体介导性 Cushing 综合征的第一步是测定血浆 ACTH。如血浆 ACTH 升高,则可排除非 ACTH 受体介导性 Cushing 综合征可能。如正常或稍降低,但对 ACTH 兴奋和 DXM 抑制有良好反应,亦可基本排除其可能;如对 CRH 兴奋亦有反应,可完全排除非 ACTH 受体介导性 Cushing 综合征的诊断。相反,

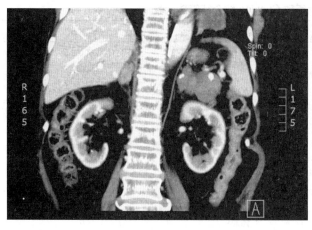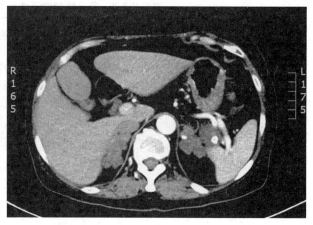

图 2-6-5-4 非 CRH/ACTH 依赖性肾上腺皮质大结节增生(CT)

左右侧肾上腺见不规则低密度结节(5.1cm×3.6cm 和 3cm×4cm),密度不均,内见小斑片状钙化影,边缘清晰,增强扫描不均匀强化

患者对 CRH 和 ACTH 兴奋无反应,即应进行异位激素受体功能的筛选试验和功能评价试验。

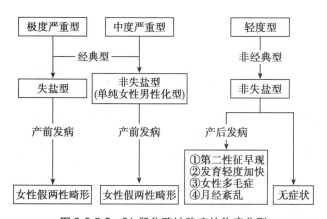

图 2-6-5-5 21-羟化酶缺陷症的临床分型

(三)异位激素受体表达类型诊断 异位受体表达所致 Cushing 综合征的临床筛选至少需要 3 天时间。临床筛查时,可应用各种刺激和抑制异位受体表达的制剂,同时监测相应激素水平变化。但必须注意,所有的试验和激素测定均应在禁食 12 小时后进行,患者平卧至少 1 小时以上。具有亚临床 Cushing 综合征表现的患者实施小剂量地塞米松抑制试验。第 1 天用体位试验筛选 AT-2 受体、AVP 受体或儿茶酚胺受体的异位表达;标准混合餐用于 GIP 受体或其他胃肠激素受体的筛选,并实施人工合成促皮质素(替可克肽)试验。第 2 天用 GnRH 100μg 静注,评价皮质醇对 LH 和 FSH 的反应;用 TRH 200μg 静注筛选皮质醇对 TSH 或泌乳素的反应。第 3 天,序贯使用 1mg 胰高血糖素(肌注)、10U 的 DDAVP(肌注)和甲氧氯普胺 10mg(口服),并测定 ACTH、皮质醇和其他类固醇激素(每 30~60 分钟 1 次,共 2~3 小时)。如果 ACTH 无升高,而皮质醇等激素较基础值升高 25%~49% 可认为属于部分反应,升高>50% 为阳性反应,必要时应重复试验。如果确认为阳性反应,应进一步用相关的刺激试验确证并鉴别异位受体的类型(表 2-6-5-3)。

1. CRH 试验和 ACTH 试验 CRH 兴奋试验可用来鉴别 Cushing 综合征的病因,多数 CRH/ACTH 依赖性 Cushing 病对 CRH 有反应,少数(约 10%)无反应,而非 CRH/ACTH 依赖性 Cushing 综合征均无反应,此可能与大量糖皮质激素抑制 ACTH 对 CRH 的反应性有关,因此宜用羊 CRH(ovine CRH,oCRH)或其他 ACTH 刺激物来代替人 CRH 进行试验。Dickstein 等认为,用 oCRH(1μg/kg,静脉注射)加 AVP(10U,肌内注射)联合试验可提高 CRH/ACTH 依赖性 Cushing 综合征的鉴别效果,优于 CRH 或 oCRH 兴奋试验、AVP 试验或 CRH 加甲吡酮试验。原发性色素结节性肾上腺皮质增生症是 PMAH 中常见的一种类型,常伴有 Carney 复合症,需与肾上腺皮质的其他结节性病变(如肾上腺巨大结节或单结节等)或增生性病变鉴别。影像学检查的鉴别意义不大,此时可用 ACTH 兴奋-DXM 抑制试验来鉴别,如经 ACTH 兴奋后,尿游离皮质醇增加超过 50%(第 6 天)提示为色素结节性肾上腺皮质增生,少数分泌皮质醇的肾上腺皮质腺瘤也有反应,但可排除 PMAH 可能。如超过 100% 则仅见于色素结节性肾上腺皮质增生。

2. 异位激素受体筛选试验 为筛选潜在的肾上腺异位激素受体表达所致的本综合征,需在几天内分别每隔 30~60 分钟,连续 2~3 小时序贯进行各种兴奋试验(如 CRH、TRH、GnRH、AVP、胰高血糖素等),并测定血浆 ACTH、皮质醇、醛固酮、睾酮、雌二醇等的变化。一般规定血浆皮质醇变化小于 25% 者为无反应,25%~49% 为部分反应,50% 以上为阳性反应。如为部分或阳性反应以及反应延迟则应重复试验 1 次,同时监测感兴趣的受体配体(如儿茶酚胺、加压素、肾素、AT-2 和心钠素等)的变化。如果发现上述某试验有阳性反应,则应进一步明确异位激素受体类型。为了进一步验证体内试验的诊断结果,应在手术时迅速将采集的肾上腺组织在液氮或异戊烷中冷冻,标本用于测定肾上腺细胞膜腺苷环化酶活性,因为各种激素及其激动剂引起的第二信使改变不是特异的。

3. 异位受体表达的鉴别 在上述试验中,如果立位时刺激可的松生成,那么应了解 AVP、儿茶酚胺、AT-2 或心钠素在此变化中所起的作用。如对 AVP 有反应,则此反应可被 AVP 或高渗盐水的静脉滴注刺激以及被水负荷所抑制。如

表 2-6-5-3　肾上腺异位受体表达所致 Cushing 综合征筛选试验

时间（分钟）	第1天	第2天	第3天
−60	禁食,卧位	禁食,卧位	禁食,卧位
−15	B	B	B
0	立位,B	GnRH 100µg 静注,B	胰高血糖素 1mg 肌注,B
30	立位,B	B	B
60	立位,B	B	B
90	立位,B	B	B
120	立位,B	B	B
150	卧位,B	进餐	休息
180	混合餐,B	休息	DDAVP 10U 肌注
210	B	休息	B
240	B	休息	B
270	B	休息	B
300	B	B	B
330	休息	TRH 200µg 静注,B	休息
360	ACTH 250µg 静注,B	B	甲氧氯普胺 10mg 口服,B
390	B	B	B
420	B	B	B
450	B	B	B
480	B		B

注:ACTH:adrenocorticotropic hormone,促肾上腺皮质激素;GnRH:gonadotrophin-releasing hormone,促性腺激素释放激素;TRH:thyrotropin releasing hormone,促甲状腺激素释放激素;B:blood sampling,血样采集

果对外源性 AVP 无反应,则用 AT-1 受体拮抗剂或静脉输注 AT-2 来确定其在体位试验中所起的作用。如果怀疑对儿茶酚胺有反应,则用胰岛素诱导的低血糖或静脉滴注异丙肾上腺素做刺激试验,如果仍为阳性反应,那么皮质醇的产生可能被 β 受体阻断剂所抑制。

（1）混合餐试验:如果对混合餐有反应,那么应了解糖类、蛋白质或脂肪对可的松分泌的影响。在口服无水葡萄糖 75g 后 3 小时,进食同样热量的富含蛋白质或富含脂肪的食物,并在其进食间隔期采血测皮质醇、ACTH、GIP 和胰岛素。如有反应,且对静注葡萄糖无反应,同时此反应又可被奥曲肽抑制,那么可确诊为 GIP 依赖性 Cushing 综合征。对混合餐有反应的 PMAH 见于异位 GIP 受体表达,其空腹血皮质醇正常或降低,餐后虽然 ACTH 是抑制的,但血皮质醇升高;食脂肪餐、葡萄糖或蛋白餐后,GIP 分泌增加,但静脉注射葡萄糖不能促进 GIP 分泌。有时还合并 LH/HCG 受体表达,使空腹时的皮质醇亦升高[32,33]。

（2）GnRH 试验:应用 GnRH 后有反应,可能与肾上腺皮质表达 LH/HCG、FSH 或 GnRH 受体有关,应分别使用 HCG 肌注、FSH 肌注或 LH 静脉注射来加以鉴别。如果仅对 GnRH 有反应,而对 FSH、LH 和 HCG 无反应则提示有异位 GnRH 受体表达。但此反应不被性激素或长效 GnRH 类似物抑制,则可能是 LH 受体表达所致。另外,如果对 FSH 有反应,对 HCG 或 LH 无反应,且用纯化 FSH 兴奋后,皮质醇分泌增多,提示有 FSH 受体表达。妊娠期的暂时性 Cushing 综合征可能属于 LH/HCG 反应性 Cushing 综合征,但肾上腺皮质的异位 LH/HCG 表达只发生于绝经后妇女,因慢性高 LH 的持续刺激而激活 LH/HCG 受体[34,35]。外源性 HCG、GnRH

或 LH 可促发肾上腺分泌皮质醇,而使用 GnRH 的长效激动剂亮丙瑞林（leuprorelin）可抑制其分泌。部分病例可同时表达异位 5-HT4 或 GIP 受体,动态试验包括 HCG/LH 兴奋试验和 GnRH 激动剂抑制试验。对 GnRH 有或无反应的 PMAH 亦包括三种可能性:①异位表达 LH 受体者可被 HCG 或 LH 兴奋,而被 GnRH 激动剂或拮抗剂抑制,同时对 FSH 无反应。②异位表达 FSH 受体者可被 FSH 兴奋而被 GnRH 激动剂抑制,但对 LH/HCG 无反应。③异位表达 GnRH 受体者开始可被 GnRH 激动剂兴奋,但长期使用后呈抑制效应,同时对 LH/HCG 或 FSH 无反应。

（3）TRH 试验:如对 TRH 刺激有反应,提示可能存在 TSH 或泌乳素的异位受体表达。泌乳素受体能模拟 ACTH 受体,激活腺苷环化酶,且能被氯丙嗪刺激或被溴隐亭抑制。如果存在 TSH 受体,则能被 TSH 刺激和被 T_3/T_4 抑制。偶尔,肾上腺性 Cushing 综合征也与 TRH 受体的异位表达有关,TRH 受体则不被 TSH 刺激,但能被 T_3/T_4 抑制。对 TRH 有反应的 PMAH 见于三种情况:①异位表达 TSH 受体者可被 rhTSH 兴奋而被 T_3/T_4 抑制;②异位 TRH 受体表达者可被 T_3/T_4 抑制,但对 TSH 无反应;③泌乳素受体表达者对氯丙嗪兴奋,但被溴隐亭抑制。

（4）AVP 试验:对外源性 AVP 有反应,提示存在异位 AVP 受体表达,在体位试验中随着 AVP 的升高血浆皮质醇亦升高。此反应能被水负荷抑制,或被静脉使用高渗盐水刺激。并且同过去 DDAVP 试验可区分 AVP 受体的类型,如此试验为阳性,则可能为 V2 受体,如为阴性,则可能为 V1 受体。AVP 反应性 Cushing 综合征者正常肾上腺皮质表达 V1 受体,当其激活时,肾上腺皮质的类固醇激素（醛固酮和皮质

醇)合成与分泌增多(详见病例报告)。除 V1 受体表达外，V2 和 V3 表达属于异位表达。诊断动态试验是 DDAVP 刺激试验、盐水刺激试验和水负荷试验。阴性者为 V1 受体表达，阳性者为 V2 受体表达[36]。

(5) 胰高血糖素试验：如果对 1mg 胰高血糖素有反应，则应明确在胰岛素导致的低血糖、空腹或口服葡萄糖状态下，是否存在随胰高血糖素水平波动相对应的皮质醇水平的变化。

(6) 西沙必利试验：如果皮质醇对西沙必利(cisapride)有影响，那么其他 5-HT4 受体拮抗剂(如甲氧氯普胺)，对皮质醇也应有影响。而特异性的 5-HT1、5-HT2、5-HT3 受体拮抗剂则无此作用。正常肾上腺皮质表达 5-HT4 受体，西沙必利是肾上腺醛固酮分泌的强力促进剂，而对皮质醇的分泌作用很弱，故正常情况下不会产生过多的皮质醇。有的病例可表达 5-HT7 受体。

(7) 儿茶酚胺反应性 Cushing 综合征的诊断：儿茶酚胺反应性 Cushing 综合征异位表达 β-肾上腺素能受体。内源性儿茶酚胺升高(站立位、低血糖、运动)时，肾上腺皮质 β 受体表达，分泌过多儿茶酚胺，引起 Cushing 综合征[37]。输注异丙肾上腺素引起皮质醇和醛固酮分泌，而输注普萘洛尔抑制其分泌。个别病例还可同时表达 V 受体。动态试验包括胰岛素引起的低血糖试验、异丙肾上腺素试验和 β 受体阻滞剂抑制试验。

(8) 血管紧张素反应性 Cushing 综合征的诊断：患者站立位时，肾上腺皮质对 AT-2 呈过敏反应，醛固酮和皮质醇均显著增高(正常情况下仅醛固酮轻度升高，而皮质醇的分泌不增多)。患者口服 AT-1 受体拮抗剂坎地沙坦(candesartan)后，可控制这种病理反应。动态试验包括体位抑制试验和 AT-2 兴奋试验。

(9) 其他 PMAH 的诊断：其他 PMAH 很多，如瘦素分泌、胰高血糖素、胰岛素引起的低血糖使肾上腺皮质分泌皮质醇。研究发现，这种皮质醇分泌不属于一般性急性应激反应，因为在体外情况下这一现象依然存在；而正常情况下，体外胰岛素、儿茶酚胺、AVP 或 AT-2 均无刺激皮质醇分泌作用。此外，在家族性 PMAH 病例中，也发现部分病例的肾上腺皮质表达 AVP 受体、β 肾上腺素能受体、5-HT4 受体。

如果患者伴有高钙血症、低血糖症、消化性溃疡、移行性坏死性皮炎、闭经-溢乳、皮肤咖啡斑或肢端肥大等，应考虑 MEN-1 可能。

【治疗】

依病因而定，一般均应采用手术治疗。但在手术前应该使用相应的受体拮抗剂抑制皮质醇的分泌。PMAH 伴明显 Cushing 综合征可行双侧肾上腺切除术。而轻度至中度 Cushing 综合征可行单侧肾上腺切除术，但当对侧结节增大后常需第二次手术。一般术前先用肾上腺类固醇激素合酶抑制剂控制症状。PMAH 为良性增生，不会进展为恶性肿瘤，症状很轻者可用药物治疗，每年用 CT 和生化检查追踪即可。在分泌皮质醇的肾上腺增生或肿瘤中，如果存在肾上腺异位受体表达，可用相关药物治疗。例如，使用 T₃ 可改善 TSH 依赖性 Cushing 综合征，用奥曲肽可治疗 GIP 依赖性 Cushing 综合征，用普萘洛尔抑制异位 β 肾上腺素能受体，或

用利普安抑制 LH 受体都取得了良好的疗效。

对体位有反应的 PMAH 包括异位表达 AVP 受体、β 肾上腺能受体和 AT-2 受体 3 种可能。它们的特点是：①异位表达 AVP 受体者可被 AVP 和高渗盐水兴奋，被水负荷抑制，DDAVP 试验阳性提示为 V1 受体表达，而阳性说明是 V2 受体表达。②β 肾上腺素能受体表达者可被胰岛素低血糖试验和异丙肾上腺素兴奋，而被 β 受体阻滞剂抑制。③AT-2 受体表达者可被体位试验和 AT-2 兴奋，但被 AT-1 受体阻滞剂抑制。

【病例报告 1】

(一) 病例资料　　患者男性，44 岁。因发现血压升高 10 年，全身水肿半年余入院。患者 10 余年前因头晕测量血压偏高，予以尼群地平片口服，血压控制欠佳，后予以厄贝沙坦片和硝苯地平缓释片联合降压，血压波动于 160～170/90～100mmHg，6 年前患者因受凉后出现胸闷、气促，查血糖偏高，胸腔积液，诊断为糖尿病、冠心病，平日予以诺和灵(30R)皮下注射和二甲双胍控制高血糖，空腹血糖波动在 7～8mmol/L，餐后血糖 11mmol/L，近 2 年来全身皮肤间断出现散在出血点，近半年出现全身水肿，以颜面部，双下肢为主，伴有视物模糊，活动后感胸闷乏力，予以降压、降糖、抗炎、扩管、补液等对症支持治疗。肾上腺 CT 示双侧肾上腺弥漫性改变。近 10 年体重约增加 10 余斤。吸烟 20 年，每天 3 包，无重大精神创伤史。已婚，配偶与子女体健。母亲、哥哥、姐姐患高血压病。

体温 36.5℃，脉搏 74 次/分，呼吸 20 次/分，血压 180/106mmHg。全身可见散在出血点、瘀斑，尤以前胸、腹部、背部多见，下腹部可见少量紫纹，颜面部水肿、潮红，多血质，额头可见色素沉着斑(见文末彩图 2-6-5-6)，无痤疮。心尖搏动位于第 5 肋间左锁骨中线外 1cm，叩诊心界向左扩大，心率 74 次/分，律齐，二尖瓣区可闻及收缩期杂音。脊柱四肢无畸形，右上肢手腕处可见瘀斑，双下肢重度水肿，腹壁、双膝腱、双跟腱反射灵敏，凯尔尼格征、布鲁津斯基征、巴宾斯基征阴性。足背动脉搏动正常。血沉 34mm/h，血白细胞 11.94×10⁹/L，血红蛋白 106g/L，红细胞 3.31×10⁹/L，中性粒细胞 83%。球蛋白 19.9g/L；肾功能正常。低密度脂蛋白胆固醇 4.04mmol/L，总胆固醇 6.77mmol/L，甘油三酯 2.16mmol/L。尿蛋白+；乳酸脱氢酶 427U/L，羟丁酸脱氢酶 367U/L，球蛋白 18.9g/L，天门冬氨酸氨基转移酶 43U/L；血钾 3.5mmol/L，血钠 147mmol/L，氯化物 108mmol/L，血钙 2.2mmol/L，N 末端脑钠肽 6536.3pg/ml，尿微量白蛋白 92mg/L；尿蛋白 210.6mg/24h，总尿量 2700ml/d；糖化血红蛋白 7.3%。OGTT 试验 0 分钟血葡萄糖 4.92mmol/L，120 分钟 14.19mmol/L；0 分钟血胰岛素 17.18mU/L，120 分钟 27.04mU/L；0 分钟 C 肽 1.41ng/ml，120 分钟 4.98ng/ml。甲状腺功能正常；生长激素 0.065ng/ml；PTH 53.54pg/ml；雌二醇 50.67pg/ml，孕酮 0.17ng/ml，睾酮 143.14ng/dl。彩超示右侧肾上腺区低回声结节。肾上腺 CT 示双侧肾上腺弥漫性增生(图 2-6-5-7)。ACTH 和皮质醇节律、小剂量与大剂量地塞米松抑制试验、立卧位试验及标准混合餐试验、GnRH 兴奋试验、AVP 兴奋试验、甲氧氯普氨试验和口服普萘洛尔试验的结果见表 2-6-5-4~表 2-6-5-10。

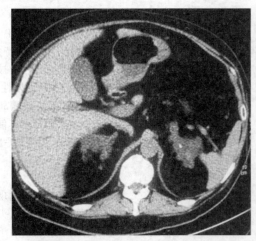
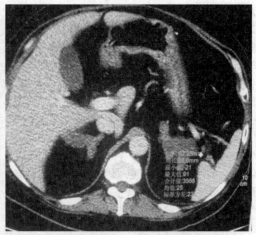
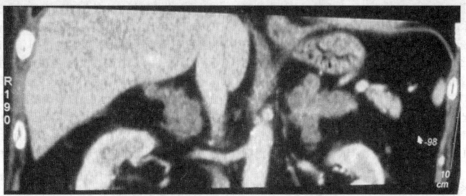

图 2-6-5-7　AVP 受体异位表达性 Cushing 综合征肾上腺 CT

表 2-6-5-4　ACTH 和皮质醇节律测定

项目	8:00am	4:00pm	12:00pm
COT	39.18	35.97	19.87
ACTH	<5.00	5.37	5.16
COT	63.55	67.12	22.71
ACTH	6.89	<5.00	<5.00

表 2-6-5-5　小剂量与大剂量地塞米松抑制试验结果

时间	皮质醇(8:00am,μg/dl)	ACTH(8:00am,pg/ml)
随机	4.3~22.4	5~46
服药前	27.48	<5.00
服药后	28.17	6.21
服药前	27.48	<5.00
服药后	38.95	<5.00

表 2-6-5-6　立卧位试验及标准混合餐试验

时间	皮质醇(μg/dl)	ACTH(pg/ml)
卧位 60 分钟	32.78	<5.00
卧位 15 分钟	24.89	<5.00
立位 0 分钟	31.39	<5.00
立位 30 分钟	29.75	<5.00
立位 60 分钟	50.39	<5.00
立位 90 分钟	46.97	<5.00
立位 120 分钟	54.88	<5.00
卧位 150 分钟	44.82	<5.00
混合餐 180 分钟	43.43	<5.00
210 分钟	38.39	<5.00
240 分钟	34.53	<5.00
270 分钟	32.46	<5.00
300 分钟	28.6	<5.00

表 2-6-5-7　GnRH 兴奋试验

时间	皮质醇(μg/dl)	ACTH(pg/ml)
随机	4.3~22.4	5~46
-60 分钟	27.29	<5.00
-15 分钟	29.86	<5.00
0 分钟	29.11	<5.00
30 分钟	29.82	<5.00
60 分钟	33.69	<5.00
90 分钟	28.75	<5.00
120 分钟	30.42	<5.00

表 2-6-5-8　AVP 兴奋试验

时间	皮质醇(μg/dl)	ACTH(pg/ml)
随机	4.3~22.4	5~46
-60 分钟	23.52	<5.00
-15 分钟	23.07	<5.00
0 分钟	20.78	<5.00
30 分钟	62.82	<5.00
60 分钟	>75	<5.00
90 分钟	>75	<5.00
120 分钟	>75	<5.00

表 2-6-5-9　甲氧氯普氨试验

时间	皮质醇(μg/dl)	ACTH(pg/ml)
随机	4~22.4	5~46
-30 分钟	29.52	<5.00
0 分钟	28.64	<5.00
30 分钟	30.99	<5.00
60 分钟	31.05	<5.00
90 分钟	27.63	<5.00
120 分钟	30.42	<5.00

表 2-6-5-10　口服普萘洛尔试验

时间	皮质醇（μg/dl）	ACTH（pg/ml）
随机	4.3~22.4	5~46
0 分钟	28.55	<5.00
30 分钟	29.46	<5.00
60 分钟	32.11	<5.00
90 分钟	30.61	<5.00
120 分钟	29.97	<5.00

X 线胸片显示心脏重度增大，心胸比 0.7（左室大为主，图 2-6-5-8），垂体 MRI 示垂体右侧饱满，其内可见直径约 8mm 长 T_1 和等 T_2 异常信号（图 2-6-5-9）。眼底和骨密度正常；颈动脉多普勒显示双侧颈总动脉、颈内动脉血管弹性减退；彩超示左心增大，左室肥厚，二尖瓣重度反流，主动脉瓣轻度反流，左室顺应性下降，心功能下降；颈部彩超示双侧颈动脉硬化并多个斑块（软斑）形成；腹部 B 超示脂肪肝。

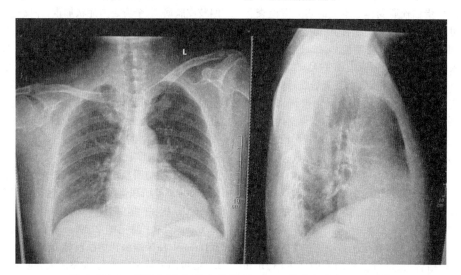

图 2-6-5-8　AVP 受体异位表达性 Cushing 综合征胸部 X 线照片

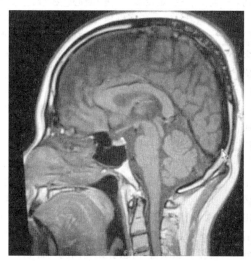
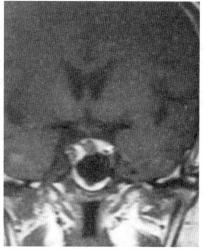

图 2-6-5-9　AVP 受体异位表达性 Cushing 综合征垂体 MRI

给予降糖、降压治疗后，在全麻下行鼻内镜鼻窦开放术＋颅底肿瘤（垂体瘤，见文末彩图 2-6-5-10）切除。术后血钾 2.6~3.1mmol/L，16 时皮质醇（33.83μg/dl）；ACTH<5.00pg/ml）；8 时皮质醇 19.46μg/dl。3 个月后第二次住院，在全麻下行腹腔镜左侧肾上腺切除术，切除肿瘤样结节组织，病理检查为肾上腺瘤病改变（见文末彩图 2-6-5-11）。术后恢复良好，复查 8 时点皮质醇 22.52μg/dl，ACTH<1.00pg/ml，16 时皮质醇 22.4μg/dl，ACTH<1.00pg/ml，0 时皮质醇 25.87μg/dl，ACTH<1.00pg/ml。5 个月后第三次住院，在全麻下行右侧肾上腺肿块切除术，手术顺利，术后予以抗感染

补液治疗。右侧肾上腺病检结果显示为肾上腺瘤样结节病变。

出院后患者继续口服泼尼松（上午 5mg，下午 2.5mg），3 个月后改为泼尼松 5mg/d；患者一般情况良好，向心性肥胖较前明显好转，8:00am 皮质醇 4.7μg/dl，ACTH2.12pg/ml，4:00pm 皮质醇 2.61μg/dl，ACTH 1.45pg/ml；血压平稳，小剂量胰岛素可满意控制高血糖症。

（二）病例讨论　本例的最后诊断是：①非 ACTH 依赖性肾上腺皮质大结节增生（AVP 受体异位表达）性 Cushing 综合征，伴类固醇性糖尿病和继发性高血压、心脏扩大、二尖

瓣重度反流、心功能Ⅲ级;②垂体无功能性腺瘤;③脂肪肝。PMAH是引起Cushing综合征的罕见原因,所占比例<1%。大部分PMAH患者的发病年龄在50~60岁,没有性别差异。肾上腺大结节样增生的Cushing综合征中,异常激素受体调节糖皮质激素分泌,异常受体表达主要包括GIP受体、AVP受体、LH/HCG受体、儿茶酚胺类激素受体、5-HT受体、TSH受体、FSH受体等。通过异位受体与配体结合,活化信号转导途径cAMP-CREB,从而促进皮质醇过度分泌,肾上腺组织表达异位受体均为G蛋白偶联受体。本例的实验室检查和多种动态试验证明属于肾上腺AVP受体异位表达引起的非ACTH依赖性肾上腺皮质大结节增生性Cushing综合征,并伴有类固醇性糖尿病、继发性高血压、心脏扩大、二尖瓣重度反流和心力衰竭。垂体无功能性腺瘤的发现曾误诊为Cushing病,经病理证实为无功能性垂体腺瘤后才想到非ACTH依赖性肾上腺皮质大结节增生症。AVP受体包括V1a、V2和V3(VI1b)三种亚型,由于V1受体表达于血管平滑肌细胞表面,介导血管收缩反应,并能加强前列腺素释放;V2受体表达于肾脏远曲小管和集合管,主要发挥抗利尿作用;V3受体位于垂体前部和胰岛,主要作用是刺激ACTH的释放并参与胰岛素的分泌;因此本例的肾上腺组织异位表达的应该属于V3受体。

在PMAH病变组织中,V1a属于正常位置过度表达的受体,V1a受体与AVP结合,促进肾上腺细胞的增生;V1b和V2是异位表达受体。AVP与V1受体结合,通过细胞内Ca^{2+}信号通路介导,促进糖皮质激素的分泌;而异位的V2受体则以Ca^{2+}为第二信使,促进细胞的分裂和类固醇的生成。

【病例报告2】

(一)病例资料 患者女性,61岁。因血压升高、多血质14年,皮肤瘀斑1年余入院。患者2000年突发视物旋转,持续3~5分钟后自行缓解,1个月后测血压200/100mmHg,诊断为"高血压病",口服降压治疗效果欠佳。2003年1月出现面部水肿,血压154/90mmHg,尿糖+++,尿蛋白+,空腹血糖9.3mmol/L,因B超发现"右肾上腺区肿瘤"第一次入住院。查皮质醇昼夜节律消失,肾上腺CT提示左肾上腺5cm×3cm×7.5cm不规则分叶肿块,密度不均,边缘不规则,增强后病灶明显强化,其内可见低密度影;右肾上腺区见2cm×3cm×4.5cm肿块影,密度均匀,边缘光滑。垂体MRI未见占位病变。3月27日在全麻下行右肾上腺全切术,术后病检为右肾上腺5cm×5cm×2cm的多结节腺瘤样增生,部分结节细胞排列致密,细胞核大,细胞质少,灶性浸润包膜外,免疫组化显示CK-、S100-、NSE-、EMA-、CgA-、Syn-、Vi-。第一次出院后继续降压治疗,血压波动在140~150/80~100mmHg之间,皮下注射优泌乐(赖脯胰岛素,57U/d,3次/天),口服二甲双胍,空腹血糖6~8mmol/L,餐后血糖8~12mmol/L。多血质外貌及体型无明显变化,近一年来出现皮肤瘀斑和全身乏力及双下肢水肿。2014年4月28日第二次住院,查夜间血清皮质醇和尿游离皮质醇明显增高,ACTH被抑制;午夜小剂量地塞米松试验提示皮质醇未被抑制(基础上午8时皮质醇697.5nmol/L,0时口服地塞米松1mg后,次晨8时皮质醇665.0nmol/L),肾上腺CT显示双侧肾上腺占位病变(左侧5.1cm×3.6cm,右侧3cm×4cm);垂体MRI显示

垂体微腺瘤。诊断为Cushing综合征(非CRH/ACTH依赖性肾上腺皮质大结节增生)、继发性高血压、类固醇性糖尿病、糖尿病酮症、低骨量、维生素D缺乏症、指甲-皮肤真菌病、蛋白质-热能营养不良症。给予降压、降糖、营养支持、护心、护胃、调脂、补充维生素D、抗骨质疏松等治疗,患者因拒绝手术治疗出院。出院后口服硝苯地平(拜新同)和卡托普利,血压140~150/80~100mmHg,应用赖脯胰岛素(优泌乐)和二甲双胍治疗后,空腹血糖6~8mmol/L,餐后血糖7~9mmol/L,四肢皮肤瘀斑、全身乏力症状加重,并反复出现双下肢水肿。

第三次住院查身高152cm,体重48kg,体质指数20.1kg/m²,腰围89cm,臀围90cm,腰臀比0.99。发育正常,慢性病容,皮肤菲薄,四肢皮肤可见广泛瘀斑,可见多处散在色素沉着,无紫纹、痤疮,右手掌内可见脱皮,右指甲可见灰指甲,右上腹及右腰部可见长约15cm横向陈旧性手术瘢痕,全身浅表淋巴结未触及肿大。心前区无隆起,心界向左扩大,心尖搏动位于第五肋间左锁骨中线外2cm,心率68次/分,律齐,A2亢进,心尖部听诊区可闻及2~3/6级吹风样杂音。腹部膨隆,皮下脂肪明显增厚,双下肢中度凹陷性水肿。尿葡萄糖2.80mmol/L,尿蛋白1.00g/L;糖化血红蛋白5.80%;总蛋白56.2g/L,白蛋白34.2g/L;尿素氮9.40mmol/L,肌酐63.6μmol/L;甘油三酯2.39mmol/L,低密度脂蛋白胆固醇3.18mmol/L;N端脑利钠肽前体6819pg/ml;血钙1.99mmol/L。心电图显示左房增大,左室肥大并心肌劳损,Ⅰ、aVL、V₂~V₆导联ST段低,T波倒置。彩超显示高血压所致心脏改变与二、三尖瓣反流(轻度)及心包积液,左室松弛性减退,多发性胆囊结石。给予降压、降糖、降脂、补充钙和维生素D和抗骨质疏松(阿仑膦酸钠)治疗后病情好转出院。

(二)病例讨论 本例诊断为非CRH/ACTH依赖性Cushing综合征(肾上腺皮质大结节增生,右侧肾上腺结节切除术后)并发继发性高血压、心脏扩大(心功能Ⅲ级)、类固醇性糖尿病、糖尿病肾病、低骨量、维生素D缺乏症、皮肤指(趾)甲真菌病和蛋白质-热能营养不良症。由于患者拒绝正规手术治疗,药物疗效不佳,导致病情进行性发展。24小时尿蛋白和白蛋白增多提示糖尿病肾病Ⅳ期;肝功能示总蛋白及白蛋白降低,肾功能尿素氮增多,肌酐正常,考虑为蛋白质-热能营养不良症,嘱患者适当加强营养,优质蛋白饮食,同时给予瑞舒伐他汀降脂治疗。糖化血红蛋白正常,提示近2~3个月血糖控制尚可;心电图支持高血压心脏病,并提示前壁心肌缺血,但患者无胸闷胸痛症状,心肌酶正常暂不支持急性心肌梗死;脑钠肽增高提示心力衰竭。

本例因患者不接受手术治疗,只能采用多种药物治疗,但高皮质醇血症最终导致一系列并发症。

(刘耀辉 廖二元)

第6节 先天性肾上腺皮质增生症

先天性肾上腺皮质增生症(congenital adrenal hyperplasia,CAH)是一组由编码皮质激素合成必需酶基因突变致肾上腺皮质类固醇激素合成障碍所引起的疾病,为常染色体隐性遗传。其主要病因为在皮质醇合成过程中,由于酶缺陷引起皮质醇合成不足,继发下丘脑CRH和垂体ACTH代偿性分泌

增加,导致肾上腺皮质增生[1]。肾上腺皮质合成三种激素所涉及的酶依次为20,22碳裂链酶、17α-羟化酶(CYP17)、3β-羟类固醇脱氢酶(3β-HSD)、21-羟化酶(CYP21)、11β-羟化酶(CYP11B),其中前三种与肾上腺皮质激素合成有关;后两种酶与皮质醇和醛固酮合成有关,醛固酮合成还需要18-羟化酶和18-氧化酶的参与。前述的酶缺陷(活性减低或缺如)均可导致CAH,但临床表现有所不同,总称为CAH。临床上,以21-羟化酶缺陷症最常见(90%以上),CYP11缺陷症次之(5%~8%),再其次是3β-HSD缺陷症,而CYP17缺陷症和类固醇激素合成急性调节蛋白(StAR)缺陷症非常罕见。

肾上腺皮质激素的前体物质为胆固醇,从胆固醇到皮质醇的生物合成需要胆固醇20,22裂链酶、CYP21、CYP11B、3β-HSD和CYP17的参与。这些酶除了3β-HSD外,都属于细胞色素氧化酶P450系。编码这些酶基因中的任何一个发生突变都可导致酶活性缺陷,临床上引起不同类型的CAH。不论是何种酶缺陷均可导致垂体ACTH代偿性分泌增加,使双侧肾上腺皮质增生。CYP17和3β-HSD缺陷可导致肾上腺皮质3种激素均缺乏,CYP21和CYP11B缺陷则只有皮质醇和醛固酮合成减少,而性激素合成增多,故可在临床上引起男性假性性早熟或女性男性化。CYP18和18-氧化酶缺陷症则只有醛固酮减少,皮质醇和性激素合成正常。CYP21缺陷症是CAH的最常见类型,经典型CYP21缺陷症的发病率约1.1/10万,相应的杂合子发生率为1.64%,基因频率为0.0082。非经典型CYP21缺陷症的发病率远较经典型CYP21缺陷症高,如意大利人的发病率为33%,杂合子发生率为1.1%(1/9),基因频率为0.058;美国纽约居民的发病率为1‰,杂合子发生率为1.67%(1/6),基因频率为0.100。我国台湾的CYP21缺陷症发病率为3.5/10万,杂合子发生率为1.2%,基因频率为0.100。CYP21缺陷症是由于CYP21基因突变致CYP21功能缺陷所致。

【21-羟化酶缺陷症】

(一)21-羟化酶基因结构 21-羟化酶基因位点的结构是人类基因中最复杂和最容易致病的一种,在6p21.1的HLA位点区,21-羟化酶基因有2个位点,即1个功能基因(CYP21B,以前称为CYP21A2)和1个非功能性假基因(CYP21A,以前称为CYP21A1P)。这些基因以串联方式与编码血清补体的第4成分的C4A和C4B一起复制(图2-6-6-1),CYP21A1P发生转录而不翻译蛋白质(其他动物无CYP21A1P基因),仅CYP21A2编码21-羟化酶。人CYP21基因由10个外显子组成,长3.4kb(357-359),两种基因的外显子的编码序列高度相似,而且HLA位点属于高度重组基因,因此CYP21A1P和CYP21A2之间的重组交换相当常见,75%~80%的21-羟化酶缺陷症是由于两种基因转位造成的,导致CYP21A1P假基因部分或全部替代CYP21A2,使突变基因编码的P450c21蛋白减少或活性不足[2]。

(二)21-羟化酶基因位点的串联基因 目前发现,21-羟化酶基因位点至少还含有8个其他基因[3],串联复制的C4A和C4B编码不同成分C4的两种异构体,C4B蛋白的溶血活性比C4A强[4],C4A长22kb,而C4B因1个内含子的变异而出现22kb和16kb两种,C4基因3′端与CYP21基因的间距仅相隔2466bp[5],而CYP21A2启动子序列位于C4B基因的第35号内含子内[6,7]。

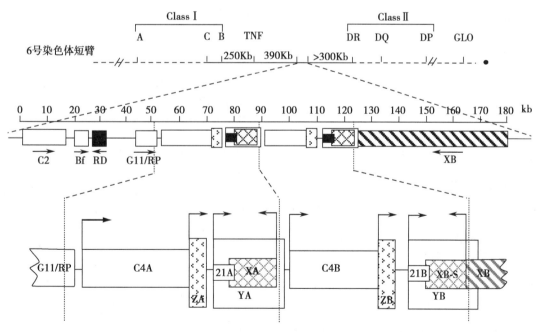

图 2-6-6-1 CYP21 基因结构

上部显示的是第6号染色体的p21.1区、左侧端粒和右侧着丝点;多数HLA基因位于Ⅰ类和Ⅱ类区间,而位于Ⅰ-Ⅱ之间的Ⅲ区间含有CYP21基因;中部(从左至右)为补体因子C2,备解素因子(properdin factor)Bf、RD和G11/RP基因;箭头表示转录方向;下部为21-羟化酶位点,显示C4A基因、C4B基因、无活性CYP21A假基因(CYP21A1P,21A)和活性CYP21B基因(CYP21A2,21B);XA、YA和YB为肾上腺的特异性转录物(缺乏阅读框架),基因编码细胞外基质蛋白——腱糖蛋白(tenascin-X),XB-S编码短截的肾上腺特异性腱糖蛋白X(tenascin-X,功能未明);ZA和ZB是由C4基因第35个内含子转录而来的肾上腺特异性蛋白

TNXA(XA)和 TNXB(XB)基因对与 C4 和 CYP21 基因一同复制,这些基因 DNA 链与 C4 和 CYP21 基因对立排列,并同 CYP21A2 的 3′端重叠。XA 和 XB 的最后 1 个外显子分别位于 CYP21A1P 与 CYP21A2 基因的第 10 个外显子的非翻译区[8]。当先祖基因 C4-CYP21-X 单位复制时,XA 基因被截短,但在肾上腺可转录[9]。多数组织(特别是结缔组织)细胞基因编码细胞外基质蛋白——腱糖蛋白 X(tenascin X)。XB 基因长 65kb,含 43 个外显子[10,11],可编码较短的短截型腱糖蛋白 X,其功能未明。先天性肾上腺皮质增生症伴相邻基因综合征患者缺失 CYP21A2 和 XB 基因,提示腱糖蛋白 X 缺乏是引起严重型 Ehlers-Danlos 综合征的重要原因[12],且常伴有 21-羟化酶缺陷症。

（三）21-羟化酶缺陷症的基因事件　21-羟化酶缺陷症的基因事件包括 21-羟化酶基因缺失、基因转位和点突变,CYP21A2 的多数点突变事实上是由于未转位导致的,因为复杂杂合子突变而使两个等位基因发生不同程度的变异。该基因缺失或大的转位导致 CYP21A2 无转录,临床则表现为失盐型 CAH。微转位引起基因框架移动或翻译出短截蛋白质,亦表现为失盐型 CAH(图 2-6-6-2)。单纯雄性化型和非经典型 CAH 的病因是因微转位引起 P450c21 蛋白个别氨基酸替换所致,直接病因为复杂杂合子突变。21-羟化酶基因位点的两个特殊性给基因诊断分析带来困难。基因缺失可能发生在 CYP21A1P 中段,而此区域的基因转位十分常见,例如 C4A 和 C4B 基因转位即可引起 21-羟化酶缺陷症[13],见表 2-6-6-1。

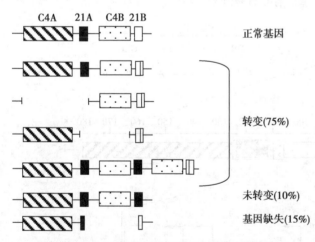

图 2-6-6-2　基因转位引起的 21-羟化酶缺陷症
C4A 和 C4B 基因缺失或重复可伴 CYP21B 基因异常;事实上,所有 CYP21B 的点突变均属于微转位(microconversion),由于能引起 CYP21B 丢失,所以应用 Southern 杂交难以鉴别,其基因型显而易见

（四）CYP21 突变　人类有两个 CYP21 基因,即活性 CYP21B 基因和无活性 CYP21 假基因(CYP21A,CYP21P),CYP21A 假基因是由于人类进化过程中 CYP21A 基因启动子、外显子Ⅰ、外显子Ⅲ、外显子Ⅴ、外显子Ⅵ~Ⅷ和内含子Ⅱ突变所致。CYP21B 和 CYP21A 基因之间高度同源,呈串联排列于 HLAⅢ型区域的 C4A/C4B、XA/XB、YA/YB 基因之间,定位于第 6 号染色体短臂。HLA-B、DR 和 CYP21 基因位

表 2-6-6-1　CYP21A2 基因微转位引起的 21-羟化酶缺陷症

突变	外显子定位	相关表型	酶活性(%)
Pro30→Leu	1	NC/SV	30~60
A→G	2	SV/SW	轻微
8-bp 缺失	3	SW	0
Ile172→Asn	4	SV	3~7
Ile236→Asp			
Val237→Glu	6	SW	
Met239→Lys			
Val281→Leu	7	NC	18±9
Gly 292→Ser	7	SW	
306 位插入 T	7	SW	0
Gly318→Stop	8	SW	0
Arg339→His	8	NC	20~50
Arg356→Trp	8	SV/SW	2
Pro453→Ser	10	NC	20~50
484 位 GG→C	10	SW	0

注:NC:Nonclassic,非经典型;SV:simple virilizing,单纯性雄性化型;SW:salt wasting,失盐型

点之间紧密连锁,因此可用 HLA 分型对 CYP21 缺陷症患者进行基因分型。致病基因为 CYP21,活性 CYP21B 基因和无活性的 CYP21 假基因均位于染色体 6p21.3,HLA 主要组织相容性复合物中,与补体 C4A 和 C4B 相邻。由于其基因结构和位置的特殊性,常因与 CYP21P 之间发生基因重组或转换,使 CYP21 基因容易突变,且突变大多来源于 CYP21P。如果基因突变使 21 羟化酶活性保留 20%~50%,具有理糖和理盐活性的肾上腺皮质激素可维持生理所需,不足以引起失盐表现,临床表现为非经典型 21α-羟化酶缺乏症。白种人非经典型突变位点有 L281V、S453 和 P30L 等。亚洲人则以 P30L 最常见。启动子区域突变对基因表达的调控产生影响,降低 21-羟化酶活性。研究显示,约 75% 的患者为复合杂合突变(同时携带重型和轻型突变位点)[13,14]。CYP21B 基因突变分析可证实或预示 CYP21B 基因表达缺陷,为 CYP21 缺陷症患者提供了诊断和临床分型依据。21-羟化酶缺陷症 CYP21A2 新突变包括 P177T、PL167P、P1230T、R233K、G291S、G282D、E320K、R341P、R354H、R369W、R408C、G424S 和 R426H[15]。约有 56% 的失盐型患者等位基因外显子Ⅲ-5′端上游内含子Ⅱ第 13 个碱基点突变(C→G)。单纯男性化型 CYP21 缺陷症者最常见的等位基因突变为 Ile172Asn 置换。症状较轻的非经典型 CYP21 缺陷症患者以 Val281Leu 突变最常见(39%)[16]。89% 的 CYP21 缺陷症基因型与临床表型相符,其余 11% 患者由于基因分型方法不标准或临床分型不确定致两者不符。尽管如此,CYP21B 突变基因型分子谱与 CYP21 缺陷症临床表型谱仍高度吻合,因而基因分析对 CYP21 缺陷症患者基因型诊断和胎儿产前患病危险率估计和 CAH 类型鉴别均有重要意义。CYP21 缺陷症基因突变与酶活性及临床表型之间的关系见表 2-6-6-2。

表2-6-6-2 21-羟化酶缺陷症基因突变与酶活性

CYP21	突变	酶活性（%）	临床表型
外显子1	Pro30Leu	30~60	NC/SV
	框架移位	0	SW
内含子2	A/C656G	极小	SW/SV
外显子3	8bp缺失	0	SW
外显子4	Ile172Asn	3~7	SV
外显子6	Ile236Asn		
	Met239Lys	0	SW
	Val281Glu		
外显子7	Val281Leu	18±9	NC
	Gly292Ser	0	SW
	Thr308插入	0	SW
外显子8	Gln318TER	0	SW
	Arg339His	20~50	NC
	Arg356Trp	2	SV/SW
外显子10	Pro453Ser	20~50	NC
	GC484C	0	SW
基因缺失	无基因产物	0	SW

注：SW：失盐型；SV：单纯男性化型；NC：非经典型

21-羟化酶活性降低导致皮质醇减少。在CYP21缺陷症患者中，由于CYP21活性降低或丧失，孕酮和17-羟孕酮不能被转化为DOC和11-去氧皮质醇，皮质醇合成减少，其对下丘脑和腺垂体的反馈抑制作用减弱，ACTH分泌增加，刺激肾上腺皮质（主要为束状带）增生，产生过量11-去氧皮质酮和11-去氧皮质醇，部分通过17-羟孕酮/17,20-裂链酶转而进入雄激素合成途径。若CYP21完全缺乏，则皮质醇分泌绝对不足；若缺陷不完全，则可通过ACTH分泌增加，代偿性使皮质醇的分泌达正常，肾上腺增生，且在应激时出现缺乏症状。

（五）经典失盐型表现 经典失盐型以盐皮质醇缺乏/性发育障碍和雄激素增多为特征。根据临床表现严重程度可分为极度严重经典型、中度严重型及轻度型三种。极度严重经典型和中度严重型又合称为经典型，轻度型称非经典型[17]。17-羟孕酮是诊断21-羟化酶缺陷症的主要指标，一般用质谱法测定。一般情况下，21-羟化酶缺陷症可用17-羟孕酮和雄烯二酮及皮质醇测定作出诊断。但17-羟化酶缺陷和11β-羟化酶缺陷患者17-羟孕酮与雄烯二酮可正常或轻度升高，此时需要测定孕酮与去氧皮质酮才能做出诊断。经典失盐型盐皮质醇缺乏症（classic salt-wasting CAH）是由于21-羟化酶的活性完全缺乏，皮质醇和醛固酮缺乏以及胎儿早期雄激素分泌过多所致。胎儿期起病，出生后表现为皮质醇缺乏症群，女性新生儿外生殖器男性化，并伴失盐症群（75%）。由于肾小管潴钠和排钾功能障碍出现低钠血症、高钾血症和代谢性酸中毒；某些患者因皮质醇缺乏出现低血糖症甚至肾上腺皮质功能减低危象。

新生儿肾上腺危象表现为拒食、昏睡、呕吐、腹泻、脱水、低血压和体重锐减等，其症状和体征在血钠>125mmol/L时可能不明显，若不积极治疗，大部分失盐型患者在1~4周龄时逐渐发展，直至死亡。醛固酮缺乏随年龄增长而逐渐好转，肾脏保钠功能增强，血钠逐渐升高，但仍低于正常。未经治疗的失盐型CYP21缺陷症患者血清醛固酮低于正常（<50~250ng/dl），伴血浆PRA增高。血17-羟孕酮和雄烯二酮基础值或ACTH兴奋后增高。血和尿DHEA和DHEA硫酸盐（DHEAS）增高（经典型CYP21缺陷症除外），然而所有经典型CYP21缺陷症尿孕三醇和17-KS均明显增高。因为胎儿期肾上腺髓质发育障碍，经典型CAH患者伴有髓质功能不全和髓质激素合成异常表现，血和尿肾上腺素、甲氧肾上腺素降低，抗应激能力下降。此外，直立性低血压、低血糖症也可能与肾上腺髓质功能不全有关。新生儿由于肝脏发育不完全，孕三醇可正常，经典型CYP21缺陷症患者血清睾酮增高。男性患者在婴儿期（出生至5.5个月）、青春期和成年期的血睾酮正常。此外，经典型CAH是代谢综合征的危险因素，高雄激素血症和糖皮质激素补充治疗过程中不可避免出现高皮质醇血症，患者体重和体脂比例增加，并伴有胰岛素抵抗和血脂谱异常。

成年男性CAH患者特别容易发生睾丸肾上腺残余组织肿瘤和男性不育症。ART主要位于肾上腺附近或睾丸下降的胚胎途径中，如腹腔血管丛、阔韧带、精索、睾丸或卵巢（女性）及肾脏。未经治疗者睾丸ART在高ACTH血症刺激下，容易恶变。男性不育的主要原因有：①雄激素被过度芳香化，生成的过量雌激素抑制垂体LH分泌，临床表现为低促性腺激素性性腺功能减退症；②合并有胰岛素抵抗及代谢综合征；③睾丸体积缩小。值得注意的是，肾上腺肿瘤与CAH关系密切，相互影响。因此，成年CAH患者特别容易发生肾上腺肿瘤，其特点是经糖皮质激素补充治疗后缩小。同样，患有肾上腺肿瘤者应注意排查CAH。

（六）中度单纯性男性化型表现 经典单纯雄性化CAH（classic simple virilising CAH）患者的21-羟化酶有1%~2%的生物活性。虽然存在生化和生理意义上的皮质醇缺乏，但临床上没有皮质醇缺乏的典型症状，而仅代之以女性雄性化。如果胎儿期起病，出生后可有轻度皮质醇缺乏症候群表现，女性新生儿外生殖器男性化明显。由于醛固酮合成基本不受影响，加上肾脏保钠功能良好，故无失盐表现，但可出现轻度血浆PRA增高。外生殖器分化过程对雄激素非常敏感，胚胎期生成大量睾酮可使女性胎儿男性化，生殖结节和阴蒂肥大，严重时与正常男性阴茎难以区分；阴唇阴囊皱襞可部分或完全融合。如男性化程度较轻，阴唇阴囊皱襞未融合，尿道和阴道分别开口；如有部分融合，则尿道口和阴道口前移，均开口于泌尿生殖窦中；如完全融合，则形成阴囊样结构，酷似男性尿道下裂，甚至尿道可以完全通过增大的阴蒂，开口在龟头样结构的顶部，与正常男性阴茎结构极为相似。由于这些女性患者的外生殖器很难与男性隐睾区分，有时被错当作男性抚养。尽管女性性生殖器发育有不同程度畸形，但性腺和内生殖器发育正常，无睾丸，故称为性发育障碍（XX-DSD，女性假两性畸形）。予适当的糖皮质激素替代治疗和外生殖器修复术后可生育。

1. **婴幼儿期** 严重的女性男性化在出生后常被误认为是男婴。男性患儿在出生时外生殖器一般无异常，少数阴茎稍大，内生殖器发育正常。男性患者和非失盐型患者的女性男性化不易引起注意，常因出现阴茎和阴蒂肥大、生长过快及性毛早现等男性假性性早熟（但睾丸很小）才被诊断。

2. **儿童期** 患儿在儿童期生长加速，肌肉较发达，骨骼成熟加速，骨龄超前，骨骺提前融合，但最终身高却不及正常成人。如未用糖皮质激素治疗，一般不出现正常青春期发育。女性患者月经稀发、不规则或闭经，多数患者不育，肌肉亦较发达，嗓音变粗，出现痤疮、喉结、多毛甚至胡须，阴毛和腋毛提早出现。男性患者通常存在小睾丸和生精障碍而致不育，少数患者的睾丸发育和生育能力正常。

3. **青春期前及青春期** 在青春期前及青春期,垂体促性腺激素对 GnRH 反应可正常。据报道,经治疗的经典型女性患者 60% 有生育能力,失盐型女性患者一般生育力下降。此外,由于 ACTH 过度分泌,患者可有皮肤色素沉着。非经典型 21-羟化酶缺陷症生育能力轻度降低[18]。

4. **成年期** 因为卵巢或睾丸发育障碍,未经治疗的男性和女性均无生育功能。成年期女性性腺从假性两性畸形和假性性早熟转向闭经、卵巢发育不全和男性化,但乳腺萎缩伴骨盆狭窄。成年期男性性腺功能减退,由于高雄激素长期抑制 LH 和 FSH 的分泌,睾丸不能发育成熟,表现为阴茎正常或增大而睾丸细小,坚硬,前列腺发育不良。如果睾丸亦增大,应警惕睾丸肾上腺组织残余肿瘤或睾丸肿瘤可能,两者的鉴别是在使用糖皮质激素后,随着肾上腺退缩,睾丸亦缩小能证明为残留肾上腺组织;否则为睾丸肿瘤。因有肾上腺雄激素作用,故男性第二性征存在,有时甚至表现有毛发增多,但身材矮小,多伴有中心性肥胖、高血压、胰岛素抵抗甚至 2 型糖尿病等代谢综合征表现,但血清尿酸和同型半胱氨酸不高。如果能早期接受治疗,生育能力可基本正常或轻度下降。但是严重失盐型患者即使早期治疗,其生育能力亦难以维持正常。

5. **儿童后期** 出现身体直线生长加速和骨龄提前等改变。大多数 CAH 患者的 BMD 正常,但研究结果不一致,可能主要与病例对象、治疗状况和研究方法有关。文献报道的先天性肾上腺皮质增生症的骨密度研究结果见第 6 篇第 2 章第 11 节,即多数研究发现非经典型轻度患者 BMD 正常,较大剂量糖皮质激素治疗者的 BMD 降低,体脂增多;BMD 主要与糖皮质激素用量相关。

(七) 轻型表现 非经典型 CAH(non-classic CAH)患者 21-羟化酶活性保存 20%~50%,发病时间较晚(多见于年长儿童或青春期),因肾上腺过度增生代偿皮质醇不足,同时出现轻度雄激素分泌过多。出生时,女性患者外生殖器正常;在童年期或成年期因轻度雄激素过多症状和体征而被诊断。童年期可有性毛早现、痤疮、生长轻度加速和阴蒂轻度肥大;至青春期或成年期可有多毛症、囊性痤疮、月经紊乱和不育等(迟发型或非经典型)[19],少数患者无雄激素过多症状(隐匿性非经典型)。男性患者无症状或症状较轻,可出现青春发育提前、性毛早现、痤疮和生长轻度加速,但成年后身材较矮,伴生精障碍和生育能力下降。在青春期前,非经典型的症状轻微,少数患者有出生后阴蒂轻度增大及儿童期生长加速,应激状态下不出现肾上腺功能不全表现(表 2-6-6-3)。

表 2-6-6-3 单纯男性化 21-羟化酶缺陷症的血清激素变化

血清激素类型	病例(n=157)	正常参考值
FSH(IU/L)	5.426±2.91	3.2~10
LH(IU/L)	3.55±3.61	1.2~12.5
E₂(ng/L)	34.31±24.61	12.0~48.0
孕酮(μg/L)	17.16±13.01	0.27~3.9
睾酮(μg/L)	5.81±5.07	0.1~0.96
17OHP(μg/L)	95.1±32.8	0.6~3.3
DHEAS(μg/dl)	302.3±202.4	19~63
ACTH(ng/L)	454.2±539.9	12~78
8:00am 皮质醇(μg/L)	118.2±50.0	70~220

性毛早现可作为重要的提示症状。青春期或成年女性的临床表现与其他原因引起的高雄激素血症很相似,如多毛、痤疮、脂溢性皮炎、秃顶、多囊卵巢等。有的患者表现为月经紊乱或不育。与多囊卵巢综合征比较,两者在年龄、BMI、腰臀比、多毛评分及痤疮发生率等多项指标并无明显区别,但轻度 CYP21 缺陷症患者症状随年龄增长而逐渐加重。部分患者无高雄激素血症表现,仅因家系调查或体检偶然发现("隐匿型 CYP21 缺陷症")。部分患者(5%~20%)性毛初现提前与迟发型先天性肾上腺皮质增生症(late-onset congenital adrenal hyperplasia, LO-CAH)相关,在以后发生 LO-CAH 的患者中,基础血 17-OHP、δ4-雄烯二酮(androstenedione)和睾酮升高。一般认为,如果 17-OHP 高于 2ng/ml 应诊断为 LO-CAH(敏感性 100%,特异性 99%),并行 ACTH 试验予以鉴别[20]。此外,外周组织对胰岛素敏感性下降而导致高胰岛素血症,其与慢性高雄激素血症相互加重,形成恶性循环。轻度 CYP21 缺陷症女性患者若无多囊卵巢,糖皮质激素替代治疗可使 Δ4-A 和睾酮正常;若并发多囊卵巢,仅能部分抑制。婴儿期、青春期或成年期轻度 CYP21 缺陷症患者血睾酮基础值和 ACTH 刺激后均正常。轻度 CYP21 缺陷症患者 17α-羟孕烯醇酮(Δ5-17P)、DHEA、DHEAS 基础值、尿孕三醇和 17-KS 均正常。女性轻度 CYP21 缺陷症或迟发型先天性肾上增生症与多囊卵巢综合征(PCOS)的临床表现可能混淆,但 PCOS 患者月经初潮可正常,无假性性早熟表现,血浆 ACTH 和 17-羟孕酮水平正常,且有卵巢多囊样改变。

(八) CYP21 缺陷症病例筛查 临床上,一般从性发育障碍/失盐症群/低血压病例中筛查 CYP21 缺陷症。随着年龄增长,雄激素过多症状和体征逐渐明显而较易被诊断。血浆 17-羟孕酮、DHEAS、雄烯二酮和孕酮增高。实验室检查 17-羟孕酮基础值或 ACTH 兴奋后增高,尿 17-KS 或 17-羟孕酮测定有助于诊断。3β-HSD 缺陷症一般可通过临床症状和血浆或尿 Δ5/Δ4 激素比值明显增高来诊断,ACTH 兴奋试验对病情估计有一定意义。对患病胎儿进行产前治疗,阻止外生殖器男性化,避免产后手术治疗。产前诊断可在妊娠后立即或第 1 个三月期间进行。准确的 CAH 产前预测要求正确的基因分型(包括父母)和临床表型估计。在第 1 个三月期,妊娠期 9 周或以后的绒毛膜活检采样安全有效,但此时已经错过最佳治疗时机。第 1 个三月期诊断仅适用于在 CVS 执行前需进行 CAH 产前治疗的患者。第 2 个三月期诊断以妊娠第 14 周或以后行羊膜腔穿刺术较安全。CAH 产前诊断方法可按美国儿科遗传学委员会的指南(2006 年)[21]进行,主要进行三种检测:①CVS 或取胎儿细胞培养进行 HLA 分型;②胎儿细胞 DNA 提取后 CYP21B 基因分析;③羊水 17-羟孕酮和雄烯二酮测定。同时进行 OGTT 的目的是监测孕妇是否发生类固醇性糖尿病。CAH 的新生儿筛选应在出生后 2~4 天进行。可取足跟血斑(滤纸过滤)测定 17-OHP,但早产儿的血 17-OHP 可升高,应注意鉴别[22]。

CYP21 基因位点和 HLA-B、DR 位点连锁,可通过 HLA 分型来预测胎儿 CYP21 缺陷症。若胎儿两个等位基因上 HLA-B 和 DR 抗原单体型与 CYP21 缺陷症符合,可预测该胎儿为 CAH,若胎儿 1 个等位基因上 HLA-B 和 DR 抗原与 CAH 符合,可预测胎儿是 CAH 携带者;若胎儿 HLA-B 和 DR 单体型与 CAH 不符,可预测胎儿正常。胎儿细胞 HLA 分型连锁分析对 CYP21 缺陷症胎儿基因分型可靠,与 CYP21B 基因分析相比,HLA 分型检测简单而便宜,其缺点是:①不能认识致病的分子病因;②胎儿细胞培养困难;③若父母间 HLA 抗原为纯合子,则不能预测 CAH 基因分型;④胎儿 HLA-B 和 DR 位点间重组导致 HLA 分析困难。

(九)羊水 17-羟孕酮和雄烯二酮测定　　根据各类型 CAH 的临床表现和实验室检查(表 2-6-6-4~表 2-6-6-6)可鉴

别 CYP21 缺陷症的三种亚型。17-羟孕酮是诊断 21-羟化酶缺陷症的主要指标,一般建议用质谱法测定。一般情况下,21-羟化酶缺陷症可用 17-羟孕酮和雄烯二酮及皮质醇测定作出诊断,但 17-羟化酶缺陷症和 11β-羟化酶缺陷症患者的17-羟孕酮与雄烯二酮可正常或轻度升高,此时需要测定孕酮与去氧皮质酮才能做出诊断[23],见图 2-6-6-3。

表 2-6-6-4　各类型 CAH 的临床鉴别

CAH 类型	失盐症群	高血压	女性男性化(雄激素过多症候群)	男性女性化
CYP21 缺陷症	3/4 典型	无	生长加速,青春期提前和多毛,轻型者无月经紊乱	无
3β-HSD 缺陷症	部分典型	无	女性出生时较轻或无,伴青春期提前,生长加速和多毛,非失盐型典型者有月经紊乱	典型男性(46,XY)
CYP11B 缺陷症	无	多有	典型女性出生时青春期提前,多毛,轻型患者月经紊乱	无
CYP17 缺陷症	无	多有	无	男性(46,XY)
StAR 缺陷症	均有	无	无	男性(46,XY)
表观皮质素还原酶缺陷症	无	无	有	–

表 2-6-6-5　各类型 CAH 的实验室鉴别

CAH 类型	△5-17P	DHEA	17-羟孕酮	△4-A	T	DOC	S
CYP21 缺陷病	正常/↑	正常/↑	↑↑↑	↑↑	女性↑,青春期前男性正常	正常/↓	正常/↓
CYP11B 缺陷症	正常/↑	正常/↑	正常/↑	↑↑↑	女性↑,青春期前男性正常	↑↑	↑↑↑
3β-HSD 缺陷症	↑↑↑	↑↑	正常/↑	正常或↑	男性↓,女性降低-正常或↑	正常/↓	正常/↓
CYP17A 缺陷症	↓↓/↓	↓↓	↓↓	↓↓/↓	↓↓/↓	↓↓/↑	↓↓/↑
StAR 缺陷症	↓↓	↓↓	↓↓	↓↓	↓↓	↓↓	↓↓
表观皮质素还原酶缺陷症	–	↑↑	↓↓	↑↑	↑↑	–	–

注:DOC:11-去氧皮质酮;△5-17P:17α-羟孕烯醇酮;4-A:雄烯二酮;T:睾酮;S:11-去氧皮质醇;DHEA:去氢异雄酮;↑:升高;↑↑:明显升高;↑↑↑:显著升高;↓:下降;↓↓:明显下降

表 2-6-6-6　糖皮质激素替代/补充治疗与抑制性补充治疗的区别

区别点	GC 替代/补充治疗	抑制性 GC 补充治疗
临床特点		
适应对象	Addison 病,Schmit 综合征,Ⅰ型 APS,AHC,垂体功能减退症,双侧肾上腺切除后	CAH(主要是 21-羟化酶缺陷症),TART
缺乏/不足的激素	GC,MC	GC,MC,肾上腺性激素(偶尔)
过多的激素	ACTH	ACTH,孕酮,肾上腺雄激素
治疗制剂和用量		
常用的 GC	氢化可的松,泼尼松	泼尼松,泼尼松龙,氢化可的松,地塞米松
偶用的 GC	氟氢可的松(偶尔)	氟氢可的松(经典 21-羟化酶缺陷)
非应激剂量	生理量	生理量(成年男性)
		超生理量(婴幼儿,儿童,女性)
应激剂量	急性应激时	急性应激时
剂量与制剂个体化	程度较低	程度很高
治疗监测		
基础指标	症状与体征	症状与体征
血 ACTH 目标值	正常	高于正常
雄激素	不需要	必需(女性)
其他指标	不需要	17-OHP(目标值高于正常)PRA,DOC,11-DC
不良反应		
CS	罕见	常见
OP	少见	常见
MS	少见	常见
高雄激素血症	无	常见
生育能力	极少受影响	减退或明显减退

注:APS:autoimmune polyendocrinopathy syndrome,自身免疫性多内分泌腺综合征;AHC:X-性连锁先天性肾上腺发育不良症;TART:testicular adrenal rest tumor,睾丸肾上腺组织残余肿瘤;CAH:congenital adrenal hyperplasia,先天性肾上腺皮质增生症。GC:glucocorticoid,糖皮质激素;MC:mineralocorticoid,盐皮质激素;17-OHP:hydroxyprogesterone,17-羟孕酮;PRA:plasma rennin activity,血浆肾素活性;DOC:deoxycorticoids,去氧皮质酮;11-DC:11-deoxycortisol,11-去氧皮质醇;CS:Cusing syndrome,Cusing 综合征;OP:osteoporosis,骨质疏松症;MS:metabolic syndrome,代谢综合征

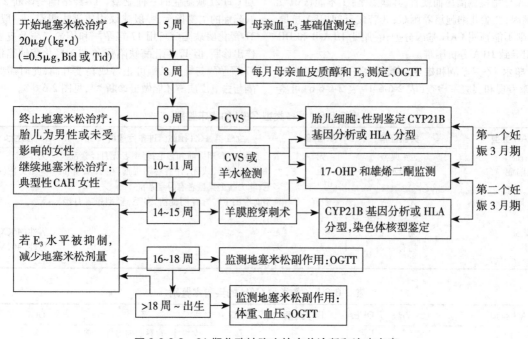

图2-6-6-3 21-羟化酶缺陷症的产前诊断和治疗方案

E₃:雌三醇;CVS:绒毛膜活检;OGTT:口服葡萄糖耐量试验;CAH:先天性肾上腺皮质增生症

鉴别各种酶缺乏所致的先天性肾上腺皮质增生症需要做 ACTH 兴奋试验(图2-6-6-4)。一般要求测定 17-OHP、皮质醇、去氧皮质酮、11-去氧皮质醇、17-羟孕烯醇酮、脱氢异雄酮和雄烯二酮。婴幼儿采血困难时,可只测定静注替可克肽后 60 分钟的 17-OHP、皮质醇和雄烯二酮。诊断主要依赖于静态和动态状态时的激素水平测定,肾上腺皮质激素均为类固醇类化合物,最好采用液相色谱-串联质谱法检测[24-28],各种类固醇技术及其衍生物的化学特性见表2-6-6-7。

(十)影像学检查 B 超对肾上腺肿瘤有定位诊断价值,但一般不能检测到双侧肾上腺增生,因此未发现结节不能排除肾上腺病变。若发现双侧肾上腺回声增强增宽,应进一步行 CT/MRI 检查。CAH 表现为双侧肾上腺影普遍增大,边缘略呈结节状,仍保持其大体形态,结构正常。绝大部分肾上腺肿瘤可在薄层 CT 扫描或 MRI 中发现,且分泌皮质醇的单侧肾上腺肿瘤可导致 ACTH 分泌受抑制,使同侧和对侧肾上腺萎缩。由于 CT 或 MRI 较[131]I-胆固醇扫描费时少,费用低,故作为首选,但对无功能性腺瘤(意外瘤)和有功能腺瘤无鉴别意义。[131]I-胆固醇肾上腺皮质扫描示肾上腺皮质细胞摄取胆固醇增加,双侧肾上腺皮质增生,[131]I-胆固醇浓集于

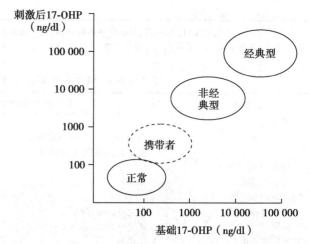

图2-6-6-4 合成促皮质素静注前和 60 分钟后的血清 17-OHP 变化

17-OHP 是诊断 21-羟化酶缺陷症的理想指标,静脉注射 cosyntropin 0.25mg 前与 60 分钟后,仅 21-羟化酶基因突变携带者与正常人有重叠

表2-6-6-7 LC-MS/MS 测定的类固醇激素及其代谢物

类固醇物质	离子化	质子跃迁	LOD	正常浓度(ng/dl)
醛固酮(aldosterone)	ESI-	359→189	1	2~30
雄烯二酮(androstenedione)	ESI+	287→97/109	40	25~250
皮质酮(corticosterone)	ESI+	347→121	10	50~800
皮质醇(cortisol)	ESI+	363→121	27	3000~25 000
皮质素(cortisone)	ESI+	361→163	50	1000~8000
去氢异雄酮(DHEA)	APPI+	271→213	1	30~700

类固醇物质	离子化	质子跃迁	LOD	正常浓度（ng/dl）
去氢异雄酮硫酸盐（DHEAS）	APPI⁺	271→213	0.2	10 000～500 000
11-去氧皮质酮（11-deoxycorticosterone）	ESI⁺/APCI⁺	331→97/109	75	2～20
11-去氧皮质醇（11-deoxycortisol）	ESI⁺	347→97/109	60	10～80
21-去氧皮质醇（21-deoxycortisol）	ESI⁺	347→311	35	<5
去氢皮质甾酮（dehydrocorticosterone）	ESI⁺	345→121	10	10～300
二氢睾酮（dihydrotestosterone）	ESI⁺	291→255	85	4～85
雌酮（estrone）	ESI⁻	269→145	0.2	1～15
雌二醇（estradiol）	ESI⁻	271→145	0.2	1～30
17-羟孕酮（17-hydroxyprogesterone）	ESI⁺	331→97/109	3	10～300
孕酮（progesterone）	APPI⁺	315→97/109	2	<10～2500
睾酮（testosterone）	ESI⁺	289→97/109	5	10～60（女性） 350～1000（男性）

注：LOD：limit of detection in ng/dl，检测限（ng/dl）；+：positive ion mode，阳离子形式；－：negative ion mode，阴离子形式；APPI：atmospheric pressure photochemical ionization，大气压光化学离子；ESI：electrospray，电喷射离子化

双侧肾上腺皮质区，呈双侧性对称性增强。如¹³¹I-胆固醇浓集于一侧肾上腺皮质区提示为功能性肾上腺皮质肿瘤；如CT或MRI确定一侧肾上腺有肿瘤，而不摄取¹³¹I-胆固醇则多为无功能性肿瘤或转移癌。

（十一）性发育障碍的病因鉴别 CAH是女性性发育障碍（假两性畸形）的最常见病因，其他较少见病因为肾上腺肿瘤或母亲于妊娠早期使用了雄激素。CAH和肾上腺肿瘤均有尿17-KS增高，明显升高提示肾上腺肿瘤，且后者行DXM抑制试验示血浆17-羟孕酮或17-KS不被抑制，而CAH可被抑制。如患者母亲有应用人工合成的19-睾酮类孕激素（炔诺酮、异炔诺酮）史，孕12周前用药可出现阴唇阴囊褶融合，用药较久时可致女婴阴蒂增大。但患者出生后血17-羟孕酮和17-KS逐渐转为正常[29]。

1. 女性患者 应与多囊卵巢综合征、Cushing综合征、卵巢肿瘤、高泌乳素血症、特发性多毛症鉴别。混合性性腺发育不良的染色体核型为45,XO/46,XY嵌合体，性染色质阳性，外生殖器模棱两可，子宫、输卵管和阴道发育程度不等，女性为条索状卵巢和发育不良睾丸。导致多毛的其他情况主要有多囊卵巢综合征（PCOS）、Cushing综合征、卵巢或肾上腺肿瘤、高泌乳素血症、特发性多毛症和肾上腺肿瘤等。PCOS的发病年龄高峰在20～40岁。一般月经初潮正常，起病后闭经、月经失调、不孕或肥胖，常伴多毛（69%）。与成年型轻型CAH的鉴别一般不难。Cushing综合征一般都有明显的Cushing综合征症状，血皮质醇增高。高泌乳素血症伴血DHEAS增多，有泌乳及闭经，偶有多毛，乳腺可挤出乳汁，血PRL增高，血LH/FSH正常或升高，溴隐亭治疗效果良好。卵巢肿瘤因雄激素分泌过多而致多毛，产生雄激素的卵巢肿瘤有卵巢男胚瘤、门细胞瘤和卵巢残余肾上腺组织肿瘤。临床表现为月经量少、无排卵，继而闭经，乳腺及外生殖器萎缩等雌激素缺乏症状。阴蒂肥大，声音低，痤疮，肌肉发达及异性性早熟等雄激素过多症。血睾酮增高，盆腔镜、B超及CT可查出肿瘤。特发性多毛症的病因不明，伴肥胖和月经紊

乱，不伴有其他男性化表现，肾上腺和卵巢没有特异性病变；血雄激素及其代谢产物正常或稍升高，睾酮/E₂比值升高；肾上腺雄激素分泌亢进，对ACTH刺激反应高于正常，可被小剂量DXM抑制；血17-羟孕酮、皮质醇、睾酮和DHT均增高。

2. 男性患者 Klinefelter综合征患者到青春期开始乳腺发育；睾丸小，缺乏精子；血促性腺激素增高；染色体核型多为47,XXY或嵌合型。主要应与X-性连锁先天性肾上腺发育不良（AHC）鉴别。非CAH所致男性性发育障碍（假两性畸形）主要见于雄激素抵抗综合征、5α-还原酶缺陷症、混合性性腺发育不良、Klinefelter综合征和母亲于妊娠期使用雌激素等。男性5α-还原酶缺陷症有会阴阴囊型尿道下裂和盲端阴道或男性假两性畸形，青春期后出现男性化而无乳腺发育，血睾酮/DHT比值升高即可确诊。

AHC属于肾上腺发育不良症范畴，发育不良和Addison病可以引起肾上腺皮质增生/功能不全。血清17-OHP是鉴别AHC与CYP21的缺陷症的关键指标，AHC患者不升高，而CYP21的缺陷症显著升高。典型AHC的特点是：①糖皮质激素缺乏（Addison病）；②盐皮质激素缺乏；③皮肤色素沉着；④低血钠，高血钾，低皮质醇，低醛固酮血症；⑤血浆PRA及ACTH升高。非典型AHC的特点是：①主要见于男孩；②发育障碍和肌营养不良；③慢性Addison病可伴有肾上腺皮质增生；④男性假性性早熟；⑤偶尔伴有IMAGe或垂体瘤；⑥青春期发育和性腺发育正常。

（十二）治疗方案和方法 先天性肾上皮质增生症的药物治疗依患者的性别、年龄、病情和生育需要而定，强调个体化治疗原则。成人症状性CAH的治疗剂量见表2-6-6-8。成人非经典型CAH通常无须治疗，伴有高雄激素表现和不孕患者可以接受糖皮质激素治疗。由于泼尼松对生长发育的抑制强度为氢化可的松15倍，地塞米松的70～80倍，故生长期治疗建议使用氢化可的松，不使用长效糖皮质激素。新生儿和婴儿需要给予一定量的盐皮质激素，以提供疗效，减少糖皮质激素的用量。

表 2-6-6-8　成人 CAH 的治疗剂量

糖皮质激素	剂量（mg/d）	用法
氢化可的松	15~25	2~3 次/天
泼尼松	5~7.5	2 次/天
地塞米松	0.25~0.5	1 次/天
氟氢可的松	0.05~0.2	–

CAH 为常染色体隐性遗传性疾病，下一代发病概率为1/4，其中女婴风险为 1/8。预防效率仅 1/8；而地塞米松还可引起新生儿缺陷（唇裂 OR 1.7），妊娠 1~8 周内使用地塞米松的致畸 OR 7.3。因此，当胎儿的性别不明时，不建议常规进行出生前治疗治疗使用；如果已经确定为女性胎儿，可在妊娠 6~8 周（胎儿外生殖器发育时间）给予地塞米松，预防女性外生殖器畸形。除睾丸肾上腺残余瘤有部分影响外，男性 CAH 对生育几乎没有影响，而女性 CAH 患者对生育有明显影响，一般 CAH 的生育率约 30%；非经典型 CAH 约 50%，故建议妊娠期间使用氢化可的松或泼尼松，不主张使用地塞米松，维持原有的药物剂量。此外，因妊娠期，17-OHP 显著增高，糖皮质激素剂量调整不能以血清 17-OHP 为依据，建议用血清睾酮作为调整剂量的参考指标。CAH 的治疗方案取决于患者的年龄、性别与病情，补充糖皮质激素属于激素抑制性替代治疗的治疗目的与一般肾上腺皮质功能减退症（Addison 病）不完全相同。经典型和非经典型 CAH 均需补充糖皮质激素，而经典型 CAH 还需要补充盐皮质激素。其原则是：①新生儿期应明确患儿的 CAH 类型和病情（经典型或非经典型），以指导治疗；②孕妇产前口服地塞米松抑制女性 CAH 胎儿雄性化；③婴幼儿 CAH 应用双时相释放或慢释放的氢化可的松制剂，但具体剂量和用法有待于进一步确定；④儿童期 CAH 应同时应用 GH 和 GnRH 激动剂，增加身高，这是一种合理方案，但非标准的治疗原则；⑤成年患者的治疗应使 ACTH 和皮质醇维持在正常范围内，防止替代治疗不足与过度。

1. 糖皮质激素替代治疗　在 21-羟化酶缺陷症、11β-羟化酶缺陷症和 3β-HSD 缺陷症，糖皮质激素抑制 ACTH 的过量分泌而减少雄激素的产生，患者过快的生长速度和超前的骨龄可逐渐恢复正常。在 11β-羟化酶缺陷症和 17α-羟化酶缺陷症，糖皮质激素可抑制 ACTH 的过量分泌而使 DOC 的分泌正常，缓解高血压[30]。

（1）制剂选择：糖皮质激素补充治疗的实施十分困难，皮质功能不足的纠正容易，但替代治疗剂量的糖皮质激素往往不能完全抑制 ACTH 的分泌，因而高雄激素血症的纠正相当顽固。如果以血清 ACTH 和 17-OHP 作为糖皮质激素应用的评价指标，那么实际应用的糖皮质激素已经超过了生理剂量，因而必然出现不良反应。由此看来，寻求上述两者的折中方案（golden mean）是一种可取之策，但因个体差异大而难以作出统一规定或建议。而且，对于儿童患者来说，一般的基本方案是每天给予 3~4 次糖皮质激素，但成年患者可能以每天 1~2 次的长效制剂更实际，如泼尼松 5~7.5mg/d，或泼尼松龙 5~10mg/d，或地塞米松 0.25~0.5mg/d，或氢化可的松 15~45mg/d，或这些制剂的联合方案。一般成年患者的氟氢可的松剂量为 50~100μg/d，但随着增龄，个体对失钠的敏感性降低，因而成年患者对盐皮质激素的需要量较低。

早期的研究发现，对于绝大多数患者来说，1mg 地塞米松 ≈ 16mg 泼尼松 ≈ 27mg 的氢化可的松效应[31]。但后来的研究又认为，1mg 地塞米松 ≈ 7mg 泼尼松 ≈ 80mg 氢化可的松的效应[32]。差异如此之大，主要与研究的对象和比较技术不同有关。因而，上述的换算仅供参考，糖皮质激素的补充必须强调病例个体化和年龄与时间的个体化。目前，经典失盐型 CAH 除补充氟氢可的松外，最常用的糖皮质激素为泼尼松（约 50%），其余病例用泼尼松龙、地塞米松或氢化可的松。经典非失盐型和非经典型 CAH 仅用糖皮质激素治疗。为了防止早晨的血清 ACTH 与 17-羟孕酮过度升高，成年经典失盐型 CAH 患者应在傍晚服药，或将最大剂量安排在傍晚。有症状的男性非经典失盐型 CAH 患者或存在高雄激素血症、月经紊乱与不孕的女性患者，亦需接受糖皮质激素治疗。女性患者经过数个月的治疗后，如果月经不规则、痤疮、多毛仍很明显，此时需要加用抗雄激素治疗，如果仍不能消除，提示有 3 种可能：①原先存在的糖皮质激素缺乏未纠正；②糖皮质激素抑制性替代治疗剂量过大；③合并有睾丸的肾上腺残余组织肿瘤（ART）。

成年 CAH 可用长效的氢化可的松（平均剂量 13.75mg/m²）、泼尼松（平均剂量 4.75mg/d），或地塞米松（平均剂量 0.5mg/d）治疗；妊娠期间继续原有药物治疗，但不能使用地塞米松（通过胎盘的量大），分娩时加大剂量。对于所有类型的 CAH（包括表观皮质素还原酶缺陷症），临床上以选用生理性氢化可的松（hydrocortisone）口服为宜，糖皮质激素的用量必须适当，可根据血 ACTH 和 17-KS 对剂量进行调整，其原则是先大剂量后小剂量。如果糖皮质激素剂量太小，则不能充分抑制 ACTH 的分泌，女性男性化临床表现得不到控制；如果剂量过大，则会引起医源性 Cushing 综合征。目前对非经典型 3β-HSD 缺陷症儿童只主张病情追踪和对症治疗。开始时的剂量宜偏大，一般维持量为每日氢化可的松 10~20mg/m²（20~40mg/d），分 2 次口服，醋酸可的松与氢化可的松类似。如果常规剂量的氢化可的松疗效不佳，可每日用醋酸可的松 20~30mg/m²。泼尼松或 DXM 的作用强，作用时间持久，对生长的抑制作用更大，故不宜用于儿童。在应激情况下，可酌情将糖皮质激素增加至维持量的 2~3 倍，几天后减至维持量；严重应激（如外科手术）时，可于第 1 个 24 小时内将糖皮质激素加至维持量的 5~10 倍。0.1% 的氯可托龙戊酸酯膏剂属于Ⅳ类中等强度的局部使用的糖皮质激素，很少引起全身作用，不一致肾上腺皮质功能。

（2）治疗监测：对于所有类型的 CAH 患者，治疗过程中调整糖皮质激素和盐皮质激素的剂量时必须监测 PRA、血浆17-羟孕酮、DOC、11-去氧皮质醇、雄激素、24 小时尿 17-KS、17-OHCS 和孕三醇或 17-KGS 等，并定期监测儿童患者的身高增长速度和骨龄。血浆 17-羟孕酮、雄烯二酮、DHEA、PRA、24 小时尿中 17-KS、孕三醇或 17-KGS 是观察 CYP21 缺陷症治疗效果的敏感生化指标，血浆睾酮也是女性患者和青春期前男性患者的较好观察指标，但睾酮对青春发育后的男性患者无意义。PRA 测定也可用于监测所有类型 CAH 的治疗，CYP21 缺陷症、3β-HSD 缺陷症和 StAR 缺陷症伴失盐而疗效差时，血 PRA 升高，疗效好时降低；CYP11B 缺陷症和CYP17A 缺陷症伴血容量增加而疗效差时，血 PRA 受抑制，疗效好时回升。一般不建议将 ACTH 和 17-OHP 正常作为治疗有效的标准，因为 ACTH 和 17-OHP 正常提示替代治疗已经过度，因而将 17-OHP 抑制到 4~12ng/ml 即可，而 ACTH 应控制在正常上限的 2 倍以内。婴幼儿和儿童的糖皮质激素替代治疗需要严格控制在最佳剂量范围内,替代不足或替代过量均可引起一系列不良反应,替代剂量的判断需要综合多种资料做出评价,见表 2-6-6-9。

表 2-6-6-9 糖皮质激素替代不足或替代过量引起的不良反应

指标或组织	替代不足	替代过量
血清 ACTH	↑	↓或测不到
血清 DHEAS	↑	↓或测不到
心血管系统	血压降低,低钠血症,高钾血症	高血压,容量潴留,水肿,高钠血症,低钾血症
肝脏组织	低血糖症(糖异生不足)	高血糖症(糖异生过多,脂解过多)
骨骼系统	最终身高降低(骨骺融合提前)骨量增加	低骨量骨质疏松(成骨细胞活性抑制,拮抗维生素 D 作用)
脂肪组织	体重降低	体重增加,脂肪组织重新分布(肾上腺皮质性肥胖)高脂血症(脂解增加)
肌肉组织	肌无力,肌痛	肌萎缩,肌病

(3)长期替代抑制治疗的不良反应:自幼年开始的糖皮质激素替代抑制治疗可能产生一系列不良反应,已成为内分泌临床上的一类新问题,主要包括不孕、不育、肿瘤和慢性皮质醇治疗反应症等。因而,成年 CAH 的治疗难度极大,如 CAH 或多囊卵巢综合征导致的青少年雄激素性脱发。成年患者用 CRH 受体拮抗剂抑制 ACTH 的作用明显强于糖皮质激素。成年 CAH 的治疗方案见表 2-6-6-10。

2. 盐皮质激素补充治疗 9α-氟氢可的松(9α-fluoro-hydrocortisone,9α-FF)的常用替代剂量为 0.05~0.15mg/d,可不考虑患者的体重和年龄。婴幼儿对盐皮质激素相对不敏感,其需要量甚至超过成人(替代剂量 0.15~0.30mg/d)。严重失盐者可每日静脉输给氢化可的松(100mg/m²,氢化可的松 20mg 相当于 9α-FF 0.1mg)和生理盐水,或肌内注射醋酸去氧皮质酮(DOC)。单纯男性化型 21-羟化酶缺陷症患者在婴幼儿期及儿童期也应给予盐皮质激素治疗,抑制 PRA。绝大多数失盐型 CAH 患者在成年后可停止盐皮质激素替代治疗和补盐,因为肾脏 11β-HSD 使皮质醇转变为皮质素而失去活性,随着生长发育,肾脏 11β-HSD 的活性下降,其对皮质醇的作用减低,因此成人对氢化可的松的盐皮质激素作用变得更"敏感"而不再需要另外补充。CAH 的常规治疗见表 2-6-6-10。

表 2-6-6-10 CAH 常规治疗

人群	药物	每日治疗用量			严重应激
		严重失盐型	严重女性男性化型	轻度型	
婴儿,儿童,青春早期	氢化可的松	8~25mg/m² 早晨 2/4 或 2/3 下午 1/4 或 1/3 睡前 1/4 或 1/3	8~20mg/m² 剂量分配同失盐型	8~15mg/m² 早晨 2/3 下午 1/3	剂量增大 2~5 倍
	氟氢可的松	0.05~0.15mg,根据血压和 PRA 确定	无或最大 0.05mg	无	出现腹泻呕吐时加服 1 次
	氯化钠(婴儿和儿童)	1.0g 静脉滴注	无	无	
青春后期,成年人	泼尼松	10mg(早晨 5mg,下午 5mg)	7.5~10mg(早晨 5mg,下午 2.5mg)	5~7.5mg(早晨 5mg,下午 2.5mg)	剂量增大 2~5 倍
	氟氢可的松	0.05~0.2mg/d	无	无	腹泻或呕吐时加服 1 次

注:PRA:血浆肾素活性

3. 特殊 CAH 的治疗 特殊类型 CAH 主要包括妊娠妇女 CAH、女性胎儿 CAH、婴幼儿 CAH 和伴严重性发育障碍(女性男性化)几种情况。

(1)CAH 合并妊娠:妊娠妇女患 CAH 应接受或继续糖皮质激素治疗。妊娠妇女本身患有 CAH 时,糖皮质激素(泼尼松、泼尼松龙、氢化可的松)治疗首选氢化可的松,禁用地塞米松(女性经典型 CAH 胎儿除外)。治疗检测的主要指标与一般 CAH 患者基本相同,但血清睾酮是个例外。但妊娠期妇女的高雄激素血症并不引起健康女性胎儿雄性化,原因是胎盘的芳香化酶活性高,高 SHBG 血症和高孕激素血症均可抑制女性胎儿雄性化。妊娠期的糖皮质激素用量较平时大,应使血清睾酮<2ng/ml。哺乳亦不影响糖皮质激素治疗。但是,也有不少专家反对妊娠期应用糖皮质激素治疗 CAH。因为不论动物试验还是人体研究发现,地塞米松对胎儿并非绝对安全。动物试验发现地塞米松降低出生体重,影响肾脏、脑组织和胰腺发育,增加成年后抑郁症、糖尿病和高血压风险。人体研究发现地塞米松能引起口面部畸形、出生低体重、记忆力-理解力下降[33]。

(2)女性胎儿 CAH:DXM 可预防女性胎儿性发育障碍,但如果女性计划受孕,应避免使用地塞米松。如果女性患者发生药物抵抗性高雄激素血症,应考虑进行双侧肾上腺切除术。CAH 是一种应用产前治疗可以预防性发育障碍的疾病。在糖皮质激素中,地塞米松不是胎盘 2 型 11β-羟类固醇脱氢酶的作用底物,可以通过胎盘。因而,女性经典型 CAH 胎儿是妊娠期地塞米松治疗的适应证,其目的是预防胎儿外生殖器男性化。但必须注意以下几点:①胎儿为女性,并存在经典型 CAH;②CYP21A2 基因杂合突变,检测标本来源于滋养层活检和羊膜穿刺,但问题是检测标本最早也需要在 9~11 周和 15~18 周才能获得;③妊娠妇女坚持保留胎儿;④从最后 1 次月经算起,于妊娠第 9 周前口服地塞米松(有人建议在确定妊娠后立即开始治疗）的效果更好；⑤目前没有相关共识，妊娠妇女口服 DXM 避免女性胎儿男性化的近期和远期意义未明。糖皮质激素治疗的方法为：DXM 1~2mg/d，孕妇每天分 1~4 次服用。治疗时间没有达成共识，一般可从孕第 4~9 周开始。某些病例在行羊膜腔穿刺术前停药 5~7 天，少数病例在 21~26 周停药。在一个 54 例治疗对象组中，52 例为典型 CYP21 缺陷症，2 例男性为经典型 CYP11B 缺陷症。从胎儿期第 10 周开始直至出生，治疗的新生儿有 34% 外生殖器正常，52% 有轻度外生殖器男性化，但不必手术，14% 的外生殖器男性化需要手术治疗。因此，从妊娠第 1 个三月期开始 DXM 治疗的患者大部分在出生后不需手术。如果产前治疗在第 2 个妊娠三月期中断或妊娠期 10 周后开始，新生儿将有严重的男性化外生殖器。母亲在妊娠期第 1 周服用 DXM 0.5mg（每月 3 次）的疗效最佳，但应注意其不良反应的发生与防治。

（3）婴幼儿 CAH：患儿不管是否有肾上腺危象症状和体征，对筛查出的 CAH 患儿都应立即开始治疗，并监测血17-羟孕酮、雄激素和皮质素的变化。若失盐表现重与性分化异常，应立即静滴 5% 葡萄糖盐水，内加氢化可的松或醋酸可的松（初始剂量为 25mg），其后几天约 25~30mg/d。

（4）女性性发育障碍的非激素治疗：Oqilvie 等追踪 5 例行双侧肾上腺切除治疗的 CAH 患者 4.2 年，发现该治疗适合于部分女性患者，能使患者受孕，但并发症较多[34]。在糖皮质激素替代不够时，易发生急性肾上腺皮质危象或低血糖症[35]。CAH 的性分化异常要先明确是何种酶缺陷，并进行染色体核型检查以决定遗传性别。但遗传性别并不是唯一重要的因素。已经证实，类固醇激素对中枢神经系统的发育和功能具有确切的影响。有人认为，CAH 患者中，胎儿期过量分泌的雄激素与女性患者出生后的男性化行为，如成年后的性角色和性心理等有关。在人类，社会性别的作用远远超过激素的作用。在选择假两性畸形的社会性别时，需要更多地考虑外生殖器的生理学和解剖学特点、外生殖器的发育和功能情况，以及患者的心理、社会环境等因素。女性 CYP21 缺陷症、CYP11B 缺陷症和 3β-HSD 缺陷症患者无论其外生殖器男性化的严重程度如何，都应以女性进行抚养。这些患者在开始治疗后，增大的阴蒂会有所回缩，如果治疗开始得较早，随着阴蒂周围结构的正常发育，有些不需要进行手术矫形。但如果患者有明显的阴蒂增大和阴唇融合，则需尽早进行外生殖器矫形手术。手术通常分两期进行，一期手术为保留背侧神经血管束和一些勃起组织的阴蒂缩小术，而不主张进行单纯的阴蒂切除术。目前多主张在 2 岁以前进行一期手术。二期手术则在青春期后，当患者开始规则的性生活或能应用阴道扩张器预防再狭窄和粘连时进行，可行会阴中心腱正中切开及阴道成形手术。另外，在月经初潮前，还需明确阴道是否有先天性畸形，及时手术矫形对患者的性别化行为和性心理很重要，手术过晚会对患者造成性心理伤害。正确而早期开始的治疗可使这种患者获得正常的青春发育和生育力。

（5）生长发育期儿童 CAH 的治疗：经典型患者应用氢化可的松片剂，避免使用长效制剂，定期监测病情，防治替代治疗不足或过量（表 2-6-6-11）。经典型幼儿 CAH 应加用氟氢可的松和氯化钠。建议进入青春发育期后，开始的氢化可

的松的每天用量不超过 20mg/m²。但是，已经达到正常身高者可以改用长效制剂（表 2-6-6-12）。

表 2-6-6-11　生长发育期儿童 CAH 的维持治疗

药物	每天总剂量	用法
氢化可的松片剂	10~15mg/m²	3 次/天
氟氢可的松片剂	0.05~0.2mg/d	1~2 次/天
氯化钠	婴儿 1~2g/d（17~34mEq/d）	分数次喂养

表 2-6-6-12　青春发育期完成后的维持治疗

长效糖皮质激素制剂	建议剂量（mg/d）	服用次数
氢化可的松	15~25	2~3
泼尼松	5~7.5	2
泼尼松龙	4~6	2
地塞米松	0.25~0.5	1
氟氢可的松	0.05~0.2	1

失盐型患者需要用糖皮质激素、盐皮质激素和氯化钠治疗，氯化钠的用量约每天 1mmol/kg（来自乳汁），但 CAH 患儿因丢失过多需要额外补充[36]。

（5）应激时的治疗：遇有发热、感染、创伤、麻醉、手术、出血等应激情况时，增加糖皮质激素用量（表 2-6-6-13）；但不主张非经典型患者、或精神、心理应激或运动前增加用量。

表 2-6-6-13　应激状态下的氢化可的松用量

患者年龄	静脉注射起始剂量（mg）
学龄前	25
学龄期	50
成人	100

注：每日总剂量分 3~4 次，静脉给药

（6）非经典型 CAH 的治疗：无症状者不必治疗，青春期发育提前、骨量提前和伴有雄性化者给予少量盐皮质激素治疗，症状缓解后减量维持。

（7）雄性化 CAH 的治疗：阴蒂肥大手术应在婴幼儿期进行。

【11β-羟化酶缺陷症】

P450c11β 催化 11-脱氧皮质醇 11β-羟化为皮质醇，或将 DOC 转化为皮质酮，P450c11β 活性不足引起 11β-羟化酶缺陷症（占 CAH 的 5%~15%）[37]，严重患者缺乏皮质醇，而女性患者出现雄性化。皮质醇合成途径受阻，引起 11-脱氧皮质醇积聚，合成皮质酮的途径受阻导致 DOC 生成过多和高血压。DOC 过多，DOC 的钠潴留作用较弱，故血钠可正常，而新生儿因相对性盐皮质激素抵抗而发生暂时性失盐症状[37,38]，见图 2-6-6-5。DOC、血钾和血压与雄性化程度的相关性差[39]。因为高浓度的 11-脱氧皮质醇抑制 P450c21 表达，故新生儿患者的血 17-OHP 亦可升高，但针对的关节指标是基础 DOC 和 11-脱氧皮质醇升高[40]。

11β-羟化酶缺陷症（CYP11B 缺陷症）为 CAH 中的较少见类型，一般约占所有 CAH 病例的 5%~8%。在以色列则高达 20%，在普通白人人群中，经典型 CYP11B 缺陷症的发病

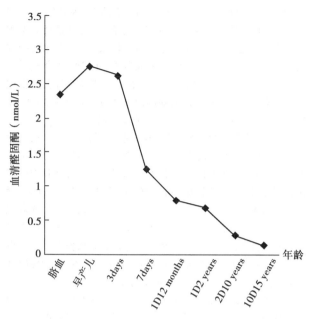

图 2-6-6-5　血清醛固酮水平与儿童年龄的关系

率大约为 1/10 万活婴,相应的杂合子发生率约 0.6%,基因频率为 0.003;以色列的发病率高达 0.14%～0.20% 活婴,相应的杂合子发生率为 2.3%～2.8%,基因频率为 0.012～0.014。这些患者可追溯到北非起源的犹太人家系,特别是来自摩洛哥和突尼斯的犹太后裔,该人群内近亲婚配率高。非经典型 CYP11B 缺陷症的发病率目前尚不清楚,但估计与 CYP21 缺陷症的非经典型相似。

（一）11β-羟化酶突变　　人类的 CYP11B 有两种同工酶,即 CYP11B1(11β-羟化酶)和 CYP11B2(醛固酮合酶),由第 8 号染色体长臂(8q21～q22)上的两个基因(7kb)编码。各含有 9 个外显子和 8 个内含子。两个基因具有高度同源性(外显子序列达 95%,内含子序列约 90%)。两基因相距约 30kb。在正常肾上腺内,CYP11B2 基因的表达水平低,而 CYP11B1 基因的表达水平高,CYP11B1 基因的转录受 cAMP 的调节,但在醛固酮瘤,CYP11B2 基因呈高表达。在原代培养的人球状带细胞中,AT-2 明显增加 CYP11B1 和 CYP11B2 基因的转录。ACTH 对 CYP11B1 基因表达的刺激作用比 AT-2 强得多,但对 CYP11B2 基因的转录无影响。CYP11A 缺陷症为常染色体隐性遗传性疾病,由 CYP11B1 基因突变引起酶蛋白的结构和功能异常(M88I、W116G、P159L、A165D、K254、A259del、R366C、T401A),可分为经典型和非经典两类[15]。祖籍在摩洛哥的以色列犹太后裔是本症的高危人群,其中几乎所有患者的 CYP11B1 基因均携带同样的错义突变(R448H),使 CYP11B 的活性下降或丧失。CYP11B1 基因突变导致皮质醇合成障碍,并由于 DOC 的堆积而引起高血压;CYP11B2 基因突变导致醛固酮合成障碍,故有失盐表现;而 CYP11B1 基因和 CYP11B2 基因间发生重组所产生的杂合基因则可引起醛固酮合成调控的改变,使球状带变得对 ACTH 敏感而不再受肾素-血管紧张素 II 的调节,引起糖皮质激素可抑制性醛固酮增多症特殊类型。CYP11B 基因异常使 11-去氧皮质醇和 11-去氧化皮质酮不能转化为皮质醇和皮质酮,但肾上腺性激素合成通路无障碍,

因而合成过多雄激素,使女性患者表现男性化。由于过多的 11-去氧皮质酮这一中间产物也具有盐皮质激素作用,故可导致高血压和低钾血症。

CYP11B1 和 CYP11B2 是线粒体细胞色素 P450 单氧化酶,其合成之初均含有 503 个氨基酸残基,切除信号肽后生成含 479 个氨基酸残基的成熟蛋白。两种酶蛋白的氨基酸序列有 93% 是相同的,其分子量分别为 51kDa 和 49kDa。两种同工酶均能使 11-去氧皮质酮和 11-去氧皮质醇发生 11β-羟化,分别生成皮质酮和皮质醇。另外,CYP11B2 还可使皮质酮 18-羟化和 18-氧化而生成醛固酮。CYP11B1 的 18-羟化作用仅及 CYP11B2 的 1/10,故而不是合成醛固酮的主要酶。这提示 CYP11B1 主要在束状带催化皮质醇的合成,而 CYP11B2 主要在球状带催化醛固酮的合成。这种假说已在 CYP11B 缺陷症和皮质酮甲基氧化酶 II(CMO II)缺陷症的临床研究中得到证实。在 CYP11B 缺陷症患者中,11-去氧皮质酮(DOC)和 11-去氧皮质醇不能被进一步转化成皮质酮和皮质醇,皮质醇的合成减少,ACTH 分泌增加刺激肾上腺皮质的束状带增生,产生过量的皮质酮和皮质醇的前体物质。这些前体物质中的一部分通过 17α-羟化酶/17,20 裂链酶转而进入肾上腺性激素合成途径。此外,DOC 是一种弱的盐皮质激素,CYP11B 缺陷症 DOC 升高,故引起钠潴留和血容量增加,进而抑制 PRA,导致球状带醛固酮分泌减少。因而,可认为 PRA 抑制是 CYP11B 缺陷症的特征性改变。与 21-羟化酶缺陷症相似,CYP11B 缺陷症患者中肾上腺性激素合成增加,DHEA、雄烯二酮和睾酮升高。CYP11B 缺陷症的杂合子携带者(如患者父母)没有生化异常(ACTH 兴奋反应亦正常)。这与 CYP21 缺陷症的杂合子携带不同,后者在 ACTH 兴奋后,血浆 17α-羟孕酮有不同程度的升高。

（二）高血压伴失盐表现　　高血压伴失盐是经典型 11β-羟化酶缺陷症的突出表现。大约 2/3 的经典型 CYP11B 缺陷症患者有高血压。DOC 的 18-羟和 19-去甲代谢物是强作用的盐皮质激素,但在 CYP11B 缺陷症患者中并未观察到这两种代谢产物的持续性升高。少数患者在婴幼儿期可出现盐皮质激素缺乏的症状,如高钾血症、低钠血症和低血容量等。在某些病例中,这些症状可由于应用糖皮质激素治疗所引起,糖皮质激素治疗很快抑制了束状带 DOC 的过量分泌,而球状带的功能在治疗前已长时期被过量分泌的 DOC 所抑制,难以迅速恢复,因而不能通过迅速增加醛固酮的分泌来代偿 DOC 的突然减少,故出现失盐表现。经典型 CYP11B 缺陷症的女性男性化表现及其发生机制与 CYP21 缺陷症类似,但男性化的程度与盐皮质激素及高血压的程度无相关性。非经典型(迟发型、轻型)CYP11B 缺陷症患者的血压往往正常,或仅有轻度升高,其他临床表现则与非经典型 CYP21 缺陷症相似。患者出生时外生殖器一般正常。女性患者可在青春期前后出现轻度阴蒂肥大,有些成年妇女可仅有多毛及月经稀发等表现。ACTH 兴奋试验示血 11-去氧皮质醇和 DOC 明显升高。

（三）雄激素过多伴高血压表现　　CYP11B 缺陷症患者的血皮质醇降低而 CYP11B 前体物增多,血 DOC 基础值和 ACTH 兴奋后增高,血液中肾上腺来源的雄激素基础值和尿四氢化合物代谢物增多,雄激素分泌过多伴高血压要考

虑 CYP11B 缺陷症的可能。CYP11B 缺陷症特异性激素诊断指标包括血浆 DOC、11-去氧皮质醇基础值及 ACTH 兴奋反应,也可测定血 17-羟孕酮、DHEA 和 △4-A 或 24 小时尿 17-OHCS、17-KS、孕三醇或 17-生酮类固酮(KGS)。若在 ACTH 刺激下,上述激素明显升高,应考虑 CYP11B 缺陷症的诊断。大多数经典型 CYP11B 缺陷症患者的上述激素都明显升高,但有些患者可仅有某种或几种指标升高。经典型患者血浆与尿四氢-11-去氧皮质醇增高。与 CYP21 缺陷症患者不同,CYP11B 缺陷症携带者 ACTH 兴奋试验后血浆 CYP11B 前体物质正常。测定羊水四氢-11-去氧皮质醇可于产前作出 CYP11B 缺陷症的诊断,如用等位基因特异性 PCR(AS-PCR)对 CYP21B 基因突变进行筛选。对这种方法不能识别的基因突变,可用 CYP21B 基因精确测序来确定。CYP21B 基因分析是最早用于 CAH 产前诊断的方法。其优点为敏感度高,但错误率亦较高。

治疗与 CYP21 缺陷症基本相同,严重高血压者宜手术切除过度增生的双侧肾上腺[41,42]。

【17α-羟化酶缺陷症】

17α-羟化酶具有两种完全不同的生物活性,及 17α-羟化酶活性和裂链酶活性,两种酶活性不足引起皮质醇和性腺类固醇缺乏[43]。

(一)17α-羟化酶突变 17α-羟化酶缺陷症(CYP17A 缺陷症)极少见,属常染色体隐性遗传性疾病,由编码该酶的 CYP17 基因突变而引起。CYP17 在肾上腺和性腺中均参与类固醇激素的生物合成。编码 CYP17 的基因为单拷贝基因,位于第 10 号染色体长臂(10q24-25),有 8 个外显子和 7 个内含子,长约 13kb。目前已发现 CYP17 的 15 种基因突变类型。CYP17A 基因突变致 CYP17A 功能缺陷,引起肾上腺皮质醇合成不足,从而使垂体分泌 ACTH 增多,进而导致盐皮质激素特别是皮质酮和 11-去氧皮质酮(11-DOC)合成增加(可为正常的 30~60 倍)。但该症患者一般没有肾上腺皮质功能减退的表现,因为该酶缺陷时皮质酮分泌大量增加,而皮质酮本身具有一定程度的糖皮质激素活性。

(二)DOC 过度分泌引起的表现 男性患者多表现为假两性畸形,外生殖器为幼稚女性型,有盲端阴道,而内生殖器为男性型,睾丸小且发育不良,可位于腹腔内、腹股沟区或阴唇阴囊皱襞中,显微镜下可见睾丸间质细胞(Leydig cell)增生。少数表现为外生殖器性别难辨、小阴茎、尿道下裂或乳腺发育。女性患者出生时正常,出生后则表现为第二性征不发育和原发性闭经。男、女患者几乎均无阴毛和腋毛生长。青春期后,血 FSH 和 LH 均明显升高。由于骨龄落后,骨骺融合延迟,患者在达成人年龄后身高仍可持续而缓慢生长。

CYP17A 缺陷症患者的典型临床表现为女性以及外表为女性的患者有第二性征不发育、原发闭经和低肾素性高血压的表现,或者外生殖器性别难辨的患者有低肾素性高血压、低血钾和碱中毒的表现。ACTH 兴奋试验或 HCG 兴奋试验检测各前述激素水平可明确诊断。一些染色体核型为 46,XY 的患者还可在腹股沟区触及"包块"(下降不完全的睾丸组织)。ACTH 兴奋试验还可用来初步识别 17α-OH 缺陷症家系中的纯合子、杂合子和正常人。

(三)诊断 文献报道的 17 羟化酶缺陷症患者的临床特点见表 2-6-6-14。

表 2-6-6-14 17-羟化酶缺陷症患者临床特点

项目	病例数	46,XX	46,XY	正常值范围
年龄(岁)	38	21.1±5.9	20.8±6.4	
染色体核型	46XX	46XX	46XY	
原发性闭经	无	7	9	
身高(cm)	162	163.6±9.8	164.6±8.1	
体重(kg)	56	51.4±10.1	51.9±9.3	
收缩压(mmHg)	130	160.5±29.3	150.1±15.6	
舒张压(mmHg)	90	108.3±10.4	96.5±29.3	
乳腺发育(Tanner 分期)	3	1	1	
阴部发育分期(Tanner 分期)	2	1	1	
LH(U/L)	11.5	32.6±19.1	37.5±11.2	
FSH(U/L)	7.0	58.7±19.7	71.6±21.8	3.2~12.5
孕酮(nmol/L)	26.7	17.8±10.8	15.6±13.9	0.86~12.4
17-OHP(nmol/L)	0.5	0.36±0.12	0.2±0.1	0.2~1.0
睾酮(nmol/L)	0.69	0.35±0.33	0.69±0.35	0.52~3.64
E$_2$(pmol/L)	172.5	71.9±46.6	81.8±63.9	44.0~176.2(游离组分)
血钾(mmol/L)	2.0	2.5±0.4	3.0±0.7	3.5~5.5
ACTH(pmol/L)	35.88	55.5±37.4	62.8±47.6	2.64~17.16
皮质醇(8:00am,nmol/L)	188.0	27.8±18.5	22.1±18.9	187.7~608.1
PRA	0.01	0.05±0.01	0.04±0.5	0.1~0.5
E$_2$(pmol/L)	172.5	71.9±4.6	81.8±63.9	44.0~176.2
血钾(mmol/L)	2.0	2.5±0.4	3.0±0.7	3.5~5.5
ACTH(pmol/L)	35.88	55.4±37.6	62.8±47.6	2.64~17.16
皮质醇(nmol/L)	188.0	27.8±18.5	22.1±18.9	187.7~608.1
PRA[μg/(L·h)]	0.01	0.05±0.01	0.04±0.02	0.1~0.5

24 小时尿 17-KS 和 17-OHCS 排泄量极少,而且在 ACTH 兴奋下亦无升高。血浆孕烯醇酮、孕酮、DOC、皮质酮及其 18-羟产物升高,ACTH 兴奋试验呈现过强反应,但可被糖皮质激素抑制。血浆 PRA 和醛固酮极低,可伴低血钾和碱中毒。经糖皮质激素治疗后,随着 DOC 的下降,PRA 和醛固酮可回升至正常。18-羟皮质酮/醛固酮比值增高具有较大的诊断意义。

【17,20 裂解酶综合征】

1997 年以来,已经有数例 17,20 裂解酶缺陷综合征的病例报道。

(一)病因与发病机制 细胞色素 P450c17 催化 17α-羟化酶和 17,20 裂解酶活性。17,20 裂解酶活性对辅助蛋白 P450 氧化还原酶和细胞色素 b5 特别敏感。首例 17,20 裂解酶综合征报道于 1997 年,其病因为 P450c17 突变,17,20 裂解酶活性完全无缺乏而 17α-羟化酶活性正常。继而又发现其他类型的 P450c17 突变、P450 氧化还原酶、细胞色素 b5 突变或醛-酮还原酶突变。这些 AKR1C 同工酶催化 3α-羟类固醇脱氢酶活性(后门途径,backdoor pathway),使睾丸在缺乏睾酮的情况下生成二氢睾酮。17,20 裂解酶缺陷是由于多种原因引起的一组疾病群,可称为 17,20 裂解酶缺陷综合征。肾上腺和性腺的经典类固醇激素合成途径是:胆固醇先转化为孕烯醇酮,以前认为,此过程主要涉及 20-羟化酶、22-羟化酶和 20,22-碳链酶。但是,此三种反应均被线粒体细胞色素 P450scc 催化。此后,孕烯醇酮转化为其他 Δ5 类固醇物质,如 17α-羟孕烯醇酮、脱氢异雄酮和雄烯二酮。在 3β-羟类固醇脱氢酶的作用下,Δ5 类固醇可转化为 Δ4 类固醇孕酮、17-OHP、雄烯二酮和睾酮。孕酮和孕烯醇酮在 17α-为羟化为 17-孕酮和 17-孕烯醇酮,生成性类固醇激素时,21-碳(C21)的 17-羟类固醇(17-Preg 或 17-OHP 必须裂解为 19 碳(C19)化合物,这一过程需要 17,20 裂解酶的作用。

早年认为,一个基因表达一种酶或一条多肽链[44-48],而且组织不同,酶的结构和功能也各异。1970 年以来,人类基因组含有大约 10 万个编码蛋白的基因,而最近认为其基因数为 22 333 个[48]。研究类固醇激素(颧骨、睾酮和雌二醇等)缺乏生物活性时,通过测量其前体增多和相应生物酶活性不足缺陷,来推断先天性肾上腺皮质增生症,如 11-羟化酶缺陷症、3β-类固醇脱氢酶缺陷症、17-羟化酶缺陷症等。但是,这种研究方法可能导致错误结论。例如,先天性肾上腺类脂质增生症(congenital lipoid adrenal hyperplasia)不是 20,22-碳链酶缺陷所致,而是胆固醇转运体——类固醇激素合成急性调节蛋白突变引起的;同时也使 1972 年的真正 17,20 碳链酶缺陷症病例误诊。P450c17 催化 17α-羟化酶和 17,20 裂解酶活性。P450c17 通过 POR 从 NADPH 获得电子;POR 含有两个不同的结构域,一个含有黄素腺嘌呤二核苷酸(FAD),另一个含有黄素单核苷酸(FMN),FAD 可接受从 NADPH 而来的 2 个电子,以改变 POR 的结构和功能(图 2-6-6-6)。

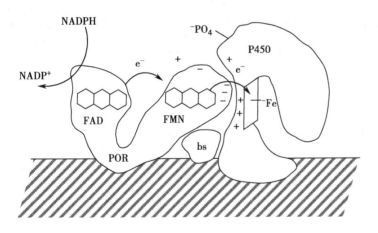

图 2-6-6-6 P450c17 的电子转运

电子转运至 P450c17,内质网从 NADPH 接受的一对电子(e⁻)转移至 FAD 基序,促发 POR 变构,FAD 的异洛嗪环和 FMN 基序靠近,电子从 FAD 转移至 FMN,POR 恢复原态,而 POR 的 FMN 结构域与 P450c17 的氧化还原配偶体结合部位相互作用;电子到达催化亚基的血红素分子,FMN 结构域的供电子酸性残基抑制 POR 与 P450c17 的相互作用,而细胞色素 b5 的变构促进 POR 与 P450c17 的相互作用

有三个因素调节电子从 POR 到 P450c17 的转移,从而调控 17,20 裂链酶与 17-羟化酶活性。17,20 裂解酶综合征的发病机制是:①P450c17 突变导致 17,20 裂链酶活性选择性丢失;②POR 突变选择性抑制 17,20 裂链酶活性;③细胞色素 b5 突变;④3α-羟类固醇脱氢酶缺陷症(AKR1C2 和 AKR1C4 突变)。

(二)临床表现与诊断 单纯性 17,20 裂链酶缺陷症的特点是 17α-羟化酶活性正常而 17,20 裂链酶活性某种降低,引起类固醇激素缺乏,而糖皮质激素和盐皮质激素不受影响。细胞色素 b5(CYB5A)通过促进 CYP17A1 与其电子供体 P450 氧化还原酶(POR)的相互作用而选择性增强 17,20 裂链酶活性。因此,CYB5A 突变可引起 17,20 裂链酶缺陷症(伴 46,XY-DSD)。人类雄激素的合成依赖于肾上腺和性腺的 CYP17A1。Idkowiak 等报道的 3 例单纯性 17,20 裂链酶缺陷症的资料见表[25],文献报道的 17,20 裂链酶缺陷症见表 2-6-6-15 和表 2-6-6-16。

表 2-6-6-15 CYB5A 突变(p. H44L)引起的 17,20-裂链酶缺陷症特点

特点	病例 1	病例 2	病例 3
发病年龄	新生儿	12.75 岁	新生儿
核型	46,XY	46,XY	46,XY

特点	病例1	病例2	病例3
年龄	5岁	15岁	8月龄
皮质醇(nmol/L)			
基础状态	194	107	386
ACTH兴奋后60分钟	807(>550)	726(>550)	901(>550)
17-OHP(nmol/L)	1.1(2.0~9.0)	9.5(2.0~9.0)	30.0(0~12.0)
DHEA-S(μmol/L)			
基础状态	<0.4(0.4~3.7)	<0.4(8.3~49)	<0.4(0.5~20)
ACTH兴奋后60分钟	<0.4	<0.4	<0.4
雄烯二酮(nmol/L)			
基础状态	<1.1(1.5~2.7)	<1.1(1.8~4.8)	<1.1(1.5~2.7)
ACTH兴奋后60分钟	<1.1	<1.1	<1.1
睾酮(nmol/L)			
基础状态	0.2(0.5~2.0)	1.1(0~2.8.0)	0.6(0.5~2.0)
兴奋后3天	0.2	NM	
雌二醇(pmol/L)		60	
LH(U/L)	0.8	2.1(0.3~2.5)	
FSH(U/L)	2.8	3.2b(1.3~6.6)	
MetHb(mmol/mmol Hb)	0.063(<0.015)	0.061(<0.015)	0.085(<0.015)

注:Hb:Hemoglobin,血红蛋白;MetHb:methemoglobin,高铁血红蛋白;NM:not measured,未测量

表2-6-6-16　文献报道的17,20裂链酶缺陷症

基因	报道者/年份	临床特点	激素测定			17α羟化酶(%)	酶的体外活性17,20裂链酶(%)
			基础17-OHP(nmol/L)	基础皮质醇(nmol/L)	ACTH刺激后皮质醇(nmol/L)		
CYP17A1 p. R347H	Geller/1997	46,XY-DSD	1.2	223	NA	65%	<5%
	van den Akker/2002	46,XY-DSD	1.3	190~270	385~427		
CYP17A1 p. R358Q	Geller/1997	46,XY-DSD	36.4	469	469	65%	<5%
CYP17A1 p. E305G	Sherbet/2003 Tiosano/2008	46,XY-DSD 46,XX伴青春期提前或延迟	2.2~21.0	67~192	200~383	正常	Δ5途径降低 Δ4途径升高
POR p. G539R	Hershkowitz/2008	46,XY-DSD	16.3~41.8	193~224	209~292	46%	8%
CYB5A p. W28X	Kok/2010	46,XY-DSD	20.3	714	888		
CYB5A p. H44L	Idkowiak/2012	46,XY-DSD	1.1~30.0	107~386	726~901	96%	5.5%

【3β-羟类固醇脱氢酶缺陷症】

（一）3α-羟类固醇脱氢酶　　3α-羟类固醇脱氢酶(3α-hydroxysteroid dehydrogenase,3α-HSD)有四种,均属于AKR1C家族成员,故3α-HSD亦称AKR1C4、1C3、1C2和1C1。其组织分布、主要反应以及与氧化型3α-羟类固醇脱氢酶(oxidative 3α-HSD,RODH)的差别见表2-6-6-17。

表2-6-6-17　人类的3α-羟类固醇脱氢酶

特点	3α-HSD1	3α-HSD2	3α-HSD3	3α-HSD4	RODH
一般特征					
反应方向	还原	还原	还原	还原	氧化
基因	AKR1C4	AKR1C3	AKR1C2	AKR1C1	HSD17B6
辅因子	NADP(H)	NADP(H)	NADP(H)	NADP(H)	NAD(H)

特点	3α-HSD1	3α-HSD2	3α-HSD3	3α-HSD4	RODH
还原反应					
3α-HSD	高	中	中~高	中	中
3β-HSD	无	无	无	无	中
17β-HSD	无	中~高	无	低	低
20α-HSD	低	低	低	中~高	无
其他底物		DOC/PGF2α			
氧化反应					
3α-HSD	低	无	低	低	高
3β-HSD	无	无	无	无	高
17β-HSD	无	低	无	无	中
20α-HSD	无	无	无	低	无
组织分布	肝脏(主要),肾上腺,性腺(微量)	前列腺,乳腺,肝脏,肾上腺,睾丸,肺	肝脏,前列腺,肺,子宫,脑	肝脏,睾丸,肺,乳腺,子宫,脑	前列腺

（二）3β-羟类固醇脱氢酶　3β-羟类固醇脱氢酶/异构酶(3β-HSD)的作用是氧化和异构 Δ5-3β-羟类固醇的前体,使其转变为 Δ4-酮类固醇,这是形成所有活性类固醇激素物质的第一步。胎盘和周围组织表达 1 型 3β-羟类固醇脱氢酶,而肾上腺、卵巢和睾丸主要表达 2 型 3β-羟类固醇脱氢酶(基因 HSD3B2)。3β-羟类固醇脱氢酶/异构酶缺陷引起的先天性肾上腺皮质增生症少见(10%),HSD3B2 突变引起的经典型 HSD 可以分为失盐型和非失盐型两种。经典失盐型 HSD 的男性患者表现为会阴尿道下裂或会阴阴囊尿道下裂。失盐型的症状严重而在出生后数周至数月内得到诊断,非失盐型的症状较轻,可能长期得不到合适的治疗。

3β-HSD 缺陷症为常染色体隐性遗传性疾病,由 3β-HSD 的基因突变所致。3β-HSD 有两种生理作用,即催化 3β-羟类固醇脱氢和 3-氧类固醇异构(即 △5-△4 异构)反应。3β-HSD 不属于 P450 细胞色素氧化酶系统,其作用需 NAD+ 作为辅因子。3β-HSD 不仅存在于肾上腺皮质和性腺,也存在于胎盘、肝脏和几乎所有的外周组织中,但各组织中的酶活性不同。3β-HSD 可分为两种类型,Ⅰ型为外周组织-性腺型,Ⅱ型为肾上腺-性腺型。Ⅰ型和Ⅱ型 3β-HSD 分别由两个基因编码(均位于第 1 号染色体短臂 1p13),分别含有 4 个外显子和 3 个内含子。Ⅰ型基因在性腺和外周组织中表达,而Ⅱ型基因在肾上腺和性腺中表达。两种基因编码的酶蛋白的分子量约 46kDa(分别含 372 和 371 个氨基酸残基),两者有 93.5% 的同源性。3β-HSD 缺陷症由Ⅱ型 3β-HSD 基因突变所致,分失盐型和非失盐型两种临床类型。从 15 个经典型 3β-HSD 缺陷症家系研究中发现,Ⅱ型 3β-HSD 基因突变有终止密码子提前、基因框架移位等。突变的 3β-HSD 基因编码的酶蛋白无活性,故引起经典型 3β-HSD 缺陷症。严重非经典型 3β-HSD 缺陷症患者Ⅱ型 3β-HSD 基因分析发现,Ⅱ型 3β-HSD 等位基因编码区有错义突变,基因突变编码的蛋白质仅有 2%~11.9% 酶活性,但可合成足够的醛固酮,故可表现为非失盐型表型。3β-HSD 突变基因型和临床表型基本相符合[49]。

1. **经典型 3β-HSD 缺陷症**　由于 3β-HSD 的酶活性在肾上腺和性腺中均下降,故男性患者虽然肾上腺外的 3β-HSD 可使 DHEA 转化为活性较强的雄激素,但其男性化不完全,为男性假两性畸形,可表现为出生时外生殖器难辨性别,有

小阴茎、尿道下裂(通常为严重的会阴-阴囊型),以及阴唇阴囊皱襞部位融合,甚至可有一泌尿生殖窦和盲端阴道,而睾丸常位于阴囊中。多数男性患者在青春期有男性乳腺发育,可能与 C-19 类固醇在外周转变为雌酮有关。在女性患者中,大量的 DHEA 在外周转化为活性较强的雄激素,引起阴蒂肥大或阴唇阴囊皱襞融合。多数 3β-HSD 缺陷症患者由于醛固酮分泌不足可有失盐表现,但其严重程度不能根据患者出生时的外生殖器异常程度来判断。睾丸 Leydig 细胞表达 HSD17B3 基因,该基因编码的 3 型 17β-羟类固醇脱氢酶(17β-HSD3)催化无活性的 C₁₉-类固醇——δ4-雄烯二酮(δ4-A)还原为有活性的睾酮。46,XY 男性 HSD17B3 突变引起 3 型 17β-羟类固醇脱氢酶缺陷症(17β-HSD3 缺陷症,17-酮类固醇还原酶缺陷症)。患者出生时为女性外生殖器表型,但在进入青春期发育后表现为男性第二性征发育。确诊有赖于 HCG 兴奋后的睾酮/δ4-雄烯二酮比值测定,但比值降低亦见于其他引起睾酮缺乏性疾病或 Leydig 细胞发育不良症,此时可应用 17HSDB3 基因突变分析明确诊断。此外,3 型 17β-羟类固醇脱氢酶缺陷症需与 46,XY-DSD 鉴别。年轻"女性"存在腹股沟疝、轻度阴蒂肥大、单尿道开口或泌尿生殖窦时应想到 3 型 17β-羟类固醇脱氢酶缺陷症可能。或者,女孩出现男性化表现和原发性闭经,体型和第二性征有女性转向男性亦需重点考虑 3 型 17β-羟类固醇脱氢酶缺陷症可能。

2. **非经典型 3β-HSD 缺陷症**　与非经典型 21-羟化酶缺陷症相似,患者出生时无明显异常。女性可有多毛、痤疮和月经稀发。ACTH 兴奋试验有助于鉴别。女性患者因性分化正常,一般在青春期发育时才被诊断。基础血浆 Δ5-3β-羟类固醇(Δ5-3β-hydroxy steroid)如孕烯醇酮、17-羟孕酮和去氢异雄酮升高,醛固酮和皮质醇降低。女性迟发型患者出现青春期发育提前,并伴有 DHEAS 升高。目前已经有近 40 种 3β-HSD 的突变类型报道,一般根据临床表现、肾上腺影像学检查和基因突变鉴定可以做出诊断。

（三）皮质醇和醛固酮及雄激素合成障碍　在肾上腺和性腺,3β-HSD 催化生物活性较弱的 Δ5 类固醇合成生物活性较强的 Δ4-类固醇的生化反应。3β-HSD 缺陷使 Δ5-孕烯醇酮不能转化为孕酮,17α-羟孕烯醇酮不能转化为 Δ5-雄烯二酮及孕酮,以致皮质醇、醛固酮及雄激素合成均受阻,而去氢异雄酮(DHEA)可增加,尿中 17-KS 排出量增多。血浆孕

烯醇酮、17α-羟孕烯醇酮和 DHEA 升高,尿孕二醇和 16-孕三醇增多,血浆或尿中 Δ5/Δ4-类固醇比值升高。非经典型 3β-HSD 缺陷症要进行 ACTH 兴奋试验才能确诊。在 ACTH 兴奋试验中,3β-HSD 缺陷症患者的血浆 17α-羟孕烯醇酮、DHEA 和 24 小时尿中 17-KS 显著高于正常,17α-羟孕烯醇酮/17α-羟孕酮比值以及 17α-羟孕烯醇酮/皮质醇比值均大于正常均值的 2 个标准差,而且 17α-羟孕烯醇酮和 DHEA 均显著高于非经典型 21-羟化酶缺陷症的多毛女性。

为了除外肾上腺或卵巢分泌类固醇的肿瘤,可进行 DXM 抑制试验。口服 DXM 0.5mg,每 6 小时 1 次,连续服 3 天。除 DXM 抑制试验外,疑为卵巢肿瘤者还需同时做炔诺酮(norlutin)试验,口服炔诺酮 10mg,每 8 小时 1 次,连续服用 3 天。在这两种试验中,所有的肾上腺和卵巢激素均应被抑制。如果病情进展迅速,且类固醇不能被 DXM 或被 DXM 与炔诺酮联合试验抑制,则应高度怀疑肾上腺或卵巢肿瘤,可进行肾上腺及卵巢 CT、MRI 和 PET 等影像学检查以明确诊断[50]。由于外周 3β-HSD 的存在,有时可使得 3β-HSD 缺陷症的诊断变得很复杂。例如,3β-HSD 缺陷症患者的血浆 17-羟孕酮应该是低的,但有些 3β-HSD 缺陷症患者的血浆 17-羟孕酮却显著升高,与经典型 21-羟化酶缺陷症极其相似,这是由于 I 型基因编码的肾上腺外的 I 型 3β-HSD 使高水平 17α-羟孕烯醇酮在外周转化为 17-羟孕酮所致,但 3β-HSD 缺陷症患者的 17α-羟孕烯醇酮/17-羟孕酮比值总是增高的。在新生儿期后,17α-羟孕烯醇酮/17-羟孕酮比值升高为诊断的有力依据。

【胆固醇碳链酶缺陷症】

雄性类固醇激素生物合成分为经典途径和备用途径两种。经典途径将 17-羟孕酮羟化为去氢异雄酮(DHEA),进一步生成雄烯二酮或雄烯二醇,最后生成睾酮,在生殖器皮肤还进一步形成二氢睾酮(DHT);该途径需要许多酶和辅因子的参与,如胆固醇侧链裂解酶(P450scc)、类固醇激素合成急性调节蛋白/酶(StAR)、17α-羟化酶/17,20-裂解酶(P450c17)、2 型 3β 羟类固醇脱氢酶(3β-HSD)、细胞色素 b、3 型 17β-羟类固醇脱氢酶(17β-HSD3)和 2 型 5α-还原酶(5α-R2)。备用途径将 17-羟孕酮羟化为 17-羟二氢孕酮(OH-DHP)、17-羟异孕烷孕酮(17OH-Allo)、雄酮(androsterone)、雄烷二醇(androstanediol),最后生成二氢睾酮;除上述的生物酶外,参与该途径的酶和辅因子还有 1 型 5α-还原酶(5α-R1)、还原型 3α-羟类固醇脱氢酶和氧化型 3α-羟类固醇脱氢酶。

胆固醇碳链酶缺陷症(StAR 缺陷症,cholesterol desmolase deficiency)为 CAH 中最严重和最少见的一种类型(旧称胆固醇碳链酶缺陷症),极罕见,为常染色体隐性遗传性疾病。StAR 缺陷可致所有类型的 C$_{21}$、C$_{19}$ 及 C$_{18}$ 类固醇激素包括盐皮质激素、糖皮质激素和性激素的合成均受阻。其特征性病理改变为明显增生的肾上腺呈脂肪样外观,这是由于肾上腺皮质细胞中胆固醇和胆固醇酯大量堆积所致,因此该症也称作类脂性肾上腺增生症[51]。但睾丸的间质细胞(Leydig cell)中却无胆固醇的堆积,其原因未明。

StAR 缺陷症出生时无异常,因为母体的肾上腺类固醇激素可以通过胎盘来满足胎儿对糖皮质激素的需要。出生的第 2 周左右临床表现变得明显,可有严重失盐、拒奶、昏睡、呕吐、腹泻、脱水、体重下降、低血压、高尿钠、低钠血症、高钾血症和代谢性酸中毒等表现。此外,还可有 Addison 病样色素沉着,极易感染。B 超、CT 或 MRI 可见肾上腺明显增大,肾脏因受压而向下移位。临床上主要需要与可引起失盐表现的其他 CAH 类型如失盐型 CYP21 缺陷症和 3β-HSD 缺陷症、先天性肾上腺发育不全等鉴别。所有的患者出生时均表现为正常女性外生殖器,出生后均有性激素缺乏的表现。女性的第二性征不发育,男性多表现为完全性假两性畸形,外生殖器似幼女型,有盲端阴道,无子宫,有发育不良的睾丸(可位于腹腔、腹股沟区或“阴唇”中)。血和尿不能测到任何肾上腺类固醇激素,即使用大剂量 ACTH 或 HCG 兴奋也如此。血 ACTH 基础值和 PRA 极高,应用大量糖皮质激素后能降到正常。青春期后,血 FSH、LH 可明显升高。

【醛固酮合酶缺陷症】

醛固酮合酶缺陷症是罕见的常染色体隐性遗传病,分为 I 型和 II 型两种。皮质酮甲基氧化酶(CMO)现称为醛固酮合酶,I 型即 18-羟化酶缺陷,不能使皮质酮羟化为 18-羟皮质酮,造成 18-羟皮质酮及醛固酮合成障碍;II 型缺陷使 18-羟皮质酮不能转变为醛固酮,导致选择性醛固酮缺乏症。在少数病例中,发现有 CYP11B2 基因突变,使酶的活性下降或被破坏。一些患者的 CYP11B2 基因突变在 1 号外显子(5 个核苷酸缺失),导致编码框架的移位和终止密码子提前,因此,产生无功能的 CYP11B2(P450c11Aldo);另外一些患者为点突变(R384P)。在 CYP11B2 中,精氨酸具高度保守性,因此推测其对酶活性的维持非常重要。在 II 型缺陷病例中发现有四种突变类型,在一组伊朗血统的犹太人中,所有患者均系两个点突变的纯合子(3 号外显子的 R181W 和 7 号外显子的 V386A),使 18-羟化酶活性降低,并使 18-氧化酶活性消失,另 1 例是在 5 号外显子有 1 个氨基酸替换(T318M)和 7 号外显子的第 372 密码子有 1 单个的核苷酸缺失。还有 1 例是在 3 号外显子编码 173 位精氨酸的碱基 AGG 缺失,1 例的突变发生在 4 号外显子(E255X),有 1 碱基置换(G→T),患者为纯合子。有两例在 CYP11B2 基因的编码区无突变而有 CMO-II 缺乏。新近有人发现,一例患者不仅在 4 号外显子有点突变(E255X),导致终止密码子提前出现,而且同时还在 5 号外显子点突变(Q272X)。

血皮质酮、18-羟皮质酮和醛固酮是醛固酮合酶缺陷症的诊断指标。婴幼儿发病者的病情往往较重,可有严重失水、低钠血症、呕吐及代谢性酸中毒,血浆 PRA 升高,血和尿醛固酮降低,伴生长发育迟缓,严重者难以存活,但高钾血症可以不明显。年长的儿童、青少年及成人虽有上述激素水平的变化,但其临床症状随年龄增长而减轻。诊断依据是血浆皮质酮增高而 18-羟皮质酮和醛固酮减少,血浆 18-羟皮质酮与醛固酮比值小于 10(I 型);或血浆 18-羟皮质酮增多而醛固酮降低,18-羟皮质酮与醛固酮之比大于 100(II 型)。结合失水、低钠血症和高钾血症等盐耗损的临床表现可作出诊断,并可利用基因诊断技术检测遗传缺陷,而根据血 18-羟皮质酮的高低可对 I 型和 II 型进行鉴别诊断。

盐皮质激素替代是醛固酮合酶缺陷症的有效治疗方法,婴幼儿需用盐皮质激素(9α-氟氢可的松)治疗。大多数成人可无临床症状而不需治疗。

【病例报告】

(一)病例资料

1. 病例 1　患者男性,12 岁。发现血压升高入院。体查血压 190/100mmHg,身高 150cm,皮肤略黑、体毛浓密;血钾 3.2mmol/L,血浆肾素活性(PRA)0.02μg/(L·h),醛固酮

127ng/L,ARR>30;CT 示右侧肾上腺增粗(图 2-6-6-7),左侧肾上腺腺瘤。左肾上腺切除术后病理检测显示为肾上腺皮质增生;术后血压、低血钾仍控制不理想(术前血压 190/100mmHg,术后血压 160/100mmHg)。追问病史发现自幼快速生长史,6 岁遗精、现骨骺闭合,外阴 P4G4;LH 5.6mU/L,FSH 4.5mU/L,睾酮 5.5μg/L,皮质醇 6.2μg/dl,ACTH 110.5pg/ml,17-OHP 14.2μg/dl(正常值<4.0μg/dl);血清钾降低(3.2~3.0mmol/L)。复查肾上腺 CT 见双侧肾上腺皮质增生(图 2-6-6-8);由于患者血压和血清 ACTH 升高以及肾上腺皮质增生,考虑为 11β-羟化酶缺陷症,男性患者引起性早熟,女性患者表现为男性化。CYP11B2 基因突变分析显示为 p.R141X 突变,最后诊断为 11β-羟化酶缺陷症。

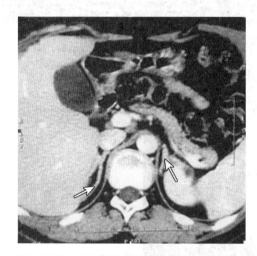

图 2-6-6-7　11β-羟化酶缺陷症肾上腺 CT 表现

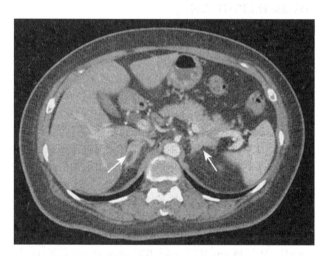

图 2-6-6-8　11β-羟化酶缺陷症术后肾上腺 CT 表现
ACTH 升高,肾上腺增生;女性男性化(男性表现为性早熟)

2.病例 2　患者女性,13 岁。血压升高 6 年;血压 160/110mmHg,身高 170cm,血钾 3.1mmol/L,血浆肾素活性 0.01μg/(L·h),醛固酮 278ng/L;乳腺发育 Tanner Ⅰ 期,外阴 Tanner Ⅰ 期,E_2<10pg/ml,LH 75.2mU/L,FSH 95.5mU/L,孕酮 18.5ng/ml,ACTH 320.0pg/L,皮质醇 6.5μg/dl。B 超显示为始基子宫,CT 显示双侧肾上腺增生(图 2-6-6-9)。因血清 ACTH 明显升高,肾上腺增生和性幼稚,考虑为 17α-羟化酶缺陷症。

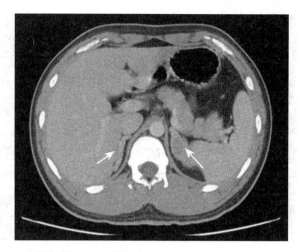

图 2-6-6-9　17α-羟化酶缺陷症肾上腺 CT 表现

3.病例 3　患者女性,20 岁。因原发性闭经就诊。出生时性别模糊,曾按男孩抚养。青春期声音变粗、毛发增多。血压 110/70mmHg,身高 150cm,上唇有少许胡须,喉结可见,乳腺发育 Tanner Ⅰ 期,阴毛 Tanner Ⅴ 期,男性分布,阴蒂长 2cm。血 LH 1.5mU/L,FSH 4.6mU/L,E_2 35.6ng/L,睾酮 4.5ng/L。17-OHP 86.8ng/L,DHEAS 380.5μg/L,ACTH 450.5ng/L,皮质醇 6.5μg/L。CT 显示双侧肾上腺增生(图 2-6-6-10)。ACTH 升高,肾上腺增生;女性男性化(男性表现为性早熟)。诊断为 17α-羟化酶缺陷症。

4.病例 4　患者女性,59 岁。发现血压升高 3 年。13 岁月经初潮,周期规律,50 岁绝经。已婚,未避孕但无妊娠生育史。其妹妹 58 岁,因"输卵管堵塞"致不孕。血压 170/95mmHg,体重 72kg,身高 167cm,BMI 25.8kg/m²,腰围 87cm。CT 见双侧肾上腺结节样增生;LH 43.10mU/ml,FSH 82.1mU/ml,E_2 25.66pg/ml。睾酮 1.06ng/ml,DHEAS 257.2ng/dl,17-OHP 47.60ng/ml,雄烯二酮 9.87ng/ml,甘油三酯 3.8mmol/L,空腹血糖 6.9mmol/L。诊断为经典型 21-羟化酶缺陷症。

5.病例 5　患者女性,17 岁。体毛增多 8 年,加重 5 年,月经紊乱 1 年半。体重 57kg,身高 163cm,BMI 21.2kg/m²,血压 105/70mmHg。少许胡须,腹中线和下肢较多体毛,阴蒂无肥大。B 超显示卵巢右侧见无回声区 5 枚,直径 5mm;左侧无回声区 3 枚,直径 8~11mm。肾上腺 CT 见双侧增生(图 2-6-6-11)。LH 2.04mU/ml,FSH 4.31mU/ml,E_2 23pg/ml,睾酮 1.71ng/ml,DHEAS 287μg/dl,17-OHP 34.9ng/ml,雄烯二酮 13.03ng/ml;ACTH 96.6ng/L,血皮质醇 16.6μg/dl。诊断为非经典型 21-羟化酶缺陷症。

6.病例 6　患者男性,40 岁,教师。因生长发育异常 35 年,肾上腺肿块切除术后皮肤色素加深 4 个月于 2015 年 1 月 8 日入院。出生身高体重正常,6 个月添加辅食,1 岁长牙、说话,1 岁半能独立行走,智力发育正常。27 岁结婚,配偶孕 4 产 1,育有 1 女。患者母亲患 2 型糖尿病,父母否认近亲结婚,父亲身高 176cm,母亲身高 155cm(患者遗传身高 173cm),弟弟身高 177cm)。

患者于 5 岁时出现身高增长速度加快,身高明显高于同龄人。10 岁时睾丸和阴茎开始发育增大,阴毛出现,阴囊皮肤皱褶增加伴色素加深,晨起阴茎勃起,有遗精。头颅 MR 无异常,14 岁达到身高 154cm 后身高未再增长。2014 年 8

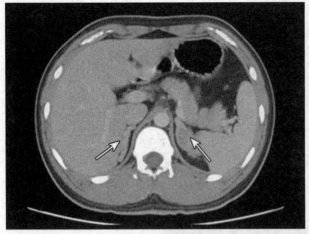 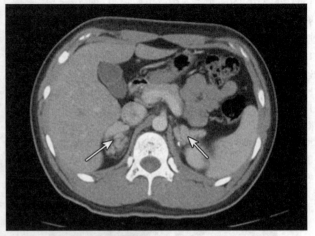 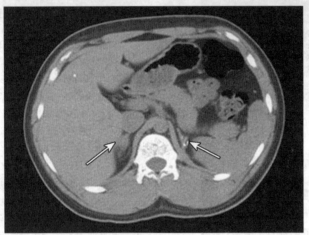

图 2-6-6-10　经典型 21-羟化酶缺陷症肾上腺 CT 表现

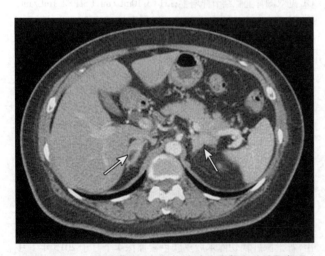

图 2-6-6-11　非经典型 21-羟化酶缺陷症肾上腺 CT 表现

月检查尿 17 羟皮质类固醇正常低值,尿 17-酮皮质类固醇升高,发现左侧肾上腺肿块,但无头痛、手足痉挛、腰背疼痛等不适。诊断为左侧肾上腺肿瘤,于 2014 年 9 月 25 日在全麻下行腹腔镜下左侧肾上腺占位切除术,术后予以静脉补充氢化可的松治疗,病理检查显示为左侧肾上腺皮质腺瘤。出院后未服氢化可的松,2011 月 3 月开始出现全身皮肤色素沉着,颜面部、乳晕、瘢痕更为明显,伴有头昏头痛、四肢乏力、

易疲劳等不适。查血钠、血氯均明显下降,皮质醇正常,双侧肾上腺增强 CT 显示双侧肾上腺皮质增生,予以补液、纠正电解质紊乱等治疗后症状好转,但全身皮肤色素沉着进行性加重,测定的血清皮质醇明显降低,而 ACTH 高达 6000pmol/L,经皮质醇补充治疗后,ACTH 逐渐下降至 4000pmol/L 和 1000pmol/L 以下。伴双侧乳腺胀痛,无泌乳,阴茎勃起功能正常。12 月 19 日再次住院治疗,ACTH 明显高于正常值,皮质醇及 ACTH 节律均消失,垂体泌乳素高于正常值,诊断为原发性肾上腺皮质功能减退症,肾上腺肿块左侧术后。住院期间予以补充氢化可的松(晨 8 时 20mg,晚 8 时 40mg),服药后皮肤色素沉着较前减轻。

体温 36.6℃,脉搏 76 次/分,呼吸 20 次/分,血压 113/72mmHg,身高 152cm,体重 65kg,BMI 28kg/m²,腰围 95cm,臀围 98cm,腰臀比 0.97,上部量 78cm,下部量 74cm,指尖距 152cm。全身皮肤黑褐色色素沉着,暴露部位及颜面部、乳晕、瘢痕更明显,皮肤褶皱处及掌纹色素加深;口唇及颊黏膜无色素斑;胡须、腋毛稀疏,喉结不明显。双侧乳腺组织 1cm×0.5cm。左侧后腰部见长约 4cm 手术瘢痕,左中腹可见两个 2cm 手术瘢痕,色素加深;阴毛稀疏,呈倒三角形分布,左侧睾丸 8ml,右侧 10ml,阴茎长 4cm,直径 1.5cm。四肢肌力、肌张力正常,病理征阴性。心电图正常;骨密度显示为骨质疏松;彩超显示双侧睾丸内非均质回声区声像。乳腺彩超显示左侧乳房乳腺增生。手术前双侧肾上腺增强 CT 示左侧肾上腺肿块

（3.1cm×4.3cm×4.8cm,见图 2-6-6-11）。手术后双侧肾上腺增强 CT 显示双侧肾上腺皮质增生;垂体 MR 增强未见明显异常;腹部彩超脂肪肝。白蛋白 35.6g/L,血脂、血电解质、心肌酶均无异常;骨钙素 10ng/ml,B 胶原 444pg/ml,碱性磷酸酶 34.9U/L,HbA1c、血糖正常,胰岛抗体阴性,ENA 阴性;C12、血清铁、铁蛋白正常。FT₃ 5.75pmol/L,FT₄ 14.62nmol/L,TSH 2.64mU/L。甲状腺球蛋白抗体、甲状腺过氧化物酶抗体阴性。

住院期间的血清电解质测定结果、糖皮质激素治疗前后血清皮质醇、ACTH 和性激素变化见表 2-6-6-18~表 2-6-6-22。结果显示肾上腺皮质功能减退伴轻度失盐。ACTH 试验肾上腺皮质醇有反应,血清 17-OHP 和尿游离皮质醇明显升高,嗜酸性粒细胞明显降低。

表 2-6-6-18 血清电解质变化

日期	钠（mmol/L）	血氯（mmol/L）	血钾（mmol/L）	处理
2014-09-17	139.2	101.4	4.2	手术前
2014-09-29	128.7	94	3.9	手术后
2014-09-30	133	96.1	3.9	治疗后（处理不详）
2014-11-01	109.1	75.8	4.0	出院后 1 个月
2014-11-02	113.6	83.1	4.8	补充浓钠后
2014-11-03	123.4	94.3	4.4	补充浓钠后
2014-12-19	130.2	92.7	4.4	补充氢化可的松前
2014-12-24	141.6	106.8	4.0	补充氢化可的松后

表 2-6-6-19 治疗前后血清皮质醇（μg/dl）与 ACTH（pmol/L）变化

时间	8:00am	4:00pm	12:00pm	参考值
治疗前				
皮质醇	3.5	8.6		6.2~19.4μg/dl
ACTH	>440.4	261.8		1.6~13.9pmol/L
治疗后				
皮质醇	4.7	6.8	4.98	6.2~19.4μg/dl
ACTH	342.9	11.4	18.9	1.6~13.9pmol/L

注:补充的氢化可的松用量为晨 8 时 40mg,晚 8 时 20mg

表 2-6-6-20 血清性腺激素变化

检查项目	检查结果	参考值
LH（U/L）	0.13/10.14	40~50 岁男性 0.57~12.07U/L
FSH（U/L）	0.8/21.94	40~50 岁男性 0.95~11.95U/L
PRL（μg/L）	28.46/21.93	40~50 岁男性 3.46~19.4μg/L
E₂（pmol/L）	46/50	40~50 岁男性 40~162pmol/L
TSTO（ng/ml）	2.52/12.4	40~50 岁男性 1.42~9.23ng/ml
PRGE（ng/ml）	21/2.38	40~50 岁男性<0.1~0.2ng/ml
脱氢表雄酮（μmol/L）	1.98/62.63	40~50 岁男性 2.41~11.6μmol/L
雄烯二酮（ng/ml）	1.47	
17-OHP（nmol/L）	23.4/27.55	40~50 岁男性<30nmol/L
游离睾酮（ng/ml）	5.39	

表 2-6-6-21 ACTH 兴奋试验前（2015 年 1 月 9~13 日）

项目	8:00am	4:00pm	12:00pm	参考值
皮质醇	14.5	95	75.7	85.3~618nmol/L
ACTH	642	14.2	<5	0~46ng/L

表 2-6-6-22 ACTH 兴奋试验前（2015 年 1 月 9~13 日）

时间	血清皮质醇 （85.3~618nmol/L）	血清 17-OHP （男性 0.31~2.17ng/ml）	24 小时游离皮质醇 （78.6~589.6nmol/24h）	血嗜酸性粒细胞计数 （0.02~0.52）×10⁹/L
实验前	42.3	27.55	>2070	0.24
第 1 天	28.5	34.50	>2070	0.12
第 2 天	185.1	38.27	>2070	0.05
第 3 天	184.7	—	>2070	0.06
第 4 天	215.5	—	1879	0.05

注:实验第 1~4 天:ACTH 25U 静脉滴注 8 小时,滴完后抽血测定检查项目

（二）病例讨论 病例的最后诊断为：①先天性肾上腺皮质增生症（21-羟化酶缺陷症，非经典型）；②原发性睾丸功能减退症（轻度）；③男性乳腺发育；④肾上腺腺瘤术后；⑤继发性骨质疏松症。

1. 先天性肾上腺皮质增生症问题　先天性肾上腺皮质增生症在长期肾上腺增生的基础上，多克隆细胞增生在一定条件下转化为单克隆细胞增生而形成结节。该结节具有肾上腺激素分泌功能，能在一定程度上代偿原有的肾上腺皮质功能减退，所以患者长期不发生严重的肾上腺皮质激素缺乏表现。本例的肾上腺增生结节进一步发展，形成具有自主分泌功能的腺瘤，并将双侧肾上腺皮质功能抑制，使肾上腺形成单个巨大结节，CT显示低密度肿块，边缘清晰（图2-6-6-12）。此时误诊为一般肾上腺腺瘤，而且术后病例检查证实

为有完整包膜的肾上腺腺瘤病理特征。但当手术切除腺瘤后，原来的肾上腺皮质功能减退症逐渐暴露出来，并在较短时间内出现皮质醇缺乏表现，血清皮质醇明显降低，而ACTH高达6000pmol/L，虽然经皮质醇补充治疗后，ACTH逐渐下降至4000pmol/L和1000pmol/L以下，但仍明显高于正常。先天性肾上腺皮质增生症并发肾上腺腺瘤罕见，本院50多年中大致诊治过5~6例。本例的肾上腺肿瘤巨大，虽然起到代偿肾上腺皮质功能减退作用，但仍主张切除，所以本例的手术治疗总原则没有失误。问题是在术前没有明确原发病——先天性肾上腺皮质增生症的诊断。因此术后的处理发生多次错误。

一般肾上腺功能性腺瘤术后应该给予皮质醇补充，防止发生急性肾上腺皮质功能衰竭，停药是极不应该发生的事。

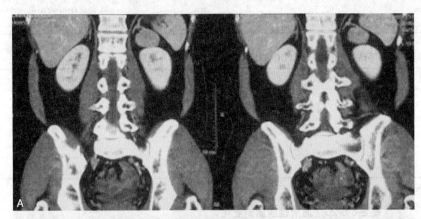

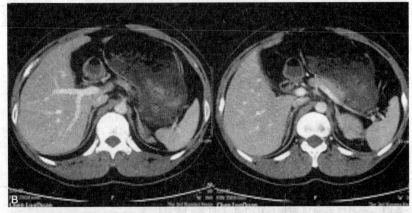

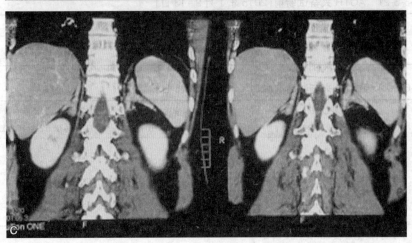

图2-6-6-12 病例手术前后肾上腺CT变化
A. 手术前CT显示左侧肾上腺上极边缘清晰的低密度肿块，体积3.1cm×4.3cm×4.8cm，右侧肾上腺明显萎缩，轮廓显示不清；B. 左侧肾上腺肿块切除术后显示左侧残余肾上腺和右侧肾上腺增生，体积稍肿大；C. 术后4个月CT复查显示双侧肾上腺明显增大，但仍保持正常基本形态，强化明显

出现肾上腺皮质功能减退后的皮质醇补充治疗也有错误,每天 2 次口服皮质醇不能有效抑制 ACTH 分泌,正确的做法是每天或每隔一天睡前口服地塞米松 0.75mg。本例在再次住院期间,按照这一方法给药,使 ACTH 降低到了基本正常范围。

2. 原发性睾丸功能减退症问题　本例 5 岁出现性早熟表现,14 岁后身高增长停止,这是男性假性性早熟的典型表现,可惜没有被重视,最终导致矮身材。另一方面,先天性肾上腺皮质增生症引起的性早熟提前了青春期发育,但在发育的某个阶段导致发育停滞(正常青春期发育变异),故引起青春期发育不全和轻度原发性睾丸功能减退症。此外,本例性腺激素谱(血清 LH、FSH、PRL、E_2、总睾酮、游离睾酮孕酮、脱氢表雄酮、雄烯二酮、17-OHP)受皮质醇水平和补充治疗的明显影响,皮质醇不足时,雄激素前体分泌增多,睾酮降低,而在补充足够糖皮质激素后下降。睾丸 Sertoli 细胞分泌的抑制素(inhibin)具有自分泌和旁分泌的生长因子活性。其主要生理功能是将性腺信号反馈给垂体,调节 FSH 分泌,特异地作用于腺垂体细胞,对 GnRH 诱导的 FSH 分泌及基础分泌有选择性抑制作用,但抑制素不影响 LH 分泌。由于本例的低睾酮血症和睾丸内睾酮水平降低,所以在纠正皮质醇缺乏后,血清 LH 和 FSH 反而升高。

3. 男性乳腺发育问题　由于原发性睾丸功能减退症和相对性高雌二醇血症,患者在补充皮质醇后,因乳腺组织对性激素的敏感性恢复正常,加上高 PRL 血症的作用,所以出现男性乳腺发育。

4. 继发性骨质疏松症问题　先天性肾上腺皮质增生症常并发骨质疏松症的原因是:①雄激素缺乏和不足;②高 PRL 血症;③一过性糖皮质激素补充过量;④先天性肾上腺皮质增生症和性早熟与低睾酮血症使患者的峰值骨量较低。

(罗湘杭　李小英)

第 7 节　肾上腺皮质功能减退症

临床上,一般将肾上腺皮质功能减退症(adrenocortical insufficiency,ACI)分为原发性和继发性两类。原发性慢性 ACI 又称为 Addison 病,系由于自身免疫、结核、感染、肿瘤等破坏双侧绝大部分(>80%)肾上腺组织所致;继发性慢性 ACI 则指垂体、下丘脑等病变引起的 ACTH 不足,其中继发于下丘脑 CRH 和其他促 ACTH 释放因子不足者亦称为三发性(tertiary)ACI。慢性 ACI 多见于中老年人,幼年少见;结核性 ACI 的男性多于女性,自身免疫所致"特发性"者以女性多见;急性 ACI 多继发于 Sheehan 病或在原有慢性 ACI 基础上,遇应激、手术、创伤、感染等情况而诱发[1,2]。

【分类与病因】

(一) 分类　原发性 ACI 的病因包括肾上腺皮质激素分泌不足和 ACTH 分泌增多两个方面。在典型的 Addison 病中,肾上腺的破坏程度一般都在 90% 以上,而且不仅影响束状带和网状带,常累及球状带,同时有糖皮质激素(GC)、盐皮质激素(MC)和类固醇性激素缺乏。继发性 ACI 是由于下丘脑或垂体病变引起 CRH 或 ACTH 不足。生理情况下,醛固酮主要受肾素-血管紧张素系统的调节,ACTH 缺乏时主要导致糖皮质激素不足,醛固酮的分泌一般不受影响。因此尽管皮质醇对儿茶酚胺(CA)的"允许"作用缺失、血压下降、血管加压素(AVP)分泌增多可造成稀释性低钠血症,但水盐代谢紊乱和低血压较原发性 ACI 者轻;但因同时伴有 GH 和甲状激素缺乏,乏力和低血糖倾向可能更为明显;由于 ACTH 和黑色刺激素(MSH)分泌不足,患者的肤色变浅。三发性 ACI 极少见,是由于下丘脑缺乏 CRH 或其他促 ACTH 释放因子所致。

(二) 发病率　调查 883 例慢性肾上腺皮质功能减退症患者,526 例对基本问卷做了回复,其中 444 份问卷(原发性慢性肾上腺皮质功能减退症 254 份,继发性慢性肾上腺皮质功能减退症 190 份)可用于统计分析(表 2-6-7-1 和表 2-6-7-2)。

表 2-6-7-1　原发性肾上腺功能不全病例(444 例)资料

项目	男性(n=63)	女性(n=191)
平均年龄(岁)	46(20~84)	46(20~80)
病期(年)	10(1~50)	12(1~45)
病因		
自身免疫性肾上腺炎(n)	25	140
双侧肾上腺切除(n)	13	29
CAH(n)	8	18
结核(n)	3	3
原因未明(n)	14	1

表 2-6-7-2　继发性肾上腺功能不全病例(444 例)资料

项目	男性(n=77)	女性(n=113)
平均年龄(岁)	59(23~78)	54(17~81)
病期(年)	10(1~41)	10(1~57)
原发疾病		
垂体瘤(n)	46	61
其他颅内肿瘤(n)	10	20
淋巴细胞性垂体炎(n)	0	1
结节病(n)	1	1
单纯性 ACTH 缺乏症(n)	2	1
动脉瘤(n)	1	0
空泡蝶鞍(n)	1	2
脑创伤(n)	1	1
Sheehan 综合征(n)	–	12
先天性垂体发育不良(n)	0	1
原因未明(n)	15	13

注:CAH:congenital adrenal hyperplasia,先天性肾上腺皮质增生症;其他颅内肿瘤指颅咽管瘤(n=22)、蝶鞍硬脑膜瘤(n=2)、胆固醇性肉芽肿、皮样囊肿(n=1)、视神经胶质瘤(n=1)和垂体囊肿(n=3)

(三) 病因　引起 ACI 的病因有自身免疫损害(发病率 1/万)、组织被毁、发育不良、酶缺陷或糖皮质激素抵抗等。原发性 ACI 的病因分布见表 2-6-7-3。

表2-6-7-3 原发性肾上腺皮质功能减退症的病因分布

病因	例数	CMC	CMC 发病年龄（岁）	男/女	W/H/A/AA
自身免疫性	18	11	14.3（9.9~15.8）	13/5	14/3/1/0
双侧肾上腺切除	5	0		3/2	4/1/0/0
ACTH 抵抗	4	0		4/0	3/1/0/0
ALD	3	3	12.1（9.3~12.5）	3/0	1/1/0/1
APS	5	4	13.2（10.9~14.7）	0/5	4/1/0/0
特发性	3	2	4.4（4.3~4.4）	1/2	3/0/0/0
先天性肾上腺发育不良	2	0		2/0	2/0/0/0
肾上腺出血	2	0		0/2	1/1/0/0

1. 自身免疫损害　随着生活水平改善，结核病已经得到基本控制，肾上腺结核在 Addison 病因中的相对发生率下降，而自身免疫性肾上腺炎升为病因之首，约占全部病例的70%。肾上腺炎与自身免疫有关的证据是：①肾上腺皮质萎缩，呈广泛透明样变性，并伴有大量淋巴细胞、浆细胞和单核细胞浸润；②约半数以上患者的血清中存在抗肾上腺皮质细胞自身抗体；③常伴有其他脏器和其他内分泌腺自身免疫性疾病（表2-6-7-4）。

表2-6-7-4　肾上腺皮质功能减退症的分类和病因

原发性肾上腺皮质功能减退症	SF-1 突变
自身免疫性 ACI	ACTH 抵抗综合征
散发性 ACI	继发性肾上腺皮质功能减退症
自身免疫性肾上腺炎	外源性糖皮质激素治疗
1 型 APS	垂体功能减退症
2 型 APS	垂体 ACTH 分泌术后
感染性 ACI	其他垂体瘤术后
结核/真菌感染/巨细胞病毒感染	垂体卒中
HIV 感染	肉芽肿性疾病（结核病/结节病）
浸润性病变	转移性垂体瘤
转移性肾上腺肿瘤	Sheehan 病
淀粉样变性	单一性 ACTH 缺乏症
血色病	特发性垂体功能减退症
肾上腺内出血	淋巴细胞性垂体炎
Water-House-Friderichsen 综合征	POMC 基因突变/加工缺陷
肾上腺肿瘤出血	POEMS 综合征
先天性肾上腺皮质增生症	三发性肾上腺皮质功能减退症
先天性肾上腺皮质发育不良症	下丘脑病变
DAX-1 突变	中枢神经病变

（1）体液免疫损害：用免疫荧光和放射标记技术分离出多种可与肾上腺皮质球状带、束状带和网状带反应的抗体，其中最重要和最具特异性的是抗 21-羟化酶抗体。60%~70%自身免疫性原发性 ACI 患者血清中可以检出这种抗体，而在其他原因所致的 ACI 患者与直系亲属血清中未发现。血清抗肾上腺皮质细胞自身抗体在妇女（特别是患自身免疫性多内分泌腺综合征，APS）中更常见，且在 ACI 发病前几年即可检出[1-3]。尽管抗肾上腺抗体阳性患者早期无肾上腺皮质功能减退，但其 ACI 的发年病率随年龄递增（19%）。特发性 ACI 发病的第一个征象是血浆肾素活性（PRA）增高；数月至数年后肾上腺束状带功能开始减退，首先表现为 ACTH 刺激血皮质醇的分泌反应下降，继而血浆 ACTH 基础值升高，

最后皮质醇基础值下降，并出现临床症状。APS-Ⅰ型相关性原发性 ACI 有抗 CYP17 和 CYP21A2 自身抗体，APS-Ⅱ型相关性原发性 ACI 则无。在体外试验中，自身免疫性 ACI 患者不存在抗 ACTH 受体抗体，但免疫球蛋白能阻止肾上腺皮质醇合成。针对其他内分泌腺的自身抗体也很常见，60%有抗甲状腺过氧化物酶（TPO）抗体，大多数有临床型或亚临床型甲减（血 TSH 增高，T_3 和 T_4 正常，TRH 反应过度）。抗胃壁细胞抗体和抗内因子抗体阳性的恶性贫血和萎缩性胃炎发病率也增高。卵巢早衰妇女有抗卵巢抗体，而男性睾丸功能减退及抗睾丸成分抗体阳性。相反，在没有 ACI 的自身免疫性内分泌疾病中，抗肾上腺抗体发现率很低（<2%）。

（2）细胞免疫损害：细胞免疫在 ACI 发展过程中可能更重要。研究发现，自身免疫性 ACI 患者抑制性 T 淋巴细胞（Ts 细胞）数目减少，功能降低，Ⅰa-阳性 T 淋巴细胞增加。体外实验中，人肾上腺匀浆可抑制淋巴细胞的移动性，活化的鼠巨噬细胞可阻断培养的肾上腺皮质细胞类固醇激素合成。肾上腺淋巴细胞浸润也支持这一观点[3]。

（3）自身免疫性多内分泌腺综合征：可分为Ⅰ型和Ⅱ型。50%自身免疫性 ACI 患者有一种以上的自身免疫性疾病，而 1 型糖尿病或甲状腺病变的患者较少并发 ACI。单独或作为Ⅰ型和Ⅱ型的一部分，自身免疫性肾上腺炎约占原发性 ACI 的 70%，肾上腺结核占 15%~20%，其他约占 1%。APS-Ⅰ型具有常染色体隐性遗传特征，而 APS-Ⅱ型存在常染色体显性或多基因遗传的多种可能，ACI 的遗传易患性与 HLA-B8、-DR3 和-DR4 等位基因关联性强[2]。APS-Ⅱ型的其他病变（如慢性淋巴细胞性甲状腺炎、恶性贫血和性腺功能减退症等）与 HLA 无关。APS-Ⅰ型又称自身免疫性多内分泌病变-念珠菌病-外胚层发育不良（autoimmune polyendocri-nopathy-candidiasis-ectodermal dysplasia，APECED）综合征。多在儿童期发病，平均发病年龄 12 岁，女性发病率高于男性。常伴有皮肤黏膜念珠菌病（75%）、肾上腺皮质功能减退（60%）、原发性甲旁减（89%）、卵巢早衰（45%）、恶性贫血、慢性活动性肝炎、吸收不良综合征和脱发（15%~25%）等。

2. 肾上腺组织被毁或发育不良　是非自身免疫性原发性 ACI 的重要病因。

（1）肾上腺结核：肾上腺结核由血行播散所致，常伴有胸腹腔、盆腔淋巴结或泌尿系统结核。双侧肾上腺组织破坏常超过 90%。肾上腺皮质结构消失，代以大片干酪样坏死、结核性肉芽肿和结核结节，残存的肾上腺皮质细胞呈簇状分布。约 50%的患者有肾上腺钙化，肾上腺体积明显增大。

（2）深部真菌感染：尸检发现，死于组织胞浆菌病的患

者(1/3)有肾上腺真菌感染。其他真菌病如球孢子菌病、芽生菌病、隐球菌病和酵母菌病也可引起 ACI。

(3) 获得性免疫缺陷综合征:HIV 阳性携带者和 AIDS 患者常伴内分泌功能异常。常因巨细胞病毒感染引起坏死性肾上腺炎,分枝杆菌、隐球菌感染或 Kaposi 肉瘤也易侵犯肾上腺[4,5]。8%~14%的 AIDS 患者的快速 ACTH 兴奋试验示皮质醇反应降低,延长的 ACTH 兴奋试验示肾上腺储备功能下降。一些 AIDS 患者有 ACI 临床症状,但血浆皮质醇浓度通常高于正常。提示存在外周糖皮质激素作用抵抗,糖皮质激素与糖皮质激素Ⅱ型受体的亲和力降低,血浆 ACTH 浓度轻度升高,缺乏昼夜节律。对小剂量 DXM 抑制和 CRH 刺激有抵抗。严重皮肤色素沉着除 ACTH 本身的作用外,可能与干扰素-α(IFN-α)增高,并刺激黑色素受体表达和黑色素合成有关。

(4) 过氧化物酶体病:过氧化物酶体病有多种,临床上有肾上腺皮质和性腺功能不全(肾上腺脑白质营养不良,adrenoleukodystrophy,ALD)表现。其变异型(成年发病型)称为肾上腺髓质神经病(adrenomyeloneuropathy,AMN),致病基因 ABCD1 的表达产物 ALD 蛋白(ALDP)是一种过氧化体膜蛋白,属于 ATP 结合盒转运蛋白家族成员[4]。ALD 基因突变使 ALDP 功能丧失。正常情况下,ALDP 可将长和极长链饱和脂肪酸(long and very long chain fatty acid,VLCFA)转运到过氧化体内进行 β 氧化。ALDP 功能受损造成组织中的极长链脂肪酸堆积,主要累及大脑、脊索、肾上腺和睾丸组织,导致组织细胞凋亡和周围神经脱髓鞘。

(5) 转移性肾上腺癌:肾上腺转移癌较常见,但临床上仅 20%的患者出现 ACI(主要见于播散性乳腺癌和肺癌肾上腺转移),其他原发癌包括乳腺癌、肺癌、胃癌、结肠癌、黑色素瘤和淋巴瘤。

(6) X-性连锁先天性肾上腺皮质发育不良症:详见本篇扩展资源 13 相关内容。X-性连锁先天性肾上腺皮质发育不良症(X-linked adrenal hypoplasia congenita,AHC)为 X-性连锁遗传,病因为 DAX-1(dosage-sensitive sex reversal-adrenal hypoplasia congenital-X-chromosome factor)或类固醇生成因子(steroidogenic factor-1,SF-1)突变。主要表现为先天性 ACI 和低促性腺激素性性腺功能减退症,但可以表现为四种先天性原发性 ACI 中的任何一种:①散发型 AHC 合并垂体发育不全;②常染色体隐性遗传型 AHC;③X-连锁巨细胞型 AHC 合并促性腺激素缺乏性性腺功能减退症;④X-连锁型 AHC 合并甘油激酶缺陷与精神运动障碍或肌营养不良症(有些患者可伴有甘油激酶缺陷症(glycerol kinase deficiency)。

(7) 依托咪酯:是急症患者气管插管进行诱导麻醉的最常用药物。依托咪酯(etomidate)于 1983 年应用于临床,但不久即发现该药可引起严重的肾上腺功能不足。依托咪酯抑制胆固醇向皮质醇转化,并能浓度依耐性地阻滞 11β-羟化酶(主要)和 17α-羟化酶(次要)的作用,注射依托咪酯 30 分钟后,即可导致血清皮质醇和醛固酮显著下降,持续时间达 24 小时之久。因此该药不再用于危重患者的镇静,但仍是气管插管时单剂量诱导麻醉的首选药物。临床上,当患者同时并发脓毒败血症时,应注意发生急性肾上腺皮质危象可能,必要时,可补充氢化可的松,疗程约 7 天。

(8) 其他原因:先天性肾上腺皮质淀粉样变、血色病、肾上腺放疗、手术及某些药物(如利福平、酮康唑、氨鲁米特、米托坦等)均可造成 ACI。Warter-House-Friderichsen 综合征主要是流行脑膜炎引起的急性 ACI,现已少见。由于影像学的进展,CT、MRI 检查使一些抗磷脂综合征、抗凝治疗、高血压和手术后引发的急性肾上腺出血、坏死或栓塞能获得早期诊断[6]。

3. 糖皮质激素合酶缺陷或糖皮质激素抵抗

(1) 先天性肾上腺皮质增生症:是一组由编码皮质激素合成必需酶基因突变致肾上腺皮质激素合成障碍所引起的综合征。由于酶缺陷引起皮质醇合成不足,继发下丘脑 CRH 和垂体 ACTH 代偿性分泌增加,导致肾上腺皮质增生。临床上以 21-羟化酶缺陷症最常见(90%以上),详见本章第 6 节。

(2) 胆固醇代谢缺陷症:大部分皮质醇来源于低密度脂蛋白(LDL)产生的胆固醇。因此,缺乏 LDL 的患者(如先天性 β-脂蛋白缺乏症)或 LDL 受体缺陷(如纯合子家族性高胆固醇血症)者尽管基础皮质醇正常,无 ACI 的临床表现,但 ACTH 兴奋试验示皮质醇反应不足。

(3) 表观皮质素还原酶缺陷症:表观皮质素还原酶缺陷症(apparent cortisone reductase deficiency)罕见,表现为性毛早现和骨龄提前,血清雄激素水平升高,但可被 DXM 抑制(应先排除中枢性性早熟和先天性肾上腺皮质增生症)。因皮质素不能还原为皮质醇,皮质素明显升高,而血皮质醇降低,刺激垂体分泌过多的 ACTH,故患者有肾上腺皮质增生和慢性原发性 ACI 表现。

(4) Ⅱ型家族性糖皮质激素缺乏症　黑皮素 2 受体辅助蛋白突变导致家族性糖皮质激素缺乏症,患者表现为心理障碍、轻瘫、小脑畸形及高身材,血清皮质醇降低,ACTH 升高,但补充糖皮质激素不能纠正糖皮质激素缺乏状态。

(5) 家族性糖皮质激素抵抗综合征:少见,为 ACTH 受体基因突变所致,多有家族史,常染色体隐性遗传。血 ACTH 显著升高,但肾上腺对 ACTH 无反应,而对 AT-2 有正常反应,血清醛固酮正常。较常见的 3A(Allgove)综合征为家族性糖皮质激素缺乏症的变异型。

4. 肾上腺发育不良　宫内发育迟缓-骨干骺发育不良-肾上腺发育不良和外生殖器异常综合征(IMAGe;OMIM 300290)是由于 CDKN1C(P57KIP2)突变所致的致命性发育低下性临床病症(表 2-6-7-5、图 2-6-7-1 图 2-6-7-2),一般分为散发性和家族性两种[7]。

表 2-6-7-5　IMAGE 综合征的临床特点

特点	病例 1	病例 2	病例 3	病例 4	病例 5	病例 6	病例 7	病例 8	病例 9	病例 10
性别	46	46	46	46	46	46	46	46	46	46
	XY	XY	XY	XY	XY	XY	XY	XY	XX	XX
DNA	826	835	819	831	825	825	825	825	825	825
	T>C	G>C	G>A	A>G	T>G	T>G	T>G	T>G	T>G	T>G

续表

特点	病例1	病例2	病例3	病例4	病例5	病例6	病例7	病例8	病例9	病例10
氨基酸	F276S	R279P	D274N	K278G	F276V	F276V	F276V	F276V	F276V	F276V
IUGR	+	+	+	+	+	+	+	+	+	+
肾上腺危象	+	+	+	+	+	+	+	+	+	+
	(14天)	(4天)	(7天)	(3天)	(11天)	(1周)	(11天)	(19天)	(20天)	(5天)
肾上腺发育不良	+	+	+	+	+	+	+	+	+	+
高钙尿症	+	+	+?	+	NE	NE	NE	NE	NE	NE
面部畸形	+	+	+	+	+	+	+	+	+	+
短肢短臂	+	+	+	+	−	−	−	−	+	−
颅缝早闭	+	+	+	−	−	−	−	−	−	−
生殖器异常	+	+	+		+	+		+	NA	NA
隐睾	+	+	+	+	+	+	+	+	NA	NA
低骨量	+	+	+	NE	NE	NE	NE	NE	NE	NE
骨龄延迟	+	+	+	+	+	+	+	+	+	+
骨骺细小	+	−	+	+	+	+	+	+	NE	
干骺端不规则	+	+	+	+*	+	+	+	+	NE	

注:IUGR:intrauterine growth,宫内发育迟缓;NE:not evaluated,无资料;NA:not applicable,未检查

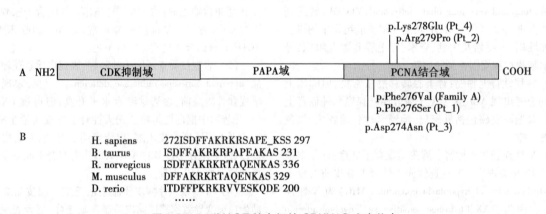

图 2-6-7-1 IMAGE 综合征的 CDKN1C 突变位点
A. 所有突变位点位于 CDKN1C 结合结构域;B. CDKN1C 结合结构域的高度保守序列

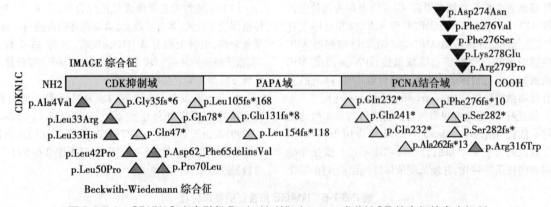

图 2-6-7-2 CDKN1C 突变引起 Beckwith-Wiedemann 或 IMAGE 综合征的发生机制

CDKN1C 基因位于 11 号染色体,编码抑制细胞周期进展的关键蛋白,父源性等位基因的表达由一个远距离的印记控制区调节,因此 CDKN1C 主要由母源性等位基因控制,多数情况下,IMAGE 综合征也主要由母亲遗传。CDKN1C 基因

突变引起 Beckwith-Wiedemann 综合征(BWS,OMIM 130650),其特点是躯体过度生长[8,9]。但有时则出现相反的临床表型——躯体生长不良或延迟,但无论是 Beckwith-Wiedemann综合征或 IMAGE 综合征,均存在肾上腺皮质发育不良,其原

因是突变发生在母源性等位基因的特殊结构域。此外,引起 BWS 的 CDKN1C 变异为细胞周期蛋白依赖性激酶结合结构域的错义突变或无义突变,而 IMAGe 综合征的突变主要发生于 PCNA 结合结构域,其本质属于该基因的活化性突变,因此细胞的生长发育被高度抑制。

(四) 下丘脑-垂体病变引起继发性 ACI

1. 腺垂体功能减退症　任何引起 ACTH 分泌障碍的腺垂体病变皆可导致继发性(垂体性)ACI。常见的病因为垂体瘤、颅咽管瘤、感染性疾病(结核、组织胞浆菌病)、淋巴细胞性垂体炎、脑外伤或巨大颅内动脉瘤等。另外,空泡蝶鞍综合征亦是引起垂体 ACTH 分泌障碍或全垂体功能减退症的常见病因。Sheehan 病、垂体瘤卒中和垂体柄损伤亦可引起急性继发性 ACI。由于垂体 ACTH 瘤或肾上腺皮质瘤分泌大量 ACTH 或糖皮质激素,HPA 轴可被抑制,手术后需要半年至 1 年才能恢复。若不及时补充适量糖皮质激素则引起肾上腺皮质功能减退;如遇应激等情况,可诱发急性 ACI 危象。此外,急性重症疾病时,一些患者可有相对性 ACI(relative ACI)的表现[10-13]。

免疫球蛋白 G4 相关性系统性疾病(IgG4-RSD)是近年来新确立的一种自身免疫性疾病,多见于中老年男性,常合并有漏斗-垂体炎和尿崩症。血清 IgG4 明显升高,垂体肥大伴垂体柄增厚,部分患者合并有肥厚性硬脑膜炎和鼻窦炎,但患者对糖皮质激素的反应良好。单一性 ACTH 缺乏症少见,其主要原因有:①自身免疫性垂体炎;②先天性 Tpit 基因突变导致 POMC 缺乏或无活性;③激素原转化酶 1 和 2(PC1 和 PC2)突变导致 POMC 或 ACTH 缺乏或无活性(因胰岛素原不转变为胰岛素,常伴有糖尿病);④POMC 基因突变(常伴有严重肥胖和红色毛发)。

2. 下丘脑 CRH 缺乏症　罕见于结节病、肿瘤或头部放射性治疗,因下丘脑 CRH 分泌下降而造成继发性 ACI 及其他垂体激素不足。

3. 长期应用外源糖皮质激素者突然停药　应用外源性糖皮质激素是最常见的继发性 ACI 病因,患者常在停药 48 小时内出现症状。外源性糖皮质激素对下丘脑-垂体-肾上腺轴的抑制主要来源于 3 个因素:①长期:一般指>3 周者;②大量:一般指氢化可的松>30mg/d,或泼尼松>15mg/d,或地塞米松>0.75mg/d。③非规范服药:生理情况下,正常成人每日需要的氢化可的松 30mg(或泼尼松 7.5mg,或 DXM 0.75mg)。如早上服 2.5mg,晚上服 5mg 的泼尼松对 HPA 的抑制程度远强于早上服 5mg 加晚上服 2.5mg 者。使用大于此剂量的外源性糖皮质激素 3 周以上即可明显抑制下丘脑-垂体-肾上腺轴功能,下丘脑 CRH 合成降低,从而继发垂体 ACTH 合成与分泌降低,导致肾上腺皮质萎缩和功能减退。长期服用中等量的外源性糖皮质激素(每日 2 次)可抑制肾上腺皮质功能达 1 年以上[14]。

【临床表现】

原发性和继发性 ACI 共有的表现是皮质醇缺乏,其主要表现有:①乏力、虚弱和抑郁;②纳差和体重减轻;③头晕和直立性低血压;④恶心、呕吐和腹泻;⑤低钠血症和低镁血症;⑥轻度正细胞性贫血伴淋巴细胞和嗜酸性粒细胞增多。

(一) 原发性 ACI 表现　原发性 ACI 特有的表现是糖皮质激素和盐皮质激素均缺乏,多存在以下表现:①皮肤色素沉着;②低钠血症伴高钾血症;③皮肤白斑;④自身免疫性甲状腺炎;⑤中枢神经系统症状;⑥性腺功能减退症。

1. 皮肤色素沉着　慢性原发性 ACI 的最特征表现是皮肤黏膜色素沉着,几乎见于所有的慢性原发性 ACI 病例,与高 ACTH 血症(ACTH 和 ACTH 分子中的 MSH 刺激 MSH 细胞色素浓集)相关,但与雌激素、孕激素、雄激素、胡萝卜素和含铁血黄素也有一定关系。皮肤呈棕褐色或黑褐色,有光泽,分布于全身,也可为局部性。一般以暴露部位及易摩擦部位(面部、手部、掌纹、乳晕、甲床、足背、脐孔、会阴肛门、掌纹、瘢痕和腰带)更明显,齿龈、舌表面和颊黏膜也常有色素沉着;唇、口腔黏膜、牙龈和瘢痕处的色素也加深,但与正常皮肤无截然分界。色素沉着的皮肤间可有白斑(白癜风)提示其病因为自身免疫性损害。全身性黑色素沉着增加的特点是皮肤色素加深,并以正常黑色素沉着明显的部位(如乳晕、脐孔、)和易摩擦的部位更明显。短期内皮肤色素沉着加深主要见于原发性 ACI 症病情恶化、Nelson 综合征或异位 CRH/ACTH 分泌综合征等,有一定的病因鉴别意义。极早期患者可能仅有手足手掌皱褶处色素沉着(见文末彩图 2-6-7-3)。

2. 肾上腺皮质类固醇性激素缺乏表现　慢性原发性 ACI 有糖皮质激素和盐皮质激素缺乏而慢性继发性 ACI(ACTH 缺乏)仅有糖皮质激素缺乏表现,肾上腺脑白质营养不良症可有中枢神经系统症状,合并其他腺垂体功能减退时可有甲状腺和性腺功能减退症等。由于引起原发性 ACI 的各种肾上腺病变不只是局限于束状带,一般球状带和网状带也被部分或完全破坏,因此醛固酮缺乏是原发性 ACI 的特异性表现。继发性 ACI 者的球状带和网状带不受影响,故无此两类激素缺乏。临床表现以厌食、无力、低血压、慢性失水与虚弱、消瘦最常见。血钠低,负钠平衡,24 小时尿钠排出量>216mmol/24h。细胞外液容量缩小,血容量降低,心排血量减少,心脏体积缩小,常伴有低血压和直立性低血压。严重时发生晕厥、休克,肾血流量减少,肾小球滤过率下降,出现肾前性氮质血症。肾脏排钾和氢离子减少,可致血钾升高和轻度代谢性酸中毒。在绝经后女性中,肾上腺性腺类固醇的产量占全部性腺类固醇的 50% 以上,而在成年男性中仅占 20% 左右。肾上腺性类固醇激素缺乏是肾上腺组织被毁的有力证据。类固醇性激素缺乏表现为闭经、腋毛阴毛稀少、性欲下降、阳痿和睾丸细小;青少年患者常表现生长延缓与青春期发育延迟。

3. 慢性 ACI 的其他表现　慢性原发性 ACI 常有消化不良、体重减轻、嗜咸食、心脏缩小、直立性低血压、低钠血症、性腺功能减退、空腹低血糖等多种表现,虽然这些表现均没有诊断特异性,但多项表现合并存在是提示原发性 ACI 的有力证据。轻型慢性 ACI 可能只有如下的某个单一表现:①皮肤、黏膜色素沉着;②体重减轻、消化不良、腹泻、腹胀及腹痛等;③表情淡漠、嗜睡,甚至精神失常;④头昏、眼花或直立性昏厥;⑤大量饮水后出现稀释性低钠性血症;⑥女性阴毛、腋毛脱落、月经失调、闭经或男性性功能减退;⑦自身免疫性多内分泌腺病(PAS)的表现;⑧应激性肾上腺危象。

(二) 肾上腺皮质危象表现　详见本章第 8 节。病史中可发现存在引起危险的诱因如过冷和过热、烧伤、放射性损伤、长期剧烈运动、毒物中毒、药物中毒或感染、剧烈胸痛、腹痛、缺氧、呼吸困难、窒息、呕吐、腹泻、急性出血、呼吸窘迫综合征、急性代谢紊乱综合征,如酸中毒、碱中毒、高钠血症、低钠血症、高钾血症、低钾血症、高钙血症、低钙血症等。有些患者有急性创伤、手术、麻醉、休克、脑血管意外等病史。发生肾上腺皮质危象时,患者表现为原有的症状加重,并出现极度虚弱、厌食、嗜盐、立位时血压降低、心动过速、四肢厥冷、萎靡淡漠,严重者昏迷或嗜睡、烦躁、谵妄。新生儿肾上腺出血危象多见于男孩,通常与难产有关,产程延长、臀位产、产钳助产、窒息是导致新生儿肾上腺出血的常见原因。

【辅助检查与诊断】

在临床上,遇有下列情况时要想到慢性 ACI 可能:①长期乏力、食欲减退和体重减轻;②血压降低或直立性低血压;③皮肤色素沉着或皮肤色素脱失;④不耐寒、便秘、闭经、腋毛和阴毛稀少;⑤性欲下降、阳痿和睾丸缩小;⑥生长延缓和青春期发育延迟;⑦低钠血症伴高钾血症;⑧空腹低血糖症或 OGTT 曲线低平;⑨1 型糖尿病患者对胰岛素特别敏感,常规用量时发生低血糖症。肾上腺皮质功能减退症的诊断程序见图 2-6-7-4。具有典型肾上腺皮质危象表现者,结合实验室检查,急性 ACI 的诊断并不困难;但若发病急剧,与其他疾病症状相似或出现合并时则不易正确判断。因此,以下情况应考虑肾上腺皮质危象可能:①慢性原发性 ACI 患者出现发热、厌食、恶心呕吐或腹痛、腹泻;②不明原因的休克经补充血容量、纠正电解质及其他抗休克治疗后,病情仍无好转;③血栓性疾病、凝血机制障碍疾病和手术后患者的病情急剧恶化,出现血压下降、休克和胸、腹、背痛时。

(一) 辅助检查

1. 一般实验室检查 多数患者有低钠血症和高钾血症。脱水严重者低血钠可不明显,原发性 ACI 者的高钾血症更多见,且多伴有血尿素氮升高;继发性 ACI 的高血钾一般不严重,因水潴留和稀释性低钠血症而血 BUN 不升高。少数患者可有轻度高钙血症(糖皮质激素促进排钙)。如伴有低钙血症和高磷血症提示合并甲旁减,少数患者伴有正细胞性正色素性贫血或恶性贫血。白细胞分类示中性粒细胞减少,淋巴细胞相对增多,嗜酸性细胞明显增多。血糖和糖耐量试验示空腹低血糖症。心电图示低电压,T 波低平或倒置,P-R 间期与 QT 间期延长。

2. 血浆皮质醇测定 严重的肾上腺皮质功能减退症患者由于血皮质醇基础值明显降低,尿游离皮质醇及 17-OHCS 亦低于正常。一般认为,血浆总皮质醇基础值≤3μg/dl 可确诊为肾上腺皮质功能减退症。血浆总皮质醇基础值≥20μg/dl 可排除之,但脓毒血症和创伤患者的基础血浆总皮质醇≥25μg/dl 才可排除,而急性危重患者基础血浆总皮质醇正常不能排除 ACI。尿游离皮质醇通常低于正常,但无绝对可靠的鉴别值。正常人晚间血皮质醇浓度较低,此时的皮质醇浓度无诊断价值。尽管部分肾上腺皮质功能减退症患者清晨血皮质醇基础值正常,但是快速 ACTH 兴奋试验及胰岛素低血糖兴奋试验提示肾上腺皮质储备功能下降。

3. 血 ACTH 测定 原发性 ACI 血浆 ACTH 常升高(≥100pg/ml)。血浆 ACTH 正常能排除慢性原发性 ACI,但不能排除轻度的继发性 ACI,因为目前测定方法不能区分血

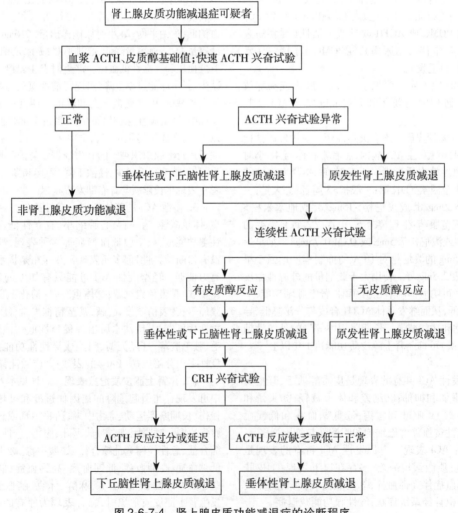

图 2-6-7-4 肾上腺皮质功能减退症的诊断程序

ACTH 低值和正常低限值。

4. 血、尿醛固酮测定　原发性 ACI 可能为低值或正常低限值，而血浆 PRA 活性升高；继发性 ACI 则血或尿醛固酮正常，其水平依据病变部位及范围而异，如肾上腺球状带破坏严重，则低于正常，如以束状带破坏为主则可正常或接近正常。尿 17-OHCS 和 17-KS 多低于正常或在正常范围内。血 TSH、T_3 和 T_4 可降低，血 TSH 持续性升高提示合并有自身免疫性甲减。

5. 抗肾上腺皮质自身抗体测定　主要用于自身免疫性肾上腺病的诊断，并可根据自身抗体的变化及相关激素测定对肾上腺皮质功能减退症进行病情分期（表 2-6-7-6）。

表 2-6-7-6　自身免疫性肾上腺皮质功能减退症的分期

分期	肾上腺皮质自身抗体	实验室检查所见
0	阳性	ACTH 和肾素正常
1	阳性	肾素升高（醛固酮降低或正常）
2	阳性	对 ACTH 刺激的反应性下降
3	阳性	持续性 ACTH 升高
4	阳性	血清皮质醇降低

6. 其他辅助检查　21-羟化酶抗原测定有助于原发性 ACI 的病因鉴别，测定自身抗体最经典的方法是用牛或人肾上腺切片作间接免疫荧光染色。有报道用放射标记的重组人 21-羟化酶简单结合分析法测定肾上腺自身抗体其敏感性和特异性均较间接免疫荧光方法为高。结核病患者的肾上腺区摄片及 CT 检查可示肾上腺增大及钙化阴影，通常伴有活动性结核表现，胸片、尿结核分枝杆菌培养和皮肤结核菌素试验有助于结核病的确诊；但无肾上腺增大或钙化点不能排除结核，必要时可进行组织胞浆菌补体结合试验，检查是否有组织胞浆菌感染。其他感染、出血、转移性病变在 CT 扫描时可见肾上腺增大，而自身免疫病因所致者的肾上腺不增大。原发性自身免疫性 ACI 的其他内分泌腺功能障碍的诊断应依据血钙、血磷、血糖、FT3、TSH 和甲状腺抗体确定。例如，伴 1 型糖尿病者应明确是否为 1 型自身免疫性糖尿病，伴甲减者应测定甲状腺自身抗体。如果发现血钙降低，应进一步检测血 PTH。若有月经稀少或闭经，应测定血 FSH 和 LH。对增大的肾上腺行 B 超或 CT 引导下经皮细针穿刺抽吸术可明确病因。怀疑肾上腺髓质神经病（adrenomyeloneuropathy，AMN）时应检测血清极长链脂肪酸（升高）。

X 线胸片示多数患者的心脏缩小（垂直型），偶见心脏扩大，呈慢性扩张型心肌病样改变；但是 ACI 引起的心肌病经治疗后可恢复正常。针对下丘脑和垂体占位病变，可应用蝶鞍 CT 和 MRI 明确病因。垂体术后 1 周，停用氢化可的松 24 小时，测定 9 时的血皮质醇水平，如果皮质醇低于 100nmol/L（3.6μg/dl）提示 ACTH 缺乏，需要终生服用氢化可的松；100~250nmol/L（3.6~9.1μg/dl）时，仍需要口服一段时间（约 1 个月）的氢化可的松，如果皮质醇为 250~450nmol/L（9.1~16.3μg/dl），可撤除糖皮质激素替代治疗。术后 4~6 周，采用标准 ACTH 0.25mg 肌注或静注，测定 30 分钟的皮质醇分泌反应，如高于 650nmol/L（23.6μg/dl），说明反应正常；低于 350nmol/L（12.7μg/dl）提示反应不足，需要长期替代治疗。350~650nmol/L（12.7~23.6μg/dl）时需要采用胰岛素低血糖

试验进一步确定下丘脑-垂体-肾上腺皮质功能状况。

（二）急性 ACI 诊断　一般从顽固性低钠血症、休克、厌食、恶心呕吐、昏迷病例中诊断急性 ACI。在急诊室或 ICU 病房，发现不明原因的顽固性低钠血症、儿茶酚胺抵抗性休克（catecholamine-refractory shock）或无法解释的昏迷患者时，应注意询问有无 ACI 病史，检查有无色素沉着，并进行血电解质、血糖和皮质醇等测定。如果休克患者在补充血容量、纠正电解质及其他抗休克治疗后，病情仍无好转，需要警惕急性肾上腺皮质危象可能。因为急性应激和合并感染、休克等原因，此时的血 ACTH 和皮质醇测定难以反映肾上腺皮质功能，因此对高度可疑者应在无绝对禁忌证（如未控制的感染、活动性消化性溃疡、近期胃空肠吻合术后、妊娠等）条件下，立即给予 100~300mg 的氢化可的松，进行治疗性诊断。机体处于应激状态时有许多因素影响 HPA 功能，因而 ACI 的诊断有其特殊性：①CBG 的波动范围很大，血皮质醇因应激而升高，但由于 ACI 的程度不同，血皮质醇升高的幅度是未知的，因而建议每 6~12 小时测定一次血皮质醇，如果>900nmol/L（33μg/dl）可基本排除 ACI 可能；②目前没有应激状态下的 ACI 诊断标准，胰岛素低血糖试验无诊断意义，而快速 ACTH 兴奋试验（快速 synacthen 试验）有一定价值，但使用的剂量未统一（250μg/次为常用剂量，1μg/次为建议剂量）；③如果随机血皮质醇水平<400nmol/L（15μg/dl）提示存在 ACI，可考虑补充糖皮质激素；④待急性应激解除后重新评价 HPA 功能。

（三）亚临床 ACI 诊断　亚临床 Addison 病的主要病因为自身免疫性肾上腺炎、结核感染、先天性肾上腺发育不良（AHC）、先天性肾上腺皮质增生症、SF-1 突变、线粒体病、Smith-Lemli-Opitz 综合征、自身免疫性多内分泌腺综合征、肾上腺脑白质营养不良症（ALD）、肾上腺出血、肿瘤或淀粉样变性和 ACTH 抵抗综合征。常规 ACTH 刺激试验是一种超生理性肾上腺刺激，对于筛选亚临床病例来说，缺乏敏感性。建议采用低剂量 24 肽促肾上腺素或 ACTH（1μg）[15-18]。

【鉴别诊断】

ACI 的症状和体征缺乏特异性，一般需与多种临床情况鉴别。但是，如果患者存在多项相关的临床表现（如慢性消瘦、虚弱、低血压、发作性晕厥、低血糖）时，要高度怀疑 ACI 可能。其中，皮肤色素沉着对原发性 ACI 的诊断具有一定特异性，而肤色苍白且缺乏盐皮质激素不足表现，提示继发性 ACI 可能。

（一）ACI 与一般疾病的鉴别　如果早晨的血清皮质醇水平高于 13μg/dl 可排除 ACI 可能，低于此值应做进一步检查，如替可克肽兴奋实验，反应正常者可排除原发性 ACI，而中度反应者符合继发性 ACI 的诊断。

1. 皮肤色素沉着　非 Addison 病所致的皮肤色素沉着主要有：①原发性甲减：胡萝卜素在肝脏中转变为维生素 A 依赖于甲状腺激素的参与，故甲减可导致体内胡萝卜素的堆积。胡萝卜素为脂溶性，故色素沉着只见于皮脂腺较丰富的部位，如口唇周围、手掌和足底。②钩虫病：引起的贫血也常出现手掌、足底等部位的黄色色素沉着。③血色病：可引起皮肤色素沉着，色素沉着的皮肤含有含铁血黄素和黑色素。④POEMS 综合征：可为局灶性或全身性皮肤色素沉着，以四肢及头面部为主，多数的皮肤改变遍及全身，呈棕黑色，乳晕呈黑色。皮肤粗糙、增厚、肿胀、变硬，伴多毛和皮肤瘙痒。部分患者出现皮肤血管瘤、杵状指、雷诺现象或指甲异常（白甲和指甲混浊等）。虽然 POEMS 的皮肤色素沉着与 Addison

病或血色病可能相似,甚至血清皮质醇水平亦降低,但用 Addison 病、X-性连锁先天性肾上腺发育不良症或自身免疫性多内分泌腺综合征均不能解析患者的多发性神经病变、脏器肿大和 M 蛋白增高。⑤其他非 Addison 病所致的皮肤色素沉着:包括 A 型胰岛素不敏感综合征及其变异型伴黑棘皮病、Albright 综合征伴有皮肤咖啡色斑、秃顶-神经缺陷-内分

泌病综合征等。皮肤色素沉着自幼年开始,逐渐加重,秃顶-神经缺陷-内分泌病综合征的病因为核糖体合成相关蛋白 RBM28 突变,伴有复合型垂体激素(GH、LH、FSH、ACTH、TSH、PRL 等)缺乏和皮肤的其他损害(秃顶、面部多发性皮肤痣、皮肤囊肿)。黄褐斑主要见于女性。药物也是引起皮肤色素沉着的常见原因。皮肤色素沉着的病因见图 2-6-7-5。

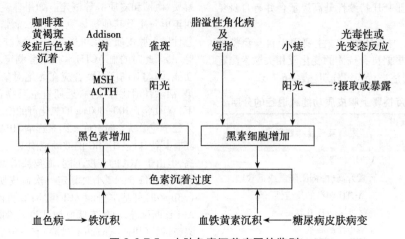

图 2-6-7-5 皮肤色素沉着病因的鉴别

MSH:黑色细胞刺激素;ACTH:促肾上腺皮质素

非良性皮肤色素沉着症主要见于 SLE、恶性黑素瘤、内脏恶性肿瘤、卟啉病、Peutz-Jeghers 综合征、POEMS 综合征、结节病、血管炎、Carney 复合症、神经纤维瘤病、Kearns-Sayre 综合征和 AIDS 等疾病(表 2-6-7-7),面部黑变病的类型见表 2-6-7-8,去色素性指甲的作用机制与药物见表 2-6-7-9,引起皮肤光敏感性皮肤病的植物制剂见表 2-6-7-10。咖啡斑(cafe-au-lait spot)主要见于内分泌疾病中的 McCune-Albright 综合征、1 型神经纤维瘤病、Noonan 综合征、Turner 综合征、Leopard 综合征、Carney 复合症、Peutz-Jeghers 综合征、胰高糖素瘤、MEN、类癌综合征和 Cushing 综合征,或非内分泌疾病中的肥大细胞增殖症、自身免疫性疾病、非内分泌肿瘤和 Schwann 细胞瘤。偶尔亦见于正常人。

表 2-6-7-7 皮肤色素沉着的病因

A. 病因不明(局部) 　面部黑变病 　肠道黏膜黑变病 　黑棘皮病 　Kearns-Sayre 综合征 　Laugier-hunziker 综合征(口腔-肢端色素斑) 　Kindler 综合征 　结节病引起的黑变病 　自身免疫性疾病(如 SLE) B. 炎症与刺激相关性皮肤色素沉着(局部) 　摩擦性黑变病 　炎症后色素沉着症 　脂溢性皮炎 　光照性皮肤异色病 　光敏感白斑黑皮病 　血管炎 　AIDS 　脂溢性角化病 　妊娠皮肤色素沉着症 C. 良性皮肤色素沉着(局部) 　妊娠纹 　黄褐斑 　单侧灰色皮肤病 　特发性疹状色素斑 　Dohi 网状肢端色素沉着症 　白斑病 　眼皮肤白斑病 　着色性扁平苔藓(黑色丘疹性皮肤病) 　皮脂腺增生症 　粟粒疹 　皮赘	摩擦斑 D. 药物性皮肤色素沉着(局部或全身) 　防晒膏 　抗癌药 　其他药物 E. 肿瘤性皮肤色素沉着 　黑素瘤(皮肤/视网膜) 　POEMS 综合征(全身) 　内脏恶性肿瘤的皮肤损害 　多发性色素性肠息肉病 F. 代谢性皮肤色素沉着(局部或全身) 　Ⅰ. 局部皮肤色素沉着 　　高胡萝卜素血症(手掌/足底) 　　遗传泛发性色素异常症 　　血色病(含铁血红素沉着) 　　先天性红细胞生成型卟啉病 　　毛发角化病 　Ⅱ. 全身性皮肤色素沉着 　　Addison 病 　　先天性肾上腺皮质增生症 　　X-性连锁先天性肾上腺发育不良症 　　糖皮质激素不敏感综合征 　　Nelson 综合征(ACTH 瘤) 　　CRH/ACTH 依赖性 Cushing 病 　　先天性全身性脂肪应用不良症 　　POEMS 综合征 　　Wilson 病 　　泛发性白癜风 　　Hutchison-Gilford progeria 综合征 　　重金属中毒

表 2-6-7-8　面部黑斑与黑变病的鉴别

面部黑斑	黑斑病
永存性色素失调性红斑	永存性色素异常型红斑
着色性扁平苔藓	扁平苔藓
瑞尔黑变病	皮肤黑斑病
面颊周红黑变病	布洛克色素性红黑变病
皮肤异色病	皮肤异色病
面颈部滤泡性红黑变病	毛囊性面颈部皮肤红黑斑病
太田痣	太田痣
其他面部黑变病	其他皮肤病

表 2-6-7-9　去色素性指甲的作用机制与药物

酪氨酸酶抑制剂	氢琨
氢琨	烟酰胺
庚二酸	豆制品
熊果苷 α	针对多巴与多巴琨 DOPA 合成障碍
龙胆酸	曲酸
黄酮	光苷草定(glabridin)
异黄酮	针对黑素转换白黑素加速
白黎芦醇	维生素 C
角质层脱落	维生素 E
α 羟酸	非选择性抑制黑素生成
类维生素 A 酸	糖皮质激素(不单独使用)
针对黑素小体转移与降解障碍	光苷草定

注:多巴琨:dopa quinone;黑素:melanin;白黑素:leuko melanin

表 2-6-7-10　引起皮肤光敏感性皮肤病的植物制剂

植物	特点
芸香科植物	柑橘类水果植物
伞形科植物	胡萝卜,芹菜,当归,茴香
豆科植物	巴西豆(含香豆素),补骨酯类植物
桑科植物	无花果树

2. 慢性消瘦与虚弱　慢性肝炎、肝硬化所致消瘦可检出肝炎病毒、肝功能异常。结核病、恶性肿瘤有全身消瘦、恶病质等,并可找到原发病灶。甲亢是引起消瘦的最常见内分泌疾病之一,根据典型的症状和体征及 T_3、T_4 可确诊。糖尿病致消瘦可根据多饮、多尿、体重减轻等症状、血糖和 OGTT 确诊。神经性厌食症消瘦无器质性病变。HIV 感染者本身有慢性消瘦和慢性衰竭表现,抗 HIV 治疗药物可进一步使体内的脂肪重新分布,出现皮下脂肪萎缩和脂肪萎缩性营养不良症,同时因不同程度的皮肤色素沉着、感染和 Kaposi 肉瘤,易与原发性 ACI 混淆。偶尔,AIDS 又可合并或并发原发性 ACI,应注意鉴别。慢性虚弱综合征常见于 20～50 岁的妇女,以严重乏力、肌痛、淋巴结病、关节痛、寒战、发热、运动后易疲乏为主要临床表现,其病因不明,可能和感染、免疫、神经及精神因素有关。慢性纤维性肌痛症是一种病因不明、常见于年轻妇女的肌肉骨骼疼痛病症,主要的临床特点为广泛性肌肉骨骼疼痛、多发性压痛点、忧郁、疲乏、失眠和功能性致残,须排除其他疾病才能确诊,且由于其症状普遍被人忽略和不被理解而误诊。

3. 低血压　甲减可根据血 T_3、T_4 和 TSH 确诊;嗜铬细胞瘤所致的低血压表现为直立性低血压或高血压与低血压交替,血与尿儿茶酚胺及 VMA 升高,可有冷加压试验、胰高血糖素试验异常,影像学检查可发现肾上腺皮质或肾上腺外肿瘤。除糖尿病神经病变外,内分泌性低血压多见于慢性垂体功能减退症、慢性肾上腺皮质功能减退症、醛固酮缺乏症、严重营养不良症、糖皮质激素撤除综合征、儿茶酚胺缺乏症、系统性淀粉样变性等。此外,低血压还可见于特发性低血压、脊髓空洞症、脊髓出血、多发性脑梗死、Parkinson 病、多发性硬化症、肌萎缩性侧索硬化症、恶性肿瘤、多发性末梢神经炎、吸收不良综合征、肝-肾综合征、Reye 综合征、血卟啉病、慢性低钠血症、重度主动脉瓣狭窄、二尖瓣狭窄、慢性缩窄性心包炎、梗阻性肥厚型心肌病、多发性大动脉炎、高原性低血压、血容量不足或失血等。

4. 低血糖症　应与胰岛素瘤性低血糖症、肝源性低血糖症、药源性低血糖症等鉴别,详见第 4 篇第 5 章第 1 节和第 3 节。

(二) 原发性与继发性 ACI 的鉴别

1. 一般原发性 ACI 与继发性 ACI 鉴别　一般情况下,原发性 ACI 与继发性 ACI 的鉴别不困难,如果单凭临床表现难以鉴别,可以根据血浆 ACTH 测定结果进行判断。原发性 ACI 患者清晨(上午 8 时)血浆 ACTH 基础值高于正常,有时可达 4000pg/ml 以上。继发性 ACI 患者清晨血浆 ACTH 基础值多在正常低限或低于正常。但是,检测 ACTH 的血标本必须在糖皮质激素治疗前或短效糖皮质激素(如氢化可的松)治疗至少 48 小时后取样,否则 ACTH 水平可因糖皮质激素的负反馈抑制作用而降低。对于长期用糖皮质激素治疗的患者,检测血浆 ACTH 基础值前必须以氢化可的松替代治疗数日。如果在合适的时间抽取血标本,而且 ACTH 测定方法可靠,血浆 ACTH 基础值可用于原发性与继发性 ACI 的鉴别。

2. 特殊原发性 ACI 与继发性 AC 鉴别　偶尔,原发性 ACI 与继发性 AC 的鉴别需要借助 ACTH 兴奋试验、美替拉酮试验或 CRH 兴奋试验。

(1) ACTH 兴奋试验:原发性 ACI 由于内源性 ACTH 已经最大限度地兴奋肾上腺分泌皮质醇,因此外源性 ACTH 不能进一步刺激皮质醇分泌,血浆总皮质醇基础值低于正常或在正常低限,刺激后的血浆皮质醇很少上升或不上升。严重继发性 ACI 者的血浆总皮质醇很少上升或不上升。但轻度或初期(如喷雾吸入糖皮质激素的哮喘患者和垂体瘤、肾上腺瘤切除术后)患者,即使此时的美替拉酮(甲吡酮)或胰岛素低血糖兴奋试验异常,ACTH 兴奋试验仍可正常,其原因是,5～10μg 的 ACTH 可以刺激肾上腺皮质醇最大分泌,试验所用的 250μg ACTH 远超过此量。有人提出,用小剂量 ACTH 兴奋试验可检测轻度或早期的继发性 ACI。ACTH 兴奋试验分为快速 ACTH 兴奋试验、$ACTH_{1-24}$ 兴奋试验、延长的 ACTH 兴奋试验、低剂量 ACTH 兴奋试验和胰岛素低血糖试验等多种,各有优缺点,需根据具体情况选用。快速 ACTH 兴奋试验亦称快速 synacthen 试验(short synacthen test)。所有怀疑 ACI 者都应行快速 ACTH 兴奋试验。小剂量快速 ACTH 兴奋试验可快速诊断 ACTH 兴奋试验正常的 ACI。若小剂量快速 ACTH 兴奋试验示肾上腺皮质储备功能受损,还需用其他试验确定分型和病因。若快速 ACTH 兴奋试验正常则可排除原发性 ACI,但不能排除新近起病的继发性 ACI(如垂体术后 1~2 周)。在这种情况下,仅胰岛素低血糖兴奋试验或美替拉酮(甲吡酮)试验有助于诊断。行快速 ACTH 兴奋试验时用 DXM 静注或静滴,如此既可开始治疗,又可同时进行诊断检查。ACTH$_{1-24}$ 兴奋试验时,肌注或静注 24 肽促皮质素 250μg,于试验前 30 分钟、即刻和试验后 30 分钟采血测定皮质醇。如血皮质醇峰值>525nmol/L(19μg/dl)为正常反应。该试验不受试验时间和正在应用糖皮质激素(氢化可的松例外)替代治疗的影响。但该试验不能用于新近发生过垂体卒中或接受过垂体手术者,因为重新调整低 ACTH 时的肾上腺皮质醇分泌功能需 3 周以上,此期间的 ACTH 兴奋试验易出现假阳性。此外,该试验亦不宜用于 Cushing 病患者。

延长 ACTH 兴奋试验所使用的 ACTH 制剂为静脉用或 Depot 型 24 肽促皮质素,ACTH 兴奋时间 24~48 小时。兴奋 4 小时的血皮质醇>1000nmol/L(36μg/dl),且此后的血皮质醇无进一步升高为正常反应。原发性 ACI 的血 ACTH 升高或 ACTH/皮质醇比值升高(ACTH 不适当分泌);继发性 ACI 表现为延迟性升高,峰值出现于 24~48 小时。如基础血 ACTH 已经升高,则不必做此试验。延长的 ACTH 兴奋试验亦可用于原发性与继发性 ACI 的鉴别。连续性 ACTH 兴奋试验中,在 ACTH 连续缓慢刺激下,继发性 ACI 萎缩的肾上腺可恢复皮质醇分泌功能;而原发性 ACI 对外源性 ACTH 刺激无反应。在连续性 ACTH 兴奋试验过程中或试验前至少 24 小时,糖皮质激素替代治疗(DXM 0.5~1.0mg/d)不影响试验结果。继发性 ACI 的皮质醇分泌逐日增加,而原发性慢性 ACI 无明显变化。低剂量 ACTH 兴奋试验所使用的 ACTH 剂量为 1μg。本试验仅用于 ACI 病例筛选。

(2)胰岛素低血糖试验:是评价 HPA 整体性的金标准,但禁用于缺血性心脏病、严重神经精神疾病,以及已经确诊的严重 ACI。出现阳性反应的先决条件是血糖<2.2mmol/L(39mg/dl),血皮质醇峰值≥500nmol/L(1836μg/dl)可认为属于正常反应。如 ACTH 兴奋试验正常,除非想了解 GH 的分泌功能,否则无再做该试验的必要。有些患者的 ACTH 兴奋试验异常,但对胰岛素低血糖的反应可完全正常。

(3)美替拉酮试验:用于估计 HPA 轴功能的完整性,在不能测定 ACTH 的情况下,用于估计垂体的储备功能。对美替拉酮反应的估价是基于在用药的当日及第 2 日尿 17-OHCS 的增加量。如果第 2 日的尿 17-OHCS 增加值比基础值高 100% 以上,说明垂体功能正常。如用血皮质醇作指标,其方法是于第 1 日早上 8 时测血浆皮质醇,然后按常规服 4 次美替拉酮,第 2 日 8 时再测血皮质醇,正常人应降低到基础值的 1/3 以下。如用静脉法给药,先留 2 次 24 小时尿测定 17-OHCS 及 17-KS 作对照,第 3 天将美替拉酮(30mg/kg)加入生理盐水 500ml 中避光静脉滴注 4 小时,滴注当日及次日再留尿测定 17-OHCS 及 17-KS。正常人在滴注日或次日尿 17-OHCS 较对照日至少增加 6~7mg(升高 2~3 倍)。

(4)CRH 兴奋试验:CRH 直接刺激垂体 ACTH 分泌,测定血浆 ACTH 可了解垂体的 ACTH 细胞贮备量及肾上腺皮质对垂体和下丘脑的反馈关系,主要用于鉴别原发性和继发性 ACI。静注 hCRH 0.4μg/kg,每 10 分钟采血 1 次,以确定血 ACTH 的分泌节律。如仍有 ACTH 节律存在,则应测定晚上的血 ACTH 水平。原发性 ACI 的基础 ACTH 升高,CRH 刺激后进一步上升;继发性 ACI 的基础 ACTH 下降或正常,并对 CRH 刺激无反应。因此可鉴别垂体性与下丘脑性 ACI,垂体性 ACI 患者 CRH 刺激下无明显 ACTH 反应,而下丘脑性 ACIACTH 反应呈过度和延迟。但该试验对指导治疗的意义不大。

(三)ACI 病因的鉴别 在临床上,最难鉴别的是慢性 ACI 患者肾上腺增生的病因。血清 ACTH 升高仅能提示皮质醇缺乏的病因在肾上腺,而血清 ACTH 升高既可能是肾上腺增生的原发病因,又可能是肾上腺增生的结果或慢性应激的后果。肾上腺皮质中毒(adrenal cortex toxicity)是指各种代谢/药物毒性产物所致的肾上腺皮质功能不全(如线粒体肾上腺功能不全、Smith-Lemli-Opitz 综合征、酮康唑等)。因此,必须对应激性肾上腺增生与中毒性肾上腺增生进行鉴别[15]。确立特殊类型 ACI 的病因可能相当困难,这些 ACI 包括自身免疫性多内分泌腺综合征、糖皮质激素不敏感综合征、X-性连锁先天性肾上腺发育不良症、先天性肾上腺皮质增生症和 POEMS 综合征。几种先天性肾上腺皮质功能不全的鉴别见表 2-6-7-11。

表 2-6-7-11 先天性肾上腺皮质功能不全的鉴别

类型	GC	MC	雄激素	其他检查	可供鉴别的特殊表现
APS-Ⅰ	↓	↓	↓	ACA↑,21-OHA↑	伴甲旁减,皮肤真菌感染
APS-Ⅱ和 AAD	↓	↓	↓	SCAT↑,21-OHA↑	1 型糖尿病,自身免疫性甲状腺病
CAH	↓	↓	↓	—	
相邻基因缺失(Xp21 综合征)	↓	↓	↓	假性高甘油三酯血症,尿和血清甘油↑	特异面容,躯体畸形
SF-1 突变或缺失	↓	↓	↓	—	男性假两性畸形
FGD1	↓	N	N	DHEAS↓,血糖↓	—
3A 综合征	↓	↓	N	低血糖症	泪液缺失,贲门失弛缓症,精神神经系统异常
线粒体肾上腺功能不全	↓	↓	↓	血乳酸↑	乳酸性酸中毒,白内障,耳聋,骨干骺发育不全
Smith-Lemli-Opitz 综合征	↓	↓	↓	7-脱氢胆固醇,胆固醇↑	男性外生殖器发育不良,智力障碍,光过敏

注:GC:糖皮质激素;MC:盐皮质激素;APS-Ⅰ:自身免疫性多内分泌腺综合征-Ⅰ;AAD:自身免疫性 Addison 病;CAH:先天性肾上腺皮质增生症;SF-1:类固醇生成因子-1;ALD:肾上腺脑白质营养不良;FGD:家族性糖皮质激素缺乏症;mtDNA:线粒体 DNA;ALDP:编码 ALD 蛋白;ACTHR:ACTH 受体;CTLA-4:毒性 T 淋巴细胞相关抗原 4;DHEAS:脱氢异雄酮硫酸酯;HLA:人白细胞相关抗原;ACA:抗心磷脂抗体;21-OHA:21-羟化酶抗体;AIRE:自身免疫调节子;GK:甘油激酶;DMD:杜氏肌营养不良;VLCFA:极长链脂肪酸;DXA-1:剂量敏感-性逆转-肾上腺增生不全-1;SCA:类固醇细胞抗体;SCAT:绵羊红细胞凝集试验;↓:下降;↑:升高;N:正常

1. 慢性疲劳综合征 虽然引起慢性疲劳综合征的病因很多(如慢性感染、消耗性疾病、甲减、甲亢、自身免疫性疾病、低磷血症、高钙血症、糖尿病),如果患者既往有长期使用糖皮质激素病史,应首先应想到肾上腺皮质功能减退症可能,下丘脑-垂体-肾上腺皮质动态功能试验有助于早期诊断[19-23],其中低血糖兴奋使用被认为是诊断肾上腺皮质功能不足的金标准。但是,解释结果时应注意个体的皮质醇分泌反应差别大,一般以皮质醇升高 20% 作为有适当反应的标准,同时观察 GH 反应可作为诊断的辅助指标,刺激后 GH < 3~5μg/L(8~13mU/L)提示 GH 缺乏[24,25]。

2. 自身免疫性多内分泌腺综合征 详见第 2 篇第 11 章第 1 节和 2 节。当自身免疫性多内分泌腺综合征(APS)仅有 ACI 表现时,两者的鉴别困难,因为两者的病因都与自身免疫性肾上腺病变有关。鉴别的方法有:①APS 常以念珠菌感染为首发症状,可自行痊愈,但易复发;②随访有无第二种自身免疫性疾病的发生。除抗肾上腺自身抗体外,更重要的是检测其他自身抗体。1 型糖尿病患者如反复发生低血糖症要想到合并 Addison 病可能。

3. 糖皮质激素抵抗综合征 详见本篇扩展资源 13 相关内容。其基本临床表现是糖皮质激素缺乏所致的肾上腺皮质功能不足,但本征还伴有盐皮质激素和雄激素过多等表现。发病年龄可自婴儿到老年不等。家系调查和糖皮质激素受体基因突变分析可早期发现患者或致病基因携带者。

4. X-性连锁先天性肾上腺发育不良症 详见本章第 10 节。原发性 ACI 为 X-性连锁先天性肾上腺发育不良症(AHC)重要表现之一,典型的 DAX-1 突变表现为婴儿早期(出生至 2 个月,占 60%)或整个儿童期(1~10 岁,40%)原发性肾上腺皮质功能不全,临床表现和病情严重性因年龄而异。婴儿期常出现失盐危象、消瘦、昏睡或休克,皮肤色素沉着逐渐加重。实验室检查可发现低钠血症、高钾血症、低皮质醇血症和低醛固酮血症,血浆 PRA 及 ACTH 升高。一些患儿的基础皮质醇虽正常,但皮质醇对 ACTH 的刺激反应低下。

5. 先天性肾上腺皮质增生症 详见本章第 6 节。常伴有糖皮质激素缺乏表现。新生儿出现性发育障碍、失盐症群和低血压时,应考虑 21 羟化酶缺陷症可能。随着年龄的增长,雄激素过多症状和体征逐渐明显而较易被诊断。血浆 17-羟孕酮、DHEAS、雄烯二酮和孕酮增高。3β-HSD 缺陷症一般可通过临床症状、血浆或尿 Δ5/Δ4 激素比值明显增高来诊断,ACTH 兴奋试验对病情估计有一定意义。

6. 表观皮质素还原酶缺陷症 病因为皮质醇代谢酶(皮质素不能还原为皮质醇)缺陷。其临床特点是血皮质醇降低、血 ACTH 升高和肾上腺皮质增生,但无高血压,而雄激素过多的症状很轻或缺乏。

7. POEMS 综合征 详见第 2 篇扩展资源 19 相关内容。POEMS 综合征是一种少见的浆细胞克隆增生性疾病,因其五个主要临床特征而命名:即多发性神经病、器官肿大、内分泌病、M 蛋白和皮肤改变。常见的内分泌功能障碍是性腺功能减退。男性表现为阳痿和乳腺发育;女性表现为闭经、痛性乳腺增大及溢乳。50% 患者的糖耐量减低,肾上腺皮质功能不全和甲减也常见。诊断需符合下列三项:①单克隆浆细胞病;②周围神经病变;③至少存在下列七个特征之一项:

骨硬化性骨病、Castleman 病、器官肿大、内分泌病(糖尿病或甲减除外)、水肿、典型皮肤改变和视盘水肿。

8. 光敏感色素性干皮病(xeroderma pigmentosum) 亦称着色性干皮症(dry pigmented skin)。患者对光极度敏感,常引起阳光性烧伤和皮肤癌,烧伤伴有神经功能异常。光敏感色素性干皮病需与日光性荨麻疹、多形性光疹、Cockayne 综合征(无色素沉着,皮肤修复缺陷)、Peutz-Jeghers 综合征、Leopard 综合征、Carney 复合症等鉴别。

【急性肾上腺皮质危象治疗】

(一)补充糖皮质激素和纠正水电解质平衡紊乱 急性肾上腺皮质危象的抢救措施是综合性的,补充糖皮质激素和纠正水电解质平衡紊乱是抢救的重点[26]。

1. 糖皮质激素补充治疗 长期以来认为,当患者处于肾上腺危象,尤其在合并急性应激情况时,使用的糖皮质激素剂量要大(应激剂量),但是近年发现,原使用糖皮质激素补充治疗的患者在遇到急性应激时,仅用生理剂量的糖皮质激素治疗手术后患者即可取得良好疗效。

(1)治疗原则:一般是:①治疗剂量个体化;②避免长期采用大剂量(氢化可的松>400mg/d);③应用糖皮质激素治疗前应采血测定 ACTH 和皮质醇。

(2)用药方法:当临床高度怀疑急性肾上腺危象时,在取血样送检 ACTH 和皮质醇后应立即开始治疗。包括糖皮质激素、纠正低血容量和电解质紊乱、全身支持疗法和去除诱因等。可先静脉注射磷酸氢化可的松或琥珀酸氢化可的松 100~200mg,然后每 6 小时静滴 50mg,开始 24 小时总量 300~400mg。肾功能正常时,低钠血症和高钾血症可望在 24 小时内得到纠正。多数患者于 24 小时内获得控制。第 2 和第 3 天将氢化可的松减至 200mg,分次静滴。一旦允许,即改为氢化可的松口服(早上 40mg,傍晚 20mg),并在 2~3 天内减至早上 20mg,傍晚 10mg,总疗程<7 天。若超过 7 天,建议逐渐减量直至停药。呕吐停止,可进食者改为口服,如氢化可的松片剂 20~40mg 或泼尼松 5~10mg,每天 3~4 次,注意病情反跳。当氢化可的松用量在 50~60mg/d 以下时,常需要盐皮质激素(如口服 9α-氟氢可的松 0.05~0.2mg/24h)。不主张肌内注射醋酸可的松(作用缓慢,吸收不均匀)。

(3)不良反应:大剂量糖皮质激素亦可引起消化道黏膜糜烂及出血,使原有消化性溃疡加重,两者均可进一步发展引起消化道出血和穿孔。ACI 患者突然补充大剂量糖皮质激素的主要不良反应是精神失常、低钾血症和感染。积极补钾和早期应用抗生素可以有效预防低钾血症和感染,但精神失常往往难以避免,过量糖皮质激素对中枢神经细胞有一定毒性,可影响睡眠、记忆和行为等各个方面的活动。长期或大量应用糖皮质激素常诱发精神失常和行为障碍,情绪改变强度与用药剂量、患者的敏感性和基础人格有关。一旦发生,即在病情允许的情况下,减少糖皮质激素的用量,并做必要的对症处理。近年发现,使用生理剂量的糖皮质激素加 5-HT 受体拮抗剂的效果更佳。

急性肾上腺皮质危象应首选氢化可的松,剂量依病情而定,一般首次剂量 100mg,如果病情未见改善,可增加用量。但是容易引起精神失常和躁动等不良反应,预防的途径是及时减速用量或在水盐平衡紊乱纠正后改用地塞米松注射,或改为泼尼松口服。在急性肾上腺皮质危象过后,立即恢复至原来的醋酸可的松口服。

2. 纠正脱水和电解质紊乱 一般认为,肾上腺危象时总脱水量很少超过总体液量的10%,估计液体量的补充约为正常体重的6%。开始24小时内可静脉补葡萄糖生理盐水2000~3000ml。补液量应根据失水程度、患者的年龄和心功能而定。如诊断正确,应在积极补液后4~6小时内,血压恢复正常;否则要进一步查找休克的原因,如感染、低血糖症、低钾血症等。注意观察电解质和血气指标的变化,必要时补充钾盐和碳酸氢钠,同时预防和纠正低血糖症。

(二) 病因治疗和支持疗法 给予全身性的支持疗法,应积极控制感染,去除诱因。病情控制不满意者多半因为诱因未消除或伴有严重的脏器功能衰竭,或肾上腺皮质危象诊断不确切。

【慢性原发性 ACI 治疗】

不少的研究发现,糖皮质激素替代治疗虽然消除了糖皮质激素缺乏的某些症状,但患者的主观感觉和生活质量并不满意。这除了糖皮质激素替代治疗本身存在诸多缺点外,亦与实施方案和治疗的监测技术及评价系统不规范有关。慢

性原发性 ACI 的治疗与先天性肾上腺皮质增生症不同,制订治疗方案时应充分考虑其病理生理特点。

(一) 预防措施与终身激素替代 进食高糖类、高蛋白、富含维生素而易消化吸收的饮食。每日至少摄取 10g 食盐,如有大汗、腹泻等情况,应酌情增加。注意休息,防止过度劳累,预防感染或肾上腺危象的发生。帮助患者了解本病的性质,教育患者坚持终身激素替代治疗,包括长期生理剂量的替代和短期的应激替代治疗。平日补充适当的基础生理需要量;发生并发症或施行手术等应激状态时,必须增量 3~5 倍。患者应随身携带疾病卡片,注明姓名、年龄、联系地址及亲人姓名,表明本人患有 ACI,如被发现意识不清或病情危重,要求立即送往医院急救。此外,应随身携带糖皮质激素,以备必要时服用。原发性慢性肾上腺皮质功能减退症激素替代治疗(254 例)和原发性慢性肾上腺皮质功能减退症激素替代治疗(190 例)的药物与剂量分别见表 2-6-7-12 和表 2-6-7-13。慢性 ACI 患者禁用抑制皮质醇合成类药物和强力镇静剂、安眠剂及麻醉剂。使用静脉麻醉药依托咪酯可抑制肾上腺类固醇激素的合成,诱发急性肾上腺皮质功能衰竭[27,28]。

表 2-6-7-12 原发性慢性肾上腺皮质功能减退症激素替代治疗(254 例)

药物	男性(n=63)			女性(n=191)		
	例数	剂量(mg/d)	范围(mg/d)	例数	剂量(mg/d)	范围(mg/d)
氢化可的松	48	25	10~50	161	20	5~45
醋酸皮质素	7	50	37.5~100	5	37.5	37.5~100
泼尼松龙	6	5	5~7.5	24	5	2~10
地塞米松	4	0.25	0.25~0.5	7	0.25	0.25~1.5
氟氢可的松	56	0.1	0.05~0.2	173	0.1	0.03~0.5
DHEA	3	2	25~50	61	25	12.5~50

表 2-6-7-13 继发性慢性肾上腺皮质功能减退症激素替代治疗(190 例)

药物	男性(n=77)			男性(n=113)		
	例数	剂量(mg/d)	范围(mg/d)	例数	剂量(mg/d)	范围(mg/d)
氢化可的松	55	20	10~50	89	20	5~35
醋酸皮质素	2	25	25~25	5	37.5	31.5~43.7
泼尼松龙	20	5	2.5~7.5	17	5	2.5~7.5
地塞米松	0	—	—	1	0.25	
DHEA	3	25	25~50	4	25	12.5~25

注:使用地塞米松者常与氢化可的松泼尼松龙或醋酸皮质素联合应用

(二) 避免激素补充不足与补充过量 糖激素替代治疗应遵循以下原则:①长期坚持;②尽量替代个体化合适的激素用量,以缓解症状为目的,避免过度增重和骨质疏松等;③必要时,对原发性 ACI 患者补充盐皮质激素;④应激时应增加激素剂量,有恶心、呕吐、12 小时不能进食时应静脉给药。生理剂量替代治疗时,补充糖皮质激素应模拟其昼夜分泌节律,早晨服全日量的2/3,下午服1/3。

1. 常用糖皮质激素作用比较 肾上腺皮质激素制剂的特点见表 2-6-7-14,常用糖皮质激素作用比较见表 2-6-7-15。因为各种糖皮质激素的理化特性和个体的反应性差异,常用糖皮质激素制剂的作用比较仅作为选择药物的

参考。氢化可的松为生理激素,对维持糖代谢和防治危象有重要作用;可的松需经肝脏转变为皮质醇才能发挥作用,肝功能障碍者疗效差。常用氢化可的松 20~30mg/d(可的松 25~37.5mg/d),模拟其分泌节律给药(每天 2 次的剂量的分配是 2/3 和 1/3);如症状改善不明显,应改为每天 3 次,其剂量的分配为 2/4、1/4 和 1/4)[29]。儿童患者用量不足时易发生危象,用量过大则引起发育延迟。一般开始量为每日 20mg/m²,并按疗效定期调整。其潴钠作用较轻,重者需和盐皮质激素合用,补充适量食盐疗效更佳。日常生理替代用泼尼松为 7.5mg/d,即上午 8 时前口服 5mg,下午 3 时前口服 2.5mg。

表 2-6-7-14　肾上腺皮质激素制剂的特点

药物	药物特征	半衰期(h)	每日推荐剂量	推荐使用频率	监测
糖皮质激素制剂					
氢化可的松	生理量糖皮质激素96%可吸收,半衰期短	1~2	原发性者20~25mg/d 继发性者15~20mg/d	2~3次/天(早上1/2~2/3,其余下午口服)	无评价指标,根据症状判断过量或剂量不足
	控释片(Plenadren)			1次/天(上午口服)	
醋酸可的松	需要转化为氢化可的松,血清皮质醇峰值较低,浓度下降较慢		25~37.5mg/d	1次/天	-
泼尼松	半衰期较长,抗炎作用较强	12~36	3~5mg/d	1次/天,	与皮质醇交叉反应
地塞米松	半衰期长,抗炎作用强,无盐皮质激素作用,不用于常规补充治疗	36~72	不推荐	不推荐	与皮质醇无交叉反应
盐皮质激素					
9-α 氟氢可的松	选择性与盐皮质激素受体结合		0.1mg/d(妊娠、高血压、出汗多调整剂量)	1次/天 或 1/2-0-1/2用药	血压,血钠,血钾,RASS
雄激素					
DHEA	不作为肾上腺皮质功能减退症的标准治疗 非处方药物,25mg片剂的DHEA含量0~140mg		25~50mg/d	1次/天	测量血清DHEAS、雄烯二酮、睾酮、TBG

表 2-6-7-15　常用糖皮激素制剂的作用比较

药物	剂量(mg)	效果比	半衰期(小时)	作用时间	给药(次/天)	理糖活性	潴钠活性	ACTH抑制(h)
氢化可的松	20	1.0	1.5	短效	2~4	1.0	++	24~36
可的松	25	0.8	0.5	短效	2~4	0.8	++	24~36
泼尼松	5	4.0	1.0	中效	3~4	4.0	+	24~36
泼尼松龙	5	4.0	3~4	中效	3~4	4.0	+	24~36
甲泼尼龙	4	5.0	3~3.5	中效	4	5.0	0	24~36
曲安西龙	4	5.0	3~$	中效	1~3	5.0	0	48
倍他米松	0.6	30.0	5.0	长效	3~4	25.0	0	>48
地塞米松	0.75	30~50	5.0	长效	2~4	30.0	0	>48

以前认为,正常人的皮质醇分泌率是25~30mg/d,但是稳定同位素的研究发现,正常人的皮质醇分泌率可低至15~25mg/d,因此对绝大多数人来说,氢化可的松15~25mg/d(一般分2次,上午2/3,傍晚1/3;少数人分3次给药的效果更好)足以维持肾上腺皮质正常功能。一般垂体性ACI的糖皮质激素需要量低于原发性ACI者,因为前者伴有GH缺乏,而GH具有加速皮质醇清除的作用。醋酸可的松和泼尼松为常用的两种糖皮质激素制剂,选择时应根据患者的病变特点(有无盐皮质激素缺乏)、年龄、合并症和并发症(如感染、生长发育障碍与免疫功能状态)等进行综合判断,在一般情况情况下,宜选用醋酸可的松,在盐皮质激素缺乏、患者尚未完成青春期发育或存在生长发育障碍及免疫功能失常时,亦首选醋酸可的松补充治疗(表2-6-7-16)。

2. 常规糖皮质激素替代的缺点　常规糖皮质激素替代治疗不能模拟生理性节律分泌特征,每天2次给药方案必然引起一过性高糖皮质激素血症及尔后的低糖皮质激素血症,患者的生活质量下降。改为每日3次用药,并根据体重给药可以减轻上述不良反应,但仍不能模拟生理性分泌节律,也

表 2-6-7-16　醋酸可的松与泼尼松的比较

项目	首选醋酸可的松	首选泼尼松
年龄	儿童或老年人	成年人
基本应用指征	急性肾上腺危象 慢性肾上腺皮质功能减退	轻度急性肾上腺危象 慢性肾上腺皮质功能减退伴精神异常
替代剂量	2次/日可维持生理需要者	2次/日不能维持生理需要者
生长发育状况	生长发育障碍	无生长发育
盐皮质激素状况	伴有盐皮质激素缺乏者	不伴盐皮质激素缺乏者
精神状况	无精神异常者	精神异常者
免疫状态	免疫功能抑制状态	无免疫功能抑制状态
自身免疫性疾病	无自身免疫性疾病	合并自身免疫性疾病
肝脏功能	肝功能障碍者	无肝功能障碍者
肾脏功能	正常者	异常者

难以抑制早晨的 ACTH 分泌[30]。最近提出了昼夜节律性替代治疗理念，并且开发了氢化可的松的速释剂、缓释剂与控释剂。氢化可的松控释片于夜间服药，使早晨的血浓度达到峰值，这种片剂使氢化可的松延迟释放 2~4 小时，中间峰出现于服药后的 4.5~10 小时。另一种控释片具有立即释放和延长释放的两个特点，可能具有更多优势。对于症状较重的 Addison 病患者来说，一般用氢化可的松上午 20mg、下午 10mg 口服，另加氟氢可的松 0.1mg（上午），如果患者感觉良好，应于数日后将氢化可的松减至 10~15mg（上午）和 5~10mg（下午）[17]。氢化可的松的一般给药方式是早晨 20mg，下午 10mg，希望能模拟皮质醇的生理节律。研究发现，氢化可的松的半衰期为 1.7 小时。如此替代给药，早晨醒来时皮质醇测不出来，而服药 1 小时的血浓度达到峰值，午后至次日服药前的水平均低于正常。每日 30mg 的剂量是基于每日的生理需要量 12~15mg/m²，但这一剂量对 70kg 体重的成人来说是明显高估的，用稳定同位素方法测得的需要量为 8.1mg/m²，折合氢化可的松（70kg 体重）15~20mg/d，改为每日 3 次服药后，血中的氢化可的松浓度曲线有明显改善，16:00 以后的血浓度有所提高。

体重和体表面积是决定氢化可的松清除率的重要因素，儿童患者的替代治疗尤其要考虑这一点。遇有一般性应激时，糖皮质激素的用量要加倍。接受大手术者则按急性肾上腺皮质功能衰竭处理。妊娠后的糖皮质激素的用量同一般患者，但第 3 个三月期应加量（氢化可的松 5~10mg/d）。此外，要考虑药物与氢化可的松的相互作用。加速其代谢的药物有苯巴比妥、苯妥英、卡马西平、扑米酮、利福平、乙琥胺、吡格列酮；减慢其代谢的药物有阿瑞匹坦（aprepitant）、伊曲康唑、利托那韦、氟西汀、地尔硫草、西咪替丁等；促进 CBG 合成而导致血皮质醇假性升高的药物有雌激素和米托坦。

3. 糖皮质激素替代的疗效判断　当使用上述药物或用其他非生理性糖皮质激素制剂时，观察疗效的指标只能是症状和体征，而血清皮质醇测定不可靠。判断糖皮质激素替代治疗是否适当，相当程度上依靠患者的症状和体征。过量通常表现为体重过度增加；而剂量不足则表现乏力、皮肤色素沉着。血 ACTH 不能作为剂量合适的唯一指标。当与利福平和巴比妥类药物合用时，由于后者能诱导肝微粒体酶的活性使氢化可的松代谢加快，而出现氢化可的松不足的表现。正常血压、血钾和血浆 PRA 提示盐皮质激素替代适量。过量则引起高血压和低血钾；而剂量不足则表现为倦怠、直立性低血压、低血钠、高血钾和血浆 PRA 升高。

（三）盐皮质激素和雄激素补充　一般原发性 ACI 者需要同时补充盐皮质激素。如患者在服用适量的糖皮质激素和充分摄取食盐后不能获得满意疗效，仍感头晕、乏力甚至发生直立性低血压，血钠低，肾素活性升高，则需加用盐皮质激素。若盐皮质激素过量，患者可出现水肿、高血压，甚至发生心力衰竭。故肾炎、高血压、肝硬化和性功能不全者需要减少用量。可供选择的盐皮质激素有：①9α-氟氢可的松

（其盐皮质激素活性为氢化可的松的 25 倍）：每天上午 8 时口服 0.05~0.15mg。②醋酸去氧皮质酮（DOCA）油剂：每日 1~2mg 或隔日 2.5~5.0mg 肌内注射，适于不能口服的患者；根据疗效调整剂量，如有水肿、高血压、低血钾则减量，反之可适当增量。③去氧皮质酮缓释锭剂：每锭含 DOCA 125mg，埋藏于腹壁皮下，每日约释放 0.5mg，潴钠作用持续 8~12 个月。④去氧皮质酮三甲基酸：每次肌内注射 25~50mg，潴钠作用持续 3~4 周。⑤甘草流浸膏：20~40ml/d，稀释后口服，有一定的潴钠作用。

雄激素具有蛋白质同化作用，可改善周身倦怠、食欲不振和体重减轻等症状。孕妇、充血性心力衰竭患者慎用。目前临床上应用较多的有：①苯丙酸诺龙：10~25mg，每周 2~3 次，肌注；②甲睾酮：5.0mg，每天 2~3 次，舌下含服；③去氢异雄酮口服[31]；④十一酸睾酮：需与食物同服，吸收后主要通过淋巴系统进入血液循环，先在肝组织中进行第一次降解，常用量 40~80mg/次，每天 2~3 次；主要缺点是血二氢睾酮与睾酮比值升高；⑤十一酸睾酮油注射剂：先肌注 1000mg（4ml），6 周后再肌注 1000mg，然后每 12 周肌注 1000mg；⑥睾酮皮植剂：每次皮下植入 2~4 小片（每片含睾酮 200mg），1 个月血睾酮达高峰，然后维持正常血睾酮浓度约 6 个月。以上三种制剂的有效药物浓度欠稳定，未被美国批准应用。

（四）特殊病例的个体化治疗

1. 围术期　接受小手术、局麻或一般有创检查时，不必增加糖皮质激素用量。接受中型应激性有创检查（如 DSA 造影、内镜检查等）前，给予氢化可的松 50~100mg 静脉注射。接受大型手术者应在进手术室前肌注氢化可的松 100mg。麻醉恢复时给予肌注或静滴氢化可的松 50mg，然后每 6~8 小时注射 1 次，直至 24 小时。如果病情控制满意，则减至每 8 小时肌注或静滴 25mg，然后维持此剂量 3~5 天。恢复口服用药时，注意补充氟氢可的松。如果有发热、低血压或其他并发症，应增加氢化可的松至 200~400mg/d。一旦病情好转，及时停用或减量维持。单侧肾上腺切除手术后的患者一般不必补充糖皮质激素，但双侧肾上腺切除手术后患者，尤其是原有 Cushing 综合征者必须给予糖皮质激素。

2. ACI 伴严重疾病或重症创伤　院外病例抢救的要点是：①立即肌注 DXM 4mg；②补充糖皮质激素，纠正脱水和电解质紊乱及支持疗法的原则与急性肾上腺危象相同。ACI 伴发热性疾病或急性应激时，糖皮质激素应用剂量要依情况而定：①糖皮质激素的剂量增至平时的 2~3 倍，维持数日即可，一般不加用盐皮质激素，或仅维持原盐皮质激素的用量不变。②如发生呕吐，或经治疗 3 天后仍无好转，应住院治疗。③禁用镇静剂，手术麻醉时减少麻醉剂的用量。

3. ACI 合并妊娠　在糖皮质激素替代治疗问世之前，患 ACI 的孕妇死亡率高达 35%~45%。现在在糖皮质激素替代治疗情况下，孕妇可顺利妊娠和分娩。可惜绝大多数患者因为缺乏特异性症状而没能获得早期诊断，糖皮质激素和盐皮

质激素替代治疗剂量同于平常。ACI 合并妊娠者不推荐使用人工合成的糖皮质激素。首选氢化可的松,开始剂量 15~20mg/d 或 20~30mg/d,分 2~3 次服用,并尽量根据体重进行调整。如可能,推荐使用定时释放的氢化可的松片剂或持续皮下输注给药。原发性 ACI 患者常需要同时补充盐皮质激素,如氟氢可的松 0.05~0.20mg,每天 1 次。某些患者在妊娠晚期(后 3 个月)需适当增大激素剂量。分娩期间应维持水电解质平衡,可给予氢化可的松 25mg/6h,静滴。若出现分娩时间延长,则应给予氢化可的松 100mg/6h,持续静滴。分娩后 3 天逐渐减至维持量。妊娠早期有严重恶心和呕吐者,可能需要肌注 DXM(1mg/d)。若患者不能口服,应给予醋酸去氧皮质酮油剂(2mg/d)肌注。因孕酮是盐皮质激素的拮抗剂,妊娠后期的盐皮质激素用量应加量。待产期间肌注氢化可的松,50mg/6h,直至分娩。在妊娠的第 1 和第 2 个三月期,一般不需要调整剂量,但第 3 个三月期可能需要增加氢化可的松的剂量 20%~50%[32,33]。由于孕酮的抗盐皮质激素作用,有些原发性肾上腺皮质功能减退患者可能还需要补充盐皮质激素,剂量监测的指标是血压和血钾而非肾素或醛固酮。

新的定时释放型糖皮质激素制剂可模拟早晨皮质醇升高的生理节律,改善生活质量。Duocort(商品名 Plena-dren)的外衣可快速释放皮质醇而内核定时释放皮质醇,因此早晨口服后能迅速升高血清皮质醇水平,然后维持大致 24 小时得较低水平,生活质量、血压和代谢参数均较理想。

应用另一种泼尼松控释片 Lodotra(英国)治疗类风湿关节炎伴肾上腺皮质功能减退症也显示了一定的优势。

4. 儿童 ACI 主要注意三点:①糖皮质激素应首选氢化可的松,替代量要适当,过多或过少均对儿童的生长发育不利,建议每 6~12 个月复查 1 次,根据生长发育情况调整用量;②加强体育锻炼,促进生长发育;③垂体和下丘脑病变引起的继发性 ACI 要特别注意 GH 缺乏可能,必要时补充 GH。非 ACI 儿童在许多情况(肾病综合征、先天性肾上腺皮质增生症、自身免疫性疾病、ARDS 或急性重症疾病)下,需要应用糖皮质激素,需要根据病情选择合适的制剂与剂量,并定期评估(电解质、生长发育、骨龄等),防止剂量过量和不足[34,35]。

5. 结核所致的 Addison 病 需要抗结核治疗。肾上腺结核可以是陈旧性的,也可以是活动性的,而且一般都伴有其他部位的结核病灶。特别是在糖皮质激素治疗后可能使旧的结核灶活动或使活动结核扩散,因此在 Addison 病合并活动结核者初诊时,应常规使用 1~2 年的抗结核治疗。

6. 继发性 ACI 常伴有其他腺垂体功能减退症,如性腺功能减退和甲状腺功能减退,应予以相应的治疗。甲状腺素的替代治疗应至少糖皮质激素治疗 2 周后开始,以免加重糖皮质激素缺乏而诱发肾上腺危象。

7. 肾上腺皮质移植治疗 动物试验发现,异体移植的肾上腺皮质组织能在宿主体内形成肾上腺皮质细胞克隆,并自动再生提示肾上腺内存在干细胞。这些细胞可稳定表达肾上腺发育和类固醇激素合成的关键因子 Ad4BP/SF-1,但必须以底物孕酮作为前提。另一种设想是骨髓间质干细胞或其他干细胞(表 2-6-7-17),但尚有许多问题没有解决。

表 2-6-7-17 肾上腺皮质重新编程再生研究

PMID	论文	细胞	细胞来源	方法学
9199334	Crawford PA, et al. Mol Cell Biol(1997)	胚胎干细胞	小鼠(RW4 129/SvJ)	SF1 稳定转染
15569155	Gondo S, et al. Genes Cells(2004)	骨髓干细胞	小鼠[C57BL/6Tg14(act-EGFP)osbY01]	SF1 腺病毒
16728492	Yazawa T, et al. Endocrinology(2006)	骨髓干细胞	人(hMSChTERT-E6/E7)	SF1 稳定转染
17975261	Tanaka T, et al. J Mol Endocrinol(2007)	骨髓干细胞	人	SF1 腺病毒
18566117	Gondo S, et al. Endocrinology(2008)	脂肪间质细胞	小鼠(C57BL/6J)(B6)	SF1 腺病毒
19359379	Yazawa T, et al. Endocrinology(2009)	骨髓干细胞	人(hMSChTERT-E6/E7)	SF1/LRH-1 逆转录病毒
20133449	Yazawa T, et al. Mol Endocrinol(2010)	脐血细胞	人	SF1 逆转录病毒
21129436	Yazawa T, et al. Mol Cell Endocrinol(2011)	胚胎干细胞	小鼠(EBRTcH3)	SF1 逆转录病毒
21610156	Jadhav U, et al. Endocrinology(2011)	胚胎干细胞	小鼠(R1 ES e)	SF1 稳定转染
21764617	Mazilu JK, et al. Mol Genet Metab(2011)	中胚层细胞	人	SF1/Dax1/Cited2/Pbx1/WT1 腺病毒
22324479	Wei X, et al. Cell Prolif(2012)	脐血细胞	人	SF1 腺病毒
22778223	Sonoyama T, et al. Endocrinology(2012)	胚胎干细胞	人(H9-KhES1)(201B7)	SF1 核转染与中胚层分化

注:PMID:PubMed Unique Identifier,PubMed 唯一标识码

(袁凌青)

第8节 肾上腺皮质功能减退危象与危急重症肾上腺皮质功能不全症

肾上腺危象(adrenal crisis, AC)包括两种临床情况,一是指需要静脉补充糖皮质激素才能纠正的肾上腺皮质功能缺乏状态,是肾上腺皮质功能减退症的致命性并发症;二是危急重症患者的肾上腺皮质醇分泌功能衰竭,导致相对性或功能性肾上腺皮质功能不足,肾上腺皮质醇生成较少,称为危急重症相关性皮质类固醇缺乏症(critical illness-related corticosteroid insufficiency, CIRCI)。

【肾上腺皮质功能减退危象】

肾上腺危象是指需要静脉补充糖皮质激素才能纠正的肾上腺皮质功能缺乏状态。正常人发生应激事件时,内源性皮质醇分泌增加,但肾上腺皮质功能减退症患者应对急性应激只能依外源性补充糖皮质激素。由于肾上腺危象的临床表现缺乏特异性,常导致误诊或漏诊。研究发现,肾上腺危象的死亡率明显增加[1-4],在1675例Addison病患者中,死亡507例,其中36例7.1%)的死因与肾上腺危象直接相关。在未诊断的肾上腺危象患者中,单独的甲状腺激素替代治疗常引起皮质醇代谢增强而诱发肾上腺危象发作。肾上腺抑制性药物如依托咪酯、酮康唑或加速皮质醇代谢的药物(如巴比妥、利福平、米托坦)可诱发危象[7-9]。约20%的双侧肾上腺切除术后发生危象。调查883例慢性肾上腺皮质功能减退症患者,526例对问卷做了回复,其中444份问卷(原发性慢性肾上腺皮质功能减退症254份,继发性慢性肾上腺皮质功能减退症190份)可用于统计分析。42%发生过肾上腺危象者,其中原发性占47%,继发性占35%,相当于6092个病例年中有384次危象发作(6.3次危象/100病例年)。肾上腺危象的主要诱因是胃肠感染、发热和应激事件(严重疼痛、手术、精神失常、中暑和妊娠等)。不明原因的突发性肾上腺危象亦较常见,原发性常在急症发作是使用糖皮质激素,发病年龄、性腺功能减退、甲减、GH缺乏、糖皮质激素用量和BMI对危象发作无影响,但非内分泌合并症可明显增加PAI风险[4]。

肾上腺危象的诱因见表2-6-8-1。首要诱因是消化道感染,其次为各种急性应激因素和停止糖皮质激素替代治疗,部分无明确诱因。

表2-6-8-1 肾上腺危象的诱因

诱因	PAI		SAI	
	例数	%	例数	%
消化道感染	59	32.6	24	21.8
其他感染/发热性疾病	44	24.3	19	17.3
手术	13	7.2	17	15.5
原因未明	12	6.6	14	12.7
剧烈运动	14	7.7	8	7.3
终止糖皮质激素治疗	9	5.0	7	6.4
漏服糖皮质激素	9	5.0	4	3.6
精神疾病	6	3.3	4	3.6
意外事故	5	2.8	3	2.7
医师未给予糖皮质激素治疗	2	1.1	4	3.6
其他病因	8	4.4	6	5.4

注:其他诱因包括偏头痛长途飞行、房颤、妊娠、癫痫发作等

(一)风险因素

有特别意义的风险因素是女性性别和非内分泌合并症(表2-6-8-2)。

表2-6-8-2 肾上腺危象的风险因素

风险因素	OR	95%可信限	P值
全部患者(n=444)			
DHEA替代	0.88	0.52~1.49	0.63
糖皮质激素剂量/BSA	1.02	0.98~1.07	0.32
诊断年龄	0.98	0.96~1.01	0.12
女性	1.66	1.00~2.75	0.05
教育状态	1.22	0.70~2.14	0.49
合并症	1.81	1.13~2.90	0.01
BMI	0.98	0.93~1.03	0.40
SAI/PAI	0.51	0.27~0.97	0.04
PAI(n=254)			
DHEA替代	0.82	0.40~1.72	0.60
糖皮质激素剂量/BSA	1.02	0.96~1.08	0.50
氟氢可的松量	0.84	0.38~1.88	0.68
诊断年龄	0.96	0.93~0.99	0.02
女性	1.60	0.74~3.44	0.23
教育状态	0.90	0.37~2.19	0.82
合并症	2.02	1.05~3.89	0.04
BMI	0.995	0.91~1.08	0.90
SAI(n=189)			
DHEA替代	0.92	0.33~2.55	0.87
糖皮质激素剂量/BSA	1.04	0.96~1.12	0.32
诊断年龄	0.99	0.94~1.01	0.21
女性	2.18	1.06~4.50	0.04
尿崩症	2.71	1.22~5.99	0.01
教育状态	1.48	0.62~3.56	0.38
合并症	1.58	0.66~3.77	0.31
BMI	0.983	0.91~1.06	0.67

注:BSA:body surface area,体表面积

(二)临床表现

引起糖皮质激素需要量增多的任何因素均可诱发ACI危象,常见的诱因有:①过冷和过热;②烧伤;③放射性损伤;④长期剧烈运动;⑤毒物中毒、药物中毒或感染;⑥剧烈胸痛、腹痛、缺氧、呼吸困难、窒息、呕吐、腹泻、急性出血、呼吸窘迫综合征;⑦急性代谢紊乱综合征如酸中毒、碱中毒、高钠血症、低钠血症、高钾血症、低钾血症、高钙血症、低钙血症等;⑧急性创伤、手术、麻醉、休克、脑血管意外等[5-8]。发生肾上腺皮质危象时,患者表现为原有的症状加重,并出现极度虚弱、厌食、嗜盐、立位时血压降低、心动过速、四肢厥冷、萎靡淡漠,严重者昏迷或嗜睡、烦躁、谵妄。

1. 原发性AC 急性ACI系原有的慢性ACI加重或由于急性肾上腺皮质破坏(如急性出血、坏死和血栓形成)导致肾上腺皮质功能的急性衰竭。正常人在应激情况(如重大疾病、外伤、手术等)下,糖皮质激素分泌显著增多,以提高机体的应激能力。原发性ACI患者平时的基础皮质醇分泌虽少,但一般可维持机体的基本需要,但当遇到感染、创伤、外科手术和严重的精神创伤等情况时,由于肾上腺皮质激素储备不足,导致病情恶化,严重时危及生命。在肾上腺出血、坏死和垂体卒中等急性疾病患者,可很快发生ACI。厌食和嗜盐为ACI危象的早期症状,卧位时血压正常,但立位时血压降低。大多患者有轻度发热,偶尔体温可达40℃以上。直立性低血

压或儿茶酚胺抵抗性低血容量休克时,出现心动过速、四肢厥冷、发绀虚脱,甚至极度虚弱无力、萎靡淡漠和嗜睡;也可表现为烦躁不安和谵妄惊厥,甚至昏迷。伴腹痛时可被误诊为急腹症,尽管可有肌紧张和深部压痛,但缺乏特异性定位体征。肾上腺出血患者还可伴和胸背部疼痛或低血糖昏迷。部分患者可表现为难以解释的低血糖症、氮质血症、高钙血症、嗜酸性粒细胞增多症及各种精神症状(糖皮质激素过量或缺乏所致)等。

2. 继发性 ACI　继发性 ACI 一般很少发生肾上腺危象,其原因是:①垂体 ACTH 细胞不易被完全破坏,少量 ACTH 仍可刺激肾上腺皮质分泌生理需要量的皮质醇;②应激时,交感神经兴奋,肾上腺髓质分泌的肾上腺素和去甲肾上腺素增多代偿了皮质醇不足,而增多的儿茶酚胺促进肾上腺皮质的皮质醇分泌(不依赖于 ACTH);③肾上腺皮质内存在非 CRH/ACTH 依赖性皮质醇分泌机制,一些细胞因子和 APUD 旁分泌激素通过局部调节,增加皮质醇的分泌量;④应激时,与 CBG 结合的皮质醇部分游离出来,补充血皮质醇的不足;⑤由于肾上腺皮质本身无病变,球状带分泌的醛固酮增多,代偿低钠血症和高钾血症;而且醛固酮可占用部分糖皮质激素受体,表达皮质醇的生物学作用。继发性 ACI 患者发生危象时,低血糖症往往较原发性 ACI 者更常见,且多数伴有其他腺垂体激素缺乏的症状。除盐皮质激素不足的表现不明显外,其他的临床特点包括:①肤色苍白;②闭经、腋毛和阴毛稀少,性欲下降,阳痿和睾丸缩小;③继发性甲减;④空腹低血糖症(因皮质醇和 GH 缺乏);⑤青春期前发病者生长加速消失和青春期发育延迟;⑥头痛、尿崩症、视力下降和视野缺陷(垂体肿瘤致垂体卒中时)[9]。

3. 新生儿肾上腺危象　新生儿肾上腺出血危象的发生率约为 0.05%,多见于男孩,通常与难产有关,产程延长、臀位产、产钳助产或窒息是导致新生儿肾上腺出血的常见原因。Waterhouse-Friderichsen 综合征现已少见,常见的病因是脑膜炎球菌血症和白喉;流感杆菌、肺炎链球菌、A 组溶血性链球菌等严重感染时也可导致肾上腺皮质受损。主要是细菌毒素引起循环衰竭,使血管壁内皮细胞致敏和血管内凝血和血栓形成,继而产生低纤维蛋白原血症和各脏器包括肾上腺出血。新生儿肾上腺皮质血流丰富且脆弱,凝血酶原水平低,在外力的作用下易于出血。主要表现为低血糖症、失盐和循环衰竭。双侧肾上腺或出血量多时,常表现为苍白、青紫、心动过速等休克症状,伴有高热和呼吸困难,不易与肺炎区别,但 X 线胸部检查为阴性。由于血肿可压迫肾脏和肾动脉,故血压可增高。Waterhouse-Friderichsen 综合征的起病急骤,病情发展迅速、凶险;初起时,患者烦躁不安、头痛、腹痛、呕吐、腹泻、高热气促,继而全身出现大量瘀点及瘀斑,然后血压下降、并迅速出现循环衰竭和神经系统症状(如颈项强直、抽搐、昏迷)。如处理不力,常于发病后 1~2 天内死亡。单侧出血或出血量少时,可因血肿钙化、纤维化或囊肿形成而累及肾上腺皮质,导致急性或慢性原发性 ACI。

4. 21-羟化酶缺陷症肾上腺皮质危象　21-羟化酶缺陷症的肾上腺危象发生率见表 2-6-8-3,伴和不伴肾上腺危象患者肾上腺功能减退症的比较见表 2-6-8-4。

表 2-6-8-3　21-羟化酶缺陷症的肾上腺危象发生率

特点	问卷调查	病历调查
患者特点		
总数(n)	122(100%)	67(100%)
男性(n)	50(41%)	32(48%)
女性(n)	72(59%)	35(52%)
失盐症状(n)	71(58%)	46(69%)
单纯性雄性化(n)	51(42%)	21(31%)
危象发作特点		
危象发作频率	70/122(57)	39/67(58)
发作年龄(岁)	35(18~69)	31(20~66)
总数	257/4456 病例年	106/2181 病例年
发作次数(n)		
0	男 19(15.6%),女 33(27.0%)	男 14(20.9%),女 14(20.9%)
1	男 12(9.8%),女 15(12.3%)	男 5(7.5%),女 12(17.9%)
2	男 11(9.0%),女 3(2.5%)	男 7(10.4%),女 3(4.5%)
3	男 4(3.3%),女 5(4.1%)	男 3(4.5%),女 1(1.5%)
4	男 0(0),女 4(3.3%)	男 0(0),女 1(1.5%)
>4	男 4(3.3%),女 12(9.8%)	男 3(4.5%),女 4(6.0%)

表 2-6-8-4　伴和不伴肾上腺危象患者肾上腺功能减退症的比较

临床特点	不伴肾上腺危象者	伴肾上腺危象者	P 值
病例数	34	26	
诊断时年龄(岁)	39.2±14.7	39.0±13.7	
女/男(女性%)	28/6(82%)	20/6(78%)	
早晨血清皮质醇(nmol/L)	116.4±36.9	54.5±26.0	0.001
血清 ACTH(pmol/L)	149.1±01.3	220.4±136.4	0.06
合并 APSII(%)	71	23	0.01
糖皮质激素治疗者(%)	47	7	0.01
病期(月)	5.8±2.8	9.1±3.5	0.05
体重下降(kg)	7.0±2.8	10.2±3.5	0.01
血钠(mmol/L)	134.5±3.7	130.7±4.01	0.006
血钾(mmol/L)	4.35±0.3	4.9±0.4	0.001
抗 21-OH 抗体(%)	82	81	

21-羟化酶缺陷症肾上腺危象(图 2-6-8-1)主要见于失盐型的儿童患者,其中女性患儿因生殖器畸形,特别容易发生泌尿系统感染,此可能成为诱发危象的重要原因,但在青春期发育时期(18~25 岁)出现危象发作的第二个高峰,可能主要与患者脱离父母独立生活,治疗依从性下降有关。因此,新生儿 21-羟化酶缺陷症筛查、疾病预防教育和定期追踪病情变化和激素替代治疗是预防危象的主要途径。治疗上,应特别注意应激情况下的激素剂量调整、感染控制和及时补充糖皮质激素与盐皮质激素。

(三)诊断　在急诊室或 ICU 病房,发现不明原因的

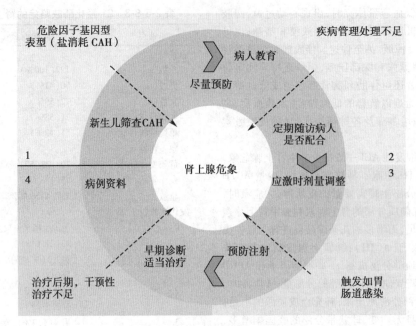

图 2-6-8-1 21-羟化酶缺陷症肾上腺危象的病因与预防途径

顽固性低钠血症、儿茶酚胺抵抗性休克或无法解释的昏迷患者时，应注意询问有无 ACI 病史，检查有无色素沉着，并进行血电解质、血糖和皮质醇等测定。如果休克患者在补充血容量、纠正电解质及其他抗休克治疗后，病情仍无好转，需要警惕急性肾上腺皮质危象可能。由于急性应激和合并感染、休克等原因，此时的血 ACTH 和皮质醇测定难以反映肾上腺皮质功能，因此对高度可疑者应在无绝对禁忌证（如未控制的感染、活动性消化性溃疡、近期胃空肠吻合术后、妊娠等）条件下，立即给予 100～300mg 的氢化可的松，进行治疗性诊断。

机体处于应激状态时有许多因素影响 HPA 功能，因而 ACI 的诊断有其特殊性：①CBG 的波动范围很大，血皮质醇因应激而升高，但由于 ACI 的程度不同，血皮质醇升高的幅度是未知的，因而建议每 6～12 小时测定 1 次血皮质醇，如果 >900nmol/L（33μg/dl）可基本排除 ACI 可能；②目前没有应激状态下的 ACI 诊断标准，胰岛素低血糖试验无诊断意义，而快速 ACTH 兴奋试验有一定价值，但使用的剂量未统一（每次 250μg 为常用剂量，每次 1μg 为建议剂量）；③如果随机血皮质醇水平 <400nmol/L（15μg/dl）或唾液皮质醇（间接反映血清游离皮质醇水平）降低提示存在 ACI，可考虑补充糖皮质激素[10]；④待急性应激解除后，重新评价 HPA 功能。

（四）急性肾上腺皮质危象的治疗 急性肾上腺皮质危象的抢救措施是综合性的，补充糖皮质激素和纠正水电解质平衡紊乱是抢救的重点。具体措施包括：①随身佩戴病情卡片和急救药盒；②出现恶性呕吐和腹泻时每日口服 3 次氢化可的松片；③发热（体温 >38.5℃）时增加氢化可的松用量 3 倍；④剧烈运动或中体力劳动时适当增加盐皮质激素用量，同时增加碳水化合物摄入量；⑤过高气温时增加盐和水的摄入量，一般仍维持原有的盐皮质激素用量；⑥持续性呕吐、手术、休克、创伤、腹泻时需要增加剂量。

1. **糖皮质激素补充治疗** 长期以来认为，当患者处于肾上腺危象，尤其在合并急性应激情况时，使用的糖皮质激素剂量要大（应激剂量），但是近年发现，原使用糖皮质激素补

充治疗的患者在遇有急性应激时，仅用生理剂量的糖皮质激素治疗手术后患者即可取得良好疗效。

（1）治疗原则：①治疗剂量个体化；②避免长期采用大剂量（氢化可的松 >400mg/d）；③应用糖皮质激素治疗前应采血测定 ACTH 和皮质醇。

（2）用药方法：当临床高度怀疑急性肾上腺危象时，在取血样送检 ACTH 和皮质醇后应立即开始治疗[11]。包括糖皮质激素、纠正低血容量和电解质紊乱、全身支持疗法和去除诱因等。可先静脉注射磷酸氢化可的松或琥珀酸氢化可的松 100～200mg，然后每 6 小时静滴 50mg，开始 24 小时总量 300～400mg。肾功能正常时，低钠血症和高钾血症可望在 24 小时内纠正。多数患者于 24 小时内获得控制。第 2 和第 3 天将氢化可的松减至 200mg，分次静滴。一旦允许，即改为氢化可的松口服（早上 40mg，傍晚 20mg），并在 2～3 天内减至早上 20mg，傍晚 10mg，总疗程 <7 天。若超过 7 天，建议逐渐减量直至停药。呕吐停止，可进食者改为口服，如氢化可的松片剂 20～40mg 或泼尼松 5～10mg，每天 3～4 次，注意病情反跳。当氢化可的松用量在 50～60mg/d 以下时，常需要盐皮质激素（如口服 9α-氟氢可的松 0.05～0.2mg/24h）。不主张肌内注射醋酸可的松（作用缓慢，吸收不均匀）。应激剂量的糖皮质激素不能防治肾上腺危象的进展，尤其不能阻止低血糖症的发生，必须立即静脉给予氢化可的松注射。

（3）不良反应：大剂量糖皮质激素亦可引起消化道黏膜糜烂及出血，使原有消化性溃疡加重，两者均可进一步发展引起消化道出血和穿孔。ACI 患者突然补充大剂量糖皮质激素的主要不良反应是精神失常、低钾血症和感染。积极补钾和早期应用抗生素可以有效预防低钾血症和感染，但精神失常往往难以避免，过量糖皮质激素对中枢神经细胞有一定毒性，可影响睡眠、记忆和行为等各个方面的活动。长期或大量应用糖皮质激素常诱发精神失常和行为障碍，情绪改变强度与用药剂量、患者的敏感性和个体人格有关。一旦发生，即在病情允许的情况下，减少糖皮质激素的用量，并做必要的对症处理。近年发现，使用生理剂量的糖皮质激素加 5-

HT 受体拮抗剂的效果更佳。

急性肾上腺皮质危象应首选氢化可的松,剂量依病情而定,一般首次剂量100mg,如果病情未见改善,可增加用量,但是容易引起精神失常和躁动等不良反应,预防的途径是及时减速用量或在水盐平衡素纠正后改用地塞米松注射,或改为泼尼松口服。在急性肾上腺皮质危象过后,立即恢复至原类的醋酸可的松口服。

2. 纠正脱水和电解质紊乱 一般认为,肾上腺危象时总脱水量很少超过总体液量的10%,估计液体量的补充约为正常体重的6%。开始24小时内可静脉补葡萄糖生理盐水2000~3000ml。补液量应根据失水程度、患者的年龄和心功能而定。如诊断正确,应在积极补液后4~6小时内,血压恢复正常;否则要进一步查找休克的原因,如感染、低血糖症、低钾血症等。注意观察电解质和血气指标的变化,必要时补充钾盐和碳酸氢钠,同时预防和纠正低血糖症。

3. 病因治疗和支持疗法 给予全身性的支持疗法,应积极控制感染,去除诱因。病情控制不满意者多半因为诱因未消除或伴有严重的脏器功能衰竭,或肾上腺皮质危象诊断不确切。进食高糖类、高蛋白、富含维生素而易消化吸收的饮食。每日至少摄取10g食盐,如有大汗、腹泻等情况,应酌情增加。注意休息,防止过度劳累,预防感染或肾上腺危象的发生。帮助患者了解本病的性质,教育患者坚持终身激素替代治疗,包括长期生理剂量的替代和短期的应激替代治疗。平日补充适当的基础生理需要量;发生并发症或施行手术等应激状态时,必须增量3~5倍。患者应随身携带疾病卡片,注明姓名、年龄、联系地址及家属姓名,表明本人患有ACI,如被发现意识不清或病情危重,要求立即送往医院急救。此

外,应随身携带糖皮质激素,以备必要时服用。慢性ACI患者禁用抑制皮质醇合成类药物和强力镇静剂、安眠剂及麻醉剂。使用静脉麻醉药依托咪酯可抑制肾上腺类固醇激素的合成,诱发急性肾上腺皮质功能衰竭[12]。

4. 维持治疗 肾上腺皮质功能不全患者糖皮质激素替代治疗目标见图2-6-8-2。糖激素替代治疗应遵循以下原则:①长期坚持;②尽量替代个体化合适的激素用量,以缓解症状为目的,避免过度增重和骨质疏松等;③必要时,对原发性ACI患者补充盐皮质激素;④应激时应增加激素剂量,有恶心、呕吐、12小时不能进食时应静脉给药。生理剂量替代治疗时,补充糖皮质激素应模拟其昼夜分泌节律,早晨服全日量的2/3,下午服1/3。

(1) 常用糖皮质激素作用比较:肾上腺糖皮质激素制剂的特点见表2-6-3-1~表2-6-3-3。因为各种糖皮质激素的理化特性和个体的反应性差异,常用糖皮质激素制剂的作用比较仅作为选择药物的参考。氢化可的松为生理激素,对维持糖代谢和防治危象有重要作用;可的松需经肝脏转变为皮质醇才能发挥作用,肝功能障碍者疗效差。常用氢化可的松20~30mg/d(可的松25~37.5mg/d),模拟其分泌节律给药(每天2次的剂量的分配是2/3和1/3;如症状改善不明显,应改为每天3次,其剂量的分配为2/4、1/4和1/4)[13]。儿童患者用量不足时易发生危象,用量过大则引起发育延迟。一般开始量为每日20mg/m²,并按疗效定期调整。其潴钠作用较轻,重者需和盐皮质激素合用,补充适量食盐疗效更佳。日常生理替代用泼尼松为7.5mg/d,即上午8时前口服5mg,下午3时前口服2.5mg。以前认为,正常人的皮质醇分泌率是

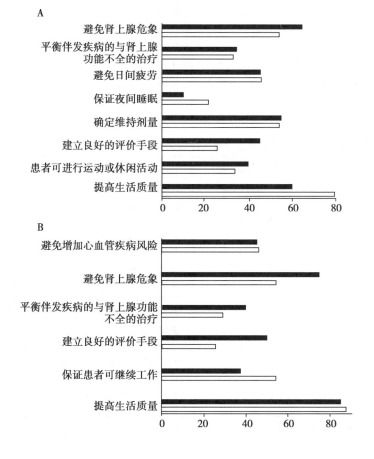

图2-6-8-2 肾上腺皮质功能不全患者糖皮质激素替代治疗目标
A. 短期替代治疗;B. 长期替代治疗;资料来源于2013年德国(黑色,28例)与英国(白色,36例)的肾上腺皮质功能不全患者;德国和英国内分泌医师治疗患者分别占54.6%和69.4%,其他医师治疗的患者发病占10.7%和5.6%,研究人员管理的患者发病占10.7%和11.1%,护士管理的患者分别占7.1%和8.3%,其他情况分别占17.9%和5.6%

25~30mg/d,但是稳定同位素的研究发现,正常人的皮质醇分泌率可低至15~25mg/d,因此对绝大多数人来说,氢化可的松15~25mg/d(一般分2次,上午2/3,傍晚1/3;少数人分3次给药的效果更好)足以维持肾上腺皮质正常功能。一般垂体性ACI的糖皮质激素需要量低于原发性ACI者,因为前者伴有GH缺乏,而GH具有加速皮质醇清除的作用。醋酸可的松和泼尼松为常用的两种糖皮质激素制剂,选择时应根据患者的病变特点(有无盐皮质激素缺乏)、年龄、合并症和并发症(如感染、生长发育障碍与免疫功能状态)等进行综合判断,在一般情况情况下,宜选用醋酸可的松,在盐皮质激素缺乏、患者尚未完成青春期发育或存在生长发育障碍及免疫功能失常时,亦首选醋酸可的松补充治疗。

(2) 常规糖皮质激素替代的缺点:常规糖皮质激素替代治疗不能模拟生理性节律分泌特征,每天2次给药方案必然引起一过性高糖皮质激素血症及尔后的低糖皮质激素血症,患者的生活质量下降。改为每日3次用药,并根据体重给药可以减轻上述不良反应,但仍不能模拟生理性分泌节律,也难以抑制早晨的ACTH分泌。最近提出了昼夜节律性替代治疗理念,并且开发了氢化可的松的速释剂、缓释剂与控释剂。氢化可的松控释片为夜间服药,使早晨的血浓度达到峰值,这种片剂使氢化可的松延迟释放2~4小时,中间峰出现于服药后的4.5~10小时。另一种控释片具有立即释放和延长释放的两个特点,可能具有更多优势。对于症状较重的Addison病患者来说,一般用氢化可的松上午20mg、下午10mg口服,另加氟氢可的松0.1mg(上午),如果患者感觉良好,应于数日后将氢化可的松减至10~15mg(上午)和5~10mg(下午)。氢化可的松的一般给药方式是早晨20mg,下午10mg,希望能模拟皮质醇的生理节律。研究发现,氢化可的松的半衰期为1.7小时。如此替代给药,早晨醒来时皮质醇测不出来,而服药1小时的血浓度达到峰值,午后至次日服药前的水平均低于正常。每日30mg的剂量是基于每日的生理需要量12~15mg/m²,但这一剂量对70kg成人来说明显高估,用稳定同位素方法测得的需要量为8.1mg/m²,折合氢化可的松(70kg体重)15~20mg/d,改为每日3次服药后,血

中的氢化可的松浓度曲线有明显改善,16:00以后的血浓度有所提高。

体重和体表面积是决定氢化可的松清除率的重要因素,儿童患者的替代治疗尤其要考虑这一点。遇有一般性应激时,糖皮质激素的用量要加倍。接受大手术者则按急性肾上腺皮质功能衰竭处理。妊娠后的糖皮质激素的用量同一般患者,但第3个三月期应加量(氢化可的松5~10mg/d)。此外,要考虑药物与氢化可的松的相互作用。加速其代谢的药物有苯巴比妥、苯妥英、卡马西平、扑米酮、利福平、乙琥胺、吡格列酮;减慢其代谢的药物有阿瑞匹坦、伊曲康唑、利托那韦、氟西汀、地尔硫䓬、西咪替丁等;促进CBG合成而导致血皮质醇假性升高的药物有雌激素和米托坦。

(3) 糖皮质激素替代的疗效判断:当使用上述药物或用其他非生理性糖皮质激素制剂时,观察疗效的指标只能是症状和体征,而血清皮质醇测定不可靠。判断糖皮质激素替代治疗是否适当,相当程度上依靠患者的症状和体征。过量通常表现为体重过度增加;而剂量不足则表现乏力、皮肤色素沉着。血ACTH不能作为剂量合适的唯一指标。当与利福平和巴比类药物合用时,由于后者能诱导肝微粒体酶的活性使氢化可的松代谢加快,而出现氢化可的松不足的表现。正常血压、血钾和血浆PRA提示盐皮质激素替代适量。过量则引起高血压和低血钾;而剂量不足则表现为倦怠、直立性低血压、低血钠、高血钾和血浆PRA升高。

【危急重症时的肾上腺皮质功能不全症】

(一) 病因与临床表现 肾上腺皮质功能正常是确保危急重症患者存活的首要调节,这些患者的血皮质醇升高,提示肾上腺皮质功能被急性应激激活,患者具有度过急性应激的适应性反应。但是另一些患者却反应低下,表现为相对性或功能性肾上腺皮质功能不足,肾上腺皮质醇生成较少,称为危急重症相关性皮质类固醇缺乏症(CIRCI),其中脓毒败血症患者的CIRCI发生率60%~90%。CIRCI的病因与肾上腺类固醇激素生成减少(出血、梗死、萎缩或组织被毁)或抵抗有关[14]。另一些患者的肾上腺形态无异常,CIRCI为一种可逆性过程,其原因未明(表2-6-8-5)。

表2-6-8-5 儿童危急重症相关性皮质类固醇缺乏症病例报道资料

报道者/年份	诊断	例数	ACTH刺激剂量	AI定义	AI发生率(%)
Hatherill/1999	脓毒败血症	33	145~1250μg/m²	皮质醇升值<7μg/dl	52
Menon/2002	危重症	13	<10kg:125μg	基础皮质醇<7μg/dl	31
			>10kg:250μg	刺激后<18μg/dl	
Bone/2002	败血症	42	0.5μg	基础皮质醇<5μg/dl 或	17
				刺激后<18μg/dl	
Pizarro/2005	急性肺损伤ARDS	57	250μg	基础皮质醇<20μg/dl	18
				皮质醇升值<9μg/dl	26
Samransamruajkit/2007	危重症	16	250μg	基础皮质醇<15.1μg/dl	25
				皮质醇升值<9μg/dl	12.5
Menon/2010	SIRS伴休克	381/202	第一天1μg	皮质醇升值<9μg/dl	30.2
			第二天250μg		19.8
Hebar/2011	危重症,肿瘤	78	1μg	基础皮质醇<18μg/dl	56
				皮质醇升值<9μg/dl	50
Hebar/2012		20	1μg	基础皮质醇<18μg/dl	75
				皮质醇升值<9μg/dl	50

注:ARDS:Acute respiratory distress syndrome,急性呼吸窘迫综合征;SIRS:Systemic inflamammation response syndrome,先天性炎症反应综合征

（二）诊断与处理 虽然 ACTH 刺激试验是诊断危急重症相关性皮质类固醇缺乏症的最重要依据，但其主要缺点是刺激后的皮质醇升高值不能反映下丘脑-垂体-肾上腺皮质的整体反应性，除了 ACTH 外，低血压、低血糖等也参与了应激反应；其次是 ACTH 兴奋使用的重复性差，数值波动大，假阴性和假阳性率高，增值受基础值明显影响，容易出现误判。

为了减少误差，建议使用 250μg 的 ACTH 试验（图 2-6-8-3），而 1μg ACTH 试验仍缺乏足够依据。积极治疗原发病是预防 CIRCI 的关键。一旦诊断成立，应立即给予氢化可的松（每 6 小时 50mg）或 100mg 输注，继而以 10mg/h 的浓度维持[15-20]，必要时加用氟氢可的松。同时，根据病情同时给予足量液体和血管活性药物。

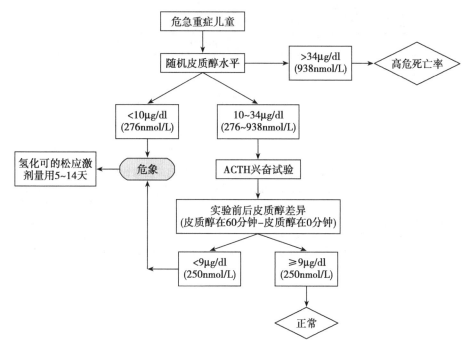

图 2-6-8-3　危急重症相关性皮质类固醇缺乏症的诊断流程

（廖二元）

第9节　肾上腺皮质激素替代治疗

肾上腺皮质功能不全者未经治疗是致命的[1]。常规糖皮质激素替代治疗（conventional glucocorticoid replacement）能改善患者的病情，但是肾上腺皮质功能不全存在诸多并发症，尽管治疗积极，但患者的病残率、死亡率升高，而生活质量仍然较低。

在糖皮质激素替代治疗数年内，患者的症状改善。研究发现，虽然坚持替代治疗，原发性色素性皮质功能减退患者标化死亡率和感染风险仍然增加 2 倍[2,3]，而继发性肾上腺皮质功能不全的心血管病死亡率也明显增加[4,5]；这些患者的代谢性心血管病变风险增高和生活质量下降与氢化可的松的用量有关[6-8]。健康者的皮质醇分泌具有昼夜节律性[9]，而常规糖皮质激素替代治疗不能提供皮质醇水平的正常昼夜节律性[10]，替代过度引起夜间皮质醇水平升高，导致糖耐量减退、肥胖、骨质疏松和睡眠障碍等多种病变或功能紊乱[11,12]。相反，替代不足亦造成一系列不良反应。为了防止肾上腺皮质危象和肾上腺皮质功能不全的发生，替代治疗需要考虑三个方面的问题：①糖皮质激素的维持剂量；②糖皮质激素的昼夜节律性；③急性应激时的剂量调整。

【糖皮质激素受体作用机制】

天然糖皮质激素是主要的应激激素，可调节许多生理和病理反应。体内天然和人工合成糖皮质激素主要通过其受体（GR）发挥作用，但作用的终末效应绝非 GR 单独变化的结果，而是通过诱导或抑制数千个基因转录过程完成的；在 GR 基因转录体剪接与翻译修饰时，GR 变化主要表现在 GR 异构体表达谱的多样化变迁，以精细调节糖皮质激素的作用方式、强度、特异性和敏感性（图 2-6-9-1）。GR 结构域是完成反式激活、二聚化、核转位与 hsp90 结合的结构基础。GR 氨基酸残基还通过磷酸化、聚合化、泛素化或乙酰化，通过 DNA 直接结合、与邻近 DNA 结合转录因子捆扎成复合物、同 DNA 直接结合后的邻近转录因子相互作用或非基因组途径，改变各种激酶的活性而发挥作用，调节靶基因表达（图 2-6-9-2～图 2-6-9-4）。

早产儿的组织未成熟，发生疾病的风险高，糖皮质激素治疗可以促进组织成熟和器官发育（尤其是肺组织）。但是，糖皮质激素治疗也带来寿命缩短和成年后多种慢性疾病等风险。这些远期并发症主要与糖皮质激素类型、使用时间和用量有关，其中尤其以糖皮质激素种类的关系密切。皮质醇和皮质酮与脑组织 GR 和盐皮质激素受体（MR）均能结合，而人工合成的糖皮质激素主要与 GR 结合；此外，产前给予的氢化可的松被 2 型 11β-HSD 灭活，而地塞米松则否。早期和

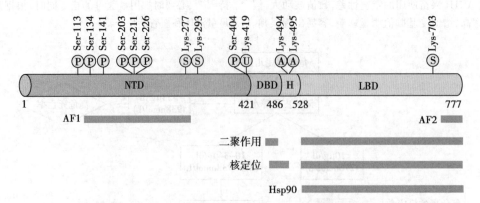

图 2-6-9-1 糖皮质激素受体的结构域与翻译后修饰部位

GR 结构域是完成反式激活(transactivation,AF1 与 AF2)、二聚化、核转位、与 hsp90 结合的结构基础;GR 的氨基酸残基磷酸化(P)、聚合(S)、泛素化(U)与乙酰化(A);AP1:活化蛋白 1;CBG:皮质激素结合球蛋白;DBD:DNA 结合结构域;GPCR:G 蛋白偶联受体;GR:糖皮质激素受体;GRE:糖皮质激素反应元件;LBD:配体结合结构域;MAPK:有丝分裂原激活的蛋白激酶;NTD:N 末端反式激活结构域;NGE:负性糖皮质激素反应元件;NF-κB:核因子-κB;SEGRA:选择性糖皮质激素受体激动剂;β₂AR:β₂-肾上腺素能受体

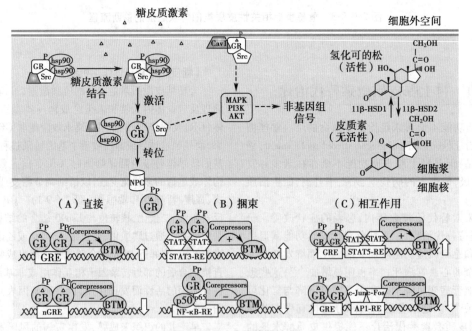

图 2-6-9-2 GR 信号途径

被糖皮质激素活化的 GR 有三种信号通路,与 DNA(A)直接结合,与邻近的 DNA 结合转录因子捆束成复合物(B)或同 DNA 直接结合后再与 DNA 结合的邻近转录因子相互作用(C);糖皮质激素也通过非基因组途径改变各种激酶的活性而发挥作用

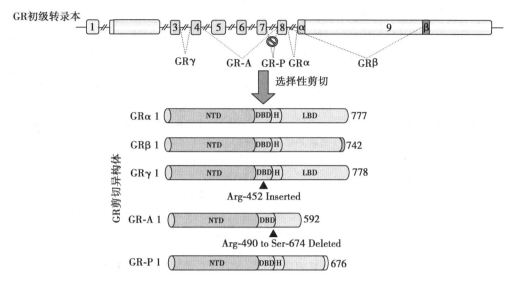

图 2-6-9-3 GR 剪接异构体

主要的 GR 转录子含有 9 个外显子;外显子 2 编码 NTD,外显子 3~4 编码 DBD,外显子 5~9 编码铰链区(H)和 LBD,外显子 8 和外显子 9 的起始部分编码 GRα;在剪接过程中,分别生成 GRβ、GRγ、GR-A 及 GR-P

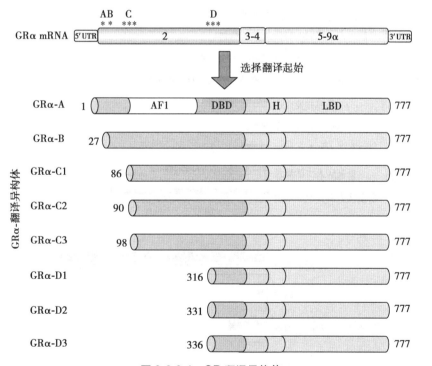

图 2-6-9-4 GR 翻译异构体

单链 GRα mRNA 的翻译开始于 8 个不同部位的起始密码子 AUG,因而生成 8 种不同的 GR 异构体,其差异是 NTD 越来越短

后期给予糖皮质激素可分别影响不同脑组织的发育;在环境因素的作用下,这些影响可被记忆下来,导致成年期疾病。

糖皮质激素具有抗炎作用,糖皮质激素可抑制促炎症基因表达。研究发现,糖皮质激素对免疫功能有双向调节作用。在应激条件下,下丘脑 cRH 刺激垂体分泌 ACTH 和肾上腺释放糖皮质激素。分泌不平衡可导致心血管、代谢和免疫并发症,或 Addison 病。皮质醇用量>5mg/d 可出现糖尿病、高血压、青光眼、肌肉萎缩和双侧障碍,但无论是治疗作用或不良反应,其个体差异均较大。

【糖皮质激素替代治疗目标】

糖皮质激素替代治疗的目标是:①应用最佳剂量并模拟生理浓度节律性;②改善生活质量,消除相关症状;③急性应激时剂量调整,防治发生的肾上腺皮质功能不全。

【糖皮质激素常规替代治疗缺点】

糖皮质激素常规替代治疗难以模拟正常皮质醇生理节律,午夜皮质醇水平降至最低是维持生理节律的关键,故晚上口服 GC 最容易引起不良反应。肾上腺皮质功能不全患者糖皮质激素替代治疗结果见图 2-6-9-5;根据体重计算剂量可减少副作用,但仍然不能模拟生理节律[13]。此外,急性应激时增加剂量也是引起不良反应的重要原因。肾上腺皮质功能减退症首选氢化可的松,但剂量个体化。口服氢化可的松的生物利用度高,但半衰期短(60~120 分钟),峰值与谷值明显,即使分 2~3 次给药仍不能模拟生理节律。Addison 病与先天性肾上腺皮质增生症应用常规口服替代治疗和氢化可的松昼夜节律性静注的血清皮质醇和 ACTH 水平比较见

图 2-6-9-6 和图 2-6-9-7。每日多次口服的问题仍然较多,虽然每天的分次服药时间是基本固定的,但因为在体内逐渐蓄积或漏服药物,部分(30%~50%)患者最终将出现血清水平波动和下丘脑-垂体-肾上腺皮质轴抑制,并发生活质量下降、疲劳、夜间兴奋及神经精神症状[14]。HC 泵皮下注射可能克服这些缺点,但难以被接受。醋酸皮质素需要每天口服 3 次,在肝脏经 1 型 11β-羟类固醇脱氢酶转化为皮质醇后发挥作用,因此其峰值低于氢化可的松口服者,肝脏功能障碍或存在干扰该酶活性的情况时,不宜应用。泼尼松龙每天口服一次,其较氢化可的松(6~10 小时)作用时间长(12~36 小时),用量 3~5mg/d;地塞米松半衰期 36~72 小时,容易导致骨质疏松等并发症,不适合作为肾上腺皮质功能不全的替代治疗药物。

【糖皮质激素治疗对象选择】

(一)原发性肾上腺皮质功能减退症 除个别自身免疫性肾上腺炎可治愈外,其他原发性色素性皮质功能减退症患者需要终生口服 GC。

(二)继发性肾上腺皮质功能减退症 部分垂体瘤患者在手术切除后,肾上腺皮质功能可能完全恢复正常[15-17]。永久性继发性肾上腺皮质功能减退症需要终生糖皮质激素替代治疗。

1. 暂时性继发性肾上腺皮质功能减退症 Cushing 病或异位 CRH-ACTH 分泌综合征在去除原发病因后,继发于垂体病变的肾上腺皮质功能减退症可康复,糖皮质激素替代治疗时间约数个月至数年,同样,单侧肾上腺皮质切除后,肾上腺

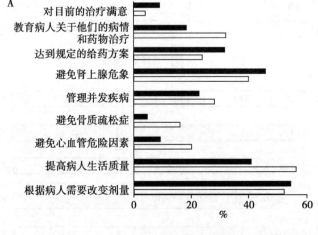

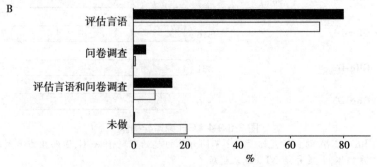

图 2-6-9-5 肾上腺皮质功能不全患者糖皮质激素替代治疗结果

黑色表示 2013 年德国患者的治疗结果,白色表示英国患者的治疗结果;

A. 常规治疗;B. 生活质量和健康评价

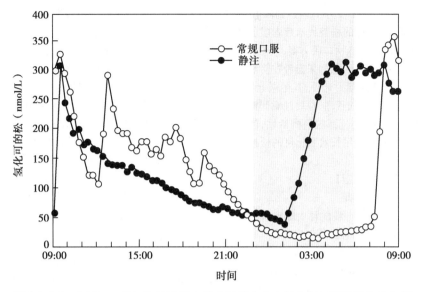

图 2-6-9-6　Addison 病与先天性肾上腺皮质增生症应用常规口服替代治疗和氢化可的松昼夜节律性静注的血清皮质醇水平比较

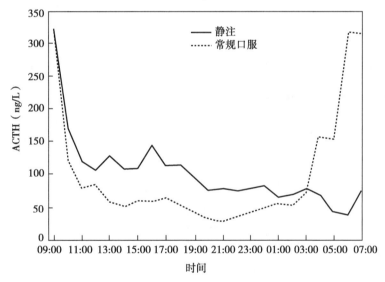

图 2-6-9-7　Addison 病与先天性肾上腺皮质增生症应用常规口服替代治疗和氢化可的松昼夜节律性静注的血清 ACTH 水平比较

皮质功能减退症亦在 1~2 年内恢复。

2. 三发性肾上腺皮质功能减退症　三发性肾上腺皮质功能减退症是指过量使用糖皮质激素引起的继发性肾上腺皮质功能减退症。这些患者一般仅需要在发生急性应激时口服糖皮质激素,逐步减量后绝大部分患者可恢复肾上腺皮质功能[18],个别遗留永久性肾上腺皮质功能减退症。

（三）妊娠期 GC 替代治疗　女性患者合并妊娠的第 1 和第 2 个三月期不需要调整氢化可的松剂量。第 3 个三月期剂量增加 20%~50%,有些原发性色素性皮质功能减退者需与加用小剂量盐皮质激素,用量根据血压调整[19]。

（四）DHEA 替代治疗　原发性或继发性肾上腺皮质功能减退症的肾上腺 DHEA 分泌明显减少,主要见于女性患者,临床表现为耐力不足、神经精神症状和性欲减退。据报道,给予 DHEA 50mg/d,约 4~6 个月可明显改善症状;但是

可引起痤疮和多毛等不良反应。

（五）盐皮质激素替代治疗　生理性糖皮质激素具有一定的盐皮质激素活性,而且原发性肾上腺皮质功能减退症患者 ACTH 明显升高,促进醛固酮分泌,一般不需要补充额外的盐皮质激素。继发性肾上腺皮质功能减退症和高血压患者禁用。病情严重的原发性肾上腺皮质功能减退症需要盐皮质激素替代治疗,可减少糖皮质激素用量,降低晕倒风险。

（六）氢化可的松替代治疗者虚弱和疲乏症状的处理首先应排除急性应激合并症或消耗性疾病(如发热、结核、恶性肿瘤等)可能,这是引起患者虚弱和疲乏症状的主要原因。肾上腺皮质功能减退症患者应用氢化可的松 25~30mg/d,仍然存在明显虚弱和疲乏症状时,皮质生成率测定证明,正常人每天皮质醇需要量为 15~20mg。口服普通氢化可的松

后,血清皮质醇水平急剧上升,于1~2小时内达到峰值,5~7小时后降至最低值。因此,氢化可的松替代治疗者虚弱和疲乏症状的处理要点是改为每日2~3次口服方案,上午口服总剂量的2/3,其余1/3剂量在下午服用,如果患者在傍晚发生乏力,则可改为上、下午各1/2用量。此外,其他激素如GH和甲状腺激素等可改变氢化可的松代谢,也要注意调整其用法与用量。GH降低1型11β-羟类固醇脱氢酶活性,使皮质醇水平下降。如果仍无效,则宜选用长效氢化可的松控释片治疗。

【糖皮质激素替代治疗不良反应】

(一) 糖皮质激素替代治疗不足

1. 急性肾上腺皮质功能衰竭 慢性肾上腺皮质功能减退者应备有急救药包和病员卡片。急救药包应备有氢化可的松普通片剂、泼尼松龙直肠栓剂(prednisolone-suppository, Rectodelt 100,每个栓剂含泼尼松龙100mg,相当于HC 400mg)、HC栓剂(200mg)和氢化可的松注射剂(100mg)及注射装置。需要终生替代治疗者不能停药,遇有急性感染、手术、创伤等情况时,应增加糖皮质激素用量(如氢化可的松5~10mg/d),如能预测急性应激事件,建议事先服药,并在事件终止时及时停用。轻度应激(如牙科小手术、感冒发热等)者将原有剂量加倍1~2天即可。增加的氢化可的松剂量应覆盖全天,如果原来服用的是氢化可的松缓释片(PLENADREN),应在服药后6~8小时加服氢化可的松。重大应激者或伴有腹泻呕吐者应静脉注射或肌内注射补充氢化可的松(100~400mg/24h)。

2. 慢性肾上腺皮质功能不全 患者的症状无明确改善,虚弱、乏力和容易感染仍较明显。但是,替代治疗也同样引起相似症状,应注意鉴别。

(二) 糖皮质激素替代过量与抵抗 糖皮质激素替代不足与过量的不良反应见图2-6-9-8和表2-6-9-1。糖皮质激素通过阻滞NF-κB而抑制炎症蛋白合成与作用,通过诱导IkB与MAPK磷酸化酶而促进抗炎抑制表达,同时也抑制5-脂氧化酶和环氧化酶-2,达到抗炎目的;但是,这些作用均需要通过糖皮质激素受体起作用,因而也不可避免地产生多种不良反应,如生长迟滞、免疫抑制、高血压、低血钾、高血糖、伤口愈合不良、青光眼、白内障、骨质疏松和其他代谢紊乱。中枢神经系统功能紊乱和精神-神经功能异常的发生机制未明。

表2-6-9-1 糖皮质激素不良反应与副作用

组织与器官	不良反应与副作用
眼	白内障,青光眼
心血管系统	高血压,水潴留,血脂谱紊乱
消化系统	消化性溃疡,胰腺炎
骨骼-肌肉系统	肌病,骨质疏松
神经精神系统	心理异常,精神失常
皮肤	皮肤萎缩,皮肤过敏,痤疮,多毛症
免疫系统	微生物感染
物质代谢与能量代谢	高血糖症,钾缺乏症,钙缺乏症,代谢性碱中毒,代谢性酸中毒,生长发育障碍,继发性肾上腺皮质功能减退症

1. 心血管病 大型临床研究证明,糖皮质激素替代过量增加肥胖、糖尿病、高血压、血脂谱异常和心血管病风险,稍

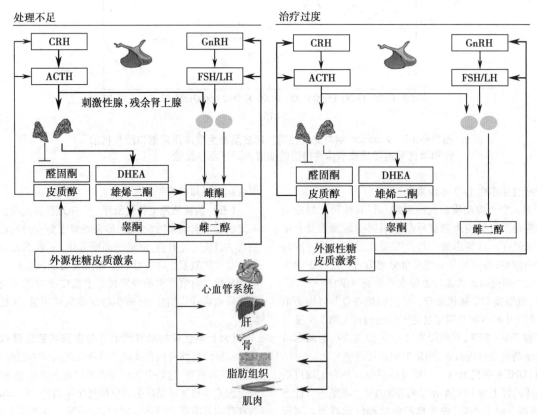

图2-6-9-8 糖皮质激素替代不足与过量的不良反应

微过量的预后亦不佳。

2. 糖代谢紊乱　糖皮质激素替代过量增加心血管病风险的原因是胰岛素抵抗和糖尿病。口服氢化可的松 50mg 后,胰岛素敏感性降低的持续时间长达 16 小时;当口服低于生理剂量的氢化可的松后,血清皮质醇亦抑制胰岛素的分泌。另一方面,长期替代剂量不足同样引起病变,全因死亡率增加 4 倍。

3. 生活质量　生活质量普遍下降,出现明显症状者约占 50%。上午服至午餐前乏力,晚上失眠,睡眠质量差,容易惊醒或早醒。

4. 低骨量与骨质疏松　糖皮质激素抑制成骨细胞活性,稍微增加剂量的替代治疗者血清骨钙素和骨密度降低。

5. 女性生育功能　糖皮质激素对性腺的作用主要是通过受体诱导的 11β-羟类固醇脱氢酶表达与活性实现的,因此,肾上腺-性腺(卵巢或睾丸)的功能总是相互联系的。糖皮质激素对性腺 11β-HSD 的生理作用见表 2-6-9-2。

表 2-6-9-2　性腺 11β-HSD 的生理作用

组织/器官	细胞	11β-HSD 异构体	生理作用
垂体	LH 细胞 FSH 细胞	1	负反馈抑制 ACTH 分泌与作用
	ACTH 细胞	1+2	不明
睾丸	Leydig 细胞	1(+?)	维持睾酮合成,抑制 GC 对其抑制作用
附睾/输精管	-	1	调节钠含量和精液黏度
卵巢	粒层细胞	2	编码
	颗粒细胞	2(+?)	维持 E_2 合成,抑制 GC 对其抑制作用
	卵细胞	1	通过 GC 调节卵子成熟
	黄体细胞	1(+?)	维持孕激素合成抑制 GC 对其抑制作用
	上皮细胞	1	促进排卵时的 GC 抗炎作用
子宫肌肉	平滑肌细胞	1+2	促进 GC 与 E_2 受体的相互作用
子宫内膜	上皮细胞+基质	1+2	不明
胎盘	脱膜细胞+绒毛膜细胞+血管内皮细胞	1	促进 GC 的前列腺素合成途径作用和分娩
	合胞体细胞	2	组织皮质醇由母体转运至胎儿体内(异常引起 IUGR)
乳腺	脂肪细胞	2	途径 GC 的乳汁生成与分泌作用

应激引起血液皮质醇升高,Leydig 细胞合成与分泌的睾酮迅速下降。糖皮质激素也可直接作用于 Leydig 细胞,激活细胞核糖皮质激素受体 GR,通过 11β-HSD1 抑制睾酮合成。Leydig 细胞的 11β-HSD1 与 17β-HSD3 偶联,17β-HSD3 利用雄烯二酮(DIONE)和 NADPH 生成 NADP⁺,后者使 11β-HSD1 主要以氧化酶方式将皮质醇氧化为 11-DHC。由于 11β-HSD1 具有氧化酶和还原酶的双重作用,但以还原酶活性占优势,故能将糖皮质激素灭活,生成皮质素。在肝脏,11β-HSD1 的活性在 6-磷酸己糖脱氢酶调节和催化下,生成辅因子 NADPH;肝细胞的 H6PDH 与 11β-HSD1 偶联,G6P 进入内质网;H6PDH 利用 G6P 和 NADP⁺ 生成 NADPH,11β-HSD1 将 11-脱氢皮质酮(11DHC)还原为活性的皮质醇。与肝脏不同的是,3 型 17β-羟类固醇脱氢酶(17β-HSD3)与 11β-HSD1 偶联。生理浓度的雄烯二酮作为 17β-HSD3 的底物,利用 NADPH 生成 NADP⁺,后者使 Leydig 细胞的 11β-HSD1 以氧化酶方式发挥作用,清除糖皮质激素对睾酮生成的干扰;同时 11β-HSD1 生成的 NADPH 促进睾酮合成(图 2-6-9-9 和图 2-6-9-10)。在应激情况下,糖皮质激素的非基因组作用能抑制 cAMP 形成,从而减弱了睾酮的生成。有时糖皮质激素治疗的疗效显著下降,除了获得性因素外,更主要的原因在遗传性素质(表 2-6-9-3)。

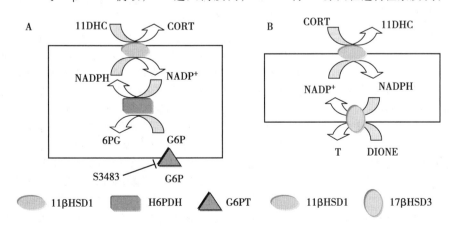

图 2-6-9-9　肝脏和 Leydig 细胞的 11β-HSD1 作用

肝细胞(A)的 H6PDH 与 11βHSD1 偶联,G6P 进入内质网;H6PDH 利用 G6P 和 NADP⁺ 生成 NADPH,11βHSD1 将 11-脱氢皮质酮(11DHC)还原为活性的皮质醇;Leydig 细胞(B)的 11βHSD1 与 17βHSD3 偶联,17βHSD3 利用雄烯二酮(DIONE)和 NADPH 生成 NADP⁺,后者使 11βHSD1 主要以氧化酶方式将皮质醇氧化为 11DHC

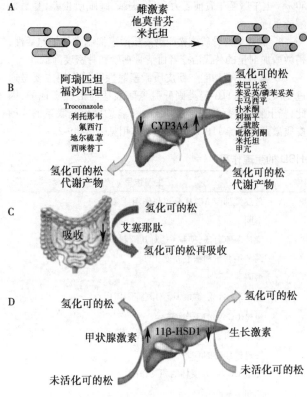

图 2-6-9-10 药物干扰类固醇物质测定的机制

A. 诱导皮质醇结合蛋白生成的药物降低游离氢化可的松水平；B. 干扰肝脏 CYP3A4 的药物影响氢化可的松代谢；C. 干扰氢化可的松肠道吸收的药物；D. 改变肝脏 1 型 11β-羟类固醇脱氢酶活性的药物引起氢化可的松半衰期异常

表 2-6-9-3 糖皮质激素治疗抵抗的遗传性因素

因素	作用机制
糖皮质激素受体	NR3C1 突变与多态性
糖皮质激素受体异构体复合物	HSP90 多态性
	HSP90 表达量（受辅因子调节）
核受体转位	转入蛋白 13 基因（IPO13）多态性
GC 介导的转录子	GLCC11 多态性
糖蛋白 P	ABCB1 多态性
	ABCB1 表达量
细胞色素 p450	CYP3A5/CYP3A7/CYP3A4i/CYP3A43 多态性

注：转入蛋白：importin

【干扰糖皮质激素治疗的药物】

许多药物通过干扰肝脏 CYP3A4 羟化酶活性而影响氢化可的松的效应（详见本篇扩展资源 13 相关内容）。

（刘乐霞 廖二元）

第10节 X-性连锁先天性肾上腺发育不良症

X-性连锁先天性肾上腺发育不良症（X-linked adrenal hy-poplasia congenita，AHC）主要表现为进行性精神萎靡及皮肤色素沉着，临床表现为肾上腺皮质功能减退症（adrenocortical insufficiency，ACI），患者在补充肾上腺皮质激素后可存活至成年。但进入青春期后仍无性腺发育，表现为低促性腺激素性性腺功能减退症（hypogonadotropic hypogonadism，HH）。

【病因与发病机制】

（一）DAX-1 基因 DAX-1 基因全长 5kb，包含 2 个外显子及 1 个内含子，编码含 470 个氨基酸残基的蛋白质，即 DAX-1（图 2-6-10-1）。DAX-1 的 C 末端与其他核受体有同源性（可能在转录调控区），N 末端包含 66~67 个氨基酸重复序列，此部分与已知的 DNA 结合域不同，其功能可能是与启动子的发夹样结构结合而直接调节下游基因的转录。DAX-1 在肾上腺及下丘脑-垂体-性腺轴均有表达，对其发育及功能起重要作用。在小鼠，DAX-1 最先出现于泌尿生殖 E10.5 区，这一区域在发育过程中生成肾上腺和性腺。在肾上腺，DAX-1 在原囊期及最后期发育为肾上腺皮质组织；在未分化性腺，DAX-1 表达直到 E12。此后，随着性腺分化出现，DAX-1 在睾丸表达很快下降。说明 DAX-1 在性腺分化方面起了重要调节作用，可能是睾丸发育的一种抑制因子。雌鼠敲除 Ahch 基因（DAX-1）后或雌性纯合子 DAX-1 突变，卵巢仍能发育。尽管早期 DAX-1 在睾丸的表达下降，但在成熟型 Sertoli 细胞又再度呈高表达，提示可能在精子生成方面起关键作用。在生长发育中的前脑（E11.5）、下丘脑腹侧和腺垂体促性腺激素细胞内均鉴定出 DAX-1 转录子。人类 DAX-1 表达形式与小鼠相似，在发育中的性腺嵴、肾上腺、下丘脑、垂体、睾丸、卵巢都能检测到 DAX-1 的转录子。

DAX-1 为一种 X-性连锁-剂量敏感性性反转-先天性肾上腺发育不良（dosage-sensitive sex-reversal-adrenal hypoplasia congenita，X-chromosome）相关性蛋白质，为核受体超家族成员之一，另一种相类似的蛋白质为类固醇生成因子-1（SF-1）。这两种与 AHC 发病相关的调节因子主要在肾上腺皮质、下丘脑（腹中部）和垂体的 LH/FSH 细胞表达[1]。DAX-1 是核受体转录因子家族中的成员，一般在下丘脑-垂体-肾上腺/性腺组织中表达，主要调节肾上腺和性腺的发育、分化和激素合成与分泌功能。DAX-1 基因编码一种含有 470 个氨基酸残基的蛋白质，突变后导致肾上腺发育不良和低促性腺激素性性腺功能减退症。DAX-1（NR0B1）和 SF-1（NR5A1）是调节肾上腺和性腺发育于功能的重要因子，DAX-1 突变除引起 AHC 外，还可能导致单一性盐皮质激素缺乏、性早熟和原发性肾上腺功能不全[2]。

在生长发育期，下丘脑-垂体-肾上腺轴和睾丸组织均表达 Dax1 基因，但表达量和方式有明显的性别差异，例如，睾丸 Sertoli 细胞和 Leydig 细胞表达 DAX1，卵巢的粒层细胞和泡膜细胞表达 DAX1，肾上腺 Dax1 主要在球状带表达。此外，下丘脑、脑皮质脊索、胸腺、心脏、肺、肾脏和脾脏也有表达。DAX1 的作用机制尚未完全明了，DAX1 蛋白与许多因子相互作用（图 2-6-10-2），可能主要作为一种信号途径抑制参与肾上腺和下丘脑 GnRH 神经元细胞的发育、分化过程。

（二）DAX-1 突变和孤核受体类固醇生成因子-1 异常

1. DAX-1 突变 DAX-1 基因表达产物 NR0B1 蛋白与下丘脑-垂体-性腺/肾上腺轴发育有密切关系，突变型蛋白作为

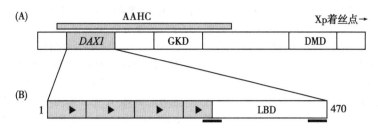

图 2-6-10-1　DAX1 基因的结构

（A）DAX1 基因定位。X 染色体区域（Xp21）还包括编码 DMD、GKD 的基因；（B）DAX1 蛋白，属于孤核受体超家族，C 末端与其他一些核受体的配基结合域（LBD）有同源结构，而 N 末端则含有独特的重复序列成员；黑线条所示为假定的转录沉默区域

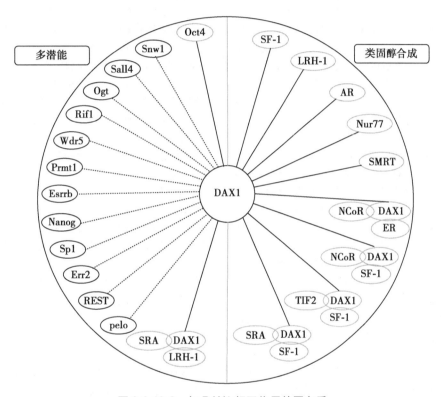

图 2-6-10-2　与 DAX1 相互作用的蛋白质

DAX1 以刺激或抑制方式与其他蛋白质、转录因子辅激活子或辅抑制子相互作用，调节类固醇激素生成

类固醇激素合成的负性调节因子而导致先天性肾上腺发育不良和低促性腺激素性性腺功能减退。AHC 的本质为原发性肾上腺皮质功能减退，但许多患者的氢化可的松替代治疗用量较一般 Addison 病为高，Yeste 等报道，最高用量为每日 18mg/m²。AHC 患者发生假性性早熟的原因与继发性 ACTH 过度刺激 Leydig 细胞致 ACTH 受体和睾酮雄激素生成过多有关。突变主要为框架移位和无义突变，导致 NROB1 蛋白被截短，少数为错义突变、单碱基缺失或碱基插入（1 个或多个），几乎全部位于蛋白 C 端的保守序列中。从 AHC 患者中鉴定出的 DAX-1 基因突变类型主要有：W39X、48～49stop、Y81X、T114C、p. Q76X（c. C226T）、G498A、197stop、184stop、W236X、R267P、269delV、L278P、W291C、L295P、A300V、343delG、L381H、Y399X、405delT、E428X、I439S、457delT、L466R、I493S、501delA、R425T、629delG、656delC、702delC、728insCA、c1382-1383A ins、926-927delTG、1130delA、1141-1155del15 和 1464-1467del ACTC（416stop）（后两者可能为多态性，不致病）等。其中 501delA 既可来源于母传的线粒体 DNA，又可来源于核染色体 DNA。目前已发现 60 余个家系的 50 余种 DAX-1 基因突变；多数是由于移码突变或无义突变导致 NROB1 蛋白短截。实验证明，DAX-1 的 C-末端缺失 11 个氨基酸残基就可导致肾上腺皮质功能不全和 HHG。据推测，错义突变均位于配基结合区域，但 I439S 可能例外。

2. 孤核受体类固醇生成因子-1　异常类固醇生成因子-1 是与 DAX-1 相互作用的一种因子，编码 SF-1 的基因（FTZF1）与 DAX-1 有相同的表达方式，能调节多种激素与合酶基因转录。SF-1 雄性小鼠可发生肾上腺与性腺发育不全、米勒管（Müllerian 管）永存及性反转，且伴 GnRH 缺乏。

DAX-1启动子包含SF-1结合部位,DAX-1影响SF-1介导的反式激活作用,因而DAX-1作为SF-1的抑制因子而并非激动因子而起作用,而当X连锁AHC(702delC)的DAX-1基因发生突变时,则此抑制作用消失。此外,突变型DAX-1蛋白还引起轻度肥胖和胰岛素抵抗。

（三）睾丸发育缺陷 DAX-1 基因突变导致DAX-1功能异常,使其正常的转录抑制子SF-1的作用障碍,但患者的表型多种多样,发病年龄可早可晚,或轻或重,性腺功能障碍的程度也极不一致。其原因不明,可能与SF-1和DAX-1的修饰基因的作用变异有关。SF-1是多种类固醇合酶和性发育相关基因的调节物,也是DAX-1基因转录的调节因子。DAX-1缺陷的雄性小鼠同时存在原发性睾丸发育缺陷,表现为Leydig细胞增生及生精上皮细胞的进行性退变,故DAX-1基因亦称为睾丸抑制基因。Leydig细胞中的芳香化酶(CYP19)可将睾酮转化为雌二醇,AHC患者的Leydig细胞增生,芳香化酶活性增强,由睾酮转化生成的雌二醇增多,后者再导致Leydig细胞增生和生精功能障碍。但他莫昔芬可抑制Leydig细胞增生和芳香化酶活性。Sertoli细胞表达DAX-1,对精子的发育和成熟也有调节作用。

DAX-1还有抑制其他几种靶基因(如StAR、P450scc、3β-HSD和LH-β等)活性的作用,因为DAX-1在性腺的发育过程中有拮抗SRY作用。DAX-1对肾上腺和性腺抑制的最终效果可能还受许多其他因素的影响。在青春期发育延迟的女性患者中,常可检出DAX-1基因的某些变异(如T114C、G498A多态性),这是否为特发性低促性腺激素性性腺功能减退或体质性青春期发育延迟的病因,尚需进一步研究。DAX1抑制或兴奋类固醇激素合成途径中的转录因子、辅活化子或辅抑制子,影响类固醇激素的生成。

（四）下丘脑-垂体功能紊乱 近年的一些研究发现,部分AHC患者在发生AHC前即存在下丘脑GnRH和垂体LH/FSH的调节紊乱。突变型DAX-1蛋白作用于下丘脑和垂体,干扰LH和FSH的合成。Takahashi等对1例AHC男孩从出生后追踪3年,定期测定血清睾酮、LH、FSH和GnRH兴奋试验。惊奇地发现患儿3年中,下丘脑-垂体轴GnRH和促性腺激素的分泌功能是活跃的,但患者的青春前期的GnRH分泌抑制与DAX-1基因的调节有关,DAX-1基因突变则使青春期前被抑制的下丘脑-垂体-性腺轴功能不能活化,导致青春期性腺发育延迟或无发育。

（五）AHC的其他病因 有些AHC患者的DAX-1基因并无突变,其病因未明。AHC的病因可能与"基因转换"有关,即在有丝分裂期,DNA从一条等位基因转移至另一条。患者伴低促性腺激素性性腺发育不全(HHG),但卵巢的发育和肾上腺皮质功能正常。

甘油激酶缺陷症(glycerol kinase deficiency,GKD)可能是AHC的一种变异型型,为一种X-性连锁隐性遗传性疾病[2,3],分为单纯型和混合型两种。单纯型的特点是致命性代谢紊乱,轻者亦可表现为"假高三酰甘油血症",患者易发生低血糖症和高酮血症,现已有数十例病例报道。混合型为Xp21邻近基因综合征(Xp21 contiguous gene syndrome)的一种表现型类型,患者还伴有AHC或Duchenne肌营养不良症,目前已有100多例病例报道。GKD是甘油激酶(GK)基因突变(错

义突变、剪接突变或无义突变)所致。此型患者可有AHC的全部或部分临床表现。AHC-宫内发育迟缓-骨干骺发育不良-外生殖器畸形综合征(IMAGe)可能是AHC的另一种变异型。Lienhardt等报道7例AHC患者伴有IMAGe综合征,即表现为宫内发育迟缓、骨干骺发育不良症和外生殖器畸形,患者的DAX-1、Xp21基因串或SF-1基因均正常,这可能是另一种AHC的变异型或新的疾病综合征[3-5]。

【临床表现】

（一）原发性ACI 典型的DAX-1基因突变表现为婴儿早期(出生至2个月,占60%)或整个儿童期(1~10岁,40%)的原发性肾上腺皮质功能不全,AHC的临床表现差异很大,一般可分为两种类型。

1. 典型AHC表现 与慢性原发性肾上腺皮质功能减退症相同,部分呈家族性发病。典型AHC表现为婴儿早期(出生~2个月,占60%)或整个儿童期(1~10岁,40%)的肾上腺皮质功能不全,临床表现和病情严重性因年龄而异。在婴儿早期,常出现严重的失盐危象,有呕吐、进食差、乏力及昏睡,病情严重可致休克。皮肤色素沉着逐渐加重,有时伴持续性黄疸。继而出现糖皮质激素缺乏表现,如低血压、消瘦等。实验室检查结果符合原发性肾上腺皮质功能不全(低血钠、高血钾、低皮质醇和低醛固酮血症,血浆PRA及ACTH升高)。有一些患儿的基础皮质醇虽可正常,但皮质醇对ACTH刺激反应低下。

2. 非典型AHC表现 AHC主要见于男孩。除NROB1突变外,邻近基因的大段染色体缺失或甘油激酶缺失也常伴有AHC,但这些患者因为缺失基因(NROB1、GK肌营养不良基因等)多而出现失盐综合征、发育障碍和肌营养不良。诊断时,可用雄激素受体基因作为标化基因来鉴定X染色体,非对称性失活表现为有活性的母本X染色体缺失和父本X染色体失活。此类患者为女性,白细胞中的父本X染色体完全失活。可有慢性原发性肾上腺皮质功能减退症的部分表现,但亦可以男性假性性早熟、IMAGe或垂体瘤的表现更突出。Domenice等报道1例AHC男孩以假性性早熟就诊,2岁时可见阴毛发育、阴茎增大,睾丸发育和骨龄提前,血清睾酮升高,GnRH兴奋后的LH反应类似于青春期发育前儿童,用GnRH激动剂不能使血清睾酮下降(GnRH非依赖性性早熟),LH受体基因正常。3岁时发生原发性肾上腺皮质功能不全。DAX-1基因突变类型为430~431插入G,导致DAX-1蛋白在71位被截短,偶可合并IMAGe或垂体瘤(分泌ACTH)[6-9]。有的患者表现为单纯性肾上腺皮质功能不全而无HH表现,青春期发育和性腺发育正常。DAX-1基因的编码区和5'端的非翻译区无突变,此可能是AHC的一种变异型。

（二）性发育异常 低促性腺激素性性腺功能减退通常在青春发育期因无性腺发育而被诊断,极少数AHC患者可有自发性青春期性腺发育,但发育均在Tanner III期以下,身材相对矮小,女性出现肥胖。HH的常见病因是:①GnRH受体1突变;②LHβ链突变;③DAX-1突变(其特点是患者伴有肾上腺功能减退和肾上腺发育不良);④瘦素/瘦素受体突变(其特点是伴有肥胖);⑤激素原转化酶1突变;⑥吻肽受体(GPR54)突变。⑦KAL1突变(其特点是X-性连锁性Kallmann 综合征）；⑧KAL2（编码成纤维细胞生长因子受体 1，FGFR1）突变（其特点是常染色体显性 Kallmann 综合征）；⑨其他垂体发育因子（如鼻胚胎 LHRH 因子，nasal embryonic LHRH factor，NELF）；PKR2、CHD7 基因突变。

多数患者对 GnRH 兴奋试验无反应。皮下注射 GnRH，观察 GnRH 反应（每天 2 小时），持续 1 周。如果病变部位在下丘脑（如 Kallmann 综合征），对刺激的促性腺反应逐步增强，而 AHC 对连续性 GnRH 兴奋仍无反应。DAX-1 在精子生成中起重要作用。啮齿类动物的 Sertoli 细胞能表达 DAX-1。Ahch（相当于人 DAX-1）基因敲除的雄鼠可见生精障碍，有进行性输精管功能退化，睾丸胚细胞丢失，Leydig 细胞增生，无精子生成；这些异常不能被 GnRH 纠正[10]。非典型性 AHC（如 I439S 突变）的突出特点是病情轻和性腺功能的变异大，虽然大多数患者的性腺功能减退，但事实上 AHC 的性腺功能组成一个由减退到亢进的病谱。多数发病可晚至 28 岁以后，常以性腺功能低下为首发表现，或仅表现为单一性肾上腺功能不全，后者的性腺发育不良可为完全性或不完全性，但均无精子生成，对促性腺激素治疗无反应。在同一家族中，患者的表现型亦不相同，一般男孩对 GnRH 治疗无反应（GnRH 兴奋试验无反应），而女性携带者无病或仅表现为青春期发育延迟，对 GnRH 治疗可有部分反应。DAX-1 蛋白（基因 NROB1）突变导致先天性 X-性连锁肾上腺发育不良症（AHC），性早熟亦是本病的特点之一。因此，如果失盐伴或不伴皮质醇缺乏而排除了先天性肾上腺皮质增生应想到 AHC 可能[10,11]。

迟发型 AHC 有肾上腺功能不全的表现，血清皮质醇降低而 ACTH 明显升高，而 HH 仅表现为青春期发育延迟[12-14]。

【诊断与鉴别诊断】

（一）AHC 病例筛查　婴儿或儿童患者伴有下列情况者，要想到 AHC 可能：①皮肤色素沉着，尤其是伴有低血压和低钠血症者；②青春期无性器发育；③身材相对矮小；④婴儿或儿童期的原发性肾上腺皮质功能不全；⑤有严重的失盐表现或失盐危象；⑥性腺功能低下，或有睾丸发育、骨龄提前与相对性高身材；⑦对 GnRH 兴奋试验无反应。AHC 的临床诊断依据是：①原发性肾上腺皮质功能不全表现，并排除一般 Addison 病可能；②性腺功能异常，多数表现为原发性性腺功能减退；③对 GnRH 兴奋试验无反应。患儿家族中有 AHC 者和 HHG 者提示存在 DAX-1 基因突变可能。而临床及生化支持 Duchenne 肌营养不良或甘油激酶缺陷症诊断时，提示 Xp21 基因簇缺失症的存在。若无此两种情况，对单一性肾上腺皮质功能减退的患儿应更多地考虑常见疾病的可能。如果患儿有失盐表现，伴或不伴皮质醇缺乏，而又排除了先天性肾上腺皮质增生可能时，应该做 DAX-1 基因突变分析[10]。DAX-1 基因测序（目前尚未发现连接部位或启动子有突变）可明确分子病因。同时对患者家族其他成员进行筛查，确定 AHC 携带者。如母亲为携带者，生育的男孩的患病概率为 1：1，因此男婴需在分娩前或出生后接受 DAX-1 基因突变筛查。

（二）AHC 与 CAH 的鉴别　AHC 的本质属于特殊类型的原发性肾上腺皮质功能减退症（Addison 病），因而应与引起原发性肾上腺皮质功能减退的其他疾病鉴别。通常意义上的原发性 ACI（Addison 病）主要有三类病因：①肾上腺皮质组织被毁，主要见于自身免疫性肾上腺炎、肾上腺脑白质营养不良症（ALD）、肾上腺继发性感染、出血、转移性肿瘤或淀粉样变性等。②先天性肾上腺发育不良或增生不良症，主要是在胚胎和胎儿发育时期，肾上腺由于类固醇生成因子-1、DAX-1 或 ACTH 受体基因缺陷所致。③肾上腺皮质类固醇激素生物合成障碍，包括胆固醇合成障碍和类固醇激素合成障碍两个方面。前者的常见病因为 Smith-Lemli-Opitz 综合征和无 β 脂蛋白血症（abetalipoproteinemia）；后者多见于 CAH、类固醇生成快速调节蛋白（stAR）基因突变和线粒体 DNA 缺失综合征等。

1. 一般 Addison 病　除慢性肾上腺皮质功能减退外，其他内分泌腺功能正常。严重的 Addison 病可能并发性腺功能障碍，但一般较轻，且随病情改善而消退。肾上腺影像检查可能发现病变，虽然可有多种改变，但肾上腺多为正常，而 AHC 则表现为双侧肾上腺萎缩或发育不良，且不存在自身抗体。

2. 自身免疫性多内分泌腺综合征　ACI 属于 APS 中的组分之一。自身免疫性多内分泌腺综合征（APS）常以念珠菌感染为首发症状，可自行痊愈，但易复发。外胚层营养不良主要表现为脱发和白癜风，脱发可为斑秃或全秃。白癜风开始为局部，以后可逐渐扩大。此外，可有牙釉质增生低下，受累牙齿上出现横嵴。APS 常累及甲状旁腺、肾上腺皮质、性腺、甲状腺，偶尔合并自身免疫性糖尿病。

3. 先天性肾上腺皮质增生症　个别 AHC 患者的临床表现与线下退肾上腺皮质增生症（CAH，尤其是 11β-羟化酶缺陷症）极为相似，如生长发育障碍、盐消耗、显著皮肤色素沉着而外生殖器无畸形。由于血清 17-羟孕酮和 11-脱氧皮质醇升高，使医师考虑患者的诊断为先天性肾上腺皮质增生症而非肾上腺皮质发育不良症，鉴别的要点是严重的失盐症状和 DAX1 基因突变分析。这些 AHC 患者需要糖皮质激素和盐皮质激素治疗。先天性肾上腺皮质增生症常伴有糖皮质激素缺乏的表现。新生儿出现假两性畸形、失盐症群和低血压时应考虑 CYP21 缺陷症可能，与 AHC 相反，随着年龄的增长，雄激素过多症状和体征逐渐明显。血浆 17-羟孕酮、DHEAS、雄烯二酮和孕酮增高。实验室检查 17-羟孕酮基础值或 ACTH 兴奋后均增高。在相对常见的 CAH 中，仅 11β-羟化酶缺陷和 17α-羟化酶缺陷可引起高血压。但引起女性男性化的至少有 21-羟化酶缺陷症、3β-羟类固醇脱氢酶缺陷症和 11β-羟化酶缺陷症，而 17α-羟化酶缺陷症必有较明显高血压而缺乏女性男性化表现（男性患儿却有明显女性化表现）。CAH 的特点为血 17-羟孕酮升高。其他类固醇合酶障碍在婴幼儿期也可致严重肾上腺皮质功能不全，如先天性肾上腺脂质发育不良症（类固醇合成快速调节蛋白基因突变所致）、3β-羟类固醇脱氢酶缺陷症或 FTZF1 的基因突变。

4. 糖皮质激素抵抗综合征　其基本临床表现是糖皮质

激素缺乏所致的肾上腺皮质功能不足,但本征伴有盐皮质激素过多和雄激素过多等表现。发病年龄可自婴儿到老年不等。3A综合征患儿表现为进行性肾上腺皮质功能不全和贲门失弛缓症及无泪症,患者血中ACTH升高(ACTH不敏感综合征)。

5. 表观皮质素还原酶缺陷症 临床特点是血皮质醇降低,血ACTH升高和肾上腺皮质增生,但无高血压,雄激素过多的症状很轻或缺乏。

6. IMAGe 宫内发育迟缓-骨干骺发育不良-AHC-性腺畸形综合征(IMAGe)患者除有AHC外,还伴有宫内发育迟缓、骨干骺发育不良、躯体畸形、隐睾伴小阴茎及多处软组织钙化。IMAGe是Xp21邻近基因综合征中的一种[15]。

7. 2型3β-羟类固醇脱氢酶缺陷症 2型3β-羟类固醇脱氢酶基因(HSD3B2)调节孤核受体类固醇生成因子-1和DAX-1的表达与功能,因而一些临床表现与AHC相似,但激素测定和基因突变分析可资鉴别[16]。

8. POEMS综合征 内分泌功能障碍常见性腺功能不全。男性表现为阳痿、女性化乳房;女性闭经,痛性乳房增大、溢乳。肾上腺皮质功能不全、甲状腺功能减退、单克隆浆细胞病、周围神经病变、器官肿大较常见。

【治疗】

治疗应是终生性的,一般可应用糖皮质激素和盐皮质激素终生替代治疗。试用LH/HCG或依性别给予性腺类固醇替代治疗对性腺发育有一定疗效,有时可使性早熟患儿的血清睾酮下降,睾丸发育抑制。脉冲性给予GnRH(25ng/kg,每2小时皮下给药1次,一疗程6~7天)对部分患者(主要为女性青春期发育延迟者)有效。

(刘乐霞 廖二元)

第11节 盐皮质激素性高血压

继发性高血压可大致分为肾性高血压和内分泌性高血压两类,后者又可进一步分为表观盐皮质激素过多(apparent mineralocorticoid excess,AME)、垂体依赖性高血压、甲状腺依赖性高血压、甲状旁腺依赖性高血压和肾上腺依赖性高血压等。本节主要介绍盐皮质激素性高血压。

高血压的病因和病理生理与肾素-血管紧张素-醛固酮系统关系密切,盐皮质激素性高血压(mineralocorticoid hypertension,MCH)是指与盐皮质激素生成、转化、代谢及排泄密切相关的高血压疾病谱,或者说盐皮质激素性高血压是一组与醛固酮致病相关的疾病群。

【醛固酮的非经典致病作用】

醛固酮是细胞外液钾钠代谢的主要调节激素[1-5],醛固酮直接促进肾集合管潴留钠,排泄钾,而醛固酮分泌受肾素-血管紧张素、血钾和肾上腺皮质激素等三个因素的调节,其中肾素-血管紧张素调节细胞外液容量,而醛固酮对心脏和肾脏血管系统有广泛作用[6-9]。传统的观点认为,肾上腺球状带合成和分泌的醛固酮只是作用于肾脏的钠钾代谢;但是近年发现,醛固酮促进血管重建和胶原形成,并通过非基因组途径调节内皮细胞功能,特别是能强烈刺激纤维化,调节细胞表面受体表达[10-13],是引起充血性心衰和肾衰的重要原因;而选择性醛固酮阻滞剂(selective aldosterone blocker,SAB)依普利酮是治疗心肾并发症的有效途径。

(一) 激活RAAS的因素 引起肾素-血管紧张素-醛固酮系统激活的因素见图2-6-11-1。醛固酮的保钠排钾作用和非经典作用促进卒中、冠心病、肾病、组织纤维化和心肌梗死的发生[14]。

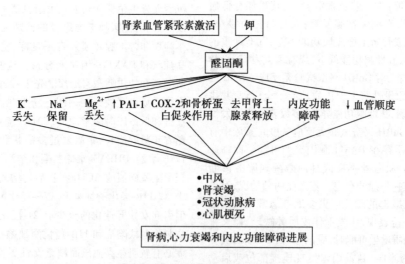

图2-6-11-1 醛固酮的致病作用

除了肾上腺球状带外,肾上腺外的许多组织均可合成醛固酮,作用于多种组织的上皮细胞和非上皮细胞,调节血压和水盐代谢。病理情况下,往往导致血管和组织损害。在高盐状态下,醛固酮诱导血管炎症反应,出现白细胞浸润、血管重建和纤维化[15],最终导致心肌肥厚、心肌和肾脏纤维化。此外,脑组织(尤其是下丘脑)合成和分泌的醛固酮可直接作用于脑组织,调节中枢神经的盐食欲(salt appetite)与全身血压[16,17]。

血管壁最内层内皮细胞生成 NO，醛固酮调节器过程，引起内皮细胞功能紊乱和心力衰竭；相反，螺内酯提高 NO 产量和生物可用性，改善内皮细胞功能，抑制心室肥厚，阻滞心肌细胞摄取去甲肾上腺素，同时改善心肌的其他功能，降低心血管事件发生率[18-23]。同样，血管紧张素-Ⅱ和醛固酮促进肾病发展[24-28]。醛固酮介导的组织纤维化与胶原生成途径见表2-6-11-1，主要包括纤溶酶原激活物抑制剂/血管纤溶、TGF-β1 和反应性氧族表达等[29,30]。

醛固酮的非经典致病作用十分广泛，目前发现，醛固酮通过非基因组途径作用于肾脏、心脏、结肠和几乎所有组织的血管，引起一系列血管病变和组织损害，其最终结局是组织重建增生和纤维化。

（二）RAAS 激活引起的血管重建　　RAAS 激活导致血管炎症、高血压、动脉硬化和心血管病（图2-6-11-2），而阻滞 RAAS 的促炎症、促氧化应激和促纤维化作用已经成为心血管病治疗的中心环节（表2-6-11-2）。

表 2-6-11-1　醛固酮介导的纤维化与胶原生成

1. 上调血管紧张素受体表达
2. 增强血管紧张素-Ⅱ 的加压反应
3. 增加血管平滑肌细胞钠内流
4. 抑制血管平滑肌和心肌细胞摄取去甲肾上腺素
5. 促进下颌骨平滑肌细胞肥厚
6. 调节 PAI-1 表达
7. 通过 COX-2 发挥炎症作用
8. 刺激骨桥素表达
9. 增强 MMP 活性
10. 促进 TGF-β1 合成
11. 生成反应性氧族
12. 引起血管内皮细胞功能紊乱

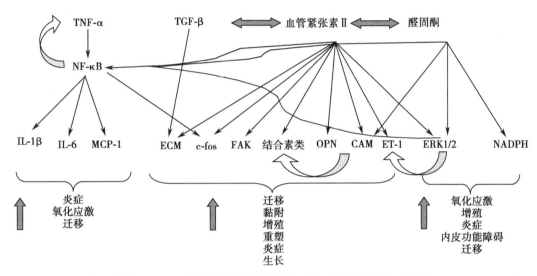

图 2-6-11-2　RAAS 激活引起血管炎症和血管重建的发病机制
单箭头表示刺激作用，双箭头表示相互作用与因子之间的"对话"

表 2-6-11-2　RAAS 抑制剂的心血管治疗作用

DRI	ACEI	ARB	MRB	Ang 1-7	ASI	RRI
心肌肥厚↓	内皮细胞功能↑	内皮细胞功能↑	心脏事件↓	血管扩张	血压↓	心肌纤维化↓
血压↓	NO↑	炎症↓	血压↓	血管增殖	心肌重建↓	视网膜炎症↓
单核细胞黏附↓	缓激肽	氧化应激↓	炎症↓	心肌纤维化↓	心肌肥厚↓	
炎症↓	血管重建↓	心肌纤维化↓	动脉硬化↓	心肌肥厚↓		
血管内膜肥厚↓	EDHF	血管重建↓		血管重建↓		
氧化应激↓						

注：ACEI：angiotensin-converting enzyme inhibitor，血管紧张素转换酶抑制剂；ARB：type 1 Ang Ⅱ receptor blocker，1 型血管紧张素受体-Ⅱ阻滞剂；ASI：aldosterone synthase inhibitor，醛固酮合酶抑制剂；RRI：renin receptor inhibitor，肾素受体抑制剂；MRB：mineralocorticoid receptor blocker，盐皮质激素受体阻滞剂；DRI：direct rennin inhibitor，肾素直接抑制剂；NO：nitric oxide，一氧化氮；EDHF：endothelium derived hyperpolarizing factor，内皮细胞衍生的超极化因子

钠偶联的近曲小管碳酸氢盐重吸收是维持体内酸碱平衡的关键因素。Na^+-HCO_3^- 同转运体 NBCe1 是介导的重要因子，该因子突变引起严重近曲小管性酸中毒，常伴有眼睛和其他先天性畸形。NBCe1 也通过近曲小管血管紧张素 1 型受体间接调节血压，胰岛素促进近曲小管 Na^+-HCO_3^- 重吸收，胰岛素抵抗时，胰岛素剂量依赖性促进 Na^+-HCO_3^- 重吸

收增多，血压升高。但是，近曲小管血管紧张素 1 型受体的血液调节具有双向特点，人类与小鼠的肾素-血管紧张素系统调节机制不同（图2-6-11-3）。小鼠近曲小管通过 PKC 或降低细胞内 cAMP 激活 ERK 途径诱导 Na^+-HCO_3^- 重吸收，而高浓度 AT-2 通过 NO/cGMP/cGKⅡ 途径抑制 Na^+-HCO_3^- 转运体活性。人类近曲小管 AT-2 以剂量依赖方式通过 NO/

cGMP/ERK 途径刺激 Na^+-HCO_3^- 转运体活性。

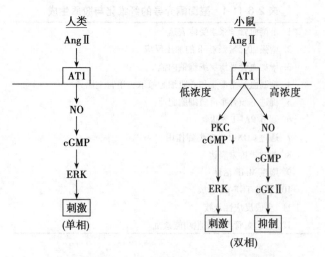

图 2-6-11-3 人类与小鼠的近曲小管血管紧张素调节系统

【盐皮质激素性高血压分类】

AT-2 降低或远曲小管钠负荷降低或灌注压降低时,肾小球旁器分泌肾素裂解 AT 原为无活性的 10 肽——AT-1。AT-1 再生成两种活性肽 AT-2 与 AT_{1-7},AT-2 和 AT_{1-7} 的作用相反。AT-1 进一步代谢由三种酶催化:中性肽内切酶(neutral endopeptidase,NEP)和脯氨酰内肽酶(prolyl endopeptidase,PEP)催化生成 AT-1,而 AT-2 通过血管紧张素转换酶生成。

醛固酮是肾素-血管紧张素-醛固酮系统的终产物,心脏、血管和肾脏的 2 型血管紧张素转换酶(ACE2)、催化 AT_{1-9} 生成 AT_{1-7};ACE2-AT_{1-7} 轴对心血管有保护作用。肾远曲小管细胞离子转运机制见图 2-6-11-4。肾素-血管紧张素系统激活(图 2-6-11-5)后,通过 AT-1 和 AT-2 两种受体亚型发挥作用,AT-1 受体表达 AT-2 的经典生理作用,如调节血压、电解质与水平衡,刺激下丘脑口渴中枢,调节醛固酮和肾素分泌。如果醛固酮持续升高,低钾血症和碱中毒即可引起钠潴留和高血压。胎儿组织表达大量 AT-2 受体,出生后表达量明显减少,而且仅限于脑组织、肾上腺、心脏、肾脏、子宫平滑肌和卵巢表达,调节局部组织的胚胎发育、细胞分化、组织修复和细胞凋亡。除上述经典作用外,AT-2 还可生成 AT_{2-8}、AT_{3-8} 等小分子肽,这些物质与 AT-1 结合而发挥与 AT-2 的相似作用[31]。

肾素由肾小球旁细胞合成,低肾素性高血压是一种常见的高血压类型,除见于原发性高血压外,亦见于高醛固酮血症(原发性醛固酮增多症,Conn 综合征)或低醛固酮血症,如 Liddle 综合征、表观盐皮质激素过多综合征、糖皮质激素可治疗性高血压等。低肾素性高血压常伴有低钾血症,醛固酮/肾素比值是鉴别病因的重要指标[32]。

盐皮质激素性高血压可分为以下四类:①肾素生成相关性高血压:如肾素瘤、恶性高血压、对导管型主动脉狭窄等;②醛固酮生成相关性高血压:主要包括原发性醛固酮增多症,如醛固酮瘤、遗传性肾上腺皮质增生症、家族性醛固酮增

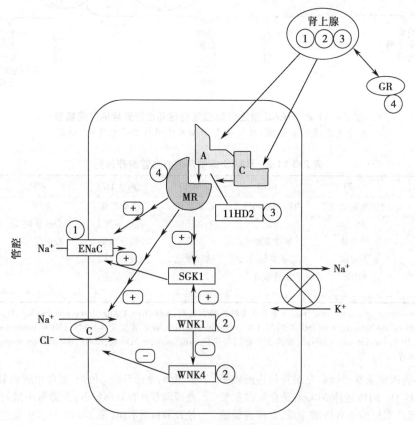

图 2-6-11-4 肾远曲小管细胞离子转运机制

DCT:远曲小管;PC:集合管主细胞;NCC:噻嗪敏感性 NaCl 通道转运体;
ENaC:上皮钠通道;A:醛固酮;C:皮质醇;GR:糖皮质激素受体

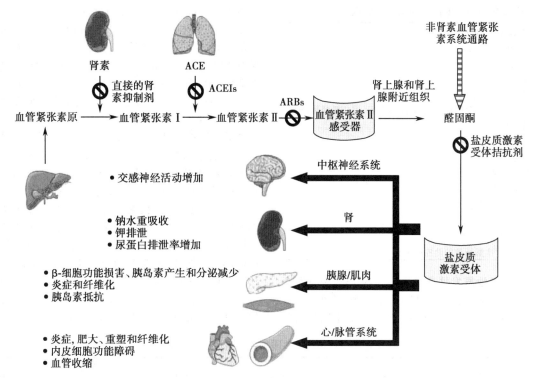

图 2-6-11-5 盐皮质激素受体的活化

多症 1/2/3 型;③非醛固酮性盐皮质激素相关性高血压:如表观盐皮质激素过多综合征、Liddle 综合征、去氧皮质酮分泌瘤、异位 CRH/ACTH 分泌综合征、先天性肾上腺皮质增生症;④含盐皮质激素活性药物相关性高血压:如甘草;⑤糖皮质激素受体抵抗综合征。

除高血压外,盐皮质激素性高血压的临床表现包括低钾血症和代谢性碱中毒。临床上,亦可根据肾素和醛固酮的变化将高血压分为低肾素低醛固酮血症性高血压、低肾素高醛固酮血症性高血压和高肾素高醛固酮血症性高血压三类(表 2-6-11-3)。高血压伴低肾素和低醛固酮血症提示盐皮质激素过多,见于外源性盐皮质激素过多(甘草、甘珀酸等)、异位 CRH/ACTH 综合征、Liddle 综合征、先天性肾上腺皮质增生症(11β-羟化酶缺陷症、17α-羟化酶缺陷症)、表观盐皮质激素过多或脱氧皮质酮分泌瘤。高血压伴低肾素和高醛固酮血症,注意见于原发性醛固酮增多症,其中血浆醛固酮浓度(PAC)>20ng/dl(555pmol/L),PAC 与血浆肾素活性(PRA)比值>30(832U)的原发性醛固酮增多症包括醛固酮瘤、双侧肾上腺增生症、糖皮质激素可治疗性醛固酮增多症(GRA)、醛固酮分泌癌、单侧肾上腺增生症或 2 型与 3 型家族性醛固酮增多症。高血压伴高肾素和高醛固酮血症见于肾素瘤、长期使用利尿剂的原发性高血压、肾血管性高血压、对导管型主动脉狭窄或原发性高血压恶性期,这些患者的 PAC/PRA 往往<10(277U)。

【低肾素性高血压】

低肾素性高血压常见于原发性高血压、原发性醛固酮增多症、先天性肾上腺皮质增生症和获得性低肾素低醛固酮性高血压;偶见于家族性醛固酮增多症、Liddle 综合征、妊娠恶化性高血压、表观盐皮质激素过多与 AME 样临床综合征、糖皮质激素抵抗综合征和 Ⅱ 型假性低醛固酮症(表 2-6-11-4)。

表 2-6-11-3　盐皮质激素性高血压分类

低肾素低醛固酮血症性高血压
低肾素性原发性高血压
外源性盐皮质激素过多(甘草/甘珀酸)
异位 CRH/ACTH 综合征
Liddle 综合征
先天性肾上腺皮质增生症
11-β 羟化酶缺陷症
17-α 羟化酶缺陷症
表观盐皮质激素过多
妊娠恶化性高血压
脱氧皮质酮分泌瘤
Ⅱ 型假性低醛固酮症(低肾素性正常醛固酮性高血压)
低肾素高醛固酮血症性高血压
原发性醛固酮增多症
醛固酮瘤
双侧肾上腺增生症
糖皮质激素可治疗性醛固酮增多症(GRA/家族性醛固酮增多症 Ⅰ 型)
醛固酮分泌癌
单侧肾上腺增生症
家族性醛固酮增多症(2 型/3 型)
糖皮质激素抵抗综合征
高肾素高醛固酮血症性高血压
肾素瘤
利尿剂
肾血管性高血压
对导管型主动脉狭窄
原发性高血压恶性期

表 2-6-11-4　低肾素性高血压的病因

1. 低肾素性原发性高血压(LREH)
2. 原发性醛固酮增多症
　　醛固酮瘤
　　醛固酮癌
　　原发性肾上腺增生
　　糖皮质激素可治疗性家族性醛固酮增多症(家族性醛固酮增
　　　多症 I 型)
　　家族性醛固酮增多症 II 型
3. Liddle 综合征
4. 盐皮质激素受体突变
5. 表观盐皮质激素过多
6. 糖皮质激素抵抗综合征
7. Gordon 综合征
8. 先天性肾上腺皮质增生症
9. 甘珀酸钠/甘草次酸所致的盐皮质激素过多

（一）低肾素性原发性高血压　约15%的原发性高血压患者血浆肾素活性(PRA)升高,25%降低,其余(60%)正常。低肾素性原发性高血压主要见于黑种人和老年人,其升高的血压为盐敏感性(salt-sensitive),生活方式干预、降低体重的降压效果差,而利尿剂和钙通道阻滞剂的疗效较佳,且心血管事件的风险低于高肾素性或正常肾素性高血压。高血压相关基因的作用位点或途径见图 2-6-11-6,肾小球旁细胞的灌注压较高,故肾素分泌被抑制,但局部组织(如血管内皮细胞、肾实质、脑组织和肾上腺)的 AT-2 活性增高。肾脏组织的肾素-血管紧张素系统激活不能被检测出来,血浆肾素活性无法反映肾脏的肾素-血管紧张素系统活性。低肾素性高血压仅仅是一种临床表象,所以血管紧张素转换酶抑制剂(ACEI)治疗有效。患者的血浆 AT-2 正常,而肾上腺的肾素含量、AT-2 生成与肾素原升高,胰腺患者还伴有盐皮质激素增多而无低钾血症。此外,低肾素性高血压患者的皮质醇生理作用存在缺陷,表现为 18-羟类固醇升高,盐皮质激素受体(MR)被糖皮质激素激活。遗传因素影响血压的30%~50%,全基因组分析发现 43 个基因变异与高血压密切相关,此外,还有数百个基因位点对血压有调节作用。单基因相关性高血压的病因见表 2-6-11-5。

表 2-6-11-5　单基因相关性高血压的病因

基因	染色体	疾病	临床特点	遗传方式	高血压%/早发高血压%	发病率
CYP11B1	8q	MIM202010 CAH IV	早年发病/高血压/低钾血症/雄性化	AR,LOF	63%/NA	1/10万 1/5000(北非犹太人)
CYP11B2	8p	MIM103900 糖皮质激素了治疗性醛固酮增多症 I 型家族性醛固酮增多症	高血压/血浆肾素降低/醛固酮升高/血钾降低或正常/颅内动脉瘤/地塞米松治疗有效	AD/GOF	88%/41%	少见
WNK1/WNK4	12p	Gordon 综合征 WNK1:PHA2C(MIM 614492) WNK4:PHA2B(MIM 614491) KLHL3:PHA2D(MIM 614495) CUL3:PHA2E(MIM 614496)	高血压/高钾血症/噻嗪类药物治疗有效	WNK1:AR/GOF WNK4:AR/LOF- CUL3:AD/LOF	WNK1(484%/13%) WNK4(50%/10%) KLHL3 显性(27%/17%) KLHL3 隐性 100%/14%	少见
KLHL3	5q					
CUL3	2q					
SCNN1B/SCNN1G	16p	MIM177200 Liddle 综合征	高血压/低钾血症/代谢性碱中毒/血浆肾素降低/醛固酮降低/阿米洛利治疗有效	AD/GOF	SCNN1B:100% SCNN1G:100%~50%	少见
CYP17A1	10q	MIM202110 CAH V	高血压/低钾血症/性腺功能减退/雄激素缺乏	AR/LOF	NA64	罕见
HSD11B2	16q	MIM218030 AME	高血压/低钾血症/血浆肾素降低/螺内酯治疗有效	AR/LOF	100%~>89%	罕见

续表

基因	染色体	疾病	临床特点	遗传方式	高血压%/ 早发高血压%	发病率
NR3C2	4q	早发性常染色体显性遗传性高血压伴妊娠期恶化（MIM605115）	高血压/妊娠期严重高血压	AD/GOF	100%	1个家系
KCNJ5	11q	Ⅲ型家族性醛固酮增多症（MIM613677）	高血压/低钾血症/高醛固酮血症/高18-氧皮质醇血症/高18-羟皮质醇血症	AD/LOF	100%	1个家系

注:AR:autosomal recessive,常染色体隐性遗传;AD:autosomal dominant,常染色体显性遗传;GOF:gain of function,功能获得;LOF:loss of function,功能缺失

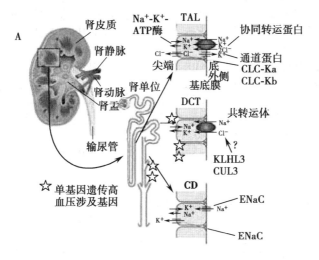

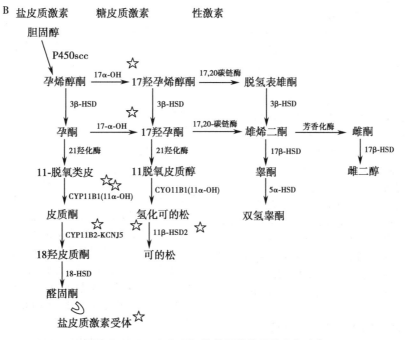

图 2-6-11-6　高血压相关基因的作用位点与途径

这些基因突变引起高血压,主要涉及肾脏(A)和类固醇激素代谢-盐皮质激素受体(B)两个途径;TAL:Henle 袢厚壁升支;DCT:远曲小管;CD:集合管

（二）原发性醛固酮增多症 原发性醛固酮增多症是一种临床综合征,主要病因有醛固酮瘤或醛固酮癌、原发性肾上腺增生、糖皮质激素可治疗性家族性醛固酮增多症(家族性醛固酮增多症Ⅰ型)、家族性醛固酮增多症Ⅱ型、异位醛固酮分泌瘤。原发性醛固酮增多症的特点是无皮下水肿、低肾素性高血压、肌肉无力和心血管病,其临床表现和诊断见本章第12节。当高血压患者在伴有或小剂量利尿剂诱发低钾血症时,可应用血浆醛固酮/血浆肾素活性比值筛选原发性醛固酮增多症。诊断有困难时,肾上腺静脉采样测定醛固酮时鉴别单侧醛固酮瘤与双侧增生的标准方法,单侧腺瘤时,其醛固酮浓度高于对侧4倍以上,而双侧增生性病变时,其浓度无明显差异。AVS时,同时进行持续性24肽促皮质素(cosyntropin)滴注(每小时50μg,滴注30分钟后序贯采样)可选择提供鉴别效率。如果肾上腺静脉血皮质醇与外周静脉血皮质醇的比值大于10:1可诊断为单侧腺瘤,高于3:1具有诊断意义。左右两侧肾上腺静脉醛固酮浓度/皮质醇浓度比值可校正膈下静脉-左肾上腺静脉交通吻合支的稀释作用。一般采用4:1作为单侧与双侧病变的甄别值,低于3:1提示为双侧病变。此外,亦可应用体位刺激试验、18-羟皮质酮测定、[131]碘-胆固醇放射核素扫描等鉴别。

（三）家族性醛固酮增多症 详见本章第12节。分为Ⅰ型和Ⅱ型两类,均为常染色体显性遗传性高血压。如果原发性醛固酮增多症患者的年龄在20岁以下或存在家族遗传性高血压病史,应采用致病基因筛选方法排除其可能性。

（四）Liddle 综合征 详见第3篇第3章第3节。Liddle综合征的临床表现酷似原醛症,以高血压、低血钾为特征,病因是肾小管上皮细胞钠通道(ENaC)的活化性突变,钠重吸收过多所致,血浆PRA和醛固酮均被显著抑制,为遗传性肾小管病中的一种[33,34]。本综合征为常染色体显性遗传性疾病,其原发缺陷是细胞膜的钠转运异常,因此远端肾小管对钠的重吸收显著增强。导致钠通道过度激活的原因未明。因远曲小管对Na+重吸收增多,增加Na+-K+交换,K+从尿中大量丢失,导致低血钾症。高血压、低钾血症、低血镁症、代谢性碱中毒为Liddle综合征的突出表现。大量细胞内K+移出细胞外,H+和Na+进入细胞内,引起代谢性碱中毒。高血容量抑制肾小球旁器合成和释放肾素,使肾素-血管紧张素减少。这时,低血钾、低血钠、高血容量均可抑制肾上腺皮质球状带分泌醛固酮,引起低肾素性低醛固酮血症。因肾小管上皮细胞内缺K+,因而只能分泌较多的H+与Na+进行交换,肾小管排H+增多,故出现"反常性"酸性尿[35-37]。

（五）妊娠期恶性高血压 妊娠期恶性高血压的病因为盐皮质激素受体活化性突变,十分罕见。常染色体显性遗传,病因与盐皮质激素受体S810L突变有关。妊娠期孕酮和其他盐皮质激素增加,激活突变型盐皮质激素受体,因水钠潴留和严重高血压。高血压早发,其特点是低肾素性低醛固酮性高血压伴低钾血症。妊娠期因孕酮和皮质醇增多,激活盐皮质激素受体,使血压进一步升高。首选阿米洛利降压,螺内酯治疗无效[38-40]。

（六）表观盐皮质激素过多与AME样综合征

1. 表观盐皮质激素过多 表观盐皮质激素过多为遗传性低肾素性高血压的一种[41,42]。HSD11B2基因突变(失活性突变)导致先天性皮质醇介导性盐皮质激素过多。表观盐皮质激素过多的典型表现包括高血压伴低钾血症、钠潴留伴

血容量增加,进而抑制血浆PRA(PRA),导致球状带醛固酮分泌减少。在临床如遇见婴幼儿或青少年发病的高血压患者伴有高血压伴低血钾、代谢性碱中毒和/或多尿或出生时体重低或伴有宫内发育迟缓,要想到AME可能[43-47]。

2. 甘草制剂中毒 甘草制剂抑制2型11β-HSD活性,引起水钠潴留、高血压、低血钾和肾素-醛固酮系统的抑制,其临床表现与AME相似(甘草综合征,liquorice syndrome)。AME与原发性高血压的鉴别要点是后者的皮质素/皮质醇比值正常。肾衰竭者可有AME表现,经透析治疗仍不能阻止病情发展,但在行肾移植后,AME被治愈[48]。甘草及其类似物含有类固醇激素样活性,少量摄入甘草可升高血压,抑制11β-HSD2,尿游离皮质酮轻度降低,盐皮质激素/糖皮质激素比值升高。

3. 异位CRH/ACTH综合征 大量的皮质醇可表达过滤盐皮质激素活性,其原因是:①皮质醇不能被11β-HSD2及时灭活;②ACTH抑制11β-HSD2活性;③非醛固酮的盐皮质激素(如去氧皮质酮)过多;④尿皮质醇/皮质素比值明显升高。AME与Liddle综合征鉴别见表2-6-11-6。

表2-6-11-6 表观盐皮质激素过多与Liddle综合征的鉴别

临床特点	AME	Liddle 综合征
发病率	罕见	相对常见
病因	HSD11B2 失活性突变	EnaC 活化性突变
遗传方式	常染色体隐性	常染色体显性
高血压特征	自幼发病	自幼发病
	低肾素低ALD性	低肾素低ALD性
	血压与盐摄入量有关	血压与盐摄入量无关
低钾血症	明显	明显
代谢性碱中毒	明显	明显
血浆PRA/AT-1/AT-2/ALD	均被抑制测得值很低或测不到	均被抑制/测得值降低
血皮质醇/皮质素比值	↑↑	正常
DOC	↓	正常
特异性降压药物	钙离子拮抗剂,阿米洛利	阿米洛利

（七）酸碱转运体变异与高血压 酸碱转运体Na+偶联的HCO₃⁻转运体、Na+/H+交换器和阴离子交换器参与了血液调节,一般通过水与电解质的变化影响血压(表2-6-11-7)。

（八）糖皮质激素抵抗综合征 详见本篇扩展资源17相关内容。常染色体隐性遗传,病因为糖皮质激素受体突变,干扰受体与配体结合,继而激活或抑制靶基因表达,糖皮质激素受体缺乏正常功能,ACTH分泌增多,刺激肾上腺皮质分泌过多皮质醇和其他相关类雄激素类固醇类激素与盐皮质激素。患者发生混合性肾上腺综合征表现,最突出的症状为高血压、肌无力、代谢性碱中毒和慢性虚弱,但因缺乏皮质醇作用,故不会出现Cushing综合征表现。高血压的形成主要与过度皮质醇有关[48-53]。地塞米松是治疗糖皮质激素抵抗综合征的首选药物。

表 2-6-11-7 酸碱转运体变异与高血压的相关研究

研究者/年份	基因	SNP/位点变异	表型
Kokubo 等/2006	SLC4A1	rs5036	高血压
Morrison 等/2010		rs2857078	先兆子痫
Söber 等/2009	SLC4A2	rs2303934	高血压
Yang 等/2012	SLC4A4	SNP	高血压
Barkley 等/2004	SLC4A5	rs7571842	盐敏感性高血压
Hunt 等/2006		rs10177833	
Taylor/2009/2012/2013		rs8179526	
Carey 等/2012		hcv1137534	
Gröger 等/2012		敲除	高血压
Ehret 等/2011	SLC4A7	rs13082711	高血压
Boedtkjer 等/2011		敲除	拮抗 AT-2 与 L-NAME 引起的高血压
Boedtkjer 等/2012	SLC9A1	敲除	高血压
Yu 等/2008		敲除	拮抗肺高压
Iwai 等/2006	SLC9A2	SNP4(内含子6)	高血压
Morrison 等/2010	SLC9A3	rs4957061	先兆子痫
Schultheis 等/1998 Noonan 等/2005		敲除	高血压
Verlander 等/2003	SLC26A4	敲除	拮抗盐皮质激素所致的高血压
Jacques 等/2013		过表达	Cl⁻ 敏感性高血压
Singh 等/2008	SLC26A6	敲除	拮抗果糖引起的高血压
Amlal 等/2013	SLC26A9	敲除	高血压

（九）Ⅱ型假性低醛固酮症　详见本篇扩展资源17相关内容。Ⅱ型假性低醛固酮症亦称 Gordon 综合征或氯化物分流（chloride shunt）综合征，是一种常染色体显性遗传性肾钠盐重吸收障碍性疾病，病因与激酶 WNK1 和 WNK4 突变引起盐重吸收增加而钾排泄障碍有关。Kelch 样 3（Kelch-like 3,KLHL3 和 Cullin 3（E3 泛素连接酶复合物元件，CUL3）功能异常。由于影响了噻嗪敏感性离子通道或离子转运体的调节功能，钠的重吸收增加而钾的排泄减少，临床上出现低肾素性容量依赖性盐敏感性高血压，同时伴有高钾血症、高氯血症和代谢性酸中毒[54-57]，而肾小球滤过率正常，血浆醛固酮因低肾素血症和高钾血症而波动（正常或降低）。患者对噻嗪类利尿剂和限盐治疗呈过度反应。Gordon 综合征患者的高血压、高钾血症和代谢性酸中毒常误诊为肾衰竭，但患者的肾功能正常。4 型 WNK（缺乏赖氨酸激酶，WNK4）失活性突变和 1 型 WNK（WNK1）活化性突变导致远曲小管 WNK4 介导的噻嗪敏感性钠-氯协同转运体（thiazide-sensitive sodium chloride cotransporter，NCCT）抑制，NCCT 活性增加，集合管内的钠负荷和钠重吸收降低；WNK4 失活性突变使肾外层钾通道（renal outer medullar potassium channel，ROMK）活性下降，故患者出现与 Bartter 综合征或 Gitelman 综合征相反的临床表现，即高血压、高钾血症、代谢性酸中毒和血清 ADMA 升高，而肾功能正常。

Ⅱ型假性低醛固酮症属于低肾素性高血压的一种，故需要与以下几种疾病鉴别：①慢性肾衰：肾功能下降，血清肌酐升高而Ⅱ型假性低醛固酮症患者正常；②糖尿病肾病或药物（如非甾体类抗炎药）性肾病晚期钠潴留伴低肾素低醛固酮血症；③糖皮质激素可治疗性醛固酮增多症（GRA）；④Liddle 综合征；⑤表观盐皮质激素过多（AME）；⑥盐皮质激素受体活化性突变。

（十）先天性肾上腺皮质增生症　在先天性肾上腺皮质增生症（CAH）中，11β-羟化酶缺陷症（CYP11B 缺陷症，11β-hydroxylase deficiency）和 17α-羟化酶缺陷症（CYP17A 缺陷症）伴有高血压（表 2-6-11-8）。

1. 11β-羟化酶缺陷症　11β-羟化酶缺陷症为 CAH 中的较少见类型。CYP11B1 和 CYP11B2 是线粒体细胞色素 P450 单氧化酶，其合成之初均含有 503 个氨基酸残基，切除信号肽后生成含 479 个氨基酸残基的成熟蛋白。两种同工酶均能使 11-去氧皮质酮和 11-去氧皮质醇发生 11β-羟化，分别生成皮质酮和皮质醇。在 CYP11B 缺陷症患者中，11-去氧皮质酮（DOC）和 11-去氧皮质醇不能被进一步转化成皮质酮和皮质醇，皮质醇的合成减少，ACTH 分泌增加刺激肾上腺皮质的束状带增生，产生过量的皮质酮和皮质醇的前体物质，引起钠潴留和血容量增加，进而抑制 PRA，导致球状带醛固酮分泌减少。CYP11B 缺陷症的杂合子携带者（如患者父母）没有生化异常（ACTH 兴奋反应亦正常）。这与 CYP21 缺陷症的杂合子携带不同，后者在 ACTH 兴奋后，血浆 17α-羟孕酮有不同程度的升高。约 2/3 的经典型 CYP11B 缺陷症患者有高血压。DOC 的 18-羟和 19-去甲代谢物是强作用的盐皮质激素，少数患者在婴幼儿期可出现盐皮质激素缺乏症状，如高钾血症、低钠血症和低血容量等。非经典型（迟发型、轻型)CYP11B 缺陷症患者的血压往往正常,或仅有轻度升高,其他临床表现则与非经典型 CYP21 缺陷症相似。患者出生时外生殖器一般正常。女性患者可在青春期前后出现轻度阴蒂肥大,有些成年妇女可仅有多毛及月经稀发等表现。ACTH 兴奋试验示血 11-去氧皮质醇和 DOC 明显升高。CYP11B 缺陷症患者的血皮质醇降低而 CYP11B 前体物质增多,雄激素分泌过多伴高血压要考虑 CYP11B 缺陷症的可能。CYP11B 缺陷症特异性激素诊断指标包括血浆 DOC、11-去氧皮质醇基础值及 ACTH 兴奋反应,也可测定血 17-羟孕酮、DHEA 和 Δ4-A 或 24 小时尿 17-OHCS、17-KS、孕三醇或 17-生酮类固醇(KGS)。经典型患者血浆与尿四氢-11-去氧皮质醇增高。测定羊水四氢-11-去氧皮质醇可于产前作出 CYP11B 缺陷症的诊断,对这种方法不能识别的基因突变,可用 CYP21B 基因精确测序来确定。CYP21B 基因分析是最早用于 CAH 产前诊断的方法[58-61]。

2. 17α-羟化酶缺陷症　17α-羟化酶缺陷症少见,属常染色体隐性遗传性疾病,由编码该酶的 CYP17 基因突变而引起,目前已发现 CYP17 的 15 种基因突变类型。CYP17A 基因突变致 CYP17A 功能缺陷,引起肾上腺皮质醇合成不足,从而使垂体分泌 ACTH 增多,进而导致盐皮质激素特别是皮质酮和 11-去氧皮质酮(11-DOC)合成增加。男性患者多表现为假两性畸形,外生殖器为幼稚女性型,有盲端阴道,而内生殖器为男性型,睾丸小且发育不良,少数表现为外生殖器性别难辨、小阴茎、尿道下裂及乳腺发育。女性患者出生时正常,出生后则表现为第二性征不发育和原发性闭经。青春期后,血 FSH 和 LH 均明显升高,骨龄落后,骨骺融合延迟。血 ACTH 升高而 17-羟化类固醇极低支持 17α-羟化酶缺陷症诊断。血浆孕烯醇酮、孕酮、DOC、皮质酮及其 18-羟产物升高,ACTH 兴奋试验呈现过强反应,但可被糖皮质激素抑制。血浆 PRA 和醛固酮极低,可伴低血钾和碱中毒[62-79]。

表 2-6-11-8　遗传性低肾素性高血压的鉴别

病因	遗传方式	年龄	血钾	PRA	ALD	ALD/PRA	GC 反应	MR-A 反应	治疗
Liddle 综合征	AD	C/A	N/↓	↓	↓		−	−	A/Tr
Gordon 综合征	AD	A(C)	N/↑	↓	N/↑	↑	−	−	T
AME	AR	I/C/A	↓(N)	↓	↓		−	+	MR-A
H-P	AD	C/A	N/↓	↓	↓			可逆	A/Tr/T
GRA	AD	I/C	N/↓	↓	↑(N)		+	+	G/A/Tr
FHⅡ	AD	A	N/↓	↓	↑	↑		+	MR-A
CAH	AR	I	N/↓	↓	↓			+	MR-A
FGR	AR AD	I	N/↓	↓	↓		−	+	MR-A

注:AME:apparent mineralocorticoid excess,表观盐皮质激素过多;H-P:hypertension exacerbated by pregnancy,妊娠恶化的高血压;GRA:glucocorticoid-remediable aldosteronism,糖皮质激素可治疗性醛固酮增多症;FHⅡ:familial hyperaldosteronism type Ⅱ,Ⅱ型家族性醛固酮增多症;CAH:congenital adrenal hyperplasia,先天性肾上腺皮质增生症;FGR:familial glucocorticoid resistance,家族性糖皮质激素抵抗;AD:autosomal dominant,常染色体显性遗传;AR:autosomal recessive,常染色体隐性遗传;I:infancy,婴儿;C:childhood,儿童;PRA:plasma renin activity,血浆肾素活性;Aldo:aldosterone,醛固酮;GC:glucocorticoid,糖皮质激素;MR-A:盐皮质激素受体拮抗剂;A:amiloride,阿米洛利;Tr:triamterene,氨苯蝶啶;T:thiazide,噻嗪类利尿剂

【盐敏感性高血压】

50% 以上的原发性高血压属于盐敏感性高血压(salt-sensitive hypertension,SSH),病因与 RAAS、醛固酮合酶细胞色素 p450 3A、ENaC、交感神经、G 蛋白 β-3 亚基、α-内收蛋白(α-adducin)、内皮细胞 NO 合酶、激肽释放酶-激肽(kallikrein-kinin)系统、无赖氨酸激酶 4(with-no-lysine kinase 4,WNK4)-cAMP 依赖性蛋白激酶 A 均有关。

研究发现,盐敏感性高血压的病因和发病机制与肾上腺和交感神经的关系密切,与醛固酮-盐皮质激素受体(MR)途径紧密联系。盐摄入量对不同人群的升高血压作用有明显差别,SSH 患者肾脏钠排泄功能障碍是需要升高的基本原因。调节肾脏钠排泄的因素主要有交感神经系统、RASS 系统和胰岛素。激活可增加钠重吸收和血压,肾脏组织内的 RAAS 水平起了更重要作用;醛固酮和皮质醇发病刺激肾小管受体,调节钠的重吸收。Rho 家族小 GTP 结合蛋白(Rho-family of small GTP binding protein)成员 Rac1 调节 MR 活性,因此,Rac1-MR-噻嗪敏感性钠-氯协同转运体(thiazide-sensitive sodium chloride cotransporter,NCCT)/ENaC 调节途径和肾脏 β-肾上腺素能刺激物-糖皮质激素受体(GR)-WNK4-NCC 调节途径功能紊乱,肾小管钠重吸收增多在盐敏感性高血压发病中起了重要作用。盐敏感性来源于遗传因素或后天性所致排钠功能缺陷。多巴胺作用于肾近曲小管和 Henle 袢升支厚壁段,以自分泌和旁分泌方式促进钠利尿,G 蛋白受体激酶(G-protein receptor kinase,GRK)磷酸化 G 蛋白偶联受体,其中 GRK4 活性增加,促进钠排泄。因此 GRK4 变异(如 Arg65Leu、p. Ala142Val 和 p. Val486A)和多态性 GRK4 与盐敏感性高血压有关(图 2-6-11-7)。

(一)RAC1 激活盐皮质激素受体　正常情况下,通过 RAAS 系统的作用,钠的摄入量与血浆醛固酮水平呈负相关而维持血清钠稳定和正常血压。原发性醛固酮增多症患者,过滤醛固酮促进肾小管钠的重吸收,导致盐敏感性高血压。cAMP 依赖性-dependent 蛋白激酶 A 和活性氧是激活 MR 的两个作用因子。此外,近年发现,盐敏感性动物在血浆醛固酮降低情况下,Rac1 对盐的反应异常,Rac1 仍可激活 MR31,导致钠潴留和高血压(图 2-6-11-8)。

(二)肾脏交感神经与 WNK4-NCC 途径　肾脏交感

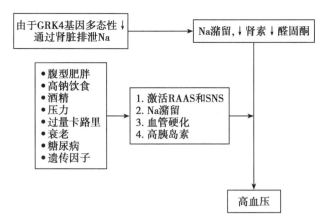

图 2-6-11-7　GRK4 变异和多态性引起盐敏感性高血压

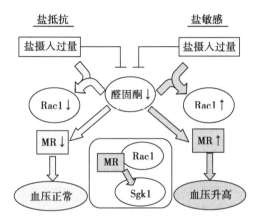

图 2-6-11-8　Rac1-MR 活化与盐敏感性高血压

Rac1 激活,引起 MR 对盐负荷的矛盾性反应,Rac1 激活核 MR 转位,诱导相关基因(如 Sgk1)转录和表达;Aldo:醛固酮

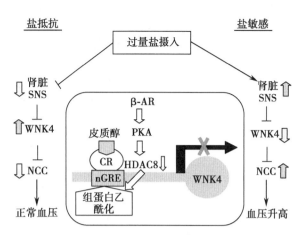

图 2-6-11-9　β 肾上腺素能神经刺激 GR-WNK4-NCC 途径引起的盐敏感性高血压

HDAC8:组蛋白去乙酰化酶;nGRE:负性糖皮质激素反应元件;PKA:蛋白激酶 A

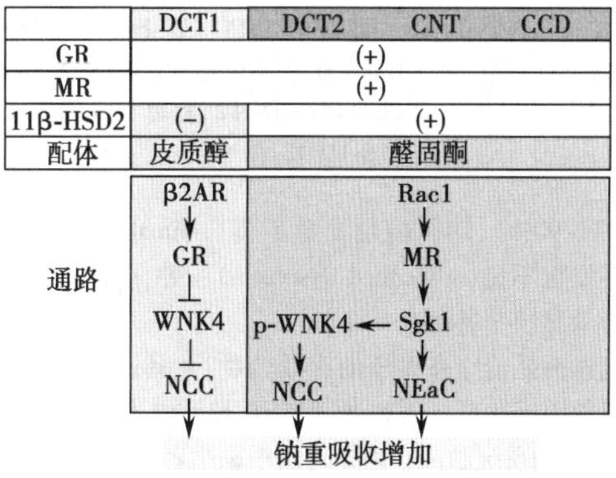

	DCT1	DCT2	CNT	CCD
GR		(+)		
MR		(+)		
11β-HSD2	(-)		(+)	
配体	皮质醇	醛固酮		
通路	β2AR ↓ GR ⊥ WNK4 ⊥ NCC	Rac1 ↓ MR p-WNK4 ← Sgk1 ↓ NCC　NEaC		
		钠重吸收增加		

图 2-6-11-10　肾小管不同节段的 MR、GR 和 11β-HSD2 分布

CCD:皮质集合管;CNT:连接管;p-WNK4:磷酸化 WNK4

神经兴奋性是决定 SSH 的另一原因,患者的血清去甲肾上腺素水平升高,伴有肥胖时高血压对降压药治疗有抗性,因为交感神经兴奋性增高具有一定的抗利尿作用,还增加肾素分泌和肾脏血流量,同时肾小管的钠重吸收也增多。无赖氨酸激酶 4(WNK4)是一种丝氨酸-苏氨酸激酶,可负性调节 NCC 活性。在正常情况下,WNK 抑制 NCC 活性,减少远曲小管钠重吸收,维持正常血压。饮食钠可调节 WNK 激酶表达,并进一步影响 NCC 功能。糖皮质激素增加肾上腺素能张力,进一步减弱 WNK4 活性(图 2-6-11-9)。

(三)肾小管 MR 和 GR 激活　　NCC 是调节肾脏钠转运与血压的关键因素,NCC 活性与 SSH 发病直接相关,其中涉及到 Rac1-MR-Sgk1-NCC 和 β 肾上腺素能神经-GR-WNK4-NCC 途径,Rac1-MR 途径 UC 必然导致 ENaC 活性升高和钠重吸收增多,MR 和 GR 均在相应配体的刺激下,促进钠重吸收,升高血压,而 β 肾上腺素能神经刺激 GR-WNK4-NCC 途径,引起盐敏感性高血压[61-69](图 2-6-11-10 和图 2-6-11-11)。

【高肾素性高血压】

(一)原发性高肾素性高血压　　肾素瘤(reninoma)多见于儿童或青壮年。临床特点为严重高血压,低钾性碱中毒,血浆肾素活性和血、尿醛固酮明显升高。肾素瘤是继发性醛固酮增多症的罕见病因,有些可能与 ras 原癌基因点突

变有关。瘤细胞分泌大量肾素,刺激 AT-2 分泌增多,后者刺激肾上腺球状带分泌过量醛固酮,进而导致高血压、低血钾和低血钾性碱中毒[70-72]。选择性肾血管采样测肾素水平有助于诊断,肯定诊断有赖于对切除肿瘤进行病理学或电镜检查。本病应与原发性醛固酮增多症、肾脏胚胎瘤、肾脏以外的肾素瘤和继发性醛固酮增多症鉴别。血浆肾素及肾静脉插导管采血测双侧血浆肾素活性可资鉴别。原发性醛固酮增多症者血浆肾素及双侧肾静脉血浆肾素均明显降低;继发性醛固酮增多症血浆肾素及双侧肾静脉血浆肾素均升高。肾素瘤血浆肾素及病变侧肾静脉血浆肾素升高,肾外肾素瘤患者的血浆及肾静脉两侧血肾素均升高。

(二)继发性高肾素性高血压　　引起继发性高肾素性高血压的病变很多,任何导致肾脏缺血的疾病均可伴有继发性高肾素性高血压。临床上常见于原发性高血压恶性期、长期使用利尿剂的高血压、肾血管性高血压、对导管型主动脉狭窄和原发性高血压恶性期。肾动脉狭窄的病因很多,其中纤维肌肉发育不良症(fibromuscular dysplasia,FMD)是一种非炎症性肾动脉病,其引起的肾动脉狭窄和肾性高血压主要见于女性。FMD 可分为动脉中层发育不良(media fibropla-

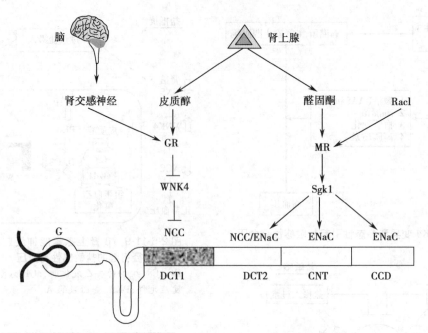

图 2-6-11-11　肾上腺和肾脏交感神经系统在盐敏感性高血压中的致病作用
Rac1 与肾脏交感神经分别激活盐皮质激素受体(MR)和糖皮质激素受体(GR)，
继而刺激 DCT2 段的 NCC/ENaC 和皮质集合管 CNT 段的 ENaC；DCT1 段缺乏
11β-HSD2 表达；G：肾小球

sia，80%~90%)、动脉内层发育不良(intimal dysplasia)和动脉外膜发育不良(adventitial dysplasia)三种，应注意与动脉硬化性肾动脉狭窄鉴别。

利尿剂是治疗高血压的有效药物，尤其适合于盐敏感性和血容量敏感性高血压患者，但是常导致继发性肾素-血管紧张素-醛固酮系统激活。因而建议根据患者的血浆肾素水平选择降压药物，当血浆肾素升高后，宜首选抗肾素类降压药，如β受体阻滞剂、血管紧张素转换酶抑制剂和血管紧张素-2受体阻滞剂[73-75]。又如，对导管型主动脉狭窄引起继发性高肾素性高血压的发病机制仍未完全明了，但是绝非单纯的主动脉狭窄性缺血性病变，因而亦不能单用手术治愈。目前认为，本病至少伴有继发性高肾素性高血压及其引起的心脏病变[76-78]。

【诊断与鉴别诊断】

（一）盐皮质激素高血压的筛选与治疗试验　遗传性高血压的特点与鉴别见表 2-6-11-9。怀疑遗传性低肾素性高血压时，可先用螺内酯(100mg/d，疗程 2 个月)做治疗试验[79,80]。原发性高血压、Liddle 综合征或盐皮质激素受体突变者的血压降低；如果血压仍增高，应改用常规降压药治疗，以防发生急性心血管事件。对螺内酯治疗有良好反应的患者应进一步根据血浆皮质醇与皮质素的比值(反映 11HSD2 活性)进行分类；比值正常时，提示 DOC 生成过多，见于某些类型的先天性肾上腺皮质增生症(11β-羟化酶缺陷症、17α-羟化酶缺陷症或散发性肾上腺 DOC 分泌瘤)。比值升高时，应考虑 AME、异位 CRH/ACTH 分泌综合征或糖皮质激素抵抗综合征可能。糖皮质激素抵抗综合征的血浆与尿皮质醇升高，而 AME 患者正常[81-84]。

表 2-6-11-9　遗传性高血压的特点与鉴别

病因	遗传方式	年龄	血钾	PRA	醛固酮	醛固酮/PRA	GC 反应	MR 激动剂反应	治疗
Liddle	AD	C/A	N/↓	↓	↓		−	−	A/Tr
Gordon	AD	A(C)	↑	N/↑	N/↑	↑			T
AME	AR	I/C/A	↓(N)	↓	↓		−	+	MR-A
H-P	AD	C/A	N/↓	↓	↓		−	逆转	A/Tr/T
GRA	AD	I/C	N/↓	↓	↑(N)	↑	+	+	G/A/Tr
FH Ⅱ	AD	A	N/↓	↓	↓			+	MR-A
CAH	AR	I	N/↓	↓	↓			+	MR-A
FGR	AR/AD	I	N/↓	↓	↓			+	MR-A

注：AME：apparent mineralocorticoid excess，表观盐皮质激素过多；H-P：hypertension exacerbated by pregnancy，妊娠恶化性高血压；GRA：glucocorticoid-remediable aldosteronism，糖皮质激素可治疗性醛固酮增多症；FH Ⅱ：familial hyperaldosteronism type Ⅱ，Ⅱ 型家族性醛固酮增多症；CAH：congenital adrenal hyperplasia with 11-or 17-hydroxylase deficiency，先天性肾上腺皮质增生症(11-/17-羟化酶缺陷症)；FGR：familial glucocorticoid resistance，家族性糖皮质激素抵抗；AD：autosomal dominant，常染色体显性遗传；AR：autosomal recessive，常染色体隐性遗传；Age：typical age at presentation，典型发病年龄；I：infancy，婴儿；C：childhood，儿童；A：adulthood，成人；N：normal，正常；↓：decreased，下降；↑：increased，升高；PRA：plasma renin activity，肾素活性；醛固酮(ng/dl)/肾素活性(ng/ml/h)；MR-A：盐皮质激素受体；A：amiloride，阿米洛利；Tr：triamterene，氨苯蝶啶；T：thiazides，噻嗪类利尿剂

低肾素性高血压的诊断流程见图 2-6-11-12。盐皮质激素高血压的筛选对象为：①血压>160/100mmHg，尤其是年龄<50 岁者；②使用三种以上的降压药不能满意控制的持续性高血压或顽固性高血压；③高血压伴低钾血症者；④高血压伴肾上腺结节或形态异常者；⑤存在高血压家族史、早发（20 岁前）性高血压或 40 岁前并发心脑血管事件者；⑥一级亲属患有高血压或原发性醛固酮增多症者。

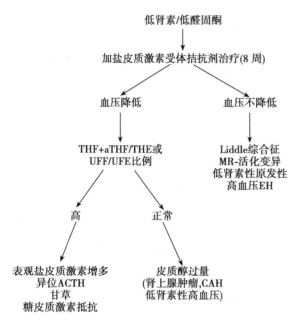

图 2-6-11-12　低肾素性高血压的诊断流程

（二）原发性醛固酮增多症的确诊试验

1. 氟氢可的松抑制试验　氟氢可的松抑制试验是确定原发性醛固酮增多症的确诊试验。试验前 4 天，每 6 小时口服 9α-醋酸氟氢可的松 0.1mg 和氯化钠缓释片 30mmol（1.75g），3 次/天。试验日上午 10：00 直立位测定血浆醛固酮。如果血浆醛固酮>6ng/dl，PRA<1.0ng/（ml·h），可确诊为原发性醛固酮增多症。醛固酮 1ng/dl = 27.7pmol/L；免疫测定法直接分析肾素浓度时，血浆肾素活性（PRA）1ng/（ml·h）［（12.8pmol/（L·min）］ = 血浆肾素浓度（PRC）8.2mU/L（5.2ng/L）。

2. 静脉盐水负荷试验　静脉盐水负荷试验是 4 小时内静脉滴注 0.9% 的 NaCl 2000ml，如果 PAC>10ng/dl 具有诊断意义（正常人低于 5ng/dl）。严重高血压、慢性肾衰、心力衰竭、心律失常或严重低钾血症者禁做该试验。

3. 口服钠盐负荷试验　高钠饮食（约 218mmol/d）3 天，最后 1 天收集 24 小时尿液。正常人在口服钠盐负荷试验后的 24 小时尿醛固酮低于 12μg/d，尿钠大于 200mmol/d。

4. 卡托普利刺激试验　坐位条件下，口服卡托普利 25~50mg。如果 PAC/PRA>30 提示为原发性醛固酮增多症。

5. 其他试验　主要有呋塞米立位试验、24 小时尿醛固酮测定和氯沙坦试验等，但其敏感性和特异性较低。

（三）原发性醛固酮增多症的亚型鉴别　患者年龄<50 岁，伴有严重低钾血症（血钾<3.0mmol/L）和高醛固酮（>25ng/dl）血症和高醛固酮（>30μg/24h）尿症提示为 APA 而

非双侧肾上腺增生症，但非绝对。原发性醛固酮增多症的亚型鉴别的途径如下。

1. CT　高分辨增强对比薄层（2.5~3mm）CT 是确定肾上腺小结节的敏感而特异的方法，但不能确定结节的功能状态，>4cm 的单侧结节常提示为恶性结节。

2. MRI　诊断 APA 的敏感性约 70%。

3. 肾上腺静脉采样　是诊断原发性醛固酮增多症的金标准，敏感性 95%，特异性 100%。但右侧肾上腺静脉插管困难（管径较小，常直接进入下腔静脉而非肾上腺静脉）。肾上腺静脉采样途径有以下三种：①非刺激性或刺激性序贯与同时性双侧肾上腺静脉采样；②非刺激性或刺激性序贯与双侧 24 肽促皮质素兴奋的肾上腺静脉采样；③持续性 24 肽促皮质素兴奋的双侧序贯肾上腺静脉采样。为了避免采样标本被稀释，血浆醛固酮水平用相应侧的血浆皮质醇校正，以 PAC/皮质醇比值表示；两侧的浓度梯度>4：1 提示为单侧病变，<3：1 支持为双侧肾上腺增生。

4. 体位刺激试验　主要用于肾上腺静脉采样结果不能鉴别病因时，其原理是：APA 患者的血浆醛固酮浓度呈昼夜变化，AT-2 对其影响小，但 ACTH 的调节作用较强；而 IHA 对直立位时的 AT-2 增高很敏感。

5. ^{131}碘胆固醇　核素扫描能显示解决的摄取胆固醇功能，但对 1.5cm 以下的小结节不敏感。

6. 18-羟皮质酮测定　用于鉴别 APA 与双侧肾上腺增生，上午 8 时的卧位血浆 18-羟皮质酮高于 100ng/dl 提示为 APA，但特异性不高。

【治疗】

低肾素性高血压的治疗流程见图 2-6-11-13。

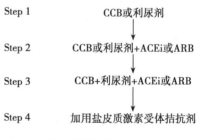

图 2-6-11-13　低肾素性高血压的治疗流程

（一）原发性高血压治疗　治疗原则主要根据血浆肾素水平决定。高肾素性原发性高血压首选 ACEI、血管紧张素受体阻滞剂或 β 受体阻滞剂治疗，低肾素性高血压一般首选利尿剂，许多其他降压药也对盐和血容量敏感性高血压有效，由于盐皮质激素过多在高血压的形成中起了一道作用，故 MR 拮抗剂（如螺内酯和依普利酮）可以降压，又由于组织的肾素水平升高，故 ACEI 可明显降低血压[85-90]。1 型血管紧张素受体、ACTH 和高钾血症等激活醛固酮合酶，醛固酮激活盐皮质激素受体，引起上皮细胞作用与非上皮细胞作用。上皮细胞作用的特点是上皮钠通道被激活，水和钠重吸收；非上皮细胞作用包括组织重建与器官损害。在血浆醛固酮水平较低状态下，皮质醇亦可激活盐皮质激素受体。传统的盐皮质激素受体拮抗剂螺内酯拮抗盐皮质激素受体和雄激素受体，故出现抗雄激素作用；依普利酮选择性阻滞盐皮质

激素受体,阿米洛利拮抗上皮钠通道。二氢吡啶类钙通道阻滞剂抑制盐皮质激素受体、T 型与 L 型电势依赖性钙通道。

(二)原发性醛固酮增多症治疗 单侧腺瘤或增生采用手术治疗,亦可选择盐皮质激素受体拮抗剂治疗。辅助措施包括减轻体重和低钠饮食。必要时可选用阿米洛利,但不能降低血浆醛固酮水平。

(三)家族性醛固酮增多症治疗 应用生理剂量的糖皮质激素(泼尼松、地塞米松或氢化可的松)抑制 ACTH 高分泌状态,睡前应用中效的泼尼松,必要时加用盐皮质激素受体拮抗剂,减轻类固醇激素的不良反应。Ⅱ型家族性醛固酮增多症的病变可能是醛固酮瘤或特发性肾上腺增生,有时两者并存,治疗与醛固酮瘤相同,双侧增生者仅能用药物控制症状。

(四)Liddle 综合征治疗 限钠(钠摄入量 90mmol/d)有一定的治疗作用,在此基础上加用阿米洛利或氨苯蝶啶,可使高血压、高钠血症和低钾血症得到纠正。hENaC 阻断剂(氨苯蝶啶、阿米洛利)可有效控制此类患者的高血压、低血钾等病理生理改变,而醛固酮拮抗剂无效。

(五)表观盐皮质激素过多治疗 主要是对症处理,如补钾、降压和限盐饮食等。螺内酯无效,钙离子拮抗剂可能有部分效果。本征患者应避免应用糖皮质激素类药物,以防加重病情。本征较特异的治疗药物阿米洛利(10~20mg/d)可明显增加 Na^+、Cl^- 和尿酸的排泄,并间接降低血压。

(刘耀辉)

第12节 原发性醛固酮增多症

原发性醛固酮增多症(primary hyperaldosteronism,简称原醛症)属于低肾素活性高血压中的一种,是 1955 年首先从原发性高血压患者中发现的一种内分泌性高血压类型。患者的主要临床特征为高血压、低血钾、肌无力、多尿、血浆 PRA 受抑及醛固酮升高,又称为 Conn 综合征。近年报道,原醛症的发病率急剧上升(占原发性高血压的 5%~10%)。如果采用新的诊断标准(血浆醛固酮/肾素浓度比值),那么以前的许多低肾素性原发性高血压证实为原醛症,其中大部分为"亚临床原发性醛固酮增多症(subclinical primary hyperaldosteronism)",其特点是血醛固酮正常而血浆肾素活性明显降低。看来,以前的血醛固酮正常参考值范围上限值需要重新确定。

特发性醛固酮增多症(idiopathic hyperaldosteronism,IHA,简称特醛症)与原发性高血压的关系密切。有人认为,特醛症是一种进展性高血压;早期可能表现为生化异常,数年后出现高血压,但由于增龄使血管和肾上腺皮质对 AT-2 的敏感性下降,特醛症的病情反而减轻。此外,长期用醛固酮受体阻滞剂可有效控制特醛症症状,因为此类降压药可延缓心血管并发症的发生,而且可阻止局部组织醛固酮对内皮细胞和单核细胞的有害作用[1]。Lim 等从 465 例高血压患者中筛选出 43 例原醛症(9.2%)。在瑞典,8.5% 的高血压患者为原醛症[2],见表 2-6-12-1。这些差异可能与局部地区发病率较高或筛查方法改进有关。原醛症发病高峰为 30~50 岁,但新生儿亦可发病,女性多于男性,男女之比约为 1∶1.3。

表 2-6-12-1 原发性醛固酮增多症发病率

患者特征	原醛症发病率
中重度高血压	平均 6.1%,1 期(轻度)2%,2 期(中度)8%,3 期(重度)13%
顽固性高血压	17%~23%
高血压伴自发性低钾血症	常见
高血压伴肾上腺意外瘤	平均 2%(1.1%~10%)

【分类与临床表现】

原醛症的一系列临床表现均由过量醛固酮引起,主要表现为高血压和低血钾性碱中毒,伴血浆醛固酮升高和肾素-血管紧张系统受抑制。但由于引起原醛症的病因不同,各型的临床表现又有一定差异[2]。

(一)原醛症分型 原醛症的病因可分为肾上腺醛固酮瘤、特发性醛固酮增多症、糖皮质激素可抑制性醛固酮增多症、原发性肾上腺皮质增生、分泌醛固酮的肾上腺皮质癌、家族性醛固酮增多症、混合性肾上腺皮质瘤(mixed adrenal adenoma,MAA)和其他特殊类型的醛固酮增多症等类型,见表 2-6-12-2。临床上以肾上腺醛固酮瘤和特醛症多见。

表 2-6-12-2 原发性醛固酮增多症分类

1. 醛固酮瘤(ALD-producing adenoma,APA)
   单侧腺瘤(unilateral aldosteronoma)
   双侧腺瘤(bilateral aldosteronoma)
   卵巢醛固酮瘤(ovary aldosterone-secreting tumor)
   醛固酮癌(aldosterone-producing carcinoma,APC)
2. 原发性肾上腺增生(primary hyperplasia,PAH)
3. 单侧肾上腺皮质增生(unilateral adrenocortical hyperplasia)
4. 单侧多结节肾上腺皮质增生(multinodular unilateral adrenocortical hyperplasia,MUAN)
5. 醛固酮瘤或双侧增生伴嗜铬细胞瘤(APA/bilateral hyperplasia with concomitant pheochromocytoma)
6. 家族性醛固酮增多症Ⅰ型(familial hyperaldosteronism type Ⅰ,FH-Ⅰ)
   糖皮质激素可治疗性醛固酮增多症(glucocorticoid-remediable aldosteronism,GRA)
   家族性醛固酮增多症Ⅱ型(familial hyperaldosteronism type Ⅱ,FH-Ⅱ)
7. 表观盐皮质激素过多(apparent mineralocorticoid excess,AME)
8. 甘珀酸钠/甘草次酸所致的盐皮质激素过多(carbenoxolone/liquorice-inducing mineralocorticoid excess)

1. 肾上腺醛固酮瘤 肾上腺醛固酮瘤(APA)占原醛症的 70%~80%,以单侧肾上腺腺瘤多见,双侧或多发性腺瘤少见,个别病例可为一侧腺瘤伴对侧增生。腺瘤同侧和对侧肾上腺组织可以正常、增生或伴结节形成,亦可发生萎缩。有一种变异型醛固酮瘤对肾素有反应,称为肾素反应性醛固酮瘤(aldosterone-producing rennin-responsive adenoma,APRA),其特点是立位时肾素和醛固酮升高。肾素反应性醛固酮瘤是醛固酮瘤的特殊类型,17α-羟化酶和 17,20-裂链酶突变导致肿瘤生成过量的醛固酮。

醛固酮瘤的发生机制未明,但近年来的研究已经取得重大进展。肾上腺球状带体细胞基因突变是导致细胞醛固酮合成与分泌功能亢进的重要原因。目前已经发现五种突变类型,发病导致糖皮质激素可治疗性醛固酮增多症、家族性醛固酮增多症(三种类型)和表观盐皮质激素过多(AME)。正常情况下,体细胞 KCNJ5 基因(11q24.3)编码 Kir3.4,与 Kir3.1(KCNJ3)形成异四聚体,维持跨细胞膜的 K⁺ 平衡电位(图 2-6-12-1)。KCNJ5 基因失活性突变引起 13 型长 QT 综合征。醛固酮瘤可出现 p. Gly151Arg(G151R)或 p. Leu168Arg(L168R)突变,改变 K⁺ 通道的离子选择性,引起醛固酮合酶过度表达(图 2-6-12-2)。ATP1A1 基因(1p13.1)编码 Na⁺-K⁺-ATP 酶 α1 亚基,α1 亚基含 10 个跨膜段(M1~M10)和 2 个细胞浆环袢。正常情况下,肾上腺球状带高表达 ATP1A1,当 ATP1A1 或 ATP2B3 突变(如 p. Phe100-Leu104del

和 p. GluGluThrAla963Ser)后,AT-2 与受体 AT1R 结合,阻滞了 Kir3.4K 通道、TASK 和 Na⁺-K⁺-ATP 酶活性。细胞膜去极化,电势门控 Ca²⁺ 通道开放导致细胞内醛固酮合酶激活,其与 K⁺ 的亲和性下降,激活低电势门控 Ca²⁺ 通道,出现 Ca²⁺ 内流,刺激醛固酮合成与分泌(图 2-6-12-3)。部分醛固酮瘤患者还存在体细胞 CACNA1D 突变,CACNA1D 基因(3p14.3)编码 L 型电势门控钙通道 α 亚基(Cav1.3),该基因对二氢吡啶(dihydropyridine)敏感,是 Cav1.3 的拮抗剂。Cav1.3 由四个同源序列(Ⅰ~Ⅳ)组成,每个同源序列含有 6 个跨膜段(S1~S6)和 1 个膜相关环袢。CACNA1D 失活性突变既可导致窦房结功能失常-耳聋综合征(sinoatrial node dysfunction and deafness,SANDD),亦可造成醛固酮瘤(瘤细胞 CAC-NA1Dp. Gly403Arg 和 p. Ile770Met 突变)[3]。

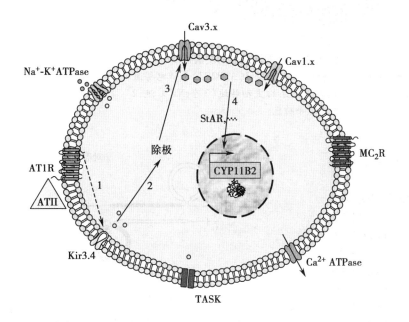

图 2-6-12-1　醛固酮分泌的正常调节机制
AT-2 与受体 AT1R 结合,阻滞了 Kir3.4K 通道、TASK 和 Na⁺-K⁺-ATP 酶活性;细胞膜去极化,电势门控 Ca²⁺ 通道开放导致细胞内醛固酮合酶活化;CYP11B2:醛固酮合酶;TASK:TWIK 相关性酸敏感性 K 通道;Kir3.4:内向调校 K 通道;AT1R:1 型 AT-2 受体;Cav3.x:低电势激活的 Ca²⁺ 通道;Cav1.x:高电势激活的 Ca²⁺ 通道;MC₂R:ACTH receptor,ACTH 受体

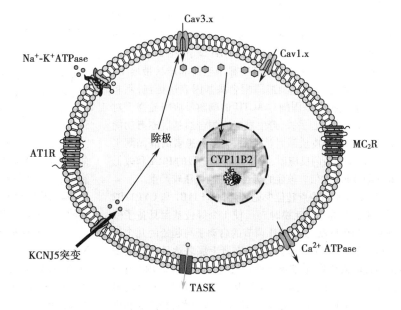

图 2-6-12-2　KCNJ5 突变引起醛固酮增多的发病机制
KCNJ5 突变导致 Kir3.4 对 K 失去选择性,突变的通道应许 Na⁺ 进入,激发细胞除极和醛固酮分泌

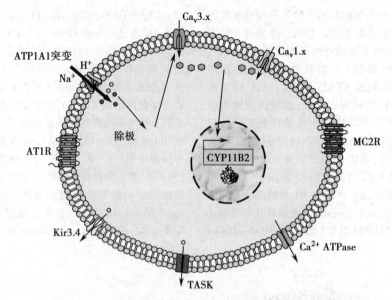

图 2-6-12-3 ATP1A1 突变引起高醛固酮血症的发病机制

Na⁺-K⁺-ATP 酶 α1 亚基(ATP1A1)和 Ca²⁺-ATP 酶 3(ATP2B3)和低电势激活的 Ca²⁺ 通道结构;Na⁺-K⁺-ATP 酶改变了泵的主动转运(3 个 Na⁺ 外流,2 个 K⁺ 内流)功能,也改变了被动电流转导功能

如果上述基因突变发生在种系细胞(胚系突变)则引起家族性醛固酮增多症,目前主要有三型,肾上腺球状带的病理变化可以是增生或腺瘤。

(1) FH-Ⅰ:即糖皮质激素可治疗性醛固酮增多症(GRA)。GRA 是常染色体显性遗传病,其特点是糖皮质激素可抑制醛固酮过量分泌,且长期治疗能维持抑制效应,提示醛固酮分泌依赖于 ACTH。其特有的生化异常为 18-羟皮质醇和 18-氧皮质醇明显增多,这一现象在醛固酮瘤中亦可见到,但醛固酮瘤患者 18-氧皮质醇很少超过醛固酮的含量,而在 GRA 中则数倍于醛固酮浓度。GRA 的分子缺陷已基本明确,是 8 号染色体复制时出现异常,编码 11β-羟化酶的CYP11B1 基因和同源染色体上编码醛固酮合酶的基因CYP11B2 发生非对等交换,CYP11B1 基因中的 ACTH 反应调节元件与 CYP11B2 基因编码区的上游启动子嵌合,导致醛固酮合酶在束状带异位表达,并受 ACTH 调节(图 2-6-12-4),所以 GRA 的病理表现为束状带明显增生而非球状带增生。嵌合基因的表达较野生型醛固酮合酶基因表达更强,除非ACTH 被持续抑制;醛固酮对 ACTH 的刺激反应明显强于对肾素/AT-2 的反应。另外,野生型醛固酮合酶基因亦有功能缺陷,因为长期糖皮质激素治疗后,大多数患者的醛固酮水平仍对 AT-2 刺激的反应差,且伴有高于正常的 PRA 和较低的醛固酮/PRA 比值。该症的男性患者高血压较严重。

CYP11B 基因位点转位少见,但当 CYP11B1 和 CYP11B2之间发生非对等交叉互换时[4,5],使 1 个等位基因具备了嵌合型 CYP11B 特点,受 ACTH 调节的启动子与起始的几个外显子融合到 CYP11B2 基因上,并在肾上腺表达具有醛固酮合酶活性的嵌合蛋白,交叉互换可发生在内含子 2、内含子 3和外显子 4;而相应的缺失等位基因引起 11-羟化酶缺陷症[6-8];ACTH 刺激 18-羟化酶和 18-氧化酶活性,醛固酮和皮质醇的 18-氧化型代谢产物合成增多(图 2-6-12-5)。

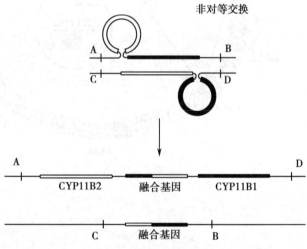

图 2-6-12-4 GRA 病因

CYP11B2 和 CYP11B1 基因发生非对等交换,产生的嵌合基因含有 CYP11B1 启动子的调节序列,在 ACTH 的作用下,表达具有醛固酮合酶活性的嵌合蛋白

(2) FH-Ⅱ:亦为家族性疾病,常染色体显性遗传,病因尚不清楚。醛固酮的高分泌可由肾上腺皮质增生或醛固酮瘤引起,与 FH-Ⅰ 不同的是患者的醛固酮水平不被 DXM 抑制,基因检测也未发现 CYP11B1/CYP11B2 嵌合,因而醛固酮合酶基因 CYP11B2 与本型的发病无关。

(3) FH-Ⅲ:2011 年,美国 Choi 等报道 2 例体细胞 KC-NJ5 突变引起的 APA 病例(G151R 和 L168R)和一例种系突变(T158A)的家族性醛固酮增多症病例,现称为 FH-Ⅲ。此后,又报道了 KCNJ5 的欧洲变异型 G151E。研究发现,更多的体细胞 KCNJ5 突变(G151R 和 L168R)见于 PA 表型患者,说明 KCNJ5 变异是 APA 的主要病因(表 2-6-12-3)。体细胞

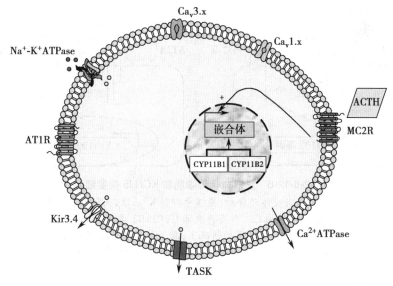

图 2-6-12-5 GRA 发病机制

CYP11B1 与 CYP11B2 嵌合,使醛固酮的合成与分泌主要受 ACTH 的调节,任何刺激 ACTH 分泌的因素均可促进醛固酮分泌,引起高醛固酮血症

表 2-6-12-3 醛固酮瘤病例的 KCNJ5 突变类型

项目	测序病例	c. 451G>A/G>C (p. Gly151Arg)	c. 503T>G (p. Leu168Arg)	突变病例	突变(%)
巴黎	134	32	22	54	40
慕尼黑	44	7	8	15	34
托里诺	29	10	3	13	45
柏林	14	3	4	7	50
沃茨堡	9	3	1	4	44
帕多瓦-A	4	1	0	1	25
帕多瓦-B	66	10	5	15	23
帕多瓦-C	37	8	6	14	38
罗马	43	2	4	6	14
总计	380	76	53	129	34

KCNJ5 突变(G151R、L168R、delI157、E145Q)或种系突变(T158A 和 G151E)导致离子通道选择性丢失,增加钠电导(sodium conductance)和细胞膜去极化,激活电势门控性 Ca^{2+} 通道(voltage-gated Ca^{2+} channel),细胞内 Ca^{2+} 升高,最后引起醛固酮分泌增多和细胞增生。另一方面,rs2604204 的单核苷酸多态性可能与散发性醛固酮瘤相关[9-18]。

Ⅲ型家族性醛固酮增多症(familial hyperaldosteronism type Ⅲ)是 2008 年新报道的家族性醛固酮增多症类型。发病年龄早,表现为严重高血压和低钾血症。类固醇 18-氧皮质醇(steroids 18-oxocortisol)、18-羟皮质醇(18-hydroxycortisol)和醛固酮显著升高,并不能被地塞米松抑制。双侧肾上腺显著增生,往往需要行切除手术治疗,病因与 KCNJ5 基因(编码钾通道 GIRK4 蛋白,p. T158A 或 p. G151R)突变有关。

正常球状带细胞的 AT-2 与受体结合后,其信号抑制 K 通道,使细胞去极化,膜电位升高激活电势门控 Ca^{2+} 通道;细胞内 Ca^{2+} 升高再激活 CYP11B2 转录,引起醛固酮合成与分泌;在缺乏 AT-2 作用的情况下,激活的离子通道无选择性,细胞去极化,醛固酮持续分泌(图 2-6-12-6)。除了 KCNJ5,

ATP1A1 维持静息膜电位和低细胞内 K^+ 水平;细胞表面的 L 型与 T 型 Ca^{2+} 通道与 STOC 将 Ca^{2+} 带入细胞内,而 ATP2B3 将 Ca^{2+} 泵出细胞外;NCX 与 Ca^{2+} 结合,进入内质网;细胞内钙调蛋白及其激酶(Cam/CamK)在 Nurr1 与 CREB/ATF 的协助下,促进 CYP11B2 表达和醛固酮合成(图 2-6-12-7)。

(4)MEN-1:原醛症可与肢端肥大症或与原发性甲状旁腺功能亢进症同时存在。肾上腺腺瘤、甲状旁腺腺瘤和垂体腺瘤是多发性内分泌腺瘤病 1 型(MEN-1)中的少见类型。

2. 特发性醛固酮增多症 特醛症即双侧肾上腺球状带增生症,占成人原醛症的 10%~20%,而在儿童原醛症中,此型的比例更高。一般特醛症患者的高血压和低血钾不如醛固酮瘤患者严重,其病理变化为双侧肾上腺球状带增生,增生的皮质伴或不伴结节,增生病因不明。组织学上具有肾上腺球状带被刺激的表现,而醛固酮合酶基因并无突变,但表达增多且酶活性增强。特醛症的发生有以下特点:①垂体 POMC 产物,如 β-MSH、γ-MSH 和 β-END 兴奋醛固酮分泌,但尚无证据表明 POMC 产物在特醛症患者血液循环中达到可刺激球状带细胞功能的浓度;②可能存在与 POMC 无关的垂体醛固酮刺

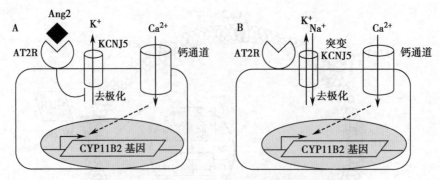

图 2-6-12-6 正常球状带细胞和 KCNJ5 突变细胞

A. 正常球状带细胞,AT-2 与受体结合后,其信号抑制 K^+ 通道,使细胞去极化,膜电位升高
激活电势门控 Ca^{2+} 通道;细胞内 Ca^{2+} 升高再激活 CYP11B2 转录,引起醛固酮合成与分泌;
B. KCNJ5 突变细胞,在缺乏 AT-2 作用的情况下,激活的离子通道无选择性,细胞去极化,
醛固酮持续分泌;Ang2:AT-2,血管紧张素-2;AT2R:angiotensin-2 receptor,AT-2 受体

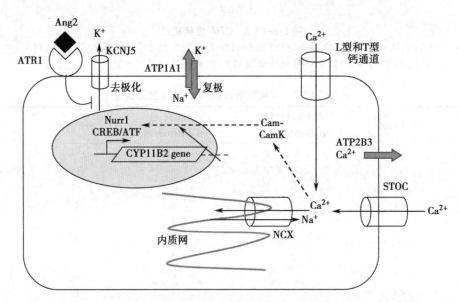

图 2-6-12-7 球状带细胞的离子流动调节醛固酮生成和细胞内的 Ca^{2+} 调节靶点

Ang2:AT-2,血管紧张素-2;ATR1:1 型血管紧张素-2 受体;STOC:贮存的开放钙通道;
NCX:Na-Ca 交换子

激因子,但尚未得到证实;③有些患者用血清素拮抗剂赛庚啶可使血醛固酮下降,提示血清素活性增强可能与本症的发病相关;④球状带对 AT-2 敏感性增强,用 ACEI 类药可使醛固酮分泌减少。

3. 家族性醛固酮增多症 家族性醛固酮增多症(familial hyperaldosteronism,FH)分为 FH-Ⅰ、FH-Ⅱ和 MEN Ⅰ 等三型。编码离子通道的 KCNJ5、CACNA1D 和 ATP 酶(ATP1A1 与 ATP2B3)突变可导致醛固酮瘤或家族性醛固酮增多症。

4. 原发性单侧肾上腺皮质增生 原发性单侧肾上腺皮质增生(primary unilateral adrenal hyperplasia,PAH)约占原醛症的1%,与特醛症的双侧肾上腺球状带增生不同,PAH 仅为单侧增生,但生化特征与醛固酮瘤更相似,行肾上腺单侧或双侧次全切除可纠正醛固酮过多的症状和生化异常。

5. 肾上腺皮质醛固酮癌 少于1%的原醛症由肾上腺皮质醛固酮癌(aldosterone-secreting adrenocortical carcinoma,ASAC)引起。癌肿往往同时分泌糖皮质激素、类固醇性激

素,但亦有单纯分泌醛固酮的病例报道。

6. 混合性肾上腺皮质瘤(mixed adrenal adenoma,MAA) 有时肾上腺皮质瘤(或高功能结节)同时分泌醛固酮和皮质醇,其发病机制未明。患者可兼有原醛症和 Cushing 综合征表现。

7. 其他特殊类型的原醛症 除上述类型外,临床上其他特殊类型的原醛症有:①肾素反应性醛固酮分泌腺瘤(血管紧张素Ⅱ反应性腺瘤):高血压缓慢进展,对一般降压药无明显反应,血钾正常,但尿钾增多。②异位醛固酮分泌腺瘤/癌(ectopic aldosterone-producing adenoma and carcinoma,EAA):可发生在肾脏、残余肾上腺或卵巢。醛固酮分泌增多为自主性,肾素和血管紧张素-2 被抑制。③特发性肾上腺皮质增生伴醛固酮增多症:有的原醛症介乎醛固酮瘤和特醛症之间,其形态表现为双侧肾上腺皮质增生,但其生化改变更像醛固酮瘤,对螺内酯治疗有良好反应,但肾上腺部分切除手术的效果差。动物实验发现,大的钙激活的钾通道(large Ca-acti-

vated K channel,BK)突变引起一种新的内分泌性高血压类型,并可能与原醛症的发病有关。BK 由一个 α 孔（BKα）和一个 β 亚基（BKβ1-4）组成,由 BKβ1 基因编码。BK 基因敲出后,动物的血管平滑肌张力增高,引起高血压[19]。但是否与人类的原醛症相关,仍未明确。

（二）高血压对降压药不敏感 高血压主要与大量醛固酮的潴钠作用有关:①钠潴留使细胞外液扩张,血容量增多;②血液和血管壁细胞内钠离子浓度增加,使管壁对去甲肾上腺素等加压物质反应增强。由于高血容量和高血钠的存在,对肾素-血管紧张素系统产生抑制,不仅基础肾素-血管紧张素活性低,而且在站立、利尿、低盐饮食等刺激因素作用后也不能如正常人那样升高。然而,血钠浓度增高和血容量扩张到一定程度时,心房内压力感受器受刺激,心房肌分泌心钠素（心房利钠素,以前称为"利钠因子"）,后者为一种排钠、利尿、降压的循环激素,它抑制肾近曲小管钠重吸收,使远曲小管的钠离子浓度增加,超过醛固酮作用下的重吸收钠能力,尿钠排泄增加（"脱逸现象"）,这是本症较少出现水肿及恶性高血压的重要原因。

原醛症引起的高血压有四种类型:①缓慢进展型高血压:随病程持续性升高,或略呈波动性上升,但一般呈良性经过,血压约 170/100mmHg。②急性进展型高血压:较少见,血压呈进行性升高,严重者可达 210/130mmHg。患者因高血压长期未被控制而引起冠状动脉瘤/主动脉夹层动脉瘤。③轻度高血压:血压仅轻度升高,酷似早期的原发性高血压,且有一定波动性。④正常血压型原醛症:血压始终在正常范围内,但术后发生低血压,说明术前仍存在相对性高血压。原醛症所致的高血压为继发性高血压,用一般降压药治疗的疗效差,但血压仍存在昼夜节律,夜间血压较低。患者常诉头昏、头痛。病因去除后,原醛症引起的继发性高血压可被完全治愈,早期治疗的疗效满意,不遗留高血压并发症。GRA 者用糖皮质激素治疗的效果显著,而醛固酮瘤（或增生）经手术切除后即痊愈。但如未予治疗或治疗过晚,长期高血压可导致各种靶器官（心、脑、肾）损害,出现各种并发症,如急性心脑血管事件、慢性心力衰竭、慢性肾功能不全等。Nishimura 等发现脑血管意外发生率为 15.5%,蛋白尿和肾功能不全分别为 21.4% 和 6.9%。因此,如患者的血压在 180/110mmHg 以上,或血钾在 3.0mmol/L 以下,要先行降压治疗,禁忌作刺激试验和双侧肾上腺静脉插管采血检查。

（三）过量醛固酮和低钾血症引起的器官损害

1. 心肌肥厚 原醛症患者较原发性高血压更容易引起左心室肥厚,心室肥厚的程度与高血压的严重性不呈比例,而且其发生往往先于其他靶器官损害。盐皮质激素对血管重建（angio-remodelling）有明显影响,可导致血管周围纤维化、血管壁增厚和心肌纤维化。另有人发现,原醛症患者血浆中内源性洋地黄样物质（EDLS）升高,而病因去除后 EDLS 恢复正常,心肌肥厚亦逐渐得到改善。因此认为,EDLS 可能亦与心肌肥厚有关。心肌肥厚使左心室舒张期充盈受限,心肌灌注不足,因此运动后原醛症患者较一般高血压患者更易诱发心肌缺血。

2. 心衰与心律失常 醛固酮在充血性心力衰竭的病理生理过程中起重要作用,它不仅引起电解质紊乱和高血压,

许多研究提示,醛固酮还促进心肌纤维化。动物实验发现心脏成纤维细胞有对醛固酮高亲和力的类固醇受体,醛固酮能刺激心肌间质成纤维细胞中胶原合成和积聚,最终引起心肌纤维化、心脏扩大和顽固性心力衰竭,这一过程被认为与细胞内钙信号系统有关,因为醛固酮拮抗剂和钙通道阻滞剂对心肌有保护效应。低血钾可引起程度不一的心律失常,以期前收缩、阵发性室上速较常见;严重者可诱发心室颤动。心电图可有典型的低血钾表现,如 Q-T 间期延长、T 波增宽或倒置、U 波明显、T-U 波融合成双峰等。

3. 慢性肾病 肾脏可表达 RAA 系统的所有组分,如肾素原、肾素、AT-1、血管紧张素转换酶、AT-2、AT-1 受体和 AT-2 受体,其中 AT-2 是 RAA 系统中的主要效应激素,AT-2 通过 AT-1/AT-2 受体作用于肾脏和心血管而引发一系列病变。长期的低钾血症可导致生长发育延迟与心、肾功能障碍。血管紧张素受体阻滞剂可阻止上述病理生理过程,达到治疗目的[7]。长期大量失钾,肾小管上皮发生空泡变性,肾浓缩功能减退和多发性肾囊肿,引起多尿、夜尿增多,继而出现烦渴、多饮、尿比重低且对 AVP 不敏感。过多的醛固酮使尿钙及尿酸排泄增多,易并发肾石病及尿路感染。长期继发性高血压则可致肾动脉硬化、蛋白尿和肾衰,但不能凭白蛋白尿来判断肾功能状况。

4. 肌无力与周期性瘫痪 低血钾表现为肌无力或典型的周期性肌瘫痪。肌瘫痪通常先为双下肢受累,严重者可波及四肢,甚至发生呼吸肌瘫痪,危及生命。发作较轻者可自行恢复,较重者需经口服或静脉补钾方可缓解。瘫痪发作与血钾降低程度相关,但细胞内、外的钾离子浓度差及其他电解质浓度变化对症状的发生、对肌瘫痪起更重要的作用。肌瘫痪以夜间发作较多,劳累、寒冷、进食高糖食物、排钾利尿剂为常见的诱发因素。引起肌无力的另一种少见原因是横纹肌溶解症,原醛症患者可因严重低钾血症而导致横纹肌溶解,如果患者的肌肉疼痛伴肌酶活性明显升高,应想到此种可能。

5. 肢端麻木与手足搐搦 临床常可见原醛症患者发生肢端麻木、手足搐搦及肌痉挛,这是由于低钾引起代谢性碱中毒,碱血症使血游离钙降低,加之醛固酮促进钙、镁排泄,造成游离钙降低及低镁血症。严重低血钾即可引起搐搦发作。

6. 糖代谢异常 缺钾引起的胰岛素抵抗一般不导致继发性糖尿病,但可引起胰岛 β 细胞释放胰岛素减少,因此原醛症可出现糖耐量减低。有研究表明,醛固酮过多可能直接影响胰岛素的活性,即使血钾正常,增高的醛固酮亦使胰岛素敏感性降低。原醛症患者尿钙排泄增多,为了维持正常血钙,PTH 分泌增多。另外,醛固酮瘤患者血浆瘦素低而肾上腺髓质素（AM）升高,后者的血浓度与肿瘤大小有关,术后可改善糖代谢,其机制不明。

原发性醛固酮瘤患者的醛固酮分泌不受 RAAS、ACTH 和血 K+ 的调节。近年发现,编码内向调校性钾通道 Kir3.4 的基因（KCNJ5）突变引起肾上腺醛固酮瘤,另外三种膜蛋白 Na+-K+-ATP 酶、Ca2+-ATP 酶和 Cav1.3 突变也与醛固酮瘤的发生有关,这些基因突变使细胞内 Ca2+ 升高或激活 Ca2+ 信号途径,最终导致醛固酮高分泌、肾上腺球状带增生或腺瘤。

促进醛固酮分泌的主要因素有 AT-2、K+ 和 ACTH。在基

础状态下,球状带细胞呈超极化(-90~-78mV),AT-2与受体(AT1R结合后,阻滞K的漏出和K通道(如Kir3.4)活性及Na^+-K^+-ATP酶活性,引起细胞去极化,激活电势门控Ca^{2+}通道,出现Ca^{2+}内流,刺激醛固酮的合成与分泌,这一过程的生物活性特点是:①胆固醇水解酶活性升高,胆固醇去酯化,并进入细胞质;②胆固醇释放至线粒体膜外;③类固醇激素合成急性调节蛋白基因转录和翻译,胆固醇转运线粒体膜内;④线粒体氧化代谢增强,促进CYP11B2辅因素生长;⑤钙/钙调蛋白依赖性蛋白激酶Ⅰ和Ⅳ合成,促进NURR1、NGFIB、ATF1、CREB1等转录因子合成;⑥增强醛固酮合酶合成。

【辅助检查与诊断】

高血压、低血钾曾被认为是原醛最典型的临床表现,但最近一些研究表明,只有9%~17%的患者存在低钾血症,由于其敏感度和特异度较低,低钾血症已不能作为筛查原醛的早期指标。1981年,Hiramatsu首次采用血浆醛固酮与血浆肾素活性比值(ARR)作为原醛筛查指标。目前,ARR作为原醛症最常用的筛查指标,已被广泛应用于临床,特别适合在门诊开展,可以在很大程度上提高该病的检出率,使相当一部分血钾正常的高血压患者得到确诊,从而得到早期诊断和治疗。不同中心所定ARR切点差异较大,推荐以30为切点,可兼顾诊断的敏感性和特异性。测定前需注意排除饮食、体位、血钾水平、降压药物、标本存放方法等的影响,从而保证实验室测定结果的可靠性。所有ARR阳性患者须选择口服

高钠负荷试验、生理盐水滴注试验、氟氢可的松抑制试验或卡托普利试验中任何一项确诊或排除原醛。四项试验各有其优缺点,临床根据各自医疗机构的条件和患者临床特点进行选择。卡托普利试验是一项操作简单、安全性较高的确诊试验,因此得到较为广泛地开展,但此试验存在一定的假阴性,部分特发性醛固酮增多症患者醛固酮水平亦可被抑制。

原发性醛固酮增多症主要分为五型,即醛固酮腺瘤、特发性醛固酮增多症、原发性肾上腺皮质增生(又称单侧肾上腺增生)、糖皮质激素可抑制性原醛和醛固酮癌。原醛症的分型诊断一直是难点问题,在很大程度上影响了治疗方案的选择,临床医生不能仅仅依靠影像学来判定病变的类型,而是要结合临床特点、生化和激素测定指标等对患者进行全面分析。对定性诊断明确的原醛患者均应做肾上腺定位检查以鉴别其病因分型及定位,并除外较大肿物的肾上腺皮质癌。指南推荐肾上腺CT扫描为首选的无创性定位方法,高分辨薄层CT及增强扫描并行冠状位及矢状位三维重建显像,可提高肾上腺腺瘤的诊断阳性率。

(一)诊断流程与亚型鉴别方法 原发性醛固酮增多症的诊断流程、鉴别方法与亚型鉴定见图2-6-12-8、图2-6-12-9和图2-6-12-10。在临床上,遇有下列情况时要列为筛选原醛症的对象:①年龄较轻(≤50岁)、病情较重(收缩压≥160mmHg或舒张压≥100mmHg)或疗效较差的高血压;②用降压药治疗无效或效果很差的高血压;③高血压伴低血钾,

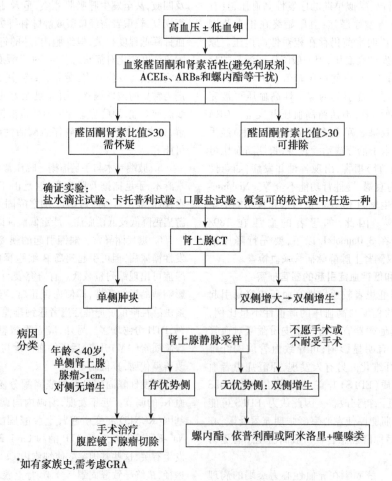

图2-6-12-8 原发性醛固酮增多症的诊断流程

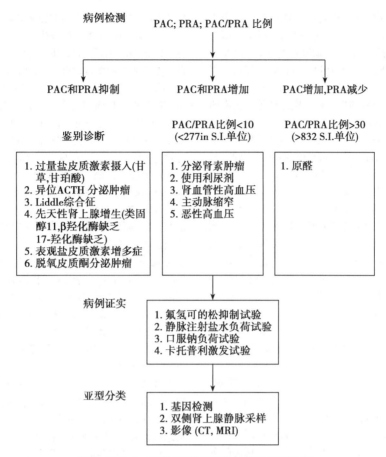

图 2-6-12-9 原发性醛固酮增多症的鉴别诊断

或伴明显的肌无力与周期性瘫痪；④低肾素活性型高血压伴高醛固酮血症；⑤高血压伴多尿或碱血症；⑥肾上腺意外瘤

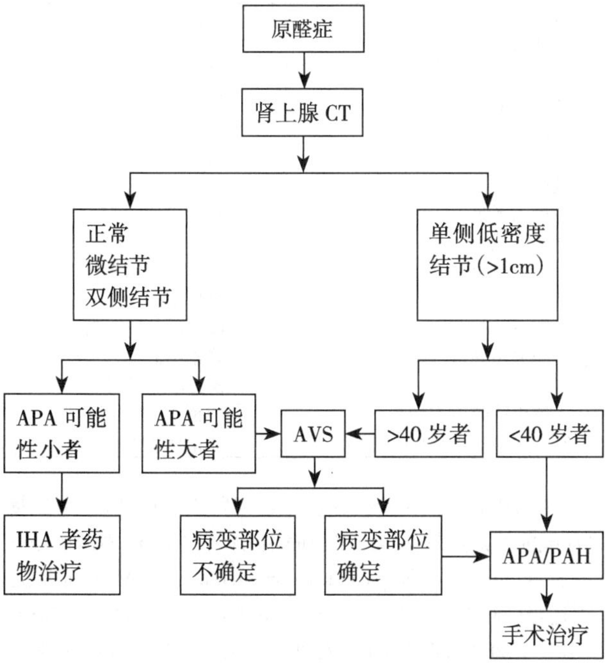

（尤其是伴高血压者）[20-27]。

漏诊血钾正常和血压正常的原醛症是当前的突出问题。原醛症血钾正常的原因可能与肾功能障碍有关。如儿童或青年患者的高血压为难治性，即使血钾正常仍要想到原醛症可能。另一方面，极少数的原醛症可仅有严重低钾血症，而血压可在正常范围内，此可能与患者以前的基础血压较低或合并升压机制障碍有关。血压正常的原醛症往往伴有程度不等的低钾血症，因而对原因不明的低钾血症仍要考虑原醛症可能。原醛症的诊断可分为三个步骤：①确定原醛症的筛选对象；②确定低肾素性高醛固酮血症和不适当（自主性）醛固酮分泌；③确定原醛症的亚型。原醛症的诊断和鉴别主要依靠实验室检查。因为有些检查的特异性和敏感性差，或因为不良反应大而趋于淘汰，这些试验包括平衡餐试验、低钠试验、钾负荷试验、螺内酯试验、体位试验、卡托普利试验、AT-2 输注试验、赛庚啶试验等。

目前应用较多的是醛固酮和 PRA 测定、醛固酮/PRA 比值、血浆肾素浓度测定和钠负荷试验。临床医师不要指望通过众多的不敏感试验来提高诊断准确度，更应该规范地完成醛固酮和 PRA 测定、醛固酮/PRA 比值及血浆肾素浓度测定，并结合肾上腺 CT 扫描（必要时行肾上腺静脉采样），做出诊断和鉴别诊断。原醛的确诊试验包括卡托普利兴奋试验、氟氢可的松抑制试验、盐水输注试验和口服钠盐负荷试验。

（二）原醛症筛查 目前主要用血钾测定、随机血浆醛固酮浓度（plasma aldosterone concentration，PAC）/血浆肾素活性（plasma renin activity，PRA）比值（PRC/PRA ratio）从

图 2-6-12-10 原醛症的亚型鉴定方法
APA：ALP 分泌瘤；IHA：特发性醛固酮增多症；
AVS：肾上腺静脉采样，PAH：原发性肾上腺增生

高血压(尤其是低肾素性高血压)患者中筛选原醛症。由于多数患者的血钾仅轻度降低或处于正常低值,所以不能因血钾正常而否定原醛症的诊断。正在口服降压药物(醛固酮受体拮抗剂如螺内酯或 ACEI 可导致 PRA 升高,必须停药 6 周以上)的患者应先纠正低钾血症,因为血钾过低(<3mmol/L)抑制醛固酮分泌,使部分患者的血、尿醛固酮增高表现不明显,应积极补钾至血钾>4mmol/L 后再重新测定。一般于上午 8~10 时采卧位血浆 2 次,测定基础醛固酮值和基础醛固酮/PRA 比值。如果 PAC 升高(≥15ng/dl),而 PRA 降低(每小时<1.0ng/ml),或血浆肾素浓度(PRC)降低,再加上 PAC/PRA 比值≥20,应高度疑为原醛症。

1. 血钾测定 大多数原醛症患者的血钾低于 3.5mmol/L,一般在 2~3mmol/L 之间,严重病例更低。但是,12%醛固酮瘤和 50%双侧肾上腺皮质增生患者的血钾可高于 3.5mmol/L,如将血钾筛选标准定在 4.0mmol/L,可使诊断敏感性增至 100%,而特异性下降至 64%。原醛症患者钾代谢呈负平衡,如血钾<3.5mmol/L,尿钾>30mmol/24h(或血钾<3mmol/L,尿钾>25mmol/24h),提示患者有不适当的尿钾排出过多。血钾测定需多次进行,对于自行限钠饮食者和怀疑为糖皮质激素可抑制性醛固酮增多症者(血钾常正常)要同时测定尿钾排出量。低钾血症支持原醛症的诊断,但不能作为诊断依据。由于钠、钾代谢受盐摄入量、药物及疾病严重程度等多种因素的影响,因此在检测前必须停用 2~4 周利尿剂,并反复多次同步测定血、尿电解质及 pH。另外,饮食中钠摄入量不应低于 100mmol/d,以保证肾脏正常的钠-钾交换,并使碱性尿得以显现。要在固定钠钾饮食条件下观察钠、钾代谢变化 2~3 天,其间的观测指标可作为以后试验的对照,并据之选择筛选检查。如无明显低血钾,可选择高钠试验,如有明显低血钾则选用低钠试验、钾负荷试验或螺内酯试验。

2. PRA 测定 血浆肾素活性(PRA)测定仅能检测其酶活性,而不是直接测肾素的分泌量。肾素使血浆中血管紧张素原裂解产生 AT-1,将待测血浆置于 37℃,1 小时后用放射免疫法测定 AT-1 含量。血浆 PRA 以单位时间内产生的 AT-1 量表示。正常参考值:每小时 0.77~4.6nmol/L(参考值依赖于体位、钠盐摄入量及血容量变化)。PRA 测定的误差较大,重复性较差。PRA 增高见于:①低钠饮食;②原发性高血压(高肾素型);③肾血管性高血压;④失血与肝硬化腹水;⑤心力衰竭;⑥肾素瘤;⑦Bartter 综合征;⑧药物(利尿剂、硝普钠、口服避孕药、肼屈嗪等)。PRA 降低见于:①原醛症;②原发性高血压(低肾素型);③11β-和 17α-羟化酶缺陷症;④高钠饮食;⑤药物(盐皮质激素、利舍平、甘草、甘珀酸钠、甲基多巴等)。

3. 醛固酮测定 一般用化学发光法测定,但在质控不良的单位,其检测误差较大。醛固酮和 PRA 水平依赖于钠的摄入量和基础醛固酮水平,因此测定醛固酮时,要注意以下几点:①如果不限钠,血醛固酮>15ng/dl(500pmol/L)有较大的诊断意义,但必须避免站立体位对醛固酮分泌的影响。②螺内酯是影响醛固酮分泌的最重要药物,必须停用至少 6 周;如果病情允许,应同时停用 ACEI 至少 2 周;如病情不允许可在口服 ACEI 同时测定醛固酮和 PRA 比值,但比值<30 不能排除原醛症可能。③低血钾影响醛固酮的分泌,应在血钾基本正常情况下测定才有诊断意义。④如果高血压伴低血钾患者的醛固酮和 PRA 均升高,尽管醛固酮/PRA>30,仍提示为继发性醛固酮增多症(如肾血管病变);相反,如果醛固酮和

PRA 均明显降低,此时的醛固酮/PRA 比值亦无诊断意义。

4. 醛固酮/PRA 比值分析 通常在立位 4 小时后取血检查,如血浆醛固酮升高与 PRA 受抑并存则高度提示原醛症,因此血浆醛固酮浓度(ng/dl)与每小时的血浆 PRA(ng/ml)比值(醛固酮/PRA)可作为重要的诊断指标(原醛症明显升高),但鉴别的切点不是固定的[8]。正常人的醛固酮/PRA 比值上限为 17.8,约 89%的醛固酮瘤和 70%的特醛症患者超过此上限,通常大于 20~25。如将醛固酮/PRA>50 作为诊断切点,其敏感性达 92%,特异性为 100%;如醛固酮/PRA 比大于 2000,高度提示为醛固酮瘤。原醛症的 PRA 被抑制(每小时<1.0ng/ml,0.8nmol/L),并在低钠饮食后或在应用排钠性利尿剂后,立位 90~120 分钟的 PRA 无相应升高(>2ng/ml,1.6nmol/L)。低肾素型"原发性"高血压患者出现低血钾,尤其在同时伴有醛固酮明显升高时,或醛固酮/PRA(醛固酮单位 ng/ml,PRA单位 ng/dl)比值>20 仍高度怀疑原醛症可能。分析醛固酮/PRA 比值结果时,要特别关注指标的测定下限值,因为其对醛固酮/PRA 比值的影响相当显著。例如,当 PRA 的测定下限为每小时 0.6ng/ml,醛固酮为 16ng/dl 时,醛固酮/PRA 比值可能低至 30 以下;相反,当 PRA 的测定下限值为每小时 0.1ng/ml,而醛固酮仍为 16ng/dl 时,醛固酮/PRA 比值可能高达 160以上。因此,凡对醛固酮≥15ng/dl,醛固酮/PRA≥20 的高血压患者都应进行进一步检查。PRA 易受多种因素影响,立位、血容量降低及低钠等均会刺激其增高,因此单凭基础 PRA 或醛固酮/PRA 的单次测定结果正常,仍不足以排除原醛症,须动态观察血浆 PRA 变化,并接受低钠试验或体位试验。

(三)确定不适当醛固酮分泌 影响肾素-血管紧张素-醛固酮分泌的因素很多(表 2-6-12-4),在测定 RAAS 或进行相关动态试验前,应尽量消除和避免这些干扰因素,提高结果的可靠性。

表 2-6-12-4 影响肾素和醛固酮分泌的因素

水电解质平衡紊乱	肾动脉狭窄
低钾血症	充血性心力衰竭
高钾血症	渗透压下降
低钠血症	肝硬化
高钠血症	药物
酸中毒	ACE 抑制剂
碱中毒	ARB
钠摄入不足	肾上腺素
肾血流减少	多巴胺
血浆蛋白减少	去甲肾上腺素
失水	利尿剂
水中毒	Ca²⁺通道拮抗剂
血流动力学异常	肾素抑制剂
肾血管压力降低	β 受体阻滞剂
入球小动脉压力增高	中枢 α₂ 激动剂
肾交感神经兴奋(β 受体)	非甾体抗炎药

现已建立了单克隆抗体测定血浆肾素浓度技术,可望提高原醛症的筛选效率。血浆醛固酮/肾素比值[醛固酮(pmol/L)/肾素(mU/L),plasma aldosterone/renin ratio,ARR]是确定"不适当(自主性)醛固酮分泌"的主要方法。原醛症的比值介于 105~2328 之间,且与原发性高血压(2.7~49)或正常人(0.9~71)没有重叠;原发性醛固酮缺乏症的比值明显降低而继发性醛固酮缺乏症和继发性醛固酮增多症的比值正常。一般用该方法可将常见的 RAA 疾病鉴别开来,见表 2-6-12-5。

2/3 的早期醛固酮患者血钾正常,一般将 PAC/PRA 比值的筛选截点定为 20:1~50:1,但要同时分析 PAC 的绝对值(要求在正常值中位数以上水平)。例如,用 PAC/PRA>30,同时 PAC>20ng/dl 作为截点的特异性为 90%,而重复性为 91%;用 PAC/PRA>20 和 PAC>15ng/dl 作为截点似乎更敏感。

表 2-6-12-5　诊断原发性醛固酮增多症的 ARR 截点值

项目	PRA [ng/ (ml·h)]	PRA [pmol/ (L·min)]	DRC (mU/L)	DRC (ng/L)
* PAC(ng/dl)	20	1.6	2.4	3.8
	30	2.5	3.7	5.7
	40	3.1	4.9	7.7
**PAC(pmol/L)	750	60	91	144
	1000	80	122	192

注:①* PRA[(ng/ml·h)]与直接肾素浓度(DRC,mU/L)的转换因子为 8.2;如果用自动 DRC 分析法,转换因子则为 12;②** ARR 截点值取决于分析方法,如以 30 为 PAC 的截点值,相当于 830 标准国际单位(IU)。以上的 ARR 截点值取自不同的特异性和敏感性。一般以 PRA 30ng/(ml·h)或 750pmol/L 为常用。PAC:plasma aldosterone concentration,血浆醛固酮浓度;PRA:plasma renin activity,血浆肾素活性;ARR:aldosterone/renin ratio,醛固酮/肾素比值;DRC:direct renin concentration,直接肾素浓度(mU/L)

PAC/PRA 比值测定需要做好必要的准备,并注意以下事项[11]:①纠正低血钾,同时鼓励进高钠饮食;②停用(一般为 4 周)螺内酯、依普利酮、阿米洛利、螺内酯、氨苯蝶啶、利尿剂、β 受体阻滞剂、中枢性 α_2 激动剂(如可乐定、氯压定、α-甲基多巴)、非甾体类抗炎药、血管紧张素受体阻滞剂、二氢吡啶类钙通道拮抗剂和甘草次酸类药物;但噻嗪利尿剂、钙通道阻滞剂、血管紧张素转换酶抑制剂和血管紧张素受体阻滞剂对 PAC/PRA 测定无明显影响(可能还有助于诊断);③在避免影响醛固酮/肾素比值的基础上,如果患者的血压很高,应选用表 2-6-12-6 中所列药物继续降压;④口服避孕药可继续使用,但雌激素类药物降低血浆肾素浓度而引起假阳性;⑤年龄 ≥65 岁者,因肾素降低的幅度较醛固酮明显而导致 ARR 值升高,也影响结果(表 2-6-12-7、表 2-6-12-8 和表 2-6-12-9),肾衰者因血肌酐升高而使 ARR 呈假阴性降低[12];⑥采血日早上不卧床,并体力活动至少 2 小时;采血前取坐位休息 15 分钟;采血时忌用真空负压吸引器或握拳加压,止血带解压后 5 秒钟再采血;⑦血标本置于室温下,避免置于冰水中(促进肾素原转换为肾素),采血后 30 分钟内分离血浆,离心后的血浆应迅速冷冻备用。

表 2-6-12-6　原发性醛固酮增多症诊断时可继续应用的降压药

药物	分类	剂量	说明
维拉帕米缓释剂	非二氢吡啶钙通道拮抗剂	90~120mg/次,2 次/天	单用或与其他药物合用
肼屈嗪	血管扩张剂	10~12.5mg/次,2 次/天(根据病情加量)	开始用量宜低
盐酸哌唑嗪	α 受体阻滞剂	0.5~1mg/次,2~3 次/天(根据病情加量)	防止直立性低血压
多沙唑嗪	α 受体阻滞剂	1~2mg/次,1 次/天(根据病情加量)	防止直立性低血压
盐酸特拉唑嗪	α 受体阻滞剂	1~2mg/次,1 次/天(根据病情加量)	防止直立性低血压

表 2-6-12-7　RAAS 测定要点

(一)ARR 测量准备

1. 纠正低钾血症

2. 采血方法

　(1)纠正低钾血症后缓慢采血

　(2)避免肌肉运动

　(3)放松止血带至少 5 秒后采血

　(4)采血后 30 分钟内分离血浆

3. 鼓励高盐饮食

4. 停用影响 ARR 的药物至少 4 周

　(1)螺内酯,依普利酮,阿米洛利,氨苯蝶啶

　(2)排钾性利尿剂

　(3)甘草制剂

5. 如 ARR 无诊断价值且高血压能被控制,停用药物至少 2 周

　(1)β 受体阻滞剂,中枢性 α-2 激动剂(如可乐啶、α-甲基多巴、非类固醇抗炎药)

　(2)ACEI,肾素抑制剂,二氢吡啶钙通道拮抗剂

6. 需继续降压治疗者使用对 ARR 影响小的药物

7. 确认及时替代治疗和口服避孕药状态

　(1)雌激素制剂降低 DRC(ARR 假阳性)

　(2)必要时停用口服避孕药

(二)血标本收集

1. 患者起床活动 2 小时

2. 取座位 5~15 分钟后(上午 10 时许)采集血标本

3. 避免标本凝血或溶血

4. 血标本置于室温(冰浴促进肾素活化)

5. 标本转运实验室至离心前快速冰冻血浆

(三)结果解释

1. 年龄>65 岁者的肾素降低较醛固酮更明显引起 ARR 升高

2. 采血时间,饮食,体位影响 ARR

3. 药物影响 ARR

4. 标本收集影响 ARR

5. 血钾影响 ARR

6. 肌酐影响 ARR(肾衰竭引起 ARR 假阳性结果)

表2-6-12-8 影响 ARR 的因素

影响因素	醛固酮	肾素	ARR
药物			
β受体阻滞剂	↓	↓↓	↑(FP)
中枢性 α-2 激动剂(可乐啶,α-甲基多巴)	↓	↓↓	↑(FP)
NSAID	↓	↓↓	↑(FP)
排钾利尿剂	→↑	↑↑	↓(FN)
保钾利尿剂	↑	↑↑	↓(FN)
ACE 抑制剂	↓	↑↑	↓(FN)
ARB	↓	↑↑	↓(FN)
Ca²⁺ 通道阻滞剂(DHP)	→↓	↑	↓(FN)
肾素抑制剂		↓↑1	↑(FP)1
			↓(FN)1
钾代谢状态			
低钾血症	↓	→↑	↓(FN)
钾负荷	↑	→↓	↑(FP)
饮食钠水平			
限钠饮食	↑	↑↑	↓(FN)
钠负荷饮食	↓	↓↓	↑(FP)
老龄	↓	↓↓	↑(FP)
其他情况			
肾损害	→	↓	↑(FP)
PHA-2	→	↓	↑(FP)
妊娠	↑	↑↑	↓(FN)
肾血管性高血压	↑	↑↑	↓(FN)
恶性高血压	↑	↑↑	↓(FN)

注:ACE:Angiotensin-converting enzyme,血管紧张素转换酶;ARB:angiotensin-Ⅱ type 1 receptor blocker,血管紧张素Ⅱ受体阻滞剂;DHP:dihydropyridine,二氢吡啶;FP:false positive,假阳性;FN:false negative,假阴性;NSAID:nonsteroidal antiinflammatory drug,非甾体类抗炎药;PHA-2:pseudohypoaldosteronism type 2(familial hypertension and hyperkalemia with normal glomerular filtration rate),2型假性低醛固酮血症(家族性高血压-高钾血症伴正常肾小球滤过率)

表2-6-12-9 影响醛固酮/肾素比值的因素和避免方法

影响因素	解决方案
低钾血症	纠正低钾血症再行 PAC 测定
盐摄入不足	足量 NaCl 摄入,测定 24 小时尿 Na⁺ 和 PAC 前 2 周停用利尿剂,PAC 测定前 6 周停用盐皮质激素拮抗剂
血浆肾素活性过低	血浆肾素活性过低影响醛固酮、肾素比值,应使其维持在每小时 0.2ng/ml 以上
体位	患者按要求改变体位,任何疏忽将导致结果偏差
标本处理	测定 PAC 的血标本处理不同于 PRA,标本于室温下暂时保存后置入冰水中
药物	避免使用 α1 受体阻滞剂(多沙唑嗪),钙通道阻滞剂,其他药物
ARR 截点值	每个实验室应用工作特征(ROC)曲线确定敏感性、特异性、截点值

注:PAC:plasma aldosterone concentration,血浆醛固酮浓度;PRA:plasma renin activity,血浆肾素活性;ARR:aldosterone/renin ratio,醛固酮/肾素比值。ACEI:angiotensin-couverting enzyme inhibitor,血管紧张素转换酶抑制剂;ARB:angiotensin Ⅱ type 1 receptor blocker,血管紧张素Ⅱ型受体阻滞剂;FP:false positive,假阳性;FN:false negative,假阴性;NSAID:nonsteroidal antiinflammatory drug,非甾体抗炎药;PHA-2:psendohypoaldosteronism type 2,2型假性醛固酮缺乏症(家族性高血压/低血钾伴正常肾小球滤过率)

(四)DXM 抑制试验 原醛症患者如发病年龄小,有高血压和低血钾家族史,体位试验中站立位后的血浆醛固酮无明显升高或反常性下降,而肾上腺 CT 或 MRI 又未发现异常,可行 DXM 抑制试验。给予 DXM 2mg/d,口服,共 4~6 周。整个试验过程中 GRA 患者血和尿醛固酮一直被抑制,血醛固酮在服药后较服药前抑制 80% 以上有诊断意义。有人认为,以服药后血醛固酮低于 4ng/dl 为临界值,诊断 GRA 的敏感性和特异性较高,分别为 92% 和 100%。醛固酮瘤和特醛症患者在服药后血醛固酮亦可呈一过性抑制,甚至可低于 2ng/dl[13],但服药 2 周后,醛固酮的分泌不再被抑制又复升高。因此,DXM 抑制试验如观察时间过短则会导致糖皮质激素可治疗性醛固酮增多症(GRA)的过度诊断。GRA 的确诊主要依靠 DXM 抑制试验(阳性),血 18-羟和 18-氧皮质醇含量升高和异常的 CYP11B1/CYP11B2 嵌合基因可明确诊断。目前用长链 PCR 方法检测 CYP11B1/CYP11B2 基因突变的方法快速、稳定,且能对基因的嵌合位点定位。

(五)钠负荷/氟氢可的松试验 如果单凭醛固酮/PRA 比值或醛固酮升高不能诊断原醛症,所有筛选出的可疑病例都必须进行确诊试验,以证实"不适当(自主性)醛固酮分泌"。确诊试验主要包括钠负荷试验和氟氢可的松抑制试验。

1. 试验前准备 钠负荷是原醛症的确诊试验。如果拟进行原醛症确诊试验的患者血压很高,需要持续降压。停用降压药物可能导致急性血管事件,因而禁止因诊断检查而贻误治疗。通常的措施是停用那些对肾素和醛固酮有明显影响的药物而保留影响甚微的降压药物。

2. 试验方法

(1)钠负荷试验:高血压和低血钾纠正后即可做钠负荷试验,患者高钠(元素钠 5g/d,相当于每天 13g 的 NaCl)饮食 3 天。口服钠负荷试验时,如果在高血压和低血钾纠正后,钠排泄量≥200mmol/d,醛固酮≥12μg/d,可认为存在"不适当(自主性)醛固酮分泌"。

(2)静脉钠负荷试验:其应用广泛。静脉钠负荷试验前一晚禁食,次日上午于 4 小时内输入生理盐水 2000ml,然后采血测定 PAC。正常人静脉钠负荷后,因血容量扩张,PAC 被抑制(<5ng/dl),正常人和一般高血压患者静脉钠负荷试验后,醛固酮分泌被抑制(≤5ng/dl),而原醛症不被抑制(≥10ng/dl),醛固酮介于 5~10ng/dl 提示特发性醛固酮增多症的可能性大。钠负荷试验的敏感性和特异性分别为 96% 与 93%。

(3)氟氢可的松抑制试验:原醛症患者的醛固酮分泌不被氟氢可的松抑制。受试者口服氟氢可的松(fludrocortisone)0.4mg/d,共 4 天(0.1mg/6h,分别于 8、12、16 和 20 时口服),同时口服氯化钠(6g/d,分 3 次),检测每日的血钾和血压。如果患者的 PRA 降低,第 4 天立位时(上午 10 时左右)的醛固酮不被抑制到 6ng/dl 以下,提示为原醛症。因可在试验中发生心电图 QT 间期延长和左室功能不全,现已少用。

3. 结果分析 正常人尿醛固酮<10μg/d(28nmol/d),血醛固酮<10ng/dl(276.7pmol/L),血钾无明显变化;原醛症患者血、尿醛固酮增高,且不受高钠抑制,尿钾增多,低血钾加

重,常低于 3.5mmol/L。如尿钠排泄>250mmol/d,而血钾仍为正常水平,且无肾功能不全,则基本可排除原醛症。原醛症患者醛固酮分泌呈自主性,不受高钠饮食的抑制,血、尿醛固酮仍维持高水平。高钠饮食时,肾远曲小管钠离子浓度增高,对钠的重吸收随之增多,钠-钾交换进一步加强,尿钾排泌增多,血钾进一步降低。因此高钠试验可使原醛症的症状和生化改变加重,对轻型原醛症而言,这是一种有用的激发试验。原醛症者醛固酮不被抑制(≥10ng/dl)。醛固酮介于 5~10ng/dl 者提示特发性醛固酮增多症的可能性大。值得注意的是,必须先将血钾补充至 3.5mmol/L 以上才能进行本试验;恶性高血压、充血性心力衰竭患者不宜进行此项试验。部分特醛症患者可出现假阴性结果。对已有严重低血钾的患者亦不宜进行此试验。

(六)其他动态试验 其他动态试验很多,其共同特点是敏感性和特异性较低,因而较少应用。

1. 体位试验 有助于区别醛固酮瘤和特发性醛固酮增多症,但误差较大。在进行体位试验前要先纠正低钾血症。正常人上午 8 时卧床至中午 12 时,血醛固酮下降,与 ACTH 按昼夜节律下降有关,如取立位,血醛固酮上升,说明体位的作用大于 ACTH 的作用。如试验中同时测定血皮质醇可提高结果分析的准确性。立位及低钠(利尿剂)可刺激正常人肾素-血管紧张素-醛固酮系统,使血浆 PRA、AT-2 和醛固酮上升;原醛症患者血醛固酮增高,PRA-血管紧张素系统受抑制,并且不受体位及低钠的刺激。体位试验正常参考值见表 2-6-12-10。

表 2-6-12-10 血浆 PRA、AT-2、醛酮的正常参考范围(均数±标准差)

体位	PRA (ng/ml)	AT-2 (pg/ml)	醛固酮 (pg/ml)
普通饮食卧位	0.42±0.37	40.2±12.0	86.0±37.5
普通饮食立位	2.97±1.02	85.3±30.3	151.3±88.3
低钠饮食卧位	2.58±3.28	65.8±35.2	233.1±120.2
低钠饮食立位	4.62±3.49	92.5±28.2	340.9±177.0

注:低钠饮食是指每天钠摄入量控制在 20mmol 以下;PRA:血浆肾素活性;AT-2:血管紧张素-2

醛固酮瘤患者的基础血浆醛固酮明显升高,多超过 5.55nmol/L(20ng/dl),取立位后无明显上升或反而下降,这与肾素-血管紧张素系统被强烈抑制且不被兴奋有关。醛固酮生物合成中的前体物 18 羟-皮质酮>2800nmol/L(100ng/dl)为"异常体位反应"。特发性醛固酮增多症患者于立位时通常有肾素和醛固酮升高反应,立位 4 小时后血醛固酮在特醛症患者常进一步上升,多较卧位升高33%以上,而 18 羟-皮质酮无升高或下降。用体位试验鉴别 90% 的醛固酮瘤和特发性醛固酮增多症,但用于非典型患者的鉴别力明显下降。GRA 的反应也与醛固酮瘤相似,因为醛固酮的分泌仅受 ACTH 的调节,即体位改变不能刺激醛固酮分泌,血浆醛固酮随皮质醇下降而降低。若基础血浆 PRA、AT-2、醛固酮均升高,提示为继发性醛固酮增多症。

2. 螺内酯试验 仅能证明醛固酮增多。醛固酮增多症患者用药后第 3~4 天,先有尿钾明显减少,继而血钾回升,碱

血症可被纠正。由于病程、病因及血管并发症等因素的影响,血压对螺内酯的反应程度差别较大。螺内酯试验一般要持续 2~4 周,如无明确结果,应再延长 1~2 周。此外,螺内酯的用量要够大,成人一般需口服螺内酯 240~320mg/d,螺内酯的用量不足是导致假阴性结果的主要原因。失钾性肾病患者服药前后无变化。螺内酯试验既不能提供醛固酮增多的病因信息,又不能区别醛固酮增多是原发性还是继发性,现已被醛固酮与醛固酮/PRA 比值测定取代。

3. 低钠试验 原醛症患者醛固酮分泌增多,PRA 受抑制并对低钠饮食无兴奋反应。在低钠饮食时,肾远曲小管中钠离子浓度减少,钠钾交换随之减少,钾排出亦减少,因而尿钠、钾降低,血钾上升。如低血钾由肾小管疾病引起,则限钠后,尿钾无明显减少,血钾亦不上升。正常人低钠饮食后血浆 PRA 增加,血钾不上升;原醛症患者血浆 PRA 受抑制,低钠饮食刺激亦无增加,而尿钠、钾排泄明显下降,血钾上升。失盐性肾病患者尿钠、钾排泄不降低,血钾无回升。

4. 钾负荷试验 醛固酮具保钠排钾作用,予以原醛症患者口服补钾后,尿钾排泄增多,血钾难以上升,即对补钾存在抵抗性。原醛症患者血钾多低于正常,补钾后血钾升高仍不明显。因肾小管疾病及其他原因造成的低血钾,补钾后血钾可上升。

5. 卡托普利和氯沙坦试验 卡托普利(captopril,巯甲丙脯酸)是血管紧张素转换酶抑制剂,可抑制 AT-2 的产生,本试验可作为一线筛选试验。试验的方法之一是在上午 9:00 采血后,口服卡托普利 50mg,10:30 采血复测血醛固酮和 PRA。正常人和原发性高血压患者血醛固酮下降,而原醛症者的血醛固酮升高(为基础值的 120% 或>15ng/dl)。另一种方法是清晨卧位采血测血 PRA 和醛固酮,口服卡托普利 25~50mg,2 小时后于坐位采血复测血醛固酮和 PRA。本试验的敏感性 90%~100%,特异性 50%~80%。氯沙坦(losartan)试验可用于醛固酮瘤和特醛症的鉴别,鉴别的指标为醛固酮(ng/dl)/肾素活性比值(ng·ml/h),切点为 60,如果应用氯沙坦(losartan)后比值>60,支持醛固酮瘤的诊断[14]。

6. AT-2 输注试验 卧位抽血测醛固酮,然后以每分钟 2ng/kg 的速度输注 AT-2 约 1 小时,保持卧位再抽血测醛固酮。正常人输注 AT-2 后,血醛固酮较基础值升高 50% 以上,多数醛固酮瘤、原发性肾上腺皮质增生症和 GRA 对 AT-2 输注无反应,血醛固酮上升低于 50%,而特醛症和少数对肾素有反应的醛固酮瘤则有醛固酮升高反应。

7. 赛庚啶试验 予患者口服赛庚啶 8mg,服药前及服药后每 30 分钟抽血 1 次,历时 2 小时测血醛固酮。赛庚啶为血清素拮抗剂,可刺激醛固酮分泌。特醛症的一个可能致病机制即为血清素能神经元活性增高,大多数患者服赛庚啶后血浆醛固酮下降 0.11nmol/L(4ng/dl)以上,或较基础值下降 30% 以上,在服药后 90 分钟下降最明显。醛固酮瘤患者血醛固酮无明显变化。

(七)影像检查 肾上腺的体积小,加上肾上腺皮质球状带的厚度与体积仅占肾上腺的 5% 左右,所以当球状带的醛固酮分泌细胞增生或发生小腺瘤时,很难被肾上腺影像检查发现;另外,2%~10% 的正常人存在肾上腺结节(肾上腺意外瘤)。所以,单凭影像检查几乎无法鉴别正常的形态变

异、球状带细胞增生、肾上腺皮质增生和肾上腺髓质增生。同时，也难以鉴别肾上腺意外瘤、肾上腺结节和肾上腺腺瘤。临床上，肾上腺的影像检查必须在生化检查已高度怀疑为原醛症的基础上进行，综合分析才能做出正确诊断。在原醛症的病因诊断方面，肾上腺高分辨B型超声、CT、MRI等检查只能提供一般的非特异性信息，而CT肾上腺三维形态重建、PET-CT、放射性碘化胆固醇肾上腺扫描和双侧肾上腺静脉插管分段采血测定醛固酮有一定的鉴别意义。肾上腺高分辨CT扫描阴性并不能排除肾上腺醛固酮瘤可能，故需要进行肾上腺静脉采样测醛固酮（为目前手术前定位的最佳方法），

以鉴别单侧或双侧肾上腺增生。首先用肾上腺CT扫描鉴别出单侧低密度结节者。如果患者的年龄在40岁以上，一般可直接接受肾上腺微创手术治疗；如果患者的年龄在40岁以下，则需加做肾上腺静脉采样测定PRA和醛固酮，以进一步证实原醛症诊断，并借此将醛固酮瘤与PAH鉴别开来[15]。对于无单侧低密度结节，或有微结节及双侧结节者，应进一步行肾上腺静脉采样测定PRA和醛固酮，如仍不能定位，即可诊断为特发性醛固酮增多症。原醛症的亚型病因鉴别见表2-6-12-11。可疑为原醛症时可按照图2-6-12-11提供的诊疗流程确认其诊断。

表2-6-12-11 原发性醛固酮增多症亚型的鉴别

鉴别点	醛固酮瘤	特醛症	PAH	肾上腺皮质癌	GRA
肾上腺病理	腺瘤（<3cm）	双侧增生	单侧/双侧增生	肿瘤（>3cm）	皮质增生
发生率	70%~80%	10%~20%	1%	<1%	-
临床表现	较重	较轻	介于腺瘤和特醛症间	较重	较轻
肾素活性抑制	完全	不完全	完全	完全	完全
醛固酮对直立位的反应	不升高或下降	显著上升	不升高或下降	不升高或下降	下降
AT-2输注试验	多数无反应	血醛固酮升高	无反应	无反应	无反应
18-羟皮质酮	显著升高	无明显升高	显著升高	-	无明显升高
18-羟/18-氧皮质醇	升高	无明显升高	升高	-	显著升高
地塞米松抑制	一过性抑制	一过性抑制	一过性抑制	一过性抑制	全程抑制
肾上腺CT	显示肿瘤影像	显示增生影像	显示增生影像	显示肿瘤影像	无异常发现
其他	血VEGF升高	-	-	VEGF升高	嵌合基因
治疗选择	手术治疗	药物治疗	手术治疗	手术治疗	药物治疗

注：醛固酮瘤：醛固酮腺瘤；VEGF：血管内皮生长因子；GRA：糖皮质激素可抑制性醛固酮增多症；PAH：原发性肾上腺皮质增生；特醛症：特发性醛固酮增多症

1. **B超与CT/MRI** B型超声可提供肾上腺的大致影像信息。肾上腺CT在对肾上腺病变的定位诊断中应列为首选。目前高分辨CT能检测出直径7~8mm的肾上腺肿块。醛固酮瘤的CT值与一些无功能肾上腺意外瘤相似，低于皮质醇腺瘤和嗜铬细胞瘤。由于肾上腺意外瘤的存在，CT对醛固酮腺瘤的诊断准确性仅70%。当发现单侧肾上腺直径>1cm的等密度或低密度肿物影时，对诊断醛固酮瘤意义较大，而肿块直径>3cm时要警惕分泌醛固酮的皮质癌，但如肿块影在非增强片中CT值低于11HU，增强后无明显强化则提示为腺瘤，癌肿增强后常见不规则强化改变。特醛症者显示肾上腺正常或弥漫性增大，如为结节性增生则与腺瘤难以鉴别，而且还应与非CRH/ACTH依赖性大结节肾上腺皮质增生（CRH/ACTH-independent macronodular adrenocortical hyperplasia，PMAH）鉴别，因而，临床表现和激素测定在肾上腺增生的鉴别中具有不可替代的意义。MRI对醛固酮瘤和其他肾上腺肿瘤的分辨并不优于CT，但醛固酮瘤的T_1信号比肝脏低或相等，T_2信号稍增高，肾上腺癌在T_1为等信号，T_2明显增高。鉴别过多醛固酮来源于单侧或双侧肾上腺的方法主要有CT、MRI和肾上腺静脉采样。鉴别的意义在于：单侧病变可用手术治疗而双侧病变只能用药物治疗。1977~2009年的文献资料表明，以肾上腺静脉采样结果为标准，CT/MRI的鉴别误差高达37.8%，因而仅根据CT/MRI来

鉴别高醛固酮血症来源是不可靠的[16-20]。

2. **核素扫描** 根据[131]I标记胆固醇在肾上腺转化为皮质激素的原理，用扫描法可显示腺瘤及增生组织的[131]I浓集，如在DXM抑制期进行核素扫描，不仅能显示皮质形态，还能反映皮质的功能状态。检查前3天开始服用碘化物（复方碘溶液，每次5滴，每天3次）和DXM（每次2mg，每天4次），直至检查结束，其目的是封闭甲状腺对示踪放射碘的摄取和抑制ACTH释放。第4天给予示踪剂（常用NP-59，[131]I-6β-iodom-ethyl-19-norcholesterol），48小时后双侧肾上腺摄取不对称者提示腺瘤，而72小时后两侧摄取对称则提示双侧增生。诊断准确度为72%，如结合CT扫描可对92%的肾上腺病变准确分辨。NP-59可用于醛固酮瘤和特发性醛固酮增多症的鉴别，但单侧或双侧显影决定于肿瘤的大小，当肿瘤的体积很小时，可呈双侧显影而误诊为特发性双侧增生；或将单侧显影的特发性增多症错判为醛固酮瘤，单侧显影亦见于其他非醛固酮分泌性肾上腺肿瘤或结节。如肾上腺CT正常，放射性碘化胆固醇扫描不会有更多帮助，所以此项检查仅在其他检查结果有矛盾时选用。

3. **双侧肾上腺静脉血醛固酮测定** 如果上述检查均不能确定原醛症的病因，可进行此项检查。肾上腺静脉采样的具体步骤是：①双侧肾上腺静脉插管（左侧用5F Simmons-2管，左侧用5F-Cobra-3管），并用静脉造影证实插管无误；②自肾下静脉和左右肾上腺静脉各采血2份；③静注替可克

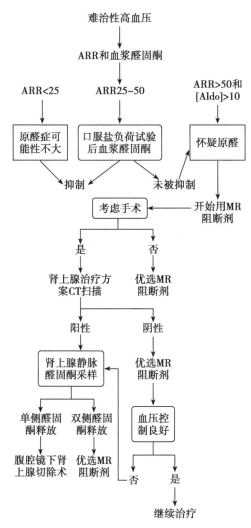

图 2-6-12-11 可疑原醛症的诊疗程序

ARR 显著升高(>50)者,且血清 ALD>100ng/L 者的原醛症诊断基本成立,同时 CT 发现单侧肾上腺功能结节者可考虑手术治疗;未能发现肾上腺结节(肿瘤)者首先给予盐皮质激素受体阻滞剂治疗,如果能纠正高血压和低钾血症,则维持治疗;如果疗效差,则行双侧肾上腺静脉采样测定醛固酮,单侧醛固酮升高时符合反侧肾上腺皮质增生,亦可考虑手术治疗;两侧醛固酮均升高者提示为双侧肾上腺皮质增生,手术效果可能不佳

肽 0.125mg,继用 0.125mg 静滴(5 分钟);④5 分钟后自肾下静脉和左右肾上腺静脉各采血 1 份,10 分钟后采血各 2 份。插管采血过程中持续输入 ACTH(5U/小时),以尽量减少因应激诱发的内源性 ACTH 释放,后者会导致肾上腺皮质激素一过性分泌增加。若一侧肾上腺静脉血醛固酮较对侧高 10 倍以上,则醛固酮升高的一侧为腺瘤(醛固酮瘤)。若两侧血醛固酮都升高,并相差 20%~50%,可诊断为特发性醛固酮增多症。因双侧肾上腺静脉插管的技术难度较大,失败率高(25%),且为有创性检查,偶尔可引起肾上腺出血或血栓形成等,故不列为常规检查。肾上腺静脉采样时,需要测定肾上腺静脉和下腔静脉的皮质醇/醛固酮比值。文献报道的测定指标和鉴别标准不一,一般用于鉴别 Cushing 综合征的病因时,需与替可肽兴奋试验联合应用。于肾上腺静脉采样

同时行替可肽滴注,促进醛固酮分泌,可使阳性率提高到 95%,校正的醛固酮/皮质醇比值>4:1提示单侧原醛症,并可考虑手术治疗。

【鉴别诊断】

原醛症的亚型鉴别有助于指导治疗(图 2-6-12-12),其主要目的是对醛固酮瘤、PAH、特发性醛固酮增多症与 GRA 进行鉴别。醛固酮瘤和 PAH 可通过单侧肾上腺切除术而去除病因,完全纠正低钾血症,高血压的治愈率为 30%~60%,但单侧甚至双侧肾上腺切除术不能纠正特发性醛固酮增多症和 GRA 所引起的高血压,故仅推荐药物治疗。如果用手术治疗原醛症,必须首先鉴别醛固酮瘤和特发性双侧肾上腺皮质增生(两类大约占所有原醛症病例的 95%,其中 1/3 为醛固酮瘤、2/3 为双侧特发性增生),醛固酮瘤可通过单侧切除肿瘤而治愈,而后者首选盐皮质激素拮抗剂治疗。但是醛固酮瘤与特发性双侧增生的病理生理过程是相互联系的,包括单侧单腺瘤、单侧双腺瘤、双侧单腺瘤、原发性单侧增生、双侧微结节增生或双侧大结节增生,而原醛症也可能伴有 1 个或多个无功能性意外瘤。

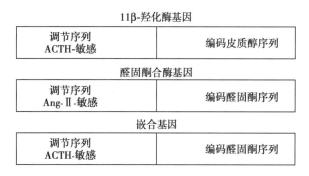

图 2-6-12-12 糖皮质激素可治疗性高血压的分子病因

(一)排除引起高血压的其他疾病

1. 低肾素性原发性高血压 原发性高血压的发病与 3 种体液因素(RAA、胰岛素抵抗和细胞钙调节因子)有关。根据 RAA 的变化,可将原发性高血压分为低肾素性、正常肾素性和高肾素性高血压三类和容量依赖性(volume-dependent)与血管收缩物质依赖性(vasoconstrictor-dependent)两种(表 2-6-12-12);其中低肾素性高血压为容量依赖性,而高肾素性高血压为血管收缩物依赖性[21-27]。但是,影响肾素活性的因素很多。例如,年龄对肾素活性有明显影响,肾素活性随增龄而下降;各类人种的肾素活性差异明显,一般白种人的肾素活性都高于黑种人;而食盐的摄入量对肾素活性有重要影响。约 25% 的原发性高血压属于低肾素型原发性高血压,其发生机制可能与以下因素有关:①肾上腺对血管紧张素-2(AT-2)呈过度反应,通过醛固酮的反馈机制而抑制肾素分泌;②高钠摄入时,醛固酮分泌不能被抑制而产生高血压;③有些患者在正常钠摄入时也有类似缺陷。低肾素型原发性高血压在用排钾利尿剂治疗或伴腹泻、呕吐等情况时,还可出现低血钾,故应注意鉴别。但本病通常无血、尿醛固酮升高,普通降压药治疗有效,停用排钾性利尿药后,血钾可恢复正常;同时,结合前述一些特殊检查亦可鉴别(图 2-6-12-13)。

表2-6-12-12 低肾素性高血压分类

1. 低肾素性原发性高血压(LREH)
2. 低肾素性继发性高血压(糖尿病肾病/药物性肾病)
3. 原发性醛固酮增多症
　　醛固酮瘤(癌)
　　原发性肾上腺增生
　　家族性醛固酮增多症(Ⅰ型、Ⅱ型、Ⅲ型)
4. 盐皮质激素相关性高血压
　　盐皮质激素受体突变
　　表观盐皮质激素过多
　　甘珀酸钠、甘草次酸所致的盐皮质激素过多
5. 糖皮质激素相关性高血压
　　糖皮质激素抵抗综合征
　　Cushing 综合征
　　先天性肾上腺皮质增生伴高血压
6. Gordon 综合征(Ⅱ型假性低醛固酮症)
7. Liddle 综合征

2. 晨峰高血压　晨峰血压(morning blood pressure surge, MBPS)增高是心血管疾病的独立危险因素。MBPS 的发生机制可能包括以下因素:①体液内分泌因素:清晨交感神经系统活性迅速增强,血浆儿茶酚胺释放增加,外周血管阻力增大;肾素-血管紧张素-醛固酮系统在清晨时段为分泌高峰,通过扩大血容量,促进肾上腺髓质和交感神经末梢释放儿茶酚胺而升高血压。此外,血液黏滞性的增高、血小板聚集力的

增加及纤溶活性下降导致血液高凝状态,也致外周阻力增高。②动脉重构:清晨时段动脉压力感受器敏感性降低、动脉粥样硬化、阻力动脉重构(内径变小,壁/腔比例增加)、氧化应激等因素引起外周阻力升高。③体位改变:活动和体位改变增强交感神经活动。

3. 表观盐皮质激素过多　表观盐皮质激素过多(AME)是由于Ⅱ型11β-羟类固醇脱氢酶(11β-hydroxysteroid dehydrogenase type Ⅱ, Ⅱ型11β-HSD2; CYP11B2)基因缺陷所致盐皮质激素代谢紊乱综合征,为遗传性低肾素性高血压的一种。CYP11B2 基因突变导致 AME 和胎儿宫内发育迟缓,而 CYP11B1 缺陷引起表观皮质素还原酶缺陷症(apparent cortisone reductase deficiency)、胰岛素不敏感及向心性肥胖。本征的盐皮质激素过多是由于肾小管上皮细胞中的11β-HSD2活性过低,使盐皮质激素受体(MR)被过多的皮质醇结合所致。盐皮质激素的生物学作用表达过度并非盐皮质激素本身过多(血浆盐皮质激素下降)引起。盐皮质激素过多只是一种临床假象。

4. Liddle 综合征　即假性醛固酮增多症,为一种家族性单基因遗传病,是由于编码远端肾小管上皮细胞钠通道蛋白β链或γ链的基因发生活化突变,使钠通道活性增高,钠重吸收增强,钠-钾交换和钠-氢交换过度加强,导致高血压、低血钾和碱血症,但尿酸化正常。肾素-血管紧张素-醛固酮系统受抑制,肾上腺影像检查无异常,用螺内酯治疗无效,而用肾小管钠重吸收抑制剂氨苯蝶啶治疗的效果良好,可与原醛

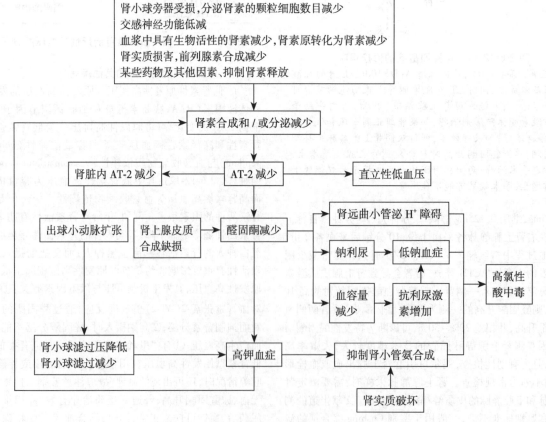

图2-6-12-13　低肾素性低醛固酮症的发病机制

症鉴别。目前已能通过分子生物学方法进行分子诊断。

5. 11β-羟类固醇脱氢酶缺陷症　11β-羟类固醇脱氢酶(11β-HSD)缺陷症可分为遗传性和获得性两类，无论哪种病因所致均引起盐皮质激素过多表现，但没有任何一种盐皮质激素过量的实验室依据，又称为功能性盐皮质激素过多综合征。11β-HSD 缺陷时，糖皮质激素 11 位不能脱氢，皮质醇不能转变成皮质素，糖皮质激素与 MR 结合，发挥了盐皮质激素作用。

(1) 遗传性 11β-HSD 缺陷症：是一种临床少见的常染色体隐性遗传病，Ⅱ 型 11β-HSD 分布于肾远曲小管和集合管，由 16q22 上一基因编码，现已发现了该基因的许多点突变，其中 R337C 突变使该酶催化皮质醇转化为皮质素的能力减弱。该病临床表现与原醛症十分相似，有低肾素性高血压、低血钾和碱血症，对螺内酯治疗反应良好，但体内醛固酮及其他盐皮质激素均极低，尿中主要排泄皮质醇的四氢代谢产物而缺少皮质酮的四氢代谢产物(正常人尿中皮质酮的代谢产物较皮质醇者多)。另外，患者对氢化可的松很敏感，少量给予即可诱发盐皮质激素过多表现，但这些症状又可被小剂量 DXM 抑制，显示此病发挥理盐激素作用的是皮质醇，DXM 因潴钠作用弱，且对下丘脑-垂体-肾上腺皮质轴有强大的抑制作用，所以主要起拮抗剂样作用。当青少年有明显盐皮质激素过多症状，血皮质醇正常而尿 17-羟类固醇低，在排除了 11β-羟化酶缺陷症、17α-羟化酶缺陷症和原醛症时，应高度考虑此病的可能性。

(2) 获得性 11β-HSD 缺陷症：临床有许多由于长期摄入甘草制剂而诱发功能性盐皮质激素过多综合征的病例报道，其中一些因引起了严重的高血压和低血钾，甚至威胁生命。甘草酸在机体内通过水解形成葡萄糖醛酸和甘草次酸。葡萄糖醛酸促进药物在 2 相代谢反应中的生物转化，并促进胆红素的代谢而治疗不同类型的药物性肝病。甘草次酸的分子结构与类固醇激素相似，在体内可通过与糖皮质激素竞争性与受体结合延缓类固醇激素的代谢失活或直接与靶细胞受体结合而发挥类固醇激素样作用，从而抑制药物介导的免疫病理损伤。用药期间应警惕低血钾、高血压等副作用。甘草次酸(一种甘草活性成分)可导致明显盐皮质激素过多综合征，使尿皮质酮的四氢代谢产物减少，DXM 同样能逆转这一效应。而对原发性 ACI 患者用甘草作盐皮质激素替代治疗时，仅在同时给予氢化可的松的情况下有效，提示甘草次酸抑制了 11β-HSD 活性，使糖皮质激素通过与 MR 结合发挥理盐作用。肾小球肾炎患者的 11β-HSD 活性减退，参与了疾病过程中的水钠潴留，但 11β-HSD 活性下降的原因不明。另外，甘琥酸钠亦能引起与甘草次酸相同的效应，但认为主要是通过抑制皮质醇的 A 环还原降解过程起作用的。

6. 17α-羟类固醇脱氢酶(17α-HSD)缺陷症　详见本章第 5 节。CYP17A 基因突变导致 17α-羟类固醇脱氢酶缺陷症，引起肾上腺皮质醇合成不足，ACTH 分泌增多，盐皮质激素特别是皮质酮和 11-去氧皮质酮(11-DOC)合成增加。患者一般无 ACI 表现。DOC 过度分泌可引起钠潴留、血容量增加和高血压，抑制 PRA，使球状带醛固酮的分泌极度减少，并可伴有低血钾和碱中毒等表现。男性患者多表现为性发育障碍(假两性畸形)；女性患者出生时正常，出生后则表现为第二性征不发育和原发性闭经。男、女患者几乎均有阴毛和腋毛生长。青春期后，血 FSH 和 LH 均明显升高。由于骨龄落后，骨骺融合延迟，患者在达成人年龄后身高仍可持续而缓慢生长。血 ACTH 水升高，17α-羟化类固醇(雄激素、雌激素、皮质醇、11-去氧皮质醇和 17-羟孕酮等)极低或测不到，24 小时尿 17-KS 和 17-OHCS 排泄量极少，而且在 ACTH 兴奋下亦无升高。血浆孕烯醇酮、孕酮、DOC、皮质酮及其 18-羟产物升高，ACTH 兴奋试验呈现过强反应，但可被糖皮质激素抑制。血浆 PRA 和醛固酮极低。

7. Cushing 综合征和异源性 CRH/ACTH 分泌综合征　肾上腺皮质癌和异位 CRH/ACTH 分泌综合征易发生明显的高血压、低血钾和碱血症，但患者有原发病的典型症状和体征，血、尿皮质醇及其代谢产物增多，而醛固酮分泌无增高，不难鉴别。分泌其他盐皮质激素(除醛固酮外)的肾上腺癌可分泌除醛固酮以外的其他盐皮质激素(如去氧皮质酮)，亦可引起原醛症样表现，但肾上腺癌瘤体通常较大，并伴有类固醇性激素异常。另外，血浆 PRA，血、尿醛固酮均降低可资鉴别。

8. 肾上腺意外瘤　详见本章第 15 节。意大利的 1 个多中心回顾性研究显示，89% 的肾上腺意外瘤为无分泌功能肿块，6.2% 为亚临床 Cushing 综合征，3.4% 为嗜铬细胞瘤，0.89% 是醛固酮瘤。而肾上腺意外瘤亦可与双侧肾上腺皮质增生、醛固酮瘤、原发性肾上腺皮质增生合并存在，造成对原醛症的病因分类诊断的困难。鉴别诊断主要依靠临床症状、激素含量筛查、影像检查、双侧肾上腺静脉插管采血激素测定等资料的综合分析，在非手术病例则应对患者肾上腺形态和功能进行长期随访。

(二) 排除其他原因所致的低钾血症　跨肾小管的钾浓度梯度(transtubular potassium concentration gradient，TTKG)是鉴别低钾血症病因的基础，TTKG = 尿[K^+]/血[K^+]×血渗透压/尿渗透压；正常人钾负荷时，TTKG>10，因钠扩张细胞外液，原醛症患者的低钾血症伴有血压升高，肾素降低而醛固酮升高。但是，当这些改变不典型时，尤其当肾素和醛固酮升高不明显或正常时，应排除 AME、慢性甘草次酸/醛固酮类似物中毒、Liddle 综合征和肾上腺 11-去氧皮质酮(DOC)分泌瘤可能，这些疾病的共同特点是血皮质醇正常且肾素和醛固酮均被抑制。另一方面，血压升高不明显的患者还要排除肾小管性酸中毒(尿 NH_4 降低，代谢性酸中毒)、Bartter/Gitelman 综合征(尿 Cl^- 和尿 Na^+ 升高)可能。一般可根据血压情况，首先分为低钾血症伴高血压和低钾血症不伴高血压两类；低钾血症伴高血压的病因鉴别如上所述，而低钾血症不伴高血压的病因查找往往困难；因此需要根据酸碱平衡紊乱情况进行鉴别，详见第 3 篇第 3 章第 2 节。

(三) 继发性醛固酮增多症　详见本篇扩展资源 13 相关内容。此类高血压多因肾素分泌增多而引起继发性醛固酮升高。肾动脉狭窄性高血压、恶性高血压等均由于肾缺血，刺激肾素-血管紧张素系统，导致继发性醛固酮增多而合并低血钾。但本病患者血压呈进行性升高，较短时间内即出现视网膜损害和肾功能损害，往往有氮质血症和酸中毒表现。有时，继发性醛固酮增多症(简称继醛症)亦可表现为正常肾素性高血压。其中有些病例实属高肾素性高血压或低肾素性高血压，PRA 正常可能是病情不同或检测误差造成的。原醛症与继醛症的鉴别要点是原发疾病的表现和血肾素活性。原醛症的血肾素活性被抑制而继醛症的血肾素活性明显升高，原醛症与继醛症的鉴别要点是：①血钠：原醛症存在着血渗透压的重调现象，因而血钠稍高于正常上限水平（约 150mmol/L）；而绝大多数继醛症患者的血钠稍低于正常。②肾素活性：原醛症的血肾素活性被抑制而继醛症的血肾素活性明显升高。③原发疾病：引起继醛症的原发疾病可分为有效血容量减少的疾病（肾动脉狭窄、充血性心衰、肝硬化、失盐性肾病、特发性水肿和滥用利尿剂等）和原发性肾素增多的疾病（肾素瘤、Bartter 综合征等），而原醛症无原发疾病可查。

1. 慢性肾病 任何原因引起的慢性肾病都可以导致继发性醛固酮增多症，临床上常见于肾动脉狭窄、肾小管性酸中毒、Fanconi 综合征和肾病综合征。

（1）肾动脉狭窄：在肾区可听到血管杂音，静脉肾盂造影、放射性肾图等可发现一侧肾功能减退，而肾动脉造影可确诊。另外，根据患者肾素-血管紧张素系统活动增高，可与原醛症鉴别，但亦要警惕肾动脉狭窄合并原醛症以及终末期肾病合并原醛症的情况，两者都可能掩盖原醛症的表现而致漏诊。其他需与原醛症鉴别的慢性肾脏疾病主要有失盐性肾病、肾小管性酸中毒和 Fanconi 综合征。失盐性肾病常由慢性肾炎和慢性肾盂肾炎导致肾髓质高渗状态受损，肾脏潴钠功能障碍，引起低血钠和低血容量，继而引起继发性醛固酮增多。本病肾功能损害较严重，尿钠排泄增高，常伴脱水或酸中毒。低钠试验中尿钠不减少，血钾不升。螺内酯试验不能改善低血钾和高血压。肾素-血管紧张素系统活性增高也可资鉴别。

（2）肾小管性酸中毒：是由于远端肾小管泌 H⁺ 障碍或近端小管重吸收 HCO₃⁻ 障碍引起尿酸化失常、碱丢失，导致慢性酸中毒和电解质平衡紊乱。实验室检查示高氯性酸中毒、尿酸化障碍、血钙、磷偏低而碱性磷酸酶升高，氯化铵负荷试验阳性有助于诊断本病。

（3）Fanconi 综合征：是由于先天性或后天性原因引起近曲小管转运功能障碍，使一些正常情况下由肾小管重吸收物质，如葡萄糖、氨基酸、磷酸盐、重碳酸盐及其他电解质等，大量从尿中排出，因此也伴有尿钾排泄增多，尿酸化功能受损及低钾血症。但临床上还有生长迟缓、先天畸形、矮小、骨骼畸形、脱水、酸中毒、尿糖、氨基酸及其他电解质排泄增多等表现，详见第 3 篇第 3 章第 5 节。

（4）引起继发性醛固酮增多的其他疾病：患者因大量尿蛋白丢失，血浆蛋白减少，渗透压下降，有效血容量下降，激活 RAA 系统。慢性肾衰竭时，由于 RAA 被刺激，引起继发性醛固酮增多。失盐性肾病、肾小管性酸中毒和 Fanconi 综合征也是引起继发性醛固酮增多症的常见原因。Ⅰ型肾小管酸中毒时，尿中丢失钠和钾盐，常伴有继发性醛固酮增多和明显低钾血症。肝硬化使血浆醛固酮增高，从而促进和加重水肿的形成。轻度经前期水肿与月经周期明显有关，由于在黄体期血浆 PRA 增强，醛固酮分泌增加，发病可能与雌激素增多引起的醛固酮增多有关。

2. 肾素分泌瘤 肾素瘤又称肾小球球旁器细胞瘤、原发性肾素增多症或 Robertson-Kinara 综合征。本病于 1967 年由 Robertson 首先报告，至今有文献记载的病例不足 20 例，男女均可患病，多为儿童或青壮年。临床特点为严重高血压，低钾性碱中毒，血浆肾素活性和血、尿醛固酮明显升高。肾素瘤是继发性醛固酮增多症的罕见病因，有些可能与 ras 原癌基因点突变有关。病理解剖学基础为肾素瘤（球旁细胞瘤），肾素瘤一般呈单发，瘤体小，直径很少>2cm，光镜下可见肿瘤细胞排列于血管网之间，有大的空泡样核，胞质中有肾素颗粒，与正常人肾小球球旁细胞相似。电镜下，可见中度发育的粗面内质网，高尔基复合体明显，胞质颗粒形态大小不一，常见颗粒组成不透电子的金刚石样或菱形小体，有如结晶体。在高尔基复合体中有特别明显的未成熟颗粒成分；免疫组化检查颗粒中含有肾素。瘤细胞分泌的大量肾素，刺激 AT-2 分泌增多，后者刺激肾上腺球状带分泌过量醛固酮，进而导致高血压、低血钾和低血钾性碱中毒等一系列醛固酮增多症的表现[28-30]。

肾素瘤的临床表现与原发性醛固酮增多症相似。肾素瘤为良性肿瘤，起病缓慢，临床表现与原发性醛固酮增多症相同，只是高血压极为严重，血压可达 260/220mmHg，在 1 组病例（10 例）中，收缩压均超过 200mmHg，舒张压不低于 110mmHg。第二个特征是低血钾，10 例均在 4.0mmol/L 以下，最低者为 2.6mmol/L。实验室检查的特点是：①血清钾常在 4.0mmol/L 以下；②低钾性碱血症，CO₂CP 增高，血 pH>7.45；③诊断上最有价值的是血浆肾素活性显著增高，每小时多在 27.4~45.0ng/L（正常每小时为 10.2~17.5ng/L），偶可高达每小时 430ng/L，尤以肿瘤侧肾静脉血肾素增高显著；④血和尿醛固酮增高。

因肾素瘤一般瘤体较小，肾上腺 B 超检查对于 1cm 以下的肾素瘤诊断率不如肾上腺核素扫描或高分辨率 CT、MRI 等检查。三者均可用于定位诊断，选择性肾血管采样测肾素水平有助于鉴别。一般情况下，可根据以下几点作出诊断：①降压药物疗效不佳的青年高血压患者；②低血钾、继发性醛固酮增多；③肾动脉造影无血管病变，但存在占位性病变；④周围血浆肾素增多，同时一侧肾静脉肾素明显升高；⑤明确诊断有赖于对切除肿瘤进行病理学或电镜检查，或提取肿瘤区与非肿瘤区组织的肾素，肿瘤区肾素明显高于非肿瘤区。有人根据文献报道的 71 例肾小球球旁细胞瘤的临床资料，将其分为经典型、非经典型和无功能型三种，经典型（57/71）的特点是高血压、低血钾、高醛固酮、高肾素血症；非经典型（12/57）表现为高血压，但无低钾血症；而无功能型（2/71）患者的血压和血钾正常或异常[31]。本病应与原发性醛固酮增多症、肾脏胚胎瘤、肾脏以外的肾素瘤和继发性醛固酮增多症鉴别。血浆肾素及肾静脉插导管采测双侧血浆肾素活性可资鉴别。原发性醛固酮增多症者血浆肾素及双侧肾静脉血浆肾素均明显降低；继发性醛固酮增多症血浆肾素及双侧肾静脉血浆肾素均升高。肾素瘤血浆肾素及病变侧肾静脉血浆肾素升高，肾外肾素瘤血浆及肾静脉两侧血肾素均升高。

手术切除肿瘤可获痊愈，但应尽量保留较多肾单位[32]。术前应用醛固酮合成抑制剂，如氨鲁米特，剂量为每日 0.5~

1.5g,分次口服。亦可用醛固酮拮抗剂,如螺内酯 60~80mg,每天 3~4 次,或应用阿米洛利治疗。这些药物亦用于不能手术的肾素瘤患者。降低血压可用血管紧张素转换酶抑制剂(如卡托普利或培哚普利)等治疗。

3. Bartter/Gitelman 综合征 详见第3篇第3章第2节。现在已知该综合征代表了以肾脏电解质转运异常为基础而分子机制各不相同的一组常染色体隐性遗传病,按遗传和临床特征至少可分为三种亚型:产前或新生儿 Bartter 综合征、经典 Bartter 综合征和 Gitelman 综合征。Bartter 综合征以氯化钠(NaCl)的过度消耗、血容量不足、肾小球旁细胞肥大、高肾素血症和继发性醛固酮增多为特点。由于血管壁对 AT-2、醛固酮、血钠的刺激缺乏反应,血压不升高,导致肾素持续分泌,醛固酮持续升高。重症新生儿 Bartter 综合征还常伴有其他先天性异常,如神经性耳聋等;经典 Bartter 综合征亦大多在 6 岁前发病,幼儿期常有脱水、低血压表现,20% 的病例有低镁血症,尿钙排泄正常或增高,与编码氯通道(CLCNKB)的基因突变有关,引起氯离子重吸收障碍。Gitelman 综合征是一种病情较轻的亚型,有低镁血症和低尿钙,可以此特点与前两型鉴别,患者发育迟缓,尿前列腺素 E 排出正常,PTH 分泌减少并常合并软骨钙化,可能与低镁血症有关。本型与噻嗪类利尿剂敏感性 Na^+/Cl^- 同运载蛋白(TSC)突变有关。但这些基因缺陷还不能解释所有 Bartter 综合征患者的临床变化。Gitelman 综合征的 RSS 系统亦被激活。有时,Bartter 综合征患者的血醛固酮明显升高,伴严重低钾血症,PRA 增高而无水肿和高血压。Bartter 综合征的低血钾和碱中毒应与低氯饮食和氯丢失性腹泻或幽门梗阻等肾外失盐引起的假 Bartter 综合征、原醛症、Liddle 综合征、其他肾小管疾病等进行鉴别。

4. 妊娠高血压和雌激素所致的高血压 常发生于妊娠的 20 周后。妊娠期的高血压有如下几种:①慢性原发性高血压;②先兆子痫;③先兆子痫伴慢性原发性高血压;④暂时性高血压。服用雌激素(如避孕药)可刺激肾素-血管紧张素-醛固酮系统,引起高血压、低血钾。鉴别主要根据服药史,停药后症状好转,以及血浆肾素、AT-2 和醛固酮含量均升高进行判断。

5. 假性醛固酮增多症 某些中草药含甘草甜素(glycyrrhizin),可引起代谢性碱中毒、高血压和低血钾,而 ACEI 可部分延缓假性醛固酮增多症的发生。如长期使用盐皮质激素、GH、糖皮质激素、口服避孕药、雌激素、雄激素、交感胺激动剂、交感胺促分泌剂(苯丙胺、苄卡因)等,均可导致高血压。

6. 其他继发性醛固酮增多症 在充血性心力衰竭、肝硬化失代偿期、肾病综合征等与周围性水肿有关疾病状态下,由于有效血容量不足,刺激肾素-血管紧张素-醛固酮系统和/或醛固酮代谢清除减慢,产生继发性醛固酮增多症。可根据基础疾病、肾素-血管紧张素系统兴奋,以及肾上腺影像检查正常等与原醛症鉴别。正常饮食情况下,大多数充血性心力衰竭患者的醛固酮分泌率正常。但当肝脏清除醛固酮的能力减弱,血浆醛固酮增高,加之利尿剂应用,使血容量不足,兴奋 RAA 系统,高醛固酮血症较之血浆 PRA 增强及 AT-2 增多更为明显。

(四)影像检查阴性原醛症的病因分析和鉴别 如果原醛症的诊断无误,而影像检查未能发现病变,这种情况强烈提示特发性醛固酮增多症、糖皮质激素可抑制性醛固酮增多症、肾素反应性醛固酮分泌腺瘤或异位醛固酮分泌腺瘤的诊断。

1. 特发性醛固酮增多症 主要临床表现与肾上腺皮质醛固酮分泌腺瘤相似,多数为肾上腺双侧球状带弥漫性增生,少数为局灶性增生,并可伴有小结节。醛固酮的分泌反应对 AT-2 的作用增强。血管紧张素转换酶抑制剂可使血压下降,血钾升高,醛固酮分泌减少,而血管紧张素转移酶抑制剂对原发性醛固酮瘤的反应不明显。在醛固酮瘤和原发性肾上腺增生患者血浆中,18-羟皮质酮基础水平常 >100ng/dl[正常为(10.1±6.5)ng/dl],而特醛症患者则低于此值。18-羟皮质醇(18-OH-cortisol)和 18-氧皮质醇(18-oxocortisol)是皮质醇经 C-18 氧化途径形成的衍生物,GRA 患者显著升高,尤其后者常 3~4 倍于醛固酮的含量。醛固酮瘤和原发性肾上腺增生者亦有升高,但低于血醛固酮,而特醛症者正常。同时测定 24 小时尿 18-氧皮质醇和 18-羟皮质醇有帮助于醛固酮瘤、特发性醛固酮增多症与 GRA 的鉴别。醛固酮瘤患者呈轻至中度升高,特发性醛固酮增多症正常,而 GRA 升高 10 倍以上。在原醛症的病因鉴别中,最困难和最重要的是醛固酮瘤与特发性醛固酮增多症的鉴别,因为两者的病因、发病机制和治疗方法均有不同。醛固酮瘤与特发性醛固酮增多症的鉴别方法有体位试验、盐水滴注抑制试验、血和尿 18-羟皮质酮和 18-氧皮质醇、18-羟皮质醇测定、放射性碘化胆固醇肾上腺扫描、双侧肾上腺静脉插管分别采血测定 PRA 和醛固酮。此外,在确定醛固酮瘤或特发性醛固酮增多症后,还应注意两种变异型原醛症的鉴别,即醛固酮瘤中的肾素反应性醛固酮瘤和特发性醛固酮增多症中的单侧肾上腺增生症。

2. 糖皮质激素可治疗性醛固酮增多症 醛固醇增多为 CRH/ACTH 依赖性,有家族发病倾向,一般为中等程度的高血压,部分病例的血压可正常。低血钾亦为轻度至中度,高醛固酮血症的程度亦较轻,有时可正常,但 PRA 被明显抑制。治疗性地塞米松抑制试验可使患者的血压下降,血钾上升,醛固酮水平和肾素活性恢复正常。血浆 18-氧皮质醇、18-羟皮质醇显著升高。分子生物学检查可发现嵌合基因(CYP11B1/CYP11B2)。

3. 肾素反应性醛固酮分泌腺瘤 又称为血管紧张素 Ⅱ 反应性皮质腺瘤。其临床主要表现有高血压、低血钾、多尿等。高血压大多为缓慢进展过程,对一般降压药无明显反应。少数患者的血钾可正常,但尿钾每日在 25mmol/L 以上。因低血钾抑制胰岛素分泌,故可发生葡萄糖耐量减低。

4. 原发性醛固酮增多症与特发性双侧肾上腺皮质增生症的鉴别 双侧性 APA 约占全部原发性醛固酮增多症的 4%~6%,其与 BAH 的临床表现相同,如果低钾血症明显,卡托普利试验时 ARR >100 者应更多地考虑双侧醛固酮瘤的诊断。应用严格的卡托普利试验 ARR 诊断双侧性 APA 的敏感性达到 100%,特异性 61.9%;曲线下面积 0.789±0.111,见图 2-6-12-14。

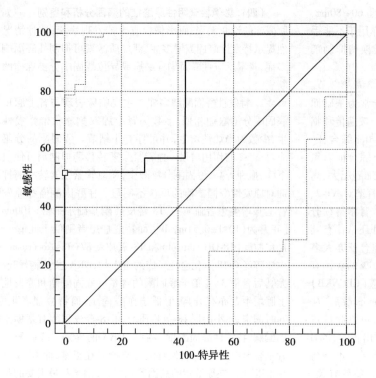

图 2-6-12-14 应用 ROC 鉴别双侧醛固酮瘤与特发性双侧肾上腺结节性增生

卡托普利试验后,应用操作特征曲线(ROC)鉴别双侧性醛固酮瘤与特发性双侧性肾上腺皮质增生;ARR:醛固酮/肾素比值;曲线下面积:area under the curve[0.789±0.111,面积=0.5,甄别(cut-off)值 ARR=100(ng · ml^{-1} · h^{-1})/(ng · dl^{-1})]

5. 异位醛固酮分泌瘤　肿瘤可发生在肾脏、残余肾上腺或卵巢等部位。主要表现为低血钾和高血压。醛固酮分泌为自主性,但肾素和 AT-2 被抑制。

6. 肾上腺意外瘤　有些患者(如低钾血症合并肾上腺意外瘤时)的原醛症一时难以确定,因为肾上腺"意外瘤"既可能是良性的无功能瘤,又可能属于良性或恶性的醛固酮瘤,有时甚至是多激素分泌瘤。但因处于疾病的早期而无法确诊。一般嗜铬细胞瘤和恶性结节的诊断较容易,皮质醇瘤的确定较难而无功能性结节和醛固酮瘤的诊断最困难。①应该确定意外瘤增强扫描前和增强剂洗脱后的 CT 值(HU),因为 HU 有助于"意外瘤"的性质鉴别。例如,良性结节的直径多<3cm,HU 值<10;增强剂洗脱后>50%。②应通过血和尿儿茶酚胺及其代谢产物来排除嗜铬细胞瘤可能,尤其当结节直径≥4cm 或有恶性征象时,必须反复测定并做必要的动态试验。③当患者存在糖耐量异常、超重而骨量降低时,排查的重点是 Cushing 综合征。④当患者存在高血压或可疑性低血钾时,应重点排查原醛症。追踪监测的主要项目是血钾、肾素、醛固酮和肾上腺结节的形态变化,通常每 3~6 个月复查 1 次,并根据结节的变化追踪 1~2 年。如果任何检查项目提示原醛症而诊断依据仍然不足,需要延长追踪时间。

7. 肾上腺醛固酮-皮质醇共分泌瘤　在原发性醛固酮瘤患者中,存在一种非血管紧张素依赖性醛固酮分泌和皮质醇自主分泌现象,醛固酮瘤不只是由肾上腺皮质球状带细胞组成,也含有皮质醇分泌细胞,当肿瘤的体积增加到一定程度后,皮质醇的高分泌状态才引起临床症状或被测出,称为肾上腺醛固酮-皮质醇共分泌瘤。由于高皮质醇血症干扰了诊断试验,诊断较为困难。卵巢醛固酮瘤或 1 型、2 型和 3 型遗传性家族性高醛固酮血症,文献报道的醛固酮-皮质醇共分泌瘤(癌)患者的临床表现、实验室检查、肿瘤免疫组化特征与分子生物学特征见图 2-6-12-15 和表 2-6-12-13~表 2-6-12-16。

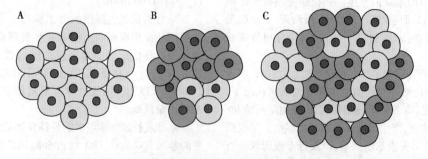

图 2-6-12-15 皮质醇瘤、醛固酮瘤与皮质醇瘤/醛固酮共分泌瘤组成

醛固酮瘤不只是由肾上腺皮质球状带细胞组成,也含有皮质醇分泌细胞,当肿瘤的体积增加到一定程度后,皮质醇的高分泌状态才引起临床症状或被测出;A. 皮质醇分泌瘤(CPA);B. 醛固酮分泌瘤(APA);C. 醛固酮瘤与皮质醇瘤/醛固酮共分泌瘤(A/CPA)

表 2-6-12-13 醛固酮-皮质醇共分泌瘤(癌)的临床表现

项目	醛固酮-皮质醇共分泌肾上腺瘤(A/CPA)	醛固酮-皮质醇共分泌肾上腺癌(A/C-ACC)
病例数	35	24
年龄(岁)	51.6±10.6	44.3±19.6
女性(%)	72.7	52.4
肿瘤体积(mm)	26.2±10.0	110±88
皮质醇分泌过多筛选检查(%)	94.3	91.7
皮质醇分泌过多确诊试验(%)	90.9	90.5
Cushing 综合征(%)	27.3	83.3
醛固酮分泌过多筛选检查(%)	100.0	100.0
醛固酮分泌过多确诊试验(%)	51.4	60.9
高血压(%)	87.9	100.0

注:AA/CPA:aldosterone-and cortisol-producing adenoma,醛固酮-皮质醇共分泌肾上腺瘤;C-ACC:aldosterone and cortisol-co-secreting adrenocortical cancer,醛固酮-皮质醇共分泌肾上腺癌

表 2-6-12-14 醛固酮-皮质醇共分泌瘤(癌)患者的实验室检查

实验室检查	醛固酮-皮质醇共分泌肾上腺瘤(A/CPA)	醛固酮-皮质醇共分泌肾上腺癌(A/C-ACC)
低钾血症(%)	81.8	91.7
血钾水平(mmol/L)	3.1±0.8	2.5±0.9
血浆醛固酮(ng/L)	414.6±429.5	694.3±504.3
肾素(ng/l)	2.1±2.7	2.9±5.2
ARR(ng/l:ng/L)	506.2±629.5	773.2±912.1
ARR 异常(%)	90.9	100.0
基础血清皮质醇(μg/dl)	14.7±5.5	16.9±6.4
小剂量地塞米松抑制试验后的血清皮质醇(μg/dl)	10.0±7.9	3.7±0.6
大剂量地塞米松抑制试验后的血清皮质醇(μg/dl)	7.9±8.2	–

A/CPA:aldosterone and cortisol-producing adenoma,醛固酮-皮质醇共分泌肾上腺瘤;A/C-ACC:aldosterone and cortisol-co-secreting adrenocortical cancer,醛固酮-皮质醇共分泌肾上腺癌

表 2-6-12-15 肾上腺醛固酮-皮质醇共分泌瘤的免疫组化特征

病例	细胞色素 P450 17A	11B1	11B2	11A1	21A2	HSD3B2 肿瘤	肿瘤旁	DHEA-ST 肿瘤	肿瘤旁	MC$_2$R	AT1R
1	+					+		+			
2	+					–					
3	+										
4	+										
5	+					+					
6	+					+					
7	+										
		+(coc)	+(clc)								
8	+	+	+	+		+					
9	+	+	+			+					
	+	+							+		
	+							–	–	↓	
	+		+	+						↓	
10	++(coc)	+	+		+	+		弱阳性	弱阳性		
11	+(clc)	+	+		+				弱阳性		
	局部	+	+		+	–	–		弱阳性		
	局部										
				+							
12	+									↓	↓
13	+	+	+	+	+	+			↓	↓	↓

注:coc:compact cell,致密细胞;clc:clear cell,透明细胞;+:positive staining,染色阳性;–:negative staining,染色阴性;↓:decreased expression,低表达;HSD3B2:DHEA-ST:17A:17α-hydroxylase,17α-羟化酶;11B1:11β-hydroxylase,11β-羟化酶;11B2:aldosterone synthase,醛固酮合酶;11A1:side chain cleavage,侧链裂解酶;21A2:21-hydroxylase,21-羟化酶;MC$_2$R:melanocortin 2 receptor,黑皮素2受体;AT1R:angiotensin Ⅱ receptor type 1,1型血管紧张素Ⅱ受体

表 2-6-12-16　肾上腺醛固酮-皮质醇共分泌瘤的特点

技术方法	结构	HSD3B2	细胞色素 P450					DHEA-ST
			11A1	17A	21A2	11B1	11B2	
Northern 杂交			+	+	+			
ISH	腺瘤	+++		+++				
	腺瘤	+		+		+	+	
	结节	+		−		+	+	
	结节旁组织							↓
RT-PCR				↑			↑	
	透明细胞					APA 样		
	致密细胞					CPA 样		

注:APA:aldosterone-producing adenoma,醛固酮分泌瘤;CPA:cortisol-producing adenoma,皮质醇分泌瘤;HSD3B2:3β-hydroxysteroid-dehydro-genase type 2,2 型 3β-羟皮质类固醇醇脱氢酶;ISH:in situ hybridization,原位杂交;RT-PCR:quantitative reverse-transcriptase PCR,逆转录酶定量 PCR;+:evidence of expression,阳性表达;+++:evidence of strong expression,强阳性表达;−:no expression,无表达;↓:decreased expression,低表达;↑:increased expression,高表达

【治疗】

醛固酮拮抗剂的治疗原则和治疗方案选择(图 2-6-12-16)是:①醛固酮瘤和原发性单侧肾上腺增生的最佳治疗是单侧肾上腺切除术,手术治疗又分为传统的开腹手术和经腹腔镜肾上腺手术两种;术前药物治疗约 8 周,以恢复正常血压,纠正代谢紊乱。②特发性醛固酮增多症(特发性双侧增生)和糖皮质激素可抑制性醛固酮增多症(GRA)、双侧肾上腺腺瘤或考虑围术期存在高风险者应采用药物治疗。③如临床难以判定病因类型则可行手术探查,或先用药物治疗并追踪病情发展,根据最后诊断决定治疗方案。④药物治疗者首先给予螺内酯 25~400mg/d(通常剂量为 100~200mg/d),对不能耐受螺内酯者改用阿米洛利(amiloride),10~20mg/d;必要时可加用噻嗪类利尿剂、β 受体阻滞剂或钙通道阻滞剂控制血压;所有类型的原醛症都必须同时加用盐皮质激素受体拮抗剂治疗,以阻断醛固酮对非上皮组织的毒性作用。⑤许多单侧醛固酮分泌瘤患者在手术后仍存在血压升高,应按一般高血压的治疗方案继续治疗。

(一)适合手术治疗的原醛症亚型　首选手术治疗的原醛症类型包括醛固酮瘤(单侧性或双侧性)、原发性单侧肾上腺皮质增生、单侧多结节性肾上腺皮质增生、卵巢醛固酮瘤、醛固酮瘤/双侧肾上腺皮质增生伴嗜铬细胞瘤或醛固酮癌。不宜用手术治疗的原醛症包括双侧肾上腺皮质增生、单侧醛固酮瘤伴双侧肾上腺皮质增生、Ⅰ 型家族性醛固酮增多症(糖皮质激素可治疗性原醛症)、Ⅱ 型家族性醛固酮增多症、表观盐皮质激素过多(AME)、慢性甘草次酸或甘珀酸钠(生胃酮)摄入过多。醛固酮瘤的手术治愈率仍不理想(近期有效率 90%,远期治愈率 69%);特发性醛固酮增多症的治愈率更低,难以缓解特发性醛固酮增多的病情,但有一些原发性双侧增生患者可行肾上腺次全切除术治愈。术前难以确定预后,可根据术前螺内酯降压及纠正低血钾的疗效加以判断。如螺内酯易于控制术前症状,则可能是手术预后良好的标志。

腹腔镜手术切除小的良性肿瘤已经在临床上广泛应用,因该手术创伤较小,术后恢复快,痛苦少,对于肾上腺直径小于 6cm 的良性肿瘤均可考虑选择这种手术方法切除患侧肾上腺或剜除肿瘤,甚至对于醛固酮瘤合并妊娠的妇女亦可安全地实施手术而不引起产科并发症,其最适宜手术时机是妊娠中期。这种手术可选侧卧位经腹腔径路和不经腹腔的后径路,前者较常用,而后一径路则可避免手术造成的与胰腺、脾、结肠、十二指肠有关的并发症。手术成功率 95% 以上。与经典的开腹手术比较,手术所需时间及疗效无显著差异,但经腹腔镜手术患者术后恢复时间、镇痛药使用时间明显缩短,术后并发症较少。腹腔镜手术亦有缺点,如术前未能明确的恶性肿瘤有可能形成腹腔转移。过大的肿瘤(直径>6cm)不宜采用此项手术。另有研究发现,手术中运用的气腹技术能显著减少尿量,这对肾功能不全的患者有可能造成影响。因此,应该根据患者的基本情况并权衡与肿瘤有关的各项因素来选择术式[33]。

(二)围术期一般处理　任何类型的原醛症在手术治疗前均需做好术前准备,其中最重要的是纠正患者的高血压和低钾血症(表 2-6-12-17),使血压和血钾稳定在正常范围内,尽量减少手术风险和并发症。患者应进食低钠(NaCl<2g/d)饮食,并补充氯化钾 4~6g/d,分次口服。螺内酯 80~100mg,每天 3~4 次,待血钾恢复、血压下降后改为 40~60mg,每天 3~4 次。另外,应根据患者情况及手术方式,酌情考虑是否短期应用糖皮质激素。如手术成功,电解质及酸碱平衡紊乱将迅速得到纠正,但有些患者术后出现短期高钾血症,认为与腺瘤抑制正常肾上腺皮质功能,导致术后一过性醛固酮分泌不足有关,一般不需要治疗。螺内酯的主要不良反应有阴茎勃起障碍、性欲减退、男性乳腺发育、女性月经紊乱与闭经等。

表 2-6-12-17　原发性醛固酮增多症的围术期处理要点

麻醉并发症	治疗要点
术前	
低钾血症	螺内酯+钾盐
高血压	降压药物
麻醉前用药	镇静剂
术中	
代谢性碱中毒	避免高通气
血流动力学异常	严格检测血流动力学指标/纠正异常
血钾/血气监测	根据需要纠正酸碱平衡紊乱和钾异常

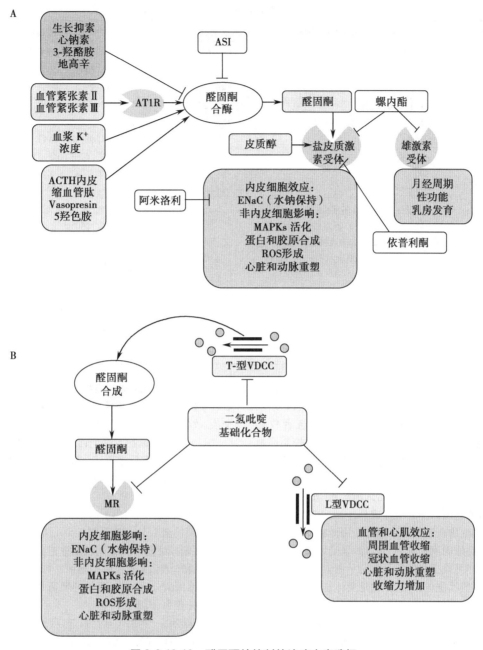

图 2-6-12-16　醛固酮拮抗剂的治疗方案选择
ACTH:促肾上腺皮质素;AR:雄激素受体;ANP:心房利钠肽;ASI:醛固酮合成酶抑制剂;
AT1R:血管紧张素-1 受体;ENaC:上皮细胞钠通道;MAPK:有丝分裂原活化蛋白激酶;MR:盐
皮质激素受体;ROS:活性氧;VDCC:电势依赖性钙通道

术后血压的变化可有以下几种情况:①逐渐下降至正常或接近正常;②血压一度降至正常后又复升高,但不如术前明显且易用降压药控制;③血压无明显下降。研究认为,术后持续高血压的主要影响因素是年龄,年龄越大术后持续高血压的可能性越大。另外,亦可能是患者同时合并有原发性高血压。有学者比较术后高血压的发生率与随机人群中同年龄组原发性高血压的发病率一致。

(三)药物治疗　凡确诊特发性醛固酮增多症、GRA,以及手术治疗效果不佳的患者宜采用药物治疗;不愿手术或不能耐受手术的醛固酮腺瘤患者亦可用药物治疗。

1. 醛固酮拮抗剂　可用于治疗原发性醛固酮增多症、心力衰竭、肝硬化或肾病综合征引起的水肿、原发性

高血压、低钾血症、充血性心力衰竭和慢性肾病。目前供应的三种醛固酮拮抗剂(螺内酯、坎利酮、依普利酮)的药理学特点不同(表 2-6-12-18),螺内酯是一种非选择性盐皮质激素受体拮抗剂,其化学结构与孕酮相似,主要在肝脏进行代谢,生成有活性的代谢产物;此外螺内酯对雄激素受体和糖皮质激素受体也有一定的拮抗作用,而对孕酮受体有微弱的兴奋作用;故可引起高钾血症、低钠血症、男性乳腺发育、阳痿、月经紊乱和多毛。坎利酮为螺内酯的抑制活性代谢产物,其半衰期长。依普利酮是螺内酯的衍生物,既有选择性拮抗盐皮质激素受体作用,其与雄激素受体或孕酮受体的交叉反应很轻微,常规应用不引起性腺相关性不良反应。

表 2-6-12-18　螺内酯与坎利酮和依普利酮的药理学特征

药理学特征	螺内酯（spironolactone）	坎利酮（canrenone）	依普利酮（eplerenone）
分子式与分子量（g/mol）	$C_{24}H_{32}O_4S$, 416.6	$C_{22}H_{28}O_3$, 340.5	C24H30O6, 414.5
血浆峰值浓度（ng/ml）	80	181	1720
达峰时间（h）	2.6	4.3	1.5
半衰期（h）	1.3~2.0（表观） 13.8~16.5（代谢产物）	18~22	4~6
代谢组织	肝脏	活性代谢产物	肝脏（CYP3A4）
排泄组织	尿（主要），粪（次要）	尿/粪	尿（67%），粪（32%）
蛋白结合率（%）	90	98	50
给药途径	口服	口服	口服
应用指征	原发性醛固酮增多症/水肿（心衰肝硬化肾病综合征）/原发性高血压/低钾血症/充血性心力衰竭（Ⅱ~Ⅳ）		急性心肌梗死或高血压者左室射血分数≤40%
应用反指征	无尿症/畸形肾损害/肾排泄功能障碍/高钾血症		血钾>5.5mEq/L 肌酐清除率≤30ml/min，与CYP3A4抑制剂合用/血肌酐>2.0mg/dl（男性）或>1.8mg/dl（女性），保钾利尿剂
常见不良反应	腹泻/男性乳腺发育/性功能障碍/月经紊乱/高钾血症/代谢性酸中毒/高尿酸血症		高钾血症/血肌酐升高/腹泻/低钠血症/阴道出血/血脂谱紊乱

螺内酯属于盐皮质激素受体抑制剂，是治疗原醛症的一线药物。初始剂量一般为 200~400mg/d，分 3~4 次口服，当血钾正常，血压下降后，逐渐减少剂量。有些患者仅需 40mg/d 即可维持疗效，但双侧肾上腺增生的患者控制高血压常需加用其他降压药。螺内酯可阻断睾酮合成及雄激素的外周作用，引起女性月经紊乱和男性乳腺发育、阳痿、性欲减退等副作用。目前临床上已开始试用坎利酮的钾盐制剂和依普利酮，前者为螺内酯的活性成分，因减少螺内酯一些中间代谢产物的抗雄激素和抗孕激素作用而减少了不良反应；后者为选择性醛固酮拮抗剂，对雄激素受体和孕激素受体的亲和力低，亦可减少抗雄激素和抗孕激素的不良反应。螺内酯可以抑制醛固酮的作用，但缺乏受体选择性，螺内酯可与孕酮和雄激素受体结合，引起月经紊乱、男性乳腺发育和高钾血症。依普利酮的选择性佳，避免了不良反应。非类固醇盐皮质激素拮抗剂 BAY94-8662 的盐皮质激素受体选择性高于依普利酮[34]。

血管、心脏和脂肪组织表达 MR。在代谢综合征中，盐皮质激素和胰岛素可引起盐敏感性高血压。依普利酮为 MR 抑制剂，其副作用明显少于螺内酯，具有良好的降压和心肾保护作用，还可增加 NO 的生物作用，改善内皮细胞功能，是治疗盐敏感性高血压和特发性原醛症的有效药物。

2. 醛固酮合酶抑制剂　虽然盐皮质激素受体抑制剂（如螺内酯）拮抗了醛固酮的作用，但可导致继发性肾素-血管紧张素-醛固酮高分泌，使降压效果下降。醛固酮合酶抑制剂法屈唑（fadrozole）及其右旋体 FAD286 抑制醛固酮合酶活性，有望成为新的治疗药物。

3. 阿米洛利和氨苯蝶啶　可使血钾恢复正常，但控制血压常需与降压药联合使用。阿米洛利阻断肾远曲小管的钠通道，具有排钠潴钾作用。初始剂量 10~20mg/d，必要时可增至 40mg/d，分次口服。服药后多能使血钾恢复正常，特发

性醛固酮增多症患者难以良好控制血压，常需与其他降压药联合使用。氨苯蝶啶可减少远曲小管钠的重吸收，减少钠钾交换，改善低钾血症。

4. 钙通道阻断剂　由于钙离子为多种调节因素刺激醛固酮产生的最后共同通道，钙通道阻断剂是原醛症药物治疗的一种合理途径。硝苯地平、氨氯地平能有效减轻原醛症的临床表现。

5. DXM　用于 GRA 的治疗并维持终生。起始剂量 2mg/d，睡前服 1.5mg，清晨服 0.5mg，症状及生化改变恢复正常后，逐渐减量至 0.5mg/d，长期维持治疗。

6. 血管紧张素转换酶抑制剂　可使特发性醛固酮增多症患者醛固酮分泌减少，改善钾平衡和控制血压，常用的制剂有卡托普利、依那普利等。

7. 赛庚啶　为血清素拮抗剂，可使特发性醛固酮增多症患者醛固酮水平降低，但临床疗效尚不肯定。

8. 酮康唑　可阻断几种细胞色素 P450 酶，干扰肾上腺皮质 11β-羟化酶和胆固醇链裂酶活性，可用于治疗原醛症，但远期疗效不明。

9. 氨鲁米特　氨鲁米特可阻断胆固醇转变为孕烯醇酮，使肾上腺皮质激素合成受抑制，亦可用于治疗原醛症，但两药均有较大副作用，长期应用的疗效尚待观察。

虽然阻滞 AT-2 合成可抑制醛固酮分泌，但长期应用 ACEI 和 ARB 治疗不能达到这一目的22（醛固酮脱逸），其原因是 AT-2 合成被抑制后，其上游分子——肾素分泌过多，大量的肾素仍可通过质量作用原理和非经典途径合成醛固酮。

【病例报告1】

（一）病例资料　患者男性，22 岁，未婚。因血压升高 3 年伴间歇性肌无力 2 年，先后于 2011 年 2 月、2014 年 2 月和 6 月三次住院。患者于 2011 年初发现血压升高，给予尼群地平 10mg，每日 2 次口服；2 个月后血压仍持续性升高

（170~180/120~130mmHg），无头痛、头晕、多尿、多饮等不适，常四肢乏力，血钾降低（2.9~4.1mmol/L）。2011年2月首次住院检血清肾素活性明显升高［451.3~2921.0（ng/L·h），平均1429.3.0ng/L］，醛固酮升高（246.5~1000.0pmol/L，平均638.8pmol/L），ARR值正常（19.7~179.0，平均65.5）；血钾降低（3.0~3.4mmol/L，平均3.3mmol/L）。因多次ARR明显升高而诊断为原发性醛固酮增多症（肾上腺特发性增生型）。出院后口服螺内酯、钙通道阻滞剂和利尿剂等，血压控制不理想，低钾血症未能纠正。2014年2月第二次住院复查血清肾素活性明显升高［588~1582（ng/L·h），平均920.0ng/（L·h）］，醛固酮正常或轻度升高（82~252pmol/L，平均134pmol/L），ARR值正常（7.4~31.5，平均14.6）；血钾降低（2.8~4.3mmol/L，平均

2.6mmol/L）。B超未见肝脾、胰腺、肾脏、胆囊、前列腺、膀胱异常，心脏超声和心电图显示左室肥大，视网膜血管呈高血压改变。肾上腺CT高度怀疑左侧肾上腺轻度增生（图2-6-12-17），诊断为特发性原发性醛固酮增多症，但不排除糖皮质激素可治疗性醛固酮增多症。2014年2月起改用美托洛尔缓释片（47.5mg/d）、螺内酯（120mg/d）、厄贝沙坦（150mg/d）和尼福地平（60mg/d）治疗，但血压仍持续升高伴低钾血症（血钾2.6~3.4mmol/L）。为排除GRA，于2014年4月9日开始口服地塞米松0.75mg/次，每日3次，共6周。血压波动在143~172/95~110mmHg，低钾血症仍无改善。虽然排除了GRA可能，但因高血压病因不明而于2014年6月第三次住院。既往史和个人史无特殊，父亲和祖父有高血压病史，祖父死于"脑卒中"。

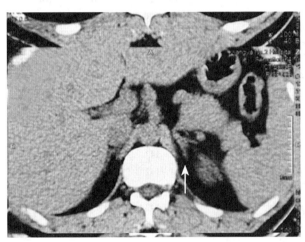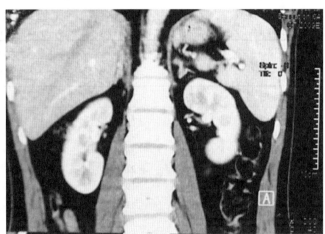

图2-6-12-17 病例肾上腺可疑病变（CT）

体温、脉搏、心率和呼吸正常，血压170~160/120mmHg。心肺肝脾检查无异常发现，腰围正常。肌力和肌张力正常。血尿常规检查正常，尿pH 5.0~6.0，血尿常规检查正常，血清钾2.9~4.1mmol/L，血清钠正常。24小时尿钠和尿钾在正常范围内。肝肾功能正常，心电图显示左室肥大，甲状腺激素正常；regitine抑制试验阴性。性激素、甲状腺激素和皮质醇与血清ACTH正常，卡托普利抑制试验小剂量地塞米松抑制试验正常。三年中，RAAS测定结果见表2-6-12-19、表2-6-12-20和表2-6-12-21。

第三次住院期间（6月6日~6月9日）每天补充钾盐8g，血清钾达到基本正常（4.2mmol/L）后多次测定RAAS显示血浆肾素活性升高，醛固酮正常或轻度升高，ARR值均在20以下（表2-6-12-22）。高分辨肾动脉超声和高分辨肾动脉CT未发现病变，氟氢可的松抑制试验、高渗盐水负荷试验和卡托普利试验均为阴性。最后诊断为原发性高血压（恶性进展型）伴心-肾-视网膜损害。经ACEI、螺内酯（160~200mg/d）、补充钾盐、扩血管β₁受体阻滞剂（奈必洛尔）等联合治疗，血压控制在150~160/90~100mmHg，血钾波动在4.0~4.2mmol/L。

表2-6-12-19 首次住院RAAS和血清电解质测定结果

年-月-日	状态	PRA	ALD	ARR	血钾	血钠	血压	影响因素
2002-02-12	A	2921.0	1000.0	34.2	3.2	145	170/130	
2002-03-12	A	1109.6	688.2	62.2	-	-	180/130	CCB,SNP
2002-04-12	S,BC	2154.3	767.4	35.25	3.0	142	153/117	CCB
2002-04-12	S,C1h	451.3	808.0	179	3.0	142	158/114	CCB
2002-04-12	S,C2h	653.6	733.1	112	3.0	142	163/123	CCB
2002-06-12	S,D2d	1562.5	246.5	15.8	3.4	147	147/97	CCB
2002-07-12	S,D3d	1153.4	227.7	19.7	3.3	145	162/108	CCB

注：A：卧位；S：立位；BC：before catopril test，卡托普利试验之前，C1h：口服卡托普利25mg之后1小时；C2h：口服卡托普利25mg后2小时；D2d：口服地塞米松0.75mg，每天3次后2天；第三天口服地塞米松0.75mg，每天3次后3天；CCB为硝苯地平缓释片30mg，每天2次；SNP：硝普钠。醛固酮单位pmol/L，肾素活性单位ng/（L·h）；血钾单位mmol/L，血钠单位mmol/L，血压单位mmHg

表2-6-12-20 第二次住院RAAS和血清电解质测定结果

年-月-日	状态	PRA	ALD	ARR	血钾	血钠	血压	影响因素
2002-11-14	A	588	185	31.5	2.8	148	160/100	
2002-11-14	S	1095	146	13.3	3.3	140	173/98	SNP
2002-11-14	A	622.0	162	26.0	2.8	148	174/114	β-B,SNP
2002-12-14	A	1105	82	7.4	2.9	143	156/104	β-B,SNP
2002-12-14	S	1582	118	7.4	2.9	143	155/89	β-B,SNP
2002-13-14	A	1291	252	19.5	4.3	142	166/110	β-B,SNP
2002-13-14	S	1074	126	11.7	4.3	142	176/125	β-B,SNP

注:β-B:β受体阻滞剂;SNP:硝普钠;数值单位同表2-6-12-19

表2-6-12-21 第二次出院后DXM试验的RAAS和电解质测定结果

年-月-日	PRA	ALD	ARR	血钾	血钠	血压	影响因素
2004-09-14	734	143	19.4	2.5	145	180/120	ARB,CCB,β-B,S
2004-30-14	734	143	19.4	3.0	–	172/120	ARB,CCB,β-B,S
2005-21-14	1474	94	6.4	3.5	145	170/100	ARB,CCB,β-B,S

注:ARB:血管紧张素受体阻滞剂,CCB:钙通道阻滞剂,β-B:β受体阻滞剂,S:spirolactone,螺内酯;数值单位同表2-6-12-19

表2-6-12-22 第三次住院RAAS和电解质测定结果

年-月-日	状态	PRA	ALD	ARR	血钾	血钠	影响因素
2006-05-14	A	1828	121	6.62	3.7	143	ARB,CCB,β-B,S
2006-05-14	S	2485	99	3.98	3.7	143	ARB,CCB,β-B,S
2006-06-14	A,8:00am	3611	83	2.30	4.1	142	
2006-06-4	A,4:00pm	2141	106	4.95	4.1	142	
2006-06-14	A,24:00pm	1953	125	6.40	4.1	142	
2006-09-14	A	1103	184	16.68	3.7	142	
2006-09-14	A	1067	179	16.78	3.7	142	
2006-10-14	A	1253	228	18.20	4.2	140	
2006-10-14	A	575	196	34.09	4.2	140	
2006-10-14	S	1443	231	16.01	4.2	140	
2006-10-14	S	1444	255	17.66	4.2	140	

注:醛固酮单位pmol/L,肾素活性单位ng/(L·h);血钾单位mmol/L,血钠单位mmol/L,ARB:血管紧张素受体阻滞剂,CCB:钙通道阻滞剂,β-B:β受体阻滞剂;S:Spirolactone,螺内酯

(二)病例讨论

1. 醛固酮增多症问题 本例的血清肾素活性和醛固酮水平升高多年,由于测定醛固酮时没有控制好影响因素,其变化显著,但总的说来,肾素活性升高较醛固酮明显。也就是说,本例不属于低肾素性高血压。但因患者的发病年龄早,血压升高显著且伴有严重低钾血症,在血清醛固酮轻度升高情况下,医师已经有了醛固酮增多症的固定思维。在这种思维模式指导下,首次住院期间进行了反复的RAAS测定,并证明ARR值明显升高,故得出原发性醛固酮增多症的错误诊断。但是从ARR值剧烈波动这一点来看,就已经提示患者并无"自主性"醛固酮分泌特征。

2. 低肾素性高血压问题 确定肾素活性被抑制是诊断原发性醛固酮增多症的必备条件,而本例的血浆肾素活性是活跃的,有时甚至高达2000~3000ng/(L·h)。故在诊断分析时,应该分别对肾素活性、醛固酮和ARR值进行判断,明确以下三点:①肾素活性是否被抑制,如果肾素活性仍正常或升高,即可否定原发性醛固酮增多症诊断;②醛固酮值是否明显升高,轻度升高或水平波动较大者可见于许多临床情

况,在本例的20多次醛固酮测定中,平均水平基本在轻度增高范围内,此与典型原发性醛固酮增多症的表现不符;③ARR值升高是肾素活性和醛固酮水平关系的总体反映,任何引起醛固酮升高和肾素活性降低的因素均可导致ARR明显增高,并非原发性醛固酮增多症所特有。即使ARR值明显升高,也仅仅说明属于低肾素性高血压,除可见于盐皮质激素性高血压外,还见于低肾素性原发性高血压(LREH)、低肾素性继发性高血压(如糖尿病肾病、药物性肾病)、Liddle综合征、甘珀酸钠/甘草次酸所致的盐皮质激素过多、Cushing综合征、糖皮质激素抵抗综合征、表观盐皮质激素过多、先天性肾上腺皮质增生症(17-羟化酶缺陷症或11-羟化酶缺陷症)、Gordon综合征(Ⅱ型假性低醛固酮症)、嗜铬细胞瘤、化学感受器瘤等疾病。

3. RAAS测定和ARR比值计算的质量控制问题 本例是没有控制RAAS测定和计算ARR比值基础质量的典型例子。RAAS测定和ARR比值计算的临床诊断质量主要取决于三点:①纠正低钾血症;这应该成为RAAS测定的首要条件,一般低钾血症升高PRA 50%~200%,抑制ALD 100%~

300%；②停用降压药和利尿剂：停用降压药物有一定风险，此时可改用对RAAS影响较小的降压药，如维拉帕米缓释剂、肼屈嗪、盐酸哌唑嗪、多沙唑嗪、盐酸特拉唑嗪等；③严格采血条件和要求：主要包括鼓励高盐饮食，患者起床活动2小时，避免肌肉运动，坐位15分钟并放松止血带至少5秒后采血，避免标本凝血或溶血30分钟内分离血浆，标本置于室温（冰浴促进肾素活化）后快速冰冻血浆测定；④结果解释时注意年龄（>65岁者肾素降低较醛固酮更明显，ARR升高）、采血时间、饮食、体位和肾功能（肾衰竭引起ARR假阳性）对ARR的影响。

【病例报告2】

（一）病例资料　患者男性，22岁，因血压增高两年半，伴间歇性双下肢乏力与麻木2年入院。患者于2012年2月因高血压10个月第一次住院，查血钾2.5mmol/L，皮质醇和ACTH节律正常，酚妥拉明试验阴性。彩超提示高血压心脏病、二尖瓣轻度反流（左心功能正常）和脾大，双肾上腺CT平扫加增强未见异常。卧位PRA 2921.1ng/（L·h）（升高）、ALD 1000.0ng/L（升高）。给予地塞米松（每次750μg，每8小时1次，共服药后2天）后立位PRA 1562.5ng/（L·h），立位ALD 246.5ng/L（地塞米松能抑制醛固酮分泌）。诊断为"特发性醛固酮增多症或糖皮质激素可治疗性醛固酮增多症（并发高血压心脏病及双侧高血压性视网膜病变）"。经过硝普钠静滴、口服哌唑嗪、硝苯地平缓释片、培哚普利、美托洛尔降压及对症支持治疗，病情稍好转。出院后患者仍有视物模糊，为排除糖皮质激素可治疗性醛固酮增多症，规律服用地塞米松750μg/8h，共2周。复查RAAS，同时服用替米沙坦片80mg/d、美托洛尔片25mg/d、硝苯地平控释片90mg/d、氢氯噻嗪25mg/d、哌唑嗪4mg/d，血压波动于140~160/100~120mmHg，并间断出现双下肢乏力、麻木，服用补达秀后双下肢乏力缓解。患者起病以来，精神、睡眠一般，食纳尚可，大便正常，夜间小便2~3次，近期体重无明显变化。既往史无特殊。

体温36.5℃，脉搏75次/分，呼吸20次/分，左上肢血压195/125mmHg，右上肢190/125mmHg，左下肢220/156mmHg，右下肢226/162mmHg，腰围80cm，腹围82cm，臀围91cm，腰臀比0.88。体格检查见心界向左扩大。白细胞7.70×10⁹/L，中性粒细胞81.70%，血红蛋白162g/L，血小板244×10⁹/L；血清电解质结果见表2-6-12-23。

表2-6-12-23　血清电解质测定结果

年-月-日	血钾（mmol/L）	血钠（mmol/L）	血氯（mmol/L）	二氧化碳结合力
2014-02-10	3.3	145.0	104.0	28.4
2014-02-11	2.8	148	103.0	27.2
2014-02-12	2.7	139.0	102.0	29.7
2014-02-12	4.3	142.0	102.0	35.0
2014-02-12	3.3	147.0	103.0	31.2

血清尿素氮5.60mmol/L，肌酐128.5μmol/L，尿酸454.9μmol/L；谷丙转氨酶16.9U/L，谷草转氨酶13.0U/L，总蛋白63.1g/L，球蛋白17.3g/L，白蛋白/球蛋白比例2.65；甘油三酯1.45mmol/L，总胆固醇5.13mmol/L，高密度脂蛋白胆固醇0.90mmol/L，低密度脂蛋白胆固醇3.68mmol/L。动脉血pH 7.48，二氧化碳分压40.0mmHg，氧分压94.0mmHg，实际碳酸氢根30.0mmol/L，标准碳酸氢根30.0mmol/L，实际碱剩余6.0mmol/L，标准碱剩余6.0mmol/L。CK、CK-MB、空腹血糖、甲状腺激素、ACTH节律和皮质醇节律正常；0时卧位PRA 622ng/（L·h），0时卧位ALD 162ng/L，8时卧位PRA 588ng/（L·h），8时卧位ALD 185ng/L，16时卧位PRA 1095ng/（L·h），16时立位ALD 146ng/L。立卧位RAAS测定结果见表2-6-12-24，肾上腺CT见左侧肾上腺增粗，增强均匀强化，右侧肾上腺未见明显异常（图2-6-12-18）。

表2-6-12-24　立卧位RASS测定结果

年-月-日	体位	PRA[ng/（L·h）]	ALD（ng/L）	醛固酮/肾素活性
2014-02-12	卧位	1105	82	7.4
2014-02-12	立位	1582	118	7.4
2014-02-13	卧位	1291	252	19.5
2014-02-13	立位	1074	126	11.7

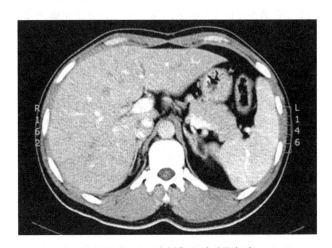

图2-6-12-18　病例肾上腺CT复查

24小时尿蛋白定量225.15mg/d，尿白蛋白定量65.49mg/d，尿β₂-微球蛋白3.29mg/d，尿量1850ml/d；尿钠157.25mg/d，尿钾49.77mg/d（血钾2.8mmol/L）。心电图显示窦性心律，左室肥大，ST段抬高（前壁缺血）。肾上腺CT见左侧肾上腺增粗，眼底照相未见明显异常；心脏彩超显示高血压所致心脏改变，二、三尖瓣反流及心律不齐，心包少量积液。诊断为特发性醛固酮增多症、高血压性心脏病心功能Ⅰ级、高血压肾病、CKD 2期、血脂异常。给予硝普钠、哌唑嗪、厄贝沙坦、硝苯地平、美托洛尔、螺内酯、枸橼酸钾等治疗。血压降至155/110mmHg，血钾控制在3.3~3.8mmol/L。

（二）病例讨论　本例的诊断经过了多次反复，在确诊特发性醛固酮增多症前，排除糖皮质激素可治疗性醛固酮增多症的做法是正确的。问题是临床不能满足特发性醛固酮增多症的笼统诊断。必须明确是单侧增生或双侧增生，因为两者的治疗选择不同。本例后经追踪观察和肾上腺三维成像技术证实为双侧肾上腺皮质增生，故宜长期采用药物治疗。

（袁凌青　苏欣）

第13节 内分泌性高血压危象

高血压危象定义为急性血压升高,使舒张压大于120mmHg,是指发生在高血压病过程中的一种特殊临床现象,分为高血压危症(hypertensive emergency)和高血压急症(hypertensive urgency)两类。在高血压基础上,周围小动脉发生暂时性强烈收缩,导致血压急剧升高的结果。诱因包括过度劳累、精神创伤、寒冷及内分泌失调等。临床表现有神志变化、剧烈头痛、恶心呕吐、心动过速、面色苍白、呼吸困难等,其病情凶险,如抢救措施不力,可导致死亡。

如果血压急性升高的同时伴有急性或进行性终末器官损害(end-organ damage)和衰竭称为高血压危症。如不存在器官衰竭并发症,则称为高血压急症,包括较高的Ⅲ期高血压、高血压伴视盘水肿、进行性靶器官并发症和严重围术期高血压。高血压危象的临床类型包括急进-恶化性高血压,高血压脑病、脑血栓栓塞、颅内出血,急性主动脉夹层、急性左心衰竭、肺水肿、不稳定型心绞痛、急性心肌梗死,子痫、先兆子痫,嗜铬细胞瘤,肾衰竭,围术期高血压等。引起内分泌性高血压的疾病很多,主要有神经内分泌肿瘤、垂体GH瘤、甲亢、甲旁亢、Cushing综合征、非ACTH受体介导性Cushing综合征、先天性肾上腺皮质增生症、原发性醛固酮增多症、继发性醛固酮增多症、表观盐皮质激素过多、嗜铬细胞瘤和副神经节瘤、多囊卵巢综合征、卵巢过度刺激综合征、女性更年期综合征、经前期综合征与经前期焦虑症、女性避孕药物、妊娠高血压、子痫、老年动脉钙化与高血压、多发性内分泌腺瘤病、Liddle综合征、肾素瘤、胃泌素瘤、类癌与类癌综合征、伴癌综合征、胰岛素抵抗综合征、肥胖、代谢综合征、糖尿病、血脂谱异常症、卟啉病、Paget骨病等。但是内分泌性高血压危象主要见于盐皮质激素性高血压和嗜铬细胞瘤。

【内分泌高血压危象】

诱因主要为精神创伤,情绪变化,过度疲劳,寒冷刺激,气候变化和内分泌失调(如绝经期或经期)等[1],包括以下的一些情况:①高血压脑病;②小动脉病变;③肾损害;④微血管内凝血;⑤妊娠高血压综合征。

(一)盐皮质激素性高血压危象 高血压的病因和病理生理与肾素-血管紧张素-醛固酮系统关系密切,盐皮质激素性高血压是一组与醛固酮致病相关的疾病群,主要见于原发性醛固酮增多症继发性醛固酮增多症和表观盐皮质激素过多。醛固酮是细胞外液钾钠代谢的主要调节激素[1-5],醛固酮直接促进肾集合管潴留钠,排泄钾,而醛固酮分泌受肾素-血管紧张素、血钾和肾上腺皮质激素等三个因素的调节,其中肾素-血管紧张素调节细胞外液容量,而醛固酮对心脏和肾脏的血管系统有广泛致病作用。

(二)糖皮质激素性高血压危象 主要见于Cushing综合征、非ACTH受体介导性Cushing综合征、先天性肾上腺皮质增生症、糖皮质激素药物治疗不当等。由于过量皮质醇对血管内皮的长期损害,糖皮质激素性高血压患者的动脉硬化远比同龄正常人严重,常导致动脉硬化和肾小动脉硬化,长期高血压可以并发左心室肥厚、心力衰竭和脑血管意外

等。此外,患者对缩血管物质(如去甲肾上腺素)的反应过强,皮质醇、去氧皮质酮的钠水潴留作用也是发生高血压的原因之一。Cushing综合征患者常伴有动脉硬化性血栓形成和静脉血栓栓塞事件前表现,心血管事件风险升高。

(三)嗜铬细胞瘤高血压危象 嗜铬细胞瘤危象分为高血压危象、高血压-低血压交替危象、低血压/休克危象、脑水肿危象、心肌病危象和猝死、产科危象、胃肠道危象(消化道大出血和急腹症)、低血糖危象等,详见本章第17节。除嗜铬细胞瘤和副神经节瘤外,使用某些药物,如可卡因、苯丙胺(安非他明)、五氯酚、麦角酸二乙基酰胺,三环类抗抑郁药物,或拟交感类药物,或长期应用单胺氧化酶抑制剂者摄入含酪氨酸食物,都可导致儿茶酚胺分泌过量。此外,脊髓损伤或者脑外伤也可导致儿茶酚胺过量。治疗可使用血管扩张药(硝普钠、酚妥拉明等),联合α和β受体阻滞剂(如拉贝洛尔),单用β受体阻滞剂可加重高血压,除非在α受体阻滞剂的基础上应用。突然停用β受体阻滞剂可导致交感活性过度增强,如有冠心病,应注意加重心绞痛或诱发心肌梗死。

(四)儿童内分泌高血压危象 除原发性高血压外,儿童高血压的主要病因在肾脏,常见于慢性肾小球肾炎、阻塞性肾病、反流性肾病、血栓性微血管病、肾血管高血压、心血管性高血压或中枢神经病变(表2-6-13-1),但各个研究的具体疾病发病率有较大差异(表2-6-13-2)。内分泌性高血压约占10%,其中又以青春期暂时性高血压多见(35%~50%),其原因未明,可能主要与青春期发育、性激素分泌增多有关[6-13];持续性高血压主要见于男性儿童(表2-6-13-3)。

表2-6-13-1 高血压的病因(136例)

病因	婴儿(1岁以内,5例)	学龄前(1~6岁,527例)	学龄期(6~12岁,45例)	青春期(12~18岁,58例)	总数(135例)
肾性高血压	2	23	33	41	99(男/女=6/21)
肾小球肾炎	1	11	21	23	56
尿道阻塞	1	6	4	5	16
反流性肾病	0	2	5	5	12
血栓性微血管病	0	1	2	4	7
肾血管高血压	0	2	1	2	5
肾结核	0	0	0	2	2
肾发育不良	0	0	0	1	1
内分泌性高血压	0	3	8	10	21(男/女=14/7)
心血管性高血压	2	1	2	0	5(男/女=3/2)
中枢神经病变	1	0	0	0	1(男/女=1/0)
原发性高血压	0	0	0	7	(男/女=7/2)

表 2-6-13-2　不同研究的高血压病因比较

病因	Wyszynsk (n=636)	Gill (n=100)	Arar (n=132)	Hari (n=6246)	Reich (n=135)
慢性肾小球肾炎	11.3	34	28	49.2	41.5
反流性肾病	18.2	14	19.7	12.2	8.8
阻塞性肾病	9.2	6	2.3	15.8	11.8
肾血管病	5.3	6	9.8	6.1	3.7
血栓性微血管病	4.7	6	–	6.1	5.2
主动脉狭窄	1.3	15	2.3	3.6	3.7
原发性高血压	44.8	1.2	7	1.6	6.7

表 2-6-13-3　儿童暂时性高血压与持续性高血压的区别

临床特点	暂时性高血压	持续性高血压	P 值
年龄（岁）	9.8±2.9	8.3±2.2	0.29
BMI（kg/m²）	24.5±6.9	28.9±12.3	0.08
收缩压（mmHg）	136.7±16.8	155.6±20.3	0.005
舒张压（mmHg）	91.5±12.2	94.5±15.4	0.01

儿童高血压肠有家族史，主要临床表现为头痛、恶心、呕吐、眩晕、胸部不适；严重者或发生高血压危象时可出现心力衰竭或高血压脑病（表 2-6-13-4）。儿童高血压危象发生率约占30%，这些患儿伴有较明显的多器官损害。未经合适诊断和治疗的内分泌性高血压是危象发作的主要原因。

表 2-6-13-4　儿童高血压的主要临床表现

临床表现	婴儿（1岁以内,5例）	学龄前（1~6岁,527例）	学龄期（6~12岁,45例）	青春期（12~18岁,58例）	总数（135例）
男性	4	15	33	51	103
女性	1	12	12	7	32
头痛	0	2	15	14	31
恶心呕吐	3	3	10	12	28
眩晕	1	2	18	20	41
胸部不适	0	3	14	13	30
心力衰竭	0	2	10	12	14
感觉异常脑病	2	3	4	9	9
视力模糊	0	1	3	3	7
家族史	1	2	15	18	36
高血压1期	0	5	6	14	25
高血压2期	5	22	39	44	110
暂时性高血压	2	4	9	19	34
持续性高血压	3	23	36	39	101

【临床表现与辅助检查】

本病患者多突然起病，病情凶险，通常表现为剧烈头痛，伴有恶心呕吐、视力障碍和精神及神经方面异常改变。主要特征：血压显著增高，收缩压升高可达200mmHg以上，严重时舒张压也显著增高，可达117mmHg以上。自主神经功能失调征象：发热感，多汗，口干，寒战，手足震颤，心悸等。靶器官急性损害的表现：视力模糊，视力丧失，眼底检查可见视网膜出血，渗出，视盘水肿；胸闷，心绞痛，气急，咳嗽，甚至咳泡沫痰；尿频，尿少，血浆肌酐和尿素氮增高；一过性感觉障碍，偏瘫，失语，严重者烦躁不安或嗜睡；有恶心，呕

吐；心脏增大，可出现急性左心衰竭。临床上应对各个可能发生损害的靶系统进行检查，主要包括：①血常规；②尿常规；③心肾功能检查；④头颅 CT、MRI（重点了解高血压脑病）；⑤内分泌过敏检查，重点确诊或排除垂体 GH 瘤、甲亢、Cushing 综合征、原发性醛固酮增多症、嗜铬细胞瘤和副神经节瘤等[14]（详见各有关章节）。

【诊断与鉴别诊断】

高血压患者血压突然急剧升高（舒张压大于120mmHg），并伴有心功能不全、高血压脑病、肾功能不全、视盘水肿、渗出、出血等靶器官严重功能障碍者应重点为高血压危象。高血压危象是高血压过程中的一种严重症状，病情凶险，尤其在并发高血压脑病、急性心力衰竭或急性肾衰竭时，需及时采取有效措施，否则可导致死亡。高血压脑病时症状与脑肿瘤相似，需加以鉴别，脑肿瘤患者视神经乳头有水肿及颅内占位性病变体征，X 线检查及 CT 检查可助鉴别。颅内出血常突然发病，神志障碍，呼吸深大，带鼾音，口角歪斜，肢体瘫痪，眼底检查可有视盘水肿，但眼底动脉无痉挛表现。嗜铬细胞瘤有典型阵发性高血压发作史，发作间歇期血压可正常，降压试验阳性，尿儿茶酚胺、3-甲氧基-4-羟基苦杏仁酸（VMA）含量增高，肾盂造影和腹膜后充气造影可助鉴别。

【预防】

高血压危象是一种有高度危险性的心血管急危重症，须立即得到及时、有效的治疗。凡高血压患者一旦出现血压急骤升高且伴有心、脑、肾等重要器官功能障碍者应即刻到医院就诊，接受专科治疗，防止严重并发症的发生。系统降压治疗，避免过度劳累及精神刺激等预防措施有助于大大减少高血压危象的发生，病情稳定后应逐步过渡至常规抗高血压治疗并长期坚持之。在寒冷的日子，高血压患者应注意自我保健，重视保暖，生活有节，戒烟，少酒。需要提醒的是：切不可擅自停服降压药，以免引起血压反跳，高血压病是必须终生治疗的，即使血压确实已稳定了很长一段日子，也应在医生的指导下，服用适当的维持量。

【治疗】

（一）治疗目的　尽快使血压下降，根据病情选择用药监护。防治脑水肿。抗心力衰竭。合并氮质血症者应予血液透析治疗。恶性高血压往往迅速发生高血压危象，必须积极治疗，根据临床症状的轻重决定降血压速度。病情危急的恶性高血压，舒张压高于150mmHg，需数小时内下降，而处在恶性高血压早期，病情尚不十分危急，血压可在数天内下降，可口服或间断静脉给药。

（二）治疗原则　高血压危症的治疗原则是：①住院治疗，重症收入 CCU/ICU 病房；②应该首先明确和去除导致高血压的诱因，了解靶器官功能状况。③应使血压迅速而适度地下降，保护靶器官，处理器官功能障碍。④以静脉给予降压药最为适宜，视临床情况的不同，最初目标是在数分钟~2 小时内使平均动脉压（舒张压+1/3 脉压）下降不超过25%，以后的2~6 小时使血压降至160/100mmHg。⑤避免血压下降过快、过猛而加重心、脑和肾脏缺血，尤其在慢性高血压的病人。⑥降压过程中应严密观察靶器官功能状况，如神经系统的症状和体征、尿量的变化、胸痛是否加重等；给氧，心电、血压监护；定期采血监测内环境情况，注意水、电解质、酸碱平衡情况，肝、肾功能，有无糖尿病，心肌酶是否增高等，计算单位时间的出入量。⑦药物的选择应根据药物作用的快慢、给药

方便程度和一些特殊指征来确定。⑧应勤测血压(每隔15~30分钟),如仍然高于180/120mmHg,应口服降压药物,如果血压经常维持在高水平,应服用足量的长效制剂[15]。

(三) 治疗药物

1. 硝普钠 一般将硝普钠作为首选药物,直接扩张动脉和静脉,同时降低心脏的前、后负荷,在无心力衰竭的患者使心排血量下降,有心力衰竭者使心排血量增加。

硝普钠起效迅速,开始以10~25mg/min静滴,根据血压反应,可每5~15分钟增加剂量,每次增加5~15mg/min,停药后降压作用在3~5分钟内消失。最好经输液泵给药,严密监测血压变化。硝普钠对合并有心力衰竭的高血压患者尤其有效。硝普钠可能减少肾血流量,应注意肾脏功能,对肾功能不全者慎用。同时,有肝肾功能不全的病人,增加氰化物中毒的可能性。硝普钠增加脑血流,颅内压高的病人用硝普钠宜慎重。

2. 硝酸甘油 静脉应用的硝酸甘油作用迅速,除扩张冠状动脉以外,还同时减低心脏的前、后负荷,降低血压。开始剂量5~10mg/min,逐渐增加剂量,每5~10分钟增加5~10mg/min,停药数分钟作用即消失。对有冠心病或心绞痛发作的患者尤其有效。

3. 呋塞米 呋塞米(速尿)可迅速降低心脏的前负荷,改善心力衰竭症状,减轻肺水肿和脑水肿。最适合应用于有心、肾功能不全和高血压脑病的病人。应注意病人的血容量。

4. 镇静药物 根据病情选择,脑功能障碍引起者可用静脉注射地西泮,心绞痛发作或者急性心肌梗死可用吗啡、哌替啶(度冷丁)或罂粟碱。

5. β受体阻滞剂 高血压危象可选用β受体阻滞剂,尤其静脉应用者。另外,β受体阻滞剂在降低动脉压的同时,能维持正常脑灌注压,不增加脑血流量,不增加颅内压,对高血压脑病或脑卒中患者适用。术前降压可选用静脉应用的艾司洛尔(esmolol)。拉贝洛尔对于多数高血压危象安全而有效,急性心力衰竭的病人不能使用。血流动力学效果和硝普钠类似,不增加脑血流。

6. α1受体阻滞剂 对于儿茶酚胺过度分泌引起的高血压急症,如嗜铬细胞瘤,可以选用静脉酚妥拉明降压。发生子痫病人可选用静脉屈肼嗪(肼苯达嗪)或加用硫酸镁。增加脑血流量,加重脑水肿。静脉注射的尼卡地平安全而有效,降压作用较缓和,很少引起血压过度下降。

7. 硝苯地平 舌下嚼服(含服)快速起效的钙通道拮抗剂硝苯地平因副作用多,可增加发生心脏事件的风险,血压下降的速度和程度不易控制,现不推荐常规使用,尤其存在心脑血管疾病的病人。

(四) 特殊高血压危象类型的治疗

1. 高血压脑病 血压突然或短期内明显升高,突破脑血管的自身调节机制,脑灌注过多,液体渗出引起脑水肿。表现为中枢神经功能障碍,如头痛、恶心、呕吐,严重时出现抽搐、癫痫样发作、昏迷。在治疗方面应避免使用有中枢神经系统副作用的药物,如可乐定、甲基多巴和利血平。也不宜使用二氮嗪,因为降低脑血流。虽然升高颅内压,但多数学者仍主张使用硝普钠降压,但应配合应该利尿剂,如呋塞米。

2. 脑血管意外 应注意高血压脑病、出血性和缺血性脑卒中的鉴别,排除脑卒中后才可以诊断为高血压脑病。早期甘露醇应慎用,因快速组织脱水,短期内血容量迅速增加,可

诱发心衰,血压可能升高,尤其在不了解肾脏功能的情况下。如有肾功能不全,甘露醇禁忌应用,但可以使用速尿或甘油盐水减轻脑组织水肿,降低颅内压。在缺血性脑血管疾病,如果没有高血压脑病或者其他心血管急症,血压不大于180/100mmHg,多数学者不主张降压治疗,尤其是脑血栓栓塞的病人,快速降压可加重脑组织损害;如使用降压药物,也应避免使用有中枢神经系统副作用的药物;是否降压治疗还应该考虑病人的基础血压、是否存在颅内压力增高等。在颅内出血的急性期,高血压非常常见,降压治疗争论很大。有人认为降压可以减轻脑出血进展的可能性,减轻脑水肿,避免其他靶器官的进一步损害并发症;另一些人因担心脑组织缺血,认为应顺其自然;原则应该首先采用脱水或者利尿的办法降低颅内压。

3. 冠状动脉功能不全 不稳定型心绞痛和急性心肌梗死的降压治疗应使用静脉硝酸甘油、艾司洛尔或者拉贝洛尔。如果病人有心功能不全,则应选用硝普钠、硝酸甘油、依钠普利或者联合应用这些药物。

4. 急性主动脉夹层 主动脉夹层亦是高血压急症之一,应提高警惕,注意识别。严密观察血流动力学变化,不宜为确定诊断而行各项检查,疑为此病,应立即处置,给予充分吸氧,心电、血压监护,镇静止痛。对于主动脉夹层患者,降压是最主要的药物治疗手段,以降低血液冲击对主动脉壁的剪切力。推荐使用静脉用降压药物,如硝普钠,同时应用β受体阻滞剂以减少血液对动脉壁的机械冲击,如用静脉艾司洛尔降压。应尽量避免使用增加心脏排血量的药物,如肼屈嗪、二氮嗪。降压治疗同时,严密观察病情变化,合适者准备手术治疗。

5. 术后的高血压危象 不宜对术后的病人常规使用硝苯地平,应仔细寻找引起血压升高的原因,如疼痛、膀胱充盈、低氧血症、血容量过多等,应首先对以上情况进行矫正。

(苏 欣)

第14节 表观盐皮质激素过多

表观盐皮质激素过多(apparent mineralocorticoid excess, AME)是由于Ⅱ型11β-羟类固醇脱氢酶(11β-hydroxysteroid dehydrogenase Ⅱ,Ⅱ型11β-HSD2;CYP11B2)基因缺陷所致盐皮质激素代谢紊乱综合征,为遗传性低肾素性高血压的一种[1,2]。11β-HSD2是催化皮质醇转化为皮质素(cortisone)的关键酶。在肾脏和胎盘,此酶的活性保护了MR不被皮质醇占用[3]。CYP11B2基因突变导致AME和胎儿宫内发育迟缓,而CYP11B1缺陷引起表观皮质素还原酶缺陷症(apparent cortisone reductase deficiency)、胰岛素不敏感及向心性肥胖。以前,AME被归入Ⅱ型醛固酮不敏感综合征(Ⅱ型假性低醛固酮症,PHA-Ⅱ)中,继1992年鉴定的糖皮质激素可治疗性醛固酮增多症和1994年确定的Liddle综合征后,AME是阐明病因的第3种单基因遗传性高血压综合征。本征的盐皮质激素过多是由于肾小管上皮细胞中的11β-HSD2活性过低,使MR被过多的皮质醇结合所致。盐皮质激素的生物学作用表达过度并非盐皮质激素本身过多(血浆盐皮质激素下降)引起。盐皮质激素过多是一种临床假象。

【2型11β-羟类固醇脱氢酶】

1型11β-羟类固醇脱氢酶(11β-HSD1)转化皮质素为皮质

醇,而2型11β-羟类固醇脱氢酶(11β-HSD2)是转化皮质醇为皮质素的单向 NAD 依赖性脱氢酶(生成皮质素的 Km=50nM,为11β-HSD1 的100倍;生成皮质酮的 Km=5nM)。11β-HSD2 主在盐皮质激素反应性组织(如肾脏、唾液腺、皮肤、胎盘、结肠和某些恶性肿瘤)表达;肾脏的表达部位是皮质集合管、髓质和远曲小管。盐皮质激素受体与醛固酮、皮质醇或皮质酮均呈高亲和性(0.5~1nmol/L)结合。1型和2型11β-羟类固醇脱氢酶的作用底物与抑制剂见表2-6-14-1~表2-6-14-4。

表2-6-14-1 11β-HSD1 的选择性底物

底物	表观 Km(μM)	种族	来源
皮质醇	10~50	人	酵母
皮质醇	300	小鼠	肝
皮质酮	6~40	人	肝
皮质酮	2~7	小鼠	肝肺微粒体
皮质素	2~40	人	肝微粒体酵母
皮质素	10	小鼠	肝
11-脱氢皮质酮	0.3~20	人	肝酵母
11-脱氢皮质酮	1~40	小鼠	肝肺微粒体
NNK	630	小鼠	肺微粒体
7-酮胆固醇	0.4~50	人/小鼠	酵母
7-酮-DHEA	1	人	酵母
7-同-5α-雄甾烷-3β,17β-二醇	7	人	酵母
7-酮-表雄酮	0.5	人	酵母
美替拉酮	370	人	酵母
酮洛芬	20	人	酵母
泼尼松	21	人	酵母

表2-6-14-2 11β-HSD1 的选择性抑制剂

糖皮质激素抑制剂	Ki(μM)	种族	来源
甘珀酸	0.02~0.3	人	肝微粒体,酵母
甘珀酸	0.1	小鼠	酵母
	0.04~2	人	肝微粒体,转染细胞,酵母
孕酮	2	人	肝微粒体
11β-羟孕酮	0.4	人	肝微粒体
7-酮-胆固醇	8		
7-酮孕烯醇酮	0.7	人	转染细胞
去氧皮质酮	4	人	肝微粒体
地塞米松	8		酵母
布地奈德	60		酵母
7-酮-DHEA	1		人皮肤微粒体
CDCA	4	人	肝微粒体
石胆酸	3	人	肝微粒体
美替拉酮	3,000*		肝微粒体
酮康唑	>10*		肝微粒体
二氢黄酮	18~21	人	转染细胞
松香酸	5~27	人	转染细胞
BVT14255	0.052	人	转染细胞
BVT14255	0.28	小鼠	转染细胞
BVT2733	3.34	人	转染细胞
BVT2733	0.096	小鼠	转染细胞
Merck-544/T0504	0.008+~0.015	人	转染细胞
Merck-544/T0504	0.08~0.097+	小鼠	转染细胞

表2-6-14-3 11β-HSD2 的选择性底物

底物	表观 Km(μM)	种族	来源
皮质醇	0.025~0.055	人	胎盘、肾微粒体转染细胞
皮质醇		小鼠	
皮质酮	0.010~0.012	人	胎盘转染细胞
皮质酮	0.01	Rat	Transfected cells
皮质酮	100	小鼠	小鼠肾微粒体
地塞米松	0.119	人	转染细胞
11-去氢地塞米松	0.068	人	肾微粒体

表2-6-14-4 11β-HSD2 的选择性抑制剂

糖皮质激素抑制剂	Ki(μM)	种族	来源
甘珀酸	0.010~0.083	人	肾微粒体,转染细胞
Glycyrrhetinic acid	0.006~0.028	人	肾微粒体,转染细胞
孕酮	0.048	人	肾微粒体
11β-羟孕酮	0.007	人	肾微粒体
去氧皮质酮	0.1	人	肾微粒体
CDCA	20/none	人	肾微粒体/转染细胞
石胆酸	>10	人	肾微粒体
美替拉酮	>1000	人	肾微粒体
酮康唑	10	人	肾微粒体
二氢黄酮	200	人	转染细胞
松香酸	11~12	人	转染细胞
BVT14225/BVT2733	>10	人	转染细胞
Merck-544/T0504	1.8~>3.3	人	转染细胞

(一) 表观盐皮质激素过多 表观盐皮质激素过多是由于11β-HSD2 活性不足,皮质醇不能正常转化为皮质素所致,临床上以低肾素低醛固酮和低钾血症性高血压为特征,常儿童起病。严重者可导致低钾血症性横纹肌溶解于肾性尿崩症;宫内胎儿可伴有宫内发育迟缓(IUGR)、身材矮小和出生后发育障碍。HSD11B2 基因(16q22)长6.2kb,含5个外显子,引起 AME 的11β-HSD2 基因突变位点见表2-6-14-5。

表2-6-14-5 引起表观盐皮质激素过多的11β-HSD2 基因突变

突变基因	基因定位	病例数	报道者/年份
R74G	Ex1	1	Quinkler 等/2004
P75/Δ1nt	Ex1	1	Quinkler 等/2004
L114/Δ6nt	Ex2	2	Odermatt 等/2001
L179R	Ex3	1	Nunez 等/1999
S180F	Ex3	1	Nunez 等/1999
R186C	Ex3	2	Ferrari 等 1996/Dave-Sharma 等 1998
R208C	Ex3	3	Dave-Sharma 等 1998/1995
R208H	Ex3	1,1	Kitanaka 等 1997/Nunez 等 1999

续表

突变基因	基因定位	病例数	报道者/年份
R213C	Ex3	4	Morineau 等 1999/Mune 等 1995/Rogoff 等 1998
A221V	Ex3	1	Quinkler 等/2004
A-Gnt1	Int1	1	Lavery 等/2003
C-Tnt14	Int3	1,1	Mune 等 1995/Nunez 等 1999
D224N	Ex4	1	Dave-Sharma 等/1998
Y226N	E 4	1	Lavery GG 等/2003
P227L	Ex4	1	Wilson 等 1998/Ugrasbul 等 1999
Y232Δ9nt	Ex4	1	Mune 等/1995
Y232C	Ex4	1	Lavery 等/2003
A237V	Ex4	1	Nunez 等/1999
F246+1 框架移动	Ex4	1	Nunez 等/1999
L250P/ L251S	Ex4	3	Ferrari 等 1996/Dave-Sharma 等 1998/Mune 等 1995
L250R	Ex4	1	Dave-Sharma 等/1998
C771G	Ex4	1	Lavery 等/2003
R279C	Ex5	4	Li 等/1998
N286-1 框架移动	Ex5	1	Dave-Sharma 等/1998
Δ299	Ex5	1	Lin-Su 等/2004
G305Δ11nt	Ex5	1	Mune 等/2004
V322ins9nt	Ex5	1	Quinkler 等 2004
A328V	Ex5	3,1	Li1997/Morineau 1999/Nunez 等 1999
R337H/ ΔY338	Ex5	3,1	Dave-Sharma 等 1998/Kitanaka 等 1997/Mune 等 1995
E356-1 框架移动	Ex5	1	Ferrari 等 1996/Dave-Sharma 等 1998
R359W	Ex5	1	Lavery 等/2003
R374X	Ex5	5	Stewart 等 1996/Whorwood & Stewart1996
L376P	Ex5	1	Lavery 等/2003

（二）11β-HSD2 与恶性肿瘤 糖皮质减少抑制细胞周期,使细胞静止于 G1 期,肾上腺腺瘤、肾上腺腺癌、肺腺癌、ACTH 分泌型小细胞肺癌细胞的 11β-HSD 表达由 1 型转化为 2 型(11β-HSD2),而这些细胞同时表达的是糖皮质激素受体而非盐皮质激素受体,因而更有利于肿瘤细胞的生长于转移。

（三）11β-HSD1 11β-HSD1 是一种低亲和性 NADP(H)依赖性双向调节酶,既可催化皮质醇与皮质素之间的 11-氧还原酶(主要)又可催化其脱氢酶(次要)反应,H6PDH 和 11β-HSD1 相互作用调节局部皮质醇代谢,见图 2-6-14-1～图 2-6-14-3。HSD11B1 基因长约 30kb,含有 6 个外显子和 4 个内含子,编码 292 个氨基酸残基。CRD 是一种三等位基因二基因病(tri-allelic digenic disease),即需要 HSD11B1 和 H6-PDH 基因的 3 种突变才能引起本病(图 2-6-14-2)。HSD11B1 基因存在 28 种多态性,其中某些多态性可引起的 11β-HSD1 缺乏状态称为皮质素还原酶缺乏症。11β-HSD1

与肥胖-胰岛素抵抗-代谢综合征的关系密切,Cushing 综合征患者具有典型综合征的多种特征,肥胖者的腹部脂肪细胞表达 11β-HSD1 而非 11β-HSD2,因而由皮质素转化为皮质醇的反应增强,而且皮质醇又反过来刺激 11β-HSD1 表达,引起中枢性肥胖和与和胰岛素抵抗。

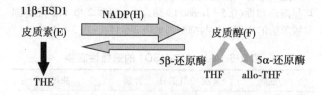

图 2-6-14-1 1 型 11β-羟类固醇脱氢酶
尿 THF + alloTHF 与 THE 的比值可间接反映 11B-HSD1 活性。THF:四氢皮质醇;THE:四氢皮质酮;allo-THF:allo-四氢皮质醇

（四）青光眼 眼睫状上皮细胞表达的 11β-HSD1 调节眼压和水代谢,使局部组织的皮质醇浓度高于皮质素 14 倍,因此,如果 11β-HSD1 的活性过强,可引起青光眼。甘珀酸(carbenoxolone)能抑制 11β-HSD1 活性,故可明显降低眼压[4]。

（五）糖皮质激素引起的骨质疏松症 糖皮质激素引起的骨质疏松症(GIOP)的病因与骨吸收增强和骨形成被抑制有关。一些研究发现,破骨细胞和成骨细胞均表达 GRα 和 MR,糖皮质激素对骨骼的不良反应通过作用于 GR 实现,骨骼组织也表达较多 11β-HSD1 和微量 11β-HSD2。成骨细胞表达的 11β-HSD1 促进局部皮质醇合成,皮质醇再刺激成骨细胞增殖和分化。MG-63 细胞分泌的促炎症因子 IL-1β 和 TNF-α 可抑制 11β-HSD2 活性,上调 11β-HSD1 表达。因而骨组织局部的糖皮质激素代谢特点决定了成骨细胞和破骨细胞的功能,同时也是骨骼对糖皮质激素个体敏感性差异和是否发生 GIOP 的重要原因。成骨细胞对 11β-HSD1 的敏感性与年龄相关,骨组织糖皮质激素以自分泌方式调节了增龄性骨丢失过程。

【病因与发病机制】

临床上将某些类固醇激素分为糖皮质激素或盐皮质激素,但盐皮质激素受体(MR)与醛固酮或皮质醇的结合亲和性是相同的。在醛固酮反应性组织(如肾脏)中,皮质醇被转换为无活性的皮质素,所以尽管皮质醇的浓度时醛固酮的 100～1000 倍,体内的皮质醇并不与 MR 结合。皮质醇与皮质素之间的转换受 11β-HSD 的两种异构体调节,其主要特点见表 2-6-14-6。

HSD11B2 基因突变(失活性突变)导致先天性皮质醇介导性盐皮质激素过多。甘草(licorice)中的甘草次酸(enoxolone)或甘草次酸琥珀酸半酯二钠盐(carbenoxolone,生胃酮,甘珀酸钠)抑制 2 型 11β-HSD 活性,故产生类似的临床表现。1 型和 2 型两种 11β-HSD 的基本功能、组织分布差异很大(表 2-6-14-7),11β-HSD2 的本质是一种脱氢酶,主要在表达盐皮质激素受体的肾脏、腮腺、汗腺、结肠和血管平滑肌细胞表达,胎盘和脑组织不表达盐皮质激素受体,但也存在 11β-HSD2 活性,其主要功能是灭活醛固酮,保护组织不受过量皮质醇与醛固酮的损害,见图 2-6-14-3。肾素-血管紧张素-醛固酮系统的相互作用见图 2-6-14-4。

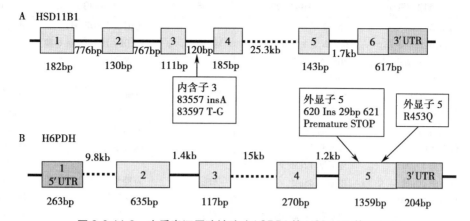

图 2-6-14-2 皮质素还原酶缺陷症（CRD）的 HSD11B 基因突变

CRD:皮质素还原酶缺陷症;A. HSD11B1 基因突变;B. 显示 CRD 是一种三等位基因二基因病（tri-allelic digenic disease），即需要 HSD11B1 和 H6-PDH 基因的三种突变才能引起本病

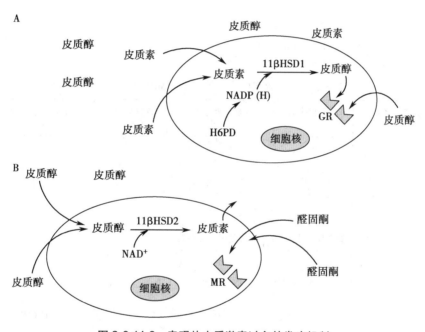

图 2-6-14-3 表观盐皮质激素过多的发病机制

A. 糖皮质激素扩增 1 型 11β-羟类固醇脱氢酶（11β-HSD1）活性,还原皮质素;B. 2型 11β-羟类固醇脱氢酶（11β-HSD2）通过灭活皮质醇活性而保护盐皮质激素活性;11β-HSD1 的还原活性取决于局部 H6PD 提供的 NADP（H）

表 2-6-14-6 11βHSD 同工酶的基本特征

同工酶	组织	定位	化学反应	底物	辅因子	辅酶	类固醇的 Km
1 型 11βHSD	肝脏,睾丸,肺脏,脂肪组织,近曲小管	内质网,管腔面	还原	皮质素,去氢皮质酮,泼尼松	NADPH	H6PDH	0.1~0.3μmol/L
	远曲小管,胎盘,结肠	内质网,胞浆面	氧化	皮质醇,皮质酮,泼尼松龙	NADP+	—	1~2μmol/L
2 型 11βHSD			还原	无	—	—	—
			氧化	皮质醇,皮质酮,泼尼松龙	NAD+	—	0.01~0.1μmol/L

表 2-6-14-7 11β-HSD1 与 11β-HSD2 的比较

项目	11β-HSD1	11β-HSD2	项目	11β-HSD1	11β-HSD2
染色体定位	1q32.2	16q22	辅因子 NADP(H)		辅因子 NAD
基因大小	30kb,6 个外显子	6.2kb,5 个外显子	辅因子	NADP(H),己糖-6-磷酸脱氢酶	NAD⁺
蛋白质大小	292 个氨基酸残基,34kDa	405 个氨基酸残基,44kDa	分布	广泛	不广泛
酶系	SDR 超家族	SDR 超家族	组织表达	肝脏	肾小管
分子量	34kDa	40kDa		脂肪组织	汗腺
基本功能	还原酶功能	脱氢酶功能		成熟脑组织	腮腺
活性(Km)	低亲和性	高亲和性		脉管系统	脉管系统,脑组织,胎盘,结肠
	皮质醇 17μM	皮质醇 12nM	功能	为糖皮质激素受体提高皮质醇	保护盐皮质激素受体不被皮质醇占据
	皮质酮 20μM	皮质酮 45nM			
	皮质素 200μM	地塞米松 140nM	抑制物	甘草次酸	甘草次酸
		皮质素和醛固酮无亲和性		甘珀酸	甘珀酸
酶动力学参数	体外双向调节	脱氢酶活性			
	还原酶,亲和性低(Km-μM)	高亲和性(Km-nM)			

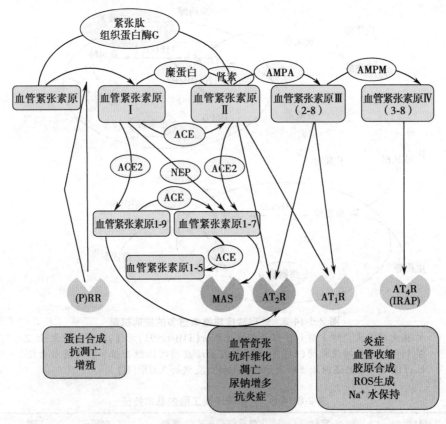

图 2-6-14-4 肾素-血管紧张素-醛固酮系统的相互作用

肾素(一种蛋白酶)裂解血管紧张素原,生成的血管紧张素-1(AT-1)被血管紧张素转换酶分解为血管紧张素-2(AT-2);糜蛋白酶(chymase)、羧肽酶(carboxypeptidase)、组织蛋白酶G(cathepsin G)或紧张肽酶(tonin)也具有血管紧张素转换酶活性,亦可生成 AT-2。AT-1 在中性肽内切酶或血管紧张素转换酶的作用下,生成 AT1-9,然后生成 AT1-7。AT1-7 被进一步降解为 AT1-5,而 AT-2 被氨基肽酶 A/M 降解为 AT-3 或 AT-4。肾素(原)受体激活肾素原,增强肾素作用和促进非血管紧张素依赖性作用,AT-2 和 AT-3 激活血管紧张素-1 受体(AT1R),AT-4 受体为一种受胰岛素调节的氨基肽酶(insulin-regulated aminopeptidase),在 AT-4 的刺激下,具有抗 RAS 系统作用;AT-2、AT1-9 和 AT-3 刺激 AT-2 受体(AT2R),AT1-7 与 Mas 受体结合以具有抗 RAS 作用;AT1R:AT-1 受体;AT2R:AT-2 受体;AT4R:AT-4 受体;ACE:血管紧张素转换酶;ACE2:血管紧张素转换酶2;AMPA:氨基肽酶 A;AMPM:氨基肽酶 M;NEP:中性肽内切酶;IRAP:胰岛素调节的氨基肽酶;(P)RR:肾素(原)受体;ROS:活性氧

（一）11β-HSD2 突变 11β-HSD2 活性与钠的负荷有关。Agarwal 等的研究结果显示,酶基因的第 1 内含子 CA 重复序列长度与盐负荷介导的酶活性有关;CA 重复数越少,11β-HSD2 的表达也越少,盐负荷过多可诱发或加重 AME (同理,也使盐敏感型原发病高血压患者的病情加重,血压难以控制)[5,6]。因此,AME 的发病和临床表现在一定程度上受患者摄入盐量的影响。

胎盘中的 11β-HSD 负责灭活皮质醇,避免皮质醇对胎盘和胎儿的不良作用。在正常妊娠时,胎盘的 11β-HSD2 mRNA 表达升高近 50 倍,分娩时达最高值。胎儿患 AME 时,11β-HSD2 活性下降,生长发育障碍,胎儿体重减轻(胎儿宫内发育迟缓)。

（二）Ⅱ 型 11β-羟类固醇脱氢酶缺陷 人类的 CYP11B 有两种同工酶,即 CYP11B1（11β-羟化酶）和 CYP11B2,由第 8 号染色体长臂（8q21～q22）上的 2 个基因（7kb）编码,分别含有 9 个外显子和 8 个内含子。两个基因具有高度同源性(外显子序列达 95%,内含子序列约 90%)。两基因相距约 30kb。在正常肾上腺内,CYP11B2 基因的表达水平低,而 CYP11B1 基因的表达高,CYP11B1 基因的转录受 cAMP 调节,但 CYP11B2 在醛固酮瘤中呈高表达。在原代培养的人肾上腺皮质球状带细胞中,AT-2 明显增加 CYP11B1 和 CYP11B2 基因的转录。ACTH 对 CYP11B1 基因表达的刺激作用比 AT-2 强得多,但对 CYP11B2 基因转录无影响。11β-HSD 维持局部组织的内源性糖皮质激素水平与糖皮质激素受体及盐皮质激素受体在正常范围内,这种条件功能称为受体前代谢,11β-HSD 催化皮质醇与皮质素（人类）或皮质酮与 11-脱氧皮质酮（齿类动物）的相互转化。11β-HSD1 在糖皮质激素受体表达组织中,将皮质素还原为皮质醇,扩增糖皮质激素的作用,即还原酶作用;2 型 11β-羟类固醇脱氢酶(11β-HSD2)的作用是灭活皮质醇,保护盐皮质激素受体不被糖皮质激素占据。

1. 高血压伴低钾血症 AME 的基因型-表型关系见图 2-6-14-5。CYP11B1 基因和 CYP11B2 重组所产生的杂合基因(嵌合基因)引起醛固酮合成调控的改变,使球状带对 ACTH 敏感而不再受肾素-AT-2 的调节,引起糖皮质激素可抑制性醛固酮增多症。过多的 11-脱氧皮质酮也具有盐皮质激素作用,故可导致高血压和低钾血症。但肾上腺性激素合成通路无障碍,因而合成过多雄激素,使女性男性化。在经典型 11β-HSD（CYP11B）缺陷症患者中,发现 10 多种 CYP11B 基因突变,其中包括错义突变（T318M、R374Q、R384Q、V441G）、无义突变（W116X、K174X、Q338X、Q356X）和移码突变等。AME 的主要临床表现是幼年发作的遗传性高血压,小部分患者以胎儿宫内发育迟缓和出生时伴体重低为突出表现,但出生后不久即可发现血压升高。血钠多为正常高值或升高,血钾下降或正常。此外,病程较长的 AME 患者可因长期慢性低血钾、高血压等而并发肾石病或肾囊肿。除引起胎儿宫内发育迟缓,家族性反复死产也可能与 AME (如 R374Q 突变)有关[7]。

2. 钠潴留伴血容量增加 CYP11B1 和 CYP11B2 是线粒体细胞色素 P450 单氧化酶,定位于核内。在肾脏,11β-HSD2 仅定位于肾髓质的集合管,而肾小球、Henle 祥、近曲小管和

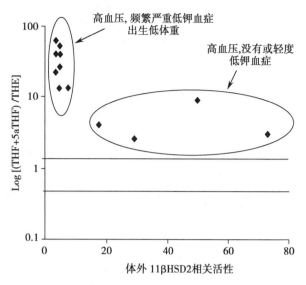

体外和体内 11βHSD2 活性相关活性

图 2-6-14-5 AME 的基因型-表型关系

血管等处无表达。抑制 11β-HSD2 还原酶活性的物质较多,其作用强度依次为:11α-羟孕酮 = 11β-羟孕酮 > 甘草次酸 > 甘珀酸钠 = 孕酮[5]。两种酶蛋白的氨基酸序列有 93% 是相同的,其分子量分别为 51kDa 和 49kDa,均能使 11-去氧皮质酮和 11-去氧皮质醇羟化,分别生成皮质酮和皮质醇。另外,CYP11B2 还可使皮质酮 18-羟化和 18-氧化而生成醛固酮。CYP11B1 的 18-羟化作用仅及 CYP11B2 的 1/10。

CYP11Bα 为 NAD 依赖性脱氢酶,催化皮质醇转化为皮质素,而 CYP11B1 以 NADH 为辅因子,合成皮质醇。在 CYP11B2 缺陷症患者中,11-去氧皮质酮（DOC）和 11-去氧皮质醇不能被进一步转化成皮质酮和皮质醇,皮质醇的合成减少,ACTH 分泌增加刺激肾上腺皮质的束状带增生,产生过量的皮质酮和皮质醇的前体物质。这些前体物质中的一部分通过 17α-羟化酶/17,20 裂链酶转而进入肾上腺性激素合成途径。DOC 是一种弱的盐皮质激素,引起钠潴留和血容量增加,进而抑制血浆 PRA,导致球状带醛固酮分泌减少。

3. 尿(THF+5αTHF)/THE 比值测定 对 AME 和 Liddle 综合征的鉴别有重要意义。如果比值<10,支持 AME 的诊断,而当比值>20 时应更多考虑 Liddle 综合征可能。如果尿 THF +5αTHF/THE 比值测定结果与临床表现不符,应重点测定血清皮质醇/皮质素比值。

【诊断和鉴别诊断】

在临床如遇见婴幼儿或青少年发病的高血压患者,要想到 AME 可能,如患者还伴有下列情况,要高度警惕 AME 可能:①高血压伴低血钾;②伴代谢性碱中毒和/或多尿;③用一般降压药治疗效果不佳;④血压与盐摄入量有关,钠摄入量增多时,高血压更明显,反之较轻,但不会自然降至正常;⑤血浆 PRA、AT-1、AT-2 和醛固酮均被抑制,测得值很低或测不到;⑥出生时体重低或伴有宫内发育迟缓而不能用 IGF 或 GH 缺乏解释。突变型 11β HSD2 的体内与体外酶活性实验结果见表 2-6-14-8 和表 2-6-14-9。

表2-6-14-8 6个表观盐皮质激素过多家系的临床特点

家系	性别	国籍	出生体重	年龄 高血压	年龄 AME	血压（mmHg）	血钾（mmol/L）	代谢性碱中毒	irR（pg/ml）	PAC（pmol/L）	并发症
1	男	法国	正常	13	16	200/100	3.4	无	2.9	65b	LVH
2	男	摩洛哥	正常	2	6	180/120	2	有	<2	6.4	肾钙盐沉着
3	男	阿尔及利亚	正常	2	6	150/80	1.4	有	<2	11	肾钙盐沉着/LVH
4	女	日本	↓	0.4	5	140/100	3.6	无	<2	18	LVH
5	男	葡萄牙	正常	6	11	160/100	2.9	无	2	15	蛋白尿/LVH
6	男	葡萄牙	正常	2	10	140/80	2.5	无	2.5	<10	LVH
7	女	法国	↓	4	37	140/60	2.1	有	<2	25	肾钙盐沉着 ESRD

注：irR：plasma immunoreactive renin，血浆免疫反应性肾素（立位正常值7.5~40pg/ml）；LVH：left ventricular hypertrophy，左室肥大；PAC：plasma aldosterone concentration，血浆醛固酮浓度（立位正常70~295pmol/L）

表2-6-14-9 突变型11β-HSD2的体内与体外酶活性测定

家系	（THF+5αTHF）/THE	基因型	突变方式	酶活性（%）
1	4	复杂杂合子	外显子2：c0.547A>T，p.Asp144ValEx5；c0.1215delTTC，p.Phe367del	20
2	26	纯合子	外显子5：c0.1140-1141，insCCgCCgCCgCTATTACCCCggCC，p.Glu342fs	<5
3	13	纯合子	外显子3：c0.753C>T，p.Arg213Cysb	<5
4	2.4	纯合子	外显子3：c0.670T>C，p.Phe185Serb	30
5	42	纯合子	外显子5：c0.1099C>T，p.Ala328Val	<5
6	22	—	—	
7	13	纯合子	外显子3：c0.753C>T，p.Arg213Cys	<5

（一）诊断　　如AT-1、AT-2和醛固酮均下降，应分别测定血游离皮质醇/皮质素比值，并同时测定尿皮质醇、皮质素及其代谢产物，如皮质醇/皮质素明显升高则支持诊断。首先可作皮质醇负荷试验，一般可口服皮质醇200mg，再重复上述生化检测。如血和尿皮质醇/皮质素比值进一步升高即可诊断为AME。如仍不能明确诊断，可用ACTH兴奋试验和皮质醇负荷试验协助诊断。ACTH兴奋后，患者的病情恶化，皮质醇增多，11β-HSD2的底物和皮质醇/皮质素比值增加。此两项试验不但可明确AME的诊断，还可发现无症状的隐性病例。Ⅱ型（轻型，非经典型）AME患者的11β-HSD2活性部分缺陷，酶活性约为正常人的50%（重型为10%），但即使完全无11β-HSD2活性，也不会降至零，因为约有5%的皮质醇可通过另一种酶（可能为11β-HSD1）转化为皮质素（图2-6-14-6）。AME患者除11β-HSD2外，还可能存在5β-还原酶活性下降，使皮质醇的5β-四氢代谢产物生成减少。据报道，引起AME的11β-HSD突变类型有A328V、R213C、P227L、R279C、GAC178GAA（外显子3）/del AluI R208H、R337H/delta Y338、R374Q、R337C等。11β-HSD2的突变"热点"在R213Stop（CGC→TGC）。

AME是一种遗传性疾病，患者发病年龄轻，以幼年和青少年高血压为主诉，伴产前及产后发育障碍、低钾血症、血清肾素和醛固酮测不出或很低，诊断一般无困难，但轻型病例可与其他低肾素性高血压混淆（详见病例报告1），应注意鉴别。

（二）鉴别诊断　　异位CRH/ACTH分泌综合征和慢性肾衰者的血清和尿皮质醇/皮质素比值升高，而唾液中的

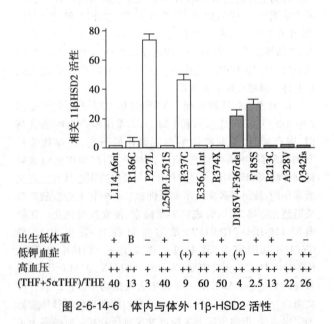

出生低体重	+	B	-	+	-	+	-	-	+	+	-
低钾血症	++	+	-	++	(+)	++	++	(+)	-	++	+	++
高血压	++	++	-	++	++	++	++	++	++	++	++	++
(THF+5αTHF)/THE	40	13	3	40	9	60	50	4	2.5	13	22	26

图2-6-14-6 体内与体外11β-HSD2活性

比值下降。肾上腺瘤和CUSHING综合征者仅见尿中的比值升高。血浆盐皮质激素升高伴高血压的情况十分常见，如原发性高血压、原醛症、继发性醛固酮增多症、糖皮质激素可治疗性醛固酮增多症和17α-羟化酶缺陷症等。但一般与这些疾病的鉴别容易，虽然AME的主要临床表现酷似上述几种高血压伴盐皮质激素过多综合征，但只要血清醛固酮是升高的，即可排除AME可能，详见表2-6-14-10。

表 2-6-14-10　CAH 与 AME 的实验室鉴别要点

实验室检查	AME	CYP21 缺陷病	CYP11B 缺陷症	3β-HSD 缺陷症	CYP17A 缺陷症	StAR 缺陷症
血清激素						
Δ5-17P	正常	正常/↑	正常/↑	↑↑↑	↓↓/↓	↓↓
DHEA	正常	正常/↑	正常/↑	↑↑	↓↓	↓↓
17-羟孕酮	正常	↑↑/↑	正常/↑	正常/↑	↓↓/↓↓	↓↓
Δ4-A	正常	↑↑	↑↑↑	正常/↑	↓↓/↓↓	↓↓
睾酮	正常	女性↑/青春期前男性正常	女性↑ 男性正常	↓↓或正常	↓↓/↓↓	↓↓
DOC	↓	正常/↓	↑↑	正常/↓	↓↓/↑	↓↓
ΔS	正常	正常/↓	↑↑/正常	正常/↓	↓↓	↓↓
醛固酮		失盐型↓↓/非失盐型和轻型正常	↓↓/正常	失盐型↑↑/非失盐型正常	↓/正常	↓↓
皮质醇/皮质素	↑↑	正常	正常	正常	正常	正常
PRA 活性	↓↓	失盐型↑↑/非失盐型↑/轻型正常	↓↓	失盐型↑↑/非失盐型正常	↓↓	↑↑
尿液						
17-KS	正常	↑↑	↑↑	↑↑	↓↓	↓↓
雌三醇	正常	↑↑/正常(新生儿)	↑/正常	↓/正常/↑	↓↓	↓↓
皮质醇/皮质素	↑↑	正常	正常	正常	正常	正常

注:CAH:先天性肾上腺皮质增生症;AME:表观盐皮质激素过多综合征;DOC:11-去氧皮质酮;Δ5-17P:17α-羟孕烯醇酮;17-KS:17-羟类固醇;Δ4-A:雄烯二酮;T:睾酮;S:11-去氧皮质醇;Aldo:醛固酮;DHEA:去氢异雄酮;↑:升高;↑↑:明显升高;↑↑↑:显著升高;↓:下降;↓↓:明显下降

妊娠期的醛固酮和孕酮生成增加是妊娠生理的一种代偿反应,也是引起妊娠高血压的病理生理基础[8]。

甘草次酸可抑制 11β-HSD2 活性。应用过多甘草及其类似物或甘珀酸钠等可引起水钠潴留、高血压、低血钾和肾素-醛固酮系统的抑制,其临床表现与 AME 相似(甘草综合征)。现认为这是一种继发性 AME。真性盐皮质激素过多症(醛固酮增多症)和 AME 患者一般无水肿。这是由于心钠素等激素拮抗醛固酮的作用所致(逸脱现象),因此甘草次酸综合征的病理生理变化与 AME 仍有本质区别,借助这一点也有助于 AME 与其他疾病的鉴别(详见病例报告 2)。番石榴汁(guava fruit)含有甘草酸(glycyrrhizic acid),长期大量饮用亦可引起类甘草综合征[7,8]。许多化合物属于肾上腺干扰剂,如依托咪酯。这些化合物亦可引起 AME[9]。AME 与原发性高血压的鉴别要点是后者的皮质素/皮质醇比值正常。Soro 等报道,原发性高血压患者尿中的四氢皮质醇及其异构体/四氢皮质素比值升高,可能是患者的 11β-HSD 和 5β-还原酶活性改变所致。有些高血压、糖尿病和长期应用甘草次酸(liquorice)者也伴有 AME 的类似表现,肾脏的 11β-HSD2 活性下降,应注意鉴别。尿和血浆皮质素/皮质醇比值可间接反映 11β-HSD2 的活力(HPLC 法),伴高血压的糖尿病患者比值平均为 0.188(0.031~0.140);正常人为 0.113~0.494(平均 0.243)。Homma 等认为,如比值<0.2,可认为存在 11β-HSD2 活性下降,但皮质醇/皮质素比值受肾功能的影响,在排除肾衰等干扰因素情况下,可用于判定 11β-HSD2 活性[9]。肾衰竭者可有 AME 表现,经透析治疗仍不能阻止病情发展,但在行肾移植后,AME 被治愈[10,11]。

【治疗】

主要是对症处理,如补钾、降压和限盐饮食等。螺内酯无效,钙离子拮抗剂可能有部分效果。本征患者应避免应用糖皮质激素类药物,以防加重病情。本征较特异的治疗药物是阿米洛利,10~20mg/d,可明显增加 Na⁺、Cl⁻和尿酸的排泄,并间接降低血压。动物实验表明,皮质素-1 受体阻滞剂可降低血压,阻止 ET-1 上调,可望成为 AME 的治疗途径之一。

【病例报告 1】

(一)病例资料　患者男性,43 岁,装修工人,已婚。因反复发作性肌无力 6 年,加重伴头痛 4 个月入院。2007 年起肌无力反复发作,每个月发作 1~2 次,每次持续时间 2~5 天,经休息或口服 KCl 片剂后缓解。血压升高(180~190/110~120mmHg),多尿、多饮,夜尿 4~5 次。1979 年患急性肾炎后未再复发。吸烟 13 年,每天约 15 支。母亲死于高血压伴蛛网膜下腔出血,其他家族成员无高血压或类似病史。

身高 165cm,体重 62.7kg,BMI 23.03kg/m²,血压 170~200/120~126mmHg。尿量 3700~4700ml/d,尿钠 425.5~437.1mmol/L,尿钾 80.3~788.1mmol/L,尿钙 4.94~4.88mmol/L,尿氯化物 338.4~392.2mmol/L。尿镁 3.7~03.85mmol/L,尿磷 15.84~23.59mmol/L;血 ACTH 和皮质醇水平与节律正常,DHEAS 2.7mg/L。T₃4.33pmol/L,T₄ 14.43pmol/L,TSH 2.37mU/L,PTH 2.74pmol/L;24 小时尿 VMA 53.64μmol/d,25-(OH)D 87.5nmol/L,尿蛋白 291.5mg/d。血电解质测定结果见表 2-6-14-11,肾素-血管紧张素-醛固酮系统测定结构见表 2-6-14-12~表 2-6-14-15。超声心动图显示升主动脉扩张,主动脉瓣轻度关闭不全,检眼镜、X 线胸片检查正常,CT 显示双侧肾上腺正常。心电图示高血压性心电改变(图 2-6-14-7)。

表 2-6-14-11　立卧位试验结果

体位	A-Ⅰ (ng/L)	A-Ⅱ (ng/L)	PRA[ng/(L·h)]	ALD (ng/L)
卧位				
第 1 天	1801	90	716	123
第 2 天	3552	102	772	136
立位				
第 1 天	1375	99	598	138
第 2 天	2212	47	1035	95
第 3 天	5442	102	959	250

表 2-6-14-12　螺内酯试验结果

时间	血钠 (mmol/L)	血钾 (mmol/L)	血氯化物 (mmol/L)	阴离子隙 (mmol/L)	血钙 (mmol/L)	血磷 (mmol/L)	血镁 (mmol/L)
基础状态							
第1天	146.0	2.0	101.0	6.5	2.13	0.94	0.70
第3天	146.0	3.1	98.0	10.2	2.01	0.56	0.71
第5天	143.0	3.0	99.0		2.03	0.95	0.69
螺内酯治疗							
治疗前	143.0	2.4	102.0	9.2	2.16	0.91	0.66
第7天	144.0	2.3	101.0	17.0	2.06	0.97	0.70
第9天	141.0	3.8	102.0	15.6	1.98	0.80	0.73
补钾治疗							
第10天	140.0	3.4	103.0	14.0	2.03	1.07	0.76
第13天	138.0	4.3	101.0	14.4	2.15	1.39	0.91
第15天	140.0	4.4	102.0	21.0	2.27	1.80	0.79

表 2-6-14-13　DHCT 试验结果

试验结果	6:30	7:00	7:30	8:00	8:30	9:00	9:30	10:00
尿量(ml)	4	8	10	23	40	39	62	60
尿氯化物(mmol/L)	48	73	53	138	164	150	157	
尿钠(mmol/L)	33	58	50	115	147	134	143	
尿肌酐(mmol/L)	20230.0	16301.0	5523.0	16894.0	9700.4	5305.0	4218.7	4129.6
血氯化物(mmol/L)	99	99	99	99	99	99	99	100
血钠(mmol/L)	143	143	143	143	143	143	143	143
血肌酐(mmol/L)	92.2	92.2	92.2	92.2	92.2	92.2	92.2	87.9
氯化物清除(%)	0.22	0.42%	0.89%	0.76%	1.57	2.63	3.47	
钠清除(%)	0.11	0.23	0.58	0.44	0.98	1.63	2.19	

表 2-6-14-14　呋塞米试验结果

试验结果	6:30	7:00	7:30	8:00	8:30	9:00	9:30	10:00
尿量(ml)	40	75	135	118	80	360	300	320
尿氯化物(mmol/L)	119	108	79	84	121	97	103	91
尿钠(mmol/L)	76	82	65	60	83	88	93	83
尿肌酐(mmol/L)	7408.6	3266.0	1916.1	2141.1	2649.8	790.6	865.2	815.0
血氯化物(mmol/L)	99	99	99	99	99	99	99	99
血钠(mmol/L)	142	143	143	143	143	143	143	141
血肌酐(mmol/L)	8438	8438	84.8	84.8	84.8	84.8	84.8	84.2
氯化物清除(%)	1.38%	2.83%	3.53%	3.36%	3.91%	10.51%	10.20%	9.50%
钠清除(%)	0.61%	1.49%	2.01	1.66%	1.86%	6.60%	6.37%	6.08%

表 2-6-14-15　动脉血气分析结果

血气分析	第1天	第13天	第15天	正常参考值
pH	7.45	7.40	7.31	7.35～7.45
PCO_2	48.0	42.0	44.0	35.0～48.0mmHg
PO_2	84.0	91.0	89.0	83.0～108.00mmHg
SaO_2	96.0	97.0	96.0	95.0%～99.0%
AB	33.0	25.0	22.0	21.0～28.0mmol/L
SB	32.0	25.0	21.0	22.5～26.9mmol/L
ABE	8.0	1.00	−4.0	−2.0～3.0mmol/L
SBE	9.0	1.00	−4.0	−1.5～3.0mmol/L

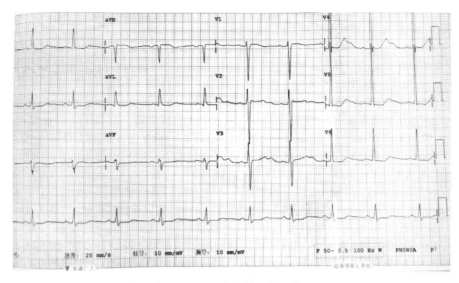

图 2-6-14-7 病例的心电图表现
窦性心律,低钾性 U 波,左室面肥厚

(二)病例讨论 本病属于低肾素性高血压和肾小管离子通道病;该类疾病主要包括 Liddle 综合征、盐皮质激素受体突变、表观盐皮质激素过多(AME)、甘珀酸钠/甘草次酸所致的盐皮质激素过多、糖皮质激素抵抗综合征、Gordon 综合征和先天性肾上腺皮质增生症。糖皮质激素抵抗综合征为糖皮质激素受体突变所致的常染色体隐性遗传性疾病,由于 ACTH 分泌增多引起过多皮质醇与盐皮质激素和低肾素高 ALD 性高血压;临床表现为混合性肾上腺综合征(mixed adrenal syndrome),即肌无力、代谢性碱中毒、慢性虚弱,但无 Cushing 综合征表现。Ⅱ型家族性醛固酮增多症(FH-Ⅱ)属于常染色体显性遗传性疾病,致病基因(可能位于第 7 号染色体)未明,家族成员中可有肾上腺皮质增生或腺瘤患者。因分泌过多盐皮质激素,高血压不能被地塞米松抑制。Gordon 综合征亦称为Ⅱ型假性低醛固酮症,呈常染色体显性遗传,肾钠重吸收障碍,病因与激酶 WNK1 和 WNK4 突变有关,引起钠重吸收增加而钾排泄障碍,临床上以低肾素性正常醛固酮性高血压为特征,常伴有高钾血症、高氯血症、代谢性酸中毒和躯体畸形。显然本例不符合上述三种情况。

Liddle 综合征的临床特点是常染色体显性遗传家族史、顽固性高血压(儿童起病),伴有低钾血症和代谢性碱中毒。一般降压药和醛固酮受体抑制剂(如螺内酯)无效,血浆 PRA 和 ALD 降低,并排除其他低肾素性高血压和 SCNN1B 或 SCNN1G 基因(编码 ENaC)活化性突变。AME 的特征是遗传性低肾素低醛固酮性高血压,婴幼儿-青少年高血压伴低钾血症,皮质醇介导性盐皮质激素过多,钠潴留伴血容量增加,HSD11B2 失活性突变,出生低体重(low birth weight)或宫内发育迟缓。两者的鉴别见表 2-6-14-16。

患者的母亲有高血压病史,本例为青少年低肾素低醛固酮血症性高血压(160~180/100~120mmHg),一般降压治疗疗效差,伴有高钠血症、低钾血症、低镁血症和代谢性碱中毒,口服氢氯噻嗪和呋塞米后 NaCl 清除增多(排除 Bartter-Gitelman 综合征)。经过螺内酯(180mg/d)、限制钠盐摄取和积极补充钾盐与镁盐,血清电解质迅速恢复正常,故可排除

Liddle 综合征而拟诊为 AME。但因患者的临床表现不典型,因而属于非经典型 AME(non-classical AME)。虽然最终确诊有赖于测定尿(THF+5αTHF)/THE 比值(<10 支持 AME 诊断)、血清皮质醇/皮质素比值,并确定 HSD11B2 基因突变位点,但临床确定为 AME 是无疑的。

**表 2-6-14-16 表观盐皮质激素过多与
Liddle 综合征的鉴别**

鉴别点	表观盐皮质激素过多	Liddle 综合征
发病情况	罕见	相对常见
病因	HSD11B2 失活性突变	EnaC 活化性突变
遗传方式	常染色体隐性	常染色体显性
高血压特征	自幼发病	自幼发病
	低肾素低 ALD 性	低肾素低 ALD 性
	钠摄入量增多时高血压更明显	血压与盐摄入量有关
低钾血症/代谢性碱中毒	明显	明显
特殊表现	出生低体重/宫内发育迟缓	-
血浆 PRA、AT-1、AT-2、ALD	均被抑制,测得值很低或测不到	均被抑制,测得值降低
血皮质醇/皮质素比值	↑↑	-
DOC	↓	-
特异性降压药物	MR 抑制剂,钙离子拮抗剂,阿米洛利	阿米洛利,氨苯蝶啶,(Triamterene)
24 小时尿 THF+5αTHF/THE	↓	-
特效治疗	依普利酮或螺内酯(拮抗 MR)	阿米洛利或氨苯蝶啶(抑制 ENaC)
有效治疗	补充钾盐/限制钠的摄入,阿米洛利(保钾),噻嗪类利尿剂(胞钙)	低盐饮食,钙通道阻滞剂

【病例报告2】

（一）病例资料 患者 51 岁，非吸烟女性，每日饮酒 3~4 个单位。2004 年 6 月因严重高血压就诊，患者应用血管紧张素受体拮抗剂（坎地沙坦 16mg/dh 和钙通道阻滞剂氨氯地平 5mg/d）治疗无效，血压仍高达 214/119mmHg。此次就诊 4 年前患者的血压正常，因肥胖节食，体重下降约 50%，但血压开始升高。24 小时血压监测发现白天平均血压 141/90mmHg，夜间平均 140/85mmHg。血钠 139mmol/L，血钾 3.1mmol/L，HCO_3^- 33mmol/L，尿素和肌酐正常。24 小时尿钠显著升高（244mmol，相当于每天摄入 NaCl 16g），24 小时尿钾 141mmol，怀疑为醛固酮增多症。口服钾盐，纠正低钾血症后，测定血浆肾素活性［1.28ng/（ml·h）］和醛固酮（113pmol/L）正常。从而怀疑为表观盐皮质激素过多（AME），但因既往无高血压或慢性肾病等病史，因而进一步追问病史发现患者极端爱好进食食盐腌制的甘草（salted liquorice），此饮食习惯自学生时代开始，一直持续至就诊时。1999 年，同丈夫每周去挪威出差一次，发现挪威市场提供的食盐腌制甘草（salty and salmiak flavoured norwegian liqorice）味道更佳，进食甘草的量激增，就诊前 1 个月中，每天的进食量达到 750~800g，同时主要进食制成品（含食盐过多），诊断为甘草所致的获得性 AME，戒除甘草，停用降压药，减少食盐摄入量后，血压（124/82mmHg）正常。6 个月后复诊 24 显示尿钠降至 87mmol/d，BP 124/82mmHg，血钾、HCO_3^- 均正常。

（二）病例讨论 当高血压伴低血钾患者的血浆 PRA、AT-1、AT-2 和醛固酮均被抑制或正常时，可初步确定为 AME，而继发性 AME 的常见原因是 2 型 11β-羟类固醇脱氢酶抑制剂，其中甘草制剂的活性组分甘草次酸可抑制 2 型 11β-羟类固醇脱氢酶，口服甘草 50g/d 即可诱导盐皮质激素性高血压、水钠潴留和低钾血症，但肾素-醛固酮被抑制

（AME），有时还引起肌病甚至室颤。

（苏欣 袁凌青）

第 15 节 肾上腺皮质癌

肾上腺皮质癌（adrenal cortical carcinoma，ACC）的预后差，5 年存活率低。患者的 Cushing 综合征、雄性化或女性化、高血压、低血钾明显，而受伤治疗的疗效不满意，术后需要进行化疗。常用药物有米托坦、酮康唑、美替拉酮）和依托米酯。

【病因与临床表现】

（一）病因与发病机制 ACC 的病因与发病机制未明，但研究发现主要与 Li-Fraumeni 综合征和 Beckwith-Wiedemann 综合征关联，见表 2-6-15-1 和图 2-6-15-1，其中 R1α 缺陷肿瘤的 Wnt 信号途径激活可能是最关键原因（图 2-6-15-2）。

转录因子组（transcriptome）中的许多非编码 RNA（noncoding RNA，ncRNA）调节靶基因表达和其他相关的生物学过程。在大量的 ncRNA 中，短链的非编码（如 miRNA）调节肿瘤形成，而长链的非编码 RNA（lncRNA）主要调节肿瘤的生物学行为。ncRNA 调节紊乱与内分泌激素相关性肿瘤的生长和进展有密切关系，肾上腺皮质癌与嗜铬细胞瘤的 miRNA 变化见表 2-6-15-2。

（二）临床表现 肾上腺皮质癌分为激素分泌性癌和非激素分泌性癌两类。激素分泌性肾上腺皮质癌表现为 Cushing 综合征、雄性化、女性化、高血压、低血钾等，见表 2-6-15-3。与其他原因引起的 Cushing 综合征比较，ACC 更容易导致低钾血症和雄性化，因为皮质癌细胞能同时分泌 17 酮类固醇和脱氢异雄酮，而高血压的主要原因是高皮质醇血症所致。

表 2-6-15-1 肾上腺皮质癌的遗传病因

致病基因或遗传位点	遗传方式	非恶性表现	非肾上腺皮质癌	发生率
Li-Fraumeni 综合征				
TP53/17p13.1	AD	−	软组织肉瘤，乳腺癌，白血病，骨肉瘤，黑色素细胞瘤，结肠癌，胰腺癌，神经胶质瘤	3%~4%
MEN1*				
MEN1/11q13	AD	垂体 ACTH 瘤，垂体 GH 瘤，垂体 PRL 瘤，甲状旁腺瘤，胰岛瘤，胃泌素瘤，类癌，甲状腺瘤，脂肪瘤，胸腺瘤	胰腺恶性神经内分泌细胞癌，胸腺瘤，肺癌，肠癌	≤1%
FAP†				
APC/5q12-22	AD	结肠广泛性腺瘤样息肉，颌骨骨瘤，牙瘤，牙齿异常，表皮样囊肿，纤维瘤	早发性结肠直肠癌，胃癌，肝母细胞瘤，甲状腺癌	罕见
Beckwith-Wiedemann 综合征				
11p15-5	AD（15%）无家族史（85%）	过度生长，巨舌，脐疝，突眼，内脏肥大，新生儿低血糖症，肾上腺肿瘤，嗜铬细胞瘤	胚胎恶性肿瘤，Wilm 肿瘤，肝母细胞瘤，神经母细胞瘤，横纹肌肉瘤	3%~5%

注：ACC：adrenal cortical carcinoma，肾上腺皮质癌；MEN1：multiple endocrine neoplasia type 1，1 型多发性内分泌腺瘤病；FAP：familial adenomatous polyposis coli，家族性多发性结肠息肉；APC：adenomatosis polyposis coli，腺瘤样多发性结肠息肉；AD：autosomal dominant，常染色体显性遗传

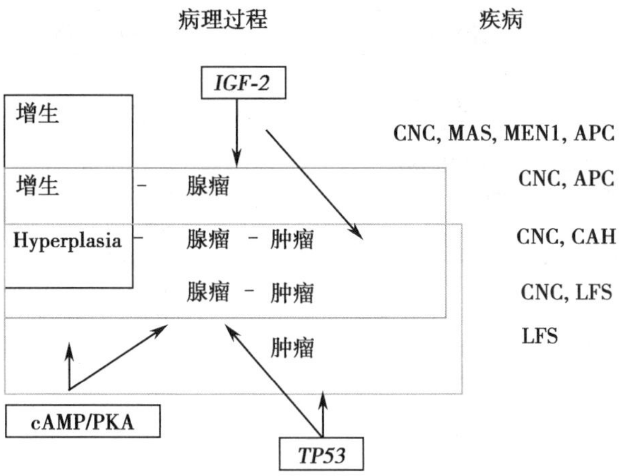

图 2-6-15-1 肾上腺皮质肿瘤生成机制

肾上腺皮质的肿瘤生成经过多个步骤；腺瘤和腺癌经过或不经过增生与腺瘤样增生与转型，cAMP-刺激途径引起肾上腺增生，IGF-2 和其他生长因子过表达与腺瘤或腺癌相关，细胞周期基因（TP53，CHEK2）表达活跃，肾脏良性腺瘤也存在 TP53 突变；TP53 被激活后，形成癌症的过程则不需要任何前期步骤；另一方面，如果 cAMP 信号途径的基因存在缺陷（如 CNC 或 MAS），那么其后果往往是增生或腺瘤，罕见发生癌症；散发性腺瘤也发生体细胞 PRKAR1A 突变，细胞的生物学行为与 CNC 相似；ADT 可见染色体异常；APC：familial polyposis coli，家族性结肠息肉；CNC：Carney complex，Carney 综合征；CAH：congenital adrenal hyperplasia，先天性肾上腺增生；LFS：Li-Fraumeni syndrome，Li-Fraumeni 综合征；LFSv：LFS 变异型（TP53、CHEK2 突变）；MAS：McCune-Albright syndrome，McCune-Albright 综合征；MEN-1：multiple endocrine neoplasia，1 型多发性内分泌腺瘤病；PKA：protein kinase A，蛋白激酶 A

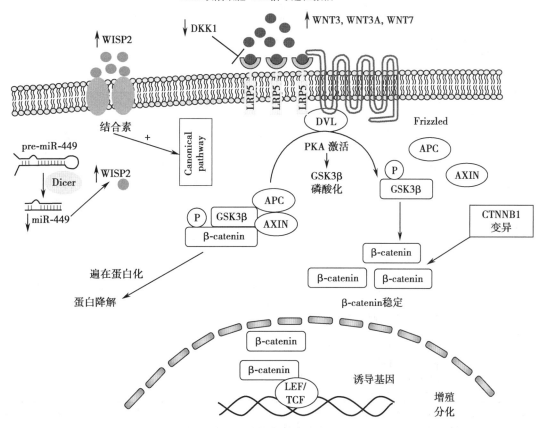

图 2-6-15-2 R1α 缺陷肿瘤的 Wnt 信号途径激活

伴有 cAMP/PKA 活化的肿瘤可见 Wnt 信号富集，WNT3、WNT3A、WNT7 和 WISP2 表达上调诱导 β-连环蛋白依赖性信号激活；Wnt 配体与 LRP5、LRP6 受体结合，抑制细胞质 β-连环蛋白复合物的降解，核内的 β-连环蛋白积聚；肾上腺肿瘤的 CTNNB1 突变也增强 β-连环蛋白的结果稳定性；在 PPNAD 患者中，miR-449 是一种降调节物，调节 WISP2 表达；WNT：Wingless-type MMTV integration site family，无翼型 MMTV 整合部位家族成员；DKK：Dickkopf；WISP2：WNT1-inducible signaling pathway protein 2，WNT1 诱导的信号途径蛋白 2；LRP5：low-density lipoprotein receptor-related protein 5，低密度脂蛋白受体相关蛋白 5；DVL：Dishevelled；APC：activated protein C，活化蛋白 C；GSK3β：glycogen synthase kinase 3 beta，糖元合酶激酶 3β；LEF/TCF：lymphoid enhancer factor/T-cell factor，淋巴细胞样增强因子/T 细胞因子；PKA：protein kinase A，蛋白激酶 A；PPNAD：primary pigmented nodular adrenocortical disease，原发性色素性结节性肾上腺皮质病

表 2-6-15-2 肾上腺皮质癌与嗜铬细胞瘤的 miRNA 变化

miRNA	表达	相关肿瘤比较	相关基因
miRNA-541 = 139-3p-765	上调	VHLPheos,良性散发性 pheos	
miRNA-885-5p	上调	MEN-2 伴 Pheos,良性散发性 Pheos	
miRNA-1225-3p	上调	散发性复发性 Pheos,良性肿瘤	
miRNA-541	上调	散发性复发性 Pheos,VHL 肿瘤	
miRNA-483-5p	上调	恶性 Pheos,良性 Pheos	IGF-2
miRNA-15a-16	下调	–	CYCD1
miRNA-483-5p-183-101	上调	恶性 Pheos,良性 Pheos	SHDB 突变
miRNA-99a-100	下调	儿童肾上腺肿瘤	IGF-1RmTORRoptor
miRNA-483-3p	上调	–	IGF-2
miRNA-7-129-3p	下调	ACT,正常肾上腺皮质	
miRNA-335-195	下调	ACA,ACC	
miRNA-483-5p	上调	–	IGF-2
miRNA-184-503-210	上调	ACC,ACA+正常肾上腺皮质	
miRNA-375	下调	ACT,正常肾上腺皮质	
miRNA-483-5p	上调	上调(ACC,ACA+正常肾上腺皮质) 上调(ACT+正常肾上腺皮质)	IGF-2
miRNA-195-125b-100	下调	下调(ACCA,CT+正常肾上腺皮质) 下调(ACT,正常肾上腺皮质)	
miRNA-195-335	下调	下调(ACC)	
miRNA-483-5p	上调	下调(ACC)	IGF-2

注:ACA:adrenal cortical adenoma,肾上腺皮质腺瘤;ACC:adrenal cortical carcinama,肾上腺皮质腺癌;ACT:adrenalcorticaltumor,肾上腺皮质瘤;Pheos:pheochromocytoma,嗜铬细胞瘤

表 2-6-15-3 激素分泌型肾上腺皮质癌的临床特征

特征	皮质醇	雌激素或雄激素	盐皮质激素
突出表现			
发生率	30%~40%	20%~30%	罕见
症状与体征	痤疮	雌激素和雄激素:痤疮性欲减退性早熟	高血压
	儿童生长发育迟缓	雌激素:男性女性化,男性乳腺发育,睾丸萎缩,精子数目降低	低钾血症
	高血压,低钾血症,体重增加	雄激素:女性男性化,声音低沉,多毛,月经稀少或闭经	乏力
激素过量表现			
主要激素	血清皮质醇升高 尿游离皮质醇升高	血清雌二醇或雌酮升高	11-去氧皮质酮和/或皮质酮升高
1mg 地塞米松抑制试验	不能抑制血清皮质醇 午夜唾液皮质醇升高	血清睾酮和肾上腺雄激素升高 尿 17-酮(DHEA,DHEAS,D5-雄烯二酮,D4 雄烯二酮)升高	血清醛固酮升高 血浆肾素活性被抑制
	血浆 ACTH 被抑制		血浆醛固酮/肾素活性比值>20
肾上腺雄激素	DHEA,DHEAS,D5-雄烯二酮,D4 雄烯二酮)升高		
血清类固醇激素前体	孕烯醇酮,17-羟孕烯醇酮,17-羟孕酮,11-去氧皮质醇)升高		

注:ACTH:adrenocorticotropic hormone,促肾上腺皮质素;DHEA:dehydroepiandrosterone,去氢异雄酮;DHEAS:dehydroepiandrosterone sulfate,去氢异雄酮硫酸盐;雌激素分泌瘤和雄烯二酮分泌瘤引起女性化表现,因雄烯二酮在外周组织转化为雌激素

ACC 的病因未明,风险因素很多,但 Li-Fraumeni 综合征、MEN-1、家族性腺瘤样结肠息肉(Gardner 综合征)和 Beckwith-Wiedemann 综合征的 ACC 发生率明显增高。

【分类与临床评价】

肾上腺皮质肿瘤恶性评价常采用 Lin-Weiss-Bisceglia 评价系统(表 2-6-15-4)。诊断应明确肾上腺皮质功能,有的患者皮质醇分泌某些增多,而另一些患者呈现肾上腺皮质功能减退症状[1],影响生存的主要因素是年龄、肿瘤分期和高皮质醇血症。因为皮质醇越高,免疫功能抑制越明显,则肿瘤的侵袭性越强[2]。CT 和 MRI 有助于良恶性肿瘤的鉴别。ACC 在 CT 扫描图上表现为均一性高密度影(脂肪含量低),MRI 为等信号,T2 中等强化[3-5],MRI 对了解血管浸润较 CT 优越[6]。FDG-PET 对鉴别良恶性肿瘤有一定意义[7-9],但不能鉴别 ACC 与其他原因引起的高代谢病变[10]。良性腺瘤与尚无转移的 ACC(4~6cm)鉴别困难时,可参考 Weiss 标准进行进一步甄别(具有三点一式者提升恶性肿瘤)[11-13],鉴别的指标包括核级(nuclear grade)、有丝分裂率大、异形有丝分裂、透明细胞、结构弥散、静脉坏死、静脉窦改变和包膜浸润等。

表 2-6-15-4　肾上腺皮质肿瘤恶性评价

1. 肿瘤>10cm 和/或质量>200g
2. 结构弥散(超过肿瘤的 1/3)
3. 透明细胞小于 25%
4. 核分裂 3~4 度(Fuhrman 标准)
5. 有丝分裂≥6/50 个高倍视野
6. 非典型有丝分裂
7. 坏死
8. 静脉浸润
9. 血窦浸润
10. 包膜浸润

（一）分类　一般分为肾上腺皮质嗜酸性细胞癌、黏液样肾上腺皮质癌和具有肉瘤或肉瘤样特征的肾上腺皮质癌三种病理类型。肾上腺皮质嗜酸性细胞癌的特点是：①细胞质嗜酸性，透明细胞占 25% 以下；②核异形；③结构弥散（超过肿瘤的 1/3）[14]。黏液样肾上腺皮质癌可有或无激素分泌功能，但应排除转移性肿瘤和原发性腹膜后黏液瘤[15-18]，而具有肉瘤或肉瘤样特征的肾上腺皮质癌少见[19]。儿童肾上腺皮质癌具有激素分泌功能，一般应测定血清皮质醇、尿游离皮质醇、DHEAS、17-OHP、醛固酮和肾素活性[20]。

（二）诊断　主要根据临床表现和肾上腺影像检查做出临床诊断（表 2-6-15-5），确诊有赖于手术或活检标本的病理检查。儿童肾上腺皮质癌还需要进行分期（表 2-6-15-6），以指导临床治疗和预后评估。

表 2-6-15-5　肾上腺肿瘤的影像特征

研究者	组织特征	例数	不均一性	CT 平扫衰减(HU)	CT 增强	T₁、T₂ 信号强度	化学位移 MRI 信号降低
Veytsman 等	良性	5	2/5	14	稍增强(2/2)	与脾脏相当	无
	恶性	4	3/4	35	稍增强(3/3)	与脾脏相当,局部增强	无
Gandras 等	良性	1	0/1		稍增强	中度增强	无
Poretti 等	良性	1	1/1		稍增强	与脾脏相当	–
Shah 等	良性	1	1/1		稍增强	–	–

注：化学位移 MRI：chemical shift MRI

表 2-6-15-6　儿童肾上腺肿瘤分期

分期	表　现
I	肿瘤<100g 或<200cm³，可完全切除，术后激素水平恢复正常
II	肿瘤≥100g 或≥200cm³，可完全切除，术后激素水平恢复正常
III	不能完全切除，术后残留病灶或局部淋巴结肿大，激素水平不能恢复正常
IV	肿瘤转移

（三）鉴别诊断　主要应与肾上腺转移癌、先天性肾上腺皮质增生症、大结节肾上腺皮质增生症、肾上腺皮质瘤、髓外造血鉴别[21-30]。家族性癌肿易感综合征常见于 Li-Fraumeni 综合征、Beckwith-Wiedemann 综合征、MEN-1、家族性多发性腺瘤样结肠息肉或 1 型神经纤维瘤病（NF-1）。临床上，当儿童期发病，家族中其他成员发病，患者合并有先天性畸形或发育障碍、肾上腺肿瘤为双侧性时应想到家族性癌肿易感综合征可能（表 2-6-15-7）。

【治疗】
　　尽早手术治疗，但复发率高，故必须配合化疗或放疗，尽量缓解激素分泌过多引起的症状，常用的药物有米托坦、酮康唑、美替拉酮和依托咪酯（表 2-6-15-8）。复发性肾上腺皮质癌的处理流程见图 2-6-15-3。

表 2-6-15-7　提示遗传性肾上腺皮质癌的线索

临床特征
　　先后发生肾上腺皮质癌
　　双侧肾上腺皮质癌
　　非肾上腺多发性肿瘤
　　同一患者多发性罕见恶性肿瘤
　　在原有肾上腺病变基础上发生肾上腺皮质癌
个人史
　　儿童期肾上腺皮质癌
　　伴有其他先天性缺陷或畸形
　　伴有其他内分泌疾病（如原发性甲旁亢）
　　伴有遗传性肿瘤易感综合征的皮肤病变
家族史
　　多名家族成员患有肿瘤
　　肾上腺皮质癌家族史
　　其他少见肿瘤家族史
　　遗传性肿瘤易感综合征家族史

表 2-6-15-8　缓解激素分泌症状的治疗药物

药物	起始剂量	剂量增加方法	最大剂量	不良反应
米托坦	2g/d,分 3 次	每 1~2 周增量 1~2g/d	6~10g/d	恶心,呕吐,厌食,腹泻,共济失调,发声困难,皮疹,高胆红素血症
酮康唑	200mg/次,1 次/天	可增量至 400mg/d	400mg/d	恶心,呕吐,腹痛,发热,乏力,高血压,甲减,男性乳腺发育,高甘油三酯血症
美替拉酮	1~2g/d,分 3 次	数日增量至 2~4g/d	4~6g/d	高血压,秃顶,多毛,痤疮,腹部不适,头痛,粒细胞减少
依托咪酯	0.1~0.3mg/kg 静滴	基本量 0.1~0.3mg	0.3mg/kg	低血压,肌阵挛

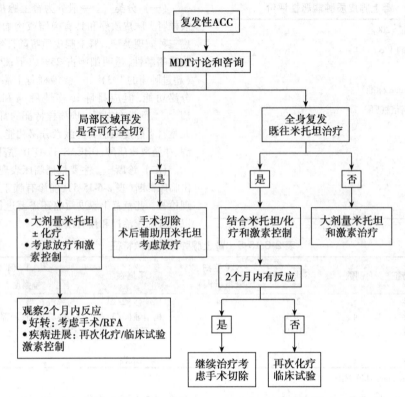

图 2-6-15-3 复发性肾上腺皮质癌的处理流程
ACC：肾上腺皮质癌；MDT：多学科团队；RFA：射频消融；XRT：放疗

（一）米托坦治疗　口服后，60%由粪便排出，40%积聚于肝脏、脑组织脂肪和肾上腺组织，其中脂肪组织的积聚较慢，停药后，药物从脂肪组织缓慢释放。起始剂量 2g/d，分 3 次，逐渐增量至 4~6g/d（表 2-6-15-9）。米托坦抑制皮质醇分泌的作用强，但容易发生胃肠不良反应（78%），更大剂量则可出现共济失调、精神障碍、嗜睡或高胆红素血症、高胆固醇血症。肝脏性激素结合蛋白和皮质醇结合蛋白合成增多，故监测病情时不能用血清皮质醇作为指标而需改用尿游离皮质醇。米托坦升高类固醇激素的清除率，补充外源性糖皮质激素者应增加剂量约 1/3 而螺内酯可降低米托坦的疗效[31,32]。

表 2-6-15-9 米托坦单药治疗肾上腺皮质癌

研究者	病例数	反应类型		反应率（%）	说明
		完全反应	部分反应		
Bergenstal 等	18	–	7	39	X 线片和激素测定评价疗效
Hutter 等	59		20	34	X 线片和体查评价疗效
Hutter 等	62		43	69	皮质酮测定评价疗效
Lubitz 等	75		46	61	X 线片和体查评价疗效
Lubitz 等	61		52	85	激素测定评价疗效
Venkatesh 等	72		21	29	–
Luton 等	37		8	22	米托坦单药治疗无效
Decker 等	36	2	6	22	加用多柔比星治疗
Haak 等	55	8	7	27	大剂量有效
Barzon 等	11		2	18	–
Williamson 等	16		2	13	顺铂和依托泊苷治疗无效者应用咪托坦
Baudin 等	13	1	3	31	大剂量有效

（二）酮康唑治疗　常规用量 200mg/次，1 次/天。数日内增量至 400mg/d。主要不良反应有中毒性肝炎、恶心呕吐和腹痛、高血压、脱发、接触性皮炎、多形性红斑、肾上腺功能减退、男性乳腺发育、高甘油三酯血症和间接被酮康唑增强作用的药物反应见本章第 16 节[33-35]。

（三）美替拉酮治疗　美替拉酮（metyrapone）胶囊1~2g/d[36]；多数患者出现高血压、多毛、痤疮，部分出现骨髓抑制、头痛、乏力和精神抑郁[36,37]。

（四）依托咪酯治疗　依托咪酯（etomidate）静脉注射的剂量为 0.1~0.3mg/kg[38]。米托坦单药治疗的有关研究见表。主要不良反应有低血压、肌阵挛[39]。

（五）治疗展望　儿童 ACC 的治疗目标是抑制肿瘤

的 IGF-2 分泌。多激酶抑制剂如索拉非尼（sorafenib）和舒尼替尼（sunitinib）、mTOR 抑制剂等正在研究开发中。

【病例报告】

（一）病例资料　　患者女性，22 岁，汉族，未婚。因毛发增多 5 年，月经稀发 4 年于 2014 年 10 月 14 日入院。患者于 5 年前出现全身性毛发增多，喉结增大，头发油腻，颜面部痤疮生长，嗓音低沉。4 年余前出现月经稀发，周期从 30 天延至 60~90 天。发病以来体重增加 5kg。有多次剃毛（腋毛、下肢）和拔毛史，既往无服用糖皮质激素史。患者为足月剖宫产出生，身高较同龄女性稍高，无身高突增期，10 岁乳腺开始发育。12 岁初潮，18 岁前月经正常，未婚未育。家族史无特殊。

体温 36.6℃，脉搏 78 次/分，呼吸 20 次/分，血压 140/90mmHg，身高 165cm，体重 55kg，BMI 21.53kg/m²，指间距 165cm，上部量 90cm，下部量 75cm，腰围 74cm，臀围 91cm，腰臀比 0.81。心肺腹体格检查未见异常。无多血质外貌，未见紫纹、黑棘皮及咖啡斑，皮肤颜色稍黑，头发、眉毛浓密，质软，两鬓及后发际下移，前额发际后退，发质油腻，双颊及前额见少许痤疮，喉结明显，未见耳毛及鼻毛，上唇小须达中线，双侧乳腺发育 Tanner Ⅴ期，无胸毛，背部、上臂、前臂见少许散在稀疏毛发，腹股沟、大腿内侧、双下肢有较多黑色稀疏

毛发，背部毛囊角化。下腹中线毛发呈线状分布，与阴毛相连，阴毛浓密，色黑，呈菱形分布。外生殖器女性型，阴蒂无肥大，四肢肌肉略显发达。肝肾功能、血脂、电解质、血气分析、心肌酶、25-（OH）D、甲状腺功能均正常。24 小时尿 VMA 正常。空腹和餐后 2 小时血糖分别为 4.15 和 9.65mmol/L，空腹和餐后 2 小时 C 肽分别为 319.6 和 1897.7pmol/L，空腹和餐后 2 小时血清胰岛素分别为 7.8 和 122.4mU/L；LH 0.75U/L，FSH<0.3U/L，PRL 和 E₂ 正常，血清睾酮明显升高（5.61nmol/L），孕酮明显降低（3.19μg/L）雄烯二酮（9.77ng/ml）和硫酸脱氢表雄酮（10.6mg/L）明显升高，β-HCG、17-OHP、皮质醇和 ACTH 正常。心电图、X 线胸片、骨密度、肝胆脾胰双肾彩超正常。月经第 25 天，经腹、经直肠盆腔彩超小时左卵巢 39mm×27mm，其内探及 24mm×20mm 囊性暗区，边界清，有包膜，透声好，内无血彩；右卵巢 31mm×22mm，其内可见 10 个直径为 2~5mm 不等的囊性暗区，边界清，有包膜，透声好，内无血彩。肾上腺薄层 CT 见右侧肾上腺区混杂性肿块，约 7mm×7.3cm，边界清，增强扫描无不均匀强化（图 2-6-15-4）。24 小时动态血压监测小时夜间收缩压最高达 178mmHg，夜间变异大，夜间收缩负荷值增大。冷加压、胰高糖素试验阴性。

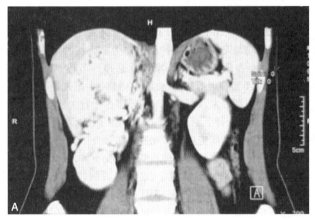
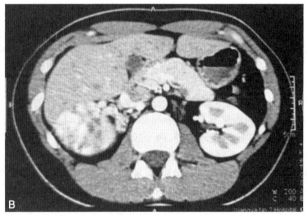

图 2-6-15-4　病例的肾上腺 CT 影像表现

（二）病例讨论　　本例以多毛、月经稀发为主要临床表现，经两次生化和激素测定，排除了先天性肾上腺皮质增生症和卵巢雄性化肿瘤，符合右侧肾上腺雄激素分泌腺瘤诊断，术后病例检查证实为肾上腺雄激素分泌腺瘤，术后复查血清胰岛素、LH、FSH、睾酮、孕酮、雄烯二酮和硫酸脱氢表雄酮全部恢复正常。本例伴有的继发性糖耐量减低和继发性高血压亦在术后 3 个月内恢复正常，说明高雄激素血症是引起胰岛素抵抗糖耐量异常的根本原因。

（杨金瑞）

第 16 节　嗜铬细胞瘤和副神经节瘤

嗜铬细胞瘤（pheochromocytoma）是起源于神经嵴的嗜铬细胞肿瘤，肿瘤细胞主要合成和分泌儿茶酚胺，故又称为儿茶酚胺分泌瘤。这些肿瘤的绝大多数来源于肾上腺髓质的嗜铬细胞，即通常意义上的"嗜铬细胞瘤"。来源于肾上腺外

嗜铬组织的肿瘤可分为神经节神经瘤、副神经节瘤、化学感受器瘤和颈动脉体瘤等，可统称为肾上腺外嗜铬细胞瘤（extra-adrenal pheochromocytoma）。因副神经节属于特殊分化了的神经嵴细胞，这些细胞在移行过程中可散布于机体的任何部位，故肾上腺外嗜铬细胞瘤可发生于任何器官，但是大多数位于从颈部至膀胱的交感神经节或颈动脉体、迷走神经体（vagal body）、纵隔、主动脉或盆腔 Zuckerkandl 器。嗜铬细胞瘤可为遗传性，并作为多发性内分泌腺瘤病（MEN-2A、MEN-2B、von Hippel-Lindau 病或多发性神经纤维瘤病Ⅰ型等）的一部分。偶尔，肾上腺或肾上腺外组织可发生嗜铬细胞瘤-神经节神经瘤（pheochromocytoma-ganglioneuroma）[1]。瘤细胞阵发性或持续性分泌大量儿茶酚胺，临床上表现为阵发性或持续性高血压及代谢紊乱综合征；某些肿瘤（如化学感受器瘤）可能不具备儿茶酚胺产生和分泌能力，称为球瘤（glomoma），多位于颈动脉体、颈静脉窦及中耳等处。副神经节遍布腹部和盆腔神经丛，但一般均在出生后 2~3 年内消退。

如退化不良,可形成增生结节或嗜铬细胞瘤。散发型嗜铬细胞瘤常为单个,80%~85%的肿瘤位于肾上腺内,右侧略多于左侧,少部分位于肾上腺外嗜铬组织。儿童患者的肾上腺外和双侧肾上腺嗜铬细胞瘤发病率较成年人高。随着研究的深入,它已不能表达其临床表现和病理生理本质,不少病例是由于嗜铬细胞增生引起的,并未形成肿瘤;虽然"嗜铬细胞瘤"以分泌过量儿茶酚胺为特征,但还同时伴有神经肽及APUD激素的分泌亢进。所以,"嗜铬细胞瘤"的命名并不确切。

嗜铬细胞瘤的发病率较低,在初诊的高血压患者中占0.1%~0.5%。各年龄段均可发病,发病高峰30~50岁,男女发病率基本相同。80%~90%的嗜铬细胞瘤为良性,恶性占10%~16%。部分患者在生前即得到确诊,而另一些患者在尸解时才被发现。嗜铬细胞瘤可造成心、脑、肾等重要脏器的严重损害,甚至危及生命。如能早期诊断,绝大多数手术切除后治愈。

【病因与病理】

散发性嗜铬细胞瘤与交感神经副神经节瘤的病因未明。目前的病因研究主要集中在遗传性嗜铬细胞瘤与交感神经副神经节瘤方面。

(一) **低氧诱导因子信号系统调节紊乱** 低氧诱导因子(hypoxia-inducible factor,HIF)是一种调节能量代谢、生长发育、铁代谢、肝细胞生成的转录因子,调节紊乱时引起肿瘤发展。HIF与神经内分泌肿瘤(特别是嗜铬细胞瘤和副神经节瘤)的发病关系密切,来源于交感或副交感嗜铬细胞的嗜铬细胞瘤和副神经节瘤分泌儿茶酚胺,肿瘤形成与嗜铬细胞瘤和副神经节瘤易感基因过表达有关,这些肿瘤可分为两种家族,称为假低氧串1和2(pseudohypoxic cluster 1/2)含激酶受体信号和蛋白翻译途径,两个家族提高HIF信号互联。HIF2A基因种系突变或体细胞突变引起嗜铬细胞瘤和副神经节瘤,偶尔也导致生长抑素瘤,此外,神经内分泌肿瘤,如嗜铬细胞瘤和副神经节瘤或肠类癌的HIF信号上调。目前发现了18个嗜铬细胞瘤和副神经节瘤易感基因,如VHL抑制基因、NF-1肿瘤抑制基因、RET原癌基因、SDH复合物亚基基因(SDHA、SDHB、SDHC、SDHD、SDHAF2)、TMEM127、MAX、HIF2A、KIF1B、PHD2/EGLN1、H-RAS、K-RAS、IDH、FH、BAP1。

假低氧串1主要包括VHL、SDHx、HIF2A和FH突变,富含激酶受体信号(kinase receptor signaling)和蛋白翻译途径;假低氧串2主要包括NF-1、RET、KIF1B、TMEM12和MAX突变。虽然假低氧串1和2的细胞信号不同,但两者之间借助HIF信号途径密切联系。在缺氧或假缺氧环境中,HIF被激活,介导细胞的应激性适应性反应。假缺氧是指细胞内氧含量充足,但因氧感受途径缺陷而不能利用氧的现象,HIF包括HIF-1、HIF-2和HIF-3三种分子。在氧含量充足情况下,HIF-1和HIF-2通过泛素-蛋白酶体途径降解,泛素-蛋白酶体途径含有数种关键酶促反应,如脯氨酰羟化酶(通过主要O_2感受器PHD),继而与VHL蛋白结合,而HIF变得不稳定而被蛋白酶体迅速降解。HIF-3剪接变异体(IPAS)则与HIF-1形成无活性复合物,最后被裂解。

在缺氧或假缺氧环境中,HIF与许多信号转导途径相互作用,促进肿瘤形成。HIF-2过表达与某些肿瘤(星形细胞瘤、神经胶质瘤、神经母细胞瘤或头颈部肿瘤)的进展和预后不良有关,肿瘤细胞HIF激活不仅与缺氧/假缺氧信号有关,也与非氧依赖性信号途径有关。嗜铬细胞瘤和副神经节瘤细胞HIF激活还引起肿瘤进展。

(二) **RET、MEN-1、VHL及SDH突变** 大约24%的嗜铬细胞瘤与交感神经副神经节瘤为家族性肿瘤综合征的组成部分,表现为MEN-2、家族性副神经节瘤、von Hippel-Lindau病、1型神经纤维瘤病或嗜铬细胞瘤-副神经节瘤综合征等五种类型。家族型嗜铬细胞瘤多位于肾上腺内,常为多发性,累及双侧肾上腺,肾上腺外少见。因此,对有家族史的患者及其一级亲属应进行常规遗传学筛查[2]。15%~20%的家族型嗜铬细胞瘤是由于种系细胞突变所致,突变的基因存在于患者体内的所有细胞中,这些患者的共同特点是年龄小,发病呈家族聚集。25%~35%的副神经节瘤亦为家族性,根据琥珀酸脱氢酶亚基突变的区别可分为若干种亚型(表2-6-16-1),其易感基因见表2-6-16-2。嗜铬细胞瘤和副神经节瘤易感基因的信号途径见图2-6-16-1。

表 2-6-16-1 嗜铬细胞瘤/副神经节瘤的遗传学分型

分型	基因	临床表型	儿茶酚胺	恶性率
PGL1	SDHD(11q23)	嗜铬细胞瘤,头颈部 PGL,胃肠间质瘤	NE	<5%
PGL3	SDHC(1q21)	嗜铬细胞瘤(少见),头颈部 PGL,胃肠间质瘤	无功能,DA	<5%
PGL4	SDHB(1p36)	嗜铬细胞瘤,头颈 PGL,胃肠间质瘤,肾细胞癌	无功能,DA	34%~70%
MEN-2	c-ret(10q11.2)	甲状腺髓样癌(95%),嗜铬细胞瘤(50%),甲状旁腺瘤(癌)10%	E	<5%
VDL	VHL(3p25-26)	视网膜血管瘤(55%),CNS 成血管细胞瘤(55%),嗜铬细胞瘤(30%),肾细胞癌,胰腺肿瘤(囊肿)	NE	<10%
NF-1	NF-1(17q11.2)	皮肤咖啡斑(70%~100%),神经纤维瘤(30%),Lisch 结节(33%~95%),嗜铬细胞瘤(1%~3%)	E/NE	<10%

注:PGL:paraganglioma,副神经节瘤;SDH:succinate dehydrogenase,琥珀酸脱氢酶;VDL:von Hippel-Lindau 瘤;NF-1:神经纤维瘤病 I 型;NE:去甲肾上腺素;E:肾上腺素;DA:多巴胺

表 2-6-16-2　嗜铬细胞瘤/副神经节瘤的易感基因

基因	位点	蛋白功能	遗传方式	原发病灶	恶性率	生化特征
NF-1	17q11.2	GTP 酶	AD	肾上腺	12%	MN/MNM
RET	10q11.2	跨膜酪氨酸激酶	AD	双侧肾上腺	<5%	E/MN
VHL	3p25-26	泛素连接酶 3E 活性	AD	肾上腺	5%	NMN/NE
SDHA	5q15	复合物Ⅱ催化亚基	AD	任何部位	?	?
SDHB	1p36.1	复合物Ⅱ催化亚基	AD	肾上腺外	31%~71%	DA/MT/MN/NMN
SDHC	1q23.3	复合物Ⅱ催化亚基	AD	HNPGL	低	NMN/MN/DA/MT/无
SDHD	11q23.1	复合物Ⅱ催化亚基	AD 父源	HNPGL/多灶	<5%	NMN/MN/DA/MT/无
SDHAF2（SHD5）	11q12.2	复合物Ⅱ辅因子	AD 父源	HNPGL	低	?
TMEM127	2q11.2	跨膜蛋白	AD	任何部位	低	?
MAX	14q23	BHLHLZ 转录因子	AD	肾上腺	?	?

注：NF-1：Neurofibromatosis Type 1，1 型神经纤维瘤病；RET：rearranged during transfection proto-oncogene，原癌基因转染时重排；VHL：von Hippel Lindau，von Hippel Lindau 病；SDH：succinate dehydrogenase，琥珀酸脱氢酶；SDHA：琥珀酸脱氢酶亚基 A，SDHB 琥珀酸脱氢酶亚基 B；SDHC 琥珀酸脱氢酶亚基 C；SDHD：琥珀酸脱氢酶亚基 D；SDHAF2：cofactor AF2，辅因子 AF2；MAX：myc-associated factor X，myc 相关因子 X；BHLHLZ：basic helix loop helix leucine zipper protein，碱性螺旋环-亮氨酸拉链蛋白；AD：autosomal dominant，常染色体显性遗传；HNPGL：head and neck paraganglioma，头颈部副神经节瘤；MN：metanephrine，间甲-肾上腺素；NMN：normetanephrine，间甲-去甲肾上腺素；E：epinephrine，肾上腺素；NE：norepinephrine，去甲肾上腺素；DA：dopamine，多巴胺；MT：methoxytyramine，甲氧酪胺；?：Unknown，不明

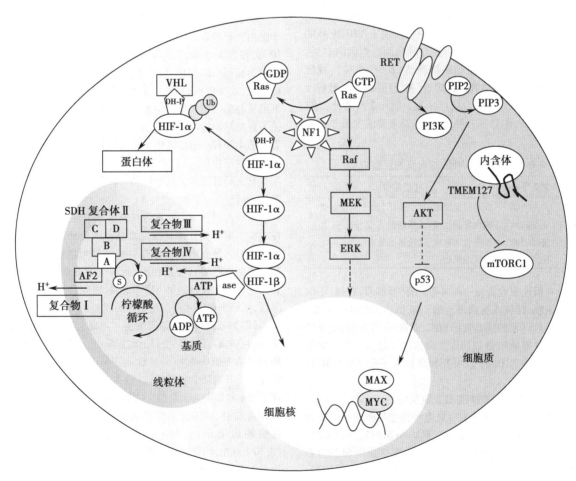

图 2-6-16-1　嗜铬细胞瘤和副神经节瘤易感基因的信号途径
S：丁二酸盐；F：延胡索酸盐；OH-P：羟脯氨酸残基

1. RET 突变　1993 年和 1994 年，分别在多发性内分泌腺瘤病 2A（MEN-2A）与 2B（MEN-2B）中发现了 RET 种系突变。MEN-2A（Sipple 综合征）为常染色体显性遗传病，外显率主要与年龄有关。表现为肾上腺嗜铬细胞瘤（绝大多数为双侧性）、甲状腺髓样癌及甲状旁腺腺瘤引起的甲旁亢。Felix Fränkel 于 1886 年首次报道的嗜铬细胞瘤病例为 18 岁女性，双侧肾上腺存在"肉瘤和血管肉瘤"，有嗜铬细胞瘤的典型临床表现。120 年后（2007 年）检查其后代，发现 4 位亲属

有 RET 基因的种系突变。因此,1886 年首次报道的嗜铬细胞瘤病例的诊断实际上是 MEN-2B。MEN-2B 患者除肾上腺嗜铬细胞瘤(双侧性)、甲状腺髓样癌及甲旁亢外,还有黏膜神经瘤、角膜神经增厚、肠神经节神经瘤病和 Marfan 综合征样体形等。MEN-2 伴嗜铬细胞瘤具有如下特点:①嗜铬细胞瘤为双侧性,但发病时间可相差悬殊;②因差异性基因表达关系,肿瘤主要合成和分泌肾上腺素和甲氧肾上腺素,故患者的心动过速和血糖升高更为突出;③酪氨酸羟化酶活性增强,儿茶酚胺及其代谢物水平较高,症状较为明显。40%~50%的 MEN-2A 可发生嗜铬细胞瘤,常为多发性,双侧性;肿瘤周围可有弥漫性或结节性增生,主要分泌肾上腺素,故早期仅有血液或尿生化的改变。

2. MEN-1 突变 MEN-1 为肿瘤抑制基因 MEN-1 失活性突变所致,呈常染色体显性遗传,其临床特点是垂体瘤、原发性甲旁亢、胰岛细胞瘤、血管纤维瘤和脂肪瘤,偶尔合并嗜铬细胞瘤,主要分泌去甲肾上腺素和甲氧去甲肾上腺素。

3. VHL 突变 与 RET 基因相反,VHL 是一种抑癌基因,编码两种蛋白。目前已发现 200 多种突变类型,突变基因所表达的蛋白有丧失功能和获得功能两种。70%~90%的患者为种系突变,其他为体细胞突变;前者决定 VHL 家族的肿瘤易感素质及发病情况,而后者与肿瘤的恶性倾向有关。von Hippel-Lindau 综合征由嗜铬细胞瘤(10%~90%)、视网膜血管瘤、中枢神经成血管细胞瘤、肾癌、肾脏和胰腺囊肿及多发囊腺瘤组成。VHL 综合征可分为 1 型和 2 型两种,2 型 VHL 可再分为 A、B、C 等三种亚型,各型表型的主要差别见表 2-6-16-3。

表 2-6-16-3 两种 VHL 综合征的亚型表型

亚型	突变性质	主要表型
1 型	丧失功能	成血管细胞瘤,肾细胞癌,无嗜铬细胞瘤
2A 型	获得功能	成血管细胞瘤,无嗜铬细胞瘤
2B 型	获得功能	成血管细胞瘤,无嗜铬细胞瘤
2C 型	获得功能	嗜铬细胞瘤

患者有阳性家族史和一种典型肿瘤(视网膜、脊髓、小脑成血管细胞瘤,肾癌或嗜铬细胞瘤),或虽然无阳性家族史,但有两个部位以上的成血管细胞瘤,或有一个部位的成血管细胞瘤但有肾癌或嗜铬细胞瘤。确诊可针对患者及亲属作基因分析以证明 VHL 突变,并用转染技术证实突变 VHL 蛋白的功能。

4. SDH 突变 线粒体琥珀酸脱氢酶(succinate dehydrogenase,SDH)是三羧酸循环和有氧电子传递呼吸链中的关键酶之一,包含 A、B、C、D 4 个亚基。亚基 A(SDHA,黄素蛋白)和 B(SDHB,硫铁蛋白)形成酶接触中心,而亚基 C(SDHC)和 D(SDHD)组成酶的锚定区。4 个亚基分别由 4 个基因编码。SDHA 基因编码黄素蛋白,SDHB 编码硫铁蛋白亚基,SDHC 基因编码琥珀酸-辅酶 Q 氧化还原酶中细胞色素 b 大亚基(cybL),而 SDHD 编码琥珀酸-辅酶 Q 氧化还原酶中细胞色素 b 小亚基(cybS)。在家族性和散发性嗜铬细胞瘤中存在 SDHD、SDHB 突变。作为 SDH 的亚基,SDHD 锚定区和 SDHB 酶接触中心对维持线粒体 SDH 的活性是必需的,SDHD 或 SDHB 基因突变可使线粒体氧传感通路异常,造成组织缺氧,

进而在低氧诱导因子-1(HIF-1)的诱导下促进 VEGF 及其受体(VEGFR)基因转录,参与肿瘤的血管形成。目前共发现 9 种 SDHB 基因突变,在散发性嗜铬细胞瘤中检测到的 SDHD 突变有 G14A、C33A、36/37delTG、52+2(IVS1+2)T、C112T、G274T 和 C361T 等,其中 6 个突变可导致蛋白质合成提前终止,1 个突变可致氨基酸替换。据报道,50%的肾上腺外嗜铬细胞瘤有 SDHB 基因突变,36%有 SDHD 基因突变。

5. NF-1 突变 嗜铬细胞瘤只与 I 型多发性神经纤维瘤病有关,其基本病因为 NF-1 基因失活。该基因失去表达则导致嗜铬细胞瘤及其他肿瘤,其中的嗜铬细胞瘤多为单侧良性,偶为双侧甚至伴有腹部副神经节瘤。

6. 其他变异 神经-皮肤综合征中的副神经节瘤有强烈的遗传背景,但具体病因未明。分泌儿茶酚胺的副神经节瘤患者常合并神经-皮肤综合征,如肌张力低下-毛细血管扩张症、结节性硬化、Sturge-Weber 综合征等。Carney 三联征(Carney triad)主要包括胃平滑肌肉瘤、肺软骨瘤和分泌儿茶酚胺的副神经节瘤,偶尔伴有食管平滑肌瘤和肾上腺皮质瘤(无功能或分泌皮质醇)。

(三)单侧肾上腺嗜铬细胞瘤 98%的嗜铬细胞瘤位于腹内和腹膜后,其中 90%在肾上腺内。肿瘤的直径常小于 10cm,多为 3~5cm,平均重量 10g 左右,偶可超过 1000g。肿瘤多为圆形或椭圆形,极少数为哑铃形;瘤体切面为灰色或棕褐色,或杂色相间,常有出血、坏死、囊性变或钙化。光镜下可见肿瘤由较大的多角形嗜铬细胞组成(图 2-6-16-2);电镜下可见细胞核周围有密集的富含肾上腺素和去甲肾上腺素的嗜铬颗粒。恶性嗜铬细胞瘤的体积较大,可有包膜浸润或血管内瘤栓形成,但单凭显微镜所见很难鉴别,主要是观察其有无局部浸润和远处转移。转移的主要部位常为肝脏、骨骼、淋巴结和肺部。

家族性嗜铬细胞瘤常为双侧多结节性多中心病变,其恶性的发生率和复发率较散发型高。即使病理报告为良性嗜铬细胞瘤的患者术后也存在肿瘤转移可能(病理良性-临床恶性嗜铬细胞瘤);与此相反,病理学上表现为恶性特征,但其临床转归为良性过程(病理恶性-临床良性嗜铬细胞瘤)。因而,嗜铬细胞瘤术后的随访十分重要。

(四)双侧肾上腺髓质增生 肾上腺髓质增生主要指嗜铬细胞的数目增多,按肾上腺髓质/皮质厚度比值计,如>1:10 可认为有髓质增生(单纯性或伴 MEN-2),大部分单纯性增生分布于双侧肾上腺髓质,少数为单侧性。一些免疫组化指标可用来判断肿瘤细胞的生物学行为。例如,单克隆抗体 MI-BI 阳性细胞率在良恶性嗜铬细胞瘤中的差别很大,肾上腺的良性肿瘤细胞的 MIBI 阳性率低(0.81%)、恶性时增高(3.30%);在肾上腺外,这种差别更为明显(0.44% vs 5.1%),故当 MIBI 阳性细胞率>2%时,要高度疑为恶性嗜铬细胞瘤。

(五)肾上腺外嗜铬细胞瘤 家族性副神经节瘤的常见部位在头颈部,少数在胸、腹、盆腔或膀胱。奇怪的是,腹部的副神经节瘤分泌儿茶酚胺的可能性是头颈部副神经节瘤的 10 倍以上。多数肾上腺外嗜铬细胞瘤单发,部分为多发。约占全部病例的 10%,但恶性可能性大。直径常小于 5cm,重 20~40g。肿瘤与肾上腺外嗜铬组织的解剖分布一致;大部分在腹部,可位于腹膜后腹主动脉前、左右腰椎旁间

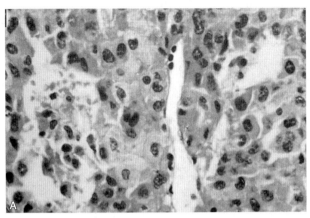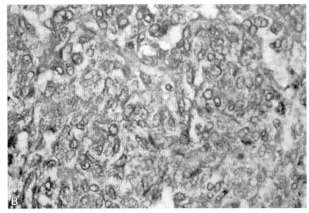

图 2-6-16-2　肾上腺嗜铬细胞瘤病理表现

A. 瘤细胞大,胞浆丰富,核圆;瘤细胞被血窦分成巢状(HE 法);B. 切片铬粒素 A(chromogranin A)染色,瘤细胞呈阳性反应(SP 法)

隙、肠系膜下动脉开口处或主动脉旁嗜铬体(Zuckerkandl 器),亦可见于颈动脉体、颈静脉窦、肾上极、肾门、肝门、肝及下腔静脉之间、腹腔神经丛、胰头、髂窝、卵巢、膀胱、直肠后等处。胸部肿瘤常位于纵隔后交感神经干,也可位于心包或心脏;马尾及其他部位的肿瘤罕见。约 20% 肾上腺外嗜铬细胞瘤为多发性,恶性概率较大。用免疫组化方法可从瘤细胞中鉴定出肾上腺素、甲氧肾上腺素、去甲肾上腺素、甲氧去甲肾上腺素、多巴胺、血清素、乙酰胆碱、脑啡肽、CGRP、CRH、VIP、PACAP、ANP、AM、SS、神经肽 Y、P 物质和甘丙素等。一般来说,肾上腺嗜铬细胞瘤的多激素分泌特点较肾上腺外嗜铬细胞瘤明显;肿瘤细胞呈铬粒素、Leu7 和 S-100 蛋白阳性

反应仅说明其为神经外胚胎层来源,不能鉴别其良恶性。在细胞生长、浸润行为模棱两可,确诊有困难时,可借助流式细胞仪诊断。如仍困难,则需依赖于临床长期追踪观察。本病的一般组织病理学诊断原则和方法可参照全美病理医师学院癌症委员会公布的诊断草案进行[3,4]。

(六) 伴有嗜铬细胞瘤的遗传综合征　嗜铬细胞瘤和副神经节瘤属于肾上腺髓质或肾上腺外副神经节交感神经系统的儿茶酚胺分泌肿瘤,其遗传病因包括 MEN-2A、MEN-2B(RET 突变)、von Hippel-Lindau 病(VHL 突变)、神经纤维瘤病(NF 突变)、家族性副神经节瘤综合征(familial paraganglioma syndromes,SDHB/SDHC/SDHD 突变),见表 2-6-16-4。

【一般临床表现与并发症】

由于肿瘤所分泌的肾上腺素和去甲肾上腺素的比例不同及肿瘤大小差异等,临床表现常呈多样化。一般肾上腺外嗜铬细胞瘤由于不能或很少分泌肾上腺素,故以高去甲肾上腺素血症和高神经肽类激素血症的临床表现为主,但肿瘤部位不同,其表现也有很大差异。常见的临床表现发生率见表 2-6-16-5 和表 2-6-16-6。

表 2-6-16-4　伴有嗜铬细胞瘤/副神经节瘤的遗传综合征特征

遗传综合征	致病基因	临床特征
2 型多发性内分泌腺瘤病	RET	甲状腺髓样癌,嗜铬细胞瘤,甲状旁腺瘤
von Hippel-Lindan 病	VHL	视网膜(脑)血管网状细胞瘤,肾透明细胞癌,囊肿(肾,胰腺,附睾),嗜铬细胞瘤
1 型神经纤维瘤病	NF-1	多发性皮肤神经纤维瘤,Café-au-lait 斑,腋窝腹股沟雀斑,虹膜错构瘤,嗜铬细胞瘤
1 型副神经节瘤综合征	SDHD	头颈部副神经节瘤,嗜铬细胞瘤
3 型副神经节瘤综合征	SDHC	副神经节瘤
4 型副神经节瘤综合征	SDHB	副神经节瘤,嗜铬细胞瘤(多为恶性)
Carney-Stratakis 综合征	SDHB,SDHC,SDHD	家族性胃肠肿瘤,副神经节瘤
Carney 三联征	?	胃肠间质瘤,肺软骨瘤,副神经节瘤,嗜铬细胞瘤,肾上腺皮质瘤,食管平滑肌瘤,其他肿瘤

表 2-6-16-5　散发性嗜铬细胞瘤的临床表现

临床表现	患者数	发生率(%)
高血压	69/84	82
头痛	49/84	58
心悸	40/84	48
多汗	31/84	37
气促	22/84	26
恶心	19/84	23
潮红,苍白	15/84	18
心肌梗死,休克	5/84	6
虚弱	5/84	6
腹痛	5/84	6
体重减轻	4/84	5
昏迷	2/84	2
视力改变	2/84	2
脑卒中	2/84	2
心律失常	1/84	1
精神障碍	1/84	1

表2-6-16-6 嗜铬细胞瘤的一般临床特点

临床特点	嗜铬细胞瘤	非嗜铬细胞瘤	P值
病例数	46	24	
年龄(岁)(均值与范围)	50.3(12~79)	58.0(24~82)	0.034
性别			0.701
男性	17(37%)	14(58%)	
女性	29(63%)	10(42%)	
相关伴发病			0.068
散发性	39(85%)	23(96%)	
VHL	6(13%)	0	
NF-1	1(2%)	0	
MEN-2A	0(0%)	1(4%)	
手术方法			0.061
传统手术	20(43%)	5(21%)	
镜下微创手术	26(57%)	19(79%)	
肿瘤影像体积(cm^3)(均值与范围)	4.0(1.5~11.5)	3.1(1.0~7.0)	0.066
肿瘤病理直径(cm)(均值与范围)	7.8(3.9~13.0)	7.6(4.0~19.9)	0.536
肿瘤重量(g)(均值与范围)	39.0(11.6~870.0)	24.0(2.5~225.0)	0.002
肿瘤位置			0.423
右侧	21(46%)	8(33%)	
左侧	21(46%)	15(63%)	
双侧	4(9%)	1(4%)	
MIBG$^+$	2/3(67%)	4/7(57%)	0.78
病理诊断			NA
皮质腺瘤	NA	14(58%)	
正常肾上腺		2(8%)	
囊肿		3(13%)	
增生		5(21%)	

注:NA:not applicable,无资料

(一) 交感兴奋表现 80%以上的患者有头痛,表现为严重的前额痛或枕部持续性或搏动性头痛,剧烈而呈炸裂样;心悸常伴有胸闷、胸痛、心前区压榨感或濒死感;有些患者平时即怕热多汗,发作时表现为大汗淋漓、面色苍白、四肢发冷,但也可表现为面色潮红伴有潮热感,多为肿瘤分泌肾上腺素所致。高血压发作时的头痛、心悸、多汗三联征对嗜铬细胞瘤的诊断有重要意义(此时血尿儿茶酚胺明显升高更有确诊价值)。儿茶酚胺使体内耗氧量增加,基础代谢率上升,出现不耐热、多汗、体重减轻等表现,有时有发热。高血压危象发作时,体温可升高1~3℃,甚至有高热。儿茶酚胺使肝糖原和肌糖原加速分解,促进糖原异生。另外,α_2受体有抑制胰岛素释放及对抗外源性或内源性胰岛素降血糖的作用,使血糖升高。一般空腹血糖高于正常者占60%左右,发作期更高,可有糖尿;25%~30%有糖耐量异常,肿瘤切除后血糖恢复正常。少数患者的高血糖可能与嗜铬细胞瘤分泌的ACTH、CRH、GHRH有关。儿茶酚胺促进脂肪分解,使血非酯化脂肪酸增多,患者消瘦,皮下脂肪减少。因持续性高血压加上脂肪代谢紊乱,可诱发动脉粥样硬化及小动脉硬化。有的患者出现晕厥、抽搐、症状性癫痫发作等精神神经症状。

(二) 高血压表现

1. 发作性高血压 发作时血压突然升高,持续时间数秒至数分钟不等,长者可达10小时;但间歇期血压正常。高血压是嗜铬细胞瘤患者最常见的表现(90%~100%),高血压可表现为阵发性、持续性或在持续性高血压的基础上有阵发性加重。发作性高血压可因精神刺激、剧烈运动、体位变换、大小便、肿瘤被挤压而诱发。约50%的患者(主要为儿童)表现为持续性高血压,其中半数有阵发性加重。25%~40%患者的高血压是发作性的,间歇期血压完全正常,发作持续时间短则数秒、数分或数小时,长则可达10多个小时甚至数天。一般早期发作较少,随病程的延长发越越频,由数月或数周发作1次逐渐缩短为每天发作数次或10余次,最后可转化为持续性高血压。高血压发作时常伴有典型的三联征(剧烈的头痛、心悸和大汗)表现,伴恶心、呕吐、焦急。发作时血压骤升;而在发作期过后,血压可正常甚至降低。因此,嗜铬细胞瘤患者的血压变化十分迅速(血压的不稳定性),其原因有:①儿茶酚胺的分泌呈发作性;②交感神经反射障碍;③血容量不足。

2. 可诱发性高血压 除了局部刺激、体位、医学干预检查(如动脉插管造影)等诱发因素外,多种药物可诱发高血压发作。阿片制剂、组胺、ACTH、胰高血糖素、甲氧氯普胺(灭吐灵)、沙拉新(saralasin)和泮库溴铵(pancuronium)等均可引起严重的甚至是致死性高血压危象发作。甲基多巴通过增加释放储存于神经末梢的儿茶酚胺而使血压增高,抗感冒药和缓解充血的药物常有拟交感作用,可引起发作;阻止神经末梢摄取儿茶酚胺的药物(如胍乙啶或三环类抗抑郁药)增加循环中儿茶酚胺,使血压增高;故怀疑或已诊断的嗜铬细胞瘤患者应避免使用这些药物。在未诊断嗜铬细

瘤的患者急诊手术时,芬太尼和肌松剂诱导麻醉也可导致危象发作。

3. 降压药不敏感性高血压 嗜铬细胞瘤患者高血压的另一个重要特点是对常规抗高血压药物治疗无效,但对钙通道阻滞剂和硝酸酯类降压药有部分反应,而对 α-肾上腺素能受体阻滞剂的反应良好。高血压是由于分泌过多儿茶酚胺所致,肾上腺素作用于心肌,使心排血量增加,收缩压上升,而其对于除皮肤外的周围血管均有扩张作用,故舒张压未必增高;去甲肾上腺素作用于周围血管引起收缩,使收缩压和舒张压均增高。另外,手术挤压、牵拉肿瘤,使去甲肾上腺素及神经肽 Y 等大量释放入血,可导致高血压危象。

(三)持续性高血压和恶性高血压 其特点是血压为持续性增高,且收缩压和舒张压均明显增高,高血压的波动性很小。患者除高血压外,往往还有头痛、心悸、多汗、恶心、呕吐、焦急等表现,病程较长者常合并有低热、糖耐量异常(或糖尿病)、蛋白尿、肾功能不全、儿茶酚胺性心肌病等。有些患者的病情进展较快,表现为严重高血压甚至是恶性高血压,可伴有视网膜血管病变、出血、渗出、视盘水肿、大量蛋白尿和继发性醛固酮增多症,严重时伴有心肾衰竭。

(四)正常血压/直立性低血压/休克 约有15%的嗜铬细胞瘤患者无高血压发作,其原因可能是:①高血压的发作次数很少,血压升高不剧烈,易被患者忽略;②多次血压测定均在发作的间歇期;③静止型嗜铬细胞瘤可长期无临床表现,更无高血压发作,或因肿瘤既分泌升高血压的去甲肾上腺素和肾上腺素,又分泌降低血压的多巴、多巴胺和 VIP 等,当以后者的分泌为主时,血压可在正常范围内;④血儿茶酚胺升高,但因儿茶酚胺对儿茶酚胺受体的慢性刺激,儿茶酚胺受体失敏(desensitivity)。直立性低血压和休克是嗜铬细胞瘤的少见的特殊表现。直立性低血压和休克除与上述的血压的不稳定性有关外,还与肿瘤分泌较多的肾上腺素、多巴、多巴胺、VIP 等有关。

(五)嗜铬细胞瘤危象 嗜铬细胞瘤危象(pheochromocytoma crisis)亦称高血压危象(hypertensive crisis)或儿茶酚胺危象(catecholamine crisis),但是嗜铬细胞瘤危象不仅仅是血压问题,部分病例可表现为充血性心力衰竭、心源性休克、急性心肌病、室性心动过速、心律失常、ST 段抬高、QT 间期延长和 T 波改变等。临床上可分别表现为高血压危象、高血压-低血压交替危象、低血压/休克危象、脑水肿危象、心肌病危象和猝死、产科危象、胃肠道危象、低血糖危象、高血糖危象和高热危象等。同时因机体耗氧量剧烈增加,皮肤血管收缩,热量不易散发,导致超高热甚至休克。

【特殊临床表现与并发症】

(一)过量儿茶酚胺引起的心血管事件

1. 心肌病和急性心肌梗死 儿茶酚胺性心肌病是由于高浓度儿茶酚胺长期作用于心肌,引起炎性侵袭、灶性坏死、变性与心肌纤维化;长期的高儿茶酚胺血症直接损害心肌细胞,组织病理形态上可见心肌细胞变性、坏死和纤维化,残留的心肌细胞呈代偿性增生、肥大,心室壁增厚,心肌收缩力下降,直至出现充血性心力衰竭[5]。

2. 急腹症 儿茶酚胺抑制内脏平滑肌的收缩,使肠蠕动减弱,引起腹胀、腹痛、便秘,甚至结肠扩张;有时还可有恶心、呕吐。儿茶酚胺引起胃肠壁血管增殖性及闭塞性动脉内膜炎,以致发生肠梗死、溃疡出血、穿孔等,此时有剧烈腹痛、休克、出血等急腹症表现。

3. 肾损伤 长期持续性高血压使肾血管受损,引起蛋白尿,甚至肾衰。

(二)特殊类型嗜铬细胞瘤

1. 肾上腺外嗜铬细胞瘤 常位于腹部/颈动脉体/颈静脉窦/髂窝。肾上腺外嗜铬细胞瘤在查体时可能发现肿块。颈动脉体和颈静脉窦等处的嗜铬细胞瘤可因挤压、创伤或手术而发生高血压危象。MEN-2 患者常在出现甲状腺髓样癌(MTC)后合并嗜铬细胞瘤/副神经节瘤,常为双侧性,但典型的心动过速、多汗和头痛仅见于部分患者,血浆或尿甲氧肾上腺素是诊断的较优指标,CT/MRI 的特异性 50%~90%,功能影像检查(核素扫描)更有助于明确诊断,其中以 ^{18}F-多巴胺-PET 最为可靠。大约 24% 的嗜铬细胞瘤/副神经节瘤伴有遗传综合征,如神经纤维瘤病1型、von Hippel-Lindau 综合征、家族性副神经节瘤和 MEN-2 等。

2. 嗜铬细胞瘤引起的伴癌综合征 嗜铬细胞瘤除能合成肾上腺素和去甲肾上腺素外,还能合成和分泌许多生物活性物质,如 CRH、ACTH、GHRH、CGRP、PTHrP、ANP、VIP、NPY、生长抑素、红细胞生成素、肾上腺髓质素(AM)和 α-MSH 等。一般这些物质在局部被迅速灭活,不引起临床症状;但在特殊情况下可引起相应的异源性激素分泌综合征,如 PTHrP 分泌引起的高钙血症,红细胞生成素分泌增多导致的红细胞增多症,CRH/ACTH 分泌造成的 Cushing 综合征等。

3. 肾上腺髓质增生 肾上腺髓质增生综合征少见。早在 1933 年,Rowntree 和 Ball 就提出了肾上腺髓质增生的推测,但很长一段时间未被人们接受。1961 年,吴阶平教授发现临床酷似嗜铬细胞瘤、术后病理检查显示髓质增生的病例,此后渐被世人接受。单侧或双侧肾上腺髓质弥漫性和/或结节样增生深入腺体尾部和两翼,细胞有或无多形改变,髓质重量增加,髓质与皮质之比增高。临床表现为发作性或阵发性高血压,患者伴有心悸、胸痛、焦虑、出汗,发作时血儿茶酚胺、血糖和 24 小时尿 VMA 升高。腹部 B 超检查肾上腺形态正常,偶有腺体体积增大,无肿瘤影像。腹部 CT 可见双侧或单侧肾上腺边界平直,腺体呈弥漫性等密度增厚增宽,有时出现等密度小结,直径多在 0.5cm 左右,无肿瘤影像。肾上腺髓质双侧或单侧增生在影像学上常无阳性发现,但实验室检查与药理试验的结果与散发性嗜铬细胞瘤相似。如临床表现较典型,但反复的定位诊断失败,此时只要有实验室检查与药理试验结果的支持,并排除了肾上腺外副神经节瘤可能,可诊断为肾上腺髓质增生。

4. 儿童嗜铬细胞瘤 儿童患者由于其感知能力较差,主诉常不典型,且就诊时血压测定非常规项目,高血压难以发现。笔者诊断的 17 岁患儿主诉为多饮消瘦半年,自汗、盗汗活动后加剧,偶有运动后心悸,无头痛,轻度贫血,多方就医后诊断为结核感染,难以定位,住院治疗时才测血压发现高血压,肾上腺 CT 示双肾上腺肿块,右侧巨大;尿 VMA 显著增高。儿童患者可有家族发病倾向,病情发展较快,可似急进性高血压或高血压脑病表现。短期内可出现眼底病变,多为Ⅲ、Ⅳ度,并可有出血、乳头水肿、视神经病变、视神经萎缩,以至失明。另外,尚可发生氮质血症或尿毒症、心力衰竭、高血压脑病。儿童嗜铬细胞瘤发生危象常以高血压脑病为主要表现,诸如剧烈头痛,视力减退,明显消瘦。儿童散发性嗜铬细胞瘤的特点是:①男性多发;②多数患者的临床表现不典型,发作时常伴恶心和呕吐,部分有皮肤 Cafe-au-lait 斑;③约半数的尿 VMA 阳性,但尿肾上腺素和去甲肾上腺素升高仅占 1/4;④高分辨 B 超、CT 和 ^{131}I-MIBG 扫描的阳性率分别为 89%、95% 和 84%;⑤双侧嗜铬细胞瘤较成人多见,肾上腺外嗜铬细胞瘤/副神经节瘤占 16%,良性和恶性嗜铬细胞瘤的鉴别十分困难,而且在一定条件下,小的良性嗜铬细胞瘤可能"转变"为巨大的恶性嗜铬细胞瘤[6,7]。

5. 遗传性嗜铬细胞瘤 除一般的嗜铬细胞瘤外,合并嗜铬细胞瘤的先天性综合征有:①VHL 基因胚系突变引起的 von Hippel-Lindau 综合征 1 型有时可伴发嗜铬细胞瘤。②家族性嗜铬细胞瘤。③大部分 I 型多发性神经纤维瘤病伴嗜铬细胞瘤。嗜铬细胞瘤为散发性,但近 10% 或更多与家族性疾病如多发性内分泌腺瘤病(MEN-2A 或 MEN-2B)、von Hip-pel-Lindau(VHL)病或 NF-1 有关。NF-1 患者同时患嗜铬细胞瘤的概率较低,但高血压的 NF-1 患者患嗜铬细胞瘤的概率为 50%。大部分 NF-1 伴嗜铬细胞瘤单发,偶尔伴有胃肠道神经节神经纤维瘤[1]。④在 MEN-2 综合征中,嗜铬细胞瘤很少发生在甲状腺髓样癌之前。

6. 亚临床嗜铬细胞瘤 由于嗜铬细胞瘤的儿茶酚胺分泌模式与组分不同,高血压表现多样,有的嗜铬细胞瘤仅分泌多巴胺,有的肿瘤几乎没有就是分泌功能,这些患者(如 SDHB 突变)的症状轻微或缺乏,但肿瘤的性质常为恶性。

【实验室检查】

因为儿茶酚胺主要在肿瘤内代谢,形成甲氧肾上腺素和甲氧去甲肾上腺素,所以血尿甲氧肾上腺素和甲氧去甲肾上腺素是诊断嗜铬细胞瘤的筛选指标[8]。儿茶酚胺(肾上腺素、去甲肾上腺素、多巴胺)总量、总甲基肾上腺素类物质(MN=MN+NMN)、尿 VMA 和 HVA 等指标因变异大,特异性差已不再作为一线检查项目。

(一)甲氧肾上腺素和甲氧去甲肾上腺素测定 在肾上腺髓质和嗜铬细胞瘤细胞内含有大量的儿茶酚氧位甲基转移酶(COMT),因而致细胞内儿茶酚胺大量转化为 MN 和 NMN,并释放入血。所以,血浆内 MN 和 NMN 水平与细胞内儿茶酚胺水平关系更加密切,而与血浆内儿茶酚胺关系不大。在肿瘤内,肾上腺素灭活后的主要产物是甲氧肾上腺素,而去甲肾上腺素灭活后的主要产物是甲氧去甲肾上腺素,大部分嗜铬细胞瘤中的嗜铬颗粒所含的去甲肾上腺素较肾上腺素多,因此多以尿去甲肾上腺素和甲氧去甲肾上腺素占优势。尿甲氧肾上腺素的第 95 百分位数是 200μg/d,甲氧去甲肾上腺素的第 95 百分位数是 428μg/d。使用外源性儿茶酚胺类药物如甲基多巴、左旋多巴等可引起假阳性,药物对尿儿茶酚胺浓度的影响持续时间可达 2 周,过度刺激交感肾上腺系统和低血糖、激烈运动、颅内压增高等也增加其排泄。

Carr 等提出嗜铬细胞瘤患者儿茶酚胺测定结果分析及计分方法,认为尿液和血浆去甲甲氧肾上腺素胃筛选嗜铬细胞瘤的最可靠指标,如果结合肾上腺 CT 肿瘤体积和患者年龄可明显提高阳性预计价值[9](表 2-6-16-7~表 2-6-16-10)。

表 2-6-16-7 嗜铬细胞瘤患者的儿茶酚胺测定结果

儿茶酚胺	标本	测量	嗜铬细胞瘤患者	非嗜铬细胞瘤患者	P 值
甲氧去甲肾上腺素	尿	R	5.58±5.31	1.24±1.22	0.005
		阳性率	17/17(100%)	6/9(67%)	0.032
	血浆	R	10.68±12.44	0.99±0.96	<0.001
		阳性率	32/33(97%)	8/13(62%)	0.005
甲氧肾上腺素	尿	R	5.85±8.73	3.68±4.79	0.352
		阳性率	17/19(89%)	11/12(92%)	1.000
	血浆	R	4.18±5.73	0.32±0.66	0.002
		阳性率	21/33(64%)	3/14(21%)	0.011
肾上腺素	尿	R	7.52±25.57	0.24±0.57	0.211
		阳性率	6/18(33%)	2/12(17%)	0.419
	血浆	R	1.43±4.24	0±0	0.215
		阳性率	2/11(18%)	1/9(11%)	1.000
去甲肾上腺素	尿	R	4.77±5.43	0.93±0.99	0.013
		阳性率	15/18(84%)	6/11(55%)	0.197
	血浆	R	21.26±59.25	1.21±1.21	0.041
		阳性率	12/14(86%)	6/9(67%)	0.343
多巴胺	尿	R	1.08±2.11	1.61±1.61	0.230
		阳性率	6/13(46%)	4/6(67%)	0.628
	血浆	R	10.45±27.30	0.96±1.49	0.456
		阳性率	7/10(70%)	2/6(33%)	0.302

注:R 是指测定值除以正常上限值所得的比值(ratio);阳性是指高于正常上限值者,所占的测定者百分率称为阳性率;P 值为 χ^2 检验或 Fisher 检验结果

表 2-6-16-8　儿茶酚胺测定值 ROC 曲线下
面积（AUC）预计嗜铬细胞瘤的意义

项目	尿液	血浆
高于正常上限的阳性率		
甲氧肾上腺素	49%	71%
去甲甲氧肾上腺素	67%	68%
肾上腺素	58%	54%
去甲肾上腺素	65%	60%
多巴胺	40%	68%
高于经验性切割值的阳性率		
甲氧肾上腺素	63%（1.34）	76%（1.34）
甲氧肾上腺素	80%（1.63）	89%（1.70）
肾上腺素	63%（1.32）	NA
去甲肾上腺素	79%（1.62）	78%（2.18）
多巴胺	NA	NA
其他变量		
年龄<50	66%	—
肿瘤体积>3.3cm	63%	—

注：括号内数字是经验性切割值（高于正常上限的倍数）

表 2-6-16-9　嗜铬细胞瘤判断的计分标准

指标	计分
去甲甲氧肾上腺素阳性[①]	2
甲氧肾上腺素阳性[②]	1
年龄<50 岁	1
肿瘤体积>3.3	1
AUC	91%

表 2-6-16-10　嗜铬细胞瘤判断的计分系统

计分解释	敏感性（%）	特异性（%）	阳性预计概率（%）	阴性预计概率（%）
1	100	42	77	100
2（筛选值）	96	71	89	89
3（诊断值）	74	88	92	64
4	46	100	100	49
5	11	100	100	37

注：①血浆或尿液测定值高于正常上限 1.34 倍；②血浆测定值高于正常上限 1.70 倍或尿液测定值高于正常上限 1.63 倍

1. 甲氧肾上腺素　甲氧肾上腺素（metanephrine，间甲肾上腺素，MN）和 3-甲氧去甲肾上腺素（normetanephrine，NMN）分别是肾上腺素和去甲肾上腺素的中间代谢产物。与儿茶酚胺比较，MN 对嗜铬细胞瘤有更大价值，因为：①血 MN 主要来源于肿瘤细胞中的儿茶酚胺而非释放入血的儿茶酚胺的代谢产物；②血 MN 增加与儿茶酚胺的长期分泌增加有关，不受儿茶酚胺短期分泌变化的影响，交感神经兴奋虽可使儿茶酚胺分泌增加，但对血 MN 几乎没有影响；③血 MN 与嗜铬细胞瘤的体积相关，而血儿茶酚胺则与后者无关；④药物对 MN 的检测结果影响较小；⑤血 MN 的半衰期较儿茶酚胺长，波动小，可在任何时间抽血。正常人尿排泄 MN 和 NMN 总量 < 7μmol/d（1.3mg/d），其中 MN < 2.2μmol/d（0.4mg/d），NMN<5μmol/d（0.9mg/d）。嗜铬细胞瘤患者的

排出量可达正常上限的 3 倍或更高。MN 和 NMN 在外源性和内源性儿茶酚胺增多或在使用单胺氧化酶（MAO）抑制剂治疗时可明显增加，普萘洛尔的代谢产物也增加尿 MN 排出量。测定尿 MN 和 NMN 的敏感性和特异性较儿茶酚胺和 VMA 高。影响尿 MN 和 NMN 排出量的药物主要有儿茶酚胺类、对乙酰氨基酚（扑热息痛）、氯丙嗪、氨苯蝶啶、四环素、单胺氧化酶抑制剂、普萘洛尔（心得安）以及放射造影剂等。

2. 肾上腺素/游离甲氧肾上腺素比值　计算血肾上腺素/游离甲氧肾上腺素（free metanephrine）比值对鉴别也有一定意义[6]。分析结果时，应特别注意以下几点：①结果可疑时需多次重复；②肾衰时，儿茶酚胺及其所有代谢产物均明显升高（一般为 2～3 倍，有时更高），故凡有肾功能损害者不能单凭生化结果做出诊断。血甲氧肾上腺素和甲氧去甲肾上腺素的敏感性高（96%～100%），但特异性较差（一般为 85%～89%，老年人为 77%）。例如，血甲氧肾上腺素升高的高血压患者仅 3% 为嗜铬细胞瘤。临床上可将其作为一线筛选指标，如果嗜铬细胞瘤的怀疑指数（index of suspicion）高，特别是儿童患者（24 小时收集不准确）应首先测定血浆甲氧肾上腺素和甲氧肾上腺素总量[10,11]。必要时测定尿甲氧去甲肾上腺素。

（二）其他生化检查

1. 尿儿茶酚胺及其代谢物　尿儿茶酚胺正常值 519～890nmol/d（100～150μg/d），其中 80% 为去甲肾上腺素，20% 为肾上腺素，超过 1500nmol/d（250μg/d）有诊断意义，超过 270nmol/d（50μg/d）提示肿瘤位于肾上腺内。增加尿儿茶酚胺浓度的药物有四环素、红霉素、地美环素（去甲金霉素）、奎宁、奎尼丁、尼古丁、咖啡因、水合氯醛、氯丙嗪、阿司匹林、对乙酰氨基酚（扑热息痛）、拉贝洛尔（柳胺苄心啶）、丙氯拉嗪、大剂量维生素 B₂、异丙肾上腺素、左旋多巴、甲基多巴、茶碱、乙醇、香蕉、硝酸甘油、硝普钠、钙通道阻滞剂以及突然停用可乐定（可乐宁）等。减少尿儿茶酚胺浓度的药物有可乐定（可乐宁）、胍乙啶、利舍平、溴隐亭、放射造影剂、长期使用钙通道阻滞剂和血管紧张素转换酶抑制剂等。此外，检测儿茶酚胺的方法对结果有明显影响。现采用的 HPLC 法不受甲基多巴、左旋多巴、拉贝洛尔（柳胺苄心啶）、丙氯拉嗪、大剂量维生素 B₂、异丙肾上腺素、左旋多巴、甲基多巴、茶碱、乙醇、香蕉等的干扰。尿 3-甲氧-4-羟基-扁桃酸（vanillylmandelic acid，VMA）是肾上腺素和去甲肾上腺素的代谢终产物，正常值 < 35μmol/d（7.0mg/d）。高香草酸（homovanillic acid，HVA）是多巴胺的代谢终产物，正常值 < 45μmol/d（7.0mg/d）。VMA 和 HVA 受外源性儿茶酚胺的影响较小，但很多药物可以使其明显增加。另外，VMA 的敏感性和特异性均不如尿儿茶酚胺和尿总甲基肾上腺素。影响尿 VMA 和尿 HVA 的因素有儿茶酚胺类、异丙肾上腺素、萘啶酸、硝酸甘油、利舍平、四环素、含香草酸的药物和食物、氯贝丁酯（安妥明）、阿司匹林、单胺氧化酶抑制剂等。尿液收集应注意：①随机尿液样本应测定肌酐清除率；②应在患者休息、没有使用任何药物、近期没有进行放射介入的情况下收集尿液，停用利尿剂、肾上腺受体阻滞剂、扩血管药、钙通道阻滞剂等，但血管紧张素转换酶抑制剂不干扰测定结果；③合理规定食谱；④收集的尿液必须在酸性环境下（pH<0.3）冷藏；⑤危象发

作时收集一段时间(2~4小时)的尿液测定,并与次日不发作时同样时间和条件下收集的尿液测定结果比较;⑥大多数的多巴胺分泌瘤尿儿茶酚胺和甲氧肾上腺素正常,应测定尿多巴胺和血甲氧酪胺(methoxytyramine)。

2. 血儿茶酚胺 仅作为嗜铬细胞瘤的诊断参考,其原因是:①影响血儿茶酚胺升高的因素很多,其特异性差;②嗜铬细胞瘤的儿茶酚胺分泌为发作性的,且儿茶酚胺的半衰期短(数分钟),难以捕捉到儿茶酚胺分泌的峰值,非发作期血儿茶酚胺的测定意义不大。虽然很多嗜铬细胞瘤的患者血浆基础儿茶酚胺增加,但其与应激和焦虑患者的血浆水平重叠。在高度怀疑嗜铬细胞瘤而尿儿茶酚胺及代谢产物测定值处于临界线时,特别是在高血压发作时,采血测定有诊断价值。如血浆基础儿茶酚胺>12nmol/L支持诊断。目前,血浆儿茶酚胺测定主要有放射酶法和HPLC电化学检测法两种方法,前者采血量少,不必限制饮食,但测定时间长;后者测定时间短,但需要的血浆较多,且在取血前3~7天内禁用咖啡和对结果有影响的饮料和食物。抽血要求空腹、卧位、注射器针头在抽血前20分钟即应置于静脉内,血液用肝素抗凝、混匀,并需在1小时内低温离心、分离并尽快在-20℃下储存。血浆儿茶酚胺测定一个标本只代表采血时的血儿茶酚胺水平,结果受环境、活动等因素的影响较大,故不能代替尿儿茶酚胺及代谢产物测定。测定去甲肾上腺素和其代谢产物二羟苯甘醇(DHPG)可以提高嗜铬细胞瘤的诊断特异性,因DHPG仅在神经元中降解,当血浆去甲肾上腺素/DH-PG>2.0时提示为嗜铬细胞瘤。

3. 血浆神经肽类及酶类 血浆铬粒素A对本病的诊断敏感性为83%,特异性96%,在恶性嗜铬细胞瘤中增高更明显,但其他神经内分泌肿瘤患者也可明显升高。虽然嗜铬细胞瘤患者血浆神经肽-Y增高(肾上腺内肿瘤患者显著增高),但目前尚未建立常规的检测方法。

4. APUD激素 嗜铬细胞瘤除能合成肾上腺素和去甲肾上腺素外,也能合成和分泌一些肽类物质,包括ACTH、CRH、GHRH、CGRP、PTHrP、ANP、VIP、NPY、生长抑素、红细胞生成素、肾上腺髓质素(AM)和α-MSH等。同时测定相关的APUD激素,对嗜铬细胞瘤的诊断有一定意义。

【药理试验】

药理试验分为两类,即激发试验和抑制试验。药理试验观察指标和结果解释的重点在血压变化的速度,其次才是血压变化的幅度;由于药理试验的敏感性和特异性均欠佳,并有潜在危险性,加之目前生化检查的快速发展,药理试验已较少使用。

(一)抑制试验

1. 可乐定抑制试验 可乐定(氯压定)是作用于中枢的α₂肾上腺素能受体激动剂。α₂受体被激活后,神经元的儿茶酚胺释放减少,但对肿瘤的儿茶酚胺释放没有影响,故可用于血儿茶酚胺和甲氧肾上腺素升高的确诊,有助于病因鉴别。患者安静平卧,先行静脉穿刺并保留针头以备采取血标本,于30分钟时采取血液作为儿茶酚胺对照值,然后口服可乐定0.3mg,服药后1、2、3小时分别采血测定儿茶酚胺和甲氧肾上腺素。非嗜铬细胞瘤患者在应用可乐定后2~3小时,基础血儿茶酚胺可下降50%或<3nmol/L(500pg/ml)。大多

数高血压患者于服药后血压可下降,正常人及原发性高血压患者的血浆儿茶酚胺可被抑制到正常范围(敏感性87%,特异性93%)或至少抑制50%(敏感性97%,特异性67%),嗜铬细胞瘤患者血浆儿茶酚胺不被抑制。可乐定试验的敏感性高,但特异性差,阳性结果可出现于许多非嗜铬细胞瘤患者中,而胰高血糖素试验的特异性高,敏感性差。故可乐定抑制试验和胰高血糖素激发试验常联合应用。正常人或非嗜铬细胞瘤的高血压患者在紧张、焦虑时,交感神经兴奋性增高,血浆儿茶酚胺和甲氧肾上腺素增高,可被可乐定阻断,而嗜铬细胞瘤患者肿瘤分泌大量儿茶酚胺入血,与神经元儿茶酚胺释放无关,故不被可乐定抑制。Mannelli等报道,血浆基础去甲肾上腺素≥2000pg/ml者可诊断为嗜铬细胞瘤,准确率近100%,但如≤2000pg/ml,其准确率降至92%,≤500pg/ml者的假阴性率明显增高(正常反应的标准为血浆儿茶酚胺总量<500ng/L,或为基础值的70%)。使用利尿剂、β受体阻滞剂或抗抑郁药时,可导致假阳性结果或出现严重低血压。如两个试验均为阴性,则可基本排除嗜铬细胞瘤。

2. 酚妥拉明试验 适用于持续性高血压、阵发性高血压发作期,或上述激发试验阳性的患者,血压高于170/110mmHg或血浆儿茶酚胺中度升高者。试验前48小时停用降压药、镇静剂及安眠药,试验时患者安静平卧20~30分钟,静脉滴注生理盐水,每2~5分钟测1次血压、心率,血压稳定在170/110mmHg或以上者方可开始试验。静脉推注酚妥拉明5mg(可溶于1~2ml生理盐水中),注药后每30秒测血压和心率1次,共3分钟,以后每分钟测1次至10分钟,于15分钟及20分钟再各测1次血压、心率,直到血压恢复至基础水平。如注射酚妥拉明2~3分钟后血压较注药前下降35/25mmHg,并且持续3~5分钟或更长时间者为阳性反应,高度提示嗜铬细胞瘤的诊断。同时测定血浆和尿儿茶酚胺浓度,对诊断更有帮助。一般注药后1~2分钟内出现的血压下降被认为是非特异性的。此项试验的阳性率约为80%。由于此试验易受多种生理、病理因素及药物的影响,假阳性和假阴性结果较高,目前已很少使用。如注射酚妥拉明后出现低血压休克,应加快输液速度,补充血容量,如仍有严重低血压可静脉滴注去甲肾上腺素或去氧肾上腺素(苯肾上腺素,新福林),必要时可加用肾上腺皮质激素治疗。在肾衰竭和用血管扩张剂治疗的患者常有假阳性反应。

(二)激发试验

1. 胰高血糖素试验 当临床高度怀疑为嗜铬细胞瘤而生化检查不能提供诊断依据时,宜选用该试验。实验前空腹10小时以上,停服所有药物。先做冷加压试验,在冷加压试验后患者血压下降到冷加压试验前的基础值时,于一侧上臂测血压,另一侧静脉滴注生理盐水以保持静脉通路,待血压稳定后,快速静脉推注胰高血糖素1mg(如无反应而高度怀疑为本病可重复试验,并将胰高血糖素增加至5~10mg),注射前及注射后3分钟分别取血,并在注射后10分钟内每分钟测1次血压和心率,因胰高血糖素仅刺激嗜铬细胞瘤分泌儿茶酚胺,对正常肾上腺髓质无刺激作用,故注药后2~3分钟内,如血浆儿茶酚胺增加3倍以上或其值≥12nmol/L(2000pg/dl),血压较冷加压试验最高值增高20/15mmHg,则为阳性反应。如注射胰高血糖素后血压很快升高,可静脉注

射 5mg 酚妥拉明以阻断高血压发作。此试验的敏感性 83%，特异性 96%。

2. 冷加压试验和组胺试验 适用于临床上疑为嗜铬细胞瘤的阵发性高血压患者(血压正常的发作间歇期或较长时间未观察到发作而不能确诊或排除者)。对心脏器质性疾病、年龄较大或耐受能力差者不宜进行激发试验，以免发生意外。对持续性高血压(>170/110mmHg)、已有血和尿儿茶酚胺及其代谢产物测定明显增高者禁止做此试验。此外，为防止试验意外，在试验前应建立静脉通路，准备好 α 肾上腺受体阻滞剂酚妥拉明备用。试验前停用降压药 1 周，停服镇静剂 48 小时。试验日患者先安静卧床 30 分钟，然后每隔 5 分钟测血压 1 次，待血压平稳后将患者左手腕关节以下浸入 4℃冷水中，1 分钟后取出；自左手浸入冷水时开始计时，分别于 30 秒、60 秒、90 秒、120 秒及 3 分钟、5 分钟、10 分钟和 20 分钟各测右臂血压 1 次。正常人浸冷水后，血压平均较对照值升高 12/11mmHg，正常较强反应者可升高 30/25mmHg。组胺试验前空腹 10 小时以上，停服所有药物。在冷加压试验后患者血压下降到冷加压试验前的基础值时，排尿并记录时间，开始快速静脉推注组胺基质 0.05mg(磷酸组胺 0.14mg 溶于 0.5ml 生理盐水)，注射后 3 分钟内每 30 秒测 1 次血压和心率，随后每分钟测 1 次直至 10 分钟。注射组胺后 30 秒内，血压先下降，然后急剧上升，如血压升高>60/40mmHg 或较冷加压试验的最高值高 20/10mmHg，并伴有典型发作症状，持续 5 分钟以上，则为阳性反应，提示嗜铬细胞瘤的诊断。此时应立即抽血测定血浆儿茶酚胺，并留 4 小时尿送尿儿茶酚胺及其代谢产物测定。在得到阳性结果后，应立即静脉推注酚妥拉明 5mg 以缩短发作时间，降低血压，防止心、脑血管意外的发生。此试验阳性率为 80%左右。

3. 其他激发试验 甲氧氯普胺(胃复安)试验和酪胺试

验已被淘汰。

【影像检查和病理检查】

肿瘤定位常在生化检测确诊嗜铬细胞瘤后进行，但对于临床表现不典型的患者可以先做定位检查。目前用于定位的方法有 CT 扫描、MRI、123I-间碘苄胍闪烁扫描(123I-MIGB)、生长抑素受体闪烁扫描和18F-DOPA 正电子发射体层扫描(PET)等。动脉造影和静脉造影(结合或不结合静脉血浆儿茶酚胺测定)可用于肿瘤定位。

（一）高分辨 B 超 B 型超声无创伤性，但敏感性低于 CT 或 MRI(尤其是严重肥胖者)，不过对肾上腺外如腹腔、盆腔、膀胱等部位的嗜铬细胞瘤进行初步筛选有较大价值，在儿童中因其腹膜后脂肪较少而实用价值更大。但超声波探头的加压可能引起发作。在嗜铬细胞瘤的诊断被排除前不应进行肾上腺肿块的穿刺活检，以免引起高血压危象。

（二）增强对照 CT 多维成像和 MRI 嗜铬细胞瘤瘤体的密度常不均匀，10%的肿瘤可有散在的实质钙化；恶性者一般瘤体较大，外形不规则且密度不均匀，可有周围组织浸润和远处转移。如果使用离子型增强对照剂，应先使用 α 和 β 肾上腺素能受体阻滞剂，以免诱发儿茶酚胺释放而导致危象发作。CT 对原发于肾上腺内的嗜铬细胞瘤诊断定位的敏感性为 76%～100%；特异性约 70%，肾上腺外或多发的肿瘤因其较大的放射性，常不推荐使用。冠状面和矢状面 MRI 成像可显示大的病灶，顺磁的对比剂可以将实质性肿块从囊性肿块中区别出来，并且评估肿块的血供情况(图 2-6-16-3)。化学移位(chemical shift) MRI 优于 T2 定性分析。对于肾上腺内的嗜铬细胞瘤 MRI 敏感性 85%～100%，特异性 67%(50%～97%)；一般 MRI 的多维成像比 CT 更精确，更适用于妊娠妇女和疑肾上腺外嗜铬细胞瘤者[12]。

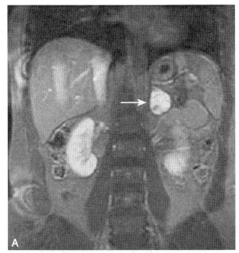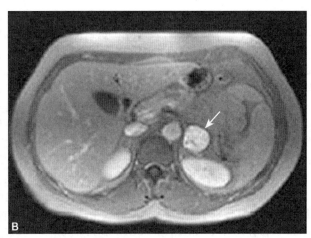

图 2-6-16-3 肾上腺嗜铬细胞瘤(MRI)
患者女性，44 岁，左肾上腺嗜铬细胞瘤；冠状面(A)及轴面(B)增强 T1WI 示左肾上腺有一明显强化的肿块病变(↑)，肿块与其右侧的腹主动脉及后方的肾脏分界清晰

（三）123I-间碘苄胍闪烁扫描 有功能的嗜铬细胞瘤用123I 标记后静脉注射，可有阳性显像，尤其适合于肾上腺外嗜铬细胞瘤的定位诊断。此外，也可用于所有能摄取胺前体

和含脱羧酶系统的其他肿瘤(特别是神经母细胞瘤)诊断。MIBG 扫描的敏感性在 90%以上，而特异性近 100%，123I-MIBG 由于有更高的光子流和较短的半衰期，而具有较好的显

像质量和敏感性及较低的放射性暴露。为避免假阴性结果，在操作前48~72小时前应停用对MIBG积聚有影响的药物（表2-6-16-11）。

表2-6-16-11　干扰¹²³I-MIBG摄取的药物

抑制碘的摄取（检查前48小时停用）
抗呕吐药（如丙氯拉嗪）
抗精神病药（如氯丙嗪）
可卡因
β受体阻滞剂
苯丙醇胺
三环内脂抗抑郁药
耗竭肾上腺髓质分泌颗粒（检查前72小时停用）
苯丙胺
多巴胺
β受体阻滞剂
利舍平
拟交感神经药
抑制分泌颗粒的单胺转运（检查前72小时停用）
利血平
原因未明（检查前48小时停用）
钙通道阻滞剂

放射性标记生长抑素类似物亦适合于肾上腺外嗜铬细胞瘤的诊断。嗜铬细胞瘤的生长抑素受体密度最高，故某些合成的稳定的生长抑素类似物如奥曲肽或喷曲肽（pentetreotide）等能进行放射性核素显像，可用于嗜铬细胞瘤的定位，特别适用于肾上腺外嗜铬细胞瘤和恶性嗜铬细胞瘤的诊断。¹¹C-甲咪酯核素-PET扫描有助于鉴别病变性质。如能判断肾上腺素和去甲肾上腺素的分泌比例，对定位诊断有帮助，除肾上腺内或Zuckerkandl体的肿瘤外，其他部位的嗜铬细胞瘤均以分泌去甲肾上腺素为主。肾上腺皮质肿瘤与髓质肿瘤的鉴别相当困难，一般的影像检查几乎无法鉴别两类肿瘤；另一方面，有时又可发生皮质-髓质同时增生或混合瘤，除了临床表现和实验室检查外，较好的鉴别手段是¹¹C-甲咪酯核素PET扫描检查。

（四）¹⁸F-DOPA-PET扫描　多数副神经节瘤仅分泌多巴胺，但是这些肿瘤细胞的细胞膜或细胞内存在去甲肾上腺素转运体囊泡。肿瘤细胞的凋亡、缺氧、酸中毒、无氧酵解和血管生成等为PET提供了方便。选择PET核素标记物的原则是：①肾上腺PGL（即嗜铬细胞瘤）首选¹⁸F-FDA或¹⁸F-DOPA-PET，亦可考虑¹²³I-MIBG扫描，但效果较差；②肾上腺外PGL首选¹⁸F-DOPA-PET，但SDHB突变者的显像效果较差，此时可选用¹⁸F-FDG-PET（¹⁸F-FDA-PET的效果一般）；③转移性PGL者宜首选⁶⁸Ga-DOTATOC/DOTANOC-PET（新一代生长抑素类似物标记PET），其次可选¹¹¹In-喷曲肽扫描，而¹²³I-MIBG的效果一般[13-15]。¹⁸F-FDG-PET用于良恶性嗜铬细胞瘤的鉴别优于CT或MRI。¹⁸氟标记的脱氧葡萄糖是多种恶性肿瘤诊断和分类的重要工具。葡萄糖的类似物FDG进入细胞的方式与葡萄糖相同，与葡萄糖不同的是其被细胞捕获后进行磷酸化后不再代谢，因此细胞内FDG浓度反映了细胞内葡萄糖的代谢状况，而在多种肿瘤细胞中葡萄糖的

代谢显著增加。有报道在肾上腺恶性肿瘤和转移癌中，¹⁸F-FDG-PET的敏感性达100%。

（五）下腔静脉插管分段取血测儿茶酚胺　当定性诊断确诊为嗜铬细胞瘤而上述定位检查未能发现肿瘤时，可采用此方法。如果一侧肾上腺静脉中去甲肾上腺素明显增高或去甲肾上腺素/肾上腺素比值（正常者<1）>1须考虑嗜铬细胞瘤的诊断。但应注意右肾上腺静脉较短，易被下腔静脉血稀释，故最好同时测定血浆皮质醇作为对照以判断有无稀释。应注意在操作时有诱发高血压危象发作的可能，必须准备酚妥拉明并建立静脉通道。

（六）妊娠合并嗜铬细胞瘤　妊娠合并嗜铬细胞瘤禁用CT和¹³¹I-MIBG检查。妊娠妇女可合并嗜铬细胞瘤。如果在妊娠期间直至分娩前未能得到诊断和治疗，孕妇和胎儿的死亡率均很高（约50%）。妊娠合并嗜铬细胞瘤时的临床表现不典型，尤其在妊娠的20周以前易误诊为妊娠高血压和子痫，故应特别注意妊娠高血压、子痫和嗜铬细胞瘤的鉴别。下列情况提示合并有嗜铬细胞瘤可能：①高血压为发作性，且体重不随妊娠月数增加；②高血压伴心悸、多汗及头痛，但无明显水肿及蛋白尿；③应用硫酸镁或终止妊娠后，症状不减轻甚至加重。如高度怀疑，应行进一步检查，明确诊断。血和尿儿茶酚胺的测定受妊娠的影响，分析结果时要特别注意，仅在测定值明显升高时才有临床意义。药物抑制实验和激发试验在孕妇中危险性大，已有母婴死亡的报道，故均为孕妇的禁忌证。CT和¹³¹I-MIBG有放射性损害，亦为禁用。B超对胎儿无不良影响，但不能发现较小肿瘤，因而MRI是妊娠期检查肾上腺肿瘤的首选方法。

【诊断】

嗜铬细胞瘤的诊断要解决以下三个基本问题：①病因诊断，即确定嗜铬细胞瘤属于家族性、散发性、MEN、Carney复合症或von Hippel-Lindau病的表现之一，如属于遗传性嗜铬细胞瘤，则需要对家族成员进行筛查；②定位诊断，即确定嗜铬细胞瘤的发生部位，并明确是单发性的还是多发性的；③明确嗜铬细胞瘤的良恶性质。

（一）病例筛查　在临床上，遇有下列情况要想到本病可能，并进行嗜铬细胞瘤筛选：①任何类型的高血压者，尤其是中青年患者及儿童患者的发作性或难治性高血压；②直立性低血压或血压的波动性大（血压可正常或升高）；③多汗、潮热、不耐热、心悸等症状不能用甲亢或神经症解释时；④OGTT异常，但不伴高胰岛素血症；⑤消瘦原因不明者；⑥高钙血症；⑦使用甲基多巴、组胺、甲氧氯普胺（胃复安）、胍乙啶类和吗啡类药物出现无法解释的高血压；⑧肾上腺肿块（包括意外瘤）；⑨家族成员中患有本病或MEN或神经纤维瘤病者。在临床上，部分患者的临床表现不典型，因而本病的诊断重点是早期发现那些不典型的嗜铬细胞瘤患者（表2-6-16-12和表2-6-16-13）。Subrumanian等分析135例患者的临床资料，认为下列情况要进行嗜铬细胞瘤的进一步检查：①年龄小于50岁的高血压；②筛选的简便方法是血儿茶酚胺、尿儿茶酚胺和24小时尿甲氧肾上腺素；③如高度怀疑为本病，应进一步做影像检查和动态功能试验；④三相螺旋CT、MIBG扫描和MRI为标准的诊断试验。

表2-6-16-12 可疑PCC/PGL患者的必要辅助检查

激素及其代谢产物测定
    分段尿甲氧肾上腺素测定
    分次血浆游离甲氧肾上腺素测定
    铬粒素A测定
影像检查
    超声（儿童）
    CT
    MRI
    功能影像检查
        [18]F-氟二羟苯丙氨酸-PET
        [18]F-氟多巴胺-PET
        ^{123}I-MIBG-SPECT

表2-6-16-13 典型与非典型嗜铬细胞瘤的比较

鉴别点	典型嗜铬细胞瘤（约90%）	非典型嗜铬细胞瘤（约10%）
病变部位	肾上腺髓质	肾上腺外嗜铬组织（神经节神经瘤，副神经瘤化学感受器瘤，颈动脉体瘤）
发病年龄	青少年以后起病	青少年以前起病
遗传特点	不明	单基因突变（RET，CNN，VHL，SHD）
血压	发作性高血压	持续高血压，恶性高血压，高血压-低血压交替，低血压，休克，正常血压，卒中
三联征	明显	不明显或缺乏
代谢亢进	明显	不明显或缺乏
肿瘤分泌激素	儿茶酚胺（NE、E）	儿茶酚胺（NE、E、DA）+APUD激素（VIP、ANP、SS、PEO、AM、CRH、ACTH等）
ME和MN	升高	升高
影像检查	肾上腺结节，肿块	肾上腺外结节，肿块
预后	良好	恶性或复发

注：三联征：指头痛、心悸和多汗；ME：甲氧肾上腺素（metanephrine）；MN：甲氧去甲肾上腺素（normetanephrine）；影像检查：主要指CT、MRI、PET和[123]I-MIBG；E：肾上腺素；NE：去甲肾上腺素；DA：多巴胺

血和尿甲氧肾上腺素与甲氧去甲肾上腺素明显升高者应进行定位影像检查。一般嗜铬细胞瘤的诊断步骤可按图2-6-16-4的程序进行。在诊断步骤中，强调生化测定重要性的目的是尽量缩小进一步药理试验和特殊检查的对象，必要时应在症状发作期反复检测血尿甲氧肾上腺素和儿茶酚胺。如超过正常上限2倍以上则可拟诊为嗜铬细胞瘤，并进行动态药理试验。如支持嗜铬细胞瘤的诊断，则进行定位诊断，首选CT扫描，必要时做MRI，如CT及MRI为阴性，则考虑[123]I-MIBG闪烁扫描、全身MRI或PET-CT。

（二）遗传性嗜铬细胞瘤候选基因筛查 家族性嗜铬细胞瘤的筛选对象是：①副神经节瘤者；②双侧肾上腺嗜铬细胞瘤者；③单侧肾上腺嗜铬细胞瘤伴嗜铬细胞瘤或副神经节瘤家族史者；④单侧肾上腺嗜铬细胞瘤的发病年龄<20岁者；⑤MEN、神经纤维瘤病1型和von Hippel-Lindau病者。家

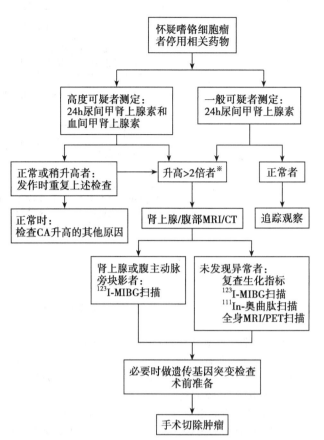

图2-6-16-4 一般嗜铬细胞瘤的诊疗程序
※：尿去间甲肾上腺素>900μg，或间甲肾上腺素>400μg，或血间甲肾上腺素明显升高

族性嗜铬细胞瘤的突变基因诊断较复杂，必要时可参考相关诊断步骤进行。家族性（或遗传性）嗜铬细胞瘤应该首先分辨是单侧或双侧肾上腺病变，单侧与双侧病变的诊疗程序稍有差别（图2-6-16-5和图2-6-16-6）。

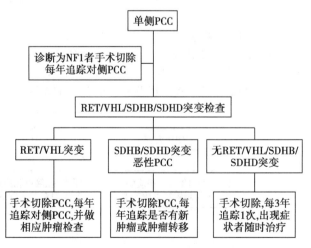

图2-6-16-5 单侧散发性嗜铬细胞瘤的遗传病因诊断和追踪
PCC：嗜铬细胞瘤；NF：神经纤维瘤病；RET：转染重排；VHL：von Hippel-Lindan病；SDHB：琥珀酸脱氢酶B亚基；SDHD：琥珀酸脱氢酶D亚基

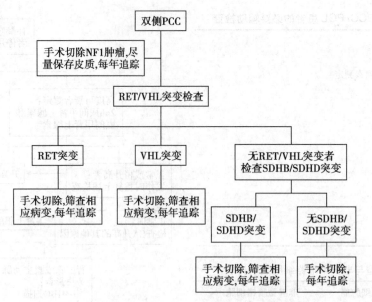

图 2-6-16-6　双侧 PCC 病例的遗传筛查

嗜铬细胞瘤或副神经节瘤的突变基因检测十分复杂,为提高检出质量并节省时间,一般可分为以下四步:①第一步:有家族史的腹部分泌儿茶酚胺的副神经节瘤患者,按顺序对 SDHB、SDHD、VHL 基因测序,发现突变即终止下一步筛选;②第二步:患者存在双侧肾上腺嗜铬细胞瘤,但无甲状腺髓样癌或甲状腺肿,则先对 VHL 基因测序,如 VHL 无突变,再检测 RET;③第三步:发病年龄<20 岁的单侧肾上腺嗜铬细胞瘤者,按顺序对 VHL、RET、SDHB、SDHD 基因测序,发现突变即终止下一步筛选;④第四步:发病年龄>20 岁的单侧肾上腺嗜铬细胞瘤者,按顺序对 SDHB、SDHD 基因测序。遗传性交感神经副神经节瘤患者的突变基因检测见图 2-6-16-7。如果在追踪过程中筛选到了任何一种致病基因的种系突变,就应该对相应的遗传性肿瘤进行全面检查。但是单侧和双侧遗传性嗜铬细胞瘤患者的遗传病因筛选和追踪是有区别的[16]。嗜铬细胞瘤手术是指保留皮质的双侧肾上腺切除术或单侧肾上腺全切术。

(三) 亚临床嗜铬细胞瘤 当嗜铬细胞瘤的儿茶酚胺分泌量很低或呈间歇性分泌或仅分泌多巴胺时,患者缺乏典型症状,多数以肾上腺意外瘤的形式就诊,亚临床肾上腺意外瘤的处理见图 2-6-16-8。SDHB 突变引起的嗜铬细胞瘤常

常为亚临床型表现,肿瘤的分化差,合成的儿茶酚胺量低,但恶性程度高,预后不良。

(四) 嗜铬细胞瘤良恶性鉴别 约 10% 的嗜铬细胞瘤为恶性,目前没有病理组织学与细胞学诊断标准,良恶性嗜铬细胞瘤的鉴别困难,主要原因是目前没有高特异性的判断指标。下列方法有助于两者的鉴别。

1. 提示恶性嗜铬细胞瘤的临床线索 以下情况提示为恶性嗜铬细胞瘤:①进行性消瘦、血沉快者;②复发的嗜铬细胞瘤;③肿瘤直径>5cm,呈分叶状,内部密度不均,或有液化坏死;④异位或多发性嗜铬细胞瘤;⑤术中发现肿瘤呈浸润性生长,边界不清;⑥血儿茶酚胺和尿 VMA 明显升高,但无高血压和仅有轻度高血压;⑦生长抑素类似物扫描为阴性或显影很差的嗜铬细胞瘤;⑧合并有骨、肝、肺、肾和淋巴结等远处转移的嗜铬细胞瘤。

2. 良恶性嗜铬细胞瘤的病理评价 为在病理形态上鉴别良性和恶性嗜铬细胞瘤,2002 年,Thompson 等[17]提出肾上腺嗜铬细胞瘤的组织形态分项和计分法,将肿瘤形态分成:大细胞巢或弥漫性生长 2 分,中心性或融合性坏死 2 分,细胞密集 2 分,细胞单一 2 分,梭形细胞 2 分,核分裂象数>3/10HPF 者 2 分,不典型核分裂 2 分,侵入脂肪组织 2 分,侵犯血管 1 分,

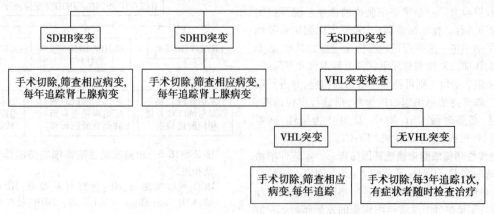

图 2-6-16-7　交感神经副神经节瘤的遗传筛查

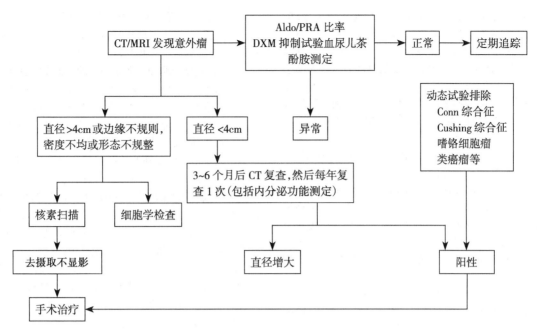

图 2-6-16-8 肾上腺意外瘤处理

侵犯包膜 1 分,明显的核异型性 1 分,核深染 1 分,共计 20 分。如肿瘤总分 ≥4 分,则表明该肿瘤具有侵袭性生物学行为的潜能,如总分 3~4 则良性的可能性大,<3 可肯定为良性。

3. 良恶性嗜铬细胞瘤的免疫学和遗传学评价 某些血清学、免疫学及遗传学标志在恶性嗜铬细胞瘤表达增加。有研究发现血清嗜铬粒蛋白-A(CgA)在恶性嗜铬细胞瘤的患者中增高,而且良性肿瘤切除后血 CgA 基本恢复正常,但是恶性肿瘤切除后血 CgA 不能恢复正常,说明血 CgA 浓度具有提示良恶性嗜铬细胞瘤的临床意义。另外,在恶性嗜铬细胞瘤中也观察到嗜铬粒蛋白-B 和嗜铬粒蛋白-C 的羧基端抗体的显著增高。

4. 恶性嗜铬细胞瘤相关标志物 下列标志物对恶性嗜铬细胞的判断有一定价值。

(1)细胞周期蛋白抗体:抗原性 Ki-67(MIB-1)蛋白是一种具有蛋白酶性质的碱性蛋白,是维持细胞周期的绝对必需物质,表达于 G1、S、G2、M 期的细胞核中。Ki-67 核染色与许多癌的生物侵袭性密切相关。Ki-67 可作为反映细胞增殖程度的标记物。应用多元素逻辑回归方法分析临床标本后发现,Ki-67 与恶性嗜铬细胞瘤显著相关,如果 Ki-67 标记指数超过 3%,则预测恶性嗜铬细胞瘤的特异性 100%、敏感性 50%。研究发现,Ki-67 在恶性嗜铬细胞瘤中的染色阳性率 50%,在良性中的染色全部为阴性。

(2)血管内皮生长因子(VEGF):血管形成是早期肿瘤形成的重要前提,有利于肿瘤的进展和转移。研究发现,术前良恶性肿瘤血 VEGF 水平均增高,但恶性患者的血 VEGF 水平显著高于良性患者。肿瘤切除后,血 VEGF 水平显著下降,因而又可监测肿瘤是否复发。Zielke 研究了良恶性嗜铬细胞瘤标本的 VEGF 表达和血管表面密度,证实在恶性嗜铬细胞瘤中两者显著增高,恶性与良性比较分别是 37.1% vs 20.7% 和 26.2% vs 13.3%。对良、恶性嗜铬细胞瘤标本进行免疫组化染色,发现所有恶性肿瘤显示 VEGF 中度或强阳性,绝大多数良性肿瘤染色阴性或弱阳性,正常肾上腺髓质全部为阴性,提示当 VEGF 高表达时,高度怀疑嗜铬细胞瘤为恶性。

(3)S-100 蛋白:S-100 蛋白是一种可溶性酸性蛋白,主要存在于肾上腺髓质、神经组织、垂体、颈动脉体和少数间叶组织中,用于恶性黑色素瘤、嗜铬细胞瘤、神经母细胞瘤等的诊断和鉴别诊断。S-100 阳性支持细胞的缺失是预测恶性嗜铬细胞瘤的阴性标记物。在 Tatic 的试验中,良性嗜铬细胞瘤中 S-100 阳性支持细胞的存在率高,占 90%(29/32),而恶性肿瘤中 S-100 阳性支持细胞往往缺失。

(4)细胞凋亡相关基因:p53、bcl-2 和 Rb。p53 既是细胞凋亡中的调控因子,也是一种抑癌基因,在 50% 以上的恶性肿瘤中此基因皆有突变。正常细胞中 P53 蛋白水平低,随着 DNA 破坏和细胞损伤信号的增加而升高,因此,p53 阳性说明细胞预后不良。在恶性嗜铬细胞瘤中 p53 基因突变的发生率相对较高,提示 p53 突变在恶性嗜铬细胞瘤的形成中起重要作用,可作为预测恶性的参考指标,并有助于预测嗜铬细胞瘤的恶性行为。bcl-2 是一种原癌基因,参与细胞凋亡的调控。正常和增生的滤泡多为阴性,肿瘤性滤泡多为阳性。恶性嗜铬细胞瘤 bcl-2 的表达显著高于良性肿瘤,如果结合 p53 作为共同标记物,则预测恶性嗜铬细胞瘤的能力更强。视网膜母细胞瘤(Rb)基因蛋白广泛存在于神经内分泌系统中,良性嗜铬细胞瘤阳性表达,恶性肿瘤不表达或弱表达,说明不表达 RB 基因蛋白的嗜铬细胞瘤具有恶性倾向。

(5)环氧化酶-2(CoX-2):可通过促进细胞增殖、抑制细胞凋亡、促进肿瘤血管形成等多种机制,参与调节肿瘤发生和发展过程,CoX-2 在正常肾上腺髓质中表达阴性,在恶性嗜铬细胞瘤中的表达为强阳性,在良性嗜铬细胞瘤为弱阳性,有显著性差异,提示 CoX-2 可能是一种预判嗜铬细胞瘤良恶性的指标。

(6)类肝素酶(heparanase):与肿瘤的侵袭、转移密切相关,可能是一种预判嗜铬细胞瘤良恶性的指标,对 heparanase-1 高表达的嗜铬细胞患者要进行更加严密的跟踪随访。

(7)染色体及相关合酶异常:恶性肿瘤中染色体 6q 的缺失率高达 60%,良性为 21%,两者的差异有显著性;恶性肿瘤染色体 17p 的缺失率是 50%，良性为 21%，提示染色体 6q 和 17p 的缺失意味着恶性嗜铬细胞瘤的可能性大。而应用免疫组化方法对比研究良性和恶性嗜铬细胞瘤的拓扑异构酶Ⅱα表达，恶性病例拓扑异构酶Ⅱα的过度表达显著高于良性病例，说明此酶的过度表达可用于嗜铬细胞瘤恶性行为的预测。另外，SDHB 也与恶性嗜铬细胞瘤相关，而 6 种转移抵抗基因 nm23-H1、TIMP-4、BRMS-1、TXNIP、CRSP-3、E-Ca 在恶性嗜铬细胞瘤中显著下调。

（8）端粒酶（telomerase）及人端粒酶反转录酶（hTERT）：端粒酶是一种维持端粒长度的反转录 DNA 合酶，端粒酶活化是细胞获得永生的必须途径，而细胞永生化是恶性肿瘤发生、发展的重要步骤。运用免疫组化方法检测肾上腺嗜铬细胞瘤组织端粒酶活性的表达，发现人端粒酶反转录酶免疫组化染色阳性率恶性嗜铬细胞瘤为 100%，良性嗜铬细胞瘤为 7%，提示端粒酶活性增高是潜在恶性肾上腺肿瘤的一个重要标识。

（9）存活素（survivin）：是对细胞分裂和凋亡起重要调控作用的凋亡抑制蛋白，存活素的过度表达与凋亡减少、肿瘤侵袭、复发及低存活率相关，有研究发现在恶性嗜铬细胞瘤存活素的表达显著增高。

【鉴别诊断】

表 2-6-16-14　嗜铬细胞瘤的鉴别诊断

诊断未明的持续性或阵发性高血压
曾经有焦虑、惊恐、精神神经症状，紧张状态发作
非 Graves 病引起的甲亢
阵发性心动过速
高动力性 β 肾上腺素能性循环状态
绝经后高血压
血管扩展性头痛
冠脉不全综合征
肾实质或肾动脉病伴高血压
局限性脑动脉功能不全或脑血管炎
颅内损害伴或不伴颅高压
自主性反射亢进
间脑发作型 Page 综合征或多巴胺突发分泌
先兆子痫或子痫伴惊厥
单胺氧化酶抑制剂诱发的高血压危象
低血糖症
神经母细胞瘤，神经节神经母细胞瘤，神经节瘤
急性感染性疾病或急性腹痛并发心血管严重事件
不明原因的休克
神经纤维瘤病伴高血压

没有必要对所有年轻的高血压患者均进行复杂而烦琐的筛检试验，因而鉴别诊断的第一步应该是嗜铬细胞瘤的筛选试验，而筛选的对象见表 2-6-16-14。

（一）嗜铬细胞瘤与血压增高的其他疾病鉴别

1. 原发性高血压　某些原发性高血压患者伴有交感神经功能亢进的特征，如心悸、多汗、焦虑和心排血量增加。另一方面，由于交感神经系统活动的增加又可以导致某些个体发生高血压，所以部分患者血和尿儿茶酚胺可稍升高，此时应做可乐定试验以鉴别儿茶酚胺增高是由于交感兴奋引起的，还是嗜铬细胞瘤分泌释放儿茶酚胺所致，一般高血压交感兴奋所致的儿茶酚胺增高可被可乐定抑制，嗜铬细胞瘤所致的儿茶酚胺增高则不被抑制。某些原发性高血压患者血压波动较大，也难于与早期嗜铬细胞瘤鉴别，可测定血、尿的儿茶酚胺及代谢产物，必要时可做药理试验。

2. 肾性高血压　血、尿儿茶酚胺及代谢产物可明显升高，但无明显的交感兴奋表现，而且有蛋白尿、血尿、水肿以及肾功能障碍等肾脏损害的依据，并可有继发性贫血。肾血管性高血压在患者腹部可闻及血管杂音，动脉多普勒检查和肾动脉造影可发现狭窄的肾动脉。

3. 高血压伴低钾血症　主要见于原发性高血压应用利尿剂、慢性肾实质性病变、肾小管性酸中毒或 Fanconi 综合征、失钾性肾病、Liddle 综合征、肾素分泌瘤、17α-HSD 缺陷症、11β-HSD 缺陷症和长期摄入甘草制剂等。

4. 高血压不伴低钾血症　主要见于收缩期高血压如动-静脉瘘、动脉导管未闭、重症贫血、心动过缓、房室传导阻滞、主动脉瓣关闭不全、主动脉硬化和维生素 B₆ 缺乏性心脏病、甲亢。收缩期和舒张期高血压主要见于原发性高血压、肾性高血压、妊娠高血压、类癌、先天性主动脉缩窄、多发性大动脉炎、充血性心力衰竭、颅高压、间脑癫痫、睡眠呼吸暂停、结节性多动脉炎、SLE、皮肌炎、硬皮病、急性应激、低血糖症、乙醇中毒、痛风、铅中毒、血卟啉病和器官移植等。

5. Cushing 综合征和原醛症　均可引起高血压，并且两者都可发现肾上腺肿块，必须与嗜铬细胞瘤鉴别。Cushing 综合征患者多有向心性肥胖、满月脸、水牛背、皮肤紫纹及痤疮等。尿 17-羟皮质类固醇及血、尿皮质醇均增加，并不被小剂量 DXM 抑制。原醛症有低血钾、高血钠、水肿、碱血症、多尿等水、电解质酸碱平衡紊乱的表现，血醛固酮增高，而尿儿茶酚胺及代谢产物正常（表 2-6-16-15）。

表 2-6-16-15　嗜铬细胞瘤与 Cushing 综合征和原醛症的鉴别

鉴别点	嗜铬细胞瘤	Cushing 综合征	原发性醛固酮增多症
高血压	阵发性或持续性伴发作性血压升高	持续而平稳的血压升高	持续而平稳的血压升高
体型	消瘦	向心性肥胖	无特殊变化
水肿	多无	可有	多有
夜尿多	多无	多无	有
糖耐量改变	有	多有	无
电解质变化	多无	可有轻微变化，低钾血症	高钠血症，低钾血症
血 pH 改变	无	多无	碱血症
血及尿液激素改变	儿茶酚胺及其代谢产物增高	皮质醇，尿 17-羟类固醇，17-酮类固醇增高	醛固酮增高，肾素下降

注：Cushing 综合征包括所有能引起皮质醇增多的 Cushing 综合征和 Cushing 病及异位 Cushing 综合征

6. 神经系统疾病 多由颅内损害导致颅内压增高引起。特别是后颅窝肿瘤、蛛网膜下腔出血、间脑性或自发性癫痫均可使颅内压升高而导致血压升高和儿茶酚胺释放增多,需与嗜铬细胞瘤鉴别。这些患者往往有神经系统的临床表现及异常脑电图,一般不难鉴别。但不能忽视的是,嗜铬细胞瘤的患者在高血压发作时可出现蛛网膜下腔出血和颅内出血,血及尿儿茶酚胺及代谢产物测定有助于鉴别。

7. 单胺氧化酶抑制剂所致的高血压 患者的加压反应与嗜铬细胞瘤发作较难鉴别;停用可乐定也可引起加压反应;苯丙胺、可卡因、麻黄碱、异丙肾上腺素、间羟胺(阿拉明)等药物也可产生类似嗜铬细胞瘤的反应。在这些情况下交感神经系统的活动性均增加,其血和尿儿茶酚胺都可能增高。此时应认真询问服药史,并停药观察,必要时做可乐定试验以资鉴别。

8. 其他少见类型的高血压 某些类型的高血压可伴有儿茶酚胺升高,如肾上腺髓质增生性阵发性高血压、von Hippel-Lindau病、急性卟啉病、可乐定撤除反应、滥用升高血压药物(假嗜铬细胞瘤)、压力感受器功能衰竭(baroreflex failure)、家族性致命性失眠症(fatal familial insomnia)[18]。

(二)嗜铬细胞瘤与甲亢/多汗症/糖尿病鉴别

1. 甲亢 详见第2篇第4章相关内容。嗜铬细胞瘤患者基础代谢率上升,可出现怕热、多汗、体重下降等高代谢症群,应与甲亢鉴别,少数嗜铬细胞瘤患者在高血压发作时可因甲状腺充血致甲状腺增大而误诊为甲亢。甲亢患者有明显的高代谢症候群,并且也可有高血压,但甲亢时血压往往是轻度增高,以收缩压升高为主,舒张压正常或下降,而嗜铬细胞瘤患者的收缩压和舒张压均明显增高。鉴别困难时可测定FT_3、FT_4、TSH、TSAb以及血与尿的儿茶酚胺与代谢产物等。

2. 多汗症 多汗症(hyperhidrosis)可见于多种临床情况,分为全身性多汗症和局部性多汗症两种。除甲亢和嗜铬细胞瘤外,全身性多汗症还见于下丘脑综合征、类癌综合征、交感神经链肿瘤、卟啉病、POEMS综合征、心动过速、慢性肺病与肺功能衰竭、过度饮酒以及某些药物或毒物中毒等。局部性多汗症主要有原发性手掌多汗症和原发性腋下多汗症,其发病机制未明。复合型局部疼痛综合征(complex regional pain syndrome,CRPS)的临床表现有肌肉关节疼痛、痛觉过敏(hyperalgesia)、水肿和多汗,不伴有神经损伤者称为1型CRPS,而伴有神经损伤者称为2型CRPS;2型CRPS的神经损伤原因很多,如弹伤、单神经病变等。

3. 糖尿病 嗜铬细胞瘤可并发高血糖症,有的需用胰岛素治疗,如嗜铬细胞瘤为肾上腺外性,尤其在颈、胸部,常规肾上腺影像检查阴性时,可长期误诊为糖尿病。

(三)嗜铬细胞瘤与伴阵发性儿茶酚胺释放的临床情况鉴别 药物、急性应激、自主神经功能紊乱(压力感受器反射衰竭,baroreflex failure)或感觉运动神经功能障碍等引起的非嗜铬细胞瘤儿茶酚胺增多症称为假性嗜铬细胞瘤(pseudopheochromocytoma)[19-34],患者的心血管系统对交感神经刺激和儿茶酚胺反应过敏感,故可表现为阵发性发作性高血压和卒中样表现,多巴胺、肾上腺素和去甲肾上腺素分泌过多;降低交感神经兴奋性的药物、抗焦虑和抗抑郁药物可缓解症

状。假性嗜铬细胞瘤与儿茶酚胺分泌瘤的鉴别较困难,测定血浆和24小时尿游离间甲肾上腺素(free metanephrine)有一定鉴别意义。肾脏超声、颈动脉体超声和脑MRI可能发现病因。

伴有阵发性儿茶酚胺释放的情况很多,因为这既是一种生理性反应,又是许多疾病的常见表现(表2-6-16-16)。临床上,与嗜铬细胞瘤反复发作的阵发性儿茶酚胺释放的类似情况见表2-6-16-17。

表2-6-16-16 引起类似于假性嗜铬细胞瘤的临床情况

内分泌疾病	重症心律失常
甲亢	压力反射器功能衰竭
类癌综合征	肾血管病
肥大细胞增多症	直立性心动过速综合征
低血糖症(包括胰岛素瘤)	神经系统疾病
血清素综合征	偏头痛
绝经紧张综合征	丛集性头痛
肾上腺髓质增生症	卒中
肾素瘤	间脑自发性癫痫
药物、毒物反应	脑膜瘤
三环内酯抗抑郁剂	其他疾病
单胺氧化酶抑制剂	先兆子痫与子痫
可卡因	阻塞性睡眠呼吸困难
酒精戒断反应	恐惧症
可乐定突然停药反应	焦虑症
心血管疾病	急性间歇性卟啉病
缺血性心脏病	反复发作性特发性过敏症

表2-6-16-17 伴有阵发性儿茶酚胺释放的临床情况

内分泌代谢疾病	重症焦虑或疼痛
低血糖症	神经疾病
甲亢	自主神经病变
甲状腺髓样癌	脑血管功能不全
胰岛肿瘤(如胰岛素瘤)	癫痫
围绝经期综合征	偏头痛
心血管疾病	脑卒中
心绞痛	药物性因素
原发性高血压	单胺氧化酶抑制剂
急性心力衰竭	吗啡类
直立性低血压	拟交感神经药物
阵发性心动过速	Vancomycin("红人综合征")
急性肺水肿	肾上腺素能神经抑制剂停药反应
晕厥	其他因素
心理性因素	类癌综合征
医源性因素(药物,Valsalva动作)	肥大细胞病
	反复发作的"特发性"过敏症
过度通气	

1. 化学感受器瘤 颈动脉体(carotid body,CB)是一种外周化学感受器(peripheral chemoreceptor),主要接受低氧、高二氧化碳和酸中毒的刺激,并释放多种神经递质,其中兴奋神经中枢的递质有多巴胺、5-羟色胺和乙酰胆碱。此外,球状细胞还接受血管张力、温度和渗透压的刺激,并将这些物

理化学信号转变为神经信号,反馈给下丘脑和其他神经中枢。化学感受器瘤是发生于颈动脉体的副神经节瘤,罕见,但具有一定的临床危险性。化学感受器瘤的病因与长期缺氧和某些氧敏感基因的功能异常有关,因此,化学感受器瘤也可被认为是一种独立的疾病[35]。副神经节瘤如发生在头颈部以外的其他部位,其临床表现可能更具特殊性。Cheng等总结 Mayo 医院 53 年中收治的 16 例膀胱副神经节瘤资料,成年女性多见,以高血压和血尿为常见症状,肿瘤细胞DNA 为非整倍体型。其高血压表现应与肾上腺及膀胱的嗜铬细胞瘤鉴别。发生于肾上腺髓质的神经节母细胞瘤为神经组织瘤的一种,这种肿瘤甚至可与嗜铬细胞瘤并存,如能切除,其预后良好。有人认为,嗜铬细胞与副神经节瘤、神经节母细胞瘤、梭形细胞癌等并存的现象并非偶然,而具有共同的遗传学、组织胚胎学来源,故又称之为混合性(或复合性)嗜铬细胞瘤。

2. 冠心病 冠心病患者心绞痛发作时,血压可以突然急剧上升,且可伴有心悸、心动过速,大汗淋漓等交感神经兴奋的症状,而嗜铬细胞瘤的患者高血压发作时也可有心绞痛,ECG 可表现为心肌缺血,并可有心律失常,此时应观察其对硝酸甘油等药物的反应,并做心脏 B 超、血及尿儿茶酚胺测定鉴别,冠脉造影可明确诊断。

3. 急性脑血管事件 各种急性脑血管事件当出现颅高压时,可有类似于嗜铬细胞瘤高血压发作表现,血儿茶酚胺亦明显升高。

4. 更年期综合征 详见第2篇第8章第14节。更年期妇女在绝经前后常有心悸、多汗、发热、焦虑、血压波动等类似嗜铬细胞瘤的症状,仔细询问病史,特别是月经史,血压高时查血和尿儿茶酚胺及代谢产物水平,必要时可借药理试验鉴别。

5. 精神疾病 精神患者在焦虑发作时,常伴有过度换气,特别是伴有高血压的患者易与嗜铬细胞瘤混淆,这时应多次收集 24 小时尿液测定儿茶酚胺及其代谢产物。

6. 酒精中毒戒断反应 慢性酒精中毒在戒除酒精时因儿茶酚胺大量释放可出现严重高血压,其临床表现酷似嗜铬细胞瘤,甚至酚妥拉明试验可呈阳性反应。但当戒断反应减轻后,症状可逐渐消失。

7. 中枢降压药停药反应 长期应用中枢性降压药(如可乐宁)、吗啡类制剂、苯环利定(phencyclidine)或麦角酰二乙胺者在突然停药后可出现与嗜铬细胞瘤高血压发作类似的戒断反应,其原因亦与儿茶酚胺大量释放有关。

8. 其他急性应激反应 其他急性应激反应如急性低血糖症、急进型高血压、肥大细胞增多症(mastocytosis)、类癌综合征等的发作期表现与嗜铬细胞瘤发作很相似,应注意鉴别。

(四)嗜铬细胞瘤与肾上腺结节或肿瘤的鉴别 主要应与皮质瘤、皮质癌或转移性肿瘤鉴别(表 2-6-16-18),高分辨 B 超、CT 和 MRI 可提供鉴别佐证。嗜铬细胞瘤的体积较大,呈类圆形或分叶状,容易被发现。如果肾上腺未见异常,应该重点寻找肾上腺外肿瘤。值得特别强调的是,临床上的所谓"静止型嗜铬细胞瘤"易误诊为无功能性"意外瘤",术前未用药物控制,手术时可能发生严重的高血压危象。因而必须对所有的肾上腺"意外瘤"进行动态试验,排除嗜铬细胞瘤的可能。

表 2-6-16-18 肾上腺嗜铬细胞瘤与皮质瘤(癌)或转移性肿瘤的影像鉴别

影像学表现	皮质瘤	皮质癌	嗜铬细胞瘤	转移癌
肿瘤大小 cm	≤3	≥4	≥3	不定
形状	圆或椭圆/边缘平滑	边缘不规整	圆或椭圆/边缘平滑	边缘不规整
质地	均一	不均一	不均一	不均一
发生部位	单侧	单侧	单侧或双侧	双侧
对比增强	有限	显著	显著	显著
CT	增强前≤10HU/增强≥50%	增强前≤10HU/增强≥50%	增强前≤10HU/增强≥50%	增强前 ≤ 10HU/增强 ≥ 50%
MRI	T_2 相强度同肝脏	T_2 高强度	T_2 高强度	T_2 高强度
坏死/出血钙化	少见	常见	常见	常见
肿瘤生长	慢	快	快	快

髓脂瘤是较少见良性肿瘤,含有成熟的脂肪细胞及造血组织。临床多无症状,常为意外发现。生长过大时可有出血或疼痛。CT 所见为较大、外形不整的肿瘤,密度不均匀,可见多处低密度区,T 值呈负数。MRI 的 T1 加权像可见低信号灶,对本病有诊断意义。节细胞神经瘤发展缓慢,常无临床症状,多在体检时发现,易误诊为腺瘤。血管瘤、囊肿等均较少见。根据典型血管瘤的影像学所见,不难诊断。CT 检查易于诊断囊肿性病变,MRI 则可诊断假性囊肿内血液或软组织。

意大利的内分泌学会在全国开展了 1 项肾上腺瘤的回顾性调查。1980—1995 年间,在 26 个医疗中心共发现 1096 例患者(可供分析总结者 1004 例),男性 420 例,女性 584 例,年龄 15~86 岁,平均 58 岁,意外瘤 0.5~25cm,平均 3cm,85%无激素分泌功能,9.2%为亚临床型 Cushing 综合征,4.2%为轻型嗜铬细胞瘤,1.6%为轻型醛固酮瘤。其中 380 例接受手术,198 例为皮质腺瘤(52%),47 例为皮质癌(12%),42 例为嗜铬细胞瘤(11%),肿瘤直径≥4.0cm 者绝大多数为恶性(93%)。在这些嗜铬细胞瘤患者中,仅 43%有高血压,86%的患者尿儿茶酚胺增加。以上资料表明,凡发现肾上腺意外瘤的患者,不论有无高血压症状,都必须考虑嗜铬细胞瘤可能。但许多有创性检查可诱发肿瘤(如轻型或静息型嗜铬细胞瘤)突然释放大量儿茶酚胺,导致危象的发生。因此，在诊断程序上，应先作无创性检查。一般先测 24 小时尿中儿茶酚胺及其代谢物含量，如为阴性结果再作激发试验，如甲氧氯普胺（胃复安）兴奋试验或 MIBG 显像检查。肾上腺髓质增生可分为双侧性（MEN-2A）或单侧性（MEN 或原因不明），临床和实验室均支持嗜铬细胞瘤诊断而未能作出定位诊断时，要想到本征可能。增生灶可为弥漫性或结节状，CT、MRI 均可能无异常发现，但^{123}I-MIBG 可见患侧肾上腺摄取^{123}I 增多，这些患者往往是典型结节性增生和嗜铬细胞瘤的早期表现，可疑患者必须行 RET 基因分析及 G 蛋白基因突变分析。

（五）嗜铬细胞瘤与遗传性肾上腺肿瘤的鉴别　遗传性肾上腺肿瘤病变可仅局限于肾上腺髓质（嗜铬细胞瘤）或肾上腺皮质，这些肿瘤与嗜铬细胞瘤的鉴别要点见表 2-6-16-19 和表 2-6-16-20。

（六）伴有嗜铬细胞瘤的遗传综合征鉴别　嗜铬细胞瘤和副神经节瘤来源于神经嵴组织，遗传性嗜铬细胞瘤和副神经节瘤包括 MEN2A、MEN2B、von Hippel-Lindau 病、神经纤维瘤病等。种系突变引起的嗜铬细胞瘤亦可见于 25% 的非综合征性病例，因此对散发性病例（尤其是多发性嗜铬细胞瘤、肾上腺外嗜铬细胞瘤和头颈部副神经节瘤患者）亦应进行 RET、VHL、SDHD 和 SDHB 基因突变检测；多发性肾上腺嗜铬细胞瘤应首先检测 VHL 和 RET；头颈部副神经节瘤提示 SDHD 突变的可能性极高。为了降低阴性诊断率，提高分子生物学诊断效率，建议根据先证者的临床表现，尤其是肿瘤的发生部位，采取序贯方法进行（图 2-6-16-9）。

（七）SDHx 基因突变引起的副神经节瘤病因鉴别　副神经节瘤微良性肿瘤，常见于头颈部的交感链的 Zuckercandl 器，偶见于膀胱、腹腔神经节或其他部位。肿瘤一般不分泌儿茶酚胺（表 2-6-16-21）。

表 2-6-16-19　肾上腺肿瘤的遗传学鉴别诊断

肿瘤部位	遗传性肿瘤综合征与表型	致病基因
肾上腺皮质肿瘤	MEN-1	
	肾上腺皮质瘤	
	原发性甲旁亢	
	垂体-神经内分泌肿瘤	
	Beckwith-Wiedemann 综合征（BWS）	
	肾上腺皮质癌	
	Wilms 瘤	
	肝母细胞瘤	MEN1
	横纹肌肉瘤	CDK
	McCune-Albright 综合征	N1C（KIP2）
	Cushing 综合征	GNAS1
	patchy 皮肤色素沉着症	TP53
	甲亢,巨人症	CYP21APC
	Li-Fraumeni 综合征（LFS）	
	乳腺癌	
	肉瘤	
	白血病	
	肾上腺皮质增生症,肾上腺结节性增生	
	Gardner 综合征	
	结肠息肉	
	骨瘤,纤维瘤,甲状腺癌	
肾上腺髓质肿瘤,嗜铬细胞瘤	MEN-2	RET
	von Hippel-Lindau 病（VHL）	VHL
	1 型神经纤维瘤病（NF-1）	NF-1
	嗜铬细胞瘤副神经节瘤综合征	SDHB,SDHC,SDHD

注：MEN-1：Multiple endocrine neoplasia type 1,1 型多发性内分泌腺瘤病；MEN-2：Multiple endocrine neoplasia type 2,2 型多发性内分泌腺瘤病

表 2-6-16-20　嗜铬细胞瘤、副神经节瘤相关综合征的鉴别

鉴别点	MEN2	VHL	NF-1	PGL1	PGL3	PGL4
肿瘤特征						
致病基因	RET	VHL	NF-1	SDHD	SDHC	SDHB
年龄	36	22	41	27	46	34
多发性肿瘤	+++	+++	++	+++	+	++
肿瘤部位						
肾上腺	+++	+++	+++	++	-	++
肾上腺外	-	+	-	++	-	+++
头颈副神经瘤	-	-	-	++	+++	+
恶性程度	+	+	++	-	-	+++

注：+++:极高；++:较高；+:较低；-:缺乏或阴性

表 2-6-16-21　种系 SDHx 突变及其临床表型

项目	SDHA	SDHB	SDHC	SDHD	SDHAF2
肿瘤类型	PGL-5	PGL-4	PGL-3	PGL-1	PGL-2
染色体定位	5p15	1p35-36.1	1q21	11q23	11q11.3
遗传方式	常染色体显性遗传	常染色体显性遗传	常染色体显性遗传	常染色体显性母系印迹	常染色体显性母系印迹
儿茶酚胺分泌	++	++	+	+	?

续表

项目	SDHA	SDHB	SDHC	SDHD	SDHAF2
恶性或转移情况	++	+	?	+	?
头颈部副神经节瘤	++	++	+	+	+
腹部嗜铬细胞瘤	++	++	+	+	?
与胃肠间质瘤的关联性	++	++	++	++	?
与家族性癌的关联性	?	++	?	++	?
与肾细胞癌/嗜酸性粒细胞腺癌的关联性	?	++	++	?	?
与审计母细胞瘤的关联性	?	++	?	?	?

注：PGL：paraganglioma,副神经节瘤

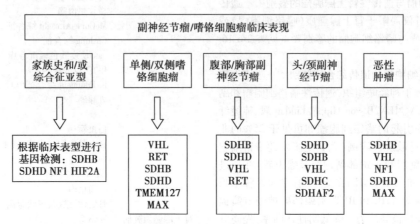

图 2-6-16-9　副神经节瘤/嗜铬细胞瘤的突变基因诊断流程
TMEM127、MAX、HIF2A 和 SDHAF2 突变引起的副神经节瘤/嗜铬细胞瘤释放罕见，
因此仅在常见致病基因筛查阴性后才进行突变分析

Li-Fraumeni 综合征（Li-Fraumeni syndrome，LFS，OMIM 151623）高危家族成员应进行 TP53 突变分析,详见本篇扩展资源 9。

【一般嗜铬细胞瘤的手术治疗】

（一）治疗方案

1. 一般嗜铬细胞瘤降压治疗　应用 α 受体阻滞剂哌唑嗪（prazosin）、多沙唑嗪（doxazosin）、特拉唑嗪（terazosin）或酚苄明（phenoxybenzamine），亦可考虑用 α-甲基多巴（α-methyldopa）或可乐定（clonidine）控制血压。为了降低主要器官的迹象损伤,防止发生急性血管事件,高血压危象时要求在 1 小时内将血压降低 25%,2~6 小时降至 160/100~110mmHg,24~48 小时达到正常。但各个学术团体的具体要求不尽一致[36]（表 2-6-16-22）。

2. 良性嗜铬细胞瘤手术治疗　病情控制后,良性嗜铬细胞瘤应手术切除。具体措施是：①手术前,避免使用 β 受体阻滞剂,除非患者存在心律失常或已经使用了足够的 α 受体阻滞剂；②做好术前的充分准备；③除非为巨大肿瘤,否则首选腹腔镜下切除术；④严重高血压者术前降压药物治疗的时间为 10~14 天；酚苄明 10~20mg/次,每天 2~3 次；哌唑嗪 1~3mg/次,每天 3 次；特拉唑嗪 2~10mg/次,每天 2 次；多沙唑嗪 2~4mg/次,每天 2~3 次；⑤必要时,应同时应用酪氨酸羟化酶抑制剂,如甲基酪氨酸,0.25~1g/次,每天 4 次；⑥于手术前立即输注液体,确保血容量充足,以避免肿瘤切除后发生休克；⑦出现高血压危象时,立即静脉给予盐酸酚妥拉明,如果出现心律失常,应同时静脉注射普萘洛尔。

表 2-6-16-22　诊疗指南的急诊降压要点

诊疗指南	重症高血压	高血压危象
美国急诊内科医师学院 2013	常规筛查急性器官损害	–
	筛查血肌酐升高（肾损伤）	–
	处理血压显著升高者	–
国家心肺血液研究院 2003	口服短效降压药	第 1 小时降低平均血压 25%,2~6 小时降至 160/100~110mmHg,24~48 小时达到正常
	严重高血压者留观数小时	血管扩张剂（硝普钠,尼卡地平,依那普利）和肾上腺素能抑制剂（拉贝洛儿,酚妥拉明,艾司洛尔）
欧洲高血压学会/欧洲心脏病学会	调整血压明显升高者的治疗方案	降低平均血压 25%,继而神志降压
	重症高血压无须特殊急诊治疗	主要适应静脉注射制剂（硝普钠,尼卡地平,拉贝洛儿,呋塞米）

3. 妊娠合并嗜铬细胞瘤的处理 合并嗜铬细胞瘤的早期妊娠妇女应终止妊娠，并应用 α 受体阻滞剂和 β 受体阻滞剂，终止妊娠后立即切除嗜铬细胞瘤；合并嗜铬细胞瘤的晚期妊娠妇女，亦在 α 受体阻滞剂和 β 受体阻滞剂治疗的基础上，进行选择性剖宫术，并于术后立即切除嗜铬细胞瘤。

4. 恶性嗜铬细胞瘤治疗 恶性嗜铬细胞瘤不能手术者，可应用 α 受体阻滞剂和 β 受体阻滞剂控制症状，并同时使用化疗（如环磷酰胺、长春新碱、氮烯唑胺）；如果疗效不佳，可考虑用大剂量 ^{131}I-MIBG（间碘苯甲胍）治疗。

（二）手术术式选择 手术切除是嗜铬细胞瘤最终的治疗手段，一经确诊，应争取尽早手术，以免因高血压危象反复发作而危及生命。但如术前准备不充分，手术切除的死亡率和致残率可高达 40%。因此，在手术前必须进行一段时间（一般为 2 周）的肾上腺素能受体阻滞治疗，以抑制过度受刺激的交感神经系统，恢复有效血容量，提高患者的手术耐受力。根据病因、肿瘤的良恶性质及预后不同，嗜铬细胞瘤的处治方案有所区别。临床上，常首先根据影像资料来鉴别肿瘤的良恶性质决定手术方案及术后的进一步治疗与追踪策略。影像检查提示恶性者应行 SDHB 基因检测，并在根治手术后对病情进行定期追踪，根据追踪结果，分别给予再次手术、放疗或化疗。影像检查能证明为良性者一般行内镜下切除术，并在术后行 SDHB 基因检测、肿瘤病理检查、端粒酶与尿多巴胺测定；SDHB 基因突变者的术后处置与影像检查提示恶性者相同，而无 SDHB 基因突变者亦需定期检测甲氧肾上腺素水平至少 5 年。

1. 腹腔镜下肿瘤切除术 一般认为其适合治疗直径 < 6cm 的单侧或双侧嗜铬细胞瘤，治疗直径 > 6cm 的嗜铬细胞瘤血供较复杂，游离操作及取出均困难，同时肿瘤瘤体大，恶性可能性也高。但某些学者认为瘤体的大小不应成为限制腹腔镜手术的指标，但必须根据肿瘤有无局部浸润、包膜是否光滑等排除恶性肿瘤。手术禁忌证为：①全身情况差，不能耐受麻醉或手术；②有全身出血性疾病；③伴有严重心、肺疾病，已有心肌损害及动脉硬化；④患者以往曾手术，粘连严重者；⑤伴各种疝及妊娠已 3 个月以上者；⑥术前已确诊为恶性嗜铬细胞瘤者。术前准备同常规手术。手术径路主要有两种：①经腹腔径路：可分为前入路经腹腔和侧入路经腹腔。优点为解剖标志清楚，视野开阔，定位容易，适用于各种病例，尤其适用于肾上腺位置较高，肿瘤体积较大和需要进行双侧肾上腺探查（如家族性嗜铬细胞瘤）的病例，提供完整、彻底切除的可能性；并可同时检查腹腔内其他脏器，比腹膜后腔镜易掌握。缺点为需较多的套管，对腹腔有一定的干扰，有致肠损伤、肠麻痹和腹膜炎的危险。腹腔内感染、手术等病史也限制了其使用。②经腹膜后径路：可分为侧入路腹膜后和后入路腹膜后。优点为途径直接，穿刺安全，损伤少，不干扰腹腔，通常只需 3 个套管即可完成手术；后入路在双侧肾上腺手术时不必变换体位。缺点为腹膜后操作空间较小，显露不充分，解剖标志不明确，定位相对困难；CO_2 回吸收增加易发生皮下气肿；气囊或水囊压迫周围组织及肾上腺，在嗜铬细胞瘤患者有引起儿茶酚胺释放造成术中血压波动的可能性。

术中并发症主要有血管损伤、周围脏器损伤、出血（>

500ml）、皮下气肿、气胸、放射性肩关节疼痛等。术后并发症有轻度麻痹性肠梗阻、伤口感染、腹膜后血肿、对侧肺不张等。并发症的发生与病例选择、操作熟练程度、手术径路选择有关。微创手术的创伤小、失血少、住院时间短、恢复快。比较不同路径腹腔镜手术及左右侧腹腔镜手术的临床疗效，在手术时间、失血量、住院时间、转开放手术和并发症方面无显著差异。有报道气腹可引起嗜铬细胞瘤儿茶酚胺释放，相对于非嗜铬细胞瘤的腹腔镜肾上腺切除术，气腹压力应较小，约 12mmHg，腹膜后球囊扩张的注水量也应比非嗜铬细胞瘤少，最好 < 300ml，避免过大压力对肿瘤的挤压。嗜铬细胞瘤腹腔镜手术与其他肾上腺良性肿瘤腹腔镜手术比较，风险较大、手术时间长、失血量多、并发症和转开放手术也相对较多。Kercher 等报道了 39 例嗜铬细胞瘤患者腹腔镜肾上腺切除术治疗的临床效果：术后平均随访 14 个月均未发现内分泌方面的异常，CT 和超声检查也无一例肿瘤残留或复发[37]，说明腹腔镜肾上腺切除术的治疗效果是满意的。

2. 经腹肿瘤切除术 如肿瘤限于一侧，则行一侧肾上腺切除术。如为双侧肾上腺肿瘤，可切除双侧肾上腺，同时补充外源性糖皮质激素。

（三）术前药物治疗 嗜铬细胞瘤手术前应进行如下处理。

1. 术前准备 嗜铬细胞瘤分泌大量的儿茶酚胺类物质，使患者微循环血管床长期处于收缩状态，血容量减少，并有高血压。患者受精神刺激、剧烈运动或肿瘤被挤压可导致肿瘤释放大量的儿茶酚胺类物质，使血儿茶酚胺类物质剧增，产生严重的高血压危象，并发心力衰竭、肺水肿、脑出血等。手术切除肿瘤后，血儿茶酚胺类物质骤减，微循环血管床突然扩张，血管容积与血液量不相称，可发生低血压或休克。因此手术成功的关键是充分的术前准备，术前应常规给予药物治疗。

手术的安全性与术前准备密切相关，潘东亮等根据嗜铬细胞瘤患者的术前临床表现、24 小时尿儿茶酚胺中去甲肾上腺素、肾上腺素和多巴胺的浓度进行临床功能分级，然后根据临床功能分级进行术前准备，使术前准备具有更强的针对性和安全性，缩短术前准备时间，节约医疗资源，减轻患者经济负担。分级标准：①功能 0 级：血压 ≤ 140/90mmHg，尿去甲肾上腺素 < 40.65μg/24 小时，肾上腺素 < 6.42μg/24h，多巴胺 < 330.59μg/24h。②功能 1 级：血压 ≤ 140/90mmHg，尿去甲肾上腺素 > 40.65μg/24h 或肾上腺素 > 6.42μg/24h 或多巴胺 > 330.59μg/24h。③功能 2 级：具有典型儿茶酚胺增多的表现。④功能 3 级：具有典型儿茶酚胺增多的表现且引起心脑血管意外者。功能 0 级围术期血流动力学指标稳定，术前无须扩容；功能 1 级血压有不同程度的波动，在刺激情况下可引起血流动力学变化，提示具有一定的功能，术前宜口服酚苄明 5~10mg/d，持续 1 周；功能 2 级术前应充分扩容，口服酚苄明 30~240mg/d，持续 4 周；功能 3 级术前准备时间应长，充分扩容，加用心脑复苏治疗，心脑肺功能基本正常后方可实施手术。术前用 β-肾上腺素能受体阻滞剂（如拉贝洛尔，labetalol）治疗的患者，可使用儿茶酚胺合成抑制剂（如 metyrosine）加 α 受体阻滞剂进行术前准备。术前准备的标准是：血压稳定在 120/80mmHg 左右，无阵发性血压升高、心悸、多汗等现象,体重增加,血细胞比容减少(<0.45),用酚妥拉明滴注血压不再下降;此外患者感觉有轻度鼻塞,四肢末端发凉的感觉消失或有温暖感,甲床由治疗前的苍白转为红润。

2. 术前高血压治疗　嗜铬细胞瘤的诊断一旦成立,患者应立即接受 α 肾上腺素能受体阻滞剂治疗(表 2-6-16-23)。从理论上讲,嗜铬细胞瘤的术前准备应优先选用非竞争性 α 肾上腺素能受体阻滞剂,因为在高浓度的儿茶酚胺(有时可高达正常时的 500 倍)条件下,竞争性 α 肾上腺素能受体阻滞剂的作用可被儿茶酚胺完全抵消。但是 α 受体的作用被全部阻滞后,血压下降使手术者误认为肿瘤已经切除干净而导致术后复发。

表 2-6-16-23　嗜铬细胞瘤的治疗药物

药物作用	多沙唑嗪	酚苄明
肾上腺素能受体选择	选择性	非选择性
阻滞肾上腺素能受体	仅阻滞 α₁ 受体	阻滞所有 α 受体亚型
β 受体阻滞剂联合应用	不需要	必须联合应用
中枢不良反应	无	有而明显(头痛、鼻塞等)
直立性低血压	无	多见
外周组织水肿	无	有
术中低血压	无	明显
术后应用	术后第 1 天应用	术后长期应用

(1) α 受体阻滞剂:①酚苄明(氧苯苄胺):是长效的、非选择性的、非竞争性的 α 受体阻滞剂。口服作用可以累积,并可持续数天,常用于手术前准备。起始剂量为 10mg 每 12小时 1 次,然后每 2 天增加 10mg,直到发作停止,血压控制。大部分患者需 40~80mg/d 才能控制血压,少数患者需要200mg/d 或更大剂量。术前使用酚苄明一般应在 1 周以上。如果患者新近伴有心肌梗死、或已经并发了儿茶酚胺性心肌病,或儿茶酚胺性血管炎,术前 α 肾上腺素能受体阻滞剂和β 肾上腺素能受体阻滞剂的准备时间应在 3 周以上,如仍不满足手术条件,可长期用药物控制血压。本药的不良反应有鼻黏膜充血、鼻塞、心动过速、直立性低血压等。该药的半衰期长,可引起术后低血压。②酚妥拉明:是短效的非选择性的 α 肾上腺素能受体阻滞剂,对 α₁ 和 α₂ 受体的阻断作用相等,其作用迅速,半衰期短,需反复静脉注射或静脉滴注,用于高血压危象发作时,手术中控制血压,不适用长期治疗和术前准备。③哌唑嗪、特拉唑嗪和多沙唑嗪:都是选择性 α₁受体阻滞剂,也可用于嗜铬细胞瘤的术前准备。哌唑嗪半衰期 2~3 小时,作用时间 6~10 小时,起始剂量每次 1mg,逐渐增加到每次 2~5mg,每天 4~6 次;特拉唑嗪半衰期为 12 小时,起始剂量 1mg,逐渐增至 2~5mg,每天 1 次;多沙唑嗪半衰期为 11 小时,起始剂量 0.5mg,逐增至 2~8mg,每天 1 次。乌拉地尔(压宁定)也是一种 α 受体阻滞剂,其不仅阻断突触后 α₁ 受体,还阻断外周 α₂ 受体,而且可降低延髓心血管中枢的交感反馈作用,对心率无明显影响,也可作术前准备。

(2) β 受体阻滞剂:用 α 受体阻滞剂治疗后数日,β 肾上腺素能活动相对增强,可以导致心动过速,心肌收缩力增强,心肌耗 O_2 增加。此时应加用 β 肾上腺素能受体阻滞剂阻断心肌 β 受体,使心率减慢,心排血量减少,血压下降。但β 受体阻滞剂必须在 α 受体阻滞剂起作用以后使用,如果在不用 α 受体阻滞剂前使用,β 受体阻滞剂可以阻断 β 受体所介导的骨骼肌血管舒张作用,导致血压升高,并能导致高血压危象的发作。当肿瘤分泌的主要是肾上腺素时,这种现象更加明显,故强调在使用 α 受体阻滞剂后出现心动过速时开始使用 β 受体阻滞剂。通常以小剂量开始,然后根据心率调整剂量。β 受体阻滞剂除控制心率外,还可以阻止产热、减少出汗、缓解心绞痛,但有时可诱发心力衰竭。常用的 β 受体阻滞剂有普萘洛尔、阿替洛尔(氨酰心安)、美托洛尔(美多心安)等,后两者为选择性 β₁ 受体阻滞剂,无明显的抑制心肌收缩力的作用。并非所有的嗜铬细胞瘤患者都需加用 β 受体阻滞剂,一般仅在 α 受体阻滞剂使用后出现心动过速和室上性心律失常时使用。

(3) 儿茶酚胺合成抑制剂:甲基酪氨酸是酪氨酸羟化酶的竞争性抑制剂,可阻断儿茶酚胺合成过程中的限速反应,使儿茶酚胺合成减少。在嗜铬细胞瘤的患者,可降低术前及术中血压,减少术中血量丢失和输血量。起始剂量为 0.25g,每 6~8 小时 1 次,根据血压及血和尿儿茶酚胺水平来调整剂量,一般使用剂量为 1.5~4g/d,可抑制儿茶酚胺合成量的50%~80%。此药目前已用于术前准备和非手术患者的长期治疗。其副作用为嗜睡、抑郁、消化道症状,少数老年人可有锥体外系症状,停药或减量后以上症状可消失。

(4) 其他降压药物:由于钙离子参与儿茶酚胺释放的调节,钙通道阻滞剂可以通过阻断钙离子内流而抑制肿瘤细胞儿茶酚胺的释放;并且钙通道阻滞剂还可以直接扩张小动脉降低外周阻力,从而降低血压、增加冠状动脉血流量,预防儿茶酚胺引起的冠状动脉痉挛和心肌损伤,适用于伴有冠心病和儿茶酚胺心肌病的嗜铬细胞瘤患者。增高的去甲肾上腺素直接作用于肾小球入球小动脉的肾上腺素能受体,刺激肾小球旁细胞的肾素分泌,低血容量和直立性低血压又进一步使血浆肾素增高,因此 ACEI 对嗜铬细胞瘤高血压也有一定的降低作用。硝普钠通过扩张周围血管、降低外周阻力使血压下降,可用于嗜铬细胞瘤高血压危象发作时或手术中血压持续增高时的抢救。多沙唑嗪与酚苄明的区别见表 2-6-16-24。

表 2-6-16-24　多沙唑嗪与酚苄明的区别

药物	日用量	不良反应
酚苄明(phenoxyb-enzamine)	50~60mg	不良反应多(中枢症状,水肿,严重低血压)
多沙唑嗪(doxazosin)	2~6mg	短效药物,无长期低血压
普萘洛尔(propranolol)	80~120mg	哮喘者禁用
美托洛尔(metoprolol)	50~100mg	传导阻滞
拉贝洛尔(labetalol)	100~300mg	重症心力衰竭者禁用
维拉帕米(verapamil)	120~240mg	传导阻滞,低通气综合征,病态窦房结综合征,心力衰竭慎用或禁用,肝酶升高,头痛,乏力
地尔硫草(diltiazem)	120mg	
硝苯地平(nifedipine)	30~60mg	水肿

续表

药物	日用量	不良反应
可乐定（clonidine）	0.1～0.2mg	反跳性高血压
乌拉地尔（urapidil）	10～15mg/h	严重低血压
硫酸镁（magnesium sulfate）	1%静滴，每次1g	增强神经肌肉阻滞剂的作用，传导阻滞和肾衰者慎用

3. 生长抑素类似物和生长抑素受体拮抗剂治疗 生长抑素可抑制内分泌细胞及外分泌细胞的生长和功能。体外试验发现，生长抑素也可抑制嗜铬细胞瘤细胞的生长，用免疫组化方法发现生长抑素受体抗体可抑制各种神经内分泌肿瘤的生长和分泌激素功能，这些都可以成为治疗恶性嗜铬细胞瘤无法手术时的新途径，但目前尚缺乏有关的临床试验。

4. 补充血容量和心肌保护治疗 血压基本控制后，患者于术前5天开始高钠饮食，必要时在手术前静脉输注血浆或其他胶体溶液，血容量恢复正常后，发生直立性低血压的频率和程度可明显减轻。如考虑使用氟烷麻醉，术前应输血或红细胞300～400ml。高浓度儿茶酚胺对心肌的损害十分严重，可引起心律失常、心力衰竭，使手术危险性增大，故术前进行心肌营养治疗非常重要，也极为必要，对增加心脏储备功能及提高术中对病理生理骤变的承受力有很大帮助。

（四）术中血流动力学管理 术中血流动力学管理的要点是控制高血压，常用的药物有非诺多泮、硝普钠、硝酸甘油、尼卡地平、酚妥拉明、肼屈嗪、艾司洛尔等，见表2-6-16-25。

表2-6-16-25 嗜铬细胞瘤术中降压药物应用

降压药物	用量	注意事项
非诺多泮（fenoldopam）	1.5μg/（kg·min）	心动过速，低钾血症
硝普钠（nitroprusside sodium）	3μg/（kg·min）	氰化物中毒，反射性心动过速，严重低血压
硝酸甘油（niroglycerine）	40～60μg/min	反射性心动过速
尼卡地平（nicardipine）	2～10μg/（kg·min）	加重低血压，心动过缓，心力衰竭
酚妥拉明（phentolamine）	0.5～1mg	短效药物，无明显不良反应
肼屈嗪（hydralazine）	0.2～0.3mg/min	反射性心动过速，激活RAAS系统
艾司洛尔（esmolol）	0.2mg/（kg·min）	支气管高反应，传导阻滞，代谢性酸中毒，增强钙通道阻滞剂作用

肿瘤切除后，可能发生严重低血压，此时应用的升压药物见表2-6-16-26。

表2-6-16-26 血管加压药物比较

血管加压药物	用量	作用机制
肾上腺素（epinephrine）	每5～15分钟0.5mg	α/β受体激动剂，低剂量时以激动β受体为主，升高血压
去氧肾上腺素（neosynephrine）	每10～15分钟0.5mg	α₁受体激动剂，增加前负荷与后负荷
麻黄碱（ephedrine）	每次15～30mg	合成的非儿茶酚胺制剂，促进去甲肾上腺素释放，增加前负荷
去甲肾上腺素（norepinephrine）	8～12μg/min	α/β₁受体激动剂，正常神经递质，降低器官血流
多巴胺（dopamine）	1～5μg/（kg·min）	α/β/D剂量依赖性受体激动剂，去甲肾上腺素前体，引起心动过速与心律失常

（五）麻醉管理 应特别避免使用兴奋交感神经的药物（氯胺酮、麻黄碱、地氟烷等）。建议使用的静脉麻醉剂见表2-6-16-27。

表2-6-16-27 嗜铬细胞瘤术中静脉麻醉剂应用

麻醉剂	静脉注射剂量	静脉滴注剂量	不良反应
芬太尼（fentanyl）	30～70μg/kg	0.01mg/（kg·min）	呼吸抑制
瑞芬太尼（remifentanil）	每2～5分钟0.5～1μg/kg	0.05mg/（kg·min）	恶心呕吐尿潴留
丙泊酚（propofol）	4～12mg/（kg·h）	25～75μg/（kg·min）	血管刺激反应，肌阵挛，Propofol综合征

（六）术中与术后处理

1. 血压监测和输液 手术中应持续监测血压、心率、中心静脉压和心电图，有心脏疾病的患者应监测肺动脉楔压，仔细记录失血情况，控制输液速度（包括盐水、白蛋白和血浆），输入量一般应等于失血量，如用甲氧氟烷麻醉，因其可扩张血管床，故应在失血的基础上增补400～800ml液体，亦可在手术开始前先输全血或红细胞300～400ml，术中出现低血压时迅速补充血容量，中心静脉压和肺毛细血管楔压降低是血容量不足的指标，应将其维持在正常范围内，如血容量已补足，中心静脉压正常而血压仍低于正常，可用0.1～0.5mg去甲肾上腺素静脉推注或滴注维持正常血压。

2. 手术注意事项 无论采取何种术式，在切除肿瘤时应尽量减少对肿瘤组织的挤压，仔细沿肿瘤包膜分离后先结扎肿瘤内侧血管组织，以减少肿瘤内激素进入血液循环。在钳夹肿瘤主要血管或反复触碰肿瘤时应通知麻醉师密切观察血压变化，若血压变化过大或血压控制不佳，应暂停手术操作，防止心脑血管意外。术者与麻醉师之间良好的交流与配合是手术安全与稳定血压的重要保障。处理多发性瘤体，尤其位于大动脉旁瘤体，应先摘除位置深、瘤体大、解剖分离困难的瘤体为宜。最后处理解剖上易摘除的瘤体，以避免在最后处理切除困难瘤体时可能发生较多出血及仓促彻底去瘤体后引起剧烈的循环生理的骤变。

3. 高血压发作的处理 术中和手术后1周内,患者交感神经末梢仍有过量的儿茶酚胺储存,故在这段时间内应避免使用促使儿茶酚胺释放的药物。应测定血浆和尿儿茶酚胺及代谢产物水平,以确定所有有功能的嗜铬细胞瘤是否被全部切除。如手术后仍有血压增高,可能为输液过量和自主神经系统调节功能不稳定引起,但一般发生在手术后24小时内,如血压持续不降,则应考虑是否还有未切除的肿瘤,应再做生化检查和影像学检查,必要时再次手术探查。如肿瘤为双侧性,术前和术中行超声检查可提高诊断效率,避免遗漏多发性肿瘤病灶。钙通道阻滞剂(如尼卡地平,nicardipine)对手术操作引起的血管收缩有很好的阻滞和预防作用。术中如出现高血压发作,可静脉注射1~5mg酚妥拉明或持续静滴酚妥拉明或硝普钠,如出现心率显著加快和心律失常,可静脉注射0.5~1mg普萘洛尔,但必须同时使用α受体阻滞剂,否则会引起血压极度升高。如对普萘洛尔反应不佳可加用利多卡因。最近有用拉贝洛尔控制术中高血压,切皮前静脉注入大量(2mg/kg)拉贝洛尔,术中可维持血压平稳近6.5小时,而不需辅助降压药,只在给药后引起心动过缓时需补充阿托品0.4mg静注。艾司洛尔是新型速效选择性β_1受体阻滞剂,由于其分布半衰期仅2分钟,消除半衰期又很短(8分钟),很适于在该手术中应用,特别是在降压时对舒张压下降缓和,有利于心肌灌注,更适宜于并存冠心病患者的

肿瘤切除,停药后很少导致低血压。硫酸镁能抑制肾上腺髓质及周围交感神经末梢释放儿茶酚胺,并直接阻滞儿茶酚胺受体及直接扩张血管壁,故其控制术中高血压往往可取得满意效果。需用血管收缩药物时可用酒石酸去甲肾上腺素和去氧肾上腺素(苯肾上腺素),间接作用于交感神经节促使儿茶酚胺释放的药物无预期作用。酚苄明(酚苄胺)与多沙唑嗪的差别见表2-6-16-28,各种降压药物的剂量与不良反应见表2-6-16-29。

表2-6-16-28 酚苄明与多沙唑嗪的差别

鉴别点	酚苄明(phenox-ybenzamine)	多沙唑嗪(doxazosin)
肾上腺素能阻滞选择性	α_1肾上腺素能受体	α_1肾上腺素能受体
中枢性作用	有(头痛鼻塞)	无
β受体阻滞剂使用必要性	必要	必要
肾上腺切除后低血压	低血压严重而长期存在	无
直立性低血压	有	无
残余肾上腺素能阻滞作用	有	无

表2-6-16-29 各种降压药物的剂量与不良反应

药物	剂量	注意事项
血管扩张剂(降压治疗)		
丙泊酚(propofol)	负荷量2~2.5mg/kg 维持量25~75μg/(kg·min)	局部刺激,丙泊酚灌注综合征
瑞芬太尼(remifentanil)	负荷量1μg/kg 维持量0.05μg/(kg·min)	呼吸抑制,疼痛,过敏,呕吐
硝普钠(nitroprusside)	1~2μg/(kg·min)	严重低血压,氰化物中毒
硝酸甘油(nitroglycerine)	25~60μg/min	反射性心动过速,高铁血红蛋白血症
尼卡地平(nicardipine)	2~10μg/(kg·min)	心动过缓,低血压,心脏传导阻滞
艾司洛尔(esmolol)	0.2mg/(kg·min)	方式传递阻滞,支气管过敏
乌拉洛尔(urapidil)	10~15mg/h	严重低血压
可乐定(clonidine)	0.1~0.2mg	反跳性高血压,药物性口干
硫酸镁(magnesium sulfate)	1%静滴,1g/次	增强肌肉松弛剂作用
血管收缩剂(升压治疗)		
肾上腺素(epinephrine)	0.5μg/5~15min	心动过速
去甲肾上腺素(norepinephrine)	8~12μg/min	反跳性心动过缓
多巴胺(dopamine)	1~5μg/(kg·min)	心动过速,心律失常
麻黄碱(ephedrine)	15~30mg/次	无

4. 低血压发作的处理 肿瘤切除后血儿茶酚胺浓度急剧下降,血管床扩张,有效血容量骤减,常可导致低血压,因此肿瘤切除后应立即停用α-受体阻滞剂,并补充血容量,使中心静脉压维持在正常范围内,必要时使用血管收缩药物。

5. 低血糖症处理 偶尔,肿瘤切除后因刺激胰岛素的大量分泌,加上儿茶酚胺水平的急剧下降,可出现严重的低血糖反应。故应严密监测血糖,并及时做好预防性处理。

(七)术中事件预防 麻醉前禁用阿托品、吗啡以及

某些肌松剂如筒箭毒等,因为其可抑制迷走神经,使血压增高,心率加速,并可诱发心律失常。麻醉前用药可使用东莨菪碱和苯巴比妥,肌松剂可用琥珀胆碱和泮库溴铵(pancuronium)。在未用α受体阻滞剂前,很多麻醉剂可诱发嗜铬细胞瘤高血压危象,肾上腺素能受体被阻滞后,麻醉剂的选择与常规手术相同。一氧化氮、硫喷妥钠、常规麻醉剂及甲氧氟烷结合使用是比较好的麻醉方法。甲氧氟烷不引起或很少引起交感神经、肾上腺髓质的活动增加,可降低周围血管

对去甲肾上腺素的反应,从而造成某种程度的血管松弛,有利于血管床的开放和血容量的补充,手术过程中血压也较稳定。用其作麻醉剂时,可在术前先输全血或红细胞300~400ml以补充血容量。所有的卤化糖类包括甲氧氟烷,均可引发或加强儿茶酚胺所致的心律失常。异氟烷的扩血管降压效果也有利于手术,且不受儿茶酚胺导致的心律失常的影响。吸入麻醉药七氟烷用于嗜铬细胞瘤手术获得良好效果,且测定血中儿茶酚胺含量与七氟烷无关,停药后苏醒迅速。连续硬膜外麻醉通过交感阻滞扩张阻滞区血管可有效地控制嗜铬细胞瘤术中高血压,但不能消除患者因为不适感而导致的应激反应。近年来国内外多采取硬膜外麻醉复合浅全麻用于该手术,通过T8-9间隙插入硬膜外导管,用1.6%利多卡因加0.2%丁卡因间断注入,全麻多用静脉诱导,芬太尼4~5μg/kg,硫喷妥钠5mg/kg或咪达唑仑2~5mg静脉注入,并注入维库溴铵6~8mg协助气管插管,维持多吸入$N_2O:O_2=1:1$,并用异氟烷或七氟烷吸入。

【特殊嗜铬细胞瘤的治疗】

(一)非手术期高血压危象处理 嗜铬细胞瘤高血压危象发作时应进行紧急治疗;取半卧位,立即建立静脉通道,迅速静脉注射酚妥拉明,首剂用1mg,然后每5分钟静脉注射2~5mg,直到血压控制,再静脉滴酚妥拉明以维持血压;也可在注射首剂酚妥拉明后持续静脉滴注以控制血压,必要时可加用硝普钠静滴;如用酚妥拉明后心率加快,可静脉注射1~2mg普萘洛尔控制;用肾上腺素能受体阻滞剂的同时应注意补充血容量,以免发生低血压休克。高血压危象一旦被控制后,即应改为口服α受体阻滞剂直到手术前。重症嗜铬细胞瘤患者的护理包括生活护理、营养护理、心理护理和围术期的护理。嗜铬细胞瘤合并心力衰竭、脑血管意外等时,应在ICU病房进行抢救。嗜铬细胞瘤合并妊娠时,母亲和胎儿的死亡率很高,尤其在误诊为妊娠高血压,未予及时处理时,常对母亲和胎儿造成极大威胁。高血压危象时应组成由内分泌医师、妇产科医师和专科护理人员参加的治疗与护理小组,监测病情变化。护理的核心任务是严密观察病情变化,并使药物治疗方案能及时有计划地执行。监护的重点是血压变化、心血管功能和胎儿的变化等。

手术前常用酚妥拉明、哌唑嗪、普萘洛尔等药物,用药期间需注意药物的反应和副作用。术前不用阿托品,以免诱发心动过速。扩充血容量是一项十分重要的措施,在控制血压的前提下补充血容量可使术中血压下降减缓,术后血压恢复快而稳定。术前1日常输血、右旋糖酐及生理盐水等,在输液过程中要特别注意输血及输液反应的发生。术后在麻醉未清醒前,应去枕平卧,头偏向一侧,保持呼吸道通畅,防止呕吐物阻塞呼吸道。清醒后,根据医嘱给予饮食,变更体位,鼓励患者咳嗽及做深呼吸,防止并发症的发生。

(二)复发性或恶性嗜铬细胞瘤处理 临床上恶性嗜铬细胞瘤较为少见,在原发性肾上腺嗜铬细胞瘤中约占13%~29%,在肾上腺外嗜铬细胞瘤中比例高达43%,由于缺乏可靠的组织形态学依据,恶性嗜铬细胞瘤的早期诊断比较困难,目前唯一的标准为非嗜铬细胞瘤区域组织侵犯和恶性转移灶的出现,而此时肿瘤一般已发展至晚期,预后不佳[38,39]。恶性嗜铬细胞瘤的生存率与肿瘤转移灶的部位有

关。生存期短者(<5年)一般均出现肝脏及肺脏的转移,而生存期较长者一般可能存在骨转移。总的5年生存率为34%~60%。平均5年生存率仅为40%。恶性嗜铬细胞瘤手术后复发常在术后10年内,平均复发时间为7.8年,以腹膜后多见,常伴有骨、肺或肝转移。

1. **手术治疗** 早期手术切除恶性病灶是治疗大部分恶性嗜铬细胞瘤的有效方法,也是根治的唯一途径。虽然术前判断良恶性质较困难,但仍有某些临床依据可对其恶性倾向作出初步估计。一般认为,恶性嗜铬细胞瘤体积明显大于良性,且易浸润邻近血管;恶性嗜铬细胞瘤血中去甲肾上腺素、多巴胺及嗜铬素A的含量明显高于良性。术前判断对术式选择、术中处理有指导意义。术中如探查到瘤体巨大、有包囊和周围浸润时应考虑其恶性倾向,原则上应切除可见肿瘤组织、周围软组织和局部淋巴结,并行邻近组织探查以去除所有可能存在的残留病灶,防止因术后复发或转移使患者失去手术根治的机会。对于已经发生转移的恶性嗜铬细胞瘤,应切除原发灶和转移灶,但此时往往已无法手术根治,可在术后辅以姑息性治疗。恶性嗜铬细胞瘤临床表现复杂,某些术前和术中均呈良性表现的肿瘤术后亦可发生转移,此类转移比例可高达8%~9%;所以对于良性嗜铬细胞瘤术后也应长期随访。腹腔镜肾上腺切除的绝对禁忌证为周围组织或肾上腺包囊静脉受到恶性病灶的侵犯。对于嗜铬细胞瘤早期、局部无浸润或转移表现,虽然有恶性可能,但腹腔镜手术仍是可选的治疗方式。目前尚无腹腔镜手术造成腹膜内复发或腹腔镜鞘管造成肿瘤播散的临床报道,但术中一旦发现有邻近组织浸润或转移表现,应立即转为开放性手术,以尽可能清除病灶。

2. **放射性核素治疗** 放射性核素治疗是一种姑息性治疗方法,适用于无法手术或已形成复发转移病灶的恶性嗜铬细胞瘤;对于术后高血压而考虑有残留病灶存在时,也可使用放射性核素治疗缓解儿茶酚胺过度分泌。放射性核素治疗无法达到根治,其治疗效果可以用肿瘤体积变化和血生化水平的改变来表示:完全效应——肿瘤消失,血生化水平恢复正常;部分效应——肿瘤缩小≥50%,血生化水平减少≥50%;微效应;无效应。

(1)131I-MIBG:通过儿茶酚胺结节内摄取方发挥治疗作用,最常用的是131I-MIBG。大剂量的131I-MIBG可以长期滞留在嗜铬细胞瘤中,通过释放其所含的放射性碘破坏肿瘤组织,一般剂量为3700~9250MBq(100~250mCi),但其疗效发生缓慢,效果也不十分确切。朱瑞森等报道用131I-MIBG治疗58例恶性嗜铬细胞瘤,每月静滴131I-MIBG 2590~3700MBq/次,共6个月,此后每隔2~3个月继续治疗1~3次。结果发现,肿瘤体积<8ml(11例)者,每克肿瘤组织吸收剂量>1000cGy,治疗后肿瘤均消失;肿瘤体积在8~20ml之间(21例),仅见36%(8例)肿瘤缩小,76%患者尿儿茶酚胺浓度下降;而肿瘤>20ml(26例)时,30%肿瘤增大,20%死亡,余下50%症状有所改善;这说明131I-MIBG只对较小的恶性嗜铬细胞瘤有效,肿瘤较大者要达治疗剂量1000cGy/g肿瘤组织很困难,只能控制症状而不能使肿瘤彻底治愈。131I-MIBG可用于手术后消除残余肿瘤组织和预防转移131I-MIBG治疗效果往往是暂时的,Sissob等报道,治疗中能达完全效应的比例很

小,2年内几乎均有复发或转移。^{131}I-MIBG 的主要副作用是骨髓抑制,其与药物剂量并无明显关系。使用方法:首先测定每克组织对 ^{131}I-MIBG 的摄取率和有效半减期。应用 SPECT、CT 或 B 超估算肿瘤的大小,用以计算肿瘤的吸收剂量。一般要求每疗程给予 200Gy(20 000rad)。给治疗剂量的前 3 天,开始服用卢戈溶液,每天 3 次,每次 10 滴,持续至治疗后 4 周。目前主张第 1 次给药采用静脉 3700~7400MBq(100~200mCi)^{131}I-MIBG,并在 60~90 分钟内滴注完毕,注入后应密切观察患者的心率和血压,并进行 ECG 监护。利舍平可使肿瘤对 ^{131}I-MIBG 的摄取量减少 80%~95%,因此在治疗前应停用,使用可卡因也有类似情况,而普萘洛尔及其他抗高血压药物均无影响。神经内分泌肿瘤用 ^{131}I-MIBG 治疗的放射活度为 5.5GBq(NET)~7.0GBq(嗜铬细胞瘤);一般给予 3 个疗程,每疗程间隔 10~12 周。该法对骨髓的抑制毒性低,给予总放射活度 15GBq 的不良反应微弱。^{131}I-MIBG 治疗的步骤是:①切除原发灶和转移灶,必要时用射频切除或肝动脉栓塞治疗;②有症状者应用奥曲肽治疗;③不适合用射频切除治疗的患者可用 ^{131}I-MIBG 治疗;④对上述治疗无反应者宜用生物治疗(如 α-干扰素)。

(2)核素-生长抑素类似物:恶性嗜铬细胞瘤生长抑素的受体过度表达时,用放射性核素标记生长抑素的类似物奥曲肽可特异性结合于受体起到诊断和治疗作用。^{111}In-奥曲肽对抑制激素释放和肿瘤增殖有较好的效果,副作用主要为骨髓抑制。

(3)核素-细胞膜抗体:使用 ^{131}I 标记的细胞膜特异性抗体作放射性免疫治疗。

3. 联合化疗 对于手术未能完全切除,或手术后复发并有局部组织浸润和远处转移的患者,应进行长期的药物治疗。首选方法仍是降压治疗,防止危象发作,可用 α 受体阻滞剂和甲基酪氨酸治疗;肿瘤对放疗不敏感,但有骨转移时可以考虑用放射治疗控制症状。联合化疗的效果较好,可用环磷酰胺(C)750mg/m^2(第 1 天),长春新碱(V)1.4mg/m^2(第 1 天),达卡巴嗪(D)600mg/m^2(第 1 天和第 2 天)静脉注射,21~28 天为 1 个疗程,一般 3 个疗程后,大部分患者肿瘤可缩小 50% 以上,尿儿茶酚胺及代谢产物排泄量也可减少 50%。化疗过程中可出现高血压危象,白细胞减少,胃肠道反应及神经系统毒性。联合化疗配合放射性核素治疗可减少化疗药物剂量,缩短疗程时间并减少副作用。

4. 介入治疗 肿瘤介入性治疗有一定疗效。冯耀良等报道 1 例经肾上腺动脉灌注化疗+栓塞治疗巨大肾上腺嗜铬细胞瘤,术后 2 个月 CT 发现肿瘤由栓塞前(15.3×14.2×10.1)cm^3,缩小至(13.5×12.1×10.0)cm^3。还有学者报道,在 CT 引导下对恶性嗜铬细胞瘤行肿瘤内乙醇注射消融治疗,使嗜铬细胞瘤及其转移灶坏死、消失,取得良好效果。经导管动脉栓塞术可用于巨大恶性嗜铬细胞瘤的辅助治疗,其在恶性嗜铬细胞瘤的治疗中的作用,一是术前充分栓塞肿瘤供血动脉能够使瘤体缺血坏死、包膜水肿,术中分离瘤体时明显减少儿茶酚胺的释放和出血,提高手术的安全性和根治切除率。二是用于术后复发或广泛转移无法再次手术患者的姑息治疗。可有效缓解肿瘤压迫或转移造成的疼痛,提高

患者的生活质量。为提高 TAE 治疗恶性嗜铬细胞瘤的安全性和临床效果,应注意:①充分完善的术前准备、术中监测和术后处理极为重要。术中密切监视患者的反应和血压,及时处理高血压危象;术后应在严密监测下调整输液量和升降血压药物,并注意防止发生肺水肿和心力衰竭。②巨大嗜铬细胞瘤常为多支动脉供血,因此造影和栓塞时应避免遗漏以提高疗效,但也应防止误栓供应正常组织的动脉,必要时应使用微导管。③根据治疗目的选择合适的栓塞剂,术前栓塞可使用明胶海绵颗粒,姑息性栓塞应以 PVA 微粒、碘油或无水乙醇等末梢型永久栓塞剂为主,以巩固疗效。④对于病情较重、肿瘤较大或术中血压控制较差者,可采用分阶段栓塞治疗。这是因为肿瘤较大时,完全栓塞后肿瘤坏死明显,可使儿茶酚胺类激素突然变化,加大高血压危象的发生率,而且也易导致严重的发热和疼痛等栓塞后综合征。⑤术后应密切观测血压,因为栓塞后肿瘤发生坏死在 TAE 术后 1~2 周内达到高峰,可使儿茶酚胺类激素明显减少,从而引起低血压。

5. 氩氦刀 氩氦刀是将超声或 CT、经皮穿刺介入治疗及现代冷冻技术三者结合使用的治疗方法,是一种安全、有效的姑息疗法,氩氦刀治疗是在超声和 CT 透视下进行,可以观察到进针的路线、冷冻时冰球的大小、冰球与周围组织的关系;能有效避开周围重要器官和大的血管,所以术后并发症少。氩氦刀治疗与开放性手术的术前准备原则和方法基本一样。术前要完成肾上腺 CT 增强扫描,充分了解 CT 影像资料中显示的肿瘤及周围组织结构的三维立体解剖关系,初步确定进针部位、拟进针方向、深度及冷冻范围。氩氦刀治疗恶性嗜铬细胞瘤与外科手术、放疗、化疗相比较有以下优点:①不用全麻,一般采用局部麻醉,对患者影响小;②不用开腹,创面仅 1 个或几个穿刺点,愈合快;③操作简单,仅是 CT 或超声引导下的穿刺治疗;④副作用少,术中血压波动较小,无术后低血压,出血或肾功能减退等并发症;⑤无毒副作用,它是一个物理治疗,不会出现骨髓抑制等放化疗反应;⑥疗效确切,在冷冻范围内的组织均呈现坏死状态。如果肿瘤较大,可选用多刀组合冷冻方案。设计原则要求冷冻所形成的冰球应尽可能将肿瘤组织包容其内。

6. 射频/冷冻消融与 γ-刀治疗 用于姑息疗法。

(三)妊娠合并嗜铬细胞瘤处理 详见本篇扩展资源 16 相关内容。妊娠期嗜铬细胞瘤妊娠妇女可合并嗜铬细胞瘤,妊娠对嗜铬细胞瘤的病情有明显影响,分娩、常规麻醉或阿片制剂可诱发高血压危象;妊娠子宫仰卧位压迫肿瘤易导致高血压卒中。死亡的主要原因为高血压危象、脑血管意外和肺水肿。如果在妊娠期间直至分娩前未能得到诊断和治疗,则孕妇和胎儿的死亡率均很高;但一旦确诊并进行正确的治疗后,两者死亡率均明显降低。

1. 降压治疗 明确诊断后,必须立即使用 α 受体阻断剂(对妊娠的安全性未明)治疗,高血压的治疗包括 α 受体阻滞剂(如酚妥拉明,剂量 10~30mg,每天 2~4 次)。如并发严重的心动过速,应加用 β 受体阻断剂,但要严密观察后者对胎儿的影响。酚苄明能透过胎盘,应慎用,必要时改用钙通道阻滞剂控制高血压。在妊娠晚期,如果胎儿已足月,可在肿瘤切除后行剖腹取胎术;如果胎儿未发育成熟,可在用肾上

腺素能受体阻滞剂的同时,密切观察病情变化,直到胎儿发育成熟至能存活再行手术。但如果临床表现恶化应立即手术。

2. 手术治疗　控制血压后行外科手术治疗的推荐时间为孕23周前,24周后则建议将手术推迟至胎儿成熟,再与剖宫产一起完成嗜铬细胞瘤切除术或产后再行手术。手术前至少3天开始给予足够的α受体阻滞剂,手术中选用不引起血压增高的麻醉剂。硫酸镁的降压效果理想,对胎儿无明确不良作用,可作为高血压危象的首选药物。

3. 分娩方式　尽量避免经阴道分娩,因可诱发高血压危象。

4. 慎用华法林和糖皮质激素　华法林可能是妊娠早期的骨骼发育畸形(鼻发育不良和斑点状软骨发育不良)及妊娠中晚期的中枢神经系统发育异常(视神经萎缩、小头畸形、精神发育迟滞、痉挛和肌张力减退)的致病原因。华法林诱发妊娠早期畸形与胚胎病(embryopathy)的发病率呈药物剂量依赖性,每天剂量≤5mg可降低胚胎疾病的发病风险。因此,妊娠妇女应尽量避免应用华法林一类的抗凝药物,如果必须使用,亦应减少剂量。溶血-肝酶升高-血小板减少(hemolysis-elevated liver enzymes-low platelets syndrome,HELLP)综合征属于重症型先兆子痫的并发症,一般需要用糖皮质激素(地塞米松)治疗才能控制病情[40-42]。

（四）儿童嗜铬细胞瘤和多发性内分泌腺瘤病并嗜铬细胞瘤处理　儿童嗜铬细胞瘤诊断困难,患儿的血压波动不易被发现。急性起病者较多,诱因不明,血压持续性增高,有的表现为高血压脑病、视物模糊,病情凶险。其诊断和治疗方法与成人嗜铬细胞瘤相同,一旦确诊即开始用α受体阻滞剂治疗,但儿童嗜铬细胞瘤患者控制高血压所需α受体阻滞剂用量大,有时达成人用量。肿瘤多为双侧性、多发性,复发及恶性的可能性大,预后较差,术后必须长期随访。如果术前已诊断为多发性内分泌腺瘤病(MEN),应首先切除嗜铬细胞瘤,以防止在切除其他肿瘤时出现血压的剧烈波动而导致心脑血管意外。对首次就诊时发现的家族性嗜铬细胞瘤,肿瘤切除术后应定期随访,注意对侧肾上腺的形态变化。双侧肾上腺嗜铬细胞瘤患者手术后,先做生化检查,必要时做影像学检查,观察是否有家族性发病。MEN-2型往往首先发生甲状腺髓样癌,如为易感者,可在出现症状前切除甲状腺,并随访有无嗜铬细胞瘤。

（五）遗传性嗜铬细胞瘤的处理　MEN-1伴有的肾上腺肿瘤多数为无功能性腺瘤,但可能为恶性,故切除范围应较广泛。MEN-2伴有的嗜铬细胞瘤常已经存在甲状腺髓样癌,而且肾上腺外可能存在嗜铬细胞瘤或副神经节瘤;von Hippel-Lindau病、神经纤维瘤病、嗜铬细胞瘤-副神经节瘤的致病基因均不相同[43-53](表2-6-16-30)。

表2-6-16-30　常见散发性与综合征性嗜铬细胞瘤或副神经节瘤的临床特点比较

鉴别点	MEN-2	VHL	PGL1	PGL3	PGL4	NF-1	散发性
遗传方式	AD	AD	AD(父亲)	AD	AD	AD	无
致病基因	RET	VHL	SDHD	SDHC	SDHB	NF-1	无
基因定位	10q11.2	3p25-26	11q23	1q21	1p36	17q11.2	—
年龄(岁)	36(21~57)	22(5~67)	27(5~65)	46(13~73)	34(12~66)	41(14~61)	46(4~84)
PCC	50%	20%~30%	34%	34%	34%	1%~3%	—
肾上腺	97%	92%	86%		43%	100%	93%
肾上腺外	3%	17%	59%		62%	0%	8%
肿瘤恶性	3%	4%	0		32%	12%	4%
相关肿瘤	MTC,HPT	CNS,Hbl,RCC,胰岛	PTC,GIST	GIST	GIST,RCC	NF,咖啡斑视神经,虹膜,错构瘤	—

注:AD:Autosomal dominant,常染色体显性;PCC:phaeochromocytoma,嗜铬细胞瘤;HPT:hyperparathyroidism,甲旁亢;Hbl:hemangioblastoma,血管母细胞瘤;RCC:renal cell carcinoma,肾细胞瘤;PTC:papillary thyroid carcinoma,乳头状甲状腺癌;MTC:medullary thyroid carcinoma,甲状腺髓样癌;GIST:gastrointestinal stromal tumor,胃肠间质瘤

【病例报告1】

（一）病例资料　患者男性,65岁。因腹痛伴呕吐7天于2014年2月10入院。2月3日晚11点无明显诱因出现持续性腹部隐痛,伴头晕、心慌、冷汗、面色苍白、四肢发绀。自认为是"胃病",进食方便面后未见好转,第二日清晨先后出现非喷射性呕吐5次,伴左侧肢体一过性活动障碍,持续约20秒自行好转,不伴意识障碍或眩晕,无口角歪斜,大小便失禁等不适,当地输液治疗未见好转,下午收缩压160mmHg,头颅CT提示脑梗死,肾上腺CT显示右侧肾上腺占位性病变。起病以来,精神、食欲、睡眠欠佳,大小便正常,体重减轻约2kg。既往体健。吸烟30余年,每日约15支;婚姻史及家族史无特殊。

血压124/98mmHg(使用多种降压药后),正常面容,精神可,全身皮肤黏膜未见黄染,全身浅表淋巴结未触及,双眼睑无水肿,心肺腹未见阳性体征;四肢肌力及肌张力正常。白细胞计数9.78×10⁹/L,中性粒细胞计数6.43×10⁹/L;白细胞及中性粒计数升高;心肌酶、肾功能、电解质正常;大小便常规正常、性激素、PTH、C12、甲状腺功能正常;谷丙转氨酶81.76U/L,谷草转氨酶73.7U/L,低密度脂蛋白胆固醇3.8mmol/L,总胆固醇5.61mmol/L,葡萄糖10.12mmol/L;降钙素正常;冷加压试验阴性,胰升糖素激发试验阳性。连续24小时3-甲氧基-4-羟苦杏仁酸分别为99.76μmol/d、70.9μmol/d(增高);OGTT试验空腹血糖5.98mmol/L,60分钟糖12.0mmol/L,120分钟血糖11.1mmol/L。ACTH节律及皮质醇节律正常。X线胸片显示双肺纹理增粗。腹部+泌尿系彩超未见明显异常。心脏彩超见二尖瓣及主动脉瓣反

流,左心室功能正常。

结合临床病史及辅助检查支持嗜铬细胞瘤诊断,2月20日行全麻下腹腔镜下右侧嗜铬细胞瘤切除术,证实为右侧肾上腺嗜铬细胞瘤(图2-6-16-10)。术后予以禁食、抗感染、护胃、营养支持治疗等,2月25日出院。出院诊断:①右侧肾上腺嗜铬细胞瘤;②继发(儿茶酚胺)性糖尿病;③脑梗死后遗症期。

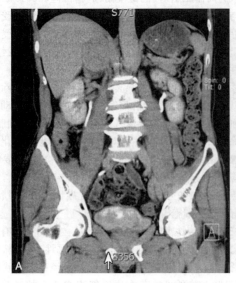
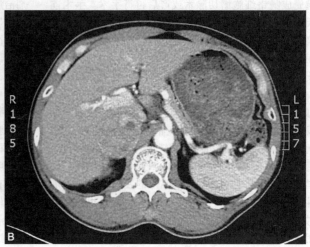

图 2-6-16-10 病例的右侧肾上腺嗜铬细胞瘤

（二）病例讨论 本例因严重高血压并发脑梗死后发现肾上腺嗜铬细胞瘤,诊断与治疗均十分迅速果断。但是,术前的药物治疗与手术准备并不充分,在这种情况下手术治疗容易出现高血压危象和术后低血压危象。

【病例报告2】

（一）病例资料 患者男性,71岁。因腹胀20余天,发现双侧肾上腺占位性病变半个月于2014年12月25日入院。患者于2014年12月1日出现腹胀症状,进食后明显,无腹痛,无恶心呕吐及反酸,无黑便及呕血,无血尿及腰痛腰胀,无尿频、尿急、尿痛。12月9日胃镜检查提示胃体溃疡(A1),病检提示胃体黏膜慢性轻中度浅表活动性炎症伴 Hp 感染。腹部 CT 提示双侧肾上腺占位性病变。以"雷贝拉唑""达喜"治疗效果欠佳,1周前出现阵发性左上腹腹痛,无胸闷胸痛及呼吸困难,无阵发性头痛,心悸,大汗,无肢体乏力,无焦虑,烦躁等不适。起病以来体重无明显增减。否认肝炎、结核、疟疾、糖尿病、脑血管病、精神病史。患者有慢性咳嗽20余年,偶有喘息,1年前戒烟后咳嗽减轻。患高血压病和冠心病2年,不规律口服降压药物,最高血压160/90mmHg,2013年9月行 PCI 术以来,长期服用"泰嘉"和"拜阿司匹林"。

体温 36.7℃,脉搏 84 次/分,呼吸 20 次/分,血压 160/88mmHg,身高 175cm,体重 80kg,BMI 26.1kg/m²,腰围 102cm,臀围108cm,腰臀比0.94。神志清楚,精神尚可,营养良好,心肺体格检查无异常发现,腹部膨隆,左上腹压痛,无反跳痛,肝脾肋下未扪及,肝区、双肾区无叩痛,双下肢轻度凹陷性水肿,四肢肌力肌张力正常,生理反射存在。双侧肾上腺 CT 平扫增强显示双侧肾上腺分别可见类圆形软组织密度影,边界清晰,密度不均匀,左侧直径约 7.1cm,增强扫描轻度强化(图2-6-16-11)。腹部 B 超显示脂肪肝和左肾结石,胸片见右上肺类结节状钙化灶和胸7~12椎体压缩性改变。ALT 7.7U/L,ALB 34.3g/L,电解质、心肌酶、肾功能、β胶原特殊序列、ALP、γ-GGT、PTH、骨钙素正常。25-(OH)D 35nmol/L,LH、FSH、睾酮、硫酸脱氢表雄酮、皮质醇、ACTH、TT₃、TT₄ 和 TSH 正常;OGTT 0 分钟血糖 5.24mmol/L,120 分钟血糖 10.81mmol/L;0 分钟 C 肽 377.1pmol/L,120 分钟 3462.1pmol/L,糖化血红蛋白 6.1%,血脂谱正常。肾素、醛固酮和 ARR 值正常;心电图显示为窦性心律;骨密度显示为低骨量;眼底照相见双眼屈光介质浑浊,心脏彩超及甲状腺彩超未见异常,肾上腺 CT 平扫+增强显示双侧肾上腺囊实性肿块影,左侧较大结节 7.46cm×6.7cm,右侧肿块与肝右叶分界欠清晰,周围脂肪间隙清晰,增强扫描实性部分中等强化,中心低密度区未见明显强化。全身 PET-CT 未见肿瘤病灶。

（二）病例讨论 本例的双侧肾上腺肿块仅引起消化道非特异性症状,患者无嗜铬细胞瘤、醛固酮瘤或肾上腺皮质功能受损表现,由于病期短,肿瘤多发且能增强,应首先考虑无功能性嗜铬细胞瘤。2015年1月12日行双侧肾上腺肿瘤切除术,术后病理检查证实为静息性嗜铬细胞瘤。此外,本例患者还患有冠心病(PCI 术后,心功能Ⅱ级)、高血压病(2级,极高危组)、慢性支气管炎、胃体溃疡(A1)、骨质疏松伴胸椎 7~12 压缩性骨折和维生素 D 缺乏症。

【病例报告3】

（一）病例资料 患者54岁,女性。因血压显著升高(收缩压>190mmHg)伴恶心呕吐就诊。患者1周来经常突发胸前钝痛,疼痛向背部放射,伴有眩晕、头痛、躯体发抖和显著出汗,但无腹泻。发作时自测血压约 180mmHg。儿童时期长期受继母的躯体与语言虐待,成年后受丈夫虐待,两次离婚。儿子患有孤独症和注意力缺陷及多动症。因自身心理障碍和儿子健康问题,长期服用抗抑郁药物。既往有胃轻瘫、胃-食管反流、哮喘、关节炎和慢性踝关节疼痛;无创伤后应激障碍(post-traumatic stress disorder,PTSD)。2012 年减肥

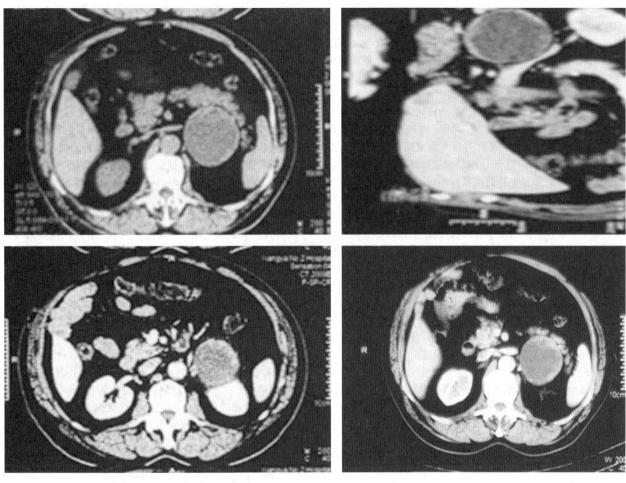

图 2-6-16-11 病例的肾上腺 CT 表现

前发现高血压,但因减肥后血压正常而停用降压药。同年因左侧踝关节和双侧肩关节病变行关节矫形手术,术后留有金属夹板,同时还接受了胆囊切除术、Heller 肌切开术和胃底折叠术。术后因迷走神经损伤并发胃轻瘫,曾经应用空肠造口术解决(13 个月)进食问题。体重下降 50 磅(22kg)以上。

患者间常口服泮托拉唑(pantoprazole,抗酸及抗消化性溃疡)和氢吗啡酮(hydromorphone,止痛),劳拉西泮(lorazepam,抗焦虑)。无嗜酒、吸烟和违禁药物服用史。BMI 18.3kg/m²。有痛苦和焦虑表情,血压 170/108mmHg;体格检查和一般生化检查正常,肌钙蛋白肌酸激酶 MB(CK-MB)和心电图阴性。入院后血压不稳定(100~200mmHg),高血压发作时心率 130 次/分,伴明显恶心、呕吐、眩晕和头痛,但无面部潮红。静脉注射拉贝洛尔、酚苄明和美托洛尔可解除症状(排除嗜铬细胞瘤后,停用酚苄明)。住院期间,肾素/醛固酮比值、血清和 24 小时尿间甲肾上腺素、血清降钙素、TSH、PTH 均正常。颈动脉和肾动脉超声、脑 CT 正常。尿阿片类和苯二氮䓬类药物阳性与服药史相符。入院第 6 天再次出现神志异常和躯体形式障碍(somatoform disorder),血压突然升高至 210/120mmHg;神经系统检查发现左侧上下肢近端和远端肌力下降(4+/5 级)伴触觉缺陷;面部可疑轻瘫,其他神经功能正常。3 天后头部 CT 和 MRI(与肩部和踝部内植金属物相容)未见卒中或高血压脑病等病变。

(二)病例讨论 本例考虑为假性嗜铬细胞瘤,但患者拒绝抗精神病药物和系列治疗,但 10 天后血压恢复至 112~130/70~80mmHg。采用美托洛尔治疗后症状消失出院。

(廖岚 杨金瑞)

第17节 嗜铬细胞瘤危象

嗜铬细胞瘤危象(pheochromocytoma crisis)亦称高血压危象或儿茶酚胺危象,但是嗜铬细胞瘤危象不仅仅是血压问题。

【嗜铬细胞瘤危象类型】

(一)高血压危象 较常见。嗜铬细胞瘤高血压危象的特点是血压骤升达超警戒水平或高血压与低血压反复交替发作,血压大幅度波动,时而急剧升高,时而突然下降,甚至出现低血压休克。发作时多伴有全身大汗、四肢厥冷、肢体抽搐、神志障碍及意识丧失。有的患者发生脑出血或急性心肌梗死。其发病机制可能是肿瘤在原有的高儿茶酚胺血症的基础上再阵发性地大量分泌释放儿茶酚胺,影响血管的收缩反射。

(二)高血压-低血压交替危象 少见,其发病机制可能是:①大量儿茶酚胺导致血压急剧上升,同时引起小静脉及毛细血管前小动脉强烈收缩,以致毛细血管及组织发生缺氧,毛细血管通透性增加,血浆渗出,血容量减少;②小动脉强烈收缩后对儿茶酚胺敏感性降低,血压下降;③血压下降反射性引起儿茶酚胺分泌,使血压又迅速回升。如此反复地间歇性释放儿茶酚胺,造成高血压-低血压交替发作。此型危象的临床特点为:血压在短时间内大幅度波动,病情凶险,变化剧烈,患者常因频繁发作而处于极度衰竭状态。易导致脑血管意外、急性心力衰竭、休克,甚至频发心肌梗死等严重后果。

(三)低血压/休克危象　少见。在未经治疗的高血压患者中,低血压/休克危象又称为肾上腺髓质功能衰竭,其发生机制未明,可能的解释有:①嗜铬细胞瘤贮存和释放引起血管舒张的神经肽和肾上腺髓质素(adrenomedullin),极少数患者的低血压是因为肿瘤主要分泌多巴胺,使血管扩张所致,血和尿多巴胺比例明显增高可资鉴别。②肿瘤主要分泌肾上腺素。肾上腺素α受体兴奋作用短暂,故在发作时高血压不明显;另一方面则通过兴奋β受体,使血管扩张导致低血压或休克。③肿瘤出血、坏死或自发性破裂时,儿茶酚胺分泌骤减少乃至骤停,血管床突然扩张,血容量相对减少而导致血压骤降及休克。④大量儿茶酚胺引起心肌炎、心肌坏死、导致心输出量减少,诱发心力衰竭或严重的心律失常,直至心源性休克。⑤大量儿茶酚胺引起血管过度收缩,微血管壁因缺血缺氧而通透性增高,血浆渗出,有效血容量减少,血压降低。

(四)脑水肿危象　　较常见。大量儿茶酚胺可导致脑血管强烈痉挛,紧缩血管床,血流减少和缺血,渗透性增加,继发脑水肿颅内高压。在血压骤升的同时可发生脑出血与蛛网膜下腔出血。由于脑小动脉对血压升高反应过度和视网膜动脉高度痉挛,可致单眼或双眼暂时性失明。

(五)心肌病危象和猝死　　少见。儿茶酚胺对心肌有直接毒性作用,可引起心肌退行性变,并伴炎性细胞灶,弥漫性心肌水肿有时可发生心肌纤维变性。病变累及整个心肌,但以左心室最为严重。儿茶酚胺心肌病的临床表现与一般心肌炎相似,主要为急性心力衰竭及严重心律失常,以左心衰竭为常见。由于心肌大量摄取儿茶酚胺后心肌糖原分解增加,儿茶酚胺尚可使窦房结、房室结及传导系统的自主细胞电活动增强,传递速度加快,并加快舒张期除极化速度,有利于异位节律的发生。严重心律失常包括频发室性期前收缩,阵发性心动过速,心室扑动,心室颤动伴阿-斯综合征发作等,其中以快速室性心律失常为最多见,可并发心搏骤停。在高血压发作时大量儿茶酚胺作用于心肌,心脏工作量超过了冠状循环之最大供血量,心肌因此缺血缺氧而发生心绞痛。年龄较大合并冠状动脉硬化者发生率最高。心力衰竭、心律失常、及心源性休克是常见的并发症,也是死亡的重要原因。

(六)产科危象　　少见。嗜铬细胞瘤患者平时血压正常,但在妊娠中期胎儿逐渐增大,腹内压增高可压迫肿瘤而使症状加重或诱发危象。分娩后对腹部的按摩可诱发危象发作。

(七)胃肠道危象　　较常见。主要表现为消化道大出血和急腹症。过量的儿茶酚胺导致胃、肠黏膜血管强烈收缩,甚至引起闭塞性动脉内膜炎或消化道出血。表现为呕血、黑便、血压下降乃至休克。儿茶酚胺亦可使肠蠕动及张力减弱,引起结肠扩张,出现顽固性便秘。由于儿茶酚胺可使胆囊收缩减弱,胆道口括约肌张力增强,从而引起胆汁潴留,形成胆结石的机会增多。

(八)低血糖危象　　少见。低血糖昏迷的病因未明。因为儿茶酚胺具有升高血糖作用,所以嗜铬细胞瘤低血糖很少见。个别患者发生低血糖症可能系儿茶酚胺引起高血糖后,胰岛素过多分泌所致,或与癌肿释放大量IGF-2及胰岛素类似物质有关。低血糖严重者可出现癫痫样大发作。发作时四肢抽搐,意识丧失,伴尿失禁[1-9]。

首先应测定血清胰岛素和C肽,鉴别胰岛素瘤或外源性胰岛素所致的低血糖症,C肽正常或升高提示非外源性胰岛素引起的低血糖症。典型的嗜铬细胞瘤危象表现为高血糖症,过多的儿茶酚胺通过刺激胰腺α肾上腺素能神经元抑制胰岛素分泌;但在β肾上腺素能神经受到刺激情况下,可促进胰岛素释放,引起低血糖症[10-13]。有时,副神经节瘤可分泌胰岛素(insulin-secreting paraganglioma)或胰岛素样物质[14,15];或者属于肿瘤性低血糖症性质,即肿瘤分泌IGF-2可引起严重的低血糖症。

(九)高血糖危象　　常见。由于儿茶酚胺刺激胰岛α受体能使胰岛素释放减少。儿茶酚胺还作用于肝脏α及β受体,使糖原异生及分解作用加强,周围组织利用糖减少,导致血糖升高(儿茶酚胺性糖尿病)。此类患者在嗜铬细胞瘤发作时常伴有轻度酮症酸中毒。发作终止后尿糖及尿酮体消失,血糖亦可降至正常,发作频繁,病程较长者以及合并原发性糖尿病者即使在不发作期间,其血糖亦升高。

(十)高热危象　　较常见。儿茶酚胺可使体内耗氧量增加,基础代谢率上升可达30%~100%,并且全部以热能方式散发,故可出现发热。嗜铬细胞瘤坏死出血可刺激瘤体细胞短时间分泌大量肾上腺素引起高热。据Connon报道,每毫克肾上腺素可产生210J热量,同时机体内耗氧量增加,皮肤血管收缩,热量不易散发,导致超高热甚至休克。

【糖皮质激素引起的嗜铬细胞瘤危象】

嗜铬细胞瘤危象是一种少见的内分泌急诊,死亡率高达85%。外源性糖皮质激素(glucocorticoid,GC)诱发嗜铬细胞瘤危象。当嗜铬细胞瘤患者应用糖皮质激素后5~36小时出现血压进一步升高、心力衰竭、剧烈头痛、心动过速或胸腹痛时应考虑危象可能,患者常伴有肿瘤出血。在肾上腺意外结节(肿瘤)患者的检查中,应慎重使用糖皮质激素(如地塞米松抑制试验)。

(一)发病机制　　糖皮质激素是调节肾上腺正常发育和血管生成的重要因子,促进嗜铬细胞儿茶酚胺的生成、释放和代谢[16,17],其诱导儿茶酚胺生物合成酶的途径是:①诱导苯乙醇胺N-甲基转移酶(phenylethanolamine N-methyltransferase)表达,促进去甲肾上腺素转换为肾上腺素[18-20];②诱导酪氨酸羟化酶活性;③诱导多巴胺β-羟化酶,增强多巴胺转换为去甲肾上腺素;④增加肾上腺儿茶酚胺分泌。糖皮质激素应用后至发生危象的时间(延时)一般为数小时(5~36小时),相当于嗜铬细胞儿茶酚胺合成、分泌颗粒积聚的时间,然后在某种因素的刺激下,突然向血液释放大量的儿茶酚胺或引起肿瘤组织坏死与出血。糖皮质激素作用于血管内皮细胞和平滑肌细胞受体,强化儿茶酚胺的血管收缩作用,抑制血管扩张因子(如NO和前列环素)活性。高浓度糖皮质激素通过肾上腺素作用于血管,抑制儿茶酚-O-甲基转移酶,扩张血管;同时也通过受体依赖性反应,促进靶基因表达,促进平滑肌收缩。所以,糖皮质激素介导的儿茶酚胺血管和心脏效应诱发嗜铬细胞瘤危象。但是,正常肾上腺髓质嗜铬细胞功能受高浓度内源性糖皮质激素调节,使用外源性糖皮质激素后应对儿茶酚胺的分泌影响不大,临床上一般无上述严重不良反应[21-23]。但是,嗜铬细胞瘤失去了这种正常微环境,血管支配和血液供应异常,不受神经冲动信号和糖皮质激素的旁分泌调节自主分泌多种血管活性物质。在特定条件下,甚至可临时改变激素分泌谱,或者由 ACTH 依赖性非儿茶酚胺分泌瘤转型为非 ACTH 依赖性儿茶酚胺分泌瘤(嗜铬细胞瘤),而糖皮质激素引起的嗜铬细胞瘤危象正是这种特殊类型嗜铬细胞瘤(同时分泌肾上腺素和去甲肾上腺素)的临床表现。

(二)临床特点　　糖皮质激素引起的嗜铬细胞瘤危象临床特点见表 2-6-17-1。与一般诱因诱发的嗜铬细胞瘤危象不同的是特别容易并发多器官血管病变性功能衰竭。患者在应用外源性糖皮质激素后数小时至数天内出现严重头痛、恶心呕吐、胸痛、高血压、心源性休克、高血糖、肺水肿、代谢性酸中毒、肝肾神经功能损伤等,常并发嗜铬细胞瘤坏死与出血(表 2-6-17-2)。

表 2-6-17-1　糖皮质激素引起的嗜铬细胞瘤危象

病例	年龄(岁)	性别	GC 剂量	临床特征	发作前时间(小时)
1	26	女	地塞米松 2mg,po,qid	PMC;高血压,休克,高血糖,肺水肿,代谢性酸中毒,意外瘤	36
2	39	男	倍他米松 6mg im	PMC;头痛,恶心呕吐,胸痛,高血压,肝肾神经功能紊乱,休克,血压不稳定,高热,高血糖,IABP 存活	12
3	27	男	Solu-Medro 11.5g,iv	胸痛,骨痛,恶心呕吐,高血压危象,副神经节瘤转移;去甲肾上腺素分泌,化疗中存活	8
4	39	女	地塞米松 2mg,po,qid	胸痛,头痛,恶心呕吐,高血压危象,心肌缺血,意外瘤存活	5
5(1973)	69	女	泼尼松 45mg,po	增加 GC 用量时诱发高血压发作存活	N/A
6(1968)	39	男	泼尼松氢化可的松 N/A	PMC;腹痛,心悸,高血压,心肌缺血,心力衰竭,肺水肿,高热,SGOT 升高存活	12
7(1997)	34	女	地塞米松 16mg;N/A	心源性休克,低血压,心脏停搏存活	12
8(1997)	43	女	泼尼松 60mg;N/A	血流动力学不稳定,射血分数低,心脏停搏存活	N/A
9(1996)	46	男	GC	胸痛,高血压,多系统衰竭存活	N/A
10(2004)	44	女	地塞米松 2mg,po,qid	头痛,胸痛,心悸,心肌缺血,心肌梗死,高血压,腹痛,腹膜后出血存活	24
11(2000)	52	男	地塞米松(关节内给药)	胸痛,呼吸困难,心源性休克,肾衰竭,IABP,PCPS 存活	12

注:IABP:intra-aortic balloon pump,主动脉内球泵;im:intramuscularly,肌内注射;iv:intravenously,静脉注射;N/A:information not available,无资料;PCPS:percutaneous cardiopulmonary support,经皮心肺支持治疗;PMC:pheochromocytoma multisystem crisis,嗜铬细胞瘤多系统危象;po:by mouth,口服;qid:four times daily,每天 4 次

表 2-6-17-2　嗜铬细胞瘤的儿茶酚及其代谢产物分泌特点

病例	年龄(岁)	性别	肿瘤体积	肿瘤出血	术前儿茶酚胺水平
1	26	女	右侧,42mm	是	尿甲氧肾上腺素 916μg/24h(正常高值)
2	39	男	左侧,55mm	是	血清游离甲氧肾上腺素 20nmol/L(正常 0~0.49nmol/L) 血清游离甲氧去甲肾上腺素 44.2nmol/L(正常 0~0.89nmol/L)
3	27	男	转移瘤	是	去甲肾上腺素 4700μg/24h(正常<121μg/24h) 肾上腺素 16μg/24h(正常<24μg/24h)
4	39	女	左侧,80mm	是	尿总甲氧肾上腺素 2292μg/24h(正常 100~1000μg/24h)
5	69	女	右侧	不明	血浆肾上腺素 5.4μg/L(正常 0~0.2μg/L) 血浆去甲肾上腺素 1.5μg/L(正常 0.5~0.9μg/L)
6	39	男	右侧,30mm	不明	尿肾上腺素 59μg/24h(正常 0~15μg/24h) 尿去甲肾上腺素 60μg/24h(正常 10~100μg/24h)
7	34	女	右侧,41mm	不明	尿肾上腺素 160μg/24h(正常 0~20μg/24h) 尿去甲肾上腺素 95μg/24h(正常 15~80μg/24h)
8	43	女	左侧	不明	无对照资料
9	46	男	右侧	不明	无对照资料
10	44	女	右侧/68mm	是	血浆甲氧肾上腺素 3.6nmol/L(正常<0.5nmol/L) 血浆甲氧去甲肾上腺素 11.3nmol/L(正常<0.9nmol/L)
11	52	男	右侧,30mm	不明	尿甲氧肾上腺素 3310μg/24h(正常 10~300μg/24h) 尿甲氧去甲肾上腺素 3310μg/24h(正常 50~400μg/24h)

糖皮质激素引起的嗜铬细胞瘤危象的另一个特点是肿瘤坏死和出血,长效糖皮质激素(地塞米松和倍他米松)可导致儿茶酚胺持续性大量释放和继发性高血压性血管病变,肿瘤因血钙病变而发生坏死与出血,形成恶性循环,最终发生多器官功能衰竭。

有些肾上腺意外瘤(约5%)可分泌少量儿茶酚胺,但临床上无相应症状,一般被诊断为无功能性肾上腺结节(瘤)。但在大剂量糖皮质激素(如大剂量地塞米松抑制试验)或其他药物(如三环抗抑郁药、多巴胺试验拮抗剂、拟交感药物、胰高血糖素导尿管)的作用下,同样可诱发嗜铬细胞瘤危象。

【嗜铬细胞瘤危象急性并发症】

(一)心肌病和急性心肌梗死 儿茶酚胺性心肌病的发病机制是由于高浓度儿茶酚胺长期作用于心肌,引起炎性侵袭、灶性坏死、变性与心肌纤维化;儿茶酚胺使心肌耗氧增加并引起冠状动脉痉挛,有时酷似心肌梗死,甚至有心肌梗死样心电图异常。长期的高儿茶酚胺血症直接损害心肌细胞,导致儿茶酚胺性心肌病,一般可分为以心腔扩大为特征的扩张型心肌病和以心肌肥厚为主的肥厚型心肌病两种,但早期都是可逆的,切除嗜铬细胞瘤后数月至数年后可恢复正常。组织病理形态上可见心肌细胞变性、坏死和纤维化,残留的心肌细胞呈代偿性增生、肥大,心室壁增厚、心肌收缩力下降,直至出现充血性心力衰竭。在高浓度儿茶酚胺的刺激下,心肌细胞的G蛋白α亚型表达明显增多,Gs-腺苷环化酶信号扩增,加重心肌病变。瘤细胞还分泌大量VIP、ANP、PACAP和AM等肽类激素,这些激素对心肌也有毒性作用。患者出现自发性胸痛、心绞痛甚至急性心肌梗死,心电图的改变与一般的缺血性急性心肌梗死相同。可伴多种心律失常,如窦性心动过速、窦性心动过缓、室上性心动过速、室性期前收缩、左右束支传导阻滞。也可有充血性或肥厚型心肌病和充血性心力衰竭。由于肺毛细血管内皮损害,肺动脉压力增加及细胞内液渗出,常引起非心源性肺水肿。偶尔,急性心肌梗死也可被诊断用的激发试验所诱发,应予高度注意。

(二)急腹症 儿茶酚胺抑制内脏平滑肌的收缩,使肠蠕动减弱,引起腹胀、腹痛、便秘,甚至结肠扩张;有时还可有恶心、呕吐。儿茶酚胺引起胃肠壁血管增殖性及闭塞性动脉内膜炎,以致发生肠梗死、溃疡出血、穿孔等,此时有剧烈腹痛、休克、出血等急腹症表现。儿茶酚胺使胆囊收缩减弱,Oddi括约肌张力增高,引起胆汁潴留。分泌的VIP过多可导致严重腹泻和水电解质平衡紊乱。约15%嗜铬细胞瘤的患者可扪及腹部肿块,扪诊时可诱发高血压发作,如瘤体内出现出血和坏死,相应部位可出现剧痛或压痛。

(三)肾损伤 长期持续性高血压使肾血管受损,引起蛋白尿,甚至肾衰。如嗜铬细胞瘤位于膀胱壁,则表现为排尿期或排尿后高血压危象发作,一半以上的患者有无痛性血尿。这类肿瘤的症状往往较其他部位的嗜铬细胞瘤出现得早,但儿茶酚胺增加的生化依据则不足,诊断较为困难,膀胱镜检查可发现肿瘤,但未用肾上腺素能受体阻滞剂时禁止活检,以免引起致死性高血压危象发作。

【嗜铬细胞瘤危象治疗】

(一)一般治疗 嗜铬细胞瘤高血压危象发作时应进行紧急治疗:取半卧位,立即建立静脉通道,迅速静脉注射酚妥拉明,首剂用1mg,然后每5分钟静脉注射2~5mg,直到血压控制,再静滴酚妥拉明以维持血压;也可在注射首剂酚妥

拉明后持续静脉滴注以控制血压,必要时可加用硝普钠静滴;如用酚妥拉明后心率加快,可静脉注射1~2mg普萘洛尔控制;用肾上腺素能受体阻滞剂的同时应注意补充血容量,以免发生低血压休克。高血压危象一旦被控制后,即应改为口服α受体阻滞剂直到手术前。重症嗜铬细胞瘤患者的护理包括生活护理、营养护理、心理护理和围术期的护理。嗜铬细胞瘤合并心力衰竭、脑血管意外等时,应在ICU病房进行抢救。嗜铬细胞瘤合并妊娠时,母亲和胎儿的死亡率很高,尤其在误诊为妊娠高血压,未予及时处理时,常对母亲和胎儿造成极大威胁。高血压危象时应组成由内分泌医师、妇产科医师和专科护理人员参加的治疗与护理小组,监测病情变化。护理的核心任务是严密观察病情变化,并使药物治疗方案能及时有计划地执行。监护的重点是血压变化、心血管功能和胎儿的变化等。

手术前常用酚妥拉明、哌唑嗪、普萘洛尔等药物,用药期间需注意药物的反应和副作用。术前不用阿托品,以免诱发心动过速。扩充血容量是一项十分重要的措施,在控制血压的前提下补充血容量可使术中血压下降减缓,术后血压恢复快而稳定。术前1日常输血、右旋糖酐及生理盐水等,在输液过程中要特别注意输血及输液反应的发生。术后在麻醉未清醒前,应去枕平卧,头偏向一侧,保持呼吸道通畅,防止呕吐物阻塞呼吸道。清醒后,根据医嘱给予饮食,变更体位,鼓励患者咳嗽及做深呼吸,防止并发症的发生。

(二)高血压危象治疗

1. **治疗目的** 尽快使血压下降,根据病情选择用药监护。防治脑水肿,抗心力衰竭。合并氮质血症者应予血液透析治疗。恶性高血压往往迅速发生高血压危象,必须积极治疗,根据临床症状的轻重决定降压速度。病情危急的恶性高血压,舒张压高于150mmHg,需数小时内下降,而处在恶性高血压早期,病情尚不十分危急,血压可在数天内下降,可口服或间断静脉给药。

2. **治疗原则** 高血压危症的治疗原则是:①住院治疗,重症收入CCU/ICU病房;②应该首先明确和去除导致高血压的诱因,了解靶器官功能状况;③应使血压迅速而适度的下降,保护靶器官,处理器官功能障碍;④以静脉给予的降压药最为适宜,视临床情况的不同,最初目标是在数分钟~2小时内使平均动脉压(舒张压+1/3脉压)下降不超过25%,以后的2~6小时使血压降至160/100mmHg;⑤避免血压下降过快、过猛而加重心、脑和肾脏缺血,尤其对慢性高血压的病人;⑥降压过程中应严密观察靶器官功能状况,如神经系统的症状和体征、尿量的变化、胸痛是否加重;给氧,心电、血压监护;定期采血监测内环境情况,注意水、电解质、酸碱平衡情况,肝、肾功能,有无糖尿病,心肌酶是否增高等,计算单位时间的出入量;⑦药物的选择应根据药物作用的快慢、给药方便程度和一些特殊指征来确定;⑧应勤测血压(每隔15~30分钟),如仍然高于180/120mmHg,应口服降压药物,如果血压经常维持在高水平,应服用足量的长效制剂。

3. **降压治疗药物**

(1)硝普钠:一般将硝普钠作为首选药物,直接扩张动脉和静脉,同时降低心脏的前、后负荷,对无心力衰竭的患者使心排血量下降,有心力衰竭者使心排血量增加。硝普钠起效迅速,开始以10~25mg/min静滴,根据血压反应,可每5~15分钟增加剂量,每次增加5~15mg/min,停药后降压作用在

3~5分钟内消失。最好经输液泵给药,严密监测血压变化。硝普钠对合并有心力衰竭的高血压患者尤其有效。硝普钠可能减少肾血流量,应注意肾脏功能,对肾功能不全者慎用。同时,有肝肾功能不全的病人,增加氰化物中毒的可能性。硝普钠增加脑血流,颅内压高的病人,用硝普钠宜慎重。

（2）硝酸甘油:静脉应用的硝酸甘油作用迅速,除扩张冠状动脉以外,还同时减低心脏的前后负荷,降低血压。开始剂量5~10mg/min,逐渐增加剂量,每5~10分钟增加5~10mg,停药数分钟作用即消失。对有冠心病或心绞痛发作的患者尤其有效。

（3）呋塞米:呋塞米(速尿)可迅速降低心脏的前负荷,改善心力衰竭症状,减轻肺水肿和脑水肿。最适合应用于有心、肾功能不全和高血压脑病的病人。应注意病人的血容量。

（4）镇静药物:根据病情选择,脑功能障碍引起者可用静脉注射地西泮(安定),心绞痛发作或者急性心肌梗死时可用吗啡、哌替啶(度冷丁)或罂粟碱。

（5）β受体阻滞剂:高血压危象可选用β受体阻滞剂,尤其静脉应用者。另外,β受体阻滞剂在降低动脉压的同时,能维持正常脑灌注压,不增加脑血流量,不增加颅内压,对高血压脑病或脑卒中患者适用。术前降压可选用静脉应用的艾司洛尔(esmolol)。

（6）α₁受体阻滞剂:对于儿茶酚胺过度分泌引起的高血压急症,如嗜铬细胞瘤,可以选用静脉酚妥拉明降压。

（7）其他药物:拉贝洛尔对多数高血压危象安全有效,但不能用于急性心力衰竭患者,对脑水肿无效。尼卡地平的降压作用较缓和,很少引起血压过度下降,宜用于高血压-低血压交替的危险患者。

4. 特殊高血压危象类型的治疗

（1）高血压脑病:血压突然或短期内明显升高,突破脑血管的自身调节机制,脑灌注过多,液体渗出引起脑水肿。表现为中枢神经功能障碍,如头痛、恶心、呕吐,严重时出现抽搐、癫痫样发作、昏迷。在治疗方面应避免使用有中枢神经系统副作用的药物,如可乐定、甲基多巴和利血平。也不宜使用二氮嗪,因为降低脑血流。虽然升高颅内压,但多数学者仍主张使用硝普钠降压,但应配合应该利尿剂,如呋塞米。

（2）脑血管意外:应注意高血压脑病、出血性和缺血性脑卒中的鉴别,排除脑卒中后才可以诊断为高血压脑病。早期甘露醇应慎用,因快速组织脱水,短期内血容量迅速增加,可诱发心力衰竭,血压可能升高,尤其在不了解肾脏功能的情况下。如有肾功能不全,甘露醇禁忌应用,但可以使用呋塞米或甘油盐水减轻脑组织水肿,降低颅内压。在缺血性脑血管疾病,如果没有高血压脑病或者其他心血管急症,血压不大于180/100mmHg,多数学者不主张降压治疗,尤其是脑血栓栓塞的病人,快速降压可加重脑组织损害;如使用降压药物,也应避免使用有中枢神经系统副作用的药物;是否降压治疗还应该考虑病人的基础血压、是否存在颅内压力增高等。在颅内出血的急性期,高血压非常常见,降压治疗争论很大。有人认为降压可以减轻脑出血进展的可能性,减轻脑水肿,避免其他靶器官的进一步损害和并发症;另一些人因担心脑组织缺血,认为应顺其自然;原则上应该首先采用脱水或者利尿的办法降低颅内压。

（3）冠状动脉功能不全:不稳定型心绞痛和急性心肌梗死的降压治疗应使用静脉硝酸甘油、艾司洛尔或者拉贝洛尔。如果病人有心功能不全,则应选用硝普钠、硝酸甘油、依那普利或者联合应用这些药物。

（4）急性主动脉夹层:主动脉夹层亦是高血压急症之一,应提高警惕,注意识别。严密观察血流动力学变化,不宜为确定诊断而行各项检查,疑为此病,应立即处置,给予充分吸氧,心电、血压监护,镇静止痛。对于主动脉夹层患者,降压是最主要的药物治疗手段,以降低血液冲击对主动脉壁的剪切力。推荐使用静脉降压药物,如硝普钠,同时应用β受体阻滞剂以减少血液对动脉壁的机械冲击,如用静脉艾司洛尔降压。应尽量避免使用增加心脏排血量的药物,如肼屈嗪、二氮嗪。降压治疗的同时,严密观察病情变化,合适者准备手术治疗。

（5）术后的高血压危象:不宜对术后的病人常规使用硝苯地平,应仔细寻找引起血压升高的原因,如疼痛、膀胱充盈、低氧血症、血容量过多等,应首先对以上情况进行矫正。

（6）恶性嗜铬细胞瘤:早期手术切除恶性病灶是治疗恶性嗜铬细胞瘤的有效方法。已经发生转移的恶性嗜铬细胞瘤应切除原发灶和转移灶,术后辅以姑息性治疗,如[131]I-MIBG放射核素治疗、生物治疗(如α-干扰素)、核素-生长抑素类似物、核素-细胞膜抗体等放射性免疫治疗。联合化疗前需要降压(α受体阻滞剂和甲基酪氨酸)治疗,防止危象发作;联合化疗可用环磷酰胺-长春新碱-达卡巴嗪方案。化疗过程中可出现高血压危象、白细胞减少、胃肠道反应及神经系统毒性。肿瘤介入性治疗有一定疗效,经导管动脉栓塞术可用于巨大恶性嗜铬细胞瘤的辅助治疗。

（7）妊娠合并嗜铬细胞瘤:明确诊断后,必须立即使用α-肾上腺素能受体阻断剂(对妊娠的安全性未明)治疗。如并发严重的心动过速,应加用β-肾上腺素能受体阻断剂。酚苄明能透过胎盘,应改用钙通道阻滞剂控制高血压。控制血压后行外科手术治疗的推荐时间为孕23周前,24周后与剖宫产一起手术。手术前至少3天开始给予足够的α受体阻滞剂,手术中选用不引起血压增高的麻醉剂。硫酸镁的降压效果理想,可作为高血压危象的首选药物。尽量避免经阴道分娩,因可诱发高血压危象。

（8）儿童嗜铬细胞瘤和多发性内分泌腺瘤病并嗜铬细胞瘤:诊断和治疗方法与成人嗜铬细胞瘤相同,一旦确诊即开始用α受体阻滞剂治疗,但儿童嗜铬细胞瘤患者控制高血压所需α受体阻滞剂用量大。如果术前已诊断为多发性内分泌腺瘤病(MEN),应首先切除嗜铬细胞瘤,术后定期随访。MEN-2型往往首先发生甲状腺髓样癌,如为易感者,可在出现症状前切除甲状腺,并随访嗜铬细胞瘤。

（三）其他治疗　　主要包括低血压/休克危象、脑水肿危象、心肌病危象和猝死、胃肠道危象和低血糖危象等的治疗,详见各有关章节。

（廖　岚）

（本章主审　袁凌青　苏欣）

第 7 章

男性性腺疾病

在临床医学中,有些疾病(如 Cushing 病、神经性厌食、血色病、妊娠糖尿病、原发性胆汁性肝硬化、原发性硬化性胆管炎、非酒精性脂肪肝病、自身免疫性肝炎、自身免疫性甲状腺炎等)的性别因素特别明显。性别医学(gender medicine)主要研究因性别差异引起的疾病病因、发病机制、临床表现、诊断、治疗和预防策略,确保患者得到最佳防治效果。在诊疗过程中,特别关注雄激素差异所发挥的作用及其机制,但仍需要注重个体化处理原则。

本章介绍男性性腺发育、性腺维持和生精相关性临床疾病。由于两性的原始性腺相同,因此性发育生理和性发育障碍有时难以用性别绝对分割开来,其论述也就存在两性交叉现象。

第 1 节　男性性腺疾病常用药物

临床上,常用于治疗男性性腺疾病的药物为睾酮制剂,包括十一酸睾酮胶丸(安特尔)、十一酸睾酮注射液、丙酸睾酮注射液和睾酮合成抑制剂阿比特龙等。

【药物制剂】

雄激素的种类繁多,包括睾酮、二氢睾酮、脱氢异雄酮(DHEA)、硫酸脱氢异雄酮(DHEAS)、雄烯二醇和雄烯二酮(后两者为睾酮类似物)。雄激素有促进氮潴留和维持氮平衡、促进精囊腺和前列腺的生长与分化、促使青春期发育和诱发男性第二性征与性功能等作用。

(一)十一酸睾酮胶丸

1. 结构与药理作用　十一酸睾酮(testosterone undecanoate)化学名称为 17β-羟基雄甾-4-烯-3 酮十一烷酸酯,亦称安特尔,其分子式为 $C_{30}H_{48}O_3$,分子量 456.71。本品为雄激素睾酮的十一酸酯,可促进男性生长、男性第二性征和睾丸、副性腺结构的发育。促进蛋白质合成和减少分解,增强免疫功能,促进骨骼生长与成熟。促进红细胞生成,反馈性抑制促性腺激素和雌激素分泌。

2. 药代动力学与适应证　本品用于男性原发性或继发性性腺功能低下的睾酮补充疗法,如睾丸切除后、无睾症、垂体功能低下、内分泌性阳痿等。亦用于精子生成障碍所引起的不育症、男性更年期症状(性欲减退、体力下降等)。睾酮

口服后,由于肠、肝的首关效应,迅速代谢,其血药浓度无明显升高。睾酮分子经过修饰后可使其作用时间延长,并可使睾酮的致雄性化作用和同化作用分离。目前所有促同化作用的睾酮衍生物的致雄性化作用与同化作用强度之比均为 1:3。这些经过修饰具有较强同化作用的睾酮衍生物统称为促同化代谢的雄激素类固醇(anabolic-androgenic steroid,AAS)。睾酮 17β-位羟基被酯化形成疏水分子,使睾酮得以与脂类载体(芝麻油)混合,因而可肌内注射,吸收缓慢,作用持续时间明显延长。需要注意的是这种水解作用并不恒定,血清睾酮浓度在注射后头几天很高,然后逐渐下降,在下次注射前达到基值水平。由于肝脏的首过效应,这类制剂除十一酸睾酮外,其他睾酮制剂均要通过肌内注射给药。睾酮 17α 位的烷化能抵抗肝代谢,可口服给药。其作用较睾酮或睾酮酯弱,但可引起肝功能异常。此类制剂常被运动员和健身者滥用[1-3]。

3. 制剂　目前,特殊睾酮制剂的类型有:①睾酮贴剂(testosterone patch):贴于阴囊上每天更换的睾酮贴剂已被用来治疗男性性腺功能减退症。贴于阴部皮肤或非阴部皮肤后,血清睾酮迅速升至正常,约 24 小时缓慢降到正常低限。为了正确使用睾酮贴剂,必须注意患者阴囊大小对吸收面积的影响。使用前,应剃去阴囊部位阴毛以利于皮肤吸收。非阴囊部位的睾酮贴剂已在美国上市。阴囊皮肤贴剂比非阴囊皮肤贴剂起效更快,因为阴囊皮肤细胞中有 SRD5A2,使睾酮容易转化为二氢睾酮;非阴部皮肤则无 SRD5A2[4]。②舌下含化剂:如羟丙基-β-三元糊精睾酮可舌下含化,口腔黏膜吸收迅速,没有肝脏首关清除作用,且每次用药均可产生一个睾酮脉冲峰,但在体内清除过快,需反复用药才能维持有效的血药浓度[2]。③植入用睾酮制剂:1 次植入可维持 4~6 个月的有效浓度,且不发生痤疮等不良反应[3]。④注射用生物降解睾酮微球剂:注射 1 次可维持有效浓度达 70 天。⑤环己烷丁羟基睾酮(TB):为一种新的长效睾酮制剂,是唯一的水悬液睾酮制剂,有研究表明,给性腺功能低下男性单次肌内注射 600mg,可维持血清有效雄激素浓度约 3 个月,避免了首次注射后出现的血药峰值,且不发生明显的不良反应。

4. 用法与用量　剂量应根据患者对药物的反应情况而定。通常的起始剂量 120~160mg/d(以十一睾酮计),连续服

用 2~3 周后改为维持剂量 40~120mg/d。与含脂肪的食物同服可增加吸收量(十一酸睾酮胶囊含油脂成分),2~6 小时达到峰值。

5. 禁忌证 包括已确诊或怀疑为前列腺癌、乳腺癌的男性、孕妇、哺乳期和对本品中的任何成分过敏者。

6. 不良反应与注意事项 青春期前男孩假性性早熟,出现阴茎勃起频率增加、阴茎增大和骨骺早闭。成年男性出现阴茎异常勃起和其他性刺激过度征象;长期大剂量使用可能引起精子数目、射精量减少。老年男性可能发生排尿障碍或水钠潴留。发生严重不良反应时,应立即停止治疗,待症状消失后,再从较低的剂量重新开始。雄激素可引起水、钠潴留,因而心力衰竭(包括无症状型)、肾衰竭、前列腺肥大、高血压、癫痫或三叉神经痛(或有上述疾病史者)慎用或禁用。青春期前男孩应慎用,以免骨骺早闭或性早熟。酶诱导剂可能增加或降低治疗对睾酮水平的影响,因此需要调整剂量[5]。

(二)十一酸睾酮注射液 本品主要成分为十一酸睾酮无色或微黄色澄明油状液体其适应证与禁忌证与十一酸睾酮胶丸相同。

1. 药代动力学 本品为肌注长效雄激素制剂,肌注可避免首过效应。单剂肌注后血清睾酮达峰时间约在 7 天,21 天以后恢复到肌注前水平。

2. 适应证 除治疗原发性或继发性男性性功能减退、男孩体质性青春期延迟、女性乳腺癌转移姑息性治疗外,亦用于再生障碍性贫血和功能性子宫出血的治疗。性腺功能减退症用雄激素替代治疗可改善性欲和性功能[6-8],但因抑制 LH 和 FSH 分泌,可引起或诱发精子生成障碍和不育[9,10]。

(三)丙酸睾酮注射液 丙酸睾酮注射液的主要成分为丙酸睾酮,注射液为无色或淡黄色的澄明液体。丙酸睾酮注射液为睾酮的丙酸酯,作用与睾酮、甲基睾酮相同,但肌注作用时间较持久,能促进男性器官及副性征的发育成熟,大剂量时有对抗雌激素作用,抑制子宫内膜生长及卵巢、垂体功能,还有促进蛋白质合成及骨质形成等作用。雄激素作用于蛋白同化作用之比为 1:1。

1. 适应证 与十一酸睾酮胶丸基本相同。

2. 用法用量 成人常用:深部肌内注射,男性性腺功能低下的替代治疗,一次 25~50mg,每周 2~3 次。绝经后晚期乳腺癌女性一次 50~100mg,每周 3 次。功能性子宫出血配合黄体酮使用每次 25~50mg,每日 1 次,共 3~4 次。儿童常用量:男性青春发育延缓者一次 12.5~25mg,每周 2~3 次,疗程不超过 4~6 个月。

3. 禁忌证 有过敏反应者应立即停药,肝肾功能不全、孕妇及前列腺癌患者禁用。

4. 不良反应 注射部位可出现疼痛、硬结、感染及荨麻疹;大剂量可致女性男性化,男性睾丸萎缩和精子减少。部分患者出现水肿、黄疸、肝功能异常或皮疹。

5. 注意事项 用于乳腺癌治疗时,治疗 3 个月内应有效果。若病情发展,应立即停药。应作深部肌内注射,不能静注;一般不与其他睾酮制剂换用,因作用时间不同;男性应定期检查前列腺和睾丸功能。孕妇禁用。儿童长期应用可严重影响生长发育。与口服抗凝药合用,可增强口服抗凝药的

作用,甚至可引起出血。与胰岛素合用,对蛋白同化作用协同。

(四)睾酮贴剂 本品的主要成分为睾酮,主要辅料为丙烯酸压敏胶。

1. 适应证 本品适用于男性性腺功能减退的睾酮替代治疗,如睾丸切除后、无睾症、睾丸炎、克氏综合征、垂体功能低下、内分泌性阳痿;中老年男性部分性雄激素缺乏综合征等。

2. 规格 每片贴胶含睾酮 16.3mg(3.3cm×3.03cm)。

3. 用法用量 每晚大约 10 时在相同时间使用。揭掉贴剂保护膜后,应立即贴敷于背部、腹部、上臂或双股的清洁、干燥、无外伤的皮肤上,并用手掌压大约 10 秒钟以保证良好的接触,尤其是边缘。本品用量每日 1 次,一次 2 贴,或遵医嘱酌情增量至 3~4 贴,每贴可提供约 2.5mg/d 睾酮剂量,贴用 24 小时更换。为确保适宜的给药剂量,应定期监测清晨血清睾酮浓度。为避免或减少局部皮肤刺激反应,每日更换用药部位。

4. 不良反应 在一项随机双盲、安慰剂平行对照的多中心临床试验中,有 69 例患者使用本品治疗达 8 周时间,不良事件发生率为 23.19%。临床研究显示,本品耐受性好,未发生严重不良事件。发生频率最高的不良事件为局部皮肤的刺激反应,69 例接受本品治疗 8 周,不良反应发生率超过 1%,不良反应事件发生率为 23.19%,包括局部用药反应 13.04%、皮疹 1.45%、脓疱性疹 1.45%、睾丸痛 1.45%、盗汗 1.45%、下肢痛 1.45%、听力损伤 1.45% 和上呼吸道感染 1.45%。用药后在用药部位使用氢化可的松软膏可改善轻度的皮肤刺激。其他罕见不良反应有记忆减退、瞳孔扩张、肝脏酶异常、阴囊蜂窝织炎、深静脉炎、良性前列腺肥大、阴囊乳头状瘤和充血性心力衰竭。

5. 禁忌证 本品对于乳癌和已知或者怀疑有前列腺癌的男性禁用。禁止用于女性。睾酮可能对胎儿有伤害。不能用于对给药系统中的任何成分过敏的患者。

6. 注意事项 患者出现阴茎勃起频率过多或持续时间过长、恶心、呕吐、黄疸或者脚踝肿胀、呼吸障碍时应及时报告;对于以前患有心脏、肾脏或肝脏疾病的患者,可能并发充血性心力衰竭。局部使用睾酮的男性可引起性伴侣男性化。经皮给药的霜剂可以在皮肤上残留睾酮。长期接受雄激素治疗的患者应定期检查血红蛋白、血细胞比容、肝功能、前列腺特异抗原(PSA)、胆固醇、高密度脂蛋白。若 PSA 升高过快或 PSA>4ng/ml,应停止用药。女性禁用。儿童患者的安全性和有效性未明。老年患者在接受睾酮替代治疗前,应先评价是否患有前列腺癌。老年患者接受雄激素治疗增加患前列腺增生和前列腺癌的风险。

(五)5α-二氢睾酮 5α-二氢睾酮(DHT)与睾酮受体结合较睾酮强,因不能芳香化为雌二醇(加速骨骺融合和乳腺发育),因而对治疗小阴茎、身材矮小、性腺功能减退伴有乳腺发育、伴前列腺增生或体质性青春期发育延迟具有更多优越性。

(六)阿比特龙 阿比特龙(abiraterone)的商品名为 Zytiga,其活性成分为醋酸阿比特龙,即阿比特龙的乙酰酯,化学名为(3β)17-(3-pyridinyl)-androsta-5,16-dien-3-yl。阿比

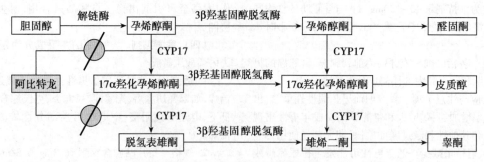

图 2-7-1-1　阿比特龙的作用机制

特龙是 CYP17 抑制剂(17α-羟化酶/C17,20-裂解酶),作用机制见图 2-7-1-1。每片含 250mg 醋酸阿比特龙。醋酸阿比特龙(abiraterone acetate)250mg 是白色至灰白色,椭圆形片一侧凹入(AA250)。

1. 化学性状　醋酸阿比特龙是一种白色至淡白色,不吸潮,结晶粉。分子式 $C_{26}H_{33}NO_2$,分子量 391.55。醋酸阿比特龙是一种亲脂性化合物,辛醇-水分配系数 5.12;芳香氮的 pKa 5.19。片剂中的无活性成分为单水乳糖、微晶纤维素、交联羧甲基纤维素钠、聚乙烯吡咯酮、月桂硫酸酯钠、硬脂酸镁和胶态二氧化硅。

2. 适应证　阿比特龙与泼尼松联用适用于既往多西他赛(多烯紫杉醇)化疗转移去势的难治性前列腺癌(CRPC)治疗[11]。在正在用一种促性腺激素释放激素激动剂或既往用睾丸切除术治疗转移去势难治性前列腺癌患者中的一项安慰剂对照、多中心 III 期临床试验中,在阳性治疗组(n=791)每天给予 Zytiga 剂量1000mg 与泼尼松5mg,每天2次联用。对照患者(n=394)给予安慰剂加泼尼松5mg,每天2次。用 Zytiga 组中位治疗时间为 8 个月。

3. 剂量　推荐口服1000mg/d,每天1次;与泼尼松5mg 口服给药,每天2次联用。阿比特龙必须空胃给药。服用前至少2小时和服用后至少1小时不应进食。应与水整片吞服。

4. 不良反应　中度肝受损患者应减量至 250mg/d,每天1次口服,每月监视 ALT、AST 和胆红素。如果肝功能恶化或治疗期间发生肝毒性应终止阿比特龙治疗。常见不良药物反应(≥5%)是关节肿胀或不适、低钾血症、水肿、肌肉不适、潮红、腹泻、泌尿道感染、咳嗽、高血压、心律失常、尿频、夜尿、消化不良和上呼吸道感染[12]。

5. 禁忌证　妊娠妇女服用阿比特龙可能致畸。

6. 注意事项

(1)心血管疾病患者:阿比特龙抑制 CYP17 可引起高血压和低钾血症,而由于盐皮质激素水平增加造成液体潴留,因此高血压、低钾血症和由于盐皮质激素过量液体潴留(如心衰、近期心肌梗死或室性心律失常)、左室射血分数<50%、III 或 IV 级心力衰竭患者忌用。

(2)肾上腺皮质功能不全:临床试验中接受阿比特龙与泼尼松联用者可发生肾上腺皮质功能不全,谨慎使用和监视肾上腺皮质功能不全的症状和征象。用阿比特龙治疗伴有盐皮质激素过量不良反应,可能掩盖肾上腺皮质功能不全的症状和征象。

(3)食物影响:阿比特龙必须空胃服用。在服用前至少2小时和服用后至少1小时不应进食。

【雄激素制剂的临床应用】

(一)雄激素治疗男性性腺功能减退症　男性性腺功能减退症补充雄激素的目的在于诱发、促进和维持男性第二性征和性功能。由于睾酮对促性腺激素的分泌有负反馈抑制作用,因此单独使用雄激素治疗时精子生成受抑制,患者无法恢复生育能力。促性腺激素缺乏患者具有潜在生育能力,可以通过联合使用雄激素、GnRH 脉冲式皮下给药或促性腺激素治疗以诱发精子生成。

1. 制剂选择　庚酸睾酮作用时间长且无肝脏毒性,因此是男性性腺功能减退症治疗的首选制剂。常用 200mg 肌内注射,每 10~14 天 1 次。采用这种给药方案者在注射后数天内,血清睾酮高于正常,然后逐渐下降,到下次注射前达到正常低限。在部分患者中,血清睾酮水平波动会引起行为举止和体力改变。每 7~10 天给予 100~150mg 能够预防此类问题的发生。每 2 周接受 1 次庚酸睾酮治疗者应使其血清睾酮在注射后 6~8 天内保持正常,原发性性腺功能减退患者治疗相应时间的血清 LH 水平应在正常范围。睾酮贴剂患者用药后 3~5 小时血清睾酮至少应在正常中间值,以维持血清 LH 水平正常。应用睾酮缓释薄膜治疗男性性腺功能减退症时,每天应将该薄膜贴敷在阴囊处 22 小时,使血浆睾酮达到正常并保持稳定,患者能享受性生活。

2. 疗效评价　治疗效果主要根据患者临床症状的改善程度来确定。绝大多数患者治疗后数天或数周性欲增强,精力和体力改善。一般治疗 6 个月以上会改善体格,增加骨密度和蛋白同化作用。其他的评价指标包括心理状态和社交能力。老年男性在开始雄激素治疗前及治疗中要进行细致的前列腺检查,并询问尿流通畅情况,监测血清前列腺特异性抗原(PSA)变化[13]。

3. 注意事项　长期使用者应注意检查肝功能;老年性性腺功能减退者以及有症状的前列腺增生者膀胱尿道口阻塞时应采用小剂量庚酸睾酮起始治疗(如 50mg)。性腺功能减退男孩应在 13~14 岁时开始给予长期雄激素补充治疗,如庚酸睾酮 50~100mg,每 2~4 周肌注 1 次,为期 6~12 个月。随后 3~5 年剂量逐渐增加,直到 200mg,每 2 周 1 次,促进第二性征的完全发育并维持其功能。性腺功能不全症患者需终身替代治疗。

(二)小剂量睾酮诱导青春期发育　由于正常青春期发育的启动时间有一定的年龄范围,不同种族和地域之间可有差异,而且大部分体质性青春发育延迟的青少年会出现完全正常的性发育,因此目前推荐首先进行 6 个月的观察等待。但是一部分患者因为身材矮小和缺乏第二性征存在不同程度的心理障碍,其家长及患者本人都要求干预治疗。短期睾酮治疗能诱发青春期生长发育。

对于骨龄明显落后、家长及患者本人思想压力大者,不管诊断是否明确均可给予庚酸睾酮,50~100mg 肌注,每 2~4周 1 次,可刺激生长和第二性征的发育并解除存在的心理障碍,而不加速骨龄的不适当增快或降低成年后的预期身高。疗程 6 个月,停止治疗后 3~6 个月进行疗效的评价,包括第二性征和外生殖器的发育,血 LH、FSH、睾酮或 E_2 测定和骨龄评价。男孩第 1 个青春期发育表现为睾丸体积增大。如睾丸逐渐长大,则可继续观察,一般在 1~2 年内出现明显青春期发育。血浆睾酮>0.7nmol/L 表明半年左右会出现性腺发育。亦可使用十一酸睾酮胶囊,40mg 口服,每 8~12 小时 1次,疗程同上。经过 3 个疗程仍不出现自发性性腺发育者应考虑器质性性腺发育不全症可能。

(三) 小剂量雄激素治疗儿童阴茎短小 与骨骼的生长发育规律相仿,阴茎的生长发育也具有一定的时序性。至青春发育成熟,阴茎比出生时约长大 10 倍。青春发育前阴茎上的雄激素受体数目较多,对雄激素的作用较敏感,青春发育成熟时阴茎达到成年大小;青春发育后雄激素受体数量则明显下降,阴茎对雄激素的反应迟钝,阴茎停止生长。因此,儿童阴茎短小者应及时开始小剂量雄激素治疗[14-17]。通常选用十一酸睾酮 40mg 口服,每天 1~2 次。儿童阴茎短小应与肥胖儿童阴茎体被过多皮下脂肪覆盖所致的部分性隐匿性阴茎区别。

(四) 女性疾病的雄激素治疗

1. 更年期综合征 睾酮是女性体内活性最高的雄激素,卵巢与肾上腺来源各约占 25%,另外 50% 来自周围组织中雄烯二酮的转化。绝经后女性血睾酮和雄烯二酮浓度均较青年女性明显下降。DHEA 和 DHEAS 主要由肾上腺皮质分泌,25岁左右达到峰值,然后逐渐下降,80 岁时降至峰值的 10%。DHEAS 在绝经期(50~60 岁)下降最为明显,与绝经期雌激素的骤降方式不同,睾酮、DHEA 和 DHEAS 下降较为缓慢,因而与雄激素缺乏相关的症状较隐匿[18]。目前对于在雌激素补充治疗中加入雄激素是否有利于自主神经功能紊乱的改善存在不同意见。雄激素改善性欲和情绪在卵巢切除女性中已有随机对照试验证据,但在自然绝经和绝经前女性中资料很少,绝经后女性单用睾酮治疗的作用尚不清楚。睾酮可改善女性生活质量,但过多使用存在女性男性化危险及其他副作用。因此,所有使用睾酮的女性必须进行生化和临床监测,长期随访副作用[19]。

2. 绝经后骨质疏松症 是老年女性发生骨折的一个重要危险因素,已经证实雌激素补充治疗能有效地减少绝经后加速发生的骨丢失。同样,患绝经后骨质疏松症的女性体内也存在睾酮水平降低,雄激素对女性骨代谢也起着重要作用。雄激素(包括睾酮和 DHEA)能增强雌激素提高绝经后妇女骨密度,但主要需注意雄激素使用的副作用,注意控制雄激素制剂的选择和治疗时间。目前可使用的制剂主要有含弱雌、孕、雄激素活性的甲基异炔诺酮(利维爱)、含雄烯二酮、睾酮和二氢睾酮的皮肤涂抹凝胶、睾酮皮埋片、睾酮与 E_2 的复合皮埋片及睾酮与 E_2 的混合注射用油剂等。

3. Turner 综合征 Turner 综合征患者外生殖器表型为女性,经雌孕激素联合序贯治疗,可出现明显乳腺发育和人工月经,但不少患者由于缺乏生理水平的雄激素,仍缺乏阴毛,性欲低下。小剂量雄激素补充治疗可使上述体征和症状明显改善。

(五) 睾酮酯和烷化睾酮治疗血液疾病 雄激素为治疗慢性再生障碍性贫血的首选药物。常用的制剂有睾酮酯和烷基化睾酮。前者包括庚酸睾酮和丙酸睾酮等;后者包括羟甲雄酮、氟羟甲雄酮、司坦唑醇和美雄酮(去氢甲睾酮)等。雄激素在肝内 2 型 5α-还原酶和 5β-还原酶作用下,形成活力更强的 5α-二氢睾酮和 5β-二氢睾酮。前者能促进肾脏分泌促红细胞生成素,后者可激发处于休止期的多潜能干细胞进入增殖周期,并能促进造血祖细胞的分化。因此,雄激素必须在一定量残存的造血干细胞基础上才能发挥作用,且对急性严重的再生障碍性贫血无效,而对慢性再生障碍性贫血有一定的疗效,但用药剂量大,持续时间长。一般使用丙酸睾酮 50~100mg 肌注,每天 1 次,或司坦唑醇 4~6mg/d,疗程至少 6 个月以上,有效率 34.9%~81%,缓解率 19%~54%。一般治疗后 1 个月网织红细胞开始上升,随后血红蛋白上升,2个月后白细胞开始上升,但血小板多难以恢复。部分患者对雄激素有依赖性,停药后复发率 25%~50%。复发后用药仍有效。丙酸睾酮的男性化不良反应较大,且有一定程度的水钠潴留。烷基化睾酮的男性化不良反应较丙酸睾酮轻,但肝毒性明显大于丙酸睾酮。

雄激素还可用来纠正镰状红细胞性贫血、范科尼综合征贫血及骨髓纤维化所致的贫血。随着重组人促红细胞生成素的应用,已较少使用雄激素来治疗与慢性肾衰竭有关的贫血。

(六) 雄激素在男性避孕、抗衰老、心力衰竭中的意义

1. 男性避孕 因为男性精子的发生有赖于 LH 和 FSH的作用,所以目前研究的男性激素类避孕药均是针对抑制促性腺激素环节而发挥作用的。目前的制剂包括睾酮、孕激素类、抗雄激素类药物、促性腺激素释放激素(GnRH)类似物及 GnRH 拮抗剂等。单用外源性雄激素可通过负反馈抑制促性腺激素的分泌,使精子发生停滞;同时又可维持性功能和替代雄激素在外周血的作用。每周 200mg 庚酸睾酮肌注是最佳剂量,能够使 50%~70% 的受试者出现无精子状态,不良反应少。19-去甲睾酮的衍生物的最大特点是只代谢为雌激素,不转化为二氢睾酮,较 GnRH 的抑制作用强 10 倍,不增加对前列腺刺激作用。孕激素是 LH 和 FSH 释放的强烈抑制剂。孕激素与雄激素联合应用可通过其各自对下丘脑-垂体的负反馈抑制促性腺激素分泌,进而导致精子发育停滞。这种配伍具有协同或叠加抑制效果并可减少联合用药剂量。同时,某些孕激素还可能直接作用于睾丸,影响精子发生,而生理水平的睾酮浓度可起替代作用。这样可使受试者避免暴露于超生理水平的雄激素,减少了与雄激素有关的不良反应,降低大剂量雄激素的长期风险。与单用睾酮比较,联合用药达到无精子或严重少精子状态的起效更快,作用更强,除了降低 HDL-C 及增加体重外,未发现其他不良反应。

GnRH 类似物包括激动剂(GnRH-A)和拮抗剂(GnRH-Ant)两类,通过垂体促性腺细胞膜上的 GnRH 受体发挥作用。给予 GnRH-A 后,最初 1~2 周能够刺激促性腺激素分泌。随后垂体失去对 GnRH 的反应,引起促性腺激素明显下降。应用 GnRH-Ant 数小时内可抑制促性腺激素合成与释放,两种 GnRH 类似物必须与雄激素制剂合用避孕。抗雄激素类药物存在降低男性性腺功能的危险。

2. 抗衰老 男性的血浆睾酮随增龄而下降,与睾酮浓度变化相关的最重要的因素是睾丸 Leydig 细胞数目减少和功能降低,成年后 Leydig 细胞数目与年龄成反比,60 岁以上者 Leydig 细胞平均减少 50%。男性 50 岁以后血睾酮浓度从 20.82nmol/L(600ng/dl)降至 6.94nmol/L(200ng/dl),血游离睾酮浓度下降更早。7% 的 40~60 岁男性存在雄激素不足,80 岁时达到 35%。血清睾酮浓度改变与衰老所致的性能力、肌肉体积及收缩力降低有关。老年男性补充雄激素可恢复体重,增加肌肉体积及收缩力,降低骨转换生化指标。但是由于雄激素对血脂和前列腺有不良影响,目前尚不推荐对老年人常规补充雄激素。

3. 心力衰竭 生理剂量的雄激素补充治疗对慢性心力衰竭的影响近年来受到关注。许多重要危险因素(如冠心病、高血压)都伴随着睾酮下降,也可能这些患者的雄激素相对缺乏促进了慢性心力衰竭的发展。有明确慢性心力衰竭的患者睾酮明显降低,与心脏功能相关。雄激素可通过多个环节改善慢性心力衰竭的症状,包括能改善心血管功能,引起骨骼肌肥厚、肌量增加、肌张力增加及增加运动强度和时间,缓解慢性心力衰竭时分解代谢与合成代谢的失衡,抑制导致慢性心力衰竭进程的神经激素改变和细胞因子激活,从而改善症状[20,21]。因此,雄激素补充治疗有可能成为一种有效的辅助治疗[22]。

【合成性类固醇雄激素依赖】

合成性类固醇雄激素(AAS)依赖(AAS dependence)是一种临床病理状态[10]。

AAS 包括天然的睾酮和许多人工合成的睾酮类似物。19 世纪 50 年代以来,人们使用药理剂量的 AAS 加上剧烈运动与适当营养,达到增加肌肉容量和减少体内脂肪的目的,但是 20 世纪 80 年代以后,AAS 的使用由运动员扩展到了普通人群。最近 30 年来,滥用 AAS 的现象已经相当严重。据统计,1994 年美国使用 AAS 的人数超过了 100 万人,2009 年的报道指出,年轻美国人使用 AAS 的比例是 1.3%~1.9%,即总数超过了 200 万人。其他西方国家的情况类似。女性使用 AAS 者少见,但所带来的病变情况更为严重。

AAS 可引起 AAS 依赖综合征,其发病机制未明,可能与体象机制、雄激素机制和乐感机制有关[23-32],见图 2-7-1-2。AAS 依赖综合征的主要健康问题是促进了阿片成瘾行为和依赖性,其次为肝损害和精神异常。解除 AAS 依赖综合征的方法有:①停用 AAS 和其他成瘾药物;②缓解戒断症状;③治疗和处理躯体与神经精神病变,特别是下丘脑-垂体-性腺轴功能抑制状态;④社会支持和家庭关照;⑤预防复发;⑥改变运动方式。

【雄激素与体育竞技】

早在 1940 年就发现雄激素具有促进氮潴留,增加肌肉体积的作用,并将它用来提高竞技成绩。估计美国有 200 万~300 万名运动员用过雄激素合成类固醇,其中 50%~80% 为健美运动员和举重运动员。在从事需要体格高大强壮运动项目的运动员中,AAS 滥用比例可能更高,但 AAS 滥用并不仅限于上述运动员。因为 AAS 能够通过促进红细胞生成

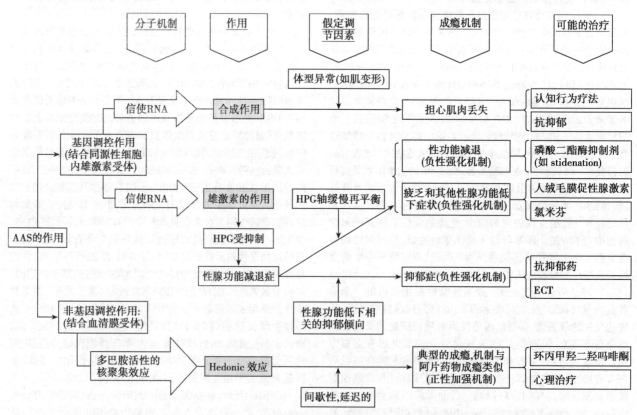

图 2-7-1-2 合成性类固醇雄激素依赖综合征的发病机制
促合成的雄激素类固醇(AAS)依赖性发生机制与诱因和遗传因素有关,而长期使用 AAS 进一步强化依赖性

素的合成而提高血细胞比容,所以某些需要耐力持久运动项目的运动员们也可能尝试 AAS。调查表明,5%~11%的高中生使用 AAS。绝大多数使用者为男性,但也有女性使用者。在美国,雄性类固醇激素销售量每年增加 20%~30%,违法使用在其中占了很大比例。AAS 滥用的模式与临床使用有明显差别,后者常使用含固定剂量雄激素成分制剂,以规律的间隔时间持续给药,而前者应用 AAS 的剂量非常大(大于或等于 10 倍治疗量),且常多种制剂混合应用,即所谓"堆积"方案。常以 6~12 周为周期,间隔时间不定。也有一些运动员应用达 1 年或更长时间。由于用药过程中多种药物的用量逐渐增加或逐渐减少,使用药方案变得较为复杂。

以前的研究由于设计方面的缺陷,未能得出正确结论。最近在性腺功能正常的男性中进行的 1 项研究表明,应用超生理剂量的庚酸睾酮(用安慰剂作对照),不论是否进行体育训练,都能够提高肌肉的容积和力量。该研究证实 AAS 能提高肌肉的体积及力量,可在某些运动中取得好成绩,认为其机制在于同化作用,可以促进正氮平衡及蛋白质合成,阻止皮质醇与受体结合从而抑制分解代谢作用,此外,还有心理作用。

一般来说,治疗量的睾酮酯不良反应较烷基化雄激素少,特别是较很多运动员和健美运动员采用的高剂量烷基化雄激素不良反应少。雄激素补充治疗中的不良反应包括由于肌肉体积增加和体液潴留导致的体重增加以及痤疮等。由于雄激素在外周组织内能够经芳香化作用转化为雌二醇,因此治疗者可出现轻度男性乳腺发育,这种情况多见于青少年中。雄激素补充治疗中偶可出现睡眠呼吸暂停或原有的睡眠呼吸暂停加重,也可发生红细胞增多,因此,在中老年治疗前,应询问呼吸暂停症状和进行血常规检查。另外前列腺是雄激素作用的经典的靶器官,盲目地应用雄激素,可能会激发前列腺癌的发展或加重良性前列腺增生的程度。因此,老年男性患者在欲进行雄激素补充治疗之前,首先要排除其体内存在前列腺癌或良性前列腺增生引起排尿梗阻的可能性。但亦有研究表明,对伴有轻度良性前列腺增生的男性功能减退的患者,雄激素治疗能改善患者的下尿路症状。由于烷基化雄激素可降低血浆 HDL-C 浓度,因此治疗中应监测血脂情况。睾酮酯补充治疗轻度降低 HDL-C 浓度。使用烷基化雄激素治疗过程中,可出现出血性肝囊肿。这种严重的并发症与治疗剂量和疗程无关。一些患者终止治疗后病损可恢复,但另一些则持续发展为肝衰竭。范科尼综合征患者使用烷基化雄激素治疗的过程中,发生肝脏肿瘤的危险性增加,原因尚不明确。与此相反,睾酮酯补充治疗很少引发这些病变。

AAS 的不良反应除了由其雄激素或雌激素样作用引起外,还可由其毒性作用(非激素样作用)所致。痤疮、睾丸萎缩和无精子症等可在停药后数月仍然存在。女性大剂量使用雄激素可导致痤疮、多毛症甚至闭经及不孕。大剂量的烷基化雄激素可引起肝细胞和肝内胆汁淤滞,偶尔导致严重黄疸和肝衰竭。此类物质也可引发出血性肝囊肿、肝细胞腺瘤和肝癌。烷基化雄激素降低血浆 HDL-C 浓度,增高 LDL-C 浓度,增加心血管疾病的危险性。此外在成年男性中,雄激素还可增加血小板数目及聚集性。大剂量的 AAS 还可引起行为方面的不良反应,包括性欲亢进或低下、攻击性增强、体格和心理上对此类药物的依赖性以及停药后的戒断症状等。

(李江 汤怀世)

第 2 节 男性性早熟

男孩在 9 岁前出现性腺增大和第二性征称为男性性早熟(male precocious puberty),可分为中枢性性早熟(central precocious puberty,CPP)和周围性性早熟(peripheral precocious puberty,PPP)两类。CPP 又称为真性或 GnRH 依赖性性早熟;PPP 又称为假性或非 GnRH 依赖性性早熟。中枢性性早熟是指下丘脑-垂体-性腺轴不适当地过早活跃,导致青春期发育提前出现,其表现与正常的性发育相同,第二性征与遗传性别一致,能产生精子或卵子,有生育能力。周围性性早熟由性腺中枢以外的因素产生过多的性激素引起,只有第二性征发育,生殖细胞并不同步成熟、无生育能力。临床上,真性性早熟比假性性早熟多见,而女性性早熟常属于良性过程,但男性性早熟多为病理性。其实,汉语中的"性早熟"并没有准确反映"precocious puberty"或"sexual precocity"的含义,患者提前出现青春期发育(如 CPP)或仅有性发育时间提前(如 PPP),而性腺的激素分泌功能、性发育表征或生育功能均没有"成熟",所以并非真实的"青春期发育提前",因而称"性发育提前"可能更为恰当;但从习惯考虑,本书仍采用性早熟之称。

【正常男性青春期发育】

男性青春期发育评价主要根据 Marshall 和 Tanner 早年提供的男性青春期发育标志(外生殖器发育状况与阴毛分布等)的改良法进行 Tanner 分期(表 2-7-2-1 和图 2-7-2-1),各期的发生年龄有一定的种族和人群差异[1,2]。

表 2-7-2-1　男性青春期发育标志

Tanner 分期	生殖器	阴毛	躯体生长	其他
I	青春期前睾丸<2.5cm	仅有微绒毛	5.0~6.0cm/年	肾上腺功能初现
II	阴囊皮肤薄而红色(11.9 岁)睾丸 2.5~3.2cm	阴茎根部少许着色毛发(12.3 岁)	5.0~6.0cm/年	体脂减少
III	阴茎发育变长(13.2 岁)/睾丸 3.3~4.0cm	阴毛增粗增多(13.9 岁)	加速生长/7.0~8.0cm/年	乳腺发育(13.2 岁),声音低沉(13.5 岁),肌肉量增加
IV	阴茎长而粗,阴囊着色(14.3 岁),睾丸 4.1~4.5cm	成年型阴毛但不超过大腿中线(14.7 岁)	最快生长,约 10.0cm/年(13.8 岁)	腋毛(14.0 岁),声音低沉(14.1 岁),痤疮(14.3 岁)
V	成年外生殖器(15.1 岁)睾丸>4.5cm	成年型阴毛超过大腿中线但在白线内(15.3 岁)	减速生长和停止生长(约 17 岁)	面部毛发生长(14.9 岁)肌肉量增加

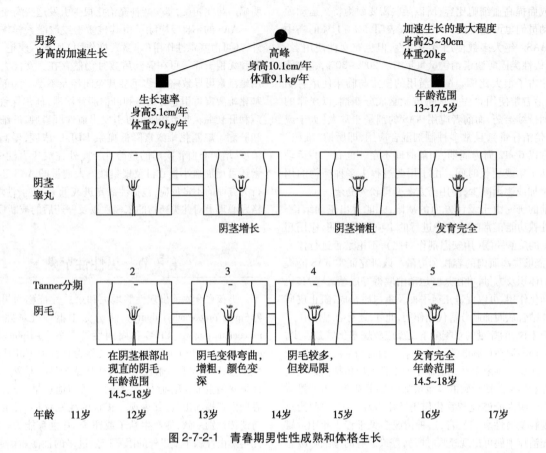

图 2-7-2-1 青春期男性性成熟和体格生长

【病因与分类】

性早熟的病因很多，一般有两种分类方法，各有优缺点（表 2-7-2-2）。临床上以女性 GnRH 依赖性性早熟较常见。另外，性教育的普及和书刊影视中性场景泛滥，使青春期发育提前启动也是儿童性早熟发生率增高的原因之一。

表 2-7-2-2 男性性早熟病因与分类

真性性早熟（GnRH 依赖性性早熟）	卵巢或肾上腺分泌雌激素肿瘤
特发性	Peutz-Jeghers 综合征
CNS 肿瘤	男性和女性
视交叉胶质瘤	McCune-Albright 综合征
下丘脑星形细胞瘤	甲减
畸胎瘤	医源性或外源性雌激素制剂（如药物、食物和化妆品等）
CNS 非肿瘤性病变	家族性睾酮中毒症
发育异常如灰结节	皮质醇抵抗综合征
Williams 综合征	营养不良症（营养不良性性早熟）
脑炎和脑病	巨睾症
脑脓肿	反应性性早熟
结节病性或结核性肉芽肿	肾上腺肿瘤
头部损伤（创伤，手术，放疗）	绒毛膜上皮瘤
脑水肿	CYP11B1 缺陷
蛛网膜囊肿	迟发性肾上腺皮质增生症
血管病变	睾丸肿瘤（Peutz-Jeghers 综合征）
头颅放射治疗后	肾上腺雄激素转化为雌激素增多（性腺外转化过度）
假性性早熟（非 GnRH 依赖性性早熟）	医源性（应用雌激素制剂）
分泌促性腺激素的肿瘤	女性男性化
CNSHCG 瘤（如绒癌、生殖细胞瘤、畸胎瘤等）	先天性肾上腺皮质增生
CNS 外 HCG 瘤（如肝癌、畸胎瘤、肾癌和绒癌等）	CYP21、CYP11B、3β-HSD 缺陷症
肾上腺或睾丸分泌雄激素过多	雄性化肾上腺肿瘤（Cushing 综合征）
先天性肾上腺皮质增生（CYP21、CYP11B 缺陷）	雄性化卵巢肿瘤
肾上腺雄性化肿瘤	皮质醇抵抗综合征
Leydig 细胞瘤	医源性（应用雄激素制剂）

注：CNS. 中枢神经系统；CYP21. 21-羟化酶缺陷；CYP11B. 11-羟化酶；3β-HSD. 3β-羟类固醇脱氢酶

【发病机制与临床表现】

（一）发病机制 青春期前已建立了下丘脑-垂体-性腺间的反馈联系，而且相互的调节作用非常敏感，未成熟的性腺分泌少量的性激素。至青春期，性腺调节中枢的敏感性下降，导致促性腺激素和性激素的分泌相应增加，达到更高水平上的负反馈平衡。kiss1/kiss1r 介导了 GnRH/LH 的分泌。青春期前性发育被抑制的机制丢失引起真性性早熟（true sexual precosity）。青春期发育的性二态性来源于两性的吻肽（kisspeptin）神经元的表达模式不同，同时也与营养因素、激素分泌、环境因素有关。青春期发育的各种信号最后以吻肽神经元对 GnRH 的精细调节为终点[3]（图 2-7-2-2）。

（二）中枢性性早熟

1. 特发性中枢性性早熟 在真性性早熟的男性患者中，约40%为特发性。一般为散发性，少数可呈家族性（可能属常染色体隐性遗传）。家族性特发性早熟主要累及男性成员，有一些家族数代均有发病，极端的例子甚至在出生时已存在性成熟体征。遗传方式限于男性的常染色体显性遗传。导致性成熟的原因是睾丸功能激活，促性腺激素分泌没有出现青春期变化。特发性早熟的发病机制未明，可能由于某些原因使下丘脑对性腺发育的抑制失去控制（如下丘脑后部失去对下丘脑前部的阻遏作用），GnRH 及垂体促性腺激素过早分泌，导致下丘脑-垂体-性腺轴的超前启动而引起性早熟[4,5]。性早熟可开始于性发育前的任何年龄，性征发育的次序与正常儿童一样，但发育提前、速度加快。男性先有睾丸和阴茎肥大，继之阴囊皮肤皱褶增加伴色素加深，阴茎勃起增加，甚至有精子生成，肌肉增加，皮下脂肪减少。同时身材骤长，骨龄提前，最终使骨骺过早融合，到成年时身材反而

矮于正常人。患儿性心理成熟早，有些可有性交史。血清 LH、FSH 增高，伴性激素升高。如连续多次采血，可发现 LH 呈脉冲式分泌。特发性性早熟的预后良好，但其最终身材矮于正常人；早期治疗外周性性早熟的原发疾病可取得满意疗效。

2. 继发性中枢性性早熟 包括肿瘤（如下丘脑星形细胞瘤、神经胶质瘤、神经管母细胞瘤、错构瘤、松果体瘤和畸胎瘤等）、感染（如结核性肉芽肿、脑炎和脑脓肿等）、囊肿、脑积水、脑外伤或放射治疗等。这些因素可通过浸润、瘢痕和肿瘤压迫等影响下丘脑的功能，引起性腺轴功能提前启动。但已发现错构瘤本身可分泌 GnRH，松果体瘤、畸胎瘤也可分泌具有促性腺激素的活性物质，松果体瘤还可因褪黑素减少或分泌 HCG 而导致性早熟[2]。中枢神经系统疾病所致性早熟的发育经过与特发性相似。两型的区别在于后者不能查出相应的器质性疾病，而前者能找出器质性颅内病变。中枢神经系统疾病所致性早熟的预后取决于颅内病变的性质和病情。

3. 原发性甲减伴性早熟 幼儿由于甲减，骨龄明显落后，严重者伴有生长和智力障碍。但有些患者却可出现性早熟，外生殖器提前发育，皮肤色素沉着。发病机制可能为甲状腺激素降低，对下丘脑的负反馈作用减弱，使下丘脑 TRH 分泌增多；TRH 不仅刺激垂体分泌 TSH，还可刺激垂体的 LH、FSH 和 PRL 分泌增多。这些激素作用于性腺和乳腺导致性早熟。男性患儿睾丸增大而无男性化表现，因为只有曲细精管增大，Leydig 细胞没有成熟。本症在用甲状腺激素治疗后可逆转性早熟和垂体增大。

（三）外周性性早熟 性早熟与下丘脑-垂体的性腺

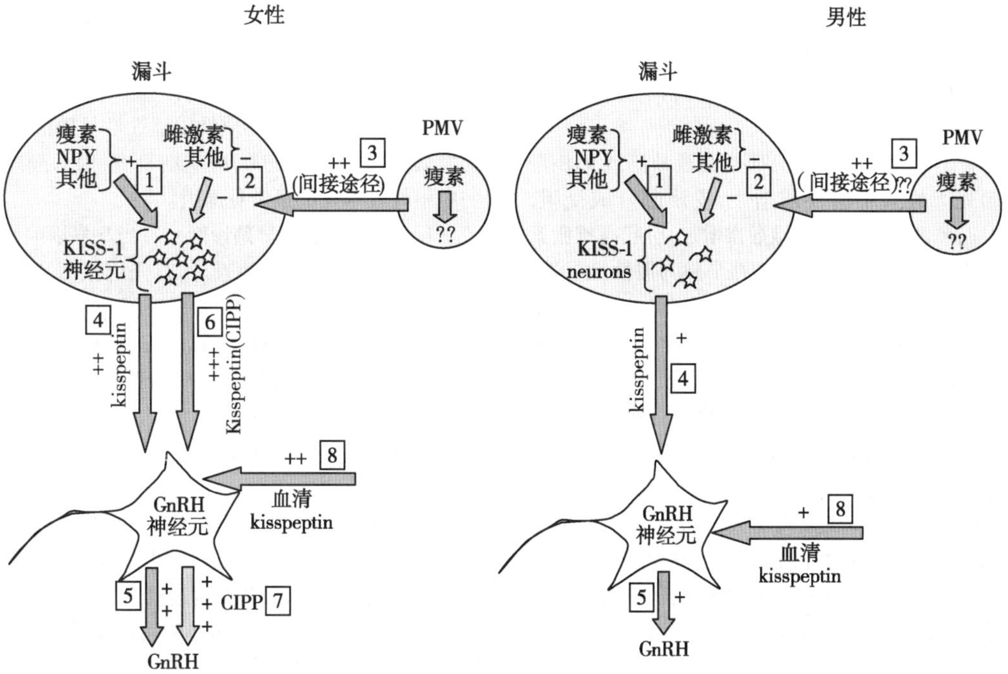

图 2-7-2-2 吻肽（kisspeptin）和性二态性与青春期发育

脑漏斗核 kisspeptin 神经元（KISS-1）接受来自营养、激素和环境刺激的正性和负性神经冲动调节，瘦素传入信号作用于 kisspeptin 神经元，kisspeptin 刺激 GnRH 分泌；女性的漏斗核 kisspeptin 神经元多于男性，是健康女性性发育的重要保证，同时也是女性容易患特发性中枢性性早熟的病因基础

中枢无关,不是中枢神经系统 GnRH 脉冲发生器激活的结果,而是由于下丘脑 GnRH 和垂体促性腺激素以外的雄性激素刺激引起,包括促性腺激素(分泌 LH 或 HCG 的肿瘤)或性激素(先天性肾上腺皮质增生症、肾上腺或性腺肿瘤)异常分泌,或影响性激素产生的基因突变所致。这类性早熟属于不完全性。

1. G 蛋白 α 亚基突变 经典病例有多发骨纤维发育不良、躯干皮肤有边缘不规则的棕色色素斑,常伴有性早熟和其他内分泌腺的功能亢进表现,即 McCune-Albright 综合征"三联征"。但有些患者也可只有上述两种或一种临床表现。本病女孩多见,男孩极少。性发育不按正常次序,与真性性早熟有明显区别[6-8]。病因学研究表明,本病患者细胞内广泛存在鸟苷酸结合蛋白中的刺激 G 蛋白 α 亚基突变。McCune-Albright 综合征伴有的性早熟和其他内分泌腺的功能亢进有自愈趋势,对药物治疗也有较好反应。

2. LH/HCG 受体活化性突变 睾酮中毒症(testotoxicosis)于 1981 年首先报道,多为家族性,散发罕见,家族中只限于男性患病,患儿的阴茎增大,有时出生后即有肥大阴茎。本征的病因已基本查明,由于 LH/HCG 受体活化性突变而使 Leydig 细胞和生殖细胞受到过分而长期刺激,因而发生性早熟[9]。LH/HCG 受体为 80~90kDa 糖蛋白,是 G 蛋白偶联受体家族成员。受体基因位于 2p21,目前已有至少 10 多种错义的活化性突变类型,主要发生于 542~581 区段。睾丸活检发现 Leydig 细胞、Sertoli 细胞成熟提前并有精子生成,有时伴 Leydig 细胞增生。纵向生长和骨龄提前,肌肉发达,血 LH 和 FSH 基础值和经 GnRH 兴奋后程度如同青春期发育前水平,一般无 LH 的脉冲分泌特点,但血睾酮显著升高,可达到成人水平。本征的特点是用 GnRH 激动剂治疗无效,不能抑制 Leydig 细胞和生殖细胞的成熟与增生,睾酮分泌亦不受抑制。如不治疗,当骨龄发育达到临界水平后可发生继发性 GnRH 依赖性真性性早熟。一些成人患者的精子生成障碍,血 FSH 升高。

3. 先天性肾上腺皮质增生症 21-羟化酶缺陷或 11β-羟化酶缺陷引起先天性肾上腺皮质增生,皮质醇合成受阻,ACTH 分泌增加,刺激肾上腺分泌雄性激素增加,引起高雄激素血症。先天性肾上腺皮质增生引起的性早熟为假性性早熟,LH/FSH 降低而睾丸不同步发育为其特点。男性非 GnRH 依赖性性早熟患者应考虑睾丸细小的 Leydig 细胞瘤可能,这种肿瘤的特点是细胞伴有体细胞性 LH 受体突变[10,11]。

4. HCG/LH 分泌瘤 HCG 或 LH 样物质促使性激素分泌增多。由于只产生一种促性腺激素,不能造成真性性早熟。这类患者几乎都是男性。分泌 HCG/LH 的绒癌与畸胎瘤和其他肿瘤患者的外生殖器发育增大,但无生育力。睾丸 Leydig 细胞瘤产生过多雄激素时也出现类似表现。

5. 外源性性激素 是非 GnRH 依赖性性早熟的常见原因,儿童通过饮料、食品、药物或化妆品摄入性激素可引起非 GnRH 依赖性性早熟。

【诊断与鉴别诊断】

男性儿童和青少年的乳腺增大一般提示为病理性,首先要排除感染、创伤和囊肿可能。性早熟的诊断包括两个步骤,首先要确定是否为性早熟;其次是判断性早熟属于中枢

性或外周性性早熟。诊断中需要回答以下问题:①性早熟属于正常变异型或真性性早熟? ②真性性早熟属于外周性或中枢性? 如为外周性,其病因在性腺还是肾上腺? ③如为中枢性性早熟,其病因属于颅内病变或为特发性? 性早熟生长发育加速,骨龄和骨骺关闭提前。病因诊断要特别关注家族史、发病时间、第二性征特点与分期、躯体比例、生长速度、性发育进展速度和最近 1 年内的变化。如果骨龄提前 2SD 以上,基本上可以排除青春期发育变异的可能性;诊断困难时,一般做 6~12 个月的在追踪观察,如果骨龄增值/年龄增值>1.2,提示为中枢性性早熟。如果睾丸体积<4ml,性早熟的病因常在肾上腺皮质增生症或肾上腺肿瘤,McCune-Albright 综合征和睾丸 Leydig 细胞瘤患者的两侧睾丸体积多不对称,中枢性性早熟、HCG 分泌瘤、睾酮中毒症的两侧睾丸呈对称性增大,Tanner 分期不超过 III 期。如果患者仅出现个别青春期发育体征,而骨龄未提前,一般提示为正常性发育变异。

性早熟患儿应测定 LH、FSH 和性腺激素,仅凭基础值难以鉴别中枢性和外周性性早熟。因此一般需要进行 GnRH 兴奋试验。GnRH 兴奋试验中,乳腺发育提前(premature thelarche)的 FSH 兴奋反应明显,而中枢性性早熟的 LH 兴奋反应突出。外周性性早熟患者的 LH 和 FSH 被抑制(一般测定 0 分钟和 30 分钟值),乳腺发育提前者可能 LH 也升高,但仍以 FSH 的兴奋反应占优势。男性性早熟的诊断流程见图 2-7-2-3 和表 2-7-2-3。诊断中枢性性早熟时,必须结合临床表现和追踪观察资料进行判断。中枢性和外周性性早熟的血浆基础睾酮均是升高的,但后者的升高程度更明显;血浆雌激素对女性中枢性和外周性性早熟的鉴别意义有限,此时需要结合甲状腺激素、17-OHP 和 HCG 水平进行判断。必要时应进行盆腔超声检查子宫和卵巢。如果双侧卵巢和子宫体积增大,提示为中枢性性早熟,虽然卵巢囊肿、卵泡、子宫长度和内膜厚度也有意义,但不是鉴别中枢性和乳腺发育提前的关键指标。外周性性早熟的两侧卵巢体积增大可能不对称。头颅 MRI 有助于器质性中枢性性早熟的病因查找,6 岁前发病者如果 MRI 正常,应定期复查,因为颅内肿瘤是引起的中枢性性早熟的最常见原因。

(一)中枢性性早熟诊断 当9岁以前男孩出现性征发育时,除相关的体格检查外,首先应摄 X 线腕骨片确定骨龄,测定血 LH、FSH 和睾酮水平等以明确是否为性早熟。男性性早熟多为器质性疾病所致,要仔细寻找原发病因,对于一时找不到病因者要定期追踪病情变化。当患儿出现性早熟的临床表现时,外周血单次测定睾酮几乎 100%增高,但不足以证明性早熟是否为中枢性。证明性早熟为中枢性应包括以下三个特点[12]:

1. 性腺增大 男孩睾丸容积>4ml,并随病程延长进行性增大。线性生长加速和骨龄超前不是诊断中枢性性早熟的特异性指征,病程短和发育进展慢的患儿骨龄提前可能不明显,而外周性性早熟同样亦有可能呈现骨龄超前;性激素的升高亦然,它不能分辨中枢和外周性性早熟。确定性早熟为中枢性后,最后应运用 CT 或 MRI 扫描了解患儿是否存在 CNS 器质性病变,如能排除,可诊断为特发性性早熟。但仍需继续追踪观察,有条件的,应排除 LH 受体基因活化性突变可能。

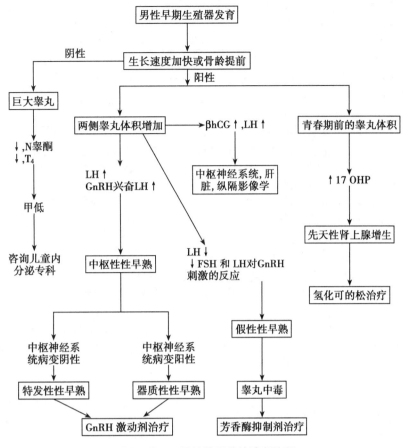

图 2-7-2-3 男性性早熟的诊断流程

表 2-7-2-3 男性性早熟的鉴别诊断

项目	促性腺激素	性腺激素	性腺	其他
男性真性性早熟	LH 脉冲(睡眠时)	达青春期发育时水平	青春期发育大小	排除中枢肿瘤、Albright 综合征
男性假性性早熟				
分泌 HCG 肿瘤	HCG↑/LH↓	达青春期发育时浓度	睾丸增大(不规则)	排除 HCG 性肿瘤
男性 Leydig 细胞瘤	↓	睾酮↑	睾丸不规则增大	
家族性睾酮中毒	↓	睾酮达青春期发育水平	睾丸增大但低于青春期发育成熟容积	家族发病,LH 受体突变
先天性肾上腺皮质增生	青春期前水平	DHEAS↑,雄烯二酮↑	睾丸无增大	肾上腺双侧增大
雄性化肾上腺肿瘤	青春期前水平	DHEAS↑,雄烯二酮↑	睾丸无增大	单侧肾上腺肿瘤
肾上腺皮质功能初现提前	青春期前水平	睾酮和 DHEAS 达青春期前水平,尿 17-KS 常↑	睾丸无增大	6 岁后发病,头颅创伤
迟发性肾上腺皮质增生	青春期前水平	17-OHP↑	无卵巢增大	常染色体隐性遗传
特殊类型男性性早熟				
McCune-Albright 综合征	↓	正常或↑	卵巢增大;睾丸增大	骨纤维增生不良
原发性甲减	FSH↑或正常	E₂↑	卵巢囊肿,睾丸增大	TSH↑,PRL↑,T4↓

注:↓:下降;↑:升高;↑↑:显著升高;17-KS:17-酮类固醇;DHEAS:硫酸去氢异雄酮;17-OHP:17-羟孕酮;E_2:雌二醇

2. 促性腺激素增高　单次测定外周血 FSH 和 LH 增高的概率分别为 80%~100% 和 20%~70%,这可能与 LH 分泌呈脉冲方式有关,因此应多次测定才能作出正确判断。如进行 GnRH 兴奋试验,性早熟患儿 LH 的分泌反应比同龄性未发育儿童高,LH 激发峰值>25U/L,LH 峰值/FSH 峰值>0.6~1.0。GnRH 激发试验方法:GnRH 100μg/m² 或 2.5~3.0μg/kg 静脉注射,于即刻、30 分钟、60 分钟和 90 分钟分别采血测

FSH 和 LH 浓度。GnRH 刺激试验仍是判断 CPP 的"金"标准。如就诊时病程很短,则 GnRH 激发值有时可达不到以上诊断值。对此类病例应进行随访,必要时在数月后复查以上检测。

3. GnRH 兴奋试验　单纯性乳腺发育提前和/或阴毛早现被称为部分性中枢性性早熟,患儿无骨龄增速或性激素增高。经 GnRH 激发后 FSH 明显升高,LH 升高不显著(多数<

5U/L,FSH/LH>1)。但 PICPP 会转化为中枢性性早熟,而且无临床先兆信号,故需密切随访,必要时重复激发试验。

(二)周围性性早熟诊断 排除性早熟为中枢性后,要考虑性早熟为周围性。应积极寻找病因。其病因主要在性腺和肾上腺。因分泌过量性腺激素所致,但必须注意,有些性腺肿瘤也和下丘脑错构瘤一样,可自主合成和分泌促性腺激素。由先天性肾上腺皮质增生或肾上腺皮质肿瘤所致者,除男性第二性征发育外,阴茎明显增大,但睾丸体积无增大,无精子生成。由 11β-羟化酶缺陷所致者,血皮质醇降低,11-脱氧皮质醇及 17-羟孕酮升高,24 小时尿 17-酮类固醇(17-KS)增高;由 21-羟化酶缺陷引起的男性患者,有多毛、阴茎肥大及色素沉着。血皮质醇和 11-脱氧皮质醇均降低,而17-羟孕酮升高明显,24 小时尿 17-KS 增高;由肾上腺皮质肿瘤所致者,则血皮质醇及 24 小时尿 17-KS 明显升高。上述三种情况中,血 LH 和 FSH 都降低。由睾丸肿瘤引起的,患儿血睾酮或尿 HCG 增高,但血 LH 和 FSH 降低。男性性早熟的病因鉴别诊断流程见图 2-7-2-4。

原发性甲减伴性早熟在用甲状腺激素治疗后可逆转。

(三)中枢性与周围性性早熟的鉴别 男性性早熟在诊断确定后,主要是要进行中枢性性早熟和周围性性早熟的

鉴别以及病因间的鉴别。鉴别要点是:①GnRH 依赖性:中枢性性早熟为 GnRH 依赖性,而周围性性早熟为非 GnRH 依赖性,LH/FSH 脉冲性分泌有助于两者的鉴别[13,14]。②睾丸发育(体积):男性中枢性性早熟的睾丸发育(体积)与其他性征的发育一致,而周围性性早熟的睾丸体积明显落后于性征发育。③第二性征发育:中枢性性早熟正常,而周围性性早熟不正常且不一致。④血 LH 和 FSH:中枢性性早熟基础水平和 GnRH 兴奋后,血 LH 和 FSH 明显升高,而 PPP 血 LH 和 FSH 基础水平下降,GnRH 激发试验中,血 LH 不出现过度反应。GnRH 激发试验基本上已能鉴别中枢性性早熟和外周性性早熟。⑤LH 分泌:中枢性性早熟者睡眠时的 LH 为脉冲性分泌,而周围性性早熟为非脉冲性分泌。⑥精子生成和生育能力:有为中枢性性早熟,无则为周围性性早熟。⑦原发疾病:中枢性性早熟可无原发疾病,而周围性性早熟可发现肿瘤或其他器质性疾病。

【治疗】

性早熟所带来的医疗问题主要有三方面:①引起骨骼的线性生长加速和骨骺的过早闭合,导致儿童期高身材和成年期矮身材,使身高一般不超过 155cm。②性早熟患儿的性器官达到成人成熟水平,但思维方式和能力与实际年龄不一

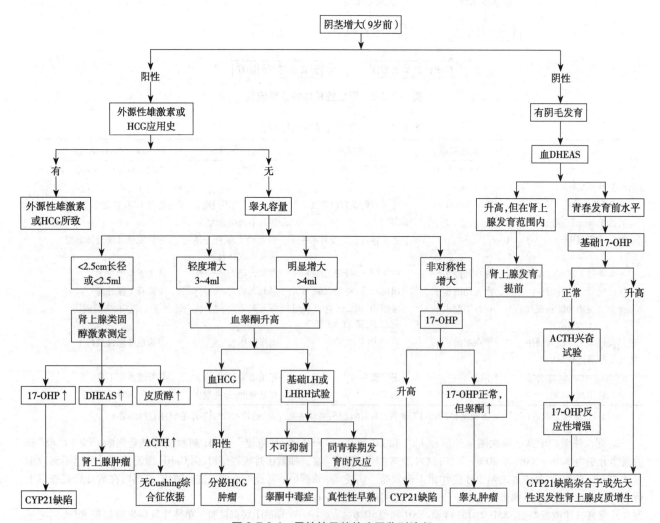

图 2-7-2-4 男性性早熟的病因鉴别诊断
DHEAS:去氢异雄酮硫酸酯;17-OHP:17-羟孕酮;CYP21:21-羟化酶

致,带来性行为监护问题。③器质性病变所致性早熟需及时诊断和处理,特别是恶性肿瘤。因此,一旦明确诊断后,应积极治疗。由于病因多样,故要尽可能明确病因,并避免性教育的普及和书刊影视中性场景的泛滥。一般可以通过下列治疗达到治疗目的:①终止性发育直至正常青春期启动年龄,并使已出现的第二性征消退;②抑制过快的骨骼生长速度,使最终的身高能达到正常范围;③治疗中枢神经病变;④最大限度地消除患儿的心理障碍;⑤防止非法妊娠。

(一) 真性性早熟的治疗 CPP 的病因是多方面的,在确定 CPP 后应排除中枢病变。对于非特发性 CPP,应强调同时进行病因治疗(如鞍区肿瘤的手术治疗)。特发性 CPP 可考虑首选 GnRH-A 治疗,但应合理掌握应用指征,治疗中应监测和判断疗效以及把握生长和成熟的平衡,才能达到改善成年身高的目的。

1. GnRH 类似物(激动剂,GnRH-A) 垂体在外源性 GnRH 类似物(激动剂,GnRH-A)的大剂量持续非脉冲刺激下产生受体降调节,LH 和 FSH 在短暂释放增加后分泌受到抑制,且受体后的负反馈机制的激活通路被阻断,从而抑制下丘脑-垂体-性腺轴功能。GnRH-A 能有效抑制 LH 分泌,使性腺暂停发育,性激素分泌回落至青春前期状态,从而延缓骨龄增长和骨骺融合,延长生长年限,改善最终身高。Gn-RH-A 是治疗 CPP 的理想药物。目前,国际上主要有曲普瑞林(triptorelin)、达菲林(diphereline)、亮丙瑞林(leuprorelin),见表 2-7-2-4。注射用 GnRH-A 在体内的半衰期为天然 GnRH 的 3~10 倍。男性 CPP 的 GnRH-A 应用指征是:①中枢性 GnRH 依赖性性早熟的诊断肯定,GnRH 兴奋试验示 LH 和睾酮已到达青春期水平;②骨龄:男孩≤12.5 岁,骨龄大于年龄 2 岁或以上;预测成年身高男孩<160cm;③骨龄/年龄>1,骨龄/身高年龄>1,或以骨龄判断的身高的标准差积分(SDS)≤-2;④发育进程迅速,骨龄增长/年龄增长>1.2。应用时,首剂 80~100μg/kg,2 周后加强 1 次,以后每 4 周 1 次,剂量 60~80μg/kg,根据性腺轴功能抑制情况(包括性征、性激素水平和骨龄进展)而定,抑制差者可参照首剂量,最大剂量 3.75mg/次。

表 2-7-2-4 用于治疗中枢性性早熟的 GnRH 激动剂

GnRH 激动剂	效应	用法	剂量
布舍瑞林(buserelin)	20	皮下注射	每天 10~40μg/kg
地洛瑞林(deslorelin)		鼻喷	每天 1.2~1.8μg/kg
戈舍瑞林(goserelin)	150	皮下植入	每天 4~8μg/kg
	100	每月植入	3.6mg/28 天
组胺瑞林(histrelin)		每季度植入	-10.8mg/3 个月
亮丙瑞林(leuprorelin)	210	皮下植入	50mg/12 个月
	20	皮下注射	每天 20~50μg/kg
		每月植入	7.5~15mg/28 天
		每月植入	3.75mg/28 天
		每季度植入	11.25μg/3 个月
曲普瑞林(triptorelin)	35	每月植入	3.75mg/25~28 天
		每季度植入	11.25mg/3 个月

注:各种 GnRH 激动剂的效应以天然 GnRH 100%计算

GnRH 激发试验显示 LH 值处于青春前期水平,说明剂量合适,复查基础血清睾酮浓度以判断性腺轴功能抑制状况。治疗过程中,每 2~3 个月测量身高以及检查第二性征,每半年复查骨龄。为确切了解骨龄进展的情况,应对治疗前后的骨龄进行评定和对比。为改善成年身高,GnRH-A 的疗程至少需要 2 年。一般在骨龄 12~12.5 岁时可停止治疗。对年龄较小开始治疗者,在年龄已追赶上骨龄,且骨龄已达正常青春发动年龄时可停药,使其性腺轴功能重新发动。治疗结束后第 1 年内应每半年复查身高、体重和第二性征。用新的曲普瑞林长效皮埋制剂(11.25mg)治疗 CPP 的效果满意[15]。梁雁等报道每 6 周皮下注射曲普瑞林 3.75mg,可与 4 周肌内注射疗法同样有效地改善临床症状和抑制性激素的水平,且 6 周皮下注射方案在延缓骨龄增长、提高预测成人期身高方面优于 4 周肌内注射[16]。Tanaka 等用亮丙瑞林治疗 13 例男性 CPP 患儿(4.1±2.5)年,并随访了(2.6±1.1)年,结果:90.9%患儿达到成年身高,全部患儿的血浆睾酮恢复到成人水平,对生殖功能恢复无不良作用[17]。GnRH-A 应用的反指征包括:①骨龄:男孩≥13.5 岁;②男孩遗精后 1 年;③因性发育进程缓慢(骨龄进展不超越年龄进展)而对成年身高影响不大的 CPP,但需定期复查身高和骨龄变化。

2. 甲羟孕酮或氯地孕酮 可直接抑制下丘脑 GnRH 脉冲发生器和垂体促性腺激素的释放,抑制性腺合成性激素。此外,可能对靶组织的性类固醇受体也有抑制作用,能抑制性早熟患儿的第二性征发育,尤其对女性患儿疗效较好。其缺点是对骨龄发育加速无影响,不能改变患儿的最终身高;长期应用可导致性腺类固醇的靶器官萎缩,停药后月经恢复慢。甲羟孕酮或氯地孕酮的治疗剂量相同,4~10mg/次,一般小剂量开始,根据治疗反应逐渐增加剂量。由于此药有类皮质激素作用,可引起体重增加、高血压和类 Cushing 综合征。

3. 环丙孕酮 环丙孕酮(赛普龙,cyproterone acetate)为孕激素的衍生物,既能与 AR 结合,在受体水平阻断睾酮和二氢睾酮的作用,又能竞争性地阻断垂体的 GnRH 受体,抑制促性腺激素的合成与释放。口服每日剂量 70~100mg/m²,或肌注 100~200mg/m² 体表面积,每 2~4 周 1 次。对性器官成熟有明显抑制作用,对骨龄加速的抑制作用不肯定。不良反应除可有头痛、疲乏、失眠和恶心外,对 ACTH 的分泌也有抑制作用,因而长期用药要观察肾上腺皮质功能的变化。

4. 17,20 裂解酶抑制剂 酮康唑可用于男性特发性 CPP 经 GnRH-A 治疗无效者。该药主要影响类固醇 17,20 裂解酶,从而干扰睾酮生成。200~600mg/d,分 2~3 次口服。比卡鲁胺和阿那曲唑的不良反应较少,效果更佳[18]。

5. 芳香化酶抑制剂 骨龄的进展决定于雌激素对骨生长板的作用。在男孩中,睾酮在芳香化酶的作用下转化为雌二醇。在 GH 缺乏所致的矮小症中,骨龄进展是 GH 替代治疗的主要障碍,它阻碍了躯体长高。芳香化酶抑制剂可分为三代,第三代药物可抑制体内 98%的芳香化酶活性,可阻止睾酮向雌二醇,雄烯二酮向雌酮及 16 羟-雄烯二酮向雌三醇的转换,其不良反应较轻。第三代芳香化酶抑制剂福美坦(formestane)25~50mg/d,达峰 1 小时,半衰期 8.9 小时,最大抑制使雌二醇下降 62%±14%。可用于治疗体质性青春期发育延迟、特发性矮小症和生长激素缺乏症的治疗。初步研究报道,第三代芳香化酶抑制剂来曲唑(letrozole)联合抗雄激素药物可延长生长板的生长期,使躯体的线性生长和青春期发育延迟[19]。此外,亦可用于 McCune-Albright 综合征、睾酮中毒症和先天性肾上腺皮质增生所致的矮小症的治疗。治疗过程中应追踪 BMD 和血脂变化。该类药物对精子生成是否有影响尚无定论。对于 McCune-Albright 综合征患者,目前认为并非是由于性腺中枢提早启动的真性性早熟,用上述药物无效。此外,家族性男性性早熟用 GnRH-A 无效,可用螺内酯(安体舒通)和睾内酯(一种芳香化酶抑制剂)联合治疗。

(二)假性性早熟的治疗 由于是非依赖 GnRH 的性早熟,故用 GnRH-A 治疗无效。可依据病情选用甲羟孕酮、睾酮内酯、螺内酯、酮康唑等。在正常的青春期发育中,男性的身材发育和骨成熟依赖于雄激素的作用。Feuillan 等主张用睾内酯(testolactone)结合抗雄激素药物螺内酯治疗。由先天性肾上腺皮质增生症引起者应使用糖皮质激素同时辅以必要的矫形治疗如切除肥大的阴蒂等。睾丸、肾上腺及其他部位肿瘤所致者应行手术或放射治疗。

(汤怀世 廖二元)

第3节 男性乳腺发育症

男性乳腺发育症(gynecomastia)的定义是男性乳腺基质和腺管异常增多,乳腺外形增大,临床上可以触及乳晕下的乳腺组织,直径>2cm。在男性乳腺包块中,85%~90%是男性乳腺发育症。但是,男性乳腺发育症必须与局部脂肪组织堆积鉴别,乳腺腺管组织含有丰富的纤维索条样结构,质地实韧。男性乳腺发育症较常见,健康男性的患病率为30%~50%,既可见于某些生理状态,也可为病理性[1,2]。

【分类】

雌激素增多、内源性游离睾酮减少、雌激素与雄激素比值异常、雌激素受体功能缺陷或乳腺组织对雌激素过敏感均可导致男性乳腺发育(表2-7-3-1)。

表 2-7-3-1 男性乳腺发育的病理生理

雌激素增多
睾丸肾上腺和母体胎盘分泌增多
乳腺外组织芳香化底物增多
外源性雌激素
内源性游离睾酮降低
分泌减少
代谢增加
SHBG 结合增加
血清雄激素/雌激素比值异常
青春期老年期再进食性男性乳腺发育
甲状腺功能亢进症
肾衰竭
药物
雄激素受体缺陷
乳腺组织对雌激素过敏感

(一)生理性男性乳腺发育 男性乳腺发育症分为生理性、药物性、病理性和特发性四类(表2-7-3-2),病因来源于生理性因素、病理性因素和药物性因素三个方面。生理性

男性乳腺发育主要见于新生儿期、青春发育期和老年期。在男性一生中,有三个阶段出现的乳腺发育是属于生理性的:①新生儿乳腺发育症:约有50%以上的新生儿出生时乳腺增大,通常在数周内消退,个别病例的持续时间稍长一些。②青春期男性乳腺发育症:为一过性乳腺增生,发生率约39%。出现年龄多在13~14岁,两侧乳腺发育的程度多不对称,发育出现的时间两侧也可不一,可伴疼痛,无红肿,持续数月至1~2年,绝大多数在20岁前自然消退,仅有少数一侧或双侧乳腺永久残留不能完全消退的乳腺组织。极少数一侧或双侧乳腺发育比较显著,类似少女乳腺并可一直持续到成人阶段。③健康老年男性可发生乳腺发育症:发生率高,一组老年男性尸检的结果为40%,而另一报告在50~69岁的住院男性中高达72%。

表 2-7-3-2 男性乳腺发育症分类

生理性男性乳腺发育症	睾酮治疗
新生儿乳腺发育(65%~90%)	高 HCG 血症(绒癌、肺癌、肝癌等)
青春期乳腺发育(19%~60%)	高 PRL 血症
老年期乳腺发育(55%~60%)	睾酮合成减少
药物性男性乳腺发育症	原发性睾丸功能衰竭(先天性)
雌激素或类似物	Kallmann 综合征
雌二醇、避孕药和洋地黄	Klinefelter 综合征
促进雄激素合成药物	性发育障碍
促性腺激素/氯米芬	遗传性睾酮合成缺陷症
抑制睾酮合成或作用的药物	先天性无睾症
病理性男性乳腺发育症	原发性睾丸功能衰竭(后天性)
血清雌激素升高(相对性或绝对性)	病毒性睾丸炎
对性)	睾丸创伤
芳香化作用增强	睾丸肉芽肿
Sertoli 细胞增生或癌	睾丸切除后
性索肿瘤	睾丸肿瘤
生殖细胞瘤	精索静脉曲张
Leydig 细胞增生或癌	其他睾丸病变
性发育障碍(如睾丸女性化)	乳腺组织对雌激素过敏感
绒癌	高 PRL 血症和 PRL 瘤
畸胎瘤	下丘脑-垂体疾病
肾上腺肿瘤	Peutz-Jeghers 综合征
肥胖	原发性甲状腺功能减退症
甲亢	抗精神病药物
肝脏疾病(肝硬化/严重肝功能受损)	神经源性疾病
能受损)	慢性系统性疾病
雌激素从 SHBG 中释出(酮康唑/螺内酯)	其他(HIV 感染/肺癌)
螺内酯)	胸壁外伤或脊髓损伤
雌激素代谢障碍(肝硬化)	生长激素治疗
使用外源性雌激素制剂	心理应激等
长期营养不良恢复营养后	

注:SHBG:性激素结合球蛋白;PJS:Peutz-Jeghers syndrome,Peutz-Jeghers 综合征,由于肿瘤细胞芳香化酶活化性突变,血 E₂ 显著升高。躯体生长加快,骨龄提前,女性化伴男性乳腺发育。女性 PJS 患者因肿瘤细胞产生大量雌激素而出现同性性早熟

(二)病理性男性乳腺发育 病理性男性乳腺发育症是指主要与雌激素、雄激素和泌乳素的作用相关的一类临床综合征,主要包括血清雌激素升高、睾酮减少、雄激素受体缺陷、高 PRL 血症等。男性乳腺发育常由雌激素过多或雄激素减少引起。病理性男性乳腺发育主要见于药物、肝病、甲亢、

性发育障碍、性腺功能减退症及肾上腺肿瘤。

【发病机制】

(一)雌激素增多　生育期女性的体内雌激素主要来源于卵巢;而男性体内85%的雌二醇和95%的雌酮来源于脂肪与皮肤组织睾酮与雄烯二酮的转换,每天转换生成的雌酮为65μg,雌二醇为46μg,其中雌二醇的来源是睾丸(直接分泌7μg)、睾酮转换(17μg)和雌酮还原(22μg)。无论男女老少,雌二醇都促进乳腺的生长发育。男性乳腺发育症患者体内的激素紊乱有两种基本情况:一种是雌激素增多;另一种是雄激素/雌激素比值降低。无论何种病因都引起患者体内雌激素绝对或相对增多,促进乳腺的增生发育。

1. 生理性男性乳腺发育　可分为三种情况:①新生儿乳腺发育与母体及胎盘产生的雌激素影响有关。②青春发育期男孩的乳腺发育往往是青春发育的最早表现,其确切机制未明。在男孩血睾酮达到成人水平之前,血浆雌二醇已达到成人水平,因而雌激素/雄激素比值增高伴平均血雌二醇较高。此外,青春期阶段乳腺局部的芳香化酶作用增强,局部雌激素形成增多,导致青春乳腺发育。青春发育期男孩的乳腺发育具有显著的自限性,乳腺发育随青春发育的进程而减轻,一般停滞于20岁左右,并至青春期发育完成前逐渐消退[3]。③老年男性乳腺发育的发病机制是老年男性大多伴有不同程度的睾丸功能下降,雌激素和雄激素的代谢发生变化,包括血浆总睾酮下降、血浆游离睾酮降低和血浆睾酮结合球蛋白升高。老年人身体组织中脂肪含量增高,使外周组织的芳香化酶作用增强,雄激素与雌激素的比值降低,血浆LH和FSH升高,血浆睾酮的昼夜节律变化消失或减弱等。上述变化足以使乳腺组织中睾酮与雌二醇的比例发生改变,使乳腺组织增生发育。

2. 病理性男性乳腺发育

(1) 睾丸疾病:睾丸肿瘤分泌大量雌激素,反馈抑制LH分泌,导致雄激素分泌继发性减少。雌激素分泌增多对睾酮合成酶也有影响,进一步使睾酮合成减少,导致雌激素/雄激素比例明显失调,出现乳腺发育症。睾丸疾病致睾丸功能减退时,雄激素分泌减少,但对雌激素的影响不大,来自肾上腺组织的雄激素在外周组织转化为雌激素使雌激素/雄激素比值上升,此外,促性腺激素也影响雌激素/雄激素的比值。原发性睾丸功能减退时,LH反馈性升高或肿瘤分泌HCG,刺激Leydig细胞分泌睾酮,其中,部分在外周转化为雌激素。同时,促性腺激素也能增强Leydig细胞的芳香化酶活性,使睾丸产生雌激素增加。其最终结果为雌激素/雄激素比值增高,引起男性乳腺发育。

(2) 下丘脑-垂体疾病:下丘脑-垂体疾病引起的继发性睾丸功能减退患者,雄激素分泌量减少,但血LH不增高,芳香化酶活性不增强,雌激素/雄激素比值的增高不如前者明显,因此男性乳腺发育症的发生率也较低。秃顶-神经缺陷-内分泌病综合征(ANE综合征)的病因与核糖体合成相关蛋白RBM28突变有关。除男性乳腺发育外,还有复合型垂体激素缺乏表现及皮肤损害(秃顶、面部多发性皮肤痣、皮肤囊肿、皮肤色素沉着)、神经发育缺陷、智力障碍、牙齿异常等。

(3) 雌激素/雄激素作用比例失调:有些患者血液循环中性激素正常,但组织AR对睾酮不敏感,因而在乳腺局部形成了雌激素/雄激素作用比例的失调,雄激素作用减弱,雌激素作用相对增强,见于46,XY-DSD(睾丸女性化)和使用抗雄激素药物的患者。乳腺局部的芳香化酶活性增强,使更多的雄激素转变成雌激素,出现局部雌激素过多。雌激素/雄激素比值的增加还能刺激性激素结合蛋白(SHBG)的合成,SHBG与睾酮的亲和力远比雌激素大,使血液中有生物活性的游离雌激素/雄激素比值增高,促进乳腺增生发育。

3. 药物性男性乳腺发育　引起男性乳腺发育的药物很多[1,4],见表2-7-3-3。

表2-7-3-3　引起男性乳腺发育的药物

药物分类	药物举例
抗雄激素药物	比卡鲁胺,氟他胺,非那雄胺,度他雄胺,螺内酯
抗生素类	异烟肼,酮康唑,甲硝唑
降压药类	氨氯地平,卡托普利,地尔硫草,依那普利,硝苯地平,维拉帕米
胃肠道药物	西咪替丁,雷尼替丁,奥美拉唑
激素类药物	雄激素,HCG,雌激素,GH
违禁药物	乙醇,苯异丙胺,海洛因,大麻,美沙酮
其他药物	抗反转录病毒药,洋地黄,降脂药,GnRH类似物,抗精神病药物

(二)芳香化酶活性增强或底物过多　芳香化酶过多综合征(aromatase excess syndrome, AEXS;MIMD 139300)亦称家族性男性乳腺发育(familial gynecomastia),属于男性乳腺发育中的少见遗传性疾病,其病因与芳香化酶基因(CYP19A1,图2-7-3-1)复制、缺失或转位而发生添加启动子和获得性突变有关[2-7],临床上以男性青春期前和围青春期乳腺发育为特征,乳腺发育持续终生,伴有骨龄提前、身材矮小和神经精神症状,血清雌二醇升高(48%),诊断有赖于CYP19A1突变分析。芳香化酶抑制剂可减轻患者的乳腺发育,严重病例需要手术治疗。自从2003年以来,已经报道了30例患者。催化雄激素转化为雌激素的芳香化酶是一种细胞色素P450酶超家族成员,可使雄烯二酮和睾酮的A环芳香化,分别生成雌激素或雌二醇。芳香化酶在细胞质或内质网膜表达,含有503个氨基酸残基和一个含铁血红蛋白基团。编码芳香化酶的基因CYP19A1(15q21.1)长123kb,含

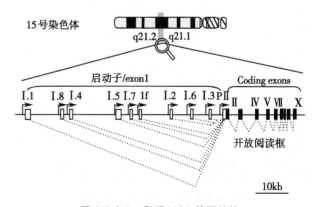

图2-7-3-1　CYP19A1基因结构

外显子Ⅰ的开放阅读框架代表相应的启动子,外显子Ⅱ~Ⅹ编码基因的阅读框架,折线表示剪接方式

10 个以上的编码外显子和上游 5′-编码外显子;每个外显子具有一个独特的组织特异性上游启动子序列。例如,近端启动子只在性腺组织表达,位于其上游的 1f 与 I.4 几乎仅在脑组织和脂肪表达,而最上游的 I.1 只在胎盘中表达。正常情况下,芳香化酶主要在性腺表达,生成雌激素,调节性腺功能;脑组织生成的雌激素调节促性腺激素分泌和心理行为活动。性腺外的许多组织(如脂肪、骨骼、乳腺、子宫、血管等)的芳香化酶表达量低,并受局部细胞因子、前列腺素和类固醇激素的调节。由于这些组织不表达催化类固醇激素合成的 CYP17A1,故局部组织生成的雌激素底物仅来源于雄激素。胎盘合成大量的雌激素,防止胎儿雄性化。

男性芳香化酶过多综合征男性芳香化酶过多综合征(AEXS)的显著特点是发生青春期前和围青春期乳腺发育,部分患者伴有骨龄提前、骨骼生长过快、成年后身材矮小及低促性腺激素性性腺功能减退症,面部毛发稀少和童音。男性的乳腺发育明显,呈进行性增大,体型如女性,血清雌激素增加 40~50 倍(表 2-7-3-4)。在女性,肾上腺来源的雄激素被芳香化酶转化为大量雌激素,可有青春期乳腺发育提前、月经初潮提前、骨龄提前、成年后身材矮小、乳腺与子宫过度肥大、月经不规则等表现[8-10]。在除外引起男性乳腺发育的其他疾病后,根据双侧男性乳腺发育、血清雌二醇升高提示本病的诊断,但正常水平不排除其诊断,确诊有赖于 CYP19A1 基因突变分析。肾上腺多数肿瘤分泌大量的雄烯二酮和去氢表雄酮,在外周组织成为芳香化酶的底物,被转化为 E_2;少数肿瘤直接合成 E_2 引起男性乳腺发育。青少年男孩接受睾酮治疗常常发生乳腺增生,成年男性接受睾酮治疗发生乳腺增生相对较少。约 10% 男性甲亢患者有乳腺发育。甲状腺激素可引起甲状腺球蛋白增加(结合睾酮增多、游离睾酮减少大于游离 E_2),同时对外周芳香化酶也有促进作用,使睾酮转化 E_2 增多。甲亢患者偶以男性乳腺发育首诊,经抗甲亢药物治疗后消失[11]。前列腺癌接受雌激素治疗的患者中,有 50% 或以上病例可发生男性乳腺发育症[12]。

芳香化酶基因(CYP19A1)活化性突变引起芳香化酶过多综合征(aromatase excess syndrome),其特点是伴有青春期发育前或围青春男性乳腺发育,原因是大量的雄激素通过芳香化酶催化,生成雌二醇;染色体组通过复制、缺失倒转等进行重组,重组体获得新的 CYP19A1 基因启动子,强化基因表达,芳香化酶活性增强。男性芳香化酶过多综合征患者的特点是乳腺发育持续存在,病呈进行性加重,约半数患者的血清雌二醇升高,骨龄提前,身材较矮,但其他症状轻微。诊断流程见图 2-7-3-2,确诊有赖于 CYP19A1 突变分析。

(三)高 PRL 血症 详见第 2 篇第 3 章第 9 节。在各种原因引起的男性乳腺发育症中,血浆 PRL 通常是正常的。使用抗精神病药物后血浆 PRL 持续增高者以及男性垂体 PRL 瘤患者绝大多数不会发生乳腺发育症。因此,PRL 在本病的发生中不起直接作用。甲减伴有男性乳腺发育可能与 PRL 分泌过多、雌激素不足及影响 SHBG 浓度等有关,原发性甲减患者血游离睾酮浓度下降,经补充甲状腺激素后恢复正常。垂体 PRL 瘤和高 PRL 血症男性患者中,少数出现乳腺发育,其机制为垂体肿瘤压迫刺激或高 PRL 水平直接影响了促性腺激素的分泌,出现继发性睾丸功能减退。有些乳腺

表 2-7-3-4 芳香化酶过多综合征的鉴别诊断

综合征性(继发性)芳香化酶过多	内分泌病
染色体疾病	甲亢
Klinefelter 综合征	性腺功能减退症
Swyer 综合征	GH 缺乏症
生物酶缺陷症	ACTH 缺乏症
17β-羟类固醇脱氢酶缺陷症	高 PRL 血症
21-羟类固醇脱氢酶缺陷症	肝脏疾病
17α-羟化酶缺陷症	肝硬化
雄激素受体突变	慢性肝炎
雄激素抵抗综合征	肾脏疾病
神经-肌肉疾病	慢性肾病
Kennedy-Alter-Sung 病	血液透析
Crow-Fukase 综合征	药物
营养不良性肌萎缩	醛固酮受体阻滞剂
线粒体脑-肌病	降压药
肌营养不良症	抗精神病药物
肿瘤	抗酸剂
HCG-分泌瘤(肺癌、睾丸癌膀胱癌)	雌激素制剂
	抗 HIV 制剂
绒毛膜癌生殖细胞瘤(睾丸纵隔)	调脂药物
	中药
雌激素分泌瘤(胃癌睾丸癌肾上腺癌)	生理性芳香化酶过多
	新生儿
肝癌	青春发育期
Peutz-Jeghers 综合征	老年期
恶性淋巴瘤	原发性芳香化酶过多
多发性内分泌腺肿瘤综合征	特发性男性乳腺发育

发育症患者 PRL 轻度增高,但这是高雌激素血症的后果。

(四)特发性男性乳腺发育 约有 50% 或以上的男性乳腺发育症找不到明确的原因,各种激素测定均正常,被称为特发性男性乳腺发育症。但要注意其中一些患者可能曾经有过短暂的致女性化因素,就诊时这些因素已不存在。他们可能在工作和生活环境中接触过少量雌激素或抗雄激素物质或曾经有过轻度的内分泌功能障碍。

【临床表现与诊断】

不同病因引起的男性乳腺发育具有相同的组织学改变。早期的特点是腺管系统增生,腺管变长,出现新的管苞和分支,基质的成纤维细胞增生。晚期的特点是上皮增殖退化,渐进性纤维化和透明变性,腺管数目减少,并有单核细胞浸润。当病情发展至广泛的纤维化和透明变性阶段时,乳腺很难完全消退。男性乳腺发育症的分度方法很多,临床上一般采用 Cordova 和 Moschella 法:①Ⅰ度:乳腺直径增大,乳头突出但限于乳晕区;②Ⅱ度:肥大的乳腺结构超过乳晕下级;③Ⅲ度:乳腺结构超过乳晕下级 1cm 内;④Ⅳ度:乳腺明显肥大突出并超过乳晕下级 1cm 以上。

(一)生理性乳腺发育 男性出现单侧或双侧乳腺增大,局部胀痛或隐痛不适或无痛。查体时,可触及乳腺组织,呈圆盘结节状或弥漫性增大,轻微触痛,质地稍硬,有时可伴有乳头和乳晕增大[1]。一般无泌乳,但少数患者在挤压乳头时可见少量白色分泌物溢出。生理性乳腺发育多为双侧性,轻度触痛,乳腺内腺体组织质地较硬,在乳晕下,直径为 1~2cm 或稍大。生理性和长期营养不良所致的男性乳腺发育

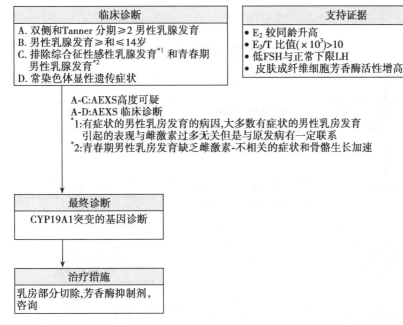

图 2-7-3-2　芳香化酶过多综合征的诊断流程
AEXS:芳香化酶过多综合征

可自行缓解,预后良好。

(二)　病理性男性乳腺发育　诊断的第一步是通过病史和体格检查排除假性乳腺发育,继而通过影像检查排除肿瘤和内分泌疾病。如果所有的病因均被排除,则可诊断为特发性乳腺发育症(idiopathic mammogenesis)[7]。诊断流程可从乳腺发育的临床特点或相关激素测定两个方面来进行,见图 2-7-3-3~图 2-7-3-5。良性男性乳腺发育与男性乳腺恶性肿瘤的鉴别见表 2-7-3-5。血性激素和促性腺激素测定有助于诊断原发性或继发性睾丸功能减退症,必要时作血甲状腺激素、促甲状腺激素和皮质醇测定以及尿 HCG 和 17-KS 检测。ACTH、皮质醇、17-OHP 和 17-KS 测定可协助先天性肾上腺皮质增生症的诊断。肝肾功能检查有助于诊断肝和肾衰竭。B 超检查乳腺、睾丸,可了解有无肿瘤。为先天遗传性疾病所致者,应进一步作染色体或基因突变分析等。必要时,作 X 线胸片或肾上腺 CT 检查了解有无肿瘤。

表 2-7-3-5　良性男性乳腺发育与男性乳腺癌的鉴别

	良性乳腺发育	乳腺恶性肿瘤
位置	绝大多数为双侧,偶为单侧	绝大多数为单侧,偶为双侧
疼痛	多数轻度疼痛,偶尔无疼痛	一般无疼痛,偶尔疼痛
外观	平滑	不规则
质地	柔软	橡皮样或坚硬
活动性	活动性大	固定
乳头	正常	变形(17%~39%),溢乳(<10%)
皮肤	正常	增厚,发红,溃疡
腋窝淋巴结	不能扪及	肿大
乳腺扫描	乳腺肿大,无钙化	恶性表现,钙化多见

1.确定乳腺发育　男性乳腺发育的乳腺应是可触及乳

晕下坚实的乳腺组织,底端游离,直径大于 2cm。乳腺脂肪沉积(假性双侧乳腺发育)很像乳腺发育,双侧乳房呈对称性肥大、隆起,但是并无腺体组织,常见于肥胖男性或营养不良恢复期。通常的检查方法是让患者仰卧,检查者以拇指和示指沿乳腺两侧底向乳头方向缓慢滑动,如果在乳晕下触及坚实可移动的盘状组织,即可确定为乳腺发育,而假性乳腺发育乳房内无肿块扪及,无触痛(图 2-7-3-6)。如果仔细的触诊仍不能作出判断,乳腺 X 线照片或超声波检查可以区别。乳腺 X 线照片显示正常男子乳腺组织为透 X 线的含有少量管状细条带的均一组织。如果是脂肪沉积,只显示出透 X 线的脂肪组织,不含管状细条带,即不能看到乳腺导管增生或乳腺密度增高区。如果是乳腺发育,早期 X 线影像与正常男性乳腺组织相似,只是乳腺组织增大,晚期密度增高,均匀或不均匀(图 2-7-3-7)。

2.确定发育乳腺的良恶性　只有在排除生理性和病理性男性乳腺发育后,才能诊断为特发性男性乳腺发育症[13]。

病史采集要了解:①乳腺增大是缓慢还是急性起病,进展快慢,是否伴有疼痛等;②是否存在睾丸功能减退的症状如性欲减退、勃起功能障碍、阴毛脱落和不育症等;③有无慢性全身疾病病史如甲亢、腺垂体功能减退症、慢性肝病和肾衰竭等;④有无可引起乳腺发育的服药史。体检应包括第二性征、体型和外生殖器情况。95%以上的男性乳腺发育为良性自限性病变,所以没有必要对所有男性乳腺发育的患者做全面的深入检查。一般应根据临床症状、体征和初步的实验室资料,确定男性乳腺发育的器质性或恶性程度。如伴有下列情况往往提示病变为器质性或恶性,必须尽早查明原因:①发生于非新生儿期与非青春发育早期;②体型消瘦者,尤其是老年者和乳腺发育进展迅速者;③乳腺组织疼痛明显,两侧的乳腺体积不对称,伴明显结节,或巨大乳腺伴性腺功能减退、肝功能异常者;④伴 HCG-β 升高、睾酮降低或 E₂/

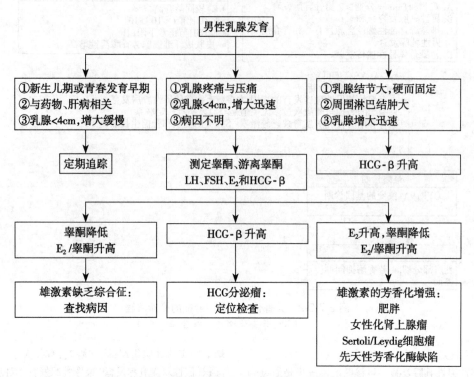

图 2-7-3-3 根据临床表现鉴别男性乳腺发育的病因

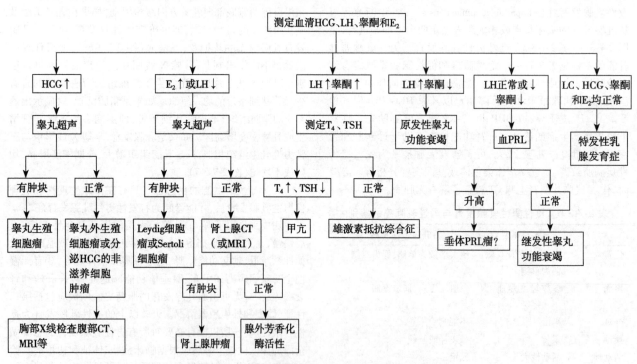

图 2-7-3-4 根据激素测定鉴别男性乳腺发育的病因

HCG:绒毛膜促性腺激素;LH:黄体生成素;E₂:雌二醇;PRL:泌乳素;↑:升高;↓:下降

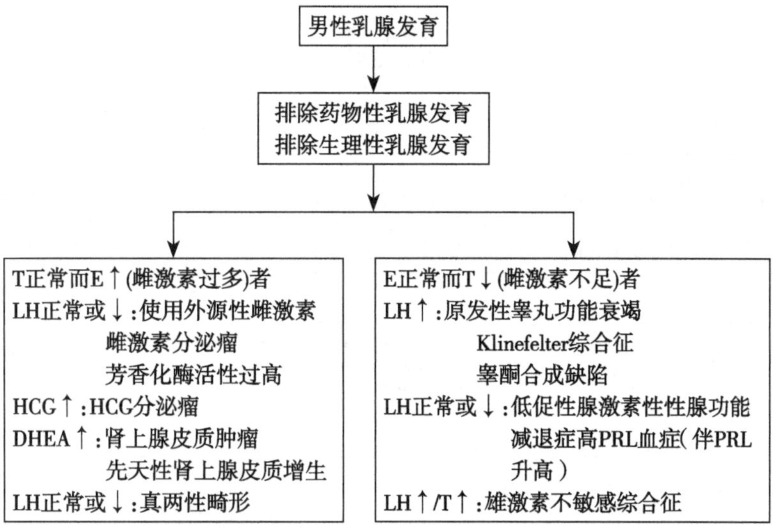

```
┌──────────────┐
│   男性乳腺发育   │
└──────┬───────┘
       │
       ▼
┌──────────────┐
│ 排除药物性乳腺发育 │
│ 排除生理性乳腺发育 │
└──────┬───────┘
       │
   ┌───┴────┐
   ▼        ▼
```

┌─────────────────────────┐   ┌─────────────────────────┐
│ T正常而E↑(雌激素过多)者   │   │ E正常而T↓(雌激素不足)者   │
│ LH正常或↓:使用外源性雌激素   │   │ LH↑:原发性睾丸功能衰竭   │
│   雌激素分泌瘤   │   │   Klinefelter综合征   │
│   芳香化酶活性过高   │   │   睾酮合成缺陷   │
│ HCG↑:HCG分泌瘤   │   │ LH正常或↓:低促性腺激素性性腺功能   │
│ DHEA↑:肾上腺皮质肿瘤   │   │   减退症高PRL血症(伴PRL │
│   先天性肾上腺皮质增生   │   │   升高)   │
│ LH正常或↓:真两性畸形   │   │ LH↑/T↑:雄激素不敏感综合征   │
└─────────────────────────┘   └─────────────────────────┘

图 2-7-3-5　病理性男性乳腺发育的鉴别诊断
T:睾酮;E:雌激素;DHEA:去氢异雄酮;HCG:绒毛膜促性腺激素

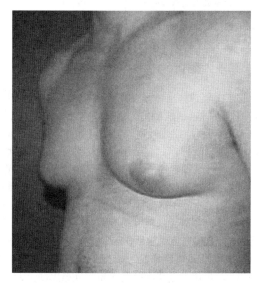

图 2-7-3-6　特发性男性双侧乳腺发育症
患者男性,18岁;性腺检查和追踪观察无异常,诊断
为生理性乳腺发育病例

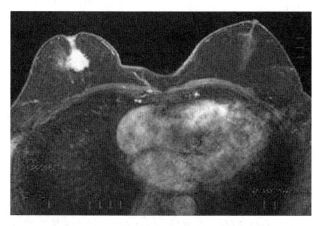

图 2-7-3-7　MRI 显示男性双侧乳腺发育症
患者76岁,前列腺癌术后孕激素治疗10年;MRI 显
示右侧乳腺存在 30mm×25mm 结节,边界不规则

睾酮升高者。

器质性男性乳腺发育患者必须排除乳腺癌。男性罹患乳腺癌罕见,发病高峰年龄在71岁[14]。多为单侧乳腺包块。如果乳腺组织表面不光滑、生长不规则和质地坚硬往往提示癌变。局部出现溃疡或邻近淋巴结肿大则是晚期乳癌表现,应进行 X 线摄片或活检进一步确诊。乳腺近红外线扫描对乳腺发育症的诊断具有较高的敏感性,对癌前病变的筛选也有极其重要的临床价值。必须排除器质性病因后才能诊断为生理性男性乳腺发育。如上述检查结果均正常,则可诊断为特发性男性乳腺发育症。确立为男性乳腺发育症的诊断前,必须首先排除下列可能:①肥胖所致的局部脂肪组织堆积(无乳腺发育);②营养不良患者在恢复期出现的暂时性男性乳腺发育;③见于新生儿、青春期或老年期的生理性男性乳腺发育;④男性乳腺癌;⑤药物所致的乳腺发育;⑥POEMS综合征男性可有阳痿、女性化乳腺表现,但常伴有糖耐量减低、肾上腺皮质功能不全和甲状腺功能减退等。

3. 排除女性化肾上腺瘤、Sertoli-Leydig 细胞瘤及先天性芳香化酶缺陷症　病理性男性乳腺发育的病因可分为雌激素过多与雄激素不足两类。女性肾上腺皮质肿瘤分泌雄性激素时,出现女性男性化。病因包括:①肾上腺皮质肿瘤分泌雌二醇或其类似物;②肿瘤细胞 11β-羟化酶缺陷,雌二醇生成过多;③肿瘤分泌过量皮质醇或醛固酮。男性女性化多见于成年男性,有男性乳腺发育、阴茎细小、睾丸萎缩、性欲减退、体重下降、肌无力等表现,部分有高血压、水肿或类Cushing 综合征表现。肿瘤可引起消瘦与贫血及转移灶(肺、肝、脑、骨、盆腔)表现。实验检查可发现血和尿 E_2、E_3 升高,血 LH 和 FSH 降低,血睾酮降低,血皮质醇或醛固酮正常或升高。GnRH 兴奋试验为阴性反应(血 LH 和 FSH 无升高),男性双侧乳腺发育症(见图 2-7-3-7)。CT 或 MRI 发现肾上腺肿瘤。但应注意与 Klinefelter 综合征、男性假两性畸形鉴别。可测定血清睾酮、E_2、LH、HCG 和 PRL。首先根据睾酮与 E_2 水平,可将此两类分开,然后根据 LH、HCG 和 PRL 的测定结果,并参考临床表现,鉴别其病因[13]。一般包括体格

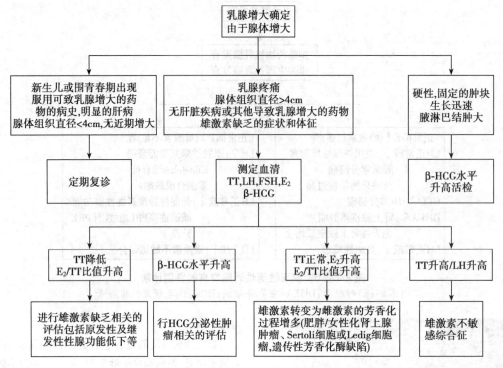

图 2-7-3-8 男性双侧乳腺发育症的评估流程

检查/睾酮/游离睾酮/HCG-β 测定及肿瘤定位检查。

（三）临床评价 一般分为三个评价步骤（图 2-7-3-8）：①确定为真性乳腺发育；②确定乳腺发育的病因；③确定乳腺发育的严重程度。

1. 确定为真性乳腺发育 单纯的局部脂肪沉积或肿瘤可能误诊为乳腺组织。体格检查时，应脱去内衣，取坐位，双臂上举，肌肉放松，双手压在胸肌上。先触诊腋窝，确定释放存在结节性病变，继而检查乳腺。如果高度怀疑为乳腺发育，应令患者平卧，先用手指触诊腺体组织；继而用拇指和示指从乳腺的两侧分别向中心触诊，确定乳腺组织的厚度。发育的乳腺有一个坚实的乳盘，其中央为乳头-乳腺复合体。而假性乳腺发育者缺乏这一特征。乳腺癌结节为硬性不规则包块，位于乳头外，局部皮肤或乳头凹陷，常伴有腋窝淋巴结肿大。同时，发育的乳腺组织应与皮样囊肿、淋巴血管瘤、脂肪瘤、创伤后血肿、神经纤维瘤或其他良性肿瘤鉴别。如果有困难，应借助乳腺扫描、MRI 或活检鉴别。

2. 确定乳腺发育的病因与严重程度 根据病史和临床资料进行判断。内分泌检查应包括睾酮、雌二醇、HCG、LH、FSH、泌乳素、T_3、T_4 和 TSH 等，根据激素变化特点可鉴别男性乳腺发育的病因。

【治疗】

肥胖者应减肥治疗，减少乳腺部位的脂肪沉积。生理性乳腺发育常能自然消退。如果乳腺发育显著或伴有疼痛应给予药物治疗或手术治疗。男性乳腺发育症的治疗方法主要是药物和手术。在选择治疗方法之前，应考虑以下两点：①对于已发现有明确病因的患者，着重治疗原发病[15]。长期营养不良恢复营养后发生的乳腺发育症可逐渐自行消退，不需治疗。去除病因后乳腺发育会在数个月内自然缓解，不必采用针对乳腺发育的措施；相反，如果乳腺发育的持续时间已经长于 1 年，则自然消退的可能性极小。②药物治疗对于新发的处于增殖活跃期的乳腺发育症疗效较好。如果病程超过 1 年，药物治疗效果差，宜选择手术切除乳腺组织。

（一）睾酮治疗 胚胎睾丸退化综合征、病毒性睾丸炎、Klinefelter 综合征和其他原因（如老年性男性乳腺发育症）引起的睾丸功能减退伴发的男性乳腺发育症适宜睾酮替代治疗。常有的制剂有十一酸睾酮口服剂（安雄）80~160mg/d，分次口服。十一酸睾酮注射液和庚酸睾酮注射液，100~150mg，每 2 周肌注 1 次。特发性男性乳腺发育症不宜使用上述睾酮制剂治疗，因为睾酮可经芳香化酶转化为 E_2，进一步刺激乳腺组织生长。但可用二氢睾酮凝胶涂布于乳腺皮肤上，每次 5g（含二氢睾酮 125mg），保留 6 小时，每天 2 次。

（二）抗雌激素药物治疗 目前没有批准使用的乳腺发育治疗药物，专业学会亦未达成治疗共识。以下药物可在知情同意情况下应用：

1. 他莫昔芬 选择性雌激素受体调节剂，能与乳腺组织的雌激素受体结合，阻断雌激素的作用。常用剂量为每日口服 20mg。有报告，服药 1 个月乳腺即有明显缩小，效果不明显者可适当提高剂量。

2. 氯米芬（克罗米酚） 作用机制和他莫昔芬（三苯氧胺，tamoxifen）相似。每日口服 50~100mg，约 70% 的患者有不同程度的疗效。

3. 睾酮内酯 抑制芳香化酶，阻断睾酮在外周转化为 E_2，能使乳腺缩小，但不能完全使发育的乳腺消退，且早期治疗的效果较佳。当乳腺发育明显，或伴有疼痛或压痛，或已经发生乳腺纤维化时，其效果不理想。有人用 450mg/d，分次口服，有较好疗效，未发现不良反应。服药后雄烯二酮显著增高，睾酮、DHEA 和 E_1 轻度增高，雄烯二酮/E_1 比值增大，LH、PRL 和 E_2 无明显变化。

4. 达那唑 抑制促性腺激素的合成与分泌,有微弱的雄激素作用,口服剂量 200~600mg/d。

5. 芳香化酶抑制剂 阿那曲唑可减少乳腺体积。来曲唑治疗男性青春期乳房发育症,可有效调整雌激素、雄激素的比例,明显缩小乳房容积和缓解疼痛[16]。

6. 庚酸二氢睾酮 不被周围组织芳香化,可能有效。

(三)芳香化酶活性增强的治疗 主要是应用芳香化酶抑制剂,其疗效可靠,不良反应轻。长期使用效益监测。

(四)手术治疗 生理性男性乳腺发育因可自行缓解,一般不需治疗[17,18]。但如青春期乳腺较大,胀痛明显,数年后仍不消退且影响美观者,可进行手术切除。手术时机以 18 岁以后为宜,因在此年龄以前仍有自发消退的可能。对老年患者乳腺发育持续时间长伴胀痛,性功能减退明显,血睾酮降低,也试用睾酮制剂等药物治疗 3 个月(方法见上文)。如无效,应及时停用,并考虑手术切除。由于男性乳腺发育症长期延续性多为不可逆性,乳腺成形术仍是治疗本病的重要手段,一般采用环晕入路切除乳晕下乳腺组织。外科吸脂术也是男性乳腺发育症的有效治疗方法。但吸脂只能减少乳腺区的脂肪。Ⅰ度乳腺发育有乳腺腺体增生而无脂肪组织沉积,可采用乳腺腺体切除术,但不主张用抽脂法(liposuction)治疗。Ⅱ度乳腺发的乳腺腺体组织明显增生伴有局部脂肪组织沉积,乳腺腺体切除时需要抽脂治疗。Ⅲ度乳腺发育先抽脂治疗,继而行乳腺腺体切除术。Ⅳ度乳腺发育的乳腺肥大突出,需要切除增生的乳腺组织和多余的皮肤组织[19-22]。

(汤怀世)

第 4 节 男性性发育与性发育障碍

性别决定基因位于男性 Y 染色体上的 Y 染色体性别决定区(SRY)是目前被确定的睾丸决定因子(testis-determing factor,TDF)的主要候选基因。SRY 蛋白与 DNA 结合的结构域(HMG 盒)在很多转录因子中存在。SRY 蛋白的 HMG 盒与特定的 DNA 序列结合。很多 XX 男性和 XY 女性由于获得或失去 SRY 基因而表现出与其遗传基础不相符的表型。但是,性别的决定是一个错综复杂过程;研究表明,SRY 并非决定性别的唯一基因,而且,SRY 本身也含有丛多的调节基因。性别决定与分化是一个以 SRY 基因为主导的、多基因(SOX9、AMH、WT-1、SF-1 及 DAX-1 等)参与的有序表达过程。

性发育障碍(disorder of sex development,DSD)表现为染色体、性腺和解剖上的性别不一致性,包括外生殖器含糊、生殖器和性腺及染色体异常与发育异常,除少数病例外,其后果是性腺功能异常或不育[1]。

【性分化】

性别在卵子受精时已经确定,但是从原始性腺至成年的性发育却是一个十分复杂的序列过程(图 2-7-4-1、图 2-7-4-2 和表 2-7-4-1)。具有卵巢及其附属器官者为女性,发育为睾丸及其附属器官者为男性。

表 2-7-4-1 Prader 提出的外生殖器雄性化分度标准

分度	标准
1 度(P1)	阴蒂肥大
2 度(P2)	阴蒂肥大,尿道口与阴道口分开但相距很近
3 度(P3)	阴蒂肥大,尿道与阴道共同开口,大阴唇后部融合
4 度(P4)	阴茎样阴蒂,阴囊尿道下裂,大阴唇全部融合
5 度(P5)	男性样外生殖器但不能扪及睾丸

(一)性分化过程 引起 DSD 的病因见表 2-7-4-2。46,XX-DSD 患者存在卵巢,但女性外生殖器发生不同程度的雄性化。不论 X 染色体数目的多数,单条 Y 染色体足以引起睾丸发育。睾丸分化产生 Leydig 细胞和 Sertoli 细胞;妊娠 7 周时,在 HCG 的作用下,Sertoli 细胞分泌 AMH,Leydig 细胞分泌睾酮;此后,胎儿垂体调节睾丸的进一步发育。女性胎儿(12 周前)暴露在高浓度睾酮下时,引起不同程度的雄性化。

表 2-7-4-2 染色体核型异常引起的性发育障碍

46XX 核型		
46XX-DSD	CAH	21α-羟化酶缺陷症,11β-羟化酶缺陷症,3β-羟类固醇脱氢酶缺陷症
	性腺、肾上腺肿瘤(母亲-儿童)	
	人工合成的孕激素类药物	
卵睾-DSD		
46XY 核型		
46XY-DSD	睾酮合成缺陷	睾丸分化异常,性腺发育障碍,Leydig 缺乏症,LH 受体缺陷症,睾丸退化综合征,LH/FSH 缺乏症,睾酮合酶缺陷症,20,22-裂链酶缺陷症,17,20-裂链酶缺陷症,17α-羟化酶缺陷症,3β-羟类固醇脱氢酶缺陷症
	二氢睾酮合成缺陷	5α-还原酶缺陷症
	靶组织雄激素抵抗	部分性雄激素抵抗,完全性雄激素抵抗
卵睾-DSD		
多发性或局限性先天性畸形		
混合型核型		
卵睾-DSD(46XX/46XY)		
混合型性腺发育不良症(45X/46XY)		

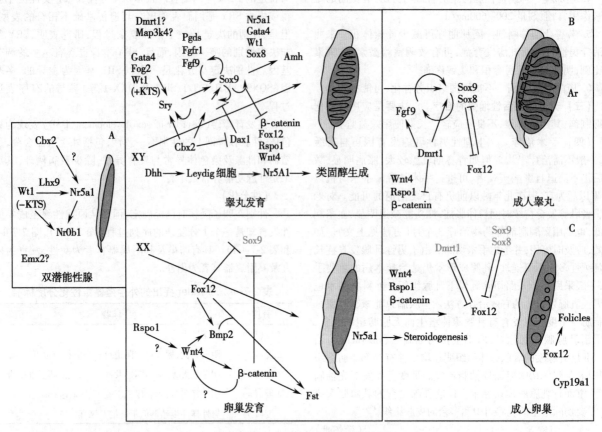

图 2-7-4-1　性发育与性分化的调节

图中列出了影响原始性腺分化为睾丸或卵巢的关键基因;A. WT1-KTS 异构体激活肾上腺及脾脏与 LHX9 邻近的 Nr5a1 启动子,CBX2 通过调节 Nr5a1 表达而出现类似事件;B. XY 核型时,小鼠原始性腺一过性表达;人类 SRY 表达为周期性;不论是男性或女性,Sry 启动 Sox9 高表达,从而促进 Fgf9 表达;FGF9 与 SOX9 以正反馈方式抑制女性特异性 Wnt4 表达,并在其他基因(Gata4/Fog2/Wt1/Nr5a1/Pgsd/Fgfr1/Cbx2/Sox8/Amh/Dax1/Dhh) 的协同作用下,调节睾丸发育,其中 Dmrt1 是维持男性腺发育和抑制女性性腺的重要因子;C. XX 核型因为缺乏 Sry,表达卵巢特异性基因(Rspo1,Wnt4 和 Foxl2);WNT4/β-连环蛋白抑制 SOX9/FGF9 的正反馈环,WNT4 和 FOXL2 正调节 Bmp2 表达,激活 Fst;实线并不完全代表是直接作用

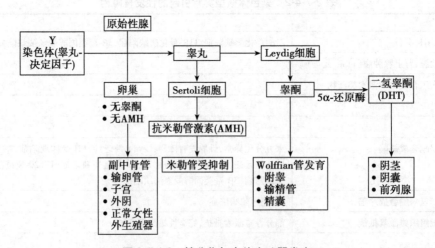

图 2-7-4-2　性分化与内外生殖器发育

不论 X 染色体数目的多数,单条 Y 染色体足以引起睾丸发育。睾丸分化产生 Leydig 细胞和 Sertoli 细胞;妊娠 7 周时,在 HCG 的作用下,Sertoli 细胞分泌 AMH,Leydig 细胞分泌睾酮;此后,胎儿垂体调节睾丸进一步发育;女性胎儿(12 周前)暴露在高浓度睾酮下时引起不同程度的雄性化

正常性分化分为三个阶段:①第一阶段是在性别决定相关基因的作用下,原始性腺分化为原始睾丸或卵巢;②第二阶段即生殖管道的分化;③第三阶段是外阴与附属外生殖器的分化与发育。受精卵形成时,确定了个体的染色体性别(遗传性别,genetic sex;46,XX 为女性,46,XY 为男性)。在染色体基因、性腺和其他一些因素(如先天性肾上腺皮质增生症)的作用下,个体分别向女性表型或男性表型,即躯体性别(body sex)和社会性别(social sex)发育。

(二)性分化和性发育调节

1. 性发育调节因子 在上述的性分化序贯过程中,至少有 50 种以上的基因(存在于性染色体和常染色体上)和众多的激素参与调节(表 2-7-4-3),其中某些环节异常可能导致性发育障碍(DSD)甚至性别逆转(sex reversal)[1]。

现已发现,类固醇激素生成因子 1(SF1)、SOX9 和胰岛素样因子 3 等数十种基因可调节性别分化和性发育[2],见表 2-7-4-4 和表 2-7-4-5。SRY 含有哺乳动物 Y 染色体睾丸决定

表 2-7-4-3 性分化决定因素与鉴定方法

鉴别点	鉴定方法	来源	性分化决定因素
染色体性别(遗传性别)	核型分析	父母的生殖细胞	配对染色体不分离/染色体分配错误/染色体断裂
X 染色质	颊部细胞涂片,中性粒细胞培养	X 染色体	X 染色体不完全失活,形成异染色质
Y 小体	同 X 染色质	Y 染色体	Y 长臂的远端异染片段
性腺性别	组织学方法	睾丸 卵巢	SRY 基因 两条 X 染色体的卵巢决定基因
生殖系管道	体格检查,盆腔影像检查,盆腔手术探查	副中肾管,中肾管	米勒管发育需要 AMH、AMH 受体
外生殖器	体格检查,尿道镜诊查泌尿生殖窦,造影显像	生殖结节,泌尿生殖褶,阴唇阴囊隆起,泌尿生殖窦	女性男性化:21-或 11-羟化酶缺陷,过量雄激素,芳香化酶缺陷分化不完全男性:胎儿睾酮不足,SRD5A 缺陷,雄激素抵抗
激素性别	男性:性毛分布,肌肉发育,睾酮 女性:乳腺发育,外生殖器,LH,FSH,E2,孕酮	下丘脑:CNS 神经,LHRH,LH,FSH 分泌细胞,卵巢与睾丸激素	下丘脑:CNS,LHRH;垂体:LH,FSH 性腺:激素分泌细胞,激素合酶靶组织:激素敏感性
体型	体格检查	外生殖器发育,环境因素,性激素,性分化调节基因,性行为	早期由心理因素、环境因素、父母意向、异性交往和自然塑形决定激素因素:低等动物未定因素:Y 染色体基因

注:SRY:sex determining region on Y,性别决定簇(亦称 Y 基因);AMH:anti Müllerian hormone,抗米勒管激素;CNS:中枢神经系统;DSS:剂量敏感性性别位点(dosage sensitive sex locus)

表 2-7-4-4 调节性腺发育的基因及其功能

基因	蛋白	小鼠性腺表型	人类综合征,DSD 表型
调节原始性腺发育的基因			
Emx2	TXNF	Emx2$^{-/-}$ 输尿管肾性腺缺失	无突变
Lhx9	TXNF	Lhx9$^{-/-}$ 原始性腺发育障碍	无突变
M33/CBX2	TXNF	Cbx2$^{-/-}$ XY 性相反 XX 卵巢发育障碍	XY 卵巢 DSD
Nr5a1	核受体,TXNF	Nr5a1$^{-/-}$ 原始性腺发育障碍	胚胎睾丸退化综合征 XY 性发育不全 XX 卵巢早衰
Wt1	TXNF	Wt1$^{-/-}$ 原始性腺发育障碍	Denys-Drash 综合征,WAGR 综合征,Fraiser 综合征
调节睾丸发育的基因			
Dhh	信号分子	Dhh$^{-/-}$ 管周组织异常 睾丸发育障碍	LOF:XY 性发育不全
Dmrt1	TXNF	Dmrt1$^{-/-}$ 睾丸发育障碍 Sertoli 细胞和生殖细胞不发育	半合子:XY 性发育不全 9p24 缺失(含 DMRT1):XY 性发育不全
Fgf9	信号分子	Fgf9$^{-/-}$XY 性相反 Sertoli 细胞发育异常	无突变
Fog2	Gata4 的辅因子	Fog2$^{-/-}$Sry 表达减少 XY 性相反	转位(FOG2):XY 高促性腺激素性性腺功能减退伴先天性心脏病
Gata4	TXNF	Gata4$^{-/-}$ 胚胎致命(E7-E9.5) Gata4ki 睾丸异常	LOF:XY 良性畸形/小阴茎 GATA4 下游缺失(含 NEIL2):XY 性发育不全伴肾上腺发育不良(CAH)
Map3k1	激酶	发育依赖于环境条件	XY 性发育不全
Map3k4	激酶	XY 性相反	

基因	蛋白	小鼠性腺表型	人类综合征,DSD 表型
Nr0b1	核受体	XY 睾丸发育异常 精子生成障碍	LOF/缺失:CAH 重复:XY 性发育不伴睾丸发育异常和低促性腺激素性性腺功能减退
Sox3	TXNF	无性腺表型	重复(含 SOX3)和 SOX 上游 3 缺失:XX 睾 DSD
Sox8	TXNF	Sox8⁻/⁻ 不育 Sox8⁻/⁻/Sox9⁻/⁻ XY 性相反	无突变
Sox9	TXNF	Sox9⁻/⁻ XY 性相反	LOF:XY 性发育不全和躯干发育不良
		Ods(上游 Sox9 缺乏) XX 性相反	GOF:XX 性相反
		XY 卵巢发育	SOX9 重复:XX 睾丸 DSD
		XX 睾丸发育	SOX9 上游转位:XY 卵-睾 DSD SOX9 上游重复:XX 睾丸 DSD SOX9 上游缺失:XY 卵巢 DSD 伴躯干发育不良/性发育不全/女性两性畸形
Sox10	TXNF	无性腺表型	SOX10 重复(含其他基因):XX 雄性化或不完全型女性化
Sry	TXNF	Sry-XY 性相反	LOF:XY 卵巢 DSD
		Sry 转位:XX 性相反	GOF/转位:XX 睾丸 DSD
调节卵巢发育的基因			
Ctnnb1/β-catinin	TXNF	Sertoli 细胞敲除 XX 与 Wnt4⁻/⁻ 和 Rspo1⁻/⁻ 相似	无突变
Foxl2	TXNF	Foxl2⁻/⁻ 卵巢早衰 Foxl2⁻/⁻ Wnt4⁻/⁻ XX 性相反	BPES 与卵巢早衰
Fst	活化素抑制因子	XX 性相反 体腔血管生成	无突变
Rspo1	信号分子	XX 性相反 与 Wnt4⁻/⁻ 和 Ctnnb1 敲除相似	XX 睾丸和卵睾 DSD 1p 重复(含 WNT4 和 RSPO1)/XY 性发育不全
Wnt4	信号分子	XX 米勒管不发育/睾酮合成/体腔血管生成	1p 重复(含 WNT4 和 RSPO1):XY 性发育不全(性相反) LOF:XX 米勒管不发育睾酮合成体与腔血管生成

注:CAH:先天性肾上腺发育不良症;CD:campomelic dysplasia,躯干发育异常

表2-7-4-5 性腺发育的可能调节基因

发育分期和基因	染色体定位	作用	发育分期和基因	染色体定位	作用
原始生殖嵴			AMH 受体(Ⅱ型)	12q13	AMH 受体作用
常染色体基因			HCG-β 亚基	19	睾酮合成(胚胎睾丸)
WT1	11p13	点突变引起隐睾和尿道下裂	HCG/LH 受体	2p21	HCG 和 LH 受体作用
			StAR	8p11.2	促进胆固醇摄取
SF1	9q33	影响睾丸形成/调节 AMH 分泌/雄激素合成	CYP11A1(P450SCC)	15q22-q24	促进胆固醇转化为孕烯醇酮
性腺			3β-HSD2	1p13.1	催化 C21/C19 类固醇转化
睾丸			3β-HSD1	1p13	促进 Δ5 类固醇转化为 Δ4 类固醇
Y 染色体(SRY)	Yp11.3	遗传性别			
常染色体			CYP17(P450C17)	10q24-q25	17α-羟化酶和 C-17,20 裂链酶活性
SOX9	17q24.3-q25.1	促进 Sertoli 细胞分化			
未定基因	9p24-pter	?	CYP21(P450C21)	6p21.3	21α-羟化酶活性
未定基因	10q26-pter	?	CYP11B1(P450C11)	8q21-q23	11β-羟化酶活性
卵巢			17β-HSD(3 型)	9q22	促进雄烯二酮转化为睾酮
X 染色体(DSS 或 DAX1)	Xp21-p22	多拷贝抵制 SRY 作用/干扰睾丸发育	AR(AR)	Xq11-q12	AR 作用
未定基因	Xq13qter	?	2 型 5α-还原酶(SRD5A2)	2p23	促进睾酮转化为二氢睾酮
常染色体(未定基因)	?	?	CYP19(P450arom)	15q21	促进雌激素转化/保护胎儿免被雄性化
其他基因					
AMH	19p13.3	米勒管退化(凋亡)	2 胰岛素样因子 3	—	调节性分化

注:WT1:Wilm 肿瘤抑制基因;SF1:类固醇激素生成因子-1SO 含 SRY 样 HMG 盒的常染色体基因;StAR:类固醇激素急性调节肽(steroid acute regulatory peptide);17β-HSD:17β-羟类固醇氧化还原酶;SRY:性别决定簇;AMH:抗米勒管素

基因,在 SRY 的作用下,诱导男性性分化。这一效应主要与 Sox9 的高表达有关,后者进一步诱导 Sertoli 细胞分化和睾丸生成。在胚胎早期,性分化的方向由两条性别决定途径的活性主导。SRY 表达时,男性决定途径占绝对优势,并诱导形成男性性腺;当缺乏男性决定途径活动时,女性决定途径控制原始性腺向女性性腺发育。事实上,参与女性决定途径调节的因子远比男性多而复杂,而且卵巢发育也是一种主动的调节过程。例如,从女性的胚胎期到成年期,卵巢分泌一些因子(如 FOXL2、Rspo1 等)持续抑制体内男性特异性基因的表达。即使到了成年期,消除 FOXL2 的作用后,卵巢的支持细胞仍可出现转分化(transdifferentiation),并出现睾丸支持细胞的形态特征与生物学行为特性,长期缺乏 FOXL2 表达则引起卵巢早衰。

2. 性发育调节机制 性腺发育的调节与成熟的发生机制仍未完全明了,目前较肯定的事实是:在 NR5A1 等基因的作用下,首先形成双潜能生殖嵴,XY 性腺在 GATA4/FOG2/NR5A1/WT1 的调节下,表达 SRY,抑制 SOX9 表达。在 XX 性腺中,因 RSPO1/WNT4 和 SOX9 激活,支持细胞的前体细胞积聚 β-连环蛋白。一旦 SOX9 达到阈值水平,即启动正性调节环,FGF9 或 PGD2 形成前馈环调节。后期,FOXL2 抑制 SOX9 表达。在睾丸中,SOX9 促进 AMH 活化,并抑制卵巢 Wnt4 与 Foxl2 的作用。

SRY 的表达调节见图 2-7-4-3。Wilms 瘤-1(WT1)突变引起性相反,(+KTS 和-KTS)剪接异构体。在关键时间窗,细胞达到 SRY 表达阈值即可在卵巢分化前激活 Sox9,诱发睾丸分化(图 2-7-4-3 和图 2-7-4-4),否则在 SRY 无突变情况

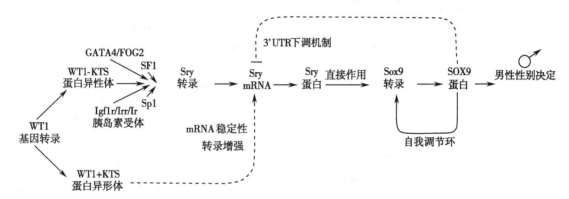

图 2-7-4-3 SRY 基因调节性分化
SRY-SOX9 轴调节男性性分化,一些因子激活 SRY,引起 SOX9 表达上调,而 WT1+KTS 基因敲除 XY 小鼠因 SrymRNA 表达出现性相反

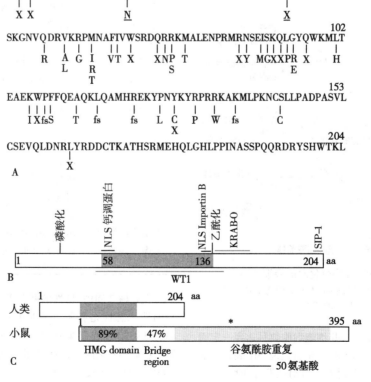

图 2-7-4-4 SRY 调节雄性化基因表达
SRY 是发育调节 SOX 家族成员的转录因子;SRY 信号序列含 79 个氨基酸残基的 HMG 结构域,可与 DNA 相同序列结合

下也可导致 XY 性相反。前 Sertoli 细胞功能是睾丸分化的中心环节,SRY 被激活,睾丸决定基因自动诱导前 Sertoli 细胞分化,期分化信号传递到邻近细胞(前 Sertoli 细胞分化时的旁细胞事件),进一步促进前 Sertoli 细胞分化(图 2-7-4-5 和图 2-7-4-6)。

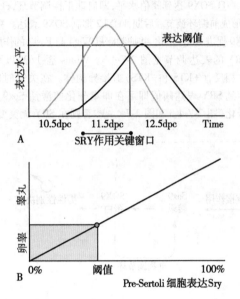

图 2-7-4-5 SRY 基因表达阈值与 Sertoli 细胞增殖的关系

A. 当 Sertoli 细胞前身细胞 SRY 基因表达水平达到阈值时,下游分子 SOX9 表达上调,而不能达到表达阈值的 YPOSSry 无功能;B. Sertoli 细胞增殖数目达到阈值后形成睾丸索(testis cord)

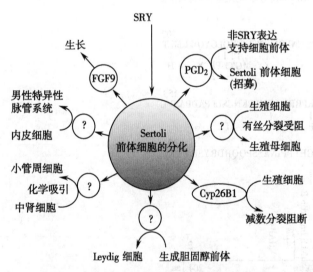

图 2-7-4-6 前 Sertoli 细胞分化时的旁细胞事件

前 Sertoli 细胞分化时向周围细胞发出信号,旁细胞事件主要受 SOX9 而非 SRY 调节

在 PGD2 的介导下,前 Sertoli 细胞细胞数目达到一定阈值,聚集形成中肾体(mesonephros)。也就是说,Sry 表达的部位和时间都必须是正确的,否则不能启动性发育和性分化。SRY 属于 SOX 发育转录因子家族的成员,人类 SRY 蛋白含有 204 个氨基酸残基,多数 SRY 突变引起男性性反转。

【性腺形成和性发育障碍】

(一)胚胎性腺　　胚胎性腺具备男女两套生殖管道。胚胎性腺发育至 12mm 时(妊娠 40 天左右),有 300~1300 个原始生殖细胞植入未分化的性腺,并分化为卵巢中的卵原细胞或睾丸中的精原细胞。于妊娠 45~50 天时,性腺开始分化。至胚胎第 7 周时,胎儿已具有男性和女性的两套生殖管道。副中肾管若持续存在,则分化为输卵管、子宫、子宫颈和上 1/3 阴道,中肾管分化为附睾、输精管、精囊腺与射精管。

(二)抗米勒管素和睾酮的作用　　抗米勒管素和睾酮诱导胚胎性腺向男性分化。男性胎儿睾丸的 Sertoli 细胞合成和分泌 AMH,同时 Leydig 细胞已能合成和分泌睾酮。AMH 和睾酮作用于副中肾管,使之退化。如无 AMH 和睾酮的作用,副中肾管自动分化发育,而中肾管退化萎缩,最终发育成正常女性的内、外生殖器。出生后性腺继续缓慢发育。到青春期,下丘脑-垂体-性腺轴变得活跃,性腺发育加速,此时性激素分泌增多,第二性征发育,最后成为性成熟的男性和女性。若有性腺分化、形成与发育障碍,即 DSD。由于早期的原始性腺在男、女性胚胎中是相同的,所以成年男、女性的性腺组织中存在一些类似的组织结构和细胞类型,另一些则为男、女性相对应的组织,见表 2-7-4-6。

表 2-7-4-6　男女性的性腺结构来源与比较

项目	成熟男性性腺	成熟女性性腺
性腺		
原始性腺	曲细精管	
体腔上皮	Sertoli 细胞	卵泡(卵泡膜细胞和粒层细胞)
间叶细胞团	Leydig 细胞	间质细胞
中肾管成分	睾丸网白膜,鞘膜	卵巢网
原始生殖细胞	精原细胞→精子	卵原细胞→卵子
生殖管道		
中肾管	曲细精管,迷走小管	卵巢冠,卵巢旁体
中肾管	附睾,输精管,精囊腺,射精管	卵巢冠纵管
副中肾管	睾丸附件	输卵管,子宫和阴道上 1/3
外生殖器		
生殖结节	阴茎	阴蒂
	阴茎海绵体	阴蒂海绵体
	阴茎头	阴蒂头
泌尿殖褶	阴茎	小阴唇
阴唇阴囊隆起部	阴囊和阴茎皮肤	大阴唇
泌尿生殖窦	前列腺,尿道球腺	副尿道腺,前庭大腺,阴道下 2/3

在妊娠 2 周内,良性的胚胎差异只有性染色体不同,最早的性二态性是胚胎 6 周时的双潜能性腺(bipotential gonad)开始睾丸或卵巢发育,并分别产生睾丸或卵巢激素。XY 性腺 SRY 基因表达促进睾丸发育,SOX9 和 FGF9 表达;SOX9 和 FGF-9 表达形成正反馈环,抑制 Wnt4 的功能,从而建立睾丸特异性发育通路[2-5]。

(三)蛋白-蛋白调节与蛋白-RNA 相互作用　　许多转

录因子和辅调节剂影响 SF-1 的活性,SF-1 和 DAX-1 的相互作用需要特殊的环境条件。DAX-1、SF-1 或 DAX-1 突变引起 X 性连锁先天性肾上腺发育不良症(AHC)和低促性腺激素性性腺功能减退症。ACTH 抑制肾上腺 DAX-1 表达,而糖皮质激素诱导其表达;与 SF-1 相互作用并改变其活性的蛋白质见表 2-7-4-7。

性发育障碍(DSD)是指染色体性别、性腺性别和外生殖器性别不一致和性发育异常疾病的总称,包括了许多临床疾病和综合征。以前的间性或两性畸形是指染色体、性腺和解剖上的性别不一致性;这些不一致性包括外生殖器含糊、生殖器和性腺及染色体异常与发育异常,其分类名称贬义,且有许多重叠、交叉与遗漏。根据间性疾病的处置共识和芝加哥共识(2005 年),专家们提出了 DSD 命名和分类建议,虽然

新的 DSD 命名法仍存在不足,但尽量考虑了病因因素,简明清晰,能较好地反映各种 DSD 的分子生物学与遗传特征,在很大程度上避免了上述弊端(表 2-7-4-8 和表 2-7-4-9)。

社会对性别的认识主要基于三点:①性别属性(gender identity),即男性或女性;②性别特质(gender role),行为举止、穿着打扮、性格爱好等;③性别取向(sexual orientation),即异性追求。胚胎分化发育的任何步骤出现异常均可引起性发育障碍,其诊断均可归入 46,XY-DSD、46,XX-DSD 或性染色体-DSD 等三种类型中[3]。

(四)遗传性性发育异常的类型与表现 KAL、SF1、DAX1、GnRH、GnRHR、FSH-β、FSHR 和 LHR 基因突变引起遗传性性发育异常,其病基因、临床表型与促性腺激素变化见表 2-7-4-10 和表 2-7-4-11。

表 2-7-4-7 与 SF-1 相互作用并改变其活性的蛋白质

蛋白质	受影响的基因	作用后果	蛋白质	受影响的基因	作用后果
转录因子			p/CIP	CYP17	+
AR	LHB	−	PNRC	CYP19	+
c-JUN	CYP11A1	+	SNURF	LHB	+
DAX1	AMH	−	SRC1	SF-1 结合位点	+
EGR1	LHB	+	TIF2	CYP17	+
FOXL2	CYP19A1	+	TReP-132	CYP11A1	+
GATA4	AMH	+	辅抑制子		
GR	DAX1	+	CtBP1	CYP17	−
NFKB	AMH	−	DP103	CYP11A1	−
NFYA	FSHB	+	EID1	CYP21	−
PTX1	LHB	+	GIOT1	CYP21	−
SOX8	AMH	+	RIP140	STAR/CYP17	−
SOX9	AMH	+	SMRT	CYP21	−
Sp1	CYP11A1	+	Zip67	CYP11A1/CYP17	−
WT1	AMH	+	其他蛋白质		
辅助活化子			β-连环蛋白	AMHR2/INHA/DAX1/STAR/CYP19A1	+
CBP/p300	CYP11A1	+	P54nrb/NonO	CYP17	−
PCAF	CYP17	+	PSF	CYP17	−
GRIP1	CYP21	+	PIAS1/PIAS3	SF-1 结合位点	
MBF1	CYP11B1	+			

表 2-7-4-8 更新的性发育障碍命名系统

性染色体 DSD	46XY-DSD		46XX-DSD		
	睾丸发育障碍	雄激素合成/作用障碍	卵巢发育障碍	胎儿雄激素过多	
				CAH	非 CAH
45,XO-Turner 综合征及其变异型	完全性睾丸发育不良症	雄激素合成缺陷症	卵睾 DSD	21-羟化酶缺陷症	芳香化酶缺陷症
47,XXY-Klinefelter 综合征及其变异型	部分性睾丸发育不良症	LH 受体缺陷	睾丸 DSD(SRY 阳性/SOX9 变异)	11-羟化酶缺陷症	POR 基因缺陷症
45,X/46XY-MGD	睾丸退变综合征	雄激素不敏感综合征	性腺发育障碍		黄体瘤
染色体卵睾-DSD	卵睾 DSD	5α-还原酶缺陷症			母亲因素
		AMH 相关性 DSD			医源性因素
		青春期发育启动障碍			
		内分泌分裂剂			
		泄殖腔外翻			

注:MGD:mixed gonadal dysgenesis,混合型性腺发育不良症;AMH:抗米勒管激素;CAH:congenital adrenal hyperplasia,先天性肾上腺皮质增生症;POR:P450(cytochrome)oxidoreductase,P450(细胞色素)氧化还原酶

表 2-7-4-9　DSD 分类的疾病诊断

46,XY 性发育障碍（DSD）	卵睾性发育障碍（ovotesticular DSD）
a. 睾丸发育障碍	SRY 阳性/重复 SOX9 睾丸性发育障碍（SRY+/dup SOX9 testicular DSD）
完全型性腺发育不良（Swyer 综合征/complete gonadal dysplasia）	性腺发育不良（gonadal dysgenesis）
部分型性腺发育不良（partial gonadal dysplasia）	b. 雄激素过多（androgen excess）
性腺退变综合征（gonadal regression syndrome）	胎儿肾上腺障碍（fetal adrenal disorders）
卵-睾 DSD（ovotesticular DSD）	21-羟化酶缺陷症（21-hydroxylase dificiency）
b. 雄激素合成与作用障碍	11-羟化酶缺陷症（11-hydroxylase dificiency）
雄激素合成缺陷（disorders in androgen synthesis or action）	胎儿胎盘障碍（fetoplacental disorders）
2 型 5α-还原酶缺陷（5α-reductase deficiency）	芳香化酶缺陷症（aromatase dificiency）
17-羟类固醇脱氢酶缺陷（17-hydroxysteroid dehydrogenase dificiency）	细胞色素 P450 氧化还原酶缺陷症（cytochrome P450 oxidoreductase dificiency）
stAR 突变（stAR mutation）	c. 一般性疾病（general disorders）
雄激素作用缺陷（defects in androgen action）	泄殖腔外翻（cloacal exstrophy）
部分型雄激素不敏感（partial androgen insensitivity）	阴道闭锁（Mayer-Rokitansky-Kuster-Hauser 综合征，vaginal atresia，Mayer-Rokitansky-Kuster-Hauser syndrome）
完全型雄激素不敏感（complete androgen insensitivity）	其他（如米勒管，肾、颈胸体节异常）
LH 受体缺陷（LH receptor defects）/Leydig 细胞发育不良（Leydig cell coplasia/hypoplasia）	性染色体性发育障碍（sex chromosome DSD）
AMH/AMH 受体病（disorder of AMH and AMH receptor），米勒管永存综合征（persistent Müllerian duct syndrome）	a. 45,XO-Turner 综合征及其变异型（Turner syndrome and variants）
c. 一般性疾病	b. 47,XXY-Klinefelter 综合征及其变异型（Klinefelter syndrome and variants）
尿道下裂不伴激素缺乏（hypospadias not associated with hormone defect）	c. 45,XO/46,XY-混合型性腺发育不良，卵睾性发育障碍（mixed gonadal dysplasia/ovotesticular DSD）
泄殖腔外翻（cloacal exstrophy）	d. 46,XX/46,XY-嵌合体型卵睾性发育不良（chimeric ovotesticular DSD）
46,XX 性发育障碍（46,XX-DSD）	
a. 卵巢性发育障碍（disorders of ovarian development）	

表 2-7-4-10　遗传性性发育障碍的致病基因与表型

基因	突变	表型
KAL	R191X	HH，嗅觉缺失
SF1	27 位 8bp 缺失	XY 性相反，肾上腺皮质功能减退，性腺功能减退
DAX1	71 位插入 G	先天性肾上腺皮质功能减退症，男性假性性早熟
	A300V	天性肾上腺皮质功能减退症，HH
GnRHR	R139H	完全型单纯性 HH
	N10K,G106R	部分型单纯性 HH
FSH-β	Y76X	原发性闭经，部分性乳腺发育（FSH 降低，LH 升高）
LHR	活化性突变：A568V,L457R,T577I,L368P,M571L	非 GnRH 依赖性性早熟
	失活性突变：R554X,ΔL608-V609	男性 Leydig 细胞发育不良症，女性闭经与不育

注：HH：hypogonadotropic hypogonadism，低促性腺激素功能减退症

表 2-7-4-11　遗传性性发育障碍的致病基因与促性腺激素变化

基因	位点	遗传方式	促性腺激素	表型
KAL	Xp22.3	X-性连锁	↓或正常	HH，嗅觉缺失
SF1	9q33	AR,AD	↑或正常	性相反，肾上腺皮质和性腺功能减退
DAX1	Xp21	X-性连锁	↓或正常	HH，肾上腺皮质功能减退
GnRH	8p11.2	?	↓或正常	HH
GnRHR	4q13.2	AR	↓或正常	HH
FSH-β	11p13	AR	LH↑ 或 FSH↓	先天性性腺功能减退
TSHR	1p21	AR	↑（FSH>LH）	高促性腺激素性性腺功能减退，卵巢早衰
LHR	2p21	AR	↑（LH>FSH）	高促性腺激素性性腺功能减退，男性 DSD

注：DSD：disorder of sex development，性发育障碍

（五）间性、不育、性发育异常　间性、不育、性发育异常是性分化发育异常的共同表现。DSD 的临床表现视生长发育的年龄而定。婴幼儿多表现为两性畸形与间性，青春发育期以无第二性征发育、骨龄与性发育延迟和体格异常为特征；青春期发育完成后则表现为性欲低下、阴茎短小、睾丸萎缩（男性）或月经紊乱、闭经、矮小与卵巢早衰（女性）。性发育异常的一般临床表现是性腺发育不良、外生殖器含糊或发育不全、先天性畸形、尿道下裂、米勒管永存、隐睾、睾丸退变、两性畸形和不育症等。在临床上，能提示 DSD 的线索主要包括：①生殖器含糊（genital ambiguity）；②表观女性外生殖器（apparent female genitalia），如阴蒂肥大、阴唇融合、腹股沟/阴唇包块；③表观男性外生殖器（apparent male genitalia），如阴囊内缺乏睾丸、小阴茎、会阴尿道下裂等；④DSD 家族史（如完全性雄激素不敏感综合征）；⑤性腺性别与核型性别不一致；⑥较年长男性伴有生殖器含糊、乳腺发育或"血尿"；⑦较年长女性伴有腹股沟疝、青春期发育延迟或不完全、男性化与原发性闭经。

（六）性分化发育异常的鉴别

1. 中枢性性腺功能减退症　详见第 2 篇第 2 章第 5 节。婴儿患者的血清 AMH 降低，FSH 治疗后随着睾丸增大而升高，未经治疗者因睾酮缺乏在青春期年龄时相对升高，但因 FSH 的刺激作用不足，仍低于患者的 Tanner 分期正常水平[4-7]，FSH 治疗后 AMH 可升高，而 HCG 治疗使 AMH 降低（图 2-7-4-7）。但是睾酮治疗不会抑制 AMH 分泌，因为外源性睾酮不能提升睾丸组织内的睾酮水平。未经治疗的中枢性性腺功能减退症患者在 Tanner I 期（青春期发育前期）年龄的血清 AMH 降低，应用人重组 FSH（rhFSH）治疗后 30 天，血清 AMH 升高，而睾酮无升高反应，加用 HCG 后睾酮升高，AMH 下降。

2. 原发性性腺功能减退症　在婴儿期和儿童期，Klinefelter 综合征（47,XXY）没有性腺功能减退表现，血清 AMH、抑制素 B 和 FSH 正常。但是从青春发育中期开始，

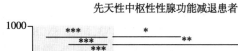

先天性中枢性性腺功能减退患者

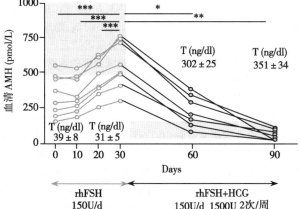

图 2-7-4-7　双侧隐睾和无睾症患者的血清 AMH 变化
无睾症患者的血清 AMH 检测不到，但单侧或双侧隐睾患者总可以检测到一定（低于正常或正常）水平的血清 AMH（阴影部分表示正常血清 AMH 的第 3~97 百分位数范围）。T：睾酮

Sertoli 细胞功能呈进行性下降，AMH 和抑制素 B 明显降低或检测不到，而 FSH 明显升高[8]。体细胞非整倍体 Down 综合征（21 三体综合征）伴有早发性原发性性腺功能减退症血清 AMH 一直降低。Prader-Willi 综合征伴有的性腺功能减退症来源于下丘脑和睾丸本身，是中枢性和外周性性腺功能减退症的集合体，故 AMH 和睾酮均降低，而促性腺激素水平轻度升高、正常或降低；同样，DAX1 基因突变引起的 X 性连锁先天性肾上腺发育不良症也可出现类似情况——中枢性合并外周性性腺功能减退症，血清 AMH 和抑制素 B 降低，而雄激素对 HCG 无反应。进入青春发育期年龄时，促性腺激素水平仍降低[9]。

3. 隐睾与无睾症　隐睾是一种临床表象，其病因复杂[10,11]。AMH 和抑制素 B 降低提示睾丸的曲细精管功能缺陷，但婴儿期和儿童期的睾酮和 INSL3 正常[12-14]，此点有助于双侧隐睾与无睾症鉴别，而胎儿后期发生的睾丸消失综合征或睾丸退变综合征只要存在性分化，就必然出现发育不良的阴囊[15]。无睾症患者的血清 AMH 检测不到，但单侧或双侧隐睾患者总可以检测到一定（低于正常或正常）水平的的血清 AMH。此外，2/3 的 Noonan 综合征患者合并有隐睾，而这些患者儿童期的性腺激素正常，青春期发育的中期或后期延迟，促性腺激素水平升高，而 AMH 和抑制素 B 降低[16]。

4. 性分化疾病的 AMH 变化　胎儿期的性器官发育与分化步骤是：①XY 和 XX 个体生成相同的性腺和生殖器原基；②性腺和生殖器原基分化为卵巢或睾丸；③性腺和生殖器原基分化为内外生殖器。

【胎儿发病型男性性腺功能减退症】

第 1 个三月期发生的胎儿性腺功能减退症属于原发性性腺功能减退症，引起遗传性或细胞特异性 DSD；第 2~3 个三月期发生的性腺功能减退症属于中枢性或原发性性腺功能减退症，其共同特点是雄激素缺乏和 INSL 分泌障碍，从而导致小阴茎阴囊发育不良和隐睾。Sertoli 细胞发育不良引起小睾丸。青春期发育前测定血清促性腺激素和睾酮有助于性腺功能减退症的病因鉴别，其最佳诊断窗口期在 3~6 月龄。

（一）胎儿期性腺发育　在胎儿发育早期，睾丸不依赖于垂体促性腺激素地分泌雄激素和 AMH，继而下丘脑-垂体获得调控睾丸激素分泌的能力，FSH 调节 Sertoli 细胞增殖，睾丸体积增加，同时刺激 AMH 和抑制素 B 分泌，而 LH 管控 Leydig 细胞的雄激素合成与 INSL3 分泌，并促进睾丸下降。因此，胎儿发病的原发性性腺功能减退症以男性外生殖器含糊为特征，测量促性腺激素和睾酮是鉴别原发性与继发性病因的主要依据；这些激素在出生后 3~6 个月下降，因而成为诊断和鉴别诊断的最佳窗口期。许多男性性腺功能减退症是起源于胎儿期的，但由于青春期发育前，促性腺激素和睾酮的血清水平均很低，诊断十分困难。GnRH 神经元移行受 KAL1、FGF8、FGFR1、PROK2、PROKR2、CHD7、WDR11、NELF 和 DAX1、LEP、LEPR、KISS1、KISS1R、TAC3、TACR3 及 GNRH1 调节，而 SHH、GLI1、GLI2、LHX3、LHX4、PITX1、PITX2、OTX2 和 HESX1 调节垂体细胞系发育与分化，其中 TBX19、GATA2 和 SF1 为促性腺激素分泌细胞的特异性调节因子。

妊娠20~25周的促性腺激素水平达到高峰,然后下降,直至分娩时。妊娠7周时改为开始分化,Sertoli细胞分泌AMH,在暴露于FSH前促进子宫原基(uterine anlage)退化(7~9周),在SF1、GATA4和WT1的作用下,SOX9诱发AMH表达。之后,FSH进一步促进AMH合成。Sertoli细胞也分泌抑制素B,Sertoli细胞不表达雄激素受体,因而不受雄激素调节。约1周后,Leydig细胞分化病分泌睾酮,以非LH依赖和HCG依赖方式促进男性生殖器发育。但到了第2个3个月期后,胎儿Leydig细胞分泌的LH功能变得明显,LH和HCG作用于同一种受体(LHCG-R),诱导Leydig细胞分化,合成和分泌雄激素及INSL3,胎儿期的男性内外生殖器发育成熟。

(二)产后生殖器发育 围生期和新生儿期的下丘脑-垂体-睾丸轴活动被抑制,但出生后第一周的促性腺激素水平较高,第2~4周的AMH、抑制素B和睾酮较高。LH使睾酮和INSL3水平在3月龄时达到高峰,继而一直维持在极低水平。FSH持续性刺激Sertoli细胞分化,促进睾丸增大,但因睾丸体积仍在1.5ml以内,临床不能觉察其变化。AMH和抑制素B分泌亦增加。理论上讲,原发性性腺功能减退症患儿的睾丸功能障碍,睾酮缺乏引起FSH和/或LH升高,但儿童期的原发性性腺功能减退或无睾症患者促性腺激素水平正常;DAX1突变或头颅放疗或化疗患者存在下丘脑-垂体和睾丸尿钙同时受累。

(三)全睾丸功能减退症与细胞特异性功能减退症 全睾丸功能减退是指睾丸的所有细胞功能障碍,但在许多情况下,病变只累及某一种细胞,Yq缺失仅有精子生成障碍,LH缺乏LH受体缺陷或类固醇激素生成酶缺陷只有类固醇激素生成障碍;而Sertoli细胞特异性性腺功能减退症是FSH、FSH受体或AMH突变所致。

1. **胎儿期和出生后性腺功能减退症** 先天性性腺功能减退症在胎儿期发病而获得性性腺功能减退在出生后发病。

Sertoli细胞特异性功能障碍(AMH缺乏症):米勒管永存综合征(persistent Müllerian duct syndrome,PMDS)的特点是46,XY个体的外生殖器雄性化正常,但因AMH缺乏或活性不足而出现子宫、输卵管、泌尿生殖窦和阴道上部结构。AMH受体(AMHR2)突变所致的PMDS患者睾丸功能正常。

2. **第2~3个三月期发生的原发性性腺功能减退症** 主要包括:①全睾丸功能障碍(睾丸退变综合征):外生殖器雄性化完全。阴囊完全融合,尿道开口于阴茎顶端提示第1个三月期的睾丸功能正常,但是可因精索扭转或其他未知原因发生性腺退变,性腺发育障碍或完全缺失。因睾丸雄激素缺乏,阴囊发育不良,阴茎细小。②Leydig细胞特异性功能障碍(INSL3缺乏症):INSL3突变无雄激素缺乏表现,男性新生儿雄性化正常,但因睾丸下降受阻而出现隐睾。INSL3对促性腺激素无影响,LH和FSH分泌正常。③Sertoli细胞特异性功能障碍(FSH受体突变):胎儿早期Sertoli细胞分化不依赖于FSH的作用,因此男性胎儿FSH受体突变仍可分泌足够的AMH诱导米勒管退化。但是,FSH是Sertoli细胞有丝分裂的重要调节因子,FSH受体突变必然导致Sertoli增生发育不良,睾丸细小,成年后精子生成不足,抑制素B降低而血清FSH升高。

3. **第2~3个三月期发生的中枢性性腺功能减退症**

(1) 全睾丸功能减退症(低促性腺激素性性腺功能减退症):妊娠9~13周期间垂体缺乏LH和FSH分泌对性分化无影响,但对第2~3个三月期的生殖器发育有显著不利作用。多数患者因垂体发育障碍导致促性腺激素和多种垂体激素缺乏。有时垂体发育缺陷仅局限于促性腺激素细胞移行障碍,FSH缺乏引起小睾丸,而小阴茎和隐睾与LH缺乏及继发性雄激素和INSL3不足有关。

(2) 多发性垂体激素缺乏症:是先天性垂体发育不良的后果,常伴有透明隔-视神经发育不良、脑中线缺陷、眼缺陷和多指畸形,病因为HESX1、SOX2或SOX3突变。PITX2突变引起Axenfeld-Rieger综合征(眼前房畸形、牙发育不良、颅面畸形和脐疝),而SIX6突变造成视交叉缺失和脑皮质萎缩。非综合征性多发性垂体激素缺乏症患者可能存在PROP1突变。

(3) 单纯性促性腺激素缺乏症:KAL1、FGF8、FGFR1、PROK2、PROKR2、CHD7、NELF、HS6ST1、WDR11、SEMA3A变异引起可表现为嗅觉正常或嗅觉缺乏性促性腺激素低下性性腺功能减退症。

(4) 细胞特异性功能障碍:主要包括三种类型:①单纯性LH缺乏症:血清FSH正常或升高,因LHB基因(编码LH-β亚基)或其受体TACR3突变所致,TAC3编码的神经激肽(neurokinin)调节GnRH的脉冲性分泌。因胎儿在第2~3个三月期缺乏雄激素,患者表现为小阴茎,可伴有隐睾,但由于FSH不受影响,故出生后睾丸体积正常,形成所谓的有生育功能的类阉割综合征(fertile eunuch syndrome)。②单纯性FSH缺乏症:男性胎儿因FSH缺乏,Sertoli细胞发育不良导致小睾丸,但因雄激素充足(或增高),外生殖器正常。③混合型(双向型)原发性中枢性性腺功能减退症:NR0B1编码转录因子DAX1蛋白。DAX1突变导致肾上腺发育不良伴混合性性腺功能减退。睾丸Sertoli细胞和Leydig细胞功能均受损,但因同时存在下丘脑-垂体功能缺陷,促性腺激素无反馈性升高Prader-Willi综合征是引起混合型(双向型)原发性中枢性性腺功能减退症的营养管特殊例子,患者因缺失父源性15q11-q13,丢失MAGEL2、MKRN3、NDN、SNURF-SNRPN和eHBII等基因,性腺发育障碍,出现小阴茎、隐睾、阴囊发育不全和小睾丸,并伴有中枢性促性腺激素缺乏。

(四)胎儿发病型男性性腺功能减退症的诊断

1. **男性外生殖器含糊与雄性化不足的病因诊断**(图2-7-4-8) 男性外生殖器含糊与雄性化不足表现为尿道下裂、阴囊分叉未闭合,其基本原因是原发性睾丸发育不全的睾丸功能衰竭(全性腺功能障碍)和特异性类固醇生成障碍。如果阴囊内存在两个可扪及的睾丸(>1ml)提示病因为非遗传性DSD,而男性外生殖器含糊与雄性化不足伴有骨骼发育不良、小头畸形或大头畸形、心-肾畸形、地中海贫血、智力低下等提示为性腺发育不全;POR缺陷症伴有骨骼畸形、骨骼发育不良和Antley-Bixler综合征;男性外生殖器含糊与雄性化不足伴有肾上腺功能不全时应首先想到非遗传性类固醇减少合成酶缺陷症(StAR、P450scc、P450c17、POR、3β-HSD)或SF-1突变可能。应特别重视出生后第一个月和3~6月龄的DSD实验室诊断窗口期。如果睾酮、AMH和抑制素B水平

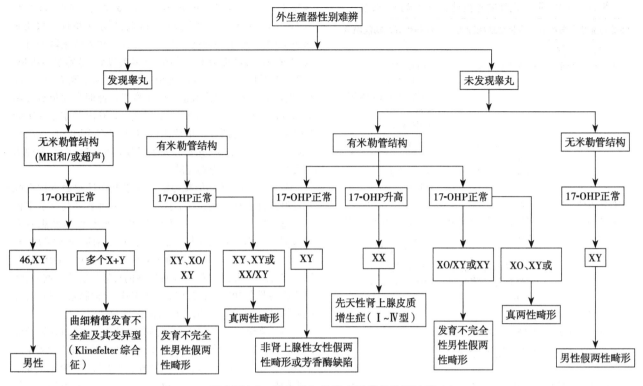

图 2-7-4-8　性分化与性发育异常的鉴别诊断

17-OHP:17-羟孕酮;发育不完全男性假两性畸形(dysgenetic male pseudohermaphroditism)系指由于先天性染色体异常引起的性分化异常

正常,可以排除睾丸发育不良的诊断,因而应寻找引起 DSD 的其他病因。如果所有的睾丸激素均降低而促性腺激素水平升高,则可基本确定为性腺发育不全症。睾酮降低而 AMH 正常或升高提示 Leydig 细胞特异性性腺功能减退症,此时可应用 HCG 兴奋试验(隔日肌注 1 次,共 6 次)和 ACTH 试验来鉴别 LHCG-R 突变、StAR 和类固醇合成酶缺陷症。类固醇合成酶缺陷症患者出生后 1 个月内促性腺激素可能轻度升高,但需要注意的是,婴儿原发性性腺功能减退症患者通常正常[17]。

2. 男性外生殖器发育异常患者的诊断　垂体-睾丸激素与男性生殖器分化发育的关系见图 2-7-4-9。男性外生殖器正常排除了第 1 个三月期发病的胎儿原发性性腺功能减退可能,唯一的例外是 AMH 突变所致的 Sertoli 细胞功能障碍(PMDS)。PMDS 患者常表现为双侧隐睾,血清 AMH 检测不到,但其他生殖激素均在正常范围内。第 2~3 个三月期发病的胎儿原发性性腺功能减退症的共同临床特点是雄激素缺乏,表现为小阴茎和隐睾。如果还伴有小睾丸则提示 FSH 的作用不足(中枢性性腺功能减退症)或睾丸退变综合征(原发性性腺功能减退症)。因为 3~6 月龄期间的下丘脑-垂体-性腺轴功能仍然是活跃的,故是诊断性腺疾病的最佳窗口期。如果患儿存在胆汁淤积、低血糖症和生成发育延迟等表现,提示多发性垂体激素缺乏可能,如果 MRI 能发现脑-下丘脑-垂体区畸形可确定诊断。嗅觉障碍家族史提示单纯性中枢性性腺功能减退症,伴有肾上腺功能衰竭提示 DAX1 突变所致的先天性肾上腺发育不良症,而伴有新生儿肌张力低下及发育延迟指向 Prader-Willi 综合征

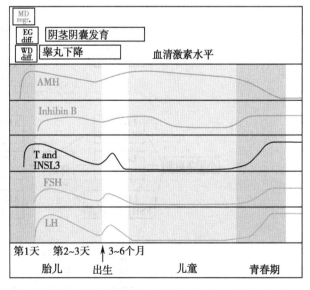

图 2-7-4-9　垂体-睾丸激素与男性生殖器分化发育的关系

WD diff:Wolffian duct differentiation,吴氏管分化;MD regr: Müllerian duct regression,米勒管退化;EG diff:differentiation of the external genitalia,外生殖器分化

可能。

3. 儿童原发性性腺功能减退症　儿童原发性性腺功能减退症不等于高促性腺激素性性腺功能减退症。必须注意,儿童原发性性腺功能减退症不等于高促性腺激素性性腺功能减退症(表 2-7-4-12)。出生后 3~6 月龄测定基础促性

表 2-7-4-12 胎儿发病的男性性腺功能减退症分类

性腺功能减退分类	全性腺功能障碍	细胞特异性功能障碍
原发性性腺功能减退症		
第 1 个三月期	性腺发育不全	Leydig 细胞
		LHCG-R 突变
		类固醇生成蛋白缺陷
		Sertoli 细胞
		AMH 突变
第 2 个三月期	睾丸退变综合征	Leydig 细胞 INSL3 突变
	睾丸扭转	
	内分泌干扰剂	Sertoli 细胞
		FSH-R 突变
中枢性男性性腺功能减退症		
第 2~3 个三月期	多发性垂体激素缺乏症	Leydig 细胞 LHβ 基因突变
		神经激肽缺陷
	单纯性低促性腺激素性性腺功能减退症（IHH）	Sertoli 细胞 FSHβ 基因突变
混合性男性性腺功能减退症		
第 3 个三月期	DAX1 基因突变	无
第 2~3 个三月期	Prader-Willi 综合征	无

腺激素、睾酮、INSL3、Sertoli 细胞标志物 AMH 和抑制素 B 有助于鉴别诊断，必要时进行动态试验确诊。遇到小阴茎和打及不到睾丸的患者时，鉴别的重点在中枢性性腺功能减退

与睾丸退变综合征。患儿年龄<3~6 个月，促性腺激素、Leydig 细胞和 Sertoli 细胞激素均降低，提示中枢性性腺减退症的诊断，而高促性腺激素血症伴有睾丸激素降低可考虑原发性性腺功能减退症诊断。6 月龄以后，基础睾酮和 IN-SL3 本来就明显降低，其测定值不再对鉴别诊断有意义，同样，促性腺激素测定值低也无临床意义。此时主要依靠抑制素 B 和 AMH 测不到来确定无睾症。1 岁内测定的 LH 和 FSH 升高可以逐渐降至正常，因而不能误判为原发性性腺功能减退症，也就是说，儿童原发性性腺功能减退症不表现为高促性腺激素性性腺功能减退症。

4. 中枢性性腺功能减退症不等于低促性腺激素性性腺功能减退症 通常情况下，小阴茎、隐睾和小睾丸提示中枢性性腺功能减退症，尤其是垂体多激素缺乏症，这些患者需要及时补充垂体激素和促性腺激素，并定期追踪睾酮和 IN-SL3 变化，观察 Leydig 细胞对 LH/HCG 的反应。AMH 和抑制素 B 是 Sertoli 细胞对 FSH 反应性的良好标志物。此外，怀疑中枢性性腺功能减退症时，如果 AMH 和抑制素 B 降低，支持其诊断，但水平正常时不能排除该诊断。

雄激素缺乏导致小阴茎与隐睾，常见于单纯性 LH 缺乏症（LHβ 突变或神经激肽系统功能障碍），其特点是 LH 和睾酮降低，而 FSH 正常或升高，此种类型的中枢性性腺功能减退症属于经典的高促性腺激素性性腺功能减退症，患者的青春期发育延迟，LH 无生物学活性，但其免疫活性正常，使得测定的血清 LH 反而升高，睾酮降低（图 2-7-4-9 和图 2-7-4-10）。相反，先天性单

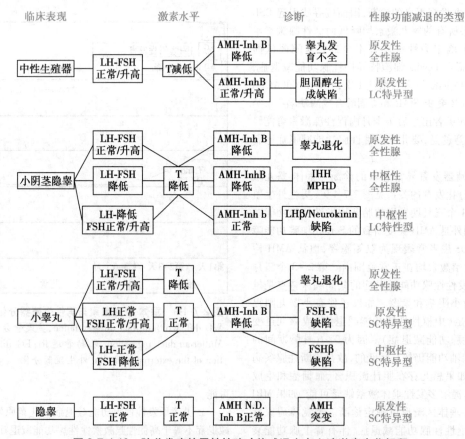

图 2-7-4-10 胎儿发病的男性性腺功能减退患者血清激素变化解释
IHH：单纯性低促性腺激素性性腺功能减退症；Inh B：抑制素 B；MPHD：多垂体激素缺乏症；Nx：正常

纯性 FSHβ 缺乏(小睾丸)时,阴茎与阴囊正常,睾丸在阴囊内,血清 FSH 水平极低,抑制素 B 低下,而至青春期发育后成年期雄激素正常,LH 升高。因此,中枢性性腺功能减退症不表现为低促性腺激素性性腺功能减退症(表 2-7-4-13~表 2-7-4-16)。

表 2-7-4-13　胎儿发病的男性性腺功能减退症的临床表现

染色体	基因	OMIM	临床特点
9p24 缺失	DMRT1 和 DMRT2	154230	遗传性 DSD 智力低下,小头畸形,面部畸形矮小 消化系统或支气管畸形
Xp21 重复	DAX1 = NR0B1 和其他基因	300018	遗传性 DSD
1p31-p35 重复	WNT4 和其他基因	603490	遗传性 DSD
Yp11.31	SRY	48000	遗传性 DSD
Xq28	MAMLD1	300120	遗传性 DSD
9q33.3	SF1 = NR5A1	+184757	遗传性 DSD 肾上腺功能不全
11p13	WT1	136680 194072 194080	遗传性 DSD 肾发育不全,肿瘤(De-nys-Drash 综合征,Frasier 综合征,WAGR 综合征)
17q24.3	SOX9	114290	遗传性 DSD 躯干发育不良症
12q13.12	DHH	233420	遗传性 DSD 小束状神经病变
Xq21.1	ATRX = XH2	301040	遗传性 DSD 智力低下,α-地中海贫血
5q11.2	MAP3K1	613762	遗传性 DSD
6q22.1	TSPYL1	608800	遗传性 DSD 婴儿猝死

表 2-7-4-14　胎儿发病的男性原发性性腺功能减退伴 Leydig 细胞特异性功能障碍的临床表现

基因	蛋白	OMIM	激素变化	临床特征
LHCG-R	LH/CG 受体	238320	↓↓所有激素	无
STAR	StAR	201710	↓↓所有激素	先天性类脂质肾上腺增生症
CYP11A1	P450scc	613743	↓↓所有类固醇激素	肾上腺功能不全
CYP17A1	P450c17（17α-羟化酶活性）	202110	↑孕烯醇酮 ↑孕酮	肾上腺功能不全 高血压
CYP17A1	P450c17(17,20-裂链酶活性)	202110	↑17OH-孕酮 ↑17OH-孕酮 ↑孕烯醇酮 ↑孕酮	肾上腺功能不全
POR	P450 氧化还原酶	613571	↑孕酮 ↑17OH-孕酮	Antley-Bix-ler 综合征
HSD3B2	2 型 3β-HSD	201810	↑DHEA ↑17OH-孕烯醇酮 ↑孕烯醇酮	肾上腺功能不全
HSD17B3	3 型 17β-HSI	264300	↑雄烯二酮 ↑DHEA ↑17OH-孕酮 ↑17OH-孕烯醇酮	无

表 2-7-4-15　胎儿发病的男性性腺功能减退伴多垂体激素缺乏的临床表现

基因	OMIM	垂体其他细胞功能障碍	临床特点
HESX1	182230	GH 细胞 PRL 细胞 TSH 细胞 ACTH 细胞	中隔发育不良 中线缺陷 眼缺失 多指畸形
SOX2	206900	GH 细胞	透明隔视神经发育不良 无眼症,小眼症 感觉神经缺陷 食管闭锁
SOX3	312000	GH 细胞 TSH 细胞 ACTH 细胞	透明隔-视神经发育不良
LHX3	221750	GH 细胞 PRL 细胞 TSH 细胞	颈强直短颈 头部旋转受限
LHX4	262700	GH 细胞 TSH 细胞 ACTH 细胞	后脑缺陷 中央颅底畸形
GLI2	610829	GH 细胞 PRL 细胞 TSH 细胞 ACTH 细胞	前脑无裂畸形
PITX2	180500	GH 细胞 TSH 细胞	Axenfeld-Rieger 综合征(眼前房畸形牙发育不良颅面畸形脐疝)
SIX6	212550	GH 细胞	无眼畸形 脑皮质萎缩 支气管-耳-肾综合征 眼耳椎管畸形
OTX2	613986	GH 细胞 TSH 细胞 ACTH 细胞	小眼畸形无眼畸形 腭裂 发育延迟
PROP1	262600	GH 细胞 TSH 细胞 ACTH 细胞	蝶鞍肿瘤变性空泡蝶鞍综合征

注:OMIM:Online Mendelian Inheritance in Man locus,gene and phenotype numbers,在线人类孟德尔遗传(网上人类孟德尔遗传基因、序列纪录、图谱和其他数据库

表 2-7-4-16　胎儿发病的 GnRH 神经元移行缺陷所致的男性中枢性性腺功能减退症临床特征

基因	OMIM	临床特点
KAL1	308700	双手联带运动,单侧肾不发育 腭裂,牙发育不良,共济失调,眼球震颤,耳畸形,听力障碍,视力缺陷,眼球运动异常
FGF8/FGFR1	612702/147950	腭裂,唇裂,骨骼畸形,牙发育不良 听力障碍,双手联带运动,耳畸形,中线缺陷,后鼻孔闭锁,心脏畸形,眼缺损
PROK2/PROKR2	610628/244200	睡眠障碍,高腭弓,双手联带运动,听力障碍,漏斗胸,牙发育不良,肥胖,眼球震颤
CHD7	612370	失盐,先天性心脏病,后鼻孔闭锁,生长发育迟缓,生殖器畸形,耳畸形
NELF	614838	无
HS6ST1	614880	腭裂唇裂,先天性屈指
WDR11	614858	无
SEMA3A	614897	无

【性发育障碍诊疗原则】

(一) 确定 DSD 类型及其病因 90% 以上的 46,XX 先天性肾上腺皮质增生症和全部 46,XY 完全性雄激素不敏感综合征患者出生后作为女性抚养;2/3 的女性 2 型 5α-还原酶缺陷症患者出生时为女性,但到青春期时可发生明显雄性化,患者的社会性别、心理行为和外生殖器检查结果却貌似"男性"[18]。约一半的 3 型 17β-羟类固醇脱氢酶缺陷症患者表现为女性特质(如行为举止、穿着打扮、性格爱好等)。因而,在不能确定染色体和性腺性别时,需要借助必要的辅助检查明确染色体与性腺的关联性(图 2-7-4-11)。

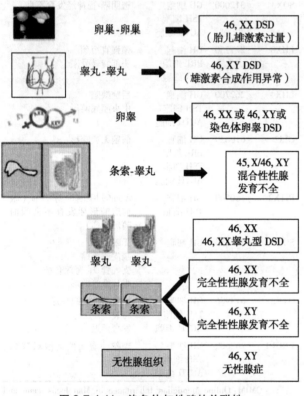

图 2-7-4-11 染色体与性腺的关联性

1. **家族史和妊娠分娩史** 尤其是要了解家族成员的性发育情况,了解是否使用过雌激素或雄激素(检查其母亲有无雄性化)。

2. **体格检查** 通过体格检查,客观确定外生殖器的性征(包括直肠指检等)。

3. **辅助检查** 高度怀疑为 DSD 者要首先测定血浆 17-羟孕酮(17-hydroxyprogesterone, 17-OHP)、雄烯二酮、去氢异雄酮、睾酮和二氢睾酮水平及染色体核型,必要时测定血电解质和皮质醇,并先行超声探查外生殖器、双侧腹股沟区、盆腔及肾上腺;个别病例可考虑作阴道影像(泌尿生殖窦影像)检查。

4. **新生儿筛查** 新生儿的一线筛选指标是染色体核型分析和 SRY 鉴定与高分辨超声,血清激素指标包括 17-OHP、睾酮、LH、FSH 和 AMH,一般要求在出生后 48 小时内完成。

5. **女性雄性化** 多数伴有雄性化的 46,XX 者的病因来源于先天性肾上腺皮质增生症,雄性化不足的 46,XY 约 50% 可找到明确原因;雄性化不足或女性男性化的血清性激素水平必须用妊娠周数、年龄和月经周期各期的参考值标准进行判断。

6. **相关基因突变分析** 有些患者需作 SRY 基因或相关基因的突变分析,目前已经报道的 SRY 突变、SF-1 突变和 SOX9 突变致 DSD 分布见表 2-7-4-17~表 2-7-4-19。相关基因突变分析的重要意义是找出那些能用 GH 治疗的遗传性矮小症。例如,2%~15% 的特发性身材矮小症是 SHOX 缺乏症(SHOX deficiency)所致[19],诊断的步骤是用多倍连接依赖性探针扩增(MLPA)和致病基因分析筛查。SHOX 突变的临床表现很不一致,生长迟滞开始于儿童期。GH 有较好的促生长作用。相关基因突变分析一般能明确 20%~50% 的 DSD 病因。但是,DSD 不能单凭突变基因分析结果做出诊断,因为除了质量控制外,基因分析突变不能对基因的功能做出判断,更无法排除其他致病因素之可能。

表 2-7-4-17 SRY 突变所致的 DSD

SRY 突变	突变部位	临床表型	DNA 结合	核定位
S18N	N 端~HMG	PGD/CGD	~90	ND
R30I	N 端~HMG	PGD/CGD	~50	ND
R62G	N 端~NLS	CGD	<1	~25
R75N	N 端~NLS	CGD	<1	~28
R76P	N 端~NLS	CGD	~33	~50
I90M	HMG	TH/PGD/CGD	~95	ND
R133W	C 端~NLS	CGD	~95	~52
L163X	C 端~HMG	CGD	ND	ND

注:ND:not determined,尚未确定;HMG:high mobility group domain,高迁移率组结构域;CGD:complete gonadal dysgenesis,完全性性腺发育不良症;PGD:partial gonadal dysgenesis,部分性性腺发育不良症;TH:true hermaphrodite,真两性畸形;N-/C-NLS:terminal nuclear localization signal,终末核定位信号

表 2-7-4-18 SF-1 突变所致的 DSD

SF1 突变	突变部位	肾上腺皮质功能衰竭	46,XY 性发育障碍	DNA 结合	转录活性
G35E/WT	DBD	是	是	<1	<1
R92Q/R92Q	FtzF1	是	是	~50	~25
Δ8bp/WT	LBD	不	是	~50	~30

注:DBD:DNA binding domain,DNA 结合域;FtzF1:FtzF1 盒;LBD:ligand binding domain,配体结合域

表 2-7-4-19 SOX9 突变所致的 DSD

SOX9 突变	突变部位	临床表型	DNA 结合(%)	核定位(%)
A76E	二聚体	CD	~100	~100
A158T	HMG	CD 伴 CGD	~17	~50

注:HMG:high mobility group domain,高迁移率组结构域;CGD:complete gonadal dysgenesis,完全性性腺发育不良症;CD:campomelic dysplasia,躯干发育不良症

经上述步骤已确定为男性性发育障碍者,应进一步测定血浆 C19 和 C21 类固醇激素和 LH 与 FSH,并按图 2-7-4-12 建议的程序进行病因鉴别。

(二) 确立性发育不全诊断 性发育不全(gonadal dysgenesis)分为完全型(complete Gonadal dysgenesia,CGD)和不完全型(partial Gonadal dysgenesia,PGD)两类。CGD 又称

46,XY-Swyer 综合征,体内无发育的性腺,男性完全女性化;PGD 患者存在 Y 染色体,外生殖器成熟表型取决于睾丸功能缺陷程度。常见的核型是 45,X/46,XY,但亦见于 46,XY 或其他类型的 Y 嵌合体。存在 Y 染色体或 Y 染色体物质的性发育不全患者发生生殖细胞瘤的风险高,性腺母细胞瘤几乎均来源于含有 Y 染色体的遗传缺陷性性腺,50%～60% 伴有恶性生殖细胞瘤,其中以无性细胞瘤最常见。性发育不全也算 CIS 的高危对象,CIS 属于小管内未分类的生殖细胞肿瘤,常发展为睾丸生殖细胞瘤(如精原细胞瘤、胚胎癌、畸胎瘤、卵黄细胞瘤等),因此应早期预防性切除性腺。有关预防性性腺切除推荐的分级、诊断和评价系统见图 2-7-4-12～图 2-7-4-15、表 2-7-4-20 和表 2-7-4-21。

(三) 一般 DSD 的处置

1. 携带 Y 染色体病例处理　体内存在 Y 染色体(尤其

是睾丸的 Y 染色体的 GBY 区)和腹腔内睾丸容易发生恶性变(最高 60%),必须在确立诊断后立即切除。

2. 性别取向选择　如果将外生殖器改造成男性或女性均可,外生殖器的矫形手术决策应完全由患者本人或其家长选择,性别选择应结合患者的年龄、性格、社会因素等综合考虑。

3. 青春期诱导处理　临床观察发现,DSD 和其他青春期发育前性腺功能减退症患者在使用一段时间的小剂量性腺类固醇激素(男性为雄激素,女性为雌激素)后,青春期性腺发育启动或加速,性功能改善,这种现象称为性激素诱导效应。在临床上,青春期诱导的时间应个体化,激素治疗和激素诱导的决定因素是年龄和性征发育状态。性腺类固醇激素的用量宜低,如果试验大剂量则因下丘脑-垂体功能抑制而达不到诱导效果[20,21]。

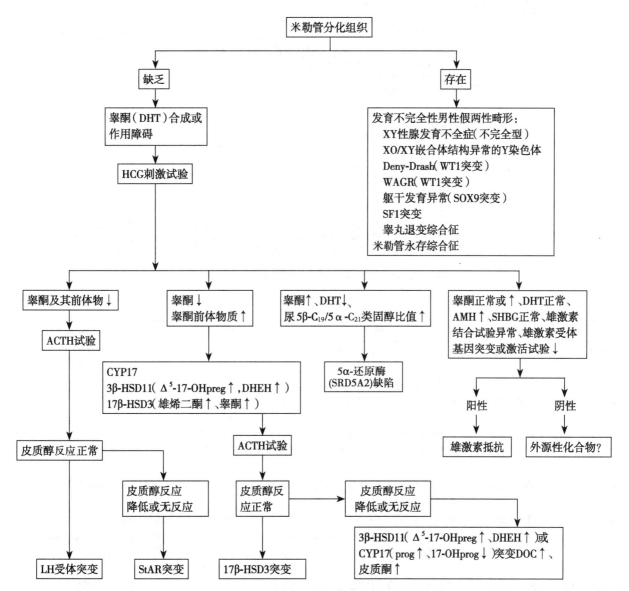

图 2-7-4-12　男性性腺功能减退的诊断流程

WT1:Wilm 肿瘤抑制因子-1;WAGR:Wilm 肿瘤-虹膜缺失-生殖器异常-智力低下综合征(Wilms turner-aniridia-genital anormalies-mental retardation);SF1:类固醇生成因子-1(steroidogenic factor-1);CYP17:17α-羟化酶/17,20 裂链酶;3β-HSD11.3β-羟类固醇脱氢酶/Δ⁵-异构酶;17β-HSD3:17β-羟类固醇脱氢酶(氧化还原酶);DHT:二氢睾酮;AMH:抗米勒管激素;SHBG:性激素结合球蛋白;DHEA:去氢异雄酮

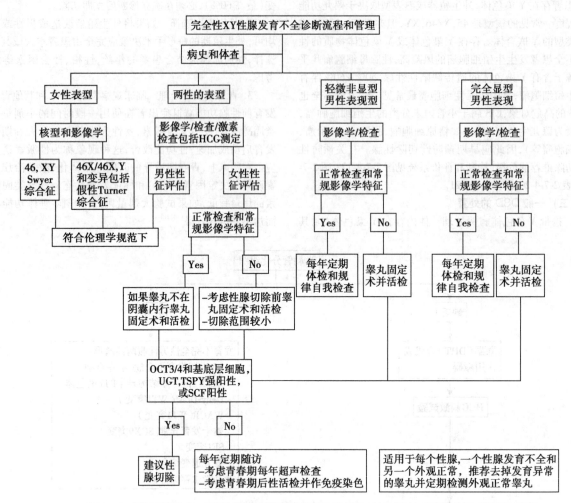

图 2-7-4-13 XY 性腺发育不全的诊断与治疗流程

表 2-7-4-20 性腺切除时间 GRADE 评价

研究	研究方法	诊断	恶变性腺部位	性腺切除时机
Wunsch,2012	观察性队列研究	8 例 CGD 性腺切除,1~25 岁,3 例发生肿瘤,2 例发生无性细胞瘤,1 例为性腺母细胞瘤	CGD 为腹内性腺 PGD 为腹内条索状性腺	早期性腺切除 PGD 和非阴囊性腺应行早期性腺切除
Johansen,2012	回顾性研究	15 例 PGD(45X/46,XY 变异型),3 例原位肿瘤	3 例 CIS 腹股沟无性细胞瘤,1 例女性表型腹股沟睾丸发育不良	青春期前切除
Martinerie,2012	回顾性研究	1 例 PGD(45,X/46,XY),2 例发生恶性肿瘤 1 例发生无性细胞瘤,1 例生殖细胞瘤	腹内条索性腺,阴囊内发育不良睾丸(9 岁青春腹股沟睾丸)	PGD 男性表型者严格检测睾丸功能
Rocha,2011	回顾性研究	9 例 XY-CGD(4 例性腺母细胞瘤)	腹腔内肿瘤	诊断时性腺切除
Cools,2011	回顾性研究	39 例 PGD(45,X/46,XY),84 个性腺标本,4 例性腺肿瘤,3 例性腺母细胞瘤	1 例轻度雄性化不足伴腹内睾丸性腺母细胞瘤,1 例两性畸形腹内睾丸,1 例两性畸形伴腹股沟睾丸母细胞瘤,1 例 CIS 伴腹内性腺	PGD 女性表型肿瘤局限于性腺,切除无功能性腺,男性肿瘤风险与雄性化呈反比性腺活检
Michala,2008	回顾性研究	22 例 Swyer 综合征性腺组织学特征,45%发生性腺肿瘤,32%为无性细胞瘤,14%微性腺母细胞瘤	腹腔性腺	尽早性腺切除

研究	研究方法	诊断	恶变性腺部位	性腺切除时机
Cools,2006	回顾性研究	60 个性腺切除标本(43 例性发育不全病例),35%为生殖细胞瘤含 Y 染色体者为恶性肿瘤(1 例除外),13%为浸润性生殖细胞瘤		未分化性性腺肿瘤风险高(OCT3/4 染色阳性)者立即切除睾丸组织,成熟延迟者暂时追踪观察,卵巢组织可保留,是否保留条索状组织的依据不一
Mazzanti,2005	回顾性研究	14 例含 Y 染色体的肿瘤,12 例性腺切除,33%性腺母细胞瘤,1 例为畸胎瘤	腹内性腺	双侧性腺切除含 Y 染色体的性腺
Slowikowska-Hilcze,2003	观察性研究	40 例性腺发育不良症组织学标本,67.5%为 46,XY 核型,多种性腺畸形	性腺位于腹腔或腹股沟管上部	
Mendes,1999	观察性研究	36 例肿瘤综合征	腹内性腺	Y 染色体阳性者性腺切除
Gourlay,1994	回顾性研究	11 例 PGD 组织学标本,54%为生殖细胞瘤,1 例为性腺母细胞瘤	恶性性腺肿瘤	早期性腺切除
Robboy,1982	回顾性研究	21 例 PGD 组织学标本	腹内性腺母细胞瘤	早期性腺切除
Scully,1970	回顾性研究	74 例性腺母细胞瘤	多数为腹内性腺	早期性腺切除

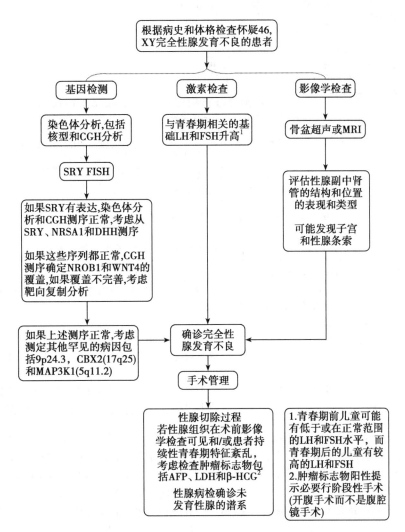

图 2-7-4-14　完全型 46,XY 性腺发育不良的诊断流程

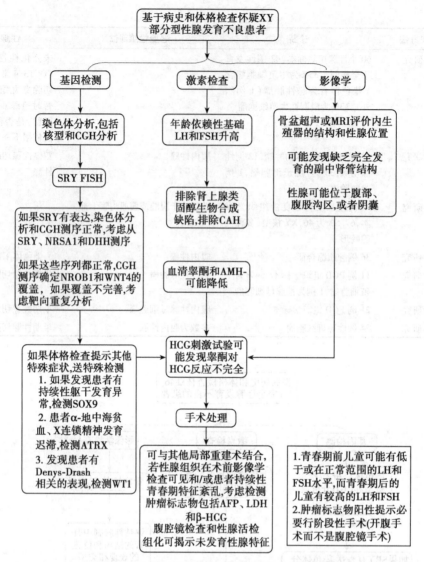

图 2-7-4-15　部分型 XY 性腺发育不良的诊断流程

表 2-7-4-21　文献报道的 DSD 患者手术治疗的伦理学处理方法

研究	研究方法	特异性性腺切除	伦理学处理	推荐要点
Gillam,2010	综述	早期性腺切除,疝修补,性腺恶性肿瘤,改变社会性别,晚期性腺切除并发症,长期医学干预	心理问题,不能确保成年性别特点	解析必要性,知情同意,多学科协作
Wiesemann,2010	综述	性别鉴定,性腺切除	保持私密性,患者自我不知情,家庭权利与个人私密,长期健康问题	幼儿由父母同意医学决策,儿童听取本人意见,共同讨论干预方案,改善性发育
Maharaj,2005	综述	性腺切除,生育考虑,性腺恶性肿瘤	尽量减少体格损伤,保持残存的生育功能	与儿童和家属共同决定治疗方案,未知结果可能性,满足可能的特殊要求

4. 辅助生育支持　DSD 患者的生育能力降低,仅存在基本正常子宫的女性和存在功能性曲细精管的男性才具有生育潜力,在辅助生育技术的支持下,有可能生育。

（四）其他 46,XY-DSD 的处置

1. 尿道下裂　性发育早期缺乏睾酮引起尿道下裂(hypospadia)。

（1）发病机制:主导样结构域 1(MAMLD1)基因以前称为 X 染色体开放阅读框架 6(CXorf6),是尿道下裂的致病基因,该基因的无义突变(E124X、Q197X、R653X 等或其他获得性因素导致阴茎阴囊尿道下裂[22,23],并证明:①在胎儿性发育关键期,Sertoli 细胞和 Leydig 细胞呈现 MAMLD1 过表达;②封闭 MAMLD1 基因引起睾酮生成不足;③MAMLD1 蛋白作为辅活化子而发挥性发育调节作用;④MAMLD1 受类固醇生成因子 1(SF1)的调节。伴有尿道下裂的临床综合征基因突变见表 2-7-4-22,可能引起尿道下裂的候选基因见表 2-7-4-23。

表 2-7-4-22　导致尿道下裂综合征的突变基因

基因	定位	SNP	病例	对照	种族	风险增加的基因型
胚胎分化性腺发育早期						
FGF8	10q24	rs3218238/rs3218233a	60	96	多个	A/c
FGFR2	10q26	c. 382 + 52 → G/c. 550 + 27T > C/	60	96	多个	G/c. 382 + 52 →/GeC/T/c. 550 + 27T > Ce/
		c. 727+180T>G				Gc. 727+180T>Gc
雄性化期						
AR	Xq12	CAG 重复序列	78	425	?	重复序列延长
			21	100	黄种人	
			51	210	白种人	
			92	190	黑种人	
		GGN 重复序列	51	210	白种人	重复序列延长
			92	190	黑种人	重复序列延长
FKBP4	12p13. 33	rs1062478rs3021522	333	380	多个	
HSD17B3	9q22	rs4743709	89	291	黄种人	A/rs2066479
		rs2066476/rs2066474/rs2066480/				AA/rs2066479
		rs2066479				
SRD5A2	2p23	rs9282858	81	100+	多个	T
		rs523349	90	87	黄种人	G/CG/GG
			158	96	多个	G/CG/GG
			89	281	黄种人	CG
			620	596	白种人	
其他基因						
ESR1	6q25. 1	rs6932902m	43	135	黄种人	A/AA
			620	596	白种人	A
		TA 重复序列/rs1801132	90	94	多个	
		rs2234693/rs9340799	59	286	黄种人	A/rs9340799
ESR2	14q23. 2	CA 重复序列	90	94	多个	重复序列延长
			354	380	多个	重复序列延长
		rs1887994/rs1256040/rs1256062/	354	380	多个	G/rs10483774/AG/rs10483774
		rs10483774/rs1271572				
		rs944050	90	94	多个	AG
			59	286	黄种人	AG
		rs2987983	354	380	多个	G/GG
			620	596	白种人	AG
		rs1256049rs4986938	51	186	白种人	
ATF3	1q32. 3	rs11119982	330	380	多个	C/CC
			620	596	白种人	T/TT/CT
		rs2137424/rs3125289/rs1877474/	330	380	多个	T/rs3125289/TT/rs3125289/T/rs1877474/TT/
		rs10735510/rs9429889rs12070345/				rs1877474/rs3125289(T)/rs1877474(T)/
		rs10475				rs11119982(C)
MAMLD1	Xq28	rs61740566	370	380	?	
		rs41313406/rs2073043	370	418	?	T/rs41313406/G/rs2073043
DGKK	Xp11. 22	rs1934179	436	449	白种人	A/rs1934179
		rs7063116	133	133		A/rs7063116
			266	402		
MID1	Xp22	rs16986145	366	405	?	A
CYP1A1	15q24. 1	?	31t	64	黄种人	CYP1A1
GSTM1	1p13. 3	缺失				
GSTT1	22q11. 23	缺失				
CYP1A1	15q24. 1	?	80	120	?	GSTM1/GSTT1
GSTM1	1p13. 3	缺失				
GSTT1	22q11. 23	缺失				

表 2-7-4-23　尿道下裂的候选基因

基因	定位	病例	对照	种族	突变
胚胎未分化性腺发育早期					
WT1	11p13	35		多个	
		90	276	中国人	N130N/A131T/S159S
WTAP	6q25-q27	37	20		
SF1	11q13	60	100	?	Q107X/c. 103-3C>Ab/E11X
胚胎分化性腺发育早期					
BMP4	14q22-q23	90	190	中国人	H207D/R223H/H251Y
BMP7	20q13	60c	96	多个	
		90	190	中国人	R303C/Q199Q/c. 1465T>Ad/c. 1567A>Gd
HOXA4	7p15. 2	90	190	中国人	G129C/S290C
HOXB6	17q21. 3	90	190	中国人	P42T/C123R
HOXA13	7p15. 2	37	20		
FGF8	10q24	60c	96	多个	c. 590C>Ge
FGF10	5p13-p12	60c	96	多个	
FGFR2	10q26	60c	96	多个	M186Tf/c. 2454C>Te
雄性化期					
SRY	Y	90	276	中国人	
SOX9	17q23	90	276	中国人	
AR	Xq12	21	90	?	V870A
		9		?	G566V
		40		?	P546S
		35		多个	F725V/S597T
		21	100	日本人	
		90	276	中国人	I664T/R840H/I842T/R855H/L859L
		37		多个	Q798E
		92	190	伊朗人	
FKBP4	12p13. 33	91		多个	
HSD3B2	1p13. 1	90	101	?	S213T/S284R/A238A/T259T/T320T
HSD17B3	9q22	19		多个	
SRD5A2	2p23	35		多个	
		81	100	多个	L113V/H231R
		90	276	中国人	R227Q/R246Q/Q6X/L224H/656delT
SRD5A2	2p23	37		多个	G196S
SRD5A1	5p15	101	49	?	
其他基因					
ESR1	6q25. 1	60	94	多个	
ESR2	14q23. 2	60	94	多个	
ATF3	1q32. 3	93	96	多个	A90G/c. 817C>Td
		41	30	?	L23M
MAMLD1	Xq28	166	460	多个	E124X/Q197X/R653X
		41	30	多个	V432A/L121X/p. 531ins3Qn
		99	95	?	Q529K/D686D
MID1	Xp22	114	95	?	E238X/K560R
INSL3	19p13. 2-p12	94	270	摩洛哥人	
BNC2	9p22. 2	48	23	多个	A923/L414V/P306A/P579L E240G,/R283G/Q152R

目前的研究认为:①隐睾与尿道下裂相关,遗传因素和非遗传因素均参与了发病;②隐睾引起不育;③隐睾是睾丸癌的风险因素;④尿道下裂是否与不育或睾丸癌有关未明;⑤不育与睾丸癌相关。引起尿道下裂的行为-职业-环境因素见表2-7-4-24。

表2-7-4-24 引起尿道下裂的行为-职业-环境因素

研究结果一致的因素	
引起尿道下裂的因素	不引起尿道下裂的因素
出生地体重	妊娠糖尿病
胎盘功能不全	母亲慢性酒精中毒
母亲高血压	
先兆子痫	
宫内DES暴露	
研究结果基本一致的因素	
引起尿道下裂的因素	不引起尿道下裂的因素
ICSI	妊娠期使用口服避孕药
TTP	IVF
母亲BMI升高	诱导受孕的激素
初次妊娠	吸烟/父亲年龄/母亲叶酸使用/氯雷他汀/消毒剂
	抗癫痫药物/既往糖尿病/多次妊娠
研究结果不一致的因素	
早产	内分泌干扰剂
补充铁剂	重金属
母亲年龄	邻苯二甲酸盐
母亲素食	母亲血清PCB
母亲鱼类摄入量	季节
农药	
未研究因素	
与尿道下裂似乎有关的因素	与尿道下裂似乎无关的因素
父亲生育力降低	妊娠期体重增加的程度
缺乏妊娠早期反应	母亲使用糖皮质激素
妊娠其出血	
分娩并发症	
母亲口服降压药	母亲使用抗生素
父亲职业	
研究结果不一致的因素	
月经初潮提前	孕酮
母亲甲状腺疾病	父亲重金属暴露
第1个三月期发热	居住地区

在妊娠中期,胎盘-胎儿功能、男胎的睾丸下降主要受INSL3调节;妊娠12~14周测定羊水INSL3可用于性别鉴定,并有助于先兆子痫和胎儿重量的预测。INSL3由Leydig细胞分泌,INSL3降低是睾丸发育不全综合征的最早期表现。在女性,INSL3由卵巢鞘膜细胞和黄体细胞分泌,而多囊卵巢综合征者的血清INSL3水平升高。INSL3也参与精子生成和骨代谢,成年男性的血INSL3水平恒定,直接反映Leydig细胞的功能状态,成年以后随增龄而逐渐下降。因此,INSL3是诊断迟发性性腺功能减退的主要指标[24]。

(2)临床表现和诊断:睾丸位于腹股沟管或阴唇褶内,

前列腺缺如或发育不良。青春期出现进行性男性化,变声,肌肉容量增加,阴茎长大,但是无阴毛,腋毛和胡须生长或稀少,无痤疮,无颞额角发际退缩,通常无男子乳腺发育和精子发生,生精功能严重受损。血清二氢睾酮水平降低,睾酮/二氢睾酮比值升高(正常人9~15,本病患者可高达30以上)。LH和FSH水平正常或轻度增高。出生时外生殖器呈女阴型,但阴蒂肥大,大多数按女孩抚养,少数阴茎较大者作为男孩抚养。尿道下裂可为会阴型或阴囊型,约1/3出生时为假女性外阴(阴道尿道下裂与假阴道),另1/3尿生殖窦存留,半数有盲管阴道,睾丸位于阴唇阴囊中或腹股沟处。阴茎短小如阴蒂,阴囊发育如大阴唇或双叶阴囊,形成假阴道会阴阴囊尿道下裂(pseudovaginal perineoscrotal hypospadia, PP-SH)[8],但有阴蒂样小阴茎,有痛性勃起,需与其他引起男性假两性畸形的情况鉴别。

(3)治疗:仅有尿道下裂而不伴性腺功能异常者采用手术矫形治疗[25-27]。

2. 隐睾症 睾丸位置距离耻骨结节少于4cm即是隐睾症(cryptorchidism)。足月分娩的男性婴儿中,出生时3%~4%至少有一侧隐睾,通常在出生后数周内完全下降至阴囊。1岁后儿童和成人中,隐睾的发病率为0.7%~0.8%。

(1)发病机制:至少有5个因素对隐睾的发生起了重要作用(表2-7-4-25):①促性腺激素和雄激素:先天性促性腺激素缺乏和雄激素分泌不足或抵抗的患者大多数伴有隐睾症。②AMH:AMH与腹膜褶近端部分的退化有关,缺乏AMH时,副中肾管不退化,同时伴有隐睾。③腹内压:腹腔内脏器迅速生长形成的腹内压力增高是腹股沟管形成的动力,因腹壁肌肉缺陷致使腹内压受损者亦常有隐睾。④发育不良的睾丸容易发生下降不全。⑤盆腔韧带和腹股沟疝对睾丸下降也有一定影响。

表2-7-4-25 影响和调节睾丸下降的因素

影响睾丸经腹腔下降的因素
胰岛素样肽(INSL3)
富含亮氨酸重复序列的G蛋白偶联受体8(GREAT/RSFB2)
雌激素
影响睾丸经腹股沟-阴囊下降的因素
雄激素
雄激素受体
促性腺激素
生殖器股神经支
降钙素基因相关肽(CGRP)
影响睾丸下降的其他因素
Hoxa10
AMH
AMH受体

(2)临床分类:双侧腹腔内隐睾必须与女性假两性畸形鉴别,其方法有染色体核型分析、血睾酮测定、HCG兴奋试验和B超检查或剖腹探查。根据睾丸组织所处位置分为四类:①腹腔内隐睾约占10%,一般位于腹股沟管内环以上,不能被扪及。②腹股沟管内隐睾约占20%。位置固定或可在腹股沟管内至阴囊上部移动,一般可以触及;但当肥胖或局部肌肉发达时,难以扪及;隐睾的体积小,难以自动越过腹股沟

管外环,仅在应用 HCG 后可能进入阴囊。③阴囊内高位隐睾约占 40%,睾丸不能移至阴囊底部,有时睾丸可回缩至腹股沟管内。④阻塞性隐睾约占 30%,腹股沟管和阴囊入口间有筋膜阻隔,使睾丸不能进入阴囊。

(3)诊断:仔细的体格检查即可做出腹外隐睾诊断,但腹内隐睾需 B 超或探查才能确定。隐睾症的检查方法不正确往往导致误诊。检查室要温暖,寒冷可刺激睾丸收缩。患者可根据需要采取卧位、立位和下蹲位等不同体位进行触诊。检查者的一只手沿腹股沟管向下挤压,另一只手沿阴囊进行触诊。如果开始未触及睾丸,可令患者咳嗽或做 Valsalva 动作,增加腹压。隐睾的诊断一般不难。根据一侧或两侧阴囊发育不良,阴囊内无睾丸,腹股沟触及活动睾丸甚至缺如即可确诊。对于触及不到的睾丸,术前可借助 B 超、MRI、CT、HCG 兴奋试验或腹腔镜明确诊断。B 超容易发现位于腹股沟管或内环处的睾丸,但不易发现盆腔内睾丸。CT 可发现位于腹膜后或腹腔内睾丸。MRI 对不能触及的睾丸检出率高。HCG 兴奋试验适用于双侧触摸不到睾丸的患者,如果 HCG 注射后睾酮明显升高,提示存在有功能的睾丸。腹腔镜适于高位隐睾患者的诊断和治疗。

(4)鉴别诊断:如染色体核型为 46,XY,即能肯定存在睾丸,因此当阴囊内和腹股沟未发现睾丸时,可肯定睾丸存在腹腔内。如 GnRH 兴奋后睾酮无明确升高,或基础 LH 与 FSH 已经显著升高,可判定睾丸组织无合成和分泌睾酮功能。

隐睾症需与往复性睾丸或无睾症及睾丸异位鉴别(表2-7-4-26)。首先要与正常的往复性睾丸鉴别。有些正常男孩的睾丸已完全下降,但由于提睾反射等原因,睾丸暂时回缩至腹股沟管内,此时可在腹股沟管内触及睾丸,如果很容易将其推回阴囊内则可证明不是隐睾。其次,双侧腹腔内隐睾要与无睾症鉴别。先天性无睾症又称睾丸消失综合征,患者染色体核型为 46,XY,但睾丸缺如。生殖导管和泌尿生殖窦的分化依睾丸功能丧失的时间而有所不同。如在胚胎 8 周前丧失睾丸功能,则具有输卵管、子宫和女性生殖器;如在胚胎 8~12 周丧失睾丸,则外生殖器为两性畸形,副中肾管和中肾管并存,有部分发育或完全缺如;如在胚胎 13~14 周丧失睾丸,则为正常男性外生殖器而无睾丸,如果睾丸退化不完全,则形成小而发育不全的睾丸和小阴茎。血 LH 和 FSH 增高。如用 HCG 1000~2000U,隔日肌注 1 次,共 7 次,血

表 2-7-4-26 隐睾与睾丸异位的鉴别

鉴别点	隐睾	睾丸异位
睾丸下降途径	下降途径正常中途停滞	下降途径异常中途不停滞
遗传性睾丸发育异常	有	无
对侧阴囊发育	无发育(无睾丸)	发育正常
精索	可能缩短	正常或延长
精子生成	差	正常
腹股沟疝	常有	无
并发症	恶性肿瘤睾丸扭转不育	恶性肿瘤与不育风险不增加容易损伤或扭转

清睾酮无升高反应;且腹部超声、MRI、CT 或剖腹探查阴性可证明无睾丸。

睾丸异位(ectopic testis)是指睾丸位于下降途径以外的任何部位的任何先天性畸形。睾丸下降分为腹内移行和腹股沟移行 2 个时相;睾丸异位完成了经腹股沟迁移过程,但移行途径发生错误,使睾丸停滞在腹股沟皮下环之下,形成会阴睾丸(真性睾丸异位,true testicular ectopia)。发病率约占未下降睾丸病例的 3.6%,引带异常、生殖股神经病变、腹内压升高和内分泌疾病是导致睾丸异位的常见病因。常见的异位部位是会阴、阴茎根部,当阴囊内无睾丸且无腹股沟疝时应想到异位睾丸可能,但一般需要用腹腔镜检查证实,对横位睾丸异位还有治疗意义;深部异位睾丸需要采用睾丸固定术处理。

睾丸异位分为原发性睾丸移位和创伤性睾丸移位两种。原发性睾丸移位的主要病因是睾丸引带异常。Kochakarn 等报道 36 例创伤性睾丸移位,平均 25 岁(18~38 岁),创伤后的平均就诊时间为 1 小时(0.5~6 小时),以双侧性移位多见,移位的部位主要为腹股沟区、髋臼区和会阴区。创伤性睾丸移位必须及时复位并修复,否则可导致永久性睾丸功能减退症、睾丸损伤、扭转、睾丸癌和不育。

(5)治疗:隐睾者发生睾丸肿瘤的概率为 5%~12%,比普通人群高 400 倍,其中腹腔内睾丸恶变的危险性更大,成功的睾丸固定术并不能完全消除这一危险因素。单侧隐睾症者的健侧睾丸发生恶变的机会也增多,约占隐睾睾丸肿瘤的 1/5。因此,隐睾症患者应终身随诊,定期作睾丸检查必要手术治疗[28-30]。隐睾睾丸除生精上皮外,Leydig 细胞也受损。双侧隐睾常伴睾酮水平减低,单侧隐睾者的雄激素多正常。

HCG 或 GnRH 及两种激素联合治疗的疗效与隐睾位置有关,位置越低疗效越好。与单侧或双侧隐睾无明显关系,腹腔内和合并疝的隐睾,激素治疗不能使其下降,7 岁后激素治疗无明显效果。HCG 的剂量依患儿的年龄而异。5~10 岁可用 500~1000U,每周肌注 2 次,共 3~4 周;10~13 岁用 500~1000U,每周肌注 2 次,共 5 周;或 5000U,每周肌注 1 次,连续 3 周。HCG 治疗后,患者会出现勃起增加,阴茎增大,血尿睾酮显著增高。完全无反应者可能是无睾症。腹腔内隐睾用 HCG 治疗的成功率约 30%,腹股沟管内隐睾的成功率可达 40% 以上[31]。单侧隐睾的治疗效果比双侧性差。如果一个疗程无效,可试用第 2 个疗程,但是复治的成功率降低。

GnRH 通过兴奋垂体促性腺激素释放而促进睾丸下降。临床试用的疗效差异颇大,睾丸下降率 8%~64%,有人认为完全无效,总的疗效不如 HCG。剂量和疗程无统一意见。一般可用 GnRH,每次向鼻腔各喷入 200μg,每日 3 次,连续 4 周。

在激素治疗无效、隐睾部分下降或治疗后有回缩情况时,应实施睾丸固定术。一般主张应在 5 岁前予以纠正,也有学者主张从 10 月龄就应开始治疗。一是为了最大限度地降低睾丸肿瘤风险,二是隐睾病变为不可逆性。1 岁以后睾丸自行下降的机会不多,而且未降睾丸在出生后第 2 年起即出现组织学改变,4 岁时则有大量胶原组织沉积在曲细精管

周围,6岁时隐睾的曲细精管直径变小,精原细胞数量减少,而青春期以后的隐睾内几乎看不见精子,这种改变不但影响生育,也易引起恶变。睾丸固定术的最佳手术时机与隐睾部位有关,如方法不当或张力过大可导致继发性睾丸萎缩。皮下环形腹股沟管型的低位隐睾在5~6岁为宜;而高位隐睾(内环型或腹内型)更应提早手术。隐睾合并腹股沟疝应于2岁前手术。单侧隐睾行睾丸固定术应在1~2岁时进行。成人隐睾症不管是成功的HCG疗法还是睾丸固定术都不会获得正常精子生成效果[32]。

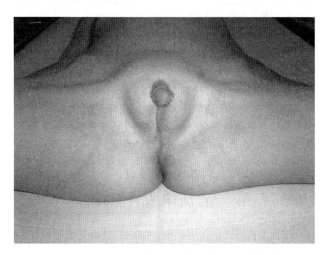

图 2-7-4-16 睾丸发育不全综合征

患者男性,出生时尿道开口异常、双侧隐睾;染色体46,XY;SRY阳性,3岁7月龄行双侧睾丸下降固定术;5岁4月龄时阴茎长3cm,未见阴茎系带,包皮较长,呈伞状,龟头上尿道开口,尿道口位于会阴部阴囊之间,未见阴囊皱襞,阴囊未着色、中线未融合,左侧阴囊内睾丸0.6cm×0.8cm×0.1cm,右侧阴囊内睾丸0.4cm×0.5cm×0.1cm

3. 睾丸发育不良综合征 睾丸发育不全综合征(testicular dysgenesis syndrome,TDS)是一种常见的临床性发育异常,属于男性性发育障碍(DSD)中的一种类型[33,34](图 2-7-4-16)。TDS可分为遗传性TDS和非遗传性TDS两种,其常见病因见表2-7-4-27,TDS有四个组分,它们相互作用(表2-7-4-28),决定其临床表现特征。TDS的发病机制未明,可能与遗传因素和环境因素均有密切关系[35],见图2-7-4-17和图2-7-4-18。其中SF-1突变引起的疾病包括肾上腺功能减退症伴或不伴性腺功能减退症,XY性相反或XX卵巢衰竭不伴肾上腺功能减退症(图2-7-4-19)。

表 2-7-4-27 睾丸发育不全综合征的常见病因

遗传性 TDS(genetic TDS)
睾丸女性化
睾丸缺如
Kallmann 综合征
Klinefelter 综合征
LH 不敏感综合征(LHR 突变)
尿道下裂不伴激素缺乏综合征
下尿道裂伴激素缺乏综合征
泄殖腔外翻(cloacal exstrophy)
46,XX 性发育障碍(46,XX-DSD)
非遗传性 TDS(non-genetic TDS)
隐睾
尿道下裂
睾丸癌
精子减少/缺乏症
其他器官畸形

从目前的研究资料来看,TDS患者的隐睾存在下列特点:①尿道下裂和隐睾相互联系;②隐睾与其他非遗传性先天性畸形相关;③隐睾导致睾丸癌;④尿道下裂一般与睾丸癌无关。TDS患者发生或合并其他器官畸形的风险亦明显

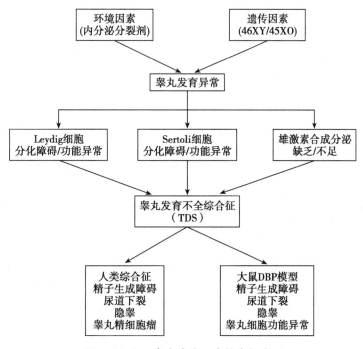

图 2-7-4-17 睾丸发育不全综合征病因

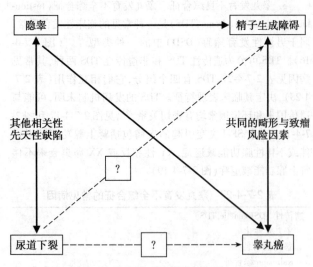

图 2-7-4-18 TDS 四个组分的相互作用

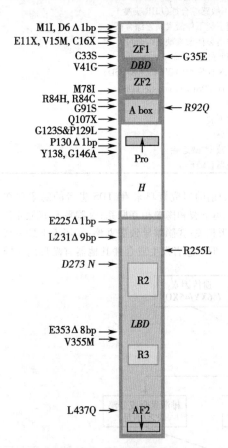

图 2-7-4-19 SF-1 突变引起的疾病

图中显示了记忆编码区突变,靠近 N 末端的 DBD 含 2 个锌指结构和 1 个附属结构域(A 盒),绞联区 (H)后为富含脯氨酸区;C 末端配体结合结构域 (LBD)含 2 个高度保守区 R2 与 R3 及 1 个活化结 构域(AF2);图右侧的突变引起肾上腺功能减退症, 伴或不伴性腺功能减退症,图左侧的突变导致性腺 功能衰竭(XY 性相反或 XX 卵巢衰竭),而不伴肾上 腺功能减退症;除 R92Q 与 D273N 外,以上的所有突 变均为杂合类型

表 2-7-4-28 TDS 四个组分的相互作用

先天性畸形	病例数	OR 值	95%CI
消化系统	27	6.8	3.7~13
眼睛	6	6.0	1.7~21
中枢神经系统	13	3.3	1.6~6.8
尿道下裂,尿道移位	41	3.2	2.1~4.8
肌肉骨骼系统	79	2.9	2.2~3.9
腭弓,唇裂	11	2.8	1.3~6.0
耳,面部,颈部	12	2.5	1.2~5.2

注:对照组 9580 例正常人;CI:confidence interval,可信区间

增加,主要见于消化系统、眼睛、中枢神经系统、尿道下裂、尿道移位、肌肉骨骼系统、腭弓、唇裂,以及耳、面部、颈部畸形等。

4. 46,XY 性发育障碍 46,XY-DSD 包括睾丸发育障碍、雄激素合成与作用障碍和一般性疾病三类。其中,睾丸发育障碍主要包括完全型性腺发育不良、部分型性腺发育不良、性腺退变综合征和卵-睾 DSD 四种。

(刘江华　肖新华)

第 5 节　睾丸发育不良症

睾丸发育障碍包括完全型、部分型、性腺退变型性腺发育不良(testicular dysgenesis)。

【46,XX-性相反】

46,XX-睾丸 DSD 的重要研究成果见表 2-7-5-1。46,XX-睾丸发育性疾病的特点是遗传性别与躯体-生殖器性别不完全一致或完全不一致,因精子缺乏而导致不育。SRY 阳性 46,XX-性相反的病因与染色体核型变异及性别决定区 Y 基因突变有关,SRY 阳性,雄性化正常,但患者的性腺激素分泌异常,且伴有不育[1,2](表 2-7-5-2)。

表 2-7-5-1　46,XX-睾丸 DSD 的重要研究成果

年份	重大事件	意　义
1964	发现 46,XX-睾丸 DSD 病例	—
1992	SRY 阳性病例	SRY 基因编码睾丸分化因子 (TDF),SRY 阳性 46,XX 男性不育
2001,2004	SRY 阴性病例	SRY 嵌合性隐藏导致 46,XX-SRY 阴性患者真两性畸形
2008,2011	阐明 SRY 下游部分	睾丸和卵巢信号途径的上调与下调机制
2010—2013	基因功能	DAX1/SOX9/SOX3/SOX10/ROCK1/DMRT

SRY 阴性 46,XX 睾丸疾病缺乏 Y 染色体的主要性别调节基因,男性化不足,但为什么能诱导睾丸发育的原因未明。

【完全型性腺发育不良】

以前称为完全型睾丸女性化,病因为雄激素受体(AR)突变,分为完全型和不完全型两种(详见本章第 4 节和 5 节)。雄激素受体基因突变使雄激素不能与靶器官的 AR 结合,或虽然能结合,但雄激素-受体复合物不稳定,迅速离解

表 2-7-5-2 46XX-性相反（SRY 阳性）病例的临床特点

病例	身高（cm）	第二性征发育年龄（岁）	睾丸体积（ml）	阴茎长度（cm）	睾酮（nmol/L）	游离睾酮（pmol/L）	FSH（U/L）	LH（U/L）	雌二醇（pmol/L）	泌乳素（mU/L）
1	165	12	6	9	6.8	27.7	35.5	13.8	112	201
2	162	15	3	8	5.4	15.2	29.2	12.9	70	158
3	164	14	4	8.5	8.9	29.4	45.9	25.1	98	78
4	167	11	2	11	8.4	28.1	33.7	22.3	107	232
5	165	12	7	10	7.0	20.5	31.4	19.6	81	167
正常范围	≥169	12~14	12~20	8~18	9.4~37.0	30.9~147.6	1~7	2~10	0~250	0~400

而不能产生生理效应，造成雄激素不敏感，故又称雄激素不敏感综合征。AR 基因定位于 Xq11-12，本病属于 X-连锁隐性遗传，具有家族遗传特点。

1. 临床特点 患者的青春期出现女性第二性征发育，乳腺发育如正常女性，女性体态，但无月经来潮，阴毛和腋毛稀少或完全缺如。阴道为一盲袋，无子宫和输卵管，附睾和输精管缺如或发育不全。睾丸组织学在青春期前正常，青春期后曲细精管萎缩变小，精原细胞稀少，无精子发生，Leydig 细胞结节样增生。血清 LH 和睾酮水平增高，FSH 正常或轻度增高，E$_2$ 高于正常男性，但低于正常成年女性。约 10% 的患者在青春期有轻度男性化改变，如阴蒂增大，阴毛和腋毛增多等。

2. 诊断依据 染色体核型 46,XY 者伴女性表型和睾丸组织是性腺发育不良的基本诊断依据。青春期前完全型性腺发育不良的诊断条件是：①染色体核型 46,XY，H-Y 抗原阳性；②正常女性表型；③存在腹股沟疝或在大阴唇内可触及睾丸样结节，经活检证明为睾丸；④HCG 兴奋试验提示存在有功能的睾丸组织；⑤阳性家族史。青春期后完全型性腺发育不良的诊断条件是：①染色体核型 46,XY，H-Y 抗原阳性，AR 基因突变；②女性体态，女性型乳腺发育，女性型外生殖器，盲袋阴道；③原发性闭经；④无子宫和输卵管；⑤睾丸位于大阴唇或腹股沟管内，如位于腹腔内须用 B 超或手术探查确证；⑥血清 LH 和睾酮显著增高。

3. 治疗 性别取向取决于诊断年龄及外生殖器男性化程度。外生殖器完全女性型的患者通常作为女性抚养，切除睾丸，青春期后给予雌激素替代治疗。作为男性抚养者可行外生殖器整形（如修补尿道下裂），睾丸固定于阴囊内。幼儿期即给予小剂量睾酮（如庚酸睾酮 25~50mg，每月肌注 1 次，3 个月为 1 个疗程）治疗，一般通过 2~3 个疗程可使阴茎生长达到正常同龄儿童的长度，青春期后再给予全量雄激素替代治疗。米勒管永久综合征患者应切除米勒管衍化器官和腹腔内睾丸，保留附睾和输精管。如果患者同时存在其他临床异常（如高血压和低血钾等）应予以纠正。但是，给予性发育不全者性激素替代治疗时，必须观察性发育进程，并需严密追踪不良反应，因为在给予交叉性性激素（反性别性激素，cross-sex hormone）治疗后，性激素相关性肿瘤的发生率增加[3,4]。

【部分型性腺发育不良】

以前称为不完全型睾丸女性化或 Reifenstein 综合征，最多见的临床表现是轻度尿道下裂，尿道开口于阴茎根部，小阴茎，常伴有隐睾，无子宫和输卵管，附睾和输精管发育不良[5-7]。青春期出现阴毛、腋毛生长和男子乳腺发育。睾丸

小，青春前睾丸的组织学改变不明显，但青春期后曲细精管萎缩，基底膜增厚，部分透明变性，只有精原细胞，偶见初级精母细胞，无精子细胞和精子。Leydig 细胞基本正常。少见的情况是患者有重度尿道下裂、盲袋阴道或只有小阴茎和分叶阴囊。激素谱和完全型性腺发育不良相似，血清 LH 和睾酮增高，FSH 正常或轻度增高，E$_2$ 轻度增高。部分型性腺发育不良的诊断应符合以下几点：①染色体核型 46,XY，H-Y 抗原阳性，AR 基因突变；②不同程度的尿道下裂；③男性乳腺发育；④睾丸小，阴毛和腋毛正常或接近正常；⑤血清 LH 和睾酮显著增高。因生殖导管和/或外生殖器男性化不全，故需与多种疾病鉴别，如睾酮合成缺陷症、先天性肾上腺皮质增生症（类脂性肾上腺增生症 3β-羟类固醇脱氢酶缺乏症、17-羟类固醇脱氢酶缺陷症）、5α-还原酶缺陷症、雄激素不敏感综合征、米勒管抑制因子缺乏症、睾丸间质细胞发育不全、睾丸退化综合征等。

【家族性 46,XY 型睾丸发育障碍】

与 Y 染色体短臂性决定区或 SRY 基因缺失有关，又称为 Swyer 综合征，是 X-连锁隐性或限于男性的常染色体显性遗传性疾病。Y 染色体短臂缺失，SRY 基因突变，常染色体基因突变或 X 染色体剂量敏感性反转（dosage sensitive sex-reversal，DSS）位点重复都可以引起单纯性 XY 型性腺发育不全。

（一）病因和分型 染色体核型 46,XY，分为完全型和不完全型两种。Y 染色体 DNA 杂交结果显示本病的遗传特性具有不均一性，约 10% 是由于 Y 染色体短臂性决定区缺失所致，这些患者一般有 Turner 综合征的躯体畸形表现。部分病例存在 SRY 基因部分缺失，导致转录合成的蛋白质功能丧失。此外，一些患者的分子遗传学异常是 X 染色体短臂包括锌指基因（ZFX）在内片段的重复所致。

（二）临床表现 家族中受累成员的临床表现可以为完全型或不完全型（表 2-7-5-3）两种，其差别在于性腺可以是双侧发育不全的睾丸或条索状性腺加发育不全的睾丸。生殖导管的发育依性腺而定，外生殖器为两性畸形，青春期后可有不同程度的男性化表现。完全型为女性表型，染色体核型 46,XY，双侧性腺为纤维索，有子宫、输卵管和阴道，无附睾和输精管，原发性闭经。身高正常或偏高，无其他身体畸形。青春期无性发育，乳腺发育是性腺发生胚细胞瘤分泌雌激素所致。少数患者的一侧性腺为发育不全的睾丸，有部分雄激素分泌，引起阴蒂肥大，大阴唇部分融合，并有发育不全的附睾和输精管。血清睾酮水平一般高于正常成年女性。身材正常或高身材，类无睾体型，无 45,XO 型性腺发育不全

的各种发育畸形(如性幼稚、原发性闭经、条索状性腺,有输卵管、子宫和阴道,无附睾和输精管)。血清 LH 和 FSH 增高,睾酮降低。75%患者的 H-Y 抗原阳性,25%为阴性。

表 2-7-5-3 家族性 46,XY 型睾丸发育障碍亚型的比较

项目	完全型睾丸发育障碍	不完全型睾丸发育障碍
曾用名	完全型睾丸女性化	Reifenstein 综合征
核型	46,XY	46,XY
遗传方式	X-连锁或常染色体显性,15%病例 SRY 基因突变	同完全型,无 SRY 基因突变
外生殖器	女性表现型	两性畸形表现型
中肾管衍生组织	无	发育不全→无发育
副中肾管衍生组织	正常	不定
性腺	双侧条索状性腺	双侧睾丸发育不全,条索状腺伴发育不全睾丸(混合性腺发育不全)
临床表现	性腺肿瘤增加,性幼稚,乳腺发育提示性腺肿瘤	性腺肿瘤增加青春期发育程度不定
激素	FSH/LH 升高,血睾酮降低	同完全型

(三)诊断 本征的诊断要点是:①染色体核型 46,XY;②性腺为纤维组织;③生殖导管衍化器官女性型或男、女两型并存;④外生殖器女性型或两性畸形;⑤类无睾丸型(eunuchoid),无其他身体畸形;⑥青春期无性发育,原发性闭经;⑦血清促性腺激素水平升高,性激素水平较男性降低;⑧SRY 基因突变。

(四)治疗 完全型应切除双侧性腺,不完全型于矫形后行性激素替代治疗。一旦确定诊断即行预防性双侧性腺切除术。15 岁左右开始给予睾酮替代治疗。诊断前已发生性腺瘤者预后不良。

【卵-睾 DSD】

卵-睾性发育障碍(卵-睾 DSD,ovotesticular DSD)以前称为真两性畸形。卵-睾 DSD 存在睾丸和卵巢两套组织及副性器官,患者外生殖器间性(ambiguous genitalia),兼有男、女两性特征,性别模糊难定,性腺性别和遗传性别的表现不一致。男性真两性畸形是指染色体为 46,XY 而其表型和生殖器有女性特征,睾丸和卵巢在同一个体内并存的 DSD,但不能把条索状性腺含有少数卵细胞或类似卵巢而无卵细胞的性腺认为是卵巢。根据两种性腺组织的分布位置,真两性畸形的性腺组织类型有三种情况:①一侧为卵巢,另一侧为睾丸,约占 30%;②每侧都有卵巢和睾丸的混合性腺(卵睾,ovotestis),约占 20%;③一侧是卵睾,另一侧为单一性腺(卵巢或睾丸),约占 50%(既有卵巢,又有睾丸,但伴有发育不良)。

(一)病因和发病机制 单合子性染色体镶嵌、非单合子性染色体镶嵌、Y 染色体向 X 染色体易位、常染色体基因突变可能是真两性畸形的病因。真两性畸形可能与下列四个因素有关[5,6]:①单合子性染色体镶嵌,性染色体在减数分裂或有丝分裂时发生错误,如 46,XX/46,XY 两个细胞系起源于同一祖细胞;②非单合子性染色体镶嵌,这往往是两个受精卵融合或两次受精的结果,如 46,XX/46,XY 两个细胞系来源于两个不同的祖细胞;③Y 染色体向 X 染色体易位;④常染色体基因突变,常染色体基因突变而具有 Y 染色体的功能,其中家族性患者呈常染色体隐性或显性遗传。

原始性腺分化为睾丸决定于 SRY 基因的表达,但 46,XX 男性(性相反)伴遗传性突变却与 Y 染色体无关联。Slaney 等报道一家系(4 例 46,XX 男性均无 Y 染色体),1 例为完全性性相反,另外 3 例呈现不同程度的男性假两性畸形,说明在常染色体上存在着与性分化有关的基因位点,如这些基因发生"活化性"突变,可表现出 SRY 基因启动性分化的作用。

(二)临床表现 存在睾丸和卵巢两套组织及副性器官是卵-睾 DSD 的显著特点。生殖导管和泌尿生殖窦的分化依性腺类型而定,有功能性睾丸侧的中肾管衍化器官发育,副中肾管退化;卵巢或卵睾侧的中肾管退化,副中肾管衍化器官发育。外生殖器往往是两性畸形,几乎每一例患者都有

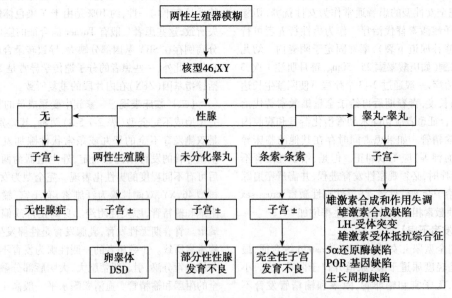

图 2-7-5-1 46,XY DSD 的诊断流程

尿道下裂,由于畸形程度不等,多数患者因有阴茎而作为男孩抚养。每一例患者都有子宫,约半数患者伴腹股沟疝,内含性腺或子宫,隐睾多见。青春期有乳腺发育,半数患者有月经来潮或"血尿",少数患者有排卵,甚至受孕,而有精子生成者少见。

（三）诊断和鉴别诊断　46,XY DSD 的诊断流程见图 2-7-5-1。60% 的患者为 46,XX,13% 为 46,XX/46,XY,12% 为 46,XY,其余为各种嵌合型。卵-睾 DSD 诊断依据是:①有周期性血尿(月经)或周期性下腹疼痛、阴囊痛。②外生殖器两性畸形,可从男性到女性的各种表现,无定型,外生殖器介于男女两性之间,阴蒂肥大像小阴茎,阴囊融合不全形成不同程度的尿道下裂,半数有腹股沟疝,疝的内容物是子宫、输卵管和发育不良的性腺。③可能在腹股沟管或阴唇阴

囊褶内触及睾丸或卵睾组织,并存的睾丸和卵巢两种组织的分布可以为一侧睾丸,另一侧卵巢,也可以是一侧的卵睾丸组织。性腺为睾丸一侧有附睾和输精管,性腺为卵巢或卵巢一侧有子宫和输卵管。④染色体核型为 46,XX/46,XY 可以确定诊断。⑤性染色质及 H-Y 抗原阳性。⑥病理组织学证明存在卵巢和睾丸两种性腺组织[5-8]。

所有男女性两性畸形都是卵-睾 DSD 的可疑对象,外周细胞染色体核型 46,XX 或 46,XY 不能排除本病。在排除假两性畸形的基础上,证明体内存在睾丸和卵巢两种组织,诊断即可确定。确诊有赖于组织学依据,我们曾诊治 1 例 46,XX/47,XXY 嵌合型卵-睾性发育障碍(卵-睾丸 DSD,真两性畸形)患者(图 2-7-5-2)。

（四）治疗　取决于诊断年龄及内外生殖器发育状

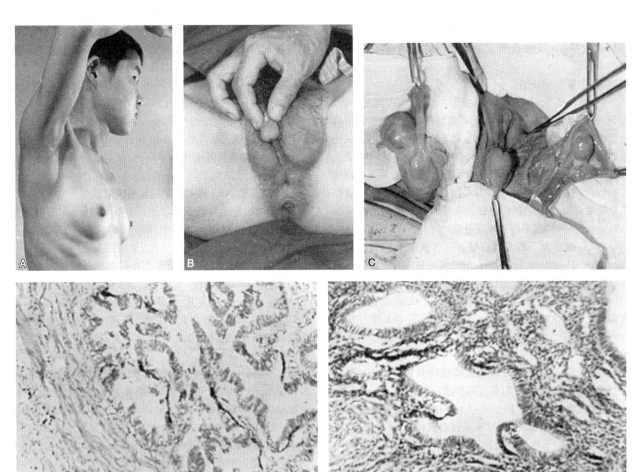

图 2-7-5-2　46,XX/47,XXY 嵌合型真两性畸形

患者社会性别为男性,23 岁,患者尿 17-OHCS、17-KS、雌三醇均正常,染色体核型 46,XX/47,XXY。A. 有喉结及少许腋毛,双侧乳腺发育如少女;B. 阴毛呈男性分布,阴茎长 2cm,有龟头和包皮,顶端无开口,左侧大阴唇明显隆起,可扪及两个大小不等的肿块,大者长 4.3cm,小者为圆形,直径 2.1cm,质硬,其内有一索状物。右侧大阴唇内可扪及一椭圆形肿块,长 1cm 质软的组织(睾丸),龟头腹侧有一不分叉的系带,阴茎根部两侧有两片小的皮褶(小阴唇)。会阴部有长 1.5cm 的皮肤裂口。近肛门端有一小孔,仅可容探针针头进入(尿道及阴道共同开口)。肛门指检可扪及一细小前列腺,妇科检查及影像检查未发现腹内子宫与卵巢;C. 手术时切开两侧"阴囊-阴唇"后,显示右侧为睾丸;左侧大阴唇内为子宫(单角),并附有一输卵管和卵巢;D. 右侧睾丸光镜下见曲精小管结构及间质细胞;E. 子宫切片病理检查示分泌期子宫内膜及发育良好的肌壁组织;卵巢有卵泡发育及排卵

态。在婴儿期,患者的社会性别尚未确定,改造为男性或女性都可以,如作为男性抚养,应切除全部副中肾管衍化器官,染色体核型为 46,XX 的患者应同时切除全部性腺,青春期后长期用睾酮替代治疗。如 46,XX/46,XY 嵌合型或 46,XY 型患者的阴茎大小接近正常,一侧阴囊内存在有功能的睾丸,对侧为卵巢或卵睾,可以保留睾丸作为男性抚养。如作为女性抚养,应切除全部睾丸组织和中肾管衍生器官,青春期后给予雌/孕激素替代治疗。对于年龄较大的患者,一般以社会性别为依据进行内、外生殖器整形,青春期后给予相应的性激素替代治疗。

【男性 Turner 综合征】

详见本章第 6 节。男性 Turner 综合征有女性 Turner 综合征表型,属于畸形-发育迟滞综合征的一种特殊类型,可能为一组疾病,无染色体畸变。表型个体差异很大,以身材矮小、心脏缺陷、生殖器官和性发育异常及智能落后为特征。其确切发病率、疾病自然经过、发病机制、遗传方式尚不明了。

【雄激素作用缺陷】

(一) 2 型 5α-还原酶缺陷症 详见本章第 9 节。2 型 5α-还原酶缺陷症亦称雄激素不敏感综合征,主要包括部分型雄激素不敏感与完全型雄激素不敏感两种,2 型 5α-还原酶(SRD5A2)缺陷症引起出生时阴茎很小,类似阴蒂肥大(clitoral hypertrophy),会阴型或阴囊型尿道下裂,外生殖器两性畸形,因更像女性外阴而作为女孩抚养。约 1/3 的患者有尿生殖窦存留,2/3 的患者有盲袋阴道。青春期后血清睾酮增高或正常,但二氢睾酮无相应升高。

(二) 雄激素不敏感综合征 雄激素不敏感综合征(androgen insensitivity syndrome,AIS)是一种先天性遗传性疾病,由于胚胎期 AR 缺陷而引起男性假两性畸形。因受体缺陷的严重程度不同而使临床表现不均一。AR 功能全部缺失者称为完全性 AIS,缺陷者称为部分性 AIS,后者又称为 Reifenstein 综合征。需要与其他原因引起的男性假两性畸形鉴别。

(三) 17α-羟化酶/17,20-裂解酶缺陷症 17α-羟化酶/17,20-裂解酶(CYP17)具有两种酶活性,即 C17α-羟化酶和 C17,20-裂解酶;CYP17 缺乏症也存在两种情况,一是羟化和裂解两种功能都缺乏(同时累及肾上腺和睾丸),二是只有裂解功能缺乏(只累及性腺)。17α-羟化酶使孕烯醇酮和孕酮转化为 17-羟孕烯醇酮(17-OHP),17,20-碳链裂酶解使 17-OHP 转化为去氢异雄酮和雄烯二酮,详见第 2 篇第 6 章第 5 节。因此,两种功能都缺乏时,肾上腺皮质醇合成被阻断,出现先天性肾上腺皮质增生;单纯 17,20-裂解功能缺陷时,只有性激素合成被阻断,没有先天性肾上腺皮质增生。

1. **临床表现** 临床以女性型外生殖器和睾丸性腺伴盲端阴道与小阴茎或尿道下裂为特征。无子宫和输卵管,有附睾和输精管,通常位于大阴唇或腹股沟管内,少数位于腹腔内,腹股沟疝常见。青春期年龄无性成熟。羟化和裂解两种酶活性都有缺陷者由于皮质酮和去氧皮质酮增高而出现高血压、低血钾和碱中毒。核型为 46,XY,常染色体隐性遗传,有些为 P450C17 基因突变所致(如 Arg347His、Arg358Gln)。外生殖器可为女性表型、两性畸形或发育不全的男性表型。

表现为女性样外生殖器或有会阴-尿道下裂或盲管"阴道"者可找到睾丸。血睾酮、雄烯二酮、17-OHP、去氢异雄酮和雌二醇均下降,17-羟孕烯醇酮、LH 和 FSH 升高。血清 LH 和 FSH 增高,ACTH、孕烯醇酮和 DOC 水平增高。单纯 17,20-裂解活性缺乏者 17-OHP 水平增高,DHEA、雄烯二酮和睾酮水平降低。

2. **诊断依据** 详见第 2 篇第 6 章第 5 节。17-CYP 缺陷症的诊断依据是:①染色体核型 46,XY 男性假两性畸形;②外生殖器表型为女性型,无子宫和输卵管;③低肾素性高血压伴有低钾血症;④血清 ACTH、DOC 和孕酮水平增高;⑤17-OHP、皮质醇、醛固酮、雄烯二酮和睾酮水平降低;⑥糖皮质激素替代治疗能纠正高血压、低血钾和上述生化异常;⑦17α-羟化酶突变。单纯 17,20-裂解酶活性缺乏的诊断依据是:①46,XY 男性假两性畸形;②外生殖器为女性型,无子宫和输卵管;③无 ACTH 和 DOC 等肾上腺皮质生化异常,亦无高血压和低血钾;④青春期年龄无性成熟和第二性征发育;⑤血清 17-OHP 增高,ACTH 兴奋后更高;⑥DHEA、雄烯二酮和睾酮水平降低,LH 和 FSH 水平升高;⑦17,20-裂解酶基因突变。

3. **治疗** 依病变的性质和个人意愿而定。作为女性抚养者应切除性腺,从青春期年龄开始给予雌激素替代治疗。作为男性抚养者行外生殖器整形,青春期后给予雄激素替代治疗。

(四) 3 型 17β-羟类固醇脱氢酶缺陷症

1. **3 型 17-羟类固醇脱氢酶** 3 型 17-羟类固醇脱氢酶(17-HSD3)存在于睾丸组织中,催化雄烯二酮、DHEA 和雌酮分别转化为睾酮、雄烯二醇和 E_2,是性激素生物合成的最后步骤。HSD17B3 基因突变导致 17β-羟类固醇脱氢酶(3 型)缺陷症(OMIM 264300)。3 型 17β-羟类固醇脱氢酶缺陷症少见,但容易误诊为常染色体隐性遗传性性发育障碍。HSD17B3 缺陷症的特点是女性社会性别,但体格检查时可发现腹股沟疝,轻度阴蒂肥大,泌尿生殖窦开口,原发性闭经和男性化。

17β-羟类固醇脱氢酶亦称 17-氧化还原酶或 17-酮类固醇还原酶。17β-HSD 催化类固醇激素生成的多个反应步骤,包括雄烯二酮与睾酮、DHEA 与雄烯-3β、17β-二醇、雌酮与雌二醇、雄酮与 5α-雄烷-3α、17β-二醇、5α-雄烷二酮与 5α-DHT 之间的转换。17β-HSD 的种类和异构体多达 14 种以上,分为氧化类和还原类两种,各种 17β-HSD 的表达组织不同。17β-HSD 亚型催化的类固醇生成的氧化或还原反应见表 2-7-5-4。

2. **3 型 17-羟类固醇脱氢酶缺陷症病因** 1 型 17β-HSD 单体分子量 34kDa,两个单体组成的二聚体为活性形式,其主要功能是将胎盘和卵巢的雌酮转换为雌二醇。由于雌激素的生物合成主要依赖于雄烯二酮的芳香化,故无 17β-HSD1 缺乏症的病例报道。2 型 17β-HSD 属于胎盘和卵巢的微粒体的抑制氧化酶,转换雌二醇为雌酮,目前未见 2 型 17β-HSD 缺乏症的病例报道。过氧化物酶体表达 4 型 17β-HSD,该酶活性缺乏时引起 Zellweger 综合征,主要表现为胆酸合成障碍,而类固醇激素生成仍正常。表达 5 型 17β-HSD 的组织广泛,主要催化雄烯二酮转化为睾酮,是睾丸外组织生成睾

表 2-7-5-4　17β-HSD 亚型催化的类固醇生成氧化还原反应

别名	1 型	2 型	3 型	4 型	5 型 AKR1C3	6 型 RODH
优先反应	还原	氧化	还原	氧化	还原	氧化
辅因子	NADPH	NAD$^+$	NADPH	NAD$^+$	NADPH	NAD$^+$
雌酮→雌二醇	+++		+			
雌二醇→雌酮		+++				
16OH-雌酮→雌三醇	+++					
雌三醇→16OH-雌酮		+++				
DHEA→雄烯二酮	中度		++			
雄烯二酮→睾酮	极少量		+++		+	
睾酮→雄烯二酮		+++		+		
DHT→5α-雄烷-3,20 二酮		+++				++
5α-雄烷-3,20 二酮→DHT			+++			
DHT→5α-雄烷-3α,17β 二醇					++	
5α-雄烷-3α,17βdiol→DHT						++
5α-雄烷-3α,17β 二醇→雄酮		++				
雄酮→5α-雄烷 3,20 二酮						++

注:+++:表示主要反应;++:表示中等反应;+:表示微弱反应;17β-HSD 亚型酶也催化其他反应,如 17β-HSD6(RODH)可将 5α-雄烷 3α,17β-二醇转换为 5α-雄烷 3β,17β-二醇,或将雄酮转换为 3β-雄酮

酮的主要方式。6 型 17β-HSD 将 3α-羟甾类固醇转换为 3β-羟类固醇表异构体(epimer),在前列腺,由雄烷二醇生成 DHT。

3 型 17β-HSD 基因长 67kb,编码的蛋白含有 310 个氨基酸残基,几乎仅在睾丸细胞的微粒体中表达,还原 DHEA 为 5α-雄烯二酮。HSD17B3 基因突变导致孕烯醇酮、17-羟孕烯醇酮和去氢表雄酮蓄积,而孕酮、17-OHP、雄烯二酮和睾酮缺乏,肾上腺皮质增生。男性患者外生殖器两性畸形,小阴茎,中至重度尿道下裂,单一尿生殖窦开口,盲袋阴道。少数患者外生殖器为完全女性型。无子宫和输卵管,附睾和输精管存在。睾丸通常位于腹股沟管内。重症患儿在出生后头 1 周内严重糖皮质激素和盐皮质激素缺乏的临床表现,如果得不到正确诊治,可因肾上腺皮质功能衰竭而死亡。轻症患者酶活性保存 2%~10%,没有失盐引起的症状,只存在糖皮质激素和雄激素缺乏表现,到青春期年龄出现男性乳腺发育和第二性征发育不全。表现为常染色体隐性遗传 46,XY 性分化障碍,血清睾酮降低和雄激素不足症状,如女性型外生殖器、尿道下裂、小阴茎和隐睾,这些表现与部分性雄激素不敏感综合征或 2 型 5α-还原酶缺陷症相似。17β-羟类固醇脱氢酶缺陷症和 2 型 5α-还原酶缺陷症男性在进入青春期发育后,可能出现雄性化,而雄激素不敏感综合征缺乏性发育。卵巢仍可产生足够的雄激素,因而女性 17β-羟类固醇脱氢酶缺陷不引起症状。以上三种综合征的鉴别释放困难,血清类固醇激素谱测定核 HCG 兴奋试验有一定帮助,但确诊有赖于突变基因鉴定。

3. 临床表现　常染色体隐性遗传(17β-HSD3 基因突变),患儿为 46,XY 核型,性腺为睾丸,但伴女性型外生殖器是本病的突出表现。绝大多数患者的外生殖器为女性型,盲袋阴道,无子宫和输卵管,附睾和输精管存在,睾丸通常位于腹股沟管内。出生后作为女孩抚养。青春期年龄后,由于 LH、雄烯二酮和睾酮水平升高,睾酮和二氢睾酮低于正常,出现不同程度的男性化,变声、肌肉容量增加,体重增加,体毛增多,阴毛呈男性分布,阴蒂肥大如小阴茎,可有男性乳腺发

育。睾丸活检示曲细精管缺乏生精上皮细胞,Leydig 细胞增生。青春期血清睾酮升高不是来源于睾丸,而是高浓度雄烯二酮在外周组织经同工酶催化所致。

4. 诊断依据　男性假两性畸形患者无肾上腺皮质类固醇合成障碍,缺乏子宫和输卵管,青春期后出现男性化,伴或不伴男性乳腺发育,应考虑本病的诊断。加上血 DHEA、雌酮和雄烯二酮增高,睾酮降低,可以肯定诊断。青春期前患者可通过 HCG 兴奋试验显示 DHEA、雄烯二酮、雌酮与睾酮和 E$_2$ 不呈比例增高。本症的诊断依据是:①男性假两性畸形;②出生时外生殖器女性型,无子宫和输卵管;③在青春期年龄出现男性化,有或无乳腺发育;④无肾上腺皮质类固醇合成异常;⑤HDS17BⅢ基因突变。

5. 治疗　患者通常作为女性抚养,切除性腺以后给予雌激素替代治疗。外生殖器两性畸形作为男性抚养者整形并立即开始睾酮治疗,以促进阴茎的发育,青春期年龄后再作全程的睾酮替代治疗,以获得充分男性化和防止男性乳腺发育,但一般无精子生成。

(五)类固醇急性调节蛋白缺陷症　类固醇激素急性调节蛋白(StAR)缺陷症非常罕见。StAR 基因定位于染色体 8p11.2,常染色体隐性遗传。人胎盘没有 StAR 蛋白表达,StAR 缺陷症不影响胎盘孕酮的合成[9-12]。StAR 是一种 30kDa 线粒体蛋白,存在于性腺和肾上腺,其功能是促进线粒体膜外的胆固醇进入线粒体膜内,这一反应受垂体 LH 和 ACTH 的调节,中间环节有 cAMP、蛋白激酶 A(PKA)的参与和 StAR 磷酸化作用。StAR 基因突变导致 StAR 失去活性,则胆固醇不能通过线粒体膜而堆积在性腺和肾上腺细胞质内,细胞脂化,功能丧失。

1. 临床表现　染色体核型 46,XY。患儿的外生殖器为完全女性型,盲袋阴道,无子宫和输卵管,附睾和输精管发育不全,睾丸可位于腹腔,腹股沟或大阴唇内。伴有严重糖皮质激素和盐皮质激素缺乏表现:弥漫性皮肤色素沉着、呕吐、

拒乳、脱水、低血钠、酸中毒与休克,如得不到及时治疗,可迅速死于肾上腺皮质功能减退危象。

2. 诊断依据 根据染色体核型 46,XY/男性假两性畸形/双侧肾上腺显著增生伴肾上腺皮质功能衰竭可基本确立诊断,病因诊断有赖于 StAR 基因突变分析。本病的诊断依据是:①男性假两性畸形,外生殖器女性型;②肾上腺皮质功能衰竭症状;③隐睾;④血清和尿糖皮质激素、盐皮质激素和性激素及其代谢物都减低或不能测到;⑤血清睾酮降低,LH 和 FSH 升高;⑥ACTH 或 HCG 兴奋试验无反应;⑦CT 扫描显示双侧肾上腺增大,并可引起肾脏移位;⑧StAR 基因突变。

(汤怀世)

第6节 性染色体性发育障碍

性染色体 DSD 包括以下四种:①45,XO-Turner 综合征及其变异型(Turner syndrome and variant);②47,XXY-Klinefelter 综合征及其变异型(klinefelter syndrome and variant);③45,XO/46,XY-混合型性腺发育不良/卵-睾 DSD(mixed gonadal dysplasia/ovotesticular DSD);④46,XX/46,XY-嵌合体型卵睾性发育不良(chimeric ovotesticular DSD)。

【男性 Turner 综合征】

又名假性 Turner 综合征、Ullrich 综合征或 Bonnevie-Ullrich 综合征;发病率 1/2500 ~ 1/1000。家族性患者为常染色体显性遗传,散发性病例为基因突变所致,发病率约 0.01%[1,2]。

(一)病因 与女性 Turner 综合征相同,但表型为男性,无明显家族史。染色体核型多为 45X/46XY、45X/47XXY、45X/46XY/47XXY 等嵌合型。多数为散发病例,少数有家族聚集现象,符合常染色体显性遗传性疾病特点,个别家系有同胞同病或亲代近亲婚姻史,因而亦可能为常染色体隐性遗传发病,但遗传异质性明显,有的家系成员仅有轻微症状和体征,家系中前一代病情严重者其子代患者严重。

(二)临床表现 以男性表型、身材矮小和多器官畸形为特征。男性 Turner 综合征的神经精神异常(如孤僻、注意力不集中、多动症等)比女性 Turner 综合征多见。事实上,由于性发育差异及性发育的缺陷程度,45X/46XY 嵌合型组成一个由基本正常女性到接近正常男性的连续性发育谱。多数患者表现为原发性性腺发育不全、小睾丸、小阴茎,常合并隐睾,睾丸曲细精管发育不良,但间质细胞增生。体态外形与女性 Turner 综合征相似。身材矮小最突出,但躯体各部分比例正常,常有轻度智能落后,偶尔伴有感觉神经性听力缺陷,前额宽,眼距宽,双眼睑下垂,斜向睑裂伴内眦赘皮,口角向下,斜视,马鞍鼻和低位耳,耳郭多皱襞且向后旋,后发际下移,颈侧部皮肤松弛,可形成颈璞,腭弓高,错牙咬合,腭垂分叉或伴有腭裂。身材矮小伴轻度骨骼异常如肘外翻、盾状胸、乳突间距宽、脊柱侧后凸等。X 线片可见胸骨-椎体-肢体骨和颅骨畸形,因上部胸骨外移和下部内移而形成鸡胸-漏斗胸。30% ~ 50%伴有心脏畸形如肺动脉口狭窄、动脉导管未闭和主动脉口狭窄等,偶尔伴有肥厚型心肌病、主动脉缩窄、肺动脉分支狭窄或 Ebstin 畸形。个别病例伴有脑积水、肾盂输尿管梗阻、甲减、手足或肺淋巴管扩张水肿、乳糜胸、多发性色素痣、指甲发育不全、卷发、多毛等。

四肢异常主要表现为肘外翻、短指、指甲萎缩、第 4 掌骨

短、第 5 指弯曲,或有隐睾、青春期延迟、骨龄落后和轻度智能低下等表现。患者在青春期发育以后往往有雄激素分泌不足,LH 分泌增多表现,部分患者伴 GH 分泌减少或伴自身免疫性甲状腺炎。

(三)诊断与鉴别诊断 具有 Turner 综合征表现而染色体核型多数正常是本症诊断的要点。具有上述临床表现中的 4 种或 4 种以上(最多见的是身材矮、颈璞、眼睑下垂和左侧心血管异常)和染色体核型正常者可能作出诊断。除了与特发性矮小症、家族性矮小症、GH 缺乏症等鉴别外,还需与下列遗传性基本鉴别。诊断的主要依据是特征性临床表现,染色体核型正常。

1. 45,X/46,XY 嵌合型 具有女性表型,发病机制未明,可能与 Y 染色体结构异常(如断裂),有丝分裂时发生排列错误和丢失有关。现已报告的变异型有 45,XO/47,XYY 和 45,XO/46,XY/47,XXY。临床表型可为女性或两性畸形或男性。45,XO/46,XY 嵌合型及其变异型具有 45,XO 型性腺发育不全相似的临床表现。表型可为女性、两性畸形或男性。确诊有赖于染色体核型分析,临床诊断一般应满足以下几点:①外生殖器两性畸形;②不同程度的身体畸形;③性腺为纤维组织或发育不全的睾丸;④血清性激素显著降低,LH 和 FSH 增高;⑤染色体核型 45,XO/46,XY。

2. 异型 Turner 综合征 一侧有睾丸发育但不完善,也称男性 Turner 假两性畸形。

3. Noonan 综合征 曾将男性 Turner 综合征归类于 Noonan 综合征。但 Noonan 综合征主要表现为右位心、血管异常(如肺动脉狭窄),且智能发育更差,部分有隐睾。血清睾酮常正常,可有生育能力。确诊有赖于细胞遗传学、分子生物学或 FISH 鉴定。

4. Bonnevie-Ullrich 综合征 男女均可发病,儿童期有特征性的淋巴管扩张性水肿,染色体核型正常。

5. SHOX 缺乏症(SHOX deficiency) 病因为 SHOX 突变,患者矮小,可伴有 Leri-Weill 骨-软骨生成不良症(Leri-Weill dyschondrosteosis)。

6. Jacobsen 综合征 属于 MCA/MR 相邻基因综合征(MCA/MR contiguous gene syndrome)的一种类型,病因为 11 号染色体长臂部分缺失。男女发病比例 1:2。主要表型为生长发育障碍、精神运动失常、面部-心-肾-胃肠-生殖器畸形、血小板减少/全血细胞减少。

(四)治疗 一般治疗与女性 Turner 综合征相同。青春期发育可用微量(microdose)雄激素诱导性发育,GH 可改善身高,但似乎效果不如女性 Turner 综合征。心脏畸形和隐睾需手术治疗。

【Klinefelter 综合征】

Klinefelter 综合征是最常见的原发性睾丸功能减退症,也是引起男性不育症的最常见原因[3],其发病率较高,约占住院患者的 1/500。性染色体异常的特点是具有两条或两条以上 X 染色体。卵子或精子在减数分裂时性染色体不分离,或合子在有丝分裂时性染色体不分离,均可形成 47,XXY。常染色体的非整倍性在 Klinefelter 综合征中常见[3]。目前认为,最重要的致病原因是高龄妊娠,遗传因素是性染色体不分离的重要原因。放射照射和病毒感染有无致病作用尚不清楚。

(一)病因与临床表现

1. 47,XXY 型 男性表型,47,XXY 型约占 Klinefelter 综

合征的 80%。身材高于同龄人,平均身高在 175cm 左右,呈类无睾体型。上部量明显短于下部量(但上肢一般不过长,指距通常不超过身高)。肌肉发育差,体毛、胡须和阴毛少,常伴男性乳腺发育。睾丸小,容积<5ml 或长径<3cm。语言和学习智力轻度低下。

青春期前患者的 LH、FSH 和睾酮的基础水平和 LH 对 GnRH 兴奋的反应与同龄儿童比较无明显差异。青春期后,Leydig 细胞功能障碍显露,睾酮降低,LH 和 FSH 增高,LH 对 GnRH 兴奋的反应显著强于正常。可伴有甲状腺功能异常,TRH 兴奋反应减低,但一般无甲状腺功能减退表现。约 20% 伴有糖耐量减低,8% 伴有糖尿病。睾丸的组织学改变随年龄增长而加重,在婴儿期睾丸可无异常或仅表现为精原细胞数目减少,以后精原细胞的丧失越来越明显。在垂体促性腺激素的作用下,曲细精管出现渐进性透明变性和纤维化,曲细精管的管周弹力纤维缺如或明显减少,Leydig 细胞出现假腺瘤样增生,睾丸发育停滞,小而坚实。至老年期,纤维化更加明显,曲细精管的形态已难以辨认。此外,患者可伴有各种神经精神症状,甚至癫痫样发作。血 INSL3 为男性青春期发育的新的标志物,INSL3 的合成和分泌受 LH 的调节。血 INSL3 男性在青春期发育的正常参考值是:青春期发育启动时从(0.06±0.01)ng/ml 增至 Tanner Ⅱ期的(0.32±0.16)ng/ml,13~14 岁≥0.55ng/ml。Klinefelter 综合征患者的血 INSL3 明显下降[1]。如经治疗后升高,提示已进入青春期发育。

高分辨 MRI 发现,颞叶顶脑中的灰质组织减少,语言流畅度计分(verbal fluency scores)低,这可能是患者的语言能力下降的原因,雄激素治疗可改善这些缺陷。Klinefelter 综合征易发生原发性生殖细胞瘤、Leydig 细胞瘤甚至横纹肌肉瘤和畸胎瘤[2,3]。

2. **46,XY/47,XXY 嵌合型** 此型的发病率仅次于 47,XXY 型。47,XXY/46,XX/46,XY、46,XY/47,XXY 和 46,XX/47,XXY 等各种嵌合体核型约占 Klinefelter 综合征的 15%。临床表现与累及的细胞数和所在的组织有关,现一般

用双色 X/Y 探针作原位荧光杂交(FISH)鉴定核型。由于存在正常细胞系,使 47,XXY 细胞系的表达受到一定程度的修饰,曲细精管变性和雄性化不足的程度比 47,XXY 型轻,男性乳腺发育的发生率低。这些患者往往在 30 岁以后出现性欲减退或阴茎勃起困难。此时,FSH 多增高,而睾酮一般仍正常,部分患者有精子生成障碍和不育症。

3. **48,XXYY 型** 这种核型可能是 XYY 精子和 X 卵子或 YY 精子和 XX 卵子结合的结果。患者除具有 47,XXY 型的临床表现外,还有身材高瘦(平均身高 181cm 左右)、智能低下、类无睾体型和男性乳腺发育等表现,皮纹异常和外周血管病变(如下肢静脉曲张和血管性皮炎)较 47,XXY 多见。

4. **48,XXXY 型** 此型由于多 2 个 X 染色体,智能低下更明显,体格异常多见,如短颈,内眦赘皮,桡、尺骨融合和指趾弯曲等,性腺发育障碍也更明显。

5. **49,XXXXY 型** 多数病例的临床表现与 47,XXY 型相似,其特点是严重的智能低下伴多发性体格异常,如小头、下颌突出、腭裂、眼距宽、斜视、近视、先天性心脏病和桡、尺骨融合等。生殖器官发育不全(如阴茎过小、尿道下裂、分叶阴囊和隐睾)等。

6. **XX 男性综合征(性相反)** 男性表型,具有男性的心理定向。临床表现和内分泌改变与 47,XXY 型相似。约 10% 有尿道下裂,身材偏矮,四肢和躯干比例正常。牙冠小,智能一般正常。睾丸组织学改变和 47,XXY 型相似。XX 男性患者在染色体分析时,虽然缺乏 Y 染色体,但存在睾丸决定基因。其原因可能是:①Y 染色体隐藏在一个未被发现的细胞系中;②Y 与 X 或常染色体易位,睾丸决定基因位于 X 或某一条常染色体上;③一个突变的常染色体或 X-连锁基因导致 46,XX 胚胎的睾丸分化。

(二)诊断与鉴别诊断 Klinefelter 综合征最早报道于 1942 年,60 多年来,对本综合征的研究逐步深入,取得了显著进步[4,5](图 2-7-6-1)。

睾丸小而四肢相对较长伴血睾酮降低及促性腺激素增

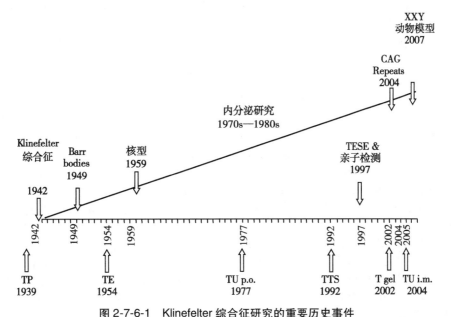

图 2-7-6-1 Klinefelter 综合征研究的重要历史事件
T:睾酮;TP:睾酮丹剂;TE:庚酸睾酮;TU:十一酸酯睾酮;TTS:睾酮治疗系统

高提示先天性曲细精管发育不全。Klinefelter 综合征青春期前由于缺乏特异性临床表现往往不引起家长的重视,青春期后常因无性征发育或结婚后性功能障碍与不育而就诊。对青春期前儿童,如睾丸小于同龄儿童,四肢相对较长,语言能力和学习能力障碍者应想到 Klinefelter 综合征可能,应进一步作染色质或染色体检查。成年患者诊断 Klinefelter 综合征的依据是:①睾丸小,无精子或少精子,血清睾酮降低或为正常低值;②促性腺激素增高;③GnRH 兴奋试验示 LH 和 FSH 呈过强反应,HCG 兴奋试验血清睾酮的反应降低;④染色体核型为 47,XXY 或其他变异型[6]。

本病要与特发性低促性腺激素性性腺功能减退症(idiopathic hypogonadotropic hypogonadism,IHH)鉴别,后者也有睾丸小,睾酮明显减低,但 LH、FSH 减低,染色体正常。

(三)治疗 睾酮替代治疗可纠正男性化不足,但不能恢复生育能力。对曲细精管变性所致的无精子症尚缺乏有效的治疗方法。男性化不足可用睾酮替代治疗。庚酸睾酮油剂 200mg,每 3~5 周肌内注射 1 次可获得满意效果。口服制剂首推十一酸睾酮,口服后经淋巴系统吸收,能避开肝脏代谢,维持较高的血浆水平。开始剂量 120~160mg/d,分 2 次服用,2~3 周后改为 80~120mg/d 维持。治疗过程中如出现痛性阴茎勃起、水钠潴留或高血压等副作用,应减少剂量。丙酸睾酮由于作用时间短,需要每周肌内注射 2~3 次才能保持一定的血浆睾酮浓度,而且频繁注射使药物的吸收不良,不宜用于长期替代治疗。其他可口服的甲睾酮都通过肝脏降解,疗效不稳定,长期应用还有肝功能损害和发生肝脏肿瘤之虞。

男性乳腺发育一般不会因为睾酮替代治疗而消退,患者心理压力较重者宜行乳腺成形术。此外,增生的乳腺发生恶性变概率比正常人高 18 倍,故应尽早施行乳腺成形术。睾丸组织可见残余的精子生成区(精子成熟可正常),从这些区域收集精子可达到人工受孕目的。部分患者表现为纯 Sertoli 细胞(47,XXY 核型)综合征的形态学改变。非嵌合型 47,XXY 患者的生育能力低下,精液中精子数目明显减少。但用射出的精液或用细针抽取获得的精液可通过卵子胞质注入精子法达到受孕目的,但嵌合体患者易出现含高倍体性染色体核型的孕胚。

【米勒管永存综合征】

主要包括永存米勒管综合征(persistent Müllerian duct syndrome,PMDS)和 LH 受体病(LH receptor disease)两种[7]。

(一)米勒管发育与退化 男性胎儿在胚胎 6~7 周睾丸曲细精管开始分化时 Sertoli 细胞分泌一种 148kDa 的同型二聚体糖蛋白 AMH)。AMH 与同侧的米勒管周围间质的丝/苏氨酸激酶Ⅱ受体结合,再通过间质细胞-上皮细胞相互作用,引起米勒管上皮细胞凋亡,米勒管退化。由于 AMH 基因突变引起的 AMH 合成和分泌异常或 AMH 受体突变引起AMH 不反应都是产生米勒管抵抗综合征的致病原因。X 连锁隐性遗传,分别被命名为永存米勒管综合征Ⅰ型和永存米勒管综合征Ⅱ型,两者的临床表现相似。

米勒管于胚胎 6~10 周时在 AMH 的作用下退化,AMH 在胚胎期分泌引起米勒管退化,出生后至成人期仍有少量分泌。血 AMH 正常者亦有米勒管不退化,为靶器官抵抗,与

AMH 受体基因缺陷有关。米勒管不能萎缩退化而分化成子宫和输卵管。患者具有男性生殖管道和男性表现型,但体内有输卵管、子宫和隐睾;在腹股沟中可发现睾丸。睾丸与输卵管还可共存于盆腔内,输卵管被包埋在子宫壁或子宫宽韧带中。如胚胎期同时出现睾酮合成障碍,则有不同程度的女性化表现,使诊断更加困难。临床表现多样,诊断依赖于基因突变分析。多数患者存在腹股沟斜疝,疝囊的内容物为子宫、输卵管和/或睾丸。隐睾症有分泌 AMH 的性腺组织,血清 AMH 阳性,无睾症则没有性腺组织,血清 AMH 阴性,测定血 AMH 可用于隐睾症的诊断,可确定隐睾症者是否存在腹内睾丸组织。染色体核型分析、超声探查和血 AMH 测定对诊断有一定帮助。因为睾丸是 AMH 的唯一来源,AMH 阳性有助于判断存在有功能的睾丸组织,但阴性不能完全排除睾丸的存在(图 2-7-6-2)。诊断依据为:①存在腹股沟斜疝的患者,在进行疝修补术时因发现子宫和输卵管而明确诊断;②没有腹股沟斜疝的患者由于隐睾或其他原因进行腹腔手术时发现米勒管衍化器官;③AMH 基因突变或 AMH 受体基因突变。

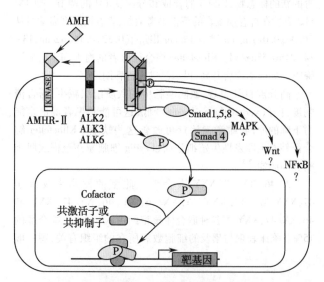

图 2-7-6-2 胎儿睾丸激素的双重作用

睾酮通过雄激素受体维持吴氏管发育,雄性化泌尿生殖窦与外生殖器;AMH 通过受体抑制米勒管和女性内生殖器发育

米勒管永存综合征(PMDS)属于 46,XY 男性内生殖器两性畸形,患者体内存在米勒管来源的子宫与输卵管;目前大约有数百例病例报道[8-13],病因为 AMH 或Ⅱ型 AMH 受体突变。散发或家族性发病,可能为性连锁常染色体隐性或 X 性连锁隐性遗传。不少病例在手术中意外发现,NIH 认为美国至少有 20 万个 PMDS 患者。胎儿期的内外生殖器发育决定一两种睾丸激素,Leydig 细胞分泌的睾酮促进吴氏管、泌尿生殖窦和外生殖器分化发育,而 Sertoli 细胞产生的 AMH 诱导米勒管退化,胎儿早期缺乏 AMH 时,输卵管子宫和阴道上 1/3 发育,46,XY 胎儿发生睾丸发育不全。

(二)病因与发病机制 AMH 基因(19p13.3)长 2.75kb,含 5 个外显子 5。AMH 蛋白是一种 140kDa 的同二聚体糖蛋白,其前体含 560 个氨基酸残基,信号序列含 16~

18个氨基酸残基。C末端序列与TGF-同源。睾酮通过雄激素受体维持吴氏管发育,雄性化泌尿生殖窦与外生殖器;AMH通过其受体抑制米勒管和女性内生殖器发育。在睾丸内,AMHR-Ⅱ是AMH的特异性受体,而ALK2、3和6为AMH的Ⅰ型受体的辅因子;Smad 1/5/8属于其细胞内的效应体。AMH调节受体信号复合物的组装,全长AMH裂解后,其C末端发生变构效应,AMH与AMRH-Ⅱ受体结合,受体与AMH形成二聚体。AMH属于TGF-β家族成员,Ⅱ型受体与配体结合形成的受体-配体复合物再与Ⅰ型受体结合,然后被磷酸化。被活化的Ⅰ型受体与细胞浆中的效应分子Smad作用,进入细胞核后,与靶基因的特异性启动子元件结合。AMH的结合特异性由Ⅱ型受体决定。AMH基因位于19p13.3,长2.75kb,含有5个外显子,启动子含有多种转录因子(SF-1、SOX9和GATA-1)的结合位点。编码的蛋白质前体为同二聚体,裂解后形成110kDa的无活性N-末端片段与生物活性很强的25kDa的C末端片段。目前已经发现近40种突变类型(图2-7-6-3)。

(三) 组织学分类与临床表现

1. 组织学分类

(1) A类:占60%~70%,双侧的腹腔内睾丸位于卵巢部位。

(2) B类:占20%~30%,一侧睾丸位于阴囊内,对称为腹股沟疝,内含睾丸、子宫和输卵管(典型表现为子宫-腹股沟疝)。

(3) C类:约占10%,双侧睾丸位于疝囊(hernial sac)并伴有米勒管结构,即横断性睾丸异位症(transverse testicular ectopia,TTE)。位于12号染色体的AMHR-Ⅱ基因由11个外显子组成,前3个外显子编码受体的细胞外结构域,外显子4编码跨膜区的大部分肽段,其他外显子编码细胞内结构域[14]。48%的PMDS病因是由于AMHR-Ⅱ突变(近50种突变类型)所致,但儿童期AMH测定不能鉴别AMH突变或AMHR-Ⅱ突变(两者的AMH水平均降低)。

2. 临床表现　AMH或AMH受体的特殊功能具有不可替代性,AMH或AMH受体突变引起外生殖器泌尿生殖窦和吴氏管发育障碍与畸形。PMDS患者的基因型与表型性别为男性,但伴有隐睾和腹股沟疝,腹内存在米勒管衍生物。PMDS可分为两种类型,横向睾丸异位表型为右侧睾丸降至阴囊内,将同侧的输卵管拉入腹股沟管(腹股沟子宫疝);同时也将子宫和对侧的输卵管拉动,但一般仍位于腹腔内;偶尔,PMDS患者呈双侧隐睾,子宫固定于盆腔,而睾丸埋在相当于卵巢部位的阔韧带内[15]。PMDS患者的睾丸下移异常容易造成扭转[16,17],但形态仍基本正常,精索短,输精管置于子宫侧方或宫颈处。从生物学上看,PMDS分为正常AMH型(AMH阳性型)和AMH分泌缺陷型(AMH隐性型)。AMH阴性型的病因为AMH基因突变,AMH生长和分泌完全缺乏,患者的血清AMH显著降低[18],个别患者的AMH分泌虽然正常但活性差,故血清AMH可正常[11]。AMH阳性型的病因与Ⅱ型AMH受体突变有关,患者的血清AMH正常;血清睾酮和睾丸对HCG的反应亦正常。PMDS为常染色体隐性遗传,其特点是患者的AMH或AMH受体突变为纯合子与复杂性杂合子,家族史47%,目前发现的突变类型约35种,无突变"热点",多数为无义突变;AMHR-Ⅱ见于38%的

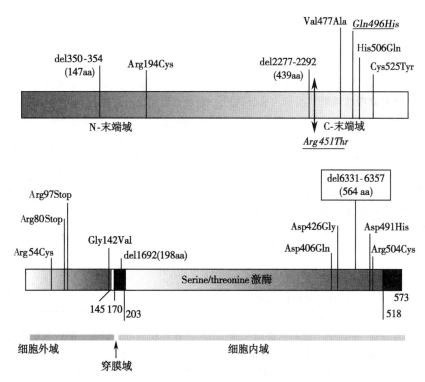

图 2-7-6-3　COS 细胞的 AMH 与 AMHR-Ⅱ受体突变

框内 AMH 突变引起 AMH 分泌率升高,下划线表示 AMH 突变分娩率正常;Arg194Cys、Val477Ala 和 His506Gln 突变则显著减低,del1350-354 突变极不稳定,无法测量,Arg 451 为人工突变

家族,约有25种类型,多数为错义突变。此外,约有15%的PMDS家族未发现AMH或AMHR-Ⅱ突变,其病因未明。在这些患者中,约半数伴有空肠闭锁、脂肪萎缩性糖尿病、维生素D抵抗性佝偻病、淋巴管扩张症或其他畸形。

PMDS存在两种解剖类型,分别称为经典男性型或经典女性型[19,20];男性型病例亦称子宫-腹股沟疝(hernia uteri inguinal)型,通常一侧的睾丸已经下降至阴囊,另一侧存在子宫、输卵管和腹股沟疝[14];经典女性型较少见,其特点是双侧隐睾,睾丸被阔韧带包埋在"卵巢部位",固定于盆腔中,输精管常黏附在子宫侧壁[6],PMDS患者的男性化可基本正常,但常并发横断性睾丸异位症或睾丸肿瘤[15,16]。PMDS患者的染色体核型为46XY。超声检查可发现异位睾丸,但一般不能确定其内部的管状结构;CT和MRI可清楚显示。多数主张分期手术治疗,第一期手术时进行睾丸活检,如果睾丸仍有一定功能,则将其移位至阴囊内,切除子宫和输卵管,修复腹股沟疝。检查睾丸时,需要仔细鉴别是否为卵-睾组织[11-13]。

PMDS患者出生时,表型为男性,但外生殖器存在异常,阴囊内缺乏一个或两个睾丸,常伴有腹股沟疝。临床上存在两种类型,双侧隐睾者盆腔内存在子宫,而睾丸被包埋在阔韧带内;另一种类型的特点是一个睾丸已经下降或发生横位睾丸异位。染色体核型46,XY,血清睾酮正常,对GnRH的反应亦正常;AMH突变或AMH受体突变引起米勒管对AMH抵抗,前者的血清AMH显著降低,而后者正常(青春期发育前)。但是,血清AMH水平还与AMH突变类型有关,有些突变引AMH分泌率升高,而另一些突变的AMH正常或降低[14]。

睾丸交叉异位(crossed testicular ectopia,CTE)/横位睾丸异位是指两个睾丸移位至同一腹股沟管或半睾丸膜内,一般在局部瘦身时被确诊;睾丸交叉异位/横位睾丸异位属于少见的先天性睾丸发育异常,患者常伴有其他发育畸形,如46,XY-DSD、46,XX/46,XY-DSD(真两性畸形)、腹股沟疝、尿道下裂等[15-21]。

(四)诊断与鉴别诊断 当男性存在米勒管衍生物、外生殖器畸形或女性型外生殖器时,应考虑雄激素和AMH分泌缺陷可能,但可排除PMDS,最可能的诊断应该是性发育不全,因为Leydig细胞和Sertoli细胞均被累及,性发育不全的程度与降低的血清睾酮和AMH水平平行[22-28],严重者表现为男性假两性畸形,表型似女性,染色体核型46XY,AMH测不到,HCG兴奋后睾酮无升高,这种现象称为纯性腺发育不全或Swyer综合征。

体格检查可发现患者为男性表型,不育,性发育基本正常,但一侧或两侧阴囊空虚[29,30]。男性型PMDS占90%以上,一般表现为单侧隐睾,对侧常存在腹股沟疝或腹股沟-子宫疝,该侧睾丸有一定程度下降,而同侧的输卵管亦降至腹股沟处[31,32];有些患者则表现为交叉/横位睾丸异位,疝内含睾丸、子宫和输卵管。如果46,XX患者存在子宫,AMH明显降低或测不到,其最大的可能原因是先天性肾上腺皮质增生症。XX患者存在残余或嵌合的米勒管结构的情况较复杂,卵-睾中的睾丸成分稀少时常伴有同侧发育不良的半个子宫与输卵管,如果卵-睾中的睾丸成分丰富,同侧子宫与输卵管

发育极差或缺乏。性腺分化不对称(混合性性腺发育不全)时,一侧存在子宫与输卵管发育,对侧的睾丸发育不全状态将决定米勒管衍生物testicular的发育程度。

当XY患者完全缺乏米勒管衍生物而有外生殖器畸形时,几乎没有发生性腺发育不全的可能,因为Sertoli细胞能分泌足够的AMH[33],故提示仅仅雄激素的作用途径存在异常,此种情况称为非遗传性男性假两性畸形,其最可能的病因是LH受体、类固醇生成蛋白、雄激素受体突变或雄激素受体辅因子突变。病情严重时,其外生殖器为女性型,但无月经,阴道小且缺乏子宫与输卵管。除了出生后7~14天(AMH水平很低)外,血清AMH反映了青春期发育前睾丸的Sertoli细胞总量(睾丸实质组织量),因此AMH可作为判断胎儿期性腺发育事件的性质。如果血清AMH正常,说明其Sertoli细胞的数量与AMH分泌功能均无病变,其敏感性和特异性均高于睾酮测定和HCG兴奋试验。46,XY患者伴女性外生殖器或两项畸形,说明雄激素作用障碍,但病因复杂,应用HCG试验难以做出鉴别诊断。而AMH测定有重要意义,睾丸发育不全时降低,LH受体突变时做出或明显升高。此外,鉴别雄激素抵抗、雄激素受体突变与5α-还原酶缺陷症也相当困难。正常情况下,睾丸内的睾酮降调节AMH表达,雄激素抵抗患者睾酮缺乏,AMH升高;相反,5α-还原酶缺陷这的AMH因睾酮的降调制作用而维持在正常范围内[34,35]。46,XY男孩的雄性化正常而缺乏睾丸,如果AMH亦正常,说明存在异位睾丸。如果测不到AMH,提示为无睾症或继发性睾丸消失(vanishing teste)综合征。例外的情况是AMH阴性PMDS引起的隐睾症。AMH降低见于先天性低促性腺激素性性腺功能减退症。相反,AMH升高见于FSH受体途径Gs突变所致的Sertoli细胞增生症;进入青春期发育年龄后,血清AMH下降提示青春期睾丸发育启动,如果发生的年龄早于9岁,提示为中枢性性早熟或睾酮中毒症,患者经治疗后,AMH恢复正常说明其疗效满意。此外,男孩的血清AMH持续升高而雄激素降低,提示青春期发育延迟;如果雄激素已经升高,提示为轻度雄激素抵抗,见表2-7-6-1。

表2-7-6-1 AMH与睾酮鉴别男性儿童性腺功能减退症

AMH水平	睾酮降低	睾酮正常或升高
AMH测不到	无睾症/睾丸消失综合征	PMDS(AMH突变)
AMH降低	低促性腺激素性性腺功能减退症	正常人或性早熟
AMH正常或青春期升高	青春期发育延迟	双侧隐睾症/PMDS(AMH突变) 轻度部分性雄激素抵抗综合征

超声检查可见精囊与前列腺发育正常,盆腔存在异位子宫和睾丸(图2-7-6-4)。如果男性46,XY-DSD患者影像检查发现隐睾伴有子宫-输卵管异位,则诊断基本成立;确诊有赖于HCG刺激试验(图2-7-6-5)、AMH和AMH受体基因的突变分析。

特发性PMDS约占13%,AMH或AMHR-Ⅱ基因外显子、近端内含子或启动子无突变,但突变可能发生在启动子、内

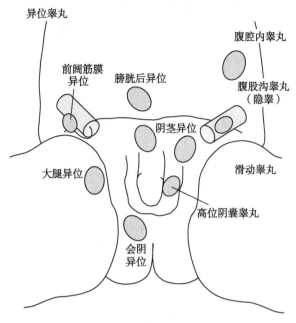

图 2-7-6-4 不同隐睾的睾丸位置

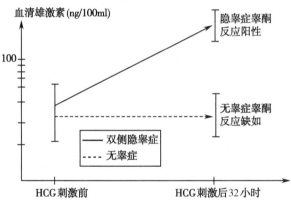

图 2-7-6-5 HCG 刺激试验

含子的远端或信号途径的其他分子,血清 AMH 正常,但患者的肿瘤风险很高,与 Mayer-Rokitansky-Küster-Hauser 综合征关联,患者的 Müllerian 管发育不良,性别表型女性,存在畸形或发育不良的卵巢[36-39]。

女性型 PMDS 少见,表现为双侧隐睾,睾丸固定于圆韧带(卵巢位;子宫和输卵管降至腹股沟管)。女性 AMH 突变相关综合征的 AMH 测定可用于评价卵巢卵泡贮备功能,估计人工辅助生育的预后;AMH 抑制 LH 受体功能和粒层细胞的芳香化酶活性。因此,PMDS 患者的女性一级亲属生育正常,但容易发生卵巢早衰。

(五)治疗　PMDS 的治疗尚无统一意见,治疗方法的选择注意依据性腺组织的恶变风险和最大限度保存性腺功能而定。伴有隐睾者的睾丸癌风险约为 12%,与普通隐睾基本接近。一般年龄在 1 岁以上者,建议行睾丸早期切除术[40],但儿童双侧隐睾者可先行睾丸固定术,以保存部分睾丸的生育功能和睾酮分泌功能,而成年的双侧或单侧隐睾已经失去功能,均需切除。除睾丸固定术外,是否切除米勒管结构的意见不一,有人认为,米勒管结构的恶变风险低,一般

不应该切除。但这些结构仍可发生腺癌[41-49]。如果决定切除,应特别注意防止损伤睾丸的血液供应。雄激素不足或缺乏者需要补充一定量的雄激素。

PMDS 的家族成员需要接受遗传查询,确定致病基因携带者,并给予相应处理。

【其他类型性发育障碍】

(一)性染色体异常引起 DSD

1. 9p 综合征　病因为 9p24.3 缺失。本综合征的临床特征是:①常染色体隐性遗传;②外生殖器可为女性、两性畸形或男性;③增生不良性睾丸或条索状睾丸;④短肢畸形或矮小;⑤高促性腺激素性性腺功能减退症。

2. 偏侧缺陷　人类在胚胎发育早期就确定了左右的非对称性。近年来,决定左右非对称性的许多分子通路已经阐明。胚胎早期的中央组织结构胚结(node)在决定偏侧时至关重要。胚结的单纤毛可以运动,并产生左向层流。有一种小鼠突变体的胚结单纤毛存在缺陷,阻碍环绕胚结的左向层流,导致突变体器官随机性偏侧分布和偏侧缺陷(laterality defect)。人工造成这些突变小鼠发生环绕胚结的左向层流后,其正常的偏侧性分布得以恢复,这一实验支持了上述机制。目前认为,环绕胚结的左向层流会触发胚结内的机械感受信号,通过钙离子与信号分子转导决定胚胎发育阶段的偏侧现象。

3. Kartagener 综合征　Kartagener 综合征(OMIM 244400)的特征是右位心内脏反位、支气管扩张和鼻窦炎。目前认为,该综合征属于纤毛运动障碍性疾病,其他病变有精子纤毛不动症和上呼吸道纤毛不动症。鞭毛与纤毛病变导致精子不活动症及呼吸道黏膜纤毛运输功能障碍。本综合征属于常染色体隐性遗传,外显率不完全性。因为该病极其罕见,故常见于近亲婚配者。内脏反位突变小鼠模型的表现类似于 Kartagener 综合征,但纤毛正常;因此可能存在其他的致病基因或异常通路。

(二)单基因突变引起 DSD

1. X-性连锁先天性肾上腺发育不良症　X-性连锁先天性肾上腺发育不良症(X-linked adrenal hypoplasia congenita, AHC)又称为男性 DAX1 变异综合征,病因为 DAX1 突变,详见第 2 篇第 6 章第 10 节。本综合征的临床特征是:①男性表型,染色体核型为 46,XY dupXp21;②X 性连锁遗传(DAX1 基因二倍体);③多数为女性外生殖器,少数为男性两性畸形;④可有卵巢或增生不良性能睾丸;⑤躯体发育可正常。

2. Denys-Drash 综合征　病因为 WT1 基因的第 9 号外显子突变。本综合征的临床特征是:①染色体核型为 46,XY,但临床可为女性表型(40%)、两性畸形或男性表型(60%);②有条索状睾丸或增生不良性小睾丸;③肾间质硬化可导致肾衰竭(1~2 岁);④Wilm 瘤(10 岁前占 75%);⑤性腺细胞瘤(少见);⑥血 LH 和 FSH 升高,血睾酮降低。

3. Noonan 综合征及其相关综合征　RAS/MAPK 途径调节异常所致的发育障碍统称为 RAS 病(RASopathy),这些疾病的共同特点是 Ras/MAPK 途径中的因子出现胚系突变。Noonan 综合征是 RAS 病综合征中的典型代表,本综合征及其相关的 Leopard 综合征、心-面-皮肤综合征、Costello 综合征及神经纤维瘤病 1 型的发病与 RAS-MAPK 通路功能障碍

有关。

4. **Fraser 综合征** 病因亦为 WT1 基因的第 9 号外显子突变加 KTS3 个氨基酸的平衡易位。本综合征的临床特征是：①染色体核型 46,XY；②多数为女性表型，偶尔为两性畸形或男性表型伴隐睾；③成年发病的肾间质硬化和肾衰竭；④常伴有性腺细胞瘤，偶伴 Wilm 瘤（4%）；⑤血 LH 和 FSH 升高，血睾酮正常或降低。

5. **SOX9 缺陷综合征** 病因为 SOX9 基因的编码区突变。本综合征的临床特征是：①常染色体隐性遗传；②外生殖器可为女性、两性畸形或男性；③内生殖器可为卵巢、增生不良性睾丸、条索状睾丸或卵睾复合体；④骨发育异常和骨畸形。

6. **SF-1 缺陷综合征** 病因为 SF-1 基因突变。本综合征的临床特征是：①常染色体隐性遗传；②女性表型；③无睾丸；④无阴毛，无乳腺发育，皮肤色素加深；⑤无肾上腺，出生后即发生肾上腺皮质功能不全危象；⑥无性腺类固醇激素分泌。

7. **吻肽突变** 吻肽及其受体（GPR54 或 kiss1r）是调节生殖功能的关键因子。下丘脑的神经核团中散布有表 kiss1/kisspeptin 的神经元，这些神经元直接支配并刺激 GnRH 神经元，进而调节性腺功能。不论性别，吻肽神经元都是性腺类固醇激素的靶细胞。KISS1R 突变引起特发性下丘脑性促性腺激素性性腺功能减退症（idiopathichypothalamic hypogonadism）。

（肖新华 刘媛）

第 7 节 男性青春期发育延迟

男孩睾丸开始增大至长径 >2.4cm（4ml 体积），白天血浆睾酮 >16nmol/L（450ng/dl）表示青春期发育已经启动。一般认为，青春期发育平均年龄加 2.0 个标准差年龄以后尚未出现青春期发育（14 岁男孩的睾丸容积 <4ml）可认为是青春期发育延迟（delayed puberty，late puberty）。正常男孩一般在 10~13 岁进入青春期早期发育，其特征是身体的纵向生长加速和第二性征发育，躯体外形、自我意识和男性个性发生变化。青春期发育延迟患者的身材常低于正常同龄人群平均值的 2.5 标准差；且性腺发育幼稚（Tanner 分期法），第二性征缺如。受累患儿在生长缓慢和第二性征发育延迟时，常伴随有较大的社会心理压力[1]，避免接触异性，避免社交活动，自信和自尊心较差，依赖双亲较多，学习成绩受影响。

【小青春期发育】

（一）男性小青春期发育 胎儿中期血清促性腺激素水平较高，男性出生时脐带血促性腺激素水平较低，但雌激素浓度高，其原因是来源于胎盘的雌激素抑制了胎儿自身的下丘脑 GnRH 与垂体 LH-FSH 分泌，睾酮对男性胎儿的下丘脑-垂体促性腺激素有一定的抑制作用。胎儿-胎盘分离后，上述抑制作用被解除，下丘脑-垂体-性腺轴处于暂时性兴奋状态，引起所谓的小青春期发育（mini puberty）[2-4]。男性小青春期发育自出生开始，出生后 6~8 周达到高峰，性腺类固醇激素水平达到正常青春发育中期水平（表 2-7-7-1）。

表 2-7-7-1 男性新生儿血清促性腺激素水平（RAI）

出生后天数	LH（mIU/L）			FSH（mIU/L）		
	均值	标准差	中值	均值	标准差	中值
1~5	0.39	0.48	0.20	0.96	0.60	0.85
06~10	2.31	2.29	1.50	2.91	4.38	1.40
11~15	3.55	2.84	2.90	3.71	2.69	3
16~20	4.13	2.76	3.65	2.63	1.45	2.15
21~25	2.86	1.51	2.70	2.50	1.5	2.10
26~28	2.22	2.37	1.40	2.25	0.81	2.40

男性新生儿出生后血清 LH 增高约 10 倍，睾酮增高数倍，约 12 小时后即迅速下降[5,6]；FSH 和 LH 于出生后 4~10 周升高，6 个月后下降至正常青春发育期前水平。3 个月时睾酮达到峰值，6~9 个月降低[7,8]。同样，17-OHP 和雄烯二酮的变化与 LH、FSH 和睾酮一致。出生后睾丸 Leydig 细胞数目增加，3 个月达到高峰，继而开始下降[9-11]。分娩时，Sertoli 细胞释放的抑制素 B 增加，4~12 月龄达到高峰（甚至超过成人水平），3~9 岁时降至最低，至青春期发育时又再次升高。阴茎稍有增长，但睾丸体积由 0.5ml 增大至 1.5ml，1 岁时曲细精管增长约 6 倍，阴囊出现暂时性毛发。小青春期 Sertoli 细胞增生是成年后精子生成功能的基础和决定因素，3 个多月时生殖细胞的数目增加 50~150 倍以上，出生后 30~80 天期间，在 LH、FSH 和睾酮的作用下，原干细胞（genocyte，非初级生殖细胞）转型为精子生成细胞（精子生成骨细胞），但 6 月龄后此功能完全被沉默。低促性腺激素性性腺功能减退症者抑制素 B 降低，出生后 30 个月内 AMH 升高，儿童期降至最低水平。

（二）女性小青春期发育 女性胎儿中期的 FSH 水平较高，继而下降。出生后再次升高且维持此水平至 2~4 岁。卵巢生成的 AMH 极低，雄烯二酮增多，6 月龄后下降（表 2-7-7-2）[12]。4 月龄时抑制素 B 达到高峰，至 2 岁时一直维持在较高水平。女性小青春期发育的意义不如男性明显。一组研究发现，女性 3 月龄时，抑制素 B 82pg/ml，FSH 3.8U/L，LH 0.07U/L，雌二醇 31pmol/L，SHBG 137nmol/L。

表 2-7-7-2 女性新生儿血清促性腺激素水平（RAI）

出生后天数	LH（mU/L）			FSH（mU/L）		
	均值	标准差	中值	均值	标准差	中值
1~5	0.48	0.66	0.20	2	1.37	1.80
06~10	0.45	0.33	0.30	2.44	2.52	1.40
11~15	1.8	1.28	1.60	8.16	4.27	8.95
16~20	1.03	1.39	0.35	1.62	1.05	1.90
21~25	0.46	0.25	0.50	7.07	5.92	3.90
26~28	2.75	2.39	2.80	9.74	9.89	6.15

（三）小青春期发育评价 出生后仔细检查外生殖器。测量男性新生儿的阴茎长度、睾丸体积，确定是否伴有细小阴毛、隐睾、尿道下裂、横向性睾丸异位（transverse testicular ectopy）。女性新生儿外生殖器重点检查大阴唇、小阴唇和尿道。如果怀疑存在发育异常，2 月龄时应检测血清 FSH、LH、睾酮、雌二醇、AMH、抑制素 B，同时 B 超检查生殖器、子

宫和卵巢。

1. 低促性腺激素性性腺功能减退症　男性的阴茎细小，可能存在隐睾，FSH、LH、睾酮和抑制素 B 降低，GnRH 兴奋试验反应低下。病因可能包括 Kallmann 综合征、DAX-1 突变、多发性垂体激素缺乏症。确定诊断后，应及时给予促性腺激素治疗，启动小青春期发育，促进睾丸发育，高促性腺激素性性腺功能减退症见于性腺不发育症。

2. Turner 综合征　患儿特点是出生低体重，手足淋巴回流障碍性水肿、颈蹼、乳头倒位，伴色素痣、大血管畸形或马蹄肾。子宫发育不良，卵巢为条索状。FSH 正常或升高，LH 正常，雌二醇降低。

3. 早产儿卵巢过度刺激综合征　见于妊娠 24~28 周早产儿，超声发现阴蒂、下肢和下腹部水肿，卵巢多囊。血清促性腺激素和雌二醇水平升高，少数伴有乳腺发育或阴道出血。

【病因与临床表现】

青春期发育延迟的病因很多。根据病因的不同，临床上将其分为三类：①体质性青春期发育延迟（constitutional delay of growth and puberty，CDGP），为最常见，属于 HH 中的一种，但为非器质性；②低促性腺激素性（下丘脑-垂体性）性腺功能减退症，见于肿瘤、遗传缺陷以及严重的慢性疾病引起垂体分泌 FSH 和 LH 不足；③高促性腺激素性性腺功能减退症（hypergonadotrophic hypogonadism），主要由于睾丸疾病导致性腺功能减退引起青春期发育延迟。由于负反馈抑制被解除，FSH 和 LH 可呈代偿性分泌增多。男性青春期发育延迟的病因分类见表 2-7-7-3。

（一）男性肥胖儿童的青春期发育　中国的学者应用超声检查发现，肥胖青春发育期前男孩的睾丸体积高于同龄非肥胖者（1.18ml vs 0.82ml），早上 7~9 时的抑制素 B、DHEA 和 DHEAS 水平及骨龄也高于非肥胖者，但 FSH 降低（1.5U/L vs 1.65U/L），LH 与睾酮无明显差异。肥胖男孩睾丸体积较大的原因可能与夜间的促性腺激素脉冲激活有关，提示肥胖可使青春期发育提前。但是大多数研究认为，男性肥胖儿童的青春发育往往延迟，其原因可能与肥胖引起的类固醇类雄激素的芳香化增强有关，生成的雌激素负反馈抑制 GnRH 和促性腺激素分泌[13,14]。

部分肥胖的女孩雄激素水平较非肥胖者高 1.75~5 倍，而 SHBG 水平降低 26%~44%，减肥后可恢复正常。肥胖引起胰岛素抵抗、高胰岛素血症和 PCOS；而胰岛素促进卵巢鞘膜-间质细胞（theca-stromal cell）增生，增强 LH 介导的雄激素合成；经过治疗降低血清胰岛素水平后，肝脏的 SHBG 生长减少，高雄激素血症和 PCOS 得到改善。此外，高胰岛素血症也促进肾上腺雄激素合成，增加 IGF-1 的生物可用性。此外，肥胖引起的炎症状态也可导致高雄激素血症。除皮质醇过多导致的肥胖抑制女性线性生长外，一般的单纯性肥胖者身高不受影响，而且部分肥胖女孩的生长加速，骨龄稍有提前的原因是与胰岛素抵抗引起的 IGF-1 活性增高有关[15]。

（二）体质性青春期发育延迟　体质性青春期发育迟的病因未明，可能是 GH 的暂时性和功能性不足或下丘脑 LHRH 脉冲发生器活动延迟，多有生长发育延迟家族史，也可散发存在。突出表现为性幼稚和身材矮小，童年期和青春

表 2-7-7-3　男性青春期发育延迟的病因分类

特发性（体质性）青春期发育迟	Laurence-Moon-Biedl 综合征
	功能性促性腺激素缺乏
下丘脑 LHRH 脉冲发生器活动延迟	慢性全身性疾病
	镰状细胞贫血
低促性腺激素性性腺功能减退症	囊性纤维化
	HIV 感染
中枢神经系统疾病	慢性胃肠疾病
肿瘤性病变	慢性肾衰竭
颅咽管瘤	慢性血吸虫病
生殖细胞瘤	慢性营养不良症
下丘脑和视交叉的胶质瘤	神经性厌食
星形细胞瘤	神经性贪食
垂体瘤	精神心理性闭经
非肿瘤性病变	甲减
Langerhan 组织细胞增生症	糖尿病
CNS 的感染性病变	Cushing 综合征
CNS 的血管病变	高泌乳素血症
放射治疗后	Gaucher 病
先天性畸形	青春期发育和月经初潮障碍
头颅创伤后	体操运动员和芭蕾舞演员
单一性促性腺激素缺乏	高促性腺激素性性腺功能减退症
Kallmann 综合征	
伴嗅觉丧失或减退	Klinefelter 综合征及其变异型
不伴嗅觉障碍	其他原发性睾丸功能减退症
先天性肾上腺发育不良（DAX1 突变）	化学抗癌药物治疗
单一性 LH 缺乏	放射治疗
单一性 FSH 缺乏	睾丸激素的生物合成酶缺乏
特发性垂体多激素缺乏	纯 Sertoli 细胞综合征
先天性垂体多激素缺乏	LH 抵抗综合征
其他疾病	隐睾症和无睾症
Prader-Willi 综合征	CHARGE 综合征

期前生长速率减慢，但生长速率和身高与骨龄一致，骨转换率正常，骨密度增长方式同正常儿童[16]，促性腺激素和 GH 水平低下。青春期启动的时间比正常儿童晚，一般到 17 岁左右才出现性发育，甚至可晚到 20 岁以后。但青春期过程正常，最终可获得正常的性成熟，大部分患者可获得与家族背景相当的身高[17]。

男性体质性青春期发育延迟的受累频率高于女性，受累男孩承受的社会心理压力也更大。患儿常伴有抑郁、自卑、学习成绩差和攻击性行为等异常心理症状，但其预后良好，最终的性功能和性腺发育完全正常，可能遗留身材矮小和骨质疏松等后遗症。由于营养不良和严重慢性全身性疾病所致的青春期发育延迟经治疗后，其预后亦佳，部分病例因病变严重或病期过长而疗效较差。

（三）性腺功能减退分类　根据体内促性腺激素的高低，性腺功能减退症分为两种情况，即低促性腺激素性（下丘脑-垂体性）性腺功能减退症和高促性腺激素性（睾丸性）性腺功能减退症。青春期发育延迟不一定都是良性的，有些是由于器质性疾病所致。

1. 低促性腺激素性性腺功能减退症　详见第 2 篇第 2 章第 5 节。KISS1R 是男性性成熟的守门因子（gatekeeper）。KISS1R 的配体为吻肽，其在青春期性发育过渡期起了关键作用。吻肽刺激 GnRH 诱导的 LH 分泌，并在下丘脑水平调节性腺类固醇激素的正反馈与负反馈作用。现已发现，

KISS1R 基因失活性突变和活化性突变引起的特发性 HH 和性早熟。在生理情况下,增强下丘脑吻肽信号可解除青春期发育前的低促性腺激素状态,因而吻肽信号增强是个体开始转向青春期发育的最早标志,接着发生脉冲性 GnRH 释放并启动青春期发育。青春期发育时,GnRH 呈脉冲分泌,刺激 LH 分泌和性腺活动。女性因雌二醇升高而诱发乳腺发育,而男性因睾酮升高而引起睾丸发育。HH 表现为青春期发育延迟伴生长障碍[17,18]。患者主要表现为性幼稚,但无生长延迟,身材和年龄相符,血 LH 和 FSH 与青春期发育前水平相当。

2. 高促性腺激素性性腺功能减退症 高促性腺激素性性腺功能减退症的病变在睾丸,是由于雄激素的分泌减少或雄激素抵抗所致,其特点是血 LH 和 FSH 升高。除雄激素抵抗综合征外,一般睾丸发育差,体积小;有些患者存在隐睾。Klinefelter 综合征及其变异型是男性的常见染色体 DSD,也是引起男性不育症的最常见遗传性疾病[19,20]。目前认为,最重要的致病原因是高龄妊娠,容易引起性染色体不分离。放射照射和病毒感染有无致病作用尚不清楚。具有女性表型的 Turner 综合征及其变异型是常见的染色体 DSD,临床表型可为女性或两性畸形或男性。45,XO/46,XY 嵌合型及其变异型具有 45,XO 型性腺发育不全相似的临床表现。功能正常的睾丸分泌睾酮,经 2 型 5α-还原酶转化为二氢睾酮,促进泌尿生殖窦分化为阴囊和阴茎。另一方面,45,XO 男性 Turner 综合征可有正常外生殖器和性行为,但缺乏精子,男性第二性征发育亦正常。睾丸体积正常,无女性化表现。

（四）功能性性发育延迟 常见于慢性肾衰竭、Crohn 病以及青少年特发性关节炎等。由于营养消耗、炎症因子增高和糖皮质激素的使用,常抑制生长激素和促性腺激素分泌,导致发育迟缓。此外,某些特殊贫血如地中海贫血等,由于铁质负荷增加,常引起 HH,严重病例性腺功能出现不可逆性损害,表现为 GnRH 注射后无法恢复促性腺激素的水平和脉冲。部分患者 MRI 显示有空泡蝶鞍综合征、垂体容量减小、垂体腺萎缩、垂体柄变薄、垂体和中脑有铁质沉着等。上述疾病往往在原发病典型的临床表现基础上,伴有青春期发育延迟表现。

（五）遗传性性发育延迟 一些遗传性疾病有各自的特殊临床表现,多数病例的遗传病因难以查找(见病例报告)。例如,β-地中海贫血患者的青春期发育明显延迟,经治疗后仍无明显改善。1 型多发性神经纤维瘤病(NF-1)伴生长激素缺乏症多与蝶鞍上区域损害有关,而真性性早熟与视交叉肿瘤的关系最大。NF-1 并发视神经胶质瘤的发生率约

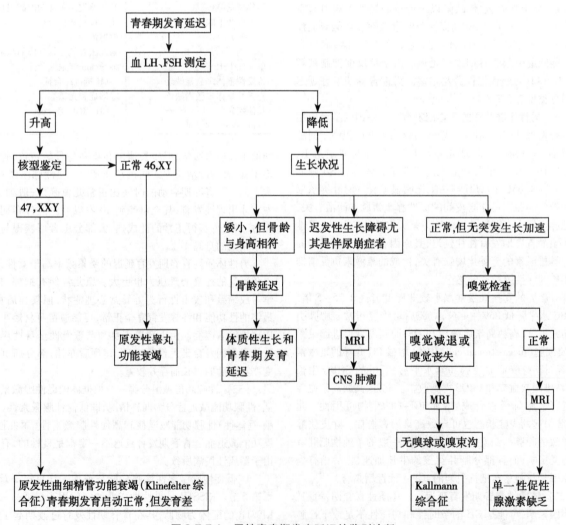

图 2-7-7-1 男性青春期发育延迟的鉴别诊断
CNS:中枢神经系统

17%,最常发生于起病后的 10 年内,但只有 20%~30% 出现症状。肥胖儿童的青春期发育延迟,而且其性质与体质性青春期发育延迟有所不同。器官移植儿童常伴有明显的青春期发育延迟。其他遗传性疾病引起的青春期发育延迟均易于鉴别,如囊性纤维化、脑水肿、Frasier 综合征(WT1 突变)、Worster-Drought 综合征、3A 综合征、Turner 综合征、Fröhlich 综合征、Laurence-Moon 综合征、Bardet-Biedl 综合征、Prader-Willi 综合征、Klinefelter 综合征和先天性肾上腺皮质发育不良伴性腺功能减退症等[21]。

【诊断与鉴别诊断】

男孩 14 岁仍无第二性征发育可考虑青春期发育延迟的诊断。患者生长迟缓,骨龄落后于实际年龄,身高比同龄儿童矮,青春期发育延迟者应进一步明确病因和分类。其中最主要的目的有两个,一是早期发现非典型的下丘脑-垂体-睾丸轴的器质性疾病;二是及早鉴别体质性 HH 与器质性 HH。男性青春期发育延迟的诊断和病因鉴别程序见图 2-7-7-1 和图 2-7-7-2,主要疾病的实验室检查结果及鉴别要点见表 2-7-7-4。

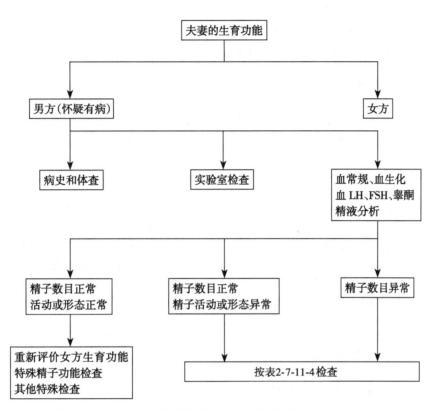

图 2-7-7-2　夫妻生育功能评价

表 2-7-7-4　青春期发育延迟的实验室检查与鉴别

疾病	身材	促性腺激素	LHRH 试验	性腺激素	DHEAS	核型
体质性 HH	矮小	青春期前	青春前	低至正常	与年龄比↓,与骨龄比正常	正常
低促性腺激素性性腺功能减退症						
单一性促性腺激素缺乏	无青春期生长	↓	青春期前水平或无反应	↓	与年龄比正常	正常
Kallmann 综合征	无青春期生长	↓	青春期前水平或无反应	↓	与年龄比正常	正常
特发性多垂体激素缺乏	矮小	↓	多无反应	↓	↓	正常
下丘脑-垂体肿瘤	生长障碍	↓	多无反应	↓	正常或下降	正常
高促性腺激素性性腺功能减退症						
Turner 综合征	生长发育障碍和身材矮小	↑	过度反应	↓	与年龄比正常	45,XO 或变异型
Klinefelter 综合征	正常或高身材	↑	过度反应	↓或正常	与年龄比正常	47,XXY 或变异型
家族性 XX 或 XY 性腺发育不全症	正常	↑	过度反应	↓	与年龄比正常	46,XX 或 46,XY

注:↑:升高;↓:下降;LHRH:黄体生成素释放激素;DHEAS:脱氢异雄酮硫酸酯

（一）HH筛查

1. **特发性HH** 详见第2篇第2章第5节。遗传缺陷导致下丘脑丧失合成和分泌GnRH能力，如引起的HH而不伴有嗅觉减退或丧失，称为特发性HH。频繁采集外周血液（每5~10分钟1次）测定LH，分析LH脉冲，可间接反映GnRH分泌脉冲，并用于IHH诊断。目前已发现有五种异常类型：①无脉冲式分泌：LH分泌脉冲和青春期前儿童一样，在IHH男性患者中最多见，约占3/4；②夜间睡眠时出现脉冲分泌：LH分泌脉冲类似青春期早期改变，但患者的睾丸较大或有早期青春期发育史，以后出现停滞，未能完成青春期发育过程，因而又称为青春期停滞型HH；③脉冲幅度低：小脉冲不足以兴奋Leydig细胞合成和分泌睾酮；④脉冲频率不足：只有正常人的一半左右[正常（12.0±1.1）次脉冲/24小时]，睾酮分泌有较大波动，在无脉冲期间睾酮下降，不能维持生殖器官和第二性征的发育；⑤正常LH脉冲分泌：基础LH分泌有正常脉冲，且GnRH诱导的LH脉冲分泌亦正常，但LH无生物活性，不能兴奋Leydig细胞分泌睾酮。

2. **低促性腺激素性性腺功能减退症** 详见第2篇第2章第5节。HH和CDGP的鉴别很困难。若FSH、LH和睾酮都非常低，则HH的可能性较大；若同时伴嗅觉丧失，可诊断为Kallmann综合征。随访观察，每隔半年作性激素测定，若发现FSH、LH和睾酮进行性增高，则可排除HH。若患儿在18~20岁FSH、LH和睾酮仍低，可排除CDGP。有人用睾酮100mg每月肌内注射进行诊断性治疗；4个月后发现，CDGP患者对睾酮反应较好，纵向生长速度从4.3cm/年增至11.2cm/年，睾丸增大明显，而HH者的反应差。

用GnRH激动剂刺激试验（GnRH-agonist test）或反复HCG刺激试验能很好地将HH和CDGP区分开来[22]。必须注意的是，青春期前正常人的LH细胞兴奋程度很小，血FSH增加0.5~2.0倍，正常成年男性血LH增加4.0~10倍，FSH增加0.5~2.0倍；正常成年女性血LH在卵泡期增加3.0~4.0倍，排卵前期增加3.0~5.0倍，黄体期增加8.0~10倍；正常成年女性血FSH增加0.5~2.0倍（与月经周期无关）。兴奋反应的程度达不到以上倍数可诊断为垂体LH/FSH储备功能减退。长期GnRH缺乏使垂体对GnRH的敏感性下降（垂体惰性），单剂GnRH不能鉴别下丘脑性或垂体性性腺功能减退症，必须进行GnRH静滴兴奋试验。即用GnRH 250μg静滴8小时（加入生理盐水250ml中）。正常人在静滴后30~45分钟，血LH上升（第1次上升反应），60~90分钟下降，在2~4小时内LH再次上升（第2次上升反应），维持约4小时。垂体本身疾病引起LH/FSH完全缺乏者无反应，LH/FSH部分缺陷者存在第一次上升反应，但第2次上升反应消失；下丘脑病变者无第一次上升反应，但有第2次上升反应（延迟反应）。长期下丘脑病变致垂体严重惰性者不出现延迟反应，必须再进行GnRH延长兴奋试验。

GnRH延长兴奋试验时，每日肌注GnRH 400μg（共5天），或每天静滴GnRH 250μg（8小时滴完，连续3天）。出现LH分泌反应提示为下丘脑病变。单独进行垂体LH/FSH储备功能检查时，以GnRH延长兴奋试验的结果较可靠。亦可每晚7~8时皮下注射GHRH（1.0μg/kg），连续7天，于第8天晚深睡时（入睡半小时后）抽血测GH。正常人的GH峰值

>7.0μg/L；峰值<5.0μg/L者需排除垂体惰性后方可诊断为垂体GH缺乏症；>7.0μg/L为延迟反应（下丘脑病变）。GnRH兴奋试验有助于本病的诊断。静脉注射GnRH 100~200μg或4小时内静脉滴注GnRH 240μg，本病患者血FSH无反应，LH在30分钟内稍升高，少数患者出现正常反应。反应较差或呈延迟反应者可隔日肌内或静脉注射GnRH 50~100μg，每日1次，连续3天，或2周后重复此试验，多可获得正常反应，血LH和FSH可升高至基础值的1.5~2.5倍。此外，特发性低促性腺素性功能减退症应与Kallmann综合征和颅中线结构不发育（如De Morsier综合征）鉴别。

3. **体质性青春期发育延迟** 诊断应相当慎重。首先应详细了解患者生长发育过程、嗅觉状况，有无慢性疾病、产伤史和异常妊娠分娩史。了解患者家族其他成员有无青春期发育延迟和嗅觉异常。然后，进行体格检查，测量患者身高、坐高、上部量和下部量；测量指距，与身高进行比较；确定有无乳腺发育和泌乳，测量睾丸和阴茎大小；检查嗅觉、视力及视野，排除Kallmann综合征和中枢神经系统肿瘤。有条件应跟踪记录至少半年以上。如仅个别项目发育差或年龄尚小，不要随便作出诊断，一般可继续追踪观察1~2年，每半年随诊1次，观察第二性征、外生殖器发育、LH、FSH、性激素、骨龄、身高、第二性征等。尤其要注意男性睾丸和女性乳腺的变化。如出现睾丸增大或乳腺发育，而且血睾酮或雌二醇逐渐升高，提示已经或即将启动青春期发育。疑有下丘脑-垂体病变时，特别是对于既有促性腺激素分泌不足，又伴有其他垂体激素分泌异常的患者测定骨龄，行头部CT或MRI，以排除中枢神经系统肿瘤等病变。一些遗传性疾病有各自特殊的临床表现，一般诊断无困难。如无法确定病因可行染色体分析和有关基因突变鉴定。

（二）特发性垂体性HH的诊断 特发性垂体性矮小症因下丘脑GnRH缺乏导致性幼稚，血LH和FSH低下。患者可表现为CDGP，但最终的性发育是正常的。GnRH分泌不足是最常见的神经内分泌疾病，可因下丘脑器质性病变或功能障碍引起。下丘脑分泌GnRH不足、GnRH受体异常或垂体分泌LH及FSH减少或缺乏，均可导致低促性腺素性功能减退症。由于患者下丘脑分泌GnRH的神经元缺如或数目减少与功能降低，或因GnRH基因异常导致血LH、FSH、睾酮（或雌二醇）降低。青春期发育延迟，性腺不发育，第二性征不明显。睾丸和阴茎均小，阴毛、腋毛稀少，喉结不明显，呈类阉割体型。性功能减退的程度轻重不一，但不伴嗅觉障碍，也无器质性颅内病变或垂体疾病。

【治疗】

青春期发育延迟的治疗因病因不同而异。一般认为，轻度延迟不必治疗，而重度者可用短程低剂量睾酮治疗，而GH和芳香化酶抑制剂的疗效仍未确定[23,24]。青春期生长障碍的主要治疗方法是生长激素、GnRH类似物（抑制青春期发育）和选择性芳香化酶抑制剂。芳香化酶抑制剂可抑制男性体内雄激素生成，新一代芳香化酶抑制剂，如阿那曲唑、来曲唑和依西美坦具有促进生长的良好作用。如能在最适窗口期合理使用，可治疗由于GH缺乏、特发性短小症、睾酮中毒症或其他原因所致的生长障碍[25]。

由于体质性青春期发育延迟男性在20岁后均能出现第

二性征发育,到成人时可完全正常,所以一般不需要进行医学干预[26]。

（一）青春期发育诱导治疗　　下丘脑脉冲性 GnRH 分泌增加启动青春期第二性征发育,女性雌激素增多诱导乳腺发育而男性雄激素增加导致睾丸生长和雄性化。低促性腺激素性性腺功能减退症的病因见表 2-7-7-5。

表 2-7-7-5　低促性腺激素性性腺功能减退症的病因

原发性/先天性性腺功能减退症
特发性性腺功能减退症
LHβ/FSHβ 突变
Kallmann 综合征
GnRH 受体突变
NR0B1 突变
GPR54 突变
转录因子突变(PROP1/LHX3/HESX1)
Prader-Willi 综合征
Laurence-Moon 综合征
CHARGE 综合征
下丘脑疾病
继发性/获得性性腺功能减退症
脑肿瘤
脑部放疗

当低促性腺激素性性腺功能减退症或青春期发育延迟患者缺乏自发性青春期发育时,可用药物诱导青春期发育。根据病因的不同,可采用不同的诱导治疗方法。

1. GnRH　　脉冲性 GnRH 刺激 LH 和 FSH 分泌,但刺激的程度有所差别,在不同剂量条件下,FSH/LH 比值变化不一致,但女性只在青春期发育的第二期 FSH 基础值和兴奋值达到最高。

Kallmann 综合征患者在使用脉冲(90～120 分钟)性静脉注射 GnRH 治疗后,引起脉冲性促性腺激素分泌,皮下注射亦能诱导分泌,所获得的促性腺激素曲线较平坦。一般来说,低促性腺激素性女孩不首选 GnRH 治疗,因为性腺类固醇激素可以诱导性征发育。低促性腺激素性男孩使用 GnRH 则获得较完全的性发育,睾丸增大,精子生成和雄性化,而雄性类固醇激素不能诱导睾丸发育。当达到精子生成功能后,用 HCG(1～2 次/周)可长期维持性发育。

2. 促性腺激素　　妊娠 20～25 周时,血清 LH 和 FSH 显著升高,继而下降;出生时降至最低值。出生后 1 个月内,LH 和 FSH 呈暂时性升高(女婴持续的时间长于男婴),继而 LH 和 FSH 分泌被完全抑制直至青春期发育前。青春期发育启动时,首先是夜间的 LH 分泌增加,继而 LH(脉冲频率和幅度均升高)和 FSH(因半衰期较长,脉冲数难以计数)均增加[27,28]。男性达到最佳 LH 水平需要 FSH 分泌的同步增加,因为 FSH 刺激 Leydig 细胞发育,而这些刺激抑制又由 Sertoli 细胞分泌。在女性,FSH 刺激卵泡发育生长,诱导 LH 受体表达,提高粒层细胞的芳香化酶活性。由于 LH 和 FSH 的作用是相互影响的,因此诱导青春期发育需要同时使用两种激素。男性低促性腺激素性性腺功能减退症必须使用促性腺激素才能诱导睾丸发育,而女性可单用雌激素达到诱导性发育目的,故并不主张使用促性腺激素诱导青春期发育,但可

用于排卵诱导治疗。

男性低促性腺激素性性腺功能减退症患者亦可用 HCG 诱导青春期发育或治疗隐睾症,但不适合用于先天性低促性腺激素性性腺功能减退症[29],起始量 1250～5000U 加 HMG 12.5～150U,每周肌注 3 次,HCG 的剂量需要根据睾酮水平进行调整,而 HMG 一并根据临床表现调整。影响诱导治疗反应主要因素是垂体激素缺乏种类、先天性低促性腺激素性性腺功能减退症和隐睾。纯 FSH 的剂量(75～100U)相同,亦需要与 HCG 同时使用。男性经过逐渐增加剂量的雄性类固醇激素诱导后,可刺激第二性征发育,但其实治疗应在达到骨龄 12 岁或实际年龄 14 岁后进行[30],并通常采用长效睾酮制剂(表 2-7-7-6),如经皮贴剂,避免使用口服制剂(如必须使用,需要每天 3 次给药)。

表 2-7-7-6　男性青春期诱导治疗

睾酮日用量
每 2 周肌注 25mg/m²
每 2 周肌注 50mg/m²
每 2 周肌注 75mg/m²
每 2 周肌注 100mg/m²
每 3～4 周肌注 250mg(成人剂量)

3. 性腺类固醇激素　　女性的诱导治疗效果与自发性青春期发育差别不大,17β-雌二醇或人工合成的炔雌醇用量需要每 6 个月增加 1 次,但可能因加速骨骺融合而影响最终身高[31-32]。

（二）体质性青春期发育延迟的治疗　　如果家属及患者强烈要求时可给予治疗,促进青春期的启动。治疗原则是:①男性>14 岁,并有明显的骨龄延迟;②一般用性激素或同化激素短期治疗或间断性促性腺激素治疗;③治疗时应避免骨龄超过身高的增长速度,一旦出现第二性征即停止治疗。

1. 促性腺激素　　对 CDGP 患儿可间断性用促性腺激素治疗。用 HCG 1000U/次,3 次/周,肌内注射,3 个月为 1 个疗程;或 HCG 5000U/次,3 次/周,肌内注射,共 3 周,然后停药 3～6 个月,观察睾酮及青春期发育变化,若不出现自发的青春期可以重复 1 个疗程,这种治疗对生长发育或睾丸功能均无损害。通常患儿在 1～2 个疗程后出现自发青春期发育。

2. 睾酮　　短期小剂量的性激素治疗能促进 CDGP 患儿的青春期启动。男性患儿一般从 14～15 岁开始口服十一酸睾酮(安雄),40mg/d,或十一酸睾酮注射剂或庚酸睾酮注射剂 100mg,每 4 周肌注 1 次,4 个月为 1 个疗程。疗程结束后,全面评价治疗反应。如果 1 个疗程结束后 3～6 个月自发的青春期仍不启动,可以给予第 2 个疗程治疗。如果 CDGP 的诊断无误,那么通常只需 1～2 个疗程的治疗即可达到目的(启动青春期)。当男孩骨龄达到 13 岁,在 1 年内青春期会启动。

3. 同化激素　　氧雄龙(17β-羟-17-甲基-2-1-5α-雄烷-3-酮)为睾酮衍生物,有较强的促进同化代谢作用和较弱的雄激素样作用。其加速生长和骨成熟效应与睾酮类似,但促进男性第二性征发育作用较弱。研究表明 12～14 岁的 CDGP 患儿口服氧雄龙每周 0.7mg/kg,共 6 个月,可提高 GH、IGF-1

和 IGFBP-3 的水平，明显加快生长速度，作用等同于庚酸睾酮 50mg/月，肌内注射，或 5mg/m²，共 6 个月[33]。

4. 芳香化酶抑制剂 对于身材矮小的男性 CDGP 患者，第四代芳香化酶抑制剂来曲唑联合雄激素治疗能加速生长，延缓骨成熟，提高患者的最终身高，并对血脂、转氨酶以及骨密度无不良影响。来曲唑用法为口服 2.5~5.0mg/d，可连续使用 12 个月。

（三）慢性疾病引起的青春期发育延迟治疗 严重慢性疾病的治疗重点在于加强营养，早期、有效地治疗原发疾病，必要时可配合同化激素治疗。但在治疗地中海贫血相关的青春期延迟时，可考虑用 HCG 2500U/m² 肌注，每周 2 次，连续治疗 6 个月，停药后一般可维持青春期发育，性腺功能损害严重者，需雄激素替代治疗[34]。

（四）颅内病变所致性发育延迟的治疗 颅内病变所导致的低促性腺激素性性腺功能减退患儿和伴低促性腺激素性性腺功能减退的性幼稚综合征如 Kallmann 综合征、Fröhlich 综合征、Laurence-Moon 综合征、Bardet-Biedl 综合征、Prader-Willi 综合征等，应先进行病因及对症治疗（包括垂体其他分泌不足的激素的补充治疗和靶腺激素的补充治疗如 GH、肾上腺皮质激素和甲状腺激素等），然后再给予 HCG 治疗（2000U/次，肌内注射，2 次/周），促进睾丸发育。当睾丸发育到接近正常大小（或应用 HCG 2 个月后）时，应加用 HMG 75U/次，肌内注射，3 次/周。经过治疗，大多数患儿生精细胞和睾丸 Leydig 细胞可增多，血清 FSH、LH 和睾酮升高，第二性征改善，精子生成增多，到生育年龄，部分患者有生育能力。在治疗期间，应每 3 个月复查性激素，如果血睾酮持续不上升，特别是到青春中晚期，身高已达正常高度时，血睾酮仍不上升，第二性征不出现，则改用睾酮替代治疗，可长期睾酮替代治疗以促进第二性征发育并维持第二性征，减轻患儿的心理、生理障碍。

对于下丘脑 GnRH 分泌不足所致的低促性腺激素性性腺功能减退患儿（包括 IHH 和 Kallmann 综合征等），还可采用 GnRH 脉冲泵治疗：每 2 小时给予 GnRH 25ng/kg，应用输液泵皮下注射治疗。GnRH 脉冲治疗可促进腺垂体分泌 FSH 和 LH，从而刺激睾丸 Leydig 细胞分泌睾酮和生精细胞产生精子，同时促进性器官的发育和成熟，常需半年以上连续治疗。此法效果较好，但需要一定的设备（微泵）。随着促性腺激素释放激素类似物（戈那瑞林等）的研发，GnRH 分泌不足所致的低促性腺激素性性腺功能减退患儿也可采用戈那瑞林脉冲泵方式治疗，即注入每天 10~12 次，每次 10~20μg（1 分钟内注入完毕）。疗程一般为 6 个月，可以重复进行。

（五）自发性青春期发育诱导 正常的青春期一般历时 4~5 年。青春期的雄激素治疗可促进躯体的线性生长和第二性征发育，有利于肌肉和骨发育，对个体的社会心理也有裨益。雄激素治疗适用于体质性青春期发育延迟、原发性或继发性性腺功能减退症。建议注射庚酸或环戊丙酸睾酮每月 50~75mg，并逐渐增至每月 100~150mg，最后改为每 2 个月注射 1 次，疗程一般需要 6~18 个月，直至下丘脑-垂体-性腺轴功能达到青春末期状态。性激素替代治疗的剂量应从小剂量开始，以避免骨骺过早闭合导致矮身材。约在 1 年后增至成人常规剂量。常用药物有：①十一酸睾酮胶囊，开始剂量为 120~160mg，每天 2 次，根据患者的反应可调整剂量。②十一酸睾酮注射剂，250mg 每 2~4 周肌注 1 次，主要根据用药后维持患者血清睾酮正常（或处于正常值低限）并保持良好的体力，决定用药间隔时间。③庚酸睾酮，200mg 肌注，约维持 20 天，用药后血清睾酮迅速升高，患者在 10 天内有不适感，并可能出现阴茎持续勃起。④丁酸睾酮，600mg 肌注，作用可维持 15 周。⑤甲基睾酮和丙酸睾酮的不良反应较大，不适合长期替代治疗。

（六）高促性腺激素性性腺功能减退和非 GH 缺乏性矮小症的治疗 对于高促性腺激素性性腺功能减退患者通常采用睾酮替代治疗，以促发和维持患者的第二性征，提高性功能和改善患者的精神状态，使患者有良好社会生活的适应能力。睾酮治疗参见低促性腺激素性性腺功能减退的治疗。非 GH 缺乏性矮小症的 GH 治疗尚无共识，GH 治疗可能要个体化[35]。如骨骺尚未融合，可试用 GH，但要严密观察病情变化，防止发生不良反应。如骨骺已融合，不主张滥用 GH 治疗。

【病例报告】

（一）病例资料 患者男性，23 岁，未婚。因青春期发育延迟 9 年，身材过高 5 年于 2014 年 8 月 11 日入院。患者足月平产，母亲无分娩时缺血缺氧和难产病史；母乳加辅食喂养，幼儿期生长发育正常，9 岁时智力检查无异常，15 岁仍无性发育，发声无改变，无体毛和阴毛生长，无遗精或晨间阴茎勃起。18 岁时 1 年由 150cm 突发长高至 160cm，以后每年均增高数厘米至 183cm。体力和记忆力差，无不耐热、多尿多饮病史，无晕倒、头痛，听力、嗅觉和视力正常。2014 年初测定血清 ACTH、皮质醇、FT₃、FT₄、GH 均降低，PRL 轻度升高。X 线照片显示腕骨骨骺未融合；垂体 MRI 称垂体缩小。无头部外伤放疗史，父母非近亲结婚。父亲身高 160cm，母亲身高 159cm，家族成员身高均低于 170cm。患者父亲的 1 个叔叔和 1 个表兄均在 20 岁后开始青春期发育，2 个姑姑的月经初潮年龄均超过 20 岁；其余 6 个家族一级成员的青春期发育正常。

体温 37.4℃，心率 70 次/分，呼吸 20 次/分，血压 106/64mmHg；身高 82.5cm，体重 75.9kg，BMI 22.79kg/m²，臂距 180cm，上部量 84cm，下部量 99cm。青春期发育前声调，皮肤白净，无痤疮、胡须、腋毛、胸毛，头颅无畸形，眼距正常，腭弓不高，嗅觉正常。双侧乳腺发育 Tanner I 期，甲状腺、肝脏和脾脏未扪及，脊柱四肢无畸形；睾丸<2ml，质地软，无结节，阴茎 2.5cm，阴囊无着色。Hb 110g/L，ALT 55.7U/L，AST 52.4U/L 血磷 1.77mmol/L，血钠 138mmol/L，TG 2.64mmol/L，HDL-C 0.76mmol/L。脑脊液压力 230mmH₂O，血糖 3.32mmol/L，Cl⁻ 121mmol/L，总蛋白 175.8mg/L，总细胞数和白细胞数正常。FT₄ 7.29pmol/L，TSH 2.69mU/L，FSH 0.18U/L，LH<0.10U/L，睾酮<0.025ng/ml，E₂ 18.35pmol/L，孕酮<0.03ng/ml，PRL 22.8ng/ml。8、16 和 20 时的血清 ACTH 分别为 9.5、7.9 和 8.1ng/L，相应时间点的皮质醇分别为 17.7、13.3 和 12.6nmol/L；DHEA 0.2ng/L，GH 1.03μg/L，IGF-1<25ng/ml，IGFBP-3 正常。24 小时尿游离皮质醇 38.5nmol/L。给予曲普瑞林（triptorelin，100μg/d）肌注 7 天，血清 LH（基础值和兴奋后 30~240 分钟值均<0.07U/L）和 FSH（基础值和兴奋后 30~240 分钟值均<0.03U/L）仍无反应，去氨加压素（desmopressin，10μg）静脉注射后的 ACTH 从基础值 12ng/L 升高至 30 分钟的 30ng/L，

胰岛素低血糖兴奋试验显示皮质醇从基础值 18nmol/L 升高至 30 分钟的 157.9nmol/L，但兴奋前后的 PRL（22.76 和 22.71μg/L）、GH（1.02 和 1.13μg/L）无变化。BMD 下降 40%；近视，视野和蝶鞍形态与大小正常，传导性听力轻度下降；Wechsler 成人智力测量正常。超声显示脂肪肝，前列腺和睾丸（左侧 14mm×7mm×14mm，右侧 15mm×8mm×12mm）缩小。腕关节 X 线显示骨龄明显延长（相当于 13 岁）；X 线片显示垂体窝体积正常，MRI 见垂体组织稍缩小，垂体柄如细丝状，神经垂体高密度影消失。

（二）病例讨论 本例有明显的青春期发育延迟家族病史，一级亲属中至少有 5 人存在类似的青春期发育障碍。由于非应激状态下的甲状腺、肾上腺皮质功能正常，患者无相应临床症状，但垂体功能兴奋试验证实患者的三个调节轴功能均异常，其中以性腺功能减退最为明显。根据临床表现、激素测定、影像特征和垂体贮备功能动态试验结果，本例可以诊断为先天性垂体发育不良所致的垂体功能减退症（继发性性腺功能减退症、继发性 GH 缺乏症、继发性肾上腺皮质功能减退症和继发性甲状腺功能减退症）。垂体发育不良引起 LH 和 FSH 缺乏，导致青春期发育延迟。在垂体功能减退症患者中，一般以 GH 缺乏和身材矮小为突出表现，本例虽然存在亚临床 GH 缺乏症，但身材反而因性腺类固醇激素严重缺乏而骨龄延迟，导致身材持续性增高。骨骼生长发育和骨骺成熟融合受多种内分泌激素和局部生长因子、细胞因子的调节，本例身材过高的确切原因主要与严重雄激素缺乏和继发性雌激素缺乏有关。因为男性雌激素抵抗综合征与雌激素缺乏症患者的身材可超过 2m，这些患者因继发性雌激素缺乏（血清雌二醇<10ng/ml），而骨龄延迟的程度一般停留在 14~15 岁水平。

本例的垂体发育不良病因多为遗传性垂体发育因子（尤其是 Prop-1）突变，其治疗相当困难，因为目前补充 LH 和 FSH 的措施缺乏，而 GnRH 类似物对此类患者无效，GnRH 刺激不能升高垂体促性腺激素的分泌，HCG 治疗可能促进睾丸 Leydig 细胞发育，但因睾丸曲细精管发育与精子生成必须有 FSH 的兴奋作用，因此需要同时给予 FSH 制剂。治疗可能失败的另一个原因是药物干预难以达到睾丸内高浓度的雄激素、生长因子和细胞因子水平，基于这些考虑，可以试用小剂量雄激素诱导其青春期发育。治疗期间评价疗效和青春期发育的指标是睾丸体积变化而非第二性征。如果患者要求尽量保留生殖功能，应忌用高剂量的外源性雄激素。大剂量外源性雄激素难以透过血-睾屏障，虽然第二性征会有明显改善，但睾丸的生精功能可能反而被抑制。

（肖新华）

第 8 节 睾丸退变综合征

睾丸退变综合征（testicular regression syndrome，TRS）是指胎儿早期正常睾丸（证据是含有盲端精索结构）发生萎缩甚至消失的一种临床现象[1]，其特点是睾丸组织纤维血管性结节伴含铁血黄素巨细胞浸润与营养不良性钙化（dystrophic calcification），10% 以下的患者留有残余的睾丸小管、曲细精管或生殖细胞。TRS 占男性的 1/1250，占隐睾患者的 35% 左右，占睾丸缺乏患者的 60% 以上。睾丸缺乏的定义是指阴囊、腹腔与腹股沟均不存在睾丸[2,3]，见于睾丸退变综合征或睾丸不发育综合征[4]。

【病因与病理生理】

一般认为，TRS 是出生前期或围生期血管血栓形成、扭转或内分泌疾病的后果[5-7]。睾丸下降不全时容易发生胎儿期睾丸扭转，因为在手术标本中发现有含铁血红素巨细胞浸润[8]，提示以前发生过静脉充血或出血。此外，胎儿期阴囊内睾丸创伤也是重要的危险因素[9]。与对侧正常睾丸相比，单侧 TRS 的发病可能主要与某些内分泌疾病相关，Y 染色体微缺失患儿存在米勒管结构，出生并发 TRS[10]，但相关的遗传因素未明[11-13]。

【临床表现】

根据残存睾丸结构的胚胎特征，可分为胎儿早期、中期和晚期 TRS 三种，TRS 可分为单侧或双侧，部分性或完全性 TRS，一般为发育不良女性体型（见文末彩图 2-7-8-1）。

【诊断】

临床上，单侧睾丸不能扪及时应想到 TRS、隐睾、可回缩性睾丸或睾丸不发育可能，输精管和精囊有助于鉴别，但确诊主要依赖于实验室与组织病理检查[14]。TRS 的诊断依据是在麻醉条件下，不能发现睾丸，且在残存的睾丸组织中找到盲端精索，末端常能发现一个纤维化结节；睾丸或睾丸旁结构纤维化、钙化和含铁血黄素沉着也是鉴定 TRS 的重要依据[15]。腹腔镜检查能确定 90%~95% 病例的诊断。患者发生恶性肿瘤的风险是正常人的 20~46 倍[16]，切除残余睾丸组织后，其风险仍然增高。

【治疗】

如何处理残存的睾丸组织仍有争论[17]。如果患者细胞学检查发现有染色体异常应早期切除。合并性腺功能减退者给予性激素替代治疗。

（汤怀世　肖新华）

第 9 节 雄激素不敏感综合征

雄激素不敏感综合征（androgen insensitivity syndrome，AIS）属于 46，XY 性发育障碍（DSD），是一组与雄激素受体缺陷有关的遗传性性发育障碍综合征的总称，属于 DSD 的范畴。雄激素在靶细胞作用过程的任何一个步骤发生异常都可引起雄激素的作用不完全和男性假两性畸形。临床上，主要包括雄激素受体缺陷症、5α-还原酶缺陷症、芳香化酶缺陷症和雌激素受体缺陷症四种。

【病因和发病机制】

（一）雄激素受体功能障碍类型 雄激素受体（AR）基因突变引起的 AR 功能障碍分为五种类型，雄激素敏感程度分级见图 2-7-9-1。

（二）AR 自然变异 选择性剪接（alternative splicing）是在有限基因数目的基础上增加其功能多样性的重要途径，但在病理情况下，可因各种原因导致选择性剪接过程失调。雄激素受体（AR）失活性突变引起雄激素不敏感综合征，而活化性突变导致前列腺癌。研究发现，AR 选择性剪接失调与前列腺癌及雄激素剥夺治疗抵抗密切相关。例如，正

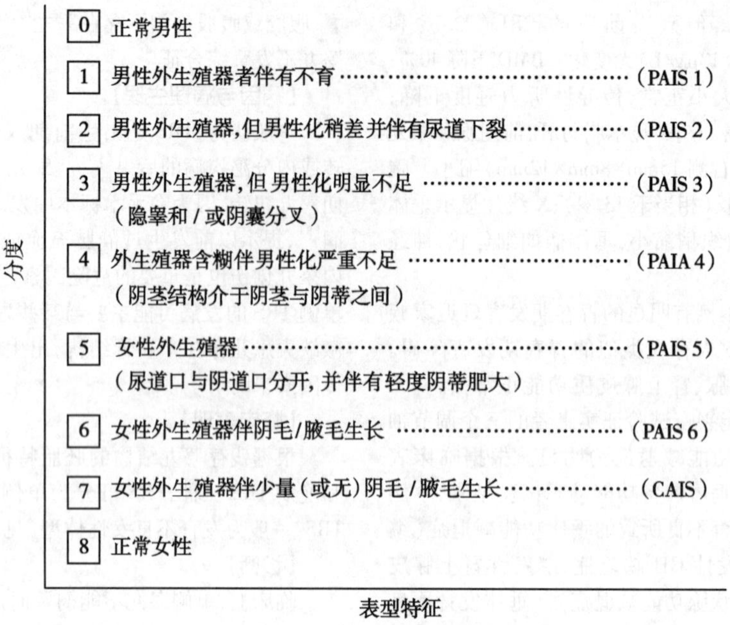

分度
0 正常男性
1 男性外生殖器者伴有不育 ……………………………… (PAIS 1)
2 男性外生殖器,但男性化稍差并伴有尿道下裂 ……………… (PAIS 2)
3 男性外生殖器,但男性化明显不足 ………………………… (PAIS 3)
(隐睾和/或阴囊分叉)
4 外生殖器含糊伴男性化严重不足 ………………………… (PAIA 4)
(阴茎结构介于阴茎与阴蒂之间)
5 女性外生殖器 ……………………………………………… (PAIS 5)
(尿道口与阴道口分开,并伴有轻度阴蒂肥大)
6 女性外生殖器伴阴毛/腋毛生长 …………………………… (PAIS 6)
7 女性外生殖器伴少量(或无)阴毛/腋毛生长………………… (CAIS)
8 正常女性
表型特征

图 2-7-9-1 雄激素敏感程度分级

常组织选择性剪接生成的 AR45 是 AR 信号的一种负性调节因子,而失活性 AR 变异体引起雄激素不敏感综合征。AR 分子量 110kDa,AR 基因、剪接 mRNA 和蛋白质结构与雌激素受体 α(ERα)、ERβ 及孕激素受体相似;男性的一个 AR 基因位于 Xq11-12。AR 外显子 1 编码 AR 的 N 末端结构域(NTD),其因(CAG)n 和(GGN)n 的多态性影响,长度变化较大;外显子编码 DNA 结合区(DBD)的第一个锌指结构,外显子编码第二个锌指结构,外显子 4~8 编码铰链区、11 个 α 螺旋区、C 末端(CTD)的配体结合区(LBD)转录活化功能区 2(AF2)、辅调节子结合界面。

AR 蛋白容易发生自然变异,变异后的受体活性不仅一致,AR45 是一种常见的自然变异(图 2-7-9-2 和图 2-7-9-3)外显子 1B 位于 AR 外显子 1 下游 22.1kb 处,剪接外显子 1 产生的 45kDa 受体异构体含有 DBD、CTD 和一种新的 7 个氨基酸序列 Met-Ile-Leu-Trp-Leu-His-Ser。AR45mRNA 可在心脏、肌肉、子宫、前列腺、肺部和乳腺表达(图 2-7-9-4)。AR45 与雄激素结合,定位于细胞核,能抑制全长 AR 的 NTD 活性。AR45 过表达负反馈抑制 AR 信号。雄激素受体基因的外显子 1B 剪接,生成雄激素受体 AR45mRNA 异构体;AR 基因和其外显子 AR45mRNA 编码 N 末端的短截蛋白,但这种蛋白仍含有正常的 DNA 结合结构域及 C 末端结构域。

(三)无功能 AR 变异 X 性连锁遗传性雄激素不敏感综合征是由于 AR 突变所致,AR 蛋白功能缺乏,并能抑制雄激素信号,产生完全性雄激素不敏感综合征(CAIS)或部分性雄激素不敏感综合征(PAIS)[1]。

1. 雄激素与 AR 结合障碍突变 主要发生于 4、5、7、8

A
1
2
3
4
5-8
AR Xq11-12
20kb
B
1.1kb 5′-UTR
2.7kb CRF
6.8kb 3′-UTR
外显子1
2 3 4 5 6 7
8
▼转录起始
* 转录终止
C
LBD/AF-2
919
Hinge
TAU-1
TAU-5
Zn Zn
1
538
627
NTD
DBD
CTD

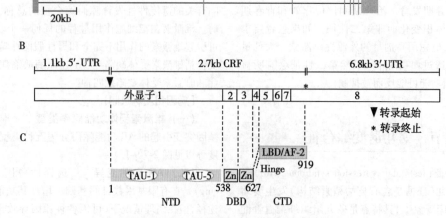

图 2-7-9-2 AR 基因-mRNA-蛋白质结构

A. AR 基因(Xq11-12)长 180kb;B. 正常 AR 基因外显子 1~8 生成 10.6kb 的 mRNA,5′和 3′端非翻译区(UTR)较大,开放阅读框架(ORF)2.7kb;C. AR 蛋白结构

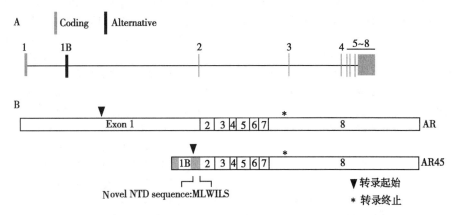

图 2-7-9-3　AR 基因外显子 1B 选择性剪接生成 AR45mRNA 异构体

A. AR 基因位点(1B)；B. AR45mRNA 编码 NH2-末端截断蛋白

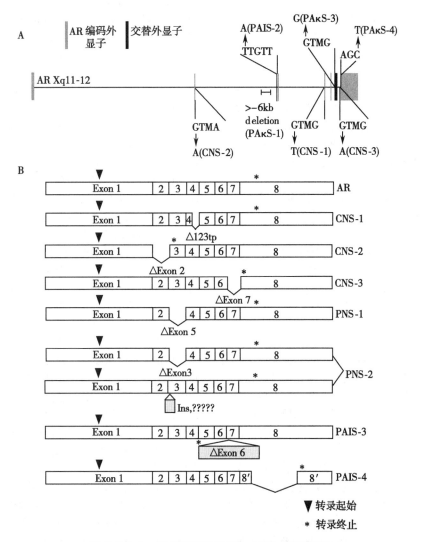

图 2-7-9-4　AR 基因突变干扰 mRNA 剪接方式

A. 引起 AIS 的 AR 基因突变位点；B. AR 基因突变干扰 mRNA 剪接

号外显子，其中以第 7 和第 8 号外显子的突变报道最多，多数患者表现为完全性睾丸女性化，少数患者表现为不完全性睾丸女性化，极少数仅表现为尿道下裂。

2. 雄激素-雄激素受体复合物与 DNA 结合障碍突变　主要发生于第 2 和第 3 号外显子，多数患者表现为完全性睾丸女性化，部分患者表现为不完全性睾丸女性化或伴有前列腺癌。

3. 受体蛋白分子截短突变　位于内含子/外显子接合点，这类突变发生率低（如第 8 号外显子的突变，AGC→

AGT),使转录的 DNA 截短 5kb,表达的 AR 蛋白链缩短,而且还伴有突变点后的若干个氨基酸的错义替代,患者多表现为不完全性睾丸女性化。

4. 配体特异性改变 这类突变(如 M807T 和 T877A)少见,但不一定发生在激素结合区,突变改变了 AR 与雄激素的结合性能,突变型 AR 与睾酮或二氢睾酮的结合亲和力差,但与孕酮及其他类固醇激素的结合亲和力反而很高。还有一类突变(如 N223K)可使 AR 对热不稳定,临床上可表现为男性不育症或部分性 AIS。

5. AR 后信号转导缺陷 在正常情况下,AR 的 N 端和 C 端存在相互作用,并对 AR 后的信号转导有调节作用。一些突变(如 M742V、F725L、G743V、F754L 和 M886V 等)使 AR 的 N 端与 C 端的相互作用异常,使患者仅有轻度 AR 功能失常的实验室表现,不引起完全型 AIS,在大剂量雄激素的诱导下,可使 AR 功能有所恢复。

(四)雄激素受体突变引起 46,XY-DSD 因为雄激素受体定位于 X 染色体,因而 AR 突变为 X-性连锁隐性遗传。已报道的 AR 基因突变位超过 600 个[1,2],涉及 AR 基因所有外显子,但大多数突变在 DNA 结合区和配体结合区;突变类型包括序列插入、提前终止编码、mRNA 剪接异常、单个碱基替代、缺失和框架移动等,其中外显子 2、3、7 和 8 的点突变最为常见,引起 46,XY-DSD(睾丸女性化)。具有 46,XY 染色体核型的男性胎儿在胚胎性发育中缺乏雄激素的作用,使中肾管及泌尿生殖窦不能分化为男性生殖管道而发育为女性表型。

【临床表现与诊断】

(一)临床表现 本病有家族发病倾向,但 1/3 患者无家族史。临床表现不均一。根据 AIS 的程度,46,XY-DSD 可分为完全型 AIS(完全性睾丸女性化,女性表型)、部分型 AIS(部分性睾丸女性化,外生殖器两性畸形)和混合型 AIS(不育男性)三类。但是,AIS 的雄激素敏感程度是一个连续的表型谱,部分性 AIS 还可以分出许多亚类[2-5]。但是,为了诊断方便,一般将 AIS 分为完全型睾丸女性化、部分型睾丸女性化和男性外生殖器伴不育三种类型。

1. 完全型睾丸女性化 纯合子(完全型睾丸女性化)患者的典型表现是染色体性别与外生殖器性别和/或社会性别完全相反。睾丸位于阴唇阴囊中或腹股沟处。男性婴儿具有阴蒂样小阴茎,会阴型或阴囊型尿道下裂。睾丸位于阴唇阴囊中或腹股沟处,无子宫和输卵管等。前列腺缺如或发育不良。附睾、输精管和精囊等分化良好。在出生时,往往被当作女性抚养。

2. 部分型睾丸女性化 约 1/3 的部分型睾丸女性化患者出生时为假的女性外阴(阴道尿道下裂与假阴道);约 1/3 为尿生殖窦存留,55% 伴盲管阴道,但也可仅表现为单纯性尿道下裂或盲管阴道。不完全性睾丸女性化是 AIS 的另一种类型,由于 AR 的不完全性缺陷,临床表现为外生殖器两性畸形,畸形的程度可因具体患者而异。典型病例出生时为男性外阴,但存在小阴茎、阴囊型或会阴型尿道下裂及隐睾等严重的男性化不全表现。附睾和输精管发育不全或正常,有盲管阴道,无子宫和输卵管。青春期阴毛、腋毛生长,男性乳腺发育,睾丸小,无精子生成。较轻的患者可仅表现为不育或小阴茎、分叶阴囊和尿道下裂;较重者有严重尿道下裂和

盲管阴道。如果在会阴部有依赖于雄激素的终毛存在,则为不完全性睾丸女性化,但量少于正常人。

3. 男性外生殖器伴不育 男性外生殖器伴不育患者的性功能和性行为及外生殖器正常,但精子生成和精子功能异常,缺乏生育能力。因为没有第二性征异常,故很难做出早期诊断,仅在婚后检查不育原因时才被发现存在 AR 基因突变,而雄激素的敏感性有轻度降低。

(二)46,XY-DSD 患者的外生殖器与体型开始男性化,可具相当程度的男性体型,骨骼粗壮,肌肉较发达,皮下脂肪少,出现喉结,嗓音低沉,阴茎增大,可勃起和射精。阴唇阴囊的皮肤出现粗的皱褶,且有色素沉着。但男性化发育不全,阴毛、腋毛和胡须稀少,两鬓发际不退缩,痤疮少见。除个别患者外,一般无男性乳腺增生,这是因为本病患者睾酮和 E_2 的产生率均正常,没有发生两者比例失调的结果。患者有射精,但精液量减少。染色体核型 46,XY,外生殖器为女性型,盲管阴道,无子宫和输卵管,睾丸位于腹腔、腹股沟管或阴唇内,无附睾和输精管。青春期出现乳腺发育,大小和正常女性相似,外阴也发育,但呈幼稚型,小阴唇发育差,阴蒂正常或稍小,无腋毛和阴毛生长或极稀少,无月经来潮。本病患者无生育能力。雄激素替代治疗可维持男性第二性征。异位睾丸,特别是位于腹腔内者易发生癌变,包括精细胞癌、性腺母细胞瘤、恶性胚胎瘤和恶性 Leydig 细胞肿瘤等[4]。故本病如长期未被确诊及治疗,睾丸可恶变。骨密度降低,但可达中等最终身高。

(三)46,XY-DSD 病例筛查 凡遇下列情况之一均应考虑 46,XY-DSD 可能:①新生儿外阴男女性别难辨或无睾丸;②青春期无月经来潮而外生殖器接近女性,阴毛和腋毛缺如或稀少,盲管阴道和无子宫等而染色体核型 46,XY;③睾丸滞留于腹股沟,伴或不伴发腹股沟疝,或睾丸在"大阴唇"或阴唇阴囊内;④外阴接近于正常男性,青春期有乳腺发育;⑤患特发性男性不育症或原因不明的男性乳腺发育;⑥血浆 LH 和睾酮增高(但在婴儿期可以正常);⑦性功能减退[5]。

1. 雄激素不敏感综合征 亦称完全性睾丸女性化,患者就诊的主要原因是青春期缺乏乳腺发育和月经。完全性睾丸女性化主要应与部分性雄激素不敏感综合征(PAIS)或 3 型 17β-羟类固醇脱氢酶(7β-HSD3)缺陷症鉴别。外生殖器两性畸形应与其他原因引起者鉴别。应对"腹股沟疝"女婴进行详细检查,因为 1%~2% 的完全型 46,XY-DSD(完全型 AIS)以"疝"为突出表现。在青春期,对原发性闭经女性体查时,要特别注意乳腺发育和阴毛分布状态,并详细检查外生殖器,排除 Mayer-Rokitansky-küster-Hauser 综合征(米勒管发育不全症),如仍未能诊断,则行染色体核型分析(karyotype analysis),并用 MRI 或盆腔 B 超对内生殖器进行探查。完全性完全型 46,XY-DSD 应与 Swyer 综合征、XY 完全型性腺发育不良鉴别,缺乏乳腺发育和身材短小为其特点。青春期完全性完全型 46,XY-DSD 患者的血睾酮和 LH 升高,常伴雌二醇升高(MRKH 综合征患者正常),此时必须行染色体核型分析或雄激素受体基因分析[6-9]。

完全性睾丸女性化、Reifenstein 综合征和 SRD5A2 缺陷症均有外生殖器两性畸形,其鉴别要点是激素分泌特点与分子病因,见表 2-7-9-1。

表 2-7-9-1　雄激素抵抗综合征的鉴别

鉴别点	完全性睾丸女性化	Reifenstein 综合征	SRD5A2 缺陷症
染色体核型	46,XY	46,XY	46,XY
遗传方式	X-连锁隐性遗传	X-连锁隐性遗传	常染色体隐性遗传
分子病因	AR 基因突变	AR 基因突变	SRD5A2 基因突变
外生殖器	女性型,盲管阴道	两性畸形	两性畸形
中肾管结构	通常缺如	遗传或发育不正常	正常
副中肾管结构	缺如或为遗迹	无	无
性腺	睾丸	睾丸	正常睾丸
表型	阴毛、腋毛稀少,青春期乳腺发育呈女性表型,原发性闭经	阴毛、腋毛减少或正常,青春期乳腺发育	青春期有部分男性化,无乳腺发育,体毛稀少,无颞额角发际退缩,前列腺发育不良
激素特点	LH 与睾酮和 E$_2$ 升高,FSH 正常或轻度升高,雄激素作用和代谢效应抵抗	LH 与睾酮和 E$_2$ 升高,FSH 正常或升高,对雄激素作用和代谢效应部分性抵抗	尿 C21 和 C19 类固醇 5β/5α 比值升高,HCG 兴奋后血浆睾酮,二氢睾酮升高,血浆 LH 中度升高,体内睾酮向二氢睾酮转化减少

注:AR:雄激素受体;SRD5A2:2 型 5α-还原酶;LH:黄体生成素;FSH:促卵泡激素;E$_2$:雌二醇

2. 部分性雄激素不敏感综合征　临床表现多变,女性表型可能仅有阴蒂肥大或阴唇融合,而男性表型者的阴茎较小、尿道下裂或隐睾(Reifenstein 综合征,OMIM312300)吴氏管部分或晚期发育。进入青春期发育后,LH 和睾酮升高,但雄性化不足,常伴有男性乳腺发育。

3. 轻度雄激素不敏感综合征　轻度雄激素不敏感综合征(MAIS)患者的外生殖器发育差,可合并冠状沟型尿道下裂和阴囊中线缝显著。青春期时发生男性乳腺发育,音调高尖,性毛稀少和阳痿;精子生成障碍、精液减少或不育,而睾酮和雌二醇明显升高[10-17]。

(四) 功能诊断

1. FSH 和 LH　血清 FSH 大多正常或轻度增高,但 LH 升高明显。注射 GnRH 后 LH 有过度反应,LH 和睾酮显著升高是 AR 基因突变致 46,XY-DSD 的必备诊断依据。AR 基因突变致睾丸女性化的诊断依据是:①女性体型,青春期乳腺发育良好,无阴毛和腋毛,无月经来潮,外阴发育不良;②盲管阴道,无子宫;③在大阴唇或腹股沟管内可触及睾丸;④LH 和睾酮显著升高;⑤染色体核型 46,XY,青春期前可作 HCG 兴奋试验,有助于本病的早期诊断;⑥确诊有赖于 AR 数目和功能测定,病因诊断可作 AR 基因突变检测[18]。

2. 血清睾酮和去氢异雄酮硫酸盐　血清睾酮和 DHEAS 可以分别认为是卵巢性和肾上腺性高雄激素血症的标志物,而二氢睾酮对诊断和鉴别诊断没有帮助,因为皮肤的皮脂腺含有丰富的 5-α 还原酶,可将睾酮转化为二氢睾酮合雄烯二酮。但是,二氢睾酮的终末代谢产物却是诊断高雄激素血症和多毛的良好标志物。

3. HCG 兴奋试验　适用于怀疑有 17β-羟类固醇脱氢酶(17β-HSD)缺陷患者与雄性化不足患者的诊断。方法:在 HCG 兴奋前后分别测定血清睾酮(T)与雄烯二酮(A)比值(T/A 比值),必要时延长 HCG 兴奋时间。据 Faisal 等报道,完全性 AIS 患者,基础和 HCG 兴奋后 T/A 比值分别为 0.4(0.1~8.0)和 4.5(0.5~16.7);部分性 AIS 分别为 0.7(0.1~15.0)和 3.9(0.3~20.5);睾丸发育不全或病变者分别为 0.4(0.1~5.6)和 0.6(0.1~3.6),兴奋后的 T/A 比值明显低于正常人。绝大多数 AR 突变所致 AIS 的 T/A 比值明

显升高,个别(4/84)<0.8,但延长 HCG 兴奋时间后,T/A 比值可升高。因此,在 46,XY 男性中,如果 HCG 兴奋后的 T/A 比值<0.8,应考虑 17β-HSD3 缺陷症可能(睾丸组织功能异常除外)。这一试验可用于 AR 或 17β-HSD3 基因突变分析前的病例筛选(应先排除睾丸病变)。

HCG 可刺激睾酮分泌,睾酮升高则可抑制性激素结合球蛋白的合成,使血液循环中这种蛋白降低。HCG-睾酮联合试验可用于评估睾酮的敏感性。该试验的原理是以注射睾酮后血中性激素结合球蛋白降低的百分率来评估细胞对睾酮的敏感性,方法是平衡试验。试验的第 1 天和第 4 天各肌注 HCG 2500U,同时在这之前采血测血清性激素结合球蛋白,于试验的第 7 天采血测血清睾酮,继而肌注庚酸睾酮 2mg/kg,于第 14 天再采血测血清性激素结合球蛋白,并与注射 HCG 之前所测基础值比较,计算出注射睾酮后性激素结合球蛋白下降的百分率。如下降率大于 80% 则为试验阳性。此试验对诊断青春期前而 AR 阳性患者有价值。AIS 因细胞对睾酮不敏感,故注射睾酮后,性激素结合球蛋白不下降,故试验为阴性。注射 HCG 的目的在于排除睾酮合成缺陷所致疾病。

(五) 病因诊断　一般采取外阴皮肤成纤维细胞进行体外培养,然后加入用氚标记的睾酮或二氢睾酮,测定受体结合容量和亲和力,以了解 AR 在量和质方面的改变;或取患者的外生殖器皮肤成纤维细胞培养,检查 AR 与雄激素结合情况。根据有无结合的结果可分为 AR 结合阳性和 AR 结合阴性两类。

1. 受体结合容量和亲和力测定　完全性睾丸女性化患者大多数为结合阴性,常见于 AR 配基结合区突变;单纯性男性不育症、尿道下裂或单纯性男性乳腺发育者 AR 结合多为阳性,常由于 DNA 结合区突变所致;部分性睾丸女性化者的 AR 结合试验结果可为阳性,亦可为阴性;即使表型为完全性睾丸女性化的患者,结合试验亦可为阳性。少数睾丸女性化患者雄激素与其 AR 的结合量和性质均无改变,这些患者可能存在受体后缺陷或对雄激素作用有重要影响的其他基因突变。

2. AR 功能测定　AR 的功能改变包括:①AR 亲和力减

低,表现在结合后易于离解,可测定离解常数(kd);②雄激素与AR结合后的复合物对热不稳定,反映在温度升高到42℃时,结合量则下降到37℃时所测结合量的20%以下[7];③用整体细胞或细胞核与用^{3}H-标记的睾酮或二氢睾酮温育,后者与核中特异性DNA结合量减少或缺如;④AR复合物不能外形变构而引起静电荷改变,使之不能与阴离子多的DNA结合;⑤AR与雄激素结合力下降,但与孕激素呈高亲和力结合;⑥分子筛色谱层板及ZD凝胶电泳图异常;⑦继发性SRD5A2活性下降。第2指(趾)/第4指(趾)长度比例(2D:4D)与产前的雄激素水平有关,胎儿期至成年期,该女性的比例大于男性,此与男性的AR多态性有关。雄激素不敏感综合征患者女性化,应用2D:4D发现,2D:4D降低提示产前有过雄激素的过度作用(图2-7-9-5)。

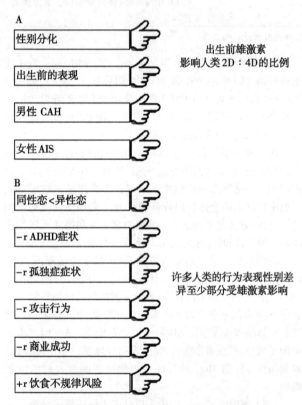

图 2-7-9-5 出生前雄激素水平影响第二和第四指(趾)长度比值
第二和第四指(趾)的长度比值(2D:4D)与出生前胎儿雄激素暴露水平相关,2D:4D比值也受性染色体和其他环境因素的影响

3. AR基因检测　能证明患者的AR基因突变。

(六)鉴别诊断　雄激素作用障碍的病因主要有四种:①雄激素受体基因突变;②2型5α-还原酶缺陷症(2型5α-还原酶基因突变);③CYP19芳香化酶缺陷症(CYP19芳香化酶基因突变);④雌激素受体缺陷症。因此,雄激素受体基因突变引起的外生殖器两性畸形与雄激素缺乏综合征必须与2型5α-还原酶缺陷症和CYP19芳香化酶缺陷症鉴别。

1. 2型5α-还原酶缺陷症　SRD5A2缺陷症于1961年首先由Nowakowski和Lenz报告,是一种常染色体隐性遗传疾病。人类有2种类固醇5α-还原酶(SRD5A),即SRD5A1和

SRD5A2。两者的氨基酸序列约50%相同,以NADPH为辅因子,催化睾酮转化为作用更强的二氢睾酮。SRD5A1由295个氨基酸残基组成,基因位于5p15,含5个外显子,在肝脏和非生殖器皮肤表达。SRD5A2由254个氨基酸残基组成,基因位于2p23,亦有5个外显子,主要在外生殖器皮肤和前列腺表达。睾酮通过弥散作用进入靶组织细胞,在胞质液中大部分睾酮被SRD5A转化为二氢睾酮,二氢睾酮与AR结合后进入细胞核,再与DNA受体结合,激活基因转录,合成特异性蛋白。在胚胎期,发育成男性外生殖器的生殖结节、生殖膨隆和泌尿生殖窦的胚胎细胞中有SRD5A2,而在中肾管细胞中则缺如,因此,决定男性外生殖器分化发育的雄激素主要是二氢睾酮。SRD5A2缺陷使睾酮不能转变为二氢睾酮,二氢睾酮缺乏使尿生殖窦和前列腺等依赖二氢睾酮的器官和组织发育发生障碍,致外生殖器不能发育成男性而呈两性畸形。

SRD5A2缺陷症是SRD5A2基因突变所致,有三种类型:①酶无活性;②酶不稳定,迅速被代谢;③酶活性降低和降解加速兼有。SRD5A2基因突变的类型很多,主要包括单碱基突变、单碱基插入和碱基缺失等。大多数患者为纯合子突变,少数为复合性杂合子突变。突变位点分布较广,遍及整个基因的5个外显子。造成SRD5A2活性缺乏的原因:①基因点突变造成酶不能与睾酮结合。②基因缺失,接合点突变和点突变形成提前出现终止信号阻碍了正常酶分子的合成。如418delT碱基缺失,导致移码突变,提前出现终止信号,产生截短的蛋白质。③点突变影响了酶的功能(如G196S、H231R),或酶编码基因以外的突变影响了酶基因的表达。SRD5A2缺陷症的临床表现差异很大,严重者,外生殖器为几乎正常的女性(核型46,XY),SRD5A2酶活性轻度降低者可能仅有男性外生殖器的某些缺陷或含糊,青春期时,有一定程度的雄性化,但无乳腺发育,从而促使患者由女性转向男性。

2. CYP19芳香化酶缺陷症　CYP19芳香化酶是催化C19类固醇激素转化为C18雌激素的最后催化酶。CYP19芳香化酶缺陷的女性有PCOS表现,男性化、女性青春期发育障碍、身材高大、血雄激素、LH和FSH升高;男性患者则表现为类阉割体型,骨骺融合延迟,高瘦身材,骨质疏松,生精功能障碍和不育学睾酮正常或升高,LH和FSH升高,而雌二醇降低。

3. 雌激素受体缺陷症因　α-雌激素受体基因突变,患者出现雌激素抵抗综合征,男性患者表现为高身材,骨骺融合延迟,高瘦身材,骨质疏松,但外生殖器正常,血睾酮、LH、FSH正常,应用特大剂量的雌二醇亦不能促进骨骺融合延迟和骨成熟。

以上三种雄激素作用障碍与雄激素受体基因突变的临床表现有许多相似之处,其鉴别诊断见表2-7-9-2。

4. 无睾症　个别男性由于遗传性或获得性因素引起无睾症(anorchia),因雌激素完全缺乏,患者没有第二性征发育,故其临床表现类似于完全型46,XY-DSD。

(七)治疗　治疗方案的选择取决于诊断时患者的年龄、外生殖器畸形的严重程度、外阴对雄激素刺激的反应以及患者和家属的意愿。本病的治疗取决于患者的年龄、外生

表 2-7-9-2 雄激素作用障碍综合征的鉴别

鉴别点	雄激素受体缺陷	5α-还原酶缺陷	芳香化酶缺陷	雌激素受体缺陷
病因	雄激素受体突变	5α-还原酶突变	芳香化酶突变	雌激素受体突变
男性患者	完全型 AIS 表现为原发闭经,女性体态,乳房发育但不成熟,阴毛腋毛稀少,盲端阴道,无宫颈和子宫	核型 46,XY,出生时阴茎小似阴蒂伴尿道下裂,男性内生殖器,睾丸位于两侧腹股沟或阴囊中	类阉割体型,骨骺融合延迟,高瘦身材,骨质疏松,生精功能障碍和不育	骨骺融合延迟,高瘦身材,骨质疏松,外生殖器正常
女性患者	–	–	青春期发育障碍,身材高大,血雄激素,LH 和 FSH 升高	–
血睾酮	升高	睾酮达正常男性水平,而二氢睾酮降低,比率增加	正常或升高	正常
血雌二醇	升高	正常	降低	升高
血 LH 和 FSH	LH 升高,FSH 正常或升高	LH 轻度上升	升高	正常

殖器畸形的严重程度以及手术纠正的难易程度和成功率。原则上应在青春发育期前作社会性别确定和外生殖器畸形矫正手术[19]。

1. 社会性别男性者 按男性抚养并做外生殖器整形。如果患者在儿童期确定诊断,一般应按男性性别抚养,同时应作外生殖器整形,包括将未下降的睾丸移入阴囊内、修补尿道下裂以重建阴茎尿道和关闭阴道开口。到 12~13 岁青春发育开始时,先给小剂量甲睾酮含服,每天 5mg,随着年龄的增大,甲睾酮剂量也逐渐增大到每天 25mg。由于甲睾酮可引起胆汁潴留和黄疸,故有人认为肌注环戊丙酸睾酮或庚酸睾酮为好,也应从小剂量开始,然后逐渐增加剂量。也可应用超生理剂量的睾酮,丙酸睾酮 5mg/kg,每天肌注 1 次;庚酸睾酮每周肌注 100mg 或十一酸睾酮 80mg/d,分 4 次口服。长期治疗可使血浆睾酮升高并超过成年男子正常值上限。二氢睾酮达到正常范畴,促进了患者的男性化,阴茎增大,阴毛、腋毛和胡须生长,精液量增加,性功能显著改善。大剂量睾酮治疗有一定疗效,说明 2 型 5α-还原酶仍有少量残余的活性。超生理剂量的睾酮长期应用的有效性和安全性尚需进一步观察。

2. 社会性别女性者 于青春期前切除睾丸并做阴道成形术。近年来,应用腔镜手术进行睾丸活检和睾丸摘除的效果很好[20,21]。待到 12~13 岁,则开始给予雌激素替代治疗,以促进患者乳腺及其他女性特征。不管是作女性或男性抚养,治疗都应维持终生,而且患者无生育能力。

【5α-还原酶缺陷症】

人类有两种类固醇 5α-还原酶(SRD5A),即 SRD5A1 和 SRD5A2(表 2-7-9-3)。两者的氨基酸序列约 50% 相同,以 NADPH 为辅因子,催化睾酮转化为作用更强的双氢睾酮(DHT)。SRD5A1 由 295 个氨基酸残基组成,基因位于 5p15,含 5 个外显子,在肝脏和非生殖器皮肤表达。SRD5A2 由 254 个氨基酸残基组成,基因位于 2p23,亦有 5 个外显子,主要在生殖器皮肤和前列腺表达。睾酮通过弥散作用进入靶组织细胞,在胞质液中大部分睾酮被 SRD5A 转化为 DHT,DHT 与 AR 结合后进入细胞核,再与 DNA 受体结合,激活基因转录,合成特异性蛋白。两种 5α-还原酶不可逆性催化类固醇的 Δ4-5 双键还原,即:3-氧-Δ4-类固醇+NADPH+H^+→3-氧-5α-二氢类固醇+$NADP^+$。

表 2-7-9-3 5α-还原酶的组织分布

器官	5αR1			5αR2			未定同工酶
	mRNA	P/IC	活性	mRNA	P/IC	活性	活性
代谢/心肺系统							
肝脏	H√/R√/M√	H√/R√	R√	H√/R×/M√	H√/R×		H√
脂肪	H√/R√/M√			H√/M×			R√
骨骼肌	H×/R√	H×	H×	H×/R×	H×	H×	
心脏/血管	R×			R×			H√/R√
肾脏	H×/R√	H×	H√	H×/R√	H×	H√	M±
肾上腺	H×/R√/M±	H×/R√	H√	H×/R√/M√	H×	H×	R√
肺脏	H√/R√/M√	H√	H√	H√/R×	H√	H×	
免疫系统							
脾脏	R√			R×			
单核/巨噬细胞	H√/M×			H±/M×			H√/R√/M√
淋巴细胞	H√			H√	H±		M√
胸腺	R√			R√			
骨骼							
软骨	R√		R:♂√/♀×	R×			
骨骼	H√			H√		H±	R×

续表

器官	5αR1			5αR2			未定同工酶
	mRNA	P/IC	活性	mRNA	P/IC	活性	活性
皮肤							
外生殖器皮肤	H√	H×		H√	H√		H√/R√
非外生殖器皮肤	H√			H±	H√		H√/R√
毛囊	H√	H√		H√			H√
汗腺	H√						
消化系统							
胃	R√			R×			
小肠	R√			R√			H√/R√
神经系统							
下丘脑	H√/R√/M√	H√/R√	R√	H×/R×	H×		R√
垂体	H×/R√	H×/R√	R√	H×/R×	H×		R√
丘脑	M√(G/g)	R√/M√(G/g)					R√
海马	H√/M×(G)/M√(g)	R√/M×(G)/M√(g)		H×			R√
大脑皮质	H√/R√/M×(G)/M√(g)	H√/R√/M×(G)/M√(g)		H×/R√			R√
延髓	M√	H√					R√
膝底体	M×	M×					
纹状体	M(G)√	M(G)√					
小脑	H√/M√(G)/M±(g)	H√/M√(G)/M±(g)		H×			R√
脊索	R√	R√		R√	R√		R√/M√
副神经节		R√					R√
嗅球	R√/M±(G)/M√(g)	R√/M±(G)/M√(g)					R√
眼	H√			H√			H√
生殖系统							
前列腺	H√/R√	H×/R√	H√/R√/M±	H√/R√	H√/R√	R√/M√	H√
睾丸	H×/R√	H×	M√	H√/R√		M×	M√
附睾	H√/R√/M√	H×/R√	R√/M√	H√/R√/M√	H√/R√/M√	R√	
输精管	R√		R√				H√/R√/M√
精囊腺	H×/R√	H×/R√	M×	H√/R√	H√/R√	M×	
卵巢	H√/R√/M√	H×	M×	H√/R×/M√	H×	H√	
阴道	H√/M√			H√/M√			R√
子宫	H√/M√	H√/M√		H√/M±			R√
胎盘	M√	H√/M√		H√			R√
乳腺	H√	H√		H√			H√/R√/M√

注:P:protein,蛋白质;5αR1:5α reductase type 1,1型 5α 还原酶;5αR2:5α reductase type 2,2型 5α 还原酶;H:human,人类;R:rat,大鼠;M:mouse,小鼠;√:present,存在;×:absent,缺乏;±:very low level,极低表达;IC:either immunocytochemistry or immunohistochemistry,免疫细胞化学或没有组织化学法;G:gamma aminobutyric acid,γ-氨基丁酸;g:glutaminergic neurons,谷氨酸神经元;PN:peripheral nerves,周围神经

(一)病因 SRD5A2 缺陷症是 SRD5A2 基因突变所致,有三种类型:①酶无活性;②酶不稳定,迅速被代谢;③酶活性降低和降解加速兼有。SRD5A2 基因突变的类型很多,主要包括单碱基突变、单碱基插入和碱基缺失等。大多数患者为纯合子突变,少数为复合性杂合子突变。突变位点分布较广,遍及整个基因的 5 个外显子。造成 SRD5A2 活性缺乏的原因:①基因点突变造成酶不能与睾酮结合。②基因缺失,接合点突变和点突变形成提前出现终止信号阻碍了正常酶分子的合成。如 418delT 碱基缺失,导致移码突变,提前出现终止信号,产生截短的蛋白质。③点突变影响了酶的功能(如 G196S、H231R),或酶编码基因以外的突变影响了酶基因的表达。

决定男性外生殖器分化发育的雄激素主要是双氢睾酮。在胚胎期,发育成男性外生殖器的生殖结节、生殖膨隆和泌尿生殖窦的胚胎细胞中有 SRD5A2,而在中肾管细胞中则缺如,因此,决定男性外生殖器分化发育的雄激素主要是双氢 DHT。SRD5A2 缺陷使睾酮不能转变为 DHT,DHT 缺乏使尿生殖窦和前列腺等依赖 DHT 的器官和组织发育发生障碍,致外生殖器不能发育成男性而呈两性畸形。

(二)诊断 睾酮/DHT 比值增大是 2 型 5α-还原酶缺陷症的最有力诊断依据,患者青春期后血清睾酮增高或正常,但 DHT 没有相应升高,睾酮/DHT 比值升高,可达 41±14(正常人 12±3)。一般认为,HCG 兴奋后的睾酮/DHT 比值的诊断意义更大些。患者 DHT 的基础水平降低,但一般不会低到测不出,个别患者还可达到正常范围的低限,这一现象的原因可能是 SRD5A2 的活性并没有完全丧失和/或 SRD5A1 产生了一定代偿作用。血浆睾酮和 DHT 比值(睾酮/DHT)高于正常(正常 12±3,患者 24±8),提示睾酮转变为

DHT 速率低于正常人，反映 DHT 产生量减少（正常人 DHT 的产生量为 383μg/d；患者 162μg/d），由此也可证明本病患者有继发性 SRD5A2 活性降低。血浆雌二醇为正常女性水平。正常人（103.6±37.0）pmol/L[（2.8±1.0）ng/dl]，患者（177.6±48.1）pmol/L[（4.8±1.3）ng/dl]。这是由于睾酮转变为雌二醇增多。

2 型 5α-还原酶缺陷症的诊断要具备的依据是：①46,XY 核型和口腔黏膜上皮细胞染色质为阴性；②出生后外生殖器呈两性畸形（小阴茎、盲管阴道、会阴型或阴囊型尿道下裂），在腹股沟或阴唇阴囊处可扪及睾丸；③血浆睾酮正常或稍低于正常，DHT 明显降低，睾酮/DHT 比值增大，注射 HCG 后两者比值进一步增大；④青春期有阴茎增大、阴唇阴囊皮肤出现皱褶和色素沉着以及第二性征发育，但较正常男性差，前列腺小；⑤精液量和精子活动率可正常，但精子数目减少；⑥培养的阴唇成纤维细胞 5α-还原酶活性低于正常；⑦一般青春期后的诊断比青春期前的诊断相对简单些。46,XY 男性假两性畸形有典型的临床表现，青春期出现进行性男性化，血浆睾酮达到正常成年男性水平，DHT 降低，睾酮/DHT 比值或尿 5β-ETI/5-AND 比值升高，即可作出诊断。

确诊的关键是证实血浆睾酮/DHT 比值升高，特别是注射 HCG 后[22,23]。方法：HCG2000U，隔日肌注一次，共 3 次，注射前后测定血浆睾酮和 DHT，本病患者注射后的血浆睾酮/DHT 比值显著高于正常同龄儿童，可达 75～64（正常人 3～26）。HCG 刺激后血浆睾酮/DHT 比值较基础水平两者的比值对诊断意义更大。SRD5A2 活性测定可以证实诊断。取阴唇阴囊处皮肤成纤维细胞在体外进行培养（pH 5.5），以测定其将睾酮转变为 DHT 的活性，结果以每小时 pmol/mg 蛋白表示。正常男性平均为每小时（30.6±43.6）pmol/mg 蛋白（范围为每小时 1～215pmol/mg 蛋白），本病患者为每小时 0.2～4.5pmol/mg 蛋白。病因诊断和分子诊断有赖于 SRD5A2 基因的突变分析。

（三）鉴别诊断 SRD5A2 活性降低可见于许多疾病，在完全性睾丸女性化、甲状腺功能减退症、Cushing 综合征、神经性厌食和急性间发性血卟啉病也可有继发性 SRD5A2 活性降低，根据这些疾病的临床特点不难鉴别。青春期前，本病应与其他原因引起的男性假两性畸形进行鉴别，包括：①先天性睾酮合成障碍，如肾上腺皮质中胆固醇裂链酶缺陷症（即引起先天性类脂质肾上腺增生）、3β-HSD、17α-羟化酶缺陷、17β-HSD 缺陷和 17,20 裂链酶缺陷症等。②性染色体异常所致男性假两性畸形，如 Y 染色体结构异常或 45,XO/46,XY 嵌合体等。③Y 染色体的微缺失，这是导致男性不育症和性腺功能障碍的重要原因之一[24,25]，患者的主要表现为精子生成功能减退，出现无精子症或少精子症，一般无 AIS 的其他表现[9]。④还应与 SRD5A2 缺陷鉴别。

雄激素作用障碍还可由 2 型 5α-还原酶缺陷、CYP19 芳香化酶缺陷或雌激素受体缺陷引起，应注意鉴别。雄激素作用障碍的病因主要有四种：①雄激素受体基因突变；②2 型 5α-还原酶缺陷症（2 型 5α-还原酶基因突变）；③CYP19 芳香化酶缺陷症（CYP19 芳香化酶基因突变）；④雌激素受体缺陷症。因此，雄激素受体基因突变引起的外生殖器两性畸形与雄激素缺乏综合征必须与 2 型 5α-还原酶缺陷症和 CYP19 芳香化酶缺陷症鉴别。

（四）治疗 普通睾酮及一般雄激素制剂对 5α-还原酶缺陷症无效，而二氢睾酮是治疗 5α-还原酶缺陷症的唯一有效药物。现已合成庚酸二氢睾酮（dihydrotestosterone enanthate, DHTE），一般用量为 200mg，每 4～6 周注射 1 次，可维持较高的血浆 DHT 水平。为了促进外生殖器发育，亦可局部使用 2.5% 的 DHTE 胶，每天 1 次，剂量 0.15～0.33mg/kg 体重。局部使用 DHTE 可使血浆 DHT 于 2～8 小时达到高峰，并使血浆 DHT 浓度维持在正常范围内，连续使用 3～4 个月后，阴茎生长 0.5～2.0cm。

【芳香化酶缺陷症】

CYP19 芳香化酶是催化 C_{19} 类固醇激素转化为 C_{18} 雌激素的最后催化酶。研究发现，雄激素对小梁骨的吸收抑制、脑组织行为性别差异的建立、血浆脂质谱、动脉硬化的进展、骨骺融合等作用，都与睾酮转化为雌激素的过程有关。患 CYP19 芳香化酶缺陷症的女性有 PCOS 表现，男性化、女性青春期发育障碍、身材高大、血雄激素、LH 和 FSH 升高；男性患者则表现为类阉割体型，骨骺融合延迟，高瘦身材，骨质疏松，生精功能障碍和不育，血清睾酮正常或升高，LH 和 FSH 升高，而雌二醇降低。

【雌激素受体缺陷症】

因 α-雌激素受体基因突变，患者出现雌激素抵抗综合征，男性患者表现为高身材，骨骺融合延迟，高瘦身材，骨质疏松，但外生殖器正常，血睾酮、LH、FSH 正常，应用特大剂量的雌二醇亦不能促进骨骺融合延迟和骨成熟。

（袁凌青）

第 10 节　5α-还原酶家族与性腺疾病

1951 年发现 5α-还原酶是类固醇激素代谢的关键酶，1968 年证明二氢睾酮是体内作用最强的雄激素，1974 年确定 2 型 5α-还原酶的生化性能及其突变病例。这些患者来自多米尼加，外生殖器畸形而内生殖器正常，因前列腺发育不良（约正常成年男性体积的 1/10 大小），因而从来不发生前列腺癌。至青春期，外生殖器可有部分雄性化，但性毛、痤疮和胡须稀少。血清睾酮的浓度较高，约 97% 与白蛋白或性激素结合球蛋白结合，有生物活性的游离组分仅占 3%，男性胎儿睾酮刺激吴氏管发育为男性内生殖器（附睾、输精管和精囊）促进性欲，声带增厚，同时促进骨骼肌、阴茎和阴囊生长发育。至青春期，睾酮启动精子生成[1,2]。细胞内的 5α-还原酶（5α-R）将睾酮转化为 DHT 才能与雄激素受体（AR）结合，DHT-AR 复合物进入细胞核，激活雄激素受体调节基因（androgen receptor-regulated genes, ARRG）转录。DHT 是男性胎儿前列腺和外生殖器发育的调节激素。出生后，痤疮、多毛、男性秃顶、良性前列腺增生（BPH）和前列腺癌与 DHT 的代谢相关[3]，尤其与 5α-R2 缺陷症的病因关系密切[4]。DHT 与 AR 的结合力比睾酮高 2～5 倍，诱导受体后信号传导的活性比睾酮高 10 倍以上[5,6]。

5α-R 有三种亚型（5α-R1-3）[7]；另外，突触糖蛋白 2（glycoprotein synaptic 2, GPSN2）和突触糖蛋白 2 样蛋白（GPSN2L）也具有 5α-还原酶功能。在体内，仅存在 5β-还原酶(5β-R),由其催化生成的 5β-异构体称为异 5β-二氢睾酮(epi-DHT)[8]。

【类固醇化合物家族】

类固醇为一组特殊的脂质物质,其骨架结构称为甾烷(gonane),含有 4 个环和 17 个碳原子,三个环己烷发病称为 A、B、C 环,并统称为菲体(phenanthrene),D 环为环戊烷环(cyclopentane ring)。典型的类固醇 C-10 位和 C-13 位含有甲基(-CH₃),C-17 位位烷基侧链(R),见表 2-7-10-1。雄激素为雄甾烷的 19 碳衍生物,17 碳位含有酮基(如脱氢异雄酮,DHEA)与雄烯二酮,或羟基(如睾酮和 DHT)。

表 2-7-10-1 类固醇化合物家族

分类	举例	碳原子数目
类固醇骨架	甾烷	17
雌烷类	雌二醇	18
雄甾烷类	睾酮	19
孕烷类	孕酮	21
糖皮质激素类	皮质醇	21
盐皮质激素类	醛固酮	21
胆烷类	胆酸	24
胆甾烷类	胆固醇	27

1931 年,Butenant 首次从 25 000L 成年男性尿液中分离出来的雄酮属于 5α-还原型雄酮;1935 年,Ernst Laquer 等分离出睾酮,1950 年代发现 5α-R 的疾病特点是能在 NADPH 的协助下,将脱氧皮质酮还原为 5α-还原型代谢物[9,10]。类固醇的 5α-还原使其更容易被进一步还原或糖脂化,降低与蛋白的结合能力、更高的亲水性与清除性。前列腺和外生殖器原基组织的 5α-还原酶活性最高,而吴氏管的活性很低[11,12],故 5α-还原酶活性缺乏时引起典型的假阴道-会阴阴囊-尿道下裂(pseudovaginal perineoscrotal hypospadias;亦称会阴阴囊尿道下裂,perineoscrotal hypospadia)。5α-R 存在 5α-R1(SRD5A1 基因编码)和 5α-R2(SRD5A2 基因编码)两种异构体蛋白[13];最近又发现第三种 5α-R(SRD5A3 编码)和具有 5α-R 活性的另外两种相关蛋白 GPSN2 与 GPSN2L(http://blast.ncbi.nlm.nih.gov/Blast.cgi)[8]。因此,5α-R 家族包括三种亚型 5 种异构体,即 5α-R1、5α-R2、5α-R3、GPSN2 和 GPSN2L,它们执行的功能基本相同。

【5α-还原酶功能】

5α-还原酶的作用底物是 3-氧(3-酮)、δ4,5C19/C21 类固醇[3-oxo(3-keto)、δ4,5C19/C21steroid],3-酮表示 C3 位的 C-O 双键,δ4,5 表示双键位于 C₄ 和 C₅ 之间;5α-还原反应(需要辅因子 NADPH 参与)属于空间特异性的不可逆性双键断裂,标准性的底物是睾酮、孕酮、雄烯二酮、异睾酮(epitesterone)、皮质醇、醛固酮和脱氧皮质酮。除睾酮外的其他类固醇化合物的 5α-还原反应可能主要与这些物质的降解和排泄有关,亦可能存在某些未知的生理功能[13,14]。正常人和妊娠期血液中的 5α-二氢孕酮(5α-DHP)浓度较高[15],而 5α-二氢皮质醇(5α-dihydrocortisol)存在眼房水中[16]。5α-二氢醛固酮(5α-dihydroaldosterone)与醛固酮不同,前者在肾脏生成,是一种强作用的抗钠利尿物质,限制钠摄入后期分泌增加[17]。5α-还原反应可表示为:底物+NADPH+H⁺→5α-底物

+NADP⁺。Uemura 等应用小分子干扰 RNA(siRNA)封闭 5α-R3 表达,前列腺癌细胞的 DHT/睾酮比值下降,提示具有抗前列腺癌作用。

先天性 5α-R3 缺陷引起常染色体隐性遗传性蛋白质 N-糖化障碍,首次报道的病例来源于阿拉伯联合酋长国,患者表现为智力障碍-小脑-眼缺陷[18]。相反,许多肿瘤细胞的 5α-R3 表达增加,前列腺癌细胞除 5α-R3 表达增加,5α-R1 表达也同时上调,而 5α-R2 表达降低 8。

5α-C19 类固醇促进肾脏合成红细胞生成素(erythropoietin),而 5β-C19 类固醇刺激肝脏合成血红素[19]。5β-R 调节胆酸合成,催化 7α,12α-二羟-4-胆固醇酯-3-酮转化为 7α,12α-二羟-5α-胆固醇酯-3-酮和 7α,12α-二羟-5β-胆固醇酯-3-酮。相反,5α-R 异构体的作用可能与 5β-R 拮抗[20]。GPSN2 家族分子具有 5α-R 活性,可能参与了脂肪酸链延长反应的调节[21]。

【5α-还原酶抑制剂】

根据 5α-还原酶-NADPH 复合物的特点,5α-还原酶抑制剂可分为类固醇性抑制剂和非类固醇性抑制剂三类:①与辅因子 NADPH 和底物同时竞争的抑制剂(双底物抑制剂,bi-substrate inhibitor)ONO-3805;②与底物竞争的抑制剂,如 4-,6-,偶氮类甾醇和 10-偶氮类甾醇,如非那雄胺(finasteride,MK-906)、度他雄胺(dutasteride,GG745)、4-MA、妥罗雄脲(turosteride)、MK-386、MK-434 和 MK-963;其中,非那雄胺与度他雄胺的比较见表;③非竞争性抑制剂,如爱普列特(episteride)[22]。非那雄胺与度他雄胺的差异见表 2-7-10-2。

表 2-7-10-2 非那雄胺与度他雄胺的比较

鉴别点	非那雄胺(finasteride)	度他雄胺(dutasteride)
家族	类固醇 5α-RI(4-氮杂类甾醇)	类固醇 5α-RI(4-氮杂类甾醇)
5α-R1/2/3 的 IC₅₀(nM)	360/69/17.4	7/6/0.33
FDA 批准的临床应用	男性雄激素性脱发 良性前列腺增生	良性前列腺增生
治疗剂量	男性雄激素性脱发 1mg/d 良性前列腺增生 5mg/d	0.5mg/d
半衰期(T₁/₂)	6~8 小时	5 周
对 DHT 的抑制作用	降低 DHT 71%	降低 DHT 95%
DHT 下降	不适当降低 DHT 97%~99%	

【5α-R 相关性疾病】

(一)5α-R2 缺陷症 5α-R2 基因突变引起假阴道-会阴阴囊-尿道下裂(pseudovaginal perineoscrotal hypospadia)[23]。5α-R 促进胎儿的泌尿生殖窦、外生殖器原基和前列腺分化,但吴氏管、附睾、输精管和精囊无 5α-R 表达,因此,睾酮和 DHT 在男性的胚胎性腺发育中起了不同的选择性作用。睾酮主要介导吴氏管发育,而 DHT 促进外生殖器和前列腺的分化与发育。

5α-R2 缺陷症因 5α-R2 活性不足,睾酮不能转化为 DHT。目前已经有 50 多种报道,大多数为常染色体隐性遗

传。46,XY 患儿出生时内生殖器(吴氏管、附睾、输精管和精囊)结构正常,但外生殖器如女性,阴茎小如肥大的阴蒂,大阴唇融合,泌尿生殖窦分为尿道和阴道两个开口,阴道短而呈盲端。睾丸位于阴唇、腹股沟管或腹内(详见病例报告)。前列腺发育不良(约为正常成人的 1/10 体积),直肠指检不能扪及,超声和 MRI 检查仅见原基型结构。前列腺活检显示为纤维结缔组织和平滑肌,缺乏上皮组织(无前列腺发育)。血清 PSA 降低或检测不到;使用 DHT 后,前列腺增大。至青

春期,由于睾酮明显升高的代偿作用和皮肤 5α-R1 或 5α-R3 正常表达,这些患者可出现男性体型,性欲正常,外生殖器部分雄性化,声调变沉,肌肉较发达,阴茎增长增粗且伴有夜间勃起,精子生成和生育可正常,但性毛与胡须稀少。血清睾酮、LH 和 FSH 升高,经 HCG 刺激后睾酮/DHT 比值进一步升高,DHT 降低,但睾酮和 DHT 清除率正常;尿 C19 和 C21 的 5α-还原代谢物以及葡萄糖醛酸-3α-雄烷二醇下降而 5β/5α 代谢物增高(表 2-7-10-3)。

表 2-7-10-3　青春发育期后 2 型 5α-还原酶缺陷症的特点

病例编号	年龄(岁)	核型	临床表现	TV(ml)/TW(g)	FSH(U/L)/(xULN)	T(ng/ml)	T/DHT	SRD5A2	组织检查
1	14	46,XY	女,PA,隐睾	7/-	20.0/(2.0)	3.6	36	-	SGA
2	16	46,XY	女 PA/PPH 阴蒂肥大 隐睾	-	38.3/(5.0)	-	-	-	PST(1%) SGA(25%) SCO(60%)
3	16	46,XY	女 PA,PPH,4cm 阴蒂 隐睾	3/15.5	1.0/(0.5)	5.8	29	-	SCA SGA SCO
4	16	46,XY	女,PA,PPH,3cm 阴茎,隐睾	11/22	4.5/-	11.4	34.5	-	正常
5	16	46,XY	女,PA,隐睾	-	8.7/(1.0)	9.0	225	-	SGA
6	17	46,XY	女,PA,PPH,3cm 阴茎	3/-	20/(1.0)	7.2		-	SCO
7	18	46,XY	女,PA,PPH,3cm 阴茎	3/-	56/(3.1)	6.8		-	SCO
8	18	46,XY	女,PA,PPH,1.5cm 阴茎	15/-	5.5/(1.1)	10	39	-	正常
9	18	46,XY	女,PA,PPH,阴蒂肥大,隐睾		9.0/(1.3)			-	PST(10%) SCO(90%)
10	18	46,XY	女,PA,PPH,阴蒂肥大		13.0/(2.0)			-	PST(4%) SCO(96%)
11	25	46,XY	女,PA,PPH,3cm 阴茎	-	-	11	42	-	正常
12	35	46,XY	女,PA	8/-	32.0/(3.2)	6.7	33.5	-	SCO
13	45	46,XY						-	正常
14	65	46,XY	男,尿道下裂,6cm 阴茎,隐睾		40/(4.0)	5.9	38	-	SCO(100%)
15		46,XY						-	正常
16	17	46,XY	女,PA,PPH,阴蒂肥大,隐睾	9/8	14.5/(2.0)	7.2	45	Gly115Asp	PST(8%) SCO(92%)

注:TV/TW:睾丸体积(ml)/睾丸重量(g);xULN:ratio between the measured value and the upper limit of normal for the corresponding FSH assay,测得值/正常 FSH 上限值比值;T/DHT ratio:testosterone/dihydrotestosterone ratio,睾酮/二氢睾酮比值,诊断 2 型 5α-还原酶缺陷症的切割值定为 10;PA:primaryamenorrhoea,原发性闭经;PPH:poseudovaginalperineoscrotal hypospadias,假阴道-会阴阴囊尿道下裂;SGA:spermatogenic arrest at the level of spermatogonia,精原细胞水平的精子生成静止;PST:prepubertal seminiferous tubules,青春期发育前曲细精管;SCA:spermatogenic arrest at the level of spermatocytes,精母细胞水平的精子生成静止;SCO:Sertoli cell only,纯 Sertoli 细胞综合征

(二)良性前列腺增生症　良性前列腺增生症的发生、发展与雄激素和 5α-R 活性密切相关[24],5α-R2 缺陷症患者不发生良性前列腺增生症,而 5α-R 抑制剂可预防之[25]。

(三)前列腺癌　非那雄胺和度他雄胺可预防和治疗前列腺癌[26,27]。前列腺癌预防研究(Prostate Cancer Prevention Trial,PCPT)对 19 000 男性观察 7 年,非那雄胺(5mg/d)可降低前列腺癌风险 25%。低价格的度他雄胺前列腺癌事件研究(REDUCE),观察了 8122 例患者的 2 年和 4 年疗效。PCPT 与 REDUCE 的比较见表 2-7-10-4。

(四)5α-还原酶相关性皮肤病　皮肤组织的 5α-R 将

睾酮转化为 DHT,后者促进毛囊和皮脂腺生长。雄激素过多引起多毛、痤疮和秃顶[28]。在青春期男性中,雄激素突发分泌抑制毛囊生长,遗传易感者可发生男性雄激素性秃顶。女性雄激素过多则引起脱发,但因发病机制和病变过程与男性不同,称为女性型脱发(female pattern hair loss)。另一方面,如果雄激素过多引起终毛过多生长则导致多毛症,其毛发分布如同男性[29]。青春期痤疮是雄激素突发分泌增加对皮脂腺的刺激所致[30]。

女性雄激素相关性皮肤病变(秃顶或痤疮等)均伴有毛囊的 5α-R 活性增强[31,32],5α-R 抑制剂有一定治疗作用,但

表2-7-10-4 PCPT研究与REDUCE研究的结果比较

研究内容	PCPT	REDUCE
研究时间	7年	4年
前列腺癌风险	较低	较高
病例数	随机对象18 882例 完成研究者9060例	随机对象8122例
年龄	≥55岁	50~75岁
研究前血清PSA	≤3.0ng/ml	2.5~10ng/ml
研究前列腺活检	无	6~12分
研究后终点活检	第7年	第2年和第4年
研究后终点活检计分	≥6(6分占80%)	10(活检率83%)
前列腺癌风险降低率	25%	23%
Gleason计分≥7的前列腺癌发生率	对照组增加26%	相同(6.7%和6.8%)
Gleason计分≥8的前列腺癌发生率	对照组增加91%	4年时相同(0.9%和0.6%)

经典的抗雄激素药物醋酸环丙孕酮或螺内酯不同,5α-R抑制剂不能抑制睾酮分泌及其作用。

非那雄胺和度他雄胺可分别降低头皮DHT64%和51%[33,34],治疗6个月以上后,可明显增加男性秃顶患者的头皮毛囊数目,但此类药物不能用于女性秃顶治疗(致畸)[35],如果不考虑生育问题,可应用5α-R抑制剂非那雄胺治疗女性多毛[36,37]。

【病例报告】

(一)病例资料 患者社会性别女性,14岁,因外生殖器异常14年入院。患者于1999年9月19日出生,第一胎足月顺产,出生体重7.6kg,分娩无窒息,出生时外生殖器为"女性型",母乳喂养8个月。幼儿活动较同龄女孩多,肌肉较发达,身材较高。因14岁月经未来潮就诊,彩超未显示子宫,血清PRL 12.22ng/ml,FSH 26.5mU/ml,LH 7.85mU/ml,E₂ 27.78pg/ml,孕酮0.523ng/ml,睾酮4.26nmol/L。染色体46,XY。既往史无特殊。父母非近亲结婚,父亲身高170cm,母亲身高160cm。否认家族性遗传病史。患者母亲于妊娠1~2月患"感冒"服药,否认毒物接触史,未服避孕药。患者10岁时体重较同龄女孩重,12岁身高明显增高。初中毕业,成绩优良。

体温36.5℃,脉搏91次/分,呼吸20次/分,血压119/66mmHg,身高171cm(预计遗传身高158.5~171.5cm)。体重71.6kg,BMI 24.5kg/m²,腰围88cm,臀围101cm,腰臀比0.87,上部量88cm,下部量83cm,指间距170.5cm。甲状腺无肿大,四肢肌力、肌张力正常。颜面及背部散在痤疮,上唇小须,嗓音低沉,未见喉结,无腋毛,双侧乳腺发育Tanner 0期,乳晕周围散在毛发。阴毛呈倒三角形,浓密,色黑,卷曲,女性外阴Tanner 5期,大阴唇肥厚,"阴蒂"肥大,长1cm,尿道开口于"阴蒂"下(见文末彩图2-7-10-1),肌肉发达。尿红细胞0~2/HP。肾功能、肝功能、血脂、甲状腺功能、电解质正常;尿酸486.0μmol/L。OGTT显示空腹血糖4.24mmol/L,60分钟血糖5.81mmol/L,120分钟血糖3.51mmol/L。性激素检测结果提示高雄激素血症(表2-7-10-5),硫酸脱氢表雄酮1.5mg/L。血清25-(OH)D 36nmol/L。PRA 1107ng/(L·

h),醛固酮219ng/L。8、16和24时血清皮质醇分别为176.6、398.1和8.8nmol/L,8时和16时血清ACTH分别为14.0和67.4ng/L;17-OHP 1.05ng/ml;尿游离皮质醇211.8nmol/24h。HCG兴奋前后测定的血清睾酮、双氢睾酮与性激素结合球蛋白提示睾酮/双氢睾酮比值增高(表2-7-10-6)。彩超显示双侧腹股沟区隐睾,未见子宫及附件,双乳腺未见腺体。肾上腺CT未见异常。双手平片可见腕骨八个骨化中心,双侧尺桡骨远端骨骺接近完全闭合。

表2-7-10-5 性激素检测结果

日期	LH (U/L)	FSH (U/L)	PRL (μg/L)	E₂ (nmol/L)	睾酮 (nmol/L)	孕酮 (μg/L)
2013-07-18	7.85	26.5	12.22	0.110	4.26	0.52
2014-06-12	7.340	22.28	19.48	0.100	13.35	0.51

表2-7-10-6 HCG兴奋试验结果

时间	睾酮 (nmol/L)	双氢睾酮 (pg/ml)	性激素结合球蛋白 (nmol/L)
-15分钟	14.28	90.77	12.6
0分钟	15.94	86.17	12.4
24小时	23.68	127.67	13.1
48小时	35.20		
72小时	37.93		

(二)病例讨论 本例诊断为46,XY性发育障碍(5α-还原酶缺陷症)伴低维生素D状态和高尿酸血症。2型5α-还原酶缺陷症患者外生殖器畸形而内生殖器正常,因前列腺发育不良。青春期外生殖器可有部分雄性化,但性毛、痤疮和胡须稀少,血清睾酮浓度高。睾酮/DHT比值增大是2型5α-还原酶缺陷症的最有力诊断依据[38],患者青春期后血清睾酮增高或正常,但DHT没有相应升高,睾酮/DHT比值升高。一般认为,HCG兴奋后的睾酮/DHT比值的诊断意义更大。进一步诊断应培养阴唇成纤维细胞,测定5α-还原酶活性(低于正常)、测定睾酮/DHT比值或尿5β-ETI/5α-AND比值(升高),分子病因诊断有赖于基因突变分析。

(肖新华 刘媛)

第11节 男性性腺功能减退症

成年男性的性腺功能主要包括睾丸的生精功能和睾酮的分泌功能,两种功能相辅相成,并分别由Sertoli细胞和Leydig细胞完成。男性性行为(如性欲和阴茎自发勃起)主要与神经调节和睾酮水平有关。此外,睾酮还可影响脂质代谢、增加红细胞数量、刺激生长激素分泌而引起青春期的骤长以及促进骨形成而导致骨骺融合。

男性性腺功能减退症(male hypogonadism)亦称为雄激素缺乏综合征(androgen deficiency syndrome)、睾酮缺乏综合征(testosterone deficiency syndrome)、老年男性雄激素缺乏症(androgen deficiency in the ageing male,ADAM)、男性更年期(male andropause)、迟发型性腺功能减退症(late-onset hypogonadism)或老年男性部分性雄激素低下症(partial androgen decline in the ageing male,PADAM),但这些术语所包含的内

容和强调的重点并不一致。在一般情况下，男性性腺功能减退症是指下丘脑-垂体-睾丸轴因各种原因引起睾丸的两种主要功能分离，即分泌生理水平睾酮的功能低下（雄激素缺乏）而生精功能（精子数目）正常的临床综合征（美国内分泌学会），美国临床内分泌医师协会（AACE）和其他国际性学会对男性性腺功能减退有不同定义，但其共同目的都是试图将男性性腺功能减退症（需要治疗）与自然衰老所致的睾丸功能减退（不需要治疗）分开，而性腺功能减退症一般仅指任何原因引起的低睾酮血症，而不考虑其生精功能和性行为是否正常。不过，这只是理论上的定义，在实际病例中，睾丸的三种功能是密切联系的。本节重点介绍与下丘脑-垂体-睾丸轴功能紊乱和相关激素分泌失常的男性性腺功能减退症。

【男性性腺功能调节】

婴儿和儿童期的 Sertoli 细胞十分活跃，AMH 是评价青春期发育前 Sertoli 细胞活性与数目的良好指标，此时不需要刺激试验诊断睾丸功能减退。胎儿期至青春发育中期，血清 AMH 较高，FSH 促进而睾酮抑制 AMH 分泌。无睾症患者测不到 AMH，原发性或中枢性性腺功能减退症患者降低；相反，单纯性 Leydig 细胞病变（如 LHβ 突变、LH/HCG 突变、类固醇生成酶缺陷等），血清 AMH 正常或升高。在青春发育

期，中枢性性腺功能减退症患者，由于缺乏 FSH 的刺激，AMH 降低，但是相对于年龄来说，仍是升高的；此说明即缺乏睾酮对 AMH 的抑制效应。FSH 治疗升高 AMH，而 HCG 增加睾酮分泌，降低 AMH 水平[1]。

与胎儿期、青春期和成年期相比，青春期发育前的生理性低促性腺激素性性腺功能低下状态，但是睾丸的 Sertoli 细胞却行动活跃，Sertoli 细胞增殖，睾丸体积增大（1 岁前 $0.5cm^3$，10 岁时约 $1.5cm^3$）。

随着青春期发育启动，首先是睾丸内的睾酮水平升高，继而血清睾酮上升，而 AMH 下降，Sertoli 细胞成熟，细胞增殖停顿，下调 AMH 表达，睾丸体积>4ml。此后，睾丸体积增加至 15~25ml，主要是由于生殖细胞增殖所致，其增殖量取决于睾丸内的睾酮浓度与正常 Sertoli 细胞的雄激素受体功能。

【病因和分类】

（一）男性性腺功能减退症分类 见表 2-7-11-1。成年男性性腺功能减退症是指睾丸功能衰竭状态，表现为雄激素缺乏和/或生精功能减退，但是经典的男性性腺功能减退症并不包括 Sertoli 细胞功能状况。而且青春期发育前男孩的 Sertoli 细胞活跃，而睾酮分泌与精子生成均被抑制，因此男性性腺功能减退症只能用 Sertoli 细胞功能来评价。

表 2-7-11-1 男性性腺功能减退症分类

时期	中枢性性腺功能减退症	
胎儿期（2/4~3/4 期）	IHH，多种垂体激素缺乏	Leydig 细胞 LH-β，Sertoli 细胞 FSH-β 突变
儿童期	甲减，高 PRL 血症，中枢神经肿瘤，Langerhans 细胞组织细胞增生症	无
围青春期	功能性中枢性性腺功能减退症，神经性厌食，甲减，高 PRL 血症，中枢神经肿瘤，Langerhans 细胞组织细胞增生症	无

时期	原发性性腺功能减退症	
	全性腺功能减退症	细胞特异性性腺功能减退症
胎儿期（1/4 期）	性腺发育不全	Leydig 细胞发育不良，类固醇生成蛋白缺陷，Sertoli 细胞病变（PMDS）
胎儿期（2/4~3/4 期）	内分泌疾病，睾丸退变综合征，睾丸扭转	Sertoli 细胞 FSHR 突变
儿童期	隐睾症，睾丸扭转，睾丸炎，放疗，化疗，唐氏综合征	无
围青春期	隐睾症，睾丸扭转，睾丸炎，放疗，化疗，Klinefelter 综合征	生殖细胞病变（XX 男性）

时期	混合性性腺功能减退症	
	全性腺功能减退症	细胞特异性性腺功能减退症
胎儿期（1/4 期）	DAX1 突变	无
胎儿期（2/4~3/4 期）	Prader-Willi 综合征	无
儿童期	全身放射	无
围青春期	全身放射	无

男性性腺功能减退症可分为低促性腺激素性性腺功能减退症（hypogonadotropic hypogonadism，HH）和高促性腺激素性性腺功能减退症两类，前者包括吻肽和 GnRH 分泌不足所致的下丘脑性 HH 与 LH/FSH 分泌不足所致的垂体性 HH，均属于继发性睾丸功能减退症的范畴。

原发性睾丸功能减退症是高促性腺激素性性腺功能减退症的临床类型，主要病因有睾丸外伤、感染、发育障碍、化疗、放射和慢性酒精中毒。继发性睾丸功能减退症是低促性

腺激素性性腺功能减退症的临床类型，主要病因是下丘脑-垂体病变，因而通过促性腺激素治疗可能恢复生育功能。表现为血睾酮水平降低和血 FSH 与 LH 升高，或表现为血睾酮水平降低和"不适当正常"的血 FSH/LH 水平。所谓"不适当正常"是指虽然 FSH 与 LH 处于正常范围，但对低睾酮血症来说，其水平是相对升高的。

男性性腺功能减退症患者的雄性化可正常或降低，其病因见表 2-7-11-2，分类见表 2-7-11-3。伴雄性化降低的男性性

表 2-7-11-2 男性性腺功能减退症的病因

伴雄性化降低的男性性腺功能减退症	睾丸发育障碍(无睾症,睾丸发育障碍)	雄激素抵抗综合征
下丘脑-垂体病变	LH 受体突变	不伴雄性化降低的男性性腺功能减退症
头颅创伤	FSH 受体突变	下丘脑-垂体病变
禁食	Klinefelter 综合征	单一性 FSH 缺乏症
严重躯体疾病	变异型 Klinefelter 综合征	先天性肾上腺皮质增生
GnRH 缺乏症	XX 男性综合征	应用雄激素制剂
GnRH 受体突变	获得性睾丸缺陷(炎症,创伤,放疗,化疗,	睾丸病变
先天性肾上腺发育不良症	药物)	生殖细胞发育障碍
LHβ/FSHβ 突变	全身性疾病	Y 染色体 AZF 突变
Cushing 综合征	肝病	环境因素
高 PRL 血症	肾病	自身免疫因素
血色病浸润	镰状细胞贫血	POEMS 综合征
全垂体功能减退症	免疫性疾病(HIV,类风湿关节炎)	神经系统疾病(偏瘫)
睾丸病变	神经系统病(萎缩性肌炎,强直性肌萎缩)	

表 2-7-11-3 性腺功能减退症的年龄分类与特征

1. 胎儿发病(极早发性性腺功能减退症,VEOH)(雄性化不全→假两性畸形)
 1.1 睾酮生成减少
  (1)先天性早发性下丘脑疾病(FSH↓,LH↓,睾酮↓)
   1)Kallmann 综合征(KAL1/FGFR1/PROK2/PROKR2 突变)
   2)GnRH 基因缺失
   3)其他
  (2)先天性早发性垂体疾病(FSH↓,LH↓,睾酮↓)
   1)GnRHR 突变
   2)FSHβ/LHβ 突变
   3)其他
  (3)先天性早发性睾丸疾病(FSH↑,LH↑,±睾酮↓)
   1)睾酮合成障碍
   2)其他
 1.2 先天性早发性睾酮活性降低(FSH↑,LH↑,睾酮↑,或正常)
   1)AR 异常(Morris 综合征)
    • 完全性/部分性雄激素不敏感综合征
   2)其他

2. 青春期前发病(早发性性腺功能减退症,EOH)(青春期发育延迟→类阉表型)
 2.1 睾酮生成减少
  (1)获得性下丘脑疾病(FSH↓,LH↓,睾酮↓)
   1)下丘脑肿瘤
    • 颅咽管瘤
    • 其他肿瘤
   2)浸润性/感染性疾病
    • Langerhans 细胞组织细胞增生症
    • 其他
   3)功能性疾病
    • 营养性
    • 急性重症疾病
    • 过度运动
  (2)获得性垂体疾病(FSH↓,LH↓,睾酮↓)
   1)垂体瘤
   2)浸润性疾病
   3)其他
  (3)获得性先天性迟发性睾丸疾病(FSH↑,LH↑,±睾酮↓)
   1)Klinefelter 综合征
   2)睾丸炎
   3)化疗
   4)睾丸放疗
   5)睾丸创伤
   6)隐睾(INSL3/LGR8 突变)

3. 成年发病(迟发性性腺功能减退症,LOH)(无特异性表型)
 3.1 睾酮生成减少
  (1)获得性下丘脑疾病(FSH↓,LH↓,±睾酮↓)
   1)下丘脑肿瘤
   2)浸润性和感染性疾病

    • Langerhans 细胞组织细胞增生症
    • 结节病,结核病,梅毒
    • 脑炎
   3)头部创伤
   4)特发性
   5)功能性疾病
    • 高 PRL 血症
    • 阿片成瘾
    • 营养性
    • 重症疾病
    • 糖尿病
    • 代谢综合征
    • Cushing 病
  (2)获得性垂体疾病(FSH↓,LH↓,睾酮↓)
   1)垂体瘤
    • 功能性垂体瘤
    • 非功能性垂体瘤
    • 转移性瘤
    • 其他肿瘤
   2)浸润性病变
    • 原发性垂体炎
    • 结节病,结核病,梅毒
    • 霉菌病毒寄生虫感染
   3)头部创伤
   4)空泡蝶鞍综合征
   5)血管病变
   6)药物
    • GnRH 类似物(激动剂,拮抗剂)
    • 雌激素
    • 促合成类类固醇激素
    • 孕激素
   7)X 线暴露,放疗
  (3)睾丸疾病(FSH↑,LH↑,±睾酮↓)
   1)营养不良性肌强直
   2)Y 染色体微缺失
   3)常染色体转位
   4)FSHR 突变
   5)性腺发育不全(del Castillo 综合征,纯 Sertoli 细胞综合征)
   6)睾丸炎
   7)化疗
   8)睾丸放疗
   9)双侧睾丸扭转
   10)精索静脉曲张
   11)睾酮合成抑制剂
    • 酮康唑
    • 氨鲁米特
    • 米托坦
    • 美替拉酮

续表

12)双侧睾丸创伤 13)全身性疾病(肾衰肝衰竭糖尿病) 3.2 睾酮生物活性降低(FSH↑,或正常 LH↑,或正常睾酮↑,或正常) 　　(1)AR 异常 　　　● Kennedy 综合征 　　　● 其他 CAG 重复序列扩展情况 　　(2)药物阻滞 AR 　　　● 类固醇性药物(醋酸环丙孕酮,螺内酯) 　　　● 类固醇性药物(氟他胺,比卡鲁胺,尼鲁米特) 　　(3)药物阻滞 5α 还原酶活性	● 非那雄胺(Ⅱ型) ● 度他雄胺(Ⅰ型和Ⅱ型) 　　(4)药物阻滞 ER 作用 　　　● 氯米芬,他莫昔芬,雷洛昔芬 　　(5)药物阻滞芳香化酶活性 　　　● 来曲唑,阿那曲唑,依西美坦 　　(6)性激素结合蛋白增加 　　　● 药物(抗癫痫药,雌激素,甲状腺激素) 　　　● 甲亢 　　　● 肝病 　　　● 老年

注:FGFR-1:fibroblastic growth factor receptor-1,成纤维细胞生长因子受体-1;FSHβ:follicle-stimulating hormone β-subunit,FSHβ 亚基;FSHR:follicle-stimulating hormone receptor,FSH 受体;GnRHR:gonadotrophin-releasing hormone receptor,促性腺激素释放激素受体;INSL3:insulin-like-3 peptide,胰岛素样 3 肽;KAL-1:Kallmann protein,Kallmann 蛋白;LGR8:leucine-rich repeat-containing,富含亮氨酸重复序列;LHβ:luteinizing hormone β-subunit,LHβ 亚基;PROK-2:prokineticin-2;PROKR-2:prokineticin-2 receptor,PROK-2 受体;EOH:early-onset hypogonadism,早发性性腺功能减退症

腺功能减退症主要是由于雄激素缺乏所致(雄激素缺乏综合征),表现为男性第二性征退化和血雄激素水平降低(雄激素抵抗综合征例外);而不伴雄性化降低的男性性腺功能减退症主要表现为不育。除上述因素外,不育还有许多其他原因。成年男性伴雄性化降低的病因可分为下丘脑-垂体病变和睾丸病变两类。

一般将男性性腺功能减退症分为原发性(高促性腺激素性,病因在睾丸)和继发性(低促性腺激素性,病因在垂体或下丘脑)两类。在原发性性腺功能减退症中的睾酮正常而 LH 升高类型称为代偿性性腺功能减退症。组织对睾酮及其代谢物抵抗或因睾酮结合蛋白增加而生物活性降低也可引起性腺功能减退症。另一方面,男性性腺功能减退症可能是先天性的(如 Klinefelter 综合征)或获得性的(如化疗后)。此种分类方法对选择这类方案很有帮助,但不能知晓其临床表现和特征与预后,而且原发性与继发性男性性腺功能减退症往往同时存在(如肥胖和代谢综合征),且其表现也释放相似。如果按照发病年龄来分类,那么其临床表现可能完全不同。例如,胎儿早期发生的男性性腺功能减退症(极早发性性腺功能减退症,very-early-onset hypogonadism,VEOH))的表现可能为完全性女性表型(完全性睾酮不敏感或睾酮合成酶缺陷)或雄性化不足(阴茎小、尿道下裂、隐睾等),雄性化差异的原因在于胎儿睾丸睾酮分泌不依赖于 GnRH 而依赖于 HCG。围青春发育期发生的男性性腺功能减退症(早发性男性性腺功能减退症,early-onset hypogonadism,EOH),其缺陷较轻(如 Klinefelter 综合征),可能仅有青春期发育延迟和类阉体型(体毛稀少、声调高、睾丸-阴茎-前列腺小)。青春期发育后发生的男性性腺功能减退症,尤其是增龄性男性性腺功能减退症(迟发性男性性腺功能减退症,late-onset hypogonadism,LOH),症状轻微隐匿而缺乏特异性,主要表现为肌肉容量和肌力下降、抑郁和性欲减退。

(二)低促性腺激素性性腺功能减退症　下丘脑-垂体-睾丸轴的调节见图 2-7-11-1。

1. **相关基因突变**　X 染色体含有 1100 多个基因,这些基因主要与脑发育和睾丸功能有关[2]。但临床上以 Kallmann 综合征最常见,仅次于 Klinefelter 综合征;可为家族性或散发性,常伴有听力障碍、色盲、和眼肌运动异常。Kall-

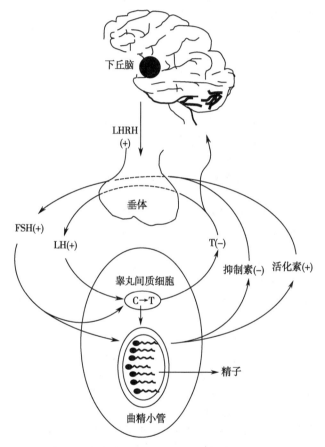

图 2-7-11-1　下丘脑-垂体-睾丸轴的调节

C:胆固醇;T:睾酮;+:兴奋;-:抑制;LHRH:黄体生成素释放激素;FSH:卵泡刺激素;LH:黄体生成素

mann 综合征的病因可分为自发性和遗传性两种,GnRH 缺乏主要见于特发性 HH 和 Kallmann 综合征。下丘脑神经内分泌通路形成与嗅球-嗅束成熟障碍,故患者在出现性腺功能低下的同时常伴嗅觉减退或丧失。

芳香化酶缺陷症的特征是先天性雄激素缺乏,病因为 CYP19A1 基因突变。男性患者表现为高身材,骨成熟延迟、低骨量、骨质疏松和女性型体格。检查可发现骨骺未闭,血雌二醇明显降低[3]。

2. **特发性 HH**　引起低睾酮血症的原因是 GnRH 分泌

障碍,可伴有色盲、脑中线结构异常、聋哑、马蹄肾、隐睾和视神经萎缩等。

3. 肥胖 肥胖可引起男性 HH(但女性肥胖可引起青春期发育提前和性早熟),可能与高 PRL 血症有关。肥胖所致 HH 的特点是经减肥治疗后,高 PRL 血症和性腺功能减退症消失,但游离睾酮正常。如果血游离睾酮亦降低,则应与其他原因所致的性腺功能减退症鉴别。肥胖引起男性 HH 的另一种可能性是吻肽系统功能紊乱。吻肽是调节下丘脑 GnRH 分泌的关键因素,而过多的脂肪因子可使吻肽分泌减少,进而导致 GnRH 释放下降[4]。

4. 全身疾病与健康状态 性腺功能容易受机体内外环境因素和整体健康状态的影响,许多全身性疾病都对性腺功能有明显干扰,这些疾病或健康状态主要包括头颅创伤、禁食、严重躯体疾病。肝病、肾病、镰状细胞贫血、免疫性疾病、神经系统疾病等,引起的男性性腺功能减退症往往既影响 GnRH 与 LH/FSH 分泌,又损害睾丸功能。较长期饥饿或营养不良可引起青春期发育延迟,严重时导致性腺功能障碍。研究发现,诱发月经初现的一个基本条件是必要的体脂(脂肪与体质之比至少大于 17%)。

5. POEMS 综合征 POEMS 综合征常见性腺功能不全。男性表现为阳痿、乳腺发育,肾上腺皮质功能不全和甲状腺功能减退也较常见。患者伴有糖耐量减低、多发性神经病、器官肿大、内分泌病、M 蛋白和皮肤改变等。

(三) 高促性腺激素性性腺功能减退症

1. 睾丸发育和结构异常 遗传性疾病中以 Kinefelter 综合征最多见。引起睾丸发育和结构异常的病因很多,如隐睾、Kinefelter 综合征、LH 受体突变、XX 男性综合征、获得性睾丸缺陷等。Klinefelter 综合征是因各种原因导致睾丸的功能和结构异常,其程度不一。部分 Klinefelter 综合征的青春期发育正常,但因生殖细胞为二倍体,在青春期发育期间逐渐丧失功能而缺乏功能正常的成熟精子。轻型患者可无任何临床表现,终生被漏诊。

2. 原发性睾丸疾病 在获得性疾病中,引起睾丸功能减退的疾病以肝病、肾病、镰状细胞贫血、免疫性疾病(HIV、类风湿关节炎)、神经系统疾病(萎缩性肌炎、强直性肌萎缩)较常见。

3. 高 PRL 血症和 PRL 瘤 详见第 2 篇第 3 章第 9 节。导致性腺功能减退的原因是多方面的,可能包括:①PRL 抑制 GnRH 的分泌;②PRL 抑制 GnRH 细胞的分泌调定点(set point),影响其脉冲频率和脉冲幅度;③PRL 瘤破坏或压迫 GnRH 细胞。

高 PRL 血症患者的性腺功能减退症具有如下特点:①血游离睾酮、总睾酮和 DHEA 降低,降低的程度与年龄相关;②睾酮与 LH、FSH 及 GnRH 的反馈关系异常,睾酮对 LH、FSH 及 GnRH 的反应性降低,其降低的程度亦与年龄相关;③在低睾酮水平状态下,血 LH 相对较高,表现为"不适当性 LH 升高"。由于睾丸本身并无病变,因此高 PRL 血症和 PRL 瘤所致的性腺功能减退是一种特殊的高促性腺激素性性腺功能减退症。此外,当垂体 PRL 瘤呈浸润性发展,破坏大量的正常垂体组织时,LH 和 FSH 又可明显下降,形成 HH。

4. 药物 药物引起男性性腺功能减退症的途径是:①直接抑制睾酮的合成或阻碍睾酮在靶细胞的生理作用,如螺内酯、环丙孕酮、酮康唑、雷尼替丁和乙醇;②降低睾酮的生物可用性和/或升高 SHBG 水平,如乙内酰脲(hydantoin)和卡马西平;③升高血液或组织中的雌激素和 PRL 水平,如洋地黄类、吗啡类药物;④有些药物引起阴茎勃起功能障碍,如降压药;⑤干扰精子生成和损害 Leydig 细胞,如抗肿瘤药物。Sertoli 细胞和 Leydig 细胞对化疗药物都十分敏感,肿瘤(尤其是血液和睾丸肿瘤)患者在接受化疗后可并发严重睾丸损伤,其程度与化疗药物种类、累积剂量和肿瘤性质有关。在抗肿瘤药物中,烷化剂(alkylating agent)对睾丸的毒性作用最大。

大约有 1/3 的不孕症病因在男方(如成瘾毒品、促合成类固醇雄激素滥用、大麻、阿片、可卡因、甲基苯丙胺等)。

(四) 肥胖与性腺功能减退症 过度肥胖常引起性腺功能减退,女性更甚。女性肥胖是发生多囊卵巢综合征、不育不孕、产科意外、产后无乳汁分泌、胎儿畸形的主要原因[5]。肥胖引起的高胰岛素血症导致内脏肥胖,炎症反应增强,内皮细胞功能紊乱,并伴血睾酮降低;内皮细胞功能紊乱、雄激素缺乏、一氧化氮合酶活性不足亦引起血管扩张功能减退和阴茎勃起障碍,男性肥胖和性腺功能似乎形成恶性循环,肥胖引起性腺功能减退,而后者又加重肥胖,并成为心血管病的重要风险因素(图 2-7-11-2)。不少男性 2 型糖尿病患者的血清睾酮降低,但为达到性腺功能减退症诊断标准,其与糖尿病和代谢综合征的关系未明。下丘脑-垂体-性腺轴与体成分,胰岛素抵抗的关系密切。影响血清 SHBG 水平的因素见表 2-7-11-4,伴和不伴 2 型糖尿病男性的血清睾酮差异见表 2-7-11-5。

表 2-7-11-4 影响血清 SHBG 水平的因素

引起血清 SHBG 降低的情况	引起血清 SHBG 升高的情况
肥胖	老龄
2 型糖尿病	肝硬化
肾病综合征	肝炎
甲减	甲亢
肢端肥大症	HIV 感染
家族性 SHBG 缺乏症	抗惊厥药物
外源性糖皮质激素	雌激素
孕激素	
雄激素	

【临床表现与诊断】

典型男性性腺功能减退的临床表现是乏力、虚弱、抑郁或容易激动、活动能力降低、性欲下降、阴茎勃起障碍、器官萎缩、肌肉容量减少、贫血、低骨量/骨质疏松、性毛脱落和面部潮红等。近年来,人们对男性性腺功能减退的并发症有了新的认识,这些并发症主要与心脏代谢相关。低睾酮血症是糖尿病、代谢综合征、炎症和血脂谱紊乱、心血管并发症和全因死亡率的独立危险因素[6]。但有些患者的低睾酮血症是原发性睾丸功能减退与继发性睾丸功能减退合并作用的结果(混合性睾丸功能减退症,混合性性腺功能减退症),其特点是下丘脑-垂体和睾丸均有病变,如镰状红细胞病、地中海

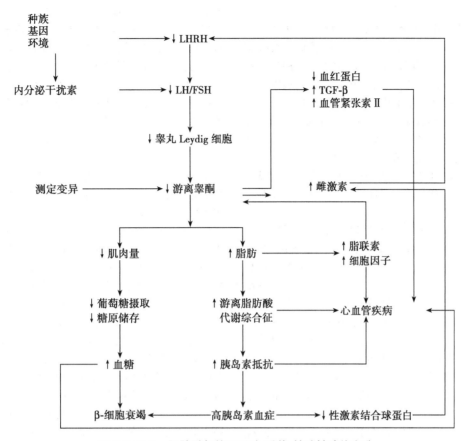

图 2-7-11-2　肥胖引起的下丘脑-垂体-性腺轴功能紊乱

在遗传因素和环境因素的共同作用下,下丘脑-垂体-睾丸轴功能减退,血清睾酮降低诱导胰岛素抵抗、低度炎症和体脂重新分布,心血管病风险增加;代谢异常影响雄激素结合蛋白,导致睾酮生物可用性降低;红细胞生成素合成不足激活细胞周期信号途径;血管紧张素-2进一步增加心血管病风险

表 2-7-11-5　伴和不伴 2 型糖尿病男性的血清睾酮差异

报道者	国家	年份	研究设计	病例数	年龄(岁)	主要发现
Barrett-Connor 等	美国	1992	横断面研究	132,T2DM 44,非 T2DM 88	53~88	T2DM 患者血清睾酮降低[21%,(14.7±5.79)nmol/L]非 T2DM 者[13%,(17.4±4.7)4nmol/L]
Oh 等	美国	2002	前瞻性研究 8 年	294,T2DM 26,非 T2DM 268	55~89	T2DM 睾酮降低风险比 2.7(95% CI 1.1~6.6)
Ding 等	全球	2006	荟萃分析	7100,T2DM 964,非 T2DM 2918,前瞻性 T2DM 391,非 T2DM 2827	44~80	T2DM 患者血清睾酮降低(-2.66nmol/L,95%CI -3.45~-1.86)
Cao 等	中国	2011	横断面研究	492	71~73	DM 患者血清睾酮降低[(13.8±4.7)nmol/L]非 DM 者[(17.1±6.1)nmol/L,P<0.01]

贫血、慢性酒精中毒、糖皮质激素治疗或衰老等。在临床上,一般不使用混合性性腺功能减退症的诊断,仅将其作为特殊的继发性睾丸功能减退症看待。另一个值得重视的问题是性腺功能减退症很少单独存在,患者常常合并有其他疾病(心血管病、糖尿病、骨质疏松症、慢性疼痛综合征、肿瘤、HIV感染),而有些疾病是引起性腺功能减退症的直接或间接原因(如严重的营养不良症)。

首先应测定血清睾酮水平,因为睾酮具有昼夜节律和年周节律性波动特点,故建议于早晨采血,如果两次的测得值低于 300ng/dl(10.4nmol/L)或 200ng/dl,可认为存在男性性

腺功能减退症。如果睾酮水平与临床表现不符,建议进一步测定游离睾酮和 SHBG;或者用总睾酮、白蛋白和 SHBG 计算游离睾酮水平。引起总睾酮和 SHBG 异常的情况有肥胖、高龄等。如果游离睾酮<50pg/ml(测定法)或<65pg/ml(计算法),亦可诊断为男性性腺功能减退症。

确定原发性或继发性性腺功能减退症的主要依据是血清 LH 和 FSH,升高提示为前者而降低表明属于后者。LH 和 FSH 正常时,必须重复测定,如果仍在正常范围内,可认为病变在下丘脑或垂体(继发性性腺功能减退症)。在性腺功能减退的定位诊断中,应该重点分析血清 LH 和 PRL,FSH 只作

为参考。

（一）低促性腺激素性性腺功能减退症 LH 和 FSH 呈"不适当"降低是 HH 的共同表现，主要是：①促性腺激素缺乏可发生于任何年龄，其引起的性腺功能减退症的临床表现取决于促性腺激素缺乏的程度和发病的年龄；②病因在下丘脑-垂体，完全型促性腺激素缺乏的典型例子是全垂体功能减退症和 Kallmann 综合征；③血 LH 和 FSH 在性腺激素低下的情况下，呈"不适当降低"；④男性单一性 FSH 缺乏症的表现是精子生成障碍和精子缺乏，而男性体型可保持，且血睾酮和 LH 正常；⑤男性单一性 LH 缺乏症的表现为类阉割体型，血睾酮和 LH 降低。成年男性雄激素缺乏症的诊断流程见图 2-7-11-3。

类阉割体型和睾丸细小是青春期发育前发病者的共同表现，主要表现是：①声调高尖；②体毛减少或缺乏；③类阉割体型；④睾丸体积<6ml；⑤阴茎长度<5cm；⑥阴囊皮肤平滑，无皱褶；⑦前列腺细小。青春期发育后发病者的共同表现是：①性欲减退；②胡须生长缓慢；③体毛减少；④睾丸萎缩（病程较长时）；⑤声调正常；⑥肌量和骨量降低；⑦各部位骨骼的长度比例、阴茎长度、阴囊皱褶和前列腺体积均正常。

（二）高促性腺激素性性腺功能减退症

1. 高促性腺激素性性腺功能减退症的临床表现

（1）青春期发育前男性性腺功能减退的表现：发生于青春期发育完成前的男性性腺功能减退主要表现为性腺发育迟延、性腺发育不全、类阉割体型（臂长大于身高 2cm 以上）、声调高尖、颞部毛发无后缩等；发生于青春期发育完成后的男性性腺功能减退主要表现为性欲减退、性行为和阴茎勃起减少、体毛脱落、肌肉容量下降和体脂增多，有时亦出现面部潮红、男性乳腺发育等；这些表现多为低睾酮血症所特有，故

诊断较容易。但是，肌力减退、性格改变、情绪异常、记忆力减退等表现均为非特征性的，特别是发生于老年人时，容易被其他临床情况所掩盖。据报道，性欲下降、晨间阴茎勃起减少与勃起障碍及低睾酮血症的关系密切，睾酮缺乏越明显，这些症状的程度越重。睾丸发育和结构异常者的睾丸明显缩小，坚硬，容积<5ml 或长径<3cm。隐睾者不能扪及睾丸或位置上移、Klinefelter 综合征、LH 受体突变、XX 男性综合征、获得性睾丸缺陷症等的临床表现均有类似之处[1]。

（2）男性迟发性睾丸功能减退的表现：增龄引起的 LOH 有明显个体差异，与女性的围绝经期综合征比较，男性迟发性睾丸功能减退症（LOH，详见本章第 12 节）的发病年龄界限不明显，睾丸功能减退的发生很隐匿，但睾酮的生物活性降低可能是明显的，如性行为减弱和睾酮减少、肌肉容量减少、肌力下降和骨密度降低等。LOH 是一种与年龄相关的疾病，男性在 50 岁后，下丘脑-垂体-睾丸轴的功能减退，血清睾酮水平下降，并因此出现多个器官或系统的功能异常表现，睾酮补充治疗有良好疗效。睾酮水平减低者发生抑郁症的风险高 2.1 倍（95%CI 1.3～3.2）。睾酮通过中枢神经系统和阴茎海绵体局部的作用调节性欲和勃起功能，游离睾酮有独立的调节阴茎海绵体平滑肌松弛作用。雄激素缺乏引起海绵体平滑肌数量减少、纤维组织增生、脂肪沉积和 NO 合成减少，这些改变是 ED 的重要致病原因。

症状量表有助于男性 LOH 的筛查。目前尚缺乏准确的筛查手段，通常是使用以自我报告为基础的症状量表，对可疑的患者进行筛查。分析各项症状与年龄和雄激素指标的相关性。如果低睾酮血症患者有相应的临床表现，可作出雄激素缺乏症的诊断。

（3）原发疾病表现：依病因而异，患者可能有慢性疾病

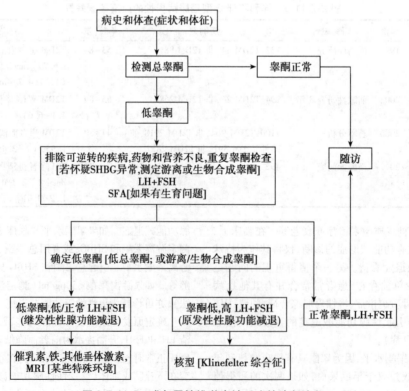

图 2-7-11-3 成年男性雄激素缺乏症的诊断流程

（如肝病、慢性肾病、镰状细胞贫血、免疫性疾病、神经系统疾病）的表现。药物引起者有药物服用史,引起高促性腺激素性性腺功能减退的药物有螺内酯、环丙孕酮(cyproterone)、酮康唑、雷尼替丁和乙醇,升高雌激素和 PRL 水平的药物有洋地黄类和吗啡类药物;抗肿瘤药物可并发严重的睾丸损伤。

2. 高促性腺激素性性腺功能减退症的诊断　第 1 步是根据病史和临床表现,对患者的性腺功能作出总体评价,了解有无系统性躯体疾病、神经精神异常、过度运动、不良生活方式、药物滥用等;第 2 步是测量血睾酮水平,确定是否存在低睾酮血症;第 3 步是查找低睾酮血症的病因,见图 2-7-11-4。

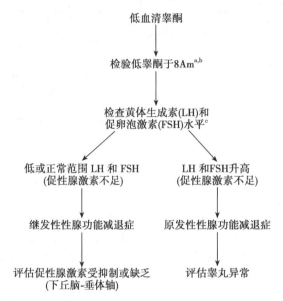

图 2-7-11-4　低睾酮血症的病因诊断
[a] 需要在可靠的实验室重复测定;[b] 有时总睾酮水平可能低但是生物活性和游离睾酮水平可能正常;[c] 最初的评估应该包括血清泌乳素、TSH、游离 T$_4$ 和铁蛋白

睾酮是诊断低睾酮血症的重要指标。睾酮对情绪和认知功能有重要调节作用,老年男性出现的焦虑、惊恐不安、失眠、记忆力减退以及思维反应和智力减退与内源性睾酮水平减低有关。睾酮直接刺激骨髓干细胞和通过肾脏合成红细胞生成素使红细胞数量和血红蛋白水平增高。老年男性罹患轻度贫血较常见,睾酮补充治疗有利于纠正贫血。血睾酮总量通常用 RIA、IRMA 法测定,除了这些技术本身的缺陷外,由于近年强调检测的自动化和高通量速度,省去了被测物质的提取和色谱分离等步骤,像激素一类的微量物质的测定精确度不但没有提高,反而下降,女性和性腺功能减退患者的极微量睾酮检测质量远远不能满足临床需要。如果检测的质控可靠,一般仅能满足正常与明显降低之间的鉴别。而近年发展起来的液相二级质谱(LC-MS/MS)法的敏感性和特异性均明显提高,可作为类固醇激素定量测定的"金标准"。

游离睾酮占睾酮总量的 0.5%～3.0%,目前有很多单位采用示踪类似物置换分析法测定,此法的准确性差。测定游离睾酮的最好技术是透析平衡法,非结合睾酮(即生物可用性睾酮)用硫酸铵沉淀,但由于该方法的技术复杂,未能广泛开展。如果不能直接测定,亦可用质量方程依据睾酮总量、白蛋白和 SHBG 计算,或许更优越。偶尔,患者的血睾酮水平降低,生精障碍,而血 FSH/LH 水平表现为"不适当的正常"。通过 SHBG 降低而降低睾酮总量的因素有肥胖、肾病综合征、甲减、糖皮质激素、孕激素;通过 SHBG 增高而升高睾酮总量的因素有老年、肝硬化、甲亢、雌激素、HIV 感染和系统性疾病等。此外,血睾酮总量还受睾酮分泌量、睾酮昼夜分泌节律、睾酮分泌脉冲的影响,故一般以游离睾酮作为诊断低睾酮血症的最重要指标,而游离睾酮仍受睾酮分泌昼夜节律与分泌脉冲的干扰,故建议于早晨固定时间采血测定。

阿片样物质(opioid)治疗长期疼痛的效果良好,但容易引起阿片样物质相关性内分泌病,主要表现为雄激素缺乏,因此又称为阿片样物质相关性雄激素缺乏症。患者因 LH 和 FSH 不适当降低而导致性激素不足;性欲减退,勃起困难、乏力、面部潮红和性格抑郁。体格检查可发现性毛减少,胡须生长缓慢,不育、贫血、肌肉消瘦、脂肪组织增多和骨质疏松(图 2-7-11-5)。

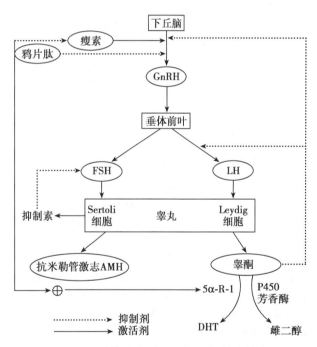

图 2-7-11-5　鸦片样肽对下丘脑-垂体-性腺轴的作用

（三）阿片类药物所致的男性性腺功能减退症　长期使用阿片类药物引起雄激素缺乏(阿片类药物相关性雄激素缺乏)和男性性腺功能减退症。患者的血清 LH 和 FSH 降低,继而引起雄激素水平下降、乏力、面部潮红、情绪低落,毛发脱落。性欲低下和阴茎勃起障碍。肌肉萎缩而体重增加与骨质疏松。

【诊断与鉴别诊断】

（一）诊断

1. 症状与体征　临床症状与体征是诊断雄激素缺乏症的主要依据,提示雄激素缺乏的症状与体征可分为特异性和非特异性两类(表 2-7-11-6),如果一例患者存在两项以上或更多的特异性症状或体征,其存在雄激素缺乏症的可能性很大。

表 2-7-11-6　提示雄激素缺乏的症状与体征

特异性症状与体征	非特异性症状与体征
性发育不全或延迟	体力降低或获得能力下降
类阉割样体型	情绪低落
性欲减退或阳痿或性行为减少	抑郁
自发性勃起减少或程度减弱	注意力不集中或记忆力下降
乳腺不适或男性乳腺发育	睡眠差
体毛脱落或胡须生长变慢	睡眠增多
睾丸体积变小(<5ml)	轻度贫血(正细胞正色素性)
精子数目降低	肌力下降
男性不育	肌少症
骨密度降低、身材变矮或骨折	工作能力降低
面部潮红或出汗	体脂增多与肥胖

2. 血清睾酮测定　血清睾酮的波动范围大,其原因是:①昼夜节律和季节节律性分泌,且随着增龄,节律性波动减弱;②脉冲性分泌;③血清 SHBG 和白蛋白的变化(表 2-7-11-7);④测定方法和技术因素的误差;⑤年龄、健康状态、疾病和药物的影响。

表 2-7-11-7　改变 SHBG 的临床情况

SHBG 降低	SHBG 升高
中度以上的肥胖	老年
肾病综合征	肝炎与肝硬化
甲减	甲亢
糖皮质激素,孕激素,雄激素	抗惊厥药物
肢端肥大症	雌激素
糖尿病	HIV 感染

正常年轻男性的血清睾酮为 280～300ng/dl(9.8～10.4nmol/L,RIA 法)或 5～9pg/ml(0.17～0.31nmol/L)。诊断男性性腺功能减退症主要重视测定正常低限的敏感性和特异性,并首先排除先天性疾病、药物的影响。尤其需要测定血清睾酮的对象是:①下丘脑-垂体区放疗;②长期服用影响个体代谢的药物者;③HIV 感染伴体重下降者;④慢性肾病和结石血液透析者;⑤肥胖、不育、慢性阻塞性肺疾病、糖尿病或骨质疏松者。确定为低睾酮血症后,应进一步查找引起低睾酮血症的病因(图 2-7-11-6)。

(二)鉴别诊断　如果血 LH 和 FSH 降低或正常提示为继发性睾丸功能减退症(HH);如果血 LH 和 FSH 升高提示为原发性睾丸功能减退症,此时应首先用染色体核型分析排除 Klinefelter 综合征。血 LH 和 FSH 正常或"不适当正常"或降低提示为继发性睾丸功能减退症,此时应测定血 PRL 和其他垂体激素,血清铁、铁饱和度等,并做垂体 MRI 检查,见表 2-7-11-8。

1. 伴有明确下丘脑-垂体病变者　部分 Kallmann 综合征伴嗅觉失敏(或丧失)和神经缺陷(神经性耳聋及色盲等),由于下丘脑及邻近嗅觉中枢病变所致,若伴发渗透压受体功能异常及渴感异常,说明下丘脑功能异常广泛。继发性性腺功能减退症是由于脑部器质性病变(如 Fröhlich 综合征、Lau-

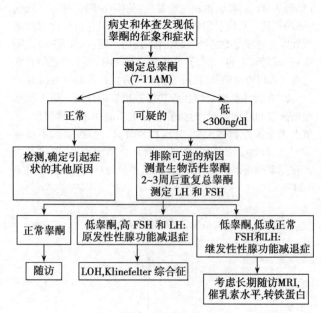

rence-Moon 综合征、Bardet-Biedl 综合征,Alstrom-Hallgren 综合征等)或生长发育性疾病(如基因组印记性疾病、脑中线-视神经发育不良症等)所致。因为临床表现特殊,鉴别并无困难。

2. 缺乏明确下丘脑-垂体病变者　缺乏明确下丘脑-垂体病变的 HH 患者,其病因鉴别可能相当复杂,常见的疾病有:①体质性青春期发育延迟;②经典型与非经典型 Kallmann 综合征;③下丘脑-垂体疾病;④高 PRL 血症;⑤血色病;⑥结节病。GnRH 分泌不足或释放延迟导致低促性腺素性性腺功能减退症:GnRH 分泌不足是最常见的神经内分泌疾病,可因下丘脑器质性病变或功能障碍引起。下丘脑分泌 GnRH 不足、GnRH 受体异常或垂体分泌 LH 及 FSH 减少或缺乏均会导致低促性腺素性功能减退症。

(三)CDGP 与 IHH 的鉴别　特发性(永久性)低促性腺激素性性腺功能减退症(IHH)与体质性生长与青春期发育延迟(CDGP)的鉴别可采用 GnRH 试验或 HCG 兴奋试验。

1. 特发性低促性腺素性功能减退症　由于患者下丘脑分泌 GnRH 的神经元缺如或数目减少与功能降低,或因 GnRH 基因异常导致血 LH、FSH、睾酮(或雌二醇)降低。患者的青春期发育延迟,性腺不发育,第二性征不明显。睾丸和阴茎均小,阴毛、腋毛稀少,喉结不明显,呈类阉割体型。GnRH 兴奋试验有助于本病的诊断。静脉注射 GnRH 100～200μg 或 4 小时内静脉滴注 GnRH 240μg,本病患者血 FSH 无反应,LH 在 30 分钟时稍升高,但少数患者可出现正常反应。反应较差或呈延迟反应者可隔日肌肉或静脉注射 GnRH 50～100μg,每日 1 次,连续 3 天,或 2 周后重复此试验,多可获得正常反应,血 LH 和 FSH 可升高至基础值的 1.5～2.5 倍。Degros 等经过长期临床观察发现,HCG 兴奋试验的鉴别效果优于 GnRH 兴奋试验。研究观察 5 年以上,使所有的 CDGP 和 IHH 患者均有了明确的最终诊断[7-9]。IHH 患者用 HCG 后不能使血基础睾酮升至 1.7nmol/L(50ng/dl)以上。

表 2-7-11-8　性腺功能减退症的鉴别诊断

部位	正常状态	高促性腺激素性性腺功能减退	垂体性性腺功能减退	下丘脑性性腺功能减退
原发病变	-	睾丸	垂体	下丘脑
下丘脑	GnRH 正常	GnRH↑	GnRH↑	GnRH↓
垂体	LH 正常，FSH 正常	LH↑，FSH↑	LH↓，FSH↓	LH↓，FSH↓
性腺	T 正常，E_2 正常	T↓，E_2↓	T↓，E_2↓	T↓，E_2↓

注：GnRH：促性腺激素释放激素；LH：黄体生成素；FSH：促卵泡激素；T：睾酮；E_2：雌二醇；N：正常

HCG 兴奋试验主要适应于基础睾酮在 1.7nmol/L 以下者。方法：单次肌注 500U 的 HCG 后 72 小时，测定血清睾酮。与 CDGP 相比，IHH 的骨龄和 BMI 较高，而睾丸体积更小，基础 LH 和 FSH 更低；注射 HCG 后，血清睾酮增值不如 CDGP；>9nmol/L 者均为 CDGP，而<3nmol/L 者均为 IHH；3~9nmol/L 时，两种疾病重叠。因此，以 3nmol/L 和 9nmol/L 作为两者的截点，其鉴别效率为 71%。

2. 体质性青春期发育迟延　在排除以上情况后，应考虑体质性青春期发育迟延的诊断。但当男性 14 岁后仍无青春期发育，应更多地考虑器质性疾病可能。目前的动态试验不能将体质性青春期发育迟延和真性 HH 鉴别。当鉴别诊断有困难时，只能做追踪观察，并建议同时应用小剂量雄激素间断性诱导青春期发育，因为有的患者的青春期发育可延迟到 18 岁以后。如果欲了解青春期发育是否开始，可以检查非快速眼球运动及睡眠相关的 GnRH 脉冲分泌。后者的 1 个周期约 90 分钟，此后在白天亦出现分泌峰。随着青春期进展，这种差别逐渐消失。

（四）病因与类型鉴别

1. 中枢性与原发性男性性腺功能减退症的鉴别　下丘脑-垂体性（中枢性）男性性腺功能减退症是因下丘脑 GnRH 脉冲发生器或垂体 LH/FSH 分泌异常引起，而原发性男性性腺功能减退症为睾丸功能衰竭所致。但是，某些疾病可同时损害中枢神经和睾丸功能，出现混合性性腺功能减退症。

2. 完全性与分离性睾丸功能衰竭的鉴别　中枢性原发性和混合性男性性腺功能减退症可能累及睾丸的所有功能，即完全性性腺功能减退症或仅损害睾丸的曲细精管或间质组织，此即分离性睾丸功能减退症。

3. 胎儿、儿童和青春期性腺功能减退症的病因鉴别　由于婴幼儿和儿童期的促性腺激素与睾酮水平低下，睾丸功能评价主要依赖于 Sertoli 细胞标志物 AMH[10-13]。男性性腺功能减退症的表现取决于病变发生的年龄阶段。胎儿发生的性腺功能减退症起病于胎儿早期，由于在男性性发育的关键时间窗缺乏睾丸激素，故出现性发育障碍（DSD），外生殖器含糊或呈女性型。性发育不全是完全性性发育障碍的典型例子，而 Leydig 细胞不发育/发育不良和类固醇生成缺陷仅表现为分离性性腺功能减退症。中枢性性腺功能减退症不会引起外生殖器畸形，因为胎儿期第一个 1/4 时段的 Leydig 细胞功能只依赖于胎盘 HCG 的作用。第二个 1/4 时段以后发生的胎儿期性腺功能减退症导致小阴茎和隐睾症。性腺功能减退症患者进入青春期发育年龄后，不能启动青春期发育或青春期发育延迟与中断。

（1）伴有全睾丸功能衰竭的中枢性性腺功能减退：先天性中枢性性腺功能减退症患者的血清 AMH 降低，早期用 FSH 治疗后，Sertoli 细胞增殖，睾丸体积增大，血清 AMH 升高，而未经治疗的青春期患儿因睾酮缺乏，不能抑制 AMH 分泌，故血清 AMH 呈年龄相对性增高，但仍低于其相应的 Tanner 分期水平[14]，反映缺乏 FSH 的刺激作用；应用 HCG 治疗后，睾丸内的睾酮水平升高，可抑制 AMH 分泌。相反，患者接受睾酮替代治疗难以升高睾丸内的睾酮水平，故血清 AMH 降低的幅度较小。体质性青春期发育延迟者的 AMH 和抑制素 B 正常[15,16]。在胎儿后期，LH-β 突变引起的单纯 LH 缺乏导致 Leydig 细胞分化和睾酮合成障碍。

（2）伴有全睾丸功能衰竭的原发性性腺功能减退症：主要见于性腺发育不全睾丸退变综合征和无睾症。睾丸发育不全起病于胎儿期的第一个 1/4 时段，外生殖器含糊或为女性型；睾丸退变综合征起病于胎儿期的第二个 1/4 时段以后，睾酮缺乏不影响性发育的方向性，但可导致小阴茎和阴囊发育不良。以上所有患者的血清 AMH 均降低或检测不到。单纯性尿道下裂而阴茎阴囊正常者的睾丸功能正常，故血清 AMH 与睾酮亦正常[17-19]。Klinefelter 综合征是一种胎儿晚期发生的睾丸发育不全症，在青春发育 Tanner Ⅲ期以前，AMH 正常，但 Sertoli 细胞功能呈进行性恶化，AMH 和抑制素 B 显著降低或检测不到，FSH 升高，睾丸细小[20]。唐氏综合征的曲细精管和间质均被损伤，血清 AMH 和睾酮降低，LH 升高。

（3）隐睾症：病因复杂，既可能是原发性睾丸功能减退症的后果，又可能由低促性腺激素性性腺功能减退症或 IN-SL3/INSL3 受体、腹股沟-腹壁解剖缺陷引起，因而 Sertoli 细胞功能可正常或异常。双侧腹内隐睾患者的 Sertoli 细胞功能减退，血清 AMH 降低（75%）[21]，而腹壁或腹股沟隐睾者 AMH 正常。

4. 伴有分离性睾丸功能衰竭的原发性性腺功能减退症　FSH 受体突变引起原发性性腺功能减退症伴 Sertoli 细胞特异性功能障碍，Sertoli 细胞数减少，功能降低，睾丸细小[22]。理论上看，AMH 表达是低下的，但胎儿早期的 AMH 分泌不依赖于 FSH，且米勒管已经退化，故无实际临床意义。AMH 基因突变引起 AMH 阴性型 PMDS，AMH 测不到，而 AMH 受体基因突变引起 AMH 阳性型 PMDS 患者的血清 AMH 正常[23]。

5. 伴 Leydig 细胞功能衰竭的原发性性腺功能减退症　46,XY 个体患有 LH/HCG 受体突变或类固醇生成酶缺陷症表现为单纯性低雄激素血症，外生殖器含糊或为女性型，其与睾丸发育不全的鉴别要点是血清 AMH 水平，前者因雄激素缺乏而导致 AMH 正常或升高。

6. 伴生殖细胞功能衰竭的原发性性腺功能减退症　男性的睾丸体细胞未受影响，故血清 AMH 和睾酮正常，但生殖细胞不能发育成精子。

7. 伴全睾丸功能衰竭的混合性性腺功能减退症　下丘

脑-垂体-性腺轴和肾上腺皮质表达的 DAX1 突变引起 X-性连锁先天性肾上腺皮质发育不良症、中枢性性腺功能减退症和混合性睾丸功能衰竭,血清 AMH 和抑制素 B 降低[24]。Prader-Willi 综合征也存在类似变化,血清 AMH 与睾酮正常或降低,抑制素 B 低下,FSH 和 LH 正常或升高[24-27]。

【治疗】

性腺功能减退症患者易发生肥胖和胰岛素抵抗,并进而引起代谢综合征[28]。因此,性腺功能减退是预测代谢综合征的独立危险因子。但目前仍未明了是否激素替代治疗可预防或改善代谢综合征及其预后[29]。首先应根据诊断和性腺功能减退的类型,确立治疗目标。对于继发性性腺功能减退症患者来说,使用脉冲性 GnRH 可以恢复其性腺功能和生育功能,而原发性性腺功能减退症患者通过雄激素替代治疗只能维持正常的男性第二性征,难以恢复生育功能。HH 的治疗包括病因治疗和性激素替代治疗[30]。

性激素对生长发育和性腺功能的影响很大,因而儿童和青少年患者的性激素替代治疗量必须符合生理需要,尽量避免替代不足和替代过量。替代不足的患者往往无第二性征性发育,生长速度增快,身材超过正常速度而骨龄发育延迟;相反,替代过量者的第二性征性提前发育(出现类似性早熟的表现),生长缓慢和骨龄发育提前。激素替代治疗量合适的判断指标是:①生长发育正常,尤其是生长速度在正常范围内;②尿 17-羟皮质类固醇和 17-酮皮质类固醇的排量在同龄人群的正常范围内;③骨龄发育和骨骺融合无延迟或提前;④血清性激素在同龄人群的正常范围内。在以上判断指标中,应特别注重临床发育的追踪观察,而不能仅凭血清性激素水平做出判断。

(一)治疗方案 一般应遵循以下三个基本原则:①睾酮替代治疗主要用性腺类固醇激素诱导和维持性腺功能,性激素对降低心血管危险性、维持正常男性体型、保持骨量和肌肉容量也有帮助。如果患者无生育要求,可用性腺类

固醇激素替代来治疗 HH。②较年轻男性应用雄激素替代治疗的风险低,可增加肌肉容量、肌肉力量、骨密度,减少体脂;提高性欲,改善性生活;但目前不主张对所有血睾酮减低的老年人实施替代治疗。③对欲治疗的个体,在治疗前和治疗过程中进行利弊评估,如遇风险增加,应随时停用。睾酮制剂治疗的禁忌证见表 2-7-11-9。

表 2-7-11-9 睾酮制剂的禁忌证

严重事件风险极高的情况
前列腺癌转移
乳腺癌
严重事件风险较高的情况
不明原因的前列腺结节(包括前列腺癌)
PSA>4ng/ml(前列腺癌高风险人群>3ng/ml)
血细胞比容>50%
前列腺增生伴严重下尿道症状者
控制不佳的充血性心力衰竭
与睾酮治疗相关的一般不良反应
红细胞增多症
痤疮
精子减少与不育
男性乳腺发育
加重阻塞性睡眠呼吸暂停
其他药物反应

(二)有生育要求的 HH 治疗 根据病因进行病因治疗,有生育要求的 HH 治疗需维持生育功能和性征。男性 HH 用人重组 FSH 治疗有效,可恢复精子数目。人重组 FSH 或 LH 单药与联合治疗的研究发现,HH 患者应应用 FSH/LH 联合治疗(表 2-7-11-10)。为了获得最佳效果,一般应在卵泡刺激的前半个周期,以 FSH:LH 为2:1;而在卵泡刺激的后半个周期其比例为 1:2。

表 2-7-11-10 需要保存生育功能的男性性腺功能减退症治疗

药物	使用方法	不良反应	结　果
氯米芬	口服 25mg,隔日 1 次最大剂量 50mg/d	男性乳腺发育,体重增加,高血压,白内障	精子生成功能恢复血清睾酮水平提高
HCG	肌注 125~500U 隔日 1 次	头痛,兴奋,疲乏,足部水肿,情绪异常,乳腺肿痛	精子生成功能恢复血清睾酮水平提高
HMG	肌注 75U 每周 3 次	男性乳腺发育,眩晕,头痛,厌食	精子生成功能恢复
阿那曲唑	口服 0.5mg 或 1mg	高血压,厌食,皮疹,下肢水肿,舌炎,感觉异常	血清睾酮水平提高,精液睾酮/E₂ 比值升高

1. 常规治疗方案 男性低促性腺素性性腺功能减退症(MHH)可见于特发性、单纯性下丘脑-垂体病变,或获得性颅内病变(如垂体瘤、颅咽管瘤、CHARGE 综合征等),均可应用睾酮和/或促性腺激素治疗。在青春发育期,为了延缓骨量成熟,仅使用小剂量睾酮制剂,启动治疗的年龄约 15 岁,剂量见表 2-7-11-11 和表 2-7-11-12。

2. 特发性低促性腺素性性腺功能减退症的治疗 按 LH 分泌的生理频率与幅度,脉冲式给予外源性 GnRH,每 90 分钟给 1 次脉冲注射(含 GnRH 5μg),总疗程 6~12 个月,每个脉冲的 GnRH 含量可根据个体对治疗的反应酌情调整。如无 GnRH,也可用 HCG 或 HMG 代替,但易引起超排卵与流产。具体的治疗方法包括:①用雄激素替代治疗维持男性

表 2-7-11-11 单独睾酮治疗 MHH

治疗时机	睾酮剂量(mg,每月 1 次)
启动治疗(高小入学时)	12.5
6 个月后	25
12 个月后	50
18 个月后	75
24 个月后	100
30 个月后	125
36 个月后	175
42 个月后	200
成年期	250

注:成年期要求生育时,给予 HCG-FSH 联合治疗,其中 HCG 3000U×2 次/周,FSH 150U×2 次/周

表 2-7-11-12 HCG-FSH 联合治疗获得性 MHH 方案

治疗时机	治疗药物剂量(1 次/周)	
	HCG(U)	FSH(U)
启动治疗(高小入学时)	100	12.5
6 个月后	200	25
12 个月后	500	50
18 个月后	1000	75
24 个月后	1500	75
30 个月后	2000	75
成年期起始治疗	3000,1 次/周	150,1 次/周
成年期起始治疗	3000,2~3 次/周	150,2~3 次/周

化;②用促性腺激素诱导生育;③间断性应用 GnRH 维持睾丸的结构和功能(GnRH 受体突变者例外)。

3. 已经应用睾酮制剂者的治疗 有生育要求的男性患者如已经应用睾酮制剂者必须停药,因睾酮抑制精子生成。HCG 促进精子生成,但用量要足,一般每周肌注或皮下注射 500~1000U;应用 6 个月后,可加用 FSH(75U/次,每周肌注 3 次)提高精子质量;必要时,6 个月后再将剂量加倍。

4. 尚未应用睾酮制剂者的治疗 有生育要求的患者(男性和女性)应用脉冲式 GnRH 治疗可取得更好疗效,但仅能用于垂体功能正常(特发性 HH 和 Kallmann 综合征)者。用量为每 2 小时 5mg,剂量调整至 LH 和 FSH 正常并不发生男性乳腺发育为度。实施脉冲式 GnRH 治疗必须有患者的密切配合,因为有时血睾酮正常 2 年后,可能精子生成仍达不到生育的要求。

5. 不能完全排除体质性青春期发育延迟者的处理 因为小剂量睾酮可以诱导青春期发育而较大剂量的睾酮反而抑制青春期发育,所以对不能完全排除体质性青春期发育延迟者处理的最稳妥办法是追踪观察,必要时可用小剂量性腺类固醇诱导青春期发育。

6. 男性芳香化酶缺陷症的治疗 患者的治疗具有某些特殊性,芳香化酶缺陷症男性患者在青春期发育前骨骺未闭,血雌二醇明显降低。治疗首选雌二醇皮贴剂(25μg/d)[2]。

(**三**)**雄激素替代治疗与监测** 男性性腺功能减退症补充雄激素的目的在于诱发、促进和维持男性第二性征和性功能。由于睾酮对促性腺激素的分泌有负反馈抑制作用,因此单独使用雄激素治疗时,精子生成受抑制,患者无法恢复生育能力。而促性腺激素缺乏的患者具有潜在的生育能力,可以通过联合使用雄激素、GnRH 脉冲式皮下给药或促性腺激素治疗以诱发精子的生成。

无生育要求的男性患者应肌注庚酸睾酮,每次 200mg,每 2~3 周 1 次。如果症状改善不明显或不稳定,应将每次的用量减少,注射频率增加(如每周 100mg 或每 2 周 150mg)。年长男性的用量宜减低,有些患者需要联合肌注和皮贴剂治疗才能获得满意疗效。一般不用口服制剂,因为不能维持稳定的血睾酮水平;且甲基睾酮易引起肝损害。睾酮制剂禁用于前列腺癌患者[31]。

1. 雄激素制剂 雄激素的种类繁多,包括睾酮、二氢睾酮、脱氢异雄酮(DHEA)、硫酸脱氢异雄酮(DHEAS)、雄烯二醇和雄烯二酮(后两者为睾酮类似物)。雄激素有促进氮潴留和维持氮平衡、促进精囊和前列腺的生长与分化、促使青春期发育和诱发男性第二性征与性功能等作用。常用的雄激素制剂见表 2-7-11-13。

表 2-7-11-13 雄激素替代治疗

类型	商品名	用量与用法	优点	缺点
庚酸睾酮(肌注)	Delastestryl	250mg/2~4 周	便宜	浓度波动大
环戊丙酸睾酮(肌注)	Depo-Testosterone	250mg/2~4 周	达到生理浓度	需要注射
十一酸睾酮(口服)	Andriol	80mg/片,每天 2~3 次(每粒胶囊含十一酸睾酮 40mg)	使用方便	浓度波动大,需要每天多次服药
睾酮皮贴片	Androderm	5mg/片,每周 2 次	能达到生理浓度,方便	皮肤过敏,需要经常调整剂量
睾酮凝胶	Androgel	50~100mg/d(睾酮 25mg/2.5g 凝胶或睾酮 50mg/5g 凝胶)	达到生理浓度,方便	皮肤过敏,需要经常调整剂量
睾酮口腔贴片	Striant	每次 30mg,每天 2 次(每片 30mg)	能达到生理浓度,方便	需要经常调整剂量
睾酮植入片	Testopel	每 4~6 个月 3~4 片(每片 75mg)	便宜,难以达生理浓度	感染,易被挤出,不便变更治疗方案

(1)注射用雄激素制剂:睾酮的 17β-脂化后,其水溶性显著提高,储存时间延长。注射进入肌肉后,其释放缓慢。每周单次肌注庚酸睾酮或环戊丙酸睾酮 100mg,或每 2 周注射 200mg 后,血睾酮先升至正常值以上,然后于第二周逐渐下降至生理浓度以下。血睾酮升高或降低时,不改变血二氢睾酮与雌二醇的浓度比例。其主要缺点是需要肌内注射,且血睾酮浓度不甚稳定。

(2)经皮睾酮制剂:睾酮凝胶(testosterone gel)可供选用,每天使用 5~10g,可使低睾酮血症患者的血睾酮维持在正常水平,主要缺点是:①血中的二氢睾酮与睾酮的比值升高;②凝胶中的睾酮可通过密切接触而被他人吸收;③长期

使用可引起局部刺激。经皮睾酮贴片粘贴于非阴囊皮肤,一般可维持血睾酮正常浓度 4~12 小时。口腔黏膜生物贴片为一种睾酮粘贴片,每片含睾酮 30mg,每 2 小时 1 片可维持正常睾酮水平。

(3)十一酸睾酮:需与食物同服。吸收后,主要通过淋巴系统进入循环,先在肝组织中进行第一次降解,常用量为 40~80mg/次,每天 2~3 次。本药的主要缺点是血中的二氢睾酮与睾酮比值升高。十一酸睾酮油注射剂先肌注 1000mg(4ml),6 周后再肌注 1000mg,然后每 12 周肌注 1000mg。睾酮皮植物(testosterone pellet)每次皮下植入 2~4 小片(每片含睾酮 200mg)。皮下植入 1 个月血睾酮达高峰,然后可维

持正常血睾酮浓度约6个月。以上三种制剂的有效药物浓度欠稳定，未被美国批准应用。

（4）17-α烷化睾酮衍生物：口服吸收良好，烷化睾酮衍生物克服了进入循环血前的迅速代谢缺点，但有肝毒性风险，故一般不推荐使用。

（5）其他新的雄激素制剂：主要有微粒化睾酮、长效睾酮脂化物、丁环甲酸睾酮、十一酸睾酮、7-α甲基-19去甲睾酮等。非类固醇选择性雄激素受体调节剂（nonsteroidal selective androgen receptor modulator，SARM）因其组织选择性高而具有良好应用前景。

2. 治疗监测 睾酮制剂的潜在风险与监测方法见表2-7-11-14。雄激素促进前列腺和乳腺增生，引起红细胞增多、皮脂增多及乳腺胀痛、结节、男性乳腺发育，因而禁用于前列腺癌和乳腺癌患者；此外，亦禁用于红细胞增多症、重症阻塞性睡眠暂停综合征或充血性心力衰竭。但目前的研究结果尚不能肯定长期缺乏或应用雄激素制剂对动脉硬化和动脉硬化性心脏病的意义。

表2-7-11-14 睾酮制剂的潜在风险与监测方法

潜在风险	监测方法
心血管疾病	血压心电图等
红细胞增多症	血小板压积>54%时停用或减量药物
体液潴留	病史和体格检查充血性心力衰竭者停用
前列腺增生	病史国际前列腺症状评分>19者停用
前列腺癌	直肠指检血清PSA>4ng/ml者停用
痤疮	病史和体格检查剂量调整
肝毒性	病史和体格检查肝功能追踪严重肝损害时停用
不育	病史和体格检查更改治疗方案
阻塞性睡眠呼吸暂停	病史和体格检查更改治疗方案
男性乳腺发育/乳腺癌	病史和体格检查排除引起男性乳腺发育的其他因素

（1）血睾酮监测：雄激素制剂治疗后3个月以及此后每年进行血睾酮的监测：血睾酮应维持在正常水平，如过高或过低，应调整注射频率或剂量，经皮睾酮制剂者于用药后3~12小时测定，口腔黏膜生物贴片者于用药和更换前测定，口服十一酸睾酮者于服药后3~5小时测定。补充治疗的睾酮目标值是达到正常值中间水平，一般为300~800ng/dl。

（2）血细胞比容监测：雄激素制剂治疗后3个月以及此后每年监测血细胞比容，如>54%应停药至血细胞比容正常。

（3）前列腺监测：治疗后1年测量BMD，并每年1次。定期直肠指检，测定血清前列腺特异抗原（PSA）。如1年中>1.4ng/ml，或以后半年的升高速度>0.4ng/ml，或任何1次PSA>4ng/ml，应高度警惕前列腺癌可能，并做进一步检查，明确诊断。

（四）人工助育 一般在青春发育的Tanner Ⅲ期，血FSH和LH明显升高，而睾丸内的类固醇激素合酶系表达异常，导致睾酮不足和雌二醇过多。用芳香化酶抑制剂可促进睾酮合成，改善精子发育状况。然后，用人工助育技术（ART）从患者体内获得精子，可用于体外受精，使50%以上的Klinefelter综合征患者恢复生育能力。近年发现，绝大多

数患者出生后的精细胞数目并不明显减少，只是到了青春发育期，精细胞才大量凋亡，其原因是：①睾丸内激素水平和调节紊乱使精细胞对局部雄激素与雌二醇聚增过敏；②Sertoli细胞功能紊乱；③精原细胞干细胞发育障碍。

（汤怀世 刘江华）

第12节 迟发性睾丸功能减退症

因"老年"而发生的内分泌腺分泌功能减退称为停滞（pause），其中卵巢功能减退称为绝经（menopause），肾上腺功能（主要指脱氢异雄酮分泌功能）减退称为肾上腺功能停滞（adrenopause），生长激素分泌功能减退称为躯体停滞（somatopause），男性下丘脑-垂体-睾丸功能减退伴睾酮可用性下降与精子生成受损称为男性更年期（andropause manopause）。

在男性体内，睾酮通过芳香化作用转化为雌激素[1-4]。动物实验发现，雌激素调节睾丸Leydig细胞的发育和功能。在生长发育期，雌激素因子Leydig细胞发育，而在成年期，雌激素阻滞Leydig细胞合成雄激素，但睾丸组织表达的ERα和ERβ生理意义未明。雌激素是男性和女性骨骼的作用调节因子[5,6]，老年男性的雄激素和雌激素缺乏时老年性骨质疏松性骨折的重要病因。

迟发性睾丸功能减退症（late onset hypogonadism in males，LOH）是男性更年期提前的一种病理状态，属于男性性腺功能减退症的一种，因LOH的临床诊断与治疗的特殊性，故予以专门介绍。

LOH是一种与年龄相关的成年与老年男性疾病。男性50岁后，下丘脑-垂体-睾丸轴的功能减退，血清睾酮水平下降，并因此出现多个器官或系统的功能异常表现。LOH曾称为男性更年期综合征、老年男性部分性雄激素缺乏综合征、雄激素缺乏综合征或老年男性综合征。2002年，国际老年男性研究会（ISSAM）将这一综合征命名为LOH，并得到国际男科学学会（ISA）和欧洲泌尿科学会（EAU）的认同，主要原因是睾丸雄激素的合成和分泌减少，但由于男性血清性激素结合球蛋白（SHBG）水平随增龄而升高，下丘脑-垂体也出现相应变化，患者往往同时伴有FSH和LH升高及GH和IGF-1下降。有些患者还伴有褪黑素（melatonin）和TSH水平下降，而皮质醇相对升高。因而，LOH并非经典的成年原发性睾丸功能减退症[7]。

【病理生理与临床表现】

雄激素包括睾酮、二氢睾酮、脱氢异雄酮（DHEA）、硫酸脱氢异雄酮（DHEAS）、雄烯二醇和雄烯二酮。雄激素促进氮潴留，维持精囊和前列腺生长与分化以及男性第二性征与性功能等作用。在一些器官和组织（如肌肉、骨骼和睾丸），睾酮直接通过雄激素受体（AR）发挥作用；在一些外周组织（如外生殖器、附性腺器官和皮肤），睾酮在2型5α-还原酶（SRD5A2）的作用下，转变为二氢睾酮再发挥作用；而在另一些组织（如脂肪组织），睾酮经芳香化酶转化为E_2，并通过雌激素受体发挥作用。此外，睾酮还影响脂质代谢，增加红细胞数量，维持骨量。睾酮对骨骼、肌肉、脂肪、情绪和认知功能、性欲和自发阴茎勃起、血液和心血管等器官和系统都有

重要的生理作用。

（一）睾酮不足表现　　男性随着增龄，血清睾酮总量和游离睾酮的年下降速度分别为 0.4% 和 0.2%，而促性腺激素的水平逐渐升高。男性 40 岁以后，血清游离睾酮的年下降率为 3%，50 岁以后为 20%，70 岁以后为 33%。由于游离睾酮的年下降速度远快于睾酮总量，导致性激素结合球蛋白（睾酮结合蛋白，SHBG）升高。随着增龄，睾酮缺乏可导致一系列病理生理改变和临床表现。

1. 一般表现　　男性 50 岁以后，出现体能下降、容易疲劳、记忆力减退、注意力不集中、烦躁不安、抑郁、潮热阵汗、性功能减退等，这些症状提示 LOH。与女性的围绝经期综合征比较，男性 LOH 的发病年龄界限不明显，睾丸功能减退的发生很隐匿，性激素变化的量也可能不甚明显，但睾酮的生物活性降低可能很明显，如性行为减弱和睾酮减少、肌肉容量减少、肌力下降和骨密度降低等。

2. 肌量减少和肥胖　　老年男性通常有进行性肌量减少和脂肪量增加，特别是腹部脂肪，并可因此出现肌力下降、容易疲劳、日常活动能力下降、容易跌倒和跌倒性损伤。研究证明，肌量和肌力下降与血清睾酮水平减低有关。常有全身性肌肉消瘦，大多数体重降低，伴有头发稀少、干燥、无光泽、易脱落，皮肤干燥、无弹性或多皱纹。另一方面，老年人不爱活动，能量消耗减少，易发生肥胖。严重肥胖者的臀部、腹部和大腿内侧皮肤粗厚而多皱褶。长期肥胖可合并高血压、血脂谱异常症、糖耐量异常、糖尿病、高尿酸血症与痛风、高胰岛素血症等（代谢综合征）。如青少年时期为低体重或消瘦，成年后肥胖者发生代谢综合征和心血管不良事件的风险更大。代谢综合征是肥胖的发展结果，其中肥胖后的异位脂肪沉积是导致胰岛素抵抗和 2 型糖尿病的重要原因。

3. 骨质疏松和骨折风险　　成骨细胞内存在的雄激素受体，雄激素具有独立的（非依赖转化为雌激素）刺激成骨细胞分化和增殖作用。此外，白细胞介素-6（IL-6）是破骨细胞的激活因子，而雄激素抑制 IL-6 的表达。雄激素降低的老年男性可能通过骨骼肌强度和/或跌倒等非骨骼因素而使骨折风险增高。特别是同时存在高性激素结合蛋白时，骨折风险明显增高[8]。此外，一些老年男性由于前列腺增生、前列腺癌而长期接受抗雄激素治疗，更加加重和加速了骨质疏松的发生与发展。血睾酮下降还通过肌力下降而间接减少其对骨的机械负荷作用。在抗雄激素治疗的开始数年内，BMD 下降速度约 3%~5%/年，明显高于老年所致的 BMD 下降速度，骨折风险也急剧增加。雄激素减少是老年骨质疏松发生的主要原因之一，而骨吸收增加是老年男性骨代谢的重要特点。

4. 性欲缺乏和阴茎勃起障碍　　睾酮通过中枢神经系统和阴茎海绵体局部的作用调节性欲和勃起功能，游离睾酮有独立的调节阴茎海绵体平滑肌松弛作用。雄激素缺乏引起海绵体平滑肌数量减少、纤维组织增生、脂肪沉积和 NO 合成减少，这些改变是阴茎勃起障碍的重要原因。

5. 情绪和认知功能异常　　睾酮对情绪和认知功能有重要调节作用，老年男性出现的焦虑、惊恐不安、失眠、记忆力减退以及思维反应和智力减退与内源性睾酮水平减低有关。根据 748 例 50 岁以上男性的分析，睾酮水平减低者发生抑郁症的风险高 2.1 倍（95%CI 1.3~3.2）。

（二）睾酮降低的冠心病风险　　雄激素缺乏与动脉硬化的关系复杂，目前仍无结论性意见。雄激素治疗可提升高密度脂蛋白-胆固醇水平，雄激素缺乏患者常伴有甘油三酯、胆固醇、LDL-C 升高和 HDL-C 降低，经用雄激素替代治疗后血脂谱改善[9]。冠心病男性在冠状动脉内注射生理剂量睾酮时，可以引起冠状动脉舒张和血流增加。冠状动脉病患者的血浆睾酮水平显著降低，而且与冠状动脉狭窄的程度呈负相关。血浆睾酮水平降低可引起甘油三酯（TG）和高密度脂蛋白胆固醇（HDL-C）水平降低，这种改变与年龄、体重或体重变化、运动和酒精摄入无关。横断面流行病学调查显示，男性内源性睾酮与 HDL-C 呈正相关，这些事实表明生理量的雄激素能拮抗动脉硬化[10]。

【病例筛选与诊断】

LOH 的发病风险因素见表 2-7-12-1。

表 2-7-12-1　LOH 风险因素

垂体病变
蝶鞍肿瘤
蝶鞍放疗
蝶鞍的其他疾病
治疗药物
糖皮质激素
阿片类止痛剂
系统性疾病与衰老
HIV 感染
终末期肾病
慢性阻塞性肺病
2 型糖尿病
代谢综合征
阴茎勃起功能不全
老龄

在各种临床表现中，性腺功能紊乱（尤其是性欲减退、阴茎勃起减少或不足）是判断低雄激素血症的主要依据。各种学术团体对 LOH 提出了评价体系[11-13]，但差异较大，因而血清睾酮测定（2 次以上，低于 8nmol/L 或 231ng/dl）成为最重要的判断指标，但必须与临床症状结合起来分析，不能偏废其中之一。而血清睾酮在 12nmol/L（346ng/dl）不需要进行替代治疗。血清睾酮在 8~12nmol/L 之间而有明显性腺功能减退时，可用平衡透析法测定或 Vermeulen 公式计算血清游离睾酮值，排除性激素结合球蛋白降低（如肥胖、肢端肥大症、甲减等）引起的总睾酮下降，性激素结合球蛋白升高（如老龄、慢性肝病、甲亢、使用抗惊厥药物等）引起的总睾酮上升。如仍降低可试用替代治疗。

体能下降、容易疲劳、记忆力减退、注意力不集中、烦躁不安、抑郁、潮热阵汗、性功能减退、肌量减少、脂肪增加、骨质疏松、性欲减退、阴茎勃起和情绪认知功能障碍可能提示 LOH，但均不能作为 LOH 的诊断依据。LOH 的诊断和治疗见图 2-7-12-1。

（一）LOH 筛查　　目前尚缺乏准确的 LOH 筛查手段，通常是使用以自我报告为基础的症状量表，对可疑患者进行筛查。北京、上海、西安和重庆调查 40 岁以上健康男性

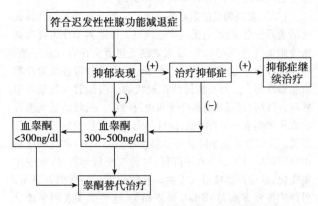

图 2-7-12-1 迟发性性腺功能减退症的诊断和治疗

637 人,分析 17 项症状与年龄和 4 项雄激素指标,即睾酮总量、游离睾酮、睾酮分泌指数(TSI,即睾酮总量/LH 比值)和游离睾酮指数(FTI)的相关性,与 2 项或以上雄激素指标显著相关的症状入选,最后形成 1 个含有 12 个问题的调查表[14]。

LOH 的症状调查(SILOH),以最近 6 个月的症状为依据)包括以下内容:①是否感到容易疲劳?②是否有肌肉和/或骨关节疼痛?③是否有潮热阵汗?④是否有烦躁易怒?⑤是否有原因不明的惊恐不安?⑥是否有记忆力减退?⑦是否失去生活乐趣?⑧是否对女人失去兴趣?⑨是否对性生活感到厌倦?⑩晨间勃起是否消失?⑪是否有勃起功能障碍?⑫是否有胡须和阴毛脱落?判断结果时,应注意如下几点:①每项症状半数以上时间有者记 1 分;半数时间有者记 2 分;少数时间有者记 3 分;没有记 4 分。②总分≤18 分为重度症状;>18~24 分为中度症状;>24~36 分为轻度症状;>36 分为正常。③具有轻度症状至重度症状的患者应怀疑为 LOH,需要进一步采血作睾酮测定。

(二)诊断 年龄老化引起的睾酮水平下降速度和幅度有明显的个体差异,而且不一定都出现临床症状,以游离睾酮的切点为标准,中国男性 LOH 的患病率随年龄增长而增高,40~49 岁约为 13%,50~69 岁约为 30%,70 岁以上约为 47%。LOH 的诊断包括三个方面内容:①症状评价;②血清睾酮测定;③试验性睾酮补充治疗的反应。三者是统一而相互的,单纯有症状或血清睾酮水平降低,对睾酮补充治疗无反应的患者不能诊断为 LOH,应该进一步检查引起症状的其他原因。

血睾酮下降与睾酮结合蛋白升高是性激素变化的重要特点[15]。30 岁时,男性血清去氢异雄酮(DHEA)浓度为睾酮的 100~500 倍,为雌二醇浓度的 1000~10 000 倍;而 70~80 岁男性的 DHEA 和 DHEAS 约为 30 岁时 20%。在芳香化酶、类固醇硫化酶、3β-羟类固醇脱氢酶(3β-HSD-1,3β-HSD-2)和组织特异性 17β-羟类固醇脱氢酶(17β-HSD-1~17β-HSD-7)的作用下,无活性的 DHEA 和 DHEAS 可转化为雄激素和雌激素。在绝经后女性,几乎 100%的雌激素和雄激素来自肾上腺分泌的 DHEA 和 DHEAS 转化,而老年男性约 50%的雄激素是在靶组织转化而来的。此外,LOH 患者的 SHBG、FSH 和 LH 升高,GH 和 IGF-1 下降,而皮质醇相对升

高。成年男性血胰岛素样生长因子 3(INSL3)直接反映 Leydig 细胞的功能状态,成年以后随增龄而逐渐下降。因此,INSL3 可作为诊断 LOH 的参考指标[16]。

当上述症状伴有血清睾酮降低时,需排除引起睾酮降低的其他原因才能确立 LOH 的诊断。如果睾酮替代治疗的效果不明显,还需对患者的临床资料进行复核,以排除可能存在的其他器质性疾病。

【治疗】

(一)睾酮补充治疗 中老年男性出现上述临床症状,并有血清雄激素(游离睾酮、睾酮总量、生物活性睾酮、TSH 和/或游离睾酮指数)水平降低时,可给予睾酮补充治疗[17],其获益有:①增加骨密度:1 项随机双盲安慰剂对照研究显示,108 例 65 岁以上、血清睾酮水平低于 475ng/dl 和腰椎 BMD 减低的患者,用阴囊睾酮贴剂治疗 3 年,治疗组腰椎 BMD 增高。②增加肌量和减少脂肪:1 项安慰剂对照研究的结果表明,70 例 65 岁以上、血清睾酮水平低于 350ng/dl 的男性,每 2 周注射庚酸睾酮 2mg/kg 或 200mg/d,历时 3 年,体能测定有显著改善,手握力显著增加,肌量增加(3.77±0.55)kg。③改善情绪和认知功能:1 项随机双盲安慰剂对照研究的结果显示,25 例 50~80 岁男性每周肌内注射庚酸睾酮 100mg 可以显著改善定向记忆(街区建筑标志和行走路线)和语言记忆(复述短故事)能力。④改善性功能:1 组 406 例血睾酮总量≤300mg/dl 的患者随机应用睾酮凝胶 50mg/d、100mg/d、贴剂或安慰剂治疗 90 天;与基线比较,100mg/d 治疗者的性欲提高 3 倍,夜间勃起提高 51%,性交次数提高 39%。⑤改善贫血:睾酮直接刺激骨髓干细胞和通过肾脏合成红细胞生成素使红细胞数量和血红蛋白水平增高。老年男性罹患轻度贫血较为常见,睾酮补充治疗有利于纠正贫血。

(二)睾酮补充治疗评估 雄激素治疗开始于 1935 年,在荷兰的阿姆斯特丹,Enrest Lacquer 从睾丸组织中分离出睾酮,同年,Göttingen 的 Adolf Butenandt 和巴瑟尔的 Leopold Ruzicka 分别成功地人工合成了睾酮,但是 17α-甲基睾酮具有很强的肝毒性。Kallmann、DelCastillo 和 Pasqualini 首先使用睾酮治疗 Klinefelter 综合征患者,20 世纪 50 年代出现了长效睾酮注射剂——庚酸睾酮,50~60 年代,研究主要集中在雄激素的化学结构修饰,增强其促合成代谢作用。事实上,促合成代谢的睾酮制剂在临床上治疗意义并不明显,但却在体育竞技中得到广泛非法使用。20 世纪 70 年代,人工合成了可以口服的十一酸酯睾酮,继而又开发了凝胶皮贴剂和注射用长效睾酮制剂,用于长期替代治疗。一般的内分泌组织均深藏于体内,而睾丸却暴露在体外,为人类早期的研究带来了极大方便。

一般认为,前列腺癌或乳腺癌、红细胞增多症、严重睡眠呼吸暂停综合征、良性前列腺增生伴有严重下尿路梗阻或严重心脏或肝衰竭患者禁忌使用睾酮补充治疗。但是权衡睾酮补充治疗的利弊和进行个体化治疗可能更为重要。患者对自己罹患疾病的诊断、拟采取的治疗方案、治疗的获益和风险以及监测措施等问题有知情权,接受治疗者原则上应签署知情同意书。

1. 前列腺癌 461 例接受睾酮替代治疗的患者前列

癌的发生率为1.1%，与普通人群的发病率没有显著差异。前列腺癌患者在根治性前列腺切除术治愈后，只要血清PSA始终不能测出，不是禁忌睾酮替代治疗。

2. 良性前列腺增生　前列腺组织中的睾酮浓度，特别是二氢睾酮浓度显著高于外周血中的浓度，睾酮补充治疗适当提高血清睾酮水平，对前列腺内的睾酮浓度不会产生很大影响，无论对象是LOH患者还是正常人，都不会增加BPH的发病率。

3. 肝损害　以前曾报告烷基化睾酮有明显的肝毒性，可引起肝功能异常，胆汁淤积性黄疸和肝肿瘤。现在临床应用的睾酮酯类，无论是口服剂还是注射剂，均没有明显的肝毒性。

4. 红细胞增多症　有轻度贫血的老年男性，睾酮补充治疗有利于纠正贫血。而没有贫血的患者，红细胞和血红蛋白会增高，特别是使用超生理剂量睾酮时。一旦发生红细胞增多症，应该减少睾酮剂量或停药。

5. 心血管疾病　如果雄激素具有促进动脉粥样硬化的作用，冠心病患者的血清睾酮水平必然是增高的，而实际检查结果却是减低的。老年男性内源性雄激素水平降低将增加发生动脉粥样硬化的危险。随机双盲安慰剂对照研究表明，外源性睾酮补充治疗可以显著改善慢性稳定型心绞痛男性患者的心绞痛发作。男性和女性的心血管病发病率不同的原因未明，有关睾酮对心血管系统的作用研究发现，男性增龄后的血睾酮降低与心血管并发症增加相关，另一方面，男性滥用雄激素又可诱发心脏性猝死[18-20]。

QT间期延长是室性心动过速风险增加的一种提示，内源性和外源性激素通过多种介质影响QT间期[21-32]（表2-7-12-2～表2-7-12-6），内源性睾酮和孕激素缩短动作电位，雌激素延长QT间期[33]。在月经周期中，孕激素对心室肌的复极有重要作用，绝经后激素替代治疗包括单独雌激素治疗和雌-孕激素对QT有明显作用，ET延长QT，而EPT的影响不明确。QT间期代表心室肌肉除极（兴奋）至复极（恢复）的时间，校正的QT（$QT=QT/\sqrt{RR}$）消除了心率的影响。QT延长提示室性心动过速风险增加肾脏引起猝死。有关雌激素、孕激素和睾酮对QT间期的影响研究见表2-7-12-5，内源性激素对QT间期的作用研究见表2-7-12-6。

表2-7-12-2　雌孕激素和睾酮对QT间期的影响

项目	雌激素	孕激素	睾酮
内源性激素	动物实验延长QT人体研究无影响	月经期研究发现收缩短QT	缩短QT
激素替代治疗	ET延长QT间期	EPT对QT无影响/孕激素拮抗雌激素对QT的缩短作用	男性性腺功能减退者应用睾酮后QT缩短
激素避孕	无研究	孕激素皮埋剂对QT无影响	N/A
发生机制	抑制IKr/IK/IK1电流	上调IK/抑制ICaL电流	上调IKr/IK/IK1抑制ICaL电流

注：EPT：estrogen plus progesterone therapy，雌-孕激素治疗，ET：estrogen-alone therapy，单独雌激素治疗，ICaL：L-type calcium channel，L型钙通道，IKr：rapidly activating delayed rectifier potassium channel，快作用延迟钾通道；IKs：slowly activating delayed rectifier potassium channel，慢作用延迟钾通道；IK1：inward rectifier channel，内向型调校通道

表2-7-12-3　内源性性激素对QT间期的作用研究结果

激素	研究者	QT间期校正方法	研究方法	结果
睾酮	Van Noord等	Bazett公式	Rotterdam研究的445例男性QT	内源性睾酮增加QT缩短
睾酮	Zhang等	未校正的QT	NHANESIII研究中的727例男性QT与内源性睾酮	中年男性睾酮较高者的QT较短
睾酮	Charbit等	RR校正的QT	11例男性性腺功能减退单次注射睾酮后的QT	睾酮较高者的QT较短
睾酮	Percori Geraldi等	Bazett公式	26例男性睾酮总量前后QT（26例对照）	男性性腺功能减退者QT延长
睾酮	Bidoggia等	Bazett公式JT间期	27例睾丸切除后应用睾酮治疗的JT（53例对照）	睾丸切除术后JTc延长
雌激素	Saito等	Bazett公式QT=QT/RR/100	高剂量雌激素处理卵巢切除后小鼠QT	卵巢切除术后QT明显缩短，加用雌二醇治疗后QT延长至术前水平
雌激素	De Leo等	Bazett公式	26例绝经前女性双侧卵巢切除前后雌二醇与QT	卵巢切除后雌二醇明显下降而QT无变化
雌激素	Saba等	Bazett公式	绝经前（36例）后（65例）QT	绝经前后QT无明显变化
雌激素	Hulot等	回归公式	月经期排卵前QT	尽管各个时段的雌二醇有明显差异，但QT无明确变化
	Burke等	Bazett公式	23例健康女性应用双自主神经阻滞剂前后月经期QT	月经期的静息QT无差异，应用双自主神经阻滞剂后的黄体期QT缩短
孕激素	Rodriguez等	Bazett公式	58例健康女性月经期QT对依布利特的反应	排卵期QT延长孕激素水平与依布利特所致的QTc延长呈负相关
孕激素	Nakagawa等	RR校正的QT	18~32岁健康女性月经期动态ECG	卵泡期QT长于黄体期，孕激素与QT负相关

表 2-7-12-4 外源性激素对 QT 间期的作用研究结果

来源	研究者	QT 校正方法	研究方法	结 果
MHT	Larsen 等	Bazett 公式线性回归	277 例绝经后女性 MHT 治疗对 QT 影响	MHT 对 QTc 无影响
MHT	Kadish 等	Bazett 公式线性回归	34 378 例绝经后女性(WHI 研究)ET 或 EPT 对 QT 的影响	ET 治疗者 QT 延长 EPT 治疗者 QT 无变化
MHT	Carnethon 等	Bazett 公式	3101 例绝经后女性 ET 或 EPT 对 QT 的影响	ET 治疗者 QT 延长 1 倍 EPT 治疗者 QT 无变化
MHT	Nowinski 等	Bazett 公式	60 例绝经后女性 CEE、口服 MPA 和经皮雌二醇 QT 的影响	三种药物对 QT 的影响无差异
激素避孕	Okeahialam 等	Bazett 公式	21 例孕激素皮埋剂对 QT 的影响(3、6、12 个月)	1 年后 QT 似乎延长(差异无显著性)

注:CEE:conjugated equine estrogen,结合型马雌激素;MHT:menopause hormone therapy,绝经前激素治疗;WHI:Women's Health Initiative,妇女健康行动研究

表 2-7-12-5 激素避孕药对 QT 间期的作用

药物	雌激素	孕激素	对 QT 的总体作用	药物	雌激素	孕激素	对 QT 的总体作用
第 1 代避孕药	↑↑	↓↓↓		第 3 代避孕药	↑	↓	↔
第 2 代避孕药	↑	↓	↔/↓	第 4 代避孕药	↑	↓	↑↑

表 2-7-12-6 雌孕激素和睾酮对肌细胞离子通道蛋白表达和 QT 间期的影响

激素	L-型钙通道电流(ICa,L)	快作用延迟电流(IKr)	慢作用延迟电流(IKs)	内向型调校电流(IK1)	对 QT 的总体作用
雌激素	↓	↓	↓	↓	↑
孕激素			↑		↓
睾酮	↓	↑	↑	↑	↓

(三) 不良反应　睾酮补充治疗的初始 3 个月为试验治疗期,如果补充外源性睾酮后,症状明显改善,提示症状与睾酮水平降低有关,可以长期治疗。如果症状没有明显改善,应停止治疗,重新查找病因。随访和监测的方法是:①治疗的第 1 年每 3 个月随访 1 次,以后 6~12 个月随访 1 次;②开始治疗前应进行 1 次全面实验室检查,包括血压、直肠前列腺指检、血清前列腺特异抗原(PSA)、肝功能、血象和血清睾酮测定,以后第 6~12 个月复查 1 次;③监测的重点是前列腺癌,DRE 加 PSA 可早期预测约 50% 的前列腺癌。当血清 PSA>4ng/ml 或 DRE 有结节时,应施行超声指导下的前列腺活检,以进一步明确诊断;④睾酮补充治疗过程中出现排尿梗阻症状加重、DRE 发现结节或上述 PSA 指标超标时,应该终止治疗,直至前列腺癌得到排除。

(四) 生长激素治疗　如果患者伴有 GH 缺乏,可同时给予 GH 替代治疗,但生长激素释放激素(GHRH)与生长激素释放肽(GHRP,GH-releasing peptide)和 IGF-1 的疗效尚不肯定。据报道,用 GH 替代治疗(30μg/kg,每周 3 次)治疗 6 个月可升高血清 IGF-1 水平、肌肉容量和脊椎骨密度。但长期应用的风险是:①因水肿而诱发心力衰竭;②使已有糖尿病倾向的患者的糖耐量减低或演变为 2 型糖尿病;③引起头骨骺脱位或股骨头滑脱而致跛行或髋部或膝部疼痛;④白血病患病率增加,肿瘤复发;⑤可能导致腕管综合征、男性乳腺发育。虽然尚未批准 GH 用于抗衰老(antiaging)治疗,但其应用广泛。生长激素研究学会(Growth Hormone Research Society,GRS)指出,不推荐用 GH 或 GH 促分泌剂或睾酮预防衰老。

(五) SARM 和 DHEA 治疗　选择性雄激素受体调节剂(selective androgen receptor modulator,SARM)可提高性腺功能,减轻雄激素缺乏的症状,尤其适应于伴有骨质疏松和前列腺肥大者的治疗。研究发现,DHEA 替代治疗可获得与睾酮相似的疗效。给予 50~100mg/d 的 DHEA,3~6 个月后可明显增加性激素和 IGF-1 的血浓度,生活质量与体力明显改善,未发现明确不良反应。但长期应用 DHEA 对卵巢、前列腺等性激素依赖性肿瘤的发生风险仍有待进一步观察。

(刘江华　文格波)

(本章主审　杨金瑞　袁凌青)

第 8 章

女性性腺疾病

卵巢的胚胎发生及组织形态较独特。卵巢合成和分泌多种激素(雌激素、孕酮、雄激素、AMH、抑制素、活化素)、细胞因子和生长因子,是产生卵子和调节女性性腺功能的重要性腺器官。卵巢功能受下丘脑-垂体、卵巢局部因素和肾上腺皮质激素的调节;在女性一生中,卵巢随着增龄而有相应变化。病理情况下,卵巢的生育与内分泌调节功能容易受到内外环境因素(如染色体畸变、基因突变、剧烈运动、药物、精神心理应激、内分泌干扰素、营养素、肥胖、消瘦)的攻击,导致女性性发育障碍、Turner 综合征、Noonan 综合征、女性肾上腺皮质功能初现提前、女性青春期发育延迟、女性性早熟、闭经、溢乳、卵巢早衰等。

第1节 女性青春期发育与发育异常

乳腺发育分为数个时期。配体型乳腺为线状外胚层组织,分化后成为乳腺基板(placode),在上皮细胞/间质的相互作用下,乳腺基板进入间充质,出生时出现细小的腺导管结构。继而分别进入青春发育期、妊娠期、哺乳期和退化期。青春期的乳腺上皮在 GH、生长因子和雌激素的作用下呈扩张性生长(导管形态生成),脂肪垫膨大增厚,并形成乳腺上皮树。至性成熟时,在孕激素的刺激下形成短的三级分支;然后,在妊娠期 PRL 和孕激素的共同作用下,形成乳腺腺泡并合成乳汁。产后因断奶信号作用于乳腺,使其恢复至成年乳腺的结构和功能状态[1-6]。

乳腺是哺乳动物在 300 万年中由其表皮附件进化而来的,乳腺是一种复杂的分泌器官,由多种细胞类型组成,其中的乳头上皮细胞生长成为脂肪垫,内含脂肪细胞、血管内皮细胞、成纤维细胞和免疫细胞。胚胎期的乳腺发育受间充质信号因子的调节,而青春期和成年期乳腺接受垂体和卵巢来的循环激素调节。乳腺上皮细胞分为基底上皮细胞和管腔上皮细胞两种,基底上皮细胞由肌上皮细胞组成,包绕在腺体的外层,其间含有少量干细胞,可分化为多种细胞类型。管腔上皮细胞形成导管管腔和分泌性腺泡,表达激素受体。肌上皮细胞和管腔上皮细胞形成双层管状结构,是产生和分泌乳汁的结构基础[7-11]。临床上根据结构和功能,将乳腺分为胚胎期、青春期和生殖期三个主要时期。

【乳腺发育】

(一) 胚胎期乳腺发育 出生时乳腺上皮细胞呈原基状,仅由少数细小的导管组成,胚胎期的两类乳腺细胞支持乳腺发育。上皮细胞团来源于外胚层,在外围绕来源于中胚叶的间质。人类乳腺原基出现于第 1 个三月期,细胞外胚层基板增厚,含有数层柱状细胞。胚胎乳腺间充质产生信号,促进特异性上皮细胞分化,形成的小叶泡结构表达乳蛋白(milk protein)、Wnt10b 和 Wnt 受体 TOP、β-半乳糖苷酶,Wnt 信号抑制物 Dickkopf(DKK1)过表达抑制 DKK1。乳腺基板(mammary placode)扩张形成的细胞球降至间充质,上皮细胞分泌的 PTHrP 刺激骨形态生成蛋白受体-1A,促进间充质表达 BMP4。乳腺生长形成单支树状结构,其中央为开口管腔直至出生。

(二) 青春期乳腺发育 胚胎乳腺发育与分期见图 2-8-1-1 和图 2-8-1-2。出生时的乳腺为一种原基管状系统(ductal system),但具有生产乳汁功能,如果胎儿期暴露于母体的大量雌激素中,则在婴儿期可出现溢乳(巫乳,witch's milk)[12,13]。

婴儿期后,乳腺发育与总体发育一致,但速度极慢。青春期启动后,在性激素的作用下,乳腺出现扩张性增生,脂肪组织充填(图 2-8-1-3)。终蕾形成的棒状结构穿透脂肪垫,分支;TEB 的冠细胞(cap cell)分化成肌上皮细胞,形成小管双层的外层,环绕内层腔细胞。次生枝从侧面出芽再形成三级枝。其中的间隙较宽,在妊娠的影响下,再被脂肪充填,并能够生成和分泌乳汁。同样在月经周期中,卵巢雌激素刺激生成短的三级分支。人类的乳腺侧支均为盲端的终末管-叶状结构单位,内含大量的小管(腺泡,acini)。腺泡含有丰富的成纤维细胞和小叶内间质。

1. 乳腺导管发育 GH 和 PRL 等激素和生长因子促进乳腺导管发育。一般认为,GH 的作用是通过 IGF-1 介导的。GH 受体突变(Laron 综合征)患者伴有乳腺发育障碍(90%),乳腺发育延迟[14,15]。

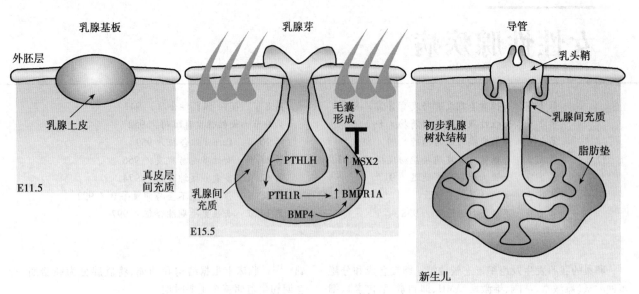

图 2-8-1-1 胚胎乳腺发育

乳腺基板(mammary placode)扩张形成的细胞球降至间充质,上皮细胞分泌 PTHrP 刺激骨形态生成蛋白受体-1A (BMPR1A),促进间充质表达 BMP4;乳腺生长形成单支树状结构,其中央为开口管腔直至出生

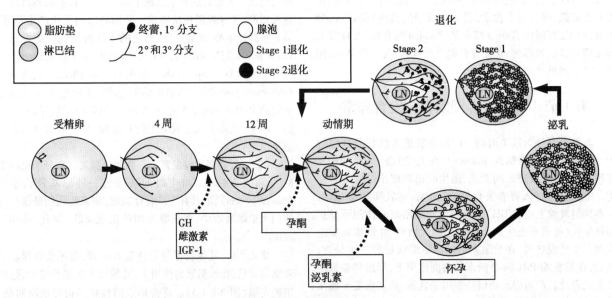

图 2-8-1-2 乳腺发育分期

出生时乳腺上皮细胞呈原基状,由少数细小的导管组成,青春期发育前,上皮细胞缓慢发育;青春期发育启动后,乳腺上皮在 GH、生长因子和雌激素的作用下呈扩张性生长(导管形态生成,ductal morphogenesis),脂肪垫膨大增厚,并形成乳腺上皮树;性成熟时,在孕激素刺激下形成短的三级分支;在妊娠期 PRL 和孕激素的共同作用下,形成乳腺腺泡并合成乳汁。产后因断奶信号作用于乳腺,使其恢复至成年乳腺功能状态

建立在乳腺结构和功能正常的基础上,促进成年乳腺发育和乳汁生成的主要因素是妊娠与哺乳。腺泡生成后,孕激素和PRL才能起泌乳的促进作用。妊娠期间,乳腺细胞初级转型的特点是次级和三级导管生长分支,继而发生第二次细胞转型,即增生的上皮细胞形成腺泡,后者继续发育,间质的脂肪细胞减少,间质血管增生,被腺泡取代,成为具有乳汁分泌功能的小叶结构(图 2-8-1-4)。

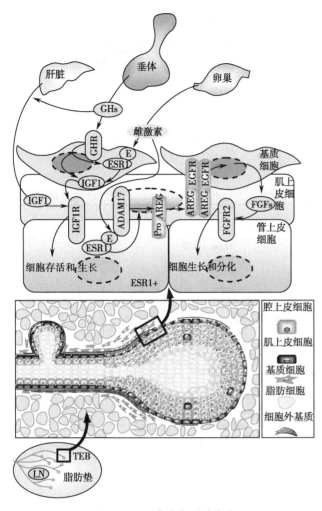

图 2-8-1-3　青春期乳腺发育
青春期发育启动后,从脂肪垫生长出的乳腺终蕾(TEB)增殖,在雌激素的协同下,GH通过刺激肝脏和乳腺 IGF-1 分泌,诱导乳腺上皮细胞增殖;雌激素提供雌激素受体 1(ESR1)促进乳腺上皮生长因子(EGF)家族成员 AREG 合成,AREG 与受体结合诱导FGF 表达,后者再刺激管腔细胞增殖;参与此调节过程的其他生长因子有 TGFB1、reelin(RELN)、Slit2 和 Netrin1(NTN1)等

2. 青春期乳腺生长发育　青春期雌激素分泌是乳腺迅速发育增大的主要原因。雌激素激活乳腺细胞内受体 1(以ER1 突击为主),与 IGF-1 共同调节乳腺导管生成[16]。泌乳素和孕激素促进乳腺腺泡发育为乳汁分泌小叶,调节 Rankl(TNFSF11)转录,通过 RANK 受体—旁分泌方式刺激 Ccnd1等靶基因表达,孕激素促进乳腺的二级和三级导管生长,而PRL 在许多信号蛋白(如 SIRPA)和细胞外基质(ECM)的协同作用下,通过 JAK2/STAT5 途径促进乳汁基因酪蛋白 β 表达,生成乳汁。

3. 乳腺导管树结构塑形　生长因子是促进乳腺城市和导管树结构塑形的关键因素,参与的生长因子有 EGF、FGF、TGF、NRG 等,此外,还有 netrin1(NTN1)、slit2(SLIT2)、reelin(RELN)、球形 EGF-8 和 MMP 的协同作用。

(三) 妊娠与哺乳期乳腺变化　乳汁生成和分泌必须

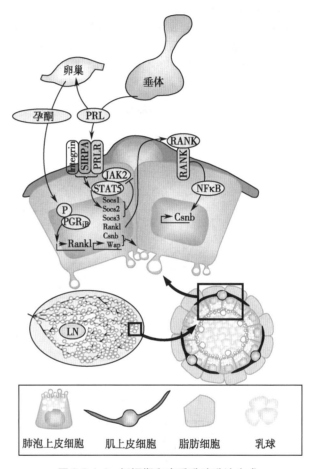

图 2-8-1-4　妊娠期和产后乳腺乳汁生成
泌乳素和孕激素促进乳腺腺泡发育为乳汁分泌小叶,调节Rankl(TNFSF11)转录,通过 RANK 受体旁分泌方式刺激Cyclin δ1(Ccnd1)靶基因表达,孕激素促进乳腺二级和三级导管生长,而 PRL 在许多信号蛋白(如 SIRPA)和细胞外基质(ECM)的协同作用下,通过 JAK2/STAT5 途径促进乳汁基因酪蛋白 β(milk genes casein beta,Csnb)表达,生成乳汁

(四) 乳腺退变与乳腺癌　断奶后的乳腺小叶退变与乳腺癌相关。乳腺小叶退变是一种类似于伤口愈合的组织重建现象,有时也与肿瘤形成的过程类似[17]。乳腺小叶退变为细胞转型提高了有利的微环境,局部出现肿瘤形成中的细胞外基质片段,因此该时段的乳腺癌风险增加[18-20]。增龄性乳腺小叶退变时,腺上皮细胞和小叶间结缔组织被脂肪替代,老龄女性的乳腺仅保留被条索状胶原纤维包埋的少数导管与腺泡结构,这似乎不利于肿瘤生长[21,22]。正常情况下,乳腺干细胞增殖分裂,生成的双潜能祖细胞可分化为管腔前身细胞或肌上皮前身细胞,分别进一步增殖分

化为管腔细胞或肌上皮细胞(图2-8-1-5)。另一方面,根据基因谱表达的不同,乳腺癌分为腺腔A、腺腔B、基底样、claudin低表达、Her2/ErbB2过表达和正常乳腺形态样等六种类型[23-25]。目前发现,在特定条件下,至少一些乳腺干细胞可以转型分化为肿瘤细胞(图2-8-1-6)[25-26],但其发病机制未明。

【性心理发育】

青春期(adolescence)在拉丁语(adolescere)中意指生长,青春期的生物发育和心理发育诱导性欲的生物-心理-社会行为变化,人的思想、概念、感官和反应被异性吸引。青春期应激对躯体、心理和行为产生负面和正面刺激,推动性心理进

一步发育成熟(表2-8-1-1)。

表2-8-1-1 性心理发育分期

性心理发育分期	期限
口期(oral phase)	出生~18月龄
肛期(anal phase)	18月龄~3岁
阴茎期(phallic phase)	3~5岁
潜伏期(latency phase)	5岁~青春期
生殖期(genital phase)	青春期以后

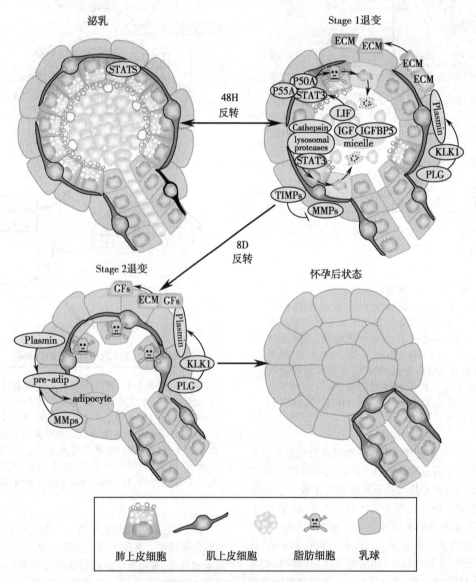

图2-8-1-5 成年期乳腺发育

断奶后,乳腺退变至妊娠前形态,退变的第一期主要由白血病抑制因子(LIF)介导STAT3调节,同时拮抗促存活型STAT5信号,上调溶酶体酶、组织蛋白酶、IGFBP5表达,改变膦酸肌醇3激酶、p50α(P50A)、p55α(P55A)的磷酸化比例;第二期出现细胞凋亡和细胞外基质(ECM)降解;纤维蛋白溶酶原(PLG)转换为纤维蛋白溶酶,乳腺腺泡退化萎缩,而脂肪细胞分化增生,此种衍化过程是不可逆的;MMP激活释放,协同纤维蛋白溶酶加速腺泡退变

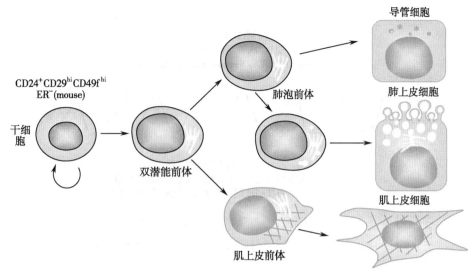

图 2-8-1-6 乳腺干细胞系

【青春期发育异常】

生理性青春期发育启动时间变异相差 4~5 年,其原因复杂,受种族、营养和其他环境因素的影响。自 18 世纪后期至 19 世纪中期,女性的月经初潮和第二性征出现时间有提前趋势(图 2-8-1-7),其原因未明,可能与影响女性青春期发育或躯体生长的某些因素有关(图 2-8-1-8 和图 2-8-1-9)。正常人每 90 分钟发送 1 个 LH 脉冲,下丘脑性闭经、男性性腺功能减退和青春期发育延迟者的 LH 脉冲频率减少,而多囊卵巢综合征、绝经和性早熟者的 LH 脉冲频率增加,LH 脉冲变异的原因又与吻肽(kisspeptin)发生器功能紊乱相关(图 2-8-1-10)。

(一)肾上腺皮质功能初现与女性青春期乳腺发育的变迁　肾上腺皮质功能初现的标志是阴毛生长,雄激素分泌增多。男性和女性青春期启动时间的大样本研究见表 2-8-1-2,女性青春期乳腺发育的变迁见表 2-8-1-3。

(二)性早熟　女性在 8 岁前出现第二性征发育或在 10 岁前月经来潮,或男性早于 9 岁出现内外生殖器快速发育和第二性征呈现,称为性早熟,其发生代谢综合征、PCOS、行为异常、乳腺癌、睾丸-前列腺癌的风险增加。

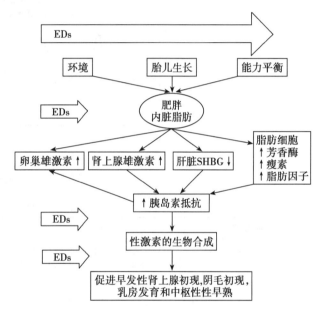

图 2-8-1-8　影响女性青春期发育的因素

ED:内分泌干扰剂,SHBG:性激素结合蛋白

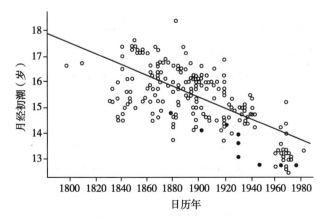

图 2-8-1-7　欧洲女性月经初潮平均年龄的变化

提供资料的国家有英国、法国、德国、荷兰、丹麦、芬兰、挪威、瑞典、比利时、匈牙利、意大利、波兰、罗马尼亚、西班牙和瑞士

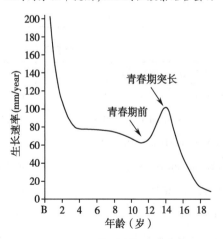

图 2-8-1-9　典型生长速度曲线

儿童早期生长速度快,然后减慢,至青春期发育前再次加快

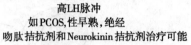

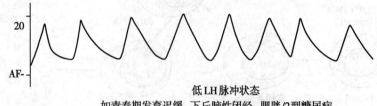

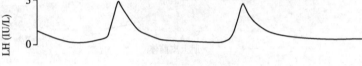

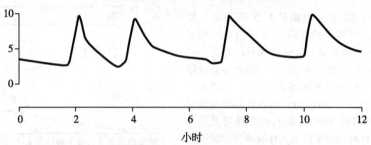

图 2-8-1-10　吻肽介导的 LH 分泌

表 2-8-1-2　青春期启动时间

研究者, 年份	研究内容	青春期测量	结论
Kaltiala-Heino et al, 2001, 2003	36 000 例芬兰健康学龄儿童/14~16 岁/观察抑郁-焦虑-精神心理障碍-进食异常-行为异常情况	月经初潮年龄(<10~14 岁)	男女青春期症状发生率增加
Williams-Dunlop et al, 1999	99 例英国儿童/14 岁男性/问卷调查行为变化和非法行为	青春期发育计分(生产速度/体毛/皮肤/音调)	性成熟过早或过晚均增加行为过失率
Wichstrom et al, 2000	9679 例挪威儿童/12~20 岁调查/自杀行为	青春期发育启动时间	女性性早熟和男性性发育延迟者自杀行为增加

表 2-8-1-3　女性青春期乳腺发育启动年龄的变迁

研究者或资料来源	出生年份	2 期乳腺发育年龄(岁)	月经初潮年龄(岁)
Reynolds-Wines/Reynolds-Wines(1948)	1930—1935	10.8	12.9
Marshall-Tanner/Marshall-Tanner(1969)	1959	11.2	13.5
Harlan(1980); MacMahon(NHES, 1974)	1960—1965	12.8	12.5/12.8
Herman-Giddens(PROS, 1997)	1979—1985	8.9/10.0	12.2/12.9
Sun(NHANES Ⅲ, 2002)	1978—1985	9.5/10.4	12.1/12.6
Biro(NGHS, 2001)	1978—1979	9.8/10.4	12.0/12.6
Aksglaede(Copenhagen, 2009)	1991	10.9	13.4
Aksglaede(Copenhagen, 2009)	2006	10.0	13.1

（三）身材矮小 详见第 2 篇扩展资源 17.3 相关内容。身材矮小或身材高大是指其身高超过参考人群生成曲线图均值±2SD 的现象，严重身材矮小是指身高标准差计分（standard deviation score，SDS）<-2.5SDS。如果每 3~6 个月测量 1 次，多次测量身高可得到生长率（growth rate）或生长速度（growth velocity）。生长速度减慢是指生长速度低于同年龄同性别均值的第 5 个百分位数（即 5 岁后的生长速度<5cm/年）或身高低于第 2 个百分位数以下。但是，个体的生长变异不等于疾病，有些儿童的生长呈短期间歇性生长静止（intermittent short growth arrest；突停生长，catch-down growth）与突发生长（growth spurt，catch-up growth）交替，一个月的生产速度达到第 95 个百分位数，另一个月仅第 20 个百分位数，而其总体生长状态是正常的。早产儿（尤其是男性）的生长与正常儿童不同，评价生长速度或身高时应校正至正常妊娠月龄。例如，一例儿童的妊娠月数为 31 周，即早产 9 周（40-31=9 周），则在以后的身高或生长速度测量中，均应从实际月龄中减去 9 周（约 2 个月）。身材矮小的病因见表 2-8-1-4。

（四）青春期发育评价

1. 预期身高评价 个体的最终身高受父母亲身高遗传因素的影响，骨科根据父母亲的身高（父母身高中值，midparental height）来预测子代的身高（靶身高，target height），即男孩的预期身高=（父亲身高+母亲身高+13cm）/2；女孩的预期身高=（父亲身高+母亲身高-13cm）/2。如果儿童的身高 SDS 降至靶身高以下提示存在生长发育性疾病。女性青春期发育评价主要根据 Marshall 和 Tanner 早年提供的女性青春期发育标志（乳腺形态和大小、阴毛分布等）的改变进行 Tanner 分期（表 2-8-1-5），各期的发生年龄有一定的种族和人群差异。

表 2-8-1-4 身材矮小的病因

原发性生长衰竭	IGF-I 抵抗综合征
Down 综合征	代谢性疾病
Turner 综合征	糖尿病
Noona 综合征	碳水化合物脂肪蛋白代谢性
Prader-Will 综合征	疾病
Silver-Russell 综合征	慢性肾病
SGA 伴突发生长衰竭	系统性疾病
先天性骨骼发育不良	心脏病
先天性软骨发育障碍	肺脏病（囊性纤维化）
继发性生长衰竭	肝脏病
内分泌疾病	胃肠疾病
先天性 GH 缺乏症	肾病
获得性 GH 缺乏症（颅咽管瘤头颅创伤）	慢性贫血
多种垂体激素缺乏症	风湿性疾病
Cushing 综合征	神经疾病
甲减	精神疾病
性早熟	药物不良反应
GH-IGF-I 轴的其他疾病	糖皮质激素应用
IGF-I 缺乏症	抗癌药物化疗
ALS 缺乏症	肿瘤放疗

表 2-8-1-5 女性青春期发育标志

Tanner 分期	乳腺发育*	阴毛	躯体生长	其他
I	仅见乳头	仅见绒毛	5.0~6.0cm/年	肾上腺功能初现/卵巢生长
II	出现乳腺芽胚乳晕增大（11.2 岁）	阴唇稀疏而少量色素性毛发（11.9 岁）	生长加速至 7.0~8.0cm/年	阴蒂增大/阴唇色素沉着子宫增大
III	乳腺生长超过乳晕但轮廓不清（12.4 岁）	毛发增粗卷曲深色，范围扩展至阴部（12.7 岁）	生长速度峰值 8.0cm/年（12.5 岁）	腋毛（13.1 岁）痤疮（13.2 岁）
IV	乳头乳晕突出形成乳腺外观（13.1 岁）	成年型分布但不超过大腿中线（13.4 岁）	生产速度减至<7.0cm/年	月经初潮（13.3 岁）月经规则（13.9 岁）
V	成年乳腺外观（14.5 岁）	成年型分布且超过大腿中线（14.6 岁）	生长停止（16 岁）	成年生殖器

2. 青春期发育异常评价 对青春期发育异常者进行评价的主要目的是鉴别良性体质性原因与疾病。一般主要根据药物使用史、体格检查、身高和生长速度、骨龄等信息进行判断（图 2-8-1-11 和图 2-8-1-12）。病史询问的重担在生长发育的时间、过程和特点。药物史、手术史、饮食和营养状态可提供青春期发育延迟的病因依据，家族史和遗传性疾病是家族性性早熟或青春期发育延迟的重要诊断依据。体格检查的重点在神经系统和内分泌系统检查。眼底、视野和嗅觉检查可发现中枢性病变，外生殖器特征和生长曲线用于确定生产速度，明确是否存在突发生长或生长突发停滞。

3. 性早熟评价 如果性早熟男性的青春期发育评价无明确异常，通常提示为体质性、中枢性病变或正常青春期发育变异所致；如果外生殖器和性腺发育启动的年龄早，且伴有雌性化表型，或者能证明属于外周性性早熟，说明是病理性性早熟，其特点是正常性发育的顺序被打乱（如阴茎发育而无睾丸增大、阴毛发育落后）。测定血清 FSH、LH、雌二醇、睾酮、TSH、T_4、HCG 等可提供主要诊断信息，必要时考虑下丘脑-垂体 MRI 或 GnRH 兴奋试验。

骨龄评价可了解患者的营养、内分泌功能和遗传素质（图 2-8-1-13）。但是必须考虑评价方法的变异性。目前应用最广泛的是 Greulich-Pyle（GP）法和 Tanner-Whitehouse（TW）法。GP 法评价快捷方便，但 TW 法的可靠性更高些。近年来建立的计算机骨龄评价系统有更多优点，而超声影像的稳定性较低，虽然 MRI 为非创伤性检查，但经验与标准有待进一步改善，见表 2-8-1-6、表 2-8-1-7 和表 2-8-1-8。

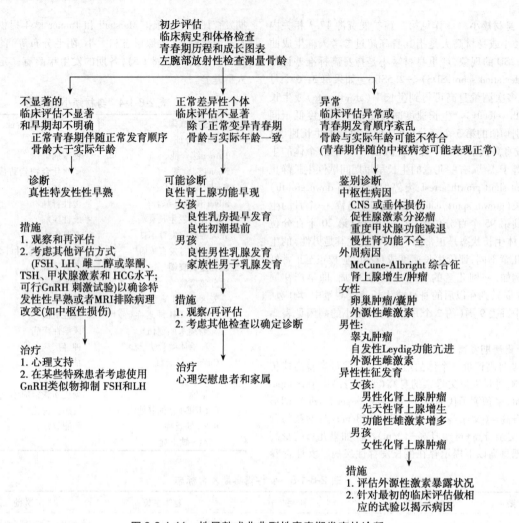

初步评估
临床病史和体格检查
青春期历程和成长图表
左腕部放射性检查测量骨龄

不显著的
临床评估不显著
和早期却不明确
　　正常青春期伴随正常发育顺序
　　骨龄大于实际年龄

诊断
　　真性特发性性早熟

措施
1. 观察和再评估
2. 考虑其他评估方式
　(FSH、LH、雌二醇或睾酮、
　TSH、甲状腺激素和HCG水平;
　可行GnRH刺激试验)以确诊特
　发性性早熟或者MRI排除病理
　改变(如中枢性损伤)

治疗
1. 心理支持
2. 在某些特殊患者考虑使用
GnRH类似物抑制FSH和LH

正常差异性个体
临床评估不显著
除了正常变异性青春期
骨龄与实际年龄一致

可能诊断
　良性肾上腺功能早现
　女孩
　　良性乳房提早发育
　　良性初潮提前
　男孩
　　良性男性乳腺发育
　　家族性男子乳腺发育

措施
1. 观察/再评估
2. 考虑其他检查以确定诊断

治疗
心理安慰患者和家属

异常
临床评估异常或
青春期发育顺序紊乱
骨龄与实际年龄可能不符合
(青春期伴随的中枢病变可能表现正常)

鉴别诊断
中枢性病因
　CNS或垂体损伤
　促性腺激素分泌瘤
　重度甲状腺功能减退
　慢性肾功能不全
外周病因
　McCune-Albright综合征
　肾上腺增生/肿瘤
女性
　卵巢肿瘤/囊肿
　外源性雌激素
男性:
　睾丸肿瘤
　自发性Leydig功能亢进
　外源性雌激素
异性性征发育
　女孩:
　　男性化肾上腺肿瘤
　　先天性肾上腺增生
　　功能性雄激素增多
　男孩
　　女性化肾上腺肿瘤

措施
1. 评估外源性激素暴露状况
2. 针对最初的临床评估做相
　应的试验以揭示病因

图 2-8-1-11　性早熟或非典型性青春期发育的诊断

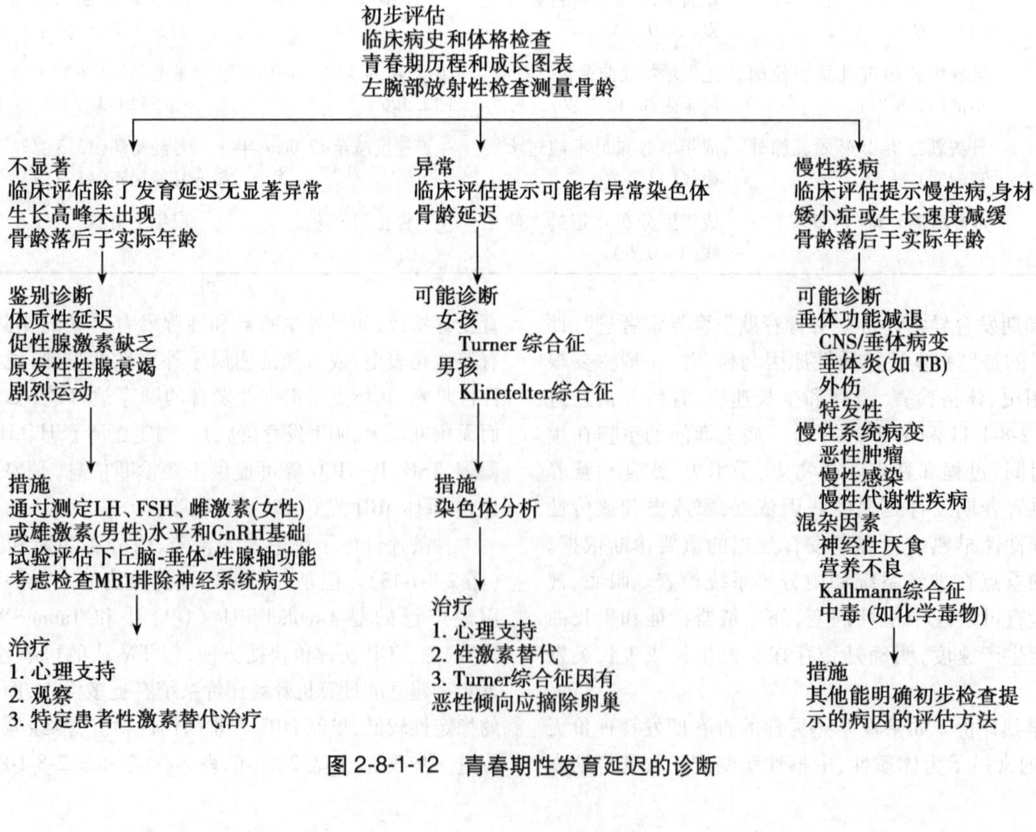

初步评估
临床病史和体格检查
青春期历程和成长图表
左腕部放射性检查测量骨龄

不显著
临床评估除了发育延迟无显著异常
生长高峰未出现
骨龄落后于实际年龄

鉴别诊断
体质性延迟
促性腺激素缺乏
原发性性腺衰竭
剧烈运动

措施
通过测定LH、FSH、雌激素(女性)
或雄激素(男性)水平和GnRH基础
试验评估下丘脑-垂体-性腺轴功能
考虑检查MRI排除神经系统病变

治疗
1. 心理支持
2. 观察
3. 特定患者性激素替代治疗

异常
临床评估提示可能有异常染色体
骨龄延迟

可能诊断
女孩
　Turner 综合征
男孩
　Klinefelter综合征

措施
染色体分析

治疗
1. 心理支持
2. 性激素替代
3. Turner综合征因有
　恶性倾向应摘除卵巢

慢性疾病
临床评估提示慢性病,身材
矮小症或生长速度减缓
骨龄落后于实际年龄

可能诊断
垂体功能减退
　CNS/垂体病变
　垂体炎(如TB)
　外伤
　特发性
慢性系统病变
　恶性肿瘤
　慢性感染
　慢性代谢性疾病
混杂因素
　神经性厌食
　营养不良
　Kallmann综合征
　中毒(如化学毒物)

措施
其他能明确初步检查提
示的病因的评估方法

图 2-8-1-12　青春期性发育延迟的诊断

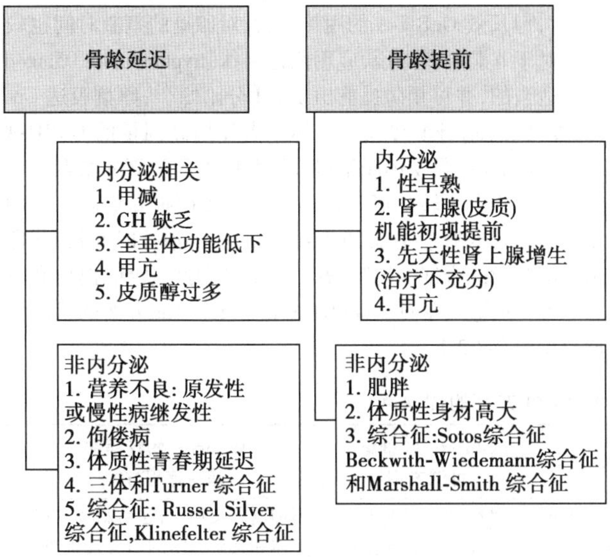

骨龄延迟	骨龄提前

内分泌相关
1. 甲减
2. GH 缺乏
3. 全垂体功能低下
4. 甲亢
5. 皮质醇过多

内分泌
1. 性早熟
2. 肾上腺(皮质)机能初现提前
3. 先天性肾上腺增生(治疗不充分)
4. 甲亢

非内分泌
1. 营养不良:原发性或慢性病继发性
2. 佝偻病
3. 体质性青春期延迟
4. 三体和Turner 综合征
5. 综合征:Russel Silver 综合征,Klinefelter 综合征

非内分泌
1. 肥胖
2. 体质性身材高大
3. 综合征:Sotos综合征 Beckwith-Wiedemann综合征 和Marshall-Smith 综合征

图 2-8-1-13 骨龄延迟与骨龄提前的主要原因

表 2-8-1-6 腕骨骨化中心出现的平均年龄

骨骼	女性	男性
钩状骨(hamate)	2 月龄	4 月龄
头状骨(capitate)	2 月龄	4 月龄
锥状骨(pyramidal)	2 岁	3 岁
月状骨(lunate)	3 岁	4 岁
梯状骨(trapezium)	3 岁	4 岁
菱状骨(trapezoid)	4 岁	6 岁
舟状骨(scaphoid)	4 岁	6 岁
豆状骨(pisiform)	9 岁	12 岁

表 2-8-1-7 不同骨骼成熟度评价方法的优缺点

优缺点	GP	TW	Fels	CT	超声	MRI
方法要点	目视比较判断	目视与计分法/总分表示骨骼发育程度	计算机辅助计分法	计算机计算腕部照片骨龄	计算腕骨生长板前-后-侧-宽	生长板成熟状况分度
缺点	误差较大	主观骨龄评价/耗时/一致性差	经验较少	自动骨龄评价/不能完全消除误差	测定和判断难以标准化	价格昂贵/专业技术要求
优点	快速使用广泛	比 GP 可靠性高	标准误评价	准确可靠	方便/快速/可双侧比较	无创/有软组织对照/可观察软骨形态
辐射风险	极低	极低	极低	较低	无	无

GP:Greulich-Pyle 方法;TW:Tanner-Whitehouse 方法

表 2-8-1-8 腕部骨量测量的照片位置调整

1. 左手掌向下(后前位照片)
2. 中指轴与前臂轴在直线上并与 X 线球管一致,球管中心对准第三掌骨远端
3. 手与球管维持76cm 间距
4. 充分平展左手手指,拇指外旋约30°
5. X 线轴与手掌垂直
6. 应用 45~60kVp 照片

4. 青春期发育异常的鉴别 青春期发育异常包括良性肾上腺功能初现提前(benign premature adrenarche)、良性乳腺发育提前(benign premature thelarche)、良性月经初潮提前(benign premature menarche)、良性男性青春期乳腺发育(benign gynecomastia of adolescence)、家族性男性乳腺发育(familial gynecomastia)、体质性和特发性性早熟(constitutional and idiopathic precocious puberty)、中枢神经和下丘脑-垂体病变、促性腺激素分泌瘤、外周性性早熟、McCune-Albright 综合征、外源性性激素和反性发育(contrasexual development)等(表 2-8-1-9)。

表 2-8-1-9 不同临床情况的青春期发育变化

临床情况	生成年龄	生长高峰年龄	生长速度峰值	时间变化	增高总量
正常男性青春期发育	8~13 岁(11 岁)	13.5 岁	9.5cm/年	3 年	30.5cm
正常女性青春期发育	9~14 岁(9 岁)	11.5 岁	8.3cm/年	2.5 年	28.5cm
青春期发育提前	提前	提前	增高	延长	增加
青春期发育延迟	延迟	延迟	减低	缩短	减少
肥胖(女性)	提前	提前	减低	缩短	减少
严重营养不良	延迟	延迟	减低	延长	微小变化
慢性疾病	延迟	延迟	减低	正常或延长	稍增加
体育运动员	正常或延迟	正常或延迟	正常	正常	正常
高强度体育训练+限制能量摄入	延迟	延迟	减低	正常或延长	稍增加

(谢艳红 莫朝晖)

第2节 女性性腺疾病常用药物

本节主要介绍常用于女性性腺疾病治疗的 GnRH 激动剂(GnRH agonist)、GnRH 拮抗剂(GnRH antagonist)、绒毛膜促性腺激素、雌激素、孕激素、选择性雌激素受体调节剂。

【GnRH 激动剂和 GnRH 拮抗剂】

GnRH 激动剂和 GnRH 拮抗剂主要用于体外受精和胚胎移植(in vitro fertilization and embryo transfer, IVF/ET),见图 2-8-2-1、图 2-8-2-2。在长疗程方案中,为了使垂体脱敏,可采用两种不同的药物剂量,即低剂量(每天 GnRH-A 0.1mg)或

大剂量(长效 GnRH-A 3.75mg),两种方案的妊娠率无明显差别[1-5],但长效 GnRH-A 的用量较大,对卵巢的刺激时间也较长。对于非肥胖者来说,应用色普瑞林(tryptorelin)0.05mg/d 也是适当的,并可预防提前出现 LH 分泌峰[6];卵巢表达 GnRH 受体,因而当正常人和低体重者使用高剂量的 GnRH-A 时,可能诱导卵巢受体脱敏;相反,肥胖者因类固醇激素储存较多或由雄激素转化而来的雌二醇增多而提高更高水平的雌二醇[6]。长疗程方案的主要缺点是:①治疗时间长;②卵巢过度刺激综合征的风险增高;③面部潮红、头痛、出血和囊肿等不良反应较常见。GnRH-A 和 GnRH-Ant 方案的优缺点比较见表 2-8-2-1。

表 2-8-2-1 GnRH-A 和 GnRH-Ant 方案的优缺点

评估	GnRH-A 长疗程方案	GnRH-Ant 固定方案	GnRH-Ant 剂量可调方案	GnRH-A 短疗程和超短疗程方案
优点	整个刺激期的 LH 和孕激素水平较低且平稳,抑制内源性 FSH,引起所有卵泡发育	可逆性促性腺激素分泌避免过激反应及其后的受体降调节,月经正常者 IVF 治疗,内源性周期之间 FSH 升高而非抑制,减少剂量和时间	用量较低,卵泡发育的时间够长,卵泡中期的发育卵泡较多	不抑制卵巢功能,起初刺激 GnRH 受体和其后分泌的内源性促性腺激素增强外源性促性腺激素作用
缺点	耗时且方案复杂,过激作用引起促性腺激素和类固醇激素分泌,降调节引起低促激素血症,卵巢过多刺激综合征	月经间期内源性 FSH 升高诱导继发性卵泡富集和非同步卵泡发育	卵泡早期 LH 不被抑制雌二醇生成增多	卵泡中期面部潮红
临床评价	收集的卵泡多,冷藏胚胎引起附加妊娠,改善常规治疗方案	需要多次 IVF,预定抗肿瘤治疗者启动刺激	根据需要调整剂量	小剂量 GnRH-A 用于反应不良者,面部潮红者使用数次小剂量

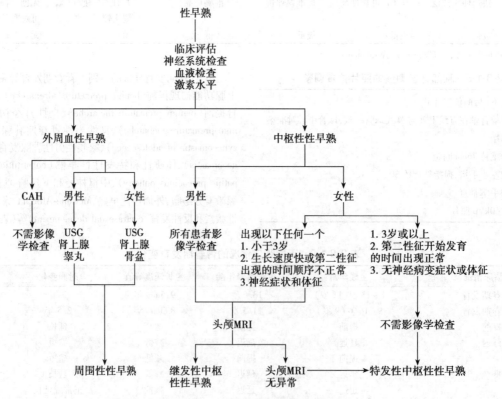

图 2-8-2-1 GnRH 激动剂治疗方案

长疗程方案:于卵泡期或黄体期(月经的第 21 天)注射 GnRH 激动剂 0.1mg,直至使用 HCG;短疗程方案:于第 1 天和第 3 天注射 GnRH 激动剂 0.1mg,直至使用 HCG;超短疗程方案:于第 2 天至第 4 天注射 GnRH

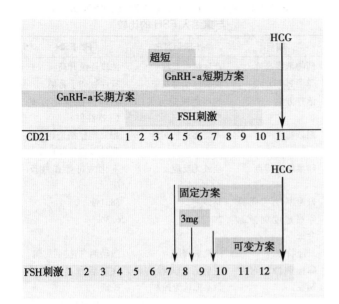

图 2-8-2-2　GnRH 拮抗剂治疗方案

第 6 天固定剂量方案:GnRH-Ant 0.25mg/d,直至使用 HCG;单剂量方案:于第 7 天注射 GnRH-Ant 3mg;剂量可调方案:GnRH-ant 0.25mg/d,直至卵泡>14mm

绒毛膜促性腺激素(HCG)、雌激素与孕激素在内科、内分泌和妇产科临床上有广泛的用途,本节主要介绍它们在内分泌临床上的应用。

【绒毛膜促性腺激素】

绒毛膜促性腺激素(HCG)是胎盘滋养层细胞分泌的一种促性腺激素,其生化和功能类似于 LH。对女性,可促进卵泡成熟及排卵,妊娠期维持黄体发育;对男性,能促进睾丸的曲细精管功能及 Leydig 细胞的活动,使产生雄激素,促使性器官和副性征发育、成熟,使睾丸下降,促进精子产生。该药

是从早孕妇女尿液中提取的,每安瓿含 500、1000、2000、3000 或 5000U,供肌注或皮下注射。

(一)HCG 的种类与特性　人类胚胎 HCG 的主要作用是维持黄体功能和生成孕酮。但是,许多性腺外组织亦表达 HCG 受体,作用于性腺外组织的 HCG 异构体有天然 HCG、高度糖化 HCG(hyp-HCG)和高度糖化 HCG 的 β 亚基(HCG-β)[7]。hyp-HCG 介导胚胎滋养层发育和非滋养层肿瘤形成,与先兆子痫、Down 综合征、妊娠滋养层病(gestational trophoblastic disease)、子宫收缩无力、反复流产等疾病也有密切联系。血清高度糖化 HCG-β 是肿瘤中的抑制标志物。

HCG 是一种非共价键连接的 $\alpha_2\beta_2$ 异四聚体糖蛋白,其作用比 LH 强(图 2-8-2-3)。HCG 首先在滋养层合成 HCG-α,继而在滋养层细胞增殖分化过程中生成其 β 亚基,此过程受 HCG 调节。受孕 3 周时可测出,10 周时达到峰值,继而逐渐下降,分娩时约为峰值浓度的 10%。妊娠 6~7 周时,其主要作用是维持黄体和生成孕酮。HCG 通过 G 蛋白偶联受体——(LH-HCG 受体,LH-HCGR)发挥作用[8]。性腺外组织表达的 LH-HCGR 见表 2-8-2-2。

(二)临床应用

1. 诊断与病情监测　HCG 测定广泛应用于妊娠、流产、早产、Down 综合征、妊娠滋养层病等的诊断与病因判断。主要有:①HCG 兴奋试验用于确定睾丸的功能,如注射 HCG 后,外周血中睾酮逐步上升,提示睾丸有功能。由于下丘脑或垂体原因,垂体促性腺激素缺乏,导致睾丸曲细精管处于不发育状态,Leydig 细胞处于不分泌状态,可予 HCG 治疗。②对先天性促性腺功能低下型类无睾症患者,HCG 1500~2000U 肌注,每天 1 次,促进男性性征发育。③HCG 1500U+HMG 75U,每周肌注 3 次,诱导精子生成,一般要连续注射 1 年以上才可能使患者获得适当的生育能力。

(人)绒毛膜促性腺激素-HCG

天然的 HCG
合成:绒毛膜滋养层(合体滋养层细胞)

大小:36kDa:α-亚型t-92aa
　　　β-亚型-145aa
侧链:4xO-连接和4xN-连接3-10个寡聚糖残基

功能:
• 生殖腺作用包括CL修复和孕激素产生

• 作为胚胎产生的促子宫生长和分化的标志
• 促进滋养细胞侵袭
• 胎盘形成

• LHCGR表达调节

• ECM重建和脉管系统发育
• 调节免疫反应
• 促进胎儿器官分化

糖基化 HCG
合成:外绒毛膜滋养层(细胞滋养层)
Size:41kDa
侧链:4x O-连接和 4x N-连接12-20个寡聚糖残基

功能:
• 自分泌作用调节自身产生

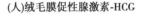
• 促进滋养细胞侵袭
• 刺激胎盘生长

• 促肿瘤形成和抗凋亡因子,促进恶性肿瘤生长

自由β亚单位
合成:所有非滋养细胞恶性肿瘤(细胞滋养层细胞)

分子量:25kDa
侧链2x N-连接和 4x N-连接3-5 寡聚体残基

功能

• 抑制凋亡
• 促进癌细胞形成恶性肿瘤

• 预后差的肿瘤的诊断标志物

图 2-8-2-3　HCG 异构体

表 2-8-2-2 性腺和性腺外 LH-HCG 受体表达

性腺和性腺附属组织	非性腺和非性腺附属组织
女性	内分泌腺
子宫	肾上腺
乳腺	胎盘
输卵管	甲状腺
子宫颈	非内分泌腺组织
男性	皮肤
前列腺	膀胱
精囊	脑组织
阴茎	视网膜
精子	肿瘤

2. 治疗性应用 主要有[9]：①HCG 常与氯米芬、人绝经期促性腺激素(HMG)、促性腺激素释放素(GnRH)等联合用于诱发排卵或起促排卵及维持黄体功能的作用。也可单独使用 HCG 促排卵。对于轻度垂体功能低下患者从月经周期的第 10~12 天起,肌注 1000~2000U/d,共 5 天。②HCG 促进黄体发育,增进黄体功能,适用于黄体功能不健全和萎缩不全者。于周期第 16 天起,HCG 500~1000U,肌注,隔日 1 次,连用 5~6 次。③先兆流产者常用孕酮治疗,可配伍 HCG 疗法,以促进孕酮合成。④在婴幼儿手术前,用 HCG 治疗,可减轻尿道下裂和痛性勃起的严重性,简化外科手术,可获得更好的手术效果。⑤治疗隐睾症。

【促性腺激素】

促性腺激素是治疗不孕症的常规药物,经历 70 多年的研究与发展(表 2-8-2-3),目前的疗效已经较为满意。

表 2-8-2-3 促性腺激素治疗的历史里程碑

成功受孕治疗药物	首次报道者
antophyin	Vesell,1938
妊娠母马血清	Hamblen,1945
HMG	Lunenfeld,1962
HPG	Gemzell,1962
垂体切除患者 HPG 治疗	Bettendorf,1963
重组人 FSH(follitropin-α)-体外受精	Germond,1992
重组人 FSH(follitropin-β)-体外受精	Devroey,1992
重组人 FSH 治疗 PCOS	Donderwinkel,2002
重组人 FSH-C 末端肽(FSH-CTP)	Beckers,2003

注：HMG：human menopausal gonadotropin,人绝经后促性腺激素；HPG：human pituitary gonadotropin,人垂体促性腺激素；CTP：carboxyl-terminal peptide,C-末端肽

(一) 长效重组 FSH-C 末端肽(FSH-CTP) 长效重组人 FSH-C 末端肽(FSH-CTP,corifollitropin-α)是 FSH 与 HCG-β-C-末端肽融合的一种杂交分子,保留了 FSH 活性,其吸收缓慢,血清浓度逐渐升高,应用方便,患者的依从性高。CTP 含有 4 个 O-位连接的寡糖,延长了生物半衰期,与受体结合的能力与野生型 FSH 相似,但无 LH 活性,半衰期 65 小时,最大作用时间 25-45 小时(表 2-8-2-4)。

表 2-8-2-4 重组人 FSH-C 末端肽(corifollitropin-α)与重组人 FSH 的比较

项目	FSH-CTP	Rh-FSH
药物浓度高峰	产生浓度高峰	浓度逐渐升高
卵子募集方式	同时卵子募集	程序性卵子募集
治疗方案	均一的固定方案(1 次注射)	不均一性变化方案(7 次注射)
剂量特点	不需要调整剂量	需要调整剂量(剂量明显影响效果)
卵巢反应特点	全或无反应	变化的可操作性反应
妊娠率/月经周期	38.9%	38.1%
卵巢过度刺激综合征	7%	6.3%
月经特点	拮抗剂周期	激动剂/拮抗剂周期
卵巢刺激的可控制性	注射后 7 天卵巢刺激不能认为控制	注射后卵巢刺激可控制
适应证	仅用于选择性病例	用于各种病例

刺激卵巢前测定血清 HCG,以排除妊娠。超声检查卵泡数目,排除卵巢囊肿可能性后于月经周期的第 2 或第 3 天开始治疗。单次皮下注射 FSH-CTP 150mg(0.5ml)。为了防止 LH 分泌峰提前出现,于卵巢刺激的第 5 天皮下注射 GnRH 拮抗剂加尼瑞克(ganirelix, orgalutranw/ganirelix acetate)0.25mg,每天一次至使用 HCG 时。从第 8 天开始,每天皮下注射 rhFSH 150~200U,测量尿 HCG,至 3 个卵泡的直径达到 17~18mm 时,注射 HCG 250μg,诱导成熟卵子排出(图 2-8-2-4)。

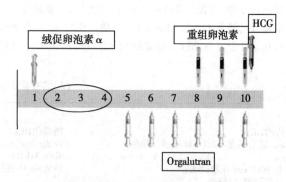

图 2-8-2-4 FSH-CTP 使用方法

(二) 重组人 LH 低浓度 LH 时维持鞘膜细胞功能和粒层细胞合成雌二醇的首要条件；浓度太低,ART 难以成功。GnRH 类似物可降低 LH 与 FSH 水平,但容易引起 LH 浓度高峰[10,11]。用于 ART 时,rhLH 75U 和 rhFSH 150U(浓度比例 2:1)。

【雌激素】

雌激素分为天然与人工合成的两种。人工合成的雌激素又分为类固醇及非类固醇两种化合物,它们的生物学性质相似,但代谢各异,可产生同样的治疗效果。雌激素的制剂、种类繁多,在此介绍临床常用的。

(一) 天然类固醇雌激素 天然雌激素包括雌二醇(E_2)、雌酮(E_1)、雌三醇(E_3)和妊马雌酮(结合雌激素)等。

在体内只有少部分(4%~5%)游离的天然雌激素具有生物活性。其广泛分布于身体组织中,以脂肪组织中的含量较高。

1. 雌二醇制剂 主要有:①17β-雌二醇(E₂):是天然雌激素中生物活性最强的,但作用时间短,因口服后被破坏,具有经皮应用的贴剂及胶剂。②苯甲酸雌二醇(estradiol benzoate):是17β-雌二醇的衍生物,为油剂,供肌内注射用,作用时间2~5天,每3天肌注1次,用量为1mg。③戊酸雌二醇(estradiol valerate):亦为17β-雌二醇的衍生物,长效、高效,每3周肌注1次,用量每次5mg,配伍乙酸孕酮作为避孕针。片剂为2mg,作用持续1天。④环戊烷丙酸雌二醇(17β-estradiol cypionate):长效、高效。开始每周1次,每次1~5mg,连用2~3周,维持量为每3~4周2~5mg。环戊烷丙酸雌二醇5mg配伍甲地孕酮25mg制成长效避孕针(复方甲地孕酮避孕针)。⑤雌二醇凝胶制剂:商品名爱斯妥,外涂于双臂、前臂和肩部等处,勿涂于乳房、外阴,1.25~2.25g/d,早晚各1次。

2. 结合雌激素 结合雌激素(conjugated estrogen)是从孕马尿中提取的天然雌激素,主要成分为硫酸雌酮钠,商品名Premarin(倍美力),每片0.625mg,0.625~3.75mg/d,针剂可供静脉/肌注,冷霜可外敷。倍美力阴道用软膏,用于因雌激素不足而引起的阴道和尿道黏膜干燥等有关组织的病变。

3. 雌三醇 是雌二醇和雌酮的代谢产物,活性弱,容易从尿液中排出。

(二) 合成类固醇雌激素 天然雌激素口服通过肝脏代谢,经肌内注射迅速代谢,故相对无效。合成雌激素可改变化学结构,但又不失其雌激素的生物活性,从而改进其吸收和减缓其灭活过程。

1. 炔雌醇 炔雌醇(estradiol ethinyl)又称乙炔雌二醇,是合成雌激素中生物活性最强的一种,活性为己烯雌酚的10~20倍,由于它在循环中缓慢消除,故较雌二醇的活性延长。与雌二醇不同,炔雌醇有相当量从粪便排出(40%)。

动植物每天与大量的内分泌干扰剂(endocrine disrupting chemical,EDC)接触,其中的双酚A和炔雌醇(ethinyl estradiol,EE₂)是典型的内分泌干扰剂[12]。

2. 炔雌醇三甲醚 炔雌醇三甲醚(ethinyl estradiol-3-methyl ether,EE-3-ME)在体内约54%在肝脏脱甲基变成炔雌醇起作用[13]。活性为EE的30%~50%,每片50μg。内膜作用稳定,不易发生突破性流血。

3. 炔雌酸环戊醚 炔雌酸环戊醚(炔雌醚,ethinyl estradiol 3-cyclopentyl ether,EE-3-CPE)在脂肪组织中有高亲和力,以不改变其化学形式贮存于脂肪组织,日后缓慢释出。不贮存的部分迅速代谢,主要形成炔雌醇而起作用,每天0.3mg,作用持续5~7天。

4. 尼尔雌醇 为合成的长效雌激素,是雌三醇的衍生物,活性弱,容易从尿液中排出。适用于围绝经期及绝经后期妇女的雌激素替代治疗,片剂每片1~5mg,针剂每安瓿10mg,外用0.01%混悬液。商品名维尼安,用法:每次2mg,1次/2周,或每次5mg,1次/月。

(三) 非类固醇雌激素

1. 己烯雌酚 己烯雌酚(diethylstilbestrol)又称乙底酚,具有较强的雌激素活性,在体内代谢较慢,半衰期较雌二醇

长[14,15]。大剂量长期应用可引起恶心、呕吐、水肿、头痛、内膜增生、乳胀和肝肾损害,孕妇禁用。有片剂、针剂、软膏及栓剂。片剂常用量为每次0.25~1.0mg,每天1次,大剂量可用每次1~2mg,每天3次。

2. 氯烯雌酚 氯烯雌酚(chlorotrianisene tace,TACE)从己烯雌酚演变而成,具有弱的雌激素性质,但可代谢成更具活性的化合物,贮存于脂肪组织中,通过缓慢释放而延长其效应。

3. 其他 包括乙烷雌酚(hexoestrol)、丙酸己烯雌酚(diethylstilbestrol dipropionate)和二丙乙烷雌酚(hexoestrol dipropionate)等。

(四) 性激素缺乏的补充与替代 雌激素主要用于妇科疾病的治疗和避孕,也用于低促性腺激素妇女胚胎移植。临床上一般以较低的有效剂量为宜。多采用周期服药法。对更年期及绝经期妇女,应详细检查乳腺、盆腔、子宫颈刮片,必要时子宫内膜活检以排除病灶存在。对保存有子宫者,于服雌激素周期最后7~10天宜加用孕激素制剂,以对抗雌激素对子宫内膜的刺激增生作用。对已有乳腺癌史、肝病、肾功能不全、偏头痛、严重高血压、高血脂及有血栓性栓塞者,应避免应用。治疗用药通常为口服,也可肌内注射、静脉注射及阴道、鼻道外贴等途径给药。

1. 闭经 详见本章第7节。因性激素水平低下而原发闭经的少女,可用外源性雌激素以刺激性发育及预防骨质疏松症。常采用周期性给药。给予相当于0.6~1.25mg/d结合雌激素3周,停药1周,一般足以刺激第二性征发育,治疗6个月后待乳腺发育良好,可调整剂量。每周期于雌激素治疗末后的7~10天加用孕激素制剂,如甲羟孕酮(安宫黄体酮)5~10mg,停药可出现月经。继发性闭经妇女若雌激素撤退试验阳性,提示体内雌激素水平不足,可于撤药后的第5~15天,周期性给妊马雌酮(结合雌激素)0.625mg/d,连续3个周期,停药3周期。借以刺激垂体促性腺激素分泌,使卵泡发育和产生激素,部分患者可获排卵和妊娠。雌激素不足是绝经前后心理、器官功能失调的基本病因,绝经过渡期及绝经后雌激素替代治疗的目的在于控制血管舒缩症状,如轰热、潮红、自汗等;防治老年性阴道炎和骨质疏松症;缓解精神、神经症状。临床实践、基础研究和流行病学研究已证明雌激素是一个健康妇女不可缺少的内分泌激素,但对每个个体应充分考虑其适应证、禁忌证及其他各种情况,权衡利弊作出选择及制订个体化治疗方案。

2. 功能失调性子宫出血 详见本篇扩展资源15.14相关内容。常与孕激素合用,用于止血、调经、控制经量和配合促排卵等。如长期出血,内膜广泛坏死脱落,则需用雌激素以促使内膜生长,同时刺激内膜的孕激素受体生成,增加其对外源性孕激素的反应。青春期功能性子宫出血者,大剂量雌激素快速促进内膜增生,修复创面而止血,因不良反应大较少用,多用大剂量孕激素止血,在止血基础上,雌-孕激素周期疗法,促使子宫内膜周期发育和脱落,改善HPO轴反馈功能,停药后可出现反跳排卵和重建规律月经。

3. 促排卵治疗 持续小剂量雌激素或排卵前1次大剂量雌激素都有促排卵作用,但须注意持续用药者雌激素不能达到负反馈抑制下丘脑-垂体的剂量。小剂量雌激素主要作

用于卵巢局部,使卵泡发育、生长、成熟、分泌大量雌激素正反馈作用于下丘脑-垂体,引起 LH 的促排卵。这种方法对高促性腺激素性卵巢早衰而卵巢内可有卵泡存在者最好,一方面它可打断高促性腺激素恶性循环,以使卵巢恢复对促性腺激素的敏感性,此作用需较大剂量,间断用雌激素完成;另一方面又持续用小剂量雌激素以作用于卵巢局部增加 FSH 受体系统含量和功能。用雌、孕激素联合或序贯法也可有排卵。

4. 对身高的作用 少女在到生长高峰高度前,若给予雌激素,可使骨骺提早闭合,从而最终降低其身高。有报道每日用妊马雌酮(结合雌激素)2.5~20mg 或相当量的其他雌激素制剂可获得疗效,治疗宜于骨龄约近 11 岁时开始,以保证确定身高的反应,至骨龄达 15~16 岁时停止治疗。

5. 子宫颈黏液不良 不孕妇女在预期排卵时子宫颈黏液稀少及性质不良,应用外源性雌激素可改善其小分子量物质、pH、电解质及蛋白的浓度,使黏液分泌增多、透明及呈羊齿状结晶现象,成丝状使精子易于穿透。可于月经周期卵泡中~晚期(即周期第 8~14 天),用妊马雌酮(结合雌激素)0.3~0.625mg/d 或其他相当量的雌激素。于排卵后停药至为重要,以减少妊娠时对胚胎致畸的危险性。用量超过 0.625mg/d 可使排卵延迟。

6. 抑乳 大剂量雌激素抑制 PRL 合成和分泌。用于产后未下奶前抑乳,口服己烯雌酚每次 5mg,每天 2~3 次,连服 3 天,或肌注雌二醇 4~8mg/d,共 5 天。已下奶或欲停止哺乳者则推荐应用溴隐亭疗法 2.5~5.0mg/d,共 10 天。可配合芒硝、炒麦芽冲服。

7. 萎缩性阴道炎 可用阴道制剂,应用 0.1%~0.25% 己烯雌酚(乙底酚)、鱼肝油抗生素软膏或冷霜,以促进上皮角化或糖原形成,改变局部抵抗力,防治感染。

8. 绝经后骨质疏松症 雌激素替代治疗在无禁忌证的情况下,是绝经后骨质疏松症的首选治疗,特别是在绝经后前 5 年,可预防骨质疏松相关骨折的发生,详见第 6 篇扩展资源 40 相关内容。

9. 偏头痛 女性偏头痛中约 50%~60% 与月经有关。流行病学研究、病理生理研究及临床资料都显示雌激素与偏头痛有关。雌激素似乎能急性缓解和预防头痛发作,但需要进一步的深入研究和循证医学的证据。

10. 避孕 详见本篇扩展资源 15 相关内容。大剂量雌激素可达到避孕目的,各种类型雌激素及其各种剂量,只要摄入相当于每天 1mg 己烯雌酚作用强度或大于此作用强度的剂量,并持续一定时间便可触发对下丘脑-垂体的负反馈机制,使 FSH、LH 合成和分泌减少,抑制排卵。常用药为己烯雌酚、炔雌醇、炔雌醚、苯甲酸雌二醇、戊酸雌二醇等。常与孕激素合用制成避孕药。

【孕激素】

孕激素使子宫内膜由增殖期转为分泌期,但在无雌激素作用的情况下,它对子宫无任何作用;孕酮还有促进乳腺腺泡发育的作用;使子宫口闭合,黏液变稠减少,使精子不易穿透;抑制排卵。

(一)孕激素制剂种类

1. 孕酮与 17α-羟孕酮衍生物 孕激素制剂分为孕酮和

17α-羟孕酮衍生物、19-去甲基睾酮衍生物,主要包括:①黄体酮(孕酮,progesterone):系天然孕激素制剂,每支 10~20mg,肌注;微粒胶囊 100mg/粒。②甲羟孕酮(甲孕酮,安宫黄体酮,普维拉,medroxyprogesterone acetate,Provera)针剂:每支 100~150mg,片剂,每片 2~20mg。③己酸孕酮(progesterone caproate):为长效激素,作用较孕酮强 2 倍,起效慢,但作用持续较长时间(7~14 天),出现最大作用时间需 36 小时,剂量 250mg/d,分 1~2 次肌注;宫内节育器(IUD)缓释系统(65μg/d)避孕 1 年。④甲地孕酮(megestrol acetate,妇宁片):抑制促性腺激素的作用较甲羟孕酮强,甲地孕酮 1mg 配伍炔雌醇 0.035mg,即为口服避孕药 2 号。1 次口服能改变宫颈黏液的理化性质,故可作为探亲避孕药。除片剂外,还有针剂,每支 100~150mg,肌注。避孕针:甲地孕酮 25mg+环戊烷丙酸雌二醇 5mg 每月 1 次。硅胶阴道环缓释系统 200mg。⑤氯地孕酮(chlormadinone acetate):对下丘脑及垂体的负反馈作用较强,用于治疗性早熟,有良好的避孕作用,治疗剂量为 4~8mg/d,维持量 2mg/d。⑥反式甾孕酮(clidrogesrerone):仅具孕酮作用,无对垂体-下丘脑轴抑制作用,无致热作用和雄激素同化作用,用于调经和痛经治疗。

2. 19-去甲睾酮衍生物

(1)炔诺酮:炔诺酮(norethindrone,Norlutin)是最常用的口服孕激素。具有孕激素活性、弱雄激素作用和雌激素作用。有 0.625、2.5 及 5mg 三种片剂。炔诺酮 0.625mg 配伍炔雌醇 0.035mg,则为口服避孕药 1 号。

(2)炔诺孕酮:炔诺孕酮(18-甲基炔诺酮,18-methylnorethisterone)作用较炔诺酮强 80 倍,常用作避孕药,其制剂有:①短效避孕药,18-甲炔诺酮 0.3mg 配伍炔雌醇 0.03mg/d,共 22 天。②长效避孕药,18-甲炔诺酮 12mg 配伍炔雌醚 3mg/d。③探亲避孕药,每次 3mg,房事前后 3~5 天。④Norplant 皮下埋植缓释系统,6 号缓释系统,内含 36mg 干燥结晶左旋 18-甲炔诺酮(levonorgestrel,LNG)。⑤异炔诺酮(norethynodrel)9.85mg 加 EE-3-ME 0.15mg 作为避孕药。⑥去氧炔诺酮(lynestrenol,orgametril)2.5mg 配伍 EE-3-ME 0.075mg 避孕药。⑦奎孕酮(醋炔醚,quingestanol acetate)作为事后避孕药和长、短效避孕药。⑧庚炔诺酮(norethisterone enanthate)为长效孕激素,庚炔诺酮 80mg 配伍戊酸雌二醇 5mg/d,长效避孕针;诺孕酯(高诺酮肟,norgestimate)为新的强效孕激素。⑨地索高诺酮(desogestrel,DSG)与 LNG 类似,是第三代孕酮中一个获得广泛临床应用的药物,其药理作用的发挥是由于活性代谢产物 3-酮基-地索高诺酮(3-K-DSG)。大量临床研究表明 DSG 是一种高效且具有避孕作用的孕激素,有高度选择性,对人体生理及代谢影响小,副作用少。DSG 150μg/EE 30μg 已成为西欧国家常用的一种避孕药。⑩环丙孕酮(塞普隆,cyproterone acetate,CPA)属 17α-羟基孕酮的衍生物,CPA 肌注的孕激素活性为孕酮的 250 倍,口服则为孕酮活性的 1000 倍。若 20~30mg/d 口服,可促进增生子宫内膜分泌。

3. 米非司酮 为人工合成的孕酮受体调节剂,现作为终止妊娠的常用药物。

(二)雌-孕激素替代治疗

1. 诊断性应用 即所谓孕激素撤退试验,目的在于检查子宫内膜的功能反应,以及闭经病因的鉴别。

2. 性早熟治疗 性激素治疗的原理是大剂量孕激素负反馈抑制下丘脑-垂体组织性腺激素分泌,抑制性腺过早发育,防止骨骺过早闭合。用于治疗真性早熟,甲羟孕酮(安宫黄体酮)6~10mg/d 口服,并监测阴道细胞学和性征变化,并适当调整剂量,以选择致月经停闭、乳房萎缩和阴道细胞学雌激素轻度低落之最小剂量为维持量至 12 岁,以使其身高、骨龄达同龄儿时停药。无效时,应寻找其原因或应用 GnRH 治疗。

3. 功能性子宫出血 给予孕激素可促使间质蜕膜化,内膜呈分泌期改变,停药后内膜同步脱落而止血。大量出血时,可采用大剂量炔诺酮或甲羟孕酮(安宫黄体酮)止血或黄体酮肌注。少量出血淋漓不断者,用黄体酮 20mg,每日肌注 1 次,连用 5 天。停药后,产生撤退性出血,随后用人工周期调经治疗,遇患者长期出血,子宫内膜耗尽,则常需先用雌激素后再加用孕激素方可奏效。

4. 黄体发育不全 可用黄体酮(孕酮)治疗,20mg 肌注,每天 1 次,连用 5~7 天。

5. 黄体萎缩不全 可于黄体中期(基础体温上升 7 天),肌注黄体酮 10~20mg,5~7 天停药后,产生撤退性出血,使内膜得以正常剥脱。

6. 保胎 适用于先兆流产及习惯性流产患者。治疗前应排除胚胎和染色体异常者,常用黄体酮 10~20mg/d,肌注,一般用到出血停止后 7 天为止,可配合 HCG 治疗。人工合成的孕激素,尤其是 19-去甲睾酮衍生物不用于保胎治疗,以避免导致胎儿性分化异常。

7. 子宫内膜异位症 原理是以大剂量孕激素抑制促性腺激素的分泌,从而抑制排卵及性激素产生,亦直接作用于子宫内膜,使之发生萎缩。用异炔诺酮、炔诺酮或甲羟孕酮等作周期性治疗,从月经周期第 6~25 天,每日口服上述一种药物 5~10mg,也可用大剂量合成孕激素 3~10 个月造成假孕状态,使异位的内膜组织产生脱膜反应,最后吸收消失。

8. 多毛症 以去除病因为主,性激素和抗雄激素治疗为辅。常用口服避孕药或孕酮治疗,抑制 LH 分泌,继而减少雄激素生成,雌激素增加 SHBG 合成,孕激素加速睾酮代谢清除率。醋酸塞普隆(环丙孕酮醋酸酯)在靶细胞受体水平直接对抗双氢睾酮作用。

9. 子宫内膜癌 作为子宫内膜癌和乳腺癌手术、化疗和放疗的辅助治疗,适用于盆腔外肺转移者,尤其对分化程度较高,雌激素受体(ER)和孕激素受体(PR)阳性的病例可缓解病情,阻遏肿瘤生长。临床上,应用高效、长效合成孕激素针剂,如己酸孕酮、甲地孕酮主观缓解率 70%,客观缓解率 35%,亦可配伍他莫昔芬治疗。

10. 原发性痛经 如患者愿意控制生育则口服避孕片(复方炔诺酮或复方甲地孕酮等),其为治疗原发性痛经的首选药物。应用口服避孕药物 90% 以上症状可获得缓解,可能由于内膜生长受到抑制、月经量减少、前列腺素降到正常水平以下导致子宫活性减弱。

11. 避孕 孕激素是主要的避孕药。除与雌激制成口服避孕药外,单独孕激素也常用于避孕,如 18-甲基炔诺酮、甲地孕酮。长期使用孕激素可致子宫出血、抑郁、水潴留及体重增加;长效孕激素可致长期闭经;有肝肾疾病者慎用。

(三)孕激素 目前的多数复方口服避孕药物(combined oral contraceptive,COC)含有人工合成的 19-去甲孕酮衍生物和合成类雌激素——炔雌醇(ethinyl estradiol,EE)。20 世纪 80 年代合成的 NOMAC 主要用于治疗更年期症状[16],近年来,NOMAC 与雌二醇联合主要作为一种新的避孕药用于临床[17-25]。醋酸诺美孕酮(nomegestrol acetate,NOMAC)是由 19-去甲孕酮(19-nor-progesterone)母体人工合成的孕激素制剂(图 2-8-2-5),与雌二醇合用避孕。NOMAC 具有选择性抗雄激素作用,对血脂、心血管、骨代谢及糖代谢物不良反应。

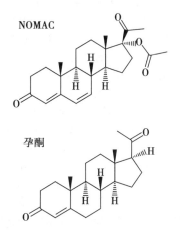

图 2-8-2-5 孕酮与 NOMAC 的化学结构

孕激素受体的完全激动剂 NOMAC 对雌激素受体无明确兴奋或抑制作用,NOMAC 与孕激素受体高亲和性结合,表达性腺功能抑制效应(抑制排卵和抗雌激素作用),与雌二醇联合应用是抑制理想的避孕药物。NOMAC 具有一定的抗雄激素作用而无糖皮质激素作用、抗盐皮质激素作用,对脂质、碳水化合物骨代谢、内皮细胞功能和血流动力学也无明确不良作用。

【选择性雌激素受体调节剂】

选择性雌激素受体调节剂(SERM)是一类非甾体化合物,能与 ER 结合,依据靶组织和激素内环境的不同,它们表现为雌激素激动剂和/或雌激素拮抗剂,根据化学结构分为五大类:①三苯乙烯类化合物;②苯并噻吩类化合物;③萘类化合物;④苯并吡喃类化合物;⑤其他类化合物。

(一)三苯乙烯类化合物

1. 他莫昔芬 是第 1 代 SERM 的代表化合物。用于治疗 ER 阳性的进展期乳腺癌,目前仍是乳腺癌的辅助治疗药物。他莫昔芬对 ER 的选择性调节作用表现为:对乳腺组织为 ER 拮抗剂,而对骨组织、心血管系统和子宫表现为 ER 激动剂。

2. 托瑞米芬 托瑞米芬(toremifene)与他莫昔芬临床疗效及不良反应相似,不同之处是托瑞米芬可升高高密度脂蛋白,对骨组织的雌激素样作用不及他莫昔芬。

3. 他莫昔芬衍生物 有米普昔芬和艾多昔芬。米普昔芬用于治疗与 ER 有关的乳腺癌;艾多昔芬为绝经后妇女骨质疏松症的预防和治疗药物。副作用与剂量有关,表现为潮热、白带异常、子宫内膜增厚。

（二）苯并噻吩类化合物　雷诺昔芬（raloxifene hydrochloride，商品名易维特）是第二代 SERM，常用于防治绝经后骨质疏松症、高血脂、更年期综合征和预防乳腺癌等，且不增加子宫内膜癌的危险。常见不良反应有面部潮红和下肢肌肉疼痛性痉挛，其严重不良反应为静脉血栓栓塞。对绝经后妇女的情绪及认知功能无显著影响。建议口服剂量为 60mg/d。

（三）萘类和苯并吡喃类化合物　萘类化合物（naphthalene）CP-336156 是第三代 SERM 化合物，用于治疗绝经后妇女骨质疏松、动脉粥样硬化和与 ER 相关的乳腺癌。正处于Ⅲ期临床研究阶段。苯并吡喃类化合物（benzopyran）EM-800 为二氢苯并吡喃类的前体药物，其活性代谢产物为 EM-652，对乳腺组织显示 ER 拮抗剂作用与雷诺昔芬相似，能有效抑制乳腺癌细胞的生长，同时它可阻断 ER 的 AF-1 及 AF-2 的活性。可用于治疗耐他莫昔芬的晚期乳腺癌。

（四）达那唑的特殊治疗作用

1. 遗传性血管神经性水肿　遗传性血管神经性水肿为常染色体显性遗传病，患者体内补体成分 C1 酯酶抑制物（C1EI）缺乏。临床表现为肢体、颜面和腹腔脏器复发性、无痛性、无瘙痒性水肿，部分患者的发作可由精神创伤、焦虑及精神压力所引发，也有一些患者的发作无明显诱因。有报道显示，本病的死亡率高达 30%，通常由于气道阻塞所致[26,27]。

HAE 的治疗可分为三类：急性期治疗、长期预防治疗和手术前预防性治疗。急性期治疗可选用新鲜冻干血浆。达那唑（炔睾酮，danazol）可增加肝脏 C1 酯酶抑制物的产生，因此可用来进行长期预防治疗和手术前预防性治疗。达那唑 200mg，每日 3 次口服可使患者体内 C1EI 的浓度增加 3.0～4.5 倍，接近正常水平，从而预防血管神经性水肿的发生。这种作用出现很快，用药 1 周后，血浆 C1EI 浓度即可接近正常，但停药后迅速下降。另一项针对 12 名曾经发生过牙科手术后血管神经性水肿发作的患者的研究显示，术前短时应用达那唑有效地预防了术后此症的发生，术前及术后 6 小时和 12 小时血清补体浓度的测定也证实了这种预防性治疗的有效性。在长期预防治疗过程中，一般不会出现女性男性化，只是部分患者有体重轻度增加和闭经。

2. 子宫内膜异位症　详见本篇扩展资源 15.15。子宫内膜异位症是指具有生长功能的子宫内膜组织出现在子宫腔以外的部位。异位的子宫内膜绝大多数局限于卵巢、子宫骶骨韧带与盆腔腹膜等处，也可出现在盆腔内其他脏器上，甚至远离盆腔的部位，其病因与发病机制尚不完全清楚。主要临床表现有痛经、不孕、月经失调或性交痛等。其治疗方法除手术外，还有一些药物治疗有效，如口服避孕药、孕激素、达那唑、孕三烯酮和促性腺激素释放激素（GnRH）类似物等。达那唑为 17α-乙炔睾酮的衍生物，具有微弱的雄激素作用。有研究显示：达那唑口服 200mg，每日 3 次治疗后，症状缓解率为 90.9%，体征改善率达 50%，并有一定的受孕率。用药后血清孕酮下降，子宫内膜雌、孕激素受体明显减少。疗程应为 3 个月以上较为合理。达那唑治疗的不良反应除潮热、出汗、体重增加以及痤疮外，还应注意其对血脂的影响。此外，达那唑可较早地促使子宫内膜发生萎缩。剂量过大、疗程过长会影响受孕，因此对要求妊娠妇女应尽可能地选用适宜剂量及采取短期疗法。达那唑属烷基化睾酮衍生

物，使用中有损害肝功能的可能，应监测谷丙转氨酶。除达那唑外，其他可选用的雄激素类药物还有 19-去甲睾酮衍生物——孕三烯酮，本药有较强的抗孕激素与中度抗雌激素的活性。用法为从月经第 1 天开始，每周 2 次，每次口服 2.5mg，6 个月为 1 个疗程，其症状改善率为 96.7%，体征缓解率 85.7%，复发率 20%，不良反应同达那唑。

3. 自身免疫性溶血性贫血　达那唑可通过淋巴细胞进行免疫调节从而降低 IgG 和补体 C3 滴度，并能阻止 C3 与红细胞膜相结合，故可用来治疗自身免疫性溶血性贫血[28,29]。方法：200mg 口服，每天 3 次。治疗原发性血小板减少性紫癜的剂量为 200～400mg/d，可与皮质醇激素合用，疗程 2 个月以上，其作用机制可能是通过抑制性 T 淋巴细胞的作用，使抗体生成减少，提高血小板数目。此外，达那唑 400～600mg/d 还可提高凝血因子Ⅷ的浓度，减少出血倾向，减少输注凝血因子Ⅷ制品的量。大剂量长期使用，可能成为治疗血友病甲的一种新手段。

【氯米芬】

氯米芬（克罗米芬，clomiphene）是治疗下丘脑-垂体性排卵或不规则排列的经典药物。目前已知，在这些患者中，约 80% 的病因为多囊卵巢综合征（PCOS）。

（一）作用原理　柠檬酸氯米芬（克罗米芬，clomiphene citrate，CC）属于两种不等量的氯米芬——恩氯米芬和珠氯米芬异构体混合物，其中珠氯米芬的半衰期较长，单次使用后 1 个月仍可在血清中检出，其排卵作用亦强于恩氯米芬。但大小的个体差异很大，造成个体的反应性相差悬殊。氯米芬的结构与雌激素相似，通过阻滞雌激素与生态结合而诱导垂体分泌 FSH，如果患者的雌激素水平正常，一般可在重调的月经周期中出现排卵。

（二）用法与剂量　自月经周期的第 2～5 天，每天口服 50～250mg（共 5 天），第一个月经周期使用小剂量，以后可于每个周期增加 50mg/d，直至排卵。50mg/d 的剂量大约可诱导 46% 的患者排卵，100mg/d 可诱导 21% 而 150mg/d 可诱导 8% 的患者排卵。也有人建议在第 4 或第 5 天以 100mg/d 的剂量诱导排卵，认为其优点是慢性减少不必要的诱导时间。不同方案的排卵诱导与妊娠疗效有明显差异（表 2-8-2-5），其中起始氯米芬治疗、氯米芬抵抗者低剂量 FSH 治疗和低剂量 FSH 作为一线药物治疗的单胎活婴率分别为 25%、35% 和 45%（表 2-8-2-6）。

表 2-8-2-5　不同方案排卵诱导与妊娠的疗效

疗效	起始氯米芬治疗组（n=100）	氯米芬抵抗者低剂量 FSH 治疗组（n=100）	低剂量 FSH 作为一线药物治疗组（n=100）
无反应者	27	15	8
排卵	73	85	92
非妊娠者	37	45	30
妊娠者	36	40	62
流产者	8	8	14
多胎妊娠者	3	2	3
单胎活婴	25	30	45

表2-8-2-6 氯米芬诱导排卵研究

研究者,年份	病例数	排卵者	妊娠者	流产者	活婴
McGregor 等,1968	4098	2869	1393	279	1114
Garcia 等,1977	159	130	64	16	48
Gysler 等,1982	428	364	184	24	160
Hammond,1984	159	137	67	10	57
Kousta 等,1997	128	113	55	13	42
Messinis-Milingos 等,1998	55	51	35	4	31
Imani 等,2002	259	194	111	11	98
总计(%)	5268 (100)	3858 (73)	1909 (36)	357	1550 (29)

近些年,二甲双胍、芳香化酶抑制剂和重组的人 FSH 的应用更为普遍,已经基本替代了氯米芬的促排卵作用[30]。约75%的 PCOS 患者无排卵,其原因主要与胰岛素抵抗和肥胖有关。二甲双胍 1500~2500mg/d 可明显改善胰岛素抵抗,降低体重,恢复正常月经(78%~96%);其缺点是难以预测二甲双胍的促排卵疗效。氯米芬联合二甲双胍、胰岛素增敏剂或芳香化酶抑制剂可进一步提高疗效。低剂量 FSH 主要目的是获得理想的单个优势卵泡发育,减少常规促性腺激素治疗带来的严重不良反应,多胎妊娠率不超过 6%,消除 OHSS 风险。成功妊娠率可达 70%。一般以低剂量(50~75U)FSH 开始,必要时在 14 天后逐渐增加 25~37.5U,间隔时间 1 周。卵泡发育后,维持此剂量直至达到 HCG 使用标准。低剂量 FSH 治疗氯米芬抵抗者的妊娠率为 38%,其中 70%属于单卵排卵,OHSS 发生率 0.14%,多胎妊娠率约 5.7%。

(三)不良反应与病情追踪 主要有面部潮红、恶心,一般能耐受,轻度卵巢增大常见,但不会进展为卵巢过度刺激综合征(OHSS),偶尔可形成卵巢囊肿。因而应采用超声追踪卵巢和子宫内膜的形态变化。辅助治疗可提高排卵率与妊娠率。主要包括适时使用 HCG(5000~10 000U)促发排卵。另据报道,睡前口服地塞米松 0.5mg 可抑制 PCOS 患者的肾上腺雄激素(DHEAS)分泌,提高机体对氯米芬的反应性。但可引起食欲和体重增加,故一般仅用于先天性肾上腺皮质增生症患者的诱导排卵治疗。氯米芬亦可用于特发性不孕的排卵刺激,纠正卵巢排卵功能的微小病变,诱导妊娠,但成功率低。

【芳香化酶抑制剂】

芳香化酶抑制剂是诱导排卵的有效药物。当雄激素的芳香化被抑制时,循环血液的雌激素降低,其对下丘脑-垂体-卵巢轴的作用是:①FSH 分泌增加,刺激卵泡生长发育;②短暂的卵巢内雄激素增加(约 45 小时)提高了卵泡对 FSH 的敏感性,卵泡成熟加快;③芳香化酶抑制剂不拮抗脑组织的雌激素受体作用,不影响雌激素的中枢反馈作用;卵泡发育启动后,雌激素浓度升高引起的中枢负反馈抑制限制了 FSH 的反应程度,细小的卵泡闭锁,从而促发单卵泡发育和排卵。来曲唑(letrozole)为第三代芳香化酶抑制剂,诱导排卵率约 75%,妊娠率约 25%,促性腺激素和促性腺激素+来曲唑治疗排卵性不孕的疗效(IUI)比较及促性腺激素和促性腺激素+来曲唑用于 IVF 治疗排卵性不孕的比较见本篇扩展资源 15.12。

【妊娠-哺乳期药物安全性】

妊娠-哺乳期间应尽量不用或少用药物治疗,有些常用药物对胎儿和婴幼儿的安全性问题已经明确,另一些药物的不良反应与致畸作用尚无定论,而且即使目前认为安全性很高的药物也不能在妊娠-哺乳期滥用。妊娠-哺乳期药物治疗的安全性较明确的药物见表 2-8-2-7。

表 2-8-2-7 妊娠-哺乳期的药物安全性

药物	妊娠期	哺乳期
氢氯噻嗪	B	慎用
呋塞米	C	继续哺乳
赖诺普利(lisinopril)	D	终止哺乳
氯沙坦(losartan)	D	终止哺乳
肼屈嗪(hydralazine)	C	慎用
硝酸甘油(nitroglycerin)	C	不明/慎用
硝普钠(nitroprusside)	C	不明
多巴胺(dopamine)	C	不明
多巴酚丁胺(dobutamine)	C	不明
米力农(milrinone)	C	不明/慎用
肾上腺素(epinephrine)	C	不明
去甲肾上腺素(norepinephrine)	C	不明
地戈辛(digoxin)	C	慎用
美托洛尔(metoprolol)	C	慎用
卡维地洛(carvedilol)	C	终止哺乳
氨氯地平(amlodipine)	C	不推荐应用
奎尼丁(quinidine)	C	继续哺乳
普鲁卡因胺(procainamide)	-	慎用
华法林(warfarin)	X	慎用
依诺肝素(enoxaparin)	B	慎用
静脉使用免疫球蛋白(Immunoglobulin)		不明
己酮可可碱(pentoxifylline)	C	终止哺乳
溴隐亭(bromocriptine)	B	终止哺乳

注:B:动物实验和临床研究均未发现对胎儿的风险,临床可以使用;C:动物研究发现对胎儿有不良作用,但缺乏相应的临床研究证实,建议临床使用;D:药物应用调查结果和经验认为存在胎儿不良反应,建议慎用;X:药物应用调查结果和经验认为存在胎儿不良反应,妊娠期应用的风险明显高于获益,属于禁用

(李江 莫朝晖)

第3节 卵巢疾病诊断与治疗原则

卵巢的内分泌疾病主要包括先天性卵巢发育不全(如 Turner 综合征)、卵巢早衰(premature ovarian failure,POF)、无排卵(anovulation)、黄体功能障碍(corpus luteum dysfunction)和激素分泌性卵巢肿瘤(hormone-secreting ovarian tumor)等。在这些疾病中,有先天性的,也有获得性的;有功能性的,也有器质性的;既有内分泌功能障碍,也可表现为其他异常。其诊断除一般检查外,尚包括一些特殊检查,如激素测定、动态功能试验、影像学检查及其他特殊检查等。

【病史资料与体格检查】

（一）病史资料 病史中,要详细了解起病时间、起病年龄、诱因、起病缓急、月经初潮年龄、月经周期、行经时间、月经量、经血性状、有无闭经、闭经期限及发生发展过程等。了解有无体重、毛发和第二性征的变化,了解乳腺开始发育的年龄、有无乳腺肿痛、溢乳,是否伴有贫血、腹痛、腹胀及神经精神等方面的变化。有无性功能或生育障碍及伴随卵巢功能低下而出现的其他症状,如潮热、出汗和阴道干涩等。注意就诊前的治疗情况(包括手术、药物、理疗和中药等)以及患病后的检查诊断结果和依据。

婚姻史要包括婚姻状况、结婚年龄、配偶的年龄、健康情况、生育能力、职业和嗜好等。性生活是否正常、频率是否适当、丧偶年龄和原因等。生育史要包括妊娠、生育次数、初孕年龄、有无早产、难产、产后大出血、产褥感染和是否避孕等。曾否哺乳及其过程,有无流产、刮宫史及计划生育情况等,并收集家族中主要成员有无与拟诊疾病类似或相同的疾病的情况。既往史中,要重点询问生殖系统的疾病,如子宫内膜炎、结核、子宫内膜息肉及生殖系肿瘤等。全身躯体疾病,如血液病、甲状腺疾病、肾上腺疾病、糖尿病、营养不良,慢性肝、肾疾病及精神神经疾病等。与妊娠有关的情况如流产、异位妊娠、手术、药物史、放射治疗史,特别是卵巢、子宫及垂体方面的手术或放疗史,其中口服避孕药史尤为重要。还应注意是否因治疗其他疾病使用过影响卵巢功能的药物(如皮质激素、雷公藤、达那唑、抗癌药和抗精神病药等)。

（二）系统检查和妇科检查

1. 系统检查 测量身高、体重、指距(span)、上部量和下部量及其比例(正常出生时是1.7∶1,约在10岁时达到1∶1,正常成人的指距等于身高)。类无睾症(eunuchoidism)患者的四肢生长过度,导致四肢的长度超过躯干,指距的1/2或下部量大于上部量。单纯性乳腺发育不全者,身材多较高,四肢细长;Turner综合征则身材矮小,有颈蹼、肘外翻、盾状胸、第4掌骨和跖骨短、指甲发育差,可伴多发性色素痣、腭弓高、后发际低,常伴有心血管畸形(如先天性主动脉狭窄或其他先天性心脏病);伴性早熟的Silver综合征患者身材矮小、头颅面骨异常,可有倒三角形脸、口角下斜,身材明显不对称,指(趾)骨呈并指,或第5趾(指)内弯、短小畸形。肥胖患者要注意脂肪分布的情况,腰背部不规则的大片棕色色素斑(café-au-lait spot)是McCune-Albright综合征的特征之一。痤疮常提示过量雄激素作用,但由于个体差异较大,不易作出定量评价。Ross等提出面部痤疮的评估标准,轻度为丘疹样痤疮,数目≤20个,无囊性结节样痤疮;中度为丘疹样痤疮,数目>20个,且有囊性结节样痤疮;重度出现大量囊性结节样痤疮。

2. 妇科检查 正常女性第二性征的发育顺序为:①9~12岁骨盆开始发育,骨盆横径加宽,皮下脂肪在臀部、胸部、腹部沉积,体态丰满,发育成女性体型。②大约11~12岁乳腺发育,乳腺隆起,乳头增大,乳晕色泽沉着。乳腺发育可根据Tanner法分期(乳腺大小及形态与遗传和营养因素有关)。③性毛,大约在乳腺发育1年后见阴毛、腋毛生长,阴毛发育的分布情况见Tanner分期(图2-8-3-1)。同时大小阴唇增大、色素沉着,阴道出现白色分泌物、子宫逐渐增大,多在乳腺发育2~3年后(大约在11~16岁间)出现月经初潮。

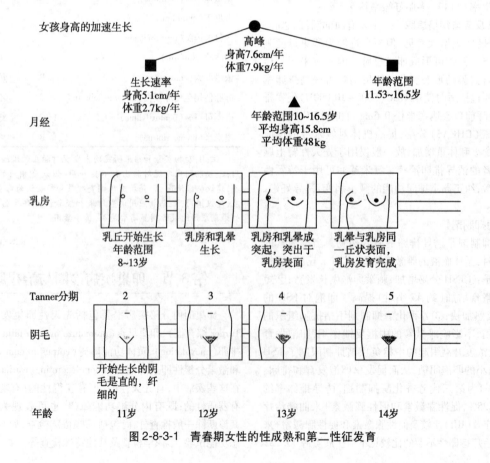

图2-8-3-1 青春期女性的性成熟和第二性征发育

女性的生长发育首先从体格开始,女性的生长发育(包括青春期性征的发育)的大致顺序是女性体型→骨盆增大→乳腺发育→阴毛生长→腋毛生长→月经初潮→卵巢排卵。女性青春期发育可分为3个阶段:①初期,以体格形态发育的突发生长为主,并开始第二性征发育。此期女童年龄为9~13岁(男童为10~13岁)。②中期,以第二性征发育为主,形态发育速度减慢,该期女童年龄为13~16岁(男孩年龄为14~17岁)。③后期,发育成熟,女性为17~23岁(男性18~24岁)。女性第二性征从开始发育到完全发育成熟所经历的时间为1.5~6年,平均4.5年。

检查第二性征发育时,要特别注意乳腺发育情况,发育的乳腺应常规挤压乳腺有无泌乳。患者取坐位,从乳腺基底开始检查,向乳头方向触摸乳腺各部位,注意有无乳汁分泌、乳晕是否着色和乳晕旁是否多毛。同时,要注意是否伴有其他男性化特征,如喉结、胡须和嗓音粗等以及脐上、四肢等部位的毛发情况等。体毛的分布和多少应结合家族史考虑,肢体、头部和背部毛发生长程度应与多毛症相区别。地中海地区后裔妇女出现多毛者较常见,而东方妇女相对少见,如面部出现较多毛发,需进行进一步检查。毛发的评分有三种方法:①Bardin等按面部须毛的生长情况,将多毛分为0~++++级,下颏、上唇或鬓角三处出现须毛分别用1个+表示,++++级则为满胡须。②Birabaum等提出面部毛发的评分,+表示颏部有稀疏须毛;++表示颏部有簇状须毛;+++表示颏部和前颈部均有须毛;++++表示颏部、颈部和颊部均有男性型须毛。③Ferriman等将人体划分为11个区域,每一区内按毛发的量给予评分(0~44分)。多毛与毛发增多症的病因见本章第11节。检查外生殖器时,需注意大小阴唇的发育情况、是否着色及是否有阴蒂增大。临床上常以阴蒂根部横径为标准,提出阴蒂指数可作为雄性激素作用的指标,阴蒂头部最大纵径和最大横径的积为阴蒂指数。从外生殖器男性化的程度可估计受雄激素影响的时间和强度。此外,还应了解阴道有无畸形、子宫的发育情况和盆腔内有无肿块、结节或压痛等。

【激素测定】

(一)LH/FSH测定

1. 血LH和FSH升高 在临床上,LH和FSH升高的常见原因有:①原发性性腺功能减退:主要包括先天性性腺发育不良、外伤、手术、放射、损伤或炎症等致卵巢功能衰竭。②真性性早熟:男孩9岁以前,女孩8岁以前,出现青春期发育,有性成熟的临床表现,FSH、LH可达成人水平。主要包括特发性性早熟及中枢神经系统疾病,过早启动GnRH脉冲分泌。此外,多发性骨纤维异常增生症、重度甲减也可引起促性腺激素释放而出现性早熟。③PCOS:LH增高、FSH降低致FSH比值增大。LH/FSH比值≥2~3可作为诊断本病

的参考依据之一。④垂体肿瘤:促性腺激素腺瘤以分泌FSH为主,故FSH明显升高,LH可正常,促性腺激素瘤在垂体肿瘤中约占1%。垂体LH瘤少见。⑤更年期以后:FSH、LH呈生理性升高。卵巢功能衰退,雌激素分泌减少,对垂体反馈抑制减弱,且随增龄,抑制素(inhibin)分泌减少,也导致FSH分泌增加。⑥其他疾病:47,XYY综合征、Del Gastillo综合征、Bonnevie-Ullrich综合征和17α-羟化酶缺陷症均可使FSH升高。

2. 血LH和FSH降低 血LH和FSH明显降低见于低促性腺激素性性腺功能减退症而轻度降低见于假性性早熟。血LH和FSH降低的常见原因是:①继发性(低促性腺激素性)性腺功能减退症:由于下丘脑-垂体病变致FSH、LH分泌减少,多见于分娩时,失血过多致垂体坏死(Sheehan综合征)、手术损伤、放射性损伤、各种感染和肿瘤压迫等致垂体组织毁损,临床表现为女性闭经、不育;或Kallmann综合征、Prader-Willi综合征、Laurence-Moon-Biedl综合征者。②假性性早熟:如卵巢肿瘤、肾上腺肿瘤或肾上腺增生等所致性腺类固醇激素分泌过多,患者第二性征明显,性激素反馈抑制致FSH、LH明显减少。③单一性LH缺乏症:为先天性LH分泌不足或缺乏致性腺功能低下,排卵减少,雌激素、孕激素和LH降低。④避孕药和雌、雄激素治疗可抑制FSH和LH的分泌。

急性和慢性应激对男女性性腺功能有明显的抑制影响,性腺表达的CRH参与了应激反应和性腺功能的调节。例如,卵巢和子宫内膜分泌的CRH可调节卵巢类固醇激素的生成与炎症过程,并与分娩有关。CRH胎盘钟(CRH placental clock)决定了分娩的时间[1]。

卵巢疾病常伴下丘脑-垂体-卵巢(HPO)轴功能失调和激素分泌异常。卵巢激素及促性腺激素的测定是卵巢疾病诊断、鉴别诊断、治疗和监护的重要项目。此外,卵巢疾病的诊断和鉴别诊断常涉及PRL、甲状腺激素和肾上腺激素的测定。

在青春发育期,血FSH、LH逐渐升高,一般于Tanner第Ⅳ期达高峰,见表2-8-3-1。FSH和LH的分泌呈双相型,稳定的基础分泌伴阵发性脉冲分泌。LH的脉冲分泌频率为90~120分钟,而FSH脉冲波动较LH明显为小,故主张多次采血测定。青春期启动时,LH及FSH首先在夜间分泌,白昼的LH>7.5U/L,FSH>4.0U/L(多克隆抗体测定)时表明青春期启动。青春期发育时,LH及FSH分泌均增加;性成熟时LH和FSH昼夜分泌节律消失,排卵前期FSH及LH有峰式分泌,LH上升的幅度为卵泡期基础分泌水平的8倍以上,而FSH上升峰值明显低于LH,很少超过30U/L,排卵以后循环中的FSH和LH处于低水平状态。

表2-8-3-1 女性青春期血清性腺激素的正常值参考范围

Tanner 分期	FSH (U/L)	LH (U/L)	E₂		DHEA	
			(pmol/L)	(pg/ml)	(nmol/L)	(ng/dl)
1	0.9~5.1	1.8~9.2	<3.7	<1.0	0.6~10	19~302
2	1.4~7.0	2.0~16.6	26~136	7~37	1.6~66	45~1904
3	2.4~7.7	5.6~13.6	33~217	9~59	4.3~60	125~1730
4	1.5~11.2	7~14.4	37~573	10~156	5.3~46	153~1321
成人卵泡期	3~20	5~25	110~367	30~10	5.6~56	162~1620

注:E₂:雌二醇;DHEA:脱氢异雄酮;LH:黄体生成素;FSH:促卵泡激素

（二）血清雌激素测定 青春发育期血 E_2>33pmol/L（9pg/ml），为性腺功能启动的标志。成年女性月经周期中，E_2 呈周期性变化，95%来自卵巢，一般以卵泡早期为基础水平，E_2<183.5pmol/L（50pg/ml）；随着卵泡发育，E_2 升高，至排卵前出现一高峰（918~1835pmol/L）；1~2 天后下降，于黄体中期再次上升，形成第 2 峰，但比排卵前峰值低得多；然后持续下降至月经来潮。妊娠期血中 E_2 逐渐上升，妊娠早期为 3670~18 350pmol/L，中期为 18 350~55 050pmol/L，至分娩时可达 34 000~110 600pmol/L。绝经后血 E_2 明显降低，平均生成率为 12μg/24h，代谢清除率下降约 30%。雌酮（E_1）在月经周期的变化与 E_2 相仿，月经周期中期为 E_2 的 1/3~1/2，卵泡期的 $E_2/E_1=1$，排卵期和黄体期的 E_2/E_1 约为 1:2，循环中的 E_1 来自卵巢的量不足 50%，其余来自雄烯二酮及 E_2 的腺外转化，极少量来自肾上腺。随年龄增长，雄烯二酮向 E_1 的转化率呈进行性增加，在 E_2 和 E_1 的相互转化中，15% E_2 转化为 E_1，E_1 向 E_2 的转化约为 5%。绝经后，雌激素的主要成分是 E_1，大部分来自雄烯二酮的外周转化，E_1 约为 110pmol/L（30pg/ml），E_2 约为 55pmol/L（15pg/ml）。雄酮的外周转化与体型有关，与瘦长型者比较，体重较重者其雌酮的外周转化率和循环雌激素水平均较高。非妊娠期雌三醇（E_3）是 E_2 和 E_1 的代谢产物，妊娠期 E_3 的 90%来自胎盘。妊娠期血、尿 E_3 含量的变化可反映胎盘的功能和胎儿的生长发育情况。

1. 青春期启动及卵巢功能判断 血 E_2>33pmol/L 为性腺功能启动的标志之一。性早熟患儿 E_2 含量较正常同龄儿童明显升高。E_2 降低多提示卵巢功能减退，常见于：①原发性性腺功能减退、先天性性腺发育不全、各种原因致卵巢损伤（如手术、放射、感染等使卵巢组织破坏）和卵巢早衰，E_2 分泌减少；②继发性性腺功能低下，由于下丘脑和垂体疾病致使促性腺激素分泌不足引起 E_2 分泌减少；③口服避孕药或雄激素后，反馈抑制 LH，使 E_2 降低。

2. 卵巢肿瘤诊断 E_2 升高常见于：①粒层细胞瘤；②卵泡细胞瘤；③颗粒-鞘膜细胞瘤，主要产生雌激素，但也可产生雄激素；④肝癌或肝硬化，由于肝硬化致肝功能减退，雌激素灭活障碍而引起 E_2 升高；⑤产生雌激素的其他肿瘤（如脂质细胞瘤、性腺母细胞瘤、睾丸间质细胞瘤和畸胎瘤）；⑥其他：如心肌梗死、多胎妊娠等均可见 E_2 升高。此外，男性乳腺发育常由于雌激素过多所致。

3. 其他临床意义 血清 E_2 或尿雌激素用于药物诱发排卵及超促排卵时，卵泡成熟和卵巢过度刺激的监测。血清 E_2 变化可反映卵巢的刺激程度，血清 E_2>10 000pmol/L 提示卵巢高敏反应，可能发生 OHSS。E_1/E_2>1 提示 E_1 的外周转化增加，为雌激素增加的间接证据。常见于 PCOS（特别是肥胖者）。E_3 是判断胎儿发育的较好指标。

（三）孕激素测定 孕酮支持受孕，维持妊娠。孕酮缺乏或作用障碍可引起不孕或不育，但所需要的浓度很低，因而在临床上，孕酮水平降低并非不孕或不育的主要原因。研究发现，子宫内膜异位（endometriosis）和多囊卵巢综合征（PCOS）患者对孕酮的反应性降低，因此孕酮抵抗可能是不孕或不育的更重要原因[2]。

循环中的孕激素主要为孕酮和 17-羟孕酮（17-OHP），其代谢产物分别为孕二醇（pregnanediol）及孕三醇（pregnanetriol）。孕酮主要来自卵巢、胎盘，少量由肾上腺皮质分泌。非妊娠期的孕酮主要来自孕烯醇酮，由卵巢分泌。排卵前血中孕酮很低，几乎不能测出，排卵后逐渐上升，至 1 周左右达高峰，若未受孕伴随黄体萎缩而下降。青春期、围绝经期及成年卵泡期血浆水平<3.2nmol/L（表 2-8-3-2）。妊娠期主要由胎盘分泌，随孕期的增加而上升。妊娠早期为 63.6~95.4nmol/L，中期为 159~318nmol/L，晚期显著增高，为 318~1272nmol/L。孕酮代谢产物（孕二醇）的尿液正常值为：卵泡期 3.12μmol/24h，黄体期 6.2~15.6μmol/24h，妊娠 20 周平均为 124.6μmol/24h，30 周平均为 249.6μmol/24h，40 周平均为 312μmol/24h。17-羟孕酮是合成其他类固醇激素的中间产物，主要由卵巢分泌，少量来自肾上腺。月经周期中与孕酮有类似的周期性变化。正常值见表 2-8-3-3。

表 2-8-3-2 女性月经期血清性腺激素的正常值参考范围

分期	LH(U/L)	FSH(U/L)	PRL(mU/L)	E_2(nmol/L)	E_1(nmol/L)	孕酮(nmol/L)	睾酮(nmol/L)
卵泡早期	3~12	2~6.6	170~750	0.18~0.22	0.17	<3	0.9~2.9
卵泡晚期	3~25	2~7		0.92~1.5	0.55~1.1	—	—
排卵期	34~78	6~17		—	—	3~6	—
黄体期	24~28	1.5~6	150~810	0.55~0.08	0.41	32~61	
绝经后	>25	>40		0.02~0.08	0.11	0.54	0.9

表 2-8-3-3 女性血清 17-羟孕酮的正常值参考范围（μmol/L）

时间	均值	范围	Tanner 分期	均值	范围
1~5 天	4.98	2.46~12.6	Ⅰ	1.08	0.6~2.1
1~6 个月	4.22	0.6~5.7	Ⅱ	1.26	0.6~1.95
6~12 个月	2.1	1.75~4.65	Ⅲ	1.62	0.9~2.7
1~2 岁	1.02	0.90~1.05	Ⅳ	2.49	1.05~7.05
2~6 岁	0.93	0.60~1.50	Ⅴ	4.53	1.35~11.3
6~10 岁	0.87	0.60~1.20			
10~13 岁	1.38	0.60~1.80			
13~17 岁	3.15	1.05~11.3			
成年卵泡期	1.40	0.45~2.1			
成年黄体期	3.26	1.05~8.7			

1. 孕酮升高 常见于多胎、葡萄胎、糖尿病孕妇、轻度妊娠高血压综合征、原发性高血压、卵巢粒层细胞-鞘膜细胞瘤、卵巢脂肪样瘤和 21-羟化酶缺陷症等。后者皮质激素的合成障碍，其前体激素孕酮和 17-羟孕酮明显增高，尿中代谢产物孕二醇及孕三醇均增加。

2. 孕酮降低 常见于黄体功能不全、胎儿发育迟缓、死胎、严重妊娠高血压综合征、异位妊娠以及甲状腺和肾上腺功能障碍致排卵障碍时。此外，口服避孕药可致孕酮降低，且无高峰。

3. 检测或预测排卵 排卵期孕酮含量成倍增加，由此可观察排卵时间及黄体生成情况。血孕酮>16nmol/L 及尿孕三醇>3.12μmol/24h 为排卵的判断指标。

4. 黄体功能缺陷 黄体中期即排卵后第 5~9 天取血样

测定孕酮,评价黄体功能。连续 2 个周期的血孕酮<16nmol/L 或尿孕二醇<6.2μmol/24h 可考虑为黄体功能不全。

5. 先天性肾上腺皮质增生症 17-OHP 是诊断 21-羟化酶缺陷较特异的指标,血浆 17-OHP>25nmol/L(8ng/ml)可确定其诊断,详见第 2 篇第 6 章第 6 节。

6. 早孕 正常妊娠,尤其多胎妊娠时,孕酮合成明显增加,而先兆流产、异位妊娠、早产和不孕症等血孕酮降低。异位妊娠患者的血孕酮较低。一般认为,HCG 浓度可测出时,血孕酮<47.7nmol/L(15ng/ml)提示为异位妊娠,其敏感性 64.7%,特异性 88.9%。

(四)雄激素测定 女性血液循环中的雄激素主要有四种,即睾酮、雄烯二酮、DHEA 和 DHEAS。睾酮的活性最高,约为雄烯二酮的 5~10 倍,为 DHEAS 的 20 倍。双氢睾酮(DHT)是靶细胞内具活性的雄激素,其活性为睾酮的 2~3 倍。雄激素由卵巢和肾上腺产生,也可由外周组织转化而来,睾酮的 2/3 来自卵巢,因此睾酮可作为卵巢雄激素生成能力的指标。卵巢产生的雄激素在月经周期中的围排卵期升高,睾酮的外周水平具有昼夜节律性,与皮质醇的昼夜节律性相平行。雄烯二酮的合成和分泌主要在卵巢和肾上腺,两者产生的量相近,另有 10%在外周产生。雄烯二酮的昼夜变化与皮质醇相平行。DHEA 主要由肾上腺分泌(60%~70%),其余的由卵巢产生或由 DHEAS 水解而成。DHEA 有明显的昼夜变化,与皮质醇类似。DHEAS 几乎全来源于肾上腺,DHEAS 可作为肾上腺雄激素生成能力的指标。尿中 17-KS 的量主要代表 DHEAS 量,反映肾上腺来源的雄激素生成量。DHT 经 β-酮类固醇脱氢酶还原为 3α-雄烯二醇,再与葡萄糖苷酸结合成雄烯二醇葡萄糖苷酸(3α-diol-G),由尿排出。故尿 3α-diol-G 的量能较好地反映 DHT 外周转化的情况。

在生理情况下,血中大部分雄激素与性激素结合球蛋白结合,只有游离雄激素(未结合部分)才能与靶细胞内相关受体结合,表达其生物活性,故血中游离睾酮水平对一些雄激素过高的卵巢内分泌疾病有重要的诊断价值。成年女性为 0.7~3.0nmol/L(0.2~0.9ng/ml)。女性血清睾酮、雄烯二酮、DHEA 和 DHEAS 的正常参考值见表 2-8-3-4~表 2-8-3-7。

表 2-8-3-4 **女性血清睾酮总量正常值参考范围(nmol/L)**

时期	均值	范围	Tanner 分期	均值	范围
1~6 个月	0.10	0.03~0.07	I	0.17	0.07~0.35
6~12 个月	0.10	0.07~0.17	II	0.45	0.17~1.05
1~8 岁	0.14	0.07~0.35	III	0.73	0.34~1.05
8~11 岁	0.28	0.10~1.70	IV	1.01	0.52~1.40
11~13 岁	0.62	0.17~1.40	V	1.01	0.34~1.40
13~15 岁	0.90	0.35~1.22			
15~18 岁	0.97	0.17~1.40			
成年期	1.35	0.70~2.79			
绝经后	0.83	0.34~1.40			

表 2-8-3-5 **女性血清雄烯二酮正常值参考范围(μmol/L)**

时期	均值	范围	Tanner 分期	均值	范围
1~6 个月	0.59	0.17~1.22	I	0.84	0.35~1.22
6~12 个月	0.59	0.17~0.87	II	1.99	0.52~4.19
1~2 岁	0.45	0.35~0.70	III	2.79	1.40~5.93
2~10 岁	0.59	0.17~1.57	IV	3.42	0.87~6.81
10~12 岁	1.54	0.87~2.79	V	6.11	2.44~10.47
12~15 岁	2.90	0.52~6.11			
15~17 岁	5.20	1.92~10.47			
成年期	4.66	1.92~6.98			

表 2-8-3-6 **女性血清硫酸脱氢异雄酮正常值参考范围(μmol/L)**

时期	正常值	正常值范围	Tanner 分期	正常值	正常值范围
1~5 天	2.3	0.32~6.70	I	1.215	0.45~3.375
1~6 个月	0.5	0.45~1.49	II	1.539	0.135~1.35
6~12 个月	0.135	0.45~0.81	III	6.021	0.54~14.445
1~2 岁	0.45	0.045~0.9	IV	5.886	0.945~13.095
2~6 岁	0.216	0.045~0.54	V	7.074	2.025~14.31
6~10 岁	1.269	0.221~3.78			
10~13 岁	3.564	0.135~13.095			
13~17 岁	6.129	0.945~14.445			
成年期	11.50	6.3~45.0			

表 2-8-3-7 **女性血脱氢异雄酮正常值参考范围**

年龄(岁)	均值(nmol/L)	范围(nmol/L)
<6	1.00	0.66~1.46
6~8	3.78	2.53~5.73
8~10	4.02	2.57~6.26
10~12	12.21	8.12~18.36
12~14	12.84	7.77~17.73
>14	16.17	9.79~26.75

1. 血睾酮升高 主要见于:①性早熟:无论是真性性早熟或假性性早熟,睾酮均可明显升高。②肾上腺功能初现:阴毛和腋毛出现过早,DHEAS>1.1μmol/L。③PCOS:血浆睾酮轻度或中度升高,但一般低于 5.2nmol/L,DHEA 正常或升高反映肾上腺在发病中的参与程度。④迟发型 21-羟化酶缺陷症:睾酮升高伴 DHEAS 增高。⑤Cushing 综合征:患者在治疗前的血睾酮(2.45~4.26nmol/L)明显高于正常绝经前妇女(1.46~1.74nmol/L),若伴多毛时,睾酮升高更为明显。⑥间质卵鞘膜细胞增生症:睾酮显著升高,而 DHEAS 正常;短期内进行性加重的雄激素分泌过往往提示为雄激素分泌性肿瘤;肾上腺肿瘤则包括不产生睾酮的腺瘤及产生睾酮的肿瘤,其共同特点是血清 DHEAS>18.9μmol/L,伴睾酮升高,后者来自腺外转化或由肿瘤分泌。⑦绝经后妇女:血睾酮>3.47nmol/L(1μg/ml)及 DHEAS>10.8μmol/L(4μg/ml)应怀疑肿瘤可能;有男性化体征者,虽睾酮及 DHEAS 未达到诊断水平,亦不能排除此诊断。⑧睾酮水平正常的多毛症:可能是性激素结合球蛋白降低及具活性的游离部分增加所

致。若雄激素在正常范围内,3α-雄烷二酮增加的程度反映外周5α-还原酶活性。特发性多毛症者雄激素在正常范围内,仅DHT的代谢产物3α-diol-G升高。3α-雄烷二酮不能作为多毛症诊断的常规项目。⑨高PRL血症:可有雄激素增多症状,SHBG可下降,游离睾酮升高,5α-还原酶活性增强及ACTH刺激的17-OHP及雄烯二酮反应亢进。

2. 血睾酮降低 常见于某些男性疾病,如Klinefelter综合征、睾丸消退综合征、Kallmann综合征、Laurence-Moon-Biedl综合征、男性更年期综合征、睾丸外伤、肿瘤放疗及垂体功能减退等。

(五)抑制素测定 抑制素(inhibin)在卵巢主要由粒层细胞合成。抑制素有两种类型(A和B),两者的α亚基相同,而β亚基N端的氨基酸序列不同(βA和βB)。两者具有相似的生物活性,可选择性抑制FSH的释放。男孩出生时的水平在男性成人范围(232~866U/L),2年后降至100U/L,女性出生时相当于成年女性卵泡期低水平,7个月后大多降至测不出的低水平。青春期随着成熟的发展,而逐渐升高。血中抑制素的浓度与卵巢局部的浓度相对应。在正常月经周期,抑制素的分泌呈周期性变化。血清抑制素A在卵泡期早至中期都处于较低的水平[(12.8±0.8)ng/L],在晚卵泡期上升并与LH同时达到高峰[(162±19)ng/L],排卵后迅速下降,于黄体中期再上升至高峰[(171±24)μg/L],此后逐渐回落到基础水平。在黄体期,抑制素A与FSH呈负相关。因而认为抑制素A参与引发黄体期FSH分泌增加,正是这一FSH分泌小峰对该期卵泡发育募集有重要作用。抑制素B与抑制素A不同的是在月经周期中前者只有一个分泌高峰[早、中卵泡期,(113±11)ng/L],以后逐渐下降。在排卵后略有上升,以后一直维持在较低的水平[(18±4)ng/L],于黄体卵泡过渡期伴随FSH开始上升,在卵泡期FSH出现小峰后4天达最高值。抑制素B可能参与对晚卵泡期FSH的降调节作用,这时,FSH的下降对卵泡选择和非优势卵泡闭锁具有重要调节意义。

1. 判断卵巢功能 卵泡早期抑制素B的水平随FSH升高而下降,卵巢储备功能不足者抑制素B的水平较卵巢储备功能正常者低,且与FSH相关。因而,有人建议用卵泡早期抑制素B作为预测卵巢储备功能及生育结局的指标,并认为抑制素B减少是氯米芬(克罗米芬)刺激试验的生理基础。卵巢储备功能正常者,月经周期第3天及第10天的抑制素B分别是(94±37)pg/ml、(239±132)pg/ml(双抗ELISA法)。卵巢储备功能低下的妇女第3天血清抑制素B降低而此时的FSH尚未升高,因而卵巢储备功能减低可通过第3天的血清抑制素B的测定来证实。抑制素B较FSH更能直接反映卵泡的储备功能[3]。

2. 协助病理妊娠及滋养细胞疾病诊断 妊娠期抑制素升高基本上和HCG升高相平行。病理妊娠如先兆子痫、多胎妊娠和异位妊娠时,抑制素高于正常妊娠;有宫内发育迟缓和胎盘滞留等妊娠并发症时,抑制素也常升高。妊娠期抑制素主要来源于胎盘滋养层细胞。因此,检测血抑制素对滋养细胞疾病、病理妊娠及胎盘功能有诊断及预测意义。葡萄胎者血抑制素升高,清除葡萄胎组织后,其血浓度下降且较HCG更敏感,故多用于对此类患者预后的评价。

3. 筛查Down综合征 Down综合征孕妇血清抑制素升高,与妊娠期HCG水平相似,受累孕妇的抑制素升高与HCG相关。随着特异的抑制素A测定方法出现,证实Down综合征孕妇抑制素A明显升高。抑制素A是胎儿Down综合征在早中期妊娠母亲血清中的一种标志物[4]。

4. 筛查性腺肿瘤 多数资料证明,卵巢粒层细胞瘤患者血中抑制素浓度升高,手术切除肿瘤后,其浓度下降,而肿瘤复发时,血中浓度升高,且先于临床表现5~24个月;GnRH治疗有效的晚期粒层细胞瘤患者,血中抑制素浓度降低。因而,抑制素可作为粒层细胞瘤的标记物,用于肿瘤的诊断、化疗、手术效果及肿瘤复发的预测。患卵巢的其他肿瘤时,血抑制素也可升高,尤其对于临界性黏液性囊腺瘤,抑制素作为其标志物更为有意义。由于CA-125常在卵巢非黏液性囊腺瘤(卵巢乳头状腺瘤)中升高,因而广泛用于卵巢乳头状腺瘤的诊断指标,对黏液性肿瘤不敏感。因此,CA-125和抑制素具有互补性,两者联合测定可提高卵巢癌术前诊断的敏感性。

(六)雌激素/孕激素受体测定 雌激素受体(ER)、孕激素受体(PR)不仅与激素依赖性肿瘤对内分泌治疗反应有关,而且与某些肿瘤的形成、发展及其他多种疾病的发生亦存在着一定的联系,故ER和PR的检测在临床上具有重要的应用价值。子宫内膜ER、PR的正常值见表2-8-3-8。

表2-8-3-8 子宫内膜雌孕激素受体正常表达水平

时期	均值±标准差 (fmol/mg DNA)	范围 (fmol/mg DNA)
雌激素胞质受体		
增生中期	302.9±65.1	257.6~348.3
增生晚期	890.9±409.7	630.6~1151.2
分泌早期	206.6±108.0	134.9~278.2
分泌中期	96.2±53.3	67.3~125.1
分泌晚期	75.1±35.3	59.6~90.5
周期均值	269.4±338.9	189.3~349.4
雌激素胞核受体		
增生中期	258.5±53.0	221.7~295.4
增生晚期	583.6±389.6	336.2~831.0
分泌早期	167.9±127.3	83.4~252.4
分泌中期	79.2±28.0	64.0~94.49
分泌晚期	67.5±28.5	44.4~80.6
周期均值	199.7±248.3	141.0~258.3
孕激素胞质受体		
增生中期	256.7±58.3	212.7~300.7
增生晚期	715.6±455.7	468.7~962.6
分泌早期	387.6±215.9	237.4~537.8
分泌中期	195.4±79.9	157.0~233.9
分泌晚期	108.6±89.2	63.1~154.0
周期均值	324.9±326.0	245.2~404.6
孕激素胞核受体		
增生中期	244.8±48.5	208.3~281.4
增生晚期	502.8±350.3	312.7~692.6
分泌早期	270.1±277.9	76.7~463.5
分泌中期	180.0±68.7	142.7~217.3
分泌晚期	59.1±49.9	34.4~83.8

1. 指导治疗和预后预测 乳腺及某些妇科恶性肿瘤组织 ER 与 PR 阳性者分化较好,激素治疗有效,患者预后较好。子宫内膜癌组织的分化程度与 ER、PR 含量也有关,分化好的内膜癌 ER 和 PR 通常为阳性,而 ER 和 PR 阴性则是预后不佳的信号。有人发现子宫内膜增生过者受体升高,高于增殖晚期水平,说明受体在子宫内膜增生中有重要作用。正常卵巢的黄体及皮质的基质层中有丰富的 PR,但 ER 含量很低。卵巢恶性肿瘤的 ER 阳性率高于正常卵巢及卵巢良性肿瘤。浆液性卵巢癌生成期与 ER 水平有关。但病理分级、临床分期、月经状况及年龄等与卵巢癌 ER、PR 的关系还未完全确定。

2. 子宫内膜功能评估 子宫内膜中 ER、PR 的合成和含量受 E_2 和孕激素的调控,E_2 促进 ER、PR 合成,故测定 ER、PR 含量可了解和评估下丘脑-垂体-卵巢-子宫轴功能。

(七)其他指标检查 胎盘是重要的内分泌器官,能产生多种激素、细胞因子、免疫因子、活性蛋白质和酶等,这些产物可反映胎盘的功能。多数胎儿异常与胎盘功能改变有关,故监测胎盘功能可推知宫内胎儿情况(如胎儿宫内发育迟缓、胎儿窘迫或死亡等),对于指导妊娠用药及产科处理有重要意义。此外,胎盘产物及胎儿合成的一些特殊蛋白质作为妊娠妇女外周血清标记物,对有染色体畸变或其他先天性异常的胎儿进行产前筛查有重要价值。这些血清标记物可用 RIA 或 ELISA 法检测。

1. 雌三醇 胎儿肝脏可将 E_2 转变为雌三醇(E_3),且胎儿体内许多组织均能生成 E_3。故临床根据血、尿 E_3 的水平即可推测胎盘功能。E_3 是胎儿胎盘单位共同产生的,随妊娠的进展而逐渐增加,至妊娠晚期较非孕时增加 1000 倍,足月妊娠时,每日从尿排出约 $10 \sim 30mg$,取任意尿测定 E_3/肌酐(E_3/Cr)比值可基本上代替 24 小时尿 E_3 的测定。E_3/Cr>15 为正常值,$10 \sim 15$ 为可疑值,<10 为危险值。正常情况下,妊娠 40 周时应为 30 左右。尿 E_3 含量的高低和胎儿宫内发育迟缓、过期妊娠、重度妊娠高血压综合征或糖尿病等有关。尿 E_3 明显下降,提示胎盘功能不全,胎儿预后不佳。如连续测定尿 E_3 明显下降,提示胎儿窘迫。血 E_3 能有效地反映胎盘功能,预测胎儿预后。正常妊娠 $26 \sim 34$ 周血浆的游离 E_3 值逐渐上升,$35 \sim 36$ 周达高峰。E_3 值在正常范围,并随妊娠进展而上升时,95% 以上新生儿为正常。血 E_3>$15\mu g/L$ 表明胎儿预后良好,<$10\mu g/L$ 为异常,<$5\mu g/L$ 为预后不良。血 E_3 值持续低水平或突然急剧下降,预示胎儿窘迫、过期妊娠、胎盘功能衰退或死胎。由于游离雌三醇(FE_3)几乎全部来源于胎儿和胎盘,故可作为胎儿代谢变化的敏感指标。Down 综合征胎儿的母体血清 FE_3 明显降低。FE_3 测定至少在降低 Down 综合征假阳性率方面有一定作用,特别是在妊娠中期对 18-三体综合征的筛查比 HCG 更有效。但仍有 $4\% \sim 6\%$ 的假阳性率。

2. 妊娠相关性血浆蛋白 A 妊娠相关性血浆蛋白 A(PAPP-A)是一种 α 球蛋白,从早孕时,孕妇血中浓度随妊娠的进行而上升,足月时达高峰,产后 $2 \sim 3$ 天在母血中基本消失。PAPP-A 可能具有免疫抑制,保护胎儿免遭排斥的作用。当自然流产、异位妊娠、IUGR 和死胎时,母血 PAPP-A 降低,此与胎盘功能不足,使其合成减少有关。在先兆子痫和早产前出血时,PAPP-A 升高。PAPP-A 可作为判定胎盘功能、预测胎儿高危程度及先兆子痫发展程度的指标。此外,PAPP-A 的测定在判定先兆流产的预后方面有意义。先兆流产预后佳者,血中 PAPP-A 含量比正常妊娠者低,预后差者比预后佳者更低。

3. 甲胎蛋白 甲胎蛋白(AFP)是胎儿血清最常见的球蛋白,其结构和功能类似于白蛋白,在胚胎早期 AFP 由卵黄囊合成,后期由胎儿肝脏合成。妊娠早期即可测出母血中的 AFP,孕 $14 \sim 20$ 周,AFP 浓度呈线性增高,20 周后逐渐下降。当胎儿发生开放性神经管或腹壁缺陷时,羊水和母体血清中的 AFP 显著升高。AFP 上升还可与其他胎儿异常及母体或胎盘的异常(如胎盘畸形、巨细胞病毒及其他病毒感染、母体肿瘤及腹腔妊娠等)有关。AFP 升高的孕妇其产前出血(前置胎盘、胎盘早剥)、早产、IUGR 的发生率高。妊娠中期单胎妊娠者,AFP 不明原因的升高可作为胎儿危险性的预测。此外,多数人认为孕早期 AFP 降低对 Down 综合征有筛查意义。

【动态试验】

(一)GnRH 试验和氯米芬试验 当白昼 FSH>$4.0U/L$ 和 LH>$7.5U/L$ 或 GnRH 类似物兴奋后的 FSH 峰值>$7.5U$,LH 峰值>$15U/L$,表示青春期启动。中枢性闭经时,促性腺激素较低,FSH 和 LH 均<$5U/L$;卵巢功能低下所致的闭经者血 FSH>$30U/L$。亦可根据基础 FSH 及 LH 在氯米芬试验和 GnRH 兴奋试验中反应程度估计卵巢储备功能(见后述),基础 FSH 是指月经周期第 $2 \sim 3$ 天的血 FSH 水平。基础 FSH 上升预示卵巢储备功能的下降。一般认为,氯米芬兴奋试验对卵巢储备功能的预测较基础 FSH 更敏感。此外,根据 LH 对 GnRH 试验的反应性,可鉴别下丘脑或垂体性闭经(见后述)。

1. GnRH 兴奋试验 主要用于闭经/性早熟/青春期发育延迟/垂体功能减退的诊断。GnRH 促进垂体促性腺激素的合成和释放,给受试者注射外源性 GnRH 后,在不同时间取血测定 LH 和 FSH 含量,以了解垂体功能。若垂体功能良好,LH 和 FSH 升高,反之,则反应较差。上午 8 时(可不禁食),静脉注射 GnRH $100\mu g$(溶于 $5.0ml$ 生理盐水中)。于注射前及注射后 15、30、60 和 90 分钟采血测定 LH、FSH 含量。若上述反应差,隔天肌注或静脉注射 GnRH $50 \sim 100\mu g$,连续 3 次,再测 LH 和 FSH 含量,或静滴 GnRH $100\mu g$(4 小时)或 $250\mu g$ 静滴 8 小时,分别于注射前、注射后 15、30、60、90、120、180 和 240 分钟取血测 LH。GnRH 激动剂(GnRH-A,9 肽)的生物效价比天然 GnRH(10 肽)强 10 余倍,半衰期长达 4 小时(天然 GnRH 不到 15 分钟),故用作兴奋试验只需 $50 \sim 100\mu g$,采血时间后延到 $180 \sim 240$ 分钟。

一般有如下四类结果:①正常反应是指静脉注射 GnRH 后,LH 比基值升高 $2 \sim 3$ 倍,高峰值出现在 $15 \sim 30$ 分钟或 $60 \sim 120$ 分钟(9 肽)。静滴 GnRH 后,高峰出现在 $30 \sim 45$ 分钟,$60 \sim 90$ 分钟下降,$2 \sim 4$ 小时内再次上升。第 1 次上升是 GnRH 刺激垂体第 1 相立即释放的 LH;第 2 次上升表明垂体在长期 GnRH 刺激下释放出贮存与新合成的 LH。②过度反应和延迟反应:过度反应即高峰值比基值升高 5 倍以上,而延迟反应是指高峰出现时间迟于正常反应出现的时间。

③注入 GnRH 后,LH 值无明确变化,一直处于低水平或稍有上升(不足 2 倍)。FSH 的变化更小提示为无反应或低弱反应。真性性早熟者于注射 GnRH 后 30 分钟即见 LH、FSH 较基础值增高 2 倍或更高(反应正常)。但本试验不是真性性早熟神经损伤的预测因子,不能鉴定颅内病变,确定病变性质的最好检查是头颅 MRI[5,6]。而假性性早熟和下丘脑-垂体性腺轴功能尚未完全成熟的真性性早熟患儿为无反应或反应低下。体质性青春期延迟者,GnRH 兴奋试验反应正常。垂体功能减退者,如 Sheehan 综合征、手术或放疗破坏垂体正常组织严重者,GnRH 兴奋试验无反应或为低弱反应,一次 GnRH 兴奋无反应或低弱反应不能肯定诊断,需 6 周后重复一次,多次刺激无反应者方可诊断为垂体功能减退症。下丘脑性闭经,由于垂体长期缺乏下丘脑 GnRH 刺激,可能出现延迟反应或正常反应。垂体 PRL 细胞瘤,病灶严重累及正常组织时无反应。

2. 氯米芬兴奋试验 主要用于测定卵巢储备功能。氯米芬的化学结构与人工合成的己烯雌酚相似,是一种具有弱雌激素作用的非甾体类雌激素拮抗剂,在下丘脑可与雌、雄激素受体结合,同时又抑制下丘脑 ER 的募集,解除雌激素对下丘脑垂体的负反馈作用,引起 GnRH 的释放,同时也增强垂体促性腺细胞对 GnRH 的敏感性。如能直接测定 GnRH 的含量,此试验可用于鉴别下丘脑和垂体病变。试验前 1 天和试验当日分别取静脉血测定 LH、FSH 和睾酮含量,作为基础对照值。口服氯米芬 100~200mg/d,共 5~7 天。于第 8 天上午取静脉血测 LH、FSH 和睾酮。服氯米芬后,血 LH 比对照值增加 50% 以上(个别达 200%),FSH 比对照值增加 20%(个别达 130%),睾酮比对照组增加 30% 以上(个别达 220%)为正常反应。若性功能减退的病变在下丘脑-垂体,则无反应或反应低下;病变在靶腺则反应增强;青春期前一般无反应。近年认为此试验对卵巢储备功能的评价有一定价值,较基础 FSH 更敏感。于月经周期第 2 或第 3 天测基础水平 FSH,第 5~9 天服氯米芬 100mg,每天 1 次,于第 10 天再测血 FSH,以 FSH≥25U/L 为异常反应。氯米芬兴奋试验测定卵巢储备功能的机制尚不清楚。具有正常卵巢储备功能者,服用氯米芬后卵泡产生的抑制素和/或 E2 能拮抗氯米芬对下丘脑-垂体的影响,FS 可被抑制在正常范围内;而卵巢储备功能低下时,颗粒细胞产生的抑制素 B 减少,FSH 分泌过多。因此兴奋后 FSH 水平反映了卵泡发育时的反馈调节情况,并能检出单用基础 FSH 不能发现的卵巢储备低下者,此试验可对卵巢储备和生殖潜能作出预测。但有研究显示对于年龄<35 岁的妇女,其假阳性率增高[7]。同时应注意,在肝病或有抑郁症病史者,不宜行此试验。本试验对青春期延迟和器质性促性腺激素低下者无鉴别意义。

(二) 孕酮撤退试验 孕酮撤退试验的方法见表 2-8-3-9。用黄体酮 20mg 肌注,每天 1 次,连用 5 天;或甲羟孕酮(安宫黄体酮)8~10mg,每天 1 次,连用 7~10 天,停药观察。停药后 2~7 天子宫出血,表明子宫内膜功能正常,闭经是由于排卵障碍所致。如停药后无子宫出血,表明可能是子宫性闭经或体内雌激素过低,子宫内膜增生不良,对外源性孕激素无反应,需进一步作雌激素撤退试验。

表 2-8-3-9 孕激素/雌激素激发试验

药物	剂量	时间
孕激素激发试验		
醋酸甲羟孕酮(provera)	10mg/次(口服/每天 1 次)	7~10 天
炔诺酮(norethisterone)	5mg/次(口服/每天 1 次)	7~10 天
黄体酮	200mg/次(肌注/每天 1 次)	单次应用
微粒化黄体酮	400mg/次(口服/每天 1 次)	7~10 天
微粒化黄体酮凝胶(4%~8%)	阴道内给药(隔日 1 次)	使用 6 次
雌激素/孕激素激发试验		
马结合雌激素制剂(premarin)	1.25mg/次(口服/每天 1 次)	21 天
雌二醇制剂(estrace)	1.25mg/次(口服/每天 1 次)	21 天

孕酮撤退试验阴性者的雌激素撤退试验可排除子宫性闭经。己烯雌酚 1mg,每日 1 次,连用 21 天(或炔雌醇 0.05mg,每天 1 次,连用 21 天;或苯甲酸雌二醇 1~2mg,肌注,每 3 日 1 次,连用 7 天。于第 16 天起加用黄体酮 20mg,肌注,每天 1 次,连用 5~7 天或甲羟孕酮(安宫黄体酮)8~10mg,每天 1 次,连用 7~10 天,停药观察。停药 2~7 天子宫出血,表明闭经原因是体内雌激素过低,可除外子宫性闭经。如连续 3 次阴性可诊断为子宫性闭经。

【基础体温】

育龄妇女的基础体温能间接反映卵巢功能。此法简便,被广泛应用于估计有无排卵及黄体发育状况。

(一) 基础体温测定 基础体温是机体维持基本活动(静息状态)所产生的体温。体温平衡由神经内分泌系统通过控制全身代谢活动来维持。孕酮有致热作用,排卵后卵巢所分泌的孕酮作用于下丘脑体温调节中枢,使基础体温维持在较高水平。因此,在正常排卵的妇女,于月经周期中排卵前后,基础体温随孕酮浓度变化而相应变化,即形成卵泡期较低而黄体期较高的双相基础体温。人的体温经常受体内外环境变化(如活动、饮食等)的影响。若取静息状态下基础体温,应经夜间充分休息后,初醒尚未起床活动前测定较为可靠。若为夜间工作者,也可将足够睡眠(6~8 小时)后的测定值作为基础体温。多采用口温测定法,用摄氏或华氏温度计均可,但记录曲线表必须有一定的规格,即每天 1 小方格对应 0.1℃或 0.2℉。此外,在表中尚需注明一切外来因素如性生活日期、阴道出血(包括月经的日期、血量多少)、手术、发热及夜班等。基础体温表现为正常型和单相型或黄体功能不全型三种。

1. 正常基础体温曲线 具有正常排卵功能的妇女,在月经周期的前半期(即卵泡期)基础体温维持在较低的水平,约 36.5℃;后半期(黄体期)的基础体温上升 0.3~0.6℃,维持在 37℃约 12~16 天,呈双相型。

2. 单相型基础体温曲线 若卵巢无排卵功能则表现为单相型,即整个月经周期呈持续低温相,无排卵后高温相。

约12%~20%具有正常排卵型的基础体温呈单相,此外尚有些双相基础体温,伴有排卵型的分泌期子宫内膜,但卵泡并未破裂,无排卵,即卵泡未破裂黄素化综合征。因此,基础体温只能作为判断排卵功能的初步辅助方法。

3. 黄体功能不全型基础体温曲线 较高体温相持续不足12天或较高体温相持续时间延长,体温回降不良,基线波动明显,提示为黄体过早萎缩和黄体期过短,见于功能性子宫出血伴子宫内膜不规则脱落,孕酮退化不良。较高体温相体温上升不足0.4℃,且基线波动明显,或较高体温相转变时间≥48小时,提示黄体功能不全、发育不良或孕酮分泌不足;低温相延长(20~23天)见于卵泡成熟障碍所致黄体功能不全、下丘脑-垂体-卵巢轴功能失调、绝经前期卵泡成熟不良或多囊卵巢LH/FSH比例升高时,为继发性黄体功能不全(8~10天)。

(二)单相型和黄体功能不全型基础体温

1. 掌握排卵期 一般认为,排卵发生在基础体温转变期,即低温上升前后2~3天(围排卵期)。基础体温上升4天以后至月经来潮前的一段时间,若有性生活,不易受孕,故称为安全期。在月经干净后至基础体温上升前3~4天为相对安全期,因为在此时段内,无法预计基础体温上升日期,而且精子在女性生殖道内可存活3~4天,因此即使在基础体温上升前3~4天有性生活,仍有受孕可能。

2. 闭经鉴别诊断 通过测定基础体温了解有无排卵功能及黄体的发育状况,协助闭经、月经不调与不孕的诊断与治疗。从基础体温的曲线变化可以区分月经的类型。如无排卵月经,其特点是单相型曲线,虽有不规则微小波动,但与月经周期无明确关系。排卵性月经的基础体温呈双相。闭经患者可根据体温的双相性,鉴别是子宫性或卵巢性闭经。体温呈双相者系子宫性闭经,反之为卵巢性闭经。

3. 疗效评价 通过基础体温可以了解促排卵药物治疗效果。例如原发性不孕者用氯米芬100mg/d,共5天,停药7天后基础体温开始上升,9天达高峰,13天下降同时月经来潮,提示氯米芬(氯底酚胺)促排卵成功。

【子宫颈黏液-阴道脱落细胞检查】

(一)子宫颈黏液检查 子宫颈黏液(cervical mucus)是子宫颈内膜分泌物,含水92%~98%,无机盐约1%(主要是氯化钠),还含有单糖、多糖蛋白及糖蛋白,pH 6.5~9.0。宫颈黏液分泌不受神经的控制,而受卵巢类固醇激素的影响。在正常月经周期中,黏液的量和质都有周期性变化。一般可分三期:①月经周期第1~7天,黏液量少,质厚、黏性高,在玻片上可见阴道和宫颈上皮细胞、白细胞和黏质堆,无结晶体,提示为雌激素活性低或为孕酮所控制的片型。②月经周期第8~12天,分排卵型前、后期。在排卵前随雌激素增多,黏液量增加,质稀薄、清澈透明、黏性低、拉力强,可被拉长呈线条状(8~9cm),置于玻片上干后见羊齿状结晶。排卵后黏液的量迅速下降,质变稠、拉力差,到第3周完全消失。③第22天到月经来潮,孕酮高峰期,黏液呈线性,无弹性,无结晶,质厚,妊娠期黏液质更厚,堵塞子宫颈口以防止细菌和精子进入宫内。

正常情况下,卵泡期,由于雌激素低,开始只有白细胞和不成形物,接近排卵前,随着雌激素的上升出现小的结晶;排卵期,此期雌激素达高峰,宫颈黏液变稀薄,透明似蛋清样,拉力增强,量增多,涂片上有羊齿结晶;黄体期,涂片上可见排列成行的椭圆体。卵巢功能低下,雌激素偏低者,结晶为细小型,若功能明显低下,则无羊齿状结晶(可见少许椭圆形晶状物)。若涂片全部为羊齿状结晶,可以除外妊娠。排卵前若羊齿状结晶细小,影响精子活动及受孕。若雌激素相对较高或黄体功能不足,黄体期羊齿状结晶较多。Insler宫颈黏液评分法是根据黏液量、拉丝、宫口张开程度及黏液涂片后出现结晶的形状分3级进行评分,总数最高12分(表2-8-3-10)。评分高,代表雌激素水平较高;评分低,反映雌激素水平低落。

表 2-8-3-10 Insler法宫颈黏液评分

评分内容	0分	1分	2分	3分
黏液量	无	少量	透亮点状易取	大量涌出外口
拉丝	无	3cm	6cm	8~10cm
结晶	无	细小直线	部分羊齿状	全部羊齿状
宫颈口	关闭	–	部分张开	张开

子宫颈黏液可用于下列临床情况的诊断和鉴别诊断:①闭经:观察闭经患者的宫颈黏液,若呈排卵型变化,说明卵巢功能良好,其闭经原因在子宫本身;若无结晶说明病因在性腺或性腺以上水平。②功能性子宫出血:若月经前数日内仍见羊齿状结晶,说明缺少孕酮的作用,属无排卵性出血;若见不到结晶则意义不大。此外,出血、宫颈炎等都可能使结晶消失或变为不典型结晶。③早孕:在月经过期患者中,若出现椭圆体,持续时间超过数周,诊断为早孕准确率可达90%以上。

用HCG和氯米芬时,可用子宫颈黏液评分法了解卵泡成熟程度,有助于选择应用HCG的准备日期,以提高排卵率。

(二)阴道脱落细胞检查 阴道上皮细胞随卵巢激素水平的变化而变化,上皮细胞对各种类固醇激素都有反应,其中对雌激素最敏感,后者使阴道上皮细胞增生,依次从内底层细胞生长为外底层细胞,然后成为中层细胞,再成为表层细胞,最后成为角化细胞,如无其他激素干扰,阴道环境亦正常,脱落细胞的成熟程度可反映雌激素水平的变化。涂片中雌激素水平轻度低落与中度低落反映卵泡发育障碍,见于绝经早期及年轻女性闭经或其他卵巢缺损者;而涂片中雌激素水平高度低落反映卵泡停止生长,见于绝经后多年及长期卵巢功能缺损的妇女。

采取标本时要避免性生活、阴道冲洗或涂药。检查器具要消毒、干燥,尽量少用润滑剂,以免细胞溶解或被破坏。分析结果时,需辅以其他检查和基础体温,才能作出准确的判断,同时宜进行连续涂片观察。

【特殊检查】

(一)细胞遗传学检查 怀疑为下列疾病时,应常规行细胞遗传学检查:①原发性闭经;②性腺发育障碍;③性分化异常;④卵巢早衰;⑤不孕症;⑥伴性腺功能障碍的遗传性代谢性疾病;⑦体格异常和躯体畸形;⑧智力发育障碍;⑨习惯性流产和先天性畸形的产前筛查。

1. 原发性闭经 60%~63%系由染色体异常和性腺发育

不全所致,其中 45,XO 及其嵌合型占 29% ~ 42.5%,单纯性性腺发育不全(XX,XY)占 11% ~ 15%。睾丸女性化占5.8%,卵巢激素不敏感综合征占 9%。

2. 卵巢早衰 45,XO 占 51.8%;嵌合型中 45,XO/46,XX 占 20.5%、45,XO/46,X,i(Xq)和 45,XO/46,Xr(X)占5.06%、46,X,i(Xq)占 3.7%、45,XO/47,XXX 占 2.54%。

3. 继发性闭经 染色体异常检出率 21%(8/38),其异常核型包括:45,XO/46,Xr(X)、45,XO/46,XX、45,XO/46,XX/47,XXX/48,XXXX、46,X,del(x)(pter→q26)。

4. Turner 综合征 已发现 20 多种异常的染色体核型,其中 45,XO 占 55%、46,i(Xq)15%、45,X/46,XX、45,X/46,XY 和 45,X/47,XXX 占 25%、46,X,Xp⁻占 2% ~ 3%、46,X,r(X)占 2% ~ 3%。少见的核型有 45,X/46,XXP、45,X/46,XXXq⁻、45,X/46,XXr(X)、45,X/46,XX/47,XXX 等。

5. 卵-睾性发育障碍 以前称卵-睾性发育障碍(ovotesticular DSD)为真两性畸形,约 70% 患者有 X 小体(+);51% ~ 56% 患者染色体核型为 46,XX、19% ~ 21% 为 46,XY、30% ~ 32% 为嵌合体 46,XX/46,XY、46,XY/47,XXY。46,XX 核型者表现型为女性,含 Y 染色体者 72% 呈男性表型。

6. 卵巢性细胞瘤 大多数成熟性畸胎瘤染色体核型为46,XY,而未成熟畸胎瘤,或恶性畸胎瘤则多为染色体 3-、12-、14-、20-、21-和 X-三体综合征,其中以 20-三体最多见。

7. 卵巢癌 上皮性卵巢癌组织中染色体 1p、3p、5q、6q、7p、8p、11p、13q、14q、17p、17q、18q、21q、22q 及 XP 存在等位基因的变异或杂合性丢失。研究认为,染色体 6 及 17 基因的丢失与肿瘤发生的早期改变有关,而 13q、15q 基因的丢失则与肿瘤发生的晚期改变有关。51% ~ 83% 卵巢癌第 6 染色体基因定位显示在 6q24 ~ 27 位点上存在杂合性丢失。

许多卵巢内分泌疾病常有形态方面的改变,除明显的卵巢肿瘤能通过盆腔检查触及,大多数病变单靠盆腔检查不能发现,需借助辅助检查,常用的卵巢形态学诊断法包括 B 超、CT、MRI 及腹腔镜检查等。

（二）B 超检查 B 超检查分为经腹扫描和经阴道扫描两种。经腹 B 超是目前应用最广泛的安全、简便和无创性影像学方法。B 超可发现正常大小的卵巢(4cm×3cm×1cm),卵泡发育增大时,可发现增大呈囊性液暗区的成熟卵泡。卵泡发育增大时,可发现增大呈囊性液暗区的成熟卵泡。

通过 B 超能诊断的卵巢疾病有:①囊性畸胎瘤:囊肿壁光滑、厚,内有漂动的强回声物,术前确诊率 82%。②良性卵巢囊肿:边界清楚,壁厚、光滑、类圆形,内部无回声暗区,可为卵泡囊肿、黄体囊肿、卵巢单纯性囊肿和浆液性囊肿等。B 超仅能提示为一囊性病变,不能区分其病理类型。③卵巢实质性肿瘤:边界清楚,光滑,肿瘤内部呈均质、中度回声多为卵巢纤维瘤。卵巢恶性肿瘤主要表现为囊性与实性混合性声像图,确诊有赖于术后的病理组织学检查。④PCOS:患者的两侧卵巢增大,卵巢的包膜较厚,在卵巢表面包膜下有多个卵泡,即可诊断 PCOS。单侧 PCOS(Uni-PCOS)与双侧 PCOS(Bi-PCOS)在发病机制和临床表现等方面有一定差异。例如,Bi-PCOS 患者的 LH/FSH 比值更高,但游离睾酮、血脂、代谢综合征与胰岛素抵抗无差别。Shah 等认为,Uni-PCOS 可能是 Bi-PCOS 的早期表现,病程较长者最终发展为 Bi-

PCOS[8]。⑤过度卵巢刺激综合征:大剂量的 HMG-HCG 促排卵药物刺激卵巢,使卵巢的多个卵泡同时发育成熟,产生过多的雌激素,使毛细血管的通透性增加,不仅卵巢肿大,且可发生胸腔积液、腹水、血液浓缩、血容量不足、尿量减少或无尿、水电解质平衡紊乱等,出现氮质血症和血栓形成,或卵巢内的卵泡张力过大引起卵泡破裂出血,严重者危及生命。B 超监测如发现卵巢内出现 3 个以上≥3cm 的卵泡,要停药,并预防重度卵巢刺激过度刺激综合征的发生。⑥监测卵泡发育:B 超在监测卵泡发育、排卵过程中,可发现不排卵即形成黄体的卵泡,即卵泡未破裂黄体化综合征(LUF)。LUF 边界有褶皱或模糊,暗区失去张力,有细稀光点,1 ~ 2 天后即可见黄体形成的光团图像,子宫直肠窝可见积液暗区。

阴道超声是将超声探头置入阴道内,可专用作监测卵泡发育及排卵或在 B 超引导下行卵巢囊肿或卵泡穿刺。彩色B 超可清晰显示血流,有助于卵巢良恶性肿瘤的鉴别。如检查结果不理想,可改用三维超声检查与声束垂直的切面图(三维超声)检查,其优点是图像清晰、分辨率高,缺点是成像速度慢。监测排卵可于月经周期的第 8 或第 9 天开始,隔日1 次,待优势卵泡直径达 14mm 左右时,每天观察 1 次。当直径达 20mm 时,提示卵泡即将在(1.4±1.2)天内破裂。成熟卵泡破裂的迹象为:长大的卵泡骤然缩小,囊壁增厚,边界模糊,内有光点,子宫直肠陷窝出现游离液体。如为药物诱发排卵,当优势卵泡长大直径>17 ~ 18mm 时,可投以 HCG。如B 超检查发现有 3 ~ 4 个成熟卵泡出现,停用 HCG 以预防OHSS 的发生。

（三）影像检查 经 B 超检查难以确诊者,可行 CT 或 MRI 检查,有助于妇科恶性肿瘤的诊断和鉴别。为除外垂体肿瘤,可作蝶鞍 X 线摄片协助诊断。性早熟或性发育不全者应行骨龄检查。CT 检查的优点是能清楚显示人体的横切面像,分辨肿瘤解剖位置、内部性质、脂肪组织与钙化组织等。对有蒂的浆膜下肌瘤或卵巢实质肿瘤可用 MRI 鉴别,比CT 对脂肪等软组织的分辨力强,对显示有直肠浸润及向腹膜种植的病变有独到的优点。

（四）妇科腹腔镜检查 直视盆腔脏器的内镜常用于:①发现异常的卵巢,如 PCOS、卵巢发育不全、Turner 综合征、睾丸女性化和卵巢的细小肿瘤等。腹腔镜下,多囊卵巢的卵巢增大,包膜增厚、光滑,无黄体、白体、纤维体,在包膜下看到多个小囊泡,卵巢表面有新生的血管。②卵巢穿刺。③卵巢活检。④用于其他妇科疾病的诊断和治疗,如卵巢囊肿扭转复原术、切除术以及早期异位妊娠的诊断和治疗等。

【性激素替代治疗和促排卵治疗】

卵巢疾病的许多病因是明确的,并能进行治疗。针对闭经病因进行的治疗有分离宫腔粘连并防止再粘连、子宫内膜结核或内膜血吸虫病治疗、卵巢肿瘤切除、治疗垂体肿瘤、停用避孕药和抗精神病药、改善体重下降者的营养、消除精神创伤等。

主要用于补充或替代内源性性激素分泌不足,矫正下丘脑-垂体-卵巢功能失调,维持第二性征的发育,预防或推迟由于雌激素缺乏而引起的代谢异常,如骨质疏松和动脉硬化等。雌激素替代治疗(ERT)或性激素替代治疗(SHRT)对绝经前后出现的血管运动功能不稳定的症状(典型表现为潮热、出汗)和泌尿生殖道萎缩所引起的症状有效[1]。有报道,采用 HRT 6 年以上的绝经后妇女,髋骨或腕骨骨折的发生率减少 50%,椎骨骨折的发生率减少 90%。

(一)围绝经期雌激素补充治疗　应该是在体内雌激素开始减少时给予补充,例如月经开始减少,或出现围绝经期症状时,由于围绝经期内雌激素水平波动,补充剂量不易准确把握,应该使其与月经同步,故多数仍在绝经确定后开始(即停经 1 年后),原则上是愈早愈好。HRT 的原则是生理性补充。在绝经过渡期,要根据个体卵巢功能及雌、孕激素缺乏的情况,临床调整月经的需要、患者的主诉及全身健康情况进行 HRT。基本上以孕激素为主的个体化治疗,无固定模式,给予人工周期样 HRT。绝经后,HRT 是以补充雌激素为中心,以解决与雌激素不足有关的健康问题。原则上,凡有子宫者必须定期补充孕激素,其目的在于逆转雌激素引起的子宫内膜增生,防止内膜过度增生及癌变。加用孕激素可能影响雌激素对心血管的保护作用,包括降低 HDL-C、使血管收缩和增加胰岛素抵抗等,可能抵消雌激素对老年痴呆症的疗效,可以出现停药后子宫出血。

1. 适应证　目前公认的是有性腺功能低下的闭经患者。绝经后妇女若有下列情况应考虑使用 HRT:①严重的更年期症状、影响生活质量;②具有骨质疏松症的高危因素,或骨密度、生化检查已证明有骨质疏松;③患者的意愿。

2. 禁忌证　人们关心 HRT 是否致癌,已证明长期单独补充雌激素 5~8 年以后,确实使子宫内膜癌的发生率增加 5~10 倍,内膜增生的发生率 7.5%~30%。孕激素能抑制 ER,促进 E_2 的代谢,有抗子宫内膜增殖的作用。如果用量及使用时间充足,可预防子宫内膜癌的发生。HRT 使乳腺癌发生的危险增加,因此,其中的雌激素应用最小有效剂量,而且在 HRT 前及用后每 2 年应进行乳腺 X 线摄片,发现乳腺密度改变,应进一步作乳腺超声检查,即使是 HRT 终止后,也应监测乳腺的变化[9]。一般认为,HRT 的禁忌证有:①雌激素依赖性肿瘤(子宫内膜癌、乳腺癌)。②雌激素可能促生长的肿瘤如肝、肾肿瘤或黑色素瘤等。③孕激素可能促生长的肿瘤如脑膜瘤等。④原因未明的阴道流血。⑤严重的肝、肾功能障碍。⑥血卟啉病。⑦红斑狼疮。⑧近 6 个月患有明确的血栓栓塞性疾病。⑨镰状细胞贫血。其他应考虑的情况有子宫肌瘤、子宫内膜异位症、良性乳腺瘤、乳腺癌高危因素、乳腺癌家族史,生殖系统病史如卵巢癌、宫颈癌和阴道癌等,偏头痛、静脉栓塞、胆石症、癫痫、肝硬化、高血压家族史及高三酰甘油血症等。经权衡利弊后慎用。对于垂体肿瘤,特别是 PRL 瘤所致闭经者,不宜补充雌激素,以防使肿瘤发展。

3. 雌激素选择　雌激素应选天然制剂,如结合雌激素、戊酸雌二醇、E_2 等。炔雌醇(ethinylestradiol)对肝脏影响较大,国外已不用于 HRT。炔雌醚(quinestrol)及尼尔雌醇(nilestriol)为合成的长效雌激素,用于不需生育的妇女,具有用药次数少、经济和易接受等优点。

4. 剂量及方法　为减少不良反应,应取最小有效剂量。肝脏对雌激素的代谢能力的个体差异较大,因此有效剂量也应因人而异。一般推荐剂量为结合雌激素(conjugated estrogen)0.625mg/d,17β-E_2 及戊酸雌二醇(estradiol valerate)1~2mg/d。炔雌醇 10~25μg/d,炔雌醚每周 100~200mg;尼尔雌

醇每 2 周 1~2mg。上述口服制剂首次达肝脏的浓度为外周血浓度的 4~5 倍。为避免因此而产生对肝脏的不良反应,研制了新的经皮制剂,如雌激素凝胶、贴剂,与口服制剂等效,经皮雌二醇 50μg/d,适用于有胃肠道疾病、肝胆疾病及需要避免雌激素对肝脏代谢影响的患者。

孕激素一般优选雄激素活性低的孕酮。最常用的是甲羟孕酮(安宫黄体酮),剂量应与雌激素剂量成正比,常用量为每日 2~10mg,每月 10~12 天,应根据患者闭经年龄、绝经后年限和是否愿意有周期性出血选择用药方案。ERT 方案有如下五种:①单用雌激素:适用于不需要保护子宫内膜的情况,如先天性无子宫或子宫切除者。②单用孕激素:有周期性和连续性使用两种。前者适用于绝经过渡期;后者适用于症状重、需用 HRT 且存在雌激素的禁忌证者。③雌/孕激素合用:适用于有完整子宫的妇女,分序贯和联合使用两种。前者模拟生理周期,在用雌激素的基础上,每月序贯地加用孕激素 10~14 天(人工周期)。后者每日同时合用雌、孕激素,此两者又可有周期性和连续性两种方案。周期性即每月停用 4~6 天,连续性即每日用,不停顿。序贯疗法每月有撤退性出血,适用于年龄较轻的闭经妇女。连续方案出血率较低,患者依从性较好,但仍应 B 超检查子宫内膜。④雌/雄激素合用:适用于不需要保护子宫内膜,需加用雄激素者。⑤雌/孕/雄激素合用:也适用于有完整子宫,并需加用雄激素者,利维爱(即甲异炔诺酮)具有雌、孕、雄激素活性,1.25~2.5mg/d。

5. 不良反应与疗效监测　雌激素补充治疗应监测疗效和不良反应并及时调整剂量。用药前需全面检查,排除肝、肾功能异常。用药中必须定期进行医疗监测,目的是了解疗效及有无不良反应,以便及时调整剂量、剂型或方案,争取最好效果,避免不良反应,增加患者的依从性。监测指标一般包括血压、体重、乳腺、血脂、骨密度和盆腔超声检查等,一旦发现不规则阴道出血、乳腺肿块或血栓病等不适于长期应用雌激素者,应停用。

(二)氯米芬促排卵治疗　到目前为止,促排卵治疗(尤其是氯米芬对高龄生育者的促排卵治疗)的疗效并没有有力的循证依据,促性腺激素和宫内精子植入的成功率也很低。因此,40 岁以上的助孕者在短期试用促性腺激素后,应尽快接受人工助孕术[10-12]。常规促排卵治疗适用于不孕症无排卵而需要生育者。应在治疗其不孕的病因时,用药物诱发排卵。常用的促排卵药物有:氯米芬、人绝经期促性腺激素(HMG)、绒毛膜促性腺激素(HCG)、纯促卵泡激素(pFSH)和促性腺激素释放激素(GnRH)等。这些药物可单独使用或组成不同的方案,应根据患者体内的内分泌状态及各种诱发排卵方法的作用机制合理选择。

氯米芬助育主要适应于排卵不规则或排卵减少和 PCOS 患者[13,14]。氯米芬(氯底酚胺)是三苯乙烯的衍生物,是合成的非类固醇化合物,现已广泛用于诱发排卵。促排卵作用机制尚不很清楚。氯米芬作为抗雌激素药直接作用于下丘脑 GnRH 神经元,与内源性雌激素竞争特异性受体,遏制内源性雌激素对性中枢的负反馈作用,促进 GnRH 的释放。氯米芬呈弱雌激素活性,能协调和增强内源性雌激素作用,以提高垂体对 GnRH 的敏感性和反应性,增强 GnRH 的释放频

率和振幅,增强 E_2 正反馈效应,诱发排卵。必须强调氯米芬促排卵指征是:有完整下丘脑-垂体-卵巢正常反馈机制,卵巢有一定程度卵泡发育和内源性雌激素分泌(有自然月经或孕激素撤退试验阳性者,血 $E_2>100pg/ml$)的无排卵患者。但有人认为可用于所有卵巢内存在卵泡的无排卵者。对 PCOS、避孕药后闭经效果好,而对原发性卵巢功能衰竭及垂体肿瘤所引起的不排卵,效果差。在用氯米芬前最好先用雌、孕激素序贯疗法(人工周期)1~2 个周期,促进卵巢内卵泡刺激受体及子宫内膜雌、孕激素受体形成,以提高疗效。用药从小剂量开始,于撤退性出血(或月经)第 5 天开始服氯米芬 50mg/d 连续 5 天,停药观察,一般在 7~12 天后排卵,偶有延迟到停药 20 天者。若有排卵及月经应重复 3 个周期,如妊娠则停药,若无排卵或≥5 月仍无月经应审查原因,于孕酮撤退出血后加大剂量 100mg/d,共 5 天或延长治疗时间 7~10 天,最大剂量不超过 250mg/d。氯米芬是当前最常用的促排卵药,成功与否取决于雌激素的正常反馈机制的完整程度。排卵率 70%~90%,多在用药第 1~3 个周期排卵,妊娠率 30%~40%。妊娠率低的原因可能为氯米芬诱发排卵生成的黄体功能不全;也有出现过早卵泡黄素化而未排卵;或是氯米芬的抗雌激素作用,使宫颈黏液发生变化不利于精子通过。多胎妊娠率为 5%~8%。促排卵治疗必须监测排卵状况,因为氯米芬促排卵治疗中,1%~5%的患者出现卵巢过度刺激症状,即卵巢增大伴多发性囊肿,故在用药期间应密切观察。注意基础体温测定,宫颈黏液结晶检测,血尿雌、孕激素测定及 B 超动态卵巢卵泡发育的监测。此外,还需注意其他不良反应,如恶心、呕吐、腹痛、失眠、潮热、阴道干燥,严重者视力模糊和视物有闪光点,需停药。该药对凝血时间及肝功能有轻度影响。

1. 氯米芬-雌激素联合治疗 旨在矫正氯米芬抗雌激素作用引起的宫颈黏液功能不良(量少、黏稠、不利于精子穿过),已烯雌酚 0.25~0.5mg,从月经第 10~20 天服用。雌激素不宜与氯米芬同时服用,以免影响它的效果。

2. 氯米芬-HCG 治疗 目的在于辅佐氯米芬正反馈不良所致 LH 峰值不足及黄体功能不全,在排卵监测下于氯米芬治疗结束后 1 天,适时一次肌注 HCG 5000~10 000U,以促成 LH 峰值诱发排卵。嘱患者用药当时及以后 2~3 天内每日性交一次,以利妊娠。排卵发生于注射后 24~36 小时。有些患者用氯米芬诱发排卵所形成的黄体功能不全,可在基础体温上升后第 3 及 6 天 HCG 500~1000U 肌注 2 次。用药的监护很重要。用 HCG 前,需测定 E_2 及用 B 超监测卵泡发育状况以决定是否用 HCG 及用药时间。由于加用 HCG 后,OHSS 的危险性大大增加,所以在用 HCG 前,如血 $E_2>1000pg/ml$,就不宜用 HCG。

3. 氯米芬-GnRH 治疗 适用于正反馈机制不全者,可于撤退性出血(月经周期)第 5 天开始 GnRH 100μg 肌注或静脉注射 1 次,连用 10~20 天,以增加垂体对 GnRH 的敏感性,再服氯米芬,也可于服完氯米芬后 3~5 天静注 GnRH 500μg/次。

4. 氯米芬-HMG-HCG 治疗 增加外源性促性腺激素协同促卵泡发育,可减少单用 HMG 促排卵剂量的 40%,避免发生卵巢过度刺激。适用于单纯应用氯米芬不能促排卵的多

囊卵巢疾病,即从月经周期的第 5~9 天氯米芬 50~100mg/d 口服,后序贯应用 HMG-HCG 疗法。

5. 氯米芬-肾上腺皮质激素治疗 适用于合并多毛症和高雄激素血症者,从月经周期的第 1 天开始口服泼尼松(强的松)5~10mg/d,或地塞米松 0.5~0.75mg/d,一经妊娠立即停药。

6. 氯米芬-醋酸酯塞普隆治疗 适用于合并多毛和高雄激素血症者。从月经周期第 1 天开始口服醋酸酯塞普隆 50~100mg/d,共 14 天,一旦妊娠应停药。

7. 氯米芬-溴隐亭治疗 高 PRL 血症及 PRL 瘤用溴隐亭治疗,抑制垂体 PRL 合成和释放,降低血 PRL,恢复促性腺激素正常功能,诱发排卵。对血 PRL 正常而无排卵患者在其他药物诱发排卵失败后,亦可试用溴隐亭。

8. 氯米芬-甲状腺激素治疗 甲状腺功能低下,常可引起闭经,也可使妊娠难以维持。多数甲减引起的闭经可通过补充甲状腺素加以纠正,但仍有少部分需甲状腺素与氯米芬联合用药才能治愈。

9. 他莫昔芬治疗 他莫昔芬(三苯氧胺)的作用机制同氯米芬,作用于下丘脑-垂体,与内源性雌激素竞争受体,产生抗雌激素作用,解除雌激素对下丘脑-垂体的负反馈作用,使功能恢复正常。可用于氯米芬治疗失败病例或与氯米芬交替使用,小剂量短程疗法治疗用于排卵。于撤退性出血(月经周期)第 5 天开始他莫昔芬 20mg,每天 1 次,共 5 天,停药观察有无排卵及停经,如停药 30 天无排卵,下周期可加大他莫昔芬用量至 40mg,每天 1 次,共 5 天,最大剂量为 80mg/d,排卵率为 56.2%。

(三) GnRH 促排卵治疗 适用于下丘脑功能障碍造成的无排卵,现临床广泛应用的是人工合成的 GnRH 激动剂 (GnRH-A)。GnRH-A 是通过取代 GnRH 第 6、第 10 位点的氨基酸得到的一种合成物,GnRH-A 比 GnRH 具有更长的半衰期和更强的与 GnRH 受体结合的能力。其排卵率 70%~80%,妊娠率 30%~50%,与其他药物联合使用可提高排卵率。长期应用有 3%产生抗体,影响疗效。模仿正常月经周期,造成中期 LH 峰值,于撤退性出血(月经周期)第 12~14 天开始 GnRH 100μg(或其激动剂 10~20μg)肌注,每天 2 次,连用 1~2 天。持续刺激加中期冲击疗法亦适用于卵巢功能欠佳,雌激素低下者,于撤退性出血(月经周期)第 3~5 天开始 GnRH 50~100μg(或其激动剂 5~10μg)肌注,隔日 1 次,连用 5 次,继而中期冲击(同上)。脉冲输入能模拟生理性 GnRH 脉冲释放节律,应用电脑自动控制的脉冲输入泵,经皮下或静脉输入微量 GnRH 或其激动剂以促排卵,该疗法用药少,脉冲注射合乎生理,排卵率和妊娠率高,而多胎率和 OHSS 发生率低[15]。GnRH-A 经连接静脉输液泵给药的剂量和频率为 2.5~25μg/90 分钟。排卵后 HCG 500~1000U 肌注,隔日 1 次或隔 3 日 1 次,连用 3~4 次,以营养黄体。促性腺释放激素可与氯米芬、HMG 或 HCG 联合应用。

GnRH 脱敏加控制性卵巢高刺激用于单纯 GnRH-A 或控制性卵巢高刺激不能促排卵者先用 GnRH-A 使垂体脱敏,再应用促性腺激素促排卵,可以有目的地控制和促进卵巢内多个卵泡的同步发育和成熟,抑制内源性 LH 峰,阻遏卵泡过早黄素化及卵子早熟。该疗法主要用于单纯 GnRH-A 或控制

性卵巢高刺激方法不能有效地促排卵和妊娠者,较多地应用于助孕,是为了获得较多数目的成熟卵子。其方法有长方案、短方案和超短方案三种。长方案一般于治疗前月经周期的黄体中期开始使用GnRH-A,10~14天后使垂体脱敏,而达下一周期的第3~5天,开始给予外源性HMG/FSH进行控制性超排卵,直到注射HCG时,停用GnRH激动剂。短方案是于治疗周期第2天开始应用GnRH-A,同时于HMG/FSH控制超排卵直到注射HCG时停药。超短方案,一般于治疗周期第2~5天的数天时间内给予GnRH-A,第3天开始给予HMG/FSH。

【HMG和HCG序贯疗法】

人绝经促性腺激素(human menopausal gonadotropin,HMG)和HCG序贯疗法适用于垂体促性腺激素水平低下或用氯米芬诱发排卵失败者,HMG商品名pergonal,该药从绝经后妇女尿中提取,每安瓿含LH及FSH各75U,临床利用其中的FSH以促卵泡发育成熟,分泌雌激素,加用HCG借助其LH作用,造成峰值,促使成熟卵泡排卵。对于原发性卵巢功能衰竭者不宜使用此药。

(一)HMG和HCG序贯疗法 由于该方法易引起卵巢过度刺激综合征、卵巢囊肿和多胎,所以需严格挑选治疗对象。基本条件:①下丘脑和/或垂体性闭经。②促性腺激素和雌激素水平低落。③用氯米芬或孕激素撤退试验无反应。④不属于原始卵泡型卵巢早衰等。⑤闭经泌乳综合征首选溴隐亭和/或氯米芬,无效者可试用溴隐亭与HMG-HCG联合用药。从月经周期(或撤退出血)的第5天开始肌注普格纳(pergonal)每天1~2次,连用5~7天,以后根据卵泡发育的监测,每日或每隔2~3天调整剂量,直到盆腔B超检查显示优势卵泡直径达17~18mm,血尿雌激素高达2000~3000pmol/L,给HCG 5000~10 000U肌注1次,诱发排卵,当B超显示多个较大卵泡发育或血雌激素>7000pmol/L时不宜用HCG,以免发生OHSS,如未能排卵或未行经者需用孕酮撤退治疗,下一周期从前一周期最后剂量开始,维持一固定剂量。

(二)HMG和HCG序贯疗法 治疗过程中应注意:①在卵泡未发育成熟时,切忌过早应用HCG,以免引起成熟前卵泡过早黄素化和黄素化不破裂综合征。②HMG剂量和用药时间长短,决定卵泡发育的数量和成熟度,而HCG剂量仅决定排卵而不决定多排卵,故若发现多优势卵泡发育(≥3个)应及时减少HMG剂量和缩短用药时间。③若第1治疗周期即出现排卵,可重复应用2~3周,重复3个排卵周期而无妊娠者,停药审查不孕原因。④连续3个周期HMG-HCG不能促发排卵者,应适时更换HMG-HCG疗法,尤其对PCOS者。⑤由于pergonal价格昂贵,容易出现OHSS,严重者危及生命。因此,选择病例要严格,联合用药可减少用药量,从而减少并发症的发生,联合用药常为氯米芬-HMG-HCG和Gn-RH-HMG-HCG。如果病例选择合适,排卵率达75%~90%,妊娠率50%~80%,多胎妊娠率20%~30%。

【特殊病例的促排卵治疗】

(一)持续小剂量雌激素或排卵前大剂量雌激素治疗 小剂量雌激素主要是作用于卵巢局部,使卵泡发育、生长、成熟,分泌大量雌激素正反馈作用于下丘脑-垂体,引起LH的

促排卵。这种方法对高促性腺激素卵巢早衰而卵巢内又有卵泡存在者最好,一方面它打断高促性腺激素恶性循环,以便卵巢恢复对GnRH的敏感性,此作用需较大剂量,间断给雌激素实现;另一方面持续用小剂量雌激素联合序贯疗法也可有排卵。

(二)小剂量肾上腺皮质激素治疗 其疗效好,妊娠率50%~60%,可单用或与HCG联合用药。地塞米松0.5~1mg/d或泼尼松(强的松)5~10mg/d,持续应用,可用血睾酮和24小时尿17-酮类固醇(17-KS)测定监测。切勿过量,以免引起促性腺激素合成和分泌抑制,靶器官敏感性降低,而抑制排卵。

(三)手术治疗 常用手术为卵巢楔形切除和垂体腺瘤切除术。卵巢楔形切除术主要用于治疗PCOS,但不是首选疗法,只有药物治疗6周期无效后才采用。

【排卵抑制治疗】

在某些生理或病理情况下,排卵和性激素的分泌会加重病情或引起一系列不良后果,因此,需要抑制卵泡的生长、发育、成熟和排出和/或性激素的合成和分泌。如避孕药抑制排卵,治疗真性性早熟、痛经、更年期功能性子宫出血和子宫内膜异位症等,其目的主要是消除卵泡及黄体产生的性激素对病情的影响。抑制排卵的作用机制主要是通过直接的或间接的作用抑制下丘脑-垂体,使FSH、LH下降,促卵泡不能生长、发育、成熟和排出以及产生和排出卵子。

(一)雌激素/孕激素治疗 各类雌激素及其各种剂型,只要机体摄入相当于每天1mg己烯雌酚作用强度或大于该作用强度的剂量,并持续一定时间,均可使FSH、LH合成和分泌减少,抑制排卵。常与孕激素合用,或制成避孕药,或序贯使用,或同时使用。孕激素可产生负反馈作用抑制下丘脑-垂体-卵巢,也可作用于卵巢局部,抑制卵子排出和产生激素,降低黄体细胞对LH的敏感性,使之萎缩加速和激素产生障碍。常用于治疗子宫内膜异位症、痛经、真性性早熟、功能失调性子宫出血和多毛症等,也可用来避孕。常用药物为乙酸孕酮、甲羟孕酮(安宫黄体酮)、甲地孕酮、氯地孕酮和炔诺酮等。对不同病种,应用不同剂量和不同的药物。一般避孕、治疗痛经和功能性子宫出血等剂量较小,而治疗真性性早熟和子宫内膜异位症等,需一般剂量2~3倍以上的药量。

雌、孕激素联合给药抑制排卵的优点是兼有雌、孕激素的作用,模拟正常性激素在体内的变化,并有抗雌激素诱发靶器官癌变的作用,可避孕,也可治疗功能性子宫出血、痛经和子宫内膜异位症等。这种方法有时又叫假孕疗法。两者可同时、先后、序贯或间断配合使用。还可再加雄激素一起应用。常用配方:①序贯法:月经第5天开始服己烯雌酚每次1mg,或隔天肌内注射苯甲酸E$_2$每次2mg,共20天,于后3~10天加服甲羟孕酮(安宫黄体酮)4~8mg/d,或肌内注射黄体酮10~20mg/d。②同时用法:多用于避孕和子宫内膜异位症,如避孕1号(炔诺酮0.625mg,炔雌醇0.035mg)、避孕2号(甲地孕酮1mg,炔雌醇0.035mg)等。大剂量长期用药时,要注意防止某些严重不良反应的相加作用,如表现较为突出的肝功能损害等。

(二)大剂量雄激素治疗 雄激素在达到甲睾酮(甲

基睾丸酮)10mg 及其以上的作用强度时,也对下丘脑-垂体有负反馈抑制效应,并可直接作用于卵巢使卵泡和黄体不易发育成熟,加速萎缩。单独用:甲睾酮(甲基睾丸酮)10mg/d,或丙酸睾酮每天肌内注射 25～50mg,前者每月用 25 天,后者每月用 3～10 天,两者每月总量不宜超过 300mg,以免引起男性化。也可与孕激素或雌、孕激素联合用药治疗更年期功能性子宫出血和子宫内膜异位症等。

(三) 达那唑和 GnRH-A 治疗 达那唑(danazol)系 17α-乙炔睾酮的衍生物,通过抑制下丘脑-垂体而使卵泡不能发育和排出,也不能产生性激素。主要用于治疗子宫内膜异位症,也可治疗真性性早熟。用药后患者既不能排卵,也不能行经,故称为假绝经疗法。治疗子宫内膜异位症常用量 200～1000mg/d,400～800mg/d 疗效最好。月经第 5 天开始服,连服 3～6 个月,治疗 2 个疗程,约 80% 的患者闭经。有人认为每天 2 次,每次 400mg,停药后受孕率最高,可达 63%。GnRH-A 可治疗子宫内膜异位症或真性性早熟及功能性子宫出血。GnRH-A 在大剂量持续应用时,可耗竭 GnRH 受体,使垂体不再对 GnRH 发生反应,合成和分泌的 FSH、LH 处于基值,不足以促卵泡发育、生长、成熟和排出,性激素量也很低。当剂量高于促排卵时的 10～20 倍,并连续使用,可治疗子宫内膜异位症、真性性早熟和功能性子宫出血。优点是疗效好,不良反应少。

【妇科肿瘤的内分泌治疗】

妇科肿瘤除考虑手术、放疗和化疗等常规肿瘤治疗措施外,还需重视其内分泌的治疗。内分泌治疗的理论基础是肿瘤对性激素的依赖性,即肿瘤细胞内含有功能完好的 ER 和 PR。随着 ER、PR 特异性抗体的商品化,这些受体可方便、快捷地检测出来,从而指导妇科肿瘤的治疗,尤其内分泌治疗药物的选择及其耐药性的预测。其治疗机制:①抗雌激素作用:无雌激素功能的雌激素类似物与 ER 结合,使 ER 丧失功能,从而消除 ER 促子宫内膜增生过长、腺瘤样增生、癌变和维持癌变的作用。大多抗雌激素药物有弱雌激素功能(尤其是在剂量不很大时),可保证孕激素作用需要的一定量 PR。②孕激素作用:大剂量长期使用孕激类药物,可以使 ER 下降并抑制,加速雌激素与 ER 的代谢、降解和清除,产生持续抗雌激素作用。同时反馈抑制下丘脑-垂体,使 FSH、LH 合成减少,并使子宫内膜持续分泌状态、耗竭内膜功能,使之萎缩、坏死不能再生,多用于子宫内膜癌。③药理杀伤作用:激素或激素药物以药理剂量摄入时,可通过受体直接杀伤癌细胞。癌组织的 ER 和 PR 表达阳性或肿瘤分化程度较好、病灶清除彻底、复发晚和转移范围局限等对内分泌的治疗反应较好。常用的内分泌治疗药物主要有抗雌激素药物和孕激素类药物等。

(一) 他莫昔芬治疗 他莫昔芬(tamoxifen)有弱雌激素作用,反式他莫昔芬抗雌激素作用强,顺式较弱。其作用机制:①抗雌激素作用,通过与雌激素竞争 ER。此作用与他莫昔芬的剂量关系密切。如很小剂量时,表现出弱雌激素效应,反而易刺激肿瘤生长;当剂量增大时,就可抑制 ER^+ 肿瘤的生长,使之停滞于 G1 期,但还达不到杀死细胞的作用,并且其弱雌激素效应还可使绝大多数癌细胞内 PR 产生增加。因此,有人主张它与孕激素类药合用,以增强抗肿瘤效应。

②细胞毒作用,干扰细胞生物代谢,抑制肿瘤细胞增殖,此作用与 ER 水平无关。治疗卵巢癌的有效率为 50%,疗效还可随有效的联合用药或 ER 水平升高而升高。

用药方案:①单独用药:10mg 或 20mg 每天 1 次口服,依治疗反应和耐受性调整剂量 40～100mg/d,最大剂量每天 400mg,3～6 个月一疗程,症状缓解后改小剂量长程治疗。②联合治疗:可与 CTX、MTX、5-FU 等合用,延长缓解期。与甲羟孕酮(安宫黄体酮)、甲地孕酮或乙酸孕酮等合用,可出现潮热、恶心、呕吐等不良反应。由于他莫昔芬有弱雌激素作用,可增加子宫内膜癌危险性,因而接受他莫昔芬治疗的乳腺癌妇女每年应进行妇科检查和子宫内膜检查。

(二) 孕激素治疗 甲羟孕酮是最早用于卵巢癌治疗的药物,常与他莫昔芬合用,两者有相加作用,也可与化疗药物合用。其次甲地孕酮、乙酸孕酮也常用。

(三) 芳香化酶抑制剂和达那唑治疗 芳香化酶抑制剂阻断雄激素转化为雌激素,从而发挥其抗癌作用。达那唑(danazol)通过抑制下丘脑-垂体而使卵泡不能发育和排卵,也不能产生性激素而对肿瘤起抑制作用,每天 400～800mg,长期(3～6 个月)和抗雌激素类药或孕激素类药合用。

(谢艳红 莫朝晖)

第4节 女性肾上腺皮质功能初现提前

正常人在青春期启动时出现性腺、肾上腺和心理等方面的一系列变化。肾上腺皮质在青春期的发育变化,表现为脱氢异雄酮(DHEA)和硫酸 DHEA(DHEAS)分泌增多,这一现象称为肾上腺皮质功能初现(adrenarche,肾上腺初现)或肾上腺青春发育(adrenal puberty)。

【定义】

1. **细胞组织学定义** 肾上腺功能初现标志着肾上腺皮质网状带成熟,分泌的肾上腺雄激素前体 DHEA、DHEAS 增多。肾上腺功能初现提前(premature adrenarche,PA)是指女性 8 岁前或男性 9 岁前出现的肾上腺功能初现,即成人型体味、油脂性皮肤和体毛与阴毛生长,但无第二性征发育(睾丸生长或乳腺发育);特发性肾上腺功能初现(idiopathic PA,IPA)是正常生长发育的抑制极端现象,但其代谢综合征和 PCOS 风险增加[1]。

2. **年龄定义** 男性与女性于 6 岁左右起,肾上腺的雄激素分泌逐渐增多,但开始并不引起个体发育的明显变化。待到一定时期,临床上出现阴毛发育(常伴有腋毛发育与生长,但不出现性发育)即表示肾上腺皮质功能初现,但如发生于 8 岁(女性)或 9 岁(男性)以前,一般可确定为肾上腺皮质功能初现提前(precocious adrenarche,PCA,premature adrenarche,PMA)。PMA 是一种病因未明的临床综合征,表现为肾上腺皮质雄激素的过早合成与分泌,出现雄激素依赖性阴毛发育。青春期发育是肾上腺皮质功能初现和性腺功能初现(gonadarche)共同作用的结果,都是一种自幼年开始的渐进性成熟过程[2],但是,肾上腺皮质功能初现提前患者较多较早发生多囊卵巢综合征、2 型糖尿病和心血管病,所以不能认为肾上腺皮质功能初现是一种良性事件[3,4]。

3. 内分泌功能定义 肾上腺皮质功能初现是一种内分泌发育现象,大约在 6 岁前后,肾上腺皮质网状带增生,类固醇激素(主要是 DHEA 和 DHEAS)生成增多,再现胎儿时期的高分泌状态,DHEA 和 DHEAS 在外周组织转化为睾酮,促进性腺、生殖器皮肤和前列腺发育,性毛生长(阴毛初现,pubarche);皮肤顶泌腺(apocrine gland)产生成年人特有的气味,皮脂腺(sebaceous gland)增生而出现痤疮,见图 2-8-4-1。

肾上腺来源的 C19 类固醇激素在外周组织转化为强作用的雄激素,刺激毛囊、生殖器皮肤和前列腺发育。雄激素合成途径以 11β-羟雄烯二酮为底物,见图 2-8-4-2。肾上腺皮质功能初现提前(PA)是指肾上腺皮质功能初现的时间提前,在女性 8 岁前或男性 9 岁前出现腋毛和阴毛,但无其他第二性征表现者。女性 PA 容易进一步发展为多囊卵巢综合征和高胰岛素血症;男性 PA 的意义未明。

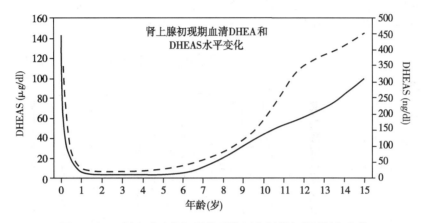

图 2-8-4-1 肾上腺功能初现前后的血清 DHEA/DHEAS 变化

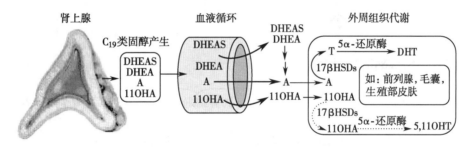

图 2-8-4-2 肾上腺功能初现的雄激素来源与作用

肾上腺来源的 C₁₉ 类固醇激素作为外周组织(毛囊、生殖器皮肤和前列腺等)生成活性雄激素的前体;活性雄激素合成主要通过经典途径和备选的 11β-羟雄烯二酮(11OHA)途径;A:雄烯二酮;DHT:二氢睾酮;5,11OHT:5α,11β-羟睾酮;17βHSDs:17β-羟类固醇脱氢酶(3 型和 5 型)

肾上腺皮质功能初现是少数哺乳动物的独特生理现象。肾上腺网状带分泌的 DHEA、DHEAS 和雄烯二酮可转化为睾酮,故一般将它们称为肾上腺雄激素,但是这些类固醇化合物与雄激素受体的结合能力很低,应该称为雄激素前体更确切。胎儿和新生儿的肾上腺分泌大量的 DHEA 和 DHEAS,但出生后至 1 岁期间,肾上腺胎儿带(fetal zone)迅速萎缩,其浓度急剧下降,1 岁后的血清 DHEA、DHEAS 与雄烯二酮极低。肾上腺皮质功能初现的发生机制未明,一般于 7~8 岁启动,先于青春期发育约 2 年,并与青春期发育、性腺功能或促性腺激素无关;此后,DHEA 和 DHEAS 分泌量逐渐增多,至青春发育后期达到峰值,继而逐年下降,至老年期达到最低值(肾上腺功能静止期,adrenopause),见图 2-8-4-3。男性血清 DHEAS 较高与 X 染色体上的类固醇硫酯酶基因的位置有关,男性仅有一条 X 染色体,单个类固醇硫酯酶的基因剂量较弱,降解较少,故血清 DHEAS 高于女性。在生命周期的绝大多数时段内,男性肾上腺分泌的 DHEAS 量均超过皮质

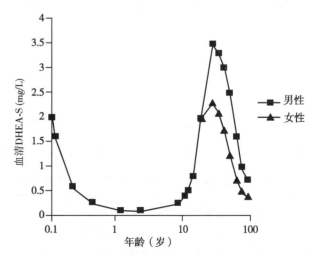

图 2-8-4-3 血清 DHEAS 浓度与年龄的关系

醇的量,但成年女性肾上腺和卵巢分泌的雄烯二酮和睾酮量几乎相等。虽然肾上腺皮质功能初现时肾上腺分泌的 DHEA 与 DHEAS 急剧升高,但循环血液中的 ACTH 和皮质醇并无改变。因此,ACTH 对肾上腺皮质功能初现只起了"允许作用"。

研究发现,肾上腺皮质功能初现时,3β-HSD 和 P450c17 表达量降低,而编码 17,20-裂解酶的细胞色素 $b5$ 仅在肾上腺网状带表达,促进 DHEA 合成,P450c17 磷酸化激活 17,20 裂解酶[5]。低体重儿和胰岛素抵抗诱发肾上腺皮质功能初现提前,是多囊卵巢综合征的风险因素。

【病因与病理生理】

肾上腺皮质在 6 岁以前基本上无雄激素的合成与分泌。肾上腺皮质的网状带表达转硫酶(sulfotransferase),DHEAS 是网状带活动的良好生化标志物,DHEA 和 DHEAS 由 $\triangle^5$ 途径合成,3β-羟类固酮脱氢酶(3β-HSD)催化其合成,DHEAS 生成量约为 31mg/d(成年男性)和 19mg/d(成年女性),半衰期 9~11 小时,而 DHEA 的半衰期为 30~60 分钟。肾上腺功能早现的病因见图 2-8-4-4。

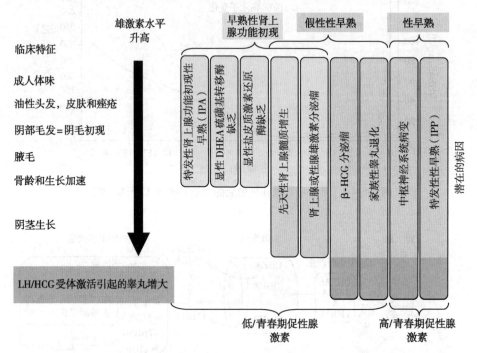

图 2-8-4-4 肾上腺功能初现提前时假性性早熟和真性性早熟的鉴别

通过同胞儿研究发现,青春期前和青春期肾上腺雄激素分泌率个体差异的 58% 由遗传因素决定,环境因素的贡献率约 17%,女性强于男性。遗传因素参与类固醇激素生成、雄激素作用胰岛素-IGF 信号、Wnt 信号和体重变化的调节,其中肾上腺功能初现提前及其变异的候选基因多态性研究结果见表 2-8-4-1,提示肾上腺功能初现提前具有强烈的遗传背景。

表 2-8-4-1 肾上腺功能初现提前及其变异候选基因多态性研究结果

基因	多态性	PA 患者(女/男)	对照者	杂合子频率(PA/对照)	P 值	相关的微小变异
MC2R	−2T/C	64/10	79/18	28%/10%	0.04	ACTH/DHEA/A4
CYP19	SNP50	186/0	71/10	44%/26%	0.001	T/DHEAS/IS
AR	CAG_n	181/0	124/0	短 $0.7CAG_n$	0.003	FOH
	CAG_n	25/0	33	短 $0.9CAG_n$	0.05	
	$mwCAG_n$	63/10	79/18	$0.8mwCAG_n$	0.017	BMI SDS
IGF-1	E1013E(A/G)	63/6	31/61	60.9%/48.9%	0.04	

注:MC2R:黑皮素受体;A4:androstenedione,雄烯二酮;IS:insulin sensitivity,胰岛素敏感性;AR:androgen receptor,雄激素受体;CAGn:CAG 重复序列数;mwCAGn:methylation weighted biallelic mean of CAG repeats,甲基化双位点 CAG 重复序列

(一)下丘脑-垂体-肾上腺轴过早活动 PRL、雌激素、内皮生长因子(EGF)、前列腺素(PG)、血管紧张素、GH、LH、FSH、β-溶脂素、β-内啡肽和 CRH 均促进肾上腺雄激素分泌(肾上腺皮质的 PRL 受体和 GH 受体密度较高)。而家族性糖皮质激素缺乏症(ACTH 受体基因突变)无肾上腺皮质功能初现,说明 ACTH 是启动肾上腺皮质功能初现的重要因素。但在 CRH/ACTH 依赖性 Cushing 综合征的儿童中,ACTH 并不促进 DHEA 和雄激素的分泌。Perker 等发现,在垂体存在一种中枢性雄激素刺激素(central androgen-stimulating hormone,CASH),CAHS 由 18 个氨基酸残基组成,可促进 DHEA 的合成和分泌,而对皮质醇无作用,但 PMA 可能与下丘脑-垂体-肾上腺轴活动过早及脂肪贮量增多有关。一些研

究认为,PMA 与肾上腺皮质对 ACTH 的过敏感或会阴部皮肤对雄激素过敏感有关。

调节肾上腺皮质功能初现的遗传机制未明,但有多种因素提前启动肾上腺皮质功能初现时间。17-羟化酶(P450C17)和 17,20 裂链酶(17,20-lyase)催化肾上腺皮质性类固醇激素的合成。在肾上腺皮质中,该两种酶的活性比值决定了肾上腺皮质功能初现的发生时间。改变两种酶活性比值的主要因素为 17-羟化酶翻译后的修饰过程。17-羟化酶的丝氨酸残基被 cAMP 依赖性激酶磷酸化,导致 17,20 裂链酶的活性增加;而丝氨酸残基的脱磷酸化使裂链酶活性显著下降。因此,通过改变 17-羟化酶中丝氨酸残基的磷酸化状态可调节肾上腺皮质功能初现的发生时间,但目前尚未在 PMA 患者中证实这一假说。进一步克隆出 cAMP 依赖性激酶 cDNA,分析其活化性突变(发生于 PCOS 或 PMA 患者中)有可能阐明其病因。低剂量瘦素可使 17,20 裂链酶活性升高,而对 17α-羟化酶活性无明显影响,但 DHEA 的产生量与 17α-羟化酶磷酸化程度相关。此外,ACTH 受体(MC_2-R)增强子的多态性与肾上腺皮质功能初现有一定关系,部分多态性是发生肾上腺皮质功能初现的遗传背景[6]。

(二)ACTH 过敏感　网状带细胞处于高浓度的皮质醇环境中,皮质醇对网状带细胞的分化、发育和功能有重要影响。当这些细胞发育成熟后,细胞具有的雄激素合成酶系(如 17,20 裂链酶、硫激酶、硫化酶),可启动雄激素合成,同时伴 3β-HSD 活性下降。因此,从肾上腺皮质发育的角度看,肾上腺皮质功能初现是组织对 ACTH 刺激的反应性存在"质"的变化的缘故,这种"质"的变化可能意味着肾上腺皮质对 ACTH"过敏感",因为只有在 ACTH 的作用下,才可发生肾上腺网状带形态和功能的上述变化。PMA 者的血清 DHEA、DHEAS、雄烯二酮和睾酮高于同龄正常值,间接提示 PMA 与外周组织对雄激素的敏感性增加有关。

IGF-1 和 IGF-2 可促进肾上腺皮质雄激素合成,使用外源性 IGF-1 和 IGF-2 可促进雄激素合酶合成,但肾上腺网状

带的 3β-HSD 活性升高。肥胖女孩发生 PMA 时,血清 IGF-1 总量和游离 IGF-1 均升高,与 3β-雄烯二酮呈正相关,提示游离 IGF-1 升高是 PMA 的病因之一,这些患者还易于发生 P-COS[5]。从后天因素方面看,肾上腺皮质功能初现提前的主要关联因素是超重(肥胖)[6]。

(三)皮质素还原酶缺陷症　表观皮质素还原酶缺陷症(apparent cortisone reductase deficiency,ACRD)是因为编码己糖-6-膦酸脱氢酶的 H6PD 基因突变所致,而 HSD11B1 失活导致真性皮质素还原酶缺陷症(cortisone reductase deficiency,CRD)。ACRD 和 CRD 均伴有下丘脑-垂体-肾上腺皮质轴活化,引起肾上腺性雄激素生成过多,青春期前有 PCOS 样雄激素过多表现[7,8]。

【临床表现与诊断】

一般 3~6 岁发病,最早者为 6 个月龄。典型表现为女孩在大阴唇处出现黑色粗毛,阴毛逐渐增多增粗,甚至可扩展至整个会阴部,多数伴有腋毛生长,并常伴有皮肤痤疮和皮肤脂溢增多,但无乳腺发育。PMA 患者的 BMD 高于同龄儿童。血清 IGF-1 和胰岛素升高伴皮下脂肪增多,这些患者的营养状况良好或有营养过剩与肥胖表现(营养状态对肾上腺皮质功能初现亦有明显影响)。患者在成年以后易于发生肥胖、胰岛素抵抗、高雄激素血症、PCOS 及月经紊乱[9-14]。血清 DHEA、DHEAS 升高,尿 3β-雄烯二酮和 17-酮皮质类固醇升高,但可被地塞米松抑制。

骨龄轻度提前支持 PMA 诊断,但 PMA 应与性早熟、PCOS、迟发性先天性肾上腺皮质增生和特发性功能性肾上腺性高雄激素血症鉴别。迟发性先天性肾上腺皮质增生伴 PMA 见于 21-羟化酶(P450C21)、3β-HSD 和 11β-羟化酶(P450C11)缺陷症,血清基础 17-羟孕烯醇酮、雄烯二酮和睾酮升高。必要时用 ACTH 兴奋试验鉴别。PA 不等于性早熟,其与功能性肾上腺高雄激素血症、性早熟、迟发性先天性肾上腺皮质增生症、雄性化肿瘤或医源性肾上腺皮质功能初现提前的鉴别见表 2-8-4-2。

表 2-8-4-2　引起肾上腺皮质功能初现提前的疾病鉴别

疾病	性腺初现	生长发育	骨龄	肾上腺雄激素	促性腺激素
特发性青春期提前	无	N	N	N(DHEAS)	青春期前水平
功能性肾上腺高雄激素血症	无	N	N	↑	青春期前水平
PMA	无	N	与身高一致	↑	青春期前水平
性早熟	有	加速	进行性增加	与年龄一致	青春期期水平
迟发性先天性肾上腺皮质增生症	无增生/有阴蒂或阴茎发育	↑↑	显著提前	↑↑	青春期前水平
雄性化肿瘤	无增生/阴蒂或阴茎进行性发育	↑↑	显著提前	↑↑	青春期前水平
医源性 PMA	无增生/阴蒂或阴茎进行性发育	↑↑	显著提前	↑↑	青春期前水平

注:PMA:premature adrenarche,肾上腺皮质功能初现提前;DHEAS:硫酸脱氢异雄酮;N:正常;↑:升高;↑↑:显著升高

特发性功能性肾上腺性高雄激素血症(idiopathic functional adrenal hyperandrogenism)是指肾上腺雄激素的合成和分泌对 ACTH 反应过度的一种临床现象。此综合征首先由 Lucky 等报道(1986 年),肾上腺皮质对 ACTH 的反应性增强持续存在。其病因未明,故亦可归入 PMA 中。一些资料提

示与肾上腺类固醇激素生成的调节紊乱或与高胰岛素血症有关。本综合征无酶的缺陷,组织学上仅见网状带增生[15,16]。此外,PMA 还必须与青春期发育初现(pubarche)、性腺发育初现(gonadarche)、乳腺发育初现(thelarche)和月经初现(menarche)鉴别。

诊断 PMA 时,需参考各民族、各地区的肾上腺皮质功能初现正常年龄范围。PMA 的病因诊断要十分慎重,首先要排除引起 PMA 的原发疾病,如特发性性早熟、Turner 综合征、单纯性促性腺激素缺乏症和 Kallmann 综合征等[17,18]。引起女性青春发育早期雄激素增多的疾病的鉴别见表 2-8-4-3,PP 或 PA 儿童的代谢综合征特点见表 2-8-4-4,PP 或 PA 儿童的 PCOS 特点见表 2-8-4-5,出生体重与雄激素过多的关系见表 2-8-4-6。

表 2-8-4-3 引起女性青春发育早期雄激素增多的疾病鉴别

分类	疾病与特征	病因	辅助检查
肾上腺皮质功能初现提前	肾上腺雄激素水平高于同龄人/成年人皮肤气味/油性毛发与痤疮/阴毛腋毛生长/无青春期发育	特发性肾上腺皮质功能初现提前/CAH/21-羟化酶缺陷症/11β-羟化酶缺陷症/3β-羟类固醇脱氢酶缺陷症/Cushing 病/糖皮质激素抵抗综合征/ACRD/表观脱氢异雄酮磺基转移酶缺陷症(2 型 PAPS 合酶突变)/雄激素过多/雄性化肿瘤/睾酮治疗	DHEA/DHEAS/雄烯二酮升高
假性青春期第二性征发育	8 岁(男性)或 9 岁(女性)前出现阴茎发育/乳腺发育月经初潮/非 GnRH 依赖性(周围性性早熟)/缺乏相应的性征(睾丸无增大)	ACTH 促进肾上腺雄激素生成/CAH/21-羟化酶缺陷症/雄激素过多/雄性化肿瘤/睾酮治疗 β-HCG 分泌瘤/家族性睾酮中毒症(LH 受体突变)/McCune-Albright 综合征(GNAS1 突变)	男性血清睾酮达到青春期水平/女性血清雌二醇达到青春期水平 GnRH 刺激后 LH/FSH 仍降低
性早熟	8 岁(男性)或 9 岁(女性)前出现阴茎发育/乳腺发育月经初潮/GnRH 依赖性(中枢性性早熟)相应性征发育(睾丸增大)	特发性性早熟/中枢神经病变/甲减/KISS1 活化性突变/KISS1R 活化性突变	男性血清睾酮达到青春期水平/女性血清雌二醇达到青春期水平 GnRH 刺激后 LH/FSH 升高

注:CAH:congenital adrenal hyperplasia,先天性肾上腺皮质增生症;ACRD:apparent cortisone reductase deficiency 表观皮质素还原酶缺陷症(H6PD 突变);己糖-6-膦酸脱氢酶;PAPS:precocious pseudo-puberty development of secondary sexual characteristic,假性青春期第二性征发育

表 2-8-4-4 肾上腺功能初现提前和性早熟儿童代谢综合征特点

研究者	病例	抽样人群	胰岛素抵抗	结果
Oppenheimer 等	青春期前 PP 女性(n=5)和无黑棘皮病者(n=7)	美籍西班牙人	是	PP 伴黑棘皮病者胰岛素抵抗
Ibanez 等	青春期女性 PP(n=24)	西班牙人	是	OGTT 显示血清胰岛素升高/GnRH 试验显示胰岛素敏感性与 17OHP 和雄烯二酮负相关
Ibanez 等	PP 女性(n=98) 按年龄分为 5 组	西班牙人	是	空腹胰岛素抵抗/游离雄激素指数升高/SHBG 和 IGFBP1 降低
Ibanez 等	PP 女性 按年龄分为 5 组	西班牙人	是	OGTT 后胰岛素升高/TG/VLD-TG/VLD-胆固醇/LDL/HDL 升高/SHBG 降低
Potau 等	男性 PP	西班牙人	无	OGTT 显示胰岛素和血糖无差异
Vuguin 等	青春发育前 PP 女性(n=35)/25 例伴有 T2DM 和黑棘皮病	美籍黑人西班牙人	是	ACTH 刺激后胰岛素敏感性降低/BMI 升高/IGF-1 升高
Silfen 等	青春发育前肥胖 PP 女性(n=17)	美籍西班牙人	无	IGF-1 升高/OGTT 未显示胰岛素升高
Denburg 等	青春发育前 PP 男性(n=11)	美国人	是	IGF-1 和空腹胰岛素升高
Meas 等	月经初潮后 PP 女性(n=27)	法国人	无	空腹胰岛素与 OGTT 胰岛素和血糖下曲线面积升高
Ibanez 等	青春发育前 PP 女性(n=33)	西班牙人	是	PAI-1 升高
Ibanez 等	青春发育前后 PP 女性(n=67)	西班牙人	不明	腰围增加
Potau/Ibanez 等	青春发育前后 PP 女性(n=51)	西班牙人	是	空腹胰岛素升高/胰岛素敏感性降低/心血管风险升高
Teixeira 等	青春发育前 PP 女性(n=25)	巴西人	是	空腹胰岛素血糖瘦素胆固醇升高
Güven 等	青春发育前 PP 女性(n=24)	土耳其人	不明	血脂谱紊乱
Utriainen 等	青春发育前 PP 女性(PP+PA=32/PA=31)	芬兰人	是	OGTT 显示胰岛素升高/SHBG 降低/血脂血糖血压无差异
Andiran/ordam	青春发育前后 PP 女性(n=25)	土耳其人	无	空腹胰岛素/葡萄糖升高
Mathew 等	青春发育前 PP 儿童(n=10)	美国人	不明	男性样脂肪分布/TC/HDL 升高/TNFα/IL8 升高
Livadas 等	青春发育期 PP 女性 PP(n=45)	希腊人	是	胰岛素抵抗/基础欧cost糖和胰岛素升高/CRP-PAI-1 和雄激素升高/SHBG 降低
Paterson 等	青春发育前 PP (女 42/男 8)	英国人	是	胰岛素升高
Larque 等	青春发育前后 PP 女性(n=22)	西班牙人	是	OGTT 未显示胰岛素和血脂谱差异

注:PP:性早熟;PA:肾上腺功能初现提前

表 2-8-4-5　肾上腺功能初现提前或性早熟儿童的 PCOS 特点

研究者	病例	对照	国家/地区	PCOS 风险	结　果
Ibanez 等(72)	35 例 PP 女性	12	西班牙	是	多毛/月经稀少/睾酮升高(16/35)/17-OHP 和雄烯二酮对 GnRH 刺激的反应过强
Ibanez 等(96)	76 例 PP 女性	49	西班牙	是	青春期 17-OHP 和 DHEA 对 GnRH 的反应过强
Ibanez 等(73)	36 例 PP 女性	49	西班牙	是	无排卵月经增多(月经初潮后 3 年以上)
Ibanez 等(97)	47 例 PP 和青春期前后女性	无	西班牙	是	基础 DHEAS 升高/17-OHP 对 ACTH 反应过强
Mathew 等(98)	13 例青春期前 PP 女性	8	美国	是	17-孕酮升高/DHEA 和雄烯二酮对 ACTH 和 GnRH 的反应过强
Paterson 等(55)	42 例青春期前 PP 女性	无	苏格兰	是	AMH 增加
Utriainen 等(100)	52 例青春期前 PP 女性	48	芬兰	无	无异常

注:PP:性早熟;PA:肾上腺功能初现提前

表 2-8-4-6　出生体重与雄激素过多的关系研究

研究者	病例	研究对象(国家/地区)	出生低体重	结　果
Cresswell 等	23 例 5 女性 40~42 岁	英国	无	21%PCOS 者多毛,LH 与雄激素升高,肥胖母亲生育的后代 PCOS 发病率高
Clark 等	190 例健康儿童(男 89,女 101)追踪 9 年	英国	是	低体重儿的尿雄激素升高
Ibanez 等	102 例青春期前后 PP 女性	西班牙	是	出生低体重的 PP 女性病情最重
Ibanez 等	83 例青春期前后 PP 女性	西班牙	是	PP 女性血脂谱异常,IGFBP1 降低
Ibanez 等	23 例 SGA 女性,追踪 14 年	西班牙	是	SGA 者 DHEAS,雄烯二酮和基础胰岛素升高
Ghirri 等	31 例 SGA 女性	意大利	是	SGA 者的 DHEAS 升高,最终身高与性成熟无差异
Meas 等	27 例月经初潮后 PP 女性	法国	无	PP 与出生体重无相关
Laitinen 等	2007 例成年女性	芬兰	无	体重与 PCOS 无关
Charkaluk 等	216 例青春期前 PP 女性	法国	是	18.5%的 PP 女性伴有出生低体重
Ong 等	770 例 8 岁儿童	英国	是	出生体重与肾上腺雄激素负相关
Neville & Walker	89 例女性 PP	澳大利亚	是	35% 为 SGA,24% 为早产
Ibanez 等	29 例 SGA 儿童	西班牙	是	追赶生长后的体重增加量,中枢性肥胖和胰岛素抵抗有关
Ibanez 等	32 例 SGA 儿童	西班牙	是	SGA 儿童的内脏脂肪更多,更容易发生高胰岛素血症
Ibanez 等	32 例 SGA 儿童	西班牙	是	DHEAS 升高,SHBG 降低
Utriainen 等	54 例青春期前 PA 女性	芬兰	无	LBW 与 PA 无关,PA 女性较高
Paterson 等	52 例青春期前 PP 儿童(女 42,男 8)	苏格兰	无	PP 儿童的胎儿生长正常

注:PP:性早熟;PA:肾上腺功能初现提前

【治疗】

一般无须治疗。较早发生者可能遗留身材矮小症。对伴有肥胖、高胰岛素血症等情况者,要进行早期预防与治疗干预,以减少以后发生胰岛素抵抗或 PCOS 的风险。芳香化酶抑制剂可增加最终身高。

(颜湘　莫朝晖)

第 5 节　女性青春期发育延迟

青春期发育延迟(delayed puberty)是青春期发育异常中的一种,青春期发育异常包括青春期发育延迟、青春期发育提前(包括性早熟)和青春期不发育三种。本节主要介绍性早熟以外的青春期发育异常,重点介绍女性青春期发育延迟(female delayed puberty)。

【病因分类与临床表现】

由于青春期发育的年龄在地区和民族之间存在一定差异,故女性青春期发育延迟的具体年龄界限难以确定。一般认为青春期与性发育的开始年龄落后于一般正常儿童平均年龄的 2.5 个标准差以上即应视为女性青春期发育延迟。人群发病率为 2.5%~3%。女性青春期发育延迟的病因很多,多数有强烈的家族背景,并以内分泌代谢疾病和全身性疾病常见[1-4]。

(一)青春期发育延迟分类　根据病因,青春期发育异常分为四种:①特发性生长和青春期发育延迟;②低促性腺激素性生长和青春期发育延迟;③高促性腺激素性生长和青春期发育延迟;④生理性和病理学青春期发育变异。kiss1R 是男性性成熟的守门因子,其配体为 kisspeptin,其在青春期性发育过渡期起了关键作用。kisspeptin 刺激 GnRH

诱导的 LH 分泌,并在下丘脑水平调节性腺类固醇激素的正反馈与负反馈作用。现已发现,KISS1R 基因失活性突变和活化性突变引起的特发性低促性腺激素性性腺功能减退症和性早熟[5]。青春期发育时,GnRH 呈脉冲分泌,刺激 LH 分泌和性腺活动。女性因雌二醇升高而诱发乳腺发育;低促性腺激素性性腺功能减退症表现为青春期发育延迟伴生长障碍[6]。女性青春期发育并非生殖系统的独立事件,其受全身健康状况的影响,如营养不良、过瘦或过胖。引起女性青春期发育延迟的病因很多,见表 2-8-5-1。

表 2-8-5-1 女性青春期发育延迟分类

特发性生长和青春期发育延迟	高 PRL 血症
低促性腺激素性生长和青春期发育延迟	神经性厌食
	神经性贪食
下丘脑疾病	囊性纤维化
先天性 GnRH 缺乏	心理性闭经
家族性或散发性先天性	运动性闭经
GnRH 缺乏症	高促性腺激素性生长和青春期发育延迟
Kallmann 综合征	
Laurence-Moon-Biedl 综合征	先天性卵巢发育不全(Turner
Prader-Willi 综合征	综合征)
获得性 GnRH 缺乏	单纯性性腺发育不全
颅内感染	自身免疫性卵巢炎
颅内肿瘤	卵巢抵抗
颅脑损伤(创伤、放射)	半乳糖血症
先天性畸形/如透明隔-视	获得性性腺缺陷
神经综合征	感染(如流行性腮腺炎)
垂体疾病	机械性损伤
先天性促性腺激素缺乏	放射性损伤
特发性垂体功能减退症	药物损伤
单纯性 LH 或 FSH 缺乏症	青春期发育变异
中脑缺陷	青春期发育早期变异
获得性促性腺激素缺乏	病理性
颅内肿瘤	生理性
颅脑外伤或放射性垂体损伤/	青春期发育晚期变异
垂体损伤	病理性
功能性促性腺激素缺乏	生理性
其他内分泌疾病	青春期不发育
原发性甲状腺功能减退症	下丘脑性
糖尿病	垂体性
Cushing 综合征	性腺性

体质性(特发性)青春期延迟是临床病例中的主要类型,低促性腺激素性青春期延迟主要见于 GnRH 缺乏、促性腺激素缺乏、颅脑外伤或放射性垂体损伤、垂体手术,以及许多躯体性疾病。高促性腺激素性青春期延迟主要见于 Turner 综合征、单纯性性腺发育不全、卵巢炎等。下丘脑-垂体病变所致者多为低促性腺激素性(血 FSH 和 LH 降低),而累及生殖腺的病变所致者多为高促性腺激素性(即血 FSH、LH 增高)青春期发育延迟,其中最常见的是体质性青春期发育延迟(53%)和功能性促性腺激素缺乏(19%)。儿童肥胖与青春期发育提前可能存在一定关系。月经早现者以后发生 2 型糖尿病和乳腺癌的危险性增高[7]。

(二)体质性青春期发育延迟

1. **家族史** 主要原因是 GnRH 脉冲发生器的激活延迟,造成在青春期时,下丘脑没有产生足够强的 GnRH 释放脉冲,以致全身促性腺激素细胞不能有效地被刺激产生 LH 和 FSH,GnRH 水平与患者年龄相比,呈现功能性缺乏,但和其生理性发育是一致的。常有阳性家族史,患者的母亲多有月经初潮推迟或其父亲和同胞兄弟姐妹有青春期发育延迟(14~18 岁)病史。

2. **第二性征发育** 患者于 13~16 岁仍缺乏任何第二性征的发育,其表型特征为身材矮小、幼稚,从外观上估计其年龄较实际年龄更小,但患儿完全健康,智力正常。大约 60% 的儿童其家族成员(尤其是父、母)有类似晚熟病史。青春期的启动落后于实际年龄,但和骨龄往往一致,女孩骨龄 11~13 岁时就会出现青春期的 LH 分泌增加,初为睡眠相关的夜间 LH 脉冲分泌,以后白天亦出现 LH 分泌峰。骨龄超过 18 岁仍无青春期启动者,以后绝大部分患者不能出现青春期发育,但也有例外。

3. **体重身高和骨龄** 患儿出生时,体重和身高一般是正常的,但在生后的最初几年内生长发育速度相对缓慢,并伴随骨龄成熟延迟,其身高常常相当于相应年龄儿童身高的第 3 个百分位点或低于此值。营养不良患儿在正常儿童出现生长发育骤长的年龄阶段,生长发育缓慢,与其同伴间的差异逐步扩大(图 2-8-5-1)。其身高和骨龄成熟度均相应落后(1~3 年),但当达到一定年龄时,则会自发地出现第二性征发育成熟和身高骤长,部分患者的最终身高和骨龄亦达到正常,而另一些患者的最终身高低于正常人群,其病因还可能与维生素 D 受体的多态性有关[8]。除身材矮小外,其他(包括外生殖器)均正常,营养状况良好,部分儿童可出现早期青春期发育的某些特征,如阴道黏膜改变、长出浅色毛发,有时甚至可表现出非常早期的青春期乳腺发育征象。

4. **内分泌功能** 头颅 X 线、CT 等检查均正常,促性腺激素水平和对 GnRH 的反应低于实际年龄而与其骨龄相适应,血浆 GH 对各种刺激试验的反应正常或降低。

(三)低促性腺激素性青春期发育延迟/不发育

1. **获得性促性腺激素缺乏** 许多疾病如鞍内或鞍外肿瘤、头颅外伤、放射治疗和感染等可造成下丘脑-垂体损伤,性腺功能减退往往是腺垂体功能减退的表现之一。颅咽管瘤是导致下丘脑-垂体功能障碍和性幼稚的最常见肿瘤,患者表现为头痛、视觉障碍和身材矮小,常有眼底和视野异常,除性激素水平低下外,还有其他激素受累,如 GH、TSH、ACTH 或 AVP 等,有时 PRL 也增高。头颅创伤、炎症和特异性感染(如结核等)引起青春期发育延迟者很少,表现为性腺功能减退者也往往合并其他垂体激素降低。对于合并身材矮小、手足细小及智力较差者要考虑到中枢神经系统病变致垂体多种促激素缺乏的可能。颅内病变对下丘脑-垂体功能的影响取决于其所处的部位、有无继发性脑积水及是否接受过手术治疗或放射治疗。病变既可引起下丘脑-垂体激素的缺乏,也可引起下丘脑-垂体-性腺轴激活而导致性早熟。

2. **先天性促性腺激素缺乏** 主要见于 Kallmann 综合征、先天性肾上腺皮质发育不全合并促性腺激素缺乏症、单纯性促性腺激素缺乏症、Prader-Willi 综合征、Laurence-Moon-Biedl 综合征等。

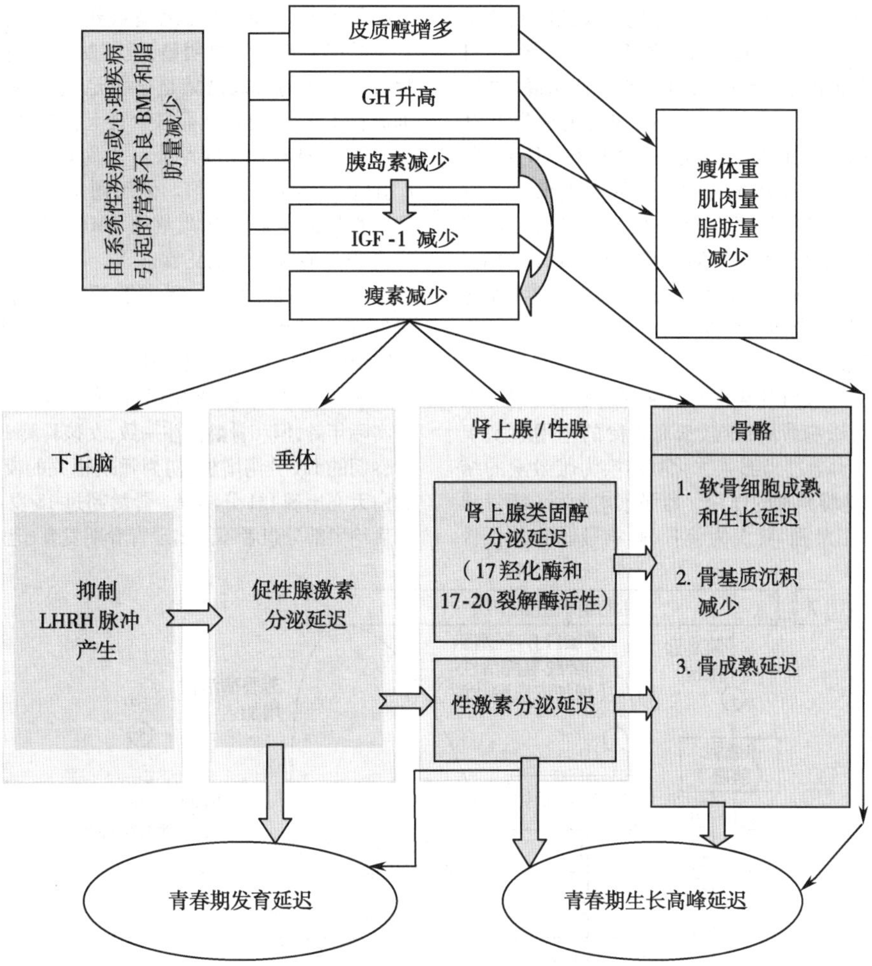

图 2-8-5-1　营养不良所致青春期发育延迟的发病机制

3. 功能性促性腺激素缺乏　全身代谢紊乱、营养不良、精神因素或剧烈运动均可导致促性腺激素分泌低下，无法启动性腺轴的功能活动。当上述因素去除，下丘脑-垂体-性腺轴的功能活动会恢复正常。一般认为体重下降至正常 80% 以下时，常导致促性腺激素分泌功能障碍、性不发育或发育停滞。加强营养，使体重增加并保持一段时间后，下丘脑-垂体-性腺轴功能即可恢复。常见的疾病包括反复感染、免疫缺陷、慢性贫血、慢性肾功能不全、神经性厌食和糖尿病等。引起青春期发育延迟的原因是多方面的，其中营养不良为主要原因。长期营养不良导致 GH、IGF-1 及 GnRH 下降，同时脂肪组织减少，使体内瘦素降低也起到一定作用。研究认为，瘦素作为与代谢和摄食有关的青春期启动信号，作用于下丘脑，加速青春期启动和生殖功能初现。Frasier 综合征（WT1 基因突变）患者在合并慢性疾病后亦常引起青春期发育延迟[9]。慢性感染及一些自身免疫性疾病患者体内 IL-1、IL-6 和 TNF 等细胞因子的升高使 IGF-1 降低，也是引起青春期发育延迟的常见原因。引起功能性促性腺激素缺乏症的疾病还有慢性肾衰竭、神经性厌食、长期的剧烈运动、囊性纤维化（cystic fibrosis）等。如果下丘脑-垂体病变十分严重，而且发生在青春期发育之前，那么有可能导致青春期不发育（表 2-8-5-2）。

表 2-8-5-2　青春期不发育的病因

下丘脑性青春期不发育	HESX1 突变
GnRH 神经元移行障碍（Kallmann 综合征）	PROP1 突变
KAL1 突变	PIT 突变
FGFR1 突变	LHX3 突变
Prokineticin 2 突变	LHX4 突变
Prokineticin 2 受体突变	β-LH 或 β-FSH 突变
鼻胚胎形成 LHRH 因子（NELF）突变	下丘脑-垂体病变
GnRH 分泌障碍（不伴嗅觉异常）	颅咽管瘤
GnRH 受体突变	生殖细胞瘤
瘦素（leptin）突变	泌乳素瘤
瘦素受体突变	其他肿瘤
G-蛋白偶联受体 54 突变	下丘脑-垂体放疗
垂体性青春期不发育	先天性中线缺陷症
垂体发育障碍	单一性颌骨中切牙缺陷综合征
	胼胝体不发育

（四）高促性腺激素性青春期发育延迟　大多数患者系遗传因素导致的性腺分化和发育异常，如 Turner 综合征（核型为 45,XO 或其变异型），呈女性外表、身材矮小、性幼稚、乳腺不发育和原发性闭经，常伴有躯体畸形。单纯性性

腺发育不全亦常见,核型46,XX或46,XY。其他病因导致高促性腺激素性青春期延迟者较少见,青春期前女孩因其他疾病进行化疗或盆腔放疗均可引起青春期发育延迟。此外,自身免疫性卵巢炎,因卵巢功能衰竭而引起原发性闭经、月经稀少或青春期发育停止。卵巢抵抗是一种少见的原发性性腺功能减退症,患者FSH和LH受体异常,血FSH、LH升高。17α-羟化酶缺陷和半乳糖血症也可引起性腺功能低下。青春期发育前性腺被毁或性腺发育不全/不发育亦可引起性腺性青春期不发育,但很少见;因为机体具有良好的代偿功能,当卵巢的功能被毁后,肾上腺可产生一定量的性激素,促进外生殖器发育,尽管其生育能力可能是缺乏的。

(五)骨代谢异常

1. 骨龄与骨密度 女性先天性肾上腺皮质增生症患者因雄激素过度或缺乏而影响骨龄,雄激素对骨龄的作用事实上是肾上腺来源的雄激素通过局部芳香化酶转换为雌激素的结果,因此本质上仍然是雌激素的作用。雌激素对短骨(指骨和掌骨)成熟的促进作用最强,其次为腕骨,影响最弱的是长骨

(尺骨和桡骨)。如果雄性化CAH未接受及时治疗,2岁前的骨龄不提前,但继而生长和骨成熟加速,突出的表现是指(趾)骨骨龄提前较腕骨更明显,成年时的最终身高明显降低。治疗骨龄提前的有效措施是给予足量的糖皮质激素,将ACTH抑制在正常范围内,从而减少肾上腺雄激素的生成。

2. 骨量和骨密度评价 儿童患者的BMD评价应该使用Z值(Z score)而非T值。但问题是,比较Z值的参照值来源于同性别同年龄正常儿童的BMD,可是这些"正常人群"的身高和骨龄未必真的正常。

3. 第二性征发育 患者于13~16岁仍缺乏任何第二性征的发育,其表型特征为身材矮小、幼稚,从外观上估计其年龄较实际年龄小,但患儿完全健康,智力正常。大约60%的儿童其家族成员(尤其是父、母)有类似晚熟病史。青春期的启动落后于实际年龄,但和骨龄往往一致,女孩骨龄11~13岁时就会出现青春期的LH分泌增加,初为睡眠相关的夜间LH脉冲分泌,以后白天亦出现LH分泌峰。骨龄超过18岁仍无青春期启动者,以后绝大部分患者不能出现青春期发育,但也有例外。

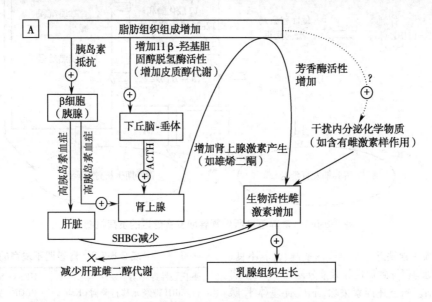

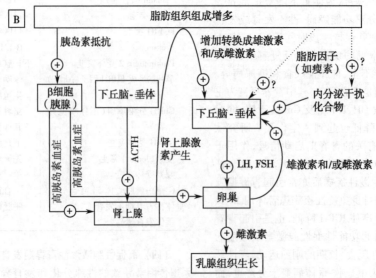

图 2-8-5-2 肥胖诱导乳腺发育初现的机制
A. 非LH/FSH依赖途径;B. LH/FSH依赖途径;两条途径是相互补充的

4. 体重身高和骨龄 患儿出生时,体重和身高一般是正常的,但在生后的最初几年内生长发育速度相对缓慢,并伴随骨龄成熟延迟,其身高常常相当于相应年龄儿童身高的第3个百分位点或低于此值。在正常儿童出现生长发育骤长的年龄阶段,生长发育仍缓慢,与其同伴间的差异逐步扩大。其身高和骨龄成熟度均相应落后(1~3年),但当达到一定年龄时,则会自发地出现第二性征发育成熟和身高骤长,部分患者的最终身高和骨龄亦达到正常,而另一些患者的最终身高低于正常人群,其病因还可能与维生素D受体的多态性有关。除身材矮小外,其他(包括外生殖器)均正常,营养状况良好,部分儿童可出现早期青春期发育的某些特征,如阴道黏膜改变、长出浅色毛发,有时甚至可表现出非常早期的青春期乳腺发育征象。儿童肥胖引起的代谢异常除了心血管病外,还延期男性青春期发育。而女性肥胖促进青春期发育,引起高雄激素血症与多囊卵巢综合征,其发病机制主要与胰岛素抵抗和代偿性高胰岛素血症有关,见图2-8-5-2。

（六）继发性青春期发育延迟 引起继发性青春期发育延迟的原因很多,临床上常见于体质性、家族性和慢性器质性疾病,后者主要包括低体重、消瘦过度节食、过度运动、营养不良、自身免疫性疾病和某些先天性代谢性疾病等(表2-8-5-3)。自身免疫性卵巢炎的临床特点是闭经和不孕,常伴有其他自身免疫性疾病(如1型糖尿病)或为自身免疫性多发性内分泌腺病的表现之一(表2-8-5-4)。早年发病者可表现为青春期发育延迟[10-12]。

表2-8-5-3 继发性青春期发育延迟

全身性疾病	单纯性卵巢发育不良症
体质性青春期发育延迟	46,XX 女性
低体重与消瘦	46,XY 女性
过度运动与体育竞赛	17,20-碳链裂解酶缺陷症
神经性厌食	17-羟化酶缺陷症
吸收不良综合征	放疗或化疗
自身免疫性疾病	半乳糖血症
其他慢性全身性疾病	FSH 受体突变
性腺疾病	低促性腺激素性性腺功能减
高促性腺激素性性腺功能减	退症(促性腺激素缺乏症)
退症	先天性低促性腺激素性性
卵巢早衰前期	腺功能减退症
自身免疫性卵巢功能衰竭	下丘脑病变(肿瘤化疗放疗)
特发性卵巢炎	LH 受体突变
Turner 综合征	FSH 受体突变

表2-8-5-4 1型糖尿病女性月经紊乱

研究者,国家,年份	病例数	年龄(岁)	月经紊乱(%)	月经稀少(%)	继发性闭经(%)	月经过多(%)
青春期女性						
Adcock,英国,1994	24	12~20	54		21	
Yeshaya,以色列,1995	100		32			
Snajderova,捷克,1999	43	13~19	28	15	0.5	15
Schroeder,美国,2000	46	10~18	19	15	2.1	
Escobar-Morreale,西班牙,2000	85	17~28	18.8			
Strotmeye,美国,2003	143	<20	78.7	24.8		
Codner,智利,2006	42	22~24		19		
Gaete,智利,2010	56	13~17	81	58.9	10.7	39.3
Deltsidou,希腊,2010	100	12~18	49.3	37		
Bizarri,意大利,2011	54	15~25	11.1			
成年女性						
Bergqvist,瑞典,1954	62	20~39	30.6	9.7		19.4
Kjær,丹麦,1992	245	18~49	21.6	10.6	8~10	7.3
Strotmeyer,美国,2003	143	30~39	67.5	11.9		
Snell-Bergeon,美国,2008	293	19~55	30.5	22	16.6	

1型糖尿病女性主要表现为低促性腺激素性性腺功能减退症,可为原发性或继发性闭经,血清LH、FSH和雌二醇降低。病因主要与胰岛素缺乏和糖代谢紊乱及高血糖症有关(图2-8-5-3)。另一方面,患者又可以并发PCOS,但其表现与经典的PCOS不同,特别是缺乏卵巢多囊和肥胖表现,而且游离睾酮一般正常,个别仅轻度升高,其原因主要与胰岛素抵抗仅发生于门脉系统和胰腺(表2-8-5-5)有关,临床上容易漏诊。

【诊断与鉴别诊断】

（一）诊断 血和尿常规,血沉,肝、肾功能等检测可了解全身情况,必要时测血糖、尿糖等。内分泌激素测定主要测定促性腺激素(FSH、LH)和性激素(雌二醇、睾酮),测定雌二醇可以了解卵巢的功能状况。当雌二醇>33pmol/L

(9pg/ml),一般认为已有青春期功能活动。但雌二醇常有波动,不能仅以此作为诊断依据。正常青春期启动时,夜间LH分泌增加,因而测定夜间LH更有诊断价值。正常情况下,静脉注射GnRH后,受试者出现与年龄相适应的血浆LH和FSH反应。在原发性性功能不全和Turner综合征等患者,其反应增强,下丘脑和垂体功能减退反应降低,而在体质性青春期发育延迟者其反应性与其骨龄相适应。全垂体功能低下时,GH低下,但GH稍低于正常水平时,不能除外体质性青春期延迟,因体质性青春期延迟者的GH往往稍低于正常,两者可有重叠。T_3、T_4、TSH测定可确定有无甲状腺功能低下,必要时测定肾上腺皮质功能状况,了解有无肾上腺功能初现。

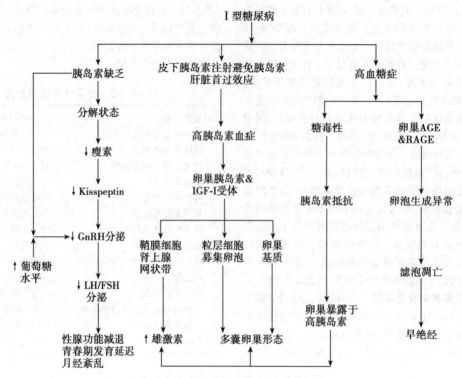

图 2-8-5-3 1 型糖尿病患者生殖系统病变

表 2-8-5-5 PCOS 患者伴与不伴 T1DM
的性腺功能比较

鉴别点	T1DM+PCOS	PCOS
儿童期	↑AMH/肾上腺雄激素	↑AMH/肾上腺雄激素
阴毛初现提前	-	++
青春期发育	正常或轻度延迟	正常或轻度提前
高雄激素血症	迟发	月经初潮时期
体重-脂肪增加时间	青春期	儿童期
高胰岛素血症来源	血糖循环血液	胰腺/门静脉
胰岛素抵抗	继发于糖毒性	原发于肥胖
高胰岛素血症影响的组织	骨骼肌脂肪组织	肝脏
多毛	轻度	较重
常见表现	雄激素增多表现	月经稀少+雄激素增多表现+PCOM
总睾酮/雄烯二酮比值	↑	↑
游离睾酮	N 或↑	↑↑↑
SHBG 水平	N 或↑	↓
LH 水平	N	↑
AMH 水平	N	↑
无排卵	?	是
PCOM(超声)	是	是

（二）骨龄与病变部位诊断 手腕 X 线片测定骨龄应列为常规检查,因青春期起始与骨龄的相关性明显于其与实际年龄的相关性,颅咽管瘤患者的头颅 X 线检查大多有鞍区异常,且 70% 呈现钙化。CT 和 MRI 对于中枢神经系统的肿瘤具有重要的诊断价值。B 超检查可了解卵巢大小、形态及子宫发育情况,也有助于腹部其他病变的诊断。腹腔镜检及性腺活检用于疑难病例的诊断。必要时,对疑有卵巢病变(如卵巢发育不良或肿瘤)者可行腹腔镜检查及性腺活检。染色体检查为病因诊断提供重要依据,对于性腺发育不全或某些特殊面容体征者常提示需进行染色体核型分析。目前,被多数学者接受的标准为女童 13~13.5 岁,未出现乳腺发育,15 岁无阴毛生长,18 岁未见月经初潮者,可诊断为青春期发育延迟,见表 2-8-5-6 和表 2-8-5-7。

（三）体质性青春期延迟与器质性青春期发育延迟的鉴别 如患儿具备下列特征即可诊断为体质性青春期延迟:①儿童期生长发育速度基本正常,而进入青春发育期年龄后出现发育落后,骨龄成熟相应延迟;②第二性征发育晚于正常儿童性征发育平均开始时年龄的 2.0~2.5 个标准差以上;③有类似家族史;④无异常病史,体格检查正常,实验室筛查试验正常;⑤当患儿骨龄接近正常青春期开始发育年龄时,自发出现性征的发育和生长突增。GnRH 刺激试验对体质性和病理性青春延迟的鉴别诊断有重要价值。

表 2-8-5-6 女性青春期性发育延迟诊断标准

研究者(年份)	诊断标准
Marshall/Tanner (1970)	B2 期(乳腺发育)晚于 13.4 岁出现或 5 年内不能由 B2 期进展到月经初期
Prader(1975)	13.4 岁尚无乳腺发育
Root(1973)	13 岁尚无乳腺发育或由乳腺开始发育进展到月经初潮的时间大于 5 年
Dewhurst/Knorr (1982)	15 岁不出现第二性征发育

表 2-8-5-7　女性青春期发育延迟的临床特征

疾病	身高	促性腺激素	GnRH 试验	E$_2$	DHEAS	其他
特发性女性青春期发育延迟						
体质性女性青春期发育延迟	矮/与骨龄相符	青春前期	青春前期	降低	与骨龄相符	–
高促性腺激素性						
单一性 GD	正常	升高	明显反应	降低	与年龄相符	XX 或 XY
Turner 综合征	矮小始于儿童	升高	明显反应	降低	与年龄相符	XO/其他异常
低促性腺激素性						
单纯促性腺激素缺乏	正常	降低	无反应	降低	与年龄相符	–
中枢神经肿瘤	生长缓慢	降低	无反应	降低	正常或稍低	–
垂体性矮小症	矮小始于儿童	降低	无反应	降低	降低	–
Kallmann 综合征	正常	降低	无反应	降低	与年龄相符	嗅觉差或无

注:GD:性腺发育不全;DHEAS:脱氢异雄酮硫酸盐

体质性青春期发育延迟必须排除各种病理性原因方能诊断,青春期发育延迟的诊断过程实际上也是一个确定病因的过程,首先应鉴别体质性与病理性青春期发育延迟。典型者根据其临床特点不难区别,但部分病例须经过严密的随访观察和一系列检查后方能鉴别。女性青春期发育延迟常需与原发性闭经进行鉴别[13]。

（四）生理性青春期发育变异与病理性青春期发育变异的鉴别　在青春期发育异常的诊断与鉴别诊断中,应首先将早期病理性青春期发育与晚期病理性青春期发育区分开

来,同时还要对病理性青春期发育与青春期发育的正常变异做出鉴别;后者主要包括体质性青春期发育延迟(constitutional delay of puberty)、早期或晚期青春期发育的正常变异(normal variants of early or late puberty)、乳腺发育提前(乳腺发育早现,early breast development,premature thelarche)、阴毛发育提前(阴毛早现,early development of pubic hair,premature pubarche)和青春期男性乳腺发育(pubertal gynecomastia),见表 2-8-5-8。乳腺发育提前、阴毛发育提前和肾上腺皮质功能早现又称为部分性性早熟(partial precocious puberty)[14,15]。

表 2-8-5-8　青春期发育的正常变异与异常变化

早期病理性青春期发育	早期正常青春期发育变异	晚期正常青春期发育变异	晚期病理性青春期发育
真性性早熟	新生儿乳腺增生	迟发型青春期发育	高促性腺激素性性腺功能减退症
假性性早熟	乳腺发育初现提前	迟发型青春期发育	低促性腺激素性性腺功能减退症
肾上腺皮质功能初现提前	阴毛初现提前	迟发型青春期发育	–
	体质型或特发性生长加速和青春期发育	体质型或特发性生长和青春期发育延迟	–

1. **肾上腺皮质功能初现提前**　肾上腺皮质功能初现提前是一种病因未明的临床综合征,其发生可能与肾上腺皮质对 ACTH 的反应或会阴部皮肤对雄激素的反应过敏感有关。发病年龄为 3~6 岁,最早者为 6 月龄。典型表现为女孩在大阴唇处出现黑色的粗毛,阴毛逐渐增多增粗,甚至可扩展至整个会阴部,多数伴有腋毛生长,并常伴有皮肤痤疮,皮肤脂溢增多,但无乳腺发育。男孩的阴毛生长最初见于阴茎根部,以后逐渐增多,但无阴茎和睾丸发育。生长速度与年龄相符,无其他性腺发育体征。血清 DHEA、DHEAS 升高,尿 3β-雄烯二酮和 17-酮类固醇升高。DXM 抑制试验阴性(可被抑制)。PMA 患者的生长发育过程正常,但身高增长速度在进入青春期发育前后分别高于和低于同龄儿童,BMD 高于同龄儿童。血清 IGF-1 和胰岛素升高伴皮下脂肪增多,这些患者的营养状况良好或有营养过剩与肥胖表现。这些患者在成年以后较正常人易发生肥胖、胰岛素抵抗、高雄激素血症、PCOS 及月经紊乱。

PMA 的表现如发生于 8 岁(女性)或 9 岁(男性)以前,一般可确定诊断,但其病因诊断要十分慎重:①首先要排除引起 PMA 的原发疾病,如特发性性早熟、Turner 综合征、单

纯性促性腺激素缺乏症和 Kallmann 综合征等。②男孩 PMA 同时伴有睾丸发育或阴茎发育,或女孩 PMA 者同时出现乳腺发育、阴蒂肥大、阴唇发育或月经来潮,均提示性早熟。③迟发性先天性肾上腺皮质增生伴 PMA 见于 21-羟化酶(P450C21)、3β-HSD 和 11β-羟化酶(P450C11)缺陷的患者,但这些患者血清基础 17 羟-孕烯醇酮、雄烯二酮和睾酮升高。如果这些指标正常可作 ACTH 兴奋试验进行鉴别。④特发性功能性肾上腺性高雄激素血症是指肾上腺雄激素的合成和分泌对 ACTH 反应过度的一种临床现象,表现为青春期发育前儿童出现 PMA,肾上腺皮质对 ACTH 的反应增强往往突然出现并持续存在(ACTH 兴奋后,17 羟-孕烯醇酮较正常人高 2 个标准差以上,而 DHEA、雄烯二酮和 17-羟孕酮正常)。其病因未明,也归入 PMA 中,一些资料提示与肾上腺类固醇激素生成的调节紊乱或与高胰岛素血症有关。本综合征无酶的缺陷,组织学上仅见网状带增生。⑤PMA 还必须与青春期初现、性腺发育初现、乳腺发育初现和月经初现等鉴别。较早发生者可能遗留身材矮小症。伴有肥胖和高胰岛素血症等情况者要进行早期预防和干预,减少发生胰岛素抵抗或 PCOS 的风险。

2. 青春期发育正常变异 详见本章第1节。早期或晚期青春期发育正常变异很常见。青春期发育的启动时间受遗传(主要)和环境因素(次要)的双重影响,正常人群的青春期发育启动时间存在较大变异。正常的青春期发育变异表现为青春期发育启动时间的过早、过晚或发育程序上的某些异常,但患者的最终身高能够达到正常或基本正常,性成熟可能有一定延迟,但有正常生育功能。

疾病引起的正常青春期发育变异亦较常见。例如,21-羟化酶缺陷或11β-羟化酶缺陷引起先天性肾上腺皮质增生,皮质醇合成受阻,ACTH分泌增加,肾上腺雄激素分泌增多。未经治疗的女性患者表现为假性性早熟,而男性患儿在LH/FSH降低的情况下发生睾丸发育。经过适当治疗后,男/女性仍可提前启动青春期发育,引起青春期早期发育变异。

3. 青春期发育的其他变异 乳腺发育提前(乳腺发育早现)、阴毛发育提前(阴毛早现)常见于营养状况良好者,而青春期男性乳腺发育可见于正常男性或患有肝肾疾病者。青春期发育正常变异的主要临床意义是认识这些个体,追踪其青春期发育过程,并与青春期发育延迟或性早熟鉴别。

【治疗】

体质性青春期延迟因该病患儿最终会出现青春启动,一般不需药物治疗,但要解除儿童和家长的顾虑及担心,消除自卑感。若某些患儿因发育落后于同龄人而产生精神压力,甚至出现精神心理和行为方面的异常,应给予心理治疗。同时,应对患儿性征发育进行定期评价和有关性激素检查。

(一)性激素短程疗法 女性青春期发育诱导治疗方案见表2-8-5-9。用药前必须向儿童及家属详细说明药物治疗预期达到的目的和可能出现的不良反应,尽量让儿童及家长自己选择是采用药物治疗或继续观察。推荐使用小剂量雌激素治疗(图2-8-5-4),这样既不会引起骨骺提前闭合,阻碍达到正常身高,同时还能诱导青春期的自发启动[16]。女孩从13岁起口服炔雌醇5~10μg/d或妊马雌酮(结合雌素)0.3~0.625mg/d,连续服用3~6个月,并定期检查患者性征和身材发育情况。体质性青春期延迟患者经治疗后,尤其骨龄达13~14岁,青春期会自发启动,否则应考虑病理性原因。体质性青春期延迟的患者常有自发或刺激后GH分泌的下降,但当青春期性激素分泌升高时,GH的分泌也相应增多,因此其GH分泌的下降被认为是暂时的,一般不推荐GH治疗。

表2-8-5-9 女性青春期发育诱导治疗

17β-雌二醇日用量(每6个月增加1次剂量)
5μg/kg(po)
10μg/kg(po)
15μg/kg(po)
20μg/kg(po)
成人量(约2mg/d)
炔雌醇日用量(每6个月增加1次剂量)
0.1μg/kg(po)
0.2μg/kg(po)
0.4μg/kg(po)
0.6μg/kg(po)
成人剂量30μg/d(加用避孕药)

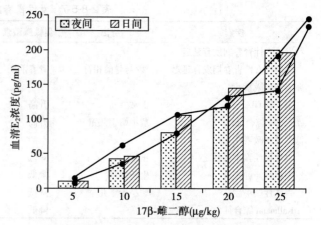

图2-8-5-4 口服17β-雌二醇的诱导治疗反应

每天5、10、15、20和25μg/kg替代剂量下的血清E₂曲线说明达到正常青春期发育各期白天和夜间的E₂浓度;注意:经过1~2年的雌激素替代治疗后,应给予孕酮治疗,以防子宫内膜增生

性腺类固醇激素:女性的诱导治疗效果与自发性青春期发育差别不大,17β-雌二醇或人工合成的炔雌醇用量需要每6个月增加1次,但可能因加速骨骺融合而影响最终身高。

(二)性激素替代治疗 病因能够去除者,以病因治疗为主,如手术切除肿瘤,积极治疗全身性疾病,改善营养状况等,病因一旦去除即可缓解症状。对高促性腺激素患者病因常无法去除,主要以性激素替代治疗促进性征发育、月经来潮或生长,但对染色体核型中有Y染色体者,应作性腺切除。功能性低促性腺激素患者,由于青春期发育延迟是继发于其他疾病,原则上是治疗原发病,加强营养、改善体重或调整运动量和方式,这部分患者不需要外源性激素治疗,上述情况改善后,会自发出现性发育。

1. 雌激素治疗 是否会加速骨骺闭合是普遍关注的问题,现已明确超生理剂量的性激素具有此作用,一般用炔雌醇5μg/d,无促骨骺闭合作用,有轻度促长骨生长作用,长期应用可使乳腺稍发育。原发性性腺功能减退患者需长期性激素替代治疗,初始小剂量,类似于体质性青春期延迟的治疗方法,2~3年后逐渐增加到成人替代量,以模拟正常青春期启动后的激素水平。初量为炔雌醇5μg/d或妊马雌酮(结合雌激素)0.3mg/d。以后2~3年逐渐增加到炔雌醇10~25μg/d或妊马雌酮(结合雌激素)0.6~1.25mg/d,维持剂量应能达到撤退性出血。出现撤退性出血或开始治疗6个月后,于口服雌激素12~21天起加服孕激素(如甲羟孕酮5mg/d)。

2. GH治疗 若患者有GH缺乏,可从骨龄估计在骨骺闭合前患者身高还可增长多少,进行GH治疗最为理想。GH缺乏(尤其是儿童期发病)者,在达到最终身高至重要脏器(心脏、骨骼和肌肉等)完全发育之前的一段时间(转化期)内,补充生理的GH十分重要(如获得更高的峰值骨量与峰值肌量)[17],GH的用量一般较成人GH缺乏者更大,详见第2篇第3章第6节。rhGH不宜长期使用,并注意水肿、诱发心衰、糖尿病、体毛增加、肿瘤复发等不良反应和风险。

rhGH 疗效不佳或治疗失败的原因有 rhGH 应用不当、治疗过晚、疗程太短(<6 个月)、骨骺已经或接近融合、用量过小、抗GH 抗体等。

3. GnRH 脉冲泵治疗 低促性腺激素性青春期发育延迟患者可选择外源性 GnRH 脉冲泵治疗,这种方法更类似于生理性 GnRH 分泌。方法是皮下或静脉内插管。每 60~120 分钟注射 1 次 GnRH(10 肽),剂量为 25ng/kg,治疗 1~2 年绝大部分患者可完成性发育,并有排卵。由于这种方法价格昂贵,不适用于长期治疗,对有生育愿望者可以采用。

GnRH 类似物的问世使中枢性性早熟的质量发生了革命性的进步,但目前仍存在诸多问题。Lawson Wilkins 儿童内分泌学会和欧洲儿童内分泌学会对 GnRH 类似物的应用提出了专家共识。特别指出,GnRH 类似物仅对早发性(<6 岁女性)中枢性性早熟患者有增加身高作用,对中枢性性早熟伴有的精神心理问题、骨密度和体重是否有效需要进一步研究。

决定使用 GnRH 类似物治疗中枢性性早熟前,必须观察青春期发育的进展状态(尤其是骨龄)3~6 个月,但如果患者已经处于或超过 Tanner 3 期则无必要。GnRH 类似物可使<6 岁的女性身高增长 9~10cm,6 岁以上的女性应个体化决定是否应用 GnRH 类似物治疗;男性身高增长的研究仍证据不足。

(三)继发性青春期延迟的治疗 主要是治疗原发病。如果患者进入青春期发育年龄后 3 年以上仍无青春期发育,在无禁忌证情况下,可考虑应用药物诱导青春期发育。

(莫琼 莫朝晖)

第6节 女性性早熟

一般来说,性早熟(precocious puberty,precocious sex maturation)即指青春期发育提前(precocious puberty,PP);但是,青春期发育提前并不等于性早熟,因为前者也可见于正常健康者。由于每个正常儿童青春期发育的开始时间变异较大,故很难确定正常青春期发育和早熟时间的绝对界限。一般认为,女孩 8 岁以前出现乳腺增大、阴毛生长、腋毛生长等任何一项或多项第二性征,或月经初潮开始于 10 岁以前,即为女性性早熟。也有学者主张,儿童青春期与性发育早于当地正常儿童发育平均年龄 2 个标准差以上者即为性早熟[1,2]。资料显示,以前的性早熟评定标准已经过时,因为正常女性的乳腺发育已明显提前(月经初潮的年龄变化不大)[2]。女性性早熟约占全部女性的 0.2‰左右。

【正常女性性发育】

营养、性发育调节激素和其他环境因素以正调节或负调节方式影响 Kisspeptin 神经元(KISS-1)活动;瘦素也调节吻肽(kisspeptin)神经元功能,KISS-1 神经元或循环因素刺激 GnRH 分泌;女性青春期发育时,KISS-1 数目增多,故青春期发育早于男性,且发生中枢性性早熟的风险高于男性(图 2-8-6-1)。性发育包括生殖器官的形态发育、功能发育和第二

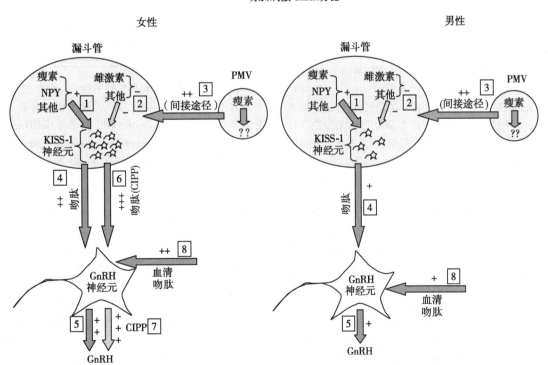

吻肽刺激 GnRH分泌

图 2-8-6-1 吻肽与青春期发育

营养、性发育调节激素和其他环境因素以正调节(1)或负调节(2)方式影响吻肽神经元(KISS-1)活动;瘦素也调节吻肽神经元功能(3),KISS-1 神经元(4)或循环因素(8)刺激 GnRH(5)分泌;女性青春期发育时,KISS-1 数目增多,故青春期发育早于男性,且发生中枢性性早熟(7)的风险高于男性

性征发育。性器官的形态与功能发育及第二性征初现受遗传、气候和营养等因素影响。我国女孩随着营养条件的改善,发育年龄提前,但有个体差异,其发育遵循一定顺序进行。表2-8-6-1为北京城区男、女儿童青春期体格和性征发育的平均时间。

表2-8-6-1 正常青春期性发育顺序

体格和性征	男性(岁)	女性(岁)
身高突增	11	9
乳腺发育	-	10.7
身高/坐高/体重	12	10
盆腔	12	11
腰围	13	11
阴毛出现	13.2	11.3
腋毛出现	14.6	12.8
月经初潮	-	13.5
首次遗精	15.6	-

(一)正常女性性发育 青春期女性性征和性功能发育按下列顺序进行:体型改变→骨盆增宽→乳腺发育→阴毛、腋毛出现→月经来潮→排卵。青春期前的女性生殖器官发育很慢,呈幼稚状态;进入青春期后,内、外生殖器官迅速发育。卵巢在8岁前极小,8～10岁发育开始加快,此后呈直线上升。月经初潮时卵巢仅为成熟卵巢重量的30%,说明月经来潮并不等于卵巢发育成熟,随后卵巢继续发育增大,皮质内出现发育程度不同的卵泡。子宫发育在10～18岁时逐年增加,长度约增加1倍,其形态和各部分的比例也发生相应变化,并逐渐接近成年女性的状态。一般从乳腺增大到月经初潮平均历时2～3年;在该段时间内,身高增长25～28cm(男孩28～30cm)。与19世纪中期比较,现代女性启动青春期发育的年龄是否提前仍存在争论。长期趋势研究表明,美国女孩的青春期发育启动时间已经提前(1994年与1940年比较),女孩的乳腺发育和月经初潮年龄提前,但性发育的其他方面似乎无明确变化;男孩的青春期发育仍无定论[3-5]。女孩青春期发育提前是一种非健康现象,因而有必要进行进一步研究,并最后确定其真实性。

(二)正常乳腺发育 女性第二性征伴随性器官的发育而出现,继骨盆开始增宽后乳腺迅速发育,此为最早出现的第二性征变化,然后是乳头长大(8～10岁),继之乳腺组织增生,乳核形成,乳晕增大(9～11岁),终至乳腺明显增大,乳晕及乳头色素沉着(11～13岁)。乳腺发育的Tanner分期是:①Ⅰ期:乳头突出;②Ⅱ期:乳腺组织生长,其大小不超过乳晕直径(大约11岁);③Ⅲ期:乳腺组织生长并大于乳晕,乳晕扩大着色,乳头长大(12岁);④Ⅳ期:乳晕及乳头凸出;⑤Ⅴ期:凸出的乳晕变平(15岁)。大约在乳腺发育1年后出现阴毛生长,达到成熟时的倒三角形分布;而腋毛则晚于阴毛半年至1年出现,是肾上腺皮质功能初现的表现。

(三)月经初潮 各国、各地区女性月经初潮的平均年龄均不同,多开始于乳腺发育2～3年后,一般波动在10～15岁之间,高峰年龄13～15岁。研究表明,儿童月经初潮的平均年龄随体格发育水平的不断提高有逐渐提前倾向。影响初潮及维持排卵的因素包括体脂百分含量、瘦重/脂肪比、

体重及躯体体格。肥胖女孩体重超过理想体重20%～30%以上,其月经初潮比正常体重女孩要早。相反,某些运动员或芭蕾舞演员或因营养不良、消耗性疾病女孩,月经初潮延迟。在月经初潮后最初的一段时间内,月经周期不规律,大约在1年后才逐渐按规律来潮。月经初潮与排卵有一定间隔期,初潮早发者较晚发者稍长。青春期发育的启动时间可作为营养和生长发育的指标,最近人们用此来评价环境中雌激素和抗雄激素物质对机体的影响。除体内脂肪含量外,环境中的内分泌干扰剂,尤其是雌激素类似物和抗雄激素类物质可能是青春期发育启动时间提前的主要因素[3]。同样,青春期发育启动后,能否正常进展并发育完全也取决于多种因素,营养、性发育调节激素和其他环境因素共同维持吻肽神经元活性与分泌水平[4,5](详见本篇扩展资源15.2)。

极度营养不良儿童无发育期的躯体追赶生长,但纠正营养不良状态后可有基本正常的追赶生长,有的女孩甚至出现青春期发育提前[6]。营养正常儿童因为慢性系统性疾病而发生营养不良症,出现生长发育延迟,纠正营养不良状态后可有躯体追赶生长,但较正常人缓慢而不完全,亦不发生青春期发育提前[7]。

【女性性早熟分类】

见表2-8-6-2。

表2-8-6-2 女性性早熟分类

促性腺激素依赖性性早熟(gonadotropin-dependent precocious puberty,GDPP)
非促性腺激素依赖性性早熟(gonadotropin-independent precocious puberty,GIPP)
青春期发育提前变异(variants of premature pubertal development) 单纯性乳腺发育提前(isolated precocious thelarche) 单纯性阴毛发育提前(isolated precocious pubarche) 单纯性月经初潮提前(isolated precocious menarche)

(一)同性性早熟和异性性早熟 青春期发育提前主要分为三种类型:①GnRH依赖性青春期发育提前(GnRH-dependent precocious puberty,GDPP);②非GnRH依赖性青春期发育提前(GnRH-independent precocious puberty,GIPP);③正常青春期发育变异(variant of normal pubertal development)。此处所指的性别是个体的染色体性别,即男性46,XY,女性46,XX;此处所指的性征是个体的性腺性征,即男性为睾丸,女性为卵巢。提前出现的性征与性别一致时称为同性性早熟(isosexual precocious puberty);与性别不一致时称为异性性早熟(heterosexual precocious puberty),见表2-8-6-3。

(二)真性同性性早熟和假性同性性早熟 真性同性性早熟(简称真性性早熟)指下丘脑分泌GnRH促使垂体促性腺激素分泌,从而启动下丘脑-垂体性腺轴功能,性发育提前开始,此种性早熟与正常性成熟过程相仿,有排卵性月经周期,故又称为中枢性性早熟或GnRH依赖性性早熟约占性早熟的80%;假性同性性早熟(简称假性性早熟)指垂体以外部位分泌促性腺激素或性激素,促进性征发育,但并不依赖于GnRH的分泌,此种性早熟并非下丘脑-垂体-性腺轴的正常活动所致,故又称为周围性性早熟或非GnRH依赖性性早熟约占性早熟的20%。女性性早熟的病因与发病率见表2-8-6-4,其中GnRH依赖性青春期发育提前的病因见表2-8-6-5。

表 2-8-6-3　女性性早熟的病因与分类

同性性早熟
　真性性早熟（真性同性性早熟）
　　特发性（体质性或功能性）：家族性，偶发性
　　中枢性神经系统病变
　　肿瘤（下丘脑结构瘤，松果体瘤，颅咽管瘤，蛛网膜囊肿）
　　发育异常
　　感染
　　外伤
　　放射
　　先天性肾上腺皮质增生症治疗后
　　伴癌综合征（分泌 HCG）
　　生殖细胞瘤（中枢神经，性腺，肝脏，纵隔）
　　肝胚细胞瘤
　假性性早熟（假性同性性早熟）
　　卵巢肿瘤：如颗粒细胞瘤，鞘膜细胞瘤，畸胎瘤，绒癌
　　肾上腺肿瘤
　　McCune-Albright 综合征
　　Silver 综合征
　　甲状腺功能低下
　　外源性性激素：食物，药物，化妆品
　部分性早熟（性发育变异）
　　乳腺早发育
　　月经初潮提前（孤立性早潮）
　　肾上腺功能早现
异性性早熟
　卵巢肿瘤：含睾丸细胞的卵巢肿瘤
　肾上腺肿瘤
　先天性肾上腺皮质增生症
　雄激素药物

表 2-8-6-4　性早熟的病因与发病率

病因	女孩	男孩	合计
中枢性性早熟			
特发性	16(30%)	1(2%)	17(32%)
错构瘤	6(11%)	4(7%)	10(18%)
神经胶质，神经节瘤	3(6%)	3(6%)	6(12%)
松果体瘤	2(4%)	2(4%)	4(8%)
脑水肿	1(2%)	2(4%)	3(6%)
蛛网膜囊肿	1(2%)	1(2%)	2(4%)
颅内生殖细胞瘤	0	1(2%)	1(2%)
垂体瘤	1(2%)	0	1(2%)
1 型神经纤维病	0	1(2%)	1(2%)
中枢性性早熟总数	29(54%)	13(24%)	42(78%)
周围性性早熟			
先天性肾上腺皮质增生	4(7%)	1(2%)	5(9%)
睾丸、肾上腺、残余组织瘤	0	3(6%)	3(6%)
肾上腺癌	0	1(2%)	1(2%)
卵巢粒层细胞瘤	1(2%)	0	1(2%)
结节性硬化	1(2%)	0	1(2%)
周围性性早熟总数	6(11%)	5(9%)	11(20%)
性早熟总数	35(66%)	18(34%)	53(100%)

表 2-8-6-5　GnRH 依赖性青春期发育提前的病因

非中枢神经病变	神经节瘤，成髓母细胞瘤
特发性	组织细胞增生症
遗传因素（kiss-1 突变）	先天性畸形
既往类固醇激素慢性作用	动脉瘤，动静脉畸形
肾上腺皮质增生症治疗过晚	囊肿
性类固醇激素分泌瘤切除后	脑水肿
睾酮中毒症*	后天性疾病
McCune-albright 综合征*	脑炎，脑膜炎
内分泌分裂剂	基底部脑膜炎
中枢神经病变	肉芽肿，结节病，结核病
下丘脑错构瘤	放疗，化疗
中枢神经肿瘤	脑创伤后
松果体瘤，畸胎瘤，颅咽瘤	精神障碍

注：* 睾酮中毒症与 McCune-Albright 综合征的发病机制兼有非 GnRH 依赖性和 GnRH 依赖性性早熟特点

继发性中枢性青春期发育提前（secondary central precocious puberty）引起躯体发育和骨龄提前，又称为混合性继发性中枢性青春期发育提前（combined secondary central precocious puberty），这种情况主要见于先天性肾上腺皮质增生症、长期摄入大量类固醇性激素、睾酮中毒症（LH 受体活化性突变所致）和 McCune-Albright 综合征患者治疗后，其原因未明，可能与下丘脑在长期的过量性类固醇激素的刺激下，起到了促进 GnRH 分泌和启动正常青春期发育的作用。例如，女性先天性肾上腺皮质增生症患儿在糖皮质激素治疗后，其本身的假性性早熟已经被抑制，但正常中枢性青春期发育提前。引起女性外周性青春期发育提前的主要原因是卵巢滤泡囊肿（ovarian follicular cyst），其次为粒层细胞瘤（granulosama），而男性患者的肿瘤主要来源于肝脏、松果体脑组织或纵隔，与睾丸本身的肿瘤（如 Leydig 细胞瘤）鉴别的要点是前者表现为双侧睾丸增大，后者表现为单侧睾丸肿大；而男性肾上腺皮质增生症引起的青春期发育提前表现为睾丸细小，体积小于 4ml。

【真性性早熟的发病机制与临床表现】

胎儿出生后，睾丸在组织上已具备了完整的结构，但并不具备完整的功能。一般到 12~13 岁出现青春期发育。如果下丘脑-性腺调节中枢（gonadostat）的敏感性下降或中枢神经系统的"内源性"抑制被解除，即可发生真性性早熟。瘦素抑制下丘脑神经肽 Y（NPY）的基因表达，调节性成熟前中枢神经系统 NPY 的水平和其他神经递质分泌，启动 GnRH 神经元活动；在下丘脑，瘦素与其受体结合后通过 NYP 神经元调控 GnRH 神经元功能。瘦素以开通"代谢闸门"（metabolic gate）的方式打开能量平衡和生殖功能之间的"联系通道"，容许启动青春期发育。青春期发育启动的早期征象是出现睡眠相关的 LH 脉冲，以后白天亦出现 LH 分泌峰。FSH 较 LH 升高早，青春前期 FSH/LH 比值增高，青春末期两者比值下降，月经期 FSH/LH 比值>1。FSH 促进卵泡发育，雌激素分泌增多，加速生长，刺激女性第二性征发育（乳腺发育、生殖道成熟及女性体型发育）。在女性青春期，血清抑制素随 FSH 平行增加，直至达到成人水平。此后，抑制素-FSH 负反馈关系建立。除性激素外，青春期发育还与甲状腺素、生长激素和 IGF-1 有关。

(一) 特发性性早熟　　特发性性早熟也称体质性或功能性性早熟,是小儿真性性早熟的常见原因,占女孩性早熟的80%~90%。家族发病者为常染色体隐性遗传,性腺提前发育、青春期过早来临,性成熟过程按正常青春期顺序进行,下丘脑-垂体-性腺轴功能建立后有排卵性月经周期和生育力。

1. 发病机制　　发病机制尚未完全明了,可能由于某些尚未明确的原因(某些调节基因突变或雌激素受体多态性等)使中枢神经系统生理发动点或下丘脑对性腺发育的抑制失去控制,下丘脑GnRH或垂体促性腺激素过早分泌所致[8]。经仔细检查未发现患儿任何病理变化,但约半数患儿的脑电图有异常表现,促性腺激素及性激素基础水平增高。LH脉冲频率及幅度和对GnRH刺激反应均在正常的青春期范围内[9-11]。

2. 临床表现　　临床表现的差异较大。多数在4~8岁间发病。15%~20%患儿在2.5岁前出现性征发育。据报道,

女孩起病年龄最早可在出生后1个月开始阴毛生长,3个月出现第1次月经来潮。一般先有乳腺发育,继之或同时出现阴毛生长,多数情况下阴毛随同外生殖器的发育而出现。随着外生殖器发育,腋毛和月经随之出现,月经周期开始不规则,不排卵。当卵巢完全成熟后出现排卵,此时女孩有可能妊娠(曾有5.5岁女孩怀孕的报道)。在性发育过程中,患者的身高、体重增长和骨骼成熟相应加速。这种快速生长主要是由于性腺类固醇激素刺激GH和IGF-1升高所致,但并非所有的患者发育速度都增快,也有发育速度缓慢或时快时慢的情况。由于骨骺闭合提前,出现童年高、成年矮小的发育曲线。约1/3的患者成年身高不足150cm,牙齿和智力的发育一般与其年龄相一致。患者除身高矮于一般群体外,其余均正常,其精神心理状态与实际年龄相称。性早熟患者生长激素结合蛋白(GHBP)明显升高,并与体脂含量增高有关;但与身高、年龄、青春分期、IGF-1及睾酮/雌二醇水平无关。判断下丘脑-垂体促性腺激素轴成熟的LH切割值见表2-8-6-6。

表2-8-6-6　提示下丘脑-垂体促性腺激素轴成熟的LH切割值报道

报道者,年份	GnRH(100μg)兴奋试验	LH峰值		
		峰值时间(分钟)	LH测定	切割值(U/L)
Oerter,1990	LH峰值		RIA	>15(女)
				>25(男)
Neely,1995	LH峰值	30	ICMA	>5(男、女)
Cavollo,1995	LH峰值	30~45~60	IRMA	>15
Eckert,1996	LH峰值	40	ICMA	>8.0
Brito,1999	LH峰值	30~45	IFMA	>6.9(女)
				>9.6(男)
Brito,2004	亮丙瑞林3.75mg皮埋2小时LH值	30~45	IFMA	>10(女)
Resende,2007	LH峰值	30~45	ICMA	>3.3(女)
				>4.1(男)
			IFMA	>4.2(女)
				>3.3(男)

注:RIA:放射免疫法;ICMA:免疫发光法;IRMA:免疫放射法;IFMA:免疫荧光法

性早熟女孩并不出现过早闭经,但在成年期发生乳腺癌的危险性增高,性腺类固醇激素、LH和LH脉冲频率与幅度如同正常青春期,6岁以上起病的女孩往往伴有肾上腺功能初现提前。青春期发育较早者易于发生肥胖、胰岛素抵抗和与肥胖相关的其他疾病。

(二) 真性性早熟　　中枢神经系统的肿瘤或非肿瘤性病变如脑积水、感染、囊肿或创伤可引起真性性早熟,占女性性早熟的10%左右;其中半数以上为肿瘤所致。常见的肿瘤有松果体瘤、视神经胶质瘤、下丘脑错构瘤、鞍上畸胎瘤、神经纤维瘤、星形细胞瘤和室管膜瘤。

1. 发病机制　　尚未明了,可能是颅内肿瘤的局部浸润、瘢痕结构和颅内压增高影响脑内抑制GnRH脉冲发生器的神经通路,GnRH脉冲提前出现而启动青春期发育。错构瘤是一种非进行性生长的肿瘤,肿瘤内含有异位激素分泌性神经元、纤维束和胶质细胞,异位GnRH分泌细胞脉冲式释放GnRH。肿瘤中的GnRH神经纤维与下丘脑正中隆起相连,但错构瘤引起的GnRH释放不受在中枢神经系统的控制,错构瘤的GnRH神经纤维的功能相当于异位性GnRH脉冲

发生器。错构瘤引起性早熟的发病年龄多小于3岁,可合并中枢神经系统异常(如癫痫、痴呆等)。由于CT和MRI的广泛应用,此病的诊断率逐年提高,其中约10%伴有性早熟表现。此外,蛛网膜囊肿亦可引起下丘脑-垂体功能异常和真性性早熟。脑积水引起性早熟的机制尚未明了,由于脑积水引流治疗后大部分病例的生殖周期启动和维持功能正常,故认为导致生殖系统功能异常的机制可能与GnRH有关,亦可能与机械性压迫、缺血、神经传导反馈通路的破坏有关。

2. 临床表现　　中枢神经系统病变所致性早熟的性征发育与特发性性早熟相似。除性征发育外,同时伴随颅内疾病的其他相应症状,如多饮、多尿、发热、肥胖或过度消瘦、精神异常、智力发育迟缓、头痛、呕吐、惊厥、肢体瘫痪及视力障碍等。值得注意的是,有相当一部分患者的颅内肿瘤生长缓慢,而首先出现的是性早熟表现,尔后才逐渐出现颅内高压或神经组织受损的症状和体征。真性性早熟可受孕[12]。

(三) 家族性真性性早熟

1. KISS1和KISS1R活化性突变　　吻肽或其受体(KISS1/KISS1R)突变或MKRN3失活性突变可提取激活下

丘脑 GnRH 分泌,引起中枢性性早熟(CPP)。KISS1R (GPR54)失活性突变引起低促性腺激素性性腺功能减退症[13-16],而活化性突变(如 KISS1R p. Arg386Pro 或 KISS1 p. Pro74Ser)则导致 CPP。此外,引起 CPP 的其他候选基因有 GABRA1、NPY-Y1R、LIN28B、TAC3、TACR3、TTF1、EAP1 等[13-20]。

2. MKRN3 失活性突变　MKRN3 位于 15q11. 2 的 Prad-er-Willi 综合征基因区,印记基因 MKRN3 编码的碎环指状蛋白 3 参与蛋白质的泛素化和细胞信号传递,由于母源性基因印迹,MKRN3 蛋白仅来源于父源性基因拷贝的 RNA 转录物,MKRN3 蛋白结构及其突变位点见图 2-8-6-2。MKRN3 缺陷是最常见的遗传性家族性 CPP 的病因,目前的病例主要发生于女孩,偶尔见于男性。CPP 发病率 1∶500∼1∶10 000。MKRN 3 突变所致的家族性真性性早熟病例见表 2-8-6-7。

表 2-8-6-7　MKRN3 突变所致的家族性真性性早熟病例报道

| 家族 | 病例 | MKRN3 突变 | | 表型(岁) | 诊断 | | | LH | | 基础 FSH | E_2 | 睾酮 |
		DNA	蛋白		年龄(岁)	乳腺/外生殖器发育	骨龄(岁)	基础值	LHRH 兴奋后			
美国(1)	1	637delC	Arg213GlyFs73	乳腺发育 5.7	6.5	2	7.7	0.8	14	3.8	25	–
	2	637delC	Arg213GlyFs73	性腺发育 8.0	8.7	3	11	2.9	20	2.5	–	78
	3	637delC	Arg213GlyFs73	乳腺发育 6.5	6.7	2	7.8	1.1	17	4.5	15	–
巴西(2)	4	1171-1172insA	Tyr391	性腺发育 6.2	7.0	3	7.0	1.2	6.7	1.5	–	116
	5	1171-1172insA	Tyr391	性腺发育 5.7	6.0	3	6.0	1.6	11	0.8	–	548
巴西(3)	6	475-476insC	Ala162GlyFs14	乳腺发育、阴毛发育 5.0	8.1	3	10	4.1	–	3.1	–	216
	7	475-476insC	Ala162GlyFs14	乳腺发育	9.7	2	9.7	–	7.4	13	13	–
美国(4)	8	475-476insC	Ala162GlyFs14	乳腺发育、阴毛发育 5.0	8,8	3	11	1.0	12	5.9	16	–
	9	475-476insC	Ala162GlyFs14	乳腺发育 6.4	6,5	3	8.3	–	7.4	13	13	–
巴西(5)	10	482-483delC	Pro161ArgFs10	乳腺发育 5.4	7.8	3	11	1.0	12	5.9	16	–
巴西(6)	11	482-483insC	Pro161ArgFs16	乳腺发育 6.0	6.1	4		1.3	–	5	36	–
巴西(7)	12	482-483insC	Pro161ArgFs16	乳腺发育 3.0	7.9	3	8.8	3.4	–	10	80	–
巴西(8)	13	482delC	Pro161ArgFs10	乳腺发育、性腺发育 6.0	6.1	4	11	1.8	62	4.9	60	–
巴西(9)	14	675-676insA	Pro161Argfs16	乳腺发育 4.0	7.9	3	8.8	12	–	4.7	62	–
巴西(10)	15	766-767delA	Pro161Argfs16	乳腺发育 6.0	6.7	3	12	1.6	–	4.6	20	–
巴西(11)	16	482-483insC	Pro161Argfs10	乳腺发育、性腺发育 6.3	6.8	3	7.8	2.7	17	6.5	47	–
比利时(12)	17	1095G>T	Arg365Ser	乳腺发育 6.2	6.6	2	9.3	2.0	19	4.4	–	67
	18	1095G>T	Arg365Ser	乳腺发育 6.2	6.9	2	12	0.1	7.3	7.0	49	–
	19	1095G>T	Arg365Ser	乳腺发育、性腺发育 6.2	9.7	3	9.4	0.5	7.7	3.6	15	–
巴西(13)	20	1249T>A	Phe417Ile	乳腺发育、阴毛发育 5.4	6.4	3	8.8	0.3	7.5	4.4	44	–
希腊(14)	21	1018T>G	Cys340Gly	乳腺发育 6.0	7.1	3	10	1.3	39	3.8	23	–
	22	1018T>G	Cys340Gly	性腺发育 6.0	9.2	2	10	0.7	14	1.3	–	41

注:LH 和 FSH 单位 U/L,E_2 单位 pmol/L;睾酮单位 ng/dl

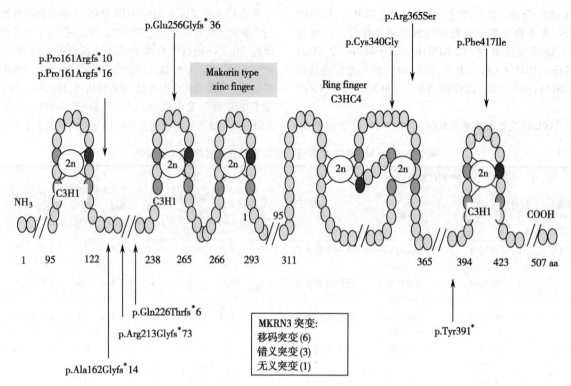

图 2-8-6-2　MKRN3 蛋白结构与突变位点

MKRN3 蛋白含 5 个锌指结构域(3C3H 基序,1 个含有泛素连接酶活性的 C3HC4 环状基序和 1 个 MKRN 特异性
Cys-His 结构域)

(四) 兼有真性性早熟的性发育特点

1. 青春期起病的先天性肾上腺皮质增生症　绝大多数先天性肾上腺皮质增生症(如 11-羟化酶缺陷症和 21-羟化酶缺陷症)患者可有假性性早熟甚至假两性畸形。但如果患者经糖皮质激素和盐皮质激素治疗,血浆 ACTH 受抑制,肾上腺产生的性腺类固醇减少,由于此前延误诊断和治疗,患者骨龄提前,如已达到青春期启动的骨龄界限值,患者可出现下丘脑-垂体-性腺轴功能的激活,引起真性性早熟(true precocious puberty)。同样,以往曾用性腺类固醇治疗患者亦可出现下丘脑 GnRH 脉冲释放并引起真性性早熟,但这些情况少见。

2. McCune-Albright 综合征　详见第 6 篇第 3 章第 9 节。本症以不规则皮肤咖啡色素斑(café-au-lait spot)、缓慢进展的多发性骨纤维发育不良和性早熟为特点。本症以女性多见,性早熟既不依赖于 GnRH 又不被过多雌激素抑制。由于 G 蛋白偶联受体的 α 亚单位突变导致腺苷酸环化酶持续激活,细胞内 cAMP 增高,受体自动激活使性腺细胞自动分泌激素,因而被归于非 GnRH 依赖性性早熟类型中。由于卵巢自主活化,出现自主性囊状卵泡,雌激素分泌增加,无排卵;卵巢中有多个囊状卵泡,有时呈单个较大卵泡囊肿,卵巢不对称囊肿可自发性闭锁,但不被 GnRH 激动剂抑制。血 LH 处于青春期前水平,LH 对 GnRH 反应不敏感,但对芳香化酶抑制剂有反应。因此,McCune-Albright 综合征所致的性发育兼有真性性早熟的特征,称为继发性中枢性青春期发育提前(combined secondary central precocious puberty),其原因未明,可能与患者在青春期发育前体内类固醇激素的慢性作用有关。

3. 原发性甲减　详见第 2 篇第 4 章第 13 节。甲减引起

GnRH 脉冲发生器被轻度激活但无身高骤长,但其本质类似于真性性早熟。幼年和少年期甲减多表现为生长延迟、性发育迟缓和闭经;少数可出现性早熟[21],表现为乳腺发育、小阴唇增大、阴道黏液涂片可见雌激素影响的变化。一般无阴毛生长,部分患儿身材矮小,骨龄常落后于实际年龄。卵巢内可出现单个或多个小囊肿,可伴有阴道不规则流血。确切的发病机制尚不清楚,患儿血 FSH 稍高于正常,夜间 FSH 脉冲分泌增加,推断可能有以下两方面的原因:①下丘脑 GnRH 脉冲发生器被轻度激活,刺激垂体 FSH 分泌而不兴奋 LH 分泌。垂体促性腺激素与促甲状腺激素的反馈机制有交叉反应,因此分泌促性腺激素的细胞就像 TSH 分泌细胞一样,对甲状腺激素缺乏反应。②下丘脑 TRH 释放增加,引起 FSH 分泌增多,常伴有 PRL 升高,故可出现溢乳。因 GH 下降,故骨成熟延迟而无身高骤长。

4. 雌激素样内分泌干扰剂　环境因素导致性早熟的确切机制未明,不同的因素可能作用于不同部位,分别起着促进 GnRH 分泌的作用[22]。雌激素样内分泌干扰剂,特别是作用较强的 EEDC,如二氯二苯三氯乙烷(DDT)、二噁英(dioxin)、聚氯乙苯(PCB)、双酚 A(BPA)、聚溴联苯(PBB)、邻苯二甲酸酯、硫丹、阿特拉津(atrazine)、折仑诺(zeranol)可干扰体内雌激素的正常合成、代谢与作用,引起或诱发性早熟。例如,植物雌激素可能具有降低乳腺癌风险作用,如果在女性的婴幼儿期和青春发育期摄入大量植物雌激素(如长期进食大量的豆类食品)不一定有益,甚至可能导致性早熟[23]。

5. 儿童肥胖和代谢综合征　儿童肥胖除了增加成年期的心血管病风险外,还可能是女性性早熟的重要原因。过多

的脂肪组织(尤其是婴幼儿期肥胖)能促进女性青春期发育,但对男孩的青春期发育有某种抑制作用(可能与肥胖导致kisspeptin系统功能紊乱相关)。青春期发育前期肥胖还可引起女性高雄激素血症,与PCOS的关系亦相当密切。发生机制未明,但临床的确存在这种现象。其中,最值得关注的是肥胖引起的胰岛素抵抗及其并发的高胰岛素血症[24]。另外,人们观察到,体质性生长加速(即出生后突发生长,constitutional advancement of growth,CAG)又与儿童期肥胖和青春期发育提前相关。CAG反映了个体的生长和青春期发育特征,其特点是出生后突发生长,而1岁内生长速度减缓,然后转为正常。引起CAG的病因未明,但与遗传性身材过高、婴儿喂养过度和宫内发育迟缓无关。几乎全部特发性青春期发育提前的女孩伴有CAG,并容易发生儿童期肥胖[25]。

6. Turner综合征与性早熟　详见本章第10节。约1/3的Turner综合征患者自发性青春期发育,15%能发育完全并有月经来潮。性早熟极少见。发病机制未明,是否与嵌合性核型或三体X综合征(triple X syndrome,47,XXX)或其变异型(如46,XX/47,XXX、47,XXX/48,XXXX、45,X/47,XXX、45,X/46,XX/47,XXX)有关未明。大约1/3的患者有自发性青春期发育,但一般不会进展至正常月经来潮,个别患者出现性早熟[26-30],这些患者的身材均较高或正常。约50%的Turner综合征患者完全缺失一条X染色体,另外半数患者为嵌合型或结构异常的X染色体,如46,X,i(Xq)、46,X,del(X)、46,X,r(X)等,这些患者的共同特点是身材矮小和性腺功能衰竭。约1/3的患者有自发性青春期发育,其中少数出现月经初潮,个别(如Xp22.1)表现为青春期发育提前(性早熟),身材正常或稍矮小,可伴有Graves病。出现这些性发育和性征差异的原因与缺失基因的调节功能有关,如果保留了调节月经和躯体生长发育的主要基因,则可以有正常月经甚至性发育提前。此外,雌激素缺乏减弱其对下丘脑的负反馈抑制作用,出现FSH突发分泌的机会增加,而TSH升高也可通过与FSH受体的交互效应而诱发性早熟。

7. 营养不良与性早熟　多数营养不良女性伴有青春期发育延迟,个别在恢复期出现性早熟。

【假性性早熟发病机制与临床表现】

假性性早熟(pseudoprecocious puberty)系不完全性同性性早熟,是性腺或肾上腺来源的或外源性雌激素刺激靶器官,造成第二性征发育及月经来潮。因未建立正常下丘脑-垂体-性腺轴功能,故无生育力。非GnRH依赖性青春期发育提前的病因见表2-8-6-8。

(一)雌激素瘤/异位HCG瘤　卵泡囊肿和卵巢肿瘤(颗粒细胞瘤、鞘膜细胞瘤等)是女性假性性早熟常见原因。"自主性"卵泡囊肿(follicular cyst)具有分泌雌激素的功能,促使性征发育和阴道流血。卵巢畸胎瘤、绒毛膜上皮癌、生殖细胞瘤、肝肿瘤仅分泌HCG时并不引起女性性早熟(除非同时分泌雌激素),因为在缺乏FSH时,单纯HCG与LH不能刺激卵巢合成雌激素。肾上腺女性化肿瘤可引起假性性早熟,其雌激素来源于肿瘤本身,或由雄烯二酮在肾上腺外转化而成。B超检查有助于卵泡囊肿与实质性卵巢肿瘤鉴别。卵巢囊肿可分泌雌二醇,引起乳腺发育甚至非周期性阴道出血。

表 2-8-6-8　非 GnRH 依赖性青春期发育提前的病因

后天性疾病
　　使用外源性类固醇激素
　　严重甲减
　　HCG 分泌瘤
　　　肝脏肿瘤
　　　性腺绒毛膜上皮瘤
　　　畸胎瘤
　　肾上腺肿瘤
　　睾丸肿瘤
　　Leydig 细胞增生或 Leydig 细胞瘤
　　卵巢肿瘤
　　粒层细胞瘤和门细胞瘤
　　分泌雌激素的卵巢囊肿
先天性疾病
　　CYP21A2 失活性突变
　　CYO11 和 HSD3B2 失活性突变
　　糖皮质激素受体失活性突变
　　McCune-Albright 综合征(Gsα 活化性突变)
　　DAX-1 突变
　　LH 受体活化性突变(睾酮中毒症)
　　CPY19(芳香化酶基因)活化性突变

家族性男性青春期发育提前(familial male-limited precocious puberty)亦称睾酮中毒症,是由于LH受体基因的活化性突变所致,一般在2~4岁出现青春期发育的体征,其特点是LH和FSH正常(或降低),但血清睾酮在GnRH刺激后明显升高。

(二)遗传综合征　Peutz-Jeghers综合征的主要病变为黏膜皮肤色素沉着、消化道息肉瘤和性索瘤。因肿瘤分泌雌激素而出现不完全性性早熟,偶尔伴支持细胞-间质细胞瘤。非对称身材矮小-性发育异常综合征罕见,病因未明,患儿有身材矮小、骨龄延迟和头颅及面骨发育异常,表现为倒三角形脸、口角向下、身材明显不对称,指、趾骨并指或第5指(趾)内弯、短小畸形。34%的患儿有性早熟,女孩为主,智力大多正常。此外,遗传性卵鞘膜细胞增生也可引起假性性早熟。

(三)雌激素　含雌激素的药物如口服避孕药及其他含雌激素的食物等均可引起假性性早熟。母亲于妊娠期间口服避孕药或雌激素可导致女性胎儿性早熟。幼女误食口服避孕药可出现乳腺发育及阴道流血及乳头、乳晕褐色色素沉着。亦有幼女吮吸服用避孕药的母亲的乳汁而发生本症的报道。

(四)严重甲减　严重原发性甲减患者并发性早熟和多发性或巨大的卵巢囊肿,称为Van Wyk-Grumbach综合征,其发病机制未明,可能与TSH和抑制素过度而长期分泌,交叉性激活卵巢组织的FSH受体有关,故多见于病情严重而未给予合适治疗的女性儿童[31-43]。

【青春期发育正常变异的发病机制与临床表现】

正常人群的青春期发育存在一些变异,称为正常青春期发育变异(variants of the normal pubertal development),主要有三种表现形式:①单纯性乳腺发育初现(isolated precocious thelarche);②单纯性阴毛初现(isolated precocious pubarche);③单纯性月经初现(isolated precocious menarche)。

(一)单纯性乳腺发育提前　单纯性乳腺发育提前(isolated precocious thelarche)除乳腺发育外,没有雌激素分泌增多的其他症状和体征,骨龄和生长速度正常。多见于3岁左右的女性,数月后可自动康复,或逐渐进入青春期发育,基础血清 LH 及性类固醇激素相当于青春期前水平,偶尔 FSH 和抑制素 B 升高。盆腔超声有助于早期诊断,追踪观察患者是否进展为完全性性早熟(14%)。乳腺过早发育以乳腺发育优先而其他性征发育相对落后为特征。乳腺过早发育(precocious thelarche)是指 8 岁前出现一侧或双侧乳腺发育而无其他性征发育,无骨龄提前。常见于 2 岁左右幼女,患者很少超过 4 岁。可于数月或数年后自然消退,少数可持续到青春期,有时乳腺有硬结,发育的乳腺消退迟缓,但雌激素对阴道细胞的影响不明显,子宫不增大。雌激素稍高或正常,卵巢一般不增大,可出现单个或数个小卵泡,卵泡可时而消退,时而出现,且往往与乳腺变化一致。FSH 达青春期水平,对 GnRH 有反应,LH 处于青春期前水平,对 GnRH 无明显反应。发病机制可能为:①暂时的 FSH 和/或 LH 分泌促使卵泡发育,雌激素暂时性增多;②青春前期乳腺组织对低水平雌激素较敏感;③新生儿期促性腺激素的分泌未及时终止,体内的促性腺激素导致雌激素分泌,在循环中维持一定水平;④血清 SHBG 增高,非 SHBG 结合的睾酮及游离睾酮降低,生物可用性降低,可能导致乳腺雌/雄激素的比例改变。

此外,临床上还存在介于单纯性乳腺过早发育和中枢性性早熟之间的性早熟类型。Stanhope 报道了 10 例患儿除有乳腺过早发育外,表现有自发性促性腺激素分泌和卵巢增大,卵巢的超声形态改变介于两者之间。用 GnRH-A 治疗无效,提示其乳腺发育不依赖促性腺激素而周期性变化很可能是由于卵泡增殖异常所致,这种情况称为变异型乳腺过早发育(thelarche variant)。据报道,儿时有过乳腺过早发育的女孩常常有高胰岛素血症、IGFBP-1 和 SHBG 降低及游离雄激素指数增高,因而,对乳腺过早发育患儿要进行长期追踪观察。

(二) 单纯性青春期发育提前 单纯性青春期发育提前(isolated precocious pubarche)可能与出生低体重、肥胖有关。

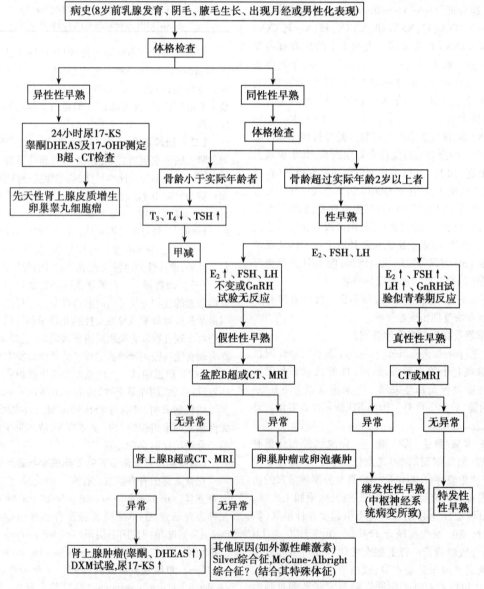

图 2-8-6-3 女性性早熟的诊断与鉴别诊断程序
DXM:地塞米松;DHEAS:脱氢异雄酮硫酸酯;17-KS:17-酮类固醇;E₂:雌二醇;↑:升高;↓:下降

表现为阴毛、腋毛生长和骨龄提前,生长速度加快。但必须用 ACTH 兴奋试验排除先天性肾上腺皮质增生症可能。肾上腺功能早现(阴毛早现)是指阴毛、腋毛提早出现而无其他性征发育的一种性发育变异。常发生于 6 岁以后的儿童,亦有早至数月龄者,系由于肾上腺雄酮过早分泌或毛囊对雄激素的刺激过度敏感,但也有报道系卵巢囊肿暂时性分泌雄激素所致的病例。DHEA、DHEAS、雄烯二酮和睾酮、尿 17-酮类固醇升高,升高的程度与正常性毛发育Ⅱ期的激素水平相当,促性腺激素不高,对 GnRH 反应似青春期前状况,骨龄和身长稍高于实际年龄,但无骨骼过度成熟,亦无生长突增。若骨龄过高且睾酮达青春期水平,则应考虑类固醇激素合酶缺陷症可能。本症一般为自限性,无须治疗,多可正常地进入青春期。

(三) **单纯性月经初潮提前** 单纯性月经初潮提前仅有阴道出血(8 岁前),常在冬季发病,阴道出血没有周期性特点,且缺乏性早熟的其他表现。月经初潮早现属于较少见的不完全性性早熟征象,以月经初潮优先为特征。临床表现为女童单一性月经来潮提前,而无其他性征发育。常见于 1~6 岁幼女,月经初潮早现属于一过性变化,预后较好。雌激素波动相当于青春期前雌激素水平的高值,促性腺激素不升高。可能与一过性卵巢功能活动增强或卵巢囊肿有关。

【**异性性早熟的发病机制与临床表现**】

(一) **先天性肾上腺皮质增生症和肾上腺性征综合征** 详见第 2 篇第 6 章第 6 节。先天性肾上腺皮质增生症或肾上腺性征综合征(adrenogenital syndrome)糖皮质激素合成受阻,对垂体 ACTH 的抑制减少,ACTH 合成增多,刺激肾上腺皮质增生,合成的雄激素增多。另外,17-羟孕酮及孕酮不能转变为糖皮质激素,而向雄激素转变。如发病在胚胎发育 20 周内(尿道、阴道形成期),出现外阴性别模糊,成为女性假两性畸形;发病在此以后者,出生后发生异性性早熟。此外,肾上腺腺瘤、肾上腺癌或卵巢睾丸细胞瘤可分泌过多雄激素而导致女性男性化。

(二) **睾丸雌激素分泌瘤** 发生于儿童期的 Leydig 细胞瘤分泌雌激素,患者伴有女性化征象。发生于成人期的 Leydig 细胞瘤分泌的雌激素量多,血浆雌激素明显升高,并通过负反馈调节使 LH 和 FSH 降低,继而睾酮降低,雌激素/雄激素比值明显升高,患者出现男性乳腺发育症、性欲减退、阳痿和对侧睾丸萎缩[44]。

【**辅助检查与诊断**】

女性性早熟的诊断与鉴别诊断程序及乳腺发育提前的诊断流程见图 2-8-6-3 和图 2-8-6-4。病史采集时,要追问是

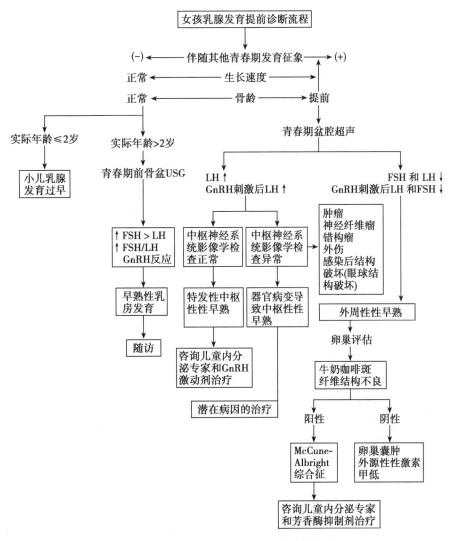

图 2-8-6-4 女孩乳腺发育提前的诊断流程

否误服避孕药,哺乳母亲是否服用避孕药,有无摄入含性激素的营养食品等情况,1~2个月前有否头部外伤史,以及有无产伤、抽搐、癫痫及感染等病史,是否有性早熟家族史。了解发病年龄、病程长短、进展快慢和生长情况,病程中有无头痛或视力障碍等。体查中要特别注意:①应记录身长(上部量与下部量的比例)、胸围、臀围、体重、脂肪的分布和体型的状态,记录性征发育的分期及外生殖器发育的情况。一般用乳腺发育约相当于骨龄11岁,月经来潮约相当于骨龄13岁来评价性腺发育情况。②全身检查还应注意McCune-Albright综合征、甲减、Silver综合征等所特有的体征,如皮肤色素斑、异常头颅外形,并注意有无神经系统异常的体征。检查皮肤时应注意皮肤色素改变、有无痤疮、毛发生长、皮脂分泌过多和有无男性化表现等。③腹部、盆腔检查,注意有无腹痛、腹部肿块等。在随访过程中,要特别注意早期的和进展缓慢的亚临床颅内肿瘤存在的可能,脑部器质性病变所致的性早熟患儿,其内分泌改变和骨龄特征与特发性者相似,但颅脑CT、MRI、脑电图、脑电地形图、头颅X线等特殊检查有可能发现异常征象,在出现性征发育的前后或同时有颅内器质性疾病的相应症状和体征。

(一)诊断依据 性激素和促性腺激素的分泌有明显的年龄特点。2岁前,男、女儿童血FSH,女童血雌二醇和男童血睾酮含量皆较高,而2岁后明显下降,至青春期开始后再度升高。青春发育前男童血睾酮<1.75nmol/L,雌二醇<37.5pmol/L;女童睾酮<0.7nmol/L,雌二醇<75.0pmol/L。但常规的激素测定往往因误差大而误导诊断[45]。

1. **真性性早熟** 真性性早熟时,LH和FSH升高,并有周期性变化。特发性性早熟患儿血清FSH、LH、睾酮及雌二醇含量均升高,部分与正常人重叠。DHEAS与实际年龄和骨龄的关系反映肾上腺功能初现,有助于真性性早熟的诊断(表2-8-6-9和表2-8-6-10)[46]。特发性真性性早熟患儿血清FSH、LH、睾酮及雌二醇含量均较正常同龄儿升高,但由于正常高限与病理性低限有重叠,故其诊断参考价值较低。必要时应测定DHEAS、孕酮、17-羟孕酮和HCG。当促性腺激素正常而雌激素升高时应考虑卵巢或肾上腺肿瘤,若雄激素明显升高应考虑异源性HCG分泌综合征可能;血孕酮升高提示为黄体瘤。

2. **假性性早熟** 先天性肾上腺皮质增生或肾上腺癌患者尿17-KS和尿17-羟类固醇(17-OHCS)增加,肾上腺癌患者尿17-酮增加不能被小剂量地塞米松抑制。17-羟孕酮、11-去氧皮质酮、尿17-酮类固醇和尿17-羟类固醇对性早熟有鉴别意义。先天性肾上腺皮质增生或肾上腺癌患者尿17-KS和尿17-羟类固醇(17-OHCS)增加,肾上腺癌不能被小剂量地塞米松抑制。

表2-8-6-9 女性血浆DHEAS正常值与骨龄的关系

实际年龄 (岁)	DHEA (μmol/L)	骨龄(岁)	DHEAS (μmol/L)
6	0.8(306)	6	0.73(276)
9	3.2(1170)	9	3.10(1130)
11	3.0(1130)	11	4.33(1560)
13	4.6(1690)	13	7.10(2610)
15	6.9(2540)	15~16	3.90(1450)
17~20	6.3(2320)	–	–

注:DHEAS:脱氢异雄酮硫酸盐

表2-8-6-10 常见性早熟类型的性激素变化特点

类型	FSH-LH	E$_2$	睾酮	DHEAS	17-羟 孕酮	GnRH 试验
特发性	↑	↑	↑	↑	–	青春期反应
中枢性	↑	↑	↑	↑	–	青春期反应
性腺性	–	↑	可能↑	–	–	无反应
Albright 综合征	–	↑	可能↑	–	–	无反应
肾上腺性	–	↑	可能↑	可能↑	可能↑	无反应

注:DHEAS:脱氢异雄酮硫酸酯;E$_2$:雌二醇;↑:升高;–:无变化

3. **肾上腺功能早现与阴毛早现** 属于青春期发育正常变异(normal variants of puberty)范畴,应与肾上腺皮质增生症及雄激素分泌瘤鉴别,前者仅表现为阴毛和腋毛早现,无其他性征发育,而后者伴有体毛增多,身高、体重迅速增长,骨龄提前,出现痤疮和嗓音变粗等。Neville等回顾总结了89例(女性7~9岁)阴毛早现的病因,35%伴有低体重,24%伴早熟,91%伴有体重增加,90%的阴毛早现者存在以上危险因素中的1个或多个。因此,性早熟和SGA伴阴毛早现和超重/肥胖,而与出生时的体重或孕龄无关。

(二)头颅X线、CT、MRI及骨龄检查 性早熟的影像检查选择与意义见图2-8-6-5。骨龄超过实际年龄2岁以上者考虑为性早熟,骨龄延迟者提示甲减。蝶鞍X线片、眼底及视野检查等有助于了解有无颅内病变。性早熟的基本X线表现为骨骺提前出现、骺板过早融合、骨龄大于年龄。因骺板过早闭合致长骨粗短、骨皮质增厚、骨密度增高。颅骨板障可增厚,鼻窦及乳突过早发育,牙齿提前出现。偶可见喉软骨和肋骨过早钙化。如性早熟系继发于其他疾病的伴随征象(如Albright综合征),则会出现其他相应的伴随征象或骨骼畸形。X线检查发现鞍上钙化提示颅咽管瘤;松果体钙化并蝶鞍扩大、变形提示颅内肿瘤,颅内肿瘤可引起眼底视盘水肿,头部CT和MRI检查可了解颅内病变,对于排除继发性真性性早熟有重要价值。对于鉴别肾上腺肿瘤及卵巢肿瘤也有重要价值。有人在用MRI诊断中枢性性早熟时,根据垂体上部表现凹面程度进行分级(1级:明显凹陷;2级:轻度凹陷;3级:扁平;4级:轻度凸出;5级:明显凸出),认为垂体分级对青春期前期儿童性早熟诊断有重要价值,4级以上者应高度怀疑中枢性性早熟可能。

脑器质性病变时,脑电图和脑地形图常有异常改变。部分特发性性早熟的脑电图出现弥漫性异常,包括不正常的慢波伴阵发性活动以及尖波、棘波等改变。腹部和盆腔B超检查可了解肾上腺、卵巢和子宫大小及形态。

(三)GnRH和氯米芬兴奋试验 鉴别诊断的第一步是确定PP是否为GnRH依赖性。GDPP是由于下丘脑-垂体-性腺轴提前启动而引起的性发育,2岁以下男孩的睾丸体积>4ml或直径>2.5cm提示睾丸受到了促性腺激素的刺激,但LH受体活化性突变(睾酮中毒症)、HCG分泌瘤、肾上腺残留睾丸组织和DAX-1突变亦可引起轻度的睾丸增大。女性的青春期发育过程和表现与正常完全相同,只是年龄提前,最早表现是生长速度加快和乳腺发育。

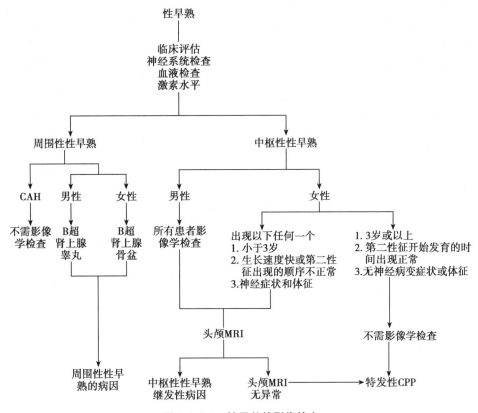

图 2-8-6-5　性早熟的影像检查
USG:超声扫描;CPP:中枢性性早熟;PPP:周围性性早熟

1. GnRH 兴奋试验　真性性早熟注射 GnRH 后 30 分钟即见 LH、FSH 较基础值增高 2 倍或更高,而假性性早熟和下丘脑-垂体-性腺轴功能尚未完全成熟的真性性早熟,无反应或反应低下。乳腺过早发育者,该试验的反应为 FSH 峰值明显升高,而 LH 反应不明显。一般认为中枢性性早熟,GnRH 刺激后 LH/FSH>1;而单纯性乳腺过早发育,LH/FSH<1。近年提倡应用亮丙瑞林兴奋试验诊断性早熟。注射亮丙瑞林后,如果从基础雌二醇≥37pmol/L(10ng/L),LH≥0.3U/L 升至峰值,LH≥5.0U/L,雌二醇≥184pmol/L(50ng/L),可认为属于正常反应。在临床上,如果发现女孩存在性早熟的可疑表现,而随机血清 LH 和雌二醇水平降低,应该做亮丙瑞林兴奋试验[47]。

GnRH 依赖性 PP 以女性常见,高于男性 3~23 倍,并以特发性多见。其次见于 kisspeptin-GPR54 系统的分子突变;再次为中枢神经系统的疾病,如下丘脑血管瘤、脑肿瘤、脑发育缺陷、严重或创伤等。而男性的 2/3 是神经系统疾病所致,尤其是脑肿瘤(50%)。如果血清的基础 LH>0.6U/L 可以确立 GnRH 依赖性青春期发育提前(GDPP)的诊断,经过 GnRH 刺激后,LH 的峰值>9.6U/L(男性)或>6.9U/L(女性)则更支持诊断(表 2-8-6-11);长效的 GnRH 类似物可以替代 GnRH 的作用,切点值是 2 小时的 LH 峰值>10U/L(IFMA),GnRH 刺激后的 FSH 测定对诊断无意义,但基础水平被明显抑制提示 GDPP;血清睾酮和雌二醇升高分别是男性或女性青春期发育提前的良好指标,但血清雌二醇降低不能排除女性青春期发育提前的诊断。相反,雌二醇升高而 LH 明显降低强烈支持非 GnRH 依赖性青春期发育提前;男性青春期发育提前者还应测定 HCG、TSH、FT_4 和肾上腺雄激素及其代谢产物。

表 2-8-6-11　提示 GnRH 依赖性性早熟的血清 LH 切点

LH 峰值	测定方法	切点值
0 分钟	RIA	>15U/L(女性),>25U/L(男性)
30 分钟	ICMA	>5U/L(女性和男性)
30、45、60 分钟	ICMA	>15U/L
40 分钟	ICMA	>8U/L
30~45 分钟	IFMA	>6.9U/L(女性),>9.6U/L(男性)
30~45 分钟	ICMA	>3.3U/L(女性),>4.1U/L(男性)

注:测定血清 LH 峰值的方法是应用 100μg 的 GnRH 静脉注射,于注射后不同时间采血,方法为 IFMA(immunofluorometric method)

2. 氯米芬兴奋试验　对判断下丘脑-垂体-性腺轴成熟与否有一定价值,但目前已较少应用。试验前测定 FSH、LH 基础水平,随后服用氯米芬 100mg,连续 5 天,第 6 天复测 FSH、LH 后,若较基础值升高 50%,说明下丘脑-垂体-性腺轴成熟。有助于鉴别真性与假性性早熟。儿童的氯米芬用量酌减。

(四)中枢性性早熟与乳腺过早发育及肾上腺功能早现的鉴别　女性 5~8 岁发生的乳腺发育很难与乳腺过早发育及肾上腺功能早现鉴别(表 2-8-6-12),GnRH 兴奋试验的帮助不大,此时应定期追踪观察,不宜过早给予药物干预。男孩出现外生殖器发育提前应特别警惕下丘脑-垂体、肾上腺或睾丸肿瘤引起的假性性早熟可能。

表 2-8-6-12 中枢性性早熟与乳腺过早发育及肾上腺
功能早现的鉴别

鉴别点	乳腺过早发育	肾上腺功能早现	中枢性性早熟
病例数	21（女性）	15（女12，男3）	71（女58，男13）
年龄	5.04±0.46**	6.0±0.55*	7.78±0.18
骨龄	6.73±0.57**	8.64±0.57	10.46±0.25

注：* P<0.05（与青春期组比较）；** P<0.005（与青春期组比较）

很难对具体病例做出合适诊断时，可先给予必要心理疏导和药物治疗。

1. 良性肾上腺功能初现提前 为一种发生于 6 岁前的自限性疾病，特点是阴毛和腋毛早现，皮脂增加和出现成年音调，但无性发育，躯体生长可能稍加速，而骨龄、中枢神经影像检查和血清 DHEA 正常；但需要应用 ACTH 刺激试验排除迟发型先天性肾上腺皮质增生症。GnRH 试验显示为青春期发育前特征。

2. 良性乳腺发育提前 乳腺发育可能明显提前（最早为 18 月龄），但始终不能进入至 Tanner Ⅲ~Ⅳ 期，一无其他青春期发育表型。生产速度和骨龄与正常儿童一致，血清 LH、FSH 和雌二醇正常，卵巢超声无增大。多数患儿可自发性恢复，不需要进行治疗干预。

3. 良性月经初潮提前 少见。病因未明，可能与卵巢暂时性活动且能自动停止有关，有些患者与暴露外源性雌激素有关。

4. 良性男性青春期乳腺发育 一般发生于青春发育期的中后期，乳腺增大对称或不对称，一般持续 1~2 年后消退。如果睾丸无相应发育，应定期观察，排除器质性病变可能。家族性男性乳腺发育（familial gynecomastia）为一种 X 性连锁遗传或限性显性遗传（sex-limited dominant trait）性疾病，乳腺发育见于围青春发育期，患者无其他发育和躯体病变。如果伴有性腺功能减退症，则需要仔细查找器质性病因。病理性男性乳腺发育见于 Klinefelter 综合征、PRL 分泌瘤和许多药物（大麻或吩噻嗪类制剂）。

5. 体质性和特发性性早熟 性发育（包括乳腺发育和突发生长和骨龄）时间提前，身材和骨龄高于同龄儿童，除了成年后身材矮与正常外，无其他生长发育异常。血清 FSH、LH、性激素和 GnRH 刺激试验反应显示为青春期发育，下丘脑-垂体和性腺无病变，甲状腺和肾上腺激素正常。

6. 中枢神经和下丘脑-垂体病变 临床表现同体质性和特发性性早熟，MRI 可能显示神经系统异常或视野缺损。

7. 促性腺激素分泌瘤 松果体、性腺、纵隔、肝脏或腹膜后等部位的肝细胞瘤、肝脏母细胞瘤、生殖细胞瘤、畸胎瘤或绒毛膜上皮细胞瘤等分泌 HCG 亚基（以 β 亚基为主），男性儿童出现不完全型性早熟表现，女性儿童无表现；偶尔亦见于 FSH 分泌瘤或 LH 分泌瘤。

8. 外周性性早熟 表现为不完全型性早熟，因卵巢或肾上腺雄激素增多而出现女性雄性化，但血清 FSH 和 LH 降低。

9. McCune-Albright 综合征 性早熟伴有多发性骨纤维结构不良和皮肤 café-au-lait 斑，部分患者还伴有甲亢或 Cushing 综合征。

10. 外源性性激素 青春期发育前儿童摄入性激素引起第二性征发育，FSH 和 LH 水平被抑制。女孩口服雌激素或避孕药者乳头着色而无阴毛生长为其特点。口服雄激素制剂的男孩可有阴茎发育和阴毛生长，但无睾丸发育。

11. 反性发育（contrasexual development） 当女孩阴毛提前出现或过早发育时，应考虑功能性或病理性高雄激素血症可能，其中最常见的病因是先天性肾上腺皮质增生症、肾上腺功能初现提前或多囊卵巢综合征。单纯性多毛者应考虑口服避孕药、特发性或家族性多毛症可能。但是，当雄性化（阴蒂肥大、肌肉发达等）同时伴有低雌性化（女性体型不足与乳腺发育不良）时可以肯定是病理现象，促进的原因有卵巢或肾上腺肿瘤、Cushing 综合征、高泌乳素血症、垂体 GH 瘤、外源性雄激素使用、雄激素主要抵抗等。男性反性发育的常见原因是肾上腺的雌激素分泌瘤。

【治疗】

青春期发育提前（precocious puberty，PP）治疗的对象或指征由青春期进展的速度、骨龄、预计身高和心理状态等因素决定。按照经典的定义，如果女性的第二性征在 8 岁前或慢性的第二性征发育在 9 岁前达到 Tanner 2 期，即可诊断为青春期发育提前，但是近期的研究发现，慢性和女性的正常青春期发育可以分别提前到 7.7 和 7.6 岁。女性在 7~8 岁出现乳腺发育可以称为青春期发育加速、提早的正常青春期发育或迅速进展的乳腺发育初现变异（rapid progressive thelarche variant）；这些女孩不需要治疗，其最终身高亦基本正常。因此，在不存在其他症状或异常的情况下，青春期发育提前的诊断可能相当困难。青春期发育提前的诊断应该得到促性腺激素/性类固醇激素增加、躯体发育加速、骨龄提前的证实；其次，如果在追踪观察中，青春期发育并不再进展，则应诊断为正常变异的青春期发育提前（early normal puberty with normal variant）而非青春期发育提前。

GnRH 类似物给中枢性性早熟的治疗带来了革命，但目前的应用仍存在许多问题。因此，Lawson Wilkins 儿科内分泌学会和欧洲儿科内分泌学会发表了有关 GnRH 类似物临床应用共识。该共识指出，GnRH 类似物增加成年身高的疗效是肯定的，但仅见于<6 岁的女性中枢性性早熟。该类药物对患者的精神心理有不利影响，不推荐作为增重或增加骨量的治疗[48]。

（一）病因治疗 性早熟的治疗目标是消除病因，抑制性发育直至正常青春期年龄，尽量促使身高达到最终身长，注意情绪变化，必要时进行健康教育和性教育。肿瘤能够完全切除者，治疗效果及预后良好；而肿瘤不能完全切除者的预后不佳。对肿瘤不能完全切除者，可行部分切除并辅以放疗或化疗。对病因无法去除如脑膜炎后遗症等，可采用药物控制或阻止病情发展。甲状腺功能减退者于甲状腺激素替代后，性早熟可消退；先天性肾上腺皮质增生患者可采用皮质醇类激素治疗；性发育变异一般不需治疗，但需追踪观察。

（二）心理咨询与性教育 大多数患者最终发育除身高较一般人矮小外，其他完全正常，故不需特殊处理，但应对患儿和家属做好解释，告知本病的有关知识，解除顾虑，消除好奇、恐惧和害羞心理，避免遭受身心创伤。

(三) GnRH 类似物或 GnRH 激动剂治疗

1. 制剂特点与药理作用　GnRH 类似物或 GnRH 激动剂(GnRH-A)的高活性是由于其与 GnRH-A 受体的结合亲和性很高和不易被酶降解。现有的 GnRH-A 制剂可用于皮下注射、肌内注射或鼻内喷射。卵泡早期对 GnRH-A 的反应最敏感,可使血 LH 和 FSH 明显升高,但长期使用导致垂体失敏和受体降调节,开始出现垂体失敏,继而引起受体降调节和低促性腺激素性性腺功能减退症。使用长效 GnRH-A 1~3 周后出现下丘脑-垂体-性腺抑制[49]。因此,GnRH-A 可用于治疗 GnRH 依赖性早熟、子宫内膜异位症、子宫肌瘤(术前)所致的贫血和前列腺癌。亦可试用于子宫出血和卵巢雄激素分泌过多所致的多毛症等。GnRH 类似物(激动剂)对 6 岁内发病者的身高增加作用明显,但对体重、精神抑郁和骨密度的影响仍无定论。GnRH 类似物对非中枢性性早熟的治疗益处亦需要进一步观察[18]。常用的缓释亮丙瑞林(抑那通)剂量 60μg/kg,每月肌内注射 1 次,效果更好。在治疗期间,每隔 1~3 个月复查血睾酮、雌激素、身高、骨龄和第二性征,注意卵巢和子宫发育情况。

2. 使用指征和用法　GnRH-A 的使用指征是:①女孩或男孩的第二性征发育、身高增加速度和骨龄在 6 个月至 1 年内增加明显者(如大于年龄的 2.5 倍标准差);②血睾酮持续升高,>2.5nmol/L(>75ng/dl)的男孩(8 岁前);③血雌二醇≥36pmol/L(10pg/ml)者;④9 岁以前女孩已有月经来潮者。⑤存在严重精神-心理压力或异常,而迫切要求治疗者。⑥中枢神经系统器质性病变引起的性早熟伴 GH 缺乏者。GnRH-A 首剂用量为 80~100μg/kg,一般于 2 周后再注射 1 次,此后每 4 周注射一次,每次的剂量为 60~80μg/kg,但需要根据个体的反应(性征、性腺类固醇水平、骨龄和身高增长速度等)调整用量,总疗程至少 2 年或在到达 12 岁年龄时停用。如果身高增加缓慢,而骨龄仍在 13 岁以下,可加重组的人 GH 治疗,促进身高生长。但如骨龄已经成熟,GH 不能增高[50]。

3. 临床疗效和不良反应　GnRH-A 起效快,一般治疗一年可获稳定效果。在用药开始的第 1~2 个月出现性征进一步发育,骨生长加速,甚至偶尔月经来潮,继而性征消退,月经停止,生长速度减慢。最终身长取决于开始用药时性征发育的阶段、药物剂量是否足够和停药时的骨龄(表 2-8-6-13)。单用 GnRH 治疗不能达到预测身高,加用 GH 更有效[51]。如果 LH 基础分泌和对 GnRH 刺激的反应如同青春期前水平,不考虑用 GnRH-A 治疗。GnRH-A 的主要不良反应为雌激素缺乏和绝经样症候群[51]。多数患者亦因雌激素缺乏而发生低骨量,长期应用宜加用小剂量雌激素和孕激素(add-back 疗法)。个别患者有过敏反应(主要是鼻吸者)。

表 2-8-6-13　评价 GnRH 类似物治疗促性腺激素依赖性性早熟疗效的 LH 切割值

报道者/年份	GnRH 100μg 兴奋试验后 LH 值	LH 峰值		
		峰值时间(分钟)	测定方法	切割值(U/L)
Parker/1991	LH 峰值	20~40	IRMA	<1.75
Cooks/1992	夜间随机 LH 值	–	RIA	<4.0
Witchel/1996	LH 峰值	–	DELFIA	<1.75
Lawson/1999	LH 峰值	40	ICMA	<2.0
Bhatia/2002	LH 峰值	40~60	ICMA	<3.0
Brito/2004	LH 峰值	120	IFMA	<6.6
Brito/2004	LH 峰值	30~45	IFMA	<2.3
Bodaru/2006	亮丙瑞林 7.5mg 皮埋后 LH 值	40	ICMA	<4.5

注:RIA:放射免疫法;ICMA:免疫发光法;IRMA:免疫放射法;IFMA:免疫荧光法;DELFIA:时间分辨免疫荧光法

(四) 其他药物治疗

1. 芳香化酶抑制剂　男性的骨龄主要是由睾酮转换而来的雌激素促进生长板成熟的反应,因而芳香化酶抑制剂可通过延长生长板的成熟期而具有增高作用,可用于特发性矮小、体质性生长延迟、青春期发育延迟和儿童 GH 缺乏症的治疗。睾酮内酯(testolactone)是一种芳香化酶抑制剂,可以阻断睾酮转化为雌激素。家族性男性青春期发育提前(睾酮中毒症)的治疗较困难,一般可用酮康唑阻断睾丸和肾上腺的雄激素合成,或使用雄激素受体拮抗剂、雌激素受体拮抗剂或芳香化酶抑制剂治疗。

2. 甲羟孕酮　甲羟孕酮可抑制中枢促性腺激素的分泌,对性激素的合成也有直接抑制作用。可使发育的乳腺缩小,甚至退化到未发育状态;白带减少或消失,月经停止;但对骨骼的生长无抑制作用,骨骺提早融合。一般每日 2 次,每次 5~10mg;或肌内注射 100~200mg/m²,每 1~2 周 1 次。

3. 醋酸氯地孕酮　醋酸氯地孕酮具有拮抗促性腺激素分泌和拮抗雄激素作用,副作用较甲羟孕酮少,用量 2~4mg/d,疗程依据疗效而定。

4. 环丙孕酮　环丙孕酮具有抗雄激素、抗促性腺激素和孕酮类作用,抑制 ACTH 分泌,使皮质醇降低。常用量每天 70~100mg/m²,分 2 次服用,或每 2~4 周肌内注射 100~200mg/m²。用药后可出现疲劳、乏力等不良反应。

(五) 假性性早熟治疗

可根据患者具体病因采用甲羟孕酮、睾酮内酯、酮康唑、螺内酯(安体舒通)、氟他胺(氟硝丁酰胺)或法倔唑(fadrozole)。甲羟孕酮能有效抑制睾丸或卵巢类固醇激素的产生,使卵巢囊肿退化,患者生长速度和骨成熟速度减慢。酮康唑治疗肾上腺性腺类固醇激素过多,酮康唑能有效抑制性腺和肾上腺性腺类固醇激素产生过程中许多步骤(主要是细胞色素 P450C17)。一般每次口服 200mg,每天 2~3 次。但由于能同时抑制皮质醇的合成,可引起暂时性肾上腺皮质功能不全,在患者骨龄已达到青春期年龄时可出现 GnRH 依赖性真性性早熟,此时可合用 GnRH-A。另外,酮康唑对肝功能有毒性作用。

【女性原发性甲减并发性早熟】

1960 年,Van Wyk 和 Grumbach 报道 1 例原发性甲减伴性早熟和卵巢增大与多囊病例,该甲减患者伴有乳腺发育、子宫出血和卵巢多囊(表2-8-6-14),故女性原发性甲减并发性早熟又称为Van Wyk-Grumbach综合征。之后有不少零星病例报道;其共同特点是甲减女性因FSH升高引起的性早熟,甲减多为自身免疫性甲状腺病的后果;LHRH兴奋试验显示FSH明显升高而LH被抑制,因此其性早熟属于非Gn-RH依赖性。

表2-8-6-14　Van Wyk-Grumbach综合征的临床表现

临床表现	垂体扩大
典型甲减表现	生化检查结果
生长发育延迟	血清TSH明显升高 FT_4 明
月经提前	显降低
乳腺发育提前±溢乳	血清 E_2 升高
阴毛和腋毛缺乏	血清FSH升高或为正常高值
影像结果	血清LH降低
卵巢增大伴多囊	LHRH刺激试验显示低平反
青春期发育子宫	应
骨龄延迟	血清PRL升高

TSH、FSH和LH均为糖蛋白激素,过量TSH可与FSH受体结合,诱导FSH介导的性腺发育,而TRH可诱发高PRL血症,进一步抑制下丘脑-垂体的LH分泌。TSH刺激卵巢和乳腺FSH受体,引起乳腺与卵巢发育,有时伴有黏液水肿性病变,但无卵泡黄体化因缺乏LH和肾上腺雄激素的作用,故无阴毛和腋毛生长。Sertoli细胞和Leydig细胞表达甲状腺激素受体,甲状腺激素调节睾丸的早期发育。男性儿童原发性甲减可伴有巨睾症,而无明显雄性化,睾丸组织学检查可见曲细精管成分,但Leydig细胞数目正常,亦支持FSH介导的病理变化。在青春发育期FSH受体对FSH和TSH特别敏感,当TSH水平升高时,乳腺和卵巢被刺激而发育。

部分Van Wyk-Grumbach综合征患者伴有血清PRL升高。在缺乏甲状腺激素负反馈抑制TSHh和TRH的情况下,垂体TSH细胞增生也刺激PRL分泌。此外,E_2升高也减弱了其对PRL的抑制作用,引起PRL进一步增高。由于PRL抑制LH,加上活化素-抑制素-卵泡抑素轴功能异常而导致FSH与LH呈分离状态。PRL还致敏卵巢与乳腺组织,使其对E_2和FSH更敏感,故引起性腺发育。Van Wyk-Grumbach综合征的诊断必须根据以下几点:①原发性甲减;②骨龄延迟;③表观假性性早熟,皮肤条纹状色素加深(TSH刺激皮肤MSH受体所致);④血清LH降低而FSH升高;⑤乳腺发育,卵巢增大多囊。Van Wyk-Grumbach综合征应与卵巢肿瘤、真性性早熟、McCune Albright综合征鉴别。

(赵立玲　莫朝晖)

第7节　闭经与月经过少

闭经和月经过少可分为原发性、继发性、生理性和假性四种。年龄满18岁后月经尚未来潮,或16岁既无月经亦无性征发育,或第二性征发育成熟2年以上仍无月经来潮者称为原发性闭经(primary amenorrhea)或原发性月经过少(primary oligomenorrhea)。月经周期已建立,而停经3个周期或时间超过6个月者称为继发性闭经(secondary amenorrhea)或继发性月经过少(secondary oligomenorrhea)。妊娠及绝经属于生理性闭经(physiologic amenorrhea),假性闭经(pseudo-amenorrhea)是因某些生理缺陷而引起的一种假象,其月经周

期和质量均正常。闭经和月经过少在生育期女性中的发病率可高达1%~2%,其中50%以上有家族史。

【分类和病因诊断】

根据月经发生的生理过程,原发性与继发性闭经和月经过少的病因可分为子宫性、卵巢性、下丘脑-垂体性及其他原因所致者分类[1]。内分泌疾病所致者的病因见表2-8-7-1。

表2-8-7-1　闭经和月经过少的病因

下丘脑疾病	卵巢FSH受体不敏感综合征
Kallmann综合征	卵巢肿瘤
下丘脑炎症	先天性卵巢发育不良
下丘脑其他病变	子宫疾病
尿崩症	先天性无子宫
神经性厌食	先天性子宫发育不良症
下丘脑功能紊乱	始基子宫
蛋白-营养不良症及体重过轻者	子宫内膜病变
药物	全身性疾病
垂体疾病	单纯性肥胖
垂体肿瘤占位性病变	家族性高脂血症
空泡蝶鞍综合征	蛋白-营养不良综合征
腺垂体功能减退症	重症全身性疾病
促性腺激素缺乏症	慢性代谢性疾病
高PRL血症	慢性感染性疾病
外周内分泌疾病	遗传性疾病
甲状腺疾病	45,XO综合征
甲亢	46,XX性发育不良症
甲减(罕见)	46,XY性发育不良症
慢性淋巴细胞性甲状腺炎	睾丸女性化
肾上腺疾病	其他性染色体异常
慢性肾上腺功能不全	吻肽/吻肽受体突变
先天性肾上腺皮质增生症	药物性闭经
Cushing综合征	避孕药
肾上腺肿瘤	雌激素
卵巢疾病	噻嗪类利尿药
多囊卵巢综合征	多巴胺受体阻断剂
卵巢早衰	阿片类
卵巢合成类固醇激素酶缺陷/抵抗	麻醉药
	苯丙胺
卵巢LH受体不敏感综合征	

生理性闭经是指发育期、妊娠期、哺乳期和绝经期所发生的闭经,出现在青春发育前期、妊娠期、哺乳期、绝经过渡期和绝经后期。在青春期发育前期,月经初潮后2~3年内,月经周期常不规则。受孕后妇女由于卵巢黄体产生大量孕酮,刺激子宫内膜增生而不脱落,所以无月经。分娩后至停止哺乳前的一段时间,因卵巢功能尚未恢复,故有闭经。40岁以上的妇女因卵巢功能逐渐衰退,月经稀少至数月一次,直至绝经。

(一)闭经分类　闭经和月经过少的诊断与鉴别诊断首先要依据详细询问月经史(初潮年龄、月经周期、经期、经量),同时了解生长发育史、幼年健康史、先天性缺陷或其他疾病史,以及疾病治疗史(服药情况、有无手术或放射治疗等)和家族史等。已婚妇女则需了解结婚史(婚前和婚后的生理变化、性生活情况、生育史、产后并发症等)和导致闭经的诱因(精神刺激、环境改变、特殊疾病)等。体检的项目主要有生长发育、体格、智力、营养、身长、体重、面容、表情、畸形、四肢和躯干比例、姿势与步态等。应重点检查内外生殖器(发育、有无

畸形或残缺)、乳腺发育、毛发分布、溢乳和第二性征。

1. 真性闭经 指除了生理性闭经外,因各种原因(如精神因素、营养不良、贫血、结核、刮宫过度、内分泌功能紊乱等)造成的周期性子宫内膜出血停止而无月经来潮。

2. 假性闭经 又称隐经,因先天性发育不良或后天性损伤而引起下生殖道粘连闭锁致月经不能排出;常见于无孔处女膜、阴道横膈、阴道/宫颈管闭锁等,导致经血潴留在阴道内或子宫腔内,并可进一步反流入输卵管或腹腔内。因此,其子宫内膜有周期性变化,并可脱落,故称为假性闭经。

(二)闭经的异常背景 目前已经发现了多种闭经相关性候选基因(表 2-8-7-2),是闭经易感性个体差异的作用原因,但这些候选基因的临床意义仍需进一步研究。

表 2-8-7-2 闭经相关候选基因

染色体	研究者、年份	对绝经的影响(年)	基因或基因区域
候选基因			
12q13	Keevenaar 等,2007	-2.6	AMHR2
13q13	Tempfer 等,2005	+1.5	APO-E
	He 等,2009	-1.93	
2p21-22	Hefler 等,2005	-0.8	CYP1B1
	Long 等,2006	-1.0	
	Long 等,2006	+1.2	
	Long 等,2006	+0.7	
	Mitchell 等,2008	+2.6	
6q25	Weel 等,1999	-1.1	ERα
13q34	van Disseldorp,2008	+0.8	FⅦ
1q23	van Asselt 等,2003	-3.1	FV
	Tempfer 等,2005	-2.4	
5q21-22	Zhang 等,2007	+1.58	HDC
1p13	Mitchell 等,2008	+1.9	HSDB1
GWA 研究			
19q13.4	He 等,2009	-0.49	BRSK1,THEM224,SUV420H2
	Stolk 等,2009	+0.39	
	He 等,2009	-0.47	BRSK1,THEM224,SUV420H2
	Stolk 等 2009	-0.38	
	He 等 2009	-0.43	BRSK1,THEM224,SUV420H2
	Stolk 等,2009	-0.43	
	He 等,2009	-0.40	BRSK1,THEM224,SUV420H2
	Stolk 等,2009	-0.31	
	He 等,2009	+0.36	BRSK1
	He 等,2009	+0.33	HSPBP1,BRSK1
20p12.3	He 等,2009	+1.07	TRMT6,MCM8
	Stolk 等,2009	+0.50	MCM8
5q35.2	He 等,2009	+0.39	UIMC1
	He 等,2009	+0.39	UIMC1
	He 等,2009	+0.39	UIMC1,ZNF346
	He 等,2009	+0.36	HK3,UIMC1
	He 等,2009	-0.30	UNC5A,HK3
13q34	Stolk 等+2009	+0.52	ARHGEF7
6p24.2	He 等,2009	+0.29	GCM2,SYCP2L

(三)原发性与继发性闭经的鉴别 首先应根据病史区别是原发性闭经抑或继发性闭经,然后根据个人史、家族史、体格检查等可为闭经的病因诊断提供重要线索,见表 2-8-7-3。原发性闭经与继发性闭经的鉴别诊断思路有所不同,

继发性闭经的鉴别诊断思路见图 2-8-7-1,原发性闭经的鉴别诊断思路见图 2-8-7-2。

(四)闭经的病因鉴别 闭经的病因鉴别往往需要从多个方面(症状、体征与实验室发现等)来考虑;根据闭经所伴有的特征进行鉴别较为实用,优点是鉴别效率高而迅速。一般可将闭经分为三类,即:①闭经不伴性腺功能减退;②闭经伴性腺功能减退;③闭经伴性腺功能减退及雄激素过多(表 2-8-7-4)。需要注意的是,此处所定义的性腺功能不包括生殖功能,只考量性激素(雌激素、孕激素和少量雄激素)的分泌功能。

表 2-8-7-3 闭经/月经稀少的诊断线索

临床线索	临床意义
个人史	
过度运动,消瘦,慢性病,药物	下丘脑性闭经
月经初潮和月经史	原发性/继发性闭经
处方药物	由药物的性质和剂量决定
中枢神经化疗、放疗	下丘脑性闭经
盆腔放疗	卵巢早衰
心理应激,营养,运动史	神经性厌食,神经性贪食
性行为	妊娠
家族史	
遗传缺陷	原发性闭经
阴毛分布	雄激素不敏感综合征
母亲和姊妹月经史	
体格检查	
生长状况,生长图	体质性生长与青春期发育延迟
BMI	PCOS
颈蹼,短肢,乳头间距过宽	Turner 综合征
子宫缺乏,无阴毛	米勒管发育不良
高血压,肥胖,紫纹,肌萎缩	Cushing 综合征
阴道横膈,处女膜闭锁	假性闭经
外生殖器异常	雄激素不敏感综合征
系统综合征	
嗅觉缺失	Kallmann 综合征
周期性腹痛伴乳腺胀痛	假性闭经,米勒管发育不忍受
泌乳,头痛,视野异常	垂体瘤
多毛,痤疮	PCOS,先天性肾上腺皮质增生
甲亢,甲减	甲状腺疾病致闭经
血管运动症状	卵巢早衰

表 2-8-7-4 闭经与性腺功能减退的关系

闭经不伴性腺功能减退(功能性闭经)
过度运动,应激
体重下降,减肥
慢性疾病
子宫性闭经
隐经(女膜闭锁、阴道发育异常、宫颈闭锁等)
甲减
药物
闭经伴性腺功能减退(下丘脑-垂体-卵巢器质性疾病)
低促性腺激素性性腺功能减退症
下丘脑性闭经,性腺功能减退症
垂体性闭经,性腺功能减退症
高促性腺激素性性腺功能减退症
卵巢性闭经(卵巢发育不全、卵巢早衰、PCOS 等)
运动性闭经
自主神经性卵巢功能障碍综合征
闭经伴性腺功能减退及雄激素过多
Cushing 综合征
PCOS
PRL 瘤
肾上腺肿瘤
卵巢肿瘤

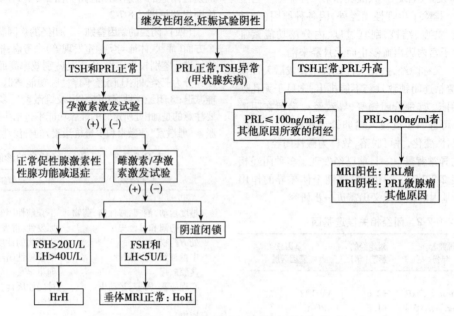

图 2-8-7-1 继发性闭经的鉴别诊断思路

HoH:低促性腺激素性性腺功能减退症;HrH:高促性腺激素性性腺功能减退症

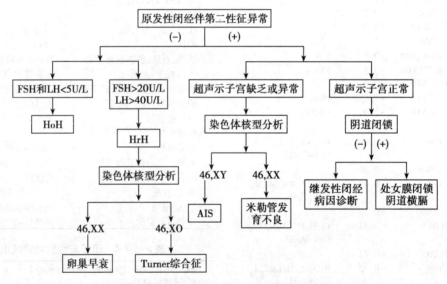

图 2-8-7-2 原发性闭经的鉴别诊断思路

AIS:激素不敏感综合征

因闭经性疾病的激素变化特点见表 2-8-7-5。在高促性腺激素情况下,早期闭经(45 岁前)的发生率约 5%,其中 1% 发生于 40 岁前;月经减少伴选择性 LH 高分泌见于 PCOS 患者和 6%~8% 的成年女性。在低促性腺激素情况下,成年女性的下丘脑性闭经率 2%~5%。

【子宫性闭经】

子宫性闭经者的月经调节功能正常,但子宫内膜对卵巢的周期性活动无反应。子宫性闭经的主要病因有米勒管不发育和发育不全、睾丸女性化和雄激素受体基因突变、睾丸类固醇酶缺陷症、子宫内膜损伤(Asherman 综合征)、子宫内膜发育不全或萎缩和隐经(cryptomenorrhea)。

(一)米勒管发育不全 先天性米勒管缺乏见于米勒管不发育-单侧肾不发育-宫颈/胸腔体节异常(aplasia of the Müllerian duct,unilateral renal agenesis,anomalies of the cervicothoracic somite,MURCS)综合征及其他各种染色体畸变疾病。米勒管发育不全又称 Mayer-Rokitansky-Kuster-Hauser 综合征,是由于米勒管中期发育停止或发育不同步所致。临床上表现为原发性闭经,但卵巢发育和功能正常,第二性征发育亦正常。可有生殖道缺陷、单角子宫、双角子宫、始基子宫、双子宫及实体子宫等畸形(先天性无子宫少见,单角、双角、残角及双子宫不引起闭经)。或合并泌尿道和骨骼畸形、腹股沟疝及先天性心脏病等。处女膜闭锁、阴唇粘连及米勒管发育异常造成子宫颈或阴道上段闭锁(如阴道横膈、斜隔等),可造成经血潴留(假性闭经)。

表 2-8-7-5　闭经性疾病性腺激素变化的鉴别意义

性腺激素	FHA(应激/体育锻炼)	FHA(神经性厌食)	FHA+PCOS	PCOS	POF/POI	肥胖型闭经
LH	降低→正常	降低→显著降低	正常→降低	正常→升高	正常→升高	正常→降低
FSH	降低	正常→降低	正常→降低	正常→降低	升高	正常→降低
E$_2$	降低	显著降低	正常→降低	正常→降低	正常→降低	正常→降低
睾酮	降低→正常	降低	正常→升高	升高	正常→降低	正常→升高
DHEAS	正常→降低	降低	正常	正常→升高	正常→降低	正常→降低
AMH/MIS	正常	正常	正常→升高	正常→升高	降低	正常→降低

注:FHA:functional hypothalamic amenorrhea,功能性下丘脑性闭经;POF:premature ovarian failure,卵巢早衰;POI:premature ovarian insufficiency,卵巢功能提前减退;E$_2$:estradiol,雌二醇;DHEAS:dehydroepiandrosterone sulfate,去氢异雄酮硫酸盐;AMH(MIS):anti-Müllerian hormone,Mullerian-inhibiting substance,抗米勒管素/米勒管抑制素;PCOS:polycystic ovary syndrome,多囊卵巢综合征

（二）46,XY 性发育障碍和类固醇合酶缺陷　雄激素受体基因突变致原始内、外生殖器不能向男性方向分化而自然发育为女性表型。胚胎期分泌抗米勒管素（AMH）使米勒管退化,故患者虽为女性表型,但没有子宫和完整阴道。能产生少量雌激素,有乳腺发育,但发生原发性闭经。患者的临床表现可轻可重,临床分为完全性和不完全性两型。完全性睾丸女性化的外生殖器可为女性型,雄激素受体部分缺陷者可表现为女性表型,阴蒂肥大,间性外生殖器（性发育障碍,两性畸形）等。完全性雄激素不敏感综合征者的外阴呈女性,阴毛少,阴道为盲端,较短浅,子宫缺如,偶尔在大阴唇内可扪及睾丸。常因原发性闭经而就诊。乳腺发育丰满,外生殖器正常,但乳晕苍白,乳头小,阴毛和腋毛缺乏。染色体核型46,XY,尿17-酮和血睾酮达正常同龄男性水平。不完全性雄激素不敏感综合征少见,外阴似男性假两性畸形;可有阴蒂肥大或矮小阴茎,阴道极短。B 超检查可发现腹腔内或腹股沟睾丸;血睾酮和 FSH 正常,E$_2$ 降低,LH 升高;染色体核型46,XY,血清电解质、皮质醇正常,尿17-羟类固醇正常。睾丸类固醇酶缺陷症见于17-羟化酶（CYP17）、3β-羟类固醇脱氢酶缺陷症等,睾丸能产生 AMH,但不能产生雄激素,患者为女性外生殖器,但无子宫和完整阴道,青春期发育延迟或原发性闭经[2]。

（三）子宫内膜损伤　子宫内膜损伤综合征可见于严重的子宫内膜感染,如子宫内膜结核,产后或流产后感染等,常并发宫腔粘连。放射治疗或过度刮宫引起者亦较常见。子宫内膜发育不全或萎缩除先天性子宫内膜发育不全外,子宫内膜萎缩的常见原因是哺乳时间过长[3]。

（四）处女膜闭锁和阴道发育异常及宫颈闭锁

1. **处女膜无孔**　无孔处女膜又称处女膜闭锁（imperforate hymen）。如果出生后处女膜仍未穿破称处女膜无孔。是由于泌尿生殖窦上皮增生的下界向外阴、前庭贯穿所致。其典型的临床特征是青春期发育后无月经来潮,出现逐渐加重的周期性、痉挛性腹痛。阴道宫腔经血潴留,甚至形成盆腔积血。血肿压迫尿道及直肠,引起尿频、尿急、尿痛、肛门坠胀、便秘,压迫输尿管引起输尿管和肾盂积水。盆腔积血引起下腹部肌紧张、压痛、反跳痛等腹膜刺激症状。经血经输卵管进入腹腔可发展为子宫内膜异位症。肛检可发现囊状包块。妇科检查可发现处女膜无开口而膨出,表面呈紫蓝色,黏膜变薄。肛检可触及压向直肠的张力大而有压痛的包块。子宫增大、触痛,双侧附件均增厚,触痛明显。在处女膜

膨隆处穿刺,抽出不凝固的暗黑色血液即可确诊。B 型超声或 CT 检查可探及阴道、宫腔及输卵管内积液。处女膜无孔需与先天性无阴道和阴道闭锁相鉴别。

2. **阴道发育异常**

（1）先天性无阴道:若米勒管不发育或发育不良或阴道腔发育障碍,则形成先天性无阴道。青春期后出现周期性下腹疼痛,或无月经来潮,或婚后性交困难,或不孕。患者第二性征发育正常,外阴呈女性,乳腺发育良好,卵巢功能正常,但无阴道,若婚后较长时间才就诊者,可以发现前庭区有一因性交而形成的浅窝。大多患者在盆腔内触及一条索状痕迹子宫。若子宫内膜功能正常,就诊者时可发现小子宫,或可触及痛性子宫。血清性激素呈育龄妇女周期性变化特点。B 超、CT 等影像学检查可证实上述发现,并可发现泌尿生殖系统畸形（如一侧肾缺如或盆腔肾等）。

（2）阴道闭锁:米勒管发育正常,泌尿生殖窦未形成阴道下段而发生下 2/3 阴道闭锁（atresia of vagina）,其上为正常阴道和子宫。此外,严重外伤、阴道感染、放射治疗、药物腐蚀、灼伤以及手术等可引起阴道粘连或阴道完全闭锁。其临床症状同处女膜闭锁,如周期性下腹疼痛、原发性闭经等。妇科检查见外阴发育不良,处女膜无孔,表面颜色正常,不向外膨隆,但可触及壁厚的囊性感。肛检和经腹或经直肠 B 超检查可发现阴道囊性包块。在 B 超引导下,可抽出暗红色陈旧血液或巧克力样糊状物。如果由于严重外伤、阴道感染、放射损伤、药物腐蚀及手术引起的阴道粘连闭锁,可因粘连的范围及程度差异而表现为不同的月经异常;损伤发生在青春期前者表现为原发性闭经;发生在青春期后者则为继发性闭经。合并子宫内膜完全性损伤者仅表现为闭经。

（3）阴道横膈:以不完全性阴道横膈多见,可能是胚胎发育期是阴道板实体腔化发生障碍或不全所致,或胚胎时期已经腔化的阴道壁组织发生局部过度增生,突入阴道腔而形成阴道横膈。不完全性横膈者无闭经表现,完全性横膈者可出现周期性下腹疼痛、原发性闭经等表现。

3. **宫颈闭锁**　宫颈闭锁分先天性发育异常和后天性宫颈损伤后粘连两种。前者罕见,如无子宫内膜,则仅表现原发性闭经;若有子宫内膜,其表现类似于先天性无阴道。

（五）子宫发育不全或宫腔粘连

1. **先天性无子宫**　米勒管中段及下段未发育或在其发育早期停止或融合引起先天性无子宫,患者常因原发性闭经而就诊,其卵巢及第二性征发育正常,常合并无阴道。肛查、

B超、CT或MRI不能探及子宫。

2. 始基子宫 始基子宫又称痕迹子宫。由于受胚胎外环境的影响,米勒管汇合后不久即停止发育,遗留一管腔,由纤维和肌肉组织形成的细窄条索状结构组成,常合并先天性无阴道。临床表现为原发性闭经。肛诊及B超等检查发现一长1~3cm的小子宫,无宫腔。腹腔镜或剖腹手术可见一厚约0.5~1cm的扁平实心子宫痕迹。

3. 实质子宫 由于米勒管已整合,但未形成宫腔,多因原发性闭经和不孕就诊。

4. 子宫发育不全与子宫缺如 子宫发育不全又称幼稚子宫(infantile uterus)。由于米勒管汇合后短时期内停止发育,副中肾管发育不全或不发育而致。当婴儿出生时,子宫全长与宫颈之比为3:2,青春期发育后,此比例变为成人型3:1。如青春期后子宫较正常小,宫体与宫颈比例为1:1或2:3,称为幼稚子宫。临床表现为原发性闭经、月经稀少、痛经及婚后不孕。妇科检查时发现子宫较正常为小,宫颈占子宫全长的比例大于正常成人的1:3,宫体常因子宫前壁或后壁肌层发育不良而极度前屈或极度后屈。

5. 宫腔粘连 宫腔粘连、外伤性无月经或人流创伤性闭经综合征。病因主要有创伤因素和感染因素两个方面。创伤因素包括宫腔的各种手术操作,如人工流产、药物流产后刮宫、中期妊娠引产或足月产后刮宫等,或因非妊娠期诊断性刮宫、子宫内膜宫腔镜下切除术、黏膜下肌瘤摘除术、子宫肌瘤剔除术等所致。感染因素可因宫腔内手术造成,结核性子宫内膜炎或化脓性子宫内膜炎引起。临床表现与病因、粘连部位和程度有一定关系。多数无自觉症状,发生广泛粘连后可引起月经异常、继发性闭经、不孕、流产及其他产科并发症(如反复性流产、早产、前置胎盘、胎盘粘连或植入等),部分患者伴周期性腹痛。常在宫腔内手术操作后月经量明显减少或出现闭经。子宫稍大或正常,有轻度压痛及双侧附件压痛。

(六)假孕现象 假孕(pseudocyesis)患者渴望生育而出现抑郁、闭经、乳汁分泌,可有恶心呕吐、食欲不振等早孕样反应,是一种典型的心理-神经内分泌疾病。在患者认为怀孕时检查可见BBT持续高温相,血中PRL和LH分泌脉冲幅度增高,E_2、孕酮水平维持在黄体期,但患者得知自己未怀孕,其上述激素水平可急剧下降,随之月经可来潮。

(七)辅助检查 要了解外阴、阴道、子宫大小形态有无异常改变;诊断性刮宫检查取子宫内膜行病理检查,了解子宫内膜对体内卵巢激素的反应,还可确定内膜中是否存在结核病变。B超、MRI及子宫、输卵管碘油造影可了解子宫形态、大小和内膜腔的情况。腹腔镜可观察子宫、输卵管的外形,必要时行卵巢活检。患者的基础体温呈双相反应示有排卵。阴道细胞涂片检查可发现有无雌激素作用。阴道细胞涂片有正常周期变化者,说明闭经原因不在卵巢而是子宫内膜。若做孕激素试验,有撤退性出血表明体内有一定的雌激素刺激子宫内膜生长,闭经原因在卵巢水平以上。子宫内膜如有正常潜能,不论萎缩程度如何,雌激素试验均呈增生反应,停药即有撤退性出血。无出血则为子宫性闭经。Asherman综合征患者的下丘脑-垂体-卵巢轴内分泌功能检测正常。

(八)细胞遗传学检查 细胞遗传学检查主要包括X、Y性染色质,染色体检查和分带染色分析,如45,XO引起的Turner综合征患者X染色质阴性(因为必须有两个或两个以上X染色体时,才能出现X染色质),少数患者具有嵌合型的染色体核型(45,XO/46,XX、45,XO/7,XXX、45,XO/46,XY和45,XO/46,XX/47,XXY),必要时应作家谱分析。

(九)手术治疗 治疗Asherman综合征的目的是:①恢复子宫腔的正常容积与形态;②恢复子宫内膜的正常功能;③恢复生育能力。以前常用扩张宫颈分离粘连,但这种手术发生子宫穿孔风险及再粘连率高。宫腔镜粘连分解术是目前采用的主要治疗方式,对于膜性粘连、纤维肌性粘连可在宫腔镜下分离或用手术剪除;而对于结缔组织样致密粘连则需在B超或腹腔镜监护下行电切分离术,术后放置宫内节育环防止再粘连,使患者恢复月经来潮,达到生育目的。有人对于重度Asherman综合征还采用子宫肌层切割术等[3]。

人工月经周期治疗一般以3个月为1个疗程。叶酸每次5~10mg,每日3次。己烯雌酚1~2mg/d,20天停药。有撤退性出血者,于出血第5天再重复治疗,连续数个周期。无撤退性出血者,停10天重复治疗。

【卵巢性闭经】

卵巢性闭经是由于卵巢内源性雌激素缺乏而发生的闭经。引起卵巢内源性雌激素缺乏的原因有先天性卵巢发育不全、卵巢功能缺陷、卵巢激素分泌周期异常、卵巢结构破坏以及卵巢肿瘤等。人工周期试验阳性,血促性腺激素水平增高。引起卵巢性闭经的常见主要病因有:①先天性无卵巢或卵巢发育不良(少见);②卵巢被破坏,如手术、放疗、炎症;③卵巢肿瘤:有些卵巢肿瘤可产生雄激素,通过抑制卵巢功能而导致闭经;④卵巢早衰:40岁前闭经者伴不同程度的更年期症状。

(一)卵巢发育不全

1. 先天性卵巢发育不全 又称先天性卵巢发育不全综合征(如Turner综合征)或Schereshevkii-Turner XO综合征;除45,XO外,其他染色体核型为45,XO/46,XX、45,XO/47,XXX、46,Xi(Xq)等[4]。

2. Noonan综合征 详见本篇扩展资源15.10。Noonan综合征以及与该综合征相关的Leopard综合征、心-面-皮综合征、Costello综合征及神经纤维瘤病1型是一种罕见的遗传性疾病,其发病与丝裂原活化蛋白酶(RAS-MAPK)通路功能障碍有关[5]。

3. 多X综合征 患者的一个细胞至少含有3个X染色体,以47,XXX最常见。其临床表现与Turner综合征相似,但卵巢发育不全引起的原发性闭经及不孕发生率明显低于Turner综合征。外表如正常女性,但常伴有智力低下甚至精神异常。乳腺发育不良,卵巢功能异常,月经失调或闭经。有生育能力或不育,可伴有眼距宽、内眦赘皮、下颌突出、多发性骨骼畸形(如尺桡骨连合,第5指弯曲,髋膝外翻,脊柱侧凸,骶椎畸形)等。

4. 单纯性性腺发育不良症 单纯性性腺发育不良症即Savage综合征。可能因环境或X染色体长臂部分发生较小的缺陷导致卵巢不能正常发育所致。临床表现为原发性闭经,第二性征如外阴、乳腺、腋毛、阴毛等均可正常发育。体格和智力发育正常。无身材矮小、颈蹼、肘外翻等畸形。血卵巢激素水平低下，FSH 和 LH 升高。孕激素撤退试验阴性，腹腔镜检查或剖腹探查时仅见一条索状性腺。病理可见卵巢呈脂肪带状，伴大量原始绒毛，可见不同区域的间质细胞增生。除极少数患者外，无生殖细胞或各级卵泡。

5. 卵巢不敏感综合征　原发性闭经或 30 岁以前继发性闭经的女性，内源性促性腺激素水平升高，卵巢内有正常卵泡存在，但对大剂量内、外源性促性腺激素刺激呈低反应者，称为卵巢不敏感综合征或卵巢抵抗综合征。病因可能是由于卵巢促性腺激素受体或受体变异或受体后缺陷，使卵巢对促性腺激素的敏感性降低，从而使卵泡处于休止状态，不能发育成熟和排卵，E_2 分泌减少，内源性促性腺激素升高。也有学者认为是缺乏腺苷酸环化酶，或由于自身免疫因子对促性腺激素不敏感。临床上 ROS 较特发性卵巢早衰 POF 少见，占高促性腺激素性闭经的 10%～20%。

（二）继发性闭经　单侧条索状卵巢综合征（unilatered streaked ovarian syndrome）又名单侧条索状卵巢（Slotnick-Goldfarb 综合征）或 46,XX 索状卵巢综合征。第二性征为典型女性，子宫和输卵管形态大致正常，双侧卵巢发育不良，可有月经初潮，但经量较少，逐渐趋于月经稀发或继发性闭经，部分患者在闭经发生前后可出现围绝经期样表现，如无排卵，基础体温单相，原发不孕。妇科检查见外生殖器及阴道正常，子宫与育龄妇女者相同大小。腹腔镜检查见左侧卵巢呈纤维条索状，右侧卵巢发育不良，无排卵及黄体形成。激素测定提示卵巢激素水平低下，促性腺激素升高。染色体核型 46,XX。诊断性刮宫无腺体或间质，内膜萎缩。

（三）卵鞘膜增殖综合征　卵巢增大者为卵泡间质增生，间质内有数个或岛状黄素化卵鞘膜细胞增生（间质卵鞘膜增生）；若伴男性化表现时称为卵鞘膜增殖综合征（hyperthecosis syndrome），是一种严重的多囊卵巢综合征。大部分患者开始表现为月经减少，逐渐发展为继发性闭经，常伴有肥胖。面颊部、下颌及颈部多毛，可见胡须，喉结增大，乳腺萎缩或伴阴蒂肥大。阴道壁光滑，宫颈、子宫正常大小，双侧卵巢增大。血 E_2 和孕激素降低，睾酮增高，LH 和 FSH 正常。地塞米松抑制试验正常，对氯米芬无反应。部分患者可并发糖尿病、高血压、甲减、黑棘皮病等，少量患者可出现持续性高雌激素血症，从而可导致子宫内膜增生过长，甚至出现子宫内膜腺癌。

（四）原发性闭经　大多数为女性表现型。由于 17α-羟化酶缺陷，孕酮和孕烯醇酮不能转化为 17α-羟化酮和 17α-羟孕烯醇酮，雌激素前体物质缺乏导致卵巢和肾上腺雄、雌激素合成障碍，皮质醇合成受阻；而不需 17α-羟化酶的皮质酮、去氧皮质酮生成增加，引起水钠潴留并对醛固酮产生抑制的作用，如果合并 18α-羟化酶缺陷，可以出现低醛固酮血症。雄激素/雌激素缺乏表现为原发性闭经，女性表现型，多数本症患者无第二性征发育。无腋毛、阴毛，体毛稀少，皮肤皱纹增多，尤以面部为著，乳腺不发育，外生殖器呈女性无畸形，幼儿型子宫，卵巢小，骨龄延迟。皮质醇缺乏以午后较重的疲乏、精神萎靡，语音低微、肌肉无力明显；肢体的麻木刺痛；皮肤的色素沉着，以暴露部位较重。皮质酮和去氧皮质酮增多引起水钠潴留，产生明显的低血钾、高血压、

碱中毒、肌无力或周期性瘫痪发作。

血清皮质醇、E_2、睾酮降低，LH、FSH、孕酮、去氧皮质酮增高；尿 17-KS、17-OHCS 减少，ACTH 试验反应差，尿 17-KS、17-OHCS 不增加或稍增加；ECG 表现为低钾血症；染色体核型为 46,XX 或 46,XY。注意与其他卵巢酶缺陷症、卵巢早衰鉴别，还要注意和子宫发育不良、Addison 病等区别。17,20碳链裂解酶缺陷综合征是 X 性连锁遗传病。该酶的缺乏使 17α-羟孕酮和 17α-羟孕烯醇酮不能转化为雄烯二酮和脱氢表雄酮，从而在卵巢阻断了雄激素和雌激素的合成，出现低雄激素-低雌激素血症，导致原发性闭经，第二性征发育差或不发育。对肾上腺皮质激素的合成影响较小，有时可出现轻度的肾上腺皮质功能亢进症状。多见于 20 岁左右女性，原发性闭经或原发不孕；女性外貌，第二性征不发育或发育不良，阴毛和腋毛缺如或稀疏，乳腺不发育，外生殖器无畸形，幼儿型子宫，卵巢小，骨龄停留在青春期以前水平；可有向心性肥胖、性欲减退。血 E_2、睾酮甚低，LH、FSH 和孕激素上升；血糖升高或 OGTT 异常；尿 17-羟皮质类固醇、17-酮类固醇、孕二酮及孕三酮增加，但应注意与其他卵巢酶缺陷症、子宫发育不良、肾上腺皮质功能亢进症、糖尿病等相区别。

（五）卵巢早衰　由于卵巢功能衰竭所致的 40 岁以前的高促性腺激素性闭经称为卵巢早衰[6]，详见本章第 13 节。

（六）卵巢肿瘤　因破坏卵巢结构，干扰卵巢功能，同时产生某些激素影响下丘脑-垂体-卵巢轴功能及子宫内膜反应性，患者处于恶性消耗状态，影响生殖激素及其调节因子的生物合成。患病后精神状态不佳，紧张、恐惧、焦虑时不良心境对下丘脑-垂体-卵巢的影响而引起闭经。

（七）其他疾病

1. 多囊卵巢综合征　多囊卵巢综合征又称 Stein-Leventhal 综合征，PCOS 是引起生育期女性继发性闭经的最常见原因[7]，详见本章第 12 节。

2. 自主神经性卵巢功能障碍综合征　即卵巢功能异常综合征、副交感神经紧张综合征、血管运动神经失调综合征等，其病因未明。有人认为，卵巢神经功能障碍，抑制间质组织分泌，导致下丘脑-垂体-卵巢轴功能失调，出现卵巢功能不全的表现。临床表现主要是：①卵巢功能不全的表现：如闭经、月经过多、月经不调、生殖器发育不全等；②自主神经功能失调的表现：如手足厥冷、肢端发绀、无力、易出汗、血管神经性水肿等；③其他表现：如习惯性便秘、肠胃功能紊乱、血管紧张性间歇性跛行和大理石样皮肤改变等。

3. 卵巢过度抑制综合征　详见本篇扩展资源 15.13。病因为长期口服避孕药导致下丘脑-垂体-卵巢轴功能过度抑制，引起卵巢分泌雌激素减少，子宫内膜变薄和分泌功能改变，出现月经稀少以至闭经，重者可长期闭经。本征诊断的临床表现主要为继发性闭经，大部分妇女在服用避孕药后均有月经减少、经期缩短，可闭经 1 个月；服药 4～5 个月者可闭经 1～3 个月；但一般都能自行恢复。6 个月仍不恢复可考虑为药物过度抑制，同时出现乏力、食欲不振、恶心、头痛、头晕、色素沉着、乳腺胀痛、白带增多、黄褐斑及腓肠肌痉挛等症状。有的可出现溢乳，但闭经和溢乳不一定同时出现。由于长期服用避孕药致使卵巢过度抑制而萎缩，停药后也不能马上恢复，重者可长期闭经导致不育。诊断时应常规问服

药史,必须排除正常妊娠。对闭经溢乳者,应检查肾上腺皮质和甲状腺功能,必要时,加做蝶鞍摄片、肾上腺影像及LH-RH兴奋试验以帮助诊断。

4. 运动性闭经 运动性闭经(exercise-related amenorrhea)常见于女性运动员,由于长时间参加剧烈的体育训练和比赛活动,使下丘脑-垂体功能出现异常,引起月经初潮推迟、暂时性月经紊乱或闭经。在长跑运动员中闭经的发生率可高达90%,而芭蕾舞演员则高达79%。运动训练使血中的去甲肾上腺素和肾上腺素增高,后者对下丘脑-垂体-卵巢轴产生作用;运动应激使CRH/ACTH分泌亢进,皮质醇增高,后者可致使GnRH及促性腺激素功能下降,导致生殖功能紊乱,同时雄激素上升,对下丘脑和垂体产生反馈抑制作用,使FSH降低,导致卵泡发育差,E_2亦下降,而CRH分泌亢进亦使内源性阿片肽活性增强,抑制GnRH、促性腺激素和卵巢的甾体激素分泌;过度的大负荷训练加上饮食对脂肪的控制,使体脂减少过度,以致不能维持月经和排卵。根据患者的运动史和上述表现及有关检查,此症不难诊断,但应排除器质性疾病。

5. 更年期综合征 详见本篇扩展资源15.17。更年期综合征是标志妇女由中年向老年过渡的自然生理过程。随着卵巢的排卵和卵泡的闭锁,E_2和E_1水平明显减少,孕激素不能合成,睾酮及雄烯二酮均减少。在垂体,由于失去了上述激素的反馈抑制作用,FSH、LH及PRL升高伴FSH/LH≥1(表明卵母细胞完全消失,是绝经的标志)。卵巢和垂体激素的上述变化引起下丘脑-垂体-卵巢轴功能失调,导致新陈代谢障碍、自主神经功能紊乱、雌激素靶器官的萎缩和退行性变,以至出现躯体及神经症状。

(八) 卵巢毁损

1. 手术 切除一侧卵巢组织后,卵巢分泌的激素下降,使FSH升高,骨质疏松及更年期症状出现的概率增加。

2. 放疗 腹部及盆腔放射剂量>8Gy可引起卵巢性闭经;20~30Gy大多发生永久性卵巢功能衰竭;2.5~8Gy可能发生暂时性或永久性卵巢功能衰竭,即使恢复或保留卵巢功能,卵泡储备功能也下降。≤1.5Gy则无明显影响。

3. 化疗 化疗药物尤其是烷化剂对生殖细胞有损害作用。患者有月经紊乱,以闭经多见,经激素检查亦有卵巢功能衰竭。治疗开始时年龄较大的患者和使用环磷酰胺(CTX)累积剂量高的患者更易发生。年轻的患者化疗后恢复卵巢功能的可能性大。

4. 感染 儿童期、青春期患病毒性腮腺炎性卵巢炎可致卵巢功能部分或全部丧失,造成卵巢性闭经。严重的结核性、淋菌性或其他化脓性盆腔炎亦破坏卵巢组织,造成卵巢功能减退。

5. 其他环境因素 如大量使用杀虫剂可损伤生殖细胞。有资料表明,吸烟嗜好(吸烟年数)与绝经年龄呈负相关。提示吸烟女性发生卵巢性闭经的危险性增加。

6. POEMS综合征 POEMS综合征是一种少见的浆细胞克隆增生性疾病,病变与浆细胞分泌大量的VEGF和淀粉样物质沉着有关。近年主张用干细胞移植和化疗治疗本综合征[8,9]。

(九) 诊断 卵巢性闭经者的基础体温为单相型。阴道脱落细胞涂片,仅是中底层细胞,无或很少表层细胞(表示

卵巢功能中度或高度低落)。如宫颈黏液持续出现典型结晶,说明雌激素过多;如无结晶形成或仅有不典型结晶,多为雌激素过低;如排列成行的椭圆体而无羊齿状结晶出现,则为妊娠现象。孕激素试验阴性提示卵巢功能不足或子宫内膜反应不良。卵巢衰竭者E_2、P略低,FSH>40U/L、LH>30U/L;单纯LH增高(LH/FSH>2:1~3:1)提示PCOS;对于多毛等伴有男性化体征者应测定睾酮、DHEA、尿17-KS,必要时测定皮质醇、17-羟孕酮(17-OHP)及PRL等。抗卵巢抗体、抗核抗体及抗甲状腺、抗肾上腺抗体等的检测可协助自身免疫性POF的诊断。抗米勒管素升高还可能是下丘脑性闭经和下丘脑性无排卵、卵巢早衰及子宫内膜异位的病因。因此,抗米勒管素可作为女性生殖功能和无排卵的标志物。

一般应用促性腺激素兴奋试验/腹腔镜/卵巢影像确定卵巢病变。HMG 150U/d肌注,共10~14天,或纯FSH 75U/d,共10~14天,以观察卵泡发育情况和激素反应,有卵泡发育或排卵者为垂体性闭经,反之为卵巢不敏感综合征。对于卵巢衰竭者,GnRH试验显示垂体促性腺激素基值增高,FSH、LH反应明显。氯米芬刺激试验时,先测基础FSH。月经第5~9天服氯米芬100mg/d,于第10天再测血FSH浓度,一般以FSH≥25U/L为异常,提示卵巢储备功能下降。近年的研究发现,卵巢储备功能下降的最早表现是血清抑制素B的下降变化。预测闭经患者的卵巢储备对其早期诊断有重要意义,尤其在闭经前月经紊乱期(此期病程6个月~6年),FSH随卵泡发育和闭锁而波动,卵巢储备功能下降,若在该期尽早诊断,应用雌激素则可能通过降低FSH以制止无效的卵泡消耗,从而保护更多的卵泡,赢得治疗时机,增加生育机会。腹腔镜下卵巢活检有助于诊断及对治疗预后的估计。卵巢影像学检查可了解卵巢形态、大小、卵巢发育及卵巢肿瘤。经阴道B超检查可了解卵泡的发育情况。高雄激素血症是卵巢性闭经诊断的关键问题,测定血清睾酮、DHEAS和17-OHP,一般可得出初步结论,如果诊断仍有困难,应进行地塞米松抑制试验[10],见表2-8-7-6。

表2-8-7-6 高雄激素血症所致闭经的病因鉴别

测定项目和结果	意 义
血清睾酮[正常20~80ng/dl(0.7~2.8nnol/L)]	
≤200ng/dl(6.9nmol/L)	高雄激素性慢性无排卵
>200ng/dl	雄激素分泌瘤
血清DHEAS[正常250~300ng/dl(0.7~0.8μmol/L)]	
≤700ng/dl(1.9μmol/L)	高雄激素性慢性无排卵
>700ng/dl	肾上腺、卵巢肿瘤
血清17-羟孕酮[正常<2ng/ml(6.1nmol/L)]	
>4ng/ml(12.1nmol/L)	CRH兴奋试验诊断CAH
地塞米松抑制试验	
早晨血皮质醇>5μg/dl(138nmol/L)	Cushing综合征诊断试验

注:①血清睾酮和DHEAS为诊断高雄激素所致慢性无排卵的非特异性检查;②以上数值为月经周期中卵泡期的测得水平;DHEAS:dehydroepiandrosteronesulfate,去氢异雄酮硫酸盐;CAH:congenital adrenal hyperplasia,先天性肾上腺皮质增生症

在临床上,根据有无高 PRL 血症和高 PRL 血症的程度进行闭经病因的鉴别也很实用(表 2-8-7-7)。

表 2-8-7-7 根据 PRL 和促性腺激素水平鉴别闭经的病因

高 PRL 血症性性腺功能减退症	低促性腺激素性性腺功能减退症
PRL ≤100ng/ml(100μg/L)	神经性厌食/神经性贪食
代谢异常	中枢神经肿瘤
肝衰竭	体质性生长发育延迟
肾衰竭	慢性疾病
PRL 异位分泌	慢性肝病
支气管肺癌	慢性肾病
性腺母细胞瘤	糖尿病
卵巢皮样囊肿	免疫缺损病
肾细胞癌	炎症性肠病
畸胎瘤	甲状腺疾病
人乳喂养	精神应激与严重抑郁症
乳腺刺激	头颅放疗
甲减	过度运动
药物	过度减肥或营养不良症
口服避孕药	下丘脑-垂体病变
抗精神病药物	Kallmann 综合征
抗抑郁药物	Sheehan 综合征
降压药	正常促性腺激素性性腺功能减退症
组胺 H₂ 受体阻滞剂	
阿片,可卡因	先天性病变
PRL>100ng/ml	雄激素抵抗综合征
空泡蝶鞍综合征	苗勒管发炎不全
垂体瘤	高雄激素性无排卵
高促性腺激素性性腺功能减退症	肢端肥大症
	卵巢/肾上腺雄激素分泌瘤
性腺发育不全	Cushing 病
Turner 综合征	雄激素过多
其他情况	非经典型先天性肾上腺皮质增生症
绝经后	多囊卵巢综合征
卵巢早衰	甲状腺疾病
自身免疫性疾病	心室流出道狭窄
化疗	Asherman 综合征
半乳糖血症	宫颈狭窄
遗传性疾病	处女膜闭锁
17-羟化酶缺陷症	其他原因
特发性闭经	妊娠
盆腔放疗	甲状腺疾病

(十)雌激素替代治疗 卵巢衰竭者多病程迁延,治疗困难,应根据患者的个体情况分别处理。治疗越早,卵巢功能恢复的可能性越大。雌激素替代治疗(ERT)可促进并维持第二性征及正常的女性心理,防止骨质疏松及冠心病。加用孕激素以抵消长期 ERT 的不良反应,保护子宫内膜,避免子宫内膜癌的发生。

(十一)生育诱导治疗 POF 恢复排卵及妊娠多发生于 HRT 期间或之后,提示雌激素有助于促进衰退卵巢内残留卵泡发育的功能。

1. **诱导排卵** 由于高水平的促性腺激素可导致自身受体量下降,故给予外源性 GnRH-A,抑制内源性 FSH 至绝经前水平,促使卵巢卵泡生长同步化(synchronization),当停药抑制撤除时,快速升高的 FSH 可刺激卵泡发育而排卵。闭经后诱导排卵的基础是以雌激素或 GnRH-A 来抑制 FSH 水平。FSH 值与诱发排卵成功率的关系显示 FSH>30U/L 成功率明显下降,>50U/L 则更难。另外,还与闭经的时间有关,病史<1 年者在治疗后的排卵率与妊娠率明显高于>1 年者。卵巢功能衰退患者用氯米芬治疗的效果差,用药后内源性 FSH 的进一步升高可加速卵巢功能衰退,故不宜用本药促进排卵。

一般主张使 FSH 维持在 5~10U/L 为宜,不宜抑制过度。Kaufmann 主张在撤退性出血第 5 天开始,结合型雌激素 1.25mg 或美雌醇(炔雌醇甲醚)0.08mg 连续 14 天,继之加用甲羟孕酮 5mg/d,共 7 天;如此进行 3~4 个周期,停药 1~2 个月,观察有无排卵。GnRH-A 疗法:给予 GnRH-A 约 900μg/d,使垂体降调节,在 FSH 降至 20U/L 左右时,可见卵泡发育,一般服药 2~5 周,当 FSH 降至<20U/L 时,可给予足量 HMG/HCG,通常 HMG 为常用量的 2~4 倍(300~600U/d),往往需给药 10 天以上。但对 FSH>50U/L,补充雌激素仍不能使 FSH 下降者,不宜使用 HMG。

2. **免疫抑制** 由于 POF(20%)可有自身免疫因素,故对自身免疫性 POF 及 ORS,在上述治疗的同时并用糖皮质激素或血浆置换,大部分患者可能有暂时性改善。

3. **辅助生育** 卵子赠送为 POF 患者的生育提供了可能的途径,尤其是染色体异常者,可借此获得正常后代。

【下丘脑-垂体性闭经】
垂体性闭经的主要病变在于腺垂体。腺垂体的器质性病变或功能失调均影响促性腺激素的分泌,继而致卵巢功能低下而引起闭经。垂体性闭经见于腺垂体损坏,如垂体肿瘤、原发性垂体性促性腺功能低下等。常见原因有垂体损伤、头颅损伤、颅内手术、放射、炎症等。此外,垂体肿瘤是器质性病变中引起闭经的最常见原因,有的可出现溢乳。

(一)垂体疾病

1. **Sheehan 综合征** 病情与腺垂体坏死的面积、程度及其代偿再生能力有关,临床表现以激素缺乏为主,常依次出现性腺功能减退症、甲状腺功能减退症、肾上腺皮质功能减退和 Sheehan 综合征危象,详见第 2 篇第 3 章第 4 节。

2. **垂体单一性促性腺激素缺乏症** 可能是 LH 或 FSH 分子的 α、β 亚基或其受体异常导致仅促性腺激素分泌功能低下而其他垂体功能正常。主要表现为原发性闭经,性腺、性器官及性征不发育;身高正常或稍高,但指距大于身高,骨骺愈合延迟;实验室检查见血 FSH、LH 和雌激素水平低下,卵巢内有较多的始基和初级卵泡,性染色体正常。必须与卵巢基础病变疾病所致闭经相鉴别。

3. **垂体功能障碍性难产综合征** 垂体功能障碍性难产综合征(dystocia dystrophia syndrome)呈间歇性闭经,常是患者就诊的第一症状;体形特殊,表现矮胖、肩宽、有颈蹼、双手短粗,中间三指几乎等长、下肢较短;该患者毛发分布及骨盆如男性,检查见宫颈狭小,阴道容积不足。上述特点导致患者的生育能力较差,在生育年龄阶段常出现流产及难产,子痛发生率高。由于下丘脑-垂体功能异常或器质性病变引起促性腺激素分泌不足,对性腺激素的正、负反馈的敏感性下降所致(低促性腺激素性性腺功能减退症)。根据间歇性闭经和特殊体型,结合有关检查可确定诊断。

4. 其他垂体疾病 垂体肿瘤和糖蛋白类激素瘤约占全部颅内肿瘤的10%,泌乳素腺瘤是常见的垂体肿瘤,占闭经患者的15%,其次为生长激素腺瘤、促肾上腺皮质激素腺瘤和促甲状腺激素腺瘤。不同性质的肿瘤可出现不同症状,但多有闭经的表现。糖蛋白类激素瘤患者的垂体促卵泡生成素瘤及促黄体生成素瘤可分泌FSH及LH,临床少见,症状轻,仅有闭经。闭经伴高泌乳素血症的病因很多,除泌乳素瘤外,闭经-溢乳综合征的另一常见原因是非妊娠期妇女或哺乳期妇女在停止哺乳1年后出现的溢乳和闭经,其伴高PRL血症约占79%~97%。而闭经妇女中10%有高PRL血症。根据患者的垂体外伤史和自身免疫疾病史、临床表现应想到垂体受损的可能。引起垂体破坏的其他原因很多,如垂体的手术和放射治疗、自身性免疫损伤累及垂体、糖尿病性血管病变引起垂体血管阻塞等。临床表现为闭经、溢乳、视物模糊、视力下降、暂时性尿崩症以及自身性免疫疾病如甲状腺功能低下、肾上腺功能低下和糖尿病等表现,还可出现其他神经压迫症状及轻度高PRL血症和其他垂体激素功能低下的表现,确诊需MRI或病理检查。

空泡蝶鞍综合征很常见,分原发性和继发性。先天性解剖变异可能为本病的发病基本病因。主要是由于先天性蝶鞍横膈缺损,垂体窝空虚,脑脊液流入鞍内,腺垂体被压扁,鞍底组织被破坏而导致蝶鞍增大。偶见于妊娠期垂体先增大而产后又缩小,留下空隙以及鞍内肿瘤破裂或垂体瘤手术或放射治疗后垂体萎缩,使脑脊液流入垂体窝。空泡蝶鞍综合征在尸体解剖中的发现率为5%,多见于中年肥胖女性(85%);常以头痛(70%)为主要临床表现,多为额眶部,痛无定时,无恶心呕吐。可有视力障碍,少有视野缺损。肥胖体型占40%~70%。一般无内分泌功能异常,当血泌乳素水平升高时,影响卵巢功能,可有闭经、溢乳、不育。还可有高血压、脑脊液鼻漏、良性颅高压、癫痫、意识障碍、妇女多毛症等表现。但一般不伴尿崩症。头颅X线片显示蝶鞍扩大,鞍壁光滑。气脑造影显示气体进入垂体窝内,呈片状阴影,有助于与垂体瘤的鉴别诊断。CT扫描和MRI检查发现蝶鞍扩大、垂体萎缩、低密度脑脊液充满垂体窝,可确诊空蝶鞍综合征,但须与垂体肿瘤、颅咽管瘤等进行鉴别。

(二) 生长激素缺乏 腺垂体生长激素分泌不足是本症发生的原因。该症患者出生时发育正常,但渐生长迟缓,其外貌和体形似儿童,身材矮小匀称,约130cm左右,智力尚正常。青春期后,其内外生殖器和第二性征都不发育,表现为腋毛、阴毛少或无,闭经及不育。实验室检查示生长激素、促性腺激素、促肾上腺皮质激素、促甲状腺激素正常或降低。激素基础水平正常者在刺激试验后表现为兴奋反应缺乏或低下。用生长激素越早疗效越好。

(三) 功能性下丘脑性闭经 精神紧张、剧烈运动、下丘脑肿瘤等均可造成GnRH分泌发生异常,导致下丘脑性不排卵及闭经。功能性下丘脑性闭经是一种好发于年轻女性的最常见的低促性腺激素性闭经,以精神性闭经最多见,其次是运动性闭经、精神神经性厌食,及与假孕、消瘦有关的闭经。各种异常刺激如突然的精神刺激、剧烈运动、过度的恐慌、忧郁,通过大脑神经内分泌系统的多种渠道,直接或间接的引起下丘脑的GnRH脉冲式分泌异常,导致垂体促性腺激素分泌异常,FSH与LH水平下降,LH峰消失,导致闭经[11]。

(四) 中枢神经疾病 按照病变的性质分:①肿瘤,如鞍上颅咽管瘤、视交叉神经胶质瘤、异体松果体瘤等;②炎症,如脑膜炎、结核、脑炎等;③外伤,如头部放疗、颅底骨折等;④血管病变(如颈内动脉瘤)及先天性缺陷(如Kallmann综合征);⑤抗精神病药物及避孕药物。

(五) GnRH试验和氯米芬试验 血清FSH和LH两者低于5U/L者,闭经部位在下丘脑-垂体,同时E$_2$可显著降低。GnRH兴奋试验的目的在于检测垂体对GnRH的反应性及LH储备和释放功能,以鉴别下丘脑和垂体性闭经[7]。正常反应提示垂体功能正常,闭经为下丘脑病变所致,迟缓或低平反应为垂体性闭经。氯米芬试验的目的是检测HPO轴的正、负反馈机制的完整性和功能状态,以鉴别下丘脑和垂体性闭经。由于下丘脑垂体功能障碍表现为低促性腺激素性性腺功能低下,故孕激素试验常为阴性。但某些轻度下丘脑功能障碍(LH、FSH分泌减少)仍有一定的卵泡刺激作用,这种刺激不足以使卵泡充分发育和排卵,但能分泌雌激素,故孕酮试验又可能阳性。蝶鞍及下丘脑-垂体的CT、MRI等检查对下丘脑、垂体的肿瘤、微腺瘤的诊断极为重要。

(六) 治疗 首先去除病因,如治疗原发病,尽快消除精神刺激因素,改善机体状态,加强营养,恢复体重等。然后根据患者是否需要生育,再选择治疗措施。不需生育者,予以孕激素或雌、孕激素替代治疗;需生育者,用人工合成Gn-RH-A或HMG/HCG,促进排卵。

【内分泌代谢疾病所致的闭经/月经过少】

人体中各组织和器官组成有机整体,它们的功能之间既相互联系,又相互制约。而各内分泌腺体之间也不例外。闭经既是性腺功能轴紊乱的主要表现之一,也和其他内分泌腺体(如甲状腺、胰腺和肾上腺)的功能紊乱有密切关系。

(一) 甲亢引起的闭经与月经过少 甲状腺功能亢进时,由于肝脏SHBG的合成及E$_2$外周转换率都增加,使得血中的总E$_2$水平上升;虽然游离水平的睾酮正常,但血中总睾酮也升高。上述血中激素水平的增加,使游离E$_1$、E$_2$增多,通过反馈信号作用,使TRH、TSH、GnRH等分泌受到抑制,导致LH水平升高,引发不排卵月经或闭经。而E$_2$生成无活性儿茶酚胺激素的增加,也可能参与了闭经的发生。女性在青春期和更年期出现甲状腺功能亢进,而由于临床表现的不同可分为轻、中、重度,则多发生月经情况的改变,表现为月经不规律、经量减少/稀发以及闭经,偶见月经量增多。有资料统计,甲状腺功能亢进女性患者月经正常者仅占1/3左右,而月经稀发和闭经从12.5%~88%不等。如果无排卵月经或闭经时间较长而甲状腺功能亢进得不到有效治疗,可导致不孕,但经治疗能恢复生育能力。根据患者典型的甲状腺功能亢进表现及有关内分泌检查,确诊不难。

(二) 甲减引起的月经过多 甲状腺功能减退症可发生于胎儿期、幼年期、青春前期及成年后。孕期母亲摄碘过少或应用抗甲状腺药物,或常染色体隐性遗传导致甲状腺激素合酶缺陷或染色体结构和数目异常,是胎儿期、幼年期甲减发生的常见原因,而成年期发病可以是服用药物过量、甲状腺手术切除过多或慢性淋巴细胞性甲状腺炎等所致,详见第 2 篇第 4 章第 13 节。

(三)糖尿病导致的闭经与月经过少 糖尿病的发病与遗传、自身免疫及环境因素有密切关系。无论 1 型糖尿病还是 2 型糖尿病都可因下列机制引起闭经:其脂类代谢紊乱影响激素合成前体乙酰辅酶 A 和胆固醇的代谢,干扰了卵巢甾体激素的合成;而自身免疫机制破坏卵巢和胰腺;其微血管的粥样硬化、栓塞,对卵巢的血液供应产生破坏或使其受体形成及功能表达水平低下。1 型糖尿病发生在 10 岁以前,则月经初潮延迟,出现原发性闭经或继发性闭经,但以前者多见。在胰岛素未应用于治疗前,女性糖尿病患者闭经发生率达 50%。2 型糖尿病患者可以出现不同程度的月经紊乱以至闭经,可以伴有肥胖。儿童肥胖女性的青春期发育往往提前,月经不规则;至生育年龄常发生排卵障碍甚至进展为 PCOS,而且对治疗的反应性较差[12]。

(四)Cushing 综合征导致的闭经与月经过少 Cushing 综合征的闭经可能有中枢和外周两种作用因素,详见第 2 篇第 6 章第 4 节。前者可能是 CRH 及 5-HT 分泌过多抑制了 GnRH 脉冲的分泌;后者指血睾酮增高,引起血清 SHBG 水平降低,脂肪组织增加,导致肾上腺来源的雄激素在腺外转化为雌酮增多,而雌酮对下丘脑-垂体-卵巢轴功能产生异常的影响作用。患者出现月经不规律、月经稀发或闭经,同时伴有向心性肥胖、高血压、多毛、痤疮、皮质醇增多等症状和体征,还可导致不孕。注意和先天性肾上腺皮质增生症、单纯性肥胖、特发性多毛症、PCOS 等的鉴别。

(五)先天性肾上腺皮质增生引起的闭经与月经过少 20,22 碳链裂解酶的缺陷引起先天性肾上腺皮质功能低下,18 羟化酶缺陷引起失盐症状,其他四种酶缺陷均可出现性的发育异常或原发性闭经表现。20,22 碳链裂解酶的缺陷可出现肾上腺皮质和卵巢甾体激素全面缺乏,患儿多在婴幼儿期夭折,能活到青春期者,可出现青春期延迟,原发性闭经和 Addison 病表现,此时要与 Addison 病进行鉴别。

(六)多发性内分泌腺自身免疫综合征导致的闭经与月经过少

1 型多发性内分泌腺自身免疫综合征是一种单基因遗传病,基因定位于 21 号染色体(21q22.3),仅表现为兄弟间发病。表现为甲状旁腺功能低下、慢性皮肤黏膜真菌病、肾上腺皮质功能低下、性腺功能衰竭、甲状腺功能低下、垂体功能低下以及非内分泌病如吸收不良综合征、脱发、恶性贫血、慢性活动性肝炎、白癜风等。在患者出现上述多种内分泌疾病时,应该想到这两种综合征的可能性,再进一步根据有关检查确定诊断。凡具备肾上腺皮质功能减退、甲状旁腺功能低下、慢性皮肤黏膜真菌病三联征中的 2 种或 2 种以上可以确诊 1 型,如果有家族史,具备一项亦可确诊[13,14]。

2 型 PAS 与遗传的关系明显,主要的表现包括肾上腺皮质功能低下、甲状腺功能亢进/低下、T2DM、性腺功能衰竭以及非内分泌系统地自身免疫疾病如白癜风、脱发、恶性贫血、重症肌无力等。大于 14 岁女性患者的性腺功能减退占 60%。

【其他疾病或药物所致的闭经】

(一)慢性肾病引起的闭经与月经过少 慢性肾衰竭发生闭经的机制可能有:①肾衰竭导致 PRL、LH 清除率降低,使血清中二者水平上升,抑制性腺中性激素的合成,最终导致卵泡发育、排卵及黄体形成产生障碍;②垂体对下丘脑 GnRH 刺激反应迟钝;如果是慢性肾炎引起此症,则可由于自身免疫机制导致卵巢受到损害;③尿毒症患者的血中高尿素氮和高肌酐也可以直接导致下丘脑-垂体-卵巢轴的功能紊乱。患者一般先出现月经紊乱或月经过多,继之出现闭经/月经过少。一般当 GFR<10~15ml/min 时出现月经稀发,而当 GFH<4ml/min 时出现闭经。根据患者肾脏病史、表现及肾脏功能检查,确诊不难。

(二)药物引起的闭经与月经过少 避孕药、麻醉剂(吗啡美沙酮等)、多巴胺受体阻断剂(如吩噻嗪、α-甲基多巴)、如丙米嗪、阿米替林、组胺和组胺 H_1/H_2 受体拮抗剂等均可引起 GnRH 及促性腺激素降低或 PRL 升高而致闭经,一般停药后即可恢复正常月经。诊断身体锻炼引起的月经紊乱需要先排除其他器质性疾病,如高泌乳素血症、甲状腺疾病、进食障碍性疾病、生理性月经初潮无排卵状态或妊娠。少见的情况闭经见于米勒管异常、性腺发育不良症或雄激素不敏感综合征。测定血清 FSH、LH、泌乳素、TSH、β-HCG、睾酮、脱氢异雄酮硫酸盐、雌激素和孕激素。下丘脑-垂体 MRI 是排除泌乳素瘤的优选方法。评价生长发育和青春期状态需要检查骨龄[15,16]。继发性闭经患者需要首先测定雌激素,必要时进行孕激素撤退试验,在存在雌激素作用前提下,子宫内膜发育增殖,而孕激素维持内膜生长,孕激素撤退后,出现子宫出血表示正常,阴性反应或雌二醇水平低于 60pg/ml 提示非子宫内膜病变引起的闭经。

治疗干预的目的是控制不规则出血症状,预防骨质疏松的发生。运动员伴有的月经紊乱需要改变饮食和行为习惯,降低运动强度,根据年龄和个人的生殖功能特点给予必要的治疗。完全闭经者应积极预防骨质疏松的发生,加强营养供应,维持正常体重。在以上措施中,降低运动强度可取得明显效果[17],每天供应 30kcal/kg 的脂肪可增加体重,但需要 45kcal/kg 才能提升 BMD,同时补充钾盐,多喝牛奶,每日摄入钙元素 1200mg 以上,维生素 D 800U/d。治疗 6 个月后无效者,或月经仍不能恢复者,应考虑雌激素替代治疗和口服避孕药物治疗。周期性应用雌激素和孕激素。因为口服雌激素抑制 IGF-I 水平,而经皮雌二醇和经阴道孕激素可减少不良反应[18,19]。

(赵立玲 莫朝晖)

第 8 节 闭经-溢乳综合征

非妊娠期或哺乳期女性双侧乳头流出白色乳汁称为溢乳(galactorrhea),但溢乳不等于乳溢(nipple discharge),后者是指乳头自然流出或人工挤出分泌物的现象。非妊娠妇女或哺乳期妇女停止哺乳一年后,出现溢乳且伴闭经者称为闭经-溢乳综合征(amenorrhea-galactorrhea syndrome)。9% 的闭经及 25% 的溢乳妇女中存在高 PRL 血症,而闭经-溢乳综合征伴高 PRL 血症占 79%~97%[1],因此不能满足于闭经-溢乳综合征诊断,而应尽量明确本综合征的病因,并针对病因进行治疗。由于以上原因,临床应尽量避免使用"闭经-溢乳综合征"作为最后诊断术语。

【泌乳素分泌的调节与影响因素】

PRL由垂体的PRL细胞分泌(图2-8-8-1)。下丘脑的多巴胺抑制PRL分泌[2],VIP和TRH促进PRL合成。雌激素可直接刺激PRL分泌,这是妊娠期PRL升高的主要原因[3,4],分娩后,哺乳刺激PRL分泌并促进乳汁生成与分泌。但是数周后,其分泌量明显减少,产后3个月则不再有PRL高分泌现象,而乳汁可继续分泌。停止哺乳后约1个月,乳汁分泌完全停止。

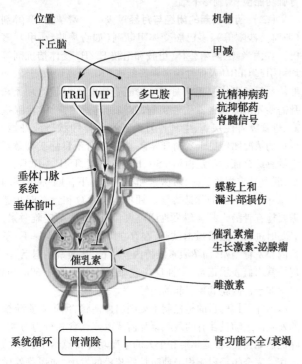

图2-8-8-1 正常和异常情况下泌乳素分泌的调节

左侧表示泌乳素分泌的调节机制,右侧表示常见的高PRL血症病因及其调节;箭头表示兴奋性调节,短线表示抑制性调节

【病因】

溢乳的病因见表2-8-8-1。PRL脉冲性释放及其昼夜节律对乳腺发育、泌乳和卵巢功能起着重要的调节作用。PRL由腺垂体PRL细胞合成和分泌,受下丘脑PRL释放抑制因子(PIF)及PRL释放因子(PRF)的双重调节。在有排卵的正常月经周期中,PRL始终处于PIF的抑制性调控之下。PIF主要为多巴胺(DA),由下丘脑漏斗结节部的DA神经元分泌,并释放入垂体门脉系统。其他具有PIF活性的还有γ-氨基丁酸(GABA)及促性腺激素相关肽(GAP)等。具有PRF活性的下丘脑多肽主要有TRH、VIP和缩宫素(催产素)等。5-HT不依赖DA而使PRL释放,神经肽Y、P物质和AT-2刺激PRL释放。

任何原因造成下丘脑PIF减少,解除对PRL释放的抑制或致TRH分泌增加均可使PRL释放增加,血PRL升高[5-21]。DA主要作用于PRL细胞的D_2受体,抑制PRL的合成和分

泌。DA受体基因敲除鼠发生持续性的高PRL血症及垂体PRL细胞增生,长期缺乏DA对PRL细胞的抑制作用可导致PRL细胞增生甚至形成PRL瘤。引起高PRL血症的病因很多,高PRL血症不一定导致溢乳,溢乳亦非必然伴有高PRL血症。非高PRL血症性溢乳主要见于甲减、肾衰竭、高雌激素血症胸壁病变,但是这些患者的血清PRL可能仍有轻度升高,不能认定为真正的非高PRL血症性溢乳。

表2-8-8-1 溢乳的病因

高PRL血症性溢乳	生殖细胞瘤
生理性溢乳	脑膜瘤
乳头刺激	浸润性病变
胸壁病变(烧伤、带状疱疹	结节病
乳腺手术脊索损伤)	Rathke囊肿
妊娠与哺乳	特发性高PRL血症
病理性溢乳	药物性高PRL血症
下丘脑、漏斗球病变	非高PRL血症性溢乳
肿瘤	甲减
颅咽管瘤	肾衰
GH瘤	高雌激素血症
组织细胞增多症	正常泌乳素血症性溢乳

(一)生理性溢乳和刺激性溢乳 睡眠时,血浆PRL升高,PRL分泌增多开始于睡眠后,并持续于整个睡眠过程。妊娠期的PRL分泌也增加,较非妊娠期升高10倍以上。吸吮可使PRL的分泌暂时增多,但在哺乳3个月后,上升的幅度逐渐下降。长期哺乳时,正常范围的PRL水平即可引起乳汁分泌。体力活动、应激、精神刺激及刺激乳头、月经黄体期均可增加PRL的分泌。

(二)高PRL血症和其他疾病

1. **高PRL血症与巨PRL血症** 高PRL血症的病因很多,常见者有PRL瘤(见第2篇第3章第9节)。近年发现,口服避孕药引起的闭经-溢乳综合征在增加,一些患者伴垂体PRL瘤,其发病机制与雌激素的促PRL瘤作用有关[1]。特发性高PRL血症的原因不明,多为精神创伤和应激因素所致,部分由垂体微小腺瘤或大分子高PRL血症引起。部分特发性高PRL血症患者的血清大分子PRL或巨分子PRL升高[22],抗PRL自身抗体是引起大分子或巨分子高PRL血症的主要原因。由于大分子PRL结合到自身抗体,无法与PRL受体结合而发挥PRL的生理作用,因而在临床上出现血清PRL值可能与症状不一致。绝大多数有PRL自身抗体的大分子/巨分子高PRL血症患者无明显的临床症状,能正常妊娠,一般不需要特殊治疗。正常的血清PRL以22kDa的单链PRL分子为主。巨PRL血症者的PRL分子量为50~150kDa,以150kDa为主(85%)。巨PRL血症患者的表现可与一般高PRL血症相同,但也可以性腺功能减退或骨质疏松为主要表现。

2. **垂体瘤** 少见,女性患者的血FSH或LH升高,但由于绝经等原因,常不易想到本病,测定血清α亚基有助于早期诊断,高分辨MRI可明确诊断。当绝经后妇女出现溢乳(已绝经)和血PRL升高时,要想到垂体FSH瘤或LH瘤可能。当垂体的非PRL瘤压迫垂体柄或干扰下丘脑-垂体的血管联系时,多巴胺分泌不能抵达垂体而引起高PRL血症。

3. **其他疾病**　甲状腺功能减退症合并高 PRL 血症可能由于 TRH 刺激 PRL 释放所致。原发性甲减伴闭经-溢乳综合征多属甲减本身的表现,但也可能是因为合并垂体 PRL 瘤,甲状腺激素替代治疗后,伴发的高 PRL 血症甚至垂体 PRL 瘤均可消失。产后甲状腺炎可伴有月经紊乱、闭经-溢乳及甲状腺肿。闭经-溢乳症状较轻,多数随甲减的恢复而自行缓解。此外,Addison 病、慢性肾衰也可引起 PRL 分泌。某些肿瘤(如支气管肺癌、肾上腺癌、胚胎癌)亦可分泌异位 PRL。刺激乳头、胸部手术或胸部病变可通过神经反射刺激 PRL 分泌,PRL 呈轻至中度升高,常伴溢乳,但不一定伴有闭经。去除病因后,血 PRL 恢复正常。

4. **药物**　引起溢乳的常见药物有抗精神病药、抗抑郁药、促胃肠蠕动药(尤其是甲氧氯普胺)、降压药、阿片类或可卡因等。

【发病机制与临床表现】

(一) **高 PRL 血症**　高 PRL 血症抑制下丘脑 DA 的分泌,抑制 GnRH 的合成和释放,使 E_2 的正反馈反应和 LH 诱导的排卵峰消失。降低窦状卵泡 FSH、LH、PRL 受体数目,加速卵泡闭锁。高水平的 PRL 可直接抑制卵泡发育成熟和排卵,并降低卵子的质量。还可抑制 FSH 介导的粒层细胞芳香化酶活性,减少雌激素分泌,导致黄体功能不全。如 PRL ≥100μg/ml,孕酮合成完全停止。过多的 PRL 作用于乳腺组织,增加乳汁分泌,促进乳腺酪蛋白和乳清蛋白的生成,高 PRL 血症还可引起乳腺小叶增生,引起巨乳症和溢乳。PRL 在乳腺癌的发生发展中也起重要作用,有人认为高 PRL 血症是乳腺癌预后不良的一个预测指标。

高 PRL 血症主要表现为闭经、溢乳和不孕。一般先发生闭经,而溢乳常被医师发现,亦有先出现溢乳,以后出现月经紊乱乃至闭经。绝大部分是继发性闭经(89%),但也有原发性闭经(4%)和青春发育延迟伴高 PRL 血症的报道。闭经前多有月经稀少。长期闭经者可出现雌激素缺乏的症状,如潮红、心悸、出汗、阴道干涩、性交疼痛和性欲减退等。

(二) **溢乳和闭经**　2/3 的患者合并溢乳,可为双侧性或单侧性,自发性或隐匿性(需挤压方溢乳),乳液可为浆液性、脂性或乳汁样。乳腺多正常或伴小叶增生。一些高 PRL 血症的妇女不出现溢乳,可能与同时缺乏雌激素有关。也有少数溢乳妇女 PRL 正常。高 PRL 血症时,卵巢黄体功能不足,排卵稀少或不排卵而引起不孕。PRL 轻度增高者可为排卵性月经,但黄体期缩短,有时可有孕激素撤退性出血。

(三) **肥胖和胰岛素抵抗与骨质疏松**　高 PRL 血症患者如未经治疗,常出现肥胖,并伴有胰岛素抵抗和骨质疏松,骨质疏松症主要与雌激素不足和 PRL 升高本身有关。此外,还可有原发病和垂体肿瘤压迫的症状,如头痛、肢端肥大、视力下降、视野缩小及甲状腺功能减退的表现。

(四) **巨 PRL 瘤与溴隐亭抵抗性 PRL 瘤**　少数 PRL 瘤可同时分泌 GH(PRL/GH 瘤),或者因肿瘤细胞的 D_2 受体表达量低,导致多巴胺受体激动剂治疗失败,需要换其他治疗方法。妊娠前为 PRL 微腺瘤者,妊娠后变为较大腺瘤的概率为 1%,妊娠促使巨腺瘤进一步增大的概率为 23%,故 PRL

瘤者妊娠可先停用药物治疗(至少在妊娠后 4~6 周内应停止药物治疗),严密观察病情变化,如发现血 PRL 升高与妊娠不呈比例,或见肿瘤增大,应服用 DA 激动剂(对胎儿发育无明显影响)。用药物治疗失效的 PRL 瘤或恶性 PRL 瘤常并发颅高压、腺垂体功能减退症、脑脊液鼻漏、尿崩症、垂体卒中等。大的腺瘤还可因视神经通路受压导致失明、腺垂体功能减退症、脑脊液鼻漏或尿崩症等。PRL 瘤出血或梗死引起的垂体卒中为垂体瘤的最严重急性并发症,处理不当常导致患者死亡。

【辅助检查与诊断】

乳溢包括溢乳,但溢乳不等于乳溢,溢乳的诊断与病因鉴别见图 2-8-8-2。闭经-溢乳综合征本身的诊断不难。经期缩短、经量稀少或过多、性欲减退、视觉异常、肥胖、多毛症、痤疮、溢乳提示存在 PRL 瘤可能。一般的 PRL 瘤有下列特点:①20~40 岁女性多见;②溢乳、继发性闭经,经期缩短、经量稀少或过多;③月经延迟及不孕;④乳腺萎缩,阴毛脱落,外阴萎缩,阴道分泌物减少;⑤性腺功能减退症;⑥肥胖、多毛和痤疮;⑦血 PRL 明显升高,多数可发现垂体 PRL 瘤。根据病史、体格检查及实验室检查发现,一般可确诊闭经-溢乳综合征,并鉴别和区分引起闭经-溢乳综合征的各类病因,以指导治疗。临床上,主要应与生理性高 PRL 血症、浸润性或炎症性疾病、原发性甲减、慢性肾衰、药物性高 PRL 血症、特发性高 PRL 血症和垂体非 PRL 瘤等鉴别。甲状腺和肾上腺皮质激素测定有助于闭经-溢乳综合征的病因鉴别。

(一) **垂体-卵巢激素检测**　正常生育期妇女血 PRL<20μg/L。血 PRL 水平与 PRL 瘤的发生率有密切关系:血 PRL 50~100μg/L 常见于药物、特发性高泌乳素血症,也可见于垂体 PRL 微腺瘤;垂体 PRL 巨腺瘤者 PRL 水平常超过 250μg/L[23]。肿瘤越大,血 PRL 越高,如直径≤5mm,血 PRL 为(171±38)μg/L;直径 5~10mm,血 PRL 为(206±29)μg/L;直径≥10mm,血 PRL 为(485±158)μg/L。巨大腺瘤出血坏死时,血 PRL 可不升高。药物引起者的血 PRL 一般在 80μg/L 以内,停药 36 小时后可降至正常。雌激素引起者,停药数月后 PRL 可明显下降。PRL 的分泌波动较大,故应多次采血测定。目前临床所用 PRL 放免药盒仅测定小分子 PRL(2500Da),而不能测定大分子和巨大分子(50~100kDa)的 PRL,故某些临床症状明显而 PRL 正常者,不能排除所谓隐匿型高 PRL 血症,即大分子和巨大分子高 PRL 血症。目前,巨分子 PRL 的测定主要有聚乙烯二醇沉淀法和凝胶过滤色谱法,如明显升高,还应同时测定血清抗 PRL 抗体。血 E_2 和孕酮降低。测定血 E_2 可准确判断患者的雌激素分泌状态;孕酮测定仅用于未闭经的溢乳患者,而对闭经-溢乳者无必要。高 PRL 血症伴多毛者睾酮可升高。

(二) **PRL 动态试验**

1. **TRH 兴奋试验**　TRH 除刺激垂体释放 TSH 外,还同时刺激 PRL 分泌。正常妇女一次静注 TRH 100~400μg,15~30 分钟 PRL 较注药前升高 5~10 倍。PRL 瘤时不升高,或对结果无明显影响,但甘草或甘草制剂可抑制 PRL 的基础分泌及 TRH 刺激后的最大分泌量。

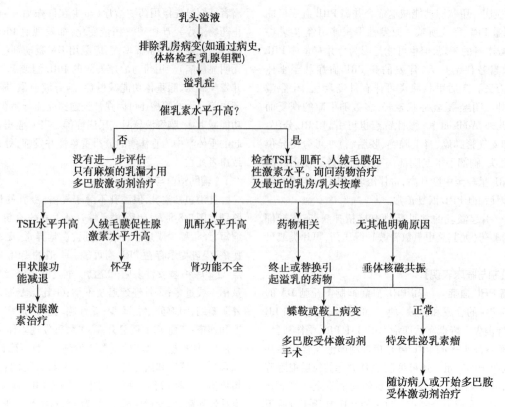

图 2-8-8-2　溢乳的病因鉴别

2. 氯丙嗪试验　氯丙嗪通过受体作用,阻抑去甲肾上腺素吸收、转化及 DA 功能,从而促进 PRL 分泌。基础状态取血后,空腹服氯丙嗪 25~50mg,服药后 60 分钟与 120 分钟分别取血测 PRL,正常妇女经氯丙嗪兴奋后,PRL 峰值较基础值增加 2~5 倍,垂体 PRL 瘤不升高。

3. 甲氧氯普胺试验　该药为 DA 受体拮抗剂,可促进 PRL 合成和释放。空腹取血后,注射甲氧氯普胺 10mg,于注药前和注药后 20、30 和 60 分钟分别取血测 PRL,正常人注射甲氧氯普胺后,PRL 高峰出现于 20~30 分钟,峰值比基础值增加 7~16 倍;而功能性溢乳者,PRL 升高约为基础值 2~3 倍;PRL 瘤者升高不明显。PRL 峰值至少要超过基础值的 3 倍才能认为属正常;低于以上标准者提示有 PRL 瘤可能。

4. 维拉帕米兴奋试验　维拉帕米为钙通道阻滞剂,静注维拉帕米(异搏定)后,虽不能激发正常人分泌 PRL,但特发性高 PRL 血症者的血清 PRL 明显升高,而垂体 PRL 瘤者无反应。Barbaro 等认为,此两组患者无重叠现象,因而是鉴别特发性高 PRL 血症和 PRL 瘤的良好试验[24],但对基础 PRL 已较高者,PRL 的净增值可不明显,而且维拉帕米试验不能将假性 PRL 瘤(DA 能神经冲动减弱)鉴别开来。

5. PRL 抑制试验　左旋多巴为 DA 前体物,经脱羧酶作用生成 DA 而抑制 PRL 分泌。正常人口服 500mg 后 2~3 小时,血 PRL 明显降低。垂体 PRL 瘤者不降低。溴隐亭为 DA 受体激动剂,可强力抑制 PRL 的合成和释放。正常妇女口服 2.5~5.0mg 后 2~4 小时,血 PRL 降低≥50%,持续 20~30 小时。功能性高 PRL 血症和 PRL 腺瘤时也下降明显。闭经-溢乳综合征患者的血 FSH 和 LH 常降低,LH/FSH 比值升高。必要时,应检测 GH、TSH 和 ACTH。

(三) 影像检查　蝶鞍 X 线断层不能发现微腺瘤,正常妇女蝶鞍前后径 <17mm,深径 <13mm,面积 <130mm²。如出现如下影像应进一步作 CT 检查:①气球样扩大;②双鞍底重缘;③鞍内存在高/低密度区或密度不均匀区;④平皿样变形;⑤鞍上骨化;⑥前后床突骨质疏松或鞍内空泡样变;⑦骨质破坏。CT 和 MRI 可进行颅内病灶精确定位。DA 激动剂为 PRL 瘤的主要有效治疗药物,但其疗效取决于肿瘤细胞(亦包括增生的 PRL 细胞和非 PRL 分泌性其他垂体肿瘤细胞)膜的 DA D₂ 受体的表达强度。用¹²³I-甲氧苯酰胺(¹²³I-methoxybenzamide,¹²³I-IBZM)闪烁扫描可估计 D₂ 受体密度,如肿瘤呈¹²³I-IBZM 高摄取(D₂ 受体高表达),一般对溴隐亭、喹高利特(quinagolide)和卡麦角林(cabergoline)治疗有良好反应。¹²³I-IBZM 扫描对所谓的"无功能"性垂体瘤也有重要诊断价值,尤其可筛选出适合于用 DA 激动剂治疗的患者。

【鉴别诊断】

乳腺肿瘤、乳腺疼痛和乳溢(nipple discharge)均很常见。乳溢的病因很多,需要根据病史、体征、影像检查和活检做出综合评价与处理(图 2-8-8-3)。

病理性乳溢的特点是乳腺自发分泌液体,常发生于单侧,分泌物为血性、脓性或清亮液体,乳腺检查可发现包块或结节。乳溢最常见于导管内乳头状瘤、乳腺感染、乳腺导管扩张或乳腺癌。

生理性乳溢表现为双侧右分泌物流出,常见于乳腺被刺激或压迫的情况。如果血清泌乳素正常,无特殊症状,产后 1 年内溢乳亦可能属于生理性反应,乳溢的另一种常见原因是长期服用降压药、胃肠疾病治疗药物、雌激素、口服避孕药或抗精神病药物(表 2-8-8-2),患者停用这些药物后,症状消失。

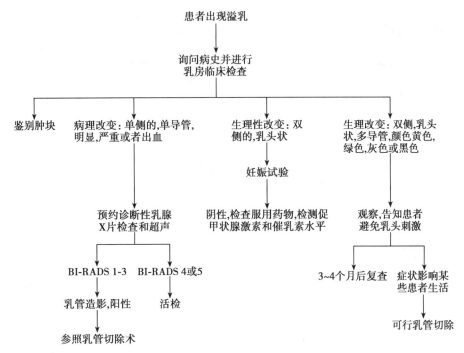

图 2-8-8-3 乳溢的诊断与处理
BI-RADS:乳腺影像报告与信息系统

表 2-8-8-2 引起乳溢的常见药物

降压药	可待因
甲基多巴	海洛因
利血平	美沙酮
维拉帕米	吗啡
胃肠药物	精神病治疗药物
西米替汀	抗精神病药物
甲氧氯普胺	单氨氧化酶抑制剂
激素类药物	神经安定剂
雌激素	选择性血清素再摄取抑制剂
口服避孕药	三环抗抑郁剂
阿片类药物	

【治疗】

(一)病因治疗 针对病因治疗,同时用药物增加 PIF 活性,抑制 PRL 的分泌,降低血 PRL,达到阻止溢乳、诱发排卵、恢复月经和防止性器官萎缩等目的。微腺瘤多首选药物治疗;药物治疗失败或不能耐受时改为手术治疗。大腺瘤也可首选药物治疗,当有神经压迫和耐药时考虑手术治疗,当手术、药物治疗不成功时改为放疗。病因治疗主要包括:①药物引起者应停药,一般可自然恢复;若停药半年后,月经仍未恢复,需用其他药物治疗。必须继续使用药物者可减小剂量并定期监测 PRL,如果明显升高应更换药物。②原发性甲状腺功能减退者用甲状腺激素制剂替代治疗,不宜盲目用溴隐亭治疗,如单用溴隐亭可通过下丘脑抑制 TSH 分泌,使病情加重。③颅内肿瘤患者根据病情采用手术切除或放射治疗。对垂体 PRL 瘤合并不孕者,单纯药物治疗优于手术及放射治疗。④巨腺瘤出现压迫症状时,溴隐亭治疗无效或无激素分泌性垂体瘤且 D_2 受体减少者,宜手术治疗,手术前后配合溴隐亭治疗可提高疗效。

(二)麦角生物碱衍生物或多巴胺受体激动剂治疗 溴隐亭适用于各种类型高 PRL 血症,也是垂体肿瘤(微腺瘤或巨腺瘤)的首选疗法,尤其适合于年轻不孕患者希望生育时的治疗。一般从小剂量开始,1.25~2.5mg/d,根据血 PRL、症状及基础体温变化判断疗效并调整用药剂量,当增至 5mg/d 以上时需分次服用,最大剂量 30~40mg/d。不能耐受口服治疗及对药物的不良反应特别敏感者可阴道给药。溴隐亭从阴道能 100% 吸收,且可避免首过肝脏作用,胃肠道不良反应少,半衰期长达 24 小时,故用量小,每晚置入阴道 1片(2.5mg)即可,治疗量通常为 2.5~15.0mg/d,少数溴隐亭抵抗病例需加大剂量。大约 5%~10% 的患者对溴隐亭治疗无反应,称为溴隐亭抵抗,是指溴隐亭 15mg/d 至少治疗 3个月,血 PRL 仍未正常或肿瘤未缩小或血 PRL 下降仍<50%。目前认为,对溴隐亭反应性的下降与垂体细胞膜上 DA 受体数目减少有关[25]。对于溴隐亭抵抗的患者可采取换用另一种 DA 受体激动剂,如卡麦角林、喹高利特或增大药物剂量(前提是患者对加大的药物有反应及无不良反应增加)等方法;亦可采取手术或放射治疗[26]。

(三)促排卵、手术及放疗 单纯溴隐亭治疗不能成功排卵和妊娠者,可采用以溴隐亭为主,配合其他促排卵药物的综合疗法。经蝶窦手术逐渐成为垂体瘤的主要手术治疗方式,尤其内镜辅助切除垂体瘤具有创伤小、安全、手术切除率高、术后并发症少等优点。经鼻蝶入路垂体瘤切除术适用于蝶鞍内生长的肿瘤。垂体放疗有一定效果,可缩小肿瘤体积,降低血 PRL 水平。手术治疗失败后,放疗可使 11% 的患者的血浆 PRL 降到正常。由于药物治疗或手术治疗可取得满意效果且放疗会受到放射剂量的限制和易损伤周围神经与脑组织,故不作为垂体 PRL 瘤的主要治疗手段,但可作为术后残留或肿瘤复发的辅助治疗[27,28]。

(赵立玲 莫朝晖)

第9节 女性性发育障碍

女性和男性的生长发育都是首先从体格发育开始的。女性生长发育(包括青春期性征发育)的大致顺序是:女性体型→骨盆增大→乳腺发育→阴毛生长→腋毛生长→月经初潮→卵巢排卵。性发育的任何步骤(主要在胚胎期)出现异常均可引起性发育障碍(disorder of sex development,DSD)。根据间性疾病的处置共识和芝加哥共识(2005年),专家们提出了DSD命名和分类建议,以避免"间性(intersex)""两性畸形(hermaphroditism)"或"性相反(sex reversal)"等名称引起的混乱。

【女性性发育】

受孕后6周内,胚胎的内外生殖器性别仍未确定。性腺系统来源于生殖细胞、生殖嵴和内性腺管,即副中肾米勒管与中肾吴氏管三种原始组织,6周后,内性腺管逐渐演化为卵巢或睾丸,见图2-8-9-1。

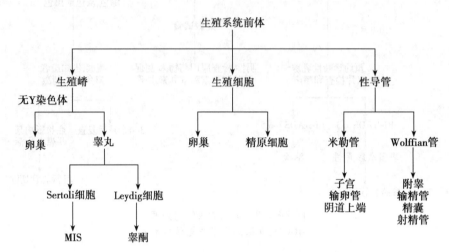

图2-8-9-1 生殖系统的发育
MIS:米勒管抑制因子;TDF:睾丸分化因子

SRY基因编码的睾丸分化因子(testis determining factor, TDF)介导睾丸发育。TDF促进生殖嵴细胞演化为Sertoli细胞,分泌米勒管抑制因子,而Leydig细胞合成睾酮。AMH使米勒管完全退化,而睾酮促进精原细胞和男性生殖系统发育,其中的吴氏管发育为附睾、输精管和精囊。缺乏Y染色体的性腺在妊娠第11~13周分化为卵巢。如果缺乏AMH则引起米勒管发育成输卵管、子宫、子宫颈和上部阴道。未分化的外生殖结构包括泌尿生殖结节、泌尿生殖隆突和泌尿生殖叠。双氢睾酮促使未分化的外生殖结构发育为阴茎干、阴茎头和阴囊;泌尿生殖窦则发育为前列腺。女性或缺乏双氢睾酮的作用时发育为阴蒂、大阴唇和小阴唇。

【女性性发育障碍的诊断与分类】

女性性发育障碍的最重要特征是外生殖器雄性化,因此应首先对外生殖器雄性化进行评价,而评价的主要方法是确定女性外生殖器的Prader分型见表2-8-9-1。

表2-8-9-1 女性外生殖器雄性化(DSD)分型

分型	临床特征
1型	仅有阴蒂肥大
2型	阴蒂肥大伴有尿道和阴道开口但很靠近
3型	阴蒂肥大伴泌尿生殖道共同开口/大阴唇后部融合
4型	阴茎样阴蒂,会阴阴囊-尿道下裂/大阴唇完全融合
5型	完全型雄性化(貌似正常男性外生殖器)/无睾丸

(一)根据临床表现/性染色体/SRY/影像检查确立性发育障碍诊断 女性DSD的临床表现包括外生殖器畸形、第二性征发育和体格异常、青春期发育延迟或性早熟、女性男性化、阴蒂肥大、阴唇融合、腹股沟/阴唇包块、月经紊乱、闭经、矮小与卵巢早衰等。其中,诊断女性DSD的最重要依据是表观女性外生殖器(apparent female genitalia)、性染色体和SRY检查(表2-8-9-2,详见本章第9节)。一般在体格检查的基础上,用高分辨超声检查内生殖器,主要确定有无睾丸或卵巢及其同时存在的副生殖器官[1]。必要时用MRI证实之。

性分化开始于受孕时,性分化的任何水平缺陷均可引起性征含糊(sexual ambiguity),遗传性别为46,XX的女性胎儿在第一个3月期暴露于高雄激素环境时,可引起程度不等的外生殖器男性化,而受孕12周后接触高浓度的雄激素,不会引起大小阴唇融合,但能导致阴蒂肥大或男性型尿道。遗传性别为46,XY的男性胎儿对二氢睾酮的反应是男性分化,即引起生殖结节延长,形成阴茎,生殖褶融合为阴囊。当缺乏睾酮或睾酮不能转化为二氢睾酮时,将引起雄性化不足(假两性畸形)。

(二)根据性腺特征分类性发育障碍 两性畸形的临床表现见图2-8-9-2,卵巢和睾丸发育的调节基因见图2-8-9-3。WNT4位于1p36.23-p35.1,其表达与肾脏、输卵管、子宫和卵巢发育密切相关;WNT4抑制男性内生殖器发育,促进女性内生殖器成熟。胚胎分化发育的任何步骤出现异常均可引起性分化障碍,但性发育障碍虽然很多,其诊断均可归入46,XY-DSD、46,XX-DSD或性染色体DSD等三种类型中。对于表型为女性的患者来说,睾丸发育障碍引起的完全型性腺发育不良(Swyer综合征)、部分型性腺发育不良、性腺退变综合征和卵-睾DSD是最典型的例子。但是,这些疾病的共同特点是间性(intersex),即染色体、性腺和解剖上的性别不

表 2-8-9-2　男性与女性 DSD 的特征

特征	女性假两性畸形	男性假两性畸形	真两性畸形	性腺发育不全	
				MGD	PGD
基因型/核型	46,XX SRY/TDF(-)	46,XY	46,XX(60%~70%) 46,XY/46 XX-XY(嵌合体)	45,XY/XO	46XX/46,XY/45X0
性腺	卵巢	睾丸	卵巢-睾丸(单侧或双侧)	睾丸与条索状性腺	条索状性腺(双侧)
表型	阴蒂肥大→完全男性化	不同程度女性化	女性阴蒂肥大→男性尿道下裂与分叉阴囊	含糊或女性外生殖器	女性性幼稚原发性闭经或阴蒂肥大 Turner 综合征
病因	CAH 早期雄激素暴露	睾酮合成缺陷 Leydig 细胞发育不良 5α-还原酶缺陷雄激素抵抗综合征	染色体异常	染色体异常	染色体异常
诊断要点	外生殖器雄性化/不能扪及性腺/存在米勒管结构/17-OHP 升高	46,XY 缺乏米勒管结构 HCG 可刺激睾酮分泌			
性别取向	女性	完全型未女性部分型不定			
其他特点	新生儿期外生殖器含糊(60%~70%)	部分型做的困难	少见	高肿瘤风险	高肿瘤风险

注:AIS:androgen insensitivity syndrome,雄激素不敏感综合征;HCG:human chorionic gonadotropin,人绒毛膜促性腺激素;SRY:sex-determining region on the Y chromosome,Y 染色体性决定区;TDF:testis determining factor,睾丸决定因子

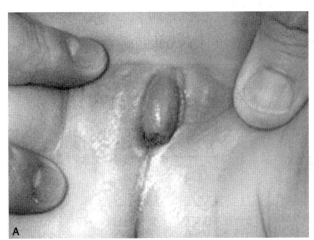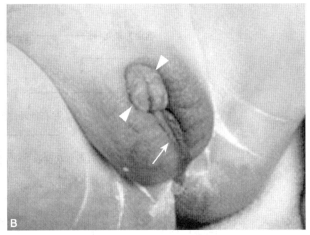

图 2-8-9-2　两性畸形
A. 新生儿 CAH 显示的外生殖器良性畸形;B. 小阴茎-尿道下裂与分叉阴囊

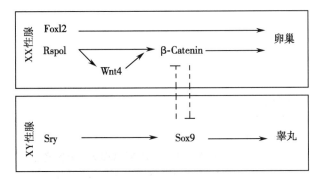

图 2-8-9-3　卵巢和睾丸发育的调节基因
WNT4 位于 1p36.23-p35.1,其表达与肾脏、输卵管、子宫和卵巢发育密切相关;WNT4 抑制男性内生殖器发育,促进女性内生殖器成熟

一致,外生殖器与染色体性别相反或两性含糊(两性畸形,hermaphroditism)。显然,按照外生殖器表型来分类性发育障碍难以反映 DSD 的病因和本质。按照新的性发育障碍分类法,女性性发育障碍包括 46,XX 性发育障碍(46,XX-DSD)和性染色体性发育障碍两类(表 2-8-9-3)。46,XX 性发育障碍主要包括卵巢性发育障碍(如卵睾性发育障碍、SRY 阳性/重复 SOX9 睾丸性发育障碍、性腺发育不良)、雄激素过多(如 21-羟化酶缺陷症、11-羟化酶缺陷症、芳香化酶缺陷症、细胞色素 P450 氧化还原酶缺陷症)和一般性疾病(如泄殖腔外翻、阴道闭锁、Müllerian 管/肾/颈胸体节异常);性染色体性发育障碍主要包括 45,XO-Turner 综合征及其变异型、45,XO/46,XY-混合型性腺发育不良/卵睾性发育障碍和 46,XX/46,XY-嵌合体型卵睾性发育不良。

表2-8-9-3　女性性腺发育不全综合征的染色体
异常与临床表现

染色体类型	表现型	性幼稚	身体矮小	其他畸形体征
XO	女	+	+	+
XXqi	女	+或±	+	+
XXp-	女	+或-	+或-	+或-
XXpi	女	+	-	第4掌骨短,皮肤色素痣
XXq-	女	+	-或+	-或±,40%身材矮小
XXr	女	-或+	+	+或±,无颈蹼
XYP	两性	+	+	+

注:+. 有;-. 无;±. 可有可无

按照新的 DSD 分类法,Turner 综合征、Noonan 综合征属于性染色体 DSD 范畴,而单纯性性腺发育不全属于卵巢 DSD 范畴。女性性腺发育不全是一种病理诊断,是指女性性腺未能分化成正常的性腺,外形呈条索状,其中仅有纤维组织,无生殖细胞,这种条索状性腺的个体无性腺功能、无性征发育;主要包括 Turner 综合征、Noonan 综合征和单纯性性腺发育不全三种临床类型。

以前所称的两性畸形(hermaphroditism)是针对外生殖器表型的一种临床描述,分为真两性畸形(true hermaphroditism)和假两性畸形(pseudohermaphroditism)两种(图 2-8-9-4)。真两性畸形(卵-睾 DSD, ovotesticular DSD)是指睾丸和卵巢在同一机体内并存的一种性分化异常,但不能把条索状性腺含有几个卵细胞或类似卵巢而无卵细胞的性腺认为是卵巢;染色体核型可以为正常男性型、女性型或嵌合型。假两性畸形反映的是遗传性别、性腺性别和表型性别的不一致。女性假两性畸形就是性染色体为 XX,性腺为卵巢的患者,其外生殖器出现不同程度男性化的一种临床综合征[2,3]。

女性假两性畸形(46,XX-DSD 和性染色体 DSD)是指性染色体为 XX,性腺为卵巢,而外生殖器出现不同程度的男性化。因此,女性假两性畸形事实上属于 46,XX 性发育障碍和性染色体性发育障碍的范畴。此类患者不仅有相对正常的卵巢,而且有副中肾管衍生的女性内生殖器管道(输卵管、子宫),但外生殖器由于在胚胎期受雄激素干扰而有性发育障碍和畸形,男性化的程度与胎儿接触雄激素时所处的发育阶段有关(图 2-8-9-4 和图 2-8-9-5)。如雄激素增高发生于胚胎

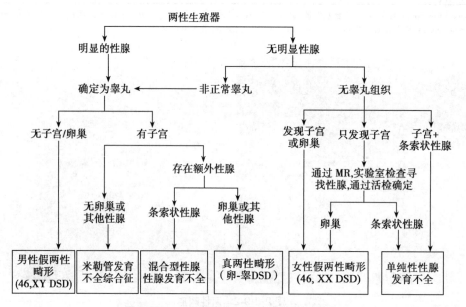

图 2-8-9-4　儿童外生殖器畸形的诊断流程

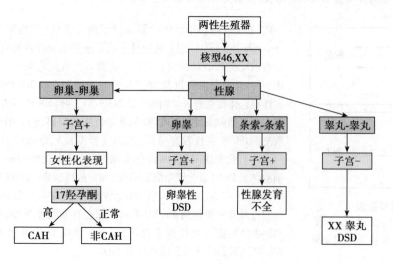

图 2-8-9-5　46,XX DSD 的诊断流程
DSD:性发育障碍;CAH:先天性肾上腺皮质增生症

12周以后，此时膀胱阴道隔的生长已将阴道口与尿道口分开，只表现为阴蒂肥大。如发生于12周以前，除阴蒂肥大外，可有尿生殖窦存留，阴道和尿道具有共同开口，阴唇阴囊褶部分融合，甚至外生殖器从整体上看貌似男性，在发育不良的"阴茎"下存在轻度阴道下裂，阴唇阴囊褶已大部融合，出生后如雄激素作用继续存在，则出现男性第二性征[4]。

（三）恶变风险　20%～30%的XY单纯性性腺发育不全和15%～20%的混合性性腺发育不全在10～20岁发生恶变（与含有Y染色体的腹腔内性腺直接相关，主要为性腺体母细胞瘤和Ⅱ型生殖细胞瘤），所以必须切除条索状性腺组织[5,6]。Ⅱ型生殖细胞瘤包括：精原细胞瘤（精细胞瘤或无性细胞瘤）和非精原细胞瘤（胚胎癌与绒毛膜癌）。超声检查可见回声灶伴有钙化。Wilms瘤的发病年龄早（平均3岁）。

（四）XX-性发育障碍　XX-性发育障碍（XX DSD）包括三类病变：①性发育障碍：包括卵-睾DSD（ovotesticular DSD，即真两性畸形）、睾丸DSD（testicular DSD，即XX男性）和性腺发育不全（gonadal dysgenesis）；②雄激素过多引起的性发育障碍（先天性肾上腺皮质增生症、芳香化酶缺陷症和P450氧化还原酶缺陷症）；③其他相关疾病。

1. 睾丸DSD　以前称为XX男性（XX male）或XX性相反（XX sex reversal）睾丸DSD少见，发病率约1/20 000～1/25 000，表型为正常男性或轻度男性两性畸形。与46，XX卵-睾症不同，睾丸46，XX DSD患者无卵巢组织，身材矮小，10%～15%伴有尿道下裂、性腺功能低下、男性乳腺发育和精子缺乏。90%可鉴定出SRY基因，但Y染色体常转位至X染色体的短臂远端或常染色体上，但约10%的睾丸DSD患者缺乏SRY。RS-PO1突变引起睾丸DSD，大部分患者的确切发病机制仍未明了，可能与调节睾丸发育的不明基因突变有关，或与隐蔽的Y染色体嵌合有关。新生儿阴茎小伴有尿道下裂，有的患者核型为46，XX，dup（17）（q23.1q24.3）/46，XX/22q（22q11.2-22q13）部分重复或SOX10（22q13）过表达（OMIM 602229），提示在缺乏SRY时，SOX9基因复制足以启动睾丸发育分化。

2. 性腺发育不全（gonadal dysgenesis）　是指卵巢缺乏或发育不良的一种临床情况[7]，因卵巢激素缺乏，患者表现为原发性闭经和第二性征发育障碍。染色体核型可正常，或为45，XO、X染色体嵌合或缺失。性腺发育不全可能包括了数种不同的病因，常染色体隐性遗传或呈散发性发病；卵巢发育不全，XX核型正常，但不能进入青春期发育，女性第二性征缺乏，促性腺激素升高，性腺呈条索状，与Turner综合征相似[8-10]，但身材不矮小，亦无Turner综合征的其他畸形；一些患者可伴有神经感觉性耳聋[11-13]。FSH受体突变或X染色体异常（如Xq，含有BMP15、FMR1和QM基因）或Xp11.2-p.22.1或47，XXX。Mayer-Rokitansky-Kuster-Hauser综合征的病因与AMH或其受体突变有关，WNT4参与米勒管发育，但目前未见WNT4突变所致MRKHS的病例报道。其特点是子宫和阴道上2/3发育不良、子宫阴道闭锁，有时还伴有骨骼和泌尿道-肾脏畸形，而染色体核型正常，因而其第二性征发育正常，但伴有原发性闭经。偶尔，MRKHS可伴有性腺发育不全，病因未明，多数认为是一种偶合现象，但也可能存在共同的遗传性发病基础（表2-8-9-4）。

表2-8-9-4　文献报道的Mayer-Rokitansky-Kuster-Hauser综合征伴性腺发育不全病例

报道者，年份	年龄（岁）	卵巢	子宫	输卵管	其他异常	核型
Bousfiha，2009	19	D	-	-	无	46，XX
Tatar，2009	2姊妹	A	发育不良	-	部分秃顶，智力低下，小头，面部畸形	46，XX
Zamanand，2009	2姊妹（22/23）	D	缺乏原基子宫	发育不良	阴道发育不良，秃顶	46，XX
Gueven，2008	17	A	-	-	矮小，骨龄延迟，颈蹼，发际下移，第4指短小	46，XX/45，X delXp11.21
Kumar，2007	18	A（右）	-	-	肾脏畸形	46，XX
Colombani，2007	15	D	-	正常	甲减	46，XX
Marrakchi，2004	19	D	-	正常	无	46，XX
Plevraki，2004	6例	D	发育不良	缺乏（左）发育不良正常	第4指短小，颈椎畸形，腰椎侧弯	46，XX伴睾丸特异性蛋白1-Y连锁基因
Kaya，2003	17	A（左）	-	发育不良（右）	右肾下垂畸形	46，XX
Aydos，2003	19	A	原基子宫	-	颈蹼，骨骼畸形	46，XX
Megarbane，2003	2姊妹	D	发育不良	发育不良	小头，部分秃顶	46，X/delX（pterq22）
Gorgojo，2002	17	A	-	-	单肾，甲减	46，XX
Ting，2001	22	D	-	原基输卵管	腰椎侧弯	45，X/46Xdel（p22.22）
Gueitron-Cantu，1999	19	D	-	正常	无	45，X/46Xdel，Xdic（X）
Abelardo，1999	19	D	-	正常	无	45，XdelX，Xdic（X）
Oyer，1994	新生儿	A	缺米勒管结构	-	膈疝，二叶主动脉瓣	46，XX
Aughton，1003	-	D	-	-	半乳糖血症	46，XX
Alper，1985	16	D	-	-	无	46，XX
Al-awadi，1985	2姊妹（16/18）	A	发育不良	发育不良缺乏	部分秃顶	46，XX
De Leon，1984	-	A	-	-	矮小，Turner综合征表型	46，Xi（Xq）
Levison，1976	17	A	-	缺乏	无阴道，左双输尿管	46，XX

3. 先天性肾上腺皮质增生症 包括 21-羟化酶缺陷症、17α-羟化酶(CYP17)、3β-羟类固醇脱氢酶(3β-HSD)、11β-羟化酶(CYP11B),前三种与肾上腺皮质激素合成有关;后两种酶与皮质醇和醛固酮合成有关。

4. 糖皮质激素受体突变 家族性或散发性发病,ACTH和皮质醇分泌增多而无 Cushing 综合征表现,但雄激素和盐皮质激素过多,详见第2篇扩展资源13.7。

5. 芳香化酶缺陷症 芳香化酶(CYP19A1;P450arom)催化雄激素转换为雌激素,P450arom 由 CYP19 基因(15p21.1,OMIM 107910)编码,该酶主要存在于卵巢、胎盘、乳腺和骨骼中。母亲在妊娠期发生雄性化,女性胎儿出生时出现外生殖器畸形,雄激素、LH 和 FSH 升高,而雌激素明显降低。青春期原发性闭经无乳腺发育,身材高瘦,卵巢多囊。非经典型芳香化酶缺陷症的表现不典型,如外生殖器含糊、乳腺发育不良(B2~B4)或轻度雄性化或骨密度降低。

6. 妊娠黄体瘤 反复流产妇女应用人工合成孕激素保胎,因其含有一定的雄激素活性,容易引起女性胎儿外生殖器雄性化。废除孕激素保胎疗法后,此种情况少见。母亲妊娠期患有雄性化肾上腺皮质瘤、卵巢肿瘤或 Krukenberg 瘤(卵巢转移癌)或妊娠黄体瘤,女性胎儿亦可发生外生殖器雄性化。未经治疗的先天性肾上腺皮质增生妊娠妇女也可发生类似情况。阴道闭锁、泄殖腔外翻(cloacal exstrophy)。子宫畸形、米勒管不发育/发育不全、阴唇粘连等。Mayer-Rokitansky-Küster-Hauser 综合征(OMIM 277000)的病因未明,可能与 WT1、PAX2、HOXA7、HOXA13 或 PBX1 异常有关。散发或家族发病,其特点是 46,XX 女性卵巢功能和第二性征发育正常,但子宫和上部阴道不发育,原发性闭经,无雄激素过多表现。Ⅰ型(单纯型)的双侧输卵管正常,仅有子宫-阴道发育不良;Ⅱ型(OMIM 601076)子宫发育不全,一侧或双侧输卵管畸形或发育不良,可伴有肾脏骨骼畸形或听力障碍。

【Turner 综合征】

详见本章第10节。Turner 综合征与一条性染色体完全或部分缺失有关,但至少保留有一条 X 染色体;典型的 45,XO 核型约占所有病例的50%~60%;其他以 45,XO/46,XX、46,Xi(Xq)和 46,XXq⁻ 为常见。X 染色体重排及 Y 染色体部分缺失也导致 Turner 综合征,其典型临床特征是身材矮小、原发性闭经、颈蹼与肘外翻。45,XO 引起的 Turner 综合征患者 X 染色质阴性(因为必须有两个或两个以上 X 染色体时,才能出现 X 染色质)。少数患者具有嵌合型的染色体核型,如 45,XO/46,XX、45,XO/47,XXX、45,XO/46,XY 和 45,XO/46,XX/47,XXY 等。具有嵌合型的染色体核型可出现 X 染色质阳性。X 染色体结构异常有 46,Xi(Xq)、46,XXq⁻、46,XXp⁻ 和 46,Xr(X)。

【Noonan 综合征】

Ras/有丝分裂原-活化蛋白激酶(MAPK)途径是调节细胞周期、分化、生长、发育和衰老的关键信号途径。由于 MAPK 途径调节异常所致的发育障碍统称为 RAS 病(RASopathy),这些疾病的共同特点是 Ras/MAPK 途径中的因子出现胚系突变(germline mutation)。该类疾病很多,Noonan 综合征是 RAS 病综合征中的典型代表。虽然 RAS 病各有特征,但因涉及的信号途径相同,因而其临床表现往往重叠,如

面部-心血管畸形、皮肤异常、神经精神障碍等。

【单纯性性腺发育不全】

单纯性性腺发育不全(simple gonadal dysplasia)是指某些表型为女性的患者有 46,XX 或 46,XY 染色体核型和条索状性腺,而无身材矮小和先天性躯体发育异常,但发生肿瘤的风险增加[14]。

(一)46,XX 型单纯性性腺发育不全引起原发性闭经

本症是核型为 46,XY 的单纯性性腺发育不全,又称为 Swyer 综合征[11,12],呈散发性或家族性发病。家族性病例可能系 X 连锁隐性遗传或常染色体显性遗传,性染色体为 XY,H-Y 抗原阳性,胚胎期性腺原基应分化为睾丸,然而因某种未知病因,性腺未分化,结果形成纤维条索样组织(或称为痕迹型性腺)。与此同时,由于雄激素缺乏,中肾管不能发育为男性生殖系统,其副中肾管却因缺乏睾丸分泌的 AMH 而自动地发育为输卵管、子宫与阴道。患者的外阴也因缺乏雄激素而自动地分化为女性外阴。因此,患者出生时为女性,其内外生殖器官均为女性型。46,XX 型单纯性性腺发育不全患者的核型为 46,XX,性腺发育不全,第二性征缺失,而无其他畸形,表型可呈家族性或散发性。家族性病例为常染色体隐性遗传,性染色质为阳性,H-Y 抗原阴性,其性腺本应分化为卵巢,然而因某种先天性原因(可能是诱导卵巢分化的物质缺乏)致分化发育不全,遂形成条索样组织。常染色体有与卵巢分化有关的基因,与 X 连锁的锌指基因(ZFX)和 DIAPH2 基因与卵巢的发育有关,这些基因可能与本病的发生有关[15-17]。

H-Y 抗原阳性的患者为 H-Y 受体异常,或生成异常的 H-Y 抗原与其受体的亲和力有缺陷。部分病例是由于 SRY 基因点突变或移码突变或为 SRY 基因缺失所致。约15%的 XY 男性女性化有 SRY 基因突变或缺失。研究还发现,X 染色体短臂上 XP21.2~XP22.1 之间的基因与本病有关,为 X 连锁遗传提供了依据。完全型的表型为女性,伴有原发性闭经、第二性征不发育、外阴部呈幼儿型、乳腺不发育、子宫很小、无阴毛和腋毛,正常或高身材,类无睾体型,血、尿雄激素及雌激素均低于常人,而促性腺激素很高。不完全型为双侧发育不全睾丸或一侧条索状性腺,对侧发育不全的睾丸(混合型性腺发育不全);生殖导管的发育依性腺而定,外生殖器为两性畸形;青春期后有不同程度的男性化表现;此型可见阴蒂增大。本病另一特点是患者性腺肿瘤的发生率高(25%~30%),以性母细胞瘤和无性细胞瘤常见,大多发生于儿童期和青春期。

原发性闭经是本症的主要特点。完全型性分化发育不全为双侧条索状性腺,外生殖器为女性型,原发性闭经。青春期第二性征发育不全,卵巢功能早衰,血清性激素减低或正常,血清 LH 及 FSH 增高,无面容和体格异常。血清 LH 及 FSH 增高。不完全型者的一侧为条索状性腺,对侧卵巢发育不全或为双侧卵巢发育不全。因性激素水平低下而骨骺愈合延迟,导致指距大于身长。本病患者一般不易发生性腺肿瘤。患者虽无性征发育,性腺为条索状,但无 45,XO 核型 Tuner 综合征的躯体畸形、性激素(雌二醇、睾酮)低、促性腺激素增高以及对于不完全型可有两性畸形,结合染色体核型为 46,XY,可作出诊断。目前可进一步利用分子生物学技术进行基因诊断。

(二)发育不全性腺切除 一旦确诊应及早将发育不

全的性腺手术切除;完全型者治疗与 Turner 综合征相同,予以雌、孕激素作人工周期替代治疗。不完全型者的抚养性别可根据诊断时年龄和外生殖器畸形的程度而定,作为女性抚养者,予以雌激素替代疗;作为男性抚养者,予以睾酮替代治疗。

【Mayer-Rokitansky-Kuester-Hauser 综合征】

Mayer-Rokitansky-Kuster-Hauser 综合征属于一种女性生殖器畸形性综合征,病因与抗米勒管素(AMH)活化,或与 AMH 受体异常有关,引起胚胎发育中断,临床表现为发育不全的开叉子宫和阴道闭锁。患者的染色体核型 46,XX,女性表型,乳腺发育和青春期发育正常,但雌性化不足,血清 E_2 明显降低。本综合征可以扮演各种畸形,如卵巢多囊、双侧条索状卵巢等,并可导致雌激素分泌减少、单侧肾脏发育不良、骨骼畸形(如双线脊柱、骶骨融合等)、心血管畸形(室间隔缺损)。MRKH 综合征的诊断较困难,一般采用排除法排除引起器官发育和畸形的其他疾病,染色体分析主要用于鉴别诊断(如睾丸女性化),卵巢活检或腹腔镜检查有助于诊断[18,19]。

【男性化先天性肾上腺皮质增生症】

为常染色体隐性遗传病。在所有外生殖器两性畸形的患者中,约 50% 属于此型。皮质醇合成过程中,某一步骤所必需的酶的活性减低造成皮质醇合成障碍,对 ACTH 的负反馈作用减弱,ACTH 增高,导致肾上腺皮质增生,酶阻断步骤的前身类固醇激素和其他类固醇激素产生过多引起相应的临床表现。引起先天性肾上腺皮质增生的酶缺陷主要有六种,其中可引起女性假两性畸形的是 21-羟化酶缺陷症、11β-羟化酶缺陷症和 3β-羟类固醇脱氢异构酶缺陷症[20,21]。

(一)先天性肾上腺皮质增生伴男性化

1. 21-羟化酶缺陷症 详见第 2 篇第 6 章第 5 节。21-羟化酶缺陷症是最常见的一种先天性肾上腺皮质增生症,约占该疾病的 90%,也是女性假两性畸形最常见的疾病。根据临床表现可分为单纯型、失盐型和非经典型三种类型。单纯型 21-羟化酶缺陷只累及皮质醇合成途径。孕酮、17-OHP 和雄激素(雄烯二酮和睾酮)增高,可出现外生殖器不同程度的男性化。一般将女性胚胎外生殖器男性化分成五种类型,实际上它代表了最轻度男性化(仅有阴蒂肥大)到大阴唇完全融合形成部分性阴茎尿道,到最重度的几乎完全的男性化(阴茎尿道),这种分型也适用于各种女性假两性畸形。在非经典型患者的家族中,有些成员没有任何男性化的表现,但在 ACTH 兴奋后,血清 17-羟孕酮(17-OHP)、雄烯二酮和睾酮增高。在病程的某一阶段可能会出现雄激素过多症状。迟发型患者出生时外生殖器完全正常,没有阴蒂肥大等男性化改变,但在儿童后期出现阴毛生长或多毛、痤疮、身体直线生长加速和骨龄提前等改变。

2. 11β-羟化酶缺陷症 详见第 2 篇第 6 章第 5 节。11β-羟化酶活性缺乏导致皮质醇降低,ACTH 代偿性分泌增多,皮质醇前身物质堆积。其临床特征为雄激素过量和高血压。雄激素过多引起女性假两性畸形,因此酶缺陷引起反应过程的前体类固醇物质蓄积,并向雄激素转化,ACTH 反馈性分泌增多,肾上腺来源雄激素合成过多。此外,DOC 不能转化为醛固酮,但 DOS 本身具有类似醛固酮对钠钾代谢调节作用,聚集过多可引起水钠潴留和高血压。患者的染色体核型为正常女性型,出生时外生殖器两性畸形,有不同程度的阴蒂肥大

和/或大阴唇部分融合,子宫、输卵管存在,无附睾和输精管,性腺为卵巢。全身性皮肤色素沉着,约 2/3 的患者有高血压,通常无低血钾,血浆肾素活性(PRA)水平降低。迟发型患者病情较轻,出生时外生殖器为正常女性型,在儿童期,青春期或成年期出现男性化的征象,同时伴发高血压者少见。

3. 3β-羟类固醇脱氢酶缺陷症 详见第 2 篇第 6 章第 6 节。目前已知Ⅱ型 3β-羟类固醇脱氢酶缺陷症(3β-HSD)基因突变位点达 30 多种,有接合点突变、结构缺失、无义突变、移码和错义突变。失盐型是基因突变致肾上腺和性腺表达的 3β-HSD 酶活性完全丧失的结果。非失盐型是由于基因无义突变,酶活性部分丧失,尚存的酶活性可以防止盐丢失。此外,3β-HSD 缺陷的分子机制还涉及酶蛋白的不稳定性。临床表现为轻度男性化,阴蒂有不同程度肥大,可有阴囊阴唇褶部分融合。同时有低血钠、高血钾和酸中毒等失盐症状,轻型患者可无失盐症状,可能这些患者酶活性只是部分性丧失。血 17-羟孕烯醇酮和 DHEA 增高,17-羟孕烯醇酮/17-OHP 比值显著增高。

(二)先天性肾上腺皮质增生症病例初筛 诊断女性假两性畸形的关键是唯有外生殖器男性化表现,因为患者具备两个卵巢而不存在睾丸且性染色体核型为 46,XX。外生殖器的男性化表现是:①阴蒂肥大;②阴唇的阴囊化愈合;③阴道与尿道共同开口;④尿道通过增大的阴蒂开口;⑤由于阴唇的闭合致阴道闭锁;⑥阴唇或乳晕显著着色;⑦体格的急骤增长;⑧骨骺的早期融合(矮身材);⑨阴毛和腋毛提早出现,但乳腺发育不全,无月经。部分病例可伴有其他部位的发育畸形。此外,尚须进一步作出病因诊断。末梢血染色体核型分析和颊黏膜涂片性染色体检查确定其遗传性别为男性或女性。21-羟化酶缺陷时,皮质醇前身 17-OHP 在血中的代谢产物孕三醇也随之升高,24 小时排出量往往高于 10mg。正常婴儿血浆 17-OHP 的水平在脐血中较高,出生后 24 小时下降到 100~200ng/dl。21-羟化酶缺陷症患者血浆 17-OHP 3000~40 000ng/dl,血浆浓度与患者的年龄及 21-羟化酶缺陷程度有关。轻型患者的 17-OHP 可能在边缘水平,但在 ACTH 刺激之后,可出现超常反应。

(三)辅助检查和动态试验 在先天性肾上腺皮质症患者,中等量地塞米松能将 17-KS 及 17-KGS 抑制到正常水平。中等剂量为:成年 0.75mg,每 6 小时 1 次,即 3mg/d,共 5 天;6~13 岁的用药量为 2.25mg/d;1~5 岁为 1.125mg/d。单纯型 21-羟化酶缺陷症的血浆肾素活性和醛固酮水平基本正常。失盐型者血醛固酮降低,肾素活性增高。11β-羟化酶缺陷者的血浆肾素和醛固酮都降低。B 超、CT 对性别不明者,确定有无卵巢存在及有无卵巢肿瘤、肾上腺肿瘤或先天性肾上腺皮质增生症有重要价值。诊断先天性肾上腺皮质增生症的最重要依据是双侧肾上腺皮质明显增生伴皮质醇和醛固酮缺乏而 ACTH 明显升高。凡新生儿发生拒食、呕吐、脱水和休克,外生殖器两性畸形或青春期前女孩出现男性化征象都要考虑 21-羟化酶缺陷症,17-OHP 增高是本病的特征性标志物。11β-羟化酶缺陷症的诊断主要是根据生化改变,血浆 11-去氧皮质醇和 11-去氧皮质酮增高,尿中这些类固醇的四氢化合物增高,尿 17-KS 和 17-KGS 同时增高。血浆肾素和醛固酮降低也是本症的诊断依据。3β-HSD 缺陷症的诊断主要依据 17-羟孕烯醇酮和 DHEA 增高,17-羟孕烯醇酮/17-

OHP 比值显著增高。尿 17-KS 因 DHEA 蓄积而增高,轻型患者用促皮质素(ACTH)兴奋试验有助于显露上述生化异常。

利用分子生物学技术进行产前诊断,对早期治疗有重要价值。近 10 余年来,提出对先天性肾上腺皮质增生症进行产前诊断,并予以治疗,可改善女婴外生殖器畸形的发生,但必须谨慎,须密切的医疗监测。对产前诊断为 21-羟化酶缺陷的孕妇于产前(孕 10 周前)使用地塞米松治疗是安全的,对减轻或消除女性新生儿男性化有重要作用。先天性肾上腺皮质增生症与肾上腺皮质肿瘤的鉴别要点是影像检查和 17-OHP。先天性肾上腺皮质增生症所致女性假两性畸形鉴别见表 2-8-9-5。

表 2-8-9-5 先天性肾上腺皮质增生症所致女性假两性畸形的鉴别

疾病	血压	血钠	血钾	17-KS	17-OHCS	外生殖器
21-羟化酶缺陷症单纯型	正常	正常	正常	↑	正常	男性化
21-羟化酶缺陷症失盐型	正常	↓	↑	↑	↓	男性化
11β-羟化酶缺陷症	↑	↑	↓	↑		男性化
3β-羟类固醇脱氢酶缺陷	正常	↓	↑	↑	↓	男性化

注:↑:升高;↓:降低;17-KS:17-酮类固醇;17-OH:17-羟类固醇;DHEA:脱氢异雄酮

肾上腺皮质肿瘤发生前肾上腺皮质功能正常,发病后迅速出现症状,且可在患区检查出肿块;而先天性肾上腺皮质增生症患者于出生时即可见外阴异常,出生后症状逐渐加重,用中等剂量地塞米松后,尿 17-KS 明显下降,而肿瘤患者变化不明显。由于 11β-羟化酶缺陷症有男性化、高血压及尿中 17-羟皮质类固醇(大量脱氧皮质醇)增高,易被误诊为 Cushing 综合征。但 Cushing 综合征有向心性肥胖、糖耐量异常及蛋白质消耗,血、尿皮质醇增高,与本病不同。

(四)治疗方案

1. 糖皮质激素 糖皮质激素既补足了需要,又通过对垂体的负反馈作用,减少 ACTH 分泌,可缓解肾上腺皮质过度增生,导致雄激素分泌量下降,从而可使青春期和月经初潮正常,甚至具有生育功能。肾上腺皮质激素补充抑制治疗从大剂量开始,用药的第 5 天及第 10 天测尿 17-KS,如果 17-KS 已降至满意水平,则可以逐渐减量,一般在 1~2 个月内减至维持量(表 2-8-9-6)。治疗时,每天最后一次服药时间最好在晚 10 时左右,而且用量应大一些,这样可使 ACTH 抑制效果比较好。成年人日用量皮质醇一般低于 30mg,在劳累、感染、手术或分娩等应激状态时,应增加剂量。

表 2-8-9-6 先天性肾上腺皮质增生的糖皮质激素治疗

年龄(岁)	皮质醇(mg/d)(开始量/维持量)	可的松(mg/d)(开始量/维持量)	泼尼松(mg/d)(开始量/维持量)
0~5	20/10~20	25/12.5~25	5/2.5~5
6~13	40/20~30	50/25~37.5	10/5~7.5
≥14	60~80/30~40	75~100/37.5~50	15~20/7.5~10

2. 盐皮质激素 失盐型同时补充糖皮质激素和盐皮质激素。加用抗雄激素药物氟他胺(flutamide)和睾丸内酯可减少氢化可的松的用量,能有效地抑制肾上腺皮质增生,同时降低糖皮质激素过量的危险。

【妊娠期母亲服用雌激素与孕激素或雄激素过多】

甲基睾酮每天口服 3mg 对母体没有明确不良影响,但已足以引起女性胎儿外生殖器的男性化。常用的孕酮制剂包括炔诺酮、炔孕酮和甲羟孕酮等。虽然雄激素活性只相当于或低于睾酮的 1/10,如果母亲在妊娠服用了各种类型的孕酮制剂,仍有约 3% 的女性胎儿出现外生殖器两性畸形。用于治疗子宫内膜异位症乳腺增生和痛经的达那唑(danazol)也有引起女性胎儿两性畸形的报道。母亲在妊娠期服用了大剂量己烯雌酚,也有致女婴外生殖器两性畸形的报道。妊娠期母亲罹患有男性化卵巢或肾上腺肿瘤、黄体瘤或黄体化囊肿都可能发生女性胎儿的男性化。

女性胎儿男性化的表现与雄激素水平增高出现的时间有关,如果是发生在胚胎 12 周以前,可能有阴蒂肥大和阴唇融合;如果发生 12 周以后,则只有阴蒂增大。母亲是否有男性化表现以及分娩后男性化征象是否迅速消退与病因有关,黄体瘤的病理组织学特征是黄体化的卵鞘膜细胞增生,在分娩后会自然消化,因而对母亲的影响也就随之消失,而男性化卵巢或肾上腺肿瘤则不会自然退化,对母体的影响依然存在。

妊娠期母亲体内雄激素过多导致女性胎儿男性化的诊断依据是:①女性婴儿出生后外生殖器两性畸形;②母亲在妊娠期间曾有应用性激素制剂的历史;③母亲有或无男性化表现;④影像学检查卵巢或肾上腺发现肿瘤;⑤女婴出生后的生长发育正常,有正常的青春期发育,没有 E_2 合成障碍引起的体格和代谢异常。但是,这些患者可同时伴有其他器官的发育畸形,如先天性肛门闭锁、肠道畸形、尿道畸形或肾畸形等。应注意与雄激素过多引起的女性假两性畸形鉴别。

【22q11.2 缺失综合征】

22q11.2 缺失综合征的发病率约为每 1/4000 出生婴儿,家族性发病者占 28%,大多数为新发的散发 22q11.2 缺失类型。在家族性病例中,传递呈常染色体显性,但表现度与外显率变化不一。22q11 区段缺失导致主动脉弓、甲状旁腺、胸腺以及神经异常。22q11 染色体区段内包含了一个或多个与心脏形态发生相关的基因。该区段微缺失可导致 DiGeorge 综合征、腭-心-面(Shprintzen)综合征及家族性心脏畸形,统一称为 22q11.2 缺失综合征,即 CATCH22——心脏缺陷(C)、面部畸形(A)、胸腺发育不良(T)、腭裂(C)、低钙血症(H)及 22q11.2 缺失。22q11.2 缺失综合征的表型丛多,即使同卵双胞胎也存在表型的不一致性。仅以心脏特征为例,25% 的患者为法洛四联症,17% 为 B 型主动脉弓中断,17% 是室间隔缺损,合并室间隔缺损的肺动脉闭锁占 14%,而永存动脉干占 10%。

DiGeorge 综合征又称腮发育异常症(branchial dysmorphogenesis),第Ⅲ、Ⅳ咽囊综合征(third-fourth pharyngeal pouch syndrome)或先天性胸腺发育不良。DiGeorge 综合征是 22q11.2 缺失综合征的一种重要类型,可出现 80 余种先天性缺陷。常见表现为无甲状旁腺及胸腺,有心脏异常、面容异常,尚可有其他畸形。由于缺乏胸腺,患者免疫缺陷,抵抗力很低,常有感染。第 1 对腮弓发育缺陷造成两眼距离宽、眼角上斜、两耳低或不对称、短人中及小下颌。若合并第5对腮弓发育不良,可发生主动脉右位或法洛四联症(Fallot tetrad),出生后即有低钙血症,手足搐搦。

【Williams 综合征】

在7号染色体上,Williams综合征关键区段内含有28个已知基因。鉴于该病的复杂性,该区段内许多未知基因可能起了致病作用,现已确定了三个重要的候选基因:GTF21RD1、LIM kinase 1及细胞质连接蛋白。

Williams综合征是一种累及结缔组织、中枢神经系统(精神发育迟滞)、视觉空间构建并与主动脉瓣上狭窄相关的发育障碍。患者有典型的"精灵外貌"——朝天鼻、尖下巴与大嘴。其特征还包括爱好社会交际,具有完美的高音天资。与这种综合征相关的7q11.23区段存在缺失。该区段内含有弹力蛋白基因(elastin),在家族性主动脉瓣上狭窄患者中存在弹力蛋白缺陷,提示在Williams综合征所缺失的节段内。

【卵睾性发育障碍】

卵睾发育障碍(ovotesticular DSD)患者外生殖器呈间性,兼有男、女两性特征。单合子性染色体镶嵌/非单合子性染色体镶嵌/Y染色体向X染色体易位/常染色体基因突变可能是真两性畸形的病因,如46,XX/46,XY两个细胞系起源于同一祖细胞、非单合子性染色体镶嵌、Y染色体向X染色体易位或常染色体基因突变。临床表现为周期性血尿(月经)或周期性下腹疼痛、阴囊痛,外生殖器两性畸形,可从男到女的各种表型,阴蒂肥大像小阴茎,阴囊融合不全,腹股沟疝(卵睾组织)[22-24]。染色体核型为46,XX/46,XY可以确定诊断。

(赵立玲 莫朝晖)

第10节 Turner 综合征

Turner综合征(即特纳综合征)与一条性染色体完全或部分缺失有关,但至少保留有一条X染色体;典型的45X核型约占所有病例的50%~60%;其他以45,XO/46,XX、46,Xi(Xq)和46,XXq⁻为常见。X染色体重排及Y染色体部分缺失也导致Turner综合征,其典型临床特征是身材矮小、原发性闭经、颈蹼与肘外翻。45,XO引起的Turner综合征患者X染色质阴性(因为必须有两个或两个以上X染色体时,才能出现X染色质)。少数患者具有嵌合型的染色体核型,如45,XO/46,XX、45,XO/47,XXX、45,XO/46,XY和45,XO/46,XX/47,XXY等。具有嵌合型的染色体核型可出现X染色质阳性。X染色体结构异常有46,Xi(Xq)、46,XXq⁻、46,XXp⁻和46,Xr(X)。

【病因与发病机制】

(一)病因　Turner综合征定义是由于完全缺乏X染色体(45,XO)或X染色体部分缺失引起的性发育障碍。嵌合型(如46,XX/45,XO)Turner综合征患者的体内存在45,XO细胞系与一个或多个其他细胞系,这些细胞系含一条正常的X染色体和另一条结构异常的X或Y染色体。Turner综合征主要表现为身材矮小、青春期发育延迟、性腺功能减退和神经认知缺陷(neurocognitive deficit)。TS主要表现为生长矮小、卵巢衰竭、免疫功能障碍、糖代谢和脂肪代谢紊乱等。发病率约1/4000~1/2500女性活婴,约半数患者的染色体核型45,XO,20%~30%为嵌合型,其他为性染色体结构异

常[1]。女性X染色体远端缺失(Xp)的矮身材综合征还包括SHOX综合征,其病因为矮身材同源框基因(short stature homeobox gene)突变,但属于与TS完全不同的疾病,此外,Xq24核型伴原发性或继发性闭经而无矮身材者一般仅能诊断为卵巢早衰[2]。

45,XO的X染色体多为母源性(75%),因此Turner综合征缺失的X染色体多是父源性的,即父亲的XY染色体不分离所致。45,XO/46,XX的形成是在受精卵结合或分裂中,X染色体的随机丢失;45,XO/47,XXX则与受精卵结合后第一次分裂中,X染色体不分离有关。X染色体的短臂和长臂上均有与性腺发育和身材生长有关的基因,Turner综合征复杂的表型与完全性或部分性X单体有关。例如,45,XO的婴儿淋巴水肿最常见;而45,XO/46,XX或45,XO/47,XXX可能有月经及生育能力,但不能仅根据其基因型来推断其表型,基因型与表型的确切关系未明。含Y染色体或部分Y染色体的Turner综合征患者中,性腺胚胎细胞瘤的发生率高,还可有男性化特征[3],患者虽有子宫,极少有生育能力,接受卵子捐赠后可以受孕。与性腺发育有关的基因位于Xp11、Xq13-23及Xq26-28,若在这些区域内发生断裂或基因突变,往往导致性腺发育不全。引起身材矮小的基因位于Xp11-22、Yp11及假染色体区。Xp及Y假常染色体区的SHOX或PHOG基因突变是引起身材矮小及骨骼异常(如肘外翻、第4掌骨短、腭弓高等)的原因,甚至还与外耳畸变、中耳炎、听力丧失有关。

(二)发病机制　X染色体含有多达1000个以上的基因,在其短臂的顶端成串排列;而Y染色体的基因相对较少(200个左右),其中许多假常染色体基因属于同源基因。在生长发育早期,正常女性体细胞中的一条X染色体被沉默,从而获得一定的基因剂量代偿。

正常女性含有两条X染色体,但在遗传学上只有其中的一条是活跃的,此种现象称为X染色体灭活,以消除男女性别所带来的"剂量差异"。但是,被灭活X染色体的有些基因(15%~20%)仍能持续表达[3],其中女性约有5%的X连锁基因的表达活性明显高于男性[4],这种现象称为X染色体基因灭活逸脱,导致女性TS患者出现X染色体基因半倍剂量不足。基因组印记是指受性别(X染色体)影响的遗传特征与遗传效应,临床表现为个体的社会交流障碍,遗传了母方X染色体的女性TS者更为突出。女性遗传了父母双方X染色体(XpXm),而男性仅遗传了母方X(XmY)。女性TS增加了X性连锁隐性遗传变异的风险,因为其缺乏X染色体而不能平衡变异基因的作用。

软骨细胞的X染色体矮身材含同源框基因(SHOX)半倍剂量不足引起矮材,SHOX属于同源框基因家族成员,其作用是转录调节发育过程,胚胎发育中的SHOX定位表达障碍与特异性骨骼畸形有关[5],如肘外翻、膝外翻、第四掌骨短小等(表),妊娠6周时,第一和第二咽弓(pharyngeal arches)高表达SHOX,然后发育成为腭骨、下颌骨、中耳听小骨,并调节咽鼓管肌肉、软腭、面肌、舌与外耳运动。因此,SHOX半倍剂量不足容易引起高腭弓、招风耳(prominent ear)、慢性中耳炎、阻塞性睡眠呼吸困难、噪声过敏等;患者的发声、吸吮、吞咽、吹气、进食也常出现困难。

常染色体假基因半倍剂量不足是引起淋巴发炎不良的重要原因，淋巴血糖发育不良或完全缺失可导致全身性淋巴水肿和囊性淋巴管瘤，主要见于颈部的结缔组织，临床上的典型表现是后发际下移，颈蹼、指甲发育不良和淋巴结瘤样

手与足，出生时最明显，以后逐渐缓解。

（三）**典型 Turner 综合征** 典型 Turner 综合征的临床表现见表 2-8-10-1，主要有矮小、生长迟缓、不育、外胚层发育不良及神经认知功能障碍等。

表 2-8-10-1 Turner 综合征的临床表现

发生率	X 染色体基因半倍剂量不足				
			SHOX 异常		淋巴系统基因异常
>50%	矮小 耳前突 小颌骨 上腭细小	生长迟缓 慢性中耳炎 骨密度降低 骨折	后发际下移 淋巴水肿 指甲发育不良	不育 性腺功能减退 青春期发育延迟	学习障碍 躯体比例异常
25%~50%	肘外翻 第四掌骨短小 上睑下垂 斜视	喂养困难 感觉神经性耳聋	颈蹼		肾脏畸形 高血压 多发性皮肤痣
10%~25%	内眦赘皮 脊柱侧弯 驼背 漏斗胸 平底足	阻塞性睡眠障碍 牙咬合异常	贯通掌纹 乳头倒转		甲减 主动脉纤维化/钙化 主动脉发育不良 肝脏酶活性升高 糖尿病
<10%	膝外翻 Madelung 畸形 髌骨滑脱	听觉异常			过敏性肠病 炎性肠病 von Willebrand 病 青少年类风湿关节炎 毛基质瘤 主动脉剥离 QT 延长

1. 性腺发育不全 45,XO 核型的性腺发育不全属于典型的 Turner 综合征。染色质阳性变异型性腺发育不全有 45,XO/46,XX、45,XO/47,XXX 和 45,XO/46,XX/47,XXX 嵌合型等，其中以 45,XO/46,XX 嵌合型最为常见，仅次于 45,XO 型，这类核型患者性腺表现为一侧条索状物，另一侧为正常卵巢或发育不全的卵巢；或为双侧正常卵巢；或为双侧发育不全的卵巢。外生殖器为女性型，可有或无身材矮小及先天性躯体发育异常，部分患者具有女性内生殖器，幼稚型，子宫缺如或很小。性腺呈条索状，位于正常卵巢位置。肉眼可见卵巢细而长、薄而硬、色泽较白的索条组织；组织切片仅见纤维性间质，无卵泡发育。第二性征发育不全，乳腺及乳头未发育，乳距增宽。无阴毛和腋毛，伴有原发性闭经。有的于青春期有性征发育和月经来潮，约 2% 的 Turner 综合征患者可发生妊娠，但仅 38% 为健康婴儿；成年后容易发生卵巢早衰。因而对少数能生育的 Turner 综合征患者应进行产前优生优育方面的检查，尤其要注意遗传性疾病和畸形儿的筛查。

2. 身材矮小 患者有不同程度的身材矮小（100%），身高一般不超过 150cm；智力发育多正常，少数智力低下。身材矮小与骨生长异常有关：①宫内发育迟缓，出生时身长低于平均水平；②出生后 2~3 年间生长速度正常或接近正常；③3~13 岁生长明显缓慢，身长明显低于正常曲线；④于青春期年龄时无青春期的生长骤增，数年内身长缓慢增加，生长速率降低。

3. 发育异常和畸形 皮肤常有黑痣，多分布在面、颈、胸

和背部，通贯手掌纹。头面部呈特殊面容，常有内眦赘皮和眼距过宽，塌鼻梁，偶有上眼睑下垂。有时耳轮突出，鲨鱼样口，腭弓高尖，下颌小，有的牙床发育不良。易发生中耳病变，听力下降，常有传导性耳聋和颈蹼、颈粗短和后发际低。胸部呈盾形、乳距宽和乳腺未发育。部分患者有肘外翻、第 4 掌骨短、指趾弯曲、股骨和胫骨外生骨疣及指骨发育不良，偶见膝外翻和脊柱侧凹。宫内和出生后早期的淋巴管发育不良症或不发育症是引起上述畸形和器官异常的重要原因。因为淋巴管发育不良症或不发育症的早期病变退化，故临床上仅能在婴儿期见到手和足背的淋巴回流障碍与淋巴水肿。

17%~45% 的 Turner 综合征（大部分为 45,XO 单体）患者合并心血管畸形，其中主动脉缩窄及二尖瓣和主动脉瓣病变是最常见的心血管畸形，常造成进行性瓣膜功能不全，其他心血管畸形包括肺静脉流出道异常和主动脉瓣关闭不全等。近年来，主动脉夹层及主动脉扩张与 Turner 综合征的关系越来越为人们所重视。据统计，8%~42% 的 Turner 综合征有主动脉根部扩张，而大部分年龄<21 岁。高血压、二尖瓣、主动脉瓣及其他心血管畸形都是引起主动脉扩张及夹层的危险因素，而这些危险因素存在于 90% 的 Turner 综合征中。由主动脉夹层引起猝死在 Turner 综合征已有报道。因此，Turner 综合征患者一旦确诊，应行彩色多普勒或 MRI 检查来了解有无心血管畸形及定期测定主动脉根部直径。Turner 综合征中，冠心病发病率也明显高于正常，且易合并高血压、肥胖及高脂血症。心血管系统畸形一般原发于左心系统，尤其是主动脉缩窄、二叶式主动脉瓣及主动脉根部病变。其中

最严重的形式是左心梗阻性疾病,但也报道过部分型肺静脉异位连接(13%)及永存左上腔静脉(13%)。体循环高血压常见,出现轻度或明显高血压。不伴血脂异常的冠状动脉心脏病的发病率也增高。主动脉缩窄的发病率增高8倍。

(四)Y染色体对Turner综合征的影响 性腺发育不良细胞内的Y染色体物质增加性腺肿瘤(尤其是性腺母细胞瘤和生殖细胞瘤)风险,Turner综合征患者存在Y染色体物质的发生率较高(30%以上),性腺母细胞瘤往往是性腺其他恶性肿瘤的前期表现,继而可进展为无性细胞瘤或胚胎癌、畸胎瘤、卵黄囊瘤或绒毛膜癌[6-8]。同时,在青春期发育时可出现雄性化。因此无论染色体核型如何,应该检测Y染色体特异性序列。特别是当考虑使用GH治疗矮小症时,长期的外源性GH可促发携带Y染色体物质的Turner综合征患者肿瘤。SRY和DYZ是研究得最多的两个Y染色体相关基因[9-17],但与性腺母细胞瘤的关系并不明确。GBY属于Y染色体上的性腺母细胞瘤位点[18,19]。45,XO/46,X,+mar核型的Turner综合征患者发生单侧性腺母细胞瘤与TSPY基因表达有关[20]。

【临床表现】

Turner综合征主要表现有身材矮小、神经发育障碍、卵巢衰竭、自身免疫功能紊乱、代谢紊乱、心血管事件风险增高和骨骼代谢异常等,但是不同年龄阶段的表现差异较大(表2-8-10-2)Turner综合征的临床表现见表2-8-10-1。

表2-8-10-2 Turner综合征的自然病史

新生儿期	肾脏疾病(马蹄肾,双肾,肾脏畸形)
轻度身材矮小	
淋巴水肿	青春期
心脏畸形(主动脉狭窄,主动脉瓣畸形,大血管转位)	身高(突发生长障碍)
	卵巢衰竭(青春期发育不全或缺乏)
婴儿期	肥胖
矮身材(约降低3个百分位数)	高血压
喂养困难(体重稍降低)	合并自身免疫性疾病
睡眠差	学习困难
学龄前期	社会危害性
矮身材(生产速度缓慢或正常)	足病
多动症	成年早期
行为异常(恐惧症)	身材矮小
反复发作的中耳炎	闭经
传导性听力下降(少数)	肥胖
学龄期	高血压
身高(生产速度逐渐落后3个百分位数)	主动脉扩张、夹层
中耳疾病	自身免疫性疾病(尤其是甲状腺炎)
肥胖	骨质疏松
学习困难(数学和视觉空间判断力降低)	视觉空间辨别力差
社会危害性	感觉神经性耳聋
足病	雌激素替代治疗与生育问题

我国东北地区的Turner综合征患者发病率为0.36%(8/2250),可分为8种基本核型(表2-8-10-3),嵌合体发生率为61.54%(8/13)[21]。

表2-8-10-3 Turner综合征的核型与表型特点

年龄(岁)	性别	核型	表型
18	女	45,XO/46,XX	原发性闭经
39	女	45,XO/47,XXX	胚胎发育停滞
21	女	47,XXX/45,XO/46,XX	不育(IVF治疗)
26	男	46,X,dic(Y)(p11)/45,XO	无精子症
25	男	45,XO/48,XYYY	无精子症
25	男	45,XO/46,XY	无精子症
23	男	45,XO/46,XY	无精子症
25	男	45,XO/46,XY	少精子症

(一)身材矮小 TS患者的成年身高较正常人平均降低约20cm,其原因与出生体格小、幼年(1~3岁)生产速度慢和缺乏青春期突发长高有关;虽然GH、IGF和IGFBP-3生成试验均正常[22,23],单临床应用GH治疗能增加身高。这种矛盾现象的原因未明,研究发现,患者生长缓慢主要与假常染色体基因——SHOX基因的单倍剂量不足相关[24]。一般预计在使用GH后能长高8.5cm左右[25,26]。儿童期应使用低剂量雌激素治疗,因为大剂量会抑制身材长高。

(二)神经发育障碍 由于X染色体基因半倍剂量不足,父源性印记基因低表达,患者特殊的认知强弱模式,神经发育障碍的风险增加,如孤僻、注意力缺陷伴多动症等。早期神经发育障碍往往多见于男性。多数TS患者的智力正常,但认知强度不平稳,高级视觉-空间功能和视觉记忆与时间构成功能,数学计算和操作障碍。

(三)卵巢衰竭与性腺变异 TS患者的性腺功能各不相同,但有些病例的卵巢在胎儿期就已经发生退行性变,其他患者的卵巢则在儿童期或成年期开始退化,大约20%的患者有自发性月经初潮,但这些病例往往在成年早期发生卵巢早衰;多数表现为原发性闭经(85%)与不育(98%),自然妊娠率仅2%~5%。儿童期(0~5岁)或青春发育期(10岁后)即可因卵巢衰竭和雌激素缺乏而引起FSH和LH升高,但在5~10岁期间,FSH和LH升高反而不甚明显。抑制素B由发育卵泡分泌,FSH和抑制素B是评价卵巢残余功能的良好指标。如果患者FSH和LH升高,缺乏青春期发育,一般在12岁左右给予青春期诱导治疗,但剂量不能过大,时间不能过早,给药方式以低剂量经皮雌激素,逐渐增加剂量,疗程2~3年,直至达到完全女性化。

45,XO/46,XY和45,XO/47,XYY核型患者的临床表现较特殊。临床上因生殖器疑似男性或有睾丸而误诊为混合性性腺发育不良症。组织学主要表现有五种类型(表2-8-10-4)[27,28]。

表2-8-10-4 Turner综合征的性腺类型与组织学特征

性腺	组织学定义
难辨型睾丸	有或无非特异性隐睾相关性组织学特征
卵巢	结构正常的典型卵巢
遗传变异性或发育不良性性腺	结构异常的睾丸组织学特点伴卵巢型性腺间质
条索状性腺	结构异常,仅有卵巢型间质缺乏生殖细胞或其他特殊构件
卵睾症	卵巢和睾丸组织分离,含有卵巢卵泡和卵细胞

（四）自身免疫功能紊乱 患者容易发生甲状腺炎、过敏性肠炎、炎性肠病、1型糖尿病、Graves病、溃疡性结肠炎、Crohn病、青少年类风湿关节炎、银屑病、秃顶或白癜风等自身免疫性疾病。其中 Hashimoto 甲状腺炎的发生率13.3%~55%[29,30]，TPO 抗体阳性率高（94%），常伴有甲减。自身免疫性疾病的发病机制可能与X染色体半倍剂量不足有关[31]，前炎症细胞因子 IL-6、IL-8 和 TNF-α 也起了一定作用[32,33]。20%~50%的 Turner 综合征患者甲状腺自身抗体阳性，15%~30%伴有甲状腺功能减退，多数是自身免疫性甲状腺疾病，因此建议应定期检测甲状腺抗体及功能，一旦发现有甲状腺功能减退应立即进行甲状腺激素替代治疗。

（五）代谢紊乱与心血管事件风险 据调查，10%~34%的 Turner 综合征患者有糖耐量受损，50%的患者存在胰岛素抵抗，2型糖尿病的发病率为正常人的2~4倍，且发病年龄提前。Turner 综合征患者合并 Crohn 病及溃疡性结肠炎常见。此外，合并肾或肾血管畸形如马蹄肾、肾萎缩及多条输尿管等也较多见。TS 患者的糖代谢紊乱常见，发生率较正常人群高2~4倍，其中包括胰岛素抵抗、糖耐量减退、1型糖尿病、2型糖尿病、中心性肥胖[34-38]。其原因未明，可能与雌激素缺乏、胰岛功能减退、胰岛素抵抗和肥胖有关。此外，雌激素缺乏损害血管内皮功能，诱发脂肪代谢紊乱和动脉粥样硬化。rhGH 治疗早期，胰岛素水平升高，但在治疗后期下降，GH 治疗6~12个月内，胰岛素敏感性降低，但继而因瘦体重增加和脂肪组织减少，胰岛素稳定在较高水平。由于脂代谢紊乱，患者的心脑血管疾病风险增加[39-43]。

（六）骨骼代谢 由于雌激素和雄激素缺乏，患者均发生低骨量或骨质疏松[44-46]，其程度往往因为身材矮和体格小而高估，经过体重、身高校正后，或直接测量其体积骨密度，则骨量未见明确降低[47,48]。但是，患者的骨折风险约升高25%，其原因可能主要因为 SHOX 或 Xp11.2-p22.1 区间的未知基因半倍剂量不足引起骨骼的形态生成异常所致[49,50]，骨的代谢转换率亦升高，骨折高风险主要见于45岁以上的患者[51]。

（七）脑功能与形态改变 CT 和 MRI 可发现脑容量降低，皮质变薄等，患者伴有智力低下，行为异常或其他神经精神异常。

【诊断与鉴别诊断】

（一）临床诊断依据 Turner 综合征的自然病史与各个年龄段的主要表现见表2-8-10-2。诊断主要依靠细胞遗传学检查，一般要求检查30个细胞的核型，TS 表现为45，XO（50%）、46，X、i（Xq）、45，X/45，X，+mar、46，XX、45，X/46，XY 或 X 染色体的其他结构性异常（20%~30%）。核型分析不能查出整条 Y 染色体，但往往在着丝粒附近检出 Y 基因编码的特异性蛋白。此时必须对患者进行腹腔镜下性腺切除术，预防恶变。我国东北的资料显示，在2250例伴有先天性发育障碍、异常妊娠或不孕患者中，13例诊断为 Turnar 综合征，发病率0.36%，45，XO 嵌合体占本综合征的61.54%，其染色体核型与临床表现见表2-8-10-3。可惜的是，没有一例在染色体核型分析前想到 Turner 综合征可能。本研究结果表明，临床男性 Turner 综合征的诊断仍存在大量漏诊现象。

女性身材矮小、性幼稚和躯体发育异常提示 Turner 综合

征可能，而确诊有赖于45，XO 核型（或其变异型）鉴定。Turner 综合征可能伴有多种畸形和并发症，因此不能只满足 Turner 综合征本身的诊断，并应对患者的最终身高、生育能力、第二性征、肿瘤与自身免疫病的发生概率、视力（尤其是斜视）、听力等进行评估[52]。Turner 综合征应与混合型染色体、性染色体结构异常、垂体性矮小症、体质性青春期发育延迟、假性 Turner 综合征鉴别。

（二）嵌合型染色体或性染色体结构异常 患者的表现与45，XO 型 Turner 综合征相似。女性表型患者常有性发育幼稚、身材矮小和多种先天性躯体发育异常，应考虑到本病的可能性。如果进一步检查发现血浆 LH、FSH 明显增高，雌激素降低，B 超检查未见明显卵巢组织，子宫幼稚，并经染色体核型检查证实为45，XO 型，才可确诊为 Turner 综合征。

（三）鉴别诊断

1. 垂体性侏儒及体质性青春期发育延迟 除身材矮小外，无 Turner 综合征的特殊表现，且有正常性腺及性征发育，不难鉴别。但由于 Turner 综合征表型不均一，有时需进行细胞遗传学或分子生物学检查。

2. 假性 Turner 综合征 临床表现与 Turner 综合征颇相似，具有颈蹼、短小身材、骨骼畸形、耳畸形、智力落后和性发育不全等，在乳儿期有特异性淋巴管扩张性水肿，但本症呈常染色体显性遗传，染色体核型正常，详见后述。

3. SHOX 缺乏症 100%女性伴有 Turner 综合征，是筛选身材矮小原因的重要线索（图2-8-10-1）。杂合子 SHOX 突变（80%为缺失）的临床表现与特发性矮小症相似，但50%~90%伴有 Leri-Weill 综合征（Leri-Weill 型软骨生成障碍）。Madelung 畸形为本综合征的另一个特点，骨龄>10岁女性或

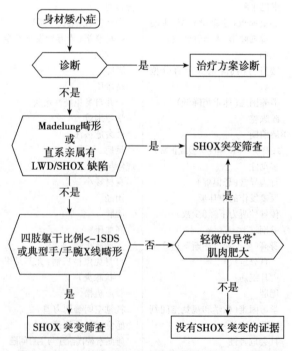

图2-8-10-1 从身材矮小病例中筛选 SHOX 突变者
SHOX 缺失常伴有 X 染色体的其他基因缺乏，男性患者引起鱼鳞癣-学习困难-Kallmann 综合征和点状软骨发育不良症；女性患者的 Turner 综合征相似，通过核型分析可以鉴别；有时亦需排除 Madelung 畸形

>11 岁的男性表现为桡骨远端三角形原始骨骺(正常为梯形),腕骨排列成楔形,与月骨组成锥形体,貌似侵入关节腔;桡骨远端尺侧透亮,密度降低,由于该部位在出生时就已经钙化,所以成为 SHOX 缺乏症的早期诊断依据。

【治疗】

(一)常规个体化治疗 Turner 综合征与许多功能异常相关,终身治疗和个体化治疗(表 2-8-10-5)相当重要[53,54]。

表 2-8-10-5 Turner 综合征的个体化治疗

异常功能	病例筛选与诊断	诊断时间	追踪时间
髋脱位	身高,体重,血压,BMI	婴儿	
喂养困难		婴儿	
斜视		4 月龄~5 岁	
中耳炎		儿童期	
生长迟缓		儿童期	
青春期发育延迟		青少年期	
脊柱侧弯,驼背		生长发育期	
皮肤痣		学龄前开始	
淋巴水肿		终生	
高血压		终生	
肾脏异常	肾超声		
心脏畸形	超声,EKG,MRI		5~10 岁
耳聋	听力测定		1~3 岁
性腺功能减退	FSH,LH		0.5~3 岁和 10~12 岁
远视	眼科检查		1~1.5 岁
肠病	血清 IgA,TTG,IgA		2~5 岁
自身免疫性甲状腺病	T_4,TSH	4 岁开始	
发育教育社会问题	心理治疗		学龄前
牙科疾病	正畸		7 岁
性行为学习工作	医学指导	10 岁开始	
肝肾功能异常	Cr,BUN,LFT,CBC	15 岁开始	
代谢紊乱	血糖,血脂	15 岁开始	
BMD 降低	DXA		18 岁
GH 作用	IGF-I,IGFBP-3	GH 治疗期间	

注:BG:blood glucose,血糖;BUN:blood urea nitrogen,血尿素氮;CBC:complete blood count,全血细胞计数;Cr:creatinine,肌酐;Dx:diagnosis,诊断;DEXA:dual-energy x-ray absorptiometry,双能 X 线吸收仪;echo:echocardiogram,超声心动图;EKG:electrocardiogram,心电图;IGFBP-3:IGF binding protein-3,IGF 结合蛋白-3;LFT:liver function test,肝功能检查;SNHL:sensorineural hearing loss,感觉神经性耳聋;TTG IgA Ab:tissue transglutaminase IgA antibodies,组织谷氨酰胺转移酶 IgG 抗体

雌激素能维持女性体型和第二性征,促使性征发育和月经来潮。一般从 12 岁左右开始雌激素替代治疗。常用炔雌醇 5μg/d 或己烯雌酚 0.25mg/d,每月服 21 天,4~5 个月后,在每个周期的 12~21 天加服甲羟孕酮 5mg/d 口服或黄体酮 10~20mg/d,肌注。2~3 年后雌激素逐渐增加至炔雌醇 10~15μg/d 或己烯雌酚 0.5~1.25mg/d,见表 2-8-10-6。

表 2-8-10-6 女性雌激素诱导和青春期发育维持方法

治疗时间(月)	E_2 靶标值(pg/ml)	E_2 剂量	说 明
无乳腺发育者 11~12 岁开始治疗			
0	3~4	0.1μg/kg	确定雌二醇皮肤贴剂大小使 E_2 释放量 0.1μg/kg,下午使用,夜间 3:00am 移除
6	3~4	0.1μg/kg	皮肤贴剂,相当于 E_2 释放量 0.1μg/kg,每周更换 1~2 次,监测 E_2
12	6~8	0.2μg/kg	
18	12	12.5μg	E_2 水平更低者骨骼生长明显快于骨骼成熟
24	25	25μg	
30	37	37.5μg	
36	50	50μg	子宫大量出血者先用孕激素治疗,微粒化口服孕酮 200~300mg/d,12 天/月,或口服甲羟孕酮 5mg/d,12 天/月,睡前服用
42	75	75μg	
48	50~150	100μg	成人剂量

注:将 E_2 剂量转换为 pg/ml,×3.671;建议用 HPLC/TMS 监测 E_2;TMS:tandem mass spectroscopy,串联质谱;雌二醇皮肤贴剂商品名 Vivelle Dot,1/8~1/6 贴剂相当于 25μg 或 0.1μg/kg

雌激素促进骨骺融合,不利于长高,而氧雄龙(oxandrolone,每天 0.05mg/kg)属于非芳香化雄激素制剂,可配合 rhGH 治疗,可改善身高而不发生雄性化。Turner 综合征诊断与治疗追踪要点等见表 2-8-10-7～表 2-8-10-9。但是,高血栓栓塞风险(表 2-8-10-10)者应同时给予抗血栓治疗。

表 2-8-10-7 Turner 综合征诊断与治疗追踪要点

初次诊断时	11～15 岁
测量身高、体重、血压	每年测量身高、体重、血压
全身体格检查	每年全身体格检查
骨龄与骨量	每年检查皮肤痣
全血细胞计数,血糖,肝肾功能,血脂谱	每年测定 TSH、T_3、T_4、甲状腺抗体、LH、FSH
TSH、T_3、T_4、甲状腺自身抗体	每年盆腔超声
雌二醇、LH、FSH	妇科检查
心脏、盆腔和肾脏超声	16 岁以后
听力测定	每年全身体格检查
耳、鼻、喉、眼检查	每年体重、血压
10 岁前	每年检查皮肤痣
每年测量身高/体重/血压	每年骨龄、血糖、肝肾功能、血脂谱
每年全身体格检查	每年 TSH、T_3、T_4、甲状腺抗体、LH、FSH
每年甲状腺功能测定	每年妇科检查
4、6、8 岁测定骨龄、血糖、肝肾功能、血脂谱	每2 年测量骨密度和体成分
5 岁超声心动图检查和听力测定	每5 年超声心动图、听力检查 1 次
10 岁时评价青春期发育状况、骨龄、骨密度	每 5 年心血管、五官科检查

表 2-8-10-8 Turner 综合征处理方案

项目	处理	检测时间			
				诊断时间	追踪
髋脱位	体查(身高、体重、血压、BMI)	X	婴儿期		
进食困难		X	婴儿期		
斜视		X	4 月龄～5 岁		
中耳炎		X	儿童期		
生长障碍		X	儿童期		
青春期延迟		X	青春期		
脊柱侧弯		X	儿童青春期		
发育异常痣		X	学龄期起		
淋巴水肿		X	终生		
高血压		X	终生		
肾脏畸形	超声	X			
心脏畸形	心血管检查、EKG、MRI、超声	X			10 岁
传导/感觉性耳聋	听力测定	X			每 1～3 年
性腺衰竭	FSH、LH	X			每 0.5～3 年 10～12 岁
斜视与远视	眼科检查	X			1～1.5 岁
过敏性肠病	血清 IgA、TTG/IgA Ab	X			每 2～5 年(4 岁起)
自身免疫性甲状腺病	T_4,TSH	X		4 岁起	
发育-教育-社会问题	教育,心理辅导	X			学龄期
腭骨、牙咬合异常	正畸				7 岁
性行为、学业、工作	咨询			10 岁起	
肝肾功能障碍	Cr、BUN、LFT、CBC	X		15 岁起	
代谢异常	血糖血脂			15 岁起	
BMD 降低	DXA 扫描				约 18 岁
GH 治疗	IGF-I、IGFBP-3			GH 治疗期间	

注:BUN:blood urea nitrogen,血尿素氮;CBC:complete blood count,全血细胞计数;Cr:creatinine,肌酐;DXA:dual-energy x-ray absorptiometry,双能 X 线吸收测定;EKG:electrocardiogram,心电图;IGFBP-3:IGF binding protein-3,IGF 结合蛋白-3;LFT:liver function test,肝功能试验;TTG IgA Ab:tissue transglutaminase IgA antibodies,组织转氨酶 IgA 抗体;X:表示需要执行

表 2-8-10-9　Turner 综合征的激素替代治疗

年龄	治疗
儿童期	①生长发育障碍者考虑 GH 治疗 ②检查和监测自身免疫性甲状腺疾病与甲状腺功能
8~10 岁	①青春期发育诱导的心理准备 ②易栓症家族史与相关检查
9~11 岁	①测定血清 LH、FSH、AMH 和抑制素 B，评价卵巢衰竭状态 ②测定骨龄（>8 岁），正确解释 LH 和 FSH 水平的临床意义
12~14 岁	①小剂量雌激素（经皮制剂）青春期诱导治疗 ②1~2 年内逐渐增加雌激素至成人替代用量
13~16 岁	①加用孕激素治疗 ②监测卵巢和子宫的形态与功能
17~50 岁	①雌-孕激素人工周期治疗 ②监测血糖变化和其他重要器官功能
50 岁	①评价雌激素风险 ②有雌激素应用反指征时停用雌激素

表 2-8-10-10　静脉血栓栓塞的风险因素

遗传性因素	V 因子变异 抗凝血酶缺陷症 蛋白 C 缺乏症 蛋白 S 缺乏症 Ⅱ 因子变异（凝血酶原 G20210A） Ⅰ、Ⅴ、Ⅷ、Ⅸ、Ⅺ子升高 纤维蛋白原升高 活化蛋白 C 抵抗（APC） 高同型胱氨酸尿症
获得性因素	抗磷脂抗体 手术 肥胖 恶性肿瘤
环境因素	长期制动 吸烟

（二）GH 加雄性激素治疗　小剂量雄性激素可诱导青春期发育，一般可选用：①氟甲睾酮，2.5mg/d，用药 6 个月内生长速度有所增加；生长速度开始下降后，将药量增至 5mg/d，继服 6~12 个月，促使身高出现第 2 次增长。②苯丙酸诺龙 0.5~1mg/kg，每 1~2 周 1 次，肌注 10 次为 1 疗程。停药 3 个月，如骨龄仍明显落后可用第 2 个疗程。③司坦唑醇（康力龙），每日 1.25~2.5mg，用药过程中应定期测量身高和骨龄，并观察男性化不良反应。该药一般仅增加身高数厘米，未见超过 6cm 者，且在 1~1.5 年后无增长作用。

GH 加氧雄龙（oxandrolone，每天剂量<0.06mg/kg）治疗可平均增加身高 2.3~4.6cm（表 2-8-10-11），主要不良反应是轻度雄性化和暂时性乳腺发育延迟。因此，预计成年身高很低而生长速率较慢者应于 8~10 岁期间，在 GH 治疗的基础上加用小剂量氧雄龙（每天 0.03~0.05mg/kg）治疗。

本症治疗的目的是使患者在青春期出现第二性征发育和人工月经周期，使其在心理上得到安慰，减轻心理负担。主要治疗措施为性激素替代治疗（一般用雌、孕激素序贯治疗）。

（三）重组的人生长激素治疗　rhGH 可促进躯体生长。自 20 世纪 80 年代起开始用于治疗 Turner 综合征，1997 年被美国 FDA 正式批准用于 Turner 综合征的治疗，但目前其理想的治疗剂量、疗程及长期疗效均未明确。研究显示，Turner 综合征患者在较小年龄（平均 6.5 岁）按第 1 年 4U/（m² · d），第 2 年 6U/（m² · d），第 3 年 8U/（m² · d）开始接受 GH 治疗，12 岁时加用雌激素替代治疗，平均治疗 8 年后，83% 的患者可达正常身高，提示大剂量 GH 治疗能使 Turner 综合征患者身高基本达到正常。GH 治疗应在诊断后立即开始[55]，用量和用法见本篇第 10 章相关内容。

（四）性腺切除　存在 Y 染色体者必须切除性腺。核型 45,XO 型 Turner 综合征患者中，不存在性腺肿瘤的潜在危险，但染色体核型中有 Y 染色体时，性母细胞瘤或无性细胞瘤的发生率（20%~25%）明显增加。故应作探查，并切除性腺，保留子宫，且可用辅助生殖技术解决生育问题。

表 2-8-10-11　GH-氧雄龙治疗 Turner 综合征的临床研究结果

研究内容	荷兰研究（Menke,2010）			美国研究（Zeger,2011）		英国研究（Gault,2011）	
PI/Ox	PI	0.03	0.06	PI	0.06	PI	0.05
病例数	42	42	36	20	21	43	39
GH 治疗年龄（岁）	9.4	8.5	9.1	12.0	11.9	7.1	7.2
Ox 治疗年龄（岁）	10.9	10.2	10.2	12.0	11.9	10.6	0.8
GH 治疗开始身高 SDS（Turner 法）	0.5	0.3	0.5	0.1	0.0	NA	NA
GH 治疗开始身高 SDS（Healthy 法）	−3.0	−3.0	−2.9	−2.9	−3.1	NA	NA
Ox 剂量（mg/kg）	PI	0.03	0.06	PI	0.05	PI	0.04
成年身高（cm）	155.6	156.7	156.5	150.5	152.6	149.6	154.2
成年身高 SDS（Turner 法）	1.4	1.5	1.5	2.2	2.4	1.0	1.7
成年身高 SDS（Healthy 法）	−2.3	−2.1	−2.2	−1.6	−1.4	−2.3	−1.6
成年身高增值 SDS（Turner 法）	0.8	1.2	1.0	1.6	2.3	NA	NA
成年身高增值 SDS（Healthy 法）	0.7	0.9	0.7	1.2	1.8	−0.1	0.4
基线身高增值（cm）	25.5	29.3	28.3	22.2	26.2	23.6	26.1
预计成年身高差值（cm）	7.2	9.5	8.3	6.9	9.9	NA	NA
身高获得的差值（cm）	−	2.3	1.1	3.0	−	NA	NA

（莫琼　莫朝晖）

第11节 女性多毛与脱发

女性多毛症(female hirsutism)是女性中的常见临床现象,一般是指雄激素依赖性部位的毛发增多,分为局限性和全身性两种[1]。

【女性多毛】

(一)人类毛发分类 人体在发育过程中,皮肤的绝大部分毛囊退化闭合。出生后,掌背、足底和口唇无毛。多毛症(hypertrichosis)是指体表毛发分布超出同种族同性别普通人群的正常比范围,生长有非雄激素依赖性毛发[2],而女性多毛症(hirsutism)主要是指雄激素依赖性毛发过多,出现男性样毛发生长与分布特征[3];胎毛(lanugo)是指长而无髓鞘体毛,柔毛(vellus hair)则指短而无髓鞘的柔软浅色毛发,分布于婴儿的面部;毛囊生长的终毛(terminal hair)有髓鞘,分布致密,长度依部位而不等。

1. **体毛的功能与人类毛发演变** 在非人类的灵长类动物中,体毛的主要功能是维持体温(御寒与隔热)、防止创伤和隔绝紫外线损伤,体毛的这些功能在潮湿的非洲雨林和干旱的沙漠地区显得尤其重要。体毛的保护色可躲避捕猎者和敌对动物的攻击,同时也是吸引异性的标志。毛发含有丰富的神经纤维,触觉灵敏,具有良好的通信功能。有些动物的皮肤、嘴唇和眉毛生长有特异性触觉功能的窦毛(sinus hair),亦称触须,每个触须含有2000个以上的神经末梢,夜行动物的这些触须功能犹如眼睛。但是,原始人类的暴露皮肤体毛已经减少到了约60根/cm²,而且毛发格外纤细,色素变浅,这显然有利于出汗和蒸发散热,人眼睫毛和鼻孔内毛发和外耳毛仍具有器官保护功能。例如,眼睫毛可防止汗液渗入眼睑,头皮毛发有助于稳定脑部体温,等等。毛发可排泄有毒物质(如汞等重金属)。无色纤柔的汗毛既是进化与美容的标志,更是人类迁徙全球、适应大自然的后果,肤色还是机体调节阳光合成维生素D的杰作,随着居住地纬度的升高,人类的肤色越来越浅,以充分利用阳光,避免维生素D缺乏;可惜的是,人类皮肤的适应能力毕竟有限,定居住房、避光穿衣、蒙面戴帽、涂脂抹粉和大气污染也导致了维生素D不足的大流行。

人类的毛发初生期很长而静止期很短,毛囊干细胞甚至可以替代胚胎干细胞的功能,含量丰富,取材便利,亦无伦理学问题,是再生医学、皮肤疾病基因治疗和遗传学研究的理想途径。

2. **毛发分类** 从组织结构上看,人体有三种类型的毛发:①柔毛(lanugo):毛发柔软而纤细,出生时的皮肤毛发又称为胎毛,数月后自行脱落;②毫毛(vellus hair):细小,呈线状而无色素,分布于皮肤的非性毛(无性毛,asexual hair)区域;③终毛(terminal hair):粗大,呈线状或卷曲状,深色,男女两性均分布于头皮、眉区(眉毛)、睫边(睫毛)、腋窝(腋毛)和会阴(阴毛)区。但成年男性的面部、背部和腹部也分布有较多的终毛。

3. **毛发的雄激素敏感性** 从毛发对性激素的依赖性看,有性毛(sexual hair)、非性毛和两性毛(间性毛,ambosexual hair)之分,见表2-8-11-1。性毛分布于面部、胸部、乳腺区、耻骨上、下腹部、大腿靠阴唇外侧、会阴部和腋部;鼻毛、耳毛及鬓际(两鬓)的毛发亦属于性毛。非性毛是指头发、眉毛、睫毛、前臂和小腿毛;两性毛包括会阴的下三角区阴毛、腋毛和唇毛。

表2-8-11-1 毛发的雄激素敏感性

类型	部位	对雄激素的敏感度
无性毛	眉毛,睫毛,头部两侧和枕部的毛发	对雄激素不敏感
间性毛	阴毛,腋毛,下臂和下腿的终毛	对低浓度雄激素敏感
性毛	男性毛发分布区的终毛(下腭、面部、胸部、腹部、背部、大腿、上臂等处)	对高浓度雄激素敏感

青春发育期的循环雄激素增加,两性均出现腋毛和阴毛生长,而男性还出现面部、胸部的性毛生长,这些部位的毫毛转变为粗而深的终毛。如果女性雄激素过多或毛囊对雄激素的敏感性过高,可出现与男性相似的终毛生长。正常女性两上唇外侧可有短小的浅色毛,下腹正中、乳晕可有少数终毛。但如较明显,加上前臂和小腿的终毛较长,则为多毛症。

(二)雄激素对头发的作用 卵巢的雄激素分泌受LH调节而肾上腺皮质的雄激素受ACTH调节。与雌激素不同的是,雄激素不能反馈抑制女性的LH和ACTH分泌;也就是说,女性体内的雄激素不存在负反馈调节机制,故女性容易发生雄激素过量,且病情易于进展,因此常出现毛发过多现象[2]。雌激素缩短毛发的生长周期,降低毛发的生长速度和毛发色素,使毛发变浅减少,而外源性孕激素的作用取决于制剂中所含雄激素的活性,故各种孕激素制剂对毛发的作用不一;但内源性孕激素有抑制毛发生长作用,见表2-8-11-2。

表2-8-11-2 雌孕激素和雄激素对毛发的作用

激素	对毛发的作用
雌激素	缩短毛发生长周期,降低毛发生长速度,降低毛发色素,毛发减少
孕激素	孕激素的作用取决于雄激素活性,孕激素协同雌激素抑制毛发生长
雄激素	延长毛发生长周期,毛囊增大,增加皮脂分泌

秃顶(alopecia)是指头顶毛发生长初期缩短并向毫毛退变的表现,对男性来说秃顶属于生理现象,而对女性来说,秃顶提示雄激素过多或局部毛囊对雄激素过敏感,因而认为秃顶是女性多毛的一种特殊表现。

(三)多毛和痤疮评价

1. **多毛定量评估** 评估多毛的客观方法包括照片法和显微镜法,但均不方便临床应用。自20世纪20年代起,人们就开始探索用半定量视力观察法来评估多毛的程度。1961年,Ferriman和Gallway提出的毛发评价改良法(mFG法)沿用至今。此法将人体划分为11个区域,每一区内按毛发的量给予评分(0~44分)。以mFG法为基础,如果面部和躯体终毛>5mm长度和mFG评分≥6~8分即可诊断为多毛症(蒙古民族除外)。但不管是何种民族,评分仅2~3分的很多女性仍可能存在高雄激素血症(尤其是PCOS)。其他的毛发评分方法有:①Bardin等按面部须毛的生长情况,将多毛分为 0~++++级（0~4 级），下颏、上唇或鬓角 3 处出现须毛分别用+（1 级）表示，++++（4 级）则表示为满胡须。②Birabaum 等提出面部毛发的评分，+（1 级）表示额部有稀疏须

毛;++（2 级）表示额部有簇状须毛;+++（3 级）表示额部和前额部均有须毛;++++（4 级）表示额部、颈部和颊部均有男性型须毛。多毛患者的评价方法见图 2-8-11-1。

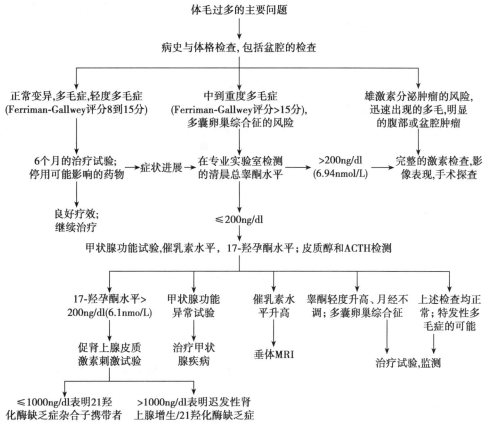

图 2-8-11-1　多毛患者的评价

毛发脱落和毛发稀少亦应进行定量评估，引起毛发脱落的疾病主要有垂体功能减退症、甲减、甲亢、甲旁减、糖尿病、生长激素缺乏症、高泌乳素血症、多囊卵巢综合征、SAHA 综合征、先天性肾上腺皮质增生症、Cushing 综合征或雄性化肿瘤等。评价毛发脱落和毛发稀少的经典方法有毛发权重（hair weighing）、毛发牵拉试验（hair pull test）、毛发洗脱试验（hair washing test）和组织病理检查，新近亦用毛发照相（phototrichogram）、毛发扫描（trichoscan）、毛发镜检（trichoscopy）和毛发相差共聚焦镜检（reflectance confocal microscopy）进行评估[4]。一般应用 Ferriman-Gallwey 计分法（Ferriman-Gallwey scale）确定多毛和雄性化程度（图 2-8-11-2），检查是否存在肿瘤、Cushing 综合征或甲状腺疾病。

2. 痤疮定量评估　多毛常伴有痤疮，主要分布于面部。Ross 等提出面部痤疮的评估标准是:①轻度痤疮:丘疹样痤疮，数目≤20 个，无囊性结节样痤疮;②中度痤疮:丘疹样痤疮，数目>20 个，且伴有囊性结节样痤疮;③重度痤疮:出现大量囊性结节样痤疮。

（四）病理性多毛　　毛发增多症的病因分类见表 2-8-11-3 和表 2-8-11-4,涉及遗传因素、感染因素、营养因素、内分泌因素和环境因素等。毛发的异常表现在外观、数量、粗细和质地等方面。女性多毛主要见于以下几种情况。

表 2-8-11-3　多毛症的分类

卵巢性毛发增多	特发性毛发增多
PCOS	卵巢早衰
卵鞘膜细胞增殖症	高胰岛素血症
黄体过度反应综合征	肥胖、黑棘皮病
绝经后毛发增多	胰岛素介导性假肢端肥大症
肿瘤性毛发增多	
卵巢肿瘤	血卟啉病
性索瘤，生殖细胞瘤	先天性毛发增多
门细胞瘤，残余肾上腺组织瘤	先天性毳毛增多症
混合性生殖细胞瘤或卵巢肿瘤	先天性毛痣（congenital hairy naevus）
分泌雄激素的其他肿瘤	先天性脊柱裂
黄体瘤	Hurler 综合征
肾上腺肿瘤	Cornelia de Lange 综合征
皮质瘤（Cushing 综合征）	家族性多毛症
类癌	药物性毛发增多
垂体肿瘤	内分泌药物（L-T$_4$,二氮嗪, 19-去甲类固醇）
GH 瘤（肢端肥大症）	
PRL 瘤,高 PRL 血症	非内分泌药物（苯妥英钠, 达那唑,环孢素）
ACTH 瘤（Cushing 病）	
肾上腺非肿瘤性毛发增多	其他药物
成年发病型先天性肾上腺皮质增生症	生理性毛发增多
	慢性吸收不良综合征
21-羟化酶缺陷症	蛋白质-热量营养不良症
11β-羟化酶缺陷症	低体重儿
3β-羟类固醇脱氢酶缺陷症	妊娠相关性毛发增多
CRH-ACTH 非依赖性肾上腺增生	慢性皮肤炎症
	局限性毛发增多
内分泌代谢性毛发增多	

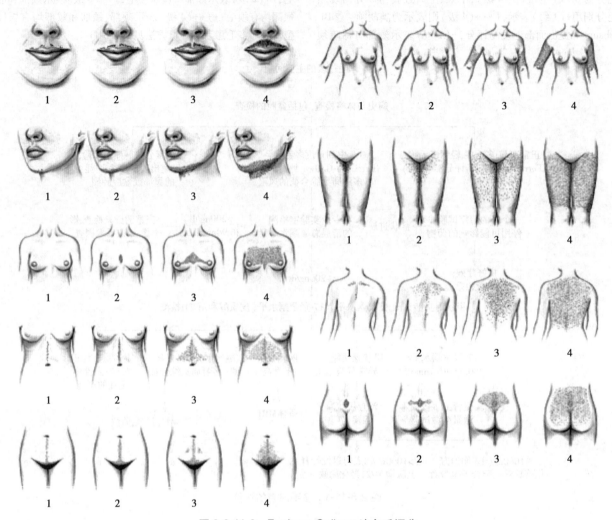

图 2-8-11-2 Ferriman-Gallwey 法多毛评分

将躯体分为9个区域,每个区域的毛发计1~4分;总分8为正常,8~15分为轻度多毛,>15分为中度或重度多毛;0分为终毛缺乏;资料来源:①Ferriman D,Gallwey JD. Clinical assessment of body hair growth in women. J Clin Endocrinol Metab,1961,21:1440-1447;②Hatch R,Rosenfield RL,Kim MH,et al. Hirsutism:implications,etiology,and management. Am J Obstet Gynecol,1981,140:815-830

表 2-8-11-4 雄激素过多的临床类型(8581 例)

雄激素异常	病例数	构成比(%)
无	190	22.2
睾酮总量升高	20	2.4
游离睾酮升高	125	14.6
DHEAS 增高	146	17.0
睾酮总量与游离睾酮均升高	174	20.3
睾酮总量和 DHEAS 升高	24	2.8
游离睾酮与 DHEAS 升高	69	8.0
睾酮总量游离睾酮和 DHEAS 均升高	109	12.7
合计	858	100.0

1. 雄激素依赖性多毛 雄激素依赖性多毛的特点是毛发粗,色素深,位于男性毛发分布区。且多伴有皮肤痤疮、多

皮脂和秃顶;如 PCOS、先天性肾上腺皮质增生症(11β-和 21-羟化酶缺陷症)、肾上腺雄性化肿瘤、Cushing 病、表观皮质素还原酶缺陷症、卵巢分泌雄激素瘤、肢端肥大症、胰岛素介导性假肢端肥大症和儿童型甲减(多在背部,病因不明)等。

2. 内分泌代谢疾病引起的多毛 常见于肢端肥大症、Cushing 综合征、先天性肾上腺皮质增生症、分泌雄激素的肾上腺皮质肿瘤或卵巢肿瘤、血卟啉病、甲减等。

3. 非内分泌代谢疾病所致的多毛 主要有先天性毳毛增多症、先天性毛痣(congenital hairy naevus)、先天性脊柱裂、Hurler 综合征、Cornelia de Lange 综合征和慢性皮肤炎症。

4. 药物性多毛 较常见,引起多毛的药物主要有雄激素、ACTH、糖皮质激素、口服避孕药、苯妥英钠、二氮嗪(diazoxide)、长压定(minoxidil)、达那唑、环孢素等,见表2-8-11-5。

5. 特发性多毛 病因未明,以前臂、小腿、上唇两外侧、下腹正中线、乳晕等处的毛发增多为主,偶在下颏也有少数终毛。

表 2-8-11-5　引起多毛的常见药物

引起多毛症的药物
　阿立哌唑（aripiprazole，Abilify）
　比马前列素（bimatoprost，Lumigan）
　安非他酮（bupropion，Wellbutrin）
　卡马西平（carbamazepine，Tegretol）
　氯硝西泮（clonazepam，Klonopin）
　皮质类固醇（corticosteroids）
　环孢素（cyclosporine，Sandimmune）
　丹曲林（dantrolene，Dantrium）
　二氮嗪（diazoxide，Proglycem）
　多奈哌齐（donepezil，Aricept）
　雌激素类（estrogen）
　右佐匹克隆（eszopiclone，Lunesta）
　氟西汀（fluoxetine，Prozac）
　干扰素-α（interferon-α）
　异维 A 酸（isotretinoin）
　拉莫三嗪（lamotrigine，Lamictal）
　亮丙瑞林（leuprolide，Lupron）
　麦考酚酯（mycophenolate，Cellcept）
　奥氮平（olanzapine，Zyprexa）
　帕罗西汀（paroxetine，Paxil）
　普瑞巴林（pregabalin，Lyrica）
　孕激素类（progestin）
　司来吉兰（selegiline，Eldepryl）
　他罗利姆（tacrolimus，Prograf）
　睾酮类（testosterone）
　噻加宾（tiagabine，Gabitril）
　曲唑酮（trazodone）
　文拉法辛（venlafaxine，Effexor）
　唑尼沙胺（zonisamide，Zonegran）
引起毛发增多的药物
　阿维 A（acitretin，Soriatane）
　Azelaic acid（Finacea）
　西替利嗪（cetirizine，Zyrtec）
　西酞普兰（citalopram，Celexa）
　皮质类固醇类（corticosteroid，局部使用）
　环孢素（cyclosporine）
　依托孕烯植入剂（etonogestrel implant）
　苯妥英（phenytoin，Dilantin）

6. 生理性多毛　如妊娠期、慢性营养不良症、低体重儿等，一般为一过性，无重要临床意义。

7. 局限性毛发增多　主要见于胫前黏液性水肿、A 型胰岛素不敏感综合征及其变异型（黑棘皮病，acanthosis nigricans）。

（五）女性多毛的临床表现与诊断　女性多毛的病史诊断见表 2-8-11-6，实验室检查见表 2-8-11-7；女性多毛症的诊断和鉴别程序见图 2-8-11-3。首先，多毛和男性化的发病年龄与进展速度能提供有价值的鉴别依据。例如，肾上腺雄激素分泌瘤和卵鞘膜细胞增殖症（hyperthecosis）的病情进展迅速，男性化明显；而一般 PCOS、先天性肾上腺皮质增生症、Cushing 综合征、糖皮质激素抵抗综合征的病情进展缓慢，男性化持续多年并无明显加重。在实验室检查方面，应先测定血睾酮总量，如血睾酮总量<0.6ng/ml，且月经正常，没有必要做进一步检查。如血睾酮总量≥0.6ng/ml，伴闭经或月经稀少，应先测定血 TSH 和 PRL，以排除高 PRL 血症，并用 B 超进一步排除 PCOS。高度怀疑先天性肾上腺皮质增生症时，应加测血 17-OHP 或做进一步的肾上腺影像检查。如果除血睾酮轻度升高外，其他检查均正常，则 PCOS 的诊断基本成立。

表 2-8-11-6　女性多毛的病史诊断

病史资料	临床相关资料
多毛病史	
多毛的特点	多毛的发作时间,累及部位,进展情况,心理社会影响,治疗过程
伴随症状	痤疮,雄激素性脱发,皮肤溢脂
月经状态	月经稀少,生殖器变化
PCOS 病史	
体重增加与黑棘皮病	口渴,多饮,高血压,血脂谱异常,血糖变化
HAIR-AN	体重增加,黑棘皮病,口渴多饮,高血压,血脂谱异常
迟发型先天性肾上腺皮质增生症	
发病时间	青春期发育前多毛,阴毛初现提前
临床特点	月经紊乱,原发性闭经
高泌乳素血症	
垂体瘤	溢乳（自发性压迫性）
多毛	部位时间
头痛	部位性质,加重诱因
视野缺损	时间,进展情况
其他疾病	
肾上腺肿瘤	雄性化症状,性欲亢进,声音低沉,阴蒂肥大,月经变化
卵巢肿瘤	雄性化症状,性欲亢进,声音低沉,阴蒂肥大,月经变化
甲状腺功能异常	不耐热不耐寒手颤抖毛发脱落皮肤质地变化
Cushing 综合征	失眠,皮肤紫纹,皮肤薄而脆弱,体重增加,肌无力,容易感染
家族史	多毛史,PCOS 家族史,秃顶,糖尿病,心血管病,先天性肾上腺皮质增生
药物史	
口服避孕药	含雄激素活性的孕激素（炔诺酮,炔诺孕酮,左炔诺孕酮）
人工合成类雄激素	达那唑
糖皮质激素	泼尼松,地塞米松,泼尼松龙,外液糖皮质激素,喷雾糖皮质激素
雄激素	睾酮类制剂
丙戊酸	升高血清睾酮水平

表 2-8-11-7　雄激素过多的实验室检查

基本检查	ACTH
睾酮（总量游离组分）	地塞米松抑制试验
睾酮结合球蛋白（游离睾酮）	联合兴奋试验（CRH-Gn-RH）
DHEAS	HCG
雄烯二酮	空腹血糖
17-OHP	OGTT
进一步检查	血脂
性激素结合球蛋白	血钾
二氢睾酮	TSH,T$_4$,TPOAb
FSH	影像检查
LH	腹部与盆腔 CT,MRI
血清雌二醇	头颅 MRI
血清泌乳素	经阴道超声
24 小时尿游离皮质醇血清皮质醇	

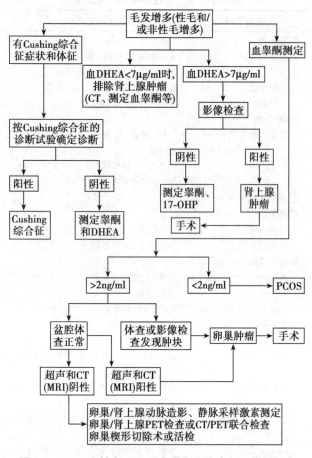

图 2-8-11-3 女性多毛和毛发增多症的诊断和鉴别程序
DHEA:脱氢异雄酮;17-HOP:17-羟孕酮;PCOS:多囊卵巢综合征;PET:正电子发射断层扫描

表 2-8-11-8 女性多毛的诊断线索

疾病	发生率(%)	鉴别要点
PCOS	72~82	月经不规则,雄激素水平升高,卵巢多囊,中心性肥胖,不育,胰岛素抵抗,黑棘皮病
特发性高雄激素血症	6~15	月经正常,卵巢超声检查正常,雄激素水平升高,无引起多毛的原发疾病
特发性多毛	4~7	月经正常,雄激素正常,卵巢超正常,无引起多毛的原发疾病
先天性肾上腺皮质增生症	2~4	阳性家族史,高危种族(犹太人、西班牙人),经典型(出生时外生殖器畸形)、非经典型(月经不规则,排卵少,不育)CRH 兴奋试验前后 17-羟孕酮升高,多毛进展迅速,治疗无反应,雄性化(阴蒂肥大,肌肉发达,女性表型不足)
分泌雄激素肿瘤	0.2	腹部或盆腔肿瘤,凌晨血清睾酮>200ng/dl(6.94nmol/L)
医源性多毛	少见	药物史
GH 瘤	少见	前额突出,手足粗大,颌骨增大,面容粗陋,多毛,声音低沉,血清 IGF-1 升高
Cushing 综合征	少见	中枢性肥胖,满月脸,皮肤紫纹,肌肉萎缩,痤疮,高血压,糖尿病,24 小时尿游离皮质醇升高
高泌乳素血症	少见	溢乳,闭经,不育,血泌乳素升高
甲状腺功能减退症	少见	乏力,不耐寒,皮肤干燥,毛发脱落,黏液性水肿,体重增加,月经不规则或增多,甲状腺功能降低
甲状腺功能亢进症	少见	兴奋,不耐热,心悸,甲状腺肿,突眼,甲状腺功能增高

1. 卵巢雄激素分泌瘤 引起多毛的卵巢疾病的共同特点是卵巢分泌的雄激素增多;主要见于三类疾病:①PCOS:有多毛、月经不调、肥胖和不排卵,严重者可发展为滤囊鞘膜细胞增殖症,阴蒂增大与严重胰岛素抵抗有关;②分泌过多雄激素的卵巢肿瘤:如粒层-鞘膜细胞瘤、卵巢男性细胞瘤、门细胞瘤、卵巢肾上腺细胞瘤和性腺母细胞瘤等;③绝经后高雄激素血症:伴多毛的绝经后妇女如果检查不出雄性化肿瘤,其最大可能是门细胞增生,见表 2-8-11-8。

一般认为,血睾酮明显升高(≥3 倍或 ≥2ng/ml)或血 DHEAS≥8μg/ml 是提示卵巢和肾上腺的雄激素分泌瘤的有力依据。但应注意以下三点:①肿瘤的雄激素分泌为阵发性的,故最好多次测定;②多种雄激素同时升高是卵巢与肾上腺的雄激素分泌瘤的重要特点,因而应同时测定睾酮、DHEA、DHEAS 和雄烯二酮;③仅雄激素轻度升高更支持 PCOS 的诊断,而卵鞘膜细胞增殖症(hyperthecosis,即重型 PCOS)可伴有多种雄激素显著升高。引起雄激素分泌的卵巢肿瘤主要有 Sertoli-Leydig 细胞瘤(高发年龄 30~40 岁,体积大)、门细胞瘤(主要见于绝经后妇女,体积小)或类脂质细胞瘤,偶尔见于粒层细胞瘤,这些肿瘤的病理本质是上皮源性囊腺瘤或囊腺癌,其分泌的细胞因子刺激邻近的非肿瘤细胞,产生大量的雄烯二酮(约 5%转化为睾酮)。经阴道 B 超有助于发现卵巢肿瘤。

2. 肾上腺雄激素分泌瘤 少见。其功能与卵巢门细胞瘤相似,而形态特征类似于 Leydig 细胞;这种肿瘤可为恶性及良性,多毛症及雄性化明显。多发生于 2 岁以后,新生儿少见。女孩于青春期前阴毛发育、阴蒂肥大,青春期无月经,乳腺不发育。成年女性发病者以多毛为主,嗓音变粗,前发际后退,阴蒂肥大,性欲亢进。血与尿雄激素及其代谢产物增高。少数肿瘤亦分泌去氧皮质酮,患者有低血钾和高血压。因受 LH 与 HCG 的调节,因此外源性 LH 可抑制睾酮的分泌而 HCG 能刺激其分泌。此外,肾上腺雄激素分泌瘤可分泌大量去氢异雄酮(DHEA)、去氢异雄酮硫酸盐(DHEAS)和雄烯二酮,而睾酮是由外周组织生成的,因而测定血 DHE-AS 对诊断有重要意义。同时也是其与 PCOS 鉴别的要点,如果血 DHEAS≥8μg/ml,即使患者的病程长或缺乏男性化表现,也强烈提示肾上腺雄激素分泌瘤而非 PCOS。经腹腔 B 超、肾上腺 CT 和 MRI 有一定的鉴别意义,如仍为阴性,可考虑做碘标 NP-59(iodomethylnorcholesterol,碘化去甲胆固醇)扫描检查。

3. 垂体肿瘤 垂体肿瘤引起的毛发增多主要见于 GH 瘤、PRL 瘤和 ACTH 瘤,详见第 2 篇第 3 章第 8 节。由于垂体生长激素细胞分泌过多生长激素而引致皮肤毛生长旺盛。生长激素亦可引致肾上腺皮质增生分泌雄激素而多毛。此种多毛用糖皮质激素治疗无效。胰岛素介导性假肢端肥大症表现为颌骨肥大、凸颌(prognathism)、肢端肥大、多汗、皮肤色素加深而粗糙(黑棘皮病)与声调低沉,但血清 GH 和

IGF-1 正常,而胰岛素、睾酮明显升高[5,6]。

4. 产生过多雄激素的非肿瘤性肾上腺疾病 主要包括各种类型的先天性肾上腺皮质增生症、Cushing 综合征和糖皮质激素抵抗综合征等。

(1) 21 羟化酶缺陷症和 11β-羟化酶缺陷症:在先天性肾上腺皮质增生症中,21 羟化酶缺陷症占 90%。本病属常染色体隐性遗传,其突变基因定位于 6 号染色体与 HLA-B 紧密联系。由于 21 羟化酶缺陷,17α-羟孕烯醇酮和 17α-羟孕酮不能转变为皮质醇,而孕烯醇酮和孕酮不能转化为醛固酮。由于皮质醇缺乏,垂体分泌 ACTH 增多,从而导致肾上腺皮质增生。雄激素合成不需要 21 羟化酶参与,因而雄激素过多。因 ACTH 分泌增多而有色素沉着,外阴色素加深。女孩于 2~3 岁时发现有多毛、阴蒂肥大或两性畸形及色素沉着。男孩有多毛、阴茎肥大及色素沉着。5~6 岁时,上述症状更为明显,并且对生活、心理和行为有明显的负面影响。雄激素过多引起异性好感和追求、甚至发生性冲动和性行为。

(2) 11β-羟化酶缺陷症:详见第 2 篇第 6 章第 6 节。因 11-去氧皮质醇和去氧皮质酮不能羟化引起皮质醇不足,ACTH 分泌过多,肾上腺皮质增生、肾上腺雄激素过多、皮质酮和醛固酮过少和去氧皮质酮过多。本病亦有多毛及雄性化。由于去氧皮质酮增多,起保钠排钾作用,故有高血压与低钾血症。

(3) Cushing 综合征:详见第 2 篇第 6 章第 4 节。以肾上腺分泌皮质醇为主,但也分泌雄激素,故有多毛。皮质醇过多致向心性肥胖、满月脸、多血质、皮肤紫纹。也可伴有高血糖和低血钾。

(4) 表观皮质素还原酶缺陷症:详见第 2 篇扩展资源 13.8。表观皮质素还原酶缺陷症(apparent cortisone reductase deficiency)表现为阴毛初现和骨龄提前,血清雄激素升高,但可被 DXM 抑制。因皮质素不能还原为皮质醇,皮质素明显升高,而血皮质醇降低,刺激垂体分泌过多的 ACTH,故患者有肾上腺皮质增生和慢性原发性 ACI 表现。

5. 多囊卵巢综合征(PCOS) 是引起育龄妇女多毛的常见原因。随着检测技术的发展,人们认识到多囊卵巢并非一种独立的疾病,而是一种多病因且表现极不均一的临床综合征,详见本章第 12 节。PCOS 的主要临床表现为月经失调、多毛、肥胖及不育。多数月经不规则、经量稀少或闭经,少数月经正常但无排卵,而个别出现功能性子宫出血。痤疮与多毛一般自青春期开始,部分病例在肥胖和胰岛素抵抗基础上并发代谢综合征、血脂异常、阻塞性睡眠呼吸暂停、心血管事件。但是,非典型 PCOS 可能只有闭经、肥胖和多毛表现;有时,患者仅有多毛而无 PCOS 的其他相关表现,这些病例往往处于 PCOS 的早期阶段,随后出现月经失调及不育。

6. 特发性多毛 特发性多毛的病因不明。成年女性多毛可伴有月经紊乱与肥胖,但无其他雄性化现象。血雄激素及相关代谢产物增高,对 ACTH 兴奋试验高于正常,小剂量地塞米松可抑制,肾上腺及卵巢无特异性病变[7-14]。特发性多毛多见于某些人群(如地中海居民),月经正常,血睾酮正常,缺乏男性化的症状与体征,多毛的原因主要与皮肤的 5α-羟化酶活性增强有关。特发性多毛的判断标准是:①多毛;②血睾酮正常;③排卵正常,时间在进入月经黄体期的第 7 天(如按 24 天计算,相当于月经期的第 17 天;月经周期为 35 天,则为月经期的第 28 天),其血睾酮水平在 5ng/ml 以上。如多毛女性伴有月经稀少或闭经,并排除了甲减或高 PRL 血症,那么最大的可能性即是 PCOS。如诊断 PCOS 仍有疑问,应测定卵泡期的基础血 17-羟孕酮水平,以排除非典型肾上腺皮质增生症(主要是 21-羟化酶缺陷症)。

7. 先天性全身性多毛症 先天性多毛症可能属于单纯性皮肤病变或为其他疾病的皮肤表现。一般来说,处理罕见的家族性全身性多毛症外,散发性先天性全身性多毛症往往是遗传性畸形综合征的一种表现。

特发性先天性全身性多毛症的病因未明,可能与毛囊生长的调节基因复活有关[15-22],常染色体显性、隐性或 X 性连锁遗传,患者无任何症状及内分泌功能异常,呈家族分布。如果 CGH 患者伴有智力障碍、癫痫、躯体畸形等,常提示为先天性综合征性全身性多毛症,这些综合征主要包括 Cornelia De Lange 综合征(N11BL、SMC1A、SMC3、RAD21 或 HDACE 突变)[23]、Coffin-Siris 综合征(BAF 突变)[24]、Wiedeman-Steiner 综合征(KMT2A 突变)等(表 2-8-11-9)[25]。

表 2-8-11-9 伴有全身性多毛症的遗传综合征

疾病/综合征	病因/致病基因
单纯性 CGH	
先天性柔毛增多症(congenital hypertrichosis lanuginosa)	8q 反转
先天性全身性多毛症(congenital hypertrichosis universalis)	Xq24-q27.1
CGH 伴躯体畸形	
CGH 伴牙龈纤维瘤病(gingival fibromatosis)	未明
CGH 伴先天性圆锥形黑蒙(amaurosis congenita cone-rod type)	未明
CGH 伴白内障和治疗障碍(cataract-hypertrichosis-mental retardation,CAHMR 综合征)	未明
CGH 伴色素性视网膜病(pigmentary retinopathy)	未明
Zimmermann-Laband 综合征	3p14.3 断裂
CGH 伴面部畸形-肥胖-矮身材多指畸形	未明
CGH 伴遗传综合征	
Cornelia de Lange 综合征	NIPBL(5p13.2)/SMC1A(Xp11.22-p11.21)/SMC3(10q25)/RAD21(8q24.11)/HDAC8(Xq13)
Coffin-Siris 综合征	BAF(19p13.2/22q11.23/9p24.3/17q21.2/1p36.11/6q25.3)
Barber-Say 综合征	KMT2A(11q23)

疾病/综合征	病因/致病基因
CGH 伴肢端肥大面容	PGM1（1p22.1）/GLO1（6p21.3-p21.1）/IGHG3（14q32.33）/HP（16q22.2）
Wiedemann-Steiner 综合征	KMT2A(11q23)
CGH 伴骨软骨发育不良,CGH 伴 Cantù 综合征	ABCC9/KCNJ8(12p12.1)
Berardinelli-Seip 型先天性脂肪营养不良症	BSCL(11q13)
Donohue 综合征	INSR(19p13.2)
Torg-Winchester 综合征,结节性关节病-骨溶解症	MMP2(16q13-q21)
Rubinstein-Taybi 综合征	CREBBP(16p13.3)/EP300(22q13.2)
Schinzel-Giedion 综合征	SETBP1(18q21.1)
Gorlin-Chaudry-Mos 综合征	未明
半侧颌面部发育不良症	未明
颅面骨骨化不全	未明
Ito 型黑色素缺失症	Xp11 断裂

根据报社家族史,特发性 CGH 的临床诊断容易,但需要排除综合征性 CGH 可能。应特别检查面部、眼睛、牙齿、头颅、肾脏、骨骼和四肢有无畸形,评价智力和代谢状态等。先天性全身性多毛症的诊断程序见图 2-8-11-4。

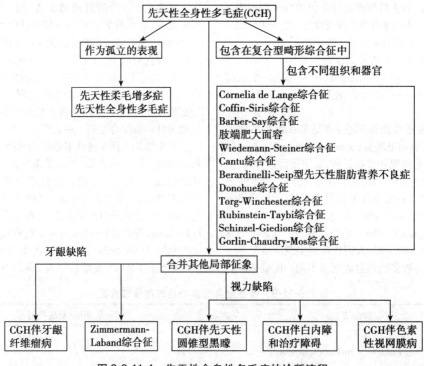

图 2-8-11-4　先天性全身性多毛症的诊断流程

8. 其他原因　药物常引起多毛。此外,还见于低体重儿和妊娠多毛等许多情况。Neville 等总结 89 例(女性 7~9 岁)阴毛早现的病因时发现,35% 伴有低体重,24% 伴有性早熟、91% 的体重增加,90% 的阴毛早现者存在以上 3 个危险因素中的 1 个。因此,性早熟和 SGA 伴阴毛早现、超重/肥胖,而与出生时的体重或孕龄无关[5]。妊娠时由于胎盘激素作用可有多毛,但于分娩后多毛全部或大部分消失。再次妊娠多毛再现,并与上次妊娠残留多毛累积而更显著。如产后多毛仍明显,应排除肾上腺及卵巢疾病。

(六)鉴别诊断　排除器质性疾病的关键是不存在雄激素过多分泌的器质性疾病,月经正常,血睾酮正常或轻度升高,长期观察中多毛无明确变化,亦无其他特殊表现。测定女性血睾酮、硫酸去氢异雄酮和雄烯二酮具有重要的鉴别意义。一般来说,DHEAS 升高提示肾上腺病变,睾酮升高的主要原因在卵巢,而雄烯二酮增多可能来源于肾上腺或卵巢。二氢睾酮测定一般无诊断价值,女性多毛者血二氢睾酮正常,因为即使产生于毛囊的二氢睾酮增多,在进入血液循环前也已经被灭活。

1. 毛发增多症　毛发增多(hypertrichosis)是指雄激素依赖性毫毛在非性毛区过度生长。毛发过多常为先天性,家族发病,或见于甲减、神经性厌食和营养不良症。多毛伴女性男性化是指多毛兼有阴蒂增大、低噪音、前发际秃脱和女性体态消失的一种临床现象。特发性多毛者不伴有女性男性化,因而不能因为一时找不到病因而诊断为特发性多毛。

2. 种族性多毛和家族性多毛 种族性多毛和家族性多毛与遗传有关，多毛基因 HRY 位于 3q28-q29。某妇女多毛，如果其母、姐妹或姨、姑中有多毛，则多毛的原因大概是由于家族遗传所致，家族性多毛属生理性而非病理性。多毛耳的遗传性状由 Y 连锁和/或常染色体遗传，表现为耳轮多毛。多毛掌跖见于法国人，属常染色体显性遗传。多毛肘患者的肘毛增多，身材矮小，近端肢体短小，圆脸，大下颌。小儿可有发育迟缓，语言延迟。此病亦属于常染色体显性遗传。Goswami 于 1980 年在印度发现鼻尖多毛，男性发生频率 7.35%，女性无此性状。老年男性眉毛较长或女人头发较长均属于正常现象。白种人的毛发较多，其中南欧人、拉丁族人的毛发最明显。正常拉丁族妇女可出现毛发增多，或仅表现为上唇多毛。亚洲人的毛发最少，而黑种人的毛发量居于白种人和黄种人之间。任何种族都存在多毛的家族因素。

3. 秃顶 偶尔可见于女性，秃顶可单独存在或合并有多毛症。引起秃顶的原因很多，毛囊受损、皮脂腺雄激素代谢异常或雄激素敏感性增加为主要原因。皮肤 17β-HSD、3β-HSD 及 SRD5A2 活性增加，芳香化酶活性下降，造成局部睾酮和二氢睾酮含量升高。二氢睾酮缩短头发生长期并逐步缩小毛囊而形成秃顶。男性秃顶与 AR 基因的表达亢进及 AR 中 CAG 重复序列减少有关[15]。女性秃顶少见，具有明显的家族聚集特点。男女两性秃顶均受多基因遗传影响，具体机制不明。女性毛发脱落（female pattern hair loss，FPHL）亦称女性雄激素性脱发（female androgenetic alopecia）。临床表现为头顶弥漫性毛发稀疏而前发际（frontal hairline）毛发正常者称为 Ludwig 型脱发；如果头发稀疏波及头前部，形成三角形脱发区，则称为圣诞树样（Christmas tree pattern）脱发；如果头发稀疏波及双侧颞部，则称为 Hamilton 型头发。这些患者的雄激素水平均正常，偶尔，女性毛发脱落可伴有多囊卵巢综合征、多毛、痤疮、月经稀少、溢乳或胰岛素抵抗。

女性毛发脱落需与慢性静止型头发（chronic Telogen Effluvium，CTE）、化疗后永久性脱发（permanent alopecia after chemotherapy，PAC）、假性斑秃（alopecia areata incognito，AAI）或额部纤维化脱发（frontal fibrosing alopecia，FFA）鉴别。排除雄激素过多的实验室激素测定包括：①α-脱氢睾酮（5α-dehydrotestosterone）；②17-β 羟孕酮；③雄烯二酮；④脱氢异雄酮；⑤睾酮总量/SHBG 比值；⑥SHBG。

（七）治疗 病因治疗是处理多毛症的基本原则（如治疗肾上腺或卵巢肿瘤[7,8]，其中 PCOS 的治疗见本章第 12 节。有人比较了二甲双胍与达英 35（Diane-35）对 PCOS 多毛的疗效，认为达英 35 的降雄激素作用优于二甲双胍，而后者

抑制胰岛素的作用优于前者。药物（如苯妥英钠、二氮嗪、类固醇雄激素，达那唑等）引起的多毛在停药后自然消退。药物治疗对已经存在的毛囊增生、终毛与男性化无明显退化作用，因此不能凭此判断为无效。需在有效抑制雄激素分泌至少 3 个月后，用机械方法（如电溶）去除终毛，并做阴蒂肥大切除术。

1. 口服避孕药 口服避孕药可抑制 LH 的分泌，增加 TBG 合成，从而降低血睾酮水平和雄激素前体的分泌量。一般应用含 30~35μg 的炔雌醇（ethinyl estradiol），以达到对 LH 的有效抑制。由于毛发的生长周期为 3~6 个月，短于半年的治疗不能获得明确疗效。

2. 螺内酯 其结构与孕酮相似，可抑制性类固醇激素的合成，拮抗雄激素的作用，对 5α-还原酶的抑制特别明显。螺内酯与口服避孕药的作用机制不同，如两药合用，对 PCOS 和特发性多毛有较好疗效[9-11]；剂量 50~400mg/d，一般 100mg/d。如效果不佳，可每 3 个月（毛发的生长周期为 3~6 个月）增加 25mg/d，直至最大量。如患者的肾功能正常，极少发生高钾血症；但肾衰者要密切观察血钾变化。

3. 抑制雄激素活性的药物

（1）醋酸环丙孕酮：醋酸环丙孕酮为 17-羟孕酮（17-OHP）的衍生物，可与二氢睾酮（DHT）竞争雄激素受体，抑制雄激素的活性。如与炔雌醇合用，可明显抑制皮肤内的 5α-还原酶活性。一般在月经周期的 5~15 天使用，每天 50~100mg。炔雌醇应在月经周期的 5~26 天使用（30~35μg/d）。有时，重型病例亦可考虑环丙孕酮、螺内酯和口服避孕药 3 药合用，而轻型患者用低剂量环丙孕酮（2mg/d）和炔雌醇（35~50mg/d）治疗即可[12]。

（2）非那雄胺：非那雄胺（finasteride）抑制 2 型 5α-还原酶活性，但对 1 型 5α-还原酶无作用，主要用于治疗前列腺增生，亦可治疗多毛症（因对 1 型 5α-还原酶无作用，其疗效较差）。一般用量为 5mg/d，治疗 6 个月后可见效。

（3）非那甾胺与氟他胺：长期服非那甾胺可降低秃顶头皮中的二氢睾酮含量，1998 年被美国 FDA 批准用于雄激素性脱发。临床研究证实，男性秃顶者口服非那甾胺 1mg/d，连续 12 个月，头发生长状况明显改善，但局部给药显然优于全身给药，刺激秃顶头皮发生长的作用可能更强。氟他胺（flutamide）拮抗雄激素的作用较强，主要用于治疗前列腺癌。治疗多毛症时可有相当效果，但可能诱发肝损害，全身给药可引起性欲减退、生精障碍和男胎女性化等。因此，局部给药具有重要意义。

（4）其他治疗：激光脱毛可能有短期疗效，或用机械方法（如电溶）去除终毛，并做阴蒂肥大切除术[13]。治疗多毛的药物见表 2-8-11-10。

表 2-8-11-10 治疗多毛的药物

药物	剂量	不良反应	说明	FDA分类
口服避孕药	1 片/天	胃肠反应，头痛	一线药物	X
二甲双胍	500~1000mg/次（2 次/天）	胃肠反应	治疗 PCOS 对多毛的作用不明	B
螺内酯	100~200mg/d	高钾血症，月经不规则	妊娠期引起男性假两性畸形	D
非那雄胺	2.5mg/d	肝毒性	-	X
泼尼松	5~10mg/d	增加体重，骨质疏松，抑制肾上腺皮质功能	治疗先天性肾上腺皮质增生	C
亮丙瑞林	每月 3.75~7.5mg（肌注）	燥热，萎缩性阴道炎骨质疏松	配合激素替代治疗	X
酮康唑	400mg/d	皮肤干燥，头痛，肝毒性	局部使用	C
依氟鸟氨酸	2 次/天（局部使用）	痤疮，红斑	治疗面部多毛	C

【女性脱发】

人的头发约有 10 万根左右,每日生长速度为 0.35mm,每昼夜脱落 50~100 根。女性脱发是特指女性雄性激素源性脱发、产后脱发以及内分泌失调性脱发三种类型为主的群落性脱发。女性脱发与体内激素的分泌有着密切的关系。

(一)病因 女性脱发的病因未明,可能与下列因素有关:①遗传因素;②营养因素,头发的生长发育与蛋白质、维生素和矿物质有密切关系,脂肪摄入过多影响头发生长,甚至引起脱发;减肥女性蛋白质和微量元素不足,营养不均衡,导致女性脱发;辣味和油脂性高食物容易使皮脂分泌旺盛,导致毛囊堵塞;甜食使细菌繁殖快速;③内分泌因素,如甲状腺素缺乏引起脱发;④用脑过度使头部血液主要集中于脑部,从而使头皮血液相对减少而造成脱发;⑤慢性疾病如头癣、头皮湿疹、贫血等均会导致脱发;⑥避孕药含有雌激素、雄激素和孕酮,停止服用后往往导致脱发。

(二)分类

1. 脂溢性脱发 脂溢性秃发又称男性型秃发,职业妇女因竞争性职业压力(精神压力及体力压力等)造成体内雄性激素增加,头皮皮脂腺分泌油脂过多,为毛囊提供营养的毛细血管收缩,导致毛囊代谢受抑制,最终造成毛萎缩、变小、生长期缩短。更年期随着卵巢功能逐渐停止,雄激素相对较多。女性脂溢性脱发比男子出现晚、发展慢、症状轻。主要表现为头发稀疏,有时表现为缓慢发展的弥漫性脱发,而高额谢顶者少见。头皮皮脂腺分泌油脂增多,可见头皮屑增多。头发变软,毛干变细等。

2. 避孕期脱发 避孕药的主要成分是雌激素和孕酮,孕酮的代谢衍生物具有雄性激素特征,可导致脱发。避孕药影响维生素代谢和头发生长,对甲状腺功能有一定影响,可致脱发。避孕药引起的脱发主要表现为斑秃,也可呈脂溢性脱发。脱发可发生于服药过程中,也可发生停服避孕药之后。

3. 产后脱发 因分娩前后体内激素平衡发生较大变化所致。产后脱发的主要表现为头发稀疏,一般属于暂时现象,待新发长出后,脱发可自愈。

4. 女性脱发 女性脱发(female baldness)亦称女性型脱发(female pattern hair loss,FPHL)或女性雄激素源性脱发(female androgenetic alopecia)。特指非瘢痕性皮肤毛囊进行性萎缩变小。30 岁后的发生率约 12%,60 岁以上者高达 30%~40%。毛囊持续性代谢,进行生成与静止的不断循环,毛囊生长期的长短决定了毛发的长度,85%~90%的头发处于生长期,维持头发生长的时间 2~6 年,另外 10%~15%处于静止期,时间约 3 个月。FPHL 患者头发毛囊循环和再生功能退化为绒毛样特征,生长期显著缩短,而静止期明显延长,毛发变得纤细而柔软。部分 FPHL 患者的毛囊雄激素代谢异常,敏感性增强,而血清雄激素水平正常,秃顶的表现与雄激素不敏感或 5α-还原酶缺陷症患者极为相似。头发逐渐稀疏,头顶脱发,额部发际线不受影响,脱发可分为以下三种类型:①头冠心部毛发变薄,额部发际保留不变(Ludwig 型);②额部中线脱发(圣诞树型)可伴有头顶脱发,但额部毛发更稀少而柔软,形如圣诞树状;③双颞侧脱发(Hamilton 型)头发范围如同男性,亦可在绝经期由 Ludwig 型脱发转变而来。

(三)女性脱发的临床表现与诊断 根据病史和临床表型,一般能明确脱发的类型。皮肤镜和拔毛试验有助于早期诊断和病因鉴别,主要应首先排除肥胖、多毛、痤疮、胰岛素抵抗、高雄激素血症,尤其是多囊卵巢综合征可能。根据需要选择必要的实验室检查,如甲状腺激素、维生素 D 测定等。如果怀疑存在高雄激素血症,应测定 DHEA、DHEAS、17-OHP、雄烯二酮、睾酮、睾酮/SHBG 比值等。确立 FPHL 诊断前,还应排除慢性静止期脱发(chronic telogen effluvium,CTE)、化疗后永久性脱发、非连续性斑秃、额部纤维性脱发等。

(四)治疗

1. 一般治疗 不用尼龙梳子和头刷,尼龙梳子和头刷易产生静电,刺激头发。黄杨木梳和猪鬃头刷能去除头屑,按摩头皮,促进血液循环。洗头间隔时间 2~5 天,同时按摩头部。选用对头皮和头发无刺激性的天然洗发剂,忌用脱脂性强或碱性洗发剂。吸烟会使头皮毛细血管收缩,从而影响头发的正常发育生长。饮酒使头皮产生热气和湿气,容易加重脱发。

2. 特殊治疗 女性脱发可选择 2%米诺地尔(minoxidil)治疗,必要时亦可试用醋酸环丙孕酮(cyproterone acetate)、螺内酯和氟他胺(flutamide)等抗雄激素类药物。非那雄胺(finasteride)可抑制 2 型 5α-还原酶活性,降低二氢睾酮的合成,刺激毛发再生。度他雄胺(dutasteride)抑制 1 型和 2 型 5α-还原酶活性,但治疗 FPHL 的经验不多。雌激素的疗效未明,仅在合并雌激素缺乏时应用。必要时考虑激光光疗或毛发移植治疗。

(廖二元 莫朝晖)

第 12 节 多囊卵巢综合征

多囊卵巢综合征(polycystic ovary syndrome,PCOS)是育龄妇女较常见的内分泌综合征。1935 年,Stein 与 Leventhal 首先描述双侧卵巢肿大者伴不孕、多毛与肥胖等表现,称为 Stein-Leventhal 综合征。随着临床研究的深入,组织学上具有多囊卵巢伴无排卵和/或多毛症的临床综合征范围不断扩大。1963 年,Goldziether 等总结 187 篇共 1079 例的 PCOS 资料,发现其中许多非典型病例并无多毛,或卵巢无多囊,甚至有排卵功能;卵巢多囊没有反映本综合征的本质,因而不能从病名理解 PCOS。PCOS 的定义经过了数次修改,而且各专业组织强调的重点颇不统一。

美国国家儿童健康与人类发育研究院提出的定义(1990年)是:PCOS 是在排除已知原因所致的高泌乳素血症与 21-羟化酶缺陷症后,雄激素过多伴无(低)排卵的临床综合征,而卵巢形态不作为诊断的必需条件。雄激素过多与 PCOS 学会提出的定义(2009 年)是:在排除已知的高泌乳素血症因素后,必须存在雄激素过多的生物学表现和慢性少排卵和/或卵巢多囊依据,其中所谓的雄激素过多的"生物学表现"特指"血清睾酮升高或 LH/FSH 比值升高"。按照这一定义,绝经前妇女的 PCOS 发病率为 5%~10%,而肥胖者的 PCOS 发病率明显高于非肥胖者。在全体妇女中,PCOS 的人群发病率为 1%~4%。20 世纪 80 年代以来因形态学及激素测定技术的提高,估计在生育年龄妇女中为 3.5%~7.5%,随机超声扫描普查为 22%[1]。Polsom 报道,在正常妇女中多囊卵巢约占 22%,她们无须为不孕或月经失调而就诊,一般仅表现为轻度多毛和/或月经不规则[2]。由此看来,似乎存在 PCOS 过度诊断问题。

【卵巢雄激素生成】

虽然机体内没有一个组织能表达所有的类固醇激素合酶,但通过下丘脑-垂体-性腺轴的精密调节和组织间的协调

配合,能维持雄激素和雌激素在生理范围内(图 2-8-12-1),卵巢的类固醇激素由粒层细胞和鞘膜细胞合成,P450c17 是类固醇激素生成的定量调节因素,仅在鞘膜细胞表达,而雄烯二酮是合成雄激素的基本原料,由 17β-羟类固醇脱氢酶(17β-HSD)转换为睾酮,芳香化酶则将雄烯二酮转化为雌激素;PCOS 患者的高雄激素血症来源于肾上腺和卵巢两个方面,一般以卵巢为主。

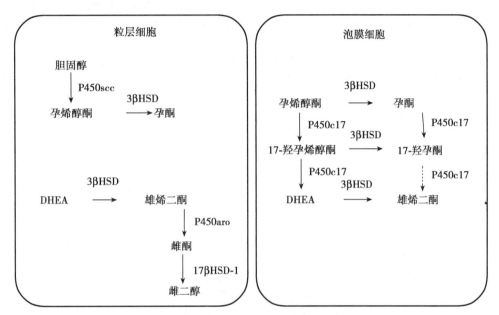

图 2-8-12-1 卵巢的雄激素生成

卵巢的类固醇激素由粒层细胞和泡膜细胞合成,P450c17 是类固醇激素生成的定量调节因素,仅在泡膜细胞表达,而雄烯二酮是合成雄激素的基本原料,由 17β-羟类固醇脱氢酶(17βHSD)转换为睾酮,芳香化酶(P450aro)将雄烯二酮转化为雌激素;17-OH-Preg:17-羟孕烯醇酮;17-OH Prog:17-羟孕酮

【病因与发病机制】

PCOS 的发病机制未明,公认的事实是:①高 LH 伴正常或低水平 FSH;②雄激素增多;③恒定的低雌激素水平(E_1 比 E_2 高);④胰岛素抵抗(高胰岛素血症);⑤卵巢存在多个囊性卵泡和间质增生。一般认为,精神刺激、家族性多毛、学龄期肥胖、下丘脑功能紊乱和月经早现是 PCOS 的高风险因素。

(一)遗传因素 PCOS 的病因与遗传因素和下丘脑-垂体-卵巢轴功能失常及肾上腺皮质功能紊乱有关。少数患者有性染色体或常染色体异常,有些有家族史。近来发现,CYP11A 基因和胰岛素基因变数串联重复序列(variable number tandem repeat, VNTR)与 PCOS 发生有关,进一步肯定了遗传因素在 PCOS 发病中的作用[3-5]。据报道,有的 PCOS 呈 X-性连锁显性或常染色体显性遗传,血 LH 升高,FSH 正常或降低,LH/FSH ≥ 2~3,静脉注射 GnRH 后 LH 出现过度反应[5]。暴露于宫内高雄激素环境的雌性动物容易发生不排卵、不育和多囊卵巢。GnRH 对 E_2 的负反馈作用失敏而导致 LH 升高;在羊的胚胎实验中,羊胚有卵泡抑素(follistatin)-激活素(activin)-抑制素(inhibin)系统失调。表现为 follistatin 表达增多,activin B 活性减低,卵泡生长发育有缺陷;LH 释放增多,导致雄激素释放增多。动物胚胎在妊娠中即已为生后发生 PCOS 做好了准备。但人胚在妊娠过程中是否也是如此,则难以证实。

(二)下丘脑-垂体-卵巢轴功能失常 其特点是:①原发性下丘脑-垂体功能失调,在下丘脑中多巴胺能和阿片肽能神经对 GnRH 神经元的抑制作用失控导致 LH 分泌增加。②雌激素的反馈抑制异常[6-11]。非周期性腺外转化而来的雌激素(雌酮 E_1)导致对 LH 分泌的正反馈和对 FSH 分泌的负反馈抑制。③LH 刺激卵泡细胞增生,产生大量雄激素,雄激素不能全部转化成雌激素,进一步增加腺外芳香化 E_1 的生成。过多雄激素使卵泡闭锁、卵巢包膜纤维化和包膜增厚。④由于缺乏月经周期中期 LH 峰值,出现排卵障碍。⑤PCOS 患者的卵巢分泌抑制素(inhibin),抑制 FSH 分泌,影响卵泡的发育成熟,出现较多囊状卵泡。⑥高胰岛素血症和增高的 IGF 使 LH 分泌增多。⑦肥胖 PCOS 患者的血 LH 不增高,这是因为 LH 的分泌频率为无排卵型,而 LH 分泌脉冲相对正常,使 LH 的分泌总量正常甚或降低。因而,多数 PCOS 患者血 LH 升高,但亦可正常或降低。故 LH/FSH 比值升高支持 PCOS 的诊断,但比值正常不能排除其诊断。

1. **LH 明显升高** PCOS 患者血 LH 升高,而 FSH 正常或降低,静脉注射 GnRH 后可呈现过度反应。在下丘脑中,多巴胺能和阿片肽能神经对 GnRH 神经元的抑制作用失控可导致 LH 分泌增加,也可能是雌激素的反馈抑制异常所致。下丘脑 GnRH 的刺激频率部分取决于促性腺物质内合成 LH 与 FSH 的相对比例。下丘脑 GnRH 脉冲频率的增加有利于

LHβ 亚单位的转录,而不利于 FSHβ 亚单位的转录。由于 PCOS 似乎有 LH 脉冲频率的增加,因此,推断 PCOS 中的 GnRH 脉冲频率可能加速,但尚不清楚这种脉冲频率是由 GnRH 脉冲频率发生器的内在异常所致,还是由排卵事件减少引起的孕酮水平相对较低所致。由于各种孕酮可延缓 GnRH 脉冲发生器,因此 PCOS 患者的低血液循环孕酮可能导致 GnRH 脉冲加速,继而 LH 升高和卵巢雄激素生成过量。

2. FSH 持续低分泌 FSH 持续低分泌使卵泡难以成熟。多数卵泡的直径为 2~10mm,少数可达 15mm。卵鞘膜细胞增生伴黄素化,在高水平 LH 的刺激下,产生过量的睾酮和雄激素的前体物质。双侧卵巢增大/卵泡增多伴卵鞘膜细胞增生和包膜增厚。卵巢体积可达正常的 2~4 倍,表面皱褶消失,平滑,呈灰白色,富含血管,包膜肥厚,包膜下有多量大小不等的卵泡,最大直径可达 1.5cm,囊壁薄,囊泡周围的卵鞘膜细胞增生伴黄素化,包膜增厚则是长期不排卵的结果,包膜厚度与血 LH 水平及男性化程度呈正相关。卵鞘膜细胞增殖症(hyperthecosis)是 PCOS 的一种重症类型,其病理特征是间质组织显著增生,在间质的成纤维细胞层中散布有大量的黄体化膜样细胞。

3. E₁/E₂ 比值增高 PCOS 患者非周期性雌酮(E₁)明显增多,E_1/E_2 比值增高(正常 $E_1/E_2 \leqslant 1$),特别是肥胖者的脂肪多,芳香化酶活性高,外周组织转换增多,E_1 可更高,而且来源于外周组织的 E_1 不受垂体促性腺激素的调节,无周期性变化。非周期性腺外转化而来的雌激素(E_1)将导致对 LH 分泌的正反馈和对 FSH 分泌的负反馈抑制。LH 刺激卵鞘膜细胞增生,产生大量雄激素,雄激素不能全部转化成雌激素,进一步增加腺外芳香化 E_1 的生成。过多雄激素使卵泡闭锁、卵巢包膜纤维化和包膜增厚。由于缺乏月经周期中期的 LH 峰值,出现排卵障碍。此外,有人发现 PCOS 患者的卵巢也可能分泌抑制素,抑制 FSH 的分泌,影响卵泡的发育成熟,出现较多囊状卵泡。研究发现高胰岛素血症和增高的胰岛素样生长因子(IGF)也可使 LH 分泌增多。

4. 瘦素分泌增多 肥胖妇女的瘦素分泌增多,瘦素也可直接影响卵巢激素的分泌,从而对生殖功能起重要作用。瘦素还可反馈抑制下丘脑 NPY 表达和 NPY 的分泌,解除 NPY 对 LH 的抑制,促使 LH 大量释放。有研究发现,在 PCOS 妇女中,可溶性瘦素受体水平下降使瘦素作用下降,推测 PCOS 本身可引起瘦素抵抗。

(三)高雄激素血症 绝经前,卵巢分泌的睾酮占总量的 25%;肾上腺皮质分泌者占 25%,由外周雄烯二酮转化而来的睾酮占 50%。循环中 97%~99% 的雄激素与 SHBG 结合,少量(<2%)呈游离状态,其代谢清除率受 SHBG 结合力的影响。与 SHBG 结合的雄激素不参加外周组织代谢转化。高雄激素血症使卵巢颗粒细胞早期黄素化而不能排卵,故长期注射丙酸睾酮等雄激素药物可致闭经、毛发增多及痤疮。高雄激素血症常见于 PCOS 和先天性肾上腺皮质增生。在 PCOS 中,睾酮和雄激素的前体(DHEAS、DHEA、雄烯二酮、17-OHP 和雌酮)生成增多,而性激素结合球蛋白(SHBG)减少,游离雄激素增多,活性增强。过多的雄激素主要来源于卵巢。LH 脉冲频率及振幅升高,刺激卵鞘膜细胞及间质细胞增生和雄激素生成。FSH 调节卵巢颗粒细胞的芳香化酶活性,从而决定雄激素前体合成多少雌激素。当 LH 较 FSH 相对升高时,卵巢优先合成雄激素。PCOS 患者的卵巢膜细胞能更有效地将雄激素前体转换为睾酮。但是,少数患者的临床高雄激素血症很明显,而血清睾酮可稍升高或正常;其原因是:①睾酮不是 PCOS 中的主要雄激素;②睾酮总量因 SHBG 降低而正常或轻度升高;③肝脏和外周组织转化成大量去氢表雄酮及其硫酸盐。

(四)高胰岛素血症和肥胖 PCOS 发病的两击学说见图 2-8-12-2。在第一击过程中,肾上腺皮质、卵巢和神经内分泌功能异常,胰岛素抵抗与高胰岛素血症以及产前、产后和围青春期暴露于高雄激素血症中,使雄激素生成进一步增多;第二击是在高雄激素血症基础上,GnRH 敏感性降低,而青春期的孕酮生成缓慢,下丘脑-垂体-卵巢调节紊乱,卵巢排卵障碍,高雄激素血症进一步加重而发生 PCOS。

1. 胰岛素抵抗与高胰岛素血症 PCOS 患者不论有无肥胖,都有不同程度的胰岛素抵抗与高胰岛素血症。研究表明,高胰岛素血症及胰岛素抵抗可能在 PCOS 起病中起关键和早期作用。增高的胰岛素可通过其垂体附近的受体促进 LH 释放,并可直接增强卵巢卵泡内膜细胞 17α-羟化酶作用,雄激素合成增多;胰岛素与 IGF-1 通过 IGF-1 受体作用于卵鞘膜细胞,可协同 LH 刺激卵巢卵鞘膜细胞雄激素合成,同时还抑制肝脏合成 SHBG,使游离睾酮升高[11,12]。应用胰岛素增敏剂能明显降低 LH 及雄激素水平,改善症状。大约有半数 PCOS 患者的发病与胰岛素受体丝氨酸磷酸化缺陷有关。胰岛素受体丝氨酸磷酸化可抑制胰岛素受体活性,促进 P450C17A 的 17,20-链裂酶活性。据报道,PCOS 患者卵泡内膜细胞存在胰岛素受体底物-2(IRS-2)过度表达,从而影响胰岛素的信号转导。此外,胰岛素基因的 VNTR 是 PCOS 的一个主要易感位点(特别是排卵性 PCOS)。

2. 肥胖与脂毒性 脂肪组织膨胀假说(图 2-8-12-3)认为,皮下脂肪组织的膨胀是有限的,并受遗传和环境因素的调节[2]。只要脂肪沉积适应能量的正常供应,那么就不会产生异常代谢,但只要超过某个"代谢选点"——代谢临界线,更多的脂肪将沉积于非脂肪组织中,并导致胰岛素抵抗。皮下脂肪过度充盈扩张产生脂毒性(lipotoxicity),表现为游离脂肪酸升高,高甘油三酸血症和脂肪因子谱紊乱(高分子量脂联素降低,而 IL-6 和 TNF-α 升高),使脂质沉积于非脂肪组织(肝、肌肉、胰腺等)。脂毒性对多种代谢有不利影响,特别容易抑制胰岛素的作用,引起高胰岛素血症。在 PCOS 患者中,慢性能量代谢正平衡导致肥胖,并不断消耗脂肪贮存能力,引起代谢并发症,其大致的发生过程是:肥胖(原发因素)→高胰岛素血症(继发后果)→高雄激素血症(三发后果)。达到脂肪膨胀极限是发生 PCOS 的关键点,在有限的皮下脂肪贮存量前提下,膨胀极限和 PCOS 的发生主要由出生体重和肥胖程度两个因素决定:①如果肥胖发展速度快,而出生时为低体重儿,那么可能在进入青春期发育前或青春期的早期即出现高胰岛素血症和高雄激素血症,进而引起 PCOS;②如果出生时为高体重(代表脂肪细胞数目较多),虽然已经发生了超重或肥胖,但因为这些个体的脂肪膨胀余地较大,不至于发生严重的胰岛素抵抗和高雄激素血症。

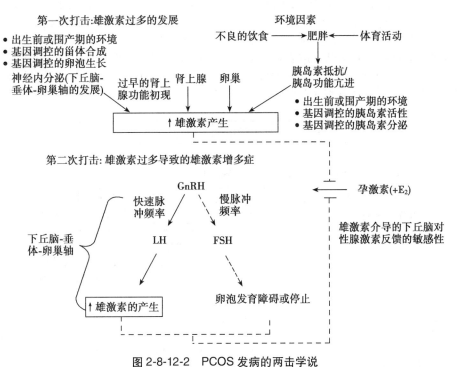

图 2-8-12-2 PCOS 发病的两击学说

第一击过程:①肾上腺皮质、卵巢和神经内分泌功能异常;②胰岛素抵抗与高胰岛素血症;③产前、产后和围青春期暴露于高雄激素血症中,雄激素生成进一步增多;第二击过程:在已经存在的高雄激素血症基础上,GnRH 敏感性降低,而青春期孕酮生成缓慢,下丘脑-垂体-卵巢调节紊乱,卵巢排卵障碍,高雄激素血症进一步加重

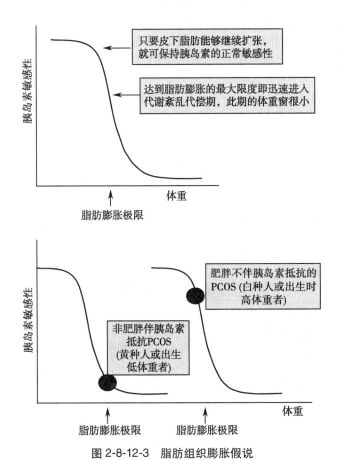

图 2-8-12-3 脂肪组织膨胀假说

综上所述,肥胖对 PCOS 的影响是:①通过炎症引起卵巢功能紊乱;②肥胖引起不排卵、妊娠并发症和受孕失败;③肥胖使 PCOS 的药物疗效降低;④减肥治疗后能诱发排卵,但减肥治疗应先于排卵诱导治疗。

3. 脂肪组织性激素转换 17β-羟类固醇脱氢酶(17β-HSD)与芳香化酶的比例参与调节脂肪局部性激素水平,是影响肥胖和体脂分布的重要因素。绝经前妇女多出现以皮下脂肪增多为主的下身肥胖,而男性和绝经后女性主要为内脏脂肪增多的上身肥胖。内脏脂肪增多是胰岛素抵抗、代谢综合征的重要危险因素。脂肪组织特异性糖皮质激素代谢主要由 11β-HSD1 完成。11β-HSD1 催化无活性的皮质酮转化为活性形式的皮质醇。11β-HSD1 在脂肪组织,特别是内脏脂肪表达量高。组织特异性 11β-HSD1 所引起的糖皮质激素代谢失调常见于肥胖、糖尿病、高血压及高血脂,心血管疾病和 PCOS 等。

(五)慢性低度炎症 慢性低度炎症诱发氧化应激和炎症反应,前炎症因子 TNF-α 介导了胰岛素抵抗,高雄激素血症激活单核细胞,增加其对葡萄糖的敏感性,促进 PCOS 的炎症过程,加重胰岛素抵抗,因而认为,PCOS 是一种不依赖于肥胖的炎症-氧化状态[13-15]。

(六)子宫内膜孕激素抵抗 卵巢功能紊乱引起的慢性雌激素暴露或孕激素缺乏可导致子宫内膜增生或子宫内膜癌,而 PCOS 的子宫内膜对孕激素抵抗。约 75% 的 PCOS 伴有无排卵性不孕[16],50% 伴有反复性流产,这些病变的后果是雌激素对子宫内膜的刺激加强,作用时间延长,而孕激素相对缺乏也导致非典型性子宫内膜增生,内膜癌风险增高[17-19]。

孕激素主要由卵巢生成,前者作用于子宫内膜的上皮细胞和间质细胞,抑制 E₂ 介导的细胞增生。但是 PCOS 时,子宫内膜对孕激素抵抗[20,21],月经周期紊乱,子宫内膜增厚、无排卵和子宫内膜异位症。孕激素受体(PR)通过基因组和非基因组途径发挥作用(图 2-8-12-4)。子宫内膜的孕激素反应性由孕激素核受体介导,PR 含有 N 末端反式激活结构域、DNA 结合结构域、绞联区和 C 末端配体结合结构域四个结构域(图

2-8-12-4)。在非激活状态时,PR 被热休克蛋白 90(hsp90)、hsp70 和 hsp40 灭活。PR 与配体结合后,受体蛋白二聚化,启动受体和信号途径[20-22](图 2-8-12-5)。PR 基因编码 PRA 和 PRB,PRA 缺乏 PRB 所具有的 N 端 164 个氨基酸残基,可抑制 PRB 转录。PRA 和 PRB 可形成同二聚体或异二聚体[23]。PRC、PRM 和 PRS 的作用机制未明。

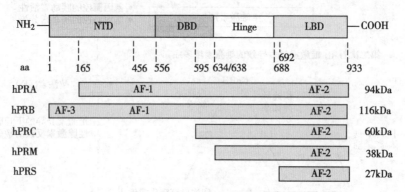

图 2-8-12-4 孕激素受体结构

孕激素受体(PR)含有 N 末端反式激活结构域(NTD)、DNA 结合结构域(DBD)、绞联区和 C 末端配体结合结构域(LBD)等四个结构域;各种孕激素受体异构体的 LBD 结构相似,但 PRA、PRB 和 PRC 缺乏 2 个锌指结构,难与 DNA 结合,PRM 缺乏 NTD 及 DBD,PRS 仅含 LBD(可能与核转位有关);hPR:人孕激素受体;aa:氨基酸;AF:激活功能

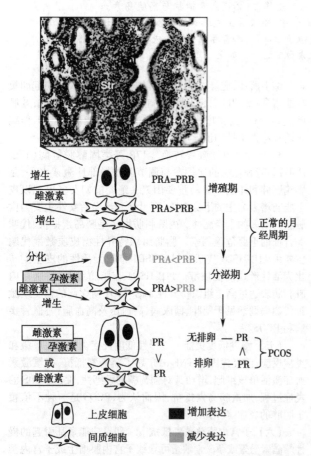

图 2-8-12-5 正常人与 PCOS 患者的孕激素受体异构体表达

子宫内膜的上皮细胞和兼职细胞表达 PRA 和 PRB,月经周期表达水平具有细胞特异性及异构体特异性;PCOS 患者子宫内膜 PR 表达谱异常;PR:孕激素受体;Epi:上皮细胞;Str:间质细胞

PCOS 子宫内膜孕激素受体 PRA 与 PRB 表达代偿性增加,但因 PR 异构体比例失调,结合力下降而对孕激素反应减弱,E₂ 介导的上皮细胞增生过度。孕激素抵抗的原因可能是基因表达谱改变使子宫内膜间质细胞增殖不足,所以临床上应强调孕激素治疗(如二甲双胍联合达英 35)。

(七)其他因素 可能很多,凡是能干扰性腺功能的内外因素或药物均能引起卵巢功能紊乱,诱发 PCOS。例如癫痫本身和抗癫痫药物因中枢神经电活动异常(图 2-8-12-6),改变 GnRH 分泌调节,干扰性激素、性激素结合蛋白的代谢与生物活性。丙戊酸盐类药物升高血清睾酮、雄烯二酮和 DHEAS 水平,可直接导致 PCOS。

【典型 PCOS 临床表现】

(一)PCOS 的风险因素 PCOS 是遗传因素与环境因素共同作用的结果,其中先天性雄性化疾病、出生低体重、

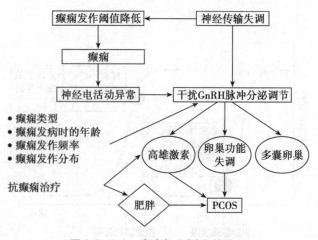

图 2-8-12-6 癫痫与 PCOS 的关系

月经初潮提前、肾上腺功能初现提前、非典型性性早熟、肥胖伴有黑棘皮病、代谢综合征假性 Cushing 综合征和假性肢端肥大症等是 PCOS 的独立风险因素；青春期无排卵时 PCOS 的早期表现（亚临床 PCOS）。功能性卵巢高雄激素症（functional ovarian hyperandrogenism，FOH）的特点是 17-羟孕酮、17-孕烯醇酮或去氢异雄酮对 GnRH（HCG）高敏感反应，而糖皮质激素对血浆睾酮的抑制作用减弱；从而成为非典型 PCOS 患者高雄激素血症的主要或唯一来源。50%～75%的患者 LH 升高[24-28]。

先天性雄激素过多是发生 PCOS 的常见原之一，主要见于先天性肾上腺皮质增生症，由于睾酮升高，抑制排卵功能，LH 对 GnRH 的反应性增强，部分非肥胖患者存在胰岛素抵抗，卵巢粒层细胞合成雄激素过多。女性 8 岁前，由于肾上腺功能初现提前，肾上腺雄激素分泌增多（血清 DHEA-S 高于 40μg/dl），成为 PCOS 的最早表现。绝经前 PCOS 患者血清 AMH 升高[29-34]。

（二）PCOS 的自然病情变迁 从胎儿到成年期，在环境因素和遗传因素的作用下，PCOS 的病情逐渐加重，见图 2-8-12-7～图 2-8-12-9。PCOS 的主要临床表现为月经失调、多毛、肥胖及不育，其他症状见表 2-8-12-1。

（三）月经紊乱和卵巢多囊 PCOS 患者存在较长期的月经异常病史，一般有月经稀少、闭经，少数可有功能性子宫出血[35]。多发生于青春期，为初潮后不规则月经的继续，有时伴痛经。有的患者月经周期可基本正常，仅表现为无排卵；个别患者属排卵性 PCOS，月经完全正常。由于长期不排卵，患者多合并不孕症，有时偶发性排卵或流产（74%）。卵巢多囊是 PCOS 的重要特征，但其本身无临床症状。经阴道或直肠 B 超探查卵巢的形态大小和每个卵巢中的卵泡数目。正常卵巢体积为 7.5ml，PCOS 患者卵巢体积>10ml。每个卵巢中卵泡数目在 12 个以上，卵泡直径 2～9mm。经腹壁 B 超检查不如经阴道和直肠探查，且不能测出卵巢体积。经阴道 B 超可见子宫内膜增厚，子宫内膜纹（endometrial stripe）扩大

（>7mm），形态均一，子宫体积可正常、缩小或增大；双侧或单侧卵巢扩大，少数正常；多数卵泡位于卵巢的外周，卵泡数目不定多数超过 10 个，但往往可见 1 个明显增大的卵泡（>10mm）。

少数 PCOS 患者的月经正常甚或月经过多（每次月经量超过 80ml 或时间延长至 7 天以上）、月经频发（月经周期短于 21 天，伴或不伴排卵），或表现为功能失调性子宫出血（DUB）。月经增多的病因未明，可能与下丘脑-垂体月经调节紊乱（如 LH/FSH 比值不升高）或性激素作用紊乱（雌激素作用不足、孕激素缺乏）有关，也可能与合并某些全身性疾病（如慢性肝病、泌尿生殖道感染、血凝机制障碍等）有关。

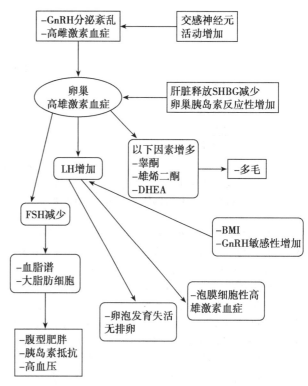

图 2-8-12-8 参与多囊卵巢综合征形成的因素

表 2-8-12-1 多囊卵巢综合征的临床特征

临床特征	病例数	发生频率（%）
肥胖	600	41
多毛	879	69
男性化	431	21
周期性月经	395	12
功能性子宫出血	547	29
闭经	640	51
痛经	75	23
双相基础体温	238	15
手术可见黄体	391	22
不育	596	74

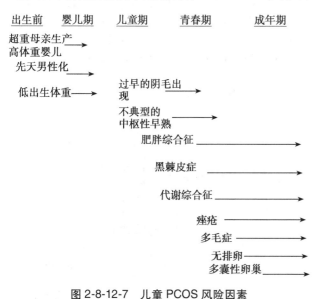

图 2-8-12-7 儿童 PCOS 风险因素

图中箭头表示症状的发生与持续时间；BW：出生体重；O/W：体重高于均值

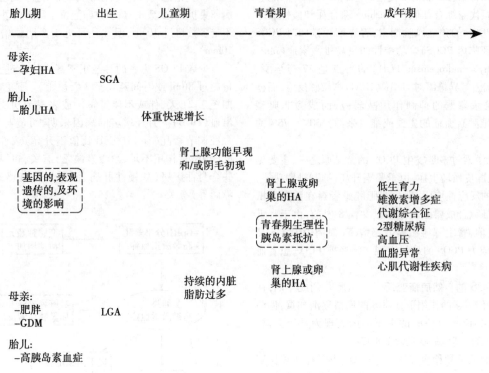

图 2-8-12-9 PCOS 的自然变迁

从胎儿到成年期,在环境因素和遗传因素作用下,PCOS 病情逐渐加重;HA:高雄激素血症;GDM:妊娠糖尿病;SGA:低体重儿;LGA:高体重儿

(四) 多毛伴痤疮、皮脂增多及阴蒂肥大   多毛较常见,发生率 69%,一般病史较长,有的在青春期前或青春期即已发生,但进展缓慢。由于雄激素升高,可见上唇、下颌、胸、背、小腹正中部、大腿上部两侧及肛周的毳毛增粗和增多,但多毛的程度与雄激素水平不成比例(受雄激素受体数目、雌激素、SHBG 及毛囊对雄激素的敏感性等多种因素影响)。同时可伴痤疮、面部皮脂分泌过多、声音低粗、阴蒂肥大和喉结等男性化征象。有些可伴男性型脱发(雄激素性秃头)。绒毛转变为终毛需要睾酮和双氢睾酮参与,PCOS 患者的体毛、性毛和两性毛均可增多、增长、增粗和色素加深。迄今对多毛仍然沿用修改过的 F-G 积分法(Ferriman-Gallway score,详见本章第 11 节),但目测法不精确。

痤疮的发生与下列因素有关:①雄激素增高;②皮肤毛发附件皮脂腺对雄激素作用敏感性增高;③皮肤中 1 型 5α-还原酶水平增高。血清结合雄酮(如 3α-雄烯二酮葡萄糖醛酸和硫酸雄烯二酮)增高,为痤疮在血清中的生化指标。由卵鞘膜细胞增殖症引起的 PCOS 病情较重。病理学上,可见卵巢的间质增生,黄体化的卵鞘膜样细胞增多。临床上,患者的雄性化和胰岛素抵抗明显;而高睾酮血症(>2ng/ml)和高胰岛素/IGF-1 血症又进一步加重卵鞘膜细胞增殖。有时甚至发生阴蒂肥大。因子宫内膜增生且无或很少内膜剥离现象,因而发生子宫内膜癌的概率明显增高。1/4~1/3 的 PCOS 患者无多毛、痤疮等雄激素过量表现,可能与这些人的遗传差异和组织对雄激素的敏感性较低有关。

(五) 肥胖和胰岛素抵抗   体重增加多自青春期开始,随年龄增长而逐渐加重,与胰岛素抵抗、葡萄糖不耐受和异常脂质血症相关。PCOS 伴肥胖患者的 SHBG 活性降低,血清游离睾酮增高,进一步加强雄激素的作用。胰岛素抵抗是 PCOS 的重要发病特征,而 PCOS 是一种性别特异性的代谢综合征类型,30%~40% 伴糖耐量异常,10%的患者在 40 多岁时伴有 2 型糖尿病、三酰甘油(TG)及低密度脂蛋白胆固醇(LDL-C)增高和高密度脂蛋白胆固醇(HDL-C)降低。偶尔合并癫痫,其病因联系不明[36]。胰岛素抵抗与高雄激素血症的关系密切(图 2-8-12-10),PCOS 存在代谢综合征的部分表现,肥胖和高雄激素血症是 PCOS 的危险因素,而 PCOS 是糖尿病和代谢综合征与心血管事件的高危因素见图 2-8-12-11、图 2-8-12-12、表 2-8-12-2 和表 2-8-12-3[37]。

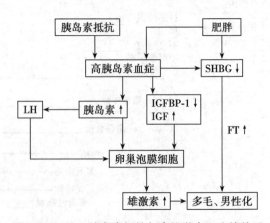

图 2-8-12-10 胰岛素抵抗与高雄激素血症的关系

IGF:胰岛素样生长因子;IGFBP-1:IGF 结合蛋白-1;SHBG:性激素结合球蛋白;FT:游离睾酮

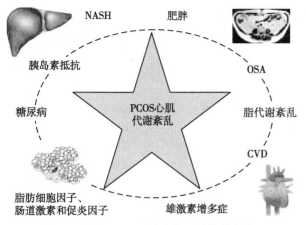

图 2-8-12-11 PCOS 的心脏代谢紊乱

PCOS 的心脏代谢紊乱包括胰岛素抵抗、高雄激素血症、血脂谱紊乱、脂肪因子分泌等,引起心血管疾病和糖尿病

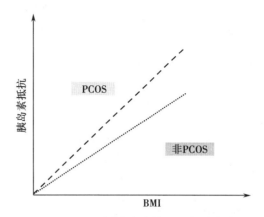

图 2-8-12-12 PCOS 患者的 BMI 与胰岛素抵抗

肥胖和 PCOS 本身是胰岛素抵抗和代谢综合征的高风险因素,随着 BMI 升高,PCOS 患者发生更多代谢紊乱

表 2-8-12-2 PCOS 与 2 型糖尿病及心血管病的关系

研究者	研究设计	PCOS 病例数	结果
心血管病风险增加的研究			
Wild 等	追踪 PCOS 患者 31 年	786	PCOS 的心血管病相关死亡未增加
Wild 等	回顾性队列研究	319	PCOS 的非致命性心脑血管事件增加
Solomon 等	伴月经不规则护士的 14 年前瞻性研究(PCOS 未证实)	82 439	PCOS 的非致命性心脑血管事件增加 50%
Shaw 等	绝经后女性伴或不伴绝经前不规则月经者	390	PCOS 患者血管造影确定的冠状动脉病变增高($P=0.04$),5 年累积存活率降低(78.9 vs 88.7%,$P=0.006$)
Cheang 等	目前患 PCOS 者		经年龄和种族校正后 PCOS 是心血管事件的独立预测因素(OR 5.41)
糖尿病风险增加的研究			
Legro 等	PCOS 前瞻性研究	254	7.5%PCOS 并发糖尿病
Ehrmann 等	多中心临床研究	394	6.6%PCOS 并发糖尿病

表 2-8-12-3 PCOS 的新发心血管病和糖尿病因素

冠心病和糖尿病风险因素	PCOS 发病率	证据强度
代谢紊乱		
血脂谱紊乱	↑	++
高血压	↑	+/-
胰岛素抵抗	↑	++
胰岛 β 分泌功能紊乱	↑	++
肥胖	↑	++
非酒精性脂肪肝	↑	++
脂肪因子与巨噬细胞因子		
脂联素	↓	+
抵抗素	↑	+/-
内脏脂肪素	↑	+
化学因子	↑	+
炎症因子		
TNF-α	↑	++
IL-6	↑	++
IL-18	↑	+
CRP	↑	++
内皮细胞/血管功能		
血管内皮细胞功能紊乱	↑	++
血浆 PAI-1 活性	↑	++
内皮素	↑	++
血管内皮细胞生长因子	↑	++
ADMA	↑	++
颈动脉 IMT	↑	++
冠脉和主动脉钙化	↑	++
左室质量指数	↑	++
组织型纤溶酶原激活物	↑	++
心率恢复	↑	++

(六)慢性淋巴细胞性甲状腺炎与 PCOS Hashimoto 甲状腺炎(HT)和多囊卵巢综合征(PCOS)密切相关,HT 患者发生 PCOS 的风险高,而 PCOS 并发 HT 的风险也明显增加;联系两种疾病的病因未明,但肯定与遗传易感性有关,其中 PCOS 的易感基因微纤维蛋白 3(FBN3)可能是两种疾病的共同病因。微纤维蛋白影响 TGF-β 的活性,而 TGFβ 又是免疫耐受的重要调节因子,TGFβ 通过 T_{reg} 细胞因子调节免疫反应,PCOS 伴 HT 患者的 TGF-β 和 T_{reg} 细胞功能降低,因而促发和加重自身免疫反应。此外,维生素 D 缺乏也降低 T_{reg} 细胞功能,在无排卵月经周期中,雌激素/孕激素比值升高强化免疫反应。当两种疾病合并存在时,代谢异常和生殖功能紊乱变得更加严重。因此,HT 和 PCOS 在遗传背景、病因和临床结局方面都有共同而密切的联系(表 2-8-12-4)。

(七)PCOS 的代谢并发症 PCOS 的代谢并发症很多,主要包括肥胖、胰岛素抵抗、代谢综合征、2 型糖尿病与血脂谱异常,见图 2-8-12-13。

【非典型 PCOS 临床表现】

(一)早期表现 由肾上腺类固醇提前分泌引起的阴毛初现提前,可能是 PCOS 的先兆。初潮后多年月经仍不规则、月经稀少和/或闭经,同时伴肥胖、多毛与婚后不孕等,应疑及 PCOS。轻型 PCOS 只有闭经、肥胖、多毛、卵巢肿大中的个别表现,极轻型 PCOS 的表现方式主要有下列几种:①单纯性闭经不伴肥胖、多毛及卵巢肿大;②单纯性多毛、脱发或黑

表2-8-12-4 HT与PCOS的密切联系

临床表现	HT	PCOS	PCOS伴HT
发病率	11%~14%	5%~12%	22.5%~27%
遗传易感性	73%	71%	未定
TGFβ的作用	可疑	可疑	可疑
TGFβ水平	低于正常人	FBN3基因变异携带者慢性降低	未证实
胸腺的作用	免疫耐受（T_{reg}介导）	可能来源于胎儿	未证实
维生素D受体基因型	发病与VDR基因变异相关	代谢表型与VDR基因变异相关	未证实
维生素D缺乏	强化自身免疫反应	强化风险综合征	未证实
代谢紊乱	具有代谢综合征特征	具有代谢综合征特征	代谢综合征特征更明显
生殖功能紊乱	不孕，流产，早产	无排卵，妊娠糖尿病，妊娠高血压，早产	氯米芬抵抗

注：HT：Hashimoto's thyroiditis，慢性淋巴细胞性甲状腺炎；PCOS：polycystic ovary syndrome，多囊卵巢综合征；TGFβ：transforming growth factor beta，转型生长因子；T_{reg}：regulatory T cells，调节性T细胞；FBN3：fibrillin 3，微纤维蛋白3

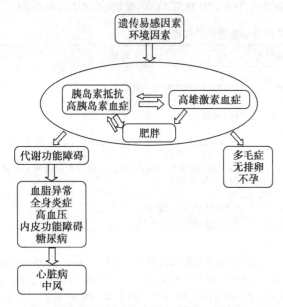

图2-8-12-13 PCOS的代谢并发症

棘皮病（acanthosis nigricans）；③月经初潮提前（premature menarche），继而出现月经稀少或青春期发育提前；④单纯性月经过多并排卵型功能失调性出血，或单纯性功能失调性子宫出血伴不育；⑤月经异常并多毛与痤疮，或月经异常伴男性化症状而无肥胖；⑥子宫内膜增生、乳腺癌和卵巢癌的患病风险增高。

（二）产科意外 女性不育与患者不排卵有关。妊娠后自发性流产率增高（约占33%）。引发妊娠后自发性流产的原因尚不清楚，可能与下列因素有关：①高胰岛素血症；②LH浓度升高；③子宫内膜发育不全；④胎儿出生时低体重；⑤代谢综合征风险增加，伴有高血压者的发生先兆子痫风险增加。⑥用药物诱导排卵而妊娠者的多胎妊娠频率增加。

【辅助检查和诊断】

在临床上，遇到下列情况时要想到PCOS的可能：①月经失调；②阴毛初现提前（pubarche）和多毛；③肥胖和胰岛素抵抗；④不育。这些表现越多，程度越重，PCOS的可能性就越大。但是，确诊有赖于必要的辅助检查，并排除引起高雄激素血症、肥胖、多毛、月经稀少/闭经和卵巢多囊的其他相关性疾病。

（一）高雄激素血症与LH/FSH比值 血LH与FSH比值与浓度均异常，呈非周期性分泌，大多数患者LH增高，而FSH相当于卵泡期早期水平，LH/FSH≥2.5~3。LH/FSH比例增加是PCOS的特征，但正常时不能排除PCOS，因为PCOS的促性腺激素在月经周期的不同阶段各不相同，故单次测定LH和FSH几乎没有诊断价值。血雄激素过多，睾酮、雄烯二酮、DHEA和DHEAS均增高。血和尿雌酮与雌激素异常，E_2波动小，无正常的月经周期性变化，E_1增加，$E_1/E_2>$1。血PRL和游离睾酮升高。地塞米松可抑制肾上腺性激素的分泌，服用地塞米松0.5mg，每6小时1次，共4天。如血清DHEAS或尿17-KS被抑制至正常水平，可排除肾上腺肿瘤或增生之可能。HCG可刺激卵巢合成雄激素，注射HCG引起血浆雄激素升高。ACTH兴奋试验可促肾上腺源性雄激素DHEA及尿17-KS增高。因此，一般通过HCG刺激试验、地塞米松抑制试验和ACTH兴奋试验鉴别雄激素升高的来源。

（二）卵巢B超和选择性肾上腺/卵巢静脉采样 B超示卵巢增大（≥10ml，直径为2~9mm），每平面至少有12个以上的卵泡，主要分布在卵巢皮质的周边，少数散在于间质中，间质增多（此为非特异性改变，卵巢增大和多囊卵泡亦见于20%以上的正常女性）。若雄激素的主要来源为肾上腺，则卵巢相对较小。腹腔镜（或手术时）见双侧卵巢增大2~3倍，形态饱满、表面苍白平滑、包膜厚，有时可见其下有毛细血管网增生和多个大小不等的囊状卵泡。因外表颜色呈珍珠样，俗称牡蛎卵巢，表面可见多个囊状卵泡。偶尔仅见一侧卵巢多囊增大[12]。选择性肾上腺和卵巢静脉采样可以揭示中枢性或周围性类固醇激素的浓度差，为高雄激素血症的定位诊断提供依据。如果睾酮、雄烯二酮和17-羟孕酮的浓度梯度>9有诊断意义。

（三）诊断 PCOS是一种表现极不均一的临床综合征，没有特异性诊断方法，其诊断流程见图2-8-12-14。

1. 诊断指标 目前，有关PCOS的诊断标准仍存在不同意见。其中有三点是重要而一致的：①在月经稀少/闭经、高雄激素血症、胰岛素抵抗/高胰岛素血症和卵巢多囊4大主证中，以高雄激素血症及其引起的痤疮、多毛最具诊断价值；如果缺乏该项表现，一般很难诊断PCOS。②诊断指标应尽量量化（见下述）。③青少年PCOS的诊断应当从严，必须首先排除引起高雄激素血症的其他器质性疾病，尤其是高泌乳素血症与非经典的21-羟化酶缺陷症。

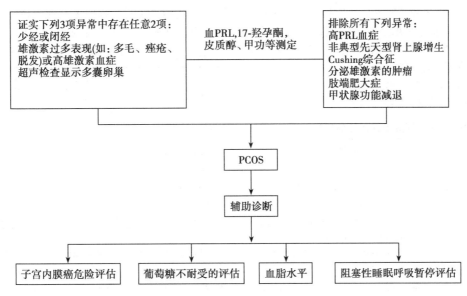

图 2-8-12-14　多囊卵巢综合征的诊断流程

（1）月经稀少/闭经：月经稀少/闭经（oligomenorrhea/amenorrhea，OA）是指每年月经来潮少于9次（指自发性月经）。

（2）高雄激素血症：高雄激素血症（hyperandrogenemia，HA）对PCOS的诊断最有意义，雄激素分泌增多除有实验室标准外，还应包括相关的临床体征。雄激素包括血清总睾酮和游离睾酮，因去氢表雄酮和雄烯二酮只在肾上腺皮质表达，故不作为诊断依据。以总睾酮计，PCOS患者比正常对照高1.5~2.0倍才有诊断意义；除雄激素外垂体LH/FSH的比值也比健康对照者增加到2~3。Goodarzi等对287例PCOS和187名健康对照者所测结果见表2-8-12-5。

表 2-8-12-5　PCOS患者与健康者的雄激素水平比较

雄激素名称	健康者	PCOS者
总睾酮（ng/dl）	41.0±26.5	80.0±31.0
游离睾酮（pg/ml）	0.35±0.06	0.84±0.4
去氢表雄酮（ng/ml）	950.0±749.0	2084±1697
结合球蛋白（nmol/L）	220.0±120.0	150.0±70.0

注：两组比较 $P<0.001$

（3）卵巢多囊形态：卵巢多囊形态（polycystic ovary morphology，PCOM）不等于PCOS，但PCOM是PCOS的重要表现之一，而单纯PCOM又可能是PCOS的早期表现。诊断PCOS不需要一定存在卵巢多囊（polycystic ovary，PCO），单凭卵巢多囊不能诊断为PCOS。但如果单个卵巢的囊样增大的卵泡超过12个（直径2~9mm）有助于PCOS诊断。此外，应同时观察到卵巢体积增大。有人建议应用≥8MHz的超声探头，将囊状卵泡计数（antral follicle counts，AFC）或每个卵巢的囊状卵泡计数（antral follicle counts of per ovary，FNPO）的阈值定为≥25个；如果达不到此计数要求，建议仍采用卵巢体积作为诊断标准。血清AMH也有助于诊断。如果达不到诊断标准，建议诊断为PCOM。

2. 诊断标准　目前较公认的诊断依据为：①高雄激素血症及其临床表现；②月经稀少或闭经和不育；③多囊卵巢（PCO）；④排除其他有关疾病。在前三条中，具备两条加上第4条即可诊断PCOS，LH/FSH比值升高支持诊断，但不作为PCOS诊断依据。月经稀少/闭经（OA）、高雄激素血症（HA）及PCO可有四种组合：①OA+HA+PCO；②HA+OA；③HA+PCO；④OA+PCO。

（1）NIH诊断标准：①雄激素过多和高雄激素血症；②排卵障碍或排卵减少；③排除引起高雄激素血症的其他相关疾病，如先天性肾上腺皮质增生症、Cushing综合征、高PRL血症及分娩雄激素的肿瘤等。该诊断标准由美国NIH于1990年提出，以后未经过重大修改。Lam等报道，根据2003年的Rotterdam诊断标准，仅63%的中国PCOS患者满足该标准；看来，NIH诊断标准不太适合我国。

（2）PCOS诊断重庆共识：2006年，中华医学会妇产科学分会内分泌学组的专家会议推荐用Rotterdam标准诊断PCOS。该共识没有强调青春期PCOS诊断的特殊性和胰岛素抵抗的意义。Rotterdam的标准：①高雄激素（雄激素过多的临床表现或雄激素水平升高主张在早卵泡期（即月经第3~5天采血）；②无排卵（表现为月经稀少或闭经）；③卵巢多囊改变（至少一侧卵巢具有直径在2~9mm的大于12个的卵泡或卵巢的体积增大，大于10cm³）；④具有以上三项中的两项改变，即排除其他原因所致的雄激素增加和排卵障碍的疾病，如先天性肾上腺皮质增生、库欣综合征、雄激素分泌肿瘤、高泌乳素血症、甲状腺功能异常等。避孕药可以影响正常女性和多囊卵巢女性的卵巢形态，14%超声检查呈多囊卵巢。

不排卵的表现包括闭经、月经稀发（≥35天为一周期或每年月经来潮少于9次，每年超过3个月不排卵者（WHO Ⅱ类无排卵）或功能失调性子宫出血，或偶然固定月经周期。高雄激素的表现是毛发增多、体毛可成男性型分布，常见于上唇、颜角、乳头周围、下腹部。痤疮、油性皮肤、男型脱发（雄激素性秃发），或总高酮升高、游离睾酮、游离睾酮指数或DHEAS升高。血循环雄激素水平的局限性在于：①雄激素在正常人群中有较大的变异范围；②没有用标准化的对照人群来制定正常范围；③界定雄激素水平正常值时没有考虑年龄和体质指数;④青少年和老年妇女的正常数据很少;⑤雄激素能够比其他临床表现更快地被药物抑制,并在停用药物后仍可以继续保持抑制;⑥游离睾酮、游离睾酮指数仍是较敏感的判定高雄激素血症的指标。

鉴于临床存在 PCOS 过度诊断问题,专家们强化了青少年 PCOS 的诊断标准(表 2-8-12-6)。

表 2-8-12-6 卵巢多囊的诊断标准

学术组织	诊断标准
1. NIH(1990 年)	高雄激素血症+慢性无排卵
2. RESHR/ASRM(2003 年)	高雄激素血症/慢性无排卵/卵巢多囊 3 项中存在任意 2 项
3. AES(2006)	高雄激素血症+卵巢功能紊乱(包括慢性无排卵/排卵过少或不规则排卵)
4. 重庆共识(2006 年)	强调 PCOS 诊断特殊性,不强调胰岛素抵抗的诊断意义
5. 青少年 PCOS(2010 年)	5 项中符合 4 项:①月经初潮后月经稀少或闭经至少 2 年;②临床高雄激素血症:持续性痤疮或明显多毛;③生物学高雄激素血症:血清睾酮升高或 LH/FSH 比值升高;④胰岛素抵抗,高胰岛素血症,黑棘皮病,腹型肥胖和糖耐量减退;⑤卵巢多囊:超声显示卵巢扩大,表面可见微囊肿或间质增多

注:NIH:National Institutes of Health,美国国立卫生研究院;RESHR/ASRM:RotterdamEuropean Society for Human Reproduction/American Society of Reproductive Medicine-sponsored PCOS consensus workshop group,欧洲人类生殖学会/美国生殖医学会的鹿特丹专家会议;AES:Androgen Excess Society,雄激素过多学会

肥胖、宫内发育迟缓、肾上腺功能初现提前和 2 型糖尿病家族史是青少年 PCOS 的危险因素。患者往往自月经初潮开始出现 PCOS 的症状,个别早在 6 岁时即可见到卵巢的多囊外观,但在青春期发育前诊断 PCOS 是相当困难的,因为没有闭经前提,痤疮、多毛、睾酮升高、LH/FSH 比值升高、胰岛素抵抗/高胰岛素血症、腹型肥胖等均属于排除性诊断,无法与 PCOS 联系起来。临床上包括三种类型:① I 型 PCOS:LH/FSH>3,LH 明显增高为主,无肥胖;② II 型 PCOS:LH/FSH<3,以胰岛素抵抗为主,伴有肥胖;③混合型 PCOS:60% 的患者 LH 升高,90% 的 LH/FSH 比值升高。中国人与荷兰白种人比较,合并代谢并发症危险的更多。

【鉴别诊断】

Azziz 等报道,在 873 例雄激素过多的女性患者中,雄激素分泌瘤占 0.2%,经典型 21-羟化酶缺陷症占 0.6%,非经典型 21-羟化酶缺陷症占 1.6%,高雄激素血症-胰岛素抵抗-黑棘皮病(HAIRAN)综合征占 3.1%,特发性多毛占 4.7%,PCOS 占 82.0%。典型 PCOS 一般不存在鉴别诊断困难,但非典型病例的鉴别可能相当困难而复杂,这里所指的非典型表现主要包括:①发病年龄在 15~25 岁的范围以外;②病情进展迅速;③多毛的病史短于 1 年;④雄性化较显著;⑤血清睾酮>正常上限的 2 倍或游离睾酮>正常上限的 4 倍。

(一)经典型 PCOS 与排卵型 PCOS 的鉴别 如果月经稀少、高雄激素血症和多囊卵巢都存在,则称为经典型 PCOS,这种患者占少数;较多患者只有三者中的两种表现,称为非典型 PCOS;有排卵者又称为排卵型 PCOS。典型 PCOS 和排卵型 PCOS 的鉴别见表 2-8-12-7。

表 2-8-12-7 经典型 PCOS 和排卵型 PCOS 的鉴别

鉴别点	典型 PCOS	排卵型 PCOS
月经	不规则或闭经	月经周期规则,有排卵
生育	一般无	多有
肥胖	>60%	BMI 正常
禁食后胰岛素	>15mU/ml	<13mU/ml
胰岛素抵抗	明显	无或轻度
>1 个心血管危险因素	45%	38%
代谢综合征	32%	少于 10%

(二)PCOS 与 PCO 的鉴别 PCOS 与 PCO 是两种不同的概念和两种不同的临床情况。许多卵巢疾病和其他内分泌代谢病及正常妇女存在多囊卵巢。类似于 PCOS 临床表现的疾病很多,需加以鉴别(表 2-8-12-8)。据报道,英国和新西兰的正常妇女中,单纯多囊卵巢约占 20%~25%,她们并无不孕或月经失调及高雄激素的表现。

单侧 PCOS(unilateral polycystic ovary syndrome, Uni-PCOS)与双侧 PCOS(bilateral polycystic ovary syndrome, Bi-PCOS)的鉴别主要依靠 B 超检查。Bi-PCOS 患者的 LH/FSH 比值似乎更高,但游离睾酮、血脂、代谢综合征与胰岛素抵抗无差别,Uni-PCOS 可能是 Bi-PCOS 的早期表现[12]。

(三)PCOS 与引起高雄激素血症的其他疾病鉴别 月经稀少、高雄激素血症及多囊卵巢并非 PCOS 所特有。除 PCOS 外,育龄女性出现的雄激素过多可见于卵鞘膜细胞增殖症(极重型 PCOS)、分泌雄激素的卵巢肿瘤、非经典型肾上腺皮质增生症、Cushing 综合征、糖皮质激素抵抗综合征、分泌雄激素的肾上腺肿瘤、妊娠黄体瘤、高黄体反应综合征、胎儿芳香化酶缺陷症、高 PRL 血症或 PRL 瘤、肢端肥大症等。故应在排除有相应表现的其他疾病后才能确立 PCOS 的诊断。

1. **Cushing 综合征与 PRL 瘤** 在临床上,最常见的是与早期 Cushing 病或 Cushing 综合征的鉴别。生育期女性 PCOS 应特别注意与非典型 CS 及 PRL 瘤鉴别。一般在确定雄激素过多的基础上,借助血 17-OHP、ACTH 兴奋试验、DXM 抑制试验、卵巢和肾上腺的影像检查等来鉴别病因。有时,PRL 瘤/高 PRL 血症的临床表现与 PCOS 极为相似。PCOS 患者可伴有轻度高 PRL 血症,而 PRL 瘤患者亦可仅有 PRL 轻度升高,其原因有:①颗粒稀疏型 PRL 瘤或 PRL 细胞增生;②间歇性 PRL 分泌,采血时没捕捉到 PRL 分泌高峰值;③PRL 瘤梗死或囊性变;④测定技术误差。此时可 24 小时动态采血(重点在 22:00~8:00 时间段)测定 PRL,或用 PRL 分泌动态试验(重点是兴奋试验)与治疗试验(重点是溴隐亭)明确诊断。

2. **高雄激素血症** 高雄激素血症的临床表现容易确定,特发性高雄激素血症有多毛症和其他雄激素过多表现;月经周期正常,且有排卵。体重正常或轻度增加,禁食状态下的胰岛素水平正常或轻度增加,血脂正常。PCOS 与其他原因所致的高雄激素血症的鉴别见表 2-8-12-9。女性多毛(伴或

表 2-8-12-8　与 PCOS 表现类似的疾病鉴别

疾病	临床特点	实验室检查及其他检查
肾上腺皮质激素增多症		
Cushing 综合征	多毛进展较快(Cushing 病较慢) 皮质醇增多表现	中心性肥胖,皮肤紫纹,高血压,皮质醇↑,ACTH↑或↓,不被小剂量地塞米松抑制,LH 正常
肾上腺肿瘤	多毛进展快 皮质醇增多症状 男性化,低血钾和碱血症	低血钾,碱中毒,睾酮和 DHEAS↑,血皮质醇增高,不被大剂量地塞米松抑制,血 ACTH 测定和肾上腺 B 超、CT 及 MRI 协助诊断
先天性肾上腺皮质增生症		
迟发型 21-羟化酶缺陷症	多于青春期发育后发病	性发育障碍,睾酮,DHEAS↓,皮质醇降低,17-OHP 明显升高,B 超、CT、MRI 发现肿瘤
3β-羟类固醇脱氢酶-异构酶缺陷症	部分缺乏者表现为月经失调、多毛、不孕等	Δ5 途径雄激素(DHEA,Δ5A-diol)增多,Δ4 途径雄激素(雄烯二酮和睾酮)正常
11-羟化酶缺陷症	男性化症群伴高血压	皮质醇与醛固酮降低,ACTH 升高,雄激素升高,11-去氧皮质酮升高,ACTH 兴奋后进一步增加
卵巢疾病		
卵鞘膜细胞增殖症	男性化症状重伴肥胖	腹痛,月经紊乱,睾酮↑,DHEAS↓,B 超、CT、MRI 发现肿瘤,LH 与 FSH 低而雄激素和雌酮高
卵巢雄激素瘤,门细胞瘤和肾上腺残迹瘤等	男性化较重,病情呈进行性加重	卵巢雄激素较高,常单侧卵巢肿大,CT 或 MRI 等有相应发现
其他疾病		
高 PRL 血症	常有闭经、不孕、类 PCOS 表现,较少出现多毛或痤疮,常伴有溢乳	月经紊乱,肥胖,PRL↑,DHEA 与 DHEAS 轻度升高,垂体瘤,溴隐亭治疗有效
甲亢或甲减	月经紊乱,无排卵等征象,甲亢或甲减表现	T₃、T₄ 增高或降低,TSH 降低或升高
卵巢早衰	月经不规则或闭经,第二性征退化,	血 FSH 和 LH 升高,E₂ 降低,自身抗体和半乳糖测定
代谢综合征	肥胖,2 型糖尿病,高血压,冠心病	血糖升高,血脂谱异常,胰岛素抵抗,血 FSH、LH、E₂ 正常
肢端肥大症	肢端肥大,多汗,闭经,视力下降	GH 和血糖升高,皮质醇和 17-OHP 正常,垂体瘤
胰岛素抵抗综合征	多毛发展缓慢,黑棘皮病,月经稀少	肥胖,黑棘皮病,血糖和胰岛素↑

注:17-KS:17-酮类固醇;17-OHCS:17-羟类固醇;17-OHP:17-羟孕酮;DHEA:脱氢异雄酮;SHBG:性激素结合球蛋白;PRL:泌乳素;DHEAS:硫酸脱氢异雄酮;5A-diol:雄烯二醇;PCOS:多囊卵巢综合征

不伴男性化)的病因很多,但其共同特点是存在雌激素相对不足和雄激素(或其作用)增多,偶尔也可由于组织对雄激素的敏感性增高所致,部分患者伴有一定程度的男性化表现。高雄激素血症的实验室证据依赖于性腺激素测定,但因技术原因,可能表现不明显,其中血雄激素升高或雌激素/雄激素比值下降的意义较大。应与 PCOS 鉴别的非经典的先天性肾上腺皮质增生症主要包括轻度 CYP21 缺陷症(或迟发型 CYP21

缺陷症)、3β-HSD 缺陷症、CYP11B 缺陷症和表观皮质素还原酶缺陷症。临床上,非经典型先天性肾上腺皮质增生症以肾上腺雄激素增多为突出表现,其临床特征为:①月经初潮可能提前,但月经周期一直不正常,月经量一直减少;②第二性征提前出现和假性性早熟;③血浆 ACTH、17-OHP 和肾上腺分泌的雄激素(脱氢异雄酮、硫酸脱氢异雄酮和雄烯二酮)水平增高;④骨龄比实际年龄提前;⑤无多囊卵巢改变。

表 2-8-12-9　PCOS 与其他高雄激素血症性疾病的鉴别

疾病	频率(%)	发病年龄	发病至就诊时间	月经紊乱	雄性化
PCOS	>95	15~25	数年	+/-	少见
CAH	1~2	先天性	出生,青春期,成年	+	+/-
肾上腺肿瘤	<1	任何年龄	数周~数月	+	+
卵巢肿瘤	<1	任何年龄	数周~数月	+	+
CS	<1	任何年龄	数周~数月	+	+/-
HTO	<1	绝经前后	数月~数年	+	+

注:PCOS:polycystic ovary syndrome,多囊卵巢综合征;CAH:congenital adrenalhyperplasia,先天性肾上腺皮质增生症;CS:Cushing 综合征;HTO:hyperthecosis ovaries,卵鞘膜细胞增殖症。+:阳性;+/-:可疑

3. 特发性多毛症　特发性多毛症找不出多毛的具体病因。除多毛症外，其他特征有月经、排卵和卵巢形态学正常；血清雄激素水平正常。其发病机制可能与毛囊对雄激素敏感性增高或雄激素受体活性增高有关。

4. 皮质素还原酶缺陷症与表观皮质素还原酶缺陷症　己糖-6-磷酸脱氢酶（H6PD）基因突变可引起高雄激素血症；其临床表现类似于 PCOS，其他类型的先天性肾上腺皮质增生症女性患者也有 PCOS 样表现，应注意鉴别[38-46]。

（四）PCOS 与卵巢早衰鉴别　卵巢残留的卵泡量决定卵巢功能缺陷的特点。如果在青春期前卵泡丢失的速度很快，即发生原发性闭经和第二性征不发育。卵巢早衰属于提前出现的继发性闭经，在临床上，遇有下列情况时，要想到卵巢早衰可能：①40 岁前发生的高促性腺激素性性腺功能减退症，②40 岁前发生的月经过少、月经紊乱或闭经。③伴有以上表现者，如两次以上的血（有月经者采月经中期血）FSH>40U/L 即可确立诊断。但是，卵巢早衰仅仅是一种功能诊断，其病因复杂，应进一步查找可能存在的病因。X 染色体异常（如 45，XO 和 47，XXY 及其嵌合型等）是引起卵巢早衰的常见原因，应注意鉴别。此外，为排除提前出现的继发性闭经，需进行染色体核型鉴定，排除相关疾病可能。此外，患者还常伴有泌尿生殖道、精神神经系统、乳腺、皮肤、毛发与骨骼系统的表现。卵巢早衰的主要风险是染色体异常所致的卵巢肿瘤，患者需定期做相关检查。因雌激素缺乏，骨质疏松症的风险明显增加。性器官萎缩，外阴干枯，易合并阴道炎。宫颈萎缩，体积缩小，宫颈黏液分泌减少。输卵管和卵巢体积缩小，生殖器官松弛。卵巢早衰者常有潮红、自汗和心悸。患者诉面部、胸部和颈部灼热，烦躁、口干，体表温度升高，持续数秒至 10 余分钟不等；继而出汗。雌激素缺乏使泌尿系统上皮萎缩，引起萎缩性膀胱炎，表现为尿急、尿失禁、尿频、排尿困难、尿道口痉挛等。乳腺、皮肤与毛发呈现老龄化改变，但同时伴有相对性雄激素增多表现。乳腺萎缩，乳头、乳晕色素减退。皮肤干燥、瘙痒。绝经后，阴阜的附属毛发脱落。身体和四肢的毛发增加，偶伴脂溢和痤疮。有时伴有假囊肿形成，应与 PCOS 和严重抑郁障碍鉴别（表 2-8-12-10 和表 2-8-12-11）。

表 2-8-12-10　假囊肿形成的发生率

研究者	发病率	医院	种族及人种
Cohen 等	1/22 000 婴儿	Boston 医院/USA	?
Ouj 等	1/344 产妇	St. Vincent 医院/尼日利亚	非洲人
Fried 等	1/250 产妇	Jefferson 医院/费城/USA	非洲裔美国人85%，白种人 15%
Brenner 等	1/200 婴儿	Baragwanath 医院/南非	非洲人
Dafallah 等	1/160 既往妊娠失败者	Wad Medani 医院/苏丹	非洲人

表 2-8-12-11　假囊肿和严重抑郁与 PCOS 的鉴别

鉴别点	假囊肿	PCOS	严重抑郁障碍
闭经	存在	存在	无
溢乳	存在	存在	无
LH/FSH 比值	↑	↑	?
LH 脉冲频率	↑	↑	频率减少，节律紊乱
睾酮	↑	↑	↑
E_2	正常	正常	卵泡期降低
孕酮	正常或高于卵泡期水平	卵泡期货黄体期水平	月经第 1 天正常，黄体期升高
GH	峰值降低，昼夜节律正常	降低-正常或升高，节律异常	清晨分泌降低
PRL	正常或轻度升高	高 PRL 血症（10%~15%）	正常
DHEAS	轻度升高	↑（20%~33%）	正常
皮质醇	正常	正常	节律紊乱，晚上升高而清晨不足
ACTH 对地塞米松的反应	多数抑制，个别不被抑制	?	多数抑制，个别不被抑制
皮质醇对地塞米松的反应	抑制	抑制	多数抑制，个别不被抑制
LH/FSH 对 GnRH 的反应	正常升高	LH 升高，FSH 正常	正常升高
GH 对 TRH 的反应	矛盾性↑	矛盾性↑（42% PCOS）	矛盾性↑
TSH 对 TRH 的反应	正常或轻度↑	?	轻度↑
GH 对多巴胺激动剂的反应	缺乏或升高不足	缺乏或升高不足	正常或升高不足
LH/PRL 对阿片受体拮抗剂反应	LH 和 PRL 无升高	LH 轻度↑/PRL 不升高	LH↑

（五）PCOS 与皮质素还原酶缺陷症　皮质素还原酶缺陷症（cortisone reductase deficiency，CRD）的临床特点刚好与表观盐皮质激素过多相反，因 11β-HSD1 缺乏活性，皮质素不能转换为皮质醇，激活下丘脑-垂体-肾上腺皮质轴，ACTH 分泌增多，肾上腺雄激素生成过多，出现肥胖、胰岛素抵抗、多毛、痤疮、月经稀少和不育等 PCOS 样表现[47-49]。皮质素还原酶缺陷症与表观皮质素还原酶缺陷症是 PCOS 的少见病因。研究发现，己糖-6-磷酸脱氢酶（H6PD）基因突变可引起高雄激素血症性 PCOS（己糖-6-磷酸脱氢酶缺陷症）。H6PD 错义突变引起皮质素还原酶缺陷症，而 HSD11B1 失活性突

变引起真性皮质素还原酶缺陷症。ACRD 和 CRD 均激活下丘脑-垂体-肾上腺轴,导致肾上腺雄激素分泌过多。PCOS 与皮质素还原酶缺陷症的鉴别要点是测定血清 ACTH、皮质素、皮质醇及其代谢物水平,11β-HSD1 突变分析可明确诊断。

(六)青春期 PCOS 的诊断 应特别慎重,因初潮后 2~4 年内可能由于下丘脑-垂体-卵巢轴处于发育成熟阶段,存在生理性月经紊乱和排卵异常。青春发育的中晚期卵巢常可表现为多卵泡卵巢(multiple follicle ovary, MFO)特点,易与 PCOS 混淆。MFO 的卵泡数量 6~10 个,直径 4~10mm,总体积较小。但青春期如出现月经紊乱和多毛,并有宫内接触高雄激素史、出生体重过低或过高、肥胖伴有黑棘皮症、糖尿病或代谢综合征的家族史、肾上腺功能早现(premature adrenarche)等 PCOS 的高危因素,则要行 PCOS 筛查。

【非手术治疗】

由于 PCOS 的发病机制未明,目前使用的非手术治疗和手术治疗的效果均欠满意,一般主张综合治疗[50](表 2-8-12-12)。PCOS 的治疗原则是:①根据患者的突出临床症状与体征、年龄及有无生育要求等而分别给予药物(表 2-8-12-13)、手术或其他治疗;②治疗的第一步是改变生活方式,降低体重,这是 PCOS 治疗成功的关键;③如达到标准体重后,月经仍不能恢复,则采用抗雄激素治疗;④如多毛与痤疮很明显,应加用口服避孕药,而仅有月经不规则者可单用孕激素治疗;⑤二甲双胍的主要作用是减轻胰岛素抵抗和体重,可单独应用或与口服避孕药合用;⑥卵鞘膜细胞增殖症引起的重型 PCOS 对药物治疗的反应差,一般需要行双侧卵巢楔形切除或其他手术治疗;⑦胰岛素增敏剂更适合于伴明显胰岛素抵抗的患者。

表 2-8-12-12　PCOS 的治疗变迁

传统治疗	他汀类药物
口服避孕药物	针灸
雄激素拮抗剂	食物与营养素
新药物治疗	维生素 D
胰岛素增敏剂(二甲双胍和噻唑烷二酮类)	维生素 B$_{12}$ 与叶酸
	中药
其他治疗药物	

表 2-8-12-13　多毛和痤疮的药物治疗

药物	适应证	作用机制
雌、孕激素	多毛,痤疮	升高 SHBG,抑制 LH-FSH-孕激素,抗雄激素
抗雄激素制剂	多毛	抑制雄激素与受体结合
糖皮质激素	多毛,痤疮,促排卵	抑制 ACTH,减少肾上腺雄激素生成
5α-还原酶抑制剂	多毛	抑制 5α-还原酶
鸟氨酸脱羧酶抑制剂	多毛	抑制鸟氨酸脱羧酶
二甲双胍	多毛,痤疮,促排卵,减轻胰岛素抵抗	降低肝糖输出和胰岛素,抑制卵巢激素生成
噻唑烷二酮	多毛,痤疮,促排卵,减轻胰岛素抵抗	增强胰岛素作用,抑制卵巢激素生成

雄激素促进皮脂堆积和粉刺形成而引起痤疮,许多 PCOS 患者伴有痤疮,主要分布于面部、颈部、胸部和上背部。约半数患者仅有痤疮而无其他临床表现,血清雄激素水平亦正常;另一方面,有些明显高雄激素血症患者却不发生痤疮。毛囊表达两种 5α-还原酶,可将睾酮转化为二氢睾酮,1 型 5α-还原酶主要在皮脂腺表达,而毛囊、生殖器皮肤和成年人的头皮主要合成 2 型 5α-还原酶;雄激素、胰岛素和 IGF-1 均可提高皮肤 5α-还原酶的生物活性,促进痤疮和多毛的形成。严重痤疮需要治疗,最有效的药物是口服避孕药,并可同时降低血雄激素水平。无生育要求者的近期目标是调整月经周期,治疗多毛、痤疮及控制体重;远期目标为保护子宫内膜和改善胰岛素抵抗、预防子宫内膜癌、糖尿病和心血管疾病。

(一)控制体重 调整生活方式,节食、运动减肥及补充维生素 D 是治疗 PCOS 患者胰岛素抵抗、预防代谢并发症的基本措施。减重有利于改善胰岛素的敏感性,部分患者可恢复自发月经,甚至排卵受孕。6 个月内减少 8%~10%,有报道 80% 月经周期改善,29% 妊娠。增加运动,控制饮食以减轻体重,纠正由肥胖而加剧的内分泌代谢紊乱,减轻胰岛素抵抗和高胰岛素血症。减轻体重可使部分肥胖型 PCOS 恢复排卵,并可预防 2 型糖尿病及心血管疾病的发生。减轻体重的其他益处有:①SHBG 升高使游离睾酮下降;②脂肪减少后,雌激素在脂肪组织中的芳香化减弱,雄激素生成减少。关于减肥药物的使用与疗效缺乏大样本的临床研究和有关 PCOS 合理饮食和运动治疗的 A 级研究证据。

(二)二甲双胍和胰岛素增敏剂 二甲双胍治疗 PCOS 的益处见表 2-8-12-14。二甲双胍和胰岛素增敏剂是促进排卵和妊娠的主要药物,但该药不能改善胎儿质量和代谢指标[51-55]。

表 2-8-12-14　二甲双胍治疗 PCOS 的益处

PCOS 病变	二甲双胍的益处
血压	↓
胰岛素抵抗	↓
空腹胰岛素	↓
新发生的 IGT	↓
新发生的 2 型糖尿病	↓
空腹甘油三酯	↓
空腹胆固醇	+/-
体重、BMI、腰围	↓
血清雄激素	↓
多毛计分	无效
排卵功能	改善
内皮细胞功能	改善
颈动脉中层厚度	↓

1. 二甲双胍 常用量 1.5~3.0g/d,伴或不伴有糖尿病者均可使用,能有效降低体重,改善胰岛素敏感性,降低胰岛素水平,使毛发减少甚至恢复月经(25%)与排卵。最近 1 项荟萃分析分析了 13 项研究共 543 例患者的结果,使用二甲双胍与安慰剂相比的排卵比值比为 3.88;二甲双胍加氯米芬与单纯氯米芬相比的排卵比值比为 4.41。另有报告,在服用二甲双胍期间发生妊娠的 PCOS 患者中,自然流产和妊娠糖

尿病的发生率较低。一般认为,如 PCOS 患者对氯米芬治疗的反应不佳,加用二甲双胍可能取得良好疗效。不过二甲双胍用于 PCOS 患者尚未获得美国 FDA 批准。

2. 胰岛素增敏剂 胰岛素增敏剂增加排卵率。由于肥胖和胰岛素抵抗是 PCOS 的主要病因,故凡可减轻体重与增加胰岛素敏感性的药物均可治疗本征。现已有很多有关胰岛素增敏剂治疗 PCOS 成功的报道,噻唑烷二酮类药物可明显降低 PCOS 患者血 LH 和雄激素,抑制胰岛素分泌,升高 SHBG 浓度,可能更适合于高胰岛素血症的 PCOS 患者,必要时也可与二甲双胍合用[56,57]。胰岛素直接刺激卵膜细胞产生雄激素,后者反过来使胰岛素抵抗增高而形成恶性循环。

据此,使用胰岛素增敏剂可使周围靶组织对胰岛素敏感性增高,减低胰岛素抵抗,血浆胰岛素水平降低,卵巢雄激素产生减少;但有体重和心血管风险增加等不良反应。罗格列酮因心血管风险已经在欧洲市场退市,故最好使用其他类型的 TZD,并且需要征得患者的知情同意。右旋式肌醇(d-chiro-inositol,DCI,DCI-IPG)属于一种新型的胰岛素增敏剂,除了减轻胰岛素抵抗外,该类药物可促进排卵,但因目前尚缺乏大型的 RCT 资料,具体疗效难以评价。

(三) 氯米芬和 FSH 有生育要求的患者应进行促孕治疗,促孕药物主要包括氯米芬(克罗米芬)、噻唑烷二酮和促性腺激素等(图 2-8-12-15)。

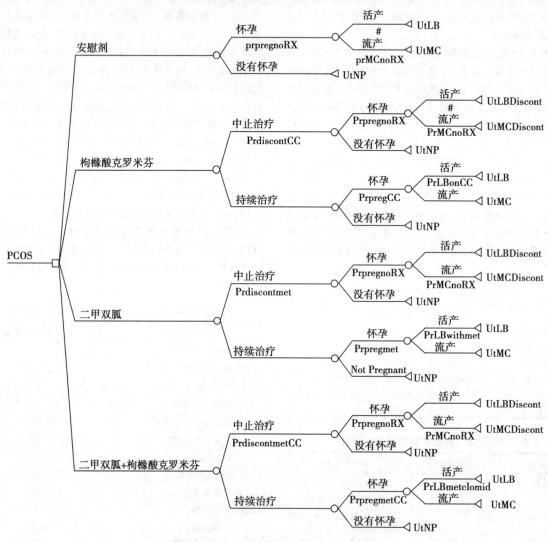

图 2-8-12-15 PCOS 诱导排卵治疗方案

1. 氯米芬 氯米芬与下丘脑-垂体水平的内源性雌激素竞争受体,抑制雌激素负反馈,增加 GnRH 的脉冲频率,调整 LH 与 FSH 的分泌比率。氯米芬也直接促使卵巢合成和分泌雌激素。于自然月经周期或撤药性子宫出血的第 5 天开始,口服 50mg/d,连续 5 次为 1 个疗程,常于服药的 3~10 天(平均 7 天)排卵,多数在 3~4 个疗程内妊娠。若经 3 个治疗周期仍无排卵,可将剂量递增至 100~150mg/d,体重较轻者可考虑减少起始用量(25mg/d)。治疗期间需记录月经周期的

基础体温,监视排卵,或测定血清孕酮、雌二醇以证实有无排卵,指导下次疗程剂量的调整。若经氯米芬治疗 6~12 个月后仍无排卵,可给予氯米芬加 HCG 或糖皮质激素、溴隐亭治疗,或加用尿促性素(HMG)、FSH、GnRH 等治疗。服用本药后,卵巢因过度刺激而增大(13.6%)、血管舒张而有阵热感(10.4%)、腹部不适(5.5%)、视力模糊(1.5%)或有皮疹和轻度脱发等不良作用;15%~40% 的患者对氯米芬抵抗,可加用二甲双胍、辛伐他汀或芳香化酶抑制剂促进排卵[58]。

2. N-乙酰半胱氨酸　　主要用于氯米芬抵抗性 PCOS 的治疗。15%～40%的 PCOS 患者对氯米芬抵抗,而溶黏蛋白剂(mucolytic agent)N-乙酰半胱氨酸(N-acetyl cysteine,NAC)可能有效。NAC 为 L-半胱氨酸的乙酰化产物,分子中含有大量的疏基,在体内转化的代谢产物可刺激谷胱甘肽生成,抗氧化(图 2-8-12-16)。广泛应用于呼吸系统疾病、心血管疾病、重金属中毒、HIV 感染、肿瘤等的治疗。1935 年最早应用 NAC 诱导排卵,以后有不少报道[59,60],目前主要用于对氯米芬抵抗的 PCOS 治疗,可明显提高排卵率和消除胰岛素抵抗,降低雄激素水平[61-64]。

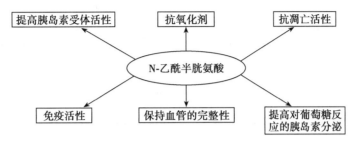

图 2-8-12-16　N-乙酰半胱氨酸的生物学作用

3. FSH　适用于排卵诱导反应低下和伴肥胖及高雄激素血症者。一般有两种投药方法:①逐步增量法(step-up):开始每日注射 37.5U,直到卵泡生长或剂量达到 225U。适用于对 FSH 反应阈值低的 PCOS 患者。②逐步减量法(step-down):开始用大剂量 FSH,以后每 3 天减少 37.5U,直到 15U/d。

4. 芳香化酶抑制剂　芳香化酶抑制剂治疗 PCOS 及促性腺激素等的研究见表 2-8-12-15 和表 2-8-12-16。

表 2-8-12-15　芳香化酶抑制剂治疗 PCOS 的临床研究

研究者,年份	研究设计	药物	病例数	使用周期	成熟卵泡	子宫内膜(mm)	排卵(%)	妊娠(%)	病理妊娠(%)	分娩(%)
Mitwally,2001	前瞻性	来曲唑 2.5mg	12	12	2.1	8.1	75	25		35
Al-Omari,2004	前瞻随机双盲	来曲唑 2.5mg	22	22	1.7	8.2	84.4	18.8	27	
		Anastrazole 1mg	18	18	2.3	6.5	60.0	9.7	16.6	
Atay,2006	前瞻性随机	来曲唑 2.5mg	51	51	1.2	8.4	82.4	21.6	21.6	
		氯米芬 100mg	55	55	2.4	5.2	63.6	9.1	9.1	
Bayar,2006	前瞻随机双盲	来曲唑 2.5mg	38	99	1	8	65.7	9.1	21.6	2.6
		氯米芬 100mg	36	95	1	8	74.7	7.4	19.4	0
Sohrabvand,2006	前瞻随机单盲	来曲唑 2.5mg+二甲双胍	29	53	1.9	8.2	90.6	19	34.5	0
		氯米芬 100mg+二甲双胍	30	67	1.8	5.5	80.6	7	16.7	40
Badawy,2007	前瞻随机	来曲唑 5mg	218	540	2.3	8.1	67.5	15.1	37.6	12.1
		氯米芬 100mg	220	523	3.1	9.2	70.9	17.9	42.7	9.7
Elnashar,2006	前瞻	来曲唑 2.5mg	44	44	1.2	10.2	54.6	13.6	25	0

表 2-8-12-16　促性腺激素和来曲唑治疗排卵性不孕的临床研究

研究内容	Mitwally 和 Casper,2003		Healey,2003		Bedaiwy,2007	
	来曲唑+FSH	FSH	来曲唑+FSH	FSH	来曲唑+FSH	FSH
周期数	36	56	60	145	483	125
刺激天数	12.5(1.9)	11.4(1.4)	7.6(2)	9.5(3)	8.4(1.7)	7.7(2.2)
FSH(U)	465(309)	1114(393)	600(405)	940(464)	394(355)	1317(943)
HCG 刺激时的成熟卵泡	3(1.2)	2.7(1.5)	3.2(1.2)	2.2(1.5)	2.61(1.3)	3.45(1.7)
HCG 刺激时的 E$_2$(pmol/L)	1540(877)	3213(1483)	不明	不明	1604(1715)	2585(1792)
HCG 刺激时的子宫内膜(mm)	9.1(2)	10(2)	8.5(2.6)	9.4(1.9)	8.5(2)	9(1)
妊娠率(%)	22.2	21.4	21.6	20.9	19	16
多胎妊娠率(%)	不明	不明	0	5	22.5	31.2

续表

研究内容	Goswami 等,2004		Garcia-Velasco 等,2005		Schoolcraft 等,2008	
	来曲唑+FSH	FSH	来曲唑+FSH	FSH	来曲唑+FSH	FSH
周期数	13	25	71	76	179	355
刺激天数	不明	不明	9.3(0.3)	8.9(0.2)	9.9(1.3)	10.1(1.6)
FSH 剂量(U)	150(0)	2865(/228)	3627(116)	3804(127)	4222(742)	3937(975)
提取的卵子数	1.6(0.8)	2.1(/0.7)	6.1(0.4)	4.3(0.3)	12(6)	13(5.3)
HCG 刺激后 E$_2$(pg/ml)	227(45)	380(46)	770(67)	813(60)	1403(965)	3147(1189)
妊娠率(%)	23	24	22.4	15.2	不明	不明
卵子植入率(%)	不明	不明	25	9.4	15	21
继续妊娠率(%)	不明	不明	不明	不明	37**	52

来曲唑 5mg/d,共 5 天。当至少有一个卵泡的直径≥18mm 后,应用 HCG(10 000U)。一些研究发现来曲唑的诱导排卵效果似乎优于氯米芬,但荟萃分析未发现两者有明显差别。荟萃分析表明,来曲唑+FSH 与单独 FSH 治疗 PCOS 排卵性不孕的宫内受精或体内受精结果亦无明显差异。因此,目前对于芳香化酶抑制剂诱导排卵的研究结果不一致,应用效果仍为达成共识。实际应用的基本原则是:PCOS 患者应用芳香化酶抑制剂后,获得的单卵泡周期高于氯米芬治疗,因此发生多胎妊娠的概率较低,而子宫内膜增厚的程度重于氯米芬。诱导体内受孕的来曲唑推荐剂量为 2.5mg/d(周期的 3~7 天)加 FSH(周期的第 8 天,100U/d)治疗。来曲唑可减少 FSH 用量,增强排卵反应。

化疗或放疗引起的不孕妇女在应用来曲唑后可降低雌二醇水平,雌激素依赖性乳腺癌患者在促性腺激素诱导排卵时,加用来曲唑(5mg/d)能明显降低雌激素水平而不影响卵子质量。由于来曲唑的半衰期短,目前未发现胎儿致畸现象。

5. 人工月经周期 人工月经周期治疗的抗雄激素作用差,但对于无多毛无生育要求者,可避免子宫内膜过度增生和癌变。

(四)抗雄激素治疗 抗雄激素治疗的目的是抑制促性腺激素分泌,对抗雄激素的作用,避免子宫内膜增生。但应特别关注所选制剂的雄激素活性(表 2-8-12-17)。

表 2-8-12-17 孕激素所含的雄激素活性

制剂	孕激素类	抗雄激素类	抗盐皮质激素类	雄激素类
孕酮(progesterone)	+	+	+	-
屈螺酮(drospirenone)	+	+	+	-
诺孕酯(norgestimate)	+	-	-	+
左炔诺孕酮(levonorgestrel)	+	-	-	+
去氧孕烯(desogestrel)	+	-	-	+
炔诺酮(norethindrone)	+	-	-	+
环丙孕酮(cyproterone)	+	+	-	-

1. 口服避孕药 口服避孕药可减轻高雄激素血症的临床症状;抑制垂体 LH 分泌,降低雄激素水平,增加肝脏 SHBG 合成,抑制 5-α 还原酶和雄激素与受体的结合。其优点是避孕使月经周期正常化,预防子宫内膜过度增生和内膜癌,并能治疗多毛症。常规用法是在自然月经或撤退出血的第 1~5 天开始,每日 1 片,共 21 天;停药 7 日后重复,至少治疗 3~6 个月,可重复使用。服药前须注意口服避孕药的禁忌证。以孕酮和以雌激素为主的雌孕激素复合片较理想。口服避孕药可抑制 LH 分泌,降低血睾酮、雄烯二酮和 DHEAS,增加性激素结合球蛋白浓度,是多毛症和痤疮的主要疗法。口服避孕药的选择很重要,因为大多数孕酮具有不同程度的雄激素效应。诺孕酯和去氧孕烯不含雄激素。屈螺酮是一种具有独特抗盐皮质激素和抗雄激素活性的螺内酯类似物,已获准与炔雌醇联用,有可能成为 PCOS 的理想治疗药物。有关 PCOS 患者使用口服避孕药作为一线治疗一直存在争议。这些药物可以明显改善多毛症和痤疮,并保护子宫内膜免受雌激素刺激,但其对胰岛素抵抗、糖耐量、血管反应性和凝血状态的潜在不良作用令人担心。复方醋酸环丙孕酮(复方 CPA,达英 35)含炔雌醇 0.035mg 和 CPA 2mg。CPA 是有效的孕激素制剂,并有高效抗雄激素作用,是目前临床上应用最为广泛的抗雄激素药物其作用机制是阻断 DHT 与受体结合,促进睾酮代谢,减少 5α-还原酶活性和雄激素生成。每月 21 片,通常连用 3~6 个周期。本药的优点是对痤疮、多毛、月经失调抗雄激素作用显著;但缺点是不改善胰岛素敏感性,可能增加体重。去氧孕烯炔雌醇(妈富隆,marvelon)含炔雌醇 30μg、去氧孕烯(地索高诺酮)150μg。属于新一代孕激素,其雄激素活性低,对代谢影响小,很少引起肥胖,并可长期服用。一般每月口服 21 片,连续 3~6 个月后停用观察。

2. 甲羟孕酮和氟他胺 孕激素有弱的抗雄激素和轻度抑制促性腺激素分泌作用,可降低睾酮和 17-KS 的水平。抑制 LH 及继发产生的卵巢来源的雄激素,控制子宫内膜生长,防止子宫内膜癌;对无明显雄激素水平升高和胰岛素抵抗的无排卵患者,可采用定期孕激素治疗,以周期性撤退性出血改善子宫内膜形态。常规用法是:在月经周期后半期使用甲羟孕酮(MPA)6mg/d、甲羟孕酮(安宫黄体酮)10mg/d、微粉化孕酮 200mg/d 或地屈孕酮 10~20mg/d,连续 10 日。至少每 2 个月撤退出血 1 次,以保护子宫内膜。甲羟孕酮的一般用量为 6~8mg/d。醋酸环丙孕酮属高效孕酮,有较强的抗雄激素作用。竞争性抑制睾酮及其作用更强的转化产物 5α-二氢睾酮与雄激素受体结合,常与炔雌酮同服。氟他胺是一种高效非类固醇抗雄激素制剂,但对肝功能损害的不良反应限制了其应用。达英 35 含醋酸环丙孕酮 2mg 和炔雌醇 0.035mg,1 片/天,连服 21 天,停药 7 天后开始第 2 个月的治疗。孕激素制剂屈螺酮(drospirenone,商品名雅司明,Yasmin)可能对调整月经周期和消除多毛与痤疮有一定作用,一般使用时间不超过 2 年,并监测患者的血凝状态。

其他抗雄激素治疗药物包括糖皮质激素和氟他胺两种。地塞米松 0.25~0.5mg/d;或泼尼松 5~7.5mg/d,可改善先天性肾上腺皮质增殖症或 DHEA 增高的 PCOS 患者的高雄激素血症,对超重患者不考虑使用。氟他胺为非类固醇类抗雄激素药物,可抑制雄激素与靶器官受体的结合,抑制肾上腺来源的雄激素,其显效时间早,治疗后 3 个月即可减轻体征。但有较强的肝毒性作用,一般仅用于 PCOS 患者顽固性雄激素过多症。一般剂量为 250~500mg/d,疗程 6~24 个月。多毛症治疗需至少 3~6 个月才有疗效。

(五)治疗多毛的药物

1. GnRH-A 在月经周期的第 1~5 天开始使用,现已有经皮吸入、皮下和肌内注射等多种制剂。同时加服炔雌酮可避免用药后雌激素不足所致的不良反应。

2. 地塞米松 适用于肾上腺来源的高雄激素血症。0.5~0.75mg/d,每晚口服。除非 PCOS 患者有明显的肾上腺雄激素过量,一般不建议长期使用。

3. 螺内酯 通过阻止睾酮与毛囊上的受体结合,也可通过抑制 17α-羟化酶而干扰卵巢雄激素的合成。每天口服 40~100mg,可使毛发减少,毛发变细。螺内酯和口服避孕药似乎具有协同作用。

4. 非那雄胺 为 2 型 5α-还原酶的竞争性抑制剂,可用于治疗多毛症。盐酸依氟鸟氨酸是皮肤鸟氨酸脱羧酶抑制剂,已获准用于面部多毛的局部治疗。

(六)个体化治疗 有生育要求的患者治疗目标是促使无排卵者排卵及获得正常妊娠。一般首选氯米芬,50mg/d×5 天,无排卵则每周期增加 50mg/d,直至 150mg/d。无效时可考虑促性腺激素治疗。腹腔镜下卵巢打孔术或体外受精-胚胎移植用于药物治疗失败者。可以考虑在服用短效避孕

药 3 个月以降低 LH 后加以促排卵治疗,一般在服用短效避孕药同时加用治疗胰岛素抵抗的药物。

PCOS 应强调个体化治疗;伴有肥胖者需要以减轻胰岛素抵抗为主,并尽早使用二甲双胍或吡咯列酮治疗。非肥胖者以内分泌激素分泌异常为主要表现,血清雄激素升高,可服用达英 35 降低雄激素水平,恢复排卵。如果经上述治疗仍不排卵,可考虑克罗米芬促排卵治疗。如果没有生育要求,可服用避孕药 3~6 个月,用药期间月经规律,停药后可能月经周期再次延长,应重复用药。

(七)中药治疗 中草药医学治疗 PCOS 的月经稀少、高雄激素血症与闭经的临床研究和临床前月经很多,特别对闭经的疗效肯定[65]。分析 18 个临床前研究和 15 个临床研究(8 个有随机对照)共 762 例月经不规则、高雄激素血症和 PCOS 患者的资料。中草药羊荆(vitex agnus-castus)、升麻(cimicifuga racemosa)、甘草(glycyrrhiza spp)、芍药(paeonia lactiflora)和肉桂(cinnamomum cassia)等的提取物为有效成分,这些药物治疗能改善月经和排卵,降低血清 LH、PRL、胰岛素和睾酮,其中羊荆的作用与溴隐亭相当,升麻的作用与氯米芬相当。螺内酯与甘草合用减轻高雄激素血症的效果较明显。

【手术治疗】

药物控制失败者切除部分卵巢(尤其是增厚的卵巢膜)有利于排卵,同时也去除了卵巢产生过多的雄激素,可纠正下丘脑-垂体-卵巢轴的调节紊乱。但因属创伤性治疗,加上切除的部位和切除的组织量与疗效有关,有效率不一等原因,目前已很少应用。

腹腔镜下卵巢打孔术和双侧卵泡烧灼术以 90% 的排卵率和 70% 的妊娠率及微创性将代替传统的双侧卵巢楔形切除[66-68]。腹腔镜下,激光打孔和卵巢烧灼术或切除术可收到一定效果(表 2-8-12-18 和表 2-8-12-19)。此方法为用腹腔镜将双侧卵巢作"楔形切除",以利于排卵;但可发生手术粘连和卵巢损伤。也有报告用剖腹对卵巢表面行电烙术,大多数 PCOS 患者可恢复排卵,其机制不明。

表 2-8-12-18 腹腔镜下卵巢打孔疗效预测

研究者,年份	病例数	评价标准	引起疗效不佳的因素
Gjonnaess,1994	252	排卵	BMI 升高,SHBG 降低,输卵管因素,子宫内膜异位,精子不足
Li,1998	118	妊娠	不孕 3 年以上,LH<10U/L,激光打孔
Kriplani,2001	66	妊娠	输卵管因素,男性因素,LH<10U/L,不孕 3 年以上
Al Ojaimi,2003	181	妊娠	BMI>30kg/m², 年龄>30 岁,基础 LH<10U/L
Duleba,2003	33	妊娠	肥胖,TG-TC-LDL-C 升高,SHBG 降低,空腹胰岛素升高,胰岛素敏感性降低
Stegmann,2003	86	妊娠	高龄,肥胖,胰岛素抵抗,治疗依从性差
Amer,2004	200	排卵与妊娠	BMI>35kg/m², 游离雄激素指数>15,血清睾酮>4.5nmol/L,基础 LH<10U/L,不孕 3 年以上
Van Wely,2005	83	排卵	月经初潮<13 岁,LH/FSH<2,空腹血糖<4.5mmol/L
Palomba,2006	60	排卵与妊娠	年龄>35 岁,基础 FSH>10U/L
Amer,2009	29	排卵	基础血清 AMH>7.7ng/ml
Ott,2009	100	排卵	LH<12.1U/L,雄烯二酮<3.26ng/ml
Baghdadi,2012(荟萃分析)	1784	排卵与妊娠	BMI<25kg/m², 年龄>30 岁,不孕 3 年以上
Kaur,2013	73	妊娠	LH/FSH 比值升高

表 2-8-12-19　PCOS 患者卵巢打孔术与卵泡烧灼术的疗效

报道者,年份	病例数	打孔技术	排卵率(%)	妊娠率(%)
Gjonnaess,1984	62	EC	92	69
Daniel-Miller,1989	85	激光	71	56
Merchant,1996	74	EC(双极)	87	57
Grzechocinska,2000	22	EC	90.9	63.6
Felemban,2000	112	EC	73.2	58
Fernandez,2001	13	THL(双极)	46	23
Kriplani,2001	70	EC	81.8	54.5
Amer,2002	110	EC	67	61
Takeuchi,2002	34	EC	94	77/60
Amer,2003	30	EC(4/3/2/1)	67/44/33/33	67/56/17/0
Malkawi,2003	97	EC	83.5	59.8
Stegmann,2003	86	EC	66	50
Al Ojaimi,2003	181	EC	70.1	32.5
Amer,2004	200	EC	57	50
Bayram,2004	83	EC(双极)	70	37
Cleemann,2004	57	EC	—	61
Femandez,2004	80	TVL(双极)	91	39.7
Api,2005	45	EC	93.3	64.4
Kuchk/Kilic-Okman,2005	22	EC	77	54
van Wely,2005	83	EC(双极)	67.5	49
Marianowski,2006	135	EC(LOD/MLOD)	74.9(72/77.7)	19.4/20
Palomba,2006	60	EC	57.1	13
Sharma,2006	20	EC(单/双极)	60/80	60/80
Godinjak/Javoriv,2007	45	镜下电刀切除	87	61
Kato,2007	32	EC	78.1	53.1
Amer,2009	33	EC	64	23
Ott,2009	100	EC(单极)	71	60.6
Abu Hashim,2010	132	EC	69.3	17.5
Zhu,2010	80	TVS 引导 OILT	5/15/75/80	5/10/45/40
Abu Hashim,2011	144	EC	68.2	17
Kong,2011	89	EC	61	35
Ott,2011	38	单极	75.8	80.6
Poujade,2011	74	THL(双极)	—	27
Zakherah,2011	—	EC	81.8/62.2	51.7/36.8
Nasr,2012	60	EC	89/92.9	50/57
Kaur,2012	100	EC/Harmonic scalpel	—	47.3
el Sharkwy,2019	62	单侧 LOD	67.7	54.8

注:EC:electrocauterization,电烙术;MLOD:microlaparoscopic ovarian drilling,镜下微打孔术;OILT:ovarian interstitial laser treatment,卵巢间质激光治疗;THL:transvaginal hydrolaparoscopy,经阴道水镜;TVS:transvaginal sonography,阴道超声

（廖二元　莫琼）

第13节　卵巢功能不全与卵巢早衰

除了年龄相关性不孕和精神-心理因素外,自身免疫性卵巢炎是女性不孕的第三位因素。女性无排卵性不孕可分为正常促性腺激素性腺功能正常性(normogonadotropic normogonadism)不孕(约占80%),这些患者的无排卵或排卵稀少,最常见的原因是 PCOS。排卵前 FSH 过度募集,卵巢对生理性 FSH 无反应,卵子不能成熟和排出。其次为低促性腺激素性性腺功能减退症引起的无排卵性不孕(约占15%),主要病因是低体重、过度运动或遗传性疾病,使促性腺激素释放减少;高促性腺激素性性腺功能减退症引起的无排卵性不孕的主要原因是卵巢功能提前衰竭,即原发性卵巢功能不全(primary ovarian insufficiency,POI),病因较多,常见于遗传性疾病、染色体疾病、感染、化疗和自身免疫性疾病。

【自身免疫性卵巢炎】

卵巢无免疫豁免功能,但具有很强的致免疫耐受机制,机体通过胸腺自身反应调节 T 细胞和自身免疫调节子

（AIRE）的作用,确保不受免疫反应攻击,因此单纯性卵巢自身免疫性疾病少见。如果发生卵巢特异性抗原释放,则可导致生育女性的灾难性后果。成熟胸腺髓质上皮细胞高表达的生殖组织抗原见表2-8-13-1,生殖组织特异性抗原表达见表2-8-13-2,这些特异性抗原往往在胸腺免疫功能紊乱时释放入血。

表 2-8-13-1　成熟胸腺髓质上皮细胞高表达的生殖组织抗原

表达水平	脐带 Edn1	胎盘		卵巢 Bhmt	子宫 Krt13	MG-NL Psp	MG-L Mup3	睾丸 Bhmt	前列腺	垂体
		Alb	F2c							
（3~10)×均值	Klk11	Csn1s1	Fgg		Sprr1b					
	Krt16	Csn2	Igf 2							
	Tmem45a	Csn1s2a	Kng1							
		Ear1	Krt13							
		Ear2	Plagl1							
（10~30)×均值	Asprv1	Apoc2		Zp2	Mmp7	Tnnc1		Fbp11	Mmp7	Plagl1
	Cdkn1c	Cdkn1c		Zp3				Ldh3		Presp18
	Crct1	Hbb-y								
	Lgals7	Krt25								
	Plagl1	Procr								
	Tac2	Tnfrsf11b								
>30×均值	Alox12b	Apoa4			Krt16	Areg	Csn1s1	Ubxn11	Pbp	Pomc1
	Calm4	Apob					Csn2			
	Hbb-y						Csn1s2a			
	Igf 2									
	Krt10									
	Sprr1b									

注:MG-L:mammary gland-lactating,哺乳期乳腺;MG-NL:mammary gland-nonlactating 非哺乳期乳腺;thymic epithelial cell,胸腺髓质上皮细胞;胸腺髓质上皮细胞癌高表达生殖组织特异性抗原;与一般组织比较,表中的生殖组织特异性抗原基因表达量分为 3~10 倍、10~30 倍和 30 倍以上三类

表 2-8-13-2　生殖组织特异性抗原表达

表达水平	胎盘		卵巢 HF1	子宫 LAMB2	睾丸 RNASE1	前列腺		垂体 INSM1	下丘脑
	ARHGAP8	LAMB2				ACPP	KRT19		
（3~10)×均值	CEBPB	NID1	RBP1	FXYD3	CRABP1	ARHGAP8	NEFH	LOH11CR2A	
	CRIP2	NPC1	DLK1	GSN	CTSF	BZRP	P24B	NTS	
	DAF	PRSS11		HXB	PPFIBP2	CCND1	SCNN1A	GCGA	
	DLX5	RDC1		IGFBP7	HSPA2	CKMT1	TPM2	CSH2	
	DUSP5	RNASE1		MYH11	PRAME	CLDN4	TSPAN-1		
	ERBB3	S100A11		APM2	SERPINA5	CLDN7	VRP		
	FSTL3	SLC9A3R1		VRP	STHM	DBI			
	HDAC5	SPP1			SCGB2A1				
	INDO	TM4SF1			VRP				
	KRT19	TRIM29							
	KRT7								
（10~30)×均值	DLK1			CHI3L1	CCNA1		CLDN3	CHGB	HDC
	GH1			CYR61	GSTM3		ID1	DLK1	
	CSF2RB			RAMP1	ZNF-165		KLK11		
	FN1			TPM2	SPAG6		KRT15		
	KRT18			SCGB2A1			SORD		
	PLAU						APM2		
	EFS2						EFS2		
	SPINT1								
>30×均值	CGA	HSD17B2						IGSF1	
	CSH2	PRG2						GH1	
	AOC1	SDC1							
	CDKN2A	SERPINB2							
	GABRE	TFAP2A							

（一）病因 自身免疫性卵巢炎常与其他自身免疫性疾病共存，自身免疫性卵巢炎常与自身免疫性 Addison 病并存，血清抗 ACA、抗 21-羟化酶（CYP21A2）抗体、抗 P450 侧链裂解酶（CYP11A1）和抗 17a-羟化酶（CYP17）抗体（类固醇细胞抗体）阳性；因为后两种酶也在卵巢表达，故导致卵巢自身免疫性炎症。这些抗体与胎盘合胞体滋养层细胞、睾丸 Leydig 细胞和卵巢黄体鞘膜细胞结合。某些患者还存在抗 3b-羟类固醇脱氢酶抗体。

（二）病理特点 约 60% 的 POI 患者临床增大多囊，33% 卵巢正常，7% 的卵巢缩小[1]，组织学检查可见 CD41 和 CD81T 淋巴细胞浸润，浆细胞进入卵巢鞘膜内层和外层，偶尔进入粒层细胞。血清 ACA 和 SC 抗体阳性者可有淋巴细胞浸润，原始卵泡分离，窦前卵泡和囊状卵泡被广泛破坏，粒层细胞出现囊肿黄体化[2,3]。鞘膜细胞表达 CYP11A1 和 CYP17，因此是自身免疫反应的主要攻击靶点，继而也波及临床的其他细胞。

（三）临床表现与诊断 自身免疫性 Addison 病患者出现闭经和血清 LH、FSH 升高应想到自身免疫性卵巢炎可能，应测定肾上腺和甲状腺自身抗体，确定是否合并有自身免疫性 Addison 病、自身免疫性甲状腺病、多发性自身免疫性内分泌腺病、重症肌无力等。测定抗 CYP11A1、CYP21A2 和 CYP17 对自身免疫性卵巢炎有特别诊断价值。

（四）治疗 治疗相当困难。一般的免疫抑制剂基本无效。早期行胸腺切除可能有一定疗效。卵巢功能衰竭者有生育要求时，一般的辅助生育技术难以成功。

【卵巢早衰】

随着增龄，女性的属于能力下降，卵子的质量特降低，后者是引起妊娠并发症和胎儿畸形的根本原因，因此一般认为，35 岁以上女性不适合妊娠。受孕的卵泡数阈值（约 38 岁）约 25 000 个，经过约 13 年衰减，减至围绝经期（平均 51 岁）的 1000 个，之后衰减速度加快，血清 FSH 明显升高，最终进入绝经期。上述生理过程可用卵巢年龄进行评价，卵巢年龄与女性整体健康直接相关，但是，卵巢年龄与个体的生理年龄不一定关联。女性平均绝经年龄在 50 岁左右，实际上在绝经前 10 多年内，卵巢功能已经开始下降，绝经前 10 年的生育力直线下降，这意味着卵泡数量减少和卵泡质量下降，生育能力也随之下降，直到消失。

（一）卵巢年龄评估 临床上通过观察月经改变、症状、B 超检测卵巢大小、卵泡数、月经期 FSH、E_2、AMH 等，可以评估卵巢年龄。卵巢老化的女性月经提前，月经周期和经期缩短。由于黄体功能不佳，雌孕激素水平下降，黄体萎缩时，FSH 升高引起卵泡期提前。卵巢老化者的卵泡期和月经期分离，月经开始即为卵泡的中晚期。如果窦卵泡数 <5 个提示卵巢储备功能不良。B 超测量卵巢的长、宽和厚，3 个数相乘除以 2，所得数 <3cm³ 提示卵巢老化。

在卵巢年龄评估中，血清 AMH 的临床应用特别广泛：①血清 AMH 水平与卵巢窦卵泡数相关，年龄越大，AMH 水平越低，且不受月经期、昼夜时差和季节影响，能准确反映卵巢储备功能。②AMH 评估乳腺癌化疗后卵巢功能，如果化疗前血清 AMH>3.8ng/ml，化疗后 <0.5ng/ml，提示卵巢衰竭；0.5~2.8ng/ml 提示卵巢有一定量储备。③AMH 预测绝经和辅助生育方案，卵巢年龄判断可以帮助争抢生育机会。④PCOS 病情评价。

（二）病因与临床特征 卵巢早衰（premature ovarian failure，POF）是指女性在 40 岁前发生的卵巢功能衰竭，临床表现为高促性腺激素性性腺功能减退症。但在发生卵巢功能衰竭前，其青春期发育和月经均正常，故卵巢早衰与慢性无排卵状态不同。中国妇女的平均绝经年龄为 50 岁，约 1% 的月经可持续到 60 岁，而另有 1%~5% 的正常女性的绝经年龄可提前至 40 岁。因此，40~50 岁发生的绝经可能属正常现象或病理表现。卵巢早衰的遗传因素包括：①Turner 综合征或其相关病；②单纯性性腺发育不全；③18 三体或 13 三体综合征；④17α-羟化酶缺陷症；⑤半乳糖血症；⑥营养不良性肌强直；⑦DiGeorge 综合征；⑧运动失调性毛细血管扩张症；⑨皮肤黏膜真菌感染与自身免疫性疾病。卵巢早衰的获得性因素包括感染（尤其是腮腺炎相关性卵巢炎）、吸烟、放疗、化疗、手术、药物等。

1. 风险因素 特发性卵巢早衰占 74%~90%，但可有家族史。病因包括遗传变异、自身免疫损伤、手术、放疗或化疗、环境因素和代谢因素等，见表 2-8-13-3。

表 2-8-13-3 卵巢早衰病因

遗传性因素
X-性连锁遗传（单体，三体，缺失，转位，脆状 X 综合征，FMR1、FMR2、BMP15 突变）
常染色体显性遗传（ROXL2，FSHR，LHR，FSHβ，LHβ，inhibinA，GALT，AIRE，NOGGIN，POLG）
自身免疫性因素
自身免疫性内分泌疾病（甲亢，甲减，甲旁减，1 型糖尿病，垂体炎，Addison 病）
非内分泌病（特发性血小板减少性紫癜，慢性念珠菌病，白癜风，秃头，溶血性贫血，恶性贫血，类风湿关节炎，干燥综合征，原发性胆汁性肝硬化，慢性肝炎等）
自身免疫性多内分泌腺综合征（Ⅰ型，Ⅱ型，Ⅲ型）
感染因素
流行性腮腺炎性卵巢炎
其他感染（结核，疟疾，水痘，志贺菌属感染，巨细胞病毒感染，单纯疱疹等）
医源性疾病
双侧子宫附件切除术
化疗或放疗
卵巢固定术
药物（氯丙嗪，甲基多巴，雄激素）
内分泌代谢疾病
内分泌疾病（2 型糖尿病，垂体功能减退症，PRL 瘤，17-羟化酶缺陷症等）
代谢性疾病（1-磷酸半乳糖尿苷酸转移酶缺陷症，Gaucher 病，蛋白-热能）
营养不良症，系统性淀粉样蛋白变性，血色病，POEMS 综合征，半乳糖血症等）
特发性卵巢早衰

（1）遗传变异：研究发现，HS6ST1、HS6ST2、INHA 和 MATER 基因与 POF 相关，大约 10% 的患者存在性染色体或常染色体异常［如 46，X，der（X）t（X；19）（p21.1；q13.42）mat、46，X，t（X；2）（q21.33；q14.3）dn、46，X，der（X）t（X；Y）（q26.2；q11.223）mat、46，X，t（X；13）（q13.3；q31）dn 等］，遗传位点位于 Xq21.3~Xq27（1 型）和 Xq13.3~21.1（2 型）。脆性 X 智力障碍（fragile X mental retardation，FMRI）基因突变引起脆性 X 综合征，与 Xq27.3 上的 5′-UTR 过多 CGG 重复序列有关，因基因沉默而导致智力障碍。自身免疫调节（AIRE）基因突变引起多内分泌腺自身免疫病。自身免疫因素改变 T 细胞亚群，T 细胞介导的免疫损伤使 B 细胞生成过

多的自身抗体，而效应抑制/毒性淋巴细胞数目减少，自然杀伤细胞也减少[4]。

到目前为止，在 X 染色体上仅发现 2 个与卵巢早衰关系密切的基因：①FMRI 定位于 Xq27，FMRI 重排导致脆性 X 综合征。病因主要是不稳定的 CGG 重复序列扩增；当重复序列超过 200 次时，该基因的启动子被高度甲基化，因转录过程被抑制而导致 FMRI 蛋白缺乏。②骨形态生成蛋白-15（BMP-15）基因是卵子合成的一种生长因子，属于 TGF-β 超家族中的一个组分，其主要作用是促进卵泡发育。BMP 基因位于 xp11.2。卵巢早衰患者与 BMP-15 突变（PY235C）直接相关[5-7]。

多数患者的病因未明。卵巢早衰的流行具有种族和家族聚集现象，说明遗传因素在本病的发生中起了重要作用。因为抑制素对垂体 FSH 和卵巢的配子发生（gametogenesis）均有调节作用，所以抑制素是卵巢早衰的候选因子。抑制素的 α 亚基错义突变引起卵巢早衰，其他的候选基因包括 NOBOX、NR5A、FIGLA、PGRMC1[8,9]，见表 2-8-13-4 和图 2-8-13-1，FSH 和抑制素 B 在卵巢早衰中的作用见图 2-8-13-2。

（2）FSH 不敏感综合征：FSHβ 突变或 FSHR 突变与基因多态性引起 FSH 不敏感。女性人群中，卵巢组织对 FSH 的敏感

表 2-8-13-4 与卵巢发育和功能相关的候选基因

基因	染色体定位	与卵泡发育和卵巢早衰的关系
FMR1	Xq27.3	调节卵子发育与卵泡数目
SF1	11q13	调节性分化卵泡成熟和卵巢类固醇激素合成
INHA（抑制素-α）	2q33-36	调节卵泡生成
LHR（LH 受体）	2p21	调节卵泡生成和卵子成熟
FSHR（FSH 受体）	2p21	调节卵泡发育
FOXL2	3q23	调节卵泡发育
FOXO3a	6q21	调节卵泡活性
ER（雌激素受体）	6q25	调节卵泡发育
CYP19A1	15q21.1	通过与 ESR1 基因相互作用调节卵泡发育与分化
CXCL12（化学因子）	10q11.1	调节原基卵泡发育移行与存活
FMR2	Xq28	不明
NOBOX	7q25	调节卵泡早期发育
DIAPH2	Xq22	调节卵泡发育
MTHFR		调节卵泡发育
LAMC1	1q31	排卵时高表达

注：MTHFR：methylenetetrahydrofolate reductase，甲基四氢叶酸还原酶

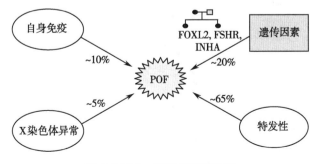

图 2-8-13-1 卵巢早衰的病因

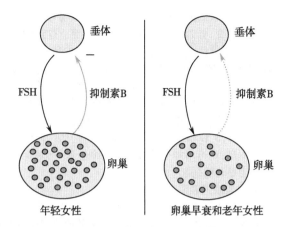

图 2-8-13-2 FSH 和抑制素 B 在卵巢早衰中的作用

老龄女性卵泡数目减少，抑制素 B 水平降低，因而 FSH 升高；同样，抑制素 B 基因突变也发生类似病理生理变化

性存在明显差异，其原因主要来源于 FSH 受体（如 Ser680Asn 与 Thr307Ala）和雌激素信号途径中多种因子的多态性。患者以闭经和第二性征发育差及卵巢早衰为特征。卵巢大体标本形态和大小均正常，仅少数患者的一侧卵巢呈条索状或发育不良。月经逐渐变得不规则，最后在 40 岁前闭经。在月经停潮过程中，可出现阵发性脸潮红和微汗等更年期综合征症状。

（3）感染与理化因素：儿童期、青春期患流行性腮腺炎可合并病毒性卵巢炎，导致卵巢功能丧失。严重的化脓性的、淋菌性盆腔炎也可以造成卵巢功能减退。能引起卵巢早衰的物理化学因素很多，如化疗、放疗等[10]。半乳糖血症虽罕见，但半乳糖血症导致的卵巢早衰却很常见。卵巢早衰主要与半乳糖-1-磷酸对卵泡的毒性有关。环境中的内分泌干扰剂如噪声、纺织染料、染发剂、干洗制剂、杀虫剂、镉、砷、汞污染与卵巢早衰有一定关系。随着环境污染加剧，食品、生活用品中类雌激素化合物均可对易感人群具有不可忽视的影响。氯丙嗪、甲基多巴和 5-HT 增加 PRL 释放，抑制卵巢排卵。某些抗癌药如 5-氟尿嘧啶、环磷酰胺和甲氨蝶呤等也可引起 FSH、LH 升高，E2 可高可低，排卵受抑制，易出现卵巢功能早衰。化疗药物致使体内自由基产生增多，引起的脂质过氧化是化疗药物导致性腺损伤的主要原因。某些麻醉剂可改变下丘脑-垂体对促性腺激素及 PRL 的调控进而影响生育功能、性腺功能及月经周期。

（4）自身免疫因素：有些患者可能合并了其他自身免疫性疾病，如自身免疫性甲旁减、自身免疫性肾上腺皮质功能减退症、原发性性腺功能减退症、自身免疫性甲减、自身免疫性糖尿病或 SLE 等。血中可检出器官特异性自身抗体。不携带 FMRI 重排的妇女特别容易发生自身免疫性疾病，如自身免疫性甲状腺炎和纤维性肌痛症（fibromyalgia）。卵巢早衰患者常伴有自身免疫性肾上腺病及另外一种自身免疫病。性腺和肾上腺可能存在共同的免疫抗原，使两者均成为自身免疫性多发性内分泌腺病 I 型或 II 型）的发病组织。

（5）不良生活方式：嗜烟、酗酒可损伤卵子、输卵管，引起不孕。女性须获得至少占体重 17% 的脂肪才开始月经初潮；获得占体重 22% 的脂肪量才可能怀孕。但是，过度肥胖可引起性腺功能减退和生育力下降。体质指数>30kg/m² 或<20kg/m² 均不易受孕。肥胖者容易并发不育症，主要与不排卵、月经紊乱、流产有关。在 PCOS 患者中，慢性的能量代谢正平衡导致肥胖，并不断消耗脂肪的贮存能力，引起代谢

并发症,如胰岛素抵抗与雄激素过多。慢性吸毒者的内分泌功能有明显改变,如月经紊乱、闭经或阳痿等。过量使用可卡因后,可刺激促性腺激素、ACTH、皮质醇或皮质酮分泌,抑制PRL释放。慢性吸毒成瘾者在戒毒时出现严重的"戒断反应",内分泌改变主要有血PRL升高,脑组织葡萄糖代谢增加,多巴胺D2受体结合力下降,多巴胺能神经活动降低。

(6)营养素缺乏:维生素和微量元素与生育也有一定关系。维生素A、B、C和E等的缺乏以及微量元素锌、铜、锰、硒和铁等不足,均可增加受孕难度。在维生素中,对生殖功能影响最为显著的是维生素E。

2. 雌激素缺乏和阴道炎

(1)雌激素缺乏表现:卵巢残留的卵泡量决定了卵巢功能缺陷的特点。如果在青春期前卵泡丢失的速度很快,即发生原发性闭经和第二性征不发育。卵巢早衰属于提前出现的继发性闭经,病史和体格检查可发现患者的月经不规则或已经闭经,此外,患者还常伴有泌尿生殖道、精神神经系统、乳腺、皮肤、毛发与骨骼系统的表现。卵巢早衰的主要风险是染色体异常所致的卵巢肿瘤,患者需定期做相关检查。因雌激素缺乏,骨质疏松症的风险明显增加。第二性征退化和性器官萎缩,外阴干枯,易合并阴道炎。宫颈萎缩,体积缩小,宫颈黏液分泌减少。输卵管和卵巢体积缩小,生殖器官松弛。卵巢早衰者常有潮红、自汗和心悸。患者诉面部、胸部和颈部灼热,烦躁、口干,体表温度升高,持续数秒至10余分钟不等;继而出汗。雌激素缺乏使泌尿系统上皮萎缩,引起萎缩性膀胱炎,表现为尿急、尿失禁、尿频、排尿困难、尿道口疼挛等。

(2)乳腺和皮肤与毛发表现:乳腺、皮肤与毛发呈现老龄化改变,但同时伴有相对性雄激素增多表现。乳腺萎缩,乳头、乳晕色素减退。皮肤干燥、瘙痒。绝经后,阴阜的附属毛发脱落。身体和四肢的毛发增加,偶伴脂溢和痤疮。

(三)诊断与鉴别诊断 卵巢早衰是一种临床表象,其诊断的主要依据是闭经、促性腺激素升高和雌激素缺乏表现三联征,但是当该三种情况单独出现时,诊断前必须排除引起闭经、促性腺激素升高和雌激素缺乏的其他临床情况。因此需要仔细查找原发病因。染色体核型分析、甲状腺激素测定、血糖和糖耐量试验、血钙磷测定、下丘脑-垂体影像检查与激素测定可排除相关疾病。

1. 高FSH血症伴卵巢功能减退 在临床上,遇有下列情况时,要想到卵巢早衰可能:①40岁前发生的高促性腺激素性性腺功能减退症,②40岁前发生的月经过少、月经紊乱或闭经。③血FSH升高。伴有以上表现者,如两次以上的血(有月经者采月经中期血)FSH>40U/L即可确立诊断。但是,卵巢早衰仅仅是一种功能诊断,其病因复杂,应进一步查找可能存在的病因。X染色体异常(如45,XO和47,XXY及其嵌合型等)是引起卵巢早衰的最常见原因;其次为慢性高PRL血症、卵巢慢性炎症;系统性淀粉样蛋白变性、血色病、POEMS综合征等引起的卵巢早衰少见,应注意鉴别。此外,为排除提前出现的继发性闭经,需进行染色体核型鉴定、血TSH、PRL、内分泌腺自身抗体和半乳糖测定。

2. 氯米芬兴奋试验 卵巢功能低下所致的闭经者血基础FSH>30U/L(月经周期第2~3天)。基础FSH上升预示卵巢储备功能的下降。亦可根据基础FSH及FSH在氯米芬(clomiphene,克罗米芬,氯底酚胺)试验估计卵巢储备功能。氯米芬兴奋试验对卵巢储备功能的预测较基础FSH更敏感。氯米芬试验主要用于测定卵巢储备功能。在下丘脑,氯米芬与雌、雄激素受体结合,同时抑制下丘脑ER的募集,解除雌激素对下丘脑垂体的负反馈作用,引起GnRH的释放,增强垂体促性腺细胞对GnRH的敏感性。具有正常卵巢储备功能者,服用氯米芬后卵泡产生的抑制素和/或E_2能拮抗氯米芬对下丘脑-垂体的影响,FSH可被抑制在正常范围内;如果卵巢产生的抑制素和/或E_2不足,FSH分泌过多。因此兴奋后FSH水平反映了卵泡发育时的反馈调节情况,并能检出单用基础FSH不能发现的卵巢储备低下者,此试验可对卵巢储备和生殖潜能作出预测。

3. 病因诊断 为了确定卵巢早衰(血清FSH>40U/L,E_2<20pg/ml)的病因,一般需要进行下列检查①染色体核型;②肾上腺抗体与皮质功能、甲状腺抗体与甲状腺功能;③血糖和胰岛素;④下丘脑-垂体功能与肿瘤;⑤血钙和血磷;⑥骨密度。

(四)治疗和预防 卵巢早衰的主要并发症骨质疏松、心血管病等,积极治疗可显著提高患者的生活质量,预防或延迟其发生。首先应去除引起卵巢早衰的病因,病尽量保存卵巢的雌激素合成功能,必要时应促进排卵功能。对于绝经期症状明显者,雌激素补充治疗(HRT)是唯一的有效途径。为了减少乳腺癌或心血管事件的风险,可采用低剂量、短疗程的给药方法。目前没有HRT治疗POF的大型临床对照研究,HRT对POF的长期疗效和风险未明。因为服药的对象年龄较轻,雌/孕激素缺乏的原因和性质与绝经后或骨质疏松妇女有所不同,对HRT的反应也应该有较大区别。

1. 雌激素/孕激素替代或口服避孕药 雌激素替代治疗详见本章第3节。偶尔,在雌激素替代治疗过程中可发生妊娠,而再次妊娠对促进卵泡发育和恢复卵巢功能有益[11-20]。但因发生自然妊娠的可能性低,如果卵巢早衰患者主动要求妊娠,则需采用人工辅助受孕方法。

2. 预防性卵巢/卵子保存 内分泌腺体的自身免疫性疾病具有自动缓解或自愈特点,其中最明显的例子是Graves病、Addison病、自身免疫性卵巢早衰和散发的特发性甲旁减[21],但希望自愈的概率太低,因而必须迅速提高卵巢早衰患者的生育率。化疗者的年龄和治疗方式是影响卵巢功能的主要因素,对年龄较小和用量较大及反复化疗者应注意保护卵巢功能,防治发生卵巢早衰。低温保存卵巢组织和卵子冻存可能是有效途径[22-26]。在卵子冻存技术中,需要首先用药刺激卵巢排卵,因为常规的促排卵为非生理性的,影响卵子质量,故建议用芳香化酶抑制剂(如来曲唑,letrozole)更为安全(表2-8-13-5)。

表2-8-13-5 卵巢冷冻保存和卵巢皮质移植研究

研究者	诊断	分娩活婴
Donnez	霍奇金淋巴瘤	1
Donnez	神经肿瘤	1
Meirow	非霍奇金淋巴瘤	1
Demeestere	霍奇金淋巴瘤	1
Andersen	Ewing瘤	3
Andersen	霍奇金淋巴瘤	1
Silber	POF	1
Silber	霍奇金淋巴瘤	2
Piver	多发性血管炎	1
Pellicer	乳腺癌	1
Piver	Sickle细胞病	1
Revel	霍奇金淋巴瘤	2

【病例报告】

（一）病例资料　患者女性，18岁。因继发性闭经就诊。既往有重症肌无力和眼睑下垂3年，应用溴吡斯的明（120mg/d）疗效欠佳，11个月来加用和泼尼松（60mg/d）治疗。2个月后因出现双相情感障碍等精神症状而减少泼尼松用量，同时加用奥氮平（15mg/d）。月经初潮12岁，直至诊断为重症肌无力后13个月（口服奥氮平3个月），其月经周期规则。此后月经紊乱，青春期发育Tanner 5期，其他体格检查无异常发现。血清泌乳素正常，FSH 56.23mU/ml，LH 25.43mU/ml，抑制素B<10pg/ml，E₂ 18pg/ml。随着时间推移，逐渐出现卵巢功能衰竭（表2-8-13-6）。诊断为原发性卵巢功能不全，腹腔超声发现左侧卵巢巨大囊肿（57mm×

95mm×112mm）。抗卵巢抗体和抗21-羟化酶抗体阴性，乙酰胆碱受体抗体阳性。TPOAb和TgAb阴性。MRI显示胸腺增大，切除的胸腺病理检查显示为胸腺卵泡增生。胸腺切除术后3个月月经恢复正常，血清LH、FSH降至正常，但左侧卵巢囊肿无变化。6个月后切除卵巢囊肿（良性黏液性囊肿）。

（二）病例讨论　在卵巢早衰病例中，约4%的患者为自身免疫性卵巢炎肾脏的卵巢自发性早衰，血清类固醇激素生成细胞抗体阳性。本例患者合并了重症肌无力，抑制素B和雌激素水平达到绝经后水平。胸腺切除6个月后再行卵巢囊肿切除使月经晚期恢复正常，说明有些自身免疫性卵巢炎引起的卵巢早衰可以通过胸腺切除治愈。

表 2-8-13-6　实验室检查

日期	血清 FSH（mU/L）	血清 LH（mU/L）	血清 E₂（pg/ml）	血清泌乳素（ng/ml）	血清抑制素 B（pg/ml）	血清 21-羟化酶抗体（<0.5U/ml）
2007-12-12	5.6	4.0	10.0			
2009-01-08	56.2	25.4	18.0	13.5	<10	1.0
2009-05-04	51.3	32.2	<10			
2009-10-07	9.6	6.1	68.0	12.0		

（莫　琼）

第14节　女性更年期综合征

绝经（menopause）指卵巢功能停止所致永久性无月经状态。绝经的判断是回顾性的，停经后12个月随诊方可判定绝经。围绝经期（perimenopausal period）指妇女从生育期的规律月经过渡到绝经的阶段，包括从出现与卵巢功能下降有关的内分泌、生物学和临床特经起，至末次月经后一年。共同的表现是出现月经的不规则，介于40~60岁之间。绝经综合征（climacteric syndrome 或 menopausal syndrome，MPS）是指在此时期由于卵巢功能衰退而引起的下丘脑-垂体-卵巢轴功能障碍，出现一系列躯体症状的综合征。

绝经可分为自然绝经（natural menopause）和人工绝经（induced menopause）两种。前者指卵巢内卵泡耗竭，或残余的卵泡对促性腺激素丧失了反应，卵泡不再发育和分泌雌激素，导致绝经。后者是指手术切除双侧卵巢或放疗和化疗等损伤卵巢功能。

近几十年来，妇女寿命延长，我国妇女平均寿命达75岁，而绝经年龄并无改变。因而许多妇女一生中，有1/3的时间在绝经后度过。围绝经期妇女由于卵巢功能逐渐降低，体内雌激素降低，常出现围绝经期症状，严重影响妇女的生活质量。围绝经期为一种自然现象，对机体无大妨碍。但一些患者的症状很重，影响生活[1]。绝经后易并发泌尿生殖系感染、老年性阴道炎、性交疼痛、温度波动过大、感觉异常、精神病样发作、骨质疏松症、糖代谢异常和高血压等。

【病理生理】

病理性绝经是由于下丘脑-垂体-卵巢轴病变（性染色体异常、卵巢发育不全、肿瘤、炎症和药物）或全身病（甲状腺疾病、肾上腺疾病、贫血、营养不良和免疫缺陷等）所致。人工绝经是基于某些疾病治疗的需要，手术切除或放疗致卵巢功能永久性损害所致。自然绝经是由于卵泡数目逐年减少

终至排卵停止，以致绝经。卵细胞数目随增龄呈指数减少，并且这种减少是不可逆性的，源于出生后卵母细胞的消失。少女初潮时，双卵巢卵泡总数约40万~50万个，发育期排卵400~500个，余者归于闭锁。30岁时卵泡数目开始减少，37.5岁时卵泡数目减至25 000个，以后卵泡数目以不可思议的速度减少，接近51岁时只剩余1000个。可以根据卵泡细胞的数目，依照数学模型来预测绝经的年龄。当卵泡消耗殆尽或残留卵泡对促性腺激素不发生反应时，卵泡停止发育，不再合成激素而发生绝经，HPO轴出现相应的变化。

（一）肾上腺和外周组织转化　女性的雌激素来源于以下组织：①卵巢；②皮肤细胞（主要为皮肤成纤维细胞）；③脂肪细胞（包括皮下脂肪细胞）；④下丘脑；⑤乳腺癌细胞和异位的子宫内膜细胞。当卵泡发育减缓或停止时，雌二醇（E₂）减少，循环雌酮（E₁）减少的幅度较E₂小，因而E₂/E₁下降。绝经后，肾上腺是分泌雌激素的主要来源。但由肾上腺或卵巢直接分泌的不多，大部分来自雄烯二酮在外周组织（脂肪、皮肤、肌肉、肝、肠）的转化。绝经后，雌激素的外周平均转化率是有排卵妇女的2倍（转化率2.8%~6.5%），肥胖者更高。E₁可还原为E₂，因此绝经后雌激素生成从腺内（卵巢）向腺外（外周）转移，雌激素形式从E₂向E₁转移。绝经后雌酮代谢清除率减少20%，平均生成率为55μg/d；E₂代谢清除率下降30%，平均生成率为12μg/d。研究发现，绝经后雌激素受体两种亚型（ERα和ERβ）的表达水平与绝经前有显著的差异，绝经期ERβ表达明显降低，而这两种亚型皆存在于调节生物节律的视交叉上核，提示绝经前后ER亚型的改变可能与围绝经期症状有关。孕激素由卵巢黄体合成，排卵后无黄体形成，则不能合成孕激素。绝经后孕酮水平仅为绝经前卵泡期孕酮水平的30%。老年妇女存在的少量孕酮来自肾上腺。雄激素在女性体内有重要的生理作用。老龄妇女的卵巢和肾

上腺雄激素减少对健康有明显影响,特别是心血管功能。因此,绝经后妇女常采用去氢异雄酮或睾酮替代治疗。

(二)绝经后卵巢分泌睾酮增多 虽然女性的血清雄激素水平较男性低20~25倍[1],但因为雄激素是合成雌激素的前体,所以雄激素在卵泡成熟过程中仍然起了十分重要的作用[2-7]。老年女性雄激素缺乏可引起性功能和肝功能障碍、情绪低落、肌力不足和骨质疏松[3]。女性30~40岁后睾酮水平降低[8],绝经时降至绝经前水平的15%左右[9],绝经后2~5年内进一步下降约60%[10]。因此,适当补充雄激素有益于绝经后女性的健康。

绝经后循环雄激素减少,雄烯二酮生成率为1.6mg/d,为绝经前的50%,睾酮轻度降低,睾酮生成率约为150μg/24h,仅较年轻者低1/3。绝经后卵巢直接分泌的睾酮比绝经前显著增多,其原因为过多的促性腺激素刺激,卵鞘膜细胞、间质细胞和门细胞呈不同程度增生而致雄激素增高,同时缺乏雌激素的对抗,从而某些老年妇女可出现肥胖、多毛甚至男性化表现。游离睾酮较生育期妇女轻度降低,而结合睾酮较绝经前增高50%,结合睾酮的升高主要由于血清中的性激素结合球蛋白(SHBG)增高。绝经后SHBG升高约44%。体外试验发现,IGF-1抑制SHBG生成,随着年龄老化,这种抑制作用逐渐减弱,从而出现SHBG增高。内脏型肥胖更易发生于绝经后女性,但在肥胖女性中并没有明显的激素水平变化,而只表现在体质指数(BMI)与SHBG的明显相关性,两者之间呈负相关变化。绝经后肾上腺脱氢异雄酮(DHEA)和硫酸脱氢异雄酮(DHEAS)明显下降。DHEA生成率为4.91mg/d,为绝经前的35%~40%;DHEAS生成率为(18.3±6.1)mg/d,为绝经前的40%。这些激素的减少是否与绝经或衰老有关尚不清楚。DHEA和DHEAS分泌的明显下降提示肾上腺激素分泌功能已发生改变。

(三)FSH和抑制素调节紊乱 围绝经期可分为三个时期:①Ⅰ期:下丘脑-垂体功能活跃期,FSH开始升高,卵巢对促性腺激素的敏感性降低,性激素合成减少。②Ⅱ期:排卵和黄体功能衰竭,无排卵和存在黄体功能不全,但仍有部分雌激素分泌,致月经失调、功能性子宫出血、子宫内膜增生过度和内膜癌。③Ⅲ期:卵巢卵泡衰竭,卵泡耗竭殆尽,性激素匮乏、绝经。性激素生成转向外周组织和肾上腺。

绝经意味着月经永久性的终止,是卵泡功能衰竭的结果。FSH是反应卵泡活性确切的间接指标。基础FSH水平升高与卵巢的储备力降低有关。卵巢功能衰竭的最早变化是FSH的升高。垂体FSH的释放受卵巢负反馈抑制较LH敏感,卵巢功能下降使垂体FSH分泌增多,文献报道FSH基础值>10U/L是卵巢功能开始衰竭的激素特征。绝经后(>50岁)FSH急剧升高。绝经2~3年时可达最高水平,此时FSH约为正常卵泡期的13~14倍。LH缓慢升高,约为正常卵泡期的3倍,持续5~10年之久。绝经后两种促性腺激素仍呈脉冲性释放,频率与绝经前卵泡期类似,但幅度更大些。幅度增大的原因是下丘脑激素GnRH的释放增加和低雌激素水平引起的垂体对GnRH反应性增强。受雌激素降低的影响,PRL分泌减少,而TSH、GH、ACTH分泌仍正常。抑制素(INH-B)是卵巢颗粒细胞分泌的一种异二聚体蛋白质,峰值主要出现于卵泡早期,调节FSH的分泌。在围绝经期时,分泌减少,使FSH升高;INH-B比基础FSH和E_2水平更能直接且灵敏地反映卵巢的储备力。

(四)肾上腺雄激素变化 肾上腺类固醇激素生成的两条基本途径见图2-8-14-1,睾酮和雄烯二酮与受体相互作用的机制见图2-8-14-2。肾上腺皮质的雄激素生成随着增龄而逐年下降,而在绝经过渡期血清DHEAS升高,而绝经过渡期FSH升高,E_2下降[11]。

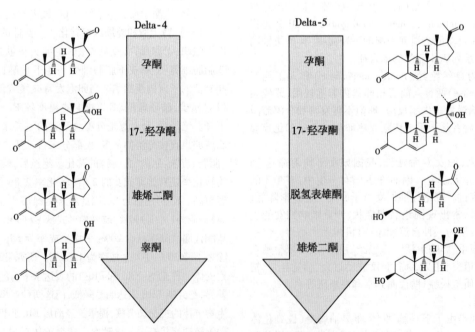

图2-8-14-1 肾上腺类固醇激素生成的两条基本途径

δ-4途径是盐皮质激素、糖皮质激素和雄烯二酮与睾酮的关键代谢途径;雄烯二酮与睾酮在外周组织芳香化为雌激素;δ-5途径是生成去氢异雄酮和去氢异雄酮硫酸盐的关键途径,去氢异雄酮又转化为许多生物活性固醇类物质的底物;类固醇合酶3-β-羟类固醇脱氢酶(或δ4/5异构酶)将δ-5转换为δ-4激素

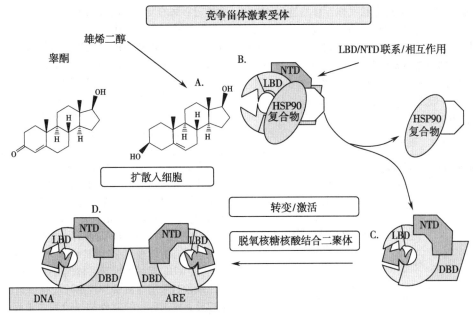

NTD: N-末端结构域, LBD: 配体结合域, DBD: 脱氧核糖核酸结合域
ARE: 雄激素效应元件, HSP90: 热激蛋白质 90

图 2-8-14-2 睾酮和雄烯二酮与受体相互作用的机制

睾酮或雄烯二酮相互竞争雄激素受体; A. 雄烯二酮与受体的结合亲和力低, 如果其浓度很高, 可提高结合量; 中年女性雄烯二酮浓度高于睾酮 1 倍, 故能与受体的配体结合域(LBD)结合; B/C. 与配体结合后的受体复合物从热休克蛋白中解偶联, 并与受体的配体结合区形成单体(monimer)而暴露; D. 两个单体结合成二聚体作用于 DNA 雄激素结合元件(ARE), 启动靶基因表达

【临床表现】

女性的围绝经期时间个体差异很大, 短者约 1 年, 长者可达 7~8 年, 平均 2~4 年。临床症状轻重不一, 可能与生活环境、文化修养、精神状态和个人性格等有关。人工绝经者症状往往比自然绝经者严重。症状可以是短暂性的或一过性的, 也可能持续较长时间。绝经早期主要表现为血管舒缩障碍性症状, 晚期(>5 年)相继出现各器官系统衰老性表现。

(一) 绝经后雌激素缺乏 围绝经期最先出现的临床表现是月经周期的改变, 可有下列几种情况: ①月经突然停止。由于卵巢功能衰退呈渐进过程, 此情况少见。②多数情况下, 月经量和月经持续时间逐渐减少或缩短, 至点滴状出血, 最终月经停止或月经周期延长。③少数表现为月经频发、出血更多, 也可为月经间期出血, 但可能提示存在器质性病变。闭经 1 年之后, 再出现卵巢卵泡活化的阴道出血十分少见。老年妇女在相当长时间闭经之后, 又出现阴道出血, 往往提示存在器质性病变。

由于雌激素是维持女性生殖道生长的主要激素, 绝经后, 第二性征退化和性器官萎缩, 所有生殖器外观均会发生改变: ①外阴干枯, 阴道黏膜变薄, 酸性降低易合并感染, 发生老年性阴道炎。由于上皮变薄, 阴道冲洗时轻微损伤即可引起阴道少量出血。②宫颈呈萎缩样改变, 体积变小, 宫颈黏液分泌减少致使阴道过于干涩, 引起性交痛。子宫内膜和子宫肌层萎缩。③输卵管和卵巢体积缩小。随着雌激素水平下降, 生殖器官支持结构张力减低。绝经后雌激素缺乏可引起症状性、进展性盆底松弛。

雌激素对维持膀胱和尿道上皮起重要作用, 雌激素水平降低可使泌尿系统上皮呈现与阴道上皮类似的萎缩性变化, 可引起萎缩性膀胱炎, 表现为尿急、尿失禁及尿频。还可形成尿道肉阜、排尿困难、尿道口痉挛, 偶可出现血尿。

(二) 雌激素降低与睾酮增多 乳腺萎缩、下垂, 乳头、乳晕色素减退, 乳腺组织软塌。皮肤干燥、多皱、色素沉着和老年斑, 易发皮肤病、瘙痒。皮肤老化症状随围绝经期的到来而出现, 提示雌激素水平下降可能是内源性皮肤老化的重要原因。研究发现, 围绝经期妇女局部用雌激素后皮肤滋润, 弹性增加, 毛孔变小, 皱褶明显变浅, 可能与雌激素刺激真皮组织产生酸性黏多糖、透明质酸和胶原Ⅲ明显增加, 皮肤增厚及保水性好有关。绝经后, 阴阜的附属毛发有一定程度的脱落。身体和四肢的毛发增加或减少, 偶伴轻度秃顶、脂溢和痤疮, 与雌激素降低而睾酮相对增多有关。

(三) 围绝经期综合征症状 血管舒缩障碍症状群是雌激素缺乏, 自主神经功能障碍, 引起发作性潮热(hectic fever, tidal fever)、潮红(flushing)、自汗和心悸为特征的综合征。患者感头胀, 程度逐渐加强甚至出现潮热、偏头痛和失眠[12,13]。典型者诉面部、胸部和颈部的轰热感和灼热感, 伴心悸、乏力、头昏、烦躁和口干, 患者多脱衣、袒臂、开窗以驱热。面、颈、腹部潮红, 体表温度升高, 也可波及下腹、躯干、四肢, 持续数秒至十余分钟不等, 平均持续 4 分钟; 继而全身出汗, 以头颈部、胸部及背部为明显。发作频率多至每 1~2 小时 1 次, 少则每 1~2 周 1 次。夜间发作时, 多突然梦中惊醒,大汗淋漓,伴失眠和焦虑。进餐、运动、情绪激动、过度兴奋、喝浓茶或咖啡等,常诱发上述症状发作。自然绝经妇女75%~80%有此症状,月经开始紊乱时即可出现。大部分在绝经后2~5年内出现,其中持续1年以上者约85%,5年以上者25%~50%。潮热可能与雌激素分泌下降影响5-羟色胺的代谢过程及正常分泌,使交感神经系统及体温调节中枢不稳定有关。临床上,一般用Moyad评分(Moyad scale)估计面部潮热的程度(表2-8-14-1)。

表2-8-14-1 面部潮热的评价标准

	每周发作次数	持续时间	表现
轻度	1	<1分钟	部分皮肤(面部为主)温暖,无出汗
中度	2	<5分钟	皮肤温热感觉的部位广泛且伴不适与出汗,需要减少衣着
重度	>3	>5分钟	有皮肤温热和烧灼感,部位广泛,明显出汗,影响生活

注:1次发作计1分,1天内的分数计为总分,为了减少误差,建议以周为单位进行评价;本评价标准是在Moyad建议的基础上,部分修改而定

(四)精神心理表现 情绪不稳定、急躁、忧虑、抑郁、多疑、记忆力减退、神经过敏、精力不集中和感觉异常(麻木、刺痛、爬虫感),严重者类似精神病发作(抑郁型或躁狂型),可能由于雌激素水平下降及其受体变化引起机体物质代谢改变,致多巴胺、去甲肾上腺素失调及阿片样物质的活性降低所致。夜间盗汗可因绝经、恶性肿瘤、增生免疫性疾病或感染引起,轻度盗汗亦可见于正常人。盗汗的定义见表2-8-14-2。

表2-8-14-2 盗汗的定义

作者,年份	定义目的	定义内容
Lister 等,1989	临床研究	1个月来反复发生的夜间出汗
Smetana,1993	临床实践	出汗的程度达到需要更换睡衣
Holtzclaw,1996	临床实践	睡眠中的明显出汗
Chambliss,1999	临床实践	不寻常的夜间出汗
Mold 等,2008	临床实践	1个月来发生的夜间出汗
Mold 等,2002	临床研究	1个月来在无过多高温下发生的夜间出汗
Lea and Aber, 1985	临床研究	轻度盗汗:不需要更换衣服的夜间出汗
		中度盗汗:因起床洗脸或擦汗而影响睡眠,不需要更换衣服
		重度盗汗:夜间出汗后需要更换衣服或洗澡
Quigley-Baines, 1997	临床研究	轻度盗汗:不需要自行处理的夜间出汗
		中度盗汗:不需要更换内衣的夜间出汗,需要洗脸或擦汗
		重度盗汗:需要更换内衣或床单的夜间出汗

(五)心血管病和骨质疏松风险 流行病学资料表明女性冠心病的发病年龄较男性推迟10年,绝经期前女性冠心病发病率与男性之比约为1:3~1:10,绝经期后女性与男性相近。切除卵巢后的女性患心血管疾病的概率与自然绝经的妇女相似。绝经前妇女心血管疾病的危险性明显低于同龄男性,然而绝经后的发病率显著升高,其原因在于雌激素锐减。动物模型及人体研究表明,雌激素可通过直接效应[如改善内皮细胞功能,抑制血管平滑肌细胞(VSMC)增殖、迁移]、间接效应(如调节脂代谢、改善血流动力学参数和凝血纤溶系统的功能以及抗氧化作用)改善血管功能,减弱有害刺激的细胞反应;此外,雌激素对绝经后2型糖尿病妇女的糖代谢和血脂有益,能减低其纤溶酶原激活物1(PAI-1)和脂蛋白α(LP-αa)[14]。在一定的年龄段和正常的心血管系统,雌激素具有保护作用,ER不但介导了雌激素的这些效应,而且能够直接作用于某些环节发挥有益的作用。近来的研究包括心脏雌激素/孕酮替代研究(HERS)和妇女健康首创研究(WHI)动摇了性激素替代治疗对冠心病的防治,冠心病二级预防采用性激素替代治疗应持慎重的态度[15]。HRT治疗显著增加脑血管意外的风险和严重程度,因此HRT不能作为卒中的一级和二级预防措施[16]。由于雌激素缺乏发生骨质丢失,骨密度降低,表现为身材变矮、驼背,易发生骨折、骨关节痛[17,18]。

【辅助检查与诊断】

(一)激素检查

1. **选择性激素测定** 有助于判断卵巢功能状态,FSH>40U/L,提示卵巢功能衰竭。绝经后FSH>40U/L,LH>30U/L,FSH上升早,上升较LH高,测定血浆FSH、LH和雌二醇水平有助于诊断。如切除子宫保留卵巢手术后的患者,血E$_2$<73pmol/L,同时FSH和LH升高提示卵巢功能已衰竭。正常年轻妇女雌二醇水平与在绝经后妇女中所观察到的雌二醇水平不出现重叠,由于卵巢功能减退,血雌二醇常<73pmol/L。雌酮在绝经前后有明显重叠,因此测量雌酮对了解患者的卵巢功能状态无帮助。绝经后妇女血浆雄烯二酮浓度减少约50%,约为2.1nmol/L,血浆睾酮轻度下降(约0.87nmol/L),60~70岁的妇女血浆DHEA和DHEAS平均水平分别降至6.2nmol/L和0.78μmol/L。绝经后孕酮水平显著降低,约0.17ng/ml。

2. **血清抑制素(inhibin B)** ≤45ng//L是提示卵巢功能衰退的最早标志,比FSH更敏感。

3. **抗米勒激素(AMH)** AMH≤0.5~1.0ng/L预示卵巢储备功能下降。

(二)特殊检查

1. **超声检查** 有助于明确某些病理性闭经的病因。盆腔超声检查,测定子宫内膜厚度以确定患者是否存在子宫内膜增生或子宫内膜癌。卵巢B超检查有助于明确某些病理性闭经的病因。

2. **阴道脱落细胞涂片** 绝经后妇女应用阴道脱落细胞涂片仅能对雌激素状态粗略估计,不能用作指导替代疗法的指标。有1/4的妇女早在绝经前数年,阴道涂片即显示雌激素水平有不同程度的低落。相反,绝经后妇女阴道涂片检查显示有雌激素的影响。评价脱落阴道上皮细胞时,不仅要考虑到雌激素活性的影响,还应想到其他激素(尤其是孕酮和睾酮)、局部阴道炎症、阴道出血或癌症的存在,刮取标本的

部位和靶器官(阴道上皮)对雌激素反应的差异等因素也会影响涂片的结果。因此,在绝经后妇女应用阴道脱落细胞涂片分析结果时,应注意:①涂片仅为一种对雌激素状态的粗略测量方法,有时可能完全被误解;②阴道细胞图像不能预测患者是否出现围绝经期的症状和体征;③涂片结果不能用作指导替代疗法的唯一方法;④治疗阴道萎缩前涂片,有助于确定雌激素的用量。

3. 分段诊断性刮宫和内膜活检 有绝经后流血者,应作分段诊断性刮宫和内膜活检以除外宫颈病变和子宫内膜癌。刮宫需分别在宫颈、宫体内取材,分别送检查,围绝经期妇女由于无孕酮的拮抗作用,子宫内膜多呈增殖期改变,对外源性孕激素有撤退性出血反应,也可呈萎缩改变。

4. 骨密度测定 可确定有无骨质疏松并发症。

(三) **鉴别诊断** 许多疾病均可引起与围绝经期相似的症状和体征,一般来说,根据其临床表现可作出初步诊断。

1. 伴潮热症状的其他疾病 如甲亢、嗜铬细胞瘤、类癌综合征、糖尿病神经病变、烟碱酸过量、结核和其他慢性感染等。上述疾病产生的皮肤潮红不具备围绝经期潮热发作的特点(持续时间、身体上的特殊分布等)。另外,如患者有皮肤潮红症状而无其他围绝经期表现,应进一步做激素测定检查等。

2. 异常阴道出血 40~50岁的患者有月经周期延长和月经量减少,可能是绝经期卵巢功能衰退所致,不必行内膜活检,但如果出现月经频发、月经增多或月经间期子宫出血,应检查子宫内膜。常采用内膜活检法和扩宫刮宫法。绝经6个月后卵巢功能活动再发阴道出血,常与器质性病变有关。此外,许多特殊的外阴和阴道病变(如滴虫性阴道炎、阴道念珠菌病)的表现酷似雌激素缺乏引起的外阴阴道炎,常需特殊检查明确诊断。

3. 心悸与高血压 围绝经期综合征常伴有心悸、头昏等症状,需与神经症、冠心病、高血压和甲亢等鉴别。若无围绝经期所特有的症状(发作性潮热),应进行较全面的检查,排除器质性疾病的可能。

4. 卵巢早衰 如围绝经期综合征发生于40岁前,要想到卵巢早衰可能。对这些患者应做以下的检查:①血FSH≥40U/L,LH反复升高(提示为卵巢早衰);②其他自身免疫性疾病的实验室依据(协助卵巢早衰的诊断);③半乳糖血症的相关检查;④卵巢的影像学检查(排除卵巢肿瘤可能)。

【治疗】

只要卵巢有一定功能,可维持一定程度的阴道出血,一般不需治疗。但少许患者尚存月经功能时,即有潮热症状,需要性激素治疗。对于有围绝经期症状的患者应进行心理咨询,充分解释围绝经期症状属生理性变化,以消除其思想顾虑,减轻其焦虑、忧郁和睡眠障碍等症状[19,20]。

(一) **雌激素制剂**   大量的临床试验证实[21],无论何种形式的雌激素治疗,都能改善生殖道和血管舒缩障碍症状,有效地防治骨质疏松,但有增加静脉血栓、卒中和子宫内膜癌等的风险。雌激素治疗经大型的RCT研究被发现可增加心血管病风险而受到质疑。目前,雌激素主要用于解除血管症状[22,23]。由于雌激素替代治疗可能带来某些并发症,因此对每一患者用药利弊要进行具体评价。

1. ERT/HRT的绝对禁忌证和相对禁忌证 ERT/HRT

的绝对禁忌证:①原因不明的阴道出血;②急性肝脏疾病和慢性肝功能损害;③急性血管栓塞(有或无栓子形成);④神经血管性疾病;⑤近期发生的子宫内膜癌及乳腺癌。ERT/HRT的相对禁忌证:①癫痫发作史;②严重高血压、乳腺囊性纤维性疾病、子宫肌瘤或胶原病;③家族性高脂血症或糖尿病;④偏头痛、慢性血栓栓塞性静脉炎、胆囊疾病、子宫内膜异位症及慢性囊性乳腺炎。偏头痛主要发生于女性,雌激素似乎有独到疗效,但仍需注意雌激素的禁忌证[24]。

E_2在体外有一定的抗炎作用,促进NO和前列腺素生成。选择性雌激素受体调节剂刺激ERα和ERβ调节活动功能,AF-1和AF-2膜受体也间接导致基因转录。而且E_2的血管保护作用并不需要AF-1的参与,而生殖系统的靶细胞则必须存在AF-1。所以选择性雌激素受体调节剂因为不刺激ER-α-AF-1而具有血管保护作用[25]。

2. 使用方法 见表2-8-14-3。

表2-8-14-3 雌激素替代治疗药物与用量

类型	商品名	用法与用量(mg/d)
雌二醇(口服)	Estrace	0.5,1,2
	Gynodiol	0.5,1,2
雌化雌二醇(口服)	Menest	0.3,0.625,1.25,2.5
	Ogen	≥0.625,Menest效应
	Ortho-Est	≥0.625,Menest效应
结合雌激素(口服)	Premarin	0.3,0.45,0.625,0.9,1.25
雌二醇皮贴剂	Vivelle	0.025,0.0375,0.05, 0.075,0.1
	Menostar	0.014
雌二醇凝胶	Divigel	0.5

(1) ERT:仅适用于子宫切除不需要保护子宫内膜的妇女。主要为连续用药方式。单纯雌激素周期疗法以结合雌激素0.625mg/d或其他等量雌激素,每月服25天,停药5天。

(2) HRT:单用雌激素引起子宫内膜增生,因而主张雌、孕激素联合使用,适用于子宫完整的妇女,加用孕激素的目的除对抗雌激素促子宫内膜过度生长的作用外,还对增进新骨形成可能有协调作用[26]。血管症状和阴道萎缩仅用小剂量雌激素短期治疗,且疗效并未得到肯定[27-30]。另外,考虑到阴道局部使用仍然可能进入血液循环,主张改用选择性雌激素受体调节剂如巴多昔芬(bazedoxifene)和雌激素激动剂(estrogen agonist)。

雌激素结合孕激素0.625mg/d或相当剂量的其他雌激素,孕激素用甲羟孕酮2.5~5mg/d。有以下两种服用方式:①雌孕激素序贯应用:适用于年龄较轻,绝经早期,能够接受周期性阴道出血的妇女。模拟生理周期,在用雌激素的基础上每月加用孕激素10~14天。又分为周期性和连续性两种。周期性方案:每月的前25天每天使用雌激素,孕激素通常加用在周期的第12~16天之间,第25天之后雌、孕激素均停用。连续性方案:每天使用雌激素,在每月的第1~14天或每月最后的10~14天之间加用孕激素。②雌、孕激素连续联合应用:适用于年龄较长,不愿有周期性阴道出血的妇女。雌、孕激素每天连续使用。

（3）单用孕激素：当应用外源性雌激素/孕激素治疗时，因为两者的比例不当或存在妇科疾病（如月经紊乱、PCOS、肥胖、低 SHBG 血症等）仍然可以出现孕激素缺乏，其表现是黄体功能不全、子宫内膜增生甚至子宫内膜癌。肥胖使孕激素缺乏的症状进一步加重，因此 PCOS 患者在进入围绝经期后，容易发生子宫内膜增生甚至子宫内膜癌[28]。周期性使用孕激素适用于绝经过渡期，如用醋酸甲羟孕酮 10mg/d，共用 5~7 天。连续性短期使用孕激素适用于绝经后症状重，需要用 HRT 但又存在雌激素禁忌证的妇女。

（4）合用雄激素：可促进蛋白质合成，改善全身状况，拮抗雌激素作用，抑制子宫内膜增长，协同雌激素加强对下丘脑的抑制作用，加强性欲，防治骨质疏松，该方法并不降低雌激素对心脑血管的保护作用，且具有协同和互补作用[31]。临床上适用以下情况：①绝经后单用雌激素围绝经期症状不能缓解者；②绝经前行双卵巢切除的妇女，内源性雌、雄激素均减少者；③骨质疏松明显者；④性功能明显下降者。用法：雌激素配甲睾酮或替勃龙（tibolone）1.25~2.5mg/d，共 21 天，重复用药 3~6 个周期。

（二）其他药物治疗　组织选择性雌激素复合物和地文拉法辛（desvenlafaxine），或者改用非激素类药物，如阿普唑仑、地西泮，加巴喷丁（gabapentin）与可乐定等缓解症状。瑜伽、针刺、运动和磁疗亦有裨益[22,23]。

1. 选择性雌激素受体调节剂　可通过增高内啡肽水平而发挥作用，对子宫内膜无刺激作用。不出现撤退性出血，对下生殖道有轻度雌激素效应，能抑制骨质吸收，减缓骨质疏松症的发生。每次 1.25~2.5mg，每天 1 次，最好每天固定在同一时间服用，用药 6 周后，症状能明显改善，可连续长期服用。外用 SERM 适用于糖尿病、肝病、心血管疾病及肥胖的患者，如爱斯妥凝胶（Estradilum）：为天然雌二醇透皮吸收制剂。涂于皮肤透皮吸收后，暂时储存于皮下组织中并缓慢释出，用药期间药物血浆浓度平稳，无首关效应，无肝脏损害。每天早晨或晚间涂于上臂、肩颈、腹壁和大腿，禁用于乳腺、外阴部位。雌二醇控释贴片：透皮用药可使雌二醇恒定按生理需要量直接进入血液。可连续或周期性使用，但应每周规范加用孕激素。血管运动症状的非药物治疗方法见表 2-8-14-4，血管运动症状的治疗药物见表 2-8-14-5。植物 SERM 似乎有一定作用[32]。

表 2-8-14-4　血管运动症状的非药物治疗

治疗方法	疗效
针灸	针灸的疗效与文拉法辛（venlafaxine）相当，针灸减少血管运动症状发作次数
催眠疗法	减轻乳腺癌患者的血管运动症状有效
调整生活方式，衣着，冷空气，冷饮，避免热饮食和有刺激的食物，降低体重，戒烟	减轻症状 缺乏 RCT 研究证据

表 2-8-14-5　血管运动症状的药物治疗

药物	疗效
黑色升麻（black cohosh）	减轻症状，根据 Kupperman 绝经指数测定，与替勃龙相当；有的研究认为无效，长期疗效不明，肝毒性
黑色升麻与麦芽草（St John's wort）	减轻抑郁症状
脱氢异雄酮（DHEA）	减少发作频率
月见草油（evening primrose oil）	RCT 未见疗效
植物雌激素（phytoestrogen）	临床研究结果不支持应用植物雌激素治疗
异黄酮类（isoflavones）	异黄酮类减轻症状和发作频率
大豆	无效
红三叶草（red clover）	荟萃分析未发现红三叶草有效
木聚糖（lignan）	大剂量木聚糖有效

Desvenlafaxine 属于血清素-去甲肾上腺素再摄取抑制剂类药物，于 2008 年被 FDA 批准用于抑郁症治疗，有关 Desvenlafaxine 治疗血管运动症状的研究见表 2-8-14-6。

表 2-8-14-6　Desvenlafaxine 治疗血管运动症状的疗效

研究者	研究设计	主要结果
Speroff 等	52 周多中心随机双盲对照 707 例绝经后女性	减少发作次数 75%，100mg/d 较佳
Archer 等	26 多中心随机双盲对照 567 例绝经后女性	100mg/d 减少 60%~75% 发作
Archer 等	12 多中心随机双盲对照 458 例绝经后女性	100~150mg/d 减少 50%~75% 症状
Bouchard 等	12 周多中心随机双盲对照 485 例绝经后女性 替勃龙对照	100mg/d 减少 50%~75% 发作

2. 其他药物　HRT 禁忌者可采用其他药物控制与围绝经期有关的潮热症状。中枢性降压药可乐定（可乐宁，clonidine）和甲基多巴均有减轻潮热作用，可乐定作用于下丘脑以"稳定"体温调节中枢，也可能直接作用于周围血管，阻断潮热所特有的血管扩张。可用 0.1~0.2mg，每天 2 次，可减轻潮热频率 30%~40%。其不良作用为眩晕及口干。围绝经期要注意骨质疏松症的预防，尤其在绝经后的数年内补充钙、维生素 D 等能减少骨钙丢失，周期性使用二膦酸盐或必要时注射降钙素均有良好的防治效果。

（莫朝晖）

（本章主审　莫朝晖　袁凌青）

第 9 章

老年内分泌疾病

衰老是生物体的一种退变现象。衰老起初的特点是生理性细胞数目减少，组织容量萎缩，蛋白功能、代谢率和体液下降与钙代谢异常，继而进展为病理性衰老，直至自然死亡。衰老的显著特点之一是内分泌功能失常与重要器官功能减退，因此几乎所有老年性疾病均并发内分泌代谢紊乱，或为病因，或为结局，而且其发病机制、临床表现与诊疗措施与一般成年患者有别，因而老年内分泌学已经从经典内分泌学中剥离出来。本章重点介绍衰老的病理生理和老年综合征的临床特征与防治，其他老年内分泌疾病可见本篇扩展资源 18。

第 1 节　衰　老

由生理性衰老进展为病理性衰老的发生机制未明，曾提出过遗传编程假说（genetic programming hypothesis）、消耗假说（wear-and-tear hypothesis）、端粒假说（telomere hypothesis）、内分泌假说（endocrine hypothesis）、DNA 损伤假说（DNA damage hypothesis）、错误突变假说（error catastrophe hypothesis）、生存率假说（rate of living hypothesis）、线粒体假说（mitochondrial hypothesis）和自由基假说（free radical hypothesis）等。引起衰老的遗传因素未明，而环境因素主要与生活方式相关，其中应激、运动、吸烟和阳光照射分别可延缓或加速衰老过程。

【衰老的病理特征】

生理性衰老（aging）是生物体在遗传和环境因素共同作用下自幼发生的一种持续性病理生理过程和固有现象，因此衰老先于出生；而病理性衰老导致的衰老加速才引起老年性疾病。

（一）组织学特点　衰老的组织学特点是细胞数目减少、组织萎缩、体液减少、代谢率下降与代谢异常。当这些改变达到一定程度后，出现心、肺、神经、内分泌、免疫和运动功能的致命性损害，加速衰老的风险因素包括慢性应激、吸烟、大量饮酒、血脂谱异常、糖代谢紊乱、肥胖等，进而导致高血压、动脉粥样硬化、心力衰竭、肾衰竭、心律失常、肺气肿、痴呆、卒中、白内障、失聪、消化性溃疡、糖尿病、骨质疏松、肿瘤和感染的风险积累增加，最后进展为病理性衰老[1-9]。

（二）系统老化性病变

1. 中枢神经系统　随着衰老进展，脑神经细胞数目显著减少，脑组织萎缩，脑血流量下降约 20%，而脑皮质的神经元树突增加，并通过再生维持脑功能。80 岁以后，脑细胞进一步减少，脑皮质神经元树突数目也进一步下降，出现记忆衰退和认知障碍[10,11]。

2. 神经内分泌系统　脑神经元数量减少同时伴有神经内分泌功能减退。下丘脑的神经细胞减少可引起继发性下丘脑自主神经功能障碍与垂体功能减退症。衰老主要引起性激素缺乏，至晚期，肾素和醛固酮分泌亦明显减少，而 PTH 增高。但皮质醇和 CBG 轻度增加或无明显改变。

3. 心血管系统　心肌胶原纤维增殖，小动脉壁因蛋白糖化而增厚硬化，舒张期顺应性下降，脉压增大。静息心输出量可正常，但最大心率和最高每搏输出量减少，出现心肌病、心力衰竭、血管硬化性高血压或直立性低血压。老年人患有冠心病时，可能随时发生心绞痛或心肌梗死。动脉粥样硬化和脉差增大容易诱发脑卒中。

4. 骨骼系统　骨组织矿物质和蛋白质含量减少（老年性骨质疏松症或老年性骨质软化症），成骨细胞变性，活性下降，骨形成功能减弱，脂褐质沉着诱发骨细胞死亡，骨细胞色素加深，体积变小，细胞器变性、线粒体肿胀、空泡变性。细胞水肿使细胞膜破裂，细胞凋亡。软骨老化变性，弹性不足，形成骨关节病。PTH 高分泌引起破骨细胞功能活跃，骨吸收增强，骨量进一步降低，加上肌肉无力和肌肉萎缩，平衡能力下降，容易发生脆性骨折。

5. 肾脏病变　肾脏的衰老形态改变较明显，肾脏体积、重量、肾皮质厚度肾小管数目均显著降低，常伴有充血性肾小球变性与硬化，80 岁时 GFR 相当于 30 岁时的 50%，肾小管功能下降，重吸收功能降低，出现老年性多尿。下尿路（膀胱、输尿管、前列腺）病变引起尿频、尿急、多尿和排尿中断。

6. 呼吸系统　肺泡弹性纤维减少，肺泡弥散能力下降，小气道阻塞；肺泡腔扩大，支气管和小支气管扩张，形成老年性肺气肿，手术后容易发生肺炎，动脉血 PCO_2 升高，无效腔增大，呼气量和呼气率下降，气道绒毛减少，抗感染功能不足。脊柱后凸，呼吸肌和膈肌乏力，肋软骨钙化导致限制性呼吸障碍。

【衰老的发病机制】

衰老的发病机制未明，在下述的各种衰老假说中，没有一种理论能解释衰老的全部现象。

（一）遗传编程假说　遗传编程假说认为，个体的衰老进程和寿命主要由遗传因素决定，而有关组织损伤的衰老假说认为，衰老是多种因素引起组织细胞损伤积累的结果[1,2]。遗传编程假说认为，每一个物种的平均寿命是相对固定的，因而衰老也是由遗传因素决定的。在过去的 100 多年中,人类寿命有了稳定增加,但是,人类基因组并无明确改变。生命曲线显示,在特定条件下,动物和植物发生遗传突变后,其寿命可延长;受精卵的衰老信号和衰老基因控制着衰老过程,寿命延长的本质是衰老基因的表达下调或其功能减弱,引起相关的信号途径受阻;衰老基因在不同时期的不同组织表达,在个体的生长发育期中,大量细胞增殖分化,许多不需要的细胞死亡消失,而与衰老基因的时空表达谱也可能被人为地操作,改变种系的寿命[12,13]。

(二) 功能消耗假说 人体的代谢和生命现象如同机器,在运转到一定时间后,出现故障和病变。人类在数十年的生活中,由于事故、疾病、放射暴露、毒素接触、食物与营养改变等因素的作用,最终发生机体消耗和功能衰竭,因而受到严密保护的动物仍然摆脱不了最高寿命的限制而死亡。也就是说,造成机体病变的不利因素并非引起衰老的直接原因而属于缩短寿命的风险因素。

(三) 端粒假说 种系的寿命与组成机体的组织细胞寿命直接相关。连续培养人成纤维细胞时,细胞分裂为50~100次。这种细胞生命现象是事先编程了的,并由染色体末端的端粒缩短速度来决定。人类染色体末端存在重复DNA序列——6核苷酸序列(TTAGGG,长12kbp)。当细胞分裂大约至100次后,不可避免地发生端粒丢失。端粒长度与细胞寿命相关,永生型细胞和癌细胞的端粒酶活性高,可防止端粒缩短,使细胞进行持续性分化增殖[14,15]。

(四) 内分泌假说 下丘脑-垂体-靶腺调节内环境稳定和细胞代谢,当发生激素调节异常时,细胞衰老退变。内分泌激素也调节机体的生长发育、代谢、体温、炎症和应激反应。有些动物在提供所需要的激素后,可以明显延迟绝经(雌性动物)、更年期(雄性动物)和生长静止的发生时间[16,17]。

(五) DNA损伤假说 如果DNA被自由基损伤后不能完全修复,则引起某些基因表达下调甚至细胞死亡,并可能波及组织,甚至整个器官,启动和促进衰老过程。修复DNA的能力与寿命直接相关,Albino大鼠的寿命明显低于人类,其修复DNA的能力差,氧化应激损害的核苷酸也比人类高10~15倍,其中脑组织的DNA损伤更为常见且严重[18]。

(六) 错误突变假说 在细胞核染色体基因DNA复制、转录、生成mRNA、翻译信使rRNA和蛋白质修饰的过程中,一旦出现任何错误,细胞的结构或功能均可受损,导致衰老[19]。

(七) 生存率假说 机体的能量消耗与寿命呈比例地消长,能量消耗高者的寿命短,反之亦然。变温动物的体温随着环境温度而增减,当长期居于低温环境时,其寿命延长。20℃环境中的家蝇寿命比28℃环境中者延长1倍,10℃水温中的米诺鱼(minnow)寿命是20℃水温鱼的1.4倍。在动物界,这种现象十分普遍,但此理论不适应于恒温动物。

(八) 线粒体损伤假说 正常情况下,线粒体产生大量自由基,损伤线粒体DNA的机会极高,而线粒体DNA修复功能较差。病理情况下,过氧化物显著增加,损伤的DNA不能及时修复,导致能量生成不足和线粒体氧化应激,自由基进一步增加又引起更多的DNA损伤,形成恶性循环。此外,线粒体DNA多聚酶缺陷亦可启动衰老过程[20-22]。

(九) 自由基损伤假说 氧化应激产生过多的超氧化物(superoxide, O_2^-)、羟基阴离子(hydroxyl, OH^-)、一氧化氮(nitric oxide, NO)、过氧化亚硝酸盐(peroxynitrite, $ONOO^-$),自由基损害最终导致衰老,其特点是出现脂褐素(lipofuscin)、过氧化氢脂质(lipid hydroperoxide)、丙二醛(malondialdehyde)、羰基-和8-羟-2-脱氧鸟苷等色素沉着。但是,目前的抗氧化剂并不能或很难逆转这些病变或抑制这些病变的进展。

【自噬与衰老】

自噬(autophagy)是由Ashford和Porter在1962年发现细胞"自己吃自己"的现象后提出来的,一般是指从粗面内质网的无核糖体附着区脱落的双层膜包裹部分胞质和细胞器、蛋白质等成分形成自噬体(autophagosome),并与溶酶体融合形成自噬溶酶体,降解其所包裹的内容物,实现细胞代谢需要和某些细胞器更新过程。自噬是在机体生理代谢和病理过程中的普遍现象。自噬系统的信号途径具有条件特异性特点,机体通过自噬,维持细胞分化、修复、免疫等功能,确保蛋白质的质量和细胞功能正常。相反,自噬途径障碍是引起肌肉萎缩、神经变性、肿瘤和衰老的最根本病因。

(一) 自噬的功能 自噬功能主要包括饥饿应答、维持细胞正常代谢和组织特定功能等三个方面。执行自噬功能的基本单位是自噬相关基因(autophagy related gene, ATG)编码的一系列蛋白质。ATG的功能是形成自噬前体(pre-autophagosome),成熟自噬体与溶酶体融合。自噬流(autophagic flux)是表示自噬过程活性的指标,而自噬系统的ATG主要由mTOR途径、胰岛素途径和内质网应激反应途径调节。因此也可以认为,自噬是一种特殊的分解代谢过程,为了满足代谢所需的能量,清除有毒物质,自噬使细胞成分再循环和再利用,同时移除长寿命的蛋白质[23]。

1. 饥饿应答作用 在不同的器官(如肝脏或在培养细胞)中,氨基酸匮乏会诱导细胞产生自噬,由自噬分解大分子,并同时产生分解和合成代谢过程中的中间代谢物。

2. 细胞代谢维持 在动物的生长发育、老化和细胞分化过程中,自噬负责降解正常的蛋白以重新组建细胞。尽管通常人们认为自噬不具有选择性,但在某些病理条件下,通过自噬能选择性地隔离某些细胞器(如线粒体、过氧化物酶体等)的有害作用。

3. 组织特定功能监护 不同组织的自噬功能有一定差异。某些组织的特定功能需要依赖于自噬过程维持。例如,在黑种人的塞梅林神经节中,多巴胺能神经元中的神经黑色素合成需要把细胞质多巴胺醌用AV包被隔离起来,这种特殊功能的基本特征是自噬。同样,在肝脏和神经组织,自噬也是保护组织特异功能的基本方式。

(二) 自噬类型 根据细胞物质在溶酶体内的转运途径不同,自噬分为大自噬、小自噬和伴侣蛋白介导性自噬三种类型(图2-9-1-1)。

1. 大自噬(macro-autophagy) 由内质网膜包绕待降解物,形成的自噬体再与溶酶体融合并降解其内容物。

2. 小自噬(micro-autophagy) 溶酶体膜直接包裹长寿命蛋白等物质,并在溶酶体内被降解。

3. 分子伴侣介导性自噬 分子伴侣介导性自噬(chaperone-mediated autophagy, CMA)是胞质内蛋白结合到分子伴侣

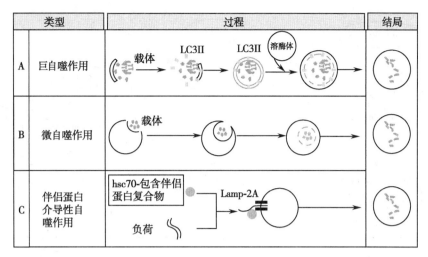

图 2-9-1-1 不同类型的自噬

哺乳动物自噬系统包括大分子自噬作用(macroautophagy)、小分子自噬作用(microautophagy)和分子伴侣介导性自噬作用(chaperone-mediated autophagy)

后被转运到溶酶体腔中,然后被溶酶体酶消化的一种特殊自噬现象。CMA 的底物是可溶性蛋白质分子,在清除蛋白质时具有选择性,而前两者无明显自噬选择性。

(三)自噬过程 根据 ATG 的功能可分为六类:

①ATG1/ULK1 激酶复合物;②ATG9;③Ⅲ型磷脂酰肌醇 3-激酶复合物(ATG6-ATG14-Vps15-Vps34);④ PI3-P 结合的 ATG2-ATG18 复合物;⑤ ATG12 结合蛋白(ATG12-ATG5-ATG16);⑥ATG8 结合系统(表 2-9-1-1)。

表 2-9-1-1 自噬相关基因(ATG)命名

酵母菌	哺乳动物	功　能
Atg1	ULK1/ULK2	丝氨酸/苏氨酸多囊激酶(囊泡转运)
Atg2	ATG2A/ATG2B	与 Atg18 形成复合物
Atg3	ATG3	E2 样酶[催化 Atg8 样蛋白酯化(GABARAP/GABARAPL1/GABARAPL2/MAP1LC3A)] 催化自身形成 Atg12-Atg3 复合物(维持线粒体功能稳定)
Atg4	ATG4A/B/C,/D	半胱氨酸蛋白酶(Atg8 加工与激活)
Atg5	ATG5	形成 Atg12-Atg5 复合物(酯化 Atg8 的 E3 样活性)
Atg6	Beclin-1	形成 Vps34 PI3K 复合物
Atg7	ATG7	E1 酶(介导 Atg8 酯化并与 Atg12-Atg5/Atg3 复合物相互作用)
Atg8	LC3/MAP1LC3A,GATE-16/GABARAP	修饰因子(与 PE 结合后形成自噬体)
Atg9	ATG9A,ATG9B	旁核-Golgi 体网络之间的循环/与 Atg2-Atg18 形成复合物
Atg10	ATG10	E2 样酶(催化 Atg12 与 Atg5 结合)
Atg12	ATG12	催化 Atg3 与 Atg5 结合
Atg13	ATG13	mTOR 循环通路的下游靶分子(Atg1-Atg13-Atg17-Atg101 复合物)
Atg14	ATG14	Vps34 PI3K 复合物组分
Atg16	ATG16L	形成 Atg16L-Atg12-Atg5 复合物
Atg17	RB1CC1/FIP200	Atg1/ULK1 复合物组分(ULK1/2-Atg13-FIP200-Atg101)
Atg18	WIPI-1,2,3,4	与 Atg2 形成复合物
Atg29	?	Atg1 复合物组分
Atg101	ATG101	ULK1/2 复合物组分

1. 自噬条件 当自噬体与溶酶体融合后,形成自噬溶酶体(autolysosome)。自噬溶酶体是一种自体吞噬泡,作用底物是内源性细胞蜕变、破损的某些细胞器或局部细胞质。这种溶酶体广泛存在于正常细胞内,在细胞内起"清道夫"作用,作为细胞内细胞器和其他结构自然减员和更新的正常代谢途径。在组织细胞受到各种理化因素伤害后,自噬溶酶体大量增加,因此对细胞损伤起一种保护作用。自噬步骤与相关调节基因见图 2-9-1-2。

自噬溶酶体的作用底物来自细胞内的衰老和崩解的细胞器或局部细胞质。自噬溶酶体由单层膜包围,内部常含有尚未分解的内质网、线粒体、高尔基复合体、脂类、糖原等。正常细胞的自噬溶酶体在消化、分解、自然更替一些细胞内结构上起着重要作用。当细胞受到药物作用、射线照射和机械损伤时,其数量明显增多。在病变细胞中,常可见到自噬

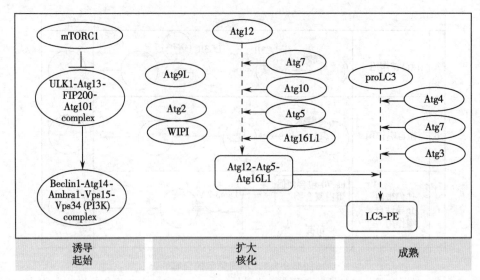

图 2-9-1-2 自噬步骤与相关调节基因

溶酶体。溶酶体的作用还包括对细胞物质的消化,溶酶体能消化分解经胞吞作用摄入细胞内的各种物质和细胞内衰亡或损伤的各种细胞器。吞噬溶酶体内的各种大分子在水解酶的作用下,被分解为简单物质。例如,能将蛋白质分解为二肽或游离氨基酸;把核酸分解为核苷和磷酸;使碳水化合物分解为寡糖或单糖;将中性脂肪分解为甘油和脂肪酸。这些被分解而生成的可溶性小分子物质能透过溶酶体膜,进入细胞质基质,重新参与细胞的物质代谢,一些未被完全消化的物质则残留下来,形成残余小体。例如,在骨生长和骨重建过程中,溶酶体对骨质的更新起着重要作用。破骨细胞的溶酶体酶能释放到细胞外,分解和消除陈旧的骨基质,这是骨质更新的一个重要步骤。溶酶体酶释放的具体过程可能是:细胞内环化酶活性改变,随着 cAMP 增加,蛋白激酶被活化而引起微管及其周围蛋白质磷酸化,其结果是微管发生聚集,致使溶酶体向细胞膜方向移动,并与细胞膜相互融合[24];然后溶酶体内水解酶被排出细胞外,分解和消除陈旧的骨质。

2. 自噬特点 在此过程中,自噬体形成是关键,其直径一般为 300~900nm,平均 500nm,囊泡内常见的包含物有胞质成分和某些细胞器(如线粒体、内吞体、过氧化物酶体等)。与其他细胞器相比,自噬体的半衰期很短(8 分钟左右),说明自噬是细胞对环境变化的有效反应。

自噬机制不十分了解,研究主要集中在酵母及其他单细胞真核生物,而对植物和哺乳动物细胞中的自噬过程的了解更少。细胞质中的线粒体等细胞器首先被称为"隔离膜"的囊泡所包被,这种"隔离膜"主要来自于内质网和高尔基体;囊泡最终形成双层膜结构,即自吞噬体;自噬体与胞内体融合形成中间自体吞噬泡;最终自噬泡外膜与溶酶体融合形成降解自体噬泡,由溶酶体内酶降解自噬泡中的内容物和内膜。在整个自噬过程中,细胞质和细胞器都受到破坏,最明显的是线粒体和内质网受损。虽然自噬并不直接破坏细胞膜和细胞核,但在最初断裂或消化后,细胞膜和细胞核会最终形成溶酶体以消化和分解自身。

(四) 自噬研究方法 正常培养的细胞自噬活性很低,不适于观察。因此,必须对自噬进行人工干预和调节。

1. 自噬诱导剂 一般包括西罗莫司(雷帕霉素)、氯化锂、Earle 平衡盐溶液等。

2. 自噬抑制剂 主要有 3-甲基腺嘌呤(3-methyladenine,3-MA)抑制剂、bafilomycin A1 质子泵抑制剂和羟氯喹(hydroxychloroquine)等。除了这些工具药外,一般还需结合遗传学技术对自噬相关基因进行干预,如反义 RNA 干扰、突变株筛选、外源基因导入等。

3. 自噬检测方法 细胞经诱导或抑制后,需对自噬过程进行观察和检测。

(1) Western Blot 检测 LC3 的切割:利用 Western Blot 检测 LC3-II/I 比值的变化以评价自噬形成。自噬形成时,胞质型 LC3 酶解一小段多肽,形成 LC3-I,LC3-I 与 PE 结合转变为(自噬体)膜型(即 LC3-II)。因此,LC3-II/I 比值的大小可估计自噬水平。

(2) 自噬示踪:在荧光显微镜下,采用 GFP-LC3 单荧光体系/mRFP-GFP-LC3 双荧光体系等融合蛋白来示踪自噬体形成。无自噬时,GFP-LC3 融合蛋白弥散在胞质中;自噬形成时,GFP-LC3 融合蛋白转位至自噬体膜,在荧光显微镜下形成多个明亮的绿色荧光斑点,一个斑点相当于一个自噬体,通过计数评价自噬活性。但是,绿色斑点增多并不一定代表自噬活性增强,也有可能是自噬溶酶体降解途径受阻所致,通过 Western Blot 检测游离的 GFP、p62 可以验证之。mRFP-GFP-LC3 双荧光自噬指示体系用于标记及追踪 LC3 以及自噬流变化。其中 GFP 是酸敏感型 GFP 蛋白,而 mRFP 是稳定的荧光表达基团。由于溶酶体内部酸性环境,自噬溶酶体可导致 pH 下降,GFP 淬灭。因此,GFP 减弱提示自噬溶酶体生成量,GFP 越少,从自噬小体到自噬溶酶体的流通越高。反之,自噬小体和溶酶体融合被抑制,自噬溶酶体进程受阻。一般可以通过 GFP 与 mRFP 的亮点比例评价自噬流进程。

(3) 自噬体形成:自噬经历了吞噬泡-自噬小体-自噬溶酶体的变化过程。在透射电镜下,吞噬泡为新月状或杯状,

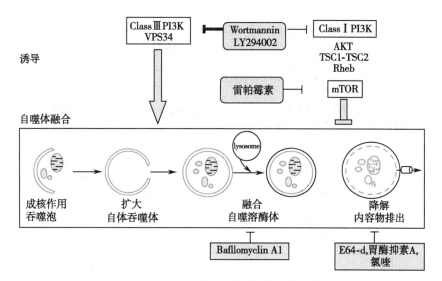

图 2-9-1-3　两种 mTOR 复合物的调节

mTORC1 直接感受氨基酸浓度与能量代谢状态，PI3K-AKT 轴感受生长因子的变化；mTORC1 下游信号主要受 4E-BP1 和 S6K1 调控，4E-BP1 和 S6K1 又被雷帕霉素（rapamycin）-FKBP12 复合物抑制；mTORC2 抑制 AKT-诱导的 mTORC1 活性

双层或多层膜，有包绕胞质成分的趋势。自噬小体为双层或多层膜的液泡状结构，内含胞质成分，如线粒体、内质网、核糖体等。自噬溶酶体为单层膜，胞质成分已降解。

（五）自噬的调控　自噬的调控机制十分复杂，依赖 mTOR（哺乳动物雷帕霉素靶点）途径的自噬调节见图 2-9-1-3。

1. mTOR（哺乳动物雷帕霉素靶点）途径　包括 PI3K-AKT-mTOR 信号通路和 AMPK-TSC1/2-mTOR 信号通路两种。mTORC1 直接感受氨基酸浓度与能量代谢状态，而 PI3K-AKT 轴感受生长因子变化；mTORC1 的下游信号主要受 4E-BP1 和 S6K1 调控，而 4E-BP1 和 S6K1 又被雷帕霉素（rapamycin）-FKBP12 复合物抑制；mTORC2 则抑制 AKT-诱导的 mTORC1 活性。

2. 胰岛素/IGF-1 途径　胰岛素/IGF-1 途径是细胞代谢的重要信号途径，该途径促进细胞的增殖、分化，通过 PI3K-AKT/PKB 和 MAPK 阻滞细胞死亡。胰岛素/IGF 轴中的下游分子——叉头盒 O 类转录因子（fork head box O class transcription factor，FOXO）与自噬系统的蛋白降解系统偶联。另一个下游分子——热休克转录因子 1（heat shock transcription factor 1，HSF1）主要与蛋白折叠功能相关，但在某种条件下，也促进自噬。

（1）FOXO：哺乳动物的 FOXO 家族含有 4 个成员，即 FOXO1/FKHR、FOXO3/FKHRL1、FOXO4/AFX 和 FOXO6。FOXO6 的表达具有特定的时间和空间特异性，是促进脑发育的关键因子[25,26]。FOXO1、FOXO3 和 FOXO4 的分子结构和功能均相似，其下游靶点见表 2-9-1-2。

（2）HSF1：HSF1 是胰岛素-IGF 轴的另一个靶分子，主要参与应激抵抗（stress resistance）和细胞发育，可以上调热休克蛋白表达，维持蛋白结构稳定（图 2-9-1-4）。在应激情况下，HSF1 释放 Hsp90 对接复合物，然后转入细胞核内被高磷酸化，并与靶基因启动子的 HSE 结合，胰乙酰化 HSF1 促

进靶基因表达。

表 2-9-1-2　FOXO 下游靶点

靶基因	细胞过程	结果
p21Cip1，p27Kip1	细胞周期	肿瘤形成
FasL，Bim，Bnip3	细胞凋亡	-
LC3，Gabarapl1，Vps34，ULK2，ATG12	自噬	长寿抑制神经变性
Catalase，Sod2，Gadd45，DDB1，caveolin-1	应激抵抗	
Sprouty2，PBX1，Cited2	血管生成	细胞分化
BTG1，KLF4	细胞分化	-
NPY，Agrp，Pomc	食物摄取	代谢
Atrogin-1，MuRF1	泛素-蛋白酶体	肌肉变性

注：NPY：neuropeptide Y，神经肽 Y；Agrp：Agouti-related protein，Agout 血管蛋白

3. 其他信号通路　主要包括：①3-甲基腺嘌呤（3-MA）通过抑制 PI3K 的活性抑制自噬；②beclin1 和 UVRAG 作为正调控子，抗凋亡因子 bcl-2 作为负调控子共同参与组成Ⅲ PI3 复合物调控自噬；③GTP 结合的 G 蛋白亚基 Gαi3 抑制自噬；④GDP 结合的 Gαi3 蛋白活化自噬；⑤死亡相关蛋白激酶（death-associated proteinlinase，DAPK）和 DAPK 相关蛋白激酶（DAPK-related protein kinase-1，DRP-1）诱导的自噬；⑥PKA-casein 激酶Ⅱ-MAP 激酶-钙途径也在自噬错综复杂的调控网格中。

（六）自噬与老年性疾病

1. 自噬调节代谢　自噬能清除不正常构型的蛋白质，并消化受损和多余的细胞器，是真核细胞中广泛存在的降解/再循环系统。在细胞新陈代谢、结构重建、生长发育中起着重要作用。在饥饿和新生儿早期，自噬作用明显加强，自噬体显著增多。自噬参与营养素再循环、细胞自我修复、

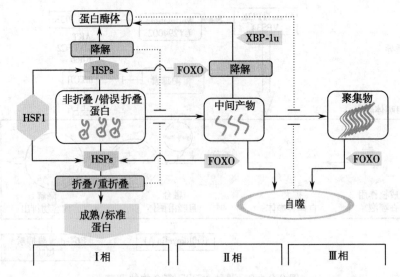

图 2-9-1-4 HSF1 和 FOXO 稳定蛋白功能

非折叠或错误折叠蛋白启动此信号途径（Ⅰ相），中间代谢产物促进该反应（Ⅱ相），并出现聚集体（Ⅲ相），其过程可被热休克蛋白或自噬降解产物干扰；HSF1 和 FOXO 上调Ⅰ相分子表达，使非折叠蛋白重新折叠，恢复功能；如果折叠再次失败，则被降解；Ⅱ相需要 HSP、蛋白酶体和 FOXO 参与；在Ⅱ和Ⅲ相反应中，FOXO 诱导自噬，同时清除降解产物

蛋白质量控制、细胞成熟与分化、抵抗感染与免疫反应。例如，非折叠蛋白反应（unfolded protein response，UPR）与自噬途径分为 ATF6、PERK 和 IRE1 三条途径（图 2-9-1-5）：①非折叠蛋白裂解后，ATF6 上调蛋白分子伴侣表达；②PERK 激活 eIF2α，磷酸化 eIF2α-p 抑制蛋白翻译，同时刺激 ATF4 介导的 CHOP 与 Atg12 活化，ATF4 也激活 GADD34，降低 eIF2α-p 活性（形成反馈环调节系统）；③IRE1 裂解 XBP1，增加蛋白分子伴侣表达，加速内质网蛋白酶体降解。例如，2 型糖尿病的发病机制与自噬关系密切。胰岛 β 细胞功能衰竭，细胞数目减少到底是细胞凋亡所致还是自噬功能障碍引起的，仍未明确。一些研究发现，2 型糖尿病的 β 细胞

FOXO 自噬系统异常引起细胞转分化，胰岛 β 细胞失去合成和分泌胰岛素能力，而在特定条件下，尤其是经过胰岛素强化治疗，消除糖脂毒性后，β 细胞的胰岛素分泌功能可以转为正常。

2. 自噬调节食欲　没有进食时，大脑诱导饥饿的神经元自噬行为转变成激发食欲的饥饿信号。实验表明，刺鼠相关肽（agouti-related peptide，AgRP）神经元的脂类随着自噬形成游离脂肪酸，这些脂肪酸反过来又升高刺鼠相关肽水平，形成饥饿信号。当神经元中的自噬行为被阻断时，刺鼠相关肽水平无法提升以应对饥饿。同时，黑素细胞刺激素水平持续上升，能量消耗增多，体重下降。另一方面，脂肪含量高的饮

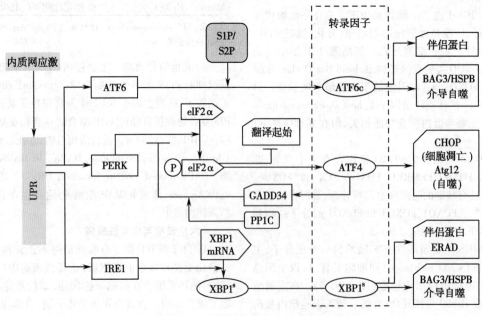

图 2-9-1-5 非折叠蛋白反应与自噬系统

食造成血液中脂肪酸升高,可能改变下丘脑的脂类代谢和能量平衡。

3. 自噬与肿瘤生成 细胞自噬与肿瘤的关系复杂,目前尚未完全阐明。一方面,正常细胞自噬增强可抑制肿瘤发生;相反,抑制细胞自噬又有潜在的致瘤可能。另一方面,肿瘤细胞可通过增强细胞自噬来对抗由缺氧、代谢产物、治疗药物诱导的应激反应。肿瘤相关基因 p53、FOXO、TOR、SirT1/2、Bcl-2、PTEN、Ras、NF-κB 和 micro-RNA 也具有自噬调节作用。自噬可直接抑制肿瘤生长,例如 40%~75% 的乳腺癌、卵巢癌或前列腺癌存在 Beclin-1 突变,缺乏 Beclin-1 时发生淋巴癌、肺癌、肝癌的风险急剧升高。FOXO1 除了诱导肿瘤抑制基因表达外,也与 ATG7 结合而诱导肿瘤细胞自噬性死亡。

4. 自噬与肝脏疾病 肝脏是氨基酸、蛋白质、葡萄糖、脂质、血液细胞、凝血因子、免疫因子、激素(IGF-1、胰岛素、GH、性激素等)代谢、毒物代谢的作用组织;肝细胞的自噬特别旺盛,如果自噬过程异常,则可导致各种肝病和骨折代谢异常,如胰岛素抵抗、非酒精性脂肪肝、肝硬化、病毒性肝炎、淤积性肝炎、α₁-抗胰蛋白酶 Z 蛋白相关性肝病和肝癌[27]。在自噬异常情况下,肝细胞素(hepatocystin)缺乏引起多囊性肝病。

5. 自噬与脑神经变性性疾病 自噬是维持神经功能正常的关键因素[28,29]。Alzheimer 病、Parkinson 病、Huntington 病肌萎缩性侧索硬化的病理特征是非溶性蛋白积聚和自噬功能障碍。这些疾病的治疗途径之一是提高神经系统的自噬能力,清除有毒蛋白质[30-32]。但是自噬水平的调控困难,如果自噬过强又可能引起细胞毒作用,并促进神经组织变性。

【内皮细胞与衰老】

2002 年与 2050 年的全球人口与年龄组成会发生明显变

世界人口:预计增幅和人口结构变化

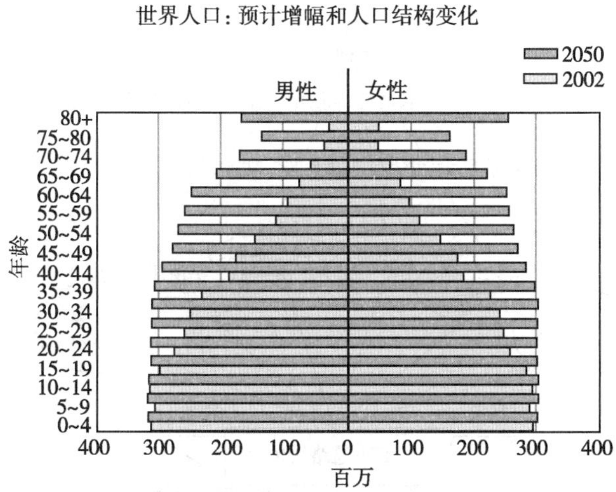

图 2-9-1-6 **2002 与 2050 年的全球人口与年龄组成比较**

资料来源于美国人口普查局国际资料库(U. S. Census Bureau, International Programs Center, International Data Base, 2002);2002 年全球人口 62 亿,2050 年可达到 90 亿,2100 年将达 127 亿;其中 50 岁以上者增加 2~5 倍,80 岁以上者占 6%

化,全球人口老龄化的总体趋势相对明显(图 2-9-1-6)。老龄性疾病如血管病、卒中、心肌梗死、心力衰竭、糖尿病、痴呆与肿瘤的发病均与老龄有关,老龄与内分泌功能变化密切相关。例如,女性绝经后容易出现肥胖、胰岛素抵抗和糖尿病,动脉僵硬和血压升高。血管内皮细胞功能紊乱引起的老年性疾病见图 2-9-1-7,内皮素-1 介导的细胞-动脉-血液相互作用见图 2-9-1-8。除了慢性低度炎症与进行性器官损害外,血管内皮细胞调节血管张力、内环境与血液成分稳定,功能紊乱引起炎症和细胞增生。

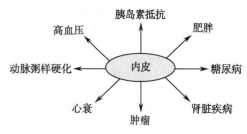

老年相关性疾病中内皮活化

图 2-9-1-7 **血管内皮细胞功能紊乱引起的老年性疾病**

个体的健康状态与衰老相关,最明显的例子是早老综合征(progeria syndrome)。早老综合征患者衰老过程加速,血管内皮细胞功能紊乱;老年人的自噬功能减退引起线粒体功能紊乱、活性氧增多,加速巨噬细胞含 NACHT-LRR-PYD 结构域的蛋白 3(NACHT、LRR 和 NLRP3)介导的炎症反应,生成大量的促炎症因子。这些细胞因子干扰细胞的稳定功能,引起动脉粥样硬化和 2 型糖尿病。遗传性早发性动脉粥样化患者常于 30 岁前后因血管并发症(心肌梗死或卒中)而死亡。

【衰老的预防】

研究很多,成功的措施缺乏,有些方法可能具有一定效果,但目前证据不足。在静止细胞中,mTOR 增加细胞体积,促进细胞分化。衰老细胞在 mTOR 作用下,功能亢进。例如,高功能脂肪细胞、肝细胞、巨噬细胞、巨核细胞、内皮细胞、平滑肌细胞和血小板参与动脉粥样硬化形成,并进一步导致器官损害和生物体死亡(图 2-9-1-9)。抑制 mTOR 活性可延长生物体寿命。胰岛素-IGF-1 信号调控衰老过程,GH-GH 受体基因敲除小鼠的循环 IGF-1 和胰岛素水平降低,衰老速度明显减慢,其发生机制见图 2-9-1-10 和图 2-9-1-11。

(一)**食物** 提倡进食健康食物(如谷物、果酱、绿色蔬菜、非饱和脂肪酸和少量红酒等),食物中含有许多天然化合物具有抗炎作用和细胞保护作用(图 2-9-1-12、表 2-9-1-3~表 2-9-1-5)。

(二)**运动** 合理运动有益于健康,运动对预防心血管病、糖尿病、血脂谱异常、肥胖、代谢综合征等有益,但过度运动可能损害关节功能甚至诱发急性心脑血管事件。

(三)**能量平衡** 防治肥胖和体重过低均十分重要,减肥饮食时需要预防营养不良和维生素缺乏症的发生。

(四)**基础疾病治疗和对症康复治疗** 许多基础疾病(如高血压、冠心病、糖尿病、肾衰竭、心力衰竭、肺功能不全、

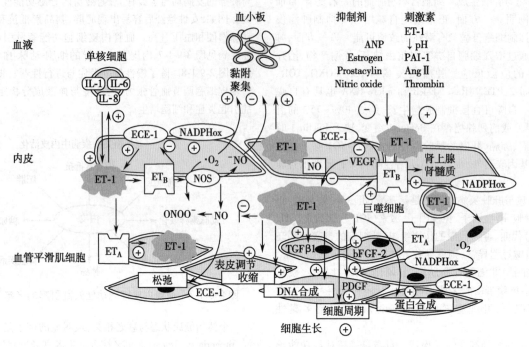

图 2-9-1-8　内皮素-1 介导的细胞-动脉-血液相互作用

ET-1 引起炎症和细胞生长,调节血管张力、内环境与血液成分稳定;Ang Ⅱ:血管紧张素-2;ANP:心房利钠肽;ECE:内皮素转换酶;ET-1:内皮素-1;ETA:内皮素 ETA 受体;ETB:内皮素 ETB 受体;NO:一氧化氮;NOS:一氧化氮合酶;O_2^-:超氧阴离子;NADPHox:NADPH 氧化酶;ONOO$^-$:过氧化亚硝酸盐;PAI-1:纤溶酶原激活物抑制子-1;PDGF:血小板衍生生长因子;VEGF:血管内皮细胞生长因子

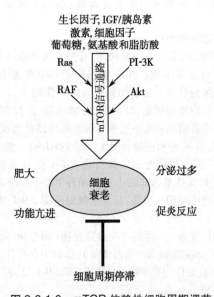

图 2-9-1-9　mTOR 依赖性细胞周期调节

细胞周期被阻滞后,通过 mTOR 信号途径引起细胞衰老(衰老转换,geroconversion);细胞衰老是一种不可逆性退变过程,其特点是细胞肥大,活性增高,功能亢进,转变为促炎症表型,细胞在不适当时期进入 S 期而失去再生能力,同时细胞对胰岛素或其他调节因子抵抗,雷帕霉素可减慢衰老转换速度

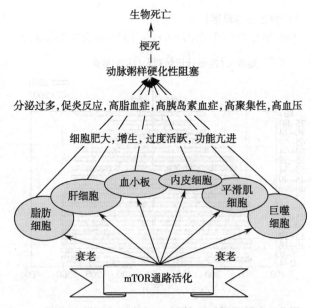

图 2-9-1-10　从衰老转换到生物死亡的进展过程

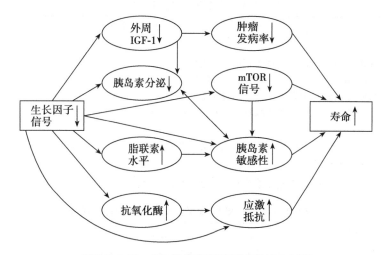

图 2-9-1-11　GH 降低有利于长寿的发生机制

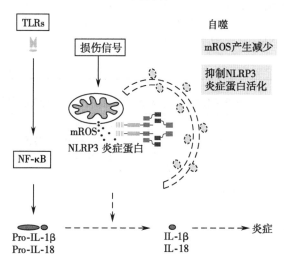

图 2-9-1-12　自噬与炎症反应

左侧显示年轻人通过自噬维持正常先天性免疫功能,清除细胞内线粒体 ROS(mROS)和 NLRP3 炎症反应(黑色虚线),老年人因自噬稳定功能减退导致炎症反应;通过自噬亦可预防 NLRP3 炎症依赖性老化过程

表 2-9-1-3　老龄对健康与寿命的影响

年龄的分子标记	增龄性变化	年龄的分子标记	增龄性变化
基因组不稳定性		泛素-蛋白酶体系统功能异常	
细胞核 DNA	染色体非整倍性与拷贝数变异		
线粒体 DNA	复制错误引起的多克隆 mtDNA 突变扩张	营养物质感受异常	器官功能下降
		胰岛素-IGF-1 信号途径	
端粒耗竭	端粒缩短使寿命缩短	mTOR 与 AMPK	mTOR 信号调节寿命
表观遗传学异常		线粒体功能紊乱	蛋白酶体活性增强延长寿命
组蛋白修饰	SIRT6 缺乏者老化加速	ROS	
DNA 甲基化	增龄使多个靶基因高甲基化	线粒体完整性与生物合成	GH/IGF-1 信号降低与功能异常
染色质重建	HP1α 效应使电网长寿		
转录异常		细胞老化	抑制 mTOR/DR 途径延长寿命
蛋白稳定性降低	长寿需要 MicroRNA-71 的参与	INK4a/ARF 位点	Ink4a/ARF 报道促进衰老
分子伴侣介导的蛋白折叠与稳定性	热休克蛋白缩短寿命	干细胞耗损	随着增龄端粒酶活性不足加重
自噬延迟与功能紊乱	老化器官的异常蛋白凝聚物累积增加	炎症	NLRP3 介导的炎症增加 IL-1β/TNF 和干扰素生成

表 2-9-1-4　增龄引起的免疫系统变化

免疫系统	增龄性变化
先天性免疫功能	
单核细胞与巨噬细胞	MHC Ⅱ类复合物减少,吞噬作用降低,氧化应激增强
中性粒细胞	食菌功能降低,生成自由基,细胞凋亡增加
树突细胞	抗原呈递减少,吞噬凋亡细胞的功能减弱
NK 细胞	NK 细胞增多,细胞毒作用减弱,IL-2 刺激后增殖能力下降
获得性免疫功能	
T 细胞	T 细胞生成的胸腺组织减少,高分化记忆 T 细胞增多,活化 T 细胞 CD28 抗原和 CD69 抗原减少,抗原刺激的 CD8$^+$细胞增殖降低
B 细胞	B 细胞的淋巴组织生成减少,记忆性 B 细胞增加,自然 B 细胞和抗体反应减少,低亲和性抗体增加

表 2-9-1-5　与抗 NLRP3 炎症反应相关的食物成分

项目	食物成分	分子机制	来源
雌黄醇	白藜芦醇	抑制 NLRP3 激活,诱导自噬损害 caspase-1 与 IL-1β 表达,减少蛋白乙酰化	藜芦属植物
黄酮类化合物			
黄酮醇	懈皮素	抑制肾脏 NLRP3 活化,损害 caspase-1 与 IL-1β 表达	栎树
黄酮类	青兰苷	抑制 NLRP3 活化,减少 ROS,损害 NLRP3-caspase-1-IL-1β 表达	忍冬属
黄酮-3 醇	儿茶酸	抑制 NLRP3 活化,增强自噬,损害 caspase-1 和 IL-1β 表达,增强 Beclin 1 表达	绿茶
	EGCG	抑制 NLRP3 活化,增强自噬,降低 ROS,抑制 NF-κB 活化和 NLRP3 表达	绿茶
其他酚类化合物	甲氯甲酚	损害 NLRP3 活化,减少 iNOS 表达与 NO 水平,减少 ROS 生成,抑制 NLRP3 活化,损害 IL-1β 表达	竹类
	蜂胶提取物	减少 IL-1β 分泌	蜂巢蜡胶(巴西)

营养不良、骨质疏松、维生素缺乏等)是导致老年综合征的直接原因,或是加重老年综合征的主要因素,因此需要针对这些疾病进行必要的治疗。

(朱冰坡　林潇)

第2节　老年综合征

老年综合征(geriatric syndrome)是发生于老年人群中的一组慢性疾病状态,主要包括生活自理困难、慢性炎症、认知障碍、抑郁虚弱、肌肉萎缩、营养不良、内环境不稳定以及多器官功能减退或衰竭(如听力障碍、视力下降、慢性疼痛、排尿困难、跌倒和骨折等)。本节重点介绍老年综合征中的虚弱综合征、老年肌少症、老年营养不良症、老年恶病质、老年维生素 D 缺乏症、老年性骨质疏松症、晕厥综合征与健忘综合征。

【老年人内分泌功能变化】

老年人的内分泌系统变化见表 2-9-2-1。老年人内分泌系统从腺体组织结构到激素水平和功能活动均发生了一系列变化,这既是机体老化的过程,更是老年疾病呈现与中青年患者表现不同的重要病理生理基础。许多学者认为,衰老是由下丘脑"老化钟"所控制的,故患者的增龄变化认为是生理性的。证据表明,某些激素活性下降与功能障碍有关,且激素活性下降可导致一系列疾患,但与同龄健康老人相比,实际上是病理性的。老年激素的替代治疗已有一些进展,但临床疗效远非满意,在激素的替代治疗方面仍存在许多争论。

老年人的主要健康问题表现在动脉硬化、肿瘤和痴呆三个方面。老年人内分泌代谢的主要变化是绝大多数内分泌

表 2-9-2-1　老年人激素基础分泌量与血浓度和代谢水平

激素	基础分泌量	对刺激的反应性(增加的分泌量)	血浓度	受体水平的代谢(包括组织感受性)
GnRH	↓(大鼠)	↓	—	—
GHRH	↓(大鼠)	↓	—	—
TRH	→	↓	→	—
GH	↓	↓	↓	—
TSH	→	↓	→	→?
ACTH	→	→	→	—
FSH	↑	↑	↑	—
LH	↑	→	→	—
AVP	↓	↓	→	—
T$_4$	→	→	→/↓	↑/?
T$_3$	↓	↓	↓↓	↓/?
PTH	↓	↓	↓	—
皮质醇	→	→	→/↓	—
雄激素	↓	↓	↓	—
醛固酮	↓	↓↓	↓↓	—
肾素	↓	↓	↓	—
血管紧张素	↓	↓	↓↓	—
肾上腺素	→	↑	↑	—
去甲肾上腺素	↓			
雌激素	↓			
睾酮	↓			
胰岛素	↓	↓	→	—
胰高血糖素	→	→		
胸腺素	↓			

注:空白者不详;?:尚有疑义;↓:下降;↑:升高;→:无明显变化;GnRH:促性腺激素释放激素;GHRH:生长激素释放激素;TRH:促甲状腺激素释放激素;GH:生长激素;TSH:促甲状腺素;ACTH:促肾上腺皮质激素;FSH:卵泡刺激素;LH:黄体生成素;AVP:精氨酸血管加压素;PTH:甲状旁腺。

腺的功能减退,其中最明显的是:①女性雌激素缺乏和男性雄激素缺乏;②来源于肾上腺皮质的去氢异雄酮(DHEA)及硫酸去氢异雄酮(DHEAS)分泌减少;③GH/IGF-1缺乏;④肾素、血管紧张素和醛固酮分泌减少;⑤免疫调节激素缺乏与免疫功能衰减。

【老年虚弱综合征】

(一)定义与病因 在临床医学里,综合征是指由一组症状和体征共同表达的基本病因未明的特殊病变或病变群[1,2]。老年综合征(图2-9-2-1~图2-9-2-3)则特指发生于老年人群的多因素相关性躯体残疾和功能障碍。虚弱(frailty)是发病的中心环节,其发病机制见图2-9-2-4、图2-

9-2-5。虚弱综合征(frailty syndrome)是老年人的一种多维综合征(multidimensional syndrome),以躯体残疾、认知功能缺失和易发多种不良事件为特点。Fried 等提出的虚弱综合征定义见表2-9-2-2[2],Rockwood 等提出的虚弱综合征的临床计分见表2-9-2-3。

虚弱综合征可以独立存在,但在多数情况下,虚弱综合征只是老年综合征中的一个组分,常同时伴有慢性炎症、认知障碍、肌肉萎缩、营养不良及多器官功能减退,患者表现为软弱乏力、行为缓慢、活动能力下降、体力消耗和体温降低,即 FRAIL(fatigue、resistance、ambulation、illnesses、loss of weight)复合症。

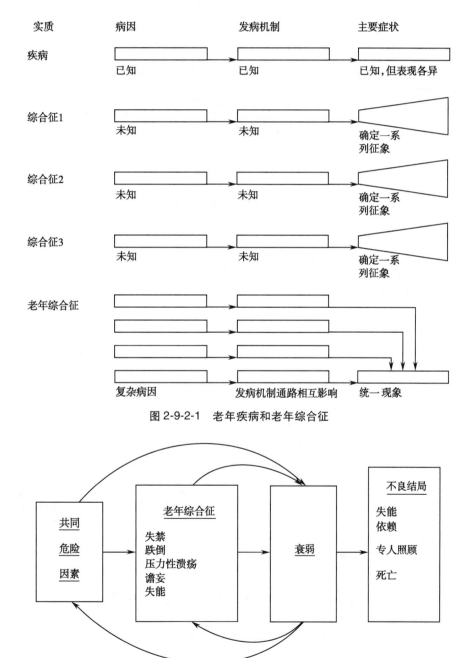

图 2-9-2-1 老年疾病和老年综合征

图 2-9-2-2 老年综合征的发病机制

多种因素引起虚弱,虚弱又加重已经存在的老年综合征病情,引起残疾和死亡

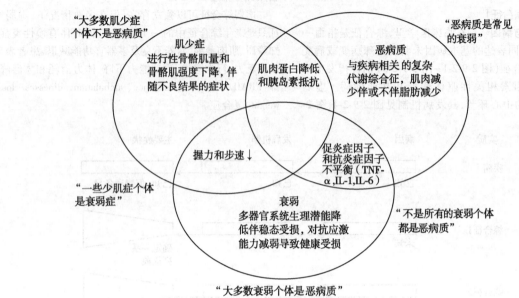

图 2-9-2-3　老年综合征的重叠现象

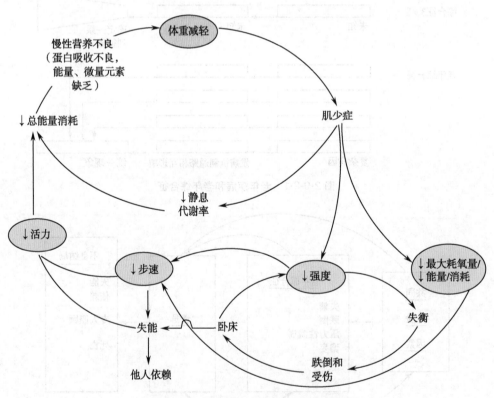

图 2-9-2-4　虚弱综合征的病理生理变化

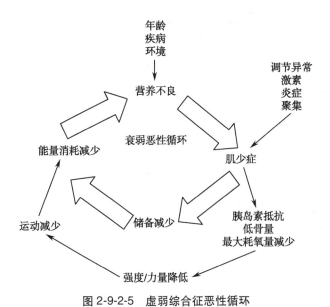

图 2-9-2-5　虚弱综合征恶性循环

表 2-9-2-2　虚弱综合征定义

虚弱综合征判断标准
　握力下降
　消耗状态
　1 年来体重下降 4.5kg 以上
　步速减慢
　体力活动减弱
虚弱综合征定义
　虚弱:存在上述 3 种以上虚弱表现
　虚弱前期:存在上述 1 种或 2 种虚弱表现

表 2-9-2-3　虚弱综合征的临床计分

计分	虚弱程度	判断标准
1	很健康	体力和智力正常,活动和运动规律
2	健康	无活动性病变症状,经常运动
3	亚健康状态	健康问题被良好控制,除步行外其他运动不规律
4	边缘性虚弱	生活和活动自理,动作变慢,白天出现疲劳
5	轻度虚弱	有虚弱症状,不能自主完成户外活动
6	中度虚弱	不能自主完成户内和户外运动,部分生活不能自理
7	严重虚弱	生活完全不能自理,6 个月内不存在高死亡风险
8	极严重虚弱	生活完全不能自理,无虚弱康复可能,存在高死亡风险
9	终末期状态	生活完全不能自理,预期寿命<6 个月

（二）虚弱指数　　虚弱指数是采用老年学方法累计器官功能缺陷程度的一种表达方式,评价器官功能的指标是疾病、体力障碍、认知障碍、精神社会风险因素和除虚弱综合征以外的其他老年综合征组分,评价功能缺陷的指标必须是获得性的、增龄相关性的和病理预后相关性的。虚弱指标数目约在 80 个左右,一般情况下,使用其中的 30~50 个即可,且虚弱指数的最高值不应接近 100%。例如,夜尿虽然是增龄

相关性指标,也可因夜尿而影响睡眠,但因无严重不良后果和过于常见,故不能作为虚弱指数。应用虚弱指数可对患者的病情进行分层和严重程度判断,估计和预测并发症的风险。

虚弱指数(frailty index)是指老年学评价发现的器官累计功能缺陷值,主要反映慢性炎症状态的程度。慢性炎症影响肌肉-骨骼、内分泌和心血管系统功能,而肥胖和慢性系统性疾病加速虚弱综合征的发展,机体的应激能力和器官贮存功能下降,疾病易感性增加。IGF-1 是反映体内合成代谢、营养和炎症状态的主要标志物,除了躯体的内在性因素外,饮食硒、锌、镁、蛋白质与能量摄入量可调节血清与组织的 IGF-1 的水平(图 2-9-2-6)。

（三）临床特点与诊断　　患者表现为应激适应能力减弱和器官功能下降,肌肉骨骼系统慢性炎症、免疫稳定功能和内分泌功能紊乱(图 2-9-2-7),致病因素包括了遗传因素、表观遗传学因素、代谢因素、环境因素和急慢性躯体疾病等。

1. 慢性炎症与免疫激活　虚弱患者的血液炎症因子(IL-6、C 反应蛋白和 TNF-α)与新嘌呤(neopterin)升高。新嘌呤反映单核细胞和巨噬细胞的免疫活化状态,与虚弱综合征的发病有密切关系。

2. 肌肉-骨骼系统　肌肉萎缩和运动功能减弱是虚弱综合征的显著特点之一,主要原因是肌少症。肌肉消耗随着增龄而加速,合并症越多,炎症状态越明显,肌少症的发展速度越快,骨骼肌去 α-运动神经元支配,Ⅰ型肌纤维减少。虚弱、肌少症与骨质疏松可以互为因果,并形成恶性循环。

3. 内分泌系统　性激素和 IGF-1 是调节骨骼肌功能与能量代谢的关键因素。雌激素和雄激素缺乏引起肌肉萎缩和肌力下降。皮质醇增多和维生素 D 缺乏与虚弱综合征的关系密切。个体的虚弱程度是由非虚弱状态、虚弱综合征前期和虚弱组成连续谱。

虚弱综合征的诊断标准见表 2-9-2-4;虚弱综合征前期是指患者仅存在诊断标准中的 1~2 项,但随着时间推移,将最终发展为临床虚弱综合征;如果老年人完全缺乏虚弱综合征表现则称为非虚弱状态。

表 2-9-2-4　虚弱综合征表型

虚弱综合征组分	判断与测量
疲乏无力	握力降低 20%(性别与 BMI 校正)
行走缓慢	步行 15 英尺(1ft = 0.3048m)时间下降 20%(性别与身高校正)
体力活动能力下降	kcal/周降低 20%(男性 383kcal/周)（女性 270kcal/周)
消耗与耐力不足	自我评价
体重降低	1 年内体重下降>10kg

虚弱综合征需要与残疾(disability)鉴别,后者是指日常生活自理能力障碍,而多病同患(合并症)是指同时患有两种或多种慢性疾病的情况,患者常伴有继发性残疾和虚弱,长期和短期死亡风险增加,但不是虚弱综合征。虚弱综合征、残疾与多病同患可以相互重叠,许多虚弱综合征患者伴有残疾,但残疾不一定伴有虚弱。例如,老年人意外事故或卒中

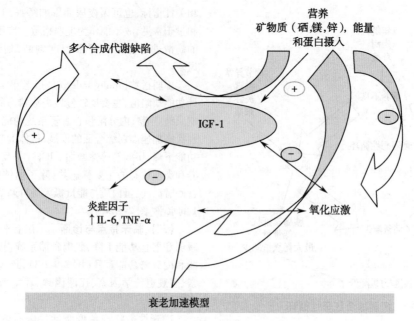

图 2-9-2-6　IGF-1 在虚弱中的作用

IGF-1 是体内激素性合成代谢、营养和炎症状态的中心因子,血液和组织 IGF-1 水平受硒、锌、镁、蛋白质与能量摄入量的调节,其浓度与炎症标志物和氧化应激程度呈反变关系

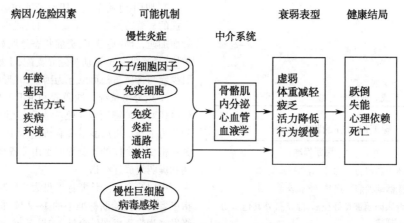

图 2-9-2-7　虚弱综合征的病情进展

后患有严重残疾,而重要器官的生理功能仍然正常,这些人不能诊断为虚弱综合征。

4. 虚弱与心力衰竭　多数心力衰竭患者为老年人,伴有虚弱综合征和其他老年性疾病,不但加重心力衰竭,而且增加全因死亡率;另一方面,心力衰竭又促进虚弱综合征的发展(图 2-9-2-8)。

(四) 治疗　确定虚弱的病因和虚弱程度后,根据个体的虚弱并发症风险进行治疗,重点是纠正营养不良,消除慢性炎症,提高认知功能与肌力,防止多器官功能衰竭。

【老年肌少症】

肌肉功能正常是指肌肉纤维的大小、肌力和氧化能力均正常;肌肉功能减退见于各种疾病,而肌肉功能去适应是各种疾病表型累积的结果。肌少症(sarcopenia)属于老年综合征的一种表现形式,老龄病理变化的一个重要特点是肌肉容量进行性降低。1989 年,Rosenberg 首次提出肌少症概念,肌少症一词来源于希腊语"sarx"和"penia",意指肌肉含量降

低。国际疾病分类第九次修正版(ICD-9)关于肌少症的论述存在许多缺陷。来自欧洲老年医学会、欧洲临床营养和代谢学会、国际老年医学会和欧洲地区和国际营养老年学会四个学术组织的成员组成欧洲老年人肌少症工作组(EWGSOP),他们根据这些组织的相关指南,提出了老年相关性肌少症的定义与诊疗共识,EWGSOP(2009 年)推荐的肌少症定义是:伴有非健康结局、生活质量下降、残疾与死亡的进行性和泛发性骨骼肌容量与肌力降低,因此肌少症包括肌容量减少、肌肉功能(肌力和运动)减弱两个方面;肌少症可分为肌少症前期、肌少症和严重肌少症三种状态。体内的骨骼肌与骨骼组成运动单元,肌肉与骨骼是运动与代谢的协调整体,因此肌少症必然导致骨骼机械应力不足,引起骨质疏松,这种现象称为肌肉-骨骼病态综合征(muscle-skeleton sickness syndrome)。

(一) 病因　老年综合征的症状和体征包括智力障碍、跌倒和生活工作能力减弱,其发病因素与增龄、遗传素质、饮食不足、卧床、活动减少有关。肌少症是老年综合征的

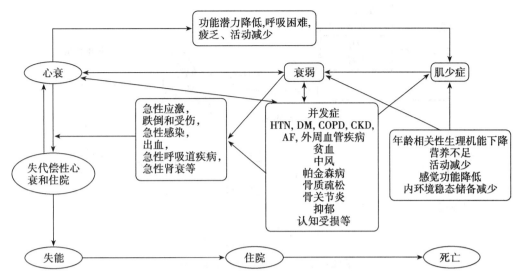

图 2-9-2-8 虚弱综合征与心衰的相互作用

一种表现,其病因很多(图 2-9-2-9),最终将导致虚弱与残疾或死亡。肌少症伴肌力和运动功能下降,但肌力和运动功能下降还与其他许多因素有关,如肌肉生成不足,神经运动单位(nerve motor unit)血流减少与协调功能紊乱等。肌力不足引起虚弱,在应激状态下,可诱发新的并发症或死亡,见图 2-9-2-10、图 2-9-2-11。

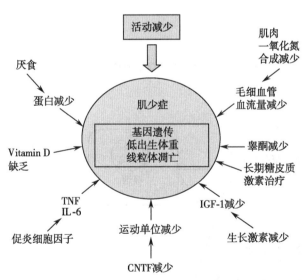

图 2-9-2-9 肌少症的病因与发病机制
CNTF:睫状神经营养因子;TNF:肿瘤坏死因子;IL-6:白介素 6

(二)发病机制与风险因素 肌力与肌肉容量为非线性相关,说明肌力不只是取决于肌量,仅根据肌量来判断肌少症是片面的。据此,有人提出肌少-肌肉功能障碍症(dynapenia)来取代肌少症。肌少症的发病机制未明,肌少症与生活方式因素的关系见图 2-9-2-12。病因和病理生理因素涉及了蛋白合成、蛋白分解、神经肌肉协调性与肌肉脂肪含量的变化。在具体患者中可能有多种致病因素同时参与。肌少症的风险因素很多(图 2-9-2-13),在增龄性因素方面,主

要有促合成代谢激素减少(如雄激素、雌激素、GH、IGF-1等)、炎症与氧化应激;在环境因素方面,主要有不良生活方式(如营养不良、体力活动减少、过量饮酒和吸烟等)。

1. 遗传因素 遗传因素在很大程度上决定了个体的肌量和肌力,相关基因和遗传素质主要包括 IGF-1 受体基因、维生素 D 受体基因等。

2. 环境因素 老年人食欲减退,食物摄取减少(老年性厌食,anorexia of ageing),其原因与胃底-贲门松弛,容易产生饱感,缩胆囊素和瘦素水平升高有关;厌食或食欲不振也与口腔味觉和嗅觉功能减退有关。因 IGF-1 缺乏和肌肉合成代谢抵抗(anabolic resistance),为了维持生理需要,老年人的蛋白需要量应该增加,实际上,老年人往往因食物摄入减少而直接引起肌肉合成不足与肌少症。

3. 促合成代谢激素缺乏 成肌细胞通过 Akt/mTOR/p70s6K 途径的作用,诱导细胞增殖与分化,mTOR 是 Akt 下游的一种激酶,可磷酸化 4E-BP1 和 p70s6k,诱导蛋白质合成;两种 mTOR 复合物 TORC1 与 TORC2 分别含有 RAPTOR 和 RICTOR,TORC1 活化诱导蛋白合成,而 TORC2 主要负反馈调节 Akt 磷酸化,并阻滞 FoxO 信号转导,抑制 RAPTOR 信号则扩增了肌肉抑制素(肌抑素)的效应。

(1)雄激素缺乏:睾酮促进蛋白质合成,对碳水化合物和脂代谢以及骨代谢也有明显正性作用。女性的血清雄激素水平为男性的 1/25~1/20[3],女性缺乏雄激素引起性功能障碍、瘦体重减少、肌力减退、骨质疏松及虚弱,并常伴有明显的神经精神症状。正常女性 40 岁时血清睾酮下降50%[4],绝经后其水平仅为绝经前的 15%[5,6];有些女性在绝经后的 2~5 年内雄激素水平进一步降低(60%)。研究发现,睾酮抑制炎症因子的分泌[7-9],促进抗炎因子释放,减轻胰岛素抵抗[10,11],雄激素缺乏则诱发慢性炎症和肌少症。

(2)雌激素缺乏:骨骼肌表达 ERα。雌激素是维持肌力的重要因素,雌激素减少引起肌力下降[12]。雌二醇还具有一定的抗氧化作用,绝经后女性补充雌激素后,肌力明显改善[13]。雌激素促进肌肉损伤的修复与再生,其作用途径包

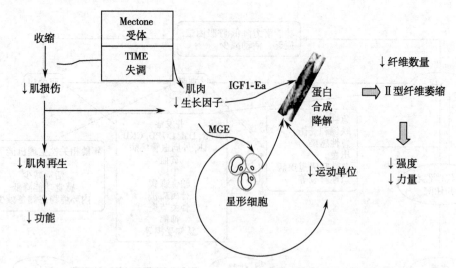

图 2-9-2-10 老年运动与肌肉损伤

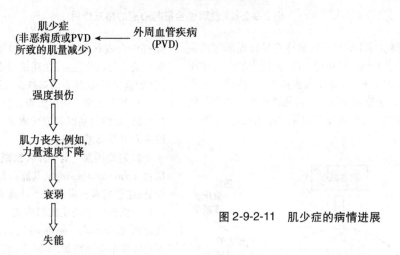

图 2-9-2-11 肌少症的病情进展

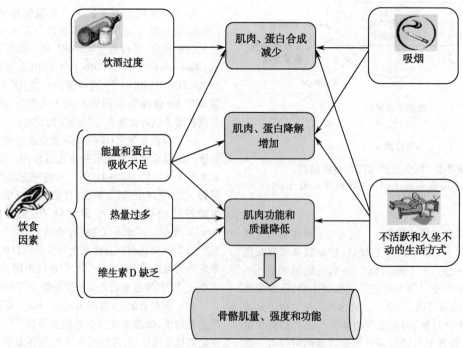

图 2-9-2-12 影响肌少症的生活方式因素

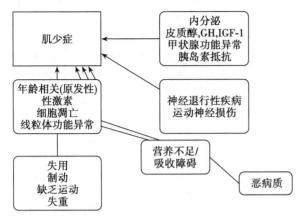

图 2-9-2-13　肌少症的风险因素

括:①抗氧化应激、抗氧化损伤和抗炎;②稳定细胞膜的磷脂结构与功能;③雌激素与其受体调节肌肉代谢靶基因表达。在绝经后第一年,雌激素降低约80%,肌肉容量和肌力亦同时下降[14-17]。老年男性的雌激素来源于雄激素芳香化,男性雌激素调节 Leydig 细胞的发育与功能。睾丸组织内的 ERα 和 ERβ 调节骨代谢和性功能[18,19]。因此,雌激素缺乏可直接或间接引起慢性炎症和肌少症。

(3) GH 和 IGF-1 缺乏:GH 促进肝脏合成 IGF-1,但 GH 对脑和肌肉组织代谢有一定的抑制作用,GH 和 IGF-1 调节肌肉蛋白合成与葡萄糖代谢[20]。老年人因缺乏 GH 和 IGF-1,引起骨骼与肌肉病变[21]。IGF-1 缺乏与糖尿病、骨质疏松、冠心病、虚弱综合征等的发病也有关[22-24]。

(4) 肌抑素和鸢尾素:肌抑素(myostatin)是调节肌肉蛋白合成的重要负性调节因子(图 2-9-2-14 和图 2-9-2-15),肌

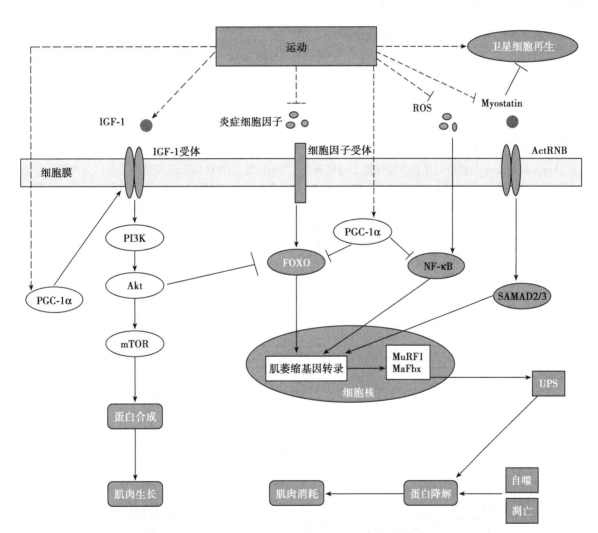

图 2-9-2-14　运动与肌肉抑制素信号途径

→表示步速激活途径,—|表示步速抑制途径,-- --表示步速中间过程;肌肉抑制素通过 ActRⅡB-ALK4/5 异二聚体激活 Smad2/3,阻滞 MyoD 的反式激活;Smad3 灭活 MyoD,阻止其下游信号转导;肌肉抑制素-Smad 途径阻滞肌肉蛋白合成,熊果酸通过 Akt/mTOR/p70S6K 途径上调 IGF-Ⅰ和胰岛素表达,促进蛋白合成;ACE 抑制剂升高 IGF-I 浓度,必需氨基酸通过 mTOR 减弱蛋白合成,而 EPA 下调 TNF-α 与 NF-κB 表达;耐力运动增加 PGC-1α 含量;亲环蛋白抑制剂保护线粒体功能;ACE:血管紧张素转换酶;ActRⅡB:ⅡB 型活化素受体;ALK4/5:活化素样激酶 4/5;CaMK:钙调蛋白激酶;eIF4E:真核细胞启动子 4E;EPA:25-烯酸;FOXO:叉头盒 O;IGF-Ⅰ:胰岛素样生长因子-1;IKK:κB 酶 IKK 抑制子;mTOR:哺乳动物雷帕霉素靶点;MuRF1:肌肉环指蛋白 1;NF-κB:核因子-κB;PGC-1α:PPARγ 辅激活子 α;PI3-K:磷脂酰肌醇 3-激酶;Rheb:脑富含 Rast 同源序列

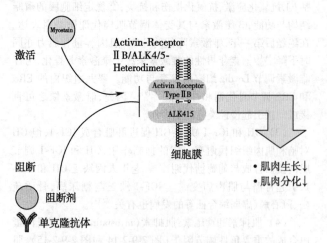

图 2-9-2-15 肌肉抑制素和肌肉细胞生长与分化
肌肉细胞合成和分泌肌肉抑制素,通过ⅡB/ALK4/5异二聚体激活多种信号途径,阻滞肌肉的生长与肌肉细胞分化

抑素表达过多或作用过强可引起肌肉过度分解与肌少症。相反,阻滞肌抑素活性可促进肌肉蛋白合成,抗肌抑素抗体可改善肌肉疾病的病情。

2012 年,Boström 等发现,肌肉组织分泌的蛋白激素——鸢尾素(irisin),"irisin"一词来源于希腊信使女神 Iris。由假菖蒲鸢尾(Iris pseudo-acorus)提取的果糖多糖体称为鸢尾糖(鸢尾淀粉,用作缓泻剂及利胆剂)。骨骼肌具有内分泌功能,骨骼肌合成、分泌的细胞因子和活性多肽被称作肌肉因子(myokine),鸢尾素是一种人体运动时自然分泌的生物蛋白质,鸢尾素将肌肉信息转达到脂肪组织,上调骨骼肌 FNDC5mRNA 表达和循环鸢尾素水平,肌肉颤抖引起的肌肉收缩会促使鸢尾素生成,促进脂肪细胞解偶联蛋白(uncoup-ling protein1,UCP1)表达,诱导脂肪小滴形成,增加线粒体密度和脂肪细胞氧耗量,促使白色脂肪转变为米色脂肪或棕色脂肪,抑制肥胖和胰岛素抵抗,能缓解体温降低。研究发现,鸢尾素可以作为妊娠糖尿病的早期预测标志[25],注射外源性鸢尾素后,可以促进脂肪燃烧进而降低体重,可能成为治疗肥胖症和糖尿病的新药[26]。鸢尾素是蛋白水解酶剪切Ⅲ型纤连蛋白组件包含蛋白 5(FNDC5)后形成的可分泌多肽片段(图 2-9-2-16),属于含结构域 5 的Ⅲ型纤连素家族成员,可调节能量代谢和中枢神经血糖功能。骨骼肌释放的鸢尾素通过内分泌途径作用于不同组织,激活棕色脂肪的 UCP1,促进线粒体代谢,增加 ATP 生成,增加产热和能量消耗,降低体重,提高胰岛素敏感性。此外,鸢尾素也促进神经组织的脂肪细胞代谢,诱导神经细胞增殖与分化(图 2-9-2-17)。

(三)分类与分期 肌少症是指肌肉容量低于年轻成人平均值 2 个标准差以上的骨骼肌萎缩状态,并常伴有肌肉组织脂肪浸润和结缔组织增生。

1. **分类** 肌少症主要见于老年人群,但亦可发生于年轻人或其他疾病(痴呆、骨质疏松等)患者,有的患者存在明确的原发疾病(一种或多种),而另一些无明确病因可查。因此可分为原发性(增龄性)和继发性肌少症两类(表 2-9-2-5)。

2. **分期** 肌少症前期者的肌肉容量降低,但肌力和肌肉功能正常,肌少症期肌肉容量降低伴肌力或肌肉功能减退,而严重肌少症的肌肉容量、肌力和肌肉功能均降低,见表 2-9-2-6。

(四)辅助检查与诊断 辅助检查的目的是确定患者的肌肉含量、肌力和运动功能。

1. **肌肉含量评价** 测定肌肉含量的方法很多,EWGSOP 建议的肌量、肌力和肌肉功能测量见表 2-9-2-7。

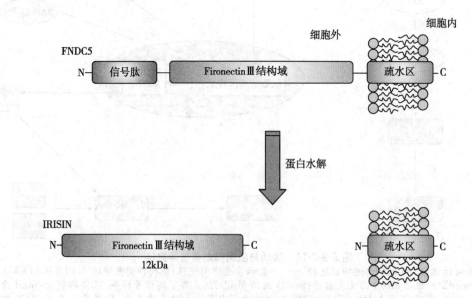

图 2-9-2-16 FNDC5 表达调节
肌肉运动时,PGC1-α 促进肌肉表达 FNDC5;FNDC5 的 N 末端含 2 个纤连素结构域,C 末端疏水结构域插入细胞膜双脂质层中;小鼠 FNDC5 氨基端开始以 29 个氨基酸残基为信号肽,继而为 FNⅢ结构域(94个氨基酸)和 28 个氨基酸的不明功能肽。跨膜段含 19 个氨基酸和 39 个氨基酸的胞浆结构域;FNDC5结构与某些细胞因子受体相似(Ⅰ型膜蛋白)

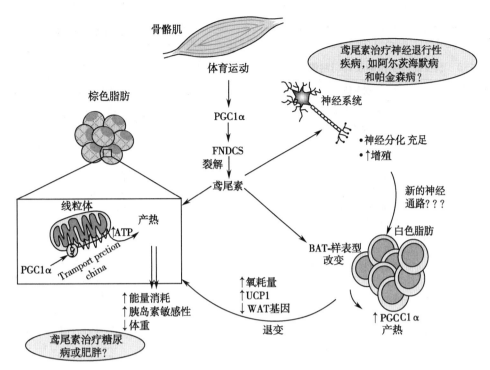

图 2-9-2-17 鸢尾素的生理作用

表 2-9-2-5 肌少症分类

分类	举例
原发性肌少症	
增龄性肌少症	老年而无其他原发性疾病
特发性肌少症	非老年而无其他原发性疾病
继发性肌少症	
活动相关性肌少症	卧床,不活动,抑郁状态,失重状态
疾病相关性肌少症	心力衰竭,肺功能不全,肝衰竭,肾衰竭,脑功能障碍,炎症性疾病,先天性神经肌肉疾病,恶性肿瘤,内分泌疾病,代谢性疾病
营养相关性肌少症	蛋白-能量营养不良症,吸收不良综合征,胃肠疾病,神经性厌食

表 2-9-2-6 肌少症的 EWGSOP 分期

分期	肌肉容量	肌力	肌肉功能
肌少症前期	↓	正常	正常
肌少症	↓	↓或正常	↓或正常
严重肌少症	↓	↓	↓

（1）影像方法:常用 CT、MRI 和 DXA 测定肌肉含量（瘦体重）。CT 和 MRI 测定准确,是研究肌肉含量的金标准;临床上常用总体影像法测量。DXA 测定可将脂肪、骨矿物质与其他软组织分辨开来。

（2）生物阻抗分析:生物阻抗分析（BIA）可确定脂肪和瘦体质含量[27],与 MRI 的相关性良好[28],尤其在进行流行病学研究中可替代 DXA 法。

（3）非脂肪软组织总体钾或部分钾测定:非脂肪软组织总体钾或部分钾测定的总体钾存在于骨骼肌中,TBK 是测定

表 2-9-2-7 肌量与肌力和肌肉功能测量

项目	研究应用	临床应用
肌量	CT	BIA
	MRI	DXA
	DXA	
	BIA	人体测量学指标
	脂肪组织总钾测量	
肌力	握力	握力
	膝关节屈曲与伸展	
	最大呼吸流量	
	SPPB	SPPB
		常规步速
肌肉活动功能	常规步速	定时的起立行走试
	定时的起立行走试验	验
	登梯试验	

注:DXA:双能 X 线骨量测量;BIA:bioimpedance analysis,生物阻抗分析;SPPB:short physical performance battery,短期体力运动项目

肌肉含量的经典方法,近年多改用手臂部分体钾（partial body potassium,PBK）测定来代替 TBK[29],其结果可靠,操作简便。

（4）人体测量法:人体测量法测定中上前臂臂围和皮褶厚度,可反映肌肉含量。此外,也可测定腓肠肌周长,如<31cm 提示为肌少症[30],但局部脂肪沉积和皮肤弹性影响结果分析。

2. 肌力测定 有多种方法,见表 2-9-2-8。

（1）握力测量:一般下肢的肌力测定较上肢可靠,但临床应用较多的仍然是握力（handgrip strength）测量,其中以等长手握力（isometric hand grip strength）的应用较广泛。

（2）膝反射与膝关节伸展运动:其强度反映肌力大小,其力度代表单位时间内的做功能力。在健康老年人中,力度降低较强度快,力度能更好地预测肌肉的功能[31-32]。

（3）最大呼气流量：如果患者无呼吸系统疾病，最大呼气流量（peak expiratory flow，PEF）反映了呼吸肌的做功强度，PEF应用较广，但不宜单独应用于评价肌少症。

表2-9-2-8　肌少症诊断指标及其切割值

	测量方法	切割值
肌肉含量	DXA	骨骼肌量指数（SMI，骨骼肌量/身高^2）（男7.26kg/m^2，女5.5kg/m^2）
		SMI（ASM/身高^2）（男7.25kg/m^2，女：5.67kg/m^2）
		SMI（ASM/身高^2）（男7.23kg/m^2，女5.67kg/m^2）
		脂肪和身高校正的瘦体质线性回归残差（男-2.29，女-1.73）
	BIA	SMI（BIA预测的SM方程，SM/身高^2）（男8.87kg/m^2，女6.42kg/m^2）
		SMI（肌肉绝对容量，肌肉绝对容量/身高^2）（男性严重肌少症≤8.50kg/m^2，肌少症8.51~10.75kg/m^2，正常≥10.76kg/m^2）（女性严重肌少症≤5.75kg/m^2，肌少症5.76~6.75kg/m^2，正常≥6.76kg/m^2）
肌力	握力	男<30kg，女<20kg
肌肉功能	SPPB	0~6为功能降低，7~9为中度功能，10~12为高功能
	步速	6m距离GS<1m/s
		6m距离GS<1.175m/s
		15英尺（4.572m）距离：男身高≤173cm≥7s（GS<0.65m/s）身高>173cm≥6s（GS<0.76m/s）女身高≤159cm≥7s（GS<0.65m/s）身高>159cm≥6s（GS<0.76m/s）4m距离GS<0.8m/s 8英尺（2.438m）距离（功能四分位数）：第1四分位数≤0.43m/s 第2四分位数0.44~0.60m/s 第3四分位数0.61~0.77m/s 第4四分位数≥0.78m/s

3. 体力运动　主要包括短期体力运动项目，一般采用步速（gait speed）、6分钟步行试验（6-min walk test）和登梯能力试验等。SPPB主要用于评价患者的平衡-步行能力和耐受力。患者起立后直线步行前进8英尺（2.44m）后转身回到座椅，如此重复5次所需的时间。常规步速或定时步速属于SPPB的一种，可反映患者的生活自理能力与虚弱程度。定时起立步行试验时，需要患者从座椅起立，步行一段距离后转身坐回到原来位置。本试验主要测试患者的动态平衡功能。登梯能力试验主要测试腿部肌肉力量。EWGSOP推荐采用健康成人的测得均值±2标准差作为正常参考值。

4. 判断死亡风险的综合性血清指标　Barron等从11 555个临床研究中筛选出51个综合性血清指标，其中20个有助于判断死亡风险，C-反应蛋白、N-末端脑钠肽、白细胞计数最有判断价值，其次为胆固醇、血沉、纤维蛋白原、粒细胞数、同型半胱氨酸、细胞黏附分子-1、护骨素、Ⅲ型前胶原氨基末端肽尿酸、可溶性尿激酶纤溶酶原激活物受体、组织金属蛋白酶抑制因子1和Ⅱ型肿瘤坏死因子受体[33]（表2-9-2-9）。

表2-9-2-9　老年患者的综合性血清指标

早期指标	临床意义
25-（OH）D	维生素D营养状态
脑钠肽	心血管病事件风险
携带蛋白	白蛋白（炎症），铁蛋白（铁营养），血红蛋白（缺氧），TTR（甲状腺功能）
细胞黏附分子	包括ICAM-1，P-选择素，CD40配体
胆固醇组分	TC，HDL-C，LDL-C，HDL-C
胱蛋白酶抑制因子C	肾小球滤过率，心血管事件风险
细胞因子，细胞因子受体	IL-1b，IL-4sr，IL-8，IL-10，IL-12，TNF-α，MCP1
生物酶	MMP-9，Lp-PLA2（炎症与氧化应激）
血沉	炎症
糖蛋白	α1-酸性糖蛋白（急性炎症），纤维蛋白原（肾功能与炎症），TIMP1SHBG与转铁蛋白
高半胱氨酸	肾功能
激素	皮质醇，睾酮，TSH
炎症相关蛋白与受体	CRP（炎症），OPG，RANKL（骨转换），可溶性尿激酶纤维蛋白原结合物受体（suPAR与炎症与免疫反应），TNFRII（急性炎症）
代谢产物	肌酐（肾功能与心血管病风险），DHEAS（心血管病与骨质疏松风险），尿酸（肾功能）
Ⅲ型前胶原氨基肽（PⅢNP）	胶原代谢转换
白细胞计数	免疫反应，系统炎症

病例筛选与诊断：EWGSOP建议肌少症的筛选从步速测量开始，>0.8m/s可认为存在肌少症风险（图2-9-2-18）[34]。

5. 鉴别诊断　肌少症可见于其他老年综合征，如恶病质、虚弱综合征、肌少症性肥胖（sarcopenic obesity）等。

（1）恶病质：见于充血性心力衰竭、终末期肾病、AIDS或恶性肿瘤等患者，表现为严重肌少症。恶病质是发生于严重疾病的一种复合型代谢紊乱综合征，其特点是：①肌肉消耗显著而脂肪量无明显减少；②伴有炎症、胰岛素抵抗、厌食和高蛋白分解状态；③肌少症是恶病质的一个表现，多数恶

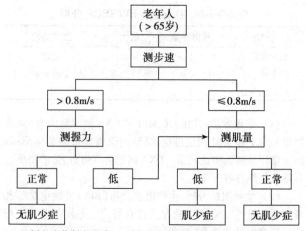

• 必须考虑能够解释每一项发现的共病现象和个人情况
• 该参数同样适用于评估年轻人的患病风险

图2-9-2-18　EWGSOP推荐的老年人肌少症筛选程序

病质患者伴有肌少症,而肌少症不伴有恶病质。

（2）虚弱综合征:虚弱是老年综合征的另一个表现,其原因与老龄性多器官功能减退,应激反应衰竭有关。患者特别容易感染、跌倒,常合并多种躯体疾病[28,29]。Fried 等提出的虚弱综合征定义是存在体重降低、体重消耗、乏力、步行缓慢和体力活动迟缓中的三种或更多表现者。虚弱综合征常伴有肌少症,反之肌少症亦常合并虚弱综合征。一般认为,除了躯体因素外,虚弱综合征还包括了精神心理和社会因素（如认知障碍）[28]。

（3）肌少症性肥胖:恶性肿瘤、类风湿关节炎患者的瘦体重常明显减少,而脂肪含量正常甚至增加,形成所谓的肌少症性肥胖,这种肌少症还伴有肌肉成分异常（如大理石样肌肉或肌肉脂肪浸润）,这也是肌力与体重不呈正相关关系的重要原因之一。至疾病的晚期,脂肪含量从增多变为正常,最后出现明显脂肪消耗。

（五）预防与治疗

1. 治疗疗效评价 评价体系是评价肌少症治疗疗效的标准,原发性肌少症治疗较困难,治疗措施应该是综合性的,主要包括健康护理、合理营养、营养素补充和必要的药物干预等;继发性肌少症治疗应尽量消除或缓解原发疾病的病情。

2. 一般治疗 肌少症的治疗途径与疗效评价方法见表2-9-2-10~表2-9-2-12。必需氨基酸（如亮氨酸、精氨酸和赖氨酸）是调节肌肉蛋白合成的关键因素。补充这些氨基酸有助于逆转肌少症的进程[35,36]。维生素 D 能够维持 Ⅱ 型肌纤维结构与功能,补充维生素 D（800U/d）和钙剂（1000mg/d）有一定效果,研究发现,活性维生素 D 可能具有更佳效果。已经存在的老年肥胖本身即是肌少症的风险因素,如果过分强调减肥,降低体重,使 BMI 达到所谓"正常范围"的做法又可能成为肌少症新的风险因素。运动有助于促进康复,增加

表 2-9-2-10 虚弱综合征的干预治疗

虚弱表现	筛选与评估	干预方法
健康状况不稳定	医学评价	评估健康和药物疗效/分专业追踪病情变化
营养不良	微营养评价	因素和营养支持/阻抗运动
精神心理疾病	老年抑郁计分	慎重的抗抑郁治疗（小剂量）
认知障碍	微智力状态检查/智力问卷调查	精神心理治疗与支持
视力听力障碍	临床评估	专科治疗
活动能力下降	4m 步行试验/定时起立-步行试验/下肢肌力试验/4 点平衡试验/跌倒风险评估	体力锻炼/平衡功能锻炼/家庭安全措施
静坐或卧床	临床评价	消除静坐或卧床习惯/加强运动/参与社区活动
生活与护理支持	临床评价	护理支持/个体化生活干预

表 2-9-2-11 肌少症的治疗疗效评价体系

主要指标	炎症指标
体力活动功能	总体健康状况
肌力	跌倒
肌量	住院或护理情况
次要指标	社会支持状态
生活状态	死亡率
生活质量	

表 2-9-2-12 肌少症治疗途径

营养素	选择性雄激素受体激动剂
必需氨基酸（富含亮氨酸）	蛋白分解抑制剂
高蛋白饮食	葛瑞林（ghrelin）
二十碳五烯酸	ACEI
运动	肌抑素
阻抗性运动	其他药物
有氧运动	熊果酸
促合成激素	亲环蛋白抑制剂
睾酮	维生素 D
其他雄激素制剂	

肌量。抵抗运动可直接刺激肌肉 MAPK 和 mTOR 信号途径,促进肌肉蛋白合成,因而较有氧运动更适合于肌少症患者[37-42]。

3. 药物治疗

（1）肌酸:是线粒体外能量物质——磷酸肌酸的原料,肌酸能增加瘦体重和肌力,引起体液潴留。

（2）肌抑素:生长与分化因子 8（growth and differentiation factor 8）亦称肌抑素,是调节肌肉蛋白合成的重要负性调节因子,肌抑素与活化素受体（ActR Ⅱ A/ Ⅱ B）结合后形成的复合物刺激 Smad 受体（Rsmad）磷酸化和 Smad 2/3 转录因子转录,Smad 2/3 转位,调节核基因（如 MyoD）转录。因此抑制肌抑素的活性可促进肌肉蛋白合成,抗肌抑素抗体可改善肌肉疾病的病情。

（3）熊果酸:熊果酸（ursolic acid）存在于苹果果皮或食用植物的蜡质成分中,具有抗糖尿病和抗肌少症作用,但动物实验发现熊果酸亦可引起肌肉肥大。

（4）二十碳五烯酸（eicosapentaenoic acid, EPA）:存在于鱼类油脂中,具有抗炎作用,可抑制 NF-κB、TNF-α 的致炎作用。适当摄入 n-3 脂肪酸（1.1~1.6g/d）有助于预防心血管疾病、炎性肠病和恶病质[43-45]。

（5）血管紧张素转换酶抑制剂:具有抗炎作用,可提高骨骼肌血流与肌力,改善内皮细胞功能。

（6）蛋白酶体抑制剂（proteasome inhibitor）:肿瘤、糖尿病、慢性肾病、败血症、神经瘫痪时,骨骼肌通过泛素-蛋白酶体途径引起蛋白分解和肌少症。蛋白酶体抑制剂有望成为治疗肌少症的新途径。

（7）亲环蛋白抑制剂（cyclophilin inhibitor, Debio-025）:Ca²⁺ 负荷引起细胞坏死,亲环蛋白抑制剂可抑制这一过程,可能具有抗肌少症作用。

（8）鸢尾素:动物实验发现,外源性鸢尾素促进脂肪燃烧,进而降低体重,可能成为治疗肥胖症和糖尿病的新药,但对肌少症的作用有待进一步研究。

4. 原发病治疗 老龄人伴有性激素缺乏。男性雄激素缺乏诱发肌少症、骨质疏松和运动功能减退;女性雌激素缺乏也对肌肉功能有明显不利影响。

【老年营养不良症】

营养不良属于老年综合征的表现之一。营养不良症包括以体重下降为特征的蛋白能量消耗(Kwashiorkor 病与消耗症)和单纯营养素缺乏症。老年营养不良症的主要原因是厌食、恶病质、肌少症、脱水、吸收不良和高代谢状态。蛋白能量消耗是老年营养不良症的主要临床类型,其特点是体重降低。引起体重降低的主要原因有生理代偿因素、进食相关性因素、精神-心理因素和躯体疾病等(表 2-9-2-13),老年人长期服用致恶心呕吐药物亦可导致体重降低。单营养素缺乏症主要包括烟酰胺缺乏引起的糙皮病、维生素 B_1 缺乏所致的脚气病与 Wernicke 脑病综合征,维生素 A 缺乏引起的干眼症等(表 2-9-2-14 和表 2-9-2-15)。

表 2-9-2-13 引起体重降低的相关因素

生理代偿因素	进食与吞咽因素
疾病相关性体重下降	口腔疾病
急性疾病	食管疾病
住院患者	厌食症
慢性病急性发作	口渴
老年性痴呆	精神心理性体质下降
便秘	抑郁症
压迫性溃疡	独居
剧烈疼痛	神经性厌食
药物相关反应性下降	贫苦
食欲不振	躯体疾病引起的体重下降
吸收不良	恶性肿瘤
合并症	肌少症
跌倒	脱水
进食相关性体重下降	高代谢状态(甲亢,嗜铬细胞瘤)

表 2-9-2-14 引起体重降低的药物

心血管系统药物	美金刚
地高辛	骨关节病药物
阿司匹林	二膦酸盐
ACE 抑制剂	非甾体抗炎药(COX-2 抑制剂)
钙通道阻滞剂	阿片类药物
髓祥利尿剂	别嘌醇
氢氯噻嗪	秋水仙碱
螺内酯	金制剂
他汀类药物	羟氯喹
硝酸甘油	内分泌系统药物
神经精神系统药物	左甲状腺素
选择性血清素再摄取抑制剂	二甲双胍
三环抗抑郁剂	其他药物
神经安定剂	抗胆碱类药物
苯二氮䓬类药物	抗生素
抗惊厥剂	抗充血药物
锂盐	抗组胺药物
左旋多巴	铁制剂
多巴胺拮抗剂	钾制剂
多奈哌齐	乙醇

表 2-9-2-15 常见单营养素缺乏症

疾病	缺乏的营养素	临床表现
糙皮病	烟酰胺	皮炎,腹泻,便秘,痴呆
脚气病	硫胺(维生素 B_1)	干性脚气病:膈神经-喉返神经瘫痪,足下垂,肌腱反射消失
		湿性脚气病:水肿,呼吸困难,心力衰竭
Wernicke 脑病综合征	硫胺(维生素 B_1)	神志失常,展神经麻痹,昏迷
坏血病	维生素 C	皮肤瘀斑,出血
干眼症	维生素 A	角膜炎,致盲

随着社会经济的发展,现在的营养不良症主要见于老年人群和恶性肿瘤病例。据报道,美国老年人护理家庭的营养不良发病率高达 5%~10%,占老年住院病例的 50%。老年人明显体重下降后,即使仍属于肥胖(肌少症性肥胖),其死亡风险也较一般人群升高 2 倍。体重下降代表蛋白能量营养不良,增加了许多病患的风险(表 2-9-2-16)。体重下降后,脂肪分解的甘油三酯释放入血,强化小而密 LDL 的致动脉硬化作用。体重下降时,肌肉和骨骼亦同时丢失,跌倒和骨折风险升高,引起虚弱综合征。脂肪分解和白蛋白减少,储存在脂肪组织中的脂溶性杀虫剂和其他毒素或药物释放,可损害重要器官的功能。

表 2-9-2-16 蛋白营养不良症的结局

1. 死亡	8. 感染
2. 压迫性皮肤溃疡	9. 免疫功能紊乱
3. 髋部骨折	10. 胸腺萎缩
4. 跌倒	11. 迟发型过敏反应消失
5. 乏力与虚弱	12. 辅助 T 细胞减少($CD4^+$)
6. 贫血/营养不良/水肿	13. 有丝分裂淋巴细胞减少
7. 蛋白质功能异常	

(一)**病例筛选** 通常应用简化的营养评价问卷或微营养评价来筛选营养不良病例[46,47],详见第 4 篇第 8 章第 1 节。

(二)**诊断与鉴别诊断** 血清白蛋白<35g/L、总胆固醇<4.2mmol/L。转甲状腺球蛋白(transthyretin,前白蛋白)和视黄醇结合蛋白测定有助于营养不良的诊断,但是这些蛋白水平降低仅代表促炎症因子的水平升高和作用增强,更确切地说,这些指标提示的只是疾病状态而非营养不良本身。

1. **厌食症** 厌食是指食物摄取量减少 30%(男性)或 20%(女性)的状态,其程度预示死亡风险的高低[48-50]。老年人生理性厌食的常见原因有味觉和嗅觉功能减退、胃肠消化功能减退、胃排空延迟、吸烟和药物等。老年人缩胆囊素和 ghrelin 分泌不足也是引起食欲不振的重要原因。病理性厌食的主要原因是抑郁症,其次是药物。住院患者的所谓"治疗饮食"很可能没有起到治疗作用,反而成为厌食的重要诱因。在器质性疾病谱中,肿瘤、慢性酒精中毒、口腔疾病、痴呆、甲减、高钙血症、低钠血症、肾上腺皮质功能不全、低盐饮食是引起厌食的较常见原因。

2. **恶病质** 详见后述。主要表现为严重体质消耗,肌肉和脂肪组织明显减少,病因复杂,但均与细胞因子激活及泛素-蛋白酶体系统导致蛋白-脂肪过度分解有关。脂肪分解释放的甘油三酯、游离脂肪酸和细胞因子抑制食欲,延缓胃排空,减弱肠蠕动。厌食、恶病质、营养不良性肌少症的鉴别见表2-9-2-17。

表2-9-2-17 厌食-恶病质与肌少症的鉴别

表现	厌食症	恶病质	肌少症
食欲不振	+	++	-
体重下降	+	++	+/-
脂肪丢失	++	++	0
肌肉丢失	-	+++	++
蛋白分解	-	++	-
高甘油三酯血症	-	++	+
贫血	-	++	-
胰岛素抵抗	-	++	+
细胞因子升高	+/-	++	+/-
C反应蛋白升高	-	++	-

3. 吸收不良与高代谢状态 引起吸收不良的主要原因是乳糜泻与胰腺功能不全,维生素A、免疫球蛋白A、麦醇溶蛋白(gliadin)抗体、组织转谷氨酰胺酶抗体、IgG肌凝蛋白抗体和β-胡萝卜素测定有助于诊断。高代谢状态常见于恶性肿瘤、慢性感染、淡漠型甲亢和嗜铬细胞瘤。

(三)治疗 肌肉抑制素通过ActRIIB-ALK4/5异二聚体激活Smad2/3,阻滞MyoD的反式激活;Smad3灭活MyoD,阻止其下游信号转导;肌肉抑制素通过Smad途径阻滞肌肉蛋白合成,熊果酸通过Akt/mTOR/p70S6K途径上调IGF-I和胰岛素表达,促进蛋白合成;ACE抑制剂升高IGF-I浓度,必需氨基酸通过mTOR减弱蛋白合成,而EPA下调TNF-α与NF-κB表达;耐力运动增加PGC-1α含量。运动可通过激活mTOR信号和PGC-1α信号刺激蛋白合成和肌肉生长,抑制肌肉蛋白分解,增加IGF-1表达。

营养不良症的治疗目标是缓解或消除基础疾病,改善营养状态,增加体重至标准范围内。因涉及的学科知识广,应强调多学科合作团队诊疗老年性营养不良。例如,老年病学医师负责疾病诊断,老年病学护士负责治疗方案实施,营养师负责全程营养治疗,营养师助理负责食物和营养素制备,资料员负责院内院外相关资料的收集与整理,物理治疗师负责运动与康复治疗。

根据Harris-Benedict公式计算能量摄取量,最低1500kcal/d基础消耗量,另加400kcal/d。蛋白1.2~1.5g/(kg·d),营养素缺乏者补充微营养素、高热量食物和宏营养素。维生素D缺乏者应补充额外的维生素D制剂800~1000U/d,使血清维生素D不低于65nmol/L,水分1700ml/d。食物应富含亮氨酸,以增加肌肉蛋白合成与收缩功能,额外的营养素应在两餐间期给予,以免影响正餐的食欲。主要通过加餐和补充微营养素,必要时插管给予额外食物。体力活动(每天至少步行15分钟)后追踪体重变化。个别可使用非经肠营养支持治疗。

醋酸甲地孕酮是促进食欲的药物,可增加进食量(尤其是女性),降低细胞因子水平,与奥氮平联合使用可进一步增

强其作用。主要副作用是深部静脉血栓形成,故使用时间不宜超过3个月。屈大麻酚(dronabinol)属于四氢大麻酚(tetrahydrocannabinol)的提取物,促进食欲效果与醋酸甲地孕酮相似或更强。

【老年恶病质】

恶病质(cachexia)一词来源于希腊语"kako's bad",意指严重而进行性消瘦。恶病质是一种常见的病理状态(表2-9-2-18和表2-9-2-19),需与急性重症疾病状态、慢性饥饿(进食不能或明显减少,脂肪丢失多于肌肉组织)、肌少症和脱水症(丢失的体重是由于水分丢失所致,而体脂和肌肉无明显变化)鉴别。

表2-9-2-18 美国的恶病质发病率

基础疾病	病例数(万例)	恶病质发生率(%)	需要治疗的患者数(万人)
AIDS	9	35	3.15
癌症	13.68	30	4.10
COPD	160	20	32
肾素	3.75	40	1.5
类风湿关节炎	21	10	2.1
心力衰竭	48	20	9.6
需要家庭护理的其他疾病	16	20	3.2

表2-9-2-19 恶病质诊断标准

1. 体重下降≥5%
2. BMI(kg/m²)
   <65岁者BMI<20
   ≥65岁者BMI<22
3. 血清白蛋白<35g/L
4. 体重下降10%或更多
5. C反应蛋白(CRP)明显升高

(一)病因与发病机制 炎症细胞分泌的细胞因子调节免疫功能、食欲、体重认知等功能[51-53]。过多的细胞因子IL-1、IL-2、干扰素γ和TNF-α是引起恶病质的常见原因(图2-9-2-19)。细胞因子激活NF-κB,抑制肌肉蛋白(尤其是MyoD蛋白)合成,MyoD蛋白是一种调节肌肉发育的转录因子,MyoD与肌凝蛋白(myosin)重链Ⅱb的启动子区结合,促进肌凝蛋白表达,而TNF-α和干扰素γ抑制肌凝蛋白mRNA表达,促进肌凝蛋白分解。糖皮质激素抑制肌细胞摄取葡萄糖和氨基酸,抑制蛋白合成,促进糖异生,导致类固醇性肌病。

细胞因子也通过泛素介导的蛋白分解途径引起高分解代谢状态。泛素含有76个氨基酸残基。泛素化蛋白进入蛋白体核孔,肌肉蛋白分解的氨基酸和寡肽在肝脏合成C反应蛋白和血清淀粉样蛋白。泛素-蛋白体系统还间接调节抑制性κB蛋白NF-κB基因表达。细胞因子刺激肾上腺皮质醇和儿茶酚胺释放,增强泛素-蛋白体系统的作用,增加静息代谢率,诱导脂肪分解和β-氧化,抑制脂肪组织和肝脏脂蛋白酯酶活性,而肝细胞的LDL受体活性升高;从而增加了VLDL合成,甘油三酯降解减少,引起高甘油三酯血症。以上的总体效应是出现能量代谢负平衡和体重下降。此外,病态行为

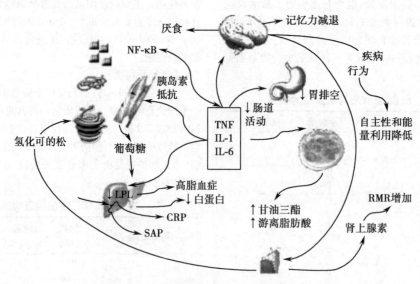

图 2-9-2-19 细胞因子引起恶病质的发生机制

TNF:肿瘤坏死因子;IL-1:白介素 1;IL-6:白介素 6;RMR:静息代谢率;LPL:脂
蛋白酯酶;CRP:C-反应蛋白;SAP:血清淀粉样蛋白

作用于神经系统形成的精神萎靡和食欲不振也进一步加重恶病质病情。具有细胞因子拮抗作用的药物见表 2-9-2-20。

表 2-9-2-20 细胞因子拮抗剂

1. 结合孕激素	5. 细胞因子抗体
2. 睾酮	6. 可溶性细胞因子受体
3. NSAID	7. 血管紧张素转换酶抑制剂
4. 花生四烯酸	8. 他汀类药物

（二）恶病质相关性疾病

1. 心源性恶病质　心源性恶病质的病因与炎性细胞因子分泌过多有关（图 2-9-2-20）[54]。血管紧张素转换酶抑制剂降低 IL-1、TNF-α 和 IL-6 水平;但 TNF 受体阻滞剂或 TNF-α 抗体未显示出类似效果[55]。

2. 慢性肾衰竭　25% 以上的血液透析患者合并有营养不良症[56]。慢性肾衰竭引起的营养不良症可分为 1 型（饥饿型营养不良）和 2 型（恶病质）两类（表 2-9-2-21）。饥饿引起的营养不良没有炎症表现,血清白蛋白浓度正常,经过适当营养治疗后可完全恢复体重。相反,恶病质伴有明显炎症和氧化应激反应者,蛋白分解增强,血清 C 反应蛋白和细胞

表 2-9-2-21 慢性肾衰竭的营养不良类型

项目	1 型营养不良症（饥饿型营养不良）	2 型营养不良症（恶病质）
血清白蛋白	正常或↓	↓
血清 CRP	正常	↑
蛋白分解状态	↓	↑
食物摄取	↓	↓或正常
静息能量代谢	正常	↑
氧化应激	↑	↑↑
透析治疗与应用支持后	可逆	抵抗

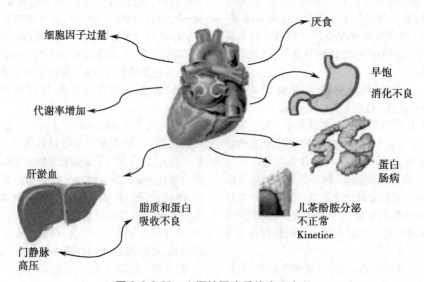

图 2-9-2-20 心源性恶病质的病理生理

因子明显升高,同时伴低白蛋白血症。单独营养支持无明确治疗反应,而结合透析、改善肾功能、营养支持、抗炎、补充红细胞生成素才能获得较佳疗效[57]。

3. 慢性阻塞性肺疾病 肌肉 NF-κB 和 iNOS 表达上调,肌肉萎缩乏力,高分解代谢状态伴有厌食,血清 TNF-α 升高。口服能量和营养支持不能改善症状。细胞因子拮抗剂和醋酸甲地孕酮可改善食欲,增加体重和肌力。

4. 神经性厌食-恶病质综合征 主要见于恶性肿瘤患者。细胞因子促进 CRH 分泌,引起厌食,前列腺素抑制神经肽 Y 的促食欲作用。肌肉蛋白分解,蛋白合成被抑制[58];α₂-糖蛋白激活 cAMP,促进脂肪细胞释放,游离脂肪酸和三酰甘油释放入血,肿瘤细胞产生大量乳酸加重能量消耗(图2-9-2-21)。

5. 类风湿关节炎性恶病质 虽然多数类风湿关节炎患者的体重正常,由于体力活动减少,总能量消耗减少,但静息能量消耗是增加的。因此,导致躯体细胞数量进行性降低(约30%)。恶性肿瘤、AIDS 和重症疾病患者也存在类似情况,当躯体细胞量降至 40% 以上时可出现致命性器官功能衰竭。

6. AIDS 相关性恶病质 因厌食、抑郁、感染等引起体重进行性降低,恶病质是引起 AIDS 患者死亡的重要原因(图2-9-2-22)。合成类雄激素、GH 和醋酸甲地孕酮可促进能量物质合成,但因 TNF-α 受体 2 抵抗而减弱了其作用。

7. 老年性体重降低 老年人体重过低或消瘦与细胞因子分泌过多、慢性炎症、体力活动不足、胃肠功能衰减等因素有关,死亡风险增加。

(三)治疗 延缓免疫系统衰老的可能途径见图 2-9-2-23。营养不良本身的治疗见前述,恶病质的治疗需要更加强调病因治疗和针对细胞因子的治疗。目前,具有细胞因子拮抗作用的治疗药物主要有雄激素、IGF-1 和肌抑素抗体等。

1. 睾酮 睾酮刺激成肌细胞功能,增加卫星细胞数目,促进蛋白合成和细胞损伤的修复[59]。另一方面,睾酮抑制巨噬细胞释放前炎症细胞因子 TNF-α、IL-1β、IL-6,刺激 IL-10 合成,增强抗炎作用。睾酮缺乏时,瘦素升高,抑制食欲,引起体重降低和恶病质[60]。

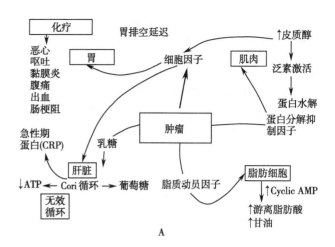

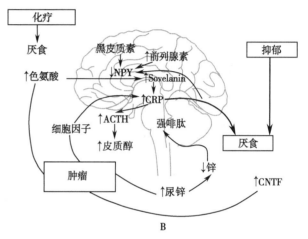

图 2-9-2-21 恶性肿瘤引起的神经性厌食-恶病质综合征

A. 周围型神经性厌食-恶病质综合征;B. 中枢性神经性厌食-恶病质综合征;CRP:C 反应蛋白;NPY:神经肽 Y;CRF:慢性肾衰;ACTH:促肾上腺皮质激素;CNTF:睫状神经营养因子

2. IGF-Ⅰ IGF-Ⅰ对食物摄取释放敏感,过夜禁食后,IGF-Ⅰ明显升高,而在进食后又恢复正常。IGF-Ⅰ促进肌肉

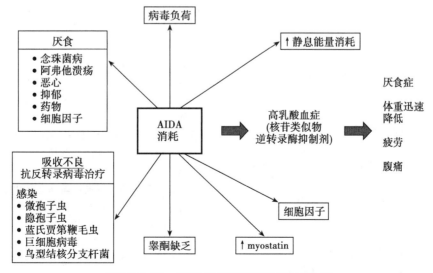

图 2-9-2-22 AIDS 患者体质消耗的病理生理

蛋白合成,增加肌力和肌肉容量,肌肉干细胞表达的 IGF- I 可防止肌肉萎缩,而恶病质患者的 IGF- I 明显降低。

3. 肌抑素 肌肉组织分泌的肌抑素抑制肌肉生长,肌抑素突变动物或患者肌肉发达肥厚[61,62]。

【老年抑郁症与神经变性性疾病】

(一)老年抑郁症 老年抑郁症的认识与诊断因脑血管病变和老年性痴呆变得困难,需要使用老年性抑郁症计分进行客观评价,并与老年性痴呆鉴别(表 2-9-2-22)。分析老年性抑郁症的病因时,应特别关注药物、恶性肿瘤、躯体器质性疾病引起的继发性抑郁症状[63](表 2-9-2-23 和表 2-9-2-24)。抑郁症的严重后果是自杀。自杀的风险因素主要包括独居、情绪打击、抑郁、贫穷、残疾、药物成瘾和生活绝望等。需要特别注意预防。抑郁症的治疗药物见表 2-9-2-25。

表 2-9-2-22 老年性抑郁症提问计分系统

1. 你对自己的生活满意吗?
2. 你觉得自己的生活空虚吗?
3. 你害怕自己会发生不幸之事吗?
4. 你多数时间是幸福的吗?
5. 你放弃了许多社会活动和兴趣吗?
6. 你常常觉得无助吗?
7. 与别人相比,你觉得自己的记忆力有问题吗?
8. 你觉得自己的精力充沛吗?
9. 你觉得自己的处境艰难吗?
10. 你觉得自己的境况比别人好吗?

注:每题计 1 分,大于 3 分提示为抑郁症

表 2-9-2-23 老年性抑郁症病因

分类	举例
药物	
抗胆碱能药物	奥昔布林(oxybutynin,Ditropan)、西咪替丁(cimetidine,Tagamet)、抗组胺药物
心血管药物	可乐定(clonidine,Catapres)、地高辛(digoxin)、肼屈嗪(hydralazine)
中枢神经系统药物	左旋多巴(levodopa)、苯妥英(phenytoin,Dilantin)、氟哌啶醇(haloperidol)
激素制剂	糖皮质激素、口服避孕药、蛋白同化药物
镇静药物	苯二氮䓬类药物、乙醇、催眠药物
器质性疾病	
恶性肿瘤	胰腺肿瘤,肺癌,结肠癌,肝癌,乳腺癌,脑癌
内分泌疾病	甲减,皮质醇增多症,Addison 病
血液系统疾病	维生素 B_{12} 缺乏症,铁缺乏症,白血病
感染性疾病	梅毒,HIV 感染,肺炎,化脓性胆管炎
代谢性疾病	高钙血症,高钾血症,低钾血症,卟啉代谢病
神经疾病	Alzheimer 病,卒中,颅内肿瘤
器质性损伤	
听力障碍	老年性耳聋,血管性耳聋,感染性耳聋
疼痛	骨关节病,神经性疼痛
物质成瘾	乙醇,阿片,苯二氮䓬类药物

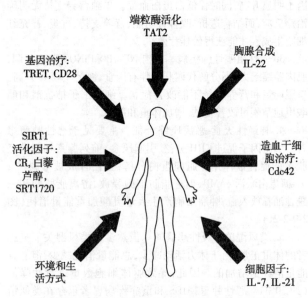

图 2-9-2-23 延缓免疫系统衰老的可能途径

通过多种途径可能恢复 T 细胞正常功能,如激活 SIRT1、上调端粒酶活性、干细胞治疗和含 TERT 或 CD28 基因的病毒载体基因治疗等

表 2-9-2-24 老年性抑郁症与痴呆的鉴别

症状与体征	老年性抑郁症	老年性痴呆
疾病发作	突然	隐匿
病情进展	快	慢
病史	可详细获得	难获得
试验与检查	多数异常	多数正常

治疗过程中,也可能因为长期使用某些药物加重或诱发新的抑郁症状,这些药物主要包括苯丙胺类(哌甲酯,methylphenidate,Ritalin)、镇痛类(如哌替啶,meperidine,Demerol)、曲马多(tramadol,Ultram)、镇静类(如环苯扎林,cyclobenzaprine,Flexeril)、治疗偏头痛药物(如舒马普坦,sumatriptan,Imitrex)、止咳药物(如右美沙芬,dextromethorphan)、单胺氧化酶抑制剂(如苯乙嗪,phenelzine,Nardil)、选择性血清素再摄取抑制剂(如舍曲林,sertraline,Zoloft)、血清素-去甲肾上腺素再摄取抑制剂(如文拉法辛,venlafaxine,Effexor)、度洛西丁,duloxetine,Cymbalta)以及其他血清素能介导药物(如锂盐,曲唑酮,trazodone)。

抑郁症与脑卒中相互影响(图 2-9-2-24),脑卒中后抑郁症是卒中患者的最常见并发症,并对卒中的恢复有不利作用,损害中脑和脑干的结构与功能康复(表 2-9-2-26),导致 5-HT、多巴胺、去甲肾上腺素分泌障碍,乙酰胆碱也分泌异常。常用的抗抑郁药物(如选择性血清素再摄取抑制剂)可改善卒中预后。

(二)酸敏感离子通道与神经变性性疾病 维持细胞间质 pH 稳定是细胞执行各种功能的先决条件。在疾病状态下,常因组织酸中毒而激活酸感受离子通道,引起 Ca^{2+} 过负荷、氧化应激、炎症、线粒体功能紊乱和其他病变,如疼痛、卒中、脊索病变等[64-70]。ASIC 是决定神经系统变性性疾病(如 Parkinson 病、Huntington 病、Alzheime 病等)预后和疗效的关

表 2-9-2-25　老年性抑郁症的治疗药物

药物	起始剂量	最大剂量	药物相互作用	作用副作用
血清素再摄取抑制剂				
西酞普兰（citalopram，Celexa）	10~20mg/次 1次/日 （清早口服）	40mg/次 1次/日	低	低钠血症、胃肠不适性功能紊乱、体重增加、锥体外系症状
依地普仑（escitalopram，Lexapro）	10mg/次 1次/日	20mg/次 1次/日	低	胃肠不适性功能紊乱、体重增加
氟西汀（fluoxetine，Prozac）	10~20mg/次 1次/日	40mg/次 1次/日	高	失眠、胃肠不适性功能紊乱、体重增加
帕罗西汀（paroxetine，Paxil）	10mg/次 1次/日	40mg/次 1次/日	中等	抑制症状、胃肠不适性功能紊乱、体重增加、药物撤除反应
舍曲林（sertraline，Zoloft）	25~50mg 1次/日	200mg/次 1次/日	低	性功能紊乱、体重增加
血清素-去甲肾上腺素再摄取抑制剂				
度洛西汀（duloxetine，Cymbalta）	20mg/次 1~2次/日	60mg/次 1次/日 30mg/次 2次/日	低	胃肠不适、口腔干燥、排尿困难
文拉法辛（venlafaxine，Effexor）	25~50mg/次 2次/日	75~225mg/次 2次/日	高	胃肠不适、低钠血症、药物撤除反应、高血压、锥体外系症状
其他血清素能制剂				
胺非他酮（bupropion，Wellbu-trin）	37.5~50mg/次 2次/日	75~150mg/次 2次/日	中等	胃肠不适性功能紊乱、体重增加、精神症状
米氮平（mirtazapine，Remeron）	7.5~15mg/次 （睡前）	45mg/次 1次/日	低	抑郁症、状性功能紊乱、体重增加
三环内酯抗抑郁剂				
地昔帕明（desipramine，Nor-pramin）	10~25mg/次 （睡前）	50~150mg 1次/日	高	低血压、抑郁症状、胃肠不适、体重增加
去甲替林（nortriptyline，Pamelor）	10~25mg/次 （睡前）	75~150mg/次 1次/日	高	低血压、抑郁症状、体重增加

表 2-9-2-26　抑郁对脑结构与功能的作用

	血容量	基本功能	恢复期功能	预测能力	功能活动	恢复期功能获得	MAO-A 结合活性
前脑皮质	−	−	−	−	−	−	↑
腹内侧皮质	↓	↑	↓	−	−	−	−
侧脑皮质	↓	↑	−	−	−	−	−
背侧皮质	−	↓	↑	+	−	−	−
前扣带皮质	？	−	−	+	↓	−	−
后扣带皮质	−	↓	−	−	−	−	−
横核	−	−	−	−	↑	↓	−
杏仁核	开始↑ 终末期↓	−	−	+	↑	↓	−
海马	↓	↑	↓	−	−	−	−

注：MAO-A：Monoamine oxidase-A，单胺氧化酶-A

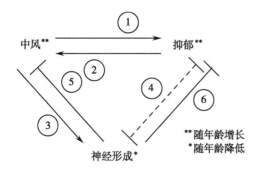

图 2-9-2-24　老龄-卒中-神经生长-抑郁间的相互作用
①卒中引起抑郁；②抑郁延迟卒中康复；③卒中阻滞神经再生；④抑郁不利于神经再生；⑤神经再生促进卒中病变恢复，减轻抑郁症状；⑥老龄增加卒中和抑郁风险

** 随年龄增长
* 随年龄降低

键因素。

酸敏感离子通道属于退化蛋白(degenerin)和上皮 Na^+ 通道(DEG/ENaC)离子通道超家族成员,是一类配体门控阳离子通道,广泛分布于神经系统,细胞外液 H^+ 激活其活性,ASIC 由疏水的跨膜结构域、短小的 N-末端、C-末端和细胞外环(ECD)组成;酸性袋(acidic pocket)含有数对酸性氨基酸残基,感受 pH 变化。哺乳动物含有六种 ASIC 亚基,分别由 ACCN1-4 基因编码(表 2-9-2-27)。不同亚基二聚体或异多聚体形成功能性阳离子通道。

表 2-9-2-27 酸感受离子通道亚基的分布与特性

ASIC 亚型	pH 敏感性	分布
ASIC1a	5.8~6.8	中枢神经外周神经
ASIC1b	6.1~6.2	外周神经
ASIC2a	4.5~4.9	中枢神经外周神经
ASIC2b	未定	中枢神经外周神经
ASIC3	6.4~6.6	外周神经
ASIC4	未定	中枢神经外周神经

注:ASIC:acid-sensing ion channel,酸敏感离子通道

细胞外液 pH 降低(组织酸中毒)时激活 ASIC(图 2-9-2-25),阿米洛利(非特异性 Na^+ 通道抑制剂)或 ASIC1a 抑制剂 PcTx1 能减轻脑缺血导致的细胞内液 Ca^{2+} 积聚,防止组织损伤。因此,酸敏感离子通道与神经变性性疾病有密切关系,酸敏感离子通道抑制剂可用于治疗此类疾病。组织酸中毒时,细胞外 H^+ 激活 ASIC,Na^+ 和 Ca^{2+} 通透性增加,ASIC 活化去极化细胞膜激活电势门控钙通道与 N-甲基-D-天冬氨酸受体 NMDAR),诱导 Ca^{2+} 内流,Ca^{2+} 和钙调蛋白依赖性蛋白激酶Ⅱ(CaMKⅡ)磷酸化,干扰其他第二信使信号途径[71-78],见表 2-9-2-28。

表 2-9-2-28 酸敏感离子通道与神经疾病

疾病	ASIC 的致病作用
Parkinson 病	脑细胞乳酸酸中毒 阿米洛利保护黑质神经元变性,抑制细胞凋亡 Parkin 基因突变导致 ASIC 电流异常
Huntington 病	ASIC1 抑制增强泛素-蛋白酶体系统活性,降低 Huntingtin-多谷氨酰胺堆积
神经疼痛	ASIC3 与胃肠神经疼痛有关 阻滞 ASIC1a 表达,减轻疼痛 NSAID 抑制感觉神经 ASIC 表达
脑缺血	脑缺血诱导下丘脑神经元 ASIC2 表达 阻滞 ASIC1a 有神经保护作用
偏头痛	硬脑膜传入神经表达 ASIC
多发性硬化症	多发性硬化症和急性自身免疫性脑炎时少突神经胶质细胞和轴突 ASIC1a 表达上调 阻滞 ASIC1a 可减轻多发性硬化症神经髓鞘与神经元损伤
惊厥	脑室内注射 PcTX-1 增加阵挛性惊厥的发作频率 pH 降低刺激促进 ASIC1a 表达
恶性神经胶质瘤	恶性神经胶质细胞瘤大量表达 ASIC1a PcTx1 或 ASIC1a 基因低表达可抑制细胞移行和神经胶质瘤进展 阿米洛利类似物抑制神经胶质母细胞瘤生长

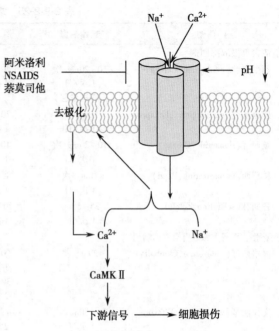

图 2-9-2-25 酸感受离子通道激活

【老年直立性低血压】

老年人常发生直立性低血压(orthostatic hypotension),常提示将会并发晕厥、跌倒或其他血管事件。血压调节机制异常或自主神经功能不全均可导致直立性低血压,其主要病因见表 2-9-2-29,直立性低血压应与餐后低血压(postprandial

表 2-9-2-29 直立性低血压的病因

急性直立性低血压
药物
三环内酯抗抑郁剂
α_1 受体阻滞剂
抗帕金森病药物
降压药
循环血容量消耗
失水呕吐腹泻
出血
心血管疾病
心肌梗死
充血性心力衰竭
内分泌疾病
肾上腺皮质功能减退症
低醛固酮血症
慢性直立性低血压
增龄性病变
压力敏感器敏感性和副交感张力降低
α_1 肾上腺素能血管收缩功能受损
心脏和血管顺应性降低
渴感失敏
自主神经病变
原发性自主神经疾病
单纯性自主神经功能衰竭
多系统萎缩症(multiple systems atrophy,MSA)
Parkinson 病,Lewy 体痴呆
糖尿病
伴癌综合征(淀粉样变性小细胞肺癌)
自身免疫性自主神经神经节病变

hypotension)鉴别,后者亦可因自主神经功能紊乱引起,一般是指餐后 2 小时内收缩压下降≥20mmHg[79-81],病因主要与餐后胃肠血管扩张肽释放或使用某些药物有关。少数发生在餐后 15 分钟左右,30~60 分钟为发作高峰,持续至餐后 2 小时。患者坐位亦可发生,常见的伴发症状有眩晕、晕厥、跌倒和呕吐。直立性低血压的处理见表 2-9-2-30。老年性高血压患者发生直立性低血压后,常自行停用降压药,但这样做并不能预防低血压的发生,而停用利尿剂和周围血管扩张剂有一定作用。此时改用 ACE 抑制剂或 ARB,或具有内源性交感拟交感活性的 β 阻滞剂更适合于老年患者的血压自主调节。

表 2-9-2-30 直立性低血压的处理

非药物干预
  停用引起或加重直立性低血压的相关药物
    三环内酯抗抑郁药
    α₁ 受体阻滞剂
    利尿剂
  物理措施降低静脉血回流
    避免起立过快或久站不动
    腿部交叉站立
    蹲位系紧缩带
  降低静脉血回流装置
    系长压力袜或腹带
  增加中心静脉血回流
    增加水和食盐摄取,床头高位
药物干预
  扩增血容量
    氟氢可的松(0.1~0.3mg/d)
  血管收缩剂
    米多君(midodrine)2.5~10mg 口服
    阿托莫昔汀(atomoxetine)18mg 口服
    育享宾(yohimbine)5.4mg 口服
    溴吡斯的明(pyridostigmine)60mg 口服
    奥曲肽 12.5~25μg 皮下注射
    伪麻黄碱(pseudoephedrine)30mg 口服
  药物联合治疗
    氟氢可的松+米多君
    米多君+伪麻黄碱+补液

【老年体位性心动过速综合征】

直立位不耐受(orthostatic intolerance)主要包括直立性心动过速、迷走神经反射性晕厥(reflex vasovagal syncope)和直立性低血压。根据病理生理特征,体位性心动过速综合征(postural tachycardia syndrome,POTS)可分为神经病性 POTS(因交感介导性下肢血管收缩障碍所致)、心高肾上腺素能性 POTS(内脏交感神经过度兴奋所致)、血容量调节异常性 POTS(因血容量不足引起血浆 AT-2 升高,RAAS 系统调节异常或肾脏液体排泄调节障碍所致)和机体适应失调性 POTS 等四种类型,其诊断见表 2-9-2-31。此外,内脏疼痛与内脏活动障碍、慢性虚弱综合征、纤维性肌痛、Ehlers-Danlos 综合征也常伴有 POTS。

POTS 是一种医源性多因素临床综合征,体位性心动过速是指当患者站立或头向上倾斜 10 分钟内血压无明显变化,而心率加快 30 次/分以上的现象。患者站立时心率往往超过 120 次/分,POTS 常伴有脑缺血和交感神经过度兴奋表

表 2-9-2-31 体位性心动过速与直立位不耐受的诊断

发病机制(POTS 亚型)	诊断指标	举例
交感介导性下肢血管收缩障碍(神经病性 POTS)	(1)肢体远端出汗异常 (2)Valsalva 动作 Ⅱ 相延迟 (3)卧位血压降低下肢血流增多 (4)下肢静脉去甲肾上腺素释放减少 (5)心肌 MIBG 摄取不足	(1)病毒感染后神经病变 (2)自身免疫性神经病变
心脏交感神经过度兴奋反应(高肾上腺素能性 POTS)	(1)站立位血去甲肾上腺素≥600pg/ml (2)血压波动大 (3)头向上倾斜时血压升高	(1)焦虑综合征 (2)嗜铬细胞瘤 (3)肥大细胞活化性疾病 (4)自身免疫性电势门控钾通道病
血容量调节异常	(1)血浆 AT-2 升高 (2)RAAS 系统调节异常 (3)肾脏液体排泄调节障碍	血容量不足综合征
机体适应失调	(1)动时最高氧量<85% (2)左室体积降低	(1)长期卧床 (2)慢性虚弱综合征 (3)慢性疼痛综合征

现,少数患者伴有膀胱功能紊乱、慢性头痛、纤维性肌痛、睡眠障碍、抑郁、焦虑等非特异性症状。发病机制主要与交感神经介导的血管收缩反应、容量调节或心脏适应性衰竭有关,因此 POTS 需与窦房结不适当心动过速(inappropriate sinus tachycardia)、慢性虚弱综合征、慢性眩晕等鉴别,尤其需要排除器质性心脏病引起的心动过速。POTS 的实验室检查(表 2-9-2-32)根据需要确定,一般诊断无困难。

表 2-9-2-32 体位性心动过速综合征实验室检查

检查项目	合理性与目的
ECG/超声心动图,Holter 监测	排除心脏病
头向上倾斜(60° 共 10 分钟)	POTS 与其他类型直立位不耐受鉴别
心脏迷走与发汗试验	确定自主神经病变
血浆儿茶酚胺测定(立位和卧位)	评价压力感受器反射交感兴奋性确定高肾上腺素能性 POTS
24 小时血压和心率监测	证实心动过速与直立位相关
运动试验(测定 V·O$_{2max}$)	评价机体适应性反应
皮质醇节律,甲状腺激素,血和尿间甲肾上腺素,血清胰蛋白酶,尿甲基组胺,自身抗体(VGKC 复合体神经节 AchR),头部 MRI	评价慢性虚弱综合征,高肾上腺素能兴奋状态,嗜铬细胞瘤,肥大细胞活化性疾病,确定自身免疫性 POTS,确定直立位行头痛病因
胃肠或泌尿系统功能测定	POTS 伴功能性内脏活动障碍综合征
行为功能评价	POTS 伴非直立位相关症状

注:POTS:postural tachycardia syndrome,直立性心动过速综合征;VGKC:voltage-gated potassium channel,电势门控钾通道

POTS 的治疗主要针对病因和诱因进行,POTS 的非药物治疗见表 2-9-2-33,体育运动、容量扩张、物理按摩和行为-认知治疗有一定疗效。治疗药物有氟氢可的松、米多君、β 受体阻滞剂和溴吡斯的明等(表 2-9-2-34)。

表 2-9-2-33　体位性心动过速综合征的非药物治疗

治疗措施	治疗目的
去除诱因	
避免突然头向上倾斜	降低体位性应激
避免长期卧床	避免不适应状态
避免高温环境	降低外周血管扩张
避免进食过多	避免过多血液进入肠系膜血管
避免饮酒	防止血管扩张
避免血管扩张药物	防止血管扩张
避免拟交感药物	避免触突去甲肾上腺素过多
维持血容量	
增加水盐摄入量	避免低血容量
夜间头向上倾斜练习	
物理性按摩与加压措施	降低静脉血淤积
其他防治措施	
体力锻炼/有氧运动	改善机体的适应能力
下肢抵抗运动	降低静脉血淤积
行为干预	解除非体位性症状

表 2-9-2-34　体位性心动过速综合的药物治疗

药物	治疗目的	注意事项
氟氢可的松	扩张血容量	可能加重头痛
米多君	收缩血管降低静脉血淤积)	加重胃肠症状和尿潴留
β 受体阻滞剂	降低交感神经对窦房结的影响	普萘洛尔有助于控制焦虑和偏头痛,从低剂量开始可能加重虚弱或低血压
溴吡斯的明	增强体位性应激交感神经节兴奋性降低心率	降低内脏活动

【其他老年综合征】

1. 晕厥综合征　晕厥(syncope)综合征是老年人的常见症状。患者就诊时,诊断是否属于真正的晕厥和确定其病因时,需要做倾斜试验、颈动脉窦按摩、或立-卧位血压测量等自主神经功能试验。颈动脉窦综合征是老年男性晕厥的最常见原因,其基本病因是器质性心血管病。CSM 时,患者出现晕厥和其他自主神经症状,心动抑制性颈动脉窦综合征患者的 CSM 阳性,可有暂时性心搏骤停表现;血管抑制性颈动脉窦综合征发作时血压下降>50mmHg(表 2-9-2-35)。颈动脉窦过敏感综合征是指 CSM 阳性而无症状者,CSS 患者发生晕厥并无特别诱因可查。

2. 遗忘综合征　遗忘综合征(Korsakoff syndrome)是指与老龄期的增龄不成比例的记忆力减退,是脑皮质功能衰弱的突出表现,常与老年综合征的其他躯体功能衰竭相伴而行,但个体差异十分明显。有些老年患者以健忘为突出表现,有的疾病与大脑记忆功能减退的关系尤其密切。例如,Korsakoff 综合征常伴有严重的情景性记忆功能减退。老龄

表 2-9-2-35　心动抑制性颈动脉窦综合征分类

心动抑制性颈动脉窦综合征为主
CSM:心室停搏>3 秒+自发性症状
CSM+阿托品:无心室停搏、无症状或血管抑制性症状不明显
混合性 CSS
CSM:心室停搏>3 秒+自发性症状
CSM+阿托品:血压下降>50mmHg+自发性症状
血管抑制性颈动脉窦综合征为主
CSM:无心室停搏或停搏<3 秒+血压下降>50mmHg+自发性症状
CSM+阿托品:无心室停搏血压下降+自发性症状

注:CSS:carotid sinus syndrome,颈动脉窦综合征;CSM:carotid sinus massage,颈动脉窦按摩;阿托品使用剂量为 0.02mg/kg 静注

性遗忘主要表现为近记忆力下降。研究表明,人对新事件的记忆功能主要与乳头体、乳头体-丘脑束和前部丘脑的功能有关。如维生素 B_1 缺乏可诱发中枢胆碱能神经递质、谷氨酸/γ-氨基丁酸能神经递质、儿茶酚胺和血清素能神经递质等的功能紊乱,但发病机制仍未明了。

3. 肺部纤维化综合征　老龄是特发性肺纤维化(IPF)危险因素,IPF 的特点是肺部组织逐渐纤维化,导致呼吸困难,若不进行肺移植,患者将在 3~5 年内死亡。与年龄相关的慢性和进展性疾病如帕金森病等均与线粒体功能紊乱相关,晚期 IPF 患者的细胞线粒体数目、形状和功能均有显著差异。线粒体为细胞提供能量,老龄患者肺细胞存在众多畸形、肿胀线粒体。随着年龄增加,致命性肺部疾病风险会急剧增加。线粒体功能障碍与低 PINK1 表达相关,而升高 PINK1 水平的药物或改善线粒体功能的药物可能有助于治疗 IPF。

4. 躯体摇摆与跌倒综合征　跌倒与老年人的认知功能障碍有关,有时跌倒与晕厥或颈动脉窦综合征相关,但多数患者存在多种风险因素(表 2-9-2-36)。跌倒的病因评价与诊断见图 2-9-2-26。

表 2-9-2-36　跌倒的风险因素

神经系统疾病	变形性关节病
痴呆	肌病
卒中,一过性脑缺血发作	肌少症,肌萎缩
脑病	脊柱畸形
Parkinson 病	病理性骨折
谵妄	泌尿生殖系统疾病
颈动脉窦综合征	排尿中断
前庭功能障碍	排尿后低血压
心血管病	精神疾病
心肌梗死	抑郁症
直立性低血压	焦虑综合征
心律失常	医源性疾病
瓣膜病变	药物(抗焦虑药,神经安定剂,利尿剂,降压药)
胃肠疾病	
腹泻	制动
消化道出血	环境因素
内分泌代谢疾病	暗视力差
甲状腺疾病	视野缺损,眩目,颜色辨别力下降
低血糖症	
低钾血症	灯光缺乏,过暗
低钠血症,高钠血症	地滑
失水	无障碍设施不全
贫血	地面障碍物
肌肉-骨骼系统疾病	其他因素

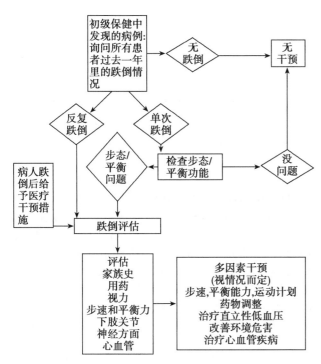

图2-9-2-26　跌倒的病因评价与诊断

5. 日落综合征　"日落综合征"(sundowning syndrome, sundown syndrome)表现为傍晚时出现痴呆、不安或神志失常等症状,这些患者往往伴有快波活动性睡眠(rapid eye movement sleep,REMS)障碍和睡眠性呼吸暂停等。日落综合征是机体功能严重衰退的一种表现,其发病机制未明,有人发现其视上核有明显的结构和功能变化,从细胞机制上看,可能主要与Akt/蛋白激酶B系统的表达水平有关。治疗上可应用精神安定类药物,积极参加体力活动,限制白天的睡眠时间并多接触强光刺激等。也有研究表明,褪黑素替代治疗对日落综合征和阿尔茨海默病有效。

【病例报告】

(一)病例资料　患者女性,79岁,独居于老年社区。因长期患睡眠障碍,3个月前因丈夫去世而病情加重,伴明显厌食和虚弱入院。患者长期(约40年)以来,难以入睡,每晚

至凌晨2~3时才能勉强入睡,且睡眠浅,容易惊醒,不能维持睡眠,每晚的有效睡眠时间不足2小时。近3个月来伴有明显厌食和虚弱,但白天有时与人交谈兴奋时,可突然嗜睡或入睡。患者既往有Parkinson病、充血性心力衰竭、慢性阻塞性肺疾病、高血压、糖尿病、抑郁症、骨关节病和肥胖症,长期口服多种相关治疗药物;近两年来活动能力受限。为了克服睡眠障碍,曾采用多种促进入睡方法,其中包括增加白天活动强度等措施,但仅偶尔有一定效果,近2~3个月来反而体力减退,食欲显著下降,体重下降8kg。

入院后查BMI 18.2kg/m²,血压175/95mmHg。除辅助检查证实上述诊断与老年性营养不良症外,睡眠监测发现睡眠后呼吸障碍、睡眠呼吸暂停和夜间阵发性呼吸困难。阻塞性睡眠呼吸暂停综合征发作时,血氧含量下级和血压升高,偶尔出现夜间多发多源性室性期前收缩。

进行睡眠卫生习惯训练、睡眠锻炼、放松训练、刺激控制训练,以及三唑仑等药物和支持治疗取得较佳效果,睡眠障碍有明显减轻,体力有所增强。

(二)病例讨论　本例是一种常见的老年睡眠障碍综合征表现,发病率高达25%~55%。老年睡眠障碍综合征张常伴有多种慢性疾病,如视力障碍、听力下降、行为异常、老年性痴呆、充血性心力衰竭、慢性阻塞性肺疾病、高血压、糖尿病、抑郁症、骨关节病等。为了治疗精神心理和躯体疾病,患者往往服用多种治疗药物。白天精力不济甚至嗜睡,生活质量低下。

白昼嗜睡是老年人睡眠障碍的另一常见现象,其原因有脑萎缩、脑动脉硬化、脑血管病、心力衰竭、安眠药等。由于老年人对身体病变的反应迟钝或症状不明显,有时仅表现为嗜睡。

老年睡眠障碍综合征的一般治疗主要包括养成良好的睡眠卫生习惯、去除干扰因素、进行睡眠锻炼、停用可能引起睡眠障碍的药物、治疗心力衰竭、肺气肿、抑郁症、夜间肌痉挛及睡眠障碍。失眠的治疗药物有三唑仑、艾司唑仑、阿普唑仑、地西泮和硝西泮等。非药物治疗的目的是消除导致失眠的各种因素,如消除心理紧张、改变睡眠环境、避免睡前服用影响睡眠的食物或药物、保持睡眠觉醒规律。

(朱冰坡　廖二元)

(本章主审　刘幼硕　朱冰坡)

第 10 章

多发性内分泌腺瘤病

内分泌腺是肿瘤的好发部位。内分泌腺肿瘤和某些非内分泌肿瘤(如淋巴瘤)的最大特点是相应激素对肿瘤的作用,这种现象称为激素依赖性肿瘤。一般促激素刺激靶腺肿瘤的发生与发展,而靶腺激素往往具有抑制促激素分泌性肿瘤生长的效应。散发性内分泌腺肿瘤具有较强的遗传背景和基因表达异常,而多发性内分泌腺瘤病基本上均属于肿瘤相关基因突变性疾病。

第1节 内分泌腺肿瘤

虽然内分泌腺肿瘤的发病机制未明,但与其他组织器官的肿瘤有许多不同之处。本节主要介绍遗传性内分泌腺肿瘤的遗传病因和临床特点。

【内分泌腺肿瘤的基本病因】

(一) 内分泌腺肿瘤特征　　一般来说,内分泌腺肿瘤有如下特点:①多为良性腺瘤;②腺瘤可分为激素分泌性(功能性)和非激素分泌性(无功能性)两类,其发病机制也有所不同;③激素分泌性肿瘤与该腺体的促激素和靶激素的水平及敏感性有一定的依赖关系,靶激素的负反馈抑制作用减弱时易诱发腺瘤,如 TSH 促进甲状腺癌的生长;④激素分泌细胞表达的激素受体功能异常或靶激素不敏感通过负反馈机制促进促激素分泌细胞增生甚至形成腺瘤,而激素过敏感综合征可通过受体及受体后信号转导途径中的一些促细胞分泌增殖因子促进细胞的生长,在一定条件下形成克隆性扩张与肿瘤(图 2-10-1-1);⑤许多癌基因和抑癌基因的表达都是通过小 G 蛋白系统作用于细胞,小 G 蛋白家族的功能与内分

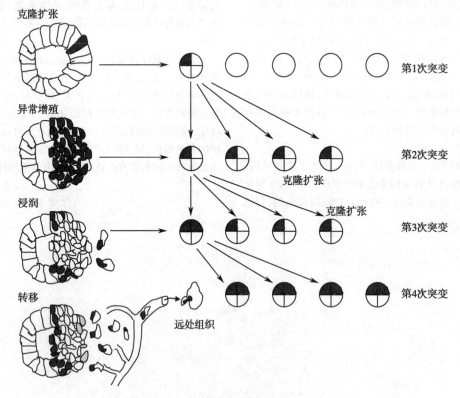

图 2-10-1-1　肿瘤体细胞突变与克隆扩张

肿瘤来源于单个体细胞突变,生长潜能增强和生命期限延长,在形成克隆后具有浸润和转移能力,突变细胞增生与分化生长潜能进一步增加,出现第 2 次细胞突变,其增殖超过第 1 次突变细胞。一般在肿瘤细胞完全转型后,已出现 4~5 次突变

泌肿瘤的关系密切；⑥细胞往往可表达多种激素受体、细胞因子受体、生长因子受体或改变原来的细胞表型特征，利用这一特点可用核素标记的配体（或药物）对肿瘤进行定位、定量诊断或进行导向性化学药物治疗；⑦根据激素分泌细胞的表型特征和对激素依赖的程度与性质，可用激素受体的拮抗剂或激动剂治疗。

（二）cAMP 信号分子突变引起的细胞增殖和肿瘤　cAMP 信号相关分子是指与 cAMP 信号通路相关的所有分子。在一些激素分泌细胞中，激活 cAMP 导致细胞增生（如 GH 细胞，甲状腺细胞等）。例如，TSH 受体的活化性突变可自主激活腺苷环化酶，促进 cAMP 生成，导致甲状腺自主功能性腺瘤。Carney 复合症（Carney complex）为一种常染色体显性遗传性疾病，患者可发生多种内分泌腺肿瘤（GH 瘤、甲状腺癌、睾丸 Sertoli 细胞瘤、肾上腺结节等），并与 Gsα 突变无关，致病基因位点可能在 2p16 和 17q22-24。此区含有编码 cAMP 依赖性蛋白激酶 1A 亚基（PKAR1A）基因，该基因杂合子突变可导致 Carney 复合症，突变主要类型为碱基缺失引起的框架移动，终止密码子提前出现，编码蛋白质被截短，丢失 cAMP 结合位点。蛋白激酶 A（PKA）由 2 个调节亚基和 2 个催化亚基组成异四聚体，调节亚基由 4 个基因（R1A、R1B、R2A、R2B）编码[1-3]。当 cAMP 与调节亚基结合后，催化亚基被离解、激活，进一步使丝氨酸和苏氨酸磷酸化，进入核内后调节靶基因表达。正常情况下，PKAR1A 抑制 PKA 活性；PKAR1A 突变后，PKA 活性增强，cAMP 信号通路被激活，导致肿瘤的发生。

（三）IGF-1/IGF-2 基因印记异常与内分泌肿瘤　前 IGF-1 原（prepro-IGF-1）基因含 6 个外显子，定位于 12 号染色体。循环血 IGF-1 主要来源于肝脏，受 GH 调节。在其他组织中，IGF 的生成还受雌激素（子宫）、促性腺激素（性腺）、TSH（甲状腺）以及发育与营养状况的调节。前 IGF-2 原基因含 9 个外显子（11 号染色体，但 1~6 号外显子不编码）和 4 个启动子。IGF-2 主要在胎儿期表达。IGF-2 受体不含内源性酪氨酸激酶活性，IGF-2 受体与配体结合，将配体转运至脂质体。而 IGF-2 与其受体结合可激发 GPP-结合蛋白（Gi2），使细胞外 Ca^{2+} 进入细胞内。IGF-2 基因表达具有等位基因特异性特点（印记基因，imprinted gene），Wilm 肿瘤、前列腺癌和卵巢癌肿瘤缺失 IGF-2 基因印记，导致肿瘤生成。IGF-1

受体基因无 TATA 盒和 CAAT 盒基序。5′端的非翻译区富含 Gc 和 Sp1 序列（Sp1 激活 IGF1 受体基因转录），对受体调节有重要影响，bFGF 增加其表达，p53 抑制 IGF-1 受体基因启动子活性，p53 突变使 IGF-1 受体基因激活，肿瘤的 IGF-1 受体高表达可增强肿瘤对 IGF-1 的反应性。

1. IGF 与甲状腺癌　外源性 TSH 促进甲状腺合成 IGF-1，甲状腺癌组织合成 IGF-1 增多，而增多的 IGF-1 有促癌作用。癌组织表达 IGF-1 受体和 IGF-2 受体，单独加入 IGF-1，使甲状腺滤泡细胞株（FRTL5）的有丝分裂提高 9 倍，同时加入 IGF-1 和 TSH 后，有丝分裂提高 30 倍[1]。胰岛素受体（IR）基因第 11 号外显子剪接变异产生 IR-A 和 IR-B 两种异构体。正常情况下，IR-A 主要在胚胎组织和肿瘤细胞中表达，IR-A 主要与 IGF-2 结合，甲状腺癌中 IR-A 呈高表达，而且甲状腺癌细胞又过度表达 IGF-2，构成肿瘤细胞内促生长调节正反馈环，这可能是甲状腺恶性肿瘤的病因之一[2-5]。

2. IGF 与乳腺癌　曾报道非雌激素依赖性细胞（MDA231 和 Hs578T）较雌激素依赖性乳腺癌分泌更多 IGF-1，但以后的多数研究未能证实乳腺癌细胞和正常乳腺细胞能表达 IGF-1。一般仅乳腺基质细胞表达少量 IGF-1 和 IGF-2，多种乳腺癌表达 IGF-1 及 IGF-2 受体，雌激素依赖性者的表达量高于非雌激素依赖者，而且与孕激素受体和 PRL 受体密度相关。IGF-1 和 IGF-2 促进癌细胞 DNA 合成（均以 IGF-1 受体为介导）。乳腺癌患者血清 IGF-1 水平升高，而且对他莫昔芬、兰乐肽及其他生长抑素类似物（如 RC-160）的反应很差或无反应，而 IGF 结合蛋白（IGFBP）或干扰 IGFBP 合成与作用的措施可望成为乳腺癌生物治疗的一种方法。

3. IGF 与卵巢癌　外源性 IGF-1 促进卵巢癌生长。用反义寡脱氧核苷酸可抑制 IGF-1 受体 mRNA 表达，IGF-1 合成减少。垂体促激素的本质为肽类生长因子，例如，其中 IGF-1 被认为是最关键的促生长和促增殖调节物质；TSH 是甲状腺癌的一种促肿瘤因子（tumor-promoting factor）。在内分泌肿瘤中，常存在 IGF 系统的多种分子异常，在肿瘤的发生中起了重要作用。垂体 LH 与 FSH 引起性腺的类固醇激素分泌，有利于卵巢癌发展。有些卵巢癌表达 LH 和 FSH 受体，可能是肿瘤发生的早期事件之一（表 2-10-1-1）。根据研究结果，人们提出了防治 IGF-1 相关性内分泌肿瘤的干预途径（表 2-10-1-2）。

表 2-10-1-1　甲状腺-肾上腺-卵巢癌的 IGF-IGFBP-IGF 受体变化

分子变化	甲状腺癌	肾上腺癌	卵巢癌
IGF-IR 过表达	+	+	+
IR 过表达	+ (IR-A)	？	+ (IR-A)
HR 过表达	+	？	？
IGF 过表达	+ (IGF-1 和 IGF-2)	+ (IGF-2>IGF-1)	+ (IGF-2>IGF-1)
IGF 自分泌	+ (IGF-1 和 IGF-2)	+ (IGF-2>IGF-1)	+ (IGF-1 和 IGF-2)
IGF-2/IR-A 环激活	+	？	+
IGFBP 过表达	+	+ (IGFBP-2/IGFBP-3/IGFBP-6)	+ (IGFBP-2>IGFBP-3>IGFBP-4)
与胰岛素水平升高相关	+	+	+

注：IR：insulin receptor，胰岛素受体；IGF-1：胰岛素样生长因子-1；IGF-1R：胰岛素样生长因子-1 受体；IGF-2：胰岛素样生长因子-2；IR-A：A 型胰岛素受体；IGFBP：胰岛素样生长因子结合蛋白

表 2-10-1-2　IGF-1 信号拮抗物

	体外实验	体内实验	临床试验
甲状腺癌	Ab,IS	Ab,IS	–
肾上腺癌	TKI,Ab,IS	TKI,Ab	Ab,TKI
卵巢癌	Ab,TKI,IS	IS	Ab,IS

注:TKI:tyrosine kinase inhibitor targeting the IGF system,针对 IGF 系统的酪氨酸激酶抑制剂;Ab:antibody,抗体;IS:insulin sensitizer,胰岛素增敏剂

4. IGF 与前列腺癌　垂体激素与靶腺 IGF-1 信号途径见图 2-10-1-2。前列腺癌表达 IGF-1 和 IGF-2 受体,

IGF-1 是前列腺细胞和前列腺癌细胞的有丝分裂促进物。患者血清 IGF-1 升高,对兰乐肽有较好反应。血清 IGF-1 升高为亚临床前列腺癌的一种生化标志物,而 GHRH 拮抗剂和 IGFBP 可明显降低癌细胞的 IGF-2 分泌量,抑制癌生长。

（四）糖尿病与肿瘤　糖尿病发生结肠癌、胰腺癌、乳腺癌、膀胱癌、前列腺癌、甲状腺癌和非 Hodgkin 淋巴瘤的风险增高[6-12],其发病机制未明。曾提出过的糖尿病与甲状腺癌的共同病理生理假说(图 2-10-1-3),有关糖尿病与甲状腺癌关系的大型研究结果见表 2-10-1-3。

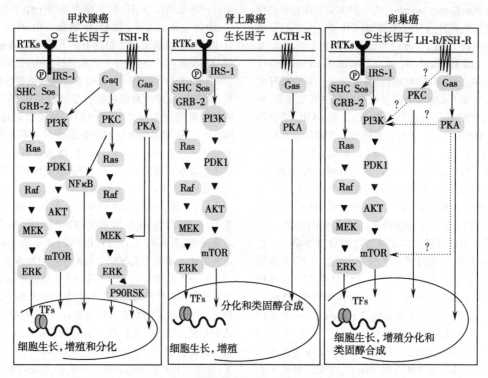

图 2-10-1-2　垂体激素与靶腺的 IGF 信号途径

表 2-10-1-3　糖尿病与甲状腺癌的关系研究

研究者,年份	国家	研究内容	研究设计	病例数,追踪时间	风险
Adami 等,1991	瑞典	糖尿病的肿瘤风险	队列研究	51 008 例糖尿病 (1965—1983)	女性 RR=1 (95%CI 0.6~1.8) 男性 RR=1.3 (95%CI 0.5~2.8)
Wideroff 等,1997	丹麦	住院糖尿病患者的肿瘤发病率	前瞻性队列研究	109 581 例糖尿病 (1977—1989)	女性 SIR=1.3 (95%CI 0.6~2.3) 男性 SIR=1.2 (95%CI 0.7~1.8)
Inoue 等,2006	日本	前瞻性研究	前瞻性队列研究	女 46 548 例,男 51 223 例 (1990—2003)	女性 HR=1.11 (95%CI 0.35~3.5) 男性 NA
Kuriki 等,2007	日本	流行病学调查	病例对照研究	11 672 例癌症患者(男 5341 例,女 6331 例) 47 768 例非肿瘤对照者(男 14 199 例,女 33 569 例)	女性 OR=0.67 (95%CI 0.21~2.10) 男性 OR=1.07 (95%CI 0.33~3.48)

续表

研究者,年份	国家	研究内容	研究设计	病例数,追踪时间	风险
Meinhold 等,2010	美国	放射学研究	前瞻性队列研究	女 69 506 例,男 21 207 例 (1983—2006)	女性 HR = 1. 37 (95%CI 0.49~3.77) 男 NA
Chodick 等,2010	以色列	糖尿病与肿瘤	前瞻性队列研究	16 721 例糖尿病,83 874 例非糖尿病平均追踪 8 年	女 HR = 1.61 (95% CI 0.96~2.69) 男 HR = 0.72 (95%CI 0.25~2.04)
Aschebrook-Kilfoy 等,2011	美国	NIH-AARP 饮食与健康研究	前瞻性队列研究	女性 200 556 例 男性 295 992 例 平均追踪 10 年	女 HR = 1.54 (95% CI 1.08~2.20) 男 HR = 1.11 (95%CI 0.74~1.66)
Kitahara 等,2012	美国	体力活动-糖尿病与甲状腺癌风险的 5 个前瞻性研究总结	总结分析	女性 312 149 例 男性 362 342 例 平均追踪 10.5 年	女 HR = 1.19 (95%CI 0.84~1.69) 男 HR = 0.96 (95%CI 0.65~1.42)

注:CI:confidence interval,置信区间;HR:Hazard ratio,风险比率;OR:odds ratio,优势比率;RR:relative risk,相对风险;SIR:site-specific stand-ardized incidence ratio,地域特异性标化发病率;NA:not available,无资料

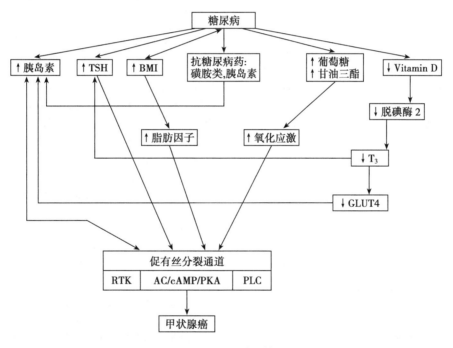

AC/cAMP/PKA:腺苷酸环化酶激素受体 ,cAMPPKA系统
BMI: 体质指数
GLUT4: 葡萄糖载体4
PLC:磷脂酶C级联通路激素受体
RTK: 酪氨酸激酶通路激素受体
T$_3$:三碘甲腺原氨酸
TSH: 促甲状腺激素

图 2-10-1-3　糖尿病与甲状腺癌的共同病理生理

糖尿病影响卵泡的促有丝分裂原途径,胰岛素和 IGF-1 增多刺激卵泡细胞增殖,TSH 促进 AC/cAMP/PKA 信号途径,升高 BMI,脂肪因子激活有丝分裂原途径;磺脲类药物促进胰岛素分泌,升高胰岛素浓度,而高血糖症和高甘油三酯血症增加氧化应激,激活有丝分裂原途径,维生素 D 抑制 2 型脱碘酶、T$_3$ 与 GLUT4 转录,进一步通过升高的 TSH 和胰岛素激活有丝分裂原途径

流行病学研究结果提示,糖尿病女性的甲状腺癌风险增加而男性的风险未见升高。BRAF 基因突变(如 G469R 或 V600E 等)引起的 RAS 病(RASopathy)包括黑色素瘤、甲状腺癌及其他肿瘤重叠综合征(表 2-10-1-4 和图 2-10-1-4)。

表 2-10-1-4 BRAF 变异引起的 RAS 病综合征

氨基酸变异	BRAF 蛋白结构域	临床综合征
T241M	锌指结构(伏波酯/DAG 型)	NS
T241R	锌指结构(伏波酯/DAG 型)	NS
W531C	蛋白激酶	NS
L597V	蛋白激酶	NS
T241P	锌指结构(伏波酯/DAG 型)	CFC & LEOPARD
T244P	锌指结构(伏波酯/DAG 型)	CFC
L245F	锌指结构(伏波酯/DAG 型)	CFC
A246P	锌指结构(伏波酯/DAG 型)	CFC
Q257R	锌指结构(伏波酯/DAG 型)	CFC
Q262K	锌指结构(伏波酯/DAG 型)	CFC
E275K	锌指结构(伏波酯/DAG 型)	CFC
S467A	Nucleotide binding(ATP)	CFC
F468S	Nucleotide binding(ATP)	CFC
G469E	Nucleotide binding(ATP)	CFC/结肠癌
L485F	蛋白激酶	CFC
K499E	蛋白激酶	CFC
K499N	蛋白激酶	CFC
E501G	蛋白激酶	CFC
E501K	蛋白激酶	CFC
L525P	蛋白激酶	CFC
W531C	蛋白激酶	NS
N580D	蛋白激酶	CFC
N581D	蛋白激酶	CFC
F595L	蛋白激酶	CFC/结肠癌
G596V	蛋白激酶	CFC
T599R	蛋白激酶	CFC
K601Q	蛋白激酶	CFC
D638E	蛋白激酶	CFC
Q709R	蛋白激酶	CFC

注:NS:Noonan syndrome,Noonan 综合征;CFC:cardio-facio-cutaneous syndrome,心-面-皮肤综合征

【内分泌腺肿瘤的特殊病因】

(一)垂体瘤　家族遗传性垂体瘤与基因突变相关,其中一半的家族性垂体瘤属于 1 型多发性内分泌腺瘤病(MEN-1)和 Carney 复合症的一部分;其他类型的家族性垂体瘤统称为家族性单一性垂体瘤(FIPA)。McCune-Albright 综合征、多发性内分泌腺瘤病、Carney 复合症、家族性 GH 瘤和家族性 PRL 瘤的病因已经基本明确,分别与 Gsα、menin、1 型 α 亚基蛋白激酶 A(PRKAR1A)、AIP 和 p27(CDKN1B)基因突变有关。GH 瘤和 Carney 复合症的发病与 GNAS1 种系突变的相关,而散发性垂体瘤编码的 PRKAR1A 活性增强。

1. 干细胞的单克隆突变　垂体瘤起源于多潜能干细胞的单克隆突变,因而与一般肿瘤的病因有许多相同之处。gsp、ras、rho、rab、Arf、Sar 和 Ran 均为小 G 蛋白家族成员,而

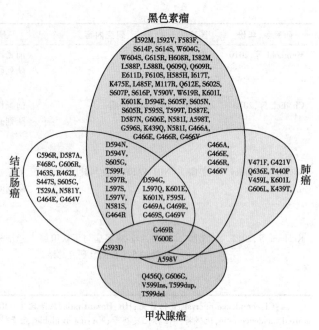

图 2-10-1-4　BRAF 基因突变引起的 RAS 病(RAS opathies)

BRAF 基因编码的丝氨酸/苏氨酸蛋白激酶参与 MAPK/ERK 信号途径调节,BRAF 基因突变引起多种肿瘤和发育异常综合征(RAS 病)

许多原癌基因或抑癌基因本身,或其调节基因与信号转导途径与小 G 蛋白家族有关,因而凡与这些基因异常有关的疾病均属于 G 蛋白病的范畴。小 G 蛋白家族的表达异常与许多内分泌代谢疾病有关,尤其与内分泌腺肿瘤有关。近年来,对垂体瘤的病因有了深入了解,开始是单个细胞获得转型功能,然后在促肿瘤生长因子的作用下,出现克隆性扩展和肿瘤的浸润能力[3]。多数垂体瘤为散发性,可能主要与垂体瘤转型基因(pituitary tumour transforming gene,PTTG,securin)相关;少数为遗传性综合征(McCune-Albright 综合征、NEN-1、Carney 复合症、MEN-4)的表现之一。遗传性综合征伴发垂体瘤时,常与一些肿瘤相关基因(GNAS、NEN-1、PRKAR1A、CDKN1B 和 AIP 等)突变或基因的启动子过多甲基化有关。肿瘤细胞的 Raf/MEK/ERK 和 PI3K/Akt/mTOR 途径过度活跃,其共同原因是酪氨酸激酶受体的不适当活化。

MEN-X 是首先在大鼠中发现的自发性多发性内分泌腺瘤病(multiple endocrine neoplasia,MEN)。这种大鼠出现自发性的 MEN 克隆的表型与人类的 NEN-1 和 NEN-2 类似,其病因为 Cdkn1b 基因系(胚系,germline)突变,该基因正常时编码 p27 细胞周期抑制因子(p27 cell cycle inhibitor)。在人类,其相应的基因是 CDKN1B(编码 p27),并在 MEN 患者中证实了这种突变(MEN-4)。

2. 芳香烃受体相互作用蛋白突变　芳香烃受体相互作用蛋白(aryl hydrocarbon receptor interacting protein,AIP)基因和编码 p27KIP1 蛋白的 CDKN1B 基因突变引起家族性单纯性垂体瘤(familial isolated pituitary adenoma,FIPA,表 2-10-1-5)和 MEN-4,但垂体瘤以 GH 瘤为主,仅部分(3%)患者存在 AIP 突变。FIPA 的共同特点是:①发病年龄相对较小;②肿瘤体积较大;③约 15% 的患者存在芳(香)烃受体相互作用蛋

表 2-10-1-5　垂体 AIP 基因突变引起的 ACTH 瘤病例

病例	DNA 突变	突变类型	性别	年龄（岁）	肿瘤	国籍
1	c.47G>A/p.R16H	错义突变	男	50	大腺瘤	丹麦
2	c.47G>A/p.R16H	错义突变	-	-	-	波兰
3	c.47G>A/p.R16H	错义突变	-	-	-	波兰
4	c.47G>A/p.R16H	错义突变	-	-	-	波兰
5	c.47G>A/p.R16H	错义突变	男	14	大腺瘤	法国
6	c.911G>A/p.R304Q	错义突变	-	26	-	波兰
7	c.696G>C/p.P232P	错义突变	-	-	-	波兰
8	c.308A>G/p.K103R	错义突变	男	6	微腺瘤	美国
9	c.26G>A/p.R9Q	错义突变	女	39	微腺瘤	法国
10	c.752delT/p.L251RfsX52	移框突变	女	25	大腺瘤	法国

白基因（aryl hydrocarbon receptor interacting protein gene，AIP）突变[13,14]。

3. 癌基因激活　与内分泌腺肿瘤发病相关的癌基因主要有 c-myc、Rb、gsp、gip2、ras、hst 及垂体瘤转型基因（pituitary tumor transforming gene，PTTG）。gsp 基因及 gip2 基因激活，内源性 GTP 酶活性被抑制，Gs 蛋白及 Gi2 蛋白 α-亚基持续活化，后两者可分别看成是 gsp 癌基因和 gip2 癌基因产物。其他癌基因产物可直接引起核转录因子如 AP-1、CREB 和 Pit-1 活化，使激素分泌增多并启动肿瘤生长[15]。癌基因亦可激活 cAMP 系统，刺激 cyclin（细胞周期蛋白）D1 和 D3 生成，诱导 ras 癌基因激活；ras 癌基因与 c-myc 基因协同作用，使细胞循环周期受阻，加快细胞由 G1 期进入 S 期。

（1）单基因突变：约 5% 的垂体瘤为家族性，其中一半的家族性垂体瘤属于 1 型多发性内分泌腺瘤病（MEN-1）和 Carney 复合症的一部分表现。McCune-Albright 综合征、多发性内分泌腺瘤病、Carney 复合症、家族性 GH 瘤和家族性 PRL 瘤的病因分别与 Gsα、menin、1 型 α 亚基蛋白激酶 A（PRKAR1A）、AIP 和 p27（CDKN1B）基因突变有关。

（2）gsp 基因变异：gsp（stimulating G protein，gsp，Gs）是 G 蛋白一种亚型，参与穿膜信号转导。约 40% GH 瘤有 gsα 基因点突变（gsp 为癌基因，使 Gsα-GTP 酶活性丧失），导致 G 蛋白的持续性激活，细胞内 cAMP 过度堆积[3]。通过 CRER（cAMP response element-binding protein）途径使 GH 细胞增生，并分泌大量 GH。垂体 GH 瘤可分为 gsp 阴性和阳性两类。gsp 阳性的突变以 R201C 为多见，Q227L 少见；gsp 阳性 GH 瘤患者对 TRH 刺激的反应异常，但其他激素分泌性腺瘤似乎与 Gsα 关系不密切，如 Gs 突变在 ACTH 瘤中的发生率仅为 6%，而无功能腺瘤、PRL 和 TSH 腺瘤很少出现突变。gsp 阳性肿瘤的浸润能力不高，突变型 gsp 降解加速，升高的磷酸二酯酶活性又迅速移除 cAMP，故必然有其他因素的参与肿瘤才能进一步生长。

（3）Ras 基因变异：Ras 原癌基因编码 21kDa 蛋白质，具 GTP 酶活性。Ras 原癌基因常在 12、13、61、63 位密码子发生突变，成为癌基因。突变蛋白的 GTP 酶活性和 GAP 活性均下降，使 GTP 结合的活性半衰期延长 3~9 倍。少数高侵袭性垂体腺瘤和垂体腺癌转移灶中发现 H-ras 错义突变，Ras 基因点突变在垂体腺瘤的起始阶段不常见，可能在侵袭性垂体瘤和垂体腺癌转移及生长过程中发挥作用。

（4）PKC 基因变异：蛋白激酶 C（PKC）为 Ca²⁺ 和磷脂依赖性蛋白激酶，参与细胞分泌、肌肉收缩、蛋白质和 DNA 合成以及细胞生长分化的调节。垂体腺瘤中 PKC 活性和蛋白表达高于正常垂体组织，侵袭性垂体腺瘤高于非侵袭性垂体瘤。垂体瘤和其他组织一样，FGF 在肿瘤的生长、发育和分化中起着重要的调节作用，PKDδ 的选择性抑制剂（rotlerin）可减弱 FGF 诱导的 MAPK 磷酸化，后者与抑制 PRL 基因的启动子表达有关[6]。侵袭性垂体腺瘤中存在 PKC-aV3 区基因点突变。PKC 抑制剂能抑制垂体瘤细胞的生长，诱导细胞凋亡。

（5）C-myc 基因和 PTTG 变异：C-myc 基因位于染色体 8q24，编码 p62 蛋白，与 DNA 复制的启动有关。C-myc 的表达随着垂体腺瘤恶性程度的增高而增强，表达高者其细胞增殖活性也升高[7]；因此 C-myc 表达高低是预测垂体腺瘤生物学行为指标。垂体腺瘤有 PTTG 高表达，以分泌激素型肿瘤最明显，且侵袭性高于非侵袭性，PTTG 作为一种转录因子促进 FGF 生成，后者是一种强力促有丝分裂物。

4. 抑癌基因失活　垂体瘤与肿瘤抑制基因沉没（gene silencing）或与垂体瘤凋亡基因（PTAG）的不适当甲基化有关。肿瘤抑制基因沉没和凋亡基因不适当甲基化的病因未明，可能与 MEN-1 突变有关，或与转录因子 prop-1、GHRH、CRH、FGF-2、EGF、NGF 等的生成过多有关。

（1）p53 基因变异：p53 基因是人类肿瘤最常见的突变基因或缺失基因。复发性垂体腺瘤和 50% 的 ACTH 腺瘤有 p53 基因表达异常；在侵袭性腺瘤和垂体癌中，p53 基因异常表达的细胞比率高于非侵袭性腺瘤，细胞增殖活性大于阴性者，提示 p53 基因异常表达是侵袭性垂体瘤的生物学行为标志。垂体腺瘤中 p53 基因家族成员 p73 和 p33 基因表达异常，具有相互协同或加强 p53 的作用。

（2）menin 基因变异：menin 基因（1 型多发性内分泌腺瘤病基因，multiple endocrine neoplasia type 1 gene）位于染色体 11q13 上。多数 MEN-1 垂体腺瘤和 10%~20% 的散发性垂体腺瘤存在 11q13 位点的杂合性丢失（LOH），50% 伴有其他等位基因突变。

（3）Rb 基因：Rb 基因位于染色体 13q14，是细胞周期重要的调节蛋白，在细胞生长和增殖中发挥重要作用。侵袭性垂体腺瘤有 Rb 基因的 LOH 现象，而非侵袭性垂体瘤无此现象。Rb 基因 LOH 可能在良性垂体腺瘤向恶性垂体腺瘤转变中发挥重要作用。

（4）nm23 基因变异：nm23（嘌呤结合因子）基因有 H1 和 H2 两种同工异形体，编码嘌呤结合因子，具有抑制肿瘤生长作用。在侵袭性垂体腺瘤中，nm23 的 H2 型变异体的表达明显减少，与肿瘤侵袭海绵窦呈负相关。

（5）FHIT 基因变异：FHIT（fragile histidine triad gene）基因位于染色体 3p13.2，编码 FHIT 蛋白，其突变和缺失与许多肿瘤的发生有关。目前发现，垂体腺瘤中有 FHIT 基因多位点突变。

（6）CDK 抑制因子变异：周期素依赖性激酶（cyclin-dependent kinase，CDK）是一组受周期素（cyclin）调控的激酶，通过与周期素结合成为 cyclin/CDK 复合物才具有激酶活性，在细胞周期调控过程中发挥重要作用。CDK 受其抑制因子的调控，CDK 抑制因子抑制正常垂体细胞生长。动物实验发现，p27kip1 杂合子丢失可导致垂体腺瘤，腺瘤中的 p27 基因表达减少，109 位点上有多态性变化和 p16 基因甲基化明显增加，而 p16 基因表达明显减少，但无基因突变或缺失。

（7）细胞衰老：垂体瘤多为良性肿瘤，这可能主要与肿瘤细胞的增殖机制有关。细胞衰老的特点是细胞循环的静止，从而达到了最有效的抗增殖作用，引起细胞衰老的原因可能在于细胞 DNA 损害、染色体不稳定或非整倍体。

5. microRNA 调节异常 microRNA（miRNA）调节许多基因的蛋白翻译后功能，通过影响细胞的代谢过程引起垂体瘤和其他颅内肿瘤（10%～15%），同时促进肿瘤进展和转移。miRNA 的功能与原癌基因及肿瘤抑制基因相当，上调原癌基因 miRNA（oncogenic miRNA，oncomiR）可抑制靶基因（TP53、MEN、RB1）表达，而另一些靶基因（如 Gsp、Ras、CCD1）表达上调，从间接途径调节肿瘤的发生与发展过程[16-19]（表 2-10-1-6）。

表 2-10-1-6 垂体瘤的 MicroRNA 及其靶基因

miRNA	调节方式	靶基因	垂体瘤类型（分泌的激素）
let-7	降调节	HMGA2	PRL,ACTH,FSH,LH
miR-23b	降调节	HMGA2	GH,NFA FSH,LH
miR-26a	升调节	PRKCD	ACTH
miR-26b	升调节	PTEN	GH
miR-34b	降调节	HMGA1,HMGA2	GH
miR-107	升调节	AIP	GH,NFA
miR-128	降调节	BMI1	GH
miR-128a	升调节	Wee1	NFA
miR-130b	降调节	CCNA2	GH,NFA FSH,LH
miR-140-5p	升调节	Smad3	NFA
miR-155	升调节	Wee1	NFA
miR-200c	升调节	PTEN	PRL
miR-326	降调节	HMGA2,E2F1	GH
miR-432	降调节	HMGA2	GH
miR-516a-3p	升调节	Wee1	NFA
miR-548c-3p	降调节	HMGA1,HMGA2	GH
miR-570	降调节	HMGA2	GH
miR-603	降调节	E2F1	GH

6. 表观遗传学调节异常 一些研究提示，垂体瘤与甲基化相关的肿瘤抑制基因沉默或与 PTAG 的不适当甲基化有关。目前发现，有三种表观遗传学调节异常与垂体瘤相关（表 2-10-1-7～表 2-10-1-9）：①表观遗传学修饰异常；②DNA 甲基化/组蛋白乙酰化肿瘤抑制基因变异；③非甲基化表观遗传学调节异常。

表 2-10-1-7 表观遗传学修饰异常引起的垂体瘤

基因名称	基因标识/产物
肿瘤抑制基因	
细胞周期激酶抑制子 2A	CDKN2A/p16INK4a
视网膜母细胞瘤基因	RB1/pRb
细胞周期激酶抑制子 γ 1A/B	CDKN1A and B/p21 and p27
细胞死亡相关蛋白激酶基因	DAP kinase
p73 基因	p73
细胞周期激酶抑制子 2A 阅读框架基因	CDKN2A/p14ARF
生长静止 DNA 损伤诱导蛋白基因	GADD45γ
FGF 受体 2	FGFR2
E-钙黏蛋白	E-cadherins
Capase-8	Capase-8
Ras 相关结构域家族 1A 基因	RASSF1A
PTAG	RHBDD3 and PTAG
组织金属蛋白酶抑制因子 3	TIMP-3
O（6）-甲基鸟苷酸-DNA 甲基转移酶	MGMT
凝血酶致敏蛋白-1	TSP-1
S100A10	S100A10/p11
原癌基因	
黑色素瘤相关抗原 3	MAGEA3
垂体瘤转型基因	PTTG
印记基因	
鸟核苷酸结合蛋白 Gsα 亚基	GNAS1
Neuronatin	NNAT
母源性印记基因 3	MEG3
表观遗传学修饰因子	
DNA 甲基转移酶 3b	DNMT3b
转录调节子	
Ikaros	Ik
高迁移率 A2	HMGA2*

（二）甲状腺肿瘤 应用基因组学和蛋白组学技术发现，RAS、RET 和 BRAF 是甲状腺乳头状癌和髓样癌的关键基因。

1. 刺激性 G 蛋白 α 亚基突变 甲状腺腺瘤伴甲亢的病因和发病机制不明，但已确定与 10 多种刺激性 G 蛋白 α 亚基（Gsα）基因突变有关。Gsα 突变后，腺苷环化酶有体质性激活而导致 cAMP 持续性产生，刺激甲状腺滤泡上皮细胞增殖和甲状腺激素合成和释放增多。另外，TSH 受体基因突变可导致 TSH 受体自主激活。尽管垂体分泌的 TSH 量正常，但在 TSH 受体激活的情况下，则类似于垂体 TSH 瘤分泌，因而引起甲亢。已报告的 Gsα 和 TSH 受体突变见表 2-10-1-10。

表 2-10-1-8 DNA 甲基化/组蛋白乙酰化肿瘤抑制基因变异导致的垂体瘤

基因	功能	改变的信号途径	基因	功能	改变的信号途径
CDKN2A/p16INK4a	细胞周期调节（G1-S）	CDKN2A/Rb1	FGFR2 *	细胞凋亡	p53
Rb1/pRb	细胞周期调节（G1-S）	CDKN2A/Rb1		细胞周期调节（p53 介导）	
p21/p27	细胞周期调节（G1-S）	p53	E-cadherins	纤维化小体	未明
DAP kinase	细胞凋亡（p19ARF）	p53	Capase-8	细胞凋亡 ECM 降解	死亡受体 4/5
p73	细胞凋亡（与 p53 类似）	p53	RASSF1A	细胞周期调节	微管系统
p14ARF	细胞凋亡	p53		细胞凋亡	细胞周期蛋白 D1
	细胞周期调节				外源性凋亡途径
GADD45γ	DNA 修复	p53	RHBDD/PTAG	细胞凋亡	线粒体膜功能障碍
	细胞周期调节	AID/Apobec-1	TIMP-3	细胞凋亡	死亡受体
	细胞凋亡	JNK	MGMT	DNA 修复	DN 修复
	p53 稳定		TSP-1	血管生成	CD36
	DNA 高甲基化		S100A10	ECM 降解	炎症

表 2-10-1-9 非甲基化表观遗传学调节异常引起的垂体瘤

基因	基因类型	基因功能	改变的信号途径	基因表达效应	变异方式（失活/激活）
MAGEA3	原癌基因	细胞凋亡 细胞周期调节	p53	↑	低甲基化
PTTG	原癌基因	细胞周期调节 染色体稳定	c-Myc/FGF2	↑	组蛋白乙酰化
GNAS1	印记基因	G 蛋白功能 原癌基因	G-蛋白	基因突变	印记松弛
Neuronatin（NNAT）	印记基因	细胞周期调节 细胞凋亡	未定	↓	非印记基因甲基化
MEG3	印记基因	细胞凋亡 细胞周期调节	p53	↓	非印记基因甲基化
DNMT3b	表观记录	高甲基化	甲基化酶	↑	低甲基化 组蛋白修饰
Ikaros	转录调节	细胞凋亡 激素基因表达	Bcl-XL 途径 GH/PRL 基因表达	异构体剪接异常	高甲基化 Ik1,Ik2/Ik6 剪接异常
HMGA2 *	转录调节	细胞周期调节	E2F-pRb		-

表 2-10-1-10 Gsα 和 TSH 受体突变

Gsα 蛋白	突变位点	TSH 受体	突变位点
第 201 位精氨酸（GTPase 区）	Ile486Phe/Met	Cys672Tyr（C672Y）	Asn650Tyr（N650T）
	Ser505Arg（S505R）	Ala623Ile/Val（A623I/V）	Asn670Ser（N670S）
	Val509Ala（V509A）	Phe631Leu/Cys（F631L/C）	Leu629Pro（L629P）
第 227 位谷氨酸（GTP 结合区）	Ile568Thr（I568T）	Thr632Ile/Pro（T632I/P）	658-661 缺失
	Asp619Gly（D619G）	Asp630Glu/Tyr（D630E）	Asp727Glu

在碘缺乏地区，TSHR 和 Gsα 基因突变引起毒性甲状腺瘤的患病率高于高碘地区，这可能与缺碘本身可导致甲状腺滤泡上皮细胞增殖有关。

2. 致瘤因子　甲状腺癌细胞常伴有某些基因突变。乳头状癌常出现 RAS 信号分子突变（如 BRAF 和 RAS 融合后激活 RET）染色体转位时造成的 PAX8-PPARG 融合导致卵泡癌。基因突变与散发性甲状腺癌的关系见表 2-10-1-11。

3. RET 原癌基因变异　2 型多发性内分泌腺瘤病（MEN-2）又称为常染色体显性癌肿综合征（autosomal dominant cancer syndrome），其病因与细胞的种系突变有关。Janusze 等报道，在一组 77 例嗜铬细胞瘤患者中，6 例发生 RET（转染重排）原癌基因种系突变（7.8%，位于外显子 11β 的 634 密码子），其中 4 例伴有甲状腺髓样癌，血清 PTH（31.88±2.87）pg/ml，降钙素 0 分钟为（0.23±0.14）ng/ml，2 分钟为（0.49±0.21）ng/ml，5 分钟为（0.48±0.21）ng/ml，间-甲氧儿茶酚胺（601.6±42.7）μg/24h，肾上腺素（1.94±0.17）μg/24h，去甲肾上腺素（13.96±1.3）μg/24h，CEA（9.94±4.3）ng/ml。这说明，临床诊断的嗜铬细胞瘤很可能是 MEN-2 的表现，必须定期追踪，并用 RET 原癌基因突变分析筛选 MEN-2。MEN-2A 和 2B 以及家族性甲状腺髓样癌均有 RET 基因突

表 2-10-1-11　基因突变与散发性甲状腺癌

基因	突变位点	活性变化	临床表型
AKT1	G49A	活化	低/分化甲状腺癌
ALK	外显子 23	活化	低/未分化甲状腺癌
BRAF	V600E/K601E/AKAP9 融合	活化	乳头状癌未分化甲状腺癌
CTNNB1	外显子 3	活化	低/未分化甲状腺癌
IDH1	外显子 4	活性异常	多数甲状腺癌
NDUFA13 (GRIM19)	多种外显子	失活	Hurthle 细胞癌
NTRK1	与 TPM3-TPR-TFG 融合	活化	乳头状癌(少见)
PIK3CA	外显子 9/20	活化	未分化甲状腺癌滤泡癌
PPARG	与 PAX8 融合与 CREB3L2 融合(偶见)	条件依赖性变化	滤泡癌变异型乳头状癌
PTEN	缺失或失活	失活	未分化滤泡癌
RAS	NRAS/Q61/HRAS/Q61/KRAS/G12/G13	活化	未分化滤泡癌变异型乳头状癌
RET	与 CCDC6(RET/PTC1)/NCOA4(RET/PTC)融合	活化	滤泡癌
TP53	外显子 5~8	失活	低/未分化甲状腺癌

变[12]，在散发性和家族性甲状腺髓样癌患者肿瘤中还存在外显子 16 突变。

在滤泡上皮癌中，RET 基因常因其他基因融合形成嵌合基因并重排而致病。RET 基因有五种激活类型：RET/PTC-1、RET/PTC-2、RET/PTC-3、RET/PTC-4 和 RET/PTCS。这些重排是 RET 蛋白的酪氨酸激酶区与其他基因的 5′端融合而成。RET/PTC-1 与 H4 基因 5′端融合，RET/PTC-2 是 RET 蛋白的催化区与 17 号染色体 RIα 调节亚基的 5′端融合，RET/PTC-3 是 RET 的激酶区与 10 号染色体上 ELE1 基因融合，RET/PTC-4 和 RET/PTCS 是从切尔诺贝利核泄漏后所发生的甲状腺乳头状癌细胞中分离出来的嵌合基因。其他基因 5′端作为启动子而使 RET 蛋白中的酪氨酸激酶区激活，从而引起滤泡上皮癌。在甲状腺髓样癌中，RET 蛋白突变使 RET 二聚体化从而使 RET 蛋白中的酪氨酸激酶被激活[20,21]。

4. TSH 受体基因突变　分化良好的甲状腺癌癌细胞存在 TSH 受体基因的活化型突变以及与 cAMP 生成相关的 G 蛋白兴奋性 α 亚基突变，其细胞基底部的腺苷环化酶活性明显增高，形成高功能性甲状腺癌。G 蛋白的兴奋性 α 亚基突变(Arg201 或 Gln227 点突变)后，三磷酸鸟苷(GTP)的水解被抑制，可导致甲状腺腺瘤、垂体腺瘤或胰岛素瘤。

5. 腺瘤样大肠息肉病基因突变　有些甲状腺癌具有家族发病倾向，称为家族性非髓样甲状腺癌(familial non-medullary thyroid cancer，FNMTC)。FNMTC 主要与遗传因素有关；家族性腺瘤样息肉病(familial adenomatous polyposis，

FAP，Gardner 综合征)有腺瘤样大肠息肉病基因的种系突变(APC gene germline mutation)。

6. menin 基因变异　menin 基因为抑癌基因，其突变可引起 1 型多发性内分泌腺瘤病。用微卫星标志分析肿瘤可发现肿瘤中均有杂合子丢失，因 menin 蛋白失活而导致肿瘤。在单独只有垂体肿瘤、甲状旁腺肿瘤和散发性甲状腺髓样癌中也检出有 menin 基因突变。

7. FHIT 基因变异　脆性组氨酸三联基因(fragile histidine triad gene，FHIT)是一种肿瘤抑制基因，定位于 3p14.2。在人类多种肿瘤中有这种基因缺失。Zou 等检查良性与恶性甲状腺肿瘤的标本时，发现 8 例良性肿瘤中有 3 例(38%)，40 例乳头状癌中有 9 例(23%)，5 例未分化癌中有 2 例和 3 个细胞系(SW579，C-33A。Hela 阳性对照)有被截短了的 FHIT 表达。大多数缺失外显子 4/5/7/8。因为翻译开始位点在外显子 5，故这些被截短了的 FHIT 基因所表达的产物均无功能。因为在良性和恶性甲状腺肿瘤中均有 FHIT 基因异常，因此认为 FHIT 抑癌基因的灭活主要与甲状腺肿瘤早期事件有关。

8. 其他基因变异　细胞黏附蛋白(cell adhesion protein，CAP)是一种只表达于粒细胞和单核细胞表面的糖蛋白，淋巴细胞 T 和 B 淋巴细胞有少量表达，但在受到刺激后，其表达迅速增加。CD97 是一种多功能蛋白，在正常甲状腺组织中无表达，在已分化的甲状腺癌中 CD97 蛋白有低水平表达，而在未分化的甲状腺癌中呈高表达。据此认为，CD97 蛋白对甲状腺癌细胞有去分化作用。此外，体细胞的 APC 基因 15 个外显子的第 1309 密码子突变与甲状腺乳头状癌有关。trk 基因编码细胞表面的酪氨酸激酶蛋白，trk 基因的表达只限于周围神经，是神经生长因子(NGF)受体之一。trk 和 RET 蛋白一样，要与其他基因表达的蛋白结合才被激活。在甲状腺癌中，只在自发性乳头状癌细胞中检出 trk 基因激活。据此，trk 基因重排可能在自发性甲状腺乳头状癌中起启动作用。met 癌基因编码酪氨酸激酶，这种蛋白是肝细胞生长因子(HGF)或散播因子(scatter factor)的受体，两者的基因分别定位于 7q21 和 7q31，均为原癌基因，其表达产物有很强的致分裂作用，同时促进细胞运动和侵犯。ras 基因是一种原癌基因，其共同表达产物为 p21 蛋白。此种蛋白与核苷酸结合后，把信息从细胞表面传递到细胞核。这种基因突变的位点在密码子 12/13(G→C 突变)和 61/59。ras 基因突变导致其所表达的蛋白 p21 突变，后者刺激甲状腺滤泡上皮增生，但抑制细胞分化。自发性甲状腺滤泡细胞癌中有 ras 癌基因突变者约占 30%。在由外放疗所引起的甲状腺乳头状癌中，ras 突变与自发性乳头状癌中的频率相似(约 30%)。但在核泄漏后引起的乳头状癌中无 ras 突变，提示在切尔诺贝利核泄漏事故后的乳头状癌中，ras 基因突变在儿童和成年人甲状腺癌发病中不重要。p53 蛋白具有许多重要功能，包括基因转录、DNA 合成和修复、细胞循环停止、衰老和程序性凋亡。p53 基因如果发生点突变则对正常细胞生长的显性负调节作用丧失而导致癌细胞增殖[13]。在未分化的甲状腺癌中，p53 有较高频率表达，而在已分化的甲状腺癌中则否。因此 p53 基因失活是从已分化的甲状腺癌进展为未分化癌的关键事件。在内外放疗引起的甲状腺癌中，p53 基因突变极

少见。目前主要发现甲状腺癌 p53 基因突变,突变型 p53mRNA、P53 蛋白的表达明显增加,同时 p53 基因呈高度甲基化状态。癌基因 c-myc 在甲状腺癌中亦呈高表达,伴有低甲基化状态,癌基因的低甲基化状态有利于 c-myc 基因的高表达,是癌基因转化细胞的一个重要原因。

7 号染色体长臂上存在许多抑癌基因,如发生缺失可导致甲状腺癌、消化道癌、恶性黑色素细胞瘤及 Williams 综合征,恶性甲状腺肿瘤表达的 microRNA 可能有诊断意义(表 2-10-1-12)。甲状腺髓样癌是 2 型多发性内分泌腺瘤病(MEN-2)的常见表现之一,与种系细胞 RET 原癌基因突变有关,患者除甲状腺髓样癌外,还可发生嗜铬细胞瘤和甲旁亢等[22-24]。甲状腺髓样癌是 2 型多发性内分泌腺瘤病(MEN-2)的常见表现之一,MEN-2 与种系细胞 RET 原癌基因突变有关,患者除甲状腺髓样癌外,还可发生嗜铬细胞瘤

表 2-10-1-12　恶性甲状腺肿瘤表达的 MicroRNA

miRNA	表达水平	相关肿瘤	相关基因
miR-221/-222/-181b/-220/-213	上调	PTC	cKIT
miR-22/-31/-221/-222	上调	PTC	
miR-146b	上调	PTC	NF-κB IRAK1TRAF6
miR-165b-5b	上调	PTC	SMAO4
miR-146b/-221/-222	上调	PTC	
miR-187/-221/-222/-146/-155/-122a/-31-205/-224	上调	PTC	
miR-187/-224/-155/-222/-221/-146b	上调	PTC	
miR-187/-221/-339/-183/-222/-197	上调	PTC	
miR-302c/-205/-137/-187/-214/-155/-224/-222/-221	上调	ATC	
miR-192/-197/-328/-346	上调	FTC	
miR-30d/-125b/-26a/-30a	上调	ATC	
miR-21/-146/-221/-222	上调	ATC	
miR-26a/-138/-219/-345	下调	ATC	
miR-17-5b/-17-3p/-18a/-19-a/-19b/-20a/-92/-196a/-106b	下调	ATC	
miR-30/-200	下调	ATCFTC	TGFSMAD2
miR-7a	下调	FTC	FXYD5
miR-191	下调	FTC	CDK6
miR146b/-221/-222/-155/-31		PTC	MET BRAF
miR-1-34b/-130b/-138	下调	PTC	MET
miR-222/-146b		MTC	
miR-375/-10a		FTC	YAP1
miR-445	下调	MTC	
miR-125a-5p/-128/-135a/-150 494-63-801-923	下调	FTC	
miR-21/-203		PTC	
miR-146b/-221/-222/-135b		PTC	
miR-146b		PTC	
miR-146b-5p		PTC	
miR334	下调	PTC	

和甲旁亢,而体细胞的 RET 基因突变(仅发生于肿瘤细胞)见于一些散发性甲状腺髓样癌和散发性嗜铬细胞瘤患者。此外,环境中的内分泌分裂剂如杀虫剂和工业废物与甲状腺肿瘤有一定关系[14]。

(三)甲状旁腺肿瘤　绝大多数甲状旁腺肿瘤为良性腺瘤,偶尔为腺癌,即使腺癌也被认为是良性腺瘤转型所致。唯一的例外是家族性甲旁亢-颌骨肿瘤综合征。散发性甲状旁腺瘤存在体细胞 MEN1 肿瘤抑制基因突变或原癌基因 CyclinD1/PRAD1 变异,其中 PTH/CCND1 基因 DNA 重排引起甲状旁腺瘤(图 2-10-1-5)。少数肿瘤与 CASR 和 AIP 相关而腺癌与肿瘤抑制基因 HRPT2 突变的关系密切。

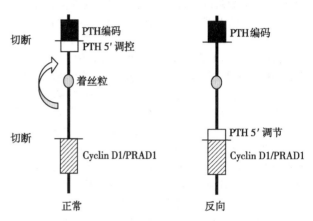

图 2-10-1-5　PTH/CCND1 基因 DNA 重排引起的甲状旁腺瘤

家族性原发性甲旁亢的致病基因包括 MEN-1、MEN-2 和家族性甲旁亢并下颌骨肿瘤等。现已发现,甲状旁腺腺瘤细胞中有多条染色体(1p-pter,6q,15q,11q)缺失,其中 11q 缺失意味着转录因子 menin 丢失(由 MEN-1 基因编码);散发性甲状旁腺腺瘤也常有体细胞 menin 基因变异。

1. **menin 失活**　通过 DNA 多态性标志进行连锁分析,menin 定位在 11q13 区内,是一种肿瘤抑制基因,其失活导致 MEN-1 综合征。Fuchett 等报告一个家系共 5 人,3 个兄弟中 2 个为纯合子,一个为杂合子。对这 3 个兄弟,其母亲及一个杂合子姊妹作了多态性分析,发现在 11q13 位点均有 LOH,其中有一人只有甲状旁腺肿瘤,但也有相同的 LOH,这可能是由于胰腺和垂体肿瘤外显率低的缘故,属 MEN-1 的变异型。此种甲状旁腺肿瘤多为恶性。约 30% 的散发性甲状旁腺癌在用多态性标志分析 11q13 有杂合子丢失,并认为 menin 基因突变与散发性甲状旁腺腺瘤的发生有关。甲状旁腺腺瘤细胞中有多条染色体(1p-pter/6q/15q/11q 等)缺失,其中 11q 缺失意味着转录因子 menin 丢失;散发性甲状旁腺腺瘤也常有体细胞 menin 基因变异。

家族性腺瘤样息肉瘤为一种与 1 型多发性内分泌腺瘤病(MEN-1)相关的疾病,常见的肿瘤为胰岛瘤、双侧甲状旁腺瘤和甲状腺乳头状腺瘤,其发病与腺瘤样息肉瘤位点(APC)基因/NEN-1 基因突变有关[25]。MEN-1 肿瘤来源于内分泌腺、神经内分泌细胞或非内分泌腺组织。甲状旁腺肿瘤是 MEN-1 的最主要组分,甲状旁腺病变常见而首发,可为增生或腺瘤[26]。

2. 钙受体基因突变 钙受体基因缺失导致甲状旁腺增生或肿瘤,纯合子患者患有新生儿重症原发性甲旁亢(NSHPT),杂合子表现为良性家族性低钙尿症性高钙血症(FHH),FHH为钙受体基因突变杂合子表现型,NSHPT为纯合子表现型[27]。FHH者甲状旁腺细胞上钙受体对钙的刺激不敏感,详见本篇扩展资源12等。

3. 周期蛋白D1/甲状旁腺腺瘤基因-1功能异常 周期蛋白D1/甲状旁腺腺瘤基因-1(cyclin D1/PRAD-1)定位在11q13区。20%~40%的散发性甲状旁腺腺瘤有此基因失常。PRAD-1编码细胞周期蛋白(cyclin)D1,后者调节细胞分裂从G1期进入S期。PRAD-1如有中心翻转错位,则有过分表达,从而导致散发性甲状旁腺肿瘤。p53等位基因丢失是甲状旁腺肿瘤的恶性进展标志,有助于鉴别良性与恶性甲状旁腺肿瘤。

(四)肾上腺皮质肿瘤 根据X染色体灭活分析,肾上腺肿瘤不论是良性或恶性,其细胞来源可为单克隆或为多克隆性。多克隆细胞X染色体失活是随机的,单克隆细胞则限于单个拷贝(父传或母传)。可根据三个不同的X染色体上标志(次黄嘌呤磷酸核糖酰转移酶、磷酸甘油激酶和M27β)决定。肾上腺皮质癌细胞为单克隆来源,而肾上腺皮质腺瘤可为多克隆或单克隆。另一方面,皮质醇分泌瘤为肾上腺意外瘤,而且多为囊性[28]。肾上腺皮质良性和恶性肿瘤常见于一些遗传性肿瘤综合征,如Li-Fraumeni综合征、Beckwith-Wiedemann综合征、MEN-1、Carney复合症、先天性肾上腺皮质增生症等。奇怪的是,散发性肾上腺肿瘤也与这些综合征的病因有一定联系,而且往往涉及ACTH-cAMP-蛋白激酶A途径和Wnt途径的异常[18]。

1. GNAS1和VHL基因2突变 突变型G蛋白的α亚基基因(GNAS1)编码的Gsα和Giα2有致癌作用,分别为称gsp和gip。在垂体GH瘤中40%有gsp突变。但在肾上腺皮质肿瘤中,除醛固酮瘤和肾上腺皮质肿瘤的McCune-Albright综合征有Gsα蛋白201位精氨酸有突变外,未发现其他肾上腺皮质肿瘤中有gsp突变。用无毛小鼠进行体外实验表明,Giα2第179位精氨酸突变可启动细胞增殖和肿瘤形成。在某些肾上腺肿瘤中有gip基因突变。gip蛋白抑制腺苷环化酶,gip基因突变使Giα2蛋白有体质性激活,从而阻止cAMP堆积。

家族性嗜铬细胞瘤常作为von Hippel-Lindau病的组成成分之一出现。许多家族性嗜铬细胞瘤患者有VHL基因突变。如Martin等报告一个家族VHL蛋白有S68W突变;Murgia等鉴定一例无症状的VHL瘤患者的母亲为体细胞嵌合体(somatic mosaicism),但无症状;无症状性VHL的儿子以后诊断有嗜铬细胞瘤。由此可见,VHL基因突变可以只有嗜铬细胞瘤表现。由于VHL基因突变的不同,使其组成成分的嗜铬细胞瘤有不同的外显率。复合性嗜铬细胞瘤少见,一般由嗜铬细胞和神经母细胞组成,细胞DNA为二倍体,有时伴RET基因(11号外显子为主)突变。

2. p53与K-ras突变 p53基因突变使其表达的蛋白四聚体化功能减低而起显性副作用,同时增加p53蛋白在核中的稳定性。Yano等报告6例肾上腺皮质癌在17p基因座均有杂合丢失,而良性肾上腺肿瘤中则无异常。p53基因与尤因肉瘤(Ewing sarcoma,一种胚胎癌)基因(WT-1)相互作用可使激活信息传递到有关的靶器官,p53基因突变还可增强IGF-2的表达[29,30]。Lin等报告15例有功能的肾上腺皮质肿瘤中7例有K-ras基因突变,突变的热点在密码子15、16、18、31。这些热点突变可见于肾上腺皮质肿瘤中的K-ras癌基因,但K-ras癌基因突变与肾上腺有功能的肿瘤发生之间的关系不明。McCune-Albright综合征属于G蛋白病中的一种,少数患者伴有垂体、甲状腺、肾上腺或性腺功能亢进症。发生肾上腺性Cushing综合征的原因是Gsα活化性突变,使肾上腺ACTH受体自动激活,而ACTH被抑制。

3. 11q13和9q34异常 在MEN-1综合征中,也可发生肾上腺皮质肿瘤,而MEN-1综合征将致病基因定位在11q13基因座,有menin肿瘤抑制基因的丢失。因此,在散发性肾上腺皮质肿瘤中是否也有相同情况值得研究。Hepper等对33例良性和恶性肾上腺皮质肿瘤用双脱氧指纹(dideoxy finger imprinting)方法检查了11q13基因座的LOH。这些肾上腺皮质肿瘤包括5例肾上腺皮质癌、21例无功能的良性肿瘤、2例肾上腺皮质癌细胞系、11例醛固酮瘤、8例Cushing综合征。结果所有肾上腺皮质癌在11q13处均有LOH。2例良性肿瘤在11q13也有LOH。因此,11q13区的LOH与肾上腺皮质癌的发生有极密切的联系。儿童与成人患肾上腺皮质肿瘤临床表现有所不同,前者常有肾上腺糖皮质激素和性激素产生增多的症状和体征,后者则常无。Figueiredo等用比较性基因组杂交(comparative genomic hybridization,CGH)研究了8例肾上腺皮质癌和14例腺瘤成年患者,发现有染色体不稳定。染色体1q、5q、5p、6p、6q、8q、8p、9q、11p、12q、13q、14q、15q、16q、18q、19q和20q证明获得功能,而2q、2p、3p、9p、11q、13p、18p、20p和Xq为丢失功能。在9个肿瘤中有8个在染色体9q34区有拷贝数获得。据此认为在巴西南部地区儿童肾上腺皮质肿瘤者,无论良性或恶性均有多种遗传失常和9q34区获得,同时有9q34扩增(amplification)。这些改变可能是导致这个地区儿童肾上腺皮质肿瘤发生倾向的遗传缺陷。

4. ACTH受体缺失与多态性 ACTH受体-cAMP-蛋白激酶C信息串联对肾上腺皮质细胞分化及表型起重要作用,但刺激肾上腺皮质细胞增殖能力很低。在ACTH受体基因编码区的上游约3kb处存在pstI多态性,利用这种多态性研究了是否在肾上腺皮质肿瘤中有ACTH受体等位基因的丢失。肾上腺皮质肿瘤包括醛固酮瘤12例、皮质醇腺瘤3例、无功能意外瘤1例。在组织学上,前述肿瘤中,13例为腺瘤、1例海绵状细胞瘤、1例癌细胞瘤和1例致密细胞瘤。结果在ACTH受体基因编码区上游启动子3kb区有pstI多态性,利用这种pstI的多态性以检查ACTH受体基因杂合丢失情况。16例肾上腺皮质良性肿瘤和1例肾上腺皮质癌有LOH,同时有ACTH受体低表达,只有正常肾上腺皮质组织和没有LOH的肾上腺皮质肿瘤(表达率100%)的20%。据此认为,ACTH基因LOH与肾上腺皮质肿瘤(癌)有一定关系,但目前尚未在肾上腺皮质肿瘤发现ACTH受体活化性突变或Gsα的活化性突变,此与其他内分泌腺肿瘤的形成有别。

(五)肾上腺髓质肿瘤 详见第2篇第6章第16节。

15%~20%的家族型嗜铬细胞瘤是由于 RET 突变所致。RET 为原癌基因,其活化往往有利于肿瘤的发生。MEN-2A 患者表现为肾上腺嗜铬细胞瘤、甲状腺髓样癌及甲状旁腺腺瘤。MEN-2B 患者除肾上腺嗜铬细胞瘤(双侧性)、甲状腺髓样癌及甲旁亢外,还有黏膜神经瘤、角膜神经增厚、肠神经节神经瘤病和 Marfan 综合征样外形。儿童嗜铬细胞瘤主要位于肾上腺外组织,且多为家族性、双侧性与多灶性[31]。MEN-1 为肿瘤抑制基因 MEN-1 失活性突变所致,呈常染色体显性遗传,其临床特点是垂体瘤、原发性甲旁亢、胰岛细胞瘤、血管纤维瘤和脂肪瘤,偶尔合并嗜铬细胞瘤。VHL 是一种抑癌基因,编码两种蛋白。一种含 213 个氨基酸,分子量 28~30kDa (pVHL30);另一种含 160 个氨基酸。分子量 18kDa (pVHL19)。目前已发现 200 多种突变类型,突变基因所表达的蛋白有丧失功能和获得功能两种。70%~90%的患者为种系突变,其他为体细胞突变;前者决定 VHL 家族的肿瘤易感素质及发病情况,而后者与肿瘤的恶性倾向有关。von Hippel-Lindau 病患者可发生嗜铬细胞瘤(10%~90%),常为多发性。Carney 复合症常发于青少年,发病与 Carney 复合症基因突变有关,可伴有间叶细胞瘤(尤其是心房黏液瘤)、皮肤色素沉着和外周神经损害。线粒体琥珀酸脱氢酶是三羧酸循环和有氧电子传递呼吸链中的关键酶之一,包含 A、B、C、D 等四个亚基。家族性和散发性嗜铬细胞瘤存在 SDHD、SDHB 基因突变。

(六)胃肠胰神经内分泌肿瘤 胃肠胰神经内分泌肿瘤(GEP-NET)来源于胃肠胰的 APUD 细胞,胰岛中含有多种内分泌细胞,分泌多种激素,每种内分泌细胞都可发生肿瘤。大多为散发性,少数为家族性。如胰岛素瘤、胰高血糖素瘤、生长抑素瘤、胃泌素瘤、血管活性肠肽瘤和胰多肽瘤等。胰岛肿瘤还可产生异位激素。胰岛细胞肿瘤的病因和发病机制不清楚,可能与下列基因有关。

1. **散发性肿瘤早期事件** 散发性胃肠胰神经内分泌肿瘤可能存在多种遗传缺陷累积。遗传性缺陷主要包括 β-连环蛋白(β-catenin)突变、细胞周期蛋白 D1(cyclin D1)与 cMyc 过表达等。最后引起肿瘤的进展和恶变;胃肠类癌主要与 18 号染色体的异常(微缺失或整条染色体丢失),而类癌的恶性生物学行为与 NAP1L1、MAGE-2D 和 dTA1 基因功能失常相关[32]。

2. **MEN-1 突变** 胰岛细胞肿瘤是 MEN-1 综合征三大组成成分之一。MEN-1 综合征的致病基因是 11q13 有 LOH。在其组成成分胰岛细胞肿瘤也已证明 11q13 区有 LOH。因此,在 MEN-1 综合征中的胰岛细胞瘤发病与 MEN-1 综合征的致病基因有关[33]。在散发性胰岛细胞瘤中,有报告 50%也有在 MEN-1 中所见的 11q13LOH。

3. **LOH** 在大鼠胰岛素基因启动子导向下表达 SV40 大 T 淋巴细胞抗原,可导致多个胰岛素瘤发生。在肿瘤演化的进展期,小鼠 9 和 16 号染色体 LOH 患病率高。在人 3q、3p21、6q12、15q24 和 22q 区也有 LOH,提示在这些染色体位点有肿瘤抑制基因存在。Nikforova 等共采用了 35 个微卫星标志,对人的 3q、3p21、6p21、11q13、15q24 和 22q 区进行等位基因缺失筛查。检查的胰岛素瘤共 21 个,其中 16 例为良性,5 例为恶性。结果 21 例中有 13 个(占 62%)在 3 号染色

体上有遗传物质的缺失,缺失的范围从 3p14.2~3p21 区,除 11q13 区的 menin 基因有 6%的肿瘤有缺失外,前述其他染色体区未见有缺失。在 3p14.2-19 区缺失有很高频率,提示在这个区有肿瘤抑制基因,其缺失对胰岛细胞瘤演变为恶性可能是重要的。

(七)卵巢肿瘤

1. **激素调节异常** FSH/LH 过度分泌可引起卵巢肿瘤的发生。在动物实验中,用放射线照射卵巢、致癌化合物、基因突变、卵巢移植到异常位置等均可引发实验动物卵巢肿瘤的发生,其机制可能是先使卵巢中卵泡消失,导致不育,随着就有上皮或间质细胞转变,最后发生肿瘤(主要是腺癌,偶尔发生颗粒细胞癌)。切除子宫或注射雌激素则可预防癌的发生。在肿瘤发生中,由于滤泡消失,雌激素分泌减少而导致垂体 FSH/LH 过度分泌起重要作用[23]。临床上也观察到用过量的 FSH/LH 以刺激排卵者易患卵巢肿瘤。体外培养卵巢癌细胞时,FSH 和 LH 直接刺激癌细胞生长。卵巢上皮细胞癌有与 FSH/LH 结合的特异性受体。Koltar 等对 13 例卵巢性索瘤、3 例卵巢小细胞瘤和 16 名对照者分析了 FSHR 穿膜区突变,发现在 FSHR 基因有 T1777C 突变,从而导致 FSHR 有 P591S 替代。性索瘤占 69%,而对照标本中无这种突变。据此认为,FSHR 突变在卵巢性索瘤发病机制中起了重要作用。Kumar 在转基因小鼠研究中得出结论:FSH 升高不直接引起卵巢肿瘤,但在抑制素缺乏的小鼠中的性腺肿瘤生成中起一种重要的营养改变因子作用。卵巢癌有 GHRH 表达,但是否与卵巢癌发病有关,则需进一步研究。

2. **BRCA1 种系突变** 乳腺-卵巢综合征的发生与 BRCA1 抑癌基因相连锁。在 BRCA1 基因携带者中,到 70 岁时,发生卵巢癌的危险性为 63%。在一般人群中 BRCA1 基因携带者患病率为 1/800。乳腺癌和卵巢上皮癌与 BRCA1 基因突变有关。Sonoda 等研究表明遗传性卵巢癌和肉瘤也与 BRCA1 突变有关。40%卵巢癌有 X 染色体杂合性丢失。在遗传性卵巢癌中,X 染色体杂合性丢失优先发生于 Xp22.2-3。Xp22.2-3 的表达产物与 BRCA1 相互作用或对 BRCA1 表达产物进行修饰,Xp22.2-3 杂合性丢失与 BRCA1 基因突变在某些遗传性卵巢癌发病机制中起作用。C-erbB-2 原癌基因编码一种酪氨酸激酶(位于 EGT 受体)的穿膜段和胞内段,20%~30%的乳腺癌和卵巢癌 c-erbB-2 过表达,这些患者的预后不良。金丝桃素(hypericin)为一种蛋白酪氨酸激酶抑制剂和抗病毒药,可抑制 c-erbB-2 的自动磷酸化,诱导卵巢癌细胞凋亡,抑制肿瘤浸润[34-36]。

(八)睾丸肿瘤 睾丸细胞肿瘤有精原细胞、间质(Leydig)细胞、支持细胞、胚细胞癌和绒毛膜上皮癌等,绝大多数为恶性。其病因和发病机制不明。潜在的致病因素包括隐睾、睾丸外伤、睾丸萎缩、家族史、遗传缺陷、内分泌紊乱、病毒或细菌感染以及辐射和化学毒物等。

1. **多基因变异** 性腺发育异常、隐睾、Klinefelter 综合征患者生殖细胞肿瘤的发生率增高。父亲患睾丸癌,其儿子睾丸癌的发生率增加 6~10 倍。提示遗传对睾丸肿瘤的发生可能有重要作用。Y 染色体微缺失或 Y 染色体丢失是睾丸癌的重要病因。生理情况下,Y 染色体经受了长期而不断地蜕变,有害的蜕变被有益的修复机制代偿,因而不至于发生肿

瘤。当发生睾丸癌后,肿瘤细胞的这种修复机制不复存在[37]。睾丸生殖细胞肿瘤表现为多倍体核型,染色体数目多在三倍体范围内,异倍体率 70.0% ~ 95.0%。异倍体核型的形成是由于二倍体细胞的分裂异常、细胞融合及染色体不断丢失所致。睾丸肿瘤中检测出 K-ras 基因突变,该突变使 K-ras 基因获得致癌活性。此外,睾丸组织中 p53 基因突变、抗癌基因 Rb 蛋白产物表达缺失、睾丸生殖细胞癌过度表达细胞周期蛋白 D2。

2. 黄体生成素受体突变 男孩因为 LHR 基因有 G1732C 突变(GAT1732CAT),导致 LHR 的第 6 穿膜区 N578H 突变,3 例男孩临床表现均为性早熟。LHR 是与 G 蛋白偶联的受体,LHR 与 LH 结合后使第二信使 cAMP 产生增加而发挥作用,但也可通过磷酸肌醇通路传递信息。以前报告 LHR 有 D578G 和 D578Y 突变导致睾丸间质细胞增生而引起男孩性早熟。这两种 LHR 基因突变都只引起 cAMP 产生增加,病理检查只有睾丸间质细胞增生而无肿瘤形成。Liu 等将有 G1732C 突变的 LHR 基因转染给 COS-7 细胞以检查所表达的 LHR 功能,结果显示有 D578H 突变的 LHR 结合 HCG 的量增多,基础 cAMP 产量也增加;同时有基础磷酸肌醇产生比野生型 LHR 的产量增加 7 倍。据此认为 LHR 基因突变导致两条通路的激活而引起睾丸间质细胞肿瘤的形成。

3. p53 突变 睾丸原位癌被认为是除精细胞和精原细胞瘤外的所有睾丸胚细胞肿瘤的组织变异型,许多人的恶性肿瘤中 p53 肿瘤抑制基因均有改变,而且可作为预后判断指标。p53 突变包括外显子 5/密码 158/170/176、外显子 6/密码 214 处的错义突变。有 2 例为外显子 5/密码 178 和外显子 6/密码 213 沉默突变(silent mutation)。有 1 例原位细胞癌和 1 例胚细胞肿瘤中有相同的错义点突变,即外显子 5/密码 176。有 3 例睾丸癌 DNA 测序显示在原位癌细胞中有点突变,但在检查相关的睾丸肿瘤细胞中都未检出 p53 基因突变。据此认为在睾丸胚细胞肿瘤的原位期即存在癌的生物特性。从有关的原位癌细胞在 p53 基因序列发生某种突变事件的基础上单克隆发展为有临床表现的睾丸癌。也有报告卵巢腺癌有 6q11-27 缺失。

4. 芳香化酶过度表达 Fowler 等发现约有一半的转基因雄性小鼠有芳香化酶的过度表达,这种小鼠表现不育,睾丸比正常小鼠大。病理学检查有 Leydig 细胞肿瘤(一侧或两侧),血清中 E_2 水平比正常小鼠高两倍,在睾丸组织中转基因小鼠的芳香化酶和 E_2 受体的表达与未转基因的小鼠比较有非常明显的增高,据此认为芳香化酶的过度表达引起 E_2 产生增加可诱发睾丸癌的形成。

(九)多发性内分泌腺瘤病 多发性内分泌腺瘤病是一类多内分泌腺瘤性病变的总称。一般包括下列七种临床疾病或综合征:①1 型多发性内分泌腺瘤病(MEN-1)、MEN-2 和 MEN-4 型;②多发性神经纤维瘤病(multiple neurofibromatosis,NF);③Carney 复合症(Carney complex,CNC);④von Hippel-Lindau 病(von Hippel-Lindau disease,VHL 病);⑤Peutz-Jeghers 综合征(Peutz-Jeghers syndrome,PJS);⑥Cowden 病(Cowden disease);⑦副神经节瘤/嗜铬细胞瘤综合征(paraganglioma/pheochromocytoma syndrome,PGL)。

1. 多发性内分泌腺瘤病(MEN) 是指在一个人先后发生三种内分泌腺和/或神经内分泌肿瘤或增生。肿瘤可为良性或恶性,外显率高,有家族聚集倾向,也有散发性病例。根据病因及肿瘤组合,MEN 可分为 MEN-1、MEN-2、MEN-3 和 MEN-4 等四种,MEN-3 未被确认,MEN-4 是 CDKN1B 基因突变所致,因此近年来已经被逐渐认可,详见本章第 2 节。

2. 多发性神经纤维瘤病 是一种源于神经嵴细胞异常的多系统损害性遗传病,属于 Ras/有丝分裂原(mitogen)-活化蛋白激酶(MAPK)途径调节异常所致的 RAS 病(RASopathy)范畴,这些疾病的共同特点是 Ras/MAPK 途径中的因子胚系突变。

3. Carney 复合症(CNC) 是一种特殊的 MEN(MIM 160980),包括黏液瘤、皮肤黏膜斑点状色素沉着和内分泌功能亢进三项主要表现,详见扩展资源 19.4。

4. von Hippel-Lindau(VHL)病 是一种少见的涉及多系统的常染色体显性遗传性肿瘤综合征,表现为家族性多发性中枢神经系统和内脏器官肿瘤和囊肿,详见扩展资源 19.5。

5. Peutz-Jeghers 综合征 其特点是双侧睾丸多灶性 Sertoli 细胞瘤。由于肿瘤细胞芳香化酶活化性突变,其活性增强,血清 E_2 显著升高。肿瘤伴有明显钙化,躯体生长加快,骨龄提前,女性化伴男性乳腺发育。女性 PJS 患者发生卵巢粒层细胞瘤的概率高于男性睾丸 Sertoli 细胞瘤,偶尔出现卵巢 Sertoli 细胞瘤,因肿瘤细胞产生大量雌激素而出现同性性早熟。

6. Cowden 病(Cowden disease) 似乎仅见于女性,患者可发生泌尿生殖道错构瘤、子宫平滑肌瘤和子宫内膜癌,少数可并发卵巢囊腺瘤。乳腺典型病变为乳腺导管增生、乳腺导管内乳头状瘤病(腺病、小叶萎缩、纤维腺病、纤维囊性变、乳腺错构瘤、致密型纤维透明样变性结节等。

7. 副神经节瘤/嗜铬细胞瘤综合征 嗜铬细胞瘤起源于神经嵴嗜铬细胞,这些肿瘤的绝大多数来源于肾上腺髓质的嗜铬细胞,来源于肾上腺外嗜铬组织的肿瘤可分为神经节神经瘤、副神经节瘤、化学感受器瘤和颈动脉体瘤等,因副神经节属于特殊分化了的神经嵴细胞,在移行过程中可散布于机体的任何部位,故肾上腺外嗜铬细胞瘤可发生于任何器官,偶尔发生泌尿生殖系统(卵巢或阴道)副神经节瘤。家族性和散发性嗜铬细胞瘤存在琥珀酸脱氢酶亚基(SDH)突变,而 SDH 突变与乳腺癌、甲状腺和肾癌也有联系。

【内分泌腺肿瘤诊断】

(一)激素测定/动态试验/特殊检查 定位诊断是确定病变的部位。正常人每个内分泌腺体均位于一定部位,少数人位置可以异常。另外,内分泌肿瘤在术前必须作出定位,以便确定手术径路,临床上用于定位诊断的方法如下:

1. 激素测定 同时测腺垂体某些促激素和其靶腺激素对某些内分泌疾病的定位诊断有帮助。如同时测定血浆 ACTH 和皮质醇,如两者均升高则提示病变在垂体;如 ACTH 降低,皮质醇升高则病变在肾上腺皮质。同样测定 TSH 和 T_3、T_4,如两者同时升高,则可能为垂体 TSH 瘤或全身性甲状腺素不敏感综合征;如 TSH 明显降低,而 T_3、T_4 升高则为甲状腺功能亢进症。男女性腺功能减低症,如垂体 FSH 和 LH

升高,则提示病变在性腺;减低则提示病变在垂体或下丘脑等。

2. 激素动态试验　TRH 和 GnRH 兴奋试验可以判定甲状腺和性腺功能减退症的病变部位。基础 TSH 升高,注射TRH 后有过分反应,提示病变在甲状腺;基础 TSH 低,注射TRH 后也无升高反应,病变在垂体;如果 TSH 在注射 TRH 后有升高反应,但高峰延迟,则病变在下丘脑。GnRH 兴奋试验有与 TRH 相同的定位意义。TRH、GnRH 和 CRH 同时静脉注射,可同时了解甲状腺、性腺、肾上腺皮质功能和病变部位。

（二）影像学检查

1. X 线检查　X 线检查对某些内分泌腺病变严重时才有定位价值,如垂体肿瘤。当垂体肿瘤较大,侵犯了包裹垂体的蝶鞍骨质,使蝶鞍增大、蝶鞍骨质被吸收而变薄、前或后床突抬高或被破坏则提示垂体有占位性病变。以前对空鞍综合征需用气脑造影来诊断,现已有 CT 和磁共振,这种有创性检查已被淘汰。同样过去用以作肾上腺病变定位的腹膜后充气造影,已早不为临床所用。膀胱嗜铬细胞瘤可用膀胱造影检查确定诊断。

2. 核素检查　单光子发射断层扫描（SPECT）可用以确定甲状腺结节的定位及结节的功能,SPECT 检查是用放射性核素 ^{99m}Tc 或 ^{131}I 作放射源。^{131}I 标记的胆固醇作肾上腺皮质扫描可对有功能的皮质腺瘤作出定位。肾上腺有摄取胆固醇的功能,有功能的肾上腺瘤（分泌皮质醇的腺瘤）摄取 ^{131}I 标记的胆固醇的量增多,故有放射性浓聚,对侧的肾上腺由于腺瘤分泌多量的皮质醇,反馈抑制垂体 ACTH 分泌而使之萎缩,因而摄取 ^{131}I 标记的胆固醇也减少。用核素锝盐（^{99m}Tc 氯酸锝）和 ^{99m}Tc-MIBI（甲氧异丁基异腈,sestamibi）或核素 ^{201}铊（^{201}Tl）作甲状旁腺和甲状腺双重显影,可对甲状旁腺病变作出定位。先用碘剂封闭甲状腺,再用 ^{131}I 作卵巢扫描,有助于卵巢甲状腺肿伴甲亢的定位等。

3. B 超检查　B 超检查可用于甲状腺结节和肿瘤的定位。也可用于肾上腺、胰腺、性腺和甲状旁腺肿瘤的定位,且为无创性检查,易为患者接受。但肿瘤或结节太小（直径小于 0.5cm）则不能检出。对甲状腺、胰腺、卵巢的囊性病变和较大结节,B 超的定位还是比较精确的。

4. CT、MRI 及 PET 检查　CT 和 MRI 是目前用作内分泌腺病变和病变性质检查的最新方法,无创、精确是其优点,但费用较高。一般病变直径大于 0.5cm 者均可检出（高分辨CT）。CT 与 MRI 的差异一般认为 MRI 观察病变与邻近组织的关系比 CT 为优。增强扫描比平扫使病变显示更清楚。CT 和 MRI 虽可对病变作出精确的定位,但不能分辨病变的性质。如肾上腺肿瘤,CT 和 MRI 不能分辨是肾上腺皮质或髓质的肿瘤。PET 可协助动态观察肾上腺、甲状腺、胰腺等内分泌腺体的功能变化,甚至具体的代谢过程,除可了解腺体的形态变化外,还具有功能定量等优点,是诊断许多内分泌疾病的重要方法之一。

5. 静脉插管分段采血测定激素　此方法是有创性检查,不作为临床内分泌腺疾病的常规定位方法。当临床症状提示有某种激素分泌增多,而以上定位检查又不能精确定位时才采用[26]。此方法对异位激素分泌综合征的诊断特别有

效。如异位嗜铬细胞瘤和异位激素分泌综合征等。插管应插至所怀疑的内分泌腺或异位激素分泌的引流静脉中或靠近的静脉。采血后,边退出,边采血,直至周围静脉,测定各节段采血标本中的激素水平。激素最高水平的部位就是病变的部位。垂体病变可插管到岩下窦采血测 ACTH。通过此种方法确定 1 例异位 ACTH 瘤。胰腺肿瘤可经皮、肝插管到门静脉分支采血测定胰岛所分泌的激素以确定胰岛肿瘤的部位等。

6. 选择性动脉造影　对于直径较小不能用 CT 和 MRI 等方法作出定位时可采用此方法。此方法是将导管经动脉插管到内分泌腺或肿瘤的动脉分支中（可用 B 超引导）,然后注入造影剂,拍摄多时相的 X 线片。肿瘤一般血管较丰富,因此,血管丛集的部位即是病变的部位。此方法检查获得成功的前提是插管位置一定要精确。

（三）病理检查、染色体检查及基因突变分析

1. 组织病理检查　能够做在体活行组织病理学检查的腺体主要是甲状腺。甲状腺活检有两种:一为细针抽吸细胞学检查;另一为粗针穿刺活检做组织切片进行病理学检查。细针穿刺细胞学检查主要将抽吸到的物质作涂片,经染色后用光镜检查,根据细胞形态学作出病理学诊断。用分子病理学方法可检出相关基因表达量的变化或经细胞 DNA 提出、扩增后,对目的基因进行突变分析,以明确分子病因。手术后切除的组织作病理切片检查可以对疾病作出最后诊断。用免疫组化有助于病理细胞质中的颗粒所含激素成分的鉴定,可以确定内分泌肿瘤细胞的类别或遗传病因。

2. 染色体检查　有些内分泌疾病是染色体畸变所引起或畸变伴有基因的缺失与突变。

3. 突变基因分析　分子生物学技术在内分泌学中的应用,使得过去病因不明的某些内分泌疾病得以阐明,特别是一些遗传性内分泌疾病,如激素不敏感综合征等[38]。睾丸女性化在分子生物学技术未发明前,其病因不明了,而且对其表型的多样性也不理解。现在用分子生物学技术已知病因为雄激素受体基因有突变,从而引起雄激素受体的相应位点的氨基酸也发生改变而影响雄激素受体功能;由于突变对雄激素受体功能的影响程度不同,以致睾丸女性化表型的不均一性。一些内分泌肿瘤通过分子生物学技术也使其病因得到明确。如多发性内分泌腺瘤病的 2 型。业已查明此病是由于位于 10 号常染色体长臂上的 RET 原癌基因发生突变,而且发现突变的位点与此病的某些表型有相关性。如RET 原癌基因的密码子 634 突变与临床嗜铬细胞瘤和甲状旁腺功能亢进症相联系。

目前对许多激素不敏感综合征均用分子生物学技术对激素受体突变进行鉴定。基因突变可以使激素受体丧失功能,也可使受体获得功能。如高功能甲状腺腺瘤的病因就是由于 TSH 受体有突变而引起体质性激活而发病,或者由于刺激性 G 蛋白 α 亚基基因突变而导致其激活所致。可以预料,用分子生物学技术将会有越来越多的内分泌疾病的病因得到明确。确定突变基因对其表达产物是丧失功能或获得功能,应将突变基因进行转染,收集其表达产物与野生型基因表达产物进行功能比较。错义突变可致病;无义突变一般不致病。在错义突变中有点突变、移码突变、插

入、截短和缺失。目前用以检查基因缺失和突变的常用分子生物学技术有聚合酶链反应(PCR)-单链构象多态性(SSCP)、PCR-变性梯度凝胶电泳和 Southern 印迹杂交等。分子生物学技术不仅可用来作某些遗传性疾病的病因诊断,而且可用来筛查患者家族中的高危成员和突变基因的携带者。通过羊水细胞 DNA 的检查,可对胎儿是否患有相关的遗传性内分泌和代谢性疾病作出预先判断,为优生优育提供了可靠资料。

【内分泌腺肿瘤治疗】

(一)基因治疗 许多内分泌腺肿瘤(包括癌)的发生与一些原癌基因的激活或肿瘤抑制基因的失活有关,故有理由认为这些内分泌肿瘤也可以采用基因治疗,目前有三种战略方面的设想[38-41]:①突变代偿:此种基因治疗途径是通过矫正导致恶性转变的癌细胞中的分子病变。包括矫正失常的显性癌基因的表达和抑癌基因表达的丢失。②分子化疗:此种方法包括注射毒素基因(toxin gene)以消除肿瘤细胞和给予药物抵抗基因以保护由化疗所引起的骨髓抑制,和注射能增强常规抗癌治疗的作用。即通过释放靶基因的载体或转录打靶将毒素引渡到肿瘤细胞中,将肿瘤细胞消灭。给予药物抵抗基因的目的在于减少抗癌药物的毒副作用,增强对抗癌药物的耐受性。③遗传性免疫加强:此方法是通过基因转输方法以达到抗肿瘤相关性抗原的主动性免疫。因为肿瘤细胞特异性抗原缺乏,故能逃脱机体免疫监护系统而不被消灭。此种治疗方法是试图将肿瘤浸润性淋巴细胞(TIL)进行修饰,使 TIL 存活时间延长,抗肿瘤效力增加和识别肿瘤的能力增强,成为更有效的细胞毒性淋巴细胞群,使表达有 MHC-1(主要组织相容性复合物-1)、又能被 TIL 识别的肿瘤被杀灭或者溶解。这三种用基因治疗某些内分泌肿瘤的战略设想目前正在研究中,现在虽然尚未应用于临床,但可能为很有前景的治疗方法。

(二)手术和介入治疗 多用于有功能的内分泌腺肿瘤,某些非肿瘤性内分泌腺功能亢进症如 Graves 病、Cushing 病等也可用手术治疗。内分泌腺肿瘤手术前必须对肿瘤作出精确的定位,手术治疗可使某些内分泌腺功能亢进症得到治愈,但也可发生并发症。故应慎重选择。为了减少手术创伤,使患者术后得到较快的康复,国外近些年来对肾上腺手术采用腹腔镜切除肾上腺肿瘤和肾上腺方法,腹腔镜径路可经腹腔,也可经腹膜后。这种手术方法创口小,术后患者康复快。

近几年来有采用动脉栓塞的介入方法以治疗肾上腺和甲状腺疾病,不愿意做手术者可采用此法。Inoue 等用纯乙醇作局部动脉灌注治疗了 18 例醛固酮瘤患者,7 例血中醛固酮水平下降至正常,8 例严重高血压者,血压也有降低。此方法成功的关键是在注射血管栓塞剂(无水酒精)之前须作选择性病侧肾上腺动脉造影,对被注射的肾上腺肿瘤的动脉分支要作出精确的定位,然后再注射栓塞剂。因为注入无水酒精后可引起肾上腺髓质释放儿茶酚胺,故在注射前要用 α 和 β 肾上腺素能阻滞剂。对单侧肾上腺皮质腺瘤也可采用此种方法治疗。也有作者采用颈部动脉插管堵塞两侧甲状腺上(或下)动脉以治疗 Graves 病;或者将无水酒精直接注入甲状腺内,使甲状腺组织坏死,以达到药物切除甲状腺的目的。此方法用于治疗伴功能亢进的甲状腺腺瘤更为适宜。用于治疗 Graves 病,注射无水酒精剂量及疗效则尚待进一步研究观察。

(三)药物治疗 某些内分泌腺激素分泌受神经系统调节,且以神经递质为介导,因此采用抑制激素分泌的神经递质或其增强剂以达到激素分泌减少的目的。如 ACTH 分泌可由中枢血清素能神经递质抑制,故血清素拮抗剂(如赛庚啶)可用以治疗 Cushing 病。垂体前叶泌乳素分泌受泌乳素释放抑制激素(PIF)的抑制,PIF 可能就是多巴胺。溴隐亭为多巴胺受体激动剂,故可用来治疗高泌乳素血症。丙戊酸钠(valproate)可增强神经递质 γ 氨基丁酸的作用,故也可用于治疗 Cushing 病及 Nelson 综合征。用来治疗内分泌疾病的神经递质当然不只前述几种,治疗的内分泌疾病也不是只有前述几种内分泌疾病,这里只举几个例子作为这类药物的代表。

生长抑素有抑制很多其他激素的分泌作用,临床上可用以治疗生长激素瘤、胰岛素瘤、胰高糖素瘤、胃泌素瘤和血管活性肠肽瘤等[29]。由于生长抑素作用过于广泛,故只能短期用于治疗前述内分泌肿瘤。激素类似物也可用来治疗内分泌疾病。如促性腺激素释放激素类似物亮丙瑞林可用以治疗儿童中枢性性早熟、女性多毛症,并可作为男性避孕药。糖皮质激素依赖性醛固酮增多症可用地塞米松治疗;雌二醇及甲地孕酮可用以治疗肢端肥大症等。药物治疗只能改善症状,对疾病无根治作用。

(四)放射治疗 利用某些内分泌腺有浓聚某种化学元素的功能,故可用同位素治疗。同位素是通过释放出射线以破坏组织,从而达到治疗的目的,常用以治疗内分泌恶性肿瘤、良性肿瘤和非肿瘤性内分泌功能亢进性疾病。如用同位素 ^{131}I 治疗 Graves 病;用 ^{131}I 标记的胆固醇可治疗肾上腺皮质肿瘤;在蝶鞍内植入放射性核素 ^{198}金或 ^{90}钇治疗垂体肿瘤,此方法在剂量过大时可影响周围脑组织,故现已很少应用。放射治疗是用深度 X 线、^{60}钴、直线回旋加速器和 γ 刀,后两种方法射束集中,对周围正常组织损伤少,已取代了前述两种方法,但价格较贵。此类方法主要用于内分泌腺恶性肿瘤而又不能耐受手术或有远处转移者;或在恶性肿瘤手术后作为辅助治疗。有些良性肿瘤如生长素瘤,在手术切除后也可用放射治疗以根除可能残存的肿瘤组织。

(张国才 关欣)

第2节 1型多发性内分泌腺瘤病

多发性内分泌腺瘤病(multiple endocrine neoplasia, MEN)是指在一个人先后发生三种内分泌腺和/或神经内分泌肿瘤或增生。肿瘤可分为良性或恶性,是一种罕见的遗传性疾病,外显率较高,有家族聚集倾向,但也有散发性病例。随着对病因的了解及遗传分子生物学的进展,其中有些在发病前可采取预防措施,避免肿瘤的发生。

根据病因及肿瘤组合的不同,MEN 可分为 MEN-1 型和MEN-2 型两型,其共同点是:①除少数肿瘤外,大多数内分泌腺和神经内分泌细胞都是由胚胎期衍生而来的组织或细胞,特别是具有分泌多种肽类激素和生物胺的潜能 APUD 细胞;②遗传方式都是常染色体显性遗传;③肿瘤往往是从内分泌腺或神经内分泌细胞增生逐渐演变而来;④治疗的方法大多以手术切除为主;⑤良性肿瘤预后较好,癌的预后较差;⑥MEN-4 是 CDKN1B 基因(编码 p27)突变所致,患者有 NEN-1 和 NEN-2 的表现[1],而芳香烃受体相互作用蛋白(AIP)基因和编码 p27KIP1 蛋白的 CDKN1B 基因突变可引起家族性单纯垂体瘤和 MEN-4。因此,NEN-1 和 NEN-2 既有区别,又有密切联系。1943 年,Erdheim 首先报告 MEN-1。1953 年 Underdahl 等报告 8 例患有垂体、甲状旁腺和胰腺腺瘤综合征患者。1954 年,曾将 MEN-1 定名为 Wermer 综合征。MEN-1 的男女发病率无明显差别[1]。

【肿瘤组分和病理特征】

(一) MEN-1 肿瘤　MEN-1 的肿瘤组成主要是甲状旁腺肿瘤、垂体肿瘤和胃肠胰肿瘤,此外还可有其他内分泌腺或神经内分泌细胞或非内分泌肿瘤,见表 2-10-2-1 表 2-10-2-2。

表 2-10-2-1　MEN-1 的疾病组成

细胞/组织/器官	肿瘤名称	临床疾病
甲状旁腺	腺瘤或增生	甲状旁腺功能亢进症
胰腺内分泌细胞	胰岛素瘤(增生)	低血糖症
	胃泌素瘤	多发性胃十二指肠、空肠溃疡
	胰高糖素瘤	移行性坏死性皮炎、糖尿病
	血管活性肠肽瘤	水泻,低钾综合征(胰性霍乱)
	胰多肽瘤	无特殊临床表现
腺垂体	泌乳素瘤	闭经溢乳综合征
	生长素瘤	肢端肥大症
	无功能瘤	无特殊表现(可有压迫症状)
	促肾上腺皮质激素瘤	Cushing 病
肾上腺皮质	无功能肾上腺皮质瘤	无特殊临床表现
非肾上腺组织	异位 ACTH 分泌综合征	Cushing 综合征
甲状腺	甲状腺腺瘤	无特殊临床表现
APUD 细胞	神经内分泌细胞瘤	根据肿瘤分泌的激素而定
胃肠胰,胸腺,支气管	类癌	类癌综合征
松果体	松果体瘤	性早熟与压迫症状
脂肪组织	多发性脂肪瘤	无特殊症状,多个皮下肿块

(二) menin 突变　MEN-1 综合征为常染色体显性遗传病,现已克隆出本综合征的基因,位于 11q13,靠近人肌肉糖原磷酸化酶 PYGM 基因,在 11 号常染色体长臂 D11s480 和 D11s913 之间,被命名为 menin 基因。menin 基因由 10 个外显子组成,编码 610 个氨基酸的核蛋白。menin 基因编码的 menin 核蛋白与人类其他蛋白不同源。这种核蛋白有几个功能区,能与细胞核中的 JunD/AP1、smad3、NF-κB 和其他蛋白相互作用,对细胞转录和生长、DNA 复制和修复均有调节作用。menin 在许多组织和器官细胞中表达。menin 蛋白

表 2-10-2-2　MEN-1 的相关肿瘤

肿瘤	发病率
内分泌肿瘤	
甲状旁腺腺瘤	90%
肠-胰肿瘤	胃泌素瘤 40%,胰岛素瘤 10%,其他肿瘤(VIP 瘤,胰高血糖素瘤)2%,无功能瘤 20%
垂体瘤	泌乳素瘤 20%,GH 5%,GH/PRL 瘤 5%,TSH 瘤<1%,ACTH 瘤 2%,无功能瘤 17%
类癌	胸腺类癌 2%,支气管类癌 2%,胃类癌 10%
肾上腺肿瘤,增生	无功能瘤 20%~40%(多数表现为肾上腺双侧增生)
非内分泌肿瘤	
皮肤肿瘤	面部血管纤维瘤 85%,胶原瘤 70%,脂肪瘤 30%
中枢神经肿瘤	脑膜瘤 5%~8%,室管膜瘤 1%

被截短而丧失功能,突变包括移码突变、无义突变、错义突变和缺失突变,世界数据库迄今已收集到 240 多种胚系突变。Girarud 等对 84 个家族及散发性 MEN-1 型综合征的患者及家族成员的 menin 基因作了胚系突变分析。其中 35 例为框架移动和无义突变,使 menin 蛋白提前终止编码而被截短;8 种错义突变中的 5 种为缺失突变。外显率与年龄相关,30 岁以上的人外显率为 95%。在先证者家庭中,可筛出突变基因的携带者。所有编码 menin 蛋白的 menin 基因外显子都可发生突变,但以外显子 2、3、7、10 和内含子 7 常见。menin 蛋白抑制或激活转录,保持由转化生长因子 B 介导的信息转导(包括甲状旁腺和求偶素受体介导的转录),调节细胞的生长。menin 失活突变致使细胞生长失控而导致肿瘤的发生,其详细过程还需进一步研究。

MEN-1 基因编码的 menin 蛋白属于一种衔接蛋白。且主要功能是参与多种蛋白配偶体(protein partner)的相互作用,与神经内分泌细胞的发育和功能由直接关系。后来的研究发现,这种蛋白也参与了细胞的基因转录调节、DNA 复制、DNA 修复和信号传导等过程[2-5]。menin 作用的主要靶基因有同源框结构域基因、CDKN2C 和 CDKN1B 细胞周期蛋白依赖性激酶抑制基因、端粒酶基因和核受体的靶基因等。menin 作为一种转录辅调节子或辅抑制子而影响募集组蛋白修饰酶的活性与组蛋白甲基化,后者通过募集混合谱系白血病蛋白的作用,menin 与核受体结合,激活核受体介导的基因转录,同时也通过制约组蛋白的去乙酰化酶活性而抑制基因转录,见表 2-10-2-3。menin 蛋白 α 螺旋中的亮氨酸-亮氨酸-色氨酸-亮氨酸-亮氨酸结构高度保守,MEN-1 突变明显增强了肿瘤的易感性(图 2-10-2-1)。

(三) menin 突变表型　MEN-1 基因突变可能导致其功能完全丢失或部分异常,引起不同的临床表型,但基因型与表型之间未发现明确联系或规律。

1. MEN-1 Burin　家族性 menin 表达异常的 MEN-1 Burin 表型,病例主要来源于 Newfoundland 的 Burin 半岛四个家系,患者表现为泌乳素瘤、类癌和甲状旁腺瘤;病因与 11q13(含有 MEN-1 基因)缺失(MEN-1 无义突变)有关。

2. 家族性单纯性甲旁亢与 MEN-1 错义突变　MEN-1 错义突变引起家族性单纯性甲旁亢,为常染色体显性遗传;而

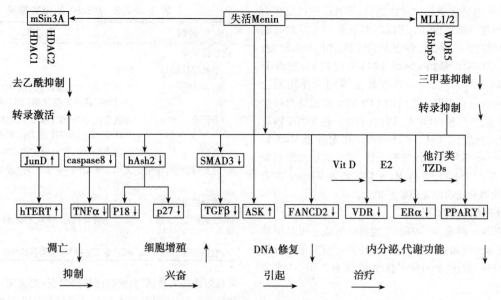

图 2-10-2-1　MEN-1 的发病机制

在 MEN-1 肿瘤中,MEN-1 基因失衡性突变改变组蛋白修饰过程,组蛋白去乙酰化及三甲基化均被抑制,从而 menin 蛋白对靶基因转录辅抑制作用和辅激活作用亦被抑制,引起 menin 蛋白功能缺陷;TZD:噻唑烷二酮;VDR:维生素 D 受体

表 2-10-2-3　Menin 相互作用蛋白

蛋白	功能
染色质修饰蛋白	
HDAC1	染色质修饰
MLL	染色质修饰
MLL2	染色质修饰
mSin3A	染色质修饰
LEDGF	染色质相关蛋白
B 转录因子	
JunD	基因转录
NF-κB	基因转录
Pem	基因转录
Smad	基因转录
TGF-β	基因转录
WNT/β-catenin	基因转录
ERα	基因转录
VDR	基因转录
PPARγ	基因转录
FOXO1	基因转录
DNA 修复蛋白	
RPA2	DNA 复制
ASK	Cell 周期调节
CHES1(FOXN3)	DNA 修复、转录
FANCD2	DNA 修复
细胞质蛋白	
Vimentin	细胞质
AKT1	信号转导
GFAP	细胞质
NM23	GTP 酶
IQGAP1	细胞黏附
NMHC	肌动蛋白

甲旁亢-颌骨肿瘤(HPT-JT)综合征属于 2 型甲旁亢(HRPT2)基因突变所致。

3. 胰腺神经内分泌肿瘤与 MEN-1 突变　在 MEN-1 患者的胃肠胰肿瘤中,常发现 MEN-1 突变,其编码的 menin 蛋白被截短而无功能。此外,MEN-1 基因的内含子突变影响 mRNA 剪接,引起轻度 MEN-1 表现、垂体瘤或恶性神经内分泌肿瘤。

(四) 其他基因异常

1. 杂合子丢失与 AIP 基因　menin 具有肿瘤抑制作用,因而 MEN-1 肿瘤表现为野生型等位基因丢失。第二次打击时,常因一大段染色体丢失而导致多种基因缺失的体细胞突变。编码芳香烃受体相互作用蛋白基因位于 11q13,其邻近为 MEN-1 基因。AIP 失活性突变是引起低外显率垂体瘤。

2. 其他疾病的遗传易感性　其他疾病的遗传易感性增加了 MEN-1 患者的肿瘤形成风险;例如,在正常情况下,甲状旁腺细胞的维生素 D 受体可抑制 PTH 的合成与分泌,维生素 D 受体突变后,因维生素 D 抵抗或该受体缺陷而引起甲状旁腺增生肾脏腺瘤。

3. 加速肿瘤生长的体细胞突变　家族性神经内分泌腺瘤病的特点是获得性突变加速 MEN-1 肿瘤生长,在 MEN-2 和 MEN-4(亦称 MEN-X)病例中发现,胰腺修饰基因可与 MEN-1 相互作用,MEN-1 和 MEN-2 的有些遗传事件是重叠的,例如 p18/p27 基因敲除小鼠发生 MEN-1 和 MEN-2 相关性肿瘤。CDKN1B 基因(编码 p27)突变引起的 MEN-X 小鼠的临床表现具有 MEN-1 和 MEN-2 样综合征的一些共同特点。在临床上,MEN-1 样家族也发现了 CDKN1B 种系突变病例,而 MEN-1 和 RET 基因正常,这种因 p27 突变引起的 MEN 综合征称为 MEN-4。此外,在散发性甲状旁腺腺瘤患者中,肿瘤的体细胞 MEN-1 突变很常见,menin 与 TGF-β/

Smad 信号途径相互作用,引起甲状旁腺增生。垂体肿瘤也存在类似情况,编码 securin 的垂体瘤转型基因(PTTG)高表达,Raf/有丝分裂原激活的蛋白激酶(Raf/mitogen activated protein kinase,MEK)/细胞外信号调节激酶(ERK)以及膦酸肌醇 3 激酶(PI3K)/Akt-雷帕霉素途径的哺乳动物靶基因(mTOR)也呈过表达,这些信号途径均可激活酪氨酸激酶受体。

非家族性胰腺神经内分泌肿瘤的体细胞 MEN-1 突变或 mTOR 变异。menin 表达减少必然引起 Raf/MEK/ERK 和 P13K/AKT/mTOR 表达上调,激活 Wnt/β-连环蛋白信号途径。因此,PI3K/AKT 途径的相互作用与肿瘤的形成密切相关,最终形成肿瘤(图 2-10-2-2)。

(五)MEN-1 相关肿瘤和筛选试验　MEN-1 多见于 30~40 岁成人,无性别差异,各种组成肿瘤的临床表现与单独内分泌腺肿瘤相同。甲状旁腺腺瘤在 MEN-1 型综合征中最常见,且常为首发的内分泌腺腺瘤。MEN-1 患者的肿瘤组合复杂,20 多种肿瘤来源于内分泌腺和非内分泌组织,如果在同一患者中,3 个主要内分泌腺(甲状旁腺、垂体和胃肠胰神经内分泌细胞)出现 2 个肿瘤,即可做出临床诊断[6,7],而家族性 MEN-1 的诊断条件是 MEN-1 病例的家族中出现 1 个以上的 MEN-1 成员,见表 2-10-2-4。50 岁时,原发性甲旁亢几乎见于所有的 MEN-1 患者,而其他相关肿瘤的表现度可能仍较低,诊断的筛选试验见表 2-10-2-5。

表 2-10-2-4　MEN-1 患者 40 岁时的临床表现

内分泌表现	垂体瘤
甲状旁腺瘤(90%)	泌乳素瘤(20%)
肠-胰腺肿瘤	其他垂体瘤(GH+PRL,GH,非
胃泌素瘤(40%)	功能性 5%)
胰岛素瘤(10%)	ACTH 瘤(2%),TSH 瘤(罕见)
NF-1 型神经纤维瘤病(20%)	肾上腺皮质肿瘤(非功能性
胰高血糖素瘤 VIP 瘤生长抑	25%)
素瘤等(2%)	非内分泌表现
前肠类癌	脂肪瘤(30%)
胸腺类癌(非功能性 2%)	面部血管纤维瘤(85%)
支气管类癌(非功能性 2%)	胶原瘤(70%)
胃肠嗜铬细胞瘤(非功能性	嗜铬细胞瘤(<1%)
10%)	室管膜瘤(1%)

注:非功能性肿瘤可能合成肽类激素或其他细胞因子,但不产生症状

1. 原发性甲旁亢　MEN-1 患者的甲旁亢临床表现与原发性甲旁亢基本相同,但具有如下特点:①开始为克隆细胞扩增导致的甲状旁腺细胞增生,继而形成腺瘤;②4 个甲状旁腺同时受累;③反馈抑制甲状旁腺激素分泌的血钙阈值比正常生理浓度高 1.0~1.4mmol/L;④肿瘤虽为良性,但手术切除后易复发[8-10]。

2. 胰岛肿瘤　胰岛内 α、β、γ 和 δ 细胞都可发生肿瘤,但以胃泌素瘤最为常见,且多为恶性。胃泌素瘤也可发生于

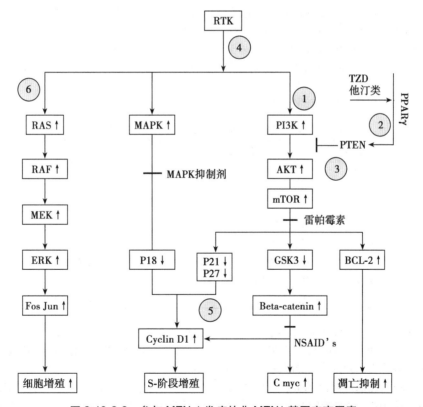

图 2-10-2-2　参与 MEN-1 发病的非 MEN1 基因突变因素

非 MEN-1 基因突变亦引起肿瘤生长加速,神经内分泌调节失常,通过激活 PI3K 途径和 AKT 磷酸化,促发传导通路的下游事件;非 MEN-1 基因突变包括:①PIK3 原癌基因获得性突变;②肿瘤抑制基因 PTEN 失活性突变;③micro-RNA 表达或表观遗传学沉默(epigenetic silencing);④ AKT 突变或扩增;⑤肿瘤抑制子 p18 和 p27 失活;⑥RAS 表达增多;⑦RAF、MEK 及 ERK 激活,细胞增殖加快;NSAID:非甾体抗炎药物;RTK:受体酪氨酸激酶;TZD:噻唑烷二酮

表 2-10-2-5 MEN-1 筛选试验

肿瘤	发病年龄（岁）	生化检查	影像检查
甲状旁腺瘤	8	血钙 PTH	超声
胃泌素瘤	20	胃泌素,胃酸产量,分泌素兴奋试验	CTMRI
胰岛素瘤	5	血糖胰岛素	
其他胃肠胰肿瘤	20	酪粒素 A,胰高血糖素,胰岛素原	In-DTPA,CAT,MRI
垂体瘤	5	PRL,IGF-1	MRI
前肠类癌	20	无	CAT

注:推荐生化检查和技术测定每年 1 次;影像检查每 3 年 1 次

胃肠中。分泌胰多肽和血管活性肠肽细胞也可发生肿瘤或类癌[10,11]。胰岛细胞在 MEN-1 的特点是:①多为多灶性,而单独某种胰岛内细胞瘤多为单个;②胃泌素瘤多为良性,而发生于胃内者恶性居多,易发生淋巴结和肝转移,血中胃泌素常高于 171pmol/L(300ng/L);③因为良性肿瘤居多,故手术切除可以治愈。胰高糖素瘤、类癌和血管活性肠肽虽然少见,但多为恶性。近些年来,MEN-1 的组成肿瘤有所增加,除前面已提到的类癌发生于胃幽门外,还可伴有生长发育异常、血管纤维瘤、皮肤胶原瘤等。

3. 腺垂体肿瘤 以泌乳素瘤最常见,生长激素瘤和促肾上腺皮质激素瘤次之。除 NEN-1 外,生长激素瘤还可由类癌分泌生长激素释放激素或由刺激性 G 蛋白 α 亚单位基因、CDKN1B、PRKAR1A、AIP 突变引起[12]。垂体肿瘤的特点是:①肿瘤多为良性及多灶性。②肿瘤可分泌两种或两种以上的腺垂体激素。③手术后易复发。频发肢端肥大症家系中第一代人患甲状旁腺功能亢进症,第二代人中有 2 人发生肢端肥大症,第三代人中 1 人患泌乳素瘤。对家系中 26 个成员进行筛查,结果在第二代中有 1 人可能患甲状旁腺功能亢进症,第三代人中有 2 人患早期肢端肥大症,血清中 IGF-1 及 IGFBP-3 浓度升高,但生长激素脉冲性释放正常。根据单体型分开不与 menin 基因连锁的原理,该作者认为从临床表型看与 MEN-1 相似,但与 menin 基因无关。该家系是否为 MEN-1 的变异型,尚不能完全肯定。

4. 类癌 具有分泌多种激素的潜能。类癌的发生部位有十二指肠、胃、胰岛、胸腺和支气管。伴有萎缩性胃炎的胃部类癌与 MEN-1 有关,称之为 1 型类癌,而散发性类癌和神经内分泌细胞肿瘤则与 MEN-1 无关。The 等报告 10 例 MEN-1 型综合征有类癌患者,其特点为:①年龄平均 47 岁;②均为男性,9 例有大量吸烟史;③主要临床症状为呼吸困难、胸颈部不适、发育不良、食欲减退;④多为恶性,其中 8 例出现症状时已有转移;⑤无 1 例发生 Cushing 综合征。

5. 其他肿瘤和伴发病 很多而没有固定规律。有些患者可表现为生长发育异常,伴血管纤维瘤(85%)、皮肤胶原瘤(70%)、松果体瘤和脂肪瘤等;有的患者易发生糖尿病或糖耐量减退。

【辅助检查与诊断】

本综合征的主要内分泌腺肿瘤为甲状旁腺、腺垂体细胞和胰腺内分泌细胞肿瘤,分泌的相应激素增多,因此测定血中激素升高有助于诊断,必要时应作刺激或抑制试验。诊断依据是:①临床依据:患者存在 2 个或 2 个以上的 MEN-1 相关性肿瘤(甲状旁腺瘤、肠-胰腺神经内分泌肿瘤、垂体瘤);②患者的一级亲属存在 MEN-1 病例;③胚系 menin 基因突变。家族中,携带 MEN1 突变基因的成员必须定期筛选 MEN-1 肿瘤,一般根据首发肿瘤的部位,拟定筛查方案(表 2-10-2-6),以避免不必要的检查。

表 2-10-2-6 携带 MEN-1 突变基因个体的筛选检查

肿瘤	初次筛选	生化筛查	频率	器械检查	频率
甲状旁腺腺瘤	8 岁	血钙 血 PTH	每年	无	—
胃泌素瘤	20 岁	血清胃泌素	每年	无	—
胰岛素瘤	5 岁	血糖,胰岛素	每年	无	—
其他胰腺神经内分泌肿瘤	1 岁以内	酪粒素 A,胰高血糖素,PP,VIP	每年	腹部 CT,MRI,EUS	每年
腺垂体瘤	5 岁	PRL,IGF-1	每年	头部 MRI	每 3~5 年
肾上腺瘤	10 岁以内	依结节大小而定		腹部 CT,MRI	每年
胸腺和支气管类癌	15 岁	无	—	胸部 CT,MRI	每 1~2 年

(一)诊断 MEN-1 的临床诊断标准是:①阳性家族史(无家族史者不能排除);②甲状旁腺、垂体、胃肠-胰腺内分泌细胞都有肿瘤,或者至少有两种内分泌腺肿瘤;③menin 基因(11q13)突变。一种内分泌腺肿瘤伴 menin 基因突变亦可诊断 MEN-1,但应随访其他内分泌肿瘤的发生。家族史是临床诊断本病的唯一重要线索。因此对本病患者登记非常重要。定位检查包括 B 超、CT、MRI,选择性动脉血管造影或静脉插管样测定各节段血中激素水平等,对小的胰腺内分泌肿瘤可作内镜超声定位,并可观察肿瘤直径大小的变化。虽然基因型与表型无关,但 menin 基因突变是 MEN-1 和致病基因携带者必不可少的诊断依据[6,7]。

(二)鉴别诊断 鉴别的方法包括 MEN-1 突变分析、生化和影像学检查[13]。

1. 散发性甲状旁腺腺瘤 可根据以下几点进行鉴别:①MEN-1 中的甲状旁腺肿瘤都是多发性的或多灶性的,而散发性者则多为单个;②前者切除一个有病变的腺体后易复发,而后者可获治愈;③20%~40%散发性甲状旁腺腺瘤的致病基因可能在甲状旁腺腺瘤基因-1(PRAD-1)或基因无关;④追踪观察无 MEN-1 其他内分泌腺肿瘤发生。

2. 家族性单一性甲状旁腺腺瘤 呈家族性发病,大多数为常染色体显性遗传。甲状旁腺病变可为增生或腺瘤，但不伴 MEN-1 中的其他内分泌肿瘤。家族性单一性甲状旁腺瘤有 3 种不同的遗传型：①MEN-1 变异型；②多个家庭成员的肿瘤存在高恶变风险；③甲状腺功能亢进症-颌部肿瘤。颌部肿瘤可发生于上颌或下颌，病变性质为纤维性骨肿瘤，切除甲状旁腺腺瘤对颌部骨肿瘤无影响。

3. 家族性肢端肥大症　与 MEN-1 的鉴别要点在于 Gsα 激活突变而缺乏 MEN-1 突变。多数患者在 10~30 岁发病，常染色体显性遗传，临床、生化和遗传分析可排除 MEN-1。另外，肢端肥大症可作为 Carney 复合症和 McCune-Albright 综合征的组成成分，前者为遗传性疾病，其基因定位在 2 号染色体，临床表现除肢端肥大症外，还有黏液瘤、皮肤斑点状色素沉着、色素性、结节性肾上腺皮质增生、双侧睾丸细胞或支持细胞瘤、卵巢瘤；后者为散发性，临床表现除肢端肥大症外还有多骨性纤维性增生不良，皮肤有咖啡斑片状色素沉着和各种内分泌腺肿瘤和许多软细胞瘤，其病因为 Gsα 突变。MEN-1 中三种主要肿瘤一般不同时发生。当临床上只出现三种主要肿瘤之一时，应与散发性原发性甲状旁腺功能亢进症、胃泌素瘤、胰岛素瘤和垂体肿瘤进行鉴别。

4. 家族性泌乳素瘤　与 MEN-1 的鉴别要点在于缺乏 MEN-1 突变，但不能否定 MEN-1 的 Burin 型诊断。有些家族性泌乳素瘤伴有甲状旁腺功能亢进症，遗传分析与 11q13 位点相连锁，可能为 MEN-1 综合征的变异型（MEN-1 Burin 型）。另外，一些家族只有泌乳素瘤，遗传位点与 MEN-1 遗传位点 11q13 无关，目前尚未确定其基因位点。

5. 家族性胰岛细胞瘤或类癌　与 MEN-1 的鉴别要点在于 NF-1 突变而缺乏 MEN-1 突变。MEN-1 中有胰岛细胞瘤和类癌同时存在，而在 von-Hippel-Lindau 病和神经纤维瘤样增生病中也可发生。不过 VHL 病主要还伴有中枢神经系统成血管细胞瘤、视网膜血管瘤增生、嗜铬细胞瘤和肾细胞癌，其遗传基因已被克隆，为一种转录延长调节因子，而与 menin 基因位点无关。NF-1 除胰岛内分泌肿瘤外，其特征为皮肤有咖啡色斑，其发病与 G 蛋白基因激活突变有关。

【治疗】

MEN-1 的治疗应根据患者患有哪种内分泌腺肿瘤及肿瘤的特性而选择适当的治疗。对其中个别肿瘤的治疗选择仍有争论，总的原则是手术治疗为主，保守治疗为辅。保守治疗包括放疗和化疗等。处理 MEN-1 的另一个重要方面是追踪观察，并尽早发现相关肿瘤的复发。一般可做定期的激素测定和甲状旁腺、胃肠胰、垂体、肾上腺的影像检查[14-20]。

（一）甲状旁腺手术治疗　MEN-1 中甲状旁腺 4 个腺体均受累，切除其中 1~3 个，术后仍可复发，对于采取何种手术方式，什么时候手术仍有不同意见。较公认的手术指征为：①血钙>3mmol/L；②有骨骼病变或肾结石者；③同时伴有胃泌素瘤。如果患者同时有胃泌素瘤，血钙不高也是手术的指征，因为切除甲状旁腺腺瘤后血钙降低，胃泌素分泌减少，同时可使胰腺和垂体肿瘤组织减慢发展。如果暂不宜做手术者的血钙在 3.5mmol/L（14mg/dl），应按高钙危象处理。血钙不高者可采用药物治疗，如磷酸盐缓冲液、降钙素和二膦酸盐等。

目前倾向于切除 3 个半甲状旁腺，将半个甲状旁腺组织自身移植到非优势手前臂的组织中并做好标记，以便复发后再手术时易于寻找。临床随访观察表明，即使采取这种比较彻底的治疗手术方式，仍有 2/3 的患者术后复发。复发的原因可以是移植的甲状旁腺组织，也有可能是在原甲状旁腺的位置有残余的甲状旁腺组织，复发概率与追踪时间及是否胸腺切除相关。术前定位的最简单的方式是将甲状旁腺移植到上臂，将袖袋中充气以阻断前臂的静脉回流。如果在几分钟内血 PTH 下降 50%，则可肯定复发部位为移植的甲状旁腺组织，手术时再将移植的甲状旁腺组织切除大部分。如果血 PTH 无变化，提示原甲状旁腺部位有残余的甲状旁腺组织，此时在术前先作 99mTc 过氯酸钾/99mTc-MIBI 甲状旁腺扫描，然后再手术切除。

（二）手术治疗其他肿瘤　胃泌素瘤常为恶性，主张尽早手术切除，但用药物治疗或手术治疗仍有争论。因其常为多灶性，位置多在十二指肠壁，呈弥散性分布，少数（约 1/3）在胰岛，定位困难。切除十二指肠会影响胆汁和胰腺消化酶等的分泌而严重影响消化功能。

1. 胃泌素瘤　复发者用强效的质子泵抑制剂治疗。胃泌素瘤治愈的机会少，即使手术也是如此。因为在做手术时 50% 患者已有淋巴结转移。奥美拉唑（洛赛克，60~120mg/d）可抑制胃泌素和胃酸分泌，对顽固性消化性溃疡有较好效果，但对胃泌素瘤无作用。与 H2 受体阻滞剂合用可增强疗效。准确定位和早期手术是提高疗效的关键。美国国家健康部建议[10]，胃泌素瘤直径大于 3cm 者采用手术治疗，而小于 3cm 者采用非手术治疗。其根据是直径小于 1cm 者，只 4% 有转移，大于 3cm 则 61% 有转移。96% 的胃泌素瘤在十二指肠，直径均小于 3cm，77% 小于 1cm。位于胰腺的肿瘤大于 3cm，易发生肝脏转移，但目前尚无监测胃泌素瘤癌变的方法。尽管胃泌素瘤为恶性，但预后较好。

2. 胰岛素瘤　手术时要特别警惕多发性病变，85% 为良性，多为多灶性，少数为单个。如果术前定位检查和术中探查确定为单个腺瘤，肿瘤剜出术可获得治愈，但术后可复发。胰腺远端胰腺次全切除可减少术后复发。不能手术者宜用药物治疗（二氮嗪、苯妥英钠、钙通道阻滞剂、生长抑素等）。

3. 胰岛其他肿瘤　内分泌胰腺的其他肿瘤（如胰高糖素瘤、血管活性肠肽瘤和类癌）均为恶性，宜尽早切除，并配以药物治疗。对暂不能手术或不能耐受手术者可用奥曲肽以抑制肿瘤分泌的激素，改善临床症状。奥曲肽剂量范围为 50~200μg，皮下注射，1 次/8 小时。副作用有腹痛、腹胀，排便增多。因其能抑制体内多种激素的分泌，故不宜久用。不管垂体为何种细胞肿瘤，肿瘤大于 1cm 或有压迫症状者均应手术切除，小于 1cm 者可用 γ 刀治疗。对无功能的垂体肿瘤者可定期随访。对暂不作手术者可用溴隐亭以减少肿瘤的激素分泌，但剂量要大。肾上腺皮质肿瘤、类癌、松果体瘤和脂肪瘤等宜采取手术治疗，但要根据患者的临床表现的严重性和肿瘤的功能来决定。药物治疗肾上腺皮质有功能的肿瘤，可用肾上腺皮质类固醇激素合成抑制剂，如美替拉酮（甲吡酮）、氨鲁米特（氨基导眠能）、酮康唑等。对胸腺类癌患者，有人主张在作甲状旁腺切除术时即将胸腺切除；已发生胸腺瘤者应手术切除。

（三）药物治疗　替莫唑胺（temozolomide）是一种新

型烷化剂,因替莫唑胺甲基化 DNA 而具有抗癌作用。开始用于治疗神经胶质瘤,现主要用于治疗恶性垂体瘤和其他癌症,常规方法为每月 150~200mg/m²,分 5 天应用。

(张国才 关欣)

第3节 2型多发性内分泌腺瘤病

1959 年,Sipple 首先报告 2 型多发性内分泌腺瘤病(MEN-2),故又称为 Sipple 综合征。

【病因与临床表现】

(一) 分型 过去曾将 MNE-2B 称为 MEN-3 型,但从病因看,MEN-3 应属于 MEN-2 中的一种亚型。在 MEN-2A 中还有两种变异型,各型名称及临床表型见表 2-10-3-1。

表 2-10-3-1 MEN-2 类型与临床表现

临床类型	临床表现
MEN-2A 经典型	
MEN-2A	甲状腺髓样癌(100%),嗜铬细胞瘤(50%),甲状旁腺增生或腺瘤(20%)
MEN-2B	甲状腺髓样癌(100%),嗜铬细胞瘤(50%),多发性黏膜神经瘤,马凡型
家族性甲状腺髓样癌(FMTC)	只有甲状腺髓样癌,家族性发病,无其他内分泌腺肿瘤
MEN-2A 变异型	
MEN-2A/Hirchsprung 病	MEN-2A/先天性巨结肠症
MENA2/皮肤苔藓样淀粉样沉着症	MEN-2A 皮肤苔藓样淀粉沉着症(CLA)

有些学者把 FIMTC 作为 MEN-2 中的一种亚型(根据病因)或变异型(根据表型)。

(二) RET 突变 根据对 MEN-2 多个家族进行连锁分析,1993 年已确定 MEN-2 的突变基因在 10 号常染色体的长臂上,即 10q11.2 的 RET 原癌基因,其表达产物为 RET 蛋白。RET 原癌基因主要在胚胎神经嵴的神经内分泌细胞和神经母细胞肿瘤中表达,对神经细胞增殖、分化和肾脏的生成起作用[1]。RET 原癌基因长 55kb,由 21 个外显子和 18 个内含子组成。外显子 1~10 负责编码 RET 蛋白的细胞外区,其余的外显子负责编码 RET 蛋白的细胞内区和尾部。RET 蛋白存在于细胞膜表面,表达于由胚胎神经嵴衍化而来的细胞属于酪氨酸激酶家族中的成员。没有糖基化的 RET 蛋白分子量 120kDa,糖基化 RET 为 170kDa。RET 蛋白的结构已研究清楚,像其他酪氨酸激酶一样,RET 在细胞外区有一类黏附蛋白区(cadherin),接着为一富含半胱氨酸的细胞外区,细胞内区为酪氨激酶 1 和 2 区。在富含半胱氨酸的细胞外区有 5 个半胱氨酸,其中 4 个由外显子 10 编码,其位点分别为 609、611、618 和 628。另一个半胱氨酸由外显子 11 编码,位点是 634。98% 的 MEN-2 的发病都是由于 RET 原癌基因胚系(germ-line)突变。MEN-2A 中最常见的突变为 534 位的半胱氨酸被其他氨基酸取代,在 FIMTC 中以 634 的突变居多(占 79%),其他少见的部位为外显子 13 的 768 位、外显子 14

的 804 位和 630 位以及外显子 15 的 883 位突变。在 MEN-2B 中则只有外显子 16 的 918 位点突变。所有引起 MEN-2 综合征的 RET 原癌基因突变均为单碱基突变[2]。

在先天性巨结肠(Hirschsprung 病)中,有外显子 10 的 TGC609TAC 及 TGC620CGC 两种突变,使 RET 蛋白中的半胱氨酸分别被酪氨酸和精氨酸取代;而在 MEN-2A/Hirschsprung 病表型中则有密码子 10、609 位点有与 Hirschsprung 病相同的突变。另外,外显子 10 的 TGC618AGC 突变使 RET 蛋白在相应位置的半胱氨酸被丝氨酸取代。在国际 RET 突变合作分析中,477 个 MEN-2 家族中有 6 个家族为 MEN-2A/先天性巨结肠(Hirschsprung 病),其中在 620(5 个家族)和 618 位点(1 个家族)有突变,RET 蛋白相应位置上原有半胱氨酸被精氨酸取代,有 18 个家族中为 MEN-2A/CLA,且 CLA 可发生于 MEN-2A 确诊前。在 MEN-2B 中未发现 CLA 患者[3]。国际 RET 突变合作研究发现,186 个家族中 160 例患有 MTC 和嗜铬细胞瘤,均有 634 位点突变,而 43 例未患嗜铬细胞瘤的家族中只有 18 个家族有 634 位点突变,提示密码子 634 突变与家族中嗜铬细胞瘤相关。密码子 634 半胱氨酸被精氨酸取代(TGC→CGC),则与甲旁亢联系。

(三) RET 突变后果 胶质细胞衍生的神经营养因子(GDNF)是转化生长因子大家族成员,其受体为 GDNF-α。在没有配体存在情况下,RET 受体和 GDNF-α 受体以非二聚体存在,在有配体存在时则 GDNF 与 GDNF-α 受体结合,但 GDNF 也可与 RET 受体相互作用,使 RET 二聚体化而引起自身磷酸化和酪氨酸激酶激活。在 634 密码子突变中,RET 中的半胱氨酸被取代出来而无"搭档",这种无"搭档"的半胱氨酸很容易与另一个具有相同突变的 RET 相互结合,因 RET 二聚体化而导致酪氨酸激酶激活和自动磷酸化。RET 突变分为富含半胱氨酸的胞外结构域突变和非半胱氨酸的胞外结构域突变两种类别,一般前者的临床表现较为典型,而后者的表现更隐匿,但基因型与表型的关系复杂,不均一性明显[4]。除 menin 蛋白外,还有许多决定临床表型的因素,这些因素称为 MEN-1 相关性组织选择性肿瘤形成决定因子,如混合型白血病蛋白-含组蛋白的甲基转移酶(MLL-HMT)[5]。

有些突变可直接使酪氨酸激酶激活,如外显子 16 的 918 和 883 位突变。由此看来,MEN-2 各种表型的发病机制可能是不同的。细胞内的 RET 突变分为两种类型,高外显率者引起 MEN-2B,较低外显率时导致 FMTC 或少见的 MEN-2A。细胞外肽类的胱氨酸替代形成分子间二硫键,激活 RET 二聚化合分子活性(图 2-10-3-1)。突变引起分子构象改变,RET 激酶活性增强,受体被激活。家族性甲状腺髓样癌患者的细胞内激酶结构域突变使 RET 单聚体活化,引起 MEN-2 与 FMTC 的 RET 原癌基因种系突变,见图 2-10-3-2。MEN-2 的突变型 RET 分子作用见表 2-10-3-2。

(四) 诊断 MEN-2A 的发病年龄一般在 30~40 岁,MEN-2B 可在 5 岁时发病,也可早于 1 岁。基因携带者可迟至 70 岁发病。MEN-2A 和 2B 都有甲状腺髓样癌和嗜铬细胞瘤。MEN-2A 中还有两种变异型;MEN-2B 中有多发性黏膜神经瘤和 Marfan 体型。家族性甲状腺髓样癌、嗜铬细胞瘤、黏膜神经瘤、苔藓样皮肤淀粉样沉着症和 Marfan 体型中的任

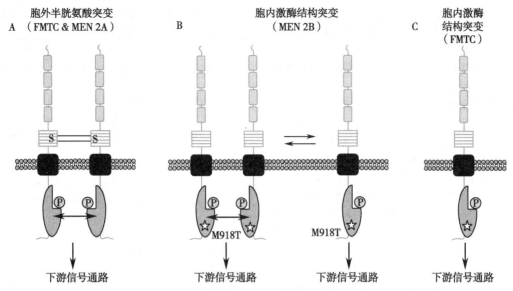

图 2-10-3-1 RET 活化的分子机制

A. 细胞外肽类胱氨酸替代形成分子间二硫键,激活 RET 二聚化合分子活性;B. MEN-2B 患者中激酶区 M918T 突变引起构象改变和多种效应,如 RET 激酶活性增强,受体激活;C. 家族性甲状腺髓样癌患者细胞内激酶结构域突变使 RET 单聚体活化

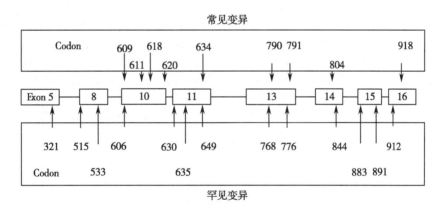

图 2-10-3-2 RET 原癌基因种系突变引起的 MEN-2 与 FMTC

表 2-10-3-2 突变型 RET 分子的致病作用

RET 突变密码子	野生型残基功能	突变效应	表型	干预方法
细胞外富含胱氨酸结构域				
C609/C611/C618/C620/C630	通过分子内二硫键组成 RET 三级结构	蛋白折叠和成熟异常 RET 二聚体自主激活	MEN-2A/FMTC	5 岁前预防性甲状腺切除
C634	形成分子内二硫键	配体依赖性受体二聚体激活 增强细胞内底物磷酸化	MEN-2A	5 岁前预防性甲状腺切除
细胞内酪氨酸激酶结构域				
L790/Y791	形成 RET 激酶的 N-末端叶	激活 ATP 结合功能与叶间的可塑性	MEN-2A/FMTC	5 岁后预防性甲状腺切除
E768	最邻近 ATP 结合部位	改变构象后引起激活	FMTC	
V804	调节 ATP 结合部位处看家基因	改变咬合部位的可塑,有利于激酶发挥作用	FMTC	
S891	邻近激酶活化环 C-末端叶	改变活化环的构象,促进单体 RET 的活化	MEN-2A/MTC	
A883	邻近活化环	激活局部构象 增强分子活性	MEN-2B	1 岁内预防性甲状腺切除
M918	位于底物结合区 稳定受体-ATP 复合物	形成二聚体 自动激活磷酸化	MEN-2B	

注:FMTC:familial medullary thyroid carcinoma,家族性甲状腺髓样癌;MEN-2:multiple endocrine neoplasia 2,多发性内分泌腺瘤病 2 型;RET:rearranged during transfection,转染重排

何之一均提示 MEN-2 可能。在临床上,遇有下列情况时要想到 MEN-2 可能:①同时存在两个以上的内分泌腺发生肿瘤;②多发性黏膜神经瘤和 Marfan 体型;③双侧甲状腺受累,病变为多灶性,SPECT 检查为冷结节;④苔藓样皮肤淀粉样沉着症;⑤多发性黏膜神经瘤。

除家族性甲状腺髓样癌、嗜铬细胞瘤、黏膜神经瘤、苔藓样皮肤淀粉样沉着症外,一般根据以下几点确立 MEN-2 的诊断:①阳性家族史;②双侧甲状腺肿块,且血清 CT 升高至 100ng/L,五肽胃泌素或钙兴奋试验阳性,SPECT 检查证明为凉结节;③24 小时尿儿茶酚胺、甲氧肾上腺素、甲氧-去甲肾上腺素和 VMA 升高,CT 扫描肾上腺双侧肾上腺有肿块,MI-BG 扫描证明为肾上腺肿块具有功能;④血钙升高、血磷降低、血浆 PTH 升高,^{99m}Tc 过氯酸钾和 ^{99m}Tc-MIBI 发现嗜铬细胞瘤;⑤RET 基因突变。

国际 RET 原癌基因突变合作研究组织将 MEN-2 表型和手术结果进行分型[1],该分型报告事实上已经成为 MEN-2 的诊断标准,见表 2-10-3-3。

1. 甲状腺髓样癌 MTC 分子遗传学的筛查步骤见图 2-10-3-3。在 MEN-2A 中发病年龄多在 30~40 岁,而 MEN-2B 可早到 6 岁,且侵犯性大。甲状腺髓样癌的临床特点是:①双侧甲状腺均受累,病变为多灶性;②发病过程为 C 细胞增生→结节性增生→腺癌,什么时候出现何种转变不能确定,在组织学上可见前述多种病变同时存在;③最早转移至邻近淋巴结或通过血道发生远处组织,如肝、肺和骨骼等;④癌结节坚实、质硬、无压痛、无包膜和形状不规则,甲状腺扫描为冷结节;⑤血清降钙素明显升高(>1000ng/L);⑥如果

表 2-10-3-3 国际 RET 突变合作研究组织推荐的 MEN-2 分型

类型	临床特征
MEN-2A(1)	有家族性甲状腺髓样癌,嗜铬细胞瘤,甲状旁腺增生或腺癌
MEN-2A(2)	有家族性甲状腺髓样癌,至少家族中有 1 人有嗜铬细胞瘤,在所有有 MEN-2 风险的家族成员中客观证据不支持有甲状旁腺增生或腺瘤
MEN-2A(3)	有家族性甲状腺髓样癌,至少有 1 人患有甲状旁腺增生或腺瘤,在所有有发生 MEN-2 风险的家族成员中客观证据不支持有嗜铬细胞瘤
MEN-2B	有家族性甲状髓样癌,有或无嗜铬细胞瘤,无甲状旁腺增生或腺瘤
家族性甲状腺髓样癌	家族中至少有 4 个成员患有甲状腺髓样癌,没有嗜铬细胞瘤和甲状旁腺增生或腺瘤的证据(包括发生甲状腺髓样癌的家族成员在内)
其他	家族中患甲状腺髓样癌者少于 4 人,生化筛查无 1 人有嗜铬细胞瘤和甲状旁腺增生或腺瘤的证据(筛查结果不能得到实验室证实)

分泌其他肽类激素如前列腺素和血管活性肠肽,则有腹泻、腹痛和颜面潮红等临床表现。在 MEN-2A 中,多数首先出现甲状腺髓样癌,病变为多灶性,血清降钙素明显升高。如果分泌其他肽类激素如前列腺素和血管活性肠肽,则有腹泻、腹痛和颜面潮红等临床表现。

(1)血清降钙素:正常人禁食时的血清降钙素小于

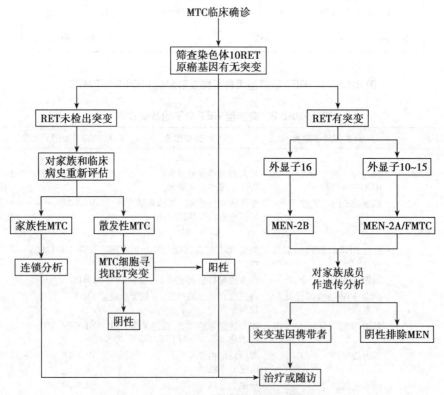

图 2-10-3-3 MTC 分子遗传学的筛查步骤
MTC:甲状腺髓样癌;MEN:多发性内分泌腺瘤病

10ng/L(酶联免疫法),如果正常,可在禁食状态下静脉推注五肽胃泌素 0.5μg/kg 置入生理盐水中,10 秒钟推注完。于注射前及注射后 3、5、10 和 15 分钟分别采血标本测 CT。如 CT 大于 300ng/L 则有诊断意义,如果在 30~100ng/L 之间则不能肯定,应继续随访,试验有假阳性和假阴性。

(2)钙兴奋试验:静脉推注钙 2.5mg/kg,于 30 秒内推注完毕。于推注钙剂前及以后每 5 分钟采血标本 1 次,共 30 分钟测血清 CT。如注射钙剂后 CT 峰值比基础值大 3 倍,或峰值达到 300ng/L 有诊断意义。

(3)甲状腺肿块穿刺抹片检查:在 200 倍的显微镜下,C 细胞散在分布于甲状腺滤泡细胞中,每个视野≤7 个 C 细胞则为增生;≥20 个细胞,且聚集在一起,并扩展到滤泡基膜外和破坏了甲状腺滤泡则为 MTC。但引起血清降钙素升高的因素很多,应注意排除[6]。

2. 嗜铬细胞瘤 在 MEN-2 中,此种肿瘤很少发生在甲状腺髓样癌之前。临床表现与散发性嗜铬细胞相似(详见病例报告),其特点是:①双侧肾上腺受累者居多(67.8%)。有些患者开始为单侧,但切除后,原来未发现肿瘤的一侧发生肿瘤。②嗜铬细胞瘤只发生于肾上腺髓质内。③大多为良性,不发生转移。④早期尿 3-甲氧-4-羟基杏仁酸(VMA)正常,晚期则尿甲氧肾上腺素、甲氧去甲肾上腺素和 VMA 升高。⑤临床表现与散发性相似。早期如果以分泌肾上腺素为主,则只有间歇性头痛、心悸、情绪不稳、不耐热等,血压正常或稍升高,甚至出现直立性低血压。同时分泌去甲肾上腺素者血压明显升高,个别患者引起严重的可逆性扩张型心肌病。

3. 甲状旁腺增生或腺瘤 是 MEN-2A 中发生最少的肿瘤,其临床表现与散发性甲状旁腺瘤相同,但有 menin 基因突变[7,8]。家族型甲状腺髓样癌伴原发性甲旁亢见于各种年龄,好发于中年患者;甲状腺髓样癌常为双侧性、多发性病变。MEN-2A 包括甲状腺髓样癌、嗜铬细胞瘤及甲状旁腺功能亢进症。

4. 其他病变 苔藓样皮肤淀粉样沉着症为 MEN-2A 的变异型表现,多发生于背部皮肤。在皮肤病变出现前 3~5 年即有皮肤瘙痒,然后出现苔藓状皮肤病变。皮肤活检切片作免疫组化染色可见来自真皮的角质蛋白(keratin)。先天性巨结肠症和 Marfan 体型为最常见的先天性畸形。先天性巨结肠症亦称为 Hirschsprung 病,为 RET 原癌基因在肠道中有失活突变,使肠道失去神经支配所致。出生后 1~2 个月即可发病,表现为便秘、腹胀、腹泻或两者交替,可有呕吐;体检时有结肠胀气。一般每 1~3 周排便 1 次。钡灌肠检查可见乙状结肠远端细狭僵直,乙状结肠近端及降结肠扩张明显,24 小时后结肠内仍有钡剂残留。个别患者由于肠道神经节细胞弥漫性增生导致假性 Hirschsprung 病,而临床表现为大肠假性肠梗阻[9]。Marfan 体型表现体型瘦长,四肢瘦长,关节伸展过度,肌肉及皮下脂肪减少,足趾外翻,手指细长呈蜘蛛状手,还可伴脊柱后凸、鸡胸或漏斗胸和股骨骺滑脱等。

多发性黏膜神经瘤可见于 MEN-2B 患者。凡有多发性黏膜神经瘤都应考虑有 MEN-2B 的可能。此种肿瘤好发部位为口腔黏膜、唇、舌、眼睑、角膜、皮肤及胃肠道黏膜等。患者临床表现为唇增厚,凹凸不平;舌增厚,表面不光滑,高低不平,眼睑外翻,角膜肥大增粗;胃肠黏膜多发性黏膜神经瘤可引起便秘或腹泻甚至肠梗阻,X 线钡餐检查显示肠边缘不整齐。

(五)MEN-2 风险分层 约 25% 的 MTC 是常染色体显性遗传性 MEN-2 的主要表现,RET-MTC 的易感基因检测是诊断 MEN-2 和对 MEN-2 突变携带者进行风险分层与处理的重要依据(表 2-10-3-4 和表 2-10-3-5)[10]。

表 2-10-3-4 MEN-2 风险分层

风险分层	风险强度	RET 密码子	发病最早年龄	推荐预防性甲状腺切除年龄
4	最高	922/918/883	9 月龄	<2 岁
3	极高	634/630	12 月龄	<2 岁
2	较高	620/618/611/609	5 岁	<5 岁
1	较低	891/804/791/790/768	6~22 岁	<10 岁

表 2-10-3-5 不同 RET 突变患者的处理(ATA 推荐)

项目	中危密码子组 321/515/533/600/603/606/635/649/666/768/776/790/791/804/819/833/844/861/891/912	高危密码子组 609/611/618/620/630/631	极高危密码子 634	最高危密码子组 918/883
风险水平	A	B	C	D
MEN-2 亚型	FMTC	FMTC/MEN-2A	MEN-2A	MEN-2B
甲状腺髓样癌浸润	中度	高度	极高度	最高度
甲状腺髓样癌年龄	成年期	5 岁	5 岁前	1 岁
预防性甲状腺切除年龄	5~10 岁时降钙素升高	5 岁	5 岁前	1 月龄
嗜铬细胞瘤筛选	20 岁开始,定期筛查	20 岁开始每年筛查	8 岁开始每年筛查	8 岁开始每年筛查
甲状旁腺瘤筛选	20 岁开始,定期筛查	20 岁开始定期筛查	8 岁开始每年筛查	—

注:ATA:American Thyroid Association,美国甲状腺学会;FMTC:familial medullary thyroid carcinoma,家族性甲状腺髓样癌

(六)MEN-2B 与其他内分泌肿瘤的鉴别

1. 结节性甲状腺肿和多发性甲状腺腺瘤 与 MEN-2B 的鉴别要点是血清降钙素正常,五肽胃泌素试验阴性。结节性甲状腺肿在临床上很常见,甲状腺有多个结节且有包膜,甲状腺扫描为温结节或凉结节,无颈部淋巴结肿大,血清 CT 正常,五肽胃泌素试验阴性,无家族史。多发性甲状腺腺瘤有多个结节,大小不一,质地中等,多呈圆形,有包膜。甲状腺 131I 扫描为温结节,囊变时呈凉或冷结节,血清降钙素和五

肽胃泌素正常。非髓样甲状腺癌和散发性甲状腺髓样癌与 MEN-2B 鉴别的要点是无家族史和 RET 突变。一般的非髓样甲状腺癌多为冷结节,常有早期同侧颈淋巴结转移,但血清降钙素和五肽胃泌素试验均正常。散发性甲状腺髓样癌无家族史,癌细胞也有 RET 突变,但其他细胞无相似突变(周围血白细胞或其他细胞)。如果其他细胞有 RET 原癌基因突变,则可能为 MEN-2A 的变异型[11-22]。

2. 遗传性甲状腺髓样癌 遗传性甲状腺髓样癌的病因鉴别诊断只需要考虑 MEN-2;但是,遗传性非甲状腺髓样癌的病因复杂[12],至少有三种遗传综合征(Cowden 综合征、Gardner 综合征、Werner 综合征)与 NMTC 关联,这些症状均属于常染色体显性遗传[23,24]。

(1) Cowden 综合征:病因为 PTEN 基因突变,其特点是多发性错构瘤与皮肤黏膜病变,如口腔乳头状瘤样疹、毛膜瘤和肢端角化症,发生各种良性与恶性肿瘤的风险高,其中乳腺癌和甲状腺癌的风险高达 50%,良性甲状腺结节 75%,NMTC 的风险升高 10 倍。

(2) Gardner 综合征:病因为 APC 基因的种系突变,以胃肠腺瘤样息肉(adenomatous polyp)和胃肠及其他组织肿瘤为特征,患者发生 NMTC 的概率为 2%~10%,发生结肠直肠癌的风险为 100%;NMTC 是一种独特类型,称为筛孔状桑植型甲状腺乳头状癌。

(3) Werner 综合征:少见,常染色体隐性遗传,特征型的表现是早老,早年发生糖尿病、骨质疏松、心脏病和恶性肿瘤。甲状腺癌(乳头状癌、滤泡癌、间变型癌)的发生率约 20%。NMTC 的发生与 Carney 复合症(PRKAR1a 突变)和 Pendred 综合征相关。Carney 复合症早期并发结节性甲状腺肿为 60%,而甲状腺癌的风险为 4%,Pendred 综合征为 1%[25],而多结节性甲状腺肿的发生率很高。

3. 非综合征性家族性非家族性髓样癌 流行病学资料显示,非综合征性家族性非家族性髓样癌(NMTC)的家族聚集现象明显,遗传背景强烈,约 10% 的 NMTC 为先天性,家族成员发病的风险升高 10 倍,因此亦称为家族性 NMTC(FN-MTC)。

(七)MEN-2B 与 DICER1 相关疾病的鉴别 DICER1 相关疾病(DICER1-related disorder)是指 DICER1 Ⅲ型核糖核酸酶 dicer 1)基因种系突变引起的一种家族性常染色体显性遗传(80% 来源于父代,20% 为新发)性肿瘤易感综合征,目前已经有 500 多病例报道。家族成员在 40 岁前容易发生的肿瘤主要有胸膜-肺母细胞瘤、卵巢性索间质瘤、青少年粒层细胞瘤、两性胚细胞瘤、囊性肾脏瘤、甲状腺肿瘤、多结节甲状腺肿、甲状腺癌;少见的肿瘤有睫状体髓上皮瘤、子宫颈等部位的花序状胚胎型横纹肌肉瘤、鼻软骨间叶错构瘤、肾肉瘤、垂体母细胞瘤、松果体母细胞瘤。胸膜-肺母细胞瘤的发病在 6 岁前发病,囊性肾脏瘤在 4 岁前,而且新表型在不断发现中[26,27]。

【家族成员筛查和治疗】

(一)五肽胃泌素和 RET 突变分析筛查 对 MEN-2A 家族成员必须从 1~35 岁每年做 1 次试验,但可出现假阳性和假阴性结果。除此之外,还要每年测定 24 小时尿肾上腺素和去肾上腺素以筛查有无嗜铬细胞瘤;每 2 年要测血

清钙或离子钙以筛查 MEN-2A 家族成员和突变基因携带者有无甲状旁腺功能亢进症。在诸多筛查中以筛查 RET 基因突变为最可靠的方法[28]。对 MEN-2B 患者的家族成员应进行 RET 基因突变筛查,对突变基因携带者应尽早做甲状腺全切术以预防以后发生甲状腺髓样癌,并终生追踪观察[29-31]。分子遗传学检查不仅有助于诊断,而且可以精确地检出突变基因的携带者。

(二)手术治疗 突变基因携带者尽管目前无临床表现,也必须作甲状腺预防性切除。MEN-2A 应在 5 岁前,MEN-2B 则在 1 岁时作此种手术,不过不能单独根据五肽胃泌素试验阳性决定,而应重复作分子遗传学分析以确诊为突变基因的携带者。手术时除将甲状腺全部切除外,靠近甲状腺的淋巴结也要全部切除,颈部两侧的淋巴结则对可疑有病者作选择性切除。术后应终生用甲状腺激素替代治疗。且对手术患者应追踪有无复发。可定期作五肽胃泌素试验,阴性结果表明治愈,阳性结果则表明有复发。复发的来源有甲状腺部位和转移灶,术前应作出定位。定位的方法有放射性铊和 MIBG 扫描、奥曲肽扫描和静脉插管在不同解剖部位采血测 CT。

因为 MEN-2 中嗜铬细胞恶变者少,故如果只检出一侧肾上腺有嗜铬细胞瘤,则只切除一侧肾上腺,另一侧定期随访,出现肿瘤后再作手术切除。一侧肾上腺嗜铬细胞瘤手术者除经腰部途径外,亦可采用腹腔镜切除肿瘤。术前应给予 α 和 β 肾上腺素能拮抗剂准备。双侧肾上腺切除者应终生补充生理剂量的糖皮质激素,遇应激时应适当增加剂量。如果患者同时有甲状腺髓样癌和嗜铬细胞瘤,则应先作嗜铬细胞瘤手术,后作甲状腺髓样癌手术,以免作后一种手术时在术中诱发高血压危象或休克。RET 基因编码的跨膜酪氨酸激酶受体被激活,即突变来源于遗传性编码性活化引起甲状腺 C 细胞、甲状旁腺主细胞和肾上腺髓质细胞增生[32],此种现象称为第一次"打击";当这些组织的神经内分泌细胞发生体细胞突变(第二次"打击")时,即可导致 MTC(C 细胞癌)、嗜铬细胞瘤和甲状旁腺瘤(原发性甲旁亢)。体细胞突变具有时空(时间和细胞)选择随机性,因而 MEN-2 的肿瘤组成变异性极大。一般来说,RET 突变后的细胞转型活性越弱,临床表现的外显度也越低[33,34],从而形成了由最高风险的 D 组突变依次降低的 C 组、B 组和 A 组突变,其中 A 和 B 组突变的患者可能发生 MTC,见表 2-10-3-6。但是,对于所有 RET 基因突变家族成员来说,必须早期确定其发生甲状腺髓样癌的最早时间(治愈时间窗)及时进行预防性甲状腺切除。

(三)巨结肠治疗 先天性巨结肠(Hirschsprung 病)与 MTC 的关系为双向性的,RET 基因共分离、与 RET-620 的富含胱氨酸区(Janus 基因)有关。内科治疗可采取扩肛、服缓泻剂,辅以灌肠,适用于轻度患者。也可采用结肠灌洗,即用一肛管从肛门插到扩张的肠管处,用等渗盐水来回冲洗,每天 2~3 次。手术方法有结肠造瘘和部分直肠、结肠切除再作直肠结肠吻合。此病易并发小肠结肠炎,死亡率高[35-37]。

【病例报告】

(一)病例资料 患者男性,58 岁,汉族,已婚。因发现双侧肾上腺肿块 19 年,阵发性大汗与心悸 18 年,再发 4 天于 2013 年 10 月 7 日坐轮椅入院。1994 年腹部 B 超发现双

表 2-10-3-6　RET 基因型与表型的关系及其处理

ATA 组	RET 基因型		发生频率(%)		组织 RET 表型			甲状腺切除	
	外显子	密码子	德国患者(140 例)	意大利患者(235 例)	MTC	PCC	pHPT	DNA 依据	b+stCT 依据
D	16	918	15	8	0.2	12	–	ASAP(≤1 岁)	↑
	15	883	0	0.4	39	39	N/A		
C	11	634	41	37	0.8	12	5	<5 岁	↑
B	11	630	0.7	2	1	–	32	<5 岁※	↑
	10	620	7	4	5	19	N/A		
	10	618	5	6	5	19	41		
	10	611	1	0.4	7	30	40		
	10	609	0.7	3	4	19	34		
A	8	533	0	0	21	35	N/A	>5 岁※	↑
	13	768	1	4	9	59	N/A		
	13	790	12	3	10	28	N/A		
	13	791	7	<1	15	38	38		
	14	804	6	22	6/12	28~33	54		
	15	891	2	10	39	39	N/A		

注:※. 如基础与刺激后降钙素正常可适当延后;ASAP:as soon as possible,尽早;ATA:American Thyroid Association,美国甲状腺学会;b+stCT:basal and stimulated serum calcitonin level,基础与刺激后血清降钙素水平;MTC:medullary thyroid cancer,甲状腺髓样癌;PCC:pheochromocytoma,嗜铬细胞瘤;pHPT:primary hyperparathyroidism,原发性甲旁亢;RET:RE arranged during transfection,转染重排 N/A:not available.

侧肾上腺肿块,但血压正常。次年 6 月突发大汗淋漓 10 分钟后自行缓解,同时心悸、头昏 2 分钟后缓解。1996 年 11 月再次发作头昏、心悸与大汗约 5 分钟。1996 年 12 月 13 日行"右侧肾上腺肿块切除术",病理检查报告为"右侧肾上腺嗜铬细胞瘤",术后血压 130~140/90~100mmHg,未予治疗。本次入院前 4 天多次突发头昏、心悸,出汗及面色潮红,均在数分钟后自行缓解。近 2 年体重增加约 10kg。吸烟 15 年,10 支/天。近 2 年来,其女儿有发作性心悸、面色苍白病史。父亲无高血压病史,母亲 73 岁时发现血压升高,口服"硝苯地平"后可使血压维持在 140/80mmHg 左右。患有高血压的哥哥在心肌梗死后血压自动降至正常。一兄一弟否认高血压病史。体温 36.0℃,脉搏 121 次/分,呼吸 20 次/分,左上肢血压 156/111mmHg,右上肢 165/115mmHg,左下肢 175/120mmHg,右下肢 172/118mmHg。中等体型,急性面容,皮肤潮湿。右侧腰际可见一长 10cm 的纵行愈合手术伤口,无蜘蛛指(趾)样改变。血液检查、血清电解质变化、肝功能测定、混合餐试验、性腺功能测定、ACTH 和皮质醇节律测定等分别见表 2-10-3-7~表 2-10-3-13。1996 年 10 月 5 日 B 超显示左侧肾上腺区 86mm×82mm 混合回声包块,边界清,内回声不

表 2-10-3-7　血液检查结果

项目(正常参考值)	10 月 6 日	10 月 14 日	10 月 22 日
WBC[(4~10)×10⁹/L]	14.6	10.0	8.8
RBC[(4.0~5.5)×10¹²/L]	6.02	4.75	4.66
Hb(120~160g/L)	183	146	145
Hct(40%~50%)	54.2	44.5	43.2
PLT[(100~300)×10⁹/L]	218	252	312
中性粒细胞(40%~75%)	89.94	84.00	83.4
淋巴细胞(20%~40%)	9.14	10.60	9.7

表 2-10-3-8　血清电解质变化

项目(正常参考值)	10 月 6 日	10 月 10 日	10 月 11 日	10 月 14 日
血钠(135~145mmol/L)	140.0	141.0	145.0	146.0
血钾(3.5~5.5mmol/L)	3.90	3.10	3.40	3.90
血氯化物(96~106mmol/L)	97.0	101.0	101.0	100.0
血钙(2.25~2.75mmol/L)	2.39	1.93	2.18	2.02
血磷(0.74~1.39mmol/L)	1.06	0.86	0.90	1.08
血镁(0.8~1.0mmol/L)	0.99	0.98	1.10	1.12
CO₂CP(23~31mmol/L)	28.1	30.4	28.7	28.0
AG(10~14mmol/L)	18.8	12.7	28.7	21.9

表 2-10-3-9　肝功能测定结果

项目(正常参考值)	10 月 6 日	10 月 12 日	10 月 14 日	10 月 16 日	10 月 23 日
AL(9~50.0U/L)	225.4	446.1	295.3	185.3	61.7
AST(15~40.0U/L)	90.7	140.4	53.8	34.6	20.3
TP(65~85g/L)	66.4	61.9	59.8	59.9	66.9
ALB(40~55g/L)	41.3	41.3	40.8	39.3	39.0
GLO(20~40g/L)	25.1	20.6	19.6	20.6	27.9

表 2-10-3-10　混合餐试验结果

时间	血糖测量值(mmol/L)	C 肽测量值(pmol/L)
0 分钟	12.86	851.7
60 分钟	20.50	1318.4
120 分钟	19.98	1301.2

表2-10-3-11　性腺功能测定结果

项目	10月10日	10月18日	参考值
LH(U/L)	6.140	3.790	1.5~9.3
FSH(U/L)	5.020	5.970	1.4~18.1
PRL(μg/L)	2.320	8.850	2.1~17.3
E₂(nmol/L)	0.070	<0.04	0.044~0.529
睾酮(μg/L)	4.740	4.790	8.4ct28.7μg/L

表2-10-3-12　ACTH节律变化(ng/L)

时间	10月8日	10月23日	10月30日	参考值
8时	93.2	82.6	43.6	0~46.0
16时	67.6	71.0	44.4	
24时	98.4	24.9	50.8	

表2-10-3-13　皮质醇节律变化(nmol/L)

时间	10月8日	10月30日
8时	1211.1	570.9
16时	836.5	569.5
24时	920.9	542.2

注:皮质醇参考值85.3~618.0nmol/L(视测定时间而定)

均;左肾多发性强光点(结石);12月11日腹部CT平扫+增强显示双侧肾上腺类圆形低密度占位病变,右侧5cm×5.5cm×4cm,左侧2.5cm×2.5cm×3cm,其内有强化;12月20日病理检查显示右侧肾上腺嗜铬细胞瘤,灶性侵犯肾上腺皮质并侵入血管腔。心电监护显示窦性心律,血压波动大;心悸发作时血压由120/70mmHg骤升至270/210mmHg,数分钟内再次骤降至120/70mmHg,心率由120次/分增至160次/分。立即口服哌唑嗪,给予酚妥拉明持续泵入后血压逐渐降至120~170/110~70mmHg,心率120~130次/分,加用β受体阻滞剂后心率控制于90~100次/分。血清甘油三酯2.30mmol/L,总胆

固醇6.89mmol/L,高密度脂蛋白胆固醇2.42mmol/L,低密度脂蛋白胆固醇2.91mmol/L。尿量2300ml/d。

卧位AT-1 7926ng/L,PRA 1305ng/(L·h)[正常150~2330ng/(L·h)],AT-2 135ng/L(正常25~60ng/L),ALD 239ng/L(正常30~160ng/L,不同中心有所不同),ARR 18.3;尿VMA 382.75μmol/d(286.68~68.60μmol/d),血清降钙素312.7ng/L(正常<120.0ng/L),PTH 5.90mol/L(正常1.48~7.63pmol/L),GH 1.17μg/L。非发作期心电图监测显示心动过速(161次/分),发作时BP 186/136mmHg,酚妥拉明静脉维持时心率92次/分伴心肌缺血性损害(图2-10-3-4)。肺部CT见双下肺炎症性病变。心脏、腹部、甲状腺彩超显示主动脉硬化、二尖瓣反流、心动过速、左心收缩功能正常、肝脂肪沉积、前列腺增生并多发性钙化灶,甲状腺双侧叶低回声结节(图2-10-3-5)。垂体MRI见图2-10-3-6,肾上腺CT平扫+增强(图2-10-3-7)显示左肾上腺内肿块影,大小86mm×71mm,其内密度不均,CT值13HU,可见片状低密度灶(CT值8HU),肿瘤呈不均匀强化(CT值23HU)。患者行腹腔镜手术切除左肾上腺肿块,病理检查显示右侧肾上腺嗜铬细胞瘤(见文末彩图2-10-3-8)。

术后血压、血糖和肝功能恢复正常。给予氢化可的松(上午5mg,下午2.5mg)替代治疗纠正所有其他代谢异常。

患者的女儿于2013年12月23日行腹腔镜下右侧肾上腺肿块切除术,术后病理检查为嗜铬细胞瘤(图2-10-3-9)。2014年6月20日行甲状腺全切术,术后病理检查为甲状腺滤泡旁细胞增生,多次追踪血清降钙素、血钙、磷及PTH均在正常范围内。

(二)病例讨论　本例诊断为多发性内分泌腺瘤病(未分型,左侧肾上腺嗜铬细胞瘤)伴儿茶酚胺性心肌病、儿茶酚胺性糖尿病、继发性肝损害与脂肪肝,甲状腺滤泡旁细胞增生/髓样癌,垂体无功能性腺瘤;社区获得性肺炎。患者继而接受甲状腺切除术(术后血清降钙素降至正常,

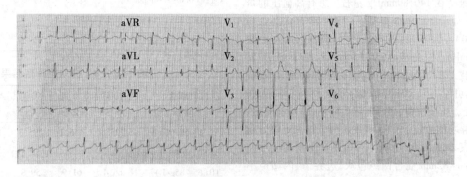

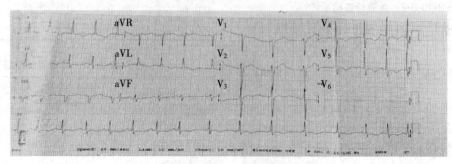

图2-10-3-4　心电图表现

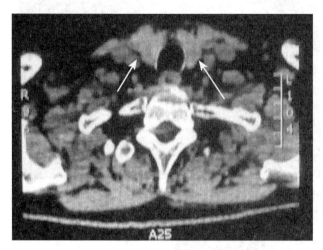

图 2-10-3-5　甲状腺 CT
CT 颈部平扫+增强三维成像,双侧甲状腺多发结节灶

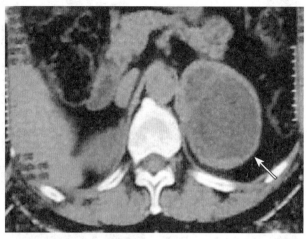

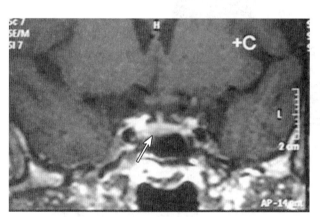

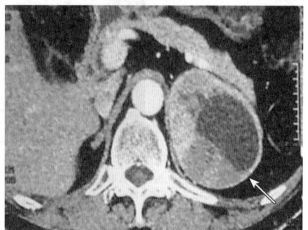

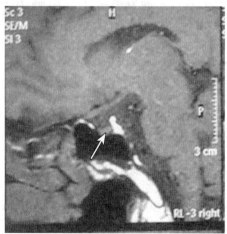

图 2-10-3-6　垂体 MRI
垂体形态不规则,垂体柄稍左偏,动态增强显示垂体
右侧局限性低信号,右侧鞍底塌陷,提示垂体微腺瘤

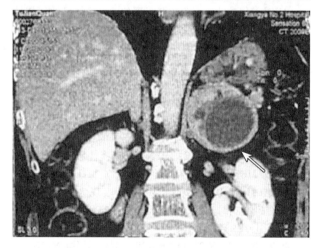

图 2-10-3-7　肾上腺 CT 平扫+增强

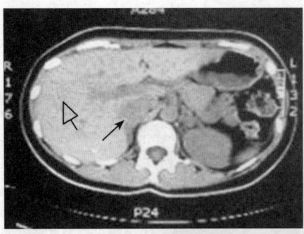
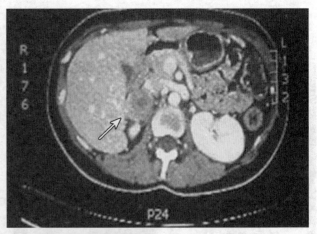
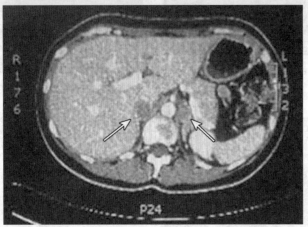

图 2-10-3-9 患者女儿肾上腺 CT 平扫+增强

右侧肾上腺见一 4cm×3.5cm 类椭圆形肿块,边界清楚,CT 平扫密度稍不均匀,皮质及肿块不均匀明显强化,左侧肾上腺多个类似强化结节 1.5cm×1cm

<120.0ng/L),病理检查显示为甲状腺髓样癌。

MEN 是以功能亢进为主要表现的常染色体显性遗传性疾病,分为 MEN-1、MEN-2 以及 MEN-4,各种 MEN 类型的疾病谱不同。MEN-1 基因是一种抑癌基因,编码 Menin 蛋白,MEN-1 基因缺失或突变导致 Menin 蛋白被截短而丧失功能,神经内分泌细胞过度增生从而形成肿瘤。MEN-1 临床表现复杂,3 个最常见的内分泌肿瘤(甲状旁腺腺瘤、肠胰内分泌肿瘤和垂体瘤)有 2 个即可诊断。MEN-2 是由于 RET 原癌基因突变导致。RET 基因上不同密码子的突变决定了不同的表现型,分别为 MEN-2A、MEN-2B、家族性甲状腺髓样癌(FMTC)。MEN-2A 的临床分类及发病率:MTC 90%;PHEO 40%~50%,HPT 10%~20%。MEN-2B 表现为甲状腺髓样癌、嗜铬细胞瘤和口、唇、舌、胃肠道神经瘤和马方综合征体型。临床上,FMTC 多局限于甲状腺发病,且发病年龄多为 20~40 岁,晚于 MEN-2A 和 MEN-2B。MTC 是影响 MEN-2 患者预后的关键,10 年生存率为 61%~76%。影响生存的主要因素是肿瘤分期、肿瘤大小、淋巴结是否转移。因此,对有 MEN-2 可疑家族史者均应进行 RET 原癌基因突变检测,以利于早期诊断。阳性者需行预防性甲状腺切除术,以改善疾病的预后。

(张国才 关欣)

第4节 4型多发性内分泌腺瘤病

许多肿瘤存在细胞周期蛋白依赖性激酶抑制子(cyclin-dependent kinase inhibitor,CDKI)调节功能异常,在内分泌瘤中,原因是 CDKI 出现体细胞性失活性突变,一些 CDKI 基因变异引起内分泌肿瘤的遗传易感性增高[1-3],CDKI(CDKN1B/p27/Kip1)基因突变引起 4 型多发性内分泌腺瘤病(MEN-4),以甲状旁腺病变为主,但与 MEN-1 和 MEN-2 存在重叠。

【多发性内分泌腺瘤病 X】

多发性内分泌腺瘤病 X(MEN-X)是在大鼠中鉴定的特殊的多肿瘤综合征表型,这种表型具有 MEN-1 与 MEN-2 的共同特征,如多发性垂体瘤、双侧肾上腺嗜铬细胞瘤与肾上腺外嗜铬细胞瘤(副神经节瘤,paraganglioma)、家族性 C 细胞增生、甲状旁腺增生和胰腺胰岛细胞增生[4]。

MEN-X 大鼠的肿瘤病因为 Cdkn1b(编码 p27)突变,p27 蛋白结构与种系突变位点见图 2-10-4-1,呈隐性遗传,发生具有随时间而进展的显著特点,在肾上腺,3~4 月龄时肾上腺髓质增生,6~8 月龄时形成嗜铬细胞瘤(完全外显);

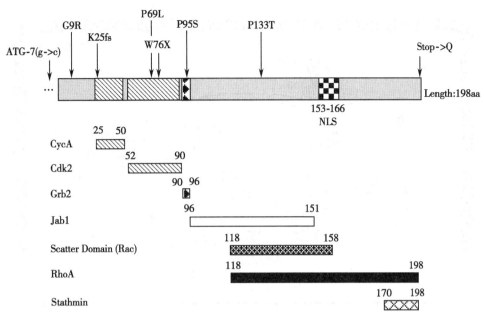

图 2-10-4-1　p27 蛋白结构与种系突变位点

图中列出 p27 结合区与相应蛋白作用和 MEN-4 患者的种系突变；NLS：核定位信号

在垂体，4 月龄时出现多灶性垂体瘤，8~12 月龄时发展为垂体大腺瘤（完全外显），但发生胰岛细胞增生的频率约为 80%，继而进展为胰岛素瘤。其他表现包括白内障、肥胖，以及卵巢肿大、脾脏肿大与胸腺肥大等。MEN-X 大鼠的平均寿命为（10±2）个月，比野生鼠的寿命（24~30 个月）明显缩短[5]。

【4 型多发性内分泌腺瘤病】

大约 30% 的 MEN-1 样表型患者缺乏 MEN-1 基因突变[6]，虽然不能排除 MEN-1 基因非编码区和基因调节序列突变可能，但更可能是 CDKN1B 突变（如 TGG>TAG、c.227G>A、p.Trp76stop、W76X、c.59-77dup19、p.Lys25fs、K25fs、ATG-7（g>c）、c.283C>T、Pro95Ser、P95S、c.592G>G、stop>Gln、stop>Q、c.206C>T、p.Pro69Leu、P69L、Gly9Arg、c.397C>A、P133T）所致[7]，见表 2-10-4-1。

表 2-10-4-1　CDKN1B 种系突变的临床特点

位点	突变	临床表现	分子表型				
			体外蛋白表达	体外蛋白定位	蛋白相互作用	肿瘤的蛋白表达	肿瘤的蛋白定位
5′ UTR							
−7	ATG-7（g>c）	1°HPT/肾上腺瘤/卵巢纤维化	↓	未定	未定	未定	未定
外显子 1							
25	GGG>AGG	1°HPT	↓	胞核	未定	↓	胞核
59-77	nt59-77dup19	1°HPT/ACTH 瘤/宫颈类癌	未定	未定	未定	缺乏	−
206	CCC>CTC	1°HPT/垂体瘤/支气管类癌 PTC	↓	胞浆/胞核	GRB2/↓	缺乏/↓	胞核
227	TGG>TAG	1°HPT/GH 瘤	Wt	胞浆	未定	缺乏	−
283	CCC>TCC	1°HPT/ZES	Wt	未定	GRB2/↓	未定	未定
397	CCC>ACA	1°HPT	Wt	胞核	未定	未定	未定
外显子 2							
592	TAG>CAG	1°HPT	↓	未定	CDK2/wt	未定	未定

注：UTR：untranslated region，非翻译区；1°HPT：primary hyperparathyroidism，原发性甲旁亢；ms：missense，错义突变；fs：frameshift，框架移动；PTC：papillary thyroid carcinoma，甲状腺髓样癌；ns：nonsense，无义突变；ZES：Zollinger-Ellison syndrome，Zollinger-Ellison 综合征

p27 属于激酶抑制蛋白/细胞周期蛋白依赖性激酶（CDK）的抑制子相互作用蛋白（KIP/CIP）家族成员，其主要功能是调节细胞由 G1 其进入 S 期[8]；p27 抑制 cyclinE/CDK2 和 cyclinA/CDK2 复合物的有丝分裂作用，突变后引起肿瘤形成[9]见图 2-10-4-2。

MEN-4 的主要表现是甲状腺髓样癌、嗜铬细胞瘤、甲状旁腺增生或腺瘤、多发性黏膜神经瘤，但亦可出现胃肠胰腺神经内分泌肿瘤（如胃泌素瘤、胰岛素瘤、类癌）或甲状旁腺增生与肿瘤[10]。临床上，如果患者的表现与 MEN-2 相似，但半夜 MEN-1 的某些表现（如甲状旁腺肿瘤），且 RET 基因正常，则需考虑 MEN-4 可能，并进行 CDKN1B 突变分析，明确诊断[11-20]。

MEN-4 的治疗同 MEN-2。

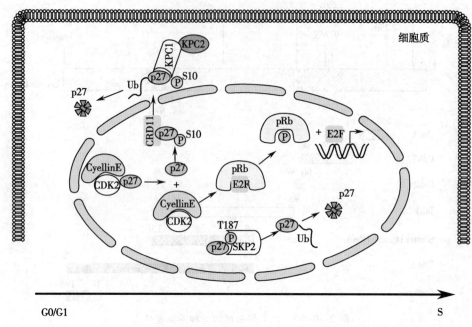

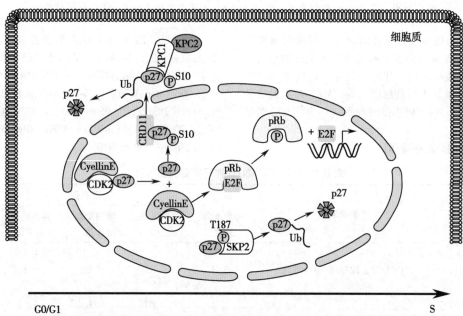

图 2-10-4-2 与细胞质及细胞核 p27 作用的因子

在有丝分裂原的作用下,p27 从周期蛋白 E/CDK2 复合物中释放,激活 CDK2 后再磷酸化 pRb;被磷酸化的 pRb 从转录因子 E2F 中离解,诱导基因表达,使细胞由 G1 期进入 S 期;在 G1 期,部分 p27 磷酸化,转入细胞质的 p27 泛素化而被降解;Thr187 产生 SKP2 连接酶识别部位,促进 S 期泛素介导的 p27 降解

(张国才 关欣)

(本章主审 戴如春 崔蓉蓉)

第 11 章

自身免疫性多内分泌腺综合征

　　自身免疫性多内分泌腺综合征是指个体在一生中同时或先后发生两种以上自身免疫性内分泌腺病和非内分泌腺病的一组疾病群,其中绝大多数为内分泌腺(或内分泌细胞)功能减退或衰竭,血中可检出腺体特异性自身抗体,呈家族发病倾向,民族与地区间发病率有一定差异。本章讨论 1 型自身免疫性多内分泌腺综合征、2 型自身免疫性多内分泌腺综合征和 IgG4 相关疾病。

第 1 节　1 型自身免疫性多内分泌腺综合征

　　根据病因及临床特征,可分为 1 型自身免疫性多内分泌腺综合征(APS)和 2 型 APS 两型,以 2 型较多见。过去曾将 APS 分为 3 型,但现在多采用 Neufeld(1981)提出的两型分类法,虽然 1 型和 2 型 APS 的组成成分有许多重叠,但在发病年龄、性别、病因和遗传特征方面有明显差别。1 型 APS 主要累及女性,可能主要与 X 染色体有关[1,2];其特点是自身免疫调节(autoimmune regulator protein,AIRE)基因突变及其引起的 T 淋巴细胞耐受缺损,又称自身免疫性多内分泌病变-念珠菌病-外胚层发育不良(autoimmune polyendocrinopathy-candidiasis-ectodesmal dystrophy,APECED)。APECED 为芬兰人的世袭遗传病,发病率高达 1/2500,而伊朗犹太人的发病率为 1/9000[1];意大利北部、英国、新西兰、沙特阿拉伯均有报道。2 型 APS 以人类白细胞抗原(human leukocyte antigen,HLA)变异引起的器官特异性自身免疫为特点,并伴有非器官特异性自身免疫反应。此外,以前提出的 3 型 APS 患者伴有自身免疫性甲状腺病和其他自身免疫性疾病(不包括 Addison 病),其中以 Hashimoto 甲状腺炎最多见;4 型 APS 的自身免疫性内分泌疾病分类不符合 1 型 APS、2 型 APS 或 3 型 APS。另一种 APS 称为 X 性连锁的免疫紊乱-多内分泌病-肠病(X-linked immune dysfunction-polyendocrinopathy-enteropathy,IPEX)综合征,病因为 FOXP3 基因突变;是否属于 1 型或 2 型 APS 以外的特殊类型尚无定论。自身免疫性多内分泌腺综合征分型与分类见表 2-11-1-1 和表 2-11-1-2。

【调节性 T 淋巴细胞与自身免疫反应】

　　调节性 T 淋巴细胞与自身免疫性疾病的病因关系十分密切,本节介绍调节性 T 淋巴细胞的生成、调节、类型,以及与内分泌自身免疫性疾病的关系。

表 2-11-1-1　自身免疫性多内分泌腺综合征组分

1 型 APS	患病率（%）	2 型 APS	患病率（%）
内分泌腺体疾病		内分泌腺体疾病	
甲状旁腺功能减退症	75	肾上腺皮质功能减退	70
性腺功能减退症	45	自身免疫性甲状腺病	50
肾上腺皮质功能减退	60	1 型糖尿病	55
甲状腺功能减退症	12	性腺功能减退症	<1
1 型糖尿病	1~4	非内分泌疾病	
垂体功能减退症	<1	白癜风/斑秃	<1
非内分泌疾病		恶性贫血	<1
慢性黏膜念珠菌病	74	重症肌无力	<1
吸收不良综合征	89	血小板减少性紫癜	<1
斑块状脱发与白癜风	–	干燥综合征	<1
IgG4 相关性系统性疾病	–	风湿性关节炎	<1
慢性活动性肝炎	–	帕金森病	<1

表 2-11-1-2　自身免疫性多内分泌腺综合征分类

1 型	慢性念珠菌感染,甲旁减,自身免疫性肾上腺功能减退(存在三者之二)
2 型	自身免疫性肾上腺功能减退(必有),自身免疫性甲状腺病和/或 1 型糖尿病
3 型	自身免疫性甲状腺病和其他自身免疫病(排除自身免疫性肾上腺功能减退、甲旁减与慢性念珠菌感染)
4 型	两个或更多器官特异性自身免疫性疾病而不符合上述 1、2、3 型诊断者

　　(一)调节性 T 淋巴细胞　　调节性 T 淋巴细胞(regulatory T-Cell,T_{reg})来源于胎儿发育时期的胸腺的 $CD4^+ CD25^+$ $FOXP3^+T$ 细胞,这种细胞具有抵抗胸腺缺陷的特点,因而其生成不受胸腺发育和功能的影响。自然的 T_{reg} 细胞由胸腺细胞(thymocyte)分化而来,表达 TCR,对自身肽类 MHC 复合物的敏感性增加。nT_{reg} 可以抑制 $CD4^+T$ 细胞、树突细胞、$CD8^+T$ 细胞、NKT 细胞、NK 细胞、单核细胞/巨噬细胞、B 淋巴细胞、肥大细胞、嗜碱性粒细胞、嗜酸性粒细胞和成骨细胞。胸腺细胞衍生为 T_{reg} 细胞系需要先表达 $FOXP3^+$,静止型 nT_{reg} 的 $CD45RA^+FOXP3$ 表达水平低,而活化型 nT_{reg} 高表达 $CD45RO^+$ FOXP3。自然 T_{reg} 也表达以下标志物:T 细胞活化/分化标志物(T cell activation/differentiation marker CD45RO,CD45RB 和

CD25,黏附分子 CD62L,CD44 和整合素 α4β7,细胞毒 T 淋巴细胞相关蛋白-4(cytotoxic T lymphocyte-associated protein-4,CTLA-4);辅刺激分子(co-stimulatory molecule CD28),化学因子受体 CCR7,CXCR4,CCR9,糖皮质激素诱导的 TNF 受体相关蛋白(glucocorticoid-induced TNFR-related protein,GITR)、OX40(CD134)和叶酸受体-4(folate receptor-4,FR4)。发育和执行功能时,需要 IL-2 的参与(CD25 是 IL-2 受体的 α-链)。

胸腺分化生成自然 T_{reg}(nT_{reg}),外周血的原始 T 细胞(naïve T-cell,TH0)经细胞因子诱导亦可生成诱导型 T_{reg}(iT_{reg}),其中包括了 TH3 和 Tr1,即 CD4$^+$CD25$^+$FOXP3$^+$ 和 CD4$^+$CD25$^-$FOXP3$^+$ iT_{reg},其主要作用底物是 TH1、TH2 和 TH17[1-3],见图 2-11-1-1。

(二)适应/诱导调节性 T 淋巴细胞 适应性/诱导调节性 T 淋巴细胞(adaptive/Induced T_{reg})的两种常见类型是调节性 1 型 T 细胞(T regulatory type 1 cell,Tr1)和 TH3 T_{reg} 细胞。T_{reg} 抑制效应 T 细胞和树突细胞活性的细胞因子途径见图 2-11-1-2,T_{reg} 抑制效应 T 细胞和树突细胞活性的细胞接触途径见图 2-11-1-3。Tr1 细胞分泌高水平的 IL-10 和 TGF-β,以及少量的 IL-2、IL-5 和 IFN-γ,这种细胞具有 IL-10 依赖性诱导过程。IL-15 是 Tr1 细胞的重要生长因子,能支持细胞增殖,TH3 细胞来源于 CD4$^+$T 细胞,可分泌 TGF-β 和 IL-10,表达 FOXP3,具有免疫抑制作用,与 TH17 细胞具有交互作用。TH17 是一种高活性的前炎症因子,在各种自身免疫性疾病的发病中起了重要作用[4,5]。

(三)具有调节功能的其他 T 细胞 具有调节功能的其他 T 细胞包括可诱导性 CD8$^+$T$_{reg}$ 细胞、CD8$^+$CD28$^-$T$_{reg}$ 细胞和 CD3$^+$CD4$^-$CD8$^-$T$_{reg}$ 细胞。CD8$^+$T$_{reg}$ 是一种 CD8$^+$T 细胞,对 CD4$^+$TH1 细胞有调节意义[6],这种 T_{reg} 细胞能抑制 CD8$^+$T 细胞、CD4$^+$T 细胞的功能,促进免疫耐受,调节自然免疫功能。抗原呈递细胞(antigen presenting cell,APC)降调节 MHC Ⅱ、CD40 和 B7 分子,T_{reg} 抑制效应 T 细胞的因子竞争途径见图 2-11-1-4。

(四)NK-T_{reg} 细胞 自然杀伤 T 细胞(natural killer T-cell)表达 NK 受体(NK1.1/CD161)和 T 细胞受体(T-cell receptor,TCR)分子。NK 和 T_{reg} 细胞来源于胸腺,表型为 CD4$^+$、CD8$^+$ 和 DN 阳性(DP)[7,8]。DN-NKT$_{reg}$ 分泌 IL-4、IL-10、TGF-β;诱导细胞毒,NKT$_{reg}$ 细胞作用于 T 细胞和 APC,但具体意义未明。

(五)黏膜/上皮内 γδT 细胞 γδT 细胞表达的 TCRγδ 分布在黏膜上,抑制黏膜炎症,调节自身免疫反应,虽然这些细胞不能辨认 MHC 受体,但可识别细胞蛋白,诱导热休克蛋白和非典型 MHC 分子 CD1 与 Qa-1。

(六)具有调节功能的非 T 细胞亚群 调节性 B 细胞(regulatory B-cell,B$_{reg}$)主要调节 T 细胞、B 细胞和 NK 与 T 细胞的功能。

FOXP3 是一种转录因子,也是胸腺 αβTCR$^+$ 细胞发育成为 T_{reg} 的调节因子,编码蛋白质称为 scurfin,其功能是一种 T_{reg} 的增殖和 T 细胞分化;诱导 FOXP3 表达的因素有 TGF-β、IL-2、视黄酸、雌二醇等[9]。FOXP3 基因结构与配体结合方式见图 2-11-1-5。

TH17 细胞是一种效应 T 细胞亚群,其前炎症特性与变态反应和自身免疫反应性疾病相关。TH17 细胞分泌 IL-17、IL-22、IL-21 和 IL-17F,TGF-β 诱导 T_{reg} 细胞分化和 TH17 效应细胞发育。T 细胞发育为过渡型细胞后,即可表达 FOXP3(TH3T$_{reg}$

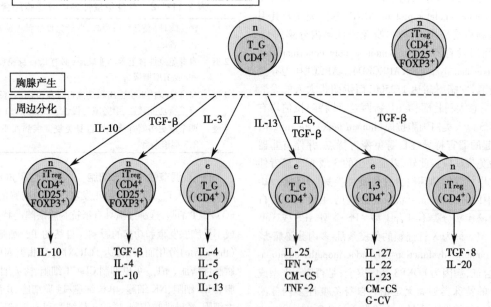

图 2-11-1-1 自然 T_{reg} 生成

胸腺分化生成自然 T_{reg}(nT_{reg}),外周血的原始 T 细胞(naïve T-cell,TH0)经细胞因子诱导亦可生成诱导型 T_{reg}(iT_{reg}),其中包括 TH3 和 Tr1,即 CD4$^+$CD25$^+$FOXP3$^+$ 和 CD4$^+$CD25$^-$FOXP3$^+$ iT_{reg},其主要作用底物是 TH1、TH2 和 TH17

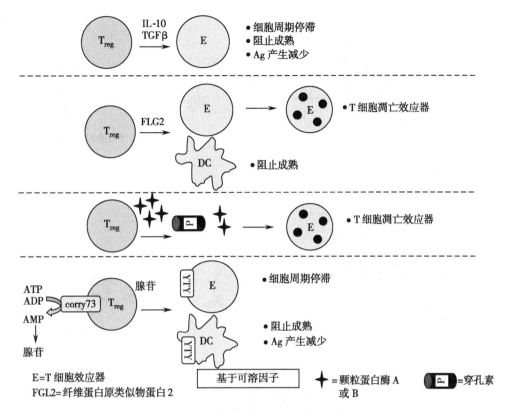

图 2-11-1-2 T$_{reg}$ 抑制效应 T 细胞和树突细胞活性的细胞因子途径

通过分泌可溶性因子 IL-10、TGF-β、纤维蛋白原样蛋白-2(FLG-2)、端粒酶 A 或 B(granzyme A/B)、穿孔素(perforin)和腺苷(adenosine)等,T$_{reg}$ 抑制效应 T 细胞(effector T-cell)和树突细胞(dendritic cell)活性

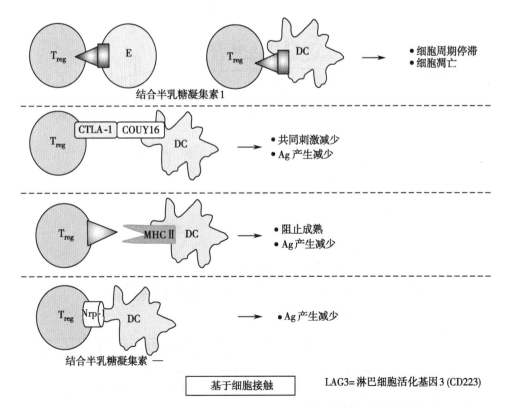

图 2-11-1-3 T$_{reg}$ 抑制效应 T 细胞和树突细胞活性的细胞接触途径

通过细胞接触方式,T$_{reg}$ 抑制效应 T 细胞和树突细胞活性;细胞接触的介导因子包括半乳凝素-1(galectin-1)或 CTLA-4 与 CD80/86 结合,淋巴细胞活化基因-3(LAG-3)与 MHC Ⅱ 分子或跨膜蛋白-1(neuropilin-1)结合

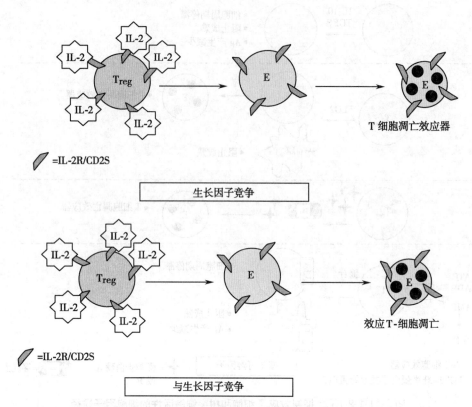

图 2-11-1-4 T_reg 抑制效应 T 细胞的因子竞争途径

T_reg 表达的 IL-2R/CD25 与局部的 IL-2 竞争,抑制效应 T 细胞功能

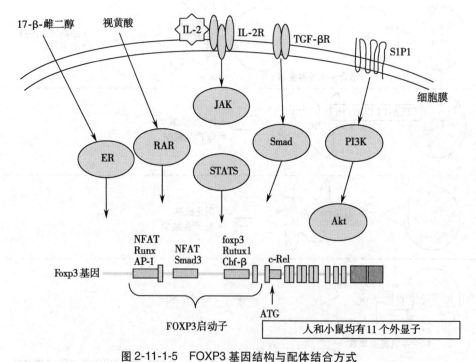

图 2-11-1-5 FOXP3 基因结构与配体结合方式

FOXP3 基因含 11 个编码外显子;体内存在多条诱导 FOXP3 表达途径,FOXP3 基因启动子与转录因子结合,诱导 FOXP3 活性

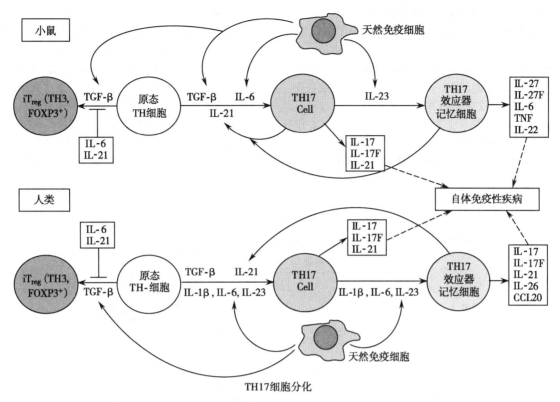

图 2-11-1-6 TH17 与 TH3 细胞的交互作用

TH17 属于促炎症因子效应 T 细胞亚群,与自身免疫性疾病有关,TH3 细胞为诱导性 T$_{reg}$(iT$_{reg}$),即 CD4$^+$ CD25$^+$FOXP3$^+$T 细胞,这种 T 细胞的最终分化取决于细胞因子的作用(TGF-β 刺激其分化)

细胞标志物)、ROR-γt 和 RORα(TH17 细胞标志物)[11-14]。在炎症因子 TGF-β 或 IL-6/IL-21 的作用下,促进 TH3 和 TH17 细胞分化,由此维持 TH17 和 TH3T$_{reg}$ 细胞之间的相互平衡。TH17 与 TH3 细胞的交互作用因子竞争途径见图 2-11-1-6。

(七)FOXP3 缺乏症 在小鼠中,FOXP3 突变因缺乏 T$_{reg}$ 细胞而引起致命性"Scurfy"表型,过表达 CD4$^+$T 细胞和其他

细胞类型,出现淋巴结病混合严重炎症,与人类的 IPEX 表现相似。

IPEX 是一种多系统自身免疫性病变,X 性连锁,女性携带致病基因,男性发病;病因与 FOXP3 突变有关。临床表现为肠病、食物过敏、淋巴系统浸润、银屑病(牛皮癣)、湿疹性皮炎、指甲发育不良、自身免疫性内分泌病(1 型糖尿病和自身免疫性甲状腺病)、Coombs 阳性型贫血、自身免疫性血小

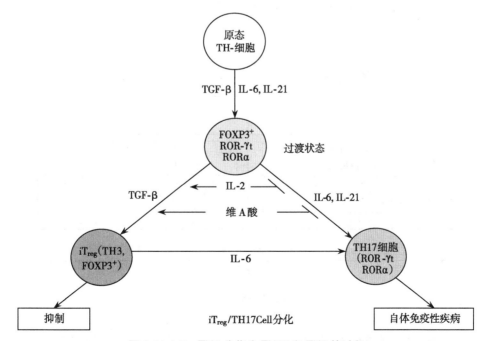

图 2-11-1-7 TH0 分化为 TH17 和 TH3 的过程

板减少性紫癜、粒细胞减少症、肾小管肾病、秃顶等[10]。

（八）炎症中的 T_{reg} 细胞　　TH0 分化为 TH17 和 TH3 的过程中存在转型状态,细胞表型为 FOXP3+,ROR-γt+,RORα+,此时加入某些细胞因子,可抑制其分化为 TH3 细胞（FOXP3+）或 TH17 细胞（ROR-γt+,RORα+）,最终导致自身免疫性炎症或自身免疫性疾病（图 2-11-1-7）。

T_{reg} 细胞是一种炎症反应细胞,微生物感染激活 nT_{reg} 细胞,产生炎症。T_{reg} 细胞表达 toll 样受体 4、5、7、8,并与细菌的脂多糖反应,延迟 T_{reg} 细胞的存活期,促进其增殖。微生物调节抗原提呈细胞的功能,激活 T_{reg} 细胞,分泌的化学因子和细胞因子又进一步激活 T_{reg} 细胞。在病原微生物感染后,形成了一种复杂的炎症反应性网络,表达特异性抗原的 nT_{reg} 扩增,在致耐受病原型细胞因子（如 IL-10 和 TGF-β）的参与下,针对特异性病原体的 Tr1 与 iT_{reg} 细胞分化。所有三种类型的 T_{reg} 细胞均抑制效应 T 细胞;nT_{reg} 也能诱导树突细胞的感染性耐受;以上的总效应是免疫反应被抑制。炎症状态下,效应细胞与 T_{reg} 细胞监护着炎症过程,最终能清除炎症或使炎症持续存在[15-22]（图 2-11-1-8 和图 2-11-1-9）,抗炎神经肽的免疫来源和作用见表 2-11-1-3,自身免疫性多内分泌腺综合征的分类见表 2-11-1-4。

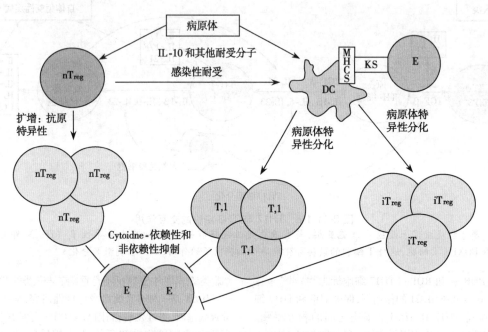

图 2-11-1-8　T_{reg} 细胞与炎症反应性网络
病原微生物感染形成复杂的炎症反应性网络,表达特异性抗原的 nT_{reg} 扩增,在致耐受病原型细胞因子（tolerogenic cytokine,如 IL-10 和 TGF-β）的参与下,针对特异性病原体的 Tr1 与 iT_{reg} 细胞分化;所有三种类型的 T_{reg} 细胞均抑制效应 T 细胞;nT_{reg} 也诱导树突细胞的感染性耐受;其总效应是免疫反应被抑制

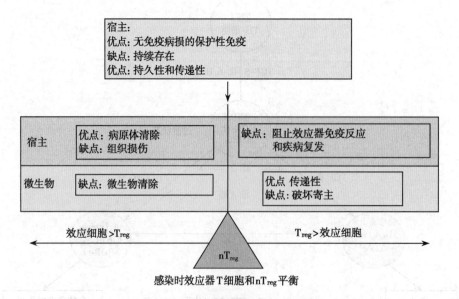

图 2-11-1-9　炎症结局与 T_{reg} 细胞
炎症状态下,效应细胞与 T_{reg} 细胞监护炎症过程,最终清除炎症或使炎症持续存在

表 2-11-1-3 抗炎神经肽的来源和作用

神经肽	肽类家族	免疫来源	受体		免疫功能
			类型	免疫系统表达	
VIP	PACAP,分泌素,胰高血糖素,GHRH	CD4,Th2,CD8,PMN,Ma	VPAC1	T,Mψ,Mo,DC,PMN	免疫细胞因子↓: TNFα,IL-12,IL-6,IL-18,MIF,IL-1β
			VPAC2	T,Mψ(激活后)	iNOS 和 COX2↓
			PAC1	Mψ,Mo	化学因子生成↓,IL-8、Rantes、IP-10、MIP-1α、MIP-2、MCP-1 刺激 Mψ 和 DC↓,HMGB1 分泌↓,IL-10、IL-1Ra 生成↑,T 细胞增殖↓,TLR 表达↓,TH1 表达 IL-2 与 IFNγ↓,TH2、IL-4、IL-5↑,Treg↑,DC↑,抗炎活性↑
αMSH	POMC	T,Mo,DC	MC1R	T,Mψ,Mo,DC,PMN,NK,B	TNFα,IL-6,IL-1β,iNOS 表达
	ACTH		MC3R	Mψ,Mo	抗原呈递↓
			MC4R	—	TLR 表达↓
			MC5R	T,B	IL-10 生成↑,T 细胞增殖↓,诱导 T_reg 细胞,DC 生成↑,抗微生物活性
Urocortin	CRH, urotensin, sau-vagine	T,B,Mψ,Mo,Ma	CRHR1	—	炎症因子↓:TNFα,IL-12,IL-18,MIF,NO,IL-6,IL-1β
			CRHR2	T,Mψ,Mo,DC,PMN	化学因子↓:IP-10,Rantes,MIP-1α,MIP-2,MCP-1,eotaxin IL-10 生成↑,HMGB1 分泌↓,巨噬细胞↑,T 细胞增殖↓ TH1 反应↓:IL-2,IFNγ 生成 诱导 T_reg 细胞
AM	降钙素	Mψ,Mo	CRLR-RAMP1	—	炎症因子↓:TNFα,IL-12,IL-6,IL-18,MIF,NO,IL-1β
	CGRP		CRLR-RAMP2	T,Mψ,Mo,DC	化学因子↓:IP-10,MIP-1α,MIP-2,MCP-1,eotaxin
	amylin		CRLR-RAMP3	T,Mψ,Mo,DC	IL-10 生成↑ T 细胞增殖↓,PPAR 表达↑ TH1 反应↓:IL-2,IFNγ 生成 诱导 T_reg 细胞
Cortistatin	SOM	T,Mo,Mψ	sst1-5	T,Mψ,Mo,DC	炎症因子↓:NO,TNFα,IL-12,IL-6,IL-18,MIF,IL-1β
			GHSR	T,Mψ,Mo,DC	化学因子↓:IP-10,MIP-1α,MIP-2,MCP-1,eotaxin IL-10 生成↑,T 细胞生成↓ 诱导 T_reg 细胞 TH1 反应↓:IL-2,IFNγ
Ghrelin	motilin	Mo/Mψ	GHSR	T,Mψ,Mo,DC	炎症因子↓:NO,TNFα,IL-12,IL-6,IL-18,MIF,IL-1β 化学因子↓:Rantes,IP-10,MIP-1α,MIP-2,MCP-1,eotaxin IL-10 生成↑,HMGB1 分泌↓,T 细胞增殖↓,诱导 T_reg 细胞,抗炎活性 TH1 发育:IL-2,IFNγ 生成↓

注:AM:adrenomedullin,肾上腺髓质素;SOM:somatostatin,MC 生长素;1-5R:melanocortin receptors 1-5,黑皮素受体 1-5;sst1-5:somatostatin receptors 1-5,生长抑素 1-5;GHSR:ghrelin 受体;CRLR:calcitonin-related ligand receptor,降钙素相关配体受体;CRHR:CRH 受体;VPAC:VIP/PACAP 受体;RAMP:receptor-activity-modifying protein,受体活化修饰蛋白;GHSR:growth hormone-secretagogue,生长激素激动剂;T:T 细胞;Mψ:巨噬细胞;Mo:monocyte,单核细胞;DC:dendritic cell,树突细胞;PMN:polymorphonuclear cell,多核细胞;B:B cell,B 细胞;NK:natural killer cell,自然杀伤细胞;TNF-α:tumour necrosis factor-α,肿瘤坏死因子-α;IP-10:interferon-γ inducible protein-10,干扰素-γ 诱导蛋白-10;IFN:interferon,干扰素;MIF:macrophage migration inhibitory factor,巨噬细胞移动抑制因子;IL:interleukin,白细胞介素;MIP:macrophage inhibitory protein,巨噬细胞抑制蛋白;MCP:macrophage chemoattractant protein,巨噬细胞化学制动蛋白;NO:nitric oxide,一氧化氮;iNOS:inducible nitric oxide synthase,诱导型一氧化氮合酶;COX2:cycloxygenase-2,环氧化酶-2;IL-1Ra:IL-1 receptor antagonist,IL-1 受体拮抗剂;Ma:mast cell,肥大细胞;T helper cell,T 辅助细胞;HGMB1:high mobility group box 1,高移动性盒 1;PPARγ:peroxisome proliferator-activated receptor-γ,过氧化物酶增殖活化受体-γ;TLR:Toll-like receptor,Toll 样受体

表2-11-1-4 自身免疫性多内分泌腺综合征分类

类型	亚型	诊断标准	类型	亚型	诊断标准
APS-1	-	2个以上的下列疾病组合： Addison 病 慢性念珠菌感染 原发性甲旁减及其相关疾病 秃顶（脱发） 自身免疫性胃炎,恶性贫血 1 型糖尿病 白癜风 自身免疫性甲状腺病 慢性肝炎 自身免疫性性腺功能衰竭	APS-3	APS-3B	炎症性肠病 恶性贫血 原发性胆汁性肝硬化 自身免疫性甲状腺病+自身免疫性皮肤病 白癜风伴或不伴脱发斑秃 各种系统性自身免疫病 重症肌无力 多发性硬化症
APS-2	-	Addison 病+下列任何一种疾病 1 型糖尿病 自身免疫性甲状腺病	APS-3C		自身免疫性甲状腺病+风湿病 系统性红斑狼疮 盘状狼疮 血管炎 抗磷脂综合征
	APS-3A	自身免疫性甲状腺病+下列疾病 1 型糖尿病伴或不伴其他内分泌腺病 自身免疫性甲状腺病 自身免疫性胃炎,肝炎	APS-3D		血液系统疾病
			APS-4	-	其他任何混合性器官特异性或肺器官特异性自身免疫病

（九）一致性体细胞突变与自身免疫病 一致性体细胞突变（coherent somatic mutation）简单长链重复（simple tandem repeat,STR）序列容易发生体细胞或生殖细胞（种系）突变,体细胞 STR 突变常见于炎症状态。

蛋白质基因跨 STR 具有可突变的标志物。在自身免疫病免疫反应启动时,首先出现抗自身抗原的抗体,这种抗原称为原发性自身抗原,如甲状腺过氧化酶（TPO）、分泌粒磷酸酶（phogrin,PTPRN2）和中间丝相关蛋白（filaggrin,FLG）,所含的 11 个很长的 STR。在常见的 20 个基因中,有 16 种与自身免疫病及动脉粥样化关联。另一方面,环境因素可使自身免疫病显露,但不直接致病。人类常见的 21 种自身免疫病的自身抗原与 PTPN22 基因相关性见表 2-11-1-5,低发病率的自身免疫病抗原见表 2-11-1-6,一致性体细胞突变和自身免疫机制见表 2-11-1-7。

【病因与发病机制】

一般的自身免疫性疾病均为多基因多因素性病因;但 1 型 APS（AIRE 突变）、IPEX 和 X-性连锁的自身免疫性淋巴细胞增生综合征（X-linked autoimmune lymphoproliferative syndrome）均为单基因遗传病[21-23]。发病机制不同,但是最终均导致一致性体细胞突变和自身免疫病变。

表2-11-1-5 人类常见的 21 种自身免疫病自身抗原（依发病率递减排列）

缩写	名称	PTPN22 基因相关性	B 细胞自身抗原
GD	Graves 病	是	TPO,TG,TSHR
RA	类风湿关节炎	是	FLG,VIM,FGA,FGB,ENO1,IgG（类风湿因子）,IFI16,ANXA1,PADI4
HT	Hashimoto 甲状腺炎（慢性淋巴细胞性甲状腺炎）	是	TPO,TG
CEL	乳糜腹泻	未明	TG2,HP,肌动蛋白,CALR,TG3,神经节苷脂,胶原
PSO	银屑病	无	PALLD,AGAP3,DSP,胶原-21,ATXN3
VIT	白癜风	是	TYR,TH,TYRP1,MCHR1,核纤层蛋白 A
SJ	干燥综合征	未明	SPTAN1,SPTBN1,Ro52（TRIM21）,Ro60（TROVE2）,La（SSB）,CHRNA3,IFI16,VIM,CHRM3
UC	溃疡性结肠炎	是	HMGB1,HMGB2,pANCA,原肌球蛋白
AS	强直性脊柱炎	无	多种特异性抗原
T1D	1 型糖尿病	是	PTPRN2,PTPRN,INS,GAD2,SLC30A8,VAMP2,NPY,AMY2A（暴发型 1 型糖尿病）
AA	斑秃	是	TH,TCHH,KRT16
JIA	青少年特发性关节炎	是	DEK,HSP70,瓜氨酸肽
PA	恶性贫血	未明	ATP4A,ATP4B,胃蛋白酶原 A
MS	多发性硬化	无	MAG,MBP,PLP,MOG,CRYAB,CR1,神经元抗原

续表

缩写	名称	PTPN22 基因 相关性	B 细胞自身抗原
CD	Crohn 病	相反	GP2，CUDZ1
SLE	系统性红斑狼疮	是	Ro60(TROVE2)，SNRPA，APOH，心磷脂复合物，核糖体 P，VIM，心磷脂复合物，La(SSB)，Ro52(TRIM21)，ds-DNA，Sm，SNRNP70，SNRPC，染色质，组蛋白，Ku，CALR，NCL，RF，CR1，IFI16，VIM，核纤层蛋白 B，F2，F2，磷脂酰丝氨酸，ANXA1，ANXA2，ANXA5，NPM1，HMGB1，LTF，SR 蛋白，其他抗原
UV	眼色素层炎	无	CRALBP，CRYAA，CRYAB，CRYBB1
AD	Addison 病	是	CYP21A2
MG	重症肌无力	是	AchR，MUSK，LRP4，AGRN，ColQ，TTN，KCNA1，RYR
DM	皮肌炎	是	Mi-2 复合物，IFIH1，TRIM33，MORC3，Ro52(TRIM21)
SSc	系统性硬化症	是	RNA 多聚酶Ⅲ，CENPB，CENPA，RNA 多聚酶Ⅰ，RNA 多聚酶Ⅱ，TOP1，PM，Scl-complex，Ro52(TRIM21)，SNRNP70，NOR-90，Ku，Th，To，U3RNP，FBL，IFI16，ANXA5，NPM1，HMGB1，HMGB2，线粒体-M2

注：PTPN22 基因的色氨酸等位基因 Arg620Trp 多态性(rs2476601)与许多自身免疫病有关；一般认为，动脉粥样硬化不是自身免疫性病变，因而未列入表中，但冠心病的确具有自身免疫病的特征，而且与 PTPN22 有关

表 2-11-1-6　低发病率的自身免疫病抗原

缩写	疾病	自身抗原
PV	寻常天疱疮	DSG3，DSG1，HLA-DRA，DSC3，DSC1，ATP2C1，PKP3，CHRM3，COL21A1，ANXA8L1，CD88，CHRNE
RHF	风湿热	VIM，MYBPC3，原肌球蛋白，胶原
LEMS	Lambert-Eaton 肌无力综合征	CACNA1A，CACNB2
AH1	自身免疫性肝炎(1 型)	HMGB1，HMGB2
AH2	自身免疫性肝炎(2 型)	CYP2D6，CES1，PDIA3
HA	自身免疫性溶血性贫血	RHD，GYPA
AP	自身免疫性胰腺炎	AMY2A，CA2，LTF，HSP10，纤维蛋白溶酶原结合蛋白，胰蛋白酶原，SPINK1
PBC	原发性胆汁性肝硬化	线粒体-M2，SP100，PML，NUP210，Ro52(TRIM21)，CENPB，SUMO2，SUMO1，CHRM3
NMO	视神经脊髓炎	AQP4
GPS	Goodpasture 综合征	COL4A3

表 2-11-1-7　一致性体细胞突变和自身免疫机制

发病机制	疾病举例
串联重复序列突变	1 型糖尿病、系统性红斑狼疮、类风湿关节炎、HT
节段性重复处基因转换	AD
克隆扩张	旁癌性自身免疫病、Graves 病
氧化应激	类风湿关节炎(VIM 突变)
RAG 依赖性体细胞突变	类风湿关节炎(IKZF1)
病原体结合/修饰	VIM in RHF
反转录转座位作用	BOMS
凋亡蛋白清除	许多清除的蛋白质具有强自身抗原特性
蛋白质修饰调节紊乱	Anti-TOP1SSc
环境诱变剂作用	类风湿关节炎(ENO1，VIM，FGB)

（一）AIRE 突变　　AIRE 基因位于 21q22.32，其所有外显子与内含子交界处都由典型的 G7-AG 系列。启动子在第 1 个外显子上游，有 1 个 TATA 盒、1 个 GC 盒和 1 个 CPG 岛。其 3′末端与同链上的 PFKL 基因启动子重叠。具有转录调节的功能，但 AIRE 蛋白在 1 型 APS 发病机制中所起作用尚不完全清楚。

1 型 APS 是由于 AIRE 基因突变所致(图 2-11-1-10)。迄今至少发现有 45 种突变，已报道的致病性突变包括无义突变、错义突变、沉默突变、插入和缺失以及剪接位点突变[24]。不同民族和地区引起 1 型 APS 的突变各不相同。在芬兰人中，82%患者的 AIRE 基因突变为 R257X 突变，中国 1 型 APS 患儿有 A19T 和 R257X 的复合杂合突变，而且其突变分别由父亲(A19T)和母亲(R257X)遗传所致[25]。在伊朗患者中，98%有 Y85C 突变；82%的沙特阿拉伯患者为 R139X 突变。两种最常见的突变为 R257X 和 967-979 缺失。前者的突变在外显子 6 的 889 位核苷酸有 C→T 取代，导致终止密码子提前出现，使 AIRE 蛋白被截短。后一种突变在外显子 8，缺失从 967 位起到 979 位共缺失 16 个核苷酸。2006 年，Ulinski 等报告 1 例患者的 AIRE 缺失 1734 个核苷酸，其表达的 AIRE 蛋白只有 44 个氨基酸残基。突变热点为外显子 2 和 10，前者有 8 种突变；后者有 10 种突变。AIRE 基因突变外显率几乎达 100%[26,27]。

（二）AIRE 功能异常　　AIRE 蛋白主要在胸腺髓质的上皮细胞中表达，分为多个功能区。HSR 区需要多同聚体化，其中还含有半胱天冬酶募集结构域，该区是 AIRE 转化激活的关键部位。SAND 结构域含有 DNA 结合活性，但与其他蛋白的转录因子有别；两个 PHD 锌指区的作用只限于核转

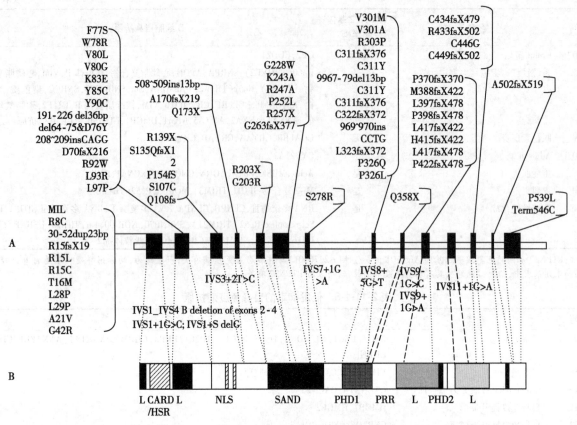

图 2-11-1-10 AIRE 的功能结构域与突变位点
A. AIRE 突变位点；B. AIRE 的功能结构域

录调节,第 1 个 PHD 区与非甲基化的组蛋白 H3 结合。特异性 E3 连接酶是免疫耐受的关键调节因子,而突变后即导致自身免疫性疾病(图 2-11-1-11)。两个 PHD 结构域之间的脯氨酸富含区与蛋白-蛋白相互作用有关,AIRE 突变主要发生于 HSR 和 SAND 区[28,29]。

关于 AIRE 蛋白结构与功能关系的研究很多。目前已知,AIRE 存在于胞质中,但可进入细胞核。在细胞核中 AIRE 蛋白以二聚体形式与特殊的 DNA 结合,起着转录辅激活子的作用,AIRE 基因也可调节组织特异性自身免疫反应性 T 细胞克隆的阴性选择(negative selection)。但如 1 型 APS 的病因只是 AIRE 单个基因突变,如何引起那么多的内分泌腺与非内分泌细胞自身免疫病和念珠菌感染和外皮层营养不良,其发病机制尚未明了。胸腺的免疫功能紊乱是发生 APECED 的重要原因,AIRE 和胸腺的 TRA 异位转录有关,由于缺乏 AIRE 调节的 TRA,负性选择过程中断,自身反应性 T 细胞逸脱,导致全身特异性自身免疫反应。

【临床表现】

自身免疫性甲旁减、原发性肾上腺皮质功能减退症和慢性皮肤黏膜念珠菌病称为 1 型 APS 三联征[28],见表 2-11-1-8、表 2-11-1-9 和病例报告。临床表现为这些组织的功能减低、念珠菌感染和外胚层营养不良,故又称为 APECED 三联征(表 2-11-1-10),其中以念珠菌感染常见和最早出现,但出现下一个组成成分可间隔数年到 20 年,鲜有患者在其一生

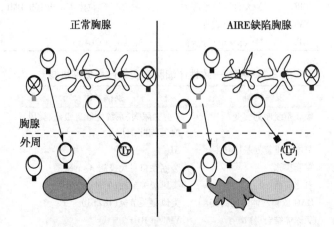

图 2-11-1-11 APECED 的发病机制
正常胸腺中的 mTEC 表达多种组织特异性抗原,而自身反应性胸腺细胞缺失,因而仅有非特异性 T 细胞进入外周组织,正常胸腺支持 T_{reg} 细胞发育;当 AIRE 失去功能后,胸腺上皮和 mTEC 结构异常,一些 TRA 不被转录,成熟的 TRA 特异性胸腺细胞增多,并被激活(细胞质容积增大),效应细胞输出;同时 T_{reg} 细胞发育不良,因而外周组织 T_{reg} 细胞缺乏,形成特异性自身免疫性疾病

中出现 1 型 APS 全部组成成分疾病者。最多一生中先后发生 8 种疾病。

表 2-11-1-8　APECED 的临床特点

临床表现	特异性自身抗体	发作年龄
经典三联征		
念珠菌病	IL-17F,IL-22	儿童
甲旁减	NALP5,CaSR	儿童
肾上腺皮质功能减退症	P450c17,P450c21,P450scc	儿童~成人
其他内分泌疾病		
卵巢衰竭	P450scc,P450c17	儿童~青少年
睾丸衰竭	TSGA10	儿童~青少年
糖尿病	IA-2,GAD65	成人
甲减	TG,TPO	儿童成人
垂体功能减退症	TDRD6	青少年~成人
外胚层疾病		
脱发	TH,毛囊	儿童~成人
白癜风	Melanocyte,SOX9,SOX10,AADC	儿童~成人
角膜病变	不明	儿童~青少年
牙釉质发育不全	不明	儿童
发热皮疹	不明	儿童
胃肠疾病		
胃炎,恶性贫血	H^+-K^+-ATP 酶,IF	儿童~成人
顽固性便秘	TPH,HDC	儿童~成人
慢性腹泻	TPH,HDC	儿童~成人
免疫性肝炎	CYP1A2,CYP2AC,AADC,TPH,HDC	儿童
其他病变		
肺部表现	KCNRG	儿童~成人
肾小球间质性肾炎	儿童	儿童
无脾症	不明	儿童~成人

注:IL-17F:interleukin 17F,白细胞介素 17F;IL-22:interleukin 22,白细胞介素 22;NALP5:NACHT leucine-rich-repeat protein 5,富含亮氨酸重复序列的蛋白 5;CaSR:calcium-sensing receptor,钙受体;P450c17:Steroid 17-α-hydroxylase,类固醇 17α-羟化酶;450c21:steroid 21-hydroxylase,类固醇 21-羟化酶;P450scc:side-chain cleavage enzyme,侧链裂解酶;TSGA10:testis-specific gene 10 protein,睾丸特异性基因 10 蛋白;IA-2:islet antigen-2,胰岛抗原-2;GAD65:glutamic acid decarboxylase-65,谷氨酸脱羧酶-65;Tg:thyroglobulin,甲状腺球蛋白;TPO:thyroid peroxidase,甲状腺过氧化物酶;TDRD6:tudor domain-containing protein 6,含 tudor 结构域的蛋白 6;TH:tyrosine hydroxylase,酪氨酸羟化酶;AADC:aromatic l-amino acid decarboxylase,芳香族 L-氨基酸脱羧酶;IF:intrinsic factor,内因子;TPH:tryptophan hydroxylase,色氨酸羟化酶;HDC:histidine decarboxylase,组氨酸脱羧酶;CYP1A2:cytochrome P450 1A2,细胞色素 P450 1A2;CYP2AC:cytochrome P450 2AC,P450 2AC;KCNRG:potassium channel-regulating protein,钾通道调节蛋白

（一）顽固性念珠菌感染　念珠菌感染最早可在出生后 1 个月内发生,一般在 5 岁前发病,与选择性 T 淋巴细胞,特别是抑制性 T 淋巴细胞缺乏有关。常见感染部位为口腔(俗称"鹅口疮")颊部黏膜。外观呈乳酸状白色斑点,用棉签不可拭去,强行去除,其下可见糜烂黏膜。病变范围可从点状到融合成片,并扩大到口腔其他部位,包括指(趾)甲("灰指甲")[29]。受累指(趾)甲增厚变色,出现小的凹陷性萎缩。食管感染时,患者常诉胸骨后烧灼感,吞咽时有疼痛

表 2-11-1-9　APS1 与 APS2 的比较

特征	1 型 APS	2 型 APS
发病年龄	婴幼儿(4~10 岁)	成年人(16~40 岁)
易感者	同胞儿	多代亲属
基因突变	AIRE,常染色体隐性遗传	ETLA4,PTPN22,复杂遗传
与 HLA 相关性	无相关	与 DR3、4 相关
免疫功能	免疫缺损	无
皮肤黏膜病变	皮肤黏膜病	无
感染	念珠菌病	无
1A 型糖尿病	18%伴有 1A 型糖尿病	20%伴有 1A 型糖尿病
抗干扰素抗体	100%	无
男女比率	1:1	3:1
主要伴随疾病	甲旁低,念珠菌病,Addison 病	Addison 病,甲减,1A 型糖尿病

表 2-11-1-10　1 型 APS 的主要伴发病

主要伴发疾病	患病率(%)
常见疾病	
慢性皮肤黏膜念珠菌病	72~100
自身免疫性甲旁减	76~93
自身免疫性肾上腺病	73~100
少见疾病	
自身免疫性内分泌病	75~92
高促性腺激素性腺功能减退	17~69
自身免疫性甲状腺病	4~31
1 型糖尿病	0~33
胃肠疾病	
恶性贫血	13~31
吸收不良综合征	10~22
胆石症	44
慢性活动性肝炎	5~31
自身免疫性皮肤病	
白癜风	8~31
脱发	29~40
荨麻疹样红斑	15
外胚层器官发育不良	
指甲发育不良	10~52
牙龈质钙化	40~77
耳鼓膜钙化	33
其他表现	
角膜-结膜炎	2~35
无脾症	15~40

及梗阻感,严重者出现食管狭窄。胃肠和肛门念珠菌感染可出现腹痛、气胀和腹泻。肺部感染严重者可引起肺脓肿,甚至发生血行播散而引起念珠菌败血症。念珠菌感染时发时愈,常与甲状旁腺功能减退并存。长期感染可发生局部癌变。

临床上,念珠菌检查应列为 1 型 APS 的常规项目,一般可采取口腔黏膜或皮肤病变处取标本作涂片显微镜检查和

表 2-11-1-11 口腔念珠菌病

原发性口腔念珠菌病	正中菱形舌炎
急性念珠菌病	角质化病变合并念珠菌病
假膜性念珠菌病	黏膜白斑
红斑性念珠菌病	增生结节性念珠菌病
慢性念珠菌病	扁平苔藓
红斑性念珠菌病	红斑狼疮
假膜性念珠菌病	继发性口腔念珠菌病
斑块样假膜性念珠菌病	系统性皮肤黏膜念珠菌的
念珠菌相关性病变	口腔表现
传染性口角炎	继发性念珠菌病
义齿性口炎	

注:继发性念珠菌病见于胸腺不发育或念珠菌病-内分泌腺病综合征患者

培养,也可作病变处活检作病理切片检查。食管、胃肠道可通过内镜取病变处标本作病理学检查和念珠菌鉴定。正常情况下,念珠菌对皮肤、生殖道、呼吸道、口腔和胃肠黏膜无致病作用,而且是"有益菌群"。但在病理情况下,可因念珠菌过多生长繁殖而导致念珠菌病。口腔念珠菌病分为原发性和继发性两类,见表 2-11-1-11。

(二)多内分泌腺功能减退 当临床怀疑某一内分泌腺功能减低时,可直接测定该腺体分泌的激素或激素代谢物或作兴奋试验。1 型 APS 中,内分泌腺和细胞功能减低都是由于自身免疫反应(抗原抗体反应)而引起自身免疫性炎症,使组织遭受破坏所致。测定组织中的自身抗体可用免疫组化方法,而血浆自身抗体检测对 1 型 APS 的诊断十分重要。此外,抗干扰素抗体的特异性高,定期监测有重要的诊断意义[30,31]。1 型 APS 的内分泌腺和细胞自身抗体检测见表 2-11-1-12~表 2-11-1-14。

表 2-11-1-12 1 型 APS 的内分泌腺和细胞自身抗体

部位	抗原	自身抗体	所诊断疾病
内分泌腺			
肾上腺皮质	21-羟化酶	Cyp450c21	自身免疫性 Addison 病
	肾上腺皮质细胞	Cyp450c21,Cyp450c17,Cyp450c11,Cyp450scc	自身免疫性肾上腺皮质功能减低症
性腺	产类固醇细胞	Cyp450scc,Cyp450c17	自身免疫性腺功能减退症
甲状腺	甲状腺球蛋白	抗甲状腺球蛋白	慢性淋巴性甲状腺炎
	甲状腺过氧化酶	抗甲状腺过氧化酶	萎缩性原发性甲减
甲状旁腺	钙受体蛋白	抗钙受体蛋白	原发性自身免疫性甲减
非内分泌腺			
胰腺内分泌细胞	谷氨酸脱羧酶	抗 GAD,抗 IA-2,抗 CPH,抗 ICA,抗 IAA	自身免疫性 1 型糖尿病
胃肠道内分泌细胞	肠道嗜铬粒细胞	抗内因子	A 型萎缩性肾炎、恶性贫血
	内因子	抗 H^+-K^+-ATP 酶	小肠吸收不良综合征
	色氨酸羟化酶	抗色氨酸羟化酶	小肠吸收不良综合征
肝细胞	CYP450-IA2	抗 CYP450-IA2	自身免疫性肝炎

注:GAD:谷氨酸脱羧酶;IA-2:蛋白酪氨酸磷酸酶;CPH:羧基肽酶 H;ICA:胰岛细胞抗体;IAA:胰岛素自身抗体;Cyp450:细胞色素 P450 的同工酶

表 2-11-1-13 APECED 患者的自身抗体与靶组织功能

靶组织功能	APECED 相关性自身抗体	靶组织功能	APECED 相关性自身抗体
Addison 病	21-羟化酶抗体	自身免疫性肝炎	芳香族 L-氨基酸脱羧酶(AADC)抗体
	17α 羟化酶抗体		细胞色素 P4501A2 抗体
	侧链裂解酶抗体		细胞色素 P4502A6 抗体
甲旁减	NALP5 抗体		细胞色素 P4501A1 抗体
	钙受体抗体		细胞色素 P4502B6 抗体
甲减	甲状腺过氧化物酶抗体	白癜风	转录因子 SOX9 抗体
	甲状腺球蛋白抗体		SOX10 抗体
性腺功能减退症	17α 羟化酶抗体		芳香族 L-氨基酸脱羧酶(AADC)抗体
	侧链裂解酶抗体(steroid 细胞抗体)	Alopecia areata	酪氨酸羟化酶抗体
1 型糖尿病	谷氨酸脱羧酶抗体 65	肾病	肾小管基底膜抗体
	胰岛素抗体	肺部病变	钾通道调节蛋白(KCNRG)抗体
	酪氨酸磷酸酯酶(IA2)抗体	眼病	OBP1 抗体
垂体功能减退症	含 tudor 结构域的蛋白 6(TDRD6)抗体	非特异性组织	IFN-α 抗体
萎缩性胃炎,Biermer 病	内因子抗体		IFN-β 抗体
	胃壁细胞抗体		IFN-ω 抗体
小肠炎	谷氨酸脱羧酶抗体 65		IL-22 抗体
	组氨酸脱羧酶抗体		IL-17F 抗体
	色氨酸羟化酶		IL-17 抗体

表 2-11-1-14 不同自身免疫性内分泌疾病诊断的关键指标

诊断	临床表现	自身抗体	HLA	基因缺陷	细胞免疫反应
APECED(APS-1)	念珠菌病,多发性内分泌腺功能衰竭,非内分泌腺自身免疫病	腺体特异性抗体	无关(?)	AIRE 突变(约 100 个位点)	CTL
APS-2	Addison 病,TIDM,甲状腺病	肾上腺皮质,胰岛 β 细胞,甲状腺特异性抗体	风险位点 HLADR3: DRB1*0301,DQA1*0501 DQB1*0201,DR4,保护位点 DR1,DR7,DR13,DR14	无	CTL
Addison 病	糖皮质激素缺乏,盐皮质激素缺乏,ACTH 升高,肾衰升高,低钠血症,高钾血症	P450c21 抗体,P450scc 抗体	HLA-DRB1, DQA1-DQB1,HLA-DR3	无	CTL
IPEX	肠病,糖尿病皮肤病(湿疹),生长障碍,甲状腺炎,反复感染	肠细胞抗体胰岛细胞抗体,GAD 抗体,甲状腺抗体	无关	FOXP3	调节 T 细胞缺陷,IL-2、IFN-γ、TNFα 升高

(三)自身免疫抗体 自身免疫发育的组织破坏过程由 T 细胞介导,患者体内存在多种自身抗体,这些抗体主要针对细胞内的生物酶和活性蛋白质(表 2-11-1-15)。

表 2-11-1-15 APS-1 的自身抗原与相应疾病

APS-1 组分	自身抗原
肾上腺皮质功能减退	21-OH,17-OH,SCC
性腺功能减退	SCC,17-OH,TSGA10
甲旁减	NALP5,钙受体
甲减	TPO,Tg
1 型糖尿病	GAD65,IA2,胰岛素
胃肠功能紊乱	TPH,HDC,GAD65
自身免疫性肝炎	CPY1A2,CPY2AC,AADC,TPH,HDC
自身免疫性胃炎	H^+-K^+-ATP 酶,内因子
肺部疾病	KCNRG
白癜风	黑色素细胞,SOX9,SOX10,AADC
秃顶	TH,毛囊
慢性念珠菌感染	IL17A,IL-17F,IL-22

注:21-OH:21-hydroxylase,21-羟化酶;17-OH:17-hydroxylase,17-羟化酶;SCC:side-chain cleavage enzyme,侧链裂解酶;TSGA10:testis-specific protein 10,睾丸特异性蛋白 10;NALP5:NACHT leucine-rich repeat protein 5,NACHT 富含亮氨酸重复序列蛋白 5;TPO:thyroid per-oxylase,甲状腺过氧化酶;Tg:thyroglobulin,甲状腺球蛋白;GAD65:glutamic acid decarboxylase 65,谷氨酸脱羧酶 65;IA2:protein tyrosine lhosphatase 2,蛋白酪氨酸膦酸酶-2;TPH:trypphan hydroxylase,色氨酸羟化酶;HDC:histidine decarboxylase,组氨酸脱羧酶;CYP1A2:cytochrome p450 1A2,细胞色素 p4501A2;CYP2AC:cytochrome p450 2AC,细胞色素 p450 2AC;AADC:aromatic L-amino acid decarboxylase,芳香化-L 氨基酸脱羧酶;TH:tyrosine hydroxylase,酪氨酸羟化酶

1. 自身免疫性甲旁减 临床上有缺钙性搐搦症、癫痫和大脑基底核钙化,有的患者可发生低镁血症。1 型 PAS 病例常存在抗甲状旁腺细胞钙受体抗体(CaR-Ab),部分患者的 CaR-Ab 能激活钙受体,引起低钙血症。另一方面,有的患者体内 CaR-Ab 具有抑制钙受体作用,产生"自身免疫性低尿钙性高钙血症(autoimmune hypocalciuric hypercalcemia)"[32]。

2. 自身免疫性肾上腺皮质功能减退症 严重者可发生肾上腺危象。以糖皮质激素缺乏常见,少数伴有醛固酮缺乏或发生高盐皮质激素状态,对地塞米松和螺内酯治疗有反应,其机制不明。

3. 原发性自身免疫性性腺功能减退症 睾丸、卵巢有淋巴细胞浸润和萎缩。如果发生于青春发育期前,可导致第二性征和外生殖器发育不全;如发生于成年期,男女则有性欲减退、不育和第二性征退化,女性可有闭经。

4. 自身免疫性甲减 临床表现为原发性甲减。病理改变可为慢性淋巴性甲状腺炎或萎缩性甲状腺炎。当慢性甲状腺肿大而无血清甲状腺自身抗体升高,尤其在肿大的甲状腺质地较硬或有压迫症状,或出现多器官病变时,应想到 IgG4 相关性系统性疾病(IgG4-related systemic disease,IgG4-RSD)可能。IgG4-RSD 的特点是多灶性致密性纤维纤维硬化、淋巴浆细胞增殖、瘤样包块和易于恶变,血清 IgG4 明显升高,病变组织活检可见 IgG4-表达的浆细胞增生伴纤维硬化。

5. 自身免疫性 1 型糖尿病 胰岛病理改变为胰岛炎和淋巴细胞浸润。大约 1/3 的 1 型糖尿病发生 1 型 APS,15%~30%的 1 型糖尿病伴有自身免疫性甲状腺病,5%~10%伴有自身免疫性胃炎或恶性贫血,4%~9%存在过敏性肠病,0.5%发生 Addison 病,2%~10%伴有白癜风。因而,1 型糖尿病是筛选 1 型 APS 的重要对象[33]。

(四)非内分泌腺自身免疫疾病组合特点 外胚层营养不良导致脱发和白癜风。脱发可为斑秃或全秃;白癜风开始为局部,以后逐渐扩大。此外,还可有牙釉质增生低下,受累牙齿上出现横嵴。结膜-角膜病主要表现为流泪、畏光与结合膜充血。裂隙灯检查可发现角膜有血管翳或浅表溃疡,溃疡愈合形成白斑而导致视力障碍。少数患者发生致命性表皮坏死、虹膜睫状体炎、荨麻疹样皮肤红斑病和鼓膜钙化等。

其他非内分泌病也由自身免疫引起,包括慢性萎缩性胃炎、恶性贫血、小肠吸收不良综合征等[34-36]。临床上有腹泻或脂肪下痢,可合并胰腺囊性纤维化。脂肪下痢时,由于

维生素 D 吸收不良而引起低钙血症。此外,可发生自身免疫性肝炎及慢性间质性肾炎,分别导致肝硬化和肾衰竭。中枢神经脑白质深层可发生斑片状脱髓鞘性病变及局灶性脑白质及橄榄核退行性变。神经细胞被吞噬或凋亡而减少,神经胶质细胞堆积。自身免疫性卵巢炎和卵巢早衰可见于 1 型

APS 或 2 型 APS 患者[37,38]。

(五) 消化系统表现 因免疫功能紊乱,常出现腹泻、结节性淋巴增生、炎症性肠病样症状、恶性贫血、过敏性肠病、结节性淋巴增生、吸收不良、进行性肝损害、硬化性胆管炎、口腔念珠菌病等表现(表 2-11-1-16)。

表 2-11-1-16　原发性免疫缺陷综合征的消化系统表现

免疫缺陷类型	评价方法	消化系统表现
常见可变性免疫缺损	血清 IgG、Ig 和/或 IgM 降低,预防注射的 IgG 反应差,淋巴细胞亚群减少,B 淋巴细胞正常或减少	腹泻,结节性淋巴增生,扁平绒毛病变,炎症性肠病样症状,恶性贫血
选择性 IgA 缺乏症	血清 IgA 缺乏或 <10mg/dl,IgG 和 IgM 正常(IgG2 可能缺乏)	腹泻,过敏性肠病,结节性淋巴增生
无 γ 球蛋白血症(X 性连锁或常染色体隐性遗传)	全部免疫球蛋白缺乏预防注射的 IgG 反应差,淋巴细胞亚群减少,前 B 淋巴细胞和 B 淋巴细胞减少	胃肠病变,慢性腹泻,吸收不良
X 性连锁高 IgM 综合征	IgM 正常或升高,IgG 和 IgA 降低,预防注射的 IgG 反应差,淋巴细胞亚群减少,T 细胞正常,B 细胞组成或降低	腹泻,进行性肝损害,硬化性胆管炎
重症混合型免疫缺陷症	T 细胞明显减少,B 细胞和 NK 细胞不定,对 PHA-ConA 和 PWM 反应不良	腹泻,口腔念珠菌病
DiGeorge 综合征	免疫球蛋白正常,IgE 偶尔升高,IgA 可能降低,T 细胞减少,B 细胞和 NK 细胞正常或升高,对有丝分裂原的反应不一	皮肤黏膜念珠菌病
免疫调节紊乱-多内分泌腺病-肠病综合征	嗜酸性粒细胞升高,IgE 和 IgA 升高,CD4+CD25+T 细胞减少(FOXP3 突变),FOXP3+ Treg 细胞缺乏,其他 T 细胞和 B 细胞正常	严重肠病,水样或血性粪便,嗜酸性粒细胞炎症
裸淋巴细胞综合征	免疫球蛋白降低,预防注射的 IgG 反应差,淋巴细胞亚群减少,CD4+T 细胞减少,CD8+T 细胞增加,MHC 表达不足	进行性肝损害,硬化性胆管炎
慢性肉芽肿病	二氢罗丹明还原酶或氮蓝四唑中性粒细胞呼吸功能异常	结肠炎,肝脓肿,幽门梗阻 小肠梗阻,肌肉芽肿性口炎,溃疡食管运动障碍
Wiskott-Aldrich 综合征	血小板体积减少,IgM 降低,IgA 和 IgE 升高,IgG 升高或正常,预防注射的 IgG 反应差,淋巴细胞亚群减少,CD3+-CD4+ 和 CD8+T 细胞减少	结肠炎血性粪便,吸收不良
Hermansky-Pudlak 综合征	血小板数正常但功能降低,出血时间延长	肉芽肿性结肠炎

注:IBD:inflammatory bowel disease,炎性肠病;ConA:concanavalin A,刀豆球蛋白 A;FOXP:forkhead box P3,叉头盒 P3;MHC:major histocompatibility complex,主要组织相容性复合物;PHA:phytohaemagglutinin,植物凝集素;PWM:pokeweed mitogen,pokeweed 有丝分裂原

【诊断与鉴别诊断】

1 型 APS 患者表型变异较大。当临床上只有 1 型 APS 中某一表现时,诊断困难,除非家族中已有确诊的 1 型 APS 患者,据称,平均延误诊断的时间为 11 年。如果年龄小,发生三种主要表现中任何一种或者成年早期发生一种以上内分泌疾病都应行突变分析,定期随访[39]。流式细胞仪可用于 APS 的诊断、分型和治疗观察[40]。

(一) 1 型 APS 病例筛查 临床遇有下列情况之一应考虑 1 型 APS 可能:①家族中已有 1 型 APS 患者而另一成员患有念珠菌感染者;②30 岁前已有 2 个内分泌腺功能减低者,或者已肯定 1 个内分泌腺功能减低,而血清中检出另一内分泌腺的自身抗体;③1 型 APS 三联征中出现自身免疫性甲状旁腺功能减退症和 1 个非内分泌腺自身免疫性疾病,或者反复发作念珠菌感染加上 1 个以上非内分泌腺自身免疫性疾病者;④临床上虽然尚无内分泌腺或细胞自身免疫性疾病,但属于 AIRE 基因突变携带者。

(二) 诊断 迄今为止,1 型 APS 的组成成分已达 45

种。根据芬兰对 89 例患者的分析,居前三位的首发症状依次为甲状旁腺功能减退症(70%)、念珠菌感染(67%)和肾上腺皮质功能减退症(56%)。1 型 APS 的确诊标准为:①有或无家族史;②具有前述的 3 种或 3 种以上疾病;③钙受体和肾上腺自身抗体阳性;④AIRE 基因突变。如果具备①和②中 3 种疾病中的 2 个,其中内分泌腺病由自身免疫引起,再加④也可确诊为 1 型 APS,见表 2-11-1-17。

因为新的病症可能在任何时间发生,故 APECED 诊断成立后,应定期追踪患者的自身抗体变化和相关检查,见表 2-11-1-18。

霉菌感染的诊断标本应从活动性病变处以无菌方式采集后抹片,以 1:1 乙醚/乙醇固定干燥后 Gram-PAS 染色,镜下检查霉菌。怀疑为增生性念珠菌病灶时,应活检病变组织,进行病理检查[16]。同时进行霉菌培养。同化反应(assimilation reaction)实验和发酵反应(fermentation reaction)有助于鉴定霉菌的类型[17-22](表 2-11-1-19 和表 2-11-1-20)。需要时应做霉菌的血清学和免疫学检查。

表 2-11-1-17　APECED 诊断标准（Husebye et al，2009）

符合以下三种情况之一者可诊断 APECED
1. 存在至少 2 个主要表现：慢性皮肤黏膜念珠菌病，甲旁减，肾上腺功能减退症
2. 兄弟姊妹患有 APECED，患者存在 1 个主要表现
3. AIRE 突变

符合以下三种情况之一者提示 APECED 可能
1. 患者 30 岁前存在至少其中的 1 个主要表现和至少 1 个次要表现
2. 任何抗干扰素抗体组分阳性
3. 任何抗 NALP5、AADC、TPH、TH 抗体组分阳性

注：AIRE：autoimmune regulator，自身免疫调节子；NALP5：NACHT leucine-rich repeat protein 5，富含亮氨酸重复序列的蛋白 5；AADC：aromatic L-mino acid decarboxylase，芳香族 L-氨基酸脱羧酶；TPH：tryptophan hydroxylase，色氨酸羟化酶；TH：tyrosine hydroxylase，酪氨酸羟化酶

表 2-11-1-18　APECED 的追踪观察

疾病组分	自身抗体	其他检查
APECED	IFN-α 和/或 IFN-ω	
甲旁减	NALP5	血钙
	CaR	血磷
Addison 病	21 羟化酶 ACTH 抗体	血浆肾素 ACTH
1 型糖尿病	IA-2	
甲减	TPOAb	
性腺功能减退症	抗 Steroid 细胞抗体	FSH，LH 雌二醇（睾酮）
萎缩性胃炎	抗壁细胞抗体	维生素 B_{12}
自身免疫性肝炎	LKM 抗体	ALAT

注：NALP5：NACHT leucine-rich-repeat protein 5，NACHT-富含亮氨酸重复序列蛋白 5；LKM：liver-kidney microsomal antibody，抗肝肾微粒体抗体；ALAT：血浆丙氨酸转移酶

表 2-11-1-19　霉菌感染的同化反应实验

霉菌	Glu	Mal	Suc	Lac	Cel	Gal	Tre	Raf	Mel	Xyl	Ino	Dul
白念珠菌（C. albicans）	+	+	+	+	+	+	+	−	−	−	−	−
热带念珠菌（C. tropicalis）	+	+	+	−	+	+	+	−	−	+	−	−
克夫念珠菌（C. kefyer）	+	+	+	+	+	+	−	+	−	−	−	−
假丝酵母念珠菌（C. parapsilosis）	+	+	+	−	+	+	+	−	−	+	−	+
古丽念珠菌（C. guilliermondii）	+	+	+	−	+	+	+	+	+	+	−	+
克犹念珠菌（C. krusei）	+	−	−	−	−	−	−	−	−	−	−	−

注：Glu：glucose，葡萄糖；Mal：maltose，麦芽糖；Suc：sucrose，蔗糖；Lac：lactose，乳糖；Cel：cellobiose，纤维二糖；Gal：galactose，半乳糖；Tre：trehalose，海藻糖；Raf：raffinose，棉籽糖；Mel：melibiose，蜜二糖；Xyl：xylose，木糖；Ino：inositol，肌醇；Dul：dulcitol，卫矛醇

表 2-11-1-20　霉菌感染的发酵反应实验

霉菌	Glu	Mal	Suc	Lac
白念珠菌（C. albicans）	酸性产物 气体生成	酸性产物 气体生成	−	−
热带念珠菌（C. tropicalis）	酸性产物 气体生成	酸性产物 气体生成	酸性产物 气体生成	−
克夫念珠菌（C. kefyer）	酸性产物 气体生成	酸性产物 气体生成	酸性产物 气体生成	−
古丽念珠菌（C. guilliermondii）	酸性产物 气体生成	−	酸性产物 气体生成	−
假丝酵母念珠菌（C. parapsilosis）	酸性产物 气体生成	−	−	−
克犹念珠菌（C. krusei）	酸性产物 气体生成	−	−	−
光滑念珠菌（C. glabrata）	酸性产物 气体生成	−	−	−

（三）鉴别诊断　1 型 APS 中的内分泌腺和非内分泌腺疾病必须排除非免疫性病因。

1. 继发性内分泌腺功能减退症　如手术后甲旁减、X-性连锁先天性肾上腺发育不良症、性腺功能减退症、慢性淋巴细胞性甲状腺炎等。鉴别的主要方法是自身抗体的检测，如抗甲状腺抗体、抗肾上腺皮质抗体、睾丸自身抗体、卵巢自身抗体等。ω-干扰素和 α-干扰素抗体是诊断 1 型 APS 的特异而敏感方法，约 95% 的患者呈阳性反应[41,42]。一般在确立内分泌腺属于原发性自身免疫性损伤后，才可以确立 1 型 APS 诊断，而 AIRE 基因突变分析可明确 1 型 APS 的病因。

2. POEMS 综合征　少见，男性多于女性，50~60 岁为发病高峰。起病隐匿，随着疾病进展，临床表现逐渐增多，可累及多个系统，如多发性周围神经病变、器官肿大、性腺功能不全、M 蛋白和骨髓异常、皮肤色素沉着、粗糙增厚多毛、血管周围炎、骨质硬化、溶骨性损害等。此外，本病尚可有低热、消瘦、水肿、浆膜腔积液、视盘水肿、肺动脉高压、杵状指、雷诺现象、血小板增多和血清 VEGF 水平升高等表现。

【治疗】

（一）一般治疗和对症治疗　轻度腹泻症状者用肠蠕动抑制剂有效，自身免疫性肝炎除用免疫抑制剂外，还应给予护肝和降酶药物。恶性贫血和萎缩性胃炎者可补充维生素 B_{12} 和稀盐酸，严重者可输血。并发神经系统损害在对症治疗的基础上可考虑糖皮质激素治疗[43]。

（二）抗真菌治疗　局部抗真菌药物见表 2-11-1-21 和表 2-11-1-22。局部浅表感染者使用抗真菌霜涂抹，伊曲康唑（itraconazole）适用于指（趾）甲感染。深部或器官内感染可口服抗真菌药，但均易复发。治疗深部真菌感染的药物如两性霉素 B、酮康唑、氟康唑都有较大的不良反应。其中两性霉素 B 毒性较大，只能短期慎用，特别是有肾功能不全和白细胞减低者，需要密切观察肾功能变化。酮康唑和氟康唑的剂量为 200mg/d。口腔感染者一般需要连服 10 天，皮肤感染者需用 1~2 个月，其他深部真菌感染的治疗时间更长，有

些病例需要反复给药,但因毒副作用大而难以坚持。

表 2-11-1-21　局部抗真菌药物

剂量与方法	应用指征
2%咪康唑乳膏(miconazolecream)	传染性口角炎
1%克霉唑乳膏(clotrimazole cream)	传染性口角炎
2%酮康唑乳膏(ketoconazole cream)	传染性口角炎
10 万 U/g 制霉菌素软膏(nystatin ointment)	传染性口角炎
10 万 U/g 制霉菌素粉剂(nystatin power)	义齿性口炎
10 万 U/g 制霉菌素悬液(nystatin suspension)	口腔内念珠菌病
二丙酸倍他米松-克霉唑乳膏(betamethasone dipropionate clotrimazole cream)	口腔内念珠菌病
克霉唑膏(clotrimazole troches)10mg	口腔内念珠菌病
两性霉素 B 液(amphotericin B 100mg/ml)	口腔内念珠菌病

表 2-11-1-22　系统性抗口咽部念珠菌药物

药物名称	制　剂
两性霉素 B	口服悬液(100mg/ml)
克霉唑	10mg 糖锭片
氟康唑	100mg 素片
	10mg/ml 口服悬液
	40mg/ml 口服悬液
依曲康唑	100mg 片剂
酮康唑	200mg 片剂
制霉菌素	10 万 U/ml 口服悬液
	20 万 U/ml 口服锭剂
	50 万 U/ml 口服片剂
	10 万 U/ml 阴道片剂

(三) 激素补充治疗

1. 甲旁减　一般不用 PTH 替代治疗。补充维生素 D 和钙剂,使血钙保持在稍低于正常水平。维生素 D_2 和 D_3 剂量为每天 $50\mu g/kg$,1α-D_3 和 $1,25$-$(OH)_2D$ 为每天 $0.03\mu g/kg$。如果患者同时有甲状旁腺和肾上腺皮质功能减退,应同时补充维生素 D、钙剂和糖皮质激素。如果遇到应激应增加糖皮质激素的剂量。

2. 自身免疫性 1 型糖尿病　必须用胰岛素治疗。如果同时有甲状腺和肾上腺皮质功能减退症,则患者对胰岛素作用敏感,胰岛素剂量应从小剂量开始。

3. 自身免疫性肝炎　用于治疗自身免疫性肝炎的药物有泼尼松和硫唑嘌呤或环孢素。一般先用泼尼松,每天 $1.5\sim2mg/kg$,分 4 次口服;当血清谷丙转氨酶降低至原来的 $1/3\sim1/2$ 后,改用硫唑嘌呤,剂量为每天 2mg/kg。

4. 自身免疫性肾病　可用泼尼松、硫唑嘌呤和环孢素治疗。

【病例报告】

(一) 病例资料　患者女性,汉族,42 岁。湖南人,自由职业。因反复腹泻 10 余年,于 2014 年 1 月 29 日入院。患者 10 余年前出现大便不成形,糊便 1~3 次/天,进食生冷食物、牛奶、豆浆、鸡蛋等饮食后腹泻加重,受凉后伴有四肢痉挛,不发热。半年前腹泻增加至 5~6 次/天,严重时 10 次/天以上;乏力和肌肉痉挛较前加重,主要位于面部及四肢。10

年间,先后拟诊为肠道感染、肠结核、淋巴瘤等。肌肉痉挛和张口困难发作前常有面部和手部麻木、蚁行感及肌痛等症状,诊断为肌强直性疾患,经治疗症状无改善。近 2 年发作频繁,发作时手足麻木,手足呈强直性收缩,拇指内收,其他手指并紧,指间关节伸直,掌指关节屈曲及腕关节屈曲,但神志清醒。平时有习惯性口角抽动,手足肌肉发紧或腓肠肌痉挛。3 年前因强直性收缩 3 颗下门牙被上牙挤压而脱落。患者 17 年前(25 岁)闭经,首先腋毛、睫毛、汗毛脱落,后头发脱落,1 年后全身毛发脱落。输卵管闭塞 19 年。肺结核 12 年,予以四联抗结核药物治疗 1 年。起病以来,精神较差,近半年体重下降 15kg。月经初潮 14 岁,每月 1 次,每次约 4 天,25 岁绝经。18 岁流产 1 次,20 岁引产 1 次,未育。

体温 36.2℃,脉搏 101 次/分,呼吸 20 次/分,BP 88/56mmHg。身高 160cm,体重 44kg,BMI $17.2kg/m^2$。贫血貌,体型消瘦。全身毛发(头发、眉毛、阴毛、腋毛、皮肤毛发)完全脱落(见文末彩图 2-11-1-12),浅表淋巴结未扪及。下颌门齿缺如,未见鹅口疮。指(趾)甲增厚伴凹陷性萎缩,甲沟灰白色。张口受限。皮肤无白癜风。手指叩击面神经可诱发口轮匝肌、眼轮匝肌、鼻翼、嘴角和面肌抽搐。袖带充气加压至收缩压以上(90mmHg)可诱发手足搐搦和面肌抽搐。WBC $5.77\times10^9/L$,血小板 $297\times10^9/L$,Hb 103g/L,N 73.7%。ALB 23.2g/L,GLB 14.9g/L,UA 146 $\mu mol/L$,C3 0.580g/L,C4 0.13g/L,胆固醇 2.77mmol/L,HDL-C 0.91mmol/L,CL 115.0mmol/L,血钙 2.01mmol/L,CO_2CP 12.9mmol/L;FSH 94.2U/L,LH 98.4U/L,E_2 6.3pg/ml,PRL 17.9ng/ml,孕酮 0.18ng/ml,睾酮<2.5ng/dl。大便真菌培养、凝血功能、ESR、CRP、心肌酶学、乙肝抗原-抗体、结缔组织病全套无异常。结核斑点试验阴性。抗 ANA、U1-nRNP、Sm、SS-A、SS-B、R0-52、Scl-70、PM-Scl、Jo-I、着丝点、PVNA、dsDNA、核小体、组蛋白、核糖体 P 蛋白、M2 等抗体均阴性;皮质醇及 ACTH 节律与浓度正常。

清醒状态和睡眠状态脑电图和脑电地形图正常。肺部 CT 显示双侧上肺结核,大部分已钙化或纤维硬结;腹腔 CT 未发现病变。结肠镜显示肠腔明显扭曲,黏膜充血水肿,表面见弥漫性 0.1~0.3cm 的点状隆起灶,个别形成小溃疡(见文末彩图 2-11-1-13),未见肿瘤或息肉。活检病理检查显示黏膜慢性炎症,间质有大量淋巴细胞、浆细胞和嗜酸性粒细胞浸润,未见结核病灶。肝、肾、膀胱 B 超未见异常。卵巢萎缩,头部 MRI 见轻度脑白质病变,神经肌电图未见异常。骨密度显示低骨量。脑基底节钙化,胰腺 CT 显示慢性胰腺炎症。蛋白饮食试验显示不耐受;AIRE 基因突变分析显示 R257X 突变。经过泼尼松、免疫调节剂、钙剂和维生素 D 治疗后病情明显改善。

(二) 病例讨论　本例的主要症状是慢性腹泻、反复发作性肌肉痉挛和张口困难、全身毛发脱落和闭经。结合病史和相关辅助检查,卵巢早衰、甲状旁腺功能减退症、慢性胰腺炎性腹泻、肺结核、低骨量和慢性营养不良症的诊断成立。但如果用一个疾病综合征来解释,应首先考虑 1 型自身免疫性多内分泌腺综合征可能。自身免疫性甲旁减、原发性肾上腺皮质功能减退症和慢性皮肤黏膜念珠菌病称为 1 型 APS 三联征。临床表现为这些组织的功能减低、念珠菌感染和外胚层营养不良,故又称为 APECED 三联症,其中以念珠菌感染常见和最早出现,但出现下一个组成成分可间隔数年到 20 年,鲜有患者在其一生中出现 1 型 APS 全部组成成分者。值得注意的是,本例的甲状旁腺功能减退症症状被长期误诊为痛性肌痉挛。指(趾)甲和外胚层的其他病变被长期忽视。患者不能耐受蛋白饮食(如牛奶、豆浆、鸡蛋等)胃肠镜检所见的弥漫性白点状隆起灶,个别形成小溃疡,未见肿瘤或息肉。活检病理检查显示为黏膜慢性炎症,间质大量淋巴细胞、浆细胞和嗜酸性粒细胞浸润,已经提示自身免疫性病变,反复检查排除了肠结核、溃疡性结肠炎或淋巴瘤可能;此时应首先考虑自身免疫性胰腺炎所致的慢性腹泻,本例的 1 型 APS 并发症典型,仅缺乏肾上腺皮质功能减退症表现。由于患者的肾上腺皮质功能正常,缺乏自身免疫性肾上腺功能减退症、自身免疫性甲状腺病和/或 1 型糖尿病依据,因此可以排除 2 型 APS 可能;又因为患者无自身免疫性甲状腺病,亦可排除 3 型或其他类型的 APS。本例经过糖皮质激素、免疫调节剂、钙剂和维生素 D 治疗后病情得到明显改善,也佐证了 1 型 APS 的诊断。

由于长期腹泻和性腺功能减退及贫血貌,患者并发慢性营养不良症和低骨量。

(向光大　林潇)

第 2 节　2 型自身免疫性多内分泌腺综合征

2 型自身免疫性多内分泌腺综合征(2 型 APS)比 1 型 APS 常见,多发生于成人。2 型 APS 的组成成分虽然有许多疾病与 1 型 APS 相同,但主要受累的内分泌腺与 1 型 APS 不同,即主要累及肾上腺和甲状腺,表现为自身免疫性功能减低和 1 型糖尿病[1]。如组成成分为原发性甲状腺功能减低、原发性肾上腺皮质功能减退与自身免疫性 1 型糖尿病,称为 Schmit 综合征。Schmit 综合征累及的多个腺体可先后发病,间隔时间较长且常伴发其他非内分泌的自身免疫病。临床表现较为复杂,须详细检查,紧密随访以提高诊断率[2]。

【病因与发病机制】

(一) 2 型 APS 与 HLA-Ⅱ 单体型 DR3/DR4 连锁　各组成疾病与 HLA 不同类型之间的连锁不一定相同。患慢性淋巴细胞性甲状腺炎和 1 型糖尿病的易感 HLA Ⅱ 类单体型为 HLA-DRB1 * 0302-DQA1 * 0401-DQB1 * 0402 和 DRB1 * 0901-DQA1 * 0302-DQB1 * 0303;Graves 病和 1 型糖尿病的易感 HLA Ⅱ 类单体型为 DRB1 * 0405-DRQA1 * 0303-DQB1 * 0401 和 DRB1 * 0802-DQA1 * 0301-DQB1 * 0302;而有自身免疫性甲状腺炎和垂体炎的易感 HLA Ⅱ 类单体型为 DRB1 * 0405-DQA1 * 0303-DQB1 * 0401 和 DRB1 * 0405-DQA1 * 0303-DQB1 * 0401;单独 Graves 病的易感 HLA Ⅱ 类单体型为 DRB1 * 0803-DQA1 * 0103-DQB1 * 0601。由此可见,2 型 APS 易感的 HLA Ⅱ 类单体型是不同组合的特殊 HLA 基因。

2 型 APS 的遗传特性与人类白细胞抗原(HLA)型别有关。HLA 基因位于 6 号染色体短臂,此区域内估计含有 128 个表达基因,其中约 40% 具有免疫功能。多基因遗传病的病因复杂,HLA 只是 2 型 APS 的遗传标志,仅决定本病的易患

性,而非直接病因。在 2 型 APS 中,如 Graves 病、1 型糖尿病、Addison 病、重症肌无力、浆膜病均与 HLA 型别联系,包括扩大了的 HLA 单倍体型 HLA A1、B8、DR4(DQA1 * 0201)、DR3(DQB1 * 0201)。

(二) 自身免疫炎症性内分泌腺体毁损　2 型 APS 中内分泌腺的病理改变为自身免疫性炎症。炎症破坏受累的腺体组织,临床上表现为腺体或细胞功能减低。与免疫有关的 HLA 的易感和保护基因连锁不平衡导致免疫功能紊乱,表现为 T 淋巴细胞亚群比例失调,即表达激活/记忆标志的 T 淋巴细胞增多而产生自身抗体和自身免疫反应性炎症,其中 CD40 是 TNF 受体家族中的成员,主要由免疫细胞和许多非免疫细胞分泌,在自身免疫性疾病的发病中起了重要作用[3]。

【临床表现与诊断】

2 型 APS 多在成年发病,女性多于男性。80% ~ 90% 女性有自身免疫性甲状腺疾病,其次是 Addison 病和 1 型糖尿病[4]。1 型 APS 和 2 型 APS 的主要和次要组分见表 2-11-2-1。

表 2-11-2-1　2 型 APS 的少见伴发病

伴 发 疾 病	患病率(%)
少见疾病	
恶性贫血	1 ~ 25
性腺功能减退症	3.5 ~ 10
白癜风	4 ~ 12
脱发	2 ~ 5
自身免疫性肝炎	4
吸收不良综合征	1 ~ 2
干燥综合征	1
肿瘤	3
罕见疾病	
内分泌疾病(垂体功能减退症,垂体炎,空泡蝶鞍综合征,迟发性甲旁减)	-
胃肠疾病(溃疡性结肠炎,原发性胆汁性肝硬化)	-
皮肤疾病(环状肉芽肿,疱疹样皮炎)	-
神经系统疾病(肌炎,重症肌无力,多发性神经病)	-
其他疾病(结节病,选择性 IgA 缺乏症,特发性心脏传导阻滞,血小板减少性紫癜)	-

静息性甲状腺炎(silent thyroiditis)、单一性 ACTH 缺乏症(isolated ACTH deficiency)、全身性脱毛、溃疡性结肠炎伴高凝状态应属于 3 型 APS。

(一) 2 型 APS 分型

1. 完全型 2 型 APS 与不完全型 2 型 APS　患者伴有自身免疫性甲状腺病、1 型糖尿病或胰岛细胞抗体及 Addison 病的情况称为不完全型 2 型 APS。患者将在以后发生典型的完全型 2 型 APS,大约 30% 的肾上腺抗体阳性者在 6 年后进展为 Addison 病。完全型 2 型 APS 包括主要的自身免疫性内分泌病(自身免疫性肾上腺皮质功能减退症、自身免疫性甲状腺病、自身免疫性 1 型糖尿病、淋巴性垂体炎)和次要的自身免疫性疾病(如重症肌无力、僵人综合征、肺出血-肾小

球肾炎、疱疹性皮炎、帕金森病、浆膜炎、腹腔病等），详见病例报告。患者可能成为特异性过敏体质，对多种物质过敏。

2. 3型APS和4型APS 3型APS为无肾上腺受累的APS，但必须具备自身免疫性甲状腺病包括桥本甲状腺炎、Graves病、无症状自身免疫性甲状腺炎、特发性黏液水肿、甲状腺相关眼病和其他自身免疫性疾病（不包括Addison病），其中以Hashimoto甲状腺炎最多见[5,6]。4型APS是指自身免疫性疾病的分类不符合1型APS、2型APS或3型APS者。从这个定义上看，免疫失调-多分泌腺病-肠病-X性连锁综合征（IPEX）似乎属于4型APS的范畴；FOXP3是调节性T淋巴细胞生成与成熟的关键因子，FOXP3基因突变导致IPEX。患者早期的临床表现为1型糖尿病和自身免疫性肠病，引起顽固性腹泻[6,7]。多见于男性，常自幼发病[8]，但患者的单基因突变和自幼发病特征又与1型APS吻合。IPEX与2型APS的主要鉴别方法是进行FOXP3基因的突变分析[9,10]。

（二）自身免疫性内分泌腺病

1. 自身免疫性甲状腺病 自身免疫性甲状腺疾病最为常见，特别在女性中。10岁以后发病率逐渐增高，50~60岁达高峰。甲状腺疾病包括慢性淋巴性甲状腺炎、产后甲状腺炎和Graves病，以慢性淋巴性甲状腺炎最常见。Graves病是2型APS中唯一的功能亢进性疾病，且常伴有眼肌型重症肌无力。2型APS也可伴有无症状性甲状腺炎、单一性ACTH缺乏症、全身性毛发脱落、白癜风、斑秃、溃疡性结肠炎和高凝状态[4]、恶性贫血和干燥综合征。IgG4相关性系统性疾病的表现见本章第3节。

2. 自身免疫性1型糖尿病 女性多于男性。甲状腺自身免疫性疾病在1型糖尿病中常无症状，只是血中存在TgAb和TPOAb。患者还可发生慢性萎缩性胃炎、恶性贫血、自身免疫性肾上腺皮质功能不全。

3. 自身免疫性肾上腺皮质功能减退症 以糖皮质激素缺乏常见，少数伴有醛固酮缺乏症。用免疫荧光和放射标记技术分离出多种可与肾上腺皮质球状带、束状带和网状带反应的抗体，其中最重要和最具特异性的是抗21-羟化酶抗体和抗类固醇激素合酶（CYP11A1、CYP17和CYP21A2等）抗体。1型APS相关性原发性ACI有抗CYP17和CYP21A2自身抗体，而2型APS相关性原发性ACI则无该种抗体。

4. 淋巴细胞性垂体炎 可引起腺垂体激素缺乏。最常见者为低促性腺激素性性腺功能减退症，其次为生长激素、促肾上腺皮质激素和促甲状腺素缺乏，临床上有相应的激素缺乏表现。治疗丙型肝炎的干扰素和肿瘤免疫的单克隆抗体，抗肿瘤单克隆抗体（尤其是抗CTLA4单抗）是引起自身免疫性垂体炎和其他内分泌腺自身免疫性病变的重要原因，应注意鉴别（详见第2篇第3章第4节）。

（三）非内分泌腺自身免疫性疾病 除多发性内分泌腺功能减退外，2型APS也可发生非内分泌腺的其他自身免疫性疾病，见表2-11-2-2。一般可根据非内分泌腺疾病选择相应检查，如萎缩性胃炎应检查胃酸；伴恶性贫血者应检查骨髓；特发性心脏传导阻滞者应检查心电图；肺出血-肾小球肾炎综合征应检查肺部。

表2-11-2-2 非内分泌腺自身免疫性疾病

疾病	临床特征
麦胶性肠病	幼年发病，进食含麦胶食物后腹泻，大便为无色乳糜状，严重者有体重减轻，疲乏无力，发育延迟以及水与电解质紊乱，停服含麦胶食物后腹泻自行缓解，血清检出抗麦胶蛋白抗体
重症肌无力	多与Graves病并存，眼睑不能完全睁开，晨轻暮重，少数累及全身肌肉而危及生命，血清可检出抗胆碱酯酶受体抗体
僵人综合征	四肢与颈部和躯干骨骼肌进行性痛性痉挛和僵硬，睡眠及服用地西泮可缓解，血清检出谷氨酸脱羧酶67自身抗体
疱疹性皮炎	疱状皮疹好发于肘-膝-臀部皮肤，糖皮质激素或氨苯砜可使皮疹消失，皮肤IgA沉着
浆膜炎	反复发作胸膜-腹膜和心包膜无菌性炎症，合并心肌炎-浸润性突眼-红斑狼疮-类风湿关节炎和巩膜炎
肺出血-肾小球肾炎综合征	咯血或咳泡沫状血痰，血压升高，尿检有蛋白、红细胞和红细胞管型，血清有抗肾小球基底膜自身抗体
其他	特发性血小板减少性紫癜者抗血小板自身抗体阳性，特发性心脏传导阻滞或完全性房室传导阻滞

【诊断与鉴别诊断】

（一）2型APS病例筛查 2型APS的早期诊断线索包括：病史询问、体检与HLA定型，对怀疑2型APS者应进一步作自身抗体检测，并长期随访。

（二）诊断 2型APS的确诊依据是：①自身免疫性甲状腺病、特发性肾上腺皮质功能减退症和低促性腺激素性性腺功能减低症而又能排除腺垂体功能减退的其他原因，可初步确立诊断，但需进一步作相关自身抗体测定。②有一个内分泌疾病主要组分或两个以上的次要组分，而相应自身抗体阳性者。③长期随访确诊可疑患者。自身抗体检测见表2-11-2-3。在临床工作中，自身免疫性内分泌疾病患儿需要

表2-11-2-3 各种组成疾病的自身抗体

疾病	可测的自身抗体
Graves病	促甲状腺素受体抗体（TRAb）
慢性淋巴细胞性甲状腺炎	抗甲状腺球蛋白及抗过氧化酶自身抗体
垂体炎	抗腺垂体细胞抗体
僵人综合征	抗谷氨酸脱羧酶（GAD）抗体
腹腔病	抗麦胶蛋白，网状蛋白，肌鞘纤维抗体
浆膜炎	血清免疫复合物（？）
肺出血-肾小球性肾炎综合征	抗肾小球基底膜抗体
特发性血小板减少性紫癜	抗血小板抗体
重症肌无力	抗胆碱酯酶受体抗体
特发性心脏传导阻滞	抗心脏传导组织抗体
肾上腺皮质功能减退症	cyp450csss，cyp450c17，cyp45011抗体
1型糖尿病	GAD抗体，IA-2抗体

全面考虑,在检测内分泌腺体的自身抗体及功能的同时,还需检测其他内分泌腺体及非内分泌腺体的自身抗体及功能[11]。一般自身抗体常在临床疾病症状和体征出现前出现,故对血清中检出有某种自身抗体应定期追踪,观察有无相应的临床表现。有的患者只在血清中检出自身抗体,但无相应症状。对已确诊为 2 型 APS 的患者,应每年检查自身抗体 1 次。

（三）鉴别诊断　当临床上出现一个或在以后出现一个 2 型 APS 任何组分时,都应与由其他原因引起者进行鉴别。鉴别的唯一方法是检测该种疾病的自身抗体或找到该疾病的其他原因。

【治疗】

治疗措施包括激素替代治疗、干预治疗和对症治疗。临床上有症状的内分泌疾病,除 Graves 病为功能亢进外,其他受累的内分泌腺均为功能减低,应给予相应的激素替代治疗。仅血清自身抗体阳性者,暂不予以治疗。Graves 病可用抗甲状腺药物或[131]I 治疗。慢性淋巴性甲状腺炎有甲状腺肿大或已发展为甲减者应给予左甲状腺素,只有甲状腺肿大者给予小剂量左甲状腺素使甲状腺肿缩小,剂量以 TSH 降低到稍高于正常低限水平为宜。伴有慢性肾上腺皮质功能减退时,给予生理剂量的糖皮质激素。如同时有甲状腺疾病而需用甲状腺素替代治疗时,应先纠正肾上腺皮质功能减退,然后再给予甲状腺激素,以免引发肾上腺危象。遇有应激时,糖皮质激素的剂量应及时增加。疗效主要以临床症状消失为依据,而不是血皮质醇水平,因为泼尼松不能使血皮质醇水平恢复正常。

青春期发病的女性应从 13~14 岁开始性激素替代。

【病例报告】

（一）病例资料　患者女性,20 岁,因反复乏力、食欲减退、反复恶心呕吐 1 年余,加重半月入院。患者于 2013 年 8 月因反复乏力、食欲减退 1 年住院。谷丙转氨酶 73.1U/L,谷草转氨酶 105.7U/L,总胆汁酸 35.3μmol/L,谷氨酰氨基转肽酶 91.2U/L,碱性磷酸酶 121.9U/L;血清钠 127.0mmol/L,氯化物 94.0mmol/L,钙 1.81mmol/L,磷 2.11mmol/L,镁 0.62mmol/L;凝血酶原时间 13.80 秒,活化部分凝血活酶时间 46.30 秒;TSH 8.87μU/ml;抗 ENA 抗体（Ro-52）+++;抗核抗体、血管炎抗体、结核抗体均阴性;血清铜 102.3μg/dl,尿铜 48.6μg/24h,驱铜实验尿铜 400.5μg/24h,肝铜 129.0μg/g,肝铁 504μg/g;肝组织病理检查显示非特异性肝炎;胸片见双上肺硬结型结核灶;头部 MRI 显示双侧豆状核、尾状核、丘脑异常信号。

此次住院于半月前无明显诱因再发乏力、食欲减退、恶心呕吐,症状较前加重,不能行走。血清电解质检查结果见表 2-11-2-4,肝功能变化见表 2-11-2-5。血钠 104.0mmol/L,氯 82.0mmol/L,二氧化碳结合力 17.9mmol/L;凝血酶原时间 16.30 秒,活化部分凝血活酶时间 94.6 秒;谷丙转氨酶 348.5U/L,谷草转氨酶 524.2U/L,总胆红素 30.5μmol/L,结合胆红素 16.7μmol/L,总胆汁酸 35.3μmol/L,谷氨酰氨基转肽酶 87.4U/L,碱性磷酸酶 172.2μU/L;肌酐 34.8μmol/L。12 岁时发作"癫痫",3 个月后自行缓解,后未再发。既往体质弱,易感冒。有输血史 12 岁月经初潮,7~10 天,周期 15~30 天。家庭史无特殊。

表 2-11-2-4　电解质检查结果

日期	血钠（mmol/L）	血钾（mmol/L）	血氯（mmol/L）	CO_2CP（mmol/L）	血钙（mmol/L）	血磷（mmol/L）	血镁（mmol/L）
2013 年 8 月 1 日	127.0（↓）		94.0（↓）		1.81（↓）	2.11（↑）	0.62（↓）
2013 年 10 月 20 日	104.0（↓）		82.0（↓）	17.9（↓）	1.66	2.94	0.92
2014 年 5 月 28 日	120.0	4.7	91.0	17.9	1.45（↓）	0.80（↓）	0.62
2014 年 5 月 29 日	121.0（↓）	4.9	98.0（↓）	17.7（↓）	1.52（↓）	0.86（↓）	0.52（↓）
	122.0（↓）		94.0（↓）	16.7（↓）			
	123.0	3.70			1.65		

表 2-11-2-5　肝功能检查结果

日期	ALT（U/L）	AST（U/L）	DBIL（μmol/L）	ALP（U/L）
2013 年 8 月 1 日	73.1	105.7		121.9
	220.7	191.7	6.5	134.0
	106.2	48.1		

体温 37.0℃,脉搏 88 次/分,呼吸 20 次/分,血压 106/60mmHg;慢性病容,全身皮肤黏膜未见明显色素沉着。心率 88 次/分,律齐。四肢肌力 5 级,肌张力正常。腹壁反射和双膝反射存在。血红蛋白 96g/L,中性粒细胞比值 75.90%。

尿素氮 2.64mmol/L,肌酐 35.9μmol/L,尿酸 77.7μmol/L;抗凝血酶Ⅲ活性测定 47.60 秒,D-二聚体定量 1.40μg/ml;ENA 全套:Ro-52(52kDa)+++;自身免疫性肝炎全套:抗 ENA 抗体-Ro-52 抗原+++;Ⅳ型胶原 170.0μg/L,层粘连蛋白

286.0μg/L Ⅲ型前胶原 N 端肽 16.0μg/L;免疫球蛋白 IgA 0.62g/L;结核分枝杆菌抗体（PPD-IgM）阳性;HBV-DNA 低于 10U/ml,排除活动性乙肝;甲状腺功能示 FT_3、FT_4 正常,TSH 5.05mU/L;FSH 24.3U/L,LH 22.3U/L,PRL 50.3μg/L,E_2 0.15nmol/L,睾酮 0.35nmol/L,孕酮 0.600nmol/L。甲状旁腺素 0 分钟<0.3pmol/L,甲状旁腺素 20 分钟<0.3pmol/L;糖耐量检查正常。皮质醇和 ACTH 节律测定提示肾上腺皮质功能减退（表 2-11-2-6）。肺部 CT 示右上肺尖段胸膜下后空

表 2-11-2-6　血清皮质醇和 ACTH 节律变化

项目		8:00am	4:00pm	0:00am
第一天	COT(nmol/L)	101.6		84.8
	ACTH(ng/L)	>1250		>1250
第二天	COT(nmol/L)	100.6	110.0	75.5
	ACTH(ng/L)	>1250	>1250	>1250

洞性病变,左上肺尖段结节灶伴钙化,考虑肺结核可能性大;双肾上腺未见明显病变。

（二）病例讨论 本例诊断为2型自身免疫性多内分泌腺综合征（APS-2）、原发性肾上腺皮质功能减退症、原发性甲状腺功能减退症、亚临床甲减和卵巢早衰,伴有自身免疫性肝炎、肺结核、急性上呼吸道感染和蛋白质热能营养不良症（消瘦型）。

2型自身免疫性多内分泌腺综合征较1型APS常见,多发生于成人。2型APS虽然有许多疾病与1型APS相同,但主要累及肾上腺和甲状腺,表现为自身免疫性功能减低和1型糖尿病。如组成成分为原发性甲状腺功能减低、原发性肾上腺皮质功能减退与自身免疫性1型糖尿病,称为Schmit综合征。由于本例无自身免疫性甲状腺减,特别是缺乏慢性皮肤黏膜念珠菌病,故诊断不予考虑。但诊断为2型APS时无1型糖尿病和原发性甲状旁腺功能减退症,实属特殊。

（向光大 张翼）

第3节 IgG4相关疾病

IgG4相关疾病（IgG4-related disease,IgG4-RD）是一组与IgG4和IgG4阳性浆细胞浸润关联的疾病综合征。IgG4相关性硬化性疾病（IgG4-related sclerosing disease,IgG4-RSD）主要针对纤维组织（如胰腺和腹膜后组织）肿大,而系统性IgG4浆细胞综合征（systemic IgG4 plasmacytic syndrome,SIPS）和IgG4相关性多器官淋巴浆细胞增殖综合征（IgG4-related multi-organ lymphoproliferative syndrome,IgG4-MOLPS）主要描述腺体和淋巴结因淋巴浆细胞增殖浸润引起的肿大。

【IgG4相关疾病命名】

1892年,Johann von Mikulicz报道一例对称性泪腺、耳下腺和下颌下腺肿大伴大量单核细胞浸润的病例[1],以后人们将类似的病例诊断称为Mikulicz病（Mikulicz disease,MD）,而将症状相似,但伴有白血病、恶性淋巴瘤和结节病的情况称为Mikulicz综合征[2]。1930年,Henrik Sjögren报道一例类风湿关节炎的女性病例伴有干燥性角膜炎和腮腺肿大（Sjögren综合征）[3]。1953年,Morgan和Castleman病理检查18例MD,认为均属于Sjögren综合征[4]。日本的MD发病率高,许多患者还伴有自身免疫性胰腺炎,胰腺组织有IgG4阳性细胞浸润,血清IgG4升高[5-9],这种特殊的胰腺病变称为淋巴浆细胞性硬化性胰腺炎（lymphoplasmacytic sclerosing pancreatitis,LPSP）。同时,IgG4阳性浆细胞浸润也见于许多其他疾病,如腹膜后与纵隔纤维化、肺脏或肝脏炎性假瘤、Küttner瘤或间质性肾炎等[10-13],这些临床情况统称为IgG4相关疾病或IgG4相关性硬化性疾病（表2-11-3-1和表2-11-3-2）。

表2-11-3-1 IgG4相关疾病命名

中文名称	英文名称	提议学者,年份
IgG4相关性自身免疫病	IgG4-related autoimmune disease	Kamisawa,2003
IgG4相关性多器官系统性纤维化	IgG4-associated multifocal systemic fibrosis	van der Vliet,2004
IgG4相关性系统疾病	IgG4-related systemic disease	Kamisawa,2004
IgG4相关性硬化性疾病	IgG4-related sclerosing disease	Kamisawa,2006
高IgG4病	Hyper-IgG4 disease	Neild,2006
IgG4相关疾病	IgG4-related disease（IgG4-RD）	Zen,2007
系统性IgG4浆细胞综合征	Systemic IgG4 plasmacytic syndrome（SIPS）	Yamamoto,2009
IgG4相关性多器官淋巴增殖性综合征	IgG4-related multi-organ lymphoproliferative syndrome（IgG4-MOLPS）	Masaki,2009
IgG4相关疾病	IgG4-associated disease	Geyer,2010

表2-11-3-2 IgG4-相关疾病分类

内分泌腺系统	肥厚性硬脑脊膜炎
自身免疫性垂体炎	自身免疫性胰腺炎
Hashimoto甲状腺炎	肾小球间质性肾炎
Reidel甲状腺炎	腹膜后纤维化
自身免疫性1型糖尿病	眼眶炎性假瘤
外分泌腺系统	淋巴-血管系统
硬化性腮腺炎（Kuttner瘤）	淋巴浆细胞性主动脉炎
硬化性泪腺炎（Mikulicz病）	嗜酸性细胞性血管中心纤维化
硬化性胆管炎	皮肤假性淋巴瘤
前列腺炎	炎性动脉瘤
实质性组织器官系统	Rosai-Dorfman病
间质性肺炎	Castleman病

注:Rosai-Dorfman病亦称窦组织细胞增多症伴块状淋巴结病（sinus histiocytosis with massive lymphadenopathy）;Mikulicz病亦称鼻硬结病（rhinoscleroma）,其特点是在鼻腔形成肉芽肿伴Mikulicz细胞（炎性单核细胞）浸润;Kuttner瘤（Kuttner tumor）亦称慢性硬化性腮腺炎（chronic sclerosing sialadenitis）;Castleman病亦称良性淋巴增殖病（benign lymphoproliferative disease）可发生于任何组织的淋巴结

【病因与病理生理】

IgG4相关疾病的发病机制未明。IgG4抗体是一种动力性辅助,其Fab臂重链与轻链可相互交换,由此形成的"双特殊性抗体"作为单价分子而发挥作用[14,15],这种反应通过抑制IgE的作用而避免Ⅰ型变态反应,亦可通过阻滞Fc介导的效应物功能,抑制大分子免疫复合物生成,防治Ⅱ型和Ⅲ型变态反应。在慢性IgG4暴露情况下,发生进展缓慢而免疫反应较弱的IgG4-RD。例如,在IgG4相关性胰腺炎的发病过程中,可检出某些自身抗体,如抗胰蛋白酶抑制剂抗体、乳铁蛋白抗体、碳酸酐酶抗体。异常免疫反应是形成IgG4RD的重要原因之一。例如,Th2介导的免疫反应产生过多的Th2型细胞因子（IL-4、IL-5、IL-10和IL-13）[16-18]。调节性T细胞（T_{reg}）表达$CD4^+CD25^+$Foxp3增多。IL-10和TGF-β过表达,激活B淋巴细胞,生成的IgG4进一步增多,加速IgG4RD进展[19-22],诱导组织纤维化。

【临床表现与亚型诊断】

（一）IgG4相关性Mikulicz病 2004年以来,在报道

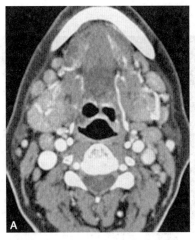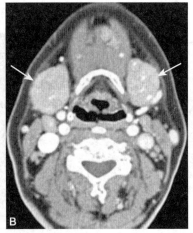

图 2-11-3-1　颌下腺 Mikulicz 病

患者男性,46 岁;A.增强 CT 扫描显示下颌下腺弥漫性肿大,双侧颈部淋巴结肿大;B.增强 CT 扫描显示腮腺弥漫性肿大

的 IgG4 相关性硬化性疾病病例中,部分缺乏泪腺、耳下腺、下颌下腺病变的病例中,有 2 对至少呈对称性肿大,但血清 IgG4 升高,称为 Mikulicz 病(图 2-11-3-1),其诊断标准见表 2-11-3-3 和表 2-11-3-4。Sjögren 综合征可伴有 IgG4-RD,这些患者的特征是:①缺乏眼干燥、口腔干燥、关节痛,但常伴有自身免疫性胰腺炎、间质性肾炎、变应性鼻炎或支气管哮喘;②类风湿因子、抗核抗体、抗 SS-A 和 SS-B 抗体阴性,但血清 IgG4 和 IgE 明显升高;③糖皮质激素治疗特别有效[23]。

表 2-11-3-3　IgG4+Mikulicz 病的诊断标准

1. 泪腺、耳下腺、下颌下腺中,有 2 对至少呈对称性肿大达 3 个月以上;加上
2. 血清 IgG4 升高(>135mg/dl);或者
3. 组织学检查发现淋巴细胞和浆细胞浸润(IgG4+浆细胞+IgG+浆细胞>50%),并伴有纤维化或硬化特征
4. 排除结节病/Castleman 病/Wegener 肉芽肿/淋巴瘤和其他肿瘤部分 Sjögren 综合征患者包括 IgG4+Mikulicz 病,但其临床表现与 IgG4+Mikulicz 病不同

注:该诊断标准于 2008 年被日本干燥综合征学会认可

表 2-11-3-4　IgG4RD 诊断指南

高度提示 IgG4RD 的临床特点	4. 前列腺炎
1. 泪腺、耳下腺、下颌下腺双侧对称性肿大	5. 肥厚性硬脑膜脊膜炎
2. 自身免疫性胰腺炎	6. 间质性肺炎
3. 炎性假瘤	7. 间质性肾炎
4. 腹膜后纤维化	8. 甲状腺炎,甲减
5. 可疑 Castleman 病	9. 垂体炎
	10. 炎性动脉瘤
高度提示 IgG4RD 的实验室资料	提示 IgG4RD 的实验室资料
1. 血清 IgG4>135mg/dl	1. 不明原因的高 γ 球蛋白血症
2. 活检组织 IgG4+细胞/IgG+细胞>40%	2. 低补体血症或存在免疫复合物
提示 IgG4RD 的临床特征	3. 血清 IgE 升高或嗜酸性粒细胞增高
1. 泪腺、耳下腺、下颌下腺单侧肿大	4. 镓或18F-脱氧葡萄糖 PET 扫描发现肿瘤样病变或淋巴结肿大
2. 眼眶假瘤	
3. 硬化性胆管炎	

注:本指南由日本卫生产妇福利部难治性疾病研究计划组提出

IgG4 相关性 Küttner 瘤亦称单侧性硬化性腮腺炎。MD 和 Küttner 瘤均伴有腮腺炎,但组织学发现,Küttner 瘤的纤维硬化病变严重,内含 IgG4 阳性浆细胞[24],而 MD 的纤维硬化轻微。

(二) IgG4 相关性自身免疫性胰腺炎　自身免疫性胰腺炎(AIP)是 IgG4 相关性硬化性疾病在胰腺的表现,患者同时伴有其他器官(如胆管、胆囊、肾脏、腹膜后、甲状腺、唾液腺、腮腺、纵隔、淋巴结、前列腺、卵巢等)的自身免疫性病变。自身免疫性胰腺炎的超声特征见图 2-11-3-2,其临床特征是:①腹部症状轻,常没有胰腺炎的急性发作表现;②偶见阻塞性黄疸;③血清 γ 球蛋白、IgG 和 IgG4 升高;④抗胰腺自身抗体阳性;⑤胰腺弥漫性肿大,可见包膜样低密度边缘;⑥胰-胆管造影或其他影像检查可见胰腺管不规则狭窄(硬化性胰腺炎所致);⑦胰腺淋巴细胞和 IgG4 阳性浆细胞浸润及纤维化,有时可见阻塞性静脉炎;⑧偶尔伴有胰腺外硬化性病变,如硬化性胆管炎、硬化性胆囊炎、硬化性腮腺炎、间质性肾炎、肠系膜或肝门淋巴结肿大、慢性甲状腺炎、胰腺-肝脏-肺假瘤;⑨糖皮质激素治疗有良好效果[25,26]。多数患者的血清 IgG4 升高,含 IgG4 阳性浆细胞,受累组织有大量淋巴细胞浸润,并最终导致组织纤维化。

自身免疫性胰腺炎有两种临床类型。1 型 AIP 属于 IgG4 相关疾病的胰腺表现。2 型自身免疫性胰腺炎伴淋巴浆细胞性硬化性胰腺炎(特发性胰管中央型胰腺炎,发病与 IgG4 无关),胰腺外分泌功能不全的临床评价见图 2-11-3-3,两型自身免疫性胰腺炎的鉴别见表 2-11-3-5。

目前,自身免疫性胰腺炎的临床诊断标准是:①影像检查发现胰总管呈节段性或弥漫性狭窄,胰腺弥漫性或局限性肿大;②血清-球蛋白、IgG 或 IgG4 升高或存在其他自身抗体;③胰腺纤维化,管周伴有浆细胞和淋巴细胞浸润,偶尔可见淋巴滤泡形成。诊断时,①为必备条件,加上②或③即可确立诊断,但需要事先排除胰腺癌或胰管癌。

(三) IgG4 相关性硬化性胆管炎　自身免疫性胰腺炎常伴有硬化性胆管炎(73%),但硬化性胆管炎可单独存在,其中部分患者的发病与 IgG4 相关,称为 IgG4 相关性硬化

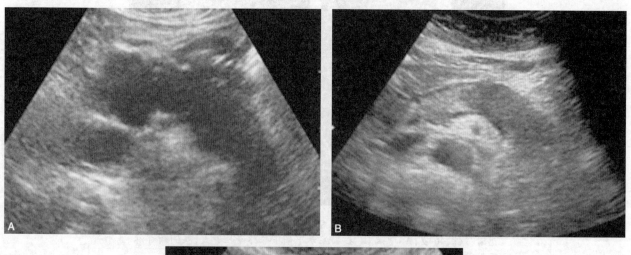

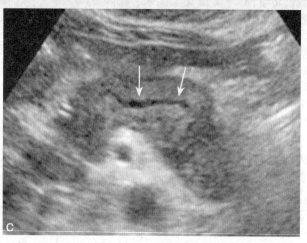

图2-11-3-2 自身免疫性胰腺炎的超声特征

A.胰腺弥漫性肿大;B.胰腺体部与尾部低回声;C.胰腺多灶性低回声

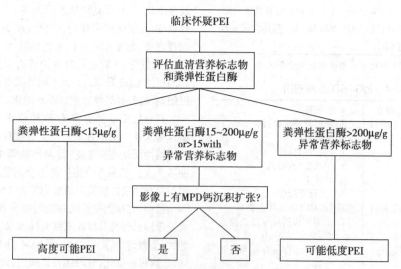

图2-11-3-3 胰腺外分泌功能不全的临床评价

该评价方法主要用于缺乏消化不良病因诊断技术时,如粪便脂肪定量、^{13}C-混合甘油三酯呼吸试验;PEI:胰腺外分泌功能不全;MPD:胰总管

表 2-11-3-5　两种自身免疫性胰腺炎的鉴别

临床表现	1 型 AIP	2 型 AIP
发病率	亚洲人>欧美人	欧洲人>美国人>亚洲人
年龄	老年	青年
性别	男>女	男=女
症状	阻塞性黄疸为主	阻塞性黄疸常见
黄疸	很少腹痛	急性胰腺炎样腹痛
胰腺影像	弥漫性肿大、节段性-局灶性病变、肿块形成	弥漫性肿大、节段性-局灶性病变、肿块形成
血清学检查	血清 IgG 升高、血清 IgG4 升高、自身抗体+	血清 IgG 正常、血清 IgG4 正常、自身抗体-
其他器官损害	硬化性胆管炎、硬化性腮腺炎、腹膜后硬化、其他自身免疫性疾病	与器官损害无关
溃疡性结肠炎	少见	常见
糖皮质激素反应	良好	良好
复发率	高	低

注:1 型 AIP:type 1 AIP without GEL IgG4-related LPSP,1 型自身免疫性胰腺炎不伴 GEL,即淋巴浆细胞性硬化性胰腺炎,发病与 IgG4 相关;2 型 AIP:type 2 AIP with GEL IgG4-unrelated IDCP,2 型自身免疫性胰腺炎伴 GEL,即特发性胰管中央型胰腺炎,发病与 IgG4 无关;GEL:granulocyte epithelial lesion,粒细胞上皮病变

性胆管炎[27-30]。胆管狭窄伴 IgG4 阳性浆细胞浸润和间质纤维化及阻塞性静脉炎。

（四）IgG4 相关性肾病　IgG4 相关性肾病(IgG4-related KD)表现为肾小管间质性肾炎和纤维化,IgG4 阳性浆细胞浸润广泛[31-33],血清 IgG4 和 IgE 升高,补体降低[34]。IgG4 相关性肾病的病变主要集中肾小管间质,同时伴有肾外病变(自身免疫性胰腺炎、硬化性腮腺炎、淋巴结病),形态学表现为多发性结节。

（五）IgG4 相关性肺病　主要表现为炎性假瘤、间质性肺炎、有机化肺炎、淋巴瘤样肉芽肿。多数(81%)患者为男性,平均发病年龄 69 岁[35],早期无症状或仅有干咳,较重者呼吸困难。肺组织弥漫性淋巴细胞、浆细胞浸润,伴有不规则纤维化和阻塞性血管病变。影像检查可见炎性假瘤型和间质性肺炎两种临床类型;炎性假瘤表现为多发性结节或肿块样病变,边缘呈放射性网状改变;间质性肺炎的影像表现无特异性,常集中在双肺的下叶[36],肺泡间质增厚、纤维化;组织学检查见浆细胞性肉芽肿,淋巴细胞和浆细胞浸润伴有纤维化和淋巴滤泡形成,有时可见阻塞性静脉炎和动脉硬化。

（六）IgG4 相关性 Hashimoto 甲状腺炎　IgG4 相关性 Hashimoto 甲状腺炎患者的甲状腺肿大,抗甲状腺抗体阳性,其突出特征是甲状腺组织席纹状纤维化与回荡性纤维化,内含大量 IgG4 阳性浆细胞,血清 IgG4 升高[37-39]。大约 1/3 的 Riedel 甲状腺炎患者出现多发性纤维硬化性病灶,如硬化性胆管炎、硬化性腮腺炎眼眶炎性假瘤[32]。

1. 慢性侵袭性纤维性甲状腺炎　慢性侵袭性纤维性甲状腺炎又称为 Riedel 甲状腺炎或木样甲状腺炎,病因尚不清楚,部分与 IgG4 甲状腺炎(IgG4 thyroiditis)相关,甲状腺内嗜酸性粒细胞浸润及其细胞因子可能起了重要作用。本病的病程数月到数年,发展到相当程度后,可自行停止发展。本病属多灶性特发性纤维硬化症,包括特发性腹膜后、纵隔、眼眶后纤维化。甲状腺结构破坏,为大量纤维组织取代,甲状腺弥漫性肿大,可见包膜(图 2-11-3-4),有时气管受压左移。病变常超出甲状腺范围,侵袭周围组织,产生邻近器官的压迫症状。甲状腺质坚如石、不痛、与皮肤粘连、不随吞咽活动。Riedel 甲状腺炎可发生不同程度的呼吸道阻塞和吞咽困难,可有声音嘶哑,压迫症状与甲状腺肿大程度不成比例,亦无颈淋巴结肿大。临床上常伴有腹膜后纤维化及硬化性胆囊炎。白细胞计数、血沉、T_3、T_4、TSH,^{131}I 摄取率等多正常。抗甲状腺抗体阴性或滴度很低。甲状腺扫描的受累部位无核素分布。当病变侵犯甲状腺两叶时,可发生甲减。本病确诊依赖甲状腺活检,但因甲状腺极硬,针刺活检常不满意。注意应与甲状腺癌、淋巴瘤、桥本甲状腺炎(纤维型)以及亚急性肉芽肿性甲状腺炎相鉴别。凡符合以下 5 条中的①、或②+③、或②+④+⑤可以诊断为 IgG4 相关性垂体炎:①垂体单核细胞浸润,淋巴细胞和浆细胞增多,每高倍镜视野下可见 10 个以上的 IgG4 阳性细胞;②垂体 MRI 发现蝶鞍肿块

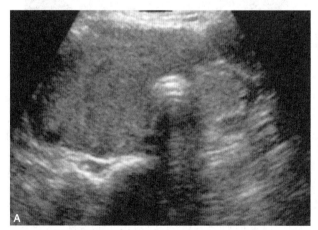
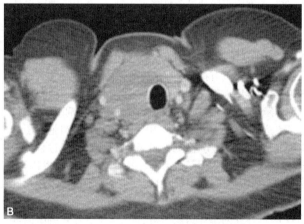

图 2-11-3-4　Riedel 甲状腺炎

患者女性,46 岁;A.甲状腺弥漫性肿大,右侧的病变更严重;B.增强 CT 显示甲状腺肿,隐约可见包膜,气管轻度受压左移

和/或垂体柄增厚;③其他组织活检提示自身免疫性病变,伴有 IgG4 阳性细胞浸润;④血清 IgG4>140mg/dl;⑤糖皮质激素治疗后蝶鞍肿块缩小,症状改善[40-47]。

Riedel 甲状腺炎为一种罕见的慢性甲状腺炎,其病变以纤维炎症过程、甲状腺实质和周围组织被破坏与侵袭为特征,发病可能主要与 IgG4 的免疫损害有关,因而认为 Riedel 甲状腺炎属于 IgG4 相关性硬化性疾病(IgG4-RSD)的一种表现。但是有些患者在病情进程中有反复发作表现,可酷似亚急性甲状腺炎或与亚急性甲状腺炎合并存在,或以前有过亚急性甲状腺炎病史,故应注意鉴别[3]。

2. 淋巴细胞性垂体炎 多见于女性,尤其容易在妊娠期和产后发病(40%);垂体的显著特点是垂体存在大量淋巴细胞的弥漫性浸润,偶尔为局灶性浸润。其间伴有浆细胞、嗜酸性细胞和较多的成纤维细胞,成纤维细胞的量越多,纤维化越严重。肉芽肿垂体炎亦主要见于女性,但发病年龄较淋巴细胞性垂体炎晚,平均发病年龄约 44 岁,一般与妊娠无关;其特点是病变垂体含有较多的多核巨细胞形成的肉芽肿,组织细胞被大量的 T 淋巴细胞和少数浆细胞围绕。淋巴细胞性垂体炎的临床过程不一,一般的变化规律是:起病时垂体呈炎症性充血肿大,影像学上与垂体瘤很难鉴别;继而垂体萎缩变小和纤维化,并常并发空泡蝶鞍综合征。

(七)IgG4 相关性垂体炎　按照病理组织学特征,可分为淋巴细胞性垂体炎、肉芽肿垂体炎、黄色瘤性垂体炎、坏死性垂体炎、IgG4 浆细胞性垂体炎或混合性垂体炎[1-5],后者又可再分为淋巴细胞-肉芽肿性垂体炎和黄色瘤-肉芽肿性垂体炎[6]。慢性垂体坏死为垂体炎症的一种特殊表现,一般分为淋巴细胞性垂体坏死、肉芽肿性垂体坏死、黄色瘤性垂体坏死、IgG4 浆细胞性垂体坏死和坏死性漏斗球垂体炎五种类型[8,9]。坏死性漏斗球垂体炎属于垂体组织坏死性病变中的一种罕见类型,1993 年由 Ahmed 等首次报道,目前约有 3 例报道。诊断的主要依据是病理特征(单核细胞浸润伴垂体组织坏死)。

细胞坏死(necrosis)和凋亡(apoptosis)均与自身免疫相关,凋亡时,细胞发生程序性死亡,分解出细胞碎片和凋亡体,虽然细胞浆膜重排,但精细结构仍正常,所以缺乏炎症反应;重排的细胞浆膜使其与许多因子结合,其中特别重要的是补体成分 C1q 和球状乳因子上皮生长因子,这些因子可抑制炎症发生,固定巨噬细胞和树突细胞;但如果凋亡的细胞不能被立即清除,则迅速引起继发性组织坏死,细胞浆膜最终被破坏,并使具有抑制炎症反应的凋亡细胞转化为前炎症细胞,自身抗原水平急剧增高,进一步激化树突细胞和淋巴细胞,导致自身免疫反应。前炎症反应亦可引起 II 类 MHC 分子表达(垂体细胞合成 II 类 MHC 分子和多种细胞因子如 IL-1、IL-1 受体激动分子、IL-2、IL-6 等),加重炎症过程。垂体坏死时,这些细胞因子成为全身或局部炎症的促发因素,诱导残余的垂体组织和周围组织发生免疫性炎症。坏死性垂体炎最早报道于 1993 年两例男性患者有尿崩症和垂体功能减退症,坏死的垂体组织如奶油状,镜下见坏死组织的淋巴细胞、浆细胞浸润和纤维化。另一例日本男性以尿崩症起病,但缺乏确诊的病理学证据。

产生 IgG4 的浆细胞垂体炎最早报道于 2004 年,此后的报道越来越多。通常以垂体肿块为突出表现,垂体以单核的淋巴细胞和浆细胞浸润为主,血清 IgG4 显著升高。IgG4 是一种与自身免疫性疾病(如淋巴细胞性甲状腺炎、自身免疫性胰腺炎)或过敏反应密切相关的抗体[41],现在统称为 IgG4 相关性疾病群;其特点是靶组织含有大量合成与分泌 IgG4 的浆细胞与淋巴细胞,但病变的组织学表现不尽一致。IgG4 相关性垂体炎患者的血清 IgG4 明显升高,但在病程的晚期或接受糖皮质激素治疗后迅速下降。垂体病变主要包括头痛、发热、体重减轻、乏力、多饮、视野缩小、多尿、多饮和垂体功能减退的各种表现;非垂体病变主要有腮腺肿大、血清 IgG4 升高,MRI 显示垂体增大,腹部 CT 显示腹膜后包块和胰腺包块,活检证实为自身免疫性胰腺炎或纤维化。部分患者伴有腮腺肿大、肝炎、间质性肺病、硬化性胆管炎或 IgG4 相关性鼻窦炎。

(八)IgG4 相关性腹膜后纤维化　属于慢性炎症中的一种特殊类型,病变严重时,形成的腹膜后肿块包绕腹主动脉,压迫输尿管而引起尿潴留。引起腹膜后纤维化的病因很多,如感染、放射治疗、药物、创伤或肿瘤等。少数患者伴有血清 IgG4 升高,增强 MRI 显示腹膜后(腹主动脉前)软组织增厚(图 2-11-3-5)。组织学改变类似于自身免疫性胰腺炎,这些患者可诊断为 IgG4 相关性腹膜后纤维化。

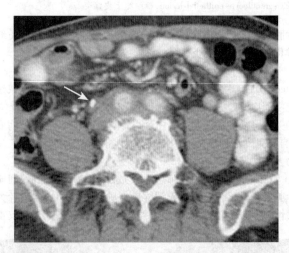

图 2-11-3-5　腹膜后纤维化
患者男性,59 岁;增强 MRI 的 T1 显示腹膜后(腹主动脉前)软组织增厚,右肾盂积水

(九)IgG4 相关性淋巴结病与 Castleman 病　IgG4 相关性淋巴结病与 Castleman 病是 IgG4RD 的常见表现[48-50],病变部位不定,多克隆高免疫球蛋白血症伴有血清 IgG 和 IgE 升高,多种自身抗体阳性。IgG4 相关性淋巴结病与 Castleman 病需与淋巴瘤、结节病、Castleman 病或其他恶性肿瘤鉴别。

IgG4 相关性淋巴结腺病多见于老年人,存在五种组织学类型:①Castleman 病样病变(I 型);②反应性淋巴滤泡增生(II 型);③淋巴滤泡间浆细胞和成免疫细胞增多(III 型);④淋巴细胞转型(IV 型);⑤炎性假瘤形成(V 型)[50]。

（十）IgG4 相关性主动脉炎　　累及的动脉包括所有的大动脉，一般以胸主动脉炎和腹主动脉炎常见，表现为炎性动脉瘤[51-56]，多数伴有阻塞性静脉炎，其中 40% 的病因与 IgG4 相关，血清 IgG4 升高[57,58]。

（李霞　李付杏子）

（本章主审　戴如春　刘玮）

参 考 文 献

1. Charrow A, Imadojemu S, Stephen S, et al. Cutaneous manifestations of IgG4-related disease (RD): A systematic review. J Am Acad Dermatol, 2016, 75(1): 197-202.

2. Schaffer JM, Tilley FW. Further investigations of the relation between the chemical constitution and the germicidal activity of alcohols and phenols. J Bacteriol, 1927, 14(4): 259-273.

3. Sjogren H. Keratoconjunctivitis sicca and chronic polyarthritis. Acta Med Scand, 1948, 30: 484-488.

4. Morgan WS, Castleman B. A clinicopathologic study of Mikulicz's disease. Am J Pathol. 1953, 29: 471-503.

5. Tsubota K, Fujita H, Tadano K, et al. Abnormal expression and function of Fas ligand of lacrimal glands and peripheral blood in Sjögren's syndrome patients with enlarged exocrine glands. Clin Exp Immunol, 2002, 129: 177-182.

6. Yamamoto M, Ohara M, Suzuki C, et al. Elevated IgG4 concentrations in serum of patients with Mikulicz's disease. Scand J Rheumatol, 2004, 33: 432-433.

7. Yamamoto M, Takahashi H, Ohara M, et al. A new conceptualization for Mikulicz's disease as an IgG4-related plasmacytic disease. Mod Rheumatol, 2006, 16(6): 335-340.

8. Masaki Y, Sugai S, Umehara H. IgG4-related diseases including Mikulicz's disease and sclerosing pancreatitis: diagnostic insights. J Rheum, 2010, 37: 1380-1385.

9. Masaki Y, Iwao H, Nakajima A, et al. IgG4-related disease (IgG4 + MOLPS)—diagnostic criteria and diagnostic problems. Curr Immunol Rev, 2011, 7: 172-177.

10. Kamisawa T, Nakajima H, Egawa N, et al. IgG4-related sclerosing disease incorporating sclerosing pancreatitis, cholangitis, sialadenitis and retroperitoneal fibrosis with lymphadenopathy. Pancreatology, 2006, 6: 132-137.

11. Zen Y, Sawazaki A, Miyayama S, et al. A case of retroperitoneal and mediastinal fibrosis exhibiting elevated levels of IgG4 in the absence of sclerosing pancreatitis (autoimmune pancreatitis) Hum Pathol, 2006, 37: 239-243.

12. Kitagawa S, Zen Y, Harada K, et al. Abundant IgG4-positive plasma cell infiltration characterizes chronic sclerosing sialadenitis (Küttner's tumor). Am J Surg Pathol, 2005, 29: 783-791.

13. Saeki T, Nishi S, Ito T, et al. Renal lesions in IgG4-related systemic disease. Intern Med, 2007, 46(17): 1365-1371.

14. Aalberse RC, Schuurman J. IgG4 breaking the rules. Immunology. 2002, 105(1): 9-19.

15. van der Nuet Kolfschoten M, Schuurman J, Losen M, et al. Anti-inflammatory activity of human IgG4 antibodies by dynamic Fab arm exchange. Science, 2007, 317(5844): 1554-1557.

16. Miyake K, Moriyama M, Aizawa K, et al. Peripheral CD4+ T cells showing a Th2 phenotype in a patient with Mikulicz's disease associated with lymphadenopathy and pleural effusion. Mod Rheumatol,

17. Akitake R, Watanabe T, Zaima C, et al. Possible involvement of T helper type 2 responses to Toll-like receptor ligands in IgG4-related sclerosing disease. Gut, 2010, 59(4): 542-545.

18. Suzuki K, Tamaru J, Okuyama A, et al. IgG4-positive multi-organ lymphoproliferative syndrome manifesting as chronic symmetrical sclerosing dacryo-sialadenitis with subsequent secondary portal hypertension and remarkable IgG4-linked IL-4 elevation. Rheumatology (Oxford), 2010, 49(9): 1789-1791.

19. Zen Y, Nakanuma Y. Pathogenesis of IgG4-related disease. Curr Opin Rheumatol, 2011, 23(1): 114-118.

20. Nakashima H, Miyake K, Moriyama M, et al. An amplification of IL-10 and TGF-beta in patients with IgG4-related tubulointerstitial nephritis. Clin Nephrol, 2010, 73(5): 385-391.

21. Chougule A, Bal A, Das A, et al. IgG4 related sclerosing mastitis: expanding the morphological spectrum of IgG4 related diseases. Pathology, 2015, 47(1): 27-33.

22. Mavragani CP, Fragoulis GE, Rontogianni D, et al. Elevated IgG4 serum levels among primary Sjögren's syndrome patients: do they unmask underlying IgG4-related disease? Arthritis Care Res (Hoboken), 2014, 66(5): 773-7.

23. Masaki Y, Dong L, Kurose N, Kitagawa K, et al. Proposal for a new clinical entity, IgG4-positive multi-organ lymphoproliferative syndrome: analysis of 64 cases of IgG4-related disorders. Ann Rheum Dis, 2009, 63: 1310-1315.

24. Dahlgren M, Khosroshahi A, Nielsen GP, et al. Riedel's thyroiditis and multifocal fibrosclerosis are part of the IgG4-related systemic disease spectrum. Arthritis Care Res (Hoboken), 2010, 62(9): 1312-1318.

25. Ochoa ML, López BG, Cabello RR, et al. IgG4-related multiorgan disease: report of the first autopsy case. BMJ Case Rep, 2013, 2013. pil: bcr 2013009636.

26. Okazaki K, Uchida K, Koyabu M, et al. Recent advances in the concept and diagnosis of autoimmune pancreatitis and IgG4-related disease. J Gastroenterol, 2011, 46(3): 277-288.

27. Gill J, Angelo N, Yeong ML, et al. Salivary duct carcinoma arising in IgG4-related autoimmune disease of the parotid gland. Hum Pathol, 2009, 40(6): 881-886.

28. Cheuk W, Yuen H, Chan A, et al. Ocular adnexal lymphoma associated with IgG4 + chronic sclerosing dacryoadenitis: a previously undescribed complication of IgG4-related sclerosing disease. Am J Surg Pathol, 2008, 32: 1159-1167.

29. Song BH, Baiyee D, Liang J. A rare and emerging entity: Sinonasal IgG4-related sclerosing disease. Allergy Rhinol (Providence), 2015, 6(3): 151-157.

30. Yamamoto M, Takahashi H, Ohara M, et al. A case of Mikulicz's disease (IgG4-related plasmacytic disease) complicated by autoimmune hypophysitis. Scand J Rheumatol, 2006, 35: 410-411.

31. Yamamoto M, Takahashi H, Sugai S, et al. Clinical and pathological characteristics of Mikulicz's disease (IgG4-related plasmacytic exocrinopathy). Autoimmun Rev 2005, 4(4): 195-200.

32. Takeda S, Haratake J, Kasai T, et al. IgG4-associated idiopathic tubulointerstitial nephritis complicating autoimmune pancreatitis. Nephrol Dial Transplant, 2004, 19(2): 474-476.

33. Saeki T, Saito A, Yamazaki H, et al. Tubulointerstitial nephritis associ-

ated with IgG4-related systemic disease. Clin Exp Nephrol, 2007, 11 (2):168-173.

34. Saeki T, Nishi S, Imai N, et al. Clinicopathological characteristics of patients with IgG4-related tubulointerstitial nephritis. Kidney Int, 2010, 78(10):1016-1023.

35. Zen Y, Inoue D, Kitao A, et al. IgG4-related lung and pleural disease: a clinicopathologic study of 21 cases. Am J Surg Pathol, 2009, 33 (12):1886-1893.

36 Zen Y, Kitagawa S, Minato H, et al. IgG4-positive plasma cells in inflammatory pseudotumor (plasma cell granuloma) of the lung. Hum Pathol, 2005, 36:710-717.

37. Li Y, Bai Y, Liu Z, et al. Immunohistochemistry of IgG4 can help subclassify Hashimoto's autoimmune thyroiditis. Pathol Int, 2009, 59 (9):636-641.

38. Kakudo K, Li Y, Hirokawa M, et al. Diagnosis of Hashimoto's thyroiditis and IgG4-related sclerosing disease. Pathol Int, 2011, 61(4): 175-183.

39. Kojima M, Hirokawa M, Kuma H, et al. Distribution of IgG4-and/or IgG-positive plasma cells in Hashimoto's thyroiditis: an immunohistochemical study. Pathobiology, 2010, 77(5):267-272.

40. van der Vliet HJ, Perenboom RM. Multiple pseudotumors in IgG4-associated multifocal systemic fibrosis. Ann Intern Med, 2004, 141:896-897.

41. Cheuk W, Chan JK. IgG4-related sclerosing disease: a critical appraisal of an evolving clinicopathologic entity. Adv Anat Pathol, 2010, 17: 303-332.

42. Lindstrom KM, Cousar JB, Lopes MB. IgG4-related meningeal disease: clinico-pathological features and proposal for diagnostic criteria. Acta Neuropathol, 2010, 120:765-776.

43. Al-Shraim M, Syro LV, Kovacs K, et al. Inflammatory pseudotumor of the pituitary: case report. Surg Neurol, 2004, 62:264-267.

44. Hansen I, Petrossians P, Thiry A, et al. Extensive inflammatory pseudotumor of the pituitary. J Clin Endocrinol Metab, 2001, 86: 4603-4610.

45. Shimatsu A, Oki Y, Fujisawa I, et al. Pituitary and stalk lesions (infundibulo-hypophysitis) associated with immunoglobulin G4-related systemic disease: an emerging clinical entity. Endocr J, 56: 1033-1041.

46. Ralli S, Lin J, Farrell J. Autoimmune pancreatitis. N Engl J Med, 2009, 356:1586.

47. Tanabe T, Tsushima K, Yasuo M, et al. IgG4-associated multifocal systemic fibrosis complicating sclerosing sialadenitis, hypophysitis, and retroperitoneal fibrosis, but lacking pancreatic involvement. Intern Med, 2006, 45:1243-1247.

48 Cheuk W, Yuen HK, Chu SY, et al. Lymphadenopathy of IgG4-related sclerosing disease. Am J Surg Pathol, 2008, 32(5):671-681.

49. Sato Y, Kojima M, Takata K, et al. Systemic IgG4-related lymphadenopathy: a clinical and pathologic comparison to multicentric Castleman's disease. Mod Pathol, 2009, 22(4):589-599.

50. Sato Y, Notohara K, Kojima M, et al. IgG4-related disease: historical overview and pathology of hematological disorders. Pathol Int, 2010, 60(4):247-258.

51. Hamano H, Kawa S, Ochi Y, et al. Hydronephrosis associated with retroperitoneal fibrosis and sclerosing pancreatitis. Lancet, 2002, 359 (9315):1403-1404.

52. Neild GH, Rodriguez-Justo M, Wall C, et al. Hyper-IgG4 disease: report and characterisation of a new disease. BMC Med, 2006, 4:23.

53. Zen Y, Onodera M, Inoue D, et al. Retroperitoneal fibrosis: a clinicopathologic study with respect to immunoglobulin G4. Am J Surg Pathol, 2009, 33(12):1833-1839.

54. Kasashima S, Zen Y, Kawashima A, e al. Inflammatory abdominal aortic aneurysm: close relationship to IgG4-related periaortitis. Am J Surg Pathol, 2008, 32(2):197-204.

55. Stone JH, Khosroshahi A, Hilgenberg A, et al. IgG4-related systemic disease and lymphoplasmacytic aortitis. Arthritis Rheum, 2009, 60 (10):3139-3145.

56. Ishida F, Kitano K, Kobayashi H, et al. Elevated IgG4 levels in a case with multicentric Castleman's disease. Br J Haematol, 1997, 99(4): 981-982.

57. Khosroshahi A, Bloch DB, Deshpande V, et al. Rituximab therapy leads to rapid decline of serum IgG4 levels and prompt clinical improvement in IgG4-related systemic disease. Arthritis Rheum, 2010, 62(6):1755-1762.

58. Mejico LJ. IgG4-related ophthalmic disease. Saudi J Ophthalmol, 2015, 29(1):53-56.

第2篇各章节参考文献请扫二维码

第2篇 扩 展 资 源

扩展资源名称及二维码	内容
扩展资源8　激素与受体 	8.1　激素与激素作用机制 8.2　激素调节 8.3　激素与激素受体突变

扩展资源13　肾上腺素及其他肾上腺疾病

扩展资源14　睾丸激素及其他男性性腺疾病

扩展资源15　卵巢激素及其他女性性腺疾病

扩展资源 16　妊娠内分泌疾病

扩展资源16

扩展资源 17　儿童内分泌疾病

扩展资源17

扩展资源 18　老年常见内分泌疾病

扩展资源18

扩展资源19 其他累及多内分泌腺疾病

扩展资源20 其他自身免疫性多内分泌腺病

第 3 篇

非内分泌腺内分泌疾病

第 1 章

环境与内分泌疾病

内分泌功能通过激素调节体内代谢,以适应内外环境的变化,因此内外环境因素对内分泌系统有明显影响,可造成急慢性应激性疾病。另一方面,心、肺、胃、肠、胰、肝、肾、脂肪组织的神经内分泌细胞功能紊乱也引起内分泌代谢障碍,导致各种非内分泌腺组织的内分泌疾病。本章着重介绍环境及医源性因素对内分泌功能的影响,其余应激、手术、运动、禁食、吸烟、饮酒等内分泌影响因素详见扩展资源21。

第1节 环境与内分泌

环境与内分泌的关系密切。在多数情况下,各种环境因素(environmental factor)一般只作为内分泌代谢病的诱因或条件。例如,Graves 病为一种特殊的器官特异性自身免疫性甲状腺病,其发病主要与甲状腺兴奋性抗体(TSAb)有关,但精神刺激和感染应激可诱发本病。此外,环境因素又可直接引起代谢内分泌疾病(如应激性高血压、应激性高血糖症及内分泌腺危象等)。随着生物-社会-心理医学模式的转变,包括大气污染、噪声污染和电磁污染等在内的慢性有害环境因素对内分泌功能的影响将会越来越受到人们的重视。

本章所指的环境包括机体外部环境和内部环境两个方面。外部环境因素包括人体所处的物质(居住、饮食、大气、水、药物和毒物)环境和社会心理(社会因素、精神与心理状态等)环境及其变化(如贫困、过度劳累、精神抑郁和衰老等)对机体内分泌功能的作用;躯体疾病(如心、肝、肾和肺功能衰竭)所致的代谢内分泌变化主要由于机体内环境稳态(homeostasis)被破坏。例如,尿毒症患者因慢性代谢性酸中毒和高磷血症等可引起继发性甲状旁腺功能亢进症及肾性骨营养不良症。

许多化学物质自环境进入人体后,可干扰体内的内分泌功能,具有拮抗或模拟内分泌激素的作用,这些物质统称为环境内分泌干扰物(environmental endocrine disruptor, EED)。内分泌干扰剂是一类能导致生物体内分泌腺发育或功能障碍的外源性物质,其化学结构各不相同。环境内分泌干扰物主要包括天然激素、人工合成的激素化合物和具有内分泌活性或抗内分泌活性的化合物。自然界中天然激素很少,主要来自植物、真菌的合成和动植物体内的类固醇物质的排放。人工合成的激素化合物来源于人类的生活和生产。目前发现的内分泌干扰物主要来源于农业生产、医疗用药和植物等。环境中广泛存在的雌激素异生物(estrogenic xenobiotic;亦称异生雌激素,xenoestrogen)对动物和人类有重要影响,低

浓度时即可"干扰"E_2的生理作用,同时增加 PRL 的分泌[1]。环境中还存在很多具有雌激素样作用的雌激素类似物,虽然其雌激素样活性低,但长期接触可引起积蓄效应。这些物质多来源于工业废物、食物、水源及其他环境介质[2],如植物雌激素(phytoestrogen)或真菌雌激素(mycoestrogen)广泛存在于食物、水和空气中。另外,异源性生物素(ecnobiotic)也有弱的雌激素样作用。人工合成的苯甲基硅氧烷(pherrylmethyl-substituted siloxane)也是一种重要的内分泌干扰剂。BPA(一种异生雌激素)已经广泛应用于日常生活用品如塑料和牙科合成材料中,BPA 通过改变 HOXA10 基因表达,继而干扰人类及动物的内分泌系统[3-6]。还有一些杀虫剂对性腺功能和生殖功能有明显毒性作用,食物和植物中(如草药)的一些成分可引起人体明显的性激素水平变化。工业污染和合成的化学药品对人类内分泌系统也有各种影响。口服避孕药和雌激素制剂应用不当是导致遗传性和获得性身材矮小的常见原因。

【环境与甲状腺疾病】

水和食物中碘缺乏导致缺碘性地方性甲状腺肿,含碘过多引起高碘性甲状腺肿。放射性物质增多或接受颈部放射治疗可导致甲状腺癌。

(一)缺碘性甲状腺肿 详见第2篇第4章第4节。乳汁中的碘含量与母亲的饮食碘量相关,差异甚大,而婴幼儿的甲状腺储存量很低,因而其对乳汁中的碘含量很敏感。全世界约有 8 亿人口生活在缺碘地区,约有近 2 亿人患有与碘缺乏有关的甲状腺肿。经过近半个世纪的补碘防治,目前在一些发达地区已基本控制了碘缺乏病的流行,但缺碘仍然是 21 世纪的重大社会卫生问题。胎儿和婴幼儿缺碘导致脑发育障碍,常造成不可逆性神经系统损害(呆小病),而 Pendred 是由双等位基因 SLC26A4 突变引起的常染色体隐性遗传性疾病,亦常伴有碘的缺乏和缺碘性甲状腺功能减退症。由于缺碘和甲状腺激素分泌减少,TSH 分泌增加,甲状腺呈代偿性增生,甲状腺结节、甲状腺功能减退症或甲状腺功能亢进症,这主要是由于甲状腺功能的自身调节和碘的毒性作用所致。

(二)碘过多性甲状腺功能紊乱 碘过多引起的甲状腺功能减退症多属可逆性,解除碘对甲状腺激素合成与释放的抑制后,甲状腺功能可恢复正常,或通过代偿作用达到基本正常。碘摄入过多引起碘甲亢。碘缺乏流行地区补给碘盐后,重度缺碘性甲状腺肿伴结节者似乎特别易于发生毒性结节或毒性甲状腺腺瘤。毒性多结节性甲状腺肿的结节形

成与功能亢进亦与碘有关,而结节进展为自主功能性则与补给大量碘剂有关。碘甲亢的发病基础是由于结节中产生功能自主性甲状腺滤泡上皮细胞,当此类细胞呈优势生长并增生到一定数量后,可形成结节甚至发展为腺瘤,在碘供给充足条件下,即可引起甲状腺功能亢进症。

胺碘酮(amiodarone)对甲状腺的不良反应与本药的疗程和累积用量有关。胺碘酮含碘丰富,有机碘占分子量的37.2%,其中的10%经脱碘可产生游离碘化物,服用200~600mg/d的胺碘酮相当于服碘75~225mg/d,加上由饮食中摄入的碘,极易致体内碘池的迅速扩大,血浆和尿液的碘浓度可升高40倍左右,而甲状腺的碘廓清能力明显下降。

放射性碘可引起放射性甲状腺炎,这可能不是碘离子的直接作用,而是放射线对甲状腺组织损伤的结果。胺碘酮可导致亚急性药物损伤性甲状腺炎的发病机制未明,可能与碘过多有某种联系。此外,本药还可引起碘甲亢(见下述)。甲状腺肿患者应用碘剂后可诱发甲状腺炎,伴甲状腺自身抗体滴度升高;缺碘地区居民在补碘后,自身免疫性甲状腺炎的发病率亦明显升高。另外,亚急性甲状腺炎和慢性淋巴细胞性甲状腺炎患者摄入过量碘剂后,可通过甲状腺的 Wolff-Chaikoff 效应导致暂时性甲状腺功能减退症。

(三)非甲状腺病态综合征 2型脱碘酶分布于中枢神经系统中,主要保持组织细胞内 T_3 的浓度恒定;同时也是腺垂体 TSH 细胞监测 T_3 和 T_4 浓度的一种重要机制。3型脱碘酶使 T_3 和 T_4 能及时被灭活,可能是使脑或胎儿不会因过量 T_4 和 T_3 而受到损伤的一种保护性机制。饥饿、手术应激、应用糖皮质激素、糖尿病和严重感染等都可减弱1型脱碘酶的活性。类似的情况尚见于胎儿、新生儿、老年人、营养不良、肝肾功能不全、使用抗甲状腺药物、服用普萘洛尔和碘剂等,出现非甲状腺病态综合征(NTIS)或低 T_3 综合征(low T_3 syndrome)。

【环境与糖尿病】

具体内容详见第4篇第2章第4节和第6节。国家工业化和社会进步是糖尿病发病的重要外部环境因素。随着居民生活水平的改善和体力活动的减少,糖尿病的发病率迅速上升。"节约基因"(thrifty gene)的作用与2型糖尿病的关系是证明环境对糖尿病发病产生影响的有力证据。在前沿分子领域中,PGC1α、AMPK、O-GlcNAc 和 SIRT1 等在氧化应激反应、线粒体功能紊乱和糖脂毒性中起重要作用的能量传感信号途径对2型糖尿病的发生都起了重要作用。此外,它们还参与基因表达的调控和表观遗传学发病,从而可以解释代谢是转向"节约"模式还是"消耗"模式取决于饮食这一环境因素[7]。

(一)环境因素 大多数2型糖尿病为多个基因和多种环境因素共同参与并相互作用的多基因多环境因素复杂病(complex disease)。流行病学研究表明,肥胖、高热量饮食、体力活动不足和增龄是 T2DM 的主要环境因素,有高血压、血脂谱紊乱、IGT 或 IFG 者的 T2DM 患病风险增加。在这些环境因素中,肥胖居于中心地位,因为它既是许多环境因素的结果,又可能是多数环境因素的原因。肥胖导致胰岛素抵抗和糖耐量减退,而肥胖又是众多环境、生活与遗传因素共同作用的结果。生活方式改变导致的以肥胖、胰岛素抵

抗、糖尿病和心脑血管病为特征的代谢综合征已成为工业国家和经济迅速发展的发展中国家的严重卫生与健康问题。

世界各国 T2DM 的患病率均有急剧增加的趋势,尤其在发展中国家的人群[8]和从不发达国家或发展中国家移居到发达国家的移民,其增加速度更快,我国 1996 年成人(25 岁以上)T2DM 患病率约为 2.5%,而旅居海外的华人 T2DM 患病率在毛里求斯(25 岁以上)为 15.8%,在新加坡(18 岁以上)为 8%,在马来西亚(18 岁以上)为 11.0%。T2DM 患者激增是造成全世界糖尿病患者总数剧增的主要原因。近 20 多年来,随着我国国民经济飞速发展,人民生活水平迅速提高,我国的疾病谱发生了重大变化,包括糖尿病在内的慢性非传染性疾病已逐渐成为重要的社会卫生问题。根据 1996 年的资料,我国糖尿病及 IGT 患者分别占 20 岁以上人口总数的 3.2% 和 4.8%,亦即血糖不正常人口接近 1 亿。近 20 年来,在我国境内开展了 4 次大规模人群(超过 10 万人/次)的糖尿病抽样调查。比较我国 4 次糖尿病普查结果显示,目前我国糖尿病患病率的增长速度大约是 1980 年的 3 倍,特别是过去较贫困的农村,糖尿病患病率增长更快。上海 1998 年糖尿病的患病率为 4.16%,IGT 的患病率为 4.26%。

(二)社会生活及职业 经济和文化对患病率的影响很大,高经济收入加上低文化程度也增加了糖尿病的危险性。这在发达国家早有反映,这些国家人民平均生活水平早已超过温饱,而文化程度低者往往不注意对饮食和体重的控制。糖尿病的患病率在不同职业间有显著的差别。我国 1980 年的资料显示:学生与学龄前儿童的患病率最低(年龄对之可能也有一定的影响),患病率最高的是干部(可能与他们年龄较大,生活条件较优,体力活动机会较少有关),知识分子、工人和职员的患病率大致相等,最低的是农民和牧民(可能与他们高强度的室外体力劳动及生活条件比较艰苦有关)。流行病学调查发现,重体力劳动者发生 T2DM 者远低于轻体力劳动或脑力劳动者。运动可改善胰岛素敏感性。用葡萄糖钳夹技术表明,即使运动不伴体重下降,血浆胰岛素水平和胰岛素释放面积也降低,葡萄糖清除率增加。运动可使胰岛素与其受体的结合增加,从而改善胰岛素抵抗和胰岛素作用的敏感性,而且适当的运动还有利于减轻体重,改善脂质代谢。

(三)环境和免疫因素与1型糖尿病 很多病毒(柯萨奇病毒、腮腺炎病毒、脑炎心肌炎病毒、反转录病毒、风疹病毒、巨细胞病毒和 EB 病毒等)都可引起1型糖尿病(T1DM)。病毒可直接破坏胰岛 β 细胞或激发细胞介导的自身免疫反应,从而攻击胰岛 β 细胞。进入体内的病毒立即被巨噬细胞吞饮,病毒蛋白残体和 HLA Ⅰ 类抗原均在巨噬细胞表面表达,故巨噬细胞就成为抗原呈递细胞。这种表达是致敏淋巴细胞识别的标记,T 淋巴细胞被激活。根据现有的研究结果,可认为 T1DM 是一种发生于胰岛 β 细胞的器官特异性自身免疫病,体液免疫和细胞免疫都参与其病理过程。Vacor、四氧嘧啶、链佐星和喷他脒等作用于胰岛 β 细胞,导致 β 细胞破坏。如 β 细胞表面是1型糖尿病的 HLA-DQ 易感基因,β 细胞即作为抗原呈递细胞而诱发自身免疫反应,导致选择性胰岛 β 细胞损伤,并引发糖尿病。

牛奶喂养的婴儿发生 T1DM 的风险高,可能是牛奶与胰

岛 β 细胞表面的某些抗原相似所致。"分子模拟机制"(molecular mimicry)认为,当抗原决定簇相似而又不完全相同时,能诱发交叉免疫反应,破坏免疫耐受性,激发自身免疫反应,甚至产生自身免疫性病变。但是,牛奶蛋白只对携带 HLA DQ/DR 易感基因的个体敏感,引发的自身免疫反应使胰岛 β 细胞受损,进而导致 1 型糖尿病[9-11]。

【环境与男性性腺疾病】

哺乳动物的中枢神经系统具有性二态性(sexual dimorphism)。女性中枢神经系统的胆碱能系统对应激的反应性要明显强于男性。除了内在因素外,年龄、激素和环境因素对中枢神经系统中的性二态性及其功能有明显影响。在青春期发育前,中枢神经系统抑制 GnRH 发生器的活动,而营养不良、低社会地位、经济落后、应激和精神刺激等均可导致青春期发育延迟;在生殖阶段,各种应激对生殖功能的影响很突出,应激通过 CRH 抑制 GnRH 的释放导致精神-心理性性腺功能减退症,而 CRH 又受阿片肽系统的调节,限制进食、体重减轻(如神经性厌食)、肥胖、吸烟和嗜酒对 GnRH 的脉冲性分泌均起抑制作用。不少地区在过去的 50 年里,男性精液的质量下降,精液量和正常精子数目减少,而泌尿生殖系统疾病,如尿道下裂和隐睾等的发病率上升,睾丸肿瘤在一些地区的发病率也增加。可能与环境污染和雌激素污染有一定关系。而女性的乳腺癌可能与有机氯化物、离子辐射及电磁辐射和被动吸烟等因素有关。

(一) 营养不良和慢性疾病与男性性发育迟缓 详见第 4 篇第 8 章第 1 节。常见于慢性肾衰竭、克罗恩病(Crohn disease)以及青少年特发性关节炎等。由于营养消耗、炎症因子增高和糖皮质激素的使用,常抑制生长激素和促性腺激素分泌,导致发育迟缓。此外,某些特殊贫血如地中海贫血等,由于铁质负荷增加,常引起低促性腺激素性性腺功能减退症,严重病例性腺功能出现不可逆性损害,表现为 GnRH 注射后无法恢复促性腺激素的水平和脉冲。部分患者 MRI 显示有空泡蝶鞍综合征、垂体容量减小、垂体腺萎缩、垂体柄变薄、垂体和中脑有铁质沉着等。上述疾病往往在原发病典型的临床表现基础上,伴有青春期发育延迟表现。

(二) 理化因素与男性生殖生育功能 空气污染已经成为全球性健康问题。一些流行病学调查发现,空气污染对生殖功能的危害很突出,一般主要与不育和胎儿健康状况相关,如出生低体重、宫内发育迟缓和性早熟等。

对男性生育功能有明显影响的理化因素有:①有毒化合物:如农药、杀虫剂、二硫化碳、硼、汞和铅等。刘星等[7] 通过邻苯二甲酸二(2-乙基己基)酯(DEHP)成功诱导建立了先天性尿道下裂小鼠模型;该课题组还发现 DEHP 通过影响 3 种甲基化转移酶的表达而导致基因组 DNA 甲基化水平升高,从而抑制睾丸下降过程中多种基因的表达,从而诱发隐睾[8]。②药物:如绝大多数的化疗药物,抗高血压药物螺内酯(安体舒通)、胍乙啶、普萘洛尔(心得安)和利尿剂等,激素(雄激素和雌激素等),镇静剂和吸食鸦片或海洛因等有导致男性不育的不良反应。③不良生活习惯:如长期吸烟者,精子胞质出现异常小滴状物(可能为精子功能受损所致)。长期穿紧身衣裤使阴囊调节温度功能障碍,而影响生精功能。长期大量饮酒造成慢性酒精中毒的男性易发生性功能障碍。过热的热水浴使睾丸温度过高,不利于精子发育。④营养不良:包括蛋白质、卵磷脂以及维生素和微量元素。因此,营养不良和偏食,特别是维生素 E 的缺乏,也是导致不育症的重要原因。⑤肥胖(尤其是儿童期肥胖):影响生殖腺的发育,同时伴有其他内分泌系统功能的紊乱,最终会导致不育症。⑥微量元素缺乏:是男性不育的病因之一。在精浆中,微量元素(如锌、锰和硒)按一定比例存在,并相互协同、置换或拮抗,以保持精子的正常生理功能,微量元素间相互作用的紊乱或含量不足是导致男性不育症的重要原因之一。⑦高温:可影响阴囊的热丧失,导致睾丸温度升高,可损伤男性生育力。人工隐睾或局部热处理可诱导精细胞凋亡,引起可逆性精子减少/无精子症,这是男性避孕的理论基础[9]。⑧电磁辐射:男性的睾丸对电磁辐射高度敏感,某些电磁辐射可引起不育。

(三) 生殖系统疾病与男性不育 过多骑马和骑车容易造成睾丸、附睾和前列腺的急性损伤和慢性充血,影响精子的生成和发育。生殖系统感染可影响精子的发生、活力和输送。感染还导致生精功能抑制和引起精液分泌不足,精液营养缺乏,酸碱度改变或液化不足,使精子存活率下降。

1. **输精管阻塞** 精索静脉曲张可以引起睾丸局部温度增高,组织内 CO_2 增加,造成低氧环境,乳酸蓄积影响睾丸的正常代谢,不利于精子发生。由于先天性畸形、炎症、肿瘤和外伤使曲细精管至输精管发生梗阻,均可引起精液排出障碍。前述 CFTR 基因突变就可引起单侧或双侧性先天性输精管缺如,从而引起阻塞性无精子症。

2. **吸烟** 吸烟是阴茎勃起障碍的独立危险因素,长期吸烟可以导致阴部内动脉和海绵体动脉硬化性狭窄,导致勃起时海绵体灌流不足而影响勃起功能。长期酗酒显著影响性功能,而且戒酒多年后仍有半数不能恢复勃起功能。大量酒精对中枢神经系统(包括勃起中枢)产生广泛抑制作用,同时,酒精也抑制垂体分泌促性腺激素,减少睾酮合成,并加速睾酮的清除,从而导致血睾酮下降。此外,酒精可导致焦虑与紧张及勃起失败。

3. **不洁性生活** 不洁性生活易导致阴茎勃起障碍是因为进行这类性生活时,缺乏安全感而产生紧张和焦虑的情绪;而且,如果发生淋菌性或非淋菌性尿道炎等性传播疾病,进一步发展为睾丸炎或前列腺炎均对勃起功能产生不利影响。吸食毒品者的阴茎勃起障碍发生率高于一般人群。

4. **药物** 调查显示,25% 的患者是由于药物引起的。抗抑郁药对性功能产生多方面影响。多数催眠和镇静药因提高血 PRL 水平而抑制勃起功能。抗高血压药亦导致阴茎勃起障碍,促肾上腺皮质激素、糖皮质激素和雌激素通过对下丘脑-垂体-睾丸轴的抑制而影响阴茎勃起功能;H_2 受体阻滞剂、环磷酰胺、胃复安和碳酸酐酶抑制剂可导致阴茎勃起障碍。

(四) 前列腺癌与环境因素 前列腺癌发病率在我国经济发达地区正迅速上升,大多认为与过多摄入脂肪和红色肉类(猪肉、牛肉和羊肉)等有关。前列腺癌是雄激素依赖性肿瘤,青春期前切除睾丸的宦官很少发生前列腺癌,而外源性睾酮和二氢睾酮可以引起实验动物的前列腺癌,表明前列腺癌细胞的生存和增殖依赖于雄激素和一些细胞因子。

【环境与女性性腺疾病】

（一）药物与女性性腺功能紊乱 过量雄激素可使卵巢颗粒细胞早期黄素化，不能排卵。故长期注射丙酸睾酮等雄激素药物可致闭经及毛发增多和痤疮等。

1. 睾酮 少量睾酮即可引起女性胎儿外生殖器男性化。甲睾酮口服 3mg/d 对母体没有影响，但足以引起女性胎儿外生殖器男性化。常用的孕酮制剂包括炔诺酮、炔孕酮和甲羟孕酮等，虽然雄激素活性只相当或低于睾酮的 1/10，如果母亲在妊娠期服用各种类型的孕酮制剂，约 3% 的女性胎儿出现外生殖器两性畸形。己烯雌酚和达那唑（danazol）也引起女性胎儿两性畸形。

2. 雌激素 可抑制破骨细胞活性，减少骨吸收，降低骨组织对 PTH 的敏感性，促进降钙素分泌，提高肾小管细胞内的 1α-羟化酶活性，促进 1,25-(OH)$_2$D 的生成，改善年长妇女的生活质量，减少骨量丢失，降低骨折发病率。但是，外源性雌激素制剂亦可诱发子宫内膜癌和乳腺癌、子宫内膜异位、阴道出血、活动性肝炎、系统性红斑狼疮、血栓栓塞性病变或心血管事件。

3. 药物 许多药物可抑制排卵或导致卵巢早衰，如氯丙嗪、甲基多巴和 5-HT，可增加 PRL 释放，抑制卵巢排卵。某些抗癌药如 5-氟尿嘧啶、环磷酰胺和甲氨蝶呤等也可引起 FSH 和 LH 升高，E$_2$ 可高、可低，排卵受到抑制，易出现卵巢功能早衰。认为化疗药物致使体内自由基产生增多，引起的脂质过氧化是化疗药物导致性腺损伤的主要原因。抗精神病药物对内分泌功能有明显影响。多数药物可引起高泌乳素血症、低钠血症、尿崩症、甲状腺功能减退症、甲状旁腺功能亢进症、性功能紊乱、多毛、男性化、低体重、肥胖与代谢综合征[12,13]。

抗生素的临床应用十分广泛，除了人们熟知的耐药性、肝肾毒性与二重感染外，抗生素亦常引起内分泌代谢紊乱，尤其是水盐代谢障碍，并认为水盐代谢和酸碱平衡紊乱是肾损伤的表现之一，因为一般无肾小球滤过率降低，难于早期发现和辨认。抗生素可损害肾小管的所有部位，但各种抗生素的突出毒性有所不同。例如，四环素和氨基糖苷类主要损害近端肾小管并导致 Fanconi 综合征。氨基糖苷类与卷曲霉素（capreomycin）还损害 Henle 袢，引起 Bartter 综合征样表现。另一些抗生素损伤集合管并导致低钠血症、低钾血症、高钾血症或肾小管性酸中毒及肾性尿崩症[14]。

（二）环境-心理因素与下丘脑性闭经 精神紧张、剧烈运动和下丘脑肿瘤等均可造成 GnRH 分泌发生异常，导致下丘脑性不排卵及闭经。

1. 功能性下丘脑性闭经 是一种好发于年轻女性的最常见的低促性腺激素性闭经，以精神性闭经最多见，其次是运动性闭经、精神神经性厌食及与假孕、消瘦有关的闭经。各种异常刺激，如突然的精神刺激、剧烈运动、过度的恐慌和忧郁，通过大脑神经内分泌系统的多种渠道，直接或间接地引起下丘脑的 GnRH 脉冲式分泌异常，导致垂体促性腺激素分泌异常，FSH 与 LH 水平下降，LH 峰消失，导致闭经[15]。下丘脑功能性闭经多发生在从事脑力劳动者、长跑运动员、芭蕾舞演员或受到突然的精神刺激者，可发生在极度劳累或剧烈运动后，年轻未婚女性多见，青春期前后好发。表现为继发性闭经伴有消瘦、体重减轻和营养不良等。

2. 假孕 患者渴望生育而出现抑郁、闭经和乳汁分泌，可有恶心、呕吐和食欲缺乏等早孕样反应（假孕）。在患者认为怀孕时检查可见 BBT 持续高温相，血 PRL 和 LH 分泌脉冲幅度增高，E$_2$ 和孕酮水平维持在黄体期，但患者得知自己未怀孕，其上述激素水平可急剧下降，随之月经可来潮。

3. 自主神经性卵巢功能障碍综合征 又称卵巢功能异常综合征或 II 型 Curtius 综合征，卵巢神经功能障碍，抑制间质组织分泌，导致下丘脑-垂体-卵巢轴功能失调，出现卵巢功能不全的表现。

（三）环境因素与性早熟和卵巢功能减退

1. 雌激素样内分泌干扰剂 雌激素样内分泌干扰剂作用于不同部位，起着促进 GnRH 分泌的作用，引起或诱发性早熟。植物雌激素可能具有降低乳腺癌风险作用，但是如果在女性的婴幼儿期和青春发育期摄入大量植物雌激素（如长期进食大量的豆类食品）可能导致性早熟。

聚氯联苯、二氯二苯三氯乙烷（DDT）、二噁英（dioxin）和某些杀虫剂具有干扰内分泌功能作用（内分泌干扰剂），许多内分泌干扰剂的分子结构类似于雌激素。对男性的性腺功能有较大影响，引起男性不育、睾丸癌、前列腺癌、隐睾、唯Sertoli 细胞综合征样表型和尿道下裂等。内分泌干扰剂干扰内分泌功能，作用部位可以在激素的合成、分泌或代谢与作用上，EDC 的作用机制复杂，主要通过与类固醇激素受体作用。例如，许多化学污染物像己烯雌酚那样，干扰天然雌激素的信号通路。阻滞蛋白配体与受体接触，另一些物质（如有机锡）可占据受体结合部位而阻滞雌激素的作用[16,17]。

杀虫剂、镉、砷、汞、手术、放疗和化疗可导致卵巢早衰。儿童期和青春期患流行性腮腺炎可合并病毒性卵巢炎，导致卵巢功能丧失。严重的化脓性的、结核性及淋菌性盆腔炎也可以造成卵巢功能减退。一些环境因素可能作用于不同的部位，起着内分泌干扰剂和促 GnRH 分泌的作用。雌激素样内分泌干扰化合物（EEDC），特别是作用较强的 EEDC，如DDT、二噁英、聚氯乙烯、双酚 A、聚溴联苯、邻苯二甲酸酯、硫丹、阿特拉嗪和折仑诺可干扰体内雌激素的正常合成、代谢与作用，引起或诱发性早熟[18,19]。卢军萍等[20]研究表明，当前的正常儿童已较普遍地暴露于 EED，而性早熟患儿暴露于DDT 的代谢产物 p,p′-DDE、壬基酚（4-NP）和塑料增塑剂邻苯二甲酸二乙基己酯（DEHP）等 EED 的程度则更严重；并证实 EED 的暴露水平与靶器官的病变程度呈显著正相关，说明暴露于 EED 与儿童性早熟的发病有密切关系，是其重要的致病因素之一[21,22]。

某些病毒如 MMTV 病毒与某些人类乳腺癌可能有密切的关系。对曾暴露于核辐射的第二次世界大战后日本妇女中乳腺癌高发现象的研究表明，电离辐射可能是乳腺癌比较明确的致癌因素，其对敏感期乳腺组织的作用已经得到确定。随着环境污染加剧，食品和生活用品中类雌激素化合物均对易感人群具有不可忽视的影响。

2. 不良生活方式 嗜烟和酗酒可损伤卵子和输卵管，引起不孕。某些麻醉剂可改变下丘脑-垂体对促性腺激素及PRL 的调控，进而影响生育功能、性功能及月经周期。环境污染如噪声、纺织染料、染发剂、汞、镉及干洗制剂等均可影响女性生育力。农药如 DDT、DDE 和苯丁醇化合物等均可使雌激素代谢障碍而影响生育[23,24]。

3. 慢性吸毒 慢性吸毒者的内分泌功能有明显改变,如月经紊乱、闭经或阳痿等。过量使用可卡因后,可刺激促性腺激素、ACTH、皮质醇或皮质酮分泌,抑制 PRL 释放。慢性吸毒成瘾者在戒毒时出现严重的"戒断反应",内分泌改变主要有血 PRL 升高,脑组织葡萄糖代谢增加,多巴胺 D_2 受体结合力下降,多巴胺能神经活动降低。

4. 营养素缺乏 维生素和微量元素与生育也有一定关系。维生素 A、B、C 和 E 等的缺乏以及微量元素锌、铜、锰、硒和铁等不足,均可增加受孕难度。在维生素中,对生殖功能影响最为显著的是维生素 E。

(四) 肥胖与女性性腺功能 女性须获得至少占体重17%的脂肪才能开始月经初潮;获得占体重22%的脂肪量才可能怀孕。但是,过度肥胖可引起性腺功能减退和生育力下降,体质指数>$30kg/m^2$ 或 <$20kg/m^2$ 均不易受孕。儿童肥胖和代谢综合征可能是女性性早熟的重要原因。过多的脂肪组织促进女性的青春期发育,青春期发育前期肥胖还可引起女性高雄激素血症,与多囊卵巢综合征相关;体质性生长加速和出生后突发生长与儿童期肥胖和青春期发育提前相关。肥胖者容易并发不育症,主要与不排卵、月经紊乱和流产有关。在 PCOS 患者中,慢性的能量代谢正平衡导致肥胖,并不断消耗脂肪的贮存能力,引起代谢并发症,如胰岛素抵抗与雄激素过多。增加运动,控制饮食以减轻体重,纠正由肥胖而加剧的内分泌代谢紊乱,减轻胰岛素抵抗和高胰岛素血症。减轻体重可使部分肥胖型 PCOS 者恢复排卵,并可预防2 型糖尿病及心血管疾病的发生[25-27]。

(五) 体外辅助受孕与卵巢过度刺激综合征 卵巢过度刺激综合征是临床上使用排卵诱导剂,如人绒毛膜促性腺激素(HCG)、人绝经后促性腺激素(HMG)及氯米芬时,卵巢被过度刺激而引起的医源性临床状态,严重者可危及生命[28]。

(汤怀世 李世忠)

第2节 医源性内分泌疾病

医源性内分泌疾病(iatrogenic endocrine disease,IED)是患者因接受诊断或治疗而发生的内分泌疾病,主要包括三种情况:①在治疗内分泌疾病或治疗其他疾病时,不适当的用药所引起的药源性内分泌功能障碍;②医疗意外或失误和医疗行为中损伤内分泌腺体而导致的内分泌疾病;③医疗行为(如由于语言的不慎)诱发或加重内分泌疾病。

【药源性内分泌疾病】

药源性内分泌疾病常见。由于新药大量涌现,人们接触的药物越来越多,在一定的条件下,药物的不良反应也日益增多。药物成瘾与神经化学系统的功能紊乱有关,其中最显著的是内源性阿片系统(endogenous opioid system,EOS)、阿片受体和 EOS 分布于中脑边缘系统,主要调节多巴胺能神经活动。慢性摄入阿片类、乙醇、烟碱、精神兴奋剂和大麻素类后,EOS 出现明显异常[1]。

(一) 药源性甲状腺功能亢进症 沿用已久的甲状腺片(甲状腺粉片)多从猪甲状腺中提取制得,主要成分为 T_4 和少量的 T_3;优甲乐(左旋 T_4,L-T_4),每片含 $50\mu g$ 或 $100\mu g$ 左甲状腺素钠。临床用于克汀病、黏液性水肿及其他甲状腺功能减退症的替代治疗时,如使用甲状腺片或优甲乐的剂量过大,可出现心悸、多汗和神经兴奋,严重者可出现腹泻、发热和体重减轻,血清 T_3、T_4 增高及 TSH 减低等甲状腺功能亢进症表现。碘赛罗宁(甲碘安,liothyronine,三碘甲腺原氨酸)主要用于治疗黏液性水肿昏迷,甲状腺癌术后者,静脉注射每次 $10\sim25\mu g$。甲状腺功能减退者口服用 $25\mu g/d$。$1\sim3$ 天内产生作用后,酌情增加剂量,直至疗效满意为止。在治疗中如剂量过大,易发生甲状腺功能亢进症,症状明显时,应用丙硫氧嘧啶或甲巯咪唑治疗出现上述某些表现应根据不同的病情减少或停用药物,有严重反应者除停用甲状腺激素制剂外,还可用 β 受体阻滞剂(如普萘洛尔),或应用丙硫氧嘧啶,使 T_4 转变为 T_3 减少。

对一次甲状腺激素摄入中毒患者,除上述处理外还应洗胃,给予活性炭减少吸收;或给予消碘胺,使其与甲状腺素结合,减少肝肠循环;或使用泼尼松;亦可采用换血疗法。

(二) 碘甲亢 详见第2篇第4章第4节。胺碘酮(amiodarone,乙胺碘呋酮)是Ⅲ类抗心律失常药物,富含碘(每片 $0.2g$ 中含碘 $75\mu g$)。长期服用可使组织含碘量增加,碘逐渐释放可诱发碘甲亢,其发生率因地区摄碘量不同而异(最高为 9.6%)[2]。出现甲状腺功能亢进症症状的时间早者 2 个月,迟者 3 年。特别是长期生活在低碘区或甲状腺肿大者,如长期服用胺碘酮较易发生甲状腺功能亢进症,出现心动过速、体重下降、疲乏、震颤、神经过敏和易于激惹等,其中以体重下降和疲乏最常见。

对于长期服用胺碘酮患者,如出现甲状腺功能亢进症的某些症状,应警惕药物性甲状腺功能亢进症的可能,特别是对于伴左室功能减退的心律失常患者[3],应停用胺碘酮,选用丙硫氧嘧啶治疗,因其能阻滞外周 T_4 转化为 T_3 而控制甲状腺功能亢进症症状,也可选用甲巯咪唑(他巴唑),肾上腺皮质激素对胺碘酮诱发的甲状腺功能亢进症也有效。一般胺碘酮诱发的甲状腺功能亢进症较易控制,常规治疗 $1\sim3$ 个月。甲状腺功能可恢复正常。此外,胺碘酮还可引起破坏性甲状腺炎[4]。

复方碘溶液(卢戈液,Lugol solution)常用于地方性甲状腺肿的治疗、甲状腺功能亢进症患者的术前准备和甲状腺功能亢进危象的辅助治疗。大剂量碘可抑制甲状腺球蛋白的水解,减少甲状腺素释放入血;抑制甲状腺内碘的有机化,但这些作用是暂时的;另外,还有对抗甲状腺激素的作用,使功能亢进的甲状腺血液供应减少,腺体变小变硬和血管网减少,有利于手术。如长时间用药,对甲状腺腺泡抑制效应消失,会使甲状腺功能亢进症复发,病情加重,所以甲状腺功能亢进症术前用药必须在甲状腺功能已控制在正常范围,并拟于 $2\sim3$ 周后手术者,如在服碘过程中发现甲状腺功能亢进症症状加剧或复发及因特殊原因不能手术时,应服用较大剂量的丙硫氧嘧啶和普萘洛尔,甲状腺局部用地塞米松封闭,并密切观察,以免造成不良后果。

(三) 药源性甲状腺功能减退症 详见第2篇第4章第13节。药物作用于下丘脑、垂体和甲状腺引起药物性甲状腺功能减退症,或通过改变甲状腺素结合球蛋白的亲和性而干扰血甲状腺激素水平或影响甲状腺激素的吸收。药物所致的甲状腺功能紊乱包括:①抑制 T_3/T_4 合成(硫脲类和咪唑类);②抑制 T_3/T_4 分泌(锂盐、胺碘酮和氨基米特);③导致甲状腺炎(干扰素、IL-2、胺碘酮和舒尼替尼);④碘甲亢(碘剂和胺碘酮);⑤抑制 TSH 分泌(糖皮质激素、多巴胺激动剂、生长抑素类似物、喹碘方、卡苯吗嗪和二甲双胍);⑥促进 TSH 分泌(美替拉酮);⑦从甲状腺球蛋白中替换 T_4,引起血 FT_4 升高(呋塞米、苯妥英、丙碘舒、肝素和非甾体类抗炎药等)。

1. 硫氧嘧啶类药物 甲硫氧嘧啶和丙硫氧嘧啶通过抑制甲状腺细胞中的过氧化酶,阻止细胞内碘氧化及碘化酪氨酸的耦合,而抑制甲状腺素的合成,同时还抑制 T_4 在外周组织中转变成 T_3,丙硫氧嘧啶还抑制外周组织中甲状腺刺激免疫球蛋白(TSI)的生成。在治疗过程中如剂量过大,或者在临床症状已经改善,甲状腺功能已恢复正常,但未及时调整药物剂量时可引起甲状腺功能减退。早期由于腺体破坏、后期可因腺泡细胞生长及分泌功能受抑制,或自身免疫反应引起组织破坏均可导致甲状腺功能减退。在慢性淋巴性甲状腺炎伴甲状腺功能亢进患者中,应用抗甲状腺药物时,剂量宜小,且调整剂量的间隔时间宜短,以免发生甲状腺功能减退症,如出现畏寒、怕冷、水肿、体重增加、嗜睡、食欲缺乏、声音变钝和动作迟缓等症状,血 T_3 和 T_4 减低,TSH 增高可确诊为甲状腺功能减退症。如症状典型,血 T_3 和 T_4 正常,而 TSH 增高或 TRH 刺激试验有过激反应,也应考虑有亚临床甲状腺功能减退症,应停用硫氧嘧啶类药物,视病情轻重加用甲状腺素制剂。

2. ^{131}I ^{131}I(放射性碘化钠)口服或静注,临床用于不宜手术或术后复发和硫脲类及咪唑类无效或过敏的甲状腺功能亢进者,也用于控制甲状腺癌。因个体差异、甲状腺体积不同及吸碘率与甲状腺功能亢进症程度不同,对放射性碘的敏感性程度不同,往往剂量难以掌握得十分准确,如使用剂量不当可导致甲状腺功能减退。部分患者甚至到 10 年后才出现症状,故经 ^{131}I 治疗的患者需长期随访,定期行甲状腺功能检查。若干年后出现甲状腺功能减退症的影响因素还与 TPO 抗体和甲状腺疾病家族史等有关[5,6]。如发现有甲状腺功能减退症(包括亚临床型甲状腺功能减退症),应及时优甲乐或甲状腺粉片替代治疗。

3. 碳酸锂 碳酸锂对躁狂抑郁性精神病有明显疗效,用于抑郁症、分裂情感性精神病、周期性精神病、强迫症及其他神经症的治疗。这些患者的特点是均有甲状腺疾病的家族史(一级亲属中),无甲状腺疾病家族史者使用相似剂量的碳酸锂后发生甲状腺功能减退症的时间要长 1 倍以上(8.6 年),故家族性甲状腺病是锂相关性甲状腺功能减退症的危险因素。有时可出现甲状腺肿,约 2% 的病例出现甲状腺功能减退症,血清 TSH 升高,这与锂盐在甲状腺积蓄并阻滞促甲状腺素对甲状腺激素的作用有关;也可能是锂抑制甲状腺细胞内腺苷环化酶(cAMP)和钙两种主要信号途径,导致甲状腺功能减退症。偶尔,碳酸锂也可引起无症状性甲状腺炎[7]。故在用碳酸锂治疗过程中应定期追踪血 T_3、T_4 和 TSH 变化,做到及时发现、及时处理。

4. 酮康唑 有报道用酮康唑常规剂量治疗后 1 年和间歇服药 3 个月出现甲状腺功能减退症的病例,其机制尚未明了。如发生甲状腺功能减退症,应停用酮康唑,加用小剂量优甲乐或甲状腺粉片治疗。此外,影响口服 L-T_3 患者的甲状腺功能药物有:①抑制 L-T_4 吸收(铁剂、钙剂、氢氧化铝、考来烯胺、考来替泊、硫糖铝和雷诺昔芬);②增加 L-T_4 的肝代谢(苯巴比妥、苯妥英、利福平和喹碘方等);③降低 L-T_4 肝代谢(二甲双胍);④抑制 5′-脱碘酶活性(丙硫氧嘧啶、甲巯咪唑、普萘洛尔、糖皮质激素和碘剂);⑤促进 T_4 与甲状腺球蛋白结合(雌激素、雷诺昔芬、他莫昔芬、美沙酮、米托坦和氟尿嘧啶);⑥抑制 T_4 与甲状腺蛋白结合(雄激素、糖皮质激素和烟酸)。

但是,多数药物只抑制血清 TSH 分泌而不引起临床型甲状腺功能减退症,口服 L-T_4 者同时服用二甲双胍时,可因 TSH 抑制而引起中枢性甲状腺功能减退症,因而必须监测 TSH 和 FT_4 水平。喹碘方(rexinoids)用于治疗肿瘤时,可因为 TSH 分泌被抑制而引起中枢性甲状腺功能减退症。

(四)药源性肾上腺皮质功能紊乱

1. 类肾上腺皮质功能亢进症 长期应用肾上腺皮质激素类药物易引起类肾上腺皮质功能亢进症。常用的药物泼尼松和地塞米松,主要用于某些疾病的长程治疗。表现为满月脸、水牛背、皮肤变薄、痤疮、多毛、紫纹、肌萎缩、高血压、高血脂、低血钾、骨质疏松和糖尿病等。泼尼松和地塞米松能促进蛋白质分解,抑制蛋白质的合成,形成负氮平衡及动员脂肪使脂肪重新分布,抑制糖利用和促进糖异生。如慢性疾病需长期用药,一般采用符合体内皮质激素分泌生理节律同步服药。即上午 8 时 1 次顿服或隔日 1 次晨服,上午为总剂量的 2/3~3/4,下午为剂量的 1/4~1/3,加用促蛋白合成剂丙酸睾酮。补钙和维生素 D 防止骨量的丢失等辅助对症治疗,同时可酌情加用其他免疫抑制剂,以减少激素用量,逐渐过渡到停用皮质激素。

2. 皮质醇撤退综合征 外源性肾上腺皮质激素引起下丘脑-腺垂体-肾上腺皮质功能紊乱,突然停药会出现肾上腺皮质功能不全的症状,常有恶心、呕吐、食欲缺乏、乏力、低血糖、低血压和休克等皮质醇撤退综合征,尤其在应激状态下更易发生[8]。如患者有长期应用皮质激素的病史,分别出现下列几种情况均可诊断为皮质醇撤退综合征。

(1)Ⅰ型:临床症状和生化检查均显示下丘脑-垂体-肾上腺皮质(HPA)功能不足,需用皮质激素替代治疗方可缓解,而没有原发疾病(如炎症、过敏性疾病或其他症状)的复发。

(2)Ⅱ型:为 HPA 反应正常,但在停药后原发病复发,再增加皮质醇到原来的剂量症状可缓解。

(3)Ⅲ型:HPA 功能正常,在减药或停药期间,患者的原发病无复发,但是出现了撤退综合征中的许多症状,需加用超生理需要量的剂量(可的松>25mg/d 时),这些症状才可缓解。

(4)Ⅳ型:HPA 功能不足,但不出现 HPA 不足的症状,也没有原发病的复发。

上述各类型可单独或合并存在,为避免出现撤退综合征,在停用皮质激素前应逐步减少药物剂量,使肾上腺皮质功能缓慢恢复。如遇应激状态应及时补充肾上腺皮质激素。在停药后的2年内,一旦遇有应激情况,必须及时应用足量的糖皮质激素,以免发生本症。

3. 药源性肾上腺皮质功能不全 抗真菌药抑制肾上腺细胞色素P450酶的活性而阻断了肾上腺皮质激素的合成,小剂量可抑制17α-羟化酶(17,20裂解酶),大剂量可抑制类固醇急性调节蛋白酶(StAR)、11β-羟化酶、18-羟化酶及17α-羟化酶等的活性,从而使皮质醇合成减少。有报道因肝硬化失代偿和真菌性胸膜炎患者用酮康唑600mg/d治疗,于用药第48天起,患者出现皮肤色素沉着、畏寒和血清皮质醇降低,CT示肾上腺萎缩。在治疗胃肠道、阴道和皮肤等真菌感染时,应定期测定血中皮质醇及尿17-OHCS和17-KS含量,及时调整药物剂量。

(五)药源性性腺功能紊乱

1. 雄激素 此类药物有丙酸睾酮(丙酸睾丸素)、甲睾酮(甲基睾丸素)等,这类药物可维持男性生殖功能,促进性器官和第二性征的发育,提高性欲。大剂量可抑制腺垂体分泌促性腺激素,也可减少雌激素的分泌,有抗雌激素作用。在用于功能失调性子宫出血、卵巢癌、子宫肌瘤、乳腺癌和女性再生障碍性贫血治疗时,如用药时间长可引起多毛、痤疮、闭经、乳腺退化及性欲减退等男性化现象,孕妇用药则可引起女婴男性化。

2. 苯丙酸诺龙 苯丙酸诺龙(nandrolone phenylpropionate,多乐宝灵)主要用于蛋白质不足和分解亢进、损失过多等病例(如营养不良、严重烧伤、手术前后、老年性骨质疏松、生长发育迟缓和恶性肿瘤晚期等)及大剂量皮质激素的负氮平衡。也常用于功能失调性子宫出血和子宫肌瘤的治疗。较长期使用时有轻微男性化作用,可致女性患者胡须生长、

痤疮增多、多毛、声音变粗、阴蒂肥大、闭经和月经紊乱等,孕妇使用致女婴男性化。

3. 多巴胺受体拮抗剂 常用于治疗消化功能障碍,胃肠动力剂多潘立酮(domperidone,吗丁啉)、甲氧氯普胺(metoclopramide,胃复安/灭吐灵)和西沙必利(普瑞博思,prepulsid)等,这类药物能对抗多巴胺对泌乳素(PRL)分泌的抑制作用,使PRL分泌增多,血PRL增高,乳腺胀痛和溢乳。对于长期使用这类药物的患者如出现症状无需处理,停药后自行消失。

4. H₂受体阻滞剂 常用于治疗消化道溃疡、慢性结肠炎、荨麻疹与瘙痒症和湿疹等,可引起乳腺胀痛或溢乳。有报道,男性佐林格-埃利森综合征(Zollinger-Ellison syndrome)患者长期口服西咪替丁出现乳腺发育。这类药物使泌乳素升高并非直接对H₂受体的阻滞,而是对腺垂体γ-氨基丁酸能受体的阻滞,从而解除了γ-氨基丁酸能神经对泌乳素释放的抑制。停药后症状可消除。

5. 其他药物 引起性腺功能紊乱的药物较多,主要有两种临床情况。一种是性激素(包括雄激素、雌激素和孕激素),如男性长期大量使用可发生睾丸萎缩,大量雄激素反馈抑制FSH和LH的合成,其结果导致精子生成障碍。男性患者应用雌激素时,可使性欲减退或消失,甚至阳痿,也可引起射精功能障碍,精液量减少,精子生成受抑。女性在治疗功能失调性子宫出血和再生障碍性贫血时,雄激素和同化激素可引起月经不调,停药后性功能可恢复。临床需长期应用时要严格掌握用药指征及剂量。另一种情况是非性激素药物,影响性功能的机制,见表3-1-2-1。此外,保钾利尿药(螺内酯)、抗结核药(异烟肼)、抗高血压药(利血平和甲基多巴)以及抗精神病药(氯丙嗪)可引起药源性溢乳。

表 3-1-2-1 影响性腺功能的常见药物

药 物	影 响 机 制	临 床 表 现
氯氮䓬/地西泮	PRL抑制因子分泌↓→PRL分泌↑	女:月经不调/排卵障碍 男:阳痿
巴比妥类	抑制雄激素分泌,大剂量抑制FSH和LH释放,刺激肝内睾酮和雌二醇代谢酶→血睾酮和雌二醇↓	女:月经不调/排卵障碍 男:阳痿
氟哌啶醇	抑制中枢神经递质多巴胺的分泌→PRL分泌↑→FSH和LH↓	女:月经不调/排卵障碍 男:(10%~20%)阳痿
氯丙嗪	抑制中枢神经递质多巴胺的分泌→PRL分泌↑→FSH和LH↓	女:月经不调/排卵障碍 男:(10%~20%)阳痿
阿普唑仑/美沙唑仑/氟他唑仑	抑制中枢神经递质多巴胺的分泌→PRL分泌↑→FSH和LH↓	女:月经不调/排卵障碍 男:(10%~20%)阳痿
可乐定	通过中枢作用降低外周交感神经功能	10%~20%男性阳痿或性欲减退
雷公藤多苷	男性:抑制精原细胞中酶的活性→抑制精原细胞有丝分裂→精子成熟障碍,抑制FSH/LH合成和分泌 女性:对卵巢功能有直接抑制作用,抑制FSH和LH的合成与分泌	男:性欲减退/睾丸缩小 女:月经紊乱/性欲减退

注:↓:下降;↑:升高;→:引起或导致(后同)

(六)药源性胰岛素分泌异常和糖代谢紊乱

1. 口服降糖药 其最大的不良反应是体重增加和低血糖症。抗生素和干扰素也容易引起低血糖症[9,10]。氟喹诺酮(fluoroquinolone)引起的低血糖症可能与膜离子通道衰竭、少突胶质细胞凋亡(oligodendrocyte apoptosis)及糖再灌注(glucose reperfusion)性氧化应激有关。严重低血糖症可进一

步导致中心性脑桥髓鞘溶解症。左氧氟沙星可引起低血糖症。干扰素引起的低血糖症仅见于糖尿病患者,其发生机制未明,可能与肝糖输出减少有关。

2. 胰岛素 详见第4篇第2章第4节和第5章第7节。

3. 阿司匹林 此药对胰岛素的作用机制尚有争议,原认为阿司匹林能促进胰岛素分泌,提高血浆胰岛素水平。后来

发现,由阿司匹林引起的低血糖患者,血中C肽正常,血胰岛素升高是由于胰岛素的清除作用障碍所造成的,阿司匹林可改变外周组织对胰岛素的敏感性而导致低血糖。

4. β受体阻滞剂 此类药物能引起高血糖或低血糖。致低血糖效应在不同患者表现不尽相同,如糖尿病患者发生药源性低血糖,β受体阻滞剂能阻碍低血糖的恢复,并能掩盖低血糖早期症状;非糖尿病患者使用非选择性β受体阻滞剂(如普萘洛尔)后,发生低血糖症,β受体阻滞剂使循环血中胰岛素活性增强,进而通过外周组织对血葡萄糖的摄取增加造成低血糖症。这类药物主要有普萘洛尔、氧烯洛尔、吲哚洛尔和阿替洛尔等,常用于治疗高血压、心绞痛及室上性心律失常,可不同程度地干扰胰岛β细胞释放胰岛素。长期应用可引起糖耐量异常,使糖尿病病情加重。

5. 利尿药 噻嗪类利尿药可致胰岛素分泌减少,胰岛素的拮抗作用增强,糖耐量异常,在高血糖患者能诱发高渗性非酮症昏迷。其他与噻嗪类相关的利尿药如吲达帕胺、美托拉宗和二氮嗪以及袢利尿药如呋塞米和布美他尼均能抑制胰岛素的分泌。

6. 口服避孕药 口服避孕药系雌激素类化合物,或孕激素化合物和雌激素合用的药物均能导致胰岛素抵抗,其基本机制可能是减少细胞膜上胰岛素受体的数目或降低受体与胰岛素的亲和力。

7. 抗精神病药 镇静药包括多巴胺阻断剂,如洛沙平、阿莫沙平及吩噻嗪类等均能抑制和干扰胰岛素的分泌,长期服用均可使糖耐量异常,血糖升高。

8. 阿片物质 长期应用阿片类药物除可造成药物依赖外,还常常导致性腺功能减退和皮质醇缺乏症状(表3-1-2-2)。因此,应尽量停用或减少阿片类药物;如果不能停用,应补充雄性激素,但必须监测其不良反应。

表3-1-2-2 阿片类物质的不良反应

性激素缺乏相关性疾病
贫血
性欲减退
肌少症
抑郁症
阴茎勃起功能障碍
虚弱综合征
月经紊乱
骨质疏松
血管功能障碍
肥胖
皮质醇缺乏相关性疾病
应激反应能力降低
免疫功能紊乱
肾上腺雄激素分泌减少
虚弱综合征
月经紊乱

9. 其他药物 抗肿瘤药物如门冬酰胺酶(asparaginase)、高三尖杉酯碱(homoharringtonine)和免疫抑制剂环孢素(cyclosporin)均能使胰岛素分泌异常,拮抗胰岛素作用,使糖耐量减低,血糖升高。因此,肥胖、高血压、高脂血症和糖

尿病等患者应慎用。抗疟药如奎宁和氯喹在不同的环节均对血中胰岛素水平有影响,奎宁能促进β细胞释放胰岛素和抑制肝糖异生,而氯喹能抑制胰岛素降解诱发低血糖症。

【医源性非药物性内分泌疾病】
针对内分泌腺体的手术治疗或其他非内分泌腺体的手术不但影响支配内分泌腺体的血管神经,也可致内分泌腺缺血、坏死及功能受损,使受损腺体激素分泌障碍而发生相应的内分泌功能减退。

(一)肾上腺手术诱发的肾上腺皮质功能不全 最常见的是肾上腺皮质增生症患者本应行一侧肾上腺全切,另一侧行次全切,而进行了双侧肾上腺全切术后引起肾上腺皮质激素缺乏。肾上腺皮质功能减退的表现可逐渐出现,实验室检查示血糖和血钠降低,血浆皮质醇、尿17-OHCS和17-KS减低,血尿素氮和肌酐升高,也可在应激状态下突然发生急性肾上腺皮质功能减退,表现为呼吸困难、发绀、血压下降、心悸、高热和休克等。出现慢性肾上腺皮质功能减退时,可口服泼尼松,以1日剂量的2/3上午补充,下午补充1/3的日用量,在应激或感染等情况下酌情加量。急性肾上腺皮质功能不全患者通常静脉滴注氢化可的松100~300mg,必要时肌内注射醋酸去氧皮质酮2~3mg,如血压不升可给予静脉滴注去甲肾上腺素,给氧,输血,病情稳定后给予糖皮质激素替代治疗。

目前因肾上腺增生引起的库欣综合征患者采用自体或异体肾上腺移植或带蒂肾上腺背部皮下移植,可避免急、慢性肾上腺皮质功能不全的发生。

(二)甲状腺手术诱发的甲亢危象/甲减危象/甲旁减危象 甲状腺功能亢进症患者术前准备不充分,甲状腺功能亢进症未控制下实行外科手术治疗或甲状腺功能亢进症未控制时行放射性核素[131]I治疗,使大量的甲状腺激素释放入血,血液中甲状腺激素升高,可发生甲状腺危象,处理详见第2篇第4章第9节。慢性淋巴细胞性甲状腺炎误诊为甲状腺肿而行甲状腺次全或全切术,致使甲状腺功能减退症。

甲状腺次全切除时过多切除甲状腺及其包膜,或在甲状腺癌行甲状腺切除或颈部根治术时,为求手术彻底,有意切除被癌所浸润的甲状旁腺,但未仔细保护正常的甲状旁腺或甲状旁腺位于甲状腺实质内(解剖变异率达2%~4%),在甲状腺切除时一并切除甲状旁腺;或因手术损伤、结扎了供应甲状旁腺血液的血管而引起甲状旁腺功能减退。在主干结扎了甲状腺上、下动脉后,或甲状腺术后损伤其与咽、喉、气管和食管的吻合支,使甲状旁腺无供血来源。依甲状旁腺损伤和代偿的程度,临床可分为暂时性、永久性和隐匿性甲状旁腺功能减退三种,详见第2篇第5章第8节。甲状腺手术时误切或损伤甲状旁腺可造成患者搐搦或残疾(白内障失明,影响劳动和生活)。重者可危及患者的生命,早期可因喉痉挛窒息,晚期可因长期低血钙或治疗不当造成的并发症死亡。行甲状腺次全切除术时,强调保护甲状腺侧叶后包膜的完整,游离侧叶时,切忌过于偏后和偏内。对混合型地方性甲状腺肿,应较多留有靠近包膜的腺体,在腺体残端组织中摘除遗留的小结节。缝合残余腺体时,如缝针过深和过多分离后包膜,可损伤甲状旁腺及其血液供应,应尽量避免。术者要熟悉解剖标志,熟悉甲状旁腺的大小、形态、颜色、位置

及可能的变异,术中随时警惕与保护,手术操作应轻巧,处理血管须妥善。误切的甲状旁腺应植入颈部肌肉中。

(三)医学干预引起的性腺功能障碍 多见于泌尿系和盆腔手术及其他的腺体手术、放疗或化疗。偶见于放射治疗所致的下丘脑-垂体损伤,部分表现为全垂体功能减退,部分表现有 LH/FSH 缺乏。放射线通过离子化正常与肿瘤细胞的 DNA 而发挥治疗作用。放射线破坏细胞 DNA 的空间结构或产生自由基,导致细胞死亡,离子化放射线也引起神经细胞和神经胶质细胞变性、脱髓鞘和死亡。

1. 阴茎手术 用于 Peyronie 病治疗的皮片修复术(斑块切除后),可产生良好的整形效果,但术后阳痿发生率高达 12%~100%,静脉漏是手术后阳痿的器质性原因,其有效的矫治方法为背深静脉结扎。另外,一些阴茎弯曲的矫正手术也可以造成这种并发症。阴茎尿道海绵体转流术(用以治疗阴茎持续勃起),通常形成暂时性瘘而致阳痿。阴茎假体植入术虽然能够使阳痿患者成功地进行性交,然而一旦取出假体,原有的勃起障碍会更加严重,甚至会失去自发勃起的能力,这可能是由于安放假体前,海绵体扩张及假体长期的理化作用,造成海绵体的损害和纤维化所致。如伴有感染,则海绵体的病变将会加重。

2. 精索静脉曲张手术所致睾丸萎缩 睾丸的血液供应除精索内动脉外,还有输精管动脉和提睾肌动脉供给,切断精索内动脉一般不致引起睾丸缺血和萎缩。但当其他动脉代偿不全,加之对侧睾丸功能减退症时,损伤精索内动脉可引起静脉曲张睾丸萎缩。因此,在精索静脉曲张手术时剪开精索筋膜后,在不刺激情况下,首先辨认位于精索后部的精索内动脉,以免刺激引起动脉痉挛变细,造成识别困难,精索内动脉细、壁厚、色白和可见跳动,触之较硬并有搏动,痉挛时可局部解除痉挛。确定精索内动脉后,先将其与静脉分离,保护,再游离精索内静脉,则可防止损伤动脉。

3. 尿道手术 尿道狭窄或闭锁的开放手术,无论是直接吻合法、套入法或"皮片"技术都可能造成游离尿道时或切除瘢痕时血管神经束或海绵体组织损伤,从而导致勃起障碍。外括约肌切断术用于一部分截瘫患者排尿困难的治疗,括约肌两侧切断术后阳痿,这与外括约肌外侧的海绵体神经受损有关,而改做腹侧或背侧切断则可避免。

4. 前列腺手术 良性前列腺增生症手术后阳痿的发生率与手术方法有关:经会阴前列腺切除术高达 29%;耻骨上前列腺摘除术达 16%;经尿道前列腺电切术达 4.5%。前列腺术后阳痿不仅取决于外科手术人员的技术水平,除病理因素、患者的年龄和其配偶的因素外,还可能是前列腺神经结构损伤造成静脉漏的结果。经尿道前列腺切除术(TURP)后并发阳痿主要源于心理性和器质性两方面原因。TURP 术后主诉勃起障碍患者的 15.6% 并无血管损害,海绵体神经在相当于前列腺尖部的前列腺包膜时钟 5 点和 7 点处经过,因而可认为 TURP 术后阳痿源于电切至前列腺尖部包膜时神经结构受到医源性热损害。

5. 膀胱手术 膀胱颈手术不慎影响交感神经传导引起逆行射精,经典的肾上腺能兴奋剂和抗胆碱能药(溴苄吡啶)能改善这一症状。根治性膀胱切除或全膀胱切除术后阳痿发生率由于采用神经保护技术而明显下降,根治术后丧失性

功能的患者大多阴茎血压显著降低,推测可能存在动脉受损,因此强调保护神经的同时还要保护血管。

6. 腹膜后淋巴结清扫术 据报道,双侧腹膜后淋巴结清扫术后 70%~100% 有射精困难,其主要原因是扫除了节后交感神经纤维;而改良的单侧手术可使 50%~80% 患者的射精功能得到保护,术中电刺激诱发射精有助于辨认交感神经纤维,以便保护。

7. 肾移植 Gittes 和 Waters 报道行第二次肾移植术后,大约 1/3 的患者发生永久性勃起障碍,可能与髂内动脉结扎和后腹膜广泛游离有关。而慢性肾衰竭患者接受肾移植术后一段时间内勃起障碍可能与大量应用抗排斥反应和抗高血压药物有关,但 70%~80% 的患者能恢复。行肾移植的慢性肾衰者,如术后肾功能维持 3 年以上,其性功能大都能恢复到发病前的水平。为了不减少术后阴茎的供血,有人主张移植肾动脉与髂内动脉做端侧吻合。此外,肾移植后大量使用抗排斥反应药物常导致器官功能损害,需要克服目前的抗排斥药物滥用现象[11]。

8. 内分泌腺手术 内分泌腺手术及化疗和放疗可造成卵巢、睾丸、甲状腺和肾上腺功能减退症,或引起下丘脑-垂体轴的破坏,从而导致男性勃起功能障碍和女性闭经,如有相应腺体激素的减少应做相应补充或替代治疗。

【与言语不慎有关的内分泌疾病】
医务人员的行为规范及与患者语言交流对诊治疾病往往起着举足轻重的作用。自远古以来,"暗示"治疗就是借助语言,加上镇静剂和麻醉剂,甚至与疾病毫无关联的"安慰剂"来达到治疗的目的。相反,医务人员的语言不慎也会给患者增加或带来一些精神和心理障碍,导致一些疾病的发生,在内分泌疾病中以此引起的常见疾病为男性性功能障碍。如一个由于心理因素引起的性功能障碍的患者前来就诊,如果医务人员言词不慎或在时间和场合(旁人在场)不恰当及患者缺乏心理准备的情况下向他说明病情并对病情解释不够,患者对解释和指导理解错误,都可能造成患者性焦虑。患心肌梗死或肺气肿的男性患者,当被告知"性生活对他是非常危险的",他的性欲就有可能降低,严重的可导致阳痿;对一个患子宫颈癌患者的丈夫强调"她的病是由于夫妻性生活造成的,阴茎反复刺激子宫颈是导致其发病的主要因素"的话,这个男子就可能产生强烈的内疚感。另外,不当的性说教和性治疗也可能引起勃起困难,使原有的勃起困难加重。言语不慎均可造成患者的心理障碍,这些心理因素可能通过两种机制影响阴茎勃起:①大脑对脊髓勃起反射中枢的直接抑制;②交感神经冲动发生过多或外周儿茶酚胺水平过高,从而减少阴茎海绵窦平滑肌的松弛而形成阳痿。

由于医务人员言语不慎引起的性功能障碍,应在排除器质性疾病和药物等病因后才能被诊断,特别是确诊心理性阳痿,以下检查可帮助确诊。

精神心理分析(用表格式调查方法来判断性功能障碍是否与心理有关)主要包括:①明尼苏达多相个性调查表(MMPI)在人格评定和精神障碍临床诊断中有一定的应用价值。此表采用问卷测验法,调查题目 566 个。②汉密尔顿焦虑量表(HAS)用于诊断神经症状性焦虑状态。该表将患者的症状数量化,同时比较治疗前后症状的变化,对诊断功能障碍

性阳痿和早泄等有一定价值。③视听觉性刺激反应(鉴别精神性或器质性阳痿)。④夜间阴茎勃起监测(NPT)成为鉴别精神性和器质性阳痿最好的客观检查方法。NPT 是快速动眼睡眠时自然发生的一种现象,与性刺激无关。若 NPT 消失,则提示器质性阳痿可能。⑤罂粟碱试验,注入罂粟碱 30~60mg,3 分钟后阴茎动脉扩张,海绵窦松弛,阴茎静脉收缩和静脉回流阻滞,海绵体内血量增多、压力增高和阴茎增大,5~10 分钟出现足够的勃起,勃起角>90°,并能维持 30 分钟,可诊断为精神性或神经性阳痿,如疑神经性阳痿,则用 15mg 同时加用酚妥拉明 1mg,以免产生勃起并发症。

医务人员在与患者交流时,应充分取得患者的信任,对患者的顾虑采取先理解后疏导的措施,要树立患者的自信。以满腔的热忱帮助患者克服心理上的障碍,同时言词要婉转,避免使用任何暗示使性功能减退和防止由于医务人员言语不慎引起医源性的性功能减退。

严重的性功能减退者除进行心理疏导外,还应辅以药物治疗,对于心理性阳痿可用罂粟碱 40~80mg 加生理盐水 20~40ml 注入海绵体内,使患者产生勃起后,自信心增强,心理因素消除,有助于患者对治疗后阳痿的康复有一个合理的期待。

(汤怀世)

(本章主审 汤怀世)

第 2 章
器官内分泌疾病

　　器官内分泌疾病的广泛研究起源于 20 世纪 60 年代发现的 APUD(神经内分泌细胞)系统,肺脏、心脏、肝脏、脂肪组织和皮肤组织均含有神经内分泌激素分泌细胞,正常情况下,神经内分泌激素以旁分泌和自分泌方式调节局部组织的各种功能。

第 1 节　脂肪组织内分泌疾病

　　脂肪组织内分泌功能的发现是近年来内分泌学领域的突破性进展之一。早在 1987 年,人们就发现脂肪组织是类固醇性激素的主要代谢场所之一。到 1994 年,瘦素的发现进一步改变了传统上将脂肪组织视为仅仅是被动能量储存器官的观点,脂肪组织的内分泌功能逐渐得到人们的认识。现已清楚,脂肪组织具有复杂的、高度活跃的代谢内分泌功能,能分泌多种细胞因子和蛋白因子,如瘦素、脂联素、酰化刺激蛋白和细胞因子等,统称为脂肪因子(adipokine),在脂肪组织局部起作用(旁分泌或自分泌)或通过血液循环作用于远处的靶器官。脂肪组织凭借脂肪因子向外输出信号,同时通过自身表达多种受体应答脂肪以外的各种刺激,有效地建立了与肝脏、骨骼肌和中枢神经系统等远程器官相互作用、相互影响的信息网络,进而完整而有机地参与能量代谢、神经内分泌和生殖免疫功能的调节,参与糖尿病、动脉粥样硬化等一系列肥胖相关疾病的发生[1-3]。

【脂肪组织】

　　(一)棕色脂肪和白色脂肪　　棕色脂肪组织分布在颈、肩和腋窝等处,含量低,约占成人体重 1%,因含大量细胞色素 C 和线粒体而呈棕色,主要功能为消耗能量和产热,兼有部分内分泌功能。脂肪组织特异性解偶联蛋白-1(UCP-1)调节其能量代谢,其机制是通过解除由呼吸链中电子传递建立起来的跨膜质子梯度而释放能量。白色脂肪组织分布广泛,如脏器周围、网膜、腹膜以及皮下等,血管较少而呈白色,主要储存能量并具有绝大部分的脂肪内分泌功能,其组成成分除了有成熟脂肪细胞,还含有大量的成纤维细胞、前脂肪

细胞、免疫细胞、基质血管细胞以及结缔组织基质和神经组织等。因此,体内不同部位的脂肪组织表现出各不相同的生理特点和代谢行为。人体脂肪组织大约 1/3 是脂肪细胞,其余 2/3 是微血管、神经组织、成纤维组织和处于各种不同分化阶段的前脂肪细胞,尽管瘦素、脂联素等多种内分泌激素均由脂肪细胞分泌,但大多数脂肪因子却来源于脂肪组织中的非脂肪细胞组分[4-6]。

　　(二)米色脂肪　　生命早期脂肪组织发育分为发育期、增殖期、预备期、生热期和生脂期(表 3-2-1-1)。棕色脂肪通过解偶联蛋白-1(UCP-1)迅速产生大量热能,最大生热量达到 300W/kg(其他组织 1W/kg,图 3-2-1-1)。胎儿出生时分泌大量 UCP-1,然后迅速下降,而棕色脂肪组织被白色脂肪替代,成年时期仅存在少量棕色脂肪。但是,在特定条件下,可通过干预方式,使白色脂肪棕色化(表 3-2-1-2)。

　　(三)脂肪组织过剩或缺乏引起的代谢负效应　　脂肪组织过剩,特别是内脏性肥胖,与包括胰岛素抵抗、高血糖、血脂异常等在内的代谢综合征(MS)密切相关。脂肪组织缺乏,即脂肪组织萎缩,也同样伴随着 MS 的存在,且在使用具有高度抗反转录病毒活性药物治疗的艾滋病(HIV 感染)患者中越来越普遍。

【脂肪因子】

　　根据脂肪因子的主要内分泌功能,可大致将其分为 5 类:①参与免疫反应调节的脂肪因子,主要包括前炎症细胞因子,如 TNF-α、IL-6、IL-1α、IL-8;②抗炎症细胞因子,如 IL-10、IL-1 受体拮抗剂 IL-1Ra、Adipsin(补体因子 D)、ASP、补体因子 B、C3;③参与脂质代谢调节的脂肪因子,如 agouti 和 agouti 相关蛋白、LPL、激素敏感脂酶、脂肪细胞脂质结合蛋白、视黄醇结合蛋白、胆固醇酯转移蛋白、周脂素(perilipin)、apoE、血管生成素样蛋白 4、非酯化脂肪酸;④参与类固醇激素代谢的酶类,如细胞色素 P450 芳香化酶、17β-HSD、11β-HSD1、3β-HSD、3α-HSD、7α-羟化酶、17α-羟化酶、5α-还原酶、UDP-葡萄糖醛酸转移酶;⑤调节血管稳态的血管活性因子,如 AGT、PPAR-γ、禁食诱导脂肪因子、脂联素、PAI-1、花生四烯酸衍生物。

表 3-2-1-1　生命早期脂肪组织发育变化

	发育期	增殖期	预备期	生热期	生脂期
脂肪组织特点		前脂肪细胞	棕色脂肪	棕色脂肪	白色脂肪
功能		细胞增殖	产生大量 UP1	激活 UP1/产热	脂肪沉积
高表达基因		ki-67	大分子 PRL 受体	UP1	瘦素

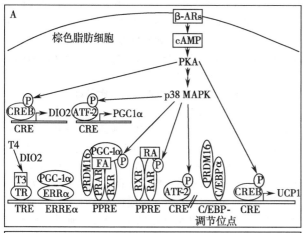

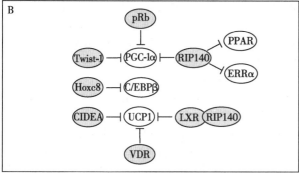

图 3-2-1-1 UCP1 表达的调节

A. UCP1 表达的激活剂,图中显示 UP1 基因远端增强子与近端启动子反应元件;B. UCP1 表达的抑制剂和棕色脂肪基因;ATF-2:活化转录因子 2;β-AR:β-肾上腺素能激动剂;C/EBPβ:CCAAT-增强子结合蛋白 β;CIDEA:细胞死亡诱导的 DNA 片段因子 α 样效应子 A;CRE:cAMP 反应元件;CREB:cAMP 反应元件结合蛋白;DIO2:Ⅱ型 5′-脱碘酶;ERRα:雌激素相关受体 α 反应元件;FA:脂肪酸;Hoxc8:homeobox C8,同源框 C8;LXR:肝 X 受体;PGC-1α:PPAR 辅激活子-1α;p38 MAPK:p38 有丝分裂原激活的蛋白激酶;PKA:cAMP 依赖性蛋白激酶 A;pRB:视网膜母细胞瘤蛋白;PRDM16:PRD1-BF1-RIZ1PPRE 含 16 的同源结构域;PPAR response element:PPAR 反应元件;RA:视黄酸;RARE:视黄酸反应元件;RIP140:受体相互作用蛋白 140;RXR:维 A 酸 X 受体

表 3-2-1-2 促进白色脂肪棕色化的制剂和信号

干预制剂和因子	激活白色脂肪	白色脂肪棕色化
β-肾上腺素能激动剂	+	+
瘦素	+	+
TLQP-21	+	++
脑神经营养因子	+	++
前列腺素	−	+
利钠肽	+	+
PPAR-γ 配体	+	+
PPAR-α 配体	+	+
维 A 酸	+	+
甲状腺激素	+	+
AMPK 活化剂	−	?
Irisin	+	+
FGF-21	+	++
BMP-7	+	?

脂肪内分泌功能的发挥也与脂肪细胞表达的受体关系密切,至少可以表达 4 类激素受体:①传统内分泌激素受体,如胰岛素受体、胰高血糖素受体、GH 受体、TSH 受体、胃泌素/CCK-B 受体、胰高血糖素样肽受体 1、血管紧张素 Ⅱ 1 型受体和 2 型受体;②核激素受体,如糖皮质激素受体、维生素 D 受体、甲状腺素受体、雄激素受体、雌激素受体、孕酮受体;③细胞因子受体,如瘦素受体、TNF-α 受体、IL-6R、IL-1R1、IL-2R、IL-3Rα 亚基、IL-12、Rβ1、IL-13Rα1、IL-17BR、α 干扰素受体、IL-18R1、γ 干扰素受体辅因子 1（AF-1）等;④儿茶酚胺受体,如肾上腺素能 β1、β2、β3 受体、α1、α2 受体、多巴胺 D2 受体。

（一）前炎症因子/抗炎因子/补体相关因子　大量研究表明,肥胖是一种低级别的炎症状态。肥胖者过剩的脂肪组织局部和血液循环内多种细胞因子、趋化因子显著升高,对胰岛素敏感性、能量代谢及心血管病变产生了很大影响。

1. 促炎症细胞因子

（1）TNF-α:是一种分子量 26kD 的跨膜蛋白。在脂肪组织内,TNF-α 主要由脂肪细胞和基质血管细胞表达,皮下脂肪表达量高于内脏脂肪。其生物活性形式是被剪切后形成的 17kD 蛋白,通过与靶组织 TNF-α 受体 Ⅰ 和受体 Ⅱ 结合产生作用。脂肪细胞可表达膜结合和可溶性形式的两种受体。脂肪细胞中的 TNF-α 可从多方面影响机体代谢,包括提高胰岛素敏感性、降低循环非酯化脂肪酸水平（NEFA）,改善糖脂代谢;预防棕色脂肪萎缩,提高热适应反应;降低 PAI-1 和 TNF-β 水平以及减轻高脂血症和高瘦素血症等[7]。

肥胖者脂肪组织中 TNF-α 表达增加,与肥胖和胰岛素抵抗呈正相关。TNF-α 能降低胰岛素敏感性,诱发胰岛素抵抗,可能的机制有:①调节脂肪组织、肝脏等重要代谢器官的基因表达。在脂肪组织,TNF-α 抑制参与摄取、储存 NEFA 和葡萄糖基因的表达,抑制脂肪生成和脂蛋白生成转录因子基因,改变脂联素、IL-6 等脂肪因子水平,下调 PPAR-γmRNA 表达;在肝脏,TNF-α 抑制参与葡萄糖摄取、代谢和脂肪酸氧化的基因表达,增加参与胆固醇、脂肪酸再合成基因表达。②削弱胰岛素信号。通过激活丝氨酸激酶,增加胰岛素受体底物 IRS-1 和 IRS-2 丝氨酸磷酸化,降低信号传导效率;通过增加血浆 NEFAs 水平,间接诱发胰岛素抵抗。TNF-α 还能使肥胖者血清 PAI-1 增加、脂联素降低,加重肥胖患者的心血管病变。对垂体功能减退症患者的研究发现,患者脂肪组织和循环血液 TNF-α 明显增高,而瘦素仅在脂肪局部水平升高,血清浓度无明显改变,提示 TNF-α 可能是垂体功能减退症患者心血管病变的主要影响因素。大部分观点倾向于:TNF-α 主要通过旁分泌或自分泌方式调节脂肪因子作用,而非直接的内分泌作用[8]。TNF-α 的效应可以被一种选择性的 PKC 抑制剂所阻断。罗格列酮也下调 TNF-α 的表达。目前有关循环 TNF-α 浓度与肥胖、胰岛素抵抗的关系尚有争议。

（2）白细胞介素:脂肪细胞可以合成数种白细胞介素,以 IL-1α 和 IL-6 为主。循环中 IL-6 约 1/3 来自脂肪组织,以多种糖基化形式存在,分子量介于 22~27kD。其受体与瘦素受体同源,分为 80kD 的膜结合形式和 50kD 可溶性形式。IL-6 和 IL-6R 表达于脂肪细胞和脂肪组织基质。内脏脂肪

IL-6 的表达量为皮下脂肪的 2~3 倍。肥胖患者外周脂肪组织释放 IL-6 增加,是血清中 IL-6 浓度增高的主要原因。脂肪组织内和循环中 IL-6 浓度与肥胖、糖耐量异常和胰岛素抵抗呈正相关,减轻体重能降低其水平。IL-6 基因多态性位点与肥胖、能量消耗、胰岛素敏感性和 2 型糖尿病相关。其血浆浓度可用于预测 2 型糖尿病、冠心病的发病风险。IL-6 在外周和中枢对能量平衡调节有不同效应。外周组织的 IL-6 能削弱胰岛素信号,抑制脂肪生成,减少脂联素分泌;直接加入 IL-6 可诱发高血糖、高血脂及胰岛素抵抗。而中枢神经系统的 IL-6 却与超重患者脂肪量呈负相关,显示出肥胖者中枢 IL-6 的缺乏。同时,中枢内给予 IL-6 可增加能量消耗,降低啮齿类动物体脂含量。转基因小鼠过分表达 IL-6 能造成体重下降、脂肪垫重量减少等普遍性生长缺陷;而 IL-6 基因敲除小鼠则会形成成年发病型肥胖和相关的代谢异常,可被 IL-6 替代治疗所逆转[9]。PPAR-γ 激动剂可抑制 IL-6 基因的活性;β-肾上腺能激动剂刺激 IL-6 释放;糖皮质激素则对 IL-6 有轻微抑制作用;非诺贝特能降低高脂血症患者循环 IL-6 水平。

2. 抗炎症细胞因子 过剩的脂肪组织在分泌大量前炎症因子的同时,抗炎症细胞因子的分泌也随之增加。肥胖者脂肪组织内 IL-1Ra、IL-10 表达也明显增加,前者通过拮抗 IL-1α 和 IL-1β 与受体结合,减轻炎症;后者能预防、稳定动脉粥样硬化损伤,降低心血管疾病的发生。两者虽无法逆转肥胖的炎症状态,但总体上限制了促炎症因子活性,属有益的炎症自我保护机制[10]。

3. 补体及补体相关因子 脂肪细胞能合成补体替代途径的所有因子,包括降脂蛋白(adipsin,补体因子 D)、补体因子 C3 和补体因子 B。该途径可能在局部脂肪组织营养不良的发病中产生作用,但具体的机制和调节方式尚不清楚。降脂蛋白与代谢的关系尚不确切。目前已知,降脂蛋白表达受糖皮质激素和胰岛素调控。此外,在肥胖动物的脂肪组织中,调节降脂蛋白表达的组织特异性的转运子活性降低。酰化刺激蛋白为另一种重要的脂源性补体蛋白,由补体 C3 在补体 B 和降脂蛋白催化下衍化而来,是甘油三酯合成的主要决定因素之一。能与脂肪细胞表达的 G 蛋白偶联孤儿受体结合,通过如下机制调节糖脂代谢:①增加脂蛋白酯酶活性,抑制激素敏感酯酶活性,促进脂肪酸摄取,增加甘油二酯酰基转移酶活性,促进甘油三酯合成,抑制脂肪分解和脂肪组织释放 NEFA。②增加脂肪细胞葡萄糖转运子的移动,促进葡萄糖转运,提高葡萄糖刺激的胰岛素分泌。血浆 ASP 水平与调节血脂的基因相关,ASP 下降能引起促动脉硬化的 apoB 随之下降。ASP 缺乏能增加能量消耗,减轻体重,改善胰岛素敏感性[9-11]。

4. 其他参与免疫调节的脂肪因子 肥胖者脂肪组织巨噬细胞浸润增多。激活的巨噬细胞能分泌一种名为巨噬细胞趋化因子-1(MCP-1)的细胞因子,诱导单核细胞聚集于炎症局部。MCP-1 在脂肪局部和全身都能产生效应。体外培养的脂肪细胞在 MCP-1 干预下,胰岛素受体酪氨酸磷酸化、胰岛素刺激的葡萄糖摄取下降,诱发胰岛素抵抗。此外,MCP-1 还可通过下调脂肪生成基因表达,抑制脂肪细胞生长、分化。循环 MCP-1 的增高可吸引大量单核细胞聚集于动脉壁,引起血管内膜增生,动脉粥样硬化发生[1]。金属硫蛋白(metallothionein,MT)由一系列低分子量的应激反应和金属结合蛋白组成,白色脂肪和棕色脂肪均有分泌,其产量通过 cAMP 依赖的通路受糖皮质激素调节。主要功能为抗氧化作用,保护脂肪酸免受氧化损伤[12]。

(二)agouti 相关蛋白和甘油三酯代谢酶

1. agouti agouti 是第一个被克隆的肥胖基因,主要表达于毛囊,编码由 131 个氨基酸残基组成的旁分泌因子。正常情况下,参与毛色调节。人类 agouti 基因的同源类似物又称为 agouti 信号蛋白,主要表达于脂肪组织。agouti 相关蛋白则主要表达于下丘脑和肾上腺。agouti 的生理作用主要有以下几个方面:①agouti 能以旁分泌或自分泌的方式,增加脂类合成,通过 Ca^{2+} 依赖机制抑制脂肪分解;②通过上调瘦素 mRNA 水平,增加瘦素合成及分泌,从而对 agouti 所致肥胖产生一定自限作用;③刺激胰腺 β 细胞 Ca^{2+} 信号,促进胰岛素释放,刺激胰淀素释放,调节血糖;④agouti 相关蛋白能作用于下丘脑,参与食欲调节[13]。在脂肪细胞的分化过程中,agouti 表达有上调现象。

2. 调节甘油三酯代谢的酶和蛋白 脂肪组织含丰富的甘油三酯,通过酯解作用,释放出甘油和脂肪酸,为机体器官提供能量。调节甘油三酯合成和分解所需的酶、结合因子以及一些非分泌性的蛋白在脂肪组织均有表达。如脂蛋白酯酶(LPL),催化 VLDL 和乳糜微粒(CM)水解为甘油三酯(TG),促进脂肪储存;激素敏感脂酶(HSL)动员脂肪、促进脂肪分解;perilipin 为包被脂滴的结构蛋白,能稳定脂滴,抑制脂肪分解;胆固醇酯转运蛋白促进甘油三酯与血浆游离脂蛋白的胆固醇酯交换;视黄醇结合蛋白参与视黄醇的储存与代谢;脂肪细胞脂质结合蛋白(aP2)与 HSL 结合,削弱脂肪酸对 HSL 水解活性的抑制。值得一提的是,aP2 基因敲除小鼠尽管存在过度肥胖,但是有正常的血糖和胰岛素敏感性。

3. 血管生成素样蛋白 4 血管生成素样蛋白 4(angio-poietin-like protein 4,ANGPTL4)又称为 PPAR 血管生成素样蛋白或禁食诱导脂因子(FIAF),为一种新近发现的在脂肪组织中高度表达的分泌性蛋白,在脂质代谢中可能发挥一定作用。其分子量为 50kD,属血管生成素样蛋白家族,其表达直接由转录因子 PPAR 家族成员调节。ANGPTL4 循环浓度随禁食增加,补充高脂饮食后下降。过度表达能显著增加血浆甘油三酯水平,可能部分是其直接抑制脂蛋白酯酶活性所致。另外,脂肪组织释放的非酯化脂肪酸(NEFA)为血浆非酯化脂肪酸(FFA)的主要来源。肥胖者血浆 FFA 升高,通过酰基 CoA 等介导细胞内脂肪酸氧化,诱发肝脏、骨骼肌胰岛素抵抗;并可直接下调骨骼肌内线粒体基因的表达,抑制骨骼肌分解代谢,并在糖尿病心肌病变中发挥着重要作用。

(三)脂肪组织的类固醇激素代谢 尽管肾上腺和性腺为循环类固醇激素的主要来源,但是脂肪组织仍表达一系列的酶,参与调节类固醇激素的激活、灭活及转换。脂肪组织表达的类固醇生成酶有:细胞色素 P450 依赖的芳香化酶、17β-HSD、11β-HSD1、3β-HSD 以及 3α-HSD、7α-羟化酶、17α-羟化酶、5α-还原酶和 UDP-葡萄糖醛酸转移酶 2B15。

1. 脂肪组织性激素代谢 脂肪组织性激素代谢主要由细胞色素 P450 依赖的芳香化酶和 17β-HSD 完成,两者在脂肪基质细胞和前脂肪细胞内均有高水平表达。芳香化酶将雄激素转化为雌激素:雄烯二酮转化为雌酮,睾酮转化为雌二醇。17β-HSD 则将弱的雌、雄激素转化为强效产物:雄烯二酮转化为睾酮;雌酮转化为雌二醇。17β-HSD 与芳香化酶相对活性调节局部脂肪的性激素水平,是影响肥胖和体脂分布的重要因素。芳香化酶基因突变能增加内脏脂肪,引起胰岛素抵抗。绝经前妇女多出现以皮下脂肪增多为主的下身肥胖,而男性和绝经后女性主要为内脏脂肪增多的上身肥胖,与雌激素促进乳腺和皮下脂肪生成、雄激素促进内脏脂肪合成有关。内脏脂肪增多是胰岛素抵抗、MS 的重要危险因素。另外,雌/雄激素比例的改变还是某些生殖系统疾病和癌症发生的重要致病因素。

2. 脂肪组织特异性糖皮质激素代谢　主要由 11β-HSD1 完成。11β-HSD1 催化无活性的 11β-酮糖皮质激素代谢产物(皮质酮等)转化为活性形式(皮质醇等)。11β-HSD1 在脂肪组织,特别是内脏脂肪表达量高,主要调节脂肪组织内部糖皮质激素浓度而对循环浓度无显著影响。组织特异性 11β-HSD1 所引起的糖皮质激素代谢失调常见于肥胖、糖尿病、高血压及高血脂、心血管疾病和 PCOS 等。11β-HSD1 基因多态性与肥胖相关。脂肪细胞过度表达 11β-HSD1 的转基因小鼠,局部糖皮质激素升高,而循环浓度和 HPA 轴功能正常,产生内脏性肥胖和代谢综合征。反之,11β-HSD1 基因敲除或运用 11β-HSD1 抑制剂能增加胰岛素敏感性、防止动脉硬化、减轻体重。Rask 等通过对中度肥胖和胰岛素抵抗的女性 11β-HSD 活性的研究,发现脂肪组织中该酶的活性与 BMI 成正比,显现出肥胖女性脂肪组织中糖皮质激素反应性增加可能是代谢综合征的主要特征之一。

(四)血管活性因子

1. 肾素-血管紧张素系统　脂肪组织存在局部的 RAAS 系统能产生血管紧张素原,并将其转化为有活性的血管紧张素 Ⅱ 及其相关肽。RAAS 系统所有成分包括肾素、血管紧张素原、AT-1 和 AT-2、AT-1 和 AT-2 受体,血管紧张素转换酶和其他能够产生 AT-2 受体的蛋白酶(组织蛋白酶 D 和 G 等)均在脂肪组织有表达。其中 AGT、ACE 和 AT-1 受体在内脏脂肪表达高于皮下脂肪。脂肪组织内的 RAAS 系统可能是联系肥胖、胰岛素抵抗与高血压的重要纽带。脂肪组织内 AGT 空腹时表达下降,进食后表达增加,与血压呈现平行变化。脂肪组织 11β-HSD 过度表达能诱导脂肪组织局部 AGT 表达上调,引起与 RAAS 系统相关的高血压。

除了已知的血压调节效应,RAAS 系统尚影响脂肪组织发育、形成,对肥胖的发生、发展起着重要作用。AT-2 能通过直接促进脂肪生成和间接刺激前列腺素合成的作用促进前脂肪细胞增殖、分化;并可与血管基质细胞、神经末梢上的受体结合,调节脂肪组织血流量和交感神经系统活性,抑制脂质分解,促进合成,减少胰岛素依赖的葡萄糖摄取;还能增加肝糖异生和糖原分解,调节包括前列环素、NO、PAI-1 和瘦素在内的脂肪因子表达。血管紧张素原在肥胖患者血管脂肪组织中的表达明显高于皮下脂肪组织,并与 BMI 呈显著正相关,提示脂源性的血管紧张素原可能是决定脂肪分布的重要因素之一。

ACE 抑制剂或 AT-2 受体拮抗剂在抑制 RAAS 系统同

时,能减轻体重,降低瘦素水平,提高胰岛素敏感性。尽管人体试验对 ACE 抑制剂能否改善胰岛素敏感性的看法尚不一致,但 ACE 抑制剂已确切地显示出能降低 2 型糖尿病的发病率。脂肪组织中 AGT 的表达受激素和营养状况等多种因素调控,且呈脂肪细胞分化的依赖性。3-异丁基-4-甲基次黄嘌呤、地塞米松、T_3 等能上调 AGT 表达;血管紧张素 Ⅱ 通过直接诱导前脂肪细胞向脂肪细胞分化而增加脂肪细胞 AGT 表达。肾上腺素能受体激动剂可下调 AGT 表达。饥饿时脂肪组织中 AGT 表达降低,高糖类饮食和高脂饮食刺激 AGT 表达。另外,有关胰岛素对脂肪组织 AGT 的影响尚有争议。

2. 脂联素　脂联素(adiponectin)是一种在脂肪细胞高度特异性表达的脂肪因子,分子量 30kD,分子结构包括:N 末端信号序列、一个可变域、一个胶原样域和 C 末端球蛋白域,与Ⅷ、X 型胶原和补体 C1q 高度同源。其球蛋白域的三级结构与 TNF-α 极其相似。脂联素有三聚体、六聚体和更大的高分子量结构(high molecular weight, HMW)等多种同型异构体。其中三聚体主要介导其在心脏、骨骼肌和下丘脑的效应,HMW 则介导脂联素在肝脏和内皮细胞的效应。脂联素含球蛋白域的蛋白水解产物在循环中有较高水平,也能发挥一定生物学作用。脂联素的靶细胞主要有肝细胞、肌细胞、内皮细胞、巨噬细胞和平滑肌细胞。皮下脂肪脂联素的表达高于内脏脂肪。正常血浆浓度 2~25mg/L,为脂肪分泌蛋白最高者,约占总血浆蛋白的 0.01%,是瘦素浓度的 1000 倍[13,14]。

脂联素有 AdipoR1 和 AdipoR2 两种受体,受体含 7 个跨膜域,但结构与功能均不同于 G 蛋白偶联受体。两种受体与脂联素各种异构体的亲和力不同,组织分布也有差异。AdipoR1 主要表达在肌肉组织,与球蛋白脂联素亲和力高;AdipoR2 主要表达在肝脏,与球蛋白脂联素和全长脂联素有相似的亲和力。脂联素的生物学效应由脂联素浓度、异构体的特性和受体亚型的分布共同决定[7]。脂联素具有抗糖尿病、抗炎症和抗动脉粥样硬化作用,其基因的多态性及血浆水平与肥胖、胰岛素抵抗、冠心病和血脂异常相关。血浆脂联素水平往往先于肥胖和胰岛素抵抗的发生而下降。PPAR-γ 激动剂诱导脂肪组织中脂联素的表达增加并伴随其血浆水平的升高而升高,可能是 PPAR-γ 受体体内激活,增强胰岛素敏感性的一个重要机制。此外,在中枢内注射脂联素也能产生调节能量消耗,减轻体重的作用。脂联素主要通过以下途径调节代谢:①增加肝脏胰岛素敏感性,减少 NEFAs 内流,增加脂肪酸氧化,降低肝糖输出。②刺激骨骼肌葡萄糖利用和脂肪酸氧化。③下调血管壁黏附分子表达,抑制单核细胞黏附;下调清道夫受体表达,抑制巨噬细胞转化为泡沫细胞;抑制迁入内膜的平滑肌细胞增殖;增加内皮细胞 NO 产生,刺激血管生成。这些效应通过增加胰岛素受体磷酸化,激活 AMPK 和调节核因子 κB 途径而实现。对于心血管系统,脂联素为一重要的保护性因子。当血管内皮细胞的屏障受到损伤时,脂联素在血管沉积,通过环磷酸腺苷蛋白激酶 A(camp-PKA)和核因子 κB 信号通路的串语(cross-talk)调控内皮细胞炎症反应。血浆 PAI-1 增加和脂联素降低共同导致肥胖患者心血管病变的发生。

脂联素在骨代谢方面也发挥一定作用,脂联素受体 AdipoR1 在人成骨细胞也有表达,脂联素可分别通过 AdipoR/JNK 及 AdipoR/p38 途径促进成骨细胞增殖、分化,可能通过促进骨形成、抑制骨吸收的效应,对骨量产生正性影响。然而,血浆脂联素水平与总骨密度和腰椎骨密度显著负相关。目前尚无法合理解释两者之间的矛盾。另外,脂联素尚有抑制肝纤维化、肿瘤生长的作用。

3. 血浆纤溶酶原激活抑制物 脂肪细胞能分泌组织因子和纤溶酶原激活抑制物(PAI-1)。后者属丝氨酸蛋白酶家族成员,是血浆中重要的 PAI-1。PAI-1 是一种单链糖蛋白,由 379 个氨基酸残基组成,通过灭活尿激酶型和组织型纤溶酶原激活剂抑制纤溶。脂肪组织内 PAI-1 由包括脂肪细胞在内的多种细胞表达,且于内脏脂肪中的表达高于皮下脂肪[1]。肥胖和胰岛素抵抗者血浆 PAI-1 水平与代谢综合征呈正相关,与血管生成和动脉粥样硬化形成相关,能够用于预测未来 2 型糖尿病和心血管疾病的发病风险。脂肪组织尤其是内脏脂肪组织产生的 PAI-1,是肥胖胰岛素抵抗者血浆 PAI-1 增高的主要来源。TNF-α 可能是促进 PAI-1 水平升高的重要因素之一。

PAI-1 基因缺陷的小鼠能量消耗增加,糖耐量、胰岛素敏感性均改善。同样,Ob 基因缺陷的肥胖小鼠在敲除 PAI-1 基因后肥胖和代谢也均有改善。血浆 PAI-1 水平独立于胰岛素敏感性、总脂肪含量和年龄因素,与内脏脂肪显著相关。减轻体重和胰岛素增敏剂治疗能降低 PAI-1。一项对心肌梗死和心绞痛患者进行的前瞻性研究证实,PAI-1 水平与冠脉事件相关,但调整胰岛素抵抗后 PAI-1 预测能力消失,显示出 PAI-1 可能是联系肥胖、胰岛素抵抗和冠脉疾病的重要纽带。胰岛素、TNF-α 及血管紧张素能诱导 PAI-1 基因表达。β-肾上腺能受体激动剂和其他升高 cAMP 的因素均可抑制脂肪组织 PAI-1 分泌。

4. 花生四烯酸衍生物 儿茶酚胺能刺激脂肪组织产生 PGI2 和 PGE2,并可被甘油三酯同期激活。血管肽可刺激 PGI2 的产生,而对 PGE2 无影响。PGE2 与人类脂肪细胞受体结合,具有抗脂肪形成的作用。前脂肪细胞产生的 PGF2α 能维持脂肪细胞的非分化状态。

5. PPAR-γ PPAR-γ 属核受体 PPAR 家族,含 PPAR-γ1 和 PPAR-γ2 两种同型异构体,前者分布广泛,后者主要在脂肪组织表达,皮下脂肪高于内脏脂肪。PPAR-γ 能调节脂肪细胞分化,促进脂肪酸的储存,对维持内环境葡萄糖平衡,调节胰岛素敏感性起重要作用。肥胖者 PPAR-γ 活性下降与胰岛素抵抗的形成关系密切。首先,PPAR-γ 能调节 aP2、脂蛋白酯酶、PEPCK 及 alcoA 合成酶的基因表达,这些基因均参与调节胰岛素敏感性。其次,PPAR-γ 可抑制瘦素、TNF-α 基因表达,降低血浆非酯化脂肪酸(FFA)。噻唑烷二酮类药物(TZD)通过激活 PPAR-γ 可显著改善胰岛素抵抗。由于骨骼肌是胰岛素刺激的葡萄糖代谢的主要场所,而 PPAR-γ 主要分布于脂肪组织,故目前倾向于认为 TZD 实现其作用的方式在于通过对 PPAR-γ 的影响,调节血液中脂源性细胞因子的浓度,间接改善骨骼肌对胰岛素的反应性[15]。目前已发现两个家族的 PPAR-γ 基因突变可引起严重的胰岛素抵抗和糖尿病。

PPAR-γ 还有抗炎、抗动脉粥样硬化、调节血压和肿瘤免疫、生殖功能的作用。激活的 PPAR-γ 受体能抑制巨噬细胞炎症因子释放;抑制血管平滑肌细胞迁移、增殖和基质金属蛋白酶表达;调节内皮细胞趋化因子和内皮素表达,预防动脉粥样硬化发生。

(五) 其他脂肪因子 脂肪组织能分泌许多因子,可能在局部以自分泌或旁分泌的形式发挥作用。这些因子包括 IGF-1、TGF-β、解偶联蛋白、MMP 和内脏脂肪素(visfatin)等。

1. 瘦素 瘦素(leptin)是一种由肥胖基因编码的含 167 个氨基酸残基的蛋白质。在分泌入血的过程中瘦素脱去信号肽,形成 146 个氨基酸残基的活性瘦素,分子量为 16kD,结构与细胞因子同源。以游离和结合形式存在于血浆,游离形式为其活性形式。瘦素受体为细胞因子 I 类受体超家族成员,在下丘脑、肝脏、胰腺、肾脏和脂肪组织中均有表达,提示瘦素具有广泛的生物学效应。瘦素主要生理功能为调控进食、调节能量消耗和体重。下丘脑是瘦素调节能量摄入和消耗的中枢作用点,除此之外,瘦素还能直接作用于骨骼肌、胰岛细胞等外周组织调节能量平衡。瘦素承担着营养充足而非代谢过剩的信号。当机体因限制热量而体重下降时,瘦素也快速下降。这种下降伴随着摄食活动增加,能量消耗减少,是一种典型的饥饿适应性生理反应。瘦素改变免疫细胞中细胞因子的产生;促进造血干细胞增殖、分化;刺激内皮细胞生长和血管生成,加速伤口愈合。

瘦素对心血管功能既有危害又有保护作用。瘦素基因缺陷的肥胖小鼠,不发生高血压、血栓疾病和纤溶功能下降;补充瘦素则促进其血管内膜的增生、狭窄。使用瘦素中和抗体能保护野生型小鼠免于血栓,也显示瘦素有抗凝功能。与之相反,瘦素缺乏能引起心肌肥厚,对心脏产生不利影响,而施以瘦素能产生抗心肌肥厚功能。瘦素的分泌量直接与脂肪组织的量和营养状态相关。皮下脂肪相对于内脏脂肪分泌量更大。瘦素的表达和分泌受多种因素调节。胰岛素、糖皮质激素、TNF-α、雌激素和 CCAAT 增强子结合蛋白上调瘦素表达;β3 肾上腺能活性、雄激素、非酯化脂肪酸、GH 和过氧化物酶增殖体活化受体-γ 激动剂(PPAR-γ)下调瘦素表达。在治疗疾病方面,由于绝大多数肥胖者瘦素并不缺乏,瘦素目前只用于瘦素基因缺乏和脂肪萎缩的治疗。

慢性乙型和丙型肝炎、酒精性肝硬化和黄曲霉毒素(aflatoxin)是肝细胞癌的危险因素;但另有 5%～30% 的肝细胞癌并无这些危险因素的存在。据报道,多数所谓的原因未明性(cryptogenic)肝细胞癌可能与非酒精性脂肪肝病(nonalcoholic fatty liver disease)有关,而脂肪因子瘦素(leptin)具有致肝脏纤维化作用。因此,也与肝细胞癌相关[16]。

2. 抗胰岛素蛋白 抗胰岛素蛋白(抵抗素,resistin)属富含半胱氨酸 C 末端域分泌性蛋白家族成员,又称抵抗素样分子(RELM 或 FIZZ)。分子量为 12.5kD,是在脂肪形成过程中诱导的、脂肪细胞分泌的另一种信号分子。棕色脂肪和白色脂肪均有表达。

在啮齿类动物中,抗胰岛素蛋白主要由脂肪细胞分泌,内脏脂肪表达为皮下脂肪 15 倍,能对糖脂代谢产生重要影响,呈现与脂联素功能上的拮抗作用。血浆抗胰岛素蛋白在肥胖的小鼠体内增高,表现出有抑制胰岛素刺激葡萄糖摄取的作用;用重组抗胰岛素蛋白抗体中和抗胰岛素蛋白后,小鼠血浆胰岛素水平变化不大,糖耐量及胰岛素敏感性却有显著改善;抗胰岛素蛋白基因敲除可显著改善小鼠空腹血糖水平和高脂饮食诱导的葡萄糖代谢;噻唑烷二酮类药物在减轻胰岛素抵抗的同时,伴随着血浆抗胰岛素蛋白下降与糖脂代谢改善。人类抗胰岛素蛋白主要在巨噬细胞和单核细胞中表达,脂肪细胞表达量低。其与肥胖胰岛素抵抗的关系仍有争议。大量流行病学研究未能显示脂肪组织内抗胰岛素蛋白表达或血浆水平与肥胖或胰岛素抵抗相关。但部分研究显示,促炎症因子如脂多糖和 TNF-α 能诱导、上调部分肥胖者抗胰岛素蛋白。同时,抗胰岛素蛋白可促进血管平滑肌细胞增殖和内皮细胞激活,继而产生促动脉粥样硬化作用。

脂肪组织在脂肪-下丘脑、脂肪-胰岛、脂肪-骨骼肌、脂肪-肝脏、脂肪-心脏、脂肪-血管内皮等相互间的串语(crosstalk)发挥核心调控作用。一旦调节失控,就有可能引起脂肪产物的表达异常,导致肥胖和代谢综合征的发生,甚至与子宫内膜癌也有一定关系[17]。

3. 促脂肪堆积因子 BMAL1　BMAL1 蛋白主要存在于脑以外的脂肪组织中,BMAL1 的分泌频率高,变化大。晚上到次日凌晨的分泌量达到峰值,午后的分泌量最少。晚餐进食多或夜宵加餐,加强 BMAL1 蛋白的作用,有利于脂肪在体内的堆积。

4. 周脂素　周脂素(perilipin)包被于脂肪细胞中性脂滴表面。在基础状态下,周脂素保护脂肪不被分解,但在一些特殊因素刺激下,周脂素使得脂肪酶更易于接触脂滴内的脂肪,加快脂解速率。研究表明,周脂素与胰岛素抵抗、肥胖、脂代谢紊乱以及动脉粥样硬化有密切联系。脂肪组织内分泌功能的研究以其广泛的作用、深远的病理生理影响引起人们越来越多的关注。尽管已发现的瘦素、脂联素等脂肪因子的内分泌作用得到了深入的认识,但其潜在的生理作用机制和效应网络仍未完全阐述清楚[18]。

(刘耀辉)

第2节　内分泌综合征的眼部病变

综合征是指一些无关联表型集合形成的症状群,并指向某一共同基础病因。本节讨论伴有眼病综合征的临床特征和诊断意义。许多内分泌代谢综合征伴有眼部改变。除了人们熟知的 Graves 眼病和糖尿病视网膜病变外,其他少见的内分泌代谢疾病也常常伴有眼病,并成为诊断此类疾病的作用依据。例如,伴有眼病的下丘脑-垂体疾病可见于透明隔-视神经发育不良症(septo-optic dysplasia,SOD)、卡尔曼综合征(Kallmann syndrome)和空泡蝶鞍综合征。伴有眼病的甲状腺-甲状旁腺疾病有纤维性骨营养不良综合征(McCune Albright syndrome)(纤维增殖不良压迫视神经)、原发性甲状旁腺功能亢进症(巩膜炎引起红眼病)、Ascher 综合征(突眼)、Allgrove 综合征(突眼)、库欣综合征(突眼)、艾迪生病(Addison disease)(黑色素沉着)。伴有眼病的性腺疾病有巴尔得-别德尔综合征(Bardet-Biedl syndrome)、特纳综合征(Turner syndrome)、Rothmund 综合征和克兰费尔特综合征(Klinefelter syndrome)。

【下丘脑-垂体综合征】

1. 透明隔-视神经发育不良症(SOD)　亦称 Morsier 综合征,首次报道于 1941 年。患者缺乏透明隔并伴有眼部病变和垂体功能异常[1-4]。透明隔-视神经发育不良症属于少见的发育障碍性疾病,男女发病率相等,发病率 1/10 000 活婴[5]。SOD 三联征包括视神经发育不全、垂体激素分泌异常(垂体功能减退、GH 缺乏)和脑中线缺陷如透明隔或胼胝体不发育[6]。患者存在上述两种表现时即可确立诊断。发育迟缓以双侧视神经发育不良者多见,严重者伴有脑瘫[7,8]或其他器官畸形。眼病以儿童视力障碍、斜视或眼球震颤为特征,小眼畸形见于部分患者[9]。

2. Kallmann 综合征　详见第 2 篇第 2 章第 6 节。X-性连锁遗传、常染色体隐性遗传或显性遗传,外显度不等;病因与嗅觉神经元轴突和 GnRH 神经元移行障碍有关。临床表现为低促性腺激素性性腺功能减退症和嗅觉缺失[10]。部分患者伴有腭裂、唇裂、面骨融合不全、癫痫发作、掌骨短小、高弓足、感觉神经性耳聋或小脑性共济失调[11]。Kallmann 综合征患者的眼病特点是视神经萎缩、色盲和眼球运动异常[12]。

3. 空泡蝶鞍综合征　多数患者无临床表现而被垂体影像检查偶尔发现,少数患者有头痛、视野缺损、脑脊液鼻漏、垂体功能减退、视力下降、单侧或双侧视盘苍白、复视或视神经萎缩。女性出现闭经-溢乳或轻度全垂体功能减退症状,有的伴有尿崩症。儿童可导致严重的腺垂体功能不全,甚至视交叉受压,导致垂体单一性 ACTH 缺乏、单一性 GHD 或单一性 TSH 缺乏症[13,14]。

4. Oliver-Mcfarlane 综合征　罕见。以脉络膜视网膜变性为特征,视力下降,有时因 GH 缺乏而出现生长发育障碍和毛发异常[15]。

5. Von Recklinghausen 病(1 型神经纤维瘤病)　详见第 2 篇扩展资源 19。表现为多发性色素性皮肤病变,伴有神经鞘和纤维组织过度生长、多发性咖啡斑。部分患者伴有青春期发育延迟或真性性早熟。通常以 GH 缺乏起病,但在放疗后,可出现垂体多种激素缺乏症[17]。

眼部表现以虹膜错构瘤多见(Lisch 小结)。视力障碍常常与视神经神经胶质瘤有关,神经胶质瘤一般在 10 岁前发病,但直到 20～30 岁后才出现视力下降、斜视、突眼或视神经萎缩症状[16-18],偶尔伴有先天性青光眼,上眼睑可能发现丛状神经纤维瘤(plexiform neurofibroma)。

【甲状腺-甲状旁腺综合征】

1. McCune-Albright 综合征　详见第 6 篇第 3 章第 9 节。典型表现是骨骼纤维发育不良、咖啡斑和性早熟[19,20]。卵巢自发性高功能引起性早熟,部分患者伴有甲状腺、甲状旁腺、肾上腺或垂体高功能结节,导致甲状腺功能亢进症、甲状旁腺功能亢进症、库欣综合征和垂体功能异常。颅面部骨骼纤维增生和发育不良引起视神经受压、视野缺损、色盲[21],最后导致视神经萎缩和失明。

2. 原发性甲状旁腺功能亢进症　部分患者存在眼病病变,如带状角膜病(band keratopathy)、结膜钙化(conjunctival calcification)和结膜炎,严重高钙血症还可引起巩膜炎(红眼病)。

3. Ascher 综合征　Ascher 综合征患者的典型表现包括

眼睑皮肤松弛症(blepharochalasis)、双唇(double lip)和非毒性甲状腺肿[22,23],但多数患者仅有部分症状。眼睑皮肤松弛症见于80%的病例,常于青春期发病,首先因局限性血管水肿和皮肤弹性蛋白减少而引起双侧上睑肿胀(第1期),继而出现弛缓性上睑下垂(atonic ptosis),最后因脂肪组织减少而导致脂肪性上睑下垂。

【肾上腺综合征】

1. Allgrove综合征 亦称3A综合征,常染色体隐性遗传。ACTH抵抗引起肾上腺功能减退、无泪症和贲门失弛缓症,一般伴有进行性神经变性和自主神经功能紊乱[24-26]。无泪症起病早且持续存在[27]。部分患者合并有矮小、小头畸形和中性粒细胞减少症[28]。除无泪症外,其他眼病亦相当常见,如干燥性角膜结膜炎、角膜溶解、泪腺萎缩、瞳孔异常等。瞳孔异常的表现各异,有的患者伴有呆滞瞳孔(sluggish pupil)或紧张性瞳孔(tonic pupil)伴瞳孔过敏。另一些患者则表现为弱视和视神经萎缩[29,30]。

2. 库欣综合征(Cushing syndrome) 一般表现为眼压升高和突眼[31,32]。

3. 艾迪生病(Addison病) 可有眼睑下垂、睑缘炎、眼角痉挛、角膜结膜炎、角膜溃疡、白内障或视神经乳头水肿等表现[33]。

【性腺综合征】

1. 巴尔得-别德尔综合征(Bardet-Biedl syndrome) 常染色体隐性遗传,临床表现多变,以椎体营养不良症、多指畸形、中枢性肥胖智力障碍、性腺功能减退和肾功能减退为特点[34]。有时伴有肝纤维化、糖尿病、生殖系统畸形、矮小、发育延迟和语言障碍。Bardet-Biedl综合征与Laurence-Moon综合征的鉴别要点是后者存在视网膜色素性变性、痴呆和进行性痉挛性截瘫与远端肌肉乏力而无多指畸形[35]。椎体营养不良症或非典型性色素性视网膜炎(atypical retinitis pigmentosa)见于所有的Bardet-Biedl综合征患者,一般于8~10岁起病[35],继而出现夜盲和视野缩小,近视、斜视和白内障亦具有特殊诊断意义[36]。

2. 特纳综合征(Turner syndrome) 可伴有斜视、眼睑下垂、眼距过宽、青光眼、红绿色盲等[37,38]。

3. Rothmund综合征 常染色体隐性遗传,多见于女性。面部皮疹(皮肤异色病,poikiloderma)、性腺功能减退症、月经稀少、颅骨畸形(头大或小头而鼻梁塌陷)、矮小、指骨细小、早老等[39,40]。眼部表现为眉毛稀疏、眼距过宽、白内障[41,42],有时伴有双侧青光眼、视网膜缺损和视网膜脉络膜萎缩[41]。

4. 克兰费尔特综合征(Klinefelter syndrome) 可有虹膜缺损、脉络膜或视神经缺损、小眼畸形或斜视[43-45]。染色体核型通常为47,XXY,个别患者(49,XXXXY)并发高度近视[46]。

【其他综合征】

1. 沃纳综合征(Werner syndrome) 以早老为主要特征,20岁前即可出现毛发变灰或变白,多数合并2型糖尿病、骨质疏松和动脉硬化。患者容易发生恶性肿瘤(如肉瘤)[47]、早发性双侧白内障[48,49],术后容易并发大疱性角膜病(bul-lous keratopathy)[50]。

2. 科凯恩综合征(Cockayne syndrome) 婴幼儿营养不良,生长障碍,神经发育延迟伴进行性视网膜变性,患者对光照特别敏感[51]。视网膜色素性变性为本综合征的特征性表现,见于60%~100%的病例[52]。视网膜电流图明显异常,部分伴有白内障、小眼畸形、虹膜发育不良和眼球内陷[53]。

3. 卡恩斯-塞尔综合征(Kearns-Sayre syndrome) 眼肌麻痹伴有内分泌功能异常如甲状旁腺功能减退症、原发性性腺功能衰竭、糖尿病和垂体功能减退症[54]。患者常以眼睑下垂起病[55],继而出现眼外肌麻痹,并累及眼轮匝肌和面部肌肉。本综合征的另一个特点是色素性视网膜变性。

4. Wolfram综合征 亦称尿崩症-糖尿病-进行性双侧视神经萎缩-感觉神经性耳聋综合征(diabetes insipidus, diabetes mellitus, progressive bilateral optic atrophy, and sensorineural deafness, DIDMOAD)。常染色体隐性遗传,其病理特点是进行性神经变性和胰腺胰岛素细胞选择性丢失[56,57]。

5. 普拉德-威利综合征(Prader-Willi syndrome) 可有视野缺损和斜视或近视[58,59]。

6. 1型自身免疫性多内分泌腺综合征 1型自身免疫性多内分泌腺综合征主要伴有慢性角膜炎、干眼症、白内障、虹膜睫状体炎、视网膜剥离视神经萎缩[60,61]。

【白内障】

引起白内障的病因很多,主要分为先天性、发育性、老年性、创伤性、中毒性、放射性等类型(表3-2-2-1)。

表3-2-2-1 白内障的病因与类型

分类	病因与疾病
先天性白内障	遗传性白内障/胎儿妊娠期晶状体发育不良/母亲营养不良症/药物/感染/缺氧/代谢性疾病/产伤
老年性白内障	晶体退行性变/脱水/先天性疾病/吸烟/氧化应激/营养不良
创伤性白内障	晶状体创伤/异物/感染
中毒性白内障	某些毒物/毒素/药物
放射性白内障	红外线损伤/X线照射/紫外线照射/高压电流
代谢性白内障	内分泌疾病/代谢性疾病/营养性疾病

代谢性白内障是指因物质代谢紊乱而导致的白内障病变。除了先天性、老年性、创伤性、放射性因素外,白内障与内分泌代谢性疾病有密切联系。白内障可见于多种内分泌代谢性疾病,如糖尿病、新生儿低血糖症、氨基酸尿症、同型半胱氨酸尿症、低钙血症、高钙血症、甲状腺功能减退症、营养不良症、微营养素缺乏症、Wilson病、慢性酒精中毒、叶酸缺乏症、锌缺乏症。

一些代谢性疾病如Fabry病、Hurler病、Lowe综合征,也常伴有代谢性白内障。长期应用糖皮质激素、奎宁、甲氨蝶呤、避孕药、麦角制剂、磺胺类药物、噻嗪类利尿剂等,亦常并发白内障。

(夏令 钟佳燏)

(本章主审 汤怀世)

第 3 章

肾脏内分泌疾病

肾脏合成和分泌肾素、促红细胞生成素、1,25-(OH)$_2$D、前列腺素、激肽、肾素、血管紧张素与醛固酮等,对骨骼系统、心血管系统、造血系统的功能有重要影响。肾脏是物质代谢与废物排泄的特殊器官,因而肾脏内分泌疾病很常见,如巴特综合征(Bartter syndrome)、Gitelman 综合征、利德尔综合征(Liddle syndrome)、肾小管性酸中毒、范科尼综合征(Fanconi syndrome)、慢性肾病-矿物质骨病等。限于篇幅,高钙尿症、肾石病、肾钙盐沉着症、家族性肾性糖尿症等肾脏内分泌疾病在本章中不再赘述,详见扩展资源 23。

第1节　肾脏激素与药物代谢

肾脏是人体主要的代谢和排泄器官之一,在维持人体体液和电解质的平衡中起着重要的作用。同时,肾脏又是一个内分泌器官,可分泌肾素、促红细胞生成素、1,25-(OH)$_2$D、前列腺素和激肽、肾素血管紧张素与醛固酮等,对骨骼系统、心血管系统、造血系统的功能有着重要的影响。

【肾脏激素的生理功能】

在肾脏生成的激素中,以 1,25-(OH)$_2$D、肾素、促红细胞生成素等最为重要。

(一) **肾脏 1,25-(OH)$_2$D**　1,25-(OH)$_2$D 是由 25-(OH)D 经肾皮质细胞线粒体内的 1α-羟化酶羟化后转变而来的。1,25-(OH)$_2$D 对钙、磷代谢起着重要的调节作用[1],其作用途径是:①增加钙、磷在肠道的吸收。②骨骼的生长和矿化也需要 1,25-(OH)$_2$D 参与,除了增加肠道钙、磷吸收提供骨钙化所需矿物质外,1,25-(OH)$_2$D 还合成骨细胞的增殖和碱性磷酸酶(ALP)的合成,促进骨钙素(osteocalcin)的合成,使之与羟磷灰石分子牢固结合构成骨质。此外,1,25-(OH)$_2$D 还可促使间叶细胞向成熟破骨细胞分化,从而发挥其骨重吸收效应。③抑制 PTH 的释放和合成,前者以血钙升高为介导,后者影响 PTH 基因的转录。④抑制肾脏的 1α-羟化酶活性,减少 1,25-(OH)$_2$D 的合成,促进肾小管对钙、磷的重吸收(此作用较弱)。此外,1,25-(OH)$_2$D 还参与胰岛素和泌乳素分泌的调节,促进上皮细胞的生长和分化,抑制经乳糖激活的淋巴细胞的增殖和核糖核酸的合成。抑制粒细胞-巨噬细胞刺激因子(GM-CSF)和 γ-干扰素的产生,促进淋巴细胞合成免疫球蛋白。

(二) **血管紧张素和醛固酮**　肾小球旁器(juxtaglomerular apparatus)中的颗粒细胞合成和分泌肾素。除肾脏

外,其他器官亦可合成肾素。在血液循环中,除肾素外,还有大肾素(big-renin)和巨大肾素(big big-renin),这些物质可能为肾素的多聚体或其前体物质,它们均不具有生物活性或生物活性均明显低于肾素。肾素是一种糖蛋白,无生理作用。分子量约 4800Da,在血液循环中的半衰期为 10~60 分钟。肾素催化血管紧张素原转变为血管紧张素 1(AT-1),AT-1 再在血管紧张素转换酶(ACE)的作用下转变为血管紧张素 2(AT-2),后者具有强大的生理作用,如:①直接作用于血管平滑肌使小动脉收缩,血压升高。②刺激肾上腺皮质的球状带细胞释放醛固酮,并促进醛固酮的合成。③使肾小球出球动脉收缩,增加肾小球滤过率。④抑制肾素的分泌。⑤调节性腺和性器官的血流和血管增生。⑥引起口渴,促进 AVP 的释放并增强儿茶酚胺作用。AT-2 与肾脏损害的关系最密切,而且它在肾脏内的浓度极高,约为血管浓度 1000 倍以上。AT-2 在肾脏损伤中扮演着一个重要角色,它既可通过增加肾小球毛细血管内压这一间接途径造成对肾脏的损害,亦可通过其他直接途径引起肾脏的损伤,如刺激肾脏细胞分泌各种细胞因子,特别是转化生长因子-β(TGF-β)。肾小球旁器肿瘤分泌过多肾素(肾素瘤,reninoma)引起高血压和低钾血症[2-4]。

(三) **促红细胞生成素**　促红细胞生成素(erythropoietin,EPO)可能是由肾小管管周细胞合成的一种糖蛋白,分子量 3800~3900Da。在人血液循环中存在高分子量和低分子量及原型 EPO。除肾脏外,肝、脾细胞也能产生少量的 EPO。目前可以采用重组 DNA 技术合成 EPO。EPO 的主要生理作用是刺激骨髓造血。临床上主要用于终末期肾衰、艾滋病、甲状腺功能减退和慢性化脓性感染所致贫血的治疗。恶性肿瘤患者常伴贫血,尤其在接受放疗后更为明显,EPO(或加用铁剂)可增加血红蛋白,减少输血量,而且可增强肿瘤对放疗的敏感性。EPO 还可以模拟缺血预适应状态,增强心脏对抗缺血损伤的能力,从而起到保护心脏的作用[5-7]。

(四) **前列腺素和激肽释放酶-激肽**

1. 前列腺素　主要调节肾脏血流和水盐代谢。前列腺素(prostaglandin,PG)可由肾脏、睾丸和卵巢等许多组织合成。在肾脏中,由肾皮质细胞合成 PGE$_2$、PGF$_2$ 和 PGD。其他部位合成的 PG 有 PGA、PGB、PGC、PGD 和前列环素(PGI)。PGE$_2$ 的主要生理作用是增加肾脏皮质深部内层髓质的血流,扩张血管,增加尿钠排泄。肾脏内的 PGE 受体(EP)有 EP1、EP2、EP3 和 EP4 多种亚型,每一种受体亚型有其独特的作用。EP1 主要在集合管表达,抑制 Na$^+$ 的重吸收,引起钠利尿作用;EP2

可调节血管的反应性（EP2 基因剔除小鼠可发生盐敏感性高血压）；EP3 主要在血管壁细胞和 Henle 袢的升支厚壁段以及集合管表达，其主要作用是拮抗 AVP 的作用；肾小球和肾集合管表达 EP4，对肾小球球内压和肾素释放有调节作用。因此，PGE₂ 对肾血管张力有双向调节作用，通过 EP1 和 EP3 收缩血管，而通过 EP2 和 EP4 扩张血管。许多激素和药物可调节 PG 的作用。例如，非类固醇性抗炎药物对肾脏的多种功能有影响。NSAID 可降低肾脏钠和钾的排泄，并使肾脏的血流灌注减少，故可导致钠潴留和水肿。NSAID 还可拮抗降压药的作用，偶尔还可诱发急慢性肾衰竭[8,9]。NSAID 为环氧化酶的抑制剂，其上述作用可能是通过干扰肾脏局部的 PGE 作用发生的。

2. 激肽释放酶-激肽系统　对抗肾素-血管紧张素系统的作用。激肽释放酶（kallikrein）又称血管舒缓素，由致密斑至集合管的肾小管上皮细胞合成，由激肽释放酶原转变而来，并释放到尿液中。影响这一转变的因素有 PG 和抑肽酶（aprotinin）等，前者刺激激肽释放酶的合成和分泌，后者对其有抑制作用，并且使肾动脉压降低[10-12]。AT-2、盐皮质激素和细胞外液增加均可刺激此酶的释放；肾动脉压升高和细胞外液的减少可抑制其释放。激肽释放酶作用于激肽酶原（kininogen）产生激肽（kinin），后者有很强的生物活性，故常称为激肽释放酶-激肽系统。胰激肽（kallidin）由 10 个氨基酸残基组成，经氨基肽酶的作用而产生缓激肽（bradykinin），另一种由 9 个氨基酸残基组成。此外，还有甲硫胰激肽，由 11 个氨基酸残基组成。在肾脏中产生的激肽为缓激肽。激肽释放酶-激肽系统的生理作用与肾素-血管紧张素系统的作用相对抗，其主要生理作用有：①以前列腺素为介导增加肾脏血流量（特别是肾皮质内层的血流量）；②通过利尿和利钠作用而调节细胞外液；③刺激 PG 的释放，使血管扩张、外周血管阻力降低。水、钠排泄增加使细胞外液减少，从而使血压下降。在肾脏中，激肽释放酶-激肽系统、肾素-血管紧张素-醛固酮系统和前列腺素三者精密调节着肾脏的血流灌注和排泄功能，对水、盐代谢平衡和血压的稳定也起着重要作用。

【肾脏药物代谢】

对肾脏来说，外来药物是一种异生物体（xenobiotic），肾脏异生物体转运体（renal xenobiotic transporter）是决定肾脏药物排泄与重吸收的关键因素。除了肾小球滤过率，肾脏异生物体转运体是清除药物和毒素的决定因子。

（一）肾脏药物转运体　目前发现肾脏有两类转运体超家族，即溶质载体（solute carrier，SLC）家族和 ATP 结合盒（ATP-binding cassette，ABC）家族（表 3-3-1-1 和图 3-3-1-1），SLC 家族主要参与摄取药物，偶尔参与转运体活性的调节[13-22]。

表 3-3-1-1　肾脏药物转运体

SLC 转运体		ABC 转运体	
基因	蛋白	基因	蛋白
SLC22A6	OAT1	ABCB1	MDR1/Mdr1a
SLC22A7	OAT2	ABCB4	MDR3
SLC22A8	OAT3		
SLC22A11	OAT4	ABCC1	MRP1
SLC22A10/19	OAT5	ABCC2	MRP2
SLC22A12	URAT	ABCC3	MRP3
		ABCC4	MRP4
SLCO1a1	Oatp1a1（动物）	ABCC5	MRP5
SLCO1A2	OATP1A2	ABCC6	MRP6
SLCO1a4	Oatp1a4（动物）		
SLCO1a5	Oatp1a5（动物）	ABCG2	BCRP
SLCO1a6	Oatp1a6（动物）		
SLCO2B1	OATP2B1		
SLCO3A1	OATP3A1		
SLCO4A1	OATP4A1		
SLCO4C1	OATP4C1		
SLCO5A1	OATP5A1		
SLCO6A1	OATP6A1		
SLC22A1	OCT1		
SLC22A2	OCT2		
SLC22A3	OCT3		
SLC22A4	OCTN1		
SLC22A5	OCTN2		
SLC2A9	GLUT9		
SLC15A1	PEPT1		
SLC15A2	PEPT2		
SLC47A1	MATE1		
SLC47A2	MATE2-K		

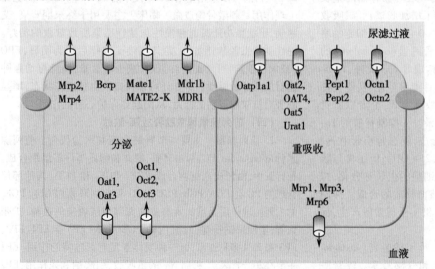

图 3-3-1-1　肾脏转运体
左侧肾小管细胞表示基侧部和顶部负责肾小管分泌与排泄的转运体，右侧肾小管细胞表示基侧部和顶部负责肾小管重吸收的转运体；Oatp1a4、1a6、2a1、2b1 和 3a1 位于管腔表面，Oatp4c1 位于基侧部

（二）肾脏药物转运体与疾病 肾脏的药物转运体表达受内分泌激素的调节，其中尤其受性激素、GH 和妊娠激素的调节。例如，高血糖症和肥胖动物的肾脏转运体表达就有明显变化[23-29]，见表 3-3-1-2。

表 3-3-1-2 高血糖症和肥胖动物的肾脏药物转运体表达

模型及转运体	1 型糖尿病模型			2 型糖尿病模型		
模型	STZ	STZ	STZ	Db/Db	Ob/Ob	HFD/STZ
动物	大鼠	大鼠	小鼠	小鼠	小鼠	大鼠
组织	肾小球	全肾	全肾	全肾	全肾	全肾
性别	雄性	雄性、雌性	雌性	雄性、雌性	雄性、雌性	雄性
摄取类转运体						
Oatp1a1	ND	ND	ND	↓M	↓	ND
Oatp1a4	ND	ND	ND	ND	ND	ND
Oatp1a6	ND	ND	↔	↓F	ND	ND
Oatp2b1	ND	ND	↑	ND	ND	ND
Oatp4c1	ND	ND	↑	ND	ND	ND
Oat1	ND	ND	↔	↓M	ND	ND
Oat2	ND	ND	↓	↓	↓	↑
Oat3	ND	ND	↔	ND	ND	ND
Oat5	ND	ND	↓	ND	ND	ND
Urat1	ND	ND	↔	ND	↑M	ND
Glut9	ND	ND	↑b	ND	↑M	ND
Oct1	ND	↓M	↔	↔	ND	ND
Oct2	ND	↓M	↔	↓M	ND	↓
Oct3	ND	↓M	↔	ND	ND	ND
Octn1	ND	ND	↔	ND	ND	ND
Octn2	ND	ND	↔	ND	ND	ND
Pept1	ND	↑	↑	ND	ND	ND
Pept2	ND	↔F	↔	ND	ND	ND
排泄类转运体						
Mate1	ND	ND	↔	ND	ND	ND
Mdr1a	↔	↑F	ND	ND	ND	ND
Mdr1b	↑	↔F	↓↔	↓M	ND	ND
Bcrp	ND	ND	↔	ND	↑M	↔
Mrp1	↑	ND	↑↔	ND	ND	↔
Mrp2	↔	ND	↑↔	↔	ND	↑
Mrp3	ND	ND	↓	↓F/↑M	↓F	ND
Mrp4	↔	ND	↑	↑M	↑	↑
Mrp5	ND	ND	↑	ND	ND	↔
Mrp6	ND	ND	↓↔	ND	ND	ND

注：↑:上调；↓:下调；↔:无变化；ND:未确定

（三）慢性肾衰的药物清除 慢性肾衰患者肾脏药物清除明显降低，虽然一部分可通过非肾脏药物清除得到代偿，但药物积蓄和药物中毒仍时常发生，见表 3-3-1-3 和图 3-3-1-2。

表 3-3-1-3 慢性肾衰患者的非肾脏药物清除

药 物	清除率变化（%）	酶类	代谢
卡托普利（captopril）	−50	TPMT	磺氧化作用
吗啡（morphine）	−40	UGT2B7	糖酯化
普鲁卡因胺（procainamide）	−60	NAT-2	乙酰化
亚胺培南（imipenem）	−58	去氢肽酶	

续表

药 物	清除率变化(%)	酶类	代谢
尼莫地平(nimodipine)	-87	CYP3A4	脱烷基化
维拉帕米(verapamil)	-54	CYP3A4	去甲基化
甲氧氯普胺(metoclopramide)	-66	CYP2D6	脱烷基化硫酸酯化
去甲西泮(去甲安定,desmethyldiazepam)	-63	CYP2C9	羟化
华法林(warfarin)	-50	CYP2C9	羟化

注:TPMT:thiopurine methyl transferase,巯嘌呤甲基转移酶

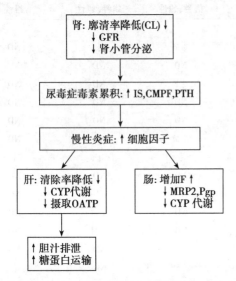

图 3-3-1-2 慢性肾衰的药物代谢和药物转运体变化

【肾脏内分泌疾病】

肾脏的内分泌疾病很多,主要包括 Bartter 综合征、Gitelman 综合征、低醛固酮血症综合征、利德尔综合征(Liddle syndrome)、肾素瘤、肾性骨营养不良症、钙受体病、肾小管酸中毒、范科尼综合征(Fanconi syndrome)和肾性尿崩症等[30-34]。

(杜伟　盛志峰)

第2节　Bartter 综合征与 Gitelman 综合征

巴特综合征(Bartter syndrome)又称为先天性醛固酮增多症、血管紧张素反应缺乏症、肾小球旁器增生症、肾小球旁

细胞瘤、弥漫性肾小球旁器细胞增生症、先天性低钾血症等,属于肾远曲小管和集合管离子通道病,其特征是肾小管 Henle 袢升支粗段盐的转运显著减少或缺乏。患者表现为肾脏盐丢失、低血压与代谢性碱中毒,高尿钙和肾结石的风险增加。Gitelman 综合征是 Bartter 综合征的特殊类型,为常染色体隐性遗传性疾病(低尿钙或低血镁性 Bartter 综合征)。据 Abdel-al 报道,先天性 Bartter 综合征的发病率约 1.7/10 万。Bartter 综合征和 Gitelman 综合征可分为先天性和后天性两类。本征的发病机制未完全阐明,但近年来对先天性 Bartter 综合征和 Gitelman 综合征的研究已经深入到基因水平[1]。

【病因分类及发病机制】

Bartter 综合征可分为先天性和后天性两类。本征的发病机制未完全阐明,但近年来对先天性 Bartter 综合征的研究已经深入到基因水平。

(一) 遗传性失盐性肾小管病分型与分类　遗传性失盐性肾小管病(inherited salt-losing tubulopathy)的一般规律:①远曲小管低钾性病变和髓袢功能障碍的发生时间差别很大,一般低钾血症症状发生于儿童后期,而髓袢功能障碍往往发生于围产期;②盐重吸收障碍的后果相同,因而各型 Bartter 综合征和 Gitelman 综合征的临床表现常有重叠;③非甾体类抗炎药抑制前列腺素 E 合成是多尿型髓袢病变的合理治疗[2]。遗传性失盐性肾小管病可分为 3 种类型(表 3-3-2-1 和表 3-3-2-2):①远曲小管功能障碍所致的低钾血症(Bartter-Gitelman 综合征);②髓袢功能障碍所致的多尿和失盐(产前 Bartter 综合征或高前列腺素 E 综合征);③混合型失盐性肾小管病(产前 Bartter 综合征/高前列腺素 E 综合征伴感觉神经性耳聋)。现已查明,Bartter 综合征是电压门控氯通道(CLC 型氯通道)蛋白异常(突变)引起的血管张力和弹性障碍性疾病。Bartter 综合征和先天性肌强直症及 Dent 病等共同组成氯通道病(chloride channelopathy)。

表 3-3-2-1　遗传性失盐性肾小管病伴继发性醛固酮增多症的病变特点

病变类型	药学类型	突变蛋白	临床表现
远曲小管病变			
DC1 型	噻嗪敏感型	NCCT	低钾血症/碱中毒/低镁血症/低钙尿症
DC2 型	噻嗪-呋塞米敏感型	CIC-Kb	低钾血症/碱中毒/低氯血症
髓袢病变			
L1 型	呋塞米敏感型	NKCC2	羊水过多/高钙尿症/低钾血症/碱中毒
L2 型	呋塞米-阿米洛利敏感型	ROMK	羊水过多/性早熟/多尿/高钙尿症
混合性病变			
L-DC1 型	呋塞米-噻嗪敏感型	CIC-Ka/CIC-Kb	羊水过多/性早熟/多尿/低氯血症
L-DC2 型	呋塞米-噻嗪敏感型	Barttin(CIC-Ka/CIC-Kbβ 型)	低钾血症/碱中毒

注:DC:肾远曲小管;L-DC:髓袢-肾远曲小管

表 3-3-2-2　遗传性失盐性肾小管病伴继发性醛固酮增多症的分类

分类	突变基因	突变基因产物	临床综合征
Gitelman 综合征	SLC12A3	NCCT	Gitelman 综合征
Bartter 综合征 I 型	SLC12A1	NKCC2	产前 Bartter 综合征/高前列腺素 E 综合征
Bartter 综合征 II 型	KCNJ1	ROMK	产前 Bartter 综合征/高前列腺素 E 综合征
Bartter 综合征 III 型	CICKB	CIC-Kb	经典型 Bartter 综合征
Bartter 综合征 IV 型	BSND	Barttinβ 和 CIC-Kb	产前 Bartter 综合征/高前列腺素 E 综合征/感觉神经性耳聋
*Bartter 综合征 V 型	CLCNKA/CLCNKB	CIC-Ka/CIC-Kb	产前 Bartter 综合征/高前列腺素 E 综合征/感觉神经性耳聋

注:*Bartter 综合征 V 型为钙受体(CaR)功能获得性突变所致的轻度失盐性肾小管病;因中耳高表达 CIC-Ka 和 CIC-Kb 与相应的转运蛋白结合后,维持内耳内淋巴(endolymph)的高钾环境和正常听力,故 CIC-Ka/CIC-Kb 突变导致耳聋。CIC-Ka:Ka 氯通道;CIC-Kb:Kb 氯通道;NCCT:噻嗪敏感型 Na^+-Cl^- 协同转运体;NKCC2:呋塞米敏感型 Na^+/K^+-Cl^- 协同转运体;ROMK:肾外髓层钾通道

（二）氯通道　生理条件下,氯通道通过选择性地运输氯离子而发挥特定的生物学功能。氯通道开启和关闭受到多种因素的调节,根据调节因素的差异将氯通道分为配体调节型氯通道、囊性纤维化跨膜传导调节型氯通道、容量感受性氯通道和 CLC 型氯通道 4 类。使用同源分类,哺乳动物的 CLC 型氯通道(以人为例)可以分为三个分支:一支是 CLC-1、CLC-2、CLC-Ka 和 CLC-Kb,它们主要分布在细胞质膜上;第二支是 CLC-3、CLC-4 和 CLC-5;第三支包括 CLC-6 和 CLC-7。后两支主要在胞内细胞器膜上表达,编码 9 个氯通道亚型的基因分别位于 6 条不同的染色体上,其编码蛋白的

基本结构模型含有 10~12 个穿膜区以及 2 个 C 端结构域。CLC 型氯通道主要受跨膜电位和氯离子浓度的调节。此外,还可受其他因素影响,如 pH(CLC-Ka、CLC-Kb、CLC-4、CLC-5)、细胞膨胀度(CLC-2、CLC-3)或磷酸化(CLC-3)等,但其分子机制了解较少。CLC 型氯通道的功能复杂,包括维持离子稳态、细胞体积调节、细胞物质运输、细胞兴奋性、胞内囊泡的酸化等。目前发现,CLC 型氯通道与几种重要的遗传性疾病(如 Bartter/Gitelman 综合征、肌强直、Dent 病、骨硬化病、肾性尿崩症等)有关(表 3-3-2-3)。肾小管病的新的药理学分类法,见表 3-3-2-4。

表 3-3-2-3　CLC 型氯通道的基本特征

CLC 型氯通道	染色体定位	氨基酸数目	分子量(kD)	存在部位	功能	相关疾病
CLC-1	7q35	988	108.7	骨骼肌和胎盘中	稳定膜电位	肌强直
CLC-2	3q27	898	98.5	普遍存在	细胞体积调节	自发性癫痫
CLC-3	4q33	762	84.8	脑/肾/骨骼肌/肺/视网膜/突触	突触囊泡酸化/细胞体积调节	缺失海马和视网膜退化
CLC-4	Xp22.3	760	84.9	肌肉/脑/心脏/肾/视网膜/囊泡通道	内含体氯离子重吸收和囊泡运输	可能也与 Dent 病有关
CLC-5	Xp11.22	746	83.1	B 型集合小管细胞	肾的内吞作用与氯重吸收	Dent 病
CLC-6	1p36	869	97.2	普遍存在胞内	未知	未发现
CLC-7	16p13	805	88.7	脑/骨骼肌/肾/溶酶体	未知	骨硬化病
CLC-Ka	1p36	687	75.3	肾	与尿浓度有关	肾性尿崩症
CLC-Kb	1p36	687	75.4	肾	氯离子重吸收	Bartter 综合征

表 3-3-2-4　肾小管病的药理学分类

类型/致病基因	病变部位	药理学类型	羊水过多	主要临床特点
髓袢疾病				
L1 型(NKCC2)	TAL	呋塞米型	+++	代谢性碱中毒/低钾血症多尿/高钙尿症/肾髓质钙盐沉着
L2 型(ROMK)	TAL/CCDb	呋塞米-阿米洛利型	+++	代谢性碱中毒/低钾血症/多尿/高钙尿症/肾髓质钙盐沉着/一过性高钾血症
远曲小管疾病				
DC1 型(NCCT)	DCT	噻嗪型	-	代谢性碱中毒/低钾血症/低镁血症/多尿/高钙尿症/发育迟缓
DC2 型(ClC-Kb)	DCT/TALb	噻嗪-呋塞米型	+	代谢性碱中毒/低钾血症/高氯血症/低镁血症/婴儿发育迟缓
DC3 型(Kir 4.1)	DCT	噻嗪型	-	代谢性碱中毒/低钾血症/低镁血症/低钙尿症/EAST 综合征
混合型疾病				
L-DC1 型(ClC-Ka+b)	TAL+DCT	呋塞米-噻嗪型	+++	代谢性碱中毒/低钾血症/多尿/低氯血症/低镁血症/感觉神经性耳聋/慢性肾衰
L-DC2 型(barttin)	TAL+DCT	呋塞米-噻嗪型	+++	代谢性碱中毒/低钾血症/多尿/低氯血症/低镁血症/感觉神经性耳聋/慢性肾衰

注:TAL:Henle 袢后壁升支;DCT:远曲小管;CCD:皮质集合管;EAST:癫痫-共济失调-感觉神经性耳聋-肾小管病

（三）Bartter/Gitelman 综合征亚型　1993 年发现的肾外髓层 K⁺ 通道（renal outer medullary K⁺ channel, ROMK, Kir1.1）加深了人们对肾脏钾代谢机制的理解[3]。临床上共有 3 种失盐性肾小管病（salt-losing tubulopathy）：①远曲小管功能障碍型低钾血症（Gitelman/Bartter 综合征）；②多尿型髓袢功能障碍型导致的产前 Bartter 综合征或高前列腺素 E 综合征；③髓袢伴远曲小管功能障碍型产前 Bartter 综合征/高前列腺素 E 综合征/感觉神经性耳聋。以上三型又可进一步分为许多亚型，例如：髓袢功能障碍型又可分为 Na⁺/K⁺/Cl⁻ 协同转运体 NKCC2 突变型与肾外髓层 K⁺ 通道突变型；远曲小管功能障碍型又可分为 Na⁺/Cl⁻ 协同转运体 NCCT 或 Cl⁻ 通道 CIC-kb 突变型。远曲小管和髓袢功能障碍型又分为 CIC-Ka 和 CIC-Kb 型或 β-亚基 Bartin 型。目前，倾向于根据上述病理生理对 Bartter/Gitelman 综合征进行分型，新的分型有助于理解 Bartter 综合征的病理生理和治疗方案选择[4]。广义的 Bartter 综合征包括多种亚型[5]。Bartter/Gitelman 综合征的典型表现是肾盐消耗、低血钾性代谢性碱中毒、肾素和醛固酮升高而血压降低，V 型 Bartter 综合征为常染色体显性遗传，伴有高钙尿症、低钙血症、低镁血症及感觉神经性耳聋，其病因与 CLCNKA/CLCNKB 活化性突变有关。

1. Gitelman 综合征　为常染色体隐性遗传性疾病，是 Bartter 综合征的特殊类型，又称为低尿钙性 Bartter 综合征或低血镁性 Bartter 综合征。常见于婴幼儿及青少年。此型病情较轻，由编码肾远曲小管上皮细胞上噻嗪类敏感性 Na⁺/Cl⁻ 协同转运体（thiazide-sensitive Na-Cl cotransporter, TSC）基因（SLC12A3）突变所致。TSC 基因含有 26 个外显子，除较常见的 Leu623Pro 突变外，已发现的突变位点有 Arg642Cys、Val578Met 加 2bp 缺失（2543～2344 缺失导致编码子 837 后的移码突变）、Thr180Lys、Ala569Glu、Leu849His、Gly439Ser、Gly731Arg、Gly741Arg、Thr304Pro 以及 2745insAGCA 等。Gitelman 综合征在临床上与噻嗪类利尿剂导致的电解质异常改变相似。

Gitelman 综合征是最常见的遗传性肾小管病，其特点是低钾性代谢性碱中毒伴低镁血症和尿钙排出减少。多数患者的症状在 6 岁以后出现，有时伴有一过性肌无力和手足搐搦症或腹痛、面部麻木、呕吐与发热等。部分患者因软骨钙盐沉着（chondrocalcinosis）而出现关节红肿热痛。血压较低，偶可发生心脏骤停。多数患者生长发育正常，严重型患者发育延迟。溶质家族 12 成员 3（SLC12A3）基因（编码噻嗪敏感性 NaCl 协同转运体，NCC）突变为最常见的病因，已有 140 种以上的突变位点，少数为 CLCNKB 基因（编码 Cl⁻ 通道 CIC-Kb）突变所致。诊断的主要依据是低钾、代谢性碱中毒、低镁血症和低钙血症。本征主要应与 Bartter 综合征（尤其是 III 型）鉴别[6]。

2. 产前型 Bartter 综合征　其特点是尿钙增多，伴肾钙盐沉着症或高前列腺素 E 血症。此型的病情较重，伴羊水过多、早产、胎儿产后严重脱水、性早熟或宫内发育迟缓。其病因为编码 Henle 袢升支粗段肾小管 Na⁺/K⁺/2Cl⁻ 联合转运体基因（NKCC2 或 SLC12A2）突变使 NKCC2 功能丧失，导致 I 型 Bartter 综合征，或编码 ATP 敏感的肾脏内向调节 K⁺通道基因突变导致的 Bartter 综合征 II 型。NKCC2 功能受控于肾小管 K⁺ 通道（inwardly rectifying potassium channel, ROMK），而 ROMK 异常反过来抑制 NKCC2 的功能。由于 Bartter 综合征直接或间接地与 NKCC2 功能抑制有关，所以 Bartter 综合征导致的电解质紊乱与袢利尿剂的作用十分相似，而袢利尿剂又是 NKCC2 的强抑制剂[7]。

3. 经典型 Bartter 综合征　又称 III 型 Bartter 综合征。其特点是出生后失水，可有低镁血症（20%），尿钙增多或正常，可不伴肾钙盐沉着症。此型的病因与 Henle 袢基底侧的氯通道基因（CLC-Kb）突变有关。近年证实，编码氯通道 CLC-Ka 和 CLC-Kb 的 β 亚单位 bartin 的 BSND 基因突变可导致产前型 Bartter 综合征（IV 型 Bartter 综合征）。现已将先天性 Bartter 综合征的基因定位于 1p31[8]。由于 CLC-Ka、CLC-Kb 氯通道参与肾脏盐重吸收和内耳中的钾再循环，而膜蛋白 bartin 是 CLC 通道中的重要 β 亚单位，同时存在于肾小管及内耳上皮细胞，故该型可合并感音性耳聋和肾损害。

4. V 型 Bartter 综合征　细胞外钙受体（钙离子感受器）活化性突变导致 V 型 Bartter 综合征，由于 G 蛋白偶联受体活化抑制 Henle 袢升支粗段盐的重吸收（呋塞米样作用）所致。本综合征由于血管壁对 AT-2、醛固酮、血钠浓度和 AVP 的刺激缺乏反应，血压及脉压不发生相应变化。也有学者认为，Bartter 综合征伴血管反应性减弱和外周血管阻力下降与血管内皮细胞产生过多一氧化氮（NO）有关，但是否与 Na⁺/K⁺/2Cl⁻ 协同转运蛋白、ROMK、CLC 等基因突变有病因联系尚不明了[4]。此外，肾远曲小管和/或皮质集合管 K⁺ 重吸收障碍而引起低钾血症，PGE₂ 和 PGI₂ 释放增多，后者激活激肽释放酶-激肽系统，抵抗血压升高。约 76% 的患者血钠降低，激活肾素-血管紧张素-醛固酮系统（RAAS），亦使血中肾素、AT-2、醛固酮增加，肾小管排钾增多，尿钾增高，血钾降低[9]。

5. 后天性 Bartter 综合征　慢性肾脏疾患和药物性肾损害引起后天性 Bartter 综合征。在后天性 Bartter 综合征中，一些患者合并有肾盂扩张、输尿管扩张、原发性肾脏疾病或有药物或中草药使用史，如甘草次酸、谷茶（corn silk tea）等。Bartter 综合征与空泡蝶鞍综合征的关系未明，但临床上偶见两者合并存在的情况[10-13]。

【临床表现和辅助检查】

（一）临床表现　从胎儿时期到成年的男、女性均可发病，先天性者以幼儿、少年多见；后天性者多为中年以上的成人。

1. 持续性低钾血症　本病以低血钾症状为主（详见病例报告 1），成人的常见症状为肌无力与疲乏；儿童期的最常见症状为生长迟缓，其次为肌无力、多尿、烦渴和手足搐搦。其他症状有恶心、呕吐和嗜盐等。长期低血钾使肾小管上皮细胞变性，肾脏浓缩功能降低，引起多尿、多饮。成年患者失钾性肾病可出现周期性瘫痪发作。血钾、钠和氯化物均可降低，以血钾降低最突出，大多在 1.5～2.5mmol/L。血浆二氧化碳结合力升高，碳酸氢盐浓度常大于 30mmol/L，血 pH 在 7.45 以上。尿钾和氯化物增高，尿钾 > 30.0mmol/d，少数有尿钙升高。血浆肾素活性、血尿醛固酮及血浆 AT-2 均升高。持续性低钾血症导致横纹肌溶解（低钾血症性横纹肌溶解，hypokalemic rhabdomyolysis），低血钾的主要病因是肾小管酸中毒、Gitelman 综合征和 Bartter 综合征[14]。除了原发性周期性瘫痪(primary hypokalemic periodic paralysis)外，有些疾病因为血钾降低可引起所谓的继发性周期性瘫痪，这些疾病主要包括甲状腺功能亢进症、高醛固酮血症、钡中毒(barium poisoning)、Bartter/Gitelman 综合征等，利尿剂的使用也是引起低血钾继而继发性周期性瘫痪的原因之一，Bartter/Gitelman-综合征引起周期性瘫痪的情况少见，如果高度怀疑为本综合征，应该在血钾正常期间进行血气分析，并试用吲哚美辛治疗，以防误诊或漏诊。

2. 低镁血症和高 PGE₂ 血症 Gitelman 综合征以成人多见，均有低镁血症，肾脏镁排泄过多，且低镁血症很难纠正。Bartter 综合征多伴有血浆 PGE₂ 升高，而 Gitelman 综合征的血浆 PGE 大多正常。对于 Ⅰ 型 Bartter 综合征，结合特征性的临床表现和基因突变分析可在产前确诊。经典型 Bartter 综合征和低尿钙/低血镁性 Bartter 综合征的病情较轻，产前型 Bartter 综合征的病情较重，伴有羊水过多、肾钙盐沉着症、软骨钙化、严重脱水、宫内发育迟缓[15]。

3. 发育迟缓与矮小症 3/4 的患儿在青少年期发育迟缓或伴矮小症(约85%)，可有智力发育障碍；约15%的患儿出现高钙尿和肾钙盐沉着。

4. 对 AT-2 和 AVP 无升压反应 AT-2 通过 1 型受体发挥升压作用，而刺激 2 型受体的效应是抵抗 1 型受体的作用。Bartter/Gitelman 综合征患者对 1 型受体的作用存在先天性缺陷，对 AT-2 和 AVP 均无血压升高反应，但是患者血压的神经调节反应仍然是正常的，因而无血压升高反应的原因可能在细胞信号传导环节[16]。

(二) 肾小球局灶节段性硬化 典型病例行肾组织活检可见肾小球球旁器内含肾素颗粒的细胞增生肥大，细胞数目可增加 10~17 倍。有报道 10 例后天性 Bartter 综合征患者肾组织活检仅见肾小球局灶性节段性硬化，并认为这种肾小球硬化与肾衰有关。

【诊断和鉴别诊断】

(一) Bartter 综合征病例筛查 因本病罕见，极易误诊。其诊断要点有：①血钾过低，大多在 1.5~2.5mmol/L 以下；②尿钾>30.0mmol/d；③代谢性碱中毒；④血浆 RAA 活性明显增高；⑤血压正常，且对 AT-2 和 AVP 无血压升高反应；⑥血浆前列腺素增高；⑦肾活检示肾小球球旁器的颗粒细胞明显增生及肾脏钙盐沉着；⑧临床症状典型并可排除其他因素引起的低血钾，血压不高、高血浆肾素及醛固酮，即可确诊。肾活检并非必要手段。诊断 Gitelman 综合征需加上低镁血症和尿镁排泄过多两项，基因诊断可明确 Bartter/Gitelman 综合征的病因。Colussi 等报道，利尿剂试验有助于本综合征的诊断。口服氢氯噻嗪 50mg(儿童用量为 1mg/kg)，测量服药后 3 小时内的利尿剂所致的氯化物清除率分数(chloride fractional clearance)。在 41 例病例中，Bartter 综合征和假性 Bartter 综合征(服用利尿剂或呕吐所致)患者对氢氯噻嗪有过度反应，而 Gitelman 综合征患者的反应迟钝，与 Bartter 综合征、假性 Bartter 综合征或其他原因所致的低钾血症没有重叠。故可避免用复杂的基因突变分析来鉴别[12]。

Gitelman 综合征的诊断应结合症状和实验室检查的发现，典型者存在低钾血症、低镁血症、代谢性碱中毒(详见病例报告1)。但是有些患者的病情很轻，或经过治疗后血清镁仅轻度降低甚至正常，从而导致误诊为 Bartter 综合征[17,18]。另一方面，Bartter 综合征患者可因饮食不足或其他继发性代谢原因而并发镁缺乏或低镁血症。因而诊断 Gitelman 综合征前，应首先排除非远曲小管和镁缺乏症所致的低镁血症。给患者肌内注射硫酸镁或口服镁盐 3~5 天后，如果血镁转为正常，而尿镁仍无增多，则证实是镁缺乏症所致的低镁血症。反之，如果低镁血症仍存在，则提示远曲小管的镁重吸收障碍。尿钙常<0.2mmol/d。在 Gitelman 综合征的诊断中，必须特别强调低镁血症和低尿钙症的重要性，如果缺乏该两种异常，一般不能诊断为 Gitelman 综合征；但也有反对意见(尤其是女性患者)。Gitelman 综合征的特点是尿前列腺素正常，而血肾素活性和醛固酮水平仅轻度升高(Bartter 综合征有明显改变)。此外，Gitelman 综合征患者容易发生空泡蝶鞍综合征，其原因未明。

(二) Bartter 综合征的鉴别诊断

1. Gitelman 综合征 Ⅲ 型 Bartter 综合征(CLCNKB 突变所致)容易与 Gitelman 综合征混淆，应注意鉴别。Gitelman 综合征以失盐、低钾性碱中毒、血压过低为特点，同时合并低镁血症和低尿钙症[19-23]。成人发病的 Bartter 综合征可能以 Gitelman 综合征的形式出现(表 3-3-2-5、病例报告 3 和病例报告 4)。值得注意的是，如肾脏丢失过多 Mg²⁺ 可发生低钾性碱中毒和手足搐搦，其表现类似于 Gitelman 综合征。Gitelman 综合征还需与原发性肾性低镁血症(primary renal hypomagnesemia，无低钾血症)及继发性低镁血症(缓泻剂、慢性呕吐等)鉴别，后者的特点是尿氯化物降低。

表 3-3-2-5 Bartter 综合征的鉴别诊断

鉴别疾病	血压	血清钾	钠	肾素活性	醛固酮	其他
Bartter 综合征	正常	↓↓↓	↓	↑↑↑	↑↑↑	先天性自幼发病/后天性成年发病/慢性肾病/对 AT-2 无反应/碱中毒
假性 Bartter 综合征	↑~↑↑	↑~↑↑	↓	↑↑	↑↑	CO₂CP 降低/尿 Na⁺/K⁺ 比值增大
原发性醛固酮增多症	↑↑	↓~↓↓	正常或↑	↓	↑↑	肾上腺增生或肿瘤
继发性醛固酮增多症	↑↑	正常	↑	↑	正常或↑	原发病表现/肾功能不全/低血钾
原发性高血压	↑↑~↑↑↑	正常	正常	不定	↑	心血管并发症
失盐性肾病	↑	↓~↑	↑	↑	↑	尿钠高/酸中毒
Ⅰ 型肾小管性酸中毒	正常	↓	↑	↑	↑	酸中毒/低血钙/pH<7.45
肾素瘤	↑↑~↑↑↑	正常或↑	↑	↑↑	↑↑	肾动脉造影可见少血管区/患侧肾静脉肾素明显增高

注：↓:轻度下降；↓↓:中度下降；↓↓↓:显著下降；↑:轻度升高；↑↑:中度升高；↑↑↑:显著升高

2. **假性 Bartter 综合征** 原因不明的呕吐,滥用利尿剂、缓泻剂,使用大量前列腺素、长期低氯饮食等均可产生严重、持久的低氯血症,正常血压和其他类似症状,称为假性 Bartter 综合征,仔细询问病史甚为关键,可疑药物引起的可停药观察。值得注意的是,有报道输注 PGE 亦可引起假性 Bartter 综合征,而真性 Bartter 综合征多伴有血清 PGE 升高。

3. **原发性醛固酮增多症** 有高醛固酮血症、低钾血症和代谢性碱中毒,但血压增高、肾素和 AT-2 均下降。

4. **肾小管性酸中毒** 详见本章第4节。有低钾血症、正常血压或肾素、醛固酮增多,但无碱中毒,相反多伴有高氯性酸中毒。

5. **利德尔综合征(Liddle syndrome)** 详见本章第3节。为家族性疾病,常有低钾碱血症,高血压,但无高肾素、高醛固酮血症,应用氨苯蝶啶可明显降低血压,从而与 Bartter 综合征鉴别。

6. **胱氨酸病** 胱氨酸病(cystinosis)表现为低钾-低氯性碱中毒,伴佝偻病和肾功能障碍,但近曲小管功能正常,角膜检查可发现胱氨酸结晶(cystine crystal)沉着[13]。多数 I 型同型胱氨酸尿症患者的生长和发育迟缓,伴有近视与虹膜震颤、青光眼、葡萄肿、白内障、视网膜剥离、视神经萎缩;骨骼系统异常表现与马方综合征(Marfan syndrome)患者相似,血清甲硫氨酸和同型胱氨酸(同型半胱氨酸)增高。

7. **高 PGE 血症综合征** 经典型 Bartter 综合征(亦包括 Gitelman 综合征)必须与高 PGE 综合征鉴别。高 PGE 综合征是由于肾脏 ROMK1(KIR1.1)基因的失活性突变引起的产前型 Bartter 综合征的特殊类型,可呈家族性或散发性发病。从目前报道的病例看,以 KIR1.1a 的 N124K 突变为多见,导致 PGE 的过度生成和羊水过多。但在同一家族中,可能同时存在 Bartter 综合征和 Gitelman 综合征两种类型的病例。

8. **Dent 病** Dent 病属于遗传性肾小管病的一种类型,是由 CLCN5 突变引起的近端肾小管病,X-性连锁隐性遗传,其特点是大量排出低分子量蛋白尿、高钙尿症、肾钙盐沉着和肾石病,并缓慢进展为肾衰竭。有时,可伴有磷利尿、氨基酸尿、葡萄糖尿、尿钾增多、尿酸化功能障碍和佝偻病/骨质软化症。因此,Dent 病是范科尼综合征中的一种亚型。现认为,X-性连锁隐性遗传性肾石病伴肾衰竭、X-性连锁隐性遗传性低磷血症性佝偻病和特发性低磷血症性佝偻病均系 Dent 病谱中的不同类型。

9. **SeSAME/EAST 综合征** KCNJ10 基因(编码 Kir4.1 钾通道蛋白)突变引起的 SeSAME/EAST 综合征属于离子通道病,常染色体隐性遗传,表现为感觉神经性耳聋-共济失调-智力障碍和电解质失衡/癫痫-共济失调感觉神经性耳聋和肾小管病综合征[sensorineural deafness,ataxia,mental retardation,and electrolyte imbalance(SeSAME)/epilepsy-ataxia-ensorineural deafness-renal tubulopathy(EAST)syndrome]。患者有 Gitelman 样表型、失盐和低钾性碱中毒表现,故应与 Bartter 综合征/Gitelman 综合征鉴别。

10. **家族性低镁血症伴高尿钙-肾钙质沉着症** 家族性低镁血症伴高尿钙-肾钙质沉着症(familial hypomagnesaemia with hypercalciuria and nephrocalcinosis,FHHNC)呈常染色体隐性遗传,病因与 paracellin-1(PCLN-1)或 CLDN19(编码 claudin 19)突变相关,临床表现与肾小管病变有关,主要有低镁血症、高尿钙、肾钙质沉着、低渗尿和进行性肾衰。

(三)遗传性低钾血症的病因鉴别 慢性低钾血症的鉴别方法很多,此处介绍的鉴别方法可以从临床表现一直追溯到病因,尤其是对遗传性低钾血症的鉴别很有帮助。一般可以分为以下4步进行。①第一步:根据血压情况,首先分为低钾血症伴高血压和低钾血症不伴高血压两类。②第二步:低钾血症伴高血压的病因鉴别详见第5篇第5章第5节。③第三步:低钾血症不伴高血压的病因查找是临床上的难题,有时相当困难;因此需要同时根据血气分析结果(分为不伴酸碱平衡紊乱、伴有代谢性碱中毒和伴有代谢性酸中毒3种)将遗传性低钾血症分为4类,即钾向细胞内转移(家族性低钾血症性周期性瘫痪)、肠或肾钾丢失伴盐皮质激素过多状态、代谢性碱中毒伴肾小管失钾和代谢性酸中毒伴肾小管失钾(表3-3-2-6和病例报告2)。肠或肾钾丢失伴盐皮质激素过多状态患者如果已经有血压升高,则进入低钾血症伴高血压的鉴别程序。④结合其他相关病史和临床特征,限定可能的遗传病因,并用致病基因突变分析最后确定诊断。

【治疗】

无特殊根治方法。目前主要是在补钾基础上,同时应用螺内酯等保钾利尿剂。对伴有 PGE 合成增加的患者,有报道合用吲哚美辛或环氧化酶-2(COX-2)抑制剂治疗有效。低镁者补镁。

(一)醛固酮受体拮抗剂与 β-受体阻滞剂 主要措施是:①口服或静脉补充 10% 枸橼酸钾、氯化钾(补钾量根据缺钾程度决定,2~6g/d),由于患者有碱中毒,选用钾盐时以氯化钾为主;②可联合应用保钾利尿剂,如醛固酮受体拮抗剂螺内酯或氨苯蝶啶、阿米洛利;③儿茶酚胺、β-受体兴奋可激活肾脏肾前列腺素的合成,因此合用肾上腺素能 β-受体阻滞剂普萘洛尔对 Bartter 综合征有一定益处;④ACEI 可抑制 AT-2 生成,从而降低醛固酮的生成,有利于低钾血症的纠正,但有可能出现严重低血压。Bartter/Gitelman 综合征似乎容易发生低钾血症性横纹肌溶解(rhabdomyolysis),而严重低钾血症尤其是伴有心电图 QT 延长时容易发生猝死,应特别注意预防[14,15]。

(二)抑制前列腺素分泌 伴有 PGE 合成增加的患者应用非甾体类消炎药可取得较好效果,其中吲哚美辛应用较为广泛,COX-2 抑制剂罗非昔布(rofecoxib)也有一定疗效。它们可抑制前列腺素刺激的肾素增高,并保持对血管紧张素的反应。一般认为,吲哚美辛还能改善患儿的生长发育。Liaw 等用吲哚美辛 2mg/(kg·d)治疗 Gitelman 综合征可缓解多尿与低血压,当加量至 4mg/(kg·d)时可明显改善生长发育。

(三)Gitelman 综合征治疗 体内钾与镁代谢密切相关,当钾和镁同时缺乏时,单独补镁足以纠正低钾血症;而且在镁缺乏时,血清钙和趋钙激素的相互作用变得迟钝。Gitelman 综合征治疗还需补充镁盐,持续补镁效果较好。缓释氯化镁提供每片 2.5~3.5mmol 元素镁,较重患者每日 6~8 片,无症状或较轻患者每日 2~4 片。保钾利尿剂在远曲小管

表 3-3-2-6 遗传性低钾血症的病因与鉴别

病因	遗传/OMIM	组织	突变基因	病理生理
钾向细胞内转移				
Ⅰ/Ⅱ型 FPP	AD/170400	骨骼肌	ANCNA1S/SCN4A	电压门控 Ca^{2+} 通道/tetrotoxin 敏感 Na^+ 通道
Anderson 综合征	AD/600681	骨骼肌/心肌	KCNJ2	kir2.1
失钾伴 MES				
CLD	AR/214700	结肠/空肠	DRA	肠钾丢失/Cl^-/OH^-/HCO_3^- 交换子
CF	AR/602421	汗腺	CFTR	Cl^- 通道/汗液钾丢失
GRA	AD/103900	肾上腺	嵌合基因(CYP11B1/CYP11B2)	11β-羟化酶/醛固酮合酶/肾失钾
CAH	AR/202010/202110	肾上腺	CYP11B1/CYP17	11β-羟化酶/17α-羟化酶/肾失钾
Liddle 综合征	AD/177200	肾(CD)	CNN1B/SCNN1G	Na 通道 β/γ/肾失钾
AME	AR/207765	肾(CD)	HSD11B2	2 型 11β-羟类固醇脱氢酶/肾失钾
代碱/失钾/血压正常				
Ⅰ型 BS	AR/601678	LOH	SLC12A1	Na^+-K^+-2Cl$^-$-协同转运体
Ⅱ型 BS	AR/241200	LOH	KCNJ1	ROMK 通道
Ⅲ型 BS	AR/607364	LOH/DCT	CLCNKB	肾特异性 Cl^- 通道
Ⅳ型 BS	AR/602522	LOH/内耳	BSND	Barttin 通道
Ⅴ型 BS	AR/601199	LOH/甲状旁腺	CASR	Ca^{2+} 受体
GS	AR/603800	DCT	SLC12A3	噻嗪敏感性 Na^+-Cl^- 协同转运体
SeSAME 综合征	AR/612780	DCT/脑/内耳	KCNJ10	Kir4.1 通道
代酸/失钾/血压正常				
pRTA	AR/604278	PCT/眼	SLC4A4	基侧 Na/HCO_3^- 协同转运体
dRTA	AR/267300	CD/内耳	ATP6V1B1/ATP6V0A4	顶部 α 细胞 H-ATP 酶
dRTA	AR/602722	CD/RBC	SLC4A1	基侧 HCO_3^-/Cl^- 交换子
dRTA/pRTA	AR/259730	PCT/CD/骨	CAⅡ	Ⅱ型碳酸苷酶

注:PC:近曲小管;LOH:Henle 祥;DCT:远曲小管;CD:集合管;AD:常染色体显性遗传;AR:常染色体隐性遗传;RBC:红细胞;GRA:糖皮质激素可治疗性醛固酮增多症;FPP:家族性周期性麻痹;CLD:先天性失氯性腹泻;CF:囊性纤维化;CAH:先天性肾上腺皮质增生症;AME:表观盐皮质激素过多;BS:Bartter 综合征;GS:Gitelman 综合征;pRTA:近曲小管性酸中毒;dRTA:远曲小管性酸中毒;MES:盐皮质激素过多状态;SeSAME:惊厥-感觉神经性耳聋-共济失调-智力障碍和电解质紊乱综合征

和集合管提高镁重吸收,也有改善血镁的作用,但通常低镁血症很难纠正。Bettinelli 等用羧化吡咯烷镁盐(magnesium pyrrolidone carboxylate)30mmol/d 治疗 Gitelman 综合征 4 周,血钙、血镁和细胞内镁明显上升,但不能完全纠正镁缺乏症,而且血 PTH、血骨化三醇、血钾以及细胞内钾不因补镁而发生明显的变化。

(四)GH 治疗 Gitelman 综合征患儿亦常伴生长发育障碍,有时还可伴有空泡蝶鞍综合征。这种遗传性肾小管-垂体 GH 缺乏综合征用 GH 治疗有效,详见本章第 2 节。

【病例报告 1】

(一)病例资料 患者女性,16 岁,因乏力 1 年余,发现血钾低半年入院。1 年半前无明原因出现全身乏力,稍感头晕,进食增多,进食后出现呕吐,同时出现体重下降,半年内体重减轻 5kg。血钾 2.5mmol/L,伴全身乏力、头晕,给予螺内酯(40mg/d)、氯化钾(3g/d)治疗后血钾波动在 3.0~3.6mmol/L(表 3-3-2-7),仍感乏力。5 天前因停用螺内酯和氯化钾治疗后症状加重。半年前诊断为"神经性贪食"和"支气管扩张"。患者足月顺产,母孕期无羊水增多,出生体重 3kg,出生后母乳喂养 4 个月,无吮吸困难,11 个月龄能走,学

习成绩中等,性格孤僻。无吸烟、饮酒史,否认毒物接触史。月经初潮 11 岁,5~7 天/28 天。婚姻生育史、家族史无特殊。

体温 36.2℃,脉搏 92 次/分,呼吸 20 次/分,血压 88/64mmHg,身高 158cm,体重 38.5kg,BMI 15.42kg/m^2,腰围 58cm,臀围 80cm,腰臀比 0.73。发育正常,营养较差,心界无扩大,心率 92 次/分,律齐,腹部平软,肝、脾肋缘下未触及,脊柱无畸形,活动自如,关节无红肿,无杵状指(趾),双下肢无水肿,皮肤无色素沉着。四肢肌力、肌张力、腹壁反射及双膝反射正常。尿比重 1.000,尿 pH 9.0。白细胞计数 3.71×10^9/L,红细胞 102g/L,中性粒细胞计数 1.44×10^9/L,中性粒细胞比值 38.90%,淋巴细胞比值 53.10%,余正常。

患者在血钾 3.0~3.5mmol/L 时尿钾大于 30mmol/24h。动脉血 pH 7.52,PaCO$_2$ 55.0mmHg,PaO$_2$ 78mmHg,标准 HCO$_3^-$ 41mmol/L;BE=19。肾功能、肝功能和血脂正常。心电图显示为窦性心律,可见 U 波。骨钙素 30ng/ml,β 胶原特殊序列 884pg/ml。胸部平片和骨密度测定正常。甲状腺激素、TSH、PTH、24 小时尿蛋白和免疫功能正常。胸片无异常。垂体 MRI 未见明显异常。尿蛋白(+)。卧位和立位 RAAS 测定显示为高肾素性高醛固酮血症。氢氯噻嗪氯离子清除试验结果,见表 3-3-2-8。

表 3-3-2-7　病例 1 的电解质测定结果

检查日期	钠（mmol/L）	钾（mmol/L）	氯（mmol/L）	钙（mmol/L）	镁（mmol/L）	磷（mmol/L）	CO_2CP（mmHg）	备注
6月20日	135.0	2.1	83.0	2.2	1.11	1.11	44.4	
6月21日	140.0	3.2	99.0	2.26	0.96	0.83	37.5	补钾后
6月24日	139.0	4.00	102.0	2.11	0.97	1.26	27.8	
6月22日（尿）	144.9	110.2	54.60	0.92	2.29	0.28		尿量700ml
6月24日（尿）	149.4	76.8	52.20	1.15	1.79	3.01		尿量600ml

表 3-3-2-8　病例 1 的氢氯噻嗪氯离子清除试验结果

检测时间	尿肌酐（μmol/L）	尿钠（mmol/L）	尿钾（mmol/L）	尿氯（mmol/L）	尿量（ml）
6:30	16 197.0	166.0	52.90	42.0	40
7:00	14 752.5	129.0	63.20	39.0	10
	69.7（血）	—	3.00（血）	92.0（血）	—
8:00	7276.6	155.0	70.80	58.0	20
8:30	3762.3	111.0	31.50	41.0	60
9:00	2219.6	92.0	15.9	37.0	留尿后再次饮水150ml
9:30	1109.8	59.0	7.80	25.0	150
10:00	998.3	56.0	7.10	24.0	—
	63.6（血）	—	3.00（血）	94.0（血）	—

（二）病例讨论　氢氯噻嗪-氯离子清除试验提示为非肾小管远曲小管噻嗪类敏感的 Na^+/Cl^- 共转运体 NCCT 功能障碍，考虑為髓祥功能障碍，排除 Gitelman 综合征可能。患者体型偏瘦、血压偏低，低钾血症、低氯血症、低钠血症、高醛固酮血症和碱血症符合 Bartter 综合征诊断，患者及家属拒绝去甲肾上腺素加压试验、呋塞米试验和肾活检，给予吲哚美辛（50mg/d）、螺内酯（20mg/d）及 10%氯化钾溶液（60ml/d）治疗。临床诊断本例为 Bartter 综合征、蛋白质-能量营养不良症（重度）、维生素 D 缺乏症、神经性贪食、支气管扩张症。经综合治疗后，症状消失，四肢肌力、肌张力转为正常，但血压仍降低（90/58mmHg），心率缓慢（55 次/分）。

【病例报告2】

（一）病例资料　患者男性，29 岁，汉族，农民工，已婚。2013 年 6 月 23 日因间歇性手足搐搦与肌肉无力 5 年入院。23 岁前体健。2008 年起逐渐出现口渴、多饮和夜尿增多，伴肌肉无力和感觉异常，上楼费力。2008 年 9 月的一天因饮用啤酒后突发手指麻木和手足搐搦，血清钾 1.9mmol/L，输入含钾溶液后肌无力缓解，此后长期口服氯化钾。其间常出现上肢搐搦或痉挛。2008 年 10 月因类似发作测血钾 2.64~3.05mmol/L，血钙 1.75~2.43mmol/L，血磷 1.46~1.88mmol/L，PTH 8.72~14.45pmol/L，诊断为"低钾性周期性麻痹"和"原发性甲状旁腺功能减退症"，给予骨化三醇 0.25μg/d、碳酸钙 0.6g/d 和氯化钾 2.0g/d 治疗。出院后继续上述治疗，但仍经常因受凉或劳累而间断发作。2010 年 8 月血清 PTH 升高（11.37pmol/L）、血钾（3.01mmol/L）、血钙（1.78mmol/L）、血磷（1.04mmol/L）降低和尿磷（4.87mmol/d）、尿钙（1.79mmol/d）和尿钾（63.2mmol/d）升高而诊断为"继发性甲状旁腺功能亢进症""骨质疏松症""低钾性周期性麻痹"和"糖耐量减退"。继续用骨化三醇 0.75μg/d，碳酸钙 1.2g/d 和氯化钾治疗，但仍有多次严重肌无力、手指麻木和手足搐搦发作。2013 年 6 月 15 日，因上呼吸道感染突然出现严重肌无力、口角抽动、呼吸极度困难、心悸和阵发性腹痛与呕吐，转入 ICU 抢救。起病以来，经常头晕、失眠多梦、疲乏、记忆力减退，体力劳动能力明显下降。2000 年，因交通事故导致锁骨和多发性肋骨骨折，疼痛剧烈，服用曲马朵（tramadol，每片 25mg）开始 2 年的剂量 2~3 片/天，后自行增至 5~10 片/天；2005 年后改用联邦止咳露 300~600ml/d 至本次住院前。父母健在，家中无类似疾病患者。

体温正常，尿量 3800~4900ml/d；血压 131/81mmHg，Trossau 征阳性，四肢肌肉有轻微压痛，膝反射减弱，肌力Ⅳ级。血清 PTH 0.32~6.38pmol/L，血钙 1.79~2.21mmol/L；血清钾 3.25~4.4mmol/L，血磷 0.21~1.45mol/L，血镁 0.71~0.89mmol/L，肾小管磷重吸收率 77.8%；血清肌酐、尿酸、尿素氮、肾素活性、醛固酮正常，动脉血 pH 7.35~7.46，$PaCO_2$ 44.0mmHg，PaO_2 25.0mmHg，SaO_2 99.0%，SB 21.0，AB 8.0，SB 8.0；肌酸激酶 386.4U/L，CK-MB 38.6U/L，血淀粉酶 494.7U/L，尿淀粉酶正常，皮质醇、ACTH、TSH、FT_3、FT_4、降

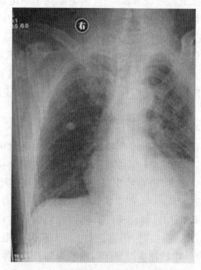

图 3-3-2-1　病例呼吸困难和手足搐搦时胸片
显示左侧膈肌明显抬高，提示膈肌麻痹

钙素、ALP 正常；β-CTX 1276ng/L，25-（OH）D 48.8nmol/L。X 线片显示左上肺结核灶，左侧膈肌抬高和少量胸腔积液（图 3-3-2-1），骨骼普遍性密度降低；眼科检查未见白内障。心电图（肌阵挛和手足搐搦发作时）显示为窦性心律，U 波明显，T 波低平和肌痉挛图形（图 3-3-2-2）。甲状腺 SPECT 未见结节性病变。BMD 测定显示 T 值为-2.6～-2.4（图 3-3-2-3）。CT 扫描见肾髓质弥漫性钙盐沉着（图 3-3-2-4），残余胸腺存在，但未见脑组织和其他软组织异位钙化。住院期间补充钙剂、钾盐、镁盐和磷制剂后肌力明显改善，仍不能完全终止手足搐搦发作。

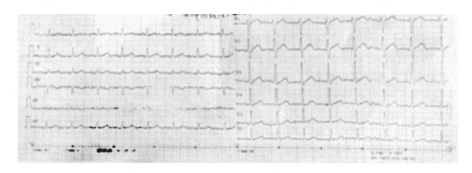

图 3-3-2-2　病例肌无力和手足搐搦时心电图变化

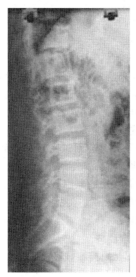
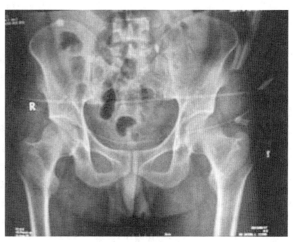

图 3-3-2-3　病例脊椎和骨盆 X 线照片

骨密度降低，L_3 和 L_4 轻度压缩性骨折；BMD 明显降低，T 值-2.6～-2.4

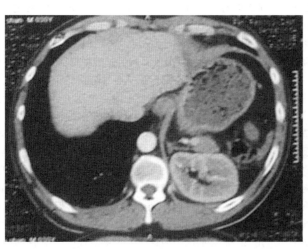
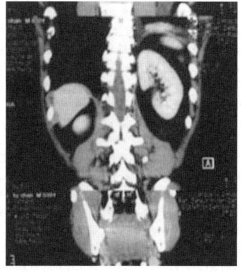

图 3-3-2-4　病例肾髓质钙盐沉着

（二）病例讨论

1. **甲旁减问题** 本例患者无 AHO 表现，血清 PTH 降低，排除了假性甲旁减，血磷正常排除了维生素 D 缺乏性低钙血症；此外，患者无家族史、无相关特殊表现、无免疫缺损或其他内分泌腺病表现，排除了甲旁减-耳聋-肾发育不良综合征（HDR）、22q11.2 缺失/Di George 综合征、家族性特发性甲旁减和自身免疫性多内分泌腺综合征可能。本例因治疗（特别是维生素 D）干预原因，血清 PTH 波动极大，多数情况下降低，有时正常甚至轻度升高；这种现象说明患者存在 PTH 缺乏，但对维生素 D 有反应，因为患病前无甲旁减表现，先天性甲状旁腺缺失或发育不全（如 Di Geoge 综合征、22q11 微缺失综合征、10p 缺失综合征、HDR 综合征、CATCH22 综合征、X-性连锁或常染色体遗传性甲旁减等）引起的 PTH 缺乏可以排除。而且患者亦无甲状腺-甲状旁腺手术、放疗等病史。故诊断主要考虑 PTH 分泌障碍与靶组织 PTH 抵抗（如低镁血症和碱中毒）所致的功能性甲旁减（PTH 抵抗性甲旁减）。

2. **低镁血症的病因与鉴别** 患者不存在镁摄入减少（如禁食、酒精中毒、胃肠手术后）和细胞外镁进入细胞内（如胰岛素治疗、骨饥饿综合征、儿茶酚胺过多状态等）或吸收不良综合征（如广泛肠切除、弥漫性肠损伤、慢性腹泻、长期使用泻药等）可能，加上尿钾、钙、镁、磷排泄增多，所以低镁血症与肾小管离子重吸收缺陷有关。引起肾小管镁重吸收缺陷的临床情况主要有范科尼综合征、肾小管酸中毒和 Gitelman 综合征。由于尿中缺乏蛋白、氨基酸和糖类，且为代谢性碱中毒而非酸中毒，因而又可以排除范科尼综合征与肾小管酸中毒。临床上，甲旁减与低镁血症可以互为因果，在本例的既往诊治中，长期认为低镁血症是甲旁减的后果，采用治疗一般 PTH 缺乏性甲旁减的措施进行治疗，骨化三醇的用量最高达到 1.0μg/d。可是，在低钙血症和低镁血症情况下，维生素 D 并不能阻止手足搐搦发作。相反，大量活性维生素 D 反而抑制了甲状旁腺 PTH 分泌，进一步加重 PTH 缺乏与 PTH 抵抗，由此推论，本例的甲旁减是低镁血症所致。肾小管镁消耗性疾病的鉴别主要考虑 Gitelman 综合征、家族性低镁血症综合征、低镁血症伴继发性低钙血症、产前 Bartter 综合征、单纯性显性遗传性低镁血症等可能，根据这些疾病的发病年龄、血镁-血钙-血钾和尿镁-尿钙-肾钙盐沉着-肾结石特征，本例以低钙血症、低磷血症、低镁血症和代谢性碱中毒为基本特点，符合 Gitelman 综合征的诊断。因发病年龄较大，不像是先天性因素所致，患者在交通事故后长期服用多种药物，虽然未见吗啡类止痛药引起 Gitelman 综合征的报道，但肾小管镁消耗性病变是否与其他药物有关值得进一步研究。

每 5ml 联邦止咳露糖浆含磷酸可待因 5mg，盐酸麻黄素 4mg，氯化铵 110mg，扑尔敏 1mg；主要适用于无痰干咳以及剧烈、频繁的咳嗽患者，成人用量 10~15mg，每天 3 次。药物说明书认定孕妇、哺乳期妇女、小儿及老年人慎用，并可影响驾驶和机械操作能力，且勿与单胺氧化酶抑制剂合用。本例患者为了获得可待因，每天口服联邦止咳露糖浆 300~600ml，估计摄入的磷酸可待因约 300mg/d，氯化铵 660~1320mg/d，盐酸麻黄碱 240~480mg/d，扑尔敏 60~120mg/d。因而很可

能是联邦止咳露糖浆中的氯化铵、麻黄碱、可待因或氯苯那敏（扑尔敏）损害了肾远曲小管的离子通道功能，导致 Giltelman 综合征。必须指出，本例的神经肌肉症状不能完全用手足搐搦来解释，镁缺乏症和低镁血症更常见的表现是肌肉无力。而合并存在的发作性低钾血症性肌肉麻痹使患者的表现不典型，但正因为合并存在的肌无力、手足搐搦与肌麻痹支持了 Giltelman 综合征的诊断。

3. **骨密度低下问题** 通常，PTH 缺乏性甲旁减不伴骨矿物质丢失，多数患者骨密度正常。因血磷过高，可并发软组织钙化；本例骨代谢以骨量不足和肾髓质钙盐沉着为特征，符合典型 Giltelman 综合征表现，其原因与尿钙尿镁升高有关。更重要的是，慢性镁缺乏症和低镁血症引起甲状旁腺 CaR 表达上调，抑制 PTH 分泌和骨代谢转换。另一方面，镁缺乏抑制 PTH 的骨吸收作用，引起骨代谢转换率降低，最终导致无动力性骨病和 BMD 降低。也就是说，在低镁血症和镁缺乏症情况下，低钙血症不能刺激 PTH 分泌，骨对 PTH 抵抗，形成低钙-低镁-低 PTH 性骨病；病程够长时，可引起骨量减少和 BMD 降低。

4. **治疗问题** 由于诊断错误，本例的既往治疗是不规范的。应停止活性维生素 D 治疗，防止进一步抑制 PTH 分泌与生物学作用。补充钙盐（元素钙 1g/d）、钾盐（KCl 500mmol/d）和镁盐（每日氯化镁 4~5mg/kg，分次口服）。反复肌肉痉挛发作亦可试用喹啉。纠正肾小管离子丢失可试用阿米洛利（5~10mg/d）或螺内酯（200~300mg/d）。如经上述治疗仍不能纠正电解质平衡紊乱，可试用 PTH 制剂。因目前无相关的循证依据，必须定期追踪病情变化，调整治疗方案。

5. **本例误诊误治的原因分析** 临床医师正确处理疾病的前提是诊断全面无误。要做到这一点，必须获得真实的病史资料并作出科学判断。对本例患者的诊断来说，第一，需要仔细将肌搐搦、肌阵挛、肌无力、肌疼痛区别开来；虽然患者的几次发作都是肌搐搦、肌阵挛、肌无力和肌病性疼痛的混合表现。但鉴别上述症状是处置有效的关键，负责医师将数种症状混为一谈，不可能发现肌无力提示的肌病和肌阵挛提示的血清素综合征，以及低钾血症突发加重引起的骨骼肌、胃肠平滑肌和膈肌麻痹。第二，由于对患者长期口服联邦止咳露的目的认识不足，忽视了大量联邦止咳露（300~600ml/d，约含磷酸可待因 300~600mg/d，氯化铵 660~1320mg/d，盐酸麻黄碱 240~480mg/d，氯苯那敏 60~120mg/d）所导致的多种不良反应。例如，氯化铵（NH₄Cl）溶液的 pH 4.2~5.8，大量摄入必然引起酸中毒；因为这一不良反应所致的代谢性酸中毒干扰了血气分析结果，诱导出"范科尼综合征"的诊断。同时，也正因为忽视了可待因戒断反应的临床表现，而将带有浓厚心因性发作特征的血清素综合征（serotonin syndrome）误为低钙血症性手足搐搦症。第三，缺乏对维生素 D 与 PTH 调节关系的深入了解，活性维生素 D 是 PTH 的强烈抑制因子，当患者口服较大剂量时，PTH 分泌被抑制，测得的血清 PTH 正常或降低，形成"原发性甲旁减"假象；而当患者口服较小剂量或未使用活性维生素 D 时，因低钙血症刺激而使血清 PTH 高于正常，误导出"继发性甲旁亢"诊断。同样，因为忽视了大量活性维生素 D 的抑制 PTH 分泌作用，治疗低钙血症时，反复采用加大骨化三醇剂量的

常规方法。但是,由于上述原因和低镁血症/镁缺乏症引起的 PTH 抵抗,显然不能或很难纠正这样的顽固性低钙血症,据报道,低镁血症和镁缺乏症引起的 PTH 相当顽固,只有在恢复血清镁水平后,钙剂和维生素 D 才能有效。第四,缺乏对低钾-低镁性肌病的足够认识,没有将原发性甲旁减所致的低镁血症与低镁血症-镁缺乏症导致的 PTH 抵抗性原发性甲旁减鉴别开来,因而每当患者的症状发作时,仅用低钙血症解释,处理中也没有体现优先补充镁盐的治疗原则;这样不只是恶化病情,更重要的是造成骨代谢转换率抑制和骨矿物质的进一步丢失,最终出现骨量下降和骨质疏松症。

【病例报告 3】

(一)病例资料　患者男性,26 岁,因反复发作性肢体乏力 20 年,双眼突出 4 年于 2014 年 6 月 5 日入住我院。患者母亲孕期腹围明显增大,足月顺产,体重 3.25kg,无肌张力异常,但易感冒,母乳吸吮正常,1 岁半时独立行走,4 岁后乏力症状明显,每 2~3 个月发作一次严重乏力,四肢软瘫,就诊时发现血钾降低,给予氯化钾静脉滴注和口服后,四肢软瘫症状缓解。5 年间每日的氯化钾片由 1 片增至 3 片,仍感乏力,血钾仍降低(2.7~3.0mmol/L,静脉补钾可升至3.5mmol/L),未发现血钙及血镁异常。患者 18 岁时(2005年)发现血清 FT_3 及 FT_4 正常,TSH 15mU/L,普食情况下血钾 2.24mmol/L,24 小时尿钾 39.83mmol/L,给予 L-T_4 25μg、螺内酯和氯化钾或其他钾制剂。20 岁双眼球突出,甲状腺功

能正常,血钾 2.7mmol/L,血氯 97mmol/L,血钙 2.67mmol/L,血镁 0.69mmol/L,二氧化碳结合力 32.1mmol/L,血磷 1.04mmol/L,为进一步诊治,门诊拟“低血钾查因”收住我科。患者智力正常,从小体弱多病,成年后体质好转,但从小较同龄人瘦弱,个子较矮,皮肤颜色较家人黑,16 岁前一直有遗尿,16 岁后停止遗尿。病程中患者有怕热、多汗,性格较急躁,喜饮水,白天饮水约 3000ml,夜间不需饮水,无夜尿增多,无手足搐搦,无听力下降,无头晕、头痛,无胸闷、胸痛,无腹痛、腹泻,无双下肢水肿。饮食睡眠可,大小便正常。既往史、个人史、家族史无特殊。

体温 36.6℃,血压 139/93mmHg,身高 161cm,体重 60kg,BMI 22.58kg/m²,腰围 83cm,臀围 86cm,腰臀比 0.87。头颅无畸形、双眼睑无水肿,双眼球突出,惊恐眼神,上眼睑挛缩,睑裂增宽,mobius 征阳性、Von Graefe 征阳性,双眼睑闭合不全,左眼球活动受限,结合膜无充血及水肿,巩膜无黄染,角膜透明,双侧瞳孔等大等圆,对光反应灵敏。听力正常。胸廓无畸形,呼吸音清,心界无扩大,心率 90 次/分,律齐。腹部软,掌骨征阴性,双手细震颤阴性,四肢肌力、肌张力正常。血、尿、粪常规正常。尿沉渣正常;24 小时尿蛋白全套正常。心肌酶及肝、肾功能正常;甘油三酯 2.65mmol/L,总胆固醇 3.67mmol/L,高密度脂蛋白胆固醇 0.78mmol/L,低密度脂蛋白胆固醇 2.34mmol/L。多次血清电解质测定结果见表 3-3-2-9,动脉血气的变化见表 3-3-2-10。

表 3-3-2-9　病例 3 的血清电解质测定结果

检查日期	血钾(mmol/L)	血钠(mmol/L)	血氯(mmol/L)	CO₂CP(mmol/L)	血钙(mmol/L)	血磷(mmol/L)	血镁(mmol/L)	备注
5 月 2 日	2.7	140	97	32.1	2.67	1.04	0.69	
6 月 5 日	2.10	137.0	95.0	29.9	2.28	1.00	0.78	
6 月 12 日	3.90	141.0	97.0	30.1	2.49	1.15	0.76	补钾后
6 月 15 日	5.4	138.0	107	23.3	2.37	0.88	0.77	补钾后

表 3-3-2-10　病例 3 的动脉血气分析结果

检查日期	pH	PaCO₂(mmHg)	PaO₂(mmHg)	血氧饱和度	实际碳酸氢根(mmol/L)	标准碳酸氢根(mmol/L)	实际碱剩余(mmol/L)	标准碱剩余(mmol/L)
6 月 5 日	7.47	36.0	92.0	97.0%	26.0	27.0	3.0	3.0
6 月 7 日	7.47	39.0	98.0	98.0%	28.0	29.0	5.0	4.0

氯离子清除试验提示患者服用氢氯噻嗪前后氯清除率无反应性升高,静推呋塞米后氯清除率升高,考虑 Giltelman 综合征。入院初心电图示窦性心动过速,可见小 U 波。血钾 3.9mmol/L 时 T 波异常。肝功能:谷丙转氨酶 15.0U/L,总胆汁酸 11.1μmol/L。

甲状腺球蛋白抗体 21.0U/ml,甲状腺过氧化物酶抗

体<28.0U/ml,促甲状腺激素受体抗体正常(表 3-3-2-11)。8、16 和 24 时 ACTH 分别为 27.8、15.2 和<5ng/L,相应时间点的皮质醇为 253.8、171.7 和 14.0nmol/L。患者立卧位 ALD 及 PRA 均升高,与患者长期低钾兴奋RAAS 有关,A/R 比值小于 20 不考虑原发性醛固酮增多症(表 3-3-2-12)。

表 3-3-2-11　病例 3 的甲状腺功能测定结果

检查日期	FT₃(pmol/L)	TT₃(nmol/L)	FT₄(pmol/L)	TT₄(nmol/L)	TSH(mIU/L)
2005 年	正常		正常		15
2014 年 5 月 2 日	6.08		20.5		4.04
2014 年 6 月 10 日	6.39	2.32	21.47	161.70	11.16

表3-3-2-12　病例3的卧立位RAAS(血钾3.5mmol/L时)系统测定结果

体位	A I(ng/L)	PRA(ng/L.h)	A II(ng/L)	ALD(ng/L)	A/R
卧位	4111	1999	60	275	8.82
立位	4615	2720	84	240	13.76

脊柱、头颅、双侧肱骨、双手、骨盆、胸部、双下肢X线片未见异常。腹部CT见右肾小结石、脾脏肿大、肝脏钙化和肝内胆管结石。MRI显示双侧眼球突出，双侧眼外肌均增粗，眼眶内脂肪增多，强化较明显(图3-3-2-5)。凝血全套正常；乙肝E抗体和核心抗体IgG阳性，余未见异常；骨密度正常；甲状旁腺素未见异常；25-(OH)D 65nmol/L提示维生素D不足。性激素六项正常。24小时动态血压平均值正常，昼夜节律消失。入院后予补钾、补充维生素D治疗，完善相关检查明确Gitelman综合征，6月13日加用盐皮质激素受体抑制剂螺内酯保钾，门冬氨酸钾镁补镁，吲哚美辛抑制前列腺素合成，泮托拉唑肠溶胶囊护胃，患者服用以上四种药物后，出现全身散在红疹伴瘙痒，遂停用吲哚美辛，予抗过敏对症治疗。

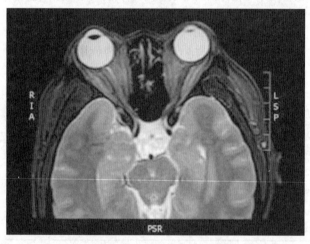

图3-3-2-5　病例眼眶MRI表现

(二)病例讨论　本例诊断为Gitelman综合征、亚临床甲状腺功能减退症、甲状腺相关性眼病(轻度，CAS评分0分)、维生素D不足症和血脂异常症。双侧眼球突出，双侧眼外肌均增粗，以肌腹增粗明显，眶脂亦稍增多。增强扫描强化较明显。双侧眼眶骨质结构未见明显破坏征象。

【病例报告4】

(一)病例资料　患者男性，25岁。因反复四肢乏力2年，再发加重10天于2014年6月11日入院。患者诉2年前无明显诱因出现四肢乏力，伴有运动时心慌和双下肢酸痛，就诊发现血钾(2.2mmol/L)降低，予以补钾治疗，血钾仍低于3.0mmol/L。2012年10月24日血钾2.9mmol/L，血镁0.52mmol/L，CO_2CP 32mmol/L，动脉血pH 7.46，实际碳酸氢根29.00mmol/L，尿钾64.44mmol/d，尿钙0.40mmol/d，诊断为"Gitelman综合征"，补钾后症状好转出院，出院后未从事重体力活动，服用氯化钾缓释片和吲哚美辛，无明显四肢乏力，但停药10天后再次出现乏力，心悸，血钾降至2.2mmol/L。PRA 1900ng/(L·h)，ALD 191ng/L，立位PRA 3865ng/(L·h)，ALD 268ng/L，尿钾10.14mmol/d，尿钙0.33mmol/

d，尿氯126.6mmol/d，尿镁2.48mmol/d。DHCT试验结果显示服药前氯清除率1.1%，钠清除率1.4%，服药后氯清除率在0.7%~1.7%，钠清除率0.9%~2.0%。患者对氢氯噻嗪无反应，提示病变部位在远端小管氢氯噻嗪受体，呋塞米试验显示服药前氯清除率1.1%，钠清除率0.9%，服药后氯清除率高达13.7%，钠清除率达9.9%，对呋塞米有反应，提示髓袢无病变，且服用氢氯噻嗪前尿钙、尿肌酐约0.05，低于0.15，支持Gitelman综合征。予以静脉及口服补钾、补镁治疗，患者症状好转出院。2014年5月停服药物20天，2014年6月1日劳累后出现大汗，四肢乏力和心悸，不能站立。血钾1.44mmol/L。否认肝炎、结核、疟疾病史，否认高血压、心脏病史，否认糖尿病、脑血管疾病、精神疾病史，否认手术、外伤、输血史，否认食物、药物过敏史。

体温36.4℃，脉搏74次/分，呼吸20次/分，血压145/99mmHg，体重60.8kg，身高172cm。BMI 20kg/m²。血常规正常，尿蛋白0.30g/L(尿沉渣蛋白定性阴性)，凝血功能、心肌酶正常，动脉二氧化碳分压50.00mmHg，实际碳酸氢根35.00mmol/L，标准碳酸氢根33.00mmol/L，实际碱剩余9.00mmol/L，标准碱剩余10.00mmol/L，尿素氮2.40mmol/L，肝功能常规正常，甘油三酯3.28mmol/L，总胆固醇5.23mmol/L，高密度脂蛋白胆固醇0.96mmol/L，乙肝表面抗体阳性(+)；立位AT-1(0℃)6524ng/L，PRA 3695ng/(L·h)，AT-2 118ng/L，ALD 502ng/L，人免疫缺陷病毒抗体抗原和梅毒螺旋体抗体试验阴性，血钾2.60mmol/L，氯化物96.0mmol/L，二氧化碳结合力34.6mmol/L，镁0.64mmol/L(后多次复查电解质血钾波动在2.6~3.4mmol/L，血镁0.51~1.11mmol/L，尿钾134.4~134.9mmol/d，尿钠285.6~330.6mmol/d，尿钙0.99~0.71mmol/d，尿pH 8.0)。肾上腺CT显示左肾上腺增生；心电图为窦性心律，部分ST段(V_2、V_3、V_4)抬高。胸部X线片未见明显异常，腹部彩超显示肝胆胰脾双肾输尿管前列腺未见明显异常。6月17日肾穿刺病检显示为IgA肾病(轻微病变型)。

(二)病例讨论　结合患者既往病史及临床表现，诊断为Gitelman综合征伴混合性高脂血症和IgA肾病(轻微病变型)。予以补钾、补镁对症支持治疗。经治疗患者症状较前好转，出院前复查血钾3.2mmol/L。

(杜伟　廖二元)

第3节　Liddle综合征

利德尔综合征(Liddle syndrome)(OMIM177200)亦称假性醛固酮增多症(pseudoaldosteronism)，为常染色体显性遗传性疾病，其特点是早发性高血压、低钾性碱中毒、血浆肾素活性和醛固酮降低[1-3]。Liddle综合征属于离子通道病种低肾素性高血压中的特殊类型，首次报道于1963年，为一种常染色体显性遗传性内分泌高血压，发病年龄最小0.8岁，最大72岁，多数12~30岁。1994年，Shimkets等首次确定了Liddle 综合征的阿米洛利敏感性上皮钠通道(ENaC)突变 2,该突变引起肾小管钠重吸收过多与钾消耗,高血压起于儿童期,但无症状,一般至青春期才被发现,血浆肾素活性和醛固酮降低,醛固酮受体抑制剂(如螺内酯)治疗无效。

【钠代谢平衡的调节】

(一) 钠利尿物质及其作用　　内分泌、旁分泌和自分泌激素调节肾小管上皮细胞的电解质转运,维持液体与电解质平衡。在电子显微镜下,肾集合管的电子密度高,结构紧密,离子和渗透压梯度大,醛固酮调节 ENaC,肾外髓层 K+ 通道和 AQP2 水通道活性,AQP2 还受 AVP 调节。此外,神经元活性、体力活动和化学因子也对 Na+、K+ 和水平衡有明显影响。如利钠肽、缓激肽、ATP、内皮素、NO 和前列腺素 E2 抗调节醛固酮和 AVP 的水潴留作用。人们曾称肾小球滤过率(GFR)为第一因子(first factor),盐皮质激素为第二因子(second factor),利钠因子(natriuretic factor)为第三因子(third factor),但利钠因子及其作用机制仍有许多争论。

内源性利钠激素(endogenous natriuretic hormone)的研究主要在慢性进展型肾病中进行。慢性肾病患者每个肾单位的钠排泄率发生的显著变化,见表 3-3-3-2。表中,每天的钠摄入量恒定在 120mmol 水平,在所有 GFR(100% 至 10%)水平上,血液的钠平衡都能维持正常。例如,GFR 为 120ml/min 的 80kg 体重正常人,通过排泄 1% 钠滤过负荷的 50% 来维持钠平衡;当 GFR 下降一半(60ml/min)时,排泄 1% 的钠滤过负荷;而当 GFR 降至 30ml/min 时,需要排泄 2% 的钠滤过负荷;GFR 为 15ml/min 时,需要排泄 4% 的钠滤过负荷。因此,每毫升残余 GFR 的钠排泄率较正常增加 8 倍,事实上,当肾病进展到一定程度后,单个肾单位的 GFR(single nephron GFR,SNGFR)代偿工作,钠排泄率升高 16 倍(表 3-3-3-1),而这种代偿功能的执行者即是利钠激素——心房钠尿肽、脑钠肽和 C 型利钠多肽(C-type natriuretic peptide,CNP)。三种利钠肽的来源、刺激物、分子量、化学结构、作用部位与钠利尿活性均有差别(表 3-3-3-2)。

表 3-3-3-1　晚期慢性进展性肾病恒定盐摄入时的肾单位钠适应性排泄

GFR(ml/min)	摄入钠(mmol/d)	排泄钠(mmol/d)	肾单位钠排泄(nmol)	肾单位放大倍数
120	120	120	700	1
60	120	120	1400	2
30	120	120	2800	4
15	120	120	5600	8

注:SNGFR:单个肾单位滤过率

表 3-3-3-2　钠利尿物质的特征比较

项目	哇巴因(OLS)	MFG	双抗坏血酸钒(VD)	利钠肽			黄尿酸 8-O-β-D-糖苷(XAG)
				ANP	BNP	CNP	
来源	血浆/肾上腺/下丘脑	血浆/尿/肾上腺	尿/血浆	心房/肾脏	脑/心脏/肾	脑/心脏/血管	血浆/尿
刺激物	AT-2/ACTH/↑BP/钠正平衡/血钾 5mmol/L	同 OLS	盐负荷/醛固酮/容量扩张	伸拉心壁/内皮素/肾上腺素能刺激	同 ANP	同 ANP	正常或尿毒症
分子量	584.6	387/600	403	2000～3000	2000～3000	2000～3000	368(糖苷)/284(硫酸盐)
结构	类固醇	类固醇	双抗坏血酸钒酸盐	28AA	32AA	22AA	黄尿酸 8-O-D-糖苷 8-O-硫酸盐(色氨酸来源)
作用部位	α2α3-Na+-K+-ATP 酶/NHE3	α1 Na+-K+-ATP 酶	Na+-K+-ATP 酶	阻滞 ENaC/↑GFR/阻滞 Na+-K+-ATP 酶/AT-2/↓H2O 重吸收/↓尿浓缩功能	同 ANP	血管扩张/ANP	阻滞 ENaC 作用
钠利尿	不定/对 α1-Na+-K+-ATP 酶无作用	作用不定	中等	中等(CGMP 介导)	同 ANP	无	阻滞 ENaC 后作用消失
RBF	↓	?	?	↑RBF→↑GFR	不定	无	无
GFR	↓或无影响	?	?	↑GFR/扩张入球小动脉/收缩出球小动脉	同 ANP	无	无
K 排泄	↓	↓	↓	↑	↑	↑	微弱
相关活性	↑BP/血管收缩↑/血管壁 Ca Na 内流	↑BP/血管收缩	↑BP/↑血管壁 Ca Na 内流	↓BP	↓BP	?	无

注:MFG:marinobufogenin,海蟾蜍毒素

（二）嗜钠欲及其生理意义 嗜钠欲（sodium appetite）是指摄入食盐与液体的一种主观欲望和行为状态，是决定个体摄入钠量的关键调节因素，主要受盐皮质激素调节。在盐缺乏、过多出汗、Gitelman综合征、21-羟化酶缺陷症、腹膜透析、腹泻或使用利尿剂等情况下，盐皮质激素诱导脑组织的嗜钠欲，并介导肾脏的盐皮质激素潴钠作用。嗜钠欲与口渴机制一道，维持细胞外液和血压稳定。嗜钠欲过强的个体容易发生高血压[4,5]。

脑脊液的钠浓度与血浆平行变化，脑脊液钠浓度升高，刺激口渴中枢，同时通过钠感受器（sodium sensor，NaX）抑制嗜钠欲。NaX定位于前脑富含神经胶质细胞的室周器（circumventricular organ），嗜钠欲中枢对细胞外液钠浓度有极高的特异性。醛固酮通过肾脏的保钠排钾作用潴留较多钠；另一方面，醛固酮也兴奋脑组织的嗜钠欲，两条信号途径基本相似（MR与血清/糖皮质激素诱导的激酶1（serum-and glucocorticoid-induced kinase 1，SGK1）；泛素连接酶（ubiquitin ligase）NEDD4-2和ENaC也参与了该信号途径和舌头咸味感觉的调节。醛固酮通过AT-2激活脑嗜钠欲中枢和肾脏钠重吸收。盐皮质激素舌头拮抗剂、AT-2和ENaC抑制剂的作用相反，可能成为盐敏感性高血压及其相关疾病治疗的新靶点（图3-3-3-1）。

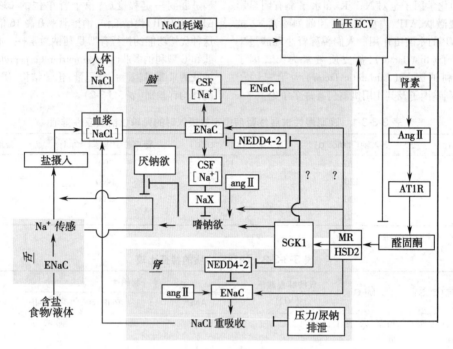

图3-3-3-1 去肾上腺动物嗜钠欲原理
AT1R：血管紧张素-1受体；ECV：有效循环血量

【病因与发病机制】

在内分泌领域，离子通道的主要生理意义是维持体液分泌、激素分泌和Ca^{2+}介导的细胞信号转导平衡，调节细胞的运动性、兴奋性和生长发育；1型内分泌离子通道病主要包括假性甲状旁腺功能减退症、Liddle综合征、Bartter综合征、Gitelman综合征、婴幼儿持续性高胰岛素血症性低血糖症、新生儿糖尿病、囊性纤维化、Dent病、低镁血症伴继发性低钙血症、肾性尿崩症、甲状腺毒症性低钾血症性周期性瘫痪等。Liddle综合征的基本病变为肾小管上皮细胞阿米洛利敏感性钠通道（ENaC）β、γ亚单位基因突变（图3-3-3-2），阻止了调节蛋白结合到βγ亚单位羧基端的富含脯氨酸的区域，使大量活性ENaC翻转暴露到管腔膜顶端，导致腔膜上该通道的数量增多，活性增加，钠重吸收增多，钾排泌增加。

ENaC位于肾远曲小管、集合小管、皮质和髓质集合管腔膜顶侧紧密连接的上皮细胞膜，可将管腔液中的钠离子（Na^+）顺电化学梯度吸收到上皮细胞中，再由基底侧的Na^+-K^+-ATP酶泵至细胞间隙，重吸收入血。ENaC是钠重吸收的限速步骤，该通道对钠和锂有特异性反应，可以被氨苯蝶啶

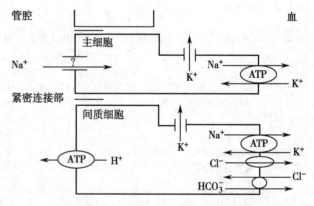

图3-3-3-2 肾集合管上皮细胞钠通道

或阿米洛利阻断。通过胞质C-末端泛素化和内吞作用调节ENaC活性，醛固酮、血管加压素、胰岛素、细胞骨架分子、蛋白激酶A和蛋白激酶C调节其活性。其中，胰岛素介导的ENaC活化具有特别意义。长期以来认为，胰岛素引起高血压与钠的重吸收增加有关[6-16]。1998年，Blazer-Yost等发现胰岛素能激活ENaC，生理浓度（27μU/ml）的胰岛素是ENaC

的内源性激活物。

ENaC 的 α、β 和 γ 三个亚基都有 2 个跨膜结构域、1 个细胞外环状结构域和 2 个短的胞质尾肽。β 和 γ 亚基是 ENaC 的活性调节单位,胞质尾肽含有高度保守的脯氨酸区(P2 区),该区的 PPPxY 序列称为 PY 基序。分子伴侣蛋白、YAP65、泛素蛋白连接酶和神经前体细胞表达的下调基因 4 异构体(Nedd4)WW 结构域与 PY 基序上的 P2 区特异结合,使其磷酸化或通过内吞作用而抑制 ENaC 活性。目前共鉴定出引起 ENaC 的 12 个活化性突变位于 ENaC 的 β 亚基、γ 亚基或 PY(Pro-Pro-x-Tyr)基序突变,突变型通道较野生型 ENaC 活性高,使 YAP65 和 Nedd4 的 WW 结构域不能与 PY 基序结合,ENaC 内向翻转减少,大量活性 ENaC 暴露到腔膜顶端,导致细胞膜上该通道的数量增多,活性增加,钠重吸收增加,血容量扩张,血压升高,醛固酮和肾素分泌受抑制,钾重吸收减少。

ENaC 功能障碍引起钠重吸收受阻,同时出现继发性钾和氢排泄异常,尿中钠增高而钾降低,伴有血容量不足、低血压、高钾血症、代谢性酸中毒。RAAS 系统被激活,肾素和血浆醛固酮升高。Liddle 综合征尽管血浆醛固酮水平很低,肾脏仍潴钠排钾,抑制醛固酮合成和抑制醛固酮的外周活性。对限盐和服用保钾利尿剂的反应与钠负荷容量扩张型高血压相似。氨苯蝶啶治疗有效。肾皮质含有主细胞(principal cell,65%)和暗细胞(intercalated cell,35%)两种细胞类型。主细胞的顶部含有钠和钾通道,基底部含有 Na^+-K^+-ATP 酶。暗细胞的功能主要与 H^+、HCO_3^- 和 K^+ 转运有关。醛固酮和胰岛素介导 ENaC 活化,导致肾小管钠重吸收增多和水钠潴留。1998 年,Blazer-Yost 等发现,生理浓度的胰岛素即可激活淋巴 B 细胞 ENaC(空腹 IC50 约为 27μU/ml),此可能是肥胖、高胰岛素血症引起高血压的重要原因之一。醛固酮通过 ENaC 和盐皮质激素两条途径促进钠和水重吸收。

限制钠的摄入量。伴其他疾病时可发生脱水,易发生严重高钠血症,但补液要慎重,因为本征患者易于发生水盐潴留[17-22]。Vania 等对 1 例 10 月龄 Liddle 综合征患者治疗追踪 14 年发现血钾、血浆肾素活性、醛固酮持续性降低而血压增高;病情并未因年龄增长而减轻。醛固酮 ENaC 功能的调节机制见图 3-3-3-3。

细胞钳夹电流显示胰岛素激活 ENaC 的钠内流,而阿米洛利抑制这一过程;胰岛素介导的淋巴细胞 ENaC 激活具有剂量效应,但严重高胰岛素血症(如胰岛素瘤)反而不能激活 ENaC,因而这些患者并不发生高血压。

【临床表现】

Liddle 综合征患者典型的临床表现主要有高血压、低血钾和代谢性碱中毒,但血浆醛固酮水平很低,且盐皮质激素受体拮抗剂螺内酯不能降低血压。临床表型因受基因外显度和环境因素的影响而差异很大。高血压是最早出现且最常见的表现,多发于青少年且较严重。但是,部分患者的血压升高而血钾正常,有的血钾低而血压正常,还有患者的血压和血钾都正常而醛固酮明显降低。血浆 HCO_3^- 的差异也很大,部分患者无代谢性碱中毒而另一些患者的 HCO_3^- 水平显著升高。低血钾(约 50%)的程度可轻可重,血钾极低

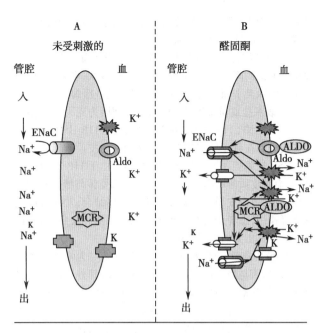

图 3-3-3-3 醛固酮对肾脏的基因组与非基因组作用
A. 肾脏集合管主细胞调节盐的重吸收,非刺激状态下水盐重吸收极少,伴少量钾丢失;B. 在醛固酮作用下,醛固酮与其受体结合,其基因组作用是增加基侧膜 Na^+-K^+-ATP 酶表达;另一方面,ENaC 非基因组作用增加钠重吸收和钾排泄,最终引起高血压

(1.8~2.2mmol/L)者少见。血钠增加,血浆肾素、醛固酮降低,尿钠减少,尿钾增加,尿醛固酮降低。一般血钾越低者的 HCO_3^- 水平越高,出现肌无力、周期性瘫痪、手足抽搐甚至横纹肌溶解(血浆肌酸磷酸激酶升高)、感觉异常;多尿、烦渴等[23-25]。

Liddle 综合征患者容易引起各种并发症,多数夭亡于脑卒中、心肌梗死、心律失常或心力衰竭,晚期伴有肾进行性硬化和肾功能衰竭。长期低血钾性碱中毒可引起缺钾性肾病(近曲小管肿胀、远曲小管功能异常、肾酸化功能障碍及尿浓缩能力降低)。

【诊断与鉴别诊断】

(一)诊断 Liddle 综合征的早期诊断很重要,良好的治疗可控制临床症状,防止并发症的发生,生活质量和预期寿命如正常人。有头痛史、肌肉痉挛、感觉异常、手足抽搐或肌无力等症状,尤其是家族前几代有早亡者,提示 Liddle 综合征的可能。主要诊断依据是高血压、低钾性代谢性碱中毒,低肾素-低醛固酮血症。根据临床症状、高钠血症、低钾血症、代谢性碱中毒、血浆肾素和醛固酮降低及螺内酯治疗无效等可以确诊。ENaC 的 3 个亚单位可作为寻找原发性高血压病因的候选基因,一些盐敏感性高血压的病因也与 ENaC 或其调节蛋白的微小变异(如 T594M)有关。

(二)鉴别诊断

1. 原发性醛固酮增多症 由于肾上腺皮质自主性分泌醛固酮过多,导致潴钠、排钾引起高血压、低血钾伴碱中毒等临床表现。常见的原因是肾上腺皮质腺瘤或增生,24 小时尿醛固酮及血浆醛固酮明显升高,肾素-血管紧张素降低。腹

部 CT 或 MRI 示肾上腺腺瘤或增生有助于鉴别。螺内酯治疗或手术切除腺瘤和增生部分有效。

2. 巴特综合征 以严重低钾血症和碱中毒为主要表现，血钠和血氯均降低，血压正常，患者伴有多饮、多尿、便秘和脱水。吲哚美辛和阿司匹林可使症状消退或缓解。

3. 表观盐皮质激素过多（AME） 病因为先天性 11β-羟类固醇脱氢酶（11β-HSD，16q22.1）突变。11β-HSD 的作用是使皮质醇在肾小管局部转变成无活性的皮质素。先天性 11β-HSD 缺陷症属于染色体隐性遗传病，由于 11β-HSD 缺乏活性，血浆皮质醇增高。由于盐皮质激素受体与糖皮质激素受体同源，过多皮质醇与盐皮质激素受体结合，发挥盐皮质激素样作用，患者于青少年出现高血压和低钾血症，第二性征缺乏是其重要的临床特征。

4. 糖皮质激素可治疗性醛固酮增多症 为常染色体显性遗传，病因与醛固酮合酶基因突变有关，其外显度高。以高血压、低肾素性高醛固酮血症为临床特征，对 ACTH 刺激敏感，导致醛固酮分泌增多、水钠潴留和血压升高。该病多见于青少年男性，肾上腺呈大-小结节性增生，血浆醛固酮水平与 ACTH 昼夜节律一致，糖皮质类固醇生理替代治疗数周后可使醛固酮分泌量、血压、血钾恢复正常。

5. 17α-羟化酶缺陷症 为常染色体隐性遗传，该酶缺乏使孕烯醇酮和黄体酮不能转变为 17-羟孕烯醇酮和 17-羟孕酮，去氧皮质醇和皮质醇缺乏，ACTH 分泌增高，具有盐皮质类固醇作用的去氧皮质酮生成过量，故导致高血压、低钾血症和性发育不良。

6. 获得性假性醛固酮增多症 因甘草或外源性盐皮质激素样物质引起低血钾性高血压，用药史有助于明确诊断。

【治疗】

Liddle 综合征的主要症状是由于高血压和慢性低钾血症与钾缺乏引起的，正确治疗能预防并发症的发生。本病对限盐和钠通道阻滞剂氨苯蝶啶（100~300mg/d）、阿米洛利（5~20mg/d）有良好反应，可直接抑制远曲小管和集合管腔膜 ENaC 活性，抑制 Na+ 的重吸收，使尿钠增加，尿钾减少。严格的限盐或中度限盐加保钾利尿剂亦可使血压恢复正常。噻嗪类利尿剂也可用于治疗 Liddle 综合征，但可加重低钾血症，故需要大量补充钾盐（首选氯化钾，因代谢性碱中毒而禁用碳酸氢钾）。治疗过程中应根据血压和血钾水平调整治疗方案，如果血压升高，需要增加利尿剂用量或进一步限制钠盐摄入；如果血钾水平降低，需要增加钾盐的补充量，并增加氨苯蝶啶或阿米洛利用量。因血浆肾素和醛固酮的水平降低，盐皮质激素受体拮抗药螺内酯对其无效，长期应用可导致低钠血症。

（杜 伟）

第4节 肾小管性酸中毒

肾小管性酸中毒（renal tubular acidosis，RTA）是由于各种原因导致肾小管酸化功能障碍而引起的临床综合征；分为经典远曲小管性 RTA（Ⅰ型）、近曲小管性 RTA（Ⅱ型）、远曲小管/近曲小管性（混合型）RTA（Ⅲ型）和高血钾性 RTA（Ⅳ型）4 种类型。凡能使肾小管泌 H+ 和/或重碳酸盐重吸收障

碍的情况和疾病均可引起 RTA，由于肾脏的泌酸功能障碍引起代谢性酸中毒伴高氯血症而阴离子间隙和肾小球滤过率正常，尿呈碱性，pH>5.5。除钾外，还常伴有钙、磷、镁等的代谢紊乱。有时，RTA 可伴有低钾血症、髓性肾钙盐沉着症、肾石病、生长发育障碍与佝偻病/骨质软化症、短肢畸形等[1-5]。

【肾小管酸碱平衡】

（一）肾小管的水和电解质重吸收 肾小管包括近曲小管、亨氏襻、远曲小管和集合管 4 个部分。近曲小管与肾小球连接，初始段为屈曲段，然后为直段，从肾皮质到髓质的终末部分。其细胞有许多沟和峰，可增加细胞与小管内液体的接触面积。亨氏襻包括近曲小管的直段薄壁降支、厚壁升支和下降到髓质的长襻厚升支，在到达髓质不同深度后又回到肾皮质。细胞为鳞状，有少量微绒毛和线粒体，厚壁升支回到肾皮质处与自身的肾小球相遇，在相遇点形成致密斑。远曲小管始于致密斑，其长度只及近曲小管的 1/3，细胞管腔面有少量微绒毛，但线粒体与近曲小管一样丰富，并有基底指状突起。远曲小管从皮质下降到髓质，在髓质段与亨氏襻靠近。远曲小管之后则为集合管，8~9 个系列的集合管汇集，再到 Belli 乳突。

肾小管的重吸收功能分为主动重吸收和被动重吸收两种，主动重吸收需要消耗能量，被动重吸收靠电化学梯度转运。从肾小管主动重吸收的物质有滤过的葡萄糖、磷酸盐、氨基酸、尿酸盐和硫酸盐，这些物质大部分在近曲小管被重吸收。

（二）肾小管功能

1. 尿浓缩功能 尿浓缩使水重吸收回到血液中。抗利尿激素和水孔蛋白在水重吸收和尿浓中起重要作用。正常人从肾小球滤过的水 99% 被肾小管重吸收。

2. 尿酸化功能 远曲小管和集合管分泌 H^+[2-8]。H^+-ATP 酶是一种 H^+ 泵，负责尿液酸化 H^+-ATP[2,3]。H^+-ATP 酶与电中性 HCO_3^- 转运体（electroneutral transport of HCO_3^-）、Cl^-/HCO_3^- 交换子 AE1 偶联[4-6]；远曲小管的 H^+ 分泌机制，见图 3-3-4-1。高蛋白饮食时，H^+ 的生成量为每天 (1 ± 1.5) mmol/kg，尿 pH 降至 4.5 或更低。从肾小球滤过的缓冲对为 HCO_3^- 与 CO_2 和 HPO_4^{2-} 与 $H_2PO_4^-$，是选择性重吸收缓冲对的碱性基团（HCO_3^- 和 HPO_4^{2-}），把酸基留在尿中，尿被酸化。肾小球滤出的 HPO_4^{2-} 在肾小管管腔内转变为 $H_2PO_4^-$。HCO_3^- 与 H^+ 的结合反应受Ⅳ碳酸酐酶（CAⅣ）催化[7,8]。生成物碳酸（H_2CO_3）立即转换成 CO_2 和 H_2O，CO_2 通过弥散进入肾小管细胞，与 H_2O 结合再次生成细胞内 H^+ 与 HCO_3^-（$H_2O+CO_2\rightarrow H^++HCO_3^-$），但后一步反应受Ⅱ型碳酸酐酶（CAⅡ）催化。在 NBC-1 协同下，HCO_3^- 与 Na^+ 转入血液中（3 个 HCO_3^- 分子与 1 个 Na^+ 分子结合）；同时在 NHE-3 的作用下，CAⅡ生成的细胞内 H^+ 进入管腔[9]。这一转运过程称为易化扩散（facilitated diffusion），其过程依赖于 Na^+-K^+-ATP 酶形成的 Na 浓度梯度。但必须注意，近曲小管的净酸生成（net acid production）相当有限，因为绝大多数 H^+ 的分泌与 HCO_3^- 重吸收是偶联的[10]，而且大部分 H^+ 被磷酸盐缓冲[11-15]。各段肾小管泌 H^+ 的量是不同的，以近曲小管最多。

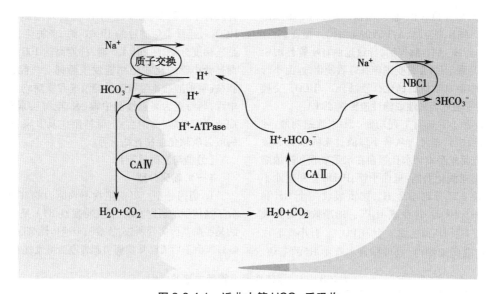

图 3-3-4-1 近曲小管 HCO$_3$ 重吸收

CA Ⅱ/Ⅳ：Ⅱ型/Ⅳ型碳酸酐酶；NBC1：Na$^+$/HCO$_3$$^-$ 同转运体

在集合管，泌 H$^+$ 呈逆梯度分泌，尿 pH 为 4.5 时，梯度可高达 100:1。RTA 就是肾小管酸化尿的功能发生障碍所致。近曲小管也通过谷氨酰胺（glutamine）—谷氨酸（glutamate）的脱氢反应，生产"额外"的碳酸氢根（"extra" bicarbonate），然后生成 α-同戊二酸和葡萄糖。

3. 氨合成功能　氨（ammonia）有 NH$_3$ 和 NH$_4$$^+$ 两种分子形式，两者相互转化（NH$_3$+H$^+$↔NH$_4$$^+$）的反应受缓冲系统调节，pKa 约 9.15。因此在人体 pH 7.4 的条件下，约 98.3% 的氨以 NH$_4$$^+$ 的形式存在，仅占 NH$_3$ 的 1.7%；但机体 pH 的微小变化将导致 NH$_3$ 生成呈级数式升高，而 NH$_4$$^+$ 的浓度不发生明显改变（表 3-3-4-1）。肾小管细胞含有丰富的谷氨酰胺酶（glutaminase），以谷氨酰胺或其他氨基酸作为底物而合成氨（NH$_3$）。当肾小管中液体 pH 低于血液 pH 时，氨扩散到肾小管腔中与 H$^+$ 结合，形成 NH$_4$$^+$ 而留在肾小管液体中，使肾小管腔中的 H$^+$ 浓度降低，从而促使分泌更多的 NH$_3$。如果分泌出来的 H$^+$ 是由磷酸或其他非挥发性缓冲剂（如磷酸缓冲液或 NH$_3$）来缓冲，则有 H$^+$ 排出（泌酸）。未被 NH$_3$ 缓冲的酸称为可滴定酸（titratable acid）。可滴定酸是指使尿 pH 上升到血浆 pH 7.4 时所需的氢氧化钠的量。可滴定酸酸度的大小取决于尿 pH，更重要的是取决于尿中缓冲剂的浓度和性质。此外，尿 PaCO$_2$ 升高，肾小管泌 H$^+$ 增多，同时重吸收 NaHCO$_3$ 的量也增多；在远曲小管的钠-钾交换能力也影响肾小管的泌 H$^+$ 功能。

表 3-3-4-1　pH 对 NH$_3$ 和 NH$_4$$^+$ 的影响

pH	NH$_3$		NH$_4$$^+$	
	浓度（μmol/L）	变化（%）	浓度（μmol/L）	变化（%）
5.00	0.071	−99.6%	999.9	1.8%
6.00	0.71	−96%	999.3	1.7%
6.50	2.22	−87%	997.8	1.6%
7.00	7.03	−60%	993.0	1.1%
7.20	11.1	−36%	988.9	0.6%
7.40	17.5	0%	982.5	0.0%
7.60	27.4	57%	972.6	−1.0%

注：氨的总量以 1mmol/L 计算，NH$_3$+H$^+$+NH$_4$$^+$；缓冲反应的 pKa 约 9.15，变化幅度（%）以 pH 7.40 为基准。

（三）遗传性远曲肾小管酸中毒　RTA 是由于肾小管功能失常所致。肾小管包括近曲小管、Henle 袢、远曲小管和集合管。肾小管的主要功能是重吸收功能，从肾小球过滤出来的水和其他物质中约有 2/3 被肾小管重吸收。肾脏的重吸收功能包括被动吸收与主动吸收，前者依靠电化学梯度转运，后者需消耗能量。从肾小管主动重吸收的物质有滤过来的葡萄糖、磷酸盐、氨基酸、尿酸盐和硫酸盐，其中大部分是在近曲小管被重吸收。遗传性远曲小管酸中毒的致病基因与染色体定位，见表 3-3-4-2。

表 3-3-4-2　遗传性远曲小管酸中毒的致病基因

遗传性远曲小管酸中毒	基因	染色体定位	编码的蛋白
常染色体显性	SLC4A1	17q21-q22	AE1 交换子
常染色体隐性伴耳聋	ATP6V1B1	2q13	H$^+$-ATP 酶 B1 亚基
常染色体隐性不伴耳聋	ATP6V0A4	7q33-q34	H$^+$-ATP 酶 A4 异构体

远曲小管和集合管暗细胞（intercalated cell）酸碱平衡转运体突变引起原发性（遗传性）远曲肾小管性酸中毒（dRTA）。H$^+$-ATP 酶与外底侧阴离子交换子 1（anion exchanger 1，AE1）偶联，集合管暗细胞的质子进入管腔，转运体

由细胞质的碳酸酐酶Ⅱ（CAⅡ）催化激活。ATP6V1B1基因编码顶部H$^+$-ATP酶B型亚基,ATP6V0A4编码A型亚基,这些基因突变后引起H$^+$-ATP酶失活,导致远曲肾小管性酸中毒及感觉神经性耳聋。CAⅡ突变则伴有骨质硬化,远曲小管或近曲小管性酸中毒及脑组织钙化,而编码Cl$^-$/HCO$_3^-$交换子的AE1基因突变表现为显性或隐性遗传性dRTA。

除重吸收外,肾小管还有下列功能。①尿浓缩功能:使水重吸收回到血液中。正常人从肾小球滤过来的水99%被肾小管重吸收,抗利尿激素和水孔蛋白在水重吸收和尿浓缩中起重要作用;②尿酸化功能:近曲小管、Henle袢和远曲小管都有泌H$^+$功能。每分泌一个H$^+$,则重吸收一个Na$^+$和HCO$_3^-$;同样每一个HPO$_4^{2-}$转变成H$_2$PO$_4^-$的净效应为重吸收一个Na$^+$,分泌一个H$^+$和生成一个H$_2$PO$_4^-$。肾小管腔内的H$_2$CO$_3$可以扩散到细胞内,也可作肾小管泌H$^+$的基质。

各段肾小管至少有A型与B型嵌入细胞参与转运H$^+$与HCO$_3^-$,经肾小球滤过的HCO$_3^-$约2%被集合管重吸收。H$^+$是逆梯度分泌,尿pH 4.5时,梯度高达100∶1。肾小管酸中毒是肾小管酸化尿的功能发生障碍。凡能使肾小管泌H$^+$和/或重碳酸盐重吸收障碍的情况和疾病均可引起肾小管酸中毒,其特点为高氯性酸中毒,水、电解质紊乱,可有低钾血症或高钾血症、低钠血症、低钙血症及多尿、多饮、肾性佝偻病或骨质软化症和肾结石等。

【分型与发病机制】

（一）临床分型

1. 病因分型 以前把找不到原因的RTA称为特发性。分子遗传学的研究发现,有些特发性RTA是由肾小管细胞中的某些酶基因突变所致,故被归至遗传性RTA的范畴（表3-3-4-3）。由于后天已知疾病引起者则为继发性RTA。

表3-3-4-3 遗传性肾小管酸中毒的病因

RTA	遗传方式	发病年龄	临床特征	基因/蛋白	OMIM
1型(dRTA)	显性	成人	酸中毒骨质软化/低钾血症/高钙尿症/肾结石/低枸橼酸尿症	SCL4A1/AE1	179800
	隐性	儿童	酸中毒/溶血/仅见于东南亚地区	SCL4A1/AE1	602722
	隐性 听力障碍	婴儿 儿童	肾结石/佝偻病/呕吐/失水/生长障碍/感觉性耳聋	ATP6V1B1/H-ATP酶Bi亚基	267300
	隐性 听力障碍	婴儿 儿童	同上/起病较晚	ATP6V0A4/H-ATP酶A4亚基	602722
2型(pRTA)	隐性 眼病	婴儿	酸中毒/低钾血症/角膜病变/白内障/生长障碍/牙釉质缺陷/智力障碍/基底节钙化	SLC4A4 NBC1	604278
3型(混合RTA)	隐性 骨质疏松	婴儿 儿童	酸中毒/低钾血症/骨质硬化/肾结石/视力障碍/聋哑	CA2/CAII	259730

2. 解剖分型 病变部位在近曲小管者为近端RTA（Ⅱ型RTA）;病变在远端者为远端RTA（Ⅰ型RTA）;近端和远端都有病变者为混合型（Ⅲ型RTA）。1957年,Hudson等报道,远端肾小管钾离子分泌障碍的高钾型RTA（Ⅳ型RTA）。家族性隐性遗传性近曲小管型酸中毒（familial forms of proximal renal tubular acidosis, pRTA）伴有视神经核中枢神经损害是由于肾小管基膜Na$^+$/HCO$_3^-$转运体NBCe1/SLC4A4突变所致;隐性遗传性远曲小管型酸中毒（familial forms of distal renal tubular acidosis, dRTA）伴耳聋是由于囊泡H$^+$-ATP酶（V-ATPase）亚基2突变所致。显性和隐性遗传性dRTA也可因基膜AE1 Cl$^-$/HCO$_3^-$交换子突变引起。

3. 病情分型 可分为完全型与不完全型RTA。完全型RTA是指在血液中已有明显酸中毒而肾小管仍不能使尿酸化者;不完全型RTA只有尿酸化功能不全而无明显酸中毒。完全型RTA的症状明显重于不完全型RTA。各型RTA的酸中毒病因和发病机制不同。

（二）发病机制

1. 肾远曲小管性RTA（Ⅰ型RTA） 肾远曲小管的Cl$^-$/HCO$_3^-$交换蛋白（chloride-bicabonate exchanger）基因（AEI）编码红细胞（eAEI）和3带蛋白（band 3 protein）同工酶。在红细胞中,AEI的功能是保持红细胞的完整性,增加CO$_2$携带能力。肾脏的AEI（KAEI）结构缺乏eAEI氨基末端的65个氨基酸残基,其功能是在尿酸化过程中,为远曲小管和集合

管A型嵌入细胞Cl$^-$跨过外侧基底膜与HCO$_3^-$交换提供通路[7]。引起Ⅰ型RTA的遗传因素有:①KAEI突变:AEI基因由20个外显子组成,kAEI起始于66位甲硫氨酸残基,14次穿膜。KAEI的突变位点较多,如在第6跨膜区的Arg589His、Arg589Ser、Arg589Cys突变和穿膜区7的Ser613Pro突变等。②AEI突变:患球形红细胞增多症患者常伴有不完全性远曲小管型酸中毒（dRTA）。这些患者红细胞中的AEI蛋白只有前3个穿膜区和C末端区,称为被截短了的3带蛋白。患者红细胞中阴离子转运正常,但这种突变与家系的隐性遗传性dRTA相连锁。③ATP6B1突变:Karet等证明,在Ⅰ型部分RTA患者中,编码集合管顶部的中子泵β-亚基的ATP6B1基因存在突变[8]。7q33-34可能为rdRTA2新的基因座。④其他遗传性因素:肾小管的阴离子交换蛋白-1（anion exchanger-1 protein）、Na$^+$/HCO$_3^-$协同转运体（cotransporter）、Na$^+$/H$^+$交换蛋白（Na$^+$/H$^+$ exchanger protein）、a4（a1~a4编码V-ATP酶的a亚基）和囊泡H$^+$-ATP酶B1亚基（vacuolar H$^+$-ATPase B1 subunit）基因突变也可引起Ⅰ型RTA[9,10]。

2. 近端肾曲小管性RTA（Ⅱ型RTA） 近端肾曲小管中有碳酸酐酶Ⅱ（碳酸脱水酶）,碳酸酐酶Ⅱ由CAⅡ基因编码,可促使HCO$_3^-$合成和泌H$^+$。Lai等研究了培养的小鼠近肾小管细胞系和已建立的猪的近端肾小管细胞系（LLC-PK1）的碳酸酐酶5'调节性活性。将人的CAⅡ启动子5'-侧面区（flanking region）构建成不同长度的缺失,插入CAT报告

子(reporter)基因,同时将前述有不同长度缺失的人 CA Ⅱ 启动子转染(lipofected)到小鼠和猪的近曲小管细胞中,结果发现:①在小鼠和猪的近曲小管-12 000/CAT 和-1300/CAT 构建的人 CA Ⅱ 启动子所表达的产物均有最高的 CAT 活性,小鼠近曲小管中分别增高 143 和 180 倍;猪的细胞分别增高 50 和 70 倍。②-420/CAT 和-270/CAT 或-180/CAT 构建的人 CA Ⅱ,在小鼠近曲小管细胞中 CAT 活性分别增高到只有-1300/CAT 构建的 9%、12% 和 9%;猪的近曲小管细胞增高分别为 23%、9% 和 8%。因此,人 CA Ⅱ 基因 5' 近端的 1.3kb 序列含有很强的启动子序列。关于碳酸酐酶的基因座定位、基因结构和基因突变尚待研究。单独由碳酸酐酶缺陷引起的 Ⅱ 型 RTA 少见。

分子克隆实验证明,在近曲小管细胞中存在 3 种生电性 Na⁺-3HCO₃⁻ 协同转运蛋白,即 NBC-1、NBC-2 和 NBC-3 同工酶。在正常情况下,这三种 NBC 同工酶均介导 Na⁺ 和 HCO₃⁻ 的协同转运;在某些病理生理情况下,它们的功能则发生改变。如在代谢性酸中毒和缺钾情况下和对糖皮质激素过多的反应中,NBC-1 的表达上调;在碱中毒或 HCO₃⁻ 负荷反应中则下调。在近曲小管酸中毒中,这些转运蛋白可能起作用,但是否为遗传性近曲小管性酸中毒的病因,仍有待进一步研究。

(1) Ⅱ型 RTA 分类:单纯性近曲小管性酸中毒分为遗传性(NBCe1 突变 CA Ⅱ 突变,图 3-3-4-2)和获得性(碳酸酐酶抑制剂、乙酰唑胺、多佐胺、托吡酯等)两类。单纯由于 HCO₃⁻ 转运障碍引起的近曲小管性酸中毒少见。病因可能是遗传性的或散发性的,其特点是近曲小管 HCO₃⁻ 重吸收率降低。常染色体隐性遗传性近曲小管性酸中毒常伴有严重的生长发育障碍、眼畸形、青光眼、白内障、带状角膜病(band keratopathy)或智力障碍。常染色体显性遗传性近曲小管性酸中毒罕见,临床表现以轻度发育缺陷和低骨量为特征。散发性近曲小管性酸中毒的病变主要是 HCO₃⁻ 重吸收降低。

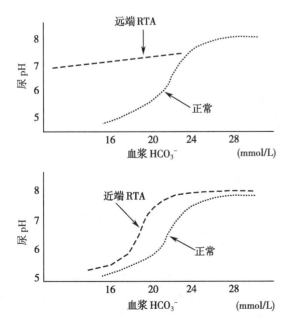

图 3-3-4-2　近曲小管和远曲小管性酸中毒尿 pH 与血浆碳酸氢盐差异

相反,多数近曲小管性酸中毒伴有多种物质的重吸收障碍(范科尼综合征),其病因见表 3-3-4-4。

表 3-3-4-4　近曲小管性酸中毒伴范科尼综合征

遗传性肾小管疾病	抗病毒制剂(西多福韦)
NaPi-Ⅱ 同转运体突变	其他药物(链佐星)
遗传性先天性疾病	L-赖氨酸/L-精氨酸
胱氨酸症	重金属中毒
酪氨酸血症	铅中毒
遗传性果糖不耐受	镉中毒
半乳糖血症	汞中毒
Ⅰ型糖原贮积病	铜中毒
线粒体疾病	继发性肾病
Wilson 病	维生素 D 缺乏症
Lowe 综合征	多发性骨髓瘤
Den 病	淀粉样变性
Fanconi-Bickel 综合征	肾移植
获得性疾病	阵发性夜间血红蛋白尿
核苷酸反转录酶抑制剂	肾小管—间质性肾炎
替诺福韦	膜型肾病(抗肾小管抗体阳性)
阿德福韦	
拉米夫定	中药性肾病
司他夫定	马兜铃酸
抗癌制剂(异环磷酰胺/顺铂)	延胡索酸
抗惊厥药物(丙戊酸)	舒拉明
抗生素(氨基糖苷类/过期四环素)	百草枯

(2) 遗传性近曲小管性酸中毒主要有 3 种类型:①Na⁺-HCO₃⁻ 同转运体(NBCe1)突变:SLC4A4 编码 NBCe1 蛋白,肾脏和眼睛表达 NBCe1-A,胰腺十二指肠结肠表达 NBCe1-B,而脑组织表达 NBCe1-C[11,12],故肾脏 NBCe1-A 突变(常染色体隐性遗传)引起遗传性近曲小管性酸中毒伴有眼睛的各种病变[13-16],发病机制见图 3-3-4-3 和图 3-3-4-4。突变型 NBCe1 影响 HCO₃⁻ 重吸收。②碳酸酐酶基因突变:目前只是已经鉴定了 23 种突变类型,常见于阿拉伯国家。碳酸酐酶 Ⅱ 基因(CA Ⅱ)突变引起常染色体隐性遗传性骨质硬化症、近曲小管性酸中毒和脑组织钙化,多数患者表现为混合型 RTA(Ⅲ型 RTA),低钾血症和肌肉麻痹发病早,常伴有中重度智力障碍和生长发育延迟。③其他遗传性近曲小管性酸中毒:Lowe 综合征(眼-脑综合征)为 X-性连锁遗传,病因与编码 α-磷脂酰肌醇膦酸氢盐磷酸酶(alpha-phosphatidylinositol 4,5-biphosphate phosphatase,PIP2P) OCRL 基因突变相关;患者存在眼畸形、白内障、智力低下、代谢性酸中毒和范科尼样近曲小管病变[17-22]。Dent 病亦为 X-性连锁遗传,患者尿中排出大量低分子量蛋白,尿钙升高伴肾钙盐沉着或肾结石与肾衰。病因为 CLCN5 或 OCRL 突变[20,21]。Fanconi-Bickel 综合征的特点是肝肾糖原累积、近曲小管功能紊乱,不能利用葡萄糖和半乳糖,部分伴有近曲小管性酸中毒[23]。

(3) 药物引起的近曲小管性酸中毒:碳酸酐酶抑制剂用于治疗青光眼和颅高压的乙酰唑胺可引起单纯性近曲小管

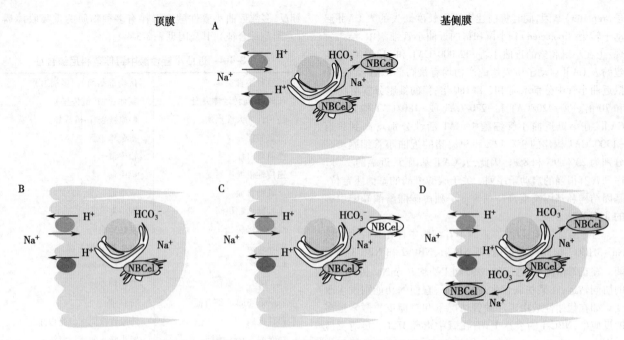

图 3-3-4-3 NBCe1 突变引起的近曲小管 Na⁺/HCO₃⁻ 转运异常

A. 正常；B. 内扣留（sequestration），如 R410H/R510H/E91R/R342S/R881C；C. 功能减退如 T485S/G486R；D. 内扣留伴顶膜和基侧膜靶向错误（如 S427L）

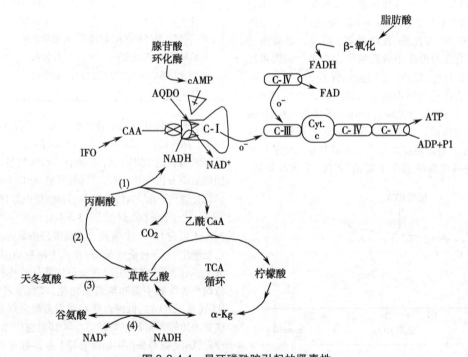

图 3-3-4-4 异环磷酰胺引起的肾毒性

异环磷酰胺的代谢产物 CAA 抑制 NADH 氧化还原酶；C-I 的抑制损害氧化磷酸化，导致 NADH 增加，丙酮酸脱氢酶（PDH）和三羧酸循环失活；（1）PDH：丙酮酸脱氢酶；（2）PC：丙酮酸羧化酶；（3）谷氨酸-天冬氨酸氨基转移酶；（4）谷氨酰胺脱氢酶；C-I/C-II/C-III/C-IV：呼吸链复合物；C-V：ATP 合酶；Cyt. C：细胞色素 C；α-Kg：α-酮戊二酸

性酸中毒。异环磷酰胺（ifosfamide）主要用于治疗骨肉瘤、软组织肉瘤和睾丸癌，主要副作用为出血性膀胱炎和近曲小管性酸中毒。Nissim 等发现，异环磷酰胺的活性代谢产物氯乙醛（chloroacetaldehyde，CAA）可造成肾损害。顺铂/庆大霉素引起的范科尼样综合征（图 3-3-4-5）。

（4）其他病因：抗反转录病毒药物、抗惊厥药物、氨基糖苷类抗生素、重金属中毒也是近曲小管性酸中毒的常见原因。马兜铃酸肾病过去称为"中草药肾病"，主要是指不合理应用含有马兜铃酸的中草药及其相关产品所引起的肾脏损害。含马兜铃酸的中草药，主要是马兜铃科的植物，如用于

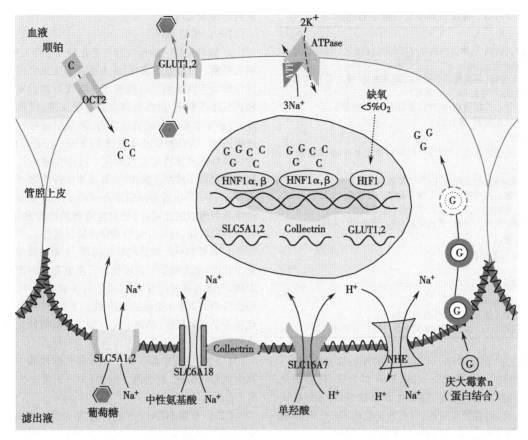

图 3-3-4-5　顺铂/庆大霉素引起的 Fanconi 样综合征

顺铂/庆大霉素引起的 Fanconi 样综合征的特点是尿糖、NAA 和单羧酸盐阳性;肾小管上皮细胞摄取尿糖、NAA 和单羧酸盐依赖于 Na^+ 依赖性转运体 SLC5A1、SLC5A2、SLC6A18 和 SLC16A7,Na^+/K^+-ATP 酶提供跨膜 Na^+ 电化学梯度;顺铂(C)或庆大霉素(G)进入上皮细胞后,抑制 HNF1R 和 HNF1 转录,导致 SLC5A1、SLC5A2 和集合素(collectrin)低表达;顺铂或庆大霉素也引起 SLC6A18 和 SLC16A7 表达下调和肾小管缺氧,增加 HIF1R 表达使 GLUT 生成发生适应性变化

治疗气管炎、高血压的马兜铃,用于美容消斑的马兜铃根青木香(不同于普通的木香),用于利尿通淋的关木通,用于利尿消肿的广防己(又称木防己),用于利水的天仙藤等,都不同程度存在肾毒性。龙胆泻肝丸有个成分是木通,古方里面原来用的是白木通,但是现代普遍含有马兜铃酸的关木通代替白木通,如果大量应用、长期应用、不对证应用,都可能导致马兜铃酸肾病。实际上,除了龙胆泻肝丸以外,气管炎丸含有马兜铃,冠心苏合丸含有青木香,排石冲剂含有关木通,这些成分都含有马兜铃酸,不合理应用也可以导致肾脏损害,大家应足够重视。

由于近年来发生了一些中草药肾毒性的事件,有些人就曲解中药的安全性问题,甚至说大枣、冬虫夏草、蜂蜜等都有肾毒性,更进一步否定中医药治疗肾病的作用,其实,所谓"中草药肾毒性"的发生,除了与应用某些含马兜铃酸的植物发生肾毒性以外,更与医者对患者应用中药不当有密切关系。如龙胆泻肝丸能清泄肝火,怎么能长期大量服用?古方苏合香丸本是治疗感受山岚瘴气昏厥急救之药,怎么能作为冠心病的治疗用药长期服用?

3. **Ⅲ型 RTA**　又称远端缓冲缺乏型或混合型。此型由先天性引起者更为罕见。Tanaka 等报道 1 例日本男婴,因双侧小肾而表现有近端 RTA 和远端 RTA。放射性检查有膀胱输尿管反流。其病因不清,但多为先天性,可伴有骨质石化病等。

4. **Ⅳ型 RTA**　由遗传性引起者为先天性肾上腺皮质醛固酮合酶缺陷所致,包括醛固酮合成最后两个步骤所需的酶,即 18-羟化酶和 18-脱氢酶的缺陷。此外,醛固酮不敏感综合征Ⅰ型也是Ⅳ型 RTA 的病因之一。

5. **继发性 RTA**　见表 3-3-4-5。

(1)继发性Ⅰ型 RTA:引起Ⅰ型 RTA 的原发疾病有:①自身免疫性疾病(如高球蛋白血症、冷球蛋白血症、干燥综合征、慢性淋巴细胞性甲状腺炎、慢性活动性肝炎、原发性胆汁性肝硬化等)。②遗传性系统病[如镰状红细胞贫血、骨质硬化症、埃勒斯-当洛斯综合征(Ehlers-Danlos syndrome)]。③软组织钙化(如甲状旁腺功能亢进症或甲状旁腺功能减退症、维生素 D 中毒、遗传性果糖不耐受等)。④肾病变(如肾钙盐沉着症、慢性肾盂肾炎、间质性肾炎、髓质海绵肾等)。⑤肾移植后。⑥药物(如两性霉素、非甾体类止痛剂、锂盐等)[24,25];锂盐可损害远曲小管的重吸收功能,导致肾性尿崩症或肾小管性酸中毒。锂盐主要损害 AQP 和 Na^+/H^+ 交换子 1(NHE1)功能,亦可能与肾小球的间质细胞前列腺或 GSK3β 调节障碍有关,并促进主质细胞增殖和微囊肿形成。⑦肿瘤(如肺癌)[26,27]。⑧AIDS。

表 3-3-4-5　继发性肾小管性酸中毒的病因

Ⅰ型（远端 RTA）
自身免疫疾病（高 γ-球蛋白血症/冷球蛋白血症/干燥综合征/SLE 等）
内分泌代谢病（原发性甲状旁腺功能亢进症/维生素 D 中毒/甲状腺功能亢进症/Wilson 病等）
肾脏疾病（肾小管间质病/慢性肾盂肾炎/肾移植等）
药物与毒物（止痛剂、锂盐）
Ⅱ型（近端 RTA）
代谢性骨病（低钙血症/继发性甲状旁腺功能亢进症/维生素 D 缺乏症等）
遗传性代谢病（酪氨酸血症/半胱氨酸血症等）
血液疾病（多发性骨髓瘤/单克隆 γ-球蛋白血症）
肾脏疾病（肾病综合征/肾淀粉样变性/髓质囊性变等）
药物与毒物（失效四环素/链佐菌素/庆大霉素/铅/汞等）
Ⅲ型（混合性 RTA）
慢性肾病及其他肾脏疾病
干燥综合征
多发性骨髓瘤
Ⅳ型（高钾血症性 RTA）
醛固酮缺乏症（伴或不伴糖皮质激素缺乏）
醛固酮抵抗综合征（假性低醛固酮血症/药物/肾移植等）

（2）继发性Ⅱ型 RTA：引起Ⅱ型 RTA 的原发疾病有：①遗传性系统性疾病（如 Wilson 病、Lowe 综合征、骨质硬化症）；②甲状旁腺功能减退症；③维生素 D 缺乏症；④肾病变（如肾病综合征、慢性肾盂肾炎、肾淀粉样变性等）；⑤肾移植后；⑥药物（如磺胺类、失效四环素、庆大霉素等）。

（3）继发性Ⅲ型 RTA：此型 RTA 泌 H^+ 功能减低可能是 Henle 袢的髓质部 NH_3 积聚减少，使在 Henle 袢深层髓质部分泌的 H^+ 与 NH_3 结合成 NH_4^+ 减少而发生酸中毒。临床上，干燥综合征是导致此型 RTA 的常见原因（详见病例报告）。

（4）继发性Ⅳ型 RTA：此型多见于慢性肾功能不全患者，偶尔见于 SLE[28]。一般是由于醛固酮缺乏或远曲小管对醛固酮作用不敏感所致。肾小管酸中毒伴高血钾的常见原因是糖尿病和醛固酮缺乏症。当高血钾患者伴有肾小球滤过率下降时，主要应考虑低醛固酮血症和醛固酮抵抗的鉴别，鉴别的主要方法是计算血浆醛固酮/血钾比值[29]。醛固酮减少，使远曲小管泌 H^+ 减少，由于肾小管不能保钠排钾（由于钠-钾交换减少），从而引起尿钠排出增多，尿钾排泄减少，血钠降低而引起酸中毒和高钾血症。

【临床表现】

临床表现因肾小管受损的部位及严重程度而异，但均有不同程度的代谢性酸中毒。继发性 RTA 患者中还有原发性疾病的临床表现[30,31]。

（一）Ⅰ型 RTA

1. 低钾血症　遗传性者在婴儿和儿童期发病，也可见于成人早期。以继发者多见，成人患者最常见临床表现为反复发作的低钾性瘫痪。一般多在夜间或劳累后发作。发作时轻者只感四肢乏力，由坐而立要靠手支撑，严重者除头颈部外，四肢完全丧失自主活动能力，甚至引起呼吸肌瘫痪而有呼吸困难。发作持续几小时或 1~2 天。轻者可自行恢复；重者则需静注氯化钾后才可恢复。低钾性瘫痪发生机制与细胞内外钾离子梯度直接相关，与血浆中钾的绝对水平无关。

2. 肾钙质沉着和尿路结石　由于尿钙排泄增多和继发性甲状旁腺功能亢进症，易发生肾钙质沉着和尿路结石，后者可有肾绞痛，且易并发肾盂肾炎反复发作。

3. 骨质软化　因骨骼矿化障碍，儿童易发生佝偻病和不完全骨折，成人则发生骨软化。儿童患者常因步态不稳而被发现，与患者骨软化有关，还有生长发育迟缓，可能是酸中毒使软骨中的 IGF-1 受体缺乏所致。Ⅰ型 RTA 引起的骨质软化特点是高钙尿症，而维生素 D 缺乏性骨质软化特点是尿钙排出降低或正常。

4. 代谢性酸中毒　Ⅰ型 RTA 伴代谢性酸中毒的特点是高血氯和低血钾，而阴离子间隙（AG）正常。患者容易发生肾石病[32]。

（二）Ⅱ型 RTA　遗传性者多发生于儿童，有家族史，为常染色体显性遗传。继发性者成人也可发病。散发性和继发性者分别比家族性和遗传性多见。临床表现以代谢性酸中毒、低钾血症和肌病为主。儿童因尿中丢失糖、氨基酸和磷酸盐等营养物质，故有生长发育迟缓、营养不良和佝偻病，有时还可合并范科尼综合征[33]。低钾血症可有肌肉软弱乏力、易倦，心电图上出现低钾血症图像，但发生低钾性瘫痪者少见，可能与本型为"限量"性肾小管性酸中毒有关。与Ⅰ型 RTA 不同的是，Ⅱ型 RTA 患者多饮和多尿很明显，婴幼儿常伴有明显的营养不良和生长发育障碍，有时还可伴有肾性糖尿或氨基酸尿，但因远曲小管的酸化功能正常，故尿 pH 多在 5.5 以下；亦无肾石病或肾钙盐沉着症[34]。

Ⅱ型 RTA 常见病因有多发性骨髓瘤、原发性甲状旁腺功能亢进症、Wilson 病、遗传性果糖不耐受、胱氨酸尿症、药物（过期四环素/氨基糖苷类/乙酰唑胺/异环磷酰胺）、维生素 D 缺乏症、干燥综合征等。Ⅱ型 RTA 常合并维生素 D 缺乏症，患者出现严重的电解质平衡紊乱、骨质软化和骨骼畸形与疼痛（图 3-3-4-6）。

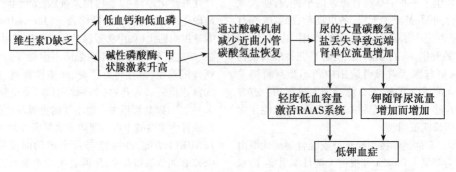

图 3-3-4-6　Ⅱ型肾小管酸中毒维生素 D 缺乏导致低钾血症和肌无力

（三）Ⅲ型 RTA 此型患者存在上述Ⅰ型和Ⅱ型 RTA的临床表现，其病情更重，代谢性酸中毒不易纠正。血钾正常，故无肌肉软弱和低钾性瘫痪。

（四）Ⅳ型 RTA Ⅳ型 RTA即低肾素性醛固酮缺乏（抵抗）综合征伴高氯性代谢性酸中毒。主要临床特点为高钾血症，血钠降低和低肾素性低醛固酮血症[35]。患者因血容量减少，可出现直立性低血压。当患者为高钾血症性代谢性酸中毒，且血清阴离子隙（anion gap）正常而尿 pH 低于5.5时，应高度怀疑Ⅳ型 RTA可能，而非不完全性Ⅰ型 RTA，因为后者的血钾可升高，但尿 pH 必然高于5.5。另一种鉴别的方法是跨肾小管的钾浓度梯度（TTKG，见表3-3-4-6）。

表 3-3-4-6 遗传性远曲小管性酸中毒的突变特征比较

特征	AE1 突变（显性遗传）	AE1 突变（隐性遗传）	V-ATP 酶突变
dRTA 类型	完全性或不完全性	完全性	完全性
发病年龄	迟发	早发	早发
dRTA 程度	轻	重	重
溶血性贫血	罕见	常见	无
低钾血症	轻	重	重
多尿	—	常见	常见
血浆 HCO_3^-	正常	降低	降低
肾钙盐沉着	迟发	常见	常见
耳聋	无	无	早发、迟发
尿 pH	>6.5	>6.5	>6.5

【辅助检查与诊断】

（一）RTA 分型诊断 临床上以Ⅰ型 RTA 最为常见。临床诊断可根据如下几点：①发病年龄：婴幼儿和儿童患者多为遗传性；发生于成年者多为继发性。②家族史：遗传性者可有家族史，无家族史不能否定遗传性 RTA。③过去史和其他疾病史：如肾脏病史、持久性低血钾史或可引起继发性 RTA 的疾病史。④临床表现：包括反复发作的低钾性瘫痪、肌肉软弱无力、佝偻病体征，如步态不稳、头大、肋骨串珠、下肢骨骼畸形，或成人骨质软化症。⑤实验室检查：血液酸中毒，阴离子间隙正常，而尿 pH 多次测定均增高呈碱性；代谢性酸中毒和低钾血症。儿童尿检查有持久性尿糖、尿 pH 偏高而血糖不高者。

尿液检查是鉴别各亚型的重要依据。尽管血液明显酸中毒，Ⅰ型患者尿 pH 经常在5.5以上，常增到7.0，不完全性者在氯化铵负荷试验后才出现此种情况。Ⅱ型患者只有在严重酸中毒时尿 pH 可<5.5，酸中毒不严重时尿 pH>5.5，Ⅲ、Ⅳ型患者尿 pH 均<5.5。除Ⅰ型外，其余各型尿中可滴定酸均降低。除Ⅰ型外，其余各型尿铵均降低。除Ⅲ型尿钾排泄不增加外，其余各型的尿钠、钾、钙、磷均增高。除Ⅱ型患者有尿糖和氨基酸增加外，其余各型的尿糖和尿氨基酸均不增加。Ⅰ、Ⅱ型的肾小球滤过率正常，Ⅲ、Ⅳ型减低。血液生化显示所有各型的血 pH 降低，但不完全性Ⅰ型的血 pH 可在正常范围内。血二氧化碳结合力同血 pH 值。Ⅰ、Ⅱ型血钾降低，Ⅲ型正常，Ⅳ型增高。在严重远端肾小管性酸中毒时可有继发性血氨增高。根据临床表现和实验室检查作出分型诊断，见表3-3-4-7和表3-3-4-8。

表 3-3-4-7 肾小管性酸中毒分型与鉴别

鉴别点	Ⅰ型	Ⅱ型	Ⅲ型	Ⅳ型
发病年龄	遗传性：婴幼儿及儿童/继发性：成人或儿童	遗传型：婴幼儿及儿童/继发：成人或儿童	成人多为继发性	年龄较大者多为继发性/遗传性少见
患病率	高	低	低	低
尿 pH	>5.5 以上	>5.5/严重时<5.5	<5.5	<5.5
尿可滴定酸	降低	正常	降低	降低
尿糖、尿氨基酸	无	有	无	无
尿重碳酸盐	<5%	>15%	—	2%~3%
尿 NH_4^+	降低	正常	降低	降低
尿钾	增加	增加	不增加	增加
血 pH	降低	降低	降低	降低
血钾	降低	降低	正常	升高
肾小球功能	正常	正常	减低	减低
继发性甲旁亢	有	无	无	无
肾素、醛固酮水平	正常	正常	正常	降低
尿 pH	5.5~7	可小于5.5	<5.5	<5.5
氯化铵负荷试验	尿 pH 不降到<5.5	不需做	不需做	不需做

表 3-3-4-8 肾小管酸中毒诊断标准

分型	尿阴离子隙	尿 pH	HCO_3^- 排泄分数	血钾水平
1 型（远曲小管）酸中毒	+	>5.5	<5%	降低（低钾血症）
2 型（近曲小管）酸中毒	+/-	<5.5	>15%	降低（低钾血症）
4 型（醛固酮缺乏症）	+	<5.5	<5%	升高（高钾血症）

注：HCO_3^- 排泄分数正常为5%~15%（设定血清 $HCO_3^->20mEq/L$）正常尿 pH 4.5~8.5；尿阴离子隙正常为-10~+10mEq/L

（二）氯化铵负荷试验 试验方法为在禁食酸性或碱性药物后，口服氯化铵 2g，每日 3 次，连服 5 天，在血 pH 下降时，尿 pH 仍不能降到 5.5 以下则可诊断为不完全 I 型 RTA。氯化钙试验：口服氯化钙 0.2g/kg。5 小时后，尿 pH 不能降到 5.5 以下即表明尿酸化有障碍，可诊断为不完全性 I 型 RTA。在 2 小时内静脉滴注 400ml 碳酸氢钠，尿中 HCO_3^- 浓度高则支持 I 型 RTA 诊断。对可疑患者，主要检查尿常规，特别是尿 pH、尿糖、尿蛋白和镜检。尿生化检查应包括钠、钾、钙、磷、可滴定酸和重碳酸盐。血液检查包括血 pH、二氧化碳结合力、血清电解质，特别是血钾。必要时作氯化铵负荷试验。

（三）跨肾小管钾浓度梯度估计 测定或计算尿钾排泄的方法，如 24 小时尿钾、随机尿钾、钾排泄分数和尿 K/Na 比值等均因尿量和水排泄量的影响而难以确定高钾血症或低钾血症的病因，加上醛固酮测定的难度，在醛固酮抵抗时，更难以用醛固酮浓度来衡量其活性。低钾血症状态下，鉴别诊断的关键是证明肾远曲小管钾盐分泌和肾皮质管腔钾盐流速的自主性。在非肾脏疾病所致的低钾血症时，正常人的 TTKG 为 0.9±0.2，血钾正常者摄入 0.2mg 的 9α-氟氢可的松 2 小时后，TTKG 升至 11.8±3.6，而高钾血症（摄入 50mmol 氯化钾）2 小时后为 13.1±0.8；原发性醛固酮增多症患者明显升高 6.7±1.3。因此，分析 TTKG 必须以血钾为参照值。TTKG 主要受尿钾、血钾、尿渗透压和血渗透压的影响，TTKG = 尿钾/血钾×血渗透压/尿渗透压。

TTKG 是鉴别盐皮质激素缺乏与抵抗的重要方法。正常人在高钾血症时，刺激醛固酮分泌，远曲小管的钾排泄增多，TTKG 升高（通常>10）。如果 TTKG<7，高度提示低肾素型低醛固酮血症。但是，TTKG 仅仅是一种半定量参数，一种半定量指标，它没有考虑血清和尿液中阳离子的影响，在尿钠低于 25mmol/L 时，TTKG 的意义有限。此外，TTKG 的计算也没有将醛固酮的影响因素纳入，如果高钾血症者的 TTKG<6，那么提示肾小管的钾分泌排泄功能受损。>5 反映醛固酮的作用是适当的，而<3 提示醛固酮缺乏或存在抵抗。钾负荷时，肾上腺和肾脏功能正常者的 TTKG>10，盐皮质激素负荷 2~4 小时>6。

（四）其他检查 完全性或不完全性 I 型 RTA 者的尿枸橼酸/肌酐比值均<2.5。测定尿与血中 CO_2 梯度（尿与血 CO_2 梯度<14mmHg）；尽管尿中重碳酸盐高达 89mmol/L，滴注重碳酸盐和中性磷酸盐后，尿与血 CO_2 梯度仅增加到 20mmHg，提示集合管中子泵功能不全[8]。有低钾血症者作心电图检查有 ST 段下移，T 波倒置，出现 U 波，可得到证实。有佝偻病和骨软化者可作 X 线片和骨密度测量证实。

阴离子隙（anion gap，AG）= $Na^+-(Cl^-+HCO_3^-)$，可用于评价酸碱平衡紊乱，AG 增高反映有机酸中毒或高 AG 代谢性酸中毒，为病因鉴别提供重要信息，而 δ 隙（Delta gap）是阴离子隙变化值与 HCO_3^- 变化值之比值，即 δ 比值（Delta ratio），正常是 1:1。在缺乏并发症的代谢性酸中毒中，δ 比值降低提示存在混合的阴离子隙升高性和阴离子隙正常性酸中毒，而 δ 比值大于 2:1 则提示存在混合的代谢性碱中毒和高阴离子隙性酸中毒；尿 AG（包括未测定的阴离子和阳离子）可间接反映尿 NH_4^+ 的排出量。肾小管酸化尿液功能复

杂，前面已提到用免疫组化方法在有些患者的肾远曲小管细胞中未检出 H^+-ATP 酶，但表达这种酶的基因尚未确定，因此，与尿酸化功能有关的基因还需进一步寻找。继发性 RTA 的病因很多，应根据所怀疑的疾病作有关检查以确诊。患者伴有非腹泻且 GFR 相对正常的高氯性代谢性酸中毒时应想到远曲肾小管酸中毒的可能。如果尿的酸化功能障碍，则远曲肾小管酸中毒的可能性极大，但 4 型远曲肾小管酸中毒的尿 pH 降低。

代谢性酸中毒时，氨是肾脏排泄酸的主要方式，但一般均通过测定尿的阴离子间隙来评价此功能，测定高氯性酸中毒患者的尿阴离子间隙可确定酸中毒的原因是否与肾脏有关，其原理与血浆阴离子间隙相似，即阴离子间隙=未测定的阴离子-未测定的阳离子；未测定的阴离子包括硫酸盐、磷酸盐和有机阴离子，而未测定的阳离子主要是 NH_4^+、Ca^{2+} 与 Mg^{2+}。如果尿液中的未测定阴离子降低，则尿阴离子间隙下降（负值），反之亦然。远端肾小管酸中毒 NH_4^+ 生成减少或排泄减少，阴离子间隙正值，这提示尿酸化功能障碍。近端肾小管酸中毒的酸化功能正常，因而阴离子间隙低（负值）。

根据尿电解质水平可计算尿的阴离子间隙（同时测定尿 pH）。或者可注射硫酸钠或呋塞米进行鉴别和确定 Na^+ 依赖性酸化功能；这些制剂增加肾远曲小管的排泄，提升集合管的负性跨膜电位，刺激 H^+/K^+ 分泌。呋塞米加阿米洛利的试验效果更佳。如果尿 pH 下降，钾排泄增多，提示制剂的电负性反应正常，但此试验的结果变化较大。

（五）近曲小管性酸中毒的诊断 近曲小管性酸中毒的诊断需要确定尿中 HCO_3^- 过多，儿童患者因长期酸中毒而引起生长发育障碍。当尿 pH 升高时即应想到此种可能。但是，当血浆 HCO_3^- 低于肾阈值时，近曲小管性酸中毒患者降低尿 pH 至 5.5 以下的功能是正常的。此种特点与经典 I 型 RTA 患者在血液酸中毒情况下不能降低尿 pH 和酸化尿液不同。此外，骨骼病变和佝偻病亦相对少见，一般无肾钙盐沉着或肾结石表现。

一般认为，当 HCO_3^- 排泄分数（fractional HCO_3^- excretion）≥15% 时可以确立近曲小管性酸中毒的诊断，但由于远曲小管重吸收 HCO_3^- 的代偿能力很强，在尿丢失 HCO_3^- 不多（如 HCO_3^- 排泄分数 5%）时，亦可能已经存在近曲小管性酸中毒。因此，确定诊断最有效方法是在应用 $NaHCO_3$（HCO_3^- 滴定试验，HCO_3^- titration test）后，测定尿 HCO_3^- 的排出量。近曲小管性酸中毒的特点是：当血浆 HCO_3^- 升高至肾阈值以上时，尿 HCO_3^- 和 pH 明显升高；而当血浆 HCO_3^- 降低时，尿 HCO_3^- 和 pH 亦下降。范科尼综合征患者伴有糖尿、氨基酸尿、蛋白尿、磷酸盐尿和高尿酸尿症；而远曲小管性酸中毒还伴有明显的低钾血症与肾钾消耗。

（六）RTA 的鉴别诊断 临床表现有低钾性麻痹者应与下列疾病鉴别：家族性周期性瘫痪、钡中毒低钾性瘫痪、甲状腺功能亢进症（Graves 病）并发低钾性瘫痪和棉籽油中毒引起的低钾性瘫痪。可根据各种疾病的临床特点和病史进行鉴别。所有遗传性远曲小管酸中毒都是集合管暗细胞功能异常所致。这些细胞通过与阴离子交换子 1（AE1）偶联的 H^+-ATP 酶将质子分泌进入肾小管管腔；胞质的碳酸酐酶 II（CA II）的催化活性提供转运体底物。编码 B 亚型 H^+-

ATP 酶的 ATP6V1B1 基因和编码 a 亚型 H^+-ATP 酶的 ATP6V0A4 基因突变导致 H^+-ATP 酶无活性,形成临床上的常染色体隐性遗传性远曲小管性酸中毒,并常伴有早发性或晚发性感觉神经性耳聋;编码 CA Ⅱ 的基因突变引起常染色体隐性骨质硬化综合征、混合性遗传性远曲小管和近曲小管性酸中毒与脑组织钙化。编码 Cl^-/HCO_3^- 交换子的 AE1 突变则表现为显性(偶尔为隐性)远曲小管性酸中毒(表 3-3-4-9)。

表 3-3-4-9 遗传性远曲小管性酸中毒的鉴别

鉴别点	常染色体显性(AE1)	常染色体隐性(AE1)	V-ATP 酶突变
远曲小管性酸中毒类型	完全性或不完全型	完全性	完全型
发病年龄	迟发	多数早发	早发
病情	轻	严重	严重
溶血性贫血	少见	常见	无
低钾血症	轻度	严重	严重
多尿		常见	常见
血 HCO_3	接近正常	降低	降低
肾钙盐沉着症	常迟发	常见	常见
听力减退	无	无	早发/迟发
尿 pH	>6.5	>6.5	>6.5

1. **维生素 D 相关性佝偻病/骨质软化** 有佝偻病的 RTA 儿童应与维生素 D 缺乏、抗维生素 D 佝偻病或骨软化和维生素依赖性佝偻病 Ⅰ 型进行鉴别。后述疾病均无代谢性酸中毒和低钾血症,尿呈酸性。Ⅳ 型 RTA 有血钾升高,肾功能受损者应与慢性肾衰竭相鉴别,前者虽有肾功能损害,但无尿毒症。

2. **慢性代谢性酸中毒** 代谢性酸中毒应特别注意鉴别其病因,其中阴离子间隙(anion gap)对鉴别有重要意义。伴有阴离子间隙升高的酸中毒主要由乳酸、酮体、尿素和外源性毒素引起;不伴阴离子间隙升高的酸中毒主要因为碳酸氢根缺乏、肾小管酸中毒和医源性高氯血症所致,详见第 6 篇第 3 章第 5 节。

3. **Dent 病** Dent 病分为 1 型(CLCN5)和 2 型(OCRL1)两种,是肾小管疾病中的一种特殊类型,以低分子量蛋白尿、高钙尿症、肾石病/肾钙盐沉着和进行性肾衰为特征,后期可并发佝偻病/骨质软化症。一般仅见于男性,女性可有轻度肾脏损害表现。Dent 病和 Lowe 综合征的临床表现与 RTA 有重叠,肾活检和电压门控氯通道(voltage-gated chloride channel)、氯化物/质子抗转运蛋白 5(chloride/proton antiporter 5)和 Lowe 基因突变分析有助于鉴别。1 型 Dent 病更容易发生肾钙盐沉着症,2 型 Dent 病常并发白内障与智力障碍;RTA、氨基酸尿症、身材矮小和肾衰更常见于 Lowe 综合征[16]。Dent 病需与下列情况鉴别:①遗传性疾病:Lowe 综合征、胱氨酸尿症、半乳糖血症、遗传性果糖不耐受、糖原累积病、酪氨酸血症或 Wilson 病等;②线粒体病:线粒体氧化酶缺陷症;③范科尼综合征;④获得性疾病:肾病综合征、轻链型肾病(多发性骨髓瘤)、干燥综合征(Sjögren syndrome)、自身免疫性间质性肾炎、急性肾小管-肾间质性肾炎伴眼葡萄膜

炎、肾移植后等;⑤药物或毒物:氨基糖苷类抗生素、过期四环素、丙戊酸盐、水杨酸类、阿德福韦(adefovir)、西多福韦(cidofovir)、替诺福韦(tenofovir)、异环磷酰胺(ifosfamide)、顺铂(cisplatin)、中药(木通、马兜铃酸)、某些化合物、杀虫剂、重金属等。

4. **高钾血症** 伴有高钾血症的 Ⅳ 型 RTA 主要应与慢性肾衰竭、肾上腺皮质功能减退症、醛固酮缺乏症及假性醛固酮缺乏症鉴别。偶尔需与 Rett 综合征鉴别,后者是一种神经发育障碍性遗传性疾病,表现为身材矮小、高钾血症和酸中毒,尿 pH≥5.5,尿钾排出减少;但血浆肾素活性、醛固酮和皮质醇正常。碳酸氢盐治疗效果不佳,而用 DHCT 治疗效果良好。

【治疗】

遗传性 RTA 目前尚无根治方法,基因治疗正在研究中。Lai 等用由于点突变而有 CA Ⅱ 缺乏、表现有 RTA 的一种小鼠做实验,将螯合有 CA Ⅱ 基因的阳离子脂质体,用巨细胞病毒启动子/增强子作表达盒,逆行注射到这种小鼠的肾盂内,以驱动人 CA Ⅱ cDNA,结果在肾脏中有 CA Ⅱ 表达。CA Ⅱ 基因及其相应的 mRNA 在治疗 3 天后达最高水平,以后则降低,1 个月才降低至不可检出。被治疗的小鼠在口服氯化铵后可使尿酸化,并保持到治疗后 3 周,6 周才逐渐消失。用抗 CA Ⅱ 抗体作免疫组化染色,在外层髓质和皮质髓质交界处的肾小管细胞均有 CA Ⅱ 表达。但这种基因治疗还需作进一步临床验证。对于其他疾病引起的继发性 RTA,首先应治疗原发性疾病。如果原发性疾病可得到治愈,RTA 也可随之治愈。对原发性疾病不能根治者,则只能和遗传性 RTA 一样采取下列对症治疗。

(一)近曲小管性酸中毒治疗 多数药物引起的近曲小管性酸中毒病情较轻,容易恢复。伴有范科尼综合征时往往提示器质性病情较重。遗传性近曲小管性酸中毒的治疗主要是给予 HCO_3^-[35-37],纠正酸中毒,与噻嗪类利尿剂合用(如氢氯噻嗪 25~50mg/d),可反馈促进近曲小管和髓袢的 HCO_3^- 重吸收,减少 HCO_3^- 的用量[38],但也加重了低钾血症,应注意及时补充。

(二)慎用肾毒性药物 老年人的肾功能下降,在应激或肾毒性药物的作用下,容易发生急性肾衰。后者主要包括造影剂、氨基苷类抗生素、非甾体类抗炎药、利尿剂等。老年性急性肾衰亦可分为肾前性、肾性和肾后性 3 类。肾前性肾衰主要为继发性,见于其他疾病的并发症,如容量消耗、休克等。肾性的主要原因是急性肾小管坏死。肾后性主要见于前列腺肥大、前列腺癌和盆腔肿瘤[39]。经历一次严重肾损伤后,患者的肾功能进一步恶化,并可能发展为 RTA。

必须重视药物引起的 RTA 与药物加重 RTA 的预防。锂盐增加水钠利尿作用、高氯血症,早期表现为肾小管浓缩功能减退,用药数年后常发生 RTA 和高氯血症性酸中毒,而阿米洛利有一定的拮抗作用[40]。许多抗生素(如四环素、卷曲霉素、甲氧苄啶、两性霉素 B、青霉素、环丙沙星和抗结核药物等)引起肾小球滤过率降低和肾小管损害,导致 RTA、范科尼综合征、肾性尿崩症、Bartter/Gitelman 综合征[41]。

笔者最近接触了这样一位患者,几年前,因工作紧张,出现头晕、目赤、烦躁、失眠、便秘等症状,血压也高,听别人说

他这种情况是体内有"肝火",龙胆泻肝丸很有效,就去药店买了来吃,结果症状确实得到改善。其后每当再有这种情况,他就自行购买龙胆泻肝丸。就这样间断服用2年后,最近出现了神疲乏力、腰膝酸软、食欲减退等症状,到医院一检查,血清肌酐升高,有慢性肾功能不全,进一步发展可能导致尿毒症。这位患者朋友想不通是怎么回事,好好的怎么会患上肾病。结合他的病史和用药情况,初步分析认为,他得的是马兜铃酸肾病,是因为长期服用龙胆泻肝丸造成了肾脏损害。

（三）对症治疗

1. **Ⅰ型RTA** 治疗的重点是纠正酸中毒和低钾血症。首先,补充碱剂以纠正酸中毒。碱剂以复方枸橼酸合剂为宜,由枸橼酸140g,枸橼酸钠100g,加水至1000ml(Shohl混合液)。剂量为20~30ml,每日3次。此种混合液除能纠正酸中毒外,还有抗尿路结石形成的作用。补充钾盐以纠正低钾血症。钾盐有很多制剂,如氯化钾片剂、氯化钾缓释胶囊、枸橼酸钾等,后两种制剂对胃无刺激,可在枸橼酸合剂中加入枸橼酸钾50~100g服用。补充维生素D和钙剂,用于已并发佝偻病或骨软化而无肾石病或肾钙质沉着者,以纠正佝偻病或骨软化症。禁用乙酰唑胺,因为可加重肾小管泌H⁺障碍。并发骨折或有骨痛者可用止痛药或用降钙素。

2. **Ⅱ型RTA** 以补充碳酸氢钠和钾盐为宜,根据病情轻重选用不同剂量,伴有低磷血症者同时补充磷酸盐。因为患者丢失较多的碳酸氢钠,故以补充碳酸氢钠为宜,根据病情轻重选用不同剂量,一般每天8~12g,分次服。补充重碳酸盐可以纠正代谢性酸中毒,但尿中重碳酸盐排出也增多,增加尿钾的丢失,故应同时补钾。在严重酸中毒时,则应限制钠的摄入,同时口服氢氯噻嗪以增加Cl⁻的排泄(减少Cl⁻的重吸收),减轻HCO₃⁻从尿中丢失,剂量25~50mg,每天3次。一般应同时口服10%枸橼酸钾以纠正低钾血症,每次20~30ml,每天3次。在补充碳酸氢钠时,可加重尿钾丢失。有尿钙和磷酸盐排出增多者,应补充磷酸盐,可口服磷酸盐缓冲液20ml,每6小时服1次。同时服用维生素D制剂,以增加肠钙吸收,避免继发性甲状旁腺功能亢进症的发生而加重尿磷酸盐的丢失。

3. **Ⅳ型RTA** 主要是补充盐皮质激素,可纠正高氯性代谢性酸中毒和高钾血症。常用药物为9α-氟氢可的松。剂量为0.2~0.5mg,每天服1次。呋塞米可增尿钠Na⁺、Cl⁻、K⁺和H⁺排泄,故也可用于治疗Ⅳ型RTA患者,与9α-氟氢可的松联合应用可增强疗效。

【病例报告】

（一）病例资料 患者女性,51岁。因"乏力和血钾降低2年"于2014年6月27日入院。患者2012年12月开始出现口干、眼干和大便干燥,上一楼感乏力。2014年5月诊断为自身免疫性肝病,伴血钾2.3~2.92mmol/L,血钠142mmol/L,二氧化碳结合力18mmol/L,给予枸橼酸钾及补达秀,但血钾未上升至正常,患者夜尿频,每晚4~5次,便秘、大便干燥,无腹痛。既往有原发性胆汁性肝硬化和亚临床甲减病史,未予治疗。个人史、月经史、婚姻生育史、家族史无特殊。体温36.1℃,血压92/51mmHg,身高154cm,体重46.2kg,

BMI 19.4kg/m²。发育正常,营养一般,贫血面容,口唇干燥。心、肺、腹未见明显异常,腱反射减退,四肢肌力、肌张力正常。生理反射存在,腹壁反射正常,巴宾斯基征、凯尔尼格征和布鲁津斯基征阴性。血红蛋白81g/L,红细胞计数2.44×10¹²/L,血小板计数95×10⁹/L,中性粒细胞比值63.80%;尿比重1.010,尿pH 8.00,红细胞总数1.9/μl,白细胞总数13.9/μl;谷丙转氨酶52.8U/L,谷草转氨酶75.0U/L,结合胆红素14.9μmol/L,总胆汁酸85.9μmol/L。血磷0.74~0.84mmol/L,血氯108.0mmol/L,血钙1.96mmol/L,血镁0.84mmol/L,CO₂CP 18mmol/L,尿糖阴性。动脉pH 7.38,PaCO₂ 29.00mmHg,实际HCO₃⁻ 18.0mmol/L,标准HCO₃⁻ 21.0mmol/L,实际BE -5.0mmol/L,标准BE -6.0mmol/L。24小时尿量2800ml,尿钠198.8mmol/d,尿钾59.0mmol/d,尿钙2.16mmol/d,尿氯190.4mmol/d。ANA阴性,血管炎三项阴性。骨密度降低46%。碱性磷酸酶192.8U/L,骨钙素51.58μg/L;β胶原特殊序列980pg/ml;甲状旁腺素4.00pmol/L,甲状腺球蛋白抗体>500.0U/ml,甲状腺过氧化物酶抗体>1300.0U/ml,TSH受体抗体168.4U/ml;FT₃ 4.42pmol/L,FT₄ 11.10pmol/L,TSH 11.45mU/L;皮质醇节律正常。血沉121mm/h;糖化血红蛋白3.80%;25-羟基维生素D 23nmol/L;血钾正常时糖耐量正常。血脂、空腹血糖、C反应蛋白、肾功能、凝血功能、醛固酮、ACTH、骨碱性磷酸酶、胸片未见明显异常;心电图为窦性心律,T波低平伴U波。腹部彩超显示肝硬化,胆囊继发改变声像,脾肿大;心脏彩超显示各房室大小正常,左室松弛性减退,收缩功能正常。

（二）病例讨论 本例诊断为干燥综合征并发继发性肾小管酸中毒、骨质软化、原发性胆汁性肝硬化、慢性淋巴细胞性甲状腺炎和甲状腺功能减退症。

（杜 伟）

第5节 Fanconi综合征

范科尼综合征(Fanconi syndrome)亦称Fanconi-de Toni综合征、骨软化-肾性糖尿-氨基酸尿-高磷酸尿综合征、多种肾小管功能障碍性疾病等,是近曲肾小管多种功能障碍引起的一种较常见的临床复合症,伴或不伴其他先天性(原发性)或获得性(继发性)疾病,临床上以氨基酸尿、正常血糖性糖尿、蛋白尿(无血尿)、代谢性酸中毒(无阴离子隙扩大)、高磷尿症、高钙尿症、高尿酸尿症、高碳酸氢盐尿症、高钠尿症、高钾尿症、高镁尿症以及排泄大量渗透性溶质肾脏的肾性尿崩症为特征。

【病因与发病机制】

范科尼综合征有10多种类型,见表3-3-5-1。与佝偻病/骨软化症有关的范科尼综合征是由于近曲肾小管多发性重吸收障碍所致。一般可分为原发性与继发性两类。原发性范科尼综合征分为婴儿型、成人型以及刷状缘缺失型3种类型。继发性范科尼综合征继发于遗传性疾病或后天获得性疾病,幼儿儿童患者多与遗传变异有关,而成人多继发于自身免疫性疾病、金属中毒或肾脏疾病。发病机制尚未完全阐明。目前认为本综合征不同于单一物质的转运异常,不是由于某种特异性的载体或受体缺陷所致,可能主要有两种发病途径：①肾小管膜的完整性改变导致泄漏，不能有效重吸收多种溶质；②肾小管细胞不能产生足够的能量以维持物质转运。有时两种机制不可截然分开，因为维持细胞间的完整性和保持小管上皮需要细胞内的能量。

表 3-3-5-1　范科尼综合征类型

疾　病	主要临床表现
范科尼贫血（Fanconi anemia）	贫血/一种常染色体遗传病/染色体容易断裂
成人型范科尼贫血（Fanconi anemia, adult form）	垂体小/单核-吞噬细胞系统含铁血黄素沉着/皮肤色素沉着/骨痛/贫血/出血/反复感染/矮小幼稚/毛发生长不良/小头/生殖器发育不良
先天性范科尼再生障碍性贫血（Fanconi congenital aplastic anemia）	同范科尼综合征
范科尼病（Fanconi disease）	同范科尼综合征
范科尼Ⅱ型病（Fanconi Ⅱ disease）	同范-德综合征
范科尼全骨髓病（Fanconi panmyelopathy）	同成人型范科尼贫血
范科尼综合征（Fanconi syndrome）	先天性家族性常染色体隐性遗传/骨髓发育不良/脾萎缩/心血管和肾畸形/皮肤棕色斑/发育迟缓/智力欠佳
范科尼Ⅰ型综合征（Fanconi Ⅰ syndrome）	烦渴/多尿/夜盲/视野进行性缩小/视力模糊
成人型范科尼Ⅱ型综合征（Fanconi Ⅱ syndrome adult form）	成年期发病/常继发于重金属中毒/恶性肿瘤或骨髓瘤/骨病/骨畸形/骨折/骨软化/假性骨折
范-德综合征（Fanconi-de Toni syndrome）	多种病因致近肾小管多种重吸收障碍/两性均可发生/若为先天性，于出生后 4~6 个月内发病/若由于中毒，多在成人发病（可能找到病因）/瘦弱/多尿/失水/佝偻病体征/易感染发热
德-德-范综合征（de Toni-Debre-Fanconi syndrome）	同上
范-赫综合征（Fanconi-Hegglin syndrome）	梅毒性肺炎并有非特异性梅毒血清阳性反应
范-特综合征（Fanconi-Turler syndrome）	家族性小脑共济失调/发生于婴儿/眼运动失调/眼球震颤

范科尼综合征的分类，见表 3-3-5-2。此外，临床上也将具备氨基酸尿、糖尿和磷酸盐尿三项异常者称为完全性范科尼综合征。而将仅有其中的 1~2 项异常者称为不完全性范科尼综合征[10-13]。

表 3-3-5-2　范科尼综合征的分类

分　类	遗传方式	糖尿	氨基酸尿	HCO₃⁻尿	磷尿	多尿	尿毒症	肾外表现
继发性胱氨酸贮积症								
婴儿型	AR	++	++	++	++	++	++	胱氨酸贮积/发育差/肝大
少年型	AR	++	++	+	+	+	++	
成人型	AR	-	-	-	-	-	-	
酪氨酸血症Ⅰ型	AR	+	++	±	++	±	-	
半乳糖血症	AR	±	++	±	±		±	肝大/侏儒/木偶面容/低血糖酮症
糖原贮积症Ⅰ型	AR	+++	+++	+	+++	±		
Fanconi-Bickel 综合征								
果糖不耐受症	AR	±	++	+	±	+	±	
Wilson 病	AR	+	++	+	±	+		肝硬化/神经系统症状
先天性肾病综合征	AR	++	++	++	+	+	+	
Lowe 综合征	XL	±	++	++	++	±	+	眼畸形
特发性（原发性）范科尼综合征								
婴儿型	AD	++	++	++	++	++	+	
成人型	AR/XL	++	++	++	++	++	+	
刷状缘型	?	+++	+++	+++	+++	++		
细胞色素 C 氧化酶缺陷	?	++	++	+++	++	-	-	线粒体肌病/乳酸酸中毒

注：AD：常染色体显性遗传；AR：常染色体隐性遗传；XL：性连锁遗传；+：阳性，随"+"个数的增加，阳性程度增加；-：阴性；±：可疑阳性；?：情况不明。

（一）原发性范科尼综合征　原发性范科尼综合征包括 3 种类型。病因与调节肾小管重吸收功能的相关基因突变有关[1,2]。临床特点是近曲小管的多项功能障碍，排出高氨基酸尿、葡萄糖尿和蛋白尿，并伴有近曲小管的钠、钾、钙、磷、HCO₃⁻的重吸收异常。近年发现，轻链肾小管病、药物和干燥综合征是导致范科尼综合征的常见病因（表 3-3-5-3），遗传性范科尼综合征的病因见表3-3-5-4。

表3-3-5-3 肾性范科尼综合征的病因

遗传性	肾移植排斥反应
散发性	血液系统疾病
特发性 FS	骨髓瘤
常染色体显性	药物
常染色体隐性	庆大霉素
X-性连锁(Dent 病)	顺铂
遗传综合征	异环磷酰胺
胱氨酸病	丙戊酸钠
1 型酪氨酸血症	中金属中毒
半乳糖血症	铅中毒
Lowe 综合征	镉中毒
Wilson 病	汞中毒
遗传性果糖不耐受	有机物中毒(如甲苯)
获得性	营养素缺乏
肾病	激素(如原发性甲状旁腺功
自身免疫性肾病	能亢进症)
低钾性肾病	

表3-3-5-4 遗传性范科尼综合征的病因

病因	基因	染色体定位
常染色体隐性	SLC4A4	4q21
Dent 病	CLCN5	Xp11.22
胱氨酸病	SLC3A1	2p21
	SLC7A9	19p13.1
1 型酪氨酸血症	FAH	15q23~q25
半乳糖血症	GALT	9p13
Wilson 病	ATP7B	13q14.3~q21.1

1. 成人型范科尼综合征　10~20 岁以后起病。有多种肾小管功能障碍,如全氨基酸尿、葡萄糖尿、磷酸盐尿、高血氯性酸中毒、低钾血症等。突出的表现是骨软化症,少数病例可有酮症,晚期可出现肾衰竭。

2. 婴儿型范科尼综合征　多于 6~12 个月发病,多尿、烦渴、脱水、便秘、无力、拒食、发热,生长发育迟缓和肾性氨基酸尿,可伴有抗维生素 D 佝偻病及严重营养不良现象。实验室检查呈低钾血症、低磷血症、低钙血症及碱性磷酸酶增高,高氯性代谢性酸中毒,尿中可滴定酸及 NH₄ 可减少,尿糖微量或 4~5g/d,血糖正常。急性起病者的预后差,常死于尿毒症。慢性起病者多于 2 岁以后发病,症状较轻,突出表现为侏儒和/或抗维生素 D 佝偻病。

3. 特发性刷状缘缺失型范科尼综合征　1984 年,Manz 等首次报道 1 例小儿患者。由于近曲小管刷状缘完全缺失而引起范科尼综合征,因为葡萄糖及各种氨基酸载运系统完全丧失,故这些物质的清除率相当于肾小球滤过率。

(二)继发性范科尼综合征　继发性范科尼综合征的病因,见表3-3-5-5。不同病因引起者的表现各有不同:①胱氨酸贮积症;②Lowe 综合征;③肝豆状核变性(Wilson 病);④遗传性果糖不耐受;⑤酪氨酸血症;⑥细胞色素 C 氧化酶缺乏症;⑦多发性骨髓瘤所致范科尼综合征;⑧毒性物质引起的范科尼综合征。临床上见于自身免疫性疾病、肾移植排斥反应、慢性肾病、低钾性肾病骨髓瘤、药物(如庆大霉素、顺铂、中药)、毒物或重金属,阿德福韦酯引起的继发性范科尼综合征更常见(详见病例报告 1)。病因不同,其发病机制亦有很大差异。

1. 胱氨酸贮积症　又称利尼亚克-范科尼综合征(Lignac-Fanconi syndrome),系胱氨酸沉着于细胞溶酶体所致,表现为范科尼综合征。正常人细胞内溶酶体降解细胞内蛋白,

表3-3-5-5 继发性范科尼综合征的病因

病因	遗传方式	糖尿	氨基酸尿	HCO₃⁻尿	磷尿	多尿	尿毒症	肾外表现
继发性胱氨酸贮积症								
婴儿型	AR	++	++	++	++	++	++	胱氨酸贮积/发育差/肝大
少年型	AR	++	++	+	+	+	++	
成人型	AR	-	-	-	-	-	-	
酪氨酸血症Ⅰ型	AR	+	++	±	++	±	-	
半乳糖血症	AR	±	++	±	±	-	±	肝大/侏儒/木偶面容/低血糖酮症
糖原贮积症Ⅰ型	AR	+++	+++	±	+++	±	-	
Fanconi-Bickel 综合征								
果糖不耐受症	AR	±	++	±	±	±	-	
Wilson 病	AR	+	++	±	±	-	-	肝硬化及神经系统症状
先天性肾病综合征	AR	++	++	++	+	+	+	
Lowe 综合征	XL	±	++	++	++	±	+	眼畸形
特发性(原发性)								
婴儿型	AD	++	++	++	++	++	+	
成人型	AR/XL	++	++	++	++	++	+	
刷状缘型	?	+++	+++	+++	+++	++	-	
细胞色素 C 氧化酶缺乏	?	++	++	+++	++	-	-	线粒体肌病/乳酸酸中毒

注:AD:常染色体显性遗传;AR:常染色体隐性遗传;XL:性连锁遗传;+:阳性,随"+"个数的增加,阳性程度增加;-:阴性;±:可疑阳性;?:情况不明

细胞内蛋白降解产生的氨基酸通过溶酶体膜转输系统输入胞质被再利用。本病因溶酶体内胱氨酸运载体缺陷,使胱氨酸在溶酶体中贮积,破坏溶酶体的完整性,使具有破坏性的溶酶体酶漏至细胞质。本病与胱氨酸尿症不同,后者因肾小管上皮转运胱氨酸障碍引起胱氨酸尿,胱氨酸贮积症则引起许多器官细胞内胱氨酸贮积,肾脏是主要受累器官之一。胱氨酸贮积病所引起的范科尼综合征不同于其他原因所致者,常以失钾、脱水、多饮、渗透性利尿为突出表现[14-16]。

2. Lowe 综合征 1952 年首次报道,亦称眼-脑-肾综合征,其临床表现特点为:①眼症状:先天性白内障(双侧)伴先天性青光眼(牛眼)、视力严重障碍、眼球震颤及畏光;②脑症状:严重智力发育迟缓,肌张力低、腱反射减弱或消失,患儿常哭泣样尖叫;③肾小管功能障碍:多组氨基酸尿、磷酸盐尿、碳酸氢盐尿、尿酸化功能差,尿中排出较多赖氨酸与酪氨酸,可有肾小管性蛋白尿,后期可发生慢性肾衰。按自然发展病程,一般可分为 3 期:婴儿期以眼脑症状为主,表现为头颅畸形(长头、前额高出、鞍鼻和高腭弓等);儿童期出现不完全范科尼综合征,伴有肾小管性蛋白尿,严重磷酸盐尿可引起抗维生素 D 佝偻病或骨质疏松。一般病情较轻或无糖尿、失钾及多尿。常有脐疝、隐睾畸形以及特殊手指小关节炎;成人期的肾小管病症状消退,出现肾功能不全或营养不良,常合并肺炎。

3. 肝豆状核变性(Wilson 病) 系隐性遗传性代谢性疾病。因为血浆铜蓝蛋白(ceruloplasmin)含量和铜氧化酶活性低而导致肠道大量吸收铜,大量铜沉积于肝、脑、角膜、肾小管,引起相应症状。铜沉积于脑及肝引起锥体外系神经症状及肝硬化,沉积于角膜引起凯-弗环(Kayser-Fleischer ring),沉积于近端肾小管及远端肾小管引起范科尼综合征,可伴有重碳酸盐丢失和肾钙质沉着伴高钙尿症,肾小管性酸中毒,肾钙化,肾结石。

4. 遗传性果糖不耐受 为常染色体隐性遗传性酶缺陷病。因肝、肾组织中缺乏 1-磷酸果糖醛缩酶或 1,6-二磷酸糖醛缩酶活性下降,使 1-磷酸果糖不能裂解而贮积于细胞内;同时因不能产生 ATP 而影响细胞的能量代谢。若给患者输注果糖可产生范科尼综合征复合肾小管功能障碍,若杜绝果糖则肾小管功能正常。本病的发病机制可能是由于肾皮质细胞内降解 1-磷酸果糖的醛缩酶缺乏,小管上皮细胞内磷酸盐减少,对腺苷脱氨酶(ADA)的抑制作用减弱,以致 ADA 活性增强,腺苷脱氨生成的次黄苷(inosine)经核苷磷酸化酶作用生成次黄嘌呤,再由黄嘌呤氧化酶作用生成尿酸。故产生低磷血症-高尿酸血症。另外,由于磷可增加肾皮质中 ATP 产生率,果糖转化为 α-磷酸甘油。低磷血症时,ATP 生成减少也影响能量供应。由此可见,1-磷酸果糖不是毒性代谢产物,不抑制酶系统,而是由于磷耗尽,使 ATP 及其他高能磷酸化合物产生受限。

婴儿期因摄食乳糖无症状,当食用果糖或水果时急性发病,摄食后 20~40 分钟出现呕吐、腹泻、低血糖与高尿酸血症,2 小时后出现急性范科尼综合征,乳酸性酸中毒、高胆红素血症和肝肿大。及时停止摄入果糖,治疗低血糖症,病情可能缓慢逆转,否则可直接威胁生命。

5. 酪氨酸血症(tyrosinemia) 是由于缺少对羟苯丙酮

酸氧化酶(hydroxylphenyl puruvic acid oxidase)活性而导致酪氨酸代谢异常,可引起范科尼综合征。血中酪氨酸、苯丙氨酸、蛋氨酸、丙氨酸显著增加,其他氨基酸很少增加。尿中排出酪氨酸、苯丙氨酸、蛋氨酸和对羟苯丙酮酸,对羟苯乙酸的酚酸代谢产物增加。

Ⅰ 型酪氨酸血症为暂时性高酪氨酸血症。若投以酪氨酸会发生肝肾功能复合损害,长期持续则肾皮质肾小管发生变性,肝硬化伴门脉高压和腹水。有的病例出现维生素 D 缺乏症、白内障或低血糖症。Ⅱ 型的特征为持续性高酪氨酸血症,病情持续发展,有严重智力障碍,皮肤异常、白内障、生长缓慢,而无明显肝肾损害,其对羟苯丙酮酸氧化酶活性正常。

6. 细胞色素 C 氧化酶缺乏症 可引起范科尼综合征,因为肾小管上皮细胞线粒体中缺乏该酶而使电子传递链中 ATP 合成及氧化磷酸化过程障碍。患者多在出生后 11~13 周发病,主要表现为线粒体肌病,乳酸性酸中毒及肾性糖尿、氨基酸尿、磷酸盐尿等肾小管功能障碍。

7. 多发性骨髓瘤所致的范科尼综合征 多发性骨髓瘤可伴有肾淀粉样变性或轻链蛋白(κ 或 λ)引起肾小管损伤而致非遗传性继发性范科尼综合征。临床特征为骨痛、肌无力、疲乏、贫血、骨软化症、假性骨折等,并有葡萄糖尿、氨基酸尿、磷酸盐尿、肾性尿崩症、肾小管性酸中毒等肾小管功能不全的表现。其中范科尼综合征为多发性骨髓瘤的伴发症状。

研究发现患者尿液存在本周蛋白(Bence Jones protein)(免疫球蛋白轻链,Ig free light chain,FLC)。

每天的正常淋巴细胞和淋巴样组织代谢产生大量的单克隆 FLC,其血液浓度较高,大部分由肾脏清除,肾小管管腔的单克隆 FLC 与上皮细胞的异四聚体受体(由 megalin 和 cubilin 组成)结合后容易被近曲肾小管重吸收。因此正常情况下,没有肾小管 FLC 堆积,尿液中的含量极微。但浆细胞病患者,过量的 FLC(血清水平可达到 100 000mg/L),FLC 的异四聚体受体被迅速饱和,导致尿液本周蛋白阳性,并进一步引起肾小管损害和范科尼综合征[17-25](图 3-3-5-1)。

8. 毒性物质引起的范科尼综合征 毒性物质可引起继发性范科尼综合征。例如,过期的四环素其降解产物具有肾

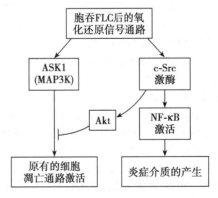

图 3-3-5-1 单克隆 FLC 损害肾小管上皮细胞

肾小管上皮细胞内吞饮单克隆 FLC,引起细胞内氧化应激,被激活的 ASK1 刺激细胞内源性凋亡途径,造成细胞死亡;单克隆 FLC 也激活 c-Src 激酶和非经典 NF-κB 途径,Akt 磷酸化 ASK,促进炎症反应

小管毒性。其临床特征为肌病、眩晕、酸中毒、多尿、低钾血症。虽然停药后可能恢复,但有的病程可持续2年以上。根据患者有引起近端肾小管损害的病因,具备以近端肾小管损害为主的实验室证据,特别是有氨基酸尿、磷酸盐尿及葡萄糖尿,结合各疾病的特点而确立诊断。

【病理生理】

(一)病理生理特征 范科尼综合征的发病原因可以是常染色体隐性遗传、常染色体显性遗传、X-性连锁遗传。亦见有原因不明的散发病例。许多种遗传性系统性疾病可发生范科尼综合征,其中包括 Wilson 病、半乳糖血症、酪氨酸血症、胱氨酸病、果糖不耐受症,及 Lowe 眼脑肾综合征。范科尼综合征亦可继发于多发性骨髓瘤、淀粉样变性和重金属中毒。概括来说,上述任何疾病损害了近曲肾小管的重吸收功能(例如在胱氨酸病,胱氨酸沉积于近曲肾小管就影响其重吸收功能)就可发生范科尼综合征。近曲肾小管对磷酸根重吸收障碍,肾丢失磷,就发生低磷血症,从而引起佝偻病/骨软化症。近曲肾小管对于碳酸氢根重吸收欠佳,肾丢失碳酸氢根,从而发生慢性代谢酸中毒。慢性酸中毒会引起钙磷从骨骼中释出,增加血中磷酸盐缓冲对,这是代偿性作用,用以调整酸中毒。以上的过程逐渐形成佝偻病/骨软化症。

范科尼综合征有广泛的代谢异常,包括近曲肾小管酸中毒,尿糖增多而血糖正常,低磷血症、低尿酸血症、低钾血症、广泛性的氨基酸尿症、低分子量的蛋白尿。上述实验室检验异常可有不同种类的组合。失水、失盐、失钾在某些患者可能很严重。佝偻病/骨软化症是常见表现。失磷、酸中毒和维生素 D 代谢异常均与之有关。引起范科尼综合征的原发性疾病有其各自的临床表现,有助于诊断,但也使病情更为复杂。肾脏有许多种疾病均可引起佝偻病/骨软化症。范科尼综合征又称为复合肾小管转运缺陷症,是近端肾小管多种功能障碍引起的一组临床综合征,主要表现为尿中丢失过多的葡萄糖、氨基酸、磷酸盐、碳酸氢盐和尿酸等;临床上以氨基酸尿、糖尿和磷酸盐尿为特征,且常伴有高氯性代谢性酸中毒、电解质平衡紊乱、佝偻病/骨质软化症和生长发育迟缓等。

(二)原发性范科尼综合征的特征 病因不明,根据临床表现又可分为3种亚型:①婴儿型范科尼综合征:一般可分为急性型和慢性型两种。②急性型范科尼综合征:其起病早,常在6~12个月龄时发病,预后差。患者的全身症状较重,如多尿、消瘦、呕吐、便秘、拒食、无力、发热等;实验室检查可发现严重的代谢性酸中毒和电解质平衡紊乱。肾性全氨基酸尿是本亚型的特征性表现。③慢性型范科尼综合征:一般在2岁以后发病,其临床表现与急性型基本相同,但较轻。本亚型的突出特点是矮小和/或抗维生素 D 佝偻病的表现较明显。成人型原发性范科尼综合征起病缓慢,常在20岁以后发病。患者存在多种肾小管功能障碍,由于酸中毒和维生素 D 代谢障碍,绝大多数患者的骨质软化症较明显[3]。特发性刷状缘缺失型范科尼综合征的病因与近曲小管刷状缘缺失有关,葡萄糖和各种氨基酸的转运载体完全丧失,故这些物质的清除率接近于肾小球滤过率,其葡萄糖和氨基酸重吸收曲线有显著异常。

(三)继发性范科尼综合征的特征 其病因很多。此

外,临床上将具备氨基酸尿、糖尿和磷酸盐尿3项异常者称为完全性范科尼综合征。而将仅有其中的1~2项异常者称为不完全性范科尼综合征。

【临床表现】

(一)一般临床特点 除原发疾病的表现外,范科尼综合征的共同特点是:①肾小球功能正常或与酸中毒的程度不成比例;②多尿、多饮,伴氨基酸尿、糖尿和磷酸盐尿等多种肾小管功能障碍的表现;③生长发育迟缓;④代谢性酸中毒伴电解质平衡紊乱;⑤佝偻病。根据临床特点,可将范科尼综合征分为原发性和继发性两种类型。

(二)肾性糖尿 肾性糖尿是指由于先天性肾近曲小管葡萄糖转运系统的缺陷导致葡萄糖重吸收障碍,其结果是在无高血糖时出现糖尿。但其他物质重吸收均正常,一般自幼发病,但由于无特殊症状,故常被忽略,偶尔或到成年才被意外发现。后天性肾性糖尿多由慢性肾脏疾病引起。肾性糖尿相对少见,发生率约为 0.2%~0.6%,男女均可患病,系常染色体隐性遗传。纯合子患者的糖尿较杂合子严重。肾性糖尿可见于各种肾脏疾患,如范科尼综合征、肾小管性酸中毒、肾小管性葡萄糖转运蛋白基因突变等(一般可分为 A 型和 B 型两种)。近年发现,一些血管紧张素转换酶抑制剂可引起糖尿症,可能与此类药物干扰葡萄糖的转运系统有关[4]。此外,1987年有人还发现一种单一性肾小管葡萄糖重吸收缺陷的肾性糖尿症(O 型肾性糖尿),可能系近亲遗传性葡萄糖转运体突变(纯合子)所致。

A 型肾性糖尿为葡萄糖重吸收容量降低所致,B 型由葡萄糖亲和力低下引起。正常葡萄糖经钠依赖性立体结构特异的转运蛋白介导而通过近曲小管管腔膜被重吸收。重吸收的葡萄糖量随滤过的葡萄糖负荷而变化,直至达最大吸收量或 Tm(图 3-3-5-2)。

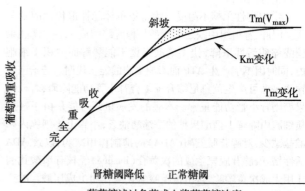

图 3-3-5-2 肾脏葡萄糖重吸收动力学和两类肾性糖尿

达到饱和之前,葡萄糖重吸收不完全,如图反应曲线中显示"斜坡"部分。斜坡的起点代表滤过的葡萄糖浓度和负荷量,称"阈值"。此时重吸收并不等于滤过量,故尿中出现葡萄糖。正常肾糖阈为 8.96~10.08mmol/L(160~180mg/dl),明显超过正常血糖浓度,所以正常人每日尿中葡萄糖< 6.94mmol/L。葡萄糖重吸收动力学与酶促反应相比较,Tm 相当于 V_{max},而 Km 与斜率的倾度有关。肾性糖尿有两种类型。A 型为葡萄糖重吸收容量改变(V_{max} 或 Tm 改变),B 型

为葡萄糖亲和力的改变(Km 或斜度改变)。任何一种情况下的肾糖阈降低,即使血浆葡萄糖浓度正常,仍有葡萄糖从尿中排出。当通过静脉输注高渗糖溶液来提高滤过的葡萄糖浓度时,糖尿明显加重。该综合征的 V_{max} 和 Km 的变异一般是分别单独遗传的。肾活检无法鉴别。肾性糖尿与氨基酸尿不同,无同时存在的葡萄糖肾道转运缺陷。

(三)肾性氨基酸尿　根据排出氨基酸的种类,可分为单氨基酸尿和多种氨基酸尿。患者无高氨基酸血症(血氨基酸通常降低),可有肠道氨基酸吸收障碍。正常人肾小球滤过和氨基酸绝大部分在肾近曲小管被重吸收,大约只有 2% 从尿中排出(除甘氨酸 5%,组氨酸 8% 外)。一般情况下,绝大多数氨基酸由主体结构特异的转运蛋白介导,经过近端肾单位的管腔膜而被重吸收,并伴有钠的转运,管腔与细胞的钠浓度梯度启动了上述转运过程。氨基酸的重吸收动力学与葡萄糖类似。管腔膜重吸收载体有 5 种类型。每种转运蛋白转运一组特殊的氨基酸:①碱性氨基酸(胱氨酸、赖氨酸、精氨酸和鸟氨酸);②酸性氨基酸(谷氨酸、天门冬氨酸);③中性氨基酸(丙氨酸、苏氨酸、丝氨酸、缬氨酸、亮氨酸、异亮氨酸、苯丙氨酸、酪氨酸、色氨酸和组氨酸);④亚氨基甘氨酸氨基酸(脯氨酸、羟脯氨酸和甘氨酸);⑤β-氨基酸(β-氨基异丁酸、β-丙氨酸和牛磺酸)。一种载体的遗传功能障碍会导致全组氨基酸从尿中丢失;如胱氨酸尿(碱性氨基酸尿)、二羧氨基酸尿、Hartnup(中性氨基酸尿)和亚氨基甘氨酸氨基酸尿等,但有关 β-氨基酸转运障碍的疾病尚未见报道。此外,还有选择性转某组氨基酸中一种或多种氨基酸的其他载体(25 种以上)。这些载体缺陷引起更特异的氨基酸尿,如胱氨酸尿、组氨酸尿或赖氨酸尿等。肾近曲小管腔膜上的氨基酸载体,有些也在胃肠道黏膜上皮细胞膜上表达。因此,氨基酸从肾脏排泄增加时,常伴有胃肠道吸收障碍。但由于消化道对氨基酸的二聚体仍可正常吸收,故氨基酸吸收障碍引起的营养不良少见。

(四)范科尼骨病　相当常见,病程较长者往往出现严重骨痛和骨畸形。范科尼骨病的本质属于骨质软化症,其诊断与治疗均较特殊,特别不能将其视为普通的骨质疏松症。临床上经常见到应用二磷酸盐类药物治疗的病例,其结果往往使病情进一步加重,值得特别注意(详见病例报告 2 和 3)。

【诊断和鉴别诊断】

(一)诊断　在作出范科尼综合征的临床诊断后,还应明确其临床分型。范科尼综合征的病因很多。婴幼儿大多同遗传有关,年长儿童与成人多继发于自身免疫性疾病、重金属中毒或肾脏疾病等。诊断要点是:①肾小管酸中毒,主要表现为近端肾小管酸中毒;②佝偻病和生长发育迟缓;③由于磷、葡萄糖、氨基酸丢失所致;④烦渴、多饮、多尿、脱水,因葡萄糖、氨基酸等溶质性利尿以及肾小管浓缩功能下降;⑤全氨基酸尿,血浆氨基酸浓度正常;尿糖阳性,血糖正常;⑥电解质紊乱如低血钾、高血氯、低血钙、低血磷、低血钠,而尿钾、尿磷升高;⑦轻至中度肾小管性蛋白尿;⑧基础疾病的相应临床表现。

诊断肾性氨基酸尿必须先排除高氨基酸血症,肾性氨基酸尿的诊断要点是:①首先必须排除高氨基酸血症;②患者

常伴低水平或正常的血浆氨基酸浓度;③必须通过尿液氨基酸高压液相色谱方可确诊何种氨基酸尿。

(二)鉴别诊断

1. **妊娠糖尿病**　详见第 4 篇第 2 章第 12 节。具有妊娠糖尿病高危因素的孕妇(明显肥胖、糖尿、既往妊娠糖尿病病史、异常孕产史和糖尿病家族史)应尽早监测血糖,胎盘产生的某些激素可减少肾小管对糖的重吸收,加上孕期血容量增加,肾小球滤过率增高,肾小管因重吸收糖减少,肾糖阈降低,可致糖尿。但是患者无氨基酸尿或磷酸盐尿。

2. **肾小管性酸中毒**　临床表现因肾小管受损的部位及严重程度而异,但均有不同程度的代谢性酸中毒。继发性 RTA 患者中还有原发性疾病的临床表现。Ⅰ型以低钾血症/肾钙质沉着/尿路结石/骨质软化和代谢性酸中毒为特征;而Ⅱ型以代谢性酸中毒/低钾血症/生长发育迟缓/营养不良和佝偻病为突出。

3. **抗维生素 D 佝偻病**　详见第 5 篇第 2 章第 6 节和第 7 节。原发性低磷血症有 X-性连锁低血磷性佝偻病、伴高钙尿遗传性低磷血症、常染色体显性遗传性抗维生素 D 佝偻病、常染色体隐性遗传性低血磷性佝偻病。继发性低磷血症有维生素 D 依赖性佝偻病Ⅰ型、维生素 D 依赖性佝偻病Ⅱ型、肿瘤引起的低血磷性抗维生素 D 骨软化、范科尼综合征和表皮痣综合征(图 3-3-5-3)。范科尼综合征与抗维生素 D 佝偻病的鉴别在于前种疾病临床上除有尿磷酸盐排出增多,还有糖尿和普遍性氨基酸尿,肾小管性酸中毒,临床有失水、低钠、低钾和高氯血症,二氧化碳结合力降低等表现。

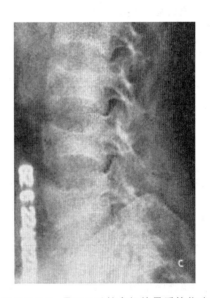

图 3-3-5-3　Fanconi 综合征伴骨质软化症
椎体骨密度普遍性降低,多个腰椎椎体呈双凹形改变伴压缩性骨折

4. **干燥综合征**　因口咽分泌液减少,黏膜干燥而多饮,导致多尿;另一方面,干燥综合征本身可累及肾实质,导致肾损害和肾小管功能障碍。有的患者可有与精神性多饮类似的临床表现,或并发肾小管性酸中毒、范科尼综合征等。但血中可检测出多种自身抗体,有高丙种球蛋白血症,血 AVP、

血渗透压和尿渗透压正常。如鉴别有困难,可行禁水-加压素试验。

5. 转运体突变所致的其他氨基酸尿症 小肠和肾小管的氨基酸转运由各自的特异性转运体负责,但部分转运体的功能有重叠。引起遗传性氨基酸尿(inherited aminoaciduria)的疾病很多,包括中性氨基酸尿症(neutral aminoaciduria,Hartnup病)、胱氨酸尿症(cystinuria)、赖氨酸尿症性蛋白不耐受(lysinuric protein intolerance)、亚氨基对羟苯甘氨酸尿症(iminoglycinuria)、二羧基氨基酸尿症(dicarboxylic aminoaciduria)[5]。

【治疗】

积极治疗引起继发性范科尼综合征的原发疾病可减轻症状,减少并发症的发生。代谢性酸中毒的治疗详见第5篇第6章第1节。低磷血症的治疗主要是口服补充磷酸盐。佝偻病/骨质软化症的治疗重点是补充磷酸盐和纠正代谢性酸中毒。必要时给予较大剂量的活性维生素D。肝豆状核变性(Wilson病)可用青霉胺治疗,促进铜从尿中排出但停用后会复发。其他治疗如二巯丙醇(BAL)可增加铜排出,口服硫化钠可改善神经系统和肝症状,但肾小管病变无改善,骨化醇可治疗骨病变。

饮食治疗(如低酪氨酸、低苯丙氨酸饮食)可改善Ⅱ型酪氨酸血症患者病情,对Ⅰ型患者可减轻肾小管损害,但对严重肝损害无效。

【病例报告1】

(一)病例资料 患者男性,38岁。因全身骨痛2年余于2014年2月19日入院。自2006年起,因"慢性乙型病毒性肝炎"一直口服阿德福韦酯片,每次10mg,每日1次;多次复查证实乙肝病毒复制控制良好。2012年上半年首次出现双足背疼痛,间断发作,继而自下而上依次蔓延至双下肢

和双侧胸部,以双膝关节疼痛最明显。次年症状加重,轻微活动即感肌肉骨骼疼痛难忍,不能行走,伴全身乏力,但无发热、咳嗽、咳痰,亦无头晕、头痛等不适,B超检查发现"右肾结石"。2013年10月25日发现血磷0.49mmol/L,β胶原特殊序列1190pg/ml,但血清PTH、FT_3、FT_4和尿本周蛋白正常;骨扫描显示严重骨质疏松。予以碳酸钙片、维生素D和利塞膦酸钠治疗,疼痛缓解不明显。近1个月疼痛加重。自起病以来,精神、睡眠欠佳,饮食正常,夜尿增多,大便正常,体重无明显变化,体力较前明显减弱。患慢性乙型肝炎12年,2002年服用"拉米夫定"1年余,半年后改用干扰素治疗半年;2006年起服用阿德福韦酯10mg/d至今。个人史、婚姻史、家族史无特殊。

体温36.5℃,脉搏108次/分,呼吸20次/分,血压126/73mmHg,身高154cm,体重43kg,BMI 18kg/m²,发育正常,营养良好;甲状腺无肿大,胸廓无畸形,心肺肝脾未发现异常;脊柱无畸形,活动受限,关节无红肿,无杵状指,下肢无畸形,无X形、O形腿,无水肿,无色素沉着,四肢肌力与肌张力正常,生理反射存在,腹壁反射正常,病理反射未引出。血RBC 3.75×10⁹/L,HBG 121g/L;大便常规检查正常;尿比重1.015,pH 7.0,尿葡萄糖++,尿隐血++,尿葡萄糖14mmol/L,尿白细胞0~2个/高倍视野,红细胞50个/μl,镜检红细胞2~4个/高倍视野,均一型(正常红细胞)70%,变异型红细胞30%。肝转氨酶正常,白蛋白34.2g/L,余项均正常,肾功能正常;骨钙素33ng/ml,β胶原特殊系列864pg/ml,均正常;25-(OH)D 19nmol/L;0min PTH 14.2pmol/L,20min 14.7pmol/L;OGTT实验正常。乙肝核心抗体IgG阳性,HBV-DNA定量低于10U/ml。尿钠92.0mmol/L,尿钾35.88mmol/L,尿钙3.0mmol/L,尿氯103.50mmol/L,尿镁3.62mmol/L尿磷13.77mmol/L。血电解质变化,见表3-3-5-6。

表3-3-5-6 血电解质变化

日期	血钠 (mmol/L)	血钾 (mmol/L)	血氯 (mmol/L)	血钙 (mmol/L)	血磷 (mmol/L)	血镁 (mmol/L)	二氧化碳 结合力 (mmol/L)	阴离子间隙 (mmol/L)
2月19日	—	3.3	—	—	0.33	—	—	-
2月19日	141.0	3.4	108.0	1.87	0.54	0.9	17.9	18.5
2月20日	142.0	3.5	111.0	1.91	0.51	0.72	19.8	14.7
2月22日	140.0	3.3	108.0	2.04	0.51	0.72	22.3	13.0
2月23日	141.0	3.8	108.0	1.89	0.43	0.82	21.4	15.4
2月24日	140.0	3.8	109.0	1.92	0.68	0.75	21.9	12.9

X线片显示脊柱、双下肢及右上肢骨质密度普遍性降低,骨纹理稀疏、模糊,骨质变薄(图3-3-5-4),未见明显骨质破坏征象。DXA骨密度测定T值-2.7。腹部B超显示右肾多发结石。入院后予以碳酸钙/维生素D_3片、骨化三醇、塞来昔布、中性磷酸盐,枸橼酸盐合剂等治疗后,骨痛减轻,血磷恢复正常出院。出院诊断:①阿德福韦酯所致的范科尼综合征(并发Ⅱ型肾小管酸中毒、低磷血症性骨质软化症,骨软化与右肾结石);②继发性甲状旁腺功能亢进症;③维生素D缺乏症;④慢性乙型病毒性肝炎。

(二)病例讨论 范科尼综合征是指遗传性或获得性近端肾小管的功能异常引起的一组症候群。幼儿和儿童大多同遗传有关,成人则多继发于免疫病、药物、金属中毒或肾脏病。近年来,因药物导致范科尼综合征在国内外可见报道,包括利福平、阿德福韦酯、替诺福韦、异环磷酰胺等。肾近曲小管重吸收功能障碍,葡萄糖、碳酸氢根、磷酸盐、尿酸、钾、钠及部分氨基酸自尿中大量丢失,临床可表现为肾性葡萄糖尿、肾性有机酸尿、肾小管性蛋白尿、近端肾小管性酸中毒、尿电解质丢失等,从而导致低磷血症、低钙血症、低钾血症、骨质疏松等。本例患者长期服用阿德福韦酯后出现全身骨痛、低磷血症、低钙血症、葡萄糖尿、血尿,因此考虑范科尼综合征(阿德福韦酯导致)、Ⅱ型肾小管酸中毒、低磷性骨软化和继发性骨质疏松,同时由于低钙血症导致PTH升高,考

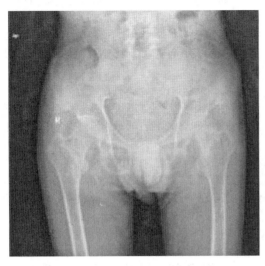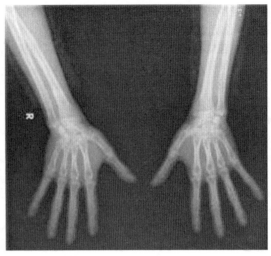

图 3-3-5-4 病例的 Fanconi 综合征骨病

虑继发性甲状旁腺功能亢进。

【病例报告2】

（一）病例资料 患者男性，42岁。因多饮、多尿30余年，双髋关节疼痛8年于2014年7月31日入院。30余年前出现多饮、多尿，饮水量4000~5000ml/d，无多食、易饥、烦躁、易怒、体重减轻、四肢乏力、抽搐等表现。8年前无明显诱因出现双髋关节疼痛，负重及体位改变时明显，起坐时髋部疼痛，扶双膝可起立，下蹲困难。7年前骨盆正位片显示双侧股骨颈病理性骨折。幼年时患"夜盲症"，曾口服"鱼肝油"治疗；否认肝炎、结核病史，否认高血压、糖尿病、心脏病病史，否认食物、药物过敏史，否认家族性遗传病史。饮酒8年，2~3两/天，酒精约50°。个人史、家族史、婚育史无特殊。2013年8月血尿素氮10.6mmol/L，肌酐200.8μmol/L，尿酸271.0μmol/L，胱抑素 C 2.46mg/L；TC 6.29mmol/L，TG 3.60mmol/L，HDL-C 1.21mmol/L，LDL-C 4.08mmol/L；肝功能、25-(OH)D、PTH、ALP、降钙素、血气分析正常。2013年3月20日给予唑来膦酸4mg静脉滴注，每个月1次，连用3

次；鲑鱼降钙素50U皮下注射，隔日1次，连用10次，维生素 D_3 60万U肌肌内注射，每个月1次，连用3个月，症状无明显改变。并分别于2014年3月20日和4月21日再次注射唑来膦酸2次。B超显示双肾弥漫性损伤。肾活检显示免疫荧光 IgG、IgM、IgA、C3、C1q 阴性；光镜显示上皮细胞空泡变性，可见蛋白管型，个别管型伴周围细胞反应，灶状管腔扩张，细胞低平、刷状缘脱落、灶状萎缩；肾间质弥漫性淋巴细胞和单核细胞浸润伴纤维化；小动脉管壁增厚，管腔狭窄。起病以来身高较前减低5cm。

体温37.2℃，脉搏113次/分，血压107/71mmHg，身高159.5cm，体重76.7kg，体质指数30.3kg/m²，腰围97cm，臀围94cm，腰臀比1.03。胸廓无畸形，无鸡胸、肋串珠、漏斗胸、肋缘外翻。腰椎过度前凸，"O"形腿，髋关节无压痛，"4"字征阳性。胸片正常，髋关节 X 线片提示左侧股骨粗隆间、右侧股骨粗隆下及双侧胫骨平台内侧横行透亮线（陈旧性骨折不愈合，图3-3-5-5）；骨密度 T 值-3.7HU。彩超显示左房增大，三尖瓣反流（轻度），脂肪肝声像，双肾实质弥漫性病变声像，

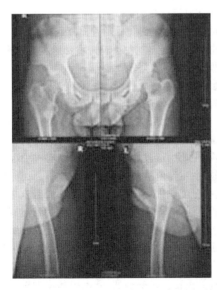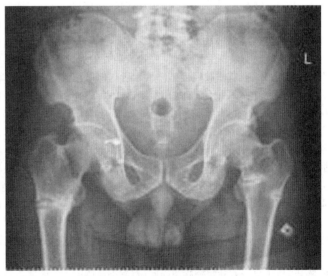

图 3-3-5-5 病例的 Fanconi 综合征骨病伴假性骨折和骨关节病

前列腺稍大。根据以上资料,本例的诊断更正为范科尼综合征伴骨软化症、慢性肾病(CKD3期)、混合型高脂血症、脂肪肝和中心性肥胖。经过中性磷制剂、碳酸钙/维生素D₃、α-骨化醇和护肾药物(包醛氧淀粉、复方α-酮酸等)治疗后,症状明显减轻,血清电解质全部恢复正常。

(二)病例讨论 本例以长期多饮、多尿伴双髋关节疼痛为特征,由于长期未得到合理治疗,导致矮身材与"O"形腿;低钾血症、低磷血症、酸血症等均未纠正,肾功能进行性恶化,双肾弥漫性损伤,阴离子间隙增加,尿蛋白阳性,尿糖阳性,尿隐血阳性。进而引起严重骨质软化症,骨皮质变薄和多发性假骨折。但是,几十年来一直被误诊为骨质疏松症。即使按照骨质疏松的治疗要求,本例的治疗也是极不规范的,如在3月20日、4月21日及5月31日的70天中,竟然3次使用唑来膦酸静脉注射。

【病例报告3】

(一)病例资料 患者女性,39岁。因全身乏力、疼痛伴体重下降7年于2014年6月4日入院。患者2007年分娩(第4胎)后出现腰部乏力、起立困难,后逐渐出现四肢乏力,全身疼痛,体重下降,平素感冒3~4次/年。2012年下半年觉全身乏力、疼痛加重,体重下降明显,夜尿1~2次,感冒次数增多,体重30kg,肝肾功能、血糖、类风湿因子、甲状腺功能、血沉均正常,胸片示支气管疾患并感染、双侧多发肋骨骨折和双侧肩胛骨骨折;双下肢X线片示双侧髋臼、双侧耻骨上下肢骨折。2013年6月出现四肢软瘫,后自行恢复。2013年10月再发全身多处骨折。2014年5月查二氧化碳结合力16mmol/L,血钾1.01mmol/L;尿葡萄糖+,蛋白质++,酮体+;RBC 2.2×10¹²/L,血红蛋白78g/L;经纠正电解质紊乱、营养支持治疗后症状稍缓解,复查血钾2.69mmol/L。发病以来夜尿4~6次,大便2~3次/天。无吸烟、饮酒史,否认毒物接触史。第一次妊娠前患者体重49~51kg,身高157cm。14岁初潮,经期4~5天,周期28~30天。2012年经量减少。

体温36.2℃,脉搏127次/分,呼吸20次/分,血压97/74mmHg,身高144cm,体重26.5kg,BMI 12.8kg/m²;上部量65cm,下部量79cm。营养差,慢性病面容,被动体位,动作迟缓,站立与行走困难。皮下脂肪减少,肌肉萎缩,皮肤干燥、无弹性。牙齿脱落2颗,龋齿。胸廓畸形,漏斗胸。心率127次/分,律齐。脊柱活动受限,肩胛骨变性,左边肩胛骨偏大,右边肩胛骨偏小,肘外翻,双下肢轻度凹陷性水肿。四肢肌力、肌张力正常。尿蛋白++,酮体+,血RBC 2.2×10¹²/L,血红蛋白78g/L;血钾2.69mmol/L,血钙1.49~1.57mmol/L,血磷0.21~0.66mmol/L;血清总蛋白61.9g/L,白蛋白33.2g/L,尿素氮2.10mmol/L,肌酐60μmol/L,尿酸83.5μmol/L。尿葡萄糖28mmol/L,尿红细胞50个/μl,尿蛋白0.3g/L;pH 7.0;白细胞计数9.63×10⁹/L,血红蛋白108g/L。血钾1.01~2.80mmol/L,血钠132.0mmol/L,CO₂CP 16.0~24.mmol/L;pH 7.37,二氧化碳分压25.0mmHg,实际碳酸氢根14.0mmol/L,标准碳酸氢根17.0mmol/L,实际碱剩余-9.0mmol/L,标准碱剩余-10.00mmol/L。骨密度明显降低。心电图显示窦性心动过速,胸片和CT显示双肺双侧胸膜增厚,右侧少量胸腔积液,双侧胸廓畸形、部分肋骨骨质不连续。血清PTH

21.70pmol/L(继发性甲状旁腺功能亢进症);LH 46.7U/L,FSH 20.3U/L,PRL 11.79ng/ml;雌二醇<0.04nmol/L,睾酮0.57~1.96nmol/L,孕酮<0.21nmol/L;25-(OH)D 25nmol/L。结核抗体、血脂、心肌酶、骨钙素、β胶原、甲功、甲状腺抗体、C12均未见异常。

(二)病例讨论 本例诊断为范科尼综合征(伴Ⅱ型肾小管酸中毒、继发性甲状旁腺功能亢进症、骨质软化、多发肋骨骨折和脊椎骨折;同时伴蛋白质-能量营养不良症、维生素D缺乏症和肺结核与卵巢早衰。尿常规、电解质及血气分析结果支持肾小管性酸中毒、继发性范科尼综合征诊断;贫血、低蛋白血症、低尿素氮低尿酸为蛋白质-能量营养不良症改变,给予补钾、补充脂肪乳、氨基酸及维生素治疗。予枸橼酸合剂及中性磷酸盐治疗。

(杜伟 盛志峰)

第6节 慢性肾病-矿物质骨病

肾性骨营养不良症(renal osteodystrophy)是由于终末期肾病所引起的骨骼病变。1942年,由我国刘士豪和朱宪彝教授命名[1]。由肾脏疾病导致慢性肾衰竭所引起的骨骼病变统称慢性肾病-矿物质骨病(chronic kidney disease-mineral and bone disorders,CKD-MBD)。但是,慢性肾病引起的骨骼和骨矿物质代谢紊乱不只是局限于骨骼系统。2006年,在改善全球肾脏病预后(Kidney Disease Improving Global Outcomes,KDIGO)组织的倡议下,建议将以往的肾性骨营养不良症(renal osteodystrophy)及肾性骨病(renal bone disease)的定义范畴扩大,统称为慢性肾病-矿物质骨病,特指因慢性肾病引起的骨矿物质代谢紊乱和骨外钙化的临床综合征[2],即在CKD基础上尚有低钙血症、高磷血症、继发性甲状旁腺功能亢进症、骨骼病变、异位钙化和心功能不全等异常。各种肾病发展到肾衰期,其病情复杂,因为慢性肾病-矿物质骨病为慢性肾衰患者的次要问题而被忽视;但CKD患者的病死率极高,且以心血管事件为主。这种现象无法用常规的危险因素来解释。目前发现,CKD患者极高病死率的新危险因素主要包括高磷血症和血管钙化,且两者之间存在着直接联系,例如高磷血症可造成血管的钙化。随着血液透析治疗广泛应用,患者生命得以延长,慢性肾病-矿物质骨病患者增多而成为临床上必须关注的重要问题。

【分类】

目前有两种分类方法。

(一)按骨矿物质/基质比例分类 按照骨矿物质与基质的含量比例之差,慢性肾病-矿物质骨病分为5类:①纤维囊性骨炎:主要由继发性甲状旁腺功能亢进引起;②低转换性骨质软化:主要由活性维生素D缺乏引起;③骨质硬化症:为骨组织过度矿化的表现,主要发生在长骨末端,呈小的斑点状骨矿化过度;④骨质疏松症:可表现为骨量减少、骨质疏松或严重骨质疏松;⑤软组织钙化:在肾脏、脑组织、血管壁、肌腱、肌膜和关节软骨有斑点状钙质沉着,多呈条纹状。在以上病变中,一般以纤维囊性骨炎和骨质软化最常见,骨质硬化及骨质疏松为次要病变,软组织钙化少见。但是,临床病例往往出现以上多种骨病变的不同组合。慢性肾病-矿物质骨病的骨形态变化十分复杂,一方面由于病因各异,另一方面也是由于长期的治疗干预所致,如钙剂、维生素D制剂、二膦酸盐、血液透析等对骨病的影响均不相同。近年发现,不少患者表现为无动力性慢性肾病-矿物质骨病,其病因未明,可能与透析性铝中毒和代谢毒物有关。因而,按骨矿物质与基质的含量比例之差分类存在普遍重叠现象,虽然能反映骨骼病变的病理特征,但不能准确表达骨病的病理生理本质。

(二)按TMV系统分类 慢性肾病-矿物质骨病的分类可按照TMV系统进行。其中,T代表骨的代谢转换率(bone turnover),M表示骨矿化(bone mineralization),而V指的是骨量(bone volume)。转换率和骨量可分为升高、正常或降低三种状态,骨矿化可表示为正常或异常。KDOQI指南按TMV系统将CKD-MBD分为5类:①甲状旁腺功能亢进症骨病(高转换率、正常矿化、骨量不定);②混合性骨病(mixed bone disease,高转换率、矿化缺陷、骨量正常);③骨质软化症(低转换率、矿化异常、骨量下降)的骨矿化缺陷较骨形成严重,因而导致类骨质积聚;④无动力性骨病(adynamic bone disease,ABD,低转换率、矿化正常、骨量正常或降低);⑤淀粉样骨病和铝性骨病(amyloid bone disease,aluminum bone disease;骨转换率正常或降低、矿化缺陷、骨量降低),其中铝所致的ABD表现为近端肌无力、轴心骨骼痛和多骨(肋骨、脊椎、骨盆及髋部)骨折,骨折风险和血管钙化相关,并且是心血管死亡的危险因素[3,4]。

在上述六类CKD-MBD中,ABD的特点是骨转换率降低而矿化正常,因而骨组织缺乏类骨质积聚,而胶原合成和骨形成障碍。ABD者的成骨细胞数目减少,但无(或很少)骨小梁周围的纤维化或骨髓纤维化,骨形成率和活化频率显著下降。以前,透析和过度使用氢氧化铝是引起骨低转换率的主要原因,铝盐引起矿化障碍,降低破骨细胞骨吸收表面和骨形成表面,同时抑制PTH分泌;如果同时使用大剂量维生素D则更容易诱发ABD。由于人们提高了对ABD的认识,改正了透析液和维生素D的应用方法,在发达国家,铝盐引起的ABD已经成为历史残余,但在大多数发展中国家,ABD仍然是一个突出的临床问题。另一方面,非铝盐所致的ABD在过去20年中迅速增加。例如,透析的糖尿病患者进入第5期慢性肾病期,ABD的发病率高达60%。

【病理生理与临床表现】

各种原因所引起的肾实质性疾病,如慢性肾小球肾炎、慢性肾盂肾炎、多囊肾、肾结核、梗阻性肾病、糖尿病肾病、高血压性肾小球动脉硬化和红斑性狼疮等均可发展为慢性肾衰。当肾小球滤过率长期低于25~30ml/min时,即可引起慢性肾病-矿物质骨病,出现佝偻病(或骨软化)、纤维囊性骨炎、骨质疏松、骨硬化等。骨骼病变的类型与表现主要取决于1,25-(OH)$_2$D缺乏和继发性甲状旁腺功能亢进症两者的相对严重程度。另外,还易罹患异位钙化,好发部位为内脏、动脉壁、角膜、结合膜及关节周围的软组织。慢性肾病可影响维生素D代谢的各个步骤,包括血清维生素D下降(维生素D缺乏症),同时伴有维生素D的代谢和维生素D受体(VDR)活性改变,产生维生素D抵抗综合征。慢性肾病-矿物质骨病骨骼病变的发病机制见图3-3-6-1。

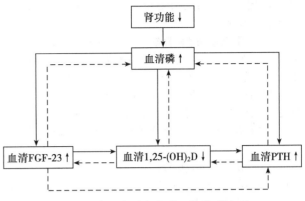

图3-3-6-1 肾性骨病的早期代谢障碍
虚线表示负性调节作用,实线表示正性调节效应

慢性肾病-矿物质骨病的主要病理生理改变有如下9个方面。

(一)维生素D缺乏与1,25-(OH)$_2$D合成不足 CKD患者常因缺乏维生素D而导致继发性甲状旁腺功能亢进症(高PTH血症)、成骨细胞分化障碍、成骨功能减退和骨矿化缺陷。维生素D的骨外作用缺陷还可能引起免疫功能紊乱和组织重建异常。普通维生素D补充的安全范围宽,也不易过度抑制PTH或引起高钙血症。一般要求每天的摄入量600~1000U,将血清25-(OH)D维持在75~250nmol/L范围内。活性维生素D及其类似物主要包括骨化三醇、阿法骨化醇和帕立骨化醇。主要作用是:①适用于无高钙血症的甲状旁腺功能亢进症患者。②抑制PTH,从而纠正甲状旁腺功能亢进症,一般要求将血清PTH控制在正常上限的2倍范围内。③升高血钙,增加尿钙排泄,过量易产生无动力型骨病。因此,使用前应该纠正高血磷和维生素D缺乏症。

慢性肾小球肾炎、慢性肾盂肾炎、糖尿病肾病、多囊肾、急进型高血压发展到慢性肾衰竭,均有可能发生慢性肾病-矿物质骨病。由于血液透析的广泛应用,慢性肾衰竭患者的生存时间延长,因此,本病在临床上日益增多。慢性肾衰时,肾脏的1α-羟化酶活性降低,使25-(OH)D转化成活性的1,25-(OH)$_2$D和24,25-(OH)$_2$D缺乏,肠钙吸收减少;骨矿化明显受抑制,成骨细胞和破骨细胞明显减少,类骨质形成后的矿化不良,产生佝偻病/骨质软化及骨质疏松等[5]。

虽然许多组织均表达1α-羟化酶,但肾脏1α-羟化酶是使25-(OH)D转变为1,25-(OH)$_2$D的最重要器官。肾实质病变时,1α-羟化酶生成减少,1,25-(OH)$_2$D合成不足,导致肠钙吸收障碍和低钙血症。但是由于患者常有酸中毒,血游离钙可在正常范围内,甚至由于低蛋白血症而升高,故很少发生手足搐搦症。不过严重肾衰患者[肌酐清除>20ml/(min·1.73m^2)]的血清离子钙降低。尿毒症患者的甲状旁腺VDR数目减少,VDR功能缺陷,甲状旁腺呈结节性增生,且对1,25-(OH)$_2$D抵抗,导致继发性甲状旁腺功能亢进。几乎所有的慢性肾病患者均伴有低钙血症、高磷血症维生素D缺乏和继发性甲状旁腺功能亢进症等CKD-MBD的表现,至少在不同的肾衰阶段,其表现形式和程度有所差别而已。大部分患者还有VDR活性缺乏表现,其产生的不良后果除影响骨骼外,也对非骨骼组织(血管平滑肌细胞、内皮细胞、肾脏和免疫细胞等)有深远的指标作用,而且是 CKD 伴心血管事件的关键性危险因素。

(二)骨-血管轴功能异常 CKD-MBD 三联征包括肾衰、骨病和血管钙化,半数以上的慢性肾病患者并发血管钙化[4,5],血管钙化主要发生于动脉壁的中层,严重者累及血管全层甚至心瓣膜。透析治疗可以明显改善患者的生活质量,延长寿命,但透析也是促进动脉钙化的主要原因,其中透析对血管的最显著作用是加速血管平滑肌细胞的凋亡[6-9],细胞凋亡后遗留下来的凋亡体(resulting apoptotic body)成为基质小泡(matrix vesicle)样残粒,启动羟磷灰石结晶形成和血管钙化,血管弹性明显降低[10]。在慢性肾病的治疗中,钙剂和维生素 D 负荷,以及慢性炎症可引起无动力性骨病,从而加速动脉钙化的发展[11],而骨质疏松治疗(尤其是促骨合成类药物)可延缓主动脉瓣膜钙化的进展[12,13]。骨-血管轴的调节因子包括 FGF-23、细胞外基质磷酸糖蛋白(matrix-matrix extracellular phosphoglycoprotein, MEPE)、BMP-7、OPG、基质 GLA 蛋白(matrix GLA protein)、MGP、外核苷酸焦磷酸酶-膦酸二酯酶 1(ENPP1)、组织非特异性碱性磷酸酶(TNAP)和脂质氧化产物等。

血清 FGF-23 和收缩压与主动脉钙化的程度相关,两者起了血管钙化的 50% 作用;高磷血症和其他调节因子的代谢紊乱的作用也相当明显[14,15],其中脂质过氧化物可直接导致血管钙化和骨骼脱钙[16-22]。例如,长期接受 Warfarin 抗凝治疗者既可发生骨质疏松,又能导致血管钙化[23-29]。

(三)继发性甲状旁腺功能亢进症

1. 低钙血症 使 PTH 分泌增多,久之甲状旁腺细胞增生,甚至发生甲状旁腺腺瘤,使甲状旁腺分泌变为自主性。PTH 分泌增多可使骨吸收增加,同时减少肾小管重吸收磷酸盐。按理说尿排磷应该增加,但是由于肾小球滤过率减低,实际上尿磷排泄降低而导致高磷血症。高磷血症对 PTH 分泌具有抑制作用。虽然 PTH 刺激 1,25-(OH)$_2$D 合成,但由于肾实质破坏而使 1α-羟化酶生成减少,因而 PTH 这一作用被阻滞,最终导致磷潴留。

2. 高磷血症 抑制 1α-羟化酶活性,使 1,25-(OH)$_2$D 合成减少。高磷血症还影响肠道钙的吸收,使血钙下降。磷潴留和酸中毒与氮质血症加重肾性骨营养不良。肾脏磷酸盐和酸性代谢产物的排泄减少加上酸中毒是产生骨质硬化和软组织钙化的因素之一。

3. 营养因素 患者的蛋白摄入受限,加之常有尿蛋白排出增多,故常有负氮平衡(由于肾功能严重受损,用简单的平衡试验不能检出),因而影响骨基质的合成;酸中毒对新骨形成后的钙化受损、旧骨脱钙也有影响,故两者均参与了慢性肾病-矿物质骨病的发病。

4. 活性维生素 D 缺乏 当慢性肾衰竭、肾小球的滤过率减少到正常值的 20%~30% 时,几乎所有的患者均存在活性维生素 D 缺乏,肠钙吸收降低,磷排泄减少造成磷潴留。肾脏降解 PTH 减低,血钙降低,细胞外液 Ca^{2+} 水平对 PTH 的反应迟钝,增生的甲状旁腺对钙不敏感。Ca^{2+} 浓度和甲状旁腺组织钙量增加引起调定点(将 PTH 分泌抑制到 50% 所需的钙量)重调,PTH 分泌进一步增多。正常 Ca^{2+} 浓度可能不足以抑制甲状旁腺 PTH 的释放,低水平的 1,25-(OH)$_2$D 使

PTH 对钙的刺激反应降低,导致纤维囊性骨炎或骨质疏松。

5. FGF-23 升高 高磷血症和高 FGF-23 血症与 CKD-MBD 患者病死率密切相关,而通过饮食控制、透析治疗、磷结合剂(phosphate binder)、拟钙化合物(calcimimetic)可改善其预后[4,5]。CKD-MBD 患者因维生素 D 缺乏和高磷血症等因素的作用,成骨细胞分泌 FGF-23 明显升高,FGF-23 与其受体(FGFR)和靶细胞膜辅助受体(membrane coreceptor)α-klotho 以及循环 klotho 结合,抑制骨骼矿化。高 FGF-23 血症引起肾脏磷消耗和 1,25-(OH)$_2$D 不适当降低[6]。成骨细胞分泌 X 染色体内肽酶同源磷调节基因(PHEX)所编码的因子,并激活 Fi,使其转变为 FGF-23 上游的活性因子(Fa),Fa 灭活 FGF-23,而 1,25-(OH)$_2$D 升高负反馈抑制 PHEX 转录活性。FGF-23 升高引起磷丢失和低磷血症,多数为 PTH-维生素 D 非依赖性。帕立骨化醇(paricalcitol)是一种选择性 VDR 激活剂,所谓"选择性"是指帕立骨化醇主要作用于甲状旁腺的 VDR 信号途径,而对骨骼和肠道的影响微弱。

6. PTH 由于低钙血症和维生素 D 缺乏,早期即可引起继发性甲状旁腺功能亢进症,表现为血清 PTH 持续性进行性升高,晚期患者可升高十几倍至几十倍。而且,CKD-MBD 患者接受肾移植后,肾功能转为正常,但血清 PTH 仍升高,50% 以上持续 1 年或更久[7]。严重的高 PTH 血症是引起骨病和骨矿物质代谢紊乱的首要原因,个别病例甚至发展为三发性甲状旁腺功能亢进症。

7. 骨代谢生化标志物 在血清 PTH 升高(≥300pg/ml)的患者中,血清 PTH 与血清骨钙素(OC)及 NTX 呈正相关。因此可用这些生化标志物反映骨转换水平[8]。血清 OPG 在慢性肾病的较早期即有改变,能反映 BMD 变化,而且与肾小球过滤率的关系最密切[9]。

(四)低钙血症与高磷血症 与慢性肾病-矿物质骨病有关的症状通常在肾衰晚期才出现,而生化改变可见于肾功能损害的早期;骨细胞 SOST、FGF-23 与 DMP1 分泌增加。高清晰度骨骼成像显示,CKD 早期即出现骨小梁和骨皮质异常,并与显微 CT 横向扫描研究的结果一致。因此,早期 CKD-MBD 的特点是:①骨成形抑制剂增加;②血管钙化激活;③骨细胞 FGF-23 分泌增加,骨钙蛋白分泌减少。目前认为,CKD-MBD 的发病机制主要与以下因素有关:肾损伤通过抑制 Wnt 信号途径升高 Dkk1、FGF-23 和骨硬化素而阻滞骨的合成代谢。研究发现,血磷升高是心血管危险因素,在早期的 CKD-MBD 中,肾损伤触发肾脏-骨骼轴的调节异常,PO$_4$ 亦属于信号分子,PO$_4$ 可直接刺激 osterix 基因的表达,而小分子 RNA 干扰可抑制磷转运子(PIT-1)的表达。PO$_4$ 促进成骨细胞、软骨细胞和成牙质细胞的矿化功能,同时亦促进动脉粥样硬化的钙化过程和 CKD 损伤的血管平滑肌细胞矿化。ArMORR 与 ArMORR 研究(2004—2005 年间,在 1056 个透析中心血液透析的 10 044 例患者)显示,不含钙的磷结合剂能控制高磷血症。应用电子束 CT(EBCT)评估血管钙化,控制高磷血症有积极的治疗意义。

本病发病缓慢,开始常无特殊症状,以后即使有症状也常被原发病的表现掩盖。临床表现包括原发性肾脏病、尿毒症和骨营养不良症的骨骼症状和体征,后者又与患者的年龄有关。成年患者临床表现常明显,可诉骨痛,以腿部常见,与

骨质疏松或病理性骨折有关。异位钙化可引起顽固性皮肤瘙痒和关节功能障碍。儿童患者临床表现与维生素D缺乏所引起的佝偻病相似，包括身高生长落后于骨龄，腕踝肿大，肋骨串珠和Harrison沟，方颅及前额突出较少见。如不予以适当治疗，即可发生骨骼畸形，如小腿弯曲、鸡胸、驼背、膝内（外）翻等。处于生长发育期的儿童，严重肾衰竭和继发性甲状旁腺功能亢进症使颅面骨骼的骨构塑（bone modeling）和骨重建（bone remodeling）均显著增强，骨骼增生变形，引起Sagliker综合征，表现为面容丑陋，上下颌骨前突、颅骨附属骨畸形、牙齿排列紊乱、软组织增生、四肢短小、精神抑郁与心理障碍等。部分患儿由于软组织广泛钙化而发生钙化性尿毒症性小动脉病（calcific uremic arteriolopathy，calciphylaxis），常因血管炎、动脉钙化、皮下结节、皮肤坏死、脂膜炎与溃疡而久治不愈。

（五）klotho 缺乏

1. klotho 缺乏与肾损害 klotho是一种单向跨膜蛋白。膜结合型klotho作为FGF-23的一种辅助受体，而可溶性klotho（soluble klotho）的功能可认为是一种内分泌激素物质，远端肾单位的klotho表达量较高，近端肾单位也有表达，其主要作用是调节Na-Pi同转运体酶活性和聚糖的修饰，抑制磷的排泄（图3-3-6-2），这一作用不依赖于FGF-23。急性和慢性肾病时，肾脏表达的klotho明显减少，出现klotho缺乏状态，因而klotho是肾损害和肾功能的敏感标志物。klotho缺乏加速肾病进展的速度，而补充klotho可抑制肾损害与软组织钙化、保护肾功能和肾小球滤过率。其中klotho抑制软组织钙化的途径有3条：①磷利尿（phosphaturia）作用；②保护肾功能；③抑制磷进入血管平滑肌细胞和抑制血管平滑肌细胞去分化。

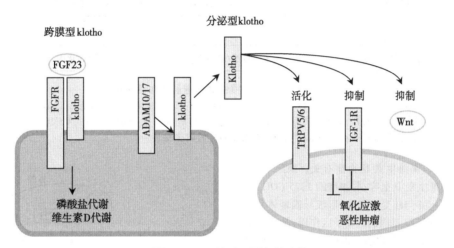

图 3-3-6-2　klotho 蛋白的功能

跨膜klotho与FGF受体（FGFR）形成复合物X，其功能为FGF-23的辅助受体（co-receptor），主要调节肾脏磷和维生素D代谢；跨膜klotho的胞外结构域被蛋白酶ADAM10和ADAM17裂解后生成分泌型klotho，由于分泌型klotho蛋白分子中含有唾液酸酶（sialidase）活性，可以调节细胞表面的钙通道TRPV5的聚糖成分，故分泌型klotho蛋白具抑制胰岛素、IGF-1和Wnt的作用以及抗氧化应激与抗癌作用；FGFR：成纤维生长因子受体；ADAM10/17：解聚素和基质金属蛋白酶结构域10/17，TRPV：电势阳离子通道亚家族V的成员5瞬时型受体；IGF-1R：IGF-1受体

2. klotho 缺乏与磷代谢 klotho调节NaPi2a功能分为急性作用和慢性作用两种，klotho的急性作用（<4小时）表现为调节NaPi2a的磷转运活性；慢性作用（>4小时）表现为NaPi2a表达量增加。klotho作为细胞外酶，裂解NaPi2a和其他蛋白的糖链，降低磷的转运功能（图3-3-6-3）。去除糖链的NaPi2a被刷状缘（brush border membrane，BBM）上的蛋白酶降解，去除糖链的NaPi2a在刷状缘处进入细胞内。跨膜klotho与FGF受体（FGFR）形成复合物X，其功能为FGF-23的辅助受体（co-receptor），主要调节肾脏磷和维生素D代谢。跨膜klotho蛋白的胞外结构域被蛋白酶ADAM10和AD-AM17裂解后生成分泌型klotho，由于分泌型klotho蛋白分子中含有唾液酸酶（sialidase）活性，可以调节细胞表面的钙通道TRPV5的聚糖成分，故分泌型klotho蛋白具有抑制胰岛素、IGF-1和Wnt的作用以及抗氧化应激与抗癌作用。klotho和FGF-23是维生素D代谢的必备调节因子，缺乏klotho或FGF-23时引起高维生素D血症（hypervitaminosis D）。在骨

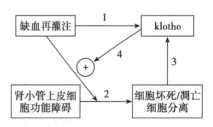

图 3-3-6-3　klotho 与急性肾损害

1. 肾脏在缺血再灌注（IRI）损伤后3小时左右，klotho表达下调；2. IRI引起肾损害；3. 受损的肾小管表达的klotho进一步减少，4. 失去klotho保护的肾脏更容易受到进一步的损害；klotho抑制慢性肾病的软组织和血管钙化

细胞内，1,25-(OH)₂D与维生素D受体（VDR）结合，并与核受体RXR形成异四聚体复合物，这种复合物可与FGF-23基因的启动子区作用，促进FGF-23的表达。FGF-23自骨组织中分泌进入血液循环，并与肾脏klotho-FGFR复合物（klotho-

FGFR complex)（骨骼-肾脏轴，bone-kidney axis）和甲状旁腺 klotho-FGFR 复合物（骨骼-甲状旁腺轴，bone-parathyroid axis）作用；另一方面，FGF-23 抑制 1α-羟化酶基因（Cyp27b1）表达，从而关闭了维生素 D 调节的负反馈环途径；而在甲状旁腺，FGF-23 抑制 PTH 表达。因为 PTH 是 Cyp27b1 表达的强力诱导因子，所以又关闭了维生素 D 调节的负反馈环的另一条途径。

3. klotho 缺乏与血管钙化　肾脏缺血再灌注损伤后，klotho 表达下调，引起肾损害。受损的肾小管表达 klotho 进

一步减少，而失去 klotho 保护的肾脏更容易受到进一步的损害，引起慢性肾病及软组织和血管钙化（图 3-3-6-4）[6-9]。肾脏疾病是一种 klotho 缺乏状态，klotho 是一种肾细胞保护蛋白（cytoprotective protein）或肾保护蛋白（renoprotective protein），具有拮抗氧化应激和缺血再灌注损伤作用；肾脏疾病或急性肾损害时，klotho 水平降低[30-40]。klotho 具有防止慢性肾病血钙钙化的 3 个方面作用，即延缓慢性肾病的进展，通过肾脏的磷利尿而阻止血磷升高，抑制磷酸盐进入血管平滑肌细胞（VSMC），并抑制 VSMC 去分化（dedifferentiation）。

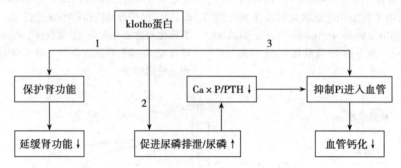

图 3-3-6-4　klotho 与慢性肾病进展和血钙钙化

klotho 具有防止慢性肾病（CKD）血管钙化的作用：1. 延缓慢性肾病进展；2. 通过肾脏磷利尿而阻止血磷升高；3. 抑制磷酸盐（Pi）进入血管平滑肌细胞（VSMC），并抑制 VSMC 去分化；Ca×P：钙磷乘积；PTH：甲状旁腺素

血管钙化还可能与高维生素 D 血症有关。缺乏 klotho 或 FGF-23 时引起高维生素 D 血症；骨细胞的 1,25-$(OH)_2$D 与维生素 D 受体结合，并与核受体 RXR 形成异四聚体复合物，这种复合物可与 FGF-23 基因的启动子区作用，促进 FGF-23 的表达。FGF-23 抑制 1α-羟化酶基因（Cyp27b1）表达，关闭维生素 D 调节的负反馈环途径（图 3-3-6-5）。

唾液酸酶（sialic acids）裂解 TRPV5 的糖链；分泌型 klotho 蛋白通过 $\alpha2\rightarrow6$ 的唾液酸酶活性清除分子中的唾液酸链，使半乳糖残基外露。暴露的半乳糖残基与细胞外基质的半乳凝素-1 结合，半乳凝素-1 抑制 TRPV5 胞饮，导致细胞膜上的 TRPV5 增多及钙内流（图 3-3-6-6）。

（六）高磷血症的肾毒性作用　磷酸盐中毒引起细胞凋亡甚至组织坏死或肿瘤[41-43]。磷过多引起磷酸盐中毒（phosphate toxicity），损害机体的许多器官（图 3-3-6-7），如血管和其他软组织钙化。

CKD 代谢紊乱的"矫枉过正（trade-off）"学说是理解 CKD 代谢紊乱的基本理论[40-42]。为了降低血磷和维持磷平衡，PTH 分泌增加，肾脏的磷滤过增多，重吸收减少，但过高的血清 PTH 并不能完全代偿，故成骨细胞和骨细胞的 FGF-23 亦显著增加，高 FGF-23 血症在 CKD 的早期可以起到部分代偿作用，但因影响因素的作用强度与方式不同，骨转换水平可能相差悬殊。过高的 FGF-23 能强烈抑制 1,25-$(OH)_2$D 合成，引起进行性维生素 D 缺乏，并进一步导致继发性甲状旁腺功能亢进症。FGF-23 抑制 1,25-$(OH)_2$D 生成，促进尿磷排泄，低磷血症引起骨骼矿化不良、骨质软化、骨质疏松、加速肾病、血管钙化和心血管病进展。

（七）骨骼病变和矿物质代谢紊乱　CKD 代谢紊乱的"矫枉过正（trade-off）"学说等见图 3-3-6-8～图 3-3-6-10。

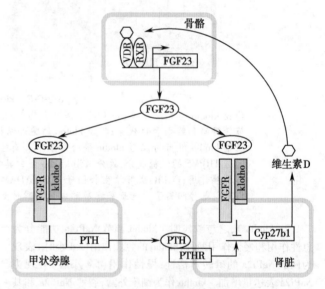

图 3-3-6-5　klotho 调节维生素 D 代谢

klotho 和 FGF-23 是维生素 D 代谢的必备调节因子，缺乏 klotho 或 FGF-23 时引起高维生素 D 血症（hypervitaminosis D）；在骨细胞内，1,25-$(OH)_2$D 与 VD 受体（VDR）结合，与核受体 RXR 形成的异四聚体复合物与 FGF-23 基因启动子作用，促进 FGF-23 表达；FGF-23 自骨组织中分泌进入血液循环，并与肾脏 klotho-FGFR 复合物（klotho-FGFR complex）（骨骼-肾脏轴，bone-kidney axis）和甲状旁腺 klotho-FGFR 复合物（骨骼-甲状旁腺轴，bone-parathyroid axis）作用；另一方面，FGF-23 抑制 1α-羟化酶基因（Cyp27b1）表达，关闭维生素 D 调节的负反馈环途径；而在甲状旁腺，FGF-23 抑制 PTH 表达；因为 PTH 是 Cyp27b1 表达的强力诱导因子，所以又关闭了维生素 D 调节负反馈环的另一条途径

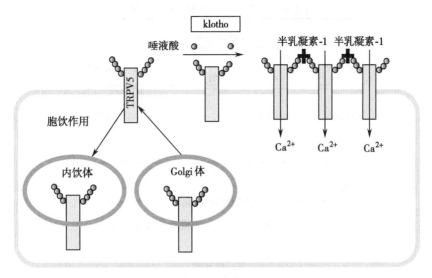

图 3-3-6-6 klotho 激活钙通道 TRPV5

细胞膜上的 TRPV5 数目包括来自 Golgi 体合成的新 TRPV5 及胞饮的 TRPV5;TRPV5 糖链由唾液酸酶(sialic acid)裂解;分泌型 klotho 蛋白通过 α2→6 的唾液酸酶活性清除分子中的唾液酸链,使内藏的半乳糖残基外露;暴露的半乳糖残基与细胞外基质的半乳凝素-1(galectin-1)结合,半乳凝素-1 抑制了 TRPV5 胞饮,导致细胞膜 TRPV5 增多及钙内流

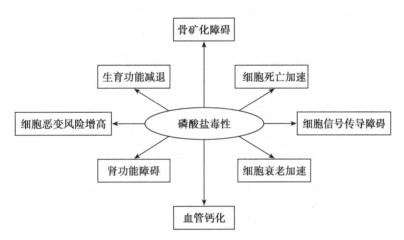

图 3-3-6-7 磷酸盐中毒的器官损害

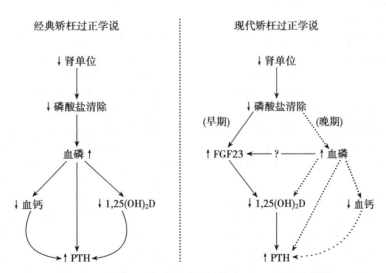

图 3-3-6-8 CKD 代谢紊乱的矫枉过正(trade-off)学说

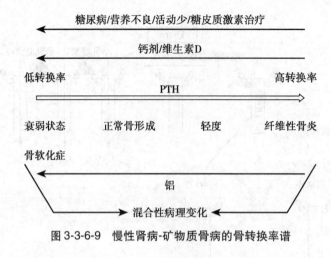

图 3-3-6-9　慢性肾病-矿物质骨病的骨转换率谱

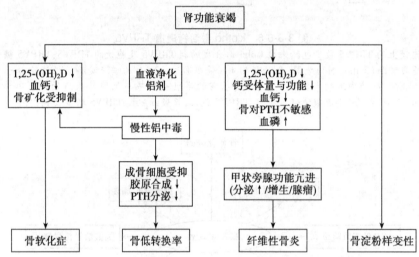

图 3-3-6-10　慢性肾病-矿物质骨病之发病机制与病理改变

患者常有水肿、纳差、恶心、呕吐、血压升高、酸中毒和尿量减少等表现,主要与尿毒症毒素有关。VDR 基因的 BsmI 多态性影响矿物质代谢。资料显示,BsmI 多态性对血液透析患者的存活时间有影响。从 Marco 等报道资料看,BsmI 为 BB 者存活 983 天,Bb 者为 1152 天,而 bb 者为 1290 天[44]。

1. 生长发育障碍　慢性肾病患儿生长发育障碍的主要原因是 GH 和 IGF-1 缺乏、代谢性酸中毒、营养不良、CKD-BMD、糖皮质激素应用与失盐。

2. 骨痛　患者卧床不起,骨痛的部位通常较模糊,常位于下背、髋部、双膝和腿部。下背痛可能是椎体压缩性骨折的结果,而剧烈胸痛提示自发性肋骨骨折。

3. 肌无力　常在四肢近端缓慢发生,随时间而进展。肌酸激酶和转氨酶通常正常,肌无力发生机制不明。肌微丝呈斑片状紊乱,Z 带分散。这些变化在用 1,25-(OH)$_2$D 治疗后可恢复正常。

4. 血管钙化和钙化性关节周围炎　顽固性瘙痒是继发性甲状旁腺功能亢进和皮肤钙沉积的严重症状。钙化性尿毒症性小动脉病为血管钙化的晚期典型表现,心血管系统的钙化与心血管事件和死亡呈正相关。钙化性关节周围炎可与周围缺血性坏死伴发,引起趾和指尖的病变。皮肤呈紫色,可有溃疡和瘢痕形成,关节周围炎由羟磷灰石结晶沉积

引起,伴有明显的高磷血症。研究发现,降解基质金属蛋白酶-2(MMP-2) 和 MMP-9 是动脉钙化的关键步骤,CKD-MBD 患者基质金属蛋白酶-2(MMP-2) 和 MMP-9 表达量与活性均升高,而阻滞这一过程可抑制动脉钙化[45]。

5. 骨骼畸形　处于生长期的氮质血症儿童常见肾性佝偻病表现(图 3-3-6-11),生长停滞常见于血液透析前和维持透析期间的儿童。由于负重和骨关节滑脱引起的胫骨和股骨弯曲和畸形并不少见。成年肾衰患者(尤其是骨质软化者),可观察到腰椎侧凸、胸椎后凸等明显骨骼畸形和胸廓变形。股骨头无菌性坏死是一些肾移植后患者的另一个重要表现,常见于肾移植前有严重骨病(纤维囊性骨炎)和接受大剂量糖皮质激素治疗的患者。少数青少年患者出现颌骨肿大畸形[46],甚至引起 Sagliker 综合征。肾病晚期发生的 Sagliker 综合征(Sagliker syndrome)主要与继发性甲状旁腺功能亢进症有关,研究来自全球 12 个国家和地区(土耳其、印度、马来西亚、中国、罗马尼亚、埃及、突尼斯、墨西哥、阿尔及利亚、波兰、俄罗斯和伊朗)的 60 例患者,发现本综合征的发病与 GNAS1 基因突变有关,并认为 Sagliker 综合征是继发性甲状旁腺功能亢进症、慢性肾病和遗传性骨营养不良长期共同作用且缺乏有效干预治疗的后果[47]。

6. 软组织钙化与心血管病变　由于长期的高磷血症和

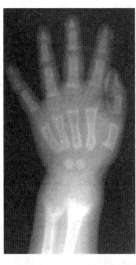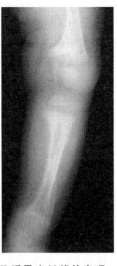

图 3-3-6-11 慢性肾病-矿物质骨病 X 线片表现

患儿男性，4 岁，腕部骨化中心出现延迟，骨密度减低，边缘模糊，尺桡骨、股骨、胫骨远侧干骺端及胫骨近侧干骺端骺板增厚，临时钙化带增宽，密度减低并略凹陷，呈杯口状及毛刷状改变，为典型的佝偻病表现，但尺桡骨远侧干骺端密度稍增高

高 FGF-23 血症，患者容易发生心血管病变，如高血压、动脉钙化、左室肥厚、心衰等[48]。

7. **肾移植后骨病** 肾移植后，患者的 CKD-MBD 随肾功能恢复而有所缓解，但不能恢复正常，加上使用了糖皮质激素和其他免疫抑制剂，CKD-MBD 还可能加重，骨折风险进一步增高。因此，应定期追踪患者的骨转换率、骨量、骨骼矿化、生长发育和骨力学性能。但是在临床上，骨代谢生化指标的变异大，很难反映骨转换率；DXA 法测定的骨密度亦不能反映或预测骨折风险，定量 CT（QCT）、外周定量 CT（pQCT）、高分辨定量 CT（HR-pQCT）和 MRI 可提供体积骨密度、骨质量与骨微结构信息，但尚未普及于临床。肾移植后，骨矿物质代谢发生显著变化，血清磷、镁、PTH、25-（OH）D、1,25-（OH）$_2$D 均升高，钙神经素（calcineurin）诱导肾脏排泄镁盐，常引起明显的低镁血症。另一方面，甲状旁腺功能亢进症和高 FGF-23 血症促进肾脏磷的排泄，又可导致低磷血症和维生素 D 缺乏，有时可持续数月之久。与此同时，在肾

功能正常情况下，高 PTH 还可诱发高钙血症，有时提示并发了三发性甲状旁腺功能亢进症。此时给予西那卡塞特（cinacalcet）有较好作用，但如高钙血症持续存在，应考虑甲状旁腺切除治疗，但过度抑制或降低 PTH 分泌将诱发无动力性骨病。虽然肾移植后，维生素 D 的储存有所改善，但由于饮食限制、缺少光照，维生素 D 不足仍相当常见。儿童肾移植后，原有的 CKD-MBD 可持续存在，骨折率仍很高（23%）且常伴有缺血性骨坏死。骨活检仍然是判断骨转换率和骨矿化的金标准。肾移植术后，骨组织仍存在骨纤维化和矿化不良，其原因可能有甲状旁腺功能亢进症、免疫抑制药物、糖皮质激素、高 FGF-23 血症等。其中，FGF-23 成为 CKD-MBD 的最重要发病原因（图 3-3-6-12）。

儿童肾移植后，因免疫抑制、药物、甲状旁腺功能亢进症、维生素 D 缺乏、GH 抵抗等因素，生长发育障碍的发生率仍较高（44%～61%），男性患儿更明显。

8. **肾移植后心血管病** CKD-MBD 患者肾移植后的以血管中层钙化为特征，电子 CT 和 EBCT 可见血管中层钙化、血管细胞表达的核结合因子-1（Cbfa1），促使间充质细胞转型为成骨细胞，骨桥素、骨唾液蛋白、骨联素、ALP、BMP-2 亦促进血管钙化，而血管钙化抑制因子，如胎球蛋白 A（fetuin A）、基质 gla 蛋白和 klotho 表达下调。此外，高 FGF-23 血症也是促进血管钙化的重要因素。

9. **口腔病变** CKD-MBD 患者因 PTH 升高和钙、维生素 D 摄入不足引起颌骨畸形与牙齿病变。

（八）无动力性骨病 20 世纪 70 年代从铝中毒性骨病患者中发现了一类低转换率骨病，称为无动力性或再生障碍性骨病（adynamic or aplastic bone disease，ABD），这种骨病主要见于慢性肾病，其特征是骨转换率降低或正常，成骨细胞和破骨细胞数量减少，缺乏类骨质沉积；血清 PTH 和 ALP 降低或正常，偶见血钙升高。20 世纪 80 年代的 ABD 发病率占慢性肾病的 15% 左右，近年的发病率增高至 22%～51%。

1. **病理生理特征** 病因主要与过多抑制 PTH 的合成与分泌及骨骼对 PTH 抵抗有关，抑制成骨细胞和破骨细胞功能的其他因素也可能参与了发病过程。多数糖尿病和肾衰患者因高血糖症、胰岛素抵抗或高镁血症抑制 PTH 分泌，铝盐可直接抑制 PTH 合成与分泌，干扰骨骼矿化，导致骨质软化而骨转换率降低。使用大量钙剂、维生素 D 和高钙透析液

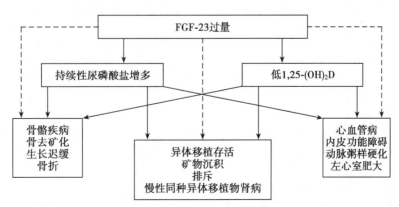

图 3-3-6-12 FGF-23 的病理作用

实线箭头表示肯定的病理作用，虚线箭头表示可能的病理作用

也促进了 ABD 的发生和发展,因此要求继发性甲状旁腺功能亢进症患者的血清 PTH 水平维持在正常值的 2~4 倍范围内,以防发生 ABD。

2. 临床表现 血清 PTH$_{1-84}$ 水平能更好地鉴别慢性肾病并发的高和低转换率骨病,如果血清 PTH$_{1-84}$ 水平低于 200pg/ml 预测 ABD 的发生率为 58%,低于 150pg/ml 时,风险增加至 82%。此外,血钙、ALP、TRAP-5b、RANKL、OPG 也有一定的评估意义。ABD 是一种相对性甲状旁腺功能减退症状态,骨骼修复功能明显降低,血钙升高,血管钙化的进程明显加快,心血管病风险急剧升高。

3. 治疗 除积极治疗原发病外,应维持血清 PTH、ALP、血钙、血磷在合理范围内,减少钙剂和维生素 D 用量。慢性肾病肾衰晚期患者的血清 PTH 应维持在 2~4 倍正常值水平,停用钙剂,避免使用含钙的磷结合剂,必要时考虑应用碳酸镧。

(九)尿毒症瘙痒症 皮肤瘙痒是尿毒症最常见的临床表现之一。早期研究报告尿毒症瘙痒症发生率为 22%~86%,儿童尿毒症瘙痒症发生率约 9.1%。

1. 发病机制 皮肤感受瘙痒需外周感受器、传入通路和中枢感觉器官共同完成。瘙痒的外周感受器为无髓鞘的 C 型纤维末梢,瘙痒相关的 C 型纤维与痛觉的传入纤维相同,但慢传导的 C 型纤维是传导瘙痒信号的特殊途径。冲动由无髓鞘的 C 型纤维经脊髓的背侧传至脊髓后角细胞,通过对侧的脊髓丘脑束上传至中枢神经系统,并在丘脑与下丘脑之间形成网状传递系统,直达躯体感觉皮层,继而引起强烈的搔抓欲。外周和中枢形成特殊的反应模式和投射是瘙痒形成的神经通路基础。皮肤角质形成细胞在瘙痒的发病中具有重要作用。病理条件下角质形成细胞可以分泌细胞因子、胺类、神经肽、神经生长因子、类罂粟碱和类花生酸等多种内源性致痒物质,刺激肥大细胞释放组胺或直接刺激皮肤 C 型纤维末梢诱发皮肤瘙痒。组胺是最早发现的瘙痒介质之一,其他介质还包括蛋白酶、5-羟色胺、白介素-2、白介素-31、白三烯 B4、乙酰胆碱、阿片样肽等。肥大细胞等释放多种瘙痒介质,从而激活 C 型纤维末梢的瘙痒感受器,其中肥大细胞的解剖学位置和皮肤神经传入纤维很近,它们之间存在密切的递质联系,相互应答相互作用产生正反馈,引发瘙痒。

(1) 皮肤水分含量减少:皮肤干燥是尿毒症患者最常见的表现之一,原因可能为皮脂腺和汗腺的萎缩、外分泌功能障碍、皮肤角质层 pH 升高和表皮中维生素 A 浓度的升高等。

(2) 免疫炎症:尿毒症瘙痒是一种系统性炎症反应。瘙痒的透析患者 CXC 趋化性细胞因子受体 3(CXCR3)与 γ-干扰素的表达和 C 反应蛋白、IL-6 等炎性标记物增加,而血浆白蛋白及转铁蛋白减低。

(3) 阿片类物质:尿毒症瘙痒与机体皮肤细胞和淋巴细胞的阿片类 μ 受体过度表达有关,血清中 β-内啡肽/强啡肽比值的升高导致 μ 受体过度激活,κ 受体下调。κ 受体激动剂纳呋拉啡和 μ 受体拮抗剂纳曲酮可改善瘙痒症状。

(4) 组胺与甲状旁腺素:组胺升高与瘙痒的发生有关。PTH 刺激肥大细胞增生,进而引起组胺释放增加。尿毒症皮肤瘙痒患者血清中组胺水平较无皮肤瘙痒者明显增高,用 5-羟色胺 3 受体拮抗剂在一定程度上能起到抑制瘙痒的作用。甲状旁腺切除术后,瘙痒症状可完全消失。PTH 促进钙盐、镁盐等在皮肤沉积,引起皮肤瘙痒。

2. 临床表现 尿毒症皮肤瘙痒主要表现为全身或局部不同程度的瘙痒,发生部位以背部、四肢、胸部和头部为常见。尿毒症瘙痒症轻重不一,症状较轻者可间歇发作,每次持续数分钟,而症状较重者可持续较长时间发作,夜间症状重。许多因素(如高温、出汗和情绪激动等)可加重瘙痒,寒冷、热水冲淋减轻症状。瘙痒的评价方法是可视模拟评分法(visual analogue scale,VAS)。用一条长约 10cm 的游动标尺,一面标有 10 个刻度,两端分别为"0 分"端和"10 分"端。"0 分"表示无痒,"10 分"表示难以忍受的瘙痒,测评时将有刻度的一侧背向患者,患者根据自己的感受,在 0~10 分之间标出。VAS<4.0 为轻度瘙痒症,4.0~6.9 为中度瘙痒症,VAS>7.0 为重度瘙痒症。中重度尿毒症瘙痒症分别占瘙痒症患者 28.0% 和 25.7%。皮肤经搔抓后出现继发性损害,如抓痕、血痂、色素沉着、湿疹、皮肤肥厚、表皮脱落、反复感染、结节痒疹和皮肤苔藓样变等损伤。尿毒症瘙痒引起睡眠障碍、焦虑、抑郁,形成慢性疲劳。

【诊断与鉴别诊断】

(一)诊断与分型

1. 病史和临床症状 慢性肾衰和/或血液透析治疗病史,患者有骨痛和/或骨骼畸形与骨折,儿童可有佝偻病体征。

2. 25-(OH)D 与 PTH CKD-MBD 的诊断依赖于实验室检查。CKD-MBD 的生化异常可能从 CKD3 期开始,因此,指南推荐 CKD3 期(儿童从 CKD2 期)开始监测血清钙、磷、PTH 和碱性磷酸酶活性。建议 CKD 3~5 期患者检测血清 25-(OH)D 和 PTH 水平。如果 PTH<100pg/ml 提示 ABD;>800pg/ml 属于高转换型骨病;居于两者之间(特别是 100~500pg/ml)时,其诊断十分困难,因为 ABD 患者的血 PTH 亦可达 300pg/ml 或更高,这是因为 PTH$_{1-84}$ 测定本身存在较大的测定误差,因而最好同时测定两种组分。肾衰早期,当 GFR 在 60~80ml/min 时,最先出现 PTH 升高。当 GFR<40ml/min 时,血钙降低,尿钙排泄减少,粪钙增多,血磷增高,高磷血症的程度取决于摄入的磷量、肠道吸收及排入尿中的磷量。若患者服用磷结合剂,尽管血清钙仍可正常,血清磷明显升高。部分患者伴有高镁血症、高 FGF-23 血症和碱性磷酸酶明显增高[49,50]。

3. 特殊检查 骨骼 X 线检查表现为:①纤维囊性骨炎:指骨骨膜下吸收是继发性甲状旁腺功能亢进最敏感的放射学征象,常表现为末节指骨或第 2 或第 3 指骨的骨膜下吸收。骨侵蚀也可发生在胫骨上端、股骨颈或肱骨和锁骨近端的骨膜面,吸收导致颅骨点彩状和颗粒状变化。②骨质硬化:骨小梁数量和厚度增加;脊柱可呈典型的"橄榄球运动衫"形态。③骨质软化:假骨折是成人骨质软化有诊断意义的放射学发现,骨骺生长板增宽,骨组织学计量及激光共聚焦显微镜检查有诊断价值。④软组织钙化:动脉、关节及心、肺、肾脏组织钙化灶。上述改变常合并存在,单独一种 X 线征象者较少见,所以骨骼 X 线检查应包括手、足、肘、肩、胸、骨盆前后位以及脊柱正侧位照片。⑤甲状旁腺病变:诊断有困难时或疑有三发性甲状旁腺功能亢进症时,可行高分辨彩色多普勒检查,了解甲状旁腺的形态、体积和血流情况。^{99m}Tc-sestamibi 扫描可了解甲状旁腺的功能状况,^{99m}Tc 的摄取量与血 PTH 及甲状旁腺的增生程度相关[49]。

由于病理生理机制不同,在 CKD 1~3 期可称为传统意义上的继发性骨质疏松症。CKD 晚期(3~5 期)BMD 降低应诊断为"CKD-BMD 伴低骨量"。CKD-MBD 导致骨质量下降而骨密度正常甚至升高。因此,BMD 不能预测 CKD 3~5 期患者的骨折风险,而且 BMD 不能预测慢性肾病-矿物质骨病的类型。X 线骨骼照片有多种骨骼疾病和/或异位钙化。采用99mTc-MDP(放射性锝-磷酸甲烯,technefium-99mmethylene diphosphonate)和51Cr-EDTA(放射性铬-乙胺四乙酸)混合液作无创性骨扫描,测定51Cr-EDTA/99mTc-MDP 比值。慢性肾病-矿物质骨病此比值升高;升高的程度与左手骨骼 X 线片的骨吸收程度一致,且与血清 ALP 和 PTH 水平相关,故可作为病情评估及随访的指标。好发纤维囊性骨炎的部位为锁骨外侧端、掌、指骨近端和胫骨近端内侧。此外,还可有脊柱压缩性和长骨病理性骨折,以及滑动性股骨头。骨硬化多发生于脊椎骨和颅骨,X 线片上为密度增高,正常骨结构变得模糊。异位钙化常见,好发组织为血管、关节周围软组织,包括肌腱、韧带和关节软骨。

4. 非脱钙骨组织形态计量　详见第 6 篇扩展资源 39。当佝偻病/骨质软化、骨质疏松、骨硬化和异位钙化合并存在

时,骨扫描与骨活检有助于病因鉴别,并可指导治疗。髂骨嵴活检常有类骨质容积和海绵状骨容积增加,成骨细胞和破骨细胞界面均增大,骨小梁周围纤维增多,未矿化的表现增加。Nisbet 等认为,骨扫描的同时静脉注射锝(99mTc 二磷酸甲烯)和51Cr-EDTA 后,分析51Cr-EDTA/99mTc-MDP 比值是判断慢性肾病-矿物质骨病的无创性方法。本病患者的比值大于 0.2。肾性骨病诊断的金标准为骨活检。CKD 3~5 期患者存在不能解释的骨折、持续骨痛、高钙血症、低磷血症及 CKD-MBD 患者接受二磷酸盐治疗前,应进行骨活检。虽然骨源性 ALP 明显升高可以排除 ABD,但有时仍需要测定骨的其他生化指标或用骨形态计量来鉴别 ABD。做过长期血液透析治疗者还有与铝相关性骨病,其骨活检铝染色阳性,去铁敏刺激试验阳性。骨活检组织的非脱钙骨组织形态学分析可以判断病变种类、病情严重程度、骨骼铝和锶的沉积量。

5. 无骨活检下的 CKD-MBD 诊断　确定骨转换率和骨折风险是治疗药物选择的前提。在没有骨活检证据的情况下,可能出现判断错误,但仍然可以做出 CKD-MBD 的基本评估,即根据 DXA 骨密度 T 值评估骨折风险(表 3-3-6-1),并结合骨代谢生化标志物、血清 PTH 和 25-(OH)D 测定结果判断 CKD-MBD 类型,同时给予相应的治疗(图 3-3-6-13)。

表 3-3-6-1　CKD-MBD 患者的骨折风险

研究者/年份	研究对象	病例数	追踪时间	骨折风险	骨折时 BMD T 值
Yenchek/2012	70~79 岁无 CKD[GFR<60ml/(min·1.73m²)]	总计 2754 例 CKD 587 例	11 年	非 CKD 13.2% CKD 16.7%	非 CKD T 值<2.5 HR 1.64(95%CI 1.20~2.25)CKD T 值<2.5 HR 2.10(95%CI 1.24~3.59)
Iimori/2012	血透患者	485 例	5 年	1.9/100 病例年	髋部 BMD 每降低 1SD HR 0.65(95%CI 0.49~0.87)
Akaberi/2008	肾移植后患者	238 例	10 年	19.3%	髋部 BMD T 值<2.5 HR 3.5(95%CI 1.8~6.4)

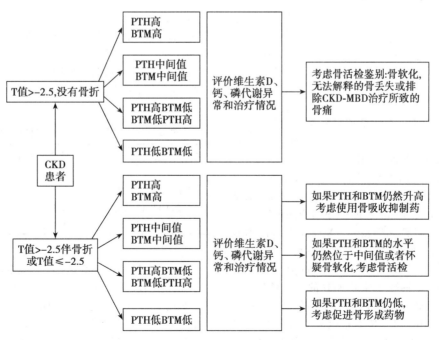

图 3-3-6-13　慢性肾病-矿物质骨病的类型判断与处理

（二）鉴别诊断

1. 与范科尼综合征和Ⅰ型肾小管酸中毒鉴别 肾功能轻度障碍时，慢性肾病-矿物质骨病应首先与范科尼综合征和Ⅰ型肾小管酸中毒鉴别，因为后两种临床综合征也可发生佝偻病/骨软化症，同时对维生素D作用有抵抗。该三种情况的鉴别，见表3-3-6-2。

表3-3-6-2 慢性肾病-矿物质骨病/范科尼综合征*与Ⅰ型肾小管酸中毒的鉴别

鉴别点	慢性肾病-矿物质骨病	范科尼综合征	Ⅰ型肾小管酸中毒
遗传方式	无	常染体阴性或后天性**	后天性**为主
病史	有原发性肾脏病史	铅/汞/铀等中毒	肾小管为主
病变	肾小球与肾小管	肾小管为主	降低
血钙	降低	降低或正常	降低
血清磷	增高	降低	降低
血钾	增高或正常	降低	增加
尿磷酸盐排出	减少	增加	无
糖尿	无	有	无
蛋白尿	有	有	无
氨基酸尿	无	有	增高
尿pH	低	增高	增多
尿量	减少	增多	降低
CO_2结合力	降低	降低	正常（早期）或降低
1,25-(OH)$_2$D	降低	降低	佝偻病或骨软化常见
骨骼病变	多种病变	佝偻病/骨软化多见	—

注：*范科尼综合征分近端与远端综合征两大类，前者只有近端肾小管重吸收障碍，故只有糖尿、氨基酸尿和磷酸盐尿；后一类包括Debre-DeToni-Fanconi综合征（成年型）、Lignac综合征（小儿型），又叫胱氨酸贮积症、眼-脑-肾综合征（Lowe综合征）和伴甘氨酸尿低血磷佝偻病（superglycine syndrome），其中眼-脑-肾综合征的佝偻病对维生素D不抵抗，常在10岁内死于尿毒症。**药物、重金属、Wilson病、高球蛋白血症、慢性肾盂肾炎等。

2. 与其他疾病鉴别 有时，慢性肾病-矿物质骨病还需要与遗传性低血磷佝偻病伴高钙尿症、轴性骨质软化症（axial osteomalacia）、骨纤维结构不良症等鉴别。

（1）遗传性低血磷佝偻病伴高钙尿症：以低磷血症和肾小管磷重吸收率降低及佝偻病为特征，遗传性低血磷佝偻病伴高钙尿症（HHRH）是罕见的遗传病，其特点为低磷血症、肾小管磷重吸收率降低和佝偻病。X-性连锁低磷血症（XLH）与HHRH均有低磷血症。在低磷血症情况下，HHRH具有正常的维生素D代谢作用，其1,25-(OH)$_2$D升高，因而肠对钙的吸收增加，尿钙随之增加，XLH的维生素D代谢异常，低磷血症不能使1,25-(OH)$_2$D升高，故无高钙尿症。此点可供鉴别。HHRH另一特点是肌肉软弱无力，这是XLH所没有的。HHRH的遗传方式可能属于常染色体隐性遗传，血钙正常，肠道高吸收性高钙尿症在禁食情况下消

失。补磷治疗可以纠正低磷血症，但不能短期内改善机体缺磷状态。

（2）轴性骨质软化症：多属散发性或常染色体显性遗传。其发病机制是由于成骨细胞缺陷，骨前质丰富但不易钙化。主要表现为脊椎和骨盆呈骨软化症改变，但无病理性骨折（Looser线）。以颈椎及肋骨最明显，四肢骨无改变，故称轴性骨软化症，多见于中年男性。轴性骨痛隐晦，少数患者的血磷偏低，多数患者的生化指标无异常。用大量维生素D治疗无效。

（3）骨纤维发育不全：骨纤维发育不全（fibrogensis imperfecta ossium，FIO）的病因是由于层状骨胶原合成异常所致。本病多发生于中年成人，男女均可患病。骨痛逐渐增加且难于控制，以致不能活动，卧床不起；亦可有自发性骨折。除颅骨外，放射检查可见全身骨骼皆有改变。疾病初期只表现有低骨量，以后逐渐出现骨质软化症，间有骨密度增加呈鱼网状。骨皮质变薄使骨皮质与骨髓腔分界不清。骨外形正常，可有骨折和假性骨折。血钙磷正常但ALP增高。极化光显微镜下，可见胶原纤维异常，缺乏双折射特征，有些区域呈圆环状骨胶原。本症尚无特效治疗。

（4）巨大多核破骨细胞现象：长期用含氮二膦酸盐治疗可抑制破骨细胞的骨吸收活力，破骨细胞因刷状缘消失或裂变而不再具有骨吸收能力，并出现细胞凋亡信号逸脱现象。细胞核不断积聚，或破骨细胞与其前身细胞——单核巨噬细胞前体细胞融合，其寿命延长。这种破骨细胞过度核化，细胞巨大，抵抗了巨噬细胞的消化清除作用[51]。巨大多核破骨细胞还可见于甲状旁腺功能亢进症、Paget骨病、骨巨细胞瘤或纤维增殖不良症，应注意鉴别。

【治疗】

本病最佳治疗方案是对终末期肾病患者进行肾移植。非手术治疗的目的是使血钙、磷水平恢复正常，抑制继发性甲状旁腺功能亢进，逆转骨骼的组织学异常，阻止和逆转骨骼外钙磷的沉着。除了治疗原发性肾脏疾病外，慢性肾病-矿物质骨病的治疗比较棘手，常顾此失彼。目前认为，治疗应重点针对低钙症、甲状旁腺功能亢进和高磷血症。ABD治疗的核心问题是使用低钙透析液和低剂量维生素D，以恢复PTH活性[52]。慢性肾病治疗的血清磷和PTH目标值，见表3-3-6-3。

表3-3-6-3 慢性肾病治疗的血磷和PTH目标值

肾病分期	血清磷目标值（mg/dl）	血清PTH目标值（pg/ml）
3期（GFR 30~59）	2.7~4.6	35~70
4期（GFR 15~29）	2.7~4.6	70~110
5期（GFR<15）	3.5~5.5	150~300

注：PTH：甲状旁腺素；GFR：肾小球滤过率

（一）1,25-(OH)$_2$D治疗 维生素D制剂的作用及常用剂量比较，见表3-3-6-4。一般每日应用50万~100万U。如用1α-(OH)D或1,25-(OH)$_2$D，则剂量应相应减少[维生素D：1α-(OH)D：1,25-(OH)$_2$D = 1：5：1000，1U = 0.025μg]。以1,25-(OH)$_2$D疗效为佳，可使骨软化好转，骨转换减低，血钙升高，甲状旁腺功能亢进得到抑制。在治

过程中应密切追踪血钙、血磷变化,以免引起维生素 D 中毒。1,25-(OH)₂D 增加肠钙和磷的吸收。慢性肾病-矿物质骨病本身由于肾功能减退而有血磷升高,故在用 1,25-(OH)₂D 纠正低血钙和甲状旁腺功能亢进过程中易促进异位钙化的发生。其他维生素 D 制剂也可应用,可按表确定各种维生素 D 的剂量,但仅作为临床抉择的参考。近来,静脉滴注维生素 D,如骨化三醇、马沙骨化醇,以其较快的清除率而被用于治疗严重患者。

表 3-3-6-4　维生素 D 的作用及常用量

维生素 D 制剂	相对作用强度*	作用开始时间(天)	作用持续时间	常用剂量
维生素 D₂	1	10~14	几周至几个月	2.5 万~30 万 U
维生素 D₃	1	10~14	几周至几个月	2.5 万~30 万 U
双氢速变固醇	5~20	4~7	7~21 天	0.2~1mg
25-(OH)D	10~15	7~10	几周至几个月	20~200μg
1,25-(OH)₂D	1000	1~2	2~3 天	0.25~5μg

注:*与维生素 D₂ 和维生素 D₃ 作用强度比较的倍数

可应用维生素 D₂ 或 D₃ 50 000~250 000U(1.25~6.25mg)/d;或双氢速甾醇 0.25~2.0mg/d;或 25-羟维生素 D₂ 0~100μg/d,1,25-(OH)₂D(骨化三醇)0.5~1.0μg/d。1,25-(OH)₂D 抑制 PTH 的过度分泌。帕立骨化醇(paricalcitol)和度骨化醇(doxercalciferol)是新型的维生素 D 受体激动剂[53],其疗效优于普通维生素 D 或骨化三醇。如 PTH 仍明显升高,复查⁹⁹ᵐTc 的摄取率无抑制,应行甲状旁腺切除术。

(二)高磷血症和高 PTH 血症治疗　主要是早期使用磷结合剂和维生素 D[54]。血液透析能维持肾脏的排泄功能,但对纠正骨矿物质代谢的作用较差[55]。磷潴留和高磷血症是 CKD-MBD 的最重要致病因素。早期因为 PTH 和 FGF-23 升高的部分代偿作用,高磷血症可不明显,但到后期,因继发性甲状旁腺功能亢进症和维生素 D 缺乏,代偿不全出现明显高磷血症[56,57]。

1. 含钙的磷结合剂　目前,仍广泛使用磷酸钙或碳酸钙,其风险是引起血管钙化和其他软组织钙化。氢氧化铝减少肠磷吸收,但不良反应大,铝在骨骼中沉积过多,可引起无动力性铝性骨病,目前已经停用。血磷的目标控制值是 1.13~1.45mmol/L(3.5~4.5mg/dl)。主要方法是:①使每日的摄磷量限制在 600~800mg;②使用磷结合剂,碳酸钙,每日 1~3g。不含钙和铝的磷结合剂可以降低高钙血症发生率和避免铝过多引起副作用,降低 LDL-胆固醇水平,冠状动脉、主动脉钙化明显降低。如司维拉姆(sevelamer hydrochloride)和碳酸镧。为避免低血磷症,透析前控制血磷在 1.45~1.78mmol/L(4.5~5.5mg/dl)。司维拉姆(sevelamer)和碳酸镧(lanthanum carbonate)是避免过度钙负荷的新型不含钙剂的磷结合剂。盐酸司维拉姆的降低血磷的疗效仍有争论[58],可能优于含钙的磷结合剂。

2. 碳酸镁(magnesium carbonate)　血液透析患者的血清镁越高,血管钙化的程度越轻,外源性碳酸镁还可抑制血管钙化。

3. 碳酸镧(lanthanum carbonate)　可抑制血管钙化的进程。

(三)儿童患者的治疗　儿童患者容易发生骨骼畸形、肾性佝偻病和严重的生长发育障碍,而 Ca×P 乘积升高、继发性甲状旁腺功能亢进症和活性维生素 D 是诱发血管钙化的重要因素[59]。

(四)老年透析患者的治疗　一般老年人的血磷稍降低,PTH 和血钙稍升高,同时伴有升高的 C 反应蛋白。磷结合剂和西那卡塞特的用量需要相应减量[60]。

(五)CKD-MBD 的治疗　CKD-MBD 患者主要表现为复合性骨病,出现单纯性骨质疏松的情况少见。单凭 BMD 降低不能诊断为骨质疏松症,诊断的金标准应该是骨活检。但临床难以实施。如果患者的 BMD 明显降低,应该同时测定骨代谢生化标志物、PTH 和 25-(OH)D,以全面评价其骨代谢状况。如果能证实为单纯性骨质疏松症,可按一般原发性骨质疏松症的治疗方案进行处置,但一般均强调同时补充维生素 D 和纠正高磷血症与高 PTH 血症[61-63]。

CKD 3 期以上患者检测血清钙、磷、PTH、25-(OH)D 和 ALP。CKD 3~5 期患者出现骨痛、高钙血症、低磷血症应考虑 BMD 和骨代谢生化指标测定及骨活检,必要时检测血管钙化情况。维持 CKD 3~5 期患者的血钙磷在正常范围内,CKD 5 期的透析患者应限制磷摄入量,使用 1.25~1.50mmol/L 的含钙透析液;同时应用磷结合剂(phosphate-binding agent)降低高磷血症,使血磷维持在 3.0~4.6mg/dl(CKD 3~5 期)或 3.5~5.5mg/dl(CKD 5 期);高钙血症时忌用骨化三醇和含铝磷结合剂。未接受透析的 CKD 3~5 期患者限磷、补充维生素 D 与钙剂,并给予磷结合剂,使血清 PTH 维持在正常上限水平,5 期患者的血清 PTH 应维持在正常值 2~9 倍范围内。治疗无效的严重高磷血症患者应考虑甲状旁腺切除术。

CKD 1~2 期伴骨质疏松和高危骨折患者按一般骨质疏松进行治疗;CKD 3 期伴骨质疏松和高危骨折且血清 PTH 在正常范围内,按一般骨质疏松进行治疗。CKD 4~5 期伴 CKD-MBD 和 BMD 降低接受骨代谢生化指标与骨活检。CKD 2~5 期儿童患者可使用 GH 治疗。

肾移植后每周测量血钙、血磷、25-(OH)D 和 PTH,必要时测定 BMD 及相关骨代谢生化指标,直至水平稳定。在移植后 1 年内,如果 GFR>30ml/(min·1.73m²),并伴低骨量或骨质疏松,应采用维生素 D、骨化三醇、α-骨化醇或二膦酸盐治疗。引起无动力性骨病的机制复杂,医源性因素主要是高(正常)钙透析。因此,当血钙>9.5mg/dl 或 PTH 水平减低时,采用低钙(5mg/dl)透析,同时也便于使用维生素 D 和磷结合剂。无动力性骨病的治疗应特别减少含钙的磷结合剂用量(1g/d),使用低钙透析液(1.25mmol/L)。CKD 1~3 期伴骨质疏松症的治疗可按一般治疗原则进行,但 CKD 4~5 期患者禁忌用二膦酸盐类药物治疗。

高磷血症主要采用限制饮食磷摄入和司维拉姆治疗,虽然盐酸司维拉姆和碳酸司维拉姆的分子结构不同,但降低高磷血症疗效基本相等,碳酸司维拉姆还能降低 LDL-C 水平(表 3-3-6-5 和表 3-3-6-6)。为了提高疗效[64-69],司维拉姆应与透析、维生素 D 和某些中药联合治疗[70-79]。

表 3-3-6-5 两种司维拉姆的比较

特　　点	盐酸司维拉姆	碳酸司维拉姆
制剂形式	胶囊	片剂
商品名	Renagel	Renvela
美国 FDA 批准时间	1998	2007
中国上市时间	2010	2013
化学分子式	(C6H12NClO)n	(C3H7N)M(C3H5ClO)N(CH2O3)X

表 3-3-6-6 司维拉姆的治疗疗效

作者/时间	药物	病例数	透析方式	主要结果	局限性
Chen/8 周	碳酸司维拉姆/安慰剂	205	MHD	碳酸司维拉姆剂量从 2.4g/d 增至(7.1±2.5)g/d 的耐受性和疗效佳/碳酸司维拉姆降低 LDL-C 和总胆固醇	短期观察
Fang/14 周	盐酸司维拉姆	138	MHD	血磷和钙磷乘积明显下降血钙和 iPTH 无变化 LDL 降低	短期观察/样本数少/证据水平低
Wang/8 周	碳酸司维拉姆/盐酸司维拉姆	55/55	MHD	司维拉姆组血磷、钙磷乘积、LDL 降低明显优于碳酸钙组	短期观察/样本数少
Tan/16 周	碳酸司维拉姆	21	MHD	血磷和钙磷乘积明显下降/血钙和 iPTH 无变化	短期观察/样本数少/证据水平低
Huang/10 周	盐酸司维拉姆/碳酸司维拉姆	31/31	MHD	司维拉姆组血磷、钙磷乘积、LDL 降低明显优于碳酸钙组	短期观察/样本数少/证据水平低
He/2 周	碳酸钙/碳酸镧/盐酸司维拉姆/氢氧化铝	12/13/10/8	MHD	MHD	短期观察/样本数少
Lu/6 周	盐酸司维拉姆	30/20	MHD	MHD	短期观察/样本数少
Zhao/8 周	碳酸钙/醋酸钙	30/30	HD/PD	HD 和 PD	短期观察/样本数少

注:MHD:持续透析;iPTH:PTH$_{1-84}$;LDL:低密度脂蛋白;HD:血液透析;PD:腹膜透析

(六)其他治疗　慢性肾病-矿物质骨病的主要病因为肾衰竭,最有效的治疗方法是肾移植。如果肾移植获得成功,则慢性肾病-矿物质骨病亦被治愈。高 PTH 血症治疗的初始选择应基于血清钙、磷水平和 CKD-MBD 的其他情况决定,调整含钙或不含钙磷结合剂的剂量。高钙血症患者推荐减量或停用骨化三醇或其他维生素 D 制剂。低钙血症患者减量或停用钙敏感受体激动剂。如果 PTH 降至正常值高限的 1/2 以下,骨化三醇、维生素 D 类似物和/或钙敏感受体激动剂应减量或停用。CKD 3~5 期伴严重甲状旁腺功能亢进症患者药物治疗无效时,建议行甲状旁腺部分切除术。

1. 透析治疗　靠血液透析以延续生命的患者,可在透析液中加入适量钙剂,钙的浓度以 1.5mmol/L(6mg%)为宜,浓度过高易导致异位钙化。这一方法也可用以纠正低钙血症。如血镁低,也可在透析液中加入适量镁制剂,以达到抑制 PTH 分泌的作用。CKD 3~5 期伴高磷血症和反复的高钙血症、动脉钙化、无动力型骨病、持续低 PTH 血症时,应限制含钙的磷结合剂和/或骨化三醇剂量。CKD 伴有继发甲状旁腺功能亢进症患者表现为骨髓纤维化、矿化异常的纤维性骨炎及尿毒症相关的混合型骨病。血清磷控制后,口服补钙 1~2g/d。透析液钙 1.50~1.63mmol/L(6.0~6.5mg/dl,3.0~

3.25mEq/L),防止血钙过高引起的并发症。因此,透析液钙由体内钙的总量、血钙和血磷确定:①低钙透析液(1.25~1.3mmol/L),缺点是不能纠正骨代谢紊乱,可诱发心血管功能紊乱和透析期低血压,但能提高代谢转换率,适合于无动力型骨病,减少高钙血症和异位钙化。②高钙透析液(1.75mmol/L),可提高血钙浓度和降低血磷,抑制 PTH 分泌,血钙降低者易导致高钙血症、异位钙化和甲状旁腺功能抑制,诱发无动力性骨病。③最佳透析液(1.5mmol/L),对骨组织有一定保护作用,并降低心血管事件的危险性。

2. 钙敏感性受体调节剂　可增加甲状旁腺中钙敏感性受体的活性,使低于正常的血清钙水平时也能使受体活化,肾衰患者的低浓度内源性钙能对 PTH 的分泌产生抑制作用,降低钙磷乘积,达到治疗继发性甲状旁腺功能亢进症的目的。

3. 甲状旁腺切除　详见第 2 篇第 5 章第 3~5 节和扩展资源 12。如果经用维生素 D 治疗后,血钙已恢复正常而 PTH 仍然得不到抑制,则提示甲状旁腺分泌已变为自主性,血钙增高则提示发生三发性甲状旁腺功能亢进症。此时则应手术切除增生的或已形成腺瘤的甲状旁腺,前者作部分性甲状旁腺切除,后者则切除甲状旁腺腺瘤。Andress 等报道,钙三醇(calcitriol)每次 1.0μg,对慢性肾衰因 PTH 分泌增多而并发的顽固性纤维囊性骨炎有效,可纠正低钙血症和高 PTH 血症,使纤维囊性骨炎范围缩小。严重的继发性甲状旁腺功能亢进(骨侵蚀和 PTH 增高)加以下任何一种情况时,可考虑行甲状旁腺切除术:①持续性高钙血症[血清钙>2.9~3.0mmol/L(11.5~12.0mg/dl)];②进行性或有症状的骨骼外钙化;③持续的血清钙磷乘积升高;④对治疗无反应的顽固性皮肤瘙痒;⑤皮肤溃疡和坏死;⑥肾移植后的症状性高钙血症。

4. 肾移植后处理 尽量减少糖皮质激素的用量和时间,在常规补充维生素 D 的基础上,应用二膦酸盐控制继发性甲状旁腺功能亢进症引起的骨丢失[80-82]。

5. 治疗中,出现高钙血症或 Ca×Pi 升高时,应停用活性维生素 D 制剂与含钙的磷结合剂,并改用低钙透析液进行透析。

6. 尿毒症瘙痒症的治疗

(1)局部治疗:不含香水及其他添加剂的皮肤润滑剂提高角质层水合,防止水分蒸发,改善皮肤干燥。辣椒辣素可减少皮肤表面 C 型神经末梢的 P 物质释放而减轻瘙痒,一般每天 4 次,局部应用 0.025% 辣椒辣素乳膏(capsaicin)。他克莫司阻止 Th1 淋巴细胞分化,抑制 IL-2 产生,但增加皮肤癌危险性。

(2)物理治疗:宽谱中波紫外线(UVB,波长 280~315nm)对尿毒症瘙痒的治疗有一定作用。

(3)系统治疗:抗组胺药物是临床上常用的控制皮肤瘙痒药物(氯苯那敏、酮替芬、西替利嗪、阿司咪唑、氯雷他定等)缺乏足够疗效证据。透析后服用 100~300mg 加巴喷丁,可有效减轻瘙痒症状。不良反应主要包括头晕、嗜睡、疲劳、恶心等。纳呋拉啡(nalfurafine,TRK-820)可通过激活 κ-受体而抑制瘙痒,但可能会造成中枢神经系统如眩晕、失眠、头痛、困倦、恶心等不良反应。纳曲酮(naltrexone)是否能改善透析患者的瘙痒症状未明。口服活性炭(6g/d)可明显改善尿毒症瘙痒症状。尼麦角林是一种多巴胺受体激动剂及部分 α-肾上腺素阻断剂。白三烯受体拮抗剂(如孟鲁司特)和精神药物(如多塞平)等对患者瘙痒症状的改善也有促进作用。多塞平可同时改善焦虑、抑郁症状,建议监测多塞平血药浓度。

(4)肾脏替代治疗:透析、甲状旁腺手术、肾移植等可有效缓解顽固性尿毒症瘙痒,控制血清钙离子,降低磷酸根离子和控制继发性甲状旁腺功能亢进也可以改善瘙痒症状。

(杜伟 廖二元)
(本章主审 盛志峰 杨金瑞)

第 4 章

胃肠胰内分泌疾病

胃肠胰激素分泌特点和功能各不相同,多数激素分泌细胞单独或成簇散在分布于消化道管腔壁和胰腺。神经内分泌肿瘤是来源于神经内分泌细胞的一组异质性肿瘤,可分泌多种肽类激素,引起各种激素分泌综合征,胃肠胰神经内分泌肿瘤主要包括胃泌素瘤、血管活性肠肽瘤、胰高血糖素瘤、生长抑素瘤和类癌。许多代谢因素可引起胰腺炎(代谢性胰腺炎),其病因包括高甘油三酯血症、高钙血症、高血糖症、卟啉病和 Wilson 病(铜累积病)等,而自身免疫性胰腺炎是由于自身免疫机制导致的一类特殊类型慢性胰腺炎,与内分泌功能紊乱有密切联系。肠易激综合征与性别和性激素关系密切,雌激素调节肠道微生物微菌群的生态与活动,并与胃肠功能、疼痛和炎症反应相关,而雄激素主要表现为镇痛作用和抗炎效应,因而可以认为肠易激综合征是一种与性激素相关的肠功能紊乱性疾病。其中血管活性肠肽瘤、胰高血糖素瘤、生长抑素瘤及肠易激综合征等内分泌相关疾病介绍详见扩展资源 24。

第 1 节　胃肠胰与内分泌

消化道和消化腺的激素分泌特点和分泌功能各不相同。多数激素分泌细胞单独或成簇散在分布于消化道管腔壁和胰腺。根据细胞分布的部位和所分泌激素功能的不同,分为神经内分泌细胞(即 APUD 细胞)和胃肠上皮细胞两类,多数消化道内分泌细胞属于嗜银细胞或神经内分泌细胞。应用免疫组织化学方法可发现各种细胞的特异性标志物,从而确定该细胞分泌的特异激素。通过含银盐染料处理,可将内分泌细胞分为肠嗜铬细胞及嗜银细胞[1-4]。肠嗜铬细胞摄取银盐后,使之沉积在细胞颗粒上,而嗜银细胞需在还原剂的作用下才能摄取银盐。胰腺中含有大量的胰岛细胞及胰岛外神经内分泌细胞,这些细胞组成细胞团,并形成复杂的岛状结构,调节体内的糖代谢,维持血糖的正常浓度[1,2]。

【消化道激素分泌细胞】

消化道的激素分泌细胞种类繁多,常以单个细胞形式夹杂在胃肠上皮内,有时亦可三五成群,含有不同产物的细胞可分布在同一部位。一般来说,一种类型的细胞只产生一种肽类物质,但有的细胞同时含有两种或两种以上的肽类颗粒,如 G 细胞既能分泌胃泌素,又存在 ACTH 免疫活性物质,还产生 5-羟色胺(5-HT)和内啡肽。同一种细胞也可见到肽类与胺类物质共存。如 EC 细胞既分泌 P 物质,也产生

5-HT。

胃肠胰中的一些激素也可在脑组织合成,而原先在脑内发现的肽类激素多存在于胃肠胰神经内分泌细胞中。这种双重分布的肽类激素称脑-肠肽(brain-gut peptide),包括 P 物质、CCK、促胰液素、生长抑素、神经降压素、脑啡肽、内啡肽及 TRH 等[5-7]。消化道激素分泌细胞产生的激素可分为 3 类:①胃肠胰激素;②胃肠胰神经肽;③胃肠胰生长因子。

(一) 开放型和关闭型胃肠上皮细胞

除胰岛细胞聚集在一起外,余分散于胃肠道黏膜上皮之间。由于细胞的基底部有许多激素分泌颗粒,故又称为基底颗粒细胞。这类细胞可进一步分为两种:①开放型细胞:其胞体略呈锥形或烧瓶形,细胞基底部较宽,颈部窄,顶端有微绒毛伸入胃肠腔中,这些微绒毛类似于化学感受器,能感受胃肠道食糜的化学和物理刺激。在受到刺激时,细胞内的颗粒释放,激素从基底部进入周围毛细血管,经血液循环到达靶细胞。②关闭型细胞(闭合型细胞):多呈圆形,无微绒毛且与胃肠腔无直接联系,可在神经及其他内分泌细胞的调节下分泌释放激素。

(二) 神经内分泌激素

神经内分泌细胞发源于胚胎期的外胚层(神经嵴),广泛存在于身体各器官中,其中以中枢神经、内分泌腺体和胃肠胰中最突出,又称神经内分泌细胞。大多数神经内分泌细胞分泌的激素和胺类物质因在血液循环中的半衰期很短(<3 分钟),故不能成为有效的循环激素,如舒血管肠肽(VIP)、P 物质、生长抑素、胆囊收缩素(CCK)、胃泌素释放肽(GRP)和脑啡肽等,但它们可以作为神经介质或旁分泌激素作用于消化道。

【胃肠胰激素的生理作用】

在众多的胃肠胰激素中,下列几种在调节胃肠胰功能及协同其他激素调节物质代谢中起着重要作用。

(一) 胃泌素

1. 分子形式　胃泌素(gastrin,G)又称促胃液素,为多肽类激素,分子量为 2 ~ 5kD。已知胃泌素有 5 种分子形式:①小胃泌素(G17),由 17 个氨基酸残基组成,是胃窦胃泌素的主要形式;②大胃泌素(G34),由 34 个氨基酸残基组成(图 3-4-1-1),是外周血液循环中胃泌素的主要形式;③微小胃泌素(mini-gastrin,G14),由 14 个氨基酸残基组成,G14 氨基酸排列顺序与 G17 羧基端(C 端)14 个氨基酸完全相同,两者的生物效应也相似;④巨大胃泌素(big big-gastrin),分子量约 20kD,在胃肠胰肿瘤组织中存在免疫活性;⑤成分 I(component I),其分子量介于巨大胃泌素与 G34 之间。在

```
 1              5              10             15             20
(Pi)-Glu-Leu-Gly-Pro-Glu-Gly-His-Pro-Ser-Leu-Val-Ala-Asp-Pro-Ser-Lys-Lys-Glu-Gly-Pro-Trp-Leu-Glu
                      30             34
-Glu-Glu-Glu-Glu-Ala-Tyr-(SO₃)-Gly-Trp-Met-Asp-Phe-NH₂
```

图 3-4-1-1 大胃泌素的氨基酸顺序

G14、G17 和 G34 中又分别有 Ⅰ 和 Ⅱ 两种类型,在羧基端第 6 位酪氨酸上有硫酸根者为 Ⅱ 型,无硫酸根者为 Ⅰ 型,两型的生物活性相近。

胃泌素的生物活性取决于羧基端的 4 个氨基酸序列,此 4 肽是胃泌素的活性片段,而其前的氨基酸链只起增强作用。人工合成的五肽胃泌素(pentagastrin)就是由羧基端的 4 个氨基酸加上 β-丙氨酸组成的,它具有天然胃泌素的全部作用。胃泌素无种族差异。

2. 生理作用　胃泌素的主要生理作用有:①刺激胃酸及胃蛋白酶原分泌;②促进胃泌酸区黏膜生长及食管和胃窦黏膜以外消化道黏膜生长;③引起胃窦收缩,抑制幽门和十二指肠回盲部括约肌的收缩;④调节葡萄糖的胰岛素释放作用,促进胰岛素分泌[8,9]。

3. 分泌调节　机械刺激、化学刺激和迷走神经兴奋是促进 G 细胞释放胃泌素的主要因素。食物中蛋白质的消化产物是引起胃泌素释放的最强生理因素,其中最有效的刺激物是氨基酸,而氨基酸中又以苯丙酸和色氨酸的作用最强。胃泌素的分泌也受局部 D 细胞分泌的生长抑素的调节(抑制),D 细胞还含有一氧化氮合酶,而释放的 NO 可引起 G 细胞的凋亡。

(二)胆囊收缩素

1. 分子形式　胆囊收缩素(cholecystokinin,CCK)是由 33~58 个氨基酸残基组成的多肽激素,与促胰酶素(pancreozymin,PZ)是同一物质,又称为胆囊收缩素-促胰酶素(CCK-PZ)。CCK 分为 33 肽(CCK₃₃)、39 肽(CCK₃₉)和 58 肽(CCK₅₈)等多种形式。其羧基端 8 个氨基酸肽段(CCK₈)具有整个分子的全部活性。CCK 羧基端 5 个氨基酸的排列顺序与胃泌素完全相同,因而属于胃泌素家族的成员。两者不同之处是 CCK 羧基端的第 7 位酪氨酸为硫化型,硫酸酯基团(—O—SO₃H)的存在对 CCK 的生物活性是必需的。

2. 生理作用　CCK 的作用是:①促使胆囊收缩和胆总管括约肌松弛;②促进胰腺分泌碳酸氢盐和胰酶,促进肝脏分泌胆汁和促进胃分泌盐酸;③促进胰岛素分泌,提高胰泌素的促分泌及促胰腺外分泌组织生长的作用;④促使幽门括约肌收缩,促进小肠蠕动;⑤作用于中枢神经系统内的饱食中枢,引起饱感和抑制摄食。

3. 分泌调节　肽类、氨基酸、脂肪及其消化产物在小肠上段都能刺激 CCK 的释放[1]。在氨基酸中,苯丙氨酸、色氨酸和甲硫氨酸的作用最强。迷走神经兴奋也引起 CCK 释放。

(三)促胰液素　葡萄糖依赖性促胰岛素分泌肽(glucose-dependent insulinotropic polypeptide,GIP)抑制胃酸分泌和胃排空,并促进胰岛素释放,葡萄糖依赖性促胰岛素分泌肽属于胰泌素家族的成员。其生理功能是抑制胃酸分泌,抑制胃蠕动和排空,促进胰岛素释放,抑制胰高血糖素和生长抑素的分泌,维持胰岛 β 细胞数量,因而有可能成为治

疗 2 型糖尿病的药物。促胰液素可促进胰液中水和碳酸氢盐的分泌,刺激肝细胞分泌胆汁,并抑制胃酸分泌。抑制胰高血糖素和胃泌素的分泌,抑制胃的排空和胃的运动,同时也增强 CCK 促胰酶分泌的作用。盐酸是促胰液素释放的最有效刺激因子,当十二指肠肠腔内 pH 降至 4.5 时,胰泌素释放。胰泌素的分泌存在反馈调节,胃内酸性内容物一旦到达十二指肠,胰泌素的分泌就增多。在胰泌素的作用下,碱性胰液分泌至十二指肠,中和酸性内容物后胰泌素的分泌即停止。蛋白分解产物、胆汁和胆脂酸钠也可促进胰泌素的分泌,而生长抑素和脑啡肽抑制其释放。应用器官灌注(organ perfusion)细胞培养技术发现,GIP 和胰高血糖素样肽-1(glucagon-like peptide-1,GLP-1)分别由肠道黏膜的 K 细胞和 L 细胞在餐后受到刺激时分泌。GIP 和 GLP-1 又作用于胰岛促进胰岛素分泌。

Roux-en-Y 胃旁路术可增加 GLP-1 和 GIP 的分泌,改善胰岛 β 细胞功能,降低心血管事件风险[10,11]。二肽基肽酶-4(DPP-4)抑制剂可抑制肠降血糖素(incretin)、GLP-1 与 GIP 的降解,故可用于糖尿病的治疗[11]。

(四)胰高血糖素样肽-1　详见第 4 篇扩展资源 27。GLP-1 被裂解酶 DPP-4 分解,但 GLP-1 的类似物对 DPP-4 有明显抵抗,因此可作为药物来治疗糖尿病[12-22]。另一种人工合成的 GLP-1 类似物艾塞那肽(exenatide)对 DPP-4 也有抵抗。

(五)胰高血糖素　详见第 4 篇扩展资源 27。胰高血糖素是含 29 个氨基酸残基的多肽,由胰岛 α 细胞分泌。其主要作用是促进肝糖原分解和糖异生,促进脂肪组织内三酰甘油的分解,增强心肌收缩能力。同时抑制胃酸分泌和胃运动,减慢小肠蠕动,增加小肠的吸收率,促进胃肠道黏膜的生长发育。迷走神经通过 M 受体抑制其分泌,而交感神经则通过 β 受体促进其分泌。在应激、运动和感染等状态下,胰高血糖素分泌增加与交感神经兴奋有关。

(六)脑啡肽　脑啡肽(enkephalin)广泛存在于中枢神经和消化道,以胃窦和十二指肠的浓度最高。脑啡肽有两种结构类型:甲啡肽和吗啡肽。脑啡肽通过中枢神经系统中的吗啡受体和迷走神经的作用抑制胃的收缩,延缓胃的排空,抑制胃肠的运动,因而具有催吐和止泻的功能。它还抑制胆总管的节律性运动,增强 Oddi 括约肌收缩。增强由组胺所引起的胃酸和胃酶的分泌,抑制由胰泌素或酸化十二指肠引起的胰液分泌。运动通过对中枢神经系统的吗啡受体和迷走神经的作用,促进脑啡肽的释放。

(七)肠血管活性肽　肠血管活性肽(vasoactive intestinal peptide,VIP)为 28 肽。VIP 抑制胃酸分泌和胃蠕动,促进胰岛素分泌,刺激胰腺分泌水分和碳酸氢盐,促进糖原和脂肪分解,升高血糖。VIP 也促进小肠分泌,使肠液和电解质的分泌明显增加。此外,VIP 在 T 辅助淋巴细胞的分化中起重要作用。刺激迷走神经、十二指肠腔内灌注高渗盐水、0.16N 盐

酸或等渗丙氨酸溶液,静脉滴注缩宫素 15mU/(kg·min)以及静脉注射新斯的明或钙盐等,都会引起 VIP 分泌[23,24]。

（八）生长抑素 生长抑素是由 14 个氨基酸残基组成的多肽,广泛存在于脑、脊髓、胰岛和胃肠等组织中,SS 的最大浓度在下丘脑,但其总量最多的部位是胃肠道。SS 可抑制垂体 GH、TSH、ACTH 和 PRL 的分泌,抑制胃泌素、胰泌素、CCK、GIP、VIP、胃动素、胰高血糖素、肠多肽、胰岛素和胰高血糖素等激素的分泌。生长抑素也抑制胃酸、胃蛋白酶、胰蛋白酶和唾液淀粉酶的释放,抑制胃和胆道的蠕动。在饱食情况下,能诱发起自十二指肠的移行性综合肌电,阻止进食时移行性综合肌电周期的破坏作用。进食后吸收入血的营养物质和释放的胃肠胰激素可引起 SS 分泌,而 SS 反过来直接或间接地抑制营养物质的消化吸收(通过抑制胃肠胰激素的分泌),由此调节胃肠道内食物消化和吸收的速度。

（九）胰多肽 胰多肽(pancreatic polypeptide,PP)是含 36 个氨基酸残基组成的直链多肽,分泌 PP 的细胞也称 PP 细胞。PP 仅表达于内分泌细胞,主要在胰腺,特别是在十二指肠头部,在胃肠道也有少量表达[4]。正常人血 PP 浓度随年龄增长而上升,午后及晚上较高。PP 使胆囊松弛,胆总管张力增强,抑制胰酶分泌,升高血糖。食物中的脂肪和蛋白质刺激 PP 分泌。迷走神经兴奋、胃泌素、CCK、胰泌素、VIP 和 GIP 等都能引起 PP 分泌,而且与食物或进食有关的感觉刺激(嗅觉、视觉、口腔含水或饮料等)也可引起 PP 分泌,但不一定同时伴有胰岛素的分泌。

【肠道菌群的生理作用】

一项对比素食和杂食的代谢研究提示,环境因素在塑造肠道菌群的组成中发挥着重要作用。益生元的不同作用可能取决于人类原居住地的自然-社会环境。研究表明,饮食影响肠道菌群,继而影响人体的各种代谢和人类的健康。比较美国同一市区环境的 15 位素食者和 6 位杂食者的代谢差异并不明显,因为不同人种的肠道菌群组成因饮食不同而产生显著差异,这需要经历几代人的演变才能形成,或需要个体很早就暴露在不同饮食环境中,也就是说,与各种人类民居文化相关的未知环境因素在塑造肠道菌群组成中与饮食发挥着同样重要的作用(或是更重要的作用)。当人们应用益生元来治疗疾病,或通过服用特定的营养素以供细菌转化为有益代谢产物来维持身体健康时,肠道菌群的组成十分重要。在不同特性人群中,这类益生元可能会发挥不同的效果。对于能将营养素转化为有益代谢产物的肠道微生物,整合其菌群组成的相关信息可将有助于改良人类饮食及新一代益生元、益生菌和膳食补充剂,从而维持人类健康或治疗人类疾病。同样,疾病的表型也因种族、性别、年龄和个体素质而有明显差异。例如,男性和女性患酒精性肝病(包括肝脏脂质淤积酒精性肝炎和肝硬化)的差异就相当明显,一般来说,虽然女性的酒精性肝病发病率较低,但女性的肝损害的风险明显高于男性,且病情进展明显快于男性,主要表现在:①男性(1/7)酒精性肝病发展为骨硬化的风险明显高于女性(1/17);②女性(7.3)发生酒精性肝病的相对风险高于男性(3.7);③女性肝脏比男性更容易受到酒精的损伤;④女性的血清酒精浓度高于男性;⑤男性和女性的雄激素/体格/水含量/胃乙醇脱氢酶酶活性差异(女性水含量与酶活性低)。

(喻文强 邹益友)

第2节 胃肠胰神经内分泌肿瘤

胃肠胰神经内分泌肿瘤以单个多见,良性占 80%～90%,而胃泌素瘤常为多发性,恶性多见。胰腺肿瘤常小于 1.5cm,大而钙化的肿瘤提示恶性;恶性肿瘤常见淋巴结(胰周围淋巴结、十二指肠和肝门淋巴结)及肝内转移,其次是肺和骨骼转移。

神经内分泌肿瘤的微环境,见图 3-4-2-1。Warren 曾提出胰腺内分泌肿瘤在光学显微镜下诊断标准:细胞的形态和排列类似于正常胰岛细胞,具有完整包膜并挤压邻近胰组织,直径至少 1cm。进一步研究发现,仅带状型胰腺内分泌肿瘤的细胞形态类似于正常胰岛细胞。目前认为,胰腺内分泌肿瘤有 3 种生长方式:①小梁型(trabecular)、带状型或脑回样型:细胞排列与正常胰岛细胞相似,含有丰富的毛细血管网,网间排列着柱状和立方形细胞;②玫瑰花结样型:细胞围绕毛细血管排列,如同玫瑰花结,这型也称为腺型、小泡型或假腺泡型;③髓状、实质性或弥漫生长型。不管哪种生长方式及产生何种激素,胰腺内分泌肿瘤内血管及结缔组织丰富,可见异型核,可有透明变性、淀粉样变、纤维化和钙化。胰腺 NET 的 WHO2004 分类见表 3-4-2-1,其中十二指肠-上段空肠神经内分泌肿瘤的分类见表 3-4-2-2。在这些神经内分泌肿瘤

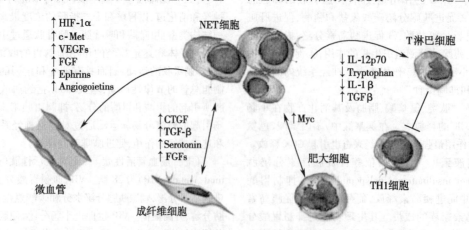

图 3-4-2-1 神经内分泌肿瘤微环境

NET 细胞与周围微环境相互作用,通过细胞因子抑制 T 细胞功能,促进血管生成与肿瘤浸润及增殖

中,遗传性神经内分泌肿瘤仅见极少数,主要是 MEN-1、von Hippel Lindau 病(VHL)、1 型神经纤维瘤病 1(NF-1,Von Recklinghausen 病)或结节性硬化症(Bourneville 病),见表 3-4-2-3。

表 3-4-2-1 胰腺 NET 的 WHO 分类

分化良好的神经内分泌肿瘤
 良性:局限于胰腺/<2cm/无浸润/≤2 有丝分裂-HPF/≤2% Ki-67 阳性细胞
  功能性胰岛素瘤
  非功能性
 良性或低度恶性:局限胰腺/≥2cm/有丝分裂-HPF/>2% Ki-67 阳性细胞或有血管浸润
  功能性:胃泌素瘤/胰岛素瘤/VIP 瘤/胰高血糖素瘤/生长抑素瘤/异位激素分泌综合征
  非功能性

分化较差的神经内分泌肿瘤
 低度恶性:侵犯邻近组织或转移
  功能性:胃泌素瘤/胰岛素瘤/VIP 瘤/胰高血糖素瘤/生长抑素瘤/异位激素分泌综合征
  非功能性
 差分化:神经内分泌肿瘤
  高分化恶性神经内分泌肿瘤

表 3-4-2-2 十二指肠-上段空肠神经内分泌肿瘤的分类

分化良好的神经内分泌瘤
 良性非功能性:局限于黏膜-黏膜下层无血管浸润≤1cm
  胃泌素瘤(十二指肠上段)
  血清素瘤
  神经节细胞副神经节瘤(十二指肠壶腹)
 良性或低度恶性:局限于黏膜-黏膜下层无或有血管浸润>1cm
  功能性胃泌素瘤(散发或 MEN-1 相关性)
  非功能性生长抑素瘤(十二指肠壶腹)伴或不伴 1 型神经纤维瘤病
  非功能性血清素瘤

分化良好的神经内分泌癌
 低度恶性:侵犯黏膜固有层或有转移
  功能性胃泌素瘤(散发或 MEN-1 相关性)
  非功能性生长抑素瘤(十二指肠壶腹)伴或不伴 1 型神经纤维瘤病
  非功能性或功能性癌(伴类癌综合征)
  恶性神经节细胞副神经节瘤

差分化的神经内分泌癌
  高度恶性神经内分泌癌

表 3-4-2-3 遗传性胰腺神经内分泌肿瘤综合征

综合征	发病率(/10 万人群)	遗传性缺陷	pNET 发生率	pNET 类型
MEN-1	1~10	11q13 编码 610 氨基酸的蛋白 Menin/核蛋白调节细胞生长/细胞周期/凋亡/染色体稳定性	80%~100%(镜下) 20%~80%(临床)	NF-pNET 80%~100%/微腺瘤 0~15%/大胃泌素瘤 54%/胰岛素瘤 18%/胰高血糖素瘤 3%/VIP 瘤 3%/GRF 瘤和生长抑素瘤<1%
von Hippel Lindau 病(VHL)	2~3	3p25 编码 232 氨基酸的蛋白(pVHL)/转录调节细胞周期和降解 HIF/与 VEGF 相互作用	10%~17%	NF-pNET 98%
1 型神经纤维瘤病 1(NF-1)(Von Recklinghausen 病)	20~25 000	17q11.2 编码 2484 氨基酸的神经纤维瘤蛋白(neurofibromin)/具有 Ras-GTP 酶活性/与微管结合调节 mTor 及细胞生长	0~10%	十二指肠生长抑素瘤/pNET 少见
结节性硬化症(Bourneville 病)	10	9q34(TSC1) 编码 1164 氨基酸的错构瘤蛋白 hamartin/TSC2 编码 1807 氨基酸的抗结核菌素(tuberin)/与 PI3K 信号相关调节 mTor/GTP 酶调节细胞生长	少见	功能性 pNET 少见

【胃肠胰激素分泌及其标志物】

美国的胃肠胰 NET 发病率较低,一般每年不超过 1/10 万人(表 3-4-2-4),临床表现隐匿,但由于能分泌特异性多肽性激素,是诊断此类肿瘤的作用标志物。胃肠胰激素分泌肿瘤多发生于胰腺,其中又以起源于胰岛 β 细胞的胰岛素瘤为最常见,约占胰腺内分泌肿瘤的 75%,也可见于十二指肠、胃、肝门及胰腺附近。胃肠胰激素分泌肿瘤或细胞增生往往分泌一种或多种激素而有明显的临床表现,引起低血糖、糖尿病及其他代谢异常综合征。胰腺内分泌肿瘤细胞具有摄取胺前体及对胺前体脱羧形成胺的特性。血浆激素测定与免疫组化检测是确定激素分泌肿瘤的主要依据。

表 3-4-2-4 胃肠胰 NET 发病率(/10 万人年)

肿瘤部位	近期发病率(2003—2007 年)	累计发病率(1973—2007 年)
小肠	1.08	0.72
胰腺	0.43	0.27
胃	0.33	0.17
结肠	0.40	0.27
直肠	1.05	0.52
阑尾	0.20	0.13

（一）神经内分泌肿瘤特点 激素浓度与生物活性的不一致的原因可能是：①消化道多肽激素在细胞内合成，一般先经基因转录合成一个大分子的激素前体（激素原），而后经酶裂解并经修饰和酰化而成小分子的具有生物活性的激素分子，此种转录后的加工过程使激素存在明显的异质性（不均一性），即同一激素以一种以上的结构形式存在于体内。如胃泌素根据其羧基末端第7个酪氨酸上有无硫酸基团而分为Ⅰ式或Ⅱ式，并以肽链的长短而又分为 G_{14}、G_{17}、G_{34} 及巨大胃泌素。其异质性使高浓度激素并不具有相应的生物活力。②激素过多的临床表现，如消化性溃疡和腹泻等，常需较长时间的病理生理演变过程，故肿瘤生长可能远远早于临床症候群出现之前。③激素经过肝脏灭活，致体循环中的浓度与门脉血中的浓度有较大差异。④多数胰腺内分泌肿瘤能产生和分泌多种激素，其中有一种是最重要的，对临床征象有决定意义，但其他伴随激素，尤其是相反作用的激素可不同程度地影响其临床表现及演变过程。⑤激素实际的生物活力在不同个体中常有很大差异，而某一患者的血浆激素浓度不一定等于该激素的体内生物活力。⑥所测激素并非肿瘤分泌的主要激素，故一般主张多项激素同时测定，如胰岛素、胰岛素原、胰高血糖素、胃泌素、PP 和 SS 等。此外，还可选择各种激素促分泌剂（激发试验）来协助诊断。

胰腺神经内分泌肿瘤（PNET）的种类，见表 3-4-2-5。

表 3-4-2-5 胰腺神经内分泌肿瘤的分类和临床特点

肿瘤类型/分泌因子	临 床 特 征	定位率 （%）	恶性率 （%）	MEN-1 （%）
胰岛素瘤/胰岛素	Whipple 三联症	>97	<10	5~10
胃泌素瘤/胃泌素	Zollinger-Ellison 综合征	25~60	60~90	20~30
VIP 瘤/VIP	Verner-Morrison 综合征	>90	40~70	6
胰高血糖素瘤/胰高血糖素	胰高血糖素瘤综合征	>95	50~80	1~20
生长抑素瘤/生长抑素	生长抑素瘤综合征	55	>70	45~50
GHRH 瘤/GHRH	肢端肥大症	30	>60	16
ACTH 瘤/ACTH	异位 Cushing 综合征	4~16	>95	少见
类癌/血清素	类癌综合征	1.4~7.9	60~80	少见
PTHrP	高钙血症	少见	84	少见
降钙素分泌瘤	低钙血症	少见	>80	16
高分化性无功能性 NET	胰腺肿块	100	60	8
低分化性 PNET	胰腺肿块	少见	100	?

注：VIP：血管活性肠肽；PTHrP：甲状旁腺相关肽；PNET：胰腺神经内分泌肿瘤

少功能性胰腺神经内分泌肿瘤（rare-functioning pancreatic neuroendocrine tumor）是指有微弱神经内分泌激素分泌功能的神经内分泌肿瘤，且不引起症状的一种临床状态。

（二）神经内分泌肿瘤标志物 免疫组织化学可标记并测出某些特殊的细胞产物。嗜铬粒蛋白 A 对鉴别神经内分泌肿瘤的良、恶性有一定价值。激素原转化酶可能与胰腺内分泌肿瘤的功能特性有关。此外，胃肠胰内分泌肿瘤表达生长抑素受体。在各种胰腺激素肿瘤中有不同的表达，可用于进一步鉴别诊断，并为 SS 类似物治疗提供依据[1]。嗜铬粒蛋白 A、嗜铬粒蛋白 B 和分泌粒蛋白 Ⅱ（secretogranin Ⅱ，Sg Ⅱ）属于弥散性神经内分泌系统酸性分泌蛋白家族成员，在激素分泌颗粒的形成和分泌中起重要作用[2,3]。1997 年，Mahata 等鉴定了一种新的胃肠胰神经肽 catestatin。该激素具有强烈抑制儿茶酚胺分泌的作用，高血压患者的血 catestatin 水平降低[4]。

神经内分泌细胞嗜银染色呈阳性反应。如醛-硫堇染色主要显示产生胰岛素的 β 细胞，Hell-Estrom-Hellman 银浸染色显示产生 SS 细胞，Fontana-Masson 银浸染法显示肠嗜铬细胞以及 Grimelius 银浸染法显示胰岛 α 细胞、G 细胞和 D1（Ⅳ型）细胞。免疫组织化学可帮助确定胰岛内分泌细胞的类型。单纯的组织学难以确定肿瘤的良恶性，如果胰腺内分泌肿瘤为 MEN-1 的一部分，则属常染色体显性遗传病，系 MEN-1 基因突变引起。该基因是一种肿瘤抑制基因，含 10 个外显子，其突变多样化，突变基因检测是确定病理突变的有效方法[5]。比较性基因杂交可用于判断 DNA 的拷贝数和抑癌基因的丢失或 MEN-1 基因突变[6]。

临床上，将能从患者血中检测到活性激素或其产物并有典型的激素过高临床表现的肿瘤称为"激素分泌性瘤"；而将无明确激素产生，无激素介导症状的肿瘤称为"非激素分泌性瘤"或"意外瘤"。非功能性胰岛瘤主要有两种情况：①肿瘤含有大量激素前体，但分泌具有生物活性的激素甚微；②肿瘤合成的生物分子未被认识。研究发现，某些非功能性胰岛瘤可分泌 PP，虽无临床表现，实属有功能，称"PP 瘤"。功能性胰腺内分泌肿瘤根据分泌的主要激素将其命名为激素瘤，如胃泌素瘤和胰岛素瘤等。

近年发现，microRNA（miRNA）调节异常是神经内分泌肿瘤的发病机制之一。胃肠胰神经内分泌肿瘤组织（或血清）miRNA 水平被上调或下调（表 3-4-2-6），但是否可称为神经内分泌肿瘤，尤其是恶性肿瘤的标志物，有待进一步研究。

（三）正位胰腺内分泌瘤和异位胰腺内分泌瘤 胰岛内分泌细胞属神经内分泌系统，在胚胎期与胃肠胰内分泌细胞一样，来源于神经嵴。因此，将胰岛内分泌肿瘤分为正位和异位胰腺内分泌瘤两类。

1. 正位胰腺内分泌瘤 目前发现的共有 5 种：①胰岛素瘤发生于 β 细胞；②α 细胞的胰高血糖素瘤；③δ 细胞的 SS 瘤；④PP 细胞的 PP 瘤；⑤肠嗜铬细胞的释放 5-HT 的类癌。

表 3-4-2-6 胃肠胰神经内分泌恶性肿瘤的 MicroRNA 表达

miRNA	表达水平	相关肿瘤
miRNA-204	上调	胰岛素瘤
miRNA-103/-107	上调	pNET
miRNA-155/-10b/-133a/-145/-146/-122	下调	转移性结肠 NET
miRNA-183/-488/-19a/-19b	上调	pNET
miRNA-31/-129-5p/-133a/-125	下调	转移性小肠 NET
miRNA-96/-182/-183/-196a/-200a	上调	pNET
miRNA-65/3-7/-489/-1224-5p	上调	结肠-直肠 NET
miRNA-21/-155	上调	高度恶性 NET/低度恶性

注:NET:神经内分泌肿瘤;pNET:胰腺神经内分泌肿瘤

2. 异位胰腺内分泌瘤 肿瘤释放的激素在正常情况下不能由胰岛释放。例如,胃泌素瘤所分泌的胃泌素正常情况由胃窦 G 细胞分泌,而非胰岛分泌。异位胰腺内分泌瘤还包括 VIP 瘤、TSH 瘤、ACTH 瘤、降钙素瘤和甲状旁腺素(PTH)瘤等。这类肿瘤常为恶性,释放的多肽可有多种。其异位分泌的机制尚不明了。有人认为,胚胎期胰岛内神经内分泌细胞的前体具有合成和分泌多种多肽的功能,正常成熟的神经内分泌细胞含有肽酶,能将大分子的激素前体分子分解为与细胞功能相适应的小肽,而分解为其他肽类的功能受抑制。如果神经内分泌细胞形成肿瘤,则不能生成肽酶且激素前体为原始状态,故不能转变为与细胞正常功能相应的激素,而原被抑制的功能则解抑,从而产生异位激素。

应用常规的组织病理检查可将胰腺内分泌肿瘤分为 β 细胞性及非 β 细胞性肿瘤。胰腺内分泌肿瘤具有不同的恶性肿瘤发生率。胰岛素瘤 95% 为良性腺瘤,类癌均为恶性,胃泌素瘤多为恶性。胃肠胰肿瘤的良、恶性主要取决于肿瘤的生物学行为,而非单纯组织学形态。根据其生物学行为分为良性、潜在恶性、低度恶性和高度恶性。也常根据细胞分化程度分为高分化癌、低分化癌及未分化癌[7]。

【分类与流行病学】
PET 分类(WHO),见表 3-4-2-7~ 表 3-4-2-9。

表 3-4-2-7 胰腺神经内分泌肿瘤分类(WHO)

肿瘤类型	肿瘤良恶性	肿瘤特征
高分化内分泌肿瘤	良性	局限于胃肠胰内/直径<2cm/血管和神经无浸润/<2 个核分裂/高倍镜/Ki-67 阳性细胞<2%
	不定	局限于胃肠胰内,另加下列 1 项:①直径<2cm;②血管和神经浸润;③2~10 个核分裂;④高倍镜下 Ki-67 阳性细胞>2%
高分化内分泌癌	低度恶性	局部浸润或转移
低/未分化内分泌癌	高度恶性	>10 个核分裂/高倍镜

注:PET 小于 0.5cm 称为微腺瘤,平均直径 1~2mm,无功能,多数不进展为恶性

表 3-4-2-8 胰腺神经内分泌肿瘤分期(A)

AJCC 分期		ENETS 分期	
T1	胰腺内肿瘤<2cm	T1	胰腺内肿瘤<2cm
T2	胰腺内肿瘤>2cm	T2	胰腺内肿瘤 2~4cm
T3	肿瘤超出胰腺/未侵犯腹腔或肠系膜下动脉	T3	胰腺内肿瘤<4cm 或侵犯十二指肠或总胆管
T4	肿瘤超出胰腺并侵犯腹腔或肠系膜上动脉	T4	肿瘤侵犯邻近结构
N0	无局部淋巴结转移	N0	无局部淋巴结转移
N1	局部淋巴结转移	N1	局部淋巴结转移
M0	无远处转移	M0	无远处转移
M1	远处转移	M1	远处转移

注:AJCC:American Joint Committee on Cancer,美国肿瘤联合会;ENETS:European Neuroendocrine Tumors Society,欧洲神经内分泌肿瘤学会

表 3-4-2-9 胰腺神经内分泌肿瘤分期(B)

分期	T	N	M
Ⅰ A	T1	N0	M0
Ⅰ B	T2	N0	M0
Ⅱ A	T3	N0	M0
Ⅱ B	T1-3	N1	M0
Ⅲ	T4	任何 N	M0
Ⅳ	任何 T	任何 N	M1

美国和挪威两个大型的原发性神经内分泌肿瘤部位与发病率流行病学调查结果,见表 3-4-2-10,神经内分泌肿瘤的转移及其与 MEN-1 的关系,见表 3-4-2-11。

胰腺神经内分泌肿瘤的发病机制研究有了巨大进展。染色体不稳定引起遗传物质丢失肿瘤。抑制基因 MEN-1、DAXX、ATRX 和 mTOR 信号途径的基因丢失导致肿瘤形成,而肿瘤微环境促进肿瘤生长与转移。功能性胃肠胰神经内分泌肿瘤的临床表现主要与肿瘤引起的症状和其分泌的神

表 3-4-2-10 原发性神经内分泌肿瘤部位与发病率

部位	SEER(n=17 321)		NRC (n=2013)
	黑种人	白种人	
肺脏	18.3	31.9	21.0
胃	5.7	5.7	5.7
小肠	21.0	17.7	25.5
胰腺	3.7	4.1	6.9
Meckel 憩室	0.1	0.4	0.5
阑尾	2.0	3.2	4.8
结肠	7.9	7.4	8.0
直肠	27.0	12.3	7.2
乳腺	0.4	0.4	1.6
前列腺	0.3	0.4	1.5
卵巢	1.2	1.6	2.4

注:NET:neuroendocrine tumour,神经内分泌肿瘤;NRC:Norwegian Registry of Cancer,挪威肿瘤登记;SEER:Surveillance,Epidemiology and End Results,美国神经内分泌肿瘤监测、流行病学和结局研究

表 3-4-2-11 神经内分泌肿瘤转移及其与 MEN-1 的关系

肿 瘤	转移率 (%)	MEN-1 (%)	年发病率 (/100 万)
胰岛素瘤	10	5	1~2
胃泌素瘤	60	25~40	1~2
胰高血糖素瘤	50~80	10	0.1
VIP 瘤	40~70	5	0.1
生长抑素瘤	50~70	45	<0.1
非综合征性肿瘤	60	20	1~2

经激素有关,前者主要包括局部疼痛、恶心、呕吐、贫血等一般症状[8-10],神经内分泌激素分泌的表现具有一定特异性(表 3-4-2-12~表 3-4-2-15),可提示诊断[11-14]。

胰腺外 NET 生长缓慢,5 年生存率 74%~88%(表 3-4-2-16),但胰腺 NET 仅为 27%~43%(良性胰岛素瘤 95%)[15-17]。

表 3-4-2-12 神经内分泌肿瘤的临床特征

PET 类型	临床综合征	症 状	肿瘤直径	主要发病部位
胰岛素瘤	Whipple 三联症	低血糖症	<2cm	平均分布于全胰腺
胃泌素瘤	Zollinger-Ellisonz 综合征	消化性溃疡/腹泻/食管炎	<1cm(十二指肠) 3~4cm(胰腺)	十二指肠胰头
胰高血糖素瘤	4D 综合征	移行坏死性红斑糖尿病/血栓栓塞症	7~8cm	胰尾
VIP 瘤	WDHA 综合征	严重水泻/消瘦/低钾血症	5~6cm	胰尾
生长抑素瘤	抑制综合征	糖尿病/脂肪泻/胆石症	5~6cm	胰头
无功能瘤	无	腹痛包块消瘦	5~6cm	平均分布于全胰腺
差分化瘤	无或旁分泌综合征	腹痛/恶病质/黄疸	6cm	胰头

表 3-4-2-13 文献报道的胰腺内分泌肿瘤

pNET	综合征	部 位	发病率 (/10 万人年)	恶性 (%)	分泌的激素
功能性 pNET					
胃泌素瘤	Zollinger-Ellison 综合征	胰腺 30%/十二指肠 60%~70%/其他部位 5%~10%	0.5~1.5	60~90 30~56	胃泌素
胰岛素瘤	胰岛素瘤	胰腺 100%	1~3	5~15	胰岛素
VIP 瘤	Verner-Morrison 综合征/WDHA	胰腺 85%~95%/其他部位 10%	0.05~0.2	70~90	VIP
胰高血糖素瘤	胰高血糖素瘤	胰腺 100%	0.01~0.1	60~75	胰高血糖素
生长抑素瘤	生长抑素瘤	胰腺 50%~60%/十二指肠-空肠 40%~50%	<0.1	40~60	生长抑素
GRF 瘤	GRF 瘤	胰腺 30%/肺 54%/空肠 75%/其他部位 13%		30~50	GRH
ACTH 瘤	ACTH 瘤	异位 Cushing 综合征 4%~25%	<0.1	95	ACTH
PET 所致的类癌综合征	PET 所致的类癌综合征	胰腺 100% <1%类癌综合征	(<50 例)	60~90	血清素速激肽
PET 所致的高钙血症	PTHrP 瘤	胰腺 100%	<0.1	>85	PTHrP
非功能性 pNET	PP 瘤 NF-PET	胰腺 100%	1~3	60~90	PP 60%~85% 嗜铬粒蛋白 A

注:PP:胰多肽;ACTH:促肾上腺皮质激素;GRF:生长激素释放激素;PTHrP:甲状旁腺素相关肽;WDHA:水泻-低钾血症-胃酸缺乏症

表 3-4-2-14 少见的胰腺内分泌肿瘤

pNET 分泌的激素	临 床 表 现
罕见 pNET(1~5 例报道)	
LH	性欲减退、月经紊乱、多毛、不孕
肾素	高血压
GLP-1	低血糖症
IGF-2	低血糖症
红细胞生成素	红细胞增多症
肠胰高血糖素	小肠肥厚、肠淤积、胰高血糖素瘤表现
文献报道的 pNET 综合征	
降钙素瘤	腹泻
神经降压素	血管炎、血管功能异常
胰多肽	水泻低钾血症
葛瑞林(ghrelin)	食欲异常、体重异常

表 3-4-2-15 肿瘤相关激素引起的症状

临床表现	相 关 激 素
腹泻	VIP/胃泌素/SS/降钙素/5-HT/胰高血糖素/前列腺素
糖尿病	胰高血糖素/SS/ACTH/VIP
皮疹	胰高血糖素
阵发性潮红	VIP/5-HT/前列腺素/降钙素
胆石症	SS/VIP/胰高血糖素
高钙血症	VIP/趋钙肽(calcitropic-peptide)
消化性溃疡	胃泌素
低血糖症	胰岛素

注:VIP:舒血管肠肽;SS:生长抑素;PP:胰多肽;5-HT:5-羟色胺;ACTH:促肾上腺皮质激素

表 3-4-2-16 胃肠胰神经内分泌肿瘤的 5 年生存率(%)

肿瘤部位	SEER 研究(n=17 312)			England and Wales 研究	
	黑种人	白种人	NRC 研究 (n=2013)	高分化肿瘤	小细胞肿瘤
肺脏	36	48	54	—	—
胃	56	64	45	52	18
小肠	64	70	59	59	27
胰腺	27	35	43	39	17
阑尾	70	79	74	—	—
结肠	61	53	41	65	27
直肠	85	88	74	—	—

NET 亦可见于 MEN-1、MEN-2、1 型神经纤维瘤病、von Hippel Lindau 病或 Carney 复合症。MEN-1 的发病率约占胰岛素瘤的 5%,胃泌素瘤的 25%～30%,应注意鉴别[18]。

【临床表现与诊断】

NET 的诊断有赖于临床表现、激素测定、影像学和病理检查[19],神经内分泌肿瘤的诊断流程,见图 3-4-2-2。

(一)临床表现 低血糖、糖尿病、消化性溃疡、腹泻、高钙血症是神经内分泌肿瘤的诊断线索。胃肠胰内分泌肿瘤可发生于胃肠胰的任何部位,且具有多发性和隐匿性。临床上,凡出现下列表现之一者均应考虑胃肠胰内分泌肿瘤之可能:①空腹低血糖;②多发性、复发性或难治性消化性溃疡;③不能解释的皮疹;④分泌性腹泻,需除外感染、艾迪生病(Addison disease)、甲状腺功能亢进、糖尿病性肠病变、酒精中毒或直肠乳头状腺瘤等原因;⑤无其他原因解释的吸收不良;⑥老年人近期发生糖尿病且无家族史者;⑦无其他原因可解释的高钙血症、低钾血症、碱中毒或阵发性皮肤潮红;⑧上述一项或几项伴有胆石症者。

依据临床表现和激素测定及动态试验做出诊断。激素分泌细胞发生的肿瘤与其他肿瘤不一样,这些肿瘤引起的症状主要源于过多的激素分泌,而不是肿瘤的生长或浸润;胃肠胰激素分泌肿瘤的定性诊断主要依据相关激素水平增高的实验室证据及所引起的特殊临床表现,也可借助分泌激素肿瘤的功能试验进一步确定诊断。特征性表现是胃肠胰内分泌肿瘤的重要诊断依据。胰岛素瘤主要表现为高胰岛素血症所致低血糖症状和精神神经症状、心血管症状及胃肠道症状。例如,胃泌素瘤因高胃泌素血症致胃十二指肠顽固性溃疡及并发症表现(表 3-4-2-17),而手掌黑棘皮病(tripe palms)是胃肠腺癌的重要表现。对可疑病例,应进一步测定血清中各种激素和相关物质。

(二)诊断 pNET 常见,多数患者无症状,但恶性可能性大,且生物学行为可转化,故早期诊断极为重要,其诊断流程,见图 3-4-2-3。

1. 血清相关激素和生物学标志物测定 除胰岛素、胰高血糖素、胃泌素、VIP 及 P 物质等相应胃肠胰内分泌肿瘤的特征性激素或产物外,其他一些生物学标志物对诊断亦有较高的特异性,如嗜铬粒蛋白 A 明显降低见于大多数胃肠胰内分泌肿瘤;而在胃内分泌肿瘤,嗜铬粒蛋白 A 表现为强烈的免疫活性(表 3-4-2-18),可作为筛选指标。NSE 是一种糖酵解烯醇化酶的异构体,可存在于神经内分泌细胞和弥漫性神经内分泌系统的神经元中,约 90% 的神经内分泌肿瘤存在此酶,对胃肠胰内分泌肿瘤的诊断具有意义。突触素亦是良好的胃肠胰内分泌肿瘤标志物。Yantiss 等报道93% 的胃肠胰内分泌肿瘤 syn 阳性,并发现与肿瘤的侵袭性及预后有关[20]。一般认为,NSE 和蛋白基因产物及其膜抗原 NCAM CD56 表达于低分化肿瘤,而高分化肿瘤常表达嗜铬粒蛋白 A[21,22]。

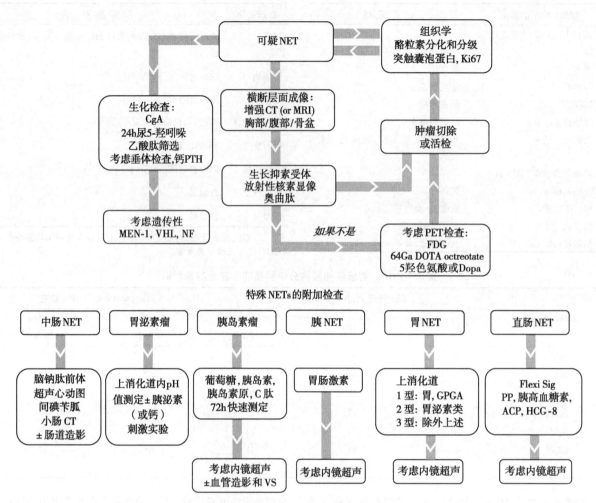

图 3-4-2-2 神经内分泌肿瘤的诊断流程

ACP：酸性磷酸酶；BNP：脑钠肽；CgA：酪粒素A；EUS：内镜超声；FDG：氟-脱氧葡萄糖；GI：胃肠道；GPCA：胃壁细胞自身抗体；HCG：人绒毛膜促性腺激素；5HIAA：5-羟吲哚乙酸；5HTP：5-羟色氨酸；MEN-1：多发性内分泌腺肿瘤综合征；MIBG：间碘苄胍；NF：神经纤维瘤病；PET：正电子发射断层；PP：胰多肽；PTH：甲状旁腺素；VHL：von Hippel Lindau病

表 3-4-2-17 疑及胰腺内分泌肿瘤进一步检测指标

可疑病变	特 征	怀疑的肿瘤	诊 断 检 测
低血糖症	空腹发作/高胰岛素血症	胰岛素瘤	胰岛素释放指数
消化性溃疡	多发性/复发性/难治性	胃泌素瘤	胃泌素测定及激发试验
皮炎	不明原因的近期发作	胰高血糖素瘤	胰高血糖素测定/OGTT
糖尿病	无家族史者	SS瘤/胰高血糖素瘤	各相应激素测定
腹泻	分泌性水样泻为主	胃泌素瘤/VIP瘤/MEN-1	VIP定量及多种激素测定
高血钙-低血钾-碱中毒	持续性难以纠正	胃肠肿瘤	PTH降低/PTHrP升高
潮红	阵发性	类癌及类癌综合征	血5-HT及尿5-HIAA测定
胆囊病变	胆囊积液并结石形成	SS瘤/胰高血糖素瘤/VIP瘤	VIP/胰高血糖素定量

注：SS：生长抑素；VIP：血管活性肠肽；MEN-1：多发性内分泌腺瘤综合征1型；5-HT：5-羟色胺；5-HIAA：5-羟吲哚乙酸

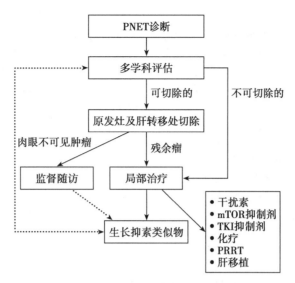

图 3-4-2-3　胰腺神经内分泌肿瘤诊断与处理流程

表 3-4-2-18　肿瘤特异性肽类标志物

肿瘤部位	肿瘤类型	所需的检测指标	指 标 变 化
胃部	Ⅰ 和 Ⅱ	CgA/胃泌素	升高
	Ⅲ	CgA/胃泌素	CgA↑/胃泌素正常
十二指肠		CgA/胃泌素/PP/尿 5-HIAA/SOM	CgA↑(90%/MEN-1 可能)
空肠回肠与近端结肠		CgA/尿 5-HIAA/NKA	CgA↑(>80%)/尿-5-HIAA↑(70%)/NKA↑(>80%)
近端结肠		CgA/尿 5-HIAA/NKA/PP	CgA↑(>80%)/尿-5-HIAA↑(70%)↑/NKA(>80%)
阑尾		CgA/尿 5-HIAA/NKA/PP	转移前不升高
杯状细胞		CgA 尿 5-HIAA/NKA/PP	不升高
直肠		CgA/CgB/PP/胰高血糖素/HCG-β	CgA↑(罕见)/CgB/PP/胰高血糖素或 HCG-β↑
胰腺		CgA	转移肿瘤 CgA↑
	胰岛素瘤	CgA/胰岛素/血糖/C 肽/胰岛素原↑	胰岛素相对↑
	胃泌素瘤	胃泌素	胃泌素↑
	胰高血糖素瘤	胰高血糖素/肠胰高血糖素	胰高血糖素↑
	VIP 瘤	VIP	VIP↑
	生长抑素瘤	SOM	SOM↑
	PP 瘤	PP	PP↑
	MEN-1	CgA/胃泌素/血钙/PTH/胰岛素/胰高血糖素/PP	

注:CgA:嗜铬粒蛋白 A;CgB:嗜铬粒蛋白 B;HGC-β:人绒毛膜促性腺素 β;5-HIAA:5-羟吲哚乙酸;NKA:神经激肽 A;PP:胰腺多肽;PTH:甲状旁腺素;SOM:生长抑素

嗜铬粒蛋白 A(CgA)是神经内分泌肿瘤的一般标志物,而嗜铬粒蛋白 B(CgB)仅在嗜铬粒蛋白 A 水平正常时升高[23-25]。胰抑肽为嗜铬粒蛋白 A 的翻译后产物[26,27],一般仅在 NET 发生转移时升高。胰多肽是正常胰腺的分泌产物,NET 分泌的 PP 较高,亦有助于诊断[28]。多数空肠、回肠和近端结肠的 NET 分泌血清素,其血清浓度测定较困难,而其分解产物 5-羟吲哚乙酸(5-hydroxyindoleacetic acid,5-HIAA)测定方便。

2. 激素激发或抑制试验　有助于胃肠胰激素分泌瘤的诊断。如饥饿试验和 C 肽抑制试验用于胰岛素瘤的诊断,胃泌素及钙剂刺激试验用于胃泌素瘤的诊断。PP 与胃泌素的

饮食刺激试验对多发性神经内分泌瘤早期诊断的敏感性均可达 80%。因肿瘤分泌激素呈自主性,对刺激往往呈反常性反应,而增生的神经内分泌细胞对各种刺激剂的反应类似于正常人,故激素激发试验亦有利于鉴别肿瘤和增生。非功能性胃肠胰内分泌肿瘤因无特异症状,定性诊断较困难,但 50%~70%的胰岛神经内分泌肿瘤均有外周血 PP 的增高,故可先测定血 PP 进行筛查。

3. 肿瘤定位诊断　对于选择和指导治疗,尤其对决定手术部位和范围有重要意义。胃肠胰内分泌肿瘤的定位诊断应包括:①肿瘤的具体位置;②肿瘤是否转移;③目前发现的肿瘤是否就是导致临床症状的肿瘤;④升高的激素是否与之

吻合。

（1）一般影像检查：定位诊断的结果取决于设备性能与肿瘤的大小和部位。胃肠胰内分泌肿瘤的定位诊断，首先考虑 B 型超声或内镜超声、CT 及 MRI 检查。SS 受体闪烁扫描术及正电子扫描术（PET）可用于进一步定位及确定转移病灶[29,30]。

（2）选择性动脉造影：用于常规影像学检查不能发现的病例。采用选择性动脉造影（如 DSA），经皮肝门静脉插管分段取血激素测定已成功地应用于胰岛素瘤、胃泌素瘤和胰高血糖素瘤的定位诊断。分段抽取门静脉系统各段的血样，并同时抽取腹腔动脉和外周静脉血标本测定门静脉与动脉的激素梯度，门静脉内最高浓度或最大静-动脉梯度的部位即可能为肿瘤的部位。一般来说，胰头部肿瘤引流入后上胰十二指肠静脉并进入门静脉近端；胰颈部肿瘤引流入较远端门静脉，接近脾静脉和肠系膜上静脉汇合处；胰尾部肿瘤引入脾静脉中段。如 PP 瘤多发生于胰头，故在门静脉近端 PP 浓度最高。如果胰岛细胞弥漫性增生成为多发性微腺瘤，则于胰静脉床的多个部位均显示激素浓度或浓度梯度增高。如怀疑肝内转移，应同时采集肝静脉血，肝内转移灶使肝静脉血中激素浓度较门静脉血为高。PTPVS 测定结果需根据门脉系统和胰腺的解剖予以正确评价，如结果不符合解剖关系，可能由于肿瘤破坏了静脉系统的正常分布；有时肿瘤内有吻合支存在，以致邻近肿瘤的静脉血内激素浓度正常。

（3）电子内镜及超声内镜：已成为诊断消化系统疾病的重要手段。根据不同部位的需要分为胃镜、十二指肠镜、小肠镜、结肠镜、腹腔镜、胆道镜和胰管镜等。应用内镜可以直接观察消化道内腔病变，如溃疡、出血、炎症和肿瘤等。急诊胃镜检查对急性上消化道出血原因及部位的诊断起确诊作用。胃镜、结肠镜结合黏膜染色及细胞病理学检查能对早期胃癌及早期肠癌作出诊断。放大内镜能将局部病变黏膜放大 10~100 倍，可观察胃小凹和结肠黏膜腺管开口的形态特征。放大内镜结合色素内镜更有助于提高小癌灶、微小癌灶及异型增生的检出率。窄带成像（NBI）内镜利用窄带（415nm 及 540nm 窄带光）成像技术提高了对食管、胃和肠道病变处表面毛细血管和微小病变的细微观察。共聚焦内镜将激光扫描共聚焦显微镜整合于传统电子内镜的头端，并生成共聚焦显微图像。每一合成图像大致代表组织标本的一个光学切面，可获得消化道实时组织病理图像，被称为"光活检"。在诊断 Barrett 食管、上皮内瘤样变和早期癌以及胶原性肠炎等疾病时，共聚焦内镜可对可疑病变进行靶向活检，提高病变检出率。内镜光学相干断层成像技术是一种对消化道腔内深层显微结构进行快速实时显影的无创成像术。发射光波照射到组织表面，通过收集反射光线，测量延迟时间成像，其分辨率极高，达到了所谓分子显像的目的[31,32]。

神经内分泌肿瘤的诊断依赖于组织病理检查、肿瘤标志物免疫组织化学定位、影像检查和血液肿瘤标志物测定。肿瘤标志物主要包括嗜铬粒蛋白 A（chromogranin A）、突触囊泡蛋白（synaptophysin）和神经元特异性烯醇酶（neuron-specific enolase）、Ki-67（MIB1）。影像检查主要有 CT、MRI 和生长抑素体或 ^{68}Ga-DOTA-奥曲肽核素扫描，后者的敏感性与特异性优于前者。有时，^{18}F-DOPA 和 ^{11}C-5HTP-PET 能发现隐匿的小肿瘤。

（4）其他定位诊断：经皮肝穿刺脾静脉分段采血或选择性动脉钙刺激肝静脉采血可提高定位诊断阳性率，但因方法复杂，创伤大，临床应用受到限制。胃肠胰肿瘤转移的部位多在肝脏和附近淋巴结，需排除嗜铬细胞瘤，^{131}I-MIBG（间碘苄胍）扫描有独到效果。术中超声检查（IOUS），结合体检使定位更加准确，其定位准确率为 90%[33]。

4. 病理诊断　PET 的诊断较困难，病理学上分为高分化内分泌肿瘤、高分化内分泌癌和差分化内分泌癌三类。鉴别良恶性主要根据肿瘤的范围、大小、有无血管和神经浸润和高倍镜下的核分裂数目。Ki-67 阳性细胞对良性肿瘤的鉴定有一定意义[34]，见表 3-4-2-19 和表 3-4-2-20。

表 3-4-2-19　影像诊断的敏感性

神经内分泌肿瘤	敏感性（%）
胰腺 NET	
双时相多探头 CT	57~94
MRI	74~94
EUS	82~93
SSRS（胰岛素瘤）	50~60
SSRS（胃泌素瘤/VIP/生长抑素瘤）	75
^{68}Ga-DOTATOC-PET	87~96
原发性胃肠 NET	
CT	85
MRI	86
SSRS（非胰胃肠 NET）	86~95
肝脏转移性 NET	
CT	44~82
MRI	82~95

注：EUS：内镜超声；MRI：磁共振成像；NET：神经内分泌肿瘤；SSRS：生长抑素受体显像；VIP：肠血管活性肽

表 3-4-2-20　伴有遗传综合征的胰腺神经内分泌肿瘤

综合征	基因定位	基因表达产物	发生率/肿瘤类型
MEN-1	11q3	menin	80%~100%/无功能瘤/胃泌素瘤/胰岛素瘤
VHL	3p25.5	pVHL	12%~17%/无功能瘤
NF-1	17q11.2	神经纤维瘤蛋白	6%/生长抑素瘤
TSC	9q34（TSC1） 16p13.3（TSC2）	错构瘤蛋白/马铃薯蛋白	5%/无功能瘤/神经激素分泌瘤

注：MEN-1：多发性内分泌肿瘤综合征；NF-1：1 型神经纤维瘤病（von Recklinghausen 病）；TSC：复合型结节性硬化症；VHL：von Hippel-Landau 病

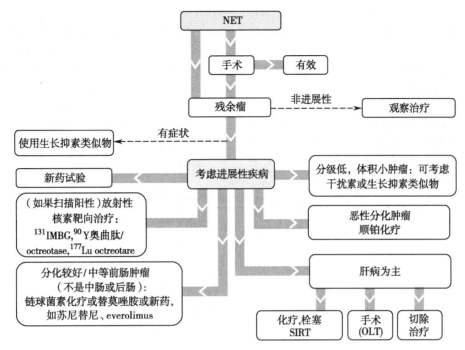

图 3-4-2-4　神经内分泌肿瘤治疗流程
MIBG：间碘苄胍；OLT：原位肝移植；SIRT：选择性内放射治疗

【治疗】

治疗目的着重于两个方面：①控制激素过多分泌所导致的症状；②控制肿瘤的生长和扩散。手术治疗可以达到这两个目的，因此，一旦诊断明确应尽早手术摘除肿瘤。神经内分泌肿瘤的治疗流程，见图 3-4-2-4。

（一）手术治疗　对高度疑似及确诊的病例均应力求肿瘤手术切除。手术治疗的作用包括：①无转移的肿瘤切除原发病灶以达到根治的目的。②在无法根治时，行肿瘤切除达到控制症状的目的。③对于肝转移者行转移灶切除或肝动脉结扎达到抑制肿瘤生长的目的。首选手术方法是肿瘤单纯摘除术。对于巨大肿瘤或已转移的肿瘤可选择原发肿瘤部分切除、胰腺部分切除、胰十二指肠切除或仅切除转移灶。④未发生转移的小肿瘤可采用腹腔镜下切除术治疗[35]。

术中和术后监测激素水平。有人认为，逐段胰腺切除效果较好，结合术中血糖监测，自左至右分段切除胰腺约 80%，切除后 30 分钟血糖明显增高，认为手术成功；血糖不升高，提示多发性肿瘤或异位肿瘤。胃泌素瘤可行靶器官切除术，如全胃切除或部分胃切除术，对不能切除或已有转移的胃泌素瘤，可行迷走神经切断术。术中注意胰周淋巴结的清扫及活检。术后常见并发症为胰瘘、腹腔脓肿和急性胰腺炎。但由于大多数胃肠胰肿瘤是恶性的，且发现较晚，难以达到根治的目的，需要术后监测激素水平，必要时采用其他辅助治疗。

（二）药物治疗

1. 抑制激素分泌和改善症状　胃肠胰内分泌肿瘤只有在诊断时已扩散转移或患者情况不能耐受手术时方考虑药物治疗控制病情，或用于术前准备和术后处理。针对激素分泌过多，可选用调节分泌的抑制剂，如胃泌素瘤致胃酸分泌亢进，可选用抑制胃酸分泌的药物，如 H_2 受体阻滞剂或质子泵抑制剂；二氮嗪可用来抑制 β 细胞分泌胰岛素；制动剂（hypomotility）如肠氯分泌抑制剂可缓解 VIP 瘤、胃泌素瘤和 SS 瘤等所致的腹泻。生长抑素类似物可治疗除 SS 瘤以外的大多数胃肠胰激素内分泌肿瘤。它不仅能抑制多种激素和氨基酸递质的释放而控制激素过多分泌症状，而且还可通过肿瘤中存在的 SS 受体抑制瘤内分泌因子，影响信号传导，发挥抗肿瘤增殖作用。但后一作用在常规剂量难以达到。有学者主张与干扰素联用。

目前应用于临床的 SS 类似物有奥曲肽和思他宁等。SS 类似物的应用扩大了药物治疗指征，部分肿瘤可将药物治疗作为首选方案。SS 治疗胃肠胰内分泌肿瘤的常用初始剂量为 0.1mg/d，分 1~2 次皮下注射，渐次增至每次 0.2mg，每天 3 次至临床症状和实验室检查改善后，改用维持量，疗程 10~14 天。对于胰岛素瘤患者，可能加重低血糖症状，影响环孢素和西咪替丁的吸收，应注意观察。本品的主要不良反应为消化道症状，一般不需要特殊处理。临床可用奥曲肽治疗的内分泌肿瘤，见表 3-4-2-21。

此外，胃肠胰激素分泌肿瘤大多存在 SS 受体，可利用它与 SS 多肽及其类似物偶联的核素发挥其导向作用及抗肿瘤作用，如采用放射性核素（^{111}In-DTPA 或 ^{123}I-Tyr3）标记的奥曲肽治疗。

2. 化疗　链佐星对于恶性胰岛素瘤，氮烯唑胺对于胰高血糖素瘤和 VIP 瘤均有一定疗效。链佐星为胰岛 β 细胞选择性细胞毒性药物，可抑制胰岛 β 细胞 DNA 合成，缓解有效率 70% 左右。常用剂量为每天 500mg/m²，连续 5 天，或每周 1.5g/m²，持续 6 周，也可加用 5-氟尿嘧啶或阿霉素。胃肠胰神经内分泌肿瘤主要位于胃肠和胰腺，又称为胃肠胰神经内分泌肿瘤(NET),肿瘤可分泌神经内分泌激素或不分泌神经内分泌激素,发病称为功能性神经内分泌肿瘤或非功能性神经内分泌肿瘤。WHO 将 pNET 分为分化良好的肿瘤、分化良好的癌和分化不良好的癌 3 种。多数 pNET 为散发性,少数属于 MEN-1 或 von Hippel-Lindau 病的表现之一。功能性神经内分泌肿瘤可分泌胰岛素、胃泌素、胰高血糖素、生长抑素、VIP 等,而非功能性神经内分泌肿瘤事实上也分泌少量的肽类激素如神经紧张素(neurotensin)或嗜铬粒蛋白 A 等[36-38]。美国 FDA 批准了舒尼替尼和依维莫司治疗晚期

pNET(表 3-4-2-22)。细胞毒化疗研究有了较大进展(表 3-4-2-23),舒尼替尼是一种口服的小分子多作用靶点的受体酪氨酸激酶抑制剂,作用的受体包括 PDGF-R 和 VEGFR 等,故能强烈抑制肿瘤的血管生成和增殖(图 3-4-2-5)。依维莫司的作用是抑制 mTOR,能使肿瘤的血管萎缩,肿瘤细胞凋亡(图 3-4-2-6)。主要不良反应有腹泻、乏力、呕吐、胃炎、消化不良、粒细胞减少、腹痛、便秘、皮疹、手足综合征、毛发异常和味觉异常等。

胃肠胰神经内分泌肿瘤疫苗 GV1001 正在研究中。

表 3-4-2-21 奥曲肽对神经内分泌肿瘤的治疗作用

肿 瘤	奥曲肽治疗作用
类瘤	改善皮肤潮红/控制腹泻/血 5-HT 浓度下降/协助术前处理
VIP 瘤	控制腹泻及伴随的水电解质失衡/抑制肿瘤生长
胰高血糖素瘤	控制坏死性游走性皮肤红斑/可使血浆胰高血糖素浓度短暂下降
胃泌素瘤	协助抑制胃酸过多分泌/改善腹痛/缓解潮红
胰岛素瘤	降低免疫反应性胰岛素水平/改善低血糖/协助术前准备
生长激素释放因子瘤	改善肢端肥大样临床症状

表 3-4-2-22 舒尼替尼和依维莫司的临床研究结果

研究者/年份	研 究 方 案	病例数	有效率(%)	缓解率	P 值
Raymond 等/2011	舒尼替尼(37.5mg/d)/安慰剂+支持治疗	171	9	11.4 个月	0.0001
Yao 等/2011	依维莫司(10mg/d)/安慰剂+支持治疗	410	5	11 个月	<0.0001
	依维莫司(10mg/d)/依维莫司(10mg/d)+贝伐珠单抗(10mg/kg 每 2 周 1 次)	CALGB 80701			

表 3-4-2-23 细胞毒化疗的相关研究结果

研究者/年份	化 疗 药 物	病例数	有效率(%)	存活率(%)	存活时间(月)
前瞻性研究					
Moertel 等/1992	吡葡亚硝脲	33	30	17*	18.0
Moertel 等/1992	氟尿嘧啶+链佐星	33	45	14*	16.8
Moertel 等/1992	多柔菌素+链佐星	36	69	18*	26.4
Ramanathan 等/2001	DTIC	50	34		19.3
Kulke 等/2006	替莫唑胺+沙利度胺	11	45		
Kulke 等/2006	替莫唑胺+贝伐珠单抗	17	24		8.6
Kulke 等/2010	替莫唑胺+依维莫司	24	35		
回顾性研究					
Kouvaraki 等/2004	链佐星+多柔菌素+氟尿嘧啶	84	39	18	37
Kulke 等/2009	替莫唑胺	53	34	13.6	35.3
Ekeblad 等/2007	替莫唑胺	12	8		
Strosberg 等/2010	替莫唑胺+卡培他滨	30	70	18	

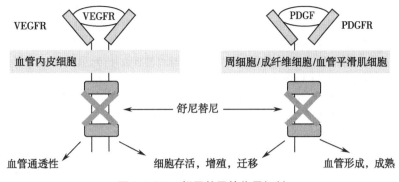

图 3-4-2-5　舒尼替尼的作用机制

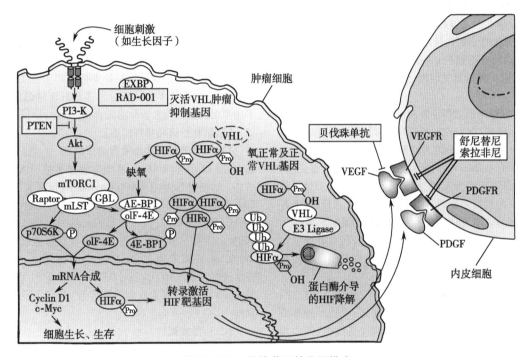

图 3-4-2-6　依维莫司的作用模式

（喻文强　廖勇峰）

第3节　胃泌素瘤

消化道和消化腺的激素分泌特点和分泌功能各不相同。多数激素分泌细胞单独或成簇散在分布于消化道管腔壁和胰腺。根据细胞分布的部位和所分泌激素功能的不同，分为胺前体摄取和脱羧（APUD）细胞和胃肠上皮细胞两类。

【病理生理与临床表现】

胃泌素瘤（gastrinoma）由 Zollinger 和 Ellison 于 1955 年首次报道[1]，故原名为卓-艾综合征（Zollinger-Ellison syndrome，ZES），又称为佐林格-埃利森综合征。胃泌素瘤多系胰岛 α_1 细胞肿瘤，10%~15% 发生于十二指肠 G 细胞，肿瘤细胞分泌大量胃泌素，导致胃酸分泌增多，从而引起以复发性、多发性和难治性溃疡及腹泻为特征的临床综合征。约 25% 的患者为多发性内分泌腺瘤综合征-1（MEN-1）的表现之一，呈家族性分布（遗传性胃泌素瘤）[2]；其余为散发病例（散发性胃泌素瘤）。国外报道人群总患病率 1/10 万，约占胃及十二指肠溃疡患者的 0.5%~1%，平均发病年龄 45~50 岁，男性稍多于女性，确诊的平均时间为 5 年。

胃泌素瘤可分为散发性和遗传相关性两种。肿瘤往往很小（<1cm），生长慢，半数为恶性。胃泌素瘤分泌大量胃泌素，刺激壁细胞增生和大量胃酸分泌，使上消化道经常浸浴于高酸环境，除了典型部位（胃和十二指肠球部）溃疡外，在不典型部位（十二指肠降段、水平段甚或空肠近端及胃大部切除后的吻合口）也可发生溃疡。这种溃疡易并发出血和穿孔，具有难治性特点[3]。部分患者可伴有腹泻，这是由于进入小肠的大量胃酸损伤肠黏膜上皮细胞、影响胰脂酶活性等所致。对难治、多发、不典型部位、胃大部切除后迅速复发或伴有腹泻的消化性溃疡和/或内镜检查发现胃黏膜皱襞显著粗大、增生者，应警惕胃泌素瘤可能。

胃泌素瘤有 3 种不同的病因类型，即散发性、MEN-1 伴胃泌素瘤和原发性淋巴结胃泌素瘤。胃泌素瘤三角是以胆囊管与胆总管交汇处为上点，十二指肠的第二、三部分接合部为下点,胰腺颈体接合部为中点的三角形区域。在胃泌素瘤三角区的正常淋巴结中即含有可分泌胃泌素和其他神经肽的神经内分泌细胞。散发性胃泌素瘤主要位于胃泌素瘤三角区(gastrinoma triangle)的解剖部位,Passaro 等认为发生于胃泌素瘤三角的散在性胃泌素瘤起源于腹侧胰腺芽的干细胞,该干细胞在胚胎期弥散并混合于发育的淋巴样细胞和十二指肠壁。胃泌素瘤多发生于胰腺及十二指肠,其次可位于脾门、肠系膜、胃和淋巴结等部位,80%~90%位于胃泌素瘤三角区。瘤体直径常在0.1~20cm。多发性胃泌素瘤常发生于十二指肠近端,直径多小于1cm。胃泌素瘤包膜完整,由大小一致的小圆形细胞组成,主要为胰岛 α_1 细胞肿瘤,少数为 α_1 细胞增生,约60%为恶性肿瘤。Creutzfiedt 将胃泌素瘤的分泌颗粒分为4型:①Ⅰ型:肿瘤细胞含有典型的胃窦 G 细胞所含的分泌颗粒;②Ⅱ型:细胞内含有典型的 G 细胞颗粒和异型分泌颗粒;③Ⅲ型:仅含有异型分泌颗粒;④Ⅳ型:为产生多种激素的肿瘤,细胞内含有其他激素分泌颗粒。

(一)原发性淋巴结胃泌素瘤 多发性和胰腺外性胃泌素瘤的发生率高,多发性和胰腺外性胃泌素瘤常在胃泌素瘤三角内的淋巴结发生,称之为原发性淋巴结胃泌素瘤(primary lymph node gastrinoma),胰腺或胃肠无胃泌素瘤证据。60%~80%的胃泌素瘤为恶性,其预后不良。但由于对胃泌素瘤诊断水平的提高使发现时瘤体较小且生长缓慢,加上各种有效抑酸剂的应用,使患者在没有肝转移的情况下,5年生存率和10年生存率可达100%与96%。有肝转移者5年生存率低于20%。是否早期诊断或肝转移是影响预后的两个重要因素。

(二)与MEN-1相关的胃泌素瘤 90%发生淋巴结转移或肝转移。胃泌素瘤为 MEN-1 表现之一,是一种常染色体显性遗传病,系 MEN-1 基因种系细胞(遗传性)或体细胞(散发性)突变所致[4];与癌基因(RET)的活化或与肿瘤抑制因子的失活有关。MEN-1 基因表达为一个特定的肿瘤抑制基因,定位于染色体 11qB,由10个外显子组成,编码一个由610个氨基酸组成的门宁蛋白(menin),后者抑制 junD(AP-1 转录因子)的活化,导致肿瘤形成。此外,长期高胃泌素血症可导致肠嗜铬细胞样细胞(enterochromaffin-like cell,ECL)增生,甚至形成肿瘤;ECL 细胞肿瘤分泌的组胺和碱性成纤维细胞生长因子又有促癌生长作用,故胃泌素瘤患者可伴发 ECL 细胞类瘤[5]。

(三)顽固性消化性溃疡和腹泻 胃泌素瘤分泌大量胃泌素,刺激壁细胞增生并分泌大量胃酸和胃液,产生消化性溃疡,刺激胃窦平滑肌收缩,增加肠蠕动,同时刺激胰泌素和胆囊收缩素分泌,导致胰液分泌亢进,HCO_3^- 分泌增加,从而产生严重腹泻和腹痛。50%~60%的胃泌素瘤患者起病于40岁以前,主要表现为顽固性消化性溃疡和腹泻。胃泌素瘤引起的消化性溃疡部位广而久治不愈,90%以上的患者发生消化性溃疡,溃疡常呈多发性,见于十二指肠球部及非典型部位(如食管下端、十二指肠降部、球后、空肠和回肠)。75%以上的患者主诉腹痛,且严重而顽固,可伴反酸,对常规抗溃疡药物治疗反应差而易复发。20%~25%可发生消化道出血和急性穿孔,出现呕血、黑便和急腹症等表现。顽固的消化

性溃疡常导致食管溃疡、食管狭窄或穿孔以及胃肠出血等,有时可伴发急性胰腺炎。

约40%的患者有腹泻,并可以此为首发症状,常可早于消化性溃疡数月乃至数年出现,腹泻常为间歇性急性发作,腹泻时每日排便10~30次,多为水样便,也可为脂肪泻,量可达2500~10 000ml,一般治疗难以控制。严重时,脱水、低血钾、脂肪和维生素 B_{12} 吸收不良,抽吸胃液或全胃切除可使腹泻减轻或消失。

(四)MEN-1 部分胃泌素瘤患者(30%~60%)有食管反流症状。属于 MEN-1 的胃泌素瘤患者最常合并甲状旁腺腺瘤并功能亢进,其次可合并垂体、肾上腺、甲状腺腺瘤、类癌或脂肪瘤[6]。合并这些腺瘤则产生相应激素分泌增多的临床症状。胃泌素瘤可合成和分泌 CRH 或 ACTH,导致异源性 CRH/ACTH 分泌综合征。卵巢黏液性囊性腺瘤可分泌过多的胃泌素引起 Zollinger-Ellison 综合征,血浆胃泌素明显升高,可达1500pg/ml。生长抑素瘤也可分泌胃泌素。除胃泌素外,胃泌素瘤本身可分泌多种异源性激素,出现各种不同类型的异源性激素分泌综合征。

【实验室检查和特殊检查】

(一)胃液分析和血清胃泌素测定 胃液总量明显增高,夜间12小时>1000ml,基础胃酸排泄量(BAO)和浓度均增高。诊断指标为:①BAO>15mmol/h(行胃大部分切除者>5mmol/h);②基础胃酸分泌量>100ml/h;③最大胃酸分泌量(MAO)增加不明显,但可大于60mmol/h;④BAO/MAO 比值>60%。正常人和一般消化性溃疡者空腹血清胃泌素50~150pg/ml,胃泌素瘤者常>500pg/ml,甚至高达1000pg/ml。当血清胃泌素>1000pg/ml,BAO>15mmol/h(胃切除术后>5mmol/h)或高胃泌素血症伴有胃液 pH<2 即可确诊为胃泌素瘤[7]。

(二)激发试验

1. 促胰泌素激发试验 胃泌素瘤细胞具有胰泌素受体,该受体与胰泌素结合,可引起胃泌素的释放。试验方法为:一次静脉注射促胰泌素 2U/kg,于注射前及注射后每5分钟静脉采血1次,直至30分钟,也可加测45分钟和60分钟血清胃泌素。胃泌素瘤患者于5~10分钟时,胃泌素值达高峰(可升至500pg/ml),当比基础值超过200pg/ml 时可以诊断本病。该试验为目前公认的最可靠和简单易行的诊断方法。但本试验可有假阳性,可能与剂量有关,血清钙浓度可能影响对胰泌素的反应,如静脉输注钙能使反应加强,而输注 EDTA 可使反应减弱。

2. 钙激发试验 钙离子可促进胃泌素分泌,用葡萄糖酸钙 5mg/(kg·h)静脉滴注,连续3小时,注射前及注射钙后1、2、3小时静脉抽血测血清胃泌素。胃泌素瘤注射后3小时达高峰,常比基础增高400pg/ml 以上。胃窦 G 细胞增生者输钙剂后胃泌素明显升高,有可能达到此值。高血钙者禁做此试验。

3. 蛋白餐试验 早晨空腹进食蛋白餐,于餐前和餐后连续多次取血测胃泌素至2小时(多取餐后10、20、30、40、50、60、80、100和120分钟)可用来鉴别胃窦 G 细胞增生胃泌素瘤和十二指肠溃疡。一般餐后胃泌素较基础值升高幅度不足50%,只有胃窦 G 细胞增生超过100%甚至200%或

以上。

（三）影像检查　胃泌素的放射免疫检测及胃酸分泌值测定可确定有无胃泌素瘤，进一步根据影像学检查（包括B超、CT、MRI和钡餐等）和经脾门静脉系统分段采血测定胃泌素浓度梯度对胃泌素瘤进行定位诊断。

1. B超/CT/MRI　难以发现小肿瘤。B超、CT和MRI检查诊断胃泌素瘤的敏感性分别仅为23%、38%及22%。生长抑素受体显像、CT或MRI可作为胃泌素瘤诊断的首选影像学检查。术中超声准确性较高。

2. 内镜检查　胃镜及超声内镜可见大量胃液存留，胃黏膜皱襞肥大，十二指肠和空肠黏膜不规则增粗，肠腔扩大，可见胃及十二指肠球部溃疡、球后溃疡及异位溃疡；部分患者可有食管溃疡、狭窄和Barrett食管。

3. X线钡餐　有下列异常提示胃泌素瘤的诊断：①多发性和异位性溃疡；②巨大胃皱襞，常见于胃底部；③胃扩张和无张力，在无幽门梗阻的情况下胃内有大量液体存在；④十二指肠和空肠也显示扩张，钡剂不易停留而迅速进入小肠，肠腔可见钡剂呈絮状沉淀，小肠黏膜水肿呈锯齿状，上段小肠内也有大量液体积聚。

4. 经皮肝门静脉分段采血　经皮肝门静脉分段采血（PTPVS）可分别收集胰、十二指肠和空腹的静脉血，测定胃泌素浓度，根据各分支静脉胃泌素增高的浓度梯度（与动脉血比较）可判定胃泌素瘤的所在部位。能发现较小的胃泌素瘤，尤其对散发性及胰外瘤的发现有帮助。

5. 选择性动脉造影及选样性动脉胰泌素注射　约50%的胃泌素瘤患者经选择性动脉造影及选样性动脉胰泌素注射（SASI）有阳性发现，胃肠胰神经内分泌肿瘤在动脉造影图上表现为显影增强的肿块，而无动、静脉分流表现。SASI通过向胃泌素瘤营养动脉中注入胰泌素，激发胃泌素的释放，提高定位诊断的敏感性，可发现直径4~5mm的肿瘤，其敏感性、特异性和安全性均优于PTPVS，并可通过胃泌素峰值出现的时间鉴别肿瘤是否有肝转移，是否为功能性肿瘤。其操作方法如下：经股静脉插管置入右肝静脉，采血3ml测胃泌素基础值，经股动脉插管，先后置入胃十二指肠动脉、脾动脉、肠系膜上动脉根部和肝固有动脉。分别向上述动脉注入胰泌素30U。于注药20、40、60、90和120秒后测定肝静脉血中胃泌素浓度。若其中某一动脉注药后40秒时，肝静脉血中胃泌素浓度较基础浓度增加80μg/ml以上或达基础浓度的120%，则可判定该动脉为胃泌素瘤的营养动脉，从而推测出功能性肿瘤的存在部位；若2分钟后方出现胃泌素浓度增高，则说明此肿瘤系非功能性肿瘤，而真正的功能性肿瘤较隐匿。如肝固有动脉出现上述阳性结果，则提示肝内有转移。

6. 生长抑素受体闪烁扫描　广泛应用于胃肠胰内分泌肿瘤的诊断，胃泌素瘤的生长抑素受体阳性率高达100%。用放射性核素[111]In-DTPA或[123]I-Tyr3标记与生长抑素结构相似的奥曲肽等行SRS，定位诊断率达70%，结合术中超声对胃泌素瘤的诊断率达95%以上[8]，为发现胃泌素瘤原发灶和转移灶最敏感的方法。

上述各种方法对胃泌素瘤的诊断各有利弊，它们对胃泌素瘤的诊断水平大致见表3-4-3-1。

表 3-4-3-1　胃泌素瘤的定位方法评价

肿瘤定位方法	敏感性（%）	特异性（%）
肝外原发瘤		
超声	23(21~28)	92(92~93)
CT 扫描	38(35~59)	90(83~100)
血管造影	68(35~68)	89(84~94)
MRI	22(20~25)	100(100)
超声内镜	70(16~86)	—
核素扫描	72(58~77)	100
动脉胰泌素试验	89(55~100)	—
经肝门脉取血	68(60~94)	—
手术中超声	83(75~100)	—
肝内转移瘤		
超声	14(14~63)	100
CT 扫描	54(35~72)	99(98~100)
MRI	63	98(96~100)
血管造影	62(33~86)	98(96~100)
动脉内胰泌素试验	40	—
核素扫描	97(92~100)	—

【诊断】

激素分泌细胞发生的肿瘤与其他肿瘤不一样，这些肿瘤引起的症状主要源于过多的激素分泌，而不是肿瘤的生长或浸润；胃肠胰激素分泌肿瘤的定性诊断主要依据相关激素水平增高的实验室证据及所引起的特殊临床表现，也可借助分泌激素肿瘤的功能试验进一步确定诊断。

（一）特征性表现　是胃肠胰内分泌肿瘤的重要诊断依据。胰岛素瘤主要表现为高胰岛素血症所致低血糖症状和精神神经症状、心血管症状及胃肠道症状。例如，胃泌素瘤因高胃泌素血症致胃十二指肠顽固性溃疡及并发症表现（表3-4-3-2和表3-4-3-3），而手掌黑棘皮病是胃肠腺癌的重要表现。对可疑病例，应进一步测定血清中各种激素和相关物质。

表 3-4-3-2　引起临床表现的相关激素

临床表现	相关激素
腹泻	VIP/胃泌素/SS/降钙素/5-HT/胰高血糖素/前列腺素
糖尿病	胰高血糖素/SS/ACTH/VIP
皮疹	胰高血糖素
阵发性潮红	VIP/5-HT/前列腺素/降钙素
胆石症	SS/VIP/胰高血糖素
高钙血症	VIP/趋钙肽
消化性溃疡	胃泌素
低血糖症	胰岛素

注：VIP：舒血管肠肽；SS：生长抑素；PP：胰多肽；5-HT：5-羟色胺；ACTH：促肾上腺皮质激素

表 3-4-3-3 胰岛激素及其相关综合征

肿瘤分泌的 主要激素	临床综合征
胰岛素	低血糖症
胃泌素	胃泌素瘤
胰高血糖素	糖尿病/皮疹
VIP	水泻-低血钾-低胃酸综合征
SS	糖尿病/腹泻
降钙素	无症状或腹泻
PP	无症状或腹泻
ACTH	碱中毒
5-HT	类癌综合征
前列腺素	腹泻
TRH	?
CCK	?
脑啡肽	?

注:VIP:舒血管肠肽;SS:生长抑素;PP:胰多肽;5-HT:5-羟色胺;ACTH:促肾上腺皮质激素;CCK:胆囊收缩素;TRH:促肾上腺皮质激素释放激素;?:尚不清楚

临床凡遇下述情况应考虑有本病可能:①反复发作或难治性消化性溃疡、十二指肠远端或空肠溃疡并腹泻;②青少年或老年人消化性溃疡并有胃肠胰内分泌肿瘤家族史;③内镜提示胃及十二指肠黏膜增粗;④胃及上腹部术后不明原因高胃酸、肠瘘与边缘性溃疡等;⑤消化性溃疡并高钙血症、肾结石和垂体肿瘤者。胃泌素瘤无特征性表现,但消化性溃疡、高胃酸分泌和高胃泌素血症三者并存是临床诊断的重要依据。胃泌素测定对于诊断是直接和客观的依据,当血胃泌素基础值大于 200pg/ml 时基本可确定诊断。当胃泌素>1000pg/ml 时 BAO>15mmol/h 或伴有胃酸 pH<2 即可确诊。若未达上述诊断标准,进一步行激发试验,并行影像学检查、PTPVS 或 SASI 测胃泌素探索肿瘤部位,内镜超声及术中超声可提高胰腺及十二指肠部位胃泌素瘤的检出率。SRS 有助于发现原发灶和转移灶[8]。

(二)血清相关激素和生物学标志物测定 血浆胃泌素测定试剂盒的诊断敏感性有较大差异(表 3-4-3-4)。除胰岛素、胰高血糖素、胃泌素、VIP 及 P 物质等相应胰腺内分泌肿瘤的特征性激素或产物外,其他一些生物学标志物对诊断亦有较高的特异性,如嗜铬粒蛋白 A 明显降低见于大多数胰腺内分泌肿瘤;而在胃内分泌肿瘤,嗜铬粒蛋白 A 表现为强烈的免疫活性(图 3-4-3-1),可作为筛选指标。NSE是一种糖酵解烯醇化酶的异构体,可存在于神经内分泌细胞和弥漫性神经内分泌系统的神经元中,约 90% 的神经内分泌肿瘤存在此酶,对胰腺内分泌肿瘤的诊断具有意义。突触素亦是良好的胰腺内分泌肿瘤标志物。Yantiss 等报道93% 的胰腺内分泌肿瘤 syn 阳性,并发现与肿瘤的侵袭性及预后有关[9]。

表 3-4-3-4 血浆胃泌素测量试剂盒

胃泌素试剂盒	诊断概率(%)
Biohit	68
Assay Designs(Correlate-EIA)	77
DiaSorin	77
DRG Diagnostics	94
Euro Diagnostica	100
Siemens	90
MP Biomedicals	87
Peninsula Laboratories	81
Phoenix Pharmaceuticals ELISA	84
Phoenix Pharmaceuticals RIA	45
Siemens RIA	97
US Biological	68

(三)激素激发或抑制试验 有助于胰腺激素分泌瘤的诊断。如饥饿试验和 C 肽抑制试验用于胰岛素瘤的诊断,胰泌素及钙剂刺激试验用于胃泌素瘤的诊断。PP 与胃泌素的饮食刺激试验对多发性神经内分泌瘤早期诊断的敏感性均可达 80%。因肿瘤分泌激素呈自主性,对刺激往往呈反常性反应,而增生的神经内分泌细胞对各种刺激剂的反应类似于正常人,故激素激发试验亦有利于鉴别肿瘤和增生。非功能性胰腺内分泌肿瘤因无特异症状,定性诊断较困难,但50% ~ 70% 的胰岛神经内分泌肿瘤均有外周血 PP 的增高,故可先测定血 PP 进行筛查。

(四)胃酸高分泌状态的病因鉴别 引起胃酸高分泌状态的病因(如胃泌素瘤、胃出口阻塞、幽门梗阻、贲门滞留综合征、迷走神经切除术、贲门 G 细胞增生症、恶性贫血、短肠综合征、慢性肾衰等)很多[10],应注意鉴别(表 3-4-3-5)。

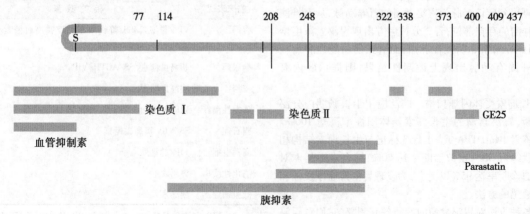

图 3-4-3-1 嗜铬粒蛋白 A 及其相关肽

表 3-4-3-5　引起胃酸高分泌状态的病因

高胃泌素引起的胃酸高分泌状态
佐林格-埃利森综合征(胃泌素瘤)
胃窦 G 细胞增生/功能亢进
幽门螺杆菌感染
胃幽门阻塞
短肠综合征
胃窦残留综合征
慢性肾衰(少见)
胱氨酸病半胱氨酸治疗后
高组胺血症引起的胃酸高分泌状态
系统性肥大细胞增多症
嗜碱性粒细胞性白血病
原因未明性胃酸高分泌状态
特发性胃酸高分泌状态
非胃泌素分泌性肿瘤引起的胃酸高分泌状态
反跳性胃酸高分泌状态
伴有胃酸高分泌状态的可能情况
肥厚性高分泌性胃病
应激相关性胃酸高分泌状态
头部创伤性胃酸高分泌状态
囊性纤维化

(五)定位诊断　肿瘤定位诊断对于选择和指导治疗,尤其对决定手术部位和范围有重要意义。胃肠胰内分泌肿瘤的定位诊断应包括:①肿瘤的具体位置;②肿瘤是否转移;③目前发现的肿瘤是否就是导致临床症状的肿瘤;④升高的激素是否与之吻合。

1. 一般影像检查　定位诊断的结果取决于设备性能与肿瘤的大小和部位。胰腺内分泌肿瘤的定位诊断,首先考虑 B 型超声或内镜超声、CT 及 MRI 检查。SS 受体闪烁扫描术及正电子扫描术可用于进一步定位及确定转移病灶[11]。

2. 选择性动脉造影　用于常规影像学检查不能发现的病例。采用选择性动脉造影(如 DSA),经皮肝门静脉插管分段取血激素测定已成功地应用于胰岛素瘤、胃泌素瘤和胰高血糖素瘤的定位诊断(表 3-4-3-6)。分段抽取门静脉系统各段的血样,并同时抽取腹腔动脉和外周静脉标本测定门静脉与动脉的激素梯度,门静脉内最高浓度或最大静脉-动脉梯度的部位即可能为肿瘤的部位。一般来说,胰头部肿瘤引流入后上十二指肠静脉并进入门静脉近端;胰颈部肿瘤引流入较远端门静脉,接近脾静脉和肠系膜上静脉汇合处;胰尾部肿瘤引入脾静脉中段。如 PP 瘤多发生于胰头,故在门静脉近端 PP 浓度最高。如果胰岛细胞弥漫性增生成为多发性微腺瘤,则于胰静脉床的多个部位均显示激素浓度或浓度梯度增高。如怀疑肝内转移,应同时采集肝静脉血,肝内转移灶使肝静脉血中激素浓度较门静脉血为高。PTPVS 测定结果需根据门脉系统和胰腺的解剖予以正确评价,如结果不符合解剖关系,可能由于肿瘤破坏了静脉系统的正常分布;有时肿瘤内有吻合支存在,以致邻近肿瘤的静脉血内激素浓度正常。

表 3-4-3-6　胃泌素瘤影像定位诊断的敏感性

影像检查	敏感性(%)	说 明
CT	50	动脉早期相肿瘤被增强(血管和血流增加)/肿瘤直径<2cm 敏感性下降
MRI	25~50	低 T1 高 T2 信号强度
生长抑素受体闪烁扫描	80	可能发现腹部外转移灶/结合 SPECT 可增加敏感性
超声	70	位于胰腺的肿瘤敏感性高/位于十二指肠的肿瘤敏感性低/引导穿刺活检
血管造影/动脉刺激试验	40~60	插管进入胰十二指肠下动脉/可在术中进行实时造影

3. 电子内镜及超声内镜　已成为诊断消化系统疾病的重要手段。根据不同部位的需要分为胃镜、十二指肠镜、小肠镜、结肠镜、腹腔镜、胆道镜和胰管镜等。应用内镜可以直接观察消化道内腔病变,如溃疡、出血、炎症和肿瘤等。急诊胃镜检查对急性上消化道出血原因及部位的诊断起确诊作用。胃镜、结肠镜结合黏膜染色、细胞病理学检查能对早期胃癌及早期肠癌作出诊断。放大内镜能将局部病变黏膜放大 10~100 倍,可观察胃小凹和结肠黏膜腺管开口的形态特征。放大内镜结合色素内镜更有助于提高小癌灶、微小癌灶及异型增生的检出率。在诊断 Barrett 食管、上皮内瘤样变和早期癌以及胶原性肠炎等疾病时,共聚焦内镜可对可疑病变进行靶向活检,提高病变检出率。内镜光学相干断层成像技术是一种对消化道腔内深层层微结构进行快速实时显影的无创成像术。发射光波照射到组织表面,通过收集反射光线,测量延迟时间成像,其分辨率极高,达到了所谓分子显像的目的[11,12]。

4. 其他定位诊断　经皮肝穿刺脾静脉分段采血或选择性动脉钙刺激肝静脉采血可提高定位诊断阳性率,但因方法复杂,创伤大,临床应用受到限制。胰腺肿瘤转移的部位多

在肝脏和附近淋巴结,需排除嗜铬细胞瘤,^{131}I-MIBG(间碘苄胍)扫描有独到效果。术中超声检查(IOUS),结合体检使定位更加准确,其定位准确率为 90%[13]。

(六)病理诊断　神经内分泌肿瘤分为分化良好的内分泌瘤、分化良好的内分泌癌或差分化内分泌癌[12]。

【鉴别诊断】

(一)高胃泌素血症伴高胃酸分泌的疾病鉴别　在确诊胃泌素瘤之前,应先注意腹外其他原因所致的高胃泌素血症(表 3-4-3-7)。约 25% 的胃泌素瘤出现在 MEN-1 综合征中,亦需先排除。

1. 胃窦 G 细胞增生　由于增生的 G 细胞释放胃泌素,刺激胃酸分泌,而同时具有高胃泌素血症、高胃酸分泌和消化性溃疡。鉴别要点为:本病胰泌素试验阴性及蛋白餐试验阳性。组织学见胃黏膜 G 细胞增生,细胞内所含胃泌素量明显增高,可达正常的 30 倍。

2. 残留胃窦　胃次全切除术和 Billroth Ⅱ 式胃空肠吻合术后,小部分胃窦包在十二指肠残端内,残留的 G 细胞在碱性环境刺激下大量分泌胃泌素。

表 3-4-3-7 胃酸高分泌状态的病因分类

高胃泌素血症相关性胃酸高分泌状态
佐林格-埃利森综合征
胃窦 G 细胞增生/功能亢进
幽门螺杆菌感染
胃流出道阻塞(幽门梗阻)
短肠综合征
胃窦保留综合征
慢性肾衰(少见)
半胱胺(cysteamine)治疗
高组织胺血症相关性胃酸高分泌状态
先天性肥大细胞增多症
嗜碱性粒细胞白血病
原因未明胃酸高分泌状态
特发性胃酸高分泌状态
非胃泌素瘤(非 Zollinger-Ellison 综合征)
反跳性胃酸高分泌状态
可能伴有胃酸高分泌的情况
肥厚性高分泌胃病
应激状态
头部创伤
囊性纤维化

3. **胃幽门梗阻** 由于胃潴留刺激胃窦 G 细胞而致高胃泌素血症,手术解除梗阻或抽出胃内容物后可恢复正常水平。

4. **短肠综合征** 小肠部分切除后,存在于小肠的抑制胃泌素释放的肠高糖素、肠抑胃肽(GIP)和血管活性肠肽(VIP)减少,则胃泌素释放增加。此外,肝肾功能不全致胃泌素分解障碍,亦致高胃泌素血症。

5. **反跳性高胃酸分泌状态** 反跳性高胃酸分泌状态(rebound acid hypersecretion state)是一种新发现的临床综合征,主要见于使用质子泵抑制剂治疗胃及十二指肠溃疡或巯乙胺治疗胱氨酸尿症(cystinosis)后[13]。胃壁细胞(parietal cell)有组胺和乙酰胆碱受体,而胃嗜铬样细胞表达胃泌素受体。胃泌素引起的组胺分泌取决于肠嗜铬样细胞的数量,胃壁细胞数目也由胃泌素调节,因此干扰或抑制胃泌素分泌的药物可通过增加胃壁细胞肠嗜铬样细胞的数目而导致反跳性高胃酸分泌状态。

6. **果糖不耐受性腹泻** 虽然其表现多端,但饮食控制有良好效果。少数出现顽固性腹泻,患者常接受各种药物治疗,但效果不佳。肠绒毛萎缩后,即使饮食不含麦胶,仍然不能缓解腹泻而导致长期误诊。

(二) **胃泌素瘤与高胃泌素血症伴低胃酸分泌的疾病鉴别**

1. **萎缩性胃炎、恶性贫血、胃癌和迷走神经切断术后** 由于胃酸减少乃至缺乏,对胃泌素分泌的反馈抑制作用丧失,致使正常 G 细胞大量自主分泌胃泌素。恶性贫血患者可发生继发性胃泌素分泌过多,胃壁细胞和黏液细胞增生,幽门区黏膜的肠嗜铬细胞样细胞增生,甚至发生类癌肿瘤。

2. **糖尿病性假性佐林格-埃利森综合征** 见于有自主神经病变的糖尿病患者,表现为胃张力降低、胃内液体滞留和黏膜皱襞肥大,可见胃溃疡。胃内液体过多是由于分泌物和食物潴留,而非分泌增加,胃酸分泌往往减少,因胃酸降低而致血清胃泌素升高。

(三) **胃泌素瘤与 MEN-1 鉴别** 常同时在甲状旁腺、胰腺或垂体两种以上脏器发生肿瘤,胃泌素瘤是 MEN-1 常发生于胰腺的肿瘤,要注意其他部位肿瘤,以防漏诊(表 3-4-3-8)。

表 3-4-3-8 散发性与 MEN-1 相关性胃泌素瘤鉴别

鉴别点	散发性胃泌素瘤	MEN-1 相关性胃泌素瘤
发病率	80%	20%
家族史	无	有
其他内分泌疾病	无	有
胃泌素瘤体积	2cm	2cm
肿瘤数目	单个	多个
最常见部位	胰腺	十二指肠
原发性淋巴结病变	10%	无
手术治愈率	60%	极低
潜在恶性风险	高	低

【治疗】

胃泌素瘤的根治是手术切除肿瘤,对肿瘤不能切除者或找不到肿瘤者可行药物治疗。近 20 年来,组胺受体拮抗剂、质子泵抑制剂及生长抑素类似物的应用,使胃泌素瘤的内科治疗水平提高;外科手术的策略也从减少胃酸分泌转到对胃泌素瘤的切除上来。完全切除肿瘤可改善此疾病的自然进程,降低病死率[14-17]。

(一) **手术治疗** 如果肿瘤被完全切除,胃酸分泌及胃泌素水平会迅速恢复正常。手术前必须用药物控制高胃液分泌状态。口服或静脉用质子泵抑制剂。因胃泌素瘤有多发性和散发性的特点,加之术前定位可能不准确,部分患者往往不能获治愈性切除。十二指肠切开术和胃泌素三角区淋巴结清扫术可减少肝转移,提高生存率[18]。下述情况应行胰十二指肠切除术:①胰头十二指肠区多发肿瘤;②无法切除的胰头巨大肿瘤;③定位诊断提示肿瘤位于该区;④周围有多发转移。对肿瘤不能切除或切除后效果差者为了除去胃泌素作用的靶器官,可行全胃切除术或胃大部切除术。选择性胃迷走神经切断术可明显减少胃酸分泌,增强组胺 H₂ 受体阻滞剂的抑酸作用。如有甲状旁腺肿瘤,可先行甲状旁腺肿瘤切除,切除后胃泌素瘤症状有自限现象。垂体瘤摘除或胸腺类癌切除视胃泌素瘤症状而定。肝有转移灶,需切除。约 1/3 的 ZES 患者可能接受手术治疗,包括胰体尾肿瘤的切除。

术中治愈性切除的标准是,静脉注射胰泌素 2U/kg 后,血清胃泌素浓度增加值<80pg/ml,或较基础浓度下降 20% 以上。术后治愈性切除的标准:①空腹胃泌素浓度正常;②胰泌素激发试验阴性;③影像学检查阴性者的术后评估还应包

括激发试验。条件允许的肝脏广泛转移者可行肝移植治疗。

（二）药物治疗

1. 组胺 H_2 受体拮抗剂 西咪替丁、雷尼替丁、法莫替丁、尼扎替丁和罗沙替丁等 H_2 受体拮抗剂，能明显地抑制食物、组胺或五肽胃泌素等刺激引起的胃酸分泌。

2. 质子泵抑制剂 此类药物能特异性地作用于胃黏膜壁细胞，降低壁细胞中 H^+-K^+-ATP 酶的活性，从而抑制基础胃酸和胃泌素等刺激引起的胃酸分泌。目前已应用于临床的质子泵抑制剂有奥美拉唑、兰索拉唑、泮托拉唑和雷贝拉唑等[19]。

3. 生长抑素及其类似物 奥曲肽（善宁）为 8 肽生长抑素类似物，思他宁为 14 肽生长抑素，不仅能抑制胃泌素刺激所致胃酸分泌过多，缓解临床症状，还通过抑制生长激素而延缓高胃酸到胃泌素瘤的发生，并控制肿瘤的生长和转移，故是目前治疗先天性高胰岛素血症性低血糖症的主要药物。本药一般能被患者耐受，但婴幼儿可引起坏死性小肠结肠炎[20]。

（三）放疗和化疗 胃泌素瘤对放疗和化疗不敏感，当手术不能清除肿瘤病灶时，可用 In-奥曲肽的高活性型类似物治疗，一般可耐受，有个别病例出现外周淋巴细胞和血小板减少以及轻度肾损害。对肿瘤不能切除或已有转移者，可行化疗，一般选用链佐星和氟化嘧啶静脉给药或从腹腔动脉插管行链佐星介入治疗。

（廖勇峰 喻文强）

第4节 类癌与类癌综合征

类癌（carcinoid）又称嗜银细胞瘤（argentaffinoma），1907 年首次由病理学家 Oberndorffer 提出，由于其特征性的生化异常是 5-羟色胺（5-HT）以及代谢产物 5-羟吲哚乙酸（5-HIAA）的过量生成，引起皮肤潮红、腹泻、哮喘和心脏瓣膜病变等一组临床综合征（图 3-4-4-1），故于 1952 年又命名为类癌综合征（carcinoid syndrome），其常见的临床表现为阵发性面部潮红、腹泻、右心衰竭、支气管哮喘和呼吸困难等以及尿 5-HIAA 增高；偶尔亦可表现有体重下降、阵发性出汗和糙皮病样皮损。通常意义上的神经内分泌肿瘤是指类癌和胰腺内分泌肿瘤，这些肿瘤的病因、病理、临床表现、诊断和治疗均有共同之处。

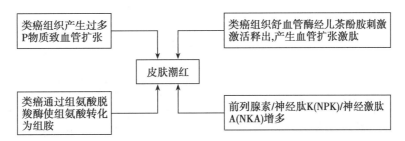

图 3-4-4-1 类癌综合征皮肤潮红的发病机制

【病因】

（一）类癌分泌的生物活性物质 类癌的病因未明，此类肿瘤来源于神经内分泌细胞，这些细胞可起源于胚胎的外胚层、内胚层或中胚层；类癌分泌的生物活性物质很多，如 5-羟色胺（5-HT）、5-羟色氨酸（5-hydroxytryptophan）、缓激肽、胃泌素、胃泌素释放肽（gastrin-releasing peptide）、降钙素、胰多肽、ACTH、CRH、GHRH、生长抑素、胰高血糖素和降钙素基因相关肽、AVP（精氨酸加压素）以及神经激动素（neurokinin）等。但是，无论类癌分泌何种激素，其共同特点是都同时产生糖蛋白——嗜铬粒蛋白 A（chromogranin A，CgA），因而 CgA 是类癌的最重要肿瘤标志物。CgA 为一种酸性糖蛋白，含 439 个氨基酸残基，分子量 48kD。CgA 裂解后可产生多种活性片段，如血管抑制素（vasostatin）、铬粒抑素（chromostatin）、胰抑素（pancreastatin）等。这些胺类或生物活性肽在细胞内有两种储存形式：①大颗粒致密分泌囊泡，内含 CgA 及其分解的活性产物；②小颗粒的触突样囊泡。

（二）类癌与遗传性肿瘤综合征 目前研究表明，有 3 种遗传性肿瘤综合征与类癌有关，分别为多发性内分泌肿瘤综合征（MEN-1）、视网膜及中枢神经血管瘤病（VHL 病）和神经纤维瘤病 1 型（NF-1）。

1. MEN-1 详见第 2 篇第 10 章第 2 节。患者中 95% 有甲状旁腺增生或肾上腺腺瘤；2/3 的 MEN-1 患者有胰腺内分泌肿瘤（PET）。而 PET 多半无功能或产生胰岛素和胃泌素。从病理学角度看，MEN-1 中的 PET 属于前肠的类癌。在 MEN-1 患者中，类癌经常表现为 11q13 杂合性缺失和野生型 MEN-1 等位基因的缺失。

2. VHL 病 详见第 2 篇扩展资源 19。患者在小脑和视网膜等处可有成血管细胞瘤。VHL 基因位于染色体 3p25-3p26 上，正常情况下，VHL 基因是一种肿瘤抑制基因，抑制肿瘤生长，当缺失或突变时易患肿瘤。VHL 病的病变有 25 种之多，其中最常见的特征是视网膜、中枢神经系统和腹腔脏器多发肿瘤，包括小脑血管母细胞瘤（13%~60%）、视网膜多发血管瘤（>50%）、嗜铬细胞瘤（>10%）、脊髓或脊柱血管母细胞瘤（<10%）和肾癌（25%~38%）以及肝、肾囊肿。VHL 病合并类癌，罕见。

3. NF-1 详见第 2 篇扩展资源 19。少数患者中可发生十二指肠或纵隔类癌[1-3]。NF-1 基因定位于染色体 17q11.2[4]，目前 NF-1 基因协会已公布了 276 种突变。最常见的症状为黄疸和腹痛，其他症状有体重下降、上消化道出血和急性胰腺炎。推荐对有腹部不适的 NF-1 患者行胃十二指肠镜检查以明确是否罹患类癌。

【病理分类与病理生理】

根据 1963 年 William 等的意见，可分为前肠类癌、中肠类癌和后肠类癌 3 类（表 3-4-4-1）。

表 3-4-4-1 类癌的胚胎来源分类

特征	前肠(foregut)类癌	中肠(midgut)类癌	后肠(hindgut)类癌
类癌定位	胸腔/胃/十二指肠	小肠/阑尾/近段结肠	远段结肠/直肠
组织病理	非嗜银/CgA 阳性/NSE 阳性/触突素阳性	嗜银/CgA 阳性/NSE 阳性/触突素阳性	非嗜银/SVP-2 阳性(CgA/NSE 阳性)/触突素阳性
分子遗传基础	11q13 缺失	18q/18p 缺失	不明
分泌产物	CgA/5-HT/5-HTP/组胺/ACTH/GH-RH/CGRP/生长抑素/AVP/胰高血糖素/胃泌素/NKA/P 物质/GRP	CgA/5-HT/5-HTP/NKA/P 物质/前列腺素 E1 和 F2/缓激肽	CgA/P 物质/PYY/生长抑素
临床表现	有(30%)	有(70%)	无

注:CgA:嗜铬粒蛋白 A;5-HT:5-羟色胺;5-HTP:5-羟色氨酸;CGRP:降钙素基因相关肽;AVP:精氨酸加压素;NKA:神经激动素;GRP:胃泌素释放肽;NSE:神经元特异性烯醇酶

(一)病理分类 类癌的组织病理分类,见表 3-4-4-2。

表 3-4-4-2 类癌的病理分类

分化良好的类癌
良性生物学行为:功能性或非功能性/肿瘤局限于黏膜下层/直径<2cm/无血管侵犯
分泌血清素的类癌
分泌肠胰高血糖素的类癌
不确定的生物学行为:功能性或非功能性/肿瘤局限于黏膜下层/直径>2cm/血管侵犯
分泌血清素的类癌
分泌肠胰高血糖素的类癌
分化良好的恶性类癌
低度恶性:伴深度组织侵犯或伴远处转移
分泌血清素的类癌伴或不伴类癌综合征表现
分化不良的类癌
高度恶性:小细胞癌/中细胞癌

1. **消化道类癌** 类癌可以发生在全身的各个部位,包括消化道、呼吸道、纵隔、肝、肾、卵巢、乳腺、阑尾、睾丸、卵巢、肺、喉、胸腺、支气管、肾(包括马蹄肾)、膀胱、前列腺、化学感受器、直肠后窝、血管、Meckel 憩室、颅内和中耳等处,其中消化道最多见,占 87%(其中又以阑尾的发生率最高),呼吸道约占 10%,其他部位罕见。消化道类癌发生的部位较广泛,其中最常见的是回肠远端的 1/3,其他部位包括小肠、大肠、胃、胰和胆总管。类癌的体积小,直径常在 1.5cm 以下,一般不超过 3.5cm。小肠肿瘤罕见,而神经内分泌肿瘤却相对常见,小肠肿瘤主要有 4 种[5]:①类癌;②腺癌;③淋巴瘤;④间胚叶肿瘤。

胃类癌可分为 3 型:①Ⅰ型胃类癌与 A 型慢性萎缩性胃炎有关,即由高胃泌素血症所致。该型胃类癌通常属良性肿瘤。②Ⅱ型胃类癌常发生于 MEN-1 和胃泌素瘤患者,呈相对良性。③Ⅲ型胃类癌为散在性肿瘤。其侵袭性最强,也最具转移性,并且与胃泌素浓度无关。其中Ⅰ型最常见,占 63%~75%,Ⅱ型最少(0~10%),Ⅲ型占 13%~20%。Ⅰ型肿瘤常为多发。肿瘤直径小于 1cm 者,很少转移,而直径大于 2cm 的胃肠胰类癌常转移至淋巴结和肝脏。Ⅰ型和Ⅱ型胃类癌直径一般小于 1~2cm,且分化良好;而Ⅲ型胃类癌直径一般>2cm,其组织学形式包括分化良好、分化不良和内分泌—外分泌混合瘤。

2. **支气管-肺类癌** 分为典型和非典型两种类型。非典型类癌的预后较差,可能与肿瘤细胞凋亡和浸润活性有关。一般支气管肺类癌细胞凋亡减少,但增殖活性也不高,加上 p53 基因的功能正常(无突变),故一般呈良性经过。单凭肿瘤细胞的分化程度和形态特征不易估计其预后,如加用神经内分泌细胞标志物(如 MIB-1 和 p53 等)免疫组化检查可提高预后估计的可靠性。

3. **乳腺类癌** 主要见于老年妇女,其生物学行为与乳腺导管癌相似,可用细针活检明确诊断。卵巢类癌罕见。阑尾类癌甚至可转移到盆腔。

4. **胸腺类癌** 往往有重症肌无力和伴癌综合征表现。部分胸腺瘤患者除重症肌无力、多发性肌炎或神经性肌强直症外,亦可伴有类癌症状。

5. **其他组织类癌** 类癌可发生于任何软组织,如脑、肺、肝、脾、肾、肌肉等。APUD 激素分泌量极低时,无特殊表现,分泌量较多时的临床表现依激素种类和组织功能而异。

(二)皮肤潮红 正常情况下,膳食中的色氨酸 99% 被用于合成烟酸和蛋白质,而类癌患者所摄入的色氨酸一半以上被色氨酸脱羧酶转化为 5-色氨酸,进而生成 5-HT,并代谢为 5-HIAA。有些类癌可以作为 MEN 的组成部分。类癌细胞在表达单胺氧化酶方面存在显著的不均一性。除自身合成外,肿瘤细胞合成的 5-HT 前身物还可被非肿瘤细胞用于 5-HT 的合成。不同胚胎起源(前肠、中肠和后肠)的类癌具有不同的生化、病理及临床特征,来自前肠的类癌(胃十二指肠、胰腺和支气管)为非亲银性,由于缺乏芳香氨酸脱羧酶,故 5-HT 生成较少,而 5-色氨酸含量较高,它们也可产生组胺和各种肽类;来自中肠(小肠、回盲部、升结肠和部分横结肠)的类癌为亲银性和嗜银性,能产生较多的 5-HT、缓激肽、前列腺素、P 物质和各种肽类;来自后肠的类癌为非亲银性,大多无分泌功能。来自前肠的类癌可表现为各种内分泌肿瘤综合征;来自中肠的类癌较易发展为类癌综合征;来自后肠的类癌在临床上多呈静止状态。

1. **皮肤潮红发作的常见诱因** 主要有:①物理性、精神性或生物性应激;②感染;③乙醇;④刺激性食物;⑤某些药物,如儿茶酚胺、钙剂和五肽胃泌素等。导致皮肤潮红的直接原因未明,一般认为与血清素和血清素的代谢产物有关,但高血清血症患者不一定都发生皮肤潮红;用血清素拮抗剂(如赛庚啶、methysergide 和酮色林等)并不能缓解皮肤潮红,而应用生长抑素类似物却可以获效。因此,除血清素外,还可能与速激肽（tachykinin）、神经肽-Y、P 物质、激肽释放钛、激肽、内皮细胞松弛因子（EDRF）和 NO 等有关。在支气管类癌和胃 ECL 细胞瘤患者中，组胺是导致皮肤潮红的重要因素。

2. 皮肤潮红的病变特点　常为鲜红色或紫色，为阵发性或突然发作，持续时间可自数分钟或至 1~2 天，皮肤黑的患者颜色改变多不明显，常伴有局部及眼眶周围水肿、心动过速、血压低及肺和胃肠的症状。患者常有温、热感，有时只见球结膜的血管扩张。诱发刺激（如疼痛和饮酒等）、体力活动和情绪波动等引起儿茶酚胺释放能诱发发作。皮肤潮红如果阵发数年，则在经常发作的部位出现固定性皮肤改变，即多数毛细血管扩张及轻微紫红色，特别易见于颊部、鼻部、上唇及下颏。类癌通过下列机制使皮肤潮红。

3. 皮肤潮红的表现形式　皮肤潮红有 4 种表现形式：①突发的弥漫性红斑样皮肤潮红：波及的部位是面部、颈部和上胸部；持续的时间 1~5 分钟；此型多见于来源于小肠、阑尾或近段结肠的中肠类癌（20%~70%）。②恶性皮肤潮红：类癌的来源与红斑样皮肤潮红相同，持续的时间约数分钟或稍长一些；面部可见血管扩张；此型皮肤潮红多提示其病程较长。③持久性皮肤潮红：皮肤潮红的发作时间常长达数小时至数天；波及的部位可达全身，并常伴有大量流泪、唾液腺肿大、低血压和面部水肿；此型皮肤潮红最常见于恶性支气管类癌。④块状皮肤潮红：局部皮肤呈亮红色；发作频率不定；主要见于萎缩性胃炎和 ECL 细胞增生患者，分泌的活性物质为组胺与组胺的代谢产物。由于腹泻致烟酸及其前体色氨酸摄入不足，晚期病例可出现癞皮病。⑤血清素危象：主要表现为兴奋、多动、出汗、腹泻、精神异常，严重时惊厥，伴共济失调和反射亢进，发热在 38℃ 以上。

（三）长期腹泻与吸收不良　腹泻的发生与多种因素有关。在生物活性物质方面，可能主要与 5-HT、速激肽、组胺、激肽释放钛、激肽和前列腺素等有关。常伴有腹痛、腹胀及里急后重，程度轻重不一，亦可有恶心、呕吐、肠梗阻和吸收不良等症状。腹泻一日 1 次至数次不等，不一定和皮肤潮红同时出现。消化性溃疡较一般人多见。当类癌有巨大肝转移时，肿瘤可因相对缺血、坏死，产生出血，可出现阵发性严重的右上腹痛、右肩痛、发热、白细胞偏高和其他急腹症表现。长期的腹泻可引起吸收不良综合征。经小肠减压等保守治疗，症状可于 7~10 天内缓解。由于肿瘤的分解代谢作用和严重腹泻，伴消瘦，甚至呈恶病质。

（四）阵发性哮喘和呼吸困难　因 5-HT 有增强平滑肌收缩作用，故有 20%~30% 的类癌患者有哮喘和呼吸困难，临床表现与支气管哮喘相同。哮喘可与皮肤潮红同时发生。麻醉或注射肾上腺素可诱发或加重哮喘。

（五）类癌性心脏病

1. 心内膜内皮下新胶原层形成　早期的支气管类癌或房间隔缺损而有由右至左的分流者，心脏受累主要是肝转移瘤所产生的 5-HT 等物质进入右心所致，故右心瓣膜易受累。肺能使这些物质灭活，故左心不易受累。当肺有类癌组织或有由右至左的分流时，这些物质逃避了肺的灭活而达左心，遂有左心瓣膜病变。心内膜内皮下的新胶原层只见于类癌综合征心血管损害，其诊断特异性几乎为 100%，高分辨率 B 超的发现率约 70%。但如果患者已用生长抑素或 α-干扰素治疗，则难以发现内皮下新胶原层。内皮下新胶原层是导致严重心肌病的主要原因。另一方面，长期使用芬氟拉明类（芬氟拉明或右旋芬氟拉明）减肥药物者亦可并发类似于类癌综合征的心血管损害，其原因是这些药物可促进血清素和速激肽的分泌。心内膜纤维化主要侵犯右心瓣膜及心内膜。以肺动脉瓣狭窄、三尖瓣狭窄和闭锁不全最为常见，左心受累较轻，此见于长期类癌综合征患者。

2. 心瓣膜狭窄与关闭不全　在组织学上，新胶原层呈斑块样，心内膜明显增厚[6]；斑块内含大量的黏多糖和胶原，散布有较多的成肌纤维细胞和成纤维细胞。可能是血清素、速激肽和 IGF-1 等上调转化生长因子-β（TGF-β）的表达，而后者促进了内膜下纤维化。因为由肠管或肝脏类癌分泌的生物活性物质可直接进入右心房和右心室，导致内皮下新胶原层的形成和纤维化；而左心房和左心室血液中的生物活性物质已经由肺降解，故其浓度显著下降，引起内皮下新胶原形成和纤维化的概率小；但支气管类癌仍可引起左心房和左心室纤维化。心内膜和心瓣膜呈特异性增厚与纤维化，可进一步导致心瓣膜狭窄与关闭不全。晚期可有充血性右心衰，为致死的常见原因。心脏听诊杂音显示为肺动脉瓣狭窄、三尖瓣狭窄和闭锁不全等。

3. 低血压/高血压和心力衰竭　通常，患者的血压正常或降低。当皮肤潮红时，可有严重低血压，甚至休克。高血压并不多见，但高血压与严重头痛倾向较多见于原发性支气管类癌而有转移者。水肿可由于心力衰竭、腹泻、蛋白丢失或肝转移瘤等所致。

（六）组织纤维化引起的器官损害　除心肌外，其他组织亦可发生纤维化。例如，腹腔或腹膜后腔纤维化可导致不明原因的腹痛；广泛的动脉纤维化引起顽固性高血压；静脉纤维化可并发肝脾肿大或皮下水肿；阴茎纤维化导致勃起障碍（Peyroie 病）；关节软骨纤维化的后果是顽固性关节病（类癌性关节病）；盆腔纤维化致泌尿道梗阻和反复感染。由于色氨酸多被用于合成 5-HT，患者可表现烟酸缺乏，而出现癞皮病。5-HT 能致平滑肌收缩，可使肠过分蠕动产生腹泻及支气管痉挛。

（七）伴癌综合征　详见第 2 篇扩展资源 19。此在支气管类癌中最为常见，合成的激素有生长抑素、胰多肽、神经降压素、胃动素、降钙素、β-内啡肽、甲状旁腺素、ACTH 及绒毛膜促性腺激素等。许多类癌可分泌两种或两种以上的激素。所以，类癌患者可能有上述某些激素功能亢进的表现。例如，大约有 1% 的 Cushing 综合征是因类癌引起的；如类癌分泌 GHRH，可出现生长过度或肢端肥大症。

胸腺类癌往往有重症肌无力和伴癌综合征表现。类癌综合征女性易致早产、死产和胎儿生后夭折。胸腺的神经内分泌肿瘤可无症状（1/3），多数位于前纵隔，肿瘤的分泌程度直接影响其生物行为（包括临床表现）。部分胸腺瘤患者除重症肌无力、多发性肌炎或神经性肌强直症，亦可伴有类癌症状，被认为是一种伴癌综合征表现。伴重症肌无力者可检出抗神经肌肉的多种抗体，如抗乙酰胆碱受体抗体、titin 抗体、骨骼肌钙释放通道蛋白（skeletal muscle calcium release channel）抗体和电压门控通道（voltage-gated potassium channel,VGPC)受体等。

类癌综合征的临床表现变化多端,在一定程度上可反映类癌所产生激素的量和患者对激素的反应性。临床表现取决于原发肿瘤的大小、部位和是否发生转移等因素。类癌的最好发部位是小肠和上段结肠,这些部位的类癌的类癌综合征表现发生率高(40%~60%),支气管、卵巢和腹膜后的类癌多在早期出现类癌综合征表现,因为其分泌的生物活性物质可直接进入血液循环,而直肠类癌不出现临床表现。中肠来源(小肠、阑尾、近段结肠)的类癌亦很少有临床表现(5-HT等生物活性物质在局部组织和肝灭活,极少进入血液循环),一般只出现局部肿块或局部淋巴结转移。具有典型类癌综合征临床表现的病例往往提示类癌已伴有多灶性肝转移。

小肠类癌发生肝转移时,肝不能对5-HT等活性物质提供足够的灭活能力,引起过多的5-HT进入体循环并引起症状。肺支气管、卵巢和睾丸类癌可直接引流入体循环而产生类癌综合征。阑尾类癌很少是恶性的,故几乎不引起类癌综合征。但个别的无转移的膈、胸腺、胰和胃类癌也可引起类癌综合征表现。类癌瘤向浆膜和肠系膜淋巴结转移,可致肠粘连、固定、牵拉、梗阻和缺血。5-HT是类癌综合征患者的主要病理生理基础。84%的类癌患者血中5-HT或尿5-HIAA增高。

(八)类癌危象 自引入生长抑素类似物治疗以来,类癌危象已很少见。类癌危象的主要诱因是急性应激,如麻醉、血管介入治疗、化疗或感染等。类癌危象一般发生于前肠类癌,尿5-HIAA可骤然增高,临床上表现为严重而普通的皮肤潮红、发热、心动过速、腹泻明显加重并伴腹痛,可有眩晕、嗜睡和昏迷等中枢神经系统症状,以及心动过速、心律失常、高血压及严重低血压等心血管异常。

【诊断与鉴别诊断】

(一)病例筛查 类癌发展较为缓慢,本身常可没有症状或仅有局部压迫浸润。当生长到一定阶段时才造成机械梗阻,所以,一般类癌发展近晚期或有他处转移才被觉察。在临床上,遇有下列情况时要想到类癌或类癌综合征的可能:①内分泌肿瘤综合征临床表现的患者出现皮肤潮红、哮喘、心瓣膜病、高血压或低血压等;②内分泌肿瘤综合征伴不明原因的早产、死产和新生儿夭折;③内分泌肿瘤综合征伴重症肌无力、多发性肌炎或神经性肌强直或肠系膜血管闭塞以及肠缺血坏死等。

(二)诊断 特征性临床表现是类癌诊断的基本依据,但应进一步完善下列检查明确类癌的诊断,最后进行定位诊断,确定类癌的发生部位。在肿瘤标志物方面,一般要求检测尿5-HIAA、5-HT和CgA4,以提高其敏感性和特异性。但是,对于已经应用生长抑素类似物治疗的患者,上述肿瘤标志物不能作为判断疗效的依据,因为生长抑素类似物只能抑制神经内分泌激素的合成和释放,不能抑制肿瘤的生长。

1. **尿5-HIAA** 用HPLC法测定的尿5-HIAA排泄量的正常范围为2~8mg(10~42μmol)/24h。约84%类癌患者尿5-HIAA升高(15~60mg/24h,100~3000μmol/24h)。但是,当尿5-HIAA排泄量呈轻至中度增高时,要首先排除引起尿5-

HIAA假性升高的原因:①食物因素,如香蕉、巧克力、可可、咖啡、茶和桃李等;②药物,如多巴、利血平和水杨酸类等;③疾病,如吸收不良综合征。所以,最好是在测定尿5-HIAA的前3天和当日停用一切药物,并禁食水果和饮料。当尿5-HIAA测定值与临床表现不符时,也要想到尿5-HIAA的假阴性可能。引起尿5-HIAA的假阴性的因素主要有ACTH、氯丙嗪、肝素、异烟肼、甲基多巴、单胺氧化酶抑制剂和吩噻嗪(phenothiazine)等。

2. **血5-HT测定** 血5-HT(血清素,羟色胺)测定不受体位、应激和昼夜变更的影响,是类癌早期诊断和术后残余类癌检测的可靠标记物,并且其灵敏度高于尿5-HIAA的测定,尤其是5-HT分泌较少的类癌(如前肠类癌和术后残余类癌)。直接测定尿和血小板中的血清素水平的敏感性等于或高于尿5-HIAA测定,而且不受食物和药物的影响。

3. **其他肿瘤标志物** 类癌患者血CgA(99%)、CgB(88%)和CgC(6%)升高,其中CgA的敏感性高于尿5-HIAA,但血CgA升高亦见于所有其他的神经内分泌肿瘤,故其特异性低。必要时,可考虑测定血hCG-α、神经肽-K、P物质和胰多肽等。必须注意,单凭尿5-HIAA增高不能诊断类癌。食用香蕉、菠萝、胡桃、李子或鳄梨(avocado),因含较多的5-HT,因而尿中5-HIAA亦增多,乳糜泻患者也可轻度增高(10~15mg/24h)。此外,有个别药物含吲哚及5-HT的代谢产物,经尿排出,可致阳性。但这些情况不具备类癌的其他临床表现,如哮喘、腹泻、皮肤潮红和心脏瓣膜病等。

4. **电子内镜及超声内镜** 已经成为诊断消化系统类癌的重要手段。应用内镜可以直接观察消化道内腔的类癌病变,放大内镜可观察胃小凹和结肠黏膜腺管开口的类癌,超声内镜可观察病变侵犯的范围及深度,共聚焦内镜可对可疑病变进行靶向活检,提高病变检出率。

5. **五肽胃泌素试验** 五肽胃泌素诱发5-羟色胺分泌而重现类癌表现。静注五肽胃泌素(0.6μg/kg)后1、3、5、10和15分钟取血测5-HT。类癌患者血5-HT的升高均>40%或>50μg/L。饮服食用的40%乙醇10ml,约1/3患者3~4分钟后出现皮肤潮红。或静脉注射儿茶酚胺(去甲肾上腺素不超过15~20μg,或肾上腺素不超过5~10μg),可以引起皮肤潮红,甚至可引起血压下降和休克等严重症状。

6. **影像检查** 胸部X线检查、支气管镜、腹腔镜、B超、CT和选择性血管造影等可探查肝和胰等其他部位的内脏肿瘤。由于类癌细胞表达多种神经内分泌受体,用核素标记的生长抑素及间碘苄基胍(MIBG)标记行闪烁扫描成像术以期显示类癌。以^{11}C标记的5-HTO(5-羟-L-色氨酸)作PET,除可诊断本病外,还可测定肿瘤细胞。胺类物质的酰化羧合速率和组织积蓄^{11}C-血清素的水平可反映芳香化氨基酸的脱羧反应性情况。以^{11}C-天门冬氨酸或^{11}C-谷氨酸盐作PET检查有助于类癌的定位。

(三)鉴别诊断 面部皮肤潮红亦见于过敏反应、良性特发性面部皮肤潮红、更年期综合征、肥大细胞增殖症和右心瓣膜病等情况。良性特发性面部皮肤潮红的病程长,有些患者有皮肤潮红家族史。更年期综合征的面部皮肤潮红较轻,发作随时间推移而减少,补充雌激素可明显缓解症状;但要排除合并类癌可能。如尿中5-HIAA升高,面部皮肤潮红对雌激素无效而对生长抑素有良好反应,则支持类癌综合征的诊断。

1. 胰多肽瘤 胰多肽瘤最常位于胰腺,是胰腺的内分泌肿瘤之一,其发病与多内分泌肿瘤综合征1(MEN-1)基因失活有关,通常为 MEN-1 的组分[1,2]。发病年龄多在 40~60 岁,平均 51 岁,本病男性发病比女性少[1,2]。临床症状无特异性,且症状的轻重与血浆胰多肽水平的高低无相关性,其症状主要是由肿瘤本身侵袭所致。PP 瘤多位于胰腺头部,偶见于体和尾部,肿瘤位于胰腺头、体、尾的比例是 14:2:3。约半数以上为分泌胰多肽(PP)的腺癌,也有良性或仅呈 PP 细胞增生的现象。瘤体直径可在 1~15cm,多数>5cm,呈单发,用免疫组化分析可发现肿瘤组织中含有 PP。电镜下,可见肿瘤细胞颗粒形态符合 PP 颗粒,个别含有其他肽类。PP 瘤常为 MEN-1 的组成部分,肿瘤组织中 PP 含量极高,多数>1000pg/ml,其他激素极微。

PP 瘤的临床表现与其过量分泌 PP 的关系不密切。主要表现为:腹痛(以上腹痛多见)、体重减轻、腹泻、上消化道出血、腹部肿块、肝大、黄疸、腹水和皮肤潮红等,症状与肿瘤的压迫、转移和恶变程度有关。部分血清 PP 升高的患者,经治疗后 PP 下降,症状改善。但亦有症状明显者,测定血清 PP 并不高或很高,但并无与激素增多相关的表现,而是由无分泌功能的胰岛细胞瘤压迫、侵袭或转移造成的,故又称无功能的 PP 瘤,两者实属一种胰内分泌肿瘤[1,3]。

血清 PP 增高提示为本病的可能。腹部 B 超、CT、MRI、动脉血管造影、内镜逆行胰胆管造影(ERCP)或手术探查等可发现肿瘤。免疫组织化学检查和测定肿瘤中的激素能证实瘤组织中的 PP 及其含量。血浆 PP 测定是鉴别非内分泌胰腺肿瘤和胰腺内分泌肿瘤的依据,还需鉴别肿瘤究竟是 PP 瘤、非功能性胰岛细胞瘤或是伴有血浆 PP 增高的其他胰腺内分泌肿瘤,如胰岛素和胰高血糖素瘤等。许多研究发现,功能性胰腺内分泌肿瘤和非胰腺的类癌分别有 20% 和 71% 伴血浆 PP 升高。45% 的胰腺内分泌肿瘤的血浆 PP 浓度>1000pg/ml。患者清晨空腹基础水平显著升高,多为正常的 25~50 倍,有的高达 700 或 1500 倍以上。但有的病例血 PP 在正常范围,可作阿托品抑制试验。方法是:肌内注射阿托品 1mg,胰腺内分泌肿瘤的患者因肿瘤失去迷走神经控制,血浆 PP 不能被抑制,而 50% 以上的非肿瘤患者的血浆 PP 能被抑制。另外,还可作蛋白餐(煎食 2 个鸡蛋,测定基础及刺激后峰值)或胰泌素激发试验(测定血清胰多肽的峰值和最大增高值),结果均明显高于正常人,有助于诊断。肿瘤切除或化疗缓解后,血清水平可恢复正常。此外,腹部 B 超、CT、MRI、动脉血管造影和 ERCP 等有助于诊断,尤其有助于发现肝及胰周围淋巴结转移灶,分别或以不同组合方式进行检查,可获得比较满意的肿瘤定位率。

需要鉴别重点的疾病有:①PP 瘤与胰腺癌易于鉴别,后者发展快;用 MRI 加入静脉内加强对照剂可和胰腺癌鉴别,癌为低密度,PP 瘤为高密度。②其他伴有血浆 PP 增高的疾病:除胰腺内分泌肿瘤外,一些疾病或状态如老年人餐后、复发性胰腺炎、急性腹泻、糖尿病、肠切除后、酗酒、慢性肾衰竭以及某些感染性和慢性非感染性炎症等,也可伴血浆 PP 增高,应注意鉴别。由于 PP 瘤通常无激素相关症状,治疗主要是针对肿瘤本身,尽早手术切除肿瘤。即使发生转移,手术切除转移灶,仍可使症状缓解,生化指标恢复正常。据报道,PP 瘤患者被确诊时,已有 64%~92% 发生转移,如能切除转移灶,仍能有效地提高生活质量,延长生存期。另外,对于已有转移而手术不能清除转移灶的患者应予化疗,多柔比星、阿霉素或氟尿嘧啶有效。

2. 混合性胰岛内分泌肿瘤 所谓混合性胰内分泌瘤系指能分泌多种激素的胰岛肿瘤。随着免疫组织化学技术的进步,混合性胰内分泌肿瘤远较早先想象的要多。据报道,约 5% 以上的胰岛内分泌肿瘤产生多种激素,有时一个肿瘤内含 6 种激素(表3-4-4-3)。在胰岛内分泌肿瘤中,最多见的是 PP 含量增加。据 Polak 等报道,PP 细胞增加见于 67% 的胰高血糖素瘤、50% 的血管活性肠肽瘤(VIP 瘤)、40% 的胰岛素瘤和 17% 的胃泌素瘤。此外,在胰岛内分泌肿瘤的胰岛内非肿瘤部位常可见到生长抑素细胞增生,此种现象在 VIP 瘤时尤为明显。

表 3-4-4-3 胰腺内分泌肿瘤内各种激素增加的频度(%)

激素	胰岛素瘤	胃泌素瘤	胰高血糖素瘤
胰岛素	100	25	66
胃泌素	5	100	0
胰高血糖素	10	10	100
PP	14	25	33
SS	0	10	66
CLIP	11	45	—
VIP	—	—	33

注:PP:胰多肽;SS:生长抑素;CLIP:类 ACTH 中叶肽;VIP:血管活性肠肽

此病原因尚不明,可能是一种激素过多的表现掩盖了其他激素所致的症状,也可能几种激素相互之间发生拮抗,例如生长抑素可对抗胃泌素的作用。此外,组织对各种激素的敏感性也有差异;在某些病例,肿瘤内含有大量胰岛素,低血糖症却不明显,此或由于肿瘤产生的是异常肽如胰岛素原,或外周胰岛素受体功能障碍,对胰岛素的作用具有抵抗性。大多数肿瘤由几种不同类型细胞组成,各种细胞分泌不同的激素,但在少数病例,同一肿瘤细胞同时产生多种激素。有人认为胚胎期神经外胚层细胞移入原始消化管黏膜后,仍保持合成和分泌多种肽类激素和血管活性胺的能力;有人认为,D1 细胞是前体细胞或干细胞,能分化成为各种内分泌细胞,产生多种激素;还有人认为胰内分泌细胞先产生一大分子的前体激素,后者在特殊蛋白酶的作用下,裂解为多种肽类激素。绝大多数混合性胰岛内分泌瘤在临床上被诊断时已有转移,失去手术机会,只能依赖链佐星等治疗。

3. 其他神经内分泌肿瘤和无功能性胰岛细胞瘤

(1)胰腺 ACTH 瘤:侵袭性强,肿瘤异位分泌 ACTH 而产生 ACTH 增多的一组临床表现,4%~16% 是异位分泌 ACTH 的胰腺内分泌肿瘤引起的。患者早期无典型 Cushing 综合征的表现。当出现明显的 Cushing 综合征时,提示肿瘤转移。血中 ACTH 值明显增高,并不能被地塞米松所抑制。病理诊断明确,未转移者可手术治疗。转移者可化疗,或用美替拉酮阻滞 ACTH 的合成，以改善临床症状。

（2）CCK 细胞增生/CCK 细胞瘤导致腹泻综合征：胆囊收缩素（CCK）有刺激胆囊收缩、胰液分泌和消化道平滑肌收缩等作用。患者表现为慢性腹泻、腹痛和胃酸分泌增加，血清 CCK 较正常高 3~4 倍，血清胃泌素在正常范围。手术发现胰岛细胞增生，切除远端胰腺可使症状得以缓解。提示可能为分泌 CCK 的胰岛细胞瘤。降钙素瘤患者有腹泻，空腹时表现为分泌性腹泻，进食后加入渗透性成分，致小肠通过时间缩短，表现为分泌性腹泻，其特点是大便呈水样便、无脓血和黏液，pH 偏碱性或中性。大便内含有大量 K^+、Na^+ 和碳酸氢盐等电解质，渗透压与血浆相等。

（3）无功能性胰岛细胞瘤：很难早期诊断。无功能性胰岛细胞瘤占胰岛内分泌肿瘤的 1/3[4]。随着影像学、放射免疫技术和免疫组织化学的进步，无功能性胰岛细胞瘤的发现有所增加。本病多发生于中青年，以女性为多，女性患者年龄远小于男性。天津肿瘤医院报道 43 例，平均年龄 31.63 岁，36 例为女性。国内有年龄报道的 186 例中，平均年龄 34.2 岁，女性平均年龄 29.6 岁，男性 40.5 岁。瘤体多呈圆形或椭圆形，表面可凹凸不平，不呈分叶状，包膜完整，与正常胰腺组织有较明确界限，瘤内常有不同程度出血和囊性变，大小不一，平均直径 5mm，但直径在数厘米以上者也不罕见。诊断时，直径多在 5~10cm，一般认为非功能性胰岛细胞瘤常为单发，多位于胰头或胰体、胰尾部，70% 发生于胰头。但巨大无功能性胰岛细胞瘤多位于胰腺头部。国内报道的 17 例中，仅 3 例发生于胰尾部。组织学上本病与功能性胰岛细胞瘤无区别。

临床症状主要由于肿瘤本身的生长和浸润所致，包括上腹部不适、隐痛、恶病质、黄疸及腹部肿块，也可出现胃食管静脉曲张出血等。

无功能性胰岛细胞瘤往往要到疾病后期，已有转移征象出现时才能作出诊断。此时肝活检可见转移性神经内分泌瘤。因此，凡遇上腹部渐进性增大的肿物应考虑非功能性胰岛细胞瘤的可能。X 线钡餐检查可显示十二指肠窗变大和胃窦受压，胃体前后、向右和向下移位；ERCP 可显示胰管受压，移位；B 型超声和 CT 对诊断更有价值。如为胰尾部肿物或怀疑为腹后壁肿物，可作静脉肾盂造影或腹膜后充气造影。血浆嗜铬粒蛋白 A 或 PP 升高，或生长抑素受体闪烁扫描阳性，都是证明肿物为胰腺内分泌瘤的有力证据。

【治疗】

类癌的治疗主要包括手术切除、肝动脉结扎或栓塞、化疗和药物治疗[5-7]。

（一）**手术和肝动脉结扎或栓塞治疗** 根据肿瘤的大小、部位和有无转移，决定相应的切除范围和术式。未转移的胃、肠、胰、支气管、胸腺或卵巢类癌可以手术切除治愈。其他如回肠类癌转移至肝，手术切除部分肝和转移癌可缓解症状。如腹部局部纤维化致肠系膜血管闭塞，肠段缺血，切除此坏死肠段可获长期缓解。90% 的肝瘤细胞氧来自肝动脉，50% 的正常肝细胞氧来自门静脉系统，故动脉闭塞以减少瘤细胞的氧供应，可致瘤萎缩。方法有肝动脉结扎或栓塞，可使 80%~90% 的患者症状减轻。如果同时开腹切除回肠原发瘤或坏死小肠，效果更好。有人主张肝动脉栓塞后加

化疗对症状缓解比单用一种方法治疗效果更好。肝动脉栓塞的禁忌证是：①肿瘤占据肝脏的 50% 以上；②血清乳酸脱氢酶（LDH）>425mU/ml；③血清谷丙转氨酶（SGOT）>100U/L；④血清胆红素>34μmol/L。门静脉瘤栓则只有当其使门脉血流离肝逆流时才构成禁忌证。

类癌患者在应激情况下（如手术、创伤、麻醉和酒精中毒等）或化疗开始时，诊断性诱发试验均可诱发类癌危象，有时可自发发生类癌危象（特别是前肠类癌）。化疗从小剂量开始可预防类癌危象的发生。对严重类癌综合征，化疗的开始剂量宜小，在常规剂量之下，以免肿瘤溶解，突然释放大量血管活性物质，造成危象。24 小时尿 5-HIAA 超过 150mg 者一般病情重，要特别防止危象的发生。此类病例为危象的高危人群，化疗剂量应为通常的一半，或先用生长抑素类似物，情况改善后，再用全量化疗。类癌综合征可由于通常标准剂量的化疗无效，遂采用长期较大剂量，从而出现危象致死，应予避免。

（二）**生长抑素类似物治疗** 奥曲肽和缓释兰乐肽等均是生长抑素类似物，因奥曲肽的初始剂量为 0.05mg，每天 1~2 次，奥曲肽的初始用量为 100μg/d，分 2~4 次皮下注射，根据患者的耐受性及疗效渐加至每天 3 次，每次 200~300μg。个别患者可能需要更高剂量，维持剂量因人而异。如用药数月后仍无效，应改用其他治疗方法。由于这几种药物在肠道吸收差，故需肠外给药。资料显示：使用奥曲肽 375μg/d，可使 80% 以上的类癌综合征患者得到缓解，当奥曲肽用量≥400μg/d 时，80% 以上患者的皮肤潮红也得到控制；同样，当奥曲肽用量≥400μg/d 时，70% 以上的患者尿 5-HIAA 排泄量下降一半以上。对仅有轻至中度症状而又存在危及生命因素的类癌综合征患者，奥曲肽治疗宜从每 8 小时注射 100μg 开始，因对治疗存在个体差异，及时调整用药剂量，满意地控制症状尤为重要，个别患者皮下注射用药量可达 3000μg/d 以上。奥曲肽治疗明显延长了患者生存期。但长期使用可引起胆汁淤积、脂肪泻、高血糖和心脏传导异常等，因此治疗中要监测胆石形成和血糖等[8]。

奥曲肽是目前治疗类癌危象最有效的药物，因而建议，在诱导麻醉前 24~48 小时开始使用奥曲肽 180~250μg，每 6~8 小时皮下注射 1 次；转移性类癌患者在化疗开始前 1~2 小时也应皮下注射 250~500μg，紧急情况下可注射 100~500μg。抑肽酶（aprotinin）、酮色林（5-HT$_2$ 受体阻滞剂）和色氨酸等的疗效不肯定。其他辅助对症治疗包括补液、补充电解质、应用升血压药和皮质激素等。肺类癌综合征所致的类癌危象治疗特别困难，奥曲肽的用量宜加大，一般为每小时 50~100μg，并同时给予组胺 H$_1$ 受体和 H$_2$ 受体阻滞剂。

（三）**色氨酸羟化酶抑制剂和组胺拮抗剂治疗** 色氨酸羟化酶为色氨酸转变成 5-HT 所必需，对氯苯丙胺（para-chlorophenylalamine）是色氨酸羟化酶抑制剂，可减少尿中绝大部分的 5-HIAA，并使腹泻停止，但对皮肤潮红无效。过敏反应和精神障碍等不良反应较常见。赛庚啶是 5-HT 和组胺的拮抗剂，4~8mg，每日 3 次，可有效止泻，但对皮肤潮红无效。推测此类药物抑制瘤的生长是通过阻滞胺类激素的效能来实现的。可刺激食欲致体重增加。二甲麦角新碱（me-thysergide）亦有类似止泻作用，2~4mg，每日 3~4 次。

（四）其他药物治疗

1. 他莫昔芬（tamoxifen）　是合成的雌激素拮抗剂，部分研究应用显示能改善类癌综合征的症状，每日20~40mg，分次服用，至少2个月，能降低尿中5-HIAA并缩小肿瘤体积，但尚未被公认。

2. 干扰素　能改善症状，单独应用α-干扰素时，约40%的患者尿5-HIAA的量减少并且约12%的患者显示肿瘤的生长被抑制；当α-干扰素与奥曲肽联合使用时，有转移的中肠类癌患者5年生存率为57%，而单独使用α-干扰素的5年生存率为37%[10]。α-干扰素能引起肿瘤组织纤维化，所以肿瘤的体积虽无改变，但仍然有效。如果患者对生长抑素类似物治疗的反应差，或发生快速免疫反应（tachyphylaxis），加用α-干扰素后往往有良好疗效，而且可减轻α-干扰素的不良反应。同样，如患者对α-干扰素治疗的反应差，或发生免疫反应，加用生长抑素类似物后亦有良好疗效。α-干扰素的主要不良反应有慢性虚弱综合征、贫血、粒细胞减少和自身免疫疾病等。

3. 选择性5-HT3受体拮抗剂　如患者腹泻明显，可试用选择性5-HT3受体拮抗剂如阿洛斯琼（alosetron）。由美国加州Patty-George Hoag癌症中心执行的持续性IL-2静脉滴注治疗各种恶性肿瘤的疗效评价试验结果表明，612例中，存活率≥37%（其中包括2例类癌患者）。说明IL-2对本病亦可能有效。同样，白细胞介素调节因子-1（IRF-1）也有抗肿瘤增殖作用，可用于类癌的治疗。据报道，参莲胶囊对消化道类癌有抑制作用，2~6粒/次，3次/日，可长期服用。

4. 生长抑素类似物和靶受体放射治疗　可选用奥曲肽（octeotide LAR），如果效果不佳，重复给予大剂量[11]In奥曲肽可使类癌体积缩小和5-HIAA排出减少，或改用新的生长抑素类似物pasireotide（SOM230，对奥曲肽抵抗者部分有效），必要时可加用VEGF/VEGFR/PDGFR抑制剂，如依维莫司、舒尼替尼（sunitinib）和贝伐珠单抗（bevacizumab）[11]，[131]IMIBG治疗研究也显示对60%的患者有效。

（喻文强）

第5节　类癌危象

类癌危象是指类癌组织急性分泌过多神经内分泌激素所导致的严重并发症，主要表现为严重低血压、心律失常、心衰、哮喘、水肿、面部潮红，不及时抢救可引起死亡。主要诱因是饮酒、应激、手术、肝栓塞介入治疗或化疗等；亦可在无任何诱因情况下自发性发生[1-4]。

【发病机制与临床表现】

（一）诱因　引起类癌危象发作的主要因素是诱导麻醉、手术、动脉栓塞介入治疗、感染或剧烈运动。但是，部分患者可在类癌基础上自发性发作，并无诱因可查。

（二）类癌危象　因5-HT有增强平滑肌收缩作用，故有20%~30%的类癌患者有哮喘和呼吸困难，临床表现与支气管哮喘相同。哮喘可与皮肤潮红同时发生。麻醉或注射肾上腺素可诱发或加重哮喘。自引入生长抑素类似物治疗以来，类癌危象已很少见。类癌危象的主要诱因是急性应激，如麻醉、血管介入治疗、化疗或感染等。类癌危象一般发生于前

肠类癌，尿5-HIAA可骤然增高，临床上表现为严重而普通的皮肤潮红、发热、心动过速、腹泻明显加重并伴腹痛，可有眩晕、嗜睡和昏迷等中枢神经系统症状以及心动过速、心律失常、高血压及严重低血压等心血管异常（详见病例报告）[4-6]。

（三）类癌心脏病事件　类癌心脏病（carcinoid heart disease）约占全部类癌患者的50%，病情轻重不一。较重者在血清素和其他活性生物胺的作用下，心脏内膜沉着有较多的纤维斑块样物质，心室壁增厚、心肌挛缩、三尖瓣和肺动脉瓣血栓形成，导致瓣膜狭窄伴关闭不全。由于并不主要集中在右心室，使右心室肥厚扩大，造成右心衰。个别患者可伴有血管栓塞事件。

【诊断与治疗】

远端小肠（中肠来源）和肺部是类癌瘤的好发部位，应重点进行检查。类癌发展较为缓慢，本身常可没有症状或仅有局部压迫浸润。当生长到一定阶段时才造成机械梗阻，所以，一般类癌发展近晚期或他处转移才被觉察。在临床上，遇有下列情况时要想到类癌或类癌综合征的可能：①内分泌肿瘤综合征临床表现的患者出现皮肤潮红、哮喘、心瓣膜病、高血压或低血压等；②内分泌肿瘤综合征伴不明原因的早产、死产和新生儿夭折；③内分泌肿瘤综合征伴重症肌无力、多发性肌炎或神经性肌强直或肠系膜血管闭塞以及肠缺血坏死等；④类癌腹痛主要与肠系膜缺血、神经受压迫或侵犯及肠蠕动亢进有关[7]。

严重病例必须立即补充液体，纠正代谢性酸中毒。一般情况较差或营养不良者，应纠正低蛋白血症和维生素缺乏症（尤其是烟酸缺乏症）。补充白蛋白或必需氨基酸时，禁用含色氨酸制剂（因可转化为5-HT）。症状较重时，先给予奥曲肽25~500μg，静注。如果无效，宜加大剂量，文献报道的用量达25~54 000μg[8]，但其疗效可疑。

缓激肽、加压素、血清素、组织胺可诱发ARDS，这些生物胺引起的低血压休克对拟交感药物抵抗，有时甚至反而诱发扩血管物质的进一步分泌，导致死亡[9]。必要时加用糖皮质激素和赛庚啶、H_1受体阻滞剂和H_2受体阻滞剂（如5-HT受体2阻滞剂ketanserin）。伴有低血糖发作时，应静脉补充葡萄糖，同时肌注胰高血糖素预防再次发作[10-13]。

【病例报告】

（一）病例资料　患者男性，75岁。2005年X线片发现肝脏多发性病变，超声引导下的细针穿刺显示为转移性类癌，右半肝叶切除术后给予化学栓塞治疗。2008年9月，奥曲肽扫描显示肝脏病变进展，接受第二次化学栓塞治疗，应用奥曲肽治疗后出现间歇性全身水肿，因胸腔积液而呼吸窘迫；血清肌酐升高，尿蛋白增多。2010年1月再行化学栓塞治疗的第二天出现血压下降（48/30mmHg）和面部红斑。患者转入ICU，给予奥曲肽（50μg/h）、呋塞米（20mg/h）、多巴胺和左旋去甲肾上腺素（levophed）滴注，吗啡止痛，胺碘酮处理心律失常，透析治疗肾衰。但是再次发生严重低血压与谵妄，给予β受体阻滞剂、升压药物和赛庚啶同时，加大奥曲肽用量至150μg/h。最终，因右侧水气胸和循环衰竭死亡。

（二）病例讨论　本例患者因类癌分泌大量生物胺和肽类激素（血清素、组胺、激肽释放酶、儿茶酚胺）时可能导致类癌危象，虽然给予了大量H_1和H_2受体阻滞剂及奥曲肽治

疗,但因长期低血压和心律失常、严重营养不良、肾衰而死亡。

(邹益友)

第6节 代谢性胰腺炎与自身免疫性胰腺炎

急性胰腺炎一般持续数天消退,反复发作会导致慢性胰腺炎。慢性胰腺炎是由不同因素造成的胰腺组织和功能的持续性损害。通常,胰腺炎是由胆石阻塞胰管或酗酒引起的。据统计,90%的慢性胰腺炎由酗酒引发。胰腺炎也可能由某些药物引发(如对乙酰氨基酚、磺胺类药物、噻嗪类和速尿利尿类药物等),因腹部损伤(如手术或外伤等)引发,因病毒性传染病(腮腺炎或肝炎等)引发,或因遗传性胰管异常引发。酒精和胆石症是诱发急性胰腺炎的主要诱因,其次为胰胆管造影、腹部创伤、感染、药物副作用、自身免疫反应等。大约15%的病例原因未明(特发性胰腺炎)。代谢因素引起的胰腺炎(代谢性胰腺炎,metabolic pancreatitis)占5%~10%,其病因包括高甘油三酯血症、高钙血症、高血糖症、卟啉病和Wilson病(铜累积症)。自身免疫性胰腺炎(autoimmune pancreatitis,AIP)是由于自身免疫机制导致的一类特殊类型慢性胰腺炎。本节主要介绍代谢性胰腺炎和自身免疫性胰腺炎。

【代谢性胰腺炎】

(一)高甘油三酯血症与代谢性胰腺炎 高甘油三酯血症的原因,见表3-4-6-1。高甘油三酯血症是急性胰腺炎的重要风险因素。当血清甘油三酯超过1000mg/dl时,形成的乳糜微粒(chylomicron)和胰腺外分泌生成的酯酶可直接引起胰腺炎症[1],故必须及时控制高甘油三酯血症(图3-4-6-1)。

表3-4-6-1 高甘油三酯血症的病因

家族性高甘油三酯血症
1型(家族性乳糜微粒血症)
2B型(家族性混合性高脂蛋白血症)
4型(家族性高甘油三酯血症)
5型(原发性混合性高脂血症)
继发性高甘油三酯血症
肥胖
代谢综合征
高脂高碳水化合物饮食
体力活动不足
慢性过量饮酒
糖尿病
慢性肾病(尿毒症肾小球肾炎)
甲状腺功能减退症
妊娠
自身免疫性疾病(如SLE/副蛋白病)
遗传性代谢病(糖原贮积病/卟啉病/铜累积症)
药物性高甘油三酯血症
糖皮质激素
口服避孕药
雌激素
他莫昔芬
降压药
胆酸结合型树脂
环磷酰胺
抗病毒制剂
抗精神病药物

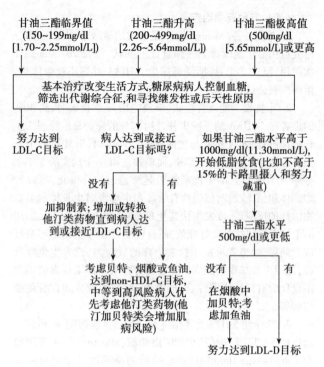

图3-4-6-1 高甘油三酯血症的处理

(二)高钙血症与代谢性胰腺炎 高钙血症常引起代谢性胰腺炎[2,3]。引起高钙血症的病因主要是原发性甲状旁腺功能亢进症、恶性肿瘤、维生素D中毒、结节病、家族性低钙尿症性高钙血症、胃肠外营养支持或手术中输入大量钙制剂。原发性甲状旁腺功能亢进症(PHPT)并发的急性胰腺炎(1.5%~13%)[4,5]可分为4种类型:①以急性胰腺炎起病的PHPT;②急性胰腺炎反复发作而无慢性胰腺炎;③慢性胰腺炎伴或不伴胰腺钙化;④PHPT术后并发急性胰腺炎。

高钙血症激活胰蛋白酶原,通过自溶作用损坏胰腺腺泡,引起胰腺炎症反应。如果患者同时存在饮酒、高血压、缺血、感染、高脂血症,高钙血症更容易激活胰酶。高钙血症引起细胞损害的途径是:①溶酶体与酶原颗粒融合,激活胰蛋白酶原,生成胰蛋白酶;②细胞内胰蛋白酶再催化酶原活化;③溶酶体囊泡分泌至间质,溶解的分子片段以化学趋化作用激活炎症细胞,释放过氧化物和蛋白溶酶。巨噬细胞释放TNF-α、IL-1、IL-6、IL-8、PAF等细胞因子,增加血管通透性,引起出血、水肿,加重炎症反应,最终导致胰腺组织坏死。急性胰腺炎反复发作形成慢性胰腺炎和胰腺纤维化。高钙血症引起胰腺钙盐沉着,阻滞胰腺的外分泌功能,并形成蛋白栓塞,形成新的胰腺炎病灶。

(三)糖尿病与代谢性胰腺炎 引起代谢性胰腺炎的其他因素有肥胖、糖尿病、代谢综合征、慢性过量饮酒、慢性肾病(尿毒症肾小球肾炎)、甲状腺功能减退症、自身免疫性疾病(如SLE、副蛋白病)和某些药物(糖皮质激素、口服避孕药、雌激素、他莫昔芬、抗病毒制剂等)。

1型和2型糖尿病合并急性胰腺炎并非少见,主要见于急性高血糖状态[6],血糖和血清甘油三酯明显升高时形成胰腺炎的主要诱因,此外也与酸中毒、失水和炎症反应有关[20]。

胰岛素是胰腺外分泌功能的营养因子,胰岛素严重缺乏容易诱发胰腺外分泌功能不全和胰腺炎症。胰高血糖素和生长抑素升高也是导致胰腺炎的重要诱因。此外,1型糖尿病自身免疫性病变也累及胰腺外分泌功能,研究发现,77%的1型糖尿病存在抗乳铁蛋白或碳酸酐酶抗体。糖尿病自身免疫性神经病变波及胰腺时,可同时影响胰腺的内分泌和外分泌功能。

(四)其他疾病与代谢性胰腺炎 可见于卟啉病(尤其是急性间歇性卟啉病和红细胞生成性卟啉病)。Wilson病(铜累积症)可引起胰腺铜累积和胰腺炎[7]。

【自身免疫性胰腺炎】

AIP应与其他慢性胰腺炎及胰腺恶性肿瘤相区分。与常见原因的慢性胰腺炎比较,AIP具有相对典型的表现,没有急性胰腺炎表现而出现阻塞性黄疸的老年患者,有高丙种球蛋白血症和血清IgG4水平升高,自身抗体阳性,不规则胰管狭窄和胰腺弥漫性肿大,病理提示为纤维化伴显著的T淋巴细胞、浆细胞等慢性炎性细胞浸润。AIP对于激素治疗有效且胰腺形态和功能是可恢复的。胆道疾病和嗜酒是慢性胰腺炎最常见的病因,但仍有30%~40%的慢性胰腺炎患者病因不明。AIP曾被命名为原发感染性硬化性胰腺炎(primary inflammatory sclerosis of pancreas)、硬化性胰腺炎(sclerosing pancreatitis)等。AIP的发病率约占慢性胰腺炎的1.86%,随着对AIP认识的深入,自身免疫机制在慢性胰腺炎发病中的作用逐渐受到重视。由于AIP的症状和检查缺乏特征性的表现,所以诊断AIP十分困难。

(一)病因 AIP目前无明确的病因,约60%的AIP患者同时合并其他自身免疫性疾病,常见的伴发疾病有干燥综合征(Sjögren syndrome)、炎症性肠病、原发性胆汁性肝硬化、原发性硬化性胆管炎(PSC)、自身免疫性肝炎和2型糖尿病等。实验表明,幽门螺杆菌(Helicobacter pylor,Hp)可以引起肝胆和/或肝外系统类似的纤维化和T细胞功能异常的淋巴细胞浸润,考虑Hp可能在AIP的发生和发展中起到一定作用。

(二)临床表现与辅助检查

1. 症状与体征 AIP患者患病平均年龄在59~61岁,临床上多无明显症状或仅有轻微症状,可有轻微腹痛、周身不适、乏力、恶心等非特异性症状。阻塞性黄疸可以是其常见表现,通常占AIP患者的40%,大多是因为胰腺头部炎症导致远端胆管狭窄所致。体检多无阳性体征。化验提示约有半数AIP患者的肿瘤标志物(例如CA19-9)水平可升高,但通常低于胰腺癌的患者,另外可有高丙种球蛋白血症和IgG升高,特别IgG4的升高[8,9],IgG4通常只占人IgG的3%~6%,是人IgG中最少的一种亚型,在用于诊断AIP之前通常用于诊断如天疱疮等自身免疫性皮肤病。AIP患者还可有自身抗体阳性和其他免疫学检查异常。通常认为碳酸酐酶(CA)Ⅱ抗体在AIP患者中多见,但经过研究发现其低于SS中出现的频率。但如果IgG4和CAⅡ抗体均明显升高,则支持AIP的诊断。另外还发现CAⅣ抗体和AIP有显著的相关性,可能是其特异性抗原。此外AIP的胰腺内分泌和外分泌功能经常减低,经治疗后可以部分恢复功能。AIP患者中甲状腺功能减退症和抗甲状腺球蛋白抗体出现的频率明显高于其他慢性胰腺炎患者,但其出现的频率与HLA抗原和IgG浓度没有明显关系。

2. 影像学检查 在腹部超声、CT和MRI检查中AIP可表现为胰腺局限或弥漫性增大。通常腹痛和阻塞性黄疸患者检查首选是腹部超声,AIP表现为胰腺弥漫性低回声肿大(呈所谓"腊肠样"改变)或局限类似于胰腺肿瘤的表现,并且可以有肝外胆管的扩张。内镜超声(EUS)易于将AIP与胰腺恶性肿瘤相混淆,但可通过彩色多普勒检查发现AIP肿大的胰腺内血供丰富。超声检查的局限是过于依赖检查者的经验并且对于肥胖和腹部积气的患者诊断价值有限。近年来增强超声的应用逐渐广泛。在AIP中可以见到特征性的均匀增强的胆管壁,并且还可见到远端胆管壁均匀增厚而导致胆道梗阻,CEUS还可以实时评价胰腺内血管的情况,经激素治疗后AIP在CEUS上可有明显的好转,它的应用还能在诊断和鉴别胰腺肿瘤中起到重要作用。在胰腺炎症和肿瘤的鉴别中,CEUS的灵敏度和准确度可以达到98%和95%。遇到弥漫性肿大且低回声的胰腺,应考虑诊断AIP的可能。AIP在CT和MRI上表现为胰腺增大,胰腺增强程度减弱并且没有钙化,呈"腊肠样"改变,与超声检查结果类似。胰周可有包膜样环状影,考虑为炎症、周围液体积聚或胰周脂肪组织纤维化所致,在CT影像上该包膜样环状影表现低密度,在MRI表现为T2加权低信号强度动态扫描表现为延迟强化。少数患者可有胰周淋巴结肿大和胰腺假性囊肿的形成。没有钙化是诊断AIP的基本条件。CT对于诊断AIP的灵敏度和特异性可以达到86%和95%。但是如果炎症比较局限,就很难和胰腺肿瘤相区别,如果胰腺弥漫性增大,还要注意与胰腺淋巴瘤相鉴别。所以组织病理学检查对于诊断AIP是必要的。逆行性胰胆管造影(ERCP)表现为主胰管节段性或弥漫性狭窄,狭窄较胰腺癌更长,并且管壁不规则是AIP的特征性表现。胰管的狭窄部分与胰腺的肿胀部分相一致,但经过激素治疗后可恢复正常。AIP常累及胆管,胆管改变常在胰管改变同时或之后出现,可以表现为节段性狭窄和肝内胆管扩张,通过胆管造影可以与原发性硬化性胆管炎(PSC)相区别。磁共振胰胆管成像(MRCP)中胆管的表现与ERCP类似。正电子放射断层摄影术(PET)于1990年首先应用于诊断胰腺癌,对于AIP患者使用18氟-荧光脱氧葡萄糖(FDG)PET时,部分AIP可有整个胰腺的FDG浓聚,并可随时间的延长而增强,但也可有少数患者为胰头部局限的FDG浓聚,并随时间的延长而减弱,经治疗后PET可无明显异常。AIP有时也可出现FDG聚集和胰腺癌的表现类似。67Ga浓聚于淋巴细胞,所以是诊断AIP较有效的方法。但有时使用67Ga时AIP和胰腺癌也难以区分,但AIP可同时有67Ga在肺门的聚集,这是其相对特异的表现。

3. 组织病理学检查 组织病理学检查对于AIP的诊断具有重要价值。通常是通过超声内镜经胃针吸穿刺活检取得病理组织,组织学可见胰腺弥漫性间质纤维化,累及门静脉的闭塞性静脉炎,腺泡细胞萎缩和以T淋巴细胞为主的慢性炎性细胞浸润。因周围纤维化则可引起胰腺腺管的狭窄和胆管壁的增厚,周围淋巴结可因大量浆细胞浸润而呈滤泡样增生,唾液腺则可表现为腺细胞因纤维化和淋巴细胞浸润而萎缩。AIP在免疫组织化学检查方面的特征表现为胰腺弥漫性 CD4 和 CD8 阳性 T 淋巴细胞与 IgG4 阳性浆细胞浸润,在胆管也可有同样的发现。在胰腺导管及腺泡细胞可有 HLA-DR 抗原表达并被 HLA-DR 阳性 T 淋巴细胞所包绕。如经激素治疗后,纤维化和炎性细胞可以减少,腺泡细胞的数量明显增加,组织学较前有明显的好转。少数 AIP 患者可以合并胰腺囊肿,胰腺囊肿壁经各种亚型的 IgG 免疫组织化学染色示 IgG 4 阳性浆细胞明显浸润,经过治疗后可以明显减小。AIP 患者中胃溃疡(GU)的发病率较高,虽然溃疡的组织病理学检查如炎症萎缩和 Hp 感染等未见明显不同,但是 GU 的活动度积分明显低于无 AIP 组。

(三)诊断和鉴别诊断 AIP 的诊断较为困难,下列临床特征有助于 AIP 的诊断[10,11]:①多见于老年患者,以男性居多,症状轻微,可有无痛性黄疸,伴或不伴轻微腹痛;②有高淀粉酶血症,高丙种球蛋白血症和 IgG 水平升高,特别是 IgG4;③自身抗体阳性,尤其是 CA Ⅱ 抗体阳性;④胰腺外分泌功能可逆性受损,胰液分泌量、碳酸盐分泌最大浓度于发病时下降;⑤B 超显示胰腺肿胀低回声改变,CT 显示胰腺肿胀,边缘呈直线、包膜样改变;⑥ERCP 显示胰管不规则狭窄伴胆总管下段狭窄(狭窄超过胰管总长度的 1/3),其中胰管弥漫性狭窄;⑦组织学检查显示纤维化伴显著的淋巴细胞、IgG4 阳性浆细胞浸润和阻塞性静脉炎;⑧胰外损害包括泪腺、下颌腺损害、硬化性胆管炎、胆总管下段狭窄、肺门淋巴结肿大、甲状腺功能减退和腹膜后纤维变性,可同时伴发其他自身免疫性疾病;⑨皮质激素治疗有效,表现为症状、血清学检查、影像学表现和组织学特征明显改善。

鉴别诊断中应特别注意与胰腺癌相鉴别,两者可通过自身抗体,ERCP 表现,组织活检及对激素治疗反应等进行鉴别。与酒精性胰腺炎相比,AIP 较少出现胰石、胰腺钙化及胰腺囊肿,但应注意两者同时存在的可能。自身免疫性胰腺炎还需与有些药物导致的药源性胰腺炎(drug-induced pan-creatitis,DIP)鉴别,药源性胰腺炎的特点包括:①明确诊断为急性胰腺炎;②可排除常见病因;③可提供可疑药物剂量以及从服药至胰腺炎发作的时间;④停药后症状缓解或消失,再次用同样药物后胰腺炎发作。

(四)治疗 AIP 通过使用激素治疗从临床和影像学判断都极为有效。但在未除外恶性肿瘤者,使用激素应十分小心。目前 AIP 使用激素的剂量和使用时间并没有明确的方案和指南,通常强的松的初始剂量是 30~40mg/d,每 1~2 周减 5mg,激素剂量至维持量 5mg/d,一般治疗 1 个月后胰腺形态可恢复正常。在症状消失和化验检查正常后可以考虑将激素停用,疗程在 2 个月左右。但有研究结果表明,尽管激素治疗 AIP 在形态学和血清学方面是有效的,然而许多患者仍存在胰胆管造影异常。激素治疗后胰胆管造影形态学改善以及血清 IgG4 恢复正常可能是 AIP 中止治疗的良好指标,但经治疗后 IgG4 水平不能恢复正常则预后不佳。利用熊去氧胆酸(UDCA)治疗 AIP 也较为有效,有望成为激素的替代品,为我们治疗 AIP 提供了更好的选择。对于激素治疗无效或怀疑恶性肿瘤者,就必须进行外科手术治疗。对有梗阻性黄疸、感染等合并症的患者,在使用激素之前可行胆汁引流术并使用抗生素治疗。AIP 的远期预后尚不清楚,其预后可能主要与伴发疾病如其他自身免疫性疾病或糖尿病的严重程度度有关。

AIP 是一类表现类似于胰腺肿瘤但使用激素治疗有效的疾病,由于 AIP 是可以治愈的,所以如果患者表现为轻微腹痛,影像学提示胰腺弥漫性肿大并且有高丙种球蛋白血症和其他自身免疫性疾病应考虑到 AIP 的可能,以避免不必要的手术治疗。

(喻文强 邹益友)

(本章主审 邹益友)

第 5 章

异源性激素分泌综合征

1928 年,Brown 等首次报道一例女性支气管癌患者出现糖尿病和多毛症。目前已有不少的异源性激素分泌综合征的病例报道。常见的异源性激素分泌综合征有恶性肿瘤所致的激素相关性高钙血症、肿瘤相关性低血糖症、肿瘤相关性低磷血症、不适当 AVP 分泌综合征(SIAVP)和异源性 CRH/ACTH 分泌综合征。

第 1 节　异源性激素

一般情况下,内分泌组织起源的肿瘤所分泌的激素应与相应内分泌组织正常分泌的激素相同。如果肿瘤分泌的激素与相应内分泌组织分泌的正常激素不同或非内分泌肿瘤(如肺癌和肝癌等)分泌的激素称为异源性激素(ectopic hormone),这种现象称为异源性激素分泌(ectopic hormone secretion),引起临床表现者称为异源性激素分泌综合征或称为异位激素分泌综合征。20 世纪 80 年代以来,异源性激素分泌综合征的概念的侧重点有些变化;目前认为,异源性激素分泌综合征是指起源于非内分泌组织的肿瘤(多为恶性)分泌一种或多种激素或激素类似物而引起相应激素过多的综合征。另外,起源于内分泌组织的肿瘤,除正常分泌的激素外,还合成和释放其他激素并引起相应临床表现者,也称为异源性激素分泌综合征。文献报道的异源性激素分泌综合征以前者(非内分泌肿瘤)占多数。临床上认识异源性激素的意义在于:①异源性激素产生临床症状,有助于较早诊断肿瘤;②异源性激素可引起严重的并发症,如低血糖症和高钙危象等;③异源性激素表现出的临床症状(如异源性 CRH/ACTH 分泌综合征引起的高皮质醇血症、SIAVP 引起的低钠血症和恶性肿瘤引起的高钙血症)易被误诊为感染和肿瘤颅内转移等,导致治疗错误;④异源性激素本身可作为肿瘤定位、观察疗效和监测肿瘤复发的重要指标[1-4];⑤异源性激素的发现有利于发现新的激素,或将其细胞用于肿瘤病因的体外研究。

【发病机制和临床表现】

人们观察到,肿瘤分泌异源激素的现象并不少见,但导致异源性激素分泌综合征者不多,可能与以下几个因素有关:①分泌的激素量少,不足以引起临床表现;②有些肿瘤分泌的激素仅有免疫活性而无生物活性或生物活性很低,或仅分泌激素原,所以无临床激素过量的表现;③有些肿瘤主要分泌无活性或低生物活性的激素片段,如人绒毛膜促性腺激

素(HCG)的 α 或 β 亚基等,不引起临床症状。目前,肿瘤产生异源激素的机制尚不清楚,主要有两种假说[3-5]。此外,还有癌基因学说和细胞分化障碍学说等。

(一)异源性激素　APUD 细胞属于神经内分泌细胞,起源于外胚层神经嵴。有的细胞形成内分泌腺体,如腺垂体、甲状腺、甲状旁腺、胰岛、胸腺和终鳃腺(人类为 C 细胞),及位于下丘脑的分泌 AVP 细胞和缩宫素细胞等;另有一部分散布在消化道黏膜,成为分泌消化道激素的细胞或细胞群;还有一些则分布于胚胎期原肠的衍生器官中,如支气管、肝脏、胰腺、胆道系统、肾脏及膀胱等泌尿生殖系统。此外,在肾上腺髓质、交感神经节及化学感受器等处也可见到此类神经内分泌细胞。神经内分泌细胞具有多潜能多分化特征和分泌多种多肽激素的潜能。正常情况下,上述含神经内分泌细胞的组织不分泌激素,一旦发生肿瘤就可异源合成和分泌各种激素("返祖"现象,atavism phenomenon);当具有生物活性的异源性激素达到一定分泌量时,可引起相应的激素过量表现,出现异源性激素分泌综合征。文献报道的常见异源激素分泌主要来源于支气管、肺、胰腺、胸腺和胃肠道等器官的肿瘤[5,6]。

临床上见到的肺腺癌和大细胞肺癌等不是神经内分泌细胞肿瘤,但往往也分泌 ACTH、MSH 及降钙素等,其他非神经内分泌系统组织也能产生 PTH 和 HCG 等激素,这些都无法用神经内分泌细胞合成和分泌激素来解释。正常情况下,上述器官的神经内分泌细胞并不分泌激素,而发生肿瘤后就能大量合成与分泌激素,这种"返祖"现象的起因还有待进一步研究。

(二)肿瘤细胞合成的激素　人类基因组由 3×10^9 个碱基对组成,编码约 10 万个基因。正常情况下,仅有约 15% 的基因表现出转录活性,另 85% 的基因处于抑制状态(非活化状态),从而导致细胞的形态与功能各异。非内分泌肿瘤细胞在正常状态时,并不表达编码激素的基因;发生肿瘤后,由于某些因素产生基因"去抑制(抑制解除,desinhibition)"作用,导致这些基因的异常表达,发生转录与翻译并合成某些肽类/蛋白质激素。有人认为,所有的肿瘤由于基因抑制解除作用,都有产生激素的能力,只是产生的激素可多可少,有或无生物活性而已。如小细胞未分化肺癌(燕麦细胞癌)和胸腺癌常产生 CRH/ACTH,故有人在随机抑制解除观点的基础上,提出了非随机抑制解除学说,认为 DNA 除能编码 mRNA(活化态)和不能编码 mRNA(抑制态)两种状态外,还

有其他两种类型,一种是较易被某些"效应物(effector)"去抑制的 DNA,另一种是只在异常状态时(如细胞发生癌变)才发生去抑制作用。但这些假说都还有待进一步验证。

大部分肽类激素都可由肿瘤异源性合成,且主要由非内分泌肿瘤分泌。糖蛋白激素如 LH、FSH 和 TSH 则很少由垂体外组织异源性分泌,但可由异位垂体组织产生。这可能是因为,两个亚基的基因必须同时异源性表达,且同时对亚基进行适当的糖基化并形成完整的具有生物活性的二聚体激素,要同时完成这些步骤所需的酶类很多,合成结构完整的糖蛋白激素比较困难。另外,甲状腺激素和类固醇激素除了能由含相应腺体组织的畸胎瘤产生外,不能由腺体外的肿瘤异源性分泌,这是由于非类固醇起源组织中不含合成甲状腺激素和类固醇激素所需的各种酶系。

一般根据肿瘤形态和组化特征与胚胎发生,分为外胚层异源性激素分泌综合征、中胚层异源性激素分泌综合征和嗜铬细胞异源性激素分泌综合征(表 3-5-1-1)。

表 3-5-1-1 异源性激素的来源与临床表现

激素种类	异源性激素来源的常见肿瘤	主要症状
神经内分泌激素		
ACTH/MSH/LPH/CLIP/β-内啡肽	燕麦细胞肺癌/胸腺癌/胰岛细胞癌/甲状腺髓样癌/类癌	Cushing 综合征/皮肤色素沉着/水肿等
AVP(ADH)	肺癌/胰腺癌/淋巴肉瘤/胸腺癌	全身乏力/低钠血症/严重者水中毒
GHRH	肺癌/类癌	肢端肥大症(成人)/巨人症(儿童)
降钙素	肺癌/类癌/乳腺癌	—
HCG	肺癌/肝癌/肾癌/肾上腺皮质癌等	成年男性乳腺发育/男童性早熟
HPL	肺癌/肝癌	男性乳腺发育症
各种升高血钙因子		
PTHrP	肺癌/肾癌/乳腺癌	高钙血症/低磷血症
TNF-α	各种恶性肿瘤	高钙血症/低磷血症
1,25-(OH)$_2$D	淋巴瘤/结节病	高钙血症/低磷血症
PGs	肾癌/类癌	高钙血症/低磷血症
PTH	肾癌/肝癌/肺扁平上皮癌/卵巢癌	高钙血症/低磷血症
GH	胰岛细胞癌/肺癌/胃癌	骨关节病/肢端肥大症
CRH	肺癌/类癌	Cushing 综合征/水肿/皮肤色素沉着
促红细胞生成素	肝癌/肾上腺皮质癌/子宫肌瘤/小脑血管母细胞瘤	红细胞增多/颜面潮红/头晕
ANP	肺癌	—
消化道其他激素		
GRP	肺癌	—
GIP	不明	—
SS	肺癌/甲状腺髓样癌	—
胰多肽	类癌	—
VIP	肺癌	水泻/低血钾/低胃酸综合征
P 物质	不明	—
motilin	不明	—
IGF-2	肝癌/间皮瘤/肾上腺癌/消化道肿瘤	低血糖症/神经精神症状
PRL	肺癌/肾癌	—
TSH	消化道或附属腺体肿瘤/生殖系肿瘤	甲状腺功能亢进症(症状不典型)
LH 和 FSH	肺癌/肝癌/恶性黑色素瘤	男性:乳腺发育(成人)/性早熟(儿童);女性:月经失调/闭经

注:ACTH:促肾上腺皮质素;MSH:黑色素细胞刺激素;LPH:促脂激素;CLIP:促肾上腺皮质素样中叶肽;AVP:抗利尿激素;GHRH:生长激素释放激素;PTHrP:甲状腺激素相关蛋白(肽);TNF-α:肿瘤坏死因子-α;1,25-(OH)$_2$D:1,25-双羟维生素 D;PGs:前列腺素;PTH:甲状旁腺素;TSH:促甲状腺激素;HCG:人绒毛膜促性腺激素;HPL:人胎盘泌乳素;GH:生长激素;CRH:促肾上腺皮质激素释放激素;ANP:心房钠尿肽(心钠素);GRP:胃泌素释放肽;GIP:胃抑肽;motilin:胃动素;IGF-2:胰岛素样生长因子-2;PRL:泌乳素;LH:促黄体生成素;FSH:卵泡刺激素;SS:生长抑素

1. 来源于外胚层的异源性激素分泌瘤 这一类肿瘤起源于神经内分泌细胞,如类癌、甲状腺髓样癌、胸腺癌、胰岛细胞癌、胆管癌和燕麦细胞癌等。所产生的异源性激素有 CRH、ACTH、MSH、AVP、降钙素、胃泌素、胰高血糖素、胰泌素、儿茶酚胺及其他生物胺类,如 5-羟色胺和组胺等;正常情况下,这些激素由神经内分泌细胞系统产生[7,8]。

2. 来源于中胚层的异源性激素分泌瘤 此类肿瘤细胞不同于第一类肿瘤细胞,细胞内缺乏分泌颗粒。可分为 3 个亚类:①产生异源性 PTH 或 PTH 相关肽(PTH-related peptide,PTHrP)并引起高钙血症,包括肺鳞状细胞癌、肾癌、肝癌和卵巢癌等;②分泌 GH 和 PRL,包括肝癌、肾癌、胃癌和甲状腺髓样癌;③分泌胎盘激素 HCG 和 HPL,包括肝癌和肺癌。

3. 来源于嗜铬细胞的异源性激素分泌瘤 这类肿瘤可分泌儿茶酚胺,包括嗜铬细胞瘤、旁神经节瘤(paraganglioma)、神经母细胞瘤(neuroblastoma)及神经节细胞瘤(副神经节瘤,paraganglioma),能合成和分泌第一和第二类肿瘤所分

泌的激素。此为异源性激素分泌肿瘤的大致分类，可以有很多例外，如神经内分泌细胞瘤中的类癌可产生 HCG，而非神经内分泌瘤中的肺癌又可产生 ACTH 和 CRH。

4. 异位类固醇类激素分泌瘤　十分罕见，目前约有数例报道。Tong 等报道 1 例异位皮质醇合成的肾上腺皮质腺瘤（ectopic cortisol-producing adrenocortical adenomas, CPA）患者，患者 53 岁，女性，因高血压 5 年、体重增加和肾脏肿瘤就诊。检查见典型 Cushing 综合征表现，切除肿瘤后，症状完全消失。肿瘤含有大量的透明细胞，免疫组化显示 Melan-A、3β-羟类固醇脱氢酶（HSD3B2）、17α-羟化酶（CYP17A1）1 型 11β-羟化酶（CYP11B1）、2 型 11β-羟化酶（CYP11B2）和 HSD3B2 mRNA 均为强阳性反应，与正常肾上腺皮质束状带细胞的功能几乎完全相同，因而可以异位分泌皮质醇，成为继肾上腺皮质瘤、肾上腺皮质腺癌、原发性肾上腺色素性结节性增生（PP-NAD）和非 ACTH 依赖性肾上腺大结节增生（AIMAH）四种病因的非 CRH/ACTH 依赖性 Cushing 综合征新病因[9]。

【诊断】

（一）临床拟诊　经过多年研究，有人提出判定异源性激素分泌综合征的以下诊断标准：①肿瘤患者血液或尿液中某激素水平升高，并出现相应的临床综合征；正常情况下，该腺体或组织并不合成和分泌此种激素。②切除肿瘤后，激素水平恢复正常且相应激素过量的表现逐步缓解并消失。③抑制正常来源的内分泌激素或切除正常内分泌腺组织（常由于误诊所致），体内激素水平仍高，相应的临床综合征仍存在。④肿瘤激素分泌呈自主性，不能被正常的反馈机制所抑制，例如异源性 CRH/ACTH 分泌综合征患者，大剂量地塞米松不能抑制肿瘤的 ACTH 分泌。⑤可排除其他原因所致的疾病。⑥肿瘤组织中该激素水平高于周围其他组织水平。⑦肿瘤组织中该激素免疫组织化学反应阳性。⑧肿瘤组织中该激素 mRNA 表达明显升高。⑨流经肿瘤的动脉与静脉血中激素水平差别显著，静脉血中激素水平远高于动脉血。⑩肿瘤体外培养时可以产生该激素，肿瘤细胞与放射性核素标记的氨基酸体外培养时，可以观察到该激素的合成与分泌；将肿瘤接种到动物模型，可以证明动物体内有此激素产生。在上述诊断标准中，第 1、2 条作为临床诊断的最低标准；其中第 9、10 条诊断标准最可靠；目前分子生物学技术的不断发展使第 10 条在临床上得到广泛应用。

（二）定位诊断　确立综合上述异源性激素常见肿瘤来源，综合征主要症状特点及各条诊断标准，当患者出现上述任一异源性激素分泌综合征的症状时，需进一步完善各项检查，如胸、腹部的影像学检查（X 线片、腹部 B 超、CT 和 MRI 等）、全身 111In-标记奥曲肽闪烁照相及各种肿瘤标志物测定；必要时可考虑分区分段选择性静脉采样测定激素水平等，明确有无肿瘤及肿瘤的具体定位。但临床上往往难以找到肿瘤病灶。因为有些肿瘤组织在形成较大肿瘤（可定位时）前的很长时间内，就表现出异源性激素分泌综合征症状。文献报道在随访中追踪观察时间最长达 12 年才出现肺类癌病灶，经手术切除类癌肿瘤后，激素水平下降，异源性激素分泌综合征表现缓解。

【治疗】

（一）切除肿瘤病灶　异源性激素分泌综合征治疗的关键在于找到肿瘤病灶并手术切除；术前可行化疗、放疗或针对肿瘤进行放疗联合化疗等，使其不再具有分泌激素的能力[10,11]。

（二）阻滞异源性激素分泌　当不能去除异源性激素的肿瘤病灶时，考虑应用适当药物来阻滞激素的合成与分泌（包括异源性激素和其靶腺组织合成与分泌的激素）：①如异源性 CRH/ACTH 分泌综合征可选用阻滞肾上腺皮质激素合成的药物治疗；②选用激素拮抗剂阻止激素作用于机体，不产生相应的激素过多的各种症状等；③奥曲肽可用于多种异源分泌激素肿瘤的治疗以减少异源激素分泌。

对症治疗主要包括：①低钾血症时口服或静脉补充钾盐；②高钙血症时，积极补液，并降低血钙，可选二膦酸盐静脉滴注；③低血糖症时，持续静脉滴注补充葡萄糖，并可应用胰高血糖素等升高血糖的激素；④并发糖尿病者积极控制糖尿病，可选胰岛素降血糖治疗；⑤胰源性腹泻：积极补液，维持水、电解质和酸碱平衡等。

（彭依群）

第 2 节　伴癌综合征

伴癌综合征（paraneoplastic endocrine syndrome）是指肿瘤分泌某些细胞因子或产生抗正常组织抗体而引起的临床综合征，主要包括伴癌内分泌综合征、伴癌神经综合征、伴癌皮肤-风湿病综合征和伴癌血液系统综合征等[1-4]。

【伴癌内分泌综合征】

约 8% 的肿瘤细胞分泌激素、多肽、细胞因子或其他能与正常组织有免疫交叉反应的物质，影响多种组织（内分泌、神经、皮肤、血液、结缔组织等）的功能，出现不同表现的一种临床现象（表 3-5-2-1）。能分泌生物活性物质的肿瘤很多，大部分为恶性肿瘤，如小细胞肺癌、乳腺癌、妇科肿瘤和血液系统肿瘤等。根据临床表现，神经内分泌肿瘤引起的伴癌综合征一般分为 3 类：①体液（内分泌）性伴癌综合征（表 3-5-2-2）；②神经性伴癌综合征；③其他伴癌综合征。

表 3-5-2-1　常见神经内分泌肿瘤相关性伴癌综合征

肿瘤合成和分泌生物活性肽类激素（内分泌性伴癌综合征）
　SIADH/低钠血症（AVP）
　高钙血症（PTHrP）
　Cushing 综合征（CRH/ACTH）
　低血糖症（IGF-2/胰岛素）
　肢端肥大症（GHRH）
　男性乳腺发育（HCG）
　其他少见的内分泌性伴癌综合征（PRL/VIP/GLP-1/LH/FSH/CT/肾素）
肿瘤合成和分泌细胞因子（代谢性伴癌综合征）
　发热
　虚弱乏力
　体重下降与消瘦
　恶病质
肿瘤刺激抗体生成（神经性伴癌综合征）
　边缘叶脑炎
　伴癌性小脑变性
　兰伯特-伊顿综合征（Lambert-Eaton syndrome）
　重症肌无力
　自主神经病
　亚急性感觉神经病

表 3-5-2-2 伴癌内分泌综合征

综合征	临床表现	实验室发现	原发肿瘤	治疗
SIADH	跌倒/头痛/恶心呕吐/肌痛/厌食/神志改变/惊厥/呼吸抑制/昏迷	低钠血症/尿渗透压升高	小细胞型肺癌/消化系统肿瘤/泌尿系统肿瘤/颅咽管瘤/胸腺瘤/淋巴瘤/乳腺癌/肾上腺肿瘤	限水/高渗盐水/曲氨金霉素/考尼伐坦
高钙血症	精神症状/乏力/肌张力增高/心动过缓	高钙血症/PTH 正常或降低/PTHrP 升高	乳腺癌/多发性骨髓瘤/肾癌/肺鳞癌/卵巢癌/淋巴瘤	生理盐水/呋塞米/二膦酸盐/糖皮质激素/降钙素
Cushing 综合征	肌无力/皮下水肿/高血压/中心性肥胖	低钾血症/皮质醇升高/ACTH 升高/地塞米松抑制试验阳性	肾上腺癌/小细胞型肺癌/支气管类癌/胸腺瘤/甲状腺癌/消化系统肿瘤/卵巢癌	酮康唑/奥曲肽/氨基导眠能/甲吡酮/米托坦/依托咪酯/米非司酮
低血糖症	出汗/心悸/焦虑/饥饿/惊厥/昏迷	非胰岛细胞瘤:低胰岛素性低血糖症(IGF-2/IGF-1 升高) 胰岛素瘤:高胰岛素性低血糖症(胰岛素和 C 肽升高 IGF-2/IGF-1 正常)	间质肿瘤/肺癌/消化系统肿瘤肉瘤/胰岛素瘤	葡萄糖/糖皮质激素/二氮嗪/奥曲肽/生长激素

神经内分泌肿瘤引起的伴癌综合征见图 3-5-2-1。伴癌内分泌综合征(paraneoplastic endocrine syndrome)主要有抗利尿激素分泌不适当综合征、肿瘤相关性高钙血症、肿瘤所致的 Cushing 综合征、肿瘤相关性低血糖症和肿瘤所致的骨质软化症。

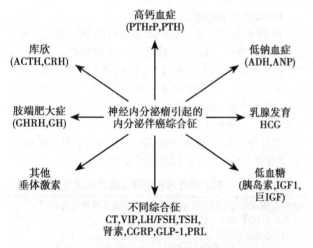

图 3-5-2-1 NET 引起的内分泌伴癌综合征
CT:降钙素;PTHrP:甲状旁腺素相关肽;CGRP:降钙素基因相关肽;GLP:胰高血糖素样肽;ANP:心房利钠肽;VIP:血管活性肠肽

（一）抗利尿激素分泌不适当综合征 抗利尿激素(ADH)分泌不适当综合征(SIADH)是由于 AVP 过量分泌导致体内水分潴留、稀释性低钠血症、尿钠与尿渗透压升高的临床综合征。SIADH 的起病隐匿,多继发于呼吸系统疾病、肿瘤、炎症、药物应用或外科手术。多种肿瘤可异源性分泌 AVP[5,6],以小细胞型肺癌、原发性脑肿瘤、血液系统恶性肿瘤、胸腔内非肺部癌肿、皮肤肿瘤、胃肠道癌肿、妇科癌肿、乳腺癌、前列腺癌及各种肉瘤相对多见。胸腺神经母细胞瘤、腹膜乳头状瘤、淋巴瘤相关性噬血细胞综合征、非小细胞型肺癌伴多发性伴癌综合征(multiple paraneoplastic syndrome)

也可引起 SIADH。

与一般的胃肠疾病、过度利尿、肾上腺皮质功能减退、脑盐消耗(cerebral salt wasting)、肾病等引起的低血容量性低钠血症不同,SIADH 导致的是正常血容量性低钠血症,其特点是体位对生命体征没有影响,缺乏水肿,中心静脉压正常,血尿酸<4mg/dl(×59.485=μmol/L),血尿素氮<10mg/d,尿钠>40mmol/L,尿渗透压>100mOsm/kg。使用静脉用生理盐水治疗 SIADH 时,必须注意 0.9% 的 NaCl 的渗透压为 308mOsm/kg,如果尿液的渗透压高于此值(SIADH 患者常常如此),输入生理盐水将导致自由水(free water)潴留和血清钠的进一步下降。高渗盐水(3%)的渗透压是 1026mOsm/kg,故适用于 SIADH 的治疗,详见第 2 篇第 2 章第 6 节。

（二）肿瘤相关性低血糖症 肿瘤相关性低血糖症(tumor-associated hypoglycemia)少见,病因有胰岛素瘤和胰腺外肿瘤(非胰岛细胞肿瘤性低血糖症,non-islet cell tumor hypoglycemia,NICTH)[7,8]。低血糖症反复或持续发作,血糖常低于 20mg/dl(×0.0555=mmol/L)。非胰岛细胞肿瘤分泌 IGF-2 或胰岛素(罕见)。除了发作性低血糖症外,NICTH 的特点是血清胰岛素<1.44~3.60μU/ml(×6.945=pmol/L),C 肽(C-peptide)<3ng/ml(×0.331=nmol/L),IGF-1 正常而 IGF-2 升高,IGF-2 与 IGF-1 之比值>15。相反,胰岛素瘤患者的血清胰岛素和 C 肽升高而 IGF-2 与 IGF-1 之比值正常。肿瘤相关性低血糖症的治疗,详见第 4 篇第 5 章第 6 节。

（三）肿瘤所致的低磷血症/骨质软化症 肿瘤所致的骨质软化症(tumor-induced osteomalacia,TIO)少见。引起骨质软化症/佝偻病的肿瘤大多数属于间质的肿瘤[9-13],如硬化血管瘤、血管内瘤、血管外皮细胞瘤、巨细胞瘤、巨细胞修复性肉芽肿、血管纤维瘤、神经瘤、非骨化纤维瘤、前列腺癌及表皮痣综合征等。其中近半数为血管瘤,尤其是血管外皮细胞瘤所致。且绝大多数为良性肿瘤,但亦见于表皮癌、内皮层癌、纤维增生异常症或神经纤维瘤。本综合征的病因主要与肿瘤分泌 FGF-23 或 1,25-(OH)$_2$D 抵抗有关,详见第 6 篇第 3 章第 6 节。

【伴癌神经综合征】

伴癌神经综合征（paraneoplastic neurological syndromes，PNS）亦称伴癌脑炎（paraneoplastic encephalitis）、伴癌运动型疾病（paraneoplastic movement disorder）或髓质病（myelopathies），是机体针对肿瘤表达的神经蛋白的一种免疫反应，神经症状往往出现在肿瘤诊断之前，一般与肿瘤产生的特异性抗体有关（表 3-5-2-3）。例如，卵巢畸胎瘤常伴有抗 N-甲基-D 天冬氨酸受体型脑炎（anti-N-methyl-D-aspartate receptor encephalitis），约 1/3 的患者脑电图显示强 δ 波丛。单纯性脑髓质病变发生伴癌神经综合征的原因与 amphiphysin 或 CV2（CRMP5）抗体有关，Ri 抗体型脑干型脑炎可能伴有颌骨张力失调；边缘叶脑炎产生 γ-氨基丁酸（GABA）B 受体抗体，小细胞型肺癌 Morvan 综合征和胸腺瘤伴有接触蛋白相关蛋白 2（contactin-associated protein 2）抗体；霍奇金淋巴瘤可出现小脑性共济失调和针对 δ/notch 样上皮生长抑制相关抗体（DNER）。伴癌神经综合征的类型与治疗见表 3-5-2-4，伴癌和非伴癌神经综合征的类型与治疗见表 3-5-2-5。

表 3-5-2-3　伴癌神经综合征

综合征	临床表现	抗体	诊断	原发肿瘤	治疗
边缘叶脑炎	神志改变/记忆力下降/惊厥/下丘脑症状/病期数周至数月	抗 Hu 抗体（肺癌）/抗 Ma2 抗体（睾丸癌）/抗抗体 CV2 抗体	脑电图/FDG-PET/MRI/脑脊液分析	小细胞肺癌/睾丸癌/乳腺癌/卵巢畸胎瘤/胸腺瘤/淋巴瘤	静脉注射免疫球蛋白/甲泼尼龙/环磷酰胺/血浆置换/利妥昔抗体
伴癌性小脑变性	共济失调/复视/吞咽困难/关节痛/恶心呕吐	Yo/Hu/Ma/CRMP5/Tr/Ri/VGCC/GLUT-R 抗体	FDG-PET/MRI	小细胞肺癌/睾丸癌/乳腺癌/卵巢畸胎/淋巴瘤	同上
Lambert-Eaton 综合征	下肢近端肌肉萎缩/无力重症肌无力/恶心呕吐/眩晕	VGCC 抗体	肌电图	小细胞肺癌	3,4-DAP/静脉注射免疫球蛋白/泼尼松龙
重症肌无力	疲劳性肌无力	抗胆碱能抗体	肌电图	胸腺瘤	胸腺切除/环孢霉素/环磷酰胺/血浆置换/利妥昔抗体
自主神经病	全自主神经病变	抗 Hu 抗体/抗胆碱能抗体/抗 CRMP5 抗体	腹部照片/X 线钡餐/CT/食管镜	小细胞肺癌/胸腺瘤	对症治疗
亚急性感觉神经病	共济失调四肢麻痹疼痛/腱反射减退病期数周至数月	抗 Hu 抗体抗 CRMP5 抗体	神经肌电图/脑脊液分析	肺癌/乳腺癌/淋巴瘤/卵巢癌/肉瘤	静脉注射免疫球蛋白/泼尼松龙/环磷酰胺/血浆置换

表 3-5-2-4　伴癌神经综合征的类型与治疗

综合征	常见肿瘤	神经元抗体	免疫治疗反应	说　明
脑脊髓炎	SCLC	抗 Hu 抗体	差	约 25% 发生自主神经功能紊乱（心律失常呼吸衰竭）
脑脊髓炎-眼色素层炎-外周神经病变	SCLC 胸腺瘤	抗 CV2/CRMP5 抗体	差	
亚急性感觉神经病变	SCLC 其他肿瘤	抗 Hu 抗体（SCLC）	差	单独发生或伴有脑脊髓炎约 80% 发生于肿瘤被诊断之前
边缘性脑干-下丘脑脑炎	睾丸生殖细胞瘤	抗 Ma2 抗体	1/3 有反应	年轻患者的肿瘤细小50 岁以上者主要见于肺癌
小脑变性	妇科肿瘤/乳腺癌	抗 Yo 抗体	差	
小脑变性-斜视性眼阵挛	妇科肿瘤/乳腺癌	抗 Ri 抗体	差	并发喉痉挛牙关紧闭时对毒素有反应
小脑变性	霍奇金淋巴瘤	抗 Tr 抗体	20% 有反应	
僵人综合征-脑脊髓炎	乳腺癌 SCLC	抗 amphiphysin 抗体	部分有反应	非肿瘤者 GAD 抗体可为阳性
斜视性眼阵挛-肌阵挛	儿童神经母细胞瘤成人肿瘤	妇科肿瘤者抗 Ri 抗体	有反应	未经治疗者可进展为脑病
视网膜病变	SCLC	抗 Recoverin 抗体	反应少见	免疫抑制肿瘤可能有效
视网膜病变	黑色素瘤	抗视网膜双极细胞抗体	反应少见	免疫抑制肿瘤可能有效

注：SCLC：小细胞肺癌；CRMP：脑衰蛋白反应性介导蛋白；GAD：谷氨酸脱羧酶

表 3-5-2-5 伴癌性和非伴癌性神经综合征的类型与治疗

综合征	常见肿瘤	神经元抗体	免疫治疗反应	说　明
Lambert-Eaton 肌无力综合征+/- 小脑变性	SCLC	抗 VGCC 抗体	多数有反应	发生率约 60%
重症肌无力	胸腺瘤	抗 AChR 抗体	多数有反应	发生率约 10%
自主神经病变	SCLC	抗 AChR 抗体	个别有反应	无伴癌综合征的其他表现
神经性肌强直+/-脑炎	胸腺瘤肺癌	抗 CASPR2 抗体	可有反应	发生率约 25% 同时伴有神经性肌强直和脑炎者称 Morvan 综合征
抗 NMDA 受体性脑炎	畸胎瘤	抗 NMDA 受体抗体	多数有反应	>18 岁者发生率 50%，<14 岁者<10%
边缘性脑炎	SCLC 胸腺瘤乳腺癌	抗 AMPA 受体抗体	有反应	精神症状明显
边缘性脑炎	胸腺瘤	抗 LGI1 抗体	有反应	<10%伴有其他伴癌综合征表现
边缘性脑炎	SCLC	抗 GABA(B)受体抗体	有反应	50%伴有伴癌综合征的其他表现
小脑变性	霍奇金淋巴瘤	mGluR1 抗体	偶尔有反应	
边缘性脑炎	霍奇金淋巴瘤	mGluR5 抗体	有反应	边缘性脑炎伴霍奇金淋巴瘤称为 Ophelia 综合征
皮肌炎	实体瘤	—	偶尔有反应	<30%伴有伴癌综合征的其他表现

（一）病因　伴癌神经综合征见于大约 1% 的肿瘤患者，以小细胞肺癌、淋巴瘤和骨髓瘤多见。发病基础是肿瘤细胞与神经组织间的免疫交叉反应。机体针对肿瘤细胞产生相应的抗体（肿瘤性神经抗体，onconeural antibody），由于抗原的相似性，引起自身神经组织的免疫反应。一般 80% 的 PNS 能在肿瘤诊断之前检出，而且可能造成永久性神经损害，因此应早期实施免疫抑制治疗。

主要症状有认知和个性改变、运动失调、脑神经功能障碍、虚弱、麻木。中枢神经的表现包括边缘性脑炎（limbic encephalitis）与伴癌性脑变性（paraneoplastic cerebellar degeneration）、神经-肌肉接头病变（兰伯特-伊顿肌无力综合征和重症肌无力），周围神经病变包括自主神经病变与亚急性感觉神经病变（详见病例报告）。但是这些病变并非肿瘤所特有，因此需要与神经系统感染、中毒、代谢障碍等鉴别；另一种可能性是肿瘤转移所致的器质性神经损伤。

PNS 的诊断主要根据影像检查、血清标志物、脑电图、神经传导测定、肌电图和脑脊液检查。肿瘤神经抗体（onconeural antibody）分为 3 类：①分子结构明确且与肿瘤的关系密切的肿瘤神经抗体，如神经元突触前膜蛋白（amphiphysin）抗体、CV2（CRMP5）抗体、Hu（ANNA-1）抗体、Ma2 抗体、recoverin 抗体、Ri（ANNA-2）抗体、Yo（PCA-1）抗体等；②分子结构部分明确的肿瘤神经抗体，如 ANNA-3 抗体、mGluR1 抗体、Tr 抗体、Zic4 抗体、PCA-2 抗体等；③肿瘤和非肿瘤时均可能出现的肿瘤神经抗体，如乙酰胆碱受体抗体（AchR）、烟碱型乙酰胆碱受体抗体、VGCC-乙酰胆碱受体抗体、VGKC-乙酰胆碱受体抗体等。肿瘤神经抗体的阳性率约 70%，但假阴性率也很高。PNS 的治疗包括糖皮质激素和糖皮质激素节俭剂（corticosteroid-sparing agent），后者包括硫唑嘌呤、环磷酰胺、抗 CD20 单抗利妥昔（rituximab）、Ⅳ型免疫球蛋白（Ⅳ immunoglobulin，ⅣIG）等。ⅣIG 的作用是：①中和肿瘤神经抗体；②阻滞肿瘤神经抗体的指标作用；③增加调节 T 淋巴细胞的数目与反应性；④加速肿瘤神经抗体的分解与清除。

（二）临床表现　伴癌神经综合征的症状缺乏特异性，因此应首先排除引起神经症状的其他病因。典型的伴癌神经综合征表现是：①脑脊髓炎；②边缘叶脑炎；③亚急性小脑变性；④斜视性眼球阵挛；⑤感觉神经病；⑥慢性假性胃肠梗阻；⑦Lambert-Eaton 肌无力综合征。分析 979 例 PNS 患者的资料发现，多数（78%）为经典型 PNS，其中以伴癌性小脑变性（paraneoplastic cerebellar degeneration，PCD）、感觉神经病（sensory neuronopathy）和边缘叶脑炎（limbic encephalitis）最常见。边缘叶脑炎可能是特发性的，但应首先排除伴癌神经综合征可能[14-19]，并与抗 NMDA 受体型脑炎鉴别，后者主要见于年轻的卵巢畸胎瘤女性。抗 AMPA 受体抗体者的精神症状可能很突出，而好发于胸腺瘤的 Morvan 综合征的主要表现是神经精神异常、神经性肌强直、自主神经功能异常和神经性疼痛，79% 的患者抗接触蛋白相关蛋白 2（CASPR2）抗体阳性。

运动失调和其他运动失常发生于 80% 的抗 NMDA 受体性脑炎，运动失常可累及头面部、舌头、躯干、腹部和四肢，多数伴有舞蹈病、运动型抽动。抗 CV2（CRMP5）抗体和抗 SCLC 抗体阳性。脑 MRI 显示 T2 高信号[14-22]。伴癌性脑干脑炎（paraneoplastic brainstem encephalitis）多见于乳腺癌患者，因脑髓质病变和 Hu 抗体升高而表现为中枢性低通气综合征[23]；而 Ri 可疑阳性者容易发生斜视性眼球阵挛和锥体外系的各种异常，如颌骨肌张力增高、喉阵挛、肌强直或共济失调[24]。抗体阳性者可表现为亚急性单纯性或复合型运动型瘫痪或脑脊髓炎，脑脊液细胞增多，脊髓 MRI 可见 T2 异常和抗 CV2（CRMP5）抗体阳性[25-28]。

（三）实验室检查与诊断　PCD 和霍奇金病常出现 Tr 抗体[29,30]，其相应抗原为细胞表面 δ-notch 样上皮生长因子相关受体（epidermal growth factor-related receptor，DNER），可用免疫组织化学方法检出。其他抗体见表 3-5-2-6，抗细胞表面抗原的抗体常引起中枢神经综合征，抗体与伴癌神经综合征的关系见表 3-5-2-7。

表 3-5-2-6　肿瘤神经抗体与伴癌神经综合征

抗　　体	主　要　肿　瘤	常见旁瘤性神经综合征
Hu(ANNA1)	小细胞型肺癌	脑脊髓炎/边缘叶脑炎/脑干型脑炎/感觉神经病/慢性假性胃肠梗阻
CV2(CRMP5)	小细胞型肺癌/胸腺瘤	同上/舞蹈病/视神经病/单纯性脑髓质病/混合型神经病
Amphiphysin	乳腺癌/小细胞型肺癌	Stiff-person 综合征/脑脊髓病/肌阵挛/脑脊髓炎/感觉神经病
Ri(ANNA2)	乳腺癌/小细胞型肺癌	脑干型脑炎/斜视性眼球阵挛
Yo(PCA1)	卵巢癌/乳腺癌	伴癌性小脑变性
Ma2	睾丸癌	边缘叶与脑干型脑炎
Tr	霍奇金病/淋巴瘤	伴癌性小脑变性

表 3-5-2-7　抗细胞表面或抗突触抗体与
伴癌神经综合征

抗体	伴癌神经 综合征	肿　　瘤
NMDAR	脑炎	卵巢畸胎瘤
GABABR	边缘叶脑炎	小细胞型肺癌(70%)
CASPR2	Morvan 综合征	胸腺瘤(38%)
AMPAR	边缘叶脑炎	小细胞型肺癌/乳腺癌/胸腺瘤(60%)
VGCC	伴癌性小脑变性	小细胞型肺癌(>95%)
mGluR5	边缘叶脑炎	霍奇金淋巴瘤

注:AMPAR:氨基羟甲基异噁唑酸受体;CASPR2:接触蛋白相关蛋白 2;GABABR:γ-氨基丁酸 B 受体;mGluR5:5 型亲代谢性谷氨酸盐受体;NMDAR:N-甲基-D-天冬氨酸受体;PCD:旁瘤性小脑变性;VGCC:电势控闸钙通道

多数 PNS 伴有肿瘤神经性抗体(onconeural antibody),亚

急性起病,继而病情恶化,然后稳定。但部分患者可重新发病(平均间歇期约 15 个月),且症状与首次有差别或完全不同。PNS 病例筛选首选胸腹部 CT 扫描、乳腺扫描和卵巢或睾丸超声,必要时采用 PET-CT 寻找肿瘤,仍为阴性时,需要每 6 个月追踪 1 次,共 3~4 年。异位激素分泌综合征的诊断标准:①神经内分泌肿瘤患者存在内分泌-代谢紊乱;②肿瘤成功切除后症状消失;③肿瘤复发后内分泌-代谢紊乱症状重现;④升高的激素分泌具有自主性;⑤肿瘤组织和非肿瘤组织的动脉-静脉激素浓度水平存在明显的梯度差异;⑥肿瘤提取物中含有相应的高浓度的生物活性和免疫活性激素;⑦肿瘤组织鉴定出相关激素的 mRNA;⑧体外的肿瘤细胞能合成和分泌相应激素。抗神经元表面抗体和脑电图有助于确立诊断。

【伴癌皮肤-风湿病综合征】

伴癌皮肤-风湿病综合征(paraneoplastic dermatologic and rheumatologic syndrome)症状缺乏特异性(表 3-5-2-8)。

表 3-5-2-8　伴癌皮肤-风湿病综合征

综合征	临床表现	诊　　断	肿　　瘤	治　　疗
黑棘皮病	皮肤增厚/色素沉着/高胰岛素血症/胰岛素抵抗	皮肤活检	消化系统腺癌	糖皮质激素(局部)
皮肌炎	肌无力/紫红色皮疹/肌肉酸痛	CK/AST/ALT/LDH升高肌电图血沉增快	肺癌/卵巢癌/乳腺癌/前列腺癌/淋巴瘤	糖皮质激素/环磷酰胺/环孢霉素
皮肤红斑	—	皮肤活检	淋巴细胞性白血病/T 细胞淋巴瘤	糖皮质激素(局部)
肥厚型骨关节病	骨膜骨赘增生/骨膜下新骨形成/杵状指/肺纤维化/心内膜炎/炎性肠病	关节照片核素扫描	胸腔肿瘤/鼻咽癌/横纹肌肉瘤	非甾体抗炎药/局部放疗/二膦酸盐
粒细胞血管炎	—	皮肤活检	淋巴瘤/白血病/MDS/多发性骨髓瘤	甲泼尼龙/秋水仙碱/静脉注射免疫球蛋白
伴癌性天疱疮	皮肤病变严重	B 淋巴细胞	—	—
急性热性嗜中性皮肤病	突然起病/皮肤疼痛/红斑和发热/疼痛性结节	中性粒细胞明显升高	急性粒细胞性白血病/乳腺癌/胃肠或泌尿生殖系统肿瘤	—

(一)黑棘皮病　黑棘皮病(acanthosis nigricans)表现为皮肤增厚和色素沉着,主要分布于腋窝和颈部,可同时累及表浅黏膜。多数患者伴有高胰岛素血症和显著的胰岛素抵抗。引起黑棘皮病的肿瘤很多,主要见于胃肠腺癌。据报道,大约 90% 的手掌黑棘皮病强烈提示胃肠腺癌。

(二)皮肌炎　皮肌炎(dermatomyositis)的本质为炎症性肌病,多数在发生严重肌无力前,有多发性皮肤损害表

现,如紫红色皮疹(多见于上睑)、红斑疹(多见于颈部、背部、胸部和肩部)、丘疹或鳞屑疹(多见于足趾),在这些皮肤损害中,10%~25% 与肿瘤相关。肌肉损害除表现有肌无力和肌肉酸痛外,肌酸磷酸激酶活性升高,肌电图有特征性改变,肌肉活检能发现肌萎缩和血管周围 B 淋巴细胞和 T 淋巴细胞浸润,提示肿瘤相关性皮肌炎的其他依据是肌肉发展迅速,血沉增快,肌酸磷酸激酶活性明显升高而缺乏雷诺现象

（Raynaud phenomena）。

（三）肥大性骨关节病 肥大性骨关节病（hypertrophic osteoarthropathy）与血管内皮细胞生长因子、血小板衍化生长因子和前列腺素 E_2 的分泌有关，其特点是骨膜骨赘增生（periostosis）和长骨/指骨等的骨干骨膜下新骨形成（杵状指，digital clubbing）、关节肿胀与疼痛；90% 与肿瘤（肺癌）直接相关，另外 10% 可能是肺纤维化、心内膜炎、Graves 病、炎性肠病等所致。只有极少数属于原发性肥大性骨关节病（厚皮性骨膜病，pachydermoperiostosis）[31-34]。

（四）白细胞破碎性血管炎 白细胞破碎性血管炎（leukocytoclastic vasculitis）主要见于非肿瘤性病变，少数与血液系统恶性肿瘤、肺部肿瘤、胃肠或泌尿生殖道肿瘤有关，表现为下肢皮肤紫癜，伴有疼痛、瘙痒、发热，血中存在肿瘤相关性抗原，小血管发生免疫复合物沉积，诱发血管炎症[35,36]。

（五）伴癌性天疱疮 伴癌性天疱疮（paraneoplastic pemphigus）的皮肤病变严重，预后不佳。发病与肿瘤（主要是 B 淋巴细胞浸润性疾病）产生的相应抗体有关[37-39]。

（六）急性热性嗜中性皮肤病 亦称为 Sweet 综合征，约 20% 的患者伴有肿瘤（如急性粒细胞性白血病、乳腺癌、胃肠或泌尿生殖系统肿瘤等），临床表现是突然起病，皮肤疼痛、红斑和发热，面部、躯干和四肢出现疼痛性结节，中性粒细胞明显升高。

【伴癌血液系统综合征】

（一）嗜酸性粒细胞增多症 肿瘤（淋巴瘤、白血病等）所致的嗜酸性粒细胞增多症（eosinophilia）与肿瘤细胞分泌的嗜酸性粒细胞 IL-3、IL-5 及 GM-CSF 有关。原发性嗜酸性粒细胞增多症亦是血液系统肿瘤的重要表现之一，而克隆性嗜酸性粒细胞增多与 FIP1L1、PDGFR-α、PDGFRβ、FGFR 等基因重排有关。此外，引起继发性嗜酸性粒细胞增多症的其他原因有过敏反应、寄生虫感染、血管结缔组织疾病等。

（二）粒细胞增多症 大约 15% 的粒细胞增多症（granulocytosis）是由于肿瘤（肺癌、胃肠肿瘤、脑肿瘤、肾脏和妇科肿瘤等）所致[40-43]，血液粒细胞总数达 $(12\sim30)\times10^9/L$，个别达 $50\times10^9/L$。

（三）纯红细胞再生障碍性贫血 纯红细胞再生障碍性贫血（pure red cell aplasia）主要见于胸腺瘤，其次为淋巴瘤和白血病，偶尔见于干细胞缺陷症（stem-cell defect, myelodysplasia）、HIV 感染、带状疱疹或肝炎患者[44,45]。

（四）血小板增多症 与肿瘤相关的血小板增多症（thrombocytosis）患者，其血小板计数通常大于 $400\times10^9/L$，其次见于反应性血小板增多症或急性失血[46,47]。

【伴癌性自身免疫性间质性肺炎-皮肌炎复合症】

将自身免疫病间质性肺炎/皮肌炎复合症（autoimmune disease interstitial pneumonia/dermatomyositis complex, ID）归为伴癌综合征是因为本综合征伴有多种恶性肿瘤，ID 和自身免疫性内分泌病（autoimmunoendocrinopathy syndromes, AIES）的肾上腺皮质功能均被抑制（肾上腺皮质功能衰竭），静脉滴注大剂量维生素 C、脱氢异雄酮和皮质醇能有效控制 ID 病情。

【病例报告】

（一）病例资料 患者男性，31 岁，自由职业。因多尿、多饮 2 年，加重 10 天余，乏力、食欲缺乏 2 天于 2014 年 11 月 17 日住院。2 年前无明显诱因逐渐出现多尿、多饮，每天排尿次数最多达 10 余次，每次量 200～300ml，无明显多食、消瘦表现。10 余天前无明显诱因出现多尿、多饮症状加重，每天饮水 4000～5000ml，约每小时排尿一次，无尿急、尿痛，体重下降 1kg 左右。2 天前受凉后出现乏力、食欲缺乏、四肢乏力，无晨轻暮重，无恶心呕吐，无腹胀腹痛，伴发热和阵发性咳嗽，咳黄色黏液痰，无喘息气促、头晕头痛、胸闷胸痛、鼻出血等其他不适。11 月 16 日上午出现恶心呕吐伴腹泻，水样便，无血便、黑便，当天腹泻 6 次后出现神志模糊。检查呈浅昏迷状态，因血糖过高未显示测定值，血酮阳性，血 pH 7.137。经补液、降糖等治疗后，血糖降至 8.3mmol/L。患者 1 岁左右发现皮肤黄染，腹部膨隆，在当地医院考虑为"蛔虫病"，在儿童医院就诊，查体后发现腹部触及硬块，脾大，血常规检查提示贫血，予输血治疗后，发现脾脏进一步增大，当年因脾大行"脾脏切除术"。家族中无相似患者。体温 37.1℃，脉搏 72 次/分，呼吸 20 次/分，血压 114/48mmHg，身高 178cm，体重 62kg，BMI 19.57kg/m²。发育正常，急性痛苦病容，贫血貌，面色及皮肤颜色晦暗，偏灰黑色，自动体位，神志清楚，检查合作，正常步态。双侧巩膜轻度黄染，浅表淋巴结未扪及明显肿大。头颅大小正常，无畸形及肿块，眉毛稍稀疏，睑结膜无水肿，双侧瞳孔等大、等圆，对光反应灵敏，耳廓无畸形，外耳道无溢液，鼻翼无煽动，口腔黏膜无溃疡及出血，甲状腺未扪及肿大。胸廓对称无畸形，双肺语颤传导正常，叩诊呈清音，双肺呼吸音清，双下肺呼吸音低，未闻及干、湿性啰音，无胸膜摩擦音。心前区无隆起，心尖搏动位于第 V 肋间左锁骨中线内 0.5cm 处，未触及震颤，心界叩诊不大，心率 72 次/分，律齐，无杂音。腹部平坦，左侧旁正中线上可见上自肋弓下至脐水平线以下一横指的陈旧性手术瘢痕，腹式呼吸，无腹壁静脉曲张，未见胃肠型及蠕动波，腹软，全腹无压痛及反跳痛，Murphy 征阴性，沿右侧旁正中线可触及肿大肝叶，质地稍硬，无触痛，未扪及结节，脾未及，肝区及双肾区无叩痛，移动性浊音阴性，肠鸣音正常，约 4 次/分。肛门及外生殖器未见异常。脊柱四肢无畸形。未引出凯尔尼格征、布鲁津斯基征、巴宾斯基征。双下肢皮肤干燥，皮肤弹性差。

血红蛋白 74g/L，白细胞和血小板正常。尿糖+++、蛋白+、胆红素++、酮体+++、红细胞 280/μl，ALT 85U/L，AST 54U/L，ALB 44g/L，GLB 49.8g/L，尿素 9.12mmol/L，肌酐 26mmol/L，尿酸 585μmol/L。急诊胸部 X 线片显示心影重叠区及肺门区所见考虑肿瘤性病变并胸廓及肩关节骨质改变，心影增大。谷氨酸脱羧酶抗体阴性、酪氨酸磷酸酶抗体阴性、胰岛细胞自身抗体（40kD）阴性、胰岛细胞自身抗体（64kD）阴性；抗胰岛素抗体阴性、尿微量白蛋白 9.4mg/L；25-羟基维生素 D 8.69ng/ml；叶酸 1.33ng/ml，红细胞沉降率测定 2mm/h；降钙素原检测试验（荧光定量）0.44ng/ml，结缔组织病示阴性；超敏 C 反应蛋白 1.8mg/L；免疫球蛋白 IgA 4.35g/L，免疫球蛋白 IgE 32U/ml，免疫球蛋白 IgG 20.1g/L，免疫球蛋白 IgM 2.17g/L，血清补体 C3 0.34g/L，血清补体 C4 0.05g/L；乙肝表面抗体可疑、乙肝 e 抗原阴性、乙肝 e 抗体阴性、乙肝核心抗体阴性、乙肝表面抗原（定量）0.01ng/ml、梅毒螺旋体抗体 0.09S/CO、人类免疫缺陷病毒抗体 0.14S/CO、丙型肝炎病毒抗体 16.49S/CO、丙型肝炎 RNA 1.99+0.6U/ml；甲胎蛋白测定（-）；癌胚抗原测定（CEA）0.521（-）。肝、胆、脾、胰、双肾、输尿管、膀胱彩超诊断为肝大，肝实质弥漫性病变，门脉高压，腹水。门静脉海绵样变性。右肝稍高回声结节，病理性质待定，考虑血管瘤可能。胆囊多发结石，胆囊炎。双肾多发囊肿。

下腹部 CT+增强初步诊断胰腺三维成像及增强未见明显异常。肝脏增大；门静脉高压，门静脉海绵样变性，右侧胸壁及多发骨质异常改变，胸腰椎、肋骨及双侧髂骨改变；考虑朗格汉斯细胞组织细胞增生症、胆囊结石、胆囊炎；脾脏术后改变，双肾多发囊肿，部分复杂成分囊肿可能和双侧少量胸腔积液。

（二）病例讨论 伴癌神经综合征见于大约 1% 的肿瘤患者，以小细胞肺癌、淋巴瘤和骨髓瘤多见，主要症状有认知和个性改变、运动失调、脑神经功能障碍、虚弱、麻木。本例因肺部恶性肿瘤导致边缘性脑炎、伴癌性脑变性、神经-肌肉接头病变、周围神经病变。但是这些病变并非肿瘤所特有，因此需要与神经系统感染、中毒、代谢障碍等鉴别。在排除器质性病变后，根据影像检查、血清标志物、脑电图、神经传导测定、肌电图和脑脊液检查确立伴癌神经综合征诊断。

（彭依群　林潇）

第 3 节 肿瘤相关性低钠血症

肿瘤性低钠血症是临床上常见的病症，主要见于小细胞型肺癌，其病变本质属于抗利尿激素不适当分泌综合征（SIADH）。肺癌细胞分泌大量的 AVP，或者由于抗癌药物或其他肿瘤药物促进 AVP 释放或增强其作用。但是患者也可能因为腹泻、呕吐而导致低血容量性低钠血症。

【病因】

低钠血症的发生前提是相对于体内钠含量来说水分过多[1-3]。多数低钠血症是因为水排泄减少所致，少数与水摄入或输注过多有关。SIADH 是肿瘤患者并发低钠血症的最重要原因[4]。正常情况下，血浆渗透压升高、血容量降低或刺激主动脉弓-颈动脉窦-肺静脉压力感受器时促进 AVP 分泌[5]。虽然 AVP 促进水重吸收，降低血浆渗透压；但血浆渗透压降至固有的阈值水平时，AVP 分泌反而被抑制[5]，以防止发生低钠血症。但是，SIADH 患者的 AVP 分泌不存在这种自我调节机制，使血浆渗透压进一步下降，导致严重的低钠血症。此外，一些神经内分泌激素（如心房利钠肽或脑钠肽）也可能参与了肿瘤性 SIADH 和持续性低钠血症的病理过程[6,7]。小细胞肺癌并发 SIADH 的机会极高（11%~15%）[8,9]，其次为口腔-头颈部肿瘤（约 3%）[10,11]，其他部位肿瘤的 SIADH 发生率低。伴有 SIADH 综合征的肿瘤患者可能还存在多种水盐代谢紊乱的原因，如中枢神经系统炎症、脱髓鞘病变蛛网膜下腔出血、肿瘤性脑病等、肺部疾病（结核、肺炎、急性呼吸窘迫、正压通气等）或 HIV 感染，这些病变可通过不同的途径引起水潴留和低钠血症。

治疗恶性肿瘤的抗癌药物或姑息治疗药物也是引起低钠血症的重要原因（表 3-5-3-1），其中较常见的有长春碱、顺铂、烷化剂、干扰素、甲氨蝶呤等[12-16]。

表 3-5-3-1　通过 AVP 引起低钠血症的药物

增加下丘脑 AVP 生成的药物
抗肿瘤药物
长春碱
顺铂
烷化剂（环磷酰胺/异环磷酰胺/美法仑）
其他药物（干扰素/甲氨蝶呤）
姑息治疗药物
阿片类制剂
抗抑郁药（三环内酯类/选择性血清素再摄取抑制剂/单胺氧化酶抑制剂）
抗精神病药物（吩噻嗪）
抗癫痫药物（卡比马唑）
促进 AVP 作用的
抗癌药物（烷化剂环磷酰胺）
姑息治疗药物
非甾体类抗炎药
抗癫痫药物（卡比马唑）
抗糖尿病药物（氯磺苯脲）

顺铂引起的低钠血症具有特殊性，顺铂一方面引起 SIADH，顺铂也可直接或通过肿瘤脑转移损害肾小管的钠重吸收功能而导致低钠血症（耗盐型肾病，salt wasting nephropathy）[17]。

【诊断与鉴别诊断】

在肿瘤治疗过程中，患者出现头痛、恶性、呕吐、肌肉痉挛和意识改变提示低钠血症可能[3]，血清钠迅速而明显下降可因脑水肿而导致严重的神经症状，如惊厥、昏迷、呼吸困难甚至脑疝形成。脑水肿发生后，机体立即启动适应性调节机制，先是从脑细胞中排出无机离子（Na^+ 和 K^+ 等），继而排出有机溶质分子（谷氨酸盐和肌醇等），以降低颅内压，减轻脑水肿[18]。但是这种适应性调节反应仅在 24 小时内起一定代偿作用，此段时间内可见到血清钠缓慢下降，一般临床无症状；相反，有些患者的适应性反应十分强烈，血钠降低显著，出现急性中枢神经损伤症状。24 小时内发生的脑水肿适应性低钠血症称为急性脑盐消耗综合征，24 小时后出现的脑水肿适应性低钠血症称为慢性脑盐消耗综合征。

低钠血症的病因鉴别见图 3-5-3-1。鉴别的第一步是确定血浆渗透压（多数患者<280mOsm/kg），血浆渗透压升高提示存在溶质渗透性活性物质（如高血糖症）；如果血浆渗透压下降，应测定尿渗透压，以确定肾小管的稀释机制是否正常。正常人在低钠血症时可排出大量的低渗尿（<100mOsm/kg），并可据此确立低钠血症的病因是水摄入过多。如果低钠血症时尿仍然被不适当浓缩（>100mOsm/kg），提示肾脏的水排泄功能障碍。此时需要评价细胞外液容量状态。体位性低血压、皮肤弹性差、口腔黏膜干燥与心动过速提示血容量耗竭（低血容量），而皮下水肿或腹水表示存在血容量扩张（血容量过多）；如果既无低血容量状态又无高血容量表现则考虑为等容量性低钠血症。

尿钠、血尿素氮、血尿酸和血钾测定有助于估计血容量状态[19,20]，未使用利尿剂和无肾病者的尿钠>30mmol/L 提示为等容量性低钠血症，尿钠降低（<30mmol/L）有助于低血容量性低钠血症的诊断。但是如果低钠血症时甚至本身的病

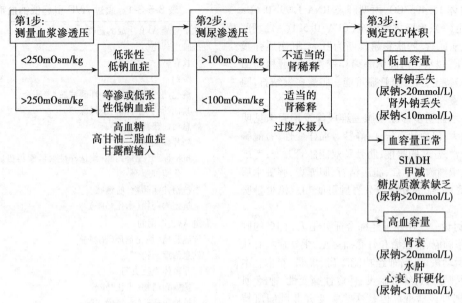

图 3-5-3-1 低钠血症的鉴别诊断
ECF:细胞外液;SIADH:抗利尿激素不适当分泌综合征

变引起的,尿钠可升高(如盐消耗综合征和老年人)。血钾降低和代谢性碱中毒提示为利尿剂或呕吐引起的低钠血症,低钾血症伴代谢性酸中毒提示腹泻引起的低钠血症,高钾血症伴代谢性酸中毒提示肾上腺功能不全[21]。SIADH 患者的碳酸氢盐和血钾正常。血容量消耗伴尿钠和血钾升高提示盐皮质激素缺乏。

肿瘤引起的 SIADH-等容量性低钠血症与甲状腺功能减退症或肾上腺皮质功能不全鉴别较容易[22],而低血容量性低钠血症伴有钠缺乏表现。肾性钠丢失的主要原因是利尿剂、脑耗盐综合征或盐质激素缺乏,而肾脏外钠丢失的主要原因是呕吐、腹泻、肠梗阻、胰腺炎、肌肉创伤、烧伤或过度出汗,患者常伴有充血性心衰、肝硬化、肾病综合征或肾衰。

【治疗】

伴有症状的低钠血症应立即治疗,以防发生严重并发症。但是,慢性低钠血症时,机体控制脑水肿的适应性反应使脑组织对血钠迅速上升特别敏感,引起渗透性脱髓鞘(osmotic demyelination)。因此,必须使 24 小时血钠上升的速度控制在 12mmol/L 内,48 小时血钠上升的速度控制在 18mmol/L 内。急性低钠血症患者的脑组织对血钠迅速上升较迟钝,但如果不能正确确定发病时间,应一律按慢性低钠血症处理。

神经症状缓解后,应停止高渗(3%)盐水静脉滴注。盐消耗综合征与其他低血容量性低钠血症的治疗有所不同,一般使用 0.9%的生理盐水纠正容量缺乏。正常/高血容量性低钠血症的治疗主要是限制水摄入数日,补液量应低于尿量。

(彭依群)

第4节 肿瘤相关性高钙血症

高钙血症(hypercalcemia)是恶性肿瘤患者最常见的内分泌方面的并发症,称为肿瘤相关性高钙血症(tumorrelated hypercalcemia),约占所有肿瘤患者的 10%。恶性肿瘤患者高钙血症的发生率约为每年 15/10 万[1]。住院的高钙血症患者的最常见原因是恶性肿瘤[2]。引起高钙血症的原因有 3 种情况:①癌瘤骨转移,使骨质破坏,骨钙直接进入血液;②肿瘤分泌异源性 PTH 相关肽(PTH-related peptide,PTHrP)或 PTH(少见);③肿瘤分泌除 PTHrP 或 PTH 以外的其他骨吸收因子。有人提出异源性 PTH 分泌综合征的定义是不论有无骨转移,瘤组织产生并释放 PTH 样物质,引起高钙血症和低磷血症。有人将肿瘤相关性高钙血症称为假性甲状旁腺功能亢进症。

【病因和发病机制】

机体具备抵抗高钙血症和低钙血症的精细调节机制,这些调节系统主要由肾脏、甲状旁腺、胃肠和骨骼组织组成,涉及的调节因子主要有 PTH、维生素 D、降钙素和 PTHrP 等(表 3-5-4-1)。

表 3-5-4-1 血钙调节机制

组织	血钙降低时	血钙升高时
甲状旁腺	PTH 分泌↑	PTH 分泌↓
肾脏	GFR↓→滤过	GFR↑→滤过
	Ca^{2+}↓→重吸收	Ca^{2+}↑→重吸收
	Ca^{2+}↑→1,25(OH)$_2$D↑	Ca^{2+}↑→1,25(OH)$_2$D↓
胃肠	Ca^{2+} 吸收↑	Ca^{2+} 吸收↓
骨骼	骨吸收↑	骨吸收↓

高钙血症是上述调节机制紊乱的结果。一般包括两个方面,即恶性肿瘤分泌 PTHrP,引起高钙血症,而血清 PTHrP 又使肾脏生成过多的 cAMP,促进钙的重吸收。肿瘤转移至骨组织后,肿瘤细胞具有破骨细胞样活性,通过溶骨作用进一步升高血钙。引起高钙血症的肿瘤以肺癌、乳腺癌和多发性骨髓瘤最常见(表 3-5-4-2),三者约占肿瘤相关性高钙血

症总数的50%,以肺癌引起高钙血症最多见,但几乎所有的小细胞肺癌从不引起高钙血症,约2/3肺癌患者出现高钙血症时已有骨转移;而其他实体癌多为鳞状细胞癌或肾癌。胃(肠)癌、前列腺癌、淋巴瘤和白血病极少引起高钙血症,但成人T细胞白血病可出现高钙血症。嗜铬细胞瘤也可以分泌PTHrP,从而引起高钙血症。

表3-5-4-2 肿瘤相关性高钙血症的病因

肿瘤发生部位	例数(%)	已知转移情况(%)
肺	111(25.0)	62
乳腺	87(19.6)	92
多发性骨髓瘤	43(9.7)	100
头和颈部	36(8.1)	73
肾和泌尿道	35(7.9)	36
食管(道)	25(5.6)	53
女性生殖道	24(5.2)	81
不明部位	23(5.2)	—
淋巴瘤	14(3.2)	92
结肠	8(1.8)	—
肝和胆	7(1.6)	—
皮肤	6(1.4)	—
其他部位	25(5.6)	—

PTHrP是恶性肿瘤相关性高钙血症的主要病因,包括甲状旁腺在内的许多正常组织分泌PTHrP,这些组织的PTHrP分泌是由细胞外液的Ca^{2+}浓度决定的。PTHrP与PTH的1型受体结合,其氨基端1~34肽可完全表达PTH的生物活性。当血钙升高而PTH水平正常时,提示高钙血症是由PTHrP所致的骨吸收增加引起的[2]。绝大部分恶性肿瘤患者的骨吸收由体液因子诱发,而多发性骨髓瘤和大部分乳腺癌患者的高钙血症与局部溶骨性细胞因子有关。常见的体液因子是PTHrP,而1,25-(OH)$_2$D在淋巴瘤高钙血症中起重要作用。

(一)肿瘤分泌的升高血钙体液因子 肿瘤分泌升高血钙的体液因子主要有PTHrP、1,25-(OH)$_2$D和前列腺素,偶见于PTH及其他细胞因子。肿瘤分泌PTHrP和骨浸润破坏是引起高钙血症的两个主要因素,PTHrP促进骨吸收而骨吸收过程中释放的生长因子又促进肿瘤增殖,形成肿瘤浸润与骨吸收之间的恶性循环。

1. PTHrP 异源性PTH分泌瘤内的PTH分子不裂解成N端及C端片段,故一般临床上使用针对C端部分的抗血清而建立的RIA法,其血浆PTH值较原发性甲状旁腺功能亢进时水平低。此外,异源性PTH分泌瘤与异源性CRH/ACTH分泌瘤相似,血中可能存在着不同程度的无活性的PTH原。PTHrP结构与PTH相似,两者结合的受体相同,故引起的生物反应相似。PTHrP通过促进骨吸收,增加肾脏对钙的重吸收,尿钙排泄减少而引起高钙血症;同时PTHrP增强肾小管抑制磷的重吸收作用,从而尿磷排泄增多,导致低磷血症。恶性肿瘤分泌PTHrP可能受钙受体的调节,钙受体激动剂可刺激正常或肿瘤细胞分泌PTHrP[3-5]。

(1)PTHrP功能:在生理情况下,PTHrP的主要功能是:①胎儿发育时,调节细胞增殖分化;②在成人中,作为调节皮肤、乳腺和毛囊等组织增殖分化的一种细胞因子。PTHrP对细胞分化主要起局部调节作用,仅部分是通过与PTH相同的受体结合,参与骨骼和肾脏钙、磷代谢的调节,故只有当肿瘤产生大量PTHrP时,PTHrP才进入血液循环,激活骨骼和肾脏中PTH/PTHrP受体而产生高钙血症。

PTHrP的N末端含PTH的同源序列,因此通过骨吸收和肾重吸收钙而引起高钙血症,但是PTHrP只促进破骨细胞的活性,对成骨细胞仅有微弱作用,而PTH可促进骨吸收和骨形成。PTHrP刺激生长板软骨细胞增殖,延长软骨骨化。在胎儿期,PTHrP由长骨骨端的软骨膜细胞(perichondrial cell)和软骨细胞分泌。破骨细胞和癌细胞是PTHrP的作用靶点,促进成骨细胞生成RANKL,进一步激活破骨细胞前身细胞和溶骨过程。溶骨时释放的IGF-1和TGF-β与肿瘤细胞上的受体结合,活化有丝分裂原激活的蛋白激酶(MAPK),其结果是肿瘤细胞增殖,并释放PTHrP。

(2)PTHrP引起高钙血症机制:大约80%的肿瘤相关性高钙血症患者的血PTHrP升高,一些神经内分泌肿瘤也可分泌其他的趋钙激素[如PTH和1,25-(OH)$_2$D],引起高钙血症;淋巴浸润性疾病(lympho-proliferative disorder)增加1α-羟化酶活性,使1,25-(OH)$_2$D的生成过多。血钙极度升高主要见于甲状旁腺癌和CIH。髓袢利尿剂仅在血容量正常情况下才会促进钙排泄作用,因而补充血容量应该是治疗CIH高钙血症的首要步骤。肿瘤分泌的PTHrP主要通过以下两种机制引起高钙血症:①作为激素,对靶器官(骨骼和肾脏)起调节作用而致高钙血症;②直接激活转移灶附近的破骨细胞,引起局部溶骨性高钙血症。

根据肺癌和肾癌等无骨转移灶时也出现高钙血症,可提示肿瘤相关性高钙血症主要是由PTHrP的激素样作用引起的。目前伴PTHrP升高的高钙血症有两个方面问题互相矛盾,难以合理解释。第一,PTHrP的急性作用是刺激肾脏合成1,25-(OH)$_2$D,但恶性肿瘤患者血中1,25-(OH)$_2$D偏低,而原发性甲状旁腺功能亢进症患者的血1,25-(OH)$_2$D正常或升高。可能由于恶性肿瘤患者的高钙水平抑制1,25-(OH)$_2$D的生成,从而抵消了PTHrP的急性刺激作用。当静脉滴注二膦酸盐治疗恶性肿瘤相关性高钙血症时,血钙下降后可观察到患者血1,25-(OH)$_2$D迅速升高,这将在一定程度上对上述现象作出合理解释。第二,高水平的PTHrP使骨吸收增加而骨形成降低,表明骨形成与骨吸收作用之间失偶联(uncoupling),但原发性甲状旁腺功能亢进症或持续静脉滴注PTHrP时,通常骨吸收和骨形成都明显增加;恶性肿瘤发生骨形成-骨吸收作用失偶联可能与患者身体虚弱、制动或肿瘤分泌的其他细胞因子抑制成骨细胞的活性有关。

2. 1,25-(OH)$_2$D 约半数伴高钙血症的淋巴瘤患者的1,25-(OH)$_2$D水平呈不适当升高。在少数研究中发现,这些患者的淋巴组织在体外培养时能使25-(OH)D转换为1,25-(OH)$_2$D。血钙正常的淋巴瘤患者通过25-(OH)D前体合成1,25-(OH)$_2$D,导致血钙水平升高并抑制PTH生成。血钙正常的淋巴瘤患者对维生素D反应敏感性较高钙血症的淋巴瘤患者明显,淋巴瘤患者的高尿钙比高血钙更常见,这至少可部分抵消 1,25-(OH)₂D 不适当增加的作用。结节病与此相似，肾脏外合成 1,25-(OH)₂D 增加，导致高钙血症。

3. 前列腺素和细胞因子　前列腺素可刺激破骨细胞的骨吸收并增加 cAMP。伴高钙血症的非转移性肿瘤组织中有高浓度的前列腺素 E，前列腺素 E 在体外刺激破骨细胞的骨吸收，给动物服前列腺素合成抑制剂可降低高钙血症和血清 PTHrP，而注射前列腺素可以诱发高钙血症。破骨细胞活化因子、IL-1α、IL-1β、TGF-α、TGF-β、TNF-α、TNF-β、CSF 和 EGF 等可由肿瘤细胞或转移的淋巴细胞、单核细胞和巨噬细胞产生。细胞因子通过以下几个机制刺激骨吸收作用：①活化破骨细胞；②刺激原始破骨细胞的增殖；③促进前列腺素 E 合成。通过前两种机制发挥作用的溶骨可称为局部溶骨性高钙血症。RANKL 以前称为破骨细胞分化因子（ODF）。现已明确，ODF 主要是由局部肿瘤细胞合成的或由细胞因子（如 IL-1、IL-6、TNF-α 和 TNF-β 等）诱导 PTHrP 分泌。

（二）**肿瘤分泌的 PTH 或骨转移性血钙升高**　多发性内分泌腺瘤可同时发生原发性甲状旁腺功能亢进症和其他恶性肿瘤，当患者出现恶性肿瘤（尤其是小细胞肺癌）、高钙血症和血 PTH 升高应考虑异源性 PTH 综合征的诊断。虽然肿瘤骨转移可引起转移灶局部的溶骨增加导致高钙血症，但大多数肿瘤相关的高钙血症并不是由于骨转移引起的。例如，前列腺癌细胞分泌 ET-1、FGF、BMP、肾上腺髓质素（adrenomedullin，AM）和 PDGF，肿瘤细胞也生成蛋白酶（主要是酸性磷酸酶，PSA），后者将 PTHrP、TGF-β 和 IGF 从其与结合蛋白结合的复合物中解离出来，生成具有刺激成骨细胞活性

的片段，最终引起高钙血症（图 3-5-4-1 和图 3-5-4-2）。

细胞膜上的钙受体（CaR）在抵御高钙血症中起了关键作用。但是肿瘤细胞的 CaR 功能常发生变异，对升高的细胞外液钙浓度失去抑制作用，引起 PTHrP 分泌而导致高钙血症。PTHrP 作用于 CaR，并在其他生成因子的协助下，产生溶骨作用和细胞因子释放，PTHrP 还与成骨细胞上的 1 型 PTH 受体（PTHR1）结合，刺激 NF-κB 受体激活物（RANK）配体（RANKL），促进骨吸收[3-9]。PTHrP 是肿瘤—骨骼相互作用的关键因子，调节骨微环境的细胞功能，PTHrP 以促增殖和促细胞存活方式种植肿瘤细胞，提供肿瘤转移生长环境。恶性肿瘤性高钙血症的发病机制，见图 3-5-4-3。

【临床特征】

（一）**高钙血症**　多数在发现高钙血症后 3 个月死亡。即使以高钙血症作为疾病的首发症状，其原发肿瘤已有明显的临床表现。

1. 肿瘤相关性高钙血症表现　可分成 4 组：①一般的非特异性症状：包括疲倦、乏力、虚弱、头痛、行为异常和全身不适等（约 50%），血钙常 <3.5mmol/L（14mg/dl）；②胃肠道症状：包括厌食、恶心、呕吐、腹部不适和腹胀、便秘等（占 1/3～3/4）；③肾性尿崩症：由于大量的钙离子从肾脏排泄所致，患者表现为口渴、多尿和多饮，如饮水不足则会发生失水；④神经系统症状：血钙常 >3.5mmol/L（14mg/dl），包括嗜睡、视力障碍、意识模糊、昏睡甚至昏迷，但无神经系统定位体征。

2. 肿瘤本身表现　引起高钙血症的肿瘤以多发性骨髓瘤最常见，其次为肺癌和乳腺癌[10]。除了高钙血症的临床

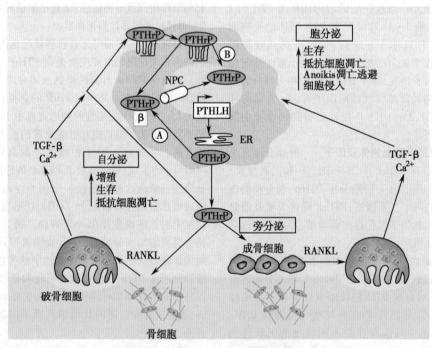

图 3-5-4-1　PTHrP 促进骨骼肿瘤生长

肿瘤分泌的 PTHrP 促进肿瘤细胞生长和转移，PTHrP 以自分泌方式抵抗凋亡，延长肿瘤细胞存活时间；A. PTHrP 的核定位序列与 β1 作用，促进 PTHrP 转位；B. PTH/PTHrP 受体-PTHrP 复合物内陷后迅速转运至细胞核内；肿瘤细胞表达 PTH/PTHrP 受体，促进 PTHrP 的自分泌作用和细胞增殖，抵抗细胞凋亡；当肿瘤转移至骨骼后，PTHrP 以旁分泌方式进入微环境，激活成骨细胞，诱导生长因子和 PTHrP 表达；因此，PTHrP 参与了肿瘤转移和生长的所有步骤；ER：内质网；NPC：核孔复合物

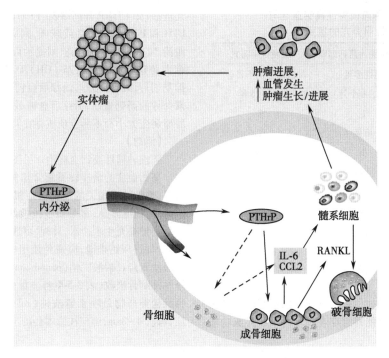

图 3-5-4-2　PTHrP 调节骨微环境

肿瘤细胞分泌的 PTHrP 以内分泌方式调节骨微环境,刺激骨细胞分泌 CCL2
(MCP-1)和 IL-6,介导髓样细胞(myeloid cell)扩张,引起肿瘤生长和血管生成;
PTHrP 促进瘤巢形成;实线表示确定的作用途径,虚线表示可能作用途径

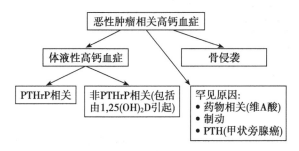

图 3-5-4-3　恶性肿瘤高钙血症的发病机制

表现,一般还有原发肿瘤的表现,如局部肿块压迫症状、妇科症状、肺部症状、血液系统表现、消耗性疾病表现如恶病质和贫血等,有时可有发热等全身表现。

（二）肿瘤性高钙血症危象　高钙血症的临床预后比其他原因所致的高钙血症差,常见的并发症为肾石病、肾衰竭和骨折。恶性肿瘤如肺癌、乳腺癌和多发性骨髓瘤引起者,多数已是肿瘤的晚期表现,其预后差。由于高钙血症对各种降低血钙的药物均不敏感,治疗十分困难,常因高血钙危象或肾衰竭而死亡。良性肿瘤所致的高钙血症很少见,切除肿瘤后可痊愈。

【诊断与鉴别诊断】

恶性肿瘤患者无明显骨转移灶而呈现高钙血症,但 PTH 和血磷低或正常时应疑诊本综合征。

（一）诊断　PTH 显著升高提示肿瘤分泌的物质是 PTH,但需排除原发性甲状旁腺功能亢进症可能。肿瘤所致的高钙血症往往伴有血氯降低,一般<100mmol/L,较原发性甲状旁腺功能亢进症患者的血氯更低。如果 PTH 降低或正常,多半提示肿瘤分泌的物质是 PTHrP。如果血清 PTH 和 PTHrP 的水平均正常或降低,提示引起高钙血症的因素是前列腺素或其他细胞因子。淋巴瘤患者的 $1,25\text{-}(OH)_2D$ 多升高,血磷大多正常。其他恶性肿瘤相关性高钙血症患者的 $1,25\text{-}(OH)_2D$ 均是降低的。

（二）鉴别诊断　影像检查对肿瘤合并高钙血症有诊断和鉴别诊断意义,一般应行胸、腹部 X 线片,B 超,CT 和 MRI 等检查以明确肿瘤定位。肿瘤合并高钙血症的患者,骨扫描是发现骨吸收最敏感的方法。除肿瘤直接分泌 PTH(这种现象极为罕见)和肿瘤性高钙血症合并原发性甲状旁腺功能亢进症外,CIH 的特点是血 PTH 降低而血钙升高。

1. 血 PTH 升高鉴别　肿瘤相关性高钙血症的特点是血钙在 3.5mmol/L(14mg/dl)以上,一般比原发性甲状旁腺功能亢进症的血钙高,肾小管磷重吸收率(TRP%)下降。约半数患者血碱性磷酸酶为高值。氨基端 PTH(PTH-N)较羧基端 PTH(PTH-C)测定准确性高。高钙血症情况下,如果 PTH-N 升高或正常,则应静脉插管分别从甲状腺、肿瘤引流和外周静脉取血比较 PTH-N 水平。如果甲状腺静脉处 PTH-N 明显升高,要考虑原发性甲状旁腺功能亢进症;如果肿瘤引流静脉处 PTH-N 升高,则可诊断异源性 PTH 分泌瘤。原发性甲状旁腺功能亢进症还需与甲状旁腺外肿瘤鉴别,一般两者的鉴别较容易。但如未能找到肿瘤,则应仔细与原发性甲状旁腺功能亢进(尤其是甲状旁腺)区别(表 3-5-4-3)。维生素 D 介导的高钙血症(calcitriol-mediated hypercalcemia)除了见于医学目的应用过量维生素 D 外,亦见于某些疾病,如结节病、肌肉芽肿性病变和巨细胞性多肌炎。

表 3-5-4-3 肿瘤相关性高钙血症与
原发性甲旁亢的鉴别

鉴别点	肿瘤相关性高钙血症	原发性甲旁亢
性别	男性多见	性别差别不显著
病程	短(2~6个月)	长(2~25年)
消化性溃疡	无	多
体重减轻	明显	无
多发性纤维性骨炎	少	多
肾石病	少	多
血液 pH	碱中毒	酸中毒
血磷	低或正常	低
血氯	低	正常
贫血	多	少
异源分泌其他激素	可有	一般无

2. 骨扫描正常者的鉴别　需与其他原因引起的高钙血症鉴别。PTH 升高表明可能同时存在原发性甲状旁腺功能亢进症;如 PTHrP 升高则表明 PTHrP 为高钙血症的原因;如 PTH 和 PTHrP 均正常或减低,则应检测 $1,25-(OH)_2D$。如血清 $1,25-(OH)_2D$ 升高,则提示可能存在淋巴瘤、白血病或维生素 D 中毒。如 $1,25-(OH)_2D$ 正常,可予前列腺素合成抑制剂行诊断性治疗,治疗后血钙下降提示患者存在前列腺素介导的高钙血症,治疗后血钙不下降提示甲状旁腺以外的肿瘤病变太小而不易发现或存在其他原因。

【治疗】

恶性肿瘤性高钙血症治疗见图 3-5-4-4。

高钙血症的治疗详见第 2 篇第 5 章第 7 节。值得注意的是,恶性肿瘤相关的高钙血症很容易发展至高钙危象,病情危重,情况紧急,常需积极抢救纠正高钙血症。治疗的关键是大量补充生理盐水,补钾,可选呋塞米或依他尼酸(利尿酸)盐促进尿钙排泄,应避免使用噻嗪类利尿剂。第二代二膦酸盐氨羟二膦酸二钠(pamidronate)可口服或静脉滴注,选择性抑制骨吸收(表 3-5-4-4)。目前降低高钙血症的最强二膦酸盐类药物是唑来膦酸钠(zolendronate),一般可静脉滴注,每次 4~8mg,但应注意本药的不良反应[11]。

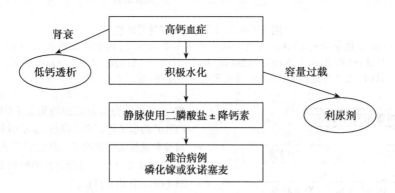

图 3-5-4-4　恶性肿瘤性高钙血症治疗流程

表 3-5-4-4　急性高钙血症静脉用二膦酸盐的剂量

二膦酸盐剂量	剂量与注射速度	间隔时间
肌酐清除率>60ml/min		
帕米膦酸盐	90mg/2~3h	每 3~4 周
唑来膦酸盐	4mg/15min	每 3~4 周
伊班膦酸盐	FDA 不推荐	
肌酐清除率 30~60ml/min		
帕米膦酸盐	60~90mg/2~3h	每 3~4 周
唑来膦酸盐		每 3~4 周
肌酐清除率 50~60ml/min	3.5mg	
肌酐清除率 40~49ml/min	3.3mg	
肌酐清除率 30~39ml/min	3mg	
伊班膦酸盐	FDA 不推荐	
肌酐清除率<30ml/min		
帕米膦酸盐	60~90mg/4~6h	每 3~4 周
唑来膦酸盐	不推荐	
伊班膦酸盐	不推荐	

降钙素、普卡霉素(光辉霉素)和硝酸镓也可抑制破骨细胞的骨吸收作用。大剂量糖皮质激素静脉滴注对淋巴瘤、血液病或前列腺素介导的高钙血症有治疗作用。前列腺素介导的高钙血症患者可服前列腺素合成抑制剂如吲哚美辛或阿司匹林等。狄诺塞麦(denosumab)是治疗骨质疏松的另一类药物,亦可用于肿瘤性高钙血症和肿瘤骨转移的治疗,临床上首选狄诺塞麦或静脉二膦酸盐治疗的建议,见表 3-5-4-5。

表 3-5-4-5　狄诺塞麦与静脉二膦酸盐的选择建议

首选狄诺塞麦(denosumab)	首选静脉二膦酸盐
严重的肿瘤骨转移	发生低钙血症的发现较低
皮下注射且耐受性好	可常规补充钙剂和维生素 D
严重骨痛	骨坏死风险较低
肾功能不全	价格便宜
已经或将要接受化疗者	使用经验较多
伴有肾损害病变(如前列腺癌)者	
二膦酸盐治疗发生严重不良反应者	
二膦酸盐治疗后 CTX 或 NTX 仍升高者	

待高钙危象得到控制，血钙下降至安全范围后应争取手术治疗。目前有研究表明，二膦酸盐可能预防恶性肿瘤转移。唑来膦酸盐为新一代氮潴留性二膦酸盐制剂，对骨吸收有强力抑制作用，既可抑制肿瘤的溶骨作用，又可降低高钙血症。

第二线药物主要有普卡霉素和硝酸镓，主要用于对二膦酸盐有抵抗的患者。前者可抑制骨吸收，后者可阻滞羟磷灰石（hydroxyapatite）的溶解及肾小管钙的重吸收，但对破骨细胞无抑制作用。降钙素抑制破骨细胞活性，促进肾小管钙排泄，但可发生降钙素受体快速耐受性，因而仅用于肾衰者，并与糖皮质激素联合应用。人类单克隆 OPG 抗体（如 denosumab）主要通过干扰 RANKL-RANK 通路而抑制骨吸收，主要用于治疗骨质疏松和多发性骨髓瘤或乳腺癌骨转移，而对肿瘤相关性高钙血症的作用有限。此外，PTHrP 抗体可能对肿瘤相关性高钙血症有特殊治疗意义。

（彭依群）

第 5 节　肿瘤相关性低血糖症

肿瘤相关性低血糖症（tumor-associated hypoglycemia）亦称 Doege-Potter 综合征，属于伴癌综合征的一种。临床上以非胰岛细胞实性纤维瘤导致的低血糖为特点，病因与肿瘤分泌 IGF-2 激素原相关，故亦称非胰岛细胞肿瘤性低血糖症（non-islet cell tumor hypoglycemia，NICTH）。NICTH 属于伴癌内分泌综合征（paraneoplasticendocrine syndrome）中的一种，又称为肿瘤相关性低血糖症，一般仅指胰腺外肿瘤所致的低血糖症，不包括胰岛 β 细胞瘤（胰岛素瘤）引起的低血糖症[1,2]。

【NICTH 肿瘤与糖代谢】

间皮来源的肿瘤主要包括纤维肉瘤、间皮瘤、横纹肌肉瘤、平滑肌肉瘤、脂肪肉瘤、血管外皮细胞瘤、神经纤维瘤和淋巴肉瘤等。这些肿瘤中 1/3 以上发生于腹膜后，另 1/3 发生于腹腔内，其他在胸腔等处。这些肿瘤即使是恶性的，一般也生长较慢，但部分患者在切除肿瘤后仍存在轻度低血糖症，其原因未明。此外，导致空腹低血糖症的非 β 细胞肿瘤还有肝细胞瘤、肾上腺皮质肿瘤（常为恶性）、肾脏肿瘤、类癌、乳腺癌、生殖系统肿瘤、成神经细胞瘤或副神经节瘤（包括嗜铬细胞瘤）和 CD34+ 成纤维干细胞肿瘤（如单发性纤维瘤）

也偶尔伴有低血糖症[3,4]。发生空腹低血糖症的肾上腺皮质肿瘤一般较大，类固醇激素分泌正常或增多，伴低血糖症的类癌多来源于回肠、支气管和胰腺。但是，常见的癌肿如胃癌、结肠癌、肺癌、乳腺癌、前列腺癌、肾癌、睾丸癌、白血病、淋巴瘤、多发性骨髓瘤、黑色素瘤和畸胎瘤极少发生低血糖症。

IGF-2 基因是一种特异性表达的亲本等位基因（parental allele-specific expression；印记基因，imprinted gene）。IGF-2 基因与另外两个肿瘤抑制基因 H19 和 p57KIP2 均位于 11p15。在正常细胞中，IGF-2 基因属于母方印记，而 H19 和 p57KIP2 起了保持 IGF-2 基因印记特性的作用。IGF-2 基因产物前 IGF-2 原（pre-pro-IGF-2）含有 180 个氨基酸残基，其中包括 N-端信号肽（24AA）和成熟 IGF-2（67 个氨基酸残基，7.5kD）及 C 端扩展肽（89 个氨基酸残基）。肿瘤细胞自分泌和旁分泌的畸变 IGF-2 原（aberrant pro-IGF-2，bigIGF-2）具有较强的胰岛素代谢活性，即：①肝糖输出和肝糖异生不足；②脂肪分解减少，血清游离脂肪酸和胰岛素下降；③外周组织和肿瘤组织糖消耗增加，因而可引起 NICTH[5-6]，肿瘤过度表达 IGF-2 的原因是肿瘤抑制基因突变或印记功能丢失，有时也与肿瘤表达过量的 IGFBP-2/4/5/6，或与 IGF-2 的糖化异常有关。

NICTH 的发病机制未明，主要与下列因素有关：①肿瘤细胞的 IGF-2 基因过表达，但合成和分泌的大量 IGF-2 主要为 IGF-2 的前体分子（巨 IGF-2，big-IGF-2）；②大量的 IGF-2 占据胰岛素受体（虽然两者的受体结构完全不同，但 IGF-2 与胰岛素的分子同源性较高）；③IGF-2 与胰岛素受体结合后，引起胰岛素、GH、IFG-1 和 IGF-结合蛋白（IGFBP）的继发性变化，最终导致低血糖症；④有些 NICTH 的发病与肿瘤细胞的前激素原转化酶失活有关[5]。

引起 NICTH 的其他可能性有：①胰岛 β 细胞肿瘤或胰腺外异位胰岛素分泌瘤（异位胰岛素分泌）；②巨大的原位或转移性肿瘤破坏肝脏或肾上腺，引起继发性肝衰竭和糖皮质激素缺乏，因肝糖输出减少或糖异生障碍而引起低血糖症；③肿瘤分泌的一些细胞因子能干扰糖代谢的某个环节而导致低血糖症，如胰岛素受体抗体（主要见于霍奇金病或血液系统的其他恶性肿瘤）、肿瘤细胞因子（如 TNF-α、IL-1 和 IL-6 等）、儿茶酚胺（见于嗜铬细胞瘤）、IGF-1 和 IGF-2（主要是巨 IGF-2）等，见表 3-5-5-1。

表 3-5-5-1　分泌 IGF-2 的 NICTH 病例报道（2008—2012）

年龄（岁）/性别	肿瘤特点	肿瘤病理	升高的激素	治疗
28/男性	盆腔/腹膜后	恶性纤维瘤	IGF-2↑	手术切除
68/男性	肝	纤维瘤	巨 IGF-2↑	部分肝切除
59/男性	肺/骨骼	脑膜血管外皮细胞瘤	IGF-2↑/IGF-2/IGF-1↑	干扰素
75/男性	左侧胸腔	纤维瘤	巨 IGF-2↑	手术切除
65/男性	腹膜后	纤维瘤	IGF-2↑/巨 IGF-2↑	手术切除
66/女性	右侧胸腔	纤维瘤	IGF-2↑	手术切除
53/男性	肝	转移性血管外皮细胞瘤	IGF 2/IGF-1 比值↑	右肝切除
64/女性	右侧胸腔	Malignant 纤维瘤	IGFBP↑	手术切除 放疗

年龄(岁)/ 性别	肿瘤特点	肿瘤病理	升高的激素	治疗
83/男性	腹膜后	Malignant 纤维瘤	巨 IGF-2↑	手术切除
43/男性	后颅窝脑膜外皮细胞瘤转移至肾-髂嵴-髂骨-胸椎-肝脏	脑膜外皮细胞瘤	IGF-2/IGF-1 比值↑	多柔比星(adriamycin)
59/女性	右侧胸腔	纤维瘤	IGF-2/IGF-1 比值↑	手术切除
67/男性	盆腔	纤维瘤	IGF-2/IGF-1 比值↑	肿瘤栓塞与放疗
49/女性	右侧乳腺	良性叶状瘤	巨 IGF-2↑	乳腺切除
49/女性	左侧乳腺	叶状肉瘤	巨 IGF-2↑	乳腺切除
80/女性	子宫	子宫平滑肌瘤	IGF-2/IGF-2/IGF-1 比值↑	探查性切除
69/男性	脾/肺/肝	肝细胞癌	IGF-2 mRNA	
61/男性	肝	低分化胃腺癌	巨 IGF-2↑/IGF-2/IGF-1 比值↑	胃切除
27/女性	肺/肝	卵巢生殖细胞瘤	巨 IGF-2↑	地塞米松 GH
53/女性	右侧肾上腺/肝	IGF-2/IGF-1 比值↑	酚苄明
45/男性	盆腔/腹膜	小圆细胞瘤	IGF-2/IGF-1 比值↑	化疗
77/男性	肝/肺	肝细胞癌	巨 IGF-2↑	化疗
41/男性	胸腔/后纵隔	纤维瘤	巨 IGF-2↑	化疗

胰岛素受体和 IGF-1 受体及其它们的杂合受体(hybrid receptor)的分子同源,且结构与作用方式相似,均以表达内源性酪氨酸激酶活性为特征。当一个细胞同时表达 IGF-1 受体(IGF-1R)和胰岛素受体(IR)时,杂合受体的合成以随机方式进行,IGF-2 可以与这些杂合受体高亲和力结合,并产生胰岛素的代谢效应。此外,IGF-2 也与 IGF-2R 结合。由于 IGF-2R 的主要作用是将 Golgi 体的溶酶体酶转运至溶酶体内,因此 IGF-2 的生理效应是作为清道夫受体而促进 IGF-2 的细胞内吞(内吞作用,endocytosis)、细胞外 IGF-2 降解和调节血清 IGF-2 的水平。

IGF 的降血糖强度只有胰岛素的 1/10,但在正常人血清中,IGF 的浓度大约是胰岛素的 1000 倍。正常情况下,>90% 的 IGF 与 IGFBP(主要来自肝脏)结合,而 IGFBP-3 占 IGFBP 总量的 90% 以上。70%~80% 的 IGF 属于 150kD 三级聚合体(ternary complex),仅 1% 以下的 IGF 以游离形式存在于血清中。由于 IGF 三级聚合体的分子量大,不能透过毛细血管膜,因此其半衰期长($t_{1/2}$ 为 15 小时,二级聚合体为 25 分钟,而游离 IGF 为 10 分钟)。但是,非结合型 IGF 和二级聚合体 IGF 在血液和组织液中进行不断交换,并与 IGF 受体及胰岛素受体结合。因胰岛素受体(IR)基因的 11 号外显子剪接差异,细胞可合成胰岛素受体的两种异构体——IRA 和 IRB。IRA 主要在胚胎和恶性肿瘤组织中表达,而 IRB 主要在以胰岛素为介导的糖代谢组织(如肝脏、肌肉和脂肪)中表达。正常情况下,IGF-1 与 IRA 和 IRB 的亲和力低,但 IGF-2 与 IRA 和 IGF-1R 呈高亲和力结合,其最终生物学作用是细胞的有丝分裂增强;相反,IGF-2 与 IRB 的低亲和力结合导致胰岛素样代谢效应(组织利用糖增加,血糖降低)。

巨 IGF-2 可以置换 IGFBP 中的 IGF,使血清游离 IGF-2 升高,并通过负反馈机制,抑制 GH 的分泌,进一步加重低血糖症的病情。

【临床表现与诊断】

NICTH 的临床特点是低胰岛素血症性低血糖症,即血清胰岛素<1.44~3.60μU/ml(×6.945=pmol/L),C 肽<3ng/ml(×0.331=nmol/L),IGF-1 正常,IGF-2:IGF-1 之比>15。相反,胰岛素瘤患者的血清胰岛素和 C 肽升高而 IGF-2:IGF-1 比值正常。由于 β 细胞胰岛素分泌、脂肪分解和酮体生成均被抑制,故血清 GH 和 β-羟丁酸(β-hydroxyburyrate,β-OHB)降低[6-8];而巨 IGF-2 或 E 肽(E-peptide,含第 68~88 号氨基酸)升高,有时还伴有 IGFBP-2 增加。颗粒筛选层析(size-exclusion acid chromatography)被认为是测定巨 IGF-2 的金标准,但似乎用 16.5% 硫酸十二烷两性离子钠-聚丙乙烯凝胶免疫杂交测定更为快速而有效。血清 IGFBP-3 和血钾降低(IGF-2 的胰岛素样作用所致)、总 IGF-2:IGF-I 升高、胰高血糖素正常以及肝糖原储存增多也有一定的诊断价值。CT 和 MRI 等影像检查能发现非胰腺肿瘤,但氟-脱氧葡萄糖-PET 未必能检出肿瘤。

NICTH 的其他病因可能很多,但作用机制未明。目前认为主要有下列特点:①肝糖输出减少;②肿瘤消耗糖过多;③成熟 IGF-2 分泌过多,IGF-1 或胰岛素分泌增加;④恶病质、肾功能和肝功能障碍;⑤B 型肝炎免疫标志物促进血液 IGF-2 的代谢,丙型肝炎相关性骨质硬化症(hepatitis C-associated osteosclerosis,HCAO)患者血巨 IGF-2 与 IGFBP-2 升高,但这些患者不发生低血糖症,而 NICTH 患者也不发生骨质硬化症,其可能原因是 IGF-2E 原(pro-IGF-2E,含 1~104 号氨基酸)与骨质硬化相关,而 IGF-2E 原(pro-IGF-2E,含 1~88 号氨基酸)仅与低血糖症相关,同时 HCAO 患者的 150kD 三级聚合体(150kD ternary complex)的形成是正常的。文献报道的 Doege-Potter 综合征,见表 3-5-5-2。

表 3-5-5-2　文献报道的 Doege-Potter 综合征

报道者/年份	病 例 特 点
Doege 等/1930	面部潮红/兴奋/躁动/直肠给予葡萄糖-吗啡-东莨菪碱后缓解/症状反复发作/尿酮体弱阳性/左侧胸腔肿瘤 26cm×16cm/手术切除后症状消失（追踪 3 年）
Potter 等/1930	反复谵妄发作/左侧胸腔巨大肿瘤/两次分期手术切除/术后康复
Arkless 等/1942	惊厥发作/左膈下肿瘤切除后症状消失/但数年后出现低血糖发作/高碳水化合物饮食治疗无效死亡/尸体解剖为左侧胸腔梭形细胞肉瘤
Hines 等/1943	反复低血糖症发作、右上腹肉瘤
Skillern 等/1954	2 个巨大肿瘤（圆细胞和梭形细胞瘤）/反复低血糖症发作
Frantz、Porter 等/1956	反复低血糖发作/盆腔肿瘤包裹卵巢（梭形细胞瘤）
Holten 等/1957	反复低血糖发作/梭形细胞瘤
Scholz 等/1957	2 例患者反复低血糖发作/1 例手术切除后病理检查为肾脏纤维肉瘤
August、Hiatt 等/1958	反复低血糖发作/切除胸腔内纤维肉瘤后终止发作
Grilliat 等/1970	胸膜间皮瘤/反复低血糖发作
Ellorhaoui、Graf 等/1976	胸腔内肿瘤/反复低血糖发作
Vollmar、Wockel 等/1977	反复低血糖发作/肾脏间质恶性肿瘤转移至淋巴结（病理诊断为恶性组织细胞瘤）
Payne、Davison 等/1979	反复低血糖发作/胸腔内梭形细胞瘤
Kecskés 等/1979	反复低血糖发作/胸腔内间质瘤手术切除
Dao 等/1984	反复低血糖发作/胸膜肿瘤
Heinrich 等/1984	反复低血糖发作/胸腔内纤维瘤
Lessel、Erbstosser 等/1984	反复低血糖发作/右肺恶性纤维组织细胞瘤侵犯脊柱引起瘫痪/无远处转移
Roy 等/1992	胸膜纤维瘤/反复低血糖发作
Abonyi 等/1992	反复低血糖发作/左侧胸膜间皮瘤/电镜证实肿瘤细胞含神经分泌颗粒（IGF-2 样物质）
Gullo 等/1999	反复低血糖发作/腹腔血管外皮细胞瘤手术切除后仍有低血糖症发作/加用化疗和放疗/皮下合成 GH/糖皮质激素可缓解低血糖症状
Chamberlain、Taggart 等/2000	反复低血糖发作/胸膜下纤维瘤 23cm×21cm×12cm/手术切除后低血糖症状完全缓解
Herrmann 等/2000	反复低血糖发作/肺部恶性纤维组织细胞瘤 13cm×8cm
Zafar 等/2003	反复低血糖发作/胸膜纤维瘤（19cm×15cm×14cm）
Kafih 等/2005	反复低血糖发作/胸膜纤维瘤占据左侧整个胸腔
Balduyck 等/2006	反复低血糖发作/胸膜纤维瘤 22cm×19cm×7cm
Lucas、Ledgerwood 等/2006	反复低血糖发作/肠系膜纤维肉瘤 10cm×12cm×20cm
Hirai 等/2006	反复低血糖发作/胸膜纤维瘤 10.9cm×9.8cm×9.4cm/手术解除低血糖/血清 IGF-2 显著降低
Milenković 等/2007	反复低血糖发作/胸腔良性纤维瘤
Kalebi 等/2009	反复低血糖发作/胸膜纤维瘤 20cm×15cm×10cm/手术切除
Lee 等/2010	反复低血糖发作/胸腔纤维瘤（低度恶性）
Fung、Crook 等/2011	反复低血糖发作/肿瘤伴有自发性低血糖发作
Campos 等/2012	反复低血糖发作/胸膜纤维瘤 27cm×25cm×11.5cm
Rosseel 等/2012	反复低血糖发作/右侧胸腔肿瘤
Herrak 等/2012	反复低血糖发作/胸膜肿瘤/Doege-Potter 综合征

值得注意的是，由于畸变型 IGF-2 原是肿瘤分泌的仅有局部作用的激素原，因而用放射免疫法或放射受体法测得的血清 IGF-2 可能升高、正常甚至降低，给诊断带来极大困难。但是，当用酸性生物凝胶 P-60 柱层析（biogel P-60 column chromatography）后发现，大约 70% 的 IGF-2 存在于高分子（10~17kD）中，30% 存在于 7.5kD 的小分子中（正常血清中的高分子 IGF-2 仅占 10%~20%）。除低血糖本身的表现外，一些患者有肢端肥大症样（acromegaloid）皮肤改变，如皮赘（skin tag）、皮脂增多和酒渣鼻（rhinophyma）等；其原因可能与升高的 IGF-2 与 IGF-2 受体持续结合有关。认识这些临床表现有助于 NICTH 的早期诊断。

【治疗】

发现肿瘤后应立即手术切除。除了输入葡萄糖外，二氮嗪-氯噻嗪复方制剂、胰高血糖素、生长抑素类似物、糖皮质激素和 GH 也有一定升高血糖效果。低血糖症反复或持续发作，血糖常低于 20mg/dl（×0.0555＝mmol/L）。非胰岛细胞肿瘤分泌 IGF-2 或胰岛素（罕见）。除了发作性低血糖症外，NICTH 的特点是血清胰岛素$<1.44\sim3.60\mu U/ml$（×6.945＝pmol/L），C 肽（C-peptide）$<3ng/ml$（×0.331＝nmol/L），IGF-1 正常而 IGF-2 升高，IGF-2 与 IGF-1 之比值>15。相反，胰岛素瘤患者的血清胰岛素和 C 肽升高而 IGF-2 与 IGF-1 之比值正常。Doege-Potter 综合征的治疗，见表 3-5-5-3。

表 3-5-5-3 Doege-Potter 综合征的治疗

治疗方法	优 点	缺 点
手术切除肿瘤	大多数实性纤维瘤良性/可完全切除	恶性和转移难以完全清除
全身性或局部化疗	用于不能或不能完全切除者	副作用多/纤维瘤对化疗不敏感
加餐	方便/有效	严重发作者无效/引起肥胖/血脂谱紊乱/高血压
夜间或持续性葡萄糖输注	有效	同上
夜间或持续性胃管给食	有效	同上
糖皮质激素	有效/可抑制 IGF 分泌	多种不良反应/肥胖/糖尿病/骨质疏松/感染
持续性胰高血糖素输注	部分患者有效	难以实施

【病例报告】

患者女性,64 岁,因腹膜后实性纤维瘤(14.5cm×9.0cm× 9.0cm)压迫膀胱引起尿失禁起病,治疗手术切除后复发,肝脏多发性转移灶,一般化疗和多柔比星(doxorubicin)治疗无效,动脉栓塞化疗后发生严重低血糖症(表 3-5-5-4)。加餐和糖皮质激素能控制低血糖症状。

表 3-5-5-4 低血糖症实验室检查

指 标	结 果	正常参考值
血糖	26mg/dl	74～99mg/dl
胰岛素	<2.0μU/ml	<20μU/ml
胰岛素原	2.7pmol/L	3～20pmol/L
C 肽	<0.10ng/ml	0.50～2.00ng/ml
β-羟丁酸	<0.1mmol/L	<0.4mmol/L
IGF-1	35ng/ml(4.59nmol/L)	55～225ng/ml
IGF-2	331ng/ml(44.02nmol/L)	288～736ng/ml
ACTH	20pg/ml	9～52pg/ml
皮质醇	14.4μg/dl(上午)	8:00:4～19μg/dl
胰高血糖素刺激试验	试验前:26mg/dl	>30mg/dl
	10 分钟:33mg/dl	
	20 分钟:44mg/dl	
	30 分钟:54mg/dl	
	总增量 28mg/dl	

(彭依群)

第6节 肿瘤相关性神经性伴癌综合征

神经性伴癌综合征(paraneoplastic neurological syndromes)主要包括边缘叶脑炎、伴癌性小脑变性、Lambert-Eaton 综合征、重症肌无力、自主神经病和亚急性感觉神经病等。50%以上的 Lambert-Eaton 肌无力综合征(Lambert-Eaton myasthenic syndrome)是由于突触前接头病变所致,常见于小细胞性肺癌或类癌综合征。亚急性或慢性起病,主要表现为虚弱和盆腔肌肉乏力,病因与电势门控钙通道功能失常和乙酰胆碱释放障碍有关[1,2]。NET 相关性神经性伴癌综合征,见表 3-5-6-1。伴癌性小脑变性少见,表现为共济失调,步行困难,动作协调能力差,可伴有眼球震颤和其他行为异常,自身抗体破坏 Purkinje 细胞功能。部分患者对静注免疫球蛋白有效。

表 3-5-6-1 NET 相关性神经性伴癌综合征

神经性伴癌综合征	自身抗体	NET
Lambert-Eaton 肌无力综合征	抗钙通道抗体(P/Q 型)	SCLC/类癌
小脑变性	—	SCLC
边缘性脑炎	抗 Hu 抗体/抗 Ma2 抗体	SCLC/类癌
内脏神经丛病变	1 型抗神经元核抗体	SCLC
癌相关性视网膜病变	抗 23kD CAR 抗体	SCLC
自主神经病变	—	SCLC/类癌

注:SCLC:small cell lung carcinoma,小细胞肺癌

边缘性脑炎见于多种恶性肿瘤,其本质属于严重性病变。患者有个性改变。容易激动,记忆力减退,严重时出现痴呆;自身免疫性抗肿瘤神经抗原性抗体主要有 1 型抗神经元核抗体(anti-neuronal nuclear antibody type 1,anti-Hu)和抗

Ma2 抗体[3-5]。光感受体变性主要与小细胞性肺癌相关,称为癌相关性视网膜病变(cancer-associated retinopathy,CAR),病因与抗 23kD 视网膜抗原抗体有关,表现为光过敏、视野环状盲点样缺失和微动脉痉挛。

(彭依群)

(本章主审　廖二元　彭依群)

参 考 文 献

1. Zhang YT, Feng LH, Zhang Z, et al. Differentkinds of paraneoplasticsyndromes in childhood neuroblastoma. Iran J Pediatr, 2015, 25(1): e266.

2. Kunc M, Gabrych A, CzapiewskiP, et al. Paraneoplastic syndromes in olfactory neuroblastoma. Contemp Oncol (Pozn), 2015, 19(1): 6-16.

3. Ariño H, Höftberger R, Gresa-Arribas N, et al. Paraneoplasticneurologi-cal syndromes and glutamic acid decarboxylase antibodies. JAMA Neurol, 2015, 72(8): 874-881.

4. Kannan MA, Challa S, Kandadai RM, et al. Series of paraneoplasticvasculitic neuropathy: a rare, potentially treatable neuropathy. Neurol India, 2015, 63(1): 30-34.

5. Zaborowski MP, Spaczynski M, Nowak-Markwitz E, et al. Paraneoplastic neurological syndromes associated with ovarian tumors. J Cancer Res Clin Oncol, 2015, 141(1): 99-108.

第3篇各章节参考文献请扫二维码

第3篇　扩展资源

扩展资源名称及二维码	内容
扩展资源21　环境与内分泌疾病 	21.1　应激与内分泌 21.2　手术与内分泌 21.3　运动与内分泌 21.4　禁食与内分泌 21.5　吸烟、饮酒与内分泌
扩展资源22　其他脏器内分泌疾病 	22.1　肺脏内分泌疾病 22.2　心脏内分泌疾病 22.3　肝脏内分泌疾病 22.4　皮肤组织内分泌疾病
扩展资源23　肾石症及肾性糖尿症 	23.1　高钙尿症与肾石病 23.2　肾钙盐沉着症 23.3　家族性肾性糖尿症
扩展资源24　其他胃肠胰内分泌疾病 	24.1　mTOR 信号途径与神经内分泌肿瘤 24.2　血管活性肠肽瘤 24.3　胰高血糖素瘤 24.4　生长抑素瘤 24.5　肠易激综合征
扩展资源25　其他异源性激素分泌综合征 	25.1　异源性 GHRH/GH 分泌综合征 25.2　肉芽肿与内分泌疾病 25.3　异源性 CRH/ACTH 分泌综合征 25.4　其他的异源性激素分泌综合征

中文名词索引

A

英文缩略语索引

17-KS	17-ketosteroid	17-酮类固醇	583
17-KS	17-ketosteroids	17-酮皮质类固醇	106
17-OHCS	17-hydroxycorticosteroid	17-羟皮质类固醇	106,583
17-OHP	17-hydroxyprogesterone	17-羟孕酮	583,826
β-OHB	β-hydroxybutyrate	β-羟丁酸	1206

A

AAI	alopecia areata incognito	假性斑秃	973
AAS	anabolic-androgenic steroid	促同化代谢的雄激素类固醇	794
AA	thyroid autonomous adenoma	甲状腺自主性腺瘤	396
ABD	adynamic or aplastic bone disease	再生障碍性骨病	1155
ACC	adrenal cortical carcinoma	肾上腺皮质癌	756
ACI	adrenocortical insufficiency	肾上腺皮质功能减退症	675,702
ACRD	apparent cortisone reductase deficiency	表观皮质素还原酶缺陷症	915
ADAM	androgen deficiency in the ageing male	老年男性雄激素缺乏症	866
ADI	adipsic diabetes insipidus	渴感缺失性尿崩症	253
AEXS	aromatase excess syndrome	芳香化酶过多综合征	807
AFTN	autonomously functioning thyroid nodule	自主功能性甲状腺结节	339
AG	anion gap	阴离子隙	1138
AgRP	agouti-related peptide	刺鼠相关肽	1008
AHC	X-linked adrenal hypoplasia congenita	X-性连锁先天性肾上腺发育不良症	677,702, 847
AIES	autoimmunoendocrinopathy syndromes	自身免疫性内分泌病	1198
AIMAH	ACTH-independent primary macronodular adrenal hyperplasia	非 ACTH 依赖性原发性肾上腺大结节增生	604,644
AIP	aryl hydrocarbon receptor Interacting Protein	芳香烃受体相互作用蛋白	605
AIP	autoimmune pancreatitis	自身免疫性胰腺炎	1188
AIS	androgen insensitivity syndrome	雄激素不敏感综合征	840,855
AIT	amiodarone-induced thyrotoxicosis	胺碘酮所致甲亢	325
AIT	autoimmune thyroiditis	自身免疫性甲状腺炎	442
ALD	adrenoleukodystrophy	肾上腺脑白质营养不良	677
AM	adrenomedullin	肾上腺髓质素	1202
AME	apparent mineralocorticoid excess	表观盐皮质激素过多	706,746
AMN	adrenomyeloneuropathy	肾上腺髓质神经病	677,681
ANCA	antineutrophil cytoplasmic antibody	抗中性粒细胞质抗体	204
ANGPTL4	angiopoietin-like protein 4	血管生成素样蛋白 4	1108
APECED	autoimmune polyendocrinopathy-candidiasis-ectodermal dysplasia	自身免疫性多内分泌病变-念珠菌病-外胚层发育不良	676,1065
APRA	aldosterone-producing rennin-responsive adenoma	肾素反应性醛固酮瘤	718
	arm-raising test	升臂试验	300
ARR	plasma aldosterone/renin ratio	血浆醛固酮/肾素比值	581
ART	assisted reproductive technology	辅助生殖技术	24

ASAC	aldosterone-secreting adrenocortical carcinoma	肾上腺皮质醛固酮癌	722
AT	atrophic thyroiditis	萎缩性甲状腺炎	442
ATG	autophagy related gene	自噬相关基因	1004

B

BAH	bilateral adrenocortical hyperplasias	双侧肾上腺皮质增生	606
BBB	blood-brain barrier	血-脑屏障	89
BDNF	brain-derived neurotrophic factors	脑神经营养因子	143
BIPSS	bilateral inferior petrosal venous sinus sampling	双侧岩下窦采样	619
BLIA	bioluminescence immunoassay	生物发光免疫分析	35
BMAH	bilateral macronodular adrenal hyperplasia	双侧肾上腺皮质大结节性增生	644
BMC	bone mineral content	骨矿含量	485
bp	base pair	碱基对	12
BPG	bone proteoglycans	骨蛋白聚糖	484
BP-AN	anorexia nervosa binge-purging subtype	神经性厌食-贪食症	147
BSPP	bone specific phosphoprotein	骨特异性磷蛋白	484
B-ALP	bone alkaline phosphatase	骨源性碱性磷酸酶	483

C

CAH	congenital adrenal hyperplasia	先天性肾上腺皮质增生症	630,654
CAP	cell adhesion protein	细胞黏附蛋白	1042
CASH	central androgen-stimulating hormone	中枢性雄激素刺激素	914
CC	clomiphene citrate	克罗米芬	898
CCH	thyroid C-cell hyperplasia	甲状腺 C 细胞增生	459
CDGP	constitutional delay of growth and puberty	体质性青春期发育延迟	849
CDK	cyclin-dependent kinase	周期素依赖性激酶	1040
CGH	comparative genomic hybridization	比较性基因组杂交	1044
CIRCI	critical illness-related corticosteroid insufficiency	危急重症相关性皮质类固醇缺乏症	690
CKD-MBD	chronic kidney disease-mineral and bone disorders	慢性肾病-矿物质骨病	526,1148
CLT	chronic lymphocytic thyroiditis	慢性淋巴细胞性甲状腺炎	442
CNC	Carney complex	Carney 复合症	1046
CNG	copy number gain	拷贝数获得	606
CNP	C-type natriuretic peptide	C 型利钠多肽	1127
CNV	copy number variation	拷贝数变异	18
COC	combined oral contraceptive	复方口服避孕药物	897
CPA	ectopic cortisol-producing adrenocortical adenomas	异位皮质醇合成的肾上腺皮质腺瘤	1193
CPB	competitive protein binding assay	竞争性蛋白结合分析	29
CPP	central precocious puberty	中枢性性早熟	799
CRD	cortisone reductase deficiency	皮质素还原酶缺陷症	915,986
CREB	cAMP-responsive element-binding protein	cAMP-反应元件结合蛋白	646
CTE	crossed testicular ectopia	睾丸交叉异位	846
CUA	calcific arteriolopathy	钙化性尿毒症性小动脉病	526
CVg	inter-individual variability	个体间变异	32
CVi	intra-individual variability	个体内变异	32

D

DAPK	death-associated proteinlinase	死亡相关蛋白激酶	1007
DDAVP	1-diamino-8-diarginine-vasopressin	1-脱氨-8-右旋精氨酸加压素	169
DHTE	dihydrotestosterone enanthate	庚酸二氢睾酮	863
DIP	drug-induced pancreatitis	药源性胰腺炎	1190
DIT	diiodothyronine	二碘甲腺原氨酸	320
DNA	deoxyribonucleic acid	脱氧核糖核酸	12
DOC	deoxycorticosterone	去氧皮质酮	599

HLA	human leukocyte antigen	人类白细胞抗原	1065
HMG	human menopausal gonadotropin	人绝经促性腺激素	108,911
HOP	hydroxyproline	羟脯氨酸	484
HRD	hypoparathyroidism-retardation-dysmorphismsyndrome	甲旁减-发育延迟-畸形综合征	564
HSF1	heat shock transcription factor 1	热休克转录因子1	1007
HT	Hashimoto thyroiditis	桥本甲状腺炎	442
HVA	homovanillic acid	高香草酸	769

I

ID	autoimmune disease interstitial pneumonia/dermatomyositis complex	自身免疫病间质性肺炎/皮肌炎复合症	1198
IED	iatrogenic endocrine disease	医源性内分泌疾病	1100
IgG4-MOLPS	IgG4-related multi-organ lymphoproliferative syndrome	IgG4相关性多器官淋巴浆细胞增殖综合征	1084
IgG4-RD	IgG4-related disease	IgG4相关疾病	1084
IgG4-RSD	IgG4-related sclerosing disease	IgG4相关性硬化性疾病	438,1084
IHA	idiopathic hyperaldosteronism	特发性醛固酮增多症	718
IHH	idiopathic hypogonadotropic hypogonadism	特发性低促性腺激素性性腺功能减退症	113,844
IHP	idiopathic hypoparathyroidism	特发性甲旁减	549
IOI	international ophthalmopathy index	国际眼病指数	300
IPA	idiopathic PA	特发性肾上腺功能初现	912
IPEX	X-linked immune dysfunction-polyendocrinopathy-enteropathy	X性连锁的免疫紊乱-多内分泌病-肠病	1065
iPTH	immunoreactive PTH	免疫反应性PTH	481
IRMA	immunoradiometric assay	免疫放射分析法	30
ISCN	An International System for Human Cytogenetic Nomenclature	人类细胞遗传学命名的国际体制	16
IUGR	intrauterine growth retardation	宫内发育迟缓	24
IVUS	intravascular ultrasound	血管内超声	532

K

| KDOQI | National Kidney Foundation Kidney Disease Outcomes Quality Initiative | 美国肾病预后质量行动基金会 | 499 |

L

LAH	lithium-associated hyperparathyroidism	锂盐相关性甲旁亢	520
LAR	octreotide long-acting repeatable	长效奥曲肽	93
LOH	late onset hypogonadism in males	迟发性睾丸功能减退症	878
LO-CAH	late-onset congenital adrenal hyperplasia	迟发型先天性肾上腺皮质增生症	583,658
LPSP	lymphoplasmacytic sclerosing pancreatitis	淋巴浆细胞性硬化性胰腺炎	1084

M

MAA	mixed adrenal adenoma	混合性肾上腺皮质瘤	718,722
MBPS	morning blood pressure surge	晨峰血压	732
MCH	mineralocorticoid hypertension	盐皮质激素性高血压	706
MEN	multiple endocrine neoplasia	多发性内分泌腺瘤病	1048
MEPE	matrix-matrix extracellular phosphoglycoprotein	细胞外基质磷酸糖蛋白	1150
MGP	matrix gal-protein	基质γ-羧基氨谷酸蛋白	484
MIBG	metaiodobenzylguanidine	间碘苄胍	532,587
MIT	monoiodothyronine	单碘甲腺原氨酸	320
MLPA	multiplex ligation-dependent probe amplification	多重连接探针扩增技术	16
MNG	multinodular goiter	多结节甲状腺肿	342
MN	metanephrine	甲氧肾上腺素	769
MPS	climacteric syndrome 或 menopausal syndrome	绝经综合征	997
MS	mass spectrometry	质谱测定	579
MTC	medullary thyroid carcinoma	甲状腺髓样癌	459
MURCS	aplasia of the Mullerian duct, unilateral renal agenesis, anomalies of the cervicothoracic somite	米勒管不发育-单侧肾不发育-宫颈/胸腔体节异常	940

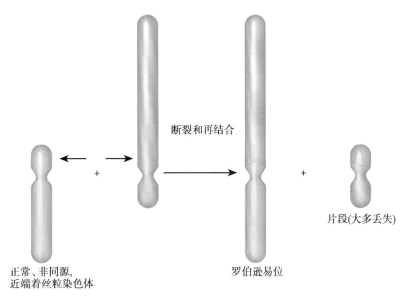

断裂和再结合

片段(大多丢失)

正常、非同源，
近端着丝粒染色体

罗伯逊易位

彩图 1-1-1-9　罗伯逊易位

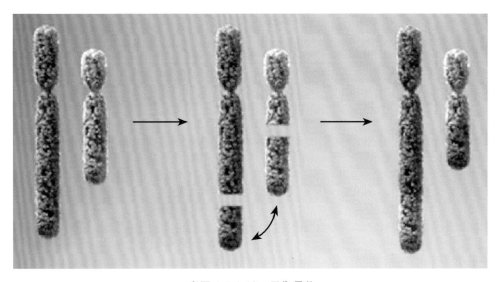

彩图 1-1-1-10　平衡易位

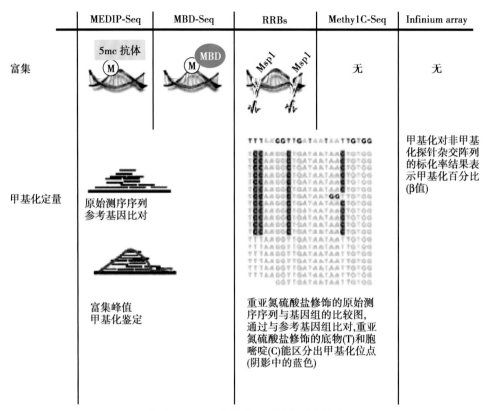

彩图 1-1-2-3　全基因组甲基化测定技术

MeDIP-Seq 通过甲基化胞嘧啶抗体获得目的片段；MBD-Seq 是与重组甲基化结构域结合而获得目的片段；RRBS 使用限制性核酸内切酶消化，应用 Msp1 获得高丰度 CpG 密度区；RRBS 与 MethylC-Seq 需要以亚硫酸 NGS 修饰 DNA，以便计算甲基化胞嘧啶比值

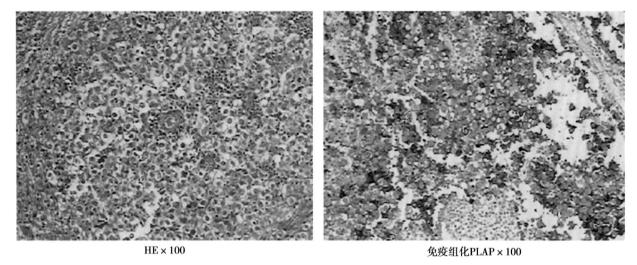

| HE×100 | 免疫组化PLAP×100 |

彩图 2-2-10-21　下丘脑肿瘤病理特征

鞍区占位组织 1cm×1cm×0.5cm，镜下肿瘤侵犯脑实质。免疫组化染色 CK/EMA/Vim/GFAP/S100/Ki-67/Syn/CgA/CD38/CD138/NSE/CD30/Inhibin/HCG/HPL 均阴性，AFP/LCA/CD20/CD3/CD68/OCT3/4 弱阳性，CD117 和 PLAP 强阳性，符合生殖细胞瘤病理特征

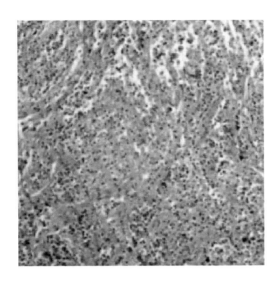

彩图 2-3-3-2 肉芽肿性垂体炎
病理切片显示淋巴细胞浸润和
非干酪样肉芽肿（HE，×100）

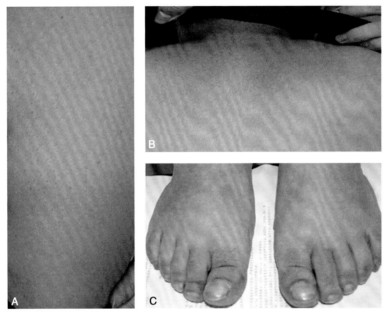

彩图 2-3-11-4 病例的皮肤趾甲病变
A（大腿皮肤）和 B（背部）照片显示多血质、体毛增多及毛囊角化；C 显示双足趾
甲真菌感染

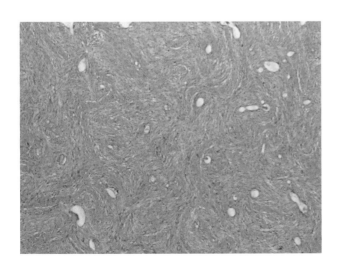

彩图 2-3-12-3 垂体囊性瘤出血并垂体组织坏死

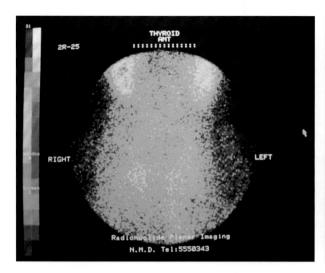

彩图 2-4-17-1 亚急性甲状腺炎(^{99m}Tc)

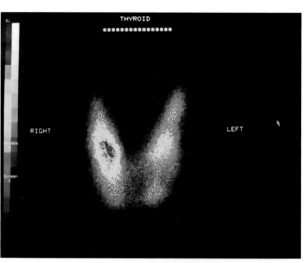

彩图 2-4-18-1 慢性淋巴细胞性甲状腺炎(^{99m}Tc)
影像浓稀不均匀（左叶更明显）

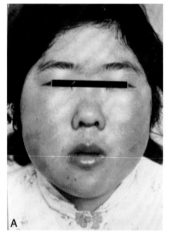

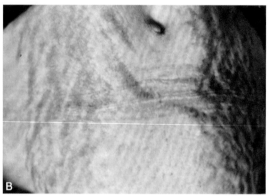

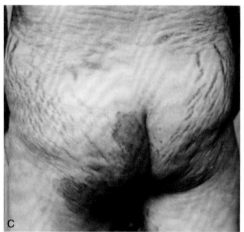

彩图 2-6-4-3 Cushing 综合征面部和皮肤表现
A. 患者女性（29 岁），ACTH 依赖性 Cushing 综合征（垂体 ACTH 瘤）；面部肥胖、多血质、
多毛；B. 同一患者腹部紫纹；C. 同一患者臀部皮肤损害，皮下脂肪萎缩伴局部霉菌感染
及皮肤糜烂

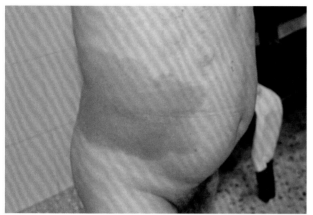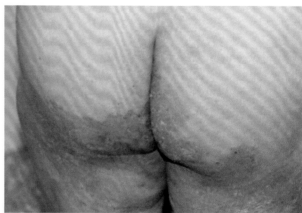

彩图 2-6-4-4　Cushing 综合征皮肤真菌感染

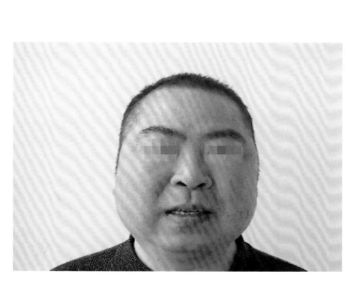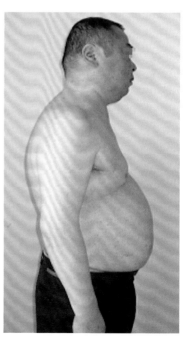

彩图 2-6-5-6　AVP 受体异位表达性 Cushing 综合征面容与体型

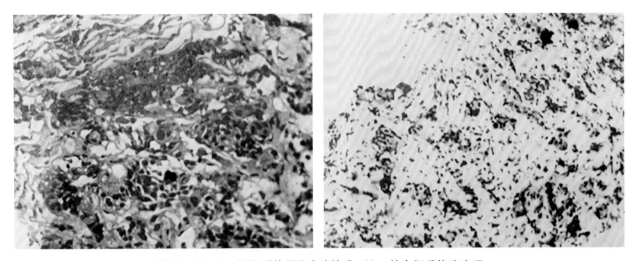

彩图 2-6-5-10　AVP 受体异位表达性 Cushing 综合征垂体瘤病理

垂体纤维组织间见小多角形细胞,结合临床及免疫组化符合垂体微腺瘤;肿瘤细胞 CK++、LCK++、syn+++、CgA+++、HCK−、GFAP−和 S-100−

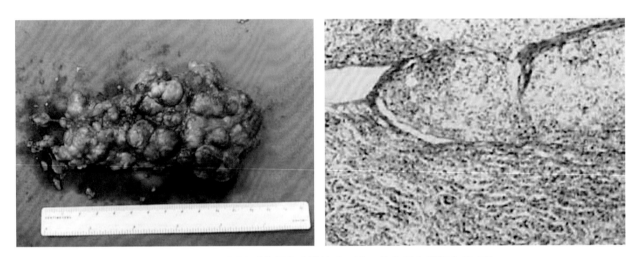

彩图 2-6-5-11　AVP 受体异位表达性 Cushing 综合征左侧肾上腺病检

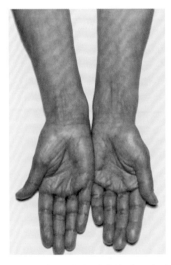

彩图 2-6-7-3　慢性肾上腺皮质功能减退症皮肤色素沉着

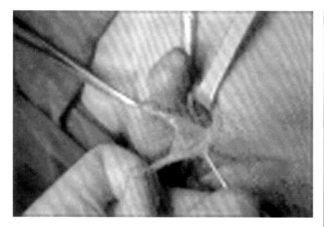

彩图 2-7-8-1　睾丸退变综合征

残留睾丸和米勒管结构位于阴囊内，可见闭锁精索，
睾丸组织萎缩为致密性纤维结缔组织，阴茎细小

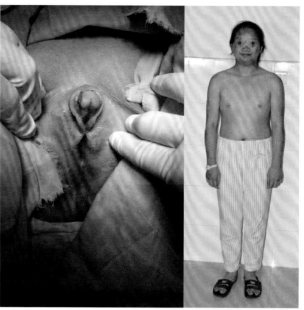

彩图 2-7-10-1　报告病例的体型与外生殖器

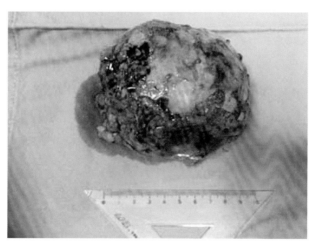

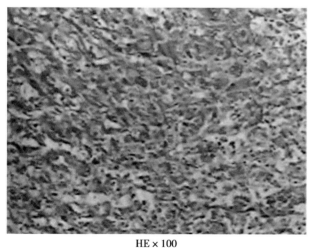

HE × 100

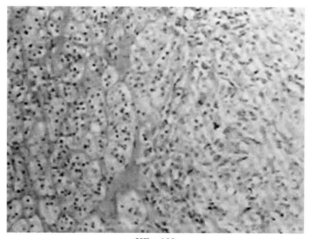

HE × 100

彩图 2-10-3-8　肾上腺肿瘤病理检测

腹腔镜下可见左肾上腺 9cm×8cm 的囊实性肿块，有包膜，血液供应丰富，分离肿瘤过程中患者血压剧烈波动（最高血
压 215/118mmHg，最低 70/40mmHg），完整切除肿瘤剖面见大量暗红色液体流出；病检显示嗜铬细胞瘤，部分区域无包
膜被侵犯至肾上腺皮质，但未侵犯被膜；免疫组化显示 Syn+、CgA+、NSE+、S100+、CK−、EMA−、Ki-67−

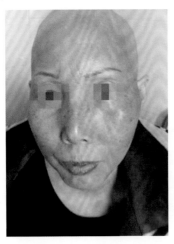
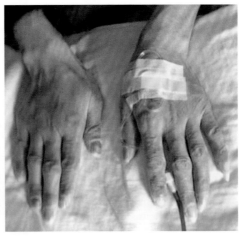

彩图 2-11-1-12　1 型 APS 患者神经外胚层病变
全身皮肤发育不良，毛发脱落，指甲发育不良伴慢性霉菌感染

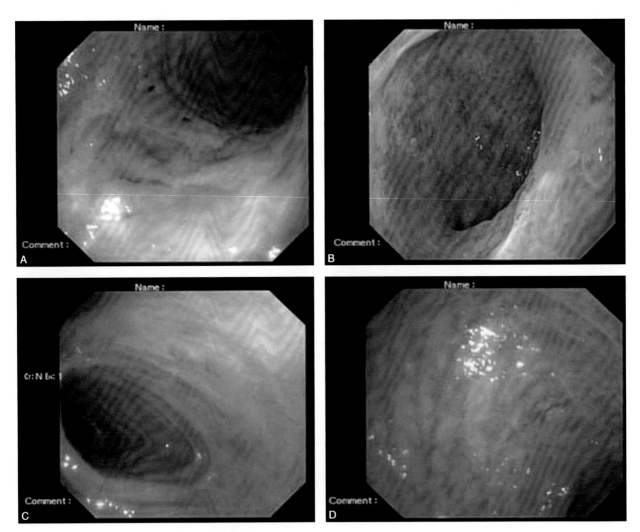

彩图 2-11-1-13　1 型 APS 患者胃肠镜检特征
胃体（A）、幽门前区黏膜炎症，胃底、幽门前区、球部（B）多发白色瘢痕形成，十二指肠黏膜（C）散在结节样增生，降结肠散在颗粒状增生，结肠（D）多发瘢痕形成

48

策划编辑 贾晓巍　｜　责任编辑 卢冬娅 孙雪冰 刘艳梅 尚　军 吴　超　｜　封面设计 尹　岩
　　　　卢冬娅　｜　　　　　孙　玥 王　琳 李小娜 潘　雪 贾　旭　｜　版式设计 郑　阳

人卫智网　www.ipmph.com　医学教育、学术、考试、健康，购书智慧智能综合服务平台
人卫官网　www.pmph.com　人卫官方资讯发布平台

定价（上、下册）：458.00 元